U0188649

主编
Lothar Thomas

主译
郭　玮　马筱玲　王蓓丽　郭奕明

主审
潘柏申

Lothar Thomas 临床实验诊断学

Clinical Laboratory Diagnostics
(Labor and Diagnose)

上海科学技术出版社

图书在版编目（CIP）数据

Lothar Thomas临床实验诊断学 /（德）洛塔尔·托马斯主编 ; 郭玮等主译. -- 上海 : 上海科学技术出版社, 2023.7

书名原文: Clinical Laboratory Diagnostics (Labor and Diagnose)

ISBN 978-7-5478-5884-4

Ⅰ. ①L… Ⅱ. ①洛… ②郭… Ⅲ. ①实验室诊断 Ⅳ. ①R446

中国版本图书馆CIP数据核字(2022)第171638号

Copyright by TH-Books Verlagsgesellschaft mbH, Germany

上海市版权局著作权合同登记号　图字：09－2019－383号

注　意

本书为临床医生对实验室检测结果提供诊断学解释的参考，且仅用于教育和学习的目的。本书作者已在其知识范围内根据其医疗从业经验及科学和临床文献，精心挑选并重现相关数据和解释。尽管如此，本书涉及领域的知识和实践标准在不断变化，新的研究和经验拓展我们的理解，因此须对研究方法、专业实践或医疗方法做出调整。从业者和研究人员必须始终依靠自身经验和知识来评估和使用本书中提到的所有信息、方法和解释。本书作者、编译人员、出版商及西门子均不对因产品责任、疏忽或其他人身或财产损害承担责任，亦不对由于使用或操作文中提到的方法、产品、说明、解释而导致的人身或财产损害承担责任。

Lothar Thomas 临床实验诊断学

主编　Lothar Thomas
主译　郭　玮　马筱玲　王蓓丽　郭奕明

上海世纪出版(集团)有限公司
上 海 科 学 技 术 出 版 社　出版、发行
(上海市闵行区号景路159弄A座9F-10F)
邮政编码 201101　www.sstp.cn
山东韵杰文化科技有限公司印刷
开本 889×1194　1/16　印张 81.75
字数 3200千字
2023年7月第1版　2023年7月第1次印刷
ISBN 978-7-5478-5884-4/R·2613
定价：398.00元

本书如有缺页、错装或坏损等严重质量问题，请向印刷厂联系调换

内容提要

本书由全球知名实验诊断学专家 Lothar Thomas 教授主编，第 1 版于 1978 年出版，历经 7 次更新，以德文、英文、西班牙文及中文等语言在全球销售，累计销量已超 23 万册，成为一代又一代医学检验人员从入门走向成熟的忠实助手，堪称国际检验领域"标准"级教科书。

本书共 53 章，涵盖了实验室检验的所有内容，包括临床疾病诊疗中的常用检测项目、检测方法及实验室质量管理等。其中，临床检验常用的生物学指标 1 000 余项，针对每个检测项目着重介绍以下七方面内容：① 适应证（哪些情况下需要进行该项检测）；② 检测方法与检测原理；③ 标本要求；④ 参考区间；⑤ 临床意义（检测结果出现异常时可能提示的疾病）；⑥ 注意事项（方法局限性及常见影响检测结果准确性的干扰因素）；⑦ 生理与生化（相关疾病的病理生理学，检测项目在病理生理过程中的变化情况）。突出反映了当下临床检验医学所具有的多样性、技术性和实践性。

本书作为检验医学的工具书、参考书，具有重要的临床价值和实用价值，可为临床检验人员提供专业指导，适合各级医疗机构检验部门的工作人员使用。

译者名单

主译

郭　玮　马筱玲　王蓓丽　郭奕明

主审

潘柏申

译者(按姓氏拼音排序)

曹旻璐　复旦大学附属中山医院
陈　楠　复旦大学附属中山医院
陈　朴　复旦大学附属中山医院
陈方俊　复旦大学附属中山医院
陈闻达　复旦大学附属中山医院
陈曦旻　复旦大学附属中山医院
陈馨宁　复旦大学附属中山医院
程子韵　复旦大学附属中山医院
崔俊华　复旦大学附属中山医院
戴　谦　复旦大学附属中山医院
戴二黑　石家庄市第五医院
杜　鸿　苏州大学附属第二医院
方佩琪　复旦大学附属中山医院
高姚怡　复旦大学附属中山医院
顾　兵　广东省人民医院
顾佳芸　复旦大学附属中山医院
郭　玮　复旦大学附属中山医院
郭奕超　复旦大学附属中山医院
郭奕明　西门子医学诊断产品(上海)有限公司

韩晓旭　中国医科大学附属第一医院
胡云建　北京医院
胡志东　天津医科大学总医院
黄　斐　复旦大学附属中山医院
姜惠琴　复旦大学附属中山医院
鞠颖慧　复旦大学附属中山医院
李　敏　上海交通大学医学院附属仁济医院
李懿皞　复旦大学附属中山医院
梁宏洁　广西医科大学第一附属医院
刘根焰　江苏省人民医院
刘家云　空军军医大学西京医院
刘文恩　中南大学湘雅医院
刘晓文　复旦大学附属中山医院
罗　磊　复旦大学附属中山医院
吕火烊　浙江省人民医院
马筱玲　安徽省立医院
马艳婷　复旦大学附属中山医院
孟志民　复旦大学附属中山医院
潘柏申　复旦大学附属中山医院
邵文琦　复旦大学附属中山医院
沈隽霏　复旦大学附属中山医院
沈敏娜　复旦大学附属中山医院
沈若坚　复旦大学附属中山医院
沈逸枫　复旦大学附属中山医院
苏　曦　复旦大学附属中山医院
苏建荣　首都医科大学附属北京友谊医院
孙　林　复旦大学附属中山医院
孙自镛　华中科技大学同济医学院附属同济医院
唐文佳　复旦大学附属中山医院
陶传敏　四川大学华西医院
汪　洋　复旦大学附属中山医院
王　冲　复旦大学附属中山医院
王　皓　复旦大学附属中山医院
王　辉　北京大学人民医院
王蓓丽　复旦大学附属中山医院
魏莲花　甘肃省人民医院
邬升超　复旦大学附属中山医院
吴　蕙　复旦大学附属中山医院
吴　群　复旦大学附属中山医院

吴　悦　复旦大学附属中山医院
吴擘颋　复旦大学附属中山医院
吴文浩　复旦大学附属中山医院
伍　勇　中南大学湘雅医学院附属长沙医院
徐世骥　复旦大学附属中山医院
徐修礼　西安区域医学检验中心
徐英春　中国医学科学院北京协和医院
许建成　吉林大学第一医院
杨　滨　福建医科大学附属第一医院
杨　静　复旦大学附属中山医院
杨文静　复旦大学附属中山医院
杨轶慧　复旦大学附属中山医院
于正麟　复旦大学附属中山医院
余方友　同济大学附属上海市肺科医院
虞　倩　复旦大学附属中山医院
郁　俐　复旦大学附属中山医院
曾　吉　武汉市第四医院
张爱伦　复旦大学附属中山医院
张春燕　复旦大学附属中山医院
张红梅　河南大学淮河医院
张茜林　复旦大学附属中山医院
张祎弛　复旦大学附属中山医院
张颖幸　西门子医学诊断产品(上海)有限公司
张羽仪　复旦大学附属中山医院
赵　瀛　复旦大学附属中山医院
赵倩凤　复旦大学附属中山医院
周　琰　复旦大学附属中山医院
周佳烨　复旦大学附属中山医院
周逸雯　复旦大学附属中山医院
朱　捷　复旦大学附属中山医院
朱　晶　复旦大学附属中山医院
朱建锋　复旦大学附属中山医院

编写者

Volker Brade, Prof. Dr. med.
Klinikum der Johann-Wolfgang-Goethe-Universität
Direktor (retired) des Instituts für Medizinische Mikrobiologie
Paul-Ehrlich-Straße 40
D-60596 Frankfurt

Barbara Braden, Prof. Dr. med.
John Radcliffe Hospital
Oxford University Hospitals Trust
Translational Gastroenterology Unit
Oxford OX3 9DU, United Kingdom

Boris Böddinghaus, Dr. med.
Amt für Gesundheit der Stadt Frankfurt
Breite Gasse 28
D-60313 Frankfurt

Stefan Borgmann, Priv. Doz. Dr. med.
Klinikum Ingolstadt
Klinische Infektiologie und Hygiene
Krumenauerstraße 25
D-85049 Ingolstadt

Hans D. Bruhn, Prof. Dr. med.
Universitätsklinikum Schleswig Holstein
Campus Kiel
Zentrallabor
Schittenhelmstraße 12
D-24105 Kiel

Jan Buer, Prof. Dr. med.
Uniklinik Essen
Institut für Medizinische Mikrobiologie
Hufelandstraße 55
D-45147 Essen

Gregor Caspari, Priv. Doz. Dr. med.
LADR GmbH
MVZ Berlin,
Alt-Moabit 91 a
D-10559 Berlin

Hans W. Doerr, Prof. Dr. med.
Klinikum der Johann Wolfgang Goethe-Universität
Direktor (retired) Medizinische Virologie
Paul-Ehrlich-Straße 40
D-60596 Frankfurt

Arnold von Eckardstein, Prof. Dr. med.
Universitätsspital Zürich
Institut für Klinische Chemie
Rämistrasse 100
8091 Zürich, Switzerland

Ruxandra Enzensberger, Dr. med.
Klinikum der Johann Wolfgang Goethe-Universität
Institut für Medizinische Mikro-biologie
Paul-Ehrlich-Straße 40
D-60596 Frankfurt

Mirjam Franz, Dr. rer nat.
synlab MVZ Weiden GmbH
Zur Kesselschmiede 4
D-92637 Weiden

Jürgen Geisel, Prof. Dr. med.
Universitätskliniken des Saarlandes
Klinisch-chemisches Zentrallabor
D-66421 Homburg/Saar

Wolfram H. Gerlich, Prof. Dr. Dr. med.
Universitätsklinikum Gießen
Institut für Medizinische Virologie
Frankfurter Straße 107
D-35392 Gießen

Andreas Greinacher, Prof. Dr. Dr. med.
Ernst-Moritz-Arndt-Universität Greifswald
Institut für Immunologie und Transfusions-medizin
Abt. Transfusionsmedizin
Sauerbruchstraße
D-17487 Greifswald

Rudolf Gruber, Prof. Dr. med.

Krankenhaus Barmherzige Brüder Regensburg
Laborleiter Zentrallabor
Prüfeningerstrasse 86
D－93049 Regensburg

Torsten Haferlach, Prof. Dr. med.
MPH Münchner Hämatologie Praxis
in Zusammenarbeit mit MLL Münchner Leukämielabor GmbH
Max-Lebsche-Platz 31
D－81377 München

Hans J. Hagedorn, Prof. Dr. med.
Labormedizin, Mikrobiologie und Hygiene
Siemensstraße 40
D－32105 Bad Salzuflen

Gertrud M. Hänsch, Prof. Dr.
Ruprecht-Karls-Universität
Institut für Immunologie
Im Neuenheimer Feld 305
D－69120 Heidelberg

Evelyn Heintschel von Heinegg, Dr. med.
Uniklinik Essen
Institut für Medizinische Mikrobiologie
Hufelandstraße 55
D－45147 Essen

Wolfgang Herrmann, Prof. Dr.
Universitätskliniken des Saarlandes
Direktor (retired) Klinisch-chemisches Zentrallabor
D－66421 Homburg/Saar

Gudrun Hintereder, Dr. med.
Klinikum der Johann Wolfgang Goethe-Universität
Klinisch-chemisches Zentrallabor
Theodor-Stern-Kai 7
60590 Frankfurt

Wilma Höchtlen-Vollmar, Dr. med.
synlab MVZ Labor München Zentrum GbR
Bayerstraße 53
D－80335 München

Klaus Huber, Prof. Dr. rer. nat.
Donauspital
Laboratoriumsmedizin
Langobardenstraße 122
A－1220 Wien, Austria

Klaus Peter Hunfeld, Prof. Dr. med.
Krankenhaus Nordwest
Zentralinstitut für Labormedizin, Mikrobiologie und Krankenhaushygiene
Steinbacher Hohl 2
D－60488 Frankfurt

Volker Kiefel, Prof. Dr. med.
Universitätsmedizin Rostock
Direktor des Institutes für Transfusionsmedizin
Ernst-Heydemann-Straße 6
D－18057 Rostock

Susanne-H. Kirsch, Diplom Biologin
Universitätskliniken des Saarlandes
Klinisch-chemisches Zentrallabor
D－66421 Homburg/Saar

Holger Kiesewetter, Prof. Dr. Dr. med.
Berliner Zentrum für Blutgerinnung
Mohren-Straße 6
D－14197 Berlin

Manfred Kist, Prof. Dr. med.
Universitätsklinikum Freiburg
Direktor (retired) Institut für Medizinische Mikrobiologie und Hygiene
Hermann-Herder-Straße 11
D－79104 Freiburg

Elisabeth Kohne, Prof. Dr. med.
Universitätsklinikum Ulm
Poliklinik für Kinder- und Jugendmedizin
Prittwitzstraße 43
D－89075 Ulm

Herbert Koop, Prof. Dr. med.
Krankenhaus Buch
Innere Klinik Ⅳ
Karower Straße 11
D－13122 Berlin

Jan Kramer, Prof. Dr. med.
LADR GmbH
Labormedizinisches Versorgungszentrum
Lauenburger Straße 67
D－21502 Geesthacht

Volker Kretschmer, Prof. Dr. med.
Philipps-Universität Marburg
Klinikum
Direktor (retired) Institut für Transfusionsmedizin und Hämostaseologie
Universitäts-Blutbank
Conradistraße
D－35043 Marburg

Michael Kraus, Dr.
Siemens Marburg
Postfach 1149
D－35001 Marburg

Wolf-Rüdiger Külpmann, Prof. Dr. med.
Medizinische Hochschule
Leiter (retired) Zentrum für Laboratoriumsmedizin,
Institut für Klinische Chemie Ⅰ
Konstanty-Gutschow-Straße 8
D－30625 Hannover

Rolf Lamerz, Prof. Dr. med. (retired)
Klinikum der Universität München
Medizinische Klinik und Poliklinik Ⅱ — Großhadern
Marchioninistraße 15
D－81377 München

Paul G. Lankisch, Prof. Dr. med.

Städtisches Krankenhaus Lüneburg
Chefarzt (retired) der Medizinischen Abteilung
Bögelstraße 1
D－21339 Lüneburg

Tobias J. Legler, Prof. Dr. med.
Universitätsmedizin Göttingen
Zentrum Hygiene und Humangenetik
Abt. Transfusionsmedizin
Robert-Koch-Straße 40
D－37099 Göttingen

Bernhard Lembcke, Prof. Dr. med.
Hospital Gladbeck St. Barbara
Direktor (retired)
Medizinische Klinik
Postfach 546
D－45955 Gladbeck

Klaus Lorentz, Prof. Dr. med.
Hugo-Kauffmann-Straße 7
D－83209 Prien/Chiemsee

Wolf-Dieter Ludwig, Prof. Dr. med.
Universitätsklinikum Charité-Virchow
Robert-Rössle-Klinik am Max-Delbrück-Zentrum
Medizinische Klinik mit Schwerpunkt Hämatologie, Onkologie und Tumorimmuno-logie
Campus Berlin-Buch
D－13122 Berlin

Richard Mauerer, Dr. med.
synlab MVZ Weiden GmbH
Zur Kesselschmiede 4
D－92637 Weiden

Gert Müller-Berghaus, Prof. Dr. med.
Kerckhoff-Klinik
Leiter (retired) Hämostaseologie und Transfusionsmedizin
Sprudelhoff 11
D－61231 Bad Nauheim

Oswald Müller-Plathe, Prof. Dr. med.
Klein Flottbecker Weg 51
D－22763 Hamburg

Joachim Müller-Quernheim, Prof. Dr. med.
Universitätsklinikum Freiburg
Medizinische Klinik und Poliklinik
Klinik für Pneumologie
Killianstraße 3
D－79106 Freiburg

Peter Nollau, Dr. med.
Universitätsklinikum Hamburg-Eppendorf
Zentrallaboratorium
Institut für Klinisch-Theoretische Medizin Ⅰ
Martinistraße 52
D－20246 Hamburg

Rima Obeid, Prof. Dr. med.
Universitätskliniken des Saarlandes
Klinisch-chemisches Zentrallabor
D－66421 Homburg/Saar

Michael Oellerich, Prof. Dr. med. Dr. h.c.
Georg-August-Universität
Direktor (retired) Klinische Chemie, Zentrallabor
Robert-Koch-Straße 40
D－37075 Göttingen

Evelyn Orso, Dr. (H)
Universität Regensburg
Klinikum
Institut für Klinische Chemie und Laboratoriumsmedizin
Franz-Josef-Strauß-Allee 11
D－93053 Regensburg

Peter-Michael Rath, Prof. Dr. med.
Uniklinik Essen
Institut für Medizinische Mikrobiologie
Hufelandstraße 55
D－45147 Essen

Udo Reischl, Prof. Dr. rer. nat.
Universitätsklinikum Regensburg
Institut für Medizinische Mikrobiologie
Franz-Josef-Strauß-Allee 11
D－93053 Regensburg

Ingrid Reiter Owona, Dr.
Universitätsklinik Bonn
Institut für Medizinische Mikrobiologie, Immunologie und Parasitologie
Sigmund Freud-Straße 25
D－53105 Bonn

Gerald Partsch, Doz. Dr. med
Direktor (retired) Ludwig Boltzmann-Institut für Rheumatologie
Kurbadstrasse 10
A－1107 Wien, Austria

Harald Renz, Prof. Dr. med.
Klinikum der Philipps-Universität Marburg
Abteilung für Klinische Chemie und Molekulare Diagnostik
Zentrallaboratorium
Conradi-Straße
D－35033 Marburg

Lothar Röcker, Prof. Dr. med.
Labor 28
Gemeinschaftspraxis für Laboratoriumsmedizin
Mecklenburgische Straße 28
D－14197 Berlin

Gerhard Röhle, Prof. Dr.
Rheinische Friedrich-Wilhelms-Universität
Institut für Klinische Biochemie
Sigmund-Freud-Straße 25
D－53127 Bonn

Gregor Rothe, Prof. Dr. med.
Marienkrankenhaus

Leiter des Instituts für Labormedizin
Alfredstrasse 9
D - 22087 Hamburg

Richard Schabath, Dr. med.
Helios Klinikum Bad Saarow
Hämatologie, Onkologie und Palliativmedizin
Pieskower Straße 33
D - 15526 Bad Saarow

Wolfgang E. Schmidt, Prof. Dr. med.
Christian-Albrechts-Universität
Medizinische Klinik I
Schittenhelmstraße 12
D - 24105 Kiel

Gerd Schmitz, Prof. Dr. med.
Universität Regensburg
Institut für Klinische Chemie und Laboratoriumsmedizin
Franz-Josef-Strauß-Allee 11
D - 93053 Regensburg

Reinhard Schneppenheim, Prof. Dr. med.
Universitätsklinikum Eppendorf
Zentrum für Frauen-, Kinder- und Jugendmedizin
Klinik und Poliklinik für Pädiatrische Hämatologie und Onkologie
Martinistraße 52
D - 20246 Hamburg

Christian Seidl, Prof. Dr. med.
Klinikum der Johann Wolfgang Goethe-Universität
Institut für Transfusionsmedizin und Immunhämatologie
Abteilung Transplantationsimmunologie und Immungenetik
Sandhofstraße 1
D - 60528 Frankfurt

Erhard Seifried, Prof. Dr. med.
Klinikum der Johann Wolfgang Goethe-Universität
Institut für Transfusionsmedizin und Immunhämatologie
Sandhofstraße 1
D - 60528 Frankfurt

Hermann Seim, Priv. Doz. Dr.
Universität Leipzig
Institut für Klinische Chemie und Pathobiochemie
Paul List-Strasse 13 - 15
D - 04103 Leipzig

Axel Semjonow, Prof. Dr. med.
Prostatazentrum am Universitätsklinikum Münster
Albert-Schweitzer-Campus 1
Gebäude A1
D - 48149 Münster

Lothar Siekmann, Prof. Dr. rer. nat.
Rheinische Friedrich-Wilhelms-Universität
Direktor (retired) Institut für Klinische Biochemie (retired)
Sigmund-Freud-Straße 25
D - 53127 Bonn

Jörg Steinmann, Dr.
Uniklinik Essen
Institut für Medizinische Mikrobiologie
Hufelandstraße 55
D - 45147 Essen

Hilmar Stracke, Prof. Dr. med.
Justus-Liebig-Universität,
Medizinische Klinik III
Rodthohl 6
D - 35392 Gießen

Eberhard Straube, Prof. Dr. med.
Universitätsklinikum Jena
Medizinische Mikrobiologie
Bachstraße 18
D - 07743 Jena

Christian Thomas, Prof. Dr. med.
Universitätsklinikum Mainz
Urologische Klinik und Poliklinik
Langenbeckstraße 1
D - 55131 Mainz

Lothar Thomas, Prof. Dr. med.
Kirschbaumweg 8
D - 60488 Frankfurt

Michael Vogeser, Prof. Dr. med.
Klinikum der Universität München
Institut für Klinische Chemie — Großhadern
Marchioninistraße 15
D - 81377 München

Christoph Wagener, Prof. Dr. med.
Universitätsklinikum Hamburg-Eppendorf
Direktor (retired) Zentrallaboratorium, Institut für Klinisch-Theoretische Medizin I
Martinistraße 52
D - 20246 Hamburg

Carola Wagner, Dr.
Siemens Marburg
Postfach 1149
D - 35001 Marburg

Jürgen J. Wenzel, Dr.
Universitätsklinikum Regensburg
Institut für Medizinische Mikrobiologie
Franz-Josef-Strauß-Allee 11
D - 93053 Regensburg

Thomas A. Wichelhaus, Prof. Dr. med.
Klinikum der Johann-Wolfgang-Goethe-Universität
Institut für Medizinische Mikrobiologie
Paul-Ehrlich-Straße 40
D - 60596 Frankfurt

中文版序言

随着对疾病认知的不断深入和科技水平的飞速发展，医学检验在现代医疗活动与健康管理中所发挥的作用已融入疾病预防、诊断、治疗和预后监测等各个环节。医院检验科也从最初的临床辅助科室转变为重要的平台支撑部门，从业人员不再是单纯进行操作的“化验员”，他们除了具有过硬的检测技能外，还要兼备深厚的专业理论知识，以支撑日益重要的结果解释与临床沟通工作。其知识面已需覆盖至检验技术原理、质量管理、疾病病理生理及临床治疗和干预全领域，这对检验专业人员提出了更高的要求与挑战。

目前，国内适用于临床医师及医学实验室工作人员学习和参考的现代检验专业图书相较其他医学专业仍有限，其中立足于检验项目合理应用与检测结果正确解读的优秀图书则更为少见。由全球知名实验诊断学专家 Lothar Thomas 教授主编的 *Clinical Laboratory Diagnostics* 是一部难得的适应这一需求的优秀专业参考书。

Clinical Laboratory Diagnostics 第 1 版（德文版）于 1978 年出版，一经问世即广受好评，一版再版，于 1998 年第 4 次修订时推出英文版，至今全球累计销量已超 23 万册。

Clinical Laboratory Diagnostics 历次再版均推陈出新，除对各相关章节进行修订外，还及时捕捉领域内新动态、增设新主题，着力反映医学检验与临床医学的发展与进步，内容已扩充至第 1 版的 10 倍有余。此新版共 53 章，主要介绍了临床疾病诊疗中的常用检测项目、检测方法及实验室质量管理，包含临床检验常用的生物学指标 1 000 余项，着重就每项检测的适应证、检测方法与检测原理、标本要求、参考区间、临床意义、注意事项、生化与生理进行梳理。章节内容连贯呼应、逻辑清晰，侧重于检测项目的临床应用与结果解读，足以反映当下临床检验医学所具有的多样性、技术性和实践性本质。

本书从不同角度、不同侧面、不同层次，全面、系统地介绍了检验医学的进展、临床应用及质量管理，由临床检验学家、微生物学家、输血科医师及活跃在相关领域的临床医师共同编写。这样的编者团队设置旨在为读者提供基于疾病的最佳实验室诊断信息，并在医生和检验科的临床实践经验间建立联系。本书作为检验医学的工具书、参考书，具有重要的临床价值和实用价值，可为当今临床检验专业的从业人员提供所需的重要知识，并为临床医生、医学教育者、科研工作者及其他相关人员和医学生提供参考，适合各级医疗机构检验部门的工作人员，特别是基层检验工作者使用。

在翻译过程中，译者最大限度地忠实于原著，原文中存在少量差错，已作校正。由于原著内容涉及临床检验领域的诸多方面，信息量巨大，翻译难度高，如有不当及谬误之处，敬请读者批评指正。

本书主要翻译人员均具有丰富的医学检验理论知识与实践经验，他们认真负责的态度及良好的英语水平令本书增色不少，在此感谢他们的辛勤工作。

愿本书的出版为我国临床检验领域的研究和实践应用提供支持与帮助！

潘柏申

2023 年 2 月于上海

中文版前言

1978 年，*Clinical Laboratory Diagnostics*（第 1 版）在德国面世的时候，Lothar Thomas 教授也许没有想到，这部著作会在随后的岁月中，历经 7 次更新，以德文、英文、西班牙文及中文等语言在全球发行超 23 万册，成为一代又一代检验人从入门走向成熟的忠实助手。时光荏苒，我们敬佩 Lothar Thomas 教授能与时俱进，不断丰富这部著作的专业内容；也深感荣幸，西门子医学诊断公司再次成为 Lothar Thomas 教授选择的合作方，于 2016 年率先向全球推出了这部学术经典著作的数字版（第 8 版）。

Lothar Thomas 教授和中国检验界有着很深的渊源。2004 年，在他的无私授权下，在前德灵诊断公司的支持下，时任复旦大学附属华东医院副院长朱汉民教授和上海交通大学医学院附属新华医院检验科主任沈霞教授牵头，组织了一批优秀的上海检验医学专家，顺利完成了 *Clinical Laboratory Diagnostics*（第 5 版）中文版本的翻译和校对。从此，中国各级实验室里的书柜和案头上多了一部经典的绿皮书，见证了中国检验医学行业的飞速发展。

时代变迁，借着本书数字版更新的契机，西门子医学诊断产品（上海）有限公司携手复旦大学附属中山医院潘柏申教授及其检验科团队、全国二十余名微生物检验专家一起，历时 3 年，完成了原著第 8 版的翻译，旨在将最新的知识和资讯带给中国临床检验同道，更好地服务中国用户。在此，我谨代表西门子医学诊断产品（上海）有限公司，向 Lothar Thomas 教授致以崇高敬意，向翻译此书付出了巨大心力的潘柏申教授及翻译团队表示由衷的感谢！祝愿这份经典的传承能帮助更多的检验人提升专业储备，迎接更美好的未来。

郭奕明

西门子医学诊断产品（上海）有限公司 · 副总裁

2023 年 2 月

英文版前言

在过去的 38 年里,*Clinical Laboratory Diagnostics* 这部参考书已出版了 7 版。在此期间,其内容增加了 10 倍,是检验医学发展及其在临床诊断中重要性的生动证明。这部参考书在医学界的广泛传播和多种语言译本的问世,标志着其得到了高度认可并被广泛接受。2016 年,该书第 8 版,也是本书第一次以英语和德语移动应用程序的形式发布。

本书由实验室医生、临床化学家、微生物学家、输血科医生及活跃在检验医学特殊领域的临床医生编写,全面整合了这些作者的知识,旨在为读者提供以疾病为导向的实验室诊断的最佳信息,并在医生和实验室的临床实践经验间建立起联系。

本书是临床实验室检测适应证、结果评估和医疗决策的参考资料。实验室检测和诊断数量大幅增加,医生和实验室人员必须不断拓展他们的知识储备。

为了向读者提供易于获取的和实用的知识,我们创建了 *Clinical Laboratory Diagnostics*(*Labor and Diagnose*)移动应用程序。它能直接向用户传授医疗信息,并能根据问题在短时间内完成检索。新的发现将被不断地录入更新,使得这款应用程序的用户始终能获得最新的临床诊断和科学知识。

西门子医学诊断公司为本书前几版的出版提供了重要帮助,为医疗和实验室诊断实践做出了特殊贡献。主编和 TH - Books 出版社再次感谢西门子医学诊断公司对该应用程序上线提供的帮助。

Prof. Dr. Med. L. Thomas

目录

扫描二维码
可阅读本书参考文献

1
酶类

1.1 诊断酶学

Lothar Thomas

1.1.1 血清酶

酶作为生物学上的催化剂，存在于血清、血浆、分泌物和组织液中。通过降低活化能，只需少量的酶就能催化原先需较多活化能的化学反应。酶具有反应专一性，如特定的酶仅能催化特定的化学反应。此外，酶的特性决定了相应底物的专一性，意味着酶仅能使特定的底物或底物群转变成反应产物。

影响酶活性的因素：血清酶来自进入血浆的组织细胞或分泌物。组织酶主要来源于细胞的代谢过程。这些细胞内的酶溶于胞质或与线粒体等细胞结构结合。分泌酶如蛋白酶和水解酶通常以无活性的形式存在，而只有少数的酶如胆碱酯酶以活性形式进入血浆。血浆中的酶活性取决于调节释放的情况。细胞特异性酶的释放受细胞损伤程度的调节。单个细胞酶合成的增加或酶组织的增殖是分泌酶释放的主要因素[1]。

酶的释放：健康者血液中的细胞特异性酶活性低是基于代谢性细胞膜的抗渗性。任何影响细胞膜能量供应的病理过程，如缺血或缺氧引起的 ATP 或其他高能底物供应不足，都可能导致细胞膜的破裂和酶的相继释放。首先，膜电位不稳定，K^+ 移出细胞，Na^+ 与水进入细胞引起肿胀。随后 Ca^{2+} 内流，激酶和肽酶导致细胞内结构和细胞膜渗透性破坏。胞质酶首先出现在血液中，其次是线粒体和膜结合的酶。酶的释放程度和速率取决于其胞质和胞外酶的大小和浓度梯度。在健康者中，细胞内的酶浓度远远高于血浆中的浓度。例如，健康者肝脏、肾脏、心脏和骨骼肌中：

- 谷草转氨酶(GOT/AST)活性分别是血浆中活性的 7 000 倍、4 500 倍、8 000 倍和 5 000 倍。
- 谷丙转氨酶(GPT/ALT)活性分别是血浆中活性的 2 800 倍、1 200 倍、400 倍和 300 倍。

酶从间质组织直接穿过毛细血管壁或间接通过淋巴途径进入血液。直接转移在血管组织如肝实质中发生，而间接转移则发生在毛细管壁通透性差的组织中，如肌肉等。酶的释放程度取决于酶在细胞内的部位。在细胞受损后不久，细胞质中溶解的酶就很容易被检测到。与线粒体等亚细胞结构结合的酶则需要更长的时间才能被检测到。一般情况下，细胞损伤包括坏死后 24 h 内出现的酶谱取决于细胞内酶的分布[1]。

酶合成的变化：酶合成的变化可使血液中的活性降低或升高，且可以在没有细胞损伤情况下发生。组织酶活性降低在诊断中应用较少，主要基于遗传功能障碍，如碱性磷酸酶(ALP)。相反，分泌酶活性降低通常由于特定组织中该酶产生的减少，如肝硬化中胆碱酯酶的减少。在没有组织损伤的情况下，血清酶活性增加可能有以下原因：

- 组织细胞内酶的数量和(或)生化活性增加。例如，青春期成骨细胞数量和活性增加，引起骨骼特异同工酶合成增加，使血清 ALP 活性增加。
- 酶诱导作用。组织细胞酶的合成增加，如肝细胞在乙醇、巴比妥或苯妥英的化学刺激下 γ 谷氨酰转肽酶(GGT)合成增加。此外，胆管梗阻刺激肝脏 ALP 同工酶的合成。
- 新组织的发育。例如，怀孕的最后三个月，胎盘合成的 ALP 胎盘同工酶进入孕妇的血液中。睾丸恶性生殖细胞肿瘤也可产生类似的同工酶。

组织损伤和酶的升高：最常见的酶升高多由肝脏、心肌、骨骼肌和红细胞受损引起。肝脏引起的酶升高是由于病毒、药物和毒物的毒性作用或组织缺氧对细胞膜的直接损伤。缺氧通常会引起肝小叶中心坏死，导致急性右心衰、门静脉高压或动脉缺氧，如休克。相反，由于肝脏具有肝动脉和门静脉双重血液供应系统，因此肝梗死非常罕见。

心脏的情况不同。通常因为心肌节段性供血动脉闭塞导致心肌细胞缺血性坏死，与心肌细胞相对应的酶谱 24 h 内就可出现在血液中。

与酶释放相关的骨骼肌损害是多方面的，最重要的是损伤、缺氧坏死、炎症、感染、退行性病变、毒性损伤(酒精)、尿毒症和神经源性肌病。

红细胞裂解导致细胞内活性最高的乳酸脱氢酶(LD)释放，从而区分体内和体外溶血。体内溶血发生在血管(血管内)，多由免疫介导，而体外溶血基于在采血过程或在分析前全血储存了数天致红细胞破坏。

在临床化学常规检测中用于确定酶活性的动力学方式，已能达到 1～10 mol/L 的浓度。这种高分析灵敏度甚至可以通过酶分析检测轻微的组织损伤。即使每 750 个肝细胞只要有约 1 个受损，也会导致 ALT 水平升高超过参考上限。

酶的清除：了解酶的清除很重要，以便将酶活性作为器官疾病的诊断标志物。小分子量的酶，如 α 淀粉酶能被肾脏部分清除。而主要由组织进入血液的大部分酶，通过受体介导的细胞内摄作用吸收入网状内皮细胞系统内。

例如，肝细胞膜上存在与 ALP 肠同工酶 N 半乳糖基残基反应的特异性受体。细胞内降解生成可用于参与代谢过程的肽。血液中许多酶的半衰期为 4～24 h(表 1.1－1)。由于酶与免疫球蛋白的结合或负责清除酶的组织或器官功能受损，导致其半衰期延长。例如，在肝硬化中，由于肝组织中酶合成减少，酶的清除率降低。又如在巨淀粉酶血症的情况下，α 淀粉酶的半衰期可因肾功能不全或与免疫球蛋白结合而延长。

表 1.1－1　血清酶的半衰期

酶	半衰期
碱性磷酸酶(ALP)	3～7 天
α 淀粉酶	9～18 h
谷丙转氨酶(GPT/ALT)	50 h
谷草转氨酶(GOT/AST)	12～14 h
胆碱酯酶(ChE)	10 天
肌酸激酶(CK)	12 h
肌酸激酶同工酶－MM(CK－MM)	20 h
肌酸激酶同工酶－MB(CK－MB)	10 h
肌酸激酶同工酶－BB(CK－BB)	3 h
谷氨酸脱氢酶(GLD)	14～18 h
γ 谷氨酰转肽酶(GGT)	3～4 天
乳酸脱氢酶同工酶－1(LD－1)	4～5 天
乳酸脱氢酶同工酶－5(LD－5)	10 h
脂肪酶	7～14 h

1.1.1.1 酶活性的检测

酶(E)的基本特征是能够催化某一物质[通常被称为底物(S)]转化成产物(P)。反应过程如下[2]：

$$E + S \longrightarrow ES \longrightarrow E + P$$

在第一步反应中，底物与酶结合形成酶-底物复合物；该复合物的底物部分被转化成产物，同时释放酶。释放的酶立即与另一份底物分子结合。大多数酶分子的转换每秒至少可选择与底物分子按比例结合 100 次。

转换率通过每单位时间内物质的变化(底物减少或产物增加)测定，这为酶的定量测定提供了基础。在酶测定中，转化率也被称为反应速率。

动力学测定[2]：在特定的反应条件下，即酶浓度比其底物低，大多数酶的表现符合米氏方程，酶促反应的速度与酶的摩尔浓度和底物相关。因此，酶促反应的反应速度 v，其最大速度(v_{max})和底物浓度[S]之间存在以下关系：

$$v = \frac{v_{max} \cdot [S]}{K_m + [S]}$$

米氏常数(K_m)为酶促反应速度为最大酶促反应速度值一半时的底物浓度，通常为 10^{-5}～10^{-2} mol/L。K_m 值越低，底物对酶的亲和力越高。在特定条件下，如温度、pH、离子强度等，并且在恒定的酶浓度下，v 和[S]之间的相关性遵循双曲线，逐步接近最大的 v_{max}。如果[S]较 K_m 相比过量，则 v 与[S]无关。在这种情况下，我们认为酶几乎被底物饱和。通过酶转换的底物量与测定介质中的酶量和反应持续时间成正比。

米氏方程不足以描述酶促反应在个体内异构体和多底物反应的协同作用。

光度测定酶反应[3]：酶反应的光度测量是基于在一个时间间隔(Δt)内由于底物浓度降低或产物浓度增加而导致的光吸收的变化(ΔA)。吸光度的变化($\Delta A/\Delta t$)转换为底物或产物浓度随时间的变化。这是通过乘以因子 $V/\varepsilon \times L$ 来完成，其中 V 是测定介质的体积，ε 是摩尔吸收系数，L 是通过比色杯的光路长度。Δ 是常数；其他变量的 $T = \Delta t$，L^3 = 体积 V，$L^2 \times N^{-1} = \varepsilon$，$N$ = 底物浓度，L = 升。反应速率根据以下方程计算：

$$\frac{\Delta A}{\Delta t}\ \frac{V}{\varepsilon \times 1}\ 对应于 \frac{1}{T} \times \frac{L^3}{L^2 \times N^{-1} \times L} = N \times T^{-1}$$

$N \times T^{-1}$ 表示每单位时间转换的底物量或生成的产物量，并指示酶的催化活性。催化活性以 katal 表示。

根据布格-朗伯-比尔定律，转换的底物量或生成的产物量光度分析基于吸光物质在非吸光性溶液中光吸收的原理。

$$A = \varepsilon \times c \times d$$

其中 A 是吸光度，c 是底物或产物浓度，d 是通过比色杯的光路长度，ε 是测量的底物或产物的摩尔十进制的吸光系数。ε 的表示如下：

$$\varepsilon = A/c \times d = mol^{-1} \times mm^{-1}$$

大多数酶生成的底物和产物是无色的。因此，在得到显色反应产物或在实际测量反应后添加指示剂反应生成(显色)底物。在一些直接与辅助底物(辅酶)反应的酶中，辅酶 $NADH_2$ 和 $NADPH_2$ 氧化形成 NAD 或 NADP，$NADH_2$ 和 $NADPH_2$ 的活性在 344 nm、334 nm 或 365 nm 处下降可作为酶活性指示剂(简单光学测定)。用于测定 LD 的反应是简单光学测定的典型示例(见 1.11)。如果测量反应中产生的底物不能立即通过光度法测定，那么需要通过辅酶 NADP/$NADPH_2$ 与指示剂反应得到。测定 CK 的反应即是该示例(见 1.8)。

只有在同样的实验条件下，测定的酶活性的结果才可比较。因此，国际临床化学联合会(IFCC)建立了测定多种酶[4]催化活性的参考系统。测定温度为 37℃。参考系统包括一级参考方法、认证参考物质和全球参考实验室网络。

酶定量测定的浓度与其催化活性有关，一般以动力学单位表达酶活性单位，定义的单位有：

- 国际单位(U)：由国际生物化学联合会(IUB)的酶委员会定义。1 U 定义为每分钟能催化 1 μmol 底物所需的酶量。酶活性的催化表达单位以 U/L、kU/L 或 mU/L 表示。
- 催化单位(katal)：由国际理论(化学)与应用化学联合会(IUPAC)和 IUB 定义。1 katal 定义为每秒能催化 1 mol 底物发生转化反应的酶量。酶活性以 katal/L 或 μkatal/L 表示。katal 符合国际单位制(SI),mol 是底物转化的浓度单位,s 是时间单位。因此,1 U = 1 μmol/60 s = 0.016 7 μmol/s 或 1.0 μkatal/L = 60 U/L。

1.1.1.2 同工酶和亚型

同工酶:根据 IUPAC-IUB 生物化学命名委员会,同工酶被定义为,具有相似酶活性的蛋白由不同基因位点编码。除了不同的氨基酸序列和催化性质外,它们对底物、活化剂和抑制剂的亲和力不同,最适 pH、温度及热稳定性也不同。以下几类同工酶是有区别的[5]:

- 由不同基因位点编码的特异性的酶,如线粒体型和细胞质型的苹果脱氢酶和 AST。
- 同分异构酶:这些是由单基因的等位基因编码的酶变异体,如葡萄糖-6-磷酸脱氢酶的同工酶。
- 杂聚酶:由两种或多种不同多肽链的非共价杂合分子组成,如乳酸脱氢酶同工酶的中间产物。

亚型:酶的亚型来源于翻译后的修饰,如来源于肝、骨、肾的组织非特异性 ALP 亚型,是翻译后形成的。

同工酶和亚型测定:

- 活性的测定:同工酶家族可以具有相似但不相同的催化活性。在最适 pH,底物亲和常数和对抑制剂或变性剂的敏感性方面不相同。同分异构酶的催化活性可相同,也可不相同。如果由于等位基因的突变,即在代谢中起重要作用的酶不被产生或者产生的形式不被激活,可导致严重甚至是晚期病症。

同工酶是通过确定其酶活性来区分的。这是通过对底物类似物或在抑制剂存在的情况下比较催化活性的差异来实现的。此外,同工酶的催化活性在对变性试剂的稳定性方面也有所不同。通常情况下,多种酶在对变性试剂的稳定性方面没有任何差异。

- 分离方法:少量氨基酸残基的改变不会引起同工酶分子量的变化,或者仅引起非常小的变化。因此,色谱法对分离同分异构酶并不是非常有用,对多种酶形式的分离也是如此。如果同工酶的结构改变引起电荷变化,琼脂糖凝胶电泳或等电聚焦电泳是合适的分离方法。如果碳水化合物的侧链发生改变,使用凝集素亲和层析方法可以进行分离。
- 免疫学分析:同工酶或多种酶形式的抗原决定簇可不同,可基于特异性抗体的结合来鉴定。

同工酶和亚型的临床意义:血清中同工酶和亚型的存在提高了对疾病器官检测的诊断灵敏度和特异性。相关的临床意义在本章有关酶的节中阐述。

1.1.1.3 巨酶

同工酶和亚型根据酶的多样性(多重酶)的特征不同进行区分,这些酶基于翻译后的变化而形成[6,7]:与其他分子结合或在降解后与其他分子结合、单个亚基聚合形成一个大的复合体、酶与免疫球蛋白之间形成复合物、酶的异构修饰。

最常见的巨酶是免疫球蛋白相关酶(1 型巨酶),其余都被称为 2 型巨酶。

免疫球蛋白相关酶:最常见的巨酶形式,是酶和自身抗体形成的免疫复合物。这是一种正常的抗原抗体反应。酶的抗原决定簇与抗体的 Fab 片段结合,形成大分子的酶-免疫球蛋白复合物。较大的分子量和清除的延迟导致血清酶的积聚和酶活性的升高。

一些抗体仅与酶的特定亚型反应,而另一些则可与所有亚型反应。酶与抗体 Fab 片段的结合能稳定酶的活性,不受热的影响,也可影响血流中清除速率和酶动力学特性。常发现轻微抑制作用,但强抑制作用少见。

与其他分子结合的酶:复合物的形成不仅可以通过与自身抗体结合,而且可以通过与羟乙基淀粉、脂蛋白和 α_2 巨球蛋白等分子结合。这种分类还包括在细胞坏死后进入血浆的寡聚体,如线粒体 CK。胆道 ALP 同工酶是另一种不同形式的巨酶,在胆汁淤积时,与血清中的膜片段结合在一起。

巨酶通常会持续很长时间,引起酶活性升高导致疾病。

巨酶的临床意义:巨酶比游离的酶具有更大的分子量,且在血浆中存在时间更长。巨酶不是某些疾病的生物标志物。因巨酶引起的血清酶活性升高,经常给临床医生和实验室工作人员带来困惑,造成进一步的费用增加和不必要的医疗行为。临床上重要的巨酶的临床意义可见表 1.1-2。

表 1.1-2 巨酶特征、临床意义和实验室检查[6,10]

巨酶	临床表现和实验室检查
ALP[9]	血清中可以检测到免疫球蛋白结合的巨酶或结合其他分子的大分子酶。免疫球蛋白结合形式是三种免疫球蛋白结合形式中的一种,并且大部分与 IgG 结合。 抗体仅与特异性同工酶的两个抗原决定簇,即胎盘/肠组或肝/骨组抗原决定簇发生反应。抗体可以与相同抗原簇的两种同工酶反应,但不与两种不同抗原簇的同工酶反应。免疫复合物包括肝 ALP、骨 ALP 或肠 ALP。电泳方法中,巨 ALP 迁移速度非常缓慢,可以在使用抗人血清的免疫电泳中检测到。检测免疫球蛋白结合的巨 ALP 没有明显临床意义。 巨 ALP 可以与其他分子结合,也被称为"颗粒 ALP",分子量约为 1 000 kDa,ALP 与膜片段或脂蛋白 X 结合。在肝脏疾病中常可检测到巨 ALP。
α 淀粉酶[11]	巨淀粉酶是最常被检测到的大分子酶之一,α 淀粉酶在正常患者中的发生率为 0.98%,在 α 淀粉酶活性升高的患者中发生率为 2.56%。血清中可以检测到免疫球蛋白结合的巨酶或与其他分子结合的大分子酶。 免疫球蛋白结合形式:该形式与 IgG 或 IgA 复合,包括胰腺和唾液淀粉酶。正常 α 淀粉酶分子量约为 55 kDa,而巨淀粉酶的分子量约为 210 kDa。因此,巨淀粉酶不通过肾小球过滤,积聚在血浆中。在琼脂糖凝胶电泳中,免疫球蛋白结合形式主要存在于唾液淀粉酶条带中,造成胰淀粉酶错误判断。通过 Bio-Gel 100 凝胶过滤检测是优选方法。在常规酶检测分析中,无法将巨酶与正常 α 淀粉酶进行区分。检测免疫球蛋白结合的巨淀粉酶没有临床意义。 巨淀粉酶与其他分子结合形式:该形式是医源性的,且是输注高分子量糖蛋白如羟乙基淀粉(HAES)后,形成与 α 淀粉酶结合的高分子复合物。这种形式的巨淀粉酶血症出现是短暂性的,因为 α 淀粉酶在 HAES 被分解之前不经过肾小球过滤,所以输注 HAES 后将持续 3~5 天。 巨淀粉酶血症指征:在血清脂肪酶正常的情况下,血清淀粉酶升高。如果脂肪酶在参考区间内,则可能存在巨淀粉酶血症。低于 1% 的 α 淀粉酶肌酐清除率也提示巨淀粉酶血症。

续 表

巨酶	临床表现和实验室检查
氨基转移酶(AST 和 ALT)[12,13]	AST 免疫球蛋白复合物,特别是 AST 的 IgG 免疫复合物,比 ALT 的 IgG 免疫复合物更为常见。然而,氨基转移酶的巨酶不如巨淀粉酶和巨 CK 常见。氨基转移酶的巨酶形式在儿童和青少年中较少见,在成人中多见。AST 以两种形式存在——胞质 AST(cAST)和线粒体 AST(mAST)。cAST 免疫复合物比 mAST 更为多见。有文章描述过结合 IgG 的 cAST 和结合 IgA 的 mAST 的患者,以及 AST - IgA 复合物的肝病患者。在一项关于 AST - IgA 复合物患者的研究中[14],慢性肝炎中的发生率为 41.8%,肝硬化中的发生率为 62.2%,肝细胞癌中的发生率为 90%,酒精性肝病中的发生率为 66.7%。 实验室检查发现,通过聚乙二醇的差异化沉淀、电泳、凝胶过滤电泳或从蛋白 A 或蛋白 G 的血清中去除免疫球蛋白,可以检测出巨 AST 和巨 ALT。在一项研究中[15],44 例表面健康的儿童中有 17 例存在巨 AST,AST 活性为 50~1 150 U/L。通过用 24%聚乙二醇 6000 沉淀并测定上清液中的 AST,计算沉淀剂中 AST(%PPA)的比例。在 PPA 高于 75%的情况下,对于巨 AST 的诊断敏感性为 82.4%,诊断特异性为 88.9%。
CK[16]	巨 CK 以两种形式存在,即免疫球蛋白结合形式(1 型)和其他形式,如寡聚(2 型)。发生率为 0.3%~1%。 巨 CK 1 型:1 份免疫球蛋白(通常为 IgG 或 IgA)结合两个 CK 分子(通常为 CK - BB 同工酶)构成的复合物,持续数月或数年。大多数情况下,巨 CK 1 型会导致总 CK 活性增加,在各种疾病患者及表面健康的个体中可以检测到。巨 CK 1 型较多出现在 50 岁以上的个体,女性比男性更常见,可见于自身免疫性疾病、心血管疾病和危及生命的各类疾病。采用免疫抑制法测定,可发现不成比例的 CK - MB 活性升高。这是因为巨 CK 未被免疫抑制,因为巨 CK 无 CK - M 亚基。因此乘以 2 以后,CK - MB 活性比 CK 总活性高。在免疫抑制方法中,通过凝胶色谱法或基于聚乙二醇沉淀活性(%PPA)的百分比参考上限为 45%[17]。 巨 CK 2 型:线粒体 CK 的聚合物。超过 3.7%的住院患者体内存在。线粒体 CK 与 CK 的 M 亚基和 B 亚基没有结构上的相关性,由一个单独的基因编码。巨 CK 2 型的分子量大于 300 kDa,来源于肝脏,与细胞坏死和患者危重有关。在这种情况下,血清中活性升高。而总 CK 是正常的或仅轻度升高。 实验室检查发现[17],在一项研究中,255 例 CK 中有 30 例为阳性(28 例 1 型和 2 例 2 型)。女性 CK 升高中位数为 731(249~1 238)U/L,男性 CK 升高中位数为 356(241~462)U/L。超过 80%的巨 CK 1 型患者为女性。
GGT[18,19]	血清中的 GGT 以三种分子形式存在,分子量分别为>1 000 000 kDa、250~500 kDa 和 120 kDa。后者通过蛋白酶解离疏水性组分产生游离酶的亲水形式。高分子量 GGT 复合物由脂蛋白 X 和 GGT 组成,中分子量 GGT 复合物由 HDL/GGT 组成。GGT 还可以与脂蛋白 A 和脂蛋白 B 及免疫球蛋白(IgA)形成复合物。GGT 在大多数肝脏疾病中均会升高。在梗阻性肝损伤中高分子量 GGT 的比例高于非梗阻性肝损伤。肝外梗阻时也高于肝内梗阻。因此,通过测量中分子量 GGT,可以区分肝内胆管阻塞与肝外阻塞,诊断特异性为 96%,灵敏度为 88%[18]。GGT 的分子形式可通过聚丙烯酰胺梯度凝胶电泳来确定。
LD	巨 LD 是巨 α 淀粉酶和巨 CK 之外第三种最常见的巨酶。如果存在巨酶,可出现在 89%LD 升高的病例中[20]。 三种巨酶的形式:LD 同工酶自行结合、与 β 脂蛋白的结合及与免疫球蛋白的结合。后一种形式是最常见的。自身抗体:① 与 M 亚基反应,与 H 亚基反应并结合 LD 2~5 或 LD 1~4 的较少见;② 与 H 或 M 亚基反应并结合 LD 1~5;③ 仅与包含 H 和 M 亚基的同工酶反应。第③组中 IgA - kappa 抗体多与 LD3 反应,较少与 LD2 和 LD4 反应。在这种情况下,LD 的免疫应答是单克隆型的。因此,这种形式的巨 LD 在淋巴增生性疾病中更常见[21]。巨 LD 越来越多地出现在炎症性腹部疾病、药物诱导的溶血性贫血和自身免疫性疾病中。巨 LD 在 Sephadex G - 200 上通过凝胶过滤进行检测。
脂肪酶[22,23]	巨脂肪酶血症非常罕见,主要由脂肪酶与 IgG 或 IgA 的自身抗体结合引起。分子量约为 200 kDa。在非霍奇金淋巴瘤、肝硬化、炎症性腹部疾病中可检测到长期存在的巨脂肪酶,并且与非急性或慢性活动性胰腺炎的巨淀粉酶血症相关。仅在一些病例中,巨脂肪酶血症导致血清中的脂肪酶活性升高。可通过聚乙二醇沉淀或凝胶过滤进行检测。

免疫球蛋白结合的巨酶:ALT、ALP、α 淀粉酶、AST、CK、GGT、LD、脂肪酶等几个重要酶的巨酶形式已得到论述。巨酶在健康个体中非常罕见,但是如果酶活性病理性升高,则会持续很长时间,甚至其活性几乎数年不变。个别病例中巨酶与自身免疫性疾病相伴出现。检测到的这种酶不可作为某一疾病特异和敏感的指标。现在还没有足够的证据表明免疫球蛋白结合的巨酶可引起自身免疫性疾病,或者酶-免疫复合物在循环中存在不利的影响因素。巨酶发生率随着年龄的增加而增加。

事实上,免疫球蛋白结合的巨酶的另一个特点是抗体常常超过了酶的量。这表明,一方面在急性器官组织损伤时释放的酶分子立即与这些抗体的自由结合位点结合形成巨酶,因此使用电泳同工酶分析法无法检测到。另一方面,过量的抗体在免疫酶法检测或同工酶检测中与酶分子竞争,导致检测结果假性降低,尤其是采用孵育时间短的检测方法。

通常情况下,免疫球蛋白结合的巨酶在很多情况下常常只是偶然被发现,检测到的仅仅是非常小的一部分,如果用特殊方法检测这些巨酶,被检测到的机会非常高。检测的方法越敏感,在患者和健康人的血液中检测到巨酶就会越常见。在这种情况下,酶活性还是在参考区间内。这也是文献报道常常不同的原因,难免存在相互矛盾的情况。

与其他分子结合的酶:以下几个重要诊断酶的巨酶已得到论述:ALP、AMY、CK 和 GGT。在许多情况下,这些巨酶的活性变化时间曲线与疾病过程有关,或者在治疗后短暂被观察到。这种形式的酶于病情改善或治愈后在血液中不会被检测到。非免疫球蛋白结合的巨酶的检测在很大程度上比免疫球蛋白结合的巨酶更加依赖于使用的分析方法和检测患者的选择。

不明原因的一组酶:临床疾病情况与酶的检测结果不相符时,确认或者排除巨酶的存在非常重要。经常酶活性升高却与相应的临床疾病不相符,而被误认为是实验室分析错误。证实巨酶的存在可以避免患者被错误诊断和治疗,特别是常常干扰 CK - MB 检测的巨 CK。

1.1.1.4 抗组织特异性酶抗体

这些在血液中循环的自身抗体具有针对组织特异性酶或特定酶活性调节剂的作用[8]。酶仅在一种组织中表达,如甲状腺过氧化物酶,或在几种组织中均表达,如丙酮酸脱氢酶(表 1.1 - 3)。这类巨酶通常存在于老年人中,大多数情况下没有临床意义,但针对组织特异性酶或调节剂的抗体与疾病有显著关联作用。

表 1.1-3 对组织特异性酶的活性具有调节作用的抗体[8]

酶/抑制剂	定位	相关疾病
丙酮酸脱羧酶	微粒体	原发性胆汁性肝硬化
甲状腺过氧化物酶	微粒体	自身免疫性甲状腺疾病
21 羟化酶	微粒体	艾迪生病
乙酰胆碱酯酶	细胞膜	重症肌无力
H^+-K^+-ATP 酶	细胞膜	自体免疫性胃炎
谷氨酸脱羧酶(GAD65)	细胞质	1 型糖尿病
谷氨酸脱羧酶(GAD67)	细胞质	僵人综合征、内分泌综合征、2 型胰岛素依赖型糖尿病
碳酸酐酶	细胞质	自身免疫性胆管炎、子宫内膜异位症
磷酸丙糖异构酶	细胞质	与 EB 病毒感染或甲肝感染相关的溶血
锰超氧化物歧化酶	细胞质	EB 病毒感染
前列腺特异性抗原	细胞质	良性前列腺增生症
组织型纤溶酶原激活剂	细胞质、血液	系统性红斑狼疮
DNA 解旋酶Ⅱ(Ku 抗原)	细胞核	硬皮病、系统性红斑狼疮
拓扑异构酶(Scl70)	细胞核	硬皮病
组氨酰-tRNA 合成酶(Jo-1)	细胞核	多肌炎、皮肌炎
丙氨酰-tRNA 合成酶(PL-12)	细胞核	多肌炎
苏氨酰-tRNA 合成酶(PL-7)	细胞核	多肌炎
RNA 聚合酶Ⅰ/Ⅱ	细胞核	硬皮病
纤溶酶原激活物抑制剂	血液	系统性红斑狼疮
钙蛋白酶	血液	类风湿关节炎

1.1.2 诊断酶学的作用

血清或血浆中酶检测可用于：发现组织损伤、证明损伤特定器官的起因、检查损伤的程度、发现细胞损伤的严重性（可修复或不可修复）、检测潜在的疾病、器官内疾病的鉴别诊断（受损组织中细胞损伤的定位）。

从中可得到的诊断信息：血清中酶活性水平、检测酶的形式（血清中酶的活性谱总和）、评价酶与酶之间的活性比（如计算酶的比值）、监测酶活性、同工酶的检测。

酶活性水平随时间变化与多种原因有关，为了解释酶活性升高的原因，有必要回答下列问题：

- 酶活性的升高是否由于器官释放酶的增加（如组织是否损伤）？
- 从血循环中清除酶的正常机制是否有损伤（如是否有肾衰或肝硬化）？
- 酶是否与血清成分结合（如是否有巨酶存在）？
- 酶活性升高是否由于酶合成的增加（如是否有酶的诱导）？

病变部位（器官定位）：组织或器官的损伤定位可通过以下酶的检测确定：组织特异酶的检测、同工酶分析、与症状相符的酶形式的评估。

组织特异性酶：这些酶仅存在于特定器官或组织中，或者在这些器官及组织具有相对非常高的活性。释放入血清的酶活性增加，提示酶的来源（表 1.1-4）。

表 1.1-4 重要器官的特异性酶

特异性酶	器官	适应证
α 淀粉酶	胰腺	急性胰腺炎
	唾液腺	急性腮腺炎
ALT/GPT	肝脏	实质损伤
AST/GOT	肝脏、肌肉	心肌梗死、肝实质疾病、骨骼肌疾病
ALP	肝脏、骨骼、肠、肾	骨骼损伤、肝胆疾病
CK	骨骼肌、心脏、平滑肌	心肌梗死、肌肉疾病
ChE	肝脏	有机磷中毒、肝损伤
GAD	肝脏	严重肝实质损伤
GGT	肝脏	胆汁淤积性疾病、酗酒
LD	肝脏、心脏、骨骼肌、红细胞、血小板、淋巴结	肝实质损伤、心肌梗死、溶血、红细胞无效生成、淋巴瘤
脂肪酶	胰腺	急性胰腺炎

同工酶：同工酶的组织分布由基因决定。通过同工酶的分析，可确定活性升高的酶的组织来源（如胰淀粉酶、唾液淀粉酶、心肌特异的 CK-MB 或红细胞内 LD-1）。

酶的模式：可以依据相关酶活性的比值提供临床相关器官的诊断信息。在酶模式中最基本的是转氨酶；酶活性的比值可以作为判断标准。90%以上的酶活性都是在肝脏、心肌、骨骼肌和红细胞等重要组织中增加，这些组织对于鉴别诊断具有显著意义。通过分析 CK/AST 和 LD/AST，可以鉴别诊断肝脏与其他三种组织的病变（表 1.1-5）。

表 1.1-5 肝脏疾病与其他组织病变的鉴别

比值*		适应证
CK/AST	<10	心肌细胞
	>10	骨骼肌
LD/AST	>12	红细胞

*酶在 37℃检测

病理过程的阶段：酶释放到血液中和从血液中清除的机制是典型的时间曲线。这种时间曲线与酶活性时间曲线特征相吻合。若发病，利用这些酶活性时间曲线推导预期升高的酶活性，为临床提供相关疾病的诊断信息，也可用于评估临床疾病的发生阶段。

如果已知病变器官，疾病急性期的酶活性通常比慢性期高。在急性器质性病变时，半衰期短和半衰期长的酶之间的比值可评估疾病的发生阶段。酶半衰期的不同可改变血清中器官特异性酶谱，从而提供疾病进程阶段的重要信息。例如，急性肝炎时，由于 ALT 的半衰期较 AST 长，因此 AST/ALT 值下降，提示肝炎得到缓解。

细胞损伤的严重性：细胞损伤程度可用细胞结构相关酶与细胞质的酶活性比值表示（表 1.1-6）。细胞轻度损伤后，细胞质酶释放，如 ALT、细胞质中的 AST。严重损伤后细胞坏死导致线粒体酶释放入血液中，如线粒体中的 AST 和 GLD。

表 1.1-6 伴细胞坏死的严重器官损伤的酶模式

组织	血清/血浆酶活性
肝实质	LD>AST>ALT
心肌	CK>LD>AST≫ALT
骨骼肌	CK≫LD>AST≫ALT
红细胞	LD≫AST>ALT

>,比下一个酶的浓度高;≫,远高于下一个酶的浓度

肝脏病变时,AST/ALT 和(AST+ALT)/GLD 用于评估肝细胞损伤程度。急性严重的肝细胞损伤时,AST/ALT>1,或(AST+ALT)/GLD<20。急性细胞损伤时血清中酶的类型与组织中酶的类型相同。

细胞损伤程度:酶活性水平和活性时间曲线下面积(24 h 内行 2~3 次测量,持续数天)与组织急性损伤的量相关。酶活性大量升高,提示组织如肝脏或骨骼肌大量损伤。

疾病的诊断:患者伴有急性临床症状,酶型可以为疾病的诊断提供重要信息,如胸痛或腹痛的患者,可以检测 CK、AST、ALT 和脂肪酶等酶型,在 3~12 h 内,如果 CK 正常可以很大程度上除外心肌梗死,ALT 正常可除外急性肝病,脂肪酶正常可除外胰腺炎。

同一器官内疾病的鉴别诊断:在鉴别诊断中,血清酶来源于同一器官内某特定结构或组织,所产生的酶活性和比值大致相同。例如,在肝脏疾病中,GGT、ALT 或 GLD 的活性与氨基转移酶有关,运用这些比值关系可以区分以下急性肝脏疾病:

- GGT/AST:区分急性酒精中毒性肝炎(>6)与急性病毒性肝炎(<1)。
- AST/ALT:区分急性梗阻性黄疸(<1)与慢性活动性肝炎(>1)。

1.1.3 酶在急性疾病中鉴别诊断

在急性情况下,转氨酶、CK、α 淀粉酶/脂肪酶、ALP 和 GGT 的酶型可提供关于重要器官疾病存在的信息。以下给出几个示例。

1.1.3.1 急性胸痛或腹痛的鉴别诊断

急性胸痛或腹痛时鉴别诊断的酶型见表 1.1-7。

表 1.1-7 急性胸痛或腹痛酶的形式*[8]

疑似诊断	酶的形式
心肌梗死	氨基转移酶中度升高:CK>AST>ALT≫α 淀粉酶≫GLD
急性右心衰竭	氨基转移酶重度升高:AST~ALT~GLD≫CK≫(α 淀粉酶)
肺栓塞	氨基转移酶未升高或轻度升高:ALT>AST>GLD>CK>(α 淀粉酶)
胸膜炎	一般无酶的升高
腹部血管闭塞	氨基转移酶中度至重度升高:AST~ALT>α 淀粉酶>GLD>CK
急性胰腺炎	氨基转移酶轻度升高:脂肪酶>α 淀粉酶≫ALT>AST~GLD≫CK
胆绞痛	氨基转移酶中度升高:ALT>AST>GLD>α 淀粉酶>CK
肾绞痛	一般无酶的升高
休克	氨基转移酶中度至重度升高:CK≫AST>ALT>GLD>α 淀粉酶

*建议检测 CK、α 淀粉酶或脂肪酶、ALT(GPT)、AST(GOT)。氨基转移酶升高:边缘升高比参考上限升高约 3 倍,轻度升高为 4~10 倍,中度升高为 11~20 倍,重度升高为 20 倍以上。

~,与下一个酶活性的升高大致相同;>,比下一个酶活性高;≫,远超过下一个酶的活性

1.1.3.2 肝脏疾病中的酶型

急性和慢性肝病的酶型见表 1.1-8。

表 1.1-8 急性肝病的酶[24]

疑似诊断	酶的形式
急性病毒性肝炎	氨基转移酶重度升高:ALT>AST~LD≫GGT~ALP;AST/ALT≤1.0
急性肝坏死(CCl_4 中毒、循环紊乱)	氨基转移酶重度升高:LD>AST>ALT~GLD;AST/ALT>2.0
酒精性中毒肝炎	氨基转移酶轻度或中度升高:GGT>AST>ALT>ALP;AST/ALT>1.0
肠道梗阻	氨基转移酶轻度或中度升高:AST>ALT~LD~GGT>ALP;AST/ALT>1.0
肝硬化	氨基转移酶轻度升高:AST>ALT~GGT(肝炎后肝硬化);GGT≫AST(酒精中毒性肝硬化,胆汁性肝硬化);AST/ALT>2.0
肝转移癌	氨基转移酶轻度至中度升高:ALP~GGT>AST>ALT;AST/ALT>2.0

1.1.3.3 重症监护患者的酶活性

危重患者及伴有脓毒症、肺炎、腹膜炎、急性胰腺炎、手术或外伤后、严重胃肠道并发症、心脏疾病包括心力衰竭、持续性休克状况或血液病的患者,尽管没有原发性肝脏或胰腺病变,但能够检测到血清中与肝相关的酶和胰腺相关酶的变化。多数原因为这些器官的血流灌注受到影响(表 1.1-9)。

表 1.1-9 无原发性肝脏疾病,但胆红素>3 mg/dL(51 μmol/L)的 100 位重症监护患者最大值中位数[25]

酶	CHE	LD	ALT	ALP	GGT
U/L*	1 500	1 300	130	200	200

*37℃时的结果

危重患者的死亡风险与入院时肝酶活性升高有关。ALT 升高的患者,GGT 或 ALP 达到参考上限 2 倍时,在重症监护病房 30 天内存活率较低(平均优势比 2.7、2.8、3.9)。人工呼吸或血液透析 3 天后可出现 ALT 活性病理性增高(平均优势比 2.7)[26]。

1.1.3.4 外科手术中的酶活性

主要涉及与肌肉有关的酶,其次是与肝脏有关的酶(表 1.1-10)。在无并发症的手术,酶活性一般在 24~36 h 后达到高峰。酶活性水平和升高的持续时间与手术的性质和范围有关。

表 1.1-10 外科腹部手术后酶活性升高的概率[27]

酶	概率(%)
CK	76
AST	50
LD	44
LD-1	28
CK-MB	6

在无并发症的情况下，一般手术后1周内酶活性恢复正常。在腹部手术中，76%的患者CK升高，50%的患者AST升高。CK活性可升高至参考上限的7倍（中位数2.1倍），AST活性升高至3.5倍（中位数1.2倍）[27]。

1.1.3.5 癫痫时的酶活性

癫痫大发作时常伴有CK升高，高达参考上限的6倍；在戒酒后，癫痫大发作时可观察到更高的活性，甚至超过参考区间的50～100倍。CK在1～3天内达到高峰；4天至2周后恢复到参考区间内。癫痫发作后，CK、LD和AST活性与心肌梗死时相对应；ALT也会升高。患有特发性大癫痫发作的患者没有统一的酶型[28]。CK同工酶CK-MB和CK-BB不显示病理性变化。

1.1.3.6 癌症中的酶

在肿瘤中，血清中酶活性升高取决于肿瘤所处的阶段。然而，酶不适用于恶性肿瘤的筛选。器官特异性酶如GGT或所谓的普遍存在的酶可升高[29]。后者属于大量的糖酵解酶如LD。这些酶参与细胞的代谢，在所有器官中无处不在。在肿瘤中的酶活性升高可以根据以下几点：

- 骨肿瘤中合成增多，如ALP。
- 由于转移性肝细胞癌造成胆管阻塞（如酶向血液反流而导致ALP升高）。
- 肿瘤诱导酶（如转移性肝细胞癌中的ALP和GGT）。
- 肿瘤细胞的渗透性改变导致酶渗漏进入循环中（如前列腺癌中的酸性磷酸酶）。

肿瘤患者酶的变化见表1.1-11。

表1.1-11 恶性肿瘤中的酶[29]

酶	临床和实验室检查
ALP	ALP活性升高是诊断恶性肿瘤累及肝或骨骼的依据。骨骼累及：骨肉瘤、甲状旁腺癌和转移性前列腺癌病例中ALP一般可达参考上限的6倍，多发性骨髓瘤病例中，ALP一般仅达参考上限的2倍。只有1/3的转移性乳腺癌患者ALP升高，多为参考上限的2倍。ALP升高在成骨细胞癌时最明显，在轻度的溶骨性病变如多发性骨髓瘤中仅轻度增高。肝脏累及：在霍奇金淋巴瘤、白血病、网状细胞肉瘤或多发性肝转移癌等肿瘤肝脏浸润过程中，ALP活性均取决于肝脏累及程度。肿瘤磷酸酶：约3%的肿瘤患者出现Regan同工酶，尤其是肺癌、卵巢癌及睾丸癌患者。然而，几乎一半的Regan型ALP患者总ALP升高（表1.3-5）。
α淀粉酶	胰腺癌中α淀粉酶活性升高发生率高达40%。通常在肿瘤患者中α淀粉酶的活性升高与胰腺无关，原因可能为溃疡穿孔、肠梗阻或肾功能不全导致清除率降低。
氨基转移酶	氨基转移酶是恶性肿瘤的非特异性生物学标志物。在65岁以上丙肝患者中，氨基转移酶异常者原发性肝细胞癌患病率高于转氨酶活性正常的患者[30]。
GGT	在肝癌转移的患者中，GGT活性升高的均值低于参考上限6倍，GGT活性升高在肝细胞癌中罕见，在胆管癌病例中常见。
LD	LD增高可以作为肿瘤大小和转移程度的评价指标，是恶性淋巴瘤监测和治疗的良好生物学标志物（参见表1.11-3）。

1.1.4 生物影响和干扰因素

酶活性的升高或降低可能由于生物学影响因素或其他干扰检测的因素所致[24]。生物因素的影响可改变体内血清酶活性，如样本收集前。而干扰因素只在体外影响检测结果（表1.1-12）。

表1.1-12 影响血清酶检测的干扰因素[31]

因素	ALP	AMY	CHE	CK	GLD	AST	ALT	GGT	LAP	LD	LIP	ACP
饮酒	-	(+)	(+)	+	+	+	+	++	-	-	(+)	-
饮食	(+)	+	(+)	-	(+)	(+)	+	(+)	-	(+)	(+)	-
去脂质样本	+	(+)	-	-	+	+	-	++	-	-	-	++
溶血	-	(+)	-	(+)	-	+	-	-	-	++	-	+
药物	+	+	+	+	+	+	+	+	+	+	+	+
代谢产物	-	-	-	-	+	+	+	-	-	-	+	-
运动	-	(+)	-	++	++	+	-	-	-	+-	-	-
生理学变异	-	-	-	+	-	-	-	+	-	+	-	+
妊娠、分娩	+	-	(+)	+	-	(+)	-	-	+	(+)	-	-

++，干扰因素明显影响结果；+，干扰影响结果；(+)，没发现或不直接影响结果（如去脂的脂血清）；-，无影响

1.1.4.1 生物因素

导致酶活性改变的重要生物因素是诊断和治疗的过程、饮食、饮酒、运动、妊娠、样本采集时患者的体位和止血带的使用，以及酶合成后的变化，如巨酶。

食物摄入：普通午餐2h后，与酶活性的基线水平相比，ALT活性可升高10%，AST活性升高20%，ALP活性也可明显升高。Lewis阳性的O型、B型人群ALP升高特别明显。

样本采集：血清酶活性位于参考区间上限附近时，患者采血时的体位和止血带的使用都可能使血清酶活性产生有临床意义的影响。如果采集样本时患者采取坐姿，15 min后抽血，通常情况下酶的活性可能会升高5%～10%。使用止血带超过2 min也会产生同样的影响，这两种生物因素协同时可导致酶活性升高10%～20%[32]。静脉压迫6 min可导致LP、ALT、CK、GGT和LD升高8%～10%[33]。

个体内变异：血清酶活性日间变化没有临床意义。有报道[34]指出6个月内测定以下酶，个体内的变异系数（CV）：CK 22.8%，ALT 30%，AST 12.2%，LD 10.3%，GGT 12.9%，ALP 7.4%。

年龄因素：某些酶随年龄而变化[35]。

- 儿童和青少年的ALP高于成人约3倍，绝经后女性轻度升高。
- 老年男性ALT下降，女性则保持不变。

- AST 随年龄增长而升高，尤其妇女。
- CK 随男性年龄增长而显著降低。

运动：肌肉运动可导致 CK、AST 和 LD 活性升高。酶活性升高的水平、持续时间和频率取决于运动的强度。酶增高情况为 CK>AST>LD，一般在 1 周内恢复正常[36]。

健身人群中，CK 可升高 5 倍，AST 可升高 2 倍。服用合成类固醇时 ALT 也可升高。

跑步运动员每天运动 50 km，连续 20 天，在第三天时，CK 活性平均升高到参考区间上限的 20 倍，CK-MB 活性升高 2 倍，AST 活性升至 3 倍。这一运动结束后，CK 活性降至参考区间上限的 8 倍，CK-MB 和 AST 则将回到参考区间水平内[37]。

饮食：长期禁食和高蛋白质饮食可导致氨基转移酶活性升高。LD 活性在高脂饮食后升高，低脂饮食后下降。Lewis 阳性的血型 O 型或 B 型人群在摄取高脂餐后 ALP 可显著升高，这是由于肠型 ALP 活性升高所致。

妊娠和口服避孕药：处于工作状态的妊娠妇女 CK 活性较高，尤其以 CK-BB 为主。口服避孕药一般不会引起酶活性升高。如果避孕药中含有乙炔雌二醇，酶的诱导作用会使 ALP 和 GGT 升高[38]。

饮酒：可导致 GGT 活性升高，如伴有肝脏损伤可导致 ALT、AST、GLD 活性升高，这与饮酒的量和持续时间有关。如果在运动期间或运动后饮酒可导致酶活性升高。酒精中毒引起酶活性升高的情况如下：GGT>AST，ALT>GLD。

药物：许多药物可导致酶活性升高，可能是酶诱导或组织损伤作用所致(表 1.1-13)。

表 1.1-13　影响酶催化活性的药物[39-41]

酶	药物影响
ALP	升高见于：别嘌呤醇、安吖啶、复方磺胺甲噁唑、环磷酰胺、丙吡胺、红霉素、金制剂、异烟肼、酮康唑、巯基嘌呤、甲氨蝶呤、甲氧氟烷、α 甲基多巴、甲睾酮、苯唑西林、羟苯磺酸、罂粟碱、青霉胺、哌克昔林、苯巴比妥、保泰松、苯妥英钠、普里米酮、丙基硫氧嘧啶、雷尼替丁、甲氧苄啶/磺胺甲噁唑、柳氮磺胺吡啶、丙戊酸 降低见于：安妥明、口服避孕药
ALT、AST	升高见于：对乙酰氨基酚、胺碘酮、卡马西平、达舒平、肝素、苯唑西林、氧氟沙星、罂粟碱、青霉胺、哌西林、保泰松、苯妥英钠、雷尼替丁、利福平、水杨酸、他汀类、链激酶、甲氧苄啶/磺胺甲噁唑、丙戊酸
CK	升高见于：阿莫沙平、生胃酮、安妥明、地高辛、降脂酰胺、利多卡因、吩噻嗪、丁酰胆碱、他汀类、琥珀胆碱、茶碱
GGT	升高见于：卡马西平、红霉素、肝素、口服避孕药(低剂量除外)、苯唑西林、苯妥英钠 降低见于：安妥明
LD	升高见于：对乙酰氨基酚、合成类固醇、阿司匹林/水杨酸盐、氯丙嗪、红霉素、金制剂、肝素、酮康唑、萘普生、青霉胺、苯妥英钠、丙基硫氧嘧啶、雷尼替丁、丙戊酸

1.1.4.2 干扰因素

药物、溶血、高胆红素血症、高脂血症、样本中的代谢产物、抗凝剂等是导致体内酶活性改变的重要干扰因素。

代谢产物干扰：样本中丙酮酸盐的浓度超过 1 100 μmol/L 会抑制预温育步骤中 $NADH_2$的消耗而干扰光学检测[39]，导致 AST、ALT、GLD 得到错误的“正常”检测结果。样本采集后如果放置几个小时未及时分离红细胞，丙酮酸盐将从红细胞进入血清中。

药物：药物对体外酶动力学几乎没有影响。参考文献中有详细介绍[40-42]。

黄疸：黄疸一般不干扰酶动力学检测。有研究报道[43]，采用 16 种不同的自动化分析仪检测胆红素浓度为 29.2 mg/dL (500 μmol/L)样本中的 ALP、ALT、AST、α 淀粉酶、CK、GGT 和 LD 活性，结果有 3 种分析系统的 AST 检测受到干扰，2 种分析系统的 ALT 检测受到干扰，1 种分析系统的 LD 检测受到干扰。

溶血：溶血对酶动力学检测干扰的程度与血红蛋白浓度有关。有研究报道[43]，采用 16 种不同的自动化分析仪检测游离血红蛋白浓度为 2.4 g/L(240 μmol/L)样本中的 ALP、α 淀粉酶、CK、GGT 活性，结果有 8 个分析系统的 ALP 检测受到干扰，9 个分析系统的 CK 检测受到干扰，3 个分析系统的 GGT 检测受到干扰。

高甘油三酯血症：全自动分析仪对甘油三酯浓度为 610 mg/dL(700 μmol/L)的样品进行酶动力学检测，未受到干扰[43]。

诊断样品中的抗凝剂：血清和肝素抗凝血都可用于检测酶的活性。EDTA 抗凝血也可用于检测 ALT、AST、CK、GLD 和 LD 的活性。目前没有足够的数据证明枸橼酸盐抗凝血能用于酶活性检测[44]。

酶储存的稳定性[45]：从全血中分离血清后，ALP、α 淀粉酶、ALT、AST、CK、CHE、GGT 和 LD 在 9℃ 环境下可至少稳定 4 天，ALP、α 淀粉酶、ALT、AST、CK 和 CHE 在 20℃ 环境下可稳定 3 天。

1.2 肝脏疾病的生物标志物

Lothar Thomas

肝酶升高可能有多种原因和致病因素。一般而言，根据病史和药物史，上腹部超声检查和实验室检验指标可对现有的疾病进行诊断。

除诊断外，标志物可用于区分急性和慢性肝病、评估严重程度、辅助病因学验证、预后评估和治疗监测。

1.2.1 肝脏疾病常规检验指标

以下重要的常规检验项目依据病史和服药史为进一步诊断治疗提供帮助[1]：

- 氨基转移酶(ALT 和 AST)。作为肝炎标志物(如病毒性肝炎、自身免疫性肝炎)，活性升高提示相关的肝脏疾病。结果处于参考区间内不能排除肝脏疾病，尤其是肝炎的慢性感染。氨基转移酶不仅是肝脏疾病的指标，而且是发病率和死亡率风险评估的生物标志物。
- GGT：它是胆汁淤积性代谢的生物学标志物。在酒精或非酒精性脂肪肝中活性升高。GGT 升高的患者也存在心血管死亡率增加的风险。
- ALP：它是胆汁淤积性代谢的生物标志物(如原发性胆汁性肝硬化、原发性硬化性胆管炎)。
- 血清肝炎标志物(HBsAg 和抗 HBc)是转氨酶活性升高和疑似病毒性肝炎的临床检验指标的一部分。

- GLD和胆红素用于评估急性重症肝病的组织损伤。然而，对于组织损伤程度和预后判断，GLD的作用非常有限。

1.2.2 肝外因素测定

在肝外和全身性疾病发生时，肝脏中酶的活性也将升高，如胰腺炎、外源性毒性反应、外源性过敏反应、自身免疫性疾病、血管和代谢性疾病。

检验指标：血细胞计数、白蛋白、血清蛋白电泳、胆固醇、甘油三酯、糖化血红蛋白、铁蛋白[1]。

1.2.3 补充检查[1]

如果肝脏疾病的常规检验指标提示某种肝脏疾病，需要更多的检验指标用于鉴别诊断。

检验指标：乙型肝炎表面抗原、丙型肝炎抗体、IgA、IgG、IgM、抗核抗体、抗平滑肌抗体、抗线粒体抗体、抗肝肾微粒体抗体、抗可溶性肝抗原抗体、抗中性粒细胞胞质抗体（见第25章）、铜蓝蛋白、24 h尿铜、*HFE*基因突变，α_1抗胰蛋白酶基因型。

1.2.4 慢性肝病

慢性肝病通常无临床症状。ALT和GGT活性升高至参考上限的2～5倍。在鉴别诊断方面需要予以重视，根据美国流行病学调查，正常人群中有8%的ALT活性升高，其中70%原因不明。主要原因是以脂质和代谢综合征为表现形式的非酒精性脂肪性肝炎（non-alcoholic steatohepatitis，NASH），而不是非酒精性脂肪肝（non-alcoholic fatty liver，NAFL）[2]。

炎症和纤维化是慢性肝病的基本特征。根据对纤维化细胞外基质（extracellular matrix，ECM）的异常增生（也称为纤维化）进行评估分类。ECM（各种胶原蛋白、蛋白聚糖、结构性糖蛋白、透明质酸）的性质组成和在肝脏内的分布有着显著变化。

此外，该阶段是基于肝脏受损修复愈合后导致解剖结构改变而确定的。

肝组织活检是评估纤维化的金标准。纤维化的程度可通过生物学标志物评价（AST/ALT值升高、血小板减少症、高丙种球蛋白血症、细胞角蛋白18片段）。由于单个指标的诊断特异性较低，建议采用肝脏纤维化指数评分（表1.2-1）。

表1.2-1 基于评分和血清学标志物的肝脏纤维化分期

疾病	临床表现和实验室检查
APRI评分[10]	APRI评分通过结合AST水平和血小板计数，作为晚期肝纤维化和肝硬化的筛查指标（Ishak评分≥3）。计算AST（U/L）与上限参考值的比值和血小板计数。APRI＝AST比值×100/血小板计数（nL）。① 纤维化：APRI>1.50确诊；APRI≤0.50排除。总体而言，88%的纤维化患者APRI>1.50，85%的无纤维化患者APRI≤0.50。② 肝硬化：APRI>2.00确诊；APRI≤1.00排除。总体而言，57%的肝硬化患者APRI>2.00，93%无肝硬化患者APRI≤1.00。
BARD评分[11]	BARD评分用于确定非酒精性脂肪性肝病（NAFLD）中的晚期纤维化。增加3个变量，即体重指数（BMI）≥28 kg/m²（1分）、AST/ALT≥0.80（2分）、糖尿病（1分）。2～4分与晚期纤维化相关，比值比为17（置信区间9.2～31.9）。3～4级纤维化的诊断阳性预测值和阴性预测值分别为43%和96%。
NAFLD纤维化评分[12]	NAFLD评分用于确定NAFLD的晚期纤维化。添加以下6个变量：年龄（年）、BMI（kg/m²）、是否存在糖尿病或空腹血糖受损（IFG）（是＝1，否＝0）、AST/ALT值、血小板计数（nL）和血清白蛋白（g/dL）。用以下公式计算纤维化评分：评分＝－1.675＋0.037×年龄＋0.094×BMI＋1.13×糖尿病/IFG＋0.99×AST/ALT－0.013×血小板计数－0.66×白蛋白。数值<－1.455与晚期纤维化无关[10]（阴性预测值为93%），数值>0.676与晚期纤维化存在相关（阳性预测值为90%）。
增强肝纤维化（ELF）评分[13]	ELF评分由肝纤维化的3个参数组成：肝基质金属蛋白酶-1（TIMP-1）、透明质酸（HA）和Ⅲ型前胶原N末端前肽（PⅢNP）三种蛋白质，可以在血清中检测到[14]。应清晨空腹采集。所有三种蛋白质均可以通过免疫分析仪器检测。ELF评分可由分析仪根据以下公式计算：ELF得分＝2.494＋0.846 LN(C_{HA})＋0.735 LN(C_{PIIINP})＋0.391 LN(C_{TIMP-1})。切点值≥7.7表示纤维化组织转化，诊断灵敏度为93%，特异性为33%。切点值≥9.8表示轻度至中度纤维化转化，诊断灵敏度为41%，特异性为98%。如果转化为肝硬化，诊断灵敏度为97%。也有可能区分肝脏疾病的纤维化和肝硬化。切点值≥11.3，可以区分83%的肝硬化和纤维化，诊断特异性为97%。切点值<7.7和>11.3可以作为有效的诊断验证。一般而言，这些值不能用于指示肝活检，因为不存在数值<7.7的疾病，而肝硬化最可能出现数值大于11.3。ELF评分在9.8～11.3无法区分纤维化阶段。这个范围内的值可能是由肝脏的活动性炎症引起，而非肝硬化。生理影响因素，特别是年龄、性别和肝脏炎症，可能会使ELF评分难以解释。ELF评分随着年龄而增加，女性的数值低于男性。数值<7.7主要存在于年轻女性，60岁以上人群很少见。
Forns评分[15]	Forns评分是用于评估丙型肝炎患者纤维化的预测指标，并且是结合了以下参数，包括年龄（岁）、GGT（U/L）、胆固醇（mg/dL）和血小板（nL）的逻辑回归分析结果。根据下列公式计算： 评分＝7.811－[3.131 LN血小板计数]＋[0.781 LN GGT]＋[3.467 LN年龄]－[0.014胆固醇]。LN，自然对数。如果评分低于4.2，可排除纤维化（Scheuer分类2、3、4），阴性预测值为96%。
Guci指数[16]	哥德堡大学肝硬化指数（Göteborg University Cirrhosis Index，GUCI）用于区分有无肝硬化的丙型肝炎患者。检测AST（U/L）、INR和血小板计数（nL）。计算AST与上限参考值的比值。Guci指数＝AST比值×INR×100/血小板计数。切点值≥1.0表示存在肝硬化（Ishak评分5分），诊断灵敏度为80%，特异性为78%。阳性预测值31%，阴性预测值97%。

脂肪肝：以下疾病与酒精性脂肪肝有区别。

- NAFLD。
- NAFL：NAFLD的良性形式。
- NASH：NASH的特征是微血管脂肪变性，伴有脂质积聚的肝细胞增大及伴有或不伴有肝小叶纤维化或门静脉炎症。

肝硬化：肝硬化是许多慢性肝病进展数年或数十年的最后阶段[3]。特征是肝小叶间质纤维化改变、炎症细胞浸润和血管床改变。肝硬化的进展取决于病因，主要原因是酒精性和非酒精性脂肪肝病、乙型肝炎、丙型肝炎及丙型肝炎治疗联合过量饮酒。组织结构的改变导致肝脏功能丧失和门脉高压。血管功能障碍引起血管收缩造成激素释放增加。可能的并发症包括肠出血、腹水、脑病和肝细胞癌[5]。

肝细胞癌（hepatocellular carcinoma，HCC）：大多数肝细胞癌来源于肝硬化。癌症的发生风险取决于现症肝病[3]：慢性乙型肝炎病毒载量>10^7拷贝/mL，13年内发生风险为19.8%；自身免疫性肝炎，10年内发生风险为2.9%。

实验室检查：酒精性脂肪肝的检验结果显示，GGT活性升高幅度大于ALT。在NASH中酶的比例与酶活性升高相关。发生 NAFL 时肝酶通常不会升高。慢性肝病伴肝硬化的实验室指标为活性轻度升高的转氨酶、低白蛋白血症、PT 延长、胆碱酯酶降低和高胆红素血症。进展至晚期肝硬化时，临床表现为血小板减少症。

细胞角蛋白 18 片段(CK－18)是肝脏纤维化的标志物。某项研究中[4]，发现对照组的 CK－18 的平均值为 145 U/L(第 25 至第 75 百分位，126～190 U/L)，NASH 疾病组的平均值为 244 U/L(161～427 U/L)。以比值比表示，检测结果每增加 50 U/L，NASH 的发生风险提高 30%。

1.2.5 肝衰竭

肝衰竭可以是急性的，也可以是不可逆的慢性肝病。原位肝移植是治疗肝衰竭的唯一方法[6]。

引起肝衰竭的疾病包括酒精性肝硬化、病毒性和自身免疫性肝炎、胆汁淤积性肝病、恶性肿瘤、代谢性疾病和遗传性疾病(Wilson 病、血色病、α_1 抗胰蛋白酶缺乏症、尿素循环障碍、贮积症)。

急性肝衰竭是可逆的。急性对乙酰氨基酚中毒和急性乙型肝炎病毒感染是急性肝衰竭的主要原因。原位肝移植是对不可逆性肝衰竭患者进行预后评估和选择的治疗方案。评分系统可用于确定适应证(表 1.2－2)。

表 1.2－2 急性肝衰竭原位肝移植的标准

标准	适应证
King's College 标准[17]	APTT>100 s(<7%或 INR>6.7)或者符合以下任意 3 点： - 不良病因(隐匿性肝炎、氟烷性肝炎、药物毒性损伤) - 肝性脑病发生前，黄疸超过 7 天 - 年龄：<10 岁或>40 岁 - APTT>50 s(>15%或 INR>6.7) - 胆红素>17.5 mg/dL(300 μmol/L)
对乙酰氨基酚中毒标准	动脉 pH<7.3 或者符合以下 3 点： - APTT>100 s(<7%或 INR>6.7) - 肌酐>4 mg/dL(300 μmol/L) - 3 级或 4 级肝性脑病
病毒性肝炎受试者的 Clichy 标准[18]	3 级或 4 级肝性脑病，以及： - 年龄<30 岁，Ⅴ因子<20% - 年龄>30 岁，Ⅴ因子<30%

在欧洲移植中心建立了终末期肝病模型(model for endstage liver disease, MELD)的评分系统，用于移植器官的分配。主要依据血清中的胆红素、肌酐及柠檬酸抗凝血中的 INR 结果。

MELD/PELD 评分[7]：成人 MELD 评分和儿童终末期肝病(pediatric end-stage liver disease, PELD)评分可作为原位肝移植紧急实施手术的指标，也可用于慢性肝病终末期 3 个月死亡率的估算。

- MELD 评分计算：分数＝3.8×LN[胆红素(mg/dL)]＋11.2×LN[INR]＋9.6×LN[肌酐(mg/dL)＋6.4]
  或者
  分数＝3.8×LN[胆红素(μmol/L)]＋11.2×LN[INR]＋9.6×LN[肌酐(μmol/L)－53.77]
- PELD 评分计算：分数＝[0.436×年龄]－[0.687 LN 白蛋白(g/dL)]＋[0.48×LN 胆红素(mg/dL)]＋[1.857×LN INR]＋[0.667×生长延迟(<2 SD)]

LN＝自然对数。MELD 公式中，如果肌酐≤1 mg/dL，结果为 1。

评估 MELD 评分对肝功能衰竭预后及移植后预后的有效性见表 1.2－3。评估的 PELD 评分通过方程可转化为 MELD 评分[7]。

表 1.2－3 MELD 评分评估 3 个月后的死亡率[7,19]

分数	肝硬化①	移植失败②
<10	4%(148)	5%(392)
10～19	27%(103)	6%(527)
20～29	76%(21)	10%(164)
30～39	83%(6)	10%(63)
>40	100%(4)	26%(39)

①肝硬化住院患者死亡率；②不同病因导致肝功能衰竭患者死亡率。( )内数字为病例数

对乙酰氨基酚致肝损伤的预后[8]：从 ALT 的活性超过 1 000 U/L 开始，每天测定甲胎蛋白(AFP)，连续 7 天。存活组第 1 天的中位数显示 AFP 升高，死亡组仅为 4.1 天后。第 1 天 AFP 水平不超过 3.9 μg/L 证明死亡(诊断灵敏度为 100%，特异性为 74%。阳性预期值为 45%，阴性预期值为 100%)。

Child－Turcotte－Pugh 评分[9]：改良后的 Child－Turcotte－Pugh 评分用于评估肝脏疾病的严重程度。在代偿性与失代偿性肝硬化的鉴别诊断中，有助于评估急性肝衰竭和慢性肝损伤(表 1.2－4)。肝硬化通过肝功能的评估可以分为：A 级，预后良好；B 级，1 年死亡率 20%～40%；C 级，1 年死亡率 40%～60%。

表 1.2－4 肝病严重程度评估的改良后 Child－Turcotte－Pugh 评分系统[8]

变量	1 分	2 分	3 分
胆红素(mg/dL)	<2.0	2.0～3.0	>3.0
白蛋白(g/dL)	>3.5	2.8～3.5	<2.8
凝血酶原时间(INR)	<1.7	1.7～2.3	>2.3
腹水	无	轻度	重度
肝性脑病	无	早期	晚期

所有 5 个标准的总分相加。A 级，5～6 分；B 级，7～9 分；C 级，10～15 分

1.2.6 肝脏疾病和生物标志物

急性肝病和慢性肝病的临床症状和实验室检查指标见表 1.2－5。

表 1.2－5 肝病患者的生物标志物(表 1.6－4)

疾病	临床表现和实验室检查
病毒性肝炎	肝细胞的病毒感染是由嗜肝病毒 A～E 和非嗜肝病毒引起的。主要通过口或肠外途径传播。病毒性肝炎在临床、流行病学、病理学和免疫学方面有许多共同之处，但不能根据临床症状及肝酶结果判断病因。通过氨基转移酶判断肝细胞受损后，需要进一步确定病毒和免疫生物标志物。直接确定病毒基因组非常重要。

续 表

疾病	临床表现和实验室检查
甲型肝炎	甲型肝炎通常由受污染的食物传播，潜伏期 3～6 周，非慢性感染。急性感染的死亡率约为 0.2%。实验室检查发现，在潜伏期后期(1/3 左右)，粪便中可检测到病毒。症状处于急性期时可检测到抗 HAV - IgM 和抗 HAV - IgG，抗 HAV - IgM 可持续 3～6 个月。测到抗 HAV - IgG 表明既往感染或接种过疫苗。
乙型肝炎(HBV)[20]	据推测，全世界有 3 亿～4 亿人感染 HBV。成人感染的慢性化率低于 5%。在围产期感染的病例中，90%的感染者进入无症状的 HBV 携带者状态。全球每年约有 50 万人死于慢性 HBV 感染引起的肝硬化和肝细胞癌，并有 4 万人死于急性 HBV 感染。
- 急性 HBV 感染	急性 HBV 感染在新生儿和婴儿中无明显症状，但在成人中却有症状。典型的潜伏期直到症状出现时间为 3 个月，可能持续 6 个月。感染后 4～10 周可在血清中检测到 HBsAg。大多数成人感染是自限性的，如果 HBsAg 从血液中被清除，可检测到抗 HBs，则患者完全康复。如果合并感染丙型肝炎或丁型肝炎病毒，患者罹患重症乙型肝炎的风险增加。HBV 存在 A～H 8 种基因型。 实验室检查：转氨酶、HBsAg、抗 HBc(总抗 HBc 和抗 HBc - IgM)、HBeAg 和抗 HBe。约 5%的急性 HBV 感染者中，HBsAg 为阴性，抗 HBc 阳性。在这种情况下，必须确定抗 HBc - IgM 或 HBV DNA。治疗 HBV 感染过程中，HBsAg 为阴性，抗 HBc 和抗 HBs 均为阳性。HBV DNA 定量检测，1 U 对应 5 拷贝/mL。
- 慢性 HBV 感染[21]	小部分急性感染患者(<5%)由于持续的病毒复制而发展为慢性 HBV 感染。慢性乙肝感染存在于所有围产期感染的儿童，1～5 岁 HBV 感染儿童中有 50%存在慢性乙肝感染。慢性 HBV 感染有 3 个基本阶段：免疫耐受期、免疫清除期和隐匿性携带阶段。通常患者从一个阶段转到另一个阶段，然而，患者也可能经历从隐匿性携带到免疫清除过程。 免疫耐受期：这一阶段的特点尽管没有临床症状，但是病毒复制活跃，如产前感染的儿童无肝脏炎症，但是血液中 HBV DNA 含量很高。免疫耐受期在这些个体中可以持续几十年。 免疫清除期：成人感染者和儿童感染者进入免疫清除阶段。这一阶段的特点是机体对 HBV 的免疫应答增加、转氨酶升高和炎症反应。 隐匿性携带阶段：一些慢性 HBV 患者处于隐匿期。抗原转为阴性，转氨酶正常，肝损伤没有进一步发展。 实验室检查：免疫耐受期患者的 HBsAg 和 HBeAg 阳性，HBV DNA 浓度高。免疫清除期具有相同的抗原模式。HBeAg 的存在预示 HBV DNA 浓度高，反映免疫清除阶段发生炎症反应。这一阶段的患者可能没有 HBeAg，但如果 HBV DNA 浓度很高(>100 000 拷贝/mL)，转移酶升高，必须考虑 HBV 前核心区突变。隐匿期携带阶段以 HBeAg 血清学转换为特征(HBeAg 消失，抗 HBe 浓度>10 U/mL 时可检测到)。某些患者出现间歇性低 HBV DNA 浓度，而转氨酶正常。在长期的病程中，免疫清除期和隐匿性携带阶段可能会发生多次交替。HBV DNA 浓度将再次升高至免疫清除期。相反，当 HBeAg 无法被检测到时，感染的成年人通常会成为隐匿性携带者，但不适用于围产期或 5 岁内感染的儿童。他们存在较长的免疫耐受期，即使 HBeAg 转阴，肝病也会发展。 抗病毒治疗[20-23]：抗 HBV 治疗的目标是持续抑制病毒载量(持续病毒学应答，SVR)，因为 SVR 降低可能导致进行性肝病的发展，特别是肝硬化、肝衰竭或肝癌。 以下情况不推荐治疗： - 隐匿性携带者，HBsAg 阳性，HBV DNA 低浓度，ALT 正常，肝组织学检查显示轻度炎症和纤维化。 - 免疫清除期患者，HBsAg 阳性，HBV DNA 高浓度，ALT 正常，肝组织学检查显示轻度炎症和纤维化。 以下情况推荐治疗：所有 HBeAg 阳性和阴性，组织学检测到炎症活性和肝纤维化，ALT 高于参考上限 2 倍和高 HBV DNA 病毒载量(>10^5 拷贝/mL)的患者。口服核苷或类似药物(拉米夫定、替比夫定、阿德福韦、替诺福韦、恩替卡韦)和肠胃外(干扰素 α_2b 和聚乙二醇干扰素)抗病毒药物。治疗目标包括以下几点：① 组织学：降低炎症活动度和纤维化程度；② 实验室检查：ALT 正常，HBeAg 血清转换，HBV DNA 浓度降低，清除 HBsAg。 当 HBsAg 清除后，可认为疾病被治愈。然而，这不是临床治疗终点，因为每年大多数使用核苷类似药物治疗的患者实现的 HBsAg 清除率仅为 0.5%～2%。这相当于自然清除。干扰素治疗 6～12 个月后，HBsAg 清除率也很低。HBsAg 降低的动力学被认为是评估抗病毒治疗效果的重要标准。 某些情况下，无论是否接受核苷类似物或干扰素治疗，HBsAg 阳性和 HBeAg 阴性的患者复发率都很高。最新研究表明，HBsAg 降低过程中，某些切点值是评估患者治疗反应的重要标准。治疗 6 个月后，HBV DNA 低至 400 拷贝/mL 以下或 HBsAg 浓度低于 10 U/mL，或 48 周治疗后降低>1 $\log_{10}$ U/mL，与 3 年内 HBsAg 清除率有关[24]。另一项研究中[16]，第 12 周 HBsAg 降至 0.5 $\log_{10}$ U/mL 以下和第 24 周降至 1 $\log_{10}$ U/mL 以下的患者 SVR 阴性预测值分别为 92%和 97%。 实验室检查[20]：对于治疗有多种计算方法。推荐：HBeAg 阳性患者，每 12 周检查 ALT、HBV DNA、HBeAg 和抗 HBe。HBeAg 阳性患者达到 SVR(HBV DNA 阴性)并实现血清转化为抗 HBe，可在 6～12 周后停止治疗。但是，应该定期检查 HBeAg 和 HBV DNA，以确保及时发现复发情况(如果有的话)。
肝硬化、肝细胞癌	慢性 HBV 感染是肝硬化和肝细胞癌发病的危险因素。在母婴传播人群中，每 10 年发生率增加 5%。在免疫耐受期和隐匿性携带阶段，发生肝硬化和肝癌的风险较低。 实验室检查：长期处于免疫清除阶段且病毒载量<10^4 拷贝/mL 和 10^7 拷贝/mL 的患者 13 年后发生肝癌风险分别为 2.1%和 19.8%。ALT 也与发生肝癌有关。如果 ALT 处于正常参考区间的上限范围(30～45 U/L)，风险将会增加；上限参考值为 45 U/L[25]。
丙型肝炎[26]	丙型肝炎感染是世界性的问题，也是慢性肝病的主要原因。全世界约有 1.8 亿人感染，约 80%是病毒血症。HCV 感染是肝病中最重要的死亡原因，在美国也是最常见的原位肝移植指征。存在 6 种 HCV 基因型(基因型 1～6)。1 型分为 1a 和 1b 亚型。1、2 和 3 型在美国和德国最为常见。在德国，所有 HCV 感染中 1a 亚型占 28%，1b 亚型占 50%。HCV 通过肠外途径传播，主要包括吸毒者感染、1992 年前的血液和成分输血、感染伴侣的性传播、针刺伤、锐器伤、母婴传播。潜伏期为 2～6 个月。 临床表现：急性和慢性感染的区别取决于临床表现，尤其在出现黄疸或 ALT 升高或存在既往病史时。感染初期，急性丙型肝炎的症状与乙型肝炎的症状相似，但不明显。疾病通常无症状或以非特异性临床症状为特征。30%～70%的患者无黄疸表现。55%～80%急性肝炎患者将会罹患丙肝感染。感染的儿童和年轻女性比患有急性肝炎的老年患者更易自愈。 实验室检查：检测方法包括针对 HCV 特异性抗体(抗 HCV)的免疫血清学诊断和 HCV RNA 测定。免疫学检测的诊断特异性高于 99%。如果人群中 HCV 流行率非常低，则会出现假阳性结果。在免疫抑制(HIV 感染)、低丙种球蛋白血症或无丙种球蛋白血症、器官移植和血液透析的患者中，会出现假阴性结果。用于检测 HCV RNA 的分子生物学检测方法最低检测限为 10～50 U/mL。拷贝/mL 的转换因子取决于所用的相关方法。感染 8～12 周后，可以检测到抗 HCV，2 周后可检测到 HCV RNA。ALT、抗 HCV 和 HCV RNA 的结果模式和评估如下： - 抗 HCV 和 HCV RNA 阳性，ALT 升高或近期升高：表明急性 HCV 感染或不同病因的慢性 HCV 感染导致的急性肝炎。 - 抗 HCV 阳性，HCV RNA 阴性：急性 HCV 感染期间 HCV RNA 清除，可能是假阳性或阴性，或者是急性 HCV 感染的恢复期。抗 HCV 和 HCV RNA 应在 4～6 个月后复查验证。 - 抗 HCV 阴性，HCV RNA 阳性：急性感染的早期阶段抗体尚未出现，或免疫抑制剂治疗的患者存在慢性感染，或 HCV RNA 的检测结果不正确。抗 HCV 和 HCV RNA 应在 4～6 个月后复查验证。

续 表

疾病	临床表现和实验室检查
慢性 HCV 感染	慢性 HCV 感染会给患者及其接触者带来风险。对患者而言，存在发展为肝硬化和 HCC 的风险；对于接触者而言，存在因接触病毒而感染的风险。在 25～30 年期间，发生肝硬化的风险为 5%～25%。如果感染发生在儿童或年轻女性，20～30 年发生风险仅为 1%～3%。在老年人、肥胖者、免疫抑制剂治疗的患者和酗酒者中，肝硬化的发展速度更快。 治疗[27]：治疗的目标是预防 HCV 感染的并发症和死亡。即使 ALT 正常的患者如果肝活检有明显的纤维化，也需要接受治疗。当短期内 ALT 正常、HCV RNA 被清除、组织学坏死炎症评分改进和纤维化评分未恶化时，证明治疗成功。 用聚乙二醇干扰素 α_2 和利巴韦林治疗。早期病毒学应答（EVR）、快速病毒学应答（RVR）和持续病毒学应答（SVR）是治疗成功的标准。SVR 是有效治疗的最重要标准。定义为 24 周治疗后无法检测到 HCV RNA。尽管肝癌仍可在数年后发生（特别是在肝硬化患者），通常认为是病毒学治愈。确定治疗开始前的病毒载量和病毒基因型是实现 SVR 的两个重要先决条件。如果病毒载量低于 600 000 U/mL，且非基因型 1 型，更多患者将达到 SVR 状态。聚乙二醇干扰素 α_2 和利巴韦林治疗的副作用，有 18%～20%的病例出现流感样症状、抑郁症、中性粒细胞低于 1.5×10^9/L 的中性粒细胞减少症，1/3 的患者在治疗 6～8 周时有贫血情况。 检测 HCV RNA 清除率：有助于预测可能的反应和最佳治疗时间。为了确定清除率，需要必需的检测及评估标准 EVR 和 RVR。 EVR 评估标准：治疗至第 12 周时无法实现 HCV RNA 病毒载量减少 $2\log_{10}$ U/mL，基因 1 型患者无应答；97%～100%的患者无法达到 SVR。经过 12 周治疗后（非整个 EVR）HCV RNA 无法检测表明 SVR 预测值为 83%。相反，$2\log_{10}$ U/mL 降低的预测值仅为 21%。 RVR 评估标准：在治疗 12 周前完成反应意味着 SVR 实现高预测值，而不依赖于基因型或治疗方案。在 66%的感染基因 2 型或 3 型的患者中，可达到 RVR 状态，而 1 型感染仅为 15%～20%。 在德国，对聚乙二醇干扰素 α_2 和利巴韦林联合治疗（双疗法）的应答率在基因型 1 的情况下为 40%～50%，在基因型 2 和基因型 3[28] 的情况下为 70%～80%。个体化的联合治疗取决于治疗开始时的病毒载量的基因型和程度，在治疗的第一周内降低。聚乙二醇干扰素 α_2 和利巴韦林与蛋白酶抑制剂波西普韦或特拉匹韦（三联疗法）的组合在治疗 HCV 基因 1 型感染中有 67%～75%的持续应答率。对双重治疗无反应的患者也可从三联疗法中获益。
丁型肝炎（HDV）[29]	丁型肝炎病毒含有 1.7 kb 的单链 RNA 基因组。这类 RNA 类病毒依赖于 HBV 包膜蛋白，其为病毒复制和致病性的辅助功能。它的传播方式与 HBV 相似，主要通过血液非肠道途径，如身体接触、注射吸毒者使用的受污染针头、性接触和母婴传播。 HDV 传播方式有以下区别： - HDV 合并感染（即 HDV 与 HBV 同时传播）。生物学标志物的发展过程和临床表现与 HBV 感染相似，特点是感染 6～12 周后血清中 HBsAg 和 HBcAg 同时出现。另外，在合并感染的 3～4 周后 HDAg 出现。不久之后可以检测到抗 HDAg 抗体。合并感染是自限性的，90%的病例可完全愈合。在某些情况下，合并感染和相关效应的联合可能会导致严重的暴发性肝炎。 - HDV 双重感染（即 HDV 感染伴慢性 HBsAg 携带者）。如果慢性 HBsAg 携带者伴有严重的暴发性肝炎，可诊断为双重感染。这种疾病过程中幸存的患者在许多情况下经历快速进展的慢性肝炎、肝硬化和肝衰竭死亡。 实验室检查：怀疑 HDV 感染，一般进行抗 HDV（IgG + IgM）测定，若阳性，则测定 HDV RNA。 HDV 合并感染：在 HDV 合并感染中，抗 HDV - IgM 和 HDV RNA 可在 HBsAg 阳性后 2～4 周内短暂被检测到，但几周后无法被检出。如果存在下列情况，则在重型肝炎的情况下提示共同感染：HBsAg 阳性，抗 HBc 阳性，抗 HBc - IgM 阴性，在暴发性感染病程中抗 HBc - IgM 滴度高。可观察到转氨酶的两个阶段模式，第二次增加（3～4 周后）与 HDV 相关。 HDV 双重感染：在双重感染后 2～6 周，HBV DNA 浓度和 HBsAg 滴度暂时降低；感染一周后可检测到 HDV RNA。抗 HDV - IgG 和抗 HDV - IgM 转阳性，抗 HDV - IgG 持续阳性，且可检测到 HDV RNA。抗 HDV - IgM 可以持续多年。HDV 双重感染致转氨酶显著升高。
戊型肝炎[30]	戊型肝炎病毒（HEV）是一种含 7.2 kb 的单链基因组的无包膜衣壳病毒，有 4 种基因型：基因 1 型（缅甸分离株）、基因 2 型（墨西哥分离株）、基因 3 型（美国分离株）和基因 4 型（中国分离株）。感染的过程与甲型肝炎相似，常为自限性。通常病毒通过粪口传播。戊型肝炎是一种人畜共患病，发达国家多数感染 3 型，由家猪和野猪传播。未经烹煮的猪内脏或野猪肉是潜在传染源。除猪以外的其他物种如鸟、狗和大鼠中也可检测到 HEV。潜伏期为 2～8 周。 临床表现：该疾病通常始于发热、疲劳和黄疸。许多感染只与轻度症状相关，因此漏诊。在潜伏期直到疾病晚期，病毒会排泄到粪便中。虽然儿童和男性的死亡率为 0.5%～4%，但由于暴发性肝炎的发展，妊娠末 3 个月孕妇的死亡率可高达 20%。也可能发生弥散性血管内凝血和脑病。酒精中毒性肝炎或慢性肝病患者，HEV 感染可导致暴发性肝炎。慢性 HEV 感染在器官移植中也有描述。 实验室检查：如果怀疑 HEV 感染，建议在血清中检测抗 HEV - IgM 和抗 HEV - IgG。如果检测到抗体并出现临床症状，才能认为 HEV 感染可能。在 HEV 感染中，约 90%的病例在临床症状发作 1～4 周后可检测到抗 HEV - IgM 和抗 HEV - IgG。抗 HEV - IgM 可持续约 3 个月，而抗 HEV - IgG 可持续很长时间。欧洲部分地区抗 HEV - IgG 的发病率为 20%，这表明许多感染以轻度症状发生。第一次检测后，应在 8～10 天后再次取样检测，以提供抗体增加的证据。戊型肝炎的诊断基于在急性感染期间检测到粪便或血液中的 HEV RNA，也可在临床症状发作前一周检测。当抗 HEV 抗体出现时（即临床症状发作 1～4 周后），转氨酶达到峰值水平。
肝炎（其他病原体）	非嗜肝病毒和类似流感症状的细菌引起的疾病可能与伴随肝炎和转氨酶增加有关。如果在血清学检查结果中没有发现嗜肝病毒的证据，应确定以下内容：腺病毒、疱疹病毒（EB 病毒、巨细胞病毒）及婴儿的单纯疱疹病毒和肠道病毒（柯萨奇病毒 A 和 B、ECHO 病毒）。在麻疹和风疹感染的情况下，偶尔也会有转氨酶升高。细菌性肺炎也可能与肝脏受累有关。沙门菌和轮状病毒及罕见感染（李斯特菌病、钩端螺旋体病、弓形体病）引起的腹泻也可导致肝病，转氨酶中度升高，在疾病缓解期间恢复正常。
自身免疫性肝病	自身免疫性肝病分为自身免疫性肝炎（AIH）、原发性胆汁性肝硬化（PBC）和原发性硬化性胆管炎（PSC）。持续或复发病程和肝酶模式应考虑 AIH。
- 自身免疫性肝炎[32,33]	90%的 AIH 患者是女性。诊断标准包括以下条件：相关抗体、血清 IgG 升高、相应的肝组织学、未见病毒性肝炎。AIH 血清学异质性分为 3 个亚组，其中 AIH 1 型最常见[34]： - 抗核抗体（ANA）和抗平滑肌抗体（抗 SMA）的 AIH 1 型。 - 抗肝肾微粒体抗体（抗 LKM - 1）的 AIH 2 型。 - 抗可溶性肝抗原/肝胰脏抗原（抗 SLA/LP）的 AIH 3 型。
- 原发性胆汁性肝硬化[35]	PBC 是一种伴抗线粒体抗体（AMA）阳性的慢性肉芽肿胆管炎。环境因素是主要因素，其次是遗传因素。HLA Ⅱ型的变异，特别是 IL - 12A 和 IL - 12RB2，表明 IL - 12 免疫调节信号与 PBC[36] 的病理生理学相关。该病好发于 40～60 岁的女性，可能与桥本甲状腺炎和干燥综合征有关。在疾病进程中可能会发生胆管的破坏和肝硬化的发生。 实验室检查：多数患者转氨酶轻度升高、ALP 升高和 IgM 升高。95%的患者 AMA 升高，50%的患者 ANA 和抗 SMA 升高。AMA 阴性患者也有 AMA 阳性 PBC 患者的所有指征，包括 ANA 和抗 SMA 的存在。以下情况适用于无肝硬化的患者： - ALP 升高的程度与胆管炎程度有关。 - 转氨酶水平和 IgG 浓度与门静脉周围肝小叶的坏死和炎症相关。 - 胆红素浓度是胆管坏死的指征。 胆红素和免疫球蛋白浓度增加、白蛋白浓度和血小板计数减少提示存在肝硬化和门静脉高压。

续 表

疾病	临床表现和实验室检查
- 原发性硬化性胆管炎[37]	PSC 是一种慢性胆汁淤积性肝病，特点是肝内和肝外胆管炎症和纤维化，导致多发性胆管狭窄。 PSC 是一种免疫介导的进行性疾病，许多患者可发展为肝硬化伴门静脉高压和肝功能衰竭。 大约 70%的病例中，PSC 与慢性炎症性肠病有关，2/3 的病例是 25～45 岁的男性。发病率为每年(1～6)/10 万。临床表现为上腹部疼痛、瘙痒、厌食和发热。小胆管的 PSC 是良性疾病，不会缩短患者的预期寿命。相反，大胆管的 PSC 具有很高的致癌性，如胆管细胞癌的风险是 141 倍，胰腺癌的风险是 14 倍，而结直肠癌的风险是 10 倍。44%的患者死于癌症[38]。 实验室检查：ALP 升高是最常见的临床实验室结果，但如果 ALP 正常，并不能排除 PSC。转氨酶活性升高 2～3 倍。60%的患者胆红素正常，IgG 轻度升高。
- IgG_4 相关性胆管炎(IAC)[39]	IAC 的特点是肝内和肝外胆管多灶性炎症和纤维化狭窄。相反，PBC 通常是表达 IgG_4 的浆细胞浸润。血清中 IgG_4 的浓度可以升高。
酒精性肝病[40]	长期饮酒会导致各种类型的肝脏损伤。酒精性肝病的发病进程从脂肪性肝炎(脂肪肝)到酒精性肝炎、慢性肝炎伴肝纤维化和肝硬化。酒精具有肝脏毒性作用，女性对酒精毒性的敏感性是男性的 2 倍。 酒精性肝病的诊断基于以下特征：饮酒史、肝病相关临床检测和生物标志物。酒精性肝病好发于每天喝两杯酒的女性及每天喝三杯以上的男性。平均每一杯酒，在欧洲含 9.8 g 乙醇，美国为 12 g 乙醇，日本为 23.5 g 乙醇。
- 脂肪肝	大约 90%每天饮酒超过 60 g 的人可能会有酒精性脂肪肝。肝细胞含有微小的甘油三酯颗粒，停止饮酒 4～6 周后消失。然而，持续饮酒(超过 40 g/天)会出现脂肪变性，存在纤维化和肝硬化倾向。尽管停止饮酒，但也有 5%～15%的病例有脂肪肝。没有并发症的脂肪肝在临床上属于正常，一部分患者由于肝脏肿大而导致上腹部腹胀。
- 肝纤维化/硬化	平均饮酒 25 年，每天超过 40～80 g 的患者中有 40%～60%存在门静脉周围纤维化和纤维连接蛋白沉积，这些人肝硬化的风险为 6%～41%。
酒精性肝炎[41]	酒精性肝炎是一类伴严重酒精滥用(>100 g/天)的临床综合征，可出现黄疸和肝功能衰竭。患者年龄大约是 40 岁。 实验室检查：酒精性脂肪肝可伴有 GGT 和 ALT 活性轻度升高，MCV 和 CDT 浓度升高。在酒精性肝炎中，转氨酶活性升高至 300 U/L，胆红素浓度超过 85 μmol/L(5 mg/dL)。AST/ALT 值大于 2。
NAFLD 和 NASH[42-44]	NAFLD 指不喝酒或少喝酒的人存在脂肪性肝炎，包含轻度脂肪变性到 NASH。NAFLD 是一种与肝脏内脂肪过度沉积和胰岛素抵抗密切相关的代谢紊乱性疾病。*PNPLA3* 中的等位基因(编码 I148M 的 rs738409[G])提示高含量肝脂肪与肝脏炎症存在强相关性。NASH 是一种肝脏疾病，可发展为纤维化、肝硬化和肝细胞癌。NAFLD 是儿童和成人慢性肝病最常见的原因。由于越来越多的人超重并发展为 2 型糖尿病，因此发病率正在增加。NAFLD 患者有临床上显著的并发症，如体重增加、臀围增加、向心性肥胖、糖耐量异常、2 型糖尿病、高脂血症、代谢综合征和甲状腺功能低下。NASH 在青少年中的患病率约为 3%，在成人中高达 10%～15%。脂肪肝指数>60 以上的中年非糖尿病患者表现为颈动脉内膜厚度增加、心血管风险增加和胰岛素敏感性降低。组织学上，NASH 不同于单纯脂肪变性(脂肪滴从小到大变化，肝细胞被一个大的脂肪滴充满)，伴有或不伴有 Mallory 体的肝细胞变性、肝小叶炎症和 3 度周围纤维化。 大多数患者正常或有上腹部压迫感。通过排除其他肝脏疾病(慢性乙型肝炎或丙型肝炎、酒精性肝病)和并发症来进行诊断。 实验室检查：常规生物学标志物(ALT、GGT、AST/ALT 值)和平均红细胞体积(MCV)能够诊断 NAFLD。起初，ALT 轻度升高并高于 AST，而 NASH 却与之相反。转氨酶活性水平只能用于预测肝脏组织学。相反，NAFLD/NAFLD 指数评分具有诊断意义。并发症重要的诊断指标包括空腹血糖、糖化血红蛋白、胰岛素、胰岛素抵抗/敏感指数、胆固醇、甘油三酯、C 反应蛋白、NAFLD 纤维化评分(表 1.2-1)和 BARD 评分(表 1.2-1)，以及细胞角蛋白 18 片段和肝纤维化检测(表 1.2-1)。以下自身抗体同样存在于 NAFLD 患者中，多达 1/3 的患者表现为 ANA 效价低于 1∶320，抗 SMA 和 AMA 低于 1∶40。AST、GGT 和抗 SMA 升高表明纤维化程度增加。
HCC(参见表 1.6-4)[45]	一般而言，HCC 起源于肝脏疾病，特别是肝硬化。HCC 是世界上 10 种最常见的恶性肿瘤之一，也是东南亚国家最常见的恶性肿瘤。80%存在肝硬化并发症，每年有 2.5%～7%的肝硬化患者被确诊。肝硬化的病因起着重要的作用，乙型肝炎和丙型肝炎、血色病、酪氨酸血症发生 HCC 的风险高，而由 PBC、PSC 和 Wilson 病引起的肝硬化患者的风险较低。HCC 也可发生在没有肝硬化的乙型肝炎患者中，但在丙型肝炎患者中罕见。大部分的肝硬化是由 NASH 导致。因此，这些患者中 HCC 发病率更高，见于 BMI>35 kg/m² 的患者。 HCC 的临床症状包括健康状况下降、体重减轻、发热、盗汗和肝包膜拉伸引起的疼痛。副肿瘤综合征包括红细胞增多症、异常纤维蛋白原血症、高胆固醇血症、高钙血症、低血糖、男性乳房发育、睾丸萎缩和迟发性皮肤卟啉症。急性肝衰竭和消化道出血是 HCC 最常见的死亡原因。 实验室检查：Child-Pugh A 期和 B 期患者(见第 5.2 章)伴有嗜肝病毒、酒精滥用或血色病引起的肝硬化，每 3～6 个月检测一次甲胎蛋白(AFP)作为预防性措施。采用两种影像学的方法辅助，并且 AFP 浓度高于 400 μg/L 可用于提示。浓度持续升高可诊断 HCC。肝炎期间肝细胞的再生也可能影响浓度。在 HCC 直径小于 3 cm 的情况下，AFP 检测不如影像学诊断敏感，但 AFP-L3 和去 γ-羧基凝血酶原(DCP)敏感性更高[46]。治疗前应进行实验室相关血液检查(血细胞计数、PT、APTT、胆红素、转氨酶、GGT、肌酐)。原位肝移植可见表 1.2-1。
不良药物影响[47]	高达 1%的药物服用患者会出现肝脏的不良事件。但是，肝毒性引起的急性肝炎不到 5%，慢性肝炎的比例更低。严重的药物不良事件多发生在老年人身上，20%～75%为急性肝功能衰竭。肝脏损伤的专性肝毒素和肝脏损害无法预测的兼性肝毒素可以区分。第一种药物包括对乙酰氨基酚、甲氨蝶呤和异烟肼。肝毒性通常来自药物的代谢产物，如不明的肝毒性由新生抗原的代谢和毒性的过敏机制引起。如果在药物摄取 5～90 天内发生肝损伤，可考虑可能是药物相关的肝毒性。 以下药物可诱导各种肝脏疾病[48]： - 脂肪肝：阿司匹林、鸡尾酒疗法、四环素、他莫昔芬。 - 急性/暴发性肝炎：氟烷、异烟肼、对乙酰氨基酚、磺胺类药物、曲格列酮。 - 慢性肝炎：双氯芬酸、米诺环素、α 甲基多巴、呋喃妥因。 - 肉芽肿性肝炎：别嘌呤醇、卡马西平、肼苯哒嗪。 - 胆汁淤积：雄激素、口服避孕药。 - 胆汁淤积性肝炎：氯丙嗪、克拉维酸、大环内酯类。 - 慢性胆汁淤积：氯丙嗪、氟氯西林。 - 脂肪性肝炎：胺碘酮、他莫昔芬。 - 静脉闭塞性损伤：细胞抑制剂。 - 腺瘤：口服避孕药。 - 肝细胞癌：合成代谢类固醇。 实验室检查：转氨酶升高，ALP 和 GGT 可以用于区分药物引起的肝损伤性肝炎和胆汁淤积。

续 表

疾病	临床表现和实验室检查
结节病[49]	结节病是一种肉芽肿性疾病,累及多种器官包括肝脏。在急性结节病中,肝脏很少累及。然而,在慢性结节病中,约75%的病例会影响肝脏,但没有功能限制。肉芽肿通常很小,局限于门静脉区域。胆汁淤积和门静脉高压的临床表现罕见。肝内结节病可以类似于PBC或PSC。 实验室检查:血管紧张素转换酶、Kveim试验、ALT、ALP。
妊娠	重度子痫前期/子痫、HELLP综合征、妊娠期急性脂肪肝及肝内胆汁淤积导致肝损伤(表1.6-4)。
遗传性肝病	先天性肝脏疾病包括血色病、Wilson病、α_1抗胰蛋白酶缺乏症、家族性胆汁淤积症、高胆红素综合征、原发性卟啉症和代谢疾病(如脂肪酸氧化障碍)。
乳糜泻[50]	肝脏累及导致的乳糜泻与转氨酶升高有关。
急性肝衰竭[51]	定义:急性肝功能衰竭是肝损害的一种,表现为黄疸和凝血功能障碍,4周后出现腹水和肝性脑病。肝功能衰竭在以下情况下发生:健康肝脏的急性衰竭,或已知或未知慢性肝病的急性恶化。 慢性肝病可以从轻度脂肪变性到肝炎及代偿性或失代偿性肝硬化。急性肝衰竭由以下因素引起:嗜肝病毒、毒素、败血症、药物、食管静脉曲张出血。根据病程进展和肝性脑病的发生情况做出以下区分:① 暴发性肝衰竭:1周内出现;② 急性肝衰竭:1~4周出现;③ 亚急性肝衰竭:4周以后出现。 急性肝衰竭的病理生理学与全身炎症反应综合征(SIRS)相似。患者免疫功能障碍。 急性肝衰竭在欧美国家主要以酒精性肝硬化(50%~70%)、嗜肝病毒性肝炎(15%)、药物(对乙酰氨基酚)及肝炎病毒感染(70%)为主,亚洲国家中酒精中毒较少。在后者中,化疗、免疫抑制治疗、HIV治疗或利妥昔单抗(抗CD20)可导致乙型肝炎感染的再激活。同时由化疗引起的慢性丙型肝炎的再活化。印度次大陆国家的主要原因是戊型肝炎病毒(HEV)合并感染。除感染、酗酒和药物外,该疾病的重要致病因素还包括败血症、大手术后和食管静脉曲张出血。17%的成人患者和约45%的儿童无法找到急性肝衰竭的原因。在一项关于儿童的研究中[52],急性肝功能衰竭可由以下原因诊断:药物15.8%,自身免疫性肝炎6.8%,代谢紊乱(如脂肪酸氧化障碍、酪氨酸血症、Wilson病)9.7%,嗜肝性病毒和非嗜肝病毒6.4%,其他诊断14.5%,无法诊断46.8%。 多种评分可用于疾病严重程度的预后评估,其中一些评分罗列在表1.2-2。 实验室检查:胆红素、转氨酶、胆碱酯酶、球蛋白、白蛋白、PT、INR和血氨。除临床表现外,胆红素浓度>85 μmol/L(5 mg/dL)和INR>1.5或PT<40%是急性肝功能衰竭的重要标准。
肝肾综合征(HRS)[52]	HRS是肾脏潜在可逆性功能障碍。Ⅰ型HRS是急性的,预后不良,与肝功能损伤相关。Ⅰ/Ⅱ型的诊断标准是: - 肝硬化和腹水。 - 血清肌酐>133 μmol/L(1.5 mg/dL),Ⅰ型血清肌酐>221 μmol/L(2.5 mg/dL)。 - 无利尿剂治疗至少2天后,肌酐没有降低。 - 无肾毒性药物治疗。 - 无休克症状。 - 无肾实质变化(超声检查时肾脏外观正常),蛋白尿≤500 mg/24 h,无血尿,尿红细胞>50/μL。

1.3 碱性磷酸酶(ALP)

Lothar Thomas

碱性磷酸酶(alkaline phosphatase, ALP)是一种表达于所有组织的细胞膜结合酶。现已发现4种基因编码的ALP类型(同工酶)[1],即3种组织特异性ALP同工酶(肠ALP、胎盘ALP和生殖细胞ALP)和1种组织非特异性ALP。

组织特异性同工酶的基因主要存在于它们被命名的组织中。组织非特异性基因在不同组织中均有表达。该基因产物经翻译后糖基化修饰形成肝ALP、骨ALP和肾ALP等亚型。总共已发现至少15种ALP亚型。胎盘ALP基因存在于众多等位基因修饰中。不同组织中,ALP根据糖化模式在分子量和分子大小方面表现出一定程度的微异质性。此外,ALP也可表现为巨酶或与膜碎片相结合的微粒ALP。

肝ALP、骨ALP和肠ALP可通过常规方法在健康人血清中测得。利用柱后反应进行检测的高效液相色谱能在健康人血清中测出6种ALP亚型:1种骨/肠ALP、2种骨ALP和3种肝ALP[2]。它们主要不同于糖侧链的唾液酸含量。

总ALP已成为常规检测项目。即使总ALP正常,ALP同工酶的检测也可提升特异性诊断要求的诊断灵敏度和特异性。最常用于在总ALP升高时区分肝ALP和骨ALP亚型。

恶性肿瘤中的ALP:恶性肿瘤中组织特异性同工酶胎盘ALP和生殖细胞ALP的表达会持续性升高,它们也被称为"Regan型ALP"。它们在肿瘤中的表达表明它们是参与肿瘤发生的癌胚蛋白。肿瘤表达这些同工酶的差别如下:

- 原位表达:生理存在的ALP合成渐增。
- 异位表达:出现生理不存在于组织中的ALP,如在恶性肿瘤中合成。

合胞体滋养层细胞产生的胎盘ALP可在癌组织中异位表达。由于最早在一位名叫Regan的肺癌患者身上测得,它也被称为Regan型ALP。Regan型ALP的生化特性与胎盘ALP相似,仅有细微差异。它可在精原细胞瘤、卵巢癌、宫颈癌、肺癌,以及胃肠道、垂体和胸腺的恶性肿瘤中测得。

1.3.1 适应证

总ALP:适应证如下。

- 诊断和监测肝胆疾病中的胆汁淤积,如阻塞性黄疸、胆汁淤积性肝硬化、胆管炎、病毒性肝炎胆汁淤积型、药物性和酒精性肝炎、原发性肝癌、肝转移癌。
- 诊断和监测骨骼疾病,如Paget骨病、佝偻病、骨软化症、维生素D缺乏诱导性骨病、肾性骨病、原发性骨瘤、骨转移瘤、多发性骨髓瘤、甲状旁腺激素紊乱、肢端肥大症、甲状腺功能亢进、异位骨化、结节病、骨结核。
- 家族性低磷酸酯酶血症、无力型骨病、甲状腺功能低下。

ALP同工酶：总ALP的诊断价值已能满足多数临床需求。若总ALP升高，同工酶尤其骨ALP的测定可知其为组织来源或器官来源。

骨ALP检测的适应证如下[3]：① 监测疑似骨病，如肾功能不全和肿瘤；② 用于骨病的监测和疗效评估，因为骨ALP对骨代谢的变化比总ALP更敏感；③ 鉴别骨ALP和肝ALP。

1.3.2 检测方法

1.3.2.1 总ALP（磷酸单酯水解酶，EC3.1.3.1）

IFCC推荐方法[4]：原理为，ALP磷酸单酯酶活性测定采用4-硝基苯磷酸盐（4-NPP）作为底物，当氨基醇（X-OH）存在时，ALP起到磷酸转移酶的作用，将4-NPP的一个磷酸基转移到氨基醇上，催化底物去磷酸化。在405 nm最大吸收波长处测得每单位时间形成有色产物（4-NP）的量，即ALP催化活力的指标（表1.3-1）。整个反应过程由加入底物开始。

表1.3-1 ALP检测原理

$$4-NPP+X-OH\xrightarrow{ALP}4-NP+X-OPO_3H_2$$

1.3.2.2 ALP同工酶及亚型

在过去30年中发现了很多ALP同工酶及其亚型的检测方法。超过15种同工酶和亚型可通过不同的方法鉴别[2]。区分导致总ALP升高的是肝ALP还是骨ALP在临床日常诊断中十分重要，可通过电泳实现。骨ALP的定量检测采用免疫分析法或凝集素沉淀法。胎盘ALP的定量检测采用免疫分析法。

电泳分离：如下。

- 神经氨酸酶处理后分离：电泳分离前，血清经神经氨酸酶孵育。相比肝ALP，这种酶能更快地去除骨ALP表面带负电荷的唾液酸残基。碱性缓冲液条件下，ALP亚型中骨ALP在聚丙烯酰胺或琼脂糖载体上向阳极的电泳迁移速度慢于肝ALP，从而区分肝ALP和骨ALP。未经处理的血清电泳分离条带不够清晰，可以通过密度测量对载体介质上可见的各亚型的活动来进行半定量评估。
- 凝集素亲和电泳[5]：采用含有麦胚凝集素（醋酸纤维素薄膜、琼脂糖凝胶）的载体介质，血清中各组分在碱性缓冲液条件下逐次向阳极移动。麦胚凝集素与骨ALP结合并减慢其迁移速度。因此它更靠近加样点，与其他ALP亚型尤其是肝ALP分离。可以通过反射测量对分离薄膜上可见的各亚型的活动进行半定量评估。

骨ALP定量检测：如下。

- 凝集素沉淀[6]：首先测定总ALP。然后用沉淀剂麦胚凝集素沉淀骨ALP，在上清液中测定残留活性。骨ALP活性可通过差值计算得出。
- ELISA法测定骨ALP[7]：血清样本与缓冲液在包被有抗骨ALP单克隆抗体的微量滴定板小孔中孵育。移除未结合物质后，加入底物对硝基苯磷酸盐，与抗体结合的酶活性通过光度法检测。
- 免疫法测定骨ALP[8]：固相两步法。标本中骨ALP的特定决定簇与单克隆抗体在球（固相）上反应。同时，骨ALP的另一特定决定簇与第二个放射性标记或酶标记的单克隆抗体反应形成骨ALP和标记抗体的固相夹心。洗球后，测定固相结合的放射性或酶活性。检测下限为2 μg/L。

胎盘ALP的定量检测：采用ELISA法活性检测[9]，血清样本与缓冲液在包被有抗人胎盘ALP单克隆抗体的微量滴定板小孔中37℃孵育3 h。通过洗涤除去未与抗体结合部分后，血清与底物（对硝基苯磷酸盐）孵育，酶活性通过光度法在405 nm处检测对硝基苯酚的吸光度而测得。检测下限为30 mU/L。

1.3.3 标本要求

血清或肝素抗凝血；无EDTA、柠檬酸盐或草酸盐血浆：1 mL。

1.3.4 参考区间（表1.3-2）

表1.3-2 ALP的参考区间

单位：U/L（μkatal/L）

血浆、血清中的总ALP		
成人：17岁以上，女性+男性，30～120（0.50～2.00）[4]		
共识：DGKL+维生素DGH[10]		
成人：女性，55～105（0.92～1.75）；男性，40～130（0.67～2.17）		
儿童[11]		
	女性	男性
- 0～1岁	89～370（1.49～6.3）	89～370（1.49～6.3）
- 1～3岁	91～334（1.52～5.6）	91～334（1.52～5.6）
- 4～6岁	97～316（1.61～5.3）	97～316（1.61～5.3）
- 7～11岁	120～340（2.00～5.7）	110～316（1.83～5.3）
- 13～17岁	49～328（0.82～5.5）	75～363（1.25～6.1）
数值取第2.5和第97.5百分位数。 换算：1 U/L=0.016 7 μkatal/L。 DGKL, Dt. Ges Klin Chem Lab Med；维生素DGH, Verb. Diagnostika- und Gerätehersteller		
血浆、血清中的骨ALP		
- 凝集素沉淀法[6]	女≤50	男≤60
- ELISA法（U/L）	女12～31	男15～41
- 免疫法（μg/L）[12]	女3.4～15.0	男3.8～21.3
血浆、血清中的人胎盘ALP（hPLAP）		
- ELISA法	≤100 mU/L[13]	
血浆、血清中的Regan型ALP		
- ELISA法	≤100 mU/L[13]	

1.3.5 临床意义

1.3.5.1 总ALP活性升高

健康人中，血清或血浆中可测得的ALP几乎等同于肝ALP和骨ALP之和。在15岁以下儿童中，骨亚型占ALP活性高达80%。约25%的健康人也有肠ALP，占空腹状态下ALP活性的10%左右。其他ALP同工酶或亚型占ALP活性低于5%[14]。

ALP可因生理原因升高，也可能因肝脏或骨骼系统疾病而升高。白细胞和肾脏也会释放ALP入外周血，但不会引起ALP升高超过参考上限。

总 ALP 及其同工酶和亚型的升高有以下几种生理性原因：

- 妊娠期。ALP 活性在妊娠中 3 个月显著升高，在末 3 个月达到首 3 个月的 2～3 倍。在末 3 个月，ALP 活性包括 51% 胎盘 ALP、37% 骨 ALP、9% 肝 ALP 和 3% 肠 ALP[15]。妊娠期 ALP 的升高与胆固醇和甘油三酯升高相关[16]。产后 4～6 周恢复到正常水平[16]。
- 儿童成长期(骨 ALP)。10 岁之前总 ALP 和骨 ALP 的中位数相对稳定，10～14 岁上升(2～3 倍)，之后下降[17]。
- 分泌 H 血型物质的 O 型血或 B 型血且 Lewis 阳性的个体用餐后(肠 ALP)。进食后尤其高脂餐后肠 ALP 活性上升，因为酶通过胸导管转运入血液。如果进食后 12 h 内采集血液样本，肠 ALP 可升高[18]。
- 女性绝经后期。女性正常绝经前的总 ALP 和骨 ALP 可比绝经后高 30%～60%，其水平多维持在参考范围内[19]。如果总 ALP 水平超过参考范围 3 倍，应测定骨密度及骨 ALP 和甲状旁腺激素。此外，应检测能表明骨吸收增加的生物标志物，如Ⅰ型前胶原 N 末端前肽(PⅠNP)或羧基末端交联肽(β - Crosslaps)。

总 ALP 和 ALP 同工酶或亚型的病理性升高见于以下情况：肝胆疾病(表 1.3 - 3)、骨骼系统疾病及维生素 D 代谢紊乱(表 1.3 - 4)、恶性肿瘤(表 1.3 - 5)、无原发性肿瘤和骨病的全身系统疾病(表 1.3 - 6)。

表 1.3 - 3　与总 ALP 升高相关的肝胆疾病

疾病	临床与实验室检查
原发性嗜肝病毒引发的急性肝炎[29]	急性病毒性肝炎的 4 种形式按照严重程度排序与 ALP 活性升高相关，无黄疸升高 1.5 倍，黄疸升高 2 倍，胆汁淤积升高 4 倍，坏死升高 2 倍。在胆汁淤积后期(黄疸发生后第 2～3 周)，ALP 水平升高。单纯型肝炎时，转氨酶不下降而是维持在较高水平。
非嗜肝病毒引发的急性肝炎	现已发现 80% 的患者转氨酶升高，50% 胆红素升高，30% ALP 升高。
酒精性肝炎	慢性酒精中毒时急性酒精摄入后出现急性症状，表明严重实质损伤。转氨酶和 GGT 可升高 20 倍，ALP 可升高 5 倍。
慢性病毒性肝炎	慢性活动性肝炎 ALP 平均升高 2 倍，并且于临床持续状态时维持在参考区间之内[29]。
肝硬化	不同病因的肝硬化时 ALP 活性升高如下，病毒性和隐源性于参考区间内；酒精性中毒约 1.5 倍；原发性胆汁性约 5 倍。门静脉高压或急性右心衰时，肝 ALP 尤其肠 ALP 升高[30]。
脂肪肝	在酒精性脂肪变性和非酒精性脂肪性肝炎中，ALP 活性通常保持在参考区间内。但在严重毒性脂肪变性的脂肪肝时，ALP 和 GGT 可显著升高，同时转氨酶轻度升高[31]。
肝淀粉样变	胶原病、戈谢病时肝受累，ALP 水平可轻度升高，转氨酶升高较少[31]。
阻塞性黄疸	胆囊结石引发急性梗阻时，转氨酶 24 h 内飙升(约为正常水平的 5～20 倍)，并在 1 周内再次下降。ALP 24 h 后才显著上升，若阻塞持续数天 ALP 可升高 3～10 倍。长期阻塞会使转氨酶再次升高。肿瘤相关的、肝外胆管的逐渐梗阻(胰头肿瘤)诊断时伴有较高 ALP 水平。阻塞性黄疸术后 10 天 ALP 恢复正常。如果急性阻塞性黄疸并发化脓性胆管炎，则 ALP 不升高[32]。
PBC	PBC 是中、小胆管的一种慢性炎症性疾病，40～60 岁女性比男性高发 6～10 倍。在大型医院服务地区内，发病率约为 20/100 万，流行病学患病率约为 120/100 万[33]。由于 ALP、GGT 和 IgM 升高，PBC 在常规检测中即能发现。它也与自身免疫病或 HBsAg 阳性的慢性活动性肝炎(CAH)、酒精中毒性肝炎或胶原病相关。但酒精中毒性肝炎时 IgM 多不升高。此外，类似 CAH，PBC 首先表现为一种急性胆汁淤积性肝病。免疫荧光法时，85% PBC 患者 AMA 阳性，采用其他方法(ELISA、Western blot)，95% 患者有抗丙酮酸脱氢酶复合物 E2 亚基抗体(AMA - M2)[33]。ALP 在临床症状出现之前已升高，随着疾病进展与胆红素同时上升。
PSC	PSC 是一种病因不明的慢性胆汁淤积性肝病。其特点为进行性炎症伴纤维化和肝内外胆道破坏。在美国和西欧国家，许多肠道炎症与 PSC 相关。每 10 万人中 1～4 人患病，约 70% 为男性，平均年龄 40 岁。临床症状常在诊断前 1～2 年出现。渐增的疲劳、瘙痒和黄疸都是常见症状。50%～66% 的患者在诊断时有高胆红素血症、转氨酶轻度升高、血清总 ALP 水平升高 2～5 倍[34]。 十二指肠上行感染是常见的感染途径。PSC 的典型症状包括发热、右上腹痛、黄疸、血沉增快和白细胞增多。ALP、GGT 和 CRP 水平显著升高伴转氨酶轻度升高[35]。
妊娠期肝内胆汁淤积症(ICP)	ICP 发生在妊娠期末 3 个月。胆红素显著升高，ALP 升高 3～5 倍，而转氨酶的升高各不相同(表 1.6 - 4)。分娩后 2 周恢复正常水平[36]。
化脓性肝脓肿	化脓性肝脓肿患者 ALP 和 LD 可升高，伴发热、白细胞增多、血沉加快和低白蛋白血症。约 50% 的血培养阳性。慢性阿米巴脓肿时 ALP 水平可升高 2 倍[31]。
原位肝移植后监测[37]	患者在原位肝移植术后出现的问题源于原发疾病、手术和对外来器官的免疫反应。约 50% 的移植患者表现出排斥反应的症状。最初的排斥反应直接攻击胆道系统。因此，胆红素、ALP、GGT(升高)是指示性生物标志物。升高 ALP 的诊断灵敏度为 69%，GGT 为 91%，阳性预测值分别是 71% 和 68%。
苯丙香豆素引发的肝炎[38]	文献中已描述几例苯丙香豆素引发的肝炎。首先苯丙香豆素引发的肝炎有几周潜伏期；若再次服药，则潜伏期缩短而症状更严重。 实验室检查：胆红素和转氨酶显著升高，ALP 升高约 3 倍，GGT 升高约 10 倍。
原发性 HCC	AFP(升高)是最早的标志。ALP 水平通常比转氨酶升高更显著[31]。
其他肝肿瘤	只有更严重的坏死才引起转氨酶、ALP 和 GGT 升高[31]。
肝转移癌	若胆红素、转氨酶、ALP 和 LD 水平正常，可排除 98% 的转移概率[30]。如果存在转移，部分或所有上述参数均升高，许多情况下 CEA 也升高；AFP 正常或低于 100 μg/L。
药物性肝损伤	药物引起肝损伤的临床和诊断与肝内胆汁淤积症、肝炎或两者混合形式的疾病模式相一致。在胆汁淤积型中，ALP 活性升高 2 倍以上，转氨酶正常。肝炎时，尤其是转氨酶升高，偶尔 GLD 升高，但 ALP 正常。在混合性胆汁淤积/肝炎时，转氨酶升高超过 2 倍，而 ALP 仅轻度升高[22](见表 1.6 - 4 和 1.9)。
霍奇金淋巴瘤和恶性非霍奇金淋巴瘤	ALP 升高与肝脏受累之间存在相关性。在恶性非霍奇金淋巴瘤中，约 40% 的肝脏受累患者 ALP 水平升高。然而，肝脏无受累时 ALP 也可升高[39]。

表 1.3-4　与总 ALP 升高相关的骨骼系统疾病

疾病	临床与实验室检查
骨折[40]	胫骨骨折后前 20 周的总 ALP 变化如下：愈合过程中 ALP 不断升高，但仅 20%的患者超过参考值上限。第一周骨 ALP 下降，第 8 天达最低值，随后又稳步上升，反映了总 ALP 模式。骨钙素在前 4 天上升，随后连续下降，在第 5 周达最低值，而后再持续上升。
Paget 骨病[41]	Paget 骨病的特征为一块或多块骨头重建增多且紊乱。55 岁前极少发病，之后患病率明显上升。在一些国家，5%的女性和 8%的男性在 80 多岁时受此病影响。此病由病理性巨大破骨细胞和骨吸收加快引起。常累及中轴骨，包括 70%骨盆、55%股骨、53%腰椎、42%颅骨和 32%胫骨。快速的骨丢失导致骨组织快速形成，而生成的骨组织结构脆弱，导致骨变形、骨折、骨疼痛，以及关节和神经系统并发症。发病机制被认为是病毒感染，如副黏液病毒（如麻疹病毒、呼吸道合胞病毒）的晚期后遗症。 实验室检查：测定 ALP、钙、25-羟基维生素 D[25(OH)D]、白蛋白和肌酐。许多情况下只有 ALP 升高；然而，若只涉及些许有限的骨骼区域，ALP 正常并不能排除 Paget 骨病。许多老年人的低 25(OH)D 浓度导致 ALP 升高。应测定 ALT 以排除肝 ALP 升高。肝病时可测定骨 ALP 和 N 末端前肽。二磷酸盐能降低疾病的活性；将 ALP 控制在参考区间内可促进延缓。3～6 个月后 ALP 达最低值。ALP 应每 3～6 个月监测一次，若症状在暂时改善后再次加重，则应重新开始治疗周期。ALP 校正后与未校正患者的并发症发生率大致相同。
骨软化症	骨软化症根据病因和临床表现分为三组：维生素 D 缺乏、25(OH)D 及 1,25-二羟基维生素 D[1,25(OH)$_2$D]代谢紊乱、肾小管相关。 总 ALP 和骨 ALP 始终升高，血清和尿液中钙离子和磷酸盐的变化情况取决于病因。 根据实验室检查，骨软化症可依据首发症状细分为低血钙和低血磷两类。
维生素 D 缺乏 - 光照不足、吸收不良综合征（如麸质性肠病、Crohn 病） - 肤色较暗的人群	维生素 D 缺乏初始阶段的特征是磷浓度正常时低血钙。第二阶段，继发甲状旁腺激素紊乱致血清钙正常、低血磷和高 ALP。第三阶段，ALP 再度升高，伴有骨软化症/佝偻病的发展，并存在低血磷和低尿钙。维生素 D 缺乏，25(OH)D 降低，而 1,25(OH)$_2$D 略高或略低。肠源性骨软化症常合并纤维性骨炎和骨质疏松症。 肤色较暗的人群可能有骨软化症，因为他们在北欧条件下不能产生足够的维生素 D。
慢性病患者[43]	肝硬化和酒精中毒患者与 25(OH)D 下降和 ALP 升高呈线性相关。相比无维生素 D 缺乏，严重 25(OH)D 缺乏（低于 12.5 nmol/L）是高 ALP 水平的 2 倍（150 U/L vs. 76 U/L）。这些人甲状旁腺激素浓度升高（中位数为 5.1 pmol/L），而正常 25(OH)D 的中位数为 2.8 pmol/L。
维生素 D 代谢紊乱	骨 ALP 测定较总 ALP 更灵敏。即使总 ALP 正常，骨 ALP 也可升高。
- 抗癫痫药物：苯妥英钠、苯巴比妥、普里米酮、卡马西平	长期使用抗癫痫药物可致骨软化症和 ALP 升高 1.5 倍。25(OH)D 浓度因微粒体酶诱导而下降，引起非生理性维生素 D 代谢产物的产生，并抑制维生素 D 25 号位的羟基化形成 1,25(OH)$_2$D[44]。这导致肠道钙吸收减少，进而基于低钙血症的倾向而致继发性甲状旁腺激素紊乱。此外，抗惊厥药抑制降钙素分泌。这导致骨吸收增加，抑制肾脏对钙和磷酸盐的排泄，最终改善两种矿物质的平衡。
- 降压药（如维拉帕米）	维拉帕米治疗几周后可引起 ALP 升高 15%。诱导产生 PTH，激活骨代谢[45]。
- 假性维生素 D 缺乏性佝偻病Ⅰ型和Ⅱ型	两种类型不同，但皆有遗传性并与 ALP 活性增加相关。Ⅰ型临床体现在出生第一年，由于缺乏肾酶 25-羟胆钙化醇-1α-羟化酶导致，1,25(OH)$_2$D 极低。Ⅱ型发病于童年时期或偶发，终末器官对 1,25(OH)$_2$D 不敏感。假性维生素 D 缺乏性佝偻病通过低血钙、低血磷和尿氨基酸诊断。
肾小管缺陷	这些缺陷引发佝偻病/骨软化症，其特点是多种综合征。这些缺陷在许多情况下可遗传，且在成年期也可发生。它们的诊断主要基于低磷血症伴 ALP 升高，钙离子、PTH 和 25(OH)D 正常。
- X 连锁磷酸盐性多尿症	患者除骨软化症，还有肌腱、韧带和关节囊的钙化。低磷血症在出生后不久即可测得；在出生后 2 年可出现临床症状。
- 磷酸盐性多尿症	常染色体显性遗传的磷酸盐性多尿症可导致轻度佝偻病和骨软化症。
- 磷酸盐性多尿症伴神经纤维瘤病或间质瘤	在致癌骨软化症中，肿瘤刺激尿磷酸盐增多并抑制肾 25-羟胆钙化醇-1α-羟化酶。肿瘤切除后，磷酸盐性多尿症症状消失且 ALP 恢复正常。
- 肾小管性酸中毒Ⅰ型和Ⅱ型	远端小管的遗传性病症。Ⅰ型的特征是异常 H^+ 分泌，Ⅱ型的特征是异常碳酸氢盐重吸收。尿液呈酸性，且渐渐发展为肾钙质沉着症和肾功能不全。
- Toni-Debré-Fanconi 综合征	近端和远端肾单位的常染色体隐性遗传病。儿童期或成年期发病。除了佝偻病，明显症状表现为童年时期多饮、多尿和厌食。
肾性骨营养不良[46]	肾性骨营养不良(ROD)另见表 6.1-6；涉及骨代谢紊乱。总 ALP 不足以检测成骨细胞活性，而骨 ALP 与骨形成率和成骨细胞表面密切相关。高骨转化(ROD1 型)患者的骨 ALP 明显高于正常或低骨转化患者[ROD2 型和(或)无力性骨病]。许多情况下，若骨 ALP 高于 40 μg/L 可排除正常或低骨转化。低骨 ALP 和全段甲状旁腺激素(iPTH)浓度升高可很大程度地排除高骨转化。低骨 ALP 提示低骨转化型 ROD[47]。骨 ALP 升高而 iPTH 正常表明病因非 PTH 相关。 骨 ALP 测定对骨化三醇[1,25(OH)$_2$D$_3$]治疗监测也很重要。相比于 iPTH 变化，骨 ALP 下降是更好的适当反应的指标。无力型骨病的 iPTH 正常，因此它的反应对长期骨化三醇治疗来说是一个潜在的问题。若骨 ALP 达到参考区间（低于 20 μg/L），骨化三醇治疗应停止。患者可能会遇到的问题是骨 ALP 在骨化三醇治疗后恢复正常，而 iPTH 在 150～300 ng/L 的范围中。
肾移植	建议监测骨 ALP 以评估骨代谢。移植 1 周后骨 ALP 下降，随后再次升高，1 个月后达到移植前水平。这种变化情况可解释为糖皮质激素和环孢霉素对成骨细胞活性的影响。糖皮质激素抑制肠钙吸收，环孢菌素抑制肾 25-羟胆钙化醇-1α-羟化酶，因此可降低 1,25(OH)$_2$D 浓度[48]。
原发性甲状旁腺功能亢进	总 ALP 轻度升高或正常。骨 ALP 升高更显著，更好地反映骨骼系统的变化[3]。
骨质疏松症	骨质疏松症是一种系统性疾病，特点为骨量低、骨微结构破坏和骨脆性增加易骨折。以下 WHO 定义[49]适用于高加索女性：T 值低于 -2.5 为骨质疏松症，T 值在 -2.5～-1 为骨量减少。健康年轻人的骨密度用于对照。与绝经前相比，绝经后第一年骨质流失加速显示出骨形成和骨吸收之间的不平衡。总 ALP 不适合作为骨质疏松症的指标，骨 ALP 作用也非常有限。绝经后妇女的骨 ALP 水平高于绝经前妇女，但与骨密度 Z 值无相关性。
生长激素治疗身材矮小儿童	用生长激素治疗身材矮小的儿童费用不菲。因此，有预测性的生物标志物来表明早期激素治疗的成功十分重要。在研究中[50]，骨 ALP 和Ⅲ型前胶原肽被证明是良好的预测因子。然而，骨 ALP 并不比总 ALP 更佳。在治疗前后 3 个月分别进行检测。这期间若骨 ALP 没有上升超过 50 U/L，则治疗被认为是不成功的。
肢端肥大症	肢端肥大症造成生长抑素 C 升高，从而导致总 ALP 升高。它刺激成骨细胞活性，增加骨 ALP 的产生。校正的生长抑素 C 浓度对评估肢端肥大症患者疾病活动度降低是最可靠的标准。骨 ALP 的测定在 88%特异性时诊断灵敏度接近 100%，因此具有相似意义（参见表 35.9-1）。
类风湿关节炎	总 ALP 高于参考上限 30%～50%，血清和滑膜液中骨 ALP 可升高。病因学角度假定滑膜组织释放骨 ALP[51]。

表 1.3-5 ALP 作为恶性肿瘤和骨转移瘤的生物标志物

疾病	临床与实验室检查
前列腺癌	普遍认为前列腺癌和 PSA 水平高于 100 μg/L 的患者中有 75%会发生骨转移,PSA 水平低于 20 μg/L 则较罕见。骨扫描阳性患者的 PSA 中位数为 158 μg/L,骨扫描阴性的 PSA 中位数为 11 μg/L[52]。前列腺癌分期 M0 患者 27% PSA 水平高于 100 μg/L[53]。对于肿瘤分期而言,PSA 水平作为生物标志物不如骨 ALP 来得可靠。对于闪烁扫描术诊断的骨转移,PSA 的切点值为 100 μg/L,骨 ALP 的切点值为 19 μg/L。PSA 的准确度仅为 69.2%,不如骨 ALP 为 84.6%[54]可靠。
乳腺癌	乳腺癌骨转移主要是溶骨性的。因此 ALP 升高通常不如有类似骨转移的前列腺癌显著。骨 ALP 相比总 ALP 是一个更敏感的转移指标。若闪烁扫描得出骨骼病变范围不广,骨 ALP 也可正常[55]。
骨肉瘤、尤因肉瘤	总 ALP 轻度或大幅升高。这些疾病影响青少年,男孩常多于女孩。两种肿瘤皆更多转移至肺。骨肉瘤中 ALP 下降是治疗成功的一个标准。
多发性骨髓瘤	多发性骨髓瘤患者总 ALP 不升高或仅轻度升高。骨 ALP 较低,因为骨吸收过程占主导地位[55]。
副肿瘤综合征	副肿瘤综合征 ALP 升高见于肾上腺样瘤。同时出现的还有高胆固醇血症和高丙种球蛋白血症。肝脾肿大也属于此综合征[56]。
睾丸癌	人胎盘 ALP 同工酶(hPLAP),一种与 Regan 同义的同工酶,表达于睾丸癌(精原细胞和非精原细胞睾丸癌)并可作为肿瘤标志物。血清中浓度随肿瘤增大而上升。在一研究[57]中(72 例精原细胞瘤、33 例非精原细胞瘤、40 混合性肿瘤),根据 Lugano 诊断时的分类,69%的肿瘤为Ⅰ期,19%为Ⅱ期,11%为Ⅲ期。精原细胞瘤的 hPLAP 诊断灵敏度为 58.8%,非精原细胞瘤为 44.4%,混合型为 41.7%,特异性为 84%。hPLAP、hCG 和 LD 的联合应用可提高诊断灵敏度。应用的切点值为 hPLAP≥100 mU/L,hCG≥5 U/L,LD 高于参考上限,相比于非精原细胞瘤患者,361 例精原细胞瘤的灵敏度Ⅰ级为 74%,更高级别为 86%。hPLAP 是 27%的病例中唯一阳性的肿瘤标志物。hCG 和 LD 的结合Ⅰ级诊断灵敏度为 38%,更高级别为 67%[58]。 根据其他研究,hPLAP 对精原细胞瘤的术前灵敏度为 56%,术后检测到转移的为 51%[59]。在 67%的病例中,hPLAP 半衰期为 2.8 天,这些非吸烟者的 Lugano 诊断分类高于Ⅰ期。hPLAP 检测表明在特异性约为 50%、诊断灵敏度为 100%的监测过程中复发[60]。治疗期间或治疗后生物标志物的存在表明未出现转移。hPLAP 是评估化疗患者治疗成功的良好生物标志物。吸烟者中 hPLAP 的阳性率为 34%～60%的,吸烟者之间的高度个体差异是 hPLAP 的缺点[61]。因此 hPLAP 不适合在这些人中用于诊断目的。

表 1.3-6 无肝胆疾病和骨病时 ALP 的升高

疾病	临床与实验室检查
风湿性疾病[62]	在类风湿关节炎(RA)和强直性脊柱炎(ankylosing spondylitis, AS)中总 ALP 升高率为 8%～50%,骨关节炎更低。一些患者骨 ALP 增高,一些总 ALP 正常而骨 ALP 增高。RA 和 AS 中总 ALP 升高与疾病炎症活动相关,也与 GGT 水平相关,但不与骨 ALP 水平相关。这验证了在 RA 和 AS 中的炎症反应增加膜结合肝胆酶 ALP、GGT 形成的假说。
克罗恩病(Crohn 病)[63]	约 20%的 Crohn 病患者总 ALP 升高。这在大多数情况下影响肝 ALP(84%),也可存在巨 ALP。ALP 的升高被认为是由于炎症活动的增加,如风湿性疾病。
糖尿病	2 型糖尿病和骨质疏松患者骨 ALP 升高。
甲状腺功能亢进[64]	甲状腺功能亢进与骨吸收增加引起的骨转换相关。骨形态计量学和实验室分析表明骨小梁体积下降和负钙平衡。相比于对照组,甲亢发生于股骨颈骨折的大龄女性中的概率是其 2.5 倍。骨 ALP 可升高,且与 FT_4 浓度略相关。
一过性高磷酸酯酶血症	这类良性情况通常影响儿童和成人。在儿童中,一过性高磷酸酯酶血症好发于几个月幼儿至 5 岁儿童。成人总 ALP 活性可高于参考上限 5 倍。某些情况下,水平持续升高 3 个月左右,甚至长达 20 个月。也曾发现高于成人参考上限 20～70 倍的值。升高包括肝和骨 ALP 升高,而儿童不遭受肝脏或骨骼疾病。组织非特异性 ALP 表达增加有遗传易感性[65]。 成人一过性高磷酸酯酶血症的发病机制未明。外周循环 ALP 的清除主要通过肝细胞特异性受体。据推测,这些患者 ALP 的唾液酸化增加阻碍了通过特异性受体的吸收并导致清除率下降。慢性肝病患者总 ALP 水平在 3～6 个月恢复正常[66]。
妊娠[67]	怀孕期间胎盘 ALP 传递到孕妇外周血。妊娠末 3 个月,总 ALP 参考区间为 133～418 U/L。高水平特异性出现于分娩期间和分娩后,可能是由于胎盘损伤。分娩后胎盘 ALP 下降的半衰期是 4～7 天,预计 6 个半衰期后(即分娩后 4～6 周),总 ALP 水平可恢复正常。胎盘损伤时,如胎盘梗死,总 ALP 和甲胎蛋白浓度在一天内激增,而 hCG 显著下降。

总 ALP 升高或仍在参考区间内时,测定 ALP 同工酶和亚型能提供以下信息:

- ALP 来源:弄清升高的 ALP 是肝来源或骨来源具有重要临床意义。两种胆管酶,肝 ALP 和 GGT 的特征十分相似,因此 GGT 升高常表明肝脏是起源器官。当然这并不排除同时存在骨 ALP 的升高,尤其在肿瘤患者中。这种情况下可通过电泳半定量同工酶。在定量测定骨 ALP 试验中,与肝 ALP 交叉反应高达 5%～16%。故这些方法不适用于在总 ALP 升高 2～3 倍且 GGT 大幅升高时的骨 ALP。
- 骨骼系统的代谢活动。在成骨过程如转移性前列腺癌中,骨 ALP 中度到重度升高;在破骨过程如转移性乳腺癌和多发性骨髓瘤中,骨 ALP 轻度至中度升高;在骨质疏松症时骨 ALP 不升高或仅轻度升高。基于定量检测评估这些方法,骨 ALP 的诊断灵敏度与特异性均高于总 ALP。
- 恶性组织的进展。肿瘤 ALP 也被称为“Regan 型 ALP”。由于 Regan 型 ALP 和胎盘 ALP 存在相同电泳特征且仅有少量不同的生化特征,Regan 型 ALP 被当作胎盘 ALP 记录。它可在睾丸癌、卵巢癌、肺癌、膀胱癌和胃肠道癌症患者的血清中被检测到[20]。

肝脏和胆管疾病:肝脏和胆管疾病是导致总 ALP 升高的最常见原因。ALP 在 60%的肝脏和胆管疾病中存在病理性升高。ALP 与 AST、ALT 和 GGT 组合在一起时,对胆汁淤积性疾病有不同的诊断价值。相比于转氨酶活性,ALP 在胆汁淤积时升高,且在不存在胆汁淤积时正常或轻度升高。ALP 的诊断灵敏度在胆汁淤积性肝病时为 80%～100%,而在酒精性肝损伤时仅为 25%[21]。因此,在 GGT 升高的肝病中,总 ALP 水平是区分酒精性损伤和胆汁淤积过程的良好诊断标准。相比于 GGT,总 ALP 不升高或轻度升高表明酒精性损伤。ALP 升高也见于转移性和浸润性肝病如白血病、淋巴瘤和结节病。

药物性中毒性肝损伤几乎能表现在所有种类的肝病,而急性肝炎最为常见，发病率高达90%。药物性中毒性肝炎根据ALT和ALP的检测再细分为三类[22]：

- 急性肝细胞型。ALT高于参考值上限2倍，同时ALT/ALP值大于5。通常是免疫性肝炎，可由多种药物引起，多在1～3个月内治愈。
- 急性胆汁淤积型。这个过程的特点是总ALP单独升高至超过参考范围上限2～3倍。单纯性胆汁淤积体现为瘙痒症和黄疸，结合胆红素和GGT水平上升而转氨酶水平正常。这多由激素制剂引起。急性胆汁淤积型肝炎伴随着发热和寒战，ALT/ALP值低于2。
- 混合型急性肝炎。ALT/ALP值为2～5。临床病理表现似肝细胞性肝炎和胆汁淤积型肝炎的结合。预后较肝细胞性肝炎好。

骨骼系统疾病：总ALP常是疑似骨骼系统疾病的生物标志物。然而，缺乏诊断灵敏度和特异性是这种方法的一大缺点。因此，总ALP仅在骨骼系统严重受累时升高，如Paget病、维生素D缺乏性佝偻症、转移性骨形成或溶骨性病变及原发甲状旁腺激素紊乱。总ALP偶尔会在骨质减少或骨质疏松时升高。此时骨ALP的测定，尤其监测，具有诊断意义[23]。这是因为骨ALP像骨钙素一样表明骨形成，而PⅠNP和羧基末端交联肽(β-Crosslaps)是骨吸收的产物。但由于骨吸收和骨形成相关，两个过程的共同生物标志物在多数案例中表现相似。

在糖皮质激素治疗过程中骨形成受到严重抑制，骨吸收增强，但也有例外。合成代谢治疗时骨形成增强而骨吸收不受影响[24,25]。

恶性肿瘤：恶性肿瘤患者总ALP显著升高。许多情况下，ALP同工酶或亚型的测定可证实肿瘤向特定组织转移，如前列腺癌患者骨ALP升高表明癌转移至骨骼系统；结肠癌患者肝ALP升高表明肝转移；肺癌患者两种亚型水平同时升高表明癌转移至两种器官。

ALP同工酶胎盘ALP和Regan型ALP满足作为睾丸生殖细胞瘤标志物的基本要求。两种同工酶的同源性为98%，因此通常被认为是同义的。Regan型ALP可在睾丸、卵巢、肺、膀胱和胃肠道肿瘤患者的血清中检测到[20]。

Kasahara ALP是一组ALP的统称，生化方面它是一种胎盘ALP和肠ALP的异质二聚体，无法用市场销售的试剂盒检测。可在肝细胞癌和肾细胞癌中测得。

肿瘤患者ALP亚型有时会出现未知变化，无法精准检测。

心脏疾病：2005—2006年美国国家健康和营养调查(National Health and Nutrition Examination Survey, NHANES)表明，总ALP水平与年龄、臀围、体重指数、血压、体力活动、民族起源和甘油三酯水平明显相关。相比ALP的最低四分位数，最高四分位数的个体越来越多地表现出心血管疾病(比值比为1.9)及高血压、高胆固醇血症和糖尿病(比值比为1.7)。现假设ALP与CRP类似，可作为心血管代谢的生物标志物且在动脉粥样硬化和周围血管病变时升高[27]。

1.3.5.2 ALP活性下降

血清ALP活性下降较罕见，临床患者中发生率为0.2%(表1.3-7)。

表1.3-7 与低ALP水平相关的疾病

疾病	临床与实验室检查
各种疾病	研究表明低磷酸酶血症是一种罕见疾病，约发生于0.2%的老年人。最常见原因是：体外循环手术后、蛋白质营养不良、镁缺乏、甲状腺功能减退和重度贫血。
Wilson病	Wilson病，尤其伴重症肝病和溶血性贫血时的低磷酸酶血症，被认为是由于低骨ALP水平导致。研究[69]表明，血浆骨ALP的稳定性降低可能是由于铜蓝蛋白缺乏引起的活性氧增加所致。半衰期从22～66 h缩短至约6 h。
低磷酸酯酶症[70]	低磷酸酯酶症(OMIM 146300，241500，241510)是一种基于组织非特异性ALP基因活性缺陷的先天性代谢紊乱(ALPL：OMIM 171760)，可导致肝、骨、肾ALP缺乏。遗传性低磷酸酯酶症十分罕见(发病率约1∶100 000)，其特点是骨矿化缺陷，表现为佝偻病和骨软化症。根据诊断时间的不同，低磷酸酯酶症可分为以下几种形式：围产期、婴儿期、青少年期和成人期形式，以及牙齿型低磷酸酯酶症和假性低磷酸酯酶症。低磷酸酯酶症体现在很多方面。围产期低磷酸酯酶症最为严重，可引起胎儿由于严重骨骼变形而死亡。成人期最为温和，可导致骨折，也可无症状。围产期和婴儿期均为常染色体隐性遗传，而青少年期和成人期则分别为常染色体显性遗传和常染色体隐性遗传。重度表型杂合子携带者临床表现正常，总ALP仅有中度下降。骨骼轻度受损或无损伤。一项研究[71]表明，所有骨痛和骨变形患者都有低骨ALP水平，但低磷酸酯酶症患者低骨ALP不一定有骨骼变形或骨疼痛。假定骨ALP在此所起作用有质的差异。 9岁轻度低磷酸酯酶症女患者的实验室检查结果：总ALP低，骨ALP 6 μg/L(正常38～64 μg/L)，钙、磷、甲状旁腺激素正常，25(OH)D正常，1,25(OH)$_2$D正常，磷酸乙醇胺在正常上限(正常<4 μmol/L)或更高。
皮质类固醇引发的骨质疏松症[72]	皮质类固醇引起的骨质疏松症是由于骨吸收减少而导致的骨丢失。骨形成减少被认为是由于皮质类固醇对成骨细胞的直接抑制作用。骨吸收增加是基于肠内钙吸收减少和肾钙排泄增加导致继发性甲状旁腺功能亢进。在治疗开始后的6～12个月内骨丢失尤为明显，之后慢性治疗过程中变得缓慢。这在每日注射10～25 mg泼尼松的形态计量学研究中有所显示。骨丢失导致骨ALP和骨钙素浓度降低，尤其高骨折风险患者。

由于缺乏组织非特异性ALP，遗传性低磷酸酯酶血症(ALP活性下降的典例)可与总ALP下降及骨骼疾病相关[28]。

1.3.6 注意事项

络合剂如柠檬酸盐、EDTA或草酸盐，可结合ALP活性的重要辅助因子如锌离子和镁离子。这类抗凝血浆样本测定ALP活性会假性降低[73]。输血后的样本也如此，因输注柠檬酸盐而导致酶活性下降。

采血前禁食12 h是必要的，由于肠ALP进入血液循环，进食2～4 h后总ALP水平升高30 U/L。糖尿病患者的空腹肠ALP为11～79 U/L，餐后上升至41～106 U/L[74]。高脂餐后肠ALP活性升高。

溶血：血红蛋白抑制约3%活性[73]。

半衰期：总ALP的半衰期为3～7天。肝ALP为3天。骨ALP为40 h。肠ALP为<1 h。胎盘ALP为4～7天。

药物：药物可升高或降低ALP活性[75]。

- 升高效应：别嘌呤醇、安吖啶、卡马西平、复方磺胺甲噁唑、环磷酰胺、双异丙吡胺、红霉素、金盐、异烟肼、酮康唑、巯嘌呤、甲氨蝶呤、甲氧氟烷、α甲基多巴、甲基睾酮、苯唑西林、酚丁、罂粟碱、青霉胺、哌克昔林、苯巴比妥、苯基丁氮酮、苯妥英、普里米酮、丙硫氧嘧啶、雷尼替丁、甲氧苄啶/磺胺甲噁唑、柳氮磺胺吡啶、丙戊酸、维拉帕米。
- 降低效应：氯贝特、口服避孕药。

血清稳定性：20℃时3日活性下降3%；4℃时1周活性无下降[76]。

质量保证：冻干对照血清复溶后几小时内ALP水平升高，取决于冻干ALP同工酶。必须遵守制造商规定的复溶时间。

ALP同工酶检测方法：ELISA法测活性时，若总ALP病理性变化，存在3%～8%的交叉反应[8,55]。

- 免疫测定：骨ALP和肝ALP的交叉反应高达16%。如果是肝胆疾病而非骨骼疾病，应仅有肝ALP升高。这种情况下，除非总ALP升高2.6倍，免疫测定法不会产生病理性骨ALP结果[77]。
- 含麦胚凝集素载体的电泳分离：此方法和沉淀法一样，对于骨ALP和肝ALP测定具有相同的精密度和准确度。高骨ALP水平时出现骨ALP带向阳极的拖尾效应。

年龄依赖：总ALP在10岁之前几乎保持不变，而后持续升高，在14～16岁时达到最高中位数。这个峰值可达女孩参考上限的4倍和男孩参考上限的5倍[17]。20～25岁后，两性水平趋于一致，男性保持不变直到死亡[73]。女性绝经期因骨ALP升高总ALP上升30%～60%；通常不超过参考上限[78]。

1.3.7 病理生理学

ALP是一种存在于所有组织的膜结合酶。它通过羧基末端磷脂酰肌醇锚定于细胞膜表面。与膜结合形成一个四聚体，由磷脂酶C和磷脂酶D分离，然后进入血循环。这里ALP是有两个活性中心的二聚体，每个中心包含两个锌原子和一个镁原子。

ALP由一组四个基因位点编码的同工酶组成。组织非特异性同工酶基因(组织非特异性碱性磷酸酶，TNSAP)位于1号染色体短臂。组织特异性酶，肠ALP、胎盘ALP和生殖细胞ALP的基因位于2号染色体长臂。TNSAP基因在多个组织均有表达，如肝脏、骨和肾；这些器官/组织产生的ALP经翻译后修饰形成不同亚型[14]。这些亚型具有相同的蛋白质一级结构，但唾液酸化程度不同。这使电泳迁移率、热稳定性以及对某些化学物质的抑制作用不同，如胎盘同工酶可与肝特异性、骨特异性和肾特异性同工酶区分，基于苯丙氨酸的抑制作用和65℃ 10 min的热稳定性。

ALP在组织中的特定活性以U/g为单位，胎盘中为3 214 U/g，小肠中为2 524 U/g，肾脏中为619 U/g，骨中为571 U/g，肝脏中为100 U/g。

可使用人工、高浓度底物来测定ALP。焦磷酸、磷酸乙醇胺和磷酸吡哆醛是血浆ALP的天然底物。无机磷酸盐浓度是血浆ALP活性的天然底物。磷浓度正常时，ALP的活性较磷酸吡哆醛被抑制了50%，ALP下降时磷浓度升高，ALP升高时磷浓度下降[79]。

1.3.7.1 肝ALP

肝ALP由各胆道系统，自肝内毛细胆管至胆囊黏膜和大胆管产生。任何胆汁流动的阻塞，无论是在胆小管中，还是在十二指肠小乳头，都可引起胆管内肝ALP变化。这种酶诱导剂是未知的。血清ALP和胆红素通常变化一致，如胆结石阻塞胆管和胰头癌。然而若只有右肝内胆管阻塞，胆红素和ALP变化不一致，此时ALP升高，但胆红素是正常的。这是由于肝内胆管吻合致左肝管内胆红素排泄。仅ALP升高而转氨酶正常也发生于渗透性肝病如肿瘤和肉芽肿，但巨ALP也应考虑。如果胆管受压，胆汁流动受阻于转移瘤、肿瘤或肉芽肿，ALP会升高。

1.3.7.2 骨ALP

骨ALP位于成骨细胞膜。成骨细胞活性增加导致酶水平升高。遗传性低磷酸酯酶症的结果表明骨ALP立即参与骨矿化。敲除*TNSALP*基因的转基因小鼠具有渐进性骨病但无继发甲状旁腺功能亢进。矿化过程中的骨ALP作用机制尚未明确。假定它可提高无机磷的局部浓度，局部抑制矿化或充当钙结合蛋白。

前列腺癌、乳腺癌和肺癌患者常在病程中发生骨转移。此时骨由破骨细胞再吸收，由成骨细胞新形成。只有当成骨细胞活性不低于破骨细胞活性时骨ALP才升高。因此ALP升高常见于骨转移相关的肿瘤如前列腺癌；相反，在溶骨性转移相关疾病的ALP水平取决于代偿性成骨细胞活性。骨转移存在时，双磷酸盐可抑制骨吸收，降低骨疼痛。治疗开始1个月后，骨ALP的升高被认为是由于成骨细胞的增加。2～3个月后骨ALP的减少被认为是骨吸收和骨形成偶合的结果。

人们普遍认为骨质疏松症意味着绝经后骨量减少并归因于骨重塑的增加。骨质疏松女性的骨量与骨形成和再吸收的生物标志物呈负相关，然而单个骨标志物的预测价值很低。骨ALP、骨钙素、PⅠNP、羧基末端交联肽和钙排泄的结合被认为具有60%～70%的预测价值。

1.3.7.3 肠ALP

肠ALP由肠上皮细胞表达，易在H血型物质(O型、B型)的分泌型血中测得。肠ALP在这些个体中占总ALP的比例为10%～20%。进食后，尤其是高脂餐后肠ALP活性升高。

肠ALP可在肝硬化和其他严重肝病的患者中升高，其升高由脱唾液酸糖蛋白受体的绝对减少引起。肠ALP通过这些受体结合到肝细胞膜表面，然后分裂。此外，自身免疫性肝炎时，抗去唾液酸糖蛋白受体抗体可抑制受体。右心衰时小肠阻塞可引起肠ALP合成增加。

1.3.7.4 胎盘ALP

胎盘ALP是一种热稳定的胎儿同工酶。与Regan型ALP同源。胎盘ALP由来自胎儿12周产生的胎盘合体滋养层细胞产生，在血清中以分子量为300 kDa的四聚体存在。大量的Regan型ALP可在精原细胞瘤和卵巢癌中测得。然而它对肿瘤无特异性，也可在1型肺泡细胞质膜及细胞基底膜之间测得。Regan型ALP是一种在健康个体中无法测得的同工酶，其高百分比可在吸烟者中测得。尼古丁摄入和Regan型ALP水平之间存在线性关系。戒烟1～2个月后浓度下降。

1.4 α淀粉酶

Klaus Lorentz

人α淀粉酶(1,4-α-D-葡聚糖4-葡聚糖水解酶，EC 3.2.1.1)是由97%具有同源氨基酸序列的胰淀粉酶(P淀粉酶)和唾液淀粉酶(S淀粉酶)组成的单个多肽链。健康人群的血清和尿液中含有来自胰腺和腮腺、具有大致相等催化活性的同工酶。脂肪酶是除α淀粉酶外，另一种被许多临床医生优先选择用于诊断急性胰腺炎的酶(见第1章1.12)。

1.4.1 适应证

- 急性胰腺炎的确诊和排除(出现急性上腹部疼痛)。
- 慢性胰腺炎的确诊(复发性)。
- 累及腹部疾病、外科手术的胰腺炎排除。
- 胆总管造影术后的监测。
- 腮腺炎(流行性、消瘦性、术后、酒精引起)。

1.4.2 检测方法

原理:通过分解第一个葡萄糖分子(G1)还原基上携带芳香族残基的特异性寡糖来连续监测酶活性。当α淀粉酶直接作用于2-氯-4-硝基苯基-α-D-麦芽三糖苷后,释放芳香族残留物并直接测量。采用IFCC推荐的方法,具有长链底物的芳香族残基4-硝基苯基-G7(EPS),被α葡糖苷酶解离产生黄色发色团。在非还原末端的葡萄糖(G7)的碳6位置阻断,保护寡糖免受辅酶的作用。

IFCC方法如下:[1]

$$EPS + H_2O \xrightarrow{\alpha\text{淀粉酶}} 4,6\text{-亚乙基-}Gx + 4\text{-硝基苯基-}G(7-x)$$

$$4\text{-硝基苯基-}G(7-x) + (7-x)H_2O \xrightarrow{\alpha\text{葡萄糖}} (7-x)\text{葡萄糖} + 4\text{-硝基苯酚}$$

其中,EPS为4.6-亚基(G1)-对硝基苯基(G7)-α-(1,4)-硝基苯麦芽七糖苷;G为α-(1,4)-D-葡萄糖。

1.4.3 标本要求

- 血清、肝素抗凝血、体液1 mL。
- 尿液(12 h尿液或随机尿)1 mL。

1.4.4 参考区间(表1.4-1)

表1.4-1 淀粉酶参考区间

单位:U/L(μkatal/L)

反应温度37℃	血清	尿液*
IFCC方法,>17岁	31~107[1](0.42~1.71)	≤460(≤7.7)
G3-CNP方法,成人[2](2-氯-4硝基苯酚-a-D-麦芽三糖)[3]	30~90(0.50~1.5) 25~98(0.42~1.0)	
干化学法,成人(支链淀粉反应红2B)	30~110(0.50~1.83)	≤640(≤0.7)
胰淀粉酶(2种针对唾液淀粉酶抗体的EPS-G7-NP方法)		
成人[4]	13~53(0.2~0.9)	≤640(≤9.8)
儿童[5]		
-<1岁	0~8(0~0.13)	
-1~9岁	5~31(0.09~0.52)	
-10~18岁	7~38(0.11~0.65)	

数据以第2.5和第97.5百分位数表示。*随机样本

1.4.5 临床意义

1.4.5.1 血清α淀粉酶

血清中酶活性的升高是胰腺疾病检测中唯一没有争议的诊断发现。在急性和复发性炎症中,上腹部疼痛发作后5~10 h是最佳诊断窗口期。除疾病分期外,诊断通过参考区间上限值确定。总α淀粉酶的诊断价值低于胰淀粉酶[6],但反应时间比酶的选择更为重要。α淀粉酶和脂肪酶活性呈平行变化,脂肪酶延迟下降至正常水平。在重症疾病中α淀粉酶和脂肪酶活性低于参考上限3倍,因此血清中的活性不反映疾病的严重程度[7]。

酶活性在参考区间内(特别是α淀粉酶)偶尔发生在急性、酒精引起的胰腺炎[7]。另外,在没有胰腺疾病的住院患者中,有8%的人发现α淀粉酶升高。因此,如果没有怀疑胰腺疾病,则无法通过α淀粉酶确定[8]。

升高见于以下疾病:

- 急性胰腺炎:在发病当天,α淀粉酶的诊断灵敏度为80%,低于脂肪酶和胰淀粉酶(表1.4-2)。病程第5天后,诊断灵敏度降至70%以下[9]。

表1.4-2 胰源性高淀粉酶血症的原因

疾病	临床和实验室检查
急性胰腺炎	急性胰腺炎:多数患者症状发作5~6 h后,结果超过参考值上限的3倍,持续2~6天。在浆液性炎症中结果高达参考上限20倍(无预后意义)。
慢性胰腺炎(复发,梗阻)	反复发作的慢性胰腺炎:疾病发作当日可出现高淀粉酶血症;持续4~6天至数周(阻塞性形式和酗酒造成的复发)。在α淀粉酶和胰淀粉酶正常情况下,且无症状表现时,脓肿和(或)假性囊肿形成结果将再次升高。仅在约60%的患者中存在酒精诱导形成的高淀粉酶血症,通常S淀粉酶同时升高。
急腹症	α淀粉酶于发病5~6 h后升高(胆囊炎、穿透性十二指肠溃疡),低于参考上限的3.5倍,持续2~4天(依病因和治疗而异)。胰淀粉酶相对较少出现高值。在输卵管破裂(S淀粉酶升高)和溃疡穿孔引起的腹膜炎、回肠炎、肠系膜梗死、脾静脉血栓等情况下,浓度轻度且不一致地升高(低于参考上限2倍)。
经内镜逆行性胰胆管造影术	术后6 h达到峰值(参考上限2~4倍),2~4天开始下降。

- 慢性胰腺炎复发:急性发作期间,两种酶的时间分布和相互关系与急性炎症相对应。然而,当诊断特异性超过90%时,仅偶尔达到急性炎症中普遍存在的敏感性。α淀粉酶/脂肪酶活性值低被认为是晚期阶段的典型特征[10]。
- 经内镜逆行胰胆管造影术(endoscopic retrograde choledochopancreatography, ERCP)后的胰腺炎。术后,脂肪酶活性高于α淀粉酶,6 h后达到峰值水平(如α淀粉酶),但仍持续3天以上[11]。在急性胰腺炎患者中,水平保持长达24 h的峰值[12];如果2 h后,α淀粉酶仍低于参考上限的2.4倍,且脂肪酶维持在4.2倍以下,则急性胰腺炎阴性预测值为0.98[13]。

约50%病例中的慢性无症状高淀粉酶血症来源于胰腺或胰腺外疾病;约5%的病例诊断为巨淀粉酶血症和(或)家族性高淀粉酶血症,40%的病例未找出原因[14]。普遍存在的同工酶X淀粉酶是肠源性的,P淀粉酶和S淀粉酶来源于肿瘤和肝组织[15]。因此,α淀粉酶和脂肪酶升高可以预示肝脏疾病[16],但是伴随肝淤血的循环衰竭[17]也可能会诱发高淀粉酶血症。此外,腮腺炎也可考虑为术后的口腔炎引起。

在乳糖吸收不良[18]和抗惊厥疗法[19]中,α淀粉酶和脂肪酶活性可提高10%~15%。胰腺癌引起胰管闭塞可导致高淀

粉酶血症。在贪食症和厌食症中，淀粉酶偶尔会达到参考上限水平 2 倍[20]，主要是由于口腔炎引起的腮腺炎。其他引起胰外高淀粉酶血症的原因见表 1.4－3。

表 1.4－3　胰外高淀粉酶血症的原因

疾病和原因	临床和实验室检查
肾功能不全	如果肌酐清除率降至 50 mL/(min·1.73 m^2)以下，α 淀粉酶(P 淀粉酶＞S 淀粉酶)在肾小球和肾小管损伤的情况下升高，而且是透析患者的 3 倍。
恶性肿瘤	所有的同工酶都能被检测到。S 淀粉酶是分化良好肿瘤的特征，X 淀粉酶是去分化肿瘤的特征：肺(腺癌)，结肠、甲状腺、卵巢、前列腺、子宫颈恶性肿瘤及多发性骨髓瘤。
酒精中毒	10%急性酒精中毒患者的 S 淀粉酶升高；经过 5 年的滥用，α 淀粉酶恢复正常，但 S 淀粉酶/P 淀粉酶值为 1.8(健康患者为 1.0)；在肝硬化或慢性肝炎中，α 淀粉酶水平轻度(低于参考上限值 2 倍)升高。
肝癌	在急性肝充血、病毒性肝炎、肝硬化、肝细胞癌、肝转移和肝切除中，是参考上限的 1.5～8 倍。
腮腺炎	相对于 S 淀粉酶，α 淀粉酶升高至参考上限的 3 倍(术后)或 5 倍(病毒感染、腮腺炎、餐后涎石病)，P 淀粉酶和脂肪酶仅在胰腺累及时升高(流行性腮腺炎)。
巨淀粉酶血症	2%住院患者(排除艾滋病、淋巴瘤和骨髓瘤)的 α 淀粉酶出现异常升高。羟乙基淀粉(HES)刺激胰腺炎(术后)引起假性巨淀粉酶血症。
少见疾病	在局限性肠炎和溃疡性结肠炎、输卵管炎、AIDS 和糖尿病酮症酸中毒中，α 淀粉酶偶尔会升高至参考上限 2～3 倍：在累及胰腺时，α 淀粉酶，P 淀粉酶和脂肪酶同时升高。

在肥胖者中低值没有临床意义。低淀粉酶血症作为胰腺功能衰竭的症状或对分泌物刺激的反应缺失，除了在晚期阶段不会被发现。

1.4.5.2 尿 α 淀粉酶

如果怀疑有巨淀粉酶血症或肾功能不全，可通过尿液检测提示高淀粉酶血症(参见表 1.1－2)。

1.4.5.3 血管外液 α 淀粉酶

术后引流进行分泌物分析以确定是否存在胰瘘。胸腔积液中的高浓度 α 淀粉酶(基底胸膜炎和胸导管损伤)提示胰腺炎。有报道 S 淀粉酶在白血病、肺癌和肿瘤肺转移中升高[21]。

1.4.6 注意事项

巨淀粉酶血症(参见第 1 章 1.1)：巨淀粉酶是不均一的结构复合物(分子量＞400 kDa)，是 α 淀粉酶结合到免疫球蛋白的 Fab 片段上形成的(大多数为 IgA，30%不到为 IgG，5%不到为其他免疫球蛋白)。此外，在一些白蛋白和 $α_1$ 抗胰蛋白酶中有发现。由于它的大小导致肾小球滤过受阻，使得其在血清中的半衰期延长，酶活性增加 4 倍。在大多数情况下为 S 淀粉酶，但这种类型的同工酶通常无法被检测到，因为该酶的抗原决定簇被免疫球蛋白遮蔽。典型的特征是没有临床症状的持续性高淀粉酶血症，尿中 α 淀粉酶正常或者降低，脂肪酶活性正常。在 0.1%的人群中有该现象。但是在巨淀粉酶血症中可以发现单克隆免疫球蛋白。

输注羟乙基淀粉会导致巨型复合物的产生，与 α 淀粉酶形成高分子复合物。由于这些高分子复合物无法经肾小球滤过排出，所以输注 500 mL 的 6%羟乙基淀粉溶液后，血清 α 淀粉酶活性升高并持续 3～5 天。这种高淀粉酶血症可被误诊为术后胰腺炎，而脂肪酶活性正常。

检测方法：酶动力学方法可以检测到参考上限 10 倍的水平，对应的底物在溶液里十分稳定。葡萄糖浓度超过 10 g/L，导致测量信号轻微降低；丙酮酸和乳酸不会引起干扰反应。

使用 4－硝基苯酚或 2－氯－4－硝基苯酚作为显色剂，较其他显色剂更能耐受高浓度的胆红素、甘油三酯和血红蛋白，但溶血样本(由于血红蛋白吸收减少)会造成酶活性假性降低[22]。脂蛋白也会导致酶活性假性降低。

尿淀粉酶：α 淀粉酶的排泄和清除可以对可疑的巨淀粉酶血症、肾功能不全给出一定的诊断，而尿淀粉酶的测定和清除率对急性胰腺炎的诊断没有意义。

抗凝剂：EDTA 和草酸盐由于含有 Ca^{2+} 螯合剂，不推荐使用。肝素不产生干扰。一些含镁的试剂是为了激活 EDTA 血浆中的 α 淀粉酶。

参考区间：α 淀粉酶具有典型的年龄分布和个体差异。怀孕没有任何影响。新生儿唾液酶活性仅为 12 个月后的 25%～50%。胰腺淀粉酶仅在 1～2 个月后出现，活性随年龄持续升高至 10 岁；此后，达到成年人参考区间。

稳定性：血清可以在 4～8℃或者 25℃保存至少 1 周，在－28℃可保存至少 1 年(可检测巨淀粉酶血症)。尿液在 4℃可保存至少 1 天，在无菌情况下，可保存至 1 个月，不可冷冻。

1.4.7 病理生理学

人 α 淀粉酶(1，4－α－D－葡聚糖水解酶，EC 3.2.1.1)代表 3 种几乎相同的单体蛋白质。在 15 个氨基酸的肽链解离后，具有 496 个氨基酸的活性酶从内质网转移到细胞质中[23]。位于染色体 1p21 中的基因座对 3 种分子量约 54 kDa 的同工酶编码如下：AMY2A 是胰腺的酶，AMY2B 是普遍存在的酶，AMY1 是唾液腺的酶。它与胰淀粉酶有 97%的同源性，有 15 个不同的氨基酸；AMY2B 仅有 5 个氨基酸替换，而具有 98%的同源性。因此，通过同时使用 2 种单克隆抗体，唾液淀粉酶可被抑制至 3%以下的残余活性。然而，这方法不适用于 AMY2B 同工酶。两种同工酶存在分子量为 57～62 kDa 的糖基化形式。它们的葡聚糖残基可以在体内进行酶分解而不会失去活性。

淀粉酶由 3 个域组成。结构域 A 包括具有活化的 Cl^- 活性中心，其可被相似大小的阴离子取代。结构域 B 中的保护性 Ca^{2+} 与催化中心对齐并稳定酶分子，因此钙离子抗凝剂和重金属会使酶分子失活。结构域 C 携带糖基化形式的聚糖残基，并且取决于物种而强烈变化。所有同工酶通过随机水解 1，4－α－糖苷键将聚合碳水化合物还原成二糖。寡糖在可导致葡萄糖和麦芽糖转移至底物的优选键处断裂。

α 淀粉酶在唾液腺和胰腺的分泌上皮细胞中合成，在肝脏和癌组织[15]中合成低浓度酶。如同脂肪酶一样，可以在腺泡上皮中检测到酶原，但在细胞外则没有。在健康个体中，超过 99%的酶被释放到胃肠道中，而器官/组织受损和炎症导致进入循环的量增加。软组织的大量破坏对血清中的活性几乎没有影响。

总而言之，α 淀粉酶和脂肪酶性质一样，但半衰期较长(9.3～17.7 h)。引起这种差异的原因可能是，酶经肾小球滤过，50%被肾小管重吸收。由于肾小管损伤(烧伤、酮症酸中毒、急性胰腺炎)和蛋白尿[24]，导致淀粉酶清除率增加(正常

2.8～4.6 mL/min)，重吸收受到限制。这也导致健康个体的清除率[(淀粉酶清除率/肌酐清除率)×100]从1.8%～3.2%提高到超过10%。大多数肾小球损伤(慢性肾小球肾炎和肾硬化)可以导致该比值升高超过9%，肌酐清除率显著下降。可观察到胰腺同工酶组分相对增加而α淀粉酶排泄显著降低。

1.5 血管紧张素转化酶

Lothar Thomas

血管紧张素Ⅰ转化酶(肽基二肽酶A;EC3.4.15.1)最初被称为二肽基羧基肽酶[1]。血管紧张素转化酶(ACE)主要位于肺毛细血管和肾皮质的内皮细胞。

组织特异性ACE生理存在见图1.5-1。

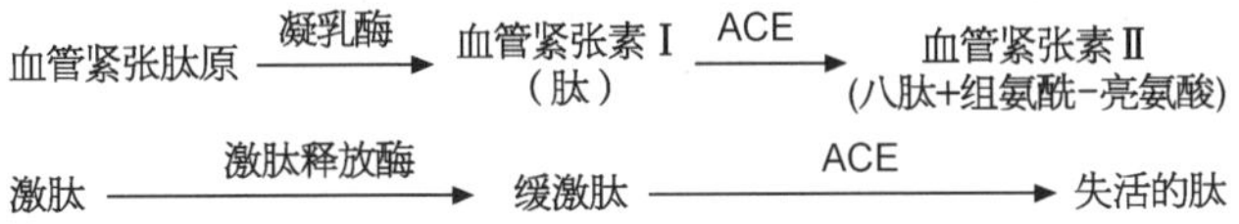

图1.5-1 ACE的生化作用

- 作为肾素-血管紧张素-醛固酮系统的关键酶;ACE裂解来自血管紧张素Ⅰ的二肽L-组氨酰-L-亮氨酸;转化血管紧张素Ⅰ为强血管加压的血管紧张素Ⅱ。
- 通过连续释放L-苯丙氨基-L-精氨酸和L-丝氨基-L-脯氨酸来降解舒张血管的九肽缓激肽。

血清ACE(SACE)不参与这些反应;其病理生理意义尚未明确。多数疾病，尤其是结节病(Besnier-Boeck-Schaumann病)均会导致SACE升高。

1.5.1 适应证

- 疑似结节病。
- 结节病的肉芽肿负荷评估及呼吸系统疾病严重程度监测。
- 监测结节病疗效。

1.5.2 检测方法

常规检测裂解合成N末端封闭三肽，分裂时释放马尿酸(苯甲酰甘氨酸)。已发现很多被用于ACE测定的合成底物。这些底物的芳寡肽比天然底物短，通常是N末端封闭三肽，主要为马尿酰甘氨酰甘氨酸(马尿酰为苯甲酰甘氨酰)、马尿酰组胺酰亮氨酸(hippuryl-histidyl-leucine，HHL)和呋喃基丙烯醛基苯基丙氨基甘氨酰甘氨酸(FAPGG)。底物用于分光光度法、荧光法、放射法和色谱方法[1]。

Lieberman法[2]：原理为，乙酸乙酯萃取后采用分光光度法在228 nm处测定马尿酸至HHL的释放率。

Neels等所用方法[3]：原理为，甘氨酰甘氨酸从马脲酰甘氨酰甘氨酸的释放率为显色反应，采用光度法于420 nm处测量。

Ryan等所用方法[4]：原理为，3H马尿酰甘氨酰甘氨酸作为底物及3H马尿酸的释放率测定。

Friedland和Silverstein所用方法[5]：原理为，HHL作为底物，通过与邻苯二胺形成荧光后，采用荧光光度法测定组氨酰亮氨酸的释放率。

Holmquist等所用方法[6]：原理为，ACE催化FAPGG水解为呋喃基丙烯醛基苯丙氨酸和甘氨酰甘氨酸。水解使测定介质的吸收产生蓝移。吸收的减少在340 nm处测量。它与标本中ACE活性成正比。

1.5.3 标本要求

肝素抗凝血清(不含EDTA)1 mL。

1.5.4 参考区间(表1.5-1)

表1.5-1 ACE参考区间

检测方法	参考区间(U/L)
Lieberman法[2]	10～135
Neels等所用方法[3]	115～420
Ryan等所用方法[4]	44～138
Silverstein等所用方法[5]	12～152
Holmquist等所用方法[6]	8～52
	30～170[7]

1 U指每秒水解1 μmol底物的酶的量。数据以$\bar{x}\pm 2s$表示

1.5.5 临床意义

健康人SACE活性可包括锚定于腔面血管壁的巨噬细胞释放的外酶[1]。SACE活性升高源于肉芽肿。肉芽肿是许多慢性间质性肺病，如结节病、过敏性肺炎、铍中毒和组织细胞增生症X线的特征，主要结构由活化的巨噬细胞及其衍生物，如上皮细胞和巨核细胞组成[8]。某些疾病状态，除结节病，约25%的病例始终与ACE升高相关，如戈谢病、甲状腺功能亢进、糖尿病视网膜病变、肝硬化、硅沉着病、石棉肺、淋巴管肌瘤和慢性疲劳综合征[9]。

低ACE被认为是血管床内皮功能障碍的标志，如中毒性肺损伤、深静脉血栓、甲状腺功能减退或恶性肿瘤放疗后[1]。低SACE活性的作用尚未明确。

1.5.5.1 结节病

1.5.5.1.1 临床表现[8,10]：结节病是一种病因不明的多系统疾病。典型表现为肺泡、支气管和血管壁的非干酪性肉芽肿。主要30～40岁的年轻人发病，并影响以下器官：

- 肺：>90%;肺门淋巴结肿大(70%)，实质浸润(25%)。
- 肝、脾：25%～70%。
- 皮肤：10%～60%。眼部：10%～25%。
- 外周淋巴结和骨骼肌：<30%。
- 唾液腺、中枢神经系统、心肌：<5%。

此病有下列两种形式：

- 急性形式。此形式在几周内突然发展，占所有结节病20%～40%。主要表现为呼吸道症状、胸骨后疼痛、发热、关节痛、结节性红斑、肺门淋巴结肿大及葡萄膜炎(Löfgren综合征)和严重精神病。少症状形式也会发生。
- 慢性形式。此形式无症状，约1/3的患者有咳嗽、呼吸困难，偶尔咯血。与这些发现相反，这些患者看起来非常健康。肺外表现往往是本病的主要症状，肺部症状可消失。

1.5.5.1.2 患病率：德国40～50/10万，西班牙、意大利<10/10万;黑种人和波多黎各人的患病率高。

1.5.5.1.3 预后：结节病的自然病程无法预测。晚期肺浸润和脾肿大的患者可自行缓解，而无症状的肺门淋巴结肿大也可发展成严重的临床症状。70%的双肺门淋巴结病（Ⅰ型）、50%的肺浸润与双肺门淋巴结病（Ⅱ型）和50%的肺浸润无双肺门淋巴结病（Ⅲ型）的患者可自行缓解。肺纤维化（Ⅳ型）的死亡率为40%。一般情况下，诊断时临床表现越严重，受累的器官系统越多，观察到的不良反应越多[8]。

1.5.5.1.4 神经系统结节病[11,12]：5%系统性结节病患者因中枢神经系统（CNS）受累而出现神经系统症状，10%～30%的患者首次发病即出现神经系统症状，10万个高加索人中孤立CNS结节病的发病率低于0.2。其可影响脑膜、脑组织、脊髓和周围神经。颅内结节病与其他神经系统疾病的鉴别较难，尤其没有颅外表现症状时。

1.5.5.1.5 SACE与结节病：SACE检测可用于结节病的确诊、评估机体肉芽肿负荷、随访疾病病程、评估皮质类固醇治疗疗程。

诊断：急性肺结节时SACE的阳性预测值为75%～90%，阴性预测值为70%～80%[13]。SACE活性升高联合^{67}Ga扫描Ⅱ型或Ⅱ型的影像学检查的诊断灵敏度为100%。正常SACE加上阴性^{67}Ga扫描结果可排除肺结节。慢性结节病的SACE水平一般正常，其他肉芽肿病时ACE活性也可升高。

SACE正常不能排除结节病。这是因为SACE的参考区间依赖遗传多态性，而参考值的确定并未考虑多态性[14]，如急性结节病时结节性红斑可显示参考区间内的值[13]。肝脏结节表现为硬化性胆管炎、肝外胆汁淤积或Budd－Chiari综合征，此时SACE升高约15%，ALP升高2～5倍[15]。

1.5.5.1.6 评估肉芽肿负荷[13]：ACE水平反映整个机体的肉芽肿负荷，与发病器官无关。尤其适用于系统性结节病。孤立性结节病，如CNS结节或心脏结节，不引起ACE升高。这在血管较少的大纵隔淋巴瘤中也会出现。

疾病病程[13]：初期低SACE活性预示预后良好；若活性升高2～3倍则预后不佳。SACE活性随病程进展升高，在慢性活动期伴高负荷肉芽肿时达到峰值。

皮质类固醇治疗疗程[16]：一般SACE水平不是此疗法的标准，但显著高于参考上限的水平可能提示需要治疗及良好的应答。初始值越高，需要越长期的皮质类固醇治疗以达到正常SACE水平并改善临床症状。有效剂量会使1～2周后SACE水平下降。肺结节时，SACE的下降先于放射性结果的改善。未下降表明剂量不足或缺乏依从性。

SACE可在治疗结束及正常化之后再次升高。这是复发的最初指示，临床症状未必出现。只有发现临床和放射学变化才能再次治疗。

一些治愈患者SACE可再次升高而无临床复发。这种情况下，酶活性通常低于治疗开始前的水平。

结节病的自发缓解与SACE逐渐减少相关。此时其水平不会像应用皮质类固醇激素治疗那样骤降。

1.5.5.1.7 ACE与神经性结节病：脑脊液（CSF）中SACE和ACE活性升高并不一定是神经性结节病，也可能是其他神经系统疾病，如CNS感染、脑肿瘤和吉兰－巴雷综合征[11]。CSF中ACE升高在55%神经性结节病、5%无CNS累及的结节病和13%其他神经系统疾病中测得[17]。其余作者仅能在皮质类固醇激素治疗的神经性结节病评估的CSF中看到ACE的重要性[18]。

1.5.5.1.8 结节病的其他生物标志物[8]：如下。

- 血清可溶性肿瘤坏死因子受体Ⅱ（sTNF－RⅡ）浓度升高。其浓度是结节病炎症活动的指标[19]。
- sIL－2R是T细胞活性的生物标志物，揭示了这个参数与疾病临床活动之间的紧密联系。sIL－2R浓度升高是结节病进展良好的参数。
- 无治疗指征但sIL－2R浓度高的患者提示结节病过程中T细胞被激活，倾向于病情进展，随后出现糖皮质激素治疗指征。
- 免疫球蛋白（尤其是IgG和IgA）浓度升高。
- 可检测循环免疫复合物。
- 许多情况下存在淋巴细胞减少。
- 由于上皮细胞中1,25$(OH)_2D$形成，可引起血液和尿液中钙离子浓度升高，致小肠钙吸收增加（见第6章6.6）。
- HLA特点：在慢性结节病中常规表达HLA－B13，而HLA－B8、A1、Cw 7和DR3n的组成型表达在结节病关节炎和结节性红斑中可被测得。
- 支气管肺泡灌洗（BAL）：灌洗液中淋巴细胞百分比通常低于20%，可升高超过50%；$CD4^+$ T细胞数量升高，及$CD4^+/CD8^+$值从1～3升高至大于5，甚至超过12，尤其是急性结节病和Löfgren综合征也可发生（见第48章）。BAL中淋巴细胞百分比和$CD4^+/CD8^+$值在一定程度上与结节病的自发病程有关。急性发病和预后良好的患者有大量淋巴细胞，$CD4^+/CD8^+$值升高。慢性病且有恶化风险的患者仅表现出中等程度的升高[8]。

1.5.5.2 其他疾病中SACE升高

表1.5－2所列疾病中SACE活性检测仅对鉴别诊断有意义，因为这些疾病降低了SACE确诊结节病的诊断特异性。

表1.5－2 与ACE升高相关的其他疾病

疾病	临床与实验室检查
慢性铍中毒	慢性铍中毒是结节病重要的鉴别诊断。两种疾病的临床表现相同[8]。ACE水平可轻度升高。结节病的鉴别基于铍淋巴细胞转化试验或皮肤试验。
戈谢病	ACE水平平均升高3倍。戈谢细胞是SACE活性之源[9]。如同结节病上皮样细胞，戈谢细胞来源于血液吞噬细胞转化为固定、储存和分泌细胞的单核细胞。
糖尿病	研究[20]表明，增殖性视网膜病变的糖尿病患者SACE水平比健康对照者平均高50%。
混合性结缔组织病（mixed connective tissue disease, MCTD）	MCDT是一种疾病实体，具有针对核糖核蛋白的高抗体滴度及进行性系统性硬化症、多发性肌炎和系统性红斑狼疮的临床症候群。肺高压的发展是本病的主要临床问题。根据一项研究[21]，发展为肺高压的MCTD患者SACE升高。
HIV感染	艾滋病患者与HIV感染中间阶段患者的SACE平均高于健康对照受试者60%[22]。
慢性疲劳综合征	研究表明[9]，在20例慢性疲劳综合征患者中18例SACE>35 U/L（Lieberman法检测）。
妊娠	怀孕第七个月SACE上升，分娩后下降，产后6周恢复正常。

1.5.6 注意事项

标本要求：标本为血清或肝素抗凝血。金属螯合剂如EDTA不适合用作抗凝剂，因为它们会降低SACE活性。ACE是活性中心有一个锌原子的金属螯合物；螯合前与锌原子的结合显著降低了酶活性。

ACE抑制剂（如卡托普利和依那普利）必须提前4周被停用，否则由于ACE抑制而使检测值过低[23]。

检测方法：约25%患者尤其是结节病患者的血清中存在一种内在ACE抑制剂，可显著降低ACE活性。将血清按1∶10稀释可中和这种抑制效应[23]。

检测时，采用马尿酰甘氨酰甘氨酸作为底物比HHL更适合，因为前者受羧肽酶水解的影响较少[13]。采用FAPGG作为底物的优势在于水解速率提高了3倍，因此参考范围也更高。此外，可在340～345 nm处进行动力学测量，因此可被应用于机械化自动分析仪。两种底物（HHL和FAPGG）的效果依赖于Cl^-。故检测介质中的NaCl浓度必须为250～350 mmol/L。

参考区间：SACE的个体内差异很小，个体间差异却很大。如6因子在成人参考区间上下限之间波动。婴儿和青春期男孩比成年人有更高SACE活性。

以下为基于FAPGG底物测定的适用于儿童的参考区间[24]：

0.5～2岁	109±33
2～4岁	100±30
4～9岁	124±42
9～13岁	138±47
13～18岁	126±34（男孩）
	102±30（女孩）
成人	100±35

单位：U/L。数值为$\bar{x}\pm s$

药物[23]：卡托普利在一些患者中抑制ACE活性的半衰期为1～4天，在另一些患者中为10～17天。卡托普利对SACE活性的影响可变。

- 随储存时长而下降，然而在－70℃深度冷冻10天会增加15%～50%活性。
- 取决于患者个体代谢率。
- 在透析治疗中无抑制效用。
- 与反应介质中血清的稀释无关。

依那普利可完全抑制SACE活性，无法通过存储、血清稀释或透析逆转。因此应在SACE水平极低时考虑应用依那普利。

稳定性：血清和血浆中的ACE在4℃条件下稳定至少一周，在－20℃下稳定3个月[7]。

1.5.7 病理生理学

ACE普遍表达于血管内皮细胞、巨噬细胞、肾小管上皮细胞、间质细胞和脉络丛细胞，故它存在于许多器官，在肺和肾中数量丰富。ACE是一种外酶，通过疏水性肽残基与细胞膜表面结合。SACE的活性由酶，尤其是来自肺血管内皮细胞的酶裂解释放[1]。

ACE是分子量为150～170 kDa的锌金属蛋白酶。分子量差异源于不同个体组织的糖基化不同，如肺ACE的碳水化合物含量为30%，包括岩藻糖、甘露糖、N乙酰基葡萄糖胺、葡萄糖和唾液酸[25]。ACE将最后两个氨基酸裂解为肽链底物；若脯氨酸存在且不是末位氨基酸，则每条肽链可用作底物。

ACE是肾素-血管紧张素系统（RAS）和激肽释放酶系统的关键酶，反应如下。

- 在RAS中（图1.5－2），ACE裂解了血管紧张素Ⅰ上的亮氨酸C端双肽，形成血管活性肽血管紧张素Ⅱ。另一个可能的步骤是，1号位天冬氨酸由血管紧张素Ⅱ裂解形成血管紧张素Ⅲ。后者是不如血管紧张素Ⅱ有效的血管收缩剂[1]。
- 在激肽释放酶系统中，ACE裂解了缓激肽上的苯丙氨酸C端双肽，抑制血管舒张。

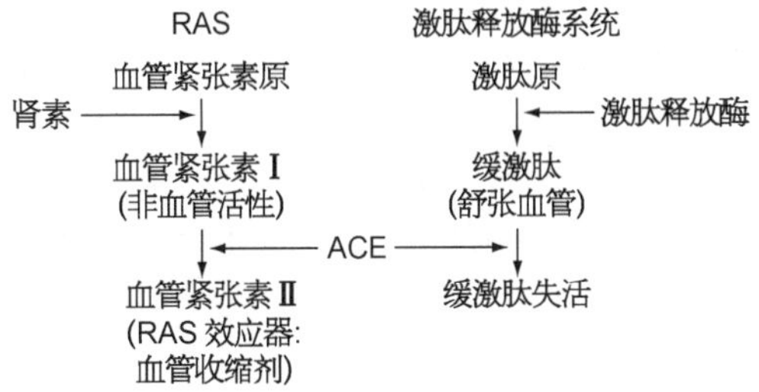

图1.5－2 ACE对RAS和激肽释放酶系统的作用

基于这些反应，ACE有以下作用：通过血管紧张素Ⅱ激活血管收缩、通过裂解缓激肽抑制血管舒张、通过血管紧张素Ⅲ刺激肾上腺醛固酮合成，致Na^+和水潴留及K^+丢失。

ACE维持血压（图1.5－2）、电解质和水动态平衡的双重作用使之成为高血压和充血性心力衰竭患者临床治疗（ACE抑制剂）的理想标志物。

ACE的基因多态性和可能的疾病关联已被发现[26]，包括SACE和组织中ACE活性。多态性包括ACE基因第16个内含子的ALU重复序列中287 bp DNA片段的插入（等位基因*I*插入）或缺失（等位基因*D*缺失）[1]。可鉴别基因型Ⅱ、ID和DD。DD基因型个体的SACE活性是Ⅱ基因型个体的2倍。然而ACE动力学、血管紧张素Ⅱ和醛固酮水平无差异，血压无显著差异。

结节病是病因不明的肉芽肿性疾病，其特征为活化T细胞和巨噬细胞在被感染器官（多肺部）处的聚集。它们释放干扰素－γ、TNF－α和其他炎性细胞因子作为炎症反应和细胞免疫反应的介质，致非干酪样上皮样细胞肉芽肿形成。在发炎部位，有大量$CD4^+$ T细胞。炎症过程在所有受累器官，包括CNS中都一样。炎症的持续引发纤维化改变和不可逆组织损伤。

肉芽肿结节由淋巴细胞、巨噬细胞、上皮细胞、肥大细胞、嗜酸性粒细胞和成纤维细胞组成。肉芽肿中涌入大量免疫细胞，其中细胞增殖和凋亡旺盛。ACE在巨噬细胞转化为上皮细胞的过程中释放。T淋巴细胞刺激的肺泡巨噬细胞也释放ACE入血循环。因此，SACE活性是机体肉芽肿负荷的指标，而sIL－2R、新蝶呤和sTNF－RⅡ表明结节病中免疫细胞活化程度[8,13]。

1.6 谷丙转氨酶(ALT)、谷草转氨酶(AST)

Lothar Thomas

氨基转移酶,又称转氨酶,是通过转移氨基来催化α酮酸变为氨基酸的一组酶。ALT位于细胞质中,主要存在于肝脏和肾脏,少量存在于心肌和骨骼肌。肝脏中ALT浓度最高,因此,血清中ALT活性升高是肝脏疾病的特定标志物。AST位于线粒体和细胞质中。这种无处不在的酶广泛存在于肝脏、神经组织、骨骼肌和心肌中。

1.6.1 适应证

ALT:肝细胞受损和监测疗效的关键指标。

- 证实黄疸和亚黄疸。
- 肝炎病毒导致的肝脏疾病。
- 全身性病毒性疾病及细菌和寄生虫感染引发的肝脏受累。
- 辅助诊断肝脏疾病、自身免疫性肝病。
- 用于检测因营养过剩(非酒精性肝脂肪变性)、肠外营养或工作场所和环境中的酒精、药物、肝毒素、麻醉剂和化学毒物所导致的肝受损。
- 疑似肝脏肿块、孕期肝脏疾病。
- 疑似遗传性代谢紊乱(血色病、Wilson病、α_1抗胰蛋白酶缺乏症、囊性纤维化)。
- 慢性肝炎抗病毒治疗的指征与监测及疗效评价。

AST:补充ALT在肝病诊断中的应用,包括鉴别诊断,验证病因、病情严重程度的评估和疾病分期,心肌梗死时心肌受损的预后性评估。

1.6.2 检测方法[1,2]

AST(EC 2.6.1.1):IFCC初级参考流程规定AST催化活性浓度的检测需在37℃下进行。

原理为,AST催化L天冬氨酸和α酮戊二酸之间的反应,而反应生成的草酰乙酸在苹果酸脱氢酶(MDH)的催化下与NADH反应(图1.6-1)。添加磷酸吡哆醛(PyP)用于激活标本中可能存在的apo-AST。LD被用来减少丙酮酸并缩短预孵育的时间,从而获得稳定的初始吸光度。测得的$NADH_2$减少的速率与AST的活性成正比。

$$\text{L天冬氨酸} + \alpha\text{酮戊二酸} \xrightarrow{\text{AST}} \text{草酰乙酸} + \text{L谷氨酸}$$

$$\text{草酰乙酸} + \text{NADH} + \text{H}^+ \xrightarrow{\text{MDH}} \text{L苹果酸} + \text{NAD}^+$$

$$\text{丙酮酸} + \text{NADH} + \text{H}^+ \xrightarrow{\text{LD}} \text{L乳酸} + \text{NAD}^+$$

$$\text{L丙氨酸} + \alpha\text{酮戊二酸} \xrightarrow{\text{ALT}} \text{丙酮酸} + \text{L谷氨酸}$$

图1.6-1 IFCC规定的AST(上)和ALT(下)的检测原理

ALT(EC 2.6.1.2):IFCC初级参考流程规定ALT催化活性浓度的检测需在37℃下进行。

原理为,ALT催化L丙氨酸和α酮戊二酸之间的反应,而反应生成的丙酮酸在LD的催化下与NADH反应(图1.6-1)。添加磷酸吡哆醛以激活标本中可能存在的apo-ALT。测得的$NADH_2$减少的速率与ALT的活性成正比。

1.6.3 标本要求

血清、血浆(肝素、EDTA、柠檬酸、草酸):1 mL。

1.6.4 参考区间(表1.6-1)

表1.6-1 ALT和AST的参考区间

血清,血浆	AST	ALT
IFCC方法		
成人(没有PyP替代的试剂)[3]	女性<31(0.52)	<34(0.56)
	男性<35(0.58)	<45(0.74)
与上限一致(有PyP替代)[4]	女性<35(0.60)	<35(0.60)
	男性<50(0.85)	<50(0.85)
儿童[5]		
年龄	AST没有PyP	AST伴有PyP
- 0~1岁	16~58(0.27~0.96)	14~77(0.24~1.29)
- 1~3岁	16~60(0.27~1.0)	19~71(0.32~1.19)
- 4~6岁	14~49(0.24~0.81)	15~53(0.25~0.89)
- 7~12岁	16~42(0.27~0.70)	19~48(0.31~0.80)
- 13~17岁	13~38(0.22~0.64)	15~41(0.25~0.69)
	ALT没有PyP	ALT伴有PyP
- 0~1岁	5~41(0.09~0.68)	4~49(0.07~0.82)
- 1~3岁	8~28(0.14~0.47)	7~29(0.11~0.49)
- 4~6岁	6~29(0.10~0.49)	5~39(0.08~0.65)
- 7~12岁	8~36(0.13~0.60)	7~44(0.12~0.73)
- 13~17岁	7~37(0.12~0.62)	8~45(0.13~0.75)

单位:U/L(μkatal/L)。数值取第2.5和第97.5百分位数。添加PyP和未添加PyP的转氨酶参考区间显示于表中

1.6.5 临床意义

转氨酶升高常提示肝脏疾病,然而转氨酶正常并不能排除疾病,尤其是慢性肝炎。在美国,转氨酶升高的患病率为7.9%,与脂肪肝相关。转氨酶也是代谢综合征(metabolic syndrome,MetS)、糖尿病(DM)和心血管疾病的预测指标。根据Framingham后代心脏研究[6],在20年的随访中,受试者中log ALT水平每增加1个标准差,MetS[比值比(OR)为1.21]和DM(OR为1.48)发生的概率就会相应增加。

在儿科医院[7],大约有12%的转氨酶单独升高是由遗传疾病引起的。在特定情况下肌肉萎缩症会被误认为肝脏疾病,而囊性纤维化、乳糜泻、糖原病和其他先天性代谢紊乱也会被误诊为隐源性肝病。

AST在急性心肌梗死(AMI)的诊断中不再重要,在骨骼肌疾病的诊断中也远没有CK敏感。因此,在AMI和肌肉病变中AST只被用于鉴别诊断。

1.6.5.1 肝脏疾病

ALT是肝实质炎症性损伤的关键标志物,它是肝病实验室分期的基础指标,常于下列情况下进行检测。

- 在缺乏临床症状的情况下对肝病进行筛查。
- 如果临床症状如腹痛、黄疸、肝肿大或肝昏迷提示存在肝病时，可检测 ALT。在许多案例中，AST、GGT、GLD、LD和 ALP 也被用于鉴别诊断。了解鉴别诊断可参见1.2 内容。
- 在已知的肝病中进行肝脏疾病严重程度的评估，进行病因学验证和预后评估。AST、GGT、ALP、ChE 和 GLD 与 ALT 结合使用可提供诊断性的结论。

ALT 水平在肝病中升高的频率(%)展示于表 1.6-2。ALT 和 AST 在肝病中的升高评价列于表 1.6-3。

表 1.6-2 血清 ALT 活性和其在肝胆疾病中升高频率(%)

ALT 活性(U/L)	<50	50~200	200~400	400~1 000	1 000~2 000	>2 000
	与 ALT 活性相关联的患者比例(%)					
不同病因所致的脂肪肝	25	72	3	0	0	0
转移性肝癌	35	55	8	2	0	0
胆管阻塞	14	61	14	11	0	0
原发性胆汁性肝硬化之外的肝硬化	14	70	10	5	0	0
毒性肝损伤*	19	42	17	19	3	0
慢性肝炎	1	42	40	13	4	0
胆管炎和原发性胆汁性肝硬化	0	64	20	8	8	0
急性病毒性肝炎	0	0	0	9	34	57
急性肝血流障碍	0	0	0	0	19	81

修改自参考文献[9]。ALT 的值源于入院时。*药物诱导，特指

表 1.6-3 肝病患者的转氨酶(可参见表 1.2-5)

疾病	临床和实验室检查
肝炎病毒所致的急性病毒性肝炎	系统性感染中的许多病毒种类也会影响肝脏。可是，肝炎病毒感染的临床表现被肝脏疾病所主导。A~E 型肝炎的差别基于免疫和分子生物学。在潜伏期转氨酶是正常的，在胆红素升高前一周的前驱期却急剧升高。疾病第一周和出现黄疸时，ALT 升高至上限的 20~30 倍、AST 升高至上限的 10~20 倍。如果在鉴别急性病毒性肝炎和肝内或肝外胆汁淤积时 ALT 超过上限 20 倍且 AST 超过上限 10 倍，则急性病毒肝炎的阳性预测值为 78%，排除病毒性肝炎的阴性预测值为 99%[11]。急性肝炎从无黄疸到有黄疸到胆汁淤积到坏死的不同进展取决于它们的严重程度，并且根据达到峰值的转氨酶值的升高来进行区分。胆汁淤积的进展能够通过 GGT 和 ALP 同时升高被区分，坏死进展能够通过 De-Ritis 比值大于 1 和较高的 GLD 水平来区分。相对于成人，无黄疸的肝炎在儿童中更为多见。有黄疸的疾病相较于无黄疸的疾病更容易被治愈。
- 甲型肝炎[22]	在患有甲肝 5 年之内，20%~30%的成人和 90%的儿童不会出现黄疸。症状持续 3~6 周的病例是良性和自限性的，并且不会进展为慢性状态，因此，没有慢性病毒携带者。ALT 升高 20~30 倍，De-Ritis 比值大约为 0.5；水平在 6 周内再度下降。5%~10%经历持续或间歇性疾病的患者，尤其是成人，转氨酶升高且 HAV-IgM 存在持续 1 年。酶水平急剧升高、转氨酶很高的胆汁淤积形式、ALP 和 GGT 升高、胆红素>205 μmol/L(12 mg/dL)的严重病例随着年龄的增长而出现，部分表现为数月。大于 40 岁的患者死亡率为 1.1%，而低于 14 岁的患者死亡率为 0.1%。在转氨酶升高前 1~2 周，可以通过检查粪便中甲肝抗原来确定是否被感染。
- 乙型肝炎[13,22]	由于不出现黄疸，有约 2/3 的患者忽视了急性乙型肝炎的存在。因此，轻型经常被错认为是普通感冒、多发性关节炎或肠胃不适。轻度黄疸与胆红素浓度高达 85 μmol/L(5 mg/dL)有关。转氨酶在黄疸出现时已经升高，并且在黄疸出现 1 周后达到峰值(ALT 大约升高 40 倍，AST 大约升高 30 倍)。AST/ALT 值最初为 0.7 左右，并且随着治疗过程及转氨酶的减少而降低。转氨酶在 6~12 周后达到正常水平；ALT 和 GGT 是最后恢复正常的酶。早期胆汁淤积在大约 5%的患者中进展。这些患者在疾病初期胆红素已经升高，4~6 周后转氨酶急剧上升至稳定水平，ALP 和 GGT 活性在出现黄疸后 4~6 周升高 5~7 倍，达到峰值。早期胆汁淤积在临床上通过具有晚期胆汁淤积不具有的严重皮肤瘙痒来区分。晚期胆汁淤积，ALP、GGT 和胆红素升高而转氨酶下降。暴发性肝炎有较高的转氨酶，AST/ALT 值远远大于 1 且 GLD 显著升高。转氨酶快速下降和持续升高的胆红素、GLD 和 LD 是预后较差的提示。转氨酶对于急性乙肝的预后评估没太大意义。在所有围产期感染的儿童、20%~50% 1~5 岁感染的儿童及 5%被感染的成人中，感染是慢性的。
- 丙型肝炎[23,24]	尽管不那么明显，但是在疾病初期，急性丙型肝炎的症状和乙型肝炎相似。疾病通常没有症状或具有非特异性的临床症状。30%~70%的患者不出现黄疸。在有症状的病例中，ALT 升高至上限的 15 倍左右。转氨酶在 5~12 周后快速下降并恢复正常。然而，转氨酶的水平并不是病毒清除的预后标准。存在合并症的患者 ALT 水平最初很高，然后快速下降。ALT 的突发性或平稳性升高常与慢性病程的转变有关。暴发性病例的患病率低于 1%。高达 85%的患者进展为慢性肝炎、5%~25%的患者进展为肝硬化。
- 丁型肝炎[25,26]	丁型肝炎并不是一种独立存在的疾病。它必须和乙型肝炎相关联，并且以以下 2 种形式发生。 - 作为带有丁型肝炎病毒的 HBsAg 携带者的双重感染，这种情况下无症状 HBsAg 携带者的感染容易被激活，也容易引发乙肝感染时丁肝的双重感染。疾病在大多数情况下很严重，转氨酶大约升高 20 倍或更高，并且可能转化成暴发性肝炎。病毒在 70%~90%的案例中不会被清除，疾病可能快速转化为肝硬化而进展为慢性进行性重型肝炎。 - 作为乙型肝炎和丁型肝炎病毒的合并感染。丁肝在乙肝 2~4 周后发生。丁肝的临床表现和转氨酶的转归与急性乙型肝炎相似。一些患者在数周内经历双相的过程，ALT 升高呈双峰。病毒的毒力对丁肝病毒感染的致病性起决定作用。当毒力低时，它能够被清除。大约 95%的病例能够被治愈，低于 5%病例进展为携带者，低于 1%病例进展为暴发性肝炎。
- 戊型肝炎[27]	戊肝是亚洲、非洲和中南美洲等发展中国家最为常见的急性肝炎形式。病毒通过粪便排泄并通过粪-口传播。工业国家的戊肝患者通常有旅行史。戊肝是一种潜伏期为 2~9 周的自限性疾病。临床表现为黄疸、肝肿大，以及像甲肝和乙肝那样转氨酶呈尖峰性升高。抗 HEV 的 IgM 能够在转氨酶达到峰值之前被检测出。ALT 和 AST 在 6 周内恢复正常。一些病例有胆汁淤积，伴有 GGT 和 ALP 显著升高。死亡率为 0.5%~4%；孕妇可能进展为暴发性肝炎，因此孕妇的死亡率高达 20%。

续 表

疾病	临床和实验室检查
非肝炎病毒导致的肝炎	系统性病毒感染可能引起肝受累，如疱疹病毒(单纯疱疹病毒、水痘带状疱疹病毒、EB病毒和巨细胞病毒)、肠道病毒(柯萨奇病毒和埃柯病毒)、腺病毒、风疹病毒及来自我们所在地区以外的病毒，如黄热病毒和登革热病毒都会引起肝受累。
- 巨细胞病毒(CMV)	大约60%的人群在成人时CMV血清反应阳性。急性感染具有非典型前驱症状，表现为肝炎、心肌炎、多发性神经根炎和支气管肺炎等临床症状。一些青少年和成人进展为肝炎。AST和ALT在疾病第一周内达到峰值，高达上限15倍，胆红素浓度高达120 μmol/L(7 mg/dL)[28]。可能发生胆汁淤积，ALP升高10倍，GGT升高30倍。20%～60%的器官移植病例发生CMV感染，大多数在前3周内发生。除白细胞减少和血小板减少之外还可发现胆红素和转氨酶升高。CMV肝炎是非肝炎病毒导致的最常见的肝炎(大约1%的肝炎)。
- EB病毒(EBV)	EBV感染是一种地域性疾病，影响了60%～70%的20岁以下人群。EBV通常在感染第二至第四周内导致转氨酶升高至上限5倍的肝炎[29]。与肝炎病毒所致肝炎相反，EBV肝炎中LD的升高与ALT相关。3 000个病例中有1例发生伴有胆红素和转氨酶显著升高及弥散性血管内凝血的暴发性肝炎。
- 单纯性疱疹病毒(HSV)	如肝炎病毒感染那样的转氨酶升高的肝炎会在免疫功能低下的儿童和成人的普遍感染中发生[30]。患者经历严重的高胆红素血症和凝血酶原时间显著延长的肝功能受损。新生儿疱疹死亡率很高。
- 水痘带状疱疹病毒(VZV)	15%～75%的儿童水痘感染病例与ALT升高2倍多的伴行性肝炎有关[31]。转氨酶很高的暴发性病例在免疫功能低下的患者中频繁发生。
- 风疹病毒	成人风疹感染会导致无黄疸型肝炎，转氨酶的峰值大约是上限的10倍[32]。LD也如EBV感染中一样显著升高。
- 肠道病毒	柯萨奇病毒和埃柯病毒会导致新生儿严重的脓毒症临床表现，包括肝炎、肝细胞坏死和高转氨酶。高转氨酶的肝炎也会偶尔在广泛的成人柯萨奇病毒感染中发生[33]。AST在多数案例中比ALT更高。
- 腺病毒	广泛患有肝炎、肠炎和肺炎的新生儿和免疫功能低下的儿童和成人会出现发热的情况。像肝炎病毒感染时一样，转氨酶会升高[34]，与ALT相关的LD会升高，并且De-Ritis比值大于1。此外，黄疸在许多病例中出现且最初提示肝炎病毒感染。
感染时伴发的急性肝脏反应	急性炎症性肝脏反应会在细菌性和寄生虫疾病中发生，通常导致非特异性反应性肝炎，部分与胆汁淤积或仅仅与病灶损害如肝脓肿一起发生。
- 钩端螺旋体病	钩端螺旋体血症期(疾病1期)会高热至39℃、恶心、呕吐、头疼和颈部疼痛。2期为器官损伤期，特异性的IgM抗体能通过血清测定，转氨酶上升至峰值，大约是上限的5倍。ALP也会升高，与转氨酶相关的高胆红素血症很严重且高达513 μmol/L(30 mg/dL)[35]。转氨酶通常在4周后恢复正常，胆红素在6周后恢复正常。肌肉炎导致CK升高，肾小管坏死导致血尿、蛋白尿和管型尿。
- 布鲁菌病	布鲁菌病明显的临床表现为间歇热高达40℃(90%的病例不显著)。肝肿大在各期发生。转氨酶和ALP水平升高至2倍，高胆红素血症很少发生[36]。在个案中可观察到转氨酶和ALP显著升高。
- Q热病	Q热病是一种出现在欧洲的立克次体病。Q热病的致病原是人畜传播的柯克斯体。急性Q热病会发生肝炎。体温升高10天左右转氨酶峰值达到10倍上限[37]。De-Ritis比值低于1，ALP也会升高。如果出现高胆红素血症，其程度较轻，胆红素水平低于85 μmol/L(5 mg/dL)。
- 弓形虫病	弓形虫病是一种刚地弓形虫感染导致的原虫疾病，终宿主是猫，中间宿主是人类。人类通过猫的粪便污染食入卵囊或通过吃生的或未煮熟的食物食入裂殖子感染，或者他们早已在母体内感染。先天形式与后天和反应形式不同。反应形式在免疫功能低下的患者中出现。大约半数含有先天弓形虫的儿童具有肝肿大且ALT、GGT和LD水平大约是上限的5倍[38]。这可能在脐带血中就已经发生了。后天弓形虫病的肝受累前后情况不同。因此，ALT和其他肝酶的升高是个例外。这同样适用于艾滋病患者的反应性弓形虫病。然而，在此类患者中，已经报道有个案具有转氨酶升高高达上限50倍的重型肝炎。
- 包虫病	细粒棘球绦虫属包括2种寄生虫，对人类致病的细粒棘球绦虫和多房棘球绦虫。第一种是三节犬绦虫，引起囊型包虫病；后者是五节狐绦虫，引起泡型包虫病。作为中间宿主，人类通过直接与动物接触或食入受绦虫卵污染的食物或水而感染。德国包虫病患病率为每10万个人中1.6人患病，2/3的患者为移民。囊型包虫病肝受累的比例为65%，而泡型包虫病几乎在所有病例中都不累及肝脏。绦虫囊通常位于肝右叶，在那里他们可以成长数年而不引起任何症状。根据研究[39]，患有囊型包虫病的患者酶水平升高的比例为：胆红素在50%患者中升高、GGT为50%、ALP为26%、ALT为30%、AST为18%。多数患有泡型包虫病的患者被报道ALP、GGT升高及患有多克隆免疫球蛋白病。嗜酸性粒细胞增多症被认为在20%～50%的包虫病患者中出现。
肝脓肿[40](化脓性、阿米巴性)	肝脓肿的发病率为每10万住院患者中有将近10人患病。在工业化的西方国家，80%的肝脓肿为化脓性的。常见的病原菌包括葡萄球菌、链球菌、肠球菌、大肠埃希菌和其他革兰阴性杆菌。致病菌侵入肝脏的传播途径包括：胆囊炎中的微管途径、通过门静脉和肝动脉的血行性途径，以及通过附近器官的脓肿、肿瘤和穿孔进行传播。大约10%的肝脓肿由溶组织内阿米巴属的阿米巴滋养体所致。在阿米巴痢疾中，变形虫穿过肠壁且通过门静脉进入肝脏。这导致肝细胞溶解、坏死。病原菌倾向于位于脓肿的外周；溶解的、由黄至棕的囊肿里通常没有寄生虫。90%的肝脓肿没有病因；它们被称为隐源性肝脓肿。临床方面：临床上通常表现正常，或者伴随腹痛、高热和黄疸等症状。 实验室检查：肝脓肿的焦点在于炎症的生物性指标，有中性粒细胞、CRP和BSR升高。主要是胆汁淤积的酶类GGT和ALP升高；ALT在将近50%的病例中显示病理活性[41]。转氨酶通常在阿米巴性肝脓肿中正常[42]。疾病头2周可以测出针对阿米巴的抗体滴度显著升高。发病后第二至三个月达到峰值；滴度能够在一年或更长的时间里维持升高水平。
肝炎病毒所致的慢性病毒性肝炎(CVH)[43]	CVH是一种病程长达6个月的炎症性疾病。全球超过5亿人深受CVH困扰。CVH基于乙肝病毒、丙肝病毒或丁肝病毒的感染。它导致严重的并发症如肝硬化和肝细胞肿瘤。CVH的预后取决于纤维化的进展，并且因人而异。纤维化受性别、年龄、酒精消耗和免疫状态等因素影响。 实验室检查：ALT和AST通常在CVH中升高。他们有时自行缓解或通过成功的治疗恢复。ALT和AST的水平并不与CVH的严重程度或肝组织结构直接相关。另外，正常的转氨酶水平并不能保证肝病在非活动期。
- 乙型肝炎[43,44]	全球将近3.5亿人深受慢性乙型肝炎(HBV)感染的困扰。东南亚和撒哈拉以南区域的发病率较高，在那里超过8%的人口是慢性HBsAg携带者。感染是在围产期或童年早期传播的。在工业国家，发病率低于1%，且感染主要发生在高危人群如吸毒者和拥有多个性伴侣的人群中。慢性HBV感染是一个动态过程，有免疫耐受期和免疫清除期，其次是肝炎缓解期的非活动携带者阶段。围产期感染：围产期感染的特点有肝损伤最小、HBeAg阳性的免疫耐受期延长、高HBV DNA浓度及HBeAg清除率下降；ALT正常。童年和成年时期感染：患者有免疫清除期的临床症状。肝炎伴有坏死和转氨酶升高。HBeAg阳性，抗HBe抗体的生产率取决于肝炎活性。HBeAg到抗HBe抗体的血清转化标志了免疫清除期向携带者阶段的过渡。过渡阶段与血清中HBV DNA消失和ALT正常相关。一般来说，HBeAg清除率为每年大约1%，因此，肝硬化或肝细胞肿瘤的长期预后良好。HBV DNA和HBeAg长期存在及ALT升高是肝硬化和肝细胞肿瘤的标志[13]。一部分患者呈HBeAg阴性。在这些病例中，病毒变异体能位于组织HBeAg产生的核心基因区域(如前核心区或核心启动子变异体)。HBeAg阴性的肝炎能导致更为显著的肝脏损伤，相较于HBeAg阳性肝炎的缓解率更低。慢性乙型肝炎的活性形式：低活性、中等活性和高活性是不同的。低活性形式时，转氨酶升高2～4倍，De-Ritis比值低于1，GGT轻度升高。中等活性形式时，转氨酶的水平与低活性形式中的相同，但是GGT更高，CHE接近下限。高活性形式显示转氨酶为上限的5～10倍。ALT在最初高于AST，但是两种酶的活性随着细胞坏死的加剧而下降；De-Ritis比值大于1且持续升高。GGT升高5～10倍，CHE和白蛋白水平较低，凝血酶原时间下降70%，血清中IgG浓度增加。胆红素在一些病例中升高至340 nmol/L(20 mg/dL)。伴GLD升高的复发性坏死性发作也会出现。治疗[13]见表1.2-5。

续 表

疾病	临床和实验室检查
- 丙型肝炎[14,43]	慢性丙型肝炎(HCV)感染的发病率为3%,伴有0.1%~5%的波动。全球有1.5亿例HBV携带者,其中西欧为500万例,美国为400万例。在工业国家,HCV导致20%的急性肝炎、60%的慢性肝炎、40%的终末期肝硬化、60%的肝细胞肿瘤和30%的原位肝移植。新的有症状的感染的发病率为每年3/10万。以下检测适用于慢性HCV感染的患者: - 大约25%的病例没有ALT升高,但血清中可测得HCV RNA。肝脏的组织学变化很小,很少转为肝硬化。 - 大约50%的病例有轻度肝病,血清中可测得HCV RNA,ALT轻度升高且伴有波动。ALT的波动通常在正常和5倍上限之间。组织学表现为轻度的坏死及炎症性改变,没有或轻度的纤维化。转化为肝硬化的倾向较低,或者在许多患者中不会进展。 - 大约25%的病例具有中度到重度肝炎。ALT通常高于轻度的慢性肝炎。然而,ALT并不是一个很好的个人预后因素。当患者ALT水平大于10倍上限时,需要考虑是否滥用药物[45]。在一项研究中[46],有关ALT的预测值与组织学检查之间的关系如下:根据METAVIR评分系统,在一系列检测中维持6个月ALT正常的患者中,65%的病例评分为F1,26%的病例评分为A1F1(如26%患有中度慢性肝炎)。ALT升高的患者中,99%的病例评分至少为F1,88%的病例评分至少为A1F1。后者不能被分级为轻度或无进展肝炎[46]。 15%~25%带有抗HCV抗体的患者HCV RNA阴性。如果这些患者ALT不升高,则他们应该被仔细检查来排除可能的不正确的临床检查结果(见第1章1.2)。有关治疗[14]见第1章1.2。
NAFLD和NASH[47,48]	NAFLD是儿童及青少年最常见的肝病诱因,2~19岁NAFLD发病率大约为3%。正常体重的成人发病率为10%~15%,超重成人的发病率为70%~80%。NAFLD范围从单纯可逆的脂肪肝到NASH。NAFLD与胰岛素抵抗、2型糖尿病和动脉粥样硬化的风险有关。 实验室检查:肝酶通常并不是诊断NAFLD的最佳标志物。最初,ALT轻度升高并且高于AST;在转化为NASH时比值倒置。ALT升高1.5~2倍,取决于脂肪肝指数。然而,转氨酶水平在预测肝组织学病变方面作用不大。研究中[49],脂肪肝指数低于20的患者ALT正常,指数大于60的患者ALT水平是正常人的2倍。酒精性肝病/NAFLD指数评分、纤维化评分和BARD评分对NAFLD诊断很重要(表1.2-4)。合并症的诊断性检查很重要(表1.2-5)。
酒精性肝病[50,51]	滥用酒精导致一系列肝病,从代谢性脂肪肝到脂肪肝伴中毒性退行性细胞损害,再到酒精性肝炎到肝硬化,最后到肝细胞癌。
- 酒精性脂肪肝	酒精性脂肪肝在多数病例中不明显或没有特征。80%的病例中GGT升高,ALT水平达到临界线或轻度升高,De-Ritis比值通常大于2。在更严重的脂肪肝中,酶的上升更加显著,特别是GGT,可升高2倍,CHE活性接近上限,平均红细胞体积升高。
- 伴有中毒性小叶脂肪变性的脂肪肝	伴有中毒性小叶脂肪变性的严重肝肿大会出现胆汁淤积。转氨酶轻度到中度升高,而GGT和ALP水平升高更为显著。在伴有微血管脂肪变性的中毒性酒精性损伤病例中,患者紊乱严重,转氨酶显著上升,由于AST升高10倍、ALT升高2~3倍,De-Ritis比值通常为3~5。
- 酒精性肝炎	酒精性肝炎的临床范围从无症状到慢性、持久、缓慢进展到暴发性酒精性肝炎。无症状的酒精性肝炎的转氨酶和GGT水平与脂肪肝相似。在慢性持久性病例中,转氨酶升高2倍,De-Ritis比值低于1,GGT升高3~5倍。慢性进展性形式特点为AST升高2~6倍、ALT升高4倍、De-Ritis比值大于2及GGT升高10~15倍。急性酒精性肝炎是一种与急腹症及白细胞增多症有关的疾病,虽然这种情况罕见,但却是女性酒精性肝炎最常见的形式。肝实质由于急性酒精暴露而遭受毒性损伤。AST和ALT升高超过20倍,结果为De-Ritis比值大于1。GGT同转氨酶一样升高,ALP升高为上限的数倍,可能有胆红素为170 μmol/L(10 mg/dL)的高胆红素血症。
肝硬化[52,53]	肝实质的慢性炎症性损伤会导致肝硬化的进展。肝硬化的进展特点为伴有连续实质再生和新的结缔组织形成的肝实质坏死。这导致伴有间隔纤维化的肝实质的多结节或假小叶的形成。临床症状范围从无症状到威胁生命的并发症,如伴有静脉曲张和腹水的门静脉高压、自发性腹膜炎、肝性脑病和源自肝细胞或肝管上皮细胞的肿瘤。美国和欧洲新病例的发病率为每年每10万人中有250人发病。肝硬化能因多种用药史导致。在欧洲和美国,焦点聚焦于酒精性中毒的病因,然后是肝炎病毒、原因不明和原发性胆汁性肝硬化。其他病因包括自身免疫性紊乱和Wilson病、α_1抗胰蛋白酶缺乏、血色病、药物、外源性物质、慢性胆汁淤积性肝病、Ⅳ型糖原病、半乳糖血症和酪氨酸血症。 实验室检查:病毒性、原因不明、酒精性中毒和原发性胆汁性肝硬化的转氨酶平均高于上限2~5倍。酶活性随着细胞坏死的增多而下降,并且略高于或在参考区间范围内;相反,De-Ritis比值升高。ALP、GGT和免疫球蛋白有助于病因的鉴别。酒精性中毒性肝硬化中,GGT高出上限5~10倍,IgA相较于IgG和IgM升高。在血清蛋白电泳中,IgA的增加导致β区和γ区融合。原发性胆汁性肝硬化ALP和GGT升高2~5倍,IgM相较于其他免疫球蛋白组分显著升高,并且存在抗线粒体抗体。ChE、白蛋白的下降及凝血酶原时间的延长是功能性肝组织减少的提示。
肝细胞肿瘤[54]	原发性肝细胞癌在最常见的肿瘤中排名第五,在全球癌症死亡率中排名第三。每年大约有56万例患者被确诊,并有55万例患者死亡。75%~90%的肝癌是肝细胞癌(hepatocellular carcinoma, HCC)。主要的肝癌病例出现在非洲的撒哈拉以南地区和东亚及中国。在这些地区中(除日本以外),HCC由HBV感染合并肝硬化导致(80%)。低风险地区如北欧和北美的HCC发病率为每10万人中有1.5~4人患病。HCV感染或过量饮酒导致肝硬化是主要原因。 实验室检查:肝酶在HCC中未表现出典型行为。然而,如果ALT水平连续3年高于80 U/L,则HCV相关肝硬化患者的HCC发病率提高3倍[55]。LD和GGT升高而ALP相对没有改变也可以提示疾病。推荐使用甲胎蛋白(AFP)作为HCC的肿瘤标志物。然而,AFP并不适合筛查。20 μg/L的浓度体现了诊断灵敏度和特异性的最佳平衡,但诊断灵敏度仅为60%。诊断切点值为200 μg/L时,灵敏度只有21%。根据2000年EASL会议的标准,如果通过两种影像学技术检测到动脉血管性病变直径大于2 cm,或者通过一种影像学技术检测到且AFP浓度高于400 μg/L,则可以确诊HCC。
胆汁淤积综合征[56]	胆汁淤积在解剖学上分为肝外型和肝内型,肝内胆汁淤积再分为梗阻型和非梗阻型。肝外胆汁淤积由胆结石引起的胆道阻塞、胰头肿瘤或十二指肠小乳头闭合所致。成人的肝内胆汁淤积可由如下原因造成:肝细胞干扰胆汁形成(肝细胞性胆汁淤积)、胆管内的胆管细胞分泌的胆汁减少(胆管性胆汁淤积)、肝内梗阻(HCC、转移瘤、肉芽肿、淀粉样变和结节病)。肝细胞性和胆管性胆汁淤积可由转运蛋白表达缺失以及肠毒素(脓毒症)、药物(口服避孕药、红霉素、阿莫西林、克拉维酸)、怀孕、肝炎(病毒性肝炎、酒精性肝炎)或肠外营养对转运系统形成干扰所致。 实验室检查:ALT、ALP、GGT和CHE形成的筛查组合可为确定胆汁淤积是否为肝病的首要症状提供信息。相较于ALT,ALP或GGT的显著升高更具提示意义。CHE下降的程度提示胆汁淤积性肝病的进展期和(或)严重程度。相反,如果ALT升高较GGT更为显著,则提示伴有胆汁淤积。
- 肝外梗阻性黄疸	在胆绞痛后胆结石形成的急性梗阻中,ALT在24 h后达到峰值至上限的10倍,然后再次下降。GGT和ALP在疾病第四天达到峰值至上限10倍(GGT)和5倍(ALP)。胆红素的浓度高于257 μmol/L(15 mg/dL)。肿瘤形成的胆管阻塞的特征为胆红素缓慢升高、ALT水平正常或轻度升高[57]。
- 急性肝炎、胆汁淤积	胆汁淤积会出现在病毒性、酒精性和药物诱导性肝炎中。急性肝炎的胆汁淤积出现在1%~2%的急性甲肝病例中,较少出现于急性乙肝中,但出现于58%的急性戊肝中。相较于典型的黄疸病例,该疾病的胆汁淤积中与转氨酶相关的GGT和ALP显著升高,并且有2倍的胆红素浓度,接近342 μmol/L(20 mg/dL)。胆汁淤积可以出现于将近2/3的暴发性酒精性肝炎中。药物诱导性胆汁淤积在服药1~6周后的临床症状表现为发热、关节痛、肌肉痛和全身不适。ALT最多升高5倍,ALP升高2~3倍,20%~50%的病例中出现嗜酸性粒细胞增多。在药物中断后,水平在4周内恢复正常[58]。
- 细菌感染	脏器的细菌感染或脓毒症可以导致无肝脏感染的胆汁淤积。这会出现在如大肠埃希菌对新生儿和婴儿泌尿生殖系统的感染,以及成人脓毒症或腹部手术后革兰阴性细菌的腹内合并感染等情况下[58]。会出现ALT、ALP和GGT升高2~5倍,胆红素激增至85~171 μmol/L(5~10 mg/dL)的峰值。

续 表

疾病	临床和实验室检查
- 特发性术后胆汁淤积	肝脏的局部缺血和(或)缺氧是这类胆汁淤积最常见的诱因。它可出现于冠状动脉搭桥手术后的1～2周,呈良性进展,并会再度消失。ALT水平正常或临界,GGT和ALP升高2～5倍,胆红素升高至85 μmol/L(5 mg/dL)[58]。
肠外营养	在肠外营养中,大约25%的早产儿和2/3患有炎症性腹部疾病的成人进展为胆汁淤积。通常在肠外营养开始后2～3周出现,并且在肠外营养中断后停止。ALT、GGT和胆红素轻度升高[58]。
缺氧性肝病[59]	缺氧性肝病,也称肝休克综合征,转氨酶快速上升至参考值上限100倍,并且随之出现心源性休克、严重失血、脓毒症、术后低血压或肺栓塞。GLD因肝细胞坏死而显著升高,并且能够达到转氨酶的水平。在一项研究中[59],56名AST大于参考值上限100倍的患者中有29人出现缺氧性肝病。所有56名患者的死亡率为55%。慢性心衰伴充血性肝肿大导致胆红素水平达到342 μmol/L(20 mg/dL),ALP升高,转氨酶升高15倍。
暴发性肝衰竭[60]	暴发性肝衰竭是那些先前没有肝脏疾病的健康人群出现的肝实质的严重损伤。症状快速出现;肝性脑病在急性肝衰竭中发生于出现黄疸后2周内,在亚急性肝衰竭中于2周至3个月内出现。原因包括:肝病毒感染,尤其是暴发性乙型肝炎,药物如对乙酰氨基酚、非甾体抗炎药、磺胺类药物、四环素,以及四氯化碳中毒、黄磷中毒、鬼笔鹅膏中毒、蜡样芽孢杆菌毒素中毒、急性妊娠期脂肪肝、Budd-Chiari综合征。典型的并发症包括伴有脑水肿的脑病、心血管和呼吸系统问题、肾功能不全、凝血功能障碍和脓毒症。 实验室检查:转氨酶大于1 000 U/L、凝血酶原时间(PT)延长及肌酐升高。以下合并症提示原位性肝移植:① 对乙酰氨基酚中毒中pH低于7.3,或以下3个标准:PT低于10%、肌酐高于309 μmol/L(3.5 mg/dL)、Ⅲ级脑病。② 其他原因:PT低于20%,胆红素高于300 μmol/L(17.5 mg/dL),10岁以下或40岁以上,脑病发作前7天出现黄疸。
妊娠期肝病[61]	在妊娠期间,ALT、AST和GGT保持在参考区间之内,ALP能够升高1.5～4倍。少于0.1%的妊娠会发生新的肝病。黄疸和(或)升高的ALT需要快速的鉴别诊断。转氨酶可因分娩时子宫肌肉收缩而升高。
- 妊娠剧吐(hyperemesis gravidarum, HG)	每1 000名孕妇中有1～20人在第一孕期出现HG。转氨酶升高可达参考值上限5倍,ALP升高达参考值上限2倍,胆红素升高达68 μmol/L(4 mg/dL)。
- 子痫前期,子痫	子痫前期出现于第二或第三孕期,并且影响了5%～7%的孕妇。特点为高血压、蛋白尿和外周性水肿。子痫中增加了痉挛和昏迷。转氨酶升高(通常低于10倍)提示肝受累。ALP同样升高。子痫前期的症状在临床体征几周前就已经出现,并且包括血小板减少和胱抑素C升高。
- HELLP综合征	溶血(H)、肝酶升高(EL)和低血小板计数(LP)综合征影响了0.1%～0.6%的孕妇,并且在70%的病例中出现在分娩前,在30%的病例中出现在分娩后。就像在子痫前期一样,补体和凝血级联被激活,导致普遍的子宫内膜和微血管损伤,从而引起微血管溶血性贫血。 实验室检查:转氨酶升高达80倍,触珠蛋白较低,血涂片中可见棘红细胞和裂红细胞,血小板减少至 6×10^9/L。
- 妊娠期脂肪肝	急性妊娠期脂肪肝(acute fatty liver of pregnancy, AFLP)出现在妊娠的最后3个月。发病率为每10 000～15 000名孕妇中有1人患病。产妇的死亡率为18%。酶长链3-羟烷基-CoA脱氢酶(LCHAD)缺陷。缺陷基于*LCHAD*在60%病例中的G1528C突变和19%病例中的E474Q突变。*LCHAD*缺陷导致肝脏长链脂肪酸的堆积。症状包括恶心、呕吐、腹痛、厌食。 实验室检查:高胆红素血症、白细胞增多、低血糖是AFLP的诊断性前兆。在临床期,转氨酶升高达10倍,并且胆红素浓度升高至171 μmol/L(10 mg/dL)。鉴别AFLP和HELLP综合征基于低血糖、PT延长和APTT。
- 妊娠期肝内胆汁淤积(intrahepatic cholestasis of pregnancy, ICP)	ICP不会出现在妊娠前26周。发病率为每1 000～10 000名孕妇中有1人患病,会影响大龄孕妇、非初产妇,并且呈家族性聚集。口服避孕药后出现胆汁淤积的孕妇及HLA为B8和B16的孕妇更容易受累。皮肤瘙痒是常见症状,一般在黄疸出现前1～4周开始。 实验室检查:转氨酶升高2～10倍,ALP正常或升高达4倍。胆红素很少达到85 μmol/L(5 mg/dL),直接胆红素升高。血清中胆汁酸浓度总是升高(10～25倍)。
肝脏的非特异性反应	肝脏的非特异性反应出现于类风湿性疾病、肺部及肾脏疾病、上腹部疾病、胰腺炎、麻醉和脓毒症等。只有1/3的ALT升高基于原发性肝病,ALT水平升高更常见于肝脏的非特异性反应。
药物诱导性肝中毒[62,63]	多达1%的药物暴露患者和多达4%暴露于胺碘酮、异烟肼和丙戊酸的患者发生肝脏的不良药物事件。急性肝衰竭在55%的病例中由药物所致,其中22.5%为处方药和草本药物产品,77.5%为非处方药物如对乙酰氨基酚。药物能够诱导不同形式的肝脏疾病。实验室检查基于ALT和ALP活性,从而能够粗略鉴别肝炎性、胆汁淤积性和胆汁淤积性/肝炎性合并型损伤。最后一种类型的临床过程与胆汁淤积性损伤类似。文献[62]呈现了结构化因果关系评估。 实验室检查:不伴有ALP升高的ALT升高提示肝炎性损伤(ALT升高超过2倍或ALT/ALP值升高大于5)。不伴有ALT升高的ALP升高(ALP升高超过2倍或ALP/ALT值升高超过5)提示胆汁淤积性损伤。两种酶的水平升高(ALT升高2倍以上,并伴有ALP升高和ALT/ALP值升高为2～5)提示胆汁淤积性/肝炎性合并型损伤。如果酶水平升高在服药后5～90天出现,则可以假设升高的酶水平与肝损和服药有关。由于多数损伤在服药中断后可逆,因此酶活性的降低为药物诱导肝损的因果关系提供了支持。
- 对乙酰氨基酚[64]、异烟肼、曲格列酮、氟烷、磺胺类药物	这些药物具有剂量依赖的肝毒性作用,并且能够导致暴发性肝衰竭。对乙酰氨基酚在成人中引起的肝毒性很少出现于剂量低于150 mg/kg时。由于对乙酰氨基酚在不同人群中的代谢波动因子为60,因此潜在的致毒剂量差异显著。成人长期每天服用6 g对乙酰氨基酚会导致肝细胞损伤,酒精和药酶诱导剂如苯妥英钠和利福平增加了对乙酰氨基酚的肝毒性。如果怀疑暴发性肝衰竭,检测对乙酰氨基酚的血浆半衰期对预后很有价值。转氨酶水平达1 000 U/L时不考虑严重的并发症。
- NSAID[63]	非甾体抗炎药(non-steroidal anti-inflammatory drug, NSAID)是最常见的处方药物之一。NSAID诱导的肝脏损伤的发病率大约为每10万人中有5人患病。 环氧合酶2(COX-2)抑制剂:取决于其COX-2/COX-1的选择性,抑制剂被分为选择性(塞来昔布、罗非考昔)、优先级(尼美舒利、美洛昔康)和非选择性(阿司匹林、双氯芬酸钠、布洛芬、吲哚美辛)COX抑制剂。 - 选择性(COX-2)抑制剂:这些抑制剂可以导致肝炎或胆汁淤积性/肝炎性损伤。酶水平在治疗开始后4天至4周出现升高。中断治疗1～4周后出现酶水平下降。一些患者出现嗜酸性粒细胞增多症。 - 优先级(COX-2)抑制剂:尼美舒利在治疗开始后1～15周导致肝炎性损伤,伴有ALT水平升高。治疗中断后2～17个月ALT恢复正常。也报道出现过急性肝炎(美洛昔康)和暴发性肝衰竭(依托度酸)。 - 非选择性(COX-2)抑制剂:布洛芬极少引起肝损伤。舒林酸导致胆汁淤积性(43%)、肝炎性(25%)和意义不明性肝损。66%有症状的患者出现过敏反应(嗜酸性粒细胞增多症、发热和皮疹)。双氯芬酸导致每10万人中有1～5人出现肝损。肝损表现为急性肝炎、胆汁淤积性肝炎或慢性肝炎。在中断服用双氯芬酸后酶水平恢复正常,预后良好。 更新的抗炎症药物:来氟米特具有免疫调节作用,用于治疗类风湿关节炎。ALT被发现在6.6%的病例中升高了2倍,在4.4%的病例中升高了3倍。推荐在服药之前检测ALT水平且在头6个月及此后的每个月进行监测。此外,如果ALT水平为参考值上限2倍则推荐减少剂量,如果ALT水平为参考值上限3倍则推荐中断治疗。关于英夫利昔(一种在克罗恩病治疗中使用的抗肿瘤坏死因子的单克隆抗体)只报道了一小部分肝损的病例。用于轻度哮喘症状病例治疗的白三烯受体拮抗剂扎鲁司特在3个月内诱导3.3%及在5～13个月内诱导其余患者出现ALT水平升高至参考值上限2倍。

续 表

疾病	临床和实验室检查
- 降压药[63]	α甲基多巴如今几乎不再使用,然而它被认为可以导致10%~30%的病例转氨酶升高,并且有急性肝炎状(低于1%)肝损伤。5%的患者在头3个月出现ALT水平升高。一般来说,患者都是无症状、超过50岁且使用α甲基多巴1~4周。β肾上腺素受体阻断剂(普萘洛尔、美托洛尔、醋丁洛尔)只有较低的肝毒潜能(除了拉贝洛尔)。钙通道拮抗剂如地尔硫䓬可以诱导急性肝炎性肝损伤、胆汁淤积性和肉芽肿性肝损伤。血管紧张素酶(ACE)抑制剂(卡托普利、依那普利、福辛普利)能够诱导较平稳的胆汁淤积或者胆汁淤积性肝炎。在治疗开始1周至1年后出现酶水平升高。伴有发热、皮疹和嗜酸性粒细胞增多的超敏反应也会发生。血管紧张素Ⅱ受体拮抗剂(厄贝沙坦、坎地沙坦、氯沙坦)可以导致胆汁淤积性肝炎。
- 口服抗糖尿病药物[63]	磺酰脲类药物(氯磺丙脲、格列本脲、格列齐特)可以导致伴有过敏反应的肝脏毒性损伤。二甲双胍被报道能够导致胆汁淤积性肝炎。葡萄糖苷酶抑制剂是2型糖尿病辅助治疗的处方药物。在治疗2~8个月后,剂量大于100 mg/天的阿卡波糖可以导致肝细胞损伤。二代噻唑烷二酮类药物(罗格列酮、吡格列酮)导致0.25%的患者ALT水平升高至参考值上限3倍。在治疗开始后1~3周出现升高。根据FDA的要求,ALT在治疗开始前应该低于参考值上限2.5倍,并且每2个月进行控制。如果ALT持续高于参考值上限3倍,则应中断治疗。
- 降脂药物[63]	高胆固醇血症是心血管疾病进展的重要危险因子。通过HMG-CoA还原酶抑制剂(HMG-CoA、羟甲基戊二酸-CoA)、他汀类药物(如阿托伐他汀、洛伐他汀、普伐他汀)降低胆固醇可以降低心肌梗死和卒中的概率。治疗导致3个月内3%患者ALT升高和20%~30%患者CK升高。升高在治疗暂停后可逆且不需要终止治疗。每10万接受治疗的患者中有0.2人进展为重度肝损伤。他汀类药物忌用于肝病、肌肉病变和怀孕期间。
- 抗癫痫药物[63]	发热、皮疹和内脏器官受累是过敏症状。它基于反应性代谢产物综合征(reactive metabolite syndrome, RMS)。RMS在苯妥英钠、苯巴比妥、卡马西平或拉莫三嗪治疗中出现。每10万接受上述抗癫痫药物治疗的患者中有10~100人被发现有RMS。在治疗1~8周后症状开始出现发热、恶心和皮疹。全身出现淋巴结肿大和白细胞增多,ALT和其他肝酶水平在50%的病例中上升,重度肝炎偶尔发生。丙戊酸治疗导致每37 000名接受治疗的患者中有1人出现肝脏损伤。然而,3岁以下且患有特定疾病(尿素循环障碍、脂肪酸氧化障碍)的儿童的发病率为1∶500。在治疗开始2~3周后,拉莫三嗪会导致个别病例发生急性肝炎。肝毒性案例的发病率非尔氨酯为3~4/10万,托吡酯更低。丙戊酸很少导致Stevens-Johnson综合征(多形性红斑的大疱形式)。它与重度肝损伤有关,转氨酶水平高达6 000 U/L[65]。
- 精神药物[63]	抗精神病药物和镇静催眠类药物:氯丙嗪、氟哌啶醇、普鲁氯嗪和舒必利可以导致胆汁淤积性肝损伤,而氯氮平和利培酮能够导致肝细胞损伤。除氯噻西泮能导致重度肝炎和苯他西泮能导致慢性肝炎以外,苯二氮䓬类药物不会导致肝脏损伤。 抗抑郁类药物:选择性血清素再利用抑制剂(氟西汀、帕罗西汀、舍曲林)是指定的主要抗抑郁类药物。将近0.5%的患者在ALT升高几周至1年后进展为肝细胞损伤。其他抗抑郁类药物会导致急性肝衰竭(奈法唑酮)和急慢性肝细胞损伤(曲唑酮)。
- 环磷酰胺、白消安、硫唑嘌呤	利用烷基化试剂进行细胞抑制治疗时会出现急性肝静脉阻塞。重点集中在转氨酶水平升高的肝细胞损伤之上。
- 口服排卵抑制剂,达那唑	性激素,尤其是C17烷基化睾酮,通过抑制Na^+-K^+-ATP酶减少胆汁流量,从而导致微小管胆汁淤积。在第一或第二周期中,GGT和ALP升高,转氨酶变化且没有超过参考值上限的5倍。胆红素达到171 μmol/L(10 mg/dL)。据报道,多年服用激素类避孕药后以腺瘤、局灶性结节性增生和肝细胞肿瘤形式存在的肝肿瘤中仍然含有大量激素。也有报道称,达那唑治疗后出现肝细胞肿瘤复发。肝酶水平正常,并且在坏死过程开始前不会升高。
- 肝素	根据研究[66],8 h内进行5 000~15 000 U普通肝素的皮下治疗导致1 h后ALT升高89%、AST升高82%、GGT升高37%。治疗第八天达到峰值,ALT平均升高至参考值上限3倍、AST平均升高至参考值上限2倍。如果肝素治疗继续,则活性恢复至最初水平。
- 甲氨蝶呤[67]	风湿病患者基于没有滥用酒精的每周一剂的治疗中,中毒性肝损伤基于5年治疗的发病率为千分之一。美国风湿病学会(ACR)推荐每4~8周检测ALT和AST。如果一年内超过半数的结果具有病理性,则甲氨蝶呤的治疗应该停止。此外,如果血清白蛋白浓度在监测中低于3.5 g/dL,则需要改进治疗方案。
- 胺碘酮	肝病是抗心律失常药物胺碘酮除了引起角膜和肺部变化、对光敏感及甲状腺功能障碍之外的副作用之一。胺碘酮治疗下的脂肪酸氧化障碍导致肝细胞脂肪变性。
艾滋病治疗	一些接受抗反转录病毒治疗且无乙肝和丙肝感染的HIV患者转氨酶升高。研究中[68],ALT水平高于80 U/L的大部分HIV患者有非酒精性脂肪性肝炎。
摇头丸[69]	摇头丸,是N-甲基-3,4-亚甲基二氧苯丙胺或3,4-亚甲基二氧甲基苯丙胺(MDMA)的俗称,可诱导肝、心血管和中枢毒性,并且具有高热反应。肝脏损伤与病毒性肝炎类似。患者出血倾向增加。
外源性物质(表1.9-4),如四氯化碳、菌菇中毒(鬼笔环肽、鬼笔素)	环境毒素导致的中毒性肝损伤的后果包括从酶的诱导、脂肪肝、肝炎、纤维化和肝硬化到形成肿瘤。黄疸很罕见,其提示严重紊乱。四氯化碳和菌菇中毒对肝脏细胞的毒性作用直接依赖于剂量。四氯化碳中毒导致大量肝细胞3区坏死,转氨酶快速升高。相反,死帽菇中毒时,在食用菌菇后(中毒分两期,潜伏期大约12 h,伴有恶心、呕吐、腹泻;第三天出现肝炎)的第三天之前并没有酶水平的升高。转氨酶和胆红素水平与中毒的严重程度并不紧密相关。凝血酶原时间是一种重要的预后指标。在一项研究中[70],该值低于10%的患者中有84%死亡,而该值高于40%的患者中没有死亡案例。
草药产品	近年来,使用草药产品进行自行医治的现象显著增加。肝脏是这些产品实现生物转化的重要器官,因此优先被损伤。详情参见文献[71]。
肝脏和胆道的自身免疫性疾病	肝脏的自身免疫性疾病包括自身免疫性肝炎(AIH)、原发性胆汁性肝硬化(PBC)和原发性硬化性胆管炎(PSC)。这些疾病的特征在于对肝组织的免疫耐受性(如AIH中对肝细胞及PBC和PSC中对胆管细胞)被破坏,并且被归类为慢性炎症性疾病。与特定HLA型相关,提示了遗传倾向。此外,也与肝外自身免疫性疾病相关[72]。
- 自身免疫性肝炎(AIH)	AIH是一种不明原因的慢性进展性肝炎,累及儿童和任何年龄段的成人。它偶尔呈现出波动的过程,伴有高或低的活动性。由于相当大比例的患者对抗炎治疗或免疫抑制治疗或两者联合治疗有反应,因此区别AIH和其他形式的慢性肝炎很重要[73]。 实验室检查:转氨酶的升高与肝细胞损伤的程度相关,而与炎症性活动无关。因此,可检测出2~50倍的升高。ALP仅仅轻度升高(升高的ALP/ALT值低于1.5)。IgG升高对诊断有意义;IgG的浓度可以是上限的1.1~3倍。抗ANA、平滑肌、肌动蛋白、SLA/LP、pANCA、LKM-1和LC-1的抗体可被检测出。HLA分型显示与HLA-DR3或HLA-DR4相关。AIH的诊断标准见参考文献[74]。
- 原发性硬化性胆管炎(PSC)	PSC是一种原因不明的慢性胆汁淤积性肝病。它具有伴肝内和肝外胆道破坏和纤维化的进展性炎症的特点。在美国和欧洲,相当大比例的炎症性肠病与PSC相关。患病率为每10万人中有1~4人患病,大约70%的受累人群为男性。平均年龄是40岁。症状出现于临床诊断的12~24个月之前。伴随黄疸之后的渐进性乏力和皮肤瘙痒是最常见的症状;其他临床症状包括肝肿大、脾肿大、色素沉着、黄斑瘤和黄色瘤。PSC是成人最常见的慢性胆汁淤积性疾病之一,也是美国最常见的原位肝移植的提示之一。 实验室检查:在诊断期间,ALT仅仅轻度升高,GGT和ALP升高大约5倍;高达2/3的患者有高胆红素血症。血清中铜蓝蛋白和铜也会升高,尿液中铜的排泄增加。高免疫球蛋白血症在30%的患者中被发现,30%~50%的患者中发现IgM升高。大约65%患有PSC的患者存在抗核周型抗中性粒细胞胞质抗体(pANCA)的抗体,并且与HLA-DRw52a有关[73,75]。

续 表

疾病	临床和实验室检查
- 原发性胆汁性肝硬化(PBC)	PBC 是一种慢性进展性疾病,导致了小胆管和中等胆管的破坏。组织学上,小叶间和隔膜上的胆道发生肉芽肿性炎症病变。PBC 的患病率为每 10 万人中有 4~6 人患病。相较于 40~60 岁的男性,女性更容易受到累及,是男性的 6~10 倍。自从 ALP、IgM 和抗线粒体抗体(AMA)测定被用于肝肿大或疑似自身免疫性疾病的患者以来,带病的无症状患者诊断率增高。临床上聚焦于皮肤瘙痒、乏力或上腹部疼痛等症状。 实验室检查:在诊断期间,1/3~2/3 的患者有高胆红素血症,几乎所有的患者 ALP、IgM 升高,并且有病理性的 AMA 滴度[76]。ALT 通常在参考区间之内。相较于普通人群,这些患者与单倍型 HLA - DRw8 的关联高出 6 倍。
转移性肝癌	预期的酶水平的变化取决于转移的位置、大小和数量。根据研究[77],酶水平的增长率如下:GGT 88%,ALP 79%,AST 64%,LD 63%,ALT 55%,GLD 52%,胆红素 40%。CHE 在 59%的病例中下降,凝血酶原时间在 29%的病例中下降;De - Ritis 比值>2。
神经性厌食症[78]	大约 30%由于长期过度节食导致体重接近最低点的患者 ALT 平均水平高达 10 倍上限,AST 水平高达 8 倍上限。转氨酶和体重指数(BMD)呈正性关联。在饮食治疗下,1/3 之前转氨酶水平没有升高的患者转氨酶升高。大约 20 天后达到峰值;平均 ALT 高于上限 2 倍左右,平均 AST 高于上限 1.5 倍左右。
中暑	中暑导致酶水平升高。住院 24 h 内患者 LD 升高 2~6 倍,CK 升高 50 倍,ALT 升高 3 倍,AST 升高 20 倍。AST 和 LD 水平被认为是提示性指标。AST 高于 1 000 U/L 的患者被认为病情严重且预后较差[79]。
α_1 抗胰蛋白酶缺乏	见表 18.5 - 3。
Wilson 病	在 95%的病例中患有 Wilson 病的儿童 ALT 升高达上限的 5 倍左右。在青霉胺或锌剂治疗下,80%的患者在 17 个月(中位数)后水平降到参考区间内。在其他患者中,ALT 持续在上限的 2 倍左右[80](见表 18.7 - 3)。

1.6.5.1.1 肝脏疾病的筛查:转氨酶、GGT、ALP 和 CHE 被推荐为筛查肝脏疾病的组合。基于此,升高的转氨酶水平常作为实质性损伤的标志物,升高的 GGT 常提示代谢的毒性损伤,ALP 常作为胆汁淤积的标志物,而降低的 CHE 常提示功能性肝细胞团的减少。将近 90%肝受损的患者通过这个组合被诊断出来。实验室结果不能提示功能性高胆红素血症、非酒精性脂肪肝、慢性丙肝和不伴有肝实质炎症的肝炎终末期。一项基于 1 154 例肝胆疾病患者的研究[8]中,15%患者的 ALT 水平没有升高。这些患者主要患有肝肿瘤转移、肝外胆道阻滞、肝硬化和药物性肝损伤。肝硬化患者 CHE 水平下降,而其他患者主要是 GGT 水平升高。由于没有迹象表明肝损伤时肝细胞中的 ALT 生成增加,因此任何超过参考上限的 ALT 水平主要被认为是肝损伤的迹象。不可预期的 ALT 或 AST 水平的上升应该用新的标本进行复查,这是由于两天之内转氨酶的个体差异相差 10%~30%,并且在重体力劳动之后活性也会升高。

1.6.5.1.2 有症状患者的医学决策方法:对于急性腹痛,酶检测组合的选择需要考虑是否合并其他疾病如胰腺炎、肠梗阻、输卵管妊娠、心肌梗死、急性肝炎引起的急性肝损伤、急性胆道阻塞、急性胆囊炎和急性灌注障碍。因此,除了 ALT、AST 和 GGT 之外,诊断组合也应该包括 GLD、脂肪酶或 α 淀粉酶、肌钙蛋白和 hCG,血细胞计数和 C 反应蛋白也常被作为补充指标。ALT 水平在参考范围内能排除急性肝病或肝受累。ALT 水平大于上限 20 倍时也可排除急性梗阻性黄疸。包括 Reye 综合征在内的少数急性肝脏疾病,如急性酒精性肝炎时,AST 水平高于 ALT 水平,转氨酶的活性大于上限 10~20 倍。

如果转氨酶上升到大于上限 20 倍,需要对急性病毒性肝炎、急性灌注障碍和急性毒性肝受损进行鉴别诊断。GLD 水平在灌注障碍时与转氨酶相似,在毒性损伤时是转氨酶水平的一半,在病毒性肝炎时不大于转氨酶活性的 10%。CHE 的检测能够鉴别急性中毒和急性灌注障碍。在中毒时 CHE 水平下降到下限的 50%,而这不适用于灌注障碍[7]。

黄疸和亚黄疸:黄疸患者或出现高胆红素血症时,肝源性黄疸和溶血性黄疸需要被鉴别。除总胆红素和直接胆红素之外,LD/AST 值也很重要;比值>5 提示溶血性黄疸。

昏迷:在昏迷情况下,判断是否为肝性昏迷很重要。在肝源性昏迷中,需要鉴别暴发性肝衰竭和肝性脑病。肝性脑病时的转氨酶水平和肝硬化时很相似,如由轻到重平稳上升,然而对乙酰氨基酚或死帽蕈中毒或氟烷引发的暴发性肝衰竭则显示特征性的坏死模式。ALT 和 AST 上升高达 20 倍以上,AST 比 ALT 更高,GLD 水平也处于相似水平。在许多门静脉脑病病例中,CHE 的水平在患者入院时就已经降低,然而在暴发性肝衰竭时,CHE 因其较长的半衰期而和白蛋白一起在凝血因子之后下降。

胆汁淤积的鉴别和区分:筛查组合已经能够提示胆汁淤积。高水平的 GGT 和 ALP 及由轻到重平稳上升的 ALT 水平提示胆汁淤积,而比 GGT 和 ALP 更高的 ALT 水平提示肝炎。对于胆汁淤积所涉及的是大的胆道(源于肝外)还是小的胆道(肝内胆管梗阻),或者是否伴有毒性,只能在影像学排除肝外胆汁淤积之后才能鉴别。

1.6.5.1.3 肝脏疾病严重程度的评估:血清中转氨酶的活性与受损肝细胞的数量、单个细胞受损严重程度及肝脏疾病的急性程度有关。在大约 750 个肝细胞中有 1 个受损的情况下,会导致 ALT 水平上升并超过上限。细胞损伤的严重程度可通过 AST/ALT 值(De - Ritis 比值)来了解。大约 70%的肝细胞 AST 活性存在于线粒体中,而 30%存在于胞质内。该比值低于 1.0 提示肝脏轻度受损,尤其是如急性乙肝样的急性、可逆的炎症性肝脏疾病。该比值大于 1.0 提示高度坏死型肝损伤[10]。

急性肝细胞损伤:急性肝病可能由病毒性肝炎、酒精性肝炎、胆道阻塞、毒性损伤或急性灌注障碍导致。10 倍高于上限的 ALT 或 AST 水平几乎总是提示这些疾病的存在。

慢性肝细胞损伤[10]:慢性肝病被定义为持续性的肝细胞坏死和肝脏炎症,在许多情况下涉及纤维化。慢性肝病能进展为肝硬化,并且是发展为肝肿瘤的前提。在多数情况下,它由亲肝病毒感染所致,导致轻微的症状并在长期中提升发病率和死亡率的风险。在急性乙肝 6 个月后 ALT 持续升高或者在 6 个月内多次检测发现无法解释的 ALT 水平升高,则提示慢性肝病。

慢性肝病的转氨酶活性与病情进展有关。若肝硬化进展很快则转氨酶活性很高。在慢性肝病中，AST 水平通常比 ALT 的水平低甚至趋于正常。随着肝实质的减少，ALT 下降比 AST 明显，De－Ritis 比值超过 1。而慢性酒精性肝炎是个例外，其 De－Ritis 比值最初就已经大于 1(有时甚至大于 2)。药物和长期饮酒是病毒标志物阴性的患者慢性肝病的成因。其他与 ALT 水平升高相关的肝脏疾病不应该被忽视，如自身免疫性肝炎、胆汁淤积性肝病、α_1 抗胰蛋白酶缺陷病和 Wilson 病。

肝硬化[10]：以肝脏纤维化和正常肝组织出现异常损伤为特征，由慢性肝病肝实质的进展性坏死所致。形成的再生性结节并不能完全替代坏死的组织，导致由于代谢率下降和肝细胞内的酶减少等情况而造成的肝功能受限。完整肝实质的减少表现为 ALT 和 AST 水平的轻度上升及 De－Ritis 比值的升高。为了确认肝硬化，其诊断灵敏度为 32%～83%，诊断特异性为 75%～100%[11,12]。

标志物的改变提示了肝功能下降的进展。PT 延长及 CHE、白蛋白和血小板数量下降是进展的重要提示。这些指标应该在肝硬化监测中每 3～6 个月检测一次。

1.6.5.1.4 肝脏疾病的分期：肝脏疾病的分期能够通过转氨酶的变化和胆红素的浓度进行评估。在恢复期下降，由于 ALT 的半衰期(48 h)比 AST 的半衰期(17 h)长 3 倍，因此 AST/ALT 值能够用于评估疾病的分期。例如，在急性肝炎中 ALT 和 AST 达到峰值，它们的比值为 0.6～0.8，然后在疾病第四周下降为 0.2～0.4。由于在轻度急性肝炎的早期 AST/ALT 值很低，因此 LD 对于鉴别间歇性黄疸型肝炎很有帮助。然而由于 LD 半衰期只有 10 h，其活性在疾病的间歇期就已经恢复正常，故在急性轻度时期其范围在 AST 和 ALT 水平之间[6]。

转氨酶和胆红素的关系[10]：在急性乙肝中，ALT 和 AST 在疾病第一周黄疸开始时达到峰值。胆红素在一周后达到峰值。转氨酶在黄疸开始时持续性地每天下降 10%。ALT 持续升高(27±16)天而 AST 持续升高(22±16)天。急性毒性肝炎和急性肝脏灌注障碍时，转氨酶水平在入院后 24 h 内已经达到峰值，AST 水平高于 ALT。转氨酶水平在接下来的 24 h 内再度下降。由于半衰期很短，AST 比 ALT 下降显著，能够下降至 50%。在急性损伤后的 7 天内 AST 就已经能恢复到参考范围之内。

1.6.5.1.5 肝脏疾病的病因检验[9,11]：肝脏疾病的病因检验是鉴别诊断的一部分，也是病因治疗的前提。在这里转氨酶的诊断价值不大，在轻度损伤引起的肝脏疾病或具有相似的酶变化的肝病中尤其如此，如急性和慢性病毒性肝炎及肝硬化。此外，亲肝性病毒引起的慢性活动性肝炎的酶变化和非亲肝性病毒引起的急性肝炎的酶变化水平相似。表现为肝炎或胆汁淤积形式的药物引起的毒性肝脏损伤、脂肪肝或其他组合也是个问题。

以下检测有助于进行病因学检验和保证病原性证据的质量(亦见于第 1 章中 1.2)。

- 用于鉴别不同类型病毒性肝炎的血清学和分子生物学标志物。
- 自身免疫性肝病中自身抗体的检测。
- 甲胎蛋白的浓度为初级肝细胞肿瘤提供依据。
- 升高的糖缺失性转铁蛋白(CDT)表明长期酗酒。

通过诊断酶学、血清蛋白电泳和免疫球蛋白检测的组合，病因学检验在某种程度上对慢性肝炎和肝硬化来说是可能的。例如，自身免疫性肝病和肝硬化都有高蛋白血症，血清蛋白电泳中可能会有 γ 球蛋白百分比升高，或者在酒精性中毒时由于 IgA 升高，表现为 β－γ 桥。肝炎后肝硬化 IgG 的水平升高，而初级胆汁性肝硬化则表现为 IgM 和其他相关免疫球蛋白组分的升高。

1.6.5.1.6 肝炎的预后评估：预后评估聚焦于以下问题[8]。

- 急性肝炎是否会被治愈，还是进展成为慢性肝炎？
- 坏死的形式是否会进展及是否会发生肝衰竭？
- 是否有治疗会成功的依据？

治愈的肝炎：急性病毒性甲肝和乙肝通常是自限性的；几乎所有的甲肝和 95%的乙肝能被治愈。将近 85%的急性丙肝进展为慢性。在肝炎急性时相期间，转氨酶在个体病例中并不能得出肝炎是否会被治愈还是进展为慢性的结论。ALT 和 GGT 是最后恢复至正常水平的酶。因此，推荐在监测中对这些检测每 2 周进行一次。如果酶的水平在 6 个月内没有恢复正常或有再次升高的迹象，则可能进展为慢性。这适用于没有 HBsAg 抗体和 HBeAg 抗体或检测到病毒持续存在的情况。

进展为慢性形式：酶类分析能够检测出患者是否有肝衰竭的风险，适用于坏死性形式，并且涉及 0.1%的甲肝和丙肝患者、1%的乙肝患者、20%的丁肝患者和 4%的戊肝患者(将近 20%的妊娠妇女)。相较于急性肝脏损伤的严重程度，转氨酶的水平在病因学方面更有帮助。因此，绝对的转氨酶活性水平并不能用于预后评估。然而，如果坏死的情况涉及所有肝细胞酶类的减少或 ALT 下降伴有 AST、GLD 和 LD 水平的上升，则提示预后很差。

抗病毒性肝炎治疗[13,14]：在慢性乙肝和丙肝的抗病毒治疗中，ALT 被用来评估疗效。这是由于 ALT 是肝脏炎症性活性的评估指标，尽管它在评估炎症程度和纤维化严重程度上作用不大。

1.6.5.2 肌肉病变

在急性心肌梗死急性发作 12 h 后，AST 的诊断灵敏度是 96%，诊断特异性是 86%[15]。如果怀疑右心衰，ALT 仅在梗死过程中起重要作用。相较于 CK，AST 的灵敏度和特异性在骨骼肌疾病的诊断中意义不明显。升高的 AST 和 CK 水平提示肌肉损伤。

心肌疾病中 AST 和 ALT 的水平见表 1.6－4，骨骼肌疾病中 AST 和 ALT 的水平见表 1.6－5。

表 1.6－4 心脏疾病中的转氨酶

疾病/诱因	临床和实验室检查
心肌梗死	AST 可以用于监测心肌梗死，ALT 可用于疑似肝受累。升高的 AST 水平在急性发作后 6～12 h 出现，平均于 16～48 h 内达到峰值至上限 5 倍，并且在第 3～6 天恢复正常。ALT 的升高不稳定且较平缓；De－Ritis 比值大于 2。超过 95%的可精确定位梗死的患者在头 24 h 内可以测得 AST 升高。若梗死无法精确定位或者不透壁，则 AST 的升高明显更低。AST 的活性取决于梗死的大小，水平超过上限 10 倍的患者死亡率更加显著[81]。非常高的 AST 水平出现于心源性休克。

续 表

疾病/诱因	临床和实验室检查
肺栓塞	肺栓塞和心肌梗死的临床鉴别并不总是那么容易。根据实验检测的结果，在大约 20% 的病例中转氨酶和 LD 水平轻度升高，CK 通常正常。
心肌炎	CK 和 AST 轻度升高。大约 50% 的病例中出现加速的红细胞沉降率及轻到中度的白细胞增多。
心包炎	如果还有心肌炎则只能测得 AST 升高。
心律失常	室上性或室性心动过速如果在心室速率达到 180/min 时可以导致轻度 AST 升高；这同样适用于电击复律。
心导管插入术	AST、CK 和 LD 轻度升高。
心脏起搏器植入术	无法测得 AST 和 CK 水平升高。
体外循环心脏手术	术后第一个小时可以测得 AST、CK 和 LD 活性升高[83]。

表 1.6-5　骨骼肌损伤中的转氨酶(亦可参见表 1.8-5)[84]

疾病/诱因	临床和实验室检查
进行性肌营养不良症	所有类型的疾病(Ⅰ型，面肩肱型；Ⅱ型，肢带型；Ⅲ型，Duchenne 型)都与转氨酶升高有关；De-Ritis 比值大于 1。AST 在Ⅰ型和Ⅱ型中升高约为上限 50 倍，在Ⅲ型中升高达上限 100 倍。AST 在疾病开始前就已经升高且在临床症状出现时达到峰值。 疾病过程中较低的 AST 水平提示更低的进行性及更乐观的预期寿命。AST 和 CK 水平逐年下降且在终末期达到参考区间。
肌肉炎	急性和亚急性多肌炎导致 AST 显著升高，而慢性形式的疾病 AST 水平正常或轻度升高。皮肌炎中 AST 轻度升高，ALT 正常。眼肌炎时 AST 活性正常。
甲状腺功能减退性肌病	长期甲状腺功能减退症中测得 AST、CK 和 LD 轻度升高。
癫痫持续状态	出现 CK、LD、AST 和 ALT 升高。癫痫持续状态中酶的活性与心肌梗死中类似；然而，上升更加显著，并且 ALT 升高。癫痫大发作的酶水平比癫痫持续状态中更低；然而，他们在酒精诱导的癫痫中比自发性癫痫更高。在癫痫大发作之后，CK 与心肌梗死后的表现相似；其他酶没有相关的表现，但是 ALT 在许多病例中也会升高。催乳素也显著升高。
恶性高热	在将近每 2 万名昏迷病例中有 1 人出现这种情况，并且 60% 的病例是致命的。无症状的患者在注射氟烷、肌肉松弛剂等之后经历高热和肌强直。转氨酶和 CK 水平在 24 h 之前不升高。恶性高热是种常染色体显性遗传疾病，且更常见于男性[85]。
重体力劳动	重体力劳动可以导致不同程度的 AST 升高及更鲜见的 ALT 升高，取决于强度、时长及体质。马拉松运动员中 AST 升高 2~3 倍，ALT 轻度升高。促合成药物和健身(健美者)能够导致 AST 和 ALT 升高至上限 2 倍[86]。

1.6.6 注意事项

检测方法：IFCC 检测方法最适于在 37℃下进行，试剂混合物中含有磷酸吡哆醛。在加入 α 酮戊二酸开始特定反应之前，ALT 和 AST 在预孵育的步骤中被磷酸吡哆醛激活。此外，在 NADH 的作用下，标本中的丙酮酸被转化为乳酸[1,2]。加入磷酸吡哆醛能够稳定转氨酶的活性。不加入磷酸吡哆醛时，缺乏内源性磷酸吡哆醛的标本测出的活性将假性降低，如心肌梗死、肝脏疾病或重症监护患者。

在没有预处理步骤将丙酮酸去掉的情况下，AST 分析介质中的 NADH 将会减少[16]。

ALT 水平和参考范围上限取决于分析仪。一项全州范围的研究中，室间差异为 69~83 U/L(差异为 14 U/L)，而同一生产厂商生产的分析仪的室间差异只有 4~8 U/L[17]。

样本要求：推荐血清；肝素抗凝血会导致分析介质混浊[1]。

参考区间：参考区间最好使用 IFCC 方法，适用于 20~60 岁的成人[1,2]。非洲裔美国人的水平比高加索人种高 15%。由不同生产厂商和全球范围内的不同实验室得出的 ALT 参考范围不同，导致“正常”和“肝脏疾病”之间的区分变得非常模糊[18]。

巨 AST：见表 1.1-2。

溶血：在参考范围内的 ALT 水平及血红蛋白结果在 2.5 g/L 或更高时，溶血会导致 ALT 升高 10%。从血红蛋白结果为 1.5 g/L 开始，AST 水平随着溶血的增加而上升。红细胞内的 ALT 活性比血清中的活性高 7 倍，而 AST 活性比血清中高 15 倍[19]。溶血性贫血导致 AST 水平轻度上升，而 LD 水平显著上升；体内溶血血钾水平正常，而体外溶血血钾水平上升。

生物因素：① 半衰期[20]：AST 17 h ± 5 h，线粒体 AST 87 h，ALT 47 h ± 10 h。② 变异：天内血清转氨酶水平的变异为 45%，傍晚水平最高，夜里水平最低。日间变异为 5%~10%[20]。③ 体重：BMI 高的个体转氨酶水平比正常体重个体高 40%[20]。④ 血透患者：这类患者可能由于缺乏磷酸吡哆醛而 AST 和 ALT 处于低水平[16]。⑤ 稳定性：血清 ALT 和 AST 在 9℃条件下能稳定 1 周；AST 保持在 20℃条件下会轻度下降[21]。

1.6.7 病理生理学[6-9]

血清中结构定型(structure-committed)肝酶活性的上升提示肝脏结构和功能紊乱。肝脏由实质细胞(60%)和间质细胞(内皮细胞、枯否细胞、贮脂细胞和陷窝细胞)组成。1 mg 肝组织的细胞总数为 20.2 万个，包括 17.1 万个实质细胞和 3.1 万个间质细胞。3 000 亿个实质细胞与通过血窦的循环血细胞接触密切。间质细胞在血窦中位于实质细胞之前，起到过滤作用，如枯否细胞是紧贴血窦内皮的具有高度移动性的巨噬细胞。它们通过吞噬作用移除血液中的细胞碎片、微生物和胶质。

实质细胞并不是均一的细胞群。根据在肝小叶的不同位置，它们适应了不同的氧和基质的供应。这类供应随着由门静脉通往中央静脉而逐步减少，从而导致了不同的细胞器和酶的库存。这对诊断来说非常有帮助，因为细胞损伤导致了可溶性酶类的释放，并且血清酶类组合的检测能够得出具体哪一个区域的肝小叶受损的结论，如外周损伤导致 ALT 释放的量明显大于中央损伤，因为外周肝小叶的 ALT 活性比中央高许多。

“转氨酶”这个名字描述了 AST 和 ALT 的功能，如将 NH_2 基团由氨基酸转换至酮酸，尤其是 α 酮戊二酸。基于此，在氨基酸分解代谢过程中，来自不同氨基酸的氨基被集中到一种氨基酸身上，尤其是谷氨酸。在后续的反应，如氧化脱氨作用中，氮从谷氨酸上被移除，并转化为可被排出的含氮化合物。

肝脏、心肌和骨骼肌相较其他组织具有相对更高的 AST

活性。因此，它们几乎总是 AST 活性升高的组织来源。

肝脏中 ALT 的特异活性比心肌和骨骼肌中高 10 倍，因此，ALT 被认为是肝脏特异性的酶，适合作为筛查肝脏疾病的酶类。

AST 和 ALT 位于肝脏的实质细胞和非实质细胞中。ALT 只溶于胞质内，分子量为 110 kDa，并且肝细胞内 ALT 的活性比血清中高 2 800 倍。AST 是二聚体分子。溶解形式的分子量为 93 kDa，线粒体形式的分子量为 91 kDa。30%的 AST 溶于胞质内，而 70%则与线粒体结构相连。肝脏内 AST 活性比血清中高 7 000 倍。由于血窦没有基底膜，因此肝细胞释放的酶能快速轻易地进入血循环。

血浆中出现的酶类组合和肝脏疾病中的酶类活性取决于损伤的性质。

急性病毒性肝炎时，几乎所有肝小叶的细胞都会被感染。由于细胞膜通透性受到干扰，肝细胞出现轻度的炎症，细胞质的 ALT 和 AST 进入血浆。由于释放入血的 AST 的量比 ALT 低，因此 AST/ALT 值通常低于 1.0。考虑到乙肝的发病机制，通常认为病毒导致了实质细胞的轻度损伤。在被 T 淋巴细胞识别后，循环病毒抗原被认为诱导了固有的 T 淋巴细胞的增殖，并直接攻击肝细胞。T 淋巴细胞识别肝细胞膜内的病原性蛋白，并造成其损伤。这导致了细胞膜离子通透性增加，造成胶体渗透压升高，甚至引起细胞溶解。

在急性病毒性肝炎中，入血的转氨酶水平和受累的实质组织的数量相关。如果肝细胞受损是可逆的，则可能恢复原状。更严重的损伤导致更多转氨酶释放入血，尤其是线粒体 AST。AST/ALT 值大于 1.0 提示这种进展并提示肝细胞坏死。

肝脏的慢性炎症是集中的。慢性活动性肝炎时，细胞坏死从外周区域开始，导致转氨酶和 LD 由轻到重地增加。AST/ALT 值高于 1。转氨酶水平和炎症活性不直接相关。

间质细胞的免疫系统在慢性肝病时会形成缺陷，尤其是肝硬化时。这种情况下，抗原进入血循环。尤其当自发性的或外科门静脉分流术造成血液经过肝脏时，这类情况会出现于肝灌注障碍。没有被肝脏清除的抗原引起免疫反应，导致血清蛋白电泳中出现多克隆高丙种球蛋白血症。

酒精性肝炎时，血清 AST 比 ALT 高。然而其他肝炎导致细胞内胞质和线粒体 AST 减少，酒精性肝炎只造成胞质 AST 减少。

灌注障碍和毒性物质造成的梗阻性黄疸和急性缺氧性肝病导致肝实质细胞的坏死，使得 GLD 的增长比例相较于 ALT 来说过大。

有大量细胞坏死的急性毒性肝损伤时，血清中的酶类组合和肝实质细胞中的相似，LD>AST>ALT>GLD。

1.7 胆碱酯酶(ChE)

Lothar Thomas

脊椎动物有两种产生乙酰胆碱酯酶和酰基胆碱乙酰水解酶的胆碱酯酶基因[1]。

酰基胆碱乙酰水解酶(EC 3.1.1.7)，也被称为乙酰胆碱酯酶(AChE)。存在于红细胞外膜、中枢神经系统灰质、神经肌肉终板的交感神经节、肺和脾，但不存在于血浆中。在生理条件下，AChE 水解乙酰胆碱，乙酰胆碱是负责胆碱能传递部位神经冲动传导的化学介质。AChE 水解乙酰胆碱，基本不水解丁酰胆碱、芳基酯和脂环基酯。

酰基胆碱酰基水解酶(EC 3.1.1.7)，也被称为胆碱酯酶(cholinesterase，ChE)。存在于血浆、肝、肠黏膜、胰脏、脾和中枢神经系统白质。除胆碱酯类，ChE 也水解苯酰胆碱、碳化丁酰胆碱、芳基酯和脂环基酯。此血清特异性酶的作用机制未知。AChE 和 ChE 可被生物碱类药物新斯的明和毒扁豆碱竞争性抑制。下文描述仅指 ChE，如血浆中酶活性测定。

1.7.1 适应证

包括疑似肝功能受损、在使用琥珀胆碱型肌肉松弛药物前存在胆碱酯酶变异体、术后呼吸暂停延长、农药中毒、监测接触杀虫剂的工人、有全套凝血试验和未知低白蛋白血症病理结果的重症监护患者。

1.7.2 检测方法

AChE(EC 3.1.1.7)检测[2]：① 比色法：原理为，AChE 水解硫代乙酰胆碱为乙酸和硫代胆碱。硫代胆碱与 DTNB 反应时产生黄色阴离子 5-硫基-2-硝基苯甲酸盐，通过检测该产物的增加来测量 AChE 的催化活性(DTNB，5，5′-二硫-双-2-硝基甲苯酸 10 mmol/L；碳酸氢钠 17.85 mmol/L = 缓冲 Ellman 试剂)。② 苯甲酰胆碱法[3]：原理为，AChE 水解苯甲酰胆碱为苯甲酸和胆碱。在 240 nm 处测定苯甲酰胆碱吸光度的减少。

ChE(EC3.1.1.8)检测标准方法[4]：原理为，ChE 水解碳化丁酰胆碱为丁酸和胆碱(表 1.7-1)。硫代胆碱可迅速将黄色的六氰合铁(Ⅲ)酸钾还原为几乎无色的六氰合铁(Ⅱ)酸钾，从而可采用直接光谱监测反应(表 1.7-2)。

表 1.7-1　ChE 检测原理(上)和地布卡因指数计算(下)

碳化丁酰胆碱 + $H_2O \xrightarrow{ChE}$ 硫代胆碱 + 丁酸
地布卡因指数 = $\left(1-\dfrac{被抑制的\ ChE}{未被抑制的\ ChE}\right)\times 100$

表 1.7-2　显色反应检测产生的硫代胆碱

(1) 硫代胆碱 + 5，5′二硫-双-2 硝基苯(DTNB)⟶5-硫基硫胆碱-2-硝基苯 + 5 硫-2-硝基苯。在 405～410 nm 之间测量。
(2)硫代胆碱 + $2OH^-$ + $2[Fe(CN)_6]^3$⟶二硫双(胆碱) + H_2O + $2[Fe(CN)_6]^{4-}$(参考文献[4]推荐方法)。在 405 nm 处测量。

1.7.2.1 基因变异体表型

血浆中 ChE 的合成由位于 3 号染色体长臂的基因调控。已知等位基因有 U、A、S、F、H、J、K，被认为可合成 28 种潜在表型[1,5]。相同的基因型可能有不同表型，因为有些人同一基因中可有一个以上突变，如 UA 表型，可对应两个基因型 *UA* 和 *UAK*。

不同的二倍体基因型可多达 45 种，但只有 11 种不同的表型是可能的[6]。某些 ChE 变异体可降低血浆 ChE 活性(参见表 1.7-8)，不水解琥珀酰胆碱，术后使用琥珀胆碱型肌肉松弛剂会引起呼吸暂停延长。

地布卡因和氟化物抑制法是检测血浆 ChE 变异体表型的经典方法。

地布卡因抑制法：原理为，使用局部麻醉剂地布卡因时，正常 ChE 活性受到抑制比 ChE 变异体更强。基于抑制程度，个体分为以下 3 种[7]：

- 抑制超过 70%，个体为纯合子，两种基因都产生正常 ChE。
- 抑制 40%～70%，个体为杂合子，一种基因产生正常 ChE，另一种产生非典型 ChE 变异体。
- 抑制低于 30%，个体为纯合子，两种基因都产生非典型 ChE 变异体。

在有和没有 1×10^{-5} mol/L 地布卡因的情况下，用苯甲酰胆碱法检测 ChE 活性[7]。此方法采用硫代乙酰胆碱酯作为底物，并不常用[8]。

氟化物抑制法：此方法用于检测耐氟 ChE 变异体(表 1.7－8)。检测方法与地布卡因指数相同；试验介质中氟化物浓度为 5×10^{-5} mol/L[9]。

Ro2－0683 抑制法：较地布卡因，Ro2－0683 是更好的选择性抑制剂。正常 ChE(E_1^u)几乎 100%被抑制，而非典型变异体(E_1^a)几乎不被抑制[5]。

1.7.3 标本要求

血清或肝素抗凝血：1 mL。

1.7.4 参考区间(表 1.7－3)

表 1.7－3 ChE 参考区间

碳化丁酰胆碱法(37℃)[10]	苯甲酰胆碱法(37℃)[11]
女性：3.93～10.8(65～180)	女性：0.66～1.62(11～27)
男性：4.62～11.5(77～192)	男性：0.66～1.62(11～27)

单位：kU/L(μkatal/L)，适用于成人与儿童。单位转换：μkatal/L×60＝U/L

1.7.5 临床意义

肝病时 ChE 常下降，可能是药物引起的，农药中毒时也可发生，存在罕见的遗传性。

1.7.5.1 ChE 与肝脏疾病

ChE 在肝脏合成并释放入血浆。其血清活性取决于肝实质细胞的功能和数量。因此，ChE 活性是检测整体肝功能的生物标志物。只有在严重肝损伤、肝实质细胞的蛋白质合成减少或实质细胞数量明显减少时，ChE 水平才低于参考下限[12]。

单独检测 ChE 不足以诊断肝病，如病理检查的阳性预测值仅为 21%，临床患者资料中肝病患者占 8%，而无肝病的正常结果的阴性预测值是 97%[13]。尽管阳性预测值低，但 ChE 具有以下诊断意义(表 1.7－4)。

- GGT 和 ALT 联合检测筛查肝病。尽管 ChE 对肝病的诊断灵敏度较 GGT 和 ALT 低，但联合检测对筛查十分重要。晚期慢性肝病患者的 GGT 和 ALT 可在参考区间内，仅有 ChE 水平下降提示肝病[12]。
- 作为肝脏在系统性疾病中的共同反应指标。若 ChE 下降并非由原发性肝病引起，可由与分解代谢有关的严重疾病，如恶性肿瘤、自身免疫病、重症监护中和蛋白质营养不良引起[14]。
- 作为预测指标，尤其是监测肝硬化、暴发性肝衰竭或原位肝移植时。下降或显著低水平表明预后不良[12]。

表 1.7－4 与 ChE 活性下降相关的肝病

疾病	实验室检查
急性肝炎	无并发症的病毒性肝炎不引起或仅引起 ChE 轻微下降；坏死型时活性根据严重程度相应下降。急性病毒性肝炎时 ChE 活性正常较下降更常见。在丙型肝炎，ChE 较正常对照有更高的 ChE 活性[16]。
慢性肝炎	肝炎潜伏期或活跃期 ChE 活性无差异。约 40%患者的 ChE 正常。ChE 对疾病监测有重要意义。若无炎症反应，且 ALT、AST 和 GGT 可恢复正常，则 ChE 下降或维持在参考下限水平可能是反映肝损伤的唯一病理性标志。
肝硬化	肝硬化是最常见的低 ChE 水平疾病。研究[14]表明，诊断灵敏度和特异性各为 88%。在一批 1 050 位体检者中，25 位患有肝硬化，低 ChE 的阳性预测值为 13%，相比正常 ChE 的预测值为 99.7%。因此 ChE 不适用于肝硬化筛查，因为 8 位低 ChE 患者中仅有 1 位患有肝硬化[14]。相较之下，ChE 正常可排除大半肝硬化。尽管存在巨大的个体差异，但 ChE 下降与各类型肝硬化的进程存在相关性，尤其是原发性胆汁性肝硬化和酒精中毒性肝硬化。只有 11%肝硬化可伴正常 ChE。
急性肝血流障碍	急性肝血流障碍相比急性中毒 ChE 下降较少。前者 ChE 至多下降至参考下限 50%，后者下降更多[12]。
慢性肝淤血	ChE 轻度下降，伴或无 GGT 不连续升高。
肝肿瘤，肝转移瘤	在原发性肝肿瘤或肝转移瘤，肿瘤发生导致 ChE 下降。肝转移瘤时 ChE 活性可下降 58%[17]。
肝移植	几天内 ChE 快速升高表明移植起作用。

肝脏 ChE 的合成和白蛋白的合成是相互偶合的。因此，非肝脏引起的 ChE 水平变化与血清白蛋白浓度变化无对应关系。根据白蛋白和 ChE 在血清中的表现，可以利用 ChE 和白蛋白联合检测，起到鉴别诊断的作用(表 1.7－5)。

表 1.7－5 ChE 和白蛋白联合检测的鉴别诊断意义

ChE	白蛋白	肝损伤	鉴别诊断
低	低	存在(ALT 升高)	肝硬化、慢性活动性肝炎、病毒性肝炎(约 1/3 案例)
	参考区间内	无(ALT 正常)	ChE 抑制(如农药)
	低	无(ALT 正常)	白血病、霍奇金淋巴瘤、癌症、术后、胃肠道疾病、蛋白质缺乏症、胰腺炎、肾功能不全、慢性丙型肝炎
升高	参考区间内	无(ALT 正常)	高脂蛋白血症、糖尿病、非典型 ChE 变异体 Cynthiana
		存在	脂肪肝(如由嗜酒引起，ALT 轻度升高)
	低	无	严重肾性蛋白质丢失(如肾病综合征)
正常	正常	ALT 正常	几乎排除肝硬化，预测值高于 99%

50%以上酒精性脂肪肝患者的 ChE 活性在参考上限内或轻度升高[15]。其他疾病见表 1.7－6。

表 1.7－6 与 ChE 活性降低相关的其他疾病

疾病	临床和实验室检查
严重疾病、休克、重症监护患者	伴分解代谢状态的严重疾病是致 ChE 水平下降的最常见原因(如白细胞组织增生、术后、严重感染、淋巴网状系统恶性疾病、有或无肝转移的肿瘤)[14]。
败血性休克	研究[18]表明，ChE 活性与患者监测及存活之间有显著相关性。肝功能不全及 ChE 活性低于平均 1 484(512～3 556)U/L 的患者死亡率更高，存活患者的平均活性为 1 906(852～9 644)U/L；底物为碳化丁酰胆碱。

续 表

疾病	临床和实验室检查
慢性炎症性肠病	活动性克罗恩病和活动性溃疡性结肠炎患者的 ChE 水平约为正常人的 60%。缓解期或部分缓解期数值恢复正常。已证明 ChE 是评价疾病活动性的良好标志物。从病原学角度而言，急性期反应 ChE 合成抑制多由内毒素引起，尚待讨论[19]。
肌病	进行性肌营养不良和 Thomsen 病时 ChE 水平显著下降[20]。
心肌梗死、恶性贫血、旋毛虫病	相比其他生物标志物，ChE 在这些疾病中的诊断作用有限。若 ChE 活性下降，也仅是短期且幅度极小。毛线虫感染 6 个月后仍可检测出 ChE 下降。

1.7.5.2 药物诱导的 ChE 抑制

生物碱新斯的明和毒扁豆碱引起 ChE 可逆性抑制。两种生物碱与乙酰胆碱的胆碱残基竞争酶的结合位点。其他药物和物质可引起 ChE 的不可逆抑制(表 1.7－7)。

表 1.7－7　引起 ChE 抑制的药物[21]

抑制＜15%
- 非去极化肌肉松弛药(如泮库溴铵、维库溴铵)
- 抗生素：青霉素、链霉素
抑制 20%～100%
- 氨基甲酸酯类副交感神经功能药物(如新斯的明、滕喜龙、吡斯的明、毒扁豆碱)
- 用作农药的有机磷酸酯、烷基磷酸盐类
- 心血管药物(如奎尼丁、艾司洛尔)
- 细胞毒性药物，如环磷酰胺；开始治疗的第一天降低，一周后恢复正常
- 激素(如皮质类固醇)
- 激素类避孕药
- 精神治疗药物(如锂、苯乙肼)
- 支气管扩张药(如班布特罗)
- 青光眼治疗药物(如碘依可酯)
- 肌肉松弛剂(如琥珀胆碱)

1.7.5.3 ChE 与农药毒性

有机磷酸酯和氨基甲酸酯是全球范围内使用的农药。这些物质中毒是个问题，尤其影响农药使用者和孩子。据估计，全球每年约引起 300 万例中毒和 28 万人死亡[22]。杀虫剂对人类有强毒性，可引起有意或无意的中毒症状[23]。

有机磷酸酯：有机磷酸酯类，也称烷基磷酸酯，如乙基对硫磷、甲基对硫磷、甲基内吸磷、碳酚、速灭磷、毒死蜱、乐果、二溴磷、EPBP 和伏杀硫磷。对有机磷农药的抑制作用不可逆，且体内外作用机制不同。如马拉氧磷是马拉硫磷中剧毒的一种，由吸入体内后氧化形成[24]。

氨基甲酸酯：灭虫威盐酸盐、灭多威和胺甲萘。对氨基甲酸酯的抑制作用可逆。连同乙酰胆碱酯酶和氨基甲酸酯形成乙酰胆碱酶-氨基甲酸酯中间体。由于此中间体很快水解，较快再次形成活化的酶。

有机磷酸酯和氨基甲酸酯的作用机制：有机磷酸酯和氨基甲酸酯可抑制神经组织和红细胞中的 AChE 及血浆中的 ChE。抑制作用致乙酰胆碱积聚，血浆中浓度可达 20～30 μg/L。有机磷中毒的临床症状基于对肌肉和中枢神经系统突触中毒蕈碱和尼古丁敏感的乙酰胆碱受体的刺激。在毒理学方面，血清中 ChE 的抑制作用不大，但有机磷中毒时其活性下降可通过类比剩余 AChE 活性得出。

胆碱能中毒一般采用：① 阿托品，乙酰胆碱竞争性拮抗剂阻断毒蕈碱对肌肉的作用。② 亲核解毒剂如氯解磷定或双复磷可再生 AChE，这两种物质都有适合被抑制 AChE 结构的化学结构。

急性中毒：杀虫剂通过皮肤、胃肠道、呼吸道和眼球吸收入人体，但吸入是最快的。杀虫剂迅速分布在全身，积聚在脂肪组织、肝脏和肾脏。除非是亲脂性有机磷(倍硫磷)或经代谢活化(对硫磷)，否则 12 h 内就会出现临床症状。若磷酸酯亲脂，临床症状出现较迟，消除需数天。有机磷酸酯和氨基甲酸酯中毒的临床症状为瞳孔缩小、流涎、恶心、呕吐、肌肉震颤和出汗增加。儿童最常见的 6 个症状是腹泻、呕吐、瞳孔缩小、支气管分泌物过多、出汗和体温过低[25]。杀虫剂吸入后，ChE 下降至参考下限 60%以下时可出现临床症状。

根据 ChE 活性的下降，有机磷中毒分为以下几类[26]：

- 轻度(ChE 40%～60%)，临床症状如上述。
- 中度(ChE 20%～40%)，除上述症状，还有胸闷和肌痛。
- 重度(ChE 低于 20%)，伴呼吸窘迫综合征。

未经治疗病例中，ChE 从完全抑制恢复至参考区间需 30～40 天。一项针对儿童的研究[25]表明了这一点，研究中儿童入院时 ChE 水平低于参考下限 10%～30%。

急性氨基甲酸酯中毒较有机磷中毒症状轻。许多情况下，它会自我局限，因为活化的 AChE 很快由于乙酰胆碱氨基甲酸酯中间体的自发溶解而再次生成。

慢性农药解除：慢性接触可无症状或有非特异性症状，如腹泻、体重减轻、肌无力和精神症状。

监测农药接触者：农药接触者根据以下推荐[27]，可通过血清或红细胞 ChE 来监测，若一个月喷洒农药超过 6 天，那么在喷洒农药前以间隔 3 天、不超过 14 天作两个基线值。以后每个月检测 1 次，连测 3 次。若接触者的最初血清基线水平低，或 3 个月中其 ChE 水平下降到最初基线的 60%～80%，则其农药中毒风险增加。

1.7.5.4 非典型变异体引起的 ChE 下降

胆碱酯酶的生物合成受 4 个 E1 位点的等位基因和罕见遗传变异调控(表 1.7－8)。调控如下[5]：

- 常见基因型 *E1uE1u* 调控血清正常 ChE 的合成，其 80%可被地布卡因抑制，100%被 Ro2－0683 抑制。
- 非典型基因型 *E1aE1a* 调控 ChE 变异体，致血清 ChE 活性下降，受地布卡因抑制小于 30%，几乎不受 Ro2－0683 抑制。
- 氟化物敏感基因型 *E1FE1F* 调控一种 ChE 变异体，受地布卡因抑制程度小，受氟化物抑制程度大。
- 沉默基因型 *E1SE1S* 调控一种 ChE 变异体，缺乏胆碱酯键水解的必要结构，无酶活性。

表 1.7－8　ChE 变异体的生化特征

基因型	发生率	ChE(U/L)	地布卡因指数	氟化物指数	RoN 指数	SC 灵敏度
$E_1^u E_1^u$	95%	660～1 620	79～86	56～65	80～100	无
$E_1^u E_1^a$	1∶30	373～1 191	56～72	41～53	65～81	罕见*
$E_1^u E_1^f$	1∶200	410～1 255	73～80	41～54	79～100	罕见*
$E_1^u E_1^s$	1∶220	326～900	79～86	56～67	94～100	罕见*
$E_1^a E_1^f$	1∶19 000	320～661	38～55	22～34	56～69	轻度
$E_1^f E_1^f$	1∶160 000	低	60～70	30～42	92～98	轻度
$E_1^f E_1^s$	1∶170 000	351～509	62～66	16～38	86	轻度
$E_1^a E_1^a$	1∶2 500	169～709	13～28	15～28	19～27	重度
$E_1^a E_1^s$	1∶20 000	134～469	11～28	16～29	12～25	重度

续 表

基因型	发生率	ChE(U/L)	地布卡因指数	氟化物指数	RoN 指数	SC 灵敏度
$E_1^s E_1^s$	1∶100 000	0～48	—	—	—	重度
$E_1^a E_1^k$	1∶250	341～826	46～59	34～48	52～64	轻度**
$E_1^u E_1^k$	罕见*	387～938	79～86	58～66	86～100	罕见*
$E_1^u E_1^h$	罕见*	370～706	80～86	59～64	96～100	罕见*
$E_1^a E_1^h$	罕见*	149～246	23～36	22～32	28～32	重度

数据来自参考文献[10]；除 $E_1^f E_1^f$ 外，其余发生率和数值采用参考文献[1]数据。ChE 活性检测采用苯酰胆碱法。SC，琥珀酰胆碱。* 妊娠期。** 约 25%的病例

除上述重要基因型外，四个等位基因可形成其他基因型(表 1.7－7)。

此外，还有 *J*、*K* 和 *H* 基因。这三个基因编码的是有正常催化活性的 ChE 分子。但由于合成紊乱或 ChE 的不稳定性，血浆中分子较少。如 K 变异体使 ChE 活性下降 33%，J 变异体使之下降 66%，H 变异体使之下降 90%。

外科手术治疗时采用神经-肌肉阻断剂琥珀胆碱使 ChE 活性下降具有临床意义。血浆 ChE 活性正常的患者使用琥珀胆碱 1～1.5 mg/kg 后，可在 15 min 内被 AChE 水解。若 AChE 活性显著下降或存在非典型 ChE 变异体，致明显琥珀胆碱剂量相对过量，延长神经-肌肉功能的恢复。一项研究[28]分析了 1 247 例具有琥珀酰胆碱异常反应的患者，61.1%的病例可以被解释。基因型正常为 28.5%，异常为 46.5%，24.9%不能确定。

神经-肌肉功能的恢复时间如下：

- 15～30 min：有一个异常基因的杂合子患者。
- 35～45 min：有两个异常基因的杂合子患者。
- 90～180 min：基因型 *E1aE1a* 患者。
- 20 min：基因型 *E1aE1k* 患者。
- 90 min：基因型 *E1aE1h* 患者(1 例)。

单个基因变异的等位基因未必导致以下使用琥珀胆碱后神经-肌肉功能恢复延长。若满足下列条件，则可以在杂合情况下出现上述情况[6]：

- 有低 ChE 活性基因(基因型 *E1UE1h*、*E1UE1J*、*E1UE1k*、*E1UE1S*)。
- 服用可降低 ChE 活性的药物或存在肝病如肝硬化。

不使用地布卡因、氟化物或 Ro2－0683 进行生化抑制来评估 ChE 变异体，建议进行分子 DNA 分析以准确识别潜在的非典型 ChE 突变[29]。

1.7.5.5 ChE 活性升高

ChE 活性升高无诊断意义。可能与 ChE 活性升高相关的疾病见表 1.7－9。

表 1.7－9 可能与 ChE 活性升高相关的疾病[24]

疾病	评价
糖尿病	引起 ChE 升高的最常见病因
冠心病	引起 ChE 升高的第二常见病因
Ⅳ型高脂蛋白血症	36%这种类型的高脂蛋白血症患者 ChE 升高
脂肪肝	ChE 水平升高常伴 ALT 和(或)AST 和(或)GGT 升高。肝内脂肪浸润，其继发表现为 ALT 升高伴 ChE、GLD 和 GGT 水平轻度升高
肾病综合征，渗出性肠病	ChE 和白蛋白在肝内合成偶联。两种疾病皆会引起白蛋白丢失，致白蛋白和 ChE 的合成代偿性增加
甲状腺功能亢进，严重肥胖	某些病例中 ChE 轻度升高，但对疾病诊断意义不大
遗传性非溶血性胆红素血症	ChE 可轻度至中度升高
Cynthiana 变异	是 ChE 血清活性升高 2～3 倍时常见的 ChE 变异体。对琥珀酰胆碱有显著抗性

1.7.6 注意事项

检测方法：碳化丁酰胆碱是用于肝功能评估的 ChE 检测中最常见的底物。苯甲酰是测定地布卡因和氟化物指数的首选方法。ChE 浓度也可用免疫学方法检测。

参考区间：新生儿期和随后几周，ChE 血清活性仅为成人的 50%。随后逐渐上升，6 岁时达成人水平，在青春期趋于稳定，此后保持不变。与年龄相关的变化在一个范围内，无临床意义。个体间血清浓度取决于体重、身高和性别。

据报道，绝经后妇女的血清 ChE 浓度比绝经前高约 15%。妊娠初 3 个月 ChE 活性降低 20%～30%，整个妊娠期间保持此水平，产后数周内恢复正常。口服含炔雌醇的避孕药可降低 ChE 活性 20%。

半衰期：血循环中的半衰期是 10(3.4～12)天[30]。由于肝功能改变的指示明显延迟，因此 ChE 不是急性参数。

影响因素：① 溶血：若使用硫代乙酰胆碱作为底物，溶血会使 ChE 上升，因为可检测到来自红细胞的 AChE。若 ChE 检测采用推荐的标准方法即碳化丁酰胆碱，小样本量时溶血无干扰[10]。② 脂血：无干扰(小样本量)[10]。

稳定性：ChE 很稳定。在室温(20℃)或血清冰冻状态，稳定达 1 年[31]。

1.7.7 病理生理学

血浆中 ChE 是由 4 个完全相同亚单位组成的四聚体糖蛋白。每个亚单位有 574 个氨基酸、9 个糖链和 1 个活性中心。这四个亚单位通过二硫键和疏水非共价键结合[6]。

脊椎动物有两种胆碱酯酶基因合成 AChE 和 ChE。它们底物特异性不同。ChE 水解乙酰胆碱和碳化丁酰胆碱，AChE 只水解乙酰胆碱。两种酶活性中心的酰基大小是造成此差异的原因。碳化丁酰胆碱的两个大苯基丙氨酸侧链，不适合 AChE 的酰基位。

AChE 有两个主要特性，使之在胆碱能突触释放后很快水解乙酰胆碱：

- 高催化转化率。
- 两种主要亚单位——AChEH 和 AChET，它们使酶能够形成联合结构。两种主要类型具有相同催化活性。不同类型 AChE 的形成是组织特异性的，取决于肌肉为慢型肌还是快型肌[32]。

用于青光眼治疗的药物如碘依可酯及细胞毒性药物如环磷酰胺，与酶活性中心丝氨酸的—OH 根结合，不可逆地抑制 AChE 活性。这些物质在酶的整个存活期有效，仅在肝脏合成

新酶时无效。

通过离子键或氢根与活性中心结合的药物引起可逆性抑制。这些物质具有四价氮原子，如己芴铵。

有机磷酸酯和氨基甲酸酯是另一组 ChE 抑制剂，也被称为抗胆碱酯酶，用作杀虫剂。只有具有 P═O 键的有机磷酸酯才具有有效的 ChE 抑制作用，它们也被称为直接抑制剂。具有 P═S 键的有机磷酸酯，如马拉硫磷[23]，必须先代谢转化为 P═O，故被称为间接抑制剂。直接抑制剂中毒的临床症状出现迅速，间接抑制剂中毒的症状延迟，持续时间长。临床症状中 ChE 抑制剂作用如下[21]：

- 毒蕈碱样作用，如恶心、呕吐、流涎、出汗、支气管痉挛。
- 烟碱样作用，如肌肉震颤、心动过速。
- 中枢神经作用，如嗜睡。

ChE 抑制剂致 AChE 生理功能障碍。AChE 阻断乙酰胆碱从胆碱能神经到突触后侧效应器神经脉冲的传递作用。ChE 抑制剂引起运动终板、副交感神经和节前交感神经末梢乙酰胆碱的病理性升高。也由于肾上腺素和去甲肾上腺素的释放导致交感神经系统过度兴奋。由于血清中 ChE 对胆碱酯酶的反应与 AChE 对胆碱能神经末梢的反应方式相同，血清酶活性的抑制程度可反映出突触的抑制程度。

1.8 肌酸激酶(CK)

Lothar Thomas

CK(EC 2.7.3.2)是基因编码的二聚体分子，基因产物为 CK－M、CK－B 和 CK－Mi。CK－Mi 仅存在于线粒体中。血清 CK 的活性成分包括细胞质同工酶 CK－MM、CK－MB 和 CK－BB。健康人的 CK 活性成分主要是 CK－MM，CK－MB 和 CK－BB 只微量存在或检测不到。若 CK 或其中某同工酶的活性升高，通过同工酶组合可以推断出受损器官。

1.8.1 适应证

当肌钙蛋白无法被检测时，CK 可作为患者次选生物标志物用于[1]：临床和 ECG 表示出急性心肌梗死迹象(指示性检测项目为 CK－MB 浓度)；监测急性心肌梗死，心肌炎，疑似骨骼肌疾病、神经源性肌病或药物引起的肌病；肿瘤患者的治疗监测。

1.8.2 检测方法

IFCC 37℃时 CK 催化活性浓度检测的一级参考程序[2]：原理为，CK 催化 ATP 对肌酸的可逆性磷酸化(表 1.8－1)。Mg^{2+} 是形成 ATP^- 和 ADP－Mg^{2+} 复合物的专性活化离子。己糖激酶催化 ATP 磷酸化形成葡萄糖－6－磷酸(G－6－P)并再生 ADP 供 CK 反应。G－6－P 与 $NADP^+$ 发生氧化反应形成葡萄糖酸－6－磷酸和 NADPH。NADPH 的形成速率是磷酸肌酸中磷酸基作用于 Mg^{2+}－ADP 时 CK 的活性度量(表 1.8－1)。

表 1.8－1　CK 检测原理

$$\text{磷酸肌酸} + Mg^{2+} - ADP \overset{CK}{\rightleftharpoons} \text{肌酸} + Mg^{2+} - ATP$$

$$\text{葡萄糖} + ATP \xrightarrow{HK} \text{葡萄糖-6-磷酸} + ADP$$

$$\text{葡萄糖-6-磷酸} + NADP \xrightarrow{G-6-PD} \text{葡萄糖酸-6-磷酸} + NADPH$$

CK－MB 浓度检测[3]：采用免疫化学法检测，原理为，通过 M 亚基抗体抑制 M 亚基，在 37℃直接检测 CK－B 亚基。

1.8.3 标本要求

- 血清或肝素抗凝血：1 mL。
- 抗凝全血：0.02～0.05 mL。

1.8.4 参考区间(表 1.8－2)

表 1.8－2　CK 参考区间

人群	女性	男性
成人		
－门诊患者	≤170(2.85)	≤190(3.20)[4]
－住院患者	≤145(2.41)	≤171(2.85)[5]
－非洲患者	≤330(6.50)	≤520(8.67)[6]
儿童[7]		
－15～18 岁	34～147(0.57～2.45)	28～142(0.47～2.37)
－0～90 天	29～303(0.48～5.05)	43～474(0.72～7.90)
－3～12 个月	25～172(0.42～2.87)	27～242(0.45～4.03)
－3～24 个月	28～162(0.47～2.70)	25～177(0.42～2.95)
－2～10 岁	31～152(0.52～2.53)	25～177(0.42～2.95)
－1～14 岁	31～152(0.52～2.53)	31～172(0.52～2.87)

单位：U/L(μkatal/L)。单位转换：1 μkatal/L＝60 U/L。CK－MB 浓度[3,8]：＜10 μg/L(根据厂商结果)

1.8.5 临床意义

CK 与肌肉损伤：多数情况下，健康人血清 CK 与肌肉特异性同工酶 CK－MM 活性相关，因此可作为肌肉损伤检测的特异性酶。然而，其活性在参考区间内并不排除肌病，其活性可因生理原因升高。在症状未明时监测 CK 同工酶更容易确定心肌或骨骼肌是否受影响。

CK 与急性心肌梗死：AMI(如梗死发作)后血 CK 浓度升高，50%患者平均 4～5 h 达到病理水平[9]。CK 通常在 AMI 发生后 8～24 h 诊断时间窗内规律地升高，恢复到参考区间前有较大的个体间波动。AMI 后 CK 活性最高值很少超过 7 500 U/L。高 CK 活性提示骨骼肌并发疾病。CK 与 CK－MB 同时升高提示继发性创伤或再梗死。

CK－MB 与 AMI：在 AMI 时，CK－MB 与 CK 相似。50%患者平均 3～4 h CK－MB 达到病理水平[9,10]，但下降较 CK 早。若 CK－MB 在诊断时间窗内未上升可排除 AMI。CK 同工酶的半衰期见表 1.8－3。

表 1.8－3　心肌梗死后半衰期和活性峰值时间[4]

CK 同工酶	半衰期(h)	溶解前活性峰值时间(h)	溶解后时间(h)
CK－MM	18*	21	13
CK－MB	12	20	11
CK－BB	3	—	—

* 48 h 无肌肉酸痛

早期再灌注(自发恢复或治疗成功)可见 CK－MB 升高迅速，在 16 h 内可较早出现峰值。若标本采集于诊断时间窗外，

CK－MB可能仍处于或已再次回到参考区间内。

CK－MB检测用于心肌损伤诊断时的缺点是CK－MB在某些情况下并非来源于心肌。

CK与肌病：肌病指骨骼肌疾病。该疾病可为先天性或后天获得，可在出生后即起病或在晚年起病。临床症状为过敏、肌痛和肌无力，CK活性正常或升高[11]。分类如下：

- 肌痛：包括肌肉疼痛和无力，肌肉组织无明显细胞损伤，CK升高。
- 肌炎：与肌痛症状类似或更为严重，肌细胞受损，CK升高3～10倍。
- 横纹肌溶解症：多部位肌肉严重受损，CK升高超过正常上限10倍以上，许多情况下伴有肾功能受损(肌酐升高)，尿液呈棕色，可测得肌红蛋白。

CK和CK同工酶变化见于：心肌损伤(表1.8－4)、急性骨骼肌损伤(表1.8－5)、慢性骨骼肌损伤(表1.8－6)和其他组织损伤(表1.8－7)。

表1.8－4 AMI时CK与CK－MB活性变化

疾病	结果评估
心绞痛	稳定型心绞痛患者CK－MB水平不升高，而不稳定型心绞痛可导致其轻度升高[20]。
心肌梗死	CK水平升高与损伤程度成正比；CK－MB水平可在4～6 h后超过参考上限。此外，CK活性超过7 500 U/L表明骨骼肌损伤(如复苏后)。
心肌炎	心肌炎时CK和CK－MB升高，CK－MB升高模式与心肌梗死时相似[6]。心内膜炎和心包炎时CK水平很少升高。
心外科手术	单纯心脏导管插入或冠状血管造影不会引起CK－MB水平出现具有诊断意义的上升[19]。心脏复苏、除颤和胸外伤引起CK活性升高，其与骨骼肌损伤范围相应；损伤累及心肌也会导致CK－MB水平升高。心肌手术致CK－MB释放；心脏搭桥手术20 h后CK－MB水平超过参考上限2倍提示梗死[21]。根据手术严重程度，瓣膜置换和移植多数情况下会导致CK和CK－MB在24 h后升至峰值。应激试验(如ECG)不会使CK和CK－MB病理性升高[6]。
混合疾病	一般来说，心动过速、心力衰竭和心脏瓣膜缺陷不会引起CK和CK－MB水平显著升高[19]。

表1.8－5 急性骨骼肌损伤时CK与CK－MB活性变化

疾病	临床和实验室检查
身体活动	工作/运动：大量体力劳动后CK活性的升高取决于运动持续时间和程度[22]。在正常反应和病理性肌损伤之间无明显界限。活性明显升高见于离心型运动后(如下坡奔跑[23]和横纹肌溶解)。慢跑3 h后，CK－MB浓度可在6 h内自1.5 μg/L升至2.6 μg/L[24]。除非同时检测肌钙蛋白予以排查，这一情况与AMI时极为类似。 疾病：肌肉运动增加的疾病，如手足抽搐、痉挛、帕金森病、咳嗽、哮喘或震颤性谵妄皆可引起CK活性升高。
肌内注射	CK活性的升高会根据注射的物质、体积、浓度和渗透压不同而改变，使AMI的诊断变得更难[19]。下列物质，如氯丙嗪、地西泮、利多卡因、喷他佐辛、哌替啶、苯巴比妥、普鲁卡因酰胺和异丙嗪可能会引起肌肉损伤。
外科手术	手术干预、外伤、烧伤、电气事故、动脉栓塞和黑斑病直接或间接累及骨骼肌，引起CK升高，CK升高与损伤程度成正比。胸部损伤后CK－MB升高提示累及心肌[19]。
急性肌炎	肌炎可有多种病因，包括多发性肌炎、病毒性肌炎(柯萨奇B病毒、流行性感冒A病毒)、细菌性肌炎(钩端螺旋体)和寄生虫性肌炎(球虫病、棘球蚴病、旋毛虫病和囊尾蚴病)。CK活性超过20 000 U/L。
横纹肌溶解症	多数情况下，CK活性超过5 000 U/L可由外伤、梗死、败血症和心血管手术引起。对于需要血液透析的急性肾功能不全，CK并不是必要的评估项目，而年龄、肌酐、磷酸盐、钙、碳酸氢盐和CK的积分计算更为重要[25]。
他汀类药物[26]	他汀类药物是3－羟基－3－甲基戊二酰辅酶A(HMG－CoA)还原酶抑制剂，有双重疗效，即可降低低密度脂蛋白胆固醇，降低梗死风险约25%。他汀类药物服用后肌病患病率为1.5%～5%，平均在他汀类药物治疗1个月至1年发生。大量肌肉活动是诱因之一。此外，肌病患病率在混合性肌病和多种药物综合治疗的患者中更高。其他重要危险因素包括使用他汀类化合物、用药剂量和药物间相互作用。就药物间相互作用而言，蛋白酶抑制剂(环孢菌素、胺碘酮和纤维酸)类似辛伐他汀、洛伐他汀和阿托伐他汀，也由细胞色素P450 3A4(CYP3A4)代谢。这会导致他汀类浓度升高，对肌肉产生毒性作用。环孢菌素抑制CYP3A4并转运蛋白，导致他汀类浓度升高2～25倍，进而导致横纹肌溶解。用于血脂异常治疗的二甲苯氧庚酸可导致某些他汀类浓度升高2倍。联合辛伐他汀，胺碘酮致肌病的风险提高10倍。肌痛更多地被报道为他汀类副作用(5%～7%)，但发病率仅比安慰剂稍高。有报道显示，在接受西立伐他汀治疗的老年女性患者中曾出现肌病伴CK升高10倍。自身免疫性坏死性肌病与3－羟基－3－甲基戊二酰－1－辅酶A还原酶HMGCR自身抗体有关，即使停用他汀类药物，也会发展为渐进性肌病(参见表25.6－2)。 实验室检查：他汀类药物治疗前进行CK基线检测虽然未在指南中推荐，但十分有用。肌病患者CK水平常高于参考上限3～10倍。这种情况下，只要临床症状尚可忍受，不推荐停止治疗。若CK升高超过10倍或甚至超过10 000 U/L，建议立刻停止治疗。对CK升高患者的监测包括每周检测CK活性，并据此决定替换他汀类药物和(或)治疗继续或停止。检测TSH排除甲状腺功能减退引起的肌病十分重要。CK活性达数千单位的患者在他汀类药物治疗期间应检测HMGCR自身抗体。
其他药物	药理剂量：未发现CK动态变化。抗心律失常药物、β受体阻断剂、安妥明、锂、吩噻嗪和某些类固醇，以及氯化琥珀胆碱、氟烷、降钾剂和酒精在药理剂量下可使CK升高，而泼尼松和相应类固醇及化疗药物可降低CK。在极少数情况下，恶性高热或横纹肌溶解发生于易感患者[27]。 中毒：常见的中毒原因包括安非他命、巴比妥、乙醇、海洛因、茶碱、有机溶剂和一氧化碳。肌肉压力增加会增强药物毒性作用，使CK显著升高。极端情况下可发生具有极高CK或恶性高热的横纹肌溶解症。筛查试验无法鉴别易感患者[27]。 奥氮平：治疗精神分裂症的非典型抗精神病药。治疗几天后可有急性横纹肌溶解伴高CK水平[28]。

表1.8－6 慢性骨骼肌损伤时CK活性变化

疾病	临床和实验室检查
慢性骨骼肌损伤(普通型)	CK升高取决于疾病活动度。疾病严重时，由于长期影响肌肉造成同工酶合成改变，CK－MB比例超过10%。此时CK－MB升高与心肌累及无关。活性水平数小时内无变化。

续 表

疾病	临床和实验室检查
- 肌营养不良症	X性联隐性遗传性肌营养不良分为Duchenne型(发病率1/3 500)、Becker - Kiener型(发病率1/18 000)和Emery Dreifuss型(极罕见)三种类型。发病率参考男性出生人数。Duchenne型肌营养不良(DMD)30%基于*Dystrophin*基因的自发突变。DMD由肌营养不良蛋白/糖蛋白复合体中必需的跨膜肌蛋白缺乏而引起。临床症状自5岁出现,呈渐进性,意味着10~12岁时会丧失运动能力。CK是灵敏的生物标志物。临床症状出现时其升高50~200倍,随病程进展而下降。通过*Dystrophin*基因的分子遗传分析而诊断。该情况下CK - MB升高不能表明心肌受累。 Becker - Kiener型是X性联隐性遗传性肌营养不良的骨盆带型,5~25岁发病且进展缓慢。行走障碍多在30~50岁发生。CK变化情况与DMD时相同。 常染色体显性遗传(面肩肱型)和常染色体隐性遗传(肢带型、远端幼年型)的部分病例中CK活性在参考区间内,极少升高超过2 000 U/L。
- 原发性肌病	此类疾病包括先天性肌强直、糖原累积病V型(McArdle病)、重症肌无力和神经源性肌萎缩(Kugelberg - Welander病、Aran - Duchenne病)等。根据这些肌病的不同阶段,CK活性在参考区间内或轻度升高。Werdnig - Hoffmann病CK不升高。McArdle病患者由于在缺血条件下肌肉运动中缺乏肌糖原磷酸化酶,血乳酸浓度不会出现3~5倍升高。这可用于乳酸盐缺血的测定诊断[29]。出现抗乙酰胆碱受体自身抗体是重症肌无力的典型表现。
- 慢性肌炎	多发性肌炎、皮肌炎和眼肌炎。这些肌病CK活性较急性肌病显著降低,CK活性可在参考区间内。
继发性肌病	内分泌疾病(甲状腺功能亢进症、低钾血症、甲状腺功能减退症和嗜铬细胞瘤)、中毒、惊厥症、麻痹、红斑狼疮、多发性硬化症或结节病,CK可继发性升高。CK活性在基础疾病改善后恢复至参考区间内。

表1.8-7 其他组织损伤时CK活性变化

疾病/状态	临床和实验室检查
妊娠	正常妊娠期间CK在参考区间内。分娩或高强度劳作后CK活性升高至参考上限2~5倍,剖宫产后类似。来自肌肉的CK - MM和来自子宫和胎盘的CK - BB导致这一升高[19]。
急腹症	长期破坏性的病理过程如坏死性胰腺炎、急性肝细胞坏死、溃疡性结肠炎,尤其存在肠系膜梗死时,CK - BB和2型巨CK会引起CK水平升高[19,23]。
严重疾病、恶性肿瘤	非常严重的疾病和恶性肿瘤(如肺癌、结肠癌、乳腺癌、胃癌、肾癌、胰腺癌、前列腺癌、直肠癌、甲状腺癌和睾丸癌),血清中会出现2型巨CK(有时与CK - BB结合),可反映疾病进程[30]。CK水平也可因此升高。
血液病	骨髓增生异常综合征可引起白细胞、红细胞和血小板中CK - BB过量形成并进入血液,致CK - BB活性升高[31]。
神经系统疾病	中枢神经系统急、慢性疾病,CK - BB和CK - mito相对丰富使脑脊液中这类同工酶升高。若血脑屏障受损(神经外科术、蛛网膜下腔出血、创伤性脑损伤),短时间内可在血中检测到CK - BB[32]。卒中患者情况与此类似。多数情况下,这些疾病中血清CK升高是由于CK - MM异常造成的[33]。
组织损伤	其他组织损伤,升高的CK由同工酶CK - BB引起,其合成后修饰形成1型巨CK或线粒体CK(2型巨CK)[6]。CK水平在几小时内几乎不变。

1.8.6 注意事项

CK活性检测：在反应混合物中添加N乙酰半胱氨酸激活CK并保护其不被氧化。这需要一定时间(迟缓期)。反应混合物中还含AMP和二腺苷五磷酸盐,可抑制来自红细胞、肌组织、肝脏和血小板的腺苷酸激酶的干扰。EDTA稳定CK,抑制样本中可能存在的Ca^{2+}干扰。检测的关键参数是(重新)活化时间、样品体积比和迟滞期[2,5]。180 s的活化时间足以精确检测新鲜标本。300 s的活化时间可应用于检测旧标本和质控标本。建议通过添加底物开始反应过程,从加入血清开始反应也是可以的[2,5]。

CK - MB浓度：影响因素除了典型的免疫干扰,如人抗鼠抗体或高剂量生物素外,还存在CK - B结合抗体干扰[12]。巨CK的存在不影响检测结果。

参考区间：成人参考区间的再评估在住院患者中完成[2,4,5],这可以解释参考区间范围相比门诊患者组较低。儿童参考区间的测定采用IFCC推荐方法[7]。在此方法中,试剂的硫醇化合物表现出显著偏差。故年龄较小儿童(CK - B比例更高)的标本检测不可完全采用IFCC推荐方法。

巨CK(表1.1 - 2)：血清CK活性升高时,巨CK的检出率为2%[13]。1型巨CK最常见,是免疫球蛋白和CK的复合物。这一复合物只能用检测分子量的方法精确测定,如排阻色谱法和梯度凝胶电泳。使用聚乙二醇处理血清可以提供初步线索。

稳定性：血清和质控品若无法在12 h内完成检测,须将盖紧的容器放在阴暗处,活性可在4℃稳定3天,-20℃稳定4周[14]。

1.8.7 病理生理学

CK和腺苷酸激酶对ATP合成至关重要,ATP是组织的直接能量来源。

CK以两种途径提供肌肉能量。在线粒体中,线粒体CK催化ATP合成磷酸肌酸(PCr)。高能PCr由PCr运输体转运,穿梭于线粒体和胞质间,在胞质中CK的催化下,在能量消耗部位(肌收缩、膜离子通道、合成)再次转化为ATP[15,16]。CK在细胞内以游离形式存在或与相应细胞结构结合。

胞质内三种CK同工酶可从人组织中分离,如由M亚基(肌肉)和B亚基(脑)组成的二聚体。他们对应的基因位于14号染色体(B亚基)和19号染色体长臂(M亚基)[17]。线粒体中两个同工酶是指S - MTCK(存在于肌节)和U - MTCK(普遍存在)。此外,其他二聚体缩写为CK - MiMi、mCK、CK - MT或CK - mito。分子量为40 kDa的CK单体由约360个氨基酸组成,含SH基团。具有活性的M亚基和B亚基杂合形成CK - MB。Mi亚基不会参与杂合[18]。

根据其在特定组织中的分布,CK同工酶被分为肌型(CK - MM)、心肌型(CK - MB)、脑型(CK - BB)和线粒体型(CK - MiMi)。尽管按组织器官进行命名,但这些同工酶的组织特异性不是很高。CK－BB是一种在各组织中普遍存在的同工酶,脑内活性最高。同样,CK－MB主要存在于骨骼肌中,在心肌中浓度最高。组织中CK亚型定量分布的数据差异大[19](表1.8－8)。

表1.8－8 CK同工酶在组织中的粗略分布

组织	U/g	CK－MM	CK－MB	CK－BB	CK－MiMi
骨骼肌	800～4 000	4＋	(＋)	(＋)	＋
心肌	240～800	3＋	2＋	(＋)	2＋
脑	≤500	—	—	3＋	2＋
膀胱	≤135	—	—	4＋	＋
外周血	≤0.2	4＋	(＋)	—	—
结肠	≤200	(＋)	(＋)	4＋	＋
脐带血	≤1.0	4＋	(＋)	＋	?
前列腺	≤135	—	—	4＋	?
子宫	≤400	—	—	4＋	＋
静脉壁	≤60	—	—	4＋	?

4＋,＞75%;3＋,50%～75%;2＋,25%～50%;＋,5%～25%;(＋),＜5%

由于CK在组织受损时可进入血液,故血中的不同同工酶模式可反映受损组织。实现这一状态需要满足下列情况:

- CK必须能顺利进入血液(血脑屏障、淋巴途径)。
- 组织必须释放足够高浓度的CK,使受损后有可测得的活性升高;急性胆囊、肺、肝、前列腺、非妊娠子宫和静脉损伤不出现升高。
- 如果CK过快失活或从循环中清除,则无法测量其活性的增加。这种情况多数出现在急性损伤CK－BB释放时。
- 慢性肌病可改变肌细胞中同工酶的构成,除肌肉特异性M亚基,B亚基会像在胎儿期那样再次开始合成,导致高浓度的CK－MB,CK－BB也可增加。

CK释放入血液,经合成后修饰产生CK亚型。羧肽酶逐渐脱去两个M链C末端的赖氨酸后,形成约80 kDa的正常分子量大小的亚型。

当CK与特异性免疫球蛋白(1型巨CK)或当CK－mito以寡聚体形式(2型巨CK)存在时,亚型的分子量增加,超过200 kDa。

1.9 γ谷氨酰转肽酶(GGT)

Lothar Thomas

GGT是一种将氨基酸从一种肽转向另一种肽的肽酶,起到氨基酸转移酶的作用。GGT由肝胆系统合成,在许多肝胆疾病中血清酶的水平会升高。研究显示,GGT与心血管危险因子如吸烟、代谢综合征的组成成员(肥胖性高血压、脂代谢、2型糖尿病)等密切相关。升高的GGT也和慢性肾病有关,是酒精消耗的独立因子[1]。

1.9.1 适应证

包括:① 同ALT与ChE一起作为筛选肝胆疾病的组合;② 肝胆疾病的鉴别诊断和监测;③ 同其他检测一起监测慢性酒精中毒;④ 是许多慢性疾病的风险指标。

1.9.2 检测方法

IFCC一级参考流程规定GGT催化活性浓度的检测需在37℃下进行[2]。原理为,GGT催化了γ－谷氨酰－3－羧基－4－对硝基苯胺上的谷氨酰残基到双甘肽的转移,并且催化生成5－氨基－2－硝酸苯甲酸盐(表1.9－1)。底物在405 nm处吸收增加并被检测,底物浓度的增加与样本中酶的活性成正比。

表1.9－1 GGT的检测原理

L－γ－谷氨酰－3－羧基－4－对硝基苯胺＋双甘肽 $\xrightarrow{GGT}$ L－γ－谷氨氨酰甘氨酰甘氨＋5－氨基－2－硝酸苯甲酸盐

1.9.3 标本要求

血清、血浆(肝素、EDTA):1 mL。

1.9.4 参考区间(表1.9－2)

表1.9－2 GGT的参考区间

成人[3]	女性＜40(0.65)	男性＜60(1.00)
儿童[4]	女性	男性
－1～7天	18～148(0.30～2.47)	25～168(0.42～2.80)
－8～30天	16～140(0.24～2.33)	23～174(0.38～2.90)
－1～3个月	16～140(0.27～2.33)	16～147(0.27～2.45)
－4～6个月	13～123(0.22～2.05)	5～93(0.08～1.55)
－7～12个月	8～59(0.13～0.98)	8～38(0.13～0.63)
－1～3岁	2～15(0.03～0.25)	2～15(0.03～0.25)
－4～6岁	5～17(0.08～0.28)	5～17(0.08～0.28)
－7～9岁	9～20(0.15～0.33)	9～20(0.15～0.33)
－10～11岁	12～23(0.20～0.38)	12～25(0.20～0.42)
－12～13岁	10～20(0.17～0.33)	12～39(0.20～0.65)
－14～19岁	6～23(0.10～0.38)	6～30(0.10～0.50)

数据以U/L(μkatal/L)表示;1 U/L＝0.016 7 μkatal/L

1.9.5 临床意义

GGT是一种肝特异性和胆道特异性的酶类。尽管其他组织也包含GGT,但是非肝脏或胆道诱导的GGT升高并不多见。然而,GGT并不仅仅只是肝胆疾病和过量饮酒的标志物,也是一种代谢性毒性标志物和无症状患者慢性疾病存在的指标。肝胆疾病中GGT活性已在表1.9－3中显示,它们由表1.9－4中的不同病因引起。

表1.9－3 肝脏和胆道疾病中的GGT

疾病	临床和实验室检查
源于肝炎病毒的急性病毒性肝炎	简单型与100～300 U/L的峰值有关;在出现黄疸和(或)临床症状后前两周GGT/AST值为0.1～0.2。在第三至第四周水平下降,下降的程度低于ALT和AST。为了确认临床上完全康复,需要对GGT和ALT进行10～12周的检测直到它们恢复正常。急性肝炎不同严重程度下(非典型、典型黄疸和坏死)的GGT水平没有差别。丙肝中最后恢复正常的酶是GGT,2/3乙肝和丁肝中最后恢复的是ALT。酶水平持续上升提示向慢性疾病的过渡。胆汁淤积型,尤其是经常发展为胆汁淤积的戊肝,其AST升高与GGT相似。酶升高峰值处的GGT/AST值接近1[8,9,16]。

续 表

疾病	临床和实验室检查
源于肝炎病毒的慢性病毒性肝炎	GGT在慢性持续性肝炎中不升高或最多升高2倍，在慢性中度活动性肝炎中升高更多，在高活动性肝炎中升高5～10倍。与转氨酶相反，GGT不适用于区分慢性肝炎急性加重(如未确诊的肝硬化出现黄疸)和急性肝炎。在慢性肝炎中，De-Ritis比值在1左右，在急性肝炎中该比值更低[8,9,16]。
肝硬化	在肝炎后肝硬化中，GGT平均升高2倍，在酒精性肝硬化中，大约为10倍[16]。在原发性胆汁性肝硬化中，GGT和ALP在4期中的前2期中通常正常[17]，后续各期在黄疸出现之前已经与高GGT水平相关；ALP遵循一个类似的过程，ALT和AST仅仅轻到中度升高[18]，可参见表1.3-3及表1.6-4。
脂肪肝	以下形式的脂肪肝与酒精性脂肪性肝病有所区别：NAFLD、NAFL——NAFLD的良性形式、NASH。 实验室检查：多数患有酒精性脂肪性肝病的患者ALT和GGT升高，并且GGT显著高于ALT。如果肝酶在NAFLD中升高，则GGT仅仅轻度升高，并且较ALT低[19]。在NASH中转氨酶和GGT通常升高。一般来说，NAFL仅表现为超声检查中肝脏高回声伴GGT升高。研究中[20]，脂肪肝指数超过60的患者ALT水平平均为29 U/L，GGT水平平均为42 U/L。升高的AST和GGT水平、升高的白细胞计数及升高的平滑肌细胞抗体(anti SMA)提示纤维化的增加[21]。
急性中毒	具有高转氨酶水平的急性重度中毒导致GGT相似地升高。氟烷诱导的肝损是个例外[18]。
胆汁淤积	GGT在诊断特异性、时间、相关的升高和持续时长方面都优于ALP。几乎所有肝外或肝内的胆汁淤积，GGT都会升高。相较于ALT，升高更加显著的GGT提示胆汁淤积可作为引导性症状。一般来说，肝外胆汁淤积时GGT的水平较肝内胆汁淤积时高，且黄疸型胆汁淤积高于无黄疸型胆汁淤积。然而，在联合转氨酶和ALP一起诊断时，GGT仅对胆汁淤积具有特异性。
- 肝外胆汁淤积	肝外胆汁淤积可由如胆石症和胰头肿瘤所导致。急性胆汁淤积时，细胞的坏死在36 h内与升高的GGT、ALT和AST有关。可检测出GGT水平升高超过10倍。GGT/AST值在新的梗阻中为3～6，在旧梗阻中>6。如果在鉴别诊断肝外胆汁淤积和急性肝炎时，测得GGT超过3倍上限，则胆汁淤积的阳性预测值为90%，排除胆汁淤积的阴性预测值为100%[22]。无黄疸性胆石症和伴有黄疸的急性胆囊炎导致较胆道完全阻塞时GGT水平更低或升高较少。
- 原发性硬化性胆管炎(PSC)	在诊断时，GGT大约为5倍上限，ALP升高2～5倍，ALT仅仅升高2～4倍(参见表1.6-4)。ALP和GGT活性持续升高。胆红素持续显著升高提示预后较差。
- 肝内胆汁淤积	肝内胆汁淤积时GGT的升高不如肝外胆汁淤积那样高。在许多病例中，导致肝内胆汁淤积的病因在临床上比较模糊。急性病毒性肝炎的胆汁淤积表现为GGT、ALP和胆红素显著升高。GGT较上限升高10～20倍[9]。
- 妊娠期肝内胆汁淤积(ICP)	在美国，ICP的发病率为0.01%。它主要在孕末期出现，但也有报道出现于孕期第13周的病例。皮肤瘙痒出现于80%的孕妇中，皮肤瘙痒和黄疸一期出现于20%的孕妇中。组织学诊断是肝内胆汁淤积。ICP在44%的病例中和早产有关，在16%～25%的病例中与胎儿窘迫综合征有关，在1.3%～2.5%的病例中与新生儿死亡有关[23]。20%～60%伴皮肤瘙痒、高胆红素血症和胆汁酸浓度升高的孕妇转氨酶升高2～10倍。胆红素浓度通常低于85 μmol/L(5 mg/dL)，GGT正常或轻度升高。GGT显著升高提示3型进行性家族性肝内胆汁淤积(PFIC)的存在。这些患者中编码微小管磷脂酰转位酶的基因发生突变(多药物抵抗基因3，*MDR 3*)。胆汁缺少卵磷脂，因此毛细胆管中高浓度的胆汁酸可能会产生毒性作用[24]。
- 胆道闭锁	胆道闭锁在新生儿中的发病率为1/15 000至1/10 000。疾病的特点为胆道上皮的炎症导致进行性硬化及胆道狭窄。85%的病例出现肝外胆道完全闭锁。大多数受累的儿童在出生时就患有该病。通常，GGT较年龄特异的参考区间高10倍。活性超过300 U/L或每天增加6 U或更多是出生后前10周胆道闭锁的预测因子[25]。
- Byler综合征	进行性家族性肝内胆汁淤积(PFIC)也被称为Byler综合征，较为罕见，通常出现于新生儿期。除了胆汁淤积，两种亚型PFIC-1和PFIC-2都有正常的GGT；GGT活性只在3型病例中升高[26]。
原发性肝肿瘤，转移性肝癌	相比肿瘤的大小和位置，GGT升高更多地取决于肿瘤生长的速度。如果存在转移，则GGT在大约90%的病例中升高[27]。它或是唯一升高的酶，或者较其他肝酶升高得更加明显。然而，由于它的低诊断特异性，GGT不适用于转移性肝癌的诊断。正常的GGT很大程度上排除了转移性肝癌的存在。GGT适用于作为进展性指标来提示转移性肝癌对化疗的反应。整体状况的改善与GGT下降有关，而对化疗没有反应则与进一步的升高有关[28]。
肝血流量障碍	肝血流量障碍由急性右心衰和门静脉血栓导致。急性肝血流量障碍时GGT的升高低于ALT、AST和GLD的显著升高。在慢性肝淤血时，GGT几乎不超过上限5倍。然而，轻度升高的GGT通常是在大约80%的患者中唯一可检测到的升高的酶[9]。
药物	根据实验室检查，ALT和ALP的活性能够粗略区分由药物导致的肝炎性、胆汁淤积性和混合胆汁淤积性/肝炎性的肝脏损伤(表1.6-4)。在混合胆汁淤积性/肝炎性的损伤中，转氨酶仅轻度升高超过上限，GGT升高超过上限3～10倍。肝炎性损伤中转氨酶升高，GGT仅轻度升高。胆汁淤积性损伤中胆红素升高显著，转氨酶轻度升高或正常，ALP升高显著，GGT升高但不如ALP升高明显[29]。甲状腺抑制药物、合成代谢类固醇、噻嗪类利尿剂、甲丙氨酯、吩噻嗪类药物、硫唑嘌呤、异环磷酰胺、链激酶、二乙基聚乙二胺、氨基比林和其他药物可以导致GGT轻到中度升高，转氨酶轻度升高或保持正常。药物可以导致脂肪性肝炎(哌克昔林、胺碘酮、他莫昔芬、己烯雌酚、硝苯地平、抗反转录病毒药物和甲氨蝶呤)[30]或具有肝毒性作用(非甾体抗炎药、降压药、抗糖尿病药物、抗惊厥药物、降脂药和精神药物)[31]。此外，需要考虑具有肝毒性作用的草本药物产品[吡咯烷生物碱、石蚕属植物、中药、麻黄、金不换、小柴胡汤、牛眼菊、查帕拉尔(chaparral)、玄参]。这类产品能够诱导伴或不伴有胆汁淤积的肝酶组合的炎症性肝病[32]。转氨酶升高更加显著，GGT轻度升高，并且像胆红素水平一样取决于胆汁淤积成分。如果肝细胞坏死伴有黄疸，则预后更差。优先诱导胆汁淤积综合征的药物包括雄激素和雌激素，特别在大剂量使用时，如在恶性肿瘤和再生障碍性贫血的治疗中。在许多病例中，直到第二个周期才出现高胆红素血症、ALP升高、转氨酶轻度升高及GGT正常或轻度升高。激素水平较高的第一代口服避孕药也会导致这种酶的模式。二代和三代避孕药诱发这类反应的发病率仅约为1∶10 000。
外源性物质	工作场所或家里释放的外源性物质对肝脏的环境性影响会导致出现GGT水平升高的中毒性肝损伤。酶的诱导可以在轻度病例中出现；进展性病例可能涉及脂肪肝、肝炎、纤维化和肝硬化，直到进展为肿瘤[33]。外源性物质包括氯碳化合物、氯乙烯、三氯乙烯、氯化萘、苯胺衍生物和二甲基亚硝胺等。
酒精性肝病	滥用酒精导致一系列的肝脏疾病，从代谢性脂肪变性到伴有毒性退行性细胞损伤的脂肪肝，再到酒精性肝炎、肝硬化，最后到肝细胞肿瘤(表1.2-5，表1.6-4)。大约2/3的酗酒者GGT升高，活性根据急性酒精消耗的程度升高2～3倍。ALT位于临界水平或轻度升高，AST在多数病例中始终保持正常。ChE在参考区间的上1/3处，GGT/ALT值大于1。转氨酶和ChE的活性随着肝脏脂肪变性的加剧而升高，因此，大约1/3受累的人群ChE升高。生成的红细胞为大红细胞，MCV>96 fL。必须注意，GGT是监测慢性酗酒应用最频繁的标志物，诊断灵敏度约为75%，但特异性只有50%。糖缺失性转铁蛋白(CDT)和GGT联合检测可提高敏感性和特异性[34]。GGT水平低于100 U/L及GGT(U/L)/胆红素(μmol/L)值是肝硬化1年生存率的预测因子。在水平低于1的病例中，生存率为34%±10%，在水平更高的病例中为76%±5%[35]。
肠外营养	长年累月的肠外营养可导致肝功能失常。这种失常在儿童中主要表现为胆汁淤积，而在成人中主要表现为脂肪肝或进展为脂肪性肝炎。后者可进展为肝硬化。肠外供给的短肠综合征儿童，其中84% GGT升高，58% ALP升高[36]。平均接受肠外供给29个月的成人中，15%出现GGT或ALT持续升高[37]。

表 1.9-4 GGT 水平升高的不同原因

疾病	临床和实验室检查
急性胰腺炎，胰头肿瘤	急性胰腺炎时 GGT 水平为上限 5 倍。胰头肿瘤时 GGT 水平最高。升高的水平可由酒精诱导的胰腺炎和(或)胆道阻塞引起的肝受累导致。
心肌梗死	大约 50%的患者在第二周可测得 GGT 升高至峰值，升高的原因不明。
肾病	轻度升高的 GGT 可出现于急性肾功能不全、肾病综合征和肾移植后的排斥反应。尿中测得 GGT 升高超过上限 4 倍。尿中测得的 GGT 活性高于因生理原因造成的血清中 GGT 的 2～4 倍。GGT 在 2/3 的转移性肾细胞肿瘤患者中升高，而仅仅在 4%的非转移性肿瘤中升高[37]。
脑瘤，脑出血	可出现轻度 GGT 升高。它们可能来源于血管上皮，并且在坏死或修复过程中释放。
代谢综合征	GGT 和 ALT 的水平及 ALT/AST 值在代谢综合征人群中较正常人群更高。一项研究显示[38]，代谢综合征人群与正常人群相比，ALT 为(34±21)U/L vs. (29±20)U/L，ALT/AST 值为 1.16±0.39 vs. 1.00±0.36，GGT 为(53±88)U/L vs. (43±57)U/L。
吸烟和酒精	酒精消耗和增加的体重指数升高了血清中的 GGT 水平。ESTHER 研究[39]显示，在中至重度酒精消耗时(超过 100 g/周)，每天抽 30 支烟的吸烟者 GGT 水平较不吸烟者高出 1.6 倍。不吸烟者平均值为 34.5 U/L，吸烟者平均值为 50.9 U/L。根据研究仅仅吸烟并不会导致 GGT 升高。
冠状动脉事件	GGT 对于表观健康的人群是一种急性冠状动脉事件的提示。根据 MONICA 奥格斯堡计划的数据，如果 GGT 不是低于 13 U/L，而是≥35 U/L，则相同年龄组的人群患冠状动脉事件的风险高出 3.08 倍；如果 GGT 为 20～34 U/L，则风险高出 2.02 倍[40]。心血管事件病死率随 GGT 水平的升高而升高。根据研究[41]，风险比从 GGT 水平低于 14 U/L 时的 1 升至 GGT 水平≥56 U/L 时的 1.6。
伤残	GGT 的水平与伤残率有关，特别是消化系统疾病、骨骼肌障碍和心脑血管状况。相关 GGT 区间≤24 U/L、25～36 U/L、37～66 U/L、67～132 U/L 和>132 U/L 的年龄特异的风险比分别为 1.0、1.24、1.45、1.80 和 2.52[42]。
长期生存	男性和女性的 GGT 水平，尤其是 30 岁以下，与长期生存有关。水平超过参照组(女性≥9 U/L，男性≥14 U/L)的人群死亡风险更高。癌症病死率相关风险比从 1.3 升至 2.3，非肿瘤相关风险比从 1.1 升至 1.9[43]。
残疾	由于骨骼肌系统障碍、消化系统疾病和心脑血管状况，建筑工人较其他人更早退休，这与 GGT 水平升高有关。这特别适用于活性>67 U/L 时[1]。
死亡风险[44]	GGT 升高与男性死亡风险增加有关(风险比 1.49；95% CI 1.08～2.05)，但与女性死亡风险增加无关。在患有肝脂肪变性的男性中，这种关联性更强。

1.9.5.1 GGT 升高[5]

药物和酒精：从病理生化学上来说，药物和酒精都能诱导 GGT 合成。必须清楚酶的诱导具有显著的个体差异。① 药物，特别是抗惊厥药(苯巴比妥、苯妥英钠)、精神治疗药物、类固醇激素、抗凝剂、链霉素、外源性物质和致癌物(亚硝胺)，能够导致 GGT 升高的幅度超出上限 1.5～3 倍。其他药物如链激酶和口服避孕药导致的 GGT 升高并不那么显著。② 低达 0.75 g/kg 左右的酒精量能在一天内导致 GGT 水平升高；2.5 天后 GGT 的量在最初水平的 25%，第 4 天恢复到初始水平。然而，这种升高主要维持在参考区间内。

胆汁淤积综合征：胆汁淤积与细胞膜结构的改变有关，而这些结构的改变能够使位于表面的 GGT 脱落。同时，被一步步诱导形成的 GGT 不再附着于细胞膜，而是快速进入血液循环中。胆汁淤积发生在急、慢性肝炎和其他原因导致的慢性肝脏疾病中。在许多病例中，胆汁淤积时 GGT 升高达到了上限 5 倍还多，然而，急、慢性病毒性肝炎中 GGT 的水平并没有超过上限的 3～5 倍。

疾病风险的预测因子：GGT 与血管疾病和代谢疾病有关，并且通常与发病率和死亡率相关联。这种关联与潜在的同时发生的肝病或酒精滥用无关。GGT 与以下因素关联密切[1]：① 心血管疾病风险因子如吸烟；② 代谢综合征的特点，如超重、高血压、脂代谢紊乱和 2 型糖尿病。

这些关联使得 GGT 成为心血管疾病和死亡率增加的预测指标。GGT 的水平也与独立于酒精滥用之外的慢性肾病有关。GGT 的水平适度增加或徘徊于参考区间上限的上 1/3 处。一项研究显示[6]，当 GGT 水平超过 24 U/L，则与心肌梗死死亡率的增加有关。在另一项研究中[7]，当 GGT 水平位于 36～50 U/L 时，2 型糖尿病的发病率增加 3 倍，而代谢综合征的发病率增加 4 倍。

1.9.5.2 GGT 对肝脏疾病诊断的灵敏度和特异性

GGT 的升高由众多慢性疾病或原发性肝损伤引起，因此它们具有较强的组织特异性和较高的诊断灵敏度，但对肝胆疾病的特异性较弱。例如，与健康人群相比，肝胆疾病的诊断灵敏度为 95%、特异性为 96%，而与非肝胆疾病患者相比，敏感性为 74%。GGT 是肝胆疾病中单独升高最频繁的酶类，比例为 14%(6%～20%)；在没有被临床诊断为原发性肝胆疾病的个体中，GGT 单独升高的比例更高(22%～30%)[8]。若 GGT 是唯一升高的酶，则它对肝病的诊断特异性较低。直到其他酶类如 ALT 和 ALP 也被检测出时，它才在疾病特异性和鉴别诊断的重要性方面有所体现。慢性肝病时可见 GGT 正常而转氨酶升高。

1.9.5.3 GGT 单独升高

单独升高可由以下因素引起[8]：

- 治疗所诱导的 GGT 合成，如在抗惊厥药物治疗时。但若 GGT 单独升高至正常上限 3 倍，则不再由治疗引起。
- 脂肪肝、亚临床胆汁梗阻、肝占位性病变、心脏病中的慢性肝淤血。
- 酒精引起的肝病、脂肪过多、糖尿病。

1.9.5.4 GGT 鉴别诊断的意义

意义如下：① 鉴别胆汁淤积和炎症性肝病；② 鉴别酒精诱导的疾病和炎症性肝病；③ 提示肝脂肪变性(脂肪肝)。

评估标准有：① 与转氨酶组合时 GGT 的表现；GGT/ALT 值和(或)GGT/AST 值被评估。对于黄疸患者，这个比值是细胞膜损伤相关的胆汁淤积的分级标准[9]；② GGT 水平；③ 与胆汁淤积酶类 ALP 相关联时 GGT 的表现。

1.9.5.5 胆汁淤积与炎症性肝病的鉴别[9]

出现黄疸的情况下，ALT 的活性和 GGT/ALT 值可对肝脏原因和胆汁淤积原因造成的黄疸进行粗略的区分。例如，梗阻性黄疸的患者 ALT 水平不会超过上限 25 倍，且 GGT/ALT 值总是大于 1，在许多情况下甚至大于 6(表 1.9-5)[9]。相比 ALP，GGT 相对更显著的增加是另一项支持胆汁淤积综合征判断的标准。在肝内胆汁淤积时，转氨酶与 GGT 和 ALP 升高幅度相似，以至于 GGT/ALT 值仅大于 1。

表 1.9-5　肝脏疾病中 GGT/ALT 值[9]

疾病	GGT/ ALT 值		
	<1%	1%～6%	>6%
急性病毒性肝炎	>98	<1	<1
慢性肝炎	～75	～25	<1
肝内胆汁淤积*	～35	～45	～20
原发性胆汁性肝硬化之外的肝硬化	～10	～65	～25
脂肪肝	0	～90	～10
原发性胆汁性肝硬化	0	～60	～40
肝外梗阻性黄疸	0	～40	～60
转移性肝癌	0	～20	～80

*药物诱导

在某种程度上，依据 GGT 水平可对肝内胆汁淤积做出诊断性结论。例如[9]：

- 在 98%以上的病例中，转移性肝癌、胆管炎、原发性胆汁性肝硬化的 GGT 水平高于正常上限 3 倍。
- 毒性肝损伤中 GGT 的增加高于或低于正常上限 3 倍。
- 85%慢性肝炎和 99%酒精性脂肪肝 GGT 的水平低于正常上限 3 倍。

当黄疸出现时，正常 GGT 和正常的其他肝脏酶类和 LD 提示胆红素代谢紊乱。

在儿科实践中，GGT 在胆汁淤积综合征的检测方面比 ALP 更具有优势。由于年龄依赖的差异或可能的维生素 D 缺乏，很难对儿童的 ALP 水平做出解释[10]。

1.9.5.6 GGT 作为酒精中毒的标志物[11,12]

大约 75%的酗酒者可测得高于上限的 GGT 水平[11]。然而，特定时段内摄入的酒精总量、每日摄入量和酒精摄入时间与 GGT 升高没有关联。只有 20%～50%每日摄入大量酒精的非酒精依赖性个体显示 GGT 升高。GGT 是慢性摄入大量酒精的标志物，而不会在一些偶尔饮酒的个体中升高，除非这些个体具有肝脏疾病[11]。

只有习惯性饮酒者每日消耗大于 40 g 酒精、非习惯性饮酒者在不少于 5 周的时间内每日摄入至少 60 g 酒精的情况下，GGT 才会上升至病理水平[13]。在慢性酒精性中毒的诊断中 GGT 的诊断灵敏度为 55%～100%、特异性为 50%～72%[14]。在 30 岁以下的个体中酒精诱导的 GGT 升高非常罕见。女性 GGT 的诊断灵敏度低于男性[15]。

GGT 适用于戒酒的监测。基于既往存在的肝脏疾病，GGT 以 14～26 天的半衰期下降，在戒酒 4～5 周之后达到参考范围。GLD 是监测戒酒的良好标志物。

1.9.6 注意事项

血液采样：含有柠檬酸盐、草酸盐或氟化物血液中的 GGT 的活性低于血清中的 GGT 活性。

测定方法：利用 IFCC 方法(底物 γ-谷氨酰-3-羧基-4-对硝基苯胺)测定的肝素抗凝血样中的活性偏低[45]。

参考区间：成人的上限太高，因为他们基于正常的酒精消耗。随着年龄的增长，酒精诱导的个体间(而非常规的个体内)的 GGT 水平可能会升高[48]。

溶血：游离血红蛋白浓度超过 2 g/L 时，溶血导致 GGT 水平下降[45]。

半衰期：半衰期为 7～10 天，而在酗酒者中可长达 28 天[8]。

巨酶：GGT 巨酶只在肝胆疾病中出现，但是没有诊断和鉴别诊断的意义(参见表 1.1-2)。

口服避孕药：口服含有炔诺孕酮或左炔诺孕酮作为助孕素的避孕药可出现 GGT 升高[47]。

血清中的稳定性：室温(20℃)保存 1 周[49]。

1.9.7 病理生理学

GGT 是一种由单一多肽链组成的异二聚体。它位于许多体细胞的细胞膜上，酶的活性中心方向向外。细胞腔一侧具有分泌或吸收功能的表面尤其富含 GGT，而肾小管细胞基底侧的表面同样含有 GGT。

GGT 是唯一能够分解大量谷胱甘肽(GSH)和 GSH 结合物的酶类，例如在 γ 谷氨酸循环中，它分解在细胞内合成并转移至细胞膜外侧(细胞腔)的 GSH(γ 谷氨酰-半胱氨酰-甘氨酸)为半胱氨酰甘氨酸和 γ 谷氨酰残基。GSH 向细胞外转运、被 GGT 分解和再次合成为 GGT 被认为是 γ 谷氨酸循环(图 1.9-1)。通过这种途径，GGT 为组织提供最重要的非蛋白的抗氧化物 GSH。大量 GSH 由肝细胞分泌入胆汁，由近端小管细胞分泌入尿液，由Ⅱ型肺细胞分泌入肺泡，由细胞刷状缘的微绒毛分泌入肠道，从而保护细胞膜不被氧化破坏。此外，GSH 是一种具有相对毒性的氨基酸——半胱氨酸的贮藏库，也是其进入器官的转运形式；因此，半胱氨酸保持在低浓度[50]。

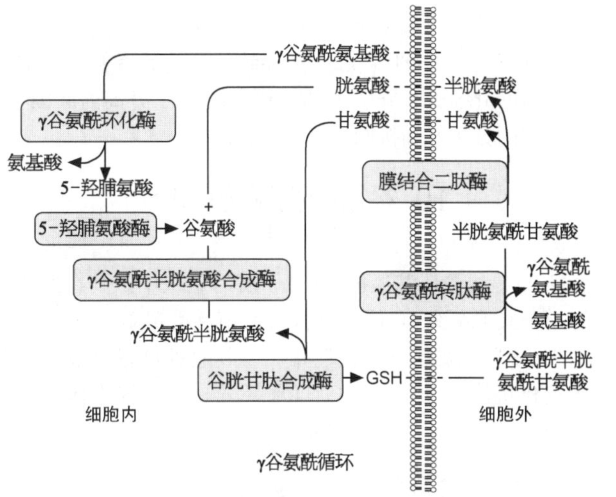

图 1.9-1　GGT 和谷氨酸循环(经允许转载自参考文献[50])

GGT 同时在以下情况中扮演重要角色[50]：

- 炎症介质如白细胞三烯(LT)的代谢，如高度促炎和收缩血管的 LTC_4 通过 GSH 和 LTA_4 的结合形成。
- 致癌和有毒性的外源性物质的代谢。

然而，在特定情况下，GSH 的降解扮演了促氧化剂的角色。据推测，GSG/GGT 依赖的铁的减少氧化了低密度脂蛋白(LDL)，从而成为动脉粥样硬化进展的一种机制。GGT 在血管内膜的粥样硬化病变的泡沫细胞中被测得。这就是 GGT

合成半胱氨酰甘氨酸的地方。半胱氨酰甘氨酸减少了 Fe(三价),从而促进了 Fe(二价)催化的 LDL 的氧化。氧化后的 LDL 的增加促进了动脉粥样硬化的进展。动脉粥样硬化斑块的 GGT 被认为来自血浆或巨噬细胞内上调的 GGT 合成[51]。

血清 GGT 来源于肝脏且以多种形式存在。大多数与脂蛋白尤其是 HDL 和 LDL 结合。一小部分可溶于水,分子量为 84 kDa,与通过蛋白酶释放的肝细胞膜上的 GGT 相似[52]。

HDL 结合的 GGT 主要存在于无黄疸的肝脏疾病。LDL 结合的 GGT 在胆汁淤积时上升,而水溶性形式的 GGT 在各种肝病中均上升,后者从未达到总活性的 20%。据推测,HDL 结合的 GGT 和 LDL 结合的 GGT 由胆汁溶解的肝细胞膜释放,或者作为细胞破碎时细胞膜碎片的一部分。水溶性形式被认为直接通过蛋白酶由细胞膜释放。蛋白酶将亲水的有酶活性的部分与疏水的膜结合的结构域分离开来[53]。

GGT 主要通过肝脏从血浆中清除,并通过胆汁分泌。胆汁中 GGT 的活性高于血浆中 10 倍。一小部分被肾脏代谢,一部分被分泌入尿液。

在胎儿肝脏中,GGT 平均分布于小叶中,在那里溶于肝细胞并与细胞膜结合。在成人肝脏中,GGT 位于小叶的外周,而肝细胞中溶解形式的活性较低。主要的部分位于肝细胞的小管和间质的膜上及较大的胆管的上皮细胞膜上[54]。

肝脏中 GGT 的合成由胆汁淤积、酒精和治疗药物(如苯妥英钠)诱导。膜结合的 GGT 增殖。酶主要以汇管的形式从小管的细胞膜向面向窦周隙的其余细胞膜扩散。

酶诱导后血清中测得的 GGT 升高取决于病因的性质和程度。当 GGT 升高大于上限 2 倍或同时存在其他肝脏酶类升高时,则需要考虑实质性病变。

胆汁分泌功能失调时 GGT 上升可由胆汁酸引起的 GGT 溶解或肝细胞内 GGT 合成增加导致。尤其后者被认为是肝肿瘤压迫的肝细胞和肝硬化再生区域中 GGT 升高的原因[55]。胆汁淤积的分子发病机制见第 5 章 5.2。

1.10 谷氨酸脱氢酶(GLD)

Lothar Thomas

GLD 是线粒体基质酶,存在于所有组织中。其在肝内的活性高于其他组织 10 倍;因此,其血清活性升高皆由肝脏引起。人 GLD 主要起分解代谢作用。其通过自谷氨酸释放的氨来催化机体氮的清除。GLD 水平升高是肝细胞坏死肝病的标志。

1.10.1 适应证

- 评估肝坏死程度和急性实质性肝损伤的程度。
- 肝病鉴别诊断。
- 酒精戒断的生物标志物。

1.10.2 检测方法

37℃时血清和血浆酶催化浓度检测标准方法——GLD[1]:原理为,GLD(EC 1.4.1.3)催化 L 谷氨酸氧化脱氨。在检测条件下,每单位时间 NADH 的减少与酶催化浓度成正比(表 1.10-1)。

表 1.10-1 GLD 检测原理

$$2\text{-氧化戊二酸} + NH_4^+ + NADH \xrightarrow{GLD} \text{L 谷氨酸} + NAD^+ + H_2O$$

1.10.3 样本要求

血清或血浆(肝素、EDTA、草酸钠或柠檬酸钠抗凝血):1 mL。

1.10.4 参考区间(表 1.10-2)

表 1.10-2 GLD 参考区间

成人[1]	女性≤5.0	男性≤7.0
儿童*(女性+男性)	1~30 天	<10
	1~6 个月	<7
	7~12 个月	<6
	13~24 个月	<5
	2~3 岁	<4
	4~16 岁	<5

单位:U/L。* 由 25℃测得数据转换。单位转换:1 U/L = 0.016 7 μkatal/L

1.10.5 临床意义

GLD 是肝脏特异性酶,但不适合肝病筛查,其诊断特异性仅为 47%[2]。

GLD 检测对肝病鉴别诊断起重要作用,因为血清 GLD 升高提示严重实质细胞损伤,其活性联合更易释放的细胞质转氨酶是评估急性肝损伤严重程度的标准。相比于 ALT 位于细胞质、AST 位于细胞质和线粒体,GLD 的特点如下:

- 在一般肝脏炎症性疾病如病毒性肝炎时较少释放。
- 大量释放于以肝细胞坏死为主的肝病中,如缺氧性肝病或酒精等引起的中毒性肝损伤。

(ALT + AST)/GLD 值是鉴别诊断标准,适用情况见表 1.10-3。

表 1.10-3 (ALT+AST)/GLD 值的鉴别诊断意义[3,4]

商数	指征
<20	阻塞性黄疸 胆汁性肝硬化 转移性肝病 急性肝缺氧性损伤或毒性损伤
20~50	慢性肝炎急性发作 胆汁淤积性肝病
>50	急性病毒性肝炎(包括胆汁淤积) 急性酒精性肝炎

1.10.5.1 黄疸的鉴别诊断

GLD 对黄疸的鉴别诊断有重要意义,尤其是累及肝脏的急腹症如胆囊炎和急性胆管梗阻。(ALT + AST)/GLD 值越低,肝内或肝外机械性胆汁淤积症的发生率越高,急性肝炎的概率越高。例如,以下实验室检查可排除肝外胆管梗阻。

- ALT 升高超过正常上限 25 倍以上(图 1.10-1)。
- (ALT + AST)/GLD 值大于 50。
- ALP 水平在参考区间内。

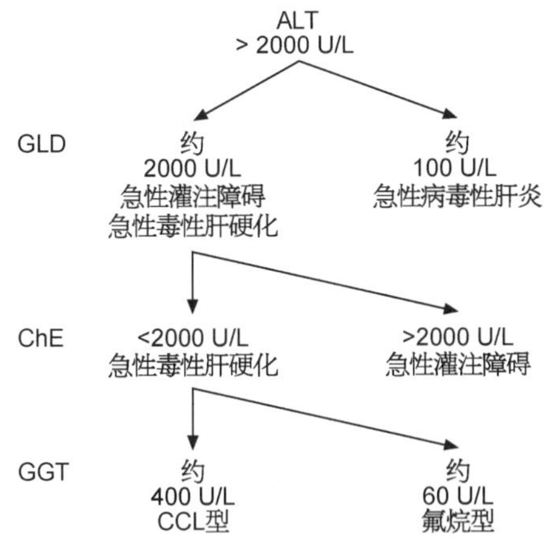

图 1.10－1 ALT 大幅升高时根据 GLD 进行鉴别诊断

若该比值低于 50,甚至低于 20,仍有鉴别诊断的余地。

1.10.5.2 严重肝损伤的鉴别诊断[3,4]

GLD对于鉴别急性肝炎类型、中毒性肝损伤和缺氧性肝损伤有重要意义。在急性肝灌注损伤中,GLD的活性类似转氨酶。

急性内源性或外源性中毒时,GLD 峰值水平仅为转氨酶的一半,在严重急性病毒性肝炎时,GLD 低于转氨酶水平 5%。这也适用于可致急性肝衰竭的急性病毒性肝炎的坏死形式。研究表明[4],急性右心衰竭、长期脓毒性循环衰竭和严重呼吸衰竭是 GLD 活性高于参考上限 25 倍的常见原因。其最高活性见于肺栓塞引起的肺源性心脏病。可鉴别中毒和缺氧起因及肝炎原因。毒性物质和缺氧会损害 GLD 主要存在的肝小叶中央部位。

GLD 升高的鉴别诊断见表 1.10－4。

表 1.10－4 GLD 与肝胆疾病[9]

疾病	临床和实验室检查
嗜肝病毒引起的急性病毒性肝炎	GLD 峰值一般不超过正常上限 10 倍。在急性乙型肝炎中达到最高峰,酶活性下降缓慢,LD 水平下降最快,其次为 GLD 和 AST,ALT 和 GGT 下降最慢。如果坏死性病毒性肝炎发展,细胞坏死的指征是高 De－Ritis 比值和低(ALT＋AST)/GLD 值。急性病毒性肝炎(VH)坏死形式可导致 1% VHB 病例、0.1%VHA 和 VHC 病例及 20%HDC 病例的暴发性肝衰竭。其指征为 ALT 下降,同时 GLD、AST 和 LD 升高,或所有细胞酶下降。
慢性肝炎	慢性活动性肝炎时 GLD 可升高 2～4 倍。GLD 仅在慢性酒精性肝炎时中度升高,伴转氨酶和 GGT 分别升高 3～4 倍和超过参考上限 10 倍。
肝硬化	GLD 随病情变化仅轻微升高或正常。晚期肝硬化患者 GLD 正常或轻微升高,若其显著升高提示肝癌。相比其他肝硬化,GLD(及转氨酶)在原发胆汁淤积性肝硬化中升高更显著,且在疾病进程中升高。酒精中毒性肝硬化时 GLD 水平在参考上限[10]。
酒精中毒性肝损伤	GLD 对脂肪肝的鉴别有重要意义。对于有毒性退行性细胞损伤的脂肪肝,(ALT＋AST)/GLD 值在半数病例中低于 20,在 1/4 病例中为 20～50。GLD 仅在酒精性肝炎时中度升高,在酒精中毒性肝硬化时达参考上限[10]。
阻塞性黄疸	由胆囊结石引起的急性梗阻,GLD 和转氨酶激增之后在 1 周内下降,若梗阻持续存在,胆汁淤积致酶(GGT、ALP)持续升高。由不完全胆道梗阻引起的阵发性胆绞痛可通过 GLD、ALT 和 GGT 暂时升高 1～2 天确诊。
肝细胞癌,肝转移癌	原发性肝细胞癌由于酶水平升高而无法在早期确诊。GLD 对肝转移癌的诊断灵敏度为 52%[11],肿瘤标志物 CEA 浓度为 10 μg/L 时为 80%。
急性中毒性肝损伤	严重中毒性肝细胞坏死(如氟烷、四氯化碳、砷化合物和真菌毒素引起)可引起 GLD 水平升高 2 000 U/L。转氨酶水平类似,(ALT＋AST)/GLD 值低于 20。
缺氧性肝病	肝脏灌注突发障碍(如由急性右心衰、急性肝静脉血栓形成、肝动脉阻塞,原位肝移植术后排斥反应引起)致 GLD 升高至 1 000 U/L 或更高,活性达到 ALT 和 AST 相似水平[4]。Budd－Chiari 综合征和(或)肝静脉闭塞性疾病时酶水平变化轻微且不典型[9]。慢性肝淤血时 GLD 正常或仅轻度升高(表 1.6－3)。
药物	主要由药物引发的肝损伤,血清酶可显示肝炎模式且转氨酶中度升高,可能伴胆汁淤积。GLD 正常或仅轻度升高(表 1.6－3)。

1.10.5.3 酒精成瘾指标

酒精成瘾者的 GLD 水平显著高于非酒精成瘾者。研究表明[5],健康男性和女性的 GLD 水平分别为 0.6 U/L(40 μkatal/L)和 0.3 U/L(20 μkatal/L),而嗜酒者分别为 7.3 U/L(439 μkatal/L)和 4.9 U/L(296 μkatal/L)。GLD 相比其他生物标志物更适合于监测酒精戒断治疗。戒断的前 7 天,GLD 水平下降较 AST 和 GGT 更显著,无酒精摄入 24 h 后即可检测到其显著下降。

1.10.6 注意事项

检测方法:37℃的方法较 25℃更加有利。不需预温,有较长线性反应。不需空白值,可避免不受控制的 NADH 消耗[1]。

抑制:氟化钠的存在使所测浓度偏低。

稳定性:室温(20℃)GLD 24 h 活性下降 10%,4℃3 天内下降约 5%。

半衰期:14～18 h。

1.10.7 病理生理学

植物和微生物中,氨被直接合成,或由含 N_2、NO^{3-} 和 NO^{2-} 的物质代谢产生。氨纳入 L 谷氨酸主要通过 α 酮戊二酸还原胺化反应。GLD 的生理功能是谷氨酸的氧化脱氨作用,即酶催化 L 谷氨酸脱氢形成酮氨酸,自发水解为 α 酮戊二酸(逆向反应用于检测体外 GLD 活性)。

通过谷氨酸释放 NH_3,GLD 催化机体氨基酸合成不再需要的氮的清除。减少的 NAD 和 NADP 通过呼吸链再生。草酰乙酸作为受体,由 AST 催化,并通过转氨基作用转化为天冬氨酸,天冬氨酸中的氮与尿素合成有关[6]。

GLD 位于线粒体基质,其肝脏特异性活性高于肾、脑和肺约 10 倍,高于骨骼肌约 80 倍。在肝小叶中心,GLD 活性约为门静脉周围的 2 倍。因此,对于急性肝炎,中毒性酒精损伤或急性灌注受损致 GLD 相对转氨酶显著升高。其血浆活性升高完全由肝脏引起。

血清 GLD 的分子量为 336 kDa,由 6 个亚基组成。然而分子量高达 1 000 kDa 的聚合物也可被发现于肝损伤患者。

GLD 在肝病的鉴别诊断中有重要意义,因为其在肝小叶中心的浓度是门静脉周围部位的 1.8 倍[7]。肝窦状隙供给路线的末端是缺氧的高发部位,血流受阻时也是细胞损伤最先发生的部位。

梗阻性黄疸中GLD升高归因于胆酸排流阻塞。现认为由于胆酸的去污作用，会导致尤其是小叶中心部位的线粒体损伤[8]。

1.11 乳酸脱氢酶(LD)

Lothar Thomas

乳酸脱氢酶(lactate dehydrogenase, LD)是一种NAD^+氧化还原酶，利用NAD^+作为H^+受体催化乳酸氧化为丙酮酸。该反应是可逆的，并且在生理pH下平衡有利于将丙酮酸还原为乳酸。血清中测得的总LD(EC1.1.1.27)由5种同工酶，即LD-1至LD-5组成(表1.11-1)。同工酶LD-1较其他同工酶在转化底物2-氧代丁酸至羟基丁酸的过程中有更高的效率，并且能作为羟基丁酸脱氢酶被单独检测出来。

表1.11-1 LD同工酶

同工酶	主要事件
LD-1，HHHH，H_4	心肌、红细胞和肾
LD-2，HHHM，H_3M	
LD-3，HHMM，H_2M_2	脾、肺、淋巴结、血小板、内分泌腺
LD-4，HMMM，HM_3	骨骼肌
LD-5，MMMM，M_4	肝

LD以不同的量存在于人体所有细胞的胞质中。因此，在许多病理情况下能发现LD总量升高，但是却由于缺乏器官特异性而在诊断和鉴别诊断中作用有限。然而，如果LD总量升高，同工酶定量鉴别能够提供具有诊断性的有用的器官相关信息。

1.11.1 适应证

- 黄疸的鉴别。
- 溶血性贫血和巨幼细胞性贫血溶血程度的评估。
- 怀疑缺氧或毒性肝脏损伤时，与转氨酶联合检测。
- 通过升高的LD同工酶的确定来鉴别组织损伤。
- 监测霍奇金淋巴瘤、非霍奇金淋巴瘤和白血病的疾病活性。
- 卵巢无性细胞瘤和睾丸生殖细胞瘤的监测和治疗控制。
- 心肌梗死的延迟诊断(急性发作后36～48 h)。

1.11.2 检测方法

IFCC一级参考流程规定LD催化活性浓度的检测需在37℃下进行[1]。原理为，LD活性检测基于pH 9.4时乳酸消耗的量，通过NAD^+在339 nm(Hg 334 nm或Hg 365 nm)时减少所引起的吸光度增加来持续监测。更倾向于向方程式的右侧反应(表1.11-2)。

表1.11-2 LD的测定原理

$$\text{L乳酸} + NAD^+ \underset{b}{\overset{\text{LD}\atop a}{\rightleftharpoons}} \text{丙酮酸} + NADH + H^+$$

a，反应在pH 8.8～9.8；b，反应在pH 7.4～7.8

LD-1的选择性测定：① 含有M亚基的同工酶的化学抑制。原理为，1,6-己二醇或高氯酸钠被作为含M亚基的LD同工酶的选择性抑制剂加入反应基质，因此只有含4个H亚基的LD-1被检测出来[2]；② 含有M亚基的同工酶的免疫抑制。原理为，M亚基的抗体被加入样本，形成含有该亚基的同工酶的免疫复合物。免疫复合物通过离心被去除，LD-1在上清液中被检测出来[3]。

通过电泳鉴别同工酶：原理为，血清在碱性pH下通过电泳在琼脂糖凝胶或醋酸纤维条带上被分级。向正极的迁移率取决于同工酶的亚基成分。含有H亚基的同工酶迁移较快，含有M亚基的同工酶迁移较慢；因此，LD-1朝正极的迁移率最高，而LD-5最低。在琼脂糖凝胶电泳中LD-5向负极迁移。

通过将酶形成的丙酮酸与四唑盐偶联，在醋酸纤维素电泳中可观察到同工酶组分[4]。

在琼脂糖凝胶电泳中，分离条带被含有乳酸和NAD^+的覆盖物覆盖，在37℃孵育之后，NADH的荧光在410 nm处被检测，在365 nm处处于待激发状态[2]。

1.11.3 标本要求

血清或血浆或渗出液：1 mL。

1.11.4 参考区间(表1.11-3)

表1.11-3 LD参考区间

血清和血浆中的LD		
成人[5]	女性<247(4.12)	男性<248(4.13)
与上限一致[6]：男性+女性<250(4.20)		
儿童[7]		
- 0～1岁	196～438(3.27～7.3)	
- 1～3岁	105～338(1.75～5.6)	
- 4～6岁	107～314(1.78～5.2)	
- 7～12岁	112～307(1.87～5.1)	
- 13～17岁	115～287(1.94～4.8)	
单位以U/L(μkatal/L)表示。数据以第2.5和第97.5百分位数表示		
电泳区分的LD同工酶		
	CAF(%)[4]	琼脂糖(%)[2]
LD-1	18～33	15～23
LD-2	28～40	30～39
LD-3	18～30	20～25
LD-4	6～16	8～15
LD-5	2～13	9～14
CAF，醋酸纤维素箔		
免疫抑制得到的LD-1		
成人[3]：达50 U/L(在37℃环境下测定)		

1.11.5 临床意义

LD是一种胞质酶类，存在于所有组织。即使轻微的组织损伤也会渗漏出胞质，在许多病理情况下水平升高。LD活性增加的相关疾病见表1.11-4。LD与血沉速度一样不具有诊断特异性。因此，它意义有限且主要应用于[8]：

表 1.11-4 可能导致血清 LD 增加的疾病

疾病	临床和实验室检查
心肌梗死	LD 和(或)其同工酶 1 和 2 对 36～48 h 前发作的急性心肌梗死(AMI)的检测具有重要意义。在急性发作后,LD 在 6～12 h 后升高,LD-1 通常较 LD 活性高 45%,LD-1/LD-2 值大于 0.7 和(或)在 80%病例中高于 1[12]。在 24～60 h 后达到峰值,并且可以高达上限 10 倍。LD 在 7～15 天后恢复正常。心肌梗死时 LD 的检测仅具有历史意义。在 AMI 中 LD 的活性通常高达上限 3～4 倍;具有更高水平的患者病死率明显更高。在许多病例中,患者直到急性发作 48～72 h 后才住院。在这类病例中,升高的 LD 和 AST 是除肌钙蛋白升高之外诊断梗死的重要标准。AMI 中,由于 LD 逐步下降,因此 LD 也是良好的监测标准。并发症如心力衰竭所致的肝淤血或炎症的出现(如肺炎),基于 LD 和 AST 水平的升高被检测出来。
- 创伤病例中的心肌梗死	多发伤事件患者及烧伤和电休克发生 AMI 时,CK-MB 会升高,在诊断中,LD-1/LD-2 值大于 1 是肌钙蛋白升高之外诊断 AMI 进一步的提示[13]。
- 其他	心肌炎、心律失常、钝性心肌损伤、心导管插入术、心脏瓣膜置换与 AMI 一样,与升高的 LD 有关。复律和心导管插入术后的阵发性室上性心动过速可能会出现 LD 间断性升高。人造心脏瓣膜置换后缩短的红细胞生命周期与 LD 水平紧密相关。LD 水平是衡量溶血程度的可靠指标。大约 60%心脏瓣膜置换患者 LD 升高。二尖瓣置换后的 LD 水平比主动脉瓣置换后的高[14]。
肺栓塞/梗死	轻度 LD 升高,尤其是 24 h 内的 LD-3 在 38%病例中被检测出。LD-1/LD-2 值低于 1 是与 AMI 区分的重要标准。AST 轻度升高或正常,白细胞增多达 15×10^9/L[15]。
肝脏疾病	LD 的诊断灵敏度和特异性不足以诊断肝脏疾病。尽管所有患有急性病毒性肝炎和转氨酶水平高于上限 10 倍的患者也具有 LD 升高,但是 LD 仅仅在慢性肝炎中偶尔升高。LD-5 只有 10 h 的半衰期,可以用于鉴别大致具有相同转氨酶水平的急性病毒性肝炎初始的轻度形式和急性肝炎的恢复形式[16]。
- 感染性单核细胞增多症	所有患有感染性单核细胞增多症的患者 LD 升高。肝受累是 LD 升高的主要原因,且尤其表现为 LD-5 升高。如果没有涉及肝脏(被认为适用于 80%的病例),则所有 LD 的同工酶会升高。就像在白血病和淋巴瘤中一样,这些同工酶来源于淋巴细胞,尤其是 B 细胞[17]。
- 门静脉高压	LD 被发现升高到与肝硬化活性或残余的功能性组织的数量无关的水平。
- 肝脏肿瘤	LD 升高在高达 92%的肝细胞癌(HCC)中被发现,转移性肝癌的诊断特异性为 63%[18]。可以通过检测 LD 升高患者的 LD-4/LD-5 值来鉴别 HCC 和转移性肝癌。95% HCC 患者该比值低于临界值 1.05,而 82%转移性肝癌患者该比值高于这个临界值[18]。然而,AFP 较 LD 更适用于鉴别 HCC 和转移性肝癌。此外,AFP 浓度低于 10 μg/L 排除了 90% HCC 病例;这不适用于正常的 LD 水平。肝脏肿瘤亦可参见表 1.6-3,转移性肝癌参见表 1.9-4。
骨骼肌疾病	LD 升高也可由骨骼肌损伤所致,通常同工酶升高 1～3 倍。然而,诊断还需要检测 CK 和肌红蛋白[19]。
- 进行性肌营养不良症	在 Duchenne 型中,LD 在临床症状出现之前已经升高数年,并且在疾病过程中升高的因子大于 5。在晚期才会出现轻度升高或不升高。LD-1～LD-3 的浓度升高。肢带型和面肩肱型的特点为平均升高 2 倍。
- 神经性肌肉萎缩	在脊椎肌肉萎缩和腓骨肌肉萎缩的 Aran-Duchenne 型和 Kugelberg-Welander 型中出现 LD 水平升高(大约达 2 倍)。
- 皮肌炎性多发性肌炎	急性期 LD 显著升高。LD 升高较 CK 和 AST 更多。催乳素也升高。
癫痫持续状态	癫痫持续状态中的 LD 与 AMI 中的相似;然而,癫痫大发作中的升高时间却很短。
竞技性运动	竞技性运动和重体力劳动中由于肌肉释放 LD,导致活性升高至上限 3～5 倍。
溶血性贫血	根据红细胞破坏的严重程度,急性溶血性贫血与升高的 LD、降低的触珠蛋白、升高的胆红素、正铁白蛋白血症(褐色血清)、血红蛋白尿和含铁血黄素尿有关。AST 和 ALT 也可能升高。LD/AST 值大于 5 提示急性溶血性贫血,并且在上述指标都没有被检测出的时候维持这个水平。在网织红细胞大于 10%的血管内溶血中,LD-1/LD-2 值高于没有网织红细胞增多的时候。研究中[20],网织红细胞增多的病例 LD-1/LD-2 值为 0.98,网织红细胞计数正常的病例 LD-1/LD-2 值为 0.69。来自血管内溶血的浓度为 6～12 μmol/L(10～20 mg/dL)的游离血红蛋白导致 LD 升高至 10～20 U/L[21]。急性释放的 3 g 血红蛋白,与浓度大约为 600 mg/L 的游离血红蛋白一致,与所有存在的触珠蛋白结合。结果是触珠蛋白无法被检测。因此,如果 LD 水平超过上限被用作诊断性标准,则触珠蛋白的检测比 LD 更加敏感。先天性溶血性贫血仅仅导致轻度的网织红细胞增多,但不会或仅会引起不连续的 LD 升高。溶血危机如蚕豆病和镰状细胞性贫血是例外。
巨幼细胞性贫血	由维生素 B_{12} 或叶酸缺乏导致的巨幼细胞性贫血及那些由嘧啶和嘌呤抗代谢物导致的贫血能够使 LD 水平升高至上限几倍[22]。升高由 LD-1 和 LD-2 所致。恶性贫血中测得的升高最明显。用维生素 B_{12} 治疗导致在网织红细胞计数增加之前 LD 水平就开始下降。然后,LD 水平在 2～3 周后恢复正常。
血栓性血小板减少性紫癜	该病的特点为微血管溶血性贫血、神经性症状、肾病、发热和经常有标志性的 LD 升高。在接受血浆置换术的患者中,LD 和血小板计数是生存良好的预后指标。在研究中[23],具有良好生存预后的患者显示对血浆置换术的治疗反应为 LD 水平下降及血小板计数增加。治疗的第三天 LD 水平很重要。具有良好预后的患者平均 LD 水平为 364 U/L,血小板计数为 119×10^9/L,具有较差预后的患者 LD 水平为 891 U/L 和血小板计数为 46×10^9/L。
原发性血小板增多症	患有原发性血小板增多症的患者由于血小板增加而 LD 水平轻度升高[24]。
肾梗死	在住院后 24 h 内,一根大的肾动脉出现栓塞的 17 例患者 LD 升高,并且这些患者中 82%的人有血尿[25]。同工酶 LD-1 和 LD-2 升高。
朝鲜出血热,慢性肾小球病	慢性肾病中 LD-1 和 LD-2 升高,朝鲜出血热的少尿期 LD-3 升高[26]。
用 G-CSF 治疗	一些白细胞计数升高的患者同时也有 LD 升高。研究中,16 例患者测出 LD 水平在 527～947 U/L[27]。没有白细胞计数升高的患者 LD 水平不升高,但也有患者白细胞计数升高而 LD 水平不升高。
术后	腹部手术之后,44%的病例在手术后首周 LD 水平升高达 3 倍[28]。
休克	LD 升高与休克发作后 8～12 h 内转氨酶的升高相似,这是由于肝血流障碍和微血管闭塞导致的急性肝细胞受损[15]。
恶性肿瘤	由于诊断灵敏度和特异性太低,LD 不适合作为检测恶性肿瘤的筛查指标。然而,血清内 LD 水平是监测疾病过程和肿瘤治疗反应的良好标准[7]。大约 30%的肿瘤患者 LD 水平升高。
- 白血病	急性淋巴细胞白血病中 LD 的诊断灵敏度为 79%,水平比上限高出 3.3～3.9 倍。急性髓性白血病中敏感性为 26%～68%,水平升高 1～2.5 倍;慢性髓性白血病中 LD 通常不升高[8]。

续 表

疾病	临床和实验室检查
- 神经母细胞瘤	神经母细胞瘤中LD的诊断灵敏度约为75%。血清中LD水平与年龄和神经母细胞瘤分期一起作为重要的预后指标[29]。
- 多发性骨髓瘤	升高的LD是预后较差的提示,并且提示骨外疾病隐匿和肿瘤质量较大。研究中[30],11%的骨髓瘤患者LD水平超过300 U/L。只有20%LD升高的患者对化疗有反应,而正常水平的患者反应率为57%。
- 非霍奇金淋巴瘤	在恶性较低的非霍奇金淋巴瘤(NHL)Ⅰ+Ⅱ期患者中,LD的诊断灵敏度较低,在NHL Ⅳ期和高恶性的NHL中LD诊断灵敏度较高。低恶性NHL敏感性为11%~38%,水平升高1~1.5倍,高恶性NHL的敏感性为42%~60%,水平升高3~3.3倍。生存率与治疗前的基本LD水平呈负相关[8]。
- 霍奇金淋巴瘤	当疾病首次出现时,LD是儿童患者的预后性标准,因为LD水平与肿瘤质量和分期有关。研究中[31],44% Ⅰ+Ⅱ期儿童LD升高的中位数为上限的1.27倍,71%Ⅲ+Ⅳ期儿童LD升高为上限1.53倍。
- 恶性胚胎瘤	卵巢恶性胚胎瘤是一种罕见的疾病。LD的诊断灵敏度为92%~100%,特异性为66%,LD平均升高至上限4.5倍。当肿瘤被去除后LD水平恢复正常,并且肿瘤复发时再度升高。其他卵巢肿瘤导致LD在42%~71%病例中升高(平均升高1.1~2.2倍)[8]。
- 睾丸生殖细胞瘤(testicular germ cell tumor, TGCT)	多数患有睾丸生殖细胞瘤的患者在诊断时处于临床Ⅰ期。治疗手段为睾丸切除术,而没有进一步的辅助治疗。大约2/3的患者无存在复发可能,其余患者进展为转移性肿瘤,并且有时候接受化疗和(或)放疗。除AFP和hCG之外,LD被包含在第五版的TNM分类(T=原发性肿瘤,N=淋巴结转移,M=远端转移)中作为TGCT患者的分期标准。LD是治疗反应、生存时间和生存率的标志物,尤其是LD-1同工酶。在一项基于44例患者的5年研究中,指标在参考区间内的患者生存的预测值LD-1为100%、LD为81%、AFP为75%、hCG为77%。在指标升高的病例中,非生存的预测值LD-1为100%、LD为46%、AFP为9%、hCG为18%[32]。
自体干细胞移植	假设发生体外细胞裂解,由于干细胞制剂中注入了LD,自体干细胞移植在前五天会导致LD升高,峰值达到初始值的2倍。细胞裂解与为获得足够数量的$CD34^+$细胞而进行的透析程序的次数相关,透析程序的次数越多,红细胞的污染会越严重[33]。
肿瘤溶解综合征(TLS)	多变量分析显示,在急性骨髓性白血病化疗前测得LD水平升高1~4倍或高于上限提示TLS进展,平均优势比为2.5和6.2[34]。
肺部疾病	在一些肺部疾病中,LD是血清中唯一活性升高的酶,可能是由肺实质细胞和局部炎症细胞如肺泡巨噬细胞和分叶核粒细胞引起的。在胸腔积液中,积液中LD/血清中LD值被用于鉴别漏出性积液和渗出性积液。该比值超过0.6提示渗出性积液。
特发性肺纤维化(idiopathic pulmonary fibrosis, IPF)	IPF也被称为隐源性致纤维性肺泡炎,是一种最初为肺泡炎,后来进展为间质性纤维化的重度慢性疾病。对类固醇治疗的反应可以基于以下因素:女性、最近的临床症状、活检材料中的高细胞性和支气管肺泡灌洗(BAL)及血清中的循环免疫复合物。淋巴细胞比值超过20%和BAL中CD4/CD8值低于0.5提示相对早期的间质性肺炎。LD在这类病例中也可能升高。炎症活性越强,LD水平越高。LD对于鉴别间质性肺炎和肺结节病很有帮助。在后一种病例中,在稳定型IPF中LD的水平也是正常的[35]。
肺癌	LD升高可在小细胞肺癌的扩展型疾病中发现。LD升高患者的生存率仅为正常LD患者的一半。治疗前和治疗中NSE对评估反应和预后较LD更为敏感[36]。
卡氏肺囊虫性肺炎	如果怀疑卡氏肺囊虫性肺炎,LD独立升高是支持诊断的进一步证据。LD水平和疾病过程有关。鉴别艾滋病患者中恶化的肺炎和对药物治疗的反应很重要。在对治疗出现反应时LD水平会下降[37]。

- 心脏病学中心肌梗死的延迟性诊断。急性发作后24 h诊断灵敏度为95%,特异性为90%。LD-1/LD-2值的诊断价值更高;诊断效率为93%~98%。心脏病学中肌钙蛋白的检测已经取代了LD及其同工酶。
- 肝脏学中严重毒性肝损和急性病毒性肝炎引起的急性肝脏灌注受损的鉴别。在急性肝脏灌注受损或如对乙酰氨基酚导致的中毒性疾病具有临床症状时,LD在许多情况下较转氨酶更高。在病毒性肝炎中这种情况不会发生[9]。LD通常是肝病诊断中最不具特异性的酶类[10]。
- 肿瘤疾病的监测,如恶性淋巴瘤、白血病和一些实体肿瘤如生殖细胞瘤。
- 黄疸的鉴别诊断,特别是溶血性和肝源性形式的鉴别。

LD水平升高的组织特异性鉴别的重要诊断指标有:① LD/AST值的计算;② LD同工酶的定量检测。

LD/AST值:该比值用于鉴别肝前性、溶血或异常红系造血导致的黄疸与肝源性黄疸(图1.11-1)。比值大于5提示溶血性黄疸,比值较低则提示肝源性黄疸。在肝前性黄疸中,除非是严重的溶血性危机(镰状细胞贫血),胆红素的浓度低于100 μmol/L(6 mg/dL)[10]。

LD同工酶的定量分析:LD分子由M和H两种类型的四根多肽链组成,这两种类型分别由单独的基因控制。表1.11-1列出的5种同工酶通过它们亚基的组成来区分。电泳的评估区分了三种LD组合(表1.11-5)[4]:① 正极组合,LD-1+LD-2。② 负极组合,LD-4+LD-5。③ 中间组,LD-3占主导。

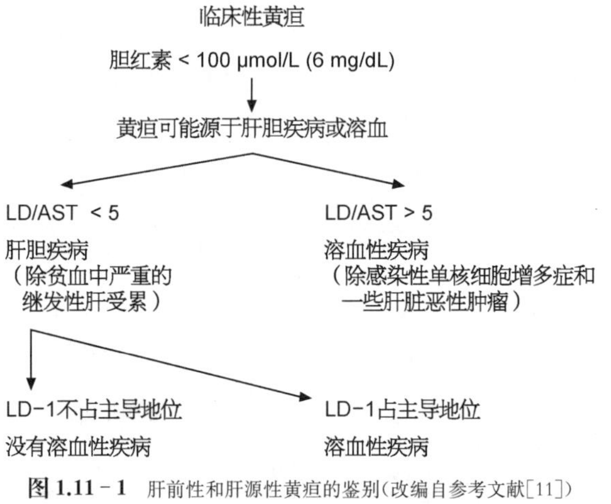

图1.11-1 肝前性和肝源性黄疸的鉴别(改编自参考文献[11])

表1.11-5 电泳LD组合的鉴别诊断信息

酶组合	可能的诱因
正极	心肌损伤(梗死、手术) 溶血(体内或体外) 无效的红细胞生成(异常红系造血) 肌营养不良 肾梗死 生殖细胞肿瘤
负极	肝脏和胆道系统疾病 右心衰竭 骨骼肌损伤 前列腺肿瘤 恶性疾病

续 表

酶组合	可能的诱因
中间	血小板溶解 淋巴网状组织疾病 脾梗死 恶性肿瘤

1.11.6 注意事项

样本处理：血浆需要高速离心(10 min,3 000 转)，否则将始终含有血小板；血小板中含有高浓度的 LD。

参考区间：如果血样在强体力活动(肌肉活动)后被采集，LD的水平可能高于上限。毛细管血清和血浆具有较高的 LD 水平。凝血过程造成的溶血使得血清中的 LD 水平比血浆中的高。

溶血：由于红细胞中 LD 浓度比血浆中高出 360 倍，因此溶血导致 LD 水平增加。当平均活性在 165 U/L 时，0.8 g Hb/L 的溶血造成 LD 升高 58%[38]。血清必须在 2 h 内与凝块分离。

血小板干扰：血清和乏血小板的血浆有相同的 LD 活性。血小板污染对血浆标本中 LD 活性造成的干扰取决于反应条件。如果标本被加入相对大剂量的低渗试剂中，细胞溶解会导致 LD 水平升高。如果标本被加入等渗试剂中，将不会发生细胞溶解，但会产生光学干扰。LD 反应中 NADH 相关的吸光度被血小板轻度吸收造成的吸光度增加所掩盖，从而导致假性 LD 水平降低[39]。

因未充分离心导致的肝素抗凝血中存在更严重的血小板污染仅会导致 IFCC 方法的轻度不精确度增加[40]。

稳定性：血清中的 LD 在室温(20℃)下可稳定 7 天[2]。日常分析时，由于 LD-4 和 LD-5 在低温条件下不稳定，血清应在室温保存。

药物：LD 水平的体内升高可由别嘌呤、胺碘酮、雄激素/合成代谢类固醇、阿司匹林/水杨酸盐、卡托普利、卡马西平、氯丙嗪、顺氯氨铂、氯氮平、香豆素、达卡巴嗪、地尔硫䓬、红霉素、氟非那嗪、金盐、α 甲基多巴、萘普生、对乙酰氨基酚、罂粟碱、青霉素、冠心宁、苯妥英钠、保泰松、丙基硫氧嘧啶、雷尼替丁、柳氮磺胺吡啶、天尼酸、丙戊酸和维拉帕米导致[41]。

半衰期：LD-1 为 4～5 天，LD-5 为 10 h。

巨 LD：更多信息见表 1.1-2。

1.11.7 病理生理学

LD 是一种氢转移酶，催化了通过利用辅酶 NAD^+ 作为氢受体氧化 L 乳酸为丙酮酸的反应。该反应可逆。在生理 pH 条件下，丙酮酸还原为乳酸的反应被大大促进。

每一种 LD 分子由 4 个分子量为 34 kDa 的亚基组成。有 2 种亚基类型，心脏(H)型和肌肉(M)型，它们由不同基因位点编码。H 和 M 型在组织中结合，形成 5 种同工酶(LD-1～LD-5)。在高耗氧组织中 H 型占主要地位，而 M 型在高糖酵解活性的组织中占主要地位。

LD 存在于所有体细胞中。它溶于胞质内，在细胞损伤时释放。酶活性在各个组织中各不相同，骨骼肌为 147 U/g、心肌为 124 U/g、肝脏为 145 U/g、肾脏为 106 U/g。红细胞含有 31 U/g 血红蛋白。组织中 LD 活性较血清中高平均 500 倍，并且甚至微小的组织损伤也能够导致 LD 水平上升。此外，许多组织含有不同的同工酶。LD-1 和 LD-2 主要存在于心肌和红细胞中，LD-5 主要在肝脏中，LD-3 和 LD-4 存在于肺、淋巴系统、脾脏、内分泌腺和血小板中。

疾病中，LD 活性取决于从组织进入血浆的同工酶、同工酶的清除率和它们的亚基。肝脏特异的 LD-5(M4)的半衰期为 8～12 h，仅是心脏特异和红细胞特异的 LD-1(H4)半衰期的 1/10。因此，在许多情况下，肝脏特异的 LD 组合只能在短时间内检测，而心肌损伤或溶血的酶类组合可以在更长的时间内检测[11]。

进行性假肥大性肌营养不良(DMD)时血清检测到的 LD 主要与同工酶 LD-1～LD-3 相关，而与健康骨骼肌的 LD-4 不相关。由于这种异常也会在携带者中发生，因此他们常被认为无法形成足量的 M 亚基[19]。

传染性单核细胞增多症(infectious mononucleosis, IM)中并存的肝炎能够与其他和转氨酶相关的高 LD 活性的病毒性肝炎相区别。病理性升高的不是肝脏同工酶 LD-5，而是来源于淋巴细胞的 LD-3 和 LD-4。

由于缺乏维生素 B_{12} 或叶酸，骨髓中的红细胞前体无法成熟，并有凋亡倾向，因此，巨幼细胞性贫血中 LD 水平的升高由红细胞无效生成所导致。

1.12 脂肪酶

Klaus Lorentz

血清中的脂肪酶由胰腺的腺泡细胞合成和储存，约 99% 从细胞的顶端分泌进入腺体管道系统。急性胰腺炎引起基底组织渗透性增加，随后释放入血的脂肪酶增加。

1.12.1 适应证

包括：急性胰腺炎的确诊和排除(出现急性上腹部疼痛)，慢性胰腺炎确诊(复发性)，累及腹部疾病、外科手术的胰腺炎排除，胆总管造影术后的监测。

1.12.2 检测方法

所有测定催化活性的方法都是基于甘油三酯、甘油二酯和甘油单酯的水解。甘油碳 1 或碳 3 释放的脂肪酸通过滴定方法测定。多级分光光度法基于乙酰残基裂解后测定甘油。单阶光度测定使用甘油三酯类似物作为底物[1]。所有方法的特异性都是有限的，因为可溶性底物会被酯酶分解。

自动滴定[2]：这种方法具有最高的分析特异性。在酶促水解过程中，用碱性溶液不断滴定从三烯烃或橄榄油乳液中释放的油酸，使其达到 pH 9.0(pH 稳态)。因为，在此过程中质子被酶裂解的每一个酯键中和，所以该方法允许直接测量。该方法中，使用的稳定乳剂能很好地达到标准化，因此适合作为参考方法，但作为常规使用，它的技术要求过于复杂[2,3]。

比浊法[4]：反应条件与自动滴定方法相似。不同点为加入肝素后，脂肪酶活性增加，表明脂蛋白与脂肪酶发生反应。在 550 nm 附近进行光度测定，反应间隔的开始和持续时间由分析仪选择决定，如设定时间线性反应速率，达到参考上限

5～10倍的测量范围。尽管所有的检测方法均使用酯酶，但也会因此对分析造成正干扰。

DGMRE方法[1]：使用DGMRE底物作为甘油三酯类似物的一步反应方法。这种甘油三酯类似物中的两种酯被不易水解的醚分别取代。因此，脂肪酶仅在C1处裂解生成芳香族酰基残基。残基分解生成戊二酸和红色甲基酮。

甘油二酯方法[4]：在显色反应中，脂肪酶从1,2-甘油二酯释放2-甘油单酯，甘油二酯在单甘油酯脂肪酶作用下降解为甘油。经过3个反应(磷酸化、氧化、氧化偶联)后，通过苯醌二亚胺染料颜色反应，检测甘油。除了脂蛋白脂肪酶和胆固醇酯酶之外，肠脂肪酶和羧酸酯酶也被认为是具有反应性的物质。

多层薄膜载片方法(干化学方法)[5]：脂肪酶作为底物，分解1-油酰基-2,3-二乙酰甘油生成油酸和2,3-二乙酰甘油，经甘油二乙酸脂酶作用生成甘油，发生显色反应。由于十二烷基苯磺酸盐取代胆汁酸作为增溶剂，所以存在甘油干扰[6]及上述所提及的所有酶的干扰[7]，因此优选应用此方法[8]。

1.12.3 标本要求

- 血清、肝素抗凝血、体液：1 mL。
- 胸腔积液、腹水、引流分泌物、腹腔冲洗液：1 mL。

1.12.4 参考区间(表1.12-1)

表1.12-1 脂肪酶参考区间

DGMRE方法(37℃)		
- 成人		13～60 U/L[9]
甘油二酯方法(37℃)		
- 成人		8～57 U/L[10]
		8～44 U/L[11]
- 儿童[12]	<1岁	0～8 U/L
	1～9岁	5～31 U/L
	10～18岁	7～39 U/L
干化学方法(37℃)		
- 成人[13]	7～39 U/L	40～375 U/L
- 儿童[14]	<1岁	10～95 U/L
	1～11岁	10～175 U/L
	11～18岁	10～195 U/L

1.12.5 临床意义

血清脂肪酶活性的诊断评估依赖于所选方法和临床要求。所有方法均适用于急性或慢性复发性胰腺炎的监测，而不涉及其他腹部器官，只有采用甘油三酯乳剂的方法适用于排除这些疾病。

当血清脂肪酶活性用于评价时，以下规则已广泛被接受。

- 胰腺疾病时，脂肪酶比α淀粉酶更为灵敏。两种酶活性同时升高，但是脂肪酶活性升高更快，持续时间长。
- 在脂肪酶活性升高时，其低于参考下限的异常值，常提示为肝外疾病。
- 如果参考上限同时被作为切点值，所有急性胰腺炎和慢性胰腺炎复发期间的检测可达到90%～100%的灵敏度和50%～60%的特异性(表1.12-1)。
- 直到现在，"检测方法"中所提及的所有方法均无法达到胰淀粉酶的灵敏度和特异性。

与α淀粉酶相反，偶尔偏低的脂肪酶活性可以通过免疫方法[2]在分泌性胰腺功能不全[15]时测定。在胰腺炎和内镜逆行胰胆总管造影术(ERCP)过程中，脂肪酶的作用与α淀粉酶和胰淀粉酶一样。不同的脂肪酶/α淀粉酶值可判断来源于酒精中毒和胆汁诱发的胰腺炎，但是无法就疾病的轻重程度和病因进行评估。不同于淀粉酶同工酶的临床作用，具有多层膜载载片方法可检测得到脂肪酶的同工酶，但无法用于临床疾病诊断，因为目前它们的作用还是未知的。

高脂血症会对慢性炎症性肠病的诊断造成影响。α淀粉酶或脂肪酶活性升高不一定表示胰腺受累或硫唑嘌呤和柳氮磺胺吡啶引起的胰腺损伤[16]。

在14%～21%的克罗恩病和溃疡性结肠炎中发现了高酶血症，即使在没有胰腺炎的情况下，脂肪酶比α淀粉酶更会高于参考上限[17]。

胰腺癌仅在极少数情况下引起高酶血症(通过胰管阻塞)，而在没有任何证据证明胰腺受累的情况下，在未分化的恶性肿瘤、肝细胞癌和腺癌中观察到α淀粉酶活性正常，脂肪酶活性显著升高[18]。在糖尿病酮症酸中毒时，通过免疫方法测定的脂肪酶活性是参考上限的20倍，可以作为胰腺炎发作的依据。50%的患者存在胰蛋白酶和α淀粉酶活性升高，但没有胰腺炎的临床症状[19]。脂肪酶活性升高的相关疾病见表1.12-2。

表1.12-2 引起血清脂肪酶活性升高的疾病

疾病	临床和实验室检查
急性胰腺炎	高酶血症出现在症状发作后5～6 h，持续3～6天(急性胰腺炎、胆结石)至数周(慢性胰腺炎复发)或更长时间(阻塞性和酒精诱发的慢性胰腺炎，假囊肿形成)。
慢性胰腺炎(复发性，慢性阻塞性)	无症状表现时，酶的水平在参考区间内。在严重的急性炎症时，最高水平可高达参考上限的80倍。在慢性胰腺炎中，反映胆管系统流动受阻，余留的器官功能保持不变。血清活性与疾病预后没有关系。
急腹症	在累及胰腺的高脂肪酶血症，如十二指肠溃疡穿孔、十二指肠憩室、胆囊炎、肠梗阻，水平可达到参考上限5倍。
ERCP	术后2 h，脂肪酶升高(比α淀粉酶升高得更早、更高，持续时间更长)，6 h后达到最高值，至参考上限50倍(平均12倍)，在3～5天内降至正常水平。
肾功能不全*	脂肪酶升高存在于肌酐浓度高于265 μmol/L(3 mg/dL)的慢性肾功能不全的患者中，但两者并不相关。
其他疾病*	脂肪酶轻度升高[19]：糖尿病酮症酸中毒，病毒性肝炎，肠伤寒，肉样瘤，代谢性、循环性或系统性胰腺病变(最多为参考上限2倍)。
局部肠炎、溃疡性结肠炎	脂肪酶(参考上限4.5倍)比α淀粉酶(参考上限2倍)及其非唾液淀粉酶组分更为常见和显著。
恶性肿瘤	无胰腺累及的腹部肿瘤非常罕见，α淀粉酶不升高。

*参见表1.4-3

1.12.6 注意事项

抗凝剂：由于存在Ca^{2+}的络合作用，不能使用含有EDTA、草酸盐、氟化物或柠檬酸盐抗凝的标本。

检测方法：除多层薄膜载片方法外，甘油三酯高于10 mmol/L(870 mg/dL)的血清需要稀释检测。血红蛋白高于

5 g/L 和胆红素高于 800 μmol/L(47 mg/dL)会使检测结果偏低。常规剂量的药物没有影响。

避免在自动分析仪上使用含有 1,2-甘油二酯的试剂,由于胆固醇试剂中的酯酶携带污染物会影响反应体系。甘油干扰干化学方法。

巨脂肪酶血症:见表 1.1-2。

稳定性:血清可以在 4℃保存至少 1 周,在-28℃可保存至少 1 年。

1.12.7 病理生理学

人胰脂肪酶(甘油三酯酰基水解酶,EC 3.1.1.3)是由 449 个氨基酸组成的糖蛋白,分子量为 47 kDa。在 pH 8.8~9.2 时,在胆汁酸组成的复合物中,水解生成与水结合又不溶于水的长链甘油脂肪酸脂。辅脂肪酶通过水解 12 个氨基酸,激活催化中心,在基质和水的界面上同酶结合,受胆汁酸保护不被失活。

脂肪酶由胰腺的腺泡细胞产生,约 99%从细胞顶极进入腺体管道系统,少于 1%从基极进入淋巴管和毛细血管(外源性/内源性),导致从血清和十二指肠分泌物存在 1∶500 至 1∶800 的浓度梯度。

急性胰腺炎引起基极渗透性增加,随后释放入血循环中的脂肪酶增高。此外,在出血性胰腺炎并伴有细胞坏死时,如果正常流通的腺管被破坏,如慢性炎症后的纤维化、结石病、乳头状瘤或水肿引起的阻塞,分泌压增高致使上皮峡部渗透伴有酶渗出到毛细血管周边的间隙。

在慢性胰腺炎中,阻塞过程与实质性的萎缩有关,由于内源性血清酶部分不显著,在血清中的活性降低而无法被识别。与此相反,慢性胰腺炎急性炎症期,血清脂肪酶活性升高与流出受阻后腺体膨胀引起的腹痛相一致。因此,功能不全不能通过血清脂肪酶活性来评价,可以用或者不用促胰液素-促胰酶素实验,但能测定十二指肠内酶活性。

脂肪酶活性随着年龄的增加而升高。在脐带血中的活性仅为 3~50 岁的 12%,直至 70 岁增加至 112%。脂肪酶的半衰期为 6.9~13.7 h。由肾小球过滤,清除率为 6 mL/min,在肾小管重吸收降解,只有存在明显的蛋白尿时,才能够在尿中检测到脂肪酶。

1.13 酸性磷酸酶(ACP)

Lothar Thomas

1.13.1 适应证

包括:疑似骨肿瘤或骨转移瘤、戈谢病。

1.13.2 检测方法[1]

原理:pH 4.9 时 ACP 水解对硝基苯磷酸盐释放对硝基苯酚。通过加入 NaOH 提升 pH 至 11 以终止反应。此时产生色彩强烈的对硝基苯磷酸二钠,在 405 nm 处测吸光度。

该方法由 Hillmann 改良,pH 5.6 时酶水解 1-萘基磷酸生成 1-萘酚。此时,1-萘酚迅速与稳定的偶氮盐如固红 TR 耦合,在孵育液中形成红色复合物。此红色复合物在 410 nm 处连续监测。

1.13.3 标本要求

血清、血浆(无肝素或草酸盐):1 mL。

1.13.4 参考区间(表 1.13-1)

表 1.13-1 ACP 的参考区间

底物:4-硝基苯磷酸盐,37℃时测定		
成人[2]		4.8~13.5(0.08~0.23)
儿童[3]	新生儿	10~58(0.17~0.97)
	出生至 6 个月	11~45(0.18~0.75)
	7~12 个月	11~35(0.18~0.58)
	2~9 岁	10~29(0.17~0.48)
	10~14 岁	10~27(0.17~0.45)
	15 岁	11~22(0.18~0.37)
底物:1-萘基磷酸盐,37℃、30℃和 25℃时参考上限采用动力法检测		
成人[4]	男性≤4.7(0.08);4.2(0.07);3.4(0.06)	
	女性≤3.7(0.06);3.0(0.05);2.5(0.04)	
儿童	未获得数值	

单位:U/L(μkatal/L)。采用 Hillmann 法,戊二醇激活修饰,参考上限为 6.5 U/L(0.11 μkatal/L)

1.13.5 临床意义

ACP 包括了所有在 pH<7 时有最大活性的磷酸酶。因此,可测得的 ACP(EC 3.1.3.2)是血清中多个酶的混合物,其主要来自血小板、红细胞、骨骼、网状内皮系统细胞和前列腺。来自前列腺和血小板的酶活性可被酒石酸抑制。ACP 活性升高提示前列腺癌、骨骼系统疾病和网状内皮系统疾病(表 1.13-2)。

表 1.13-2 与血清 ACP 水平升高相关的疾病

疾病	临床和实验室检查
前列腺癌	由于低灵敏度,ACP 在前列腺癌的诊断中无意义。
Paget 病,甲状旁腺功能亢进症,多发性骨髓瘤,骨肉瘤,脆性骨综合征,肾性骨营养不良	约 10%的原发性骨病或骨骼受累疾病,由于破骨细胞活性增加而致 ACP 水平升高,平均高达参考上限 3 倍。ACP 对骨骼疾病的诊断灵敏度低于 ALP[5]。这些疾病中,对酒石酸敏感的 ACP 比例很小。
恶性肿瘤转移	前列腺癌常转移至骨和软组织。即使切除原发肿瘤,转移瘤产生的酒石酸抑制的 ACP 仍保持在病理水平。ACP 的诊断灵敏度为 60%。约 20%非前列腺恶性肿瘤骨转移会引起病理性 ACP 水平,乳腺癌的百分比较高。有效治疗使 ACP 下降[6]。
白血病,真性红细胞增多症,原发性血小板增多症,巨幼红细胞性贫血	由于 ACP 从血细胞尤其是血小板中释放,ACP 轻度至中度升高[3]。释放的 ACP 是受酒石酸抑制的。底物采用对硝基苯磷酸盐比 1-萘基磷酸盐的抑制作用更大。
戈谢病,尼曼-匹克病[7]	戈谢病必须考虑 ACP 活性升高,若有临床病因不明的脾肿大,常合并贫血、血小板减少和骨折。除这些结果,可联合以下实验室检查来明确诊断:骨髓抽取物中见典型戈谢细胞,白细胞的 β 葡萄糖苷酶升高,电泳分离 ACP 时 V 片段升高。

(邵文琦　高姚怡　吴群　唐文佳　虞倩　译,潘柏申　审校)

2

心脏疾病

Lothar Thomas

2.1 动脉粥样硬化

2.1.1 动脉粥样硬化的发展

动脉粥样硬化是工业化国家发病率和死亡率升高的主要原因。这是一种数十年一直没有症状的疾病。临床症状直到晚期才会出现，此时采取预防措施为时已晚。动脉粥样硬化是一种多因素疾病，其发展取决于遗传性和后天性风险因素。动脉粥样硬化的主要临床表现为冠心病、脑血管疾病和外周动脉闭塞性疾病。动脉粥样硬化发病机制最常见的解释是“损伤反应学说”模型，结合了曾经有争议的脂质和炎症反应学说的内容。

动脉粥样硬化风险[1]：主要风险因素包括遗传因素、年龄、性别、血脂异常、高血压、吸烟、慢性炎症、糖尿病和慢性肾脏疾病。这些风险因素导致了血管内皮功能障碍。疾病的个体风险取决于遗传因素、现有的医疗条件及生活方式间的相互作用。这是不健康的生活方式对个体不同负面影响的原因之一。

生物标志物：胆固醇(LDL 和 HDL)、甘油三酯、脂蛋白(a)即 Lp(a)、糖化血红蛋白(HbA1c)或口服葡萄糖耐量试验、同型半胱氨酸、C 反应蛋白和肌酐。

动脉粥样硬化的机制[1,2]：动脉粥样硬化斑块的发展历经数十年。如果血胆固醇水平正常，低密度脂蛋白(LDL)进入动脉内膜，被高密度脂蛋白(HDL)的逆转运过程和巨噬细胞清除。根据“滞留反应”假说，动脉粥样硬化是 LDL 滞留在动脉内膜的结果。高胆固醇血症、吸烟、高血压和高血糖等风险因素引起的血管内皮功能障碍促进了 LDL 渗入内膜。胆固醇清除系统也超负荷。

内膜中积累的 LDL 被氧化(oxLDL)或被酶修饰(eLDL)。oxLDL 或 eLDL 激活先天免疫系统，出现局部炎症反应，形成动脉粥样硬化病变(动脉粥样硬化斑块)。由于炎症细胞的迁移、LDL 的持续积累及局部细胞和结缔组织成分的增殖，内膜扩张，血管壁先偏心后同心地增厚。后一过程导致了局部狭窄。动脉粥样硬化斑块的特点是显著的内膜脂质堆积、细胞碎片和薄纤维帽，格外容易破裂。

血液与巨噬细胞和活化的内皮细胞接触释放组织因子，并与暴露的内膜脂质和胶原蛋白接触引起血小板聚集并激活凝血。由此产生的急性局部血管闭塞可引起急性脑血管综合征、不稳定型心绞痛、心肌梗死、原因不明的心脏猝死或卒中。

如 FELIC 研究所示，LDL 早在出生头几年就开始以脂纹的形式在内膜持续积累，母亲患有高胆固醇血症的儿童比母亲胆固醇水平正常的儿童进展更为迅速[3]。动脉粥样硬化斑块直到 12～16 岁时才会形成。

2.1.2 动脉粥样硬化引起的疾病

急性冠脉综合征(ACS)：大多数梗死病例都是由动脉粥样硬化斑块表面形成闭塞性血栓所致。冠状动脉痉挛可能在一定程度上也参与了这个过程。

根据传统观念，增长的动脉粥样硬化斑块引起冠状动脉逐渐变窄，使得斑块破裂时小血栓就可以完全堵塞管腔。血流被阻止，导致心电图上 ST 段抬高的心肌梗死。无 ST 段抬高的急性冠脉综合征是由短暂或不完整的冠状动脉闭塞引起的。

然而，在许多急性冠状动脉综合征患者或原因不明的心脏猝死病例中，动脉粥样硬化斑块的直接破裂并不会阻塞冠状动脉到所需的程度。斑块中导致纤维帽破裂的炎症反应起了重要的作用。炎症激活促血栓形成潜能，并抑制凝血系统的抗纤维蛋白溶解能力，引起斑块上的血栓形成[4]。

脑血管动脉粥样硬化：约有 85%的卒中出现缺血，主要由来自心脏或颈动脉的栓塞血栓引起。

2.1.2.1 冠心病的初级预防

初级预防的目的是预防心血管疾病的发生。独立的经典风险因素包括年龄、男性、吸烟、动脉粥样硬化血管病家族史、糖尿病、高血压、高胆固醇血症、高 LDL 胆固醇、低 HDL 胆固醇和高甘油三酯血症。总体风险(风险预测中多重风险因素的临床意义)和与单一、极高风险因素相关的风险是有区别的。重要的独立风险因素包括：

- 胆固醇：个体总胆固醇≥8.0 mmol/L(320 mg/dL)或 LDL≥6.22 mmol/L(240 mg/dL)被认为是高风险患者[5]。关于总体风险评估，根据估计风险或得分值，LDL 浓度为 2.6 mmol/L(100 mg/dL)、3.4 mmol/L(130 mg/dL)或 4.1 mmol/L(160 mg/dL)的需要治疗。
- 高血压：血压高于 180/110 mmHg 的患者被认为是高风险患者[5]。评估总体风险时，血压≥140/80 mmHg 被认为是病理性的。

2.1.2.2 利用算法和评分进行风险分级

为了预防心血管疾病，利用算法或评分确定个人总体风险，并将不同的风险因素结合起来(表 2.1-1)。最广泛认可的算法和评分来源于德国 PROCAM 研究[6]和美国 Framingham 研究[7]。欧洲心脏病学会(ESC)评分的最新版本发布于 2011 年，在欧洲被广泛应用。ESC 评分将性别、年龄、吸烟、血胆固醇、血压和糖尿病考虑在内；Framingham 评分考虑了性别、吸烟、HDL、血压和家族史；PROCAM 评分还考虑到了甘油三酯和 LDL(而不是总胆固醇)。

表 2.1-1 利用算法和评分评估心血管风险

研究	心血管风险的评估
Framingham[7]	Framingham 评分研究评估了未来 10 年内心肌梗死或其他冠心病死亡的个体风险。风险评估基于 Framingham 心脏研究(美国)制订的评分。得分是根据个人风险因素的分数来计算的。风险因素包括性别、年龄、胆固醇、收缩压、使用抗高血压药物和吸烟。风险以百分比表示。与未来 10 年心肌梗死风险大于 20%的患者一样，患有冠心病、其他形式动脉粥样硬化和糖尿病的患者也被认为是高风险患者。Framingham 算法可访问 www.chd-taskforce.de。并非所有初次经历冠状动脉事件的患者都符合这一传统风险特征。此外，风险也会被未包含在评分中的因素减低。例如，护士健康研究表明，个人可以通过改变日常行为(如通过参与体育活动和适量饮酒)将冠状动脉风险降低 84%[11]。在美国，约有 31%和 7%年龄在 40～79 岁的无症状男性和女性并没有患糖尿病，被认为处于中等风险。对于这些人是否需要及如何治疗缺乏共识。如果 hsCRP 也被检测，中等风险组中约有 11%的男性会被重新分配到高风险组，而 12%被分配到低风险组[12]。
PROCAM[6]	PROCAM 风险计算评估了未来 10 年内患心肌梗死的个体风险。风险评估以前瞻性心血管 Münster 研究(PROCAM)的数据为基础。得分是根据个人风险因素的分数来计算的。风险因素包括性别、年龄、LDL、HDL、甘油三酯、收缩压、吸烟、糖尿病和家族病史(父亲、母亲、兄弟、姐妹、儿子或女儿在 60 岁以前患有心肌梗死)。风险可以使用算法(www.chd-taskforce.de)或积分制(评分)进行评估。低风险组的个体(未来 10 年心肌梗死风险<10%)的 PROCAM 评分≤41 分，中等风险组(10%～20%)的评分为 42～50 分，高风险组(>20%)得分超过 50 分。与未来 10 年有心肌梗死风险的个体一样，目前患有心绞痛或过去患心肌梗死或卒中的患者也被列为高风险患者。
ESC 评分[9]	欧洲心脏病学会(ESC)根据血压、胆固醇浓度、年龄、性别及高风险和低风险地区的吸烟情况，制订了一种评分来评估致命性心血管事件的 10 年风险(图 2.1-1)。无论评分如何，如果存在以下条件，风险就会增加： - 动脉粥样硬化。 - 糖尿病。 - 慢性肾功能不全。 - 胆固醇高于 8 mmol/L(300 mg/dL)。 - LDL 胆固醇高于 6 mmol/L(232 mg/dL)。 - 血压超过 180/110 mmHg。 - 在未来 10 年内，对致命性心血管事件风险评估的作用超过 5%的多种风险因素。

根据风险因素的严重程度，使用算法和评分来计算致死或非致死性心肌梗死(PROCAM，Framingham)或心血管疾病(CVD)所致死亡(ESC)的 10 年风险百分比。这种风险的临床意义评估如下：

- 评分高于 20%(PROCAM，Framingham)或 5%(ESC)，确认为高风险患者。
- 评分为 10%～20%(PROCAM，Framingham)或 1%～5%(ESC)，预示中度风险。
- 评分低于 10%(PROCAM，Framingham)或 1%(ESC)，预示低风险。

高风险患者还包括糖尿病和明显的动脉粥样硬化患者，以及有如下既往病史的患者：稳定型或不稳定型心绞痛、心肌梗死、冠状动脉旁路移植术或血管成形术、腹主动脉瘤、缺血性卒中和短暂性脑缺血发作及颈动脉狭窄。

预防和治疗策略可以从评分中得出。应鼓励低风险患者改变生活方式，应强烈鼓励中等风险患者做出这种改变，且可能还需要药物治疗，并应采取强化措施来降低高风险组的所有风险因素。不同评分的意义各不相同，如 Framingham 风险算法将德国男性患冠心病的风险高估了 1 倍以上，而对美国人群则更加可靠。

总体而言，算法和评分对于识别低风险患者具有相对较好的阴性预测值，超过 90%。然而，在中等和高风险个体中存在显著的假阳性率。评估 10 年死亡风险的评分见图 2.1-1。

2.1.2.3 新生物标志物

冠心病初级预防的新标志物正在探讨中(表 2.1-2)[8]，它们被称为"新兴标志物"。尽管其中一些标志物与心血管风险在统计学上相关(独立于经典风险标志物)，它们并不会提高从经典风险因素衍生的算法的预测效率，或者最多稍微改进一点。因此，在目前的初级预防建议中，它们的使用仅限于中等风险患者的分层。

2.1.3 动脉粥样硬化的病理生理学

一种流行的假设是，高血压、吸烟、胰岛素抵抗和 2 型糖尿病等风险因素导致血管内皮损伤，随后 LDL 在血管壁中沉积，发生酶促或氧化反应。变性的 LDL 启动并维持炎症反应，导致动脉粥样硬化进展和动脉粥样硬化斑块破裂。动脉粥样硬化的发展分为三个阶段[1,15]：动脉粥样硬化的触发、进展为动脉粥样硬化斑块、斑块破裂与急性冠脉综合征。

动脉粥样硬化的触发：LDL 积聚在动脉内膜中形成脂纹。这是无症状的，可以再次消失或发展成动脉粥样硬化斑块。脂纹中的 LDL 被血液中的抗氧化物摄取，促进 LDL 的氧化或化学修饰。变性的 LDL 诱导了局部炎症反应。

白细胞黏附是导致动脉粥样硬化形成的另一个因素。白细胞通常不黏附于内皮细胞。然而，促炎刺激物如动脉粥样硬化的风险因素或变性的 LDL 引发 P 选择素和血管细胞黏附分子如 VCAM-1 的表达，其介导淋巴细胞和单核细胞向内皮的可逆迁移或不可逆黏附。与 VCAM-1 和 ICAM-1 结合的白细胞激活信号转导，最终触发细胞间连接的打开和白细胞从内皮渗出。

在炎症介质的影响下内膜单核细胞的分化增加，单核细胞在巨噬细胞集落刺激因子的影响下转化为巨噬细胞。氧化酶(如髓过氧化物酶、NADPH 过氧化物酶、诱导型一氧化氮合酶或脂氧合酶)及巨噬细胞脂肪酶和蛋白酶加剧了 LDL 的改变。变性 LDL 被巨噬细胞上的清道夫受体随机摄取。变性 LDL 的胆固醇以胆固醇酯的形式储存于胞质空泡中。根据其在电子显微镜下的形态，载有胆固醇的细胞被称为"泡沫细胞"。这些细胞通过产生生长因子、炎性细胞因子及趋化因子加剧炎症反应，继而刺激单核细胞和淋巴细胞向内膜进一步迁移，以及介质中平滑肌细胞的增殖和迁移。迁移细胞还包括介导辅助性 T 淋巴细胞适应性免疫应答的 $CD4^+$ T 淋巴细胞。

泡沫细胞的存在和粥瘤的发展标志着动脉粥样硬化的第一阶段(图 2.1-2)。

收缩压 (mmHg)	女性										年龄	男性									
	非吸烟者					吸烟者						非吸烟者					吸烟者				
180	7	8	9	10	12	13	15	17	19	22	65	14	16	19	22	26	26	30	35	41	47
160	5	5	6	7	8	9	10	12	13	16		9	11	13	15	16	18	21	25	29	34
140	3	3	4	5	6	6	7	8	9	11		6	8	9	11	13	13	15	17	20	24
120	2	2	3	3	4	4	5	5	6	7		4	5	6	7	9	9	10	12	14	17
180	4	4	5	6	7	8	9	10	11	13	60	9	11	13	15	18	18	21	24	28	33
160	3	3	3	4	5	5	6	7	8	9		6	7	9	10	12	12	14	17	20	24
140	2	2	2	3	3	3	4	5	5	6		4	5	6	7	9	8	10	12	14	17
120	1	1	2	2	2	2	3	3	4	4		3	3	4	5	6	6	7	8	10	12
180	2	2	3	3	4	4	5	5	6	7	55	6	7	8	10	12	12	13	16	19	22
160	1	2	2	2	3	3	3	4	4	5		4	5	6	7	8	8	9	11	13	16
140	1	1	1	1	2	2	2	2	3	3		3	3	4	5	6	5	6	8	9	11
120	1	1	1	1	1	1	1	2	2	2		2	2	3	3	4	4	4	5	6	8
180	1	1	1	2	2	2	2	3	3	4	50	4	4	5	6	7	7	8	10	12	14
160	1	1	1	1	1	1	2	2	2	3		2	3	3	4	5	5	6	7	8	10
140	0	1	1	1	1	1	1	1	1	2		2	2	2	3	3	3	4	5	6	7
120	0	0	1	1	1	1	1	1	1	1		1	1	2	2	2	2	3	3	4	5
180	0	0	0	0	0	0	0	0	1	1	40	1	1	1	2	2	2	2	3	3	4
160	0	0	0	0	0	0	0	0	0	0		1	1	1	1	1	1	2	2	2	3
140	0	0	0	0	0	0	0	0	0	0		0	1	1	1	1	1	1	1	2	2
120	0	0	0	0	0	0	0	0	0	0		0	0	1	1	1	1	1	1	1	1
胆固醇 (mmol/L)	4	5	6	7	8	4	5	6	7	8		4	5	6	7	8	4	5	6	7	8

10年发病风险%

图 2.1-1 ESC 心血管风险评分[9]。高 CVD 风险人群的 10 年致命性心血管疾病风险以下列因素为基础：年龄、性别、吸烟、收缩压和总胆固醇。图中的数值以%表示风险

表 2.1-2　CVD 初级预防的新风险标志物

风险标志物	临床意义
新风险标志物	美国国家临床生物化学学会提出了一系列生物标志物作为"新兴风险因素"[10]。
炎性标志物	纤维蛋白原、高敏 C 反应蛋白(hsCRP)水平和白细胞计数包含在这类标志物中。纤维蛋白原和 hsCRP 浓度升高及白细胞计数增加均与心血管疾病风险的增高独立相关。 由于分析困难和缺乏标准化，不推荐进行纤维蛋白原分析。尚不存在以白细胞计数为基础的心血管风险分类的明确标准。
- hsCRP	hsCRP 检测将患者分类如下：① 低风险<1 mg/L；② 中等风险 1～3 mg/L；③ 高风险>3 mg/L；④ 数值≥10 mg/L 不分类，在任何现有炎症解决后重复检测。如果数值低于 3 mg/L，则无须重复检测。CRP 浓度超过 10 mg/L 提示急性炎症，不能用于评估心血管风险。一旦急性期结束，必须重新进行检测。如果 CRP 浓度在 3～10 mg/L，应重复检测，然后将较低的值作为真值。浓度高于 3 mg/L 可能与心血管风险相关。如果 Framingham 评分低于 10%，则不应检测 hsCRP。如果 Framingham 评分为 10%～20%，hsCRP 的检测可帮助临床医生决定是否开始预防性治疗(他汀类药物、阿司匹林)。如果 hsCRP 浓度>3 mg/L，应开始预防性治疗。当将 hsCRP 作为单一参数检测时，浓度高于 3 mg/L 与冠心病的相对风险(置信区间 1.37～1.83)比浓度低于 1 mg/L 的增加 1.58 倍[11]。
脂蛋白亚类	尽管 LDL 小颗粒的浓度在早期心血管疾病中增高，但由于分析困难并不推荐 LDL 检测。此外，如果将甘油三酯、HDL 和葡萄糖考虑在内，LDL 的大小或小而密 LDL 的存在则不再是独立的风险因素。
- 脂蛋白(a)	如果 Lp(a)的浓度高于切点值≥300 mg/L，则其浓度升高。最近，ESC 和欧洲动脉粥样硬化学会(EAS)甚至建议以 600 mg/L 的切点值作为心血管风险增加的指标。Lp(a)的检测不应用于以初级预防为目标的冠心病风险评估。然而，也有一些例外：① 如果风险评分提示中等风险(10%～20%)且正在考虑预防性治疗。② 在有 CVD 家族史的个体中，确定是否存在易患病倾向。 Lp(a)高于 300 mg/L 的个体的冠心病风险比低于 300 mg/L 的增加了 1.59 倍(置信区间 1.29～1.79)[11]。迄今为止，没有足够的数据支持使用 Lp(a)监测治疗。
载脂蛋白	评估降脂治疗的第一步是检测 LDL。ApoB 作为评估冠心病风险的生物标志物至少与 LDL 一样可靠。然而，由于 LDL 已被定义为预防性治疗靶点，检测 ApoB 并没有实用价值。ApoB/ApoA1 值也可用于代替总胆固醇/HDL 值来评估心血管风险。
肾功能	所有患高血压、糖尿病及有心血管疾病家族史和中等心血管风险的患者都应测定以下生物标志物：eGFR 和尿白蛋白排泄率。
心肌肌钙蛋白	见第 2 章 2.4。
同型半胱氨酸	其作为心血管疾病风险因素的临床应用存在争议。根据数值(μmol/L)来评估风险：≤10 为理想；>10 至<15 为中等；≥15 至<30 为高；≥30 为极高。治疗同型半胱氨酸值升高，并不能降低冠心病风险[11]。
利尿钠肽	升高的 BNP 和 NT - BNP 与未来 2～7 年心血管发病率和死亡率的增高有关。已表明 BNP 和 NT - ProBNP 及敏感肌钙蛋白 I 和 T 与所有其他新兴风险因素(包括 hsCRP)不同，可通过使用经典风险预测模型如 Framingham 模型来提高风险预测。然而，BNP 和 NT - proBNP 尚未被推荐作为心血管疾病初级预防的筛查试验。
脂连蛋白[12]	脂连蛋白增加胰岛素的敏感性，并在调节葡萄糖和脂质代谢中起重要作用。脂连蛋白的浓度随着脂肪组织量的增加而下降。因此，患有 2 型糖尿病、原发性高血压、血脂异常和心血管疾病的肥胖患者的血液脂连蛋白浓度低于正常体重的个体。体重减轻会导致脂连蛋白水平升高。脂连蛋白对胰岛素抵抗和 2 型糖尿病的发展起到了保护作用。低脂连蛋白浓度导致脂肪组织中促炎性细胞因子的释放增加，从而促进了动脉粥样硬化的发展。
髓过氧化物酶(MPO)	MPO 在炎症反应期间从活化的粒细胞和单核细胞中释放。MPO 通过氯化物的过氧化反应增加 H_2O_2 的氧化以形成 HOCL。MPO 通过氧化 LDL 促进动脉粥样硬化，从而导致泡沫细胞的形成，进而引起脂纹和动脉粥样硬化的形成。多项研究发现 MPO 与心血管风险之间存在着独立的联系，特别是心衰的发生。在急性冠脉综合征患者中也显示了除临床标准(如 TIMI 评分)外使用 MPO 可改善风险分级。因此，MPO 可预测肌钙蛋白结果阴性的急性冠脉综合征患者 30 天内和 6 个月后的心血管事件。使用 EDTA 血浆标本，参考值上限为 633 pmol/L(第 95 百分位)[13]。

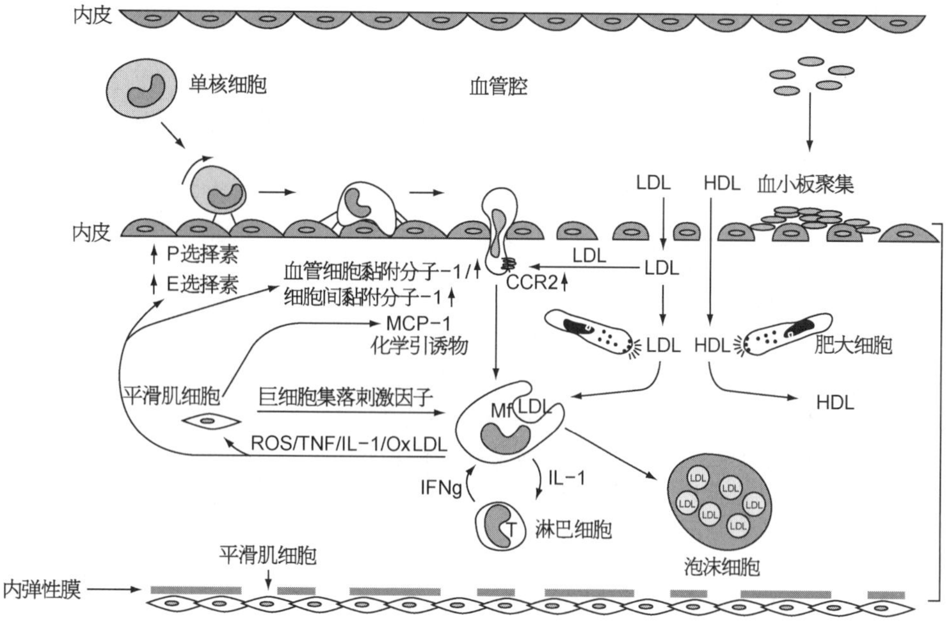

图 2.1-2 动脉粥样硬化斑块的形成(修改自参考文献[14])。斑块的形成始于血管内皮功能障碍。这改变了内皮对渗入内膜的脂蛋白的通透性。在内膜中,局部炎症细胞释放促炎性细胞因子,如肿瘤坏死因子(TNF)。内皮细胞释放黏附分子(选择素、血管细胞黏附分子、细胞间黏附分子)使血小板和免疫细胞参与进该反应。到达内膜的LDL被修饰,随后被巨噬细胞摄取。活化的巨噬细胞产生炎性细胞因子如干扰素-γ、IL-1、TNF-α和活性氧(ROS),并将LDL氧化成oxLDL。它们激活并维持炎症反应。平滑肌细胞(SMC)参与炎症反应并开始增殖。巨噬细胞负载脂质并转化为泡沫细胞

进展为复杂的动脉粥样硬化病变：尽管脂纹主要含有泡沫细胞,但代表动脉粥样硬化晚期阶段的动脉粥样硬化斑块的特征在于存在纤维物质(图 2.1-3)。斑块的细胞外基质主要由平滑肌细胞组成。被巨噬细胞、内皮细胞及其他介质产生的血小板衍生生长因子(PDGF)激活后,平滑肌细胞增殖并从血管中层迁移至内膜,导致细胞外基质降解。降解是由MMP-9和其他蛋白酶介导的。在内膜中,平滑肌细胞产生细胞外基质蛋白如胶原蛋白。动脉粥样硬化产生更多的白细胞介素18,其反过来刺激巨噬细胞、T淋巴细胞和平滑肌细胞产生干扰素-γ,从而维持炎症反应。

在下一步中,由于其厚度增加而缺氧的斑块被营养血管血管化。局部出血随着凝血酶的释放发生,刺激了内皮细胞、平滑肌细胞、巨噬细胞和血小板产生炎性标志物,如CD40配体和RANTES(调节激活,正常T淋巴细胞表达和分泌)及巨噬细胞移动抑制因子(MIF)。CD40配体、RANTES和MIF的作用促进斑块的进展,并可能导致纤维帽破裂,进而形成血栓。血小板通过产生CD40配体和PDGF也参与了炎症反应与血栓形成之间的协同交互作用。

斑块破裂与急性冠脉综合征[4]：动脉粥样硬化斑块富含脂质的中心(也称为坏死中心)被纤维帽覆盖。这可以防止有潜在激活凝血可能性的血液与含有某些血栓形成物质的富含脂质的中心之间的接触。纤维帽通常只有微米厚。破裂的斑块通常具有较大的、富含脂质的核心并含有许多炎症细胞和丘疹状或斑片状钙化。

防止动脉粥样硬化斑块破裂的纤维帽由动脉壁中平滑肌细胞产生的纤维状胶原蛋白组成。纤维帽的稳定性取决于胶原蛋白合成与分解之间的平衡。

炎症细胞如活化的 $CD4^+$ T淋巴辅助细胞对纤维帽的完整性有显著的影响：

- 通过合成IFN-γ,$CD4^+$ T淋巴辅助细胞抑制平滑肌细胞产生纤维状胶原蛋白。
- 通过合成激活巨噬细胞上相应CD40受体的CD40配体(CD154),刺激巨噬细胞以增加基质金属蛋白酶(MMP)的产生。尤其是间质胶原酶MMP-1、MMP-8和MMP-13会降解纤维胶原,并因此破坏纤维帽的完整性。
- 总之,动脉粥样硬化斑块中的炎症反应会导致纤维帽逐渐变薄,从而引起斑块破裂、血栓形成和急性冠脉综合征。

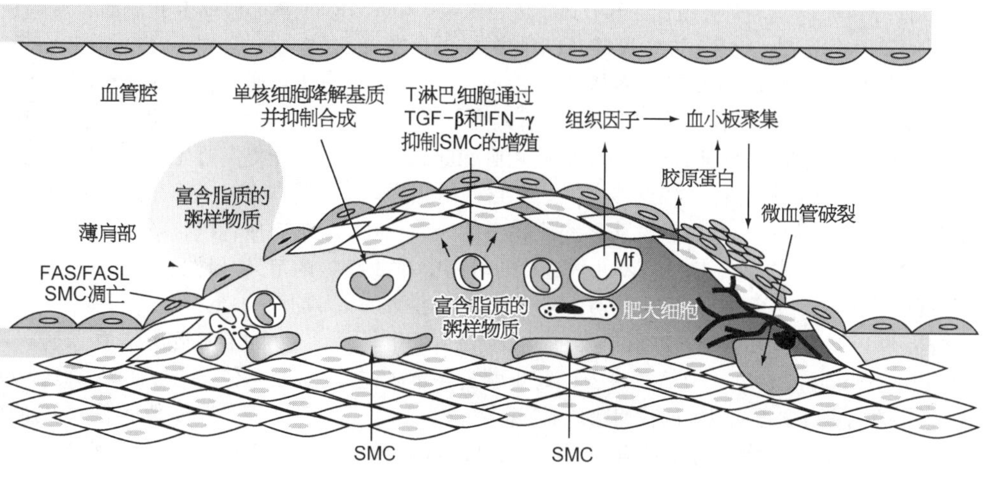

图 2.1-3 动脉粥样硬化斑块与纤维胶原帽的进展(修改自参考文献[14])。活化的单核细胞和T淋巴细胞释放的促炎性细胞因子可使平滑肌细胞(SMC)从血管中层迁移至内膜,形成纤维胶原。纤维胶原帽覆盖扩大的纤维脂质核心(富含脂质的粥样物质)。如果纤维胶原因为炎症反应诱导的金属蛋白酶合成而降解,纤维帽就会逐渐变薄并最终破裂。由血流动力学、细胞和炎症机制的相互作用引发的斑块破裂,通过胶原蛋白和凝血因子的接触激活流动的血液而诱导血栓形成

2.1.3.1 动脉粥样硬化的重要新标志物

新的生物标志物已被推荐用于动脉粥样硬化和冠心病的初级预防，它们被称为新兴标志物，因为虽然它们与风险增加相关，但它们的因果性、独立性和定量贡献不像诸如血脂异常、高血压和吸烟等既定标准那样有据可查。此外，显而易见的是，这些标志物和其他介质对心肌梗死的早期诊断（与坏死标志物肌钙蛋白相比）或风险管理都不具有优势[15]。新生物标志物的病理生理学见表 2.1－2。

2.1.3.2 动脉粥样硬化的临床结局[10]

冠状动脉硬化不是一个连续的过程，而是一种以稳定性和不稳定性临床阶段交替为特征的疾病。急性冠脉综合征如不稳定型心绞痛和心肌梗死是由于动脉粥样硬化斑块破裂、血管收缩、冠状动脉内血栓形成和冠状动脉远端微栓塞导致的急性或亚急性心肌供氧减少。

心肌坏死是否发展取决于供氧量减少的程度和持续时间。虽然血管最初由于血小板聚集而堵塞，但还必须产生纤维蛋白以稳定聚集并形成血栓。通过分泌 5－羟色胺和血栓素 A_2，富含血小板的血栓在斑块破裂或更远端的部位引起血管收缩。

如果因为心外膜冠状动脉血栓形成而发生远端小动脉和毛细血管栓塞，则可发生局灶性微小坏死，可通过组织学和高敏肌钙蛋白检测来证明。在没有心外膜冠状动脉闭塞的情况下，小栓塞会引起微小坏死。由于淤血，在斑块破裂后形成的富含血小板的闭塞性血栓的血管近端和远端，富含纤维蛋白的附着血栓会形成并占据其中大片区域。

2.1.3.3 糖尿病和动脉粥样硬化

动脉粥样硬化性血管并发症是 2 型糖尿病患者残疾和死亡的主要原因。在这些患者中，冠心病、卒中和外周动脉闭塞性疾病的患病率是普通人群的 2～4 倍。

2 型糖尿病患者的血管并发症如下所示：

- 1/4 的患者表现出心脏灌注减少的迹象，1/3 患者有无症状心肌缺血，1/9 显示冠状动脉狭窄的血管造影证据[12]。
- 1/3 的女性和 1/6 的男性卒中可能与糖尿病有关。
- 糖尿病患者外周动脉闭塞性疾病的患病率是普通人群的 2 倍[16]。

2.2 代谢综合征

代谢综合征（MetS）是一组代谢和心血管风险因素。MetS 的病理生理学特征是：腹部（中央）肥胖、致动脉粥样硬化性血脂异常、高血压、糖耐量减低或 2 型糖尿病。

如果存在以下 3 项或更多的结果，则诊断为代谢综合征：高血糖、高甘油三酯、低 HDL、动脉性高血压、内脏肥胖。

总而言之，代谢综合征的特点形成了一个致动脉粥样硬化网络，增加了糖尿病与心血管发病率和死亡率的风险。在一项对 12 659 名平均年龄为 11.3 岁儿童进行的研究中，队列中最高四分位数的儿童到 55 岁时的死亡率比最低四分位数的儿童高 78％[1]。其评估标准为体重指数、高血压、葡萄糖耐受不良和血清胆固醇。在另一项 8～14 岁的超重学龄儿童研究中，6.5％的儿童有 3 种或以上的代谢综合征特征[2]。

代谢综合征的患病率与年龄有关，并表现出区域差异。在美国[3]，20～29 岁、60～69 岁和 70 岁以上年龄组的患病率分别为 7％、44％和 42％，而在我国香港，患病率仅为 6％。德国的代谢综合征患病率男性为 22.7％，女性为 18％[4]。

代谢综合征不是单病种，而是与糖尿病和冠心病有关的一系列相互关联的临床和实验室结果。

美国国家胆固醇教育计划成人治疗小组Ⅲ（NCEP－ATP Ⅲ）[5]和国际糖尿病联盟（IDF）[6]以不同的方式定义代谢综合征（表 2.2－1）。他们的切点值和观点不同。不同的观点如下[7]：

- NCEP 将代谢综合征定义为一种真正的综合征，即与动脉粥样硬化相关的一组心血管风险因素，可能有多种病因。
- 根据 IDF 的定义，代谢综合征有一个特定的病因，而肥胖是病因级联反应的早期步骤。
- 许多学者认为，一组独立于肥胖的因素是造成代谢综合征的心血管风险的原因，并且胰岛素抵抗起着重要的病因学作用。

表 2.2－1 NCEP－ATP Ⅲ[5]和 IDF[6]对成年白种人的代谢综合征标准

标准	NCEP－ATP Ⅲ	IDF
中央脂肪分布	男性腰围＞102 cm	男性腰围≥94 cm
	女性腰围＞88 cm	女性腰围≥80 cm（欧洲血统）
高血压	≥130/85 mmHg 或接受抗高血压治疗	≥130/85 mmHg，最近被诊断为高血压或接受抗高血压治疗
甘油三酯（血清）	≥1.7 mmol/L（150 mg/dL）	≥1.7 mmol/L（150 mg/dL）或治疗
HDL	男性＜1.0 mmol/L（40 mg/dL）	男性＜1.0 mmol/L（40 mg/dL）
	女性＜1.3 mmol/L（50 mg/dL）	女性＜1.3 mmol/L（50 mg/dL）或治疗
葡萄糖	FPG≥5.6 mmol/L（100 mg/dL）	FPG≥5.6 mmol/L（100 mg/dL）或最近被诊断为糖尿病
其他	蛋白尿（＞20 μg/min；或≥30 mg/g 肌酐）	
代谢综合征确诊要求	以上 3 种标准	需中央脂肪分布外加以上 2 种标准

FPG，空腹血糖。IDF 将向心性肥胖定义为中国和南亚人群（马来人和亚洲印度人）男性腰围≥90 cm，女性≥80 cm，日本北部人群男性≥90 cm，女性≥85 cm。欧洲的数值也适用于撒哈拉沙漠以南的非洲人和地中海东部及中东的人群

代谢综合征的诊断标准见表 2.2－1。然而，在人群中，推荐用于冠心病和 2 型糖尿病的特定预测模型与代谢综合征标准相比能更好地识别这些疾病风险增加的患者。圣安东尼奥心脏研究和墨西哥城糖尿病研究已经证明了这一点[8]。在这些研究中，Framingham 风险评分预测心血管疾病风险优于代谢综合征标准[9]，糖尿病预测模型[10]更适合预测 2 型糖尿病的风险。此外，在对糖尿病进行调整后，代谢综合征并不能提高对先前存在的心血管疾病死亡率的预测[11]。在根据 NCEP－ATP Ⅲ定义的代谢综合征患者中，大部分研究显示心血管风险增加，平均风险比为 1.6[12]。根据代谢综合征的定义，男性心血管病死亡风险为 2.09～1.51，女性为 1.53～1.09[12]。

除了血脂异常、糖尿病和高血压之外，脂肪组织的慢性炎症也是代谢综合征和心血管疾病之间的联系[13]。

表 2.2－2 显示了 MetS 的标准和生物标志物，表 2.2－3 显示了 MetS 相关的疾病。

表 2.2－2　MetS 的独立组成部分

组成	临床和实验室结果
超重/肥胖	世界卫生组织将超重和肥胖定义为体重指数(BMI)≥25 kg/m^2(超重)和≥30 kg/m^2(肥胖)。在儿童中，BMI 超过第 85 百分位点被归为超重，超过第 95 百分位点被归为肥胖。BMI 由体重(kg)/[身高(m)]^2 计算。由于代谢综合征与向心性肥胖相关，因此将腰围而非体重指定为诊断标准。根据 NCEP ATP Ⅲ，将女性腰围>88 cm，男性腰围>102 cm 定义为向心性肥胖。IDF 制订的标准更为严格(表 2.2－1)。尽管肥胖有多种病因，其主要原因是能量不平衡。能量不平衡发生在热量摄入高于能量消耗的情况下。它导致脂肪细胞储存的能量增加，脂肪堆积(肥大)引起体积增大和数量增加(增生)。当超过存储容量时，这会在线粒体和内质网中产生应激和功能障碍[24]。这涉及脂肪因子、游离脂肪酸和促炎细胞因子的产生。脂肪因子包括脂连蛋白、瘦蛋白、抵抗素和胃饥饿素，在血液中循环并在能量消耗和需求方面发挥主要作用。它们诱发系统性低度炎症、胰岛素抵抗、动脉粥样硬化、非酒精性脂肪肝和 2 型糖尿病。总之，肥胖是一种代谢和心血管风险因素。
胰岛素抵抗[19]	"胰岛素敏感性"一词指的是胰岛素通过减少肝葡萄糖产生及刺激骨骼肌和脂肪组织摄取葡萄糖来降低血浆葡萄糖浓度的能力。胰岛素抵抗说明了组织对胰岛素的敏感性降低。当个体由于遗传因素或肥胖导致胰岛素抵抗时，增加的胰岛素需求最初是通过增加胰岛素合成补偿。然而，胰岛素是一种生理上激发间充质干细胞分化成脂肪前体细胞而后发育成脂肪细胞的激素。如果摄入足够热量，高胰岛素血症可导致肥胖。如果因为β细胞超负荷，胰腺从合成的胰岛素原分裂出胰岛素的能力降低，增加的胰岛素原进入循环。虽然胰岛素原没有明显的降糖作用，但它与胰岛素对间充质干细胞的作用相同。这导致脂肪细胞合成增加，特别是在内脏脂肪组织中。这种脂肪组织产生更多称为脂肪因子的激素，其中一些可以降低胰岛素抵抗，且有一种激素是脂连蛋白。脂连蛋白增强胰岛素敏感性，并具有抗动脉粥样硬化作用。当脂肪细胞堆积了大量脂肪时，产生的脂连蛋白就会减少。这导致胰岛素抵抗增加，转而导致代谢情况的慢性进行性恶化。 实验室结果：用于诊断胰岛素抵抗或 2 型糖尿病的检查包括空腹血糖、口服葡萄糖耐量试验、HOMA、QUICKI 和胰岛素原。
高血压[25]	来自 NHANES Ⅲ研究的数据显示，随着 BMI 增加，高血压的患病率逐渐增加。BMI<25 kg/m^2 的个体中只有 15%患有高血压，但 BMI>30 kg/m^2 的个体中有 40%患有高血压。醛固酮增多症被认为是代谢综合征的重要因素。醛固酮降低胰岛素的代谢作用，削弱血管内皮功能，降低β细胞功能，降低肌细胞对胰岛素的敏感性，并促进脂肪组织中促炎细胞因子的产生。 醛固酮的一些作用是由盐皮质激素受体介导的。总的来说，醛固酮增多症对代谢有不利影响，导致代谢综合征和内皮功能障碍的发展。其后果是顽固性高血压、心血管症状和慢性肾病。
血脂异常[26,27]	甘油三酯增多和 HDL 减少是代谢综合征的特征性表现。尽管 LDL 浓度并不是代谢综合征的诊断标准，但许多患者的小而密 LDL 颗粒数量增加，尤其容易导致动脉粥样硬化。脂肪细胞由 95%以上的甘油三酯组成，并被水解成游离脂肪酸(FFA)和甘油。脂肪细胞脂解是通过脂肪组织中的甘油三酯脂肪酶进行的。它受胰岛素、儿茶酚胺和心房钠尿肽的影响。儿茶酚胺和心房钠尿肽可激活脂解作用。脂解作用在腹部脂肪中比在皮下脂肪中更强。由于内脏脂肪的脂解仅直接与肝脏相连(通过门静脉)，因此内脏脂肪量的增加对肝脏中的脂类代谢有直接影响。肝脏通过增加的游离脂肪酸产生极低密度脂蛋白(VLDL)颗粒，升高血液中甘油三酯的浓度。 实验室结果[28]：代谢综合征中血脂异常的标准是甘油三酯大于 1.7 mmol/L(150 mg/dL)，HDL 男性低于 1.0 mmol/L(40 mg/dL)和女性低于 1.3 mmol/L(50 mg/dL)。还应进行非 HDL 胆固醇的实验室检测，包括所有致动脉粥样硬化的载脂蛋白 B。非 HDL 胆固醇通过从总胆固醇中减去 HDL 胆固醇来确定。这一点对甘油三酯水平高于 2.3 mmol/L(200 mg/dL)的患者尤为重要。非 HDL 胆固醇的目标值不应该超过 LDL 浓度 0.78 mmol/L(30 mg/dL)。对于糖尿病患者，LDL 的切点值为 2.6 mmol/L(100 mg/dL)，非 HDL 胆固醇的切点值为 3.4 mmol/L(130 mg/dL)。非 HDL 胆固醇水平大于 3.4 mmol/L(130 mg/dL)也是代谢综合征的标准。代谢综合征患者载脂蛋白 B 浓度也会升高。载脂蛋白 B 反映了脂质颗粒的数量，比 LDL 更能反映出他汀类药物治疗是否成功。如果治疗目标是 LDL 浓度低于 2.6 mmol/L(100 mg/dL)，则载脂蛋白 B 相应的目标值是低于 90 mg/dL。
蛋白尿	虽然蛋白尿不是代谢综合征的标准，但它与高血糖、血脂异常和高血压一起发生。随机尿液标本中的白蛋白排泄可用于确定肾脏损伤是可逆的还是进行性的。30～299 mg/g 肌酐指向可逆性蛋白尿，而更高浓度则指示临床蛋白尿(进行性肾损害)。CRP 为 3～10 mg/L 表明主治医生应该特别注意患者的炎症和血栓前状态并做出相应反应。可能的治疗方法包括改变生活方式或适当的药物治疗。
脂连蛋白	尽管高血压、血脂异常、胰岛素抵抗或 2 型糖尿病是代谢综合征的主要组成部分，并且肥胖与动脉粥样硬化和冠心病之间存在因果关系，但其潜在的病理机制尚不清楚。脂连蛋白是一种可能的相关因素，因为其浓度与肥胖、胰岛素抵抗、2 型糖尿病和心血管疾病呈负相关。此外，用胰岛素增敏剂(噻唑烷二酮类)治疗 2 型糖尿病可增加脂连蛋白浓度。脂连蛋白被视为评估胰岛素抵抗、糖尿病、动脉粥样硬化和冠心病风险的额外标志物。血清脂连蛋白浓度与胰岛素抵抗和动脉粥样硬化风险之间的关系解释如下[19]：高于 10 mg/L 为低风险，7～10 mg/L 为中等风险，4～7 mg/L 为高风险，低于 4 mg/L 为极高风险。
尿酸[29]	尿酸可能会在代谢综合征中起作用。有一种假说，高尿酸血症是由高胰岛素血症抑制尿酸的肾排泄引起的。然而，高尿酸血症经常发生在高胰岛素血症之前。高尿酸血症也发生在不超重的代谢综合征患者中。BMI 正常且尿酸水平低于 357 μmol/L(6 mg/dL)的人群中仅有 5.9%患有代谢综合征，而尿酸水平超过 595 μmol/L(10 mg/dL)的患者比例为 59%[30]。

表 2.2－3　代谢综合征相关疾病

疾病	临床和实验室结果
MetS 和心血管疾病	MetS 是种非常普遍的疾病。某些成分的运动轨迹和结合会提高心血管疾病(CVD)的风险。在 Framingham 心脏研究[31]中 MetS 是根据成人治疗小组Ⅲ标准定义的。研究了 MetS 各组分对 MetS 后续发展的预测能力。此外，还研究了诊断 MetS 的三项特定组合对发生 CVD 或死亡的可能性。高血压在诊断 MetS 时最为常见，发生率为 77.3%，且向心性肥胖的存在是 MetS 发生的最高风险(优势比 4.75)。MetS 伴有向心性肥胖、高血压和高血糖的参与者 CVD 事件发生率增加 2.36 倍，死亡风险增加 3 倍。
2 型糖尿病	有 MetS 的个体患 2 型糖尿病的风险增加 5 倍[32]。
非酒精性脂肪肝(NAFLD)	脂肪肝(FL)与胰岛素抵抗、CVD 风险和早期动脉粥样硬化有关。在西方国家，10%～15%的正常人和 70%～80%的肥胖者有 NAFLD。RISC 研究[33]的结果表明，脂肪肝指数>60 与 CVD 风险升高和低密度脂蛋白胆固醇、转氨酶、收缩压和内膜中层厚度的增加有关。胰岛素敏感性降低。对照组脂肪肝指数≤20。
慢性肝炎(CHC)	CHC 与 2 型糖尿病和胰岛素抵抗有关。一项研究[34]显示丙型肝炎感染本身与外周和肝脏胰岛素抵抗有关。
先天性肾上腺皮质增生症(CAH)	由 21-羟化酶缺乏引起的典型 CAH 患者表现出几种疾病的特异性情况。其表现出雄激素过多伴/不伴盐损耗。约 50%的患者超重，高达 16%的患者肥胖。脂连蛋白是一种关键的胰岛素增敏性脂肪因子，可改善外周胰岛素敏感性。脂连蛋白与胰岛素抵抗呈负相关，在肥胖和 MetS 时水平较低。一项研究[35]表明脂连蛋白浓度在 CAH 患者中(中位数 11 μg/L)与对照组(6.7 μg/L)相比显著升高。可以借此推测脂连蛋白是否可以预防 MetS。
多囊卵巢综合征(PCOS)[36]	PCOS 是女性最常见的内分泌疾病之一，发病率为 5%～10%。患有这种疾病的女性有发生代谢和心血管异常的风险，与代谢综合征类似。30%～40%的 PCOS 女性糖耐量受损，且约有 10%的女性在 40 岁前患上 2 型糖尿病。

2.2.1 脂肪因子[14,15,16]

脂肪因子(脂肪组织细胞因子)指的是一组主要但非完全由脂肪组织分泌的多肽。虽然脂肪因子特异性地通过脂肪细胞分泌到循环中,但细胞因子也由脂肪组织中的其他细胞如巨噬细胞、成纤维细胞和浸润的单核细胞分泌。脂肪组织中的脂肪细胞构成了体内约 1/3 的细胞,并具有以下重要功能:

- 能量储存。
- 水解甘油三酯产生游离脂肪酸,为组织提供能量。
- 释放脂肪因子。主要的脂肪因子为瘦蛋白、抵抗素和脂连蛋白。

脂肪因子参与重要的生理功能,如碳水化合物和脂肪代谢、胰岛素敏感性、食欲调节、炎症过程和心脏功能。

异位脂肪组织在肥胖个体中主要存在于网膜内脏脂肪及心外膜和纵隔脂肪中,在脂肪因子的产生中起重要作用。异位脂肪组织负责许多肥胖相关疾病的发病机制。

2.2.1.1 脂连蛋白[17,18]

脂连蛋白是一种分子量为 30 kDa 的肽,以不同大小的复合物形式在血浆中循环。高分子量的复合物活性最强。血浆脂连蛋白浓度与肥胖、胰岛素抵抗、2 型糖尿病和心血管疾病呈负相关。

病理生理学:脂连蛋白通过两种受体发挥其作用。ADIPOR1 受体由骨骼肌和其他组织表达,而 ADIPOR2 受体则由肝细胞表达。脂连蛋白抑制肝葡萄糖的产生和脂肪生成,刺激胰岛素分泌、肌肉中的葡萄糖摄取及肝脏和肌肉中的脂肪酸氧化,调节食物摄入和能量消耗,并抑制促炎细胞因子的产生。其分泌受到胰岛素增敏剂如罗格列酮的刺激。脂连蛋白通过刺激 IL-10 的分泌来抑制炎症,阻断核因子 κB 的激活(图 19.1-1)并抑制 IL-6 和 TNF-α 的释放。相反,脂连蛋白的分泌受炎症反应抑制,肥胖个体的低度脂肪炎尤其会降低其血浆浓度。通过这种方式,脂连蛋白可被视为代谢综合征的系统性炎症的负调节物。

适应证:评估肥胖个体胰岛素抵抗和冠心病风险的可能标志物。

标本要求:1 mL 血清。

参考区间:7~12 mg/L,取决于所使用的方法[19]。

临床意义:脂连蛋白是心血管风险的重要标志物,因为它破坏了与动脉粥样硬化和 2 型糖尿病有关的炎性血管损伤的危险循环。数值低于 4 mg/L 与动脉粥样硬化的重大风险相关。用胰岛素增敏剂治疗糖尿病会增加脂连蛋白浓度,降低血糖和 HbA1C 值,并降低胰岛素抵抗,从而也降低心血管风险。体重减轻会引起脂连蛋白浓度增高。

脂连蛋白/瘦蛋白值可用于区分年轻人中的 1 型和 2 型糖尿病。年轻 1 型糖尿病患者的平均脂连蛋白值为 18 mg/L,脂连蛋白/瘦蛋白值为 3.8,而 2 型糖尿病患者的平均脂连蛋白为 9 mg/L,比值为 0.46[20]。

注意:在 30 天内,脂连蛋白浓度表现出个体内变化[21]:

- 在患有代谢综合征的超重个体中为 12.2%(相当于参考区间内 1.7 mg/L 的变化)。
- 在正常人中为 18.8%(相当于参考区间内 3.6 mg/L 的变化)。在非肥胖个体中,15 个月内仅观察到脂连蛋白浓度的微小波动(初始值为 8.3 mg/L ± 2.9 mg/L,而在 15 个月后为 8.2 mg/L ± 3.0 mg/L)。昼夜和 3 h 餐后波动很小。

2.2.1.2 瘦蛋白[15,18]

瘦蛋白是一种脂肪细胞分泌产物,其血浆浓度随着体内脂肪组织量增加而升高。它以有 164 个氨基酸的多肽形式循环,分子量为 16 kDa。

病理生理学:瘦蛋白抑制食物摄入,刺激能量消耗,抑制肝葡萄糖生成和脂肪酸合成,激活肝脏和肌肉中的脂肪酸氧化,刺激胰岛素分泌及肝脏和肌肉对葡萄糖的摄取,刺激炎性细胞因子的分泌,抑制抵抗素的表达。瘦蛋白具有通过下丘脑途径介导的整体抗肥胖作用。肥胖个体瘦蛋白浓度升高,表明他们对脂肪因子有抵抗力。

适应证:评估与食物摄取有关的脂肪组织量。

标本要求:1 mL 血清。

参考区间:2~15 μg/L,取决于所使用的方法。

临床意义:血清瘦蛋白浓度取决于体内脂肪含量。瘦蛋白水平升高受食物摄入、胰岛素浓度和血清皮质醇浓度的控制。进食会导致瘦蛋白水平升高。

随着体内脂肪含量的增加,瘦蛋白浓度呈指数增长。

在空腹时,瘦蛋白水平很低。一项针对小学生心血管代谢生物标志物检测的研究显示[22],超重与瘦蛋白、CRP 和纤维蛋白原浓度的升高及 ApoA1 浓度的降低有关。优势比分别为 59.8(瘦蛋白)、6.3(CRP)、2.8(纤维蛋白原)和 2.6(ApoA1)。

脂连蛋白/瘦蛋白值被作为区别年轻人 1 型和 2 型糖尿病的一种手段进行评估(表 2.2-2)。

注意:在 4℃的血清中稳定保持 2 个月。

2.2.1.3 抵抗素[15,18]

抵抗素因观察到其诱导小鼠胰岛素抵抗而得名。它是一种 12.5 kDa 的肽,属于富含半胱氨酸蛋白家族,也被称为抵抗素样分子(RELM)。抵抗素主要以高分子量(六聚体)形式在血浆中循环。

病理生理学:抵抗素是由脂肪组织和胎盘产生的。它降低了组织的胰岛素敏感性并增加了肝脏中葡萄糖的产生。它还刺激促炎性细胞因子如 IL-6 和 TNF-α 的合成。总之,抵抗素将肥胖和胰岛素抵抗联系在一起。人们认为抵抗素在肥胖和胰岛素抵抗的发展中发挥作用。

适应证:正在研究中。

标本要求:1 mL 血清。

参考区间:5~15 μg/L,取决于所使用的方法。

临床意义:理论上,抵抗素浓度应随着肥胖的增加和胰岛素抵抗及 2 型糖尿病的发展而升高。用胰岛素增敏剂罗格列酮治疗会下调抵抗素。然而,与早期研究相反,越来越多的证据表明肥胖和抵抗素浓度无关。

在妊娠期间,胰岛素敏感性随着胎儿的发育持续下降。在一项研究中[23],比较了患有妊娠糖尿病(GDM)和无妊娠糖尿病孕妇的抵抗素浓度。葡萄糖耐量正常女性的抵抗素为 9.3 μg/L ± 1.3 μg/L,而 GDM 患者的为 4.3 μg/L ± 1.6 μg/L。但是,没有发现胰岛素敏感性与抵抗素浓度之间的关系。其他研究人员发现 GDM 中抵抗素水平升高。

2.3 心血管疾病

心血管疾病(CVD)是西方工业化国家的主要死亡原因，而急性冠脉综合征(ACS)在总体疾病患病率中占很大比例。由于大多数心血管事件都发生在无症状个体中，因此关于是否采取预防措施取决于未来几年发生心肌梗死或原因不明心脏猝死的风险。实验室检查在以下方面发挥重要作用[1]：

- 测定血清中的坏死标志物诊断心肌坏死，特别是心肌肌钙蛋白。
- 心血管疾病的初级和二级预防。
- 通过测定利尿钠肽或 NT - proBNP 浓度来评估心脏功能。

心肌坏死的原因列于表 2.3 - 1。

表 2.3 - 1　心肌损伤引起的心肌坏死[7]

原发性心肌缺血相关损伤 - 斑块破裂。 - 腔内冠状动脉血栓形成。
心肌缺血供需失衡相关损伤 - 心动过速/心动过缓。 - 主动脉夹层或严重主动脉瓣疾病。 - 肥厚型心肌病。 - 心源性血容量不足或感染性休克。 - 严重呼吸衰竭。 - 严重贫血。 - 高血压。 - 冠状动脉痉挛。 - 冠状动脉栓塞或血管炎。 - 无明显心血管疾病的冠状动脉内皮功能障碍。
与心肌缺血无关的损伤 - 心肌挫伤、大手术、消融、起搏、除颤器电击。 - 横纹肌溶解伴心脏损害。 - 心肌炎。 - 心脏毒性物质，如蒽环类抗生素和赫赛汀。
多因素或不确定的心肌损伤 - 心脏缺陷。 - 应激性心肌病。 - 严重肺栓塞或肺动脉高压。 - 败血症和重大疾病。 - 肾功能衰竭。 - 严重急性神经系统疾病(脑卒中、蛛网膜下腔出血)。 - 浸润过程(结节病、淀粉样变)。 - 严重体力消耗。

2.3.1 心血管疾病的临床形势

心血管疾病的定义：心血管疾病是指包括稳定型心绞痛和 ACS 在内的一组缺血性病种[2]。ACS 可分为不稳定型心绞痛、心肌梗死、原因不明的心脏猝死。

心血管疾病的风险因素：心血管疾病存在一系列风险因素，共同构成总体风险。心血管疾病的典型风险因素见表 2.3 - 2。

表 2.3 - 2　CVD 风险因素及其在美国的发生率

疾病	发生率(%)
心血管疾病	36.3
动脉高血压	33.3
吸烟	20.8
LDL≥130 mg/dL	23.8
HDL<40(50)mg/dL	15.5
糖尿病	10.6
闲暇时缺乏体育活动	30.8
肥胖(BMI>30 kg/m²)	33.9

2009 年美国心脏病和脑卒中统计数据

有多种风险计算法可用于评估总体风险，如 Framingham 风险评分或 PROCAM 评分(表 2.1 - 1)。基于这些评分，无心血管疾病和无糖尿病个体被分为低(10%以下)、中等(10%～20%)和高(超过 20%)心血管事件发生概率三组。使用的传统标准是年龄、性别、血压、胆固醇浓度和吸烟。在美国，31%的无症状男性和 7%的女性属于中等风险组。"非传统"标志物可用于进一步明确这些患者的正确风险组(表 2.1 - 2)。根据美国预防服务工作组[3]，CRP 是唯一有用的标志物。根据 CRP 值超过 3 mg/L，中等风险组中有 11%的男性被重新归类为高风险组。高敏肌钙蛋白和 B 型钠尿肽具有相同的重要性。

2.3.1.1 心血管疾病的遗传易感性

有多种基因突变与心血管疾病有关。以下这些是公认的[1]：

- 与家族性心肌病和心律失常有关的基因。
- 以下疾病，包括家族性高胆固醇血症、常染色体隐性高胆固醇血症、家族性载脂蛋白 B - 100 缺陷症、载脂蛋白 A - 1 缺乏症、谷固醇血症、丹吉尔病、高胱氨酸尿症及其基因突变与心血管疾病风险的增加有关。
- 与心血管疾病风险增加有关的基因突变。

2.3.1.2 心血管疾病的流行病学

在德国，几乎每两个成年人中就有一人由于心血管疾病(按频率递减顺序：CVD、脑卒中、心力衰竭、高血压、外周动脉疾病)死亡。心肌梗死的年死亡率为每 10 万人中有 107 人。

根据一项研究[4]，心肌梗死的平均年龄为女性 76.1 岁，男性 66.7 岁。常见的并发疾病有：糖尿病(女性 38.8%，男性 29.5%)、高血压(女性 68.1%，男性 66%)、心力衰竭(女性 45%，男性 35.2%)、肾功能不全(女性 22.1%，男性 19.4%)。

心肌梗死后的死亡率如下：医院死亡率为 13.9%、30 天死亡率为 16.7%、90 天死亡率为 20.8%、1 年死亡率为 28.1%。

调整年龄后，男性和女性的死亡率相同。

从全球范围来看，急性心肌梗死在第一个月内的死亡率为 30%～50%，总死亡率的 1/2 发生在前 2 个小时内。

根据一项系统性回顾[5]，未经充分治疗和随访的患者心肌梗死结果如下：23%在到达医院之前死亡；13%在入院后死亡；出院后，10%在第一年内死亡，另外 5%在随后的每一年内死亡；15 年后，累计死亡率为 70%；第二次心肌梗死后，33%在到达医院前死亡，20%在医院死亡，另外 20%在出院后一年内死亡。随后每年的年死亡率为 10%。

2.3.2 急性冠脉综合征

急性胸痛是 ACS 的主要临床症状。必须排除心肌梗死增加心脏死亡率的风险。

非缺血性疾病必须与 ACS 区分开来，因为它们通常出现胸痛（也称为非冠状动脉胸痛）或其他可导致不同不确定性诊断的症状。

ACS 是缺血引发的一系列症状。ACS 的诊断需要有相应的缺血症状（放射至手臂的胸痛、急性呼吸困难、恶心、呕吐、出汗）和（或）特征性心电图检查结果。多达 50%的患者没有这种缺血症状和缺血性心电图改变。这些患者被视为 ACS 疑似病例，并进入胸痛病房复做心电图和心肌肌钙蛋白（cTn）进行监测。如果心电图和 cTn 检测结果为阴性，患者可以放心，他们正在经历的是心绞痛，而不是由心肌损伤引起的 ACS。ACS 患者的结果和诊断评估见图 2.3－1。对于心绞痛的分类见表 2.3－3。

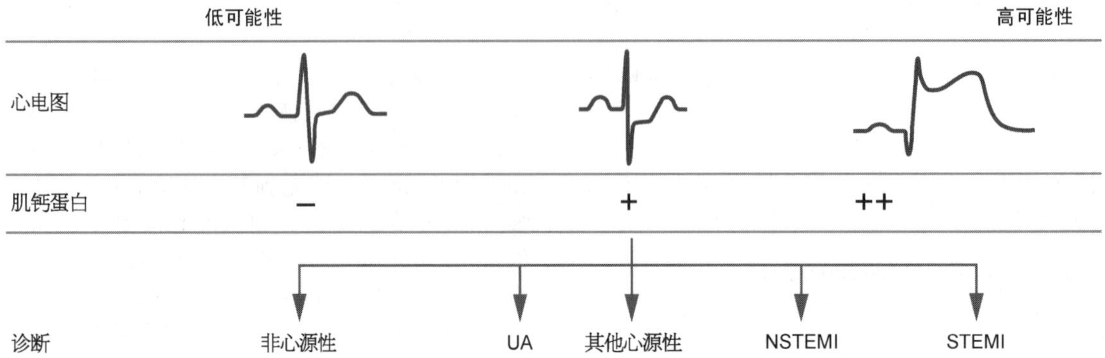

图 2.3－1 对疑似 ACS 患者的初步评估（修改自参考文献[2]）。初步评估基于以下特点：临床表现（如生命体征、症状）、12 导联心电图的结果、心肌肌钙蛋白的绝对值和进程。相应的框显示了从临床和实验室结果整合得出的最终诊断。非心源性指的是胸部疾病；UA，不稳定型心绞痛；其他心源性指其他心脏疾病（如心肌炎、心动过速）；NSTEMI，非 ST 段抬高心肌梗死；STEMI，ST 段抬高心肌梗死

表 2.3－3 心绞痛的定义和分类

心绞痛是由心肌灌注减少引起的局部心肌缺血所致，通常是由于心肌供氧不足引起的。使用高灵敏度的检测方法，可以在许多患者的血液中检测到心肌肌钙蛋白。
稳定型心绞痛：临床症状是由劳累或压力引起的，是完全可逆的，并且通常会在数月或数年内复发。典型症状是持续 3～15 min 的胸痛。使用硝酸甘油可缓解症状。
不稳定型心绞痛：典型特征包括静息时的心绞痛、近期发作、长期症状和对硝酸甘油的不同反应。缺血可通过阳性的压力测试来证明，而冠状动脉疾病通过在冠状动脉造影中发现血管病变来证明。

根据心电图（ECG）区分不同患者组[2]：

- 急性胸痛和持续性（20 min）ST 段抬高的患者。这种情况被称为 ST 段抬高 ACS，通常反映急性冠状动脉闭塞。大多数患者最终会发展为 ST 段抬高心肌梗死（STEMI）。这些患者主要通过直接血管成形术或溶栓治疗后立即再灌注来治疗。
- 急性胸痛但无持续性 ST 段抬高、持续性或短暂性 ST 段压低、T 波倒置、T 波平坦、T 波假性正常化或心电图正常的患者。

非 ST 段抬高 ACS（NSTE－ACS）的临床表现可以从无症状到持续缺血、电流或血流动力学不稳定或心脏骤停。心肌水平的病理相关性为心肌细胞坏死［NSTE－心肌梗死（NSTEMI）］或较少见的无细胞凋亡的心肌缺血（不稳定型心绞痛）[2]。

2.3.3 急性心肌梗死（AMI）

AMI 定义为缺血引起的心肌细胞坏死。在心肌缺血发作后，组织学细胞死亡并不是立即发生的，而是至少需要 20 min。尸检结果显示，心肌坏死在数小时（>2～4 h）后才能通过肉眼和显微镜确定[6]。需要一系列标准来满足 AMI 的诊断，即检测心脏生物标志物的增加和（或）减少，最好是高敏心肌肌钙蛋白，其中至少应有一个值高于参考区间上限的第 99 百分位及至少以下一点[2]：缺血的症状、在 12 导联心电图上有新的或推测为新的显著 ST 段和 T 波改变或左束支传导阻滞、心电图上病理性 Q 波的发展、影像学证据显示新的或推断为新的存活心肌损失或节段性室壁运动异常、在血管造影或尸检时检测到冠状动脉内血栓。

缺血指标如下：

- 临床症状，如胸痛。
- 心电图改变（如 ST 段抬高）。
- 影像学检查，如心肌灌注显像（MPS）、单光子发射计算机断层显像（SPECT）和磁共振成像（MRI）。这些程序用于确定心脏壁厚度和动力的局部减少。这同样适用于超声心动描记术。

心肌坏死指标如下：

- 心肌细胞的结构蛋白和酶升高（肌红蛋白、CK－MB、cTn）。最敏感和特异性的坏死标志物是 cTn。
- 在健康个体中 cTn 升高超过第 99 百分位的参考上限（URL）。尽管 cTn 是一种高度特异性的肌细胞破坏指标，但它没有提供关于坏死病因的信息，因此仅有 cTn 浓度升高不足以诊断 AMI。
- 根据 cTn 分析的检测限和变异系数，在缺血症状开始和标志物浓度增加之间可以有 1～8 h 的延迟。

AMI 后的恢复持续 5～6 周。AMI 可以很小，只涉及 1 g 心肌，或者可以影响整个左心室的重要部分。虽然坏死最终是由缺血引起的，但 AMI 有很多不同的原因。为此，根据 ESC/ACCF/AHA/WHF 特别工作组的心肌梗死通用定义第三版，AMI 分为不同类型（表 2.3－4）。定义心肌梗死的标准列于表 2.3－5。

表 2.3－4 心肌梗死的通用分类[7]

1 型：自发性心肌梗死
自发性心肌梗死与动脉粥样硬化斑块破裂、溃疡、裂隙、糜烂或剥离有关，产生一个或多个冠状动脉内的腔内血栓，导致心肌血流量减少或远端栓塞，随后肌细胞坏死。患者可能有潜在的严重冠状动脉疾病，但有时无阻塞或无冠状动脉疾病。

续 表

2 型：缺血性失衡继发心肌梗死
在心肌损伤和坏死的情况下，冠状动脉疾病以外的病症导致心肌供氧和(或)需求之间的不平衡(如冠状动脉内皮功能障碍、冠状动脉痉挛、冠状动脉栓塞、冠状动脉疾病心动过速/心动过缓、贫血、呼吸衰竭、低血压、高血压伴或无左心室肥大)。
3 型：心肌梗死导致死亡，但无生物标志物
有心肌缺血症状和推测为新的心电图改变或新的左束支传导阻滞的心源性死亡，但死亡发生在血液样本采集之前，在心脏生物标志物升高之前或在极少数情况下未收集心脏生物标志物。
4a 型：经皮冠脉介入术(PCI)相关心肌梗死
PCI 相关心肌梗死可根据以下标准来定义：基线值正常(小于第 99 百分位参考值上限)的患者心肌肌钙蛋白(cTn)升高大于>5×第 99 百分位参考值上限(URL)5 倍，或者如果基线值升高、稳定或下降，cTn 值升高>20%。此外，还需要：① 心肌缺血症状，或② 新的缺血性心电图改变或新的左束支传导阻滞，或③ 冠状动脉主干或侧支血管造影丧失或持续缓慢流动、不流动或栓塞，或④ 影像学显示存活心肌的新缺损或新的节段性室壁运动异常。
4b 型：支架血栓形成相关心肌梗死
支架血栓形成相关心肌梗死通过在心肌缺血情况下的冠状动脉造影术来明确，心脏生物标志物的升高或降低至少有一个值高于第 99 百分位 URL。
5 型：冠状动脉旁路移植术(CABG)相关心肌梗死
CABG 相关心肌梗死可根据正常基线值≤第 99 百分位 URL 的患者心脏生物标志物升高>10×第 99 百分位 URL 来定义。此外，还需要：① 新的病理性 Q 波或新的左束支传导阻滞，或② 血管造影结果表明新移植物或新的先天性冠状动脉闭塞，或③ 影像学证据显示存活心肌的新缺损或新的节段性室壁运动异常。

表 2.3-5　AMI 的定义[7]

AMI 的标准
当有心肌坏死的证据且临床症状与急性心肌缺血一致时，应用“急性心肌梗死”(AMI)一词。以下这些条件，只要满足任何一条即可诊断 MI： 1. 心脏生物标志物(最好是 cTn)升高或降低，其中至少一个数值高于第 99 百分位 URL，并且至少具有以下一项： - 缺血症状。 - 新的或推断为新 ST 段抬高或新的左束支传导阻滞。 - 心电图中病理性 Q 波的发展。 - 影像学证据显示新的存活心肌缺损或新的节段性室壁运动异常。 - 冠状动脉内血栓的血管造影或尸检证据。 2. 心源性死亡伴有心肌缺血症状和推断为新的心电图改变或新的左束支传导阻滞，但死亡发生在心脏生物标志物可被检测或可发现变化之前。 3. PCI 相关心肌梗死根据基线值正常(≤第 99 百分位 URL)的患者 cTn 升高>5×第 99 百分位 URL，或基线值升高、稳定或下降的患者 cTn 值升高>20%来定义。此外，至少还需要满足以下一项： - 缺血症状。 - 新的或推断为新 ST 段抬高或新的左束支传导阻滞。 - 心电图中新 Q 波的发展。 - 影像学证据显示新的存活心肌缺损或新的节段性室壁运动异常。 - 冠状动脉内血栓的血管造影或尸检证据。 4. 支架血栓形成相关 MI，由冠状动脉造影术或尸检诊断，伴有心肌缺血及心脏生物标志物升高或降低，其中至少有一个值高于第 99 百分位 URL。 5. CABG 相关心肌梗死可根据基线值正常(≤第 99 百分位 URL)的患者至少一个结果升高>10×第 99 百分位 URL 及以下至少一项来定义： - 新的或推断为新病理性 Q 波或新的左束支传导阻滞。 - 影像学证据显示移植物或先天性冠状动脉闭塞。 - 影像学证据显示新的存活心肌缺损或新的节段性室壁运动异常。
陈旧性心肌梗死的标准
以下任何一项标准都符合陈旧性 MI 的诊断： - 在没有非缺血性原因的情况下，有或无症状的病理性 Q 波。 - 在没有非缺血性原因的情况下，影像学证据表明存活心肌的缺损区域变薄且不能收缩。 - 陈旧性 MI 的病理结果。

2.3.3.1 ESC/ACCF/AHA/WHF 特别工作组[7]和 ESC 指南[2]的 AMI 定义

心肌梗死形式上分为 5 类，分为自发型(1～3 型)和除 AMI 以外与 cTn 升高相关的其他情况(表 2.4-4)。

1 型心肌梗死：1 型 AMI 的特征是动脉粥样硬化斑块破裂、溃疡、裂隙、糜烂或剥离，导致一个或多个冠状动脉内的腔内血栓形成，引起心肌血流量减少和(或)远端栓塞及随后的心肌坏死。这些是伴或不伴 ST 段抬高的典型梗死。患者有 ACS 和 cTn 检测阳性。虽然患者先前可能有严重的心血管疾病，但血管造影在 5%～20%的病例中无法显示闭塞的原因，尤其是女性[7]。治疗是紧迫的，可使用积极抗凝及血运重建(PCI 或冠脉搭桥)。

2 型心肌梗死：2 型 AMI 是除冠状动脉斑块不稳定以外的其他情况导致心肌氧供应和需求不平衡的心肌坏死。机制包括冠状动脉痉挛、冠脉内皮功能障碍、心动过速、心动过缓、贫血、呼吸衰竭、低血压和严重高血压。这种类型发生在危重患者、重大非心脏手术中，以及作为高水平的循环内源性或外源性儿茶酚胺的毒性效应。2 型心肌梗死的确切患病率尚不清楚，但据报道为 1%～2%。由于内皮功能障碍在女性中更为常见，所以女性患病率高于男性。2 型心肌梗死是与缺血性 cTn 升高有关的心肌坏死，通常不存在 ACS 症状[8]。2 型心肌梗死通过处理根本原因来治疗。

3 型心肌梗死：3 型心肌梗死发生于经典心肌梗死(1 型)患者中，尸检显示血栓形成。然而，患者在升高的生物标志物可被检测出之前死亡。

4 型心肌梗死：4 型急性心肌梗死可发生在 PCI 治疗期间，或与随后确诊的支架血栓形成有关。

5 型心肌梗死：5 型急性心肌梗死的发生是冠状动脉旁路手术的结果。

2.3.3.2 AMI 的诊断

心肌梗死由以下诊断[6]：① 临床症状和心电图；② 心肌坏死的生物标志物，特别是 cTn；③ 影像学或病理学结果(表 2.3-5)。

2.3.3.3 AMI 的排除

如本章 2.4.5.3 所述，可排除急性心肌梗死。

2.3.3.4 AMI 的进程

随时间进展：从时间的角度来看，急性心肌梗死可分为以下几个阶段：急性期(6 h 至 7 天)、恢复期(7～28 天，恢复期间 ST 持续升高，心肌坏死的生化标志物仍可能异常)、痊愈(从第 29 天起)。

梗死大小和位置的分类：AMI 按大小分为微小(局灶性坏死)、小(小于左心室的 10%)、中等(左心室的 10%～30%)、大(超过 30%的左心室)。位置：前部、外侧、下部、后部、中隔或多个位置的组合。

2.3.3.5 ACS 患者的风险评估

使用评分对 ACS 患者未来的心脏风险进行评估。

TIMI 风险评分[9]：心肌梗死溶栓(TIMI)风险评分使用以下参数评估未来 14 天内 ACS 住院患者复发性缺血、AMI 或死亡的风险：年龄超过 65 岁、3 个或以上心血管疾病风险因素(心血管疾病家族史、高血压、糖尿病、吸烟)、已知的心血管疾病、在过去 24 h 内出现 2 次或以上胸痛发作、入院前 7 天使用阿司匹林、ST 段偏差大于 0.05 mV、心肌坏死标志物升高。每个标准得 1 分，并计算总分数。该算法及其评分可在网上获得。

GRACE 风险模型[10]：全球急性冠状动脉事件注册

(GRACE)风险模型使用以下参数评估患有 ACS 且急性事件发生后 6 个月内的住院患者复发性缺血、AMI 或死亡的风险：年龄增加、急性心肌梗死病史、心力衰竭、脉搏加速、低收缩压、血清肌酐升高、心肌坏死标志物增加、心电图上的 ST 段压低。将 8 个标准相加得到总分，然后将其与参考列线图比较。

虽然生化坏死标志物只是总体评分的一个标准，但仅是这些标志物水平的升高就能表明 ACS 患者的风险增加[11]。

重要的预后因素：随着年龄的增长，以下因素是心肌梗死结果的重要预后指标：病史(初次梗死、第二次梗死、糖尿病、肾功能不全)；梗死大小和位置(前壁或后壁梗死)；初始血压低；缺血的程度(以生化标志物和 ST 段抬高为代表)；糖尿病。ACS 伴糖尿病的患者与不伴糖尿病的患者相比，其 1 年死亡率风险比为 1.65[12]。

心电图和 AMI：心电图上急性 ST 段抬高伴随着持续的临床症状对 AMI 有很高的预测价值，应立即采取冠状动脉再灌注措施。这是因为在急性事件发生 6 h 内可能尚未显示升高的生化坏死标志物，除非使用敏感或高敏感性肌钙蛋白检测。

持续性 ST 段抬高提示持续闭塞性血栓形成，是心肌缺血的敏感指标，可在临床症状开始的几分钟内检测到。其对 1 型 AMI 的诊断灵敏度为 80%～90%。然而，只有 30%～40%的急性胸痛患者在入院时有 ST 段抬高。AMI ST 段抬高更明显，男性发生率高于女性。在出现临床症状时，心电图正常并不能排除 AMI，生化心脏标志物的升高或降低也足以做出诊断[7]。

梗死大小的评估：在 AMI 中进行的对比磁共振成像研究表明，CK - MB 质量和 cTn 升高的程度和时间进程与梗死大小和再灌注相关。

早期再梗死的诊断[6]："再梗死"一词适用于突发或复发心肌梗死后 28 天内发生的急性心肌梗死[6]。如果 ST 段抬高≥0.1 mV 或新的病理性 Q 波在至少两条导联中出现，则应考虑再梗死。应立即进行 cTn 检测，并在 3～6 h 后复查。第二个标本的 cTn 升高≥20%表明再梗死[13]。

2.3.4 心肌损伤[7]

非缺血性心肌损伤也会导致胸痛(非冠脉性胸痛)。这种情况会发生在伴有心力衰竭、肾衰竭、心律失常、肺栓塞或 PCI 治疗的小范围心肌坏死患者中。在这种情况下，可能很难确定个案中是否发生急性事件。动态监测 cTn 可区分急性和慢性事件。

2.3.5 心肌坏死的生物标志物

在心肌细胞坏死期间，结构蛋白、细胞质蛋白和其他蛋白被释放到心肌间质[14]。可以在血清中测量这些蛋白质，包括 cTn、CK - MB、CK、肌红蛋白、AST 和 LD。cTn 已被证明是最可靠的标志物。肌红蛋白和酶的特异性不如 cTn。AMI 中坏死标志物的典型进程见图 2.3 - 2。

2.3.6 冠心病的二级预防

先前患有冠心病(CHD)的患者存在严重的问题。正确分层个体患者的风险并相应调整治疗方案非常重要。重要的预测标志物包括 BNP/NT - proBNP、CRP、胱抑素 C 和 cTn。在

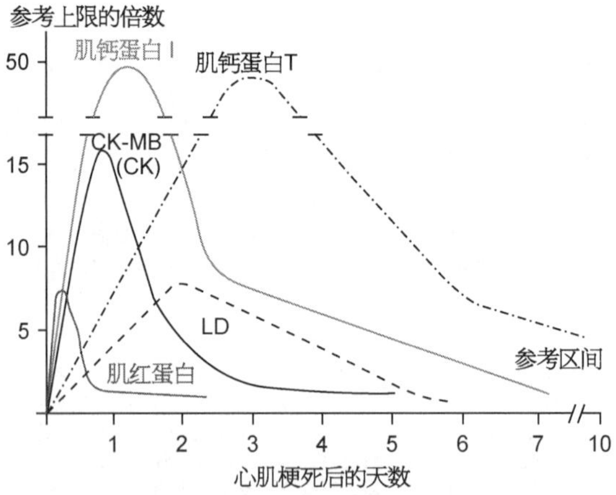

图 2.3 - 2 急性心肌梗死中酶、心肌肌钙蛋白和 CK - MB 质量的时间曲线

一项研究中[14]，12 种标志物被用来评估稳定性心血管疾病患者 3.6 年以上发生冠心病事件的风险。每个标准差增加的风险比如下：

- NT - proBNP 为 1.71；不发生事件的中位数为 89 ng/L，发生事件的中位数为 501 ng/L。
- 胱抑素 C 为 1.43；不发生事件的中位数为 0.81 mg/L，发生事件的中位数为 0.86 mg/L。
- CRP 为 1.33；不发生事件的中位数为 2.09 mg/L，发生事件的中位数为 3.86 mg/L。

在另一项研究中[15]，评估了高敏 cTn 检测的预后价值。患者患有 ACS，但无 ST 段抬高。基线 cTnI 值≥0.04 μg/L 的患者 30 天心肌梗死/心源性死亡的风险显著高于低值患者。调整 TIMI 风险评分后，基线 cTnI 值≥0.04 μg/L 与 30 天心肌梗死/心源性死亡风险增加 3 倍(2.2～4)相关。这些初步研究结果证明了敏感 cTn 分析的高预测价值。

2.3.7 冠心病的初级预防

个人风险评估目前以评分系统为基础，如 ESC、Framingham 或 PROCAM 评分。然而，生物标志物也可以证明在人群中与心血管事件发生的长期相关性。

在 MONICA、风险、遗传学、归档和专著(MORGAM)生物标志物项目中进行了研究[16]。对 30 种生物标志物进行评估并整合到一个评分中，随访 10 年心血管事件的风险。评分以具有最高预后意义的标志物为基础：NT - proBNP(风险比 1.23)、CRP(风险比 1.23)和敏感肌钙蛋白(风险比 1.18)。

2.4 心肌肌钙蛋白(cTn)

肌钙蛋白 T(TnT)和肌钙蛋白 I(TnI)也称为心肌肌钙蛋白(cTn)，是形成调节肌肉收缩性的复合物的肌肉蛋白。肌钙蛋白和原肌球蛋白组成了横纹肌收缩结构的细肌丝(图 2.4 - 1)。cTn 的两种亚型(cTnT 和 cTnI)对诊断急性心肌坏死具有高度敏感性和特异性。即使在一些健康的个体中，使用高敏方法也可以在血液中检测出低浓度。

由于专利相关的原因，只有一个生产商的 cTnT 分析可以在市场上买到，而 cTnI 分析是由许多诊断制造商生产的。

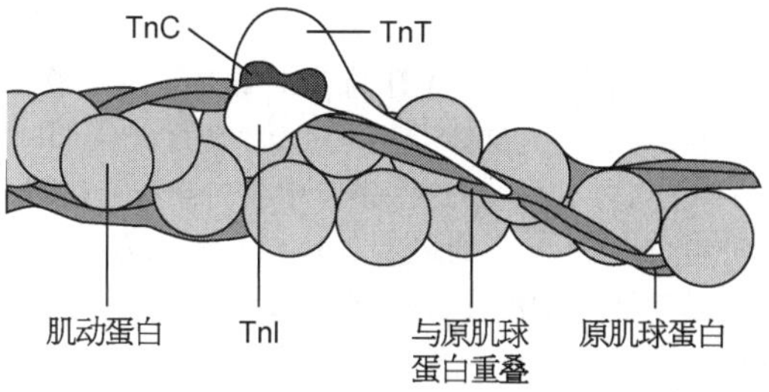

图 2.4-1 由 TnC、TnI 和 TnT 组成的肌钙蛋白复合物的细肌丝结构

对 cTnT 和 cTnI 的敏感性和高敏感性(hs-cTn)免疫检测进行了区分。敏感性和高敏感性检测方法均用于诊断心肌梗死。

2.4.1 适应证

急性心肌坏死的调查研究：急性心肌梗死的诊断和进程、侵入性心脏介入治疗后局灶性坏死的检测、亚临床心肌损伤的检测、压力诱导心肌缺血的检测、毒性心肌损伤的检测、疑似心肌炎、评估溶栓治疗的成功、心血管疾病的初级和二级预防。

2.4.2 检测方法

cTn 分析的床旁检测用于床边和医生办公室，敏感和 hs-cTn 检测用于实验室。hs-cTn 检测的分类见表 2.4-1，其切点值见表 2.4-2，hs-cTn 的切点值见表 2.4-3。

表 2.4-1 hs-cTn 检测的分类[1]

分类	说明
第一代	50%～75%的正常参考人群可测出结果
第二代	75%～95%的正常参考人群可测出结果
第三代	超过 95%的正常参考人群可测出结果

表 2.4-2 敏感 cTn 检测的分析特征

检测	检测限(ng/L)	99th pctl (ng/L)	10%CV (ng/L)
cTnI 检测			
- Axym ADV	20	40	160
- Abbott Architect	9	28	32
- Abbott i-STAT	20	80	100
- Alere Triage	50	<50	ND
- Alere Triage Cardio3	10	20	ND
- Beckman Access Accu	10	40	60
- Biomerieux Vidas Ultra	10	10	110
- Mitsubishi Pathfast	8	29	14
- Ortho Vitros ECi	12	34	34
- Radiometer AQT90	9	23	39
- Response RAMP	30	<10	210
- Roche Elecsys	160	160	300
- Siemens Centaur Ultra	6	40	30
- Siemens Dim. RxL	40	70	140
- Siemens Immulite 2500	100	200	420
- Siemens Stratus C	30	70	60
- Siemens Vista	15	45	40
- Tosoh AIA 21	60	<60	90
cTnT 检测			
- Roche cobas h232	50	ND	ND
- Roche Elecsys Gen 4	10	<10	30
- Roche Cardiac Reader	30	ND	ND

续 表

pctl，百分比；CV，变异系数；ND，未定义

表 2.4-3 hs-cTn 检测的分析特征[1]

	检测限(ng/L)	99th pctl (ng/L)	10%CV (ng/L)
hs-cTnI 检测			
- Abbott Architect	1.2	16	3.0
- Beckman Access	2～3	8.6	8.6
- Nanosphere MTP	0.2	2.8	0.5
- Singulex Erenna	0.09	10.1	0.88
- Siemens Vista	0.5	9	3
hs-cTnT 检测			
- Roche Elecsys	5.0	14	13

pctl，百分比；CV，变异系数

hs-cTn 检测必须满足两个基本标准[1]：① 第 99 百分位健康个体的总不精确度应≤10%；② 超过检测限的浓度应可测量≥50%(理想情况下为 100%)的健康人群。

hs-cTn 检测可能具有比敏感检测更低的检测限(ng/L)。这些检测有相同范围的检测限或灵敏度低 10～100 倍左右。hs-cTn 检测的重要特征是：

- 健康个体 URL(第 99 百分位 URL)的精密度显著提高。
- 对心肌梗死的预测价值更高。
- 1 型心肌梗死的检出率绝对增加 4%，相对增加 20%，而不稳定型心绞痛的诊断相应减少。
- 2 型心肌梗死的检出率增加 2 倍。

全血 cTnT 床旁检测：原理为，应用于测试纸的全血释放了生物素或金标记的 cTnT 抗体。细胞血液成分由过滤器保留。在 cTnT 存在的情况下，生物素标记的 cTnT 抗体复合物与固定的链霉抗生物素蛋白结合形成免疫复合物。金标记指示抗体与固定的 cTnT 抗体复合物结合并使反应在结果窗口中可见。另一个测试纸用作阳性对照，金标记 TnT 抗体直接结合到固定的 cTnT 上[2]。当血细胞比容为 14%～55%时测量准确的结果。

血清敏感 cTnT 检测[3]：原理为，定量 cTnT 检测采用链霉亲和素技术作为一步夹心检测法进行。抗体识别 cTnT 分子中心部分的两个相邻表位。因此，该检测不易受蛋白水解降解 cTnT 的影响。分析检测了游离和复合结合的 cTnT。床旁检测和自动化检测相互兼容。

全血 cTnI 床旁检测：对于床旁检测，免疫测定可在带有两种针对不同 cTnI 表位的单克隆或多克隆抗体的单个测试纸或试剂盒上使用。指示阳性反应的指示剂抗体使用不同的酶进行标记。

血清敏感 cTnI 检测：原理为，cTnI 检测采用针对 cTnI 分

子不同表位的两种单克隆或多克隆抗体作为一步或两步免疫分析法进行的。由于cTnI分子在血液中降解，因此应使用识别分子中心部分的抗体。由于cTnI作为二元cTnI-TnC复合物的一部分存在于血液中，因此使用的抗体也应识别该复合物。

高敏cTnT检测[2]：hs-cTnT检测使用两种单克隆小鼠抗体的Fab片段。它们针对TnT分子中心区域的表位。捕获抗体被生物素化并针对氨基酸125～131的表位，检测抗体针对氨基酸136～147的表位。

高敏cTnI检测：经过评估的hs-cTnI分析使用三种不同的单克隆抗体来检测心肌肌钙蛋白表位：一种针对氨基酸(AA)30～35，一种针对AA 41～56，一种针对AA 171～190。检测限为0.8 ng/L，参考区间上限为48 ng/L。在93%的健康个体中可检测到hs-cTnI的浓度[3]。

2.4.3 标本要求

- 实验室检查：血清或血浆(肝素、柠檬酸盐)1 mL。
- 床旁检测(POCT)：全血0.1～1 mL。

入院时及入院后1～3 h(或更晚，如果初始症状发作时间不明确)采集血液标本，进行cTn检测。

2.4.4 切点值[4]

ESC/ACC联合委员会将AMI的标准定义为结果大于以制造商检测为基础的参考对照组第99百分位URL(表2.4-1)。在2012年，升高或下降被作为标准加入，但这种升高或下降并没有明确定义。相对和绝对变化策略被用于证明升高或下降。

相对变化策略：评估相对百分比的变化。例如，如果测得的cTn值在入院时为5 ng/L，3小时后为10 ng/L，则相对变化Δ为：

$$\Delta = [(10-5)/5] \times 100 = 100\%$$

根据指南，15%～20%的变化被假定为AMI的诊断标准。对于高敏cTn检测，20%的变化显著提高了诊断特异性。

绝对变化策略：例如，如果测量值在入院时为5 ng/L，1～2 h后为12 ng/L，则绝对变化为7 ng/L。

相对和绝对变化的比较：经过1 h或3 h后，hs-cTnI或hs-cTnT的绝对变化对诊断AMI比相对变化更可靠。已经证明1 h后hs-cTnT和两次hs-cTnI检测的5 ng/L的绝对变化比升高≥20%更可靠。hs-cTnT绝对值和相对值的结合仅具有很小的优势[5]。

2.4.5 临床意义

心肌肌钙蛋白是推荐用于诊断疑似ACS患者心肌坏死的生物标志物，因为它们对心脏损伤高度敏感且高度特异。然而，它们只能用于诊断心肌损伤而非急性心肌梗死。cTn的升高可以有不同的病因学[6]。然而，非ACS引起的急性和慢性事件仅引起cTn中度升高。通过使用hs-cTn检测和新算法，可在1～3 h内将慢性cTn升高与ACS区分开来。在胸痛病房监测的患者中，超过50%的hs-cTn升高不是由于ACS[6]。

区分急性和非急性cTn升高非常重要。使用敏感cTnT检测显示0.7%的成人群体升高大于第99百分位URL，使用hs-cTnT检测为2%[6]。这些患者中仅一半有心脏异常。在重症监护室，10%～20%的患者hs-cTn浓度为阳性。因此，测量cTn浓度随时间的变化很重要，以区分急性坏死和慢性心肌损伤[6]。

在没有AMI的患者中，从长远来看cTn值升高与心血管死亡率或各种原因导致的死亡率增加2倍有关。因为cTn增加是亚临床心血管损伤的标志，所以应该监测这些患者。图2.3-1显示了一种对cTn升高进行分类的算法。

2.4.5.1 无持续性ST段抬高ACS的治疗

非ST段抬高ACS的心绞痛可能有以下表现[7]：在休息时长时间(>20 min)心绞痛、新发作心绞痛(加拿大心血管学会分级中的Ⅱ或Ⅲ级)、近期不稳定的先前稳定型心绞痛(至少有加拿大心血管学会Ⅲ级心绞痛的特征——恶化型心绞痛)、心肌梗死后心绞痛。

诊断工具是12导联静息心电图和生物标志物。心肌肌钙蛋白是心肌细胞损伤最敏感和特异性的生物标志物。

2.4.5.2 AMI检测的入组和排除算法

建议使用以下算法诊断AMI[7]。

- 0 h/3 h算法如图2.4-2所示。
- 采用经过验证的算法进行hs-cTn检测时0 h/1 h算法是可行的。该算法依赖于两个概念：① hs-cTn是一个连续变量，AMI的概率随着hs-cTn的升高而增加；② 1 h内的水平早期绝对变化可以用作3 h或6 h的绝对变化的替代指标，并为cTn评估提供增值诊断价值。0 h/1 h算法中的切点水平是分析特异性的(图2.4-3)。0 h/1 h算法与临床和心电图检查结果结合使用可以判别能够尽早出院和适合门诊管理的人选。符合入选标准的患者中AMI的阳性预测值为75%～80%。不符合排除或入选标准的患者可能需要进一步的hs-cTn评估(如3 h)或可能需要进一步调查[7]。
- 通过hs-cTnI来排除和入选AMI的0 h/2 h算法[8]。排除的诊断灵敏度和阴性预测值分别为98.7%和99.7%，入选的特异性和阳性预测值分别为97.4%和82.2%[8]。

血液中cTn浓度越高，心肌损伤程度就越高，患者负面结果的风险也越高。cTn阳性的患者也从包括GPⅡb/Ⅲa抑制剂(阿昔单抗、替罗非班、拉米非班)、低分子量肝素(依诺肝素、达肝素)和早期侵入性治疗在内的治疗策略中受益更多[6]。

2.4.5.3 快速排除的替代方法

12导联心电图没有缺血性改变且cTn为阴性的患者可以出院。AMI的阴性预测值超过98%。对于快速排除，已经验证了两种替代方法[7]：

- 2 h排除方案将TIMI风险评分与心电图和hs-cTn检测相结合，可以安全排除多达40%的患者。
- 双重标志物策略将正常水平的cTn与和肽素水平低于10 pmol/L相结合，对AMI表现出非常高的阴性预测值，排除了对入选患者进行连续试验的需要。

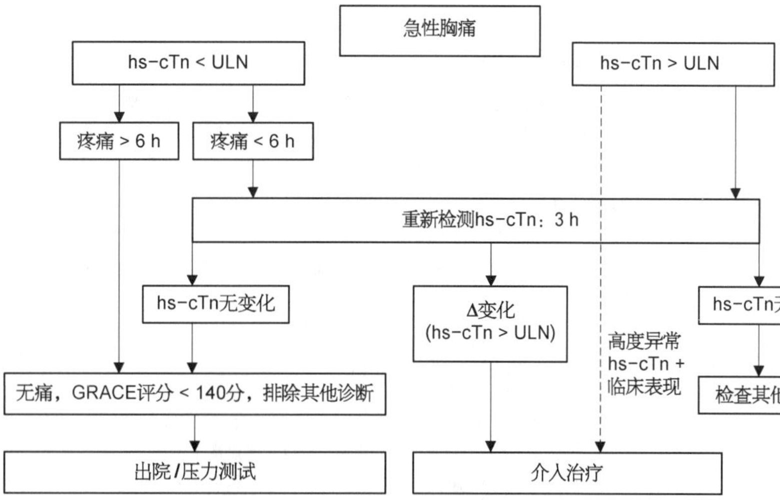

图 2.4－2 使用 hs－cTn 检测疑似非 ST 段抬高型 ACS 的 0 h/3 h 入选和排除算法的应用(修改自参考文献[7])。ULN：正常上限(也称为参考上限，URL)，定义为健康对照组的第 99 百分位数。Δ 变化：1 h 内 hs－cTn 水平的绝对变化可以用作 3 h 或 6 h 的绝对变化的替代(取决于检测方法，图 2.4－3)。高度异常的 hs－cTn：定义超出正常上限(第 99 百分位)5 倍的值

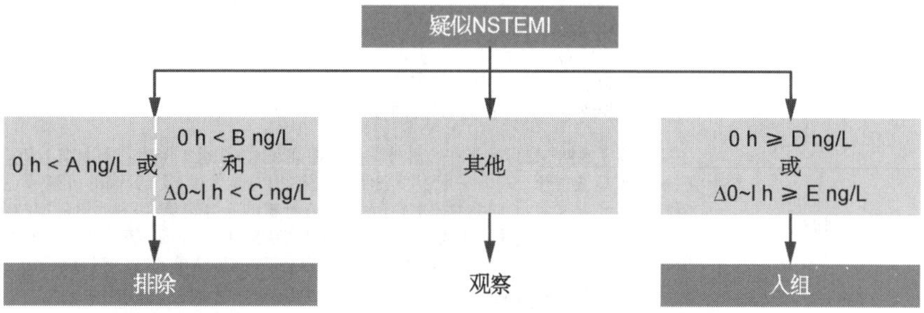

	A	B	C	D	E
hs-cTnT (Elecsys)	5	12	3	52	5
hs-cTnI (Architect)	2	5	2	52	6
hs-cTnI (Dimension Vista)	0.5	5	2	107	19

图 2.4－3 当使用经过验证的算法进行 hs－cTn 检测时，推荐进行 0 h/1 h 评估。对疑似 NSTEMI 患者的这种入组和排除算法是 0 h/3 h 算法的替代方法(修改自参考文献[7])

NSTEMI 可被排除：

- 如果患者 hs－cTn 水平非常低(0 h 水平低于 A 列中的分析特定值)
- 低基线水平和 1 h 内没有相应升高相结合(0 h 水平低于 B 列中的分析特定值，且 0～1 h 升高低于 C 列中的分析特定值)

患者患 NSTEMI 的可能性很高：

- 如果 hs－cTn 浓度至少中度升高(0 h 水平≥D 列中的分析特定值)
- 如果 hs－cTn 浓度在第一个小时内明显上升(0～1 h 升高≥E 列中的分析特定值)

2.4.5.4 除 ACS 以外的病因引起的缺血性 cTn 升高

有相当一部分 AMI 并不伴有 ACS：

- 缺氧、全脑缺血、灌注不足和心胸外科手术导致的非冠状动脉性缺血。
- 稳定性冠状动脉病变、高血压、小冠状血管痉挛和栓塞、围手术期原因及使用可卡因和甲基安非他明引起的冠状动脉缺血。
- 在急性或慢性心力衰竭患者中，cTn 升高归因于冠状动脉缺血；ACS 的症状即使在 1 型心肌梗死的情况下也经常不存在。除了 1 型心肌梗死，2 型心肌梗死也出现在心力衰竭中，特别是小冠状血管闭塞时[10]。虽然许多非 ACS 引起的缺血性 cTn 升高患者据说有正常的冠状动脉，但冠状动脉造影显示，这些患者中多达 80%有冠状动脉损伤[11]。与 AMI 相反，cTn 的升高不是动态的。非心血管疾病中 cTn 升高的原因列于表 2.4－4。

表 2.4－4 ACS 和其他类型心肌损伤中的 cTn

疾病	临床和实验室结果
ACS	ACS 是指由心肌缺血引起的一组临床症状，包括 1 型心肌梗死(表 2.3－4)的 STEMI 型或 NSTEMI 型及不稳定型心绞痛。
- AMI[25]	Ⅰ型 AMI 的特征是由冠状动脉斑块破裂或腔内血栓形成引起的急性心肌损伤，Ⅱ型是由冠状动脉痉挛引起的。患者有 ACS 和 cTn 升高症状。除了 AMI 的其他标准外(表 2.3－5)，cTn 值必须>第 99 百分位 URL，且连续测量必须显示 cTn 浓度的升高或降低。为了确定两个 cTn 值之间的差异，差异必须>检测方差的 3 个标准偏差。由于 hs－cTn 检测方差为 5%～7%，升高或下降≥20%被认为是有意义的。AMI 通用定义包括与 ACS 和 cTn 升高相关的 1 型 AMI 以及另外 4 种无 ACS 的 AMI(表 2.3－4)。1 型和 2 型只有在临床评估中才能被明确区分。 为了在早期阶段确认或排除 AMI，建议在短时间内连续测量 hs－cTn。 - 在一项研究中[26]，hs－cTnI(第 99 百分位 URL 为 30 ng/L)在入院时和 3 h 后测定。入院时 AMI 的诊断灵敏度为 82.3%，阴性预测值(排除 AMI)为 94.7%。入院 3 h 后 hs－cTnI 浓度的诊断灵敏度为 98.2%，阴性预测值为 99.4%。当对入院时的浓度和 3 h 的浓度进行联合评估时，阳性预测值从入院时的 75.1%上升到 3 h 后的 95.8%。 - 在另一项研究中[9]，hs－cTnT 水平(第 99 百分位 URL 为 10 ng/L)在入院时以及 1 h、2 h、3 h 和 6 h 后进行测量。17%出现明显变化的患者(即 hs－cTnT 在 1 h 内升高或下降 2 ng/L，2 h 内 4 ng/L，3 h 内 6 ng/L 或 6 h 内 10 ng/L)最终被诊断为 AMI。在 1 h 内，可做出以下决定：60%的患者出院，17%患者入院，21%继续观察。这代表出院的阴性预测值为 100%，特异性为 97%，AMI 在入院患者中的阳性预测值为 84%，观察室中的 AMI 患病率为 5%。

续 表

疾病	临床和实验室结果
- 不稳定型心绞痛	不稳定型心绞痛可通过 cTn 检测与 NSTEMI 区分开来。不稳定型心绞痛通常不会出现阳性数值。然而，如果有可测量的水平，这与未来 12 个月内不明原因心脏性猝死的风险增加有关。此外，住院期间 cTn 浓度升高与 30 天的死亡率增加有关。 使用 4 种敏感 cTn 检测的研究显示，除少数例外，AMI 与 cTn 水平相关，高于 2×第 99 百分位 URL，而不稳定型心绞痛中的值低于这个标准[27]。
手术相关的 4 型和 5 型 AMI[4]	通过在手术前、手术后 3～6 h 及手术结束 12 h 后随机测定 cTn，可以诊断手术相关心肌细胞损伤坏死。只有在术前 cTn 水平正常（≤第 99 百分位 URL）的情况下，浓度升高才表明手术相关的心肌损伤。
- PCI 相关 AMI（4a 型 AMI）[4]	cTn 基线正常（≤第 99 百分位 URL）的 PCI 患者，如果存在以下标准中的一项，则术后 48 h 内出现 cTn 升高>5×第 99 百分位 URL 被定义为 4 型 AMI： - 长时间缺血的证据（20 min），如长时间胸痛。 - 缺血性 ST 段改变或新 Q 波。 - 冠状动脉血流减少的血管造影证据。 - 心肌运动减少或节段性室壁运动异常的证据。 如果 PCI 后的 cTn 值≤5×第 99 百分位 URL 且 PCI 前的值正常，则应用“心肌损伤”一词而不是“心肌梗死”。如果 PCI 后的值>5×第 99 百分位 URL，没有缺血且血管造影和影像学检查结果正常也是这种情况。 根据一项研究[28]，PCI 患者的长期预后主要取决于 PCI 前的 cTn 值；术后数值不能预测进一步的心肌梗死或死亡。
冠状动脉旁路移植术（5 型 AMI）[4]	在冠状动脉旁路移植术（CABG）期间，许多因素可导致心肌损伤坏死。其中包括心脏操作、冠状动脉夹层、整体或局部缺血、与再灌注或再灌注不足有关的微血管事件及由氧自由基产生引起的心肌损伤。在 CABG 后 48 h，cTn 浓度升高>10×第 99 百分位 URL 指向 CABG 相关 AMI。其他标准： - 新的病理性 Q 波或左束支传导阻滞。 - 冠状动脉或移植物闭塞的血管造影证据。 - 运动减少或节段性室壁运动异常的证据。
- 普通心脏外科手术	主要的围手术期 MI 可发生在心脏外科手术期间和术后，通常伴随着心电图上新病理性 Q 波的发展。然而，NSTEMI 更为常见，特别是小的围术期非 Q 波梗死。尽管采取了心脏保护措施，但总是发生 cTn 升高的可测量心肌损伤。心肌损伤的程度取决于手术类型（心脏搭桥手术、瓣膜置换术、联合手术）、手术技术（有无使用心肺机的心肺转流术）和心脏停搏技术。心肌损伤与小的围手术期非 Q 波梗死之间有平滑的过渡。例如，由于需要进行心脏切开术，因此预计二尖瓣手术的 cTn 升高大于主动脉瓣置换术；与主动脉瓣置换术相关的 cTn 升高要低于常规冠状动脉旁路移植术。在不进行体外循环的情况下，进行简单的“微创”旁路手术 cTn 的增加较低或略低。无心肺转流术的简单“微创”旁路手术后 cTn 的升高更低或微不足道。
非心脏手术相关 AMI[4]	围手术期心肌梗死是非心脏手术常见的血管并发症，与预后不良有关。大多数患者没有任何缺血症状。无症状围手术期 AMI 与有症状的 AMI 具有相同的 30 天死亡率。因此，在手术前后 48～72 h 内推荐高风险患者进行 cTn 检测。当检测 hs-cTn 时，45%的患者术后数值>第 99 百分位 URL，22%的患者数值升高表明了发展中的 MI[29]。 危重患者：无论疾病或疾病阶段如何，cTn 的升高往往与重症监护病房和不良预后有关。一些 cTn 升高反映了 1 型 AMI，一些反映了 2 型 AMI。
心肌损伤（心脏或非心脏）	非缺血性心脏原因的心肌损伤通常伴随着胸痛或其他症状，造成诊断的不确定性。cTn 检测对于评估这种类型的情况非常有用[6]。
- 心力衰竭	cTn 值升高在急性和慢性心力衰竭中很常见。在美国多中心 ADHERE（急性失代偿性心力衰竭注册）国家数据库中，81%的患者测量了 cTn 水平[30]。其中，6.2% cTnI≥1.0 μg/L，cTnT≥0.1 μg/L。cTnI 切点值为 0.4 μg/L，cTnT 切点值为 0.01 μg/L 时，75%的患者有可检测到的 cTn 值。心肌梗死的通用定义[4]表明仅靠 cTn 检测不足以诊断心力衰竭患者的 AMI。BNP 和 NT-proBNP 的水平根据心力衰竭的程度而增加。
- 心动过速 - 瓣膜缺陷	这些情况通常会导致 cTn 上升。伴有血流动力学影响的慢性心动过速可导致 cTn 升高的继发性心肌缺血。
- 心肌炎	从临床和病理生理学的角度来看，心肌炎是指由于心肌感染或自身免疫反应而导致的心肌组织的活性炎症破坏。主要原因包括病毒性、细菌性、真菌性、原虫性、寄生虫感染，以及毒素、超敏反应和免疫综合征。临床表现从无症状心电图改变到心源性休克。如果怀疑是心肌炎，常规检查应包括 cTn 检测。在心肌炎治疗试验中，34%经活检证实为炎症的患者 cTn 高于 3.1 μg/L。只有 11%的患者有收缩期心脏症状但对心肌炎的活检结果为阴性[31]。
- 心肌心包炎	22%～71%的心包炎病例也累及了心肌。cTnI 为 0.5～50 μg/L[6]。
- 心脏复律和除颤病史	通常不会检测到 cTn 水平升高。然而，在施用多次（>5 次）高能量冲击之后，可以检测到 hs-cTn 的增加。据报道，个别患者在手术植入和心内除颤器的术中测试后，cTn 短暂升高超过切点值。
冠状动脉造影，心肌活检	简单的冠状动脉造影和心导管检查不会引起 cTn 升高。心肌活检可导致 hs-cTn 值升高。
败血症	平均 62%的病例检出 cTnI 和 cTnT 水平升高[6]。
终末期肾病（ESRD）[21]	透析患者中缺血性心脏病的患病率比普通人群高 10～20 倍。根据美国肾脏数据系统，约 40%的慢性肾病终末期患者经历了心肌梗死或 PCI 治疗。AMI 的存活率也显著降低。此外，这些患者其他风险因素的患病率升高，如糖尿病、高血压、高脂血症和左心室肥大。 频繁透析的 ESRD 患者 cTn 水平通常升高。研究报道 18%～75%的患者 cTnT 升高，4%～17%的患者 cTnI 升高。cTn 的检测是一种预后指标，持续升高的数值表明心血管预后不良。一项研究[32]表明，ESRD 患者 cTnT 和 cTnI 值的升高与死亡率增加 2～5 倍有关，cTnT 比 cTnI 更灵敏。然而，另一项研究[33]对 cTnT 升高的预测价值进行了较长时间的研究，并未显示稳定型冠心病透析患者的 cTnT 值升高。升高必须始终被理解为心肌坏死的迹象。 美国国家肾脏基金会疾病质量倡议工作组建议在慢性透析患者中使用 cTnT 检测进行风险分级。
肺栓塞[18]	急性肺栓塞的主要临床症状是呼吸困难。由于这也是 ACS 和自发性气胸的症状，因此必须有区分肺栓塞和这些鉴别诊断的可能。在伴有血流动力学效应和急性右心衰竭的肺栓塞中，由于右心的急性负担过重，cTn 即使在没有心血管疾病的情况下也可升高。根据一项荟萃分析[34]，10%～77%（中位数 39%）的患者 cTn 升高。这些患者的 30 天死亡率增加（比值比为 5.24）。经常检测到 D 二聚体的大量增加。在 ACS 中 D 二聚体仅轻微增加，而在自发性气胸中正常。

续 表

疾病	临床和实验室结果
化学治疗[6]	恶性肿瘤的高剂量化疗(如蒽环类抗生素、环磷酰胺),可能还有铂基物质,不仅会导致骨髓抑制,还会导致心脏毒性。区分以下几种形式: - 急性/亚急性型更常见,可在治疗结束后2周内的任何时间发生。心电图显示明显的复极化异常和QT间期改变以及室上性和室性心律失常。 - 慢性型可被细分为化疗结束一年内发生的形式和一年后发生的形式。它的临床特点是无症状的收缩性或舒张性左心室功能障碍,导致充血性心力衰竭。 cTn水平在心脏毒性中升高,30%～38%的正在接受或已接受过高剂量化疗的患者中可检测到cTn升高。如果cTn在治疗结束后一个月仍然升高,则第一年内发生严重心脏事件的概率为85%。持续未升高的cTn对99%的心脏毒性具有阴性预测价值。第一次测量应在化疗结束后。研究显示如下[6]: - 在多循环化疗期间任何浓度或任何时间的阳性cTn值均可表明患者存在永久性严重收缩功能降低的显著风险。 - 随着累积剂量的增加,cTn升高的幅度和频率增加。 - 如果cTn未升高,经历化疗相关的早期左心室射血分数降低的患者证实会完全恢复正常功能。 - cTn的轻微升高更可能与舒张功能降低相关。 - 保持正常的cTn水平具有非常重要的阴性预测价值。 - 高剂量化疗72 h后cTn升高与次年左心室功能降低有关。使用依那普利治疗已被证实可以预防这种情况。使用依那普利治疗在最后一次化疗后一个月开始并要持续一年。

2.4.5.5 cTn的心外升高

除AMI外,与cTn升高相关的其他情况见表2.4-5。

表2.4-5　与cTn升高有关的其他情况

心肌缺血时cTn升高而无明显CVD 其他原因引起的心肌缺血 - 冠状动脉痉挛(Tsakotsubo综合征)。 - 拟交感神经中毒(如可卡因)或交感风暴(如心尖球形综合征、蛛网膜下腔出血、缺血性损伤、颅内出血)。 - 血管炎(系统性红斑狼疮、川崎综合征)。 继发性缺血 - 休克(例如缺血)。 - 持续性心动过速。 - 主动脉夹层与冠状动脉介入。 - 一氧化碳中毒。 - 高血压危象(左心室肥厚)。
无ACS的其他原因 心肌壁张力和心肌扩张增加 - 急性心力衰竭。 - 肺栓塞与血流动力学效应。 - 严重慢性心力衰竭。 - 先天性心脏病(如主动脉瓣狭窄)。 - 肥厚型梗阻性心肌病。 不明原因 - 终末期慢性肾功能不全。 - 极限耐力运动。 - 甲状腺功能减退症。
无ACS的直接心肌损伤 - 创伤(心肌挫伤、反复除颤、心脏手术)。 - 浸润性疾病(淀粉样变性、结节病、血色素沉着病)。 - 炎症,免疫相关(心肌炎、心脏移植后排斥反应)。 - 毒性(阿霉素、5-FU、赫赛汀)。 - 脓毒症、蛇毒、烧伤、肾功能不全。

2.4.5.6 cTn作为预后指标

无心血管疾病的成人:hs-cTn检测在许多没有明确心血管疾病的成年人中呈阳性。在达拉斯心脏研究[12]中,30～65岁的个体中27%为hs-cTnT阳性,3.4%的个体高于第99百分位URL。在社区动脉粥样硬化风险(ARIC)研究[13]和心血管健康研究[14]中,66%的中老年人具有可检测到的hs-cTnT水平。在ARIC研究中,7.4%的值大于第99百分位URL,在心血管健康研究中,16.6%的hs-cTnT值超过12.9 ng/L。这些研究和其他研究表明,高龄、男性、既往缺血性或非缺血性心血管疾病、慢性肾脏疾病和心血管风险因素与可检测或升高的cTn值有关。

稳定性心血管疾病患者:hs-cTn检测也可用于识别未来患AMI风险升高的心血管疾病患者,如hs-cTnT浓度为8～14 ng/L(正常范围)的患者未来MI的风险比为1.47[15]。在预防血管紧张素转换酶抑制(PEACE)事件试验中[16],高于6.3 ng/L的hs-cTnT值与稳定性心血管疾病患者心血管死亡累积发病率的增加有关。在ARIC研究中,高于3 ng/L的hs-cTnT值与死亡率和住院率增加相关,而高于6 ng/L的值与缺血性心脏病风险相关。CVD的风险分级见表2.4-6。

表2.4-6　患有/未患ACS的患者/个体的风险分级

疾病	临床和实验室结果
ACS	诊断ACS后,cTn值是复发性缺血事件和死亡率的重要风险指标。超过26项研究显示,如果hs-cTn浓度升高,ACS患者复发性缺血事件和死亡风险增加4倍。如果hs-cTnI浓度≥10 ng/L而非<5 ng/L,ACS患者在随后6个月内发生AMI和死亡的风险比>3.7[35]。 hs-cTnI浓度>第99百分位URL的AMI患者入院后30天内的不良预后(复发性缺血事件和死亡率)风险增加(风险比1.96;95%置信区间1.27～3.05)[36]。
稳定性心血管疾病	80.7%稳定性心血管疾病患者可检测到hs-cTnT。研究开始时[37],cTnT较高的患者有更严重的贫血,左心室射血分数更差,心室质量更低,在自行车功量计上表现更差。患者随访8.2年,在此期间,hs-cTnT水平每增加1倍会导致心血管事件发生率增加37%。
稳定型心绞痛	在稳定型心绞痛中,常规cTn检测未显示cTn增加。如果使用hs-cTn检测,情况并非如此。在一项使用hs-cTnT检测的研究中,11.1%稳定型心绞痛患者的值高于第99百分位URL(0.133 μg/L)。在5.2年的研究期间,心血管病死亡率与cTnT值相关[38]。
马拉松运动员	极限耐力运动引起炎症反应,并且根据使用的检测方法,cTn升高。在一项研究中[39],马拉松比赛之前测定的cTnT没有在任何参与者中发现高于第99百分位URL的值,而hs-cTnT检测值在28%的参与者中超过第99百分位URL。IL-6浓度为2.1 ng/L(1.0～5.8 ng/L)。在马拉松后,43%的参与者cTnT增加>第99百分位URL,并且敏感cTnT检测在100%的参与者中发现增加。IL-6升至27.6 ng/L(范围9.2～89.7 ng/L)。短暂炎症被认为是导致cTn释放的原因。
健康个体	当在93%的健康个体中呈阳性结果的hs-cTnI分析被用于一般人群时,高值与年龄增长、男性、较高的收缩压和心室质量增加相关[3]。在另一项研究中[40],75岁健康个体中cTnI浓度<第99百分位URL的比在70岁的个体中高51%。这表明在确定第99百分位URL时必须考虑到年龄。

疑似ACS患者:对疑似ACS患者的早期风险分级是通过cTn检测方法进行的,并根据第99百分位URL和临床症状对结果进行评估。临床病史符合ACS的患者的cTn分析显

示，较低范围的患者复发心脏事件的风险高于检测不到 cTn 水平的患者。在用替罗非班治疗心绞痛并用侵入性或保守策略确定治疗费用(TACTICS - TIMI 18)的研究中[18]，cTnI 刚好高于第 99 百分位 URL(0.1 μg/L，CV 20%)的患者与 cTn 水平较低的患者相比，复发性心脏事件或心脏病死亡的风险增加大于 3 倍。

在进一步的研究中[19]，入院时伴有 NSTEMI 和 hs - cTnI≥40 ng/L 的 ACS 患者在 30 天内发生进一步心肌梗死或心源性死亡的风险增加 3 倍。

2.4.5.7 cTn 和 ACS 的治疗

进行治疗时所选择的 cTn 值是治疗成功的决定性因素。例如，在 TACTICS - TIMI 18 研究中，当 cTnT 值仅为 0.01 μg/L 时经皮血运重建预后良好的患者比 cTnT 为 0.1 μg/L 时多 25%[18]。治疗指南已由美国心脏协会(AHA)确定[20]。

2.4.6 注意事项

标本要求：由于肝素可干扰 cTn 检测，特别是微纤维蛋白凝块，故某些商业化分析建议使用血清标本。由于 EDTA 会裂解肌钙蛋白复合物，所以 EDTA 血液标本不推荐用于 cTnI 分析。

检测方法[19]：具体如下。

• cTnI：许多商业化检测方法都可用于针对各种 cTnI 抗原表位的抗体的自动分析仪和床旁检测。然而，由于 cTnI 的氨基和羧基末端部分易受蛋白水解的影响，而这又取决于缺血的程度，所以在急性心肌梗死期间检测方法的表现不同。由于它们没有标准化，因此 cTnI 检测方法间不能进行比较。

• cTnT：由于 cTnT 分析仅由一家制造商生产，自动分析仪和床旁检测的定量分析显示相同的结果，因为它们使用相同的参考物质进行校准。由于该分析使用两种针对 cTn 中央抗原的单克隆抗体，因此与骨骼肌 TnT 几乎没有交叉反应性。该分析对分子变化和 TnT 降解产物具有稳健性。

• 床旁检测：如果内部实验室无法在 30 min 内测定 cTn，则应在医院实施 POCT。

稳定性：取决于分析方法，将标本在室温下储存几小时可因 cTn 降解导致浓度升高或降低。

溶血：溶血会干扰 cTnI 和 cTnT 分析。遵循制造商的说明。

cTnI 的标准化：美国国家标准与技术研究院(NIST)与美国临床化学协会(AACC)和国际临床化学联合会(IFCC)合作为 cTnI 建立了认证的参考物质(SRM 2921)用于标准化[22]。cTnI 浓度为 31.2 mg/L。

假阳性 cTn 结果[23]：假阳性 cTn 结果的发生率为 0.2%～3%。假阳性结果由标本中的纤维蛋白凝块和微粒、嗜异性抗体、人类抗动物(小鼠)抗体、类风湿因子、高胆红素血症、溶血、脂血、碱性磷酸酶和巨大免疫复合物的形成造成的分析干扰引起。这些干扰具有制造商特异性，并不适用于所有 cTn 分析。

针对 cTn 的自身抗体：针对 cTnI 和 cTnT 的自身抗体存在于大约 10%的个体血清中，大部分直接针对 cTnI 或 cTnT，但也有 1%左右同时针对两种 cTn。它们可能会干扰 cTn 分析，并导致 ACS 患者假性低值甚至假阴性的 cTn 测量结果[24]。入院后 3～12 个月，仍可在 ACS 患者中检测到持续性自身抗体。

2.4.7 病理生理学

肌钙蛋白复合物由位于收缩器官细肌丝中的 3 种不同的结构蛋白组成(图 2.4 - 1)。无论是在心肌还是在骨骼肌中，每种蛋白都由特定的基因编码。三种蛋白分别是 cTnT、cTnI 和 cTnC，分子量分别为 39 kDa、26 kDa 和 19 kDa。TnT 和 TnI 的特异性亚型存在于心脏和骨骼肌中。TnC 在心脏和骨骼肌中是相同的，因此不适合诊断心肌损伤。很大比例的 cTnT 和 cTnI 结合在细肌丝的结构中。

心肌损伤后，cTn 迅速分解并释放到血液循环中。只有 6%～8%的 cTnT 和 3%～4%的 cTnI 以可溶形式存在于细胞质中。cTnT 和 cTnI 不同的区室化是 cTnT 双相释放和 cTnI 单相释放的一个原因。大多数 cTn 在约 12 h 后才从肌原纤维中释放，作为蛋白降解后的二元 cTnI/C 或三元 cTnI/C/T 复合物。三元复合物明显占优势(图 2.4 - 4)。二元和三元 cTn 是造成急性心肌梗死 cTn 持续升高的原因。一些从胞质溶胶释放的 cTnI 与可溶性 cTnC(sTnC)结合在血液循环中形成二元复合物 cTnI/sTnC，通过商用免疫分析检测不同程度。

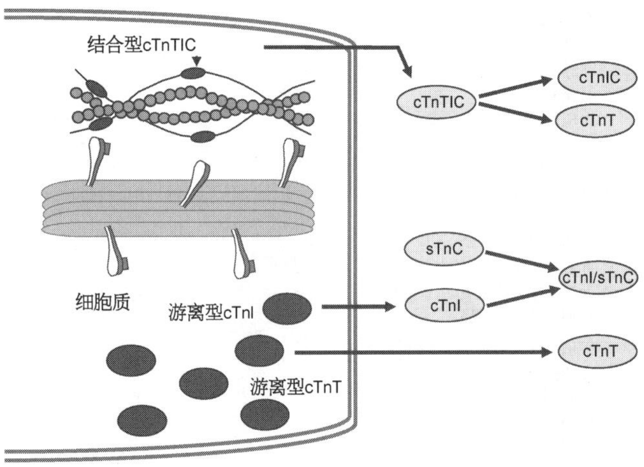

图 2.4 - 4 心肌损伤后 cTnT 和 cTnI 的区室化和释放(修改自参考文献[21])。在血液中，cTnI 主要以二元复合物 cTnI/sTnC 的形式存在。sTnC，可溶性 TnC；cTnIC，TNT 的二元复合物；cTnTIC，TnT 的三元复合物

cTn 以各种方式从心肌释放。在伴有心肌细胞坏死的急性缺血中，它在细胞膜不可逆损伤后释放。短暂性缺血可导致由暂时性细胞膜渗漏引起的 cTn 释放。这种机制可能也存在于多器官衰竭中，如败血症。hs - cTn 值小于第 99 百分位 URL 是动脉粥样硬化血流减少导致心肌持续损伤的标志[31]。

cTnI 的自身抗体直接针对 cTnI 的中央片段，特别是 C 端部分。

2.5 CK - MB 质量

CK - MB 是主要存在于心肌中的 CK 同工酶。CK - MB 在

心肌坏死过程中释放(对于 CK 和 CK－MB,参见表 1.8－4)。

通过测定 CK－MB 同工酶的蛋白浓度来分析 CK－MB 质量。与 CK－MB 酶活性的测量相比,这提高了诊断 AMI 的灵敏度和特异性[1,2]。

2.5.1 适应证

如果无法进行 cTn 测定:

- AMI 早期诊断。
- AMI 监测,早期发现再梗死。
- 溶栓治疗的监测。
- 冠状动脉搭桥手术后的梗死诊断。
- 不稳定型心绞痛的预后。

2.5.2 检测方法

全血床旁检测:原理为,应用于测试纸的全血释放单克隆、固定化的 CK－MB 特异性抗体和用金标记的指示抗体。细胞的血液成分由过滤器保留。如果存在 CK－MB,它会与固相抗体结合形成免疫复合物。第二种金标记的抗体与固定的 CK－MB-抗体复合物结合并使反应在结果窗口中可见。

血清/血浆中的定量分析:原理为,在一步夹心分析中,标本中的 CK－MB 与生物素化的单克隆 CK－MB 特异性抗体和用钌络合物标记的 CK－MB 抗体反应形成夹心复合物。使用生物素将免疫复合物与链霉亲和素包被的顺磁性微粒结合。测量夹心复合物的电化学发光。然而,其他过程也存在。

CK－MB 亚型:为提高 CK－MB 在心肌梗死早期阶段的诊断灵敏度,利用高压电泳将其分为两种亚型 CK－MB 2 和 CK－MB 1。这些亚型是由初级 CK－MB 结构合成后修饰产生的。通过羧肽酶的酶促作用将 CK－MB 转化为两种亚型。用紫外线扫描电泳凝胶以确定 CK－MB 2/CK－MB 1 值。该过程用于临床上无法解释的 CK 活性增加的鉴别诊断。

2.5.3 标本要求

- 血清或血浆:1 mL。
- 全血(EDTA 或肝素):0.1 mL。

2.5.4 参考区间[3,4]

CK－MB 质量:低于 5～8 μg/L(取决于制造商)。

CK－MB 2/CK－MB 1 值:<1.7。

2.5.5 临床意义

根据 ESC 和美国心脏协会/美国心脏病学会(AHA/ACC)的指南,CK－MB 质量分析在 cTn 分析不可用的情况下对 ACS 具有重要作用[5]。这适用于心电图上有或无 ST 段抬高的 ACS 的诊断、风险分级和治疗方法的选择[6]。尽管 CK－MB 质量对心肌的特异性不如 cTn,但对排除 AMI 的诊断特异性更高[5]。与 cTn 一样,CK－MB 质量浓度的增加被定义为高于健康对照组的第 99 百分位参考上限(URL)。在 ACS 中,应在入院时、2～4 h 后,6～9 h 后和 12 h 后测定 CK－MB 质量。ACS 中 CK－MB 质量的表现如表 2.5－1 所示。

表 2.5－1 ACS 和其他肌肉损伤中的 CK－MB 质量

疾病	临床和实验室结果
ACS	ACS 包括 AMI 和不稳定型心绞痛。在 cTn 升高的 AMI 病例中,12%～39%的 CK－MB 为阴性。 在 ACS 患者中,CK－MB 质量应按敏感 cTn 分析所描述的那样进行分析。血清 CK－MB 质量在急性胸痛发作后 3～10 h 升高。峰值在 24 h 后检测,并在疼痛发作后 36～72 h 恢复到参考区间。如果闭塞血管早期再灌注,提前 10 h 到达峰值[1,8]。由于浓度迅速下降,CK－MB 质量不能用于 AMI 的晚期诊断。 在急性胸痛发作的前 6～7 h 内,CK－MB 质量的诊断灵敏度与肌红蛋白相当,但其诊断特异性更高[9]。与 cTn 相比,CK－MB 质量的优势在于它下降更快。如果患者经历早期再梗死,用 CK－MB 质量能更容易地检测到。
溶栓治疗	在开始溶栓治疗后 CK－MB 质量增加超过 24 μg/(L・h),在 90 min 内相对增加超过 4 倍,或 60 min 内增加超过 5 倍表明闭塞血管的再灌注成功[10]。
PCI	选择性 PCI 后,升高>3×第 99 百分位 URL 指示 AMI,并且升高(5～10)×第 99 百分位 URL 与死亡率增加相关[11]。根据心肌梗死通用定义第三版(2012),推荐>5×第 99 百分位 URL[12]。
血栓形成	骨盆部位的血栓形成可能与 CK－MB 升高有关。
冠状动脉旁路移植术	超过 60 μg/L 表明围手术期梗死;升高超过参考上限 10 倍与死亡率增加相关[11]。
骨骼肌损伤	CK－MB 可在骨骼肌损伤后释放到血液循环中。这可能归因于短暂性严重肌病(受伤、手术、烧伤、电击事故、注射后坏死、体力活动、痉挛、肌炎)或慢性肌病(肌营养不良、多肌炎)。当 CK－MB 浓度高于切点值时,鉴于病史和临床症状,肌肉损伤应被视为鉴别诊断的一部分。

CK－MB 2/CK－MB 1 值>1.7 是心肌坏死的早期指标。

2.5.6 注意事项

全血床旁检测:CK－MB 浓度高于 5 μg/L 产生阳性检测结果。分析可在血清标本中同时测定 CK－MB 质量、肌红蛋白和 cTnI。

血清/血浆中的定量分析:由于酶免疫分析法的高度分析特异性,CK－MM、CK－BB、1 型和 2 型巨 CK 及腺苷酸激酶仅在非常高的浓度下才会发生干扰。

干扰因素:血红蛋白≤10 g/L(0.63 mmol/L)、胆红素≤500 mg/L(850 μmol/L)、甘油三酯≤1 350 mg/dL(15.4 mmol/L)、类风湿因子≤500 U/mL 及常用药物不干扰分析。含有沉淀物的标本必须在分析前离心。纤维蛋白凝块干扰分析。

稳定性:在室温下至少稳定 12 h,2～8℃至少稳定 3 天。对于长期储存,必须冷冻(在－20℃下至少稳定 12 个月,仅冻融一次)。

2.5.7 病理生理学

CK－MB 质量构成 3%～5%的骨骼肌和 5%的心肌。然而,在病理改变的心肌中,CK－MB 质量的比例为 20%～30%[3]。这解释了为什么没有心脏病史的个体在心肌梗死后 CK－MB 仅表现出轻微增加。CK－MB 比例升高的原因包括由心室肥大和冠心病引起的慢性心脏应激[3]。

慢性应激也会引起骨骼肌 CK－MB 比例的增加,如马拉松运动员和其他耐力运动员及在日常生活中进行大量体力活动的个体都是如此。CK－MB 比例在进行性假肥大性肌营养不良和多肌炎等肌病中也可高达 20%～30%[4,7]。这些例子解释了为什么 CK－MB 质量浓度增加不仅可以在心肌坏死中检测到，也可以在骨骼肌损伤中检测到。

2.6 肌红蛋白

肌红蛋白是在心脏和骨骼肌中发现的一种蛋白质，可作为氧气储蓄池。

2.6.1 适应证

除了 cTn 之外，肌红蛋白在多标志物诊断中还有以下重要作用：早期诊断或排除 ACS 心肌坏死、再灌注的检测、监测心肌梗死溶栓治疗、与 cTn 和(或)CK－MB质量联合用于ACS风险分级。

2.6.2 检测方法

全血定性和定量床旁检测：原理为，肌红蛋白分析也可与 cTn 和 CK－MB 质量结合在同一个测试纸上。

透射免疫比浊法：原理为，包覆肌红蛋白抗体的聚苯乙烯颗粒通过形成凝集物与血清中的肌红蛋白形成免疫复合物。由凝集物引起的浊度增加用光度法测量并使用校准曲线评估。

散射免疫比浊法：原理为，肌红蛋白和与塑料微粒共价结合的肌红蛋白抗体之间发生凝集反应。温育后，使用光散射测量利用对数函数来计算凝集的程度。

酶免疫分析法：原理为，肌红蛋白是使用均相或多相分析测定的。通常使用一步夹心法。

2.6.3 标本要求

- 血清或血浆：1 mL。
- 全血：0.1 mL。
- 怀疑是由骨骼肌损伤引起的肌红蛋白尿：10 mL。

2.6.4 参考区间

血清和血浆＜70～110 mg/L[1]。

2.6.5 临床意义

对于 ACS 患者，连续测量肌红蛋白与 cTn 相比没有优势。

肌红蛋白在 AMI 中的表现：① 如果在入院时及疼痛急性发作后 2 h、4 h 和 6 h 进行肌红蛋白分析均为正常，则能可靠排除 6 h 内心肌坏死。② 如果 2～4 h 后无明显升高，提示为不稳定型心绞痛。

肌红蛋白在 ACS 和其他病症中的表现如表 2.6－1 所示。

表 2.6－1 ACS 和其他肌肉损伤中的肌红蛋白

疾病	临床和实验室结果
ACS	ACS 包括 AMI 和不稳定型心绞痛。 与心电图结果一起，血清肌红蛋白是一种灵敏、可快速测量的 AMI 早期阶段生物标志物。疼痛发作后 2～3 h 血清肌红蛋白升高。在首次出现胸痛发作后 10 h 或更长时间内不应检测肌红蛋白，因为其水平可能已经回到参考区间内。 肌红蛋白的预测值(pVneg 98％，pVpos 64％)表明其对 AMI 的排除比确诊更值得信赖。由于大多数被接收入急诊的疑似 ACS 患者(85％～95％)并未发生 AMI，因此能够鉴定没有梗死的患者尤其重要。 肌红蛋白水平升高的患者需要进一步密切监测并测量 cTnT 或 cTnI 浓度。对急性胸痛患者进行的研究[5,6]表明，可以在入院后 90 min 内通过肌红蛋白快速分析法确定是否存在 AMI。AMI 中的肌红蛋白峰值约为 600～1 000 μg/L。肌红蛋白升高的 AMI 患者，和 cTn 水平高于切点值的患者一样，其预后比无心脏标志物升高的 ACS 患者差。
PCI	经历选择性 PCI 和梗死血管再灌注的患者血清肌红蛋白显著急剧上升，10～20 h 后回落到参考区间内。
溶栓治疗	在溶栓治疗期间，治疗开始后肌红蛋白迅速升高≥150 μg/(L・h)或 90 min 内相对增加 4 倍以上表明再灌注成功[1,7]。治疗开始后 1 小时内增加低于 5 倍排除了梗死血管中的完全再灌注(TIMI－3 级)[7]。
冠状动脉旁路移植术	经历冠状动脉旁路移植术的患者有两种心肌梗死的原因：主动脉横断钳闭术和后续再灌注期间整体缺血性心肌损伤及术后心肌梗死。 一项研究[3]表明 AMI 可以通过肌红蛋白的测定早期发现。在没有梗死的患者中，肌红蛋白水平在主动脉放松后 1 h 达到峰值，并在 4 h 内恢复到参考区间。在发生心肌梗死的患者中，肌红蛋白水平在 1 h 后持续升高，3 h 后仍高于未发生围手术期心肌梗死的患者。在最初的 4 h 内，所有围手术期心肌梗死患者的肌红蛋白浓度均超过 400 μg/L。
骨骼肌损伤	肌红蛋白在骨骼肌损伤后释放到血液循环中。这可能归因于短暂性严重肌病(受伤、手术、烧伤、电击事故、注射后坏死、体力活动、痉挛、肌炎)或严重慢性肌病(肌营养不良、多肌炎)。当肌红蛋白浓度高于参考区间时，鉴于病史和临床症状，肌肉损伤应被视为鉴别诊断的一部分。
肾功能不全	肾小球滤过率严重下降(血清肌酐＞2 mg/dL；177 μmol/L)的患者血清肌红蛋白升高。

ACS 患者肌红蛋白测定的缺点如下。

- 肌红蛋白的释放动力学速度快，释放到血液中的特征是“断续现象”，其峰值通常是短暂的，仅持续 1～2 h。因此，必须在最多 2 h 的短时间内采集血液。
- 在胸痛发作 6～10 h 后第一次出现的肌红蛋白增加的意义有限，因为也可能是由骨骼肌损伤引起。
- 如果在急性疼痛发作 10 h 后首次测量肌红蛋白，浓度正常没有价值。
- 因为肌红蛋白的潜在增加可以表现出高度的变异性，所以可能很难诊断再梗死。
- 肌红蛋白具有较低的诊断特异性，因为在骨骼肌损伤后也会增加。

2.6.6 注意事项

干扰因素：血红蛋白＞0.18 mmol/L(3 g/L)、胆红素＞550 μmol/L(32.2 mg/dL)和高类风湿因子浓度会干扰散射免疫比浊法、透射免疫比浊法及酶免疫分析。高脂血症的血清必须离心(15 000 转离心 10 min)。

稳定性：在血清和血浆中室温至少稳定 2 天；在 4℃下至少稳定 1 个月；在－20℃稳定时间更长。

2.6.7 病理生理学

肌红蛋白是在横纹肌(骨骼肌和心肌)中发现的与氧结合的血红素蛋白。分子量为 17.8 kDa，占肌肉蛋白总量的 2％[2]。肌红蛋白位于肌细胞的细胞质中，并在细胞膜受损时迅速渗入胞外空间。因此，在横纹肌损伤后肌红蛋白血症发生得相对较快。

肌红蛋白在肌酶和与肌细胞结构结合的心肌蛋白如肌钙蛋白被激活之前达到病理值。肌红蛋白水平恢复到参考区间也比上述酶和结构蛋白快，因为它的分子量低而被肾脏快速滤过。因此，肌红蛋白水平可在终末期肾病中显著增加。

肌红蛋白的生理重要性以其可逆结合分子氧的能力为基础，亲和力高于血红蛋白。因此，肌红蛋白在横纹肌运输和储存氧气中起着重要作用。

在冠状动脉手术中，肌红蛋白分析可以比其他生化心脏标志物分析更早地诊断围术期心肌梗死，并且更有效地确定梗死时间[3]。

肌红蛋白的生物半衰期为 10～20 min，与 CK－MB 质量（约 12 h）相比较短，具有诊断优势。在 PCI 治疗过程中，通过由梗死血管的可变灌注引起的肌红蛋白峰值的快速消长（断续现象），可以在血清中以最小延迟检测微灌注的变化。因此，与 cTn 和 CK－MB 质量相比，可更有效地监测心肌坏死的过程及其随着时间的推移对治疗的反应[4]。

2.7 慢性心力衰竭

2.7.1 定义

慢性心力衰竭是由多种原因引起的临床综合征。原发性心输出量减少或动脉灌注不足导致心脏和系统机制（如 Frank－Starling 机制、心肌肥大）及神经体液和炎症机制的激活。系统反应表现为外周血管收缩不足、容量潴留及无效的肌力刺激。这导致心肌功能障碍及肾、肝、脑、肺和骨骼肌的缺血性器官功能障碍，肺充血，Na^+ 潴留和体液超负荷[1]。

2.7.2 临床症状

慢性心力衰竭的典型症状是休息或劳累时呼吸困难或疲劳，以及体液潴留的症状（如下肢水肿）。然而，由于这些症状的诊断特异性较低，临床表现只能起到提示作用，而不能确诊心力衰竭。虽然劳力性呼吸困难和端坐呼吸是左心室功能不全的有用指标，但呼吸困难的病因有 30 多种，其人群中的发病率达 3%～25%。而一旦诊断出慢性心力衰竭，则可以利用临床症状对疾病的严重程度进行分类并监测对治疗的反应[2]。

2.7.3 流行病学

在 Framingham 的研究中，慢性心力衰竭的年发病率为男性 2.3/1 000 和女性 1.8/1 000[3]。一般来说，欧洲和北美的预期年发病率为每 1 000 人中新发 1～4 例。其患病率取决于年龄。在德国，根据 2006 年的住院情况，45～65 岁人群的患病率为 0.127%，而 65 岁以上人群的患病率为 1.55%[4]。根据 Glasgow 研究[5]，由超声心动描记术确定的左心室收缩功能不全的总发病率为 2.9%，其中 1.5%的患者有症状，1.4%无症状。

2.7.4 病因学

慢性心力衰竭的病因见表 2.7－1。大多数患者都涉及不止一种病因。其中最主要是冠心病。并非所有患者都伴有左心室收缩功能不全和射血分数降低。许多也患有心脏瓣膜病、主动脉瓣狭窄或二尖瓣关闭不全导致的舒张性心力衰竭。约 30%的心力衰竭患者有传导缺陷，导致左心室或右心室收缩延迟。

表 2.7－1 慢性心力衰竭的病因[3]

缺血性心脏病	82%～95%
高血压	64%～80%
心脏瓣膜疾病	25%～32%
肺心病	3%～7%
心肌病	1%～2%
先天性心脏病	1%～2%

20%～50%的患者左心室功能或左心室射血分数依然正常。虽然他们的心脏正常收缩，但心脏舒张（心舒期）异常。ACC/AHA 心力衰竭诊断和治疗指南推荐使用术语“射血分数正常性心力衰竭”代替“舒张性心力衰竭”来表示这种形式的慢性心力衰竭[6]。

许多慢性心力衰竭患者年龄超过 60 岁，75%患有高血压。在 Glasgow 的研究中[5]，50%的病例有心肌梗死病史，62%有心绞痛病史。在德国，每年患有心肌梗死的 280 000 例人中，56 000 例生存者的左心室功能明显降低，射血分数＜40%；5%～7%的患者射血分数严重下降，＜30%。

2.7.5 分级与预后

成人慢性心力衰竭的分类采用纽约心脏协会（NYHA）[7]或 ACC/AHA 分级标准[8]。

NYHA 分级将慢性心力衰竭的严重程度按运动不耐受程度分为四级（表 2.7－2）。这反过来又与患者的预后相关联。重度心力衰竭 1 年死亡率为 50%，中度心力衰竭 4 年死亡率为 40%～50%，轻度心力衰竭 4 年死亡率为 20%～30%。

表 2.7－2 纽约心脏协会（NYHA）心力衰竭分级[7]

分级	特征	1 年死亡率
Ⅰ级（无症状型）	无限制；有心脏疾病指征，但即便在活动时也无心力衰竭症状	＜5%
Ⅱ级（轻度）	轻度限制；只有在严重的体力活动时才会出现心力衰竭症状	10%
Ⅲ级（中度）	明显限制；诸如步行等轻微活动也会出现心力衰竭症状	20%～30%
Ⅳ级（重度）	体力活动严重受限，即使在休息时也会出现症状	50%

ACC/AHA 将心力衰竭分为四个阶段，并确定了可用于识别高危患者的因素（表 2.7－3）。根据此分级标准，慢性心力衰竭患者可以从 A 期进展到 D 期，但不能恢复至前期阶段。然而，根据 NYHA 分级标准，Ⅳ级患者仅使用利尿剂治疗后即可迅速改善症状，并恢复至Ⅲ级。

患者在无症状期或心室功能仅中度降低时接受治疗则可拥有较好的预后和生活质量。这就是在心室功能不全早期检测慢性心力衰竭十分重要的原因。

表 2.7 - 3　ACC/AHA 对慢性心力衰竭的分级标准[7]

分级	说明
A	有发生慢性心力衰竭的高风险,但尚无心脏器质性改变
B	有心脏器质性改变但无心脏症状
C	心力衰竭伴心脏基础器质性改变及频繁或最近发生的临床症状
D	心力衰竭伴常规治疗难以治愈的末期疾病症状

2.7.6 病理生理学

结合各种模型来解释慢性心力衰竭的病理生理学[8]:

- 血液动力学模型,基于衰竭心室容量负荷的改变及由此导致的重构。
- 神经激素模型,肾素-血管紧张素-醛固酮系统和交感神经系统的激活在其中起着重要的病因学作用。
- 最后,在心肌牵张的作用下,由心肌合成的自分泌和旁分泌血管活性物质的不足发挥了作用。这些物质中有B型利尿钠肽。

2.7.6.1 心肌重构

当心肌由于心肌坏死或压力和容量超负荷而损伤时,血液供给不可能充分灌注器官。这种情况会诱导左心室重构,通过机械的、神经激素及可能的遗传因素改变心室大小、结构和功能。这个过程的目的是维持心输出量。此类过程在心肌梗死后持续数月,并且相关的心室改变可以反过来影响心脏泵血的能力[9],如二尖瓣关闭不全或传导缺陷会因心室重构而发生。

在重构过程中,心肌细胞在细胞水平上以离心性肥大而非生理性肥大的方式做出反应。生理性肥大的特征是心肌细胞的长度和宽度成比例增加。收缩蛋白单位以串联方式聚集后表现为离心性肥大。肌细胞的长度比宽度增加更多。当心室承受压力超负荷时,新的收缩蛋白平行地加入肌细胞中,使得心肌细胞宽度相对增加,导致心室向心性肥大[10]。

肥厚型心肌病中会产生突变的收缩蛋白。这扰乱了肌原纤维的排列,导致肌细胞的继发性肥大。这类心脏肥大的特征在于心肌细胞中胚胎基因的表达增加(如利尿钠肽或胎儿收缩蛋白)。对利尿钠肽合成基因的诱导和由此导致的利尿钠肽的产生是扩张型心肌病临床严重程度的预后指标[10]。

2.7.6.2 慢性心力衰竭的血流动力学和激素机制[11]

低输出量心力衰竭时心输出量减少或高输出量心力衰竭时外周血管阻力下降与心房灌注不足有关。压力感受器介导的神经元介质事件被激发,尤其是交感神经系统、肾素-血管紧张素-醛固酮系统的激活及血管升压素的非渗透性释放。所有系统维持重要器官的动脉灌注。这些神经元介质的激活可能具有有害的影响。在急性期,动脉血压升高并确保重要器官的充分灌注。然而,这些系统的慢性刺激导致持续的外周血管收缩不全、容量潴留及无效的肌力刺激。其后果包括肺水肿、低钠血症、负荷后心脏增大和心脏重构。这种血液动力学、功能和代谢状态的改变引起慢性心力衰竭的主要症状,如运动不耐受、易疲劳和呼吸困难[12]。

2.7.6.2.1 慢性心力衰竭的血容量[11]:充血性心力衰竭的特征在于总体液增加和心室功能不全。在慢性心力衰竭患者中,尽管血管内容积增加,但 Na^+ 和水却反常地潴留下来。这是因为,左心室射血分数和外周动脉阻力起关键作用的,动脉循环的完整性是肾脏中水和 Na^+ 排泄的主要决定因素。(图 2.7 - 1)。

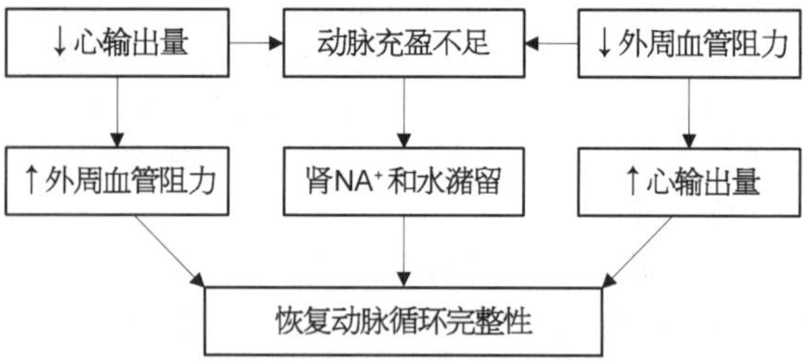

图 2.7 - 1　慢性心力衰竭中动脉血容量减少的原因和后果,包括纠正机制(经允许转载自参考文献[11])

2.7.6.2.2 肾素-血管紧张素-醛固酮系统(RAAS)和慢性心力衰竭[11]:轻度心力衰竭患者血浆肾素和醛固酮轻度增加或不增加。与原发性醛固酮增多症不同,与慢性心力衰竭及 Na^+ 和水潴留有关的醛固酮增多症是持续性的。

在原发性醛固酮增多症中,Na^+ 潴留最初会导致细胞外液量增加 1.5～2 L。然而 Na^+ 潴留随后停止,Na^+ 平衡得到重建,不会发生水肿(逃逸现象)。

在慢性心力衰竭中,这种对醛固酮作用的"逃逸"不会发生,因此患者继续在醛固酮的作用下潴留 Na^+[11]。慢性心力衰竭中不出现逃逸现象是由于近端小管 Na^+ 重吸收增加而引起,这意味着到达集合小管的 Na^+ 很少。

在近端小管中 Na^+ 重吸收的增加是由于慢性心力衰竭中α肾上腺素能和血管紧张素Ⅱ刺激增强所致(图 2.7 - 2)。在慢性心力衰竭患者中,血管紧张素Ⅱ引起输入和输出小动脉的收缩。这刺激了肾小球系膜细胞的收缩,导致肾小球滤过表面减少。

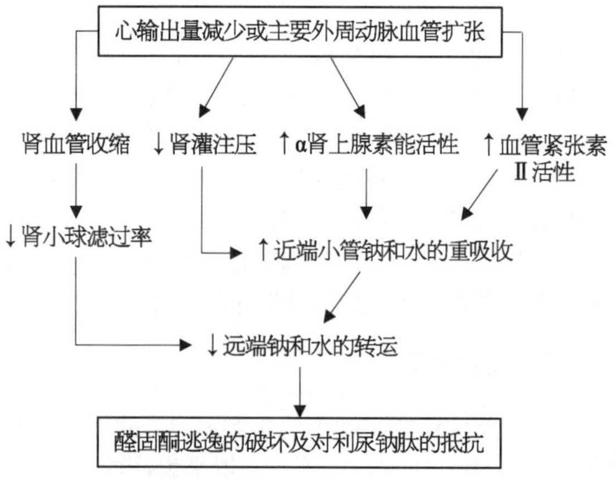

图 2.7 - 2　动脉血容量减少导致肾远端小管处水钠转运减少的机制,这导致醛固酮逃逸及利尿钠肽抵抗(经允许转载自参考文献[10])

2.7.6.2.3 慢性心力衰竭中释放精氨酸升压素[11]:精氨酸升压素在慢性心力衰竭中的非渗透性释放可能导致水潴留增加和低钠血症。低钠血症可能是由于因严重口渴而过量饮水引起。正常人在血浆低渗性的情况下应该抑制精氨酸升压素的分泌。但慢性心力衰竭并非如此,其精氨酸升压素的浓度持续升高。

2.7.6.2.4 利尿钠肽和慢性心力衰竭[11]：A型和B型利尿钠肽(如ANP、BNP)在心房和心室中通过心肌细胞的牵张而释放，当心房内压升高时，其在血液中的浓度会增加。利尿钠肽对肾脏有影响，其通过扩张输入小动脉及收缩肾小球中的输出小动脉，从而增加肾小球滤过率。ANP和BNP导致集合小管中 Na^+ 的重吸收减少，从而增加 Na^+ 排泄。即使在慢性心力衰竭的早期阶段，血液中利尿钠肽的浓度也会升高，因此ANP和BNP是慢性心力衰竭的敏感标志物(表2.8-2)。

2.7.6.2.5 内皮激素和慢性心力衰竭[11]：前列腺素E和前列环素由许多细胞中的花生四烯酸产生。两种激素都具有血管舒张作用，因此可以抵消慢性心力衰竭中存在的神经体液肾血管收缩作用。内皮细胞合成的一氧化氮(NO)也是血管扩张剂。它与利尿钠肽共同作用，拮抗慢性心力衰竭的神经激素补偿机制。

另一方面，内皮素在NYHA Ⅲ级和Ⅳ级患者的血液中具有很高的浓度，是一种有效的血管收缩剂。高内皮素水平与预后不良有关。

2.7.6.2.6 调节与负调节机制在慢性心力衰竭中的作用：只要引起血管收缩和体液潴留的神经激素系统完全被利尿钠肽拮抗，慢性心力衰竭就不会出现症状，且心脏重构减慢。如果利尿钠肽不能完全拮抗这些神经激素系统，患者就会出现NYHA Ⅱ级中描述的典型心力衰竭症状。在晚期心力衰竭中，儿茶酚胺、肾素和醛固酮及内皮素的浓度升高。

随着心力衰竭的进展(从NYHA Ⅲ级开始)，肾灌注受损。这进一步刺激了肾素-血管紧张素-醛固酮和交感神经系统，并且使得外周血管阻力增加。

尽管利尿钠肽大量产生，但它们开始失去对肾脏的作用，导致钠和水的潴留增加。这增加了血管内容量并促进了心脏扩张，导致心脏功能进一步恶化。

2.7.6.2.7 慢性心力衰竭的严重程度：对于慢性心力衰竭的严重程度，临床症状、功能障碍的程度和患者的预后有明确的相关性。针对慢性心力衰竭的严重程度和预后最好的预测因子是左心室功能，其通过射血分数(EF)的测定来进行评估。

2.7.6.2.8 慢性心力衰竭中的生物标志物：生物标志物可用于：评估由慢性心力衰竭导致的水和 Na^+ 平衡紊乱的程度、确定心肌供氧量、评估慢性心力衰竭的严重程度、监护疗法。

慢性心力衰竭中特异性生物标志物的评估见表2.7-4，非特异性生物标志物见表2.7-5。

表2.7-4 慢性心力衰竭常见的非特异性结果[12]

结果	原因
高血糖	糖尿病、压力相关、利尿剂治疗
低血糖、氨(↑)	显著并持续的静脉充血伴肝功能衰竭
胆固醇(↓)	肾脏灌注不足导致的肾前性肾功能衰竭，尿素/肌酐值通常＞15：1
尿素(↑)	
肌酐(↑)	
尿酸(↑)	
蛋白尿	严重心力衰竭
低钠血症	严重心力衰竭，利尿剂治疗
低钾血症	利尿剂治疗

续 表

结果	原因
低镁血症	利尿剂治疗
高钾血症	保钾利尿剂、血管紧张素转换酶(ACE)抑制剂、肾功能不全
AST(↑)，ALT(↑)，GGT(↑)，ALP(↑)，胆红素(↑)	右心衰竭静脉充血导致肝脏损害
PT(↓)，白蛋白(↓)	充血性肝病患者白蛋白及凝血因子合成紊乱
血气[PO_2(↓)，PCO_2(↑)]	右心室严重衰竭伴肺水肿时气体交换受损
乳酸(↑)，pH(↓)	左心室严重衰竭伴组织灌注受损
cTn(↑)，CK(↑)，CK-MB(↑)	急性心肌梗死伴心力衰竭，急性心力衰竭后cTn可能轻度升高

表2.7-5 慢性心力衰竭的生物标志物及其临床意义(CHF)

疾病	临床和实验室特点
全血细胞计数	用于排除贫血，或在贫血时评估心肌供氧降低的程度。血红蛋白(Hb)为80～100 g/L的中度贫血会加重症状，其在慢性心力衰竭中不可耐受。因此，应采取适当措施将中度贫血纠正为轻度贫血(Hb＞100 g/L)。
钠	血清钠浓度可用于评估神经激素的活性，因为它与肾素和醛固酮的浓度成反比。在慢性心力衰竭患者中，尽管血管内液量增加，但 Na^+ 和水却保留下来。这些患者肾脏的水和 Na^+ 潴留可能不受总血容量的调节，而是受另一室的充盈程度的影响，即所谓的有效血容量[11]。与 Na^+ 相比，慢性心力衰竭患者可能保留了更多的水分。以这种方式产生的血清钠＜137 mmol/L的低钠血症患者预后很差。慢性心力衰竭、低钠血症和低血容量患者的精氨酸升压素水平很高[11]。
钾	在慢性心力衰竭患者中，血清 K^+ 浓度应在4～5 mmol/L之间。K^+ 浓度低于这个范围提示预后不良。
肌酐	高肾素和醛固酮浓度的神经体液效应致使肾脏中的输入和输出小动脉血管收缩。肾小球系膜收缩也增加。这些机制降低了肾小球滤过率，并可能导致血清肌酐浓度升高[11]。
尿白蛋白	随着心室功能恶化，尿中白蛋白的浓度增加。
血气分析	可用于评估严重慢性心力衰竭时心脏供氧情况。
脑利尿钠肽(BNP)与N末端B型利尿钠肽前体(NT-proBNP)	检测血液中BNP和NT-proBNP有助于有慢性心力衰竭临床症状患者的诊断。这些指标即使在慢性心力衰竭早期临床阶段就会升高，因此是该疾病的敏感标志物。由于在排除心力衰竭时的高阴性预测值，其阴性结果非常有用。
儿茶酚胺	在心室功能障碍中压力感受器引起的交感神经血管张力增加的后果包括心肌收缩增加、心动过速及其他机制(见第2章中2.7.6)。因此，血浆去甲肾上腺素浓度＞400 ng/L预示预后不良。
肾素、醛固酮	与儿茶酚胺一样，肾素和醛固酮升高的幅度是慢性心力衰竭的预后指标。在轻度心力衰竭患者中，肾素和醛固酮浓度不增加或仅轻度增加；在严重心力衰竭患者中，肾素和醛固酮浓度较高[11]。

2.8 脑利尿钠肽(BNP)与N末端B型利尿钠肽前体(NT-proBNP)

BNP是一种由32个氨基酸组成的心脏肽，可降低血压并增加 Na^+ 排泄。根据心室血液动力学负荷，pre-proBNP被转换成proBNP，其被迅速裂解形成BNP和NT-proBNP。BNP具有激素活性，而NT-proBNP无活性。BNP在生理学上起利尿钠肽(NP)的作用。利尿钠肽是肾素-血管紧张素-醛固酮系统和交感神经系统的天然拮抗剂。它们以协调的方式集中和外周控制体液和电解质的平衡。

在心室壁应力作用下,心肌细胞释放BNP和NT-proBNP。壁应力与心室直径和透壁压力直接相关,与心室厚度呈负相关。增加的左心室直径和压力促使BNP和NT-proBNP的生成,使其在血液中浓度更高。

BNP和NT-proBNP水平在心力衰竭(HF)中升高,其在血液中的浓度随心室功能障碍的程度和持续时间而升高。

2.8.1 适应证[1,2,3,4]

包括:诊断或排除心力衰竭(如急性发作性呼吸困难)、评估心力衰竭的预后(如ACS)、根据NYHA或ACC/AHA标准评估心力衰竭的严重程度、肺栓塞中的风险分级、心力衰竭治疗的监测。

2.8.2 检测方法

实验室BNP检测:原理为,标本中的BNP与固相结合的BNP特异性抗体和另一种标记的指示抗体反应形成夹心复合物。两种单克隆抗体都针对BNP的环状结构[5]。在其他检测中,一种单克隆抗体针对环状结构,而另一种单克隆抗体针对BNP的C末端。指示抗体用酶、发光标记或放射性物质标记[6,7]。

即时BNP检测[8]:原理为,使用针对BNP环结构的不同表位的两种单克隆抗体进行夹心免疫测定。指示抗体用荧光标记。使用检测器测量发射的荧光。全血被用作标本材料。

实验室NT-proBNP检测[9]:原理为,标本中的NT-proBNP与生物素化的多克隆NT-proBNP特异性抗体和钌标记的抗体反应形成夹心复合物。然后加入链霉抗生物素蛋白包被的微粒,通过链霉抗生物素蛋白和生物素之间的相互作用将夹心复合物与微粒结合。微粒附着于分析仪测量单元中的电极表面。一旦去除未结合的组分,通过施加电压即可诱发化学发光,其可利用光电倍增器测量。抗体是多克隆来源的。钌标记的抗体针对C端(39~51)区域的表位,而生物素化(捕获)抗体针对分子的N端(1~21)区域。

即时NT-proBNP检测[10]:将试剂加于多层膜载玻片上采用免疫测定法进行检测。金标记的单克隆抗体识别NT-proBNP上的氨基酸序列27~31,而生物素化的多克隆抗体识别序列39~50。

2.8.3 样本要求

即时检测(point-of-care testing, POCT):针对BNP采用EDTA抗凝血0.1~1 mL。针对NT-proBNP采用EDTA或肝素抗凝血0.1~1 mL。

自动分析仪分析:针对BNP采用EDTA抗凝血1 mL。针对NT-proBNP采用EDTA或肝素抗凝血1 mL。

2.8.4 参考区间

参考区间取决于所使用的检测方法,请参考生产商提供的说明(表2.8-1)。

表2.8-1 BNP和NT-proBNP年龄依赖性参考区间上限(ng/L)

制造商		年龄(岁)				
BNP[1,11,12]		＜45	45~54	55~64	65~74	≥75
-博适	男	23.8	39.0	72.4	62.7	77.9
	女	47.4	71.7	80.5	95.4	179.5
-西门子	男	29.4	32.8	38.8	67.6	121
	女	35.9	56.7	75.5	72.9	167
-雅培	男	73	40	80	150	121
	女	89	111	155	159	266
NT-proBNP*		18~44	45~54	55~64	65~74	≥75
-罗氏	男	86	121	210	376	486
	女	130	287	249	301	738

单位转换:① BNP,1 pmol/L = 3.5 ng/L;② NT-proBNP,1 pmol/L = 8.57 ng/L。* 第97.5百分位数(包装说明中的信息)

2.8.5 临床意义

BNP和NT-proBNP的检测结果在心脏病学中具有重要的诊断和预后价值。

2.8.5.1 BNP和NT-proBNP的诊断意义

与左心室心肌的体积扩大和(或)牵张有关的生理学和病理学状态导致BNP和NT-proBNP释放。年龄和性别是决定健康个体中BNP和NT-proBNP浓度的主要因素。由于这些心脏标志物的检测不是标准化的,因此在评估结果时必须遵守制造商关于参考上限的规定。BNP和NT-proBNP的浓度随着年龄增加而增加,并且在女性中高于男性。由于这些因素及不同检测之间的差异,BNP和NT-proBNP用于诊断心力衰竭的标准化参考值上限不存在。但是诊断算法是存在的。

心力衰竭的发病率随着年龄增长而增加。65岁以上的人群中约有10%患有心力衰竭,85岁以上人群则达到50%以上。BNP或NT-proBNP的检测浓度必须始终结合病史、临床特点及其他检测(如超声心动描记术和心电图)一起进行评估。

诊断未经治疗的疑似心力衰竭患者的步骤及BNP和NT-proBNP的鉴别诊断意义见图2.8-1。对于呼吸困难和运动耐量减低的患者,NT-proBNP的诊断灵敏度为88%,特异性为92%,阳性预测值为96.7%,阴性预测值为80.6%[13]。NT-proBNP浓度＜300 ng/L的阴性预测值为98%。若浓度明显增加,通常会出现收缩性心力衰竭。

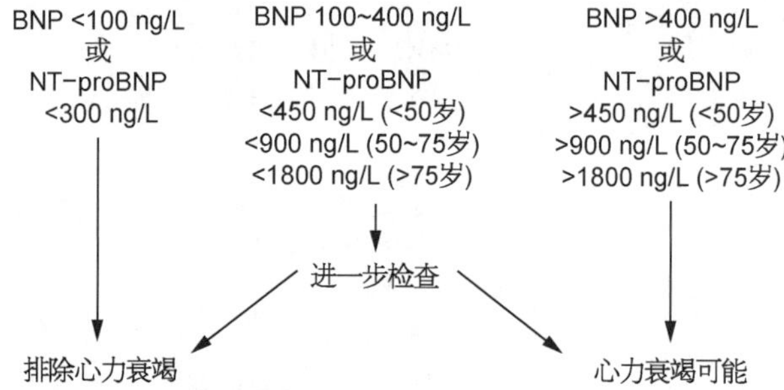

图2.8-1 急性呼吸困难和GFR≥60 mL/(min·1.73 m²)患者的BNP和NT-proBNP浓度解释[4]

许多心力衰竭患者收缩功能正常,舒张功能异常。舒张性心力衰竭与收缩性心力衰竭的死亡率相似。超声心动描记术显示心室灌注缺损。BNP 浓度超过 100 ng/L 且 NT-proBNP 浓度超过 220 ng/L 时提示该类型心力衰竭,但需要依靠超声心动描记术来确证。

BNP 和 NT-proBNP 与纽约心脏协会(NYHA)心力衰竭分类相关(图 2.8-2 及图 2.8-3)。

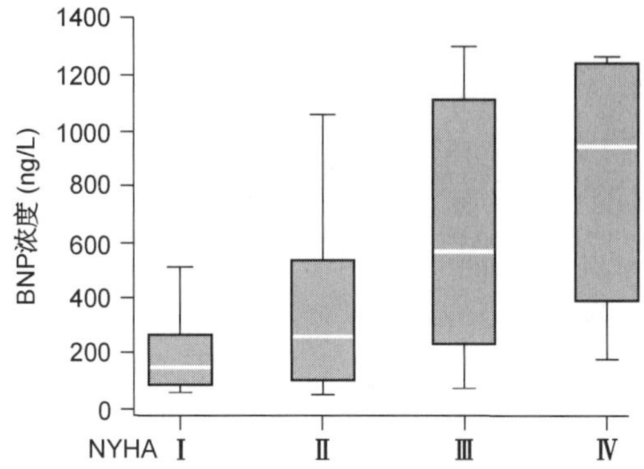

图 2.8-2 NYHA Ⅰ~Ⅳ中每一级慢性心力衰竭患者 BNP(博适检测)的中位浓度、最高值和最低值(经允许转载自参考文献[1])

个参数的临床意义大致相同[14]。

当急性呼吸困难患者入院时,测定 BNP 或 NT-proBNP 可以用来区分其是否有心脏功能不全(图 2.8-1)。评估 BNP 和 NT-proBNP 浓度时需要考虑的一个重要因素为是否存在肾功能不全。两种生物标志物的浓度随着肾小球滤过率的降低而升高,这会影响肾病患者的切点值[16]。

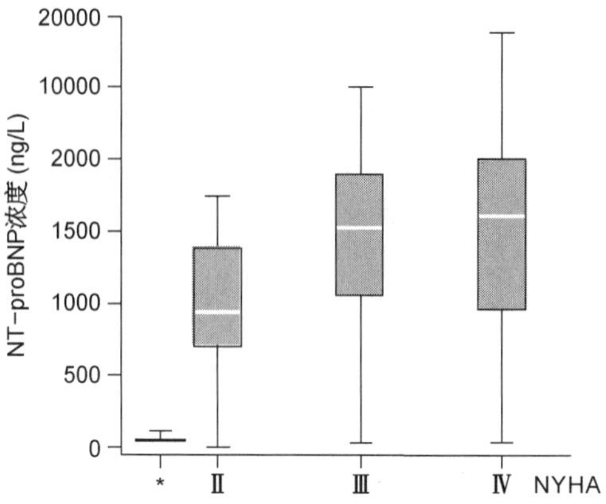

图 2.8-3 无慢性心力衰竭患者及 NYHA Ⅱ~Ⅳ心力衰竭患者 NT-proBNP(罗氏检测)的中位浓度、最高值和最低值(经允许转载自参考文献[15])

急性呼吸困难和充血性心力衰竭患者的 BNP 和 NT-proBNP 水平一般高于非急性心力衰竭患者。当年龄和性别特异性切点值的 BNP 和 NT-proBNP 检测被用作人群(年龄≥45 岁)心力衰竭的筛查试验时,他们对检测左心室射血分数≤40%的个体的诊断灵敏度和特异性为 75%~100%。两个参数的临床意义大致相同[14]。

肥胖患者的 BNP 和 NT-proBNP 值较低[17]。一种原因可能是 BNP 从脂肪组织中清除得更快。

BNP 和 NT-proBNP 在心功能不全中的表现见表 2.8-2。BNP 和 NT-proBNP 在呼吸困难中的表现见表 2.8-3。依据 BNP 水平的 ACS 住院死亡率见表 2.8-4。

表 2.8-2 BNP 和 NT-proBNP 在疾病状态下的表现[12]

疾病	临床和实验室检查
急性呼吸困难	10%~15%的急诊科患者因心力衰竭(HF)或肺部疾病而出现呼吸困难。约 80%的急性心力衰竭患者出现呼吸困难[18]。在大多数情况下,根据详细的病史、体格检查、心电图、胸部 X 线和血氧饱和度可进行诊断。当患者出现急性呼吸困难时,重要的是将心力衰竭与 COPD/哮喘恶化、肺栓塞、肺炎、气胸或换气过度等其他原因进行鉴别。BNP 或 NT-proBNP 检测可用于区分心源性和非心源性呼吸困难,如呼吸困难且 BNP<100 ng/L(诊断灵敏度 90%,特异性 76%,诊断准确度 83%)的患者不太可能发生心力衰竭[19]。 另一项研究中[20]检测了 NT-proBNP。在 50 岁以上的患者中,男性 NT-proBNP<91 ng/L(11 pmol/L)和女性<141 ng/L(17 pmol/L)可排除心衰(阴性预测值 97%,阳性预测值 53%,诊断灵敏度 95%,诊断特异性 68%)。2/3 因心力衰竭而暂时诊断为呼吸困难的病例,其呼吸困难是非心源性的;在怀疑有非心源性病因的病例中,有 10%存在心力衰竭。作者指出,使用 NT-proBNP 可使重症监护住院人数减少 10%,缩短住院时间。其他研究者不支持呼吸困难患者使用常规利尿钠肽检测法[21]。
心力衰竭	总体而言,约有 2%的欧洲人有心脏症状。年龄在 65 岁以上的个体发病率为 10%,在 85 岁以上的个体发病率为 50%以上。这就是早期诊断十分重要的原因。但是,心力衰竭的临床症状是非特异性的。诊断方法包括心电图和多普勒超声心动描记术。后者被认为是金标准。然而,它并不十分精确,常常无法将心脏功能正常的患者与心力衰竭患者区分开来。BNP 和 NT-proBNP 对急性和慢性心力衰竭具有同样高的诊断准确度和临床相关性[22]。
- 慢性心力衰竭的诊断	BNP 或 NT-proBNP 检测是针对慢性心力衰竭疑似病例十分重要的检查。两者均与左心室收缩分数<40 mL、舒张分数及心力衰竭的临床严重程度相关。 当 BNP 浓度与 NYHA 分类的心室功能障碍严重程度相关时,以下浓度对应于 NYHA 分类(博适检测,图 2.8-2):(244±286)ng/L 归为Ⅰ级;(398±374)ng/L 归为Ⅱ级;(640±447)ng/L 归为Ⅲ级;(817±435)ng/L 归为Ⅳ级。BNP<50 ng/L 可排除心衰(阴性预测值 96%)。心力衰竭患者不可能出现 BNP<100 ng/L,但 BNP>500 ng/L 的可能性很大。根据 NYHA 标准,以 NT-proBNP 测量结果与心力衰竭严重程度的相关性得出以下 NYHA 分类(罗氏检测;中值,第 5 百分位和第 95 百分位数值):342(33~3 410)ng/L 归为Ⅰ级;951(103~6 567)ng/L 归为Ⅱ级;1 571(126~10 449)ng/L 归为Ⅲ级;1 707(148~12 181)ng/L 归为Ⅳ级。NT-proBNP>125 ng/L 提示慢性心力衰竭。 BNP 和 NT-proBNP 诊断舒张性功能障碍的灵敏度和特异性较低。舒张功能障碍患者的 BNP 和 NT-proBNP 浓度显著降低[17]。此外,射血分数降低至 50%但收缩功能正常的患者其水平则更低。一项研究[23]显示,患有急性心力衰竭但左心室收缩功能正常的患者 NT-proBNP 浓度(罗氏检测)为 3 070(1 344~7 974)ng/L,而收缩功能降低患者的结果为 6 536(2 777~13 407)ng/L。
- 慢性心力衰竭的预后	BNP 和 NT-proBNP 可用于确定慢性心力衰竭的短期和长期预后。预测存活时间仅为 2~4 年患者的 BNP 浓度比存活时间更长患者的 BNP 浓度高 3.5~5.6 倍[23]。NT-proBNP 浓度大于中位值提示一年内死亡风险[24]。
- 急性心力衰竭的诊断	急性呼吸困难和疑似急性心力衰竭患者 BNP>100 ng/L 提示急性充血性心力衰竭[1,19]。检测 NT-proBNP 时推荐使用年龄依赖性切点值。对于 NT-proBNP 检测,50 岁以下>450 ng/L 或 50 岁以上>900 ng/L 对诊断急性充血性心力衰竭具有很高的灵敏度和特异性。浓度<300 ng/L 可排除急性心力衰竭(诊断灵敏度 99%,诊断特异性 60%,阴性预测值 99%)[15,23]。在 PRIDE 的研究中,存在 NT-proBNP 升高优于仅依靠临床症状来诊断心力衰竭[25]。急性心力衰竭患者的 BNP 和 NT-proBNP 显著高于慢性心力衰竭患者。 急性呼吸困难患者伴或不伴急性心力衰竭时 NT-proBNP 水平存在显著差异(表 2.8-3)[26]。

续 表

疾病	临床和实验室检查
- 急性心力衰竭的预后	在呼吸困难和急性心力衰竭患者中,BNP 和 NT-proBNP 升高是疾病进展的征兆,提示预后不良。BNP>480 ng/L 与 51%的死亡率及 6 个月内增加的入院率相关,而 BNP<230 ng/L 与死亡率的相关性仅为 2.5%[27]。在一项对 1 256 例急性心力衰竭患者的研究中,8.6%在 76 天内死亡。他们的 NT-proBNP 浓度高于存活患者。NT-proBNP>5180 ng/L 的患者在之后 76 天内死亡的预测值更高(比值比为 5.2)(图 2.8-3)[23]。用于预测 60 天和 1 年内死亡率的最佳切点值分别为 BNP 428 ng/L 和 352 ng/L,NT-proBNP 5 562 ng/L 和 3 174 ng/L[28]。
- 心力衰竭的治疗	急性失代偿性心力衰竭的强化治疗应使 NT-proBNP 降低至少 30%。急性心力衰竭进行治疗且症状完全缓解后 NT-proBNP 与治疗前相比应降低 55%,病情稳定可使 NT-proBNP 降低 37%[29]。NYHA 分级改善的慢性心力衰竭患者,其 BNP 浓度平均下降 45%,而 NYHA 分级稳定的患者,BNP 浓度保持不变[30]。用螺内酯治疗慢性充血性心力衰竭 4 个月可使 BNP 浓度平均从 200 ng/L 降低到 80 ng/L。
ACS	ACS 包括 UA、NSTEMI 和 STEMI。在 ACS 患者中,BNP 或 NT-proBNP 应在入院时及急性胸痛发作后 2~5 天检测[4]。在 STEMI 患者中,BNP 迅速升高,NT-proBNP 升高更快。其在 12~24 h 内达到峰值,且浓度峰值与梗死的大小成正比。虽然 BNP 和 NT-proBNP 浓度随后持续下降,但仍可维持 12 周的升高水平。有些患者,尤其是那些具有广泛梗死的患者,在第 5 天会显示出第二个高峰,这可能表明心肌重构预后不良。梗死面积较小的患者仅有一个单相高峰。在重构阶段,BNP 持续升高达 90 天[12]。
风险分级	在 ACS 中,利尿钠肽检测在判定患者死亡或心力衰竭风险增加的过程中起重要作用。由此,除了常规措施,还可以在入院的头几个小时内采取额外的诊断和治疗方法。Action Registry-GWTG 项目[31]登记的 19 528 例 STEMI 患者和 9 220 例 NSTEMI 患者在入院后 24 h 内进行了利尿钠肽检测。根据 BNP 将 NSTEMI 和 STEMI 患者分为四组。随着 NSTEMI 和 STEMI 中 BNP 四分位数的升高,院内死亡风险逐步增加。NSTEMI 患者的 BNP 水平高于 STEMI 患者。NSTEMI 患者并发症的存在被认为是造成这种情况的原因。依据 BNP 四分位数的死亡率见表 2.8-4。 在另一项研究中[32],稳定型心绞痛患者参考冠状动脉造影的基线 NT-proBNP 浓度与随后 9 年的冠状动脉事件相关。存活患者的 NT-proBNP 浓度低于心源性死亡患者[分别为 120(50~318)ng/L 与 386(146~897)ng/L]。
心房颤动(AF)[33]	心房颤动是最常见的心律失常。它与死亡率增加有关,并且是心血管发病率、心力衰竭和卒中的主要风险因素。临床症状是异质性的,通常与器质性心脏病有关。为了确定用于预测心房颤动的 NT-proBNP 切点值,心血管健康研究对 5 445 例参与者进行了至少 10 年的研究,探求心房颤动与 NT-proBNP 之间的关系。明显的心房颤动利用心电图进行诊断,而利用 NT-proBP 浓度在之后发展为明显心房颤动的参与者中诊断出普遍的心房颤动。当参与者根据 NT-proBNP 值被划分为 5 组时,即 5~50 ng/L、51~91 ng/L、92~156 ng/L、156~290 ng/L 和>290 ng/L 组,其发生心房颤动相应的风险比分别为 1.0、1.4、1.8、2.4 和 4.0。
肺栓塞[34]	在急性肺栓塞中,除了超声心动描记术外,还可以通过检测 BNP 和 NT-proBNP 来辅助诊断右心衰竭。尤其当 BNP>200 ng/L(切点值≤100 ng/L)提示右心衰竭。所有右心室心衰患者的 NT-proBNP>500 ng/L。由于大面积肺栓塞的院内死亡率可达 40%~50%,BNP 和 NT-proBNP 具有重要的预后价值。许多研究表明 BNP>50~487 ng/L,NT-proBNP>500~1 000 ng/L 是死亡率的有效预测因子。
外周动脉疾病	外周动脉疾病(PAD)提示显著的全身动脉粥样硬化并可引起血管闭塞。外周动脉疾病患者心血管发病率和死亡率增加。一项研究[35]表明,存在外周动脉疾病且 NT-proBNP>213(1.27~4.03)ng/L 的患者死亡风险增加。
心肾综合征	与肾脏健康的人群相比,慢性肾脏疾病患者心血管疾病和心力衰竭的发生率更高,动脉粥样硬化和左心室肥厚引起的死亡率增加。肾功能不全和心力衰竭之间的关系也被称为心肾综合征。患有此综合征的患者 BNP 和 NT-proBNP 浓度升高。然而,肾功能不全伴或不伴心脏症状的患者该值的升高(NT-proBNP 升高超过 BNP)完善了对 BNP 和 NT-proBNP 的解释。两种肽都通过肾小球滤过来清除;BNP 被 BNP 受体清除。这解释了为什么肾功能不全患者中 NT-proBNP 升高超过 BNP。在接受血液透析的患者中,BNP 浓度下降 39%,NT-proBNP 浓度下降 59%[36]。然而,相较于肾脏而言,心肾综合征中两种肽的浓度增加更多归因于心脏[37]。在开始血液透析之前终末期慢性肾功能不全且 NT-proBNP>2 387 ng/L 的患者 3 个月后的死亡风险比 NT-proBNP<429 ng/L 的患者高 2.4 倍[38]。通过计算 BNP/NT-proBNP 比值[39]来排除心肾综合征中的肾功能障碍。在一项 200 多例非糖尿病轻度或中度肾功能不全患者[eGFR 30~90 mL/(min·1.73 m²)]的前瞻性研究中,也发现 BNP 和 NT-proBNP 预测轻度或中度慢性肾功能不全(终点:终末期肾病或基线肌酐浓度加倍)的进展。
抗炎药	如环氧合酶抑制剂(coxibs)和非甾体抗炎药(NSAID)等抗炎药物会增加心肌梗死和卒中的发病率。这些药物被认为可抑制心血管保护性类花生酸(前列环素)的产生,但不抑制血栓烷 A_2 的产生[41]。这导致血压升高和心血管事件发生率增加,并加速动脉粥样硬化的发展。在接受 NSAID、环氧合酶抑制剂或糖皮质激素治疗的患者中,如果 NT-proBNP≥100 ng/L,开始治疗后 200 天内发生心血管事件的风险比 NT-proBNP<100 ng/L 的患者高 1.95 倍。用环氧合酶抑制剂治疗的风险更高(达 7.41 倍)[42]。
心脏手术[43]	通过在心脏手术前和心脏手术后 20 h 测定 BNP 和 cTnI 可以得到心功能不全进展的相关信息。这些生物标志物术后升高的患者心脏衰竭的风险增加了 12 倍。使用西门子检测 cTnI 并用博适检测 BNP,确定用于预测心力衰竭发展的最佳切点值是 cTnI>5.4 μg/L 且 BNP>450 ng/L。
心血管风险	前瞻性研究表明 BNP 和 NT-proBNP 与心血管风险有关。一项针对 40 项研究,共涉及 87 474 例患者和 10 625 例心血管事件的荟萃分析结果如下:BNP 在 9~142 ng/L 或 NT-proBNP 在 30~750 ng/L 的原发患者被分为三组。数值最高组未来心血管事件发生的风险比后两组患者高出 2.9 倍(95%置信区间 1.9~4.4)。 在哥本哈根 658 例年龄在 50~89 岁居民中测量血清 CRP 和白蛋白/肌酐值,以建立 NT-proBNP 相较于传统心血管疾病风险标志物的预后价值[45]。记录 NT-proBNP 检测采血后 5 年心血管疾病和心源性死亡的发生情况。在此期间死亡的个体中,研究开始时 NT-proBNP 的平均浓度为 505.5(281.8~1138.3)ng/L,而存活的患者为 234.9(134.9~461.5)ng/L;平均白蛋白/肌酐值分别为 14.0(7.0~30.0)mg/g 肌酐与 6.0(4.0~11.0)mg/g 肌酐。两组 CRP 水平没有显著差异。关于第一次冠状动脉事件发生的数据也有类似的结果。结果表明 NT-proBNP 相较于传统危险因素是未来心脏事件和死亡率更好的风险标志物。

表 2.8-3 急性呼吸困难伴或不伴心力衰竭患者的 NT-proBNP[26]

NT-proBNP	急性呼吸困难不伴心力衰竭			急性呼吸困难伴心力衰竭		
	<50岁	50~75 岁	>75岁	<50岁	50~75 岁	>75岁
平均值	163	500	1 209	7 947	7 964	10 519
中位数	42	121	327	5 044	3 512	5 495
第 5 个百分位	5	10	25	393	416	658
第97.5 个百分位	778	2 101	7 916	36 201	29 089	35 183

数据以 ng/L 表示

表 2.8-4 根据 BNP 水平 ACS 患者的住院死亡率[31]

四组	NSTEMI		STEMI	
	BNP(μg/L)	死亡率	BNP(μg/L)	死亡率
Q1	≤95	1.3%	≤35	1.9%
Q2	95~316	3.2%	35~132	3.9%
Q3	316~855	5.8%	132~435	8.2%
Q4	>855	11.2%	>435	17.9%

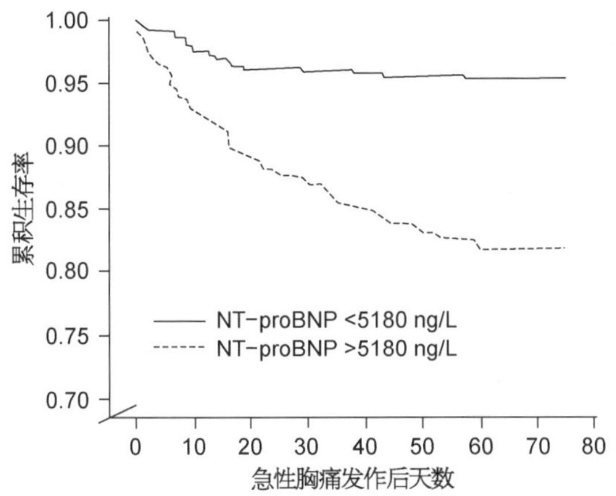

图 2.8－4 Kaplan－Meier 曲线显示根据 NT－proBNP 浓度的急性心力衰竭患者的 76 天存活率。NT－proBNP≤5 180 ng/L 的患者在临床表现为急性不稳定心力衰竭时的累积生存率显著较高(经允许转载自参考文献[15])

2.8.5.2 BNP 和 NT－proBNP 的预后意义

对于慢性心力衰竭患者,BNP 和 NT－proBNP 是比 NYHA 分级更好的预后指标。在稳定型心绞痛患者中,BNP 和 NT－proBNP 提供了有关长期心血管事件和死亡率的信息。在近期有心肌梗死病史的患者中,这两种标志物都能够提供左心室功能、梗死面积和生存率的相关信息(图 2.8－4)。BNP 和 NT－proBNP 也是与 ACS、心房颤动和肺栓塞相关的容量超负荷的有效预后指标。

2.8.6 注意事项

检测方法:BNP 和 NT－proBNP 值取决于使用的检测方法、抗体特异性和校准样品。为了在日常临床实践中正确使用这些标志物,必须遵守制造商关于参考区间的说明。总体而言,BNP 和 NT－proBNP 的系统评价显示高度的诊断准确性。诊断慢性心力衰竭(OR_{BNP} 8.4;$OR_{NT\text{-}proBNP}$ 23.4)和急性心力衰竭(OR_{BNP} 16.5;$OR_{NT\text{-}proBNP}$ 18.6)的比值比(OR)没有显著差异。

BNP 不会与 NT－proBNP 的检测有明显的交叉反应,反之亦然[48]。

BNP 采样:如果使用针对氨基酸 90～97 和 103～107 抗原表位抗体组合的免疫分析方法,应将血液吸入到加有 EDTA 的塑料管中[49]。

NT－proBNP 采样:血清管或含有锂或 $NH4^+$ 的肝素管。分离胶不会干扰检测。EDTA 血浆中的值可比血清中的值低 10%。

稳定性:具体如下。

- BNP 的稳定性[49]:如果血液在室温下储存,BNP 的检测应在 4 h 内完成。如果不能做到,血浆应与血细胞成分分开,并可在 4℃条件下保存在含有激肽释放酶或丝氨酸蛋白酶抑制剂的试管中长达 72 h。深度冷冻也可以。
- NT－proBNP 的稳定性[50]:在室温或 4℃下全血和血浆至多维持 72 h 的稳定状态。冷冻血清或血浆不影响浓度。

影响因素:具体如下。

- 血液采样:不应在肌力测试或负荷超声心动描记术等紧张性检查后采血。在这种情况下,健康人群中 BNP 或 NT－proBNP 水平也会升高[51]。
- 药物:利尿剂、ACE 抑制剂和 β 受体阻滞剂可以降低血浆 BNP 浓度。治疗开始前应确定基础值。使用合成 BNP(奈西立肽)可导致 BNP 值升高。中性肽酶抑制剂(如奥马曲拉)可以通过抑制 BNP 的分解来影响其血浆浓度。使用这些药物治疗不会影响 NT－proBNP 值。
- 膳食钠负荷:在 5 天的时间内饮食钠摄入量从 10 g(171 mmol)/天增加至 30 g(513 mmol)/天可导致 BNP 浓度增加 53%。尽管 NT－proBNP 以等摩尔量释放,但它的半衰期比 BNP 长,因此其对慢性饮食钠负荷反应时浓度比 BNP 的浓度增加更快[52]。
- 年龄和性别[53]:从 45 岁起每 10 年 BNP 增加可高达 50%,NT－pro－BNP 平均增加高达 74%。女性的 BNP 和 NT－proBNP 值高于同年龄段的男性。
- 体力消耗:在完成标准跑步机测力方案 1 min 后,受试者 BNP 浓度与基础值相比增加了 143%[54]。马拉松赛后 15 min 测得的 BNP 比基础值高出 211%[51]。心率也会影响 BNP 和 NT－proBNP 的浓度。每分钟心率增加 10 次,则 BNP 浓度下降 9%,NT－proBNP 浓度下降 15%[53]。
- 体重指数:肥胖与肾小球超滤及低年龄相关的 NT－proBNP 值有关。因此评估 NT－proBNP 值时应考虑估计肾小球滤过率(eGFR)。但是应使用 Cockcroft－Gault 公式,其将年龄和体重也纳入考虑。$eGFR_{C\text{-}G}$ 下降 10%与 NT－proBNP 浓度升高 9%有关[55]。
- 个体差异:在健康个体和稳定性心力衰竭患者中,BNP 每周的变异系数(%)为 40%,NT－proBNP 为 35%[57]。

2.8.7 病理生理学

利尿钠肽 ANP、BNP 和 C－CNP 的特征是具有 17 个氨基酸的环状结构且在 2 个半胱氨酸残基之间存在二硫键(图 2.8－5)。环状结构对受体结合和生物学功能至关重要。激素原由不同的基因编码。ANP 和 BNP 在血管舒张和壁张力增加期间由心室肌细胞合成。在左心室功能不全、心室肥大和其他心脏功能障碍伴长期血流动力学压力增加或容量负荷过重的情况下,心室肌细胞发生修饰并开始重新表达编码 ANP 和 BNP 合成增加的胚胎基因[57]。

ANP 储存在心肌细胞的分泌颗粒中,且会因细胞外空间容量超负荷而迅速释放。然而,BNP 不是由储存颗粒分泌的,而是受基因表达调控而突然释放的。左心室心肌舒张刺激其释放。

利尿钠肽通过三种细胞膜受体发挥作用,通过鸟苷酸环化酶途径将其信号传递至细胞内部。利尿钠肽受体 A 被 BNP 和 ANP 优先激活,受体 B 被 CNP 以更高的亲和力活化,而被 ANP 和 BNP 以较低的亲和力活化。利尿钠肽受体 C 位于肝脏、肺、肾小管和血管内皮中,并从循环中去除利尿钠肽。

ANP 和 BNP 充当肾素-血管紧张素-醛固酮系统和交感神经系统的拮抗剂。鸟苷酸环化酶 A 型受体分布在全身,但在肾上腺皮质的肾小球系膜和肾髓质内的集合管中其受体密度最高。心房利尿钠肽在以下方面发挥作用[58]:

- 在肾小球中,它会导致小动脉收缩和输入小动脉扩张,从而导致肾小球滤过的暂时性增加。Na^+ 的排泄量也增加。

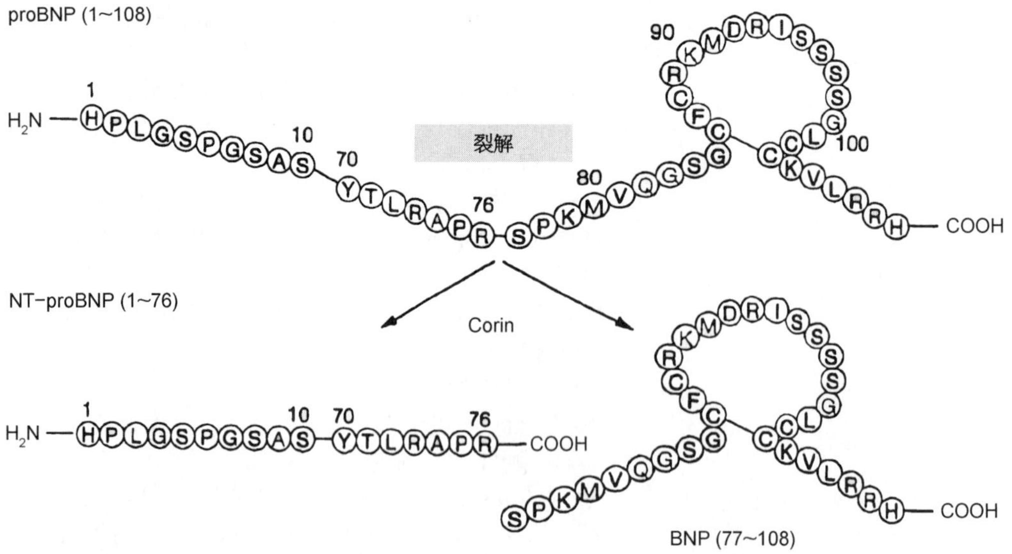

图 2.8-5 B型钠尿激素原(proBNP 1～108)的裂解。ProBNP 1～108在76位被肽酶丝氨酸蛋白酶或弗林蛋白酶裂解以产生激素失活的1～76氨基酸片段NT-proBNP和活性32-氨基酸激素BNP 77～108(经允许转载自参考文献[3])

- 在集合管中，它会导致 Na^+ 重吸收长期减少，从而增加 Na^+ 的排泄。

ANP和BNP的生理效应列于表2.8-5。

表 2.8-5 ANP和BNP的影响

- 在中枢和外周神经系统中的拟交感活性。
- 抑制饮酒。
- 排钠利尿。
- 抑制肾素-血管紧张素-醛固酮系统。
- 平滑肌松弛和血管舒张。
- 增加血管内皮的通透性。
- 下呼吸道平滑肌松弛。
- 在脂肪组织中增加脂肪分解。
- 抑制心脏和血管重构。

BNP以134个氨基酸的pre-proBNP形式在心肌细胞中合成，并且由1号染色体短臂编码。信号肽翻译后裂解首先产生proBNP(1～108)。proBNP被心肌细胞中的丝氨酸蛋白酶corin裂解形成BNP(氨基酸77～108)和无生物活性的NT-proBNP(氨基酸1～76)。BNP的分子量为3.5 kDa，NT-proBNP的分子量为8.5 kDa。两种肽以等摩尔量释放入循环。BNP的半衰期约为20 min，NT-proBNP的半衰期为1～2 h。

(张茜林　马艳婷　王皓　译，潘柏申　审校)

3

糖代谢

3.1 糖尿病和糖尿病前期

Lothar Thomas

3.1.1 引言

3.1.1.1 糖尿病流行病学

据估计[1]，全球糖尿病在20～79岁人群中的发病率为6.4%。不同地区的发病率也有所不同：北美10.2%、中东(EMME)9.3%、东南亚7.6%、欧洲6.9%、南美6.6%、非洲3.8%。超过90%的人患有2型糖尿病，这种糖尿病之前被称为成年型糖尿病，但现在不仅是成年人，青少年和儿童人群也会发病。缺乏运动和体重过重是目前2型糖尿病最普遍的危险因素。

根据欧洲经济合作与发展组织(OECD)的评估，在德国有60%的男性和45%的女性超重，其中16%属于肥胖。青少年中超重的比例为15%～20%，8%处于肥胖状态。85%的超重青少年会在成人后继续保持超重，并且有很大一部分人会在早期发展成2型糖尿病。糖尿病的继发疾病包括：

- 心血管疾病：1/3会死于此类疾病。
- 卒中：2型糖尿病患者患卒中的比例要比普通人群高出4倍。
- 痴呆：2型糖尿病患者风险高出3倍，如果还有高血压，风险将上升至11倍。
- 比起普通人群，2型糖尿病患者患忧郁症和帕金森综合征的风险要高出2倍。

3.1.1.2 糖尿病的分类

美国糖尿病协会(ADA)的专家委员会在糖尿病诊断和分类的报告中阐明了一套关于糖尿病诊断和治疗的分类系统和标准[2-4]。

3.1.1.3 糖尿病风险增高人群

糖尿病风险增加的人群，也被称作糖尿病前期，是血糖水平高于正常值但没有达到糖尿病诊断标准的一个阶段。在这个状态下患者通常没有临床症状。糖尿病风险增加的人群会在未来发展成2型糖尿病。患有糖尿病前期的个体相对来说患心血管疾病的风险更高，会在2型糖尿病的阶段产生一些并发症。

3.1.1.4 糖尿病的定义

糖尿病是一组由胰岛素分泌损伤和(或)胰岛素功能损伤而导致高血糖的代谢性疾病[1]。糖尿病导致的慢性高血糖与器官的功能障碍和破坏密切相关，尤其是眼睛、肾脏、心脏、血管和神经系统。

高血糖的典型症状有：多尿、口渴、体重减轻及有时多食和视力模糊。未经控制的糖尿病导致的急性且有生命危险的后果是高血糖的酮症酸中毒及高渗性非酮症综合征。慢性高血糖还可能伴有儿童的生长缺陷和对感染的易感性增加。

长期高血糖导致微血管和大血管损伤造成的并发症有：

- 微血管损伤包括视网膜病变导致失明；肾病导致肾衰竭；周围神经病变导致足溃疡的危险；自主神经病变导致胃肠道、泌尿系统和心血管症状和性功能障碍。
- 大血管并发症主要有心血管系统疾病(心肌损伤)、周围性血管疾病(如腿动脉的循环障碍)和脑血管疾病(卒中)。催化因素包括高血压和高血脂[2]。

3.1.1.5 糖尿病概述

糖尿病的致病过程是胰岛β细胞自身免疫性损伤造成胰岛素缺乏异常，从而导致组织对胰岛素作用的抵抗而产生的。糖尿病中碳水化合物、脂肪和蛋白质代谢异常的主要原因是胰岛素对目标器官的作用不足。胰岛素作用不足会导致胰岛素分泌异常及生物组织对胰岛素反应降低(胰岛素抵抗)。胰岛素分泌损伤和组织应答降低经常共存于同一患者，而造成高血糖的主要原因是两者中的哪一个还不清楚。

胰岛素抵抗是源于组织对胰岛素敏感性的降低(胰岛素抵抗＝1/胰岛素敏感性)。胰岛素敏感性是指胰岛素通过降低肝糖产生和刺激胰岛素敏感组织(尤其是骨骼肌和脂肪组织)对血糖的吸收，从而降低血浆血糖浓度的能力。

糖尿病中细胞的破坏来源于高血糖。损伤效应是由于细胞不断快速的改变及长期的高血糖导致。糖尿病高血糖的程度随着时间不断变化，取决于疾病的进程。除了高血压和高血脂这类催化因子，应激性高血糖引起过氧化物的增长将导致DNA链断裂的产生。

3.1.1.6 糖尿病的临床分类

糖尿病的分类包括4种临床类别(表3.1－1)[3]：

- 1型糖尿病中胰岛素的分泌显著降低。这一类型的发病机制是自身免疫介导的胰岛细胞损伤，一般在儿童或青少年时期就会出现。70%的患者年龄都小于35岁。通过检测胰岛细胞自身抗体或基因标志物可以鉴定高危人群。
- 2型糖尿病。这一类型糖尿病是基于胰岛素抵抗，从而导致继发性胰岛素分泌降低。高血糖的程度足以引起靶器官的功能和病理变化，但没有临床症状，这种情况可能在出现糖尿病临床表现之前会持续很长一段时间。在这段亚临床期间，碳水化合物的代谢异常可以通过检测空腹血浆葡萄糖水平、口服糖耐量实验及糖化血红蛋白(HbA1c)的水平来诊断。2型糖尿病主要在40岁以上人群发生，仅有3%的患者小于35岁。

- 其他特定类型糖尿病可能源于β细胞功能的遗传缺陷、胰岛素作用的遗传缺陷、外分泌胰腺的疾病及药物或化学物质(如HIV/AIDS或器官移植后的治疗)。
- 妊娠糖尿病(在怀孕期间诊断出的糖尿病)。

仍有一部分患者无法被明确是1型糖尿病还是2型糖尿病。临床表现和疾病进程在两种类型糖尿病中有显著不同[3]。

表3.1-1 糖尿病的分类[2]

Ⅰ. 1型糖尿病(β细胞破坏，通常导致绝对的胰岛素不足) A. 免疫介导 B. 特发性(欧洲罕见)
Ⅱ. 2型糖尿病(从主要胰岛素抵抗伴随胰岛素相对缺乏到主要为胰岛素分泌缺陷伴随胰岛素抵抗)
Ⅲ. 其他类型 A. β细胞功能的基因缺陷：① 12号染色体，HNF-1α(MODY3)；② 7号染色体，葡萄糖激酶(MODY2)；③ 20号染色体，HNF-4α(MODY1)；④ 13号染色体，胰岛素启动子因子-1(MODY4)；⑤ 17号染色体，HNF-1β(MODY5)；⑥ 2号染色体，Neuro D1(MODY6)；⑦ 线粒体DNA(母系遗传、糖尿病和耳聋)；⑧ 其他缺陷 B. 胰岛素作用的遗传缺陷(A型胰岛素抵抗、矮怪病、Rabson-Mendenhall综合征、脂肪萎缩性糖尿病、其他) C. 胰腺外分泌疾病(胰腺炎、创伤/胰腺切除术、瘤形成、囊性纤维化、血色病、胰纤维化结石、其他) D. 内分泌疾病(肢端肥大症、库欣综合征、胰高血糖素瘤、嗜铬细胞瘤、甲亢、生长抑素瘤、醛固酮瘤、其他) E. 药物或化学诱导[Vacor(译者注：一种灭鼠剂)、戊脒、烟酸、糖皮质激素、甲状腺激素、二氮嗪、β肾上腺素受体兴奋剂、噻嗪类、苯妥英钠、γ干扰素、其他] F. 感染(先天性风疹、巨细胞病毒、其他感染) G. 免疫介导的糖尿病的罕见形式(僵硬综合征、抗胰岛素受体抗体、其他) H. 有时与糖尿病相关的其他遗传综合征[21-三体综合征、Klinefelter综合征、特纳综合征、Wolfram综合征、Friedreich共济失调、亨廷顿病、劳-蒙-毕氏综合征(Lawrence-Moon-Biedl syndrome)、强直性肌营养不良症、卟啉症、Prader-Willi-Labhart综合征、其他]
Ⅳ. 妊娠糖尿病

3.1.1.7 无症状人群糖尿病的检测标准[3]

检测人群需满足超重(BMI≥25 kg/m²)且符合一项或以上风险因素：① 不运动；② 一级亲属患有糖尿病；③ 高风险种族(如美国原住民、非裔美国人、拉丁美洲人、亚裔美国人、太平洋岛民)；④ 女性产下过重量大于4.1 kg的婴儿或者有妊娠糖尿病史；⑤ 高血压(血压≥140/80 mmHg)或者接受高血压治疗；⑥ 高密度脂蛋白胆固醇<0.90 mmol/L(35 mg/dL)，甘油三酯>2.82 mmol/L(250 mg/dL)；⑦ 患有多囊卵巢综合征的女性；⑧ 糖化血红蛋白≥5.7%、糖耐量受损或空腹血糖受损；⑨ 胰岛素抵抗相关的其他情况(严重肥胖、黑棘皮症)；⑩ 心血管疾病史。

如果没有以上标准，糖尿病检测应从45岁开始。

如果检测结果正常，3年后应该再检测一次，根据个体情况和风险状况应考虑更频繁的检测次数(如糖尿病前期应该每年进行一次检测)。

3.1.1.8 无症状儿童2型糖尿病的检测[3]

满足超重(年龄和性别对应的BMI>第85百分位数，身高对应的体重>第85百分位数或身高对应的理想体重>120%)。加上符合以下风险因素的任意2项：① 一级亲属或二级亲属有糖尿病史；② 民族和种族(美国原住民、非裔美国人、拉丁美洲人、亚裔美国人、太平洋岛民)；③ 胰岛素抵抗的标志或与胰岛素抵抗相关的情况(黑棘皮症、高血压、脂代谢紊乱、多囊卵巢综合征或胎儿出生体重过轻)；④ 母亲有糖尿病或妊娠糖尿病史；⑤ 起始年龄：青春期开始后的10年(如果青春期发生在更早的年龄)。

频率：每3年一次。

3.1.1.9 糖尿病前期和糖尿病的诊断

1型糖尿病、2型糖尿病和糖尿病前期的诊断标准在表3.1-2中列出。

表3.1-2 基于ADA标准诊断糖尿病前期和糖尿病

疾病/异常	临床和实验室检查
糖尿病前期	糖尿病前期风险增加的种类(ADA) - 空腹血糖受损(IFG)，高达5.6～6.9 mmol/L(100～125 mg/dL)，或 - 糖耐量受损(IGT)，75 g OGTT血糖达到7.8～11.0 mmol/L(140～199 mg/dL)。OGTT应隔夜空腹8 h后的早晨进行，或 - HbA1c 5.7%～6.4%(参考上限5.6%，经美国国家糖化血红蛋白标准化计划认证且经糖尿病控制和并发症试验的方法测定)。NHANES 1999～2006年的研究发现，对IFG高于5.6 mmol/L(100 mg/dL)或IGT(2 h血糖)高于7.8 mmol/L(140 mg/dL)的患者使用5.7%的切点值，诊断灵敏度为39%～45%，特异性为81%～91%。HbA1c检测无须空腹。在HbA1c为5.7%～6.4%的患者中，根据常规标准[4]，通过测量血糖水平来诊断糖尿病及其初期阶段。 注：基于血糖和HbA1c在不同人群中诊断糖尿病患者的重叠度是不同的，且重叠度很小。 所有成人若超重(BMI≥25 kg/m²)并且存在一种或多种额外危险因素，应考虑相关检查：缺乏运动、糖尿病的一级亲属、高风险种族/族裔(如非裔美国人、拉丁裔、美国原住民、亚裔美国人、太平洋岛民)、产下体重超过4.5 kg的婴儿或诊断为妊娠糖尿病的妇女、高血压(血压≥140/90 mmHg)或高血压治疗、HDL<0.90 mmol/L(35 mg/dL)和(或)甘油三酯>2.82 mmol/L(250 mg/dL)、多囊卵巢综合征、HbA1c≥5.7%(之前检测出IGT或IFG)、与胰岛素抵抗相关的其他临床病症(如肥胖症、黑棘皮病)、心血管疾病史。 在没有上述标准的情况下，糖尿病的检测应该从45岁开始。如果结果正常，至少每隔3年复检一次，根据初始结果和风险状况考虑更频繁的检测(如糖尿病前期应每年检测一次)。
糖尿病	无症状成年人糖尿病的检测标准 - HbA1c≥6.5%(参考上限为5.6%，使用经美国国家糖化血红蛋白标准化计划认证的方法测定并以糖尿病控制和并发症试验为标准)或 - 空腹至少8 h后空腹血浆血糖(FPG)≥7.0 mmol/L(126 mg/dL)，或 - 在75 g OGTT中，2 h血浆血糖≥11.1 mmol/L(200 mg/dL)，或 - 随机血糖水平≥11.1 mmol/L(200 mg/dL)或出现高血糖或高血糖危象的临床症状。 注：即使患者的情况存在矛盾，如两次HbA1c≥6.5%，但空腹血糖低于7.0 mmol/L(126 mg/dL)，也应诊断为糖尿病，反之亦然。如果患者出现糖尿病症状(体重减轻、多尿、多饮)，应该主要通过测定血糖水平来诊断。这也适用于HbA1c假性结果的情况(参见第3章3.6)[4]。 无症状儿童2型糖尿病的检测 注：在过去几年中，18岁及以下的儿童2型糖尿病的患病率正在显著增加。 标准：超重(BMI>年龄和性别的第85百分位数，身高对应的体重>第85百分位数或身高对应的理想体重>120%)。

续 表

疾病/异常	临床和实验室检查
	加上以下任意两项风险因素：① 种族/民族(如非裔美国人、拉丁裔、美国原住民、亚裔美国人、太平洋岛民)；② 胰岛素抵抗或胰岛素抵抗相关病症(黑棘皮病、高血压、血脂异常、多囊卵巢综合征、低出生体重)；③ 妊娠期间糖尿病或患有妊娠糖尿病史。 如果青春期发生较早，筛查应从10岁或在青春期就开始。应每3年重复检查一次。诊断标准与成人糖尿病相同。 1型糖尿病患儿出现急性症状且血糖水平显著升高。胰岛细胞自身抗体检测为1型糖尿病提供了早期风险的指征。对于血糖和HbA1c，与2型糖尿病标准相同。
筛查和诊断妊娠糖尿病	符合以下标准的孕妇有发生糖尿病的高风险：重度肥胖、妊娠糖尿病史或出生体重显著超重的孩子、已知的多囊卵巢综合征、2型糖尿病家族史。 根据ADA，如果孕妇属于以下低风险组，则无须筛查GDM：25岁以下、体重正常、无糖尿病家族史、无糖代谢异常、无既往妊娠及非糖尿病发病率增加的少数民族成员。但是，医生还是可能会对所有孕妇进行糖尿病检测。 根据ADA，在第一次产检期间应该筛查未确诊的2型糖尿病。使用一步法2 h 75 g口服糖耐量试验(OGTT)筛查妊娠24～28周、糖尿病情况不明的孕妇是否患有GDM。OGTT应在隔夜空腹至少8 h后的早晨进行。当超过以下血糖值时，诊断为GDM：空腹血糖≥5.1 mmol/L(92 mg/dL)，1 h血糖≥10.0 mmol/L(180 mg/dL)，2 h血糖≥8.5 mmol/L(153 mg/dL)。 糖尿病妇女应该在妊娠3个月后明确诊断是否患有显性糖尿病，而非妊娠糖尿病。

3.1.1.10 糖尿病的流行病学

2010年至2030年，预计成人糖尿病的发病率在发展中国家增长为69%，在发达国家中为20%[1]。到2030年，超过75%的糖尿病患者将居住在发展中国家，年龄段在45～64岁。

相比之下，在发达国家，糖尿病的主要年龄层在65岁以上，且女性糖尿病患者将比男性更多。

1型糖尿病：5%～10%的患者都是1型糖尿病。各个国家的发病率大不相同(日本每年10万个青少年和儿童中有1例糖尿病患者，德国为7例；美国为7例；芬兰为35例)。欧洲糖尿病的发病率为0.1%～0.3%，而美国为0.4%。欧洲和北美地区大约有200万例1型糖尿病患者。每年，全球糖尿病的增长率大约为3%，一部分原因是发病平均年龄在降低。1型糖尿病已经在儿童、青少年和青年人中被诊断出来。1型糖尿病出生后6个月才会发生，并且发病率随着年龄而不断增长，青春期是高峰，成人后下降到峰值的一半[5]。

糖尿病前期：取决于诊断的检测方法，4个20岁以上的美国人中有一个处于糖尿病前期。

2型糖尿病：全欧洲和北美地区大约95%的糖尿病都是2型糖尿病。在欧洲和美国高加索人的流行率为6%，黑种人为10%。在德国，18～79岁成人的发病率为7.2%。从50岁开始，发病率在70～79岁持续上升到20%。2.1%的成人会被漏诊糖尿病[6]。一个50岁的糖尿病患者比同样年龄非糖尿病患者的寿命要少5.8年。

儿童和青少年的2型糖尿病人数正稳固上升。每年在美国宾夕法尼亚，在15～19岁的白种人青少年中，每10万人就有11.2人患2型糖尿病。在欧洲中部，16岁以下的儿童有0.5%～1%患有2型糖尿病。

3.1.2 1型糖尿病(T1D)

这一类型的糖尿病最早被称为胰岛素依赖型糖尿病或者青少年糖尿病。经过一段长短不一的临床前期，才被确诊为1型糖尿病。在该阶段期间，胰岛中的自身免疫过程将β细胞减少到使血糖无法维持在生理范围内的程度。1型糖尿病有2种亚型(表3.1-1)：1A型糖尿病，免疫介导型；1B型糖尿病，先天型。

1A型糖尿病：自身免疫性糖尿病的特征是由免疫介导的β细胞损伤，从而导致胰岛素缺乏[1]。β细胞破坏的速率各不相同，在一些人中非常迅速，也可能十分缓慢。一些患者中，尤其是儿童和青少年，最开始可能表现出酮症酸中毒。其他人有适度的空腹高血糖症，在存在感染或压力的情况下可迅速发展为伴酮症酸中毒的严重高血糖。还有一些人，特别是成人，可以保留足够的残留β细胞功能以持续多年地防止酮症酸中毒，并且直到后来才会变得依赖于胰岛素。在疾病的后期，检测不到胰岛素或C肽分泌。虽然1A型糖尿病通常发生在儿童和青少年，但它也可能发生在以后的生活中。两种性别的发病率大致相同。

β细胞破坏的自身免疫标志物包括以下胰岛细胞抗原抗体：胰岛素抗体、谷氨酸脱羧酶抗体(GAD65)、酪氨酸磷酸酶IA-2和IA-2β抗体。85%～90%的初次检出空腹高血糖患者中，存在至少一种但一般为多种的自身抗体。

1A型糖尿病与人白细胞抗原(HLA)有很紧密的联系且具有家族聚集性。它与其他自身免疫性疾病也有联系，如自身或亲属患有毒性弥漫性甲状腺肿、桥本甲状腺炎、艾迪生病、乳糜泻、自身免疫性肝炎、重症肌无力、恶性贫血或白癜风。

1B型糖尿病：这一类型的糖尿病还未发现致病原因。多种形式的β细胞损伤与这类糖尿病相关。只有很小一部分1型糖尿病会发展到这个阶段。1B型糖尿病缺乏自身免疫过程的证据且与HLA没有联系，但却有很强的遗传性。大多数患者为非裔或亚裔。他们会遭受偶发性的酮症酸中毒，并且表现出不同程度的胰岛素缺乏。1B型糖尿病属于酮症倾向糖尿病的一类[7]。

3.1.2.1 1A型糖尿病的预测

预测1A型糖尿病的调查方式由以下组成：① 家族患病史；② 基因学，主要观察高风险标志物HLA-DR和HLA-DQ的基因多态性；③ 筛查胰岛细胞自身抗体。

3.1.2.2 1A型糖尿病的病理生理学

1A型糖尿病是一种多基因和多因素的疾病。多基因意味着疾病需要多种基因突变才能显现。免疫介导β细胞破坏的因素有[8]：① 遗传易感性；② 环境因素引起免疫反应；③ 靶抗原的表达和活化帮助免疫反应进程。

3.1.2.2.1 遗传易感性：1A型糖尿病被认为是不同遗传和环境因素相互作用引起的。例如，同卵双胞的一致率低于100%，即使1A型糖尿病出现在家族中，并没有遗传的明确模式[8,9]。染色体6p21和1A型糖尿病有密切的联系。这些是编码 HLA-DR 和 HLA-DQ 标志物的Ⅱ类基因。因此，预测1A 型糖尿病基因风险的关键在于 HLA-DR 和 HLA-DQ 位点的基因分型。若儿童携带两个高风险单倍体基因（DR3-DQ2 和 DR4-DQ8），15 岁发展成 1A 型糖尿病的风险就要高出 20 倍。如果同卵双胞胎其中一个患有糖尿病，另一个携带两个单倍型基因，那患有糖尿病的风险也会高达 55%。在美国白种人中大约35%的 1A 型糖尿病是 DR3-DR4 杂合子，普通人群中只有 2.4%。因此通过自身抗体测试可以筛选出高危人群。

大量与 1A 型糖尿病相关的非 HLA 相关的基因位点已经被发现。除了基因座 *INS* 和 *PTPN22* 的比值比为 2～2.5 外，与 1A 型结合的基因座的比值比仅为 1.2～1.5。*INS* 是 1A 型糖尿病中的一类关于胰岛素和自身抗原的基因。*CTLA4* 作用于 T 细胞生长发育及自身抗原识别，*PTPN22* 则编码 T 细胞的酪氨酸磷酸酶及参与 T 细胞接收信号。

1%～5%的高加索人群被认为携带 1A 型糖尿病的高风险基因。下列是 1A 型糖尿病的风险因素比例[2, 10]：

- 总人口 0.4%。
- 家族聚集性，与总人口数相比，定义为兄弟姐妹间的风险（6%/0.4%；风险高出 15 倍）。
- HLA DR3-DR4 杂合子人群 7%。
- 一级亲属（兄弟姐妹或父母患有 1A 型糖尿病）6%，母亲是 1A 型糖尿病的新生儿的概率是 1.3%～4%，父亲是 1A 型糖尿病的新生儿的概率是 6%～9%。
- 一级亲属（兄弟姐妹或父母患有 1A 型糖尿病），并且携带 HLA DR3-DR4 的杂合子为 20%～30%。
- 同卵双胞胎患有 1A 型糖尿病为 30%～70%。

然而，85%的 1A 型糖尿病属于偶发情况，比如不存在一级亲属有免疫介导的糖尿病。因此目前基因标志物在诊断 1A 型糖尿病中的决定作用很低。

3.1.2.2.2 环境因素：环境因素对 1A 型糖尿病的作用依据是基于在疾病发生时对季节和地理位置变化的观察，如服用母乳的婴儿比服用婴儿产品的发生率更低。

病毒性感染被认为是 1A 型糖尿病重要的因素。病毒不仅通过细胞毒作用直接破坏 β 细胞，更造成了慢性炎症使 β 细胞损害。最后，胰岛细胞的破坏也可能来自病毒和 β 细胞的相似抗原结构（分子拟态）。

病毒感染：分子拟态被报道为主要引起病毒导致自身免疫介导的糖尿病。下列是病毒感染引起 1A 型糖尿病的实例，① 先天性风疹病毒感染：超过 90%有遗传倾向的儿童（HLA DR3 和 DR4 阳性）患先天性风疹感染，会发生糖尿病；② 严重的柯萨奇 B 病毒感染：柯萨奇 B4 病毒蛋白和 β 细胞自身抗原 GAD65 存在交叉反应的抗原。

3.1.2.2.3 靶抗原的表达和活化：在 1A 型糖尿病出现临床症状之前，免疫系统就已经开始产生 β 细胞的抗体。这些自身抗体，也被称为胰岛细胞抗体（ICA），直接与被隔绝的 β 细胞抗原反应，并且维持免疫应答最终导致 β 细胞的破坏。当 80%的 β 细胞失去功能，糖尿病的临床症状才会出现。ICA 被抗原刺激后，浓度就一直下降。至今仍没有证据显示 ICA 在 1A 型糖尿病中起到致病作用。然而，ICA 是一种疾病标志，在 β 细胞破坏时出现，是对 β 细胞蛋白释放的一种免疫介导的应答[9]。

1A 型糖尿病中发生的胰岛炎症损伤被称为胰岛炎。早期阶段的炎症被认为是单核细胞浸润腺泡（胰岛周围炎），包围胰岛。一旦这些细胞渗透胰岛，破坏就开始了。临床前和临床阶段与胰岛细胞的丢失数量有密切联系（图 3.1-1）。

1A 型糖尿病及相关检查的标准在表 3.1-1 及表 3.1-2 中列出。

3.1.3 糖尿病风险增高的人群(糖尿病前期)[12]

糖尿病前期是一种糖代谢受损的情况，而不是预测糖尿病的中间阶段或危险因素：① 糖尿病的发展（糖尿病风险增高）；② 心血管或微血管疾病风险增高。

糖尿病前期可以基于 IFG、IGT 或 HbA1c 水平升高进行诊断（表 3.1-2）。从糖尿病前期发展为糖尿病（高达 70%）的过程需要好几年，也有可能迅速发展或者永不发生。IFG 和 IGT 患者患糖尿病前期的发病率可能最高，每年发病率为 5%～10%。糖尿病前期最主要的原因是胰岛素抵抗不断增加及生活方式

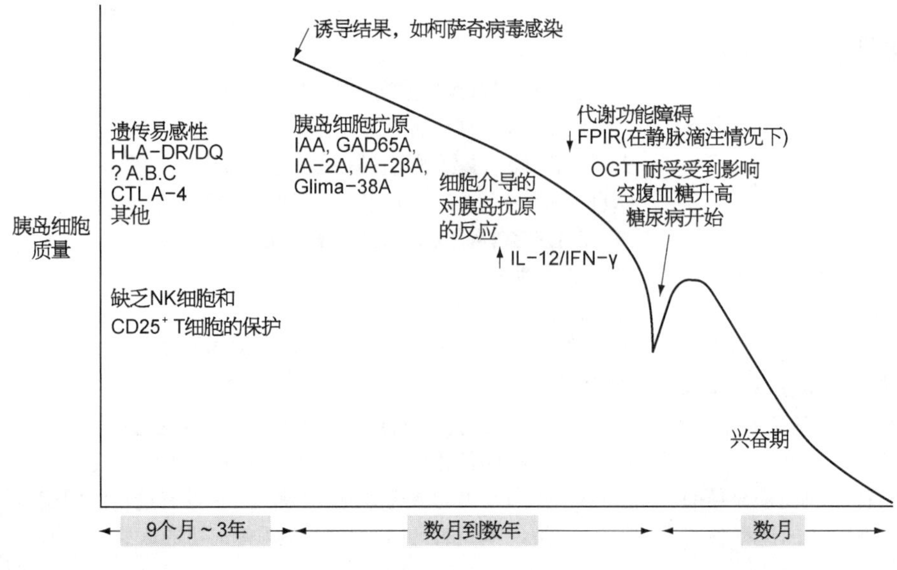

图 3.1-1 1A 型糖尿病的发展。CTLA-4，染色体 2q 上的细胞毒性 T 淋巴细胞黏附配体多态性；FPIR，胰岛素应答第一阶段；GAD，谷氨酸脱羧酶；Glima-38A，38kDa 胰岛细胞抗原；IA，胰岛细胞抗原。经允许转载自 Marker J，Maclaren N. Clin Lab Med 2001；21：15-30

的改变。

3.1.3.1 胰岛素敏感性/胰岛素抵抗[12]

糖尿病前期的病理生理学是由身体对胰岛素敏感性的改变和胰岛分泌β细胞的变化决定的。尤其是骨骼肌细胞、肝细胞、脂肪组织细胞，会不断增加胰岛素抵抗，并且胰岛介导的糖摄取会被降低。细胞的胰岛素敏感性与血糖浓度相反，与胰岛素抵抗相关。当空腹血糖从3.9 mmol/L(70 mg/dL)增长到6.9 mmol/L(125 mg/dL)，胰岛素敏感性会下降3倍。只有空腹血糖升高的人群依然有80%的胰岛素敏感性，而那些空腹血糖升高伴随糖耐量受损的人群会损失80%的胰岛素敏感性。

大多数个体应对胰岛素抵抗都会升高β细胞的数量，或者增加胰岛素的分泌来保持血糖浓度的正常。胰岛素过多时，正常或趋于正常的糖耐量会保持若干年或几十年，这样就阻止了糖尿病性高血糖及游离脂肪酸的升高。

胰岛素抵抗的主要影响，如细胞对糖的摄取降低、内源性糖异生抑制不足及葡萄糖转运蛋白在脂肪和肌细胞膜中数量降低，也会在高胰岛素血症中出现。患有胰岛素抵抗的人群相比于健康人群需要的胰岛素浓度高出2倍，因为他们的细胞对糖异生和葡萄糖摄取的抑制是最大值的一半。

胰岛素抵抗和需要克服抵抗的胰岛素量之间的关系是双曲线函数(图3.1-2)。这很有可能是为何从遗传学上被预测胰岛素抵抗(如一级亲属患有2型糖尿病)，但糖耐量多年仍保持正常的一个原因。在糖尿病前期这段时间，胰岛素抵抗很弱且只需要很少一部分额外的胰岛素分泌。

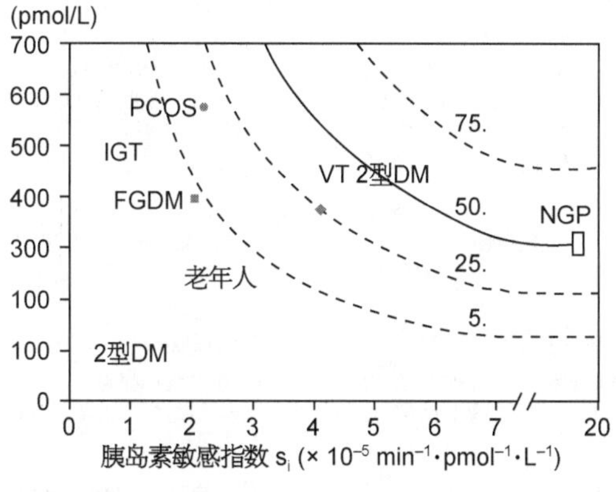

图3.1-2 血糖正常人群(NGP)、2型糖尿病患者亲属(VT 2型DM)、2型糖尿病患者(2型DM)、老年人、妊娠糖尿病史(FGDM)、糖耐量受损(IGT)和多囊卵巢综合征(PCOS)患者的胰岛素对葡萄糖的最大反应和胰岛素敏感性之间的关系。每个人群都列出了第5、25、50和75百分位数。使用钳技术进行测试(表3.7-7)(经允许转载自参考文献[13])

只有胰岛素达到胰岛素反应/胰岛素敏感性曲线的最大斜率时，才不再进行补偿。这通常发生在年龄增大、身体活动减少和体重超重的情况下，但并非所有老年人和超重人群都是如此，因为其中80%的人葡萄糖耐量正常。因此，发生T2D的患者必须早在前驱糖尿病期另有遗传性β细胞破坏，导致胰岛素分泌的变化。最大胰岛素反应与血浆葡萄糖浓度之间的关系如图3.1-3所示。

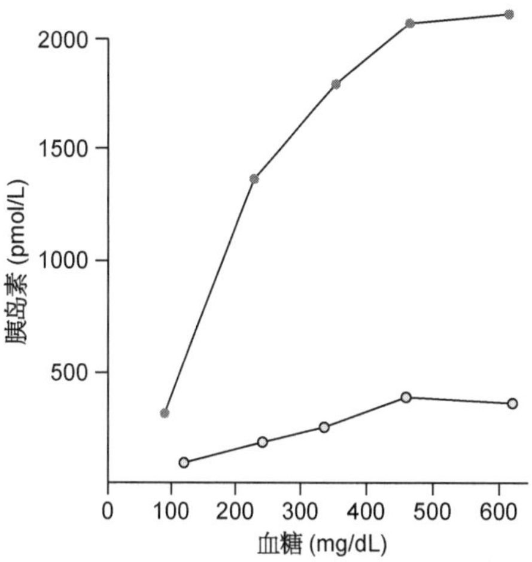

图3.1-3 健康对照组(●)和2型糖尿病组(○)在精氨酸刺激下的胰岛素反应最大量和血糖浓度之间的关系(修改自参考文献[15])

3.1.3.1.1 生活方式因素：不规律的生活方式对糖尿病前期和2型糖尿病的发展起着十分重要的作用。这会导致内质网应激反应、线粒体功能障碍、过量的异位脂肪堆积、先天性免疫的改变和胰岛素抵抗。因而，被影响的人群会产生局部或全身低程度的炎症，而自身免疫系统并不能充分应对[14]。为了预防或延缓2型糖尿病的发展，建议这些人群每周锻炼至少150 min，并努力减掉7%的体重。那些BMI>35 kg/m^{2}的则建议使用二甲双胍治疗。人们认为产生过多的细胞因子如抵抗素、内脂素、血管紧张素原、PAI-1和TNF-α及阳性脂肪细胞因子(如脂联素)的合成降低会造成炎症作用。糖尿病前期发展为2型糖尿病的进程展示于图3.1-4。

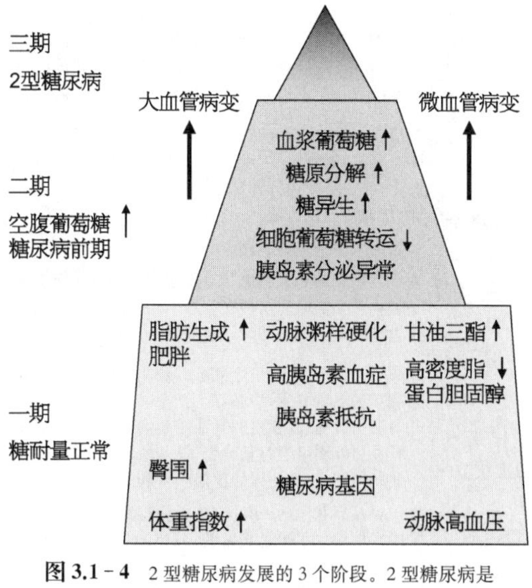

图3.1-4 2型糖尿病发展的3个阶段。2型糖尿病是几年或几十年糖尿病前期后的最终阶段

3.1.3.1.2 风险因素的决定作用：预防糖尿病前期和T2D的研究表明通过生活方式的干预(饮食改变、减重、增加体育锻炼)、药物疗法(如二甲双胍)或肥胖外科手术，可以防止或延缓糖尿病前期发展成T2D。除了代谢综合征的因素(中心性肥胖、高血压、血脂异常)外，生物标志物对评估糖尿病的风险性也十分重要。风险积分特别适用于高风险患者以此来减

缓并发症的发生。

糖尿病常用的 2 种风险预测积分：

- 糖尿病风险测试(DRT)，德国改编自芬兰积分(FINDRISK)。适用于35岁及以上人群，并在接下来5年内可以预测发生T2D的总风险[16]。总风险涉及年龄、体测数据(腰围和身高)、高血压及营养和生活方式相关参数(全麦面包、红肉、咖啡、酒精、香烟、活动的频率)。基于≥49的积分切点，该测试可以在接下来5年普通人群中筛查鉴别出2型糖尿病，并且诊断灵敏性和特异性分别为85%和68%。附加额外的生物标志物，如血糖、HbA1c、高密度脂蛋白胆固醇、甘油三酯、GGT和ALT，可以提高诊断的敏感性和特异性。单空腹血糖≥5.6 mmol/L(100 mg/dL)可以将诊断特异性提高到85%。
- 源自美国社区动脉粥样硬化风险(ARIC)研究的积分。基本积分包括臀围、父母糖尿病情况、高血压、体型矮小、黑种人、年龄>55岁、超重、心率上升和抽烟。T2D的发生率在接下来10年，最高五分位数为33%。将生物标志物如血糖、甘油三酯、高密度脂蛋白胆固醇和尿酸加入积分，如果男性血糖≥5.88 mmol/L(106 mg/dL)、甘油三酯≥2.02 mmol/L(179 mg/dL)、高密度脂蛋白胆固醇<1.02 mmol/L(40 mg/dL)及尿酸≥464 μmol/L(7.8 mg/dL)，发生率会上升至46.1%[17]。

3.1.3.2 餐后及吸收后葡萄糖

血糖和胰岛素在吸收后(空腹)状态(空腹血糖，FPG)及OGTT中餐后血糖负荷状态下的表现，对评估胰岛素分泌(空腹水平)和胰岛素抵抗(2 h水平)是非常重要的标准。糖吸收会导致胰岛素分泌上升。正常来说，餐后状态下，血糖被对胰岛敏感的外周组织所吸收。如果存在胰岛素抵抗，血糖清除就会被延缓，导致高水平血糖。将FPG和OGTT结合，可以分别根据FPG水平得出胰岛素分泌的信息及OGTT中的餐后2 h血糖水平得出胰岛素抵抗的信息。这将得出以下结果，从而提示存在糖尿病前期：

- 空腹血糖上升，餐后2 h血糖正常——空腹血糖受损(IFG)。
- 空腹血糖正常，餐后2 h血糖上升——糖耐量受损(IGT)。
- IFG和IFT同时存在，但没有达到2型糖尿病的诊断阈值——IFG/IGT。

表3.1-3说明了健康人群和糖尿病人群吸收后和餐后血糖的行为。亚临床人群中糖尿病前期筛查的标准和试验列于表3.1-2中。

表 3.1-3 非糖尿病和糖尿病患者吸收后血糖和餐后血糖[18,19]

血糖水平	病理生理学
非糖尿病：吸收后状态	在最后一次进食6～12 h后，即在吸收后状态下，发生从餐后到空腹状态的转变。在这种状态下，血浆葡萄糖水平保持稳定，并且葡萄糖进入血流的量相当于组织对葡萄糖的摄取。血浆葡萄糖浓度处于参考范围内，胰岛素分泌受到抑制。这刺激了反向调节激素(胰高血糖素、儿茶酚胺)的分泌，其诱导葡萄糖从肝脏释放。葡萄糖生成源自储存的糖原(糖原分解)和来自如甘油三酯(糖异生)的葡萄糖合成。尽管糖原分解在夜晚占主导地位，但在更长的空腹时间下糖异生更占优势。 糖异生的主要底物是所谓的三碳前体，包括甘油、乳酸和丙氨酸。甘油来自甘油三酯的脂肪分解；在糖异生期间，两分子甘油被浓缩成一分子葡萄糖。与甘油三酯分离后的游离脂肪酸被代谢成酮体。乳酸和丙氨酸由骨骼肌、红细胞和胃肠道中的糖酵解产生。 在吸收后状态下，葡萄糖进入和离开全身循环的速度大约为每分钟2 mg(12 μmol)/kg。无论胰岛素水平如何，大约80%的葡萄糖被红细胞、大脑、肝脏和胃肠道吸收。骨骼肌是胰岛素敏感的组织，其负责大部分胰岛素介导的葡萄糖清除。由于血浆胰岛素水平低，它在吸收后状态中几乎不吸收葡萄糖。像肝脏、心脏和肾脏一样，骨骼肌的能量来源于游离脂肪酸的氧化。脂肪与碳水化合物代谢的关系是相互的；游离脂肪酸的氧化抑制胰岛素敏感性组织对葡萄糖的摄取，并刺激葡萄糖从肝脏释放[20]。与葡萄糖代谢有关的重要组织和器官如图3.1-5所示。
非糖尿病：餐后状态	餐后5～10 min，血糖开始升高。食物摄入后，刺激胰岛素分泌并抑制胰高血糖素和儿茶酚胺的分泌。葡萄糖从肝脏和肠道进入循环。肝脏吸收并同时释放葡萄糖。一般来说，肝脏和胃肠组织最初吸收摄入葡萄糖的10%～25%，剩余部分由其他组织和器官提取。葡萄糖和胰岛素增加，胰高血糖素减少，导致肝葡萄糖输出量减少60%。这种减少不晚于进食后60～90 min。当葡萄糖从肠道释放到血流中时，肝脏释放的葡萄糖再次增加，从而防止低血糖。 餐后摄入的葡萄糖也用于补充肝脏中的糖原储存。然而，40%～60%的糖原由糖异生的前体产生，其余的来源于肠道吸收。 餐后血糖和胰岛素的增加可抑制餐后能量代谢中占主要地位的脂肪分解。体循环中游离脂肪酸的浓度及骨骼肌对脂肪酸的摄取相应减少。肌肉是吸收后葡萄糖的次要吸收场所，在餐后成为主要吸收场所。大约50%吸收的葡萄糖被氧化为能量，35%被储存为糖原，15%被释放到体循环中作为乳酸盐和丙氨酸，然后可用于肝糖原合成。
糖尿病前期，糖尿病：吸收后状态	在两组中，葡萄糖的产生和处理都与吸收后状态下的血浆葡萄糖水平成比例地增加。由于胰岛素抵抗，葡萄糖清除的绝对速率仅轻微降低，这反过来刺激胰岛素分泌，导致以下情况： - 增加由乳酸、丙氨酸和甘油产生的肝葡萄糖，这是空腹高血糖症发展的最初事件。 - 肝脏和外周组织对葡萄糖、氨基酸和脂肪的利用减少。 - 胰岛素瘤：许多糖尿病前期患者和2型糖尿病男性患者的肥胖是糖尿病紊乱导致的结果。 处于吸收后状态的FPG与糖尿病前期患者和2型糖尿病患者的胰岛素分泌密切相关。因此，FPG在仅有胰岛素抵抗人群和患有2型糖尿病早期阶段人群中的水平是正常的。FPG水平升高表明胰岛素分泌减少和肝葡萄糖释放增加。
糖尿病前期，糖尿病：餐后状态	碳水化合物的摄入会导致2型糖尿病患者血浆葡萄糖过度和持续升高，并且导致糖尿病前期患者不太严重的血糖升高。与非糖尿病患者相比，餐后肝糖释放的抑制受损导致餐后高血糖。另外，餐后肝脏和骨骼肌中的糖原合成减少。胰岛素分泌的延迟可能尤其重要，由于胰岛素释放的绝对量，胰岛素的可用性程度似乎对碳水化合物代谢具有更大的影响[12]。

3.1.4 2型糖尿病(type 2 diabetes，T2D)

这一类型的糖尿病通常被熟知为成人性或非胰岛素依赖糖尿病。T2D的特征是慢性高血糖，由于血糖增长缓慢而在早期不出现任何临床症状，因此多年来无法诊断。然而这些患者仍具有非常高的微血管和大血管并发症的风险。T2D的发展如下(图3.1-4)：

- 由遗传倾向开始。
- 胰岛素抵抗后，糖耐量受损，产生糖尿病前期这一情况。
- 胰岛素抵抗后β细胞功能下降，导致T2D的发生。

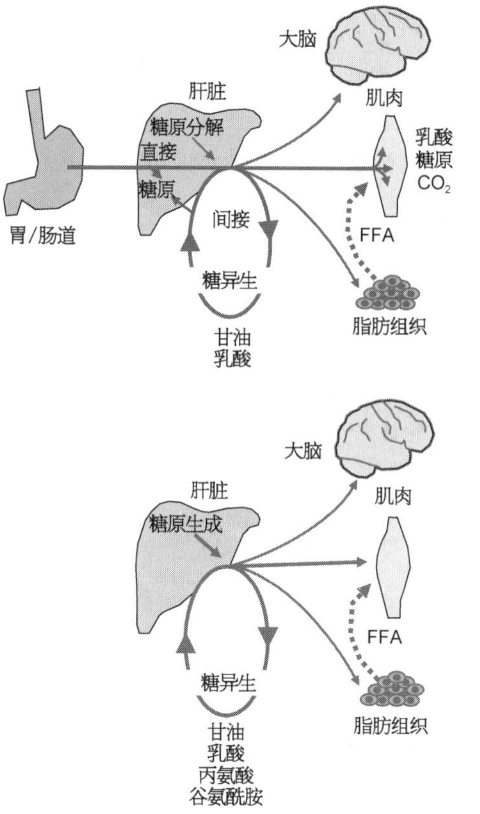

图 3.1-5 在吸收后状态(上)和餐后状态(下)中参与葡萄糖代谢的重要器官和组织。在从吸收后转变为餐后状态期间,葡萄糖摄取的主要部位从不依赖于胰岛素的组织(如脑)转移至胰岛素依赖性组织(如肝脏、肌肉和脂肪细胞)。FFA,游离脂肪酸(经允许修改自参考文献[18])

病理生理原因[1,2,3]:

- 胰岛素抵抗(见本章 3.1.3)。
- 先相对、后绝对的胰岛素分泌不足。患者通常不依赖于胰岛素生存。随着糖尿病的发展,胰岛素抵抗不再通过胰岛素分泌来补偿。这种情况经常发生在年长的、肥胖或不运动的、高血脂或高血压人群及有妊娠糖尿病史的妇女。通过减重或者对高血糖的治疗可以缓和胰岛素抵抗。

T2D 是一种多因素疾病,其中遗传和表观遗传因子起重要作用。

3.1.4.1 遗传因素[21]

遗传因素的显著性可以通过种族人群来反应,如印第安人糖尿病的患病率高达 21%。T2D 强大的遗传基础也可以通过双胞胎测试来证明:同卵双胞胎共同患 T2D 有 70%,相比之下异卵双胞胎只有 30%。T2D 是一种多基因疾病,不同基因许多 DNA 链同时变异导致。每种单独变异只会对相关功能和基因的表达产生轻微的影响,但是结合到一起,就会提高对有害环境因素的敏感性。目前有超过 60 个基因位点的变异会成为 T2D 发展的风险。通常这些都是单个核苷酸的替换(单核苷酸多态性,single nucleotide polymorphisms, SNP),这在不同种族中对糖尿病的风险有不同的相关性。相关已知的 SNP 有以下基因:*PPARG*、*KCNJ11*、*TCF7L2*、*HHEX*、*CDKALI*、*CDKN2A/B*、*IGF2BP2*、*SCL30A8* 和 *WFS1*。然而,与糖尿病之间的相关性不强,每种变异都仅仅将糖尿病风险提高了 1.05~1.4 倍。即使这些基因变异提高了糖尿病风险,比起临床风险因素,它们并没有被认为可以更好地预测糖尿病的风险。

3.1.4.2 表观因子[13]

主要的表观因子包括:老年、肥胖和生活方式。肥胖是由摄入过多的热量导致,尤其是不饱和脂肪、糖类或淀粉类食物,膳食纤维减少,久坐的生活方式及缺乏运动。尽管肥胖是一项很重要的因素,仍有 10%的 T2D 体重正常,并且不是所有肥胖者都会发生糖尿病。社会心理因素如睡眠不足和抑郁,也是很重要的因素,比吸烟和感染作用更大。

症状:由于 T2D 症状很少,临床诊断很容易被延误。只有显著的高血糖才会引起一系列症状,如疲劳、瘦弱、多尿和多饮。酮症酸中毒很罕见,并且只在感染、其他疾病或应激情况时才会发生[22]。英国糖尿病前瞻性研究结果得出结论:T2D 患者在被诊断时,依旧有 50%的 β 细胞功能正常,但是 6 年后仅有 25%。以此推算,临床症状出现 10~12 年前,胰岛素的分泌就开始下降了[23]。

3.1.4.3 T2D 病理生理学

T2D 的特征是胰岛素抵抗(可参考糖尿病前期和第 2 章中 2.2[17])、胰岛素分泌损伤和 β 细胞功能下降。

β 细胞数量和 T2D[20]:β 细胞功能下降的原因还未知。一个重要的因素是 β 细胞数量减少,在空腹血糖水平升高的肥胖人群中,相比健康人群 β 细胞的数量下降了 50%,英国糖尿病前瞻性研究表明诊断 T2D 时,胰岛素的分泌也下降了 50%。T2D 中 β 细胞功能下降导致了以下紊乱:

- 脉冲式胰岛素分泌损伤,在 T2D 早期出现。
- 空腹胰岛素水平正常、下降或上升,但是相对于超重和高血糖的程度,基础胰岛素分泌过低。
- 血糖对胰岛素分泌的刺激效应降低。空腹高血糖 T2D 患者不存在第一阶段胰岛素对血糖负荷的反应。当正常人群和 T2D 人群受到非糖促分泌素(如精氨酸)最大程度刺激后,葡萄糖浓度和胰岛素分泌之间的剂量-反应关系时,可以很显然地看到 T2D 中葡萄糖增加对精氨酸刺激胰岛素反应的能力显著降低(图 3.1-3)。比起正常人群,胰岛素分泌的最大量是下降的,并且研究表明 β 细胞的缺陷与空腹血糖浓度负相关:空腹血糖浓度越高,胰岛素分泌越低[24]。

据报道,T2D β 细胞的凋亡源于胰岛淀粉样多肽(islet amyloid polypeptide, IAPP)的细胞内低聚反应。IAPP 和胰岛素经胰岛细胞共同表达和分泌。IAPP 通过在这些细胞上施加一种直接的旁分泌影响来抑制胰岛素的分泌。一种假设认为,在 T2D 中,IAPP 在细胞中错误折叠,形成细胞毒性的聚合物,从而引起 β 细胞的凋亡[25]。

3.1.5 其他已知诱因的特定类型糖尿病

3.1.5.1 成人发病型青年糖尿病(maturity-onset diabetes of the young, MODY)[26,27]

除了 T1D 和 T2D,MODY 还包括一小部分非胰岛素依赖型糖尿病,该病在儿童和成年期出现。患者在单个基因(单基因糖尿病)中具有高渗透性的常染色体显性突变,导致 β 细胞功能障碍。不同的表型具有不同的特征,如发病年龄、高血糖的严重程度、治疗反应、继发性疾病及额外的胰腺疾病。MODY 大约占所有糖尿病病例的 0.6%～2%，事实上其发病率可能更高，因为 MODY 经常被错误地分类为 T1D 或 T2D。基因 *GCK* 和 *HNF1A/4A* 中的杂合突变占 MODY 病例的 80%。*GCK* 编码细胞内酶葡萄糖激酶，其在胰腺 β 细胞中充当葡萄糖传感器。*GCK* 中的突变导致轻度、通常无症状的高血糖症，而编码转录因子肝细胞核因子-1α 和-4α 的基因突变会引起进行性胰岛素缺乏，伴随可导致血管并发症的高血糖症。由于转录因子基因 *HNF1B* 突变导致较少见的 MODY 与胰腺外的临床表现如囊性肾病有关。不同类型的 MODY 在表 3.1-4 中列出。

表 3.1-4　MODY 的类型和临床表现[26,27]

MODY 的类型	临床与实验室检查
GCK-MODY	*GCK* 基因编码细胞内酶葡萄糖激酶(glucokinase，GCK)，是胰腺 β 细胞的葡萄糖传感器。在 β 细胞和肝细胞中，GCK 催化葡萄糖代谢的第一步，并催化磷酸从 ATP 向葡萄糖转移，从而生成葡萄糖-6-磷酸。这是葡萄糖代谢中的限速步骤，因为 GCK 活性取决于环境中葡萄糖浓度。因此，在 β 细胞中，GCK 为葡萄糖传感器服务，促进胰岛素适度释放，并与血糖浓度成正比。*GCK* 中的杂合性功能缺失突变降低了磷酸化的速率，并且胰岛素剂量-反应曲线向右移动。因此，胰岛素释放的血糖阈值被调节到较高的点，但仍然处于严格的体内平衡控制下[27]。由于 GCK 也在肝细胞中表达，所以肝糖异生减少。在 10 个外显子和胰腺 *GCK* 的启动子中有 600 多个已知的功能丧失突变。纯合子功能丧失突变很少见。由于 GCK 活性完全丧失，这些患者从新生儿开始就有胰岛素依赖性糖尿病。 临床表现[27]：在无关疾病或怀孕的常规筛查中偶然筛查出 GCK-MODY 患者。由于高血糖症是轻微的，微血管和大血管并发症很少见。通常父母中有一位轻度空腹高血糖 5.5～8.5 mmol/L(100～153 mg/dL)。 实验室检查结果：持续空腹血糖水平为 5.5～8.5 mmol/L(100～153 mg/dL)。HbA1c 水平接近正常值，当>7.5%(55 mmol/mol)时可供诊断。在 75 g OGTT 中，70%的患者葡萄糖增量(120 min 葡萄糖减去 0 min 葡萄糖)低于 3.0 mmol/L(54 mg/dL)。持续空腹 C 肽产生(受刺激的血清 C 肽>200 pmoL/L)。胰腺自身抗体阴性。
转录因子 MODY	编码转录因子如肝细胞核因子-1α(HNF1A)、肝细胞核因子-4α(HNF4A)和肝细胞核因子-1β(HNF1B)的基因突变可引起 MODY。这些转录因子存在于不同组织中并形成网络。在胚胎发育期间，它们调节协调基因的表达。这些转录因子基因中的突变改变了涉及蛋白质的基因表达： - 葡萄糖代谢和葡萄糖转运，包括葡萄糖转运蛋白 GLUT-2。 - 作为线粒体葡萄糖代谢中的酶。 因此，胰腺 β 细胞数量逐渐下降，据报道这是由增殖减少和细胞凋亡增加引起的。
- HNF1A-MODY	*HNF1A* 突变导致常染色体显性糖尿病，并伴有长期糖尿病并发症。在这种类型 MODY 中，*HNF1A* 突变的位置决定了糖尿病发病的年龄。*HNF1A* 突变的外显率很高，25 岁时有 63%的携带者患糖尿病，35 岁时为 79%，55 岁时为 96%。 临床表现：糖尿病通常在青春期出现，微血管和大血管并发症的发生频率与 T1D 和 T2D 相同，是血糖控制不良的征兆。由于疾病早期胰岛素的分泌仍然充足，许多患者的空腹血糖正常。*HNF1A* 中的突变改变了参与葡萄糖转运的蛋白质(包括钠-葡萄糖协同转运蛋白 2)的基因表达。患者因肾糖阈值的降低而出现糖尿[27]。 实验室检查结果：患者通常空腹血糖正常。在 75 g OGTT 中，葡萄糖增量>5.0 mmol/L(90 mg/dL)。血糖>10 mmol/L(180 mg/dL)时出现糖尿。持续性空腹 C 肽产生(刺激释放的血清 C 肽>200 pmol/L)。胰腺自身抗体阴性。HDL 胆固醇>1.3 mmol/L(50 mg/dL)。
- HNF4A-MODY	HNF4A-MODY 占 MODY 病例的 3%～5%，并且与 HNF1A-MODY 一样呈现为 β 细胞功能逐渐下降。*HNF4A* 突变的外显率是可变的，并且大多数突变携带者在 25 岁时发展为糖尿病。 临床表现：HNF4A-MODY 与 HNF1A-MODY 表现形式相同。*HNF4A* 突变的诊断对管理怀孕有着重要的意义。与未受影响的兄弟姐妹相比，*HNF4A* 突变会导致出生体重增加 800 g[27]。约有 10%的杂合子 *HNF4A* 突变携带者，在生命最初几周内出现二氮嗪反应性高胰岛素性低血糖症。 实验室检查结果：在 75 g OGTT 中，葡萄糖增量>5.0 mmol/L(90 mg/dL)。持续性空腹 C 肽产生(受刺激释放的血清 C 肽>200 pmol/L)。胰腺自身抗体阴性。HDL 胆固醇降低，低密度脂蛋白胆固醇升高，甘油三酯降低。
- HNF1B-MODY	*HNF1B* 基因突变占 MODY 病例的 1%。转录因子在胰腺、肾脏、肝脏、肠道和生殖道中表达。在一半 *HNF1B* 突变的携带者中，β 细胞功能障碍与胰岛素抵抗相关。外显率是多变的，糖尿病在 1～61 岁发生。1/3 的 *HNF1B* 突变是整个基因的缺失。 临床表现：由于胰岛素分泌减少，导致出生体重过轻和短暂性新生儿糖尿病。在 45 岁以下的 50%病例中，最常见的胰腺外特征是导致终末期肾病的肾囊肿。 实验室检查结果：在 75 g OGTT 中，葡萄糖增量>5.0 mmol/L(90 mg/dL)。持续性空腹 C 肽产生(受刺激释放的血清 C 肽>200 pmol/L)。胰腺自身抗体阴性。肌酐升高，高尿酸血症，转氨酶升高，低镁血症[27]。
MODY 的其他罕见类型	导致常染色体显性糖尿病非常罕见的 MODY 类型涉及基因 *IPF1*、*NEUROD1*、*CEL*、*INS*、*KCNJ11* 和 *ABCC8*[27]。

3.1.5.2 鉴别诊断 T1D、T2D 和 MODY

T1D 和 MODY 的区别：MODY 发展缓慢，伴有轻度高血糖症和葡萄糖负荷应答的胰岛素水平升高，不存在酮症酸中毒和胰腺自身抗体阴性。而 T1D 在儿童和青少年表现为体型偏瘦，并通常发生急性酮症酸中毒。鉴别诊断见图 3.1-6，但并不总是如此简单。

鉴别 T2D 与 MODY：T2D 通常比 MODY 晚出现(超过 40 岁)，并且存在并发症或超重，这在 MODY 中并不常见。MODY 是一种 3 代遗传的常染色体显性遗传疾病。MODY 患者通常体型瘦弱而不是超重。

3.1.5.3 成人隐匿性自身免疫性糖尿病(latent autoimmune diabetes in adults，LADA)

与 T1D 和 T2D 相比，LADA 的病理生理学知之甚少。然而，其临床表现包含这两种类型糖尿病的特征。LADA 表现如下：临床表现与 T2D 一样，发病于成年期，诊断时无胰岛素依赖；胰岛细胞自身抗体结果阳性，与 T1D 类似；同 MHC 一样，与基因位点 *TCF/7L2* 相关[28]。

诊断为 T2D 的病例中有 8%～10%可能是 LADA。LADA 作为一个独立亚组的定义是基于这样一种理解，即这种类型的糖尿病在成年期出现并伴有自身抗体，诊断时为非胰岛素依赖，并且其向胰岛素依赖的进展比 T1D 慢。成人的发病年龄在 25～40 岁之间。

谷氨酸脱羧酶抗体(抗 GAD65)和胰岛细胞抗体(islet cell antibody，ICA)的存在表明缺乏胰岛素和(或)相对需要胰岛素。研究表明：在初诊存在 GAD65 抗体的患者中，50%的患者在 10 年内发生胰岛素依赖性，而没有 GAD65 抗体的患者仅

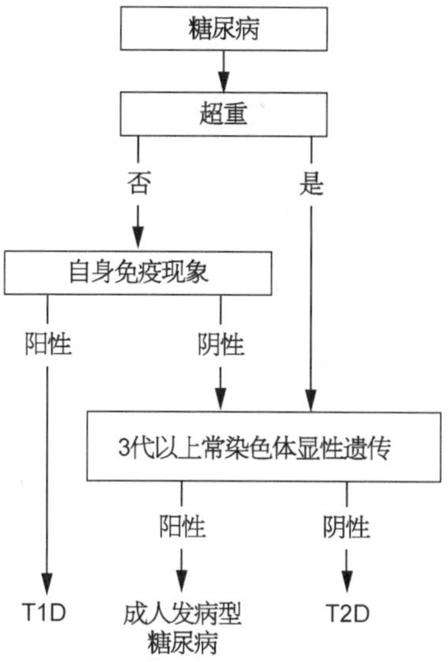

图 3.1－6 MODY、T1D 和 T2D 的鉴别(经允许转载自 Fehrmann HC, et al. Dtsch Ärztebl 2004;101: B719－25)

有 3%发生胰岛素依赖;在英国糖尿病前瞻研究中,52%的 GADA 阳性患者在 6 年内出现胰岛素依赖性;在芬兰的一项研究中,与具有 GAD65 抗体的 T1D 患者相比,具有 GAD65 抗体的 T2D 患者具有更高的 C 肽水平和更多的代谢综合征症状。

3.1.5.4 胰岛素作用的遗传缺陷

伴有外周胰岛素作用改变的罕见遗传疾病通常与胰岛素受体的突变有关[2]。相关的代谢异常可以从高胰岛素血症和轻度高血糖症发展成严重糖尿病。一些患有这些突变的人群可能患有高血糖症伴黑棘皮症、男性化或多囊卵巢,或者可能伴有精灵面容或 Rabson－Mendenhall 综合征。

3.1.5.5 外分泌胰腺疾病

任何损伤胰腺并导致 β 细胞量减少的过程都可能导致糖尿病。这适用于获得性过程,如胰腺炎、外伤、感染、胰腺切除术和胰腺癌。在胰腺癌(腺癌)中,其他过程似乎发挥作用,因为只涉及一小部分器官的过程往往已经与糖尿病有关[1]。

3.1.5.6 慢性胰腺炎

糖尿病的患病率为 30%～70%[29]。这取决于调查的时间,正如一项研究显示[30],该研究报告在 10 年期间发病率从 8%上升到 78%。外分泌和内分泌功能的丧失不会同时发生。需要酶替代的严重胰腺炎患者可能具有正常的葡萄糖耐量。

3.1.5.7 遗传性血色病

糖尿病患病率为 50%～60%,严重程度取决于对肝脏和胰腺造成的损伤程度。随着胰岛素清除率不断降低,从门静脉血中提取的胰岛素减少导致慢性高胰岛素血症的发生。这将造成组织受体敏感性降低,引起胰岛素抵抗。随着胰岛中铁沉积的增加,β 细胞被破坏,从而导致胰岛素不足[31]。

3.1.5.8 内分泌疾病和糖尿病

拮抗胰岛素作用的激素浓度如果升高,可能会导致糖尿病,诸如以下情况:肢端肥大症(生长激素过量)、库欣综合征(皮质醇增多症)、嗜铬细胞瘤(儿茶酚胺过量)。

皮质醇增多症和生长激素诱导的低钾血症可通过抑制胰岛素分泌引起糖尿病。成功治疗潜在疾病后,高血糖症通常会得到缓解[1,2,3]。

3.1.5.9 药物或化学物质引起的糖尿病

具有毒性作用的药物和化学物质会对 β 细胞造成直接伤害并永久性地破坏它们,老鼠服用抗鼠灵或静脉注射戊烷脒就是这种情况。然而更常见的是,药物如糖皮质激素、烟酸和干扰素－α 通过损害胰岛素作用而导致存在胰岛素抵抗的个体患有糖尿病[2]。

3.1.5.10 感染引起的糖尿病

广义的病毒感染有时会对胰腺造成足以导致糖尿病发展的炎性损伤。感染可能由柯萨奇病毒 B、腺病毒、巨细胞病毒和腮腺炎病毒引起。相反,先天性风疹病毒感染引起 1A 型糖尿病[2]。

3.1.5.11 其他与糖尿病相关的遗传综合征

许多遗传综合征都与糖尿病有关,如表 3.1－1 所示。这些类型的糖尿病的评论、标准和实验室检查结果总结于表 3.1－5。

表 3.1－5 其他类型糖尿病的实验室检查结果

疾病/异常	临床和实验室检查
胰腺疾病	继发于胰腺疾病,后期的糖尿病并发症如肾病、神经病、视网膜病变的发生取决于高血糖症的程度。
－急性胰腺炎	胰腺炎经常引起一过性的血糖升高。
－慢性胰腺炎	超过 50%的慢性胰腺炎患者有明显的糖尿病或糖耐量受损。有研究表明[32],35%的慢性胰腺炎患者为胰岛素依赖型糖尿病,31%无胰岛素依赖但糖耐量受损,34%糖耐量正常。患慢性胰腺炎 1 年以后如果 2 次毛细血管空腹血糖＞7.2 mmol/L(130 mg/dL),即可诊断为糖尿病。
－胰腺切除术	胰腺切除后导致胰岛素绝对缺乏,胰高血糖素也缺乏。胰高血糖素缺乏导致血中游离氨基酸和游离脂肪酸升高。胰腺切除术后糖尿病特点是胰岛素需求量小,血糖变化大(尤其是在低血糖症中)。
肝脏疾病	40%～70%的脂肪肝、40%～60%的慢性肝炎、60%～80%的肝硬化有糖耐量受损。对于慢性肝病且空腹血糖 6.1～7.8 mmol/L(110～140 mg/dL)但没有临床症状的患者,建议行口服糖耐量试验检测糖耐量。
－肝硬化	肝硬化患者发生糖尿病的可能性是肝健康人群的 3～4 倍。60%～80%的肝硬化患者糖耐量受损,40%有明显的糖尿病。后者具有类似于 T2D 的特征,即胰岛素抵抗和胰岛素分泌减少[33]。不管肝硬化患者糖耐量是否受损或是否为糖尿病,肌肉细胞对胰岛素均有抵抗作用。肝硬化患者的葡萄糖耐受不良在 OGTT 中比静脉注射更明显。
－遗传性血色病	遗传性血色病是铁代谢相关的常染色体隐性遗传疾病。患病率约为 4.5/1 000,男性是女性的 5 倍。血色病型糖尿病与 T2D 类似,胰岛素下降,胰高血糖素对葡萄糖负荷的反应正常或增加。根据不同的研究,20%～80%的血色病患者患有糖尿病[31]。 在糖尿病患者中,遗传性血色病的发生率更高[34]。基于肝铁指数＞2.0 这一标准,糖尿病患者的患病率为 6.1/1 000。该指数是通过肝脏铁浓度(μmol/g 干重)除以患者年龄来确定。转铁蛋白饱和度＞55%是筛选血色病的基础。

续 表

疾病/异常	临床和实验室检查
内分泌性疾病	腺垂体激素(ACTH、hGH)、甲状腺和肾上腺皮质(糖皮质激素)具有致糖尿病作用。这些器官的功能亢进可能导致糖耐量受损和糖尿病。
- 肢端肥大症	肢端肥大症是一种罕见疾病(年发生率为5/100万),由人类生长激素(hGH)过量分泌引起,通常是由于垂体瘤。hGH是一种重要的合成代谢激素,可以增加蛋白质的合成。其作用由胰岛素样生长因子(IGF)调节,IGF也被称为生长调节素。由于hGH水平升高导致15%~30%肢端肥大症患者细胞内胰岛素抵抗,进而糖耐量受损,并且在相同百分比的肢端肥大症患者中表现出显性糖尿病。如果OGTT中hGH水平不低于1 μg/L,可确诊肢端肥大症[35]。
- 库欣综合征	库欣综合征可能是由于垂体腺瘤、肾上腺皮质的自主腺瘤或是副肿瘤性ACTH的产生导致ACTH分泌过多所致。 库欣综合征患者中50%患有糖尿病,90%的患者糖耐量受损[36]。空腹血糖水平通常是正常的。高分泌糖皮质激素的致糖尿病作用是由于胰岛素诱导组织对葡萄糖的摄取产生抑制。
- 嗜铬细胞瘤	由于儿茶酚胺促进糖原分解和抑制胰岛素分泌,大约2/3的嗜铬细胞瘤患者会出现糖耐量受损[37]。
- 原发性醛固酮增多症	一些原发性醛固酮增多症患者由于体内钾耗竭及由于Na^+/K^+-ATP酶活性受损导致组织胰岛素敏感性下降,从而导致胰岛素分泌减少、糖耐量受损[37]。
- 甲亢	大约50%患有甲状腺功能亢进患者的糖耐量受损。临床显性糖尿病很少发生[52]。

3.1.6 妊娠高血糖

妊娠期间高血糖的情况,有以下区分:妊娠糖尿病及未被诊断出T2D的妇女怀孕。

3.1.6.1 妊娠糖尿病(gestational diabetes mellitus, GDM)

GDM最初在怀孕24～28周时被诊断出,并且临床表现不明显。这种情况与母亲、胎儿和新生儿的并发症有关。医疗决策方法如下[38]:

- 在第一次产前检查时,进行糖尿病筛查测试。符合标准的孕妇(表3.1-6)若有明显的糖尿病将接受治疗[2]。
- 如果检测结果不能诊断糖尿病,则在怀孕24～28周时进行75 g OGTT,并根据表3.1-6中的标准进行评估。病理性OGTT表明GDM,孕妇需接受治疗。

表3.1-6 孕妇的糖尿病检测

方法	注释
存在风险因素的孕妇,第一次产检时筛查未确诊的T2D	国际糖尿病与妊娠协会研究组[38]的共识小组建议孕妇由于肥胖等因素(BMI≥27 kg/m²、一级亲属患有糖尿病、GDM、多发性流产、死胎、先天性畸形)在第一次产检时进行糖尿病检测[38]。根据ADA[42],如果孕妇属于以下低风险组,则无须筛查GDM:25岁以下、体重正常、无糖尿病家族史、无糖代谢异常、先前怀孕无并发症、非糖尿病发病率增加的少数族裔成员。然而,医生也可能检测所有怀孕的患者是否患有糖尿病[39]。 在第一次产前检查时,所有风险增加的孕妇应进行FPG或HbA1c检测,或者应进行75 g OGTT检测。如果其中任何一项生物标志物超过以下阈值,则存在GDM[1]:FPG≥5.1 mmol/L(92 mg/dL);HbA1c≥6.0%(怀孕前水平甚至应低于6.0%)。 75 g OGTT:1 h后≥10.0 mmol/L(180 mg/dL),2 h后≥8.5 mmol/L(153 mg/dL)。 如果仅使用FPG检测,并且血糖水平低于5.1 mmol/L(92 mg/dL),则在妊娠24～28周时仍可进行OGTT检测。
未知是否有糖尿病的孕妇,妊娠24～28周筛查GDM	75 g OGTT应在隔夜空腹后的早晨进行。当超过以下任何血糖水平时,则诊断为GDM:FPG≥5.1 mmol/L(92 mg/dL),1 h血糖≥10.0 mmol/L(180 mg/dL),2 h血糖≥8.5 mmol/L(153 mg/dL)。 HAPO研究(25 000名孕妇入组)的调查显示[44],仅根据FPG可以筛查出8.3%的GDM,根据1 h OGTT值可以筛查出14.0%,根据2 h OGTT值可以筛查出16.1%。11.1%的孕妇其中1项升高,3.9% 2项升高,1.1%有3项升高。GDM的总发生率为17.8%。主要的诊断标准是FPG和1 h OGTT值。该研究显示FPG水平、1 h值和2 h值与高于90%位点的出生体重、脐带血C肽水平和婴儿体脂呈正相关。
监测妊娠糖尿病	孕妇血糖控制的目标[3]:餐前≤5.3 mmol/L(95 mg/dL)、餐后1 h≤7.8 mmol/L(140 mg/dL)、餐后2 h≤6.7 mmol/L(120 mg/dL)、餐前、睡前和过夜3.3～5.4 mmol/L(60～99 mg/dL)、餐后峰值5.4～7.4 mmol/L(100～129 mg/dL) 如果测得水平较高,应考虑胰岛素治疗[45]。 HbA1c<6%。
对产后6～12周的GDM妇女检查持续性糖尿病	在患有GDM的女性中,3～4天的正常日间葡萄糖曲线可排除持续性糖尿病。对于巨大儿的母亲而言,日间葡萄糖曲线在产后6周内不具有诊断价值。餐前血糖应低于6.1 mmol/L(110 mg/dL),餐后2 h血糖水平低于7.8 mmol/L(140 mg/dL)。有GDM史的孕妇应在产后6周接受75 g OGTT检测[33]。7.8～11.1 mmol/L(140～200 mg/dL)的血糖水平代表糖耐量降低,而超过11.1 mmol/L(200 mg/dL)则代表明显糖尿病。
妊娠期间T1D和T2D的血糖控制	治疗目标是具有以下的正常血糖水平[45]:餐前≤5.0 mmol/L(90 mg/dL)、餐后1 h≤7.2 mmol/L(130 mg/dL)、餐后2 h≤6.7 mmol/L(120 mg/dL)、餐前、睡前和过夜3.3～5.4 mmol/L(66～99 mg/dL)、餐后峰值5.4～7.1 mmol/L(100～129 mg/dL)[3]。 如果白天静脉血糖的平均浓度超过6.6 mmol/L(120 mg/dL),毛细管血糖达到7.8 mmol/L(140 mg/dL),那么巨大儿的发生率会显著增加。在怀孕的前半期,血糖水平可能波动很大,并且常见低血糖。自发性流产的平均血糖阈值为8.3 mmol/L(150 mg/dL)。 在糖尿病孕妇中,受孕前HbA1c值应小于7%,治疗后应小于6%[2]。与非糖尿病孕妇相比,妊娠6～8周的母体血糖和HbA1c升高1%就会增加畸形的风险[2]。

有GDM病史的女性患糖尿病的后续风险大大增加,应该随访,应重新分类到以下类别之一[38]:血糖正常、空腹血糖升高、葡萄糖耐量减低和糖尿病。

根据美国的研究,糖尿病使妊娠的平均发病率增加了7%,根据所研究的人群和选择的糖尿病标准不同,患病率在1%～14%。25岁以上的孕妇风险更高,在有阳性家族史的人群中更高。88%的高血糖孕妇患有GDM,其余患有明显的糖尿病,其中1型占35%,2型占65%[39]。有高危因素的GDM

患者(阳性家族史、T2D、BMI>27 kg/m²、35 岁以上、妊娠期糖尿病、先兆子痫、畸形、巨大儿或胎儿宫内死亡、妊娠期高血压或巨大儿),有着更高的宫内胎儿死亡、早产或选择性剖宫产的风险。

3.1.6.1.1 GDM 病理生理学:怀孕对碳水化合物代谢有着深刻的影响。发育中的胎儿依靠母体供应葡萄糖、氨基酸和脂质,这主要受胰岛素调节。在人绒毛膜促性腺激素(human chorionic gonadotropin, hCG)、雌激素和孕酮水平升高的最初3个月,组织的胰岛素敏感性正常或增加。在怀孕期间,女性更加抵抗胰岛素,导致胰岛素分泌增加[40]。胰岛素抵抗在孕晚期最高,这是由于孕酮、催乳素、皮质醇和人胎盘泌乳素(human placental lactogen, hPL)水平的增加。胰岛素抵抗的主要原因可能是 hPL,因为其结构与生长激素的结构几乎同源,而生长激素是胰岛素的拮抗剂[41]。为了维持葡萄糖稳态,必须分泌更多的胰岛素以克服胰岛素抵抗。胰岛素抵抗与游离脂肪酸升高有关,它会加剧胰岛素的抵抗。在一些孕妇中引发 GDM 的主要原因似乎是胰岛素储备不足。GDM 孕妇对葡萄糖负荷的第一阶段是胰岛素对葡萄糖负荷的反应降低[40]。GDM 与 T2D 的相似性表明 GDM 是 2 型糖尿病的前驱形式,在妊娠期暴露。

3.1.6.1.2 产妇风险和并发症:GDM 妇女由于高血糖导致流产的风险增加。妊娠后,她们发生糖尿病的风险增加,尤其是 T2D。超重和其他风险因素导致的胰岛素抵抗增加了发生 T2D 的可能性,而胰岛细胞抗体的存在增加了发生 T1D 和 LADA 的可能性[42]。GDM 患者应该在分娩后 6～12 周用 75 g OGTT 评估碳水化合物代谢,然后根据表 3.1－2 所述筛查糖尿病。

大多数 GDM 妇女在分娩后短时间内血糖恢复正常。然而,有些人会在随后的怀孕中再次发生 GDM。

大约 20%的 GDM 患者在产后早期仍会出现糖耐量减低,17%～63%的患者在随后 5～16 年内发展为糖尿病。瑞典的一项研究表明[43],30%的 GDM 患者发生糖尿病,51%在产后 5 年内发生糖耐量降低。妊娠期间的独立预测因子为:FPG>5.2 mmol/L(94 mg/dL),HbA1c 水平≥5.7%。

妊娠妇女糖耐量异常后续发展的风险因素包括[40]:妊娠期间的胰岛素需求、妊娠和产后空腹血糖水平升高、怀孕早期妊娠糖尿病的诊断及孕妇超重。

3.1.6.2 怀孕时有明显糖尿病表现

有计划怀孕的 T1D 或 T2D 妇女必须考虑妊娠对糖尿病的影响,反之亦然[41]。

产妇风险和并发症:由于大约 2/3 的糖尿病妇女的怀孕是无计划的,育龄期糖尿病患者应尽早接受咨询,以计划进行理想怀孕。为了确保无并发症的妊娠及胚胎和胎儿的最佳发育,妊娠前期和怀孕期间良好的血糖控制是非常重要的。

在胰岛素依赖型糖尿病妇女妊娠的前 3 个月,对胰岛素的需求通常会减少,并且有发展成高血糖的倾向。然而,从孕中期开始,胰岛素需求稳定增长至孕前水平。

3.1.6.2.1 实验室诊断:为了评估孕妇的代谢情况和可能的糖尿病相关并发症,应进行以下实验室检查[42]:

- 血糖检测。目标水平列于表 3.1－6 中。接受口服抗糖尿病药物治疗和饮食咨询的 T2D 患者如果没有达到这些目标,应该改为胰岛素治疗。需由医生检测血糖以验证患者的自我监测结果。必须向患者询问低血糖或高血糖事件的发生频率并进行调查。严重的、频繁的或无法解释的低血糖可能是由于反向调节不足、意识障碍、胰岛素用药错误和过量饮酒引起的。
- 尿液和(或)血液中的酮体。患有高血糖的糖尿病妇女若酮体浓度升高,表明酮症酸中毒的发作或存在。酮体表明绝对或相对的胰岛素不足。酮体测试对自我监测糖代谢的糖尿病患者和血糖水平>11.1 mmol/L(200 mg/dL)的糖尿病患者尤为重要。高于这些水平的孕妇可能患有糖尿病酮症酸中毒,这与胎儿的高死亡率有关。
- HbA1c 检测。对于孕前代谢控制,该试验应每 4 周进行一次,然后每 6～8 周进行一次血糖控制。良好的控制意味着低于 6%的水平;目标水平应低于 7%。在怀孕期间,HbA1c 水平应每月测定一次,且低于 6%[2]。
- 血清肌酐评估肾小球功能。由于妊娠期间的滤过率升高,肾脏更容易发生功能障碍。对于糖尿病肾病的女性,肌酐清除率<50 mL/(min·1.73 m²)或血清肌酐>51 mmol/L(3.0 mg/dL)不建议怀孕[38]。
- 与肌酐排泄相关的尿白蛋白,评估妊娠对肾功能的影响。如果妊娠前肾功能正常,怀孕期间不会出现肾功能不全,轻微的白蛋白尿会在产后恢复正常。如果怀孕前存在持续性白蛋白尿(30～300 mg/24 h,20～200 μg/min,30～300 mg/g 肌酐),约 1/3 患有该病的女性会进展为蛋白尿,怀孕结束时排出量在 g/L 范围内。如果怀孕前存在持续性白蛋白尿(>300 mg/24 h,>200 μg/min,>300 mg/g 肌酐),则先兆子痫发展至分娩日期的可能性为 30%[46]。有些女性患有视网膜病和肾性蛋白尿[44]。
- 检查高血压,这是糖尿病孕妇常见的并发症。尤其适用于妊娠前存在持续白蛋白尿的情况。患有 T1D 的孕妇通常会伴有持续性白蛋白尿的糖尿病肾病而发生高血压。T2D 比 T1D 的孕妇更有可能患上高血压[44]。
- T1D 中的 TSH,这些女性中有 5%～10%患有甲状腺功能低下或甲状腺功能亢进[47]。

3.1.6.3 糖尿病孕妇的胎儿危险和新生儿并发症

糖尿病胚胎病:在器官病变期间,糖尿病代谢会增加流产率。风险随着基于 HbA1c 水平可测量的高血糖及随着母体葡萄糖水平升高而增加的器官受损呈线性增长。糖尿病胚胎病变的异常包括神经管缺陷、脐突出、肌肉和骨骼异常、肾脏和泌尿系统畸形及圆锥动脉干缺陷。畸形率的增加对围产期死亡率影响显著[在妊娠 20 周(或 22 周)至生下来 7 天之间的死亡]。

由于直到妊娠约 6 周后胎儿器官才发育完成,故在妊娠前对糖尿病进行良好控制是十分重要的。理想情况下,妊娠前 HbA1c 水平应<7%(<6%更好)[2]。由于妊娠糖尿病到妊娠后半期才会发展,因此早期的糖耐量降低并不常见,不会导致先天性畸形。如果报告中有这种畸形,则通常存在 T2D。T2D 在年轻孕妇中越来越普遍。虽然这些女性的血糖水平比 T1D 患者更稳定,但高血糖仍然存在,并存在先天性畸形的风险。

糖尿病性胎儿病[41]：妊娠后半期的孕妇高血糖导致糖尿病性胎儿病变。除巨大儿、呼吸窘迫综合征和产后低血糖外，主要发现还包括高胆红素血症、红细胞增多、低钙血症和低血镁症（表 3.1－7）。

表 3.1－7　鉴别糖尿病母亲所生婴儿风险的测试

检测项目	临床和实验室检查
血糖	在健康孕妇中，胎儿和新生儿的血糖水平比母亲的血糖水平低 10%～20%[48]。母亲为妊娠期糖尿病或显性糖尿病的，新生儿由于仍存在获得性高胰岛素和肝糖异生下降，从而出现低血糖症的危险性是很高的。低血糖症的发病率和程度与产前最后数周内代谢控制有关。每一个糖代谢紊乱母亲的新生儿需在出生后第 1 h、第 3 h 测定血糖浓度，此时的血糖浓度是最低的。在出生后 24 h 内，血糖浓度≤2.5 mmol/L(45 mg/dL)提示低血糖症。检测血糖需采用静脉血浆。由于糖尿病母亲的新生儿血细胞比容较高，静脉和毛细血管的全血血糖浓度可能假性降低。无论妊娠期母亲的血糖控制如何，GDM 母亲所生婴儿出生后的发育显示，糖耐量受损的发病率会增加。在 5 岁以下，5～9 岁和 10～16 岁的儿童中，糖耐量受损的发生率分别为 1.2%、5.4%和 19.6%。据报道，原因是胎儿 β 细胞功能的改变[49]。
脐带血或静脉血细胞比容	促红细胞生成素在胎儿的肝脏、产后的骨髓中刺激红细胞前体的增殖和分化。胎儿肝脏和产后肾脏中的 O_2 传感器通过为组织提供大量的 O_2 来调节促红细胞生成素的合成[50,51]。在 GDM、T1D 和 T2D 控制不佳的母亲中，胎盘中糖原沉积增加导致胎儿 O_2 供应不足。胎儿补偿性地出现促红细胞生成素合成增加，导致红细胞增多症。 新生儿红细胞增多症需检测血细胞比容来进行诊断。生理学上血细胞比容在出生 6 h 内升高，超过这个阈值的新生儿红细胞增多症诊断应该是动态的，即与采样时间有关。一项研究定义的红细胞增多症为 2 h 血细胞比容＞71%，6 h 血细胞比容＞68%，脐血血细胞比容＞56%（产后 30 s 内采样）[59]。约 5%的 GDM、T1D 或 T2D 母亲的新生儿患有红细胞增多症。
胆红素	GDM 或明显 T1D 或 T2D 母亲所生新生儿患新生儿黄疸的概率要明显高于健康母亲的新生儿。原因是红细胞增多症、巨大儿和早产。病理学指标包括胆红素浓度上升速度每天＞85 μmol/L(5 mg/dL)，绝对值＞257 μmol/L(15 mg/dL)。
钙和镁	T1D、T2D 或 GDM 控制不佳的母亲所生新生儿可出现低钙血症和低镁血症。通常没有临床表现。偶尔会发生运动不安甚至抽搐。低钙血症/低镁血症定义为低于以下浓度的血清钙/镁浓度：总血清钙 1.77 mmol/L(7.1 mg/dL)、钙离子 1.17 mmol/L(4.6 mg/dL)、镁 0.48 mmol/L(1.2 mg/dL)。

巨大儿：这种异常情况被定义为出生体重＞胎龄的 90 百分位点。由于胰岛素刺激组织生长，与母亲糖尿病相关的胎儿胰岛素产生增加导致生长增加，特别是躯干增长。巨大儿的主要决定因素是孕妇体重和孕妇体重增加、孕龄和母体血糖浓度，后者是巨大儿主要的可治疗决定因素。大约 20%未接受治疗的糖尿病妇女会产下一个巨大儿。对于 T1D 孕妇的胎儿来说，巨大儿的风险是 25%，其中高血糖的风险是 8%[41]。

新生儿低血糖症：这种状态是由于糖尿病母亲的葡萄糖供应增加而导致胰岛器官增生的结果。即使新生儿的血糖水平＜2.5 mmol/L(45 mg/dL)，5%～24%糖尿病母亲所生婴儿的血糖水平在新生儿期仍然较低（表 3.2－2）。新生儿低血糖可导致中枢神经系统的后续障碍。

呼吸窘迫综合征：该综合征是由于肺成熟延迟，发生率为 1.6%，与非糖尿病妊娠相当。

3.1.6.4 新生儿糖尿病（neonatal diabetes mellitus，NDM）

在所有种族和民族中，出生后 6 个月内出现无法控制的高血糖称为新生儿糖尿病[52]。大多数新生儿出现胎儿宫内发育迟缓、发育不良、皮下脂肪缺乏、C 肽水平低或无法检出。在大多数 NDM 病例中，该病是单基因的且不存在胰岛细胞自身抗体。胰腺发育、β 细胞凋亡和胰岛素生成调节的基因中存在突变。每 30 万到 50 万名新生儿中有 1 例患病。

必须在上述永久性新生儿糖尿病（PNDM）和短暂性新生儿糖尿病（TNDM）之间进行区分。在大部分 TNDM 患儿中，血糖在最初几个月内恢复正常，但在高血糖症后，则会继续发展为 T2D。约有 57%的 NDM 病例属于 TNDM 组。他们最初需要使用胰岛素治疗，但通常可在 8 个月不到的时间内停止使用。

3.1.7 多囊卵巢综合征

多囊卵巢综合征（polycystic ovary syndrome，PCOS）是一种异质性疾病，影响 5%～10%的育龄妇女[53]。它在临床上表现为低/无闭经、不育和高雄激素血症的慢性排卵。40%～50%的 PCOS 女性患有胰岛素抵抗，除子宫内膜癌患病率增高外，还可能出现代谢综合征症状并伴有心血管疾病、高血压、血管功能障碍和阻塞性睡眠呼吸暂停。

PCOS 是一种糖尿病前期状态，31%～35%为糖耐量异常（IGT），7.5%～10%患 T2D[53]。据报道，PCOS 女性 IGT 至 T2D 的转化率比无该综合征的女性高 5～10 倍[54]。使用稳态模型评估（HOMA）可以评估胰岛素抵抗（表 3.7－6）。

3.1.8 糖尿病血糖检测

检测血糖水平是高血糖最可靠的测试。

亚临床症状患者的糖尿病检测：怀疑糖尿病需进行以下检测（表 3.1－8）：空腹血糖（FPG）、随机血糖、HbA1c 和血酮体或尿酮体。

表 3.1－8　糖尿病和血糖监测的检测

生物标志物	临床和实验室检查
血糖	诊断糖尿病的测定方法：根据美国糖尿病协会（ADA）的标准，当静脉血糖满足以下标准时，存在糖尿病[2]： ① 出现糖尿病的临床症状且随机血糖≥11.1 mmol/L(200 mg/dL)。静脉全血（溶血）、毛细血管全血（溶血）和毛细血管血浆的阈值分别为 10.0 mmol/L(180 mg/dL)，11.1 mmol/L(200 mg/dL)和 12.2 mmol/L(220 mg/dL)[55]。 ② 静脉血浆和全血 FPG(溶血)≥7.0 mmol/L(126 mg/dL)。静脉全血（溶血）和毛细血管血浆没有相应的范围[55]。 ③ 2 h OGTT 毛细管全血（溶血）的血浆葡萄糖≥11.1 mmol/L(200 mg/dL)和静脉血浆葡萄糖≥11.1 mmol/L(200 mg/dL)。静脉全血（溶血）和毛细血管血浆相应的阈值分别为 10.0 mmol/L(180 mg/dL)和 12.2 mmol/L(220 mg/dL)，但现今尚未正式确定[55]。 ④ 糖尿病的临床症状及 HbA1c 水平≥6.5%。 注意：①～④中的阳性（病理）结果应在隔天重复检测确认。如果高血糖症状明显或者有其他相关代谢症状，则无须再检测。

续 表

生物标志物	临床和实验室检查
	界定阈值的原因：2 h OGTT 阈值是超过糖尿病微血管并发症(视网膜病和肾病)发病率显著增加的水平。根据 ADA 的报告，涉及皮马印第安人、埃及人的研究和美国第三次全国健康和营养调查(NHANES Ⅲ)的数据显示空腹血糖水平≥7.0 mmol/L(126 mg/dL)相当于 2 h OGTT 水平≥11.1 mmol/L(200 mg/dL)[1]。 诊断糖尿病前期的测定方法：ADA 将 IFG、IGT 和临界 HbA1c 定义为正常葡萄糖稳态和 T2D 之间的中间阶段。它们是 T2D 和心血管疾病的危险因素。ADA 建议在无症状的 45 岁以上人群 BMI>25 kg/m^2 中筛查 HbA1c、FPG 或 OGTT，如果检测结果正常，则每隔 3 年重复检测一次。应该在年轻人中筛查是否有糖尿病的危险因素，如肥胖症、一级亲属中的糖尿病家族史、糖尿病高发种族、超重孩子出生、血压>140/90 mmHg、HDL 胆固醇<0.90 mmol/L(35 mg/dL)和甘油三酯>2.82 mmol/L(250 mg/dL)。 另外，对于 10 岁及以上的超重儿童，建议每 2 年进行一次筛查[46]。如果存在以下任何一种情况，则确认为糖尿病前期： ① IFG，即空腹静脉血浆葡萄糖≥5.6 mmol/L(100 mg/dL)，但<7.0 mmol/L(126 mg/dL)。FPG 水平低于 5.6 mmol/L(100 mg/dL)被认为是正常的，并排除糖耐量减低[1]。IFG 的一个问题是它没有捕获与 IGT 相同的一组人。只有 28%的人同时符合 IFG 和 IGT 标准。对于 FPG 正常，但有正常(病理)2 h OGTT 结果的瘦型老年人，差异尤其显著。相反，中年超重人群 FPG 水平升高，但 2 h OGTT 结果正常。 ② IGT，即 OGTT 中，测得静脉血浆的 2 h 葡萄糖≥7.8 mmol/L(140 mg/dL)且<11.1 mmol/L(200 mg/dL)。静脉全血(溶血)阈值≥6.7 mmol/L 且<10.0 mmol/L，毛细血管全血(溶血)阈值≥7.8 mmol/L 且<11.1 mmol/L，对于毛细血管血浆水平，≥8.9 mmol/L 且<12.2 mmol/L[55]。 ③ HbA1c 水平处于 5.7%～6.4%指示存在糖尿病的风险。 GDM：被定义为糖耐量降低，并根据 OGTT 诊断。请参阅表 3.1-6 和表 3.1-2。
口服糖耐量试验(OGTT)	OGTT 和 FPG 适合诊断糖尿病前期和 T2D。然而，ADA 更倾向于 HbA1c 和 FPG，因为它们更容易实施，更易被患者接受，成本更低且依赖影响变量和干扰因素更少。75 g OGTT 后 2 h 血糖水平>11.1 mmol/L(200 mg/dL)且择日重复 OGTT 证实存在糖尿病。2 h 血糖水平≥7.8 mmol/L(140 mg/dL)但<11.1 mmol/L(200 mg/dL)被定义为 IGT(糖尿病前期)，这是 T2D 的危险因素。如果 2 h 值<7.8 mmol/L(140 mg/dL)，则血糖正常。 WHO 对 OGTT 的预测与 ADA 不同。如果随机血糖>6.1～11.1 mmol/L 或空腹血糖>6.1 mmol/L(110 mg/dL)且<7.0 mmol/L(126 mg/dL)，WHO 建议进行 OGTT。在后一种情况下，没有规定可以安全地排除糖尿病的诊断下限参考限值。
尿糖	尿糖的半定量测定，一旦用于人群筛查糖尿病，便不再推荐用于筛查高血糖症或监测糖尿病。即使在血糖水平严重升高的患者中检测出糖尿，但如果尿糖的水平低于肾葡萄糖阈值(180 mg/dL，10.0 mmol/L)，尿糖的检测不会提供有关高血糖存在的任何信息。另外，尿液中的血糖浓度在很大程度上取决于尿液的体积[46]。
酮体	酮体：乙酰乙酸、β-羟基丁酸酯和丙酮作为游离脂肪酸代谢分解中的副产物产生。它们在血液和尿液中测定，主要用于治疗 T1D，在急性病例中，它们可以作为诊断和监测糖尿病的附加参数。糖尿病或高血糖患者酮体水平升高可诊断为糖尿病酮症酸中毒(DKA)。DKA 是医学急症[45]。
HbA1c	糖尿病的诊断[2]：使用经美国糖化血红蛋白标准化计划认证并根据糖尿病控制和并发症试验标准化的方法，测定的水平≥6.5%(48 mmol/mol)，参考上限 5.6%(38 mmol/mol)。有糖尿病症状患者的糖尿病诊断主要应以血糖水平为基础。 糖尿病的监测[2]：非妊娠糖尿病<7%，妊娠糖尿病≤6%；T1D 的学龄前儿童<8.5%(但>7.5%)，6～12 岁儿童<8%，青少年<7.5%。
基因标志物	预测 1A 型糖尿病遗传风险的关键因素之一是 HLA-DR 和 HLA-DQ 位点的基因分型，如携带高危单倍型(DR3-DQ2 和 DR4-DQ8)的儿童在 15 岁前患 1A 型发展的风险为 1∶20。此外，许多非 HLA 相关基因位点确定了与 1A 型有关的事件，如 INS 和 PTPN22 基因位点的比值比为 2～2.5。INS 是编码胰岛素和 1A 型主要自身抗原的基因。PTPN22 编码 T 细胞的酪氨酸磷酸酶并参与 T 细胞受体信号传导[16]。
胰岛细胞抗体	85%～90%的 T1D 患者在最初检测到空腹高血糖症时具有胰岛细胞抗体。在临床症状出现之前，胰岛细胞抗体可能存在数月至数年。该疾病患者亲属发生 T1D 的风险约为 5%，比普通人群的风险[终生风险 1/(250～300)]高出 15 倍。筛查亲属可以鉴定个体的 T1D 风险是否增加。然而，多达 1%～2%的健康个体也存在至少一种可检测的胰岛细胞抗体。由于 T1D 发病率低(一般人群为 0.3%)，单个胰岛细胞抗体的阳性预测值也很低。然而，几种胰岛细胞抗体，如 ICA、GADA、IA-2A 和 IAA 的存在与>90%的糖尿病风险相关。 以下情况，检测胰岛细胞抗体会有所帮助：筛选具有 T1D 家族史的儿童、在儿童中鉴别 T1D 和 T2D、对怀疑有 LADA 的成年人进行测试、筛选希望捐献肾脏或进行部分胰腺移植的非糖尿病家族成员、决定患者是否可以接受胰岛素或口服降糖药治疗。 1B 型糖尿病：这类患者无胰岛细胞抗体。 LADA：这种类型的糖尿病也被称为成人潜伏性自身免疫性糖尿病。高达 10%的存在 T2D 表型的白种人患有胰岛细胞抗体，特别是预测胰岛素依赖性的抗 GAD65。虽然 T2D 自身抗体阳性患者比抗体阴性患者的胰岛素绝对缺乏发展更快，但后者也可能随着时间的推移而转变为胰岛素依赖性。
白蛋白尿	由于糖尿病是欧洲和北美地区慢性肾功能衰竭的主要原因，因此尿白蛋白的测定可用于早期发现糖尿病肾病。用于检测蛋白尿的常用试剂条只能检测大量白蛋白尿，即排泄物≥300 mg/L。然而，在微量白蛋白尿的情况下仍存在糖尿病性肾病，其被定义为 30～299 mg/24 h、20～200 μg/min 或 30～300 mg/g 肌酐的范围内，其中 3 个尿样中的 2 个检测为阳性[2]。高于这些阈值的排泄率被称为显性或临床性肾病。 诊断：试纸条检测尿蛋白阴性的糖尿病患者应时常检查微量白蛋白尿。 - 患有 T1D 的儿童应在诊断后 5 年或青春期开始，每年检测白蛋白尿，因为白蛋白尿在 T1D 早期或青春期前很少发生。建议在 3～6 个月的时间内进行 3 次测试，其中需要 2 次阳性以确认微量蛋白尿的诊断。 - 在 T2D 的情况下，检测应在糖尿病确诊时开始，并每年重复一次。 监测：推荐使用白蛋白监测评估治疗的有效性，包括血糖控制、血压监测、膳食蛋白限制和血管紧张素转换酶(ACE)抑制剂治疗。成功的治疗可减少白蛋白排泄或降低增长。如果 75 岁以上的患者诊断为患有白蛋白尿的糖尿病，那么对治疗的需求是有问题的，因为预测的生命期对于肾病发展来说太短。 - T2D：20%～40%微量白蛋白尿患者(30～299 mg/24 h)出现糖尿病性肾病伴大量白蛋白尿(≥300 mg/24 h)，但在肾病发作后 20 年内，仅 20%会发展成终末期肾衰竭。 预后：微量白蛋白尿是慢性肾功能衰竭的预测指标，也是增加心血管发病率和死亡率的风险指标。 - T1D：在 80%的患有蛋白尿的 T1D 病例中，排出量以每年 20%～30%的速度增加。患者在 10～15 年内出现临床白蛋白尿(≥300 mg/24 h)。在 80%的患者中，随后几年肾小球滤过率逐渐下降，最终导致终末期肾衰竭。
血脂	心血管疾病(CVD)是 T2D 患者发病和死亡的主要原因。为了改善这种情况，必须每年进行一次血脂检测。T1D 也与 CVD 的风险增加有关。T2D 中最常见的血脂模式是由高甘油三酯血症和降低的 HDL 胆固醇组成[39]。尽管 T2D 患者通常具有与非糖尿病患者相当的 LDL 胆固醇水平，但他们具有更小且更致密的 LDL 颗粒，虽然 LDL 胆固醇水平正常，但可能会增加动脉粥样硬化的程度。ADA 为 CVD 的发展定义了以下风险类别[1]： - 低风险：LDL 胆固醇<2.6 mmol/L(100 mg/dL)，男性 HDL 胆固醇>1.15 mmol/L(45 mg/dL)，女性>1.40 mmol/L(55 mg/dL)，甘油三酯<2.3 mmol/L(200 mg/dL)。 - 中等风险：LDL 胆固醇 2.60～3.50 mmol/L(100～129 mg/dL)，HDL 胆固醇 0.90～1.15 mmol/L(35～45 mg/dL)，甘油三酯 2.30～4.50 mmol/L(200～399 mg/dL)。 - 高风险：LDL 胆固醇≥3.35 mmol/L(130 mg/dL)，HDL 胆固醇<0.90 mmol/L(35 mg/dL)，甘油三酯≥4.6 mmol/L(400 mg/dL)。

续 表

生物标志物	临床和实验室检查
C 肽、胰岛素	常规使用胰岛素、C 肽和胰岛素原来诊断及监测糖尿病的适应证很少。一种指征是确定 PCOS 患者的胰岛素，如使用 HOMA 测试。PCOS 患者存在高雄激素血症和糖代谢紊乱导致的胰岛素抵抗。 对于 T2D 的初始治疗，C 肽水平是抗血糖治疗最佳选择的标准。但是，并没有得出这样的结论：治疗前胰岛素浓度越低，胰岛素治疗越合适[46]。
促甲状腺激素(TSH)、甲状腺过氧化物酶抗体	患有 T1D 的儿童应在诊断后进行 TSH 和甲状腺过氧化物酶(TPO)抗体检测，以确保不会漏诊甲状腺功能减退症。

糖尿病的分类：以下检测十分重要。

- 与β细胞表位结合的抗体如抗胰岛素抗体、抗 GAD 65 抗体和抗酪氨酸磷酸酶 IA－2 和 IA－2b 抗体。
- 基因标志物(风险等位基因、HLA 标记)。
- 血浆 C 肽、胰岛素和胰岛素原。

一旦被诊断为糖尿病，C 肽、胰岛素和胰岛素原的检测在日常诊断中的作用微乎其微。

糖尿病前期的诊断：若怀疑糖尿病前期，建议进行以下检测。

EDTA 血浆或肝素血浆中的 HbA1c、FPG、OGTT、稳态模型评估(HOMA)检测(表 3.7－7)及钳技术检测胰岛素抵抗和β细胞功能(表 3.7－7)。

3.1.9 糖尿病患者的血糖控制

糖尿病的诊断症状是持续性高血糖症和 HbA1c 升高。血糖必须降至接近正常水平来防止以下并发症[1]：

- 视力减退、多尿、多饮、乏力，体重减轻伴多食、阴道炎或龟头炎。
- 低血糖、糖尿病酮症酸中毒形式的急性高血糖症、高血糖性高渗性非酮症综合征的风险。

  高血糖与发病率和死亡率增加有关。
- 心血管疾病、糖尿病性视网膜病变、肾病和神经病变的风险。
- 与致动脉粥样硬化风险增加无关的血脂谱。

表 3.1－9 显示了对血糖、血脂和血压控制的目标和概念。

表 3.1－9　糖尿病治疗中的血糖目标[2]

疾病/障碍	注释
成人糖尿病	毛细血管葡萄糖：餐前 4.4～7.2 mmol/L(80～130 mg/dL)，餐后(餐后 1～2 h)＜10.0 mmol/L(180 mg/dL)。 HbA1c：＜7.5％，最好为 7.0％(基于 DCCT 的参考区间 4.0％～5.7％)。 脂质：LDL 胆固醇＜2.6 mmol/L(100 mg/dL)，HDL 胆固醇＞1.3 mmol/L(50 mg/dL)，甘油三酯＜1.71 mmol/L(150 mg/dL)。 白蛋白尿：＜30 mg/g 肌酐。 血压：≤130/80 mmHg。
妊娠糖尿病	毛细血管葡萄糖：餐前≤5.3 mmol/L(95 mg/dL)，餐后(餐后 1 h)＜7.8 mmol/L(140 mg/dL)，餐后(餐后 2 h)＜6.7 mmol/L(120 mg/dL)。 HbA1c：＜7％(基于 DCCT 的参考区间 4.0％～6.0％)。
孕期糖尿病	毛细血管葡萄糖：餐前、睡前和过夜 3.3～5.4 mmol/L(60～99 mg/dL)。餐后毛细血管葡萄糖峰值：5.4～7.1 mmol/L(100～129 mg/dL)。 HbA1c：＜6％(基于 DCCT 的参考区间 4.0％～6.0％)。
T1D 儿童	婴儿、学龄前阶段：① 毛细血管葡萄糖：餐前 5.6～10.0 mmol/L(100～180 mg/dL)；在睡前和过夜 6.1～11.1 mmol/L(110～200 mg/dL)。② HbA1c＜8.5％，但＞7.5％(基于 DCCT 的参考区间 4.0％～6.0％)，因为高血糖的风险很高。 6～12 岁的小学生：① 毛细血管葡萄糖：餐前 5.0～10.0 mmol/L(90～180 mg/dL)；在睡前和过夜 5.6～10.0 mmol/L(100～180 mg/dL)。② HbA1c＜8.0％(基于 DCCT 的参考区间 4.0％～6.0％)，青春期前低血糖和糖尿病并发症的风险较低。 青少年和年轻人：① 毛细血管葡萄糖：餐前 5.0～7.2 mmol/L(90～130 mg/dL)；睡前和过夜 5.6～8.3 mmol/L(90～150 mg/dL)。② HbA1c＜7.5％(基于 DCCT 的参考区间 4.0％～6.0％)，更低(＜7％)更好(如果没有低血糖)。 关于脂质、白蛋白尿和血压，成人标准适用于年龄≥10 岁的儿童。
住院患者	在非危重病患胰岛素治疗的糖尿病患者中，餐前血糖水平应该＜7.8 mmol/L(140 mg/dL)，随机血糖水平应＜10 mmol/L(180 mg/dL)。显著水平升高可提示压力诱导的高血糖症。在这些情况下，HbA1c 水平＞6.5％表示预先存在糖尿病。
- 危重患者	在重症患者中，如果持续存在，血糖≥10.0 mmol/L(180 mg/dL)应开始胰岛素治疗。一旦胰岛素治疗开始，建议以 7.8～10.0 mmol/L(140～180 mg/dL)为目标。葡萄糖应每 4～6 h 重新检测浓度。水平不应＜6.1 mmol/L(110 mg/dL)[2]。在 NICE SUGAR 研究[56]中，其目标血糖水平为 10 mmol/L(180 mg/dL)，比葡萄糖目标在 4.5～6.0 mmol/L(81～108 mg/dL)范围内的死亡率更低。6.8％的重症患者记录到其严重低血糖水平＜2.2 mmol/L(40 mg/dL)。
肠内营养	高血糖是医院肠内营养常见的副作用。平均血糖水平应为 8.9 mmol/L(160 mg/dL)。葡萄糖水平应每 4～6 h 重新检测。
肠外营养	在肠外营养中提供的大量葡萄糖负荷会不可避免地导致高血糖症。推荐胰岛素治疗使用与危重患者相同的目标水平。葡萄糖水平应每 4～6 h 重新检测。
糖皮质激素治疗	在高剂量糖皮质激素治疗下，高血糖是常见的并发症。至少在治疗开始后 48 h 内监测葡萄糖水平，如果葡萄糖水平在糖尿病范围内(表 3.1－11)，应进行胰岛素治疗。
运动和体育锻炼	在胰岛素或胰岛素促分泌素控制不佳的情况下，如果葡萄糖水平＜5.6 mmol/L(100 mg/dL)[2]，则应给予碳水化合物预防低血糖。
评估治疗目标	在实践中，糖尿病治疗既定目标的成功是次优的[57]。只有 57.1％的患者 HbA1c 水平＜7.0％，血压＜130/80 mmHg。仅 46.5％的患者胆固醇水平＜5.17 mmol/L(46 mg/dL)，只有 12.2％的患者达到上述三个目标。

3.1.9.1 血糖控制的管理

血糖自我监控和检测 HbA1c 是糖尿病患者控制血糖的重要组成部分。

血糖自我监控（SMBG）：SMBG 允许患者监测他们对治疗的个体反应，检查是否达到了血糖目标，并在治疗过程中预防低血糖。SMBG 的建议如下[1]：① 使用多剂量胰岛素治疗的 T1D、T2D 和 GDM 的患者：每天 3～4 次餐前监测；② 偶尔注射胰岛素、口服抗糖尿病药物或通过饮食控制其糖尿病的患者：偶尔进行监测，主要是饭后。

HbA1c 检测：测量目的是评估过去 2～3 个月的平均血糖水平。治疗刚开始时 HbA1c 的检测作为血糖的基线值。每年至少检测 2 次是糖尿病代谢控制是否已经实现及该水平是否在目标范围内的标准。糖尿病的个体目标应尽可能接近 6％的上限参考值，这样才不会引起频繁的高血糖发作。平均血糖水平在 2～3 个月内与 HbA1c 之间的关系见表 3.1－10。

表 3.1－10　血糖与 HbA1c 水平的相关性[2]

HbA1c 浓度（％）	平均血糖浓度	
	mg/dL	mmol/L
6	126	7.0
7	154	8.6
8	183	10.2
9	212	11.8
10	240	13.4
11	269	14.9
12	298	16.5

HbA1c 监测[2]：① 达到治疗目标（并且血糖控制稳定）的患者每年至少检测 2 次；② 未达到治疗目标或治疗方案改变的患者每季度一次。

3.1.9.2 血糖控制的好处

糖尿病控制与并发症试验（DCCT）显示，旨在维持接近正常血糖控制的强化治疗方案可将 T1D 患者视网膜病变、肾病和神经病变发展或进展的风险降低 50％～70％[1]。与中位 HbA1c 为 9％的常规治疗相比，该方案的中位 HbA1c 达到 7.2％。HbA1c 在 DCCT 的参考范围为 4％～6％。

对于 T2D，英国糖尿病前瞻性研究（UKPDS）证明改善血糖控制可降低发生视网膜病变、肾病和可能的神经病变的风险。与常规治疗相比，血糖控制更严格的患者的总体微血管并发症发生率下降 25％。流行病学分析显示高血糖与微血管并发症的发生率之间存在连续性关系，因此 HbA1c 每降低一个百分点（如 9％降低至 8％），微血管并发症的风险就降低 35％。

3.1.10 糖尿病的急性并发症

糖尿病与急性和慢性并发症有关。此外，代谢性应激反应在急性疾病中可被预期发生。

糖尿病的主要急性并发症有低血糖、代谢应激反应、糖尿病酮症酸中毒和高血糖性高渗性非酮症综合征。

3.1.11 医源性低血糖[58]

在健康人群中，当血糖降至 3.9 mmol/L（70 mg/dL）以下时，会激活升高血糖水平的调节机制。它们可以预防低血糖和高能量基质供应不足。在胰岛素治疗引起胰岛素过量的糖尿病患者中，磺脲类和格列奈类药物可引起低血糖发作。

3.1.11.1 血糖调节损伤

通常，低血糖症发生在症状不明显或治疗相关的胰岛素过量的患者中，这些患者外源性葡萄糖供应减少，内源性葡萄糖产生减少，葡萄糖消耗增加或胰岛素敏感性增加。患有 T1D 或晚期 T2D 的患者出现 β 细胞衰竭或绝对胰岛素缺乏症，并危及防止低血糖的生理防御。随着血糖水平下降，被应激的生理防御包括胰岛素水平降低障碍、胰高血糖素分泌增加失败及肾上腺素分泌减弱。这种应激的生理防御组合导致血糖调节损伤综合征，并伴有低血糖复发风险的增加。一个重要的发现是先前的低血糖症削弱了 1 型糖尿病和非糖尿病患者身体对随后低血糖的防御作用。引出了低血糖相关自主神经衰竭（hypoglycemia associated autonomic failure，HAAF）的概念。根据这个概念，近期的低血糖症导致调节损伤和低血糖就显得毫无意义。

3.1.11.2 低血糖发生率

T1D 的低血糖发生率比 T2D 高 10 倍左右。严重低血糖（严重到需要另一个人的帮助）的发生率在 T1D 中每 100 年有 62～170 例发生，在 T2D 中为 3～73 例。虽然在 T1D 中，葡萄糖计数调节在早期阶段受损，但在 T2D 中，仅在胰岛素绝对缺乏时才会受损。医源性低血糖的风险与 T1D 相似。6～7 岁以下的儿童通常无法识别低血糖。如果葡萄糖水平低于 3.9 mmol/L（70 mg/dL），ADA 建议用葡萄糖或含碳水化合物的食物进行治疗。

夜间低血糖是一个重大问题。在糖尿病控制和并发症试验中，T1D 患者的严重低血糖事件中有 50％以上发生在睡眠期间。它们是由夜间无运动降糖作用、睡眠引起的对低血糖反应的调节激素不足及无睡前加餐引起的。对儿童和 T1D 患儿进行为期 12 个月的研究[59]发现：7.4％的参与者在 8.5％的夜晚出现低血糖事件；23％的夜晚中，低血糖出现的时长大于 2 h；低血糖被定义为 20 min 内连续 2 次血糖≤3.3 mmol/L（60 mg/dL）。

3.1.11.3 代谢应激反应

手术或其他有压力的事件可以在危重患者中诱发代谢应激反应，这是由胰岛素反调节激素如去甲肾上腺素、胰高血糖素、皮质醇和生长激素的增加引起的。这些激素具有分解代谢作用并增加糖异生和脂肪分解，导致血糖、游离脂肪酸和酮体的水平升高。这些底物的增加会损害胰岛细胞的胰岛素分泌反应。由于乳酸和酮体水平增加引起并发酸中毒，这将导致胰岛素敏感性降低和组织胰岛素抵抗增加，从而恶化代谢情况。

为了区分糖尿病和应激性高血糖，应检测血糖和 HbA1c 的浓度。存在高血糖时，HbA1c 水平升高提示预先存在糖尿病，而正常水平通常可以排除。

超过 90％的危重患者因手术或其他事件引发的应激反应而导致高血糖［血糖＞7.0 mmol/L（126 mg/dL）］。

对于成人，NICE－Sugar 研究[60]表明严格基于胰岛素的血糖控制，将目标血糖控制在 4.5～6.0 mmol/L（81～108 mg/dL），比起目标血糖控制在 10.0 mmol/L(180 mg/dL)以下的死亡率更高。

对于接受心脏手术的 0～3 岁儿童，基于胰岛素将目标血糖范围控制在 4.5～6.0 mmol/L(81～108 mg/dL)与较高水平相比没有益处。虽然住院时长、感染率和死亡率相同，但低血糖事件发生率更高。

3.1.12 糖尿病酮症酸中毒(diabetic ketoacidosis，DKA)

DKA 定义为代谢性酸中毒伴酮血症的发生。其主要症状是酮血症/酮尿症、代谢性酸中毒和脱水。在 35%～40%的儿童中，诊断为 T1D 时就能检测到 DKA。虽然 DKA 患者的血糖浓度通常在 22.2～27.8 mmol/L(400～500 mg/dL)，但已经显示某些人群的血糖水平可能低于 16.7 mmol/L(300 mg/dL)，或高于 44.4 mmol/L(800 mg/dL)，甚至在参考区间内[61]。后者可能是当肾小球滤过率降低严重脱水时的情况。高血糖导致稀释性低钠血症。血糖每增加 5.6 mmol/L(100 mg/dL)，钠浓度下降 1.6 mmol/L[61]。

3.1.13 高血糖高渗性非酮症综合征(hyperglycemic hyperosmolar non ketotic syndrome，HHNS)

HHNS 是一种急性、危及生命的糖尿病并发症，是由胰岛素相对或绝对缺乏和胰岛素计数调节激素(如胰高血糖素、儿茶酚胺、生长激素和皮质醇)水平升高引起的。虽然 HHNS 可能存在于 T1D 和 T2D 中，但 DKA 通常与 T1D 相关，而 HHNS 与 T2D 相关[62]。患者常常不知道自身患有糖尿病。HHNS 主要影响 55 岁以上的人群。血糖通常高于 33.3 mmol/L(600 mg/dL)，渗透压高于 330 mmol/kg。近年来，HHNS 在越来越多的 T2D 儿童中被诊断出来。在这些病例中，T2D 最初表现为 HHNS 的症状。它主要影响 10 岁以上的超重儿童和非裔美国人[63]。有关 HHNS 的更多信息可参见第 5 章中 5.5。

3.1.14 糖尿病的慢性并发症

与糖尿病相关的病理生理机制包括血管内皮功能障碍、低水平炎症和血小板功能障碍。有以下 3 种主要类型的糖尿病慢性并发症：① 微血管并发症：尤其是视网膜和肾脏；② 大血管并发症：心血管疾病、脑血管疾病和外周血管疾病；③ 外周神经系统和自主神经系统的神经病变。

3.1.14.1 微血管疾病

尽管糖尿病患者通常死于大血管并发症，但视网膜病和肾病等微血管并发症同样不可忽视，因为它们严重限制了生活质量。微血管疾病的发展是由于代谢控制不良造成。

早期的变化包括高血糖引起的血管扩张伴血流增加，以及视网膜和肾小球毛细血管中的血管内压增加。以致毛细血管中蛋白质漏出增加，可通过微量白蛋白尿的存在来测得。

长期的高血糖引起的改变包括细胞外基质的结构变化，特别是血管基底膜。葡萄糖的毒性作用是由各种机制引起的[59]：

- 直接机制，如非酶介导的葡萄糖与蛋白质的反应。该反应也被称为非酶糖基化，导致糖基化增加，尤其是长寿命蛋白质如胶原蛋白。
- 蛋白质的糖基化是晚期糖基化终产物(advanced glycation end products，AGE)逐步形成的开始，主要作用是当 AGE 结合血管细胞中的 AGE 受体时引起血管损伤，激活炎症细胞因子的合成。

血糖控制[1]：严格的血糖控制对阻止微血管并发症的发展和进展起着重要作用。糖尿病干预和并发症的流行病学(EDIC)研究表明，严格控制血糖显著降低了 T1D 患者视网膜病变和肾病的进展。英国 T2D 患者糖尿病前瞻性研究(UKPDS)和退伍军人糖尿病试验(VADT)中的情况也是如此，其中血糖控制到 HbA1c 平均水平为 6.9%时，微量白蛋白尿将显著降低。糖尿病和血管疾病活动(ADVANCE)研究同样表明，当 HbA1c 平均水平从 7.0%的总目标降低至 6.3%的严格目标时，T2D 患者的蛋白尿显著减少。

3.1.14.2 糖尿病视网膜病

糖尿病视网膜病变是糖尿病特定的微血管并发症。在工业化国家，这是造成 20～65 岁成人失明的主要原因[64]。糖尿病 20 年后发生糖尿病视网膜病变的风险在 T1D 中几乎为 100%，在 T2D 中占 60%以上。糖尿病视网膜病变的进展如下[65]：

- 从轻微的非增殖形式开始，其特点是血管通透性增加。
- 以血管闭合为特征的中度和严重非增殖性视网膜病变。
- 增生性视网膜病变，其特征在于视网膜上和玻璃体后表面心血管的生长。

导致该病的病理生理学的重要因素是视网膜中血管紧张素Ⅱ的活化，其介导血管生长并加速增殖性视网膜病的发展。视网膜毛细血管对蛋白质的渗透性增加，由此促进黄斑水肿的发生。

DCCT 显示，严格控制血糖可以减少或防止 27%的糖尿病视网膜病变的发展，并在 34%～76%的病例中减缓其进程。这个改进通过 HbA1c 平均降低 10%，从 8%的 HbA1c 降至 7.2%(参考上限为 6%)来实现。UKPDS 显示，HbA1c 每降低一个百分点，微血管并发症的风险就降低 35%[65]。

3.1.14.3 糖尿病肾病

20%～30%的 T1D 患者在诊断后约 20 年发展为糖尿病肾病。在 T2D 中的患病率较低，但由于 T2D 患病率较高，60%终末期肾病(end stage renal disease，ESRD)的糖尿病患者属于这种类型。非裔美国人和西班牙裔 T2D 患者比非西班牙裔高加索人更早进行透析。因为 T2D 的患病率不断升高，并且这些患者的寿命越来越长，所以需要透析的糖尿病患者人数在不断增加。然而，在慢性肾功能衰竭阶段，只有 20%患者的预期寿命能超过 5 年[66]。

除了高血糖症，血管紧张素Ⅱ的升高也在糖尿病性微血管病中起着重要作用。它引起肾脏内出球小动脉收缩，进而增加了肾小球中的滤过压力，导致白蛋白排泄增加。血管紧张素Ⅱ还增加了全身血压并诱导内皮功能障碍和肾小球损伤。

肾病的早期证据是白蛋白尿。正常白蛋白尿定义为＜30 mg/24 h 的排泄率。糖尿病肾病的发展分为以下阶段[66]：

- 持续性白蛋白尿，排泄率为 30～299 mg/24 h。这是糖尿病肾病的初期阶段。通常伴有肾小球超滤和早期高血压。如果在6个月内3份尿液样本中至少有2份检测到白蛋白尿，则将其分类为持续性。

- 持续性白蛋白尿，排泄率≥300 mg/24 h。这是早期明显的糖尿病肾病阶段。白蛋白尿≥300 mg/24 h也被称为临床白蛋白尿，同时存在高血压。在T1D中，这一阶段在诊断为持续性白蛋白尿后10～15年内若未经治疗，白蛋白尿每年将以10%～20%的速率增加。只有20%～40%的T2D患者进展到该阶段。
- 高级糖尿病肾病。这个阶段的特点是白蛋白尿和高血压进行性上升。GFR在数年内逐渐下降，个体间每年差异为2～20 mL/(min・1.73 m²)。降低的GFR可以通过检测基于估算肾小球滤过率的肌酐或胱抑素C用于早期发现。
- ESRD。如果不进行治疗，临床肾病的T1D患者中有50%将在10年内发展为ESRD，20年内发展率为75%，而T2D中20%临床肾病患者在20年内发展为ESRD。

必须注意的是，运动、尿路感染、短期高血糖、明显高血压、心力衰竭和急性发热疾病也可能引起暂时性白蛋白尿。持续性白蛋白尿不仅是糖尿病肾病的早期指标，也是糖尿病患者心血管疾病发病率和死亡率升高的标志。

糖尿病患者的早期治疗干预可以延缓肾脏并发症的发展并减少疾病的进展。UKPDS、ADVANCE和STENO-2研究表明，严格控制血糖和血压可降低糖尿病肾病的发病率和进展。在T2D患者中，血管紧张素转换酶(ACE)抑制剂或ACE受体阻滞剂抑制肾素-血管紧张素-醛固酮系统延迟了白蛋白尿的发生，并延缓了ESRD的进展。因此，使用ACE抑制剂和ACE受体阻断剂是T2D患者标准治疗的一部分[67]。

3.1.14.4 大血管疾病

T1D和T2D患者的大血管疾病包括心血管疾病、脑血管疾病和外周血管疾病。如果诊断出糖尿病，预期寿命减少30%，因为心血管疾病是导致死亡的主要原因。

3.1.14.5 心血管疾病(CVD)

糖尿病患者的预期寿命缩短主要是由于心血管事件。男性糖尿病患者发生CVD的风险要高出2～3倍，女性糖尿病患者的发病风险甚至高于同年龄非糖尿病患者的3～5倍。即使在诊断为T2D之前，CVD的风险也会增加。40%的刚被诊断为T2D的患者有CVD，80%的CVD患者有T2D或糖尿病前期。超过60%的T2D患者将死于CVD[1,68]。干预措施如改变生活方式、控制血压、降低血脂及使用抗血小板药物治疗可以减少T2D的发展和并发症。调查严格控制血糖效果的研究结果并不令人满意，但来自UKPDS的数据表明其具有保护作用[69,70]。然而，在ADVANCE、VADT和控制糖尿病心血管疾病活动(ACCORD)研究中，严格控制血糖与增加的死亡率和CVD风险有关。

AMI：与非糖尿病患者相比，入院时患AMI和血糖水平高于6.9～10.0 mmol/L(124～180 mg/dL)的糖尿病患者出现充血性心力衰竭、心源性休克或院内死亡的风险要高出近2倍[71]。如果AMI患者入院时血糖水平>10.0 mmol/L(180 mg/dL)，通常不是由于压力引起的高血糖，而是未确诊的糖尿病[60]。通过适当的治疗使接受AMI患者的高血糖趋于正常是很重要的。对AMI患者的糖尿病胰岛素葡萄糖(DIGAMI)研究显示，胰岛素治疗可将血糖水平立即降至11.0 mmol/L(198 mg/dL)以下，死亡率降低约30%[72]。

冠状动脉搭桥手术：根据美国国家心脏外科数据库(National Cardiac Surgery Database，NCSD)的数据，进行搭桥手术的糖尿病患者的死亡率比非糖尿病患者高50%[60]。

3.1.14.6 神经疾病和脑血管疾病

糖尿病的神经并发症包括神经疾病、卒中和阿尔茨海默病。

神经疾病：糖尿病神经病变有各种各样的临床表现。以下是两种主要的神经病变类型[1]：

- 对称性多发性神经病(distal symmetric polyneuropathy，DPN)。有髓神经纤维逐渐丧失，并出现节段性脱髓鞘。严格的糖尿病控制可以阻碍进展，因此早期发现十分重要。此外，在多达50%的病例中无DPN症状。主要症状为从脚趾和脚开始可能会出现无痛麻木，并且疼痛和温度的感觉受损，并伴有无痛性溃疡发生的风险。来自DCCT的数据显示，严格控制糖尿病可将T1D中临床神经病变的发展和进展减少64%，在T2D中减少42%[73]。
- 自主神经病。它可以影响身体的任何器官和系统。临床症状包括静息时心动过速、运动耐受不良、体位性低血压、便秘、胃轻瘫、勃起功能障碍和排尿问题。自主神经病也是CVD的危险因素。

卒中：根据流行病学研究，糖尿病患者血栓栓塞(而非出血性卒中)的患病率是非糖尿病患者的2～6倍。在Framingham研究中，糖尿病女性卒中发病率和糖尿病男性卒中发病率分别比相同年龄组非糖尿病患者要高出3.6倍和2.5倍[74]。

血糖水平与卒中之间存在以下关系[71]：

- 低血糖使卒中的预后恶化。在脑缺血情况下，低于3.6 mmol/L(65 mg/dL)的血糖浓度导致更高的死亡率和糟糕的功能状况[75]。
- 急性高血糖不仅增加死亡率还会导致脑出血的预后恶化。

与相同年龄组的非糖尿病患者相比，T2D患者发生阿尔茨海默病和血管性痴呆的风险要高出2～2.5倍。据报道，病因是皮层下结构的微血管梗死[76]。

3.1.14.7 动脉血栓

在糖尿病中，促凝剂与纤维蛋白溶解因子之间存在不平衡，导致纤维蛋白凝块沿血管壁沉积。这被认为在内皮受损和内膜结构损伤之前，就已经形成动脉血栓。纤维蛋白凝块的形成激活有丝分裂原和炎症介质的释放，引起内膜改变[77]。因此，罹患糖尿病前期和T2D卒中患者的预后比血糖正常的患者更差，据报道T2D使卒中的风险升高1倍[78]。据报道，如果入院时静脉血糖水平>8.0 mmol/L(144 mg/dL)，无论年龄、类型和卒中严重程度如何，死亡率的风险仍会高出2倍[78]。

3.1.14.8 感染

糖尿病是手术后伤口感染等感染的危险因素。糖尿病患者的感染发病率比非糖尿病患者要高2～5倍。手术后36 h内平均静脉血糖水平超过11.1 mmol/L(200 mg/dL)，那么伤口感染率较高(与较低的葡萄糖水平相比)。手术后第一天血糖水平>12.2 mmol/L(220 mg/dL)的糖尿病患者发生医院感染、临床症状如脓毒症、肺炎和伤口感染的可能性比低水平患者高出 2.7 倍[79]。

3.1.14.9 肿瘤

2 型糖尿病与乳腺癌、肝细胞癌、胆囊癌、结肠癌和子宫内膜癌的风险增加相关[80]。

3.1.15 糖尿病治疗药物相关副作用

糖尿病患者发生低血糖或高血糖的风险随糖尿病治疗药物的数量呈指数增长[81](表 3.1-11)。

表 3.1-11 药物或化学诱导的糖尿病

药物或化学物质	对碳水化合物代谢的影响
糖皮质激素	糖皮质激素增加肝葡萄糖释放,抑制外周组织中胰岛素刺激的葡萄糖摄取,增加循环中胰岛素和胰岛素原的浓度,并改变胰岛素在β细胞中的合成,导致胰岛素原-胰岛素在血液循环中的比例增加。组织的受体和受体后功能也发生改变。总体而言,这些影响使患者易患高血糖症,并使患有糖尿病前期和类固醇糖尿病患者的血糖控制困难。糖皮质激素诱导的高血糖症通常表现为空腹血糖轻度升高,餐后葡萄糖显著增加,胰岛素敏感性降低。高血糖的程度取决于患者先前存在的葡萄糖耐量[60]。根据剂量的不同,长期糖皮质激素治疗可导致50%的病例出现类固醇性糖尿病。每日低剂量<10 mg 泼尼松摄入很少导致高血糖。早上高剂量摄入会导致傍晚和晚上出现明显的高血糖。如果存在糖尿病,可能会出现明显的高血糖症,但酮症酸中毒很少发生。高剂量的糖皮质激素用于如神经外科患者、脑水肿或多发性硬化症患者及哮喘、系统性红斑狼疮或移植患者。在糖皮质激素治疗开始和使用期间,必须测量血糖水平。停用糖皮质激素后,可能需要数周至数月才能使诱导的高血糖正常化。
拟交感神经药物	麻黄碱、伪麻黄碱、苯基麻黄碱和苯丙醇胺除引起血压升高外,还会引起血糖略有升高。在患有糖尿病的儿童中,口服这些药物后血糖浓度升高或出现酮尿症。据报道,沙丁胺醇、麻黄、特布他林和利托君也可导致高血糖和酮尿症。据报道含麻黄碱的咳嗽糖浆对 2 型糖尿病患者的空腹和餐后葡萄糖水平没有影响。需要服用拟交感神经药物的糖尿病患者应该以低剂量开始使用,并应监测其血糖水平。据报道,拟交感神经诱导的高血糖症是由糖原分解和糖异生的刺激而产生[81]。
β受体阻滞剂	β受体阻滞剂可能会削弱糖尿病患者和非糖尿病患者的糖耐量。虽然已报道严重高血糖症的病例,但其影响通常很小。选择性 $β_1$ 受体阻滞剂(阿替洛尔、比索洛尔、美托洛尔)具有心脏选择性作用,与非选择性 $β_1$ 和 $β_2$ 受体阻滞剂(心得平、吲哚酚、普萘洛尔)相比,对葡萄糖耐量的影响更小。β受体阻滞剂的作用与剂量和时间有关,并且与利尿剂诱导的高血糖部分相关。治疗结束后,葡萄糖耐量异常可能需要几个月才能恢复到治疗前的状态。β受体阻滞剂诱导的葡萄糖耐量减低被认为是由胰岛素分泌减少或由β受体阻断[81]引起的胰岛素抵抗增加引起的。
利尿剂	利尿剂会削弱糖尿病患者的糖耐量,导致或加重高血糖。但是,不同利尿剂的效果各不相同: - 噻嗪类利尿剂(氢氯噻嗪、噻嗪类利尿剂)具有最强的高血糖效应。氢氯噻嗪每天>25 mg 会增加高血糖的可能性。 - 髓袢利尿剂(呋塞米、吡咯他尼、托拉塞米)具有明显较弱的利尿作用。 - 钾拮抗利尿剂(螺内酯、坎利酸钾)对葡萄糖耐量无影响,除非它们与噻嗪类利尿剂联合使用。 葡萄糖耐量受损非常多变,取决于剂量和使用时间。据报道,糖耐量受损的发生率为 10%~30%,并且在糖尿病患者开始治疗 2~4 周内发生,在易患糖尿病个体中于治疗数周至数月内发生,在非糖尿病个体中于治疗数月至数年后发生[81]。认为利尿剂的高血糖效应是由于低钾血症引起的胰岛素作用降低所致。
口服避孕药(oral contraceptives, OC)[82]	没有明确的证据表明,有妊娠糖尿病史者雌激素-孕激素(estrogen-progestin, EP)避孕药会增加糖尿病的风险。如果指示微血管或大血管并发症(糖尿病>20 年、血脂障碍、高血压、肾功能不全、吸烟),则 T1D 患者不应使用 OC。由于 T2D 与肥胖、胰岛素抵抗和心血管危险因素有关,所以不应给予雌激素-孕激素 OC。或者使用含有非激素或含孕激素的 OC。
烟酸	这种水溶性 B 族维生素是一种很好的降脂剂,因为它在服用治疗剂量时可使甘油三酯血清浓度降低 20%~50%,低密度脂蛋白降低 10%~25%,高密度脂蛋白水平增加 15%~35%。由于 T2D 患者具有高甘油三酯血症,烟酸可能是一种合适的降脂剂,但由于它会引起糖尿病患者的胰岛素抵抗、高血糖症和高尿酸血症,因此它不是这些患者的首选抗血脂药物[81]。

3.1.16 自身免疫性多腺体综合征和糖尿病

自身免疫性多腺体综合征(autoimmune polyglandular syndrome, APS)的特征在于免疫介导的内分泌组织的破坏。1 型(APS-1)和 2 型(APS-2)之间有以下区别。

APS-1[83]:自身免疫性多发性内分泌疾病-念珠菌病-外胚层营养不良综合征(APECED)的特征在于皮肤黏膜念珠菌病、自身免疫性破坏,特别是内分泌腺和外胚层营养不良。APECED 是一种罕见的常染色体隐性遗传疾病,在男性和女性中发病率相同。它是由 21 号染色 q22.3 上的自身免疫调节 *AIRE* 基因突变引起的,该基因参与诱导和维持免疫耐受。最常见的临床表现是甲状旁腺功能减退症、念珠菌病、艾迪生病、脱发和性腺功能减退。T1D 的患病率为 5%~10%。早期症状发生在头十年。大多数患者患 3~5 种疾病组分。

APS-2[83]:这种综合征的特征是艾迪生病、自身免疫性甲状腺疾病和 T1D 的共存。T1D 的患病率为 50%~60%。与 APS-2 相关的其他不太常见的疾病包括恶性贫血、白癜风、乳糜泻、脱发、性腺功能不全、垂体炎和重症肌无力。APS-2 的患病率为每 100 万人口中 15~45 人。女性受到的影响比男性多 1.6~3 倍。自身免疫病往往在第二个 10 年到第三个 10 年表现出来。用于诊断糖尿病的生物标志物包括筛选高血糖症,必要时筛选抗胰岛细胞抗原的自身抗体。与 APS-2 综合征相关的甲状腺疾病可表现为甲状腺功能减退或甲状腺功能亢进。APS-2 是一种遗传疾病。它被认为是由多因素遗传因素引起的。与 HLA B8、DRB1* 0301(DR3)和 DQA1* 0501-DQB1* 0201(DQ2)有很强的相关性。

3.2 低血糖综合征

Lothar Thomas

3.2.1 低血糖的定义

低血糖是指与临床症状相关的低浓度血糖。低血糖是由于内源性葡萄糖生成减少或葡萄糖摄取不足及葡萄糖被组织消耗而导致葡萄糖进入血液不平衡的结果。低血糖症可由复杂的调节系统来预防[1]。

餐后吸收的血糖浓度的正常范围为 4.0~5.6 mmol/L(70~100 mg/dL)。降低血液中胰岛素浓度的血糖阈值约为 4.5 mmol/L(81 mg/dL)。当血糖水平降至约 3.5 mmol/L(65 mg/dL)时,反向调节胰高血糖素、儿茶酚胺、皮质醇和生长激素分泌增加。胰高血糖素和儿茶酚胺通过刺激肝糖原分解和糖异生及肾糖异生来提高血糖水平。糖异生的底物是甘油、游离脂肪酸和氨基酸。皮质醇和生长激素降低胰岛素敏感组织的葡萄糖消耗，并在数小时内导致血糖升高。

大脑能量的主要来源是葡萄糖，并且有维持葡萄糖稳态的保护机制。当毛细血管血液中的葡萄糖降至≤3.2 mmol/L (57 mg/dL)[2]和静脉全血中的葡萄糖降至≤3.0 mmol/L (54 mg/dL)[3]时，自主神经(即交感肾上腺)神经系统被激活，导致低血糖症状，如焦虑、出汗、震颤、心跳加速和饥饿。这些终末器官反应，也称为自主神经症状，可能会发展为神经性低血糖，包括行为改变、认知功能障碍、癫痫和昏迷等。然而，认知功能障碍的阈值取决于各种临床情况和心理测试。

3.2.1.1 血糖水平达到阈值的症状

一项对30名健康受试者每天测量毛细血管血糖水平17～18次的研究[4]显示，血糖日平均值为4.2 mmol/L ± 0.8 mmol/L(75 mg/dL ± 14 mg/dL)。下午5点达到生理最低点，水平为3.9 mmol/L ± 0.6 mmol/L(70 mg/dL ± 11 mg/dL)，并且在下午2点达到峰值，水平为4.9 mmol/L ± 1.0 mmol/L (88 mg/dL ± 18 mg/dL)。总体而言，5%的血糖水平低于3.0 mmol/L(54 mg/dL)，2.8%低于2.8 mmol/L(50 mg/dL)。33%的参与者血糖水平低于3.0 mmol/L(54 mg/dL)，而17%低于2.8 mmol/L(50 mg/dL)。由于95%的案例血糖水平高于3.0 mmol/L(54 mg/dL)，因而将此浓度定义为低血糖诊断阈值是有意义的[5]。然而，共识声明已经确定静脉和毛细血管全血的阈值为2.2 mmol/L(40 mg/dL)，非糖尿病患者的静脉血浆的阈值为2.8 mmol/L(50 mg/dL)[6]。与葡萄糖浓度降低有关的临床症状的关系如图3.2-1所示。

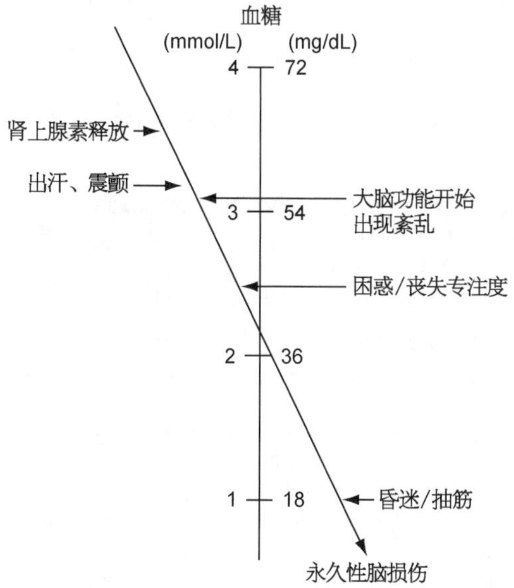

图3.2-1 胰岛素反向调节激素的激活和临床症状可以作为降低健康个体和糖尿病患者血糖水平的函数(经允许转载自参考文献[7])

3.2.2 低血糖的鉴别

根据Whipple[6]，低血糖会在以下情况出现：自主神经和糖尿病症状、毛细血管和静脉全血中的葡萄糖浓度≤2.2 mmol/L (40 mg/dL)、静脉血浆中葡萄糖浓度≤2.8 mmol/L(50 mg/dL)、葡萄糖摄入/管理后症状消失。

上述葡萄糖水平是低血糖的高度明确标准。根据研究[5]，依照标本类型(毛细血管血液、静脉血液)，如果存在暗示有低血糖的临床症状，甚至3.0～3.5 mmol/L(54～63 mg/dL)范围内的浓度也需要进一步的检查。如果水平低于Whipple建议的阈值，即使没有低血糖症状，也需要进一步的临床检查。

低血糖不是一种诊断，而是一种病理状态，其原因必须确定。低血糖的原因是多方面的，可以分为：① 糖尿病性低血糖；② 反应性低血糖；③ 儿童低血糖；④ 由体育锻炼、酒精、药物(胰岛素、水杨酸盐、戊烷脒、β受体阻滞剂)、肝硬化、糖皮质激素缺乏、大肿瘤、营养不良、肠外营养、脓毒症、休克、胰岛素抗体等其他因素引起的低血糖；⑤ 假性低血糖和肾上腺素能性多食癖综合征；⑥ 肾性糖尿；⑦ 胰岛瘤；⑧ 胃绕道手术后的高胰岛素血症性低血糖。

3.2.2.1 成人低血糖综合征

入院时，低血糖患者最常见的诊断是糖尿病、酒精中毒、脓毒症和反应性低血糖。胰岛素瘤非常罕见，每年每100万人口中发病4例。糖尿病患者的医源性低血糖可以根据病史评估。

为鉴别低血糖综合征，根据患者的病史和临床表现将患者分为以下几类[8]：

- 表面健康患者。如果患者没有预先存在的疾病，则必须主要考虑药物相关的低血糖症、酒精中毒、反应性低血糖症、肾性糖尿病、假性低血糖症、肾上腺素能餐后综合征和胰岛素瘤。显然，临床上健康的患者需要接受更彻底的实验室检测以确认低血糖并进行鉴别诊断。
- 疾病患者。在这组患者中，低血糖可能与现有疾病(高血压、糖尿病、疟疾)的药物治疗有关，或者也可能由于癌旁综合征(非胰岛细胞瘤低血糖，NICTH)、先天性碳水化合物代谢疾病或内分泌紊乱。一旦明确诊断，就无需对低血糖进行进一步的诊断评估。
- 经常患有严重多系统疾病的住院患者。除糖尿病外，低血糖的主要原因是脓毒症、休克、肝脏疾病和肾功能衰竭。在这些情况下，持续血糖监测对检测低血糖风险是十分必要的。

由于胰岛素瘤导致的低血糖综合征主要发生在空腹情况下，很少发生在空腹进食后状态，并且极少发生在餐后状态。

餐后2～4 h出现的餐后症状被归类为食物刺激，而餐后5 h以上出现的症状被归为食物缺失。没有低血糖的自主神经症状，也被称为假性低血糖症，发生在餐后，但通常无法证实是由于低血糖引起的。如果餐后低血糖发生在血糖水平低于2.5 mmol/L(45 mg/dL)的情况下，则可通过食物摄入刺激低血糖症(如遗传性果糖不耐受、农作物中毒或进行过胃空肠吻合术)[8,9]。

图3.2-2推荐了诊断工作流程，表3.2-1展示了成人的低血糖综合征。

3.2.2.2 评估低血糖症的生物标志物和功能测试

血糖：检测低血糖症。如果出现低血糖的典型症状，在毛细血管或静脉全血中至少一个数值低于2.2 mmol/L(45 mg/dL)，在静脉血浆中低于 2.8 mmol/L(50 mg/dL)，其余数值在 2.5～3.0 mmol/L(45～54 mg/dL)的范围内，则证实低血糖。如果毛细血管全血的所有数值都在 2.2 mmol/L(45 mg/dL)以上，或静脉血浆的数值在 2.8 mmol/L(50 mg/dL)以上，则不能确定是低血糖症。在这种情况下，应进行 72 h 禁食或其他功能测试。

在怀疑餐后反应性低血糖的情况下，血糖自我监测是可靠的。

诊断糖尿病低血糖症的分界线是 3.9 mmol/L(70 mg/dL)。关于成人低血糖综合征和药物性低血糖症的详细情况及其诊断意义见表 3.2－1。

72 h 空腹：该测试是评估食物不足导致低血糖症的主要依据。正常人与有低血糖的人之间的区别在于正常人能够忍受 3 天的食物戒断而不发展任何症状，而具有低血糖症者表现出 Whipple 三联征，通常远短于 72 h[8]。通过测定胰岛素、C 肽和 β 羟丁酸可以检测及分辨低血糖(表 3.7－2)。

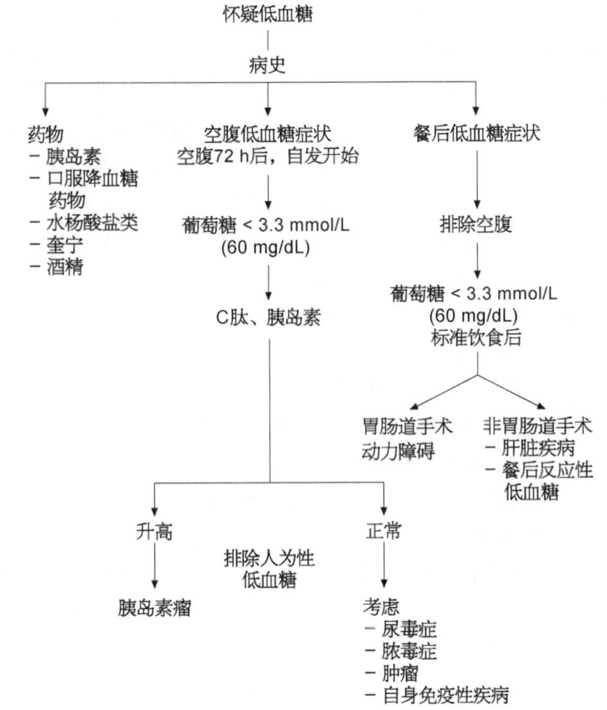

图 3.2－2 成人低血糖症的鉴别流程图(修改自参考文献[8])

表 3.2－1 成人低血糖综合征[13,14]

疾病/病症	临床和实验室检查
糖尿病	在非糖尿病患者中，血糖水平升高到 7.0 mmol/L(126 mg/dL)以上会导致胰岛素水平急剧升高，而低于 4.0 mmol/L(72 mg/dL)会导致胰岛素分泌降低，直到停止。健康人群的胰岛素分布特征为两餐之间的稳定水平和餐后短暂的胰岛素峰值。 在糖尿病患者中，不能基于葡萄糖水平来定义低血糖的严重程度，因为它在患者之间变化很大，而非静态。因此，糖尿病控制不佳、出现低血糖症状的患者血糖水平要高于非糖尿病患者。相比之下，严格控制糖尿病的患者则更可能患有低血糖，并且对低血糖更耐受而不会出现症状。低血糖阈值应该通过血糖的自我监测来个体化。ADA 将糖尿病患者的低血糖定义为血浆葡萄糖浓度＜3.9 mmol/L(70 mg/dL)[14]。 在糖尿病低血糖在线社交网络中，胰岛素依赖型糖尿病患者在过去 2 周内报告了频繁的轻微发作(出现低葡萄糖值)，并且在去年严重发作(意识丧失、癫痫发作、需要胰高血糖素、医疗或另一人的帮助)。49.1%的患者在过去 2 周内报告发作 4 次以上，29.2%严重发作 1 次以上，16.6%报告最近发作 4 次以上且去年严重发生至少一次[15]。 T1D[13,14]：低血糖是糖尿病患者日常生活中的重要问题。平均而言，糖尿病患者每周有 2 次症状性高血糖。这些患者中 2%～4%发生死亡是由于严重低血糖引起的。 在 T1D 中，低血糖是绝对或相对胰岛素过量治疗与受损的生理(由于葡萄糖反向调节缺陷引起的综合征)及心理(低血糖意识受损引起的综合征)抗血糖浓度下降行为相互作用的结果(图 3.2－3)。 低血糖相关的自主神经衰竭(HAAF)的概念认为近期的医源性低血糖症会导致[13]： - 当胰岛素未降低及胰高血糖素未升高的情况下，通过降低肾上腺素对随后低血糖的应答，从而导致葡萄糖反向调节的缺陷。 - 通过减少交感肾上腺和由此产生的神经源性症状来应对随后的低血糖，从而无法察觉低血糖症。 在糖尿病诊断后 5 年左右，许多患者的低血糖意识逐渐降低。若谨慎避免低血糖，2～3 周内 HAAF 是可逆的。 T2D[13,14]：在 T2D 早期阶段，预防低血糖的反向调节机制是完整的，医源性低血糖仅发生在胰岛素依赖期，其严重程度与 T1D 相同。
体力劳动	骨骼肌吸收 90%的循环葡萄糖。耐力运动员的血糖水平通常被定义为诊断低血糖的范围。低血糖会引起相关神经性症状，如疲劳[15]。
餐后反应性低血糖(postprandial reactive Hypoglycemia，PRH)	在健康人群中，如果血糖水平＜3.0 mmol/L(55 mg/dL)并同时出现交感肾上腺和神经性血糖症状，则存在 PRH。此外，胰岛素水平至少为 3 mU/L，C 肽水平至少为 0.6 μg/L[16]。 功能性高胰岛素血症：在没有胰岛素抵抗的情况下，胰岛素反应的特征是延迟且过量的。由此产生的低血糖导致儿茶酚胺和皮质醇分泌增加。必须通过禁食 72 h 来排除胰岛瘤的诊断。OGTT 和混合膳食耐受测试都不适合，因为它们经常给出错误的结果[4]。血糖自我监测被认为是金标准。在一项疑似 PRH 患者的研究中，46%的患者全血血糖水平＜3.3 mmol/L(60 mg/dL)，18%患者的水平＜2.8 mmol/L(50 mg/dL)[12]。 消化性低血糖：这种低血糖形式被认为是由于快速胃排空引起的，因为在部分或全部胃切除患者中这种症状很常见[4]。快速胃排空引起胰岛素刺激性胃肠激素，如胃肠多肽(GIP)和胰高血糖素样多肽 1(GLP－1)的分泌增加[17]。 胃旁路手术：对于病态肥胖患者，Roux－en－Y 胃旁路手术可作为减肥手术进行。手术后，一些患者由于高胰岛素血症性低血糖而经历餐后倾倒综合征(如潮红、虚弱、头晕、脸红，但没有神经症状)。增加 β 细胞营养多肽的水平，如 GLP－1，可能引起这些患者胰岛细胞的肥大[16]。 肾性糖尿：肾脏血糖高度损失可导致葡萄糖产生和排泄之间的不平衡，从而产生低血糖。由于胰岛素应答依赖于外部葡萄糖负荷，并且大部分吸收的葡萄糖都被排泄，糖异生由于刺激不足而无法补偿。大约 15%的 PRH 和肾性糖尿病患者存在 OGTT 可检出的高胰岛素血症[4]。 高胰岛素敏感性[4]：组织的胰岛素敏感性增加是 PRH 最常见的原因，存在于 50%～70%的病例中。据报道，由于体内平衡反馈的丧失，这些患者的胰岛素敏感性和胰岛素分泌之间的平衡受损。生理上，高胰岛素敏感性可通过降低胰岛素分泌来补偿，但如果有另外的胰高血糖素分泌受损的致病事件，则会出现不平衡[18]。 反向调节受损[4]：据报道，一些 PRH 病例是由于胰高血糖素分泌不足或胰高血糖素抵抗引起的，如某些 PRH 患者餐后胰高血糖素水平比正常人群高出 2.5 倍[19]。

续 表

疾病/病症	临床和实验室检查
身体素质[4]	PRH 在非常精瘦的人群中比在正常体重更常见。例如，77 名印度志愿者中，22.6%的血糖水平<3.3 mmol/L(60 mg/dL)[20]。PRH 也常见于体重减轻的人群。体脂肪增加，尤其是腹内脂肪，可以减少胰岛素抵抗，而剧烈减少会增加胰岛素抵抗。 空腹后女性比男性更容易发生低血糖症。在空腹 72 h 后，大约 40%的女性血糖水平<2.2 mmol/L(40 mg/dL)，其中 1/3 甚至<1.7 mmol/L(30 mg/dL)[21]。中度超重的女性也会发生 PRH，尤其是那些具有男性样脂肪分布的女性，因为与正常体重的女性相比，她们患有高胰岛素血症，这在上肢肥胖女性中较少见[4]。可以通过以下事实来解释：在男性样肥胖型的人群中，脂肪酸诱导的胰岛素抵抗低于上身肥胖的人群，因此增加的血糖在后吸收阶段被脂肪组织吸收。这些女性尤其会抱怨早晨出现的低血糖症。 雌激素和孕酮也会对胰岛素敏感性产生影响。卵泡期的浓度比黄体期高出 2 倍，因此低血糖更可能发生在这个阶段[22]。
胰外肿瘤低血糖症，如纤维肉瘤、间皮瘤、肝细胞瘤、血管外皮细胞瘤	胰外肿瘤低血糖症(EPTH)或非胰岛细胞肿瘤低血糖症(NICTH)多存在间充质、上皮或造血系肿瘤，其直径一般大于 5 cm。出现血糖水平低达 1.1 mmol/L(20 mg/dL)的低血糖症。在疑似病例中，可以用 72 h 空腹的诊断来确认。病理生化效应如下[23]：通过抑制糖原分解和糖异生抑制肝葡萄糖生成，减少血液中游离脂肪酸的脂肪分解，增加肌肉对葡萄糖的利用率，减少肿瘤的利用率。
酒精	酒精消耗通过抑制糖原分解和糖异生[4]来降低肝脏中葡萄糖的产生。酒精引起的低血糖症是肝脏糖原储存消耗时 NADH/NAD 值增加的结果。这抑制了乳酸转化为丙酮酸，α 甘油磷酸转化为二羟基丙酮磷酸，谷氨酸转化为 α 酮戊二酸和柠檬酸循环中的一些反应[9]。 阿尔茨海默病和糖尿病[24]：在糖尿病患者中，酒精的消耗是导致低血糖昏迷的主要原因之一。即使是低至中等量的酒精也会导致胰岛素依赖型糖尿病或服用口服降糖药的患者发生低血糖，特别是没有食物摄入的情况下。空腹患者和儿童有发生酒精低血糖的风险。据报道，饮酒可减少糖异生并引起胰岛素分泌增加[25]。糖尿病患者只能在进餐时饮用酒精饮料，在 1.5～2 h 内不应该喝多于 1～2 杯酒或 1～2 杯啤酒或 1～2 种混合饮料[25]。 实验室检查：低血糖，低胰岛素血症；乳酸、β 羟基丁酸和游离脂肪酸升高，尿酮体筛查试验阳性。营养不良或跳过 1～2 餐的人群饮酒后 6～36 h 会发生低血糖症。儿童比较容易出现酒精引起的低血糖症。
尿毒症	由于丙氨酸供应减少，糖异生减少。肝脏中少量的糖原储备不足以将血糖浓度保持在正常参考区间内[9]。
真红细胞增多症	由于红细胞糖酵解过度导致红细胞和血浆之间的葡萄糖分布不均匀，从而测得低血糖浓度水平。
白血病	由于扩大造血作用导致过度的白细胞糖酵解，从而导致低血糖症。
人为性低血糖	基于血糖水平，无法区分人为性低血糖症和胰岛素瘤(参见本章 3.7)。人为性低血糖症与低浓度的 C 肽和胰岛素水平升高有关。
戊烷脒	化疗用药戊烷脒用于卡氏肺孢子虫肺炎的预防和治疗、利什曼病的治疗及冈比亚锥虫感染的早期阶段。在治疗开始后 5～14 天，由于胰岛细胞释放胰岛素的细胞溶解反应，6%～40%的患者出现低血糖。胰腺破坏过程可导致这些患者几周至几个月后出现胰岛素缺乏症，罕见情况下甚至在低血糖发生后几天就出现[24]。
水杨酸类	水杨酸盐具有降低血糖的作用，但是需要高剂量治疗，如果治疗持续很长时间，则会产生毒性作用。以 4～6 g/天的剂量服用阿司匹林降低了健康和糖尿病患者的血糖水平。在 T2D 中，据报道其作用是基于胰岛素分泌增加、胰岛素敏感性增加和药物磺酰脲水平升高。原因是磺酰脲从其蛋白质结合位点释放增加及肾脏消除减少。非类固醇消炎药(吲哚美辛、吡罗昔康)也会引起低血糖[24]。
β 受体阻滞剂	在某些情况下，β 受体阻滞剂会导致某些患者发生低血糖。以下事例已被报道[24]：① 如果母亲在剖宫产前给予 β 受体阻滞剂，新生儿会出现低血糖、心动过缓和低血压；② 1 型糖尿病低血糖症中，用噻吗洛尔滴眼液治疗青光眼。 因此，需要强调非心脏选择性 β 受体阻滞剂也可加重并延长现有的低血糖。

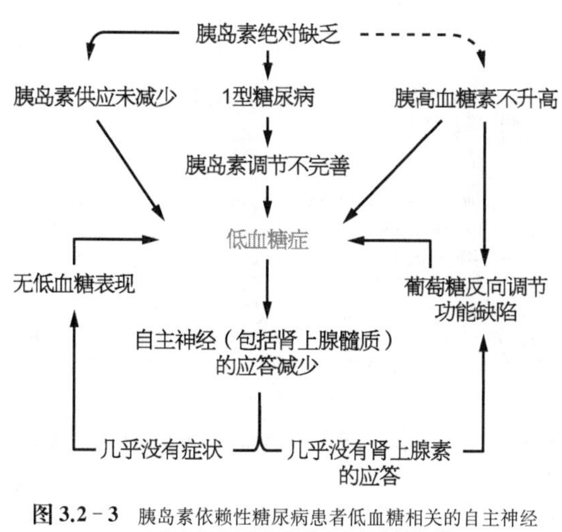

图 3.2－3 胰岛素依赖性糖尿病患者低血糖相关的自主神经功能衰竭(经允许转载自参考文献[32])

如果 72 h 空腹试验不能确诊，则进行 C 肽抑制试验、静脉注射甲苯磺丁脲试验和胰高血糖素试验。

3.2.2.3 儿童和婴儿的低血糖症

新生儿：新生儿和儿童的实际血糖浓度阈值被认为是 2.5 mmol/L(45 mg/dL)。当血糖浓度<1.7 mmol/L(30 mg/dL)时，脑血流量会发生变化。所有出现可疑临床症状的新生儿的血糖浓度都应保持在>2.5 mmol/L(45 mg/dL)。在新生儿期间，糖尿病母亲的婴儿血糖水平应控制在 3.5 mmol/L(63 mg/dL)以下，因为他们底物如葡萄糖、乳酸、丙氨酸和酮体水平较低。即使没有临床症状，也需要监测每位血糖水平低于 2.0 mmol/L(36 mg/dL)的儿童[11]。

出生后 1～2 h，血糖浓度由于生理性原因下降，非糖尿病母亲所生新生儿的血糖测量应该在出生后 3～4 h(即生理性低血糖已被克服)时进行[12]。在肠内喂食后，血糖水平循环，在食物摄取后约 1 h 出现峰值。如果怀疑发生低血糖，应在第二次食物摄入前采取血样。母乳喂养的正常发育的新生儿，在最初 24～48 h 内发生低血糖并不少见。

婴儿和青少年[32]：每年每 10 万名儿童中约有 30 人因意识水平下降或非创伤性昏迷而入院。主要病因是感染、药物引起的中毒、癫痫发作和代谢紊乱。如果不及时和正确诊断，死亡率将高达 40%。

3.2.2.4 意识下降的儿童入院检查指标

包括：血糖和血气分析，钠、钾、肌酐，尿素、血氨、乳酸、酮体，AST、LDH、GGT、胆红素，血细胞计数和分类，尿液分析及血培养。

将 10 mL 尿液和 2 mL 血清/血浆冻存以进行更多的测试。

如果孩子有以下病史，应考虑发生与疾病相关的低血糖的可能性[13]：

- 与食物摄取无关的短期、变化的低血糖发作(2～4 h)，通常发生在高胰岛素血症和 T1D 中。
- 忍受空腹 6～8 h 甚至 14～16 h，这是酶缺陷、糖原病或糖异生受损的指示。
- 并发症期间发生晨间空腹低血糖或低血糖，可能暗示糖异生受损。
- 餐后反应性低血糖，可能暗示遗传性果糖不耐受或亮氨酸敏感性低血糖。

有关儿童低血糖综合征的信息见表 3.2-2；实验室检查见表 3.2-3。关于葡萄糖稳态的分子基础和先天性低血糖的发生率见参考文献[33]。

表 3.2-2　儿童和婴儿时期的低血糖综合征

病因	临床和实验室检查
新生儿低血糖[26]	健康新生儿：在新生儿中，血糖浓度在 1～3 h 达到生理最低点。第 10 个百分位点为 2.0 mmol/L(36 mg/dL)。3 h 后，血糖会稳定 2 天，95%的数值>2.2 mmol/L(40 mg/dL)，99%高于 2.0 mmol/L(36 mg/dL)。4 岁重新检测时，健康超重新生儿的浓度在参考区间的下限没有任何异常。 新生儿低血糖：急性症状包括烦躁不安、震颤、嗜睡、呼吸暂停、吸吮无力、肌肉低血压、体温过低、高频哭泣、脑痉挛。如果水平<1.5 mmol/L(27 mg/dL)，则可能损害基底节和枕叶皮质白质。 糖尿病母亲的新生儿：作为预防措施，在产房中提早喂食 30 min。建议在出生后 2 h 测定血糖水平。2～3 h 后，水平应该>2.5 mmol/L(45 mg/dL)。正常新生儿中，血糖水平可能为 2.0～2.5 mmol/L(36～45 mg/dL)，而在有先前低血糖或临床症状的新生儿中，可能始终>2.5 mmol/L(45 mg/dL)。建议在进食后进一步进行 6 h、12 h 和可能的 24 h 和 48 h 的检测。如果浓度持续<1.7 mmol/L(30 mg/dL)，建议静脉注射葡萄糖。 其他：持续超过 48～72 h 的低血糖可能表明一种疾病，如先天性代谢紊乱或激素紊乱。尽管有着高葡萄糖的输注率，但这些儿童不会产生足够的脂解活性(游离脂肪酸<0.8 mmol/L)或生酮反应(β羟丁酸<0.1 mmol/L)[25]。 特发性暂时性高胰岛素血症、Beckwith-Wiedemann 综合征和大肿瘤是罕见原因，后者通过胰岛素样生长因子的分泌增加而引起低血糖。 基因突变导致的先天性高胰岛素血症：*ABCC8*(常染色体隐性和显性)、*KCNJ11*(常染色体隐性和显性)、*GLUD1*(显性)、*GCK*(显性)、*HADH*(隐性)、*HNF4A*(显性)、*SLC16A1*(行为诱发)(显性)。
糖原病	糖原病(糖原贮积病，glycogen storage disease，GSD)除了糖原合成酶缺乏(GSD 0)外，其特征在于由于酶缺陷导致的糖原分解缺乏[27]。低血糖与 GSD 1[葡萄糖-6-磷酸酶缺乏症(GSD 1a)、葡萄糖-6-磷酸转移酶缺乏症(GSD 1b)]、淀粉-1,6-葡萄糖苷酶缺乏症(GSD 3)、肝磷酸酶缺乏症(GSD 6 和 GSD 9)和 GSD 0 相关。尽管 GSD 1、3、6 和 9 具有相似的临床表现，但是 GSD 1 是这四种情况中最严重的，主要症状为肝大(无脾大)和低血糖，且无法治愈。糖原病患者，尤其是 GSD 1 患者，通常空腹耐受性仅降低 2～4 h。另外他们可能有多形核粒细胞功能障碍和炎症性肠病。 实验室检查：GSD 0、1、6、9 空腹血糖升高和乳酸水平升高。GSD 1 酮体减少；GSD 0、6、9 酮体升高。胆固醇、甘油三酯和尿酸在 GSD 1 中升高。
游离脂肪酸氧化障碍	这些疾病主要涉及长链酰基辅酶 A 脱氢酶(LCAD)、中链酰基辅酶 A 脱氢酶(MCAD)和短链 3-羟酰辅酶 A 脱氢酶(SCAD)[28]的缺陷。这三种酶通过β氧化，由酰基-CoA-中间体促进长链脂肪酸的线粒体分解，从而形成酮体。北欧地区最常见的 MCAD 缺陷发病率为 1∶23 000；而 SCAD 缺陷非常罕见。这些疾病的临床表现包括食物摄入减少、癫痫发作和普通感染后意识障碍等症状[29]。 实验室检查：LCAD 缺陷时存在低血糖和酮体减少、酸中毒、氨升高、乳酸升高；MCAD 缺陷时尿酸升高；LCAD 和 MCAD 缺陷时肝酶升高；儿童 LCAD 缺陷时，CK 升高。SCAD 缺陷的数据很少[31]。
果糖代谢障碍	所有果糖代谢紊乱都与低血糖相关[27]： - 果糖激酶缺乏症，无症状疾病。 - 果糖-1-磷酸醛缩酶缺乏症，也称为遗传性果糖不耐受(HFI)。摄入果糖后会出现症状。诊断依赖于果糖耐受性测试。实验室检查结果包括氨基转移酶升高、尿酸升高和蛋白尿。 - 果糖-1,6-二磷酸酶缺乏症。这是一种糖异生障碍。患有这种病症的儿童出现昏睡并存在中度肝肿大。实验室检查：乳酸、酮体和丙氨酸升高。尿酸水平略有升高或正常。 - D-甘油酸-酸血症。主要表现为神经障碍，但许多患者无症状。
半乳糖血症	半乳糖的主要来源是通过食物摄取的乳糖。有三种已知的半乳糖代谢紊乱：半乳糖激酶缺乏症(GALK)、半乳糖-1-磷酸尿苷酰转移酶缺乏症(GALT)和尿苷二磷酸半乳糖-4-差向异构酶缺乏症(GALE)。在这三种类型中，典型的半乳糖血症 GALT 是最常见和最严重的类型[27]。GALT 是一种常染色体隐性遗传疾病，在新生儿中发病率为 1/(4 万～10 万)。大多数病例通过 Guthrie 或 Weidemann 实验筛查检测。诊断基于确定血液中的半乳糖和半乳糖-1-磷酸盐的水平。2/3 的病例都是急性发病。症状首先出现在生命的第一周，并以呕吐、黄疸、嗜睡、食物拒绝、低血糖和体重减轻的形式出现，随后出现肝肿大和白内障。24 h 内无半乳糖饮食可改善症状。如果存在半乳糖血症，由于 GALT 缺乏，半乳糖-1-磷酸无法转化为 UDP 半乳糖和葡萄糖-1-磷酸(图 3.2-4)。由于代谢受阻碍，半乳糖和半乳糖-1-磷酸蓄积通过替代途径代谢。同时，低血糖产生。累积的半乳糖被还原成半乳糖醇或被氧化成半乳糖酸。这两种物质都可在尿液中被检测到。据报道，半乳糖醇会引起白内障的发展，并且累积的半乳糖-1-磷酸盐会造成其他临床表现如肝肿大。
肉碱穿梭障碍[28]	肉碱穿梭运输长链脂肪酸进入线粒体。与低血糖相关的罕见疾病有肉碱摄取缺陷、肉碱棕榈酰转移酶缺乏症和肉碱-酰基载体缺陷。虽然患有这些疾病的人群会出现酮体升高和酸中毒，但肉毒碱棕榈酰转移酶-2 缺乏症并非如此。
激素缺乏	缺乏胰岛素反向调节激素如胰高血糖素、生长激素和皮质醇可引起类似于糖异生缺陷的症状。
各种原因	低血糖可能与病毒性肝炎、脓毒症、失血性休克、脑病、全身垂体功能减退和腹泻一起并发肝功能障碍。
T1D 低血糖症	如果婴儿只有轻微的临床症状且意识水平正常，建议将毛细血管血糖水平在 3.0～3.9 mmol/L(55～70 mg/dL)的归类为轻度低血糖症，<3.0 mmol/L(55 mg/dL)的归类为中度低血糖[30]。每次血糖浓度<3.9 mmol/L(70 mg/dL)并伴有意识下降或癫痫发作时，定义为严重低血糖。后者主要发生在晚上。无论每日注射胰岛素多少次[31]，10%的 T1D 患者的夜间血糖水平会处于 3.0～3.9 mmol/L(55～70 mg/dL)。青少年儿童患有临床症状的低血糖事件的发生率为每年每 100 例患者发生 9.7 次[30]。

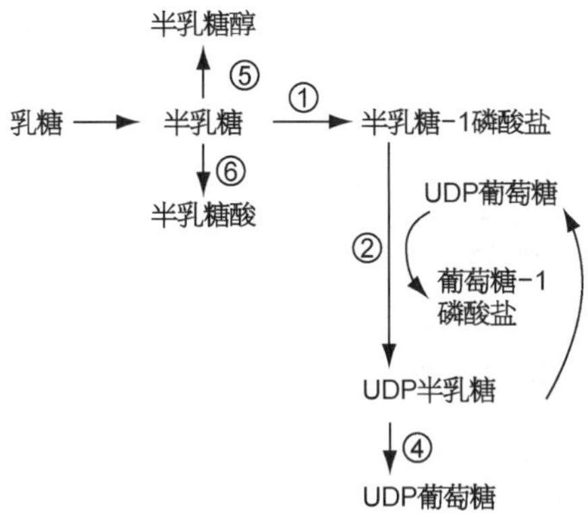

图 3.2-4 半乳糖代谢。酶催化反应：① 半乳糖激酶；② 半乳糖-1-磷酸尿苷酰转移酶；③ UDP-半乳糖-4-表异构酶；④ UDP-葡萄糖-磷酸化酶；⑤ 醛糖还原酶；⑥ 半乳糖脱氢酶

表 3.2-3 儿童低血糖紊乱的实验室检查和建议

检查结果	建议
低血糖、低血酮、低脂肪酸	高胰岛素血症，垂体功能减退
低血糖、低血钾、脂肪酸升高	脂肪酸氧化缺陷(各种酰基辅酶A脱氢酶缺陷)，肉毒碱代谢紊乱，酮体生成缺陷(β-羟基-β-甲基戊二酸尿症)
低血糖、高酮血症、乳酸水平不升高	酮症低血糖，垂体功能减退(婴儿期)，3型糖原病(糖原合成酶缺陷症)
低血糖、乳酸水平升高	糖异生缺陷如Ⅰ型糖原病、果糖-1,6-二磷酸酶缺陷、丙酮酸羧化酶缺陷
低血糖、低血钾、乳酸水平升高	Ⅰ型糖原病
低血糖、高酮血症、乳酸水平升高	果糖-1,6-二磷酸酶缺乏

3.3 血糖

Lothar Thomas

血糖应用毛细血管全血或静脉血浆进行检测[1]。同一患者在相同的采样时间点，使用不同的标本类型检测得出的血糖浓度不同[2]。在临床评估中必须考虑到这一点。根据采样时间需对血糖的不同特性进行区分(表3.3-1)。

表 3.3-1 用于评估代谢状态的血糖标本[7]

空腹血糖	在8～10 h空腹后的清晨(如上午8点)进行血液采集。
餐前血糖	餐前采集血液，如在胰岛素给药前30～60 min。
餐后血糖	餐后采集血液。后者通常持续4 h，有时长达6 h，其次是吸收后期。为了检测结果的真实性，在用餐后2 h抽血。有低血糖发展趋势的糖尿病患者可以在吸收后状态下凌晨5点再次检测血糖水平。
天内血糖	空腹血糖、餐前和餐后葡萄糖的结合，如上午8点、上午11点、下午2点。
随机血糖	白天或晚上采集的血液样本，无饮食摄入。

3.3.1 适应证

疑似高血糖：门诊和住院患者的糖尿病筛查、糖尿病疗效监测、碳水化合物代谢的评估(如妊娠妇女及患肥胖、高脂血症、心血管疾病、卒中、肾功能衰竭、意识下降或昏迷、肝脏疾病、急性肝炎、急性胰腺炎、慢性胰腺病、胰岛素自身免疫综合征、肢端肥大症、艾迪生病、垂体功能减退、糖皮质激素和药物治疗诱导高血糖、治疗应激反应的患者)。

疑似低血糖：糖尿病治疗及发生低血糖症状、临床上表现健康的个体中排除低血糖综合征(排除胰岛素瘤)、危重患者的低血糖症状、新生儿低血糖的诊断、疑似先天性代谢异常、药物治疗诱发的低血糖。

3.3.2 检测方法

测定血液和体液中的葡萄糖有不同的方法[1]。

葡萄糖氧化酶法：检测原理为，葡萄糖氧化酶催化葡萄糖氧化为葡萄糖酸和 H_2O_2。在随后的过氧化物酶介导的指示剂反应中，H_2O_2 氧化还原剂生成有色复合物，并用光度计测量该复合物。氧化色团的显色强度与葡萄糖浓度成正比[3]。

$$\alpha\text{-D-葡萄糖} \xrightarrow{\text{自发的}} \beta\text{-D-葡萄糖}$$

$$\beta\text{-D-葡萄糖} + H_2O_2 + O_2 \xrightarrow{\text{葡萄糖氧化酶}} \text{D-葡萄糖酸内酯} + H_2O_2$$

$$\text{还原态色原} + H_2O_2 \xrightarrow{\text{过氧化物酶}} \text{氧化态色原} + 2H_2O_2$$

己糖激酶法[4]：原理为，己糖激酶在ATP的存在下将葡萄糖磷酸化，形成葡萄糖-6-磷酸。后者与NADP反应形成6-磷酸葡萄糖酸和NADPH。此反应由葡萄糖-6-磷酸脱氢酶(G-6-PD)催化。被测变量是 $NADPH_2$，$NADPH_2$ 升高在反应终点被测定。测定吸光度的增加水平与待测样品中的葡萄糖浓度水平成正比。

$$\text{D-葡萄糖} + \text{ATP} \xrightarrow[Mg^{2+}]{\text{己糖激酶}} \text{D-葡萄糖-6-磷酸} + \text{ADP}$$

$$\text{D-葡萄糖-6-磷酸} + \text{NADP}^+ \xrightarrow{\text{G-6-PDH}} \text{D-葡萄糖-6-磷酸} + \text{NADP} + H^+$$

葡萄糖脱氢酶(Gluc-DH)法[5]：原理为，葡萄糖通过Gluc-DH被氧化成葡萄糖酸内酯。该反应中释放出的氢转移到NAD，生成 $NADH_2$。利用连续测量吸光度的原理测定 $NADH_2$ 的增加。增加的吸光度与待测样本中葡萄糖浓度成正比。与终点法相反的是，试剂中无须额外添加变旋酶。

$$\alpha\text{-D-葡萄糖} \xrightarrow{\text{变旋酶}} \beta\text{-D-葡萄糖}$$

$$\beta\text{-D-葡萄糖} + \text{NAD}^+ \xrightarrow{\text{Gluc-DH}} \text{D-葡萄糖酸内酯} + \text{NADH} + H^+$$

Gluc-DH仅还原β-D-葡萄糖。葡萄糖以α和β形式存在于水溶液中。当β葡萄糖被消耗时，随着时间的推移这两种形式之间的平衡重新建立起来。为了防止这种反应成为Gluc-DH反应速度的决定因素，试剂中包含了变旋酶。这种酶加快了达到平衡的速率。

生物传感器测定[6]：生物传感器是一种结合生物材料(如葡萄糖氧化酶)的分析装置，并且连接到光学或电化学检测系统。葡萄糖传感器的原理为，在第一步中，葡萄糖与葡萄糖氧化酶(GOD)的氧化形式反应形成葡萄糖酸。在这个过程中，两个电子和两个质子释放，GOD减少。第二步，存在于周围流体中的氧气(O_2)与GOD反应，接受第一步反应中的电子和质子，进一步形成 H_2O_2 且再次生成氧化的GOD，GOD准备再次与葡萄糖发生反应。待测样本中的葡萄糖浓度决定了 H_2O_2 的含量。H_2O_2通过铂电极表面氧化后引起电化学电位变化进行测定。

葡萄糖测定仪检测：分析仪利用读片和反射光度计测定葡萄糖。

- 即时检测(POCT)应用于住院的重症监护病房或门诊、慢性疾病管理的设施，以及医生办公室内进行。
- 血糖自我监测(self-monitoring of blood glucose, SMBG)应用于家中、工作中或者在学校里。在美国，已为SMBG制订了国家标准[8]。

血糖仪的血糖测试是基于光度法测量色原显色或葡萄糖电极的原理[9]。用光度法测量，葡萄糖通过葡萄糖过氧化物酶或葡萄糖脱氢酶，酶促氧化为葡萄糖酸内酯。

在随后的指示剂反应中，由过氧化物酶催化，生成 H_2O_2，氧化3,3′,5,5′四甲基联苯胺为蓝色染料，用反射计测定其强度。或由脱氢酶进行催化，生成NADH，将染料3-(4′,4′-二甲基噻唑-2-基)-2,4-二苯基四唑溴化物还原为福尔马赞染料。

最佳的样本为毛细血管血[10]。用于SMBG的血糖仪现在能够存储和处理检测的数值，并且可计算血糖均值(MBG)和平均血糖波动幅度(MAGE)。

3.3.3 标本要求

根据检测方法，使用以下标本：毛细血管血(根据采样程序)0.01～0.02 mL，或静脉(极少是毛细管)血浆 0.01～0.05 mL。

3.3.4 参考区间(表 3.3-2)

表 3.3-2 血糖参考区间

新生儿[11]	脐带血	63～158(3.5～8.8)
	1 h	36～99(2.0～5.5)
	2 h	39～89(2.2～4.9)
	5～14 h	34～77(1.9～4.3)
	20～28 h	46～81(2.6～4.5)
	44～52 h	48～79(2.7～4.4)
儿童，空腹*[12]		60～99(3.3～5.5)
成人，空腹**[12]		60～95(3.3～5.3)

续 表

*毛细血管全血(足跟或指垫)、静脉和毛细血管血浆数据。新生儿和儿童的水平取决于第2.5和97.5百分位数。**参考区间根据美国糖尿病协会的建议。每过10年，血浆或全血中的葡萄糖浓度增加约0.1 mmol/L(2 mg/dL)。数据以mg/dL(mmol/L)表示。单位转换：mg/dL×0.055 51 = mmol/L

3.3.5 临床意义

血糖水平取决于个体的代谢状态。下列几种状态是可能的(表3.3-1)。

- 吸收后状态：进食开始后6～12 h内的状态。在此期间，从餐后过渡到空腹状态发生。
- 餐后状态：包括进食开始后2～3 h的一段时间。在此期间，血浆中的血糖水平在一顿饭开始之后的10 min会上升到11.1 mmol/L(200 mg/dL)。即使在进食后2～3 h内血糖水平回到餐前水平，但一顿饭大约需要6 h被完全吸收，同时吸收后的状态得到恢复。这取决于消耗的碳水化合物种类、脂肪和蛋白质的含量、食物的大小及一天当中的不同时间。餐后血糖约占白天高血糖的30%～40%。
- 空腹状态：在最后一次进食后的8～10 h内。非糖尿病患者的血糖浓度低于5.6 mmol/L(100 mg/dL)。在不同条件下血糖变化见表3.3-3和表3.3-4。

葡萄糖水平在参考区间内不排除糖尿病，并且浓度高于参考区间也不能确诊糖尿病[13]。这是由于血糖水平的个体间差异相比于其他血液参数受到身体活动和距离上次进食时间长度的影响更大。例如，在健康个体中空腹毛细血管血糖[平均血糖为4.9 mmol/L(88 mg/dL)]的个体内(生物学)和个体间差异分别是4.8%～6.1%和7.5%～7.8%[14,15]。因此，血糖的生物变异性高于分析不精密度。此外，FPG随着年龄从30岁到60岁不断增加。如胰岛素抵抗、高胰岛素血症和糖尿病的失调及妊娠状态也会进一步增加血糖的变异程度。在新诊断的T2D中，FPG个体内变异是13.7%，个体间变异为14.8%[16]。血糖水平的解释也取决于待测标本的类型。

表 3.3-3 糖尿病和其他种类的葡萄糖调节

疾病/病因	临床和实验室检查
糖尿病[17]	ADA建议糖尿病的诊断标准：相应的临床症状，静脉血浆的随机血糖≥11.1 mmol/L(200 mg/dL)或FPG≥7.0 mmol/L(126 mg/dL)或糖尿病的口服葡萄糖耐量试验后2 h的水平(见第3章3.5)。如果这三个高血糖症存在任意一个，确诊试验必须在随后的一天进行。
	T1D：主要在儿童期确诊。诊断的血糖水平一般为11.1～22.2 mmol/L(200～400 mg/dL)。由于尿糖达到数克/天，所以会出现渗透性多尿。尿酮体试验阳性，一般不存在酮症酸中毒。如果出现酮症酸中毒，血糖通常>16.7 mmol/L(300 mg/dL)，pH<7.25，标准碳酸氢盐<15 mmol/L。代谢控制的监测必须进行餐前和餐后血糖及HbA1c检测。为了防止夜间低血糖，血糖水平必须在就寝时间和凌晨5点左右检测。睡前毛细血管血糖不应低于6.7 mmol/L(120 mg/dL)，凌晨5点的水平应高于3.3 mmol/L(60 mg/dL)。
	T2D：ADA建议所有BMI>25 kg/m² 的45岁以上的成人筛查FPG。如果FPG水平<5.6 mmol/L(100 mg/dL)，应每3年复查一次。T2D的血糖水平普遍低于T1D患者。通常出现糖尿，但不是酮尿。膳食代谢控制或口服降糖药治疗是通过检测餐后1～2 h FPG和(或)餐后血糖浓度来监测的。血糖目标是餐前血糖水平在3.9～7.2 mmol/L(70～130 mg/dL)，餐后<10.0 mmol/L(180 mg/dL)，并且不发生糖尿。
妊娠期糖尿病	孕妇空腹和餐前血糖水平、毛细血管全血葡萄糖水平应≤5.3 mmol/L(95 mg/dL)且血浆葡萄糖水平≤5.1 mmol/L(92 mg/dL)。
糖尿病昏迷	有两种类型的糖尿病昏迷：酮症酸中毒昏迷和高渗性非酮症酸中毒性综合征。后者最常影响T2D的老年人。
	酮症酸中毒昏迷：实验室检查血浆葡萄糖水平>16.7 mmol/L(300 mg/dL)、标准碳酸氢盐<15 mmol/L、pH<7.25、血浆渗透压>340 mmol/kg、酮尿和血清β羟丁酸水平>5 mmol/L。昏迷可出现白细胞增多及脂肪酶和α淀粉酶活性增加和急腹症。
	高渗性非酮症性综合征：实验室检查出现严重的高血糖与血糖水平>33.3 mmol/L(600 mg/dL)，血浆渗透压升高，但不存在酮症酸中毒。
急性心肌梗死(AMI)[18]	据报道，AMI时血糖升高与心律失常、梗死面积增大、再灌注减少有关。此外，据报道凝血系统被激活且最终发生血栓事件的风险增加。这应该是纤维蛋白原的半衰期减少和血纤维蛋白肽A、凝血酶原片段和Ⅷ因子浓度升高导致的。也有报道指出，高血糖是由于氧自由基的生成而产生致病作用。总的来说，入院时出现高血糖的AMI患者的死亡风险较高。

续 表

疾病/病因	临床和实验室检查
急性脑卒中	相比于血糖正常的患者,局灶性脑缺血合并高血糖会导致更严重的脑组织损伤及更严重的脑梗死。一项研究[19]报告了葡萄糖水平>9.9 mmol/L(180 mg/dL)患者比低水平的脑梗死患者梗死体积更大。入院时高血糖也是长期发病率和死亡率较高的预测因子[20]。
开颅术[21]	为了减少脑水肿和损伤,开颅术中经常使用地塞米松。患者术中及术后给予地塞米松但术前不用药,血糖水平相比于没有给予地塞米松的患者(141 mg/dL±38 mg/dL;7.8 mmol/L±2.1 mmol/L)和术前给予地塞米松的患者(153 mg/dL±22 mg/dL;8.5 mmol/L±1.2 mmol/L)有最高的峰值(198 mg/dL±36 mg/dL;11.0 mmol/L±2.0 mmol/L;均值±SD)。
痴呆[22]	成人思维变化(ACT)研究了2 067例参与者,平均年龄为76岁,观察6.8年以上血糖和痴呆风险之间的关系。大约11%的参与者患有糖尿病。在没有糖尿病的参与者中,那些没有患痴呆的人的平均血糖水平为5.5 mmol/L(100 mg/dL),而那些发展为痴呆的人的平均血糖水平为6.4 mmol/L(115 mg/dL)。在糖尿病参与者中,相应的葡萄糖水平为8.9 mmol/L(160 mg/dL)和10.5 mmol/L(190 mg/dL)。25.4%的参与者发展为痴呆。非糖尿病患者痴呆的平均风险比为1.18,糖尿病患者为1.40。
丙型肝炎[23]	在HCV感染的患者中,高血糖通常与胰岛素抵抗或糖尿病有关。这些患者可分为两组:HCV诱导的高血糖患者及患有糖尿病前期或糖尿病且与HCV感染不相关的患者。HCV引起的高血糖患者通常有糖尿病家族史。不同于典型T2D患者,他们有一个较低的BMI和较低的胆固醇和低密度脂蛋白水平。
肠外营养[24]	10%～88%的患者全胃肠外营养会发展为高血糖。在治疗开始前,24 h血糖水平超过10.0 mmol/L(180 mg/dL)与住院期间死亡率和并发症(如肺炎)增加有关。
新生儿[25]	新生儿高血糖症通常被定义为血糖水平≥7.0 mmol/L(126 mg/dL)。在出生超过12周的早产儿生命的最初几周常发生高血糖。高血糖的病理生理机制是由于肝脏胰岛素抵抗及外周组织的胰岛素抵抗引起的葡萄糖增加。足月婴儿的葡萄糖水平很低。早产儿常接受葡萄糖注射液治疗,这会加重高血糖症。新生儿高血糖的不良反应包括渗透性利尿、脱水和体重减轻。其后果是增加死亡率和颅内出血的发病率增加。这些不良反应仅发生在血糖水平>15 mmol/L(270 mg/dL)或尿葡萄糖排泄量>20 g/L。

表3.3-4 空腹和餐后血糖的临床意义

FPG	IFG指血糖水平5.6～6.9 mmol/L(100～125 mg/dL)提示胰岛素分泌减少。这种情况出现在糖尿病前期和T2D的早期阶段。
餐后血糖	餐后血糖升高是胰岛素抵抗的标志,多出现于OGTT 2 h血浆葡萄糖水平为7.8～11.1 mmol/L(140～199 mg/dL)时。胰岛素抵抗是T2D一个独立预测因素。

3.3.6 注意事项

标本材料:血液中葡萄糖的浓度取决于待测标本的类型。由于红细胞血浆有较高的含水量,静脉血浆中检测的葡萄糖浓度一般比静脉全血高10%～18%。动脉全血相比于静脉血有较高的葡萄糖浓度;指尖采样的毛细血管全血的葡萄糖浓度在两者之间。毛细血管全血和静脉血浆的葡萄糖检测结果在参考区间内有相似的血糖水平。

下列是不同国家用于常规诊断的血糖测定的标本类型:毛细血管全血、静脉全血和静脉全血分离的血浆。

毛细血管全血:样品应从手指皮肤穿刺或从足跟(仅婴儿)进行采集。空腹状态下动脉和静脉血之间无动静脉差。因此,在静脉和毛细血管全血的葡萄糖浓度几乎相同。然而,在餐后状态,可能存在20%～70%的差异[26]。动静脉差异在较瘦的非糖尿病个体中最大,在糖尿病患者中最小,并且从深静脉中采血相比于从浅静脉中采血的差异更大[1]。

相比于血浆中测定的葡萄糖,全血中的葡萄糖浓度受红细胞压积(HCT)、蛋白质、脂蛋白和其他溶解物和微粒成分影响。水中葡萄糖浓度为10.0 mmol/L(180 mg/dL)时在下列样本类型中的相应值如下[1]:血浆9.3 mmol/L(168 mg/dL)、0.30 HCT的全血8.6 mmol/L(155 mg/dL)、0.45 HCT的全血8.3 mmol/L(150 mg/dL)、0.60 HCT的全血8.0 mmol/L(144 mg/dL)。

静脉血浆:葡萄糖的质量摩尔浓度在全血和血浆中是相同的。然而,血浆中的水体积比全血约高出11%。因此,血浆中葡萄糖水平也比HCT为0.43的全血中高11%。

血清:血清中的血糖水平比肝素抗凝血浆中低5%[27]。

3.3.6.1 不同标本类型中的葡萄糖水平

一项研究[28]建立了毛细血管全血、静脉全血和静脉血浆转换为同一标本类型的转换因子:

- 糖尿病和非糖尿病患者的静脉血浆/静脉全血:1.148。
- 非糖尿病患者静脉血浆/毛细血管全血:0.997。
- 糖尿病患者的静脉血浆/毛细血管全血:1.089及总体均值为1.048。
- 非糖尿病患者的毛细血管全血/静脉全血:1.173。
- 糖尿病患者的毛细血管全血/静脉全血:1.055及总体均值为1.155。

建议:IFCC建议报告血浆中的葡萄糖浓度,无论样品类型和检测方法[29]。常数因子1.11用于将全血浓度转化为血浆中的对应浓度。这适用于HCT为0.43的全血标本。在高HCT情况下(典型例子为新生儿),这个因子必须乘以校正因子(cf),cf=0.84/(0.93～0.22 HCT)。HCT为0.70且cf再乘以1.1,那么新的全血浓度转化为血浆中的当量浓度的系数是1.19。根据IFCC,可以将全血葡萄糖及生物传感器测定的葡萄糖转换为血浆葡萄糖水平(图3.3-1),但不能将全血葡萄糖转换为生物传感器葡萄糖。根据WHO的建议,FPG和OGTT的临界值在毛细血管全血和静脉血浆中是相同的。

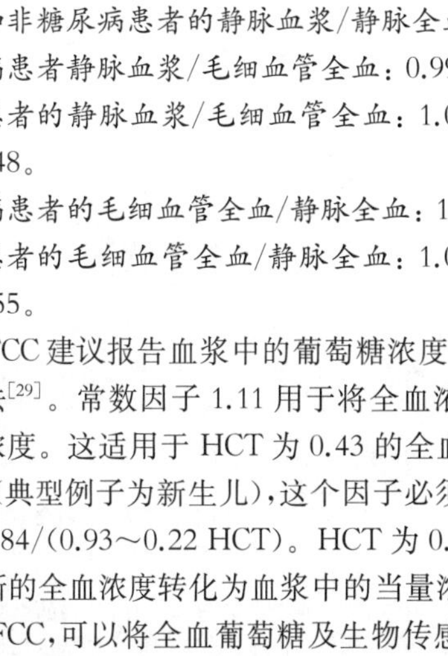

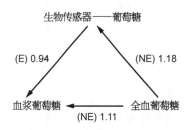

图3.3-1 葡萄糖的转换因子,使用2种不同的方法与标本进行检测(经允许转载自参考文献[29])。E,建议转换;NE,不建议转换,但用于粗略估计

血液标本采集:FPG于早晨7点到8点采血,空腹至少8 h以上。餐后血糖于饭后1～2 h采血。

标本类型:① 毛细血管全血,如果血液循环良好,仅需采集手指血液，但手指必须保持温暖。将0.01～0.02 mL全血加入至溶血液；② 静脉血，可用全血、血浆和血清的形式进行分析。血浆和血清的血液采集推荐使用分离管。用含有氟化钠(NaF)的采血管测定全血葡萄糖可以防止糖酵解，草酸钾、Na_2EDTA可抑制血液凝固。NaF的作用是抑制糖酵解酶，尤其是烯醇酶，虽然在血液采集后2 h之后的作用会减弱。相比于单独使用NaF，通过冷却样品、酸化，或采用柠檬酸盐管采血也可以取得较好的效果。如果要测定葡萄糖和乳酸水平，最好是含有NaF和柠檬酸的收集管。如果需要同时测定葡萄糖和乳酸水平，最适合使用含NaF和柠檬酸的采集管[30]。

检测方法：参考方法是己糖激酶法，或在某些国家是葡萄糖氧化酶法。可能的方法学误差见表3.3-5。

表3.3-5 葡萄糖检测中的方法学误差

方法学	注释
己糖激酶法	葡萄糖检测的特异性方法。如果要在去蛋白质的标本上进行试验，三氯乙酸不能抑制葡萄糖-6-磷酸脱氢酶。高氯酸也不合适，因为砷酸盐、磷酸盐和尿酸没有被去除；此外，还需要中和或增加缓冲能力。如果在溶血产物中检测葡萄糖水平，就必须添加马来酰亚胺来抑制红细胞酶。药物引起的干扰尚不明确。
葡萄糖脱氢酶法(Gluc-DH法)	通常检测血液中所存在的糖是葡萄糖和木糖。木糖的浓度通常<2.5 mg/dL，因此没有干扰问题。葡萄糖脱氢酶法不能在木糖负荷试验期间和之后用来测定血糖水平。药物引起的干扰尚不明确。
葡萄糖氧化酶法	当检测毛细血管或全血葡萄糖值时，由于谷胱甘肽存在于红细胞中，结果会假性偏低。
血糖快速检测试纸条和患者自我监测	商业化的检测设备可测量葡萄糖浓度范围在1.1～44.4 mmol/L(20～800 mg/dL)之间。有经验的患者使用血糖仪时可以提供可接受的结果。当需要准确的血糖检测结果时，如在OGTT或低血糖症的诊断试验时，就不能推荐使用这类血糖仪。HCT>55%时，血糖仪检测结果过低，HCT<35%时检测结果过高。血糖仪已显示出在患者自我监测时提供令人满意的结果[37]。这些系统可以被推荐用于SMBG[38]。
生物传感器	大多数分析仪检测稀释标本中的葡萄糖。然而，电化学生物传感器可以直接检测在标本水相中的葡萄糖活性。活性等于质量摩尔浓度，活性系数接近1。直接读取的生物传感器分析仪为了检测患者标本中的质量摩尔浓度相关的葡萄糖浓度，运用水作为校准物。该种葡萄糖检测方法测得的值与稀释全血中的葡萄糖比为1.18，稀释的血浆葡萄糖比值为1.06。用生物传感器测定的葡萄糖浓度比检测稀释标本的方法测得的葡萄糖浓度高。建议将直接读取传感器葡萄糖分析仪的葡萄糖结果转换成血浆葡萄糖(图3.3-1)[29]。分析程序是自动完成的。

药物：在葡萄糖氧化酶法中，二吡喃酮(安乃近)和抗坏血酸浓度>0.4 g/L和α甲基多巴>0.2 g/L时可以导致高达50%的葡萄糖水平降低[31]。艾考糊精[32]：在腹膜透析过程中，葡萄糖聚合物艾考糊精常被添加到透析液中，以便在透析膜上维持渗透梯度及延长超滤时间。然而，少量的艾考糊精可以通过淋巴系统进入血流。在血流中，它被水解成葡萄糖的低聚物，如麦芽糖和麦芽三糖。这些低聚物会导致一些床旁检测血糖仪错误的血糖读数，出现假性升高。

稳定性：由于糖酵解，血液采样后全血中的葡萄糖浓度每小时降低5%～7%(约0.6 mmol/L，10 mg/dL)。在4℃环境下，仅在起始的2 h血糖水平轻微下降，24 h后大约下降20%[33]。降低的程度取决于葡萄糖浓度、环境温度和白细胞计数[13]。在采血后的起始2 h内，全血中添加与不添加NaF的葡萄糖含量下降程度几乎相同[34]。含有马来酰亚胺的EDTA包被的采血管在24 h内没有显著降低。含有分离凝胶的采血管中的血清/血浆中测得的血糖浓度与含有NaF和草酸钾的采血管中测得的葡萄糖浓度相当[35]。4℃时，全血通过高氯酸去蛋白质，离心分离上清液，可以保证至少5天内血糖稳定。毛细血管血可以在上述的溶血液中保证48 h的稳定血糖值[2]。新生儿应在采血后尽快进行血糖检测，因为新生儿红细胞糖酵解速率明显高于成人，从而导致糖酵解抑制剂不能同样有效。据报道，有些新生儿的低血糖是假性降低，尤其是在高HCT值的新生儿中。

3.4 尿液和血管外液中的葡萄糖

Lothar Thomas

3.4.1 适应证

尿糖：病因不明的尿糖检测及不能自我监测血糖水平的患者进行糖尿病治疗的监测。

脑脊液中存在葡萄糖：疑似细菌性脑膜炎。

在血管外体液存在葡萄糖：疑似细菌感染。

3.4.2 检测方法

尿液中定性半定量检测：① 试纸法[1]，这类方法基于四甲基联苯胺作为氧化还原指示剂的葡萄糖氧化酶/过氧化物酶反应。随着标本中葡萄糖浓度的增加，试纸的颜色由黄色变为绿色；② 其他试纸使用碘化钾显色胺代替四甲基联苯胺。在这种情况下，随着葡萄糖浓度的增加，过氧化物酶催化氧化使色原从绿色变成棕色；③ 半定量检测的反应原理相同。根据试纸上显现的颜色强度指示葡萄糖浓度(g/L)。

尿液中的定量检测法：参照本章3.3血糖中的血糖检测方法。

3.4.3 标本要求

第一次或第二次排空尿或明确的采样周期，标示收集的容量，每当收集24 h尿液时需补充1 g的叠氮钠。其他体液如腹水：0.1～1 mL。

3.4.4 参考区间(表3.4-1)

表3.4-1 尿糖参考区间

自发尿	高达0.92 mmol/L(165 mg/dL)[2]
脑脊液	2.7～4.2 mmol/L(48～76 mg/dL)
穿刺液	4.1～5.9 mmol/L(74～106 mg/dL)

单位换算：mg/L×0.005 55 = mmol/L

3.4.5 临床意义

3.4.5.1 尿糖与糖尿病

葡萄糖尿的程度是肾小球滤过和肾小管重吸收葡萄糖的结果。血液中葡萄糖的浓度高达8.9～10.0 mmol/L(160～180 mg/dL)，又称肾阈值，即过滤的葡萄糖全部被肾小管重吸收。当血糖超过肾阈，出现葡萄糖尿，这是高血糖的一个间接指标(表3.4-2)。因此，葡萄糖尿的发现提示糖尿病的存在，并且常需要进一步检测。尿液试纸条检测不适合作为糖尿病筛查的方法。根据研究[3]，其诊断灵敏度为55%，特异性为99%，阳性预测值为29%，阴性预测值为95%。这是由于糖尿病患者，尤其是老年人肾阈值升高所致。

表 3.4－2 与葡萄糖尿相关的疾病和状态

葡萄糖尿	注释
糖尿病	T1D患者在诊断时往往糖尿已经达到数克/24 h的范围，而这往往不存在于T2D中。 尿葡萄糖测定不再与糖尿病患者的代谢控制有关。相反，重点是对血液葡萄糖的自我监控[4]。
肾性糖尿病	肾性糖尿病是一种葡萄糖重吸收紊乱。它可以是遗传性的紊乱，并且与其他物质的肾小管重吸收紊乱有关，也可作为获得性的肾病病症。血糖水平正常，但每日葡萄糖排泄量可>50 g。肾性糖尿可通过下列检测鉴别诊断糖尿病类型：糖尿伴血糖正常，葡萄糖耐量试验正常，HbA1c正常，葡萄糖摄取分数(FE_G)(%)降低[5]。
中毒性肾损伤	发生于中毒性肾损伤和慢性肾脏疾病的糖尿伴随近端肾小管损伤。
妊娠相关糖尿	妊娠期间葡萄糖肾阈值降低。如果血糖水平正常，孕期第3个月后尿葡萄糖排泄量通常会增加。在分娩前最后3个月的排泄最高，不伴随酮体排出。发生妊娠糖尿的患者，应该进行检查以排除显性糖尿病或妊娠期糖尿病的表现。FE_G(%)降低是妊娠期糖尿的指标[6]。

在糖尿病患者的血糖控制监测中，尿葡萄糖不再具有相关性，因为它只是血糖状态的粗略指标[4]。一方面，它的用处受限于约10 mmol/L(180 mg/dL)的肾阈值，另一方面血糖和尿糖排泄之间的相关性只存在于血液中的葡萄糖水平高达约7.8 mmol/L(140 mg/dL)时(图3.4－1)[5]。

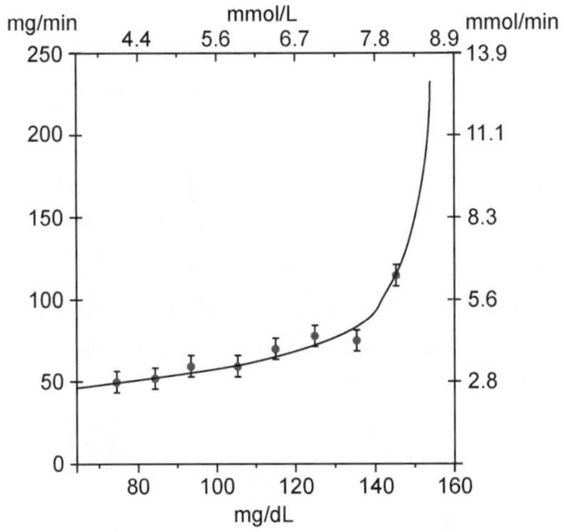

图 3.4－1 尿中葡萄糖的排泄(纵坐标)和血糖浓度(横坐标)的函数图(经允许转载自参考文献[6])

早产儿被给予用于营养支持的葡萄糖输液。葡萄糖的用量应限制在尿液中葡萄糖浓度不超过20 g/L(表3.3－3)。

3.4.5.2 肾性糖尿

肾性糖尿与正常的血糖浓度相关[5]：葡萄糖磷酸糖尿病(糖尿和磷酸尿)、Fanconi综合征(糖尿、磷酸尿、氨基酸尿)、获得性肾小管损伤(肾盂肾炎、肾炎、中毒)、怀孕、肾性糖尿病。

肾性糖尿病是血糖浓度正常情况下出现葡萄糖尿的最常见形式。

肾性糖尿病：肾性糖尿病是一种显性遗传表现为葡萄糖尿的疾病，主要发病于男性。这是由于近端小管葡萄糖重吸收减少所致。健康人的血糖在近端小管几乎完全被重吸收，其每日在平均血糖水平为5.6 mmol/L(100 mg/dL)和肾小球滤过率为125 mL/(min・1.73 m^2)时有180 g的葡萄糖被重吸收。

3.4.5.3 葡萄糖摄取分数

肾性糖尿的特点在于测定其FE_G。FE_G是尿中葡萄糖摄取和肾小球滤过葡萄糖的比率。FE_G检测时采用首次晨尿，并使用如下公式计算得出：

$$FE_G(\%)=\frac{尿糖(mg/dL)\times 血清肌酐(mg/dL)}{血清糖(mg/dL)\times 尿肌酐(mg/dL)}$$

FE_G参考区间(%)＝(1.5～7.5)×10^{-4}。在肾性糖尿中，FE_G通常降低。妊娠期糖尿的均值为22.9×10^{-4}[6]。

脑脊液及其他血管外体液葡萄糖的诊断意义参照表3.4－3。

表 3.4－3 脑脊液和血管外体液葡萄糖检测的诊断意义

病因	意义
脑脊液(CSF)	细菌感染和(或)细胞增殖，尤其是在一些中性粒细胞增殖的疾病中，伴有葡萄糖浓度下降。细菌性脑膜炎患者的脑脊液/血葡萄糖浓度比值<0.5。葡萄糖浓度下降与脑脊液乳酸水平升高不是由于细菌或粒细胞引起。相反，厌氧性代谢和血脑屏障的葡萄糖转运障碍是诱发原因[7]。
腹水	存在非细菌性腹膜炎时，腹水/血的葡萄糖比值≥1.0；而细菌性腹膜炎时，腹水/血的葡萄糖比值<1.0。据报道，腹膜癌患者的葡萄糖比值更低[8]。
胸水	胸水葡萄糖浓度与血糖浓度相同[9]。胸水葡萄糖浓度/血糖浓度比值降低<1.0，可能发生于存在细菌性、结核性、恶性和风湿性渗出的情况下。

3.4.6 注意事项

检测方法：葡萄糖试纸条法的检测下限是1.7～2.8 mmol/L(30～50 mg/dL)。葡萄糖浓度超过13.9 mmol/L(250 mg/dL)会增加检测的不精确性。己糖激酶和葡萄糖脱氢酶的方法不受尿液中生理性物质的干扰，药物的干扰可以忽略不计。使用试纸条法的干扰参照表3.4－4。两种方法都可用于定量检测尿糖。己糖激酶法在尿果糖极少的情况下，检测的水平会过高。如果口服大量果糖(如糖尿病甜食)，果糖排泄量也会增加。

表 3.4－4 葡萄糖氧化酶法测定尿葡萄糖的干扰

原因	注释
尿pH<5	酶催化反应缓慢。尿pH<5发生在高浓度的乙酰乙酸、β羟丁酸和萘啶酸的情况下。如果反应是阴性但临床症状怀疑发生葡萄糖尿时，必须检查尿酮体试验。
抗坏血酸、水杨酸(>2 g/d)的摄入	氧化还原电位低于指示剂染料的化合物会干扰测试条的指示剂反应。主要的干扰因素是抗坏血酸和龙胆酸，后者是水杨酸的代谢物。在一项研究[10]中显示，3%～20%尿液标本中的抗坏血酸浓度为0.6～1.2 mmol/L(100～200 mg/L)。高浓度一般很罕见。试纸使用碘化钾色原作为指示体系，只有在高浓度抗坏血酸的情况下，存在假性偏低的结果。相反，如果使用试纸含有四甲基联苯胺，在抗坏血酸浓度为1.2 mmol/L(200 mg/L)时几乎完全不能检测出2.78 mmol/L(500 mg/L)的糖尿。
过氧化物酶	在容器中残留过氧化氢会导致假阳性结果或葡萄糖的假性高值结果。

尿液中的稳定性：尿液需在采集后2 h内进行检测。除非尿液含有稳定的添加剂，大约40%的葡萄糖在24 h内丢失[11]。若存在菌尿、白细胞尿或血尿，会更大程度地降低葡萄糖水平。为了使尿液标本稳定，建议添加叠氮化钠，使其在尿中的终浓度约为1%。

3.5 口服葡萄糖耐量试验(OGTT)

Lothar Thomas

口服葡萄糖耐量试验(OGTT)是诊断糖耐量异常(IGT)和描述餐后血糖状态的标准测试。在糖尿病前期和糖尿病时糖耐量会受损。ADA建议将空腹血糖(FPG)作为糖尿病前期和糖尿病的一个可接受的筛选试验，并且将FPG水平升高分类为空腹血糖受损(IFG)[1]。OGTT建议用于IGT患者空腹血糖受损的确诊试验。在欧洲，OGTT作为筛选糖尿病前期和糖尿病的首选试验，因为可以用单次检测同时诊断IFG和IGT[2]。

3.5.1 适应证

ADA建议以下情况进行OGTT试验[3,4,5]：存在IFG(5.6～6.9 mmol/L，100～125 mg/dL)；年龄≥45岁；无论什么年龄阶段，BMI≥25 kg/m^{2}和至少一个其他风险因素的所有个体(危险因素包括：T2D的一级亲属、动脉高血压、血脂异常、心血管疾病、妊娠期糖尿病病史、糖尿病高发家族成员)(表3.1-2)；妊娠24～28周的孕妇；发生糖尿且FPG正常的个体。

3.5.2 检测步骤

患者准备：为了使OGTT提供有价值的结果，患者检测前需符合如下要求：至少10～16 h未摄入热量；保持常规饮食习惯至少3天(每天≥150 g碳水化合物)；如果并不会对患者造成风险，在测试前至少3天停止使用干扰药物；测试应在患者坐下或躺下的情况下进行(无肌肉用力)，测试前或测试期间禁止吸烟；与月经间隔至少3天。

OGTT的表现：采集毛细血管或静脉血标本用于检测空腹血糖后，患者5 min内饮用以下溶解于250～300 mL水中的溶液：75 g无水葡萄糖，或82.5 g葡萄糖一水合物，或等容量水解淀粉。

儿童每千克体重给予1.75 g葡萄糖，最多不超过75 g葡萄糖。试验开始于早晨8点到9点之间。在采集空腹血标本且患者开始饮用葡萄糖溶液后，120 min后再一次采集血标本。在测试过程中，患者应该休息，没有压力。

OGTT针对妊娠期糖尿病的表现：使用75 g葡萄糖OGTT。采血时间为空腹、开始服用葡萄糖溶液后60 min和120 min。在北美，推荐使用100 g葡萄糖OGTT，采血时间为空腹、服用葡萄糖后60 min、120 min和180 min。

3.5.3 标本要求

采集毛细血管血或静脉血用于血糖检测，每份标本为0.01～0.02 mL。

3.5.4 临床意义

3.5.4.1 糖尿病前期和糖尿病的诊断

OGTT结合了FPG和餐后血糖(2 h水平)的检测。FPG值提供胰岛素分泌的相关信息，而餐后2 h检测值是胰岛素抵抗的指标。以下是可能的结果(表3.5-1)：① 2 h值正常且FPG升高，提升IFG状态；② 正常FPG且2 h值升高，提示IGT状态；③ 合并存在IFG和IGT且未达到糖尿病的葡萄糖水平，称为IFG/IGT状态。

表3.5-1 使用75 g葡萄糖OGTT诊断糖尿病和糖耐量受损[6,7]

血液采集	全血		血浆	
	静脉	毛细血管	静脉	毛细血管
糖尿病				
- 空腹水平		≥7.0(126)	≥7.0(126)	
- 2 h水平	≥10.0(180)	≥11.1(200)	≥11.1(200)	≥12.2(220)
IGT				
- 2 h水平	≥6.7且<10.0(≥120且<180)	≥7.8且<11.1(≥140且<200)	≥7.8且<11.1(≥140且<200)	≥8.9且<12.2(≥160且<220)
- 空腹血糖	<5.0(90)	≥5.6(100)	≥5.6(100)	<6.1(110)
- 空腹血糖受损		5.6～6.9(100～125)	5.6～6.9(100～125)	

数据单位是mmol/L(mg/dL)。静脉全血溶血的葡萄糖水平和毛细血管血浆的水平不是基于WHO的建议

与ADA相反，欧洲糖尿病研究协会更倾向于推荐OGTT用于糖尿病筛查。ADA建议在FPG试验后，在糖尿病风险需要更好区分的情况下进行OGTT试验[3]。

由于OGTT可同时检测IFG和IGT，该试验相较于IFG试验可以鉴别出更多T2D的高危个体。为诊断妊娠期糖尿病，ADA建议[3]：

- 两步法，首先进行50 g葡萄糖OGTT试验，第一步试验呈阳性的妇女之后进行100 g葡萄糖OGTT试验。
- 一步法，主要进行100 g葡萄糖OGTT试验。
- 75 g葡萄糖OGTT试验。采血时间为空腹、开始服用葡萄糖溶液后60 min和120 min。OGTT试验的葡萄糖结果解释时，必须考虑表3.5-2中列出的影响因素。

表3.5-2 使用75 g葡萄糖OGTT试验筛查和诊断妊娠期糖尿病[15]

血液采集	全血		血浆	
	静脉	毛细血管	静脉	毛细血管
空腹	≥4.7(85)	≥5.0(90)	≥5.1(92)	≥5.3(95)
60 min	≥9.2(165)	≥10.0(180)	≥10.0(180)	≥11.1(200)
120 min	≥7.8(140)	≥8.6(155)	≥8.5(153)	≥9.4(170)

数据单位是mmol/L(mg/dL)。静脉血浆葡萄糖水平是根据国际糖尿病协会和妊娠研究小组的建议(表3.1-6)。其他种类标本的水平已被接受

3.5.4.2 FPG

FPG值提供关于胰岛素分泌是否减少或肝葡萄糖生成是否增加等信息[8]。如果胰岛素分泌减少，在吸收后状态下肝葡萄糖的生成将增加，导致高血糖。FPG正常的个体(低于

100 mg/dL,5.6 mmol/L)仅具有5.5%患T2D的风险，而FPG浓度≥7.0 mmol/L(126 mg/dL)的个体患T2D的风险则高出许多。OGTT的结果对于FPG水平5.6～6.0 mmol/L(100～109 mg/dL)及6.1～6.9 mmol/L(110～125 mg/dL)范围内的个体是重要的，因为OGTT结果诊断糖尿病的概率分别为9%和26%[9]。

3.5.4.3 餐后2 h血糖

OGTT的2 h葡萄糖值是IGT的指标，并且是由组织(特别是肌肉、肝脏和脂肪组织)胰岛素抵抗产生的[8]。葡萄糖负荷刺激胰岛素分泌。然而，这不会导致葡萄糖被组织吸收，因为组织胰岛素受体没有充分反应。由于葡萄糖清除率降低，高血糖症持续时间延长。在餐后期间，葡萄糖清除率取决于胰岛素敏感的组织。在糖尿病中，餐后状态的特征是血糖浓度显著且持续升高。餐后血糖峰值与动脉粥样硬化和心血管并发症密切相关。根据2 h葡萄糖浓度进行鉴别诊断：

- IGT：是糖尿病前期和胰岛素抵抗的指征。
- 糖尿病性糖耐量，这通常表示T2D的存在。女性IGT的患病率高于男性；对于IFG，情况正好相反。据报道，IFG在男性中的发病率较高是因为男性肝胰岛素的敏感性低于女性；女性IGT发病率较高是因为她们身高矮小，在相同的葡萄糖负荷下脂肪分布不同[10]。

3.5.4.4 OGTT的诊断价值

葡萄糖不耐量在正常葡萄糖耐量的宽范围内持续进展，直至达到病理葡萄糖水平。在此过程中，胰岛素抵抗和β细胞功能障碍逐渐恶化。与糖耐量正常的个体相比，处于前1/4的IGT患者只剩下20%的β细胞功能[11]。25 000例接受OGTT的患者中，只有28%符合IGT和IFG标准[12]。消瘦的老年人更可能患有IFG，而肥胖的中年人更可能患有IGT。根据不同标准初次检测出T2D病例的患病率见图3.5-1。

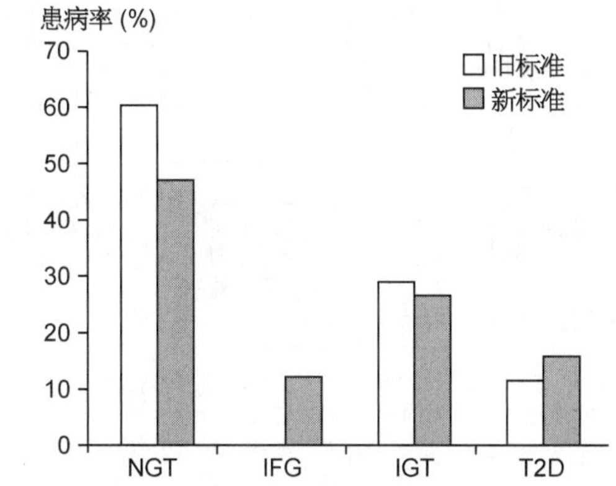

图3.5-1 根据WHO旧标准和ADA新标准初诊T2D、IGT、IFG和OGTT正常者(NGT)的患病率(经允许转载自参考文献[19])。WHO旧标准：患者进行OGTT试验的血糖水平为6.1～11.1 mmol/L(110～200 mg/dL)。对IGT的诊断标准为2 h值>7.8 mmol/L(140 mg/dL)和T2D患者的2 h值>11.1 mmol/L(200 mg/dL)。ADA标准：OGTT葡萄糖水平5.6～6.9 mmol/L(100～125 mg/dL)。测试标准为120 min血糖值见表3.5-1。根据这些标准，更多的患者被诊断为T2D

3.5.4.4.1 心血管疾病与OGTT：诊断糖尿病前期和T2D的主要目标之一是预防长期并发症。流行病学研究表明，IGT是比IFG能更早地预测未来糖尿病并发症的指标。这适用于评估CVD[13]、死亡率增加[14]和巨大儿[15]，如患有单独餐后高血糖症的妇女患CVD的风险高3.2倍[16]。高比例的急性冠脉综合征(ACS)患者在入院时患有病理性OGTT。一项研究显示[17]，32%的ACS患者患有T2D，37%患有IGT，8%患有单独的IFG。

3.5.4.4.2 肝脂肪变性和OGTT：在患有肝脂肪变性的肥胖青少年中，2 h OGTT葡萄糖水平随着脂肪变性的加重而增加。约73%发展成脂肪肝的患者符合代谢综合征的标准[18]。成人中发现肝脂肪变性的高患病率与T2D相关[19]。

3.5.4.5 妊娠糖尿病(GDM)

50 g OGTT推荐用于孕24～28周的GDM筛查，并作为高危糖尿病妇女的孕早期筛查试验。当开始服用葡萄糖溶液之后60 min任意葡萄糖值为病理性时，怀疑IGT[7]：毛细血管全血7.8 mmol/L(140 mg/dL)、静脉全血6.7 mmol/L(120 mg/dL)、静脉血浆7.8 mmol/L(140 mg/dL)、没有任何因素影响葡萄糖耐量试验(表3.5-3)下的毛细血管血浆8.9 mmol/L(160 mg/dL)。

表3.5-3 葡萄糖耐量试验的影响因素

高脂蛋白血症、肝硬化、代谢性酸中毒(尿毒症)、长期卧床、甲亢、妊娠、缺钾、严重的心脏衰竭、饥饿、压力(心脏病、手术、外伤等)。
促尿钠排泄的药物(特别是噻嗪类)、糖皮质激素、泻药、烟酸、硝西泮、吩噻嗪类药物、非那西丁、甲状腺激素、非甾体抗炎药、口服避孕药。

筛查试验阳性的妇女应在随后的一天进行75 g OGTT来确认GDM的诊断。若有两个或以上超过表3.5-2采用75 g OGTT诊断GDM的阈值，则可确诊GDM。

ADA建议执行100 g OGTT作为初筛50 g OGTT阳性妇女的确诊试验。血糖值超过下列任意一个阈值时，存在GDM[1]：空腹≥5.3 mmol/L(95 mg/dL)、1 h≥10.0 mmol/L(180 mg/dL)、2 h≥8.6 mmol/L(155 mg/dL)、3 h≥7.8 mmol/L(140 mg/dL)。

75 g OGTT和100 g OGTT结果之间唯一的弱点是诊断一致性。484例孕妇用100 g OGTT可诊断出60例孕妇存在GDM，而75 g OGTT试验仅诊断26例孕妇存在GDM。

3.5.5 注意事项

试验过程[20]：OGTT仅提供可接受的再现性。主要原因是葡萄糖浓度的个体间差异大、摄入高渗葡萄糖溶液后胃排空的影响、环境温度及葡萄糖测量的不准确性。在重复试验中，OGTT显示出2 h葡萄糖值的变异程度大，这通常是由于未能严格遵守试验条件导致的。因此，糖尿病前期患者的再现性为49%，糖尿病患者为73%，正常人中为93%[21]。饮用速度的差异和2 h后不正确的采血时间可导致血糖浓度变异程度高达20%[22]。这会导致不正确的分类，特别是在阈值范围内。所以，病理性结果可能不总是可以通过重复测试来确诊。

OGTT的影响因素：见表3.5-4及表3.5-5。

表3.5-4 可能导致OGTT假性病理性结果的影响因素

原因	注释
十二指肠溃疡	这类患者葡萄糖负荷引起小肠激素分泌增加导致高血糖症。
Billroth Ⅱ术后状态	因为葡萄糖被更快更大量地运送到肠道，加速葡萄糖重吸收，导致血糖比正常水平更早到达峰值。这些患者不能进行OGTT。

续 表

原因	注释
低钾血症、低镁血症	OGTT 只在血钾和血镁水平正常时进行。低钾血症和低镁血症可以刺激糖尿病代谢症状。
碳水化合物摄入不足	在 OGTT 之前较长一段时间处于空腹状态可以出现这种情况。
口服避孕药	口服避孕药，特别是联用雌激素和孕激素，可能导致病理性糖耐量。
药物	利尿剂（磺胺衍生物、利尿酸）和泻药引起低钾血症，从而损害糖耐量。这类药物应该在试验前 1 周停药。

表 3.5 - 5 可能导致 OGTT 结果假性正常的影响因素

原因	注释
吸收障碍	急性肠炎、局限性回肠炎、结肠过敏、溃疡性结肠炎、葡萄糖半乳糖不耐受、双糖酶缺乏、惠普尔病、结核病或是寄生虫感染的患者口服葡萄糖时很大一部分不能被吸收。从而导致血糖水平仅略微升高或根本没有增加。患者常常因葡萄糖饮料而腹泻。
药物	咖啡因、利血平、双胍、单胺氧化酶抑制剂、降血糖素衍生物、促性腺激素和中链脂肪酸改善碳水化合物的耐受性，部分是通过刺激胰岛素的释放。
体育活动	2 h OGTT 中进行体育活动或室内温度较高会使患者出汗，这会引起儿茶酚胺的分泌，从而增加葡萄糖代谢，导致虚假的正常 OGTT 结果。
液体摄入	增加胃肠道的运动和分泌，减少葡萄糖的吸收。

3.6 糖化血红蛋白(HbA1c)

Lothar Thomas

国际纯化学和应用化学联合会已经推荐使用“糖化血红蛋白”这一术语用于自发形成的（即非酶促发生的）糖基化的血红蛋白（Hb）。在 β 链的 N 端及在其他游离氨基上糖基化的所有血红蛋白被称为总糖化血红蛋白[1]。根据糖化位点和反应配体的不同，总糖化血红蛋白可细分为不同亚组分。原始（非糖化）血红蛋白是 A0。亚组分（HbA1a1、HbA1a2、HbA1ab 和 HbA1ac）是通过将 Hb β 链的 N 末端氨基酸缬氨酸的氨基团与不同碳水化合物糖基化而产生的。这些亚组分的总和称为 HbA1。HbA1c 是通过将 Hb β 链的 N 末端氨基酸缬氨酸暴露于血浆葡萄糖而形成的。

血浆中的葡萄糖穿透红细胞膜并结合至血红蛋白，形成一个不稳定的产物称为醛亚胺，然后经过阿马道里重排生成稳定的酮胺，即糖化血红蛋白（图 3.6 - 1）。Hb 的寿命是由红细胞生存时间决定的，相对恒定在 10～120 天之间。除了红细胞的寿命外，糖基化的程度在根本上取决于血糖升高程度及持续时间。糖基化是不可逆的，血红蛋白降解的酶反应是未知的。因此，红细胞内糖化血红蛋白的形成反映了红细胞暴露的平均血糖水平。糖化血红蛋白的形成率与血液中的葡萄糖水平成正比，代表血液采集前 8～12 周的葡萄糖综合值。与葡萄糖相比，糖化血红蛋白的浓度相对恒定，并且与葡萄糖不同，不受食物摄入或运动的影响。在糖尿病控制和并发症试验中评估了 HbA1c 的临床价值，其表明以糖化血红蛋白评估的血糖浓度与 T1D 微血管并发症有直接的关系[2]。随后的研究发现 HbA1c 还与 T2D 微血管并发症相关[3]。

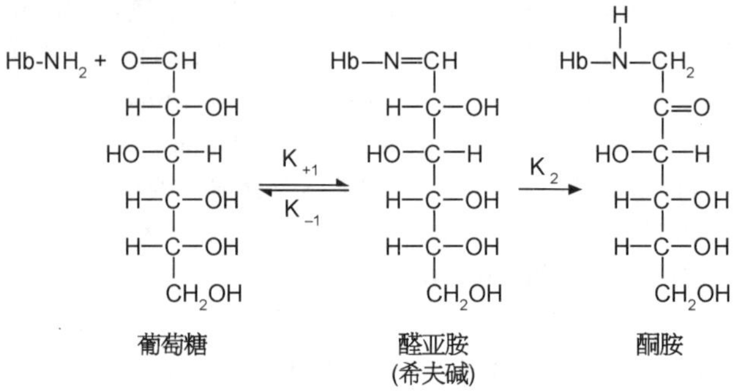

图 3.6 - 1 葡萄糖结合血红蛋白的 N 末端缬氨酸的糖基化及随后阿马道里重排的反应过程。$K_{+1} = 0.9 \times 10^{-3}$ mmol × h^{-1}，$K_{-1} = 0.35\ h^{-1}$，$K_2 = 0.005\,5\ h^{-1}$

3.6.1 适应证

包括：诊断糖尿病和糖尿病表现（图 3.6 - 2）、监测长期血糖水平、确定患者糖尿病的血糖控制方案是否充分、确定是否符合治疗糖尿病目标并控制血糖稳定、糖尿病并发症的风险评估（特别是在心血管疾病中）。

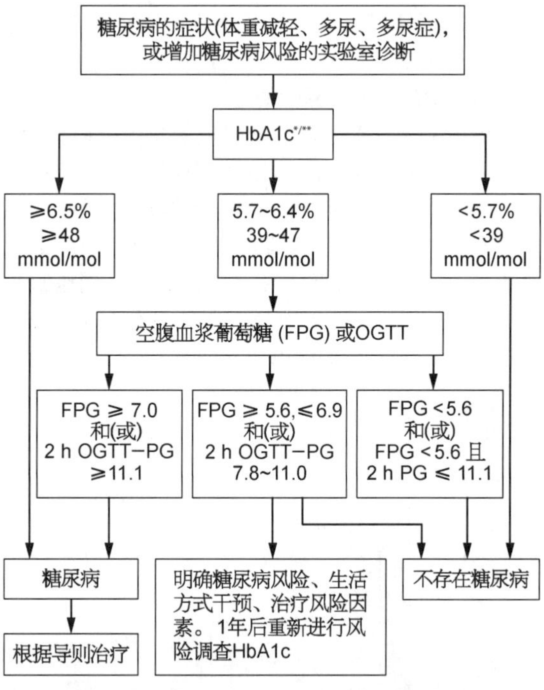

图 3.6 - 2 基于检测 HbA1c、FPG 和 OGTT 诊断糖尿病的流程图[4]。血浆葡萄糖水平用 mmol/L 进行表达。* 如果出现糖尿病症状，则另外进行血糖测定。** 怀疑有错误的 HbA1c 结果（参见“注意事项”），诊断需依据葡萄糖水平

血糖控制良好的糖尿病患者至少每年进行 2 次糖化血红蛋白检测，血糖控制不佳和（或）正在改变治疗方案的糖尿病患者应每季度进行该检测。

3.6.2 检测方法

有多种方法可用于测定糖化血红蛋白，这些方法通常是色谱（亲和层析、离子交换高效液相色谱）和免疫化学分析[4]。

阳离子交换色谱法：原理为，糖基化导致 Hb 分子表面的正电荷损失。在弱阳离子交换器中伴随着离子浓度增加和

(或)pH降低,糖化血红蛋白在未糖基化的血红蛋白前被清除。分离后的总Hb和HbA1c分别用分光光度计测定。糖化血红蛋白的比例是计算HbA1c在总Hb中的比例。常用的方法为反相色谱法,以水缓冲剂和有机溶剂的混合物作为流动相。

免疫法:原理为,血红蛋白在β链N端缬氨酸上糖基化为抗体提供了良好的抗原决定簇。该测定可通过使用单克隆抗体或多克隆抗体进行酶免疫测定,该抗体特异性识别HbA1c β链糖基化的N末端前4～8个氨基酸组成的抗原表位。糖基化的β链N端由氨基肽酶裂解,抗原表位由特异性抗体结合,并用乳胶增强免疫测定法或固相免疫测定法测定。免疫化学法的优点是如果选择特异性抗体就可以不受异常血红蛋白或翻译后修饰的血红蛋白的干扰。抗体检测的只有酮胺键和葡萄糖β链的前4个氨基酸。N末端缬氨酸的糖基化可在镰状细胞病患者中准确检测,因为β-6-谷氨酰胺-缬氨酸和HbC(β-6-谷氨酰胺-赖氨酸)从第6个氨基酸出现不同(图3.6-3)。HbS和HbC变异体发生在10%的非裔美国人、阿拉伯人和有印度血统的人中。为了防止其对HbA1c检测的干扰,一些制造商使用特殊的技术。免疫分析中,抗体针对较长的肽,二肽酶水解样品的HbA1c成为糖基化的肽,与凝集素竞争(HbA1c-加载的颗粒)结合抗HbA1c抗体,从而减少凝集率。免疫化学分析同时也测量HbA2c的含量,其浓度较低,通常对检测结果微不足道。

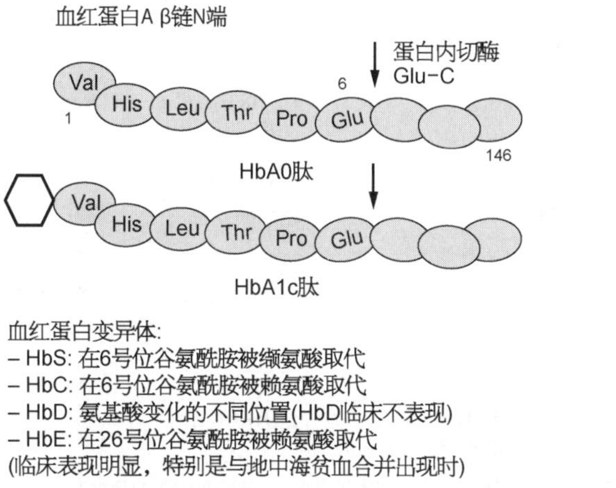

血红蛋白A β链N端
蛋白内切酶
Glu-C
Val
His
Leu
Thr
Pro
Glu
1
6
146
HbA0肽
HbA1c肽
血红蛋白变异体:
– HbS: 在6号位谷氨酰胺被缬氨酸取代
– HbC: 在6号位谷氨酰胺被赖氨酸取代
– HbD: 氨基酸变化的不同位置(HbD临床不表现)
– HbE: 在26号位谷氨酰胺被赖氨酸取代
(临床表现明显，特别是与地中海贫血合并出现时)

图3.6-3 内切酶Glu-C从HbA0和HbA1c N端裂解6个氨基酸,留下谷氨酰胺(Glu)的C端侧链。HbA0和HbA1c定量测定后生成HbA1c与HbA0的比例(百分比和摩尔比)[9]。列出了常见的血红蛋白变异体

3.6.2.1 HbA1c标准化[5]

国际临床化学联合会(IFCC)工作组已经开发了HbA1c的标准化物质,其满足欧盟对体外诊断(in-vitro diagnostic, IVD)医疗器械的法规要求且遵循计量溯源性的概念。被检测的分析物是血红蛋白的β链N末端缬氨酸位点具有稳定葡萄糖的加合物的血红蛋白分子(β-N-1-脱氧果糖基-血红蛋白)(图3.6-3)。纯HbA1c和HbA0是从人体血液中分离且按照确定的比例混合生成认证的用于参考测量程序的一级参考物质(primary reference material, PRM)。PRM的定值为次级参考物质(secondary reference materials, SRM)赋值,并且用于厂家校准其仪器。

结果报告:根据IFCC,HbA1c的测定结果使用SI单位报告(mmol/mol),使用IFCC-NGSP换算方程可将结果换算至NGSP单位(%保留一位小数):NGSP-HbA1c(%)=0.091 5(IFCC-HbA1c)+2.15;IFCC-HbA1c(mmol/mol Hb)=[HbA1c(%)-2.15]×10.93。

3.6.2.2 参考至NGSP

以往,所有的测试都与美国国家糖化血红蛋白标准化计划(NGSP)关联,其标准物质是糖尿病控制和并发症试验(DCCT)中色谱法检测的HbA1c值。IFCC的HbA1c标准化工作组制备纯HbA1c和HbA0的一级参考物质并开发HbA1c的参考方法。由于NGSP标准物质中含有杂质,由IFCC标准程序的赋值会比NGSP低1.5%～2%。公认声明IFCC标准程序的赋值应追溯至NGSP,HbA1c应同时报告百分数和每摩尔Hb中HbA1c的摩尔数。

参考方法[6]:原理为,检测分3个步骤进行:第一步,从洗涤的和溶解的红细胞样本中得到血红蛋白的β链N末端,通过内切酶Glu-C进行切除。第二步,高压液相色谱法,通过电喷雾离子质谱或毛细管电泳进行定量检测。HbA1c通过糖基化与非糖基化的N末端肽的比值进行检测,并以百分数报告。在最后一步中,糖基化(HbA1c肽)和非糖化(HbA0肽)六肽通过质谱或毛细管电泳或紫外线进行定量检测。糖化血红蛋白的百分比是基于糖基化与非糖基化的六肽血红蛋白β链的N末端比值进行计算。

3.6.3 标本要求

EDTA抗凝血:1 mL。

3.6.4 参考区间[7](表3.6-1)

表3.6-1 HbA1c标准化解释

标准*	IFCC(mmol/mol)	NGSP(%)
参考区间	20～42	4.0～6.0
糖尿病低风险	<40	<5.8
糖尿病风险升高	40～46	5.8～6.4
糖尿病	>46	>6.4
治疗目标	53	7.0
需要更改治疗方案	64	8.0

*根据糖尿病控制和并发症研究(DCCT,1993)及ADA(2010,2011)

3.6.5 临床意义

HbA1c值反映了过去2～3个月的平均血糖水平。一个跨国研究[8]调查了HbA1c和3个月以上的平均血糖之间的关系(mean blood glucose, MBG)。HbA1c和MBG之间最好的相关性提供了如下的线性回归方程:MBG(mg/dL)=28.7×HbA1c(%)-46.7,MBG(mmol/L)=1.59×HbA1c(%)-2.59。6%的HbA1c值相当于7.0 mmol/L(126 mg/dL)的MBG水平,7%的值对应于8.6 mmol/L(154 mg/dL)的MBG水平(表3.1-10)。

3.6.5.1 评估HbA1c水平

数学模型和实践经验表明,红细胞从第1天至第120天的

寿命中血糖变化并没有完全反映在 HbA1c 水平的变化上。平均血糖的显著增加或减少导致糖化血红蛋白相对快速和显著的变化。无论初始的 HbA1c 值如何，需要 30～35 天得到初始值和新的终值之间的平均值。因此，在血糖显著变化前只需要 1～2 周，并不需要 3～4 个月，HbA1c 值就体现出显著变化。虽然原理上 HbA1c 水平反映了过去 120 天的平均血糖水平，在 1～30 天发生的高血糖事件约影响 50%的最终糖化结果，而 90～120 天的事件只占约 10%[10]。HbA1c 水平相比于餐后血糖，与 FPG 更密切相关。高血糖和糖化血红蛋白水平参见表 3.6－2。寿命缩短，如在溶血性贫血（自身免疫性溶血性贫血、遗传性球形红细胞增多症、镰状细胞性贫血、地中海贫血）、缺铁性贫血和失血的情况下，会缩短 Hb 与血液中葡萄糖的接触时间，从而导致 HbA1c 水平假性降低。血红细胞寿命增加（铁、维生素 B_{12} 和叶酸缺乏）延长 Hb 在血液中与葡萄糖之间的联系，导致 HbA1c 值假性升高。由于 Hb 浓度的个体内变化与检测方法的不精确性，不同检测方法之间 HbA1c 必须至少相差 0.5%才可以被认为是临床相关性。因此，在两次 HbA1c 测定之间应该有 4～6 周的间隔。由于 HbA1c 的测量结果是计算 HbA1c 与血红蛋白总量的比率，无论是采集静脉还是毛细血管血液都不受体位或采样的影响。

表 3.6－2　HbA1c 与高血糖

疾病/状态	临床和实验室检查
糖尿病筛查	ADA 建议所有年龄在 45 岁以上的成年人和所有个体，不论年龄，BMI 超过 25 kg/m² 的人，都有一个或多个罗列在表 3.1－2 中的风险因素。诊断可以通过使用 FPG、OGTT、糖化血红蛋白进行判断[8]。如果结果正常，每 3 年重复检查一次。HbA1c 作为检测标准，由于昼夜和餐后血糖的变化和血浆中糖酵解导致的结果不稳定，使得 FPG 不可靠。
糖尿病风险增加（糖尿病前期）	诊断标准为[18]：FPG 5.6～6.9 mmol/L（100～125 mg/dL）、2 h OGTT 血糖 7.8～11.0 mmol/L（140～199 mg/dL）、HbA1c 5.7%～6.4%（39 mmol/mol）。 这三种指标都与糖尿病风险增加有关，风险在较低水平持续增加，在较高水平则不成比例地增加。风险增加的个体应减少 5%～10%的体重以预防 T2D。他们患心血管疾病的风险也有增加。
糖尿病诊断	糖尿病的诊断是以确诊存在高血糖症为基础的。这可以是[18]：随机血糖≥11.1 mmol/L（200 mg/dL）、空腹至少 8 h 的血糖值≥7.0 mmol/L（126 mg/dL）、75 g OGTT 后 2 h 血糖≥11.1 mmol/L（200 mg/dL），以及作为一个新的诊断标准，HbA1c 结果≥6.5%（48 mmol/mol）。 通过在随后的一天重复检测进行确诊，除非患者有额外的高血糖的临床症状，或血糖水平≥11.1 mmol/L（200 mg/dL）。 HbA1c 阈值≥6.5%（48 mmol/mol）被入选为诊断标准，因为它与中度高血糖的风险增加相关，并且在纽约一所医院中显示出良好的诊断可靠性[19]。将 HbA1c 作为糖尿病诊断工具的价值与 OGTT 在 6 项研究中进行了比较。OGTT 证实的糖尿病患者 HbA1c 值≥6.5%的可能性，在印度为 78%，在澳大利亚为 17%。相反，糖尿病性 OGTT 伴 HbA1c 值≥6.5%的可能性在丹麦的 27%和澳大利亚的 98%之间变化[20]。进一步的研究还发现，阈值设定≥6.5%太高，诊断阈值可以是 6.1%～6.3%。在排除已知糖尿病患者的 KORA 研究中，只有 20%～23%的人满足了至少一条糖尿病标准或糖尿病前期且 HbA1c 值≥6.5%或病理的 OGTT 结果。只有 32%的 31～60 岁及 43%的 61～75 岁 IGT 患者 HbA1c 值为 5.7%～6.4%。31～60 岁的年龄层中，有 2.9%的人为新的依据 OGTT 诊断的糖尿病患者群体，只有 25%的患者 HbA1c≥6.5%，在 60～79 年龄层中有 7.9%的人为新 OGTT 诊断为糖尿病患者群体，仅 37%的人 HbA1c 值≥6.5%。研究表明，糖化血红蛋白阈值的诊断灵敏度需要通过对特定人群的调整进行提高。
成人糖尿病患者血糖控制	控制目标是 HbA1c 的数值应低于 7.5%，以 7.0%为更佳。这一目标可以显著降低微血管的并发症[18]。
预先存在糖尿病的孕妇	血糖控制的目标应该是 HbA1c 低于 6%。理论上控制应该尽可能严格，目标小于 6%[18]。
儿童和青少年的血糖控制	由于新的证据表明了严格血糖控制的风险和益处，ADA 建议 HbA1c 的目标低于 7.5%。
糖尿病、心血管和卒中风险	社区动脉粥样硬化风险（ARIC）研究确定了糖尿病、心血管疾病和卒中的风险作为 HbA1c 值的函数，作为非糖尿病患者的风险比。糖尿病、心血管疾病和卒中发展的风险比（括号中的数值）依赖于 HbA1c 的范围[22]： - 糖尿病：<5.0%（0.52）、5.0%～5.5%（1.0）、5.5%～6.0%（1.86）、6.0%～6.5%（4.48）、≥6.5%（16.47）。 - 心血管疾病和卒中：<5.0%（0.96）、5.0%～5.5%（1.0）、5.5%～6.0%（1.23）、6.0%～6.5%（1.78）、≥6.5%（1.95）。
慢性肾病（CKD）[23]	HbA1c 与 CKD 风险的关系是由超过 14 年的 ARIC 研究发现的。与 HbA1c<5.7%的患者相比，HbA1c 范围为 5.7%～6.4%患者的 CKD 风险比（HRs）为 1.12，HbA1c≥6.5%的风险比为 1.39。终末期肾病的相应 HRs 为 1.51 和 1.98。
T2D 的死亡风险	HbA1c 目标值与总死亡率之间的流行病学关系是通过对 10 251 例糖尿病患者的心血管风险控制（ACCORD）试验进行的，平均年龄为 62 岁，平均随访时间为 3.4 年[24]。所有参与者均为糖尿病患者，病程至少 10 年，并分为两组：一组接受高强度治疗，HbA1c 目标<6.0%，另一组接受常规治疗，目标为 7%～7.9%。HbA1c 在 6.0%～9.0%的死亡风险持续增加，但在接受强化治疗组中 HbA1c 为 7.0%以上死亡率最高。
预后相关性	在回顾 16 个前瞻性研究[25]时，总结了 HbA1c 对糖尿病风险增加的评估的预后相关性。结果表明： - 糖尿病的年发病率从 HbA1c<5.0%患者的 0.1%到 HbA1c>6.1%患者的 54.1%。 - 高于 5.5%～6.5%的 HbA1c 范围，糖尿病发病率急剧上升。 - 相比 HbA1c<5%的群体，HbA1c 介于 6.0%～6.5%与糖尿病风险增加的关联更显著（5 年内发病率为 25%～50%）。 - 相比 HbA1c<5%的群体，5.5%～6.0%的 HbA1c 与糖尿病风险中度增加相关（5 年内发病率为 9%～25%）。 - 相比 HbA1c<5%的群体，5.0%～5.5%的 HbA1c 与糖尿病风险略有增加相关（5 年内发病率低于 9%）。

3.6.5.2 HbA1c 水平和糖尿病诊断

使用 HbA1c 诊断糖尿病有以下优点[11]：① HbA1c≥6.5%的诊断入组糖尿病的灵敏度足够高，并且<5.7%的诊断特异性高到足以排除糖尿病及前驱糖尿病；② 分析前和生物学变异小；③ HbA1c 浓度与微血管并发症风险相关；④ HbA1c 浓度代表平均血葡萄糖浓度；⑤ 患者采血前不需要空腹。

3.6.5.3 2 型糖尿病的代谢调控

为控制代谢，HbA1c 试验每年至少要进行 2 次。除了对过去 2～3 个月血糖状况和未来糖尿病并发症风险进行评估之外，HbA1c 本身也有助于改善血糖控制。因此，已知晓 HbA1c 值并知道如何解读的患者相比于不知道的患者可以进行更好的血糖控制[12]。ADA 和欧洲糖尿病研究协会的文件推荐了以下血糖目标[13]：

- 在选定的患者中（如那些短期糖尿病史、预期寿命长、无明显心血管疾病）HbA1c 6.0%～6.5%。
- 为降低微血管并发症发生率，大部分患者的 HbA1c<7%。

- 有严重低血糖史、广泛合并症、晚期继发性并发症、预期寿命有限的患者 HbA1c 为 7.5%～8.0%。

3.6.5.4 HbA1c 水平和孕妇

孕妇的红细胞周转率高于非孕妇。因此，HbA1c 需要在妊娠糖尿病和显性糖尿病患者的妊娠期间每 4～6 周检测一次。患糖尿病的孕妇，HbA1c 值应在治疗后一周开始下降，每周下降 0.5%[13]。

3.6.6 注意事项

稳定性：标本保存超过 3～4 天，红细胞代谢下降导致 Hb 的谷胱甘肽加合物（HbA1d/HbA3）形成，特别是在使用色谱法时会干扰 HbA1c。溶血液比全血更不稳定。

血红蛋白病：Hb 合成障碍可能是由于以下原因。

- 由于纯合或杂合遗传，减少或缺失 α 链或 β 链生产（α 或 β 地中海贫血）。
- Hb 结构的变化。血红蛋白异常，也叫 Hb 变异体，如 HbS、HbC（非洲）、HbE（南东亚）、HbD 或 Hb 缺陷（如 Hb 纽约）。这些变异体的纯合突变患者不能进行 HbA1c 检测，杂合子变异体的患者可以采用合适的方法检测 HbA1c，包括免疫学分析、亲和层析及一些反相 HPLC 法。然而，免疫学检测也被报道易受 Hb 变异体干扰，如 Hb Okayama（ASβ2，His/Gln）、Hb Graz（ASβ2，His/Leu）。
- 在新生儿中，胎儿血红蛋白（HbF）大约占总 Hb 的 80%，在出生后的前几个月内可下降到 1%以下。

色谱法检测 HbF 可能受到如下干扰：在婴儿 9 个月年龄前、成人罕见 HbF 存在、地中海贫血的代偿过量生成 HbF。

Hb 变异体通常有很多影响。关于这些信息可以从检测方法的制造商那里得到。在参考文献中可以找到如何在怀疑 Hb 变异体存在的情况下进行的算法[13]。

药物、刺激剂、化学物：刺激剂或环境化学物质可以与 Hb 形成加合物，特别是在色谱法分析时会造成干扰。乙酰水杨酸（乙酰化血红蛋白）和酒精（乙醛加合物的 Hb）存在就是这种情况。长期大量摄入这些物质应考虑其存在的干扰[14]。

肾衰竭：尿素部分自发分解为氰酸酯和铵离子。氰酸酯以异氰酸酯的形式，经氨甲酰化与大量的蛋白质形成稳定结合。在急性肾功能衰竭和尿素水平升高的个体中，氰酸酯浓度增加，导致生成氨甲酰血红蛋白，当使用色谱法检测 HbA1c 时会产生干扰[15]。肾功能衰竭的患者，尤其是尿毒症患者，往往红细胞动力学受损，红细胞寿命缩短。这会使 HbA1c 结果的解释变得复杂。

生物学和分析学变异：个体内变异 1.7%，个体间变异 4%[6]。分析目标见表 3.6－3。

表 3.6－3 参照 IFCC 参考方法 HbA1c 的分析目标

分析质量	精密度（%）	偏移（%）	总误差（%）
最佳的	≤0.6	≤±0.9	≤±2.0
目标值	≤1.3	≤±1.9	≤±3.9
最小的	≤1.9	≤±2.8	≤±5.9

结果误读[16]：① HbA1c 假性低值是由于快速发展的糖尿病及红细胞寿命降低或高再生红细胞（溶血性贫血、近期失血、输血、促红细胞生成素治疗、疟疾、叶酸或维生素 B_{12} 缺乏）；② HbA1c 假性高值是由于缺铁性贫血（但在治疗中 HbA1c 下降）、肾衰竭、脾切除术、HIV 患者的抗反转录病毒疗法。

3.7 胰岛素、C 肽、胰岛素原

Lothar Thomas

葡萄糖通过在胰腺的胰岛 β 细胞中生成触发和放大信号，从而刺激胰岛素分泌。胰岛素对碳水化合物、脂肪和蛋白质代谢的调节有很强的影响。主要目标组织是脂肪、骨骼肌和肝脏，其中胰岛素对葡萄糖稳态起关键作用。胰岛素的作用是由胰岛素受体在脑、肝、脂肪细胞和淋巴细胞中介导的，其在结构和功能上都是异质的。

胰岛素是一种合成的具有胰岛素原活性的单链前体。胰岛素原存储在分泌颗粒中，随着 β 细胞的葡萄糖受体激活，裂解为胰岛素和 C 肽分泌并释放到血液中。然而，这是一个不完整的过程，留下少量的未经裂解的胰岛素和胰岛素原转化中的裂解产物，这些物质与胰岛素和 C 肽一同进入血液，释放等摩尔的量。一个主要的中间体裂解产物（脱－31，32 裂解胰岛素原）也相对大量地在血浆中被发现。在健康人群中，存储在颗粒中 3%的胰岛素原以未修饰或胰岛素原裂解产物的形式分泌。如果 β 细胞功能受损，这个百分比可能更高。测定胰岛素、C 肽和胰岛素原对鉴别诊断低血糖症、高血糖和胰岛素抵抗非常重要。

3.7.1 适应证

胰岛素、C 肽和胰岛素原检测：① 偶尔检测用于估算糖尿病患者的胰岛素储量；② 更频繁的检测作为评估低血糖原因功能测试的一部分；③ 疑似糖尿病前期或糖尿病代谢疾病的个体。

胰岛素：① 鉴别诊断低血糖；② 定量胰岛素抵抗和 β 细胞功能的稳态模型评估（homeostasis model assessment，HOMA）；③ 检测高胰岛素钳夹技术中的胰岛素敏感性。

C 肽：低血糖的鉴别诊断及估算糖尿病患者的胰岛素储量。

胰岛素原：诊断胰岛素抵抗及低血糖的鉴别。

3.7.2 功能试验

检测胰岛素、C 肽和胰岛素原的功能试验列于表 3.7－1。

3.7.3 检测方法

胰岛素（免疫法）：大多数检测方法使用标记的小鼠单克隆抗胰岛素抗体（如用吖啶酯、碱性磷酸酶或钌进行标记）。一种抗鼠抗体偶联固相且结合胰岛素-抗胰岛素抗体复合物。多余的鼠单克隆抗胰岛素抗体被洗涤后，检测固相结合的胰岛素-抗胰岛素抗体复合物所发出信号。许多商业化的检测方法对胰岛素有特异性，并且与胰岛素原和胰岛素裂解产物没有交叉反应[1]。在胰岛素瘤的诊断中，有意义的信息可以通过脱－31，32－裂解的胰岛素原和脱－64，65 胰岛素原的交叉反应获得，因为胰岛素瘤会释放胰岛素和胰岛素原的片段。

表 3.7-1 低血糖症诊断和鉴别诊断的功能试验

功能试验	流程
72 h 空腹[8]	原理：葡萄糖稳态由胰岛素和胰高血糖素之间的良好平衡维持。这种激素平衡的损害(如由于自主产生胰岛素)导致高胰岛素血症，并且在空腹条件下将发生低血糖症。在 72 h 空腹期间引发低血糖，并且在低血糖状态采血进行实验室检测以确定低血糖的原因。 检测流程：患者 72 h 空腹。 - 在最后一次食物摄入后开始空腹。如果可能，应在测试前停用药物 3 天。允许喝不含热量和不含咖啡因的饮料。在清醒时间患者应该活动。 - 每 2 h 检测一次标本中的葡萄糖，除非患者葡萄糖≤3.3 mmol/L(60 mg/dL)，在这种情况下，应至少每小时采集一次血样。额外采集 3 mL 血液检测 C 肽、胰岛素及必要时检测来自同一样品的胰岛素原。 - 当静脉血浆和毛细血管血浆中的葡萄糖浓度降至≤2.5 mmol/L(45 mg/dL)或在静脉和毛细血管全血中降至<2.2 mmol/L(40 mg/dL)时患者停止空腹状态，注意低血糖症状。 - 空腹结束后，检测葡萄糖、胰岛素和 C 肽，必要时检测同一样品中胰岛素原和 β 羟基丁酸。然后静脉给予 1 mg 胰高血糖素，并在 10 min、20 min 和 30 min 后检测血浆葡萄糖。 - 如果怀疑皮质醇、生长激素或胰高血糖素缺乏症，请在空腹开始和结束时检测这些激素。就儿童而言，空腹的持续时间取决于孩子的年龄。年龄<1 岁的儿童不得超过 12 h，大龄儿童不得超过 24 h。在儿童中，72 h 空腹主要用于激发可引起低血糖的先天性代谢紊乱，如脂肪酸氧化紊乱(见本章 3.2)。
C 肽抑制实验[7]	原理：通过检测血浆中的 C 肽水平来确定 β 细胞的分泌，在胰岛素引起的低血糖后进行检测。在健康个体中，C 肽分泌减少，血浆 C 肽水平会下降。在自主胰岛素和 C 肽分泌的患者中，C 肽血浆水平的下降很小。 检测流程：只有在检测前葡萄糖浓度≥3.3 mmol/L(60 mg/dL)时才能进行。留置静脉导管放置在合适的手臂静脉中。每隔 60 min 进行规律性胰岛素(0.12 U/kg)静脉内输注给药和体重计算。在测试之前和每间隔 10 min 采集用于检测葡萄糖和 C 肽的样品。
甲苯磺丁脲试验[9]	原理：服用甲苯磺丁脲后，自主胰岛素分泌患者的胰岛素和 C 肽分泌模式与健康人不同。 检测流程：只有在测试前葡萄糖浓度≥3.3 mmol/L(60 mg/dL)时才能进行。在 3 min 内向患者静脉注射 1 g 甲苯磺丁脲(5%水溶液)。儿童按 25 mg/kg 给药，但总量不超过 1 g。在检测开始之前以及 5、10、20、30、40、60、90、120 和 180 min 时间点，每次收集 3 mL 血液样品来检测葡萄糖、胰岛素和 C 肽。
胰高血糖素试验[9]	原理：静脉推注胰高血糖素导致胰岛素和 C 肽最大化的负反馈分泌。然而，在健康个体中，两种激素的血浆浓度未达到胰岛细胞腺瘤患者的体内浓度。 检测流程：如果可能的话，患者应该在测试前至少 3 天吃富含碳水化合物的食物，然后空腹 8 h。1 mg 胰高血糖素稀释在 10 mL 的生理盐水中，缓慢静脉推注。在测试前和 1、5、10、15 和 30 min 后每次采集 3 mL 血液标本检测葡萄糖、胰岛素、C 肽及必要时检测 β 羟基丁酸。

C 肽(免疫方法)：使用标记的单克隆抗 C 肽抗体(如用吖啶酯、碱性磷酸酶或钌标记)，这些抗体与样品中的 C 肽竞争结合与固相结合的抗体。过量的抗 C 肽抗体被洗脱后，检测由结合 C 肽抗体的复合物发出的信号。不同的商业检测结果并不总是一致的，特别是在较高浓度 C 肽的情况下[2]。

胰岛素原(双位点免疫法)：其中一个抗体结合在微孔板的固相中，另一个是用吖啶酯标记的水溶性的抗胰岛素抗体。完整的胰岛素原检测方法对完整的胰岛素原有特异性，而总胰岛素原检测方法是检测外周循环中所有形式的胰岛素原[3]。

3.7.4 标本要求

胰岛素：血清(全血于 2 h 内分离血清且 4℃储存，于当天检测)，EDTA 血浆由于具有更高的稳定性因此更为推荐，1 mL。

C 肽：血清(全血即刻分离血清，如果不在当天进行检测需冷冻)1 mL。

胰岛素原：血清(全血于 2 h 内分离血清且于 4℃储存，于当天检测)1 mL，EDTA 血浆(如果不在当天进行检测需于 4℃储存)1 mL。

3.7.5 参考区间(表 3.7-2)

表 3.7-2 胰岛素、C 肽和胰岛素原的参考区间

胰岛素(该数值为第 2.5 和第 97.5 百分位数)	
- 吸收后阶段(餐后>6 h)[4]	2～23 mU/L(14～160 pmol/L)
- 长期空腹*(12 h 及以上，包括 72 h 空腹)	<6 mU/L(42 pmol/L)
- 在 OGTT 的 30 min 内或胰高血糖素刺激后	50～200 mU/L(347～1 389 pmol/L)
C 肽(该数值为第 2.5 和第 97.5 百分位数)[5]	
- 吸收后阶段	2～23 mU/L(14～160 pmol/L)
- 长期空腹(72 h 空腹)*	<6 mU/L(42 pmol/L)
- 餐后(600 kcal)90 min[5]	50～200 mU/L(347～1 389 pmol/L)

续 表

胰岛素原(该数值为第 2.5 和第 97.5 百分位数)[6]	
- 吸收后阶段	1.8～11 pmol/L(17～103 ng/L)
- 在 OGTT 的 30 min 内	6.7～90.3 pmol/L(63～848 ng/L)

* 长期空腹血糖水平<3.3 mmol/L(60 mg/dL)；换算公式：① 胰岛素，mU/L×6.945 = pmol/L；② C 肽，μg/L×0.331 = nmol/L；③ 胰岛素原，ng/L×0.106 = pmol/L

3.7.6 临床意义

β 细胞的胰岛素分泌有显著的日间生理变化，并且可以体现为 6～100 mU/L(42～700 pmol/L)之间的胰岛素水平波动。β 细胞的病理功能可以与下面的情况及症状相关：高胰岛素血症伴低血糖、高胰岛素血症伴正常血糖(胰岛素抵抗)、高胰岛素血症伴糖耐量异常(糖尿病前期)、低胰岛素血症伴高血糖(显性糖尿病)。

功能测试的评估见表 3.7-3、表 3.7-4 及图 3.7-1。

3.7.6.1 伴有低血糖的高胰岛素血症

只有当葡萄糖消耗超过葡萄糖生成时，低血糖才会发生。在碳水化合物代谢正常的个体中，血糖水平下降到 4.0 mmol/L(72 mg/dL)会导致胰岛素分泌减少且最终停止。然而，由于胰高血糖素的负调节反应，低血糖只发生在极端压力下、空腹合并饮酒时，有时怀孕也会如此。在儿童中，低血糖只有在空腹 12 h 后才会发生。年轻妇女在空腹后有时被诊断为无症状低血糖。胰岛素瘤曾被认为是表面健康人群诱发 Whipple 三联征的唯一原因，但现在认为还有其他代谢紊乱和内分泌腺可能会导致 Whipple 三联征伴胰岛素分泌不足[7]。Whipple 三联征与空腹低血糖引起的特征性临床症状有关，即血糖水平大约在 2.8 mmol/L(50 mg/dL)以下，该症状在给予葡萄糖后可缓解。低血糖相关疾病见表 3.7-5。低血糖症诊断的主要问题在于其实际的定义。它可以被定义为葡萄糖水平[8]：在空腹健康人的范围中、在胰岛素瘤患者的范围中、在生理性激素反应发生的范围中、在临床自主或神经糖的症状首次发展的范围中。

表 3.7－3　高胰岛素诱发低血糖的功能检测的临床意义

功能试验	临床意义
72 h 空腹	如果 72 h 内静脉和毛细血管血浆葡萄糖未下降到 2.5 mmol/L(45 mg/dL)以下，并且静脉和毛细血管全血葡萄糖值不低于 2.2 mmol/L(40 mg/dL)，则可排除胰岛素瘤。相应的胰岛素水平<6 mU/L(42 pmol/L)、C 肽水平<0.2 nmol/L(0.7 μg/L)。 在低血糖的情况下，胰岛素水平≥6 mU/L(42 pmol/L)和 C 肽水平≥0.2 nmol/L(0.7 μg/L)提示存在胰岛素瘤。在胰岛素瘤中未发现过度升高的胰岛素和 C 肽浓度。一项研究[9]报道大多数病例胰岛素水平在 6～70 mU/L(42～490 pmol/L)范围内，10%胰岛素瘤和低血糖症患者的胰岛素水平<6 mU/L(42 pmol/L)。在参与研究的胰岛素瘤患者中发生低血糖症的情况如下：29%的患者在上一次进餐后 12 h 内，72%的患者在 24 h 内，92%的患者在 48 h 内，98%的患者在 72 h 内。
C 肽抑制试验	如果怀疑胰岛素瘤，或者 72 h 空腹试验结果不具结论性，那么该检查可作为主要手段。身体体重较轻的人在静脉输注胰岛素 60 min 后 C 肽浓度相对下降。在一项对健康个体的研究[10]中，下降范围位于年轻消瘦人群的 67%和肥胖老年人的 71%之间。C 肽分泌减少较少提示存在胰岛素瘤。
甲苯磺丁脲试验	如果怀疑胰岛素瘤，特别是在肥胖患者中，该试验可作为主要筛查试验。如果从 120 min、150 min 和 180 min 标本中检测的平均静脉血浆葡萄糖值，在瘦长患者中≤3.1 mmol/L(56 mg/dL)，并且肥胖患者≤3.4 mmol/L(61 mg/dL)，则提示存在胰岛素瘤。据报道该试验用于诊断胰岛素瘤的诊断灵敏度为 95%，特异性>95%[9]。
胰高血糖素试验	在空腹过夜后，使用胰岛素水平>130 mU/L(910 pmol/L)或胰岛素水平相对于基线水平升高>100 mU/L(700 pmol/L)的标准，胰高血糖素试验用于诊断胰岛素瘤的诊断灵敏度是 50%～80%[9]。C 肽增加的最大量>0.7 nmol/L(2.5 μg/L)。氢氯噻嗪、二苯乙内酰脲和二氮嗪会导致假阴性，而甲苯磺丁脲、氨茶碱和肥胖会导致假阳性结果。大约 80%的胰岛素瘤患者的胰岛素原水平占胰岛素值的 20%以上。胰岛素、C 肽和胰岛素原升高的最大值可以通过图 3.7－1 进行评估。

表 3.7－4　72 h 空腹血糖*的结果解释[8]

诊断	低血糖综合征	葡萄糖(mg/dL)	胰岛素(mU/L)	C 肽(nmol/L)	胰岛素原(nmol/L)	β 羟丁酸(mmol/L)	葡萄糖变化(mg/dL)	血浆磺酰脲类
正常	－	>45	<6	<0.2	<5	>2.7	<25	－
胰岛素瘤	+	≤45	≥6	≥0.2	≥5	≥2.7	≥25	－
假性低血糖								
－胰岛素	+	≤45	≥6	<0.2	<5	≤2.7	≥25	－
－磺酰脲类	+	≤45	≥6	≥0.2	≥5	≤2.7	≥25	+
餐后反应性低血糖	+	≤45	≥6	<0.2	<5	≥2.7	<25	－
非胰岛素相关低血糖	+	≤45	<6	<0.2	<5	>2.7	<25	－
试验中有食物摄取	－	>45	<6	<0.2	<5	≤2.7	≥25	－
非低血糖疾病	+	>45	<6	<0.2	<5	>2.7	<25	－

*在空腹试验结束时检测

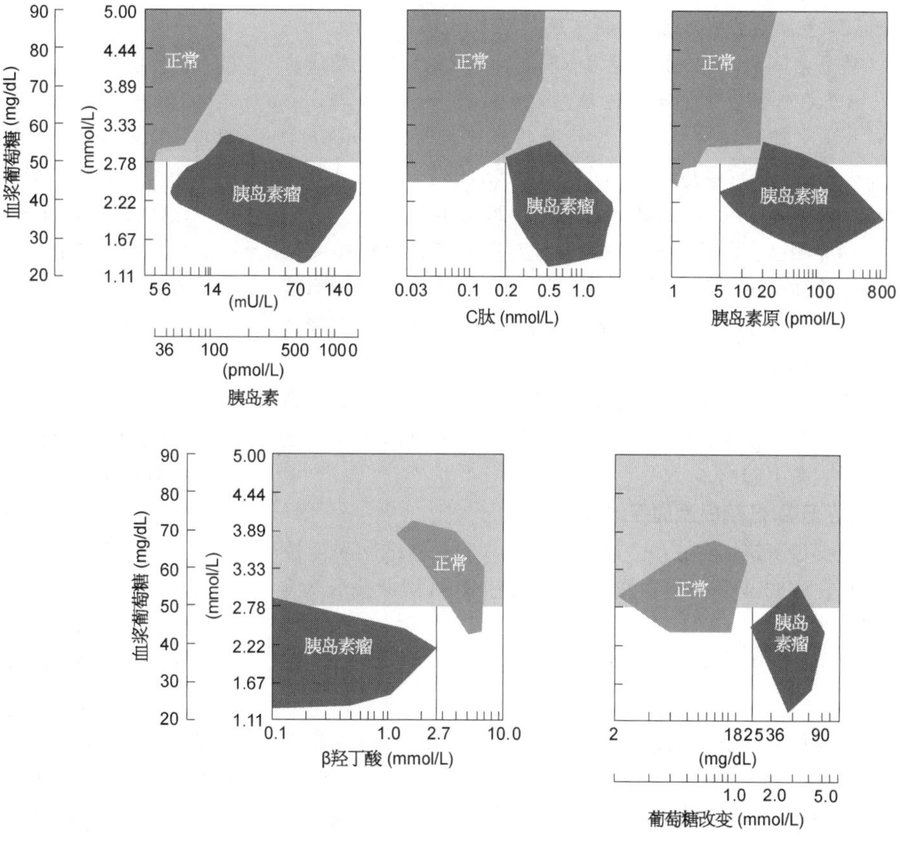

图 3.7－1　25 例正常人和 40 例胰岛素瘤患者在 72 h 空腹试验或胰高血糖素试验结束时的血糖、胰岛素、C 肽、血糖变化、胰岛素原和 β 羟丁酸。明亮的区域代表血糖水平<2.8 mmol/L(50 mg/dL)。垂直的黑色线代表诊断胰岛素瘤的标准，即胰岛素≥6 mU/L(42 pmol/L)、C 肽≥0.2 nmol/L(0.7 μg/L)、胰岛素原≥5 pmol/L(45 ng/L)、β 羟丁酸≤2.7 mmol/L 且血糖变化≥1.2 mmol/L(25 mg/dL)(经允许转载自参考文献[8])

表 3.7－5　高胰岛素血症和低血糖相关的基本和状态

疾病/状态	临床和实验室检查
胰岛素瘤	胰岛素瘤的发病率为每年每 100 万人发生 4 例。胰岛素瘤中大约 60%的胰岛细胞瘤在成人中比在儿童中更常见。它们是多血管、小的单发肿瘤，通常直径 2 cm。大约 10%的胰岛素瘤是恶性的且有转移，10%是多发的，特别是多发性内分泌 1 型瘤(MEN 1)。约 50%的多发性胰岛素瘤患者有 MEN 1。大约 5%的胰岛素瘤与 MEN 1 有关，21%的 MEN 1 患者会发生胰岛素瘤[11]。 MEN 1 必须通过下列条件进行排除：由泌乳素瘤引起的高泌乳素血症、由甲状旁腺增生引起的甲状旁腺功能亢进症、由胃泌素瘤导致的高胃泌素血症。 胰岛素瘤患者经常出现突然发作的意识混乱和意识障碍，这往往在几年前开始出现且变得越来越频繁。通常发生在饭后 6 h 或空腹过夜后、早餐前或体力劳动后。 实验室检查：当血浆葡萄糖≤2.2 mmol/L(40 mg/dL)、胰岛素≥6 mU/L(42 pmol/L)时，确诊为器质性高胰岛素血症且 C 肽水平≥230 pmol/L 时存在临床症状。一些研究者设置了不同的阈值：葡萄糖低于 2.5 mmol/L(45 mg/dL)，胰岛素≥50 pmol/L 和 C 肽≥300 pmol/L。如果不符合这些标准，72 h 空腹检测是主要的诊断方法。大约 98%的胰岛素瘤是通过 72 h 空腹试验检测到的。在约 90%的患者中，胰岛素和 C 肽水平高于健康个体的空腹范围。多达 95%的胰岛素瘤患者胰岛素原水平升高，其至少占总免疫反应性胰岛素的 25%，通常在 20～300 pmol/L(180～2 700 ng/L)范围内[12]。其他诊断试验见表 3.7－1。
餐后高反应性低血糖(postprandial hyperreactive hypoglycemia，PRH)	一些 PRH 患者存在功能性胰岛素亢进。如果葡萄糖水平<2.5 mmol/L(45 mg/dL)，则可能与胰岛素显著增加有关。这种情况发生在超重和葡萄糖耐量受损的患者或独立的 PRH 病例中。参照葡萄糖峰值水平[13]，胰岛素的释放通常较慢或延迟。
人为低血糖	注射胰岛素或口服抗糖尿病药物的非糖尿病个体，尤其包括处于 30 岁和 40 岁且从事医学职业的女性。如果胰岛素频繁给药，可检测到胰岛素抗体。服用口服降糖药[9]的患者胰岛素、C 肽和胰岛素原水平升高。不确定的量级问题出现在用药错误中，如给患者服用胰岛素或磺脲类药物，而不是隔壁床位上的糖尿病患者(给错药了)。 只有通过测定血浆磺脲类药物浓度，才能区分胰岛素瘤和人为低血糖。如果低血糖是通过注射胰岛素诱导的，则可以通过检测胰岛素和 C 肽来确诊。胰岛素水平可以>100 mU/L(700 pmol/L)，C 肽浓度被抑制到检测下限。
自身免疫性胰岛素低血糖症	即使他们从未接受胰岛素[9]，这些患者也具有自发性胰岛素抗体。这些患者的低血糖症可能会严重，且可能在空腹或餐后发生。虽然这种疾病可能在新生儿就表现出来，但临床症状也可能直到晚年才会出现。与低血糖一样，C 肽被抑制，但胰岛素水平升高。
新生儿胰岛素功能亢进	高胰岛素血症发生在巨大新生儿及糖尿病或妊娠糖尿病母亲或给予葡萄糖或药物的母亲所生的孩子中。一项研究[14]发现，与正常体重足月新生儿(8.7 mU/L，63 pmol/L)相比，巨大新生儿脐血胰岛素水平显著较高[平均 19 mU/L(137 pmol/L)]。这些新生儿很容易发生低血糖。
先天性高胰岛素血症[15]	先天性高胰岛素血症通常表现为新生儿持续性低血糖症。就临床表现、遗传病因和治疗反应而言，它是一种异质性疾病。目前已知有 5 种基因突变。在大多数情况下，该病是由编码 ATP 依赖性 β 细胞钾通道的两个蛋白质单位之一的基因(*ABCC8* 和 *KCNJ11*)突变引起的。 实验室检查结果：高胰岛素血症、低血糖、酮体(β 羟丁酸)减少、游离脂肪酸减少。

由于葡萄糖的阈值浓度是当低血糖症中有胰岛素反应不足时的医学决定水平，所以明确激素分泌充足时的阈值很重要。根据两项研究，结果如下：

- 72 h 空腹后静脉血浆葡萄糖浓度≥2.2 mmol/L(40 mg/dL)；胰岛素低于 36 pmol/L(使用一种非特异性的放射免疫法检测)，C 肽低于 200 pmol/L，胰岛素原低于 5 pmol/L[7,9]。
- 18 h 空腹且保持持续骑行的葡萄糖浓度≥2.5 mmol/L(45 mg/dL)；胰岛素(特异性方法检测)低于 30 pmol/L，C 肽低于 100 pmol/L，胰岛素原低于 20 pmol/L[7]。

功能测试：为了将低血糖综合征与高胰岛素血症相关联并进行诊断检查，根据患者的情况进行功能测试如空腹测试(持续 72 h，或 18 h 空腹并骑行)、C 肽抑制试验、甲苯磺丁脲试验和胰高血糖素试验。在这些测试中，可能有必要确定胰岛素、C 肽、胰岛素原、β 羟丁酸和磺酰脲的浓度。C 肽水平的额外测定是为了证实高胰岛素血症，并确定它是由内源性还是外源性因素引起的。

3.7.6.2 低胰岛素血症伴高血糖

根据自身抗体存在(A^+)或不存在(A^-)及 β 细胞功能性储备存在($β^+$)或 β 细胞功能性储备缺乏($β^-$)，糖尿病分为 4 个亚组[16]：

- A^+ 和 $β^-$ 患者存在自身抗体，但没有 β 细胞储备(胰岛素储备)。
- A^+ 和 $β^+$ 患者存在自身抗体和具备 β 细胞储备(胰岛素储备)。
- A^- 和 $β^-$ 患者不存在自身抗体也没有 β 细胞储备(胰岛素储备)。
- A^- 和 $β^+$ 患者不存在自身抗体，但是具备 β 细胞储备(胰岛素储备)。

$A^+β^-$ 和 $A^-β^-$ 患者基因上和免疫学上不同，但具有相同的 T1D 临床情况。$A^+β^+$ 和 $A^-β^+$ 患者免疫学上和基因上也不同，但具有相同的 T2D 临床背景且具备胰岛素储备功能。自身抗体的诊断和 β 细胞储备的判定是诊断糖尿病不同表型的重要分级和预后标准。最初的表现形式如下：

- LADA 和 MODY5 糖尿病(表 3.1－1)及缓慢进展伴有自身抗体但具有 β 细胞储备功能的 T1D 患者。LADA 排除在确诊后的前 6 个月内依赖胰岛素的患者。
- 表型 $A^+β^-$ 患者大多是胰岛素依赖性，并且 $A^+β^+$ 表型患者如果最初表现存在酮症酸中毒，90%的病例是胰岛素依赖性。

3.7.6.3 检测 β 细胞储备功能

这种检测使临床医生能够预测疾病的短期病程。在糖尿病的初期表现且可能存在糖尿病酮症酸中毒(DKA)的案例中，β 细胞储备功能在 DKA 校正后的 2～10 周内进行检测。为此，空腹血糖测定 C 肽基线水平和胰高血糖素试验中 C 肽水平的时间进程。

3.7.6.4 胰高血糖素试验

在这个测试中，在空腹状态下采集血液以确定基线胰岛素水平，然后静脉注射 1 mg 胰高血糖素，并且在 5 min 和 10 min 采血以确定峰值水平。解释见表 3.7－6。如果胰岛素储备(β 细胞储备)是阳性的，它可以预期保存 6 个月至 1 年，这取决于表型。

表 3.7－6 基线和胰高血糖素刺激的 C 肽水平在糖尿病患者中的解释[18]

基线	5～10 min	解释
＜0.33(1.0)	＜0.50(1.5)	不存在胰岛素储备
≥0.33(1.0)	≥0.50(1.5)	存在胰岛素储备

数据以 nmol/L(μg/L)为单位

3.7.6.5 胰岛素抵抗和 β 细胞功能障碍

胰岛素抵抗：胰岛素抵抗是机体产生胰岛素，但组织(特别是肌肉、肝脏和脂肪组织)对胰岛素不敏感的一种状态，因此需要额外的胰岛素将葡萄糖转运到细胞内。为了弥补胰岛素抵抗，胰岛细胞在数年内产生额外的胰岛素。胰岛素抵抗是代谢综合征的一个标准，它能引起 β 细胞功能障碍，从而导致 T2D。下列检查对胰岛素抵抗和 β 细胞功能障碍的早期诊断非常重要。

– 空腹胰岛素原水平[17]超过 11 pmol/L 提示高血糖症诱导过度刺激导致 β 细胞功能减弱。在这种情况下，羧肽酶 H 和其他酶的裂解能力耗尽，造成大量的未经处理的胰岛素被释放到体循环中[19]。
– 稳态模型评估(HOMA)用于评价胰岛素抵抗(HOMA－IR)和 β 细胞功能(HOMA－β)，见表 3.7－7。

表 3.7－7 胰岛 β 细胞功能和胰岛素抵抗的评估试验

试验	临床和实验室检查
评估第一阶段胰岛素反应	原理：初始(第一阶段)胰岛素应答发生在静脉葡萄糖给药 30 s 内，并以每个胰岛 β 细胞 80 pg/min 的分泌速率在 3～5 min 后达到峰值。10 min 后，胰岛素水平回到基线。在第一阶段反应期间，预先形成的胰岛素从胰岛细胞的分泌颗粒释放。第二阶段，延迟 10 min 后释放，只要葡萄糖仍然保持升高这种释放会一直持续；在此阶段，储存的胰岛素、新产生的胰岛素和胰岛素原被分泌。无论是在数量上还是时间上，内分泌胰腺对葡萄糖刺激都做出充分反应的能力，这是内分泌调节性的特征，并描述了胰岛细胞维持葡萄糖平衡的能力。 试验流程：在 3 min 内按照 0.5 g/kg 给予葡萄糖，最多给予 35 g，以 25% 葡萄糖溶液的形式静脉推注给药。在葡萄糖输注结束时(0 值)、1 min、3 min、5 min 和 10 min 输液后，抽取 3 mL 各自的血液样品来检测葡萄糖、胰岛素及必要时的 C 肽。 评估：胰岛素分泌缺陷特征，特别是第一阶段胰岛素反应缺失，会在 T2D 其他表现之前发生。这对葡萄糖代谢具有显著影响，因为肝葡萄糖产生不会立即被抑制，导致餐后高血糖。另外，显著的餐后葡萄糖水平变化可促进胰岛素抵抗。
钳夹试验[20]	葡萄糖钳夹试验是诊断 β 细胞胰岛素抵抗和胰岛素分泌的金标准，主要有两种方法：正葡萄糖钳夹试验和高葡萄糖钳夹试验。两者主要用于研究目的。 正葡萄糖钳夹试验原理：以恒定的速率输注胰岛素。通过第二泵注入葡萄糖，以维持约 5 mmol/L(90 mg/dL)的葡萄糖浓度。测量维持恒定葡萄糖浓度所需的葡萄糖速率。葡萄糖钳夹试验通过直接记录葡萄糖消耗胰岛素的作用(胰岛素抵抗＝1/胰岛素敏感性)对胰岛素敏感性定量。胰岛素抵抗的程度与葡萄糖输注速率成反比。根据研究[21]，非胰岛素抵抗、胰岛素抵抗和 T2D 患者的组织葡萄糖摄取分别为 46.0±16.9、19.1±4.6 及 17.1±8.2 μmol/(min·kg)(平均值±标准差)。 高葡萄糖钳夹的原理：以恒定的速率输注胰岛素。葡萄糖通过第二泵以可变速率注入，使葡萄糖浓度保持在约 12 mmol/L(216 mg/dL)。一旦葡萄糖浓度稳定，检测葡萄糖输注速率并除以胰岛素输注速率。所得出的比率是 β 细胞分泌的指标。 评估：T1D 患者无胰岛素分泌，无胰岛素抵抗(胰岛素敏感性正常)。胰岛素敏感性＝1/胰岛素抵抗。早期 T2D 患者具有高胰岛素抵抗和高胰岛素分泌(特别是肥胖者具有高胰岛素抵抗)。在 T2D 晚期，胰岛素分泌减少。图 3.7－2 显示以胰岛素敏感性形式的胰岛素抵抗；图 3.7－3 显示在高葡萄糖钳夹试验时胰岛素分泌的时间曲线。
HOMA	空腹状态下的胰岛素水平依赖于葡萄糖浓度。健康个体和 T2D 患者的个体葡萄糖/胰岛素值仅取决于最后一次食物摄入的时间。如果 FPG 高，则是胰岛素抵抗与 β 细胞功能的相互作用。该指数是一种评价胰岛素抵抗和 β 细胞功能的方法，只需要 FPG 和胰岛素水平(图 3.7－4)。区别如下：胰岛素抵抗的稳态模型评估(HOMA－IR)，结果与胰岛素抵抗直接相关；β 细胞功能的稳态模型评估(HOMA－β)，对空腹胰岛素分泌进行评估[23]。 HOMA－IR：检测 FPG 和空腹胰岛素(FPI)水平，HOMA－IR 计算如下：HOMA－IR＝FPG(mmol/L)×FPI(mU/L)/22.5。22.5 的常数是在年轻健康个体胰岛素抵抗为 1 的假设下引入的。HOMA－IR 与葡萄糖钳夹试验相关，并且是糖耐量异常(糖尿病前期)和 T2D 的预测指标。 胰岛素抵抗的患者中，HOMA－IR 与 BMI[21]相关：如果 BMI＞28.9 kg/m²，HOMA－IR＞4.65(FPI≥20.7 mU/L)；如果 BMI＞27.5 kg/m²，HOMA－IR＞3.60(FPI≥16.3 mU/L)。 HOMA－β：FPG、FPI 水平的测定和计算方法如下，HOMA－β＝20×FPI(mU/L)/[FPG(mmol/L)－3.5]。 年龄＜35 岁的健康个体有 100% 的 β 细胞功能，HOMA－β≥100。肥胖者 HOMA－β≥200，长期 T2D 患者＜100。 HOMA 有其局限性[24]，如 HOMA－IR 在糖耐量受损和 T2D 老年人中不能很好地预测胰岛素抵抗。根据计算公式，6 或 7 的转化因子用于将胰岛素值从 mU/L 转化到 pmol/L。另一个重要因素是所使用的胰岛素的检测方法，因为不同的分析方法得到的结果差异可能会高达 50%。
胰岛素敏感性定量检测指数(QUICKI)[25,26]	QUICKI 是评估胰岛素敏感性的试验，其结果与高胰岛素葡萄糖钳夹试验的结果具有可比性。QUICKI＝1/[log(I0)＋log(G0)][25]。G0，空腹葡萄糖(mmol/L)；I0，空腹胰岛素(mU/L)。QUICKI 参考区间(x±S)是：正常体重人群 0.382±0.007，肥胖人群为 0.331±0.010，T2D 患者 0.304±0.007。

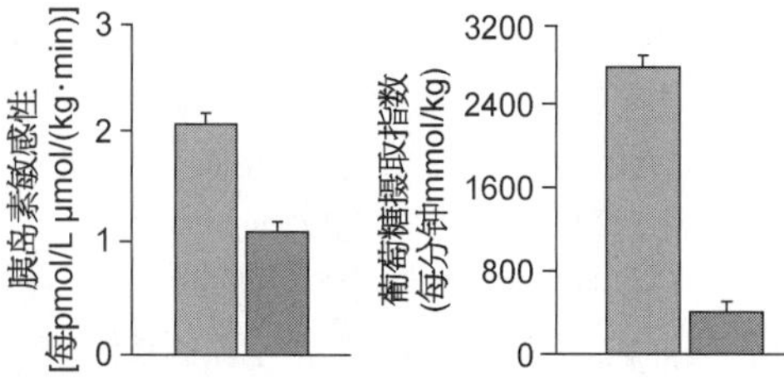

图 3.7－2 T2D 和超重青少年的胰岛素敏感性和葡萄糖摄取指数。T2D 患者胰岛素敏感性低(高胰岛素抵抗)、葡萄糖摄取指数较低(见右侧栏)(经允许转载自参考文献[23])

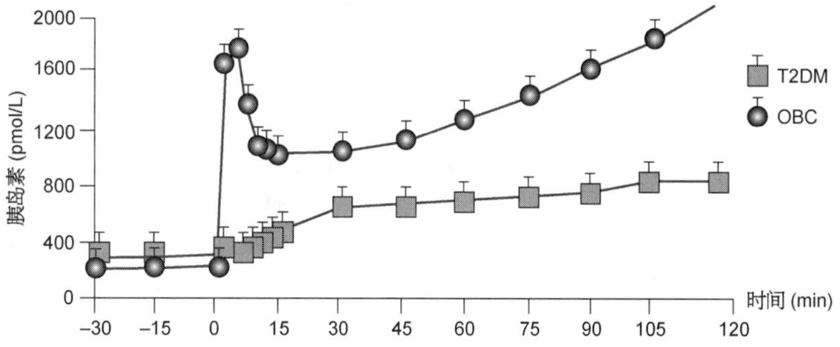

图 3.7－3 T2D 患者(T2DM)和超重青少年(OBC)的高葡萄糖钳夹试验中胰岛素浓度的时间曲线(经允许转载自参考文献[22])

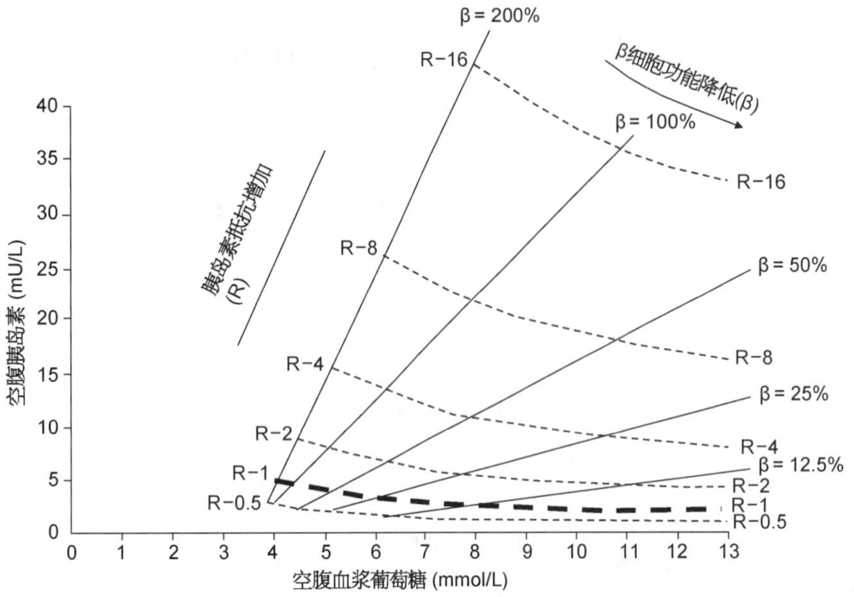

图 3.7-4 HOMA：根据空腹血糖和胰岛素浓度预测胰岛素抵抗和β细胞功能。网格显示，作为葡萄糖和胰岛素的功能，胰岛素抵抗阶段从R-1(正常)到R-16(高度抵抗)，β细胞功能从200%(β-200)到12.5%(β-12.5)(经允许修改自参考文献[23])

3.7.7 注意事项

检测方法：胰岛素用单克隆抗体免疫方法检测，相比于以前使用的放射免疫分析法，与胰岛素和胰岛素裂解产物发生的交叉反应少38%～100%。大多数分析都与小于2%的胰岛素原、3%的脱31,32裂解的胰岛素及与40%的脱64,65胰岛素发生交叉反应。这在T2D及糖耐量损伤、肾衰竭和肝硬化的患者中很重要，这类患者中胰岛素和胰岛素裂解产物的浓度比正常人高几倍。然而，使用特异性检测方法诊断胰岛素瘤的缺点是，这些方法不能检测可能升高的胰岛素原及其裂解产物的量，对胰岛素分泌不足的诊断更难[1]。这些方法也不可能或不能完全地检测人工合成的胰岛素如赖脯胰岛素，并且会漏诊假性低血糖[8]。

标准化：如下。

- 胰岛素：英国国家生物标准和控制研究所(National Institute of Biological Standards and Control, NIBSC)提供了两个用于体外诊断制造商生产定标试剂盒的标准：① 一级国家参考制剂胰岛素66/304，单位数量的详细资料尚不可用；② 一级国际参考标准人胰岛素83/500。1 g含有26 500个胰岛素单位。基于氨基酸分析，建议的转换因子为1 mU=6 pmol。但是，转换系数不能用于制剂66/304。在英国，使用的换算因子范围在6.0～7.5，不论参考制剂如何[8]。
- C肽：一级参考制剂为代码84/510。新标准制剂76/561是一种人工合成的64酰赖氨酸C肽，包括4个额外的碱性氨基酸，2个氨基酸各位于两个末端。有报道64号位存在甲酰赖氨酸可提高水溶液中的稳定性和溶解性[8]。
- 胰岛素原：NIBSC提供合成的胰岛素原，代码84/611，用于生成应用于大部分商业检测方法的定标品[8]。

稳定性：如下。

- 胰岛素：20℃下，EDTA抗凝血最多稳定24 h；4～8℃下，最多稳定1周；-20℃下至少3个月[27]。
- C肽：外生成的C肽片段与各种免疫方法的抗体反应不同。建议不在采血同一天进行检测的话，需进行血清分离并贮存于-20℃。即使在-25～-20℃，其水平在4周内会根据检测方法不同降低2%～26%或28%[8]。因此，样品必须在采集后立即冰浴运输到实验室[8]。
- 胰岛素原：4 h内离心且4℃储存，储存在-20℃更佳[28]。

溶血：① 胰岛素：溶血会由于酸性蛋白酶的释放导致胰岛素的降解[29]。② C肽：溶血对C肽没有影响[29]。③ 胰岛素原：目前没有发现会产生影响。酸性蛋白酶对胰岛素原的影响较小。

其他方面：为评估胰岛素的水平，C肽浓度是重要的。由于C肽在血浆中的半衰期较长，间歇性分泌引起的胰岛素波动可以被更好地评估。此外，内源性的胰岛素分泌增加可根据C肽浓度确定[8]。美国医疗保险和医疗补助服务中心需要通过C肽检测来确定是否适用胰岛素泵。由于不同的检测方法之间缺乏可比性，胰岛素泵的覆盖率仅适用于C肽浓度低于相关检测方法的参考区间的下限，加上10%的方法不精确性[28]。

半衰期和分子量如下：胰岛素3～4 min，分子量5 808 Da；胰岛素原约17 min，分子量9 390 Da；C肽30～40 min，分子量3 081 Da。

3.7.8 病理生理学[30]

胰岛素的分泌取决于血糖浓度、胃肠激素和胰岛细胞激素，并通过自主神经系统的影响。胰岛素由胰腺的胰岛细胞合成，胰岛细胞由位于中心位置的β和周围的α和δ细胞组成。α细胞合成胰高血糖素，β细胞合成胰岛素，δ细胞合成胰岛素生长因子。

葡萄糖、激素和某些药物，通过动脉血流到达β细胞，可导致胰岛素释放。这反过来又与葡萄糖代谢有关。葡萄糖的浓度越高，β细胞中糖酵解代谢越多。这个过程期间产生的信号导致分泌颗粒分泌胰岛素和新胰岛素的合成[31]。

像所有的神经内分泌肽一样，胰岛素在内质网中主要以一个单链前体的形式生成，折叠后被转运且与高尔基体的分泌颗粒以二硫键结合(图3.7-5)。胰岛素基因编码的前体是胰岛素原，一个110个氨基酸组成的分子。它由信号肽组成，用于将新生多肽链导入内质网。在那里1 min内信号肽被剪切掉而生成胰岛素，折叠后约 20 min 被运输到高尔基体储存。在高尔基体连同 2 个蛋白前体转化酶(PC)和羧肽酶 E(CPE)包装成分泌颗粒。约 2 h 后，分泌颗粒有其最终形式，等待数小时或数天分泌[32]。

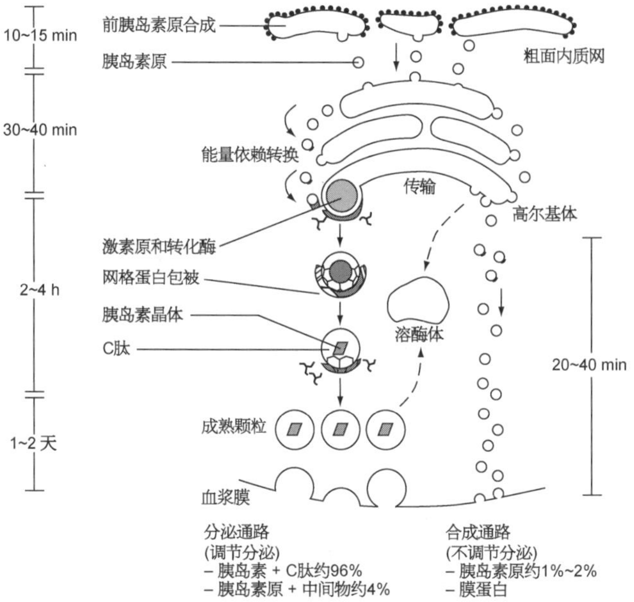

图 3.7－5 在胰腺 β 细胞内胰岛素原转化为胰岛素的生物合成途径。前胰岛素原在粗面内质网(RER)合成并通过信号肽切割和折叠转换为胰岛素原，然后被运送到高尔基体储存在未成熟的分泌颗粒中。颗粒成熟过程中，胰岛素由酸性环境中的钙离子、PC 和 CPE 共同作用转化为胰岛素和 C 肽[32]

在颗粒分泌的复杂反应中，β 细胞受到葡萄糖、氨基酸、脂肪酸和药物(如磺脲类药物)刺激后，通过细胞膜电位去极化激活电压依赖性 Ca^{2+} 离子通道。在颗粒内，PC 和 CPE 自动催化激活。转化酶的联合作用产生脱 64,65 裂解胰岛素原、脱 31,32 裂解胰岛素原、胰岛素和 C 肽(图 3.7－6)。胰岛素和 C 肽以相等的摩尔量进行释放。胰岛素原在图 3.7－6 所示的处理过程并不完全发生。在健康人中，约 3% 的胰岛素原不转换为胰岛素并与胰岛素一起释放到血液中。这同样适用于加工过程中产生的胰岛素裂解产物。胰岛素和胰岛素原在胰岛素瘤、T2D、MODY(成人发病型糖尿病)和胰腺肿瘤伴多发性内分泌腺瘤 1 型的患者中升高。由于胰岛素原的半衰期(17 min)比胰岛素(2～3 min)的长，胰岛素原约占健康人群血浆中免疫活性胰岛素的 10%。胰岛素原相比于胰岛素半衰期长且活性低(3%)是由于连接肽上的低亲和力的受体。相比于胰岛素，胰岛素原及其裂解产物的清除率低，导致与分泌相关的增加不成比例。脱 31,32 裂解胰岛素原水平升高被发现可以鉴别诊断过度刺激的 β 细胞压力，如发生在 T2D(如由于葡萄糖和脂肪酸的浓度升高)。C 肽无生物活性。与胰岛素相反，它没有明显的肝脏代谢，其主要分布区域是血浆。虽然血浆 C 肽水平反映了 β 细胞的功能，但它只是胰岛素分泌的一种有局限性的标志物。缺点是，由于 C 肽半衰期比胰岛素高 10 倍，在 C 肽试验中不能检测到胰岛素分泌的快速变化。胰岛素和 C 肽分泌到门静脉，40%～60% 的胰岛素分泌立即被肝脏吸收。胰岛素分泌的节律性波动发生在 5～10 min 之间。在非糖尿病患者，浓度范围为 3～7 μg/L[33]。

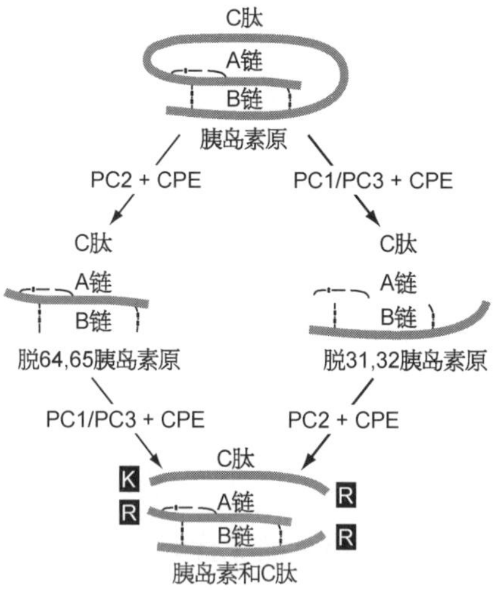

图 3.7－6 胰岛素原转化为胰岛素和 C 肽的过程(经允许转载自参考文献[31])。右分支是主要途径。PC3 生成脱 31,32 胰岛素原的中间物，这是 PC2 的底物。在 PC3 活性低下和(或)缺乏 PC2 的条件下，左分支相比右分支更有活性。随着 PC 的活化，CPE 催化赖氨酸-精氨酸或精氨酸-精氨酸残基从新形成的 C 末端上裂解

下列影响胰岛素的作用之间的区别是：

- 在血浆膜(如葡萄糖、氨基酸、离子的转运)和细胞内催化酶发生的几分钟内的短期效应。它们可以维持葡萄糖稳态，直接作用于细胞膜，增加葡萄糖、氨基酸和 K^+ 离子的转运，导致丙酮酸脱氢酶、糖原合成酶、乙酰-辅酶 A－羧化酶、磷酸化酶等细胞质酶的活化。
- 胰岛素介导的长期影响。这需要数小时到数天，包括 DNA 和蛋白质合成、特定基因表达调控和细胞生长。胰岛素对骨骼肌细胞、肝细胞和脂肪细胞的影响，通过受体不同的结构和功能介导[34]。细胞膜胰岛素受体的结构是由两个 135 kD α 亚基组成的异四聚体。这些都与两个分子量为 95 kDa 的跨膜 β 亚基通过二硫桥连结。如果胰岛素结合 α 亚基，构象改变会转移到 β 亚基上发生。这导致了细胞质酶酪氨酸激酶的激活，它通过几个假定的机制传递信号。葡萄糖刺激的胰岛素分泌发生在两个阶段。在早期阶段大约持续几秒至 10 min，预成型的胰岛素从分泌颗粒中释放。然后，在持续数分钟至 2 h 后，分泌新合成的胰岛素，直至血浆水平达到>100/L(700 pmol/L)。早期胰岛素分泌减少是提示 β 细胞功能障碍的一项指标，并且也是糖尿病的早期症状，可能会在几个月或几年后病情发展。

T1D 是由于免疫介导的 β 细胞破坏增加，导致胰岛素分泌减少至正常水平的 1% 以下。T2D 是一种复杂的异质性疾病，具有以下相辅相成或因果关系的且可能是连续的表现：

- 胰岛素分泌节律性波动丢失，导致胰岛素受体下调和糖耐量受损，并且解释了胰岛素的脉冲分泌比连续分泌有更大降血糖作用的原因[34]。
- 碳水化合物摄入后高血糖引起胰岛素的分泌减少。
- 胰岛素抵抗。
- 尽管存在高血糖，但肝葡萄糖合成增加。这是由于游离脂肪酸浓度增加，导致糖原生成和糖原溶解引起的。

(陈曦旻　周逸雯　陈闻达　译，潘柏申　审校)

4

脂蛋白代谢

Arnold von Eckardstein，Lothar Thomas

4.1 高脂蛋白血症和异常脂蛋白血症

4.1.1 引言

脂蛋白的功能：重要的能量来源（如甘油三酯和游离脂肪酸）、构建细胞膜的必需组分（如胆固醇和磷脂）、合成类固醇激素。

脂质（脂肪）作为水溶性脂蛋白，在血浆中转运并释放到组织细胞中。脂蛋白合成、转运或利用缺陷可导致高脂蛋白血症和异常脂蛋白血症，其主要致病性是发展为动脉粥样硬化及并发症。临床上，脂质代谢紊乱在很长一段时间内表现为无症状。

脂质代谢紊乱可能有以下原因。① 先天性（原发性）：由于脂蛋白受体、载脂蛋白、酶和脂质转移蛋白的遗传变异；② 获得性（继发性）：由于其他代谢疾病如糖尿病、代谢综合征、甲状腺功能亢进或器质性疾病（肾脏、胰腺）。

临床相关的脂质代谢紊乱主要表现为高脂蛋白血症和脂蛋白异常（血浆脂蛋白相关改变）。由于异常脂蛋白血症通常伴有高脂蛋白血症，因此这两个术语是同义的，通常习惯上仅使用“高脂蛋白血症”这一术语。

在常规诊断中，由于只有有限的治疗选择，大多数情况下高脂蛋白血症和异常脂蛋白血症不需要区别。因此，在日常工作中只需要检测胆固醇、甘油三酯、低密度脂蛋白胆固醇（LDL－C）、高密度脂蛋白胆固醇（HDL－C）和载脂蛋白 B（ApoB）[1]。

由于致动脉粥样硬化的特点，所以检测 LDL－C 和 ApoB 在预防和临床意义方面比胆固醇更加重要。其血清浓度升高会增加动脉粥样硬化的风险，临床主要表现为心血管疾病。动脉粥样硬化发展的核心是 LDL、单核细胞、巨噬细胞、内皮细胞和平滑肌细胞之间的相互作用（见 2.1）。

动脉粥样硬化的临床表现始于青春期并通常具有以下特点：很可能发生较严重的高胆固醇血症，持续时间更长；很可能出现风险因素加速动脉粥样硬化发展（如高血压、糖尿病和吸烟）。

因此，脂质代谢测定主要是为了确定个体血管风险，且必须考虑到“脂质”这一概念不仅仅指脂质本身，还指与血管壁相互作用，从而导致动脉粥样硬化发生的脂蛋白。脂蛋白具有不同的理化性质和代谢功能，而且致动脉粥样硬化作用也各不相同，甚至作用相反[1]。

血浆脂蛋白通常由球形颗粒组成，核心为疏水性脂类，通常是胆固醇酯与甘油三酯；表层由载脂蛋白、磷脂和非酯化的胆固醇组成。

4.1.1.1 血浆脂蛋白的分类

通过超速离心分离后，脂蛋白按密度递增的顺序可分为：乳糜微粒（CM）、极低密度脂蛋白（VLDL）、低密度脂蛋白（LDL）和高密度脂蛋白（HDL）。以碱性缓冲介质中阳极的电泳迁移速度为基础可分为：α 区（含 IIDL）＞前 β 区（含 VLDL）＞β 区（含 LDL）＞乳糜微粒（原点）。

4.1.1.2 高脂蛋白血症的分类

Fredrickson 将高脂蛋白血症分为 6 型，这些表型不代表确定的疾病描述（表 4.1－1）[2]。每种表型可以有原发性或继发性原因，单个遗传缺陷也可以引起一种或几种表型。同样，单一的表型可能由不同的遗传缺陷引起。因此，Fredrickson 分类已被高胆固醇血症、高甘油三酯血症和高脂蛋白血症所取代，这种分类已经足以做出治疗决策。

表 4.1－1　Fredrickson 高脂蛋白血症分类[2]

表型	Ⅰ型	Ⅱa 型	Ⅱb 型	Ⅲ型	Ⅳ型	Ⅴ型
LP 升高	CM	LDL	LDL 与 VLDL	IDL	VLDL	VLDL 与乳糜微粒
胆固醇	N，1＋	2＋～4＋	2＋～4＋	3＋	N，1＋	N，3＋，4＋
甘油三酯	4＋	N	2＋	3＋	2＋	4＋
高脂蛋白血症的发生率	＜1％	10％	40％	＜1％	45％	5％

LP，脂蛋白；IDL，中密度脂蛋白。N，正常；1＋，轻度升高；2＋，中度升高；3＋，显著升高；4＋，严重升高。血脂检测后，将血清冷藏过夜。如果只有 LDL 升高（Ⅱa 型），血清澄清；如果 VLDL 或残余（IDL）升高（Ⅱb、Ⅲ或Ⅳ型），均匀混浊；如果乳糜微粒存在，则血清呈乳白色，有奶油状的顶层（则为Ⅰ型）；Ⅲ型的鉴定需要脂蛋白电泳

原发性高脂蛋白血症：高脂蛋白血症是由于已知或未知的载脂蛋白、细胞膜上的脂蛋白受体、脂蛋白代谢酶和脂质转移蛋白（表 4.1－2）的遗传变异或缺陷。常规检查中仅在排除继发性高脂蛋白血症后才能诊断原发性高脂蛋白血症。

继发性高脂蛋白血症：由代谢性疾病（糖尿病）、内分泌疾病、肝肾疾病和药物（口服避孕药、糖皮质激素、β 受体阻滞剂、利尿剂）引起（表 4.1－3）。

治疗主要集中在引起该疾病的原因上。

异常脂蛋白血症通常是平缓和多因素的，如由遗传倾向及环境和生活方式（如营养、药物和身体活动）所致。因此，通常不可能确定单一主要原因或次要原因，治疗该疾病前不需要鉴别诊断。

表 4.1-2 原发性高脂血症(HL)

高脂血症	临床与实验室检查
多基因高脂血症	基于遗传变异,具有调节胆固醇或甘油三酯代谢功能的酶和结合蛋白的活性发生轻微变化时会导致异常脂蛋白血症或高甘油三酯血症。高胆固醇血症通常仅发生在无节制饮食下,特别是由于摄入大量饱和脂肪酸。多基因高胆固醇血症不存在特异性的临床症状。黄斑瘤和类脂环罕见。受累个体动脉粥样硬化风险很高。从摄入动物脂肪到摄入不饱和植物脂肪的饮食变化可以降低胆固醇和甘油三酯水平。
家族性(单基因的)高脂血症(FH)[1,7]	FH 是一种 LDL-C 水平从出生开始升高的遗传性疾病。FH 与肌腱黄色瘤和早产儿心血管疾病的风险有关。目前已经证实了数百个单基因缺陷,分类如下:① 最常见的缺陷是 LDL 受体,包括 LDL 受体的缺失到其功能受损。该疾病共显性遗传,平均导致一半亲属受到影响。② 第二种最常见的疾病是 ApoB(构成 LDL 的主要载脂蛋白)的缺陷,其特征在于 LDL 配体与其受体在肝脏中的结合减少。③ 其他疾病如: - 参与调节受体功能基因 *PCSK9*(前蛋白转化酶枯草杆菌蛋白酶/kexin9)的突变。这些突变表现为常染色体显性家族性高胆固醇血症(FH3;NARC 1)。 - 涉及 LDL 受体内化基因 *ARH* 的突变。这些突变表现为常染色体隐性高胆固醇血症(autosomal recessive hypercholesterolemia, ARH)。 - 涉及胆汁酸合成基因 *CYP7A1* 的突变。这些突变表现为胆固醇 7α-羟化酶缺陷。 - 涉及调节肠胆固醇吸收基因 *ABC G5* 和 *ABC G8* 的突变。这些突变表现为谷固醇血症。
LDL 受体缺陷病	杂合子发病率为 1∶500,纯合子发病率为 1∶100 万。大约 75%的杂合突变携带者发生伸肌腱黄色瘤。眼睑黄斑瘤也很常见。由于众多的突变和表型变异,所以没有一致的临床表现。 纯合子患者中 25 岁以前可观察到黄色瘤,而在杂合子患者中,35 岁之前通常不会发生。FH 杂合子患者常常患有心血管疾病和外周动脉疾病,而缺血性卒中在该组中较少见。纯合子患者通常在青春期或更早时期出现心脏问题。一般来说,如果存在肌腱黄色瘤、胆固醇在 9.1~11.6 mmol/L(350~450 mg/dL)范围内且存在确诊 FH 的一级亲属,FH 更有可能发生。 纯合 FH 突变携带者对传统的降脂疗法无反应。这些患者的标准治疗是每周至每两周进行一次脂质分离术。BMS-201038 是微粒体甘油三酯转运蛋白的抑制剂,可以降低 LDL 浓度。该蛋白质将肝脏中的甘油三酯转移至 VLDL(LDL 的前体)[8]。 实验室检查:通常存在Ⅱ型 HLP 的患者胆固醇范围为 9.1~11.6 mmol/L(350~450 mg/dL),LDL-C 水平为 5.2~9.1 mmol/L(200~350 mg/dL)。纯合 HLP 患者的 LDL-C 浓度范围为 16.8~26 mmol/L(650~1 000 mg/dL)[1]。
家族性 ApoB-100 缺乏症(FDB)	ApoB-100 在肝脏中产生,是 VLDL、IDL 和 LDL 的一部分。ApoB-100 在 VLDL 中的蛋白质含量占 40%~50%,在通过 IDL 代谢 VLDL 至 LDL 转变期间增加至 85%~94%。ApoB-100 与 LDL 受体相互作用,介导肝脏和外周组织对 LDL 的摄取。FDB 是一种常染色体显性遗传疾病,其中 ApoB-100 对 LDL 受体的亲和力降低。一个常见的原因是第 3500 位的精氨酸蛋白质被谷氨酰胺取代。总人口的患病率为 1∶500;在高胆固醇血症中为 1∶100。临床上,FDB 不如 FH 严重。 实验室检查:Ⅱ型 HLP 患者的胆固醇浓度范围为 6.5~7.8 mmol/L(250~300 mg/dL)。为了区分 FDB 和 FH,需要进行分子遗传学检测。
家族性混合型高脂血症(FCHLP)[1]	这种疾病的原因尚不清楚。普遍认为这是由于 ApoB(VLDL 和 LDL 的主要蛋白质组分)的合成增加所致。VLDL 增加导致其代谢产物 LDL 增加。除此之外,如果 VLDL 的代谢受损,则转化为 LDL 的比例也会降低,从而导致 VLDL 升高。因此,在一个家族内可能会出现不同的表型(Ⅱa、Ⅱb、Ⅳ)。 临床表现:约 10%的心肌梗死患者患有 FCHLP。FCHLP 患者常伴随代谢综合征(肥胖、高血压、葡萄糖耐量降低)和高尿酸血症。 实验室检查:与年龄和性别相关的参考值上限相比,LDL-C 和(或)甘油三酯水平有中等程度升高。
家族性高甘油三酯血症(FHT)[1,9]	FHT 是一种常染色体显性遗传疾病,其病因可能是寡基因。它的临床表现呈年龄依赖性且由环境因素引起,如高碳水化合物饮食、饮酒和肥胖。VLDL 过度生成可能伴随 VLDL 分解减少。VLDL 颗粒含有更多的甘油三酯,而甘油三酯/ApoB 值(正常为 10 mg/mg)此时为 26 mg/mg。继发性高甘油三酯血症诊断之前必须排除 FHT。 实验室检查:甘油三酯升高,LDL-C<3.0 mmol/L(120 mg/dL),HDL-C<1.0 mmol/L(40 mg/dL)。
乳糜微粒血症[9]	这是与 Fredrickson Ⅰ型或Ⅴ型相应的一种罕见的高脂血症。特别是Ⅰ型患者相对罕见,但仍存在许多Ⅴ型高脂蛋白血症患者,该类患者缺乏用于活化 ApoC-Ⅱ、ApoA-Ⅴ或 GPI-HBP 的脂肪酶(lipoprotein lipase, LPL)。这类患者急性胰腺炎和皮肤红斑如暴发性黄色瘤的风险增加。LPL 活性降低导致乳糜微粒和 VLDL 的脂肪分解减少(Ⅴ型)。此外,形成 HDL 的残留物中释放的 ApoA-Ⅰ和 ApoA-Ⅱ降低。 实验室检查:甘油三酯约 11.4 mmol/L(1 000 mg/dL),保持血清冷藏后乳糜微粒形成乳白色层,Ⅰ型下层透明或Ⅴ型浑浊,LDL-C 降低,HDL-C 降低。
家族性高脂血症(Ⅲ型 HLP)[1]	ApoE 以各种异构体存在。ApoE3 是野生型(正常型),ApoE4 是常见变异体,ApoE2 是最不常见的形式。ApoE 由等位基因 E4、E3 和 E2 编码,因此在血浆中会发生以下情况:纯合表型 E2/2、E3/3 和 E4/4,杂合表型 E2/3、E2/4 和 E3/4。 等位基因形式 ApoE4 和 ApoE2 与野生型在氨基酸 112 和 158 有差异:野生型包含第 112 位的半胱氨酸和第 158 位的精氨酸,ApoE2 在这两个位置都是半胱氨酸,而 ApoE4 在两个位置都是精氨酸。ApoE4 与 LDL-C 升高和阿尔茨海默病风险增加有关。ApoE2 与Ⅲ型 HLP 相关。ApoE2/2 表型的发生率约为 1∶100。只有约 2%发展为Ⅲ型 HLP,发病率仅为 1∶5 000。 ApoE 是乳糜微粒和 VLDL 中的蛋白,也是残余物和 HDL 中的蛋白质。由肝脏、巨噬细胞和中枢神经系统的星形胶质细胞产生。其主要功能是作为肝脂蛋白受体配体,吸收乳糜微粒和 IDL 残余物。ApoE2 和 ApoE4 携带者可以降低与受体的结合能力。因此,Ⅲ型 HLP 患者血浆中累积富含甘油三酯脂蛋白的残余物。 临床表现:患者 20 岁开始出现临床症状。特征性表现包括手掌黄色瘤(掌纹条状黄色瘤)、结节性和结节性发疹性黄色瘤。这些患者处于动脉粥样硬化的高危状态,许多患者被诊断为心血管疾病或外周动脉闭塞。Ⅲ型高脂蛋白血症要求除了 ApoE2/2 纯合性以外,应包含其他几种因素,如糖尿病、甲状腺功能减退症、低密度脂蛋白受体基因突变和血色病。 实验室检查:血清混浊,胆固醇升高至 7.8~15.5 mmol/L(300~600 mg/dL),甘油三酯也在 3.4~6.9 mmol/L(300~600 mg/dL),LDL-C 水平低。脂蛋白电泳诊断Ⅲ型高脂血症时要求宽前 β 带。还有 ApoE 基因分型。
HDL 异常脂蛋白血症	以下是 HDL-C 水平降低的异常脂蛋白血症。HDL-C 下降是心血管疾病的危险因素。 在脂蛋白电泳中,HDL 迁移至 α 区域,向阳极泳动速度最快。HDL 是体积最小和密度最大的脂蛋白,两种 HDL 载脂蛋白 ApoA-Ⅰ和 ApoA-Ⅱ占 HDL 蛋白质含量的 80%~90%。含量较少的 HDL 蛋白质组分包括载脂蛋白如 ApoA-Ⅳ和Ⅴ、ApoC、ApoD 和 ApoE。HDL 介导的过程称为胆固醇逆转运(reverse cholesterol transport, RCT)。外周组织(特别是巨噬细胞)的非酯化胆固醇被 HDL 吸收并运送到肝脏,通过胆囊排泄到粪便中。该过程涉及脂质转运蛋白和 ATP 结合盒转运蛋白 A1。涉及以下蛋白质[10]: - 卵磷脂-胆固醇酰基转移酶(LCAT)。在逆转运途径中,外周组织细胞释放的非酯化胆固醇在被运送到肝脏之前被 HDL 结合的 LCAT 酯化。疏水性酯化胆固醇迁移到 HDL 颗粒的核心,从而扩大颗粒。酶 LCAT 被 ApoA-Ⅰ激活。 - 胆固醇酯转运蛋白(CETP)。该蛋白介导酯化胆固醇从 HDL 颗粒转移至 VLDL 颗粒以换取甘油三酯。因为 VLDL 以含有 ApoB 的颗粒形式被肝脏分解代谢,所以这是胆固醇从 HDL 返回肝脏的一种途径。

续 表

高脂血症	临床与实验室检查
HDL 异常脂蛋白血症	- 磷脂转运蛋白(PLTP)。该蛋白通过将残余磷脂转移至 HDL 来维持 HDL 的浓度。它在乏脂质含 ApoA1 颗粒的重构和形成中发挥重要作用。 - ATP 结合盒转运蛋白 A1(ABCA1)。它是细胞胆固醇的首选供体,转移胆固醇与乏脂质的 ApoA-Ⅰ亚组分结合。 引起血液中 HDL 水平下降的因素: - HDL 主要结构蛋白 ApoA-Ⅰ基因发生突变。ApoA-Ⅰ功能相关突变的杂合子个体中 50%的 HDL 胆固醇浓度正常。双等位基因缺陷导致 HDL 完全缺陷。有些突变与心血管疾病风险增加有关,其他突变如 ApoA-Ⅰ Milano 或 ApoA-Ⅰ Paris 则无关。也有一些突变与家族性淀粉样变性相关。具有 ApoA-Ⅰ Milano 突变和 ApoA-Ⅰ Paris 突变个体 HDL-C 水平低于 0.52 mmol/L(20 mg/dL)。 - LCAT 基因纯合子缺陷。这些患者的 HDL-C 水平显著降低,甚至检测不到并伴有角膜混浊。在 HDL 上含有残余 LCAT 反应性的突变不会导致进一步的临床症状。相关的综合征被称为鱼眼病。 造成 LCAT 活性完全丧失的突变能导致蛋白尿、肾功能不全与靶细胞溶血性贫血。虽然杂合子突变携带者中只有半数患者具有正常浓度的 HDL 胆固醇,但其心血管疾病风险并未增加。 - 编码 ABCA1 的基因发生功能缺陷能防止胆固醇从巨噬细胞流出,从而导致巨噬细胞存储大量的胆固醇。临床上,双等位基因突变即 Tangier 病(α 脂蛋白缺乏症),这类患者血清中 HDL 水平检测不到,胆固醇水平低于 2.6 mmol/L(100 mg/dL),甘油三酯正常或轻度升高(高于 200 mg/dL,2.3 mmol/L)。表现为黄色/橙色扁桃体、周围神经病变、脾肿大或早发心血管疾病。尽管杂合突变携带者 HDL-C 水平只有正常人群的 50%,但也不会增加患心血管疾病的风险。 - *CETP* 基因的功能相关突变在日本相对常见,但在欧洲罕见。导致杂合子携带者 HDL-C 中度升高,纯合子携带者 HDL-C 显著升高。*CETP* 基因的多态性与轻度改变的 HDL 和 LDL-C 浓度及心血管疾病风险变化有关。

表 4.1-3 继发性高脂血症

高脂血症	临床和实验室检查
肥胖	体重指数(BMI)>25 kg/m² 的成年人被认为是超重,>30 kg/m² 被认为是肥胖。儿童超重的定义为 BMI 高于特定性别和年龄的第 85 百分位。与同龄正常体重儿童相比,如果 20~42 个月儿童体重增长过快,18 岁时 HDL-C 较低,VLDL-C 较高,HDL/LDL 值下降[11]。在成人中,肥胖、葡萄糖耐受不良和高血压与死亡率增加有关[12]。
代谢综合征[13]	代谢综合征包括超重或肥胖、高甘油三酯血症、HDL 血脂异常、高血压、糖耐量受损或 T2D。在确定胰岛素抵抗的情况下,造成高甘油三酯血症的病因包括高胰岛素血症诱导肝脏产生 VLDL 增加,肠合成富甘油三酯脂蛋白的增加及脂蛋白脂肪酶(LPL)活性降低。此外,由于脂肪组织中的脂肪分解增加,所以从脂肪组织到肝脏的游离脂肪酸循环不断增加。 实验室检查:根据 WHO 标准,血脂异常的代谢组分包括男性甘油三酯≥1.7 mmol/L(150 mg/dL)、HDL 胆固醇<0.9 mmol/L(35 mg/dL)及女性 HDL 胆固醇<1 mmol/L(40 mg/dL)。
糖尿病	糖尿病中的高脂血症是因肝脏中 VLDL 合成增加和清除率降低引起。在 T1D 中,脂蛋白脂肪酶活性降低是最相关的因素。在 T2D 中,高胰岛素血症与游离脂肪酸浓度升高导致 VLDL 产生增加[14]。在胰岛素抵抗的状态下,游离脂肪酸被脂肪和肌肉组织释放。 实验室检查:T2D 患者甘油三酯升高,HDL-C 降低,小而密 LDL 颗粒增多。T2D 患者高甘油三酯血症的患病率至少是 T1D 的 2 倍。
肝脏疾病[15]	非酒精性脂肪性肝炎(NASH):这种疾病与原发性或继发性高甘油三酯血症有关。由于肝脏 VLDL 合成增加或甘油三酯合成增加。 实验室检查:甘油三酯升高,HDL-C 下降,ALT 轻度升高。 胆汁淤积性肝病:尤其是原发性胆汁性肝硬化出现 HDL-C 降低,胆固醇和 LDL-C 升高。胆固醇浓度与白蛋白呈负相关。 急性肝炎:胆固醇和 LDL-C 正常或降低,HDL-C 降低,甘油三酯升高。胆固醇与白蛋白浓度呈正相关。肝脂肪酶缺乏,引起富甘油三酯脂蛋白(IDL)的分解存在缺陷。 肝硬化:胆固醇、HDL-C 和甘油三酯正常或降低。 酒精中毒和酒精性肝病:酒精过量摄入是高甘油三酯血症最常见的原因之一,常伴有酒精性脂肪肝。Ⅳ型和Ⅴ型高脂血症,有时还并发胰腺炎与暴发性黄色瘤。极少数病例发生高脂血症的同时伴随黄疸与溶血性贫血(Zieve 综合征)。即使是持续适度的饮酒也会导致甘油三酯升高,高甘油三酯血症的影响在Ⅳ型出现前尤其明显,且由于同时摄入饮食中的脂肪而进一步加重。乙醇代谢抑制了肝脏中脂肪酸的氧化并导致脂肪酸增加及用于甘油三酯的合成。戒酒可造成甘油三酯水平迅速下降。HDL 水平升高通常与规律性饮酒有关。
肾脏疾病[16]	慢性肾脏疾病:这些患者发展为血脂异常,特征表现为高甘油三酯(高 VLDL 和 IDL 水平)和低 HDL-C。高甘油三酯血症是多因素的,由于 VLDL 和 ApoB-100 生成增加及富甘油三酯的脂蛋白清除率下降(肝甘油三酯脂肪酶和 LPL 产生)所致。大量 GFR<60 mL/(min·1.73 m²)的患者甘油三酯升高。血液透析时血脂异常的严重程度和模式几乎没有什么变化,而腹膜透析时胆固醇水平升高。接受肾移植手术的患者中,大约有 50%患者由于体重增加与皮质类固醇和环孢素的使用,胆固醇、LDL-C 和甘油三酯水平持续升高。环孢素抑制胆固醇转化为胆汁酸。因此细胞内胆固醇升高,从而导致肝脏摄取的 LDL 减少和血浆 LDL-C 增加。类固醇抑制脂蛋白脂肪酶活性及增加 VLDL 合成,从而导致甘油三酯水平升高。 肾病综合征[17]:主要表现是胆固醇升高。蛋白尿患者更容易发生甘油三酯升高。高脂血症的程度取决于肾病综合征的严重程度。LDL 总是升高,常伴随 VLDL 升高。原因是多因素的,包括合成增加和 LDL 颗粒分解减少。
脂肪代谢障碍[18]	脂肪代谢障碍是一种获得性或先天性脂肪细胞的代谢疾病,特征在于脂肪组织广泛或局部丢失。通常情况下,伴有代谢综合征、糖尿病、肝脂肪变性和血脂异常。血脂异常部分归因于这些患者的胰岛素抵抗。 实验室检查:约 70%的患者甘油三酯明显升高,HDL 水平降低。
慢性感染	慢性感染与血脂异常相关,其特征在于 HDL-C 和 LDL-C 降低及甘油三酯随后轻微增加。急性全身感染也是如此。因此,全身性感染(CRP 升高)患者不应进行脂质检测,因为像白蛋白和转铁蛋白一样,载脂蛋白为负急性时相蛋白,脂质浓度可能假性偏低。
HIV 感染[19]	在高强度 HIV 治疗期间可发生明显的高甘油三酯血症,并且 40%的患者发生脂肪代谢障碍。同时也发展胰岛素抵抗。与这种情况相关的血脂异常通常为混合性、低 HDL-C 或高胆固醇血症。其原因是脂肪酸代谢失调,易位进入肝脏和肌肉,导致肌细胞中的脂质积累、胰岛素抵抗、肝脂肪变性和肝脏分泌的 VLDL 增加。
甲状腺功能减退[20]	由于受体诱导的 LDL 降解减少,胆固醇和 LDL-C 升高,并且在某些情况下,甘油三酯也略有升高。根据 Fredrickson 表型定义,存在Ⅱa 型或Ⅱb 型。但是,也可能是Ⅲ型或Ⅳ型。具有甲状腺功能减退的个体胆固醇水平可能高于 7.8 mmol/L(300 mg/dL)。
甲状腺功能亢进	由于 LDL 受体活性增加,甲状腺功能亢进患者 LDL-C 水平倾向降低。
妊娠	由于雌激素水平较高,VLDL、LDL 和 HDL 升高,从而导致胆固醇和甘油三酯中等程度升高。这些都会在产后恢复正常。

续 表

高脂血症	临床和实验室检查
避孕药[21]	口服避孕药可以升高 LDL、VLDL 和 HDL 的水平。黄体酮的作用相反。在激素替代治疗的绝经后妇女中，雌激素可降低 LDL 浓度，但可导致女性高甘油三酯血症及易受高甘油三酯影响。
类固醇	如果长期服用类固醇，由于胰岛素耐受与类固醇诱导的 VLDL 合成，引起高甘油三酯血症和 HDL 胆固醇水平降低。库欣综合征也出现相似的改变。
不同药物治疗	苯妥英、巴比妥类药物和西咪替丁(非雷尼替丁)会导致 HDL－C 水平升高。西咪替丁也可引起乳糜微粒血症。类视黄醇能引起甘油三酯的显著增加，特别是Ⅳ型高脂蛋白血症。

4.1.1.3 高脂蛋白血症和异常脂蛋白血症的症状

高脂蛋白血症和异常脂蛋白血症的临床症状很少。表现如下：① 年轻患者的黄斑瘤；② 黄色瘤(平面，腱索，结节，出疹的，手掌)；③ 角膜类脂环，视网膜脂血症；④ 腹痛(伴高乳糜微粒血症的胰腺炎)；⑤ 由于滑液中胆固醇结晶沉积而引起的炎症。

4.1.2 脂质代谢紊乱的诊断

由于脂代谢紊乱患者几乎没有任何临床症状，实验室检查是主要的诊断标准，检测的适应证很多。

4.1.2.1 适应证

- 40 岁以上无临床或病史相关危险因素的健康成人，每 5 年检测一次。
- 血脂异常家族史或早发性动脉粥样硬化的儿童、青少年或年轻人。
- 心血管风险因素(如肥胖、糖尿病或动脉粥样硬化血管病变)的患者。

4.1.2.2 标本要求

血清、肝素抗凝血浆、EDTA 抗凝血浆：1 mL。患者采血前至少禁食 8 h。门诊患者坐在休息处大约 10～15 min 后采集血液，相较卧位，直立位的血脂水平比卧位高 12%，坐位比卧位高 6%。大约 2 min 的血瘀会导致脂质水平升高达 10%，同时，血浆脂质水平比血清中低 5%[4]。

4.1.2.3 分析方法

常规临床分析[1]：包括胆固醇、甘油三酯、LDL－C、HDL－C。

决策导向的临床检测：建议使用以下分析方法。

- ApoB 作为 LDL－C 或非 HDL－C 的替代分析方法。
- Lp(a)是动脉粥样硬化和心血管疾病的独立危险因素。
- 脂蛋白电泳用于鉴别异常蛋白血症，特别是Ⅲ型。
- LDL－C 用于监测高胆固醇血症治疗。
- 非 HDL－C。NCEP 建议在高甘油三酯水平的患者中测量非 HDL－C(包括 LDL、IDL、VLDL、CM 和 LDL 残粒)。

4.1.2.4 临床意义

基于常规检测结果，根据 Fredrickson，高脂蛋白血症分为 6 种表型。通常这只需要检测胆固醇和甘油三酯水平，并将血清保存在冰箱中以排除乳糜微粒血症(Ⅰ型或Ⅴ型)。Ⅱa 型、Ⅱb 型和Ⅳ型常见，而Ⅴ型和Ⅲ型则不常见。然而，分型用于评估发生心血管事件的风险，血脂检测的主要适应证没有要求分型。这种情况下的主要标志物是 LDL－C。

需要区别原发性高脂血症(表 4.1－2)和继发性高脂血症(表 4.1－3)。

急性炎症会改变脂质模式，然而，在急性心肌梗死患者中，在梗死发作的最初 8 h 内(急性期之前)仍然可以评估胆固醇和 LDL－C，此时 LDL－C 水平下降多达 30%。如果以前的结果未知且最初 8 h 内没有检测血液中的 LDL－C，那么在心肌梗死后 8～12 周之前无法进行有效的脂质代谢评估。

有关高脂血症治疗目标的建议见表 4.1－4。

表 4.1－4　根据 NCEP 指南[3]对不同风险等级 CVD，应用治疗性生活方式改变(therapeutic lifestyle change, TLC)和不同药物治疗的阈值

危险等级	目标 LDL－C 浓度	发生 TLC 时的 LDL－C 浓度	需要考虑治疗时的 LDL－C 浓度	甘油三酯浓度
0～1 个危险因素	<160(4.14)	≥160(4.14)	≥190(4.91)[160～189；4.14～4.89；可选药物]；10 年风险<10%	150(1.71)
≥2 个危险因素(10 年风险≤20%)	<130(3.36)	≥130(3.36)	10 年风险 10%～20%：≥130(3.36)；10 年风险<10%：≥160(4.14)	150(1.71)
CVD 或 CVD 等危症(10 年风险>20%)	<100(2.59)	≥100(2.59)	≥130(3.36)：可选药物 100～129(2.59～3.34)	150(1.71)

单位：mg/dL(mmol/L)。NCEP，美国国家胆固醇教育计划；百分数显示的风险评估是根据 Framingham 或 PEOCAM 积分计算得出的

4.1.2.4.1 心血管疾病与血脂：血脂升高是心血管疾病的既定危险因素，这很可能是因为低密度脂蛋白、富含甘油三酯的脂蛋白或胆固醇残粒与缺血性心脏病相关。临床实践中通常测量总胆固醇、LDL－C 和甘油三酯。

动脉粥样硬化 CVD 是多种危险因素的产物。风险评估系统包括 Framingham 评分或欧洲心脏病学会心血管风险评分(图 2.1－1)[5]。美国国家胆固醇教育计划(NCEP 成人)治疗Ⅲ中提出心血管疾病的治疗指南[3]。

预防的重点是：① 现有心血管疾病患者的鉴别和治疗；② 心血管疾病风险升高的无症状患者的诊断。包括：A. 具有多种风险因素的个人，这些个体在未来 10 年中具有≥5%的 CVD 死亡风险(联合欧洲指南)，或患有致命性或非致命性心肌梗死(ATP Ⅲ指南或国际动脉粥样硬化学会)的风险>20%。B. T2D 和伴微量白蛋白尿的 T1D 患者。C. 危险因素显著升高的患者，尤其是可能导致终末期器官损伤的风险。③ 早发动脉粥样硬化患者近亲心血管危险因素监测。

常规检测结果无法预测个体心血管风险，因为这同时取决于其他危险因素的数量和严重程度。由于严重程度不同，个体危险因素导致整体风险不同。因此，任何风险评估和治疗都必须以整体风险为基础，这取决于积分和算法。

脂质测定不是基于参考区间的概念来评估，而是基于欧洲和国际达成共识的建议。此外，脂质代谢的生物标志物根据个体患有动脉粥样硬化相关病症（二级预防）或不患有（一级预防）[4]而具有不同的权重。欧洲指南的 CVD 一级和二级预防标准列于表 4.1－5。

表 4.1－5　CVD 一级和二级预防目标[5]

标准	一级预防	二级预防
吸烟	避免	避免
饮食改变	高纤维饮食	高纤维饮食
体育（运动）活动	至少每天 30 min	至少每天 30 min
BMI	低于 25 kg/m²	低于 25 kg/m²
血压	低于 140/90 mmHg	低于 130/80 mmHg
胆固醇	低于 5.0 mmol/L（190 mg/dL）	低于 4.5 mmol/L（175 mg/dL）
LDL 控制	取决于风险	低于 1.8 mmol/L（70 mg/dL）
空腹血糖	低于 6.0 mmol/L（110 mg/dL）	低于 6.0 mmol/L（110 mg/dL）
HbA1c		低于 6.0％

大规模的干预研究表明，80％～90％的临床显著 CVD 患者至少有以下 4 种经典危险因素中的 1 种：胆固醇超过 6.22 mmol/L（240 mg/dL）、舒张压高于 140 mmHg（高血压）、糖尿病及抽烟。

总体而言，欧洲指南指出[5]：胆固醇和 LDL－C 与 CVD 发病密切相关。该联系是强有力的、独立的、进展的，是治疗的主要焦点。降低胆固醇和低密度脂蛋白能降低 CVD 和卒中的发病率。治疗目标的建议见表 4.1－6。

表 4.1－6　根据 ESC/EAS 指南提出的 LDL－C 治疗目标的建议[5]

风险	心血管疾病风险组[5]	10 年风险积分	10 年风险积分	LDL－C 目标（mg/dL）
非常高	有记录的心血管疾病，既往心肌梗死、ACS、冠状动脉血管重建、冠状动脉旁路移植术和其他动脉血管重建、缺血性卒中。 T2D。 T1D 伴器官损伤（微量白蛋白尿）。 GFR＜60 mL/（min・1.73 m²）的患者。 10 年风险积分≥10。	＞30％	≥10％	70
高	显著升高的单一危险因素，如家族性血脂异常和严重高血压。 10 年致命性 CVD 风险≥5％且＜10％。	10％～30％	5％～10％	100
中等	10 年风险积分≥1％且＜5％。许多中年人属于这一风险类别。进一步风险调节包括早发冠状动脉疾病、腹部肥胖、锻炼模式、HDL－C、甘油三酯、CRP、Lp(a)、纤维蛋白原、同型半胱氨酸载脂蛋白 B 和家族史。	3％～15％	1％～5％	115
低	10 年致命性 CVD 风险＜1％。	＜3％	＜1％	115

4.1.2.4.2 代谢性疾病和心血管疾病：糖尿病、代谢综合征和心血管疾病与高脂血症密切相关。欧洲指南提出[5,6]：

- 葡萄糖浓度，特别是 OGTT 中的餐后 2 h 葡萄糖值与 CVD 风险存在线性关系。这也适用于 HbA1c。即使处于参考上限也存在风险。
- 糖耐量受损的心血管相对风险大约高 1.5 倍，糖尿病高 2～4 倍，女性可能更高。
- 风险与糖尿病和其他风险因素有关。
- 理想情况下，应该预防糖尿病的进程发展。
- 良好的代谢控制可防止微血管并发症。
- 脂质的控制目标是胆固醇低于 4.5 mmol/L（175 mg/dL），最好情况是胆固醇低于 4.0 mmol/L（150 mg/dL）和 LDL－C 低于 1.8 mmol/L（70 mg/dL）。
- 男性超过 45 岁，女性超过 55 岁或过早绝经是危险因素。
- 吸烟是一个风险因素。
- 高于 140/90 mmHg 的高血压或降压治疗是危险因素。
- CVD 阳性家族史是危险因素。

含有胆固醇的脂蛋白颗粒的检测方法见表 4.1－7。

表 4.1－7　胆固醇脂蛋白颗粒的检测方法

检测方法	临床意义
胆固醇（C）	检测胆固醇脂蛋白颗粒，包括非动脉粥样硬化颗粒。相同颗粒数的患者胆固醇浓度可能有显著差异。
LDL－C － Friedewald 公式 － 均相法	心血管风险评估标准。优点：自动化分析。缺点：不能充分检测重要的致动脉粥样硬化亚组分。Friedewald 方程不能用于Ⅲ型或甘油三酯水平＞4.6 mmol/L（400 mg/dL）。
非 HDL－C	该测定评估胆固醇和 HDL－C 及胆固醇减去 HDL－C 的差值。NCEP ATPⅢ推荐甘油三酯＞4.6 mmol/L（400 mg/dL）作为患者的次要目标。检测所有致动脉粥样硬化脂质颗粒。
ApoB	ApoB 是致动脉粥样硬化的低密度脂蛋白颗粒数量的标准，因为每个颗粒只含有一种 ApoB 分子。因此 ApoB 是比 LDL－C 更好的 CHD 风险预测指标。
LDL 颗粒计数	LDL 颗粒计数比 LDL－C 能更直接地确定 CVD 风险。可以使用不同的方法检测，只有少数实验室使用磁共振（NMR）技术进行检测。

4.2 胆固醇、LDL－C、低密度脂蛋白颗粒、HDL－C

胆固醇：由于胆固醇的低水溶性，所以在血浆中以被载脂蛋白包裹的形式运输，主要是两种脂蛋白颗粒，即含有 ApoB 的 LDL 和含有 ApoA 的 HDL。VLDL 含中等量胆固醇，乳糜微粒含有极少胆固醇。

人体几乎所有组织都能合成胆固醇，它是细胞膜必要的组成部分，也是合成类固醇激素和胆汁酸的前体物质。胆固醇分子的甾醇环无法被分解代谢。所以将外周合成或肠内重吸收的胆固醇转运至肝脏，胆固醇可直接排泄或在肝脏内转化成胆汁酸后与胆汁一起排泄。

LDL－C：空腹血浆中通常大约 2/3 的胆固醇以 LDL 颗粒形式存在。病因学中血管壁病理变化的发生和发展是动脉粥样硬化斑块形成的重要组成部分。

LDL 致动脉粥样硬化的潜在作用已经被大量流行病学和临床研究证实。许多研究指出除年龄因素外，LDL－C 与心血管疾病的发病率和死亡率关系最密切。

LDL 颗粒数（LDL particle number，LDL－P）：相较于

LDL-C，LDL-P 被认为能更好地预测心血管风险。尤其小而密 LDL 颗粒被认为比大而轻 LDL 颗粒更容易致动脉粥样硬化。

HDL-C：血清中大约 25% 的胆固醇通过 HDL 颗粒运输。HDL 负责胆固醇的逆向转运，如将巨噬细胞中过量胆固醇运回肝脏，通过胆道排泄到肠道。与 LDL 相反，HDL 与心血管疾病的发生呈负相关。低水平 HDL 增加心血管疾病风险。

4.2.1 适应证

胆固醇、LDL-C 和 HDL-C 的检测适应证：① 未出现心血管疾病危险因素的临床表现或病史的健康个体；② 存在心血管危险因素，糖尿病前期、糖尿病、代谢综合征、可疑动脉粥样硬化血管改变的所有患者；③ 存在脂代谢紊乱、心血管疾病或动脉粥样硬化血管疾病家族史的儿童；④ 监测降脂治疗。

4.2.2 检测方法

胆固醇：如下。

- 参考方法：美国国家标准与技术研究院（National Institute of Standards and Technology，NIST）的一级参考方法是同位素稀释质谱法（IDMS），美国疾病控制与预防中心（CDC）检测胆固醇的二级参考方法是 Abell-Kendall 提取法。与 IDMS 相比[1]，后者显示 1.6% 的正偏差。
- 常规方法：使用酶法测定（图 4.2-1）。原理：通过使用胆固醇酯酶和胆固醇氧化酶的酶法测定胆固醇，用分光光度法定量检测反应中依次形成的 Δ4-胆甾烯酮或 H_2O_2。通过检测增加的 H_2O_2 得到胆固醇的含量。在这类方法中，Trinder 反应已经成为检验胆固醇最常用的方法，即由苯酚和 4-氨基安替比林形成的过氧化物酶催化形式的紫色醌亚胺染料（图 4.2-1）[2]。

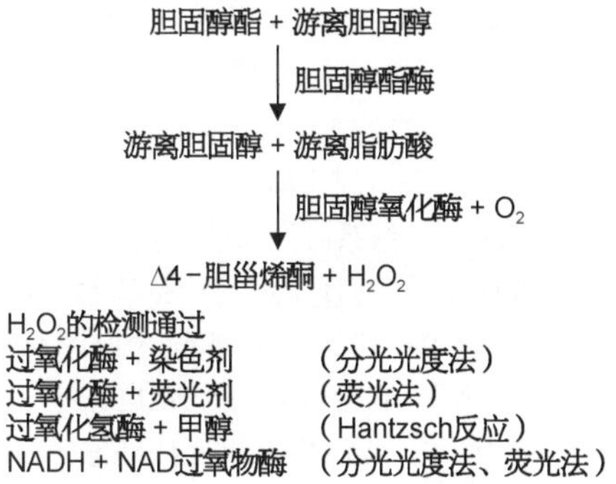

图 4.2-1 酶法检测胆固醇的方法的原理

高密度脂蛋白胆固醇：如下。

- 参考方法：NCEP 工作组建议使用 CDC-HDL 参考方法。这是一种超速离心法分离 VLDL 和乳糜微粒的多步测定法。通过肝素镁沉淀非 HDL 脂蛋白[IDL、LDL、Lp(a)]，将 HDL 选择性地从沉淀部分（D≥1.006 kg/L）中去除。在清澈的上清液中使用 Abell-Kendall 方法测量 HDL-C[23]。
- 常规方法：均相（直接）法[3]。原理：HDL-C 检测时使用洗涤剂、表面活性剂或抗体修饰乳糜微粒、VLDL 和 LDL 的表面。修饰的脂蛋白对胆固醇氧化酶和胆固醇酯酶的活性降低。因此 HDL 成为这些酶的主要底物，其胆固醇含量可以直接测量。如果反应混合物中存在聚乙二醇（PEG）和葡聚糖硫酸酯，PEG 就对胆固醇氧化酶和胆固醇酯酶进行修饰，使其对不同脂蛋白成分活性产生差异，其组分中的反应性按以下顺序增加：LDL＜VLDL 与 CM＜HDL。HDL-C 被胆固醇氧化酶氧化成 Δ4-胆甾烯酮和 H_2O_2。

低密度脂蛋白胆固醇：如下。

- 参考方法：HDL-C 的 CDC 参考方法也适用于 LDL-C。从沉淀物中提取 HDL-C 后，测定剩余的 β 部分（沉降部分胆固醇 - HDL-C = LDL-C）的胆固醇[1]。
- 常规方法：均相（直接）法。原理：LDL-C 分析使用洗涤剂、表面活性剂或抗体修饰乳糜微粒、VLDL 和 LDL 的表面。修饰的脂蛋白对胆固醇氧化酶和胆固醇酯酶的活性降低。LDL 因此成为这些酶的主要底物，并且直接测量其胆固醇含量[4,5]。如果酶法检测胆固醇中含有洗涤剂，则其在脂蛋白组分中的反应性按以下顺序增加：HDL＜CM＜VLDL＜LDL。在 Mg^{2+} 存在下，VLDL 和乳糜微粒中的胆固醇酶反应（胆固醇酯酶和胆固醇氧化酶）显著下降。糖与洗涤剂复合物提高了胆固醇氧化酶对 LDL-C 的选择性。
- 使用 Friedewald 公式计算低密度脂蛋白[5]：
  - 低密度脂蛋白胆固醇（mg/dL）= 胆固醇（mg/dL）- [HDL-C（mg/dL）+ 甘油三酯（mg/dL）/5]。
  - 低密度脂蛋白胆固醇（mmol/L）= 胆固醇（mmol/L）- [HDL-C（mmol/L）+ 甘油三酯（mmol/L）/2.22]。

LDL 颗粒：LDL 颗粒数量和部分颗粒大小的检测方法包括核磁共振、超速离心和电泳[6]。目前，LDL-P 检测仅用于科研目的。

非 HDL-C：非 HDL-C（mg/dL）= 胆固醇（mg/dL）- HDL-C（mg/dL）。

LDL-C/HDL-C 值：比值 = LDL-C（mg/dL）/HDL-C（mg/dL）。

4.2.3 标本要求

血清、肝素化血浆或 EDTA 血浆：1 mL。

4.2.4 参考区间（表 4.2-1）

表 4.2-1　胆固醇、HDL 和 LDL 的建议上限

成人	
- 胆固醇	≤5.0 mmol/L（190 mg/dL）[7]
- LDL-C	≤3.0 mmol/L（115 mg/dL）[7]
- LDL-P	≤1 100 nmol/L[28]
- HDL-C	男性：≥1.0 mmol/L（40 mg/dL）[8] 女性：≥1.3 mmol/L（50 mg/dL）[8]
- 非 HDL-C	＜3.9 mmol/L（150 mg/dL）[9]
- LDL-C/HDL-C	男性：2.5～4.0[9] 女性：1.7～3.1[9]
儿童[10]	
- 胆固醇	＜5.5 mmol/L（220 mg/dL）
- LDL-C	＜3.4 mmol/L（130 mg/dL）

胆固醇、LDL-C 和 HDL-C 换算公式：mg/dL×0.025 86 = mmol/L

4.2.5 临床意义

NCEP专家组的成人治疗小组Ⅲ[8]和欧洲临床实践心血管疾病预防指南[7]定义了一组CVD相关的危险因素。包括LDL-C升高、吸烟、高血压、HDL-C降低、早发CVD家族史与年龄。

4.2.5.1 胆固醇的临床意义

胆固醇浓度是预示是否需要进一步进行脂代谢测定的基本参数。胆固醇水平>4.9 mmol/L(190 mg/dL)与CVD风险增加相关。风险随胆固醇水平的升高及其他危险因素如肥胖、高血压、吸烟、胰岛素抵抗与糖尿病等增加。高胆固醇血症在人群中的患病率随年龄增长而增加。大多数高胆固醇血症患者未出现症状,但存在CVD危险因素。因此,必须将胆固醇水平列入风险评分中。10年心血管疾病风险为2%的个体其胆固醇为8.0 mmol/L(390 mg/dL),而10年心血管疾病风险为21%的个体其胆固醇水平可以仅为5.0 mmol/L(193 mg/dL)[12]。

目前人们普遍达成共识,在胆固醇<4.1 mmol/L(160 mg/dL)时很少发生CVD,当浓度≥4.9 mmol/L(190 mg/dL)时心血管疾病风险中等程度增加,当浓度≥6.5 mmol/L(250 mg/dL)心血管疾病风险显著增加[13]。在治疗与疾病进展监测时,要意识到胆固醇平均个体内变异系数为8%[14]。

4.2.5.2 LDL-C的临床意义

低密度脂蛋白颗粒在动脉粥样硬化中发挥重要作用。最初的过程是ApoB颗粒在血管内膜的内皮下潴留。如果血液中低密度脂蛋白颗粒浓度升高,则LDL颗粒与蛋白聚糖结合潴留在内膜中。经过氧化和其他修饰后,LDL被巨噬细胞摄取,这些细胞转化成泡沫细胞并开始致动脉粥样硬化过程。LDL颗粒数越高,其患CVD的风险就越高。LDL-C是LDL颗粒数的替代标志物。

Friedewald公式通常用于LDL-C定量。但有以下限制[15]:

- 如果甘油三酯超过4.6 mmol/L(400 mg/dL)或在采血时患者未处于空腹状态,则会出现乳糜微粒、乳糜微粒残粒或VLDL残粒。此时VLDL中甘油三酯/胆固醇值将高于5∶1,导致VLDL胆固醇被高估和LDL-C被低估。
- 少数患者有富含胆固醇的VLDL的Ⅲ型高脂血症(残粒高脂血症、异常β脂蛋白血症)。在这种情况下,VLDL-C的值被低估,而LDL-C的值被高估。

成人LDL-C的切点值:切点水平取决于其他危险因素是否存在及其严重程度(表4.2-2)。

表4.2-2 ACC/ADA关于降低LDL-C以减少动脉粥样硬化心血管风险的建议——他汀类药物治疗[11]

治疗目标	个人
个体一级预防(LDL-C≥190 mg/dL)	LDL-C≥190 mg/dL或甘油三酯≥500 mg/dL作为高脂血症次要原因,应在他汀类药物治疗前评估。≥21岁初次LDL-C≥190 mg/dL患者应接受他汀类药物治疗(不需要10年ASCVD风险评估)。对于≥21岁且未经治疗初次LDL-C≥190 mg/dL的个体,应加强他汀类药物治疗,LDL-C降低至少50%。对于年龄≥21岁且未经治疗的初次LDL-C≥190 mg/dL的个体,在达到他汀类药物治疗的最大强度后,可考虑增加非他汀类药物以进一步降低LDL-C。
非糖尿病个体的一级预防(LDL-C 70~189 mg/dL)	汇总队列公式被用于评估未出现临床ASCVD的个体10年ASCVD风险,以指导使用他汀类药物作为ASCVD的一级预防。40~75岁、LDL-C 70~189 mg/dL、无临床ASCVD或糖尿病的个体、10年ASCVD风险≥7.5%的个体应接受中高强度他汀类药物治疗。40~75岁、LDL-C 70~189 mg/dL、无临床ASCVD或糖尿病、10年ASCVD风险为5%至<7.5%的个体,提供中等强度他汀类药物治疗是合理的。
糖尿病个体的一级预防(LDL-C 70~189 mg/dL)	40~75岁的成年人应开始或继续使用中等强度的他汀类药物治疗。40~75岁的糖尿病患者且10年ASCVD风险≥7.5%,排除禁忌证的情况下,运用高强度他汀类药物治疗是合理的。
二级预防(无关于LDL-C目标的建议)	≤75岁且有临床ASCVD的女性和男性,除非有禁忌证,否则应开始或继续选择高强度他汀类药物作为一线治疗。在接受高强度他汀类药物治疗的临床ASCVD患者中,当存在治疗禁忌或相关不良反应时,如果可以忍受,应将中等强度他汀类药物作为第二种选择。

儿童LDL-C切点值:如果基于病史怀疑家族性高胆固醇血症,NCEP推荐以下界限[16],临界偏高:2.85~3.34 mmol/L(110~129 mg/dL)。高:≥3.37 mmol/L(130 mg/dL)。

他汀类药物治疗时LDL-C的临界值:2013年ACC/AHA高胆固醇治疗指南更新,见表4.2-2。

4.2.5.3 LDL-P的临床意义

在一些有CVD风险的患者中,LDL-C的价值是有限的。代谢综合征和糖尿病患者就是这种情况,因为这些患者有大量小而密的低密度脂蛋白颗粒,但LDL-C水平相对正常或轻度升高。因此,用3-羟基-3-甲基戊二酰辅酶A(HMG-CoA)还原酶阻断剂治疗可显著降低LDL-C(相较LDL-P)。一些研究表明,假设较大的LDL颗粒比小而密颗粒致动脉粥样硬化弱,那颗粒数相较于LDL-C可以更好地提示CVD风险。例如魁北克心脏研究表明,只有直径小于255 Å(单位名称为"埃",1 Å = 10^{-10} m)的小LDL颗粒与缺血性心脏病的风险相关,与较大的LDL颗粒无关[18]。如果同时考虑HDL-C和甘油三酯,则LDL颗粒大小和数量并非是CVD的独立风险因素。虽然研究表明,LDL颗粒数的增加与CVD发病率增加有关,但没有充足的证据支持LDL-P优于传统参数,尤其是ApoB浓度[6]。由于这个原因及耗时、昂贵且这类检测方法(NMR、非变性梯度凝胶电泳)不常见,所以LDL颗粒大小和LDL颗粒数的检测方法还未在医院和临床实践中建立。

4.2.5.4 非HDL-C的临床意义

如果甘油三酯水平高于10.3 mmol/L(400 mg/dL),NCEP ATPⅢ建议测量非HDL-C(胆固醇减去HDL-C),因为在这种情况下使用Friedewald方程无法准确确定HDL-C。非HDL-C包含所有含ApoB的脂蛋白。根据ADA和ACC的《心脏代谢风险患者脂蛋白管理共识声明》,非HDL-C应该是脂质组合测定的一部分[19]。前瞻性研究[20]数据显示非HDL-C比LDL-C更适合CVD的一级预防。NCEP将非HDL-C的临界值定义为3.9 mmol/L(150 mg/dL)。因此,考虑到当甘油三酯达到上限水平1.71 mmol/L(150 mg/dL)时相应VLDL-C为30 mg/dL,在这一观点存在争论情况下,可以将非HDL-C

的目标设定为比 LDL－C 高 0.8 mmol/L(30 mg/dL)。

4.2.5.5 oxLDL 的临床意义

体循环中高浓度的抗氧化剂可防止 LDL 氧化。在血管外区域如血管壁，没有足够的抗氧化保护。oxLDL 可引起低度炎症及单核细胞和粒细胞原位增殖。oxLDL 导致泡沫细胞形成，使炎症过程进一步发展到形成动脉粥样硬化斑块。血浆中存在 oxLDL 是 CVD 动脉粥样硬化形成和潜在发展的一个指标[21]。oxLDL 通过免疫法测定。

4.2.5.6 HDL 的临床意义

HDL 促进胆固醇逆转运。在这个过程中，巨噬细胞中未酯化的胆固醇被转移到 HDL 并被运送到肝脏，与胆汁一起被排泄到粪便中。HDL－C 被肝脏摄入的过程由清道夫受体或由 CETP(胆固醇酯转移蛋白)介导，胆固醇酯转移至被肝脏吸收的含 ApoB 的脂蛋白中[22]。在血浆中有多种 HDL 亚组分，通过 HDL 大小、密度和电荷来区分。主要亚组分是 HDL－3 和 HDL－2。在数量上主要的载脂蛋白是 ApoA－Ⅰ和 ApoA－Ⅱ。

流行病学研究发现 HDL－C 浓度与 CHD 风险呈负相关[28]。在 Framingham 心脏研究中，HDL－C 每增加 0.26 mmol/L (10 mg/dL)，男性心血管疾病死亡风险下降 19%，女性下降 28%。NCEP ATP Ⅲ指南定义男性≤1.04 mmol/L (40 mg/dL)，女性≤1.30 mmol/L(50 mg/dL)为低 HDL－C 浓度，不管 HDL－C 浓度比临界值低多少，高危 CVD 患者的发病率为 66%[24]。HDL－C 相较阈值的升高幅度并不表示对 CVD 风险具有更高的保护作用。

在一些先天性疾病中 HDL－C 浓度降低而 CVD 风险增加，包括卵磷脂-胆固醇酰基转移酶缺乏症、ApoA－Ⅰ Milano 突变和 Tangier 病(ATP-结合盒转运蛋白 A1 突变)(表 4.1－5)。

CVD 患者的 HDL 颗粒体积较小，密度较大，而大颗粒被认为与 CVD 风险负相关。通过磁共振(NMR)光谱可以将 HDL 颗粒分成三个类别。然而，一项研究表明患者 HDL 颗粒非常大时患 CVD 的风险也会增加[25]。

虽然流行病学研究表明 HDL－C 水平与心血管事件风险呈负相关，最近用不同方法提高 HDL－C 血清浓度的干预试验未能证实 HDL 能减低心血管死亡率。某一研究提供了新的证据[26]，表明冠心病患者中 HDL 蛋白质组的重建对内皮细胞存活具有重要的功能性影响。

4.2.6 注意事项

血液标本采集：静脉压迫几分钟可使胆固醇值升高 10%。受试者站立体位相较卧位，或未充分休息采血也出现了相似的增加。在血浆检测时推荐使用肝素或 EDTA 作为抗凝剂。血清胆固醇浓度比血浆高 3%。胆固醇和 HDL－C 直接法(均相法)测定时不必空腹，但是使用 Friedewald 公式测定 LDL－C 时要求必须空腹。

个体内变异：胆固醇的个体内变异度为 14.9%，高密度脂蛋白的个体内变异度为 19.7%，低密度脂蛋白的个体内变异度为 25.7%[27]。

检测方法：如下。

- LDL－C：直接法测量 LDL－C 需满足 NCEP 标准，仅适用于无脂代谢疾病的患者[28]。因为异常脂蛋白缺乏特异性。另外，直接法测量 LDL－C 有以下缺点[15]：对 LDL－C 具特异性不同(回收率 87%～105%)、结果水平比 Friedewald 公式计算低 0.15 mmol/L(6 mg/dL)、VLDL 胆固醇部分包含在 LDL 水平中、测量到 31%～64%的 IDL－C 及包含不同程度的 Lp(a)。
- HDL－C：由于脂蛋白异常缺乏特异性，直接法测量 HDL－C 需满足 NCEP 标准，仅适用于无脂代谢疾病的患者，而不适用于患有脂代谢疾病的患者[28]。此外，直接法测量 HDL－C 有以下缺点[15]：在少数情况下，免疫球蛋白水平升高可导致 HDL－C 结果假性增加；单克隆免疫球蛋白病，尤其是 IgM 类可能导致结果不真实；冷冻样品比新鲜样品中测得的数值大约低 0.15 mmol/L (5 mg/dL)[28]。

稳定性：血清与血浆在 4℃时至多保存 4 天。

4.3 甘油三酯

甘油三酯，也叫三酯甘油或中性脂质，是由甘油和三羧酸(脂肪酸酯)衍生而来的酯。平均分子量为 875 Da。在自然界中出现的脂类是由甘油三酯和少量的一酯甘油和二酯甘油组成。

在人体脂肪组织中，脂肪酸酯主要由偶数、未分枝的单羧酸组成，有 18 个或 16 个碳原子，或无双键(特别是油酸和棕榈酸)。甘油三酯不溶于水，在血浆中以与载脂蛋白结合的形式转运。富甘油三酯的脂蛋白颗粒包括乳糜微粒和 VLDL。

甘油三酯和餐后状态：餐后血浆中循环的甘油三酯的主要来源之一是膳食脂肪。甘油三酯被水解成游离脂肪酸和甘油，经小肠内的微绒毛吸收，重新包装成乳糜微粒，绕过肝脏通过胸导管进入静脉血。甘油三酯随血流沉积在脂肪或肌肉组织中，在那里内皮脂蛋白脂肪酶清除甘油三酯成分。剩余颗粒如富含胆固醇酯的乳糜微粒和 VLDL 残粒被释放到血液循环中并被肝脏吸收。

甘油三酯和空腹状态：在空腹状态下，甘油三酯和胆固醇通过内源性途径提供给组织。肝脏形成 VLDL 颗粒并将其释放到循环中，在血循环中甘油三酯成分被脂蛋白脂肪酶去除。VLDL 残粒或者直接被肝脏吸收，或者转化为中等密度脂蛋白(IDL)后被肝脏吸收。

在脂蛋白电泳过程中，VLDL 迁移至前 β 区域(前 β 脂蛋白)中，而乳糜微粒停留在点样位置。

4.3.1 适应证

包括原发性和继发性高脂血症的诊断、心血管疾病的一级和二级预防、代谢综合征的风险标志物、使用 Friedewald 公式计算 LDL－C、监测降脂的饮食和药物治疗。

4.3.2 检测方法[1]

原理为，细菌脂肪酶可定量水解甘油三酯和游离脂肪酸。甘油含量测定指示系统是基于酶学的方法(图 4.3－1)。

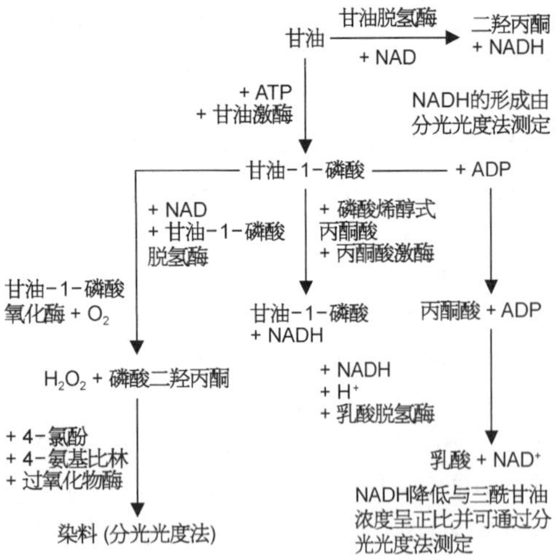

图 4.3－1 游离甘油测定指示系统

4.3.3 标本要求

血清或血浆：1 mL。

4.3.4 参考区间

- 甘油三酯(空腹)≤1.71 mmol/L(150 mg/dL)*[2]。
- 甘油三酯(非空腹)≤1.98 mmol/L(175 mg/dL)[3]。

*推荐的上限阈值。换算：mg/dL×0.011 29＝mmol/L。

4.3.5 临床意义

有这样一种假设认为应该在空腹状态下检测甘油三酯，因为与非空腹检测相比，空腹甘油三酯的水平较低且不同检测方法间变异小。然而，最近的大型前瞻性研究报告显示，预测 CVD 风险时非空腹甘油三酯比空腹甘油三酯具有更强的预测价值[4]。

4.3.5.1 原发性和继发性高甘油三酯血症

通常很难区分原发性和继发性高甘油三酯血症[5]。继发性高甘油三酯血症常伴随许多类型的器官损害(如肝病、肾病、甲状腺功能减退、胰腺炎)。原发性高甘油三酯血症比继发性少见(表 4.1－5 和表 4.1－6)。

高甘油三酯血症是由于存在过多的乳糜微粒和(或)VLDL 颗粒。大多数病例是因为 VLDL 浓度增加(通常是内生合成)而引起。甘油三酯浓度升高与 HDL 颗粒浓度降低和较小的 LDL 和 HDL 颗粒有关。

20 岁以上人群中空腹高甘油三酯＞1.71 mmol/L(150 mg/dL)的发病率为 30％，50 岁以上的人群中该比例增加到 43％[6]。

根据 NCEP ATPⅢ将高甘油三酯血症分类如下[2]：

- 临界值：1.7～2.2 mmol/L(151～193 mg/dL)。
- 高：2.3～5.5 mmol/L(194～480 mg/dL)。
- 非常高：5.6～11.0 mmol/L(481～960 mg/dL)。
- 严重：超过 11 mmol/L(960 mg/dL)。

食物摄入后，甘油三酯在餐后迅速升高，4 h 达到峰值，女性 8 h 内、男性 9 h 内恢复到基础水平。从这一点来看，存在一种代谢状态，其中甘油三酯仅以 VLDL 的形式存在，而不是乳糜微粒的形式[7]。

严重的高甘油三酯血症主要是遗传性脂蛋白血症。在这些病例中，存在乳糜微粒血症(Fredrickson Ⅰ和Ⅴ型)，同时急性胰腺炎的风险增加。高甘油三酯血症(Ⅳ型)好发于成年人。它通常与代谢综合征、糖尿病和肥胖有关。甘油三酯水平一般为 2.3～5.7 mmol/L(200～500 mg/dL)。

如果满足以下 5 个标准中的 3 个，则可诊断为 NECP ATP Ⅲ血脂异常指南中定义的代谢综合征：腹部肥胖、三酯甘油≥1.71 mmol/L(150 mg/dL)、男性 HDL－C 低于 1.0 mmol/L(40 mg/dL)或女性 HDL－C 低于 1.3 mmol/L(50 mg/dL)、高血压≥130/85 或患者进行降血压治疗、空腹血糖≥5.6 mmol/L(100 mg/dL)。

4.3.5.2 高甘油三酯血症和心血管疾病

高甘油三酯可以通过甘油三酯残粒在血管内皮中累积来促进动脉粥样硬化[3]。血浆甘油三酯浓度升高是心血管疾病的危险因素[8]。餐后甘油三酯水平尤其适合用作标准。甘油三酯的作用独立于 LDL 和 HDL 颗粒浓度[9]。但高甘油三酯水平＞25 mmol/L(2.212 mg/dL)的患者和家族性乳糜血综合征患者很少发展为动脉粥样硬化，这可能是因为他们的脂蛋白颗粒太大而无法积聚到血管内膜中。

相比之下，中度高甘油三酯血症患者，如代谢综合征、家族性高三酯甘油血症、家族性联合高脂血症与高水平的乳糜微粒残粒和 VLDL 残粒患者发展为动脉粥样硬化的频率更高，因为他们的脂蛋白颗粒较小能够进入血管内膜[9]。

由于这些情况都处于餐后状态，因此，在摄入食物 4 h 左右后检测甘油三酯是很重要的。

表 4.3－1 显示了在哥本哈根风险研究中，餐后高甘油三酯水平对心脏缺血、心脏梗死和死亡风险比的作用。在女性健康研究中[10]，对餐后甘油三酯水平进行三分位分组，分为≤1.19 mmol/L(104 mg/dL)、1.20～1.71 mmol/L(105～170 mg/dL)和≥1.95 mmol/L(171 mg/dL)。相比于最低三分位数，中间三分位数和最高三分位数的心血管事件风险比分别为 1.44(0.90～2.29)和 1.98(1.21～3.25)。用于评估 CVD 风险增加的最佳选择是非空腹高三酯甘油水平≥1.98 mmol/L(175 mg/dL)[3]。

表 4.3－1 餐后甘油三酯与心血管疾病和死亡的风险比[9]

甘油三酯 mmol/L(mg/dL)	女性			男性		
	缺血	梗死	死亡	缺血	梗死	死亡
＜1.0(＜88.5)	1.0	1.0	1.0	1.0	1.0	1.0
1～1.99(88.5～176.1)	1.7	2.2	1.3	1.3	1.6	1.3
2～2.99(177～264.6)	2.8	4.4	1.7	1.7	2.3	1.4
3～3.99(265.5～353)	3.0	3.9	2.2	2.1	3.6	1.7
4～4.99(354～441.6)	2.1	5.1	2.2	2.0	3.3	1.8
≥5.04(442.5)	5.9	16.8	4.3	2.9	4.6	2.0

4.3.6 注意事项

血液标本采集：应在空腹状态下进行血液采样。若要进行心血管风险评估，血液采集最好在摄入食物 4 h 内进行。

个体内变异：甘油三酯的个体内变异是19.7%。

标本要求：需要新鲜血清。

检测方法：血清中游离甘油浓度为1.1 mmol/L(10 mg/dL)。必须从总甘油中减去游离甘油以获得甘油三酯。健康人群中，这种方法可能在容许误差内。但患病（糖尿病、肝病）人群具有较高浓度的游离甘油。因此，空白测量应该在没有水解的情况下进行。

自发水解产生的游离甘油（如样品在室温下储存较长时间）不应从甘油三酯中减去，因为这部分游离甘油来自甘油三酯。

干扰因子[1]：患者样本中碱性磷酸酶水平升高可导致甘油三酯水平假性升高。因此，儿科样本必须特别注意。

稳定性：样品在4℃条件下稳定保存4天。

4.4 脂蛋白电泳

电泳法分离脂蛋白是基于Fredrickson高脂蛋白血症分类法。

4.4.1 适应证

鉴别诊断异常脂蛋白血症，特别是Ⅲ型高脂蛋白血症。

4.4.2 检测方法

原理为，脂蛋白在pH碱性条件下[1]，以琼脂糖凝胶作为载体，向阳极方向迁移分离。通过凝胶中的聚阴离子沉淀脂蛋白组分后进行定量分析。α脂蛋白对应于HDL，前β脂蛋白对应于VLDL和β脂蛋白对应于VLDL。血清中的乳糜微粒保持在原点。

4.4.3 标本要求

血清：1 mL。

4.4.4 参考区间(正常型见表4.4－1)

表4.4－1　原发性异常脂蛋白血症(根据Fredrickson分类法)[2]

类型	Ⅰ	Ⅱa	Ⅱb	Ⅲ	Ⅳ	Ⅴ
同义词	脂肪引起的高甘油三酯血症	高胆固醇血症	混合性高脂血症	宽β病	内源性高甘油三酯血症	内源性和外源性联合高甘油三酯血症
空腹血清的外观	奶油上层，下层澄清	澄清	轻微浑浊	浑浊	浑浊	浑浊（奶油上层）
胆固醇	正常	升高	升高	升高	正常或升高	正常或升高
甘油三酯	升高	正常	升高	升高	升高	升高
LDL－C	下降	升高	升高	正常或升高	正常	正常或升高
HDL－C	下降	通常下降	通常下降	通常下降	通常下降	通常下降
脂蛋白电泳 +						
脂蛋白电泳 α	≡	≡	≡	≡	≡	≡
脂蛋白电泳 前β	≡	≡	■	■	■	■
脂蛋白电泳 β	≡	■	■		≡	≡
脂蛋白电泳 乳糜微粒	■					■
脂蛋白电泳 －						
黄色瘤	暴发状	腱状、结节状	腱状、结节状	平面、结节暴发状	结节暴发状	结节暴发状
致动脉粥样硬化	－	＋＋＋	＋＋＋	＋＋＋	＋＋	＋

4.4.5 临床意义

定量脂蛋白电泳可依据Fredrickson表型将高脂蛋白血症分类（表4.4－1）[2]。

4.4.6 注意事项

必须使用新鲜血清进行脂蛋白电泳。肝素会改变脂蛋白的迁移率。

4.5 脂蛋白(a)

4.5.1 脂蛋白(a)的结构与功能

脂蛋白(a)[Lp(a)]由一个LDL样核心脂蛋白与糖蛋白载脂蛋白(a)通过二硫键连接而成，两者通过二硫桥共价连接组成。Lp(a)的脂质核心在结构和组成上与LDL类似。Lp(a)的组成如下：30%蛋白质、35.5%胆固醇酯、8.5%游离胆固醇、19.5%磷脂、2%甘油三酯。

Lp(a)由高度多态性糖蛋白Apo(a)组成，Lp(a)包含重复性蛋白质片段，称为Kringle，与纤溶酶原的Kringle Ⅳ高度同源。一个Kringle含有110个氨基酸形成二级结构。人类在遗传学上存在30种以上的Apo(a)异构体，导致相当大的异质性。Lp(a)分子量与Ⅳ型Kringle的数量之间存在负相关。高分子量Apo(a)个体的血浆Lp(a)浓度低，而低Apo(a)分子量的个体血浆Lp(a)浓度高。Apo(a)几乎全部在肝脏中产生并遵循糖蛋白生物合成的经典步骤[1]。

血液中的Lp(a)水平具高度遗传性，主要由6号染色体LPA位点的拷贝数决定。

脂质氧化是导致动脉粥样硬化疾病的标志。因为大量磷脂氧化发挥促炎作用与Lp(a)结合，从而导致动脉粥样硬化的发展。在血管壁中，Lp(a)通过其Apo(a)成分与层粘连蛋白等糖蛋白结合，诱导炎症细胞和平滑肌细胞活化并引起碱性磷酸酶合成增加，碱性磷酸酶促进钙化过程。Lp(a)在血管壁中累积通常会导致炎症细胞和平滑肌细胞增殖和迁移增加，促进动脉粥样硬化斑块的形成[2,3]。另外，Lp(a)是一种能够转运大量胆固醇的LDL样颗粒。根据经验，以蛋白质浓度(mg/L)来衡量，Lp(a)运输的胆固醇量相当于本身的1/3；在900 mg/L的浓度下，Lp(a)贡献了300 mg/L LDL－C。从药理学角度，知道这个数量不能被他汀类药物纠正这一观点很重要。因此极高的Lp(a)浓度可能是他汀类药物抵抗的原因。

Lp(a)与纤溶酶原的竞争作用可抑制纤溶酶原与纤维蛋白原和纤维蛋白的结合及组织纤溶酶原激活物对纤溶酶原的激活。这可能是Lp(a)升高常伴随静脉血栓形成和卒中风险增加的原因，至少在儿童和青少年中如此。

Lp(a)水平是冠心病(CHD)的风险因素。非常有必要了解高Lp(a)水平或者Kringle Ⅳ(KIV)重复片段[Apo(a)异构体大小]的高拷贝数是否能够解释与CHD风险增加有关。研究结果表明相较于Apo(a)异构体的大小,Lp(a)的绝对水平是冠心病风险的主要决定因素[4]。

4.5.2 适应证

在下列情况下建议检测Lp(a)[1]:

- 早发CVD和早发卒中。
- 其他危险因素无法解释血管疾病存在的患者。
- 当使用经典风险算法,如Framingham风险评分、PROCAM风险评分、ESC心脏评分或澳大利亚和新西兰风险计算公式,划为中等风险组的患者,如果Lp(a)升高超过500 mg/L,患者应该重新划为高风险组。
- 尽管服用降脂药物后仍有复发性或快速进展性血管疾病的患者。
- 家族性高脂血症或其他形式的遗传性血脂异常的患者。

4.5.3 检测方法

免疫测定法如ELISA、电免疫测定法、免疫散射比浊法与免疫透射比浊法。

4.5.4 标本要求

血清:1 mL。

4.5.5 参考区间

- 高加索人:<75 nmol/L或<200 mg/L。
- 黑种人:<300 mg/L。

4.5.6 临床意义

4.5.6.1 Lp(a)与动脉粥样硬化

前瞻性流行病学研究报道Lp(a)浓度与CVD和卒中风险呈正相关。在高加索人群中CVD风险增加的阈值低至≥75 nmol/L(约200 mg/L)。黑种人CVD风险增加使用的阈值较高,亚洲人的阈值低于白种人。据报道,当Lp(a)水平升高伴随其他风险因素如LDL-C升高、HDL-C降低或高纤维蛋白原血症[5]时,CVD的风险更高。何时检测Lp(a)及如何处理增加的Lp(a)值,指南并未达成共识(表4.5-1)。

表4.5-1 有关何时检测Lp(a)及如何处理Lp(a)结果升高的指南建议[1]

指南	建议
NECP ATP Ⅲ 2002[10]	高Lp(a)是降低LDL-C目标一个额外的风险因素。如果他们有较强的早期冠心病家族病史或患有家族性高胆固醇血症,那么Lp(a)测定对受试人群是一种选择。
ACCF/AHA 2010[11]	纳入36项长期前瞻性发病率和死亡率的研究。该研究揭示了Lp(a)水平与CHD和卒中风险增加中等程度相关。
ESC/EAS 2011[12]	指南指出Lp(a)不用于普通人群风险筛查,但应该考虑心血管疾病风险增高或有早发血管疾病家族史的个体。
AACE 2012[13]	在过去的10年中,已经出现了大量证据证实Lp(a)是独立于甘油三酯、LDL-C和HDL-C的主要危险因素。一般不建议检测Lp(a),尽管它可能为冠心病(CAD)白种人患者或不明原因早期CAD家族史的患者提供有用的信息。

Lp(a)变异体在CVD的发展中起着重要作用。例如,染色体6q26-27和1p13区域与CVD风险密切相关。编码Lp(a)的6q26-27基因位点表现出最强的相关性。*LPA*基因变异体rs10455872和rs3798220对冠心病优势比为1.70(1.49~1.95)和1.92(1.48~2.49)。这两种变异体与Lp(a)水平升高、Lp(a)粒径小和*LPA*拷贝数减少(这些决定2型Kringle Ⅳ重复数量)密切相关。

Lp(a)水平高于600 mg/L的患者应进行血脂分离术,此类患者尽管接受最大量的药物治疗,但其CVD还在进展。

应特别注意肾疾病和血液透析患者。这些患者体内Lp(a)有2~3倍升高。最重要的下一步是治疗传统的危险因素,如LDL-C、高血压、吸烟、糖尿病和肥胖。烟酸和LDL分离术可以用来降低受试患者的Lp(a)[1]。

4.5.6.2 Lp(a)浓度的二次变化

疾病、激素和药物对Lp(a)的影响见表4.5-2。

表4.5-2 影响Lp(a)的因素[2]

影响因素	Lp(a)的特征
甲状腺功能减退	导致Lp(a)增加,用T4替代治疗可使Lp(a)减少。
甲状腺功能亢进	导致Lp(a)降低,甲状腺巨大可使Lp(a)上升。
雌激素、雄激素	导致Lp(a)降低,抗雄激素类药物可使Lp(a)上升。
FSH刺激	在黄体期使Lp(a)上升。
雌激素受体调节物质	三苯氧胺,并非芳香化酶抑制剂(来曲唑),可使Lp(a)上升。
胆汁淤积性肝病	高浓度脂蛋白X,使Lp(a)浓度下降。
糖尿病肾病、肾病综合征	使血清Lp(a)浓度上升。
酗酒	Lp(a)浓度下降,戒酒后浓度上升。
烟酸	Lp(a)浓度显著下降。
口服抗糖尿病药	吡格列酮、罗格列酮与曲格列酮不仅降低T2D餐后血糖水平,也会引起Lp(a)浓度下降。
他汀类药物	单独使用他汀类药物不会造成Lp(a)浓度下降。

4.5.6.3 Lp(a)阈值

使用Lp(a)的一个问题是确定预测动脉粥样硬化、CVD和卒中的正常风险阈值。先前心血管风险的阈值为300 mg/L。欧洲心脏病学会和欧洲动脉粥样硬化学会提出的新建议已将临界值定义为600 mg/L。还建议Lp(a)不再以mg/L表示,而是以nmol/L(1 mg/L相当于约3.17 nmol/L)来表示[1]。其原因是Apo(a)的大小异质性及由此产生的多种Lp(a)异构体。大多数Lp(a)免疫测定厂商使用针对Kringle Ⅳ型2型抗原表位的抗体。因此,检测个体的同型Lp(a)可能会导致Lp(a)水平降低或升高。Lp(a)的广泛异质性来源于Kringle Ⅳ和Ⅴ的遗传编码。在不同个体中合成的Apo(a)可以具有12~50个Kringle Ⅳ重复序列,因此Lp(a)颗粒在大小上不同。因此,使用独立于Apo(a)多态性的分析并使用以摩尔为基础校准的标准物是非常重要的。

4.5.7 注意事项

参考方法:IFCC开发了一种测量Lp(a)的参考方法。它是一种ELISA方法,针对Kringle Ⅳ的9个拷贝的单克隆抗体。

标准化:基于上述参考方法,开发了二级参考物质SRM 2B。该物质是Lp(a)用于校准免疫分析的第一个WHO/IFCC

参考试剂，要求按摩尔基础进行校准。SRM 2B 由 3 种主要的 ApoA 多态性(分别含有 16、17 和 18KIV Kringle)和 3 种不常见的多态性(分别含有 14、20 和 34 种 KIV 环形结构域)的 Lp(a)异构体组成。

稳定性：深度冷冻保存后，Lp(a)浓度减少 23%，范围从 41～345 mg/L 不等。

4.6 ApoB 与其他载脂蛋白

除了白蛋白和免疫球蛋白，载脂蛋白是血浆中第三大蛋白质组分。它们是脂蛋白颗粒的一部分，与胆固醇、甘油三酯和磷脂形成复杂化合物。载脂蛋白在肝脏中合成，专门用于转运脂质。

载脂蛋白的功能包括：脂蛋白颗粒的结构成分、脂蛋白颗粒与受体相互作用的配体、激活或抑制脂质代谢酶。

由于载脂蛋白在脂质代谢中起到重要作用，因此检测其浓度对于评估动脉粥样硬化早发和心血管疾病(CVD)的一级和二级预防是非常重要的，如 ApoA-Ⅰ和 ApoB 在预防 CVD 方面的意义已逐渐引起重视。

ApoA-Ⅰ和 ApoE 的诊断价值在于鉴别诊断原发性高脂蛋白血症和异常脂蛋白血症。

载脂蛋白的生化特性和功能及它们与疾病的关系见表 4.6-1。

表 4.6-1 载脂蛋白的生化特性与功能[4]

载脂蛋白	组成	分子量(kDa)	合成部位	血清浓度*	功能	相关疾病
A-Ⅰ	HDL(乳糜微粒)	28.3	肠道、肝脏	100～150	HDL 的结构蛋白，激活胆固醇，通过 ABCA1 外流，激活 LCAT，抗炎	ApoA-Ⅰ缺乏症、淀粉样变性
A-Ⅱ	HDL	17	肠道、肝脏	30～50	抑制肝脂肪酶	—
A-Ⅳ	乳糜微粒、HDL	～46	肠道	15	调节食欲，抗炎(尚不明确)	—
B-100	LDL，VLDL	～549	肝脏	60～140	LDL 和 VLDL 的结构蛋白，将胆固醇转运到组织，与 ApoB、E 受体结合	α脂蛋白血症，低β脂蛋白血症，家族性 ApoB 缺乏症、β脂蛋白血症、家族性 ApoB 缺陷
B-48	乳糜微粒	～265	肠道、肝脏	3～5	乳糜微粒的主要组成蛋白	α脂蛋白血症，β脂蛋白血症
C-Ⅰ	乳糜微粒、VLDL(HDL)	6.5	肝脏	4～8	激活 LCAT** 与脂蛋白脂肪酶(LPL)	
C-Ⅱ	乳糜微粒、VLDL(HDL)	8.8	肝脏	3～8	LPL 的激活蛋白	Ⅰ型高脂蛋白血症(HLP)
C-Ⅲ 0,1,2	乳糜微粒、VLDL(HDL)	8.9	肝脏	8～15	抑制 LPL 与残粒吸收	高甘油三酯血症
D	HDL	20	尚不明确	10	脂质运载蛋白	
E(异构体 E2、E3、E4)	乳糜微粒、VLDL、HDL	～34	肝脏	3～5	通过与肝脏残粒受体的相互作用，介导乳糜微粒和 VLDL 残粒的摄取	Ⅲ型高脂蛋白血症、阿尔茨海默病

* 血清浓度的单位是 mg/dL；** 卵磷脂胆固醇酰基转移酶

4.6.1 ApoB

血浆中存在 2 种 ApoB 异构体：ApoB-100 和 ApoB-48。前者由肝脏合成，是 VLDL 和 LDL 的结构蛋白。后者产生于小肠黏膜且是乳糜微粒的结构蛋白。ApoB-48 的血浆浓度几乎不超过总 ApoB 的 5%。

空腹血浆中，LDL 中包含 90%～95%的 ApoB，5%～10%存在于 VLDL 中。因此，ApoB 浓度是 LDL 浓度的良好标志物。由于每个 LDL 颗粒仅含有一个 ApoB 分子，因此 ApoB 浓度也是 LDL 颗粒数量的标志物。

4.6.1.1 适应证

- 早期发现动脉粥样硬化风险的增加。
- 监测降脂治疗效果。

4.6.1.2 检测方法

免疫散射比浊法或免疫透射比浊法[1]。

4.6.1.3 标本要求

血清：1 mL。

4.6.1.4 参考区间

载脂蛋白		区间	中位数
ApoB*[1]	男	0.66～1.44	1.03
	女	0.60～1.41	0.93

数据以 g/L 表示，参考区间为第 5 和第 95 百分位数。* ApoB 的 IFCC 参考物 SP3-07(WHO 国际参考物)

4.6.1.5 临床意义

血浆中 ApoB 浓度代表循环 LDL 颗粒的数量，因为 ApoB 占 LDL 总蛋白质含量的 95%且每个 LDL 颗粒仅含有一个 ApoB 分子[2]。研究表明，低密度脂蛋白颗粒数是动脉粥样硬化的重要因素，相较于 LDL-C，ApoB 浓度(颗粒数)也是更具代表性的生化标志物。

4.6.1.5.1 ApoB 与心血管风险：ApoB 浓度升高是心血管危险因素，因为 ApoB 是所有致动脉粥样硬化脂蛋白颗粒的组分[LDL、VLDL、VLDL 残粒与 Lp(a)]。LDL 颗粒数及其大小和密度在动脉粥样硬化的发展中起关键作用。小而密颗粒的绝对胆固醇浓度比大颗粒更低。因为 LDL-C 不是反映颗粒数量的直接标志物。在许多患者中，LDL-C 水平低估了颗粒数量，因此忽略了 CVD 风险，如代谢综合征或糖尿病患者的小颗粒数量增多，但 LDL-C 水平接近正常[3]。根据一项荟萃分析[5]，最高五分位的 ApoB 对心血管风险的阳性预期值大约是最低五分位的 2 倍。在魁北克心血管研究中，ApoB 是未来心血管事件的独立危险因素[6]。二级预防的研究显示了类似的结果。

为了评估心血管风险，应检测 LDL-C、非 HDL-C、LDL 颗粒数(LDL-P)和 ApoB。尽管这些检测项目相关性良好，但它们反映了不同的病理生化，因此在评估心血管风险方面只有中等程度的一致性。NCEP ATP Ⅲ为高危患者提出以下目标：LDL-C<2.59 mmol/L(100 mg/dL)、非 HDL-C<

3.37 mmol/L(130 mg/dL)、ApoB＜0.90 g/L[7]。在一项对14 425例甘油三酯＜2.26 mmol/L(200 mg/dL)高脂血症患者的研究中,以下比例的患者符合相应的目标：LDL－C 58%、非HDL－C 66%、ApoB仅为30%。对于甘油三酯升高的高脂血症患者,相应的结果是LDL－C为60%、非HDL－C为51%、ApoB为17%。由于一致性较差,AACC脂蛋白和血管疾病最佳实践部门工作小组[2]建议采用ApoB和LDL－P作为目标(表4.6－2)。

表4.6－2　与LDL－C目标等价的ApoB和LDL－P目标

LDL－C (mg/dL)	非HDL－C (mg/dL)	ApoB (g/L)	LDL－P (nmol/L)
＜100	＜120	＜0.80	＜1 100
＜130	＜150	＜1.00	＜1 400

4.6.1.5.2 ApoB在控制心血管风险方面的作用：他汀类药物治疗通过抑制HMG还原酶活性可以有效降低LDL－C。LDL受体上调导致循环中LDL颗粒清除增加。然而与ApoB和LDL颗粒相比,LDL－C的降低更为显著。据认为,LDL－C的降低主要是由于大而富含胆固醇的颗粒而不是小而密LDL颗粒减少(相关研究见参考文献[2])。一些LDL－C正常的患者存在显著的心血管风险。因此,美国糖尿病协会和美国病理学会建议将ApoB而不是LDL－C作为目标用于治疗监测[9]。

4.6.1.6 注意事项

检测方法：常规测定总ApoB(ApoB－100加ApoB－48)或单独测定ApoB－100。

参考物质：国际参考物质SP3－07,WHO许可及IFCC开发的一种人类血清物质。含有ApoB 3.95 mmol/L(1.22 g/L)[1]。

稳定性：血清可在4℃的条件下保存至少3天。在－20℃条件下,使用抗生素和抗氧化剂可以使ApoB保持稳定至少6个月。最好在－80℃冻存。

4.6.2 ApoA－Ⅰ

ApoA－Ⅰ是高密度脂蛋白的主要结构蛋白。它在肠黏膜和肝脏中合成,诱导细胞内胆固醇外流并激活卵磷脂胆固醇酰基转移酶。

4.6.2.1 适应证

包括：早期发现动脉粥样硬化风险,特别是ApoB/ApoA－Ⅰ值;罕见的HDL缺乏征。

4.6.2.2 检测方法

免疫散射比浊法或免疫透射比浊法[10]。

4.6.2.3 标本要求

血清：1 mL。

4.6.2.4 参考区间

载脂蛋白		区间	中位数
ApoA－Ⅰ*[10]	男性	1.02～1.75	1.32
	女性	1.15～2.07	1.51

数据以g/L表示;区间值为第5与第95百分位数。*溯源至ApoA－Ⅰ的IFCC国际一级参考物质

4.6.2.5 临床意义

ApoA－Ⅰ的浓度与HDL颗粒的水平和HDL－C浓度具有很好的相关性[11]。如果高甘油三酯血症导致血清浑浊而无法检测HDL－C,可以考虑检测ApoA－Ⅰ作为替代。

如果HDL胆固醇非常低或检测不到,ApoA－Ⅰ浓度虽然不可以提供诊断价值,但可以提供病因线索。ApoA－Ⅰ缺乏时,ApoA－Ⅰ无法检测到。在Tangier病患者中,ApoA－Ⅰ通常低于10 mg/L,并且LCAT缺乏症通常在40～50 mg/L的范围内。

4.6.2.6 注意事项

稳定性：血清可在4℃存放至少3天。抗生素和抗氧化剂存在的情况下,ApoA可在－20℃下稳定至少6个月。－80℃冻存是最好方法。

4.6.3 ApoE

ApoE介导肝脏中乳糜微粒残粒和VLDL残核的摄取并参与向LDL颗粒转化。ApoE是LDL受体配体。它存在基因多态性,有三个等位基因(ε2、ε3和ε4),编码6个表型：ApoE2/2、E2/3、E2/4、E3/3、E3/4、E4/4。

ApoE与LDL受体结合介导血循环中富含ApoE的脂蛋白残粒。

4.6.3.1 适应证

Ⅲ型高脂蛋白血症的诊断,特别是ApoE2纯合子。

4.6.3.2 检测方法

ApoE定量检测：免疫散射比浊法、免疫透射比浊法。

ApoE表型：等电聚焦免疫印迹法。

ApoE基因分型：等位基因特异性PCR的DNA杂交。

4.6.3.3 标本要求

血清：1 mL。

4.6.3.4 参考区间[12]

载脂蛋白	中位数	第2.5与第97.5百分位数
ApoE	74	10～389
ApoE/ApoB	0.050	0.007～0.178

数据以mg/L表示

4.6.3.5 临床意义

ApoE和ApoE/ApoB值的测定是诊断Ⅲ型高脂蛋白血症的标准。如果胆固醇和甘油三酯在250～800 mg/dL范围,并且脂蛋白电泳检测到宽β带,则怀疑Ⅲ型高脂蛋白血症。宽β带的灵敏度好,但特异性差。临床上,50%的Ⅲ型高脂蛋白血症病例伴有皮肤黄色瘤。

Ⅲ型高脂蛋白血症是由功能异常的ApoE异构体引起,异构体为分子量34 kDa的糖蛋白。超过90%的Ⅲ型患者是E2异构体的纯合子。

具有此异构体的脂蛋白颗粒不结合ApoB、E受体,导致乳糜微粒和VLDL残粒从血浆中清除延迟。一项研究显示对照组的ApoE/ApoB值为0.056±0.037,Ⅲ型患者的ApoE/ApoB值为0.197±0.073[12]。

然而,ApoE2/2表型比Ⅲ型高脂蛋白血症更常见。因此,其他遗传性、代谢性或环境因素(如糖尿病、甲状腺功能低下

或LDL受体突变)在Ⅲ型高脂蛋白血症的严重程度中起重要作用。

4.7 脂蛋白代谢酶

静脉内肝素给药会引起内皮细胞释放甘油三酯脂肪酶、脂蛋白脂肪酶(LPL)和肝脏甘油三酯脂肪酶(hepatic triglyceride lipase, HTGL)。LPL和HTGL两种酶作为清除因子通过水解富含甘油三酯的脂蛋白颗粒和HDL,向组织供应游离脂肪酸(free fatty acid, FFS)。

4.7.1 LPL

LPL(EC 3.1.1.34)是一种具有甘油酯水解酶活性的酶,位于肝外毛细血管内皮表面,特别是在脂肪组织、骨骼肌和心脏肌肉中。该酶能催化脂蛋白相关甘油三酯的水解,为组织生产游离脂肪酸。

LPL实际上不是内皮细胞产生的,而是脂肪细胞和肌细胞产生的,并且通过胞吞转运从腔侧运输至血管内皮。LPL由ApoC-Ⅱ激活并主要受胰岛素调节。餐后阶段脂肪组织的LPL活性很高,以便将食物摄入后产生的FFS存储在组织中。在吸收后阶段,LPL在肌肉中活性很高,从而在负荷时提供充足的FFS,为肌肉提供能量[1]。

4.7.1.1 适应证

临床症状如复发性上腹痛(胰腺炎)、暴发性黄色瘤、肝脾肿大、视网膜脂血症,尤其是儿童。

4.7.1.2 检测方法

通过注射肝素60～100 U/kg来激活LPL的脂解活性。注射10 min(15 min)后收集血液进行检测。用十二烷基硫酸钠(SDS)抑制HTGL后[2],可通过每单位时间内从甘油三油酸盐[$1-^{14}C$]底物中释放的放射性标记的脂肪酸的量来测量LPL活性。

4.7.1.3 标本要求

EDTA血浆,冷藏并离心,深度冷冻并运至实验室:2 mL。

4.7.1.4 临床意义

LPL活性低于正常值25%表明LPL缺乏症,然而这需要进行分子遗传学分析来确认。在杂合子突变携带者中,LPL活性降低至正常值的50%,而甘油三酯仅轻度至中度升高。

4.7.1.5 注意事项

稳定性:在-70℃条件下可保存至少3个月。

4.7.2 HTGL

HTGL(EC 3.1.1.3)位于肝细胞的毛细血管内皮上,与LPL一样通过肝素释放。其生理功能是水解富含甘油三酯的脂蛋白和降解HDL颗粒,特别是HDL_2。检测方法类似于LPL,但要用1.0 mol/L的NaCl抑制LPL。遗传性HTGL缺乏症非常罕见。

4.7.3 卵磷脂胆固醇酰基转移酶(LCAT)

血浆中2/3的胆固醇和游离脂肪酸一起酯化,由肝脏中合成的LCAT(EC 2.3.1.43)介导。辅因子是ApoA-Ⅰ。LCAT在脂蛋白,特别是HDL的代谢中起关键作用。

4.7.3.1 适应证

出现以下症状,如低HDL、角膜混浊、肾功能不全、溶血性贫血和黄色瘤,可怀疑LCAT缺陷症或鱼眼病。

4.7.3.2 检测方法

测量脂肪酸(如油酸)从磷脂酰胆碱向放射性胆固醇的转移。这可以用内源性脂蛋白(胆固醇酯化率)平衡或以ApoA-Ⅰ、磷脂酰胆碱和含胆固醇的人工HDL形式加入外源性血浆(狭义上的LCAT活性)获得。

4.7.3.3 标本要求

EDTA血浆2 mL,冷藏并离心,冷冻并运至实验室。

4.7.3.4 临床意义

在典型的LCAT缺陷症中,LCAT既不能酯化与内源性脂蛋白平衡的胆固醇,也不能以通过添加外源性HDL的形式酯化放射性活性胆固醇。

在鱼眼病(部分LCAT缺陷症)中,这种内源性胆固醇酯化率是正常的,但用外源性脂蛋白测量的LCAT活性是降低的。

4.7.3.5 注意事项

稳定性:样本在4℃下可稳定1周,在-20℃冰冻条件下可长期保存。

4.8 低密度脂蛋白受体

低密度脂蛋白受体(LDL受体)是由839个氨基酸组成的细胞膜上的糖蛋白。该受体结合ApoB-100和ApoE。内质网中合成前体蛋白并在45 min内转运至细胞膜。与LDL结合之后,在3～5 min内形成内吞小泡,将LDL传输到细胞内释放。

LDL受体由位于19号染色体上的*LDLR*基因编码。在家族性高胆固醇血症患者中已经鉴定出1 000多个*LDLR*基因突变。受体功能缺陷分为5类[1]:蛋白质合成表达缺陷、受体无法从内质网转运至细胞膜、受体无法与ApoB和ApoE结合、受体内在化缺陷、受体循环缺陷。

4.8.1 适应证

伴肌腱黄色瘤的Ⅱ型高脂蛋白血症和怀疑家族性高胆固醇血症。

4.8.2 检测方法

测试患者中放射性标记的LDL颗粒与培养的成纤维细胞结合的实验。一种替代方法是流式技术检测单核细胞表面上LDL受体以及LDL受体基因测序。

4.8.3 标本要求

成纤维细胞来源的皮肤活检组织样品。EDTA血液:5 mL。

4.8.4 临床意义

与正常对照相比,家族性高胆固醇血症纯合子患者的结合活性很小。然而杂合突变携带者表现出50%～60%的结合活性。

4.9 脂蛋白代谢

血液中脂蛋白颗粒的代谢分为外源性和内源性途径及脂质逆转运(表 4.9－1)[1]。

4.9.1 内源性途径

该运输发生在餐后阶段,起始部分为小肠(图 4.9－1)。来自食物的脂质(主要是甘油三酯)被水解后,它们通过胞饮作用或受体被小肠黏膜吸收,被黏膜细胞再合成并与载脂蛋白(A－Ⅰ、A－Ⅳ、B、C、E)一起包装成乳糜微粒。

表 4.9－1　脂蛋白颗粒的病理生理学

脂蛋白颗粒	病理生理学
乳糜微粒	乳糜微粒是最大的脂蛋白(100～1 000 nm)。它们随着食物消化在肠上皮细胞中形成并作为甘油三酯消耗的运输工具(每天 100～150 g)。在正常人群中,它们只出现在餐后血浆中。乳糜微粒中胆固醇含量较低。重要的载脂蛋白包括 ApoA－Ⅰ和 ApoB－48。脂蛋白脂肪酶从乳糜微粒中消耗的甘油三酯会导致乳糜微粒残粒的形成,乳糜微粒残粒与 VLDL 残粒一样,具有致动脉粥样硬化的作用。
VLDL	VLDL 颗粒直径为 30～90 nm,与乳糜微粒一样富含甘油三酯。但与乳糜微粒不同,VLDL 在肝脏中合成。超速离心后 VLDL 在低于 1.006 g/mL 密度处漂浮。VLDL 组分增加可能导致血清混浊,但与乳糜微粒不同。此时在浑浊血清上不形成奶油层。VLDL 转运肝脏中形成的内源性甘油三酯。经历 VLDL 甘油三酯分解、胆固醇富集、载脂蛋白与 HDL 及 LDL 交换,形成 IDL。IDL 可以被肝脏吸收或转化为 LDL。VLDL 的蛋白质由 ApoB－100、CⅠ、CⅡ、CⅢ和 E 组成。VLDL 具有致动脉粥样硬化作用,因为其代谢通过交换甘油三酯而产生小而密的 HDL 颗粒和 LDL 颗粒。胆固醇酯转运蛋白(cholesterol ester transfer protein, CETP)介导甘油三酯从 VLDL 向 HDL 和 LDL 的转移。富含甘油三酯的 LDL 和 HDL 被肝脂肪酶消耗甘油三酯,因此变成致动脉粥样硬化的小而密颗粒[2]。
LDL[3]	LDL 颗粒的直径为 20～30 nm,离心后在 1.006～1.063 g/mL 密度处漂浮。LDL 颗粒由 VLDL 的水解产生,主要在营养吸收阶段(空腹状态)。LDL 含有一个 ApoB－100 分子,该蛋白质是 LDL 受体的配体。LDL 颗粒主要将胆固醇转运到肝脏,也转运到外周体细胞。LDL 颗粒数量和颗粒大小是 CVD 一级和二级预防的重要标准。LDL 颗粒数与 ApoB 浓度有关。LDL 颗粒数量增加、ApoB 浓度升高和 LDL－C 升高的血脂异常个体易患早发性 CVD。 在家族性高胆固醇血症患者中发现正常大小密度的 LDL 颗粒数量增加。原因是 LDL 受体基因(*LDLR*)产生突变。受体阴性患者比受体缺陷突变表现出更严重的表型。LDL 受体缺陷减慢了 LDL 颗粒的清除。另一个与受体缺陷表型相似的家族病因是 ApoB－100 缺陷,此时与 LDL 受体的结合减少。LDL 颗粒数量升高的最常见原因是家族性联合高脂蛋白血症。在这种疾病下 ApoB 的分泌增加。 患者的胆固醇轻微至中度升高,有时甘油三酯也升高,小而密 LDL 颗粒的产生也增加。LDL 颗粒在动脉壁内膜中被氧化、蛋白水解和脂解修饰,成为清道夫受体和巨噬细胞的配体。它们的摄取有助于形成泡沫细胞并最终形成脂肪条纹和动脉粥样硬化斑块。虽然目前对动脉粥样硬化危险性的诊断主要集中在 LDL 颗粒的胆固醇含量上,但 ApoB 是一个更重要的参数。他汀类药物对心血管疾病的一级和二级预防有积极作用。这类药物通过竞争性抑制羟甲基戊二酰辅酶 A 还原酶,减少肝脏合成胆固醇。因此,LDL 受体及 LDL 受体介导的 LDL 颗粒分解代谢被上调。已证实相较于 LDL－C 和非 HDL－C,ApoB 可以更好地监测他汀类药物的治疗效果[4]。
HDL[5,6]	HDL 颗粒是最小的(7～10 nm)且蛋白质含量最多的脂蛋白,超速离心后在 1.063～1.21 g/mL 密度处漂浮。它们由胆固醇和磷脂组成。主要的载脂蛋白是 ApoA－Ⅰ和 ApoA－Ⅱ,次要的是 ApoC 和 ApoE。HDL2 和 HDL3 亚类通过密度梯度超速离心进行区分。还没有令人信服的研究证明它的诊断价值。HDL 颗粒最重要的载脂蛋白是 ApoA－Ⅰ,它在肝脏和小肠中产生。HDL 是缺乏脂质的蛋白质,它主要从肝脏吸收磷脂和非酯化胆固醇,但也通过 ABCA1 转运蛋白从巨噬细胞中摄取磷脂和非酯化胆固醇,从而形成盘状颗粒(图 4.9－3)。 该颗粒从外周组织中进一步摄取未酯化胆固醇,然后通过与 HDL 颗粒结合的卵磷脂-胆固醇-酰基转移酶(LCAT)进行酯化。盘状颗粒因此变成球形。下一步中,胆固醇酯转移蛋白(CETP)将酯化胆固醇转移至 LDL 和 VLDL 颗粒以交换甘油三酯。这些含有 ApoB 的颗粒被肝脏的 LDL 受体吸收,然后除去胆固醇。由于肝脏和内皮脂蛋白脂肪酶消耗甘油三酯和磷脂的球形 LDL 颗粒,HDL 颗粒转变为小而密的颗粒。HDL 颗粒介导主要位于巨噬细胞的组织胆固醇逆向转运返回肝脏。因此它们在功能上拮抗 LDL。由于这个原因,HDL－C 被认为可以提供抗动脉粥样硬化的保护作用。虽然高于阈值的 HDL－C 浓度能帮助保护动脉,但显著升高的 HDL－C 水平没有动脉保护作用。低 HDL－C 浓度与 CVD 风险增加有关,但也有例外。例如,LCAT 缺乏与 HDL－C 显著降低相关,但与 CVD 风险增加无关。相反,CETP 浓度升高与心脏风险增加有关。HDL－C 浓度降低可能具有遗传因素(家族性低血脂脂蛋白血症、Tangier 病、LCAT 缺陷症)或更可能是继发性原因(肥胖、不活动、吸烟、胰岛素抵抗、糖尿病和肾病)。

图 4.9－1　外源性和内源性脂蛋白代谢途径。在肠中吸收的膳食脂质在小肠黏膜中组装成乳糜微粒。在血液中,LPL 切割为由周围组织代谢的 FFS。其余的乳糜微粒残粒被肝脏吸收。在内源性途径中,VLDL 被肝脏释放,FFS 通过 LPL 从 VLDL 中分离,产生 VLDL 残粒(中等密度脂蛋白,IDL),通过残粒受体被肝脏摄取或通过肝脂蛋白脂肪酶(HL)转化为 LDL

主要的载脂蛋白是 ApoB－48。绕过肝脏后乳糜微粒经胸导管进入血液。血液中它们只出现在餐后阶段,如食物摄入长达 4 h 后出现。乳糜微粒中的 ApoC－Ⅲ能防止这些富含甘油三酯的颗粒与肝脏过早地相互作用。

乳糜微粒中甘油三酯通过毛细血管内皮表面的 LPL 连续水解成组织中的乳糜微粒残粒,特别在脂肪组织和肌肉中。LPL 的激活由乳糜微粒的 ApoC－Ⅱ介导。脂肪酸的水解可作为肌肉和脂肪组织的能量来源(图 4.9－2)。

由此产生的乳糜微粒残粒通过 LDL 受体介导的内吞作用被肝脏清除。与受体的结合由 ApoE 介导。

4.9.2 外源性途径

在空腹状态下(摄食后至少 8～9 h),内源性途径为组织提供甘油三酯和胆固醇(图 4.9－1)。肝脏向血液中释放含有 ApoB－100 和 ApoE 及甘油三酯的 VLDL 颗粒。与乳糜微粒一样,VLDL 的甘油三酯也被 LPL 水解,留下 VLDL 残粒(中密度脂蛋白,IDL)。由于它们的 ApoE 组分,部分 IDL 结合 LDL 受体(主要位于肝脏)并被吸收到肝细胞中。另一部分转

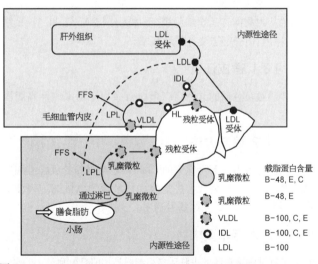

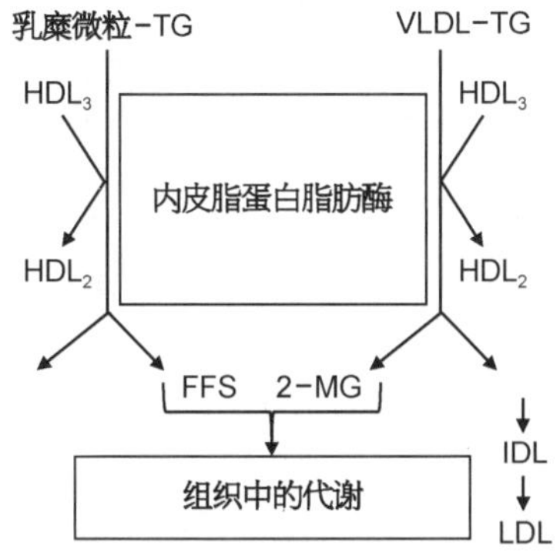

图 4.9-2 血液中肝素敏感(内皮)LPL 代谢富含甘油三酯的乳糜微粒和 VLDL[7]。FFS,游离脂肪酸;2-MG,2-单酰甘油;HDL,高密度脂蛋白,VLDL,极低密度脂蛋白

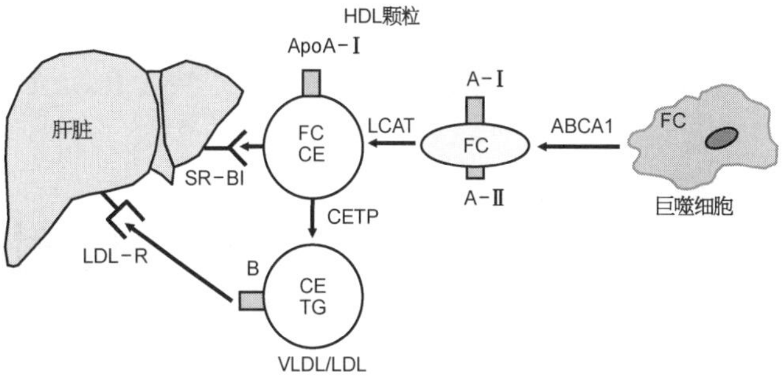

图 4.9-3 HDL 颗粒逆转运胆固醇。缺乏脂质的 ApoA-Ⅰ通过 ABCA1 转运蛋白吸收游离(非酯化的)胆固醇(FC)(如来自巨噬细胞),形成盘状颗粒。该颗粒从周围组织中吸收更多的 FC,其通过 LCAT 转化为胆固醇酯(CE)。盘状 HDL 颗粒变成球形。HDL 颗粒或者被肝 SR-BI 受体摄取,或者 CETP 将 CE 从 HDL 转移至 LDL 和 VLDL 颗粒以交换甘油三酯(TG),导致 HDL 颗粒变得小而密。含有 ApoB 的颗粒被肝脏的 LDL 受体(LDL-R)吸收,然后清除胆固醇

化为 LDL 颗粒并通过 LDL 受体被肝脏吸收。LDL 受体的配体是 ApoB-100。血液中约 2/3 的胆固醇由 LDL 颗粒转运,3/4 转化为胆汁酸,经肝脏通过 LDL 受体吸收,或直接排入胆囊。每天吸收或合成的剩余胆固醇被组织吸收,并用于构建细胞膜或合成激素。

胆固醇逆转运:过量胆固醇从外周组织(特别是巨噬细胞)逆向转运到肝脏的过程,第一步是合成前 βHDL 颗粒(尤其是在肝和小肠黏膜上)。这些颗粒由 ApoA-Ⅰ和磷脂组成。它们通过 ATP-结合盒转运蛋白 A1(ABCA1)从细胞膜装载磷脂酰胆碱和未酯化的胆固醇(图 4.9-3)。然后在产生的盘状 HDL 中酯化胆固醇,这是由卵磷脂酰转移酶(LCAT)催化的。这导致小而密颗粒(HDL3)的大小随着它们从细胞和脂蛋白(HDL2)中装载脂质的数量而增大。一部分 HDL 通过清道夫受体 BI 被肝脏吸收,另一部分被转移到由胆固醇酯转移蛋白(CETP)介导的富含甘油三酯的脂蛋白颗粒,并且残粒或 LDL 也被肝脏吸收。

(张祎弛 陈闻达 译,潘柏申 审校)

5
代谢标志物

5.1 氨

Lothar Thomas

在37℃生理情况下，机体体液中氨/铵的酸度系数为9.05。在生理pH环境中，血液中约99%的氨以NH_4^+形式存在。若血液pH偏碱，氨以非解离NH_3气形式存在；若血液pH偏酸，氨以NH_4^+形式存在。氨以NH_3形式存在时，其在组织中扩散或运输效率比NH_4^+高[1]。氨主要由氨基酸的α氨基氮去氨基转换而来，当浓度升高时对机体有毒性。每天机体中大部分氨来源于食物蛋白质的消化和肠道中细菌的合成。正常情况下，肝脏中谷氨酰胺去氨基生成谷氨酸的同时释放氨，从而转化为无毒性的富含氮的尿素氮化合物，随后排入尿液。

5.1.1 适应证

- 有神经系统临床症状的患者：伴随肝硬化、伴随不同原因所致的肝功能衰竭(酒精中毒、感染)、化疗、使用丙戊酸治疗、严重消化道出血、门静脉反流。
- 疑似先天性代谢疾病的婴儿、儿童和成人。

5.1.2 检测方法

酶法(未预先进行脱蛋白处理)[2]：原理为，在$NADPH_2$作用下，氨通过谷氨酸脱氢酶(GLD)转移至酮戊二酸，形成谷氨酸盐和NADP。随着$NADPH_2$含量下降，在334 nm或340 nm波长下的吸光度降低程度与反应混合物中的氨浓度成正比。

$$2\text{-氧化戊二酸} + NH_4^+ + NADPH_2 \xrightarrow{GLD} \text{谷氨酸盐} + NADP + H_2O$$

氨特异性电极[3]：原理为，在碱性缓冲液中，样品中的NH_4^+阳离子转化为NH_3(气体)。释放的气体通过膜孔扩散到含有pH电极的NH_4Cl中。氨可直接通过内部电极pH的增加来测定。

5.1.3 样本类型

EDTA或肝素抗凝的静脉或动脉血浆(EDTA血浆中添加硼酸钠最为理想)[4]：1 mL。

5.1.4 参考区间(表5.1-1)

表5.1-1 氨值参考范围

儿童	
- 胎儿脐动脉*[5]	109±122
- 胎儿脐静脉*[5]	84±94
- 早产儿[6]	31～211
- 足月婴儿[6]	45～109
- 儿童(1月至14岁)[7]	26～119
成年人	27～90

数据单位为μg/dL(μmol/L)，数值为$\bar{x}\pm 2s$，*为中间值±s；为静脉血浆的数值；换算公式：μg/dL×0.587 2=μmol/L

5.1.5 临床意义

高氨血症分为先天遗传型和后天获得型(表5.1-2)。

表5.1-2 先天性和后天高氨血症的原因[8]

遗传性病因
- 乙酰谷氨酸合成酶的缺失
- 氨甲酰磷酸合成酶缺失
- 鸟氨酸氨甲酰转移酶(OTC)缺乏症
- 精氨琥珀酸合成酶缺乏症(瓜氨酸血症)
- 精氨琥珀酸裂解酶缺乏症(精氨琥珀酸尿症)
- 精氨酸酶缺乏症(精氨酸血症)
继发性病因
- 肝硬化(所有因素均可造成)
- 脂肪酸氧化障碍(如中链酰基辅酶A脱氢酶缺乏症)
- 有机酸尿症(如丙酸尿症、甲基丙二酸尿症、异戊酸尿症)
- 线粒体毒素(如丙戊酸)
- 急性肝功能衰竭(如泰诺毒性、威尔逊病)

5.1.5.1 高氨血症

成年人的高氨血症通常与肝衰竭有关，而儿童主要是由于尿素循环相关酶的遗传缺陷所致[7]。高氨血症可引起神经系统症状，表现为肝性脑病和不同程度的脑水肿。水肿通常位于大脑皮质，但也会在一定程度上影响白质。患者因尿素合成能力下降使氨解毒生理途径受损，导致氨水平升高，神经毒性最终将作用到中枢神经系统。然而，肝性脑病不是直接由尿素合成能力降低所致，而是与全身炎症和脑部血液循环降低引起的缺氧及与氨生成无关的代谢紊乱协同作用有关。最初的临床症状是食欲不振、呕吐和换气过度，随后是嗜睡、脑病和癫痫发作。氨含量增至5～6倍以上将导致脑水肿、昏迷，甚至死亡。对于高氨血症和肝性脑病患者，高氨血症的持续时间决定了脑部病理损伤是否可逆和预后情况。

氨合成速率及其在动脉血中的浓度由以下两个因素决定：蛋白质合成与分解之间的平衡、尿素循环的完整性。

通过谷氨酰胺和尿素的合成可对氨基酸脱氨基后的氨进行解毒。通过将氨转移至三羧酸循环中形成α酮戊二酸，所有组织，尤其是肌肉组织均可合成谷氨酰胺。α酮戊二酸整合两个潜在的氨分子，从而把氨从外围转移入肝脏。在肝脏中，氨分子参与合成尿素或氨基酸。由于存在大量的尿素循环过程，肝脏疾病通常对这一过程没有影响。

5.1.5.2 遗传性高氨血症

遗传性高氨血症由神经代谢疾病引起，这是一大类主要影响中枢神经系统的异质性疾病(表 5.1－3)[9]，其累积发病率为 1/500。神经代谢疾病可能由尿素循环相关酶缺陷所致，也可能由有机酸或脂肪酸氧化紊乱所致。在 2 岁以下的儿童中，遗传性高氨血症的临床症状往往最早出现在生命最初的几周。第二次发病高峰在 12～15 岁，即在生长速率有所下降的青春期结束时。

表 5.1－3　遗传性高氨血症[19,20]

疾病	临床与实验室检查
尿素循环障碍	所有尿素循环障碍都具有常染色体隐性遗传，除了最常见缺乏症——OTC 缺乏症，其伴 X 连锁遗传。新生儿(半合子男性婴儿)发病时通常是致命性的，而儿童或成人发病进展不太严重。原因可能包括改变高蛋白质饮食或传染病。临床表现包括肝肿大，通常在急性高氨血症发病期间和新生儿黄疸时发现。个别酶缺乏不能根据临床症状加以区分，仅可以通过生物指标进行区分。尤其对于 OTC 有超过 100 种已知突变对底物变化和临床症状产生不同影响[11]。 实验室检查：最高浓度可达 500～2 000 μmol/L(850～3 400 μg/dL)。尿素循环障碍通常不会造成低血糖、酮血症/酮尿症或高乳酸盐血症，阴离子间隙正常。ALT 可以升高到最高参考区间值的 10 倍。
有机酸尿症	有机酸尿症是典型的酶缺失的常染色体隐性遗传病。其酶影响支链氨基酸如亮氨酸、异亮氨酸和缬氨酸的新陈代谢。异亮氨酸和缬氨酸新陈代谢障碍会导致甲基丙二酸血症和丙酸血症。异戊酸血症是一种亮氨酸新陈代谢障碍，重病新生儿的临床表现不明确。拒绝进食、发育不良、嗜睡、冷漠、低血压和大脑痉挛更容易引起败血症或脑出血。在早期阶段，代谢性酸中毒被误以为败血症或缺氧造成的[12]。 实验室检查：典型结果包括代谢性酸中毒、酮尿症和最高浓度为 100～200 μmol/L(170～340 μg/dL)的高氨血症[18]。由于阴离子无法测量，因此阴离子间隙增大。在新生儿中 pH 为 6.9～7.1，存在高乳酸血症和低血糖症。偶发性粒细胞减少和血小板减少被误解为与败血症相关。
脂肪酸氧化障碍	脂肪酸氧化障碍可能是由于脂肪酸的线粒体β氧化酶的缺失，也可能是肉碱棕榈酰转移酶复合物(将长链脂肪酸运输通过线粒体膜)的缺陷。临床症状仅在禁食或感染期间显现。婴儿阶段主要表现为中枢神经症状如意识受损、昏迷和意外死亡。肉碱棕榈酰转移酶复合物和长链酰基辅酶 A 脱氢酶的缺乏伴随有心脏症状、肌病和肝病[21,22]。 实验室检查：有关急性症状的共同结果包括低酮性低血糖、ALT 和 CK 偏高、肉碱浓度降低及血氨含量升高。在非急性状态下，儿童空腹血糖水平低于 3.3 mmol/L(60 mg/dL)，这在没有酮尿症情况下允许二羧酸的排出。在禁食期，血氨水平达到 100 μmol/L(170 μg/dL)以上，尿素和二羧酸升高，而酮体没有随之升高[18]。另外，还发现在较大年龄的儿童中会存在高尿酸血症、不同程度的乳酸升高和肌红蛋白尿症。
高鸟氨酸血症-高氨血症-高瓜氨酸血症综合征(HHH 综合征)	这是一种由鸟氨酸向线粒体运输缺失导致细胞质鸟氨酸积累，线粒体内瓜氨酸合成减少，氨甲酰磷酸血氨消除能力降低的常染色体隐性遗传病。临床上，1～2 岁 HHH 综合征患儿由于不断增高的蛋白质摄入表现为间歇性呕吐、易怒和痉挛[18]。 实验室检查：尿液中乳清酸排泄增加是线粒体中氨甲酰磷酸积累的结果，其也归因于赖氨酸转甲酰化反应增加导致高瓜氨酸尿症。乳清酸排出增加引起的高氨血症可能引起与 OTC 缺失的混淆。
赖氨酸尿蛋白不耐受(LPI)	LPI 是一种常染色体隐性遗传疾病，由肾脏管状细胞和肠上皮细胞的基底外侧细胞膜上的二元氨基酸转运缺陷引起。肾和肠对精氨酸和鸟氨酸吸收不足导致 OTC 缺乏、血氨新陈代谢受损、瓜氨酸合成降低、线粒体中氨甲酰磷酸水平增高。尿液中乳清酸排泄增加。随着饮食蛋白质摄入量增加，临床症状最先出现在幼儿时期。症状包括厌食、呕吐、嗜睡、腹泻。较大年龄儿童症状包括厌恶高蛋白质食物、肝肿大、肌无力、骨质疏松和头发稀疏。 实验室检查：尿中的精氨酸、鸟氨酸和瓜氨酸升高，赖氨酸排泄不断增加，血氨周期性升高。其他结果可能包括 ALT、LD、甲状腺素结合球蛋白升高，中度贫血，白细胞减少和血小板减少[18]。
高胰岛素-高血氨(HI－HA)综合征	HI－HA 综合征是一种特殊的先天性高胰岛素血症与由 *GLUD1* 基因编码的线粒体 GLD 的显性表达突变有关。所以，GLD 对三磷酸鸟苷抑制作用的敏感性降低。这种缺陷导致谷蛋白氧化率异常高，从而胰岛素分泌过多，肝脏对氨的解毒作用受损[23]。受影响的患者还要经受复发性低血糖症。临床症状不同于典型的儿童高胰岛素综合征。后者是由于磺酰脲受体/钾通道复合体的缺失导致早在出生的第一年里就出现持续的低血糖。受影响的儿童比正常儿童体型大且超重。患有 HI－HA 综合征的儿童出生时体重正常，直到数年后低血糖症状才会出现。因此，HI－HA 综合征直到成年时才开始进行诊断。低血糖症可以由轻度变成重度。血液中血氨水平比正常值高 2～10 倍。由于高氨血症的症状表现不明显，受影响儿童不会表现出像嗜睡、呕吐等经典的高氨血症症状[24]。

本书收录了老年人神经代谢疾病的相关病例。遗传性高氨血症是以产生或代谢生化物质，或存在的酶缺陷为依据。

具体分类如下所示(表 5.1－4)：

- 尿素循环障碍(累积发病率为 1∶20 000)，最常见的缺陷为鸟氨酸氨甲酰基转移酶缺陷[10]。
- 氨基酸运输障碍如 HHH 综合征和 LPI。
- 有机酸尿症(累积发病率为 1∶10 000)，如丙酸盐和甲基丙二酸尿。
- 脂肪酸氧化障碍(如酰基辅酶 A 脱氢酶缺乏症)。
- 能量代谢紊乱线粒体细胞病(如呼吸链缺陷、丙酮酸羧化酶缺乏症)。
- HI－HA 综合征。

表 5.1－4　遗传性高氨血症中受影响的反应和相关物质积累[11,12]

疾病	缺少的酶	反应影响及物质积累
乙酰谷氨酸合成酶(NAGS)缺乏症	NAGS	谷氨酸酯到谷氨酸酶的合成和谷氨酸酯进入尿素循环的通道受损。
尿素循环障碍		
- 氨甲酰磷酸合成酶(CPS)缺乏症	CPS	底物谷氨酸、NH_3、CO_2 和 ATP 不产生 CPS。
- OTC 缺乏症	OTC	由氨基甲酰磷酸和鸟氨酸合成瓜氨酸受损。
- 瓜氨酸血症	精氨琥珀酸合成酶(AS)	瓜氨酸和天冬氨酸合成精氨琥珀酸的反应被抑制。
- 精氨琥珀酸尿症	精氨琥珀酸酶(AL)	精氨琥珀酸向精氨酸和延胡索酸的转化反应受阻。

续 表

疾病	缺少的酶	反应影响及物质积累
- 精氨酸血症	精氨酸酶	精氨酸向尿素和鸟氨酸的分解反应受阻。
有机酸尿症		
- 丙酸尿症	丙酰辅酶A羧化酶	苏氨酸、异亮氨酸、蛋氨酸、缬氨酸。
- 甲基丙二酸尿症	甲基丙二酰辅酶A变位酶	苏氨酸、异亮氨酸、蛋氨酸、缬氨酸。
- 异戊酸尿症	异缬酰辅酶A脱氢酶	亮氨酸。
- 3-羟基-3-甲基戊二酸尿症	3-羟基-3-甲基戊二酸辅酶A裂解酶	亮氨酸氧化最后一步被停止。脂肪酸向酮体转化受限。
脂肪酸氧化障碍		
- 酰基辅酶A脱氢酶缺乏症	酰基辅酶A脱氢酶缺少包括短链(C4～C6)、中链(C4～C14)、长链(C12～C18)脂肪酸	脂肪酸在线粒体中无法进行新陈代谢。
- 肉毒碱相关障碍	肉毒碱棕榈酰转移酶缺失	脂肪酸无法被运输到线粒体当中。
- 丙酮酸代谢障碍	丙酮酸脱氢酶	丙酮酸向乙酰辅酶A的转化受损。
	丙酮酸羧化酶	由于丙酮酸无法转化成草酰乙酸,然后再生成磷酸烯醇丙酮酸,糖原异生受限。

对新生儿或婴儿进行遗传性疾病诊断前,获得型高氨血症必须被排除(如肝功能不全、肝分流、肝旁路、Reye综合征、丙戊酸治疗、低血容量休克、短暂新生儿高氨血症、新生儿单纯疱疹病毒感染、围产期窒息、心功能不全、脓毒症、感染尿毒菌等)。

诊断和鉴别诊断遗传性高氨血症中重要生物标物[11]:氨、葡萄糖、乳酸、酮体、阴离子间隙(表5.1-5)。

检测生物标志物是非常重要的,因为在神经代谢紊乱无症状时,氨水平可能低于60 μmol/L(100 μg/dL)或有稍许升高。增加蛋白质摄入量或极端的身体压力也会导致氨浓度生理性升高。建议如下:

- 血气分析:代谢性酸毒症引起的高氨血症可能是由于有机酸作用,而不是尿素循环障碍,虽然酸毒症也可能由后者所致,但尿素循环紊乱更大可能是与碱中毒相关,而不是酸中毒。
- 血糖:如果水平正常,可排除HI-HA综合征。
- 尿液酮体:尿酮症很可能与有机酸尿症相关。
- 血清尿素:虽然尿素循环障碍患者的血清尿素通常较低,但它并不是一个敏感和特异的标志物。
- 丙氨酸氨基转移酶、凝血酶原时间和白蛋白对急性肝衰竭排除诊断非常重要。

表5.1-5 根据参考数据,急性遗传性高氨血症不同诊断[17,18]

紊乱	血氨	葡萄糖	乳酸	酮体	酸中毒	缺陷	氨基酸、有机酸	
							血浆	排泄
尿素循环	↑	n	n	n	+/n	CPS	丙氨酸与谷氨酸(↑) 瓜氨酸与丙氨酸(↓)	乳清酸正常
		n	n	n	+/n	OTC	丙氨酸与谷氨酸(↑) 瓜氨酸与丙氨酸(↓)	乳清酸(↑↑)
		n	n	n	+/n	AS	瓜氨酸(↑↑)	乳清酸(↑)
		n	n	n	+/n	AL	谷氨酸(↑) 丙氨酸(↓) 瓜氨酸及谷氨酸与精氨琥珀酸(↑) 丙氨酸(↓)	乳清酸(↑)
		n	n	n	+/n	精氨酸酶	精氨酸(↑↑)、谷氨酸(↑)	乳清酸(↑)
有机酸尿	↑	n/↓	n/↑	↑	+	—	甘氨酸(↑)	丙酸及甲基丙二酸和异戊酸(↑)
脂肪酸氧化	n/↑	↓	↑	↓	+/n	—	二羧酸(↑)	丙氨酸及谷氨酸和脯氨酸(↑)
HHH综合征	↑	n	n	n	—		鸟氨酸和瓜氨酸(↑)	乳清酸(↑↑)
LPI	↑	n	n	n	—		赖氨酸(↑↑)	↑
HI-HA综合征	n/↑	↓/n	n	n/↑	n	—	—	—

↑,提高;n,正常;↓,降低;+,存在;AS,精氨琥珀酸合成酶;AL,精氨琥珀酸酶;CPS,氨甲酰磷酸合成酶;OTC,鸟氨酸氨甲酰转移酶;HHH综合征,高鸟氨酸血症-高氨血症-高瓜氨酸血症综合征;LPI,赖氨酸尿蛋白耐受不良;HI-HA综合征,高胰岛素-高血氨综合征

5.1.5.3 对高氨血症和疑似神经代谢紊乱的特殊检测

通常检测尿液和(或)血浆中的氨基酸和有机酸(表5.1-5)就能对疾病进行一般性鉴别。最终的疾病诊断需要检测缺陷酶的活性并进行相关分子遗传学分析。

5.1.5.3.1 尿素循环缺陷:在所有尿素循环缺陷中,丙氨酸和谷氨酰胺含量都上升。

在瓜氨血症中(琥珀酸合成酶缺陷),瓜氨酸浓度>1 500 μmol/L。在OTC和CPS缺陷中,瓜氨酸和精氨酸的含量都降低。

精氨琥珀酸酶缺乏症的特点是精氨琥珀酸尿清除率高,在血浆中仅略微升高。

在精氨酸酶缺陷中,血浆和尿液中的精氨酸浓度明显升高。

根据氨基酸分布情况,很难将OTC、CPS和NAGS与其

他尿素循环缺陷区别，但可通过别嘌呤醇耐量试验鉴别。因为除了 CPS 和 NAGS 缺陷之外，所有尿素循环酶缺陷中，由于氨甲酰磷酸代谢受损，氨甲酰磷酸中乳清酸的合成增加（图 5.1－1）。别嘌呤醇或其代谢物羟嘌呤核苷酸，抑制了乳清酸核苷单磷酸脱羧酶，导致尿素循环酶缺陷症中乳清酸含量升高，但是 NAGS 和 CPS 的情况不同。所以别嘌呤醇耐量试验对 OTC、CPS 和 NAGS 缺乏的鉴别具有特异性[12]。

别嘌呤醇耐量试验：别嘌呤醇单次成人剂量为 300 mg，6 h后收集 24 h 尿液。若分泌增加可证明为 OTC 缺陷，而并非 CPS 缺陷或 NAGS 缺陷。该试验对尿素循环缺陷具有很高的特异性，同时可用于鉴别非症状性杂合子的 OTC 缺陷。

5.1.5.3.2 氨基酸转运障碍：在 HHH 综合征和 LPI 综合征中发现了相应的氨基酸清除率增加（表 5.1－4）。同时，乳清酸的分泌也可能增加。在 HHH 综合征中，如果蛋白质摄入量较低，高血氨症可能消失。在 LPI 综合征中，除半胱氨酸外，血浆中二元氨基酸浓度可能略微升高或正常。因此，在对这些疾病的诊断中，检测晨尿非常重要[10]。

5.1.5.3.3 有机酸尿症：通常采用气相色谱质谱分析法测定尿液和血浆中有机酸含量。相对常见的有机酸尿/血症包括甲基丙二酸血症、丙酸血症和异戊酸血症。

5.1.5.3.4 脂肪酸氧化紊乱：脂肪酸氧化紊乱时，β 氧化被激活进行脂肪酸的分解代谢，产生二羧酸，如己二酸、癸二酸、辛二酸都通过尿液排出[13]。二羧酸的高排泄、结合酮体的减少或消失可证明是脂肪酸氧化的紊乱。二羧酸模式还提示了代谢短链或长链脂肪酸的酰基辅酶 A 脱氢酶是否受到影响，如羟基二羧酸的存在表明了 3－羟基－酰基辅酶 A 脱氢酶的缺乏，这种脱氢酶可以代谢长链脂肪酸。

5.1.5.3.5 线粒体色素病与能量代谢紊乱：详见参考文献[14]。

5.1.5.3.6 HI－HA 综合征：突变型谷氨酸脱氢酶进行分子遗传学检测，详见参考文献[15]。

5.1.5.3.7 肝性脑病：根据临床症状可对遗传性高氨血症中的疑似显性脑病进行诊断。儿童的症状包括恶心、呕吐、迷乱、癫痫和嗜睡。新生儿中包括拒绝进食，婴儿和较大儿童会产生厌食症和共济失调。必须说明的是，遗传尿素循环障碍可能发生在任何年龄。

5.1.5.4 获得型高氨血症

获得型高氨血症主要源于肝脏，由严重的肝病，通常是肝硬化引起。肝硬化导致尿素和谷氨酰胺合成减少，进一步损害了由分解代谢状态引起的氨水平升高。在肝硬化中，有代谢（肝实质减少）和血流动力学成分（门腔静脉/门体静脉分流）的结合。含氨血液直接从肠道进入全身循环，绕过肝脏。

获得型高氨血症可能会引起肝性脑病。血氨浓度升高 5～6 倍[浓度超过 176 μmol/L（300 μg/dL）]可能导致昏迷，但大脑无法提高自身对氨反复刺激的耐受度。持续性或间歇性高氨血症可能对大脑功能造成永久性损害。高氨性脑病是一种临床症候群，其特点是精神状态异常和神经肌肉表现，如扑翼样震颤、震颤、视丘麻痹、不协调和尿失禁。潜在的脑病可通过心理运动测试诊断，如连环数、算术练习和测量反应时间[15]。其他引起高氨血症的原因很少见，如表 5.1－6 中所示。

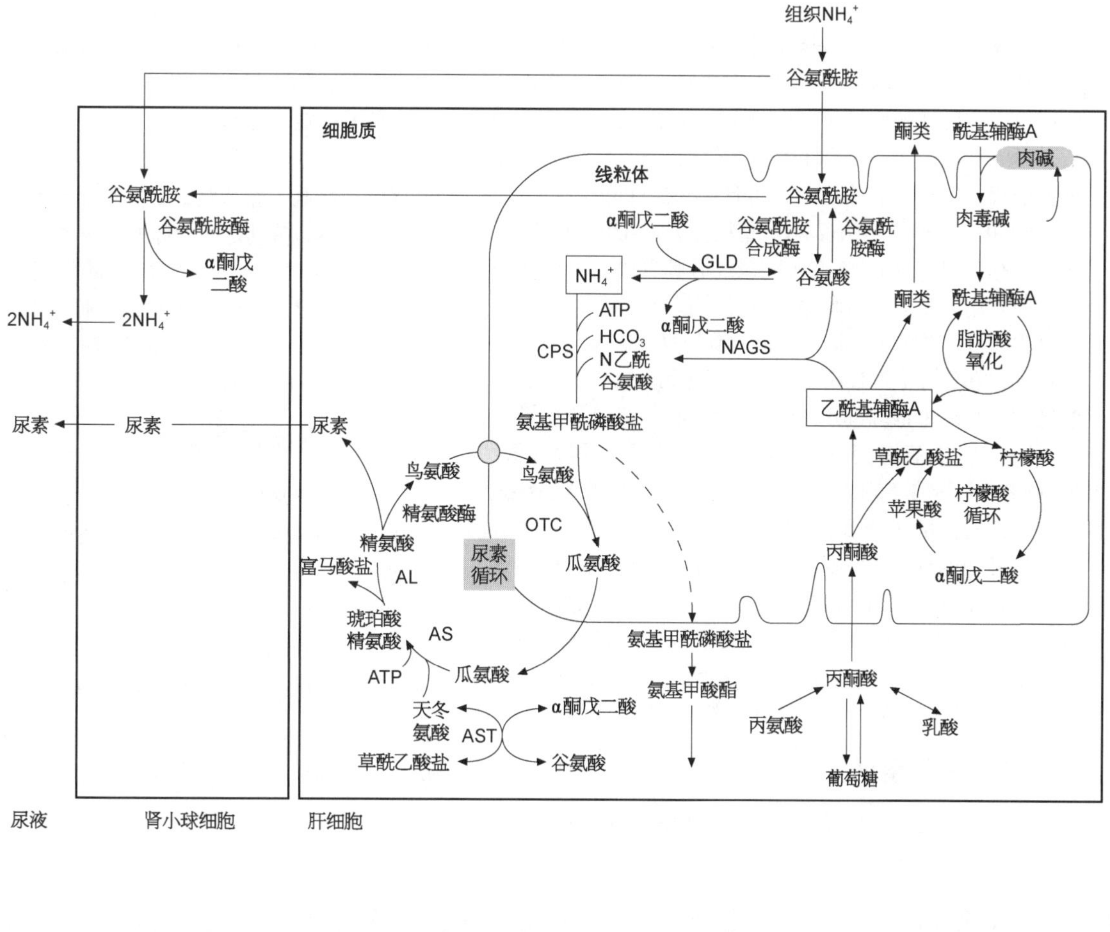

图 5.1－1 肝和肾氨代谢的结构、功能组织及调节（修改自参考文献[13，17]）。肝细胞蛋白水解过程中产生的 NH_4^+ 可以通过尿素循环解毒，也可以谷氨酰胺的形式暂时储存在线粒体中。不同组织中产生的 NH_4^+ 以谷氨酰胺的形式运输到肝脏，并像内源性谷氨酰胺一样进入尿素循环。如果存在酸中毒，HCO_3^- 被保存，尿素循环被下调。在这种情况下，肾脏通过增加谷氨酰胺的吸收和尿液中 NH_4^+ 的排泄维持 NH_4^+ 的稳态。在尿素循环缺陷中，该循环以下 5 种酶中有 1 种存在缺陷：CPS、OTC、AS、AL 和精氨酸酶。尿素循环的功能取决于脂肪酸氧化和丙酮酸代谢产生的乙酰辅酶 A 的可用性。代谢途径紊乱导致继发性高氨血症

表 5.1-6 继发性高氨血症

疾病	临床与实验室检查
肝性脑病[16]	临床结果：临床症状包括轻度智力功能损伤、焦虑、性格改变，甚至昏迷。最原始症状为焦虑不安和紧张。实验室结果：静脉血浆血氨浓度超过 88 μmol/L(150 μg/dL)可出现肝性脑病的症状。血氨水平与肝性脑病的严重程度有关。昏迷状态下测量的浓度超过 176 μmol/L(300 μg/dL)。相较静脉血浆水平，动脉血浆水平与肝性脑病的严重程度更有联系。患者中发现血氨水平明显升高，由于细菌产生的血氨由肠吸收导致门静脉血氨浓度约为 176 μmol/L(300 μg/dL)。约 10%的肝性脑病患者的血氨水平没有上升。
高剂量化疗	高剂量化疗会导致高氨血症，但肝功能正常。 临床表现：症状与肝性脑病患者相似。实验室检查：高氨血症、换气过度引起的呼吸性碱中毒。在一项研究中[25]，接受急性白血病治疗的患者，其血氨水平可达 17～70 μmol/L(29～119 μg/dL)，在治疗后血氨水平达到 72～347 μmol/L(123～590 μg/dL)。14%的患者可达 200 μmol/L(340 μg/dL)并具有脑病。
化疗	多发性骨髓瘤，尤其是脑膜受累的骨髓瘤，可能与高氨血症相关。此类患者所测浓度为 114～194 μmol/L(195～330 μg/dL)[26]。
Reye 综合征	这是一种多发于 15 岁以下儿童的疾病，病因不确定但被认为是一种线粒体功能障碍。形态分析显示肝细胞和肾小管中存在脂质空泡。临床表现：呕吐、中枢神经系统和肝脏功能障碍。通常认为病毒感染或有毒因子(水杨酸酯)可能与引发疾病有关。实验室检查：氨基转移酶升高，凝血酶原时间延长，代谢性酸中毒，低血糖，血浆中的酮体减少。血氨水平在 100～350 μmol/L(170～600 μg/dL)，最大血氨水平与存活率负相关。
丙戊酸(VPA)治疗[28]	VPA 治疗范围为 63～133 mg/L。VPA 长期治疗可引起高氨血症，通常发生在多药的情况下，影响 VPA 浓度。在癫痫和精神病患者中已经描述了高氨血症性脑病，血氨水平为 100～200 μmol/L(170～340 μg/dL)。对肿瘤患者采用高剂量丙戊酸进行化疗，血氨水平可达到 10 倍。血氨和 VPA 浓度很难对脑病进行预知。该疾病被认为是 VPA 代谢物积累导致 N 乙酰化谷氨酸减少，并因此造成尿素循环第一个步骤：线粒体氨甲基磷酸合成酶-1 的抑制。
尿路感染	泌尿系统和膀胱异常的患者具有急性或慢性泌尿路感染。如果尿素水解细菌(如奇异变形杆菌)大量繁殖，这些细菌将尿转化为 NH_4^+，50%在 pH 为 9 时以 NH_3形式存在。血氨被吸收，导致儿童血氨浓度达 411 μmol/L(700 μg/dL)[19]。
低出生体重的新生儿	在一些体重在 2 500 g 以下的新生儿发现无症状高氨血症，其血氨水平是参考区间最高水平的 2 倍。4 周后浓度降低至成年人水平。在一项低体重新生儿研究中，血氨水平为 71 μmol/L ± 26 μmol/L(121 μg/dL ± 45 μg/dL)，以 $\bar{x} \pm s$ 表达。
短暂性新生儿高氨血症	刚出生前二天的新生儿很少会存在该状况，经常伴随着肺功能障碍。高氨血症比遗传性尿素循环缺乏症更严重[20]。

5.1.5.4.1 肝门体静脉脑病：肝性脑病(HE)一词涵盖了许多潜在可逆转的症状，从离散的神经精神异常到昏迷[16]。它是一种继发性、代谢、脑和神经肌肉紊乱疾病，由慢性肝病或肝实质严重衰竭引起。为了与其他脑病鉴别，区分如下[16]：

- 暴发性肝衰竭(A 型)，亦称急性肝衰竭。在这一急性类型中，脑水肿形成，伴有颅内压的相关症状。
- 手术或自发性腹腔分流，无潜在肝病(B 型)。
- 肝硬化伴功能障碍或门静脉高压症(C 型)。这种类型是一种偶发的(由沉淀因子触发)、持久的、最少发生的。

高氨血症肝性脑病是肝合成尿素和谷氨酰胺的能力降低所致。肝脏不足以完成内源性蛋白质代谢和肠细菌分解所产生的氨的代谢。这种情况可发生于肝病，功能性肝实质大量减少，如肝硬化和急性肝功能衰竭，严重损害实质组织的功能。

由于存在门腔分流，肠道血液绕过肝脏直接进入体循环。而分流障碍患者是通过门腔静脉或脾静脉分流来实现。在急性肝衰竭时肝内分流使血液从门静脉到肝静脉无变化。

肝硬化和门脉血压过高的诱发因素包括：胃肠道出血(食管静脉曲张)，碱中毒、低磷酸盐血，饮食问题(高蛋白质摄入、酒精、便秘、呕吐、腹泻、手术)，镇静药、催眠药、利尿剂，急性和慢性感染(特别是使用皮质类固醇进行长期治疗)，不充分控制利尿剂的使用(碳酸酐酶抑制剂)。

急性肝功能衰竭的原因包括：急性病毒性肝炎、毒性肝炎(如毒鹅膏、醋氨酚、工业溶剂、其他肝毒性物质)、急性药物毒性肝炎(三环抗抑郁药、NSAID、INH、氟烷)、低氧肝衰竭(急性右心衰)及其他原因，如 Budd-Chiari 综合征、急性妊娠脂肪肝、严重恶性肝浸润、自身免疫性肝炎等。

5.1.6 注意事项

血液标本采集：GGT 活性升高可增加血浆中氨的生成速率至健康人平均水平的数倍。高 GGT 样品中谷氨酸酯盐分解产生 NH_3。在 GGT 浓度为 1 000 U/L 时，谷氨酸盐分解活性比参考活性高 35 倍。若为 EDTA 二钾抗凝血浆标本，每毫升标本中包含 5 μL 硼酸钠(0.4 mol/L)(pH 7)和 50 μL L 丝氨酸溶液(0.1 mol/L)，可防止谷氨酸盐分解。

同一个体毛细血管血中的氨浓度高于动脉血中的浓度[29]。

干扰因素：随着红细胞和血小板的数量和 GGT 水平升高[30]，血液标本采集后氨的合成增加。由于红细胞中的氨水平是血浆中的 3 倍，溶血将导致氨水平异常升高。全血中约 75%的氨存在于红细胞中。

参考范围：毛细血管血中氨水平高于动脉血，无肝脏疾病人群的动脉血与静脉血中氨水平无差异。从收集的血液样本中发现在体力劳动之后静脉血浆中氨水平上升[29]。

稳定性：实验室血液标本的转运必须冰浴送检，并在 15 min 内完成。如果能保证转运温度不超过 20℃，在事先冰预处理冷却后，标本可以无冰运输。-30℃下标本可以长期储存，氨浓度不会升高[30]。

5.1.7 病理生理学

脂肪和碳水化合物的氧化最终产物是 CO_2 和 H_2O，两者都通过肺和肾脏排出体外。蛋白质的氧化还会产生 HCO_3^- 和 NH_4^+[31]。然而蛋白质的完全氧化会以化学计量产生 HCO_3^- 和 NH_4^+。在人体中，平均每天摄入 100 g 蛋白质会产生约 1 mol 的 HCO_3^- 和 NH_4^+。考虑到尿量有限，这些 HCO_3^- 不能都通过肾脏排泄。对于代谢生成的 HCO_3^-，主要通过肝脏中尿素合成来消耗，其消耗的 HCO_3^- 和 NH_4^+ 化学计量与蛋白质分解过程中产生的化学计量相同。

$$2NH_4^+ + 2HCO_3^- \longrightarrow 尿素 + CO_2 + H_2O$$

因此，每天机体形成约 30 g 尿素，可产生 1 mol 的强碱 HCO_3^- (pH 6.1)和 1 mol 的弱酸 NH_4^+ (pH 8.9)。这种机制有助于稳定机体的 pH。NH_4^+ 也可通过肝脏和其他器官的谷氨酰胺在肾脏中水解后排泄到尿液中[31]。因此，由尿素或谷氨酰胺合成的氮处理模式决定了 HCO_3^- 的去除率，肝脏成为维持酸碱稳态的重要器官。

5.1.7.1 氨的转运[32]

氨可以在所有组织中生成，但对神经组织来说氨是有毒性的。从生理学上讲，大部分氨通过肝脏排出，少量通过肾脏排出。组织释放出的氨通过转化为谷氨酰胺被转运到肝脏来解毒。谷氨酰胺通过谷氨酸盐和氨在谷氨酰胺合成酶的催化下合成。

$$\text{谷氨酸} + NH_4^+ + ATP \xrightarrow[\text{合成酶}]{\text{谷氨酰胺}} \text{谷氨酰胺} + ADP + P$$

血浆中谷氨酰胺的浓度约为 700 μmol/L，高于其他氨基酸浓度。氨的另一种运输方式是通过丙氨酸形式。在这个过程中丙氨酸氨基转移酶和谷氨酸氨基转移酶催化氨基基团，将大部分氨基酸从丙酮酸盐催化为 L 丙氨酸，或将 α 酮戊二酸催化为 L 谷氨酸盐。由于 L 丙氨酸也是谷氨酸转氨酶的底物，所有经过氨基转移的氨基氮都可以通过转氨基作用集中在谷氨酸。

5.1.7.2 谷氨酸盐代谢[24]

氨通过谷氨酰胺或谷氨酸盐的形式在肝脏中代谢。谷氨酸盐是唯一一种能氧化脱氨的氨基酸。该反应由 GLD 催化：

$$\text{谷氨酸} + NADP^+ + H_2O \xrightarrow{GLD} \alpha\ \text{酮戊二酸} + NADPH + H^+ + NH_3$$

谷氨酰胺酶和 GLD 介导的反应发生在肝细胞的线粒体中。谷氨酸的线粒体内浓度决定了 N 乙酰谷氨酸和尿素的合成速率。尿素合成的第一步(氨甲酰磷酸的形成)与谷氨酸的氧化脱氨和三羧酸循环密切相关。这两种物质都生成了氨甲酰磷酸的第五作用底物(图 5.1－1)。尿素的合成始于氨甲酰磷酸的形成，共有 4 步循环，最终分解为精氨酸和尿素。尿素是水溶性的，无毒，渗透性好，通过肾脏排出。

两种主要的氨解毒系统，即尿素和谷氨酰胺合成，在肝腺泡的分布中具有异质性。虽然外周肝细胞具有尿素循环酶，但只有在腺泡流出的小静脉细胞群能够通过谷氨酰胺合成清除氨。因此这两种主要的氨解毒系统分别通过不同组织结构来依次完成。对未被上游尿素合成提取的 NH_4^+ 离子，其周围的谷氨酰胺合成酶是一种高亲和力的清除剂，但该系统对门静脉氨解毒的亲和力较低[33]。

综上所述，谷氨酸代谢与以下(图 5.1－2)相关[24]：

- 氨基转移酶反应。蛋白质代谢氨基时，转移酶将氨基转移至谷氨酸盐，通过谷氨酸盐对氨基酸进行分解和再合成。氨基酸分解过程中产生的谷氨酸被 GLD 转化为 α 酮戊二酸，随后 α 酮戊二酸进入三羧酸循环代谢。
- 氨基酸降解。谷氨酸盐通过 GLD 的氧化脱氨基作用将氨基酸降解为 α 酮戊二酸和 NH_4^+。
- 尿素生成。肝脏中线粒体内的谷氨酸浓度决定了通过 N 乙酰谷氨酸盐合成酶生成 N 乙酰谷氨酸的这一过程，从而决定尿素的合成速率。
- 谷氨酰胺合成酶使氨与谷氨酸盐反应生成谷氨酰胺。
- 谷胱甘肽的合成。谷氨酸、半胱氨酸和甘氨酸共同合成为谷胱甘肽，它能够保护细胞不被氧化。
- 中枢神经系统(CNS)。在中枢神经系统中，谷氨酸-谷氨酰胺循环对于谷氨酸从星形胶质细胞到神经元的无毒循环至关重要。谷氨酸盐是中枢神经系统的主要兴奋性神经递质。星形胶质细胞对谷氨酸的摄取对防止细胞外摄取毒性谷氨酸非常关键。由星形胶质细胞所吸收的谷氨酸盐将被转化为谷氨酰胺。后者释放后可被神经元重新摄取，用于谷氨酸的再生以进行神经传递。在高氨血症中，谷氨酰胺和谷氨酸盐的增加可累积氨，导致大脑中谷氨酰胺含量升高，通过细胞内渗作用引起脑肿胀。

5.1.7.3 肾脏的氨代谢[33]

肾脏的氨代谢是通过肾脏直接排出氨。当氨在肾脏中产

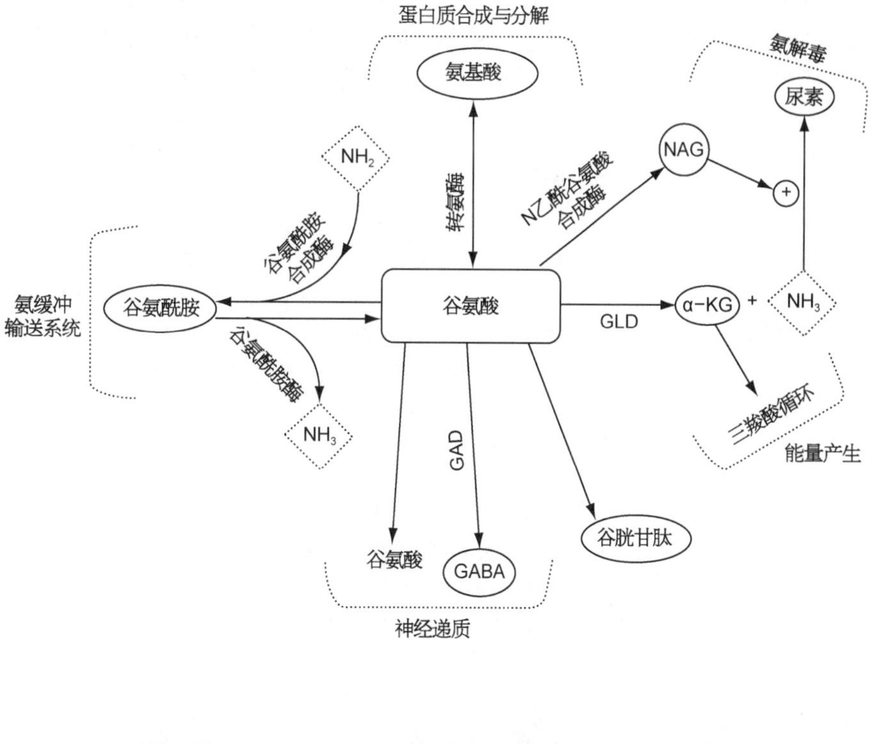

图 5.1－2 谷氨酸代谢途径(修改自参考文献[24])。图中显示了尿素合成的途径、三羧酸循环中的能量合成、神经递质 γ 氨基丁酸的形成、质子的缓冲及氨基酸的合成和降解。NAG，N 乙酰谷氨酸；α-KG，α 酮戊二酸；GAD，谷氨酸脱羧酶；GLD，谷氨酸脱氢酶；GABA，γ 氨基丁酸

生时，肾小球过滤的内腔谷氨酰胺及对流的血浆谷氨酰胺被肾小管细胞的 GLD 代谢为谷氨酸和氨。NH_3 被释放到管腔内，与 H^+ 结合形成 NH_4^+。氨在肾脏的代谢能消除质子，并以约 35 mmol/24 h 的速度排出，约 1/3 的氨在肾脏中形成并代谢排入尿液，2/3 进入肾静脉。

氨通过肾脏和肝脏的解毒作用受酸碱平衡的影响。如细胞外 pH 从 7.4 降低至 7.3，可使门静脉周肝细胞的 GLD 活性降低 70%。因此，在酸中毒时，门静脉周肝细胞中的尿素合成会减少，有利于增加静脉细胞中谷氨酰胺的合成。尿素循环被下调以保存 HCO_3^-，否则 HCO_3^- 将在氨甲酰磷酸酯的形成过程中耗尽。增加的谷氨酰胺被运送至肾脏补偿酸中毒。形成的氨与 H^+ 结合形成 NH_4^+，后者随尿液被排出，且不能被肾小管重吸收。

NH_4^+ 和 HCO_3^- 稳态也受肝脏和肾脏协同调控。在肾功能不全时，肾脏清除 NH_4^+ 减少，肝周肝细胞内 NH_4^+ 含量增加，从而激活 GLD，刺激尿素循环通路。导致 HCO_3^- 消耗增加而补偿代谢性酸中毒。

5.1.7.4 肝硬化时氨的消除

肝硬化患者，由于肝实质减少，尿素合成减少约 80%，导致 HCO_3^- 摄入不足，进而引起代谢性碱中毒[34]。碱中毒将激活肝谷氨酰胺合成酶，刺激产生 5 倍的谷氨酰胺。因此，氨通过尿素循环通路的含量增加，使肝硬化患者排泄的尿素与正常量相似。如果由于脓毒症、心功能不全或药物引起的酸中毒，这种补偿会因谷氨酰胺合成抑制酶的作用而消失。

5.1.7.5 肝脏、门体静脉高氨血症

门静脉血液中的氨浓度约为 90 μmo/L(154 μg/dL)。氨由肠道内的细菌从氨基酸和尿素中产生。将氨输送到肝脏的方法：70%通过尿素循环，30%通过谷氨酰胺的形成及随后再循环进入尿素循环。肝硬化时中心静脉周围的谷氨酸产生细胞数量严重减少，以致合成的能力显著降低，使 NH_4^+ 不能再被吸收，导致高氨血症。

5.1.7.6 获得型高氨血症

新生儿的尿素循环酶活性约只有成人的 50%，在 6 个月之内可以达到成人的水平。尿素循环酶 1～4 的遗传缺陷可抑制尿素合成，导致高氨血症。精氨酸酶的缺乏通常与高氨血症有关。

5.2 胆红素

Lothar Thomas

血清中总胆红素(BT)由以下 4 种组分组成[1]：

- 非结合胆红素(Bu)，即生命最初几天出现的胆红素。在生理 pH 和正常体温下，Bu 具有极强的非极性，几乎不溶于水。在血浆中，它以折叠结构存在，即所谓的 ZZ 构象，与白蛋白松散结合。这种类型的胆红素也被称为 ZZ 胆红素。消除 ZZ 胆红素有 3 种代谢和排泄途径：与葡萄糖醛酸结合、光异构化和氧化。
- 与糖结合的结合胆红素(Bc)：葡萄糖醛酸化产物为单葡萄糖醛酸胆红素(C－8)、单葡萄糖醛酸胆红素(C－12)和二葡萄糖醛酸胆红素，这些结合物是水溶性的，由肝细胞对抗浓度梯度分泌到胆汁中。黄疸血清中结合胆红素比例高，主要成分为单糖醛酸胆红素。
- δ胆红素(Bδ)：胆红素通过丙酸侧链和白蛋白上赖氨酸残基的 ε 氨基之间的酰胺键与白蛋白共价结合。
- 游离胆红素(Bf)(非结合胆红素)：胆红素不结合白蛋白或其他蛋白质。

由于 Bu、Bc 和 Bδ 与重氮试剂的反应不同，故在常规临床诊断中可区分以下胆红素组分：

- 总胆红素：重氮试剂在催化剂作用下与 Bu、Bc 和 Bδ 反应。
- 直接胆红素：重氮试剂在没有催化剂的情况下直接反应。测量 Bc 和 Bδ 的主要部分及 Bu 的一小(但可变)部分。因此，直接胆红素的血清浓度仅是结合胆红素浓度的一个有限指标。
- 间接胆红素：总胆红素减去直接胆红素的差值。

由于与直接胆红素相比，结合胆红素是鉴别诊断黄疸的更好标准，因此不应再检测直接胆红素。

5.2.1 适应证

黄疸的诊断、鉴别诊断和监测。

5.2.2 检测方法

检测 Bu、Bc 和 Bδ。

方法基于 Jendrassik Gr[2]，建议参考方法按 NCCLS 推荐[3]：原理为，在咖啡因试剂存在时，Bu、Bc 和 Bδ 与重氮磺胺酸反应，在中性溶液中可产生红色的偶氮胆红素。通过添加抗坏血酸、碱酒石酸盐和稀盐酸，使偶氮染料的颜色变为蓝色，并将最大吸光度从 530 nm 增加到 598 nm。Bc 和 Bδ 迅速使磺胺酸重氮化，Bu 反应相对较慢，但通过咖啡因试剂将白蛋白移除后反应可迅速发生。对于空白样品，用磺胺酸替代重氮化的磺胺酸。

DPD 方法[4]：原理为，在 0.1 mol/L HCl 中，Bu、Bc 和 Bδ 可以直接与 2,5－二氯苯-重氮盐反应生成偶氮染料，通过在 540～560 nm 处测量吸光度对其定量。为了检测 BT，Bu 通过聚乙二醇辛基苯基醚(Triton X－100)从白蛋白中释放出来。空白样品反应物仅为 0.1 mol/L HCl，因此不会发生颜色反应。

直接分光光度法(双波长)[5]：主要用于新生儿血浆胆红素的测定。原理为，毛细管内等离子体的吸光度通过分光光度法在约 460 nm 处测定。血红蛋白的光谱干扰可通过 550 nm 处测量并扣除。两种波长的吸光度值代表了标本中血红蛋白和胆红素的吸光度之和。由于血红蛋白吸光度在两种波长上是相同的，因此 460 nm 吸光度减去 550 nm 吸光度即为胆红素的吸光度。

多层层析技术[6]：原理为，包含 3 层层析，最上层包含咖啡因和苯甲酸钠，用于从白蛋白中分离 Bu，第二层固定蛋白质成分，第三层是反应区。Bu 和 Bc 与一种称为媒染剂的带特定电荷聚合物相互作用。Bu 和 Bc 的浓度是通过在 400 nm 和 460 nm 波长处测量的反射密度和预先确定的分子反射率进行比对计算同时获得。

酶法[7]：原理为，在胆红素氧化酶存在时，总胆红素被氧分子氧化为胆绿素，450 nm 处测量紫色化合物吸光度。在十

二烷基硫酸钠和胆酸钠存在时，pH 8.2 环境中测定 Bu、Bc 和 Bδ 含量。

$$胆红素 + 1/2\ O_2 \xrightarrow[氧化酶]{胆红素} 胆绿素 + H_2O$$

$$胆绿素 + O_2 \longrightarrow 紫色颜料$$

5.2.2.1 胆红素分类

直接反应胆红素：在没有催化剂如咖啡因试剂的情况下，可与重氮试剂迅速反应的胆红素为 Bc、Bδ 及部分 Bu。这种方法仍用于很多自动化分析仪，但应被特异性更佳的 Bc 方法所替代。

非结合胆红素(Bu)：总胆红素减去直接胆红素的差值即为 Bu。由于几乎不包含 Bδ 在内，Bu 仅对溶血性贫血、遗传性高胆红素血症有意义。由于在阻塞性黄疸时 Bc 和 Bδ 相对成比例增加，Bu 不能用于阻塞性黄疸的判断。Bδ 参与直接胆红素的测定会使 Bu 结果偏低。

结合胆红素(Bc)[1]：① 重氮法：用 HCl 稀释血清，反应时间至少 5 min，可使 Bu 在加入重氮试剂之前不发生反应。Bδ 仅在一定程度上参与反应；② 酶法：在 pH 约为 10 的情况下，胆红素氧化酶可以氧化 Bc 为胆绿素，对 Bu 或 Bδ 没有影响[7]；③ 多层层析技术：基于不同层析技术，可单独测定 Bu、Bc 和 Bδ。

游离胆红素(Bf)：采用过氧化物酶方法，非结合胆红素在辣根过氧化物酶催化下氧化产生无色的过氧化氢，而白蛋白结合的胆红素被保护不受氧化，只有 Bf 发生反应[8]。440 nm 处检测胆红素吸光度的降低率。该方法适用于检测新生儿 Bf。可用特殊光谱仪自动化检测 Bf 和 BT。

经皮胆红素检测：新生儿皮肤黄染程度可用便携式反射光度计检测。通过比较经皮胆红素与血液标本中胆红素，运用回归方程计算胆红素浓度。

5.2.3 样本

- 血清或血浆：1 mL。
- 毛细管血浆(肝素、EDTA)：0.05 mL。

5.2.4 参考区间(表 5.2-1)

表 5.2-1 胆红素的参考区间

总胆红素		μg/dL	μmol/L
新生儿[9]	24 h	≤8.7	≤150
	2 天	1.3～11.3	22～193
	3 天	0.7～12.7	12～217
	4～6 天	0.1～12.6	2～216
儿童	>1 个月	0.2～1.0	3～17
成人[1]		0.1～1.2	2～21
- 美国人群*[10]		≤1.4	≤24
直接胆红素			
成人与儿童		≤0.1	≤2
游离胆红素			
新生儿[8]		1～2	17～34

换算公式：μg/dL×17.104 = μmol/L，*数值为第 2.5 和第 97.5 百分位数

5.2.5 临床意义

新生儿和婴儿胆红素水平≥68 μmol/L(4 mg/dL)；儿童和成人胆红素水平≥51 μmol/L(3 mg/dL)，可出现高胆红素血症的症状，临床表现为黄疸。

5.2.5.1 黄疸的分类

肝前黄疸：胆红素合成过多，最常见的原因是溶血性贫血、新生儿黄疸、无效的红细胞生成、感染(如疟疾)、输血反应、烧伤、大血肿吸收和遗传性高胆红素。

肝性黄疸：最常见的原因是肝实质的感染性或毒性损伤。通常可能的原因包括急性和慢性病毒性肝炎、细菌性和寄生虫性肝病、肝癌转移、药物引起的实质和胆汁性肝损伤及肝脏受其他潜在疾病影响。另一个重要病因是遗传性的高胆红素血症。

肝后黄疸：由胆管的机械性梗阻引起(如胆管结石、胰头癌、胆道闭锁和原发性硬化性胆管炎)。

5.2.5.2 黄疸的鉴别

鉴别黄疸的依据包括[11]：总胆红素(总胆红素 = 非结合胆红素 + 结合胆红素 + δ 胆红素)、结合胆红素浓度、结合胆红素/总胆红素值、LDH/AST 值，以及 ALT、GGT 和 ALP 活性。

5.2.5.2.1 肝前黄疸：Bu 水平会上升。肝前高胆红素血症患者中 Bδ 含量极低，因此 Bu = BT - Bc。

若 BT 高于 103 μmol/L(6 mg/dL)，可基本排除溶血、无效造血引起的肝前黄疸。显著升高的胆红素水平仅见于 ABO 系统的输血事件、溶血危象(如镰状细胞性贫血、新生儿黄疸和某些遗传性高胆红素血症)。

当 BT 浓度>51 μmol/L(3 mg/dL)时，直接胆红素和直接胆红素/总胆红素值可用于肝胆性黄疸和溶血性黄疸的鉴别[12]。比值的判断标准定为 0.33，比值<0.33 时提示溶血性黄疸，其诊断灵敏度为 80%；比值>0.33 时提示为肝胆性黄疸，灵敏度为 86%。

在肝性黄疸的鉴别中，LD/AST 值≥5 提示为溶血性黄疸。其他溶血性黄疸的提示包括：① 尿液：胆红素阴性和尿胆素原阳性；② 血清中结合珠蛋白减少，网织红细胞增多。

5.2.5.2.2 肝性黄疸：高胆红素血症伴有肝酶升高，黄疸很可能来源于肝脏。这种情况需与肝后黄疸鉴别。

高胆红素血症对肝脏疾病的灵敏度较低，无法作为筛选指标。超过 40%的临床肝病患者 BT 浓度<20 mol/L(1.2 mg/dL)；25%的患者有轻度黄疸，即胆红素水平在 20～50 μmol/L(1.2～2.9 mg/L)。许多肝病患者可将轻度黄疸症状作为观察指标。

肝性黄疸时，Bu、Bc 和 Bδ 均会升高，其中 Bc 占 50%以上。主要病因是病毒性肝炎和由于能量缺乏导致的胆红素分泌减少，如败血症、全肠外营养或严重的手术治疗。BT 中 Bc 和 Bδ 的比例具有预后价值。Bc 水平下降表明病情改善，而 Bδ 水平上升预示疾病进展。当 BT 水平下降或轻中度升高时，直接胆红素可占总胆红素的 80%，参与直接胆红素反应的 Bδ 半衰期长达 18 天。

新生儿和婴儿发生非肝性黄疸(如新生儿黄疸、脓毒性休克、溶血)时，Bδ 水平较低。Bδ 增至超过 BT 的 10%，提示肝性疾病(如巨细胞病毒感染、胆道闭锁、乙型肝炎感染)[13]。

其他检测包括：尿胆红素阳性，尿胆素原阳性。

5.2.5.2.3 肝后黄疸：梗阻性黄疸时，ALT 活性很少高于参考范围 10 倍以上。随着 Bc 和 Bδ 水平升高，BT 水平随之升高，其中 Bc 占主要部分。急性黄疸疾病时，若 ALT 正常或升高超过 25 倍[11]，梗阻性黄疸可被基本排除。

Bc 水平作为一项非侵入方法可快速评估胆汁淤积。由于其半衰期短，Bc 下降比 BT 快[3]。但由于胆汁阻塞后几周内 Bδ 水平仍可升高，因此 Bc 不能取代直接胆红素。检测 Bc 时，Bδ 也会参与反应[1]。

其他肝后性黄疸的相关检测：尿胆红素阳性，尿胆素原阴性。

5.2.5.3 遗传性高胆红素血症

新生儿、婴儿、大龄儿童和青年人中，高胆红素血症的鉴别诊断有时会遇到困难。新生儿可为生理性黄疸（如母乳性黄疸），也可能致命（如遗传性果糖不耐受）。黄疸可源于肝脏（如急性病毒性肝炎），也可源于肝外（如胆道闭锁），或继发于非肝脏原因，如溶血[如葡萄糖-6-磷酸脱氢酶（G-6-PD）缺乏症]，或败血症。遗传性高胆红素血症必须涵盖在鉴别诊断范围内[14]。

遗传性高胆红素血症的特征是肝功能受损，但没有肝细胞损伤。诊断第一步是检测 BT、Bc 和 Bu。高结合胆红素血症通常由肝胆疾病引起，结合胆红素是无害的。慢性、严重非结合型高胆红素血症可引起胆红素脑病，轻度升高的 Bu 具有抗氧化作用，能抵消氧化应激的发展。

遗传性高胆红素血症的分类（图 5.2-1）：

- 胆红素结合和消除障碍。高非结合胆红素血症包括Ⅰ型 Crigler-Najjar 综合征（Arias 综合征）和Ⅱ型 Gilbert 综合征。
- 遗传性胆汁淤积症，主要为结合型高胆红素血症。其中包括 Dubin-Johnson 综合征、Rotor 综合征、良性复发型肝内胆汁淤积（BRIC）、进行性家族肝内胆汁淤积症（PFIC）和 Alagille 综合征。

理论上，Bc 是鉴别两种遗传性高胆红素血症的良好指标。然而在实践中，情况并非如此。因为大部分自动化分析系统检测的都是直接胆红素，而不是结合胆红素。直接胆红素在健康个体中也能检测到，因此 Bc 特异性较差。

5.2.5.4 新生儿高胆红素血症

与成人相比，新生儿的红细胞寿命周期较短。由于胆红素结合不足，出生后血红蛋白（Hb）将转化为胆红素排出体外。另外，来自血肿的 Hb 也必须在出生后代谢。甚至急性时相反应可激活氧合酶-1，将导致 Hb 进一步堆积。因此约 50％的新生儿在出生后第一个周就发生黄疸。这种生理性高胆红素血症在大多数新生儿出生后 3～5 天达到高峰。

出生后第一周的生理短暂性非结合黄疸必须与以下进行鉴别[15]：① 若高胆红素血症超过生理性黄疸时间上限（图 5.2-2），可发生胆红素诱导性神经功能障碍（BIND）；② 黄疸期延长定义为足月婴儿超过 14 天，早产儿超过 21 天；③ 不同病因导致的病理性黄疸。

大部分新生儿都有黄疸。但如果黄疸超过生理性胆红素时间上限或黄疸期延长，必须测定非结合和结合胆红素。

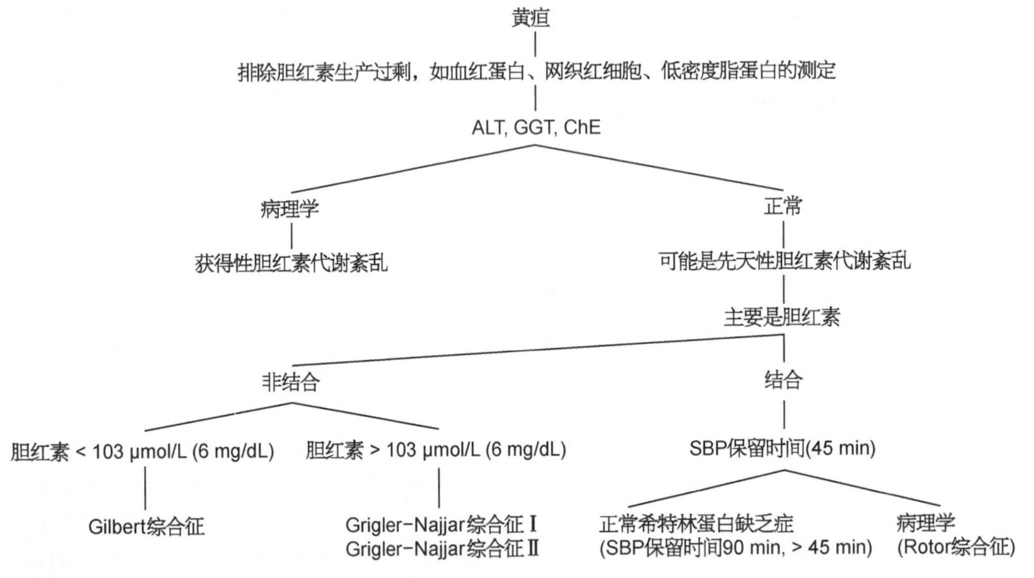

图 5.2-1 遗传性高胆红素血症的鉴别诊断[11]

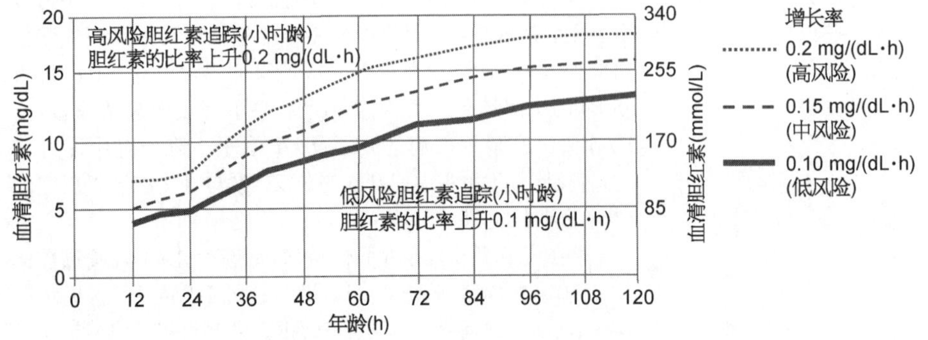

图 5.2-2 小时龄胆红素列线图显示足月或近足月新生儿胆红素升高（经许可引自参考文献[34]）。胆红素脑病低危线（40％）增加 0.1 mg/(dL·h)，中危线（75％）增加 0.15 mg/(dL·h)，高危线（95％）增加 0.20 mg/(dL·h)

5.2.5.4.1 新生儿非结合性高胆红素血症：母乳喂养的新生儿胆红素水平约为 172 μmol/L(10 mg/dL)，其黄疸发生率是奶粉喂养新生儿的 4 倍，但他们胆红素峰值水平不会更高[16]。遗传性胆红素清除障碍(Gilbert 综合征、Crigler - Najjar 综合征、Dubin - Johnson 综合征)、G - 6 - PD 缺乏症和遗传性球形红细胞增多症并不会引起新生儿高胆红素血症。通常直到有黄疸表现才能对这些疾病做出诊断。

非结合性高胆红素血症可引起 BIND，其包含了典型的胆红素脑病(核黄疸)和其他较轻的症状。此疾病的一个危险因素是早产(孕 35～37 周)。尿酸二磷酸(UDP)-葡萄糖醛酸酶(UDP)负责胆红素结合并会随着胎龄的增加而增加。因此，早产儿此酶活性不足会导致胆红素结合不足、非结合高胆红素血症和 BIND 风险。在生理高胆红素血症阶段，由于胆红素额外生成，因此胆红素产生病理性升高[如免疫溶血性疾病(Rh 和 ABO 血型不相容)、红细胞酶和膜缺陷、红细胞增多症、屏障性出血(颅内出血)、感染和母亲患有糖尿病]。

5.2.5.4.2 新生儿结合性高胆红素血症：结合胆红素的存在代表了病理过程，通常黄疸期会延长。结合性高胆红素血症可因感染、内分泌或遗传性病因所致。最常见的可手术矫正的原因是肝外胆道闭锁。

如果存在结合性高胆红素血症，必须在 24 h 内进行以下实验室检测：钠、钾、肌酐、尿素，血细胞包括网织红细胞计数，血型鉴定(ABO 血型，Rh)，血气分析，ALT、AST、GGT、LD，葡萄糖、乳酸、血氨，胆固醇、甘油三酯，对致病菌进行血液和尿液培养试验，大便颜色分析，PT、APTT，甲型肝炎、乙型肝炎或丙型肝炎的血清学检测，风疹、弓形虫病、疱疹病毒、巨细胞病毒 IgM 抗体，TSH、游离 T_4、皮质醇和 α_1 抗胰蛋白酶，尿液中有机酸和氨基酸，半乳糖血症相关血红细胞酶检测。

其他相关内容见表 5.2 - 2～表 5.2 - 7。

表 5.2 - 2　肝前型以非结合性高胆红素血症为主导的疾病

疾病	临床与实验室检查
溶血性贫血，如地中海贫血、镰状细胞贫血、遗传性球形红细胞症、G - 6 - PD 缺乏症	溶血性贫血典型临床表现包括网状细胞过多症，形态改变的红细胞，直接 Commbs 结果阳性，触珠蛋白和血液结合素水平减少，血红蛋白尿、血铁血蛋白尿、缺乏胆红素尿的尿胆素原性尿，红细胞寿命减短。高胆红素血症只发生在溶血比例超过 5%(正常 0.8%)时；浓度超过 103 μmol/L(6 mg/dL)的情况很少见，Bu 在 BT 中占很高比例。在 BT 高于 103 μmol/L(6 mg/dL)的慢性溶血性贫血中，肝功能也可能受损[17]。
其他溶血性贫血，如输血反应、自身免疫性溶血、纯红细胞再生障碍贫血、药物引起	急性溶血性输血反应：它们通常与 ABO 血型不相容有关，在 Rh 或其他血型系统中不相容的情况较少。由于 ABO 不相容性溶血反应仅在输血后几分钟内发生，是一种严重的发生在血管内部的瞬时反应。由针对其他血液系统排斥的抗体引起的溶血反应延迟，并且自然条件下程度比较弱。后期反应发生在抗体产生后，直到输血后的第二周才会表现出来。与瞬时反应相关的高胆红素血症会在 6～12 h 后表现出来。首要现象为溶血症状和迹象，如血红蛋白血症、血红蛋白尿、触珠蛋白下降。含铁血黄素尿为第二天之后才出现的后期症状。自身免疫性溶血[16]：在这些贫血症中，Hb 降低，BT 升高至 103 μmol/L(6 mg/dL)，LD 升高，存在网状红细胞过多症，触珠蛋白低于 30 mg/dL。纯红细胞再生障碍贫血：这些贫血较轻微且以红细胞前体的无效红细胞生成和形态异常为特征。胆红素轻度升高并通常伴有脾肿大。药物引起的溶血性贫血：主要由于自身免疫性抗体造成的。BT 通常升高到 103 μmol/L(6 mg/dL)。
新生儿黄疸[15,19]	新生儿黄疸是一种生理性、暂时性的、非结合的高胆红素血症，其主要发生在婴儿阶段。Bu 的浓度以 BT 或皮肤胆红素测量，在出生的第一天持续增加，最高值在 3～5 天达到一种平衡，该平衡为胆红素的生成和消耗达到稳定，然后在第 7～10 天恢复正常水平。一项研究报道表明，95%母乳喂养的新生儿峰值在 259～301 μmol/L(15.1～17.6 mg/dL)[15]。如果满月儿和即将满月的婴儿 BT 超过 291 μmol/L(17 mg/dL)，推荐光线疗法。如果血清浓度高于 428 μmol/L(25 mg/dL)，需考虑换血。一种更常用的方法是测量出生前 5 天胆红素升高率(图 5.2 - 2)，然后根据阈值采取适当的治疗措施。
高胆红素血症	高胆红素血症按以下分级 - 依据各年龄 95%小时龄对急性胆红素脑病的低、中、高风险(图 5.2 - 2)。 - 极高风险，如果胆红素超过 428 μmol/L(25 mg/dL)，即超过 99.9%的健康新生儿最大值，如果光线疗法用于超过 48 小时龄，BT 水平在 291～392 μmol/L(17～22.9 mg/dL)范围内的新生儿，85%的病例可以避免 BT 升高超过 428 μmol/L(25 mg/dL)的。高于此水平的预测因素包括胎龄、胆红素快速增加、家族史和血肿[21]。 - 胆红素超过 513 μmol/L(30 mg/dL)是很危险的。根据英国一项研究，其概率为每 10 万个出生婴儿中有 7.1 个。大多数情况下，婴儿已经出院，80%的人正在进行母乳喂养[21]。 临床上，有 50%的足月婴儿都会得黄疸。在出生后 48 h 内胆红素上升速率高于 0.1 mg/(dL・h)为中度风险，超过 0.2 mg/(dL・h)为高度风险[22]。在这些情况下，需要调查其他引起黄疸的原因，因为这种程度的上升不是生理性的。非结合高胆红素血症是指 BT 水平持续高于 150 μmol/L(8.8 mg/dL)超过 14 天，高于 100 μmol/L(6 mg/dL)超过 28 天，这在亚洲婴儿中是普通的。这种推迟性黄疸被认为部分是因为尿苷二磷酸葡萄糖醛酸基转移酶 *UGT1A1* 基因中 211 序列变化导致的[23]。出生后前几天导致胆红素上升的生理原因主要是受母乳喂养引起的血肿、持续的肝肠循环胆红素。白蛋白引起胆红素转移的病理原因包括酸中毒、酮症和肾衰竭。高胆红素血症是新生儿出生后出院再入院的最常见原因。因此建议那些胆红素速率高于 0.1 mg/(dL・h)的新生儿要在 2～3 天后重新检测。有研究表明[24]，低风险区域的胆红素水平[出院前增长速度低于 0.1 mg/(dL・h)]不是一个可靠的标准，半数因黄疸和胆红素水平高于 291 μmol/L(17 mg/dL)而再次入院的新生儿其出院前胆红素水平在低风险区。
BIND[25]	胆红素引发的神经功能障碍(BIND)包括典型的急性胆红素脑病(核黄疸)和较轻症形式。Bf 是具有神经毒性的。只有 Bf 可以通过完整的血脑屏障。患病婴儿的代谢物和药物血液浓度高，因此将胆红素从白蛋白中置换出，或者由于酮症或酸中毒而更容易释放胆红素，以及具有血型不相容和直接 Coombs 检测阳性结果的新生儿，其 BT 和 Bf 浓度较高，因此具有较高的神经毒性风险。早产新生儿也是如此。其不成熟的血脑屏障能够允许白蛋白结合胆红素并达到中枢神经系统中释放。BT 水平＞428 μmol/L(25 mg/dL)的黄疸会导致大脑神经长期损坏，如手舞足蹈徐动症、注视麻痹、听力丧失、发育迟缓。我们已经确定了核黄疸的四个临床阶段。 - 第一阶段的特点是肌肉性低血压、嗜睡和吮吸不良。 - 第二阶段的主要症状为肌肉性高血压，可表现为坐骨神经痛和发热。 - 在出生第一周结束时出现的第三阶段，痉挛会完全减少或消失。 - 第四个阶段发生在出生第二个月或以后，其特征是锥体外症状。 在一项研究中[26]，BT 水平＞513 μmol/L(30 mg/dL)且患有晚期急性胆红素脑病的婴儿，大多数受试者都表现出对积极治疗有反应的神经症状可逆性。 在没有进行光治疗法或换血疗法的情况下，患有溶血性疾病的 1%早产婴儿和 15%足月婴儿会发展为急性胆红素脑病[27]。对于揭示具有神经毒性的胆红素的存在，BT 和 Bf 似乎是可接受的标志物。然而，BT 浓度与 BIND 和急性胆红素脑病相关性较差，有许多胆红素脑病风险假阳性的指示。因此，使用换血疗法被相当频繁地应用以避免少数潜在的脑病发生。该结论证明检测游离胆红素可以改善这种情况[28]。

续 表

疾病	临床与实验室检查
胎儿和新生儿的溶血疾病	如果母体免疫系统与不相容血型的胎儿红细胞发生接触，就会导致母体致敏和抗体的形成。在初步接触后，抗体会逐渐形成。例如，当Rh阴性的孕妇接触到Rh阳性的胎儿血液时，抗体在16周后才能被检测到。在大多数情况下，抗体浓度测定只有在与抗原接触后抗体不断升高后才容易被检测到。母体抗体会攻击胎儿的红细胞并引起溶血性贫血。严重情况下会导致胎儿水肿和胎儿死亡，轻微情况下会使得婴儿黄疸含量增加[29]。
Rh不相容	母体在受孕后的第30～45天会产生其中一种Rh抗原D、C、c、E、e。从怀孕后第4周开始观察到胎儿-母体输血并在怀孕期间增加。包括流产在内的不相容性仅发生在第二个孩子身上。母体在间接Coombs测试中为阳性结果，孩子在直接Coombs测试中表现为阳性。如果母亲和孩子都是抗原D阳性或D阴性，要进行其他Rh抗原不相容测试。儿童尽管具有D抗原，但血型测定仍可能导致D阴性结果。这可能是由于母体抗D抗体完全占据了婴儿红细胞的D抗原。新生儿出生后的具体治疗侧重于贫血和高胆红素血症。通常的做法是胆红素水平应保持低于342 μmol/L(20 mg/dL)[30]。
ABO不相容	ABO不相容妊娠中发生概率为15%～25%，新生儿溶血性疾病发生率为1%～4%，这取决于人群的种族。 ABO不相容可能已经发生在第一次怀孕当中，受影响的孩子通常是那些A、B、O型血的妈妈们。因为ABO抗原直到胎儿期结束才完全发育，在早产婴儿中未观察到不相容性。足月新生儿在最初72 h内发展为迅速增加的非结合性高胆红素血症，BT水平可超过342 μmol/L(20 mg/dL)。产妇血清中IgG类抗A和抗B抗体效价是预估婴儿溶血疾病是否严重的一项指标。效价≥512可预测为严重贫血，诊断敏感性为90%，特异性为72%，而在效价≥2 048需要进行光疗[31]。
早产儿换血治疗	成年献血者的红细胞(浓缩红细胞)可用于改善早产儿贫血，但这会导致胆红素的增加。根据一项研究[32]，出生体重<1 250 g早产儿在进行换血治疗的前10天胆红素每天增加24 μmol/L(1.4 mg/dL)。根据另一项调查，>1 250 g早产儿每天增加10 μmol/L(0.6 mg/dL)。
暂时性家族性新生儿高胆红素血症	新生儿高胆红素血症是一种急性的、短暂的、非结合的高胆红素血症。
原发性旁路性高胆红素血症	是由于骨髓中胆红素分泌增加而引起的罕见疾病。这种情况的发展过程各不相同，最初的临床症状通常不早于青春期出现。
胸外科手术后的高胆红素血症	51%的开胸手术患者和住院患者出现高胆红素血症，64%的接受食管切除术患者出现高胆红素血症[33]。平均BT水平为51 μmol/L(3 mg/dL)。在这些病例中，高胆红素血症是由溶血引起的，而且是非结合性的。

表5.2-3 以结合性高胆红素血症为主导的肝脏疾病

疾病	临床和实验室检查
由嗜肝病毒引起的急性肝炎	BT升高的发生率取决于病毒和患者的年龄。在成年人中，70%的甲型肝炎发生黄疸，33%～50%的乙型肝炎发生黄疸，22%～30%的丙型肝炎发生黄疸。儿童比成年人更难患黄疸。黄疸型肝炎患者一般比非黄疸型肝炎患者恢复得更好。儿童血清胆红素峰值与年龄直接相关；年龄每增加10年胆红素平均增加85 μmol/L(5 mg/dL)[35]。急性病毒性肝炎的不同严重程度与以下胆红素平均水平有关[12]：非黄疸型17 μmol/L(1 mg/dL)，典型黄疸型137 μmol/L(8 mg/dL)，胆汁阻塞308 μmol/L(18 mg/dL)，坏死308 μmol/L(18 mg/dL)。在致命和肝酶坏死情况下，(AST、ALT、LD、GLD活性相同)，胆红素水平会继续升高。如果病毒性肝炎过程中没有并发症，BT水平平均持续升高3周，最高水平通常出现在第二周，或者在轻度病例中，最早出现在黄疸发生后的第一周。
- 急性甲型病毒性肝炎 - 急性乙型病毒性肝炎	转氨酶和BT快速增长但很少会超过342 μmol/L(20 mg/dL)。在黄疸开始的一周后转氨酶会达到峰值，而BT水平直至第二周才达到峰值。2/3患者的BT水平在17～170 μmol/L(1～10 mg/dL)范围内；轻度疾病状态时最高达到85 μmol/L(5 mg/dL)。BT浓度很少超过342 μmol/L(20 mg/dL)。严重的情况下，可高达到1 030 μmol/L(60 mg/dL)。患病期间BT逐渐降低，6周内恢复正常水平[36]。
- 急性丙型病毒性肝炎 - 急性丁型病毒性肝炎 - 急性戊型病毒性肝炎	黄疸仅发生在25%的病例中，BT在85～257 μmol/L(5～15 mg/dL)。在并发乙型肝炎感染的个体中，BT水平与那些乙肝患者水平相近。胆红素水平与甲型肝炎表现相近。在一些情况下，肝炎本质上是胆汁淤积的。尤其是BT持续高于342 μmol/L(20 mg/dL)且ALP和GGT高活性的孕妇。
涉及肝脏的全身性病毒性疾病	大约50%的病例具有轻微高胆红素血症，其BT水平低于85 μmol/L(5 mg/dL)。在孤立的Epstein-Barr病毒相关肝脏受累和传染性单核细胞增多症情况下，有报道称，BT水平高达342 μmol/L(20 mg/dL)及以上。
嗜肝病毒引起的慢性肝炎	低活性形式与正常BT水平相关；在中度活性形式中，可能离散性地提高轻症黄疸水平可达51 μmol/L(3 mg/dL)。在高活性形式中，浓度与急性病毒性肝炎相似[37]。
自身免疫性肝炎	BT范围在34～171 μmol/L(2～10 mg/dL)。
酒精性肝炎	在无症状酒精性肝炎中，BT水平在参考区间内，在迁延性状态下，BT水平维持较高参考区间状态，在慢性状态下最多达34 μmol/L(2 mg/dL)，并且在急性肝炎水平会超过170 μmol/L(10 mg/dL)。严重肝炎患者在6～9天类固醇治疗后，BT水平至少降低25%的患者预后优于下降较小的患者[38]。
肝毒性	对脂肪族卤代烃(四氯化碳、氯仿)和芳香族卤代烃(溴苯、多氯联苯)的急性中毒最初表现为非特异性一般胃肠道症状，随后在48 h内氨基转移酶和BT急剧增加。对乙酰氨基酚(扑热息痛)和氟烷等药物会引起急性肝炎，并且BT超过342 μmol/L(20 mg/dL)会致死。在40%的氟烷诱导的肝炎病例中，BT浓度低于170 μmol/L(10 mg/dL)，仅引起轻微肝损伤和肝酶轻微升高的药物不会导致胆红素升高。在以病毒性肝炎为表现的更严重的肝损伤病例中，转氨酶升高约10倍，BT高达85 μmol/L(5 mg/dL)。引起胆汁淤积的药物导致BT升高超过85 μmol/L(5 mg/dL)，ALP升高。转氨酶轻微升高或不升高，GGT与ALP不成比例升高[38]。
肝硬化 - 肝炎肝硬化	实验室检查是评估肝硬化严重度的重要工具。评价系统采用Child-Pugh评分(表5.2-6)。在因食管静脉曲张破裂出血行门体分流术的患者中，评级为Child A的人群在未来3年有良好的预后[39]。
- 原发性胆汁性肝硬化(PBC)	高胆红素血症直到PBC的症状阶段才发生，即发生相对较晚。在一项研究中[40]，36%的PBC患者在入院时出现高胆红素血症。60%的患者在发病过程中出现高胆红素血症，Bu和Bc水平升高[41]。高于34 μmol/L(2 mg/dL)或持续升高是预后不良的信号[42]。
- 酒精肝硬化	在一项研究中[43]，患有酒精肝胆汁阻塞的患者BT平均浓度为23 μmol/L(1.4 mg/dL)，范围在3～128 μmol/L(0.2～7.5 mg/dL)。
肝癌(HCC)	大部分HCC患者为黄疸型，BT水平在51 μmol/L(3 mg/dL)。BT浓度(表5.2-7)为Okuda分期系统的预后标准。40%肝转移患者具有高胆红素血症[44]。

续 表

疾病	临床和实验室检查
孕期黄疸[45]	
- 妊娠呕吐	BT 随着转氨酶和 ALP 上升最高可达到 120 μmol/L(7 mg/dL)。
- 良性复发性妊娠胆汁淤积	这是一种可逆的胆汁淤积，发生在妊娠最后 3 个月。主要症状是在黄疸发生 2 周后出现瘙痒，BT 很少会超过 109 μmol/L(6.4 mg/dL)。瘙痒和高胆红素血症会在分娩后 2 周内消失。这些患者有编码磷脂转移酶的耐药基因 3(*MDR3*)。
- HELLP 综合征	患者通常是 25 岁以上的白种人女性和经产妇。 综合征发生在孕期的第 24 周和第 28 周间。BT 升高可至 44～284 μmol/L(2.6～16.6 mg/dL)，并且有溶血和肝细胞功能障碍。
惊厥	黄疸相对轻微，在 40%孕妇中随着转氨酶轻微增加，BT 低于 85 μmol/L(5 mg/dL)。
缺氧性肝炎	缺氧性肝炎，又称缺血性肝炎或休克肝，是由于肝血流量减少所致。BT 浓度上升至 342 μmol/L(20 mg/dL)[46]。
肝部切除手术	术前的 BT 浓度和切除部分的数量是术后高胆红素血症的一个重要指标。实质性缺血症和败血症具有协同作用。手术前范围为 5～27 μmol/L(0.3～1.6 mg/dL)，手术后为 5～872 μmol/L(0.3～51 mg/dL)，但大多数患者不会超过 75 μmol/L(4.4 mg/dL)[47]。ALP 轻微升高，胆固醇降低。
肝脏移植	Bc 和 Bδ 是检测移植排斥的良好标志物，其比 AST 和 ALP 更适用。根据胆红素和 BT 的关系来观察排斥反应[48]： - Bδ 不断降低或在总胆红素中持续 30%比例。 - Bc 突然升高或在总胆红素中维持在 50%以上。

表 5.2－4　以肝后性结核性胆红素为主的疾病

疾病	临床与实验室检查
肝外胆汁淤积	在 40%的病例中，肝外胆汁淤积是由胆管结石引起的。通常在胰腺炎、早期肿瘤和淋巴结肿大时有胆总管不完全梗阻。在这些案例中，黄疸是急性的，2/3 患者的 BT 超过 170 μmol/L(10 mg/dL)。乳突完全梗阻通常是由于乳头癌或胰头癌引起的。相关黄疸发展缓慢且进行性，患者表现为轻微黄疸水平(低于 51 μmol/L，3 mg/dL)[50]。
- 胆管阻塞(结石、肿瘤、肝吸虫) - 胆管肿瘤(胆管癌，乳头状癌) - 胆总管压缩(胰腺癌、肝门淋巴瘤、胰腺炎) - 解剖变异	在 3 天至 1 周的潜伏期之后，胆管阻塞导致血清胆红素增加，随后是每天 17～51 μmol/L(1～3 mg/dL)的胆红素水平持续增加的阶段，直到在第二周结束时达到约 257～428 μmol/L(15～25 mg/dL)的平稳期。增长速度比急性肝炎慢，很少会超过 513 μmol/L(30 mg/dL)。高水平提示并发症(如肾衰竭、感染、溶血病)。胆总管中有致病原因的胆汁淤积包括化脓性胆管炎、原发性硬化性胆管炎和原发性胆汁性肝硬化。化脓性胆管炎伴有发热、黄疸和右上腹部疼痛、白细胞增多。存在明显升高的 CRP 和胆汁淤积酶的增加。高胆红素血症的严重程度取决于是否出现不完全或不太常见的完全梗阻综合征。急性胆管炎即使没有黄疸，尿液中尿胆素原也呈阳性。
原发性硬化性胆管炎(PSC)	血浆胆红素通常在早期是正常的，但随着疾病发作会不断升高。有时，BT 水平在早期阶段被认为是波动的。它们反映了由炎症、狭窄或胆结石引起的暂时性堵塞。
胆结石的风险	随着胆红素合成的增加，出现胆结石的风险也增加。非结合性胆红素与胆汁导管中钙进行结合形成胆红素钙盐是形成胆结石的病因。有一项研究是关于胆红素浓度与胆结石形成风险的关系[51]。具有 UGT 葡萄糖苷转移酶 A1 的纯合基因型 7/7 的个体患病风险增加(平均风险比 1.18)，平均胆红素浓度为 1.34 mg/dL，与野生型(基因型 6/6)相比高 8 μmol/L(0.5 mg/dL)。
胆道闭锁(BA)[52]	胆道闭锁的发生率约为每 15 000 例活产婴儿中有 1 例，并且是儿童肝移植的最常见指征。它是由不明原因的炎症过程引起的，起源于肝外胆管。炎症引起胆管坏死和闭塞，逐渐破坏，最终导致肝硬化。婴儿黄疸时间延长，BT 水平在 171～342 μmol/L (10～20 mg/dL)，GGT 水平为 200～600 U/L，脂蛋白 X 升高 2～9 g/L。患儿的粪便在最初几天可能是正常的颜色，但后来变得无色。尿液为黑色，并且存在胆红素血症，除了少数母乳喂养的新生儿外，长期黄疸常由新生儿肝炎、免疫诱导溶血和胆道闭锁引起。一旦排除溶血是病因，必须将胆道闭锁及由乙型肝炎、巨细胞症或风疹感染导致的新生儿肝炎区分开。其他可能的原因包括 α_1 抗胰蛋白酶不足、囊性纤维化及代谢疾病例如果糖血症和半乳糖血症。

表 5.2－5　遗传性高胆红素血症

疾病	临床与实验室检查
Gilbert 综合征(GS)，也称为家族性非溶血性高胆红素血症或 Meulengracht 疾病[14]	GS 由与 TATA 启动子区域相关的 *UGT1A1* 基因编码的尿苷二磷酸葡萄糖醛酸转移酶亚型 1A1 降低 70%～80%造成的。后者通常是 6 个胸腺嘌呤和腺嘌呤的重复序列。许多群体中 GS 与 7 个 TA 重复扩增有关，也被称为 UGT1A1*28。在 94%案例中，GS 还与亚型 UGT1A6 和 UGT1A7 有关，它们分别导致活性降低 50%和 70%。尤其在亚洲地区，GS 还有可能是不影响 TATA 启动子的杂合错义突变的结果，如 Gly71Arg(UGT1A1*6)或 Tyr486Asp(UGT1A1*7)。 GS 特点是正常肝酶，正常肝脏组织，血液中胆红素的清除减少和轻度黄疸有波动的倾向。高达 5%的人口被诊断出患有 GS。在这些情况下，非结合性高胆红素血症是存在的。症状直到成年时期才会出现。有些患者有不明确的症状，如疲劳、虚弱或腹部问题。胆红素的显著增加通常只在应激条件下观察到(如因体重减少而禁食、怀孕期间呕吐、感染、压力状况)。胆红素水平很少会超过 68～85 μmol/L (4～5 mg/dL)，尽管有报道称其浓度可高达 137 μmol/L(8 mg/dL)。要排除血液病和肝实质细胞损伤。可采用的测试包括血细胞计数、差异血细胞计数、网状细胞计数，以普通 ALT、GGT 和 ALP 活性。由于 UDP-葡萄酸苷转移酶 A1(EC2.4.1.17)减少至 30%导致肝细胞中胆红素的葡萄糖醛酸结合不良，胆红素清除减少 25%～30%从而引起 GS 疾病。临床上，怀疑 GS 时，通过分子遗传学分析来证实。此时需要 5 mL EDTA 血液。 UDP-葡糖酸苷转移酶 A1 在药物(如化疗药物 CPT－11/伊立替康)代谢中也起到关键性作用。在 7 个重复的二核苷酸酶扩增的患者中，化疗药物代谢较慢，这样会导致严重的副作用。尽管基因型 6/6 不存在严重副作用，但在 6/7 和 7/7 基因型中概率都超过 50%甚至更多。
Crigler－Najjar 综合征(CNS)[14]	CNS 是一种常染色体隐性遗传性疾病，表现为非溶血性黄疸伴有严重的非结合性高胆红素血症。CNS 特点尿苷 5′二磷酸(UDP)葡萄糖醛酸转移酶(EC 2.4.1.17) 完全缺失或缺少活性，该酶催化胆红素的葡糖醛酸化作用。非结合性高胆红素血症发生在出生后的最初几天。必须排除溶血或败血症等原因，有两种类型 CNS：

续 表

疾病	临床与实验室检查
Crigler-Najjar 综合征(CNS)[14]	- Ⅰ型 CNS：胆红素-UDP-葡萄糖醛酸转移酶完全缺失，该酶由 *UGT1A1* 基因编码且位于染色体 2q37.1 上。在 *UGT1A1* 基因的 5 个外显子中，有超过 90 个基因改变，如突变、小插入或小缺失。发生概率为 1∶1 000 000。Bu 浓度为 342～599 μmol/L(20～35 mg/dL)，有报道称甚至可超过 855 μmol/L(50 mg/dL)。几乎没有患者可以活到成年。所有患者中枢神经系统遭受损伤并且很多人死于胆红素引发的脑病变。通过光疗和血浆置换可以暂时降低 Bu 的浓度。唯一治疗方法是肝脏移植。 - Ⅱ型 CNS：特点为 UDP-葡萄糖醛酸转移酶 A1 上外显子 A1 随机区域的缺失。UDP-葡萄糖醛酸转移酶活性低至 10%以下。Bu 通常不超过 342 μmol/L(20 mg/dL)。大约有 50%的患者黄疸发生在出生后第一年，但也可能直到 30 岁或更晚才发生。在Ⅱ型中，苯巴比妥治疗可降低高胆红素血症(维持剂量每天 0.6 mg/kg)。这在Ⅰ型中无效。 通过分子遗传分析或在肝活检样本检测 UGT 活性可明确 CNS 的诊断。
Dubin-Johnson 综合征(DJS)	一种直到 10～25 岁才在临床上表出来的常染色体隐性疾病。在伊朗犹太人中患病率特别高(1∶300)。 由于胆红素和其他有机离子(如溴磺肽酞、X 线对比剂、玫瑰红)排泄缺陷引起的褐色色素沉积，肝脏组织在宏观上呈黑色[42]。粪卟啉代谢也存在缺陷，异构体Ⅲ减少通常小于 45%，异构体Ⅰ增加通常至约 80%。高胆红素血症通常在 34～85 μmol/L(2～5 mg/dL)范围内，但可高至 342 μmol/L(20 mg/dL)，尤其是新生儿。Bc 大约为 50%。黄疸可能暂时没有表现出来，在出现临床症状如上腹部疼痛或压力、疲劳、虚弱、食欲不振时会更加严重。压力、月经、酒精和 17-α位带有甲基或乙基的 19-无甾体类固醇都可引起发作。一个特征是溴磺酸盐试验的动力学。ALP 会轻微提升。一个重要的治疗标准是粪朴啉Ⅲ/粪朴啉Ⅰ值，健康人体是 3～4，DJS 低于 0.5[43]。 最新研究表明在 DJS 中，白三烯胆道清除有缺陷，需要通过肾循环进行补偿。在一项研究中，健康个体中 LTE4 的尿白三烯/肌酐值为 9～25，DJS 中为 69～201。ω羧基-LTE4 正常人为 13～33，DJS 中为 267～353。ω羧基四酮-LTE3 正常人为 10～36，DJS 中为 439～587。
Rotor 综合征	家族性高胆红素血症伴 Bc 升高[42]。Bc 很少超过 85 μmol/L(5 mg/dL)。溴磺基邻苯二甲酸保留率显著增加，但与 Dubin-Johnson 综合征不同，90 min 后没有再增加。肝脏在宏观上是正常的。粪卟啉排泄量比健康人和 Dubin-Johnson 综合征患者高 3～5 倍。在 Rotor 综合征中，粪卟啉Ⅲ/粪卟啉Ⅰ值低于健康人，但高于 Dubin-Johnson 综合征。
良性复发性肝内胆汁淤积(BRC)	间歇性肝内胆汁淤积主要发生在春秋两季。BRC 临床表现为阻塞性黄疸，伴有严重的瘙痒和胃肠道问题。实验室结果显示，存在结合性高胆红素血症，其水平高于 342 μmol/L(20 mg/dL)，且 ALP 升高 4～5 倍，但转氨酶和 GGT 不增加。在 75%的病例中，发病年龄在 20 岁之前，黄疸期持续 4～5 个月，间隔 1 个月至 20 年[45]。
进行性家族性肝内胆汁淤积症(PFIC)	这种类型的胆汁淤积表现出与良性复发的肝内胆汁淤积相似，但与它的快速病变和实验室检查不同。存在高胆红素血症时，脂蛋白 X(LPX)无法检测到，血清胆固醇较低，GGT 活性是正常的。PFIC 被分成三个类型[46]： - Ⅰ型 PFIC，也被称为拜耳病。在出生第一年就开始发作并且是间歇性发作。患有这种疾病的儿童会发展成肝硬化但 GGT 正常。*FIC1* 基因在这种疾病中有缺陷，编码一种 P 型 ATP 酶(氨基磷脂转运酶)。它位于回肠和胆管细胞中。 - Ⅱ型 PFIC。临床和实验室检查与Ⅰ型相似。肝胆管毛细血管存在胆汁酸转位缺陷。 - Ⅲ型 PFIC。这种家族性疾病与原发性硬化性胆管炎相似。实验室检查不同于其他两种类型，表现为高胆固醇、高 GGT、存在 LPX。编码胆汁毛细血管的磷脂转位酶的多药耐药基因 3(*MDR3*)有突变。因此，没有磷脂酰胆碱被转运到胆囊，结果是毛细血管损伤，GGT 升高。

表 5.2-6 Child-Pugh 肝功能分级标准

分数	胆红素[μmol/L(μg/dL)]	白蛋白(g/dL)	凝血素时间(%)	肝性脑病(等级)	腹水
1	<34(2)	>3.5	>70	无	无
2	34～51(2～3)	2.8～3.5	40～70	1～2	轻微
3	>51(3)	<2.8	<40	3～4	严重

表 5.2-7 原发性肝细胞癌 Okuda 分期系统[49]

	0 分	1 分
A：肝转移	≤50%	>50%
B：腹水	无	有
C：胆红素	≤51 μmol/L(3 mg/dL)	>51 μmol/L(3 mg/dL)
D：白蛋白	≥3 g/dL	<3 g/dL
A+B+C+D=0	评分：Ⅰ期	
A+B+C+D=1～2	评分：Ⅲ期	
A+B+C+D=3～4	评分：Ⅲ期	

平均存活时间：Ⅰ期 11 个月，Ⅱ期 3 个月，Ⅲ期 1 个月。Ⅰ～Ⅲ期存活 1 年的概率分别为 39%、12%和 3%

5.2.6 注意事项

分析前因素：新生儿胆红素的检测标本通常为末梢血，可用足跟采血获得。采血时常见的分析前错误包括[54]：① 新生儿使用"成人尺寸"的采血针时有穿刺性骨髓炎的风险；② 体外溶血，尤其是使用微容器进行采血时。溶血发生率为 0.2%，39.7%的标本被实验室拒收；③ 标本暴露于光下。

检测方法[1,55]：用于校准胆红素检测方法的标准参考物质是美国国家标准与技术研究院(NIST)SRM 916a。

- 总胆红素：目前尚不清楚 NCCLS/3 的推荐方法是否包括 Bδ 胆红素的检测。检测线性范围最高至 462 μmol/L(27 mg/dL)。
- 血红蛋白浓度≥2 g/L 时会产生干扰。
- 直接反应胆红素：是否同时检测 Bu 取决于反应混合物的 pH，pH 越低，可检测的 Bu 越少。检测始终包含 Bδ 胆红素。检测健康人时，实验室应确保他们的方法检测的直接反应胆红素不高于 1.7 μmol/L(0.1 mg/dL)[56]。
- 结合胆红素：用于检测 Bc 的方法无法检测 Bu。由于标本和 HCl 预孵育时，血红蛋白会被氧化成高铁血红蛋白，产生 H_2O_2，后者会破坏反应中形成的胆红素，导致假性偏低的结果。因此血红蛋白对结合胆红素检测有负干扰作用。
- BT 酶方法：浓度低于 19 μmol/L(1.1 mg/dL)，比参考方法的检测结果平均低 1.7 μmol/L(0.1 mg/dL)。用胆红素氧化酶法检测非结合高胆红素血症新生儿血清中直接反应胆红素的浓度高于重氮法检测结果。新生儿光疗法后也是同样的结果[57]。血红蛋白浓度大于 2 g/L 导致 BT 浓度下降 5%～18%。
- 分光光度法检测胆红素：经皮胆红素测定计用于检测新生儿胆红素。在 460 nm 和 550 nm 处进行检测。尽管双波长测定可去除血红蛋白干扰，但 4 g/L 的游离血红蛋白可使胆红素从 279 μmol/L(16.3 mg/dL)下降至 265 μmol/L(15.6 mg/dL)，后者为新生儿进行光线疗法的阈值[5]。新生儿血清中含量很低的胡萝卜素也经常会引起干扰。由于脂血所导致的光色散在 460 nm 处大于 550 nm 处，因此血浆浊度（脂血）是最常见导致结果假性偏高的因素。经皮胆红素测定计的结果很大程度上依赖于蛋白基质。因此这种方法的校准应使用商售专用血清，或检测结果使用参考方法测定的成人血清。胆红素水平高于 300 μmol/L(17.5 mg/L)不应采用分光光度法分量，因为吸光度值偏离了 Lambert - Beer 定律的理论线性范围。对于是否进行换血疗法，直接分光光度测定法不能作为唯一的检测依据。推荐使用重氮反应（Jendrassik/Grof, DPD）检测胆红素水平[58]。

影响因素[56]：① 日间变异 BT 30%；② 空腹 48 h 后，BT 水平将上升 100%～200%；③ 物理压力使 BT 增加 30%；④ 在妊娠期的最后 3 个月 BT 将减少 33%；⑤ 口服避孕药 BT 将下降 15%[59]。

干扰因素：标本暴露在光照下 1 h 后，BT 将减少 30%。

标本稳定性：使用不透光容器于室温下保存，BT 可稳定 3 天[60]。

光线治疗：高胆红素新生儿接受光线治疗时，非结合胆红素将转化为水溶性更强的异构体。检测接受光线治疗的新生儿胆红素水平时，重氮法结果高于胆红素氧化酶法结果[61]，干片法结果比重氮法结果更高[62]。

5.2.7 生物化学与生理学

每天产生的胆红素中 80%～85%来自衰老红细胞分解产生的血红蛋白降解。红细胞的生命周期约为 120 天，随后红细胞被网状内皮系统的巨噬细胞吞噬，尤其在脾脏处。血红蛋白的降解分为两步。首先，Fe^{3+} 血红素与膜结合酶血红素氧合酶结合，在 NAPDH 细胞色素 P450 还原酶催化的反应中被还原为 Fe^{2+} 亚铁血红素（图 5.2 - 3）。然后，将 Fe^{2+} 亚铁血红素氧化分解为等摩尔的 CO 和胆绿素。血红蛋白分子降解，球蛋白代谢，铁与转铁蛋白结合，胆绿素由细胞素胆绿素还原酶还原为胆红素。CO 生成并与血红蛋白结合形成碳氧血红蛋白，然后通过肺气体交换排出[19]。

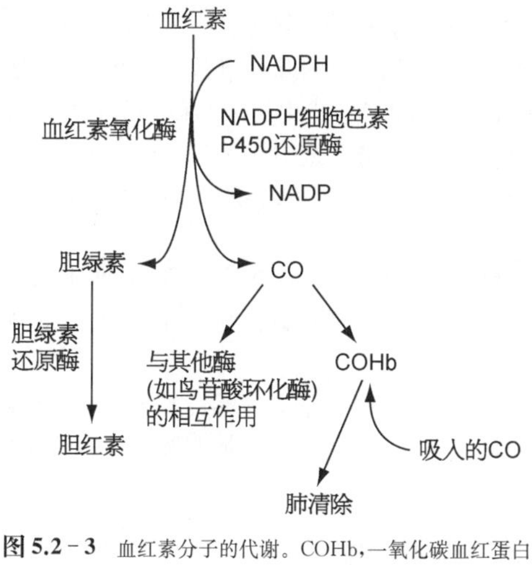

图 5.2 - 3 血红素分子的代谢。COHb，一氧化碳血红蛋白

1 g 血红蛋白分解产生 34 mg 胆红素。每天血红蛋白生理性降解可产生约 250 mg 胆红素。剩下 15%～20%的胆红素是来源于肌红蛋白、细胞色素和过氧化氢酶等含有亚铁血红素蛋白的降解。在成熟障碍的无效造血时胆红素会在骨髓中积累，如巨红细胞贫血、地中海贫血、卟啉症和骨髓增生异常综合征。出现这些情况时，无效造血所产生的胆红素可高达 80%。

血液中 Bu 与白蛋白结合后转运至肝脏。到达肝脏后，胆红素与白蛋白分离，在肝细胞的细胞膜窦状部分被吸收入肝细胞。吸收过程由运输系统调节，并主动对抗浓度梯度。针对有机离子或胆红素的窦状膜转运系统，对胆汁酸没有作用。这一系统被认为是由胆红素转移酶、溴磺酸/胆红素结合蛋白（BBBP）及有机离子结合蛋白（OABP）组成。有机离子运输肽（OATP）也可能发挥一定作用。但是非结合胆红素在血浆膜窦状部分的运输机制目前还不清楚[63]。

在肝细胞胞质中，Bu 与连接蛋白和 Z 蛋白结合。连接蛋白具有较高的亲和力，可通过尿苷- 5′-二磷酸葡萄糖醛酸基转移酶（UGT）将 Bu 转运至内质网[64]。UGT 的基本基质是尿苷二磷酸葡萄糖醛酸或其他 UDP 糖。Bu 的葡萄糖醛酸化途径如下所示（图 5.2 - 4）：

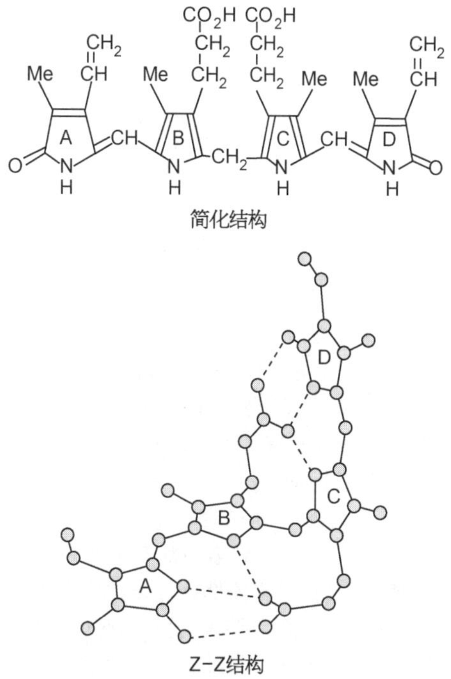

图 5.2 - 4 Bu 的结构。由于其存在两个丙酸侧链，Bu 主要表现为极性；上图为简化结构。因为丙酸链通过桥连氢键与吡咯氮紧密连接，ZZ 构象（底部）中的折叠结构是非极性的

在两个中心吡咯环的丙酸侧链 C8 位上，形成胆红素的单配体（C8）。在两个中心吡咯环的丙酸侧链 C12 位上，形成胆红素的单配体（C12）。这两个同分异构体可进一步葡萄糖醛酸化成为二葡萄糖苷酸。

通过转化为葡糖苷酸，胆红素变为水溶性。多重耐药蛋白（MRP）介导了肝细胞血浆膜管状区域内葡聚糖的转运，其中 6 个已知。

分泌到胆汁中的胆红素 80%为胆红素二葡萄糖苷酸，15%为胆红素单葡萄糖醛酸化物，5%为葡萄糖和木糖等糖的共价结合物。1%～2%分泌到胆汁中的胆红素为非结合胆红素。

Bc 依赖可利用的能量从肝细胞分泌到胆汁毛细血管，是

胆红素代谢过程中最慢的过程。健康的肝脏每天可以代谢约1 g的结合胆红素，即2～5倍于身体产生的胆红素。有些药物，如地高辛或溴磺酸，可抑制Bc的分泌机制，使Bc在肝细胞中积累，然后将其释放到血浆中。

Bc通过胆道到达肠道。由于肠道细菌的影响，尿胆素形成。约70%的尿胆素原在肠内重新吸收，经门静脉转运至肝脏，再经胆道(肠肝循环)排出体外。每天有2～4 mg的尿胆素在尿中排泄。如果胆红素水平增加，尿胆素将升高2～3倍(如溶血性贫血)。如果肝实质受损，将达到4～10倍。在急性病毒性肝炎中或在有孔腔分流的情况下，如果胆管阻塞，则会阻断肠肝的尿胆原循环，胆红素尿出现时则无法检测到尿胆素原。

在结合性高胆红素血症尤其是阻塞性黄疸中，Bc(半衰期只有数小时)的快速下降是完全消除闭塞的最敏感指标。BT检测不适用于监测结合性高胆红素血症，因为其中检测的Bδ胆红素半衰期为18天。但可使用特定方法来监测Bc。

在急性肝炎中，实质细胞损伤将导致黄疸。胆汁排泄物质排泄到胆汁毛细血管，并可使Bc回流到血液中。

UDP-葡萄糖醛酸转移酶(UGT1A1)葡萄糖醛酸酶胆红素由*UGT1A1*基因编码。该基因启动子具有多态性，包含胸腺嘧啶和腺嘌呤(TA)(TATA框)的重复，负责细胞内*UGT1A1*的数量。如果TATA框是：

- 7个TA重复的纯合子(基因型7/7)，细胞包含低的*UGT1A1*活性。
- 纯合6个TA重复(基因型6/6，野生型)，细胞中含有高的*UGT1A1*活性。
- 杂合性(基因型6/7)，细胞包含中度*UGT1A1*活性。

在欧洲，24%的个体中拥有6/6基因型，39%拥有6/7基因型，8%拥有7/7基因型。核苷酸211的突变(G变为A，杂合和纯合)将导致新生儿高胆红素血症。

Bu是高度非极性的，几乎不溶于水。这是由于它的折叠结构，它被6个桥接氢键稳定下来，形成所谓的ZZ构象(图5.2-4)。非结合性高胆红素血症新生儿在光疗法的作用下，桥接氢键断裂，导致异构体部分打开(ZE或EZ)或完全开放(EE)构象。这些构象的水溶性更强，因此可以容易被清除。

胆红素脑病是由游离的胆红素浓度增加使BT浓度大于291 μmol/L(17 mg/dL)所致。游离胆红素容易溶解在脂肪中，具有神经毒性，可损害星形胶质细胞中的线粒体。由于酸中毒时Bu与白蛋白的结合减少，同时也受到水杨酸等某些药物的损害，促使Bf增加。

由于Bδ与白蛋白之间通过共价键连接，它的半衰期为18天。在健康个体、Gilbert综合征患者、新生儿高胆红素血症中并未发现Bδ。结合性高胆红素血症(如薄壁组织和阻塞性黄疸)急性期时，Bδ占BT的20%～50%。随着临床条件的改善和BT的降低，Bδ可增加到50%～90%，此时高胆红素血症将持续较长时间。

5.3 左旋肉碱

Herman Seim, Lothar Thomas

肉碱(3-羟基-4-N-三甲基铵丁酸)在自然界中以L(-)立体异构体形式，或以游离形式出现，也可通过其羟基组与脂肪酸酯化。血浆可检测出一系列内源性肉碱[1]。

- 总左旋肉碱：游离肉碱和酯化肉碱的总和。
- 游离左旋肉碱：血浆中未酯化肉碱，约占总肉碱的90%。
- 全酰基肉碱：左旋肉碱通过其羟基和长链(C12～C18)或短链脂肪酰基(C2～C10)酯化。血浆中酰基肉碱约占总肉碱的5%。酰基化合物含有酰基(R-CO-)。
- 乙酰肉碱：左旋肉碱酯转化成乙酰肉碱，约占总肉碱的5%。

肉碱是一种低分子量内源性化合物，存在于所有哺乳动物中。肉碱的生物活性：作为酰基从细胞质中进入线粒体的重要载体，从而到达脂肪酸β氧化的位置产生能量；为了维持线粒体内游离辅酶A的浓度，通过接受短链酰基形成酰基辅酶A，使其从线粒体中转运出来。

线粒体脂肪酸氧化是细胞能量的重要来源，尤其在心脏和骨骼肌中。大约98%的肉碱群都位于这些组织中。尽管人体中只有1%的肉碱群存在于血液中，但血浆中肉碱的浓度可用于评估机体总肉碱含量。

左旋肉碱体内池是通过吸收膳食来源(特别是红肉)及通过赖氨酸和蛋氨酸的内源性生物合成来实现。

5.3.1 适应证

肉碱缺乏可能与以下相关：症状如肌无力、肌痛、心肌病、低血糖、新生儿和婴儿发育不良，营养不良包括夸希奥科(Kwashiorkor)病和恶病质，长期不含肉碱的肠外营养，治疗药物诱导缺乏(如丙戊酸或戊酸)，先天性酶缺乏症[如中链酰基辅酶A脱氢酶缺乏症(MCAD)]，有机酸尿(丙酸尿)，脂质存储肌病，怀孕、血液透析(环境因素)。

5.3.2 检测方法

检测游离肉碱和总肉碱的主要方法有两种，一种是比色法，另一种是放射性同位素检测法，两者通常联合使用。

比色法[2,3]：在肉碱乙酰转移酶(CAT，EC 2.3.1.7)催化下，左旋肉碱与乙酰辅酶A反应生成乙酰基左旋肉碱和CoASH。CoASH与5,5′-二硫基-2-硝基苯甲酸酯(DTNB)反应，形成5-二硫基-2-硝基苯甲酸酯(TNB)。使用分光光度法测定TNB的浓度。使用两组试管进行测定。第一组用于检测游离肉碱。在第二组中加入2 mol/L KOH用于水解标本，检测总肉碱。得到的结果需乘以稀释倍数。CAT对L-(-)肉碱具有高度特异性。

放射性同位素检测[4]：是基于由CAT催化的乙酰从^{14}C标记的乙酰辅酶A转移到肉碱的化学计量，以及检测^{14}C乙酰肉碱的同位素含量。

以下方法也用于测定左旋肉碱及其酯类：气相色谱和高压液相色谱(HPLC)，常与串联质谱或HPLC电喷雾质谱联用[5]。

5.3.3 样本要求

- 血清(EDTA血浆)或尿：1 mL。
- 活检组织或精浆。

5.3.4 参考区间(表 5.3-1)

表 5.3-1 肉碱参考区间

血清/血浆		
成人[6]	游离左旋肉碱	总体左旋肉碱
- 男性	24.6~51.0	29.0~58.2
- 女性	17.9~45.5	22.9~53.3
新生儿/婴儿[7]		
年龄组	游离左旋肉碱	总体左旋肉碱
- 1天	11.5~36.0	23.3~67.9
- 2~7天	10.1~21.0	17.4~40.6
- 8~28天	12.3~46.2	18.5~58.7
- 29天~1年	26.9~49.0	38.1~68.0
出生第一年后没有明显的变化。数据单位是 μmol/L。		
尿液		
不同个体间肾脏中左旋肉碱的清除因人而异，尤其取决于食物摄入和饮食习惯。		
- 成年人[8,9]	60~600 μmol/d	
- 新生儿[10]	1.4~16 μmol/d	
- 婴儿[10]	50~250 μmol/d	
游离左旋肉碱	总体左旋肉碱	酰基肉碱
清除速率(mL/min)[11]		
1.5~4.5	4.2~7.8	20.2~40.0
组织	游离左旋肉碱(μmol/g NCP)	总体左旋肉碱(μmol/g NCP*)
肌肉[12]		
- 男性	6.8~31.6	12.4~38.0
- 女性	8.3~29.9	13.2~35.2
肝脏[13]		
- 男性	1.8~5.1	3.4~7.5
- 女性	1.6~5.0	2.3~7.7
* NCP，非胶原蛋白质，表达为 $\bar{x} \pm 2s$		
精浆[13]	游离左旋肉碱	酰基肉碱
	150~517 μmol/L	180~1120 μmol/L

5.3.5 临床意义

左旋肉碱由蛋氨酸和蛋白结合的赖氨酸在肝脏中合成。然而每日所需的大部分肉碱来源于饮食，尤其是红肉。目前尚无已知的肉碱合成相关的遗传缺陷，但早产新生儿的合成途径尚未发育成熟[14]。

左旋肉碱缺乏是由于游离左旋肉碱减少造成。通常，左旋肉碱/酰基肉碱值会因后者的升高而降低。细胞若缺乏左旋肉碱将具有临床意义。检测血清左旋肉碱浓度并不能真实反映左旋肉碱的水平。根据临床和发病标准，左旋肉碱缺乏分类如下：

- 肌肉性左旋肉碱缺乏，只影响肌肉。
- 系统性左旋肉碱缺乏，左旋肉碱在所有组织中含量降低。
- 原发性左旋肉碱缺乏：是由于左旋肉碱代谢紊乱，导致游离左旋肉碱浓度降低。其与心肌病、脑病和肌无力有关，如果不及时治疗会导致过早死亡。这种缺乏主要是由于细胞摄取的左旋肉碱减少或转运到线粒体的左旋肉碱不足。
- 继发性左旋肉碱缺乏：比原发性左旋肉碱缺乏相对温和，由于肾功能或肝功能减退/极度营养不良，或使用药物如丙戊酸或匹氨西林所致。

原发性左旋肉碱缺乏是一种罕见的疾病，而继发性在临床上较为常见。通过补充左旋肉碱(每天 10~100 mg/kg)，可有效地进行治疗。肌肉性左旋肉碱缺乏的患者间治疗效果差异较大，对系统性缺乏至关重要。

组织中的左旋肉碱浓度比血液或细胞外液高 10~100 倍。临床上重要的是：

- 组织左旋肉碱水平降低表明左旋肉碱缺乏综合征。
- 持续数周或数月血清左旋肉碱浓度减少，提示组织左旋肉碱可能缺乏。
- 血清左旋肉碱浓度正常并不能排除在个别器官内存在左旋肉碱缺乏，尤其是心脏和骨骼肌，因为细胞膜的左旋肉碱转运系统可能存在功能障碍(如肌肉性左旋肉碱缺乏)。

5.3.5.1 肌肉性左旋肉碱缺乏

肌肉原发性左旋肉碱缺乏：缺乏仅限于肌肉组织，由于血清左旋肉碱浓度在参考范围内，需检测肌肉组织中的左旋肉碱水平进行诊断。因为 99% 的左旋肉碱存在于骨骼肌，因此组织中的左旋肉碱水平要耗尽近 90% 才会反映在血清水平低于参考区间[16]。临床症状包括肌无力和肌痛，尤其是四肢和颈部肌肉。禁食或高脂饮食会诱发调节性酮体生成。组织化学上形成一种脂质储存肌病，其中含有脂质的液泡被储存在Ⅰ型肌纤维中。这种形式的缺乏可以从婴儿期到成年期表现出来，并且比系统性缺乏发展缓慢。肌性左旋肉碱缺乏是以常染色体隐性模式遗传的，也可后天获得。

肌肉继发性左旋肉碱缺乏：仅局限于肌肉，但与其他肌肉性疾病(如杜氏肌营养不良或代谢性肌病、线粒体疾病)相关。

5.3.5.2 系统性原发性左旋肉碱缺乏

原发性左旋肉碱缺乏具有遗传性，可归因于以下原因(图 5.3-1)：

- 细胞膜上左旋肉碱转运体缺乏(左旋肉碱摄取缺乏症，CUD)。在 CUD 中，左旋肉碱从肠中吸收及近端肾小管重吸收被抑制，在其他组织细胞内左旋肉碱的储存减少。
- 将长链脂肪酸输送到线粒体的酶，也就是肉碱棕榈酰转移酶Ⅰ(CPT Ⅰ)、肉碱棕榈酰转移酶Ⅱ(CPT Ⅱ)及肉碱载体(也被称为肉碱-酰肉碱移位酶)发生缺陷。

遗传原因见表 5.3-2。

5.3.5.2.1 左旋肉碱摄取缺乏症(CUD)[17]：临床上主要有两种形式，其一是在儿童早期开始的心肌病形式，另一具有类似于 Reye 综合征的复发性肝病形式。

实验室检查：游离和总左旋肉碱含量非常低，酰基肉碱水平正常。空腹血糖降低，酮体减少。进一步血氨升高，代谢性酸中毒，肌酸激酶升高，肌红蛋白升高，氨基转移酶升高。

5.3.5.2.2 CPT-1 缺乏症[17]：临床上只有肝脏受到影响。间歇性肝功能障碍，常伴有血糖降低。一些患者出现肾小管性酸中毒。有些患者的母亲在怀孕期间可能有急性肝脂肪变性的病史。

表 5.3-2　系统性继发性左旋肉碱缺乏的遗传原因

疾病、缺陷、代谢情况	临床意义及评价
有机酸尿症[22] - 异戊酸尿症(异戊酸-辅酶 A 脱氢酶缺乏) - 丙酸尿(丙酰-辅酶 A 羧酸裂解酶缺乏) - 甲基丙二酸尿症(甲基丙二酸-辅酶 A 变位酶蛋白、维生素 B_{12} 缺失) - 葡萄糖酸尿症Ⅰ(戊二酰-辅酶 A 脱氢酶缺乏)	不断积累的酰基辅酶 A 化合物具有有害的、部分有毒的影响。线粒体中的辅酶 A 被占用,依赖于辅酶 A 的供能过程被抑制,导致能量缺乏。左旋肉碱是肉碱酰基转移酶催化作用的辅酶 A 中酰基基团的转移受体;左旋肉碱也会将这些基团输送到线粒体和细胞外。因此辅酶 A 再次被释放以参与生理反应。在肾脏中,与游离的左旋肉碱相比,酰基肉碱更难被吸收。因此由于酰基肉碱的排除导致二次血浆组织左旋肉碱缺陷。
线粒体 β 氧化和呼吸链的酶缺陷 - 中链酰基辅酶 A 脱氢酶(MCAD) - 长链酰基辅酶 A 脱氢酶(LCAD)-S 短链酰基辅酶 A 脱氢酶(SCAD) - 长链-L-3 羟基辅酶 A 脱氢酶(LCHAD) - 电子转移黄素蛋白(ETF、FAD) - 电子转移黄素蛋白脱氢酶	β 脂肪酸氧化直接减少会导致脂肪在组织中积累及低血糖症和低酮血症。ω 氧化会产生二羧酸辅酶 A 或二羧酸肉碱酯。从细胞中清除酰基肉碱及其通过肾脏排泄增加导致二次左旋肉碱缺乏。在尿液中可以检测到特定缺陷的酰基肉碱。

实验室检查:总左旋肉碱减少,酰基肉碱减少,游离左旋肉碱正常或升高。空腹血糖降低和低酮血症。代谢性酸中毒,氨正常,氨基转移酶和肌酸激酶正常。

5.3.5.2.3 肉碱-酰肉碱转移酶缺乏症[17]:这种缺陷会造成婴儿猝死或较缓慢的自然死亡。两种情况均有严重程度不同的心肌病和肝功能衰退的表现。

实验室检查:酰肉碱升高,游离左旋肉碱减少。空腹血糖降低和低酮血症。代谢性酸中毒,氨、乳酸、尿酸、氨基转移酶和肌酸激酶升高。

5.3.5.2.4 CPT-1Ⅰ缺乏症[17]:临床上有两种形式:新生儿型,通常是致命的,可能伴有囊性肾。儿童期开始发病,症状体现在成年期。这种缺乏症是导致成人肌红蛋白尿最常见的生物化学原因之一。特别是在强烈的身体压力之后,CPT-2 缺乏变得明显。它与肌红蛋白尿和横纹肌溶解有关。其他的诱发因素包括节食、不锻炼身体、冷暴露、反复感染,这些都是脂肪酸氧化增加的条件。在骨骼肌中很少或没有脂质储存[18-20]。

实验室检查:总左旋肉碱正常或升高,酰基肉碱升高,游离左旋肉碱减少。空腹血糖和酮体减少。肝酶、肌酸激酶和肌红蛋白升高。

5.3.5.3 系统继发性左旋肉碱缺乏症

这一类包括与肉碱系统外的基因缺陷、复杂疾病或极度营养不良有关的左旋肉碱缺陷。遗传缺陷包括有机酸尿、呼吸链的酶缺陷和线粒体 β 氧化(表 5.3-3)。血清中明显缺乏游离左旋肉碱(低于 18 μmol/L)。

继发性左旋肉碱缺乏症常表现为单纯的功能性缺陷,游离的左旋肉碱减少,但因为酰肉碱的升高[21],总左旋肉碱仍在参考范围内。因此,缺乏左旋肉碱作为来自辅酶 A 的过量致病性酰基的转移受体。

5.3.6 注意事项

干扰因素:在比色法中游离辅酶 A 的巯基是通过二硫双苯甲酸盐进行测定,因此内生巯基会干扰检测。这可以通过预先用 H_2O_2 氧化并随后通过过氧化氢酶分解来防止[2]。

表 5.3-3　引发继发性左旋肉碱缺陷的后天原因

状况	临床和实验室检查
长时间无左旋肉碱饮食[24,25] - 全肠道外营养(TPN) - 精神萎靡且严格限制的素食	尽管胃管喂食和 TPN 方案中特别考虑到适当调节必需氨基酸、脂肪、矿物质、维生素和碳水化合物的摄入,但仅靠内源性的左旋肉碱生物合成不足以维持较长时间。左旋肉碱平衡也受左旋肉碱排除的影响,特别是通过胆囊的长链左旋肉碱。饮食中使用的左旋肉碱或左旋肉碱口服药物被胃肠道内的细菌代谢。为了能保证左旋肉碱不缺乏,采用 TPN 治疗的患者应每天分 3~4 次输入 2~5 mg/kg。药剂量为每天 50~100 mg/kg,应保留用于去除有毒的代谢产物(如先天性代谢紊乱)。
药物[26] - 丙戊酸 - 戊醛酸	通过酸的活化,形成酰基辅酶 A 化合物,并且限制辅酶 A 独立的代谢通道。丙戊酸和戊醛酸-左旋肉碱导致医源性左旋肉碱缺陷。
血液透析	血液透析患者左旋肉碱减少,表现为骨骼肌肌病、运动能力受损、心肌病和透析期间的并发症(如低血压、癫痫、虚弱和疲劳)。与正常人相比,血液透析患者游离左旋肉碱的数量减少。尽管血浆中游离左旋肉碱明显减少,但总左旋肉碱浓度仍然相对稳定。这是由于血液透析患者酰基肉碱的浓度增加到 33%~47.6%,而正常个体中这一比例在 11.6%~17.4%。在一项研究中[27],左旋肉碱构成如下:透析患者游离左旋肉碱占 57.2%,酰基肉碱占 42.8%。正常人群对照组游离左旋肉碱 82.6%,酰基肉碱 17.4%。慢性血液透析患者酰基肉碱的积累依赖于脂肪酸肉碱酯链的长度、相关分子量的增加及脂肪酸链的长度的脂蛋白的亲脂性。血浆游离左旋肉碱的浓度和红细胞的渗透性抵抗力之间存在相关性:左旋肉碱浓度越高,抵抗力越高。补充左旋肉碱的透析患者与不补充左旋肉碱的患者相比,治疗肾性贫血所需的促红细胞生成素减少约 20%。
孕期[28]	在孕期第十二周,游离左旋肉碱的血浆浓度开始降低。在分娩前,会降低至系统性原发性左旋肉碱缺失症一致的水平(10.0 μmol/L ± 5.1 μmol/L)。然而,酰基肉碱浓度保持稳定,因此酯化部分占总左旋肉碱的 50%以上。高比例的酰基肉碱是由于妊娠期脂肪酸代谢增加所致;继发性左旋肉碱缺乏是由于左旋肉碱肾清除率增加(3 倍以上)和胎儿对左旋肉碱的需求所致。
T1D	患有 T1D 儿童和成年人的血浆中总左旋肉碱和游离左旋肉碱水平减少。减少量与糖尿病持续时间有关,也可能与疾病复杂程度有关。在一项研究中[29],总左旋肉碱、游离左旋肉碱和酰基肉碱分别为(30.1 ± 7.26)μmol/L、(20.0 ± 4.5)μmol/L 与(10.2 ± 6.47)μmol/L。酰基肉碱/游离左旋肉碱值为 0.544 ± 0.369。

影响因素:红细胞中总左旋肉碱的浓度可与血清浓度类似,但酰基化程度不同[12,29]。白细胞中左旋肉碱的浓度高于血清,取决于其活化程度[31]。

稳定性:总左旋肉碱可在 4~6℃存储 1 周。由于水解作用,游离左旋肉碱和酰基肉碱量按比例改变,尤其是短链酰基肉碱。如需长期储存左旋肉碱及其组分,则要深层冷冻[2]。

5.3.7 病理生理学

甘油三酯释放的脂肪酸(FA)进入代谢途径前,必须被激活形成一个酰基辅酶 A。这一激活步骤是由酰基辅酶 A 合成酶通过两步反应完成[32]。

第一步:在焦磷酸盐释放过程中形成一种中间脂肪酰基-AMP,$FA + ATP \longrightarrow Acyl-AMP + PPi$。

第二步:脂肪酰基辅酶 A 的形成与 AMP 的释放,$Acyl-AMP + CoA \longrightarrow Acyl-CoA + AMP$。

活化的脂肪酸不能以游离形式穿过内线粒体膜。内线粒体膜外表面的 CPT Ⅰ可将左旋肉碱和酰基 CoA 酯催化形成酰基肉碱酯和游离辅酶 A。游离辅酶可被细胞进一步使用,肉碱酯则通过位于膜内的肉碱-酰基肉碱转位酶传递到膜的内表面。内表面的 CPT Ⅱ作用于酰基肉碱和辅酶在线粒体内，释放左旋肉碱并重新生成脂肪酸辅酶 A 酯，即 β 氧化的底物。左旋肉碱又通过移位酶回收到细胞膜的外表面，参与另一轮的酰基转移/移位系统(图 5.3－1)[16]。

成人的左旋肉碱群总量为 15～20 g，95％存在于骨骼肌中，新陈代谢相对缓慢。

每天所需的大多数左旋肉碱都来自膳食。动物制品(肉、奶)来源的左旋肉碱在十二指肠和空肠中被 Na^+ 依赖的活性转运机制扩散或吸收(图 5.3－2)。植物来源的左旋肉碱有限。口服左旋肉碱的生物利用度为 5％～20％。

必需氨基酸如赖氨酸和蛋氨酸(图 5.3－3)中能生成少量左旋肉碱。此外，还需维生素 C、维生素 B_6、烟酸和 Fe^{2+}。在生物合成的最后一步，三甲胺丁内酯的羟基化发生在肝脏和肾脏。

肝脏和肾脏在左旋肉碱代谢的稳态中起着关键作用。完成肠道吸收后，左旋肉碱通过门静脉血液传播到肝细胞并被部分酯化与脂肪酸形成酰基肉碱。游离左旋肉碱和酰基肉碱通过血液循环分布到各器官。在肾脏中，95％过滤后的左旋肉碱会被重新吸收。酰基肉碱的清除量明显高于游离左旋肉碱。

除大脑和红细胞外，所有器官的脂肪酸都被代谢成二氧化碳和 H_2O。这个过程发生在三羧酸循环和呼吸链中间区域的线粒体中。在脂肪酸分解过程中产生的氢被转化为 FAD 和 NAD，并产生能量。

甘油三酯中脂肪酸的代谢包括以下步骤(图 5.3－1)：

- 脂肪酸通过其羧基与乙酰辅酶 A 的连接在细胞质中被激活。这一步是由硫激酶(酰基辅酶 A 合成酶)催化。
- 为了运输到线粒体，脂肪酸必须转化为左旋肉碱酯(酰基肉碱)。这一反应由肉碱酰基转移酶(CAT)催化，其中最重要的是 CPT，它能催化长链脂肪酸的运输。CPT Ⅰ在线粒体外膜上的作用(图 5.3－1)是将辅酶 A 残留物转化为左旋肉碱。脂肪酸残留物通过 CPT Ⅱ在线粒体内膜上转移回辅酶 A。
- 脂肪酸代谢在线粒体基质中开始，由酰基辅酶 A 脱氢酶催化，脂肪酸经过氧化形成不饱和化合物。

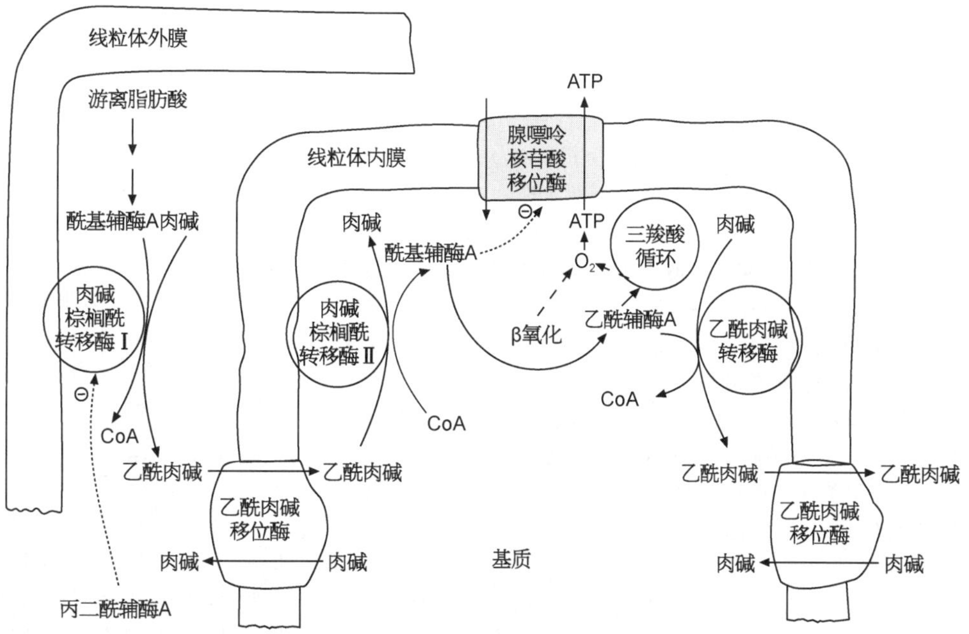

图 5.3－1 线粒体肉碱系统

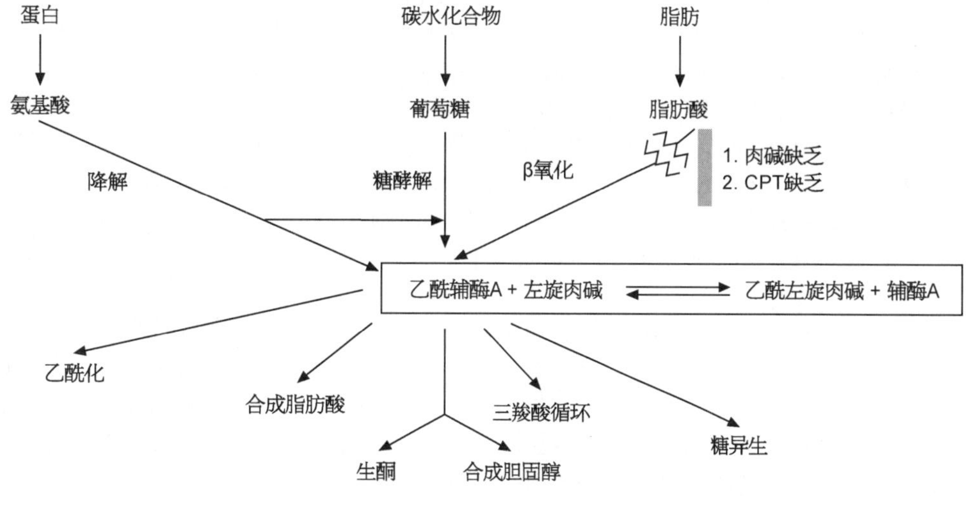

图 5.3－2 左旋肉碱在代谢中的作用，包括：① 在线粒体内长链脂肪酸的 β 氧化中起着至关重要的作用，激活的脂肪酸以酰基肉碱的形式通过线粒体内膜运输。这种功能可能会因左旋肉碱缺乏或 CPT 活性降低而受损。② 它对乙酰化程度的影响，特别是对辅酶 A(中间代谢的关键物质之一)的影响。左旋肉碱的多效性作用主要可归因于调节辅酶 A 对基本代谢途径的可用性

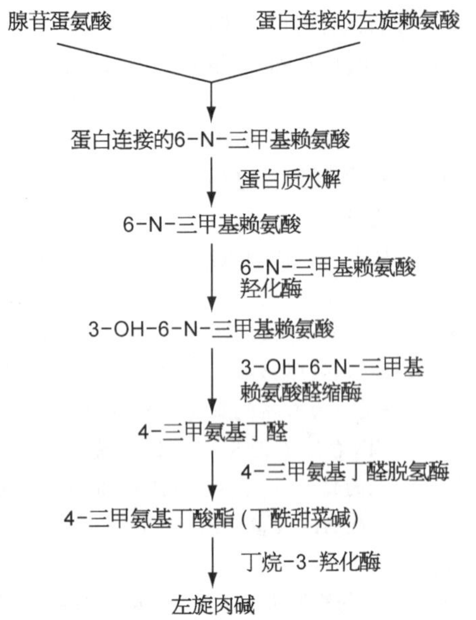

图 5.3-3 左旋肉碱的内源性合成(经允许转载自参考文献[30])。虽然大多数组织都能从蛋白结合的三甲基赖氨酸合成丁苯坦,但大多数丁苯坦是在骨骼肌中产生的。丁酰甜菜碱羟基化为左旋肉碱只发生在肝脏和肾脏。左旋肉碱内源性合成的限速步骤是肌肉蛋白的水解

已知三种酰基辅酶 A 合成酶、肉碱酰基转移酶和酰基辅酶 A 脱氢酶:对长链脂肪酸具有底物特异性(C_{14} 到 C_{20};棕榈酰)、对中链脂肪酸具有特异性(C_8 和 C_{10};醋酸辛酯)、对醋酸酯和丙酸盐具有特异性。

肉碱酰基转移酶(CAT,EC 2.3.1.7):CAT 位于线粒体和过氧化物酶体中,并催化从辅酶 A 到肉碱短链酰基的可逆转移。在大量继发性左旋肉碱缺乏症伴酰基肉碱水平上升中,CAT 负责从线粒体中去除有毒的酰基。这种酶的活性决定了游离辅酶 A 是否可被利用。

肉碱辛基转移酶(EC 2.3.1.137):此酶催化了中链酰基残基(C_8 和 C_{10} 具有最高亲和力)从辅酶 A 到左旋肉碱的可逆转移。由于位于线粒体和过氧化物酶体中,此酶负责了中链酰基残基从过氧化物酶体到线粒体(能量产生的场所)的转运过程(肉碱转运体)。

CPT(EC 2.3.1.21):此酶是将长链脂肪酸运输到线粒体所必需的。CPT 包括了 CPT Ⅰ 和 CPT Ⅱ,两种酶位置不同(CPT Ⅰ 位于线粒体外膜,CPT Ⅱ 位于线粒体内膜基质侧),具体调控和生理功能也不同(图 5.3-1)。CPT Ⅰ 的生理抑制剂是丙二酰辅酶 A,它是合成脂肪酸的一个中间产物(图 5.3-4)。丙二酰辅酶 A 通过抑制 CPT 调节脂肪酸氧化,其影响如下[33]:

- 当碳水化合物被消耗(高胰岛素/胰高血糖素值)时,肝脏脂肪生成增加,丙二酰辅酶 A 增加,CPT Ⅰ 被抑制,新形成的长链酰基辅酶 A 脂肪酸被转化为甘油三酯而未被氧化。甘油三酯以 VLDL 形式从肝脏释放,并储存在脂肪组织中。
- 在空腹状态(低胰岛素/胰高血糖素值)时,由于糖酵解过程中底物流量较低,导致丙二酰辅酶 A 浓度较低,CPT Ⅰ 被活化,脂肪组织所提供的游离脂肪酸发生氧化,产生酮体。

肉碱-酰基肉碱移位酶:此酶位于线粒体内膜中,并催化任意链长的酰基肉碱和左旋肉碱跨线粒体膜的运输(双向),根

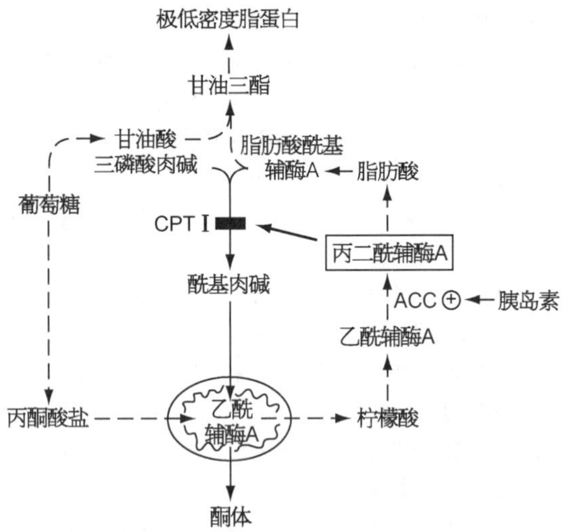

图 5.3-4 CPT Ⅰ 在肝脏中的调节作用(经允许转载自参考文献[31])。酶的活性由丙二酰辅酶 A 控制。浓度升高会抑制 CPT Ⅰ,后者促进脂肪酸酰辅酶 A 和甘油酸 3-磷酸酯合成甘油三酯。低浓度可激活 CPT Ⅰ,导致脂肪酸代谢增加和酮体形成。ACC,乙酰辅酶 A 羧化酶

据浓度梯度以化学计量交换相关物质。长链酰基肉碱运输到线粒体进行 β 氧化,转变为线粒体左旋肉碱(图 5.3-1)。

5.4 尿酸

Lothar Thomas

尿酸及其电离形态下的尿酸钠盐是人体嘌呤代谢的最终产物。人体尿酸池的大小受其产生及消除的影响。高尿酸血症和低尿酸血症并非疾病。尽管高尿酸血症是痛风的首要症状,但它与心血管疾病的危险因素、代谢综合征和细胞更新增多情况相关。低尿酸血症的病理意义有限。尿液中排泄的尿酸是筛查高尿酸血症和低尿酸血症很有用的标志物。

5.4.1 适应证

血清、血浆:结合内科体格检查;痛风家族史或肾结石病史;临床症状提示急性痛风发作;痛风的治疗监测;高血压、高脂血症、肥胖、糖尿病前期、糖尿病、慢性肾脏病患者;心血管疾病和脑卒中;疑似妊娠子痫前期;可能导致继发性高尿酸血症的疾病、条件和治疗(如真性红细胞增多症、节食、饮酒、细胞抑制剂、肿瘤放疗、使用环孢霉素的移植患者);儿童低酮症性低血糖。

尿液:检测内源性尿酸合成增多:儿童及青少年痛风、血清尿酸处于正常或临界水平的肾尿酸或含钙肾结石患者、低尿酸血症相关情况。

5.4.2 检测方法

在生物体液中用尿酸酶检测尿酸[1]。

紫外分光光度法[2]:原理为,尿酸在尿酸酶的作用下被分解为尿囊素和 H_2O_2。利用过氧化氢酶和醛脱氢酶(ADH)检测所生成的 H_2O_2。通过在 340 nm 处或者汞灯 334 nm 处吸光度的变化来检测 NADPH 浓度的增加量,NADPH 的生成速率与尿酸浓度成正比(表 5.4-1)。

表 5.4－1　紫外分光光度法检测尿酸[2]

$$尿酸 + 2H_2O + O_2 \xrightarrow{尿酸酶} 尿囊素 + CO_2 + H_2O_2$$
$$H_2O_2 + 乙醇 \xrightarrow{过氧化氢酶} 乙醛 + 2H_2O$$
$$乙醛 + NADP^+ \xrightarrow{ADH} 乙酸盐 + NADP^+ + H^+$$

比色法[3]：在第一步反应中，尿酸在尿酸酶与氧气的作用下被转化为尿囊素、二氧化碳和 H_2O_2。就常规诊断目的而言，大多数反应都采用过氧化物酶或过氧化氢酶系统偶联氧受体以产生色原。

- Trinder 反应：在过氧化物酶存在的情况下，H_2O_2 与苯酚和 4-氨基比林组成的色原系统反应生成红色的醌亚胺色原，在约 500 nm 处有最大吸收峰。基于该反应有许多衍生方法，均与苯酚成分相关。氯化酚或氯化苯磺酸都可以使用[4]。
- Kageyama 反应：在 H_2O_2 存在的情况下，过氧化氢酶将甲醇转化为甲醛。后者在铵离子存在的情况下与乙酰丙酮反应，生成黄色染料，在 410 nm 有最大吸收峰[5]。

5.4.3 样本要求

- 血清或血浆（不含 EDTA、柠檬酸盐、草酸盐）：1 mL。
- 尿：采集 24 h 尿液，不含添加剂。
- 尿酸/肌酐比：自然排泄的尿液，不含添加剂。

5.4.4 参考范围（表 5.4－2）

表 5.4－2　尿酸参考范围

血清、血浆	女性	男性
成年人[6]	137～363(2.3～6.1)	214～488(3.6～8.2)
从医学角度讲，参考上限值太高。合适的上限阈值如下：		
	女性≤357(6.0)	男性≤416(7.0)
未成年人[7]	女性	男性
－ 1～30 日	59～271(1.0～4.6)	71～230(1.2～3.9)
－ 31～365 日	65～319(1.1～5.4)	71～330(1.2～5.6)
－ 1～3 岁	106～295(1.8～5.0)	124～330(2.1～5.6)
－ 4～6 岁	118～301(2.0～5.1)	106～325(1.8～5.5)
－ 7～9 岁	106～325(1.8～5.5)	106～319(1.8～5.4)
－ 10～12 岁	148～348(2.5～5.9)	130～342(2.2～5.8)
－ 13～15 岁	130～378(2.2～6.4)	183～413(3.1～7.0)
－ 16～18 岁	142～389(2.4～6.6)	124～448(2.1～7.6)
数据以 μmol/L(mg/dL)表示。儿童的参考区间为第 2.5 至第 97.5 百分位数，成人为 $\bar{x} \pm 2s$。单位换算：mg/dL×59.485 = μmol/L。		
成人尿酸清除率[8]：正常饮食下最高达 4.76 mmol(800 mg)，低嘌呤饮食最高达 3.57 mmol(600 mg)。		
成人尿酸清除率[6]：女性＋男性 5～12 mL/min。		
成人尿酸/肌酐值：女性＋男性＜0.80(mg/mg)正常饮食。		
尿酸排泄分数(FE_{UA})：4%～10%。		
男婴 1 岁内尿酸清除率[9]：0.14～2.02 mmol/L；0.03～0.58 mmol/24 h；3.8～111 μmol/kg；尿酸/肌酐值 0.03～1.03 mmol/mmol；清除率 0.09～1.79 mL/min 或 0.41～10.3 mL/(min・1.73 m²)；排泄分数 8.4%～21.5%。		

单位换算：mg×0.005 948 = mmol

5.4.5 临床意义

高尿酸血症的定义为血浆尿酸浓度高于尿酸钠盐在 37℃的溶解度极限 400 μmol/L(6.8 mg/dL)，当血浆尿酸浓度更高时会导致尿酸盐在一定物理条件下沉淀。尿酸水平≤119 μmol/L(2 mg/dL)时定义为低尿酸血症。

在 20 世纪 20 年代，在工业国家的人群中尿酸水平低于 210 μmol/L(3.5 mg/dL)，在接下来的 50 年中，人群的尿酸水平不断增加到了当时的 2 倍。由于雌激素促进尿酸排泄，女性的尿酸水平大约比男性低 30～60 μmol/L(0.5～1 mg/dL)。绝经后女性的尿酸水平会升高且最终接近男性的尿酸水平（图 5.4－1）。血清尿酸的个体内与个体间差异是多因素的，受遗传和环境因素的影响。每天产生的尿酸大约 2/3 经由肾脏排出，其余经由肠道通过粪便排出。

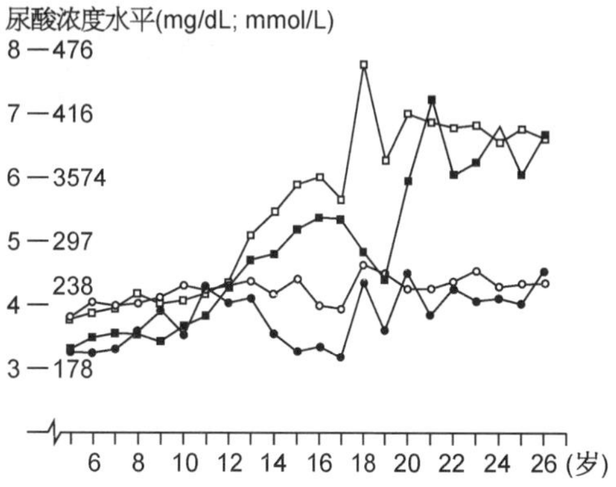

图 5.4－1　年龄、性别、种族对血清尿酸浓度的影响（经允许摘自 Bogolusa 心脏研究[25]）。○，白种人女性；□，白种人男性；●，黑种人女性；■，黑种人男性

5.4.5.1 高尿酸血症

高尿酸血症在人群中发病率高。Framingham 研究发现 9.2%的男性和 0.4%的女性都有高尿酸血症，在这些人中，19%患有痛风[10]。一项德国研究[6]发现，2.6%的女性献血者及 28.6%的男性献血者患有高尿酸血症。女性在绝经后通常不会发生高尿酸血症。

高尿酸血症也与其他一些代谢紊乱相关，如胰岛素抵抗、糖尿病、代谢综合征、肥胖、高脂血症、过量饮酒、高血压及慢性肾功能不全等疾病；同时也是心血管疾病的一个独立风险因素[11,12]。

高尿酸血症的病因（表 5.4－3）[13,14]：由于基因缺陷（URAT1 转运子）或多种原因（充血性心力衰竭、血容量减少、利尿剂）导致尿液中尿酸在肾小管中的重吸收增加，造成肾脏对尿酸的排泄减少。90%患有痛风相关高尿酸血症的个体都存在尿酸排泄减少。高尿酸血症的程度也与环境因素相关。

大量鱼、肉饮食或过量饮酒都会导致尿酸过量合成。

表 5.4－3　高尿酸血症的病因[11]

饮食：摄入富含嘌呤的动物产品（内脏）增多，酒精摄入。
饮食中果糖的摄入增加。
由于肾功能不全所造成的尿酸排泄减少。
细胞更新加快（真性红细胞增多症、溶血性贫血）、恶性肿瘤化疗。
利尿剂、低剂量阿司匹林治疗。
基因突变，如 *XO*（编码黄嘌呤氧化酶）、*URAT1*（编码尿酸转运蛋白，将尿酸转运到肾小管中）、*OAT1* 与 *OAT3*（编码有机阴离子转运蛋白，在肾小管中吸收尿酸以交换阴离子）、*SCL2A9*（编码果糖转运蛋白）。

尿酸过量合成与肾脏排泄减少的差异可以通过检测 24 h 尿中的尿酸排泄或者检测自然排出尿液中的尿酸/肌酐值来区分。

高尿酸血症被分为[14]：

- 原发性：主要由位于肾小管内尿酸转运分子的遗传变异造成，与富含蛋白质的饮食一同导致肾脏尿酸重吸收的增加(排泄不足)。这些患者与健康个体相比，血浆尿酸浓度需要高 59～119 μmol/L(1～2 mg/dL)才能排出同样量的尿酸。在极少数情况下，遗传性酶缺陷引起的尿酸生成过多(过量生产)也会导致这种情况。将这两种遗传性缺陷归类为原发性高尿酸血症，且通常都会导致痛风。
- 继发性：包括并非主要影响嘌呤代谢的高尿酸血症和痛风。起因包括内源性或者外源性嘌呤代谢生成或不明生理因素造成的尿酸增多、肾脏尿酸排泄减少[13](表 5.4-4)。

表 5.4-4　高尿酸血症的分类[14,16]

分类	过量合成	肾脏排泄减少
原发性	先天性 HGPRT 缺陷：完全性(Lesch-Nyhan 综合征)、部分性(Kelley-Seegmiller 综合征) PRPP 合成酶活性增加。	尿酸转运蛋白基因的遗传多态性(表 5.4-3)导致肾小管对尿酸的重吸收增加、尿酸在血浆中持续累积及痛风体质。
继发性	骨髓增殖性疾病 淋巴细胞增殖性疾病 溶血性疾病 真性红细胞增多症 红细胞增多症 严重型银屑病 葡萄糖-6-磷酸酶缺乏(T1D) 过量饮酒 高嘌呤饮食 抑制细胞生长治疗和放疗 贫血缓解(恶性、溶血性) 体育锻炼 横纹肌溶解症	由于慢性肾病导致肾脏清除减少、肾灌注减少或肾小管功能障碍，如：禁食、酮症酸中毒(糖尿病、酒精)、乳酸性酸中毒(原因详见乳酸章节) 药物，如水杨酸类(<2 g/d)、吡嗪酰胺、利尿剂、左旋多巴、卡比多巴、乙胺丁醇、烟酸、环孢菌素、酒精。 甲状旁腺功能亢进、甲状腺功能减退。 子痫前期。 铅性肾病。 Bartter 综合征。 21-三体综合征。
	尿酸清除率增加。	尿酸清除率正常/减少。

HGPRT，次黄嘌呤鸟嘌呤磷酸核糖转移酶；PRPP，磷酸核糖焦磷酸

5.4.5.1.1 从高尿酸血症到痛风：在 pH 为 7.4 时，约 90% 的尿酸以尿酸盐形式存在。当尿酸浓度在 476 μmol/L (8 mg/dL)或更高时，尿酸会沉积在组织中。痛风在男性中的发病率为 0.5%～7%，在女性中为 0.1%。血清尿酸浓度与痛风发作之间没有明显的相关性。根据一项研究[3]，尿酸水平在 416～529 μmol/L(7.0～8.9 mg/dL)的人群年发病率为 0.5%，在 535 μmol/L(9.0 mg/dL)以上的人群年发病率为 4.9%，且痛风发作通常只出现于高尿酸血症持续 20～40 年的人群中。在先天性酶缺陷患者中，第一次的痛风发作通常发生在青少年时期。

5.4.5.1.2 高尿酸血症和痛风的实验室诊断：如果在不同天内连续 2～3 次早晨空腹血清尿酸水平升高至女性 357 μmol/L (6.0 mg/dL)、男性 416 μmol/L(7.0 mg/dL)即可诊断为高尿酸血症。为了进行综合评估，患者应像在检测前一样保持日常饮食、药物和酒精摄入。药物影响参见表 5.4-4。

尿液中尿酸的检测：一旦被诊断为痛风，就必须调查其可能原因。检测尿液中的尿酸可以解决以下几个问题：如果存在高尿酸血症，是否为内源性的(即由疾病引起)或外源性的(即由饮食引起)？如果存在肾结石，患者是合成过量还是排泄不足？如果尿酸水平处于临界值或偏高，肾功能是否受损？

根据 24 h 尿中的尿酸排泄及随机尿的尿酸/肌酐值可以得出以下诊断结论：在高尿酸血症的患者中，若低嘌呤饮食时，尿酸排泄为 600 mg(3.57 mmol)，正常饮食时，尿酸排泄高至 800 mg(4.76 mmol)表明高尿酸血症是由肾小管尿酸排泄功能受损导致的，是原发性的。在这些排泄不足的患者中，尿酸排泄分数(fractional excretion of uric acid, FE_{UA})小于 4.0%[16]。

FE_{UA} 或者尿酸/肌酐值升高表明尿酸合成过量，无论血清尿酸是否升高。低嘌呤饮食中尿酸的正常排泄表明尿酸是由外源性嘌呤产生的。反之，则主要是内源性嘌呤的分解产物。

在解释尿酸排泄时，应考虑以下因素：

- 肾小球滤过率(glomerular filtration rate, GFR)是否降低？该情况下尿酸排泄可能仍表现正常，故尿酸的过量合成可能会被忽视。
- 在 GFR 受损的患者中，尿酸排泄升高表明存在尿酸过量合成。
- 随机尿中的尿酸/肌酐值高于 0.8，被作为尿酸过量合成的一个指标。由于尿酸排泄的昼夜波动相当大，其与 24 h 尿中的尿酸排泄相关性一般。
- 游离尿酸清除率高于 10%提示排泄增加，低于 4%提示排泄减少(表 5.4-5)。
- 患者是否服用过任何能够影响尿酸合成及清除的药物(表 5.4-6)。

表 5.4-5　尿酸排泄分数(FE_{UA})计算公式

$$FE(\%) = 100 \times \frac{\text{尿液 UA(mg/dL)} \times \text{血清 Cr(mg/dL)}}{\text{血清 UA(mg/dL)} \times \text{尿液 Cr(mg/dL)}}$$

Cr，肌酐；UA，尿酸；S，血清；U，尿液

表 5.4-6　药物对血清尿酸浓度的影响[26]

增高	增高
水杨酸类<2 g/d	乙胺丁醇
甲氧氟烷	促尿钠盐排泄药物
细胞抑制剂	果糖
环孢霉素 A	山梨醇、木糖醇输液
左旋多巴	苯基丁氮酮*
烟酸	羟基保泰松*
吡嗪酰胺	丙磺舒*
奥美拉唑	尼立达唑*
降低	**降低**
水杨酸类>2 g/d	别嘌呤醇
促尿酸排泄药物	苯茚二酮
香豆素类	类固醇**
苯基丁氮酮	羟基保泰松**

*低剂量；**高剂量

5.4.5.1.3 高尿酸血症的临床表现：尽管高尿酸血症发病率较高，但大多数受高尿酸血症影响者不会出现任何临床症

状。并发症的发生率与血清尿酸水平(表 5.4-7)及尿酸排泄水平(表 5.4-8)相关。

表 5.4-7　痛风发病率与血清尿酸浓度的关系[25]

浓度	发病率(%)
<357(6)	0.6
357～410(6～6.9)	1.9
416～470(7～7.9)	16.7
476～529(8～8.9)	25
≥535(9.0)	90

数值以 μmol/L(mg/dL)表示

表 5.4-8　肾结石发病率与血清尿酸浓度及尿液尿酸清除率的关系[25]

检测值		发病率(%)
血清尿酸浓度*		
5.1～7.0	(303～416)	12
7.1～9.0	(422～535)	19
9.1～11.0	(541～654)	26
>11.0	(654)	35
尿液尿酸清除率**		
<300	(1.78)	11
300～499	(1.78～2.96)	21
500～699	(2.97～4.16)	21
700～899	(4.16～5.34)	34
900～1 099	(5.35～6.53)	41
>1 100	(6.54)	50

*数据以 mg/dL(μmol/L)表示;**数据以 mg(mmol/L)表示

高尿酸血症的临床表现包括[17]:急性痛风性关节炎,间歇性痛风,痛风石(通常是原发性慢性痛风,伴有软组织和骨病变),痛风累及肾脏[如肾石病、间质性尿酸盐肾病(痛风肾)伴高血压、阻塞性尿酸性肾病],与高血压、代谢综合征及心血管疾病相关。

急性痛风性关节炎:急性痛风性关节炎会在高尿酸血症持续 20～40 年之后毫无征兆地急性发作,或因表 5.4-4 中列出的致尿酸增加的某一种因素所造成。

急性痛风性关节炎临床表现为严重的单关节炎,主要是第一跖趾关节(足痛风)。疼痛通常持续 1 周且有自限性。在急性发作时尿酸水平可能是正常的,因此最好在发作 2～3 周后检测。由于在体检中经常能够在早期发现高尿酸血症并及时地进行药物治疗,使得痛风性关节炎的发病率下降。

间歇性痛风:这是在急性痛风发作后患者已无症状的情况。如果没有预防性的治疗,发作的间隔时间会越来越短,而发作的持续时间会越来越长。更多的关节会被累及,痛风石也会进展得更为严重。临床上,间歇性痛风很少出现痛风石,但是影像学检查常常显示存在骨质破坏。

痛风石:痛风石是沉积在骨组织的结节状尿酸钠盐结晶,通常在关节附近及软骨、黏液囊和滑膜腱鞘中。该形式也作为原发性慢性痛风发生,即没有既往病史的急性痛风性关节炎。它与发病年龄有关,表现为多关节痛风,尤其是下肢关节,通常也影响女性[18]。

肾结石:30%～40%的急性痛风发作患者有肾结石病史。大约 40%的骨髓增殖性疾病患者也会发生。但并非所有高尿酸血症患者的肾结石都是尿酸盐结石。在痛风患者中,肾结石的患病率与血清尿酸和尿液尿酸的排泄水平相关(表 5.4-9)。在高尿酸血症患者中,大约 85%的肾结石含尿酸成分。

表 5.4-9　与高尿酸血症相关的疾病和表现

疾病	临床表现与实验室检查结果
原发性高尿酸血症 急性痛风性关节炎[13,14]	急性痛风性关节炎通常最初表现为夜间关节炎急性发作,伴有疼痛、炎症、肿胀和发红症状的夜间单关节炎的急性发作,首先影响跖趾关节和下肢的其他关节。急性发作的诱因包括暴食、过量饮酒、身体或精神压力、温度和气候的变化。在急性发作 24 h 内,用 NSAID 进行适当的治疗会缓解疼痛。 实验室检查结果:炎症表现为轻度中性粒细胞增多,可能存在核左移,血沉加快。虽然存在急性关节炎和尿酸水平超过 535 μmol/L(9 mg/dL),高度提示急性痛风性关节炎,但并不能证实这一点。同理,正常尿酸水平也不能排除痛风性关节炎,如 43%的急性痛风发作患者,血清尿酸水平在参考范围内,而约 70%的患者平均尿酸水平为 119 μmol/L(2.0 mg/dL),低于发作间期[28]。在不确定的情况下,必须进行关节穿刺以排除其他晶体性关节病,如急性假性痛风(软骨钙质沉着病)。双折射尿酸晶体被多形核中性粒细胞(PMN)吞噬,其末端从 PMN 突出,是痛风的一个可靠诊断指标。进一步诊断痛风原因的检查包括血细胞计数、LDH 活性、血清蛋白电泳、肌酐和尿酸排泄分数。
Lesch-Nyhan 综合征	Lesch-Nyhan 综合征是一种伴 X 隐性遗传病,会导致儿童期出现痛风。这是由于次黄嘌呤-鸟嘌呤磷酸核糖转移酶(HGPRT)活性严重或完全缺乏所导致的。主要临床表现为尿酸在肾和泌尿道中的沉积、关节症状、人格改变和巨幼细胞性贫血[29]。在 HGPRT 缺陷的杂合子突变携带者中,高尿酸血症、肾结石和痛风发作可能是仅有的症状。
继发性高尿酸血症	继发性高尿酸血症较原发性罕见,由其他疾病或紊乱所导致。
肾功能不全	大多数肾功能不全患者的尿酸水平升高,尽管很少超过 595 μmol/L(10 mg/dL)。尿酸浓度升高与肾功能不全的进展之间没有直接联系。
子痫前期(PE)[30]	PE 诊断基于妊娠 20 周时发生的高尿酸血症、高血压和蛋白尿。在无并发症的妊娠中,尿酸水平在妊娠早期会下降 25%～35%,之后在分娩时,会稳定升高至同龄非妊娠妇女水平。PE 的高尿酸血症是由多因素引起的。基础条件包括由于局部缺血或再灌注损伤而导致母体、胎儿或胎盘组织的尿酸产量增加,以及抗氧化能力降低。妊娠期间前 25 周的尿酸水平不是 PE 的可靠预测指标。在先兆子痫妊娠中,尿酸升高通常早于高血压和蛋白尿的进展。在一些情况下,肌酐、胆固醇和甘油三酯也会升高,但是尿酸和 PE 之间的相关性最好;高尿酸血症、高胆固醇血症和高甘油三酯血症的发生比分别为 35.3、6.9 和 5.6。而在无并发症的妊娠时,妊娠 38 周时尿酸水平在 297～345 μmol/L(5.1～5.8 mg/dL)范围内,而先兆子痫妊娠为 393～494 μmol/L(6.6～8.3 mg/dL)。
肿瘤溶解综合征(TLS)[31]	TLS 的主要诊断症状是高尿酸血症、高磷血症、高钾血症和低钙血症。当肾脏无法消除因治疗所致细胞溶解而释放的大量尿酸、磷酸盐和钾时,就会出现这种情况。如果肾脏负荷过重,可能会发生急性肾功能衰竭。诱发因素包括肿瘤体积大、肿瘤生长迅速、肿瘤对化疗的高度敏感性、预先存在的脱水、高尿酸血症或肾功能受损。B 细胞和 T 细胞白血病在快速增殖的肿瘤细胞中的比例也最高,即使未进行化疗也会导致尿酸显著升高。在这些恶性疾病中 LD 活性很高,化疗前 LD 活性高的患者通常更可能发生治疗诱导的 TLS。

续 表

疾病	临床表现与实验室检查结果
	实验室检查：如果尿酸高于 595 μmol/L(10 mg/dL)、钾高于 6 mmol/L 且磷酸盐高于 1.62 mmol/L(5 mg/dL)，则应当怀疑 TLS。一旦开始化疗，钾的水平通常在 6～72 h 后升高，磷酸盐水平在 24～48 h 后升高，尿酸水平在 48～72 h 后升高。在急性髓系白血病和急性淋巴细胞白血病中，尿酸水平可高达 1 190 μmol/L(20 mg/dL)或更高。在慢性髓系白血病中也可经常观察到严重的高尿酸血症，但在慢性淋巴细胞性白血病中很罕见。一项关于急性髓细胞白血病患者的多变量分析表明[32]，治疗前的以下实验室检测结果提示 TLS 风险：LD 活性升高、尿酸高于 446 μmol/L(7.5 mg/dL)、白细胞计数超过 25×10^9/L。在恶性肿瘤(如恶性非霍奇金淋巴瘤)的放疗中，血清尿酸水平可高达 2 970 μmol/L(50 mg/dL)。
发绀型先天性心脏病(CCHD)	随着年龄的增加，CCHD 患者会出现红细胞增多症和肾功能受损。他们也会发生高尿酸血症，如在 59 例年龄 1 个月至 30 岁的患者中，10 例患者的尿酸水平＞476 μmol/L(8.0 mg/dL)[33]。在失代偿性心力衰竭中，高尿酸血症是肾小管排泄减少导致尿酸清除率降低引起的。
移植相关的高尿酸血症	在心脏移植和肾移植手术后，接受环孢霉素治疗的患者会发生高尿酸血症。在一项研究中，移植术前尿酸水平正常的女性 81%和男性 72%，尿酸水平在移植后 35 个月分别升高到超过 446 μmol/L(7.5 mg/dL)和 506 μmol/L(8.5 mg/dL)。各种因素可能导致高尿酸血症，包括高血压、移植物功能下降、利尿剂和环孢霉素的使用。
零热量饮食	零热量饮食导致代谢指标发生显著变化，在 2 周内，尿酸平均增加 35%达 514 μmol/L(8.7 mg/dL)，血清肌酐增加约 11%，尿素水平下降 26%[35]
中毒	对肾小管造成直接损伤的物质，如铅、镉和铍，造成肾小管尿酸分泌减少，从而导致高尿酸血症。
甲状腺功能紊乱	甲状腺功能减退和高尿酸血症之间有明确的关联，但是甲状腺功能亢进和高尿酸血症之间没有关系。甲状腺功能减退的高尿酸血症被认为是肾血浆流量和肾小球滤过率降低所致。
饮酒	酒精的摄入导致乳酸增加，从而抑制肾脏尿酸的排泄。此外，酒精饮料特别是啤酒，含有大量的嘌呤。嗜酒者更可能发展为痛风。
利尿剂	约 30%接受利尿剂治疗的患者，尤其是噻嗪类治疗的患者，尿酸浓度最多增加 59 μmol/L(1 mg/dL)。高达 5%的长期接受噻嗪类药物治疗的高血压患者患有痛风。利尿剂减少了尿酸的肾脏清除，因为其会引起血容量减少，从而导致肾小管尿酸分泌的竞争性抑制及肾小管重吸收增加[37]。
腹膜透析	约 30%的腹膜透析患者可检出高于 416 μmol/L(7.0 mg/dL)的高尿酸血症。随着残存肾脏功能的降低，高尿酸血症会变得更加严重。高血压患者的尿酸水平高于血压正常的患者[38]。
先天性代谢紊乱	中链酰基辅酶 A 脱氢酶(MCAD)缺陷：发病率为 1∶23 000，MCAD 是北欧最常见的脂肪酸代谢疾病之一。它的病因是中链脂肪酸分解过程中酰基辅酶 A 脱氢酶的缺陷。这种疾病 80%～90%的患者在 985A>G 位点发生点突变，导致蛋白质错误折叠。这种缺陷为常染色体隐性遗传。临床症状通常首先出现在婴儿期，包括非酸中毒，酮症性低血糖和转氨酶轻度升高[39]。大约 85%的患者有高尿酸血症，尿酸水平范围为 595～1 487 μmol/L(10～25 mg/dL)。同时会并发与低血糖、高尿酸血症和乳酸性酸中毒相关的其他代谢紊乱(不包括低酮血症)，包括糖原贮积疾病、Reye 综合征、葡萄糖-6-磷酸酶缺乏症和遗传性果糖不耐受。

当尿液中未解离的尿酸过度饱和时会形成尿酸盐结石。尽管可能存在高尿酸尿，但是尿酸盐结石形成的主要原因是低尿液 pH 和少尿，而非高尿酸尿[19]。约 90%尿酸盐结石患者的晨尿 pH 低于 5.7，甚至许多患者的平均 pH 为 5.5[20]。所有痛风体质的患者都存在尿酸滤过负荷增加与酸性尿液，但只有 28%在低嘌呤饮食时会产生尿酸盐结石[21]。除了痛风之外，还有其他与尿酸盐结石形成相关的原因，如运动和脱水会导致尿酸盐结石的形成。在回肠造瘘术或克罗恩病患者中，脱水被认为是主要因素。

尿酸性肾病[22]：这种肾病也被称为痛风肾，是慢性痛风的一种表现。该病中，肾髓间质和肾锥体中的尿酸盐结晶沉淀会导致炎性改变。尿酸盐肾病与肾小球滤过率降低、蛋白尿和高血压相关。

急性尿酸性肾病[23]：急性尿酸性肾病是由于尿酸过量合成而导致尿酸盐结晶沉淀在肾小管和集合管所引起的急性肾后性肾功能衰竭。由脱水和酸中毒引起。实验室诊断包括血清尿酸高于 714 μmol/L(12 mg/dL)及随机尿尿酸/肌酐值＞1.0。在其他病因引起的急性肾功能衰竭中，该比值低于 1.0。

急性尿酸性肾病可发生在白血病急变期患者接受细胞移植治疗前或者治疗期间。如果忽视足量液体摄入、尿液中和及促进尿酸排泄药物浓度调整等治疗因素，也会在促进尿酸排泄治疗的前期出现急性尿酸性肾病。

5.4.5.1.4 高尿酸血症的治疗：高尿酸血症和痛风患者的治疗目标如下[24,13]。

解决急性痛风发作：大多数通过关节穿刺诊断为晶体性关节炎的急性痛风发作患者，用非甾体抗炎药(NSAID)治疗，较秋水仙碱副作用更小、疗效更持久。糖皮质激素与 ACTH 可以作为替代药物。尽管所有这些药物都有助于消除急性疼痛，但它们不能纠正高尿酸血症的病因，也不能消除沉积在组织中的尿酸盐结晶。秋水仙碱是未确诊为晶体性关节炎的患者的首选药物。

防止痛风进一步发作并扭转痛风的并发症：一年内痛风发作的复发率为 78%，5 年内为 89%。在此期间，痛风石不断变大，在组织中引发破坏性的炎症反应，并导致软骨和骨骼的破坏。机体的尿酸池持续增加。为纠正这些并发症，尿酸池必须重新回到正常水平。这要求血清尿酸水平降至 404 μmol/L(6.8 mg/dL)以下，如果能降至 297 μmol/L(5.0 mg/dL)以下更好。例如，仅将尿酸浓度降低至 476 μmol/L(8 mg/dL)是不够的，因为尽管痛风石形成的速率下降了，但是尿酸池并没有减少。在急性痛风发作 2～3 周后，用含有黄嘌呤氧化酶抑制剂的特定降尿酸药物，如别嘌呤醇进行治疗。用磺脲类药物如磺吡酮和丙磺舒治疗的患者，要求年龄通常在 60 岁以下；肌酐清除率高于 80 mL/(min・1.73 m^2)，尿酸排泄低于 800 mg(4.76 mmol)/24 h，特殊饮食(避免进食动物内脏、海鲜和含果糖饮料)，且没有肾结石。

消除导致高尿酸血症和痛风的相关病症：这包括代谢综合征的判断标准，如肥胖、高血压、高甘油三酯血症和胰岛素抵抗。另外，必须避免过度饮酒。

表 5.4－9 列出了与高尿酸血症相关的疾病，表 5.4－10 将高尿酸血症与其他疾病联系在一起。

5.4.5.2 低尿酸血症

血清尿酸浓度≤119 μmol/L(2 mg/dL)时被定义为低尿酸血症。门诊患者的发生率为 0.2%～0.5%；住院患者约为 1%。低尿酸血症通常没有临床症状，而是碰巧发现的[26]。低尿酸血症可能由以下原因引起：① 尿酸合成减少：这种形式的代谢性低尿酸血症存在于遗传性黄嘌呤尿症、遗传性嘌呤核苷磷酸化酶缺乏症和别嘌呤醇治疗中。② 肾尿酸排泄增加：包括服用促进尿酸排泄药物、抗利尿激素分泌异常综合征(SIADH)、Fanconi 综合征、恶性疾病、AIDS、严重肝损伤、严重烧伤、糖尿病和嗜酸性粒细胞增多症。③ 代谢性与肾性混合低尿酸血症。

与低尿酸血症相关的疾病列于表 5.4－11 中。

在大多数情况下，低尿酸血症是由干扰肾小管尿酸转运的药物引起的[27]。这些药物包括乙酰苯磺酰环己脲、别嘌呤醇、咪唑硫嘌呤、双香豆素、安妥明、造影剂、非诺贝特、非诺洛芬、愈创甘油醚、卤化物、氯沙坦、苯基丁氮酮、丙磺舒、水杨酸盐和替尼酸。一旦这些药物停止使用，尿酸水平一般在 14 天内恢复正常。

表 5.4－10　高尿酸血症与其他疾病的联系[11,12]

疾病	临床表现与实验室检查结果
高尿酸血症与各疾病的联系	有证据表明高尿酸血症在高血压、肾脏疾病和心血管疾病的发展中起着重要作用。参与这些疾病发展的机制是肾素-血管紧张素-醛固酮系统和内皮功能障碍，从而导致一氧化氮(NO)形成减少。
高血压	许多研究报道高尿酸血症与 5 年内发生高血压的风险增加相关。相比于继发性高血压，高尿酸血症与原发性高血压的相关性更高。约有 90%初发高血压的青少年尿酸浓度超过 330 μmol/L(5.5 mg/dL)。他们的血压与尿酸浓度呈线性关系。 病理生理学上，该过程分两步进行：首先，由于高尿酸血症存在肾血管收缩，导致内皮细胞合成 NO 减少。这激活了肾素-血管紧张素-醛固酮系统，导致血压升高。小动脉硬化的组织学特征与原发性高血压一致。全球高血压发病率增加的另一个原因是最近几十年里果糖的消耗量增加，这减少了 ATP 池并促进了尿酸的合成。有研究认为，果糖消耗、高血压和高尿酸血症之间存在相关性。
急性和慢性肾脏疾病	尿酸浓度升高可能引发肾脏疾病并加速现有肾脏疾病的进展，但不造成尿酸盐结晶的沉积。主要损伤是肾小球硬化和肾间质纤维化。此外，还存在肾小球前血管功能障碍并伴有自我调节功能受损和高血压进展。虽然尿酸清除率(每个肾小球滤液体积的清除率)随着肾功能不全而升高，但尿酸浓度和每日清除率降低，部分可通过提高肾外清除率来补偿。大多数肾功能不全患者血清尿酸水平升高，但尿酸水平很少超过 595 μmol/L(10 mg/dL)。血容量不足与分解代谢亢奋是例外。血尿酸水平与肾功能不全的进展之间没有相关性。尽管高尿酸血症发病率很高，但是继发性痛风相对罕见[41]。
代谢综合征	流行病学研究显示尿酸浓度与代谢综合征之间存在关联。尿酸浓度与血压、肥胖、HOMA 指数(测量胰岛素抵抗)、空腹血糖、胰岛素和甘油三酯呈正相关，与 HDL－C 呈负相关。但高尿酸血症也可以在非肥胖的代谢综合征个体中发生。体重指数正常和尿酸浓度低于 360 μmol/L(6 mg/dL)的患者仅有 5.9%，而尿酸浓度超过 595 μmol/L(10 mg/dL)的患者中有 59%患有代谢综合征。代谢综合征中的高胰岛素血症可能会促进高尿酸血症，因为胰岛素增加了肾小管对 Na^+ 的重吸收，从而减少了尿酸的排泄。芬兰糖尿病预防研究发现[42]，在糖耐量受损的个体中，基线尿酸浓度为 381～622 μmol/L(6.4～10.5 mg/dL)与基线浓度为 99～310 μmol/L(1.6～5.2 mg/dL)的个体相比，前者在 4.1 年内进展为 T2D 的可能性为后者的 2 倍。在约 31.9%的 T2D 患者中，女性尿酸浓度超过 340 μmol/L(5.7 mg/dL)，男性超过 420 μmol/L(7.0 mg/dL)。
T1D	血尿酸超过一定水平，会在某些患者组中引起内皮功能障碍和肾脏疾病，如尿酸浓度在参考区间上限的 T1D 患者肾小球滤过率降低。尿酸水平可以预测 T1D 患者 6 年以上白蛋白尿的进展，如在 T1D 患者的冠状动脉钙化研究中[43]，发生微量或大量白蛋白尿患者的尿酸水平为 315 μmol/L ± 54 μmol/L(5.3 mg/dL ± 1.2 mg/dL)，而那些没有白蛋白尿的患者尿酸水平为 286 μmol/L ± 71 μmol/L(4.8 mg/dL ± 0.9 mg/dL)。随着尿酸浓度每增加 59 μmol/L(1 mg/dL)，风险增加 80%。
心血管疾病	尿酸升高作为心血管疾病的危险因素已在多项研究中得到证实。Rotterdam 研究调查了 4 385 例女性和男性，其尿酸水平分别为 198～453 μmol/L(2.3～7.6 mg/dL)和 245～476 μmol/L(4.1～8.0 mg/dL)，随访时间为 8.6 年[44]。尿酸浓度高于 321 μmol/L(5.4 mg/dL)的女性和高于 375 μmol/L(6.3 mg/dL)的男性发生心血管疾病的风险比为 1.68，心肌梗死的风险比为 1.87。风险比为 1.0 的女性和男性的尿酸水平分别为≤263 μmol/L(4.4 mg/dL)和≤310 μmol/L(5.2 mg/dL)。另一项研究[45]调查了 83 683 人，尿酸水平高于 399 μmol/L(6.7 mg/dL)相比尿酸水平低于 274 μmol/L(4.6 mg/dL)的个体，心血管疾病死亡率较高，危险比为 1.51。
脑卒中	在 ARIC 研究中，平均年龄 54 岁的个体 10 年中发生脑卒中的风险在尿酸水平≤286 μmol/L(4.8 mg/dL)、291～345 μmol/L(4.9～5.8 mg/dL)、351～404 μmol/L(5.9～6.8 mg/dL)和≥410 μmol/L(6.9 mg/dL)时，分别为 2.0%、2.7%、3.4%和 4.6%。另一项研究中，尿酸水平高于 399 μmol/L(6.7 mg/dL)相比尿酸水平低于 274 μmol/L(4.6 mg/dL)的个体，卒中死亡率较高，危险比为 1.59。

表 5.4－11　与低尿酸血症相关的疾病和病症

疾病	临床表现与实验室检查结果
尿酸合成减少	
- 黄嘌呤尿	由于黄嘌呤氧化酶活性降低，导致尿酸浓度降低和尿酸排泄减少。血清和尿中的羟基嘌呤同时增加。尽管尿酸水平可以在 3～95 μmol/L(0.05～1.6 mg/dL)之间变化，不过通常低于 59 μmol/L(1 mg/dL)。许多患有此病的患者并无症状[47]。
- 别嘌呤醇过度使用	尿酸水平降至 119 μmol/L(2 mg/dL)以下并不少见。别嘌呤醇通过形成别嘌呤醇磷酸核糖焦磷酸来抑制黄嘌呤氧化酶并减少嘌呤的生物合成。
严重肝病	在肝脏分解性疾病中，肝脏黄嘌呤氧化酶含量有可能降低。
肾脏清除率增加	尿酸的肾脏清除率增加可能发生在孤立性或全身性肾小管缺陷中，且可能是特发性或症状性的。尿酸浓度低于 119 μmol/L(2 mg/dL)且尿酸清除率升高(特发性)的病例已有报道。在一项对 64 例患有低尿酸血症患者的研究中，有 9 例患者被确诊为患有恶性疾病。其原因尚不清楚，一些严重肝脏疾病患者尿酸清除率增加的原因也不明确。低磷血症、肾小管性酸中毒、肾性糖尿、氨基酸尿症和尿酸清除率增加的低尿酸血症提示 Fanconi 综合征。在不完全的情况下，这些异常都可能以不同的组合形式出现。在 Wilson's 病、胱氨酸病和重金属中毒中也会发生肾尿酸清除率增加的低尿酸血症。
药物	2/3 低尿酸血症是由药物引起的，主要是水杨酸盐(高于 2 g/d)、X 线造影剂(特别是用于胆囊和肾脏的造影剂)，含甘油愈创木酚盐的祛痰药、排尿酸药、保泰松、抗癫痫药和雌激素。

5.4.6 注意事项

样本采集：最好采集晨起空腹的血液，不要在经过剧烈的体力劳动或过度暴露于太阳后采血，这会导致尿酸急剧升高。普通的欧式早餐不会显著增加尿酸水平。尿酸不受昼夜节律的影响，但会每天波动。

抗凝剂与稳定剂：EDTA、柠檬酸盐、草酸盐、氟化钠、氰化物、甲醛和含氧酸会通过抑制尿酸酶引起尿酸水平降低。

检测方法：检测偶联反应中产生的 H_2O_2 的方法通常可能会受到样品混浊而引起的散射干扰；胆红素和血红蛋白引起的光谱干扰；或还原物质的干扰，如抗坏血酸或酚类物质等类似 O_2 受体的干扰物[1]。Trinder 反应在羟苯磺酸钙和 α 甲基多巴的存在下会产生假性偏低的结果。高于 50 mg/L 的尿黑酸会导致醛脱氢酶方法中的检测值升高，并在尿酸酶-过氧化物酶反应[48]中引起假性高尿酸。

尿黑酸的分泌增加发生于尿黑酸尿症，尿黑酸尿症是由尿黑酸氧化酶缺乏导致的遗传性疾病，从而导致尿黑酸转化为 4-马来酰乙酰乙酸不足。

参考范围：在男性中，尿酸会在 20～24 岁时达到稳定水平，如果体重保持不变，尿酸水平会在随后的一生中保持稳定。在女性中，尿酸水平会在 15～19 岁时升高，在更年期前保持稳定，而后再升高[49]。

女性尿酸浓度低于男性是由于其尿酸清除率更高。一项 19～32 岁个体在能量均衡膳食中的代谢平衡研究显示，女性尿酸水平为 178 μmol/L ± 30 μmol/L(3.0 mg/dL ± 0.5 mg/dL)，男性的尿酸水平为 244 μmol/L ± 42 μmol/L(4.1 mg/dL ± 0.7 mg/dL)[49]。使用口服避孕药的女性尿酸水平低于同年龄组的不使用口服避孕药的女性。高加索人的尿酸水平高于黑种人[50]。

干扰因素：IgM-单克隆免疫球蛋白病可干扰检测，由于在 H_2O_2 偶联反应中的免疫球蛋白沉淀[51]。冷藏的尿液样本必须在37℃预热60 min或60℃预热10 min后才能检测检测尿酸。否则，检测值会假性偏低 20%，因为部分沉淀的尿酸单钠不能溶解[52]。

稳定性：室温下可稳定约 3 天。

5.4.7 病理生理学

人体内存在的尿酸($C_5H_4N_4O_3$)总量被称为尿酸池，约为 1 g。尽管所有组织均可合成并代谢嘌呤，但尿酸合成只发生在含有黄嘌呤氧化酶的组织中，主要是肝脏和小肠(图 5.4-2)。

尿酸池来源于内源性合成的尿酸(约 350 mg/d)及饮食摄入的嘌呤(大于 300 mg/d)之和[44]。大约 80%的尿酸通过肾脏清除，只有少于 20%的尿酸通过肠道清除。每天肾脏的生理排泄量高达 800 mg(4.76 mmol)。尿酸可通过唾液、胆汁、胃液和胰液分解为 CO_2 和 NH_3，并排入肠道。

在 pH 为 7.4 时，大多数尿酸以离子形式存在于血浆中，如尿酸钠盐和尿酸钾盐，只有少量以游离酸的形式存在。尿酸盐的溶解度为 500 μmol/L(8.4 mg/dL)，游离尿酸的溶解度为 400 μmol/L(6.8 mg/dL)。尿酸盐沉淀，尤其是在低灌注组织中，是由于尿酸浓度增加、寒冷或 pH 偏酸引起的。

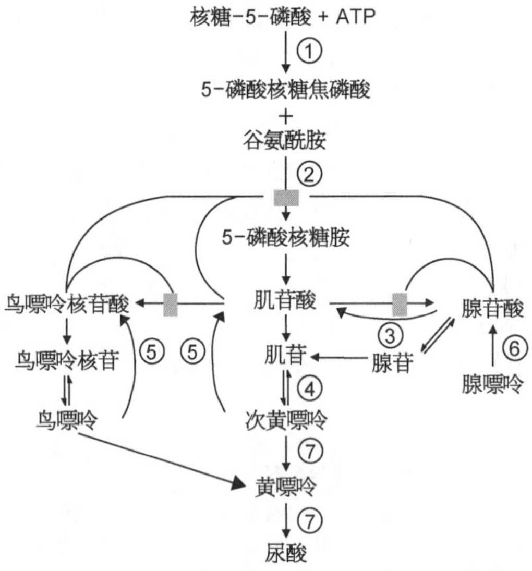

图 5.4-2 嘌呤代谢调节中重要的酶过程[20]：①，磷酸核糖焦磷酸合成酶(PRPP 合成酶)；②，谷氨酰胺磷酸核糖焦磷酸酰胺转移酶；③，AMP 脱氨酶；④，腺苷脱氨酶；⑤，次黄嘌呤-鸟嘌呤磷酸核糖转移酶(HGPRT)；⑥，腺苷磷酸核糖转移酶(APRT)；⑦，黄嘌呤氧化酶；▒ 反馈抑制

高尿酸血症表明尿酸池增加，尿酸的过量合成和(或)尿酸的排泄减少都可能导致该现象，尿酸池可高达 30 g[11]。

99%的情况下，原发性高尿酸血症是肾脏的尿酸选择性清除障碍所致。在健康个体中，尿酸的清除率为 8～10 mL/min，约有 6%～12%被滤过的尿酸会出现在尿液中。在近曲小管中，滤过的尿酸几乎完全被重新吸收，随后在远曲小管中被重新分泌，只有部分被重吸收。因此推测，在高尿酸血症中，肾小管的尿酸分泌功能受损。

在不到 1%的情况下，原发性高尿酸血症是由于内源性尿酸过量合成造成的。可能原因包括尿酸代谢中酶的缺陷或酶活性的增加(如 PRPP 合成酶)(图 5.4-2)。

Lesch-Nyhan 综合征是一种 X 染色体隐性遗传疾病，是由于 HGPRT 缺乏活性引起的。该酶负责将内源性 DNA 和 RNA 降解产生的嘌呤碱基重新合成单磷酸腺苷(AMP)和单磷酸鸟苷(GMP)。HGPRT 缺陷与细胞内 AMP 和 GMP 浓度降低有关。因此，催化核苷酸重新合成的酶——腺嘌呤磷酸核糖转移酶(APRT)不被这两种核苷酸反馈抑制，从而促进 5-磷酸核糖-1-焦磷酸酯重新合成嘌呤。由此导致重新合成的嘌呤可以增加高达 20 倍，这导致了尿酸池显著增加及尿酸的排泄增加 3～4 倍[47]。

急性尿酸盐肾病可见于肿瘤溶解综合征，可由尿酸盐结晶依赖及非尿酸盐结晶依赖的机制所引起[53]：

- 尿酸盐结晶依赖性机制的结果是尿酸沉淀引起肾小管阻塞。尿酸 pKa 为 5.75，为弱酸性。在 pH 5.0 时，尿液中的尿酸浓度在低于 892 μmol/L(15 mg/dL)时就达到饱和；而在 pH 7.0 时，在浓度为 11.9 mmol/L(200 mg/dL)时达到饱和。在酸性尿液存在的情况下，尿酸可能会沉淀在远端小管和集合管中，造成肾小管阻塞。粒细胞迁移到组织中并在无菌炎症晚期进展为间质性肾炎。针状的尿酸钠盐结晶沉积在肾间质中，根据肾间质的尿酸浓度而形成微小的尿酸痛风石，其也能够反映血清尿酸浓度。

- 非尿酸盐结晶依赖性机制是肾血流量自动调节的急性变化激活。肾灌注减少导致组织缺氧，接下来再灌注损伤引发炎症反应。受损细胞释放细胞因子和趋化因子，表达黏附分子，导致粒细胞和单核细胞积聚在肾小管周围毛细血管中。这进一步减少了肾灌注，导致血管和肾小管损伤，使得肾功能不全继续进展。

膳食嘌呤摄入量的增加并不是酶缺乏所引起的高尿酸血症的关键因素，但它确实促进了痛风发病的临床表现。

继发性高尿酸血症是嘌呤过多的结果，它们可能是内源性或外源性的。原发性和继发性高尿酸血症并不总是可以明确区分的，因为痛风的遗传倾向性通常仅通过其他影响显现出来(如高嘌呤摄入量或在其他基础疾病的进程中)。

增加食物性嘌呤的摄入会导致血清尿酸水平的增加，其中增加的幅度取决于消耗的嘌呤类型。当 AMP 和 GMP 以核苷酸形式消耗时，尿酸的增加量比以 RNA 和 DNA 形式消耗时更多。由于 RNA 易水解，消耗 RNA 所造成的尿酸增加量比相同摄入量的 DNA 多 2 倍。大约 60% 的 RNA 被肠道重吸收，相比之下 DNA 为 30%。

糖类，如果糖、山梨糖醇和木糖醇的代谢会导致血清尿酸水平增加。这被认为是由重新合成的嘌呤增加及源自预嘌呤的尿酸形成增加引起的。

饥饿会引起尿酸快速增加。一方面因为内源性物质的代谢，另一方面因为酸中毒会引起肾尿酸分泌减少，从而导致嘌呤的内源性生产增加。

所有与酸中毒相关的病症都会导致肾尿酸排泄减少。

尿酸盐在体内具有抗氧化特性并抑制活性氧(ROS)对蛋白质、脂质和脱氧核糖核酸的破坏作用。在一定条件下尿酸浓度的增加也被认为具有氧化作用。

催化嘌呤、黄嘌呤和次黄嘌呤向尿酸转化的黄嘌呤氧化酶有两种同工酶：脱氢酶形式，形成尿酸和 $NADH_2$；氧化酶形式，形成尿酸和 H_2O_2。

在局部缺血和组织缺氧的情况下，脱氢酶向氧化酶的转化增加，促进 ROS 产生[54]。

尿酸排泄需要特殊的转运蛋白，其位于肾脏的近端小管细胞、肠细胞和血管平滑肌细胞中。它们在机体尿酸平衡中的作用还不是很明确[55]。

5.5 酮体

Lothar Thomas

乙酰乙酸(AcAc)、β羟丁酸(β-HB)和丙酮统称酮体，它们由生酮作用产生，线粒体中乙酰辅酶 A 经脂肪酸 β 氧化转化为 AcAc。少量 AcAc 通过自发脱羧转化为丙酮。更大一部分则通过 β 羟丁酸脱氢酶(β-HBD)转化为 β-HB(图 5.5-1)。血液中酮体的比例取决于细胞的氧化还原状态。在正常饮食的健康个体中，AcAc 和 β-HB 大约以等摩尔的数量存在。丙酮含量不足 5%。

酮体可经血液及尿液检测。在正常饮食的个体中，组织氧化酮体的能力足以代谢由肝脏所释放的量。但在碳水化合物摄入量不足、空腹和糖尿病控制不佳的情况下会发生代谢异常。

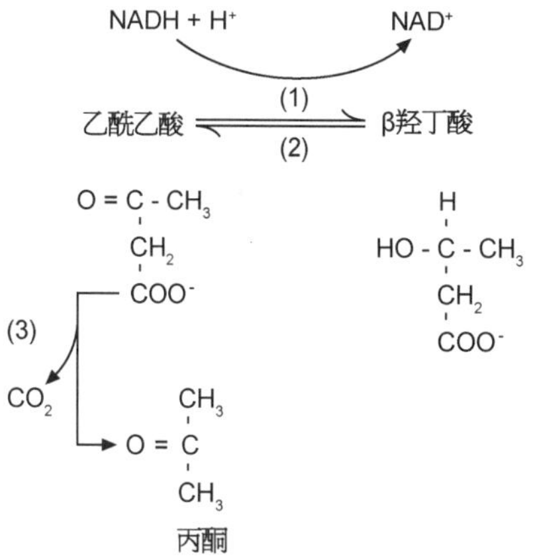

图 5.5-1 乙酰乙酸转化为 β 羟丁酸和丙酮。反应(1)和(2)由 β 羟丁酸脱氢酶催化；反应(3)是自发反应

5.5.1 适应证

有代谢性酸中毒和无代谢性酸中毒的高血糖症需与以下其他高阴离子间歇性代谢性酸中毒进行区分：

- 糖尿病酮症酸中毒(糖尿病昏迷)。
- 高血糖引起的高渗性非酮症性综合征。
- 酒精性酮症酸中毒。
- 结合乳酸检测，与乳酸酸中毒及脓毒症、休克、中毒(CO、氰化物、水杨酸盐类)、严重的血氧不足、抽搐、恶性肿瘤(淋巴瘤)相关的酸中毒鉴别。
- 乙烷替代品中毒(乙二醇、甲醇)。
- 尿毒症。

结合葡萄糖和乳酸，作为疑似新生儿和婴儿患有先天性代谢紊乱的筛选试验。

5.5.2 检测方法

尽管三类酮体都可以通过血清和尿液进行定量检测，但出于实际原因，已建立了以下方法(有些检测途径过于繁琐和复杂已被弃用)：① 定量检测血清 β-HB；② 联合或依次检测 β-HB和 AcAc 以进行区分；③ 尿酮体快速检测，也可以用于检测经稀释后的血清。

定量检测 β-HB：原理为，将血清样品脱蛋白，从而避免 AcAc 自发脱羧成为丙酮。检测 β-HB 通过 β-HBD 酶将其定量转化为 AcAc 和 NADH。AcAc 也可以根据这个原理来检测。由于反应平衡位于 β-HB 的一侧，AcAc 与脒结合(如通过使用肼)而将其从反应中除去。用分光光度法[1] 测量 $NADH_2$ 的增加。在商业卡片测试中，心肌黄酶通过 $NADH_2$ 催化还原硝基蓝四唑(NBT)以形成测量其吸光度的蓝色产物。

$$\beta\text{-HB} + \text{NAD} \xrightarrow{\beta\text{-HBD}} \text{AcAc} + \text{NADH} + \text{H}^+$$

定量检测总酮体：原理为，检测 β-HB 和 AcAc 在回收反应中作为总酮体。血清/血浆样品与硫代 NAD 和 β-HBD 温育。AcAc 转化为 β-HB，$NADH_2$ 转化为 NAD(图 5.5-2)。然后 β-HB 再次转化为 AcAc，硫代 NADH 从硫代 NAD 中形成。分光光度法测量硫代 NADH 的增加，并取决于样品中总酮体的浓度[2]。单独测量 β-HB 也是可能的。在这类检测中，AcAc 在之前的反应中转化为丙酮。

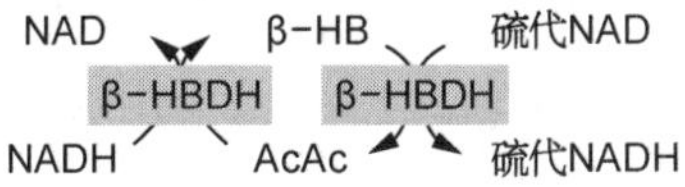

图 5.5-2 使用回收方法测量总酮体的原理，测量硫代 NADH 的形成速率

单独检测 β 羟丁酸和乙酰乙酸酯：原理为，在由 β-HBDH 催化的反应中，利用不同样品检测 AcAc 和 β-HB。在第一个待测样品中，将 AcAc 转化为 β-HB，并测定酮体的总量，而在第二个样品中仅测量 β-HB。AcAc 的浓度由测定样品 1 和 2 中的吸光度差异确定。在由 NADH 氧化酶催化的指示剂反应中，所得的 NADH 转化为 H_2O_2。后者在由过氧化物酶催化的反应中氧化色原，用光度法[3]测量该色原的吸光度[3]。

半定量检测尿或血清中的酮体(快速检测)：原理为，在碱性环境中，AcAc 和丙酮与硝普钠和甘氨酸反应生成紫色复合物。在反应中只测量 AcAc 和丙酮，但不测定 β-HB。AcAc 的分析灵敏度为 50 mg/L，丙酮为 500 mg/L。测试条允许区分多个酮体浓度范围。该测试也可用于血清和血浆的半定量测量。样品应该用生理盐水溶液以 1∶2[4]的比例稀释。

5.5.3 标本

- 全血：0.1～1 mL。
- 血清、血浆(如果仅测量 β-HB)：1 mL。

5.5.4 参考区间(表 5.5-1)

表 5.5-1 酮体的参考区间

过夜后空腹[5]：
- 血清/血浆中的 β-羟丁酸：<340 μmol/L(3.5 mg/dL)
- 血清/血浆中的乙酰乙酸：<66 μmol/L(0.67 mg/dL)
- 尿中乙酰乙酸：<4.9 mmol/L(50 mg/dL)
- 尿中丙酮：<43 μmol/L(0.25 mg/dL)

β 羟丁酸的转化率：mg/dL×96.1 = μmol/L

乙酰乙酸酯的转化率：mg/dL×98.0 = μmol/L

丙酮的转化率：mg/dL×172.4 = μmol/L

5.5.5 临床意义

酮体和阴离子间隙的检测可以区分不同类型的代谢氨基酸(如那些具有正常和具有增加阴离子间隙的氨基酸)[6]。

计算阴离子间隙：阴离子间隙(mmol/L) = $[Na^+] - ([Cl^-] + [HCO_3^-])$。参考区间 8～16 mmol/L。

正常阴离子间隙代谢的氨基酸：这些氨基酸与高氯血症有关，可能由全身感染、肾小管酸中毒、碳水化合物酶抑制剂药物和高钾血症引起。

5.5.5.1 阴离子间隙增加的代谢性酸中毒

这些类型的酸中毒与正常血色素血症有关或偶尔伴有低氯血症，可能由以下原因引起：

- 酮症酸中毒：AcAc 和 β-HB 升高(如在糖尿病、酒精性酮症酸中毒及先天性代谢疾病如有机酸尿症中)。
- 乳酸性酸中毒：乳酸水平升高(如组织灌注受损和先天性乳酸酸化)。
- 尿毒症：减少酸如磷酸盐和硫酸盐的排泄。
- 横纹肌溶解症：含硫氨基酸的释放增加。
- 水杨酸盐和乙基替代物中毒，如乙二醇、甲醛、甲苯和甲醇。

5.5.5.2 酮症酸中毒

在生理性 pH 下，酮体 β-HB 和 AcAc 作为阴离子在血浆中循环。酮体的 H^+ 离子被 HCO_3^- 缓冲，降低 HCO_3^- 浓度，从而导致代谢性酸中毒。由于被测量的阴离子 HCO_3^- 被未测量的酮阴离子代替，所以阴离子间隙增加。酮阴离子的潴留导致阴离子间隙增加的量与血浆 HCO_3^- 浓度降低的量相似。部分 AcAc 和 β-HB 在肾中的重吸收仅为 75%～85%。因此，由于过滤的酮阴离子的量与再吸收的量之间的差异导致酮酸生成增加的这段时间会发生酮尿症。糖尿病酮症酸中毒患者的尿液排泄中，葡萄糖和酮基阴离子的绝对量与肾小球滤过率[7]直接相关。在肾功能完好的患者中，酮血症和酮尿症之间存在定量关系。在酮血症(β-HB 和 AcAc)的存在下，尿液分析中酮体浓度≥0.8 mmol/L(8 mg/dL)水平显示 1+的阳性结果，酮体浓度≥1.3 mmol/L(13 mg/dL)水平显示 3+的阳性结果[8]。使用快速检测方法来检测酮症可能存在问题。检测方法只对 AcAc 和丙酮有反应，但对 β-HB 无反应。血液中酮体的比例取决于细胞的氧化还原状态，如在严重的酮症酸中毒中，由于 NADH 的巨大过量，β-HB 与 AcAc 比例倾向于 β-HB 更多(如 6∶1)。

尽管患者有严重的临床症状，但尿液中 AcAc 的浓度可能仅高于检测上限。治疗过程中，临床症状改善，NADH 过量形成减少，且 AcAc 较少转化为 β-HB，导致尿中 AcAc 增加。这导致了矛盾的表现，即临床症状改善伴随明显加重的酮尿症。因此，只有血清 β-HB 或更好的 β-HB 和 AcAc 定量检测方法可以帮助反映酮症的进展。

主要的酮酸血症是：糖尿病酮症酸中毒(表 5.5-2)、酒精性酮症酸中毒(表 5.5-3)及糖原贮积病中的酸中毒。

表 5.5-2 酮体在高血糖症中的表现

高血糖症	临床和实验室检查结果
糖尿病酮症酸中毒(DKA)	在美国和欧洲，新诊断为 T1D 的患者中有 15%～67%患有 DKA，在 19 岁之前占所有住院患者的 65%，DKA 患儿的死亡率为 0.1%～0.31%[15]。已确诊 T1D 儿童 DKA 风险为每年每人 3～30 次发病，成人为每年每人 4.6～8 次发病，DKA 占所有住院糖尿病患者的 2%～8%[14]。根据 EURODIAB 研究[16]，需要住院的糖尿病酮症酸中毒发生率为 8.5%。DKA 由绝对或相对的胰岛素缺乏引起，发生于 T1D、酮症倾向性糖尿病，T2D 较少。DKA 的主要原因包括：初步诊断糖尿病、在诊断为糖尿病时忘记注射胰岛素、感染(肺炎、尿路感染、胃肠炎、耳炎、阑尾炎)、胰腺炎、心肌梗死、创伤、心理和情绪压力及皮质类固醇治疗[9,14]。 DKA 在 24 h 内发展，用短效胰岛素治疗的患者比使用其他胰岛素，如赖脯胰岛素的患者早 1～2 h 发生代谢改变。

续 表

高血糖症	临床和实验室检查结果
糖尿病酮症酸中毒(DKA)	临床表现：DKA 患者通常有多尿、多饮、多食、无力和 Kussmaul 呼吸。50%～80%的患者有恶心和呕吐，30%会腹痛[9]。在儿童中，DKA 有 4～12 h 的无症状窗口。约 1%的 DKA 患儿可能有脑水肿、神经功能受损。这些病例的死亡率可高达 21%～50%。除了具有缺血性血管生成机制之外，DKA 被认为是由于继发性原因引起，如脱水、酸中毒、低碳酸血症和碳酸氢盐治疗用途。据报道，即使精神状态没有可检测到的变化，DKA 也会对所有儿童造成轻微的脑损伤。 实验室检查结果：英国糖尿病协会住院治疗单位提倡的诊断标准是[18]：酮血症>3.0 mmol/L 或明显的酮症(尿液试纸条 2+以上的标准)、血糖>11 mmol/L 或已知糖尿病、碳酸氢盐<15 mmol/L 和(或)静脉 pH<7.3。其他发现是阴离子间隙增加、高渗透性、低钠血症、低磷血症、高淀粉酶血症和白细胞增多。 血糖：儿童和儿童的血糖水平超过 11.1 mmol/L(200 mg/dL)，成人超过 13.9 mmol/L(250 mg/dL)或通常为 22.2～27.8 mmol/L(400～500 mg/dL)。高于 33.3 mmol/L(600 mg/dL)的葡萄糖水平很少见，除非因脱水 GFR 降低约 25%。如果 GFR 因脱水而降低至 50%，则葡萄糖水平可高于 44.4 mmol/L(800 mg/dL)。约 15%的患者血糖水平低于 19.4 mmol/L(350 mg/dL)[14]。这可以从减少糖原异生(酒精滥用、肝脏疾病、食物剥夺、长期禁食)、妊娠、院前胰岛素治疗和频繁呕吐中看出。葡萄糖水平影响 GFR。葡萄糖水平在 27.8～33.3 mmol/L(500～600 mg/dL)范围内 GFR 下降 30%～40%，如果葡萄糖超过 44.4 mmol/L(800 mg/dL)[19]则降低 50%。但是，葡萄糖浓度不应该是评估 DKA[20]严重程度的重要因素。 酮体：血清酮体浓度是诊断和评估 DKA 严重程度的重要标准。如果 AcAc 和 β-HB 的浓度高于 3 mmol/L，则存在酮血症。糖尿病酮症酸中毒的主要代谢产物是 β-HB，但基于硝普钠反应原理的快速尿液检测只能检测 AcAc。这与典型的 DKA 无关，因为 β-HB 与 AcAc 的比例是 3∶1。只有酮血症的严重程度无法通过快速测定法检测到。如果饮酒过度或乳酸酸中毒，则情况会有所不同。在这里，比值强烈偏向于 β-HB，酮血症的程度未检测到[14]。在这种情况下，必须直接检测 β-HB。 酸中毒：基于碳酸氢盐、PCO_2 和 pH 的减少被诊断，并且由 β-HB 和 AcAc 的积聚引起。在温和的 DKA 中，pH 低于 7.3、血浆碳酸氢盐低于 15 mmol/L；中度 DKA，其 pH 低于 7.2，血浆碳酸氢盐低于 10 mmol/L；重度 DKA 时 pH 低于 7.1，碳酸氢盐低于 5 mmol/L。但是，应该考虑到 DKA 可以与其他酸碱平衡失调相结合。例如，取决于呼吸补偿，或即使在由于频繁呕吐、滥用利尿剂、严重体积收缩或使用碱引起的代谢性碱中毒的存在下，pH 和碳酸氢盐可以正常或甚至升高。诊断混合性酸碱失调很重要，因为它们表明除 DKA[20]之外还有其他问题。 阴离子间隙：可用作 DKA 中血浆中酮体浓度的指标。参考区间为 8～16 mmol/L。在简单 DKA 中，阴离子间隙增加 1 mmol/L 对应于碳酸氢盐减少 1 mmol/L(Δgap=Δ阴离子间隙－Δ碳酸氢盐)。如果 Δgap 增加(高于+6)，则代谢性碱中毒还存在，因为阴离子间隙的增加大于碳酸氢盐的减少。如果 Δgap 为负值(低于－6)，则额外存在高尿酸血症，因为阴离子间隙的增加小于碳酸氢盐[20]的减少。在有效的 DKA 治疗后，阴离子间隙减小。 血浆渗透压：通常升高。如果其低于 320 mmol/kg，则应考虑除 DKA 外的其他病因。血糖每增加或每减少 5.6 mmol/L(100 mg/dL)，血浆渗透压就会改变 5.6 mmol/kg。有效渗透压计算如下：mmol/L＝2×Na^+(mmol/L)＋葡萄糖(mmol/L)[21]。 钠：DKA 导致 30～100 mL 的体液流失和 5～13 mmol/kg 的 Na^+ 损失。然而，与此同时，尽管存在脱水，但血糖每高于正常 5.6 mmol/L(100 mg/dL)，高血糖就会导致 1.6 mmol/L 的稀释性低钠血症。这个原因是高血糖相关的渗透压梯度，其导致从细胞内向胞外空间的流体转移。DKA 患者的正常或甚至高钠血症水平合并显著高血糖，表明血浆渗透性显著增高和严重失水[14,18]。 钾：DKA 患者的体内全身钾(K^+)缺乏为 3～6 mmol/kg 和一般 K^+ 缺乏。大多数有正常血钾或轻度高钾血症。高钾血症是由酸中毒、胰岛素缺乏和渗透压增加共同引起的，其导致 K^+ 从细胞内向细胞外空间转移。如果有呕吐，可导致低钾血症。如果血清 K^+ 水平低于 5.0 mmol/L，则必须在开始 DKA 治疗之前更换钾[14,18]。 磷酸盐：酸中毒和高血糖导致身体通过肾脏失去磷酸盐，因为磷酸盐从细胞内转移到细胞外空间。像钾一样，血清中的磷酸盐浓度不是磷酸盐缺乏[14]的指标。 白细胞：成人白细胞计数为(10～15)×10^9/L 为白细胞增多；计数为 25×10^9/L 很少见。儿童可能有白细胞计数为(40～60)×10^9/L 的白细胞增多。压力和脱水导致多形核粒细胞和单核细胞的分界。在有效治疗下，白细胞迅速下降[14,18]。
高血糖高渗性非酮症综合征(HHNS)[11]	HHNS 主要表现为高渗性、高血糖症、严重脱水、无酮症或轻度酮症及轻微的神经学改变。HHNS 通常在长期多尿和多发性腹泻后发生，导致严重脱水，失液率约为 DKA 的 2 倍。由于高渗状态的高渗性，血管内容量维持较长时间，因此脱水的临床症状被掩盖。尽管 DKA 主要存在于胰岛素依赖型糖尿病患者中，但 HHNS 通常发生于非胰岛素依赖性糖尿病患者。它也在儿童中看到。在一项对该综合征患儿的研究中[22]，平均年龄为 14.8 岁，苗条儿童患有 T1D，而肥胖儿童患有 T2D，后者的死亡率为 53%。在北美，HHNS 的发病率为每年 17.5/10 万。患者通常年龄在 55～70 岁且已知患有 T2D。大约 39%的患者有急性感染、18%有痴呆、28%住在养老院。死亡率是 12%～46%[14]。HHNS 由葡萄糖控制不良转变为严重高血糖并伴有极度高渗和脱水的发展需要 2 天至 2 周[13]。 血糖：HHNS 中的水平通常高于 DKA 中的水平。随机血糖水平为 33.3 mmol/L(600 mg/dL)被定义为诊断标准[20]。 酮体：通过快速尿液检测可能在一些患者中检测到。 代谢性酸中毒：缺少。pH 通常高于 7.3，碳酸氢盐超过 20 mmol/L。如果 pH 低于 7.3，则应该测定酮体和乳酸盐，因为 DKA 和 HHNS 可以组合存在。 阴离子间隙：正常或略有增加。如果大于 12，应考虑乳酸酸中毒或其他原因的鉴别诊断。 血浆渗透压：根据定义，渗透压必须大于 320 mmol/kg 才能诊断 HHNS。在 DKA 下描述了有效血浆渗透压的计算。死亡率取决于血浆渗透压。低于 350 mmol/kg 的为 7%，350～374 mmol/kg 的为 14%，375～399 mmol/kg 的为 32%，400 mmol/kg 以上的为 37%[14]。 其他参数：肌酐、尿素、总蛋白和血细胞比容升高。

表 5.5-3 非糖尿病患者患有酮尿症和(或)酮血症

疾病/状态	临床和实验室检查结果
酒精性酮症酸中毒(AKA)[14,21]	大范围代谢性酸中毒、营养不良和暴饮或酗酒伴有慢性酒精滥用的综合征最常被称为酒精性酮症酸中毒。AKA 是增加阴离子间隙的代谢性酸中重要的鉴别诊断。它通常发生在多年酗酒的患者中，这些患者由于酒精引起胃炎，停止进食 2～3 天并患有呕吐。 临床表现：主要症状为恶心、呕吐、腹痛、心动过速和 Kussmaul 呼吸。 实验室检查结果：阴离子间隙增加；代谢性酸中毒，一般伴有代偿性呼吸性碱中毒伴 PO_2 降低。大约 10%的患者发生低血糖，90%的患者尿中酮体呈阳性。如果没有检测到酮体，则可能存在以下内容： - 主要形成 β-HB。由于酗酒者 NADH/NAD 值高，产生比 AcAc 高 5～7 倍的 β-HB。快速分析只能检测 AcAc，只要它不低于检测限。 - 仅血清 β-HB 升高的轻度酒精性酸中毒形式。 - 不同来源的代谢性酸中毒，阴离子间隙增加(如尿毒症、甲醇、乙二醇或水杨酸盐中毒)。 在一些患者中，酒精不再被检测到。在一项研究中[21]，2/3 的患者低于 0.5‰(11 mmol/L)，其浓度与 β-HB 呈负相关。电解质紊乱与血清 Na^+、K^+、磷酸盐、Ca^{2+} 和 Mg^{2+} 水平降低及入院时转氨酶中度升高是常见的。乳酸正常或仅稍微升高。

续 表

疾病/状态	临床和实验室检查结果
先天性代谢紊乱	新生儿酮尿症一直是代谢紊乱的重要指标。见于有机酸尿症、乳酸酸中毒、糖异生缺陷、果糖血症、枫糖尿病,有时发生在半乳糖血症和Ⅰ型酪氨酸血症[23]。遗传性Ⅰ型酪氨酸血症[24]在出生后12 h内可出现琥珀酰丙酮水平(高于5 μmol/L)显著升高。
胰腺酮症酸中毒	在急性胰腺炎中曾发现患者代谢性酸中毒、阴离子间隙增加、酮血症伴酮尿症。酮症酸中毒被认为是由于酮体水平升高引起的,这是由于循环中升高的脂肪酶在脂肪库中动员和代谢脂肪酸所致[25]。
极端生理性压力、空腹	由于缺乏胰岛素和增加胰高血糖素作用引起低血糖后,酮体的形成源于脂肪分解增加。在禁食状态下,酮尿症通常在48 h后发生。

5.5.5.3 DKA

DKA是由3种异常同时发生产生的代谢紊乱,包括高血糖、高酮体和代谢性酸中毒[7,9]。有25%～40%的T1D患儿在初始表现时出现DKA,而在成人糖尿病患者中,由于依从性差或胰岛素注射不正确(胰岛素泵)导致合并症的发生。另一类与除1型之外的酮体产生有关的糖尿病是酮症倾向型糖尿病,其是1型和2型之间的中间形式。约1/2的患者在初始表现时没有自身抗体,但缺乏β细胞储备和酮病[10]。DKA与HHNS有区别。HHNS的标志是严重的高血糖,血清渗透压升高及酮症酸中毒严重脱水。大约20%的DKA和HHNS患者以昏迷状态入院。HHNS和DKA均以胰岛素减少为特征,临床上它们的不同之处在于:发病年龄(青少年T1D患者的DKA,老年T2D患者的HHNS)、脱水程度(轻微至中度的DKA,严重HHNS)、酮病的严重程度(DKA中度至重度,HHNS中缺乏酮症)。区分DKA和HHNS的实验室检查结果列于表5.5-4。

表5.5-4 糖尿病昏迷、HHNS和酸中毒的鉴别诊断

标志物	糖尿病酮症酸中毒	HHNS	AKA	乳酸酸中毒
血糖 mg/dL(mmol/L)	>250(13.9)	>600(33.3)	<200(11.1)	<200(11.1)
糖尿	阳性	阳性	阴性	阴性
阴离子间隙(mmol/L)	>16	<16	<200(11.1)	<200(11.1)
酮血症/酮尿	阳性	阴性	阴性	阴性
血清渗透压(mmol/kg)	<320	>320	<320	<320
碳酸氢盐(mmol/L)	<15	>20	<15	<15
pH	<7.30	7.30～7.40	<7.30	<7.25
PCO_2 mmHg(kPa)	<35(4.67)	35～45 (4.67～6.00)	<35(4.67)	<35(4.67)
乳酸 mg/dL(mmol/L)	<35(3.9)	<35(3.9)	<35(3.9)	>45(5.0)
C肽 μg/L(nmol/L)	<0.7(0.2)	>1.8(0.5)	>1.8(0.5)	>1.8(0.5)

5.5.5.4 AKA

AKA的主要发现是代谢性酸中毒伴随阴离子间隙增加,通常伴有代偿性呼吸性碱中毒伴低PCO_2[12]。

5.5.5.5 糖原贮积症中的酸中毒

在糖原贮积病,特别是T1D(Von Gierke病)中,葡萄糖的肝脏合成减少,即使在短时间禁食后也会导致低血糖、乳酸酸中毒和酮血症。低血糖和酮血症很少发生在Ⅳ型,偶尔发生在Ⅵ型的情况下也比正常的症状温和[13]。

5.5.6 注意事项

快速分析的检测限制:快速尿液分析是基于硝普钠方法。AcAc的检测限为50 mg/L,丙酮的检测限为500 mg/L;不检测β-HB。

稳定性:AcAc不稳定并迅速脱羧成β-HB和丙酮。在-20℃储存温度下,40天内的浓度降低约40%;在-80℃下,其在40天[21]内降低15%。因此,如果要测量AcAc,血清蛋白必须在收集后立即用高氯酸进行沉淀。全血中的β-HB在4℃时可稳定4 h,血清和血浆中的β-HB则可稳定48 h[23]。

5.5.7 病理生理学

酮体生成:酮体生成是涉及以下反应的线粒体过程(图5.5-3)。

- 由脂肪酸的β氧化产生的两个乙酰-CoA分子被乙酰乙酰-CoA硫解酶缩合形成中间体乙酰乙酰-CoA。
- 第三个乙酰-CoA分子随后被HMG-CoA合酶缩合形成关键中间体β-羟基-β-甲基戊二酸-CoA(HMG-CoA)。
- 然后通过酶HMG-CoA裂解酶将HMG-CoA分裂成乙酰乙酸和乙酰-CoA。
- 部分乙酰乙酸酯在NADH存在下被β-HBD还原为β-HB。AcAc与β-HB的比例取决于线粒体内NADH/NAD值。

乙酰辅酶A过量生成导致酮症发生,如将1 mol C_{16}脂肪酸的β-氧化转化为8 mol乙酰辅酶A。这与来自碳水化合物代谢的草酰乙酸酯酶促缩合,得到柠檬酸盐,其是三羧酸循环的主要组分。胰高血糖素/胰岛素值的增加会增加脂肪酸氧化并因此增加酮体的形成。酮体的形成增加是由于:

- 碳水化合物的可用性(如禁食、频繁呕吐酗酒、糖原贮积病)。
- 胰岛素缺乏导致细胞内葡萄糖摄取减少(如在糖尿病酮症酸中毒中)。

DKA[18-20]:DKA是胰岛素绝对或相对缺乏合并反向调节激素(胰高血糖素、儿茶酚胺、皮质醇、生长激素)活性增加的结果。胰岛素绝对缺乏常常存在于未确诊的T1D患儿或未注射胰岛素的胰岛素依赖性糖尿病患者中。胰岛素相对缺乏是由于反向调节激素水平升高,如呕吐、腹泻、创伤或脓毒症引起的胃肠疾病。低浓度的胰岛素和高浓度的反向调节激素会加速分解代谢状态的发展并产生以下影响(图5.5-3):

- 通过糖原分解和糖原异生增加肝脏和肾脏中葡萄糖的产生。
- 由于胰岛素缺乏诱导的细胞膜(GLUT)4-葡萄糖转运蛋白的转运减少,引起肌肉和脂肪组织中的葡萄糖摄取降低,导致低血糖和高渗性。高血糖高于10 mmol/L(180 mg/dL)的肾脏葡萄糖阈值合并高酮血症会导致渗透性利尿伴脱水和电解质损失,其通常由于呕吐而加剧。
- 脂肪分解和酮形成增加,导致酮血症和代谢性酸中毒。

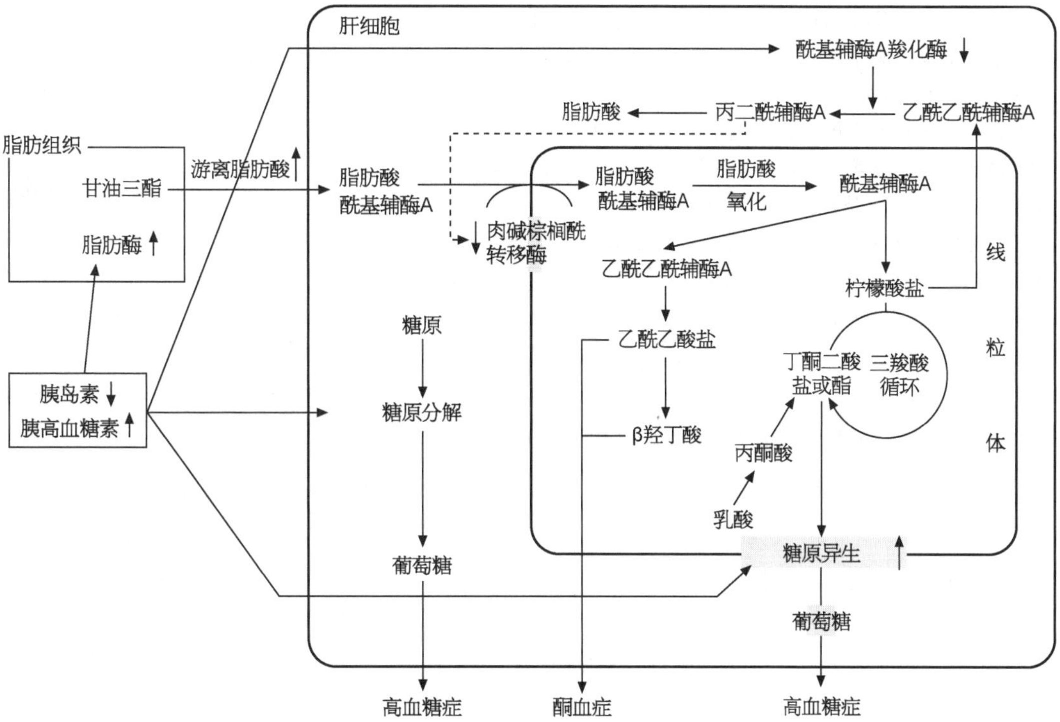

图 5.5－3 糖尿病酮症酸中毒的病理生理学。在胰岛素缺乏症中，胰高血糖素刺激脂肪组织中的脂肪分解及肝糖原分解和糖原异生。发生乙酰-辅酶 A 羧化酶的抑制，导致丙二酰- CoA 缺陷。因此，肉碱棕榈酰转移酶不再受到抑制，允许更多脂肪酸转运到线粒体进行氧化和酮合成。↑，促进作用；↓，抑制作用

- 抑制肝糖酵解，其中葡萄糖转化为丙酮酸，然后用于合成氨基酸和脂质，在三羧酸循环中产生 ATP，以及通过将丙酮酸转化为乳酸形成 NAD。
- 低浓度的胰岛素通过刺激激素敏感性脂肪酶触发脂肪组织中脂肪酸的活动。游离脂肪酸被运送到肝脏，在那里它们被β氧化代谢，从而产生酮体。由于胰高血糖素抑制脂肪生成并刺激脂肪酸氧化，DKA 发生酮酸中毒的主要因素是胰高血糖素过量及其对肝细胞的作用。游离脂肪酸合成的第一步是通过乙酰- CoA 羧化酶的作用，将乙酰- CoA 转化为丙二酰- CoA。游离脂肪酸既可用于脂肪生成，也可用于线粒体脂肪酸氧化和酮合成(图 5.5－3)。胰高血糖素抑制乙酰辅酶 A 羧化酶，导致较少的丙二酰辅酶 A。丙二酰辅酶 A 是脂肪酸氧化的强抑制剂，因为它抑制肉碱棕榈酰转移酶Ⅰ(CPT Ⅰ)，它介导游离脂肪酸向线粒体的转运(图 5.5－3)。由于 DKA 中丙二酰辅酶 A 减少，CPT Ⅰ活性增加，导致脂肪酸氧化增加。由此产生的过量乙酰辅酶 A 不会进入线粒体的三羧酸循环，而是进入旁路途径，形成 AcAc 和β－HB(图 5.5－3)。

酮体生成的途径可以通过激活碳水化合物代谢来抑制。在禁食引起的酮症酸中毒中由于消耗足够量的碳水化合物，DKA 中通过注射胰岛素促进葡萄糖进入细胞。两种情况均导致草酰乙酸的产量增加，乙酰辅酶 A 的受体将其投入三羧酸循环中。儿茶酚胺、皮质醇和生长激素在 DKA 中的胰岛素拮抗作用导致外周葡萄糖摄取降低。在缺乏胰岛素的情况下，儿茶酚胺还会促进脂肪细胞中甘油三酯的分解并增加脂肪酸的释放。DKA 在以下四个阶段发展[18,20]：

- 第一阶段：血管内皮的脂蛋白脂酶不能被胰岛素激活。甘油三酯不会被 VLDL 切断并转运到脂肪细胞中，导致 DKA 中高甘油三酯血症。在组织细胞中，脂肪酶升高。结果，越来越多的脂肪酸被释放到循环中。
- 第二阶段：反向调节激素胰高血糖素、儿茶酚胺和皮质醇刺激骨骼肌中的肝糖异生和糖原分解，并抑制细胞摄取葡萄糖和氧化。其结果是相对于葡萄糖使用而言葡萄糖生成过量和高血糖。
- 第三阶段：渗透性利尿和脱水。葡萄糖尿导致渗透性利尿，导致多尿和多饮。如果维持液体摄入量，则脱水程度最低，血糖将稳定在 16.7～22.2 mmol/L(300～400 mg/dL)。如果不能维持液体摄入量，将发生严重 DKA 或与呕吐相关疾病中的那样导致脱水。严重脱水时，肾小球滤过率(GFR)和滤过的葡萄糖减少，导致显著的高血糖。GFR 降低了大约 25%。血糖水平接近 33.3 mmol/L(600 mg/dL)。高于 44.4 mmol/L(800 mg/dL)的血糖浓度通常表示 GFR 降低约 50%[18]。
- 第四阶段：葡萄糖在细胞外空间中的积累引起细胞水向细胞外腔室的渗透移位。这导致稀释性低钠血症。在 DKA 的早期阶段，血钾和磷酸盐水平正常或升高，因为酸中毒导致钾转移到细胞外区室。钾的损失是由于尿中排泄的钾和酮酸及作为脱水反应的醛固酮分泌增加的效应。因此，体内总体钾缺乏量为 5～10 mmol/kg。酸中毒和高血糖症也会导致磷酸盐流失。
- 脑水肿。

脑水肿：脑水肿是儿童期 DKA[26]最严重的并发症。发病率约为 1%，死亡率在 21%～50%。在持续高血糖期间脑细胞中的颗粒渗透活性防止了细胞脱水。由于血糖随治疗开始迅速降低，渗透剂保留在脑细胞内，形成渗透梯度，将水从细胞外腔室推入细胞质，引起细胞内肿胀。这是由于渗透物通过渗透物通道以慢速从细胞内消除。因此，水流可能是源自细胞时机及细胞膜渗透物通道数量的问题，而非渗透梯度问题。

HHNS：HHNS 的特征是高血糖、血清渗透压升高且酮症酸中毒时未延长脱水(图 5.5－4)。葡萄糖尿可降低肾脏浓缩能力，从而增加水分流失。血管内容量的减少及可能存在的肾功能不全会降低 GFR 并导致血糖升高。由于 HHNS 患者的门静脉血中胰岛素浓度高于 DKA 患者，因此肝脏能够通过非生酮途径代谢脂肪酸。高渗性和脱水抑制脂肪分解，导致肝脏脂肪酸供应减少。HHNS 患者因此没有显著的酮症或酸中毒。然而，由于葡萄糖水平较高，它们的体积消耗大于 DKA 患者，导致肾前氮质血症[14]。

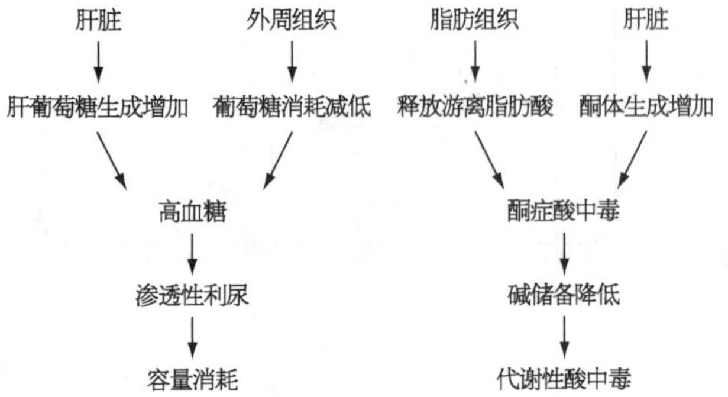

图 5.5－4 HHNS(左)和 DKA(右)的病理生理学(经允许引自参考文献[20])。HHNS 中酮症酸中毒的缺乏首先可以通过以下事实来解释：仍然有足够的内源性胰岛素，其次，由于与 DKA 相比胰岛素反调节激素的活性很小

AKA：主要的致病因素是酒精消耗、空腹、反复呕吐和潜在相对胰岛素缺乏(图 5.5－5)[12,21]。乙醇脱氢酶介导的酒精代谢导致 NADH/NAD 值增加，其可以增加至 6 以上。NAD 缺乏具有以下后果：

- 从丙酮酸抑制糖原异生。
- 抑制脂肪生成、激活线粒体脂肪酸氧化和增加酮体的合成。
- 从 AcAc 到 β－HB 的平衡转变。糖异生的抑制导致糖原合成减少和糖原贮存耗竭。胰岛素需求量低，并且存在胰高血糖素相对过量与 DKA 下描述的病理效应。在 AKA 中发生的脱水是由于频繁呕吐引起的，这也会导致肾功能减退并伴有酮体滞留。

5.6 乳酸

Lothar Thomas

乳酸是葡萄糖无氧代谢的最终产物。它在有氧条件下在三羧酸循环中被氧化，或在乳酸循环中进行糖异生。乳酸是新陈代谢的中间产物之一，其浓度在缺氧条件下随新陈代谢的改变而增加。因此乳酸被认为是组织缺氧的标志。

5.6.1 适应证

血浆、全血：诊断和监测循环性休克和中毒；正常动脉氧分压诊断隐匿性组织缺氧并监测治疗结果；评估不明确的代谢性酸中毒病例，尤其是与阴离子间隙增加和昏迷患者相关的病例；急性肠道血管闭塞的诊断；分娩时的胎儿窘迫；对疑似先天性代谢紊乱的儿童进行初步测试(如葡萄糖、酮体和氨的组合检查)。

脑脊液：中枢神经系统急性炎症。

5.6.2 检测方法

L乳酸的检测基于其转化为丙酮酸盐。该反应可由乳酸脱氢酶(LD)催化形成 $NADH^+$ 和 H^+ 或者由乳酸氧化酶(LOD)催化形成 H_2O_2。

LD 催化反应[1]：原理为，在 NAD 存在的条件下，LD 将乳酸氧化成丙酮酸盐。用分光光度法在 340 nm 或 366 nm 处检测形成的 NADH 来判断乳酸的量。反应平衡时乳酸形成占主导。为了保证乳酸的定量转化，必须满足一些反应条件。

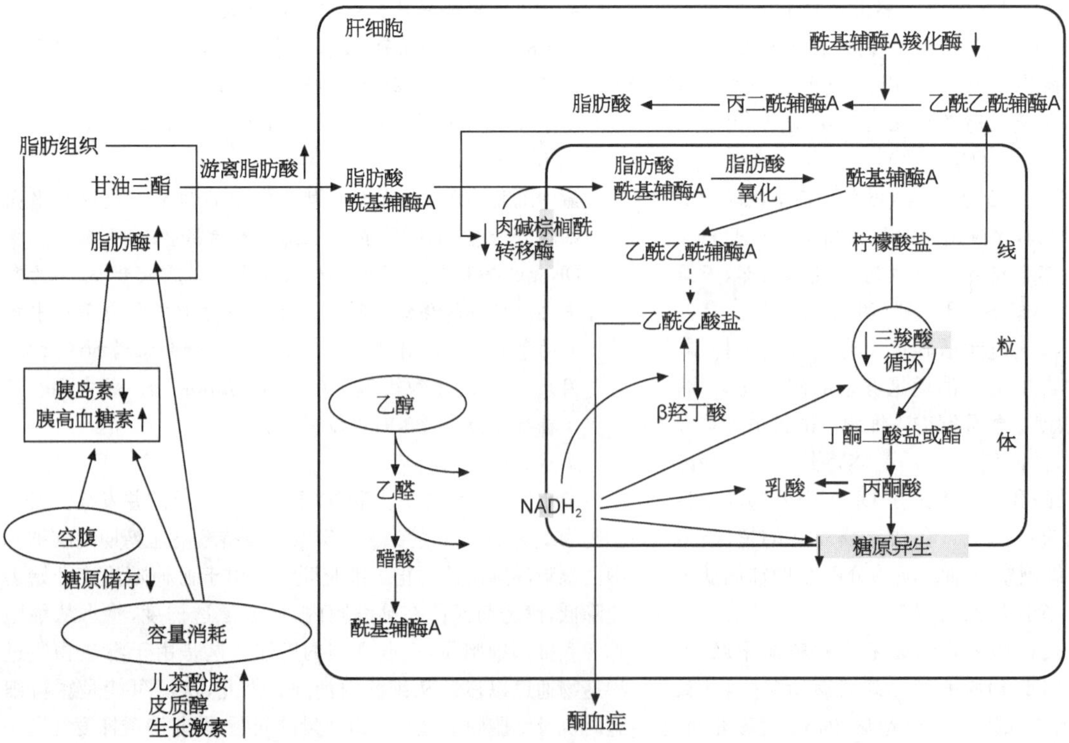

图 5.5－5 AKA 病理生理学。饥饿、血容量不足和相对胰岛素缺乏导致脂肪酸从脂肪组织中动员并被代谢为酮酸和乳酸。乙醇滥用导致烟酰胺腺嘌呤二核苷酸($NADH_2$)形成增加和 NAD 消耗。因此，三羧酸循环、糖异生和由乳酸形成丙酮酸被抑制(转载自参考文献[12])。↑，促进作用；↓，抑制作用

- 碱性反应环境，使得反应平衡向丙酮酸转变方向移动。
- 达到平衡时必须除去丙酮酸，通过转氨反应完成。
- 必须捕获 H^+ 离子，通过碱性缓冲环境实现。

$$L乳酸 + NAD^+ \xrightarrow{LDH} 丙酮酸盐 + NADH + H^+$$

$$丙酮酸盐 + L谷氨酸盐 \xrightarrow{ALT} L丙氨酸 + \alpha 酮戊二酸$$

LOD 催化反应[2]：利用临床化学分析仪，通过比色法检测得到的 H_2O_2。使用即时检测(POCT)分析仪和血气分析仪，用电流法检测 H_2O_2。电流分析测量原理：该方法使用乳酸敏感电极，LOD 酶通过附着到安培电极周围的膜上而固定，经由乳酸和 O_2生成 H_2O_2。H_2O_2朝铂电极扩散，铂电极相对于银参考阴极保持在一定电势。在铂电极上，H_2O_2被氧化成 O_2，导致电势变化，这直接与乳酸盐浓度有关。

5.6.3 样本要求

- 毛细血管血：将 1 单位体积的毛细血管血液混合到 1 单位体积的 0.6 mol/L 高氯酸(约 7%)中。
- 动脉或静脉全血：收集在含有 12.5 mg 氟化钠和 10 mg 草酸钾的 5 mL 试管中[3]。
- 从稳定全血中获得动脉或静脉血浆(参见上文)。
- 脑脊液，离心。

5.6.4 参考区间(表 5.6－1)

表 5.6－1　乳酸盐的参考区间

新生儿(毛细血管血)[4]	0.27～2.2(2.4～20)
成人和儿童	
- 动脉全血或血浆	<1.8(16)
- 静脉全血或血浆[2]	0.5～2.2(4.5～20)
脑脊液[5]	
- 0～15 岁	1.1～1.8(9.9～16.2)
- 16～50 岁	1.5～2.1(13.5～18.9)
- >50 岁	1.7～2.6(15.3～23.4)

数据以 mmol/L(mg/dL)表示；值是第 5 和第 95 百分位数；单位换算：mg/dL ×0.11 = mmol/L

5.6.5 临床意义

血液中的乳酸浓度反映了不同器官乳酸产生与消耗的比率。尤其在剧烈的体育锻炼过程中，肌肉会产生乳酸。此外，乳酸也可由大脑、肠道和红细胞产生。它经肝脏、肾脏和心脏代谢。因此，乳酸检测不是检测某个特定器官的乳酸转化量，而是检测整个机体产生和消耗的最终浓度结果。基础乳酸浓度保持在一个很窄的范围内。某一器官对于血液中乳酸的进入或清除的量的控制与休息、运动、缺氧、饮食、酒精和药物等影响因素有关。重症和营养不良的患者可能有严重的组织灌注不足，但乳酸水平仅轻度升高是由于缺乏可代谢的葡萄糖[6]。

取决于临床情况，血乳酸水平升高可能是由于产量增加、清除率降低或两者兼而有之。严重的高乳酸血症仅在外周产生增加合并肝脏疾病引起的肝代谢能力降低的情况下发生[7]。

乳酸是糖酵解的产物。该方程表示的可逆反应在乳酸/丙酮酸正常比值 10∶1 时促进乳酸合成。

$$[乳酸] = K \times [丙酮酸盐] \times \frac{[NADH]}{[NAD^+]} \times H^+$$

如果血乳酸水平升高，则需要鉴别诊断来区分高乳酸血症和乳酸酸中毒。乳酸水平达 2～5 mmol/L(18～45 mg/dL)被定义为高乳酸血症，更高水平则为乳酸酸中毒。为了评估乳酸浓度升高的病理学特性，以下指标可用于病理学评估：血液 pH、HCO_3^-、PCO_2、PO_2，阴离子间隙的计算，血清或尿液中的酮体浓度，监测乳酸浓度，肌酐和尿素，转氨酶，毒理学调查，尿液中的有机酸。

5.6.5.1 高乳酸血症

高乳酸血症是一种疾病，其特征为乳酸中度升高(18～45 mg/dL；2.0～5.0 mmol/L)、无代谢性酸中毒(pH>7.30)、无主要器官灌注不足。

高乳酸血症不伴酸中毒在糖酵解加速将葡萄糖分解为乳酸的环境中发生(如剧烈的体力劳动、儿茶酚胺输注或碱中毒)。与高乳酸血症不伴酸中毒相关的病因和疾病见表 5.6－2[8]。

表 5.6－2　导致高乳酸血症及少见的乳酸酸中毒的病因和疾病[8]

病因/疾病	临床和实验室特点
体力劳动，如竞技体育；癫痫大发作	肌肉组织在体力劳动过程中乳酸释放的增加通常通过增加乳酸氧化来代偿。尽管乳酸转换率增加，但血浆中的乳酸水平仅比静止时测量的水平增加约 3 倍(即存在轻度乳酸血症)。在体育锻炼过程中，以跑步 1 h 为例，10 min 后乳酸值上升至约 6 mmol/L(55 mg/dL)，在 30 min 后降至约 2 mmol/L(18 mg/dL)。然后由于有氧能量的供应增加而保持大致恒定直到跑步结束。在剧烈运动过程中，当体力工作需要最大氧耗量的 50%～80%时，乳酸浓度显著增加，导致乳酸酸中毒伴乳酸水平超过 15 mmol/L(135 mg/dL)。手臂活动导致乳酸水平的增加量高于腿部活动[13]。在剧烈的活动之后，轻微的身体活动比在休息时能更快使乳酸酸中毒恢复正常。
输注	过量摄入碱(碳酸氢钠、丙酮酸钠、乳酸钠)和输注糖类(葡萄糖、果糖、山梨糖醇、木糖醇)导致高乳酸血症不伴乳酸酸中毒。
高剂量胰岛素的使用	对于糖尿病患者，高剂量胰岛素可导致水平高达 8 mmol/L(72 mg/dL)的高乳酸血症，以及由于乳酸外周生成增加和糖异生抑制而导致 pH 短期下降。
换气过度	换气过度(如在重症监护患者或中枢神经系统疾病中)导致呼吸性碱中毒。这是通过增加乳酸生成来代偿的。
术中和术后	乳酸浓度高达 5 mmol/L(45 mg/dL)的高乳酸血症可在冠状动脉旁路手术中或手术后 48 h 内发生[14]。它们通常可以通过人体自身的调节机制来代偿，而不会发生乳酸酸中毒。
儿茶酚胺输注	输注儿茶酚胺或其他拟感神经药物及摄入或使用释放儿茶酚胺的物质如茶碱、可卡因或乙醚，可引起高乳酸血症。在这种情况下，高乳酸血症由血管收缩导致，使得肝脏和骨骼肌灌注不足。高乳酸血症是肌肉中乳酸释放增加和肝脏摄取减少的结果[8]。

5.6.5.2 乳酸酸中毒

与高乳酸血症相反，在乳酸酸中毒中，乳酸代谢的稳态调节被破坏。这可能是由于现有调节过度或线粒体功能障碍所致。

乳酸酸中毒分为两类(表 5.6－3)[9,10]：

- A 型是由于器官对氧气的需求和供应不平衡造成的。由于低灌注诱导的组织缺氧，葡萄糖代谢从需氧线粒体转变为厌氧细胞质进行糖酵解。这导致三羧酸循环中丙酮酸的氧化减少、乳酸积累和 ATP 合成减少。

- B型是由现有的器质性或全身性疾病引起的,无器官灌注不足和缺氧的主要指征(如败血症、糖尿病、急性或慢性肝病、肾衰竭、恶性肿瘤、药物、毒品和毒素及先天性代谢异常)。

表 5.6-3 乳酸中毒的分类(转载自参考文献[8])

获得形式,A 型:组织缺氧
组织灌注不足
- 血管张力减少,组织通透性增加。
- 左心衰竭,心输出量减少。
- 感染性休克。

动脉血氧饱和度降低
- 窒息。
- 低氧血症(PO_2<35 mmHg)。
- CO 中毒。
- 严重的,危及生命的贫血。

续 表

获得形式,B 型:无组织缺氧
- 脓毒症、感染,如疟疾、霍乱。
- 肾功能不全、严重肝功能损害、癌症、糖尿病酮症酸中毒。
- 药物和毒素,如双胍类、酒精、水杨酸盐、甲醇、乙二醇、氰化物、尼克酸、儿茶酚胺、罂粟碱、乙醚、对乙酰氨基酚、萘啶酸、异烟肼、链脲霉素、山梨糖醇、胃肠外营养、乳果糖、茶碱、可卡因、维生素 B 缺乏症、三聚乙醛、反转录酶抑制剂。
- 其他(如癫痫发作、D 乳酸酸中毒)。

进展为乳酸酸中毒的高乳酸血症列于表 5.6-4。乳酸酸中毒是最常见的代谢性酸中毒类型。与糖尿病性和酒精性酸中毒一样,它与阴离子间隙增加有关。酮症酸中毒也与乳酸升高有关,尽管其通常在 5.0 mmol/L(45 mg/dL)以下。然而与酮症酸中毒相反的是,酮体在乳酸酸中毒时不会升高。

表 5.6-4 频繁进展为乳酸酸中毒的高乳酸血症[6]

疾病	临床和实验室检查
休克[9]	休克的病理生理学原因可能是: 心脏输出量减低,组织供氧减少:血容量减少(体内或体外流失)、心脏性质(心肌梗死、严重心肌病、心肌炎、心律失常、严重心脏瓣膜病)、阻塞性疾病(肺栓塞、张力性气胸、心脏压塞)。 在严重脓毒症或过敏性休克中由于炎性细胞因子引起的血管阻力减小和组织摄氧减少而引起的全身性循环障碍。心脏输出量通常会增加。 在重症监护病房中,感染性休克占主导地位,其次是心源性和低血容量性休克。乳酸水平升高表明细胞代谢异常。在心输出量减低的情况下,高乳酸血症是由缺氧诱导的无氧代谢引起的。在有循环障碍的情况下,糖酵解的增加及丙酮酸脱氢酶的抑制也被认为在其中发挥了作用。在肝硬化中,乳酸消除减少,且血液 pH 与乳酸浓度不太相关[6]。 高乳酸血症是评估生存率的独立预后参数。循环性休克伴乳酸水平<2.0 mmol/L(18 mg/dL)、2~4 mmol/L(18~36 mg/dL)和 4~8 mmol/L(37~72 mg/dL)的患者死亡率分别为 10%、50%和 90%[15]。乳酸水平>4 mmol/L(36 mg/dL)在术后患者中很少见,与全身炎症反应综合征(SIRS)血压正常的患者需要重症监护的比率增加有关。该水平持续 24 h 以上与高死亡率有关[16]。由于患有急性肝功能衰竭或感染性休克等疾病的个体倾向于发生碱中毒,因此乳酸浓度是比阴离子间隙和血液 pH 更好的提示组织缺氧的指标。在严重休克患者中,乳酸水平每 10 min 增加 0.8 mmol/L(7.2 mg/dL)。在乳酸水平>3 mmol/L(27 mg/dL)的情况下,2 h 内降低≥20%与住院死亡率的降低有关。 乳酸清除率(LC):为了早期评估严重败血症和感染性休克的情况,建议测定 LC。它是根据进入重症监护时的乳酸水平(LC_0)及 6 h 后的乳酸水平(LC_6)使用以下公式计算的:$LC(\%) = (LC_0 - LC_6) \times 100/LC_0$。乳酸清除率每上升 10%,死亡率下降约 11%。乳酸清除率≥10%的患者与 LC<10%的患者相比,72 h 内 APACHE 评分下降幅度更大且 60 天死亡率更低[17]。
重症监护患者[18]	重症监护患者需要一种预后指标,以便在需要时进行积极治疗。除了 APACHE、SOFA 和 SAPS 评分外,也推荐使用乳酸浓度。虽然结果最差的患者组乳酸浓度最高,但无预测在 28 天内发生多器官衰竭或死亡的阈值。
双胍相关的乳酸酸中毒	与其他双胍不同,二甲双胍与显著的乳酸酸中毒无关。当用现已停用的双胍治疗时,糖尿病患者通常会有并发症(炎症、心脏、肾脏、肝脏)及如腹部不适、呼吸急促和嗜睡的症状。 实验室检查:代谢性非酮症酸中毒,pH<7.25,乳酸浓度 10~20 mmol/L(90~180 mg/dL),肌酐升高。
急性腹腔内血管闭塞的检测	急腹症和肠血管阻塞患者的乳酸浓度为 7.5 mmol/L±2.9 mmol/L(68 mg/dL±26 mg/dL),而无血管闭塞的患者,其乳酸浓度为 2.0 mmol/L±1.1 mmol/L(18 mg/dL±10 mg/dL)。在经过主动脉和肠系膜动脉重建的患者中,若无并发症,则术后 24 h 测量的乳酸浓度为 4.3 mmol/L±1.0 mmol/L(39 mg/dL±9 mg/dL),但在急性肠系膜闭塞患者中则高达 60 mmol/L(500 mg/dL)[19]。
器官移植	大约 20%心脏移植患者在术后第一个小时内会出现乳酸水平升高。2/3 的患者乳酸浓度<5 mmol/L(45 mg/dL),其余患者高达 14.6 mmol/L(133 mg/dL)。乳酸浓度在 24 h 内恢复正常[20]。在肝移植患者中,再灌注后 24 h 测量的乳酸浓度是预后指标。移植成功的患者乳酸水平<2.0 mmol/L(18 mg/dL),而移植失败的患者其水平>4.0 mmol/L(36 mg/dL)[21]。
产时胎儿窘迫	在分娩过程中,乳酸和胎儿头皮血 pH 是区分正常和胎儿窘迫的重要参数。一项研究显示[22],pH>7.25 且乳酸浓度<2.0 mmol/L(18 mg/dL)提示胎儿正常(无胎儿窘迫)。在这些病例中,产后脐带动脉乳酸浓度<2.8 mmol/L(25 mg/dL)。
酒精中毒、一氧化碳中毒、严重急性贫血	急性酒精中毒时,乳酸酸中毒被认为是由于酒精氧化成乙醛所致。两种反应均导致 NADH 的形成。最终,细胞质中 NADH/NAD 值增加,并且如果负责将 NADH 转运到线粒体的机制受损,则会产生更多的乳酸。另外,酒精会抑制丙酮酸经乳酸循环合成葡萄糖的过程[8]。 在 CO 中毒的情况下,CO 与氰化物相似,会与呼吸链的细胞色素反应,导致氧气交换受损[8]。 血红蛋白水平<50 g/L 的严重贫血,如非洲儿童患恶性疟原虫疟疾会导致乳酸浓度升高至 15 mmol/L(135 mg/dL),其在输血后数小时内恢复正常[23]。
甲醇、乙二醇、对乙酰氨基酚、水杨酸中毒	这些物质中毒会导致阴离子间隙通常超过 20 mmol/L,并引起乳酸酸中毒。临床上,患者会出现各种神经症状,甚至昏迷。甲醇分解成甲醛和甲酸,乙二醇转化为乙醇酸和乙二酸[8]。这些代谢产物或它们的起始物质,作为不可测量的阴离子,都会显著增加阴离子间隙,抑制丙酮酸的线粒体氧化,导致乳酸酸中毒的发生。水杨酸中毒与其浓度>300 mg/L 有关。在儿童中,代谢性酸中毒占主导地位,而成年人以混合呼吸和代谢性酸中毒为主。 由对乙酰氨基酚的严重肝毒性作用引起的急性肝功能衰竭是一种快速进展的急性疾病。它始于肝脏和其他器官系统(如肾脏)的急性衰竭,并导致血液动力学不稳定和脑病。高乳酸血症的严重程度是肝损害、全身灌注损伤和缺氧的指标。乳酸水平较高的患者生存率较低。如入院后不久测得乳酸浓度≥3.5 mmol/L(31.5 mg/dL)对于低生存率具有 67%的诊断敏感性,特异性为 95%。其阳性似然比为 13,阴性似然比为 0.35[7]。
硫胺素(维生素 B_1)缺乏症(重症监护患者、慢性酒精中毒、脚气病)	硫胺素是丙酮酸脱羧酶的辅助因子,其将丙酮酸通路连接三羧酸循环,从而进行有氧代谢。如果硫胺素缺乏,丙酮酸消耗则减少,导致乳酸水平升高。重症监护患者和长期酗酒者会发生硫胺素缺乏之症。后者表现为韦尼克脑病或神经炎。明显的硫胺素缺乏会导致与脚气病相似的乳酸酸中毒。乳酸酸中毒和确诊硫胺素缺乏的重症监护患者使用硫胺素替代疗法补给 40 min 后,乳酸水平降低约从 10 mmol/L(90 mg/dL)至 2.0 mmol/L(18 mg/dL)[24]。
使用异烟肼、尼克酸、乳果糖治疗	在肝病、肝性脑病或异烟肼引起的急性肝损伤等已经存在的疾病中,这些药物可引起乳酸酸中毒,其乳酸浓度高达 10 mmol/L(90 mg/dL)[8]。

续 表

疾病	临床和实验室检查
恶性肿瘤、肿瘤溶解综合征	高乳酸血症主要伴发于造血系统的恶性肿瘤，如白血病和恶性霍奇金淋巴瘤和非霍奇金淋巴瘤，以及大型肝肿瘤和肝转移瘤。由于肾功能受损或脓毒症而出现额外并发症时常会发生乳酸酸中毒[8]。 以高尿酸血症、高钾血症、高磷血症、低钙血症和氮质血症快速发展为特征的肿瘤溶解综合征患者可进展为乳酸水平高达 15 mmol/L（135 mg/dL）的乳酸酸中毒[25]。
恩替卡韦治疗乙型肝炎[26]	在慢性乙型肝炎患者中，如果 HBV-DNA>2 000 U/mL、ALT 升高且肝组织学检查显示中度炎性坏死或纤维化时，则考虑使用恩替卡韦治疗。在对 16 名晚期肝硬化和慢性肝炎患者伴 MELD(终末期肝病模型)评分≥20 的研究中，5 名患者在恩替卡韦治疗 4～240 天后出现乳酸酸中毒。实验室检查结果为：乳酸水平 2.6～22 mmol/L(26～200 mg/dL)，pH 7.02～7.4，碱剩余 -5～-18 mmol/L。
HIV 感染	由核酸类似物反转录酶抑制剂(NRTI)治疗的 HIV 感染患者可因线粒体 DNA(mtDNA)损伤导致线粒体毒性综合征，其特征为乳酸酸中毒和肝脂肪变性。NRTI 对 mtDNA 损伤所发挥的效能排序如下：扎西他滨>去羟肌苷>司他夫定>齐多夫定>阿巴卡韦。 其中的区别[27]： - 乳酸酸中毒和乳酸水平>5 mmol/L(45 mg/dL)的严重病例。每 1 000 例患者中每年发生 1.7～25.2 例，死亡率为 30%～60%。主要表现为胃肠道不适或恶心、呕吐、厌食、腹痛和轻度肝肿大等非特异性症状，随后出现代谢性酸中毒，伴有过度通气、心律失常和器官衰竭。此外，这些患者发生胰腺炎、神经病变和高 CK 活性。女性和艾滋病患者及已患乙肝或丙肝合并感染的肝病患者的症状更为常见。 - 高乳酸血症和乳酸水平为 2.9～6.2 mmol/L(26～56 mg/dL)、伴如上所述的轻至中度症状、无酸中毒的症状的轻微病例。伴有症状的高乳酸血症的发生率为每 1 000 例患者年发生 14.5 例。 - 代偿、无症状的高乳酸血症。在第三种类型中为轻至中度，有时仅观察到约 15 mmol/L(135 mg/dL)的间歇性乳酸升高。无如上所述的临床症状。通常情况下，乳酸只在前 6～12 个月内升高。
小肠厌氧菌过度生长、长期使用嗜酸乳杆菌	细菌产生被肠吸收的 D 乳酸，导致 D 乳酸酸中毒的发生，并使阴离子间隙增加[8]。由于常用的实验室检测方法仅能检测 L 乳酸，如果阴离子间隙增加而无法解释，则必须考虑 D 乳酸酸中毒存在的可能性。D 乳酸盐可以通过气相色谱法测定。
DKA、AKA	乳酸浓度可以是参考上限值的倍数，但通常不超过 5.0 mmol/L(45 mg/dL)。在这种情况下，高乳酸血症会使阴离子间隙增加并加重酸中毒。 高乳酸血症是由于酮体抑制肝脏对乳酸的吸收而引起的。非胰岛素依赖性糖尿病患者乳酸水平可轻度升高[28]。
肝硬化	在休息状态下，50%的乳酸被肝脏清除。稳定性肝硬化也是如此。如果检测到血乳酸水平升高，则是仅在近期由于肝功能恶化才会发生[29]。
新生儿缺氧	新生儿缺氧与高发病率和死亡率有关，尤其是神经发育障碍。在这些情况下，体外膜式氧合治疗是一种成功的治疗选择。乳酸浓度是疗效的良好预测指标。例如，对于入院时孕龄为 36～42 周且乳酸≥15 mmol/L(135 mg/dL)的低氧血症新生儿，评估早期死亡或神经发育障碍数据如下：诊断特异性为 100%、灵敏度为 93%、阳性预测值为 100%、阴性预测值为 90%[30]。

乳酸酸中毒时，由于乳酸和 H^+ 离子的形成是化学计量过程，所以最初通过测量 pH 而非乳酸来确定代谢性酸中毒的严重程度似乎更容易。H^+ 离子在 ATP 的水解过程中形成，并在有氧条件下立即用于氧化磷酸化。在厌氧条件下，该步骤被抑制，并且每个乳酸分子产生一个 H^+ 离子。因此单纯性乳酸酸中毒(如失血性休克)的血液 pH、测量的 PCO_2 和 HCO_3^- 浓度之间存在可计算关系(表 5.6-5)。这不适用于复杂的条件，伴肾功能不全及慢性阻塞性肺病伴已存在的酸碱平衡性疾病(如代谢性碱中毒)均可预测。

表 5.6-5　代谢性酸中毒的预测方程[45]

公式 1：PCO_2 = 7.××，PCO_2 等于小数点后的两位数字。
公式 2：PCO_2 = 1.5×血浆 HCO_3^- + 8±2。
公式 1 补充：如果测得的 PCO_2 低于预测值，则代谢性酸中毒会被呼吸性碱中毒所代偿。
公式 2 补充：如果测得的 PCO_2 高于预测值，则主要存在由 CO_2 潴留引起的呼吸性酸中毒。

即使高乳酸血症中阴离子间隙增加也不能提供任何进一步的信息，因为其受到酮体和其他非测量阴离子的影响。在这种情况下(如有机酸尿和脂肪酸氧化缺陷)，阴离子间隙不是由于乳酸而主要是由于有机酸导致的，并且通常>25 mmol/L。外源性有机酸如水杨酸也是如此。

乳酸酸中毒患者没有明确的临床表现。常见症状为呼吸急促、低血压和精神状态不佳。在许多情况下，存在 A 型和 B 型乳酸酸中毒的组合，如合成增加及乳酸和 H^+ 离子消除减少[6]。

5.6.5.3 遗传性乳酸酸中毒

遗传性乳酸酸中毒的病因可分为原发性或继发性(表 5.6-6)。它们是丙酮酸和肝糖原代谢紊乱、糖异生缺陷、三羧酸循环缺陷和呼吸链障碍的主要现象。如果丙酮酸不能进入三羧酸循环，它们在乙酰辅酶 A 代谢紊乱中作为次要现象出现。

表 5.6-6　引起乳酸酸中毒的遗传性代谢性疾病

疾病	临床和实验室检查
有机酸尿症、脂肪酸氧化缺陷、尿素循环缺陷	在这些缺陷中，高乳酸血症是继发性现象，发作不定时。例如，甲基丙二酸血症、丙酸血症、异戊酸血症和脂肪酸氧化障碍中的乳酸酸中毒，是由于乙酰-CoA 代谢受损，继而丙酮酸进入三羧酸循环受到抑制，导致乳酸生成增加(图 5.6-1)[31]。
糖原代谢异常	Ⅲ型糖原病(Cori-Forbes 病)：该病是由糖原脱支酶活性缺乏引起的。该酶缺乏削弱了糖原对葡萄糖的动员，但不影响糖异生产生葡萄糖(图 5.6-1)。典型的临床症状包括肝肿大、发育迟缓和伴有明显肌无力的远端肌病(尤其在压力条件下)。大多数患者患有该病的Ⅲa 型，其影响肌肉和肝脏。Ⅲb 型只涉及肝脏。肝脏症状随着年龄增加而下降并在青春期后消失。重症肌无力在儿童时期较轻微，而在成年时可占主导地位并导致远端肌营养不良[32]。 实验室检查：Ⅲ型糖原贮积症和糖原合成酶缺乏症中，乳酸酸中毒主要发生在进食状态，伴中度乳酸酸中毒，乳酸浓度一般不超过 7.0 mmol/L(63 mg/dL)[32]。根据食物摄入量和体力活动，患者可以发生空腹低血糖伴酮尿症和高乳酸血症。ALT 可升高 5 倍，CK 可升高 200 倍。前臂工作试验中肌肉收缩后乳酸没有升高(表 5.6-6 和表 5.6-7)。 糖原合酶缺陷：糖原合酶(EC 2.4.1.11)通过将 UDP 葡萄糖转化为糖原来催化糖原合成。该酶的缺乏会导致糖原合成减少。患者通常伴有儿童期空腹低血糖症和高酮血症，并可能出现餐后高血糖症和高乳酸血症，因为葡萄糖优先转化为乳酸，而不能用于糖原合成[32]。

续 表

疾病	临床和实验室检查
糖异生障碍	糖异生的遗传性障碍包括葡萄糖-6-磷酸酶、果糖1,6二磷酸酶(EC 3.1.3.11)和磷酸烯醇丙酮酸羧激酶(EC 4.1.1.32)的缺陷。由于无法通过乳酸循环将乳酸再循环至葡萄糖(图5.6-1),患者经常出现空腹低血糖症和乳酸酸中毒[31]。 葡萄糖-6-磷酸酶:该酶缺陷引起Ⅰa型糖原贮积病。Ⅰb~Ⅰd型是由内质网中负责葡萄糖、葡萄糖-6-磷酸和磷酸盐转运的蛋白质缺乏引起的。Ⅰ型糖原病也称为Von Gierke病,是最严重的糖原贮积病,因为糖原分解和糖异生都受酶缺陷影响。患者有大面积的肝脏肿大、肌肉无力、娃娃脸,且经常发生低血糖、乳酸血症、高尿酸血症和高脂血症[31]。患者在新生儿期出现低血糖和乳酸酸中毒,或者在3~4个月时出现肝肿大和(或)低血糖性癫痫发作。低血糖和高乳酸血症在短时间内发生。患者通常患有高脂血症(LDL升高,HDL降低,载脂蛋白C-Ⅲ升高),Ⅰb型患者可能还伴有中性粒细胞减少[32]。中性粒细胞减少症与粒细胞功能受损和细菌感染有关[33]。 果糖1,6二磷酸酶:该酶缺乏仅在空腹或感染期间发生显著的低血糖症和乳酸酸中毒[31]。果糖1,6二磷酸酶与磷酸果糖激酶(EC 2.7.1.11)在调节肝脏中的糖酵解和糖异生中起关键作用。在糖酵解过程中,磷酸果糖激酶将果糖-6-磷酸转化为果糖-1,6-二磷酸,并且在糖异生过程中,果糖二磷酸酶催化逆反应(即果糖-1,6-二磷酸逆转化为果糖-6-磷酸)。果糖二磷酸酶缺乏会破坏平衡,导致空腹患者出现低血糖、乳酸酸中毒和酮血症[34]。 磷酸烯醇式丙酮酸羧激酶(PEPCK):该酶催化细胞质中草酰乙酸向磷酸烯醇式丙酮酸转化。然后将磷酸烯醇式丙酮酸用于糖异生。PEPCK缺乏是一种罕见的疾病,临床表现为低血糖、乳酸酸中毒、肌张力低下、肝肿大且无法痊愈[31]。
丙酮酸代谢障碍	丙酮酸代表糖酵解的终点。由此,丙酮酸盐有4种代谢途径[31]:① 由LD催化转化为乳酸;② 由ALT催化转氨为丙氨酸;③ 由丙酮酸羧化酶催化羧化成草酰乙酸;④ 由线粒体丙酮酸脱氢酶(PD)复合体催化乙酰-CoA脱羧和活化(图5.6-1)。 PD复合体:该复合体由3种主要催化组分(E1~E3)和2种调节组分构成:PD(EC1.2.4.1)(E1)、硫辛酸乙酰转移酶(EC2.3.1.12)(E2)、硫辛酰胺脱氢酶(EC1.6.4.3)(E3)、PD磷酸酶(EC 3.1.3.43)、PD激酶(EC 2.7.1.99)和蛋白质X。由2α(E1α)和2β(E1β)亚基构成的四聚体PD复合体(E1),被PD激酶催化磷酸化失活,并被PD磷酸酶催化去磷酸化激活。 PD复合体缺陷:PD复合体缺陷是小儿酸中毒最常见的遗传代谢原因。残余酶活性的量通常与临床症状的严重程度无关[31]。一组患者的酶活性非常低,在新生儿时期出现严重的乳酸酸中毒,因代谢性酸中毒继发多器官系统衰竭而早期死亡。此外,这些患者表现出与胎儿酒精综合征相似的畸形面部特征。第二组患者在新生儿期存活并成长到青少年时期。他们表现出身体和认知发育延迟。许多患者患有亚急性坏死性脑脊髓病(Leigh综合征)。 实验室检查显示血乳酸值为3.0~6.0 mmol/L(27~54 mg/dL)。除非患者处于休克状态下,乳酸/丙酮酸值正常,因为两者均同等升高。乳酸主要由大脑产生。因此,脑脊液(CSF)中乳酸的检测可能更敏感,CSF值>2~3 mmol/L(18~27 mg/dL)视为异常。在许多PD复合物缺陷患者中,阴离子间隙增加且CSF乳酸水平可能>20 mmol/L(180 mg/dL)[31]。快速诊断将改善乳酸酸中毒,葡萄糖刺激可能导致症状恶化。 丙酮酸羧化酶[31]:这种生物素需求酶在ATP和CO_2存在下将丙酮酸转化为草酰乙酸。这是糖异生的第一步,并为三羧酸循环过程所需。丙酮酸羧化酶缺乏症患者临床上有两种不同的形式: - 主要为欧洲患者于新生儿期发病,伴有严重的乳酸酸中毒、肌张力低下、癫痫发作、不能发育、精神运动迟滞和肝肿大。由于缺乏天冬氨酸,参与维持适当的线粒体氧化还原状态的乳酸/丙酮酸盐值增加。天门冬氨酸缺乏是导致氨浓度增加的原因。通常不存在低血糖。 - 主要为北美患者,患有轻度高乳酸血症,乳酸浓度为3~6 mmol/L(27~54 mg/dL),仅在疾病或空腹期间出现严重发作。严重的酸中毒症状主要发生在儿童时期,并导致幸存者常见的神经退行性症状。实验室检查显示丙氨酸和脯氨酸增加,乳酸/丙酮酸值可能正常[31]。
三羧酸循环障碍	三羧酸循环包括柠檬酸氧化脱羧为草酰乙酸,产生等量还原产物$NADH_2$和$FADH_2$(图5.6-1)。它们在电子传递链中被再次氧化,能量用于产生ATP以供细胞需要。由于这些功能的关键性质,三羧酸循环中相应缺陷很少,完全没有这些功能不可能存活。因此大部分情况都是部分缺陷。以下缺陷已被很好地描述[31]。 延胡索酸酶缺乏症:其缺陷导致延胡索酸和其他近端代谢产物积累。患有儿童期发育不良、脑病、脑过小、癫痫发作和低血压的患者,其实验室检测结果显示乳酸酸中毒及延胡索酸和琥珀酸的尿排泄增加。 α酮戊二酸脱氢酶缺陷:E3缺陷会导致α酮戊二酸脱氢酶缺乏,因为这种组分被三种酶(丙酮酸脱氢酶、支链酮酸脱氢酶和α酮戊二酸脱氢酶)共享。这种罕见的缺乏症患者会进展为伴小头畸形和喂养困难的早发性脑病。患有这种疾病的儿童通常会在生命早期死亡。实验室检查结果显示乳酸酸中毒、血浆丙酮酸和丙氨酸升高、α酮戊二酸的尿排泄和支链氨基酸的2-氧代衍生物增加[31]。
线粒体呼吸链缺陷	呼吸链位于线粒体内膜。这里发生氧化磷酸化的过程。通过此链的氧化还原反应产生的能量通过复合物Ⅴ(ATP合酶)作用产生ATP。呼吸链分为5个复合体[35]: - 复合物Ⅰ(NADH-辅酶Q还原酶)将还原当量从NADH携带至辅酶Q并由不同的多肽组成,其中7种由mtDNA编码。 - 复合物Ⅱ(琥珀酸盐-辅酶Q还原酶)将还原当量从$FADH_2$携带至辅酶Q并含有5种仅由核DNA编码的多肽。 - 复合物Ⅲ(还原型辅酶Q-细胞色素C还原酶)将还原当量从辅酶Q携带至细胞色素C,由11个亚基组成,其中一个亚基由mtDNA编码。 - 复合物Ⅳ(细胞色素C氧化酶,COX)将还原当量从细胞色素C转移至氧气。该复合物由细胞色素a和a3及13个蛋白质亚基组成,其中3个由mtDNA编码。 - 最后一个复合物Ⅴ,是ATP合成酶。 有3种经典的致病性mtDNA突变[36]:① mtDNA重排,其中mtDNA丢失或重复。② tRNA基因或核糖体RNA基因中的mtDNA点突变,导致线粒体蛋白质合成缺陷。③ 错义突变会改变一个氨基酸,从而损害呼吸链中多肽的重要功能。
- 其他缺陷	在几乎所有线粒体疾病的病例中,酶都是部分缺乏的,因为完全缺乏活性可能无法存活。 疾病相关的长度突变通常只是偶尔出现,并可能影响基因组的大片段。最常见的是大约5 000 bp长的缺失突变。它影响总基因组的1/3并导致编码复合物Ⅰ、Ⅳ和Ⅴ的亚基及5个tRNA的基因丢失。 据报道,致死性婴儿呼吸链缺陷的发生率为1∶10 000。根据器官的表现,可以发生以下表型[36,37]: - 慢性进行性外眼病(CPEO),伴有视网膜色素变性和中枢神经系统功能障碍的眼肌病。 - Kearns-Sayre综合征(KSS)伴CPEO、色素性视网膜炎、心肌病、近端肌无力和感觉神经性听力丧失。 - Pearson综合征(铁粒幼细胞性贫血、多发性骨髓瘤、胰腺外分泌功能不全)。 - Alpers综合征:进行性脑变性、严重癫痫发作和肝损伤。 - 肌阵挛性癫痫伴碎红纤维病(MERRF),这种疾病可以在任何年龄发生。症状包括癫痫、小脑性共济失调和肌肉破裂。 - 线粒体脑肌病、乳酸性酸中毒和卒中样发作。(MELAS):患者通常年龄在45岁以下,并且与年轻卒中患者有相似表现。大约80%的病例是由tRNA基因中的*A3243G*突变引起的。 - Leigh综合征,也被称为亚急性坏死性脑病,被认为存在于患有颅神经障碍和呼吸功能障碍的婴儿中。COX缺陷是系统性线粒体病婴儿中最常见的生化检测障碍。呼吸链缺陷也在儿童和成人肥厚性心肌病中起到致病作用[37]。 实验室检查:呼吸链中的酶缺陷导致线粒体和细胞质中还原当量$NADH_2$和$FADH_2$的增加及三羧酸循环的功能损害。过量的$NADH_2$诱导线粒体中乙酰乙酸产生β羟基丁酸及细胞质中丙酮酸产生乳酸增加。这些变化在重体力劳动和摄食后更明显,因为两者都需要更多的NAD用于糖酵解底物的氧化。由于三羧酸循环的功能受损,更多乙酰辅酶A参与酮体生成,导致饭后酮体增加。因此,高乳酸血症、异常性酮血症及乳酸/丙酮酸或NADH/NAD值增至20以上表明呼吸链缺陷[35]。

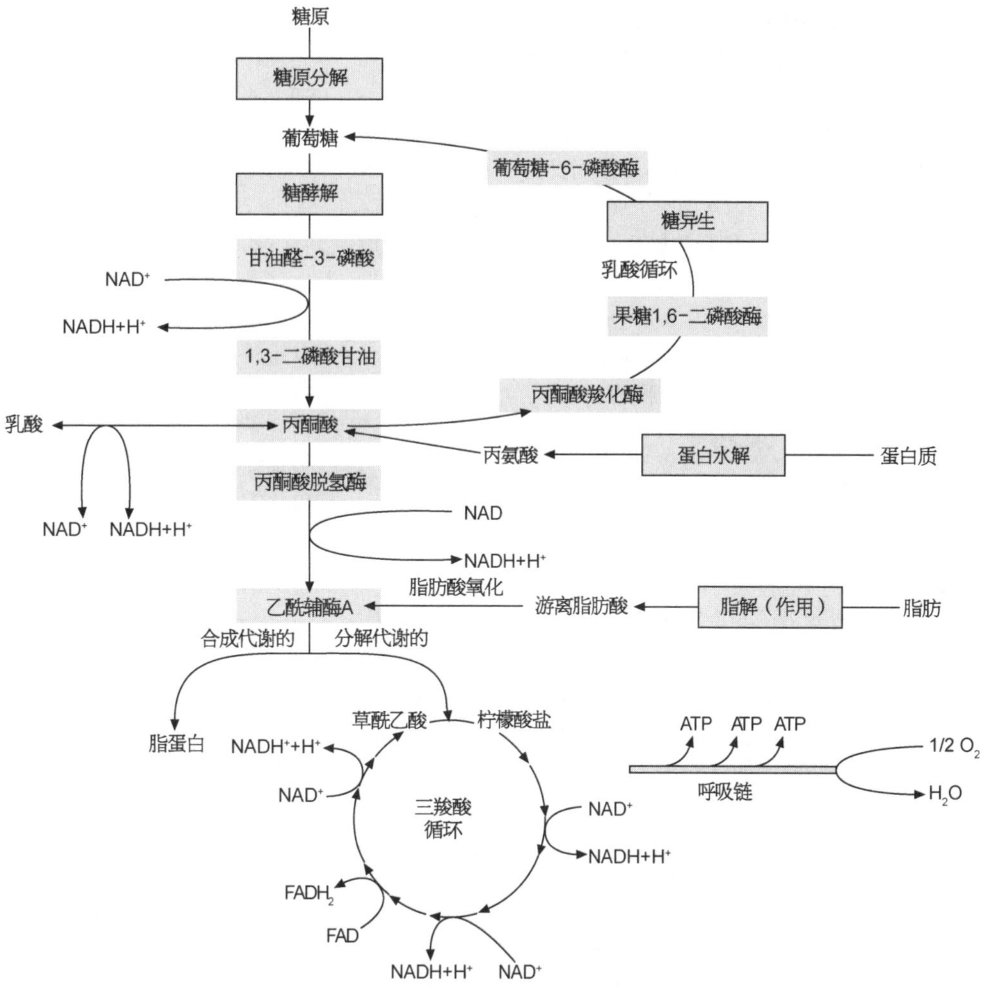

图 5.6-1 细胞在有氧情况下经三羧酸循环通过葡萄糖、氨基酸和脂肪酸底物的氧化获得能量，以及在无氧情况下通过糖酵解获得能量。在这个过程中产生的还原当量，如 $NADH_2$ 和 $FADH_2$，会导致 ATP 形成及呼吸链中 O_2 分子还原成 H_2O。
通过肌细胞中糖酵解产生的乳酸在肝细胞内被氧化成丙酮酸，然后通过糖异生转化成葡萄糖。肌细胞和肝细胞由此参与被称为乳酸循环的代谢循环。糖酵解依赖于 NAD^+ 的供应，NAD^+ 是在有氧条件下通过氧化呼吸链中的 $NADH_2$ 及在厌氧条件下通过合成乳酸而提供的。组织缺氧时，NAD 的有氧生成减少，导致 $NADH/NAD^+$ 值增加，从而促进丙酮酸产生乳酸并发展为乳酸酸中毒

儿童乳酸酸中毒主要表现为遗传性代谢紊乱，但更常见的是休克、败血症、心肺疾病或药物中毒等其他原因。

前臂缺血试验：该试验用于检测一些代谢性肌病。当在缺血条件下进行时，根据 McArdle 进行的前臂缺血试验（表 5.6-7）可能导致糖原沉积症患者运动不耐受[11]。

表 5.6-7 前臂缺血试验（McArdle）

原理：在涉及前臂缺血和身体活动期间，乳酸在 1～5 min 后升至最高（正常的 5～25 倍）。在压缩区域的远端，20～30 min 后恢复正常水平。在糖原贮积症Ⅴ型（McArdle 病）中，乳酸升高不明显或根本不升高[46]。
步骤： - 在手臂周围包裹血压带，不要充气。 - 将血管导管插入肘前或前臂静脉。 - 在导管插入后 5 min 收集血液标本。 - 将血压带充气使得超过收缩压以致局部缺血。 - 指导患者握紧拳头（或紧紧挤压物体）2 min。 - 释放血压带并在第 1、5、10、15 和 20 min 时抽血用于乳酸测量。

一项新的非缺血性前臂缺血试验（表 5.6-8）可以避免与 McArdle 试验相关的运动不耐受症。新的试验检测握力运动时的乳酸和氨[12]。图 5.6-2 显示不同肌病试验过程中乳酸和氨的情况。

表 5.6-8 非缺血性前臂缺血试验

原理：将血管导管插入运动手臂的肘前或前臂静脉。指导先证者用最大自主收缩力的至少 70% 挤压测力计握把 30 s。在试验开始之前以及在 1、2、3、4、6 和 10 min 时采血。运动后检测乳酸和氨水平（详细步骤见参考文献[12]）。

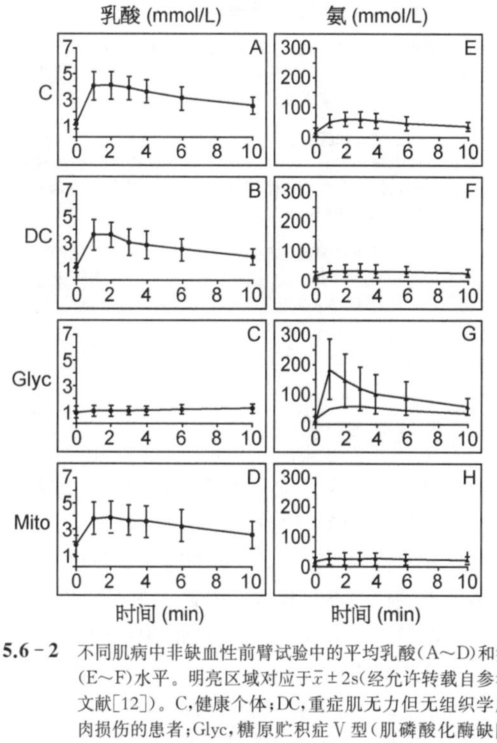

图 5.6-2 不同肌病中非缺血性前臂试验中的平均乳酸（A～D）和氨（E～F）水平。明亮区域对应于 $\bar{x} \pm 2s$（经允许转载自参考文献[12]）。C，健康个体；DC，重症肌无力但无组织学肌肉损伤的患者；Glyc，糖原贮积症Ⅴ型（肌磷酸化酶缺陷症，McArdle 病）和Ⅲ型糖原累积病（脱支酶缺乏症）的患者；Mito，线粒体肌病患者

5.6.5.4 脑脊液中的乳酸

脑和脑膜的许多炎症及血管、代谢和肿瘤性疾病伴有脑脊液(CSF)乳酸升高。乳酸的检测有重要的鉴别诊断价值[5]：① 鉴别细菌和病毒性脑膜炎；② 在缺乏病史和临床表现的病例中，鉴别短暂性缺血发作和全身性癫痫发作；③ 鉴别脑脊液与人工血液污染及颅内或蛛网膜下腔出血。

乳酸浓度对血管和创伤性脑疾病及中毒有预后价值，但不包括炎症性疾病。脑膜和脑部疾病中脑脊液乳酸的情况见表 5.6-9。

表 5.6-9 与脑脊液乳酸鉴别诊断、治疗监测和预后相关的脑膜和脑疾病

疾病	临床和实验室检查
细菌性脑膜炎	脑脊液检查结果如下：白细胞计数>(0.7～1.2)×10^9/L，粒细胞>60%，总蛋白>500～800 mg/L，葡萄糖<2.5 mmol/L(45 mg/dL)或脑脊液/血清值<0.5；此外，细菌革兰染色检查。 乳酸在细菌性脑膜炎中的重要性由以下数据得出：乳酸浓度>3.5 mmol/L(32 mg/dL)的诊断特异性为 93%时诊断灵敏度为 100%，其阳性预测值为 48%。如果使用 CSF 细胞计数(>0.8×10^9/L)和上述乳酸浓度的组合，则特异性提升至 99%，阳性预测值升至 88%，而诊断灵敏度降低至 71%[5]。 有效抗生素治疗后 10 天内乳酸浓度和白细胞计数恢复正常。
病毒性脑膜炎	第一天时白细胞计数和粒细胞都可能增加。乳酸检测不能明确将其与细菌性脑膜炎鉴别出来，因为其检测值可能会出现轻至中度升高。依靠乳酸水平，不可能区分病毒性脑膜炎和无脑膜炎的患者，因为两组数值存在大量重叠[38]。
结核性脑膜炎、真菌性脑膜炎	细菌性脑膜炎患者的乳酸浓度可能在一个较低的范围内。结核性脑膜炎患者乳酸浓度恢复正常可能需要几周的有效治疗。
缺血性损伤	脑脊液乳酸浓度升高，脑水肿大小与精神障碍程度有关。乳酸增加>3.0 mmol/L(27 mg/dL)与不良预后相关[38]。
出血性损伤	如果出血部位与脑室系统之间存在联系，那么脑脊液将是血性的。如果从患有急性病症的患者中采集到血性脑脊液，则须考虑是否有出血性损伤或穿刺引起的人为血液污染发生。正常的乳酸水平表明人为血液污染[38]。
癫痫发作、短暂性脑缺血发作、晕厥发作	在病史不足及缺少临床表现的情况下，广泛性癫痫发作可以通过脑脊液乳酸与晕厥发作或短暂性脑缺血发作区分开来。全身性癫痫发作与显著升高的乳酸及催乳素 6～12 h 的升高有关[38]。
脑肿瘤、脑血管病	在脑肿瘤和脑血管病变中，可检测到高达 9.3 mmol/L(84 mg/dL)的乳酸浓度[5]。一项研究[5]表明，仅检测乳酸会导致 3%的病例误诊为急性细菌性脑膜炎。然而，若伴白细胞计数>0.8×10^9/L，则可排除肿瘤和血管病变。
先天性脑代谢紊乱	在涉及中枢神经系统的先天性代谢疾病(如丙酮酸脱氢酶缺乏症)中可测得脑脊液乳酸浓度升高。在一项对呼吸链缺陷儿童的研究中，11 名儿童中有 8 名乳酸浓度>3.0 mmol/L(27 mg/dL)。然而，2 名儿童的血清乳酸没有升高。因此，脑脊液中乳酸的检测被认为是发现这些疾病的重要主要手段[39]。

5.6.6 注意事项

血液采样[40]：应采集动脉或毛细血管血液。静脉样本不应该使用止血带。静脉血中的乳酸浓度一般比动脉血高 0.5～1.0 mmol/L(4.5～9.0 mg/dL)。影响因素如静脉淤滞、血管穿刺问题或儿童哭闹也会导致水平升高。为了防止采样后的细胞糖酵解，建议使用不同的替代方法处理样品：

- 采好后立即将 1 mL 血液与 1 mL 7%的冰高氯酸混合，静置 10 min，离心并取上清液检测。如果不能在病房内完成，将肝素化的血液置于冰上，并立即将其运至实验室。
- 每毫升血液用含有 2 mg 氟化钠和 2 mg 草酸钾的注射器采集。

稳定性：室温下，抗凝全血中的乳酸浓度 30 min 内增加 0.4 mmol/L(3.6 mg/dL)。4℃ 时则增加 0.1 mmol/L(0.9 mg/dL)[2]。

- 4℃时，从冰浴全血中分离的肝素抗凝血浆，其乳酸浓度 120 min 内增加<0.1 mmol/L(0.9 mg/dL)[2]。
- 氟化物和草酸盐抗凝的全血在室温放置 30 min 和 4℃放置 8 h 的条件下，乳酸增加≤0.1 mmol/L(0.9 mg/dL)[3]。

结果的检测依赖性：血浆中的酶检测和全血中的电化学分析具有相似的结果[2]。用酶法测定的全血和血浆值不具有可比性。血细胞比容越高，其值相差越大。

干扰因素：白细胞增多使稳定全血中的乳酸浓度在 8 h 内增加≤0.3 mmol/L(2.7 mg/dL)[3]。乙醇酸和乙醛酸导致利用电化学分析的 POCT 分析仪测量的乳酸值假性升高[41]。

生物变异性：个体内变异(VK)为 16.7%，分析变异为 3.3%[42]。

5.6.7 病理生理学[29,43]

在大多数组织中，膳食碳水化合物通过细胞质中的糖酵解过程代谢为丙酮酸。一分子葡萄糖转化为 2 个丙酮酸分子，以 2 个 ATP 分子的形式为细胞产生能量而不消耗 O_2。

丙酮酸遵循以下代谢途径(图 5.6-2)：

- 氧化脱羧。丙酮酸通过丙酮酸脱氢酶在线粒体中脱羧成乙酰辅酶 A，进入三羧酸循环并代谢为 CO_2 和 H_2O。结合呼吸链的氧化磷酸化，每个丙酮酸脱羧分子总共产生 18 个 ATP 分子。
- 通过 LD 转化为乳酸。每分子丙酮酸产生 2 个 ATP 分子。休息状态下每人每天产生 1 300 mmol 乳酸，其中 40%～60%被肝脏吸收并通过糖异生(乳酸循环)转化为葡萄糖。一些糖异生还发生于骨骼肌、心脏和肾脏[44]。乳酸也可以转化回丙酮酸。这个过程消耗 4 个 ATP 分子。由于大多数丙酮酸进入三羧酸循环，其血浆浓度较低，乳酸与丙酮酸的比值为 10∶1。
- 羧化成苹果酸和草酰乙酸。
- 由丙氨酸转氨酶催化转氨反应生成丙氨酸。

在诸如红细胞、脑、骨骼肌、肠黏膜或肾上腺皮质的组织中，通过糖酵解产生的丙酮酸不进入线粒体，大部分转化为乳酸。然后将其转运至肝脏，通过糖异生将其转化为丙酮酸，然后再转化为葡萄糖，或将其用于合成脂肪酸。

肝脏是参与葡萄糖生成和乳酸清除的主要器官。在空腹状态下，由于线粒体丙酮酸羧化酶的活性增加，乳酸主要用于糖异生。在非空腹状态下，丙酮酸氧化为乙酰辅酶 A 是首要途径。它受线粒体中丙酮酸脱氢酶复合物的刺激。

组织缺氧：丙酮酸被氧化成乙酰辅酶 A 还是被还原为乳酸根取决于 NADH/NAD 值。充分可利用的 NAD 促进向乙酰辅酶 A 的转化，并因此促进了氧化磷酸化合成 ATP。血管 O_2 供应减少会引发一系列反应：

- 通过每组织容量的毛细血管床的扩张从毛细血管血液中获取更多的 O_2。这尤其会影响需要急剧高能量消耗的器官，如骨骼肌，心肌其次。

- 如果氧气供应不足，则糖酵解增加，导致乳酸在细胞内积累。乳酸离开细胞交换 OH^- 离子，这一过程由取决于血液 pH 的膜相关反向输送系统介导。酸血症增加细胞对乳酸的摄取，而碱血症则促进乳酸的清除。

H^+ 离子与乳酸共同离开细胞。然而，高乳酸血症并不一定会导致酸中毒。这取决于乳酸浓度、机体的缓冲能力及病理状态的共存(如败血症或肝脏疾病)，这些病理状态使患者易患呼吸急促和碱中毒，如在缺血性损伤的情况下，肝脏产生乳酸而不再对其加以利用。

低血容量和心源性休克时，血乳酸水平并不总是与组织灌注不足的严重程度相关，如内脏神经支配区灌注不足的情况。有些情况下不发生高乳酸血症，而在其他情况下，尽管没有显著的灌注不足，肠道内可产生大量乳酸，导致高乳酸血症。乳酸浓度是休克严重程度的指标之一，且只有在确定灌注不足和可以排除其他高乳酸血症病因时才具有预后价值[6]。

高乳酸血症的严重程度取决于底物的有效性，如严重疾病或营养不良的患者尽管严重灌注不足，却可能只有轻度的高乳酸血症，但其死亡率很高[6]。

如果灌注不足时无氧糖酵解占主导，则 pH 会下降。临床症状包括血管平滑肌扩张、血管舒张和低血压。

脓毒症：在脓毒症中，尽管有足够的氧气供应给器官，还是会发生不可预见的代谢变化，导致葡萄糖消耗增加和乳酸积聚。内毒素血症降低动脉葡萄糖浓度并使得具有正常血浆胰岛素水平的肌肉中的葡萄糖含量增加。已知高乳酸血症的一个病因可能是由内毒素将丙酮酸脱氢酶的一部分酶活性转化成无活性的同工型。结果，更多的丙酮酸转化为乳酸而不进入三羧酸循环。脓毒症中乳酸的积累可能是由于三羧酸循环中丙酮酸代谢不足导致葡萄糖转化率增加[10]。

遗传性高乳酸血症：先天性高乳酸血症主要是由于能量代谢紊乱造成的，其原因为核或线粒体基因组中的缺陷，其在新生儿中的发病率约为 1/5 000。由于糖原生成原因造成的该病，在欧洲新生儿中的发病率约为 1/25 000。尽管这种病例很罕见，但其引起的高乳酸血症会造成诊断中的困难，因为高乳酸血症更可能是继发性原因而不是原发性缺陷导致的。原发性高乳酸血症患者通常伴有严重的代谢性酸中毒、过度通气和共济失调或神经状态改变[43]。

（朱晶　沈逸枫　周逸雯　马艳婷　唐文佳　译，
潘柏申　审校）

6

骨代谢与矿物质代谢

Lothar Thomas

6.1 骨代谢

6.1.1 骨的结构

骨是一种特殊的结缔组织，由矿物质和磷酸盐以羟基磷灰石 $Ca_5(PO_4)_3(OH)_2$形式硬化而成。骨由大约 70%的矿物质和 30%的有机物(细胞、胶原和非胶原蛋白)组成。

骨具有的重要功能包括提供刚性和形状、保护和支撑身体结构及辅助运动。骨组织是一种不断重建的动态结构。骨转换使骨组织能够自我修复并适应施加在其上的力。在儿童时期，骨转换非常频繁且骨形成比吸收多。在青年期，形成和吸收处于平衡状态，但 35 岁以后，就会出现净损失。骨的整体力学性能由骨转换率、胶原基质、结构、尺寸、几何形状和骨密度综合体现。为了保持骨骼强度，必须严格控制骨转换[1]。

人类的骨骼由长骨(如肱骨、胫骨和股骨)及扁骨(如颅骨和肩胛骨)组成。成熟骨有两种主要的组织学类型[1]：

- 由高达 85%骨质量组成的骨皮质或骨密质有着紧密的有序结构。骨密质主要分布于长骨轴和扁骨表面。它是由中央管(哈弗斯管)所围绕的骨头组成。中央管里有血管、淋巴管、神经和结缔组织。每一个中央管周围都围绕着同心环或层状的骨基质。含有骨细胞的微小空间(陷窝)位于骨板层内。
- 骨松质比骨密质更轻且具有不规则的结构。骨松质形成长骨的末端和扁骨的内部部分。它包含相互连接的板和条，称为小梁，中间的骨髓使其具有蜂窝状的外观。骨小梁沿着压力线排列，该连接方式大大增加了它的强度。胶原纤维则是平行排列的。

一般来说，每一根骨都有一层骨密质覆盖在骨松质和髓腔上[1]。骨密质有一个外膜叫做骨外膜。骨外膜有两层，即外纤维层及有着成骨能力的内细胞层。内细胞层能产生新骨，从而使骨增长，这一过程被称为骨膜并置。皮层的内表面有另一内层称为骨内膜。骨倾向于从骨内膜表面进行吸收。

骨外膜和骨内膜都含有骨的多细胞单位，包括骨细胞、成骨细胞、破骨细胞及它们的前体细胞。成骨细胞和破骨细胞通过各自的骨形成和再吸收活动相互协调，进行重建、生长和修复[1]。

6.1.2 骨转换(重建)

骨转换作为动态过程能不断地更新骨骼并保持其力学能力。每年有 5%～10%的骨骼会在骨骼系统中进行循环。骨转换仅用于骨骼生长的时期，确定骨骼的大小和形状的时期。成人骨转换的过程被称为重建。骨骼重建是人体管理矿物质(如钙和磷酸盐)体内平衡的一种方式，也是一种修复和适应的机制。骨重建的基本多细胞单元——骨重建单元(bone remodeling unit，BRU)包括骨细胞、成骨细胞和破骨细胞。BRU 的活跃度由应力、骨细胞转换、激素(如甲状旁激素、生长激素和降钙素)和局部因素决定[2]。骨细胞检测到机械应力并对生化刺激做出反应引发骨重建(图 6.1－1)。活化的结果是内膜表面的衬细胞被回收，并被内膜的基质金属蛋白酶消化。然后招募破骨细胞，活化的破骨细胞融合成多核破骨细胞。活化的破骨细胞会被底层骨吸收并形成一个吸收腔。活化和再吸收过程需要花费 10～15 天。在接下来的步骤中，招募到腔内的成骨细胞形成新的类骨质并钙化。整个过程在 3～6 个月后完成。骨代谢率取决于骨的类型，骨松质(脊

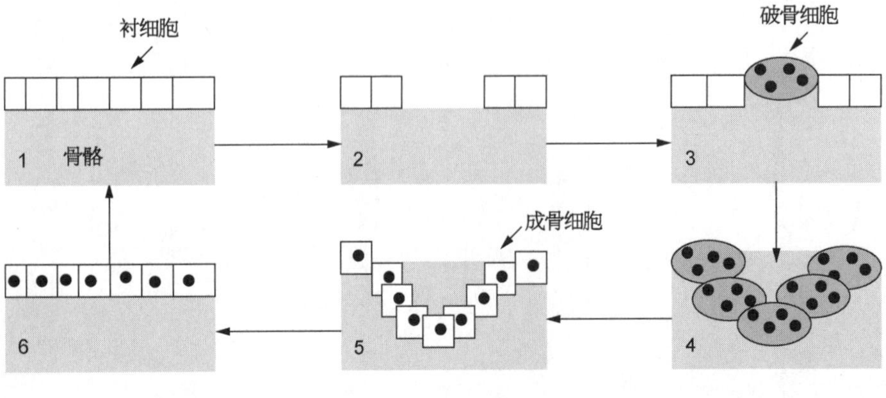

图 6.1－1 骨重建顺序[1]。1. 骨骼上排列含有骨细胞的衬细胞；2. 衬细胞后退，底层膜被金属蛋白酶移除；3. 破骨细胞被吸收并被激活后，融合成多核破骨细胞；4. 破骨细胞消化底层骨形成一个吸收腔；5. 成骨细胞被招募到腔内；6. 成骨细胞排列新的类骨质后并钙化

椎)占主导处代谢率最高,而骨密质(臀部)则最低。

6.1.3 骨代谢的调节

骨代谢通过中枢机制及对成骨细胞、骨细胞和破骨细胞的局部控制进行调节[1,2]。

6.1.3.1 成骨细胞

在骨骼发育过程中,成骨细胞分化且发生骨基质沉积。负责协调该过程的空间和时间因素有内分泌、旁分泌和自分泌的相互作用,包括表皮生长因子(EGF)、成骨刺激因子-1(OSF-1)、甲状旁激素(PTH)、生长激素、前列腺素和胰岛素样生长因子(IGF)(图 6.1-2)。骨骼的发育需要在时间和空间上控制 Wnt/catenin 及转化生长因子 β(TGF-β)/骨骼形成蛋白(BMP)介导的信号通路间的分子相互作用[1]。在表达 Runx2 后,多效干细胞才能分化为成骨细胞的谱系[1]。Runx2 是关键的骨细胞分化转录因子。Dickkopf1 对 Wnt/β-catenin 信号通路有抑制作用(表 6.1-1)。

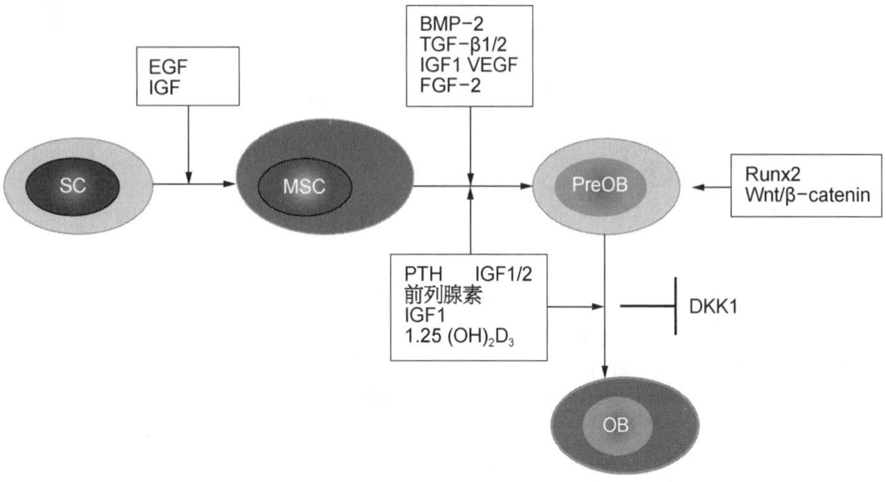

图 6.1-2 干细胞分化为成骨细胞的过程(修改自参考文献[1])。干细胞(SC)经过间叶细胞(MSC)和预成骨细胞(PreOB)分化为成骨细胞(OB),旁分泌、内分泌和自分泌因子起到促进作用。TGF-β,转化生长因子β;VEGF,血管内皮生长因子;FGF-2,成纤维细胞生长因子 2

表 6.1-1 调节成骨细胞的重要因子[1]

因子	作用
表皮生长因子(EGF)	EGF 促进骨髓间充质干细胞的更新,产生造骨细胞。这种自我更新严重依赖于基因的表达,如干细胞基因 *Sca-1/Ly-6A*。
纤维母细胞生长因子 23(FGF23)[6]	FGF23/klotho 系统在磷酸盐的肾脏排泄中很重要。该系统的失效导致磷酸盐的排泄量减少,引起高磷酸盐血症和血管钙化。FGF23 是为了应对高磷酸盐的摄入、高磷酸血症和 1,25(OH)$_2$D$_3$(骨化三醇)的增加而由骨细胞和成骨细胞合成的 251 个氨基酸组成的肽链。FGF23 的主要目标器官是肾脏。高浓度的 FGF23 会迅速明显地抑制肾脏对磷酸盐的重吸收,导致严重的低磷酸盐血症、骨去矿物化和低钙血症。FGF23 抑制肾近端小管的 1a-羟化酶的表达,并激发 24-羟化酶,将钙和 25OHD 转化为活性代谢物(见本章 6.3)。
成骨细胞刺激因子(OSF-1)	这一因子也被称为"多效生长因子",对骨原细胞具有趋化作用,并刺激成熟成骨细胞的活动。
甲状旁激素、生长激素或胰岛素样生长因子 1、前列腺素	这些激素和趋化因子对干细胞的新形成具有刺激作用。它们还能刺激待发的骨形成蛋白细胞群的成骨分化。
骨形成蛋白(BMP)	至少有 30 种 BMP。BMP 是最大的组织转化生长因子(TGF-β)超家族。每个 BMP 都有骨诱导作用,并调节骨、软骨或脂肪组织的间充质细胞的分化。
小牛同源域转化因子 2(Runx2)	Runx2 是关键的成骨细胞分化转录因子。对间充质干细胞(MSC)分化为成骨细胞系起到重要作用,同时抑制过渡期的 MSC 进入软骨细胞和脂肪细胞线系。TGF-β/BMP 和 Wnt/β-catenin 信号通路促进 Runx2 的表达来诱导骨原细胞表型。在早期阶段,Runx2 触发骨基质蛋白基因的表达,包括骨钙蛋白、骨桥蛋白和 Col1a1。一些蛋白质相互作用并调节 Runx2。Runx2 转基因小鼠不会经历任何成骨细胞分化,因此不会展现任何骨形成。
Wnt	Wnt 是分泌脂类糖蛋白,它能激活不同的细胞内信号通路,包括 Wnt/β-catenin 信号通路。与 TGF-β/BMP 和 Runx2 一起,Wnt 在骨骼发育、成骨细胞分化和骨形成中扮演着重要的角色。
Dickkopf-1(DKK1)[5]	Wnt/β-catenin 信号通路依照以下途径刺激骨形成: - 活化与分化成骨细胞及抑制间充质细胞分化为软骨细胞和脂肪细胞。 - 增加成骨细胞的生长速度及抑制其细胞凋亡。 - 抑制破骨细胞的形成。 DKK1 是一种可溶的 Wnt/β-catenin 信号通路抑制剂。它包含两个富含半胱氨酸结构域,其氨基酸末端结合到 Wnt 受体复合物组成的低密度脂蛋白受体相关蛋白(LRP5 或 LRP6)上。在成骨细胞中 DKK1 的过表达抑制 Wnt 信号通路,导致骨量减少和造血干细胞破坏。

6.1.3.2 骨细胞

成骨细胞被自我合成的基质所包裹成为最终分化的细胞——骨细胞。骨细胞的基质形成活性较低,其细胞质中的碱性磷酸酶活性和嗜碱性也较低。细胞在骨基质中占据着小陷窝,构成 90%以上的骨细胞。由骨基质分离的骨细胞通过腔隙小管的原生质延伸与邻近细胞沟通。这些过程可能有刺激骨吸收的潜力。骨细胞作为应力感受细胞,同时负责骨骼结构和质量的维护。到目前为止,在骨细胞环境中最丰富的基质蛋白是 1 型胶原蛋白。骨细胞表型和骨细胞形成过程依赖于 1 型胶原蛋白裂解[3]。

6.1.3.3 破骨细胞

破骨细胞来源于造血系统的骨髓巨噬细胞,是巨大的最终分化的多核细胞[1,2]。其独特的功能是对骨基质进行再吸收。破骨细胞生成依赖于在骨微环境中产生的细胞因子。成骨细胞通过细胞因子的表达，如 NF-κB 受体激活蛋白配体(RANKL)和单核细胞集落刺激因子(M-CSF)来控制破骨细胞的形成。M-CSF 对于破骨细胞祖细胞的增殖很重要。RANKL 通过激活 RANK 受体、破骨细胞相关受体(OSCAR)和在骨髓细胞 2(TREM-2)中表达的触发受体来控制分化过程。与此形成对比的是，护骨因子是肿瘤坏死因子受体超家族的一员，能够抑制破骨细胞的形成(图 6.1-3)。更多细节见表 6.1-2。

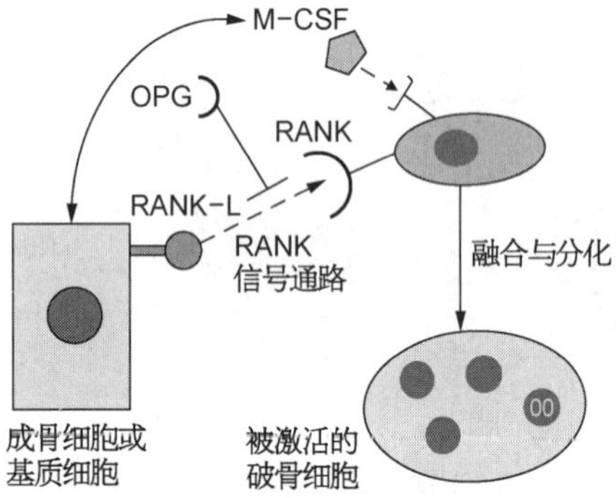

图 6.1-3 细胞因子、M-CSF 和 NF-κB 受体激活蛋白配体(RANKL)的破骨细胞激活机制，由成骨细胞和基质细胞组成。护骨因子(OPG)是破骨细胞形成的一种抑制剂

表 6.1-2 调节破骨细胞的重要因子[1]

参数	作用
M-CSF	M-CSF 对破骨细胞的发展是至关重要的。
RANKL	RANKL 是由成骨细胞合成，通过 NF-κB 受体激活蛋白(RANK)控制破骨细胞前体分化为破骨细胞。RANK 定位于破骨细胞前体且直接与其他受体合作，如破骨细胞相关受体(OSCAR)和在骨髓细胞 2(TREM-2)中表达的触发受体(图 6.1-3)。
OSCAR	OSCAR 是一种类免疫球蛋白受体，和 RANKL 相同，参与成骨细胞和破骨细胞相互作用。OSCAR 通过适配器分子 FCRγ 作用，它有一个免疫受体酪氨酸激活模体(ITAM)且对钙信号的激活至关重要。如果血浆钙浓度低，在 RANK、OSCAR 和 TREM-2 的协作下，ITAM 磷酸化，激活破骨细胞，钙离子浓度增加。
整联蛋白	活性破骨细胞表达整联蛋白，它能检测骨桥蛋白(OSP)和骨唾液蛋白(BSP)等基质蛋白。整联蛋白和这些蛋白质的结合与破骨细胞内的细胞内信号有关，增加细胞内钙浓度，并增加自由基的合成，从而导致破骨细胞的活化。最后构成基于蛋白的附着物，也被称为足细胞。骨吸收的破骨细胞表现出极性：胶原蛋白和基质蛋白的降解产物通过胞吞作用转运至基底外侧细胞膜。位于吸收性半液泡中钙和磷酸盐的释放机制并不明了。它们应该选择性地、主动地通过离子通道进入细胞外空隙。
骨特异性碱性磷酸酶(骨 ALP)	骨 ALP 从骨矿物质中释放磷酸盐，增加细胞外磷酸盐的浓度，并调节与成骨细胞分化相关的基因表达。在低磷血症的情况下，破骨细胞被激活。

破骨细胞的形成也受循环激素的控制，如甲状旁激素、骨化三醇、转化生长因子-β和雌激素。

破骨细胞性的骨吸收对构建和重建骨骼及钙体内平衡是很重要的。

正常的骨生理学取决于成骨细胞和破骨细胞的相互作用。然而，有些疾病破坏了这种相互作用，如骨质疏松症、佩吉特病、炎症性关节炎及骨肿瘤和骨转移瘤。

6.1.3.4 骨基质

由成骨细胞生成的有机骨基质包含(图 6.1-4)：① 90% Ⅰ型胶原蛋白；② 5%蛋白聚糖(硫酸软骨素、葡糖醛酸、硫酸乙酰肝素、饰胶蛋白聚糖、双糖链蛋白聚糖、多能蛋白聚糖)、细胞黏附分子(纤连蛋白、血小板应答蛋白、玻连蛋白、骨桥蛋白、骨唾液蛋白)、γ 羧化蛋白(1%骨钙蛋白、基质 Gla 蛋白、蛋白 S)；③ 3%生长因子和 2%骨黏连蛋白。

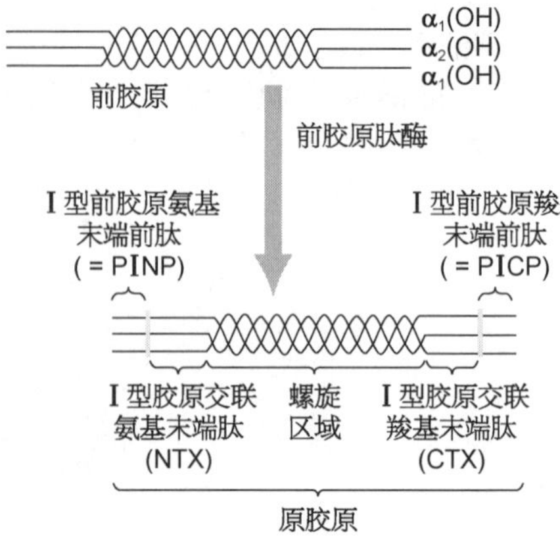

图 6.1-4 两个 α_1 链和一个 α_2 链合成胶原蛋白。胶原蛋白形成的标志物是Ⅰ型前胶原羧基末端前肽(PⅠCP)和Ⅰ型前胶原氨基末端前肽(PⅠNP)。胶原蛋白降解和重吸收的标志物包括Ⅰ型胶原交联羧基末端肽(CTX)和Ⅰ型胶原交联氨基末端肽(NTX)(经允许转载自参考文献[16])

骨桥蛋白(OPN)[4]：骨桥蛋白也被称为分泌型磷蛋白 1，是一种具有多个域的大磷糖蛋白纤维黏附分子，其中一种具有整联蛋白的亲和力(如玻联蛋白受体)。该分子在数个点被凝血酶和基质金属蛋白酶攻击，导致产生的碎片提升或者减少细胞黏附力。OPN 结合 CD44，它与 ERM 家族(埃兹蛋白、根蛋白和膜突蛋白)的衔接蛋白相互作用，这些衔接蛋白与细胞骨架中的肌动蛋白有关。

骨唾液蛋白(BSP)：BSP 是由成骨细胞产生的细胞黏附分子，并储存在有机骨基质中。BSP 是骨、牙和钙化软骨的非胶原结缔组织基质的一部分。如果 BSP 在血清中增加，最可能与骨吸收过程有关[5]。由于血小板也含有 BSP，血小板计数的变化也会影响血清中的 BSP 浓度。

6.1.3.5 有机骨基质的矿化

活跃成骨细胞合成由有机成分(类骨质)和无机成分(矿物)组成的骨基质[3]。类骨质主要由Ⅰ型胶原蛋白组成，含有少量的蛋白聚糖、脂质和一些非胶原蛋白(骨钙蛋白、纤连蛋白、骨黏连蛋白和含蛋白质的β羧谷氨酸)。类骨质约占总骨架重量的 1/3。

羟基磷灰石晶体组成无机矿物相。晶体小，大约在 200 埃×(30～70 埃)。类骨质的矿化作用发生在囊泡的成骨细胞内吞释放过程中，其中羟基磷灰石成核发生在基质中。结晶的基质囊泡与骨质的基质成分一起，在成骨细胞外形成骨基质[6]。在无结晶形的磷酸钙中，基质成分控制羟基磷灰石结晶化的速度。破骨细胞所产生的复吸腔常是后续成骨细胞活动的场所，且在腔内填充新骨。

在板层骨中，矿化似乎直接由成列的成骨细胞介导，而没有囊泡内吞释放。

6.1.4 骨代谢的激素调节

在成年期，骨骼重建是为了适应体内钙平衡的急性变化、

生物力学的需要及更新和修复旧骨质和骨性微骨折。能够系统影响骨骼代谢的激素包括生长激素/IGF－1、雌激素和睾酮(表6.1－3)、糖皮质激素、甲状腺激素、甲状旁腺激素和1,25$(OH)_2D$。

表6.1－3　雌激素和雄激素对骨代谢的影响

雌激素(E2)	雄激素
- 作用于成骨细胞、骨细胞和破骨细胞。	- 作用于成骨细胞和破骨细胞。
- E2受体位于成骨细胞和破骨细胞。	- 雄激素受体位于成骨细胞和破骨细胞。
- 通过抑制破骨细胞来抑制骨吸收。	- 睾酮可以在骨骼中转化为生物活性代谢物双氢睾酮(5α还原酶催化)和E2(芳香酶催化)。
- 促进破骨细胞的凋亡。	- 雄激素缺乏(睾丸切除术)会导致钙质流失。
- 抑制骨髓中成骨细胞和单核细胞的骨再吸收细胞因子(IL－1、TNF－α、M－CSF、IL－6和PG)的产生,这反过来会影响破骨细胞的旁分泌。	- 在基质细胞中抑制IL－6的产生 - 肾上腺雄激素(DHEA)同样也能预防绝经后的骨质流失,然而DHT比DHEA对成骨细胞(体外)的作用更强。
- 在成骨细胞中增加IGF－1和1型胶原合成的产生,并刺激降钙素的分泌。	- 睾酮促进IGF－1和生长激素的产生。
- 刺激肠道钙吸收,部分通过骨化三醇调节。	- 刺激肠道Ca^{2+}吸收,部分通过骨化三醇调节。
- 促进肾小管钙重吸收,肾小管上有E2受体。	- 促进肾小管钙重吸收,肾小管上有雄激素受体。

DHT,双氢睾酮;DHEA,脱氢表雄酮;IL－1,白介素1;IL－6,白介素6;M－CSF,单核细胞集落刺激因子;PG,前列腺素;TNF－α,肿瘤坏死因子α

6.1.4.1 生长激素(GH)

儿童时期,GH通过直接增加骺板的成熟软骨细胞[即胰岛素样生长因子1(IGF－1)的分泌]来促进骨骼生长。由软骨细胞产生的IGF－1和转化生长因子(TGF－α)在成软骨细胞上发挥有丝分裂作用(以旁分泌方式),并促进它们分化,表现为在骨骺生长板上的软骨层扩展。前成骨细胞和前破骨细胞也有GH受体。成骨细胞的细胞增殖和分化细胞功能(如胶原蛋白1的合成和IGF－1的排泄)均受到GH的积极影响。因此,在成人骨骼中,GH/IGF－1维持骨组织持续重建需要两个过程(即骨骼的形成与再吸收)[8]。

6.1.4.2 雌激素

雌激素通过两个雌激素受体(ER)影响成骨细胞和破骨细胞。ERα是激活剂,ERβ是雌激素作用的抑制剂,因为ERβ是ERα形成的异质二聚体,使其失效。骨细胞上两个ER受体的相对表达决定雌激素的反应。ERα的密度在发育的致密骨中更高,而在松质骨(骨小梁)中,ERβ的密度则更高。雌二醇缺乏时,破骨细胞的活性比成骨细胞要高,产生骨质疏松的净效应[9]。

雌激素缺乏是绝经后骨质流失发病机制中最重要因素。雌二醇水平＞10 ng/L的绝经后女性骨折风险为正常水平,雌二醇≤10 ng/L时,骨折风险逐渐增加,当雌二醇＜5 ng/L时,则有较强风险,尤其对于脊柱。如果在绝经后的数年里,每天提供低剂量的经皮雌激素(贴剂每天释放25 μg雌二醇),血清中雌二醇的水平维持在20 ng/L左右。好处是患者骨密度增加(3年增加8%),尤其是脊椎,即使增加雌二醇的剂量,也很难再改善(每日释放50 μg雌二醇,3年里增加9%)[10]。

激素类避孕药不会导致骨折风险增加,但如果在初潮后的3年内服用这类药物,会扰乱骨峰值的发展[11]。

雌激素供给对于男性来说也很重要,他们也可能罹患骨质疏松症,因为他们也有成骨细胞和破骨细胞雌激素受体。雌二醇浓度低于13 ng/L可以辅助诊断骨质疏松症[11]。

6.1.4.3 雄激素

雄激素会直接或通过GH/IGF－1轴刺激成骨细胞的增殖和分化。信号通过雄激素受体传递,这些受体在成骨细胞中密度较低。从青春期开始,雄激素的影响尤其明显,因为它能使骨骼达到最大骨量,而这取决于雄激素的及时分泌。因此男性的青春期推迟与骨量减少相关[12]。雄激素通过抑制破骨细胞前体细胞的招募,间接减少破骨细胞的骨吸收。这是由于成骨细胞和基质细胞会减少IL－6和前列腺素E_2的分泌。

除雄激素受体外,骨细胞也有负责将睾酮转化为双氢睾酮(DHT)的5α还原酶活性。DHT是组织中睾酮最重要的生物活性代谢物。睾酮还可以通过芳香化酶催化雌二醇,使其芳香化,骨细胞具有芳香化酶活性。

与卵巢切除术相似,睾丸切除术会导致骨吸收增加和骨质流失快速。

6.1.4.4 糖皮质激素

血浆生理糖皮质激素浓度促进重要的成骨细胞功能(Ⅰ型胶原合成、ALP合成),同时抑制破骨细胞前体细胞分化成活性的破骨细胞。因此,生理糖皮质激素的浓度会对骨骼的新陈代谢产生稳定作用,而不会对体内钙平衡产生任何负面影响[13]。

长期的高糖皮质激素浓度会对体内钙平衡产生不利的影响,尤其影响松质骨。糖皮质激素治疗开始后,骨质流失速度加快,随后是较慢的去矿化阶段。程度取决于治疗的剂量和持续时间。然而也有患者接受糖皮质激素治疗而维持正常的骨密度。对患有库欣综合征的患者而言,疾病持续时间越长,骨折风险越大。

6.1.4.5 甲状腺激素

生理甲状腺激素浓度促进骨转换,由成骨细胞三碘甲腺原氨酸(T_3)受体介导的成骨细胞刺激引发。经过刺激,这些细胞产生的信号肽对破骨细胞分化产生积极作用[14]。因此,骨吸收增加,但由于相应的新骨形成和T_3诱发刺激特殊成骨细胞功能,骨量没有净损失。

在长期增加甲状腺激素的情况下,破骨细胞的活性可能超过相应的骨生成能力,因为T_3也对成骨细胞增殖有抑制作用。因此,可能会发生骨质流失。青少年甲状腺功能减退会导致发育不良。

6.1.4.6 甲状旁腺素、骨化三醇、降钙素

在成年期,骨骼需要不断的重建来适应体内钙平衡的急剧变化,适应生物力学应力,用微骨折更新和修复旧的骨质和骨骼。

骨代谢需要饮食中充足的钙供应来维持这些作用。饮食中钙吸收波动在25%～70%之间,主要取决于食物的钙含量和组成(络合剂、pH),以及是否存在胃肠道功能紊乱。钙

营养不良、呕吐、腹泻和吸收不良造成血浆钙浓度的微小变化由甲状旁腺素调整，通过增加分泌甲状旁腺素（PTH）和 $1,25(OH)_2D$（骨化三醇）实现。骨骼中的钙动员与血清钙水平连续增加相关。

机制为[15]：

- PTH 增加破骨细胞的数量和吸收能力。PTH 还抑制成骨细胞的活动，从而阻止骨骼中钙的储存。破骨细胞活动的增加间接通过 PTH 刺激和直接由于破骨细胞的活化而发生。后者有成骨细胞同样的 PTH 受体。
- 由降钙素介导，因为这种激素能够稳定血浆中钙离子浓度。它的主要作用是抑制破骨细胞传达的骨吸收，作为对系统中钙水平增加的一种反应。降钙素通过腺苷酸环化酶途径调节其作用。在小肠中，降钙素通过增加肠细胞的钙蛋白表达来促进钙的胞外吸收。在肾脏中，降钙素提高钙浓度较高的髓袢升支的钙再吸收能力。

6.1.5 骨代谢标志物

在代谢性骨骼疾病（佩吉特病、佝偻病和骨软化症、原发性和继发性甲状腺功能亢进）和骨质疏松症中，骨代谢与骨转换的生物标志物是用于患者管理的重要临床工具。生物标志物是对影像学检查、骨密度检测及可能的骨抽出物的组织形态学检查的补充。诊断和监测骨骼疾病的常规检查和骨标志物罗列于表 6.1－4。

表 6.1－4　诊断和监测代谢性骨骼疾病和骨质疏松症的生物标志物

生物标志物	适应证
血清钙、血清磷酸盐	甲状旁腺功能亢进、维生素 D 缺乏、骨转移的恶性肿瘤。
钙离子（Ca^{2+}）	功能性钙的检测。
总蛋白	血清钙调节低蛋白血症或高蛋白血症中总蛋白浓度。
磷酸盐	肾功能不全中肾脏磷酸盐丢失或磷酸盐升高的诊断。
碱性磷酸酶（ALP）	ALP 在许多组织中表达，其活性在成骨细胞中浓度较高，且骨生成时被成骨细胞释放到血液循环中。在健康的个体中，成骨细胞是大约 50％循环 ALP 的起源。
肌酐	估计肾小球滤过率。
血清蛋白电泳	怀疑多发性骨髓瘤。
全血计数	白细胞增多症和嗜酸性粒细胞增多症是糖皮质激素引起的骨质疏松症的表现。
GGT	表明酒精或药物依赖引起的骨代谢紊乱。
TSH	表明甲状腺激素依赖引起的骨代谢紊乱。
CRP	表明急性或慢性系统性炎症。
血清 25(OH)D*	怀疑维生素 D 摄入缺乏或肠吸收减少。如果 25(OH)D 减少，可能需要增加 $1,25(OH)_2D_3$ 的检测，以确立肾脏转换 25(OH)D 为 $1,25(OH)_2D_3$ 的干扰。
尿钙	在肾功能正常和饮食平衡的情况下，24 h 尿中肾的钙排泄量是骨吸收量的定量指标，特别是在甲状旁腺功能亢进的情况下，与骨吸收显著增加相关。由于在许多情况下，肾脏钙排泄严重依赖于肠道钙吸收，2 h 空腹尿样可以比 24 h 的样本提供更好的关于骨钙释放的信息。
甲状旁腺素*	怀疑原发性或继发性甲状旁腺功能亢进和维生素 D 缺乏。
性激素	FSH、LH、雌二醇、性激素结合球蛋白、催乳素，在骨吸收增加的女性（男性）中，进行病因评估。
皮质醇	怀疑皮质醇增多症依赖的骨代谢紊乱。

续　表

生物标志物	适应证
维生素 B_{12}、叶酸	如果缺乏维生素 B_{12} 或叶酸，造成细胞功能紊乱。
抗组织转谷氨酰胺酶抗体	在 25(OH)D 减少和怀疑维生素 D 吸收缺乏的年轻人中，伴有乳糜泻。
骨转换标志物[18]	骨形成标志物：骨 ALP[19]、骨钙蛋白、Ⅰ型前胶原氨基末端前肽（PⅠNP）[20]，有以下适应证： - 骨 ALP：骨软化症或佝偻病、肾性骨病、维生素 D 缺乏、甲状旁腺功能亢进、佩吉特病、骨转移癌 - 骨钙蛋白：骨质疏松、肾性骨病、骨转移癌 - PⅠNP：依赖 rPTH 控制骨质疏松治疗。 骨吸收标志物：吡啶啉[21]、Ⅰ型胶原交联氨基末端肽与Ⅰ型胶原交联羧基末端肽，如 NTX 和 β－CTX（β 胶原特殊序列）、抗酒石酸酸性磷酸盐（TRAP－5b）。适应证：β 胶原特殊序列（上午 8 点左右使用 EDTA 试管采样）的检测在骨质疏松症患者（绝经后妇女、老年男性）中，与吡啶啉相比是更好的标志物。对于骨转移的肿瘤患者，如肺癌、乳腺癌、多发性骨髓瘤来说，使用第一次晨尿检测吡啶啉是更好的标志物。目前仅有很少量的数据可供临床评估 TRAP－5b。

骨转换标志物反映骨吸收和骨形成的整体比例。这些标志物提供骨骼的动态评估，并能提供骨重建的实时评估。骨转换标志物在骨吸收和骨形成中有所不同[16]。

骨吸收标志物（见本章 6.7）：较好的检测标志物能提示破骨细胞活性的能力优于成骨细胞活性（图 6.1－5）：晨尿中的吡啶啉（PYD）和脱氧吡啶啉（DPD）（见本章 6.11）、血中Ⅰ型胶原交联羧基末端肽（CTX）（见本章 6.12）。

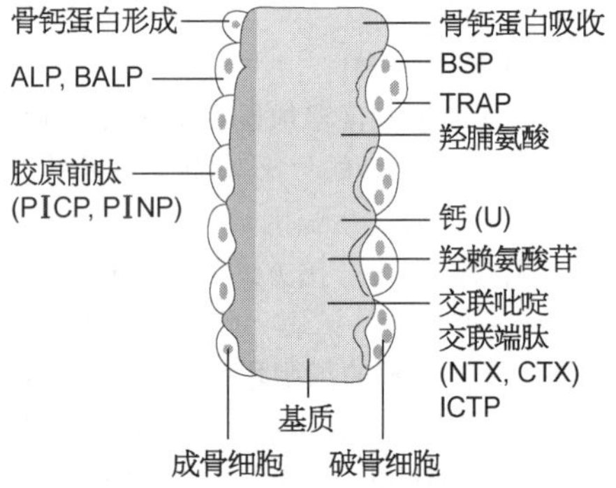

图 6.1－5　骨形成和吸收标志物（修改自参考文献[16]）。ALP，碱性磷酸酶；BALP，骨 ALP 同工酶；BSP，骨唾液蛋白；CTX，Ⅰ型胶原交联羧基末端肽；ICTP，Ⅰ型胶原羧基端肽；NTX，Ⅰ型胶原交联氨基末端肽；PⅠCP，Ⅰ型前胶原羧基末端前肽；PⅠNP，Ⅰ型前胶原氨基末端前肽；TRAP，抗酒石酸酸性磷酸盐

CTX、PYD 和 DPD 等骨吸收标志物的最重要指征是监测骨质疏松的进程和评估治疗进度。标志物提供以下信息：骨代谢是否存在高代谢率、骨吸收的程度如何、是否对治疗有反应。

为了监测骨质疏松，双磷酸盐治疗观察疗效的最佳时间是在治疗开始后的 1 个月，雌二醇替代治疗则是 6 个月。

骨吸收标志物也可以表明：骨软化症/佝偻病、监测佩吉特病、估计甲状旁腺功能亢进的骨参与程度。

对于慢性肾脏病（CKD）3～5 期的患者，不推荐使用骨吸收标志物诊断慢性肾脏病矿物质和骨异常（CKD－MBD）[17]。

骨形成标志物（见本章 6.7）：如下。

血清中较好的检测标志物能提示成骨细胞活性的能力优

于破骨细胞活性,包括:① 碱性磷酸酶,尤其是骨骼的同工酶(骨 ALP)。因此,改善全球肾脏病预后组织(KDIGO)推荐 CKD 3~5 期的患者每年检测 ALP 或骨 ALP 以诊断 CKD-MBD;② 骨钙蛋白(见 6.9);③ Ⅰ型前胶原氨基末端前肽(PⅠNP)。

这些标志物很重要,尤其是骨 ALP 结合 PTH 分析,用于辅助诊断透析患者患有无力性骨病。

6.1.6 实验室结果与临床

表 6.1-5~表 6.1-14 列出了生理条件下的实验室表现及骨骼疾病的诊断、鉴别和监测。

表 6.1-5 青春期、孕期的骨代谢和骨质疏松症

疾病/状态	临床及实验室检查
正常生长	骨骼系统的生长始于骺板上软骨细胞的增殖和分化。软骨组织在成软骨细胞吸收后被骨组织所取代。生长过程所需的 GH 刺激成骨细胞生成 IGF-1,特别是 GH 对肝脏的刺激作用,这导致青春期 IGF-1 浓度显著增加。促进包括骨骼在内的所有器官的生长。相比之下,胎儿的生长并不完全依赖于 IGF-1。 在成年骨量的净增长过程中,通过适应骨骼的生物力学应力,性类固醇起着主导作用。由于它们的造骨作用,性类固醇为支持骨形成使得骨形成和骨吸收之间的平衡转变。正常的骨骼重建需要最优营养、健康的生活方式,且性类固醇处于生理浓度时才有可能。 青春期,骨量的建立与性类固醇无关,且在青春期和青春期结束时,骨量达到最大值,开始受到性类固醇的影响。个体的最大骨量是由遗传、营养和生活习惯(运动、阳光照射)和对骨骼质量发育的可能破坏性影响(吸烟、酒精、药物)决定。 35 岁以后,男性和女性的骨量以每年约为 0.5%的速度持续下降。在绝经后的第一个十年里,女性的骨质流失会增加到每年 3%~4%,然后通常会再次恢复到每年减少 0.5%的水平。35 岁以后男性的骨量以每年约为 0.5%的速度持续下降。 青春期的骨代谢变化导致血浆中骨标志物 ALP、骨 ALP 和骨钙蛋白增加。影响因素包括: - 甲状腺激素刺激生长,儿童甲状腺功能减退导致发育迟缓。 - 睾酮似乎可以加速青春期的生长。与此相反,雌二醇在最初刺激生长后加速骺生长板的闭合。 - 雌二醇:这种激素被用来治疗预计会发生巨大症的女孩。男性会从睾酮中形成雌二醇,在雌二醇增加时,骺生长板关闭。芳香化酶缺乏或缺乏雌二醇受体的男性骺生长板关闭延迟,导致巨大症[24]。
怀孕[25]	孕妇的矿物质平衡必须适应胎儿和胎盘的需要。这种激素诱导的适应暂时降低了母体骨骼的钙含量,但没有长期影响,除非由于营养不良或维生素 D 缺乏导致骨骼的矿物质含量已经降低。在怀孕期间,记录到骨代谢的生物标志物变化如下: - 甲状旁腺素(PTH):早期妊娠时减少到孕前的 10%~30%,然后到怀孕结束增加到参考范围的中间值。 - PTH 相关肽(PTHrP):在整个怀孕期间增加。 - 1,25(OH)$_2$D$_3$:怀孕早期值翻倍,直到分娩时维持高值。其增加独立于 PTH,因为 1,25(OH)$_2$D$_3$ 增加而 PTH 减少。 - 25-羟-1α-羟化酶:对雌二醇、催乳素和人胎盘催乳素增加正反馈,导致该酶上调。 - 降钙素:浓度增加,因为甲状腺、乳腺和胎盘 C 细胞促使其增加。
骨质疏松症[26]	骨质疏松症是一种系统性骨病,因为骨密度降低和骨骼组织的微结构损伤,导致骨折的风险增加。骨量的减少不伴随骨生成的特定缺陷。骨形成和吸收之间的平衡被破坏。在 55~70 岁的女性中,骨质疏松症的患病率从 7%上升到 19%。形态分析可证实的椎体骨折和外围骨折呈指数级增长。这同时影响 10%的 60 岁以上男性。原发性骨质疏松症(80%~90%)和继发性骨质疏松症(10%~20%)之间有所差别。后者与不同的疾病(内分泌、胃肠、先天性、骨髓性、药物原因)相关,而且往往性质复杂,基于已知或未知的并存病。在原发性骨质疏松症中,1 型(绝经后骨质疏松症)和 2 型(年龄相关的骨质疏松症)之间有所差别。疑似继发性骨质疏松症必须进行以下检查[27]: - 内分泌疾病:男性和女性的性腺功能减退、甲状腺功能亢进、库欣综合征、骨软化症。检测:TSH、地塞米松抑制试验、睾酮、雌二醇、性激素结合球蛋白。 - 胃肠道疾病:溃疡性结肠炎、克罗恩病、神经性厌食症、原发性胆汁性肝硬化。检测:CRP、抗线粒体抗体、核周型抗中性粒细胞胞质抗体(p-ANCA)、抗酿酒酵母抗体(ASCA)、抗组织转谷氨酰胺酶抗体。 - 恶性肿瘤:系统性血液病、多发性骨髓瘤、淋巴瘤、实体瘤、肥大细胞增多症。检测:全血细胞计数及分类、血清蛋白电泳。 - 慢性炎性疾病:风湿性关节病、自身免疫性疾病。检测:CRP、风湿因子、抗环瓜氨酸肽抗体(A-CCP)、抗核抗体。 - 慢性肾脏疾病。检测:肌酐和估算的 GFR、白蛋白排泄量。 - 成瘾。检测:酒精、平均红细胞容积、GGT、CDT(见 18 章 18.6)。 在特定年龄范围内,骨量损失量≥1 个标准偏差称为骨量减少,然而根据定义,只有在出现骨量减少和一处或多处非创伤性骨折的情况下才会谈及骨质疏松症[28]。骨质疏松症是骨骼的结构、质量和功能的丧失,主要与脊椎、股骨颈或半径骨折有关。根据世界卫生组织的指南,女性骨质疏松症表现为骨量损失量≥2.5 个标准差,以一个年轻成年人(约 35 岁)的最大骨量为标准。 骨质疏松症包括骨骼脆弱和骨量减少。后者由各种疾病综合引起,如性腺激素缺乏、维生素 D 和钙的吸收不足、缺乏身体活动、合并症、蛋白质/热量值不适当及药物治疗[26]。 雌激素和雄激素浓度的降低导致骨代谢的严重紊乱,同时男性和女性的骨质出现持续骨质疏松性的流失。由于青春期以外的性激素浓度增加导致骨代谢障碍(过早的骺板封闭和停滞的身体发育)的原因还未知。 骨质疏松症的诊断基于临床、放射学和骨密度检测、病例信息(家族史、营养、药物、兴奋剂、并发症),如果可能的话,进行骨组织检查。临床上,骨质疏松症并非无症状,也会出现背部疼痛、身高损失、脊椎变形和骨折,很少或没有明显的创伤。 对所有类型的骨质疏松症来说,一个非常重要的因素是维生素 D 的供应。因为在冬季,通常供不应求,所以在 1~4 个月之间,检查 25(OH)D、PTH、骨 ALP 和羧基端交联肽或吡啶啉的浓度很重要。在此期间,维生素 D 浓度最低且诊断出急性继发性甲状旁腺功能亢进的病例最多。一次检查对患有骨质疏松症的患者来说是不够的(如在夏季的半年时间里)。 实验室检查[29,30]:为了查清骨量减少的病因和评价骨代谢需要检测标志物,定向检查如下: - 胶原交联羧基末端肽(CTX),骨吸收增加的标志。 - 维生素 D,用于确定次优供应。 - 甲状旁腺激素,以排除甲状旁腺功能亢进。
- 绝经后骨质疏松症 - Ⅰ型骨质疏松症 - 雌激素缺乏相关骨质疏松症	绝经后骨质疏松症中的血浆雌激素浓度降低与骨吸收增强相关。由于活化的破骨细胞数量众多,所以相对骨形成延迟,不能补偿物质的再吸收。其中一个原因是雌激素对分化成骨细胞功能的积极影响(胶原蛋白 1、生长因子形成)减少,从而减少骨生成。骨吸收增加会导致绝经后骨量和骨骼结构的丢失,尤其是松质骨。导致血浆中骨转换标志物(骨形成和骨吸收标志物)的浓度增加。这种伴随骨代谢增强的骨量流失称为高转换型骨质疏松症。 最初增加的骨代谢在绝经 10~15 年后恢复正常。在绝经后的高转换期后,与年龄相关的骨质疏松症的主导过程决定骨量的进一步发展。剩余的骨量上的静态和功能应力增加可能会释放决定性信号,以抑制增加的骨吸收并在较低水平上重建。

续 表

疾病/状态	临床及实验室检查
- 男性雄激素缺乏导致的骨质疏松症(AMO)	AMO 是一种骨骼代谢功能障碍,主要见于最大初始骨量低和其生活方式对骨代谢造成压力(缺乏流动性、钙和维生素 D 缺乏营养、饮酒、吸烟)的患者。不能确定性腺和肾上腺雄激素缺乏会在多大程度上导致男性骨质疏松症的发生。由于骨质流失与年龄相关,老年男性骨质疏松症变得更加严重[31]。 性腺和肾上腺雄激素(睾酮、双氢睾酮、脱氢表雄酮)的骨形成效应包括了较强的骨形成刺激效应和较弱的抑制骨吸收作用[32]。因此,性腺功能减退会导致骨生成减少,致使骨质流失,而骨吸收略微增加。男性性腺功能减退中仅表现为骨形成的转换标志物趋于正常低值,而骨吸收标志物并没有出现持续变化信号。 由于芳香化酶刺激男性睾酮产生雌二醇,而男性骨骼上也有雌二醇受体,因此雌二醇缺乏在骨质疏松症中发挥至关重要的作用。1/3 男性骨质疏松症患者的雌二醇水平低于 13 ng/L。低于该值时,不仅男性,女性的骨吸收量也会增加[33]。男性的低雌二醇浓度与腰椎和股骨颈的低骨密度相关[34]。雌二醇的另一个作用是男性骨密度低时,鉴别雌激素受体缺陷[35]或芳香化酶缺乏[36]。
- 糖皮质激素过量相关的骨质疏松症	外源性(糖皮质激素治疗)和内源性(库欣综合征)超出生理水平的糖皮质激素浓度导致全年龄患者(男性和女性)的骨量减少,尤其影响骨松质,血清和尿液中的骨代谢标志物发生显著和可测量的变化。糖皮质激素导致骨量迅速减少的原因是间接刺激骨吸收、直接抑制成骨细胞增殖及抑制成骨细胞功能(对骨钙蛋白、Ⅰ型胶原蛋白和生长因子的影响)。骨重建几乎被完全抑制。 刺激骨吸收的原因如下: - 抑制肠道(骨化三醇介导)钙吸收。 - 抑制肾脏钙重吸收。 - 诱发继发性甲状旁腺功能亢进。 - 降低性腺和肾上腺类固醇激素的分泌,使得雌激素和雄激素的抑制吸收作用下降[37]。 必须注意的是,在糖皮质激素过量的情况下,肾脏钙再吸收会受到钠分泌的影响,高盐摄入导致高钙分泌。此外,绝经后糖皮质激素过量、甲状腺功能亢进和维生素 D 缺乏的影响比绝经前更严重。
- 青少年骨质疏松症(JO)	在儿童和青少年时期累积的骨量对于成年人骨骼健康至关重要。一个重要的标准是最大骨量,腰椎和股骨在 18 岁之前达到最大,而通过连续的骨膜生长,颅骨和桡骨可以增加到 50 岁。一小部分儿童,特别是那些营养不良的儿童,与骨骼年龄和性成熟阶段相比,其骨量非常低。在 10～14 岁时,他们更易出现桡骨或尺骨远端骨折,在成年后更易罹患骨质疏松症。除体质性青春期延迟外,营养失调或营养不良也在遗传相关疾病中起着重要作用[38]。血清和尿液中的骨代谢生物标志物没有典型表现。
- 老年性骨质疏松症,Ⅱ型骨质疏松症[39]	组织形态定量分析技术表明两性的骨形成(平均壁厚)减少可能导致随年龄增长而骨量下降。男性和女性的老年性骨质疏松症至少部分归因于钙代谢的变化。为了保持年轻男性的矿物质平衡,钙的需求量是每天 400～600 mg。然而,老年人的需求范围更大。机械应力对骨骼产生重大影响是骨量和结构中二态性的重要变量之一。由于身体活力明显下降和肌肉力量随年龄的老化,男性的老年性骨质流失在一定程度上与机械应力对骨骼组织的营养作用减少有关。
- 肿瘤相关的骨质疏松症/骨病	影像诊断学、骨闪烁显像表现和高钙血症抑制 PTH 往往指向骨转移和肿瘤相关的骨质疏松症。骨骼中最常转移的 5 个肿瘤(前列腺、乳房、肺、肾和甲状腺癌)在肿瘤晚期对残疾和疼痛有显著的影响。器官相关的肿瘤标志物和骨代谢标志物的检测对诊断进行性疾病有价值。大多数转移入骨的肿瘤分泌细胞因子或 PTH 相关肽,这些肽是刺激骨吸收和引起高钙血症的原因。 实验室检查:骨转换标志物检测结果取决于肿瘤状态。 - 乳腺癌和肺癌[40]:一般来说,骨吸收标志物的增加比骨形成标志物的增加更常见。建议在清晨的尿液中检测吡啶啉。 - 前列腺癌[41]:骨转移会伴随 ALP、骨 ALP 和骨钙蛋白升高,尿吡啶啉升高和正常钙排泄。 - 多发性骨髓瘤:骨钙蛋白正常或下降,吡啶啉可能升高。
药物引起的代谢性骨病[42]	糖皮质激素、环孢霉素:引起骨量流失,环孢霉素增加骨钙蛋白浓度。 胆固醇结合树脂(消胆胺):由于脂溶性维生素吸收被抑制,长时间使用会导致维生素 D 水平低。 抗惊厥药:苯妥英、苯巴比妥和卡马西平的长期使用可以造成诸如低钙血症、ALP 升高、25(OH)D 减少、PTH 和 CTX 增加等生物标志物改变。药物引起的肝 P450 酶活性增加导致维生素 D 的分解代谢增多,导致肠道钙吸收减少、低磷血症、PTH 增加和骨重建改变。地仑丁在细胞水平对骨骼和矿物质代谢有直接影响,疾病的范围包括骨量减少、佝偻病的放射学改变、骨质疏松和骨软化症。 肝素:长期(4 周以上)接受每日大于 15 000 U 的肝素治疗可能导致骨折[43]。 吸烟和酒精:吸烟和酒精对骨代谢造成的不良影响是基于对成骨细胞的直接毒性作用。酗酒者经常因为营养不良、摄入含有铝成分的抗酸药和通过呕吐丢失磷酸盐导致低磷血症。

表 6.1-6 涉及骨矿化紊乱的疾病

疾病	临床及实验室检查
佝偻病和骨软化症[44]	骨软化症是一种破坏新形成骨骼矿化的成年骨骼疾病。这种疾病在儿童中表现为佝偻病。缺乏骨化三醇[1,25(OH)$_2$D$_3$]、钙(钙缺乏引起骨软化症)或磷酸盐(磷酸盐缺乏引起骨软化症)导致类骨质的矿化紊乱和成骨类骨质生产的增加。越来越多的类骨质矿化减少伴随典型的临床症状,被称为佝偻病(成长骨骼系统中)和骨软化症(成熟骨骼中)。佝偻病的长骨干骺端的软化加上生长板(生长物)持续的软骨扩张会导致长骨的弯曲或多节畸形[45]。 维生素 D、钙和(或)磷酸盐缺乏的原因通常为: - 营养不良,特别是由于新生儿长哺乳期(母亲乳汁缺乏钙、磷酸盐和维生素 D)。 - 饮食中钙和磷酸盐缺乏,或是由于饮食中富含植酸导致钙在血管内沉积。 - 铝。肠外营养的儿童可能罹患佝偻病,尽管肠外溶液含有足够的钙、磷酸盐和维生素 D。 - 老年患者或是由于使用防护服,导致很少暴露在阳光下(抑制通过阳光将 7-脱氢胆固醇转化为维生素 D$_3$ 的皮肤代谢)。 - 慢性肾脏疾病中磷酸盐清除率减少,磷酸盐增加会抑制 25-羟-1α-羟化酶,而在肾衰竭末期,这种对维生素 D 代谢至关重要的酶却停止生产。1,25(OH)$_2$D$_3$ 浓度降低联合磷酸盐诱导的低钙血症可导致肾性骨营养不良。 实验室检查:骨软化症/佝偻病的表现见表 6.1-8。
- 钙缺乏性骨软化症	钙缺乏性骨软化症可能发生在下列情况中: - 饮食中钙质缺乏。维生素 D 缺乏(缺乏阳光)。 - 脂溶性维生素 D 前体吸收不足导致的吸收不良综合征,如乳糜泻、胃切除术综合征,特别是比尔罗特Ⅱ式切除术后、短肠综合征和更罕见的非手术克罗恩病。

续 表

疾病	临床及实验室检查
- 钙缺乏性骨软化症	- 肝功能障碍(肝性骨营养不良)可导致维生素 D 及其代谢物的刺激性分解代谢(抗癫痫药物的使用)。维生素 D 及其代谢物的进一步损失可能是由于没食子酸结合消胆胺所致,肝 25 -羟- 1α -羟化酶的活性降低或肝衰竭末期的含氨肝毒素导致直接的成骨细胞损伤效应。肝移植后肝性骨营养不良常恶化。完全缺乏 25 -羟- 1α -羟化酶会危及生命。 - 遗传性假性维生素 D 缺乏佝偻病Ⅰ型(PDDR)是在非肾衰情况下,常染色体隐性肾 25 -羟- 1α -羟化酶缺陷。 - 维生素 D 抵抗性佝偻病是维生素 D 受体功能缺陷伴随持续性终末器官抵抗和脱发。 实验室检查:钙缺乏性骨软化症的表现见表 6.1 - 9。
- 磷缺乏性骨软化症	磷缺乏性骨软化症比钙缺乏性骨软化症更少见。临床症状与钙缺乏性骨软化症相似。导致这种骨软化症的原因是: - 营养不良,如持续的肠外营养、多年的抗酸治疗、磷酸盐结合剂、早产儿、长期护理的新生儿。 - X 染色体遗传的低磷酸酯酶症(XLH);家族性佝偻病,尤其是童年存在牙齿问题的男性,由于肾磷酸盐丢失、离散的 25 - OHD - 1α 羟化酶缺陷和成骨细胞功能障碍导致静态负载初始时下肢畸形。也会出现零散形式(新突变)和常染色体显性的病例(HBD、低磷酸盐骨病)。 - 由于 Fanconi 综合征和其他肾小管磷酸盐丢失综合征导致肾损失增加,肿瘤诱导的骨软化也会增加肾损失,肿瘤产生一种肽(磷调因子,FGF23)[47],FGF23 可引起低磷血症和高磷尿,导致肠道磷酸盐吸收不良,在 25(OH)D 正常同时降低 $1,25(OH)_2D_3$。 - 低磷酸酶血症:这是一种罕见的低磷酸酶血症,包括跖骨应力性骨折、弥漫性骨痛和骨质减少,伴随肝-骨-肾亚型的 ALP 活性降低而肠和胎盘亚型的 ALP 活性正常。表现为常染色体隐性遗传[48]。钙、25(OH)D 和 PTH 的浓度正常,而磷酸盐、乙醇胺磷、吡哆醛磷酸盐和无机焦磷酸盐的浓度经常升高,后者可能是导致本病矿化障碍的原因。 实验室检查:磷缺乏性骨软化症的表现见表 6.1 - 11。
甲状旁腺功能亢进(HPT)	四个甲状旁腺体通过分泌甲状旁腺素(PTH)来调节血清钙浓度和骨代谢。反之,血清钙浓度调节 PTH 的分泌。高钙浓度抑制甲状旁腺分泌 PTH,低钙浓度刺激甲状旁腺分泌 PTH[49]。PTH 调节骨、肾和肠的钙通量。恶性肿瘤和 pHPT 是最常见导致高钙血症的原因(超过 90%)。 实验室检查:PTH 分泌增加疾病的表现见表 6.1 - 12。
- 原发性甲状旁腺功能亢进(pHPT)	孤立性甲状旁腺腺瘤或多腺性甲状旁腺功能亢进可引起 PTH 增加。在 HPT 中,PTH 水平高于或接近参考区间上限[49](见本章 6.4)。 由于将血清钙作为常规检测,pHPT 的诊断常作为继糖尿病和甲状腺功能障碍之后第三常见的内分泌诊断,患病率为每 10 万人中有 30 人。50 多岁和 60 多岁的女性(男女比例为 1:3)受该病影响最大。 如果年轻人被诊断出来 pHPT,并且具有家族性,那么始终应该注意以下几种疾病:多内分泌肿瘤(MEN),垂体瘤、胃泌素瘤或胰岛素瘤伴随 pHPT,甲状腺髓样癌和嗜铬细胞瘤伴随 pHPT。 在大约 80%的病例中,pHPT 包括一个孤立的腺瘤和其余正常的甲状旁腺。在 20%的病例中,所有 4 个或 4 个以上的上皮组织均发生腺瘤样改变。pHPT 中甲状旁腺癌的患病率为 0.5%。 由于早期诊断,大部分 pHPT 病例无临床症状。典型的骨骼改变、肾钙质沉着、肾结石和尿钙增多很少被发现或者只在离散的范围内被发现。更常见的是,有限的表现和疲劳被指定为神经肌肉症状(参阅本章 6.4)。
- 继发性甲状旁腺功能亢进(sHPT)	sHPT 是一种常见的慢性肾脏疾病或吸收不良综合征。持续降低的钙离子浓度会引起 PTH 分泌持续增加。多种甲状旁腺功能异常导致血清中 PTH 浓度持续升高[50]:由甲状旁腺细胞分泌,由于基因表达增强和细胞增大或肥大,组织增生致使甲状旁腺细胞增多。
- 三发性甲状旁腺功能亢进	由于甲状旁腺是独立的,且 PTH 的分泌与血清钙浓度无关,因此多年的继发性 HPT 可发展为三发性 HPT。在肾性骨营养不良的患者中,长期存在 sHPT 会导致甲状旁腺腺瘤样转化,伴随钙调节的 PTH 分泌抑制缺失。造成这种差异的原因是:多年来由于钙含量过低而刺激 PTH 分泌,或由于骨化三醇形成减少而缺乏对 PTH 生成的抑制。 PTH 分泌增加导致血清钙增加,从而形成与 pHPT 类似的实验室检查表现(钙和 PTH 分泌增加)。 实验室检查:见表 6.1 - 12。
家族性低尿钙性高血钙症(FHH)	三种形式的 FHH(FHH 1、FHH 2 和 FHH 3)是细胞外钙稳态异常导致的常染色体显性疾病。血钙浓度升高,尿钙排泄不足。FHH 1 和 FHH 2 的 PTH 正常,镁含量略有增加且无临床症状。FHH 3 与 PTH 升高、低磷酸盐血症和骨软化有关。大约 65%的 FHH 患者为 FHH 1,这是由于编码 G 蛋白偶联受体的 *CASR* 基因功能缺失突变所致。Gα1 突变体与功能丧失导致 FHH 2,衔接蛋白 2 中错义的突变体导致 FHH 3[51](见本章 6.3)。
慢性肾脏疾病-矿物质和骨异常(CKD - MBD)[17,52]	与 CKD - MBD 相关的骨骼疾病是疼痛和骨折。许多绝经后或年龄相关性骨质疏松的患者处于 CKD 的 1~3 期。进展期 CKD(4~5 期及透析)患者,生化检查异常提示与 CKD - MBD 相关,存在肾性骨营养不良(ROD)。在骨质疏松症患者中,骨密度下降是一个因素,而在 CKD - MBD 患者中,骨密度正常甚至升高也可能存在骨质量异常(表 6.1 - 7)。 CKD - MBD 和肾性骨营养不良的 KDIGO 定义见表 6.1 - 8。 骨质疏松和无力性骨病(ABD)是 CKD - MBD 的表现。两者都与低骨量、骨折、血管钙化和高死亡率有关。在骨质疏松症中骨降解超过骨形成,而在 ABD 病例中骨形成很少或没有。虽然 PTH≤150 ng/L(15 pmol/L)对低骨转化有很好的预测价值,但高达 450 ng/L(45 pmol/L)的 PTH 也可能与 ABD 有关,这就是为什么需要进行骨活检和组织形态学调查的原因。
甲状旁腺功能减退[53]	甲状旁腺功能减退是由于甲状旁腺功能缺陷或缺乏甲状旁腺功能所致。PTH 分泌不足以动员骨钙,从远端肾单位重吸收钙并刺激 1α 羟化酶活跃。甲状旁腺功能减退可首先表现为无症状的低钙血症或引起轻微的神经肌肉应激,如 Chvostek 征和 Trousseau 征(表 6.1 - 13)。 实验室检查:甲状旁腺功能减退的表现见表 6.1 - 13。
骨佩吉特病(PDB)	PDB 是一种成人骨骼的慢性疾病,它具有一个或多个位置的侵略性的破骨细胞骨吸收,然后是不完全的成骨细胞修复。这种疾病始于骨骼的某一点,并可在整个骨骼上持续发展。破骨细胞的骨吸收功能由于其数量、大小和活性的增加而大大增强。异常重塑导致骨的扩张和软化,有时伴有疼痛、骨折和骨变形,但无肿瘤转化的迹象。PDB 影响大于 50 岁的个体,男性比女性更易受影响,在德国患病率为 1.5%。 PDB 是一种局部的、单骨或多骨的骨重建增加,常累及骨盆、股骨、脊柱、颅骨和胫骨,一般不扩散到最初诊断时发现的骨骼区域以外。没有生物力学上可靠的、致密的板层骨组织形成,取而代之的是富有血管和结缔组织的编织骨。 遗传是 PDB 的重要因素,只有单个 *SQSTM1* 基因发生突变,才容易发生经典的 PDB。突变显示不完全外显,强调了环境因素的作用,如感染副黏病毒[54]。这些突变导致泛素结构域的改变,导致 p62 蛋白 C 端发生错义或截短突变。该蛋白包括泛素相关域,一类泛素结合域,与蛋白修饰泛素相互作用。蛋白质的泛素修饰可作为建立信号诱导的蛋白质与蛋白质间相互作用的支架,这在信号通路中必不可少,可导致包括 NF - κB 在内转录因子的激活[54]。 MPD 的诊断是基于特征性的放射学表现。骨显像是一种有效发现骨骼中微小佩吉特病灶的手段。MPD 大多无症状,偶然根据 X 线图像或 ALP 增加诊断。 实验室检查:佩吉特病变的局部高骨转化状态反映在生物标志物上。ALP 和骨 ALP 均升高,但不适用于小的局部病变。骨吸收标志物很少产生有效的结果。建议检测 PTH 和维生素 D,以区别于其他骨骼疾病。

续　表

疾病	临床及实验室检查
骨纤维结构发育不良(FD)	FD在两性中均有发病。这是一种罕见的，单骨性和多骨性的骨骼纤维破坏，包括骨折和骨骼的肢解变形。单骨形式只有在30岁以后才出现，而多骨形式在儿童时期就已经出现了。骨代谢标志物的出现往往不具有结论性。 在McCune-Albright综合征的病例中，FD涉及色素沉着过度(咖啡-牛奶斑)和内分泌器官活性增加(甲状腺功能亢进、库欣综合征、肢端肥大症、青春期早熟)。在病因学上，FD的根本原因是受体腺苷酸环化酶偶联G蛋白的G_s-α亚基的激活突变[55]。
乳糜泻(CD)[56]	乳糜泻常与骨代谢异常、矿化障碍有关，导致骨软化和骨量减少，从而发展为骨质疏松。在未接受治疗的儿童中，骨质疏松患病率为35%～85%，继发性甲状旁腺功能亢进患病率为30%～35%。以下两种机制被认为与其相关：吸收不良和局部炎症。儿童无麸质饮食可使骨量在一年内恢复正常，但成人则不然。 实验室检查：在一项研究中[56]，41%患有CD的儿童钙离子浓度低于2.3 mmol/L(9.2 mg/dL)，54%患儿PTH大于95 ng/L，25(OH)D的平均浓度是22 μg/L±11 μg/L(对照组为54 μg/L±26 μg/L)。在诊断时，所有人的抗谷氨酰胺转移酶IgA为阳性，其中65%的抗谷氨酰胺转移酶IgG也是阳性。平均6个月后，34名无麸质饮食儿童中的20名抗谷氨酰胺转移酶抗体值恢复正常。

表6.1-7　通过骨髓活检确定CKD-MBD的骨病发病率

骨骼疾病	转换	矿化	CKD 3～5期发生率	透析发生率
没有BD	正常	正常	16%	2%
轻度BD	轻度升高	正常	6%	20%
纤维性骨炎	提高	正常	32%	34%
骨软化症	降低	降低	8%	10%
无力性BD	降低	降低	18%	19%
混合性BD	提高	降低	205	32%

BD，骨骼疾病；"降低"是指非矿化性类骨质量增加

表6.1-8　依据KDIGO，CKD-MBD和肾性骨营养不良的分类[17](CKD-MBD的诊断见表6.4-4)

CKD-MBD的定义
CKD引起的矿物质和骨代谢系统性紊乱，有下列一种或多种表现： - 钙、磷、PTH或维生素D代谢异常 - 骨转化、矿化、骨量、线性生长或强度异常 - 血管或软组织钙化
肾性骨营养不良的定义
- 肾性骨营养不良是CKD患者骨骼形态学的一种改变。 - 衡量CKD-MBD系统性紊乱中骨成分的一种方法是通过组织形态学检测或骨活检进行计量。

表6.1-9　骨软化症的实验室表现

实验室检查	佝偻病和骨软化症
血清钙	↓或正常
血清磷酸盐	↓或正常
钙排泄	↓
磷酸盐排泄	磷酸盐摄入量的2/3
ALP	↑↑
骨钙蛋白	正常或↑
DPD*	↑或正常
全段PTH	↑
骨化二醇(维生素D缺乏患者)	↓
骨化二醇**	正常或↓

*脱氧吡啶啉或其他吸收标志物；**例如肾性骨营养不良初期的原发性钙缺乏

表6.1-10　钙缺乏性骨软化症的实验室检查结果

实验室检查	吸收不良综合征	肝功能紊乱	VDDR	VDRR
血清钙	↓	↓	↓	↓
血清磷酸盐	↓	↓	↓	↑
骨化二醇	↓	↓	正常	正常
骨化三醇	未指出	未指出	↓↓	↑↑
全段PTH	↑	↑	↑	↑
总ALP	↑	↑↑	↑	↑
骨ALP	↑	↑	↑	↑
DPD	↑	↑	↑	↑
ALT和AST	正常	↑	正常	正常

骨化二醇，25(OH)D；DPD，脱氧吡啶啉；VDDR，维生素D依赖性佝偻病、1α羟化酶紊乱；VDRR，维生素D抵抗性佝偻病、骨化三醇受体紊乱。VDDR和VDRR也被称为PVDR，即假性维生素D缺乏性佝偻病Ⅰ型和Ⅱ型

表6.1-11　磷缺乏性骨软化症(OM)

实验室检查	营养不良导致的磷缺乏性OM	XLH和TIO导致的磷缺乏性OM
血清钙	正常	正常
血清磷酸盐	↓	↓↓
磷酸盐排泄	↓	正常
全段PTH	正常(摄入量的2/3)	正常(摄入量的2/3)
骨化二醇、25(OH)D	正常	正常
骨化三醇、1,25(OH)$_2$D$_3$	↑	正常
ALP	↑	↑
骨ALP	↑	↑
DPD	↑或正常	正常?

DPD，脱氧吡啶啉；TIO，肿瘤相关性骨软化症；XLH，X连锁低磷血症

表6.1-12　PTH分泌增加的疾病

定义	原发性HPT 甲状旁腺瘤或癌导致PTH分泌增加	继发性HPT 肾脏或肠相关性钙缺乏导致PTH分泌增加	三发性HPT 多年继发性HPT后甲状旁腺自发增生伴有PTH增加
实验室表现			
- PTH	↑	↑	↑
- 血清钙	↑	↓或正常 (<2.4 mmol/L)	↑或正常 (>2.4 mmol/L)
- 血清磷酸盐	↓	↑或正常(肾脏) ↓或正常(肠)	↑或正常(透析) ↓或正常(肠)
- 钙/24 h*	↑或正常	↓或正常	↓或0(透析) ↑或正常或↓(透析)
- 磷酸盐/24 h*	摄入量的2/3	↓(肾脏)	↓或0(透析)
- GFR	正常	↓或正常	↓(肾脏)

续 表

定义	原发性 HPT 甲状旁腺瘤或癌导致 PTH 分泌增加	继发性 HPT 肾脏或肠相关性钙缺乏导致 PTH 分泌增加	三发性 HPT 多年继发性 HPT 后甲状旁腺自发增生伴有 PTH 增加
- 骨化三醇	↑	↓(肾脏) ↑或正常(肠)	↓(肾脏) ↑或正常(肠)
- 骨化二醇	↓或正常	↓或正常	↓或正常
- ALP	↑	↑	↑
- 骨 ALP	↑	↑	↑
- 吸收标志物**	↑	↑	↑

* 24 h 尿液中的排泄量;** 吸收标志物:吡啶啉(PYD)、脱氧吡啶啉(DPD)、β胶原特殊序列(CTX)、NTX、抗酒石酸酸性磷酸酶(TRAP-5b)。注意事项:如果有足够浓度的 25(OH)D(骨化二醇),则骨化三醇仅在原发性 HPT 时升高

表 6.1-13　甲状旁腺功能减退的原因

甲状旁腺切除或破坏
- 术后,如甲状腺术后
- 自身免疫病,如与多内分泌腺不全相关
- Schmidt 综合征
- 照射辐射线
- 甲状旁腺癌或肉芽肿性破坏伴有 PTH 持续缺乏

甲状旁腺功能障碍
- PTH 或钙受体基因突变
- 低镁血症
- 母亲的甲状旁腺功能亢进抑制新生儿的甲状旁腺功能

新生儿的甲状旁腺发育不足
- DiGeorge 综合征伴有心脏和面部畸形、腭裂
- 胸腺发育不全和低钙血症
- Kearns-Sayre 综合征伴线粒体肌病、视网膜退化、心律不齐、心力衰竭、耳聋和低钙血症

干扰 PTH 有效性
- 低镁血症
- 假性甲状旁腺功能减退症(PHP) Ⅰa 型(G_s-α 蛋白突变),破坏后 PTH 受体机制:靶器官对 PTH、TSH、促性腺激素和高血糖素抵抗,伴随奥尔布赖特骨营养不良(体型小、圆脸、肥胖、短指、皮下钙化)。奥尔布赖特骨营养不良不伴随 PTH 抵抗也被称为伪 PHP
- PHP Ⅰb 型(破坏 PTH 受体表达):肾脏和骨骼的 PTH 抵抗伴有正常活性的 G_s-α 蛋白
- PHP Ⅰc 型:类似于 PHP Ⅰa 型,不伴有检测到的 G_s-α 蛋白突变
- 假性甲状旁腺功能减退症(PHP) Ⅱ 型:骨骼和部分肾脏发生 PTH 抵抗(原因尚且不明)

表 6.1-14　甲状旁腺功能减退和假性甲状旁腺功能减退中骨标志物的变化

检查	甲状旁腺功能亢进	PHP Ⅰ型	PHP Ⅱ型	伪 PHP
血清钙	↓	↓	↓	正常
血清磷酸盐	↑	↑	↑	正常
GFR	正常	正常	正常	正常
全段 PTH	↓	↑	↑	正常
骨化三醇	↓	↓或正常	↓或正常	正常
ALP	低于正常	正常	正常	正常
钙排泄	↓	↓	↓	正常
尿液中 cAMP	↑	无增加	↑	↑
EH 试验中尿磷酸盐	↑	无增加	无增加	↑

↓,减少或下降;↑,升高或增加;PTH,甲状旁腺素;GFR,如由肌酐清除率或胱抑素 C 决定;EH 试验,Ellsworth-Howard 试验,注射 PTH;PHP,假性甲状旁腺功能减退症;伪 PHP,伪假性甲状旁腺功能减退症

6.2 钙

Lothar Thomas

钙(calcium, Ca)代谢和相关磷代谢的激素调节是复杂的。小肠、骨骼、肾脏和内分泌系统(尤其是甲状旁腺)的相互作用维持着钙和磷的平衡。

除了手足抽搐之外,钙紊乱引起的临床症状通常在最初被误解。因此,通常在常规检测血清钙和磷或是出现继发性改变(特别是肾脏和骨骼)之后才确诊。

建议检测血清钙和磷来早期发现和鉴别骨骼疾病和慢性肾病。对于随访调查高钙血症和低钙血症而言,检测甲状旁腺激素是非常重要的。

6.2.1 血液中的钙和离子钙

钙由三个部分组成:
- 游离或离子钙(ionized calcium, iCa),占钙的 50%。
- 蛋白结合钙,其中大部分与白蛋白结合,只有一小部分与球蛋白结合;占钙的 45%。
- 复合结合钙,与阴离子结合(特别是磷酸盐、柠檬酸盐和碳酸氢盐),占钙的 5%。

在常规诊断中,首先检测血清或血浆中的钙。随后检测抗凝全血或血浆中的离子钙来诊断低钙血症或是少见的高钙血症。

钙:在常规诊断情况下,检测钙比检测离子钙要更容易,但其缺点是血清钙受蛋白质浓度,特别是白蛋白的影响很大。因为白蛋白占蛋白结合钙的 80%~90%。因此,白蛋白下降 10 g/L 导致血清钙下降 0.25 mmol/L(1 mg/dL)。

离子钙:离子钙是有生物活性钙的指标,由于其血浆浓度直接由 PTH 和 1,25$(OH)_2$D 调节,因此离子钙对钙紊乱反应灵敏,但不是每个实验室都能检测。pH 的改变影响钙离子。pH 每上升或降低 0.1 会导致离子钙降低或升高 0.05 mmol/L。必须考虑到会导致体外 pH 变化的分析前误差。引起体外 pH 变化最为重要的生物学原因是:
- 标本中二氧化碳释放入周围空气中。由于血液中溶解的二氧化碳升高了 pH,降低了离子钙的浓度。因此标本采应封闭采集,避免接触空气。标本试管必须完全充满且标本必须密封。
- 由于糖酵解使标本中产生乳酸,导致 pH 降低,离子钙浓度上升。这可以通过从血浆中快速分离血细胞或添加糖酵解抑制剂(如氟化钠)来预防。

6.2.1.1 适应证

筛查:50 岁后每 2 年筛查一次,包括记录身高和体重(关注骨质疏松症,每 2 年身高下降超过 1 cm,需要进一步检查)。

危重患者:重症监护患者、重大手术期间和之后的外科患者。

新生儿:早产、母亲患糖尿病、窒息、低血压、痉挛、低血糖、败血症。

强直综合征:低血钙状况的调查。

骨骼:自发性骨折,骨质疏松性骨折(股骨颈、脊椎、桡骨),骨疼痛,影像学发现骨骼变化、牙齿变化,生长障碍。

肾:肾或尿路结石,肾钙质沉着症,多饮、多尿、慢性肾脏

病透析患者。

神经肌肉：手足抽搐、癫痫发作、怀疑甲状腺术后甲状旁腺功能低下症、头痛、肌肉无力。

甲状旁腺：怀疑甲状旁腺功能减退症和假性甲状旁腺功能亢进。

遗传病：怀疑常染色体显性低钙血症。

心理：疲劳、失去动力、嗜睡、抑郁、厌食。

肠胃：消化性溃疡、胰腺炎、胆结石、反复腹泻、吸收不良、便秘。

皮肤和皮肤附件：皮肤、指甲、头发、皮肤色素沉着的变化。

肺：结节病、肺结核、其他肉芽肿疾病。

肿瘤：体重减轻、恶性肿瘤、淋巴瘤、细胞抑制剂治疗、放疗。

内分泌：甲状腺、睾丸、卵巢、肾上腺皮质疾病。

药物：摄入维生素 D 及其代谢物或类似物、维生素 A、抗癫痫药、皮质类固醇、噻嗪类、洋地黄。

6.2.1.2 检测方法

6.2.1.2.1 钙

- 原子吸收光谱法(atomic absorption spectroscopy，AAS)是测定钙的参考方法[1]。原理为，钙在火焰中稳定，不会被激发，而是从其化学键中分离出来，置于一个稳定基态里成为中性原子。中性原子能级较低，能够吸收与其自身光谱相对应的辐射。同原子吸收其同光谱的辐射时，光谱的能量被吸收。综上所述，原子吸收光谱法就是测定金属的发射过程(如火焰分光光度法)的逆过程。原子吸收分光光度计的组成：① 空心阴极灯，它产生特定于元素的线性光谱，对单个元素来说是不同的；② 气体火焰或电加热石墨炉管在高温下雾化标本；③ 光电倍增管，当火焰中的基态原子吸收一部分空心阴极灯的光，将空心阴极灯减少的光转化为电信号。AAS 中，在信号检测单元检测到吸收额变化与样品中元素的浓度成正比。
- 火焰光度法：原理为，在火焰发射光度法测量中，使用 A 稀释标本，并通过乙炔气火焰射出。当钙返回到较低的能级时，光在特定波长发射。由于钠和钙在 622 nm 处发射带部分重叠，补偿溶液含有与正常血清相同的钠浓度，用来补偿钠的发射光。
- 分光光度法：原理为，钙与金属络合染料邻甲酚酞络合物[2]和偶氮胂Ⅲ[3]形成发色团。在 pH 为 10～12，对邻甲酚酞与钙反应形成红色络合物，在 570～575 nm 处测定。通过加入 KCN 来稳定复合物；这也消除了重金属造成的干扰。8-羟基喹啉可以防止镁离子引起的干扰。

6.2.1.2.2 离子钙：钙选择电极[4]：原理为，使用电极排列测量 iCa 的浓度，由流通钙离子选择性电极和 Ag/AgCl 参比电极组成。离子交换器作为测量电极的活性相由多孔膜把它与待测标本分离，并在电极内有 1 mmol $CaCl_2$ 溶液；电极浸泡在这种溶液中使得检测装置检测到电动势。当样品流经钙选择电极时，iCa 与离子交换剂发生反应。

通过在多孔膜上移动带电粒子，活性电极相与血清相比带电越来越多。用参比电极的恒电位测量电势差。在测量装置上记录的电动势和 iCa 活度的对数之间呈一个线性关系。

iCa 的测量受血液 pH 影响，因为 iCa 和 H^+ 离子竞争蛋白质结合位点。当 pH 增加时，iCa 的浓度降低。有些分析仪同时测量 iCa 和 pH，并对 pH 改变的样品校正 iCa 到 pH 为 7.4。不推荐这种校正，因为 70% 的低 iCa 患者没有被检测到[5]。

6.2.1.3 样本要求

钙：血清、血浆(肝素铵)1 mL。

离子钙：如下。

- 全血(肝素钙)，必须在采样后 40 min 内进行检测。
- 血清或血浆(钙饱和肝素)，采样后立即进行离心和检测。
- 血清或血浆(钙饱和肝素)。若采样后不能立即检测，用含有分离胶的管采样并离心，在随后 24～72 h 内检测。

6.2.1.4 参考区间(表 6.2-1)

表 6.2-1 血清钙和血浆钙的参考区间

成人[5]	
- 钙(分光光度法)	2.15～2.58(8.6～10.3)
- 钙(原子吸收)	2.20～2.54(8.8～10.2)
- 离子钙[7]	1.12～1.32(4.5～5.3)
新生儿[8]	
- 足月	2.0～2.75(8.0～11.0)
- 早产	1.75～2.75(7.0～11.0)
婴儿/儿童	
钙[9]	
- 0～5 天	1.96～2.66(7.9～10.7)
- 1～3 年	2.17～2.44(8.7～9.8)
- 4～6 年	2.19～2.51(8.8～10.1)
- 7～9 年	2.19～2.51(8.8～10.1)
- 10～11 年	2.22～2.51(8.9～10.1)
- 12～13 年	2.19～2.64(8.8～10.6)
- 14～15 年	2.29～2.66(9.2～10.7)
- 16～19 年	2.22～2.66(8.9～10.7)
离子钙*[10]	
- 脐带血	1.30±0.061(5.20±0.24)
- 1 天	1.10±0.059(4.40±0.24)
- 3 天	1.13±0.051(4.52±0.20)
- 5 天	1.22±0.053(4.86±0.21)
- 1 岁后和成年	1.12～1.30(4.49～5.21)

数据以 mmol/L(mg/dL)表示，每组仅有 7～19 名儿童，*数值以 $\bar{x}\pm s$ 表示。其他参考文献表示为：0～1 个月 1.0～1.5 mmol/L(3.9～6.0 mg/dL)；1～6 个月，0.95～1.5 mmol/L(3.7～5.9 mg/dL)。换算：mg/dL×0.249 5 = mmol/L

6.2.1.5 临床意义

钙代谢可根据钙或 iCa 进行评估。约 40% 的钙与白蛋白结合，但只有 iCa 在细胞外液中具有生物活性。如果排除蛋白质浓度变化和蛋白质异常，钙水平的临床意义与 iCa 相同。在下列疾病和条件下，检测 iCa 更好[4,11]：

- 对于危重患者且考虑静脉注射钙。
- 如果出现低蛋白血症或蛋白质异常(如孕妇、新生儿、肾脏或肠道蛋白丢失、吸收不良综合征、多发性骨髓瘤、慢性炎症)。
- 慢性肾脏病的终末阶段。
- 高钙血症，尤其是 PTH 正常，无肿瘤迹象。
- 术后或术中证实低钙血症(甲状腺和甲状旁腺手术、开心手术、肝移植)。

- 如果大量输柠檬酸盐抗凝血液或新鲜冰冻血浆。
- 由于维生素D缺乏导致PTH升高而钙正常，肠道对钙吸收不足或高钙尿症。

根据研究[11]，如果只有在钙水平低于2 mmol/L(8 mg/dL)的情况下进行iCa检测，那么大约72%～76% iCa的测量可以被免去，因为钙水平低于8 mg/dL可以指示出大部分临床相关的iCa水平低于1 mmol/L(4 mg/dL)的情况。

如果无法检测iCa，当白蛋白或总蛋白浓度降低时，把钙校准到相对于40 g/L白蛋白值(建议透析患者)或77.6 g/L蛋白值来更好地评估低血钙(表6.2－2)。适用于1岁以上儿童和成人[12]。

表6.2－2 蛋白校正血清钙

校正钙到蛋白7.76 g/dL[14]

- 校正后钙(mg/dL) = $\dfrac{\text{检测到的钙(mg/dL)}}{0.6+\dfrac{\text{蛋白质(g/dL)}}{19.4}}$

校正钙到白蛋白4 g/dL[13]

- 校正后钙(mg/dL) = 检测到的钙(mg/dL) － 白蛋白(g/dL) + 4.0
- 校正后钙(mmol/L) = 检测到的钙(mmol/L) － 0.25×白蛋白(g/dL) + 1

在文献中钙的参考范围变化大到0.4 mmol/L(1.6 mg/dL)。一般对于成年人，平均值在2.35～2.38 mmol/L(9.4～9.5 mg/dL)，参考区间上限为2.62 mmol/L(10.5 mg/dL)，参考区间下限为2.15～2.20 mmol/L(8.6～8.8 mg/dL)。

在甲状旁腺激素的控制下，血清钙浓度在很小的一个范围内保持不变。iCa和PTH之间的关系是通过钙敏感受体传递的。其在甲状旁腺细胞和肾小管细胞的细胞膜上表达的，它调节钙的重吸收。个体激活或失活突变的钙敏感受体基因可以引起高钙血症或低血钙症如家族性高钙血症(FHH)，新生儿重度原发性甲状旁腺功能亢进症(NSHPT)，或常染色体显性伴随高钙尿症的低钙血症(ADHH)[15]。

6.2.1.5.1 高钙血症：住院患者的高钙血症发生率为0.6%～1%[16]。轻度高钙血症可达2.8 mmol/L(11.2 mg/dL)，大多是偶然间诊断并无临床症状。

6.2.1.5.2 严重的高钙血症：如果钙高于2.8 mmol/L(11.2 mg/dL)且上升，器官系统可能受到负面影响。由于抗利尿激素的影响及肾脏转运钠受到抑制，降低肾浓缩能力。其结果是钠尿伴随多尿、缺水、口渴。慢性高钙血症的症状是疲劳、抑郁、肌无力、腹部疼痛和骨骼疼痛。

6.2.1.5.3 高钙血症综合征：由于脱水，高钙血症综合征中钙的值超过3.5 mmol/L(14 mg/dL)将危及生命。其后果是有限的意识到昏迷、缺水、高热、从少尿到多尿、心律失常、脑病症状、心动过缓。

6.2.1.5.4 高钙血症相关疾病：超过90%的高钙血症存在明显临床疾病，或可通过生化检测做进一步的鉴别诊断。其余一小部分原因与药物相关。因此在一项研究中[16]，以2次血清钙值 > 2.64 mmol/L(10.6 mg/dL)或至少1次 ≥ 2.70 mmol/L(10.8 mg/dL)为标准，46%高钙血症的根本原因是恶性肿瘤，而35%为原发性甲状旁腺功能亢进。剩下的19%高钙血症与噻嗪类药物、1,25$(OH)_2$D浓度增高或滞留相关[17]。

高钙血症是几种机制相互作用的结果，如肠吸收增加、骨吸收增加、脱水和肾钙排泄减少。

如果高钙血症只是暂时性的，必须重复检查。在这种情况下，最好另外检测iCa。由于血液浓度过高而引起的假性高钙血症，通常需要考虑是否由于抽血时静脉长时间阻塞引起的。

6.2.1.5.5 高钙血症的区分：可以通过检测PTH水平来鉴别诊断不明的高钙血症[18]。除了少数例外，PTH浓度可以鉴别高钙血症最常见的两种原因，如原发性甲状旁腺功能亢进(PHPT)和肿瘤性高钙血症。

PTH增加：如果PTH增加超过上参考区间值30%，这可能表明原发性甲状旁腺功能亢进症。一些罕见的原因是锂引起的高钙血症、三发性甲状旁腺功能亢进症和异位PTH生成。

PTH略有增加或接近参考区间上限：在这种情况下，应该检测24 h尿中钙的排泄量。如果排泄量低，家族性低尿钙高钙血症是必须考虑的因素。

甲状旁腺素正常或被抑制：首要目标应该是寻找恶性肿瘤。

- 如果一种肿瘤被诊断，应该检测PTH相关肽(PTH－related peptide，PTHrP)来阐明高钙血症的原因。进一步表明类肿瘤性PTHrP形成，这往往与肺腺癌、头部和颈部癌、胰腺癌、卵巢和泌尿生殖道癌相关。
- 如果是肉芽肿性疾病(结节病、肺结核、淋巴瘤)，肉芽肿形成的1,25$(OH)_2$D通常导致高钙血症。如果血清1,25$(OH)_2$D是正常，可能是多发性骨髓瘤、骨转移、固定、甲亢或药物导致的。高钙血症的疾病生化研究见表6.2－3。

表6.2－3 可引起高钙血症的疾病[18]

疾病	血清值		排泄		临床和实验室结果
	Ca	P	Ca	P	
肿瘤疾病[21] - 乳腺癌、肺癌、多发性骨髓瘤、高分化癌、胰腺癌、卵巢癌	↑	n，↓	↑	↑，n	对于非临床、未经选择的患者，肿瘤相关高钙血症的发病率估计为每10万人中15例。大约10%～20%的肿瘤患者(大部分处于晚期)发生高钙血症。在患有乳腺癌、鳞状细胞肺癌、耳鼻喉区域的表皮样肿瘤和多发性骨髓瘤的患者中最常见。尽管乳腺癌和多发性骨髓瘤与溶骨性高钙血症有关，但在其他癌症中，骨质钙释放是体液诱导的。成人肺部腺癌、头颈部癌、泌尿生殖道癌、胰腺癌、卵巢癌和T细胞白血病合成了在前15个氨基酸中与PTH同源的PTHrP，并且像PTH一样会引起破骨细胞的刺激和肾小管钙重吸收[22]。 很少有高钙血症涉及急性和慢性白血病、前列腺癌、胃癌和小细胞肺癌。多发性骨髓瘤引起的高钙血症是由骨髓瘤细胞形成的骨吸收介质。在Waldenstroem巨球蛋白血症的情况下，由于钙与单克隆IgM的结合增加，可能发生假性高钙血症[23]。仅当钙值高于3.0 mmol/L(12 mg/dL)时才会出现临床症状，如精神错乱、多尿、多饮、恶心、呕吐、便秘和骨痛[24]。

续 表

疾病	血清值		排泄		临床和实验室结果
	Ca	P	Ca	P	
原发性甲状旁腺功能亢进症(pHPT)	↑	↓,n	↑,n	n	人群中 pHPT 的发病率估计为 28/10 万;在临床中,20%～30%的高钙血症是由 pHPT 引起的。由于钙浓度升高,常常在筛查期间诊断出甲状旁腺功能亢进症。高钙血症的并发症,如消化性溃疡、胰腺炎、肾结石不再是常见的诊断标准。在 85%的病例中,甲状旁腺有一个单一的腺瘤。在约 10%的病例中,甲状旁腺原发性增生,影响所有四个腺体。其中 50%患者出现家族性低尿钙高钙血症或 1 型或 2a 型多发性内分泌腺瘤(MEN)。高钙血症的原因是 PTH 诱导的血管内皮中 1,25(OH)$_2$D 合成引起肠钙吸收增加。肾脏通过增加 PTH 诱导的钙重吸收来支持高钙血症。 实验室检查结果:血清钙通常高于 2.6 mmol/L(10.4 mg/dL),PTH 高于 6.5 pmol/L(65 ng/L)的上限参考值。磷常常是不正常的。高钙尿症是常见的,但并不像预期的那样常见于血钙升高。如果 PTH 正常或仅轻微升高且存在高钙尿症,但 1,25(OH)$_2$D 增加,则这可以是 pHPT 的指示(见本章 6.4)。
三发性甲状旁腺功能亢进症	↑	↓,n	↑,n	n	由于持续多年的低水平血清钙刺激 PTH 分泌,以及 1,25(OH)$_2$D 肾合成减少使 PTH 合成的抑制缺乏,导致高钙血症和类似于 pHPT 的生化检查结果。其原因是慢性肾性疾病,在极少数情况下,病因为数年维生素 D 缺乏、磷酸盐糖尿病或原发性胆汁性肝硬化的高剂量磷酸盐治疗。
维生素 D 诱导的高钙血症	↑	n	↑	n	在肉芽肿病如结节病、肺结核、矽肺、铍中毒、组织胞浆菌病、麻风病、播散性念珠菌病和克罗恩病中,25(OH)D 转化为 1,25(OH)$_2$D 的转运不受调节,25－OHD－1α－羟化酶在肉芽肿巨噬细胞中的表达。生化检查结果是 1,25(OH)$_2$D 升高和 PTH 降低。
维生素 D 过量	↑	n,↑	n,↑	n	维生素 D 诱导的高钙血症的原因包括维生素 D_3(胆钙化甾醇)每周高于 50 000 U 或活性维生素 D 代谢物如 1α-羟基胆钙化醇(α 骨化醇)、1,25-二羟基维生素 D(骨化三醇)和双氢速甾醇。摄入这些物质的适应证通常是治疗佝偻病、甲状旁腺功能减退症、肾骨矿物质疾病或吸收不良相关的钙缺乏症。这些制剂也用于治疗骨质疏松症[25]。 骨质疏松症患者在数月内每天 2 次摄入 0.5 μg 钙三醇,并同时摄入 0.5 g 钙可能出现高钙血症。卡泊三醇治疗银屑病患者时也可能出现高钙血症[26]。 肾功能衰竭患者的治疗:如果继发性甲状旁腺功能亢进症(sHPT)的 PTH 高于参考区间上限的 2～4 倍,则必须进行治疗,因为必须预防高磷酸盐血症。通过连续用钙三醇治疗可降低 PTH 水平,因为这可防止 PTH 通过维生素 D 受体转录和分泌。 然而钙三醇的治疗范围是有限的,特别是如果它与含钙磷酸盐螯合剂一起使用。不正确的剂量和不恰当的治疗会增加高钙血症的风险。中度过量高钙血症的半衰期约为 3 周。长期过量导致肌腱、韧带、关节、血管和内部器官钙化。因此,建议通过检测钙、磷酸盐、ALP 和 PTH 严格监测胆钙化醇和(或)钙三醇治疗[27]。
维生素 A 过量	↑	n,↑	↑	n	治疗痤疮、卡波西综合征、早幼粒细胞白血病和其他瘤,接受高剂量维生素 A 的患者出现高钙血症。由于骨吸收增加导致高钙血症。PTH 和 1,25(OH)$_2$D 是正常的[28]。
乳碱综合征	↑	n,↑	n,↑	n,↑	乳碱综合征是消化性溃疡患者的一种并发症,患者每天喝大量的牛奶并摄入 30～40 g 碳酸钙。用这些抗酸剂治疗溃疡需要监测钙水平。乳碱综合征的症状是高钙血症、代谢性碱中毒、肾功能衰竭和碱性尿排泄[29]。
噻嗪类药物	↑	n	↓	n	钙的肾脏排泄被抑制。噻嗪类化合物导致一些患者暂时性钙增加。如果停药后 2 周高钙血症没有恢复正常,则通常会出现 pHPT[15]。如果出现临界性高钙血症伴 PTH 升高且怀疑潜在的 pHPT,那么噻嗪类试验可能提供更多的帮助。使用噻嗪类药物可以降低尿钙和增加血钙浓度。正常的甲状旁腺会减少 PTH。pHPT 不是这种情况。
甲状腺功能亢进症	↑	n	n,↑	n	骨吸收增加是罕见的甲状腺功能亢进性高钙血症原因。PTH 和 1,25(OH)$_2$D 是正常[30]。
艾迪生病	↑	n,↑	↓	n	由于糖皮质激素缺乏,肠钙吸收增加,肾钙排泄减少。停用糖皮质激素治疗后也会出现这种情况。
家族性低尿钙高钙血症(FHH)[31]	↑	n	↓	n	FHH 由钙敏感性受体(CaSR)信号传导途径紊乱引起,分 3 种 FHH(表 6.1－6)。FHH 1 和 FHH 2 患者一般无临床症状,尽管一些 FHH 1 患者患有胰腺炎、软骨内瘤或 pHPT。与 pHPT 相比,如果尿液中的钙/肌酐值(以 mmol 计)低于 0.01,则可能是 FHH。该比值诊断 FHH 的诊断灵敏度为 81%,排除 pHPT 的特异性为 88%。第二天早晨,自发性尿液用于测定钙/肌酐值。应在测定钙/肌酐值前 2 个月停用会导致钙排泄变化的药物(利尿剂、锂)。实验室检查结果:区分 FHH 和 pHPT 很重要。在 FHH 中,血清钙很少＞3.2 mmol/L(12.8 mg/dL),PTH＜3.0 pmol/L(30 ng/L)。在 FHH3 中,PTH 增加而磷减少。
新生儿重度甲状旁腺功能亢进症(NSHPT)[31]	↑	↓	↓,↑	n	NSHPT 是一种非常罕见的疾病,伴有由于缺乏矿化而导致的与甲状旁腺功能亢进有关的骨损伤,可见于 1～6 个月的儿童中。钙致敏受体基因中存在纯合子功能丧失。 实验室检查结果:血清钙 2.73～7.1 mmol/L(11～28.4 mg/dL),极高的 PTH,偶尔也在参考区间内,血磷低于 1.8 mmol/L(5.6 mg/dL),ALP 超过年龄相关参考区间上限值的 4 倍。
特发性婴儿高钙血症[32](另见本章 6.6)	↑		↑		*CYP24A1* 基因编码 25－(OHD) 24－(OH) D－1α－羟化酶,是用于降解 1,25(OH)$_2$D 的酶。*CYP24A1* 突变导致 1,25(OH)$_2$D 增加和肠钙吸收增加。在 6～8 个月时,尤其是补充维生素 D 时,钙的增加至约 4 mmol/L,PTH 降至 0.1 pmol/L(1 ng/L)以下。
固定性高钙血症	↑	n	n,↑	n	固定后几天或几周内可能会发生高钙血症,特别好发于慢性固定(四肢瘫痪)或者另一种没有骨骼压力的疾病。PTH 和 1,25(OH)$_2$D 是正常的。

n,正常;↓,减少或下降;↑,升高或增加

6.2.1.6 低钙血症

低钙血症是血清钙低于 2.2 mmol/L(8.8 mg/dL)和 iCa 低于 1.0 mmol/L(4.0 mg/dL)。在轻度低血钙的情况下,钙水平为 8.0～8.7 mg/dL 和 iCa 为 1.00～1.12 mmol/L。严重的低血钙,钙含量低于 6.4 mg/dL,iCa 低于 0.80 mmol/L。钙数据适用于正常血蛋白的情况下。

生理性低钙血症发生在新生儿出生的最初3天,作为对PTH分泌的天然刺激。一种降低钙的最常见原因是低蛋白血症。虽然在一些案例中iCa浓度是正常的,但低蛋白血症常常是与iCa降低相关疾病的症状,如伴随流失钙结合蛋白的蛋白尿,导致25(OH)D的不足;营养吸收不良综合征也会导致25(OH)D的不足。

在不清楚是否存在低钙血症或低蛋白血症时,最好单独检测iCa。检测24 h尿中钙的排泄量和血清PTH对于鉴别诊断很重要。

6.2.1.6.1 低钙血症相关的疾病:如果白蛋白浓度在参考区间,那么低钙血症包括以下几种(表6.2-4)[11]。

表6.2-4 可能引起低钙血症的疾病[11,17]

疾病	血清值		排泄		临床和实验室结果
	Ca	P	Ca	P	
吸收不良,如维生素D缺乏症、吸收不良综合征[21]	↓	↓	n,↓	↓	长期导致肠内钙和维生素D吸收不良的疾病与继发性甲状旁腺功能亢进症和骨软化症的发展有关。这类疾病包括乳糜泻和慢性胰腺炎等。 实验室检查结果:血清钙通常在较低的参考区间值,25(OH)D降低,1,25(OH)$_2$D轻微降低或正常,并且ALP增加。
甲状旁腺功能减退症 - 手术 - 特发性 - 其他	↓	↑	↓	n	术后甲状旁腺功能减退症发生在甲状腺手术和颈部手术后,如果有恶性肿瘤,则由于甲状旁腺的切除。通过确定PTH水平来实现对照。低钙血症倾向于在术后早期发生,但在极少数情况下可能在几年后才会发生。 特发性甲状旁腺功能减退症是一种自身免疫性疾病,通常发病年龄较小。它常与其他自身免疫性疾病一起发生,如艾迪生病、桥本甲状腺炎、恶性贫血和性腺功能减退症。 甲状旁腺功能减退的一些罕见原因是含铁血黄素病、威尔逊病和转移性疾病。 实验室检查结果:钙<2.0 mmol/L(8.0 mg/dL),磷>1.6 mmol/L(5 mg/dL),术中PTH降低,术后PTH低至正常。
假性甲状旁腺功能减退症	↓	↑	↓	n	假性甲状旁腺功能减退症代表了一组终末器官抵抗PTH的状态。 1型的特征是在cAMP形成之前Gs蛋白介导的信号传导缺陷,而2型与cAMP合成之外的基因座缺陷相关(图6.2-4)。有关更多信息请参见表6.4-5。
慢性肾脏疾病(CKD)	↓	↑	↓	↓	CKD的特征是肾小球和肾小管硬化,导致GFR减少和实质组织减少。从CKD的第3阶段开始,由于直接滞留磷或刺激FGF23,钙三醇形成减少。降低的骨化三醇导致肠吸收钙减少,肾近端小管重吸收减少。 其结果是血清钙水平下降,这由PTH分泌增加所补偿。其结果是继发性甲状旁腺功能亢进,这加剧了高磷酸盐血症。根据KDIGO指南,建议使用生物标记监测CKD-MBD(见表6.4-4)。
骨饥饿综合征[33]	↓	↓,n	↓	↓	在去除甲状旁腺或用西那卡塞(拟钙剂)治疗期间,严重的继发性或三发性甲状旁腺功能亢进的透析患者可出现该综合征。原因是骨骼再矿化,当PTH强度增加的影响不再是一个因素时发生。骨形成急剧增加,破骨细胞相关骨退化急剧减少。 实验室检查结果:长期低钙血症,血清磷酸盐略有下降,ALP进一步增加。ALP在术后第4天增加,7~14天后达到最高值。PTH、ALP和钙的术前值越高,术后骨饥饿综合征的风险越大。
常染色体显性低钙血症伴高钙尿症(ADHH)[31]	↓	n	↑	n,↓	存在钙敏感性受体基因的激活突变。迄今为止已经发现了超过25个突变。发病率为1:70 000,略低于FHH。低钙血症的临床症状是神经肌肉易激惹、感觉异常、肌肉痉挛和手足痉挛。 实验室检查结果:重症时钙的范围为1.20~1.75 mmol/L(4.8~7.0 mg/dL),轻症时在1.50~1.95 mmol/L(6.0~7.8 mg/dL)范围内。血钙最低值为1.20 mmol/L(4.8 mg/dL),2/3患者PTH超过1.0 pmol/L(10 ng/L),钙/肌酐值(mmol/mmol)为0.37(0.03~0.82),镁低于0.70 mmol/L(17 mg/dL)。
肾病综合征	↓	n	↓	n	由于蛋白尿,维生素D结合蛋白损失,导致血清中25(OH)D浓度降低。少量未结合的25(OH)D似乎已足够,因为在肾病综合征的情况下,iCa及PTH浓度通常保持正常。
肝硬化	↓	n	n,↓	n	如果白蛋白合成的减少低于30 g/L,钙减少,iCa相对不受影响。如果同时维生素D缺乏,钙排泄会下降。
成骨细胞转移的肿瘤	↓	↓,n	n,↓	n,↓	成骨细胞转移相关的肿瘤如乳腺癌、前列腺癌、肺癌、甲状腺癌引起饥饿骨综合征。骨骼系统摄入大量的钙、磷和镁,从而导致其血液中浓度的下降。
急性胰腺炎	↓	n	n,↓	n	坏死组织内脂肪酸钙的钙化是钙浓度降低的原因。当淀粉酶和脂肪酶再次正常时,低钙血症是常见的。此外,可以检测到低白蛋白血症和低镁血症。
肾上腺增生、糖皮质激素治疗	↓	↓	n,↑	↑	皮质醇抑制钙的肠吸收并增加肾脏清除。过量的皮质醇会导致严重的骨质疏松症。
利尿剂(噻嗪类利尿剂)	↑	n	↓	n	噻嗪类利尿剂可以减少肾脏钙的排泄,可能是由于骨骼中钙的流动减少。这在治疗上适用于特发性高钙尿症患者。
呋塞米、依他尼酸	↓	n	↑	n	这些利尿剂会增加肾脏的钙排泄,导致高钙尿症。
抗癫痫药(苯妥英、苯巴比妥、扑米酮、卡马西平)	↓	n	n,↓	n	由于肝内氧化酶的激活,抗惊厥药引起25(OH)D的缺乏。二苯乙内酰脲也抑制肠内钙的吸收。因此,癫痫患者偶尔会发生骨软病。
手术治疗pHPT后的状态	↓	↓	↓	↓	手术成功后,会出现钙和磷酸盐大量流入骨骼的情况。
白血病治疗	↓	↑	↑	↑	成功治疗白血病的情况下(如治疗伯基特淋巴瘤),磷酸盐大量释放可导致低钙血症。

n,正常;↓,减少或下降;↑,升高或增加

- 甲状旁腺功能减退症:PTH刺激功能减弱导致低钙血症(如钙的肠吸收、骨骼中钙动员及钙的肾小管重吸收)。
- 假性甲状旁腺功能减退症的特点是靶器官对甲状旁腺素抵抗,它的表现与甲状旁腺功能减退症相似。为了区分假

性甲状旁腺功能减退症和继发性甲状旁腺功能亢进，可能需要进行 Ellsworth - Howard 试验。

- 肾功能衰竭：以下几种机制可引起低钙血症，① 肾磷潴留，肾小球滤过率小于 25 mL/(min·1.73 m^2)；② 肾组织减少使得 25 - OHD - 1α -羟化酶活性降低，随之出现 1,25($OH)_2D$ 缺乏，导致钙的肠吸收减少；③ 骨对 PTH 的抵抗，破骨细胞减少钙的释放；④ 维生素 D 代谢缺陷和维生素 D 缺乏；⑤ 低镁血症，导致 PTH 分泌减少和靶器官对甲状旁腺素抵抗的结果；⑥ 高磷血症，由于对 25 - OHD - 1α -羟化酶的抑制而导致 1,25($OH)_2D$ 缺乏。

危重患者高发低钙血症，尤其是脓毒症或心脏、肾、肺衰竭，大手术后或严重烧伤后。

需要检测 iCa[12]，例如：

- 在低钙血症中，需要通过输注钙来改善心脏功能。
- 在开心手术后，需要矫正会导致心脏停搏的高浓度钙。
- 在肝移植过程中。经常用很多单位的含有柠檬酸盐的血库血液，血清钙水平可以降低到 0.5 mmol/L(2.0 mg/dL)以下，因为肝功能不能代谢结合血清钙的柠檬酸盐。
- 导致代谢性碱中毒的过度通气和"助产士手"样临床症状。
- 慢性肾脏病，美国国家肾脏基金会(NKF)肾脏病预后质量倡议(Kidney Disease Outcomes Quality Initiative, KDOQI)临床实践指南建议用白蛋白水平校正，维持血清钙水平在实验室的正常范围内。由于没有标准化白蛋白的检测，使用白蛋白校正钙很可能产生对骨矿物质解读的额外错误。因此，在一项研究中[19]记录了 32.6%的错误解读。

6.2.1.6.2 低钙血症的临床症状：低钙血症的临床症状取决于其产生的速度、下降的程度和持续时间。

取决于钙浓度的症状：

- 如果 iCa 下降到低于 1 mmol/L，出现轻微的神经症状，如口唇和肢端(手指、舌头)感觉异常。
- 如果浓度低于 0.60 mmol/L，心脏很可能骤停。
- 对于血压低或心输出量低且 iCa 为 0.8～0.9 mmol/L 的患者，必须接受钙的治疗[20]。

6.2.1.7 注意事项

标本采集：尤其是要检测 iCa，患者需要放松至少 10 min。在采血之前，也应该仰卧或坐着至少 5 min。上次进食的间隔时间为 4 h。当患者从坐位转为仰卧时，半小时后血钙低于坐位的 47%[14]。iCa 没有随姿态而变化。静脉应该在短时间内受到较小的压力，因为几分钟的受压可能导致钙上升高达 10%，尤其同时伴随拳头的开合[34]。这种动作会导致由于酸中毒出现的 iCa 上升。检测 iCa 必须封闭采集且充满试管。

样本要求：检测钙时，使用血清或者肝素血浆、非 EDTA 或柠檬酸盐血浆。

离子钙：见下。

- 肝素锂全血，用注射器或有分离胶的真空试管抽取，如果使用钙平衡肝素(最终浓度为 40 U 肝素)则是最好的标本材料[6,35]。全血的缺点是不能发现溶血和微血栓。每升 300 g Hb 的溶血会导致 iCa 检测的明显变化[36]。
- 常规血浆：如果在抽血后立即离心并检测血液，提供钙平衡肝素的抽取试管就足够了。如果只能在 24 h 内检测，试管必须要有分离胶且在抽血后离心。不能拔盖[5]。
- 一些分析仪根据不是非封闭采集标本导致 pH 变化自动进行补偿的 iCa 校准是有争议的[6]。

影响因素：如下。

- 体力活动：骑自行车 10 min 后 iCa 平均升高 0.11 mmol/L (0.45 mg/dL)，走楼梯 10 min 后 iCa 平均升高 0.02 mmol/L (0.1 mg/dL)。
- 从仰卧位到站位应该注意以下的结果增加情况：钙 4.6%，iCa 1.7%，白蛋白和总蛋白 12%[13]。
- 卧床休息：大约 12 天或更多天的卧床休息导致 iCa 上升 8%，而钙不会[36]。
- 营养摄入：饮食后，由于 pH 升高，蛋白质、磷和碳酸氢盐浓度上升，钙暂时降低 5.4%[36]。
- 呼吸性碱中毒：由于通气过度，pH 每上升 0.1 个单位，iCa 下降 0.05 mmol/L(0.2 mg/dL)。
- 脱水：在参考范围上限每增加 1 g/dL 白蛋白，钙水平可以减去 0.2 mmol/L(0.8 mg/dL)作为校正。
- 昼夜变化：iCa 个体内变化为 4%～10%。这些变化是由饮食、酸碱平衡的日常变化和睡眠的影响[36]。

稳定性：钙在 9℃可储存长达 1 周。离子钙以血浆形式保存在密闭样本管中，在 4℃最长达 4 h[5]：① 离心但不分离红细胞，在室温 24 h；② 用分离胶分离红细胞，在厌氧状态下保存 48 h。

6.2.2 尿钙排泄

6.2.2.1 适应证

评估钙的状态，如果血清钙是：① 上升或降低；② 正常，但出现临床症状，如骨痛、肾结石、肾衰、慢性腹泻和脂肪泻或长期的可的松治疗；③ 区分家族性低尿钙性高钙血症和原发性甲状旁腺功能亢进症。

6.2.2.2 检测方法

原子吸收光谱法，原理详见 6.2.1.2。火焰光度法：检测尿液标本中最初的钠，然后用含有相同钠浓度的补偿溶液作为尿来检测钙。

6.2.2.3 样本要求

24 h 尿(实验室酸化到 pH<6.5)：通过加入 10 mL 的浓盐酸或通过按 1∶9 的比例加入 5%的冰醋酸到尿液中。最近的研究中只推荐中性收集。在收集期间，尿液应该在大约 20℃下保存。患者在上午 8～10 点间禁食收集无添加剂的 2 h 尿液或第一次的晨尿用于检测钙/肌酐值。

6.2.2.4 参考区间(表 6.2 - 5、表 6.2 - 6)

表 6.2 - 5 成年人正常饮食情况下的钙排泄[37]

24 h 尿	2 h 尿
女性<250 mg(6.2 mmol)	女性 + 男性≤0.2 g/g 肌酐 (0.57 mmol/mmol 肌酐)
男性<300 mg(7.5 mmol)	
女性 + 男性≤4 mg(0.1 mmol)/kg	

单位换算：mg×0.024 95 = mmol

表 6.2-6 儿童正常饮食情况下尿液中钙/肌酐值(mmol/mmol)[38]

年龄	比值
0～1 岁	1.50
1～2 岁	1.25
2～5 岁	1.00
5～10 岁	0.70
10～18 岁	0.60

该比值适用于 2 h 尿液或与时间无关的尿液。24 h 尿液中的钙排泄量(青春期前男性)为(0.332±0.122)mg/kg[39]

6.2.2.5 临床意义

正常钙平衡的健康人,钙由小肠吸收,经肾脏排泄。排泄占每日膳食钙负荷的 6%～7%。然而如果饮食中的钙负荷超过 1.5 g/d,高钙尿症可能发生。

6.2.2.5.1 高钙尿症:高钙尿症可以是原发或继发的。基于其病理生理机制,主要的高钙尿症细分为以下类型[40]。

- 钙的肠吸收增加。对于这种类型的高钙尿症,限制饮食中钙的摄入量不会使得尿钙排泄正常化。
- 增加骨骼钙的再吸收,即使是低钙饮食(再吸收性高钙尿症)。这种高钙尿与继发性甲状旁腺功能亢进症无关。低钙饮食的患者会出现负钙平衡,导致显著的骨再吸收且增加骨折风险。
- 肾小管钙重吸收减少。这一类型的高钙尿最多占 5%。

伴随高钙尿症的疾病列于表 6.2-7。

表 6.2-7 尿钙排泄增加相关的疾病

疾病	临床和实验室结果
恶性肿瘤、肿瘤转移	高钙尿症是由骨骼中钙的动员增加造成的。它主要受以下方面的刺激:① 产生 PTHrP 的肿瘤,如肾、支气管、卵巢(再吸收性高钙尿症)等部位肿瘤;② 伴随骨转移的肿瘤(吸收性高钙尿症);③ 多发性骨髓瘤(吸收性高钙尿症)。 骨骼原发性肿瘤是导致高钙尿症的罕见原因。
肾结石	约 50%患有草酸钙或磷灰石钙肾结石的患者 24 h 钙排泄量超过 0.10 mmol/kg,并且是结石形成的危险因素之一。 高钙尿症被认为是由于肾小管钙重吸收的抑制所致。虽然增加摄入 NaCl 并降低钾摄入量会导致肾钙排泄增加,但这并不是肾结石患者高钙尿症的原因。
原发性甲状旁腺功能亢进症	直到表现出高钙血症与钙肾小球滤过增加,钙排泄才会增加。在这些情况下,肾小管不能重吸收钙负荷,尽管再吸收率升高(吸收性和再吸收性高钙尿症)。
肾小管酸中毒	酸中毒与蛋白质结合钙的解离增加相关,因此原尿中钙积聚增加引起高钙尿症。此外,肾小管对钙的重吸收减少。
甲状腺功能亢进、库欣综合征	肾小球滤过增加,肾小管钙重吸收减少。糖皮质激素减少肠内钙的吸收。
固定、缺乏重力	固定和缺乏重力导致骨骼中钙释放。PTH 的浓度在正常水平的低值。
Boeck 病(结节病)	钙的肠内吸收增加,潜在的原因被认为是肉芽肿细胞中 1,25(OH)$_2$D 的合成增加。这样导致尿钙排泄增加(吸收性高钙尿症)。
乳碱综合征	用大量钙盐治疗胃十二指肠溃疡或每日消耗几千克牛奶期间发生(吸收性高钙尿症)。
卵巢切除术后、雌激素不足	作为骨质疏松过程中的一部分,雌激素缺乏促进骨骼中钙的动员,PTH 浓度在较低的正常水平。

6.2.2.5.2 原发性高钙尿症(primary hypercalciuria, PH):PH 或特发性高钙尿症是一种钙的排泄状态,每天摄入 1～1.2 g 钙和 1～1.5 g/kg 蛋白情况下尿钙排泄增加。这些患者大多由于肠道吸收钙增加导致吸收性高钙尿症,再吸收性高钙血症是第二个最常见原因。后者一定程度上与骨骼脱矿相关,而最常见的是钙性肾结石,因此,肾结石患者高尿钙血症的发生率为 50%～60%。

6.2.2.5.3 继发性高钙尿症[40]:除了种族、地理和季节波动外,性别和体重、营养也影响钙排泄。重要影响因素是食物中钠、钾、磷、碳水化合物和蛋白质的含量及酒精的消耗量。当钠摄入量增加时,每摄入 2.3 g 钠(相当于 5.8 g 食盐)对应尿中钙的排泄量增加 20～40 mg/d[40]。

由于肾脏合成 1,25(OH)$_2$D 增加,低磷血症也会导致肠的钙吸收增加。增加蛋白质的补充也增加了钙的排泄。蛋白质适量的补充(每天 1～1.5 g/kg)不会改变钙的代谢。继发性高钙尿症的原因见表 6.2-8。

表 6.2-8 继发性高钙尿症的原因(经允许改编自参考文献[40])

营养依赖 - 增加钙、钠、白蛋白、碳水化合物、酒精的摄入量。 - 减少摄入量或减少磷酸盐和钾的吸收。
继发性肠钙吸收增加 - 维生素 D 治疗。 - 内源性产生 1,25(OH)$_2$D 过量(原发性甲状旁腺功能亢进症、肉芽肿性疾病、淋巴瘤、严重低磷血症)。
增加的破骨细胞骨吸收 - 骨转移。 - 多发性骨髓瘤。 - 原发性甲状旁腺功能亢进症。 - Paget 病。 - 甲状腺功能减退。 - 长期固定。
减少肾小管钙重吸收 - 髓袢利尿剂。 - Bartter 综合征。 - 海绵肾。 - 原发性肾小管缺陷。 - 内源或外源性糖皮质激素过剩。 - 遗传性疾病(钙敏感性受体、氯通道)。

6.2.2.5.4 诊断高钙尿症:以下步骤证实钙排泄的增加。

- 晨尿钙/肌酐值测定。比值≥0.57 表明成年人高钙尿症。
- 测定 1～2 个 24 h 尿液标本。男性钙排泄≥300 mg 和女性钙排泄≥250 mg 表明高钙尿症。

患者采集 24 h 尿前不应该改变其饮食习惯。

24 h 尿钙排泄量在参考范围内不能排除相关的高钙尿症,因为钙排泄与饮食的钙摄入密切相关(图 6.2-1)。

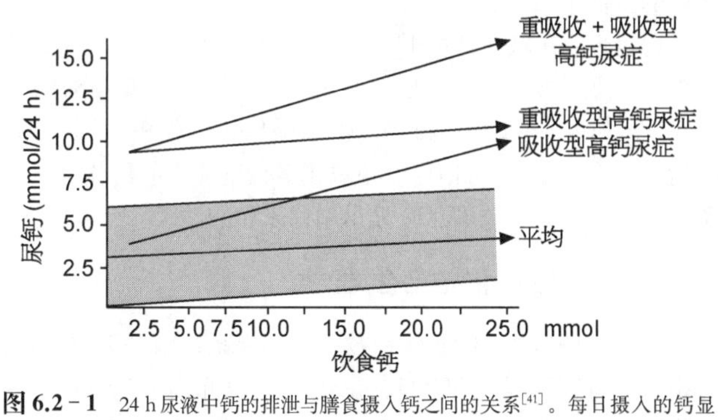

图 6.2-1 24 h 尿液中钙的排泄与膳食摄入钙之间的关系[41]。每日摄入的钙显示在横坐标上,排泄的钙显示在纵坐标上。10 mmol 对应于 400 mg

在明确高钙尿时，必须区分原发性和继发性，后者包括原发性甲状旁腺功能亢进症。

6.2.2.5.5 原发性高钙尿症的区分：如果已经诊断高钙尿症且排除高钙排泄的继发原因，有必要区分原发性高钙尿症的代谢原因[39]。为此，在限制钙、蛋白和钠饮食的情况下，检测钙/肌酐值并进行评估(图 6.2-2)。

- 按以下饮食进食 1 周后(1～1.2 g/kg 蛋白质，钙≤400 mg/d，钠 100～150 mmol/d，对应食盐 5.8～8.7 g/d)，并空腹过夜，检测自发性晨尿的钙/肌酐值。
- 如果钙/肌酐值低于 0.57，正常饮食时过多的钙通过肠道吸收，可推断为吸收性高钙尿症。
- 如果钙/肌酐值不正常(比值≥0.57)，尽管限制钙的摄入，结果是空腹高钙尿症。从骨吸收的钙增加(重吸收性高钙尿症)。如果检测 PTH，其增加表明肾性高钙尿症。

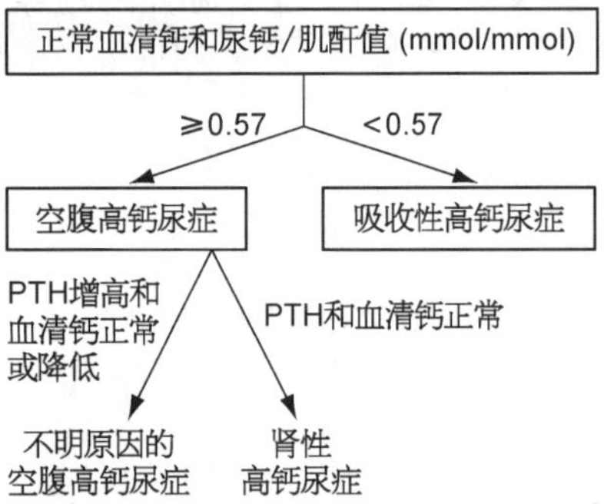

图 6.2-2 使用钙/肌酐值分类高钙尿症。必须首先排除继发性高钙尿症(经允许转载自参考文献[40])。PTH，甲状旁腺激素

6.2.2.5.6 低钙尿症：必须在评估排泄钙时关联膳食摄入钙的量，如若每天摄入钙 800 mg(20 mmol)而 24 h 钙排泄的量小于 50 mg(1.3 mmol)，其结果是低钙尿症。这个典型表现见于维生素 D 缺乏相关的软骨病。

在高钙血症或钙水平接近参考区间上限时，并且 PTH 浓度升高，必须检测 24 h 尿钙排泄来鉴别 FHH 与原发性甲状旁腺功能亢进症。钙排泄量低于 100 mg(2.5 mmol/L)/24 h 或尿钙/肌酐值(mmol/mmol)低于 0.01 表明为 FHH。

6.2.2.6 注意事项

测定方法：用原子吸收光谱法检测能得到准确的结果。只有当补偿液的钠溶液浓度与待检尿液的钠浓度相同时，火焰光度法测定的结果才准确。

尿钙排泄：下午 9 点到上午 6 点之间的排泄量最少，中午之前的排泄量最大[43]。

稳定性：在碱性环境下，二价阳离子钙和镁在尿液中趋于沉淀，主要是如磷酸氢钙($CaHPO_4 \cdot 2H_2O$)和磷酸铵镁($MgNH_4PO_4 \cdot 6H_2O$)的磷酸盐，结果导致尿液中镁、钙和磷酸盐的含量过低。因此，尿液必须在实验室检测前酸化(pH 低于 6.5)。最近的一次研究[44]显示中性尿和酸性尿没有差别。

6.2.3 生物化学与生理学

每天大约有 1%的身体钙被更新。在系统水平上，尽管每日摄入量有所不同，但 PTH、1,25$(OH)_2$D 和钙之间复杂的相互作用使机体维持钙的动态平衡。

甲状旁腺激素具有如下调节作用：刺激肾脏对钙的再吸收、从骨骼系统中释放钙、钙的肠吸收。

通过激活肾脏中的 25-OHD-1α-羟化酶，PTH 刺激 25(OH)D合成 1,25$(OH)_2$D(骨化三醇)。骨化三醇有以下作用：① 通过钙结合蛋白增加十二指肠和空肠上段对钙的吸收。另一方面，血液中钙浓度的增加抑制了 PTH 的产生；② 通过抑制 pre-pro-PTH 的基因转录来控制 PTH 的浓度。

钙通过肾脏和肠道排出。肾小球滤过钙的重吸收高达 94%～96%(肾小管)。尿中钙含量高达 300 mg(7.5 mmol)/24 h。与肠消化液一起排出的钙在肠道中的重吸收高达 90%(图 6.2-3)。

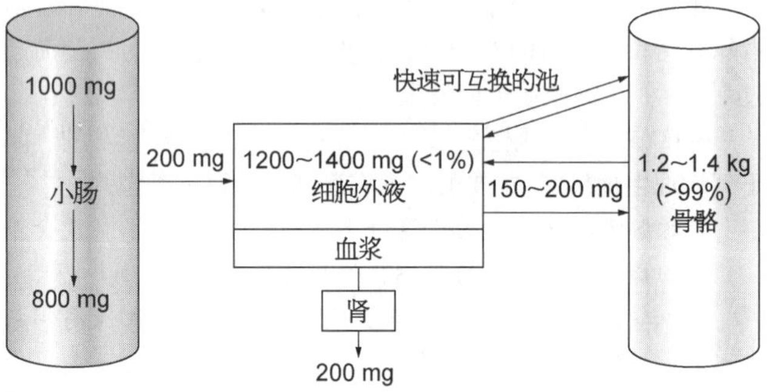

图 6.2-3 钙稳态的维持

G 蛋白偶联钙敏受体(CaSR)是一种鸟嘌呤核苷酸结合蛋白(G 蛋白)，是细胞水平钙稳态的主要介质。它在甲状旁腺细胞膜和肾小管上皮细胞中表达。钙直接激活 CaSR，抑制 PTH 分泌，减少肾小管重吸收钙。在高钙血症的情况下，CaSR 的活化由 G 蛋白介导通过蛋白 Gq 和 G11 刺激磷酸酯酶 C。结果导致 1,4,5-三磷酸肌醇增加和细胞内钙离子积累。这些变化导致 PTH 水平降低和肾钙排泄量增加。因此，高浓度的钙通过 CaSR 抑制了在收集管由抗利尿激素诱导的水重吸收，从而减少尿浓缩能力。这种情况下，如高钙血症超过 3 mmol/L(12 mg/dL)，导致高钙血症肾性糖尿病。

PTH 敏感受体和 CaSR 的 G 蛋白介导的信号传导的举例说明见图 6.2-4。

晚期肾衰竭患者甲状旁腺 CaSR 数量减少。因此，细胞外钙只是感觉不足，导致继发性甲状旁腺功能亢进及全身效应。使用 CaSR 的变构调节剂(西那卡塞)会导致 CaSR 激活，并降低透析患者的高 PTH 浓度和钙磷乘积。

编码 CaSR 的基因突变导致抑制或激活作用伴随高钙血症或低钙血症。家族性低尿钙性高钙血症存在以下病理生理学[31]：① 甲状旁腺抵抗钙并只对钙离子浓度增加有反应且抑制 PTH 分泌。原因是，CaSR 细胞外结构由错义突变而改变，从而减少了细胞膜上有功能的受体数量；② 肾单位髓袢升支粗段中钙的重吸收增加。

甲状旁腺功能缺乏或低下、因肠内吸收减少而缺乏维生素 D、紫外光线不足，或肝、肾中维生素 D 代谢缺陷导致低钙血症。

肾实质减少的肾脏疾病与 1,25$(OH)_2$D 合成减少相关。这导致肠内钙吸收减少和低钙血症。其次，这导致因甲状旁腺激素分泌增加(继发性甲状旁腺功能亢进)而骨钙的吸收增加。此外 1,25$(OH)_2$D 对甲状旁腺合成 PTH 产生直接抑制作用。

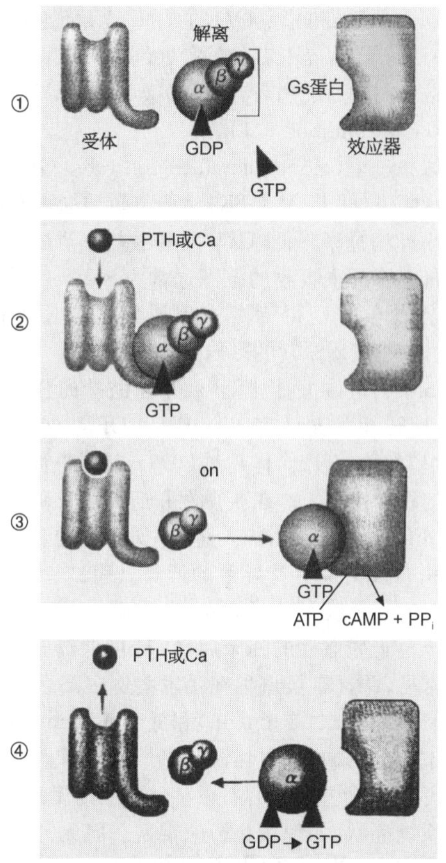

图 6.2-4 Gs 蛋白介导的甲状旁腺激素感应受体(PTHSR)或 CaSR 的信号传递[28]。Gs 蛋白在细胞信号传输中起着通断开关的作用：① Gs 蛋白由亚基 α、β 和 γ 组成。在静息状态下，所有三种蛋白质以非共价方式结合，α 单位结合 GDP。开关位置是"关"。② 如果膜结合的 PTHSR 或 CaSR 被 PTH 或钙(Ca)结合激活，则它与 Gs 蛋白相互作用，导致 GDP 从受体分离且 GTP 受到约束。③ GTP 的结合导致 Gs 蛋白在 α 和 βγ 亚基中解离。α 单位结合效应器，效应器具有腺苷酸环化酶活性，并将 ATP 裂解成周期性的 AMP 和 Pi。开关位置是"开"。④ 与效应器结合的 α 单元(一种鸟苷三磷酸)将 GTP 水解为 GDP。这使 α 亚基失活并使其再与 βγ 亚基结合。因此，开关处于"关"的位置。总的来说，通过这个过程，PTH 或 Ca 是"第一使者"，释放出环 AMP，即"第二使者"，从而将信号传输到细胞中

在磷酸盐清除率降低的慢性肾功能衰竭，1,25$(OH)_2$D 合成减少和现有的高磷血症及随后的低钙血症，不仅是继发性甲状旁腺功能亢进发展的原因，也是骨质改变或所谓的肾性骨病(软骨病、纤维性骨营养不良)的原因[43]。

高钙血症是基于骨中的钙动员增加、肠道对钙吸收的增加和(或)肾小管对钙的重吸收增加。

在原发性甲状旁腺功能亢进的情况下，一个单一的腺瘤或所有甲状旁腺的增生是自身 PTH 分泌和高钙血症的原因。可能导致肾结石、肾钙化、纤维性骨营养不良、胰腺炎和十二指肠溃疡。转移性钙化主要见于钙磷乘积增加至 60～75 mg/dL[45]。

高钙血症是晚期恶性肿瘤常见的并发症。两种造成肿瘤相关性高钙血症的机制如下。

- 转移性肿瘤细胞与骨骼直接接触导致骨质溶解。局部效应因子释放，如前列腺素 E2、白细胞介素 1 及肿瘤坏死因子。这种机制在多发性骨髓瘤和乳腺癌中很常见。
- 体液因素的影响，导致类 PTH 的影响(如增加骨骼钙的动员、环腺苷酸和高磷酸盐的增加)。然而，不同于原发性甲状旁腺功能亢进，1,25$(OH)_2$D 没有增加，而是下降。由肿瘤形成且与 PTH 受体结合的体液因子是甲状旁腺素相关肽(PTHrP)。在 PTHrP 分泌转移的情况下，形成恶性循环发展。在此期间，PTHrP 释放生长因子如骨基质中的 TGF-β，可继续增加肿瘤组织 PTHrP 的分泌[46]。

6.3 磷酸盐

Lothar Thomas

磷酸盐和磷这两个术语在实验室医学中可互换使用。这对于临床而言是无影响的，因为样品的磷酸盐含量特指元素，即无机磷(inorganic phosphorus, Pi)。血清中的无机磷酸以从磷酸相继电离形成的正磷酸的形式存在(图 6.3-1)。Pi 在生物体中以 $H_2PO_4^-$ 和 HPO_4^{2-} 的形式存在，因为无论作为强酸的 H_3PO_4 还是作为强碱的 PO_4^{3-} 都不能在生物的 pH 中存在。在 pH 为 7.4，$HPO_4^{2-}/H_2PO_4^-$ 值(摩尔比值)是 4∶1，酸中毒时降低，而碱中毒时增加[1]。临床实验室通常用 Pi 来报告磷酸盐的浓度。因此，1 mmol/L 磷溶液(原子量为 31)相当于血清水平为 3.1 mg/dL。

$$H_3PO_4 \longrightarrow H^+ + H_2PO_4^- \longrightarrow H^+ + HPO_4^{2-} \longrightarrow H^+ + PO_4^{3-}$$

图 6.3-1 磷酸的电离顺序

在中性 pH 条件下，4∶1 摩尔比的磷酸总共带 9 个负电荷，使每摩尔的电荷为 -9/5 或 -1.8。因此，1 mmol/L 磷酸溶液 pH 为 7.4，相当于 1.8 mEq/L 溶液[1]。因此，血清，以下 Pi 的计量单位相等：1 mmol/L = 3.1 mg/dL = 1 mEq/L[1]。

血清中 Pi 的测定通常不足以评估磷酸盐状态，因此需要测定尿磷酸盐。

6.3.1 血清磷酸盐

6.3.1.1 适应证

骨骼疾病，慢性肾脏病、透析患者，甲状腺手术后状态，甲状旁腺疾病，肾结石患者，慢性酒精中毒，重症监护医学(肠外营养、机械通气)，心血管疾病，怀疑维生素 D 缺乏(营养吸收不良)，肌无力、骨痛。

6.3.1.2 测定方法

磷钼酸盐法[2]：原理为，磷与钼酸铵反应形成磷钼酸复合物，在加入还原剂后发生还原反应产生钼蓝(无色的复合物)，在 580 nm 用分光光度计测定所生成的钼蓝。

酶法：有很多方法，如嘌呤核苷磷酸化酶和黄嘌呤氧化酶[3]或蔗糖磷酸化酶和葡萄糖磷酸变位酶[4]。

6.3.1.3 样本要求

血清、肝素血浆(在上午 10 点以前空腹状态下取样)：1 mL。

6.3.1.4 参考区间(表 6.3-1)

表 6.3-1 磷酸盐的参考区间

成人[5]		0.84～1.45(2.6～4.5)
儿童[6]	1～30 天	1.25～2.50(3.9～7.7)
	1～12 个月	1.15～2.15(3.5～6.6)
	1～3 岁	1.00～1.95(3.1～6.0)
	4～6 岁	1.05～1.80(3.3～5.6)

续 表

儿童[6]	7~9 岁	0.95~1.75(3.0~5.4)
	10~12 岁	1.05~1.85(3.2~5.7)
	13~15 岁	0.95~1.65(2.9~5.1)
	16~18 岁	0.85~1.60(2.7~4.9)

以 mmol/L(mg/dL)表示。换算公式：mg/dL×0.322 9 = mmol/L

6.3.1.5 临床意义

约 85%的 Pi 与钙结合于骨骼中，14%在细胞内。大多数细胞内磷被有机结合到碳水化合物中体、脂类、蛋白质中，而较小部分是无机的[1]。磷酸盐是细胞内主要的阴离子，其代谢与钙的代谢密切相关。日常膳食摄入的磷酸盐大约为 1 g。

虽然生物体内只有 1%的磷酸盐在血浆或其他体液中，但在大多数情况下血清浓度与体内含量有关。肾的磷酸盐重吸收是影响血清磷水平的最重要因素。如果由于摄入增加或肾小球滤过率降低而导致磷酸盐重吸收增加，那么肾脏的磷酸盐重吸收减少。肾的磷酸盐重吸收由成纤维细胞生长因子 23(FGF23)和甲状旁腺激素调节。两种激素的浓度随着血清磷酸盐浓度的增加而增加。肾的磷酸盐重吸收可以通过测量 TmP/GFR 来测定(详见 6.3.2.3)。

6.3.1.5.1 低磷血症：主要发生于[1,8]细胞内和细胞外之间再分配干扰、磷酸盐供应或肠道吸收减少、由于维生素 D 缺乏导致肾磷流失。

6.3.1.5.2 磷酸盐稳态的变化：在细胞内，磷酸盐主要参与碳水化合物和脂质代谢，或与蛋白质结合。只有很小的比例是无机的。有利于细胞磷酸结合的条件导致磷酸盐从胞外转移到胞内，于是降低血磷浓度。这些条件如下[1]。

- 葡萄糖诱导的胰岛素释放，促进了葡萄糖和磷酸转运入盐肝脏和肌肉细胞[9]。
- 摄入果糖刺激磷酸化的磷酸根离子在细胞内被代谢，并从细胞外被替换。
- 代谢性酸中毒、呼吸性碱中毒、甲状腺功能亢进的恢复、儿茶酚胺的生理浓度可引起轻度和短暂的磷酸向细胞内转移。如果磷酸盐储存量因疾病或营养而耗尽，可能会导致严重的分布不均[1]。
- 长期禁食。
- 由于手术创伤造成的液体流失。
- 迅速增殖的肿瘤，代谢大量磷酸盐。
- 急性时相反应(如脓毒症、术后状态)。
- 非吸收性抗酸药(如氢氧化铝)可结合肠道磷并限制消化道吸收。

6.3.1.5.3 磷酸盐的供应减少或肠道吸收减少：磷酸盐的外部供应通过尿磷酸的排泄(U_PV)反映出来。U_PV 是尿 Pi 的浓度(U_P，mg/dL)和尿量(V)的乘积。U_PV 与磷酸盐的肠道吸收相一致。在营养不良(酗酒)、吸收不良、重症监护患者和磷酸盐结合剂治疗的患者，肠道磷吸收和 U_PV 减少。U_PV 则低于 600 mg(20 mmol)/24 h。

肾小球滤过率(glomerular filtration rate，GFR)正常时，磷酸盐的肾阈值(即 U_PV/GFR)是调节磷酸盐水平的主要因素。当肾小球滤过率降低，U_PV 对磷酸盐血清浓度的影响越发重要。肾小管磷重吸收的范围通常为 80%~90%，并且受甲状旁腺素、维生素 D、降钙素、抗利尿激素、生长激素、甲状腺激素、雌激素、糖皮质激素的影响。

6.3.1.5.4 肾脏磷酸盐排泄[1,10]：磷酸盐的肾脏排泄取决于磷酸盐肾转运的最大值(TmP)和 GFR，即 TmP/GFR。TmP，又名磷阈值(健康个体超过 80%)，是肾小管重吸收的磷占原尿中的百分比(%)。在获得性和遗传性骨矿化障碍中可见 TmP/GFR(mmol/L)增加。这些代谢紊乱也表现出相似的特征[11]：由肾磷清除上升导致的低磷血症、1，25(OH)$_2$D 量不足、可变骨病(骨软化症、佝偻病、肾骨矿化疾病)。

6.3.1.5.5 低磷血症的临床症状：轻度低磷血症在住院患者中比较常见，并且有报道称在手术案例中高达 30%[1]。鲜有低于 0.48 mmol/L(1.5 mg/dL)和低于 0.32 mmol/L(1 mg/dL)临床相关的低磷血症。住院患者严重低磷血症的发生率为 1‰~2‰[12]。严重低磷血症的症状是肌肉无力、肌肉疼痛、中枢神经系统症状，如惊厥、昏迷、混乱。肌无力可导致呼吸衰竭。血液系统疾病如溶血性贫血和中性粒细胞功能障碍也可能发生。

导致低磷血症的原因列于表 6.3-2，低磷血症下的状况见表 6.3-3。

表 6.3-2 低磷血症的原因

急性的磷酸盐从细胞外转移到细胞内 - 糖尿病酮症酸中毒恢复。 - 葡萄糖注射。 - 禁食一段时间后恢复食物摄取。 - 呼吸性碱中毒。 - 从急性呼吸性酸中毒恢复。 - 高强度的体力活动(健美)。 - 白血病和淋巴瘤。
磷酸盐摄入不足 - 不含磷酸盐的肠外营养
肠内磷酸盐吸收受损 - 磷酸盐拮抗剂、抗酸剂
肾小管渗漏 - 散发性低磷血症(迟发) - 致癌性低磷血症
不明机制 - 酒精中毒

表 6.3-3 与低磷血症相关的疾病和病症[1,7]

疾病/病症	临床和实验室结果
竞技运动员、健美运动员	比赛前几天，运动员开始摄入碳水化合物及进行脱水。由于节食和持续训练糖原储备耗尽，由过量摄入碳水化合物补充。在此阶段，磷酸盐从细胞外转移到细胞内。在健美运动员中，肌肉的大量发展导致磷酸盐需求增加。如果磷酸盐摄入量不足，就会出现低磷酸盐和肌肉无力[22]。
原发性甲状旁腺功能亢进症	低磷血症或低于 1.13 mmol/L(3.5 mg/dL)的水平与高钙血症一样，是怀疑甲状旁腺功能亢进的重要依据。重复测定是必要的，需要记住磷酸盐浓度的年龄和性别依赖性[1]。
肠道吸收不良	由于继发性甲状旁腺功能亢进，维生素 D 和钙吸收不良导致低磷血症[1]。

续 表

疾病/病症	临床和实验室结果
维生素 D 缺乏佝偻症	这种疾病的所有类型都与 ALP 增加有关。使用维生素 D 后磷酸盐可快速恢复正常。钙磷酸盐乘积<24$(mg/dL)^2$。
术后	由于体液流失和葡萄糖输注伴随磷酸盐从细胞外转移到细胞内，大多数病例在术后第 2～3 天显示轻度低磷酸盐血症。磷酸盐浓度平均降低 0.16 mmol/L(0.5 mg/dL)[23]。在手术并发症和长期急性反应的情况下，低磷血症是常见的，并导致 ATP 产生不足而出现严重后果。
严重烧伤	严重烧伤几天后，根据烧伤程度会发生低磷酸盐血症[1]。
红斑狼疮	20%系统性红斑狼疮患者测得磷酸盐浓度降低[24]。
糖尿病酮症酸中毒(DKA)	DKA 患者更容易因渗透性利尿导致高磷酸盐血症而入院。补液和注射胰岛素导致磷酸盐向细胞内移动。其结果是在治疗后 16～24 h 发生低磷酸盐血症，通常低于 0.65 mmol/L(2 mg/dL)[1]。
酗酒	低磷血症的发生多由于食物摄入减少、呕吐、腹泻、肝脏疾病和营养不良，也常见于低镁血症、低钾血症、维生素 D 缺乏症、酮症酸中毒或乳酸酸中毒和呼吸性碱中毒[1]。由于磷酸盐转移到细胞内，葡萄糖溶液的输注可导致血清中磷酸盐浓度低于 0.32 mmol/L(1 mg/dL)。只有在严重酒精中毒患者中会出现横纹肌溶解症合并低磷酸盐血症[25]。
抗酸治疗	含有抗酸剂的氢氧化铝在肠中结合磷酸盐。即使剂量为每日 3 次×30 mL，也会导致在 2～4 周后出现低磷血症。粪便中磷酸盐的排泄增加。尿液中磷酸盐的排泄量降至 50 mg(1.6 mmol)/24 h 以下。为了补偿磷酸盐饮食摄入量波动，肾会分泌磷酸盐，但在这种情况下通常补偿失效。 在低磷血症的情况下，血清中的钙浓度是正常的。PTH 和 1,25$(OH)_2$D 也是正常的。在 2 年以上的抗酸剂摄入后，可能会发生骨质软化症。长期服用抗酸剂的患者尿液中磷酸盐的排泄量应高于 300 mg(9.7 mmol)/24 h。这表明肠道吸收了足够的磷酸盐[1]。
癌性软骨病	癌性低磷酸盐性骨软化症主要发生在成年。这种疾病通常涉及骨骼疼痛和肌肉无力。首先的生化表现是低磷血症。根据一系列的 71 例病例报告，有 8 例在低磷酸盐血症之前发现肿瘤。在出现低磷血症的第一年发现 17 例，其余病例最长到 15 年后发现[12]。肿瘤通常是良性的，包括如软组织肿瘤(如血管瘤、纤维血管瘤)、间充质肿瘤或骨肿瘤(如纤维瘤和成骨细胞瘤)[26]。肿瘤如肺癌可能与分泌激素如促肾上腺皮质激素和促肾上腺皮质激素有关。 实验室检查结果：由于肾小管磷酸盐重吸收减少而导致低磷血症，25(OH)D 正常，1,25$(OH)_2$D 减少。
遗传性低磷血症[27]	由孤立的肾磷酸盐消耗引起的低磷酸盐血症有三种明确定义的孟德尔疾病：X 连锁低磷酸盐血症(XLH)、常染色体显性低磷血症佝偻病(ADHR)和遗传性低磷血症佝偻病伴高钙尿症(HHRH)。
XLH[27]	XLH 发病率为每 25 000 例新生儿中 1 例，是最常见的遗传性佝偻病。患者身材矮小、下肢畸形、骨痛、关节疼痛和牙周脓肿。与 X 染色体上的肽链内切酶(PHEX)具有同源性的磷酸调节基因的失活导致 XLH。 实验室检查结果：由于 TmP/GFR 降低，磷酸盐的排泄增加；ALP 的活性增加。PTH 正常或轻度升高，1,25$(OH)_2$D 正常，相对于低磷血症而言磷酸盐下降；钙排泄正常[10]。
ADHR[27]	该疾病可分为两组。第一组由青少年或成人的肾功能衰竭患者组成。他们表现出骨痛、无力和骨折，但没有下肢畸形。第二组患者为儿童，表现出磷酸盐消耗、佝偻病和下肢变形。ADHR 是由 FGF23 蛋白中 *R176* 或 *R179* 突变引起的。这些精氨酸构成 RXXR 切割位点，并且这些精氨酸中的突变保护 FGF23 免于降解。
常染色体隐性低磷血症佝偻病(ARHR)[27]	这些患者出现佝偻病和骨软化伴孤立肾磷酸盐消耗和尿钙正常。牙本质基质蛋白 1(DMP1)基因中存在纯合突变。DMP1 是一种非胶原骨基质蛋白。 实验室检查结果：在尿钙正常的情况下高磷酸尿症，血浆中 FGF23 的浓度增加。
HHRH	一种非常罕见的疾病，伴有生长迟缓、佝偻病放射学表现，无糖尿病的肾钙质沉着症、蛋白尿和酸中毒。核苷酸序列揭示了基因 *SLC34A3* 中的单核苷酸缺失。 实验室检查结果：高磷血症、高钙尿症、低磷酸盐血症、1,25$(OH)_2$D 升高。
肾损伤	由于药物的肾毒性，特别是细胞生长抑制剂如异环磷酰胺的肾毒性，肾小管损伤可完全发展为 Fanconi 综合征。这在涉及儿童的案件中有特别说明。在患有肌病的儿童病例报告中，血清磷酸盐水平为 0.45 mmol/L(1.4 mg/dL)，校正至身体表面的磷酸盐清除率为 24.7 mL/min(正常低于 16 mL/min)，PTH 和 1,25$(OH)_2$D 正常。还有乳酸尿、葡萄糖尿和氨基酸尿症[28]。
肝切除，肝移植[29]	低磷血症是肝切除术后、肝癌术后并发症。因此，切除术后，磷酸盐水平下降至 0.32 mmol/L(1 mg/dL)，伴有心律失常、感染、肝功能衰竭和呼吸窘迫等并发症。肝移植后也检测到低磷酸盐值，尤其是肠外营养患者。
过度通气[30]	过度通气导致呼吸性碱中毒，其继而介导细胞内 pH 增加。这刺激了糖酵解途径中的磷酸果糖激酶活性，随后对磷酸盐的需求增加，磷酸盐在细胞内转移形成糖酵解中间代谢产物。 在代谢性碱中毒中发生的细胞内 pH 升高时观察到类似的现象。在一个病例报告中，过度通气患者有严重低磷血症(0.23 mmol/L)，血液 pH 7.53，PCO_2 3.6 kPa，PO_2 16.9 kPa，实际碳酸氢盐 12 mmol/L。

6.3.1.5.6 高磷血症：高血磷降低 1,25$(OH)_2$D 的浓度并增加 PTH 和成纤维细胞生长因子 23(FGF23)分泌。这两个激素都有升高尿磷酸盐的作用。高磷血症是慢性肾脏疾病进展、血管钙化、心室肥厚和心血管疾病的风险因素。对于没有慢性肾脏疾病的高磷酸盐血症患者，也有关于心血管疾病类似结果的报道。

与高磷血症可能有关的[8,13]：细胞内外细胞间磷平衡紊乱、急性和慢性肾功能衰竭、肾磷酸盐重吸收增加(甲状旁腺功能减退)，以及磷酸盐摄入量增加、肠道磷吸收增加或静脉注射磷酸(如在治疗过程中使用抗生素磷霉素)。

细胞内外磷酸盐平衡紊乱：以下情况会发生细胞内向细胞外的磷酸转移增加：① 酸中毒，如呼吸性酸中毒、组织缺血、乳酸酸中毒和糖尿病酮症酸中毒；② 组织创伤(横纹肌溶解、溶血、细胞抑制剂治疗，恶性发热)。

6.3.1.5.7 慢性肾脏疾病和高磷血症：慢性肾脏疾病导致肾脏维生素 D 合成减少而磷酸盐潴留增加，这会引起高磷血症。这种状况下，导致继发性甲状旁腺功能亢进症和矿物肾性骨病的进展[13]。

肾脏排泄磷酸盐的能力与正常 GFR 水平相关。只有在 4 期和 5 期的慢性肾脏疾病(CKD)且 GFR<30 mL/(min • 1.73 m^2)时，血清 Pi 显著增加。继发性甲状旁腺功能亢进症的发展是由磷潴留和肾 1,25$(OH)_2$D(骨化三醇)合成降低导致的。骨

化三醇刺激肠钙吸收和抑制PTH的分泌。肾产生骨化三醇(维生素D的活性形式)功能受损，导致发生并维持继发性甲状旁腺功能亢进症。骨化三醇抑制甲状旁腺细胞增生与PTH的合成。骨化三醇缺乏导致钙的肠吸收减少诱发的继发性甲状旁腺功能亢进症。NKF/KDOQI骨代谢和疾病的临床实践指南推荐血清Pi水平应保持不变：CKD阶段3～4期，在0.87～1.49 mmol/L(2.7～4.6 mg/dL)范围内。透析患者在1.13～1.78 mmol/L(3.5～5.5 mg/dL)范围内。

高水平的PTH和Pi导致全身性疾病，如心血管疾病(CVD)并增加CVD患者的死亡率。血清磷水平高于2.1 mmol/L(6.5 mg/dL)和钙磷酸盐乘积高于72(mg/dL)^{2}的慢性透析患者，CVD患病率为40%且左心室肥大70%。心血管疾病的死亡率是同一年龄段普通人群的10～20倍。

磷酸盐浓度的重要调控因子和高磷酸盐相关的系统性缺陷是FGF23(见6.3.4)。

6.3.1.5.8 高磷血症的临床症状：高磷血症最常见的原因是CKD，如果GFR超过30 mL/(min・1.73 m^2)，也必须考虑其他原因。高磷血症的影响[14]：① 钙和1,25(OH)$_2$D浓度降低和钙的肠吸收减少。对于肿瘤钙化、弹性假黄瘤、骨皮质增生症、甲状腺毒症，钙没有减少；② 在不同器官和血管的异位钙化，尤其是肾衰竭末期。钙化的风险开始于Pi的血清水平高于1.8 mmol/L(5.5 mg/dL)和钙(mg/dL)磷酸盐(mg/dL)乘积超过60～75(mg/dL)^2，伴随碱性pH。磷酸钙在组织中以羟基磷灰石晶体形式存析出。

根据临床表现，高磷血症细分的依据为：① 磷酸盐是否从各种外源或内源性来源加入细胞外室中；② 磷酸盐的尿排泄减少是否是由于GFR降低或肾小管重吸收增加。

≥4.5 mmol/L(14 mg/dL)的严重高磷血症由各种因素造成，通常是由于细胞外磷酸盐的增加和磷酸盐排泄减低。疾病中磷酸盐的表现和高磷血症的情况见表6.3-4。

表6.3-4 高磷血症相关的疾病和病症

疾病/病症	临床和实验室结果
慢性肾病[13]	血清中磷酸盐的浓度是监测由于GFR降低导致的磷酸盐潴留的指标。磷酸盐值升高是慢性肾病进展的一个危险因素，伴随着CKD-MBD、血管钙化、左心室肥厚和死亡率增加等并发症。前瞻性研究表明，即使没有CKD但确实患有边缘性或实际性高磷酸盐血症的患者，死亡率增加且心血管风险增加。在一项为期2年的慢性血液透析患者研究中，磷酸盐值高于2.55 mmol/L(7.9 mg/dL)时死亡率为39%，高于2.13 mmol/L(6.6 mg/dL)[31]时为18%。在CKD预透析患者的一项研究中[32]，每增加0.10 mmol/L(0.3 mg/dL)，死亡率的危险比增加为1.07。 GFR下降低于60 mL/(min・1.73 m^2)时，肾脏相关的磷酸盐开始升高，然而，仅在GFR低于30 mL/(min・1.73 m^2)时磷酸盐水平才会超过参考区间。在30～60 mL/(min・1.73 m^2)的GFR范围内，大部分患者的磷酸盐值高于1.5 mmol/L(4.6 mg/dL)[33]。 肾脏能够检测血浆中磷酸盐水平的变化并通过主动重吸收来调节浓度。这通过近端肾小管细胞的磷酸钠协同转运蛋白进行，是一种独立于激素的过程。细胞外液(ECF)的磷酸盐浓度也受体液因素调节。主要因素是PTH和FGF23。ECF中磷酸盐的增加引起PTH和FGF23增加。由于肾脏中磷酸盐重吸收减少，两者均诱导磷酸尿。这些效应独立于钙和1,25(OH)$_2$D水平，两者均对PTH和FGF23具有调节作用，但方式不同。高浓度的钙或1,25(OH)$_2$D抑制PTH的分泌并刺激FGF23的分泌[7]。 GFR约为30 mL/(min・1.73 m^2)时，磷酸盐清除率下降，血清中磷酸盐浓度升高。在GFR随着磷酸盐增加而进一步下降的情况下，高磷酸盐血症成为中心问题，因为需要增加FGF23和PTH浓度以保持血清磷酸盐浓度在参考区间和继发性甲状旁腺功能亢进(sHPT)。在这种情况下，存在伴有低钙血症的高磷酸盐血症、1,25(OH)$_2$D减少及PTH和FGF23增加。限制磷酸盐可以纠正sHPT，与血清钙和1,25(OH)$_2$D的增加无关[34]。 根据最近的研究[33]，GFR最初导致1,25(OH)$_2$D减少，然后PTH减少。随着GFR的下降，PTH的增加先于磷酸盐的增加和钙的减少。血清FGF23在CKD 4～5期中升高，并且随着磷酸盐的升高而增加。 控制磷酸盐增加的策略包括预防sHPT和CKD-MBD，通过充足的蛋白质摄入减少饮食，用磷酸盐拮抗剂和1,25(OH)$_2$D治疗。CKD-MBD的诊断见表6.4-4。 实验室检查结果：对于慢性透析患者，KDIGO指南推荐以下目标值[35]：钙2.1～2.4 mmol/L(8.4～9.5 mg/dL)，磷酸盐1.13～1.78 mmol/L(3.5～5.5 mg/dL)，钙磷酸盐乘积低于55(mg/dL)^2，PTH 15～30 pmo/L(150～300 ng/L)。
甲状旁腺功能减退症、假性甲状旁腺功能减退症Ⅰ型和Ⅱ型	增加的肾小管重吸收磷酸盐可引起高磷酸盐血症。PTH抑制磷酸盐的肾小管重吸收。由于手术或创伤性甲状旁腺功能减退引起的PTH缺陷或假性甲状旁腺功能减退症时，PTH受体的肾小管抵抗降低了近端小管分泌磷酸盐。
增加磷酸盐摄入量 - 口服 - 静脉	服用含磷酸盐的磷酸盐片剂或泻药可导致高磷血症，特别是如果同时进行维生素D治疗。一个常见的原因是含有磷酸盐溶液的灌肠剂。在一项报告[36]中，随着磷酸盐浓度增加1.32 mmol/L(4.1 mg/dL)而出现磷酸盐肾病，24 h内降至参考区间。
急性肿瘤裂解综合征(TLS)	急性TLS的实验室检查结果表现为高尿酸血症、高磷血症、低钙血症和高钾血症。TLS是化疗期间大量肿瘤细胞破坏的结果。由于淋巴母细胞的磷酸盐浓度比淋巴细胞高出4倍，所以在治疗淋巴母细胞淋巴瘤、淋巴母细胞性白血病和伯基特淋巴瘤[37]期间，TLS常常发生(另见第5章5.4)。
挤压综合征	实验室检查结果与肿瘤裂解综合征相似[25]。
急性酸中毒	在急性酸中毒中，高磷酸盐血症是由磷酸盐从细胞内转移至细胞外所致。这种情况存在于代谢性酸中毒(如糖尿病酮症酸中毒、乳酸酸中毒)、呼吸性酸中毒和组织缺氧的病例中[7]。

6.3.2 磷酸盐排泄

尿磷酸盐排泄量的测定通常不足以评估磷酸盐状态，因为排泄量取决于饮食摄入量、骨代谢、GFR和肾磷重吸收。因此，用清除法测定磷酸盐排泄量。根据临床情况进行以下检查：磷酸盐的清除、肾小管磷酸盐重吸收率、肾小管重磷酸盐吸收最大量。

6.3.2.1 磷清除(C_P)

6.3.2.1.1 适应证：与磷酸盐丢失相关的疑似肾小管综合征、原发性和继发性甲状旁腺功能障碍。

6.3.2.1.2 检测方法：目的是检测每分钟清除磷酸盐的血浆容量。根据以下方案，在两个1 h的收集时间段内进行磷酸盐清除试验：上午7点，禁食的患者喝500 mL的茶。上午8

点，患者排空膀胱，然后再喝 250 mL 茶。上午 9 点，患者在第一个容器中排空膀胱，采集血液测定 Pi。上午 10 点，患者在第二个容器中排空膀胱。

检测两种尿液标本和血清中的磷酸盐(P)，检测两个时间段收集的尿排泄量及 C_P。

磷酸盐清除(C_P)的计算：

$$C_p(\text{mL/min}) = \frac{\text{尿 P(mg/dL)} \times \text{尿排泄量(mL)}}{\text{血清 P(mg/dL)} \times \text{收集时间(min)}}$$

6.3.2.1.3 参考区间：C_P 5.4～16.2 mL/min[16]。

6.3.2.1.4 临床意义：在正常磷酸盐供应的个体中，24 h 尿中的磷酸盐排泄量为 0.6～1.55 g(20～50 mmol)。

相比磷酸盐排泄，C_P的优势是磷酸盐排泄与血清磷酸盐水平相关。在食物摄入磷酸盐和 NaCl 增加时 C_P生理性上升，并且在快速生长、妊娠和哺乳期生理性降低。C_P增加的疾病见表 6.3－4。C_P不用考虑肾功能。因此，对于肾功能受限的原发性甲状旁腺功能亢进的患者，C_P通常是正常的。对于病理性 C_P值的鉴别诊断和评估，以下进一步的检查是重要的：血清中的钙、磷酸盐、血清蛋白、氯化物、肌酐和碱性磷酸酶，以及尿中肌酐清除率和钙排泄量。

6.3.2.2 部分肾小管磷重吸收

6.3.2.2.1 适应证：肾小管磷酸盐重吸收缺陷的检测：原发性和继发性甲状旁腺功能疾病、磷酸盐流失的肾小管综合征。

C_P增加的疾病详见表 6.3－5。

表 6.3－5　C_P增加的疾病

疾病	评价
甲状旁腺功能亢进症、吸收不良综合征	由于 PTH 分泌增加，肾小管磷酸盐重吸收减少。
磷酸盐糖尿病、肾小管性酸中毒	由于先天性或获得性肾小管损害导致肾小管磷酸盐重吸收减少。

6.3.2.2.2 检测方法：肾小管磷酸盐重吸收率[TRP(%)]测定如下，早晨膀胱排空后收集 2 h 的尿液，患者应该处于禁食状态，检测尿量、肌酐和磷酸盐。在收集尿液时间当中采集血来测定肌酐和磷酸盐。根据下面公式计算磷酸盐的小管重吸收：

$$\text{TRP}(\%) = \left[1 - \frac{C_P}{C_{cr}}\right] \times 100$$

C_P，磷酸盐清除率；C_{cr}，肌酐清除率。

6.3.2.2.3 参考区间：TRP(%)＝82～90[17]。

6.3.2.2.4 临床意义：TRP(%)相比 C_P考虑到了肾功能。它是用来区分低磷血症。一个缺点是有赖于磷酸盐的供给。因此，如果除去磷酸盐供给，一个健康个体的 TRP(%)可达 90%，相比之下，高磷酸盐供给的 TRP 低于 82%。对于疾病的 TRP(%)评价见表 6.3－6。

表 6.3－6　疾病的 TRP(%)

疾病	TRP(%)
原发性甲状旁腺功能亢进症	20～81
磷酸盐糖尿病	<80
肾小管酸中毒	<80

6.3.2.3 肾小管最大磷酸盐重吸收(TmP/GFR)

TmP/GFR，又称肾磷酸盐阈，描述了肾小球滤过液最大的磷酸盐浓度(TmP)，低于该浓度的肾小球滤过液中的磷酸盐会被肾小管重吸收。可以直接测定 TmP/GFR，但技术要求很高。因此，肾磷酸盐阈值一般是根据 Walton 和 Bijvoet 的列线图测定(图 6.3－2)[18]。

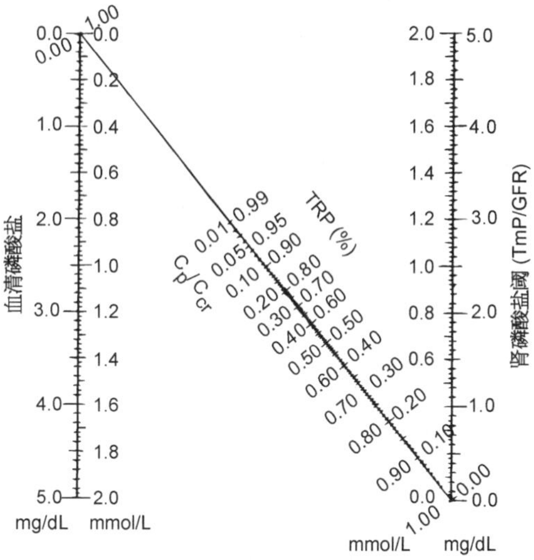

图 6.3－2　确定肾磷酸盐阈的列线图[18]

6.3.2.3.1 适应证：肾小管磷酸盐重吸收缺陷的检测。

6.3.2.3.2 检测方法：检测肾磷酸盐重吸收的百分比。使用列线图评估 TRP(图 6.3－2)需要以下步骤，在膀胱排空后的早晨收集 2 h 的尿液，检测处于禁食状态下患者的尿量、肌酐和磷酸盐。在收集尿液时间当中采集血来测定肌酐和磷酸盐。根据下式计算磷酸盐的肾小管重吸收：$\text{TRP} = 1 - \frac{C_P}{C_{cr}}$。

C_P，磷酸盐清除率；C_{cr}，肌酐清除率。

基于血清磷酸盐浓度和 TRP 值，从列线图上读出磷酸盐阈值(TmP/GFR)(图 6.3－2)。根据列线图测定 TmP/GFR：使用标尺以使右侧与 TmP/GFR 轴相交的方式连接血清和 TRP 或 C_P/C_{cr}值的 Pi 浓度。该交点对应于肾小球滤过液中患者的磷酸盐阈值，单位为 mg/dL 或 mmol/L。

6.3.2.3.3 TmP/GFR 的参考区间：请参阅表 6.3－7。

表 6.3－7　肾小管重吸收磷酸盐最大值的参考区间(TmP/GFR)

年龄/性别[18]	mg/dL	mmol/L
新生儿	4.5～10.6	1.43～3.43
3 月龄	4.6～10.2	1.48～3.30
6 月龄	3.6～8.1	1.15～2.60
2～15 岁	3.6～7.6	1.15～2.44
男性 25～35 岁	3.1～4.2	1.00～1.35
女性 25～35 岁	3.0～4.5	0.96～1.44

6.3.2.3.4 临床意义：TmP/GFR 与血清中的 Pi 浓度平行，这意味着它依赖于磷酸盐阈值，因为它全天都在变化。在上午 11 点至下午 3 点之间，随着尿中磷酸盐排泄，血清中的 Pi 和 TmP/GFR 升高[19]。

当磷酸盐流失的肾小管综合征如磷酸盐糖尿病和甲状旁腺功能亢进时，TmP/GFR 降低[20]。在发生肾结石的患者中，有 20%的患者肾小管磷酸盐阈值低于 0.70 mmol/L(2.2 mg/dL)，但对照组患者仅有 5%[21]。

6.3.3 注意事项

标本采集：食物中的磷酸盐含量影响血清磷酸盐浓度。为了尽量减少这种影响，应在禁食过夜后的早晨收集血样。血清磷酸盐存在昼夜节律，在早晨最低，午后出现高峰，晚上有轻微的下降，深夜有一个高峰。最高值和最低值之间相差 30%，绝对值约为 0.39 mmol/L(1.2 mg/dL)[19,38]。

标本：血清优于血浆，血清水平比血浆中高 0.06～0.10 mmol/L(0.2～0.3 mg/dL)。血清必须在 2 h 内与红细胞分离，因为磷酸盐会由于温度从血细胞中逸出，导致测量值升高。溶血血清是不可接受的，因为有机磷酸酯中分离出来的磷酸盐会释放入血清。从理论上讲，测量的磷酸盐可能比实际值高 20%。血小板增多也与磷酸盐值升高有关。

检测方法：除溶血外，高脂血症和高胆红素血症干扰磷酸盐测定。由于光谱干扰而造成混淆，因为大多数分析系统中使用的磷钼酸盐法在 340 nm 检测[39]。

干扰因素：未修改的酸性钼酸铵法产生 19%假性高结果。Pi 浓度的假性增加是由于反应混合物中沉淀物的形成。沉淀由免疫球蛋白和未修饰的酸性钼酸盐试剂之间的相互作用形成。将样品稀释至约 40 g/L 总蛋白会减少沉淀，但并不完全消除干扰[40]。

稳定性：全血在室温下最多 1 天，之后结果会升高，9℃时增加到 4 天后。血清在室温下 2 天，在 9℃下 7 天[41]。

6.3.4 生物化学和生理学

磷是细胞和细胞器的基本结构成分之一，它在代谢能的产生、储存和释放中起着积极的作用。具体而言，磷酸盐是：

- 作为核蛋白、核酸的组成部分，并以磷脂的形式存在于细胞膜中。
- 在线粒体氧化磷酸化过程中产生 ATP。
- 在糖原分解和糖酵解中。
- 以 2,3 二磷酸甘油酸的形式调节氧合血红蛋白的氧分解。
- 以 NADP 的形式参与许多酶促反应。
- 在许多功能中，有机体需要 ATP，如肌肉收缩、中枢神经系统运行和电解质转运。
- 作为骨骼的重要组成部分。

所有上述功能都受到磷酸盐缺乏的影响。

6.3.4.1 细胞内磷

细胞内磷浓度约为 1 mmol/L(3.1 mg/dL)。大部分细胞内磷以有机化合物(脂质、碳水化合物中间产物)的形式存在，并在运输过程和细胞生长过程中起作用。促进有机磷结合的条件，如给予治疗高糖血症的胰岛素，导致磷酸盐从细胞外转移到细胞内。

涉及酸中毒的代谢疾病导致氧化磷酸化、糖酵解及细胞内磷酸酯水解降低。释放的磷酸盐转移到细胞外并导致磷酸盐增加。在缺乏磷酸盐供应或分解代谢不足的情况下，尽管磷酸盐通过肾脏排泄，但因为细胞内磷酸盐不断补给，血浆磷酸盐的浓度长时间保持不变。仅当合成代谢恢复且磷酸盐从细胞外转移到细胞内隔室时才发生低磷酸盐血症。在严重营养不良的情况下，由于大量输注葡萄糖可能会导致致命严重的低磷血症。

6.3.4.2 磷酸盐动态平衡

磷酸盐存在于许多食品中，如肉类和蔬菜。膳食磷酸盐的平均摄入量为每日 1 000 mg，其中大约 70%被小肠吸收。每天约有 200 mg 内源性的磷酸盐被分泌到肠内并被重新吸收。

体重 70 kg 的男性机体组织中含有约 0.7kg 的磷酸盐，其中 85%位于骨骼中，约 15%包含在软组织中，并且 0.3%位于胞外腔室中。骨骼储藏人体的磷酸盐，而肾脏调节磷酸盐体内平衡。磷酸盐血浆浓度为 1.1 mmol/L(3.4 mg/dL)，GFR 为 180 L/24 h 时，过滤 6.3 kg 磷酸盐。大约 80%的过滤负荷在近端被重新吸收，在远端小管被重新吸收 10%。肾脏重吸收磷酸盐的能力由 TmP 决定(TmP/GFR)。肾脏根据摄入量调节磷酸盐的排泄。肠道磷酸盐的摄入减少是由于 TmP/GFR 升高，肠道磷酸盐摄入量增加是由于 TmP/GFR 降低。

伴随慢性肾功能衰竭，血流动力学和形态学发生变化来维持磷酸盐体内平衡[42]，包括肾单位节段肥大和肾小管磷酸盐处理。其余肾单位的 TmP/GFR 增加，使得磷酸盐血浆浓度长时间保持正常。

6.3.4.3 肾脏和肠道处理磷酸盐

机体通过调节磷酸盐的肠吸收机制来维持磷酸盐的内稳态和血清浓度。如果因饮食摄入量增加或由于 GFR 减少导致血浆磷酸盐浓度升高，则肠内磷酸盐吸收减少。在这种情况下，通过增加 FGF23 完成调节，其减少肾脏中磷酸盐的重吸收并导致磷酸尿。PTH 具有相同的效果。

60%～80%的磷酸盐在小肠中被吸收，净排泄为肾小球滤过减去肾小管重吸收。肠吸收和肾重吸收通过钠依赖性协同转运蛋白(图 6.3-3)。

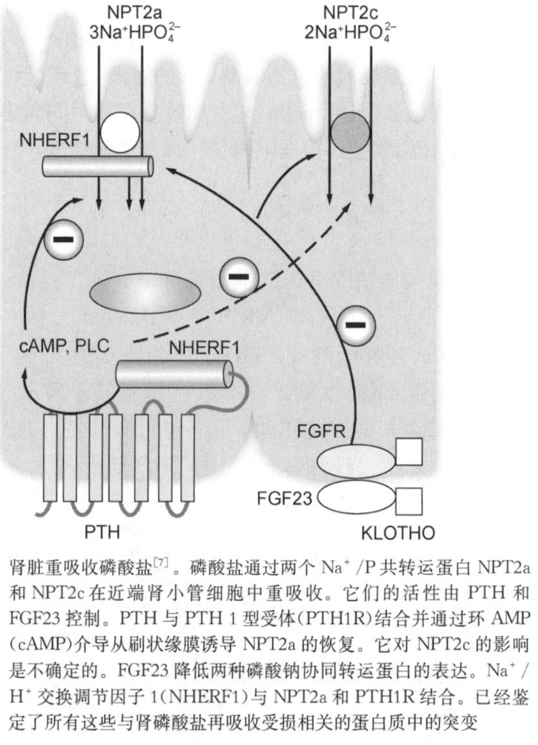

图 6.3-3 肾脏重吸收磷酸盐[7]。磷酸盐通过两个 Na^+/P 共转运蛋白 NPT2a 和 NPT2c 在近端肾小管细胞中重吸收。它们的活性由 PTH 和 FGF23 控制。PTH 与 PTH 1 型受体(PTH1R)结合并通过环 AMP(cAMP)介导从刷状缘膜诱导 NPT2a 的恢复。它对 NPT2c 的影响是不确定的。FGF23 降低两种磷酸钠协同转运蛋白的表达。Na^+/H^+ 交换调节因子 1(NHERF1)与 NPT2a 和 PTH1R 结合。已经鉴定了所有这些与肾磷酸盐再吸收受损相关的蛋白质中的突变

肾小管刷状缘膜包含共转运蛋白 NPT2a 和 NPT2c，小肠主要含有 NPT2b。NTP2a 转运 3 个钠离子和 1 个磷酸根阴离子，NTP2c 转运 2 个钠离子和 1 个磷酸根离子。NPT2a 和 NPT2c 在肾脏的刷状缘膜中表达，通过磷酸盐、FGF23 和 PTH 的增加而迅速下调，但几天后小肠的 NPT2c 才表达[7]。肾协同转运蛋白基因的失活通过增加磷酸盐的排泄而诱导低磷血症，导致骨骼脱矿质和肾结石的形成。

6.3.4.4 血清磷酸盐

血清中的磷酸盐水平约为 4 mmol/L，其中 70% 以有机形式存在，主要以磷脂形式存在。其余为无机磷酸盐，其中 70% 为游离形式，15% 为蛋白质结合形式，5% 与镁或钙结合。

血清磷酸盐水平受肠道磷酸盐吸收、肾磷酸盐处理和细胞外磷酸盐与骨或细胞内液中磷酸盐平衡的调节。PTH、1,25$(OH)_2$D 和 FGF23 通过调节肠磷酸盐吸收、肾磷酸盐再吸收和(或)骨代谢来调节血清磷酸盐。

6.3.4.5 PTH

PTH 对肾脏的作用如下：PTH 与近端肾小管细胞的 PTH 受体 1 结合，刺激 cAMP 和磷脂酶 C 的合成，并通过阻止 NPT2a 的表达来减少肾磷酸盐的重吸收(图 6.3-3)。PTH 还增加肾磷酸盐的排泄，但是 PTH 是否有直接作用尚不清楚，因为磷酸盐浓度的变化总是涉及钙的变化。目前推测 PTH 没有直接的磷酸盐效应[7]。

6.3.4.6 FGF23

FGF23 蛋白由 251 个氨基酸组成，并且在生物体发育期间形成于骨细胞及其他组织中。它通过与跨膜蛋白 klotho 结合的 FGF 受体(FGFR)发挥其作用(图 6.3-3)。klotho 是一种辅助受体，可增加 FGFR 对 FGF23 的敏感性。FGF23 直接作用于甲状旁腺以降低血清 PTH。在没有功能性 klotho 时，FGF23 的血浆浓度很高，但对降低 PTH 水平无效。

FGF23 通过降低近端小管中的磷酸盐重吸收来诱导磷酸尿并抑制肾 25-OHD-1α-羟化酶，从而导致 25(OH)D 至 1,25$(OH)_2$D 的转化减少。过量的 FGF23 引起明显的低磷酸盐血症、肾磷酸盐消耗及对低磷血症程度来说不合适的低水平 1,25$(OH)_2$D[43]。血浆 FGF23 浓度随着 GFR 的下降而增加且与血清中的磷酸盐浓度相关，磷酸盐的部分分泌量可用于区分对盐水摄入和纠正碱中毒有反应的容量耗竭患者和没有反应的患者。CKD 中 FGF23 早期升高通过增加肾磷酸盐排泄和降低磷酸盐的肠吸收来防止高磷酸盐血症。通过抑制 25-OHD-1α-羟化酶及其相关的 1,25$(OH)_2$D 的降低，FGF23 水平升高可引起继发性甲状旁腺功能亢进症。钙、磷酸盐、PTH、FGF23 和 1,25$(OH)_2$D 之间的关系见图 6.3-4。

透析患者 FGF23 值显著增加，并且意味着难治性 sHPT 的发展。磷酸盐的限制导致 FGF23 下降、肾磷酸盐重吸收减少，并且由于 1,25$(OH)_2$D 的增加而肠磷酸盐吸收增加[44]。

大约 90% 3 期和 4 期慢性肾病患者的 FGF23 浓度升高而没有高磷酸盐血症，并且超过 53 个月的研究已经表明具有更高 FGF23 值的患者比低值患者在肾功能不全更为突出[45]。透析开始时增加的 FGF23 水平也与透析第一年的较高死亡率有关。根据一项研究[46]，四分位数最高的患者死亡风险是 FGF23 值第一个四分位数的 6 倍。

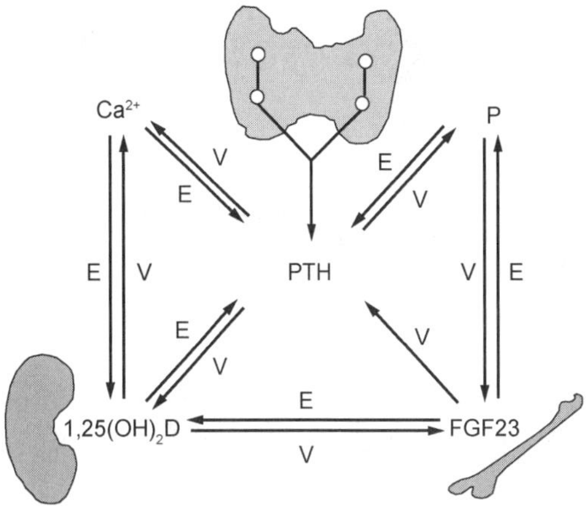

图 6.3-4 Ca、磷酸盐、PTH、FGF23 和 1,25$(OH)_2$D 之间的相互关系[34]。E，上升；V，降低

6.4 甲状旁腺激素

Lothar Thomas

6.4.1 引言

循环甲状旁腺激素(PTH)调节正常的骨骼和矿物质离子平衡，并且在骨骼疾病的发病机制、原发性和继发性甲状旁腺功能亢进症，尤其是晚期肾功能不全中尤为重要[1]。

PTH 是由甲状旁腺产生的 84 个氨基酸的多肽[PTH(1～84)]，并且在这些腺体内的部分降解导致完整激素和各种片段分泌到外周血中。它通过前 34 个氨基酸，即 N 末端结构，发挥对骨和肾的经典生物学作用[2]。PTH 活性通过与 PTH 受体 PTH1 的相互作用而介导。PTH 通过以下途径发挥钙稳态作用：

- 从骨骼释放钙。
- 增加肾小管钙重吸收。
- 刺激肾脏 1,25$(OH)_2$D(钙三醇)形成，增加小肠中钙的吸收。外周血中钙的增加通过反馈抑制作用抑制 PTH 的排泄。
- 由于抑制肾近端肾小管细胞中的磷酸钠协同转运蛋白引起磷酸盐效应。

除了完整的 PTH(1～84)之外，甲状旁腺中形成的或由肝产生的 PTH 片段在血浆中循环。释放后，PTH(1～84)在肝脏库普弗细胞中发生蛋白水解降解。产生的羧基末端(C 末端)PTH 片段重新进入循环，但 N 末端片段不进入循环。PTH 片段和完整的 PTH 经肾排泄。C 末端片段的半衰期比完整 PTH 延长 5～10 倍。作为不同半衰期的结果，在正常血钙患者中测量以下比例的免疫反应性 PTH：大约 5%～30% 完整的 PTH(1～84)、大约 70%～95% 的 C 端片段、大约 4%～8% 的 N 末端片段。

6.4.1.1 循环免疫反应性 PTH 形式[2]

PTH(1～84)：根据生物学效应，PTH(1～84)在以下结构中被区分(图 6.4-1)。

34 个氨基酸的氨基末端结构，通过其前 34 个氨基酸(N 末端)发挥其生物学作用。它与 1 型 PTH/PTHrP 受体结合，激活 Gs 蛋白介导的靶器官信号传导(图 6.2-4)。N 末端的前

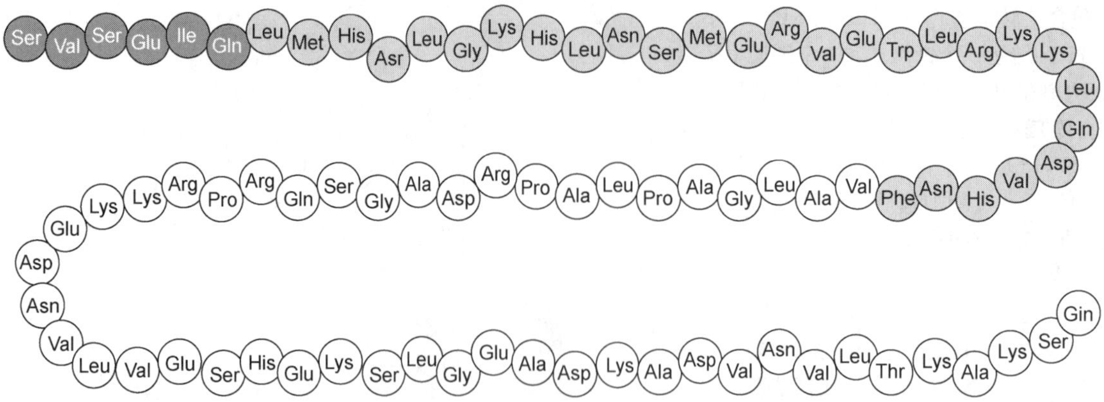

图 6.4－1 PTH 1～84。34 个 N 末端氨基酸介导与 1 型 PTH/PTHrP 受体的结合，并且前 6 个 N 末端氨基酸介导生物学活性

6 个氨基酸对于结合 1 型 PTH/PTHrP 受体很重要。用于测定 PTH 1～84(完整 PTH 测定)的大多数免疫测定法在 PTH(1～34)结构的区域 13～34 中具有其主要表位，早期表位如 12～18 和 13～24 比远端表位 26～32 更频繁[2]。

末端 50 个氨基酸的羧基末端结构对 1 型 PTH/PTHrP 受体没有直接影响。

PTH 片段：① C－PTH 片段：这些片段缺少 N 端的较小或较大部分。在健康人群中，这一比例约为 80%，慢性肾脏疾病的比例高达 95%。C－PTH 片段在循环中被离子钙急剧调节，此调节在钙的参考区间内运行。低钙血症有利于 PTH(1～84)在 C－PTH 片段上的分泌[2]。② N－PTH 片段：这种片段不是肝脏中 PTH(1～84)的蛋白水解降解产物，而是由甲状旁腺分泌并构成 4%～8%的免疫反应性 PTH。在慢性肾病的最后阶段，这一比例可以增加到 15%。原发性甲状旁腺功能亢进症患者的 N－PTH 片段也越来越多地分泌出来。

非(1～84)PTH 片段[3]：非(1～84)PTH 片段或氨基末端(N)截短的 PTH 片段是具有部分保留 N 结构的大循环羧基末端(C)片段。最长的片段从第 4 位开始，在第 15 位最短。从第 7 位开始的肽作为非(1～84)PTH 片段的主要成分出现。非(1～84)PTH 片段不同于其他循环 C－PTH 片段，因为它们能够在完整的 PTH 测定中与 13～34 结构反应[3]。它们 C 末端片段的比例约为 10%，并且在健康个体中，约 20%的 PTH 可用完整的 PTH 测定法测量。在慢性肾脏疾病中，非(1～84)PTH 片段的比例可高达 45%。

一个重要的非(1～84)PTH 片段是 PTH 7～84。它不与 PTH/PTHrP1 结合，无生物活性，并且没有钙调节作用。然而，PTH 7～84 结合于与 PTH C 端部分(C－PTH 受体)反应的受体。这些受体位于溶骨细胞上。PTH 7～84 抑制骨吸收，其由破骨细胞活化物质如 $1,25(OH)_2D$、前列腺素 E_2 和 IL－11 触发。PTH 7～84 也应该具有低血钙特性并抵消 PTH 的钙增加作用。

6.4.2 适应证

- 与甲状旁腺功能亢进相关的高钙血症和其他形式的高钙血症之间的区别。
- 评估慢性肾病患者的骨代谢和治疗监测。
- 维生素 D 缺乏的患者。
- 吸收不良综合征的患者。
- 在甲状旁腺切除术期间检查残留 PTH 分泌物时，或在大型甲状腺肿手术期间。

6.4.3 检测方法

有三代 PTH 测定法测量不同 PTH 的循环形式[4]。

第一代测定：使用针对 PTH 分子的中间或羧基末端部分(如 53～84 PTH 或 44～68 PTH)表位的不同多克隆抗体，通过放射免疫测定法(RIA)测量 PTH。除 PTH 1～84 外，RIA 主要测量 PTH 片段。由于低检测限和与 PTH 片段的交叉反应性，这些测定大部分被第二代测定所取代。

第二代测定(完整 PTH 测定)[4]：第二代测定是免疫测定法(IMA)，使用针对 PTH 内不同表位的两种不同抗体(1～84)。捕获抗体针对 C 末端结构内的表位(如表位区域 39～84)。检测抗体(第二抗体)针对氨基末端表位。大多数检测抗体在 PTH(1～34)结构的区域 13～34 具有其主要表位，早期表位如 12～18 和 13～24 比远端表位 26～32 更频繁。检测抗体还可以结合截短的 N 末端片段如 PTH 7～84。第二代测定检测不到中间区域的 C－PTH 片段，如 53～84 和 44～68，这些片段可通过第一代测定检测到。第二代测定的表征显示检测抗体不仅检测完整的 PTH(表位区 PTH 1～34、PTH 2～34)，而且还检测 N 末端截短的 PTH 片段(PTH 7～84)。

第三代测定(生物活性 PTH 1～84 测定)：第三代免疫测定双位点法使用与第二代测定相似的捕获抗体。检测抗体针对 PTH 分子末端氨基末端(区域 1～4)的表位。第三代测定不与 PTH 7～84 和其他氨基末端截短的 PTH 片段交叉反应。在来自健康个体的样品中，第三代测定测量的值大约为第二代测定的一半，但样本中只有 PTH(1～84)时，得到与第二代测定相同的值[5]。

如果用第二代和第三代测定法测量患者样品，则生物活性 PTH 测定与完整 PTH 测定的结果比值可以计算得到氨基末端截短的 PTH 片段，如 PTH 7～84 的比例。这些片段对 CKD 患者起着重要作用。

KDIGO 指南认识到第三代检测对 CKD 患者具有潜在益处，但他们建议继续使用第二代检测方法，直到获得更详尽的结果。

6.4.4 样本要求

早晨在禁食状态下的血清、血浆 1 mL。对于透析患者，应在透析前抽取血液样本。

6.4.5 参考区间(表 6.4-1)

表 6.4-1 PTH 的参考区间

PTH	参考区间
完整的 PTH	1.5～6.5 pmol/L(15～65 ng/L)[6]
生物活性 PTH	根据制造商的不同，上限参考区间值大约为第二代 PTH 检测的 50%～60%。

换算公式：ng/L×0.106＝pmol/L

6.4.6 临床意义

实验室使用第二代测定法测量 PTH，并将结果指定为完整的 PTH，因为他们知道所测量的不仅仅是 PTH(1～84)。在下文中，缩写 PTH 指代刺激 PTH/PTHrP 受体的完整 PTH。

PTH 由甲状旁腺分泌，主要是对血液离子钙(iCa)变化的反馈。在低钙血症的情况下，iCa 的正常化通过经甲状旁腺 PTH/PTHrP 受体刺激后的 PTH 分泌来实现。在正常血钙的情况下，iCa 的调节主要由 C-PTH 片段完成。在高钙血症中，PTH 分泌受到抑制，血清 PTH 下降。由于 PTH 片段(7～84)升高，因此 C-PTH 片段/PTH 的比例增加。

带有或不带有部分 N 末端的 C-PTH 片段不刺激 PTH/PTHrP 受体。如果由于进行性的低钙血症，如慢性肾脏疾病、维生素 D 缺乏或部分去除甲状旁腺导致的继发性甲状旁腺功能亢进症需要更多的 PTH，则机体分泌更多的 PTH 且 C-PTH 片段/PTH 的比率降低。与此相反的是肿瘤高钙血症和维生素 D 治疗。血清钙与 PTH 的关系见图 6.4-2。与甲状旁腺功能亢进症和甲状旁腺功能减退症有关的疾病见表 6.4-2，甲状旁腺功能亢进的实验室检查结果见表 6.4-3。

表 6.4-2 甲状旁腺功能亢进症和甲状旁腺功能减退症相关疾病和病症

疾病/病症	临床和实验室结果
原发性甲状旁腺功能亢进症(pHPT)[9]	pHPT 的原因常常是一个单个的甲状旁腺腺瘤，很少出现所有甲状旁腺增生，并且仅有极少数是甲状旁腺癌、家族性 pHPT 或多发性内分泌瘤(MEN)。孤立性腺瘤是单克隆或寡克隆肿瘤，在多腺体 pHTP 中也是如此。甲状旁腺腺瘤反映了甲状旁腺祖细胞中体系或种系突变的过度生长。孤立性腺瘤约占 pHPT 的 85%。其余大部分患者出现多发性甲状旁腺功能亢进(增生、多发性腺瘤和多克隆亢进)。少于 1%的患者有甲状旁腺癌。大约 75%散发性 pHPT 患者是平均年龄 55 岁的女性。每年发病率为 10/10 万。大约 80%的 pHPT 病例是散发性的，20%的病例是遗传性的。在遗传形式中有： - 多发性内分泌肿瘤 1 型(MEN 1 型)：这些患者具有各种肿瘤组合(如甲状旁腺、肠胰腺、腺垂体和其他肿瘤)。到 40 岁时，1 型 MEN 患者出现内分泌紊乱，其发生率如下：甲状旁腺功能亢进 85%，Zollinger-Ellison 综合征 35%，催乳素瘤 25%。原因是存在抑制肿瘤抑制基因 *MEN1* 的生殖细胞突变。 - 家族性低尿钙性高钙血症。该病症基于编码钙敏感受体基因的失活突变，其导致甲状旁腺细胞对血浆钙抑制不敏感。 - 新生儿重症 pHPT。新生儿的所有甲状旁腺明显增大，PTH 血清水平非常高，高于 4 mmol/L(16 mg/dL)的高钙血症。钙敏感受体基因的病理生理学纯合性失活性种系突变是导致该疾病的原因。 - 约 5%的 pHPT 患者具有抗钙敏感受体的自身抗体。自身抗体的病理生理作用未知[10]。 pHPT 的表现：PTH 过量表现为骨骼、肾脏和胃肠道中钙和磷酸盐的异常通量。 - 持续升高的 PTH 水平对骨骼有分解代谢作用，并导致骨矿物质疾病(BMD)伴骨质减少和骨折风险增加，尤其是椎骨骨折。PTH 诱导的骨吸收增加导致高钙尿症。在骨密度测量中，约 15%的患者腰椎 Z 评分小于-1.5。尽管如此，大部分轻度 pHPT 患者未见明显改变。在伴有骨受累的甲状旁腺切除的患者中，在 1 年后观察到骨密度增加 6%～14%[11]。 - 约 20%的 pHPT 患者患有肾结石。超过 90%的肾结石患者在甲状旁腺切除术后不再发生肾结石。 - 在 pHPT 中，高钙血症导致高尿钙，且 PTH 刺激 $1,25(OH)_2D$ 的合成增加导致吸收性高钙尿症。 临床症状[12]：大多数 pHPT 患者没有与 pHPT 或高钙血症有关的症状，但高达 50%的患者有轻度症状，如疲劳或肌肉无力。在无症状患者中，只有 25%患有进行性疾病。骨质减少一般发生在 10 年后。 实验室检查结果：一些 pHPT 患者的钙浓度升高仅仅低于 0.25 mmol/L(1 mg/dL)。pHPT 和<45 岁高钙血症患者的 PTH 通常不超过参考区间值上限[6.5 pmol/L(65 ng/L)]。这是因为年轻人的 PTH 比老年人低。在这些情况下，怀疑 pHPT 的阈值应该在 4.5 pmol/L(45 ng/L)左右[13]。偶尔 pHPT 患者持续存在正常的钙水平，但 PTH 浓度升高。如果排除了所有 sHPT 的原因，这代表了 pHPT 的早期表现。血钙值高于 6.5 pmol/L(65 ng/L)的高龄患者提示 pHPT。在一项研究中[14]，在 56 例经手术确诊的 pHPT 患者中，只有 1 例 pHPT 值较低；所有患者的中位数为 16.1 pmol/L(165 ng/L)，最高水平为 113 pmol/L(1 200 ng/L)。排除维生素 D 缺乏症是重要的[25(OH)D<20 μg/L]。低磷血症或低于 1.13 mmol/L(3.5 mg/dL)的值仅出现在 40%的无症状患者中，高钙尿症也是如此。依据 pHPT 的进展程度，骨重建的生化标志物，如 ALP、骨 ALP 和吡啶啉可能会升高(表 6.4-3)。在许多情况下，ALP 和骨吸收标记都是正常的。血清中的 25(OH)D 偏低或正常，$1,25(OH)_2D$ 接近上参考区间值或稍微升高。 无症状患者的手术指征：根据美国国家卫生研究院的共识，标准[15]为：血钙超过 3.0 mmol/L(12 mg/dL)，钙排泄超过 400 mg(10 mmol/L)/24 h，骨密度降低(Z 评分小于-2)，在没有其他原因的情况下 eGFR 降低，年龄小于 50 岁。
新生儿严重甲状旁腺功能亢进症(NSHPT)	平均 PTH 比参考值上限高 10 倍，钙浓度升高中等[3.0～3.25 mmol/L(12～13 mg/dL)]至严重[7.5 mmol/L(30 mg/dL)]。尽管有高钙血症，但仍有相对低钙尿症。
术中 PTH 测量	甲状腺全切除术后最常见的并发症是甲状旁腺功能减退症，并且在甲状旁腺手术后持续性甲状旁腺功能亢进症。通常在手术前以及甲状腺移除后或甲状旁腺切除术后 10 min 测量 PTH 浓度。在甲状腺切除术后出现症状性低钙血症的患者中，PTH 浓度为 0.77 pmol/L±1.2 pmol/L(7.6 ng/L±12.0 ng/L)，而无症状患者为 5.8 pmol/L±3.2 pmol/L(55.7 ng/L±31.8 ng/L)。术中 PTH 低于 1 pmol/L(10 ng/L)对甲状旁腺功能减退症的阳性预测值为 100%，阴性预测值为 91%[16]。在甲状旁腺手术中，如果 10 min 消融后样品中的 PTH 浓度与切除前值相比下降超过 50%[17]，则残留甲状旁腺功能亢进症的可能性不大。使用第三代 PTH 测定法，在 5 min 内发生 50%的下降[18]。低钙血症及其相关症状的发作通常在手术后 6～24 h 内发生。
继发性甲状旁腺功能亢进症(sHPT)	显著的甲状旁腺增生是 sHPT 的原因。常见的原因是 CKD、缺钙或 25(OH)D 缺乏(如在吸收不良的情况下)。
- CKD 和 sHPT[19-21]	如果 GFR 降至 30 mL/(min·1.73 m^2)以下(如 CKD 阶段 4～5 期)，则 CKD 中发生 sHPT。PTH 的增加使近端肾小管细胞的磷酸钠共转运蛋白失活并引起磷酸盐再吸收减少。高磷酸盐血症、低钙血症和减少的 $1,25(OH)_2D$ 合成诱导 PTH 分泌增加。结果是甲状旁腺弥漫性或结节性增生。增生不仅导致甲状旁腺体积增加，而且导致钙敏感受体和维生素 D 受体下调。

续 表

疾病/病症	临床和实验室结果
- CKD 和 sHPT[19-21]	由于离子钙(iCa)依赖性信号传导影响三种甲状旁腺功能,即 PTH 基因表达、PTH 分泌和甲状旁腺细胞增殖,因此血液中 iCa 水平的降低被认为是 CKD 中 sHPT 的触发原因。另一种不同的理论则强调磷酸盐的作用。在 CKD 中,磷酸盐被保留,并且由此产生的高磷酸盐血症降低了 25-OHD-1α-羟化酶的活性,因此较少的钙被肠吸收。磷酸盐的增加导致 FGF23 分泌增加。在这种情况下,存在以下表现:伴有低钙血症的高磷酸盐血症,1,25$(OH)_2$D 降低,PTH 和 FGF23 升高。根据最近的观点,GFR 下降首先导致 1,25$(OH)_2$D 下降,继而影响 PTH。PTH 的增加先于磷酸盐和钙的减少。根据其他理论,高磷酸盐血症不会触发 sHPT,而只是加强它(见 6.3)。CKD 诱导的 sHPT 的后果是 CKD-MBD,其中钙和磷酸盐代谢紊乱导致血管和软组织钙化。 CKD 中的 sHPT 通过刺激成骨细胞活性和破骨细胞增殖来增加骨转换。sHPT 和骨矿化缺陷的组合导致各种形式的肾骨营养不良(ROD)(见 1.3)。 实验室检查结果[21]:PTH 浓度是治疗 CKD-MBD 的重要标准。因此,在 CKD 5 期中,通过施用维生素 D、钙三醇或维生素 D 类似物,PTH 值应该维持在参考值上限 2~9 倍。在一项透析患者研究[5]中,第二代 PTH 值为 223 ng/L(范围 5~2 844 ng/L),而第三代 PTH 为 138 ng/L(范围 4~1 580 ng/L)。PTH 值低于 6.5 pmol/L(65 ng/L)时,48%~75%的病例出现无力性骨病(ABD)。ABD 很可能在 PTH 值低于 15 pmol/L(150 ng/L)和骨碱性磷酸酶低于 7 μg/L 时发生。 磷酸盐的目标值为 1.13~1.78 mmol/L(3.5~5.5 mg/dL),钙的目标值为 2.1~2.4 mmol/L(8.4~9.6 mg/dL)。KDIGO[21](CKD-MBD)生化诊断的建议见表 6.4-4。
- 维生素 D 缺乏症[22]	1,25$(OH)_2$D(骨化三醇)是骨矿物质代谢中最重要的类固醇激素。其前体 25(OH)D(骨化二醇)通过饮食中肠内吸收或在皮肤中合成。骨化二醇存在于循环中,与维生素 D 结合蛋白结合。第一步是在肝脏中进行 25-羟基化,接着在肾脏中进行 1α-羟基化。活性激素通过维生素 D 受体发挥其作用。当 25(OH)D 浓度降至 15 μg/L 以下时,PTH 升高以保持钙浓度。
银屑病	银屑病患者的 PTH 值显著高于健康人。在一项研究中,银屑病患者的 PTH 为 42.3 ng/L±1.8 ng/L,而对照组为 23.4 ng/L±9 ng/L[23]。
甲状旁腺功能减退[24]	甲状旁腺功能减退会引起低钙血症,因为 PTH 分泌降低,不足以从骨骼中调动钙、从远侧肾单位重吸收钙,并刺激肾脏 25-OHD-1α-羟化酶。由于 1,25$(OH)_2$D 生成减少,导致肠道维生素 D 吸收下降。甲状旁腺功能减退症可以是先天性的或后天性的。必须评估血清钙水平的降低,通常通过额外测定磷酸盐、PTH 和肌酐来完成。 实验室检查结果:患者的 PTH 水平异常降低伴 iCa 或白蛋白校正钙降低(见 6.2)。磷酸盐水平升高或处于参考区间值上限。25(OH)D 的测定对于排除维生素 D 缺乏很重要。还应确定镁的浓度,因为高镁血症和低镁血症均可通过诱导功能性甲状旁腺功能减退症引起低钙血症。低镁血症伴轻度低钙血症的情况下,PTH 浓度过低或接近参考区间值下限。原因是镁对于 PTH 分泌和钙敏感受体的功能都是必需的。在高镁血症中,甲状旁腺不能分泌足够的 PTH,因为由于镁过量或由于肾功能不全导致分泌受到抑制。
- 获得性甲状旁腺功能减退症	后天性甲状旁腺功能减退是甲状腺或甲状旁腺手术或颈淋巴清扫术最常见的结果。根据定义,它存在于手术后 6 个月,PTH 分泌不能维持正常血浆钙浓度。PTH 水平要么检测不到,要么低于 0.7 pmol/L(7 ng/L)。血清钙通常低于 2.25 mmol/L(9.0 mg/dL),磷酸盐高于 1.45 mmol/L(4.5 mg/dL)。酒精中毒、铝中毒和低镁血症可导致暂时性甲状旁腺功能减退症。
- 免疫介导的甲状旁腺功能减退症[25]	在特发性甲状旁腺功能减退症中,针对钙敏感受体(CaSR)的自体抗体发挥作用。与特定人类白细胞抗原 DR 单倍型相关的 CaSR 自身抗体的存在表明器官特异性自身免疫性。临床症状是强直-阵挛性发作、基底节钙化和白内障。 实验室检查结果:一过性低钙血症,高磷酸盐血症,PTH 值降低或接近参考区间下限,25(OH)D 正常,镁、ALP 升高。
- 先天性甲状旁腺功能减退症	- 家族性高钙尿低钙血症:CaSR 基因突变,PTH 分泌受到抑制。轻度低钙血症和低镁血症,高钙尿症,PTH 降低或低于正常值。 - 家族性孤立性甲状旁腺功能减退症:导致 PTH 分泌不足的 CaSR 信号肽突变。 - X 连锁的甲状旁腺功能减退:染色体 2p25.3 和 Xq27.1 的缺失导致甲状旁腺发育不良。 - 更多疾病:DiGeorge 综合征、甲状旁腺功能减退综合征、耳聋和肾脏异常、甲状旁腺功能减退症的生长和智力低下和畸形症。
假性甲状旁腺功能减退症Ⅰ型(PHPⅠ)[26]	PHPⅠ被定义为 PTH 抵抗,其导致 PTH 水平代偿性升高、低钙血症、高磷酸血症。该病分为三组,即 PHPⅠa、PHPⅠb 和 PHPⅠc。与 PHPⅠa 和 PHPⅠc 相反,PHPⅠb 患者的缺陷受限于 PTH 对近端肾小管的抵抗。因此,这些患者没有表现出 Albright 遗传性骨营养不良症(AHO)的临床表现。 PHPⅠ是由调节区中的突变引起的,该突变导致编码 GNAS 复合物[刺激性 G 蛋白 α 亚基(Gsα)]的 *GNAS* 基因的组织特异性转录减少。此外,*GNAS* 基因的交替剪接变体似乎参与转录调节,并从不同的启动子区域和替代的第一外显子转录。Gsα 位于 1 型 PTH/PTHrP 受体的下游(见 6.2.3)。在 PHPⅠa 和 PHPⅠc 中,通过 1 型 PTH/PTHrP 受体介导钙和磷酸盐体内平衡的 PTH 依赖性调节受到 cAMP 介导的影响。
- 假性甲状旁腺功能减退症Ⅰa 型(PHPⅠa)	临床表现:PHPⅠa 也称为 Albright 遗传性骨营养不良症(AHO),其特征为身材矮小、肥胖、圆脸、短指、异位钙化、智力低下。 实验室检查结果:PTH 抵抗最大程度影响近端小管。近端小管中的磷酸盐分泌减少并导致高磷酸盐血症和低磷酸尿症;cAMP 的排泄也减少(见 6.6)。由于 25-OHD-1α-羟化酶的刺激减少,其合成部分依赖于 cAMP 的形成,1,25$(OH)_2$D 的血清浓度也降低(表 6.4-5)。
- 假性甲状旁腺功能亢进症Ⅰb 型(PHPⅠb)	这种类型的特征是 PTH 抵抗性低钙血症和高磷酸盐血症,没有出现 PHPⅠa 中的 AHO 临床症状。低钙血症在生命的第一个十年中发展。钙和磷酸盐浓度的变化取决于 PTH 抵抗的程度。来自骨骼的 PTH 依赖性动员钙和磷酸盐似乎是正常的,但有时如此显著以至于发生类似于甲状旁腺功能亢进症中所见的骨骼疾病;因此,在这些情况下,使用假低甲状旁腺功能亢进(PHP-HPT)这个术语。 实验室检查结果:基于临床和实验室检查结果,PHPⅠb 的诊断可能很困难。这是因为低钙血症在出生时或幼儿时期尚未出现,并且可能仅在后期以惊厥的形式出现。此外,PHPⅠb 和Ⅱ型 PHP 具有相同的 GNAS 蛋白活性,因此这两种类型不能通过测量 cAMP 排泄来区分。因此推荐分子遗传诊断[27]。
- 假性甲状旁腺功能减退Ⅰc 型(PHPⅠc)和Ⅱ型 PHP	这两种假性甲状旁腺功能减退症的特征在于程度比上述类型更小。Ⅱ型 PHP 患者与 PHPⅠb 患者一样,不表现出 AHO。在甲状旁腺激素试验中,它们显示正常的 cAMP 排泄和无磷酸尿。
假性假甲状旁腺功能减退症(PPHP)	在 PPHP 中,表型特征类似于 PHPⅠa。但是,没有相应的钙和磷酸盐代谢紊乱,PTH 是正常的。

表 6.4-3 甲状旁腺功能亢进症中的 Ca、磷酸盐和 PTH

疾病	Ca	磷酸盐	PTH	备注
原发性甲状旁腺功能亢进症(pHPT)	↑	↓	↑	磷酸盐大多低于 1.13 mmol/L (3.5 mg/dL)。通过血清蛋白校正钙(公式见表 6.2-2);在超过 98%的病例中大于 2.55 mmol/L (10.2 mg/dL)。
继发性甲状旁腺功能亢进症(sHPT) - 肾功能不全	↓	↑	↑	当 4 期和 5 期 CKD 的 GFR 估计值下降,如 GFR 低于 30 mL/(min·1.73 m^2)时,应定期监测 PTH。
- 吸收不良综合征	↓	↓,n	↑	在脂肪吸收不良的情况下,25(OH)D 吸收减少且 1,25$(OH)_2$D 的形成减少。
假性甲状旁腺功能减退症	↓	↑	↑	使用分子遗传学研究可以区分这些类型。

n,正常;↓,减少或下降;↑,升高或增加

表 6.4-4 根据 KDIGO 诊断和监测 CKD-MBD[19]

研究	时间间隔
CKD 3 期、儿童 2 期:钙,磷,PTH	钙和磷每 6~12 个月,PTH 基于基线水平和 CKD 进展。
CKD 阶段 4:钙,磷,PTH	每 6~12 个月,PTH 基于基线水平和 CKD 进展。
CKD 第 5 阶段(包括 5D):钙,磷,PTH	每 1~3 个月,PTH 每 3~6 个月进行一次

CKD 阶段 4~5D:ALP 每 12 个月一次,或在 PTH 升高的情况下提高频次

表 6.4-5 假性甲状旁腺功能减退症的生化和临床表现[24]

疾病	钙	磷	PTH	TSH	AHO	Gsα 活性	*GNAS* 突变
PHP Ⅰa	↓	↑	↑	↑	+	↓	+
PHP Ⅰb	↓	↑	↑	正常	−	正常	−
PPHP	正常	正常	正常	正常	+	↓	+

AHO,Albright 遗传性骨营养不良症;PHP Ⅰa,假性甲状旁腺功能减退症Ⅰa 型;PPHP,假性假甲状旁腺功能减退症;PHP Ⅰb,假性甲状旁腺功能减退症Ⅰb 型;Gsα,唾液酸核苷酸结合蛋白的 Gsα 亚基。↓,减少;↑,升高;+,有;−,无

PTH 和慢性肾病(CKD):通过使用第二代 PTH 测定,除了 PTH(1~84)片段化外,截短的 PTH 结构(如 PTH 7~84)也以不同程度测量,并指示增加的 PTH 浓度。PTH 片段在原发性和继发性甲状旁腺功能亢进症中形成的量不同[6,7]。当 PTH 水平被用作骨矿物质疾病(BMD)的替代指标时,这在 CKD 中尤其起作用。由于第二代 PTH 检测中 PTH 与片段化 PTH 结构的交叉反应,可能会导致对 BMD 状态的错误印象[8]。

6.4.6.1 PTH 和高钙血症

高钙血症是确定 PTH 最常见的指征之一。PTH 水平可用于区分 pHPT 与高钙血症的其他原因,如肿瘤高钙血症、维生素 D 中毒、结节病和家族性低尿钙性高钙血症。尽管在 95%的 pHPT 患者中 PTH 升高或接近参考区间值上限,但在剩余的高钙血症中 PTH 水平在正常的参考区间内。

6.4.6.2 PTH 和正常血钙

通常,正常血钙患者不需要测定 PTH。在患有骨病和钙水平正常的老年患者中,PTH 轻度升高可能是由于维生素 D 缺乏或 CKD 导致的 pHPT 或 sHPT 的早期征兆。

6.4.6.3 PTH 和低钙血症

低钙血症与甲状旁腺功能亢进症和 PHP 有关,在这两种情况下,PTH 都增加而钙减少。高血压和甲状旁腺功能减退症见表 6.4-2。

6.4.7 注意事项

血液采样:应该在早晨 10 点之前抽血。由于轻微的搏动和昼夜节律,夜间 PTH 水平较高。

参考区间:各种制造商的测试不会产生可比价值的 PTH。这是因为使用不同制造商的试剂盒检测,单个样品中的 PTH 差异可高达 3.4 倍[28]。根据 KDIGO 指南,CKD 患者存在一种无力性骨病,其 PTH 水平是参考区间值上限的 2 倍,因此禁止用活性维生素 D 类似物治疗这些患者。始终使用同一制造商的检测方法测量 PTH 非常重要。

稳定性[29]:血清在室温下 6 h 内、4℃下 24 h 内稳定[30]。由于不同的 PTH 检测方法,EDTA 血液或 EDTA 血浆中的值比血清中高 10%~30%,目前尚不明确原因。

干扰因素[31]:在透析患者中使用组织纤溶酶原激活物如阿替普酶可导致 24 h 内 PTH 浓度降低 2.5%~33.5%。

6.4.8 生物化学和生理学

PTH 是一种 84 个氨基酸的肽,由甲状旁腺以 PTH 1~84 的形式分泌,但是截短的 PTH 片段如 PTH 7~84 也被释放。PTH(1~84)在 2~4 min 后由肝脏从循环中移除,裂解成碎片并通过肾小球过滤排出体外。PTH 与其受体结合,仅需要前 34 个氨基酸。只有 N 末端的前 6 个氨基酸具有生物活性。

血液中的离子钙(iCa)浓度由甲状旁腺细胞的 iCa 敏感受体记录。这些细胞的高灵敏度使其能够集中调节循环中的钙含量。如果出现低钙血症,甲状旁腺会增加 PTH 分泌,由于下列 PTH 介导的作用,导致 iCa 进入细胞外间隙:① 从骨骼释放 iCa 和磷酸盐;② 诱导肾 1,25$(OH)_2$D 合成,其诱导增加的肠钙吸收;③ 肾远端小管 iCa 重吸收增加。

外周血中钙的增加通过反馈抑制 PTH 的分泌。

PTH 对组织的作用是通过 585~593 个氨基酸的 PTH/PTHrP 受体蛋白介导的[32]。受体结合 PTH(1~34)和 PTHrP。结合后,受体刺激特定的 G 蛋白,并通过两种不同的途径,即 cAMP 和 iCa 将其信号介导至细胞核(图 6.2-4)。

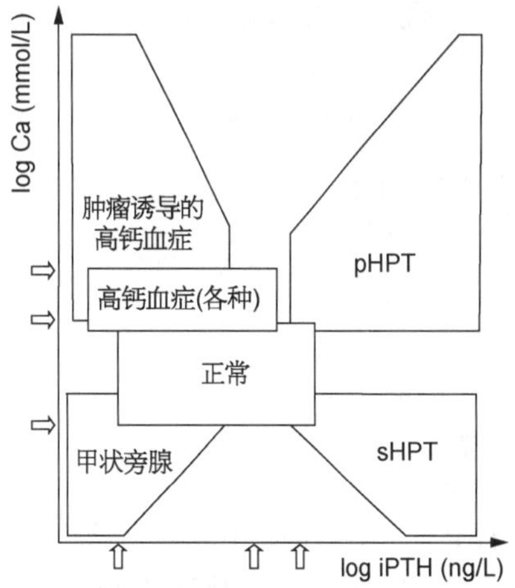

图 6.4-2 各种疾病和病症完整 PTH(iPTH)与血清钙十进制对数的关系[7]。pHPT,原发性甲状旁腺功能亢进症;sHPT,继发性甲状旁腺功能亢进

cAMP 介导的 PTH 对肾脏的作用是刺激 25-OHD-1α-羟化酶和抑制磷酸钠协同转运蛋白(图 6.3-3)。

在 PTH 刺激骨吸收钙时,PTH 对成熟破骨细胞没有直接作用,但与成骨细胞 PTH/PTHrP 受体结合。成骨细胞被激活并分泌细胞因子,以旁分泌的方式刺激前硬颗粒细胞分化为活跃的多核破骨细胞。PTH 还促进成骨细胞的细胞增殖和它们的Ⅰ型胶原产生,因此除了骨再吸收效应之外还具有骨合成代谢作用。细胞外钙代谢的调节见图 6.4-3。

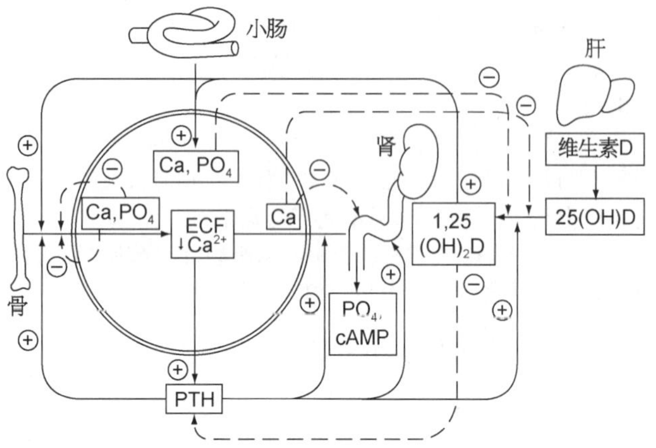

图 6.4-3 细胞外钙代谢的调节(经允许转载自参考文献[28])。cAMP,环磷酸腺苷;ECF,细胞外液;Ca,钙;PO_4,磷酸盐

6.5 甲状旁腺激素相关肽

Lothar Thomas

甲状旁腺激素和甲状旁腺激素相关肽(PTHrP)是两种肽,它们都能激活 PTH/PTHrP-1 受体,但其生物学功能存在根本差异。尽管 PTH 是钙稳态的基本调节剂,并且实质上影响骨和肾,但是 PTHrP 在许多组织中具有内分泌、旁分泌/自分泌和胞内分泌作用。PTH 和 PTHrP 对 PTH/PTHrP-1 受体具有相同的作用[1]。

6.5.1 适应证

- 已知或疑似肿瘤的高钙血症鉴别诊断(相关适应证)。
- 骨转移发展的预后因素,如乳腺癌、小细胞肺癌、肾癌。
- 监测肿瘤高钙血症的过程。
- 双磷酸盐治疗期间(相关适应证)。

6.5.2 检测方法

竞争性免疫分析:使用针对氨基末端(氨基酸 1~34)或中间区域(氨基酸 44~68 或 53~84)结构抗体的放射免疫测定或 ELISA。

免疫测定(IRMA):双位点 IRMA 具有抗 PTHrP 1~34 作为捕获抗体和抗 PTHrP 37~67 作为信号抗体。该测定检测 PTHrP(1~84)。PTHrP 18~34、PTHrP 9~34、PTHrP 1~34 和 PTHrP 37~67 在测定中不交叉反应[2]。

LC-MS/MS 测量:原理为,使用与磁珠缀合的兔多克隆抗 PTHrP 抗体从血浆样品富集 PTHrP。富集的 PTHrP 用胰蛋白酶消化,并且在多反应监测模式下用二维 LC-MS/MS 分析 PTHrP 特异性胰蛋白酶肽。

6.5.3 样本要求

肝素或 EDTA 血浆:1 mL。

6.5.4 参考区间(表 6.5-1)

表 6.5-1 PTHrP 的参考区间

放射免疫分析	PTHrP(pmol/L)
- 抗 PTHrP 1~34	<2.5[2]
LC-MS/MS	男性 0.6~3.3
	女性 0.6~2.2[3]
双位点免疫测定法	
- 抗 PTHrP 1~74	<5.1[4]
- 抗 PTHrP 1~74	<1.5[5]
- 抗 PTHrP 1~84	<1.0[6]
- 抗 PTHrP 1~86	<0.23[2]

6.5.5 临床意义

高钙血症的浓度高于 2.55 mmol/L(10.2 mg/dL)。在 80%~90%的病例中,pHPT 或恶性肿瘤是潜在的原因。肿瘤高钙血症的特征是高钙血症和低磷酸盐血症,两项实验室检查结果也表明 pHPT。而对于 pHPT,钙水平通常处于临界水平,并且大部分低于 2.55 mmol/L(11 mg/dL),但肿瘤高钙血症中钙的增加相当显著且通常高于 3.25 mmol/L(13 mg/dL)[7]。

肿瘤高钙血症的特征在于伴随着钙释放的骨吸收增加且与以下病症有关:通过局部释放细胞因子的溶骨性转移、肿瘤分泌 1,25$(OH)_2D$、肿瘤形成 PTHrP。

除了测定钙和磷之外,还需要经常测定 PTH,但不需要经常测定 PTHrP。通常,测定 PTH 就可以了,不必测定 PTHrP,因为[8],在 pHPT 的情况下,钙和 PTH 增加。在肿瘤高钙血症的情况下,钙增加,PTH 低或正常。

因此,从诊断的角度来看,只有在根据临床表现和血清/血浆中钙、磷和 PTH 水平不能充分解释高钙血症原因时,才需要测定 PTHrP(表 6.5-2)。

表 6.5-2 PTHrP 值升高的疾病和病症

疾病/病症	临床和实验室结果
恶性肿瘤	通常与 PTHrP 浓度升高相关的实体瘤是乳腺癌、肺癌、肾癌、膀胱癌和食管癌的转移性癌症。在一项研究中[7],对 123 例高钙血症患者检测 PTH 和 PTHrP,47 例患者有肿瘤高钙血症,其中 15 例 PTHrP 浓度升高。PTHrP 的诊断敏感性为 33%,诊断特异性为 95%。PTHrP 升高的患者 PTH 水平最低。高于 2.6 pmol/L(26 ng/L)的 PTH 水平预测 PTHrP 浓度正常,病理性 PTHrP 组的概率为 95%,总体高钙血症组为 100%。作者仅给出了 PTHrP 测量的低优先级。在较早的研究中[4,6],PTHrP 的诊断灵敏度为 60%~80%,这取决于所使用的测试。许多肿瘤组织学上为鳞状细胞癌的患者 PTHrP 升高伴随高血钙[4]。PTHrP 的升高并不在高钙血症之前。
恶性血液系统疾病	PTHrP 仅在这些高钙血症中发挥次要作用。多发性骨髓瘤高钙血症多由局部因素引发。根据一项研究表明[9],当广泛性淋巴结病发展时,PTHrP 在 B 细胞淋巴瘤中增加。PTH 为较低的正常浓度,1,25$(OH)_2D$ 正常。

续 表

疾病/病症	临床和实验室结果
pHPT	在 pHPT 的情况下，PTHrP 是正常的。在发生高钙血症时，PTH 是决定性的，其测定总是优先考虑的。PTHrP 只有在确认高钙血症且 PTH 没有显示预期值的情况下才能测定。

6.5.6 注意事项

检测方法：不同测定法的 PTHrP 值不具可比性，因为它们测量不同的结构。测定中间区域结构的测试值是使用氨基末端测定法测得值的 10 倍。使用免疫测定法可检测包含 N 末端和中间区域结构的较大结构。PTHrP 1～74、1～84 或 1～86 用于校准测试[2]。

参考区间：PTHrP 仅在 50% 正常个体中能测定到（检测限＜0.2 pmol/L）[2]。

影响因素：羧基末端结构和较小比例的 PTHrP 中间区域结构通过肾排泄。在 4 期和 5 期肾脏疾病中，血浆中的这些成分增加。

稳定性：由于 PTHrP 在全血中比在血浆中降解更快，所以必须立即将样品离心，并立即测量或深度冷冻[2,3]。

6.5.7 生物化学和生理学

PTHrP 是 139 个氨基酸的蛋白质（图 6.5－1）。PTHrP 和 PTH 是两种不同基因的产物，但能够对 PTH/PTHrP 受体 1 进行相同的作用。这是由于它们具有相似的一级和二级结构，而这是结合受体所必需的。氨基端结构的前 13 个氨基酸中有 8 个是相同的。尽管氨基酸 18 和 34 之间的 PTHrP 和 PTH 的一级结构不同，但它们具有较一致的二级结构，其允许与受体结合。与仅由甲状旁腺形成的 PTH 相比，PTHrP 在许多组织中合成，如上皮细胞、间充质结缔组织、内分泌腺和中枢神经系统。使用钙含量作为参考，PTHrP 不会刺激维生素 D 的肠内吸收达到与 PTH 相同的程度，并且其对骨的影响也较小。其生理内分泌效应受限于肾小管钙重吸收和胎盘钙转运的增加[10]。

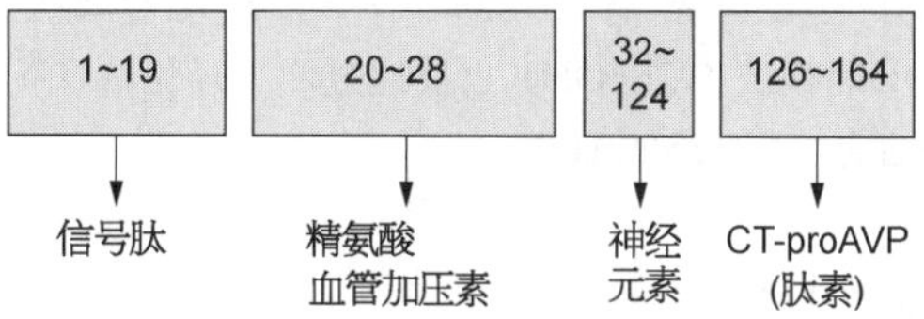

图 6.5－1 PTHrP 蛋白结构和功能（经允许转载自参考文献[11]）

除了上述的内分泌效应之外，PTHrP 还具有旁分泌/自分泌和胞内分泌效应[11]。PTHrP 的局部自分泌/旁分泌效应如同上皮因子一样，通过 PTH/PTHrP 受体介导信号。它影响乳腺的生长或通过平滑的肌肉组织调节血管张力。子宫的平滑肌和胰腺的 β 细胞也分泌并响应 PTHrP。影响细胞周期的 PTHrP 相关内分泌效应是通过作用于细胞核产生效应。

6.6 维生素 D

Lothar Thomas

6.6.1 维生素 D 的合成与代谢

磷酸盐和维生素 D 的代谢高度相关。$1,25(OH)_2D$ 调节肠道磷酸盐吸收，而血浆中磷酸盐水平调节 $1,25(OH)_2D$ 的形成。此外，FGF23 是一个重要参与者（见 6.3.4）。维生素 D 的活性形式[$1,25(OH)_2D$]是由 3 个代谢步骤依序产生的（图 6.6－1）。

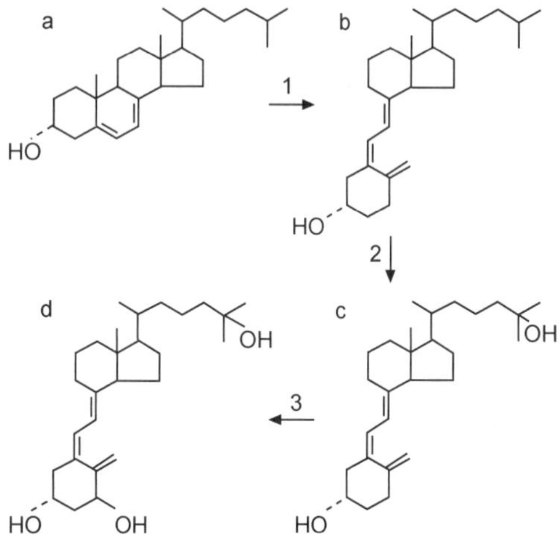

图 6.6－1 维生素 D 的形成和新陈代谢的 3 个步骤[3]。第 1 步表示通过紫外线照射皮肤的 7－脱氢胆固醇（a）转化为胆钙化醇（b）的光化学形成。第 2 步是将胆钙化醇代谢转化为肝内的 25（OH）D（c）。第 3 步是 25（OH）D 代谢转换为肾脏中的 $1,25(OH)_2D$

当暴露于太阳紫外线辐射时，皮肤中的 7－脱氢胆固醇转化成胆钙化醇，胆钙化醇可变为维生素 D_3。维生素 D_3（胆钙化醇）和维生素 D_2（麦角钙化醇）的初始成分亲脂，因此很难在血清中检测到。它们的血浆半衰期是 24 h。胆钙化醇在体内生成，而麦角钙化醇则是通过蔬菜和鱼进行摄取。膳食来源的维生素 D_3 和维生素 D_2 掺入乳糜微粒，并通过淋巴系统进入静脉循环。

血液循环中的维生素 D 与维生素 D 结合蛋白结合，并被输送到肝脏，在那里被维生素 D－25 羟化酶转化为 25－羟基维生素 D[25（OH）D]。这种形式的维生素 D 在生理上不活跃，超过 99% 与蛋白质结合，特别是维生素 D 结合蛋白。25（OH）D 是维生素 D 的主要循环形式，用于临床医生判断维生素 D 的状态。血清中 95% 的 25（OH）D 是 $25(OH)D_3$（骨化二醇），而 $25(OH)D_2$（前骨化二醇）主要在接受维生素 D_2 替代治疗的患者中测得更高浓度。因为胆钙化醇的形成取决于阳光在皮肤上的作用，因此 $25(OH)D_3$ 浓度随季节变化。两个 25（OH）D 分子的结构稍有不同，但它们具有相同的生物学效应。因此，有时检测 $25(OH)D_3$ 和 $25(OH)D_2$ 以确定维生素 D 的状态很重要。

25（OH）D 生物学上不活跃且在肾脏中转化，在 25－羟基－1α－羟化酶的催化作用下转化为生物学活性的 1,25 二羟基维生素 D_3[$1,25(OH)_2D_3$，骨化三醇]和 1,25 二羟基维生素 D_2[$1,25(OH)_2D_2$]。两者的半衰期是 4～6 h。对于钙和磷酸盐的体内平衡，骨化三醇比骨化二醇更重要，因为它能刺激小肠和肾脏的钙和磷酸盐的吸收。

激素 1，25(OH)$_2$D、甲状旁腺素和 FGF23 通过几种负反馈调节磷酸盐和钙的代谢。循环作用于肠吸收和肾脏处理钙和磷酸盐。此外，也可以调节骨矿化[2]。

在这里 D 代表 D_2 或 D_3。

为了评估维生素 D 的状态可以检测血清中 25(OH)D 浓度，因为它代表人体可以使用的维生素 D 含量。如果排除慢性肾脏病 3 期及以上，25(OH)D 浓度正常，那么就不需要检测 1，25(OH)$_2$D 以评估维生素 D 缺乏症[3]。

6.6.2 适应证

25-羟基维生素 D：儿童慢性肾脏病 2 期及以上和成人慢性肾脏病 3 期及以上[3]，适应证包括：缺乏光照(老年人)；因脂肪吸收障碍导致肠道摄入维生素 D 减少；维生素 D 代谢提高(巴比妥类药物或抗癫痫药物)；维生素 D 丢失增加(肾病综合征、透析)；低钙血症、低磷血症、甲状旁腺功能亢进，碱性磷酸酶升高；放射学标志(假骨折线、Looser 重建区、骨矿物质含量减少)。

疑似维生素 D 过量或中毒，25(OH)D 浓度增加。

1，25-羟维生素 D：血浆活性维生素 D 浓度反映钙的含量和肾功能。适应证包括：慢性肾脏疾病 3 期及以上(通常不被 KDIGO 推荐)。

- 高钙血症的鉴别：结节病、肺结核、其他肉芽肿病；1α-羟维生素 D_3 或 1，25 二羟基维生素 D_3 的药物监测；疑似引起高钙血症的植物中毒，如茄属植物；不明原因的高尿钙。
- 低钙血症的鉴别：25(OH)D-1α-羟化酶缺乏症(维生素 D 依赖性佝偻病，VDDR)、骨化三醇浓度低；维生素 D 受体缺陷(骨化三醇抵抗、VDRR、骨化三醇浓度高)。

6.6.3 检测方法

6.6.3.1 25(OH)D(骨化二醇)

液相色谱串联质谱(LC-MS/MS)[4]：原理为，首先制备标本，沉淀血清蛋白并分离结合蛋白上的维生素 D。离心分离后，将上清液转移到固相萃取盘上并将保留的分析物转移至自动取样器中，在超高效液相色谱(UPLC)系统中进行层析分离。将 UPLC 系统的洗脱液置入正电喷射模式下的质谱仪中，用于量化检测 25(OH)D。

顺序竞争免疫分析[5]：原理为，顺序竞争免疫分析模式。在反应试管中加入待测样本，再用置换缓冲液从结合蛋白上洗脱维生素 D。添加了吖啶酯偶联的单克隆抗体与标本中的 25(OH)D 结合。25(OH)D 的类似物质与牛血清白蛋白和荧光素结合，共同加入抗荧光素包被的磁微粒中。清洗反应试管，添加酸和碱试剂启动化学发光反应。样品中 25(OH)D 的数量与系统检测到的光强度单位的数量之间存在反比关系。

电化学发光免疫分析[6]：原理为，基于链霉亲和素-生物素技术检测 25(OH)D_3 的竞争免疫分析法。使用钌标记的羊抗 25(OH)D_3 的多克隆抗体。标本中的维生素 D_3 与生物素化的 25(OH)D_3 抗原竞争结合，抗原与链霉亲和素包被的微粒结合在一起。

6.6.3.1.1 1，25(OH)$_2D_3$(骨化三醇)：在 HPLC[7] 后进行免疫分析，萃取和色谱清洗后进行临近闪烁 RIA(无分离 RIA)或使用滤芯或微型柱提取后进行 ^{3}H-或 ^{125}I 标记的 RIA。

6.6.4 样本要求

血清或血浆：1 mL。

早晨空腹血液标本、高脂蛋白血症会干扰维生素 D 的提取。

对于透析患者，需在透析前采集血液标本。

6.6.5 推荐量与参考范围(表 6.6-1)

表 6.6-1 25(OH)D 的推荐量和 1，25(OH)$_2D_3$ 的参考范围

25(OH)D(骨化二醇)	成人[8] μg/L(nmol/L)	儿童[9] μg/L(nmol/L)
充足	41～100(101～250)	>30(75)
不足	21～40(51～100)	
缺乏	10～20(25～50)	<15(37.5)
极度缺乏	<10(25)	<11(27.5)
中毒	>100(250)	
1，25(OH)$_2D_3$ (骨化三醇)[7,1]	参考范围 (ng/L)	参考范围 (pmol/L)
小于 50 岁	30～80	75～200
50 岁以上	25～60	63～150
孕妇	40～130	100～325
婴儿/儿童	40～100	100～250

25(OH)D 换算：μg/L×2.5＝nmol/L。1，25(OH)$_2D_3$ 换算：ng/L×2.6＝pmol/L

6.6.6 临床意义[6,7]

6.6.6.1 25(OH)D 和维生素 D 状况

由于地理位置的原因，20%～50%的欧洲和北美人缺乏维生素 D。25(OH)D 值反映饮食中维生素 D 的摄入量及在皮肤中的形成量。因此 25(OH)D 是评估维生素 D 状况的最佳生物标志物。活性激素 1，25(OH)$_2$D 的合成取决于 25(OH)D 的存储量和影响 25(OH)D 转换成 1，25(OH)$_2$D 的多个因素。其中一个重要因素是 25-羟-1α-羟化酶(CYP27B1)将 25(OH)D 转换成 1，25(OH)$_2$D 及通过 24-羟化酶(CYP24A1)将其失活为 1，24，25(OH)D。

血清 25(OH)D 水平的评估并不是没有问题，因为参考人群的数值并非十分权威，主要由于个体水平依赖于[11]：

- 生态因素(季节、当地天气情况、营养、日光浴)。
- 不变的个体因素(种族、肤色、年龄)[12]。北纬地区的老年人尤为受这些因素影响。随着年龄增长，他们更多地待在室内，较少穿着暴露的衣服，饮食习惯改变，饮食中的脂肪摄入减少。由于皮肤萎缩，更少的前维生素 D 被转化为维生素 D。此外，由于肾功能受到限制，25(OH)D 羟化为 1，25(OH)$_2$D 能力下降[13]。

25(OH)D 水平取决于季节。在大量阳光照射后 4～6 周内测得最高值。在中欧的 1～4 月冬季结束时测得最低值[<50 nmol/L(20 μg/L)]。有研究[14]表明，德国 57%的男性和 58%的女性，其 25(OH)D 水平低于 50 nmol/L(20 μg/L)。65～

79 岁人群的患病率是 75%。

在慢性肾病、妊娠和哺乳期间，对维生素 D 的需求增加。如果母乳中 25(OH)D>30 μg/L(75 nmol/L)，那么新生儿的维生素 D 供应足够。

6.6.6.1.1 25(OH)D 和钙平衡：25(OH)D 水平低于 50 nmol/L(20 μg/L)导致继发性甲状旁腺功能亢进[15]。因此这一浓度通常被定义为欧洲中部居民的阈值下限。然而在部分地区即使是更高的 25(OH)D 值也可能导致参考区间内的 PTH 增加。具有最佳维生素 D 供应的人群 PTH 值低于 4.5 pmol/L(45 ng/L)。如果维生素 D 的供应次优，PTH 水平会提升高到 4.5～6.5 pmol/L(45～65 ng/L)[16]。

对于 70 岁以上的人，继发性甲状旁腺功能亢进只能通过维持 25(OH)D>100 nmol/L(40 μg/L)来预防[17]。绝经后女性的 25(OH)D≤62.5 nmol/L(25 μg/L)且通常伴随骨吸收标志物增加[18]。25(OH)D 水平低于 12～10 nmol/L(5～4 μg/L)通常与骨软化相关。预防骨质疏松症的目标是 25(OH)D 值高于 62.5 pmol/L(25 μg/L)[18]。

6.6.6.1.2 维生素 D 的多效性：维生素 D 受体存在于大多数组织中。因此 25(OH)D 缺乏不仅与钙平衡障碍和骨骼疾病相关，而且还与慢性疾病的发病机制相关。此外，维生素 D 会影响心血管系统、免疫系统和葡萄糖耐量，这意味着 25(OH) D缺乏会增加以上疾病负面结果的风险。导致 25(OH)D水平下降的疾病和情况列于表 6.6－2。佝偻病和骨软化症的发现列于表 6.6－3。

表 6.6－2 不同疾病和状态下的 25(OH)D 或 1,25(OH)2D 浓度

疾病/状态	临床及实验室检查
健康人群[11]	1 岁以下的儿童经历第二次冬季、深色皮肤的妇女和儿童移民(黑色素吸收紫外线)、被限制在室内或被剥夺阳光超过 8～12 周的人通常有 25(OH)D 缺乏症。同样也适用于中欧和北欧从 1～4 月的 50 岁以上的健康人群。欧洲老年人平均 25(OH)D 浓度大约是 21～55 nmol/L (8.4～22 μg/L)，而在美国大约是 71～86 nmol/L(28～34 μg/L)。居住在高级住宅的欧洲人为 9～37 nmol/L(3.6～14.8 μg/L)，在美国则是 53～65 nmol/L(21.2～26 μg/L)。德国 57%的成年人缺乏或严重缺乏 25(OH)D，多达 75%的 65 岁以上老年人也是相同情况。25(OH)D 缺乏被定义为 25～50 nmol/L(10～20 μg/L)，极度缺乏则是 12.5～25 nmol/L(5～10 μg/L)。
老年个体中的骨折风险[11]	25(OH)D 缺乏和钙缺乏导致 sHPT，伴随骨转换增强，加速骨质流失。由于老年(Ⅱ型)骨质疏松症，尤其是老年人的 25(OH)D 缺乏导致骨折。骨转换增强伴随 25(OH)D 浓度<50 nmol/L(20 μg/L)，髋骨密度随着浓度降低而降低到 30 nmol/L(12.5 μg/L)以下。只有 2 年维生素 D 治疗可以逆转这种情况。假骨折、Looser 重建区或骨矿物质含量减少的情况通常伴有 25(OH)D 缺乏。
脂肪吸收不良、乳糜泻[19]	肠道吸收减少、胆汁性肝硬化、短肠综合征或胰腺外分泌不足都可能导致 25(OH)D 缺乏。这些患者发生 25(OH)D 抵抗，必须接受替代治疗。25(OH)D 缺乏的年轻成年人应该接受乳糜泻的筛查调查(如检测对组织转谷氨酰胺酶抗体)(见 25.11.3.1)。
新陈代谢增强	巴比妥类药物和抗癫痫药物激活肝脏的微粒体 P450 酶，导致 25(OH)D 缺乏。尤其是在服用抗癫痫药物时，应在冬季进行调查以确保 25(OH)D 浓度不会低于 50 nmol/L(20 μg/L)。25(OH)D 流动的增加也伴随原发性甲状旁腺功能亢进。这时 1,25(OH)$_2$D 和 24,25(OH)$_2$D 的增加会导致 25(OH)D 减少。
肝脏疾病	肝实质的严重损害可能会导致 25(OH)D 的合成受损。然而这种情况很少发生，因为即使在肝硬化晚期，25－羟化也几乎没有受到限制。
慢性肾脏疾病(CKD)	CKD 的特点是肾小球和肾小管硬化。其结果是 GFR 和肾实质的减少。这些变化对钙和磷酸盐的平衡存在以下影响： - 肾小球对磷酸盐滤过率减少和肾小管对激素影响的响应受损会导致磷酸盐的滞留。 - 肾实质的减少导致 25－羟－1α－羟化酶的合成受损，因此在需要时 1,25(OH)$_2$D 不能增加。在 CKD 3 期 1,25(OH)$_2$D 浓度下降，可能是保留磷酸盐的直接结果，也可能是 FGF23 的二次效应。通常在 CKD 4～5 期时，1,25(OH)$_2$D 降低的临床表现明显。 - 甲状旁腺的维生素 D 受体的表达和响应减少，导致血清中 PTH 代偿性增加。血循环中 1,25(OH)$_2$D 浓度以增加甲状旁腺组织活性为代价得到维持。晚期 CKD 患者如果没有接受维生素 D 治疗，1,25(OH)$_2$D 浓度就会降低。 - 甲状旁腺的钙敏感受体表达减少，刺激甲状旁腺增生，影响 PTH 释放的正常反馈机制。 - 在高磷血症的直接影响下，甲状旁腺细胞增殖增强。 1,25(OH)$_2$D 缺乏是 CKD 患者的早期并发症，因为其浓度随着 GFR 减少而不断减少。钙缺乏是由于肾小管重吸收 25(OH)D 不足，FGF23 和高磷血症引起 25－羟－1α－羟化酶抑制。对于某些患者，25(OH)D 缺乏将导致 1,25(OH)$_2$D 缺乏。1,25(OH)$_2$D 缺乏，PTH 释放的反馈机制减少，因为甲状旁腺的维生素 D 受体被常规下调。导致 PTH 分泌增加，血清 PTH 增加，形成甲状旁腺的多腺体增生。通过维生素 D 治疗，减少 PTH 基因转录，刺激甲状旁腺的维生素 D 受体和钙敏感受体表达增加。因此，甲状旁腺对钙和 1,25(OH)$_2$D 敏感，从而抑制甲状旁腺的增生和 PTH 分泌的减少。 实验室检查：PTH 生产的刺激因素包括低钙血症、高磷血症和 25(OH)D 缺乏。因此，KDIGO[13] 建议 CKD 3～5 期的患者定期检测 25(OH)D，CKD 4 期及以上的患者接受治疗。PTH 增加的 CKD 患者也应该检查 25(OH)D 是否缺乏。为了降低升高的 PTH，推荐使用骨化三醇、维生素 D 类似物或拟钙剂进行治疗。
透析患者[25]	对透析患者生存率的研究表明，与钙、磷酸盐和 PTH 浓度无关，缺乏 1,25(OH)$_2$D 和 25(OH)D 且不接收骨化三醇、维生素 D 类似物或拟钙剂治疗的患者，其死亡率显著增加。
肾移植	在肾移植后，通常会检测到 1,25(OH)$_2$D 增加，伴功能良好的移植器官和正常 25(OH)D，是因为 PTH 增加和低磷血症(持续性甲状旁腺功能亢进的结果)。1,25(OH)$_2$D 增加会缓解多腺体增生(需要)和高钙血症(不需要)。
肾病综合征	在肾病综合征中，钙化甾醇转运蛋白结合 25(OH)D 经尿液排出。在腹膜透析过程中，钙化甾醇转运蛋白与维生素 D 代谢物一起浸入透析液中，此外，与白蛋白结合的 1,25(OH)$_2$D 也同时丢失。
结节病	在结节病、其他肉芽肿性疾病和淋巴瘤的病例中，1,25(OH)$_2$D 浓度可能增加，是因为肉芽肿(如肺部)中存在肾外 25－羟－1α－羟化酶。根据可用的 25(OH)D 量，肉芽肿产生 1,25(OH)$_2$D。尤其在夏天，结节病患者易出现高钙血症。
儿童特发性高钙血症[26](见 6.2)	CYP24A1 酶的一种基因突变导致 1,25(OH)$_2$D 向 1,24,25(OH)$_2$D 退化而致病。以下是一例患者的数值：钙吸收率为 37.4%(通常为 22%～27%)、25(OH)D 为 15～50 μg/L、1,24,25(OH)$_2$D 为 0.62 μg/L(通常为 3.49 μg/L±1.5 μg/L)，血清钙为 2.95 mmol/L(11.8 mg/dL)。
佝偻病/骨软化病	除了获得性维生素 D 缺乏之外，维生素 D 代谢先天性障碍，如维生素 D 依赖佝偻病(VDDR)Ⅰ型或Ⅱ型可能是导致骨软化病的原因。 如果存在典型的 VDDR 实验室表现(血清钙和磷酸盐减少，钙和磷酸盐的尿排泄减少，ALP 增加)且 25(OH)D 正常，则需要检测 1,25(OH)$_2$D： - 如果 1,25(OH)$_2$D 降低而 PTH 升高，那么需要检测肌酐以排除肾脏性骨病，考虑是否为 VDDR Ⅰ型(25－羟－1α－羟化酶缺乏)。 - 如果 1,25(OH)$_2$D 与 PTH 同时升高，那么需要考虑是否为 VDDR Ⅱ型(末梢器官抵抗、维生素 D 受体缺乏)。

续 表

疾病/状态	临床及实验室检查
- VDDR Ⅰ[27]	- 又称为遗传性假性维生素 D 缺乏佝偻病Ⅰ型，罕见，是常染色体隐性遗传病。临床表现包括矮小和运动障碍。
- VDDR Ⅱ[27]	- 又称为遗传性低血钙维生素 D 抵抗性佝偻病，罕见，是个体遗传缺陷的产物，位于 12 号染色体长臂 1 区 3 带到 4 带上。是常染色体隐性遗传病，脱发是其重要特征。
维生素 D 缺乏性佝偻病/骨软化病[27]	在维生素 D 缺乏性佝偻病的病例中，可以检测到下降、正常或升高的 $1,25(OH)_2D$ 浓度，取决于紫外线的照射程度或过去几天里维生素 D 的供应情况。 实验室检查：严重缺乏维生素 D 时，25(OH)D 和 $1,25(OH)_2D$ 均减少。在几天中供应少量的维生素 D(如每天 1 000 U)或者少量的紫外线立即使得 $1,25(OH)_2D$ 形成增加，即使 25(OH)D 水平低于正常。高浓度 $1,25(OH)_2D$ 持续到佝偻病痊愈(如超过 6 个月)。因此不能通过检测 $1,25(OH)_2D$ 诊断维生素 D 缺乏。诊断维生素 D 缺乏必须检测 25(OH)D。
糖尿病(DM)	糖尿病患者比健康个体更容易出现 25(OH)D 缺乏。同样适用于代谢综合征。胰腺 β 细胞上有维生素 D 受体，也有 25-羟-1α-羟化酶的活性。有研究表明 25(OH)D 浓度降低的 1 型糖尿病儿童的发病率高达病例的 43%。由于这些患者更易骨折或骨骼脆弱，维持正常 25(OH)D 浓度很重要[28]。
高血压[29]	低浓度 25(OH)D 和 $1,25(OH)_2D$ 与肾素-血管紧张素-醛固酮系统上调独立相关。当 $1,25(OH)_2D$ 浓度低时，增加血浆肾素可以增加交感神经活动和肾小球内压力，易发生高血压，GFR 降低和心血管疾病随之而来。
心血管事件	弗雷明汉后代研究和路德维希港风险和心血管健康研究都表明低 25(OH)D 浓度是心血管疾病死亡率和致命卒中的独立预测因子。
全因死亡率	$1,25(OH)_2D$ 是心脏医疗中心患者全因死亡率的独立预测因子。在一项前瞻性队列研究中[30]，血循环 $1,25(OH)_2D$ 浓度低于 42.5 nmol/L(17 ng/L)患者的 1 年死亡率比 $1,25(OH)_2D$ 浓度大于 110 nmol/L(44 ng/L)患者高出约 4 倍。
结肠癌(CRC)[31]	正常 25(OH)D 水平可以降低 CRC 风险，而低水平则增加风险。对患有 CRC 且维生素 D 缺乏的老年人而言，维生素 D 检测应该作为预防措施且两者相互关联，25(OH)D 浓度应大于 80 nmol/L(32 μg/L)。
烟草相关癌症	烟草烟雾中的化学物质会影响维生素 D 的新陈代谢，维生素 D 可以修饰这些化学物质的致癌性。当 25(OH)D 值<5 μg/L 与≥20 μg/L 相比时，烟草相关癌症(肺癌、头颈癌、膀胱癌、胰腺癌、胃癌、肾癌、肝癌)的平均多变量危险比为 1.75[32]。
肠外营养(TPN)[33]	为维持 25(OH)D 浓度在 75～250 nmol/L(30～100 μg/L)，TPN 患者需要维生素 D_3 的剂量为每日 3 000～4 000 U。
维生素 D 中毒	通过检测 25(OH)D 来发现维生素 D 中毒。维生素 D 中毒是由 25(OH)D 浓度升高引起，它覆盖了 $1,25(OH)_2D$ 受体的特异性。当 25(OH)D 增加时，$1,25(OH)_2D$ 水平通常正常，因为高钙血症、高磷血症和抑制的 PTH 下调 25-羟-1α-羟化酶，因此 $1,25(OH)_2D$ 形成减少。

表 6.6-3 各种形式的佝偻病/骨软化病的表现

佝偻病类型	Ca	P	ALP	PTH	25(OH)D	$1,25(OH)_2D$	缺乏
维生素 D 缺乏	↓	↓	↑	↑	↓	↓、n、↑	如紫外线缺乏
XLH[1]	n	↓	n	n	n	n、↓	肾脏 P 转运
HBD[2]	n	↓	↑(n)	n	n	n、↓	肾脏 P 转运
VDDR Ⅰ型[3]	↓、↓↓	↓	↑、↑↑	↑	n	↓↓	1α-羟化酶*
VDDR Ⅱ型[4]	↓、n	↓、n	↑	↑	n	↑↑	维生素 D 受体
Fanconi 综合征	n、↓	↓、n	↑	n、↑	n	n	肾脏 P 转运

* 25-羟-1α-羟化酶；[1] 性别相关的低磷血症；[2] 常染色体显性低磷酸血症骨病；[3] 常染色体隐性维生素 D 依赖性佝偻病Ⅰ型；[4] 维生素 D 依赖性佝偻病Ⅱ型(遗传性抵抗骨化三醇)。PTH，甲状旁腺素；P，磷酸盐；n，正常；↑，增加；↑↑，大大增加；↓，减少；↓↓，大大减少

6.6.6.1.3 25(OH)D 缺乏的实验室检查：25(OH)D 缺乏和急性或慢性骨代谢紊乱的进一步检查包括血清中钙、磷酸盐、肌酐、$1,25(OH)_2D$ 和 PTH，还有尿液中的钙排泄。25(OH)D 缺乏的佝偻病/骨软化病表现的不同之处见表 6.6-3。

6.6.6.1.4 监测维生素 D 治疗[19]：25(OH)D 缺乏的治疗，特别是老年人，主要目的是降低骨折风险和通过提高神经/心理功能来预防跌倒。推荐下列实验室检查：① 由于高钙血症是禁忌证，在接受 1 000～2 000 U 维生素 D 治疗之前需要检测血清钙；② 检测 25(OH)D 确认剂量是否合适，在治疗开始后 4～6 周进行第一次检测。

6.6.6.1.5 25(OH)D 浓度增加的情况：包括维生素 D 治疗或相应包含维生素 D_3 的药物(如鱼肝油)或 25(OH)D 治疗。25(OH)D 浓度高于 200 nmol/L(80 μg/L)仅见于以下情况：① 高维生素 D 剂量(每日>10 000 U)；② 甲状旁腺功能减退的患者接受过多维生素 D；③ 双氢速甾醇中毒，25(OH)D 分析不能检测上述制剂的摄取。

6.6.6.2 $1,25(OH)_2D$ 和维生素 D 的状态

$1,25(OH)_2D$(骨化三醇)是活性维生素 D 且能实现典型激素的功能[20]。激素信号由小肠、骨骼、肾脏和许多其他器官的特定细胞受体传输。除基因组介导的效应外，还有非基因效应在 2～6 min 内迅速反应。$1,25(OH)_2D$ 的任务是与 PTH 和 FGF23 共同维持钙和磷酸盐的稳态。此外，$1,25(OH)_2D$ 具有多效性。

血清中 95% 的 25(OH)D 以 $25(OH)D_3$ 形式在体内循环，却只有 $1,25(OH)_2D_3$ 被首先检测到。

$1,25(OH)_2D_3$ 浓度小于 25(OH)D 浓度 500～1 000 倍，但是对维生素 D 受体的亲和力却高于 $1,25(OH)_2D$。

检测 $1,25(OH)_2D$ 能诊断维生素 D 代谢紊乱，因为其浓

度反映肾脏中 25-羟-1α-羟化酶的活性。维生素 D 摄入量的依从性也可以被监测。在生长和怀孕期间可检测到高浓度 $1,25(OH)_2D$。低磷血症、低钙血症和 PTH 刺激 25-羟-1α-羟化酶解释了当血磷酸盐过少(如某些原发性甲状旁腺功能亢进或接受维生素 D 治疗佝偻病)时,$1,25(OH)_2D$ 形成增加且从肠道中吸收过多钙。

6.6.7 注意事项

血液标本采集:清晨或透析前禁食状态下采集。

检测方法:对维生素 D 检测方法的选择,无论 25(OH)D 或[$25(OH)D_3$ 和 $25(OH)D_2$]都很重要。由于某些分析只检测 $25(OH)D_3$,实验室必须判断它是否将分别确定 25(OH)D、$25(OH)D_3$ 或 $25(OH)D_3$ 和 $25(OH)D_2$ 浓度。免疫分析只是对 LC-MS/MS 具有中等程度一致性。低于 8 μg/L(20 nmol/L)的浓度不能被可靠地检测[4]。

检测 $1,25(OH)_2D$ 的免疫分析法只使用 $1,25(OH)2D_3$ 的抗体。

影响因素:在肝素注射后(如透析治疗时),25(OH)D 增加。必须在透析前采集血液标本。

稳定性:室温下能保存 72 h,避光环境下的 25(OH)D 降低 2.3%。如果暴露于日光下,室温中 24 h 降低 3.4%,7 天降低 8.5%[21]。

6.6.8 生物化学和生理学

25(OH)D 不具有生物学活性,必须在肾脏中被 25-羟-1α-羟化酶转变为活性形式 $1,25(OH)_2D$。25-羟-1α-羟化酶活性的主要调节因素包括血清钙、磷酸盐和 PTH 的浓度。

$1,25(OH)_2D$ 的作用包括[1]:

- 增强肠道钙吸收。$1,25(OH)_2D$ 与维生素 D 受体(VDR)相互作用。VDR 位于细胞质中,属于类固醇激素的核受体[22]。结合配体之后,VDR 与类视黄醇 X 受体(RXR)结合形成二聚体复合物(RXR-VDR),到达细胞核后,与维生素 D 反应成分(VDRE)结合。后者位于不同基因的启动子区域,其转录率因复合物 RXR-VDR 的结合而改变。此外,上皮钙离子通道和钙结合蛋白 9K 的表达增加。
- 减少 PTH 的合成和分泌。
- 结合成骨细胞上的受体致使 RANKL 表达增加(表 6.1-2)。RANK 为前破骨细胞上的相应受体结合 RANKL,诱导前破骨细胞成为成熟的破骨细胞。
- 通过负反馈减少自身合成。
- 增强 25-羟-24-羟化酶表达,将 $1,25(OH)_2D$ 分解为生物学上不活跃的钙质酸。

低浓度 25(OH)D 诱发 sHPT 并在很长一段时间内刺激 25-羟-1α-羟化酶使 $1,25(OH)_2D$ 浓度保持正常(即使缺乏维生素 D)[19]。因此,25(OH)D 缺乏主要导致骨质疏松症(骨量减少)是因为 sHPT。只有在长时间严重缺乏 25(OH)D 之后,$1,25(OH)_2D$ 减少才会显示。因此,代谢性骨病会导致骨软化,即骨基质合成减少和矿化缺陷。

青少年的最大骨量取决于钙摄入、身体活动和遗传因素。多达 85%的骨量个体间差异取决于遗传因素,特别是编码 VDR 的基因。VDR 基因多态性与骨矿物质含量有关。尤其是起始密码子的多态性(通过分裂酶 Fok1 调节)与骨密度有关。因此,VDR 受体的 Fok1 多态性似乎可以预测儿童的骨矿物质含量[23]。

6.7 骨骼生化标志物

Lothar Thomas

骨骼生化标志物是诊断和监测代谢性骨骼疾病的工具。它们在临床实践中的最大应用是监测骨质疏松症和抗吸收治疗的功效,辅助测量骨骼矿物质密度。其他应用是将这些标志物用于除骨质疏松症以外的骨疾病,如骨骼矿物质紊乱(慢性肾衰竭、维生素 D 缺乏症、甲状旁腺功能亢进症)、皮质醇增多症、甲状腺功能亢进、1 型糖尿病、转移性骨病、多发性骨髓瘤和 Paget 病。

区分骨形成标志物和骨吸收标志物(图 6.7-1)。

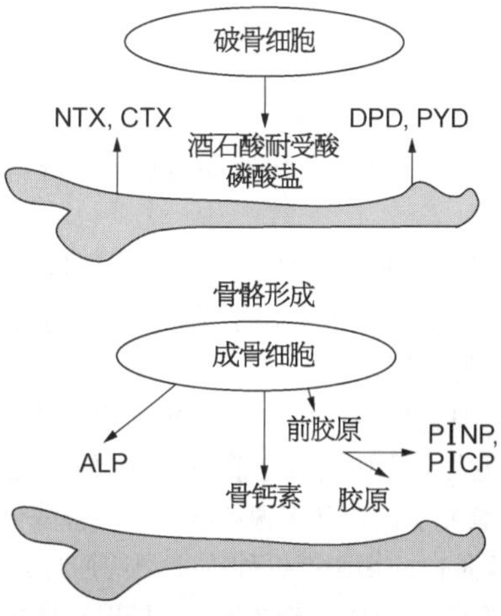

图 6.7-1 与骨吸收和骨形成有关的骨标记[2]。PⅠNP,Ⅰ型前胶原 N 末端前肽;PⅠCP,Ⅰ型前胶原 C 末端前肽;NTX、CTX,Ⅰ型胶原交联氨基末端和羧基末端肽;PYD,吡啶啉;DPD 脱氧吡啶啉;ALP,碱性磷酸酶

骨骼形成标志物:这些标志物是成骨细胞的直接或间接产物,它们在成骨细胞/生长周期的不同阶段形成。重要标志是碱性磷酸酶的骨亚型(骨碱性磷酸酶)、骨钙素、Ⅰ型前胶原 N 末端前肽(PⅠNP)。

骨吸收标志物:这些标志物是破骨细胞的直接或间接产物。骨基质胶原分子的交联在合成或降解过程中形成特殊结构,用于分析(图 6.7-2)。由于大多数代谢性骨疾病的特征在于骨吸收增加,这些标志物特别令人感兴趣。重要标志是吡啶交联吡啶啉(PYD)和脱氧吡啶啉(DPD)、Ⅰ型前胶原 N 端和 C 端前肽、抗酒石酸酸性磷酸酶 5b 型(TRAP-5b)。

6.7.1 胶原蛋白Ⅰ的合成和降解

前胶原Ⅰ延伸肽[4]:骨是约 70%矿物质(主要是羟基磷灰石)、5%~8%水和 22%~25%有机基质(主要是Ⅰ型胶原)的复合材质[2]。Ⅰ型胶原蛋白是由三条多肽链(三螺旋)组成的异源二聚体,富含氨基酸赖氨酸和脯氨酸。两条多肽链(α1)是相同的,第三条(α2)具有不同的氨基酸序列。合成后,将两个 α1 链和一个 α2 链绞合成一个三螺旋即原纤维。三

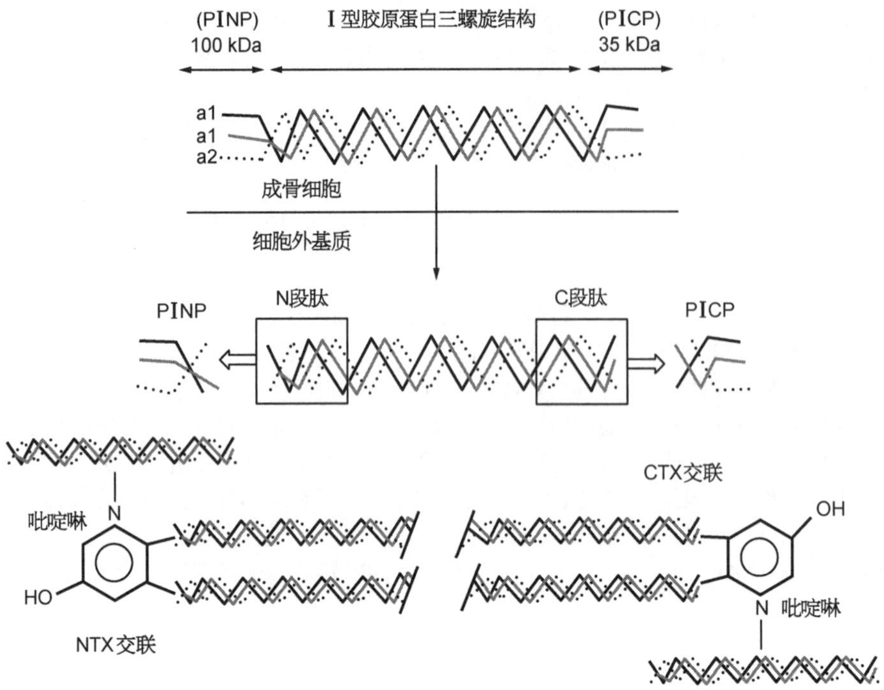

图 6.7-2 Ⅰ型胶原蛋白合成和降解过程中骨标志物的产生。PⅠNP 和 PⅠCP 在从成骨细胞输出时从胶原中切割下来。然后胶原蛋白纤维通过吡啶啉交联以产生更大的胶原纤维。成熟胶原纤维的降解产生交联 N 末端和 C 末端肽(NTX 和 CTX)及游离的吡啶啉和脱氧吡啶胺。蛋白水解过程中,也在蛋白水解位点产生端肽和游离的羟脯氨酸残基。外消旋和异构化Ⅰ型胶原交联(β-NTX 和 β-CTX)可以从新合成的胶原中分化并定量(修改自参考文献[3])

条α链通过相邻链的羟基化赖氨酸残基的共价结合形成三螺旋(图 6.7-2)。

α链合成为前胶原蛋白且由 N 末端的信号肽及 N 和 C 末端前肽组成。在从原纤维上切下前肽之后,通过高尔基体将其运输到细胞外空间。

原纤维在细胞外空间中作为束排列以产生大胶原纤维。在将Ⅰ型胶原并入骨基质中之前,在细胞外处理和原纤维形成过程中,原胶原Ⅰ的羧基末端和氨基末端被酶促切割。

Ⅰ型胶原蛋白的切割产生称为Ⅰ型前胶原羧基末端前肽(PⅠCP)和Ⅰ型前胶原氨基末端前肽(PⅠNP),是两个相对较大的延伸肽(图 6.7-2)。

交联 N 末端肽(NTX)、交联 C 末端肽(CTX)[4]:当Ⅰ型胶原在吸收过程中被破骨细胞降解时,Ⅰ型胶原的 NTX 和 CTX 片段在循环中释放。在胶原蛋白降解期间,NTX 和 CTX 对骨组织分解相对特异。由Ⅰ型胶原蛋白组成的其他组织不被破骨细胞活性代谢,因此在非骨骼组织分解期间形成不同的片段。使用针对 CTX 抗体的免疫分析被称为β交联试验(CTX)。

吡啶啉(PYD)和脱氧吡啶啉(DYD)[4]:赖氨酸和羟赖氨酸残基翻译后处理形成 PYD 和 DYD 交联,对于稳定胶原纤维和弹性蛋白的成熟形式是必不可少的。两种交联都存在于骨中,而大多数组织(包括皮肤)中都不存在。DYD 更具骨特异性,因为 PYD 交联存在于软骨和几种软组织中。与 DYD 相比,骨中存在 3 倍以上的 PYD。

6.7.2 骨骼标志物的意义

在代谢性骨疾病中,重塑过程加速,因此血清和尿液中骨转换标志物的浓度增加。骨转换标志物反映骨骼的骨形成和骨吸收的总速率。骨转换标志物允许动态评估骨代谢,从而补充通过测量骨矿物质密度所得的骨量静态信息确定[4]。

骨转换标志物的个体内变异相对较高,这意味着骨转换标志物仅在有限程度上被推荐用于诊断骨疾病,特别是如果它涉及尿中的测定。目前基本的临床应用是监测代谢性骨疾病,尤其是在抗吸收治疗下的骨质疏松症[5]。生物标志物应在 3～6 个月、12 个月检测,然后每年检测一次。骨吸收标志物早在 3～6 个月时就显著减少。通常情况下,预计与初始值相比下降 30%～70%,然后将达到平稳状态。降低不足表示治疗失败或患者依从性差。使用骨密度测量的密度变化通常在 1～2 年后观察到[6]。

骨转换标志物没有提供关于当前骨矿物质含量或骨脆性的信息,也没有提供骨骼中具有增加骨转换特定位点的信息。这只能使用骨密度测量,因为它可以评估骨量为正常、骨质减少或骨质疏松。由于骨密度提供了当前骨骼状态的信息,而骨标志物提供了关于当前骨骼代谢的信息,两个参数相互补充,并提供关于患者骨骼状态和骨代谢活动的综合信息。因此,骨吸收率高的患者骨折风险增加,而骨密度低和骨吸收率高的患者骨折风险最高[7]。

与临床化学中的其他生物标志物相比,骨转换标志物的参考区间的权威性有限。因此,对于绝经后骨质疏松症,大多数患者的骨标志物水平在参考区间内,只有与治疗前的数值相比的相对变化才起作用。为了克服这个问题且允许检测个体中骨标志物的生理变化,使用最小显著变化(LSC)(表 6.7-1)。

表 6.7-1 最小显著变化(LSC)[8]

标志物	LSC(%)
PⅠNP	40～50
骨 ALP	15～20
骨钙素	30～40
β-CTX(β-CrossLaps)	50～60
抗酒石酸酸性磷酸酶(TRAP-5b)	20

LSC：LSC是治疗期间必须发生的骨转换标志物的最小改变，以使得反馈显著。LSC根据公式由个体内和分析变异性计算得出[2]。如果骨标志物的变化高于LSC，那么有95%的可能性是比正常的生物变异性高。因此，β-CTX测量的LSC为31.2%，相对应3.8%的脊柱骨密度的变化[9]。

不建议骨转换标志物用于诊断骨质疏松症和确定骨量。目前最好的和最常见的骨转换标志物的临床应用是监测骨质疏松症的治疗，并控制这些患者的依从性[10]。

骨形成标志物的评估：骨形成标志物，特别是骨ALP，在评估维生素D缺乏、甲状旁腺功能亢进症、骨软化/软骨病、肾性骨营养不良症、成骨细胞转移和佩吉特病病例中的骨参与方面优于再吸收标志物。PINP旨在评估重组甲状旁腺激素对骨质疏松症的合成代谢治疗。

评估骨吸收标志物：在骨质疏松症的治疗中，再吸收标志物，特别是吡啶啉和CTX已变得具有重要意义。然而，经验表明，在大多数情况下(如绝经后妇女、老年男性)，CTX测定(禁食状态下上午8点，EDTA血浆)是骨吸收的最佳标志，吡啶啉次之。相反，对于肿瘤患者(如支气管癌、乳腺癌、多发性骨髓瘤)，吡啶啉是较为理想的标志物，需在第一次的晨尿中测定。

6.8 骨碱性磷酸酶

Lothar Thomas

骨特异性碱性磷酸酶(BALP)由成骨细胞产生并作为芽沉积在细胞膜囊泡中。BALP在骨形成中起重要作用。大约20%～40%的血清ALP是BALP(另参见1.3)。

6.8.1 适应证

总体骨形成活动指标：监测慢性肾功能衰竭患者的骨矿物质疾病、治疗Paget病患者、监测双膦酸盐治疗骨质疏松症、骨转移患者的管理。

6.8.2 检测方法

见本书1.3。

6.8.3 样本要求

血清或肝素血浆，不含EDTA，柠檬酸盐或草酸盐血浆：1 mL。

6.8.4 参考区间(表6.8-1)

表6.8-1 骨ALP的参考区间

ELISA(U/L)[1]	
女性 12～31	男性 15～41
免疫测定	
女性 3.4～15	男性 3.8～21.3

6.8.5 临床意义

为了评估骨代谢的离散变化，如绝经后、CKD-MBD情况下，或者在使用糖皮质激素(如器官移植后)之后，通常除了检测ALP外，还要测定BALP。

在一项研究中[3]，绝经后ALP增加24%，BALP增加77%。以Z评分(绝经前女性平均值以上的标准偏差的倍数)表示，ALP增加0.9，BALP增加2.2。BALP作为骨形成标志物响应相对较慢。

6.8.5.1 CKD-MBD

为了监测CKD-MBD，KDIGO指南推荐在4期和5期中每12个月检测一次ALP或BALP，或者如果PTH增加，则应进行更频繁的检测。与健康对照组相比，BALP和其他骨标志物在4期和5期CKD患者中的数值见表6.8-2。关于BALP对治疗肾性骨营养不良的反应见表1.3-3。

表6.8-2 慢性肾病第4和5期患者与健康对照组比较的结果[4]

检测项目	慢性肾病	对照
白蛋白	3.6±0.6	4.2±0.3
钙	8.4±1.1	9.8±0.5
磷	6.3±2.5	3.2±0.8
BMD	0.34±0.06	0.41±0.08
PTH(ng/L)	324(261～369)	53(45～56)
tDPD(nmol/L)	62(55～74)	35(27～40)
ALP(U/L)	75(63～88)	49(42～56)
BALP(U/L)	46(42～51)	26(24～29)
25(OH)D(μg/L)	8.0(5.3～11)	8.1(5.8～11)

数值表示为$\bar{x}\pm SD$或中位数和95%CI。BMD，骨矿物质密度

6.8.5.2 维生素D缺乏症

BALP或ALP仅在维生素D缺乏6个月以上后才出现增长。当维生素D缺乏症得到纠正时，BALP在前几周内进一步增加，但要过6～12个月恢复正常。

6.8.5.3 骨折和多发伤

在前5天，血清BALP下降，随后增加，严重骨折100天后仍未恢复正常，通常在一年后才达到初始值[5]。

6.8.5.4 Paget病

对于这种疾病，ALP或BALP是优异的骨标志物(参见1.3)。

6.8.5.5 恶性肿瘤

癌症骨转移，尤其是乳腺癌、肺癌和前列腺癌可导致BAL增加[6]。发生率见表6.8-3。癌症转移引起骨代谢失调并导致溶骨性、成骨细胞性或混合性骨转移，这取决于恶性肿瘤。在成骨细胞性转移的病例中，骨形成过多，BALP增加。在患有前列腺癌和骨转移的患者中，骨吸收标志物迅速响应治疗。如果有的话，BALP只有在超过4周后才出现下降的迹象[7]。对于多发性骨髓瘤，破骨细胞的功能尤其增加，因此，检测骨形成标志物如BALP没有意义[11]。

表6.8-3 晚期恶性肿瘤骨转移发生率[11]

肿瘤类型	发生率(%)
多发性骨髓瘤	95～100
乳腺癌	65～75
前列腺癌	65～75

续 表

肿瘤类型	发生率(%)
甲状腺癌	60
膀胱癌	40
肺癌	30～40
肾细胞癌	20～25
黑色素瘤	14～45

6.8.5.6 治疗措施

使用氟化钠：如果使用氟化钠来治疗骨质疏松症，则会增加 BALP(NaF 刺激成骨细胞)。

糖皮质激素：导致 24 h 内骨钙蛋白减少(1 g 甲泼尼龙静脉注射后约为 50%)[8]，但 BALP 仅在几周后下降。

双膦酸盐治疗：阿仑膦酸盐给药后，如在 6 个月时 BALP 达到新的较低水平[9]。

激素替代：用雌激素或雌激素/孕激素替代后，12 个月后 BALP 降到较低水平[10]。

6.9 骨钙蛋白

Hilmar Stracke, Lothar Thomas

骨钙蛋白(OC)也被称为骨 γ 羧基谷氨酸蛋白(Gla)，是由成骨细胞在基质矿化阶段合成，并被整合为有机骨基质[1]。小部分新合成的 OC 分泌进入血液循环，正常肾功能的个体经尿液排出。在骨吸收过程中，OC 被分解，约有 70%进入循环。由于循环中的 OC 可能是在骨形成中新合成或在骨吸收中释放，所以对于 OC 是应该被视为成骨细胞活跃的标志物，还是被视为骨基质代谢或骨转换的指标尚存疑问[2]。它的合成是由 $1,25(OH)_2D$ 进行调节。

6.9.1 适应证

在以下疾病中监测骨重建：骨质疏松症(评估骨转换)、肿瘤骨转移、原发性甲状旁腺功能亢进、肾性骨病。

6.9.2 检测方法

免疫定量检测，酶联免疫吸附测定(ELISA)。大多数商业上可用的检测法都使用抗体检测 OC 的 N 末端和中段片段(N 端-中段骨钙素)[3]。OC 没有参考制剂。使用各种检测试剂盒获得的患者值不具有可比性[3]。

6.9.3 样本要求

血清、使用 EDTA 或肝素锂抗凝的血浆；在上午 8 点到 9 点空腹抽取血液样本 1 mL。

6.9.4 参考区间

大约为 2～10 μg/L、2～11 μg/L、2～15 μg/L、2～17 μg/L 或 2～34 μg/L*[3]。

* 取决于检测试剂盒。

6.9.5 临床意义

在临床诊断学中，OC 作为骨形成标志物，其血清水平反映 10%～40%的 OC，这部分并未纳入骨基质中，而作为完整的 1～49 OC 被释放到循环中。被释放的 OC 可被快速代谢，1/3 被保留为完整的分子，1/3 是一个大的 N 末端片段的 OC(1～43 的氨基酸)，1/3 作为中段片段，以较小的片段形式存在[3]。

增加的 OC 血清浓度是骨重建增强的结果。骨组织形态定量分析与钙动力学和钙平衡检测表明 OC 是骨形成而非骨吸收的生物标志物[4]。

OC 碎片通过肝脏和肾脏的金属蛋白酶被消化。由于 OC 片段通过肾脏排泄，增加的 OC 浓度也可能是因为肾脏清除率有限。

血清中 OC 增加和减少都是病态的。OC 增加主要与骨转换增强相关，如原发性甲状旁腺功能亢进、佩吉特病和高转换型骨质疏松症。

与所有骨代谢标志物一样，成人血清中的 OC 浓度比儿童高。在儿童中，OC 与生长速度相关，因此在青春期内有一个高峰。然而，例如 CTX 相对绝经前女性，绝经后女性的水平持续较高，在更年期后，OC 可能出现暂时性升高。在绝经前女性中，黄体期的 OC 水平明显升高[3]。

与骨特异 ALP 相比，OC 的一个优点是在使用糖皮质激素(抑制成骨细胞活动)时反应更强烈、更快。缺点是其血清水平受肾小球滤过率影响，对佩吉特病的反应较弱，以及有限的骨形成特异性。OC 与 ALP 临床意义的比较见表 6.9－1 和表 6.9－2。

表 6.9－1　在骨骼疾病中比较骨钙蛋白与 ALP

疾病	骨钙蛋白	ALP
甲状旁腺功能亢进(HPT)		
－ 原发性 HPT	↑	↑
－ 继发性 HPT	↑	↑
骨转移癌	↑	n 或↑
骨质疏松症		
－ 高转化型	↑	n 或↑
－ 低转化型	↓	n 或↓
骨软化症	↑	↑
佩吉特病	n 或↑	↑
类风湿关节炎	↓或 n 或↑	↑
肝胆疾病	n	↑

n，在参考区间内；↑，显著升高；↓，显著下降

由于 $1,25(OH)_2D$ 和类固醇皮质激素可直接调节 OC 基因表达，所以使用这些药物治疗的患者其 OC 值应该被谨慎地解释。

表 6.9－2　骨钙蛋白浓度增加的疾病

疾病	临床及实验室检查
pHPT	在几乎所有的患者中都发现 OC 水平增加。通常与 ALP 呈正相关。OC 浓度也与血清钙浓度、甲状旁腺激素和甲状旁腺瘤的腺瘤重量相关[5]。
sHPT	OC 值显著升高的部分原因是当 GFR＜30 mL/(min · 1.73 m²)时，肾排泄率降低[6]。如果考虑到肾排泄率的变化，那么对于肾性骨系统发育不良患者(慢性血液透析患者)及肾移植受者的骨代谢率评估，检测 OC 可能是有用的[7]。

续 表

疾病	临床及实验室检查
癌症骨转移	肿瘤患者OC升高总是表明骨转移的可能性。ALP活性也有与OC类似的情况。在软组织转移的癌症患者中，OC和ALP的值都在参考区间内。
骨质疏松症	OC检测在骨质疏松症患者中的有效性由多位作者进行评估。骨转化正常的骨质疏松患者与相同年龄的对照组患者的骨质健康无差别。低转化型骨质疏松患者在骨计量学检测时骨形成减缓，血清中的OC水平显著降低[8,9]。而高转化型骨质疏松患者的OC水平位于参考区间上游或浓度增加。
骨软化症	在骨软化症(成人)或佝偻病(儿童)患者中，OC和ALP水平同时增加。服用维生素D后，血清浓度通常会在短暂增加后下降。
佩吉特病	对于佩吉特病，OC仅有局限的诊断价值[10]。水平通常会升高。相比之下，ALP增长程度更胜。用降钙素或二磷酸盐治疗不仅会导致ALP减少，在大多数情况下也会导致OC减少。
类风湿关节炎(RA)	RA患者的OC水平通常显著低于对照组患者。使用糖皮质激素导致评估OC浓度更加困难。相较之下，ALP基本只是适度增加。然而，在RA患者中也有OC水平增加的病例[11]。
肝胆疾病	由于成骨细胞合成OC，所以这些疾病的OC水平总是在参考区间之内，而ALP活性增加。

6.9.6 注意事项

血液样本：建议在早晨空腹进行血液采集。OC存在昼夜节律，清晨水平较高且下午和傍晚为最低点。之后随时间增高，午夜到凌晨4点到达水平最高点[12]。

抗凝剂：与血清相比，抗凝血样本仅有极低的OC值。有研究表明肝素锂抗凝的血浆水平仅为血清水平的83.6%，EDTA为65.1%，柠檬酸钠(0.13 mol/L)为70.4%，草酸或氟化物为37.3%。

检测方法：除检测完整的OC外，也可以检测其N末端和中段片段(N-MID-OC)。

影响因素：OC形成受1,25(OH)$_2$D的生理水平刺激。甲状旁腺素、糖皮质激素泼尼松龙和地夫可特可抑制1,25(OH)$_2$D的刺激和OC合成。对于合成凝血酶原复合物中凝血因子和其他维生素K依赖蛋白，OC非常重要。双香豆素可抑制OC合成。

季节性节律：由于冬季观察到较高的骨吸收率，而维生素D供应量较低和维生素D缺乏也会刺激成骨细胞，OC水平在2月最高而7月最低。

稳定性：对于N-MID-OC，全血可在室温下保存8 h，血清为24 h，EDTA抗凝的血浆可在室温下保存48 h，4～8℃可保存一周，-20℃时可保存一年。

对于完整的OC，血清必须在1 h内分离并保存[14]。

6.9.7 生物化学和生理学

OC是一种由49个氨基酸组成的蛋白质，分子量为5 800 Da，它是由一种更大的11 000 Da前体通过蛋白水解而成，包含3个γ羧基谷氨酸残基(骨Gla蛋白)。

前体包含三种结构：

- 一个在翻译后裂解的由23个氨基酸组成的信号肽。
- 26个氨基酸组成的目标肽，将肽链直接γ羧基化。
- OC蛋白质包含49个氨基酸。OC是三种由成骨细胞合成且依赖维生素K的蛋白质之一。其余两个是基质Gla蛋白和蛋白C。维生素K是OC翻译后γ羧基化的重要辅因子。通过羧化作用，在形成γ羧基谷氨酸残基的过程中，在17、21和24谷氨酸残基的位置上引入第二个羧基(图6.9-1)。这种修饰导致蛋白质的构象变化，增加对钙和羟基磷灰石的亲和力[4]。

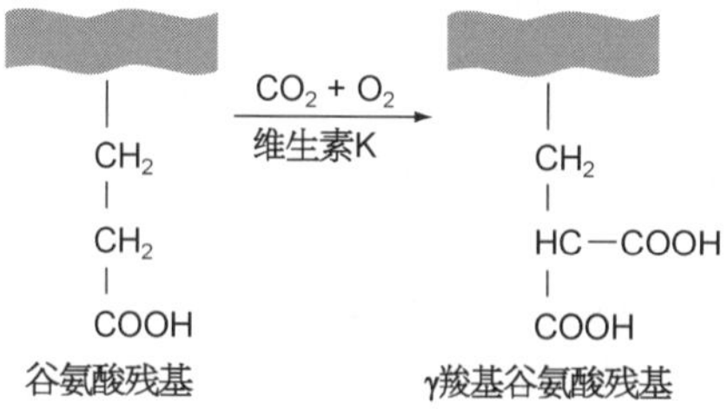

图6.9-1 谷氨酸残基的γ羧基化

OC是有机骨基质中非胶原蛋白中最大的成分。它被认为是成骨细胞功能和类骨质矿化的特殊标志物，因为它完全是由成骨细胞合成。维生素D可激发这种合成。

从成骨细胞中释放出来后，绝大部分的OC进入骨基质中，小部分进入血液循环中。循环中OC的半衰期为4 min，主要通过肾脏排泄。当GFR低于30 mL/(min·1.73 m^2)时，血浆中OC水平将超过参考区间。当OC浓度与肾血浆流量相关联时，可观察到类似的相互作用。

OC浓度随年龄增长而增加。女性的血清OC水平高于男性。OC不仅存在于骨骼和血清中，而且在骨外钙化的早期矿化阶段和动脉粥样硬化斑块中也能发现。

6.10 Ⅰ型前胶原氨基末端前肽(PⅠNP)

Lothar Thomas

骨基质的90%由成骨细胞合成的Ⅰ型胶原蛋白组成。Ⅰ型胶原蛋白裂解产生两种相对较大延展多肽，称为Ⅰ型前胶原羧基末端前肽(PⅠCP)和PⅠNP(表6.7-1和表6.7-2)。PⅠNP的分子量约为100 kDa，PⅠCP则为35 kDa。这两种前胶原延展多肽在血液中循环，是骨骼形成的标志[1]。PⅠNP为首选。

6.10.1 适应证

- 绝经后骨质疏松症的进展和治疗评估。
- 维生素D缺乏引起的继发性甲状旁腺功能亢进。
- 在CKD-MBD中对矿物化骨病的评估。

6.10.2 检测方法

使用两种抗完整PⅠNP单克隆抗体的双位点免疫分析法。除完整的PⅠNP外，也可检测二聚体和三聚体[2,3]。

原理为，样本与生物素化抗体共同孵育，然后在制备过程中加入第二个钌标记抗体与链霉亲和素包被的微粒。形成一个三明治复合物，通过生物素-链霉亲和素与微粒结合。微粒被磁性地束缚到电极表面。当在电极上施加电压时，产生可用光电倍增管测量的化学发光放射，通过校准曲线将其转化为浓度值。

6.10.3 样本要求

EDTA 抗凝血浆、肝素抗凝血浆、血清：1 mL。

6.10.4 参考区间

35 岁及以上男性[3]：13.8～60.9 μg/L。
女性[3]：13.9～85.5 μg/L。

6.10.5 临床意义

完整 PⅠNP(三聚体)和单体形式之间存在差异。原本形式的三聚体，其半衰期为 10 h，然后在体内转化为单体形式。

6.10.5.1 绝经后骨质疏松症的诊断

没有骨质疏松症的绝经后女性血清 PⅠNP 水平为 19～100 μg/L(95%范围)，平均值和标准偏差分别为(47.7±19)μg/L 和 9 μg/L[4]。患有绝经后骨质疏松症女性的 PⅠNP 浓度在同一个数量级(50.5 μg/L±18 μg/L 和 6 μg/L)。

在进一步的研究中[3]，74%的 35 岁以上患有骨质疏松症的绝经后女性的平均 PⅠNP 值高于未患骨质疏松症的绝经前女性，32.5%女性 PⅠNP 浓度高于参考区间。两项研究均表明，仅在少数病例中，使用 PⅠNP 诊断绝经后骨质疏松症是可行的。

6.10.5.2 监测骨质疏松症的疗效

PⅠNP 检测基本用于监测骨质疏松症的治疗，特别是使用重组后甲状旁体激素(rPTH)的合成代谢治疗[5]。因此，有研究表明在使用 rPTH(特立帕肽)治疗的 3 个月中：

- 使用 rPTH 治疗的患者 PⅠNP 浓度增加了 83%。
- 88%使用二磷酸盐(阿仑膦酸钠)治疗的患者 PⅠNP 浓度与初始值相比出现下降。
- 20%的最小显著变化(LSC，见 6.7.2)作为改变标准。

一项针对绝经后女性使用 rPTH(特立帕肽)治疗的进一步研究表明，在治疗开始后的前 3 个月，PⅠNP 的增加对预测接下来 18 个月里脊椎骨密度(BMD)的改善有最高的诊断灵敏度。这种改善被定义为骨矿物密度增加超过 3%[6]。

6.10.6 注意事项

标本：推荐使用 EDTA 或肝素抗凝血浆。

检测方法：只检测 PINP 三聚体形式的检测结果远低于同时检测单体 PINP 的结果。

稳定性：在室温下可保存 24 h，8℃以下可保存 5 天，-20℃时可保存 6 个月。

6.11 吡啶啉和脱氧吡啶啉

Lothar Thomas

翻译后加工赖氨酸和羟基赖氨酸残基转化为吡啶交联吡啶啉(PYD，羟赖氨酸吡啶啉)和脱氧吡啶啉(DPD，赖氨酸吡啶啉)，对稳定胶原蛋白和弹性蛋白的成熟形态起至关重要的作用。大多数组织中都没有交联存在，但存在于骨骼中。PYD 和 DPD 由破骨细胞从骨基质中释放，大约 60%与蛋白质结合，其余 40%则是游离形式[1]。由于大多数代谢性骨病的特点是骨吸收增加，因此这些生物标志物具有特殊的意义。

6.11.1 适应证

发现以下骨病与骨吸收率增加相关：绝经后骨质疏松症、原发性甲状旁腺功能亢进、CKD-MBD 中对矿物化骨病的评估、佩吉特病、与肿瘤相关的高钙血症、肿瘤骨转移，以及表明疗效的证据：激素代替治疗开始后 6 个月后、二磷酸盐治疗开始后 3 个月后、不经肠道的二磷酸盐和(或)甲状旁腺素治疗开始 1 个月后。

6.11.2 检测方法

尿液中总(t)吡啶啉和游离(f)吡啶啉之间存在区别。前者使用 HPLC 检测，后者采用 HPLC 或免疫分析法检测。

用 HPLC 检测 PYD 和 DPD：方法包括，① 加酸水解，释放与蛋白质结合的交联；② 使用纤维素进行分配色谱法；③ HPLC 分离使用反相原理。使用荧光检测法在单次运行中分别检测 PYD 和 DPD(图 6.11-1)。省略酸水解可以检测交叉连接的游离部分。

用免疫分析法检测脱氧吡啶啉[4]：该方法可以检测游离的 DPD。通过固相固定化单克隆抗体和酶标记的 DPD 来实现酶免疫竞争法检测 DPD。在免疫检测前，通过加酸水解样本，也可以用免疫分析法检测游离和缩氨酸结合的 PYD 和 DPD 总和。

用免疫分析法检测吡啶啉：该方法可以检测游离和蛋白质结合的 PYD。DPD 存在 100%的交叉反应性。该方法用固相固定化的 PYD 和酶标记的多克隆抗体进行酶免疫分析竞争法检测。

6.11.3 标本要求

现场留取无防腐剂的晨尿：5 mL。

6.11.4 参考区间(表 6.11-1)

表 6.11-1 吡啶啉的参考区间

女性(μg/g 肌酐)[3]	tPYD	tDPD
- 绝经前	120～300	26～60
- 绝经后	150～450	30～110
女性(nmol/mmol 肌酐)[4]		
- 绝经前	45±13	9.6±2.6
男性(nmol/mmol 肌酐)[4]		
- 20～60 岁	45.2±17.1	9.5±3.6

在参考文献[3]中，参考值取第 5 和第 95 百分位数。在参考文献[4]中，参考值取平均值±标准差。加酸水解后用 HPLC 检测。PYD 的 μg/g 肌酐转换为 μmol/mol 肌酐的转换因子为 0.263。DPD 的 μg/g 肌酐转换为 μmol/mol 肌酐的转换因子为 0.278

6.11.5 临床意义

由于 PYD 和 DPD 仅存在于成熟的Ⅰ型胶原蛋白，而非皮肤胶原蛋白中，所以肾脏分泌的 PYD 和 DPD 可以作为定量评估骨吸收的特殊生物标志物，尤其是 DPD。在健康个体中，

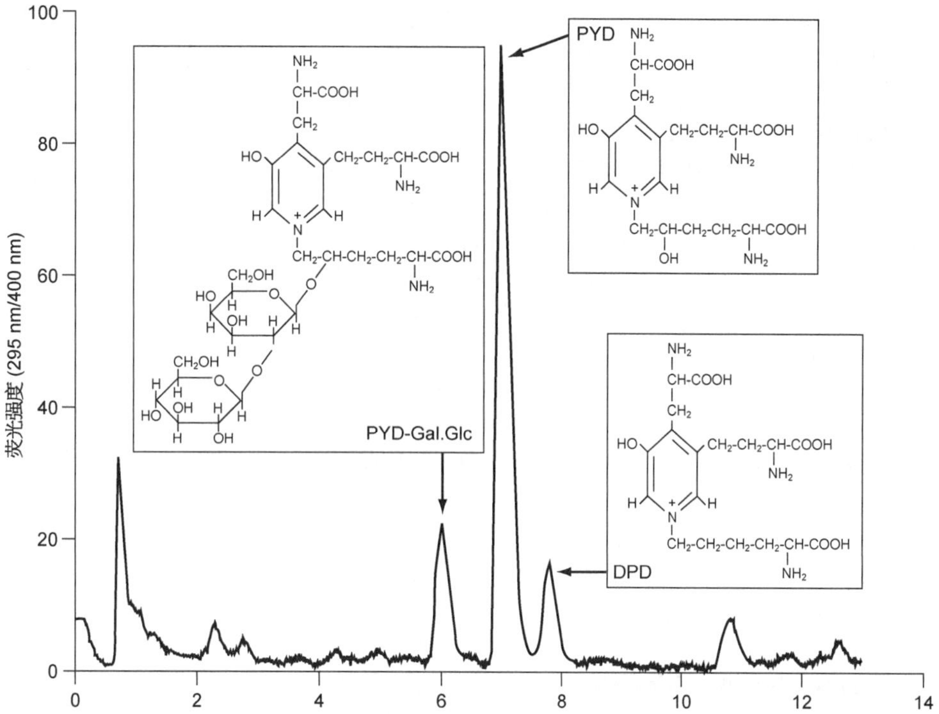

图 6.11 - 1 吡啶啉的结构和分离。横坐标显示洗脱时间，纵坐标显示荧光强度。DPD，脱氧吡啶啉；PYD，吡啶啉；PYD - Gal.Glc，结合残留糖的吡啶啉

15%～85%的总 PYD(tPYD)和总 DPD(tDPD)以 fPYD 和 fDPD 的游离形式存在于尿液中。剩余部分则与骨胶原蛋白中的多肽结合。

尿液中吡啶啉的排泄与组织学上检测的骨吸收(破骨细胞表面)显著相关[5]。

绝经前的范围被认为是吡啶啉的一个参考区间。绝经后的 DPD 值高于 60 μg/g 肌酐，被解释为骨吸收增加。大约 30%～40%的绝经后女性的 DPD 高于该阈值。

6.11.5.1 绝经后的骨质疏松症

由于破骨细胞主要释放交联的端肽和来自骨胶原的其他多肽，tPYD 和 tDPD 在绝经后女性中增加比 fPYD 或 fDPD 更快。

tPYD 和 tDPD 在更年期的激素替代期间相较 fPYD 和 fDPD 也下降得更快速[6]。骨吸收越强，fDPD 所占比就越小，随着骨吸收增强，fDPD 所占比就会降低。tDPD 和 fDPD 确实有所关联[7]，但由于 fDPD 所占比随着总排泄量增加而下降，所以与总排泄量相比，fDPD 作为次要证据。tPYD 和 fPYD 的检测也是同理可证。因此 tPYD 和 tDPD 的检测更有价值[7]。

第一次晨尿中，绝经后女性的排泄量比白天要多，在罹患骨质疏松症的绝经后女性中更为明显(图 6.11 - 2)[8]。在罹患骨质疏松症的女性中，骨吸收增强，尤其是在夜间。白天的身体活动导致骨吸收趋近正常。

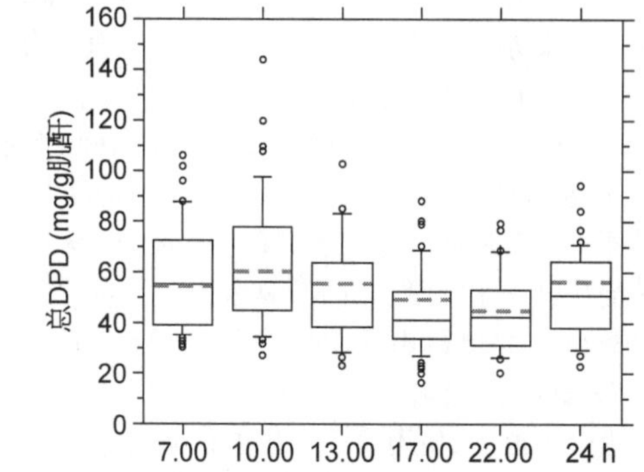

图 6.11 - 2 绝经前和绝经后女性的 tDPD 水平，分别为第一次晨尿(早上 7 点)、第二次晨尿(于早上 10 点前收集)、下午 1 点前、下午 5 点前、晚上 10 点前和 24 h 的尿液。虚线表明第 90 个百分位点

除日夜节律之外，至少在绝经前女性中 tDPD 还有月节律和年节律(图 6.11 - 3)[9]。该图还显示 2 月份的 25(OH)D 较低，轻度调节甲状旁腺功能亢进和轻度骨吸收增强。

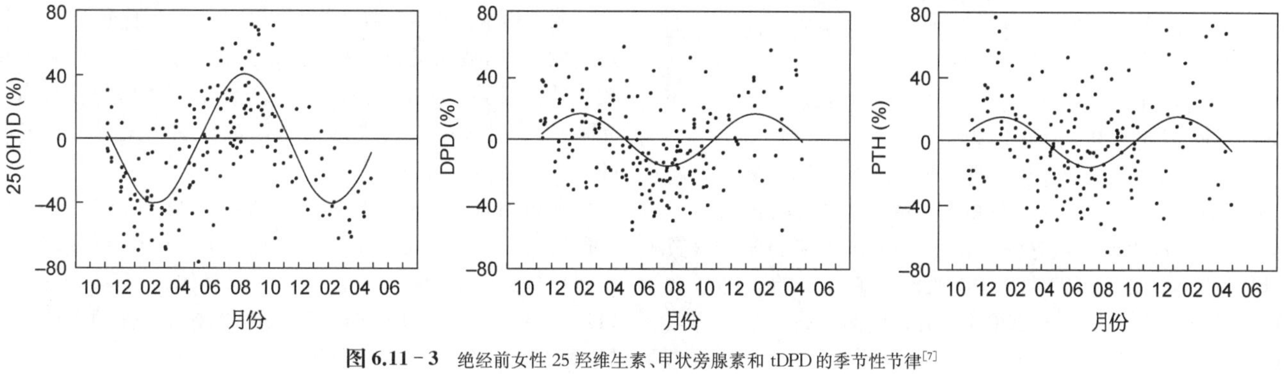

图 6.11 - 3 绝经前女性 25 羟维生素、甲状旁腺素和 tDPD 的季节性节律[7]

25(OH)D浓度较低的绝经前女性冬季的骨吸收几乎没有增加，但25(OH)D浓度较低的绝经后女性2月的骨吸收部分急剧增加(图6.11-3)。

6.11.5.2 肿瘤患者的吡啶啉(tPYD和tDPD)

对于肺癌和经放射学证实的骨转移患者，吡啶啉(tPYD和tDPD)是敏感标志物[10]。然而，没有骨转移的患者和良性肺部疾病患者也显示出排泄增加的迹象。因此，吡啶啉的诊断灵敏度高，但特异性较低。在没有骨转移的肺癌或乳腺癌患者中，经常会发现tPYD和tDPD增加，可能是因为肿瘤会产生增强骨吸收的物质，如PTHrP。

在肿瘤患者中，tPYD和tDPD对骨转移的灵敏度要高于NTX和CTX。可能是因为肿瘤患者不再像绝经后女性经常利用组织蛋白酶K降解胶原蛋白，而是不规则地利用如基质金属蛋白酶，所以产生除Ⅰ型胶原端肽之外的其他结构。

由于欧洲中部和北部冬季会发生季节性节律缺乏维生素D，吡啶啉与所有标志物一样失去诊断作用。如果在冬季对肿瘤患者进行维生素D替代治疗，吡啶啉和其他骨吸收标志物对发现骨转移具有重要意义[10, 11]。

6.11.5.3 吡啶啉的不足之处

与血清学标志物相比，tPYD和tDPD的不足之处在于如果检测随机尿，其结果则与肌酐排泄相关。

更年期：在绝经期女性中tDPD与肌酐排泄关联增强是由于她们的身体活动比年轻的绝经前女性要少。这导致肌肉量和尿肌酐比骨量下降得更剧烈，也导致tDPD与肌酐的比率增加。在甲状腺功能亢进症患者中tDPD/肌酐值也有不同比例的增加[6]。一个原因是肌肉新陈代谢增加。

激素替代疗法(HRT)：在激素替代治疗期间，血清中性激素结合球蛋白(SHBG)的水平增加[12]，这是雌二醇通过肝脏的结果。SHBG将雌二醇和睾酮等量结合，因此在口服激素替代治疗过程中，女性体内游离睾酮的浓度会降低。游离睾酮的减少会导致肌肉量下降，因此肌酐排泄率也会降低，而tDPD/肌酐值会升高。由于β-CTX(见6.12)是从EDTA血浆中测得的，使用β-CTX指示激素替代疗法期间女性的骨吸收比tDPD/肌酐值更准确。因此所有激素替代治疗期间的绝经后女性，β-CTX与绝经前女性相比减少。然而当检测所有激素替代治疗女性的tDPD/肌酐值时，情况并非如此。

在另一组不同形式的激素替代疗法中，人们发现低剂量的皮肤贴剂(每天使用25 μg雌二醇)导致晨尿中tDPD/肌酐值恢复正常。有结果表明这种形式的激素替代疗法不会导致SHBG增加。因此肌肉量不会减少，尿液中肌酐的排泄也不会减少。

甲状腺功能亢进：这些患者肾脏功能良好，在尿液中排泄少量肌酐，因此tDPD/肌酐值偏高。

二磷酸盐治疗：对于佩吉特病和骨质疏松症的患者，二磷酸盐治疗导致tPYD和tDPD急剧下降，而fPYD和fDPD不减少[6]。在维生素D缺乏的老年女性中，维生素D治疗导致CTX急剧减少和tPYD和tDPD的次显著减少，而fPYD和fDPD不会减少[13]。因此fDPD不适合监测二磷酸盐治疗或维生素D治疗(表6.11-2)。

表6.11-2 在骨吸收增加的疾病及治疗期间的吡啶啉表现

疾病或状态	tDPD和tPYD的临床意义	tDPD和tPYD的表现
绝经后[6]	检测骨吸收增加	在40%的绝经后女性中增加
儿童[15,16]	提高生长速率或生长激素疗法；Ehlers-Danlos综合征类型Ⅵ	依据生长速率，tPYD/tDPD值(正常为4：19)被颠倒为1：4
原发性甲状旁腺功能亢进[17]	评估骨转移	tPYD和tDPD显著增加。在甲状旁腺切除术后的2天内，tDPD排泄量平均减少21～15 μmol/mol肌酐
继发性甲状旁腺功能亢进[18]	β-CTX、TRAP-5b和ALP可能更优于吡啶啉	不推荐检测尿液中tPYD和tDPD排泄
骨软化症[13]	在维生素D治疗后，β-CTX急剧减少，tDPD轻度减少，fDPD不减少	在维生素D缺乏伴有PTH增加的患者中，tPYD和tDPD增加
骨转移[10]	在大约90%的乳腺癌和肺癌的患者中，排泄量增加	tPYD和tDPD的排泄量取决于疾病的严重程度
影响上未明确骨转移的肿瘤患者[10]	在大约70%的乳腺癌和肺癌患者中有所增加	tPYD和tDPD的排泄量取决于转移范围
佩吉特病	不必要检测，ALP为更优的标志物	tPYD和tDPD的排泄量取决于疾病的严重程度
移植患者	因为糖皮质激素会减缓骨形成(低浓度骨ALP)和增加骨退化，所以DPD和ALP很重要	tDPD增加或接近参考范围上限
甲状腺功能亢进[6]	因为尿肌酐减少，tDPD/肌酐值增加	tDPD和tPYD增加
风湿性疾病	tPYD排泄与炎症活动的生化变量相关，其增强也可以作为软骨重建的标志；tPYD/DPD值>6：1；tDPD也可以随着骨退化增强而升高	tPYD和tDPD与炎症标志物活性相关
治疗监测		
- 雌激素	6个月治疗之后检测，β-CTX相较tDPD下降更为显著	每日25 μg雌激素的皮肤贴剂可以正常化tDPD的排泄
- 二磷酸盐[6]	静脉注射1个月和口服药物3个月后检测，β-CTX较tDPD下降显著	抑制骨吸收
- 降钙素	1天之后tDPD下降	tDPD仅有轻微的降低

6.11.6 注意事项

检测方法：tDPD是美国疾病预防和控制中心的广泛实验室标准化项目的一部分[14]。

尿液样本：大多数样本采用晨尿，有以下优势：① 相较之后的样本，晨尿更为浓缩；② 由于夜间吡啶啉的降解速率较快，因此其早晨的峰值也更高；③ 样本不能暴露在直射阳光下，因为吡啶啉的荧光结构可以被长期暴露的UV光线破坏。

影响因素[14]：① 个体内变异：tPYD 71(57～78)%，tDPD 67(53～75)%；② 日间变异：tPYD 16(12～21)%，tDPD 16(5～24)%；③ 绝经前女性的个体内变异：tPYD 26(12～63)%，tDPD 34(8～98)%；④ 绝经后女性的个体内变异：tPYD 36(22～61)%，tDPD 40(27～54)%。

6.12 Ⅰ型胶原交联氨基末端肽(NTX)与Ⅰ型胶原交联羧基末端肽(CTX)

Lothar Thomas

6.12.1 简介

在骨吸收过程中,NTX与CTX被释放到血循环中(图6.7-2)。NTX和CTX是骨退化的相对特异的生物标志物。在降解过程中Ⅰ型胶原蛋白组成的非骨组织形成不同的碎片[1]。因此,在此前提条件下,NTX和CTX具有最佳的骨特异性。此外,这两种端肽是重要的骨吸收标志物,是表明骨吸收量增加的最大值,与PYD和DPD相比,在血清和尿液中浓度都显著升高。

在临床实验室诊断学中CTX比DPD更好的原因有以下两个方面:

- CTX以α-CTX(没有异构化的天冬氨酸)和β-CTX(异构化的天冬氨酸)的形式存在。异构化是一种在转译后阶段缓慢发生的自发过程。因此β形式只存在于骨骼的成熟组织中,且β-CTX只能检测到成熟Ⅰ型胶原蛋白的胶原片段。因为不能检测到新形成的胶原蛋白,所以β-CTX不能作为骨形成标志物[2]。
- β-CTX检测也被称为β-胶原特殊序列检测。β-CTX可以使用自动化免疫分析仪进行检测,在血清和尿液中都有良好的精密度。

6.12.2 适应证

检测骨吸收:评估增加的常规骨转换(如绝经后)及监测骨质疏松症的治疗、透析患者的骨转换、恶性骨疾病的治疗。

6.12.3 检测方法

酶免疫分析法:双位点免疫分析检测Ⅰ型胶原交联β异构端肽碎片。使用两种单克隆抗体,每一种都记录谷-赖-丙-组-β天冬-甘-甘-精氨酸抗原(特殊序列抗原)[3]。

原理为,标本在含有生物素化抗体的反应杯中进行孵育,然后再添加钌标记的抗体和链霉亲和素包被的微粒。形成一个生物素-链霉亲和素与微粒结合的三明治复合体。微粒被磁吸引并束缚在电极表面。在电极上施加电压,就会发出能使用光电倍增管测量的化学光。通过校准曲线将发射光转化为浓度。

6.12.4 样本要求

EDTA血浆、尿液:2 mL。患者准备见6.12.6。

6.12.5 参考区间(表6.12-1)

表6.12-1 β-CTX的参考区间

EDTA血浆中的β-CTX(β胶原特殊序列)	
女性和男性	0.1～0.6 μg/L[3]
绝经前女性	(0.299±0.137)μg/L[3]
绝经后女性	(0.556±0.226)μg/L[3]

6.12.6 临床意义

在临床实践中,血清或尿液中β-CTX检测被用于诊断和管理一系列代谢和恶性骨病。β-CTX在骨重建时被大量释放到血液循环中,在皮肤重建时释放只占很小比例。因此β-CTX已经成为灵敏且特异的骨转换生物标志物(表6.12-2)。因为它对Ⅰ型胶原蛋白降解高敏感,能够在血清中被检测到且适用于自动化分析仪,使得β-CTX成为被广泛使用的骨吸收标志物[18]。

表6.12-2 骨转换增强疾病中的β-CTX[4,5]

疾病	临床及实验室检查
常规骨退化增加	在25岁之后的女性中清一色地存在骨质流失,伴有β-CTX大于参考区间上限0.6 μg/L。绝经后,超过1/3的女性骨质流失增加且β-CTX值持续升高,这意味着血清中浓度比绝经前水平高出50%～100%。但是接受激素替代治疗的女性β-CTX水平低于0.6 μg/L(图6.12-3)。 β-CTX值在20～30岁的男性中达到最高峰且到60岁之前持续下降,之后其变化不大。两种性别的季节性差异是20%～30%,冬季时血清水平较高。
骨质疏松症	由于骨质疏松症是一种多样的疾病,个体间的骨转换程度有很大的不同。在正常人、骨量减少和骨质疏松的个体间的值通常有巨大的重叠。在一项涉及800名老年女性的研究中,血清β-CTX是区分这三组人群的最佳鉴别标准[6]。在45岁以上绝经前女性中,β-CTX水平升高与水平较低的女性相比在生命后期骨质流失显著增加[7]。一般来说,高或增加的β-CTX水平与骨质流失的增加有关。
骨转换与骨折风险	骨量、骨质流失速度和骨质疏松性骨折风险相互关联,低骨量和快速骨质流失是未来骨折风险的独立预测因子。骨折是骨质疏松症的主要并发症,而β-CTX水平可以作为一个指标。不仅适用于绝经后骨质疏松症患者,而且一般也适用于任何年龄的患者,不管他们的骨密度如何及之前是否骨折。在OFELY的前瞻性研究中[9],β-CTX浓度最高的25%绝经后女性在5年内骨折的风险比浓度最低的25%女性高出2倍。 在EPIDOS的研究中,股骨骨密度低于2.5个SD且β-CTX升高的女性罹患髋部骨折的风险增加(优势比为4.8)[10]。一般来说,在老年女性中β-CTX浓度越高,骨折风险越高。
治疗前骨转换和治疗效果	干预之前的β-CTX水平可以预测在治疗过程中骨密度(BMD)的改善。在一项研究中[11],早期绝经后女性的β-CTX浓度被分成四等分。最高25%的接受激素替代治疗的患者与最低的25%相比,其骨密度明显增加。 对于接受hPTH(1～34)治疗的患者,β-CTX浓度越高,能更好地预防骨折[12]。
监测抗骨质疏松症的治疗[8]	抗再吸收治疗或激素替代疗法下的β-CTX水平的变化提供了患者是否从治疗中受益及其依从性的信息。它们也反映了药物作用机制,有助于寻找有效剂量并表明治疗是否对骨骼有效。例如,在口服二磷酸盐治疗中,肠内再吸收可能存在问题。β-CTX水平的减少保证物质被再吸收并作用于骨骼。因此,二磷酸盐(阿仑磷酸钠)的抗再吸收治疗伴随β-CTX水平下降20%,表明髋部和脊柱骨密度(BMD)增加。如果接受激素替代治疗患者的β-CTX水平较治疗开始3个月前的初始值低60%,则3年内其BMD可能会增长2%～3%。但是在1～5年的研究中可以看出,接受激素替代治疗的绝经后女性中多达50%没有正确执行这一规定。如果正确地进行治疗,β-CTX浓度在3～6个月内就会减少。
佩吉特病	β-CTX浓度增加。在评估病情进展和治疗上,ALP具有更好的成本效益。

续 表

疾病	临床及实验室检查
肾性骨营养不良	β-CTX浓度增加，其增加与血清肌酐值相关。
骨转移[13]	骨闪烁显像是诊断转移性骨病的金标准。因此，β-CTX作为再吸收标志物的诊断灵敏度和特异性都不足，而且对于存在骨转移或没有的患者，两者的β-CTX值有相当大的重叠。然而当存在骨转移时，β-CTX传达预期的、负面的骨骼事件，如骨折的预后信息。β-CTX还提供二磷酸盐治疗下减少此类风险的信息。在转移性骨病中，β-CTX通常升高2～7倍，在二磷酸盐治疗中减少60%～80%。其他治疗机制如雄激素消融或雌激素替代不会导致β-CTX度改变[14]。

6.12.6.1 评估β-CTX浓度的注意事项

日间变异性：血清β-CTX变异性较低。

昼夜变化：在清晨时达到最高值，下午和傍晚时水平最低(图6.12-1)[15]。

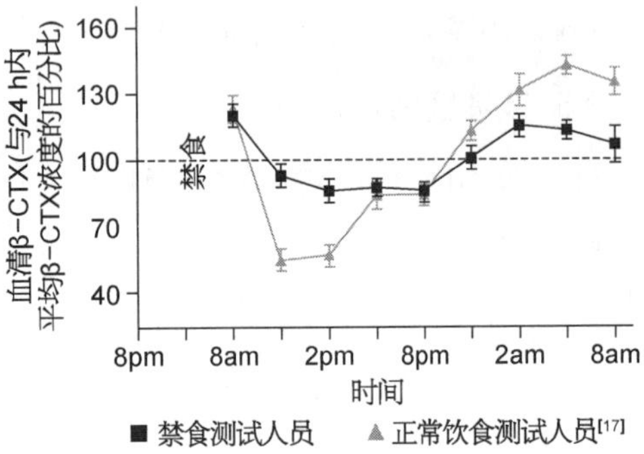

图6.12-1　血清β-CTX浓度的昼夜变化

季节变化：由于中度缺乏维生素D，冬季的血清β-CTX水平高于夏季(图6.12-2)。

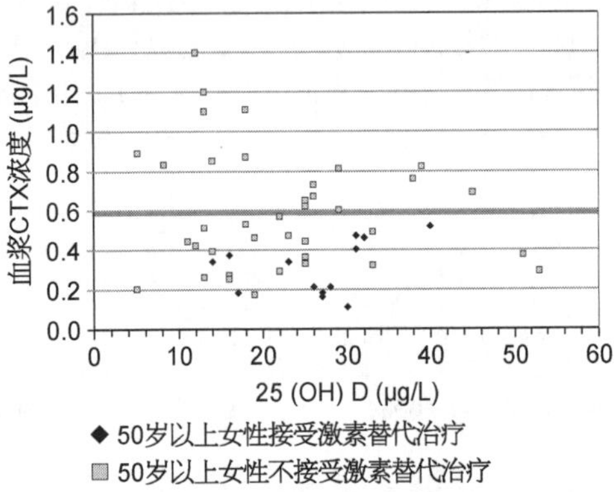

图6.12-2　德国绝经后女性使用或不使用激素代替治疗，两者1月和2月的EDTA血浆中β-CTX(早晨8:00～8:30禁食状态)和血清25羟维生素D水平[18]

营养：在采血前60～120 min内进食一餐会导致β-CTX浓度降低，最高可达50%。

激素替代疗法：β-CTX水平下降(图6.12-3)。

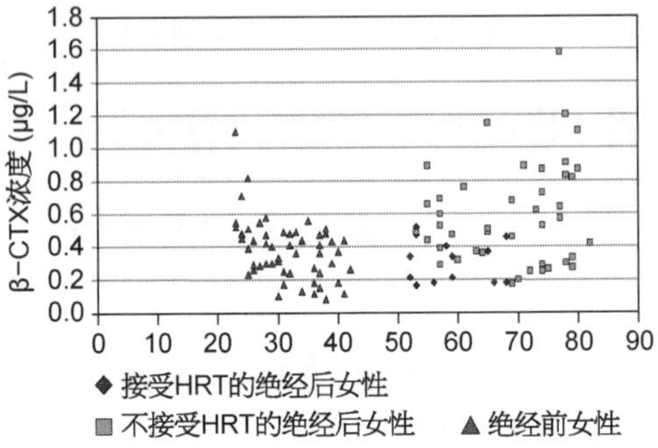

图6.12-3　不同年龄段的女性接受或不接受激素替代疗法，其β-CTX的血清学水平。女性年龄(x轴)和EDTA血浆(早晨，禁食状态)中β-CTX浓度(y轴)。接受激素替代疗法的绝经后女性β-CTX水平比同龄不接受疗法的女性低。然而，两组人的水平均高于绝经前女性[18]

6.12.7 注意事项

患者采血前准备：在血液标本采集前禁食12 h。在醒来后，血液样本采集前只允许喝水[15]。在禁食状态下于早晨7:00～9:00间采集血液标本[16]。如果在早晨9:00前不能采集血样，建议代替β-CTX检测的方法是检测清晨随机尿中的吡啶啉。对于透析患者，血液样本应在透析前采集。

样本类型：由于β-CTX在EDTA血浆中稳定性较血清更优，因此推荐使用血浆。

β-CTX的稳定性：EDTA全血在室温下可以保存6 h。EDTA血浆在室温下保存24 h，4℃保存48 h，-20℃则可以保存1个月。血清在室温下可以保存12～24 h。

(汪洋　崔俊华　徐世骥　译，郭玮　审校)

7

铁代谢

7.1 铁代谢及相关疾病

Lothar Thomas

7.1.1 铁，一种必需元素

铁是地球地壳中第二常见的金属，最常见的是不溶性 Fe^{3+} 氢氧化物或 Fe^{3+} 氧化物。铁是一种第 4 周期过渡元素，可以存在于从 −2 到 +6 的氧化态中。在生物系统中，这些氧化态主要限于亚铁(+2)、铁(+3)、高铁(+4)状态。铁氧化态的转换不仅是一种铁参与电子转移的机制，同时也是一种铁可逆地结合配体的机制。这可能归因于其空置的 δ 轨道[1]。

Fe^{2+} 和 Fe^{3+} 是水合离子 $[Fe(H_2O)_6]^{2+}$ 和 $[Fe(H_2O)_6]^{3+}$ 的常用缩写。与铁的结合导致水的酸性增加。这种效应随铁离子的电荷而增加：与 Fe^{3+} 结合的水 pKa 为 2，而与 Fe^{2+} 结合的水 pKa 为 7。在生理条件下，Fe^{3+} 由于形成多核羟桥联配合物而具有不溶性。Fe^{2+} 是可溶的，但可以与过氧化氢反应，生成剧毒的羟基自由基(芬顿反应)：

$$Fe^{2+} + H_2O_2 \longrightarrow Fe^{3+} + OH^{\cdot} + OH^-$$

$$Fe^{3+} + HA^- \longrightarrow Fe^{2+} + A^{\cdot} + H^+$$

超氧阴离子和羟基自由基都能氧化生物大分子，通过破坏 DNA，可能导致遗传缺陷。铁的首选生物配体是氧、氮和硫原子[1]。游离铁是有毒的，Fe^{3+} 的毒性大于 Fe^{2+}。因此，体内铁总是与配体结合循环。在细胞中，铁以二价形式存在，在细胞外以三价形式存在。

铁参与了许多重要的生物反应，如氧和电子的传递，并且是氧化还原反应的底物。

四大类含铁的蛋白进行生化反应[1]：

- 血红素蛋白如血红蛋白和肌红蛋白。在氧气与卟啉环和含铁分子结合时，无论是作为红细胞内血红蛋白辅基的一部分，还是作为肌红蛋白在肌细胞中氧扩散的促进因子，铁的主要功能是将氧气从环境输送到终端氧化酶线粒体中。铁缺乏时，红细胞血红蛋白含量和肌肉中肌红蛋白含量可降低 40%～60%[2]。
- 含血红素的酶，如细胞色素。铁与卟啉环也在这里结合。细胞色素存在于与其他酶结合的线粒体电子传递链。在电子传递过程中，血红素中的铁(细胞色素的活性中心)发生价态变化(Fe^{2+} 到 Fe^{3+}，反之亦然)。
- 铁硫蛋白。通过铁与 2 个或 4 个硫原子和半胱氨酸侧链结合，铁硫酶起到电子载体的作用。此酶在与辅酶黄素腺嘌呤二核苷酸(FAD)、黄素蛋白琥珀酸脱氢酶(EC 1.3.99.1)和硫辛酰胺脱氢酶(EC 1.6.4.3)的联合中起作用。第二组铁硫蛋白是含铁硫配合物作为辅基的酶。它们都共享相关蛋白的四个半胱氨酸残基。这组酶包括 NADH 还原酶、琥珀酸脱氢酶、QH_2 细胞色素 C 还原酶和铁调节蛋白 1(IRP−1)；动物试验表明，铁缺乏时，这些酶的活性降低到原本活性的 30%～60%[2]。
- 非酶蛋白如转铁蛋白、铁蛋白和含铁血黄素。它们与铁运输及细胞内的铁储存有关。

电子获得和失去的特性使铁在生化反应中很有用，也使铁具有潜在危害。铁能与氧反应生成有毒的超氧阴离子。

$$Fe^{2+} + O_2 \longrightarrow Fe^{3+} + O_2^-$$

H_2O_2 的主要来源是呼吸链，因为高达 5% 用于线粒体呼吸的氧气转化为 H_2O_2[3]。羟基自由基和超氧阴离子氧化大分子并破坏器官结构。

7.1.2 铁的吸收及运输

提高铁的溶解度：所有需要铁的生物必须克服这种金属的不溶性和毒性问题。在无机自然界中，铁存在于不溶性的 Fe^{3+} 氢氧化物或 Fe^{3+} 氧化物中。当 pH 降低时，Fe^{3+} 溶解度急剧增加，从 pH 7.0 时的 10^{-18} mol/L 上升至 pH 2.0 时的 10^{-3} mol/L[3]。

食物铁主要以三价铁或血红素铁形式存在。身体已演变出以下策略促进肠道对铁的吸收[3]：

- 酸化是生物获得铁的第一步。胃腔的 pH 可以达到 1。Fe^{3+} 在胃内与一般称为铁载体的有机分子结合。螯合为 Fe^{3+}-铁载体复合物的 Fe^{3+} 以溶解态进入酸性偏弱的十二指肠，并在此被吸收。铁载体具有结合 Fe^{3+} 时的高亲和力和结合 Fe^{2+} 时的低亲和力。长期胃酸缺乏可导致缺铁，因为铁的螯合只在溶解态时发生。
- 提高铁的生物利用度的第二种方法是将 Fe^{3+} 转变为更多的可溶性 Fe^{2+}。该方法由铁离子还原酶介导。铁离子还原酶驻留在细胞质膜上，是铁转运系统的上游。膳食中的部分 Fe^{3+} 被膳食成分和肠道分泌物转变为在中性 pH 下可溶的 Fe^{2+}。抗坏血酸是膳食中著名的还原剂[5]。

7.1.2.1 铁的肠道吸收

十二指肠肠绒毛的肠上皮细胞每日吸收 1～3 mg 膳食铁。

非血红素铁主要以 Fe(+3)盐的形式存在,不可生物利用[4,5,6]。在十二指肠肠上皮细胞的端细胞膜,Fe^{3+} 被抗坏血酸依赖的细胞色素 b(DCYTB)还原酶还原为 Fe^{2+}(图 7.1-1)。Fe^{2+} 随后被二价金属离子转运蛋白 1(DMT 1)运送到细胞中。Fe^{2+} 的转运系统不是铁特异的。DMT1 是 H^{+} 离子二价阳离子转运体,可输送过渡金属离子如 Fe^{2+}、Zn^{2+}、Cd^{2+}、Mn^{2+} 和 Co^{2+}[7]。

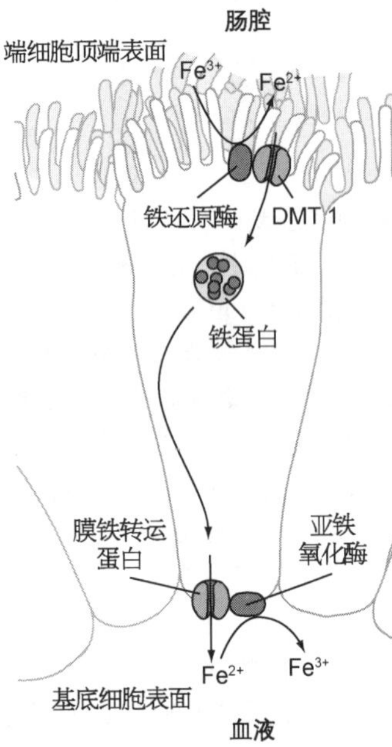

图 7.1-1 小肠内肠上皮细胞的铁运输。基底细胞膜上 Fe^{2+} 到 Fe^{3+} 的转化由亚铁氧化酶或铜蓝蛋白介导(改编自参考文献[6])

一旦进入肠上皮细胞的细胞质中,铁会与蛋白和低分子物质结合以消除其毒性作用。部分铁被运送到基底侧膜。其余的以铁蛋白的形式储存在细胞质中,当衰老的肠上皮细胞脱落并从粪便排出时可能丢失。

胞内铁跨肠上皮细胞基底侧膜的输出由膜铁转运蛋白介导。该蛋白是高度组织特异的,只有在明确参与将铁输出至血浆的组织中才表达[3]。一旦 Fe^{2+} 穿过肠上皮细胞的基底侧膜,就被铁氧化酶(ferroxidase hephestin)氧化成 Fe^{3+} 并与血浆中的转铁蛋白(Tf)结合。转铁蛋白将 Fe^{3+} 运输至有表面转铁蛋白受体的所有细胞。

人体中 2/3 的铁来自饮食中的血红素,因为饮食中许多非血红素铁在肠腔中与能聚合并沉淀铁的螯合剂结合,使其不可被吸收[5]。铁也可以 Fe^{2+}、Fe^{3+} 或血红素的形式被吸收进肠上皮细胞。血红素在碱性 pH 下可溶,在酸性 pH 下沉淀。在肠腔中血红素被胰腺酶从血红蛋白和肌红蛋白中释放,并以完整的金属蛋白进入小肠吸收细胞。在肠上皮细胞内,卟啉环被血红素氧化酶(EC 1.14.99.3)分解,释放出铁[5]。

Fe^{2+} 和 Fe^{3+} 与膳食成分如多酚(红茶)、植酸、草酸、单宁、碳酸盐和磷酸盐的相互作用,会降低铁的生物利用度。尤其是口服硫酸亚铁时该效应会更明显。

7.1.2.2 铁的组织吸收

铁分布到组织中的过程被称为转铁蛋白循环[5,6]:

- 在血液中循环的小肠吸收的铁与血浆中高亲和力的脱铁转铁蛋白(apo-Tf)结合。apo-Tf 是一种特异的 Fe^{3+} 结合蛋白,远比铁含量丰富。apo-Tf 负责促进 Fe^{3+} 溶解、中和其反应性并将铁供应给组织,特别是红细胞。每一个 apo-Tf 分子可以结合两个 Fe^{3+} 原子。血浆中含有的 apo-Tf 可与 12 mg 铁结合。通常情况下,铁结合力只有 30%饱和(即只有 4 mg 的铁结合转铁蛋白)。这意味着,膜铁转运蛋白 75%为 apo-Tf,25%为含铁转铁蛋白(holo-Tf)。
- 在组织中,holo-Tf 的特异性受体——转铁蛋白受体(TfR),表达于细胞的质膜上,但是主要表达于需要大量铁的细胞膜上(图 7.1-2)。转铁蛋白-转铁蛋白受体(Tf-TfR)复合物通过胞吞作用进入细胞。铁被释放后,转铁蛋白受体-脱铁转铁蛋白(TfR-apo-Tf)复合物回收到细胞表面,TfR 以可溶性转铁蛋白受体(soluble transferrin receptor,sTfR)形式释放入血循环[6]。红细胞前体细胞具有最多数量的 TfR 和占人体 2/3 的全部受体。sTfR 的释放程度是细胞铁状况和红细胞增殖的指标。铁缺乏和红细胞生成会增加体内的总 TfR 含量和血清 sTfR 水平。

通过胞内酸化释放至细胞的 Fe^{3+} 形成动态铁池,从中铁被分配到细胞的功能位点或以铁蛋白的形式储存。

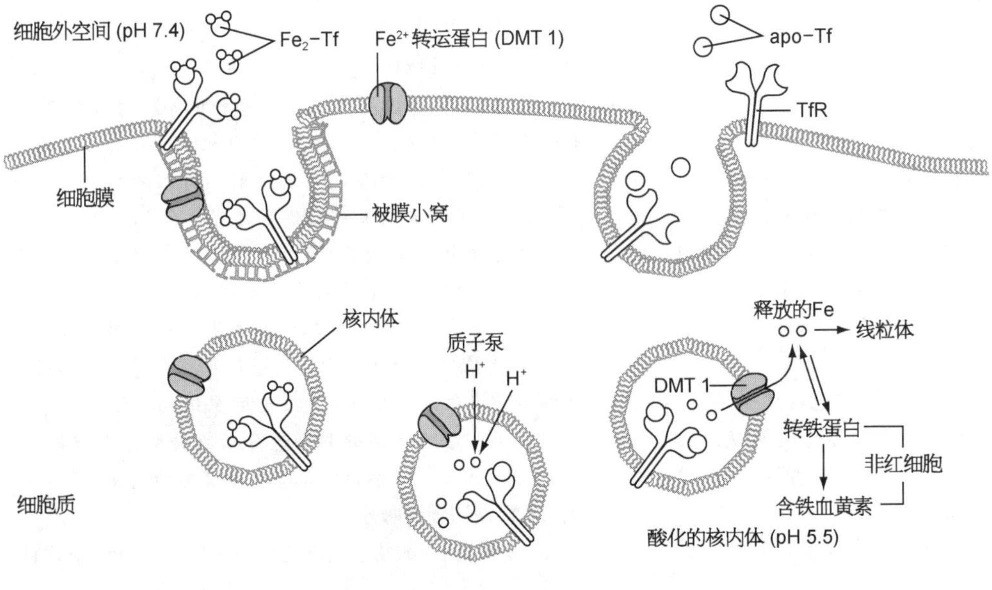

图 7.1-2 来自 Tf 的细胞铁吸收(经允许转载自参考文献[7])。带铁的转铁蛋白(Fe_2-Tf)与在细胞表面表达的转铁蛋白受体(TfR)结合。TfR-铁(Fe_2-Tf)$_2$ 复合物位于被膜小窝,被膜小窝内缩形成特别的核内体。通过核内体酸化,铁通过二价金属离子转运蛋白 1(DMT 1)被释放到细胞质。在细胞质中,铁形成动态稳定铁池,然后分配到功能位点或储存为铁蛋白。apo-Tf-TfR 复合物循环到细胞表面,TfR 从核内体壁上被酶裂解,作为循环(可溶性)转铁蛋白受体释放到血浆中。可溶性 TfR 的浓度取决于骨髓中红系先体细胞的量(正常、低或高红细胞生成)和其铁需求

7.1.2.3 血浆铁周转

维持铁平衡所需的血浆中铁的日常运输的过程称为铁周转。周转主要由破坏的衰老红细胞的网状内皮系统介导。体重为70 kg、血容量为5 L的人,总血红蛋白含有2.5 g铁。当铁储存充足时,小肠每天吸收约1 mg铁,以补偿肠道凋亡细胞造成的相应铁损耗。大约80%的身体功能铁在红细胞中(图7.1-3)。在一个铁状态正常的人身上,每天有25~35 mg的铁被回收利用。红细胞有120天的功能寿命,每天有0.7%的红细胞从循环中除去,必须补充替换。每天20~30 mg(0.8%)的再生铁用于红细胞再生,另外5 mg被非红系体细胞所需[1,5]。

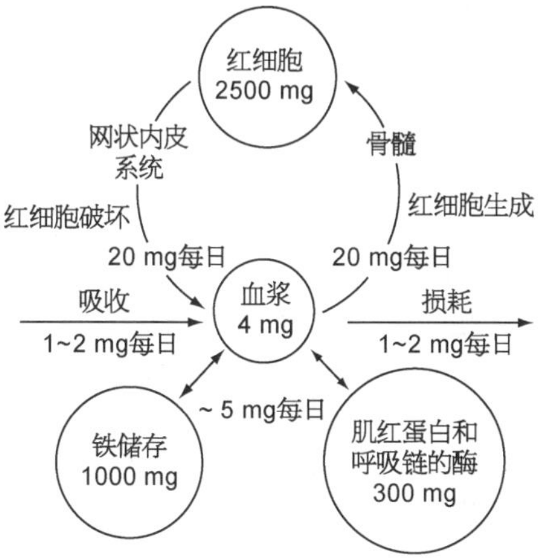

图7.1-3 铁在机体内的分布和定量交换(修改自参考文献[5])。功能位点的铁需求量约为25 mg/d：20 mg用于红细胞生成,5 mg用于肌红蛋白和含铁酶的合成。功能位点不需要的铁,以铁蛋白形式储存,主要在肝细胞和网状内皮系统的细胞。血浆转铁蛋白通常有3~4 mg铁,对应的转铁蛋白饱和度为25%~30%,可保证铁周转。降解衰老红细胞所动员的铁,通过转铁蛋白被立即补给至功能位点,用于含铁蛋白和血红蛋白的新合成。铁限制性红细胞生成时,功能位点的铁要求和铁供应之间存在不平衡

7.1.2.4 铁储存

人体内的铁含量为30~40 mg/kg,随年龄、性别和特定组织的不同而变化。近75%非存储铁在红细胞中(图7.1-3)。人体储存铁含量从15 mg/kg到低于1 mg/kg,健康个体体内储存铁0.5 g~1 g。储存铁分布如下[1]：

- 大约60%在肝脏,其中95%以铁蛋白形式储存在肝细胞中,5%以含铁血黄素的形式储存在库普弗细胞(Kupffer cells)中。然而铁超负荷时,含铁血黄素的质量可能是铁蛋白的10倍。
- 大约40%被发现以铁蛋白的形式存在于肌肉组织和网状内皮系统细胞中。网状内皮系统细胞最多可以超负荷5 g铁。

总体内铁含量[1]：小肠从膳食中吸收的铁可维持体内铁的含量。新生儿体内总铁含量为250 mg[5]。在生长过程中,为维持血清铁水平约60 μg/dL,铁吸收量必须超过每日1 mg的铁损耗量。

7.1.2.5 生理性铁损耗

人体铁损耗随性别和年龄而变化,在失血时更为显著[1]。由于每克血红蛋白含有3.46 mg铁,每毫升血液(Hb 150 g/L)的损失,会导致0.5 mg的铁损耗[5]。男性通过胃肠道(0.6 mg)和肾清除(高达0.3 mg),每天损失约0.9 mg的铁。在女性中,生育期铁的损失更高。月经期铁流失,以每周期平均失血量为33 mL估计,相当于1.5 mg/d,但可能高达2.1 mg/d。口服避孕药会降低这种损失而宫内节育器会使其增加[1]。

7.1.3 铁代谢调控

在系统和细胞水平上维持铁平衡的机制需要足够的铁供应,以及防止毒性铁的积累。

系统铁平衡取决于肽类激素铁调素,它是在肝脏中表达的一种可溶性血浆铁调节剂。铁调素的表达在铁缺乏时降低,在铁超负荷和炎症时增加。铁调素通过降解膜铁转运蛋白来调节肠道铁吸收的量和网状内皮系统细胞铁的释放。

细胞铁平衡由RNA结合的细胞质铁调节蛋白IRP 1和IRP 2维持。细胞质铁调节蛋白在转录后水平上调节蛋白的表达,如铁蛋白、线粒体顺乌头酸酶、5-氨基酮戊酸合成酶和缺氧诱导因子2α(HIF-2α)。

7.1.3.1 系统铁代谢调控

为了维持血浆中正常的铁含量,并利用从红细胞中回收的铁,或者利用肠道内吸收的少量的铁供应组织,需要系统的调节机制。不同于由消除调节平衡的其他微量元素,铁平衡受造血作用的铁吸收及巨噬细胞和肝细胞的铁释放/吸收相互作用的调节。

肠道吸收作为调节元件：十二指肠是铁吸收的重要传感器和调节器,因为它同时调节铁转运蛋白。调节通过以下途径发生。

- 通过HIF-2α。这是肠上皮细胞铁转运蛋白主要的铁诱导转录因子。细胞内铁、O_2或抗坏血酸的减少会降低作为传感器的细胞质脯氨酰水解酶(prolyl hydrolase, PH)的活性。由于PH活性降低,*DCYTB*和*DMT1*基因表达上调,导致肠上皮细胞膜的膜铁转运蛋白、DCTB、DMT1表达增加,增加顶端铁吸收和基底铁转运到血液中。已有报道,HIF-2α对顶端吸收比对基底铁吸收的影响更大。缺氧发生后6~8 h,诱导铁吸收增加。随后血浆铁增加、红细胞生成激活和铁调素增加[8]。
- 通过肠上皮细胞铁含量(动态铁池)。其通过影响铁调节蛋白(IRP)调节铁的吸收,铁调节蛋白在编码DMT 1时影响信使RNA[9]。

巨噬细胞作为调节元件：网状内皮系统的巨噬细胞在铁平衡调节中起着重要的作用[4]。衰老和受损的红细胞被肝脏和脾脏的网状内皮系统的巨噬细胞所包围,并从循环中去除。在巨噬细胞中,衰老的红细胞被降解,血红蛋白分解成血红素和球蛋白成分。降解是由卟啉环的氧化裂解诱导,由$NADP^+$依赖血红素氧化酶(EC 1.14.99.3)催化。血红素氧化酶受多种因素的调节,尤其是炎症细胞因子。铁以铁蛋白和含铁血黄素的形式存储在巨噬细胞。作为铁输出者,膜铁转运蛋白在循环中介导铁从巨噬细胞流出并转移到脱铁转铁蛋白上(图7.1-4)。

在慢性病贫血中,铁外流减少,巨噬细胞内铁超负荷。在HFE血色病中,巨噬细胞内铁相较于体内总铁来说是缺乏的。

肝细胞作为调节元件：肝脏不仅是铁储存的重要器官,而且还能产生铁代谢的关键蛋白,如铁调素和Tf。Tf结合铁的吸收由转铁蛋白和铁蛋白的转录调节;铁的释放由膜铁转运蛋白介导。然而,当转铁蛋白的转运能力耗尽时,肝细胞也能吸收

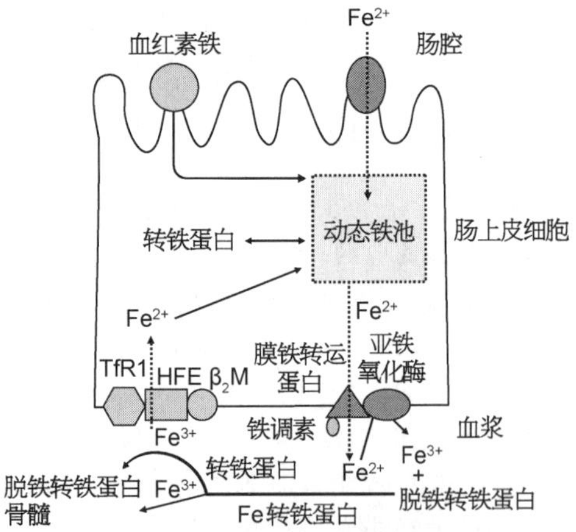

图 7.1-4 通过膜铁转运蛋白-铁调素轴对细胞内池铁含量进行调节。Fe^{2+} 通过 TfR1-HFE 复合物从肠腔外的血浆运输到动态铁池，如果血浆 TfS 高于 20%，表明组织铁供应充足。最终导致肠铁从肠细胞的腔内吸收到动态铁池，通过膜铁转运蛋白从动态铁池到腔外的铁释放被抑制。β_2M，β_2 微球蛋白；DMT1，二价金属离子转运蛋白 1；HFE，HFE 蛋白；TfR1，转铁蛋白受体 1

未与转铁蛋白结合的铁[1]。当血清铁蛋白水平>800 μg/L，则肝是最重要的存储位置。

红细胞作为调节元件：红细胞前体细胞是铁的主要消耗者。它们在细胞膜上表达使细胞吸收 Tf 结合铁的转铁蛋白受体 1(TfR1)(参见 7.4，图 7.1-2)。动态池的铁含量决定了铁通过 IRE-IRP 系统的流出。IRE-IRP 系统调节 TfR1 和 5-氨基酮戊酸合成酶 mRNA 的稳定性。5-氨基酮戊酸合成酶是血红素合成的第一个酶(图 7.1-5)。这一规则确保了有毒的原卟啉 IX 的量与可用铁一致[4]。

铁调素作为铁代谢的调节元件：铁调素是人体系统铁的调节剂。铁调素在肝脏中产生，在膜铁转运蛋白的介导下控制以下铁进入血浆(参见 7.6)[10]：来自十二指肠的膳食铁、来自巨噬细胞降解的衰老红细胞和其他细胞的再生铁、储存在肝细胞中的铁、怀孕期间从胎盘中释放出来进入胎儿循环的铁。

铁调素浓度由转铁蛋白饱和度(TfS)和造血铁需求的反馈调节。铁缺乏时，造血活性增加与缺氧会抑制铁调素的表达。低水平的铁调素促进肠道铁吸收增加和 Hb 合成增加。铁调素在炎症和继发性铁超负荷时显著升高。铁调素-膜铁转运蛋白轴功能障碍的遗传性血色病与不同程度的铁调素减少相关。

TfS 反映了铁调素-膜铁转运蛋白调节的铁向血浆转移和造血铁需求之间的差异。铁调素水平与铁蛋白水平及转铁蛋白饱和度呈正相关。

7.1.3.2 细胞铁代谢调控

每个体细胞调节自己的铁平衡，并具有调节铁吸收、使用和储存的协调系统。在转录后水平上，其协调转铁蛋白受体和铁蛋白及红细胞前体细胞的 ε 氨基酮戊酸合成酶(ε-ALAS)的表达。调节系统包含 RNA 循环、铁效应元件(IRE)和两个铁调节蛋白(IRP)。血红蛋白合成中的核心酶 ε-ALAS 的调节见图 7.1-6。

IRE 来自(图 7.1-6)：

- 铁来自各自 mRNA 的 5′非转译区 IRE 的铁蛋白(H 和 L 链)。
- 来自 mRNA 内 3′非转译区 5 IRE 的转铁蛋白受体(TfR)。
- 来自 mRNA 5 个非转译区 IRE 的 ε-ALAS。

IRP 是位于细胞胞质内的铁传感蛋白。IRE 的结合亲和力取决于细胞内的动态铁池，即可自由获得的铁。IRP-1 和 IRE 之间的相互作用是由分子的中央铁硫簇的变化调节的。IRP-2 和 IRE 之间的相互作用是由其合成与分解调节的。动态铁池的减少，使得铁硫簇的构型从 4Fe-4S 配置向 3Fe-4S 配置转化，导致 IRP-1 的 IRE 结合功能激活。

IRP-1/IRP-2 的激活导致以下物质结合：① ε-ALAS mRNA 和铁蛋白的 5′非转译区，导致这些 mRNA 被抑制。这将抑制铁蛋白和 ε-ALAS 的合成；② TfR 的 mRNA 3′非转译区内的 IRE。因此 mRNA 得以稳定，避免被 RNAse 降解，同时 TfR 的合成增加。

如图 7.1-6，低浓度的非铁蛋白结合铁(小动态铁池)导致在 IRP 的 IRE 结合活性的激活。IRP 与 IRE 的结合导致：① 细胞表面的 TfR 表达增加，铁吸收增加；② 铁蛋白合成抑制，导致储存在细胞内的铁更少，含铁蛋白合成可用的游离铁更多；③ ALAS 抑制，因此铁不能用于红系前体细胞中血红蛋白的合成。

相反，高动态铁池去活 IRP 的 IRE 结合功能会导致：① 脱铁铁蛋白的合成增加，细胞内铁以铁蛋白形式储存；② TfR 1 的合成减少，因此只有少量的铁被吸收进细胞；③ 刺激 ALAS，激活血红蛋白的合成。

7.1.4 铁平衡和免疫系统

免疫系统激活以应答炎症、感染、自身免疫活动和恶性肿瘤，会导致人体全身铁分布和细胞内铁代谢的变化。这是由炎症细胞因子和在其影响下产生的自由基如一氧化氮(NO)、O_2^-[12] 及铁调素的表达增加引起的。铁从循环中转移到肝细胞和网状内皮系统细胞中存储。这会导致铁分布不均的功能

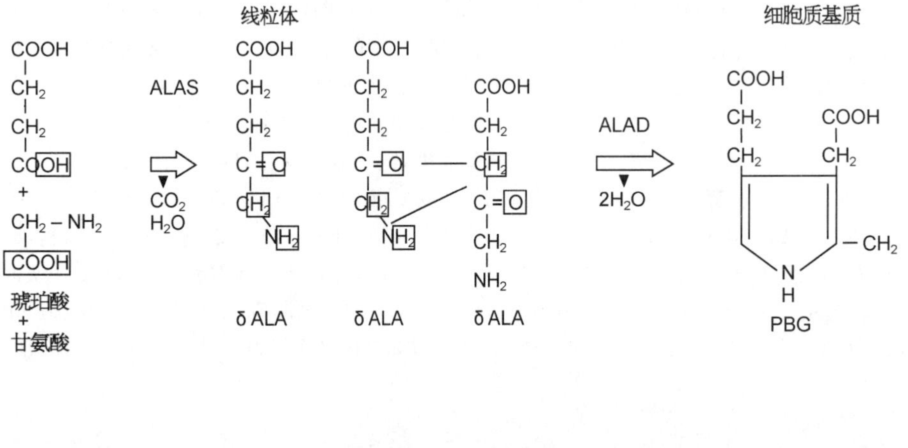

图 7.1-5 血红素合成的第一步。通过氨基酮戊酸合成酶(ALAS)催化，琥珀酰辅酶和甘氨酸转化为氨基酮戊酸(ALA)。在下一步中，氨基酮戊酸脱水酶(ALAD)催化两分子 ALA 缩合成胆色素原(PBG)

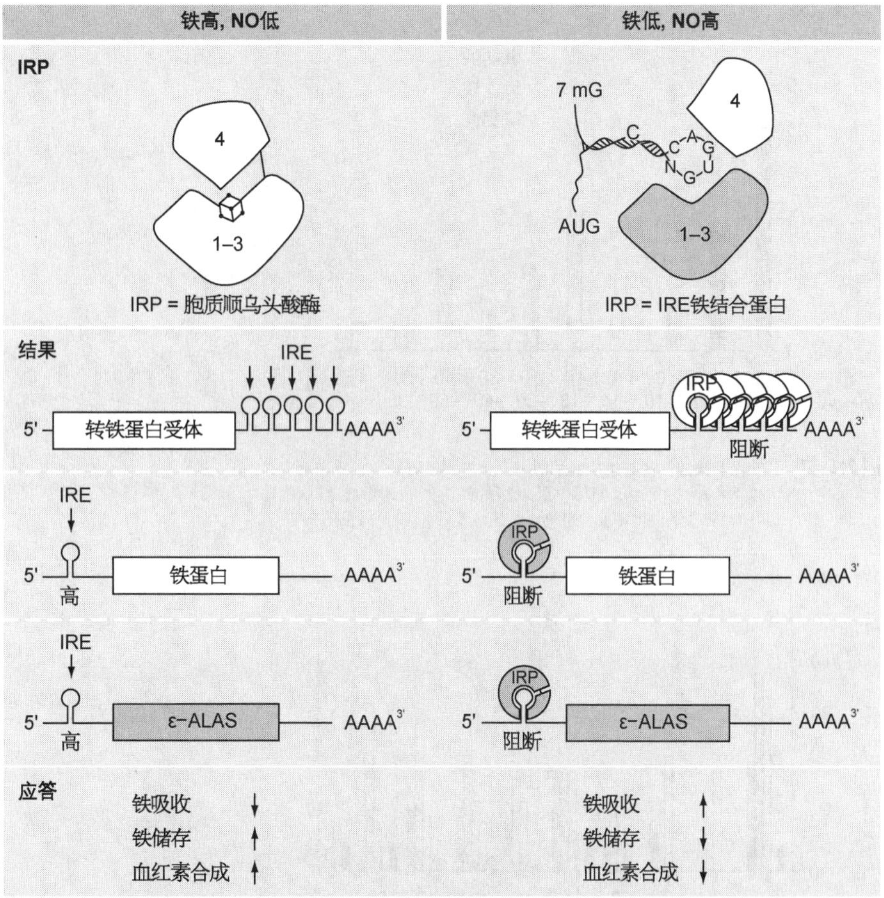

图 7.1－6 细胞铁平衡的转录后调节(经允许改编自参考文献[11])。铁和一氧化氮(NO)的水平影响铁调节蛋白(IRP)的结构,空间变化的调控结果导致细胞应答。在高胞内铁池或 NO 形成减少的条件下,IRP 是一个四结构域蛋白,有一个 4Fe－4S 簇。这种形式的 IRP 作为细胞质乌头酸酶,而不与 IRE 在铁蛋白 mRNA 的非编码区的茎环结构结合。结果是铁吸收降低,铁储存和血红素生物合成增加。相比之下,在动态铁池低或 NO 形成增加的情况下,IRE 的结合活性由 IRP 的变构开关诱导。结果是铁吸收增加,铁储存和血红素的生物合成降低

性铁缺乏(如尽管人体内铁储存正常或甚至升高,但组织铁的供需仍存在不平衡)。血浆铁水平低,铁蛋白浓度正常或通常更高。

铁回收再生的缺陷涉及以下机制[13]。

- 激活巨噬细胞。在巨噬细胞中,诱导型一氧化氮合酶(iNOS)被激活,通过刺激炎症细胞因子触发产生 NO。NO 激活 IRP－1,通过增加 TfR 1 的表达和铁蛋白的合成来增加巨噬细胞内铁的吸收和储存。
- 阻止铁从肝细胞和巨噬细胞释出。受白细胞介素 6 的刺激,铁调素抑制膜铁转运蛋白。
- NO 抑制 ALAS,减少血红蛋白的合成。然而,与此同时炎症诱导增加的铁调素抑制红系前体细胞的铁输出,导致红细胞的血红蛋白合成正常(慢性疾病贫血中的正常红细胞生成)。

7.1.5 铁缺乏

铁缺乏的患病率:铁缺乏是世界上最常见的营养紊乱,其表现形式多种多样。在全世界约 60 亿人口中,有 20 亿人缺铁,7.5 亿人有缺铁性贫血。据估计,每有 1 例缺铁性贫血就有 2.5 例缺铁[14]。

下列人群患铁缺乏和缺铁性贫血的风险增加:① 婴儿,特别是在发展中国家,患病率约 63%;② 育龄妇女,她们在青春期铁需求增加,每个月经周期失去大约 16 mg 的铁;③ 孕妇,她们的铁需求量从妊娠早期的 0.8 mg/d 增加到妊娠晚期的 7.5 mg/d。

在欧洲和北美洲,严重形式的铁缺乏少于发展中国家。对于工业化国家,据估计,10%的育龄妇女、10%的儿童、1%的男性、30%的老年人和 30%的孕妇患有铁缺乏。工业化国家中缺铁的患病率显示于表 7.1－1、图 7.1－7 和图 7.1－8。营养性缺铁是继失血后缺铁世界上第二大常见原因。在发展中国家,导致血液流失的主要原因之一是寄生虫病。在工业化国家,血液流失的主要原因是年龄<50 岁的妇女月经出血量增加。在年龄≥50 岁的人群中,血液流失的主要原因是恶性肿瘤。营养性铁缺乏常由不均衡的饮食引起。

表 7.1－1 铁缺乏的患病率[14]

人群	年龄(岁)	铁缺乏(%)	缺铁性贫血(%)
女性	20～49	11	5
	50～69	5	2
	>70	7	—
男性	20～49	<1	<1
	50～69	2	—
	>70	4	—
孕妇	孕早期	9	—
	孕中期	14	—
	孕晚期	37	—

依据参考文献[13]中美国国家健康和营养调查(NHANES)的数据

7.1.5.1 铁缺乏状态

与铁缺乏相关的疾病显示于表 7.1－2,与缺铁性贫血相关

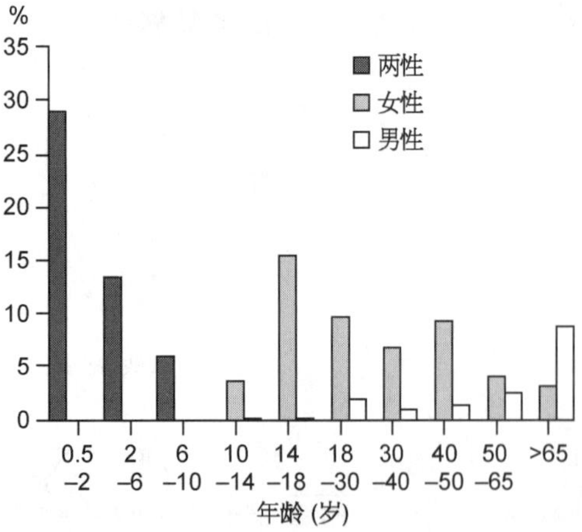

图 7.1－7 铁缺乏和缺铁性贫血在男性、女性和儿童中的患病率[15]。铁缺乏定义为以下 4 种独立铁状态指标中至少 2 种异常：血清铁蛋白、红细胞锌原卟啉、转铁蛋白饱和度和平均红细胞体积(MCV)。另见图 7.1－9

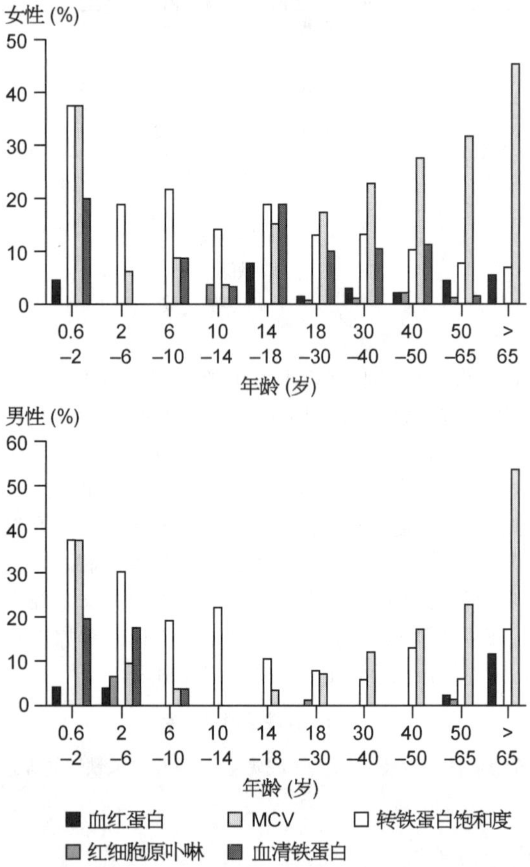

图 7.1－8 铁状态的病理结果百分比，指标有血红蛋白、平均红细胞体积(MCV)、转铁蛋白饱和度、红细胞锌原卟啉和血清铁蛋白(经允许转载自参考文献[15])。这些生物标志物如果低于以下阈值，就被认为是病理性的：铁蛋白＜12 μg/L；转铁蛋白饱和度＜16%；红细胞锌原卟啉＜3 μg/g Hb；儿童＜2 岁、2～6 岁、6～14 岁和成人，分别对应 MCV＜70 fL、＜73 fL、＜75 fL、＜80 fL；儿童＜6 岁、≥6 岁和成人，分别对应血红蛋白(Hb)＜110 g/L、＜120 g/L、＜130 g/L

的疾病显示在图 7.1－9 中。男性的铁储量约为 1 000 mg，而女性的储备为 300～500 mg。评估存储铁的金标准是骨髓穿刺组织学铁测定。以含铁血黄素颗粒形式储存在组织细胞的非血红素铁可被铁氰化物(三价)溶液染成蓝色。以含铁血黄素的形式存储的铁不易被动员。

表 7.1－2 铁缺乏状态

铁状态	临床和实验室检查结果
储存铁缺乏	负铁平衡主要减少储存铁(可动员铁)。铁储存耗尽，而功能铁(循环铁)不变，则体内铁含量减少。这是铁缺乏的最早阶段。 实验室检查结果：女性和儿童血清铁蛋白＜20 μg/L，男性＜30 μg/L；转铁蛋白饱和度(TfS)正常(≥16%)。
铁限制性红细胞生成	一旦铁储存耗尽，循环铁水平(功能区)开始下降。如果铁进一步损失，红细胞生成的铁供应减少，但由于红细胞的寿命为 120 天，6～8 周内血红蛋白水平仍然正常(隐性铁缺乏)。 实验室检查结果：铁蛋白降低，TfS＜16%，可溶性转铁蛋白受体(sTfR)水平升高，铁蛋白指数(sTfR/log 铁蛋白)升高，锌原卟啉＞100 μmol/mol 血红素，网织红细胞 Hb 含量(CHr，Ret－He)＜28 pg，低色素红细胞比例(%HYPO)＞5%。
亚临床铁缺乏	情况与铁限制性红细胞生成相同。
缺铁性贫血(iron-deficiency anemia，IDA)	如果功能铁含量明显减少，储存铁耗尽，无法维持正常血红蛋白合成所需的红细胞生成的铁供应，导致贫血。 实验室检查结果：铁代谢的生物标志物与铁限制性红细胞生成相同。
功能性铁缺乏	导致功能性铁缺乏的红细胞生成增加，由应对贫血的内源性促红细胞生成素或使用红细胞生成刺激剂(ESA)治疗引起。铁的供应，虽然足够正常红细胞生成，但不够增强红细胞生成。 实验室检查结果：铁蛋白＞20(30)μg/L，5 天后网织红细胞 Hb 含量＜28 pg，25 天后%HYPO＞5%。
总体铁缺乏	人体所有区域和铁依赖的功能都受到铁缺乏影响。

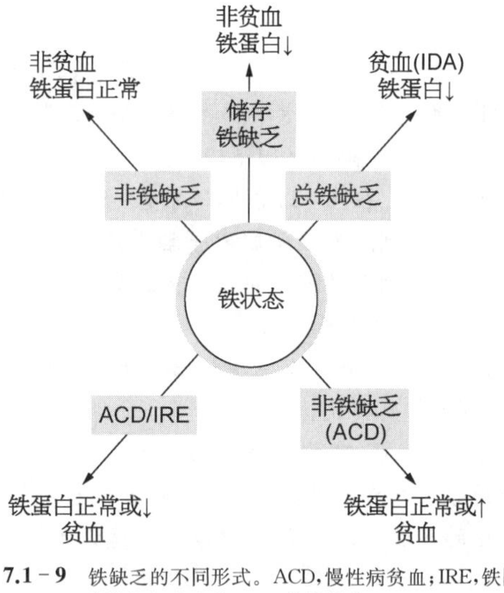

图 7.1－9 铁缺乏的不同形式。ACD，慢性病贫血；IRE，铁限制性红细胞生成；IDA，缺铁性贫血

7.1.5.1.1 亚临床铁缺乏：这种情况下也被称为轻度铁缺乏或非贫血的铁缺乏，其储存铁减少，表现为铁蛋白浓度下降。在这种状态下，通常 sTfR、锌原卟啉浓度和肠道的铁吸收已经代偿性疑似升高。临床上无病理表现。此类风险人群包括处于快速生长期的儿童和青少年，以及运动员、献血者、素食者和育龄妇女。

根据欧洲指导委员会的要求，合适的献血者为血红蛋白＞135 g/L 的男性和血红蛋白＞125 g/L 的女性。在 RISE 研究中[16]，将低阈值定义为男女血红蛋白 125 g/L，献血者亚临床铁缺乏的患病率为：

- 大约 6.9%的男性和 9.8%的女性献血者(如果阈值为锌原卟啉值>100 μmol/mol 血红蛋白)。
- 大约 4.8%的男性和 9.8%的女性献血者(如果阈值为转铁蛋白饱和度<16%)。
- 大约 27.4%的男性和 24.7%的女性献血者(如果阈值为铁调素<0.25 nmol/L)。

7.1.5.1.2 缺铁性贫血：严重铁缺乏状况总是伴随着小细胞性贫血,其原因是胃肠道出血、营养性缺铁或伴有慢性炎症性疾病或恶性肿瘤的出血。贫血是铁缺乏的最终症状。在此阶段,所有需要铁的功能位点都试图适应,以弥补铁的缺乏。例如,红细胞生成的红细胞血红蛋白含量减少、肌细胞合成更少的肌红蛋白,线粒体合成更少的含铁酶。由此,铁供应和铁需求之间建立了新的平衡。

功能性铁缺乏是铁缺乏的一种特殊形式,见于红细胞生成刺激剂(ESA)治疗的患者。如果刺激红细胞生成的 ESA 超过 3 倍,尽管铁储量充足,但由于转铁蛋白池容量有限,红细胞生成所需的铁无法再被运输。因此,低色素红细胞从骨髓中释出。

7.1.5.2 铁缺乏和红细胞生成

红细胞生成是铁代谢的主要因素[17]。每秒大约有 200 万～300 万个红细胞从骨髓中释出,每天产生 6 g 血红蛋白。为供应给每个血红细胞 30 pg 血红蛋白,每天 30～40 mg 铁被递送给有核红血细胞。血红蛋白合成所需的铁量是循环转铁蛋白池的 10 倍。这意味着每个转铁蛋白分子每天大约回收利用 10 次。从衰老的红细胞中释出的铁原子被回收到骨髓之前,在循环中保持 90 min。循环铁的一小部分用于供应非造血组织。

缺铁性红细胞的生成是一种有核红细胞铁供应不足的情况,导致红细胞低色素。铁储存通常耗尽(表 7.1－3)。伴随铁储存充足甚至偏高的缺铁性红细胞的生成通常表示慢性病贫血(anemia of chronic disease, ACD)的存在。

表 7.1－3 健康个体与患病个体的铁缺乏

人群/疾病	临床和实验室检查结果
儿童	在生命的最初几年中,由于儿童的成长和红细胞质量的连续增加,铁的状态发生显著性变化。新生儿铁的储存量通常相对于生命第一年末的要大(参见 7.3)。在美国,65%糖尿病母亲所生新生儿,50%生长发育迟缓新生儿和 5%无并发症新生儿有铁缺乏[24]。患有缺铁性贫血母亲所生的孩子,生命第一年末时,患缺铁性贫血的概率是怀孕期间铁状态正常母亲所生孩子的 6.6 倍[25]。母胎铁转移受损或宫内缺氧诱导造成红细胞生成增加被认为是糖尿病母亲孩子和胎儿宫内发育迟缓孩子铁缺乏的原因。生命第一年缺铁的主要原因之一是牛奶喂养,牛奶中每升含有 0.6 mg 的铁。大约 26%年龄在 6 个月前开始牛奶喂养的婴儿,在 2 岁时有铁缺乏,而那些喂母乳或配方饮食的婴儿铁状态正常[25]。5 岁以下儿童铁缺乏的患病率在工业化国家为 4%～20%,在发展中国家多达 80%。在青春期,红细胞生成增加 2～3 倍。在 2 年内,男孩需要大量的铁来促进肌肉发育并增加红细胞质量。在此期间,储铁量增加约 50%,由肠道吸收的铁的量比可用存储铁至少高 4 倍[26]。铁缺乏不仅引起贫血,而且对儿童认知功能、生长运动功能和对抗病原体的免疫功能产生负面影响。
献血者	献血者在献一个血库单位血时损失 200～250 mg 铁,相当于每毫升血液中 0.5 mg 铁,Hb 水平为 150 g/L。如果每年捐赠 4 单位,大约 6%的男性多次献血后表现出更高的铁缺乏患病率[27]。献血者中隐性铁缺乏的患病率大致是相同的(男性 6%,女性 11%)[28]。对老年献血者的研究表明,一年内捐献 5 单位血液,3 年内会使铁储存耗尽,但不会导致贫血。一般认为,一旦铁蛋白水平已经下降到 20 μg/L,肠道铁的吸收大幅增加,足以满足人体对铁的需求[29]。术前自体献血可在短时间内使全身铁量显著减少。
妊娠	在怀孕的 280 天中,孕妇的铁向胎儿转移运送,铁减少大约 3 mg/d(840 mg)。为取代这一损失,需要高达 2 年的正常饮食铁摄入。为了避免怀孕期间缺铁,理论上需要 500 mg 储存铁。只有 20%的育龄妇女有这些量,40%有 100～500 mg,40%没有储存铁。日铁需求量从孕早期的 0.8 mg/d 增加到妊娠后期的 7.5 mg/d。尽管铁吸收增加,由于缺乏或补充不足,约 20%的孕妇有缺铁性贫血。多次连续妊娠和母乳喂养加重了铁亏空,哺乳导致铁每天额外损失 0.5～1 mg[30]。妊娠期缺铁性贫血与早产风险增加 2 倍以上有关。妊娠前期的贫血同样适用。早期铁治疗可以降低这种风险。
出血	消化道出血是铁缺乏的最常见原因。一项研究显示[31],100 例连续住院的缺铁性贫血患者中,62 例患有上或下消化道出血。约 58%的患者源自上消化道出血,最常见于消化性溃疡。而 40%为结肠出血,最常见于息肉或肿瘤。
营养性铁缺乏	血红素和单质铁是日常膳食铁的来源。血红素铁存在于肉、鱼和家禽中,由于它被吸附结合在卟啉环上,因而具有很高的生物利用度。即使给予剂量为 50～100 mg,胃肠道每天只吸收 2～10 mg 的单质铁。如果给予 5 mg 剂量的铁,只有 60%被吸收,如果给予 100 mg,大约只有 10%被吸收。Fe^{3+} 在 pH 3 以上不溶,所以它不被吸收。单质铁的吸收取决于多种变量,如食物的烹调、消化、铁盖仑制剂的制备和可能抑制铁吸收的天然配体成分。这些配体包括[32]： - 植酸,谷物、坚果、豆类中含量 1%～2%。在无植酸面包餐食中添加 10 mg 植酸,可减少 41%的铁吸收。 - 茶多酚,存在于蔬菜、茶叶、豆类中,有抑制作用,主要是因为半乳聚糖的铁结合。 - 牛奶、奶酪或氯化钙形式的 165 mg 钙剂量,可减少 50%单质铁吸收。 粮食和蔬菜比例高、肉类比例低是发展中国家膳食中铁缺乏的主要原因之一。在工业化国家,铁含量约为 6 mg/1 000 kcal。一项研究[15]报道,铁的每日摄入量男性为 12～15 mg,女性为 7.5～11 mg,其中血红素铁占 10%～13%。由于血红素铁比单质铁更容易吸收约 4 倍,所以膳食组成比食品的绝对铁含量更重要[33]。因为肉类也增加了单质铁的吸收,可以假定,在肉类消费更高的工业化国家,肉类直接和间接提供了超过 50%的每日铁供应[32]。
蠕虫感染	感染钩虫、十二指肠钩虫和美洲钩虫可导致每日失血 5 mL,从而减少 2.5 mg 铁。多年下来,会导致铁缺乏。鞭虫感染很少引起铁缺乏[34]。
吸收不良	铁动力学研究表明,慢性失血或营养性缺铁患者对给予的 ^{59}Fe 吸收≥50%。不完全(部分)吸收不良、先天或继发性的胃切除术后患者,吸收为 10%～49%,那些有严重的胃肠道疾病,如腹腔疾病和上胃肠道克罗恩病的吸收少于 10%[35]。铁的吸收不足被认为是由于储铁肠细胞损失增加。

ACD 是由以下疾病引起的[18]：

- 红细胞生成障碍,这可能由与贫血程度有关的促红细胞生成素应答低下或有核红细胞的促红细胞生成素受体功能受损导致。
- 与促红细胞生成素刺激相关的红细胞系内在活性不足。因为 DNA 合成减少,促红细胞生成素可能受化疗或维生素 B_{12} 和叶酸缺乏的干扰。
- 铁调素诱导减少巨噬细胞和肝细胞的铁释放以及减少肠道对铁的吸收,导致铁供应不足,不能产生血红素。

ACD 被描述为轻度的正常红细胞正血色素性贫血。这是由于骨髓中红细胞前体细胞凋亡增加所致,因为炎症细胞因子对促红细胞生成素有拮抗作用。促红细胞生成素可以防止红细胞前体细胞凋亡,而炎症细胞因子加速凋亡。炎症越重,细胞凋亡程度越高。

炎症通过 IL-6 刺激铁调素在肝细胞的合成。高铁调素的水平导致有核红细胞膜上的膜铁转运蛋白降解。因此，释放入血循环的铁更少，细胞内的铁含量足够用于正常血色素的红细胞生成。若循环池中的铁因铁流失(出血)而逐渐耗尽，正细胞正色素性红细胞会发展为小细胞低色素红细胞[19]。

7.1.5.3 铁缺乏临床表现

铁缺乏的临床表现包括舌炎、口角炎、凹甲、蓝巩膜、食管蹼(Plummer Vinsen 综合征)和多动腿综合征。贫血、疲惫和全身虚弱等身体表现是贫血的症状。铁缺乏的症状是由以下两个功能缺陷引起的[20]：① 贫血限制了氧进入组织的能力；② 组织铁缺乏抑制细胞的氧化代谢能力，由于铁酶活性降低，能量供应也减少。

除贫血外，铁缺乏的临床症状和表现可能是由于免疫功能受损、精神功能受损、中枢神经系统的神经递质功能受损和肌肉功能受损所致。

铁缺乏与免疫功能[1]：在感染期间，机体的目的是抑制入侵微生物的铁，而不会引起自身防御细胞铁缺乏。铁缺乏引起抗原非特异性免疫系统在急性时相反应中功能受损，导致对感染的易感性增加。由于含铁的髓过氧化物酶减少，多形核粒细胞的防御功能受到损害。髓过氧化物酶是产生活性氧自由基的关键，这些自由基负责在细胞内杀死微生物病原体。

巨噬细胞功能不受铁缺乏的影响。与 T 细胞应答变化的现有数据不一致，体液免疫应答似乎不受影响。

铁缺乏和心理功能[1]：中枢神经系统中铁含量最高的细胞是少突胶质细胞。这些细胞负责神经纤维髓鞘化，需要产生脂肪酸和胆固醇。这两个过程都涉及含铁的酶。脑脊液铁是与转铁蛋白结合的。铁浓度为 15～25 μg/L，比血浆铁浓度低 30 倍。在胎儿期和儿童早期的铁缺乏与死胎、早产和智力低下相关[21]。年龄在 2 岁以下长期缺铁性贫血和血红蛋白水平低于 100 g/L 的婴幼儿，智力发育指数显著降低[22]。

铁缺乏和神经递质系统[1]：多巴胺能系统是唯一受大脑中铁含量降低影响的系统。

铁缺乏和肌肉功能[1]：在铁缺乏时，肌肉中肌红蛋白和细胞色素 C 的含量与血液中的血红蛋白量成比例下降。铁减少的程度也反映在骨骼肌的铁硫酶和线粒体酶含量上。它们可下降 50%～90%，导致肌肉功能减退。静脉铁剂治疗 4 天后肌肉力量增加。时间与含铁酶的周转一致。肌肉耐力取决于其含铁酶的活性，而与浓度下降到 100 g/L 的血红蛋白相对独立。然而，在短时间高强度的肌肉活动时，骨骼肌代谢是一种供氧功能，因而会影响血红蛋白值[20]。

7.1.6 铁缺乏治疗

对于铁缺乏患者的治疗取决于他们是否患有轻度铁缺乏、缺铁性贫血或 ACD[19]。

口服铁剂治疗的效果不理想，70%的患者中没有达到预期的结果。

静脉铁剂治疗是一种更有效的方法。原则上，7 种产品可用于此目的，分别是葡萄糖酸亚铁、蔗糖铁、低分子量(LMW)右旋糖酐铁、羧基麦芽糖铁、异麦芽糖铁 1000、高分子量(HMW)右旋糖酐铁和纳米氧化铁(后两者仅在美国使用)。静脉补铁可刺激红细胞生成效率高达 5 倍。高刺激引起的红细胞生成范围扩大到黄骨髓。大部分的静脉铁被转运到网状内皮系统。当有炎症或铁调素浓度高时，网状内皮系统的铁不能被动员。然而，在缺铁性贫血时，50%的铁在 3～4 周内被整合进血红蛋白。ACD、肾性贫血和肿瘤性贫血的患者不会发展到这种程度，但他们也表现出血红蛋白水平轻度升高[23]。

7.1.7 铁超负荷疾病[4]

铁超负荷障碍根据其病理生理学分为原发性(遗传性)和继发性(获得性)。

遗传性铁超负荷障碍根据潜在的病理生理学缺陷在铁调素-膜铁转运蛋白轴、红细胞成熟或铁运输上分类(表 7.1-4)。最常见的铁调素-膜铁转运蛋白轴疾病是一种原发性血色病。这些疾病的病理生理学机制是不足或无效的铁调素介导的膜铁转运蛋白下调。铁超负荷是由肠铁吸收引起的，直接作用于实质组织，可能引起器官损伤。

表 7.1-4 系统性铁超负荷的遗传形式[4]

类型	表现	基因	蛋白	病理生理学	遗传
铁调素-膜铁转运蛋白轴受损					
- 1 型 HH	成人	*HFE*	HFE	*HFE* 基因突变致蛋白失活，铁调素的合成信号受损	AR
- 2A 型 HH	青少年	*HJV*	血幼素	*HJV* 突变，血幼素的合成受损	AR
- 2B 型 HH	青少年	*HAMP*	铁调素	*HAMP* 突变，铁调素的合成受损	AR
- 3 型 HH	成人	*TFR2*	转铁蛋白受体 2	*TFR2* 突变，TFR2 的合成受损	AR
- 4A 型 HH	成人	*FP*(LOF)	膜铁转运蛋白	*FP* 功能缺失突变，膜铁转运蛋白的合成受损	AD
- 4B 型 HH	成人	*FP*(GOF)	膜铁转运蛋白	*FP* 功能获得突变，膜铁转运蛋白的合成受损	AD
铁运输受损					
- 铜蓝蛋白缺乏症	成人	*Cp*	铜蓝蛋白	红细胞铁摄取不足	AR
- DMT1变异	青少年	*DMT1*	二价金属离子转运蛋白	红细胞和肠细胞的铁吸收不足	AR
无效红细胞生成					
- 地中海贫血	青少年	*Globin*	球蛋白	无效红细胞生成，铁调素下调，因此肠道铁的吸收增加	AR
- 先天性铁粒幼细胞性贫血	年龄不限	*ALAS2*	血红素前体	通常突变在产生血红素前体的基因。本应纳入原卟啉Ⅸ的铁在线粒体中积聚	XL
		SLC25A38			AR
		GLRX5			AR
		ABCB7			XL
- 先天性纯红细胞再生障碍性贫血	青少年	*DAN1*(1 型)	红细胞蛋白糖基化缺乏	不同来源红细胞的生产缺陷。轻度溶血，有核红细胞形态学特征	AR
		SEC23B(2 型)			AR
		未知(3 型)			AD

AD，常染色体显性；AR，常染色体隐性；HH，遗传性血色病；XL，伴 X 染色体

获得性的铁超负荷通常是由输血铁引发。这些铁主要沉积于网状内皮巨噬细胞系统，被认为相对无害。

全身性铁超负荷时，身体过量的铁以铁蛋白或含铁血黄素的形式储存。这个池一般为 0.1～1 g 大小，取决于年龄和性别，可以增加 20～30 倍。

7.1.7.1 遗传性血色病(Hereditary hemochromatosis，HH)

在 6 种铁调素-膜铁转运蛋白轴障碍中，5 种具有典型的 HH 表型。这些表型的实验室检查结果为转铁蛋白饱和度增高，铁蛋白升高，血细胞比容正常和组织铁超负荷。

HH 时，巨噬细胞释放的铁比健康人群更多。肠上皮细胞也释放更多的铁进入血液，而腔内铁的吸收没有升高或只有轻度升高。肠上皮细胞和巨噬细胞的异常行为是由不受调节的膜铁转运蛋白输出铁所导致。膜铁转运蛋白的这些行为是由于膜铁转运蛋白合成不足或活性降低所致。通常，铁调素-膜铁转运蛋白轴的任何一种遗传缺陷都会导致铁不受调节地流入血液，然后使器官铁超负荷，造成潜在的毒性和损伤。

在人类中，铁调素缺乏与 HFE、TFR2、铁调素调节蛋白(HJV)及 HAMP 相关的 HH 有关(表 7.1－4)。HLA 1 类的血色病基因 HFE 原名叫 HLA－H。HH 的不同形式按其发现顺序编号(类型 1～4)[4]。HH 的生物标志物结果显示于图 7.1－10。

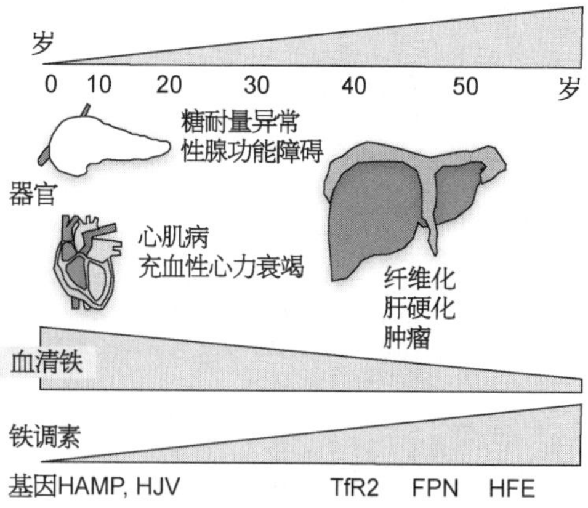

图 7.1－10 遗传性血色病类型与器官疾病和功能紊乱发病年龄及血清铁和铁调素浓度行为的关系(修改自参考文献[36])

7.1.7.1.1 铁调素-膜铁转运蛋白轴受损的血色病类型。

类型 1：该型是铁调素-膜铁转运蛋白轴障碍中最常见的类型。它通常被称为 HFE 血色病或简单称为 HH。大多数人携带 HFE *C282Y* 突变(表 7.1－5)。

表 7.1－5 遗传性血色病(HH)的临床和实验室检查

疾病/情况	临床和实验室检查
HFE 血色病	*HFE* 基因编码 HFE 蛋白。这个 HLA 相关基因的突变使 HFE 蛋白失活，从而导致 HH。一个单一纯合子核苷酸置换(845G>A/845G>A)导致 HFE 蛋白 282 位的酪氨酸被半胱氨酸替代(Cys282Tyr)，也被称为 C282Y/C282Y。在 80%欧洲北部的 HH 患者中发现此突变。另一个常见的杂合型突变 845G >A/387C>G，它编码 Cys282Tyr 和 His63Asp，称为 C282Y/H63D。纯合 C282Y 突变，导致在 HFE 蛋白中没有结合 β_2 微球蛋白所需的二硫键形成。这两种蛋白的相互作用对于 HFE 运进细胞内质膜和细胞膜中是必要的。HFE 在此与 TfR1 作用触发铁调素合成的信号。铁调素缺乏导致膜铁转运蛋白在肠细胞和巨噬细胞的铁释放失控。在欧洲中部和北部人群中 C282Y 平均等位基因频率约为 6%，在白种人人群中 C282 纯合子流行率为 1∶200 到 1∶300。在 HFE 中 H63D 多态性使等位基因频率的流行率较高，约 14%，但与 HH 低风险相关。如果 HFE S65C 多态性与 C282Y 等位基因一起继承，则在少数情况下也与 HH 相关。
- 基因型 C282Y/C282Y[4,36]	外显率：纯合突变的外显率不是很高。尽管在北欧 200 人中有 1 人受到影响，但 4 个受影响的人中只有 1 个有 HH 症状。 临床结果：在健康方面，C282Y 纯合子患者和健康对照组之间一般无明显差异。如果有临床症状(通常 50 岁前)，其与铁超负荷的诊断标志物没有联系。在全球范围，糖尿病、关节病和慢性疲劳综合征的患病率与健康对照组相比无显著统计学差异。然而，皮肤色素沉着的流行率更高。由于在肝细胞中的铁储存增加(患病率 73%～96%)，肝纤维化的发生率(8%～27%)和肝硬化的发生率(3%～9%)可能高于正常人群。脂肪肝、男性和饮酒过度是肝硬化进展的主要危险因素。 首次症状通常出现在 40～60 岁之间，女性通常不到更年期。男性的患病率是女性的 5～10 倍。组织中的铁沉积会导致肝脏、内分泌器官、心脏和关节的功能受到限制。虚弱、疲劳、体重减轻、皮肤变色、腹部疼痛和性欲减退的最初症状可能发展为肝硬化、心肌病或糖尿病。 实验室检查：由于低外显率，人群的实验室诊断筛查是没有价值的。一种更好的筛查策略是对有家族倾向或肝脏问题的个体进行级联筛查。TfS 是基本生物标志物。TfS 的指征为女性和儿童≥45%，男性≥50%。水平随着年龄的增长而增加。哥本哈根心脏研究在 25 年中调查了年龄在 25～85 岁的个体，TfS 水平男性从 70%增加至 80%，女性从 50%增加至 70%[39]。如果额外测定了铁蛋白，女性超过 200 μg/L、男性超过 300 μg/L 具有指征性。在一项研究中[40]，99 711 例不同种族参加者中有 227 例为 C282Y 突变纯合子。其中，84%的男性 TfS 水平在 50%以上，73%的女性在 45%以上。88%的男性铁蛋白水平在 300 μg/L 以上，57%的女性在 200 μg/L 以上。在 13%的纯合子 C282Y 携带者中被发现铁蛋白浓度≥1 000 μg/L，可提示肝脏疾病。铁调素轻度至中度减少。据墨尔本健康铁研究[41]，铁蛋白水平在 300～1 000 μg/L 的 C282Y 纯合子，在 12 年内铁蛋白浓度发展到超过 1 000 μg/L 的可能性是 25%。如果 TfS 和铁蛋白升高，用分子遗传学方法确定 HFE 基因型。评估肝纤维化/肝硬化程度的金标准是肝活检。生物标志物检测包括 AST(50%的纤维化 C282Y 携带者 AST 升高)、血小板计数、铁蛋白。有报道称 AST 升高、血小板计数低于 200×10^9/L 和铁蛋白高于 1 000 μg/L 的病例，肝硬化的预测为 90%[42]，但根据其他研究预测少于 30%[43]。血清透明质酸已被证明是一个更好的标记物。在一项研究中[43]，铁蛋白浓度低于 1 000 μg/L 的 C282Y 携带者没有肝硬化。高水平组透明质酸的浓度为(42.0±9.8)μg/L，对照组为(19.3±1.8)μg/L。透明质酸浓度超过 46.5 μg/L，鉴别肝硬化患者的敏感性和特异性为 100%(表 7.1－6)[43]。 治疗方法：导入期静脉切开放血术，每周放血 400～500 mL，直到铁蛋白下降到约 50 μg/L(推荐 50～100 μg/L)。维持期疗法，每 3～4 个月行静脉切开放血。应防止产生缺铁性贫血的反作用，因为铁缺乏诱导铁调素表达不足的负反馈，肠道对铁的吸收增加[36]。
- 复合杂合子(基因型 C282Y/H63D)	复合杂合子的基因型 C282Y/H63D，占 HH 患者 5%～10%。其发病率和外显率很低。 实验室检查：TfS 和铁蛋白升高，但低于 C282Y 纯合子，铁调素轻度至中度减少。TfS 和铁蛋白的平均水平男性分别为 39.2%和 185 μg/L，女性分别为 32.2%和 71 μg/L[4]。同一研究中 C282Y/C282Y 基因型的平均水平男性分别为 65.3%和 420 μg/L，女性分别为 47.1%和 161 μg/L。在另一项研究中[40]，32%的男性铁蛋白水平超过 300 μg/L，20%的女性水平超过 200 μg/L。
- 基因型 C282Y/wt (C282Y 杂合子)	带有一个正常基因(wt，野生型)和一个突变 C282Y 基因的个体没有 HH。这种基因型高流行率与较长的患者生存率有关。野生型中，TfS 和铁蛋白的水平男性分别为 26.7%和 111 μg/L，女性分别为 22.8%和 53 μg/L，只比 C282Y 杂合子的略微偏高(男性分别为 30.6%和 118 μg/L，女性分别为 26.9%和 57 μg/L)[4]。铁调素轻度至中度减少。

续 表

疾病/情况	临床和实验室检查
- H63D/H63D 和 H63/wt	本质上，C282Y 杂合子的 TfS、铁蛋白水平和描述同样适用于这些基因型。铁调素轻度至中度减少。
- S65C	HH 温和、罕见的形式。*HFE* 基因中有一个从腺嘌呤到胸腺嘧啶的错义突变，从而导致蛋白质 65 位上的丝氨酸被置换为半胱氨酸。
- E168X	在 *HFE* 基因 502 位有一个无义突变，鸟嘌呤碱基替换了胸腺嘧啶，形成一个终止密码子。这导致形成的多肽不完整，缺少细胞质跨膜的 α3 区。这种 HH 罕见且临床严重。
2A 型和 2B 型血色病[4,44]	两者都是青少年型 HH。2A 型由 *HJV* 基因突变引起，*HJV* 基因编码铁调素调节蛋白。2B 型由 *HAMP* 基因突变引起，*HAMP* 编码铁调素。两种类型是具有完全外显率的常染色体隐性疾病，男女均可发生。铁超负荷在童年早期开始，比 HFE 血色病更严重。 临床结果：2A 型的平均发病年龄为(23.5 ± 5.9)岁，不常见的 2B 型的年龄不到 30 岁。同 HFE 血色病一样，青少年血色病会引起性腺功能低下症、心肌病、肝硬化、糖尿病、皮肤色素沉着，但表现比 HFE 血色病更早，更严重。临床上，性腺功能减退和心肌病的表现比肝脏疾病更频繁。 实验室检查：37 例年龄在 24 岁左右的患者血清铁蛋白水平平均为 3 200 μg/L，TfS 为 91%。6 例平均年龄 7.5 岁的儿童，铁蛋白水平为 409 μg/L，TfS 为 87.5%[44]。铁调素明显减少或完全缺乏。 治疗评估：如果铁超负荷明确，应该尽早放血(每周 5～7 mL/kg)。评价标准见基因型 C282Y/C282Y。
3 型血色病[37,45]	这种罕见的 HH 与编码 TfR2 的基因突变有关。已知的突变包括在 TfR2 7q22 的无义突变(Y250X)和 TfR2 的失活突变。 临床表现：3 型血色病本质上类似于 1 型，但具有较高的可变性，从无症状病例到严重的铁超负荷。在低外显率的绝经前女性中，其也类似于 1 型。当铁超负荷时，即使在儿童中，3 型也应该被认为是一种可能的诊断。 实验室检查：TfS 的水平类似于 C282Y/C282Y 基因型，一些患者的铁蛋白是正常的。铁调素中度减少。
4 型血色病[45]	4 型血色病是一种罕见的常染色体显性遗传铁超负荷形式。这是由于位于染色体 2q32 上的 *SCL40AI* 基因的杂合突变。负责从细胞输出铁的膜铁转运蛋白突变。 该病与下列特征有关： - 不同于其他形式的血色病，4 型是常染色体显性遗传模式。 - 铁优先存储在网状内皮系统的肝库普弗细胞中，而不是在肝细胞中，这是血色病的一种不寻常的病理生理学。然而，随着病情的进展，铁也沉积在肝细胞中，形成混合存储模式。 - 放血疗法对网状内皮系统中的储存铁效果不好，因为尽管铁蛋白水平升高，有些患者出现小细胞低色素性贫血。这种治疗方法仅适用于实质性铁超负荷患者[46]。 实验室检查：在疾病晚期，患者 TfS 低，铁蛋白水平高。铁调素在正常高限或升高。

类型 2A：由于临床症状发病年龄早，这种类型也被称为青少年血色病。编码铁调素调节蛋白的 *HJV* 基因出现突变(表 7.1－5)。

类型 2B：这种类型是编码铁调素的 *HAMP* 基因出现突变。这是一种青少年血色病的罕见形式(表 7.1－5)。

类型 3：这种类型是由 *TFR2* 基因突变引起的，临床症状介于 HFE 型和 HH 2 型之间(表 7.1－5)。

类型 4：这是一种由 *SCL40AI* 基因突变导致的独立疾病，*SCL40AI* 基因编码负责细胞铁输出的膜铁转运蛋白。由于其在遗传、生化和组织学特征上不同于其他形式的 HH，也被称为膜铁转运蛋白疾病(表 7.1－5)。

除膜铁转运蛋白病外(类型 4)，所有类型的 HH 在临床、诊断和组织学特征上都是相似的，如肠道铁吸收不受调控，铁从巨噬细胞迅速动员，导致 TfS 升高：

- 高 TfS 通过 TfR 促进细胞对铁的吸收，尤其是肝细胞内的铁沉积。
- 铁在巨噬细胞中相对耗尽，造血对铁的利用正常。
- 铁调素介导的膜铁转运蛋白下调不足或无效。

HH 时，实质器官铁沉积导致肝纤维化、性腺功能减退症、心肌病、糖尿病、关节炎、皮肤色素沉着。最严重的 HH 在儿童期和青少年期被诊断，通常在 30 岁。每个患有性腺功能减退、不明原因心肌病或肝硬化的孩子都应检测 HH。在成人中，患有糖尿病、肝硬化和关节炎的重度 HH 患者，男性直到 50～60 岁才被诊断，女性甚至更晚。

根据欧洲肝病研究协会(EASL)的指南，HFE 血色病的诊断标准列于表 7.1－6[37]。

表 7.1－6　根据 EASL 指南的 HFE 血色病诊断标准[37]

标准	C282Y 突变的表现
患病率	80.6%的 HFE 血色病患者和 0.6%的欧洲北部和中部人是 C282Y 纯合子。血色病患者中，C282Y/H63D 复合杂合子的流行率为 5.3%，在欧洲中部和北部人口中为 1.3%。
外显率	用肝脏铁含量测定(超过 25 μmol/g)：男性 75%，女性 52%。
生物标志物	铁蛋白：男性＞300 μg/L(患病率 32%)，女性＞200 μg/L(患病率 26%)。HFE 血色病患者中，4.3%～21.7%TfS 升高，24%～32% AST 升高。
发病率	一般为 10%～33%，对于血色病家庭，发病率为 32%～35%。
肝病	肝病患者是 C282Y 纯合子可能性为健康人的 10 倍，肝细胞癌的患病率为 5.5%～10%。
糖尿病	1 型糖尿病患者和更复杂的 2 型糖尿病患者更可能携带 C282Y 基因。
卟啉症	C282Y 纯合子的迟发性皮肤卟啉病的发病率为 9%～17%。

7.1.7.1.2 铁超负荷的分子基础：铁调素是铁代谢的关键调节剂，因为它控制着细胞铁输出的膜铁转运蛋白。通过结合膜铁转运蛋白，铁调素诱导高铁代谢细胞，如肝细胞、肠上皮细胞、红系前体细胞及胎盘细胞的膜铁转运蛋白的内化与降解。铁由膜铁转运蛋白输出，穿过细胞膜进入细胞外。

如果铁调素无活性或无效，肠道吸收铁、循环中铁的释放和器官实质细胞铁的储存将不受控制(参见 7.6)。

7.1.7.1.3 血色病的肝活组织检查：C282Y 纯合子 HFE 血色病的诊断不需要肝活检[36]。然而，当肝脏肿大，转氨酶升高及铁蛋白高于 1 000 μg/L 时，为排除肝纤维化或肝硬化，肝活检在>40 岁的患者中被频繁采用。一项研究[38]显示肝硬化也可以通过实验室研究发现(表 7.1-7)。

表 7.1-7 在肝硬化和无肝硬化 C282Y 血色病中的结果[36]

检测项目	无肝硬化	4 期纤维化(肝硬化)
铁蛋白>1 000 μg/L	44 例患者中的 19 例	10/10 患者
AST(U/L)	34.2±2.8	61.6±7.0
透明质酸(μg/L)	18.6±1.5	137.7±34.4
灵敏度/特异性	100%	100%

7.1.7.2 继发性铁超负荷

继发性铁超负荷是由过量的铁肠吸收或非肠胃因素的输血导致(表 7.1-8)，而不是由铁调素-膜铁转运蛋白轴障碍导致。由于每天只有大约 1 mg 铁被排泄，因此每储存 1 单位血液就会造成人体 200～250 mg 铁负荷。

当发生红细胞过度增生、无效生成、缺氧和遗传性疾病如 HH 时，肠道对铁的吸收增加。在铁超负荷性贫血时，小肠铁吸收增加的程度不同。这些贫血的疾病谱包括遗传性和获得性红细胞生成障碍，如在地中海贫血时，铁的吸收率可提高到正常水平的 5 倍。

临床上，继发性铁超负荷的肝功能正常。与 HH 一样，其结果可能是葡萄糖耐量降低、糖尿病和心肌病。地中海贫血患者可在发病数十年后发展为肝硬化。

表 7.1-8 非铁调素-膜铁转运蛋白轴障碍导致的铁超负荷

疾病	临床和实验室检查
输血性铁超负荷	血细胞比容为 0.45 时，每升血液中含 0.5 g 铁，1 mL 红细胞含有 1 mg 铁。输血时铁沉积于网状内皮系统(RES)的巨噬细胞中，被认为是相对无害的。然而，当 RES 的铁储存过量时，铁积聚在肝细胞、胰腺和其他内分泌器官中。以下为过度输血病例[47]。 - 依赖于输血的重型 β 地中海贫血患者，每年的铁负荷量为 116～232 mg/kg，相当于 60 kg 体重对应 7～14 g 铁。 - 骨髓增生异常患者每个月需要输血 8 单位，相当于每年 19 g 的铁负荷。 如果肝脏铁含量不超过 350 μmol/g(干重)，过度输血不会导致转氨酶升高的肝损伤[48]。 临床结果：只有当全身铁负荷达到 0.4～0.5 g/kg 时，铁超负荷才会出现症状，相当于 100～150 单位输血量[49]。铁在肝脏和实质性器官的积累导致 1 型血色病相似的症状。这种情况通常在输血后至少十年才会发生。应尽快使用螯合剂治疗。 实验室检查：20～30 单位输血后测出 TfS 水平高于 50%。TfS 水平并不是铁超负荷的指标。铁蛋白水平一般都在 500 μg/L 以上，但铁蛋白浓度不与输血单位数量显著相关[48]。依赖输血的重型 β 地中海贫血患者，铁蛋白水平在 1 500～3 000 μg/L 范围内。如果铁蛋白水平>1 000 μg/L，应进行铁螯合疗法。这时的治疗目标是铁蛋白值低于 500 μg/L。
肝脏疾病	丙型肝炎：组织学上，在大约 35%的患者中发现肝脏轻度铁超负荷。铁蛋白浓度男性为(179±139)μg/L，女性为(71±100)μg/L($\bar{x}\pm s$)[50]。推测丙型肝炎肝脏的铁状态可能影响肝纤维化的组织学活性和纤维化程度。 酒精性肝损伤：没有血色病的慢性酗酒者，通常有中度铁超负荷[51]。储存的铁积聚在 RES 和库普弗细胞中，被认为是从受损的肝细胞中释放出来的。据称，酗酒者肠道铁吸收增加，是因为高盐酸分泌，Fe^{3+} 容易吸收。如果胃炎出现，这种情况就不同了。如果肝硬化存在，肝脏中 Tf 结合铁的吸收增加[50]。根据一项研究，10%康复治疗的重度酗酒者 TfS 高于 60%，血清铁蛋白高于 1 000 μg/L[50]。酗酒者的氨基转移酶浓度和铁蛋白浓度呈正相关[52]。
溶血性贫血	遗传性溶血性贫血可导致铁超负荷。HH 的杂合子突变携带者中，经常出现铁超负荷合并遗传性球形红细胞增多症[53]。脾切除使遗传性球形红细胞增多症缓解后，铁超负荷也会发展。铁超负荷也可能发生于遗传性丙酮酸激酶缺乏症[54]。
地中海贫血综合征	地中海贫血是世界范围内最常见的贫血形式，与无效红细胞生成有关。铁超负荷不仅是输血引起的，甚至在开始输血治疗前因肠道的铁吸收增加所致。轻度地中海贫血患者，不管他们是否是杂合的 β 珠蛋白缺陷或四个 β 珠蛋白基因之一，都有轻微的贫血。这通常不与铁超负荷有关，因为只有很少无效红细胞生成[55]。重型地中海贫血(纯合子 β 地中海贫血)、中间型地中海贫血及 β 地中海贫血与 HbE 合并状态的患者有严重的无效红细胞生成，在实质性器官和网状内皮系统有明显铁累积。在血红蛋白 H 病中，4 个 β 珠蛋白基因中 3 个是有缺陷的。铁超负荷直到老年才发展。 实验室检查：在杂合子 β 地中海贫血中，TfS>35%，血清铁蛋白高于参考范围。在重型地中海贫血中，TfS>50%，铁蛋白 1 500～3 000 μg/L。 治疗：肝脏铁含量高于 125 μmol/g(干重)的年轻患者，推荐螯合物介导的尿铁排泄[48]。
遗传性高铁蛋白血症/白内障综合征(HHCS)	HHCS 源于 L 铁蛋白 mRNA 的 5′UTR 上蛋白结合序列内的各种点突变或缺失(图 7.1-6)，其导致 L 铁蛋白翻译效率增加。HHCS 是罕见的疾病，患病率约为 1/20 万。除白内障外，这些患者没有任何病理发现。白内障由缓慢渐进的斑点、空泡和明显的结晶沉积物组成，主要集中在皮质，也存在于晶状体核内。沉积物是 L 铁蛋白的均聚物，不仅沉积在晶状体，还沉积在其他组织中[46]。 实验室检查：高铁蛋白、正常血清铁和正常 TfS。肝活检标本中铁含量正常。低色素性贫血发展时，放血治疗不会降低铁蛋白。
铁粒幼红细胞性贫血	铁粒幼红细胞性贫血是一组异质性的先天性或获得性骨髓疾病，由幼红细胞线粒体中的铁病态沉积造成。最具特征的先天性形式是由产生血红素前体所需的基因突变引起的。遗传性铁粒幼红细胞性贫血分为 X 染色体连锁铁粒幼红细胞性贫血(XLSA)、XLSA 伴共济失调、红细胞生成性原卟啉症(EPP)、硫胺素反应性巨幼细胞性贫血(TRMA)和皮尔森骨髓-胰腺综合征(Pearson marrow-pancreas syndrome, PMPS)。只有 XLSA 与系统性铁超负荷相关。在 XLSA 中，有一个红细胞氨基乙酰丙酸合成酶(ALAS)缺陷(图 7.1-5)。除了一个例外，所有已知的 20 多个突变都是基于基因编码区的改变[55]。 临床结果：这种疾病最早可发生在母体中，最晚可到 90 岁。由于 X 染色体连锁遗传模式，它主要影响男性。在某些情况下，疾病可以通过给予维生素 B_6 来缓解。 实验室检查：小细胞低色素性贫血，但有两种红细胞群(异形)，一种是小细胞，另一种是正常细胞。红细胞内有铁包涵体(环层小体)。骨髓中环形铁粒幼红细胞生成增加。铁沉淀主要发生在红细胞成熟阶段后期。TfS>35%，血清铁蛋白升高[56]。获得性特发性铁幼红细胞性贫血：这是一种克隆性疾病，通常表现为轻到中度的顽固性贫血[55]。如果它与其他造血细胞系的发育异常突变相结合，则可发展为骨髓增生异常综合征或白血病。合并无效红细胞生成，肠道对铁的吸收增加。在被确诊前，这种贫血常常被错误地给予铁治疗。输血也导致实质器官和网状内皮系统的铁积累增加。TfS>35%，血清铁蛋白升高。

续 表

疾病	临床和实验室检查
先天性红细胞生成异常性贫血(CDA)	CDA 是罕见的疾病,有 3 种类型,其中 2 型是最常见的一种。它是由 α 甘露糖苷酶编码基因突变引起的。其结果是红细胞表面蛋白质的糖基化缺陷,从而引起细胞骨架破坏,导致无效红细胞生成和铁超负荷[43]。 实验室检查:轻度至中度的正细胞或大细胞性贫血,轻度溶血,TfS>50%,血清铁蛋白升高。
非洲铁超负荷	在如津巴布韦和南非等国家,铁超负荷的患病率为 10%~15%。患者通常是中年人或老年人,有肝肿大,其一生中消费的家酿啤酒超过 1 000 L。 临床结果:小结节性肝硬化、糖尿病和骨质疏松症。与 HH 相反,铁也在网状内皮系统中大量存在,因此除肝脏外,脾脏和骨髓也被影响。门静脉高压、食管静脉曲张和肝功能衰竭是常见的并发症[57]。 实验室检查:TfS>55%,血清铁蛋白>700 μg/L,有时可>4 000 μg/L[57]。
迟发性皮肤卟啉病	本病是尿卟啉原脱羧酶缺陷,导致尿卟啉排泄增加和光敏大疱性皮肤病。临床症状出现于中老年,有些患者有酗酒史。除了酒精,这种疾病还可能由激素治疗或病毒性肝炎引起。由于无效红细胞生成合并肠铁吸收增加,铁的储存增加,足够的铁动员治疗可改善[55]。
转铁蛋白缺乏症	这是非常罕见的疾病。尽管转铁蛋白缺乏,肠铁吸收和铁周转增加。铁以非转铁蛋白结合的形式存在于血浆,不能用于红细胞生成。导致小细胞低色素性贫血,以及铁在肝脏、胰腺、心肌、甲状腺和肾脏中储存增加[4](参见 7.5)。这种疾病通常在生命的最初几个月出现,在学龄期才出现的较少。
血浆铜蓝蛋白缺乏症	遗传性铜蓝蛋白缺乏症由 3q23 - q24 染色体上的血浆铜蓝蛋白(CP)基因突变或 8 号染色体上的假基因引起[4,56]。铜蓝蛋白缺乏症是一种铁代谢疾病。其病理生理学与膜铁转运蛋白 1 突变(4 型血色病)相似,特征是巨噬细胞和铁吸收肠细胞的铁释放受损。这导致铁超负荷,包括在基底神经节,铁的含量增加 10 倍。 临床结果:基底神经节的症状,如痴呆、肌张力障碍、构音障碍和糖尿病,出现在生命的第四至第五个十年。铁在肝细胞和网状内皮系统积累,但没有肝纤维化。 实验室检查:轻度小细胞低色素性贫血,TfS 下降,血清铁蛋白范围在 1 000~2 000 μg/L,ALT 正常。脑脊液总蛋白和铁升高,未见脑脊液细胞增多,血糖浓度没有减少。

7.1.8 铁代谢疾病的诊断

以下实验室检查用于诊断铁代谢疾病:

- 铁代谢的生物学标志物,如铁蛋白、可溶性转铁蛋白受体(sTfR)、锌原卟啉(ZPP)、转铁蛋白饱和度(TfS)、铁蛋白指数(sTfR/log 铁蛋白)和铁调素。
- 血液学检查,如血细胞计数、红细胞指数、低色素红细胞比例(% HYPO)和网织红细胞血红蛋白含量(Ret - He 或 CHr)。
- 检查 *HFE* 基因上突变的分子遗传检测。
- 炎症标志物,如 C 反应蛋白(CRP)。如果 CRP 升高,铁蛋白是仅可表明铁储存耗尽的指标。

生物学标志物和血液学指标对铁代谢疾病和贫血的诊断价值显示在表 7.1 - 9。铁代谢疾病中生物学标志物的变化在表 7.1 - 10 中描述。图 7.1 - 11 说明了铁缺乏和铁限制性红细胞生成的诊断与鉴别规则。

表 7.1 - 9　生物学标志物和血液学指标在铁代谢中的诊断意义

生物学标志物/指标	诊断意义
铁	与铁缺乏或铁超负荷无关,除非慢性炎症、急性感染或恶性肿瘤被排除。铁含量受日变化的影响(进一步的信息可参见 7.2)。
TfS	血浆铁周转的评估。TfS 低时,铁周转低(功能性铁缺乏);TfS 高时,铁超负荷。只能在慢性炎症、急性感染或肝病被排除后评估 TfS。筛查血色病,如果高于 45%(50%)可诊断。
铁蛋白	铁存储的评估。低铁蛋白水平通常预示人体铁缺乏。高水平预示铁超负荷。
sTfR	与低、正常或升高的铁蛋白水平联合诊断,是功能性铁缺乏(铁限制性红细胞生成)的指标。红细胞系质量的评估(低、正常或高再生红细胞生成)。
铁蛋白指数	sTfR/log 铁蛋白是红细胞生成铁供应的指标。它覆盖了从铁缺乏到铁超负荷的全部范围。

续 表

生物学标志物/指标	诊断意义
%HYPO	低色素红细胞比例是红细胞生成铁需求的一个指标。该值超过 5%表明患者已处于铁限制性红细胞生成状态数周。
Ret - Hb(CHr 或 Ret - He)	网织红细胞血红蛋白含量是红细胞生成铁需求的早期指标。Ret - Hb<28 pg 表明迫切需要铁已有 5 天,血红蛋白含量减少的红细胞已产生。
锌原卟啉	红细胞锌原卟啉的含量是红细胞生成铁供应的标志物。然而,由于其取决于红细胞的寿命,铁供应变化的显示是延迟的。

表 7.1 - 10　铁代谢疾病的生物学标志物和血液学指标

疾病	铁蛋白	转铁蛋白	铁	TfS	sTfR	铁蛋白指数	Reti	%HYPO	Ret-Hb
储存铁缺乏	↓	n	n	n	n	↑	n	n	n
铁限制性红细胞生成	↓	n,↑	↓	↓	↑	↑	n	↑	↓
合并 1 + 2	↓	↑	↓	↓	↑	↑	n,↑	↑	↓
ACD	↑,n	↓	↓	↓	n	↓	↓	n	n
合并 4 + 2	↑,n	↓	↓	↓	↑,n	↓,n	↓	↑	↓
急性溶血	↑	n	n,↑	n,↑	↑	n	↑	n	n
无效性红细胞生成	↑	n,↓	n,↑	n	n,↑	n	n	n	n
医源性铁超负荷	↑	n	↑	↑	n	↓	n	n	n
血色病	↑	n	↑	↑	n	↓	n	n	n

↑,升高;↓,下降;n,正常;TfS,转铁蛋白饱和度;sTfR,可溶性转铁蛋白受体;铁蛋白指数,sTfR/log 铁蛋白;Reti,网织红细胞计数;%HYPO,低色素红细胞比例;Ret - Hb,网织红细胞血红蛋白含量(pg);ACD,慢性病贫血

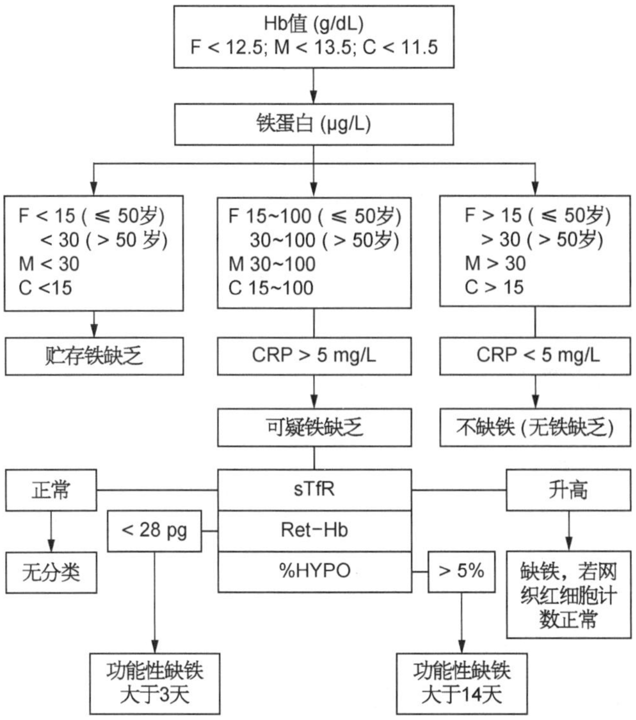

图 7.1－11 在铁代谢中，利用生化标志物和血液学指标诊断铁缺乏和鉴别铁储存缺乏与功能性铁缺乏。首先应进行血细胞计数检测。小细胞低色素性贫血是典型的缺铁性贫血(贮存性铁耗尽伴功能性缺铁)，除地中海贫血之外。

贮存铁缺乏是通过低铁蛋白水平确认的，如果 MCV 正常或偏低且铁蛋白水平正常，可能是慢性疾病性贫血伴缺铁性红细胞生成，这种情况约占慢性疾病性贫血患者的 10%～20%。CRP 在这种情况下通常亦升高。

若仅为轻微贫血或未贫血，铁蛋白仅可诊断为轻度铁缺乏(仅贮存铁下降)。

通过检测 sTfR 水平，Ret－Hb 或%HYPO，可以诊断铁限制性红细胞生成(功能性缺铁)。F，女性；M，男性；C，儿童

7.2 铁(Fe)

Lothar Thomas

7.2.1 适应证

参数用于：转铁蛋白饱和度的测定、铁吸收试验、急性铁中毒检测。

7.2.2 检测方法

分光光度法：原理为，在酸性 pH 下，蛋白被沉淀，Fe^{3+} 从转铁蛋白中释放出来，以测定血清铁。Fe^{3+} 被还原为 Fe^{2+}，这种游离铁与染料形成有色复合物。用分光光度法测定铁-染料复合物的浓度。

已经有多种方法被提及[1]。国际血液学标准化委员会(ICSH)[2]方法于 1990 年修订，采用 HCl 释放铁、三氯乙酸沉淀蛋白、巯基乙酸还原 Fe^{3+}、菲洛嗪为染料。

使用美国国家标准与技术研究院(NIST)提供的标准参考物质(SRM)937 进行校准。标准品中含有 5 mmol/L 溶于盐酸的铁。

7.2.3 标本要求

血浆(非 EDTA 血浆)、血清：1 mL。

7.2.4 参考区间(表 7.2－1)

表 7.2－1 铁的参考区间

人群	年龄	μg/dL	μmol/L
儿童	2 周[3]	63～201	11～36
	6 个月[3]	28～135	5～24
	12 个月[3]	35～155	6～28
	2～12 岁[4]	22～135	4～24
女性[5](未怀孕)	25 岁	37～165	6.6～29.5
	40 岁	23～134	4.1～24.0
	60 岁	39～149	7.0～26.7
孕妇[6]	第 12 周	42～177	7.6～31.6
	生育时	25～137	4.5～24.5
	分娩后 6 周	16～150	2.9～26.9
男性[5]	25 岁	40～155	7.2～27.7
	40 岁	35～168	6.3～30.1
	60 岁	40～120	7.2～21.5

单位换算：μg/dL×0.179 1＝μmol/L

7.2.5 临床意义

血清铁不适合用于评估人体铁的状态，原因如下[7]。

- 血清铁水平在昼夜和日间高个体内差异。例如，健康男性在早上 9 时测量的结果显示为 27.8 μmol/L ± 2.9 μmol/L(155 μg/dL ± 16 μg/dL)，12 h 后为 11.6 μmol/L ± 0.9 μmol/L(65 μg/dL ± 5 μg/dL)[8]。
- 高个体间差异。上述人群的变异范围为：9 时，17.9～54 μmol/L(100～300 μg/dL)，12 h 后 3.6～17.9 μmol/L(20～100 μg/dL)。由于高个体间差异，参考区间极其宽泛。

7.2.5.1 铁缺乏诊断

除上述原因外，以下因素也使血清铁浓度不适于诊断铁缺乏：

- 血清铁浓度取决于急性时相反应，因为 Fe^{3+} 与负急性时相蛋白、转铁蛋白结合。铁储存量减少可引起低铁水平。储存铁正常或偏高时炎症反应也可能导致低铁水平。
- 血清铁水平依赖于膳食摄入量；其水平可能在 10 min 内升高[9]。
- 溶血可能导致疑是铁缺乏患者的血清铁测定结果正常。常规采血法获得的血清中游离血红蛋白含量为 10～30 mg/L。由于每毫克血红蛋白可使血清增加 3.5 μg 血红蛋白结合铁，血清铁水平可上升 0.6～2 μmol/L(3.5～10.5 μg/dL)[10]。
- 血清铁水平是铁缺乏的一个迟发指标。只有铁储量耗尽和功能铁水平降低，检测结果才会低于参考区间。
- 血清铁浓度通常不能可靠地表明铁缺乏。一项研究显示[6]，在缺铁性贫血已被骨髓铁染色证实的人群中，只有 41%铁缺乏的病例通过血清铁被正确诊断，而铁蛋白的诊断正确率为 90%。该诊断以铁水平低于 11 μmol/L (60 μg/dL)、女性铁蛋白浓度<13 μg/L、男性<25 μg/L 为基础。

7.2.5.2 铁的日需量

50 岁以上成年人日铁需求量约为 1 mg，育龄妇女的铁需求

量为 1.6 mg。发达国家推荐的膳食日铁摄入量约为 10 mg，其中 10%被吸收。接受肠外营养的患者每天应给予 1 mg 铁静脉滴注[11]。世界卫生组织每日口服铁摄入量的建议列于表 7.2-2[12]。铁缺乏患者给予输注的铁剂剂量可使用以下公式计算[13]：

$$总缺铁量(mg) = 体重(kg) \times 0.24 \times [目标\ Hb(g/L) - 实际\ Hb(g/L)] + 500$$

表 7.2-2 世界卫生组织推荐铁摄入量

人群	日摄入量
婴儿 4～12 月	8.5 mg
儿童 1～3 岁	5 mg
儿童≤6 岁	5.5 mg
儿童≤10 岁	9.5 mg
青春期	男性 15 mg
	女性 16 mg
成人	男性 9 mg
	女性 12.5 mg
	女性>50 岁 9.5 mg

7.2.5.3 铁超负荷的诊断

铁水平升高可能在健康个体中暂时发生，但通常由疾病引起(表 7.1-5、表 7.1-8)，如：

- 无效红细胞生成伴骨髓中红细胞破坏增加。
- 酒精或丙型肝炎引起的肝损害。
- 遗传性血色病。
- 慢性贫血中，输血引起的铁超负荷。1 单位库存血含有 200～250 mg 铁。只有输入 100～150 单位库存血后，才会出现铁超负荷的临床症状[14]。
- 源于含铁物质毒性的铁超剂量反应。主要发生在儿童中。54 μmol/L(300 μg/dL)以上的血清铁含量与临床症状有关，需要治疗。除血清铁平均值在 90 μmol/L(500 μg/L)外[15]，最重要的表现还有腹泻、呕吐、白细胞增多、高血糖和腹部 X 线片结果阳性。

7.2.6 注意事项

检测方法：铁常规检测方法的精密度是可以接受的，但其准确度存疑。与修订后的 ICSH 方法[2]相比，常规的方法表现出[1]：整个测量范围内的负偏差、显著的负截距，以及浓度范围低于 13.4 μmol/L(75 μg/dL)时，与 ICSH 方法的相关性较差。

影响准确性的关键因素包括[16]：① 受血浆蛋白影响的反应混合物 pH。pH≤1.65 时，铁很容易从转铁蛋白中释放，但不易与菲洛嗪结合。pH 4～5 时，转铁蛋白释放铁的速率很低；② 蛋白沉淀过程中的铁丢失；③ 高铁蛋白浓度。当铁蛋白水平在 1 200 μg/L 以上时，铁从铁蛋白动员(包括在测量时)，ICSH 法也是如此；④ 高脂血症和高胆红素血症对分光光度法的干扰。

溶血、污染和螯合剂：溶血血清会造成铁水平假性升高，尤其是在使用不去蛋白的方法时。因此采血后 2 h 内应分离血清。

测定中不应使用玻璃器皿。使用塑料材质，通常无污染问题。如果用原子吸收光谱法测定铁，只能使用 EDTA 血清。

稳定性：如果在室温下存放，血清或血浆中铁的稳定期是 3 天，在 4℃储存条件下为 1 周。

7.3 铁蛋白

Lothar Thomas

铁蛋白在铁平衡中扮演重要角色。因为它结合、隔绝和储存细胞铁，从而起到维持铁的生物可利用形态和保护生物体免受游离铁的毒性效应的双重作用。虽然铁蛋白在细胞质和几乎所有细胞线粒体内存在，但机体内大部分铁蛋白主要存在于肝细胞和网状内皮系统的铁储存细胞，如巨噬细胞和库普弗细胞[1]。

根据储存细胞的铁负荷，铁蛋白被释放到血液循环中。血清铁蛋白反映了储存铁的含量，因此被广泛应用于铁相关疾病的诊断和人群铁状况的调查。

7.3.1 适应证

包括：非贫血疑似铁缺乏、小细胞低色素性贫血、铁缺乏风险人群的监测(如孕妇、献血者、儿童、血透患者)、口服铁治疗监测、红细胞生成刺激剂(ESA)治疗前铁储存的评估、疑似遗传性血色病或继发性铁超负荷、铁超负荷治疗中铁动员疗法的监测、代谢综合征患者，以及与 sTfR 结合，计算 sTfR/log 铁蛋白，该指标是红细胞生成铁供应的标志物。

7.3.2 检测方法

免疫测定法，如酶联免疫吸附法(ELISA)、免疫测量分析(IMA)、发光免疫分析(LIA)。

7.3.3 标本要求

血清、血浆：1 mL。

7.3.4 参考区间(表 7.3-1)

表 7.3-1 铁蛋白的参考区间

人群	年龄		μg/L
脐带血[a][2]	>34 妊娠周		>70
婴儿[b][3]	0.5 个月		90～628
	1 个月		144～399
	2 个月		87～430
	4 个月		37～223
	6 个月		19～142
	9 个月		14～103
	12 个月		1～99
儿童[b][4]	2～15 岁		9～59
	16～18 岁	女性	10～63
		男性	12～78
成人[c][5]	20～60 岁	女性	9～140
		男性	18～360
成人[d][6]	19～95 岁	女性	≥13
	28～96 岁	男性	≥21

[a]以第 5 百分位数表示，校准到第二代国际铁蛋白标准(Code 80/578)；[b] 2.5 百分位和 97.5 百分位的值，校准到第二代国际铁蛋白标准(Code 80/578)；[c] 2.5 百分位和 97.5 百分位的值；重组铁蛋白标准(NIBSC Code 94/572)；三个可比的不同制造商的免疫检测均值。金标准是正常的血红蛋白水平；[d] 2.5 百分位和 97.5 百分位的值；参考区间的低值由无急性期反应且正常红细胞和网织红细胞血红蛋白生成的住院患者确定。重组铁蛋白标准(NIBSC Code 94/572)；金标准是网织红细胞血红蛋白含量≥28 pg，且低色素红细胞百分比(%HYPO)<5%

7.3.5 临床意义

铁包含在有机体的三个池中：① 含有身体大部分铁的红细胞。血红蛋白浓度是间接测量该池铁含量的方法；② 功能性铁池，也称为转运池或转铁蛋白池。它只含有少量的铁，大小可以通过测量 TfS 来评估；③ 储存铁池。非血红素铁存在于作为铁存储蛋白的铁蛋白中。这种蛋白存在于大多数组织中，作为细胞内的成分，在细胞内铁的储存中起着重要的作用。

全身铁缺乏时，三个铁池全部耗尽，血清中的铁蛋白水平低于只有储存性缺铁的情况（表 7.3-2）。

表 7.3-2 铁缺乏时的铁蛋白水平(μg/L)

储存铁缺乏	总体铁缺乏
女性 9～19	女性<9
男性 18～29	男性<18

成人铁缺乏根据参考文献[4,5,8]

对于组织的铁供应，铁蛋白结合铁迅速从储存铁池中动员起来。铁蛋白不断在溶酶体内分解或释放到血液中。血浆铁蛋白浓度与储存铁储量密切相关。1 μg/L 血清铁蛋白对应 8～10 mg 储存铁，或者每千克体重对应约 140 μg 储存铁[7]。这种关系在血清铁蛋白水平为 200 μg/L 时提供了有用的相关性。

血清铁蛋白水平与镜检抽取骨髓测定铁之间的比较，揭示这两个存储铁指标之间可接受的相关性。然而，这种情况仅存在于平衡时，因为骨髓中的铁以含铁血黄素存储，不容易被动员。

血清铁蛋白可以迅速反映细胞内铁平衡（参见 7.1.5）的变化。例如，以变性红细胞形式静脉注射 ^{59}Fe，由网状内皮系统的巨噬细胞吸收，20～40 min 后以 ^{59}Fe 标记的铁蛋白出现在循环中[8]。^{59}Fe 标记的铁蛋白在循环中消除的半衰期取决于剂量，为 4～40 min。肝细胞每分钟能摄取 160 000 个铁原子[1]。

7.3.5.1 铁蛋白对于铁缺乏的诊断

血清铁蛋白是诊断铁缺乏的首选指标（表 7.3-3）。铁蛋白水平可以区分储存铁缺乏和总体铁缺乏（表 7.3-2）。如果在成人中，以铁蛋白水平≤12 μg/L 作为总体铁缺乏的指标，铁缺乏的诊断灵敏度仅为 25%[9]。然而，如果用≤30 μg/L 作为阈值，铁蛋白储存铁缺乏的诊断灵敏度和特异性分别为 92%和 98%，导致 92%的阳性预测值[9]。

表 7.3-3 与血清铁蛋白水平降低有关的疾病和情况

疾病/情况	临床和实验室检查
铁耗尽	铁耗尽开始于储存铁的损耗。一旦这些储存耗尽，功能铁的水平开始下降。铁蛋白浓度低于参考区间时，在骨髓中，组织学上无法检测到储存铁。然而，如果血清铁蛋白在 20～200 μg/L 范围内，其浓度可用于铁储存的评估，1 μg/L 血清铁蛋白可代表 8～10 mg 铁储存。这只是非急性时相反应时的情况（如 C 反应蛋白正常）。如果铁蛋白低于 20(30)μg/L，则不可再用于评估铁储存。这个阶段称为储存铁缺乏。铁储备减少常常在成长期青少年、月经期妇女和献血者中测到。身体试图通过增加肠道吸收来补偿和补充铁储存。
功能铁减少[13]	在组织，如红细胞系中的铁缺乏只发生于储存铁耗尽且血清铁蛋白水平低时。在铁代谢中，这标志着从储存铁缺乏到铁耗尽的转折点。功能性铁减少最初导致 TfS 下降，随后是小细胞低色素性贫血。这种贫血可在储存铁缺乏 8 周后，通过全血细胞计数测出。 如果有慢性炎症且储存铁在临界值时，情况就不同了。因为 IL-6 介导铁调素对储存铁释放进入血液循环的抑制增加，增加网状内皮系统的巨噬细胞中的铁含量，炎症会导致功能铁在炎症的第一周内减少。结果铁分布受到干扰，先前的临界值铁蛋白达到了参考区间内的水平。炎症存在时，通过铁蛋白不能检测出功能性铁缺乏，只能通过代表功能性铁的生物标志物，如 Ret-Hb(CHr, Ret-He)、%HYPO 和 sTfR。
缺铁性贫血	缺铁性贫血是总体铁缺乏（铁耗尽）。铁蛋白水平与储存铁缺乏一致，比小细胞低色素性贫血常见 2～5 倍[10]。大约 20%的叶酸或维生素 B_{12} 缺乏性贫血患者，同时铁蛋白水平也降低，这种贫血不是小细胞性的（非小细胞和低色素低色素红细胞的混合型）。
妊娠	工业化国家的流行病学研究表明，10%～30%育龄妇女的铁蛋白水平低，1.5%～14%表现出缺铁性贫血[14]。据估计，在工业化国家，大约 20%的妇女妊娠时铁储存缺乏。根据研究，铁蛋白水平低于 12～15 μg/L，被认为孕妇储存铁缺乏[15]。如果铁蛋白水平较高且没有急性相反应（如 CRP 不高于 5 mg/L），则可排除储存铁缺乏。 对于妊娠时铁蛋白值正常的妇女，在妊娠中期结束时，铁蛋白水平开始降低。此时，每日平均铁需求为 5.6 mg(3.5～8.8 mg)[16]，50%～80%的母体铁周转是单向由母亲通过胎盘转移到胎儿[17]。早产子宫收缩与血清铁蛋白有显著关系。例如，铁蛋白>20 μg/L 时，只有 11%的孕妇出现早产子宫收缩。但浓度<10 g/L 时，有 48%的孕妇发生此现象[18]。
儿童	血清铁蛋白的水平在生命的第一年里有显著变化。产后 48 h，第 5 百分位高达 70 μg/L，然后迅速下降，因为铁被动员用于血红蛋白合成。 在生命的第 9 个月，铁蛋白参考区间的下限是 10 μg/L[19]。然后铁蛋白逐渐增加至 25～35 μg/L[4,20]，并在青春期开始后再次下降。青春期前平均年龄 11.7 岁的男孩，平均水平为 35 μg/L，在青春期平均年龄 13.6 岁时，减少到约 23 μg/L[21]。 与正常对照组（175 μg/L ± 55 μg/L）相比，出生时铁蛋白水平低至 44 μg/L ± 20 μg/L($\bar{x}$ ± S)的新生儿，即使到 6～12 月龄，仍较对照组（57 μg/L ± 33 μg/L）水平低（30 μg/L ± 17 μg/L）[19]。
耐力运动员	青少年耐力运动员经过短时间的激烈训练容易铁缺乏。例如，20 人中的 12 个女性跑步者，在 5～10 周的耐力训练后，血清铁蛋白水平低于 20 μg/L，12 人中的 8 人甚至低于 12 μg/L。在男性中，只有 30 人中的 1 人铁蛋白水平低于 12 μg/L[22]。
献血者	首次献血者，捐献 1 单位库血，男性的铁蛋白水平减少 50%，从平均 127 μg/L 降到 66 μg/L。女性从平均 46 μg/L 降到 33 μg/L[23]。多次献血者的铁蛋白浓度普遍低于非献血者。在一项研究中[24]，平均水平非献血男性为 80 μg/L，非献血女性为 38 μg/L，多次献血的男性和女性分别为 37 μg/L 和 17 μg/L。4 周内收集 4 单位自体血，铁蛋白水平变化如下[25]：献血前 105 μg/L，第一次献血后 81 μg/L，第二次献血后 63 μg/L，第三次献血后 53 μg/L，第四次献血后 40 μg/L 后，术前 32 μg/L。异食癖是一种对进食非营养物质的持续性渴望（如冰）。一项研究报告称，献血的异食癖中，11%的铁耗尽或不足，4%的铁充足[26]。
铁缺乏的治疗（参见 7.1.8）	静脉注射：非肠胃铁疗法诱导铁蛋白合成加强。这会不适当地刺激高浓度的用于储存铁的铁蛋白。直到用药后 2～4 周，铁蛋白才可用来衡量储存铁[27]。 口服：在治疗过程中每个月对铁蛋白进行检测能提供对铁储存状况的定量印象。慢性失血性贫血患者，每日失血(22±21)mL，每日口服剂量为 105 mg 铁(+2)，第二个月铁蛋白从(8±7)μg/L 增加至(25±18)μg/L，并在接下来的 2 个月里没有进一步增加。铁蛋白基础值为(7±5)μg/L 无进一步失血的失血性贫血患者，治疗第一个月，增加至(40±28)μg/L，第四个月进一步增加至(55±10)μg/L[28]。

总铁缺乏与缺铁性、高度无效红细胞生成和小细胞低色素性贫血相关。铁蛋白水平降低通常先于缺铁性贫血。在青少年中,铁缺乏的发生率是缺铁性贫血的2倍多[10]。

情况可能随不同人群有所变化。一项研究报道显示,在英国生活的巴基斯坦、孟加拉、印度儿童用临界值血红蛋白<110 g/L诊断贫血,铁蛋白<10 μg/L诊断总铁缺乏,贫血的发生率为20%~29%,但低铁蛋白血症的发生率只有8%~13%[11]。铁蛋白水平正常被认为是由于相较本地人口的儿童,本组发病率更高。

7.3.5.2 急慢性炎症中的铁蛋白

血清铁蛋白水平在急性时相反应、感染、急慢性炎症、自身免疫病、慢性肾脏病和恶性肿瘤时增加。浓度范围在200~1 000 μg/L及以上。肝病时铁蛋白从肝细胞释放,或者在高铁蛋白血症作为疾病活动指标的Still病种也是如此。

如果这些病症不明显,以下生物标志物的测定可用于评估铁状态:① C反应蛋白,如果有炎症存在,CRP>5(10)mg/L;② TfS,如果有炎症存在,TfS减少(小于16%)。

炎症和细胞溶解时,铁蛋白水平与储存铁相比假性升高,因为:① 由于IL-6激活铁调素的合成,从巨噬细胞释放的铁减少,铁蛋白释放增加;② 由于细胞溶解,从受损肝细胞释放的铁蛋白增加;③ 白血病和淋巴瘤时,从白细胞释放的铁蛋白增加。

对于炎症患者,sTfR/log铁蛋白是一个比铁蛋白浓度更好的铁缺乏指标(参见7.4)。

7.3.5.3 铁蛋白和铁超负荷

铁超负荷导致体内铁总量增加,只影响铁的储存。遗传性血色病时,主要是实质细胞,特别是肝细胞铁超负荷。而继发性铁超负荷时,网状内皮系统的巨噬细胞先超负荷。

血清铁蛋白是诊断和评价铁超负荷的有效指标。TfS是另一个重要的检测指标,尤其是在鉴别铁超负荷与慢性疾病性贫血的高铁蛋白血症时(图7.3-1)。在铁超负荷的情况下,并排除4型遗传性血色病(膜铁转运蛋白病)和铜蓝蛋白缺乏症时,高铁蛋白血症伴随TfS的增加。然而,在慢性炎症中铁蛋白的含量升高,TfS不增加。因为转铁蛋白是一种负急性时相蛋白,高铁蛋白血症在炎症期间伴有正常或降低的TfS。表7.3-4显示了铁蛋白浓度升高的情况。

表7.3-4 与血清铁蛋白浓度升高有关的疾病和情况

疾病/情况	临床和实验室检查
慢性病贫血(ACD)	ACD的正细胞性和正色素性,由与贫血程度相关的促红细胞生成素水平低下导致。存在系统性铁调素诱导的低红细胞再生及通过有核红细胞转铁蛋白受体的铁吸收下降。然而,由于铁调素引起膜铁转运蛋白的降解抑制铁的释放,有核红细胞仍被提供充足的铁,所以骨髓释放正常大小和色素的网织红细胞。由于储存细胞铁含量增加,铁蛋白升高。由于慢性失血,大约10% ACD患者有铁限制性红细胞生成与小细胞性贫血[29]。铁蛋白水平可能低或正常。虽然没有在ACD中普遍发生,对于ACD合并低色素红细胞,铁补充是必要的。
遗传性血色病(HH)	男性TfS 50%以上,女性和儿童TfS 45%以上,可怀疑HH。除TfS升高外,如果铁蛋白水平男性>300 μg/L,女性>200 μg/L,应该进行HH检测。HH的主要临床表现是肝硬化。然而,肝硬化很少发生于血清铁蛋白水平<1 000 μg/L的血色病患者。一项对30 000名白种人的研究表明,只有59例铁蛋白水平超过1 000 μg/L,其中24例有突变型纯合子或复合杂合突变 *HFE* 基因型[1]。
肝脏疾病	一些非酒精性脂肪性肝炎(NASH)患者表现出>1 000 μg/L的高铁蛋白水平。TfS正常。急性肝损伤时ALT与血清铁蛋白呈正相关。这意味着,ALT活性>1 000 U/L的患者,有相当比例铁蛋白水平也>1 000 μg/L。有测到铁蛋白水平>45 000 μg/L[30]。慢性丙型肝炎患者的铁蛋白水平在266 μg/L±145 μg/L($\bar{x}\pm s$)范围内,经组织学证实为肝铁[31]。酒精性肝病,如酒精引起的中毒性肝炎和肝硬化的主要特点是肠道铁吸收增加,导致中度的肝铁质沉着症。对于159例慢性酗酒者的研究,有23例TfS 50%以上,8例铁蛋白水平>1 000 μg/L[32]。
噬血细胞综合征(HPS)的危重患者	HPS,也被称为噬血细胞性淋巴组织细胞增生症,是一组可能通过遗传或后天获得的疾病(如重症监护患者)。HPS的特征是以下8个标准中至少有5个:发热、至少影响两个造血谱系的血细胞减少、高甘油三酯血症和(或)低纤维蛋白原血症、铁蛋白>500 μg/L、噬血现象、可溶性IL-2受体(CD25)升高、低天然杀伤细胞活性、脾肿大。
血液透析患者	血液透析患者发展为正细胞正色素性贫血,其主要原因是与血细胞比容降低有关的肾小管细胞中促红细胞生成素合成不足。由于炎症导致红细胞寿命减少,有些患者的血清铁蛋白水平>600 μg/L。为提高Hb水平,开始ESA治疗,80%~90%的患者给予静脉补铁。欧洲最佳实践指南[33]明确这些患者铁平衡的理想目标范围如下:铁蛋白200~500 μg/L,TfS 30%~40%,%HYPO<2.5%。ESA治疗规定铁蛋白水平≥200 μg/L是基于铁蛋白水平<100 μg/L、ESA治疗的成功率低于50%的事实。从长期来看,静脉铁治疗的患者铁蛋白浓度不应超过800~1 000 μg/L,因为会导致网状内皮系统外(如肝细胞)的铁储存增加。铁蛋白浓度被认为是血液透析患者发病率和死亡率的指标。
输血相关的铁超负荷[34]	这种形式的铁超负荷由骨髓增生异常综合征、地中海贫血和血红蛋白病的慢性输血导致。这里,铁蛋白水平可预测铁超负荷对器官的影响。水平<1 500 μg/L表示铁超负荷可接受,水平>3 000 μg/L表示有肝损伤的严重超负荷。慢性输血时,铁蛋白最初迅速上升,上升与输入库血的单位数呈线性关系,达到1 500~2 500 μg/L后,尽管铁负荷升高,上升速度可能会缓慢降低。
移植术后	铁超负荷的患者,以铁蛋白水平>1 500 μg/L为指标,接受自体干细胞移植的感染风险增加,如曲霉病[35]。进行过肾移植且由于移植前给予40单位库血,造成铁蛋白水平>1 100 μg/L的患者,10年的死亡风险增加3倍[36]。
全身性血液病	中性粒细胞的铁蛋白合成正常,淋巴细胞和单核细胞的血浆铁浓度正常。然而,在白血病细胞中增加。在急性和慢性髓细胞性白血病中,铁蛋白水平可达几千(μg/L)[37]。这也是急性髓单核细胞性白血病的情况。霍奇金淋巴瘤和累及肝脏的非霍奇金淋巴瘤也会导致高铁蛋白血症。在缓解期,铁蛋白水平下降。
实体瘤	有些患者血清铁蛋白水平升高,原因不明。
AIDS	有感染的AIDS患者,如播散性组织胞浆菌病、肺结核或肺孢子虫病,可出现高铁蛋白血症,有时浓度>10 000 μg/L。由于HIV诱导的单核细胞和巨噬细胞失调,这些细胞产生过量的铁蛋白[38]。
HHCS	见表7.1-8。
代谢综合征(MetS)	超重的MetS患者铁蛋白水平高于正常体重者。MetS患者平均铁蛋白水平为133.9 μg/L(中位数70 μg/L),而没有MetS个体的平均水平为66.8 μg/L(中位数为40.1 μg/L)。MetS患者的血清铁蛋白升高,通常也有轻微升高的CRP水平,被认为是亚临床炎症的标志[39]。
L铁蛋白的错义突变	在10个家庭中诊断出一个于L铁蛋白亚基氨基末端的Thr30ILe发生突变。此突变导致高铁蛋白血症。据称,氨基酸的替换会导致信号序列的改变,从而导致铁蛋白分泌增加[40]。

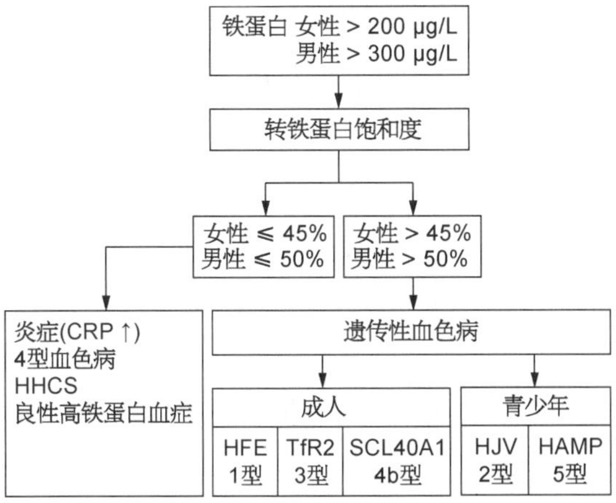

图 7.3-1 基于铁蛋白、TfS 和 CRP 的非贫血相关高铁蛋白血症的鉴别[12]。CRP,C 反应蛋白;HHCS,遗传性高铁蛋白血症/白内障综合征;HAMP,基因编码铁调节蛋白;HFE,基因编码 HFE 蛋白,HJV,基因编码铁调素调节蛋白;SCL40A1,基因编码铁转运蛋白;TfR2,基因编码转铁蛋白受体 2

在常规检查时,经常诊断有铁蛋白水平升高,尤其是在老年人中。相当数量的病例在临床上仍不清楚。

7.3.6 注意事项

标准化:从 1997 年起,第三个铁蛋白国际标准(重组;NIBSC code 94/572)已经可用。它只含有脱铁铁蛋白 L 亚基[41]。

检测方法:尽管大多数制造商比对相同的参考品进行校准,但来自不同厂家的检测结果仅能适度兼容。这是由于血清中异构铁蛋白的免疫异质性、不同的抗体特异性、分析项目在校准时不同的参考品处理方式和不同的免疫测定原理。大多数分析对碱性异构铁蛋白的检测结果比肝铁蛋白更好,后者的 L 亚基多于 H 亚基。血清铁蛋白测定的主要是不含铁的脱铁铁蛋白。铁含量对抗体结合很重要。

参考区间:实验室中的参考范围各不相同,取决于诊断铁缺乏的金标准。在男性中,30～55 岁,参考区间上限值略有增加,从 350 μg/L 增加到约 400 μg/L。在女性中,50～70 岁,参考区间上限值从平均 150 μg/L 增加到大约 300 μg/L[28]。

稳定性:储存在 4～8℃和 20℃密封的容器时,稳定 6 天。存储在 −20℃时,稳定至少 12 个月。

溶血:低程度的管内或体外溶血对结果没有影响,但由于红细胞内铁蛋白释放而使血清呈现红色,铁蛋白水平增加达 60%。

7.3.7 病理生理学

铁蛋白是一种普遍存在的铁结合蛋白,在进化上高度恒定,只有吸收和储存铁原子的唯一任务。它含有一个蛋白质外壳,即脱铁铁蛋白,其内部的空腔最多可以存储 4 500 个铁原子。蛋白质外壳的分子量为 430～460 kDa,大约厚 25 埃,含有 24 个对称配置的两种亚基,轻亚基(L 亚基)约 19 kDa 和重亚基(H 亚基)约 21 kDa。两个亚基氨基酸序列的差异约 50%[1]。

异构铁蛋白由不同比例的 H 亚基和 L 亚基组成,这就解释了铁蛋白在不同组织中观察到的异质性。

根据细胞的组织类型和生理状态,铁蛋白中 H 和 L 亚基的比例可能会有所不同[42]:

- 从 HeLa 细胞($H_{24}L_0$)中分离出的 H 型到主要由 H 型组成的异铁蛋白,如肌肉、胸腺、红细胞、大脑和心脏中的异铁蛋白。
- 淋巴细胞中的为中间型。
- 肝脏和脾脏中占主导的 H 型。
- 血清中为 H_0L_{24} 型。

H 和 L 亚基的比例是不固定且比较灵活的,可以应对如炎症、细胞分化或外源性化学物质。

铁蛋白分子的内径为 70～80 埃,外径为 120～130 埃。铁以磷酸氢氧化铁 $(FeOOH)_8(FeOOPO_3H_2)$ 成分储存。含铁的脱铁铁蛋白,也称为完整铁蛋白,可以包含大约 4 500 个铁原子,因此分子量翻倍至 900 kDa(图 7.3-2)。

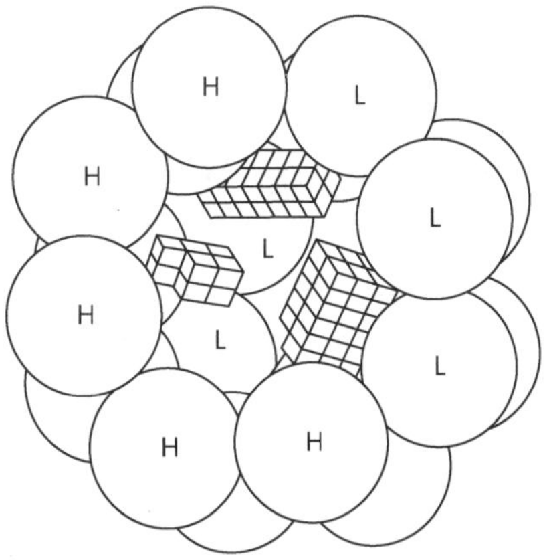

图 7.3-2 显示 H 和 L 亚基和铁晶核的铁蛋白分子结构

在空的铁蛋白分子中:① H 亚基的内表面包括一个外壳,有将 Fe^{2+} 转换为 Fe^{3+} 的铁氧化酶活性,因为可以进入脱铁铁蛋白腔的铁原子只有 Fe^{2+} 的形式,但其作为 Fe^{3+} 存储;② L 亚基具有一个与铁核形成有关的成核位置;③ 细胞通过改变 H 到 L 亚基的比例调节铁代谢[43]。这一点很重要,因为细胞内铁蛋白通过调节铁的吸收和释放起到调节动态铁池的关键作用。H 亚基数目表达增加,可提高脱铁铁蛋白分子的铁吸收。H 亚基敲除的纯合子小鼠是致命的。

血清铁蛋白含铁少,其在免疫学上类似于 L 型脱铁铁蛋白,可以包含糖化的侧链。同一基因产物被假定为同时产生血清铁蛋白和 L 型铁蛋白[44]。小肠吸收铁后血清铁蛋白迅速升高。合成是通过 IRE/IRP 系统调节的(图 7.1-5)。巨噬细胞中的铁蛋白合成尤为重要。这些细胞在铁平衡中起着核心作用,因为它们吸收衰老红细胞中的铁,然后将其释放为功能性铁。血清铁蛋白浓度基本上反映了网状内皮组织的铁。基于铁蛋白浓度的变化,储存铁含量的变化可在 40 min 内测量。

促炎细胞因子 TNF-α 和 IL-1α 在急性时相反应时大量产生,在脱铁铁蛋白亚基的生产水平上对铁平衡起调节作用。例如,在间充质细胞和巨噬细胞内,刺激 H 亚基的 mRNA 合成,导致生产的脱铁铁蛋白富含 H 亚基,从而优先储存铁[43]。

铁蛋白不能直接将储存铁传递给脱铁转铁蛋白。Fe^{2+} 的迁移需要盐形式的低分子物质支持，如柠檬酸盐。然后 Fe^{3+} 从形成的盐中释放给脱铁转铁蛋白。

脱铁铁蛋白在细胞中过量生成，铁蛋白在溶酶体中不断降解。释出的铁纳入新产生的脱铁铁蛋白。储存铁量高时，几乎没有铁被吸收进巨噬细胞，过量的脱铁铁蛋白释放入循环。铁缺乏时，肝细胞和网状内皮系统几乎不释放脱铁铁蛋白进入循环，因此血清铁蛋白浓度很低。

7.4 可溶性转铁蛋白受体(sTfR)

Lothar Thomas

转铁蛋白受体(TfR)，是一个将铁从功能池转运到细胞内的跨膜蛋白，主要存在于有核红细胞，其功能实现方式为受体介导的胞吞作用。几乎所有的细胞在其细胞质膜上都有 TfR，但 TfR 大部分存在于未成熟的红细胞上。如同很多受体一样，TfR 也会在脱落后以切去顶端的可溶形式出现于循环中。大部分循环中的 sTfR 附着于转铁蛋白。血清可溶性转铁蛋白受体同细胞表面表达的转铁蛋白受体呈正相关，并可反映红细胞生成情况。当红系生成旺盛时，sTfR 升高，反之则降低。定量血清 sTfR 测定可提示人体功能铁状态，如铁限制性红细胞生成、功能性缺铁、缺铁性贫血时，sTfR 水平升高。血清 sTfR 水平不受感染及慢性炎症的影响，可以用以鉴别缺铁性贫血和慢性疾病导致的贫血。

7.4.1 适应证

铁状态的评价：

- 疑似组织铁缺乏，尤其是在很多存在高缺铁可能性但没有表现出贫血的个体，如月经周期失血的妇女、婴儿、进行耐力训练的运动员、多次献血者。
- 铁蛋白水平在参考范围边缘的且已确定缺铁的个体。
- 红细胞正常的正细胞性贫血及感染、慢性炎症或恶性肿瘤患者(图 7.1-11)。
- 计算铁蛋白指数(sTfR/log 铁蛋白)评价红细胞生成中的供铁。
- 在贫血患者红细胞生成剂治疗前，与铁蛋白测定相结合来评估铁状态。

7.4.2 检测方法

酶免疫测定、乳胶颗粒增强的免疫透射比浊和散射比浊测定。标准品的准备，其中包含了重组的 TfR。目前用于此测定的校准品仍然是全段 sTfR、sTfR 和铁蛋白复合体，或两者的混合物[1]。这导致了不同测试方法之间的结果不具可比性。在不久的将来，WHO 参考试剂 07/202 将会投入使用，使用时复溶于 0.5 mL 的水中，其 sTfR 浓度为 303 nmol/L (21.7 mg/L)[2]。

7.4.3 标本要求

血清、血浆：1 mL。

7.4.4 参考区间(表 7.4-1)

表 7.4-1 sTfR 的参考区间

成人	女性+男性[a]	0.8～1.8[3]
	女性+男性[b]	0.8～2.3[4]
	女性+男性[b]	1.3～3.3*[5]
	女性+男性[c]	3.0～8.5[5]
	女性+男性[d]	0.9～3.1[5]
	女性[e]	1.9～4.4**[6]
	男性[e]	2.2～5.0
儿童[4]	4～6 个月[a]	1.3～3.2
	6～12 个月	1.1～2.9
	12～18 个月	1.4～2.5
	18 个月～2 岁	1.4～2.9
	2～3 岁	1.0～2.9
	3～4 岁	1.1～2.6
	4～6 岁	1.1～2.7
	6～9 岁	0.9～2.6
	9～12 岁	0.8～2.7
	12～18 岁	0.9～1.9

数据单位为 mg/L，取 2.5th 到 97.5th 百分位；以下方法的参考范围根据不同试剂及仪器生产厂商有所差异：[a] Siemens；[b] Orion；[c] Ramco；[d] R+D Systems；[e] Roche Diagnostics；* 手工测试；** 绝经前期

7.4.5 临床意义

血清中的 sTfR 水平取决于细胞膜表面表达的 TfR 溶蛋白性裂解。在人体不同组织的细胞中表达的 TfR 水平不同，表达水平最高的细胞存在于铁需求旺盛的器官，如骨髓及胎盘。在健康成人中，约 80%的血清 sTfR 是由骨髓中红系前体细胞产生并释放的。成熟红细胞不含有 TfR。

由于此标志物可反映红系增生情况及人体铁状态，sTfR 临床意义的释读必须同实际临床情况相结合。

7.4.5.1 评估促红细胞生成活性时的 sTfR

sTfR 浓度随红系生成活性或红系前体细胞数量不同而变化，它是红细胞大小的标志物。当然，这只有在储存铁充足可用时才成立。促红细胞生成活性[7]：

- 在溶血时升高，如自身免疫性溶血性贫血、遗传性红细胞增多症、镰状红细胞性贫血、继发性红细胞增多症；无效造血时也会升高，如地中海贫血、巨成红细胞性贫血或骨髓增生异常综合征。
- 在红系生成活性降低时下降，如慢性肾病、大剂量化疗、再生障碍性贫血及大量输注库血后。

红细胞生成活性和红细胞生成障碍的功能分类必须使用 sTfR 浓度进行评估：同网织红细胞计数和促红细胞生成素浓度相结合，同贫血严重程度相关(如血红蛋白水平或血细胞比容)。

红细胞生成减低：网织红细胞计数和 sTfR 水平可反映维持正常血细胞比容(HCT)的红细胞生成能力，伴网织红细胞计数减低的贫血指示红细胞生成减低。为了明确分类及治疗，了解贫血产生的原因是非常重要的[8]，如因促红细胞生成素(EPO)

分泌不足导致的红细胞增生减低、非EPO依赖的内源性红细胞增生减低、成熟障碍(无效造血)、红细胞寿命缩短(外周血溶血)。

鉴别诊断的第一步是要评估 EPO 水平是否异常偏低(图 7.4-1),如慢性肾病情况下。

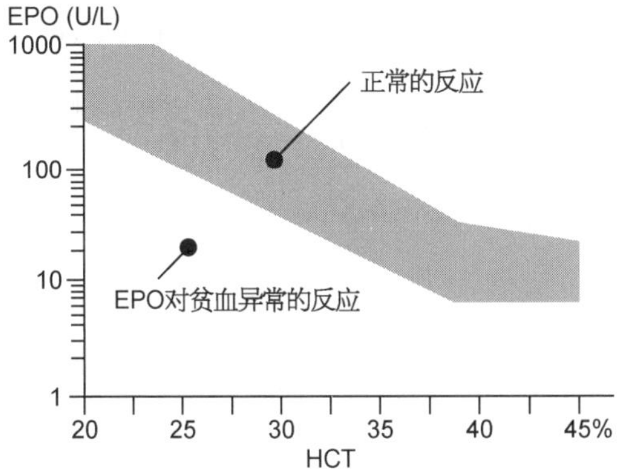

图 7.4-1 血清促红细胞生成素(EPO)和血细胞比容(HCT)的关系(经允许改编自参考文献[7])。若有效红细胞生成低于38%,会导致 EPO 浓度同 HCT 水平互为倒数对数关系。这会导致 EPO 浓度上升及红细胞生成活性上升 3~5 倍,且网织红细胞增高(红细胞高增生)。EPO 浓度降低预示着存在因红细胞生成刺激不足而导致的低增生性贫血,如肾性贫血。有些实验室使用 O/P 值(O,测量到的 EPO 浓度值;P,根据 HCT 值所对应的理想 EPO 浓度)。贫血患者 O/P 值低于 0.8 预示 EPO 合成不足[7]

如果 EPO 水平正常甚至偏高,EPO 相对不足或无效红细胞生成可以排除(EPO>100 U/L),贫血的原因为内源性的红细胞生成障碍。在这种情况下,需要测定 sTfR 水平并评估其与 HCT 的关系(图 7.4-2)。

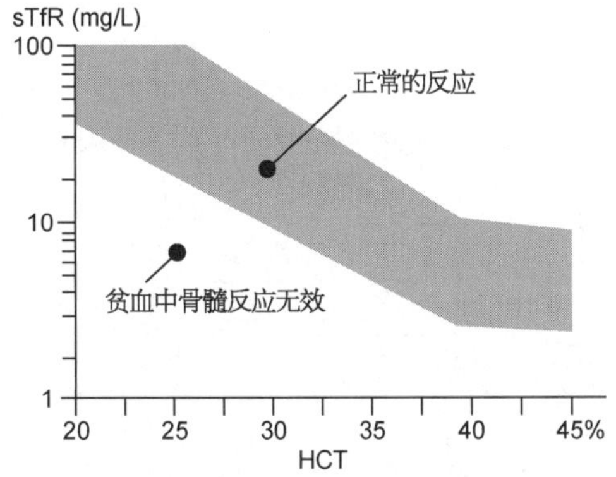

图 7.4-2 血清 sTfR 浓度和 HCT 之间的关系(经允许改编自参考文献[7])。在 EPO 水平正常时,sTfR 降低指示原发性骨髓增生减低

sTfR 水平减低伴随 HCT 减低指示真性红细胞低增生,其原因有:铁、维生素 B_{12}或叶酸缺乏;感染;再生障碍性贫血或纯红细胞再生障碍性贫血,sTfR 水平低于参考区间平均值的 1/3。

红细胞高增生:在红细胞高增生状态下,因有核红细胞增多,sTfR 水平也同时升高,红细胞的生成可能为:① 有效的,在溶血性贫血的情况下,网织红细胞计数升高;② 无效的,在叶酸和维生素 B_{12}缺乏导致的贫血中,或缺铁性贫血及骨髓发育异常综合征。网织红细胞计数不升高;③ 红细胞生成刺激剂治疗反应,sTfR 浓度在摄入 EPO 后 2 周之内因有核红细胞增生而升高。

7.4.5.2 sTfR 在 ESA 治疗中的应答

sTfR 升高可以作为红细胞生成刺激剂(ESA)治疗的早期评估因子。在一项研究中[9],在 ESA 治疗前,sTfR 的浓度位于正常的基线水平,当开始治疗 2 周之内,其水平上升>20%,显示了其作为疗效预测因子是有效的。但是,sTfR 水平的升高不建议作为有效造血的指标。

7.4.5.3 sTfR 在铁状态评估中的作用

血红蛋白水平在缺铁诊断中的灵敏度比较低,其原因为:① 在营养性缺铁中,贫血程度比较轻,而且在其早期,铁充足与铁缺乏患者血红蛋白水平有一定的重叠;② 在发展中国家,缺铁通常伴随营养不良和感染,导致 ACD 高发。血清铁蛋白是在 ACD 中评估贮存铁的合适指标,但仅当其下降时有意义。

血浆 sTfR 水平在缺铁性贫血中常常升高,并且可以反映红系对铁的需求[10]。正常人群的定量骨髓穿刺活检研究显示在贮存铁耗尽后组织铁下降,其总是伴随着 sTfR 浓度的升高,并且早于其他缺铁的生物学指标出现(如转铁蛋白饱和度、锌卟啉),也早于 MCV 和 MCH 水平下降[11]。在一项调查年轻女性缺铁性贫血 sTfR 诊断价值的研究中,当血红蛋白浓度<120 g/L、铁蛋白<20 μg/L、锌原卟啉>1.4 μg/g 血红蛋白时,sTfR 的诊断灵敏度为 79%,特异性为 63%[12]。

7.4.5.3.1 sTfR 在循环铁降低中的应用:功能铁是转铁蛋白结合的细胞外铁,大约为 4 mg。sTfR 浓度上升是循环铁下降的指标(如组织铁需求超过铁的供应)。其供应取决于贮存铁的量及其动员能力。缺铁状态下 sTfR 水平是血浆铁周转率的直接指标(如每天从血浆转运到骨髓和组织的铁量)。当 sTfR 浓度较高时,与转铁蛋白结合及转运的铁量下降。

sTfR(mg/L)/log 铁蛋白(μg/L)值也称为铁蛋白指数,与铁状态呈负相关。它是红细胞生成的铁供应的指标,与单独的铁蛋白和 sTfR 相比,它与缺铁程度的相关性更好[13]。

7.4.5.3.2 sTfR 在慢性疾病性贫血中的应用:在 ACD 小红细胞生成/临界正常红细胞生成的鉴别诊断中,铁限制性红细胞生成的检测是一个难题。

在 ACD 中红细胞的表现通常为正细胞正色素的,但约有10%的病例是低色素的。为了鉴别低色素的原因是否为 ACD 合并铁缺乏,sTfR 水平的检测是有帮助的,或者,更好的指标为铁蛋白指数,因为与铁蛋白水平及转铁蛋白饱和度相比,sTfR 水平不会受到慢性感染的影响。在慢性疾病性贫血中 sTfR 或铁蛋白指数的上升指示 ACD 合并铁限制性红细胞生成[14]。然而,并不是所有的铁限制性红细胞生成都可以被检测到,因为 sTfR 在 ACD 时可能为正常范围的低值,而当 sTfR 超出参考范围上限时必定有明显的铁缺乏。这并不会出现在所有病例中。表 7.4-2 展示了 ACD 导致的缺铁性贫血和 ACD 合并铁限制性红细胞生成导致的缺铁性贫血的临界值。表 7.4-3 显示了 sTfR 在缺铁状态下的表现。

表 7.4-2 ACD 与 ACD 合并铁限制性红细胞生成导致的缺铁性贫血的鉴别

疾病	铁蛋白(μg/L)	TfS(%)	sTfR
缺铁性贫血	<19	≤16	↑
ACD	≥19	≤16	n
ACD 合并铁限制性红细胞生成	≥19	≤16	↑

铁蛋白在女性贮存铁评估中使用了更低的参考下限,铁蛋白指数表现同 sTfR。↑,上升;n,正常

表 7.4-3 sTfR 在不同疾病和临床环境中的表现

疾病/状态	临床和实验室检查
铁耗竭	当且仅当贮存铁耗竭及血清铁蛋白低于参考区间下限时，sTfR 的水平才会上升并超出参考范围上限[11]。若转铁蛋白饱和度没有下降，那么 sTfR 浓度保持正常水平。
功能铁降低	在红细胞生成正常的情况下，sTfR 水平上升是组织铁缺乏的指标[11]。网织红细胞增多症是红细胞增生旺盛的指标。
缺铁性贫血	在缺铁性贫血时，贮存铁耗竭，功能铁水平下降，sTfR 水平上升。如果在小细胞性贫血中 sTfR 水平正常，需要考虑与缺铁性贫血、β 地中海贫血及近期开始或间歇性口服铁剂补充鉴别。
ACD	80%～90%的 ACD 是正细胞性贫血，伴随铁限制性红细胞生成，铁蛋白水平可正常或升高，sTfR 浓度可能升高。根据一项研究表明[14]，使用网织红细胞血红蛋白含量(CHr，Ret-He)<28 pg 作为金标准，sTfR 在诊断 ACD/铁限制性红细胞生成中灵敏度为 68%，在女性和男性的特异性分别是 66%和 76%。
β 地中海贫血	在 β 地中海贫血患者和 HbE 血红蛋白患者中，sTfR 浓度可上升达 8 倍之多。因无效红细胞生成，致使红系增生旺盛[15]。这些患者常因肠道铁吸收增加而致使铁蛋白水平升高。
溶血性贫血	在自身免疫性溶血性贫血和遗传性球形红细胞症中，sTfR 浓度升高 3～5 倍[15,16]。其原因是红系细胞增生旺盛。
巨幼细胞性贫血	在一项研究中[17]，33 例维生素 B_{12} 缺乏患者中有 22 例出现贫血症状。其中 12 例贫血患者的 sTfR 和 LD 水平上升。LD 活性同 sTfR 浓度呈正相关，同血红蛋白浓度呈负相关。sTfR 同溶血性成分之间无相关性。在开始维生素 B_{12} 治疗之后 1～3 天，sTfR 浓度上升，2 周后达到顶峰，大约第 5 周又恢复正常。在维生素 B_{12} 缺乏伴 sTfR 上升的患者中，其上升比较轻微(为平均值的 2 倍)，在治疗中再上升 2 倍。由于无效造血而导致 sTfR 上升，在治疗过程中会由于红细胞生成有效性增加而下降。
怀孕	在怀孕过程中，血浆容量和红细胞总量增加。同怀孕前相比，怀孕末期的血浆总量上升为之前 1.5 倍，红细胞数量增加为 1.25 倍。在孕早期，因 EPO 分泌下降，红细胞总量、EPO 浓度及 sTfR 浓度下降，自孕 30 周开始，EPO 分泌持续增加。在孕晚期，EPO 和 sTfR 水平可高于孕前并可高于参考区间。在第 16 孕周，大约 50%孕妇的 sTfR 浓度低于参考区间[18]。在孕早期和孕中期 sTfR 上升表示缺铁，但孕晚期 sTfR 上升表示促红细胞生成活性升高[19]。
胎儿、婴儿	母体缺铁并不会导致胎儿血的 sTfR 水平升高，但是会导致血红蛋白浓度和血清铁蛋白水平降低[20]。在新生儿中，sTfR 浓度与胎龄及铁状态并无相关关系[21,22]。
儿童	在一组 11～13 岁、血红蛋白水平为 116～144 g/L、铁蛋白水平为 12～87 μg/L 的健康男孩中，所有人的 sTfR 浓度都未上升。相比于铁蛋白，sTfR 水平并不适用于此年龄段群体的铁状态评估[23]。
慢性肝病	有多达 70%的慢性肝脏疾病患者缺铁，其原因为隐性或显性的血液丢失，尤其是肝硬化患者[24]。在慢性肝病中，铁蛋白和 TfS 并不能反应铁状态，即使表现为缺铁性贫血，其 MCV 可能仍然正常。在排除急性失血和急性溶血后，骨髓铁染色阴性可作为缺铁诊断的金标准，sTfR 水平上升是慢性肝病患者贮存铁耗竭一个很好的指标[25]。这预示着急性失血和急性溶血已被排除。

在 ACD 中，红系的低增生通常由一些并发紊乱引起[8]：HCT 降低但 EPO 产生并没有增加；因炎症细胞因子和铁调素升高产生抑制作用，导致原发性红系低增生进一步加重。

7.4.6 注意事项

检测方法：基于单克隆抗体和多克隆抗体的免疫检测方法可商购。因为缺乏标准化，不同生产厂商的试剂结果不具有可比性。

在标准品的制备中，铁状态对于循环中 sTfR-Tf 结合物结构的影响是一个不可忽视的问题。目前认为，若 sTfR 与转铁蛋白没有结合，其免疫反应性会下降。仅当转铁蛋白与铁充分结合时其 sTfR-Tf 结合形式才稳定[26]。

参考区间：有些项目结果与年龄和性别相关，有些不是。儿童的比成人偏高，随着年龄的增长，其水平逐渐下降[4,27]。性别特异性参考范围在不同的厂商生产的试剂间是不同的[6]。

稳定性：在室温(20℃)或 4～8℃下稳定至少 1 周。全血样本水平随贮存时间加长而逐步升高，在 EDTA 抗凝全血和 EDTA 血浆中也有相同的状况发生[28]。其原因在于网织红细胞和白细胞逐步分离出来的 TfR。

7.4.7 病理生理学

转铁蛋白受体是位于有核细胞膜上的糖蛋白，其功能是将转铁蛋白结合的三价铁转运入细胞质。

转铁蛋白受体是一个由 2 个相同的分子量为 85 kDa 跨膜亚基组成的异源二聚体。每个单元组成如下(图 7.4-3)[28]：其 C 端单元由 671 个氨基酸组成、其跨膜单元由 28 个氨基酸组成、其细胞内 N 端单元由 61 个氨基酸组成。

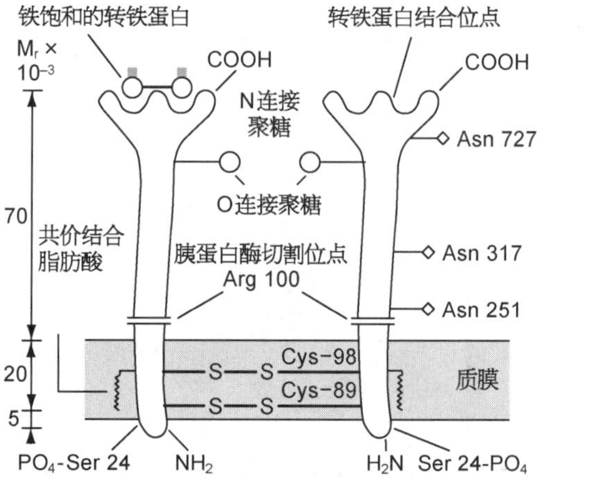

图 7.4-3 TfR。TfR 是由 2 个跨膜亚基组成的异源二聚体。每个亚基为含有两个铁原子的饱和转铁蛋白提供一个结合位点。胞外区在胰蛋白酶的作用下水解，然后可以在血浆中以可溶性转铁蛋白受体的形式测量(经允许改编自参考文献[31])

其胞外区包含两个位于 N 糖基化的天冬酰胺残留侧链和一个 O 糖基化的苏氨酸侧链。其糖基链功能非常重要，因基因缺陷导致糖基链遗失会表现出对转铁蛋白的亲和力下降。若苏氨酸的糖基链遗失，转铁蛋白受体会迅速溶蛋白性裂解。其胞外区拥有一个胰蛋白酶敏感区域，因此可能会在胞膜上被酶解。然后产生一个分子量为 70 kDa 并仅在胞外而非胞内可以与转铁蛋白结合的片段。

每一个转铁蛋白受体可以结合两个含铁的转铁蛋白分子。在转铁蛋白与转铁蛋白受体结合后，通过 N 端胞内部分的磷酸化丝氨酸残基，信号传导入细胞质。这启动了胞吞作用，使含铁的 Tf-TfR 结合体转运入细胞内(图 7.1-2)。

相比于脱铁转铁蛋白和单铁转铁蛋白，饱和的二铁转铁蛋白同转铁蛋白受体的结合力为其 30～500 倍。即使血浆中饱和转铁蛋白仅仅占总转铁蛋白的 10%，这足以与 TfR 的配基充分结合[28]。

转录后的 TfR 表达主要通过铁效应元件(IRE)及铁调节蛋白(IRP)作用(图 7.1－5)。

受体浓度最高的器官位于红细胞及胎盘，中幼红细胞的受体密度为每细胞 80 万个，晚幼红细胞和网织红细胞可达到 10 万～50 万。细胞膜表面的受体可以使用流式细胞术结合 CD71 单抗进行测定。随着细胞成熟其受体被屏蔽，尤其是在晚幼红细胞发育为成熟红细胞的过程中。

血浆中有 70%～80%的 sTfR 来源于红细胞生成。当细胞表面 TfR－Apo－Tf 复合物将铁转入细胞并释放后，血浆中的多泡小体生成。这些复合物的 TfR 在细胞表面有胞外区。在血浆里，此区域很快就被蛋白酶裂(如白细胞)解分离，然后产生一个分子量约为 85 kDa 的可溶性片段，即 sTfR。

根据采用的抗体不同，免疫分析中得到的 sTfR 可以包括：85 kDa 片段、一个铁蛋白复合物及一个(也有可能是两个)受体片段(分子量约 250 kD)、仍然结合在多泡小体上的铁蛋白受体-铁蛋白复合物。

组织 TfR 含量与血清 sTfR 水平呈固定常数关系，这取决于：

- 红细胞的细胞周转率(即红细胞增殖)。
- 在红细胞前体细胞膜表面表达的 TfR，在铁限制性红细胞生成过程中，细胞膜表面的 TfR 数量同血清 sTfR 浓度呈正相关。
- sTfR 被认为是一个铁需求调节因子，因为在地中海贫血患者中，虽然其铁贮存状态是充足的，但是表现出来铁吸收的增加及 sTfR 浓度的升高。
- 在 ACD 合并铁限制性红细胞生成中，细胞膜的 TfR 表达及红系细胞的细胞性表达低于正常或正常。即使如此，有些患者的 sTfR 水平仍然升高[14]。一个可能原因是由成熟红细胞脱落的 TfR 导致。

在骨髓增生异常综合征(MDS)中，sTfR 浓度大多正常，偶有升高。但是，细胞膜表面的表达下降。红系无效造血导致大量细胞生成是 MDS 中 sTfR 水平正常甚至升高的原因[30]。

7.5 转铁蛋白饱和度(TfS)

Lothar Thomas

铁在血浆中的转运是通过与转铁蛋白结合来进行的。每个转铁蛋白分子最多可以结合两个三价铁原子，相当于每克转铁蛋白结合 1.4 mg 铁。转铁蛋白饱和度(TfS)是血浆或血清中铁/转铁蛋白的浓度比例，以百分数表示。

7.5.1 适应证

包括：怀疑功能性铁缺乏、怀疑铁超负荷、评估血浆铁周转率。

7.5.2 检测方法

使用同一份血清样本同时测定铁和转铁蛋白浓度。使用表 7.5－1 中的公式及以下内容来计算 TfS(%)：转铁蛋白的分子量为 79 570 Da。每个分子有两个铁的结合位点，因此，1 g 转铁蛋白可以结合 25.1 μmol 或 1.4 mg 铁[1]。

表 7.5－1 转铁蛋白饱和度计算

$$\text{TfS}(\%) = \frac{\text{血清铁}(\mu\text{mol/L})}{\text{血清转铁蛋白}(\text{mg/dL})} \times 398$$

$$\text{TfS}(\%) = \frac{\text{血清铁}(\mu\text{g/dL})}{\text{血清转铁蛋白}(\text{mg/dL})} \times 70.9$$

7.5.3 标本要求

血清、血浆(非 EDTA 抗凝的血浆)：1 mL。应空腹采血。

7.5.4 参考区间(表 7.5－2)

表 7.5－2 转铁蛋白饱和度的参考区间

早产儿[2]	27.8±16.4*	
足月儿[2]	37.7±8.3*	
儿童[3]**	男性	女性
－1～5 岁	7～44	7～44
－6～9 岁	17～42	17～42
－10～14 岁	11～36	2～40
－15～19 岁	6～33	6～33
成人[4](女性＋男性)	16～45	

数据单位为%，*数值表示 $\bar{x}\pm s$；**该数值为第 2.5 与第 97.5 百分位数

7.5.5 临床意义

转铁蛋白负责人体内铁的运转及组织铁的供应，尤其是为红细胞生成运送铁。与转铁蛋白结合的铁作为功能铁参与血红蛋白的合成及含铁酶的合成。血清里的铁主要来源于衰老红细胞血红蛋白分解产生(图 7.5－1)。肝细胞中的铁储量调节血浆中的转铁蛋白浓度。如果血浆中铁浓度降低，转铁蛋白的合成增加；如果铁浓度升高，转铁蛋白合成减弱。在铁代谢紊乱的情况下，转铁蛋白饱和度可能表现为以下模式：

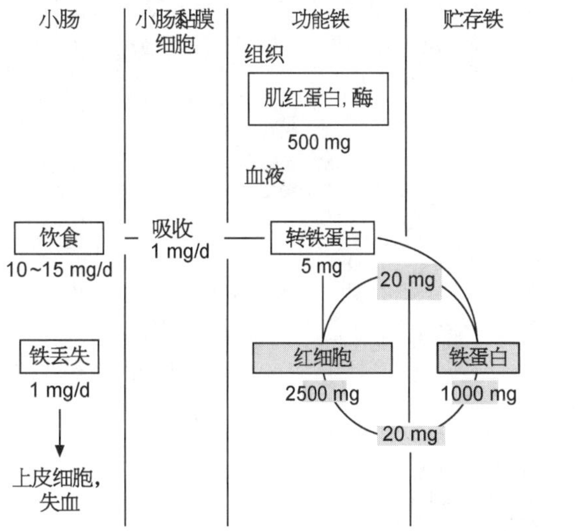

图 7.5－1 不同区域之间的铁周转(改编自参考文献[13])

- 若肠道铁吸收不足，而铁需求不变，则 TfS 下降，如营养不良性缺铁。

- 如果在急性时相反应阶段 TfS 低于 16%，由于铁被巨噬细胞捕获的缘故，转铁蛋白合成调节降低，并且铁周转率也同时下降，如慢性病贫血。
- 若肠道吸收铁增加而铁需求不变时，TfS 升高，如遗传性血色病。若使用 TfS 和铁蛋白鉴别诊断铁超负荷可参见表 7.3-1。

当 TfS<16%时表明供给红细胞生成的铁不足(铁限制性红细胞生成)，TfS<10%表示全身性铁缺乏[5]。

根据输血替代品进展网站(Network for Advancement of Transfusion Alternatives, NATA)的推荐，整形外科患者的血红蛋白应该处于正常水平(女性≥120 g/L，男性≥130 g/L)。如果血红蛋白降低，且 TfS<20%和(或)铁蛋白<30 μg/L，推荐进行术前和术中铁治疗[6]。

TfS 在铁缺乏中的表现见表 7.5-3，铁超负荷见表 7.5-4。TfS 的局限性见表 7.5-5。

表 7.5-3　缺铁状态下的转铁蛋白饱和度

疾病/紊乱	临床和实验室检查
缺铁	TfS 水平下降通常伴随缺铁。贮存铁已耗竭且已经有功能性铁缺乏。虽然 TfS 可指示功能铁的状态，但个别情况下当贮存铁耗竭时 TfS 下降，总体来讲，TfS 在指示特殊人群的造血系统铁供应上并不是一个可靠的指标，如孕妇、快速生长期的儿童、酗酒者及运动员(表 7.1-2)[7]。第二次健康和营养调查及美国儿科学会推荐儿童缺铁的诊断参考值：1～5 岁儿童血清铁小于 30 μg/dL(5.4 μmol/L)，1～2 岁儿童 TfS 小于 8%，3～5 岁儿童 TfS 小于 9%[8]。有研究表明[9]，儿童血红蛋白水平<110 g/L、TfS<10%对缺铁的诊断灵敏度与网织红血红蛋白含量(CHr，Ret-He)≤27.5 pg 相当。
缺铁性贫血	在感染、慢性炎症及肾功能不全的情况下，贮存铁无法动员。铁蛋白浓度正常或升高，发生贫血，TfS 通常下降至 16%以下，少数情况下或正常[10]。
ESA 治疗	为治疗慢性疾病导致的贫血，通常使用 ESA 来刺激红细胞产生。但是，必须有充足的功能铁供应，血红蛋白水平才会上升。这在 TfS≥20%时是适用的(如血液透析患者)[11]。

表 7.5-4　铁超负荷时的转铁蛋白饱和度

疾病	临床和实验室检查
遗传性血色病(HH)	HH 在北欧的发病率约为 0.5%，若女性铁蛋白水平>200 μg/L，男性铁蛋白水平>300 μg/L 且 TfS 升高，则为可疑 HH(表 7.1-5)。女性和儿童铁蛋白水平超出 45%、男性超出 50%时需要做分子生物学检测[12]。
继发性铁超负荷	继发性铁超负荷的原因有： - 无效造血导致的贫血(如地中海贫血、铁粒幼细胞贫血、丙酮酸激酶缺乏症)。 - 肝脏疾病(如酒精性肝炎、慢性病毒性肝炎、迟发性皮肤卟啉症、门腔静脉分流术)(表 7.1-8)。 - 先天性转铁蛋白缺乏症或摄入大量含铁食物。 - 输血超过 100 单位库血导致铁超负荷。 - 像遗传性血色病，在继发铁超负荷后，TfS 和铁蛋白水平上升。可通过图 7.3-1 来鉴别诊断 HH 和继发性铁超负荷。

表 7.5-5　TfS 的局限性

- 在急性时相反应阶段，Tf 的合成被抑制。 - 在肝实质损伤时，肝细胞中的 Tf 释放入血。 - 在孕期，Tf 的合成比体内总铁的降低更明显。 - 仅当血红蛋白下降超过 20 g/L 且贮存铁耗竭时，才会出现 Tf 升高伴 TfS 下降[5]。

Tf 是负急性时相反应蛋白，在炎症状态下其合成下降。基于此性质，TfS 仅可用于诊断无急性时相反应患者的功能铁缺乏。这意味着血清 CRP 水平必须正常(≤5 mg/L)。

血浆铁周转率是血浆内每天转运的铁的总量(图 7.5-1)。TfS 是周转率的指标，当 TfS 降低时(缺铁)，周转率降低，当 TfS 升高时(铁超负荷)，周转率升高。因铁周转率和血清转铁蛋白的关系会因为转铁蛋白合成的负调节而不成比例，这种相关性仅在有限的 ACD 情况下适用。

在接受每天 5 mg 铁治疗的情况下，大约 60%的铁会经小肠吸收，当剂量提高到每天 100 mg，其吸收率仅为 10%。之后，部分未吸收的铁会在肠上皮细胞通过被动转运吸收入血。如果 TfS 大于 60%，吸收进来的铁将不再仅仅同 Tf 结合，而同时会与其他血浆蛋白如白蛋白相结合。

7.5.6 注意事项

标本采集：血液样本应于早晨采集，当用于筛查遗传性血色病或继发性铁超负荷时，应在不同日期分两次采样进行检查。因摄食会使铁水平升高而导致 TfS 结果假性升高，所以应空腹采集样本。

转铁蛋白饱和度的计算：TfS 仅可以用同一样本获取的结果来计算取得，且患者不可以处于急性时相反应阶段(CRP 水平正常)，否则 TfS 会假性偏低。

7.6 铁调素

Lothar Thomas

7.6.1 铁调素调节铁的代谢

人类铁调素生成之初是一段含 84 个氨基酸的铁调素前体。随后的转录过程中产生具有生物活性的 25 肽氨基酸形式(铁调素 25)，被分泌到血浆中。尽管抗生物肽铁调素最初是在尿液中被分离出的，但铁调素绝大多数在肝细胞中表达，另外小部分在心脏或脑中表达和产生。铁调素是机体铁平衡调节的关键因素。在铁调素进入血循环后，它负向调节铁运输至网状内皮巨噬细胞和肠上皮细胞。除了参与体内铁的调节之外，铁调素还直接抑制红系祖细胞的增殖和存活。

铁储存量升高和炎症反应会诱导铁调素产生，但是缺氧、贫血、铁缺乏、红细胞生成增加及红细胞生成刺激剂(ESA)会减少铁调素的合成。炎症降低了器官对铁的利用，但是缺氧和贫血会增加铁的释放和吸收[1]。

7.6.1.1 对网状内皮巨噬细胞和十二指肠肠细胞中铁输出的调节

铁调素阻断了肠道吸收铁和储存铁释放，通过内化和降解细胞铁输出至铁转运蛋白。巨噬细胞中的铁储存会减少巨噬细胞向血液中输送的铁并减少红细胞生成时的铁利用。肠道细胞中的铁含量会降低膳食铁的吸收。因此，巨噬细胞中铁的增多、饮食中铁吸收的减少、循环铁的减少会使铁调素升高而导致贫血[2,3]。

铁调素的合成受到炎症反应的巨大影响。铁调素生成的生理性调节作用会被炎症因子的上调作用取代。白介素 6 和其受体的结合导致细胞内信号转导和转录激活通路 3 蛋白(STAT3)的磷酸化，STAT3 进入细胞核与铁调素启动子中的 IL-6 反应位点相互作用。铁调素合成的增强及铁调素浓度的升高限制了利用铁生成的细胞，这可导致慢性贫血性疾病。在感染、炎症和癌症患者患病期间，铁调素的合成增加使铁代谢与宿主防御相关，并降低了入侵病原体的铁可用度。

铁调素-铁转运蛋白系统的遗传性疾病会引起铁超负荷或铁缺乏导致的红细胞生成疾病。铁调素的特征和功能可见表 7.6－1。

表 7.6－1　铁调素的特征和功能

规范	注解
结构	人类基因编码了 84 个氨基酸前体蛋白，其中包含 24 个氨基酸的前导肽、35 个氨基酸的前区及 C 端、25 个氨基酸生物活性铁调节肽
代谢	铁调素在肝细胞中合成，铁调素 25 血清浓度可低于 0.5 nmol/L 或高于 100 nmol/L。铁调素通过肾脏排泄。调节：铁调素的形成受血浆和肝细胞中铁水平、炎症细胞因子和骨形态发生蛋白的刺激。血浆和肝细胞中铁含量降低、贫血、缺氧、骨髓因子（GDF15，TWSG1）和促红细胞生成素都会抑制铁调素形成。
活性	铁调素 25 与来自巨噬细胞、肠细胞、肝细胞和胎盘合胞体滋养细胞的铁转运蛋白相互作用，导致铁转运蛋白的内化和降解，使血浆中铁水平降低。
影响	低血浆铁调素水平导致肠道铁吸收增加，铁从储存中释放增加，红细胞生成的铁供应增加。铁调素水平升高与炎症、慢性肾脏疾病和铁难治性贫血相关。

7.6.2 适应证

缺铁性疾病与慢性贫血性疾病的鉴别、血色素沉着病的诊断与鉴别。

7.6.3 检测方法

同位素稀释微量 HPLC 串联质谱[4]和免疫分析法。通常检测具有生物活性的铁调素 25。

7.6.4 标本要求

血清、空腹（在早上 9 时之前进行血液采集）：1 mL。自然排尿的尿液（早上 9 时之前留取）：1 mL。

7.6.5 参考区间

取决于使用的检测方法。使用同位素稀释微量 HPLC 串联质谱法检测的血清铁调素 25：0.5～23 nmol/L[5]。

7.6.6 临床意义

铁稳态的系统调节由铁调素介导。超过 80％的贫血症是因为铁缺乏或铁代谢受损，可能是由感染、恶性肿瘤或自身免疫性疾病所引起的急性或慢性免疫激活导致。铁调素 25 是诊断并鉴别铁调控受损或贫血的有效生物标志物。

铁蛋白和铁调素 25 之间成双曲线关系。铁调素 25 随铁蛋白水平增加不成比例地升高。当铁调素浓度≤0.2 nmol/L（检测限）时，血清铁蛋白为 9 μg/L[6]。铁调素 25 与 CRP、转铁蛋白饱和度（TfS）、sTfR 和铁蛋白指数有显著的相关性。当铁调素水平≤0.2 nmol/L 时，TfS≤14.3％[6]。

血液代谢的其他指标如血红蛋白水平、MCH、％HYPO 和网织红细胞 Hb 含量（CHr，Ret－He）等与铁调素的变化无关[7]。表 7.6－2 讨论了铁调素和转铁蛋白的调节紊乱情况。结合铁调素和 CHr 可以区分 IDA、ACD、ACD/IDA 和 ACD/铁限制性红细胞生成（图 7.6－1）。

表 7.6－2　铁调素和铁转运蛋白调节紊乱

疾病	临床和实验室检查
遗传性疾病	由编码铁调素、铁转运蛋白或其生理调节剂的基因突变引起的失调[3]。
－ 遗传性血色病（HH）	HH 的特征是由于铁的肠道吸收失调使铁在肝脏和其他器官中过量沉积。遗传性铁调素缺乏可能与 *HFE* 基因中的纯合子和杂合子突变及 *TFR2*、*HJV* 和 *HAMP* 中的常染色体隐性突变有关（表 7.1－5）。 当肝细胞铁过量时，铁转运蛋白的表达增加，使得肠细胞和巨噬细胞中的铁被耗尽。肝细胞摄取和储存未与转铁蛋白结合的铁的能力会导致铁过量[3]。 铁调素：血清浓度低或正常低值。
－ 铁转运蛋白病	这是 HH 的罕见形式，它可以在青春期早期起病，因铁转运蛋白基因中的常染色体显性突变导致。最具代表性的突变是 C326S。在 HH 中，铁运输蛋白对铁调素具有抗性。 铁调素：血清浓度高或正常高值。
－ 难治性缺铁性贫血（IRIDA）	IRIDA 是由于编码膜结合丝氨酸蛋白裂解酶 2 的 *TMPRSS6* 基因突变所致。BMP 信号传导的增加刺激铁调素的分泌，因为突变的丝氨酸蛋白酶不再切割铁调素调节蛋白，从而抑制铁调素活化（图 7.6－4）。常有严重的铁缺乏。 铁调素：血清浓度高或高于正常。
－ 转铁蛋白缺乏症	转铁蛋白饱和度在铁调素的调节中起重要作用。转铁蛋白缺乏导致严重的低色素性贫血。肝细胞铁传感器不能被激活或刺激铁调素合成的骨髓红细胞生成因子被输血抑制导致铁调素缺乏。 铁调素：血清浓度低
继发性紊乱	下述这些都会影响铁调素-铁转运蛋白系统的紊乱。
－ 缺铁性贫血	在缺铁性贫血和无贫血的铁缺乏症中铁调素 25 水平低于 1 nmol/L，在 ACD 与红细胞生铁需求的联合状态下低于 4 nmol/L[5]。
－ 慢性疾病贫血（ACD）	在 ACD 中，红细胞的生成由于炎症反应而减少。铁调素是诊断这种类型贫血的重要生物标志物。通过 IL－6 刺激铁调素合成后，经由铁蛋白通道从巨噬细胞和肝细胞中释放的铁不足，同时十二指肠中的铁吸收被阻断。这会导致功能性的铁缺乏。因此铁限制性红细胞生成和红细胞运铁蛋白受体对铁的摄取减少。然而，由于铁调素可以通过使铁转运蛋白降解而抑制铁的释放，所以有核红细胞仍然能通过 sTfR2 得到充分的铁供应，红细胞的细胞大小和色素仍正常。ACD 的特征是由于红细胞计数减少引起中度贫血及由于骨髓对促红细胞生成素反应降低和循环铁降低导致红细胞生成减少[9]。ACD 可能存在于炎症、感染、恶性血液病、实体瘤和自身免疫性疾病中。 铁调素 25 的血清水平≥15 nmol/L，根据炎症的存在和进展程度可升高至≥100 nmol/L。在炎症患者中，铁调素 25 可用于鉴别 ACD 和 IDA。ACD 患者的铁调素浓度≥4 nmol/L，IDA 患者铁调素水平≤1 nmol/L。但是铁调素无法区分 ACD 患者与 ACD/IDA 患者。将铁调素 25 作为铁利用率的标志物与网织红细胞血红蛋白含量（CHr）作为红细胞生成铁的指标进行组合，可区分 IDA、ACD、ACD/IDA 和 ACD/铁限制性红细胞生成（图 7.6－1）。ACD/铁限制性红细胞生成的患者铁供应已有所减少，但尚未导致网织红细胞血红蛋白含量降低。

续 表

疾病	临床和实验室检查
β 地中海贫血[10]	β 地中海贫血中的高红细胞生成活性抑制铁调素合成，并导致肠道对铁的吸收增加和储存铁的升高。 铁调素：血清浓度低。
慢性血液透析(CHD)[11]	在冠心病患者中，铁调素与铁储存及炎症程度相关。在慢性肾功能不全但无血液透析的患者中，随着肾功能下降，铁调素浓度增加。这些患者尿中铁调素的分泌排泄量与 $β_2$ 微球蛋白的分泌量相关[12]。

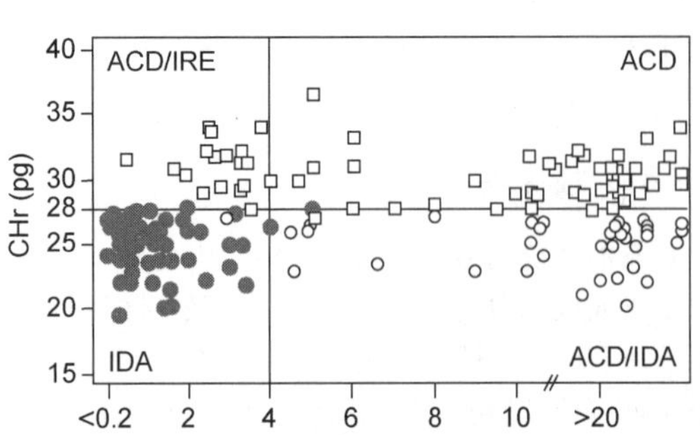

图 7.6 - 1 通过检测血清铁调素 25 和网织红细胞血红蛋白含量(CHr)，运用诊断点阵图对 IDA、ACD、ACD 与 IDA 合并状态(ACD/IDA)及 ACD 中铁限制性红细胞生成进行鉴别诊断[7]

7.6.7 注意事项

检测方法：检测范围在 0.2～200 nmol/L 之间。使用合成的铁调素 25 作为标准物质。1 nmol 对应 2.789 μg。质谱分析的检测限为 0.2 nmol/L。免疫分析敏感性不定。在国际性结果比对[13]中，不同质谱分析的一致性可被接受，但免疫分析法存在明显差异。

血液采集：采集血液标本应当在早晨，因为白天铁调素水平会上升[4]。

影响因素：铁剂治疗和输血会导致铁调素水平在单日内上升。研究结果表明，这些在单日内的变化是由自身的昼夜节律性造成的，而不是含铁饮食所导致的[14]。

7.6.8 病理生理学

铁调素、全身性铁调节剂：铁调素是血浆里铁的主要调节剂，它确保转铁蛋白结合铁的浓度稳定(表 7.6 - 1)。铁调素由肝脏中含有 84 个氨基酸的前体蛋白所合成，包含一个 24 段氨基酸的前导肽。血液循环中活性形式由蛋白质 C 末端 25 个氨基酸组成(图 7.6 - 2)。

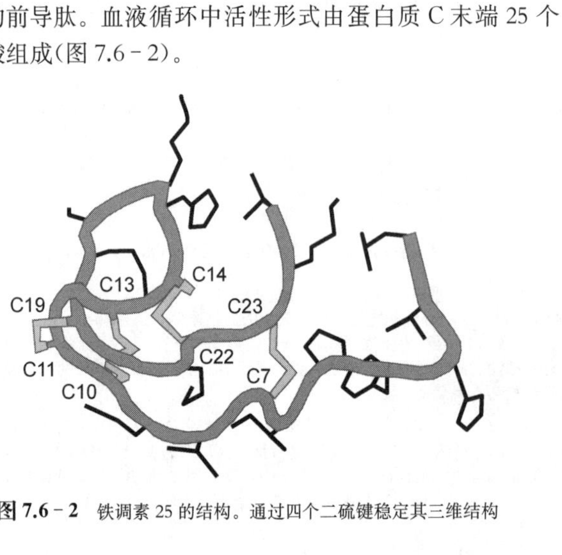

图 7.6 - 2 铁调素 25 的结构。通过四个二硫键稳定其三维结构

全身铁从组织中释放是由细胞铁转运蛋白所介导的。铁代谢过程中所有的重要细胞如巨噬细胞、肝细胞和合体滋养层细胞都表达铁转运蛋白。铁调素在与铁转运蛋白结合后调节铁的释放。结合后，铁转运蛋白被内化到细胞中并在溶酶体中降解(图 7.6 - 3)[15]。铁调素与铁转运蛋白的结合触发了铁转运蛋白的胞吞和泛素化作用。在铁转运蛋白 229～269 区域中赖氨酸的替换可以抑制其泛素化。

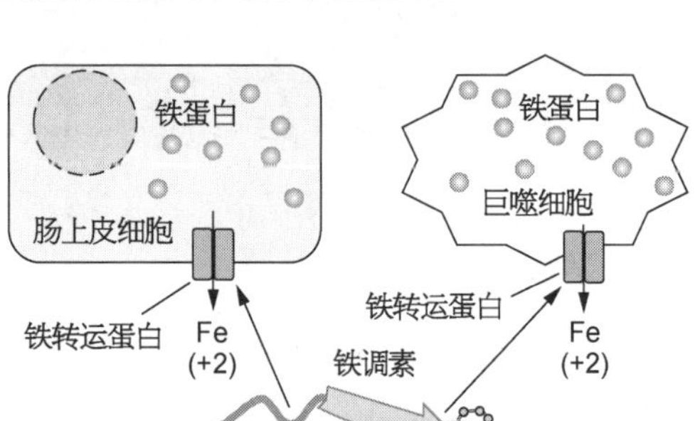

图 7.6 - 3 在肠细胞和巨噬细胞膜中铁调素与铁转运蛋白的结合

当储存铁充足或过高时，肝脏产生铁调素，其循环至小肠并使铁转运蛋白内化，阻断对铁的吸收。当储存铁过低时，铁调素的产生被抑制，铁转运蛋白分子在肠细胞基底外侧膜上表达，使得铁从肠细胞转运至血浆转铁蛋白。类似地，铁调素和铁转运蛋白的相互作用也解释了巨噬细胞对铁的循环和调节[16]。从肠上皮细胞、肝细胞和巨噬细胞运出的铁需经过氧化(肠细胞中的蛋白和巨噬细胞中的铜蓝蛋白)转变成三价铁转运给转铁蛋白。

铁调素的产生受细胞内动态铁储存池增加或 IL - 6 诱导炎症反应的刺激。

铁调素基因中的突变能导致铁调素分子失效。肠道的铁吸收不受调节，导致铁过量[15]。

7.6.8.1 铁调素合成的调节

肝细胞膜表面的受体受到信号刺激或抑制铁调素的产生。受体会受到细胞外铁浓度上升(机体对铁的感应传感)、炎症刺激或是内质网应激反应的影响，刺激铁调素表达。在机体需铁时，受体也会在受到缺氧、红细胞生成素增多、幼红细胞生长分化因子的释放的影响而抑制铁调素的表达。转铁蛋白缺乏也会引起铁调素的表达减少。

7.6.8.2 对铁的感应

重要的铁感应蛋白列于表 7.6 - 3。全身性铁调节见图 7.6 - 4[15,17]。主要的铁感应组织是肝细胞，它负责全身的铁调节。由巨噬细胞释放或被肠细胞摄取的铁被运送至血浆转铁蛋白并被肝细胞感知。

表 7.6-3　重要的铁感应蛋白[18,22]

蛋白	生理学
铁饱和转铁蛋白(holo-Tf)	holo-Tf 是含铁转铁蛋白的三种形式之一(参见 7.5)。它在检测血清铁水平方面起着重要作用,因为它是随铁水平升高而增加的唯一形式。holo-Tf 在血幼素(hemojuvelin)/BMP2 或 4 依赖的铁调素-mRNA 调节途径中起到重要作用。
HFE 蛋白	HFE 蛋白在肝细胞膜上与 TfR2 形成复合物(图 7.6-5)。然而 HFE 蛋白与 holo-Tf 竞争 TfR2 相同的结合位点。如果血液中含有过量的铁,则 holo-Tf 与 TfR2 结合,取代 HFE 蛋白。然后 HFE 与 TfR2 和 holo-Tf 的复合体结合并触发信号。信号通过 SMAD 信号传导途径转移至细胞核并导致铁调素表达被激活。如果 *HFE* 基因(*HAMP* 基因)出现突变,以 C282Y 纯合子为例,会导致 HFE 蛋白的功能丧失并因此干扰 BMP/SMAD 信号传导至细胞核并减少铁调素的合成。这导致肠道细胞中的铁不受调节地释放入循环(图 7.1-5)。HFE 蛋白的结构如图 7.6-5 所示。
铁调素调节蛋白(HJV)	HJV 是一种铁转运蛋白,存在于所有细胞,特别是肝细胞和肌肌肉细胞中。它通过再生蛋白(neogenin)与细胞膜结合。HJV 具有以下功能: - HJV 是 BMP 的共受体。与 HFE-TfR2 复合物的相互作用导致 HJV-BMP 复合物通过 SMAD 信号传导途径刺激铁调素合成。 - HJV 是一种铁运输蛋白。HJV 结合 holo-Tf,由此 HJV-再生蛋白复合物被破坏且 HJV 结合的 holo-Tf 通过胞饮作用进入到细胞。HJV 随后反向异位至细胞外和循环中。
骨形态生成蛋白(BMP)	BMP 是细胞因子和转化生长因子 β(TGF-β)超家族的亚群。它们在细胞增殖、分化和凋亡的调节中发挥作用。当肝细胞膜上的 BMP 受体结合 BMP 后被激活时,TfR2-HFE 复合物可以与 BMP 相互作用并通过 SMAD 信号通路激活铁调素表达。
SMAD 蛋白	SMAD 蛋白构成了从肝细胞膜上的 BMP 受体到胞质再到细胞核的铁调素合成信号传导途径,在该途径中编码铁调素的 *HAMP* 基因被激活。BMC 受体相关的 SMAD1 分子通过激酶介导的磷酸化被受体激活,这一磷酸化过程还会随后激活 SMAD 蛋白。活化的 SMAD 复合体转移至细胞核内并调节 *HAMP* 基因的转录。

肝细胞的铁感应:肝细胞的铁感应是通过骨形态发生蛋白(BMP)和 TfR1 所介导的[17,19]。

通过 BMP 受体是铁感应的标准途径(图 7.6-4)。BMP 的合成取决于肝细胞的铁含量。肝细胞的动态铁储存池中过量的铁会导致 BMP,特别是 BMP6 释放到血浆中。BMP6 是铁调素表达的关键内源性调节因子。它仅在肝细胞内产生,而肠细胞中不产生[17]。BMP6 在辅助受体血幼素存在的情况下激活它的受体 BMPRⅠ和 BMPRⅡ[19],形成了 BMP6、BMP6 受体及血幼素的异四聚体复合物[20]。后者磷酸化后与 SMAD4 再次复合,并易位至细胞核中激活铁调素的转录(HAMP)。在双铁转铁蛋白存在时,HFE-TfR2 复合物在肝细胞表面起到铁感应器的功能,并通过一种尚不明确的途径激活铁调素(图 7.6-4 用虚线表示)。铁调素和铁转运蛋白(FPN)的结合会导致十二指肠细胞和巨噬细胞中的铁输出再次内化和降解,阻断肠内与转铁蛋白循环之间铁的释放。

跨膜丝氨酸蛋白酶 6(TMPRSS6)通过从异四聚体复合物上切下血幼素来抑制铁调素的表达[21]。另一方面,再生蛋白则可以稳定异四聚体复合物。

若肝细胞中的动态铁储存池减小,血幼素(HJV)会被释放到血浆中。HJV 会竞争替换它的膜结合形式,由于膜结合形式功能性失活,异四聚体 BMP 复合物的功能受到抑制,从而抑制铁调素的表达。

7.6.8.3 铁调素在炎症中的升高

炎症状态可诱导铁调素的表达,主要调节因子是 IL-6。IL-6 受体激活 STAT3 信号传导途径(STAT,信号转导和转录激活因子)。因此,炎症细胞因子和脂多糖也能激活内质网。

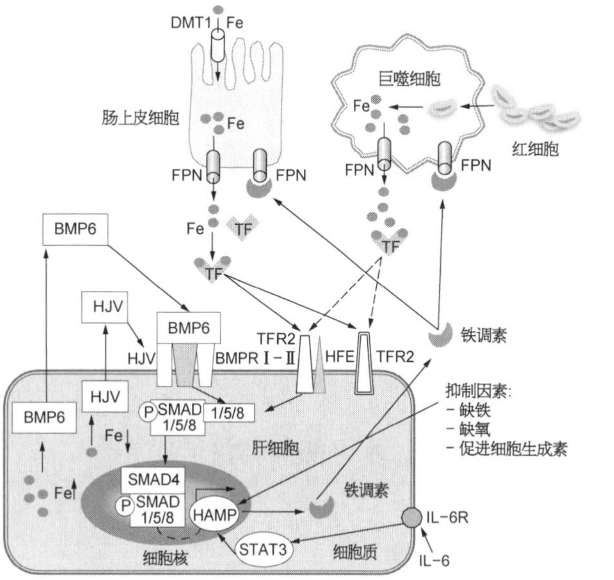

图 7.6-4　刺激因素(铁过量、炎症)和抑制因素(缺铁、缺氧、促红细胞生成素增加)调节铁调素表达的信号和途径(经允许修改自参考文献[13,15])

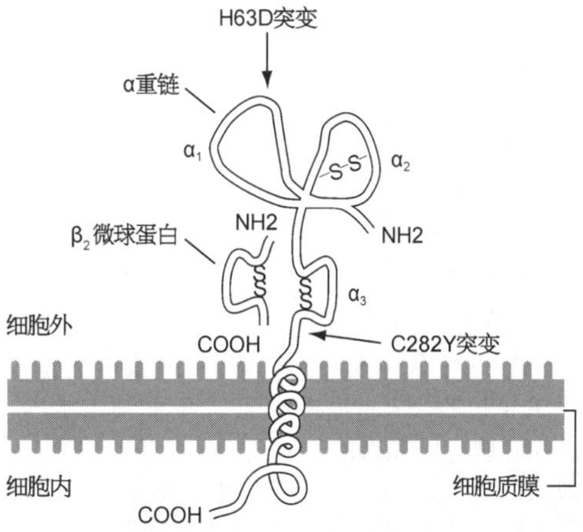

图 7.6-5　MHCⅠ类分子同源性的 HLA-H 蛋白(HFE 蛋白)模型。该蛋白质是具有三个胞外结构域的单一多肽,它类似于 MHCⅠ类蛋白质分子的 α_1、α_2 和 α_3 结构域。β_2 微球蛋白是一种分离的蛋白质与 *HLA-H* 基因产物以非共价方式在 α_3 同源区内相互作用。此外,HLA-H 蛋白含有膜覆盖区和较短的胞尾。图中标注了 Cys282Tyr 和 His63Asp 的合适位置(经允许转载自参考文献[25])

这会通过形成 cAMP 响应元件结合蛋白 H(CREBH)来诱导铁调素的合成。感染期间铁调素升高导致细胞外铁的消耗,这被认为是一种通过从病原体中扣留铁来抵抗多种感染的一般性防御机制。相反地,通过巨噬细胞中的铁螯合作用,铁调素可能对某些胞内病原体防御机制产生不良作用[23]。

7.6.8.4 缺氧、贫血和缺铁对铁调素的抑制作用

缺氧、贫血和铁缺乏可通过缺氧诱导因子、促红细胞生成素和红细胞成熟过程中表达的因子(如 GDF15)来抑制铁调素的表达。当铁缺乏导致可溶性血幼素水平上升,铁调素表达也受到抑制,它会同其膜结合物形式竞争与异四聚体信号复合物的结合。

血浆转铁蛋白浓度是铁调素表达的关键决定因素[24]。转铁蛋白缺乏会导致小细胞低色素性贫血和铁调素的表达不足。输注转铁蛋白能使血浆铁调素正常化。

(张颖幸　刘晓文　陈闻达　译,郭奕明　审校)

8
电解质与水平衡

8.1 水平衡与体液腔隙

Lothar Thomas

8.1.1 水平衡

术语水代谢描述了水的摄入和排泄之间的平衡。细胞膜将细胞内液(ICF)与细胞外液(ECF)相分隔。它可以让水自由地透过,但不能渗透电解质。基于ICF和ECF之间的水自由流动,渗透压被定义为电解质与自由水之间的关系,保持均匀且恒定。

根据溶解物质(溶质)过量或水缺乏,机体水平衡的变化可以被分类为低渗性紊乱或高渗性紊乱两类。水占机体重量的55%~65%,取决于性别、年龄和体脂,而其在ICF和ECF之间的分布比是2∶1。在ECF中,80%的水存在于细胞间隙中,其他20%在血管内(循环血容量)。

Na^+是ECF中的主要阳离子,其在血浆中的浓度反映了渗透压。在ICF中,K^+是最重要的阳离子。阳离子分布的不同模式由细胞膜上能量和氧依赖的Na^+-K^+泵所维持的。如果能量或氧气缺乏,Na^+-K^+泵会变得不足,离子梯度,主要是细胞内的离子梯度塌陷,从而导致细胞水肿[1]。

为了保持不同腔室内的渗透平衡和体积平衡,机体会在水和电解质的吸收与损失之间维持平衡。通常受下列因素的调节:① 肾脏通过排泄或重吸收自由水溶质使血浆维持渗透压在275~290 mmol/kg的狭窄范围内。调节激素是精氨酸血管升压素。② 由血管内低血容量和高渗性引起的口渴机制。口渴是防止机体严重失水的主要防御机制。

水和电解质稳态受传感器和具有效应激素的神经体液机制调节,它通过负反馈调节机制起作用(表8.1-1)。

表8.1-1 调节容量平衡的神经激素机制[1]

血管收缩作用及水钠潴留(抗利尿) - 交感神经系统。 - 肾素-血管紧张素-醛固酮系统。 - 抗利尿激素精氨酸升压素(AVP)的非渗透性释放。 - 内皮素、血栓素 A_2、神经肽Y。
血管舒张作用及水钠排泄(利尿剂) - 利尿钠肽。 - NO、前列腺素、激肽释放酶-激肽系统、降钙素基因相关肽、P物质、β内啡肽、血管活性肠肽、肾上腺髓质素。

8.1.2 水和电解质紊乱的诊断

电解质和水平衡紊乱的基础是复杂的过程。因此,需要结合病史、体格检查和实验室检查结果的综合分析。

重要的生物标志物及它们的诊断价值见表8.1-2。关于两个临床病例的检查和结果显示在表8.1-3中。

表8.1-2 诊断电解质紊乱和水平衡的检查

检查	信息
钠(血清)	水和电解质平衡失调
钠排泄(尿)	低钠血症:鉴别肾性钠损失和非肾性钠损失
部分钠排泄(FE_{Na})	区分肾前性肾衰竭与肾衰竭
渗透压(血清)	评估内部水平衡
渗透压(尿液)	多尿时评估肾自由水的形成
渗透间隙(血清)	怀疑乙醇、甲醇和乙二醇中毒
体重	评估外部水平衡
自由水清除率(尿液)	评估当前多余的水量(即不含活性渗透物质的水)
钾(血清)	粗略估计机体的含K^+量
钾(尿液)	低钾血症时K^+损失的定位
氯(血清)	诊断代谢性酸中毒
氯(尿液)	评估代谢性碱中毒
阴离子间隙(血清)	鉴别代谢性酸中毒
阴离子间隙(尿液)	间接测量肾氨排泄。排泄减少是1型肾小管酸中毒的指标
氨(尿液)	评估肾脏排泄H^+的能力

8.1.3 渗透平衡

机体总体水含量是体液腔隙渗透压的决定性因素。

维持渗透性平衡主要受到肾对自由水排泄变化的调节,即所谓渗透性未结合水[2]。抗利尿激素(ADH)精氨酸升压素在调节游离水方面发挥重要作用。刺激ADH释放重要的因素包括:

- 血浆渗透压增加;小至低于2%的波动也会被前下丘脑的渗透压感受器所感应,导致血浆ADH浓度的变化。在血浆渗透压达到280 mmol/kg时开始刺激ADH的分泌,在290 mmol/kg时达到峰值。ADH作用于肾脏以增加水的重吸收(抗利尿)。通过渗透压感受器介导,血浆渗透压增加至≥295 mmol/kg会导致口渴感。
- 有效动脉血容量的变化,通过位于右心房的压力感受器传递到下丘脑前外侧。

8.1.3.1 机体总体水含量

机体内水分占胎儿体重的94%,占新生儿体重的75%,至

表 8.1-3 电解质和水平衡失调的病例(致谢参考文献[16])

异常情况	临床及实验室检查
多尿和高钠血症	病例 1：颅咽管瘤手术后的中枢性尿崩症。 实验室检查结果：血清 Na^+ 155 mmol/L,尿渗透压 120 mmol/kg。评论：渗透压≤300 mmol/L 表明水利尿,当值>300 mmol/L 时则提示渗透性利尿。 造成这种多尿症的原因是什么？基于这些表现可以认为多尿症的基础是水利尿。那么水利尿的原因是什么？ 评论：尽管存在血管升压素释放的刺激,尿渗透压仍为 120 mmol/kg。测得的尿液流速为 6 mL/min。正常约为 1 mL/min。正常排泄的渗透压为 0.5～0.6 mmol/min,对应为在正常营养摄入量情况下 800 mmol/24 h。电解质构成一半的渗透压,尿素构成另一半。可能的诊断是中枢性尿崩症。 给予升压素：为了确定尿崩症是中枢性而非肾源性的,给予了升压素。测得尿流速下降和尿渗透压增加。尿流速降至 1 mL/min 以下时电解质以 600 mmol/mL 的浓度排出。 高钠血症的基础是什么？ 评论：原因是钠供给增加或缺水。让血清 Na^+ 从 140 mmol/L 增加至 155 mmol/L 所需的正向平衡需要增加 450 mmol Na^+(约 30 L 细胞外液×15 mmol/L)或损失 10%细胞外液,相当于 3 L(10%×30 L),使血清 Na^+ 增加 10%。为了鉴别诊断,需要计算自由水排泄的增加是否是造成高钠血症的原因。尿量为 4 L 时,Na^+ 和 K^+ 的浓度为 50 mmol/L。假设溶液可以被分成两个部分,即 1.3 L 的等渗盐水溶液(Na^+ + K^+ 15 mmol/L)和 2.7 L 无电解质水。由于 15 mmol/L 对应于 140 mmol/L×30/27.3,因此排出的这部分自由水被认为是造成 Na^+ 升高 15 mmol/L 的原因。为了治疗,应以等渗葡萄糖溶液(50 g 葡萄糖/L)的形式,给予 2.7 L 自由水。 病例 2：肾性尿崩症。骨髓移植后患者,庆大霉素治疗,低血压,盐水输注,早期肾功能不全。 多尿的基础是什么？ 检测结果：排尿 6 L,尿液渗透压为 524 mmol/kg,相当于 3 144 mmol/24 h,尿液中 Na^+ 和 K^+ 浓度为 42 mmol/L。 评论：存在渗透性利尿。利尿是基于肌肉蛋白质的分解代谢。每千克肌肉损失 180 g 蛋白质,每 100 g 代谢的蛋白质含有 16 g 尿素氮,共转化为 96 g(572 mmol)尿素。高渗透压的病因是尿素的排泄。尿 Na^+ 和 K^+ 低浓度的原因是使用庆大霉素治疗。阳离子物质如庆大霉素会与髓袢升支段中的钙离子受体结合,它们以与袢利尿剂类似的方式诱导细胞内信号传导级联,同时抑制肾小管腔内的 K^+ 损失。总体结果是使肾浓缩机制产生缺陷,使得 Na^+ 的排泄增加。由尿素诱导的渗透性利尿导致相对较低的尿 Na^+ 浓度。 高钠血症的基础是什么？ 评论：张力的平衡计算显示高钠血症的基础是 1 378 mmol Na^+ 和 K^+ 的正平衡,因为存在 1 L 水的正向平衡(输注 7 L 90 mmol/L 的低渗盐溶液并排出 6 L 尿液)。因此,细胞外液容量扩大(Na^+ 增加)而非浓缩(水的缺乏会使细胞外液体积浓缩导致高钠血症)。
低钠血症	评估低钠血症是急性病症(病程小于 48 h)还是慢性病症是非常重要的。急性低钠血症必须及时治疗,以防止脑细胞肿胀。慢性低钠血症的主要危险是继发于治疗的渗透性脱髓鞘综合征。
- 急性低钠血症	即使急性低钠血症患者开始仅出现轻微症状,也会在数小时内发展为重症。发生低钠血症的基础是同时增加自由水量并降低其排泄率。 病例 1：17 个月大的幼儿,体重 10 kg 伴肠胃炎。 实验室检查结果：血清 Na^+ 134 mmol/L,尿渗透压 320 mmol/kg。 评论：尽管血清 Na^+ 仅有轻微下降,仍然给患者进行了 750 mL,总共含有 37.5 mmol Na^+ 的低渗性盐水输注,并摄入了 200 mL 水。临床症状迅速好转,但 20 h 后血清 Na^+ 水平降至 121 mmol/L。低钠血症的可能原因包括：由于胃肠炎导致非渗透性刺激、补充的自由水或肾脏形成的自由水导致 ADH 释放增加。后一种可能是由于注入氯化钠溶液而产生脱盐过程。通过给予 7 mmol/L Na^+,儿童的细胞外液增加了 20%,这表明 Na^+ 排泄受到刺激。
- 慢性低钠血症	患者：68 岁,因高血压长期摄入噻嗪类利尿剂。 血清：Na^+ 107 mmol/L,K^+ 2.2 mmol/L,Cl^- 67 mmol/L,葡萄糖 5 mmol/L(90 mg/dL),尿素 4 mmol/L(11 mg/dL),渗透压为 220 mmol/kg。 尿液：Na^+ 10 mmol/L,K^+ 25 mmol/L,Cl^- 10 mmol/L,尿素 320 mg/dL,渗透压 402 mmol/kg。

1 岁时儿童体内水分下降至 60%。总体水含量首次短暂增加是在 1～2 岁,第二个阶段是在青春期。此后随着年龄的增长,全身水分逐渐下降至男性约 60%,女性约 50%[2]。青春期后的女性体内脂肪含量较男性多 10%,导致了男女体内含水量 10%的差异。

在温带气候地区,每天饮用 1.5 L 水可维持体内水稳态。此外,食物的代谢和氧化分别提供约 600 mL 和 300 mL 的水。正常每天大约 1 L 的水通过机体调控通过肾脏排泄。每日不受调控(无意识的)的失水包括肺部呼出湿气(0.3 L)、大便流失(0.1 L)及汗液(0.1 L)。尿液排泄受肾脏调节,使血浆渗透压维持在较窄范围内。

8.1.4 液体腔隙

全身总水分布在细胞外液(ECF)和细胞内液(ICF)之间。

张力：溶液的张力也称为有效渗透压,是该溶液中对细胞施加渗透力的溶质的浓度(如尿素)。在高张力的溶液中,溶质引起细胞内水向外转移,细胞皱缩以达到新的稳定状态。在低张力溶液中,细胞膨胀以达到新的稳定状态。低分子有机物质如尿素、乙醇、甲醇或乙二醇像水一样能自由渗入细胞膜,因此不引起渗透压的改变或水的转移。非自由渗透物质是 Na^+、K^+ 或葡萄糖。

8.1.4.1 细胞外液(ECF)

ECF 由细胞外的所有的机体内水分组成,占机体总水含量的 45%。ECF 包含血浆、间质液、淋巴液、结缔组织和骨等致密组织内的液体,跨细胞液也算在 ECF 内[2]。

血浆：血浆中含有水(93%)和固态成分(7%),主要成分是蛋白质和脂质。占主导地位的阳离子和阴离子分别是 Na^+、Cl^- 和 HCO_3^-。由于血浆蛋白不能透过完整的内皮,因此它们对于毛细血管膜处的渗透压至关重要。血浆胶体渗透压为 28 mmHg,其中 80%由白蛋白引起。血浆占机体总水含量的 7.5%。

间质液：间质液是通过毛细血管壁的过滤形成的,其对水、电解质和低分子有机物是高度可渗透的。每天有 25%～50%的循环蛋白质过滤到间质中;大约 80%的纤维蛋白原仍留在血管内。血浆毛细血管的流速和方向是由 Starling 力决定的。在某些疾病,如心力衰竭或肝硬化时,Starling 力的改变可导致水肿的形成。间质液占机体总水含量的 20%。

跨细胞液：跨细胞液是从器官分泌出的液体，如唾液、胰液、胆汁和肠液。跨细胞液约占机体总水含量的 2.5%。

结缔组织和骨骼中的水：这种不可获取的水结合于骨和软骨的致密结缔组织基质中。它占机体总水含量的 15%。

8.1.4.2 细胞内液(ICF)

在成人中，ICF 占机体总水含量的 55%。Na^+-K^+-ATP 酶维持着细胞外液腔和细胞内液腔之间的离子极性，Na^+-K^+-ATP 酶以 3∶2 的比率将胞内 Na^+ 泵出细胞外，同时将细胞外 K^+ 泵入细胞内。细胞内外的 Na^+ 浓度分别为 10 mmol/L 和 140 mmol/L。细胞内镁离子浓度约为 13 mmol/L，胞外浓度仅为 1.5 mmol/L。细胞内 Cl^- 和 HCO_3^- 的浓度低于细胞外水平，而磷酸盐和硫酸盐的浓度在细胞内更高[2]。

由于阴离子大分子物质的恒量代谢积累，胞内胶体渗透压升高，细胞膨胀的趋势被细胞膜的离子泵通过将等量的阴离子输送出细胞所抵消。

8.1.4.3 液体量的改变

要理解 Na^+ 和水平衡紊乱，下文所述的两者间相互关系的知识是必不可少的[3]。

细胞外液容量(ECFV)的变化：ECFV 直接依赖于全身 Na^+，因为 Na^+ 及其阴离子受限主要存在于细胞外液中并是最互为相关的溶质。ECFV 的扩大或缩小都会激活调节系统，目的在于建立 Na^+ 摄入和排泄之间的平衡。在 Na^+ 的摄入量恒定时，排泄量与摄入量相匹配。如果 Na^+ 摄入量不足或过高，肾脏就会完成调节细胞外 Na^+ 含量的任务。排泄速率是受到众多生理控制因素的调控(如旁分泌激素、神经)，其作用是防止体内总 Na^+ 含量发生巨大的变化。

ECFV 中 Na^+ 浓度的变化：ECFV 的 Na^+ 浓度及其渗透压由循环血容量调节。容量感受器位于颈动脉窦、心房和入球小动脉，通过负反馈做出反应(图 8.1-1)。血容量出现任何变化都会导致肾 Na^+ 排泄的变化，这些变化通过下述机制发生：交感神经系统的激活、肾素-血管紧张素-醛固酮系统的激活、刺激或抑制利尿钠肽的分泌及对精氨酸升压素系统的影响。

血浆渗透压是测量系统协调活动的标志物。维持正常渗透压的机制是改变细胞内外水的体积来适应溶质。为了使 ECFV 的渗透压及张力在较窄的范围内保持恒定，如果人感到口渴，可以摄入无限量的水或在水负荷下排泌 15～20 L/24 h 自由水。

机体 Na^+ 的改变：ECFV 受全身 Na^+ 含量而非浓度的调节。因此，机体总水含量过多或不足会改变渗透压和 Na^+ 浓度，但对 ECFV 的影响很小。事实上，体液的张力可独立于 ECFV 变化。因此，低钠血症或高钠血症时 ECFV 可能增加、减少或正常。

8.1.4.3.1 ECFV 下降：ECFV 下降超过 5%会导致肾血流量可逆性减少。这导致：肾小球滤过率(GFR)下降、精氨酸升压素分泌增加、肾素-血管紧张素-醛固酮系统激活、肾脏滤过分数[指 GFR 和肾血浆流量(RPF)的比值，即 GFR/RPF 值]增加。

GFR 下降导致滤过分数上升，进一步导致：

- 尿量减少，尿渗透压升高。
- 尿液中 Na^+ 排泄量>20 mmol/L，K^+ 排泄量>40 mmol/L。

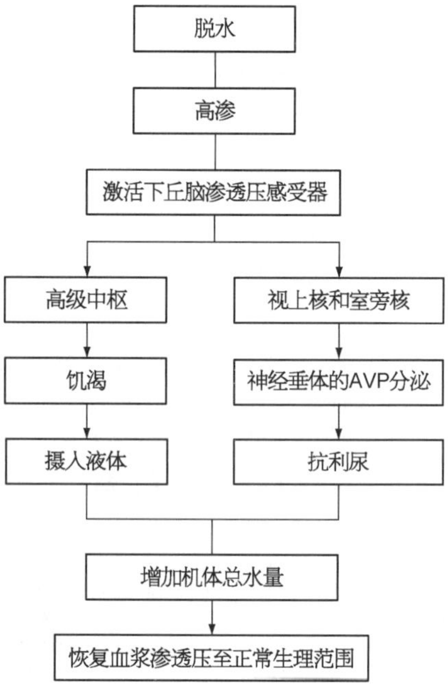

图 8.1-1 脱水情况下，体内的水和容量稳态平衡的生理机制(致谢参考文献[4])。身体水分的减少导致渗透压增加，下丘脑的渗透压感受器感受到这一改变，通过神经刺激激活了口渴感，并使 ADH 分泌增加。其作用为液体摄入量增加和肾水排泄量减少(抗利尿)

- 血清尿素相对于肌酐不成比例地上升。通常尿素氮(mg/dL)/肌酐(mg/dL)值为 10。在尿量减小时，其比值会大于 20(转化率：尿素×0.357=尿素中的氮)。
- 由于 Na^+-H^+ 交换导致尿液中 HCO_3^- 增加至 20 mmol/L 以上。
- 由于尿液排泄减少导致血清尿酸浓度升高。
- 血清钙的浓度升高，如在甲状旁腺功能亢进症或者存在骨转移的患者中。
- 糖尿病控制不良的患者高钾血症加剧，这是因为肾脏排出的葡萄糖减少。

8.1.4.3.2 ECFV 增加：容量负荷增加超过 5%可能导致全身水肿、胸腔积液和腹水，并且经常发生在危重患者中。这会导致体重、心率和动脉血压的增加。反向调节机制会导致：① 尿量增加，Na^+ 排泄量增加(超过 20 mmol/L)；② 肾脏 K^+ 排泄增多(大于 40 mmol/L)，尽管肾素-血管紧张素-醛固酮系统受到抑制，依然可能由于容量扩增而导致低钾血症；③ 低尿酸血症；近端小管重吸收的尿酸减少，而远端小管排泌的尿酸增多。

8.1.5 容量平衡

动脉循环的充盈程度决定着容量平衡。有效动脉血容量由心脏右心房、肺部和主动脉弓的压力感受器调节。它取决于血管收缩剂和扩张剂之间的平衡(表 8.1-1)。如果容量平衡被破坏，则水和电解质之间的平衡也会由以下原因被打乱[2]：

- 由于动脉血流灌注减少(如由于血管舒张或心功能不全)，将导致代偿性血管收缩并造成 Na^+ 和水潴留。原因是交感神经系统兴奋、肾素-血管紧张素-醛固酮系统激活及 ADH 释放增加。
- 与动脉循环过度充盈(如由于容量膨胀或心动过速)导致血

管舒张并伴随水 Na^+ 排出。这是由心房利尿钠肽、激肽释放酶-激肽系统和内皮因子如前列腺素和 NO 所诱导的。

8.1.5.1 电解质和水稳态调节

电解质和水平衡相关的调节因子包括：肾素-血管紧张素-醛固酮系统、心房利尿钠肽、ADH 渴觉机制。

肾素-血管紧张素-醛固酮系统(RAAS)：肾素的分泌会随水和 Na^+ 摄入的情况发生变化。肾素的分泌可被食盐摄入所抑制，被水分摄入所刺激。从而它在水盐丢失时保持了血容量，出汗、腹泻或呕吐都会使水盐丢失发生改变。随着血容量减少或肾灌注量下降，醛固酮浓度会快速上升。

类似的醛固酮合成强力刺激因子是血浆 K^+ 浓度，其会增加醛固酮诱导的肾 K^+ 排泄。通过这种方式，RAAS 可预防 K^+ 饮食摄入过多或因剧烈肌肉活动而 K^+ 大量释放导致的高钾血症。

在慢性心力衰竭和肝硬化时，出现醛固酮增多症并伴发水、钠潴留及容量扩张。在慢性心力衰竭中，醛固酮增多症是由于肾灌注量减少造成的，而肝硬化是由于肝细胞醛固酮代谢减少造成的。

利尿钠肽：该家族由三种结构相似的肽，即心房利尿钠肽(ANP)、脑利尿钠肽(BNP)和 C 型利尿钠肽(CNP)组成。ANP 和 BNP 在心肌细胞伸展期间释放，而 CNP 在许多器官中形成。ANP 和 BNP 的主要功能是调节血容量和血压。在高容量或高血压情况下，它们会被释放到循环中激活其靶器官，即肾脏和外周动脉上的利尿钠肽受体 A(NPR-A)，并导致胞内环磷酸鸟苷浓度的增加。其结果是排钠、利尿、血管舒张及血压下降。对肾脏的影响如下：ANP和BNP引起肾入球小动脉的扩张和传出血管的收缩，从而使GFR升高。集合管中，ANP 和 BNP 使得 Na^+ 的重吸收减少，导致 Na^+ 排泄增加。ANP 和 BNP 的利尿作用会起到两方面作用。Na^+ 排泄增加可能有以下原因：① GFR 短暂增加，与近端小管中 RAAS 介导的 Na^+ 重吸收作用相拮抗；② 长期抑制髓袢升支和集合管 Na^+ 的重吸收。

ANP 和 BNP 还会抑制肾素和血管内皮素的释放，这代表着利尿钠肽对血管紧张度有额外的调节作用。

ADH 渴觉机制：为了维持水稳态，血管内血容量不足和低血压会触发渴觉机制，且不依赖于渗透因子。在这种情况下，在慢性心力衰竭伴 Na^+ 潴留时精氨酸升压素分泌增加会导致水潴留及低钠血症加剧。

因为口渴多饮导致的低钠血症极为少见。在慢性心力衰竭和低钠血症患者中，血浆低渗应该可以抑制精氨酸升压素的分泌。然而情况并非如此，与之相反，在这类患者体内精氨酸升压素浓度持续升高(参见 8.5)。

8.1.6 肾脏对水钠排泄的调节

肾脏每天滤过约 150 L 的等渗肾小球滤过液。为了保持水平衡，肾脏能够最大限度稀释或浓缩尿液(图 8.1-2)。

从概念上讲，肾水调节细分为以下步骤：

- 近端肾小管中 2/3 的肾小球滤过液(GF)被等渗重吸收。在动脉血容量减少的情况下，这一比例可以增加到 80%。
- 在髓袢降支部分水被重新吸收，而盐保留在肾小管中，可使得渗透压升至 1 200 mmol/kg。

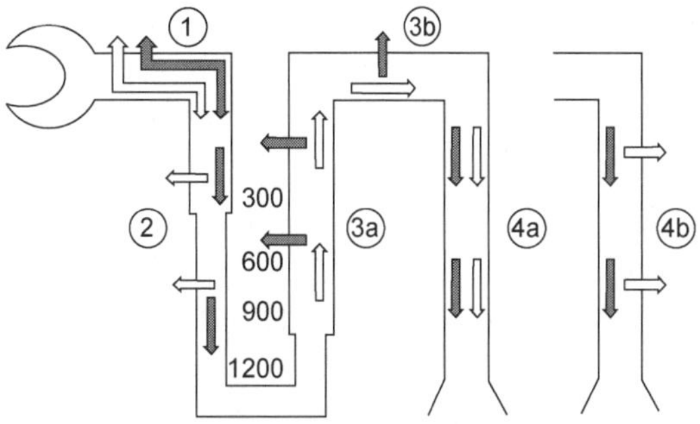

图 8.1-2 肾小管对水和电解质的调节(经允许转载自参考文献[5])。浅色箭头代表水，深色箭头代表电解质。① 滤过后，水和电解质在近端小管中被等渗重吸收。② 在髓袢降支中，水被重吸收并与间质达到渗透平衡。间质中的渗透压在髓袢的升支和降支旁表示。③a + ③b 在稀释段中，通过选择性吸收电解质形成无电解质水。④a 在无精氨酸升压素作用的情况下，集合管保持相对不透水并排出被稀释的尿液。④b 如果精氨酸升压素分泌，那么水被重吸收且排出浓缩的尿液

- 髓袢升支和远端小管相对不透水，只有盐类可被重吸收，这就是为什么肾单位的这些部分也被称为稀释段。肾小管内的液体渗透压可降至 50 mmol/kg 以下。
- 水的重吸收由集合管内的抗利尿激素精氨酸升压素所调节。如果 ECF 中的张力过低，则升压素的分泌被抑制，稀释的尿液就会被排出体外。如果张力高，则升压素的分泌增多，集合管的水通透性增加，并且使排出的尿液浓缩程度更高。由于水重吸收受到精氨酸升压素分泌情况的影响，因此尿渗透压可以在 100～1 200 mmol/kg 范围内波动。

8.1.6.1 最大浓度和尿液稀释度的决定因素

GFR 向稀释段的传递取决于 GF 的体积和组成及近端肾小管的功能。自由水形成的减少可由以下因素造成：

- 由于血容量减少、心力衰竭、肾病综合征和肝硬化导致 GFR 下降。
- 稀释段盐类转移的减少。这种方式无法达到最小渗透压，且自由水的形成有限；在间质性肾病或者使用髓袢利尿剂和噻嗪类药物治疗时会出现这类情况。
- 维持肾间质皮质和髓质的浓度梯度。这一浓度梯度始于皮质髓质连接处的等渗浓度，在乳头处增加至1 200 mmol/kg。这样的肾间质渗透梯度可以将水从集合管中重吸收到血液中。梯度的形成取决于升压素对集合管的影响。肾间质的正常渗透梯度在间质肾病中、使用髓袢利尿剂治疗期间、蛋白质营养不足(尿素积累减少)、渗透性利尿及所有使尿流量增加的情况下都会受损。

肾脏对水分排泄的调节情况会受到渗透压和有效动脉血量变化的影响。基于之前描述的调节机制，尿量可在 0.5～20 L/24 h 之间变化。但是，肾脏无法感知胃肠道或无意识的水分流失。即使肾脏对水分的重吸收达到最大限度，每天依旧会有 1 L 水经肾脏和肾外流失。肾脏不能自行防止脱水和 ECF 张力过高。口渴觉效应才是最终的保护机制。

酸碱平衡紊乱会影响 Na^+ 和 K^+ 的排泄，因此代谢性酸中毒时近端和远端小管中的 Na^+ 重吸收受到抑制，导致尿钠排出过多。排钠导致 ECF 容量受限，并进而导致继发性醛固酮过多症。

8.1.6.2 肾的球-管平衡(GTB)

Na^+ 在肾小球中通过和滤过，在肾小管中又被重吸收进入

肾小管周围毛细血管并回到体循环中，这两者之间的数量关系决定了肾脏维持 Na^+ 稳态的作用情况[6]。GFR 的任何改变都会导致 Na^+ 重吸收比例发生变化，从而使重吸收的那部分量(GFR× 血清中 Na^+ 浓度)保持恒定。这种情况归因于肾脏的 GTB 特性，该特性维持 GFR 与肾小管 Na^+ 重吸收之间的紧密偶合关系。这种偶合关系确保了即使远端小管中 Na^+ 浓度变化巨大，但 Na^+ 的总体转运情况依旧保持在合理的狭窄范围内。

GTB 的功能紊乱伴随着水和 Na^+ 排出的变化可能在下列情况中出现：

- 肾血流动力学的改变(如充血性心力衰竭)或肾动脉上游的主动脉狭窄。
- 腔内因素如葡萄糖、氨基酸、碳酸氢盐和氯化物等溶质浓度升高。
- 慢性肾功能不全伴功能性肾单位数量减少。如果 GFR 下降，则单个肾单位的 Na^+ 排泄率增加。这种适应机制依赖于 ANP 和 BNP。尽管这些多肽浓度升高，细胞外液体积也有所增加，而且外源性 ANP 给药不会使得 Na^+ 排出增加[7]。

GFR 低于 20 mL/(min · 1.73 m^2)的患者尿液浓缩能力较低，但是，尿液稀释能力仍然充足。随着慢性肾功能不全的进展，ECF 体积显著扩大，最终逐渐发展为高血压。

8.1.6.3 自由水清除率

自由水的形成和排出也称为自由水清除，是了解肾脏水分调节情况的重要指标[5]。用于排出溶质的尿液在概念上可以分为两部分：第一部分在与血清等渗溶质的排泄中非常必要，第二部分决定了无电解质水的排出量或重吸收量。

由于尿素是尿液中排出量最大但对尿张力没有影响的物质，因此将 Na^+ 和 K^+ 浓度之和定为尿中的溶质测定变量。无电解质水和无电解质尿是指减去产生等渗尿(相对血浆)所需的体积后所剩的体积。正值和负值分别表示自由水的排出和重吸收。

标本的计算(图 8.1－3)：在 2 L 尿中排出 300 mmol/L Na^+ 与 K^+，血清渗透压为 280 mmol/kg。排出 300/280＝1.07(L)等渗(和血清)尿液和 0.93 L 无电解质尿液(自由水)。

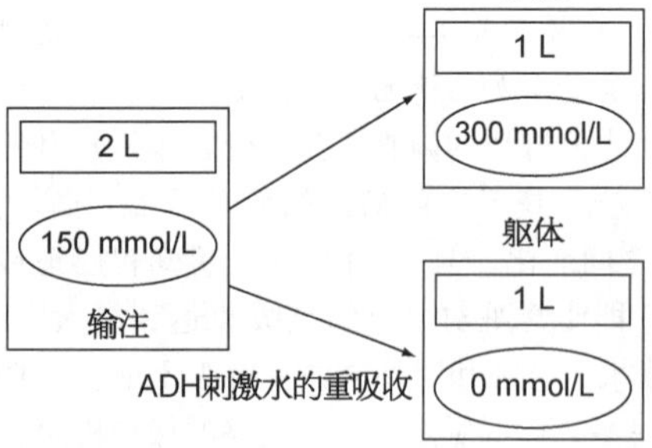

图 8.1－3 肾脏无电解质水的形成。如果输注 2 L 等渗盐溶液，尿中需相应排出 300 mmol Na^+。为了达成这一点，ADH 的分泌被激活以产生 1 L 自由水，并在 1 L 尿液中排出 300 mmol/L Na^+ [7]

8.1.6.4 急性肾功能衰竭(ARF)

ARF 时发生的特定变化取决于疾病属于肾前、肾脏或肾后性衰竭。

肾前性急性肾功能衰竭：诊断标志物见表 8.1－4 和 8.3 内容。少尿与尿液高度浓缩且 Na^+ 含量非常低相关[6]。

表 8.1－4 肾前性和肾性急性肾衰竭的鉴别检查[8]

检查	肾前性	肾性
尿 Na^+ (mmol/L)	＜20	＞40
尿渗透压(mmol/kg)	＞500	＜400
尿素/肌酐(mg/dL)(血清)	＞40	＜20
肌酐(尿/血清)	＞0.1	＜0.05
渗透压(尿/血清)	＞1.5	＞1.0
FE_{Na} (%)	＜1	＞2
FE_{Urea} (%)	＜25	＞25

FE，排泄分数

肾急性肾功能衰竭：ARF 时肾脏状态包含肾脏的不同部位。临床过程可分为四期，分别表现不同的水、钠平衡紊乱状态：

- 起始阶段：起始阶段取决于肾损伤的程度，如由于抗生素损伤所致急性肾小管坏死持续数天，或缺血性肾小管坏死仅持续数小时。GFR 正常，尿中生化指标与肾前性急性肾功能衰竭相一致。尿 Na^+ 排出小于 20 mmol/L，Na^+ 排泄分数小于 1%。
- 少尿期：由于损伤，肾脏不能再浓缩尿液，尿 Na^+ 排出大于 40 mmol/L，并且 Na^+ 排泄分数超过 2%。GFR 下降，随之出现少尿。尿渗透压相当于血浆的渗透压，很少超过 320 mmol/kg。
- 多尿期：每日尿量增加 1 倍，量增加到 2～3 L。尿液与血浆滤液相似，Na^+ 和尿素的排泄量与血浆相当。尿液尿素在多尿期开始时并不减少。
- 恢复期：GFR 在几天或几周内恢复到正常值的 60% 左右，在随后几个月内缓慢恢复到正常值。肾小管功能和浓缩能力存在时，Na^+ 排泄分数小于 1%。尿渗透压升高至 600 mmol/kg 以上，尿 Na^+ 排泄量小于 20 mmol/L。

肾后性急性肾功能衰竭：在双侧输尿管阻塞时，会出现血液动力学紊乱，引起肾小管流量减少、Na^+ 和水重吸收增加。其结果是尿量减少、渗透压升高，尿 Na^+ 排泄量低于20 mmol/L，因此临床表现与肾前性急性肾衰相似。

8.1.7 钾平衡

钾是细胞内最主要的阳离子。人体总钾是 3 500 mmol，相当于 50 mmol/kg。90%的钾存在于细胞内液(ICF)中，2%存在于细胞外液(ECF)中，剩下的 8%存在于骨和软骨中。ECF 浓度通过 ECF 和 ICF(内部钾稳态)之间的 K^+ 交换来调节。人体总 K^+ 只要出现 1%损失就会导致 K^+ 平衡的显著紊乱，伴随巨大的生理变化。

每日需钾量为 40～50 mmol(1.6～2.0 g，1 mmol＝40 mg)。但是，每日钾的摄入量变化很大。老年人经常摄入过少，而大量进食水果和蔬菜的人每天的摄入量可达 200～250 mmol(8～10 g)。城市人口每天的摄入量约为 62.5 mmol(2.5 g)。最低需求量估计为 40～50 mmol(1.6～2.0 g)[9]。前瞻性人群研究显示，卒中相关死亡率在钾摄入量较低时增加[9]，且钾摄入量增加会产生抗高血压效应。这是由于尿钠排泄增加，压力感受器的敏感性改善，直接产生舒血管作用并降低了去甲肾上腺素和血管紧张素Ⅱ对心脏的反应性[10]。

通过饮食调节的钾摄入量(外部钾平衡)，有80%通过肾脏排泄，15%通过胃肠道排出，还有5%通过排汗排出。

8.1.7.1 肾脏钾离子稳态

肾 K^+ 的排泄依赖于[11]：饮食中钾的摄入量和血清 K^+ 的浓度；向远端小管输送 Na^+ 和水，以及非吸收性阴离子含量；酸碱状态；盐皮质激素浓度。

水钠传输：图8.1-4显示了肾脏对 K^+ 的管理。在健康空腹个体中，肾脏对急性钾负荷的反应迅速，常在3 h内发生。K^+ 通过远端肾小管和集合管分泌。分泌通过直接刺激 Na^+-K^+-ATP酶发生。与尿钾排泄有关的因素包括[12]：

- 远端小管中 Na^+ 的含量。增加 Na^+ 转运，如果更多的 Na^+ 被重吸收，肾小管细胞的电负性增加使得更多的 K^+ 转移至细胞外。
- 肾小管重吸收时伴随 Na^+ 的氯阴离子。远端小管对碳酸氢盐、磷酸盐和硫酸盐是相对不通透的。这些阴离子浓度上升增加了肾小管的电负性，结果导致 K^+ 排泌增多。
- 肾小管的水流量[13]：增加向远端小管云水量能增强 K^+ 的排泄。通过如噻嗪类和呋塞米等髓袢利尿剂引起的肾小管氯化钠重吸收且远端小管起始位置受抑制(图8.1-5)[14]，会引起 K^+ 丢失。相反，在近端小管 K^+ 被重吸收更多的情况下，氯化钠和碳酸氢盐被递送至远端小管就较少，由此导致 K^+ 分泌减少以交换 Na^+。因此，在诸如肾前性急性肾功能衰竭、尿量减少和充血性心力衰竭的情况下，GFR会降低使近端肾小管氯化钠重吸收增加，并随之出现高钾血症的趋势。药物依赖性的高钾血症形成情况列于图8.1-6及图8.1-7。

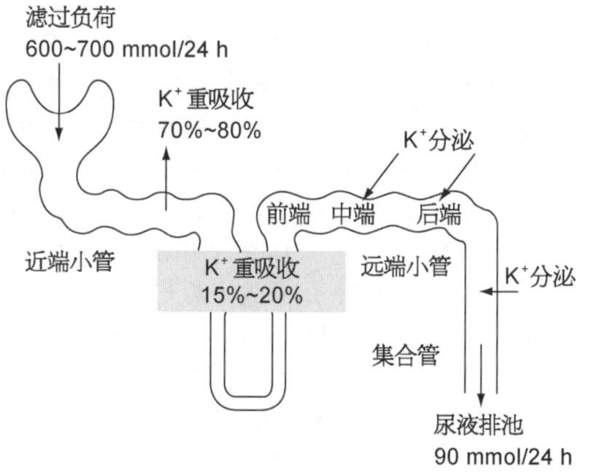

图8.1-4 肾小管对 K^+ 的处理(致谢参考文献[12])

酸中毒和碱中毒：在全身性酸中毒中，细胞内 H^+ 含量增加并在细胞内缓冲。为了保持电中性，K^+ 从细胞内转移到细胞外腔。在远端肾小管分泌 K^+ 减少的情况下，K^+ 的转移减少。因此，肾小管 K^+ 分泌的减少会促使全身性酸中毒时发生高钾血症。

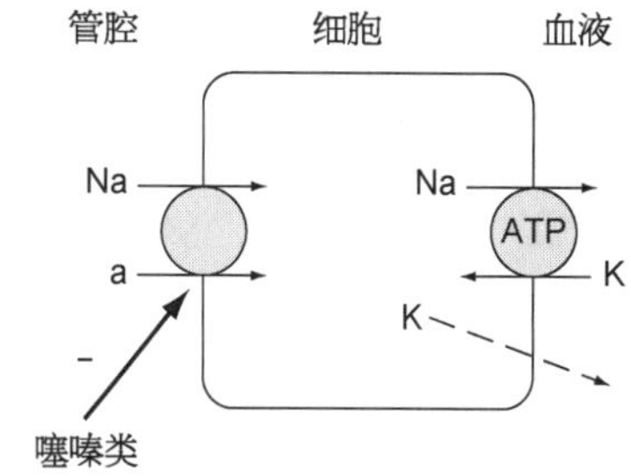

图8.1-5 噻嗪类利尿剂的作用机制(致谢参考文献[13])。噻嗪类化合物抑制远曲小管腔细胞膜上 Na^+ 转运体的共转运蛋白

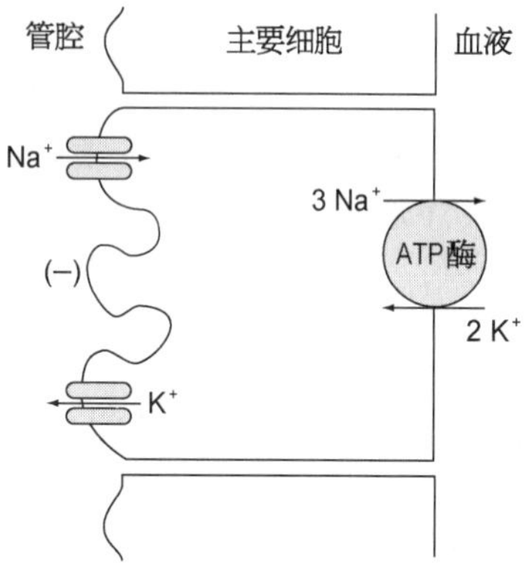

图8.1-6 药物对远端肾单位肾小管细胞的影响(致谢参考文献[14])。阿米洛利、氨苯蝶啶、甲氧苄氨嘧啶和戊烷脒抑制腔细胞膜的 Na^+ 通道形成。地高辛、环孢菌素和他克莫司降低 Na^+-K^+-ATP酶的活性，而环孢菌素和非甾体抗炎药(NSAID)能干扰腔细胞膜的 K^+ 通道功能

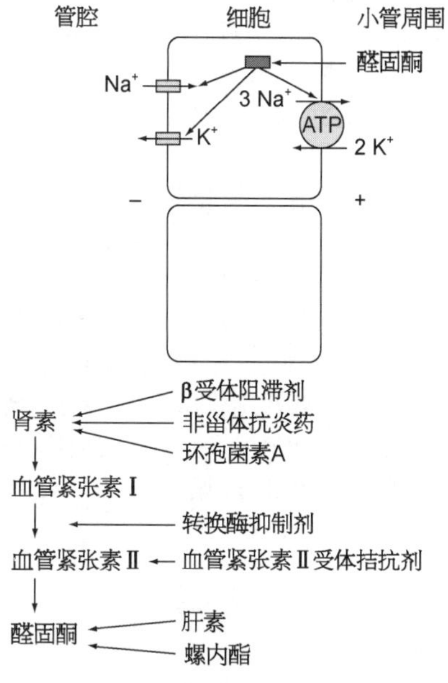

图8.1-7 醛固酮依赖性 K^+ 分泌机制及其抑制作用(致谢参考文献[15])。通过将 Na^+ 通道插入腔细胞膜并激活 Na^+-K^+-ATP酶，刺激从管腔到管周间隙的 Na^+ 跨细胞转运。管腔内形成负性跨上皮电位差异。通过这种方式，刺激了管腔内 K^+ 的转移以换取 Na^+。肝素和螺内酯竞争性地抑制醛固酮与其受体的结合。NSAID、血管紧张素转化酶(ACE)抑制剂和血管紧张素Ⅱ受体阻滞剂可减少醛固酮的合成及其对 Na^+-K^+-ATP酶和 Na^+ 通道的刺激

在全身性碱中毒者中，K^+ 从肾小管尿液转移到肾小管细胞中并以这种方式增强 K^+ 的分泌。这种效应，连同代谢性碱中毒患者远端小管中水负荷增加，提高 K^+ 的排泄和更易导致低钾血症。

盐皮质激素：醛固酮是负责调节钾平衡所必需的盐皮质激素。K^+ 作用于远端小管和集合管并刺激 Na^+ 的重吸收和 K^+ 的排泌。K^+ 的作用是基于肾小管管腔细胞膜上 Na^+ 通道数量的增多和基底外侧膜 Na^+ - K^+ - ATP 酶的增加(图 8.1 - 7)。

肾素-血管紧张素-醛固酮系统刺激肾上腺分泌醛固酮。在容量减少和肾小球旁器灌注减少时肾素的合成增加。醛固酮的分泌也直接受到细胞内 K^+ 升高的刺激，并可以被某些药物所抑制[13]。

8.1.7.2 肾外钾稳态

除了肾脏排泄 K^+ 外，维持细胞外 K^+ 浓度稳定取决于以下因素[11]：酸碱平衡、胰岛素分泌、盐皮质激素和交感神经系统。

酸碱平衡：无机酸(如 HCl、NH_4Cl)或有机酸(如乳酸或酮体)引起的负荷增加会导致 K^+ 从细胞内向细胞外液腔转移，并导致高钾血症。在全身性碱中毒时情况则正好相反。

胰岛素：胰岛素可以刺激细胞摄取 K^+，而体内高 K^+ 负荷亦会刺激胰岛素的分泌。但是当 K^+ 负荷和葡萄糖负荷不同步时胰岛素的作用就会最小化。人们认为胰岛素对 Na^+ - K^+ - ATP 酶的作用基于独立的环单磷酸腺苷机制。

胰岛素刺激细胞摄取 K^+ 与摄取葡萄糖无关。在使用葡萄糖和胰岛素治疗高钾血症时，必须考虑到这种作用。葡萄糖不应该单独给药，因为如果胰岛素分泌受抑制，由葡萄糖给药引起的渗透压增加会引起细胞内 K^+ 外流，使高钾血症加重。

盐皮质激素：醛固酮还作用于非肾脏组织，并以相同的方式影响 K^+ 体内平衡。因此通过激活结肠黏膜上的 Na^+ - K^+ - ATP 酶，可以使粪便中 K^+ 含量增加、Na^+ 含量降低。唾液和汗液中的 K^+ 浓度也会增加。这些机制在慢性肾功能不全 K^+ 的排泄中发挥了重要作用。

交感神经系统：β 肾上腺素能刺激 K^+ 从 ECF 转移到 ICF。因此肾 K^+ 排泄减少。β 受体阻滞剂有相反的作用。β 肾上腺素的刺激作用与醛固酮和胰岛素浓度的变化无关。

β 肾上腺素的刺激作用主要是基于 $β_2$ 受体的激活。$β_2$ 激动剂与这些受体结合并通过环单磷酸腺苷激活 Na^+ - K^+ - ATP 酶。α 肾上腺素能物质则作用相反。因此由极端体力劳动引起的高钾血症在使用通过 β 受体阻滞剂普萘洛尔效用会有所增强，而使用 α 受体阻滞剂酚妥拉明则会使 K^+ 的升高减弱。

8.2 钠

Lothar Thomas

钠是细胞外液中最主要的阳离子(Na^+)。它对维持张力(也被称为有效渗透压)及水在 ECF 和 ICF 之间的分配都至关重要。如果 ECF 中的水和钠比例失当，就会发生低钠血症或高钠血症。

机体钠离子浓度改变的常见原因是人体总体水含量增加或减少而电解质总量并未改变。由于钠盐是 ECF 构成中最主要的溶质。低钠血症或高钠血症通常伴随着低渗透压或高渗透压。在非危重患者中，也常会出现血钠水平异常。因此在门诊患者中，高钠血症的发生率可达 1%，而低钠血症的发生率则高达 6%。后者与发病率和死亡率的升高相关。

8.2.1 适应证

包括：体液和电解质平衡紊乱，危重患者，术中和术后，持续性腹泻或呕吐，服用利尿剂，其他血清电解质超出参考范围，多饮多尿综合征和渴觉异常，酸碱平衡失调，肾脏疾病、高血压、水肿，某些内分泌疾病(如甲状腺功能减退症、高盐皮质激素综合征、盐皮质激素缺乏综合征)，高盐摄入量。

8.2.2 检测方法

直接法和间接法都可用于电解质的测定。在未稀释的血液、血浆或血清中可使用离子选择性电极(ISE)进行直接测量，而间接法(ISE 和火焰光度法)可用于对稀释后的样品进行检测。火焰光度计可测定物质的浓度，而 ISE 测定离子活性。

火焰光度计法[1]：原理为，在火焰中激发 Na^+ 或 K^+ 时测量发射光的强度。光强度与原子数量成正比，而这些又与样品中相应离子的水平成正比。火焰光度计由雾化器、燃烧器和光电管组成。预稀释的标本在仪器中蒸发并分配到燃烧器中，燃烧器的火焰由丙烷或乙炔气体和压缩气体燃烧产生。

在炽热的非发光火焰中，Na^+ 发出特异性光谱。将待测的特异性钠元素波长通过单色器筛选并导入光电倍增管。这个过程会产生一个电信号，通过将其放大后控制读取单元。该单元显示的发射光强度与样品的 Na^+ 浓度成正比。

有些火焰光度计依据内标法原理工作。首先使用含锂溶液对校准品、对照品和患者样品进行稀释；然后使用针对锂和钠特异波长的独立光电管检测火焰发射强度。锂作为内标其光电管电压被认为是 Na^+ 光电管的参考电压。如果恒定的参比电压发生变化(如由于仪器不稳定等原因所导致的)，那么 Na^+ 光电管的电压应进行相应补偿，并且能消除分析结果中由于潜在不稳定性造成的影响。

离子选择性电极电位测定法(ISE)[2,3,4]：ISE 技术被用于测定电解质(Na^+、K^+、Cl^-、Ca^{2+}、Li^+、Mg^{2+})、溶液的 pH 和葡萄糖、尿素、尿酸和乳酸等代谢物。

原理为，ISE 检测是一种电位分析方法。ISE 的测量池中包含离子选择性膜，可以选择性地允许测定离子转移到测量电极的内部电解液中。如标本的离子活性大于内部电解液的离子活性，则会产生膜的正电位。浸入内部电解液中的电极会记录这一电位情况，并根据外部参比电极的恒定电位进行检测。根据溶液含有的离子载体来选用聚合物膜。选择采用包含离子载体的聚合物膜。离子载体是充当离子交换剂的合成分子(如针对 Na^+ 选用 ETH157、227 或 2120)。

测量发生在 ISE 测量池内，如图 8.2 - 1。测量池包含 ISE 电极，通过样品和盐桥与外部参比电极接触。

离子选择性电极：电极中包括一流动池，其中的样品通过膜与内部电解质分隔。内部电极(如 Ag/AgCl 电极)被浸在内部电解液中。

外部参比电极：外部参比电极被浸没在盐桥中，并由内部元素(通常使用 $Hg/HgCl_2$)、填充液(多为浓缩的 KCl)及提供液体连接的装置组成。

酶光谱检测[5]：原理为，Na^+ 激活 β 半乳糖苷酶(EC 3.2.1.23)，催化邻硝基苯- β - D -半乳糖苷(ONPG)转化为半乳糖和邻硝

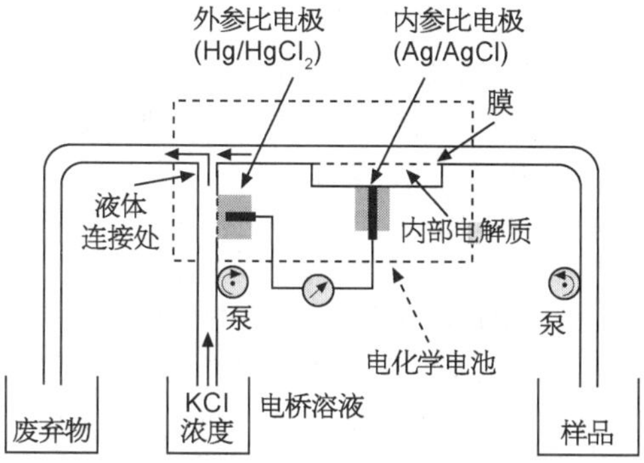

图 8.2-1 ISE单元的检测(以 Na^+ 为例)。电化学测量池由离子选择性电极(内部电极)和外部参比电极组成。两个电极都与待测溶液接触:内电极通过内电解质,外电极通过盐桥(高浓度 KCl 溶液)。测量池可表示为 Hg|$HgCl_2$|高浓度 KCl|测试溶液|膜|内部参比电极溶液|Ag|AgCl

基苯酚,根据以下反应式在 405 nm 检测邻硝基苯酚。

$$\text{ONPG} \xrightarrow[\beta\text{半乳糖苷酶}]{Na^+} \text{邻硝基苯酚} + \text{半乳糖}$$

由于 Na^+ 对β半乳糖苷酶的 Km(即酶促反应速度达到最大反应速度一半时所对应的底物浓度)为 0.1 mol/L,并且由于 Na^+ 的浓度和动力学活性之间在低浓度下存在线性关系,所以样品必须预先稀释。另一种更为可能的情况是,使用如穴醚(如 Cryptofix 221)来捕获恒定比例的 Na^+,从而获得临床重要检测范围内的良好测试信号。

8.2.3 标本要求

血清、血浆(肝素锂和肝素铵):1 mL。

8.2.4 参考范围(表 8.2-1)

表 8.2-1 血清/血浆钠的参考区间(mmol/L)

成年人[6]		135~145
儿童[7]	0~7 天	133~146
	7~31 天	134~144
	1~6 月龄	134~142
	6 月龄~1 岁	133~142
	>1 岁	134~143

8.2.5 临床意义

8.2.5.1 血清钠浓度解读的基本原则

Na^+ 和 K^+ 分别是 ECF 和 ICF 中最重要的电解质。电解质的跨膜不对称分布需要两种阳离子通过 Na^+-K^+-ATP 酶进行主动交换。由于水能自由透过细胞膜,因此体液处于渗透平衡状态。

ECF 的容量由全身总 Na^+ 决定。血清和组织液中 Na^+ 浓度是相同的。95%以上的血浆渗透活性是由 Na^+ 及其阴离子负责实现的。因为 Na^+ 是 ECF 中的主要电解质,所以在自由水跨膜流量的基础上,Na^+ 不但决定了 ECF 的渗透压,还决定了 ICF 的渗透压。

ICF 和 ECF 之间的水分布通常是恒定的,波动仅为 1%~2%。血浆 Na^+ 的急剧变化不伴随细胞内 K^+ 的改变(如低钠血症),这会使得水从 ECF 流入 ICF,并导致细胞水肿。

机体通过调节 ECF 的水含量和全身总钠使得血浆 Na^+ 的浓度恒定在一个狭窄范围内。这一作用主要通过饮水和肾脏排出游离水来实现。血清 Na^+ 的个体内变异为 0.7%(约 1 mmol/L)。因此为了能识别游离水的排泄障碍,能够可靠检出 3~4 mmol/L 血清 Na^+ 水平的降低至关重要。

机体内总钠和水的变化经常同时发生,并且是 Na^+ 和水平衡出现等渗紊乱的最常见原因[8]。

血清 Na^+ 与机体总水含量的比率会在渗透压中有所反映。通常血浆 Na^+ 的浓度与渗透压的改变紧密相连。但是也有例外。虽然低渗透压总是与低钠血症相关,但低钠血症在血浆渗透压升高、正常或降低时都可能出现。

血清 Na^+ 水平和渗透压的联合评估可以对 ECF 和 ICF 之间的水分布进行描述[9]:

- 如果两者表现相同,则除 Na^+ 以外的溶质并无增加或减少。Na^+ 浓度可以代表水分布的情况。
- Na^+ 的浓度还决定了在乙醇、乙二醇和尿素等自由渗透物质存在的情况下水的分布情况。这些物质可以在全身水中自由分布,并能提高细胞内、外渗透压。结果是在水相对过剩时造成低渗状态。在这种情况下,血清渗透压在低钠血症时升高。
- 如果含有如葡萄糖和甘露醇这类仅存在于 ECF 中的溶质,则渗透压只能提供关于水分布的情况。水从 ICF 转移至 ECF。尽管总体 Na^+、K^+ 和水含量不变,但仍会造成低钠血症。在这种情况下血清渗透压增加。
- Na^+ 浓度和渗透压都无法作为水分布情况相关依据。当某种仅分布在全身水中的物质(如尿素)和另一种仅分布在 ECF 中的物质(如葡萄糖)一同过量时就会发生这一现象。类似情况会发生在高血糖糖尿病或终末期肾衰竭等患者中。

8.2.5.2 血钠正常时水、钠平衡的紊乱

细胞外液容量(ECFV)与血清渗透压变化无关,而 ECFV 的所有异常都包含在这组疾病中。这类疾病也被称为等渗性疾病。发病时 ICF 和 ECF 之间不发生液体转移,血清中 Na^+ 的水平也保持在参考区间内。它与正常生理状态区别在于[10]:

- 等渗透压(等渗)脱水。由于水和 Na^+ 的等渗损失,ECFV 降低。在呕吐、腹泻、多尿性肾功能衰竭、肠瘘和第三腔体内存在液体隔离(如腹膜炎、胰腺炎)时,等渗损失发生。脱水的临床症状是直立性低血压、心动过速、口渴、皮肤干燥和黏膜干燥、颈静脉充盈不足、尿量减少、尿中尿素/肌酐值高。
- 等渗透压(等渗)水过量。Na^+ 和水的等渗过量会导致 ECFV 增加。心脏功能不全、吸收不良综合征、肾病综合征、失代偿肝硬化或肾功能不全会导致 Na^+ 的肾脏排泄受到干扰,形成等渗性水肿。而血清 Na^+ 水平正常。临床症状是体重增加和水肿。

8.2.5.3 低钠血症

低钠血症通常定义为 Na^+ 浓度低于 135(136)mmol/L。低钠血症分为以下几类:① 轻度,135(136)~126 mmol/L;② 中度,125~121 mmol/L;③ 重度,低于 121 mmol/L。

若以≤136 mmol/L 作为标准，住院患者中低钠血症的发生率为 20%，以≤135 mmol/L 为标准，发生率为 6%～10%，以≤130 mmol/L 为 1%～4%，以≤125 mmol/L 为标准，发生率约为 3%[11,12]。

确定低钠血症是急性还是慢性极为重要(表 8.1－4)。

- 急性低钠血症在 48 h 内起病，由于存在脑肿胀、细胞内压升高和脑缺氧，会引起神经系统症状。症状可轻(头痛、恶心、呕吐)可重(混乱、痉挛、昏迷)。这些症状是由于水从低渗的 ECF 液转移入更高渗的脑细胞所导致。
- 慢性低钠血症起病缓慢(超过 48 h)。由于自适应机制，对大脑的影响较轻。诊断慢性低钠血症相对不那么紧迫，但需要进行彻底的实验室检查和临床评估。

如果血浆 Na^+ 浓度和渗透压平行下降导致电解质与机体总水含量的正常比例受到干扰，就会引发低钠血症。低钠血症时，机体通常不存在 Na^+ 缺乏，其发生主要是由于肾排出减少、多饮或低 Na^+ 溶液输注导致相对水过量。通常，肾脏的排水能力大于可能的水摄入量。

低钠血症的发生通常基于[13]：

- 导致髓袢稀释能力降低及自由水排出增加的肾内因素(图 8.1－2)。
- 依赖于渗透压释放的精氨酸升压素(AVP)。通常在渗透压为 280 mmol/L 或更低时，AVP 的分泌量极低，水利尿停止。因此，有效的刺激剂能使 AVP 持续分泌并保持抗利尿作用。尽管刺激 AVP 释放主要依靠血清渗透压，但这也可以通过刺激压力感受器非渗透性地发生。

8.2.5.3.1 低钠血症的鉴别：ECFV 渗透压的下降通常与低钠血症相关。然而在 ECFV 渗透压正常或升高的情况下也可发生低钠血症[14]。因此，从病理生理学来说，低钠血症根据血清渗透压可分为正常渗透压(等渗性)、高渗透压(高渗性)和低渗透压(低渗性)三种形式(图 8.2－2)。

从临床角度来看，低钠血症是 Na^+ 稀释或丢失的结果。

稀释性低钠血症：稀释性低钠血症是低钠血症中最常见的形式，这是一种由水潴留所引起的低渗性疾病。无论总机体 Na^+ 含量是降低、正常或升高，机体总水含量与之相比存在过量。肾脏水潴留过多是最重要的原因。稀释性低钠血症可根据高血容量和血容量紊乱时的 ECFV 状态来进行分类。

高血容量性低钠血症：如果自由水和 Na^+ 过量存在，但自由水比 Na^+ 增加更为显著就会表现为水肿。慢性心功能不全、肝硬化和肾脏疾病是三大主要病因。急性少尿性肾衰竭和慢性肾功能不全，尤其是慢性肾小球肾炎会导致低渗性水过量。随机尿标本中 Na^+ 排泄量可大于 20 mmol/L。

等容性低钠血症：等容性低钠血症的特点是全身 Na^+ 正常或接近正常，体内总水分增加，并没有血容量不足或血容量过多(水肿、腹水)的症状。通常持续或间歇性的 AVP 分泌增加是为了应对容量或渗透压的刺激，它们通常会抑制 AVP 的分泌发生。以下情况也可能发生[15,16]：

- 由于外源性摄入导致自由水过量，如经尿道前列腺切除术(TURP)中吸收低渗灌注液导致的综合征。其他原因包括糖皮质激素不足、严重甲减、噻嗪利尿剂导致的低钠血症和多饮。随机尿标本中 Na^+ 排泄量大于 20 mmol/L。
- AVP 分泌增加及自由水的留存。最常见的症状是 ADH 分泌不足综合征(SIADH 或 Schwartz－Bartter 综合征)。尿渗透压高于血清，且尿 Na^+ 排泄量大于 20 mmol/L。

假性低钠血症[16]：在血浆渗透压正常时也可能发生低钠血症(假性低钠血症)。这可能是因为：

- 严重高脂血症(浑浊血清)。甘油三酯每 1 mg/dL 的升高都能使 Na^+ 浓度降低 0.002 mmol/L[16]。
- 高蛋白血症或已明确的多发性骨髓瘤或华氏巨球蛋白血症。血浆总蛋白高于 80 g/L 后增加的每克蛋白都能使 Na^+ 浓度降低 0.002 mmol/L[17]。
- 高浓度的溶质(如葡萄糖、甘露醇、山梨醇、甘油、麦芽糖、甘氨酸和造影剂)可使水从 ICF 转移至 ECF 中。在经尿道前列腺切除术和子宫内镜摘除术中会用 3～5 L 的 1.5%甘氨酸(200 mmol/L)作为清洗液。在手术开始后的早期阶段(2 h)，清洗液被部分重吸收，在渗透压正常的情况下导致低钠血症和脑水肿。此时渗透压正常但离子间隙很大。

Na^+ 丢失导致的低钠血症[14]：这类低钠血症主要表现为低血容量，绝对性缺水，但尽管如此，与 Na^+ 相比水依旧相对过量。

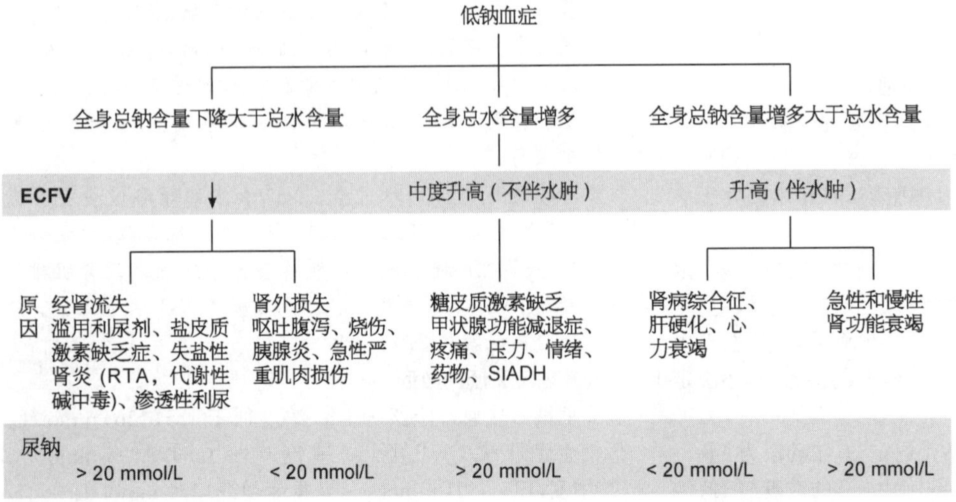

图 8.2－2 低钠血症的鉴别诊断

病理生理学上,可以存在以下情况[15,18]:

- 肾外水分流失,常见情况包括呕吐、灼伤、水肿和腹泻等。此外,腹水或肠梗阻在第三腔体损失中起一定的作用。大量出汗后大量饮水及出血后服用血浆扩张剂同样会导致低渗性脱水[16]。随机尿样中 Na^+ 排泄低于 20 mmol/L。
- 肾脏 Na^+ 和水分丢失。排除服用利尿剂,以下不常见疾病应当考虑在内:艾迪生病、腺垂体功能不全(盐皮质激素缺乏症)、慢性肾病(肾盐损失)、代谢性碱中毒和肾小管性酸中毒。脑盐耗综合征也应该考虑在内。随机尿样中 Na^+ 排泄高于 20 mmol/L。

高渗性(高渗的)低钠血症:溶质在 ECF 中的累积使水从细胞内转移到细胞外液,稀释了 Na^+ 浓度。最常见的原因是高血糖。葡萄糖水平每增加 5.6 mmol/L(100 mg/dL)会使血清 Na^+ 浓度下降 1.6 mmol/L。在急性肾功能不全时,高尿素也会导致低钠血症。

医院获得性低钠血症:低钠血症通常可在住院时获病。这是由于患者在特殊情况下(如手术后或胃肠炎)被给予低渗溶液造成的,尤见于儿童。原因是 AVP 分泌增加导致水分潴留。诸如压力、恶心、疼痛、呕吐和血管内容量减少之类的非渗透性刺激可以破坏血浆渗透压与 AVP 分泌之间的紧密关系。自由水的积聚常可导致脑水肿,在疾病早期阶段,尤其是儿童和不能沟通的患者中,这一疾病常常无法被临床识别。

Na^+ 下降的速率与其绝对水平同样重要。因此,8 周龄的婴儿血 Na^+ 浓度在 9 h 下降 6 mmol/L 即可诱发脑水肿。与之类似,13 个月大的婴儿 12 h 内血 Na^+ 浓度从 137 mmol/L 降至 120 mmol/L 也会导致脑水肿发生。

8.2.5.3.2 低钠血症的鉴别诊断检查:如果诊断为低钠血症,以下的实验室结果与鉴别诊断相关。

尿钠排泄:可区分高血容量性和低容量性低钠血症。

- 当血容量和钠排泄量大于 20 mmol/L 时,通常存在 SIADH 伴发水中毒。
- 如果是高血容量性低钠血症,必须将肾功能不全(尿 Na^+ 超过 20 mmol/L)与肝功能不全(尿 Na^+ 低于 20 mmol/L)相区分。
- 如果出现低钠血症和血容量不足(脱水患者),则存在肾外 Na^+ 丢失(尿 Na^+ 低于 10 mmol/L)或肾脏丢失(尿 Na^+ 高于 20 mmol/L)。

血清和尿渗透压:这些检查用于确定水排泄是减少还是增加。多饮可以与假性低钠血症相区别。前者,尿渗透压会低于血清渗透压。

脂质和总蛋白:确诊假性低钠血症。血清渗透压的计算:如果存在高血糖,需要确认其为高渗透压的原因(见 8.5)。如果血清渗透压的检测值高于计算值超过 10 mmol/kg,则 ECF 中存在其他溶质,如尿素或乙醇。

自由水清除率的测定:检测实际上自由水(即不含溶质的水)的过量体积(参见 8.6.5.3)。

进一步的检查还包括:AVP(怀疑存在 SIADH 时)、肌酐(怀疑肾功能不全)时、皮质醇(疑似艾迪生病)、TSH(怀疑甲状腺功能减退症),以及 ALT、胆碱酯酶(疑似肝病)。

低钠血症的疾病和病症列于表 8.2-2。

表 8.2-2 导致低钠血症的疾病和原因[10,25]

疾病/原因	临床和实验室检查
来自一般群体的患者[12]	入院时或住院期间 Na^+ 值≤125 mmol/L 的普通患者在接下来的 2 年中死亡率高于其他患者 3 倍。它主要涉及有多种合并症的老年人群,且在大多数患者中,低钠血症的病因是多因素的。最常见的病因是噻嗪类利尿剂、充血性心力衰竭和肝脏疾病。尽管很多患者符合 SIADH 的标准,但转诊医生无法做出诊断,因为除其他原因外,相当大一部分患者在使用利尿剂。
急诊病房里的急性低钠血症	急性低钠血症在 48 h 内起病并与神经系统表现有关。调查显示[26]该病的发生率为 0.8%,平均 Na^+ 浓度为(115±4)mmol/L。其他实验室检查结果包括低血糖和低尿素。进入急诊病房前一天的水摄入量为 2.5~10 L。主要病因包括:高血压患者的利尿治疗、用聚乙二醇进行结肠镜预处理、减肥茶、催产素诱导的流产、服用精神安定药期间的多饮及滥用摇头丸。
心力衰竭[14]	大约 5%的慢性心衰患者存在低钠血症,其是晚期心衰中对心输出量减少和有效循环血量减少的代偿性反应。这一代偿由压力感受器发出信号使肾素-血管紧张素-醛固酮系统、交感神经系统和精氨酸升压素(AVP)的分泌被激活。结果导致机体总水含量增加时依旧水钠潴留,使得高血容量性高钠血症发生。这些患者即使急性水过量,AVP 升高浓度也不会降低。 由于收缩功能逐渐下降而入院的心力衰竭患者的预后取决于入院时的 Na^+ 浓度。因此,血钠水平 134(132~135)mmol/L 的患者与 142(141~144)mmol/L 的患者相比,住院死亡率分别为 5.9%和 1%,60 天死亡率分别为 15.9%与 6.4%[27]。另一项研究中[28],血 Na^+ 水平≤130 mmol/L 患者的中位生存时间仅为 99 天,而高于此水平患者的中位生存时间为 337 天。另有一项评估[29]表明,如果首次入院时血 Na^+ 水平较参考范围下限低 3 mmol/L,90 天内再入院比例会增加 20%。在 ACTIV-CHF 研究中,心力衰竭住院患者 Na^+ 浓度升高 2 mmol/L 可将 60 天死亡率降低至 16%;相比之下,无 Na^+ 升高表现患者的死亡率为 30%[30]。 生物化学和生理学[18]:在机体水负荷达到 20 mL/kg 后,正常人在 5 h 内会排泄体积的 80%以上。当血浆中 Na^+ 浓度低于 135 mmol/L 且尿渗透压下降至 100 mmol/kg 以下时 AVP 分泌会减少,使水平衡正常化。严重心力衰竭患者(纽约心功能分级Ⅲ和Ⅳ级)无法实现该正常化。与健康人相比,他们有轻度低钠血症,平均尿渗透压为 273 mmol/kg,尿 Na^+ 浓度低于 20 mmol/L。
利尿剂[14]	在有独特病因的患者群体中,使用噻嗪类利尿剂是低钠血症最常见的原因。服用噻嗪类药物的住院患者中有 1/3 存在低钠血症,服用噻嗪类药物的门诊患者中也有 14%患有低钠血症[31]。噻嗪类药物通过不同的机制引起低钠血症。远曲小管是尿液稀释的主要部位,噻嗪类药物可以阻止该部位中 NaCl 的转运,并抑制自由水清除,从而使尿液达到最大稀释。利尿剂诱导 Na^+ 耗竭能产生 AVP 的非渗透性刺激,导致水潴留。然而,在服用噻嗪类药物的慢性心衰患者中,血容量减少导致肾小球滤过率降低和近端小管 Na^+ 重吸收增加。通过这种方式,被输送到稀释段(髓袢远曲小管)的原尿减少,排出的自由水更少。噻嗪类药物诱发的低钠血症一般会发生在治疗开始后 2 周内。 袢利尿剂如呋塞米也可引起低钠血症。然而需要在长时间间隔后才表现出来。这些利尿剂激活肾素-血管紧张素-醛固酮系统并提高血管紧张素Ⅱ浓度,这导致 AVP 非渗透性刺激。由于利尿剂增加了氯化钠和水的浓度,所以渴觉是导致低钠血症的一项副作用。
抗利尿激素分泌失调综合征(SIADH)	低于 125 mmol/L 的低钠血症通常与 SIADH 有关。SIADH 是机体总水含量增加的结果。通常不存水肿。如果全身 Na^+ 增加,则表现出水肿。通常低钠血症与低渗性会同时发生。SIADH 常发生在三类疾病中:恶性肿瘤、肺部疾病和中枢神经系统紊乱。尿液中 Na^+ 浓度常高于 20 mmol/L,但在 Na^+ 受限或 ECFV 降低的情况下,可降至 10 mmol/L 以下。尿渗透压高于血清渗透压(参见 8.6)。

续 表

疾病/原因	临床和实验室检查
肾功能不全	大多数肾功能不全患者和肾小球滤过率小于 15 mL/(min・1.73 m^2)的患者在低盐饮食下只能一定程度限制肾脏 Na^+ 排泄。正常人在饮食限制后 1～3 天内即可将肾排泄减少至 1～3 mmol/L。在晚期肾功能不全时，这一过程需要 1～3 周，而且尿液中的 Na^+ 浓度不会低于 20 mmol/L。在常规含盐量膳食的情况下，这类患者可以控制其水平衡，从而防止低钠血症发生。然而也有部分严重脱盐的患者，他们需要补充氯化钠以避免血容量减少和低钠血症。
盐皮质激素缺乏	盐皮质激素缺乏导致低钠血症及 ECFV 减少。据称 ECFV 的减少会通过非渗透压受体途径激活 AVP 分泌。存在高钾血症时，尿液中的 Na^+ 浓度无法保持在 20 mmol/L 以下。
糖皮质激素缺乏	尽管机体处于低渗状态，AVP 的分泌并未得到充分抑制。肾素浓度略偏低。正常的皮质醇浓度被认为是抑制 AVP 分泌的必要条件[10]。尿液中 Na^+ 浓度高于 20 mmol/L。
渗透性利尿	渗透性利尿可导致氯化钠和水的流失，并伴有低钠血症和 ECFV 减少。这种情况可以出现于如伴发糖尿的糖尿病患者、尿路梗阻去梗阻后尿素利尿的患者。随机尿中 Na^+ 浓度高于 20 mmol/L 以上。
肾小管性酸中毒(RTA)、代谢性碱中毒[32]	在近端 RTA(RTA Ⅱ型)和代谢性碱中毒的病例中(如由于严重呕吐)碳酸氢盐的排泄升高。由于碳酸氢盐是一种相对不可渗透的阴离子，为了保证电中性，阳离子如 Na^+、K^+ 和 Ca^{2+} 会被排出。存在碳酸氢盐尿症时，尿液中的 Na^+ 浓度高于 20 mmol/L。RTA Ⅱ型是由于近端小管中碳酸氢根重吸收障碍引起的，这会导致 H^+ 分泌减少。
胰腺炎、腹膜炎、肠梗阻、烧伤	肾外水和 Na^+ 的损失导致 ECFV 下降。在第三腔室(如腹膜炎时的腹腔、肠梗阻或胰腺炎时的肠腔、严重的肌肉创伤或烧伤)中的液体流失时就伴有这种情况。在这种情况下，尿液浓缩，Na^+ 浓度低于 20 mmol/L。
呕吐、腹泻	胃肠道会随着呕吐、腹泻失水，K^+、碳酸氢盐和 H^+ 也会同时丢失。严重呕吐会引发代谢性碱中毒，而腹泻则会导致代谢性酸中毒。严重呕吐时，碳酸氢盐尿导致尿液中 Na^+ 浓度大于 20 mmol/L，Cl^- 浓度低于 10 mmol/L。在肾外液体流失的情况下，尿渗透压高于 800 mmol/kg。
酮尿症	在控制不良的糖尿病患者中，由于带负电荷的酮体被排出，为了保持电中性，因此 Na^+、K^+ 和 NH_4^+ 也被排出体外。这导致低钠血症伴 ECFV 的减少。随机尿标本中 Na^+ 浓度在 20 mmol/L 以上。这种情况常出现在有低钠血症但不伴有血容量不足或水肿迹象的患者中。代谢紊乱是由于渗透活性物质和自由水的保留造成的。
甲状腺功能减退症	严重的甲状腺功能减退症与 AVP 的非渗透性释放密切相关。由于心输出量低，仅有极少量渗透活性物质到达稀释段，这刺激了 AVP 的释放[15]。
精神病患者	约 10%的慢性精神病患者饮水量大，约 5%患者存在水中毒。渗透压感受器的功能改变、对饥渴机制的不当反应、肾脏对 AVP 过度敏感和与 AVP 无关的尿液稀释功能紊乱都可能是其病因。
术后状况	约 5%的术后患者有低钠血症。原因是通过压力感受器刺激 AVP 分泌的增加。
药物	药物可抑制肾脏水分排泄并导致低钠血症。
- 尼古丁	尼古丁通过刺激 AVP 分泌减少肾脏水分排泄。
- 异丙肾上腺素	异丙肾上腺素通过刺激压力感受器增加 AVP 分泌。
- 吗啡	吗啡通过特异性受体引起 AVP 分泌增加。
- 氯贝特	氯贝特作用于神经垂体，释放 AVP。
- 卡马西平	卡马西平通过直接作用于肾远端小管细胞或增加肾小管对 AVP 的敏感性来减少肾脏水分排泄。
- 氯磺丙脲	氯磺丙脲和高剂量甲苯磺丁脲可引起 4%的糖尿病患者发生低钠血症。其作用机制可能是基于 AVP 释放增加，刺激腺苷酸环化酶的合成或抑制环单磷酸腺苷磷酸二酯酶。
- 抗抑郁药	有报道称，服用三环类抗抑郁药和单胺氧化酶抑制剂与低钠血症相关。
- 吲哚美辛	吲哚美辛通过抑制前列腺素刺激 AVP 分泌。通过降低 AVP 对环单磷酸腺苷的刺激效用来影响 AVP 的作用。
- 甲氧苄啶/磺胺甲噁唑(TMP-SMX)	有报道称，在使用大剂量(12 g/d)TMP-SMX 治疗卡氏肺孢子虫的患者中，在治疗的第 3 或第 4 天，会出现重度低钠血症(Na^+ 低至 109 mmol/L)和严重的高钾血症(K^+ 高至 6.6 mmol/L)。这种干扰被认为是由 TMP-SMX 对肾小管细胞的直接作用所导致的[13]。
水肿	与水肿相关的疾病会导致全身性 Na^+ 和水分增加，这类疾病包括充血性心力衰竭、肝硬化、肾功能衰竭和肾病综合征。水肿的原因是肾脏水分排泄减少导致有效动脉血容量减少，而引起肾脏水分排泄减少的因素包括： - 近端小管中液体和水分重吸收增加。这可以减少将水分递送至远曲小管稀释段。 - 动脉压力感受器的激活。三种血管收缩系统均受到刺激，包括肾素-血管紧张素-醛固酮系统(RAA 系统)、交感神经系统和 AVP 分泌。RAA 系统的激活导致继发性醛固酮增多症，进一步使远端小管 Na^+ 重吸收增加。Na^+ 潴留的同时 K^+ 排泄增加。 由于利尿剂常用于水肿患者的治疗，因此通常无法确定水排泄减少和低钠血症是由原发性疾病还是摄入利尿剂所导致。
肝硬化	肝硬化患者在尚未出现水肿或腹水时水分排泄仍保持正常。在肝硬化进展期，会发生液体潴留伴有水肿和腹水；而在疾病的晚期，会出现严重的 Na^+ 潴留，当这一情况极其严重时也会被称作肝肾综合征。尿液中 Na^+ 浓度低于 20 mmol/L。ECFV 增加和低钠血症的原因是远曲小管稀释时水分的输送减少和 AVP 分泌增加。 肝血循环中存在传入传感器，能够调节输出血流量。肝硬化会引起肝静脉血流受限，增加肝内阻力，提高了肝脏窦内压，降低了门静脉中的血流量并增加了肝动脉血流量。无论是由于肝内压增加还是由于肝脏血液复杂的变化，都可能发生肾脏中 Na^+ 潴留升高的激活[33]。门静脉下腔静脉分流术可纠正肾脏的 Na^+ 潴留。
肝移植[34]	在美国，人们根据末期肝病模型(MELD)评分来选择需要进行肝移植的患者进行手术。评分需要纳入血清中的胆红素和肌酐及国际标准化比值(INR)。而另一个预测参数就是血清 Na^+ 浓度。在肝硬化患者中，移植前 Na^+ 浓度低于 126 mmol/L 与移植后 3～6 个月的死亡率显著升高相关。
肾病综合征	通常只有在急性水负荷过量或利尿剂治疗后，肾病综合征患者血 Na^+ 浓度才会降低。如果 Na^+ 测定使用的不是 ISE 直接检测法，就可能存在高脂血症导致的假性低钠血症。尿液 Na^+ 浓度低于 20 mmol/L。肾内因素如 GFR 下降导致输送到远端小管的液体减少，或肾外因素如 AVP 释放增加都会造成水排泄减少。

续 表

疾病/原因	临床和实验室检查
血液透析[35]	使水合和 Na^+ 水平达到正常是透析的重要治疗目标。体液量过大会导致左心室肥大，而体液量不足会导致其他并发症。ECFV 超负荷程度超过 15%会使患者的死亡率增加。常规透析的患者中约有 25%在透析开始前容量负荷过量超过 2.5 L(超过 15%)，这会导致死亡率增加 2 倍[36]。
肾功能不全	在晚期肾功能不全、慢性和急性肾功能衰竭患者中，低钠血症可能伴随着水肿。水肿和低钠血症的原因是： - 由于 GFR 降低，Na^+ 排泄量不足，导致 Na^+ 潴留。因此当 GFR 降至 5 mL/min，血清 Na^+ 水平为 140 mmol/L 时，每日只有 1 000 mmol Na^+ 可以被排出，而非 20 000 mmol。 - 肾水分排泄减少。在 GFR 降到 5 mL/min 时，肾脏只能产生大约 2 L 的自由水。如果每日饮水量超过 2 L，就会出现正向的水平衡和低钠血症。尽管如此，这些患者尿液的稀释能力依旧较其浓缩的能力更强。尿液中的 Na^+ 浓度高于 20 mmol/L。

8.2.5.4 高钠血症

高钠血症一词指电解质和水平衡的高渗性(高渗的)紊乱。这几乎都是由于相对于钠而言，机体水分缺乏所导致的。渴觉机制是预防高钠血症的最终防御措施，高钠血症通常是因为难以觉察的水分流失而发生的。

尽管高渗性和动脉压降低会对机体造成刺激，但高钠血症依旧会降低渴觉效应，使人口渴感减弱。如果自由水缺乏程度较轻且 AVP 分泌量保持不变，肾脏的调节机制能补偿水分摄入不足避免高钠血症的发生[11]。

8.2.5.4.1 高钠血症的疾病和病症：缺水可能是由以下原因造成的(图 8.2－3)。

- 自由水丢失。利尿剂、渗透性利尿或 AVP 分泌减少引起的肾脏水分丢失，进而导致肾浓缩功能异常时会出现这一情况[20]。
- 低渗性液体流失。尽管危重患者的无意识失水可通过加湿吸入空气得到补偿，但以下情况存在低渗性体液丢失的可能：鼻胃管插管、糖尿、髓袢利尿剂、分解代谢期尿素的高排泄、肠外营养、皮质激素治疗。尽管自由水缺乏，但由于等渗液的增加，患者可能会出现容量超负荷[21]。
- 意外的 Na^+ 摄入。重症监护或手术过程中的患者常常接受大量的高渗盐溶液用以维持循环系统功能。高渗氯化钠或碳酸氢钠溶液也用于复苏时或用于代谢性酸中毒的代偿。此外，富含 Na^+ 的青霉素溶液可以造成高钠血症[10]。但容量超负荷和水肿并不能排除自由水的丢失[24]。

住院期间高钠血症的发生率为 0.3%～1%。虽然 20%～40%在入院时已有疾病表现，但大多数患者是在住院期间起病。典型的高钠血症患者年龄较大，经常来自老年人家庭并患有传染病。另一部分患者是尚未直接饮用过水的婴幼儿[15]。

患有高钠血症的住院患者主要的病因是医源性的(如插管患者、精神状态降低患者，自由水摄入不足)水摄入不足。

血清 Na^+ 水平高于 150 mmol/L 才具有临床意义。ECF 高渗性会导致细胞脱水和痉挛并伴有神经症状，如不安、兴奋性、肌肉震颤、反射亢进；晚期症状包括痉挛和昏迷。这些症状在 Na^+ 浓度大于 160 mmol/L 的患者中尤为常见。高钠血症造成的死亡率为 40%～55%。但造成高死亡率的并非高钠血症本身，而是在这一状态下的潜在疾病[15]。

8.2.5.4.2 高钠血症的诊断检查：需要进行以下检查以确认高钠血症(图 8.2－3)[10]：① 尿量，区分的标准是尿量<1 000 mL/24 h 或>2 500 mL/24 h；② 血清渗透压，决定阈是参考区间上限值；③ 尿渗透压，决定阈是 700 mmol/kg。

严重的高钠血症的表现是由于肾外液体流失造成血钠超过 155 mmol/L。尿液中 Na^+ 排泄量小于 20 mmol/L 及尿渗透压高于 700 mmol/kg。

图 8.2－3 列出了发生于高钠血症的一系列实验室检测结果，高钠血症相关疾病及其原因见表 8.2－3。

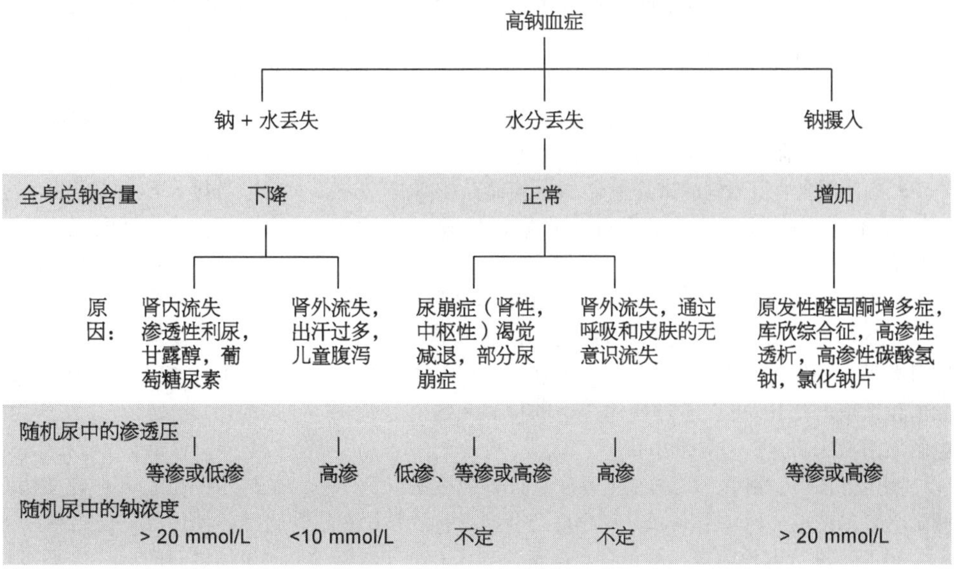

图 8.2－3 高钠血症的鉴别诊断[19]。以 mmol/kg 为单位

表 8.2-3 导致高钠血症的疾病和原因[15,37]

疾病/原因	临床和实验室检查
出汗,无意识水分流失	大量水分流失和比例不足的 Na^+ 损失会导致 ECFV 减少和高钠血症。通常,肾外(无意识)失水是高钠血症的原因(如出汗、通过肠或皮肤的低渗液体流失)。此外,尽管机体调节渗透功能正常,水分摄入减少,尤其是老年人或住院患者会因为感官变化或药物镇静,使渴觉减少而导致高钠血症。临床会将其解释脱水。脱水被定义为体重丢失超过 3%的,血清 Na^+ ≥148 mmol/L 和尿素(mg/dL)/肌酐(mg/dL)值超过 25。 实验室检查结果:尿量低于 1 000 mL/24 h,尿渗透压高于 700 mmol/kg。
渗透性利尿,如高糖血症、严重腹泻	低渗液体的流失可能存在以下情况: - 肾性(如通过葡萄糖、尿液或甘露醇造成的渗透性利尿)。 - 无意识的(即肾外性的,由于腹泻或大量出汗所致)。 儿童如果服用含山梨醇的泻药,剂量超过山梨糖醇 0.5 g/kg,可导致大量腹泻并伴有高钠血症。在腹泻的情况下,必须确保足够的低渗液交换以维持肾渗透压平衡。这对患肠胃炎的儿童尤其重要。如果给予营养或含有高比例渗透活性物质的补液,机体就无法复水,并因此导致高钠血症脱水。WHO 建议口服含钠 90 mmol/L 的液体进行补液。实验室检查结果:尿量低于 1 000 mL/24 h,尿渗透压高于 700 mmol/kg。
尿崩症(DI)	尿崩症由中枢 AVP 分泌减少(下丘脑相关)或终末器官抵抗(肾小管相关)引起。严重的尿崩症以多尿和继发性多饮为特征。更常见的是存在部分缺陷导致中度多尿。 中枢性 DI 由 AVP 分泌性神经元的坏死引起,乳腺和肺肿瘤的转移及与脑部相关的肉芽肿疾病特别容易造成这类情况。 先天性肾性 DI 非常罕见。获得性的病变常由锂等药物引起,也可能是由于慢性肾小管间质性疾病、梗阻性肾病、高钙血症和严重缺钙引起[15]。 实验室检查结果:部分中枢性 DI 或获得性肾性 DI 病例中,尿液渗透压低于 700 mmol/kg,但高于血清渗透压。
马拉松选手的血钠紊乱症[38]	在 1 319 名马拉松运动员中有 429 人测出了血钠紊乱症(32.5%)。高钠血症 366 例(27.7%)和低钠血症 63 例(4.8%)。314 名高钠血症选手中血钠水平在 146~150 mmol/L 之间,并且有 52 人超过 150 mmol/L。63 名低钠血症选手中,26 人血钠水平低于 130 mmol/L。
特发性高钠血症综合征	特发性高钠血症综合征的患者尿液可能稀释,也可能浓缩,使他们血浆渗透压高于正常个体。这些患者常伴有持续性高钠血症,并且无法以容量减少、渴觉下降或丧失、部分尿崩症和肾脏对 AVP 的正常反应来解释。临床上,这些患者中许多伴有下丘脑损伤,表现出肥胖、渴觉减少、发作性肌无力和精神运动减少。从病因学上讲,下列都可能是高钠血症的根本原因:转移瘤、垂体腺瘤、畸胎瘤、恶性胚胎瘤、颅咽管瘤、异位松果体瘤、组织细胞增多症、结节病、颅骨外伤、脑膜瘤。
重症监护患者	高钠血症在一般医疗和手术病例中的发病率为 1%,而重症监护患者则可达 10%~26%。人工呼吸、镇静和昏迷是重要的危险因素。1/3 的高钠血症患者在入住 ICU 时已有高钠血症表现。其他患者因为肾脏水分流失、无法表达渴觉及液体补充不当导致在入院后起病。在一项包含 8 441 例 ICU 患者的研究中[39],11%有轻度高钠血症(145~149 mmol/L),4.2%有中度至重度高钠血症(150 mmol/L 以上)。而无高钠血症的患者死亡率为 15.2%,轻度高钠血症患者死亡率为 29.5%,中重度高钠血症患者的死亡率为 46.2%。
肠梗阻、胰腺炎、严重肠梗阻	当机体失水大于 Na^+ 损失时,会导致总钠含量和容积减少,造成高钠血症。即使在第三腔室失水,如果水分补充不足,依旧可能会导致高钠血症。
新生儿期高钠血症	与成人相比,新生儿肾脏浓缩能力较差,失水较严重。如果母乳为其唯一的液体补充来源,其母乳 Na^+ 浓度较高就可导致高钠血症。另一个原因是高渗性脱水,这种情况发生在纯母乳喂养的儿童出生后 3~4 天内。脱水的一个判断标准是第 3~4 天的体重减轻与出生体重(≥2 500 g)相比超过 10%。在一项研究中[40],新生儿中度脱水(Na^+ 146~149 mmol/L)的发生率为 0.9%,重度脱水(Na^+ ≥150 mmol/L)为 0.6%。
摄入高浓度氯化钠	机体总 Na^+ 含量增高导致高钠血症。除了摄入浓缩氯化钠溶液或碳酸氢钠外,其他原因还包括饮用海水、在炎热地区食盐片摄入过量。实验室检查结果:尿量正常,尿渗透压超过 700 mmol/kg。
血液透析	如果透析液中盐浓度较高,完成透析后就可能会发生高钠血症。在腹膜透析的情况下,通过腹膜的水比 Na^+ 更多。如透析液中的 Na^+ 浓度为 132 mmol/L,则血清中的渗透压和 Na^+ 相对升高,出现口渴感。因此建议将透析液中的 Na^+ 浓度设定得更低。
原发性醛固酮增多症	原发性醛固酮增多症伴有 Na^+ 的保留作用,会导致全身 Na^+ 增加并引起轻微的容量扩大。通常血清 Na^+ 浓度为 145~149 mmol/L。

8.2.5.4.3 高钠血症的治疗:输注 5%等渗葡萄糖溶液。为了纠正高钠血症,体重为 60 kg 的个体,每升高 Na^+ 1 mmol/L (0.7%),必须输注约 200 mL 自由水(30 L 的 0.7%)[21]。

8.2.6 注意事项

分析前影响因素[2]:NCCLS 推荐 Na^+ 和 K^+ 的检测需要注意以下分析前因素:抽血前止血带使用时间不应超过 1 min、应使用含有肝素锂的试管采血、样品应储存在室温(20~25℃)直到进行检测、血浆和血细胞应在取样后 60 min 内进行分离。

血清、血浆、全血[2]:对于 Na^+ 的检测而言,如果在相同的分析系统上使用 ISE 直接检测法,那么三种标本类型间没有明显差异。如果存在差异,主要是因为红细胞引起的液体接触电位造成的变化,可以通过使用合适的检测系统和合适的电解质溶液来将这一差异最小化。

测定方法[2]:测量 Na^+ 的基本方法是火焰光度法(FP)及测定 Na^+ 的浓度。FP 是国际临床化学联合会推荐的参考方法。

用 ISE 进行电位测定。测量各个电解质离子相对于纯溶剂(如等离子水)的活性。为了避免临床医师的混淆,离子活性表达为物质浓度(mmol/L)。为此,生产厂商需使用适用于火焰光度计的校准品(提供定值)或直接在分析仪上进行换算。直接 ISE 检测使用原始样本而间接 ISE 检测需使用预稀释样品。间接 ISE 检测的样品在分析系统中被稀释使得待测离子的活性非常接近校准品的活性。在这种情况下电解质的离子活性与其浓度成正比。

直接 ISE、间接 ISE 和火焰光度法测量之间的差异取决于容积置换效应及电解质与有机或无机配体的结合。

溶剂置换效应[2]:直接和间接法检测 Na^+、K^+ 和 Cl^- 结果的差异主要来自电解质排斥效应。这是由于血浆中脂质和蛋白溶剂置换效应引起的。电解质 Na^+、K^+ 和 Cl^- 完全处于血浆的水相中。由于间接测量法中血浆水的体积分数为 93%,因此火焰光度法产生的结果比直接 ISE 法低 7%。有研究显示[22],如果以直接 ISE 作为参考,蛋白质浓度超过 80 g/L 的样本中超过 16%在使用间接 ISE 测量法时会造成假性低钠血症。使用以下公式可以计算高蛋白血症中直接和间接 ISE 测量值之间的 Na^+ 水平差异[23]:

差值(mmol/L) = 0.019 6 × 总蛋白质(g/L) − 5.952 8

差异率(%) = [0.084 9 × 总蛋白质(g/L) − 4.119 9] × 100

配体结合：未稀释样品中 Na^+ 的浓度是根据其相对摩尔活性来计算的。然而 Na^+ 的摩尔活性演算出的浓度比游离 Na^+ 高 1.5%，这是因为还有部分 Na^+ 与配体(碳酸氢盐和蛋白质)结合存在于血液中。

直接和间接法比较：直接和间接 ISE 测量、火焰光度法使用校正因子进行互相比较。

根据 NCCLS 要求，使用正常血浆标本进行比较。这些标本的血浆含水量为(0.93 ± 0.01)kg/L，总 CO_2 浓度为(24 ± 2)mmol/L，总蛋白 63～79 g/L，白蛋白 35～50 g/L，胆固醇 150～250 mg/dL(3.9～6.5 mmol/L)，甘油三酯 50～150 mg/dL(0.57～1.71 mmol/L)，pH 7.35～7.45。

干扰因素[2]：分析物浓度超出参考区间会导致直接 ISE 和间接 ISE 测量值的差异。只有使用直接 ISE 检测法对未稀释样品进行检测，才能反映出血浆中 Na^+ 的病理生理状态。

毛细血管和静脉血标本使用直接 ISE 测定法进行比较后，结果显示出良好的相关性，但是毛细血管标本测定的结果平均偏低 1.7 mmol/L。

但是使用毛细血管标本通过直接 ISE 检测法在床旁检测(POCT)分析仪上测得的结果与中心实验室使用静脉血浆通过间接 ISE 检测法所得的结果之间的相关性可能较差。尽管两者之间平均差异仅为 0.6 mmol/L，但第 2.5 分位至第 97.5 分位之间的变异达到了 10.6 mmol/L[24]。

高脂血症、高蛋白血症：使用火焰光度计和间接 ISE 检测法都会得到过低的 Na^+ 检测结果。

溶血[2]：红细胞中 Na^+ 浓度是血浆中 Na^+ 的 1/10，如若溶血使得血浆血红蛋白达到500 mg/dL的同时，只会使 140 mmol/L 的血浆 Na^+ 浓度下降 0.4%。只有在严重溶血时(Hb>1 g/dL) Na^+ 浓度才会受显著影响。

8.3 氯

Lothar Thomas

氯离子是 ECF 中必需的阴离子(Cl^-)；它占 ECF 所有阴离子的 2/3，其浓度为 154 mmol/L。氯离子作为 Na^+ 的配对阴离子，在维持 ECF 和 ICF 之间的水分布中起着至关重要的作用(参见 8.1.5)。

8.3.1 适应证

包括：酸碱平衡失调，Na^+ 和水平衡失调，内科、外科和儿科医学急症，计算阴离子间隙，确定强离子差异。

8.3.2 检测方法

离子选择电极法：原理为，离子选择性电极含有氯化银晶体，通过膜与标本分离。样品中的 Cl^- 跨膜转运进入晶体结构中。在此过程中会产生电位，该电位可以通过参比电极的恒定电压进行测量。电位差与样品中的 Cl^- 浓度成比例。

使用氯离子计量仪进行库仑滴定：原理为，在酸性缓冲液中，银离子可以通过电解的方法从金属银中释放出来。这些银离子与样品中的 Cl^- 一起形成氯化银沉淀。这一转变过程可以进行定量检测，检测装置在下文中会进行详细描述。该装置由两个银电极发生器和两个测量电极组成。所有四个电极都浸没在酸性缓冲液中。为了测量 Cl^- 浓度，将一定量的样本添加到缓冲液中，将稳定的电压附到银电极上，并开始计时。银阴离子单位时间的释放量恒定，并与氯离子形成氯化银沉淀。为了检测滴定终点，通过两个测量电极连续监测缓冲液的电导率。当游离银离子出现时达到滴定终点。所需的时间段与样品中的 Cl^- 浓度成比例。在新型仪器中，通过对时间计数器结果的换算调整可以将结果直接表示为 mmol/L。

汞滴定：原理为，在含有二苯卡巴腙作为指示剂的酸性溶液中用硝酸汞(二价)滴定样品中的 Cl^- 浓度。过量的汞与指示剂结合使溶液变紫色表明滴定达到终点。

分光光度计测定法：与氯苯胺酸汞的反应原理为，样品中的 Cl^- 与氯苯胺酸汞中释放的紫色氯苯胺酸等量。颜色的强度与样品中的 Cl^- 浓度成比例，并且可以在 500 nm 处通过分光光度计法检测。

与硫氰酸汞反应原理为，样品的 Cl^- 与硫氰酸汞释放的硫氰酸是等量的。硫氰酸与铁离子一起形成红色复合物。复合物的颜色浓度与样品中的 Cl^- 浓度成比例，并可在 480 nm 处通过分光光度计法检测。

8.3.3 标本要求

血清、肝素抗凝血：1 mL。

8.3.4 参考范围(表 8.3－1)

表 8.3－1 氯的参考区间(mmol/L)

成人[1]	95～105			
儿童[2]	1～7 天	96～111	6 月龄～1 岁	96～108
	7～30 天	96～110	>1 岁	96～109
	1～6 月龄	96～110		

8.3.5 临床意义

氯离子(Cl^-)是与 Na^+ 对应最重要的阴离子，负责共同调节 ECFV 和血浆的渗透压[3]。Na^+ 浓度在身体各部位发生变化时，Cl^- 也随之发生转移。Cl^- 也因此受到容积稳态机制的影响(表 8.1－1)。血清中 Cl^- 浓度的变化与 Na^+ 浓度是平行的。

血浆中的 Cl^- 和 HCO_3^- 通常具有互补的关系。这种关系在酸中毒和碱中毒中依旧维持并会导致高氯酸性酸中毒低氯血症性碱中毒。血浆 HCO_3^- 浓度受强离子差异的调节，其中 Cl^- 和乳酸是所谓的强离子。

8.3.5.1 强离子差异(SID)

Cl^- 与 Na^+、K^+、Ca^{2+} 和 Mg^{2+} 一样属于强离子组，而白蛋白、磷酸盐和 HCO_3^- 与之相反是弱离子[4]。除了 Cl^- 之外，一些作者还认为乳酸也属于强离子。强离子在血浆中完全解离，而弱离子不能。在血浆中，强阳离子的数量超过强阴离子。强阳离子(主要是 Na^+)和强阴离子(主要是 Cl^-)之间的差异为 40～42 mmol/L。为了保持电中性，剩余的负电荷由二氧化碳和弱酸来提供。

计算不含乳酸的强离子差异(SID)：

$$SID(mmol/L) = Na^+ + K^+ + Ca^{2+} + Mg^{2+} - Cl^-$$

SID 对水解离及血浆 H^+ 浓度具有强烈的电化学作用：随着 SID 增加，H^+ 的浓度降低，血浆中的 HCO_3^- 和 pH 增加。当 SID 减少时，酸中毒加剧，血浆中的 HCO_3^- 下降。

饮食摄入中强阴离子和阳离子的量相近。它们在体内浓度的调节、排泄及 SID 值由肾脏决定。肾脏通过 Cl^- 的排泄来调节酸的积累。为避免 Na^+ 和 K^+ 的流失，肾脏形成肾氨，并与 Cl^- 结合成 NH_4Cl 进行排泄。

发生呕吐时，Cl^- 的损失量决定了血浆 pH，H^+ 的损失量并非决定因素。如果 Cl^- 这一强阴离子在流失时没有相应量的强阳离子同时损失，则 SID 会升高，血浆中的 H^+ 浓度会下降并使得血浆 pH 升高。如果 H^+ 以水的形式流失而不是以 HCl 形式流失，那么 SID 和 pH 都不会改变。

8.3.5.2 代谢性酸中毒时的氯离子水平

Cl^- 增加(Cl^- 损失没有 Na^+ 损失的明显)会导致 SID 减少，并进而发生代谢性酸中毒。由于电化学作用，水中释放 H^+ 并使 H^+ 浓度升高，导致 pH 降低。这种情况会在以下状态时发生：游离阴离子(酮体、乳酸盐)形成的相关状态、阳离子损失(腹泻)、肾小管疾病(肾小管酸中毒)、医源性酸中毒(摄入酸和毒物)。

代谢性酸中毒的肾性和非肾性病因鉴别见表 8.3-2。血清 Cl^- 升高和 SID 下降相关的疾病和病症鉴别见表 8.3-3。

表 8.3-2 通过检测尿液中强离子差异(SID)鉴别诊断代谢性酸中毒[4]

肾小管性酸中毒
尿 SID：$[Na^+]+[K^+]+[Ca^{2+}]+[Mg^{2+}]-[Cl^-]\geq 0$
- 远端(1 型)：尿 pH>5.5
- 近端(2 型)：尿 pH<5.5(低血清 K^+)
- 醛固酮缺乏症(4 型)：尿 pH<5.5(高血清 K^+)
非肾性
尿 SID：$[Na^+]+[K^+]+[Ca^{2+}]+[Mg^{2+}]-[Cl^-]\leq 0$
胃肠道：腹泻、小肠或胰液引流
医源性的：肠外营养、摄入盐增加

表 8.3-3 与血清氯增加有关的疾病和病症

疾病/紊乱	临床和实验室检查
急性代谢性酸中毒的危重患者[5]	在危重病患者中，代谢性酸中毒比代谢性碱中毒更为严重。这是由于氯(Cl^-)、乳酸或其他阴离子增加。急性代谢性酸中毒是由内源性或外源性酸等价物形成增加所致。内源性酸性物的形成量通常为 80 mmol/24 h，急性乳酸酸中毒或酮症酸中毒时可增加至 500 mmol/24 h。通过随机尿中的 SID 测定来完成这种情况的区分(表 8.3-1)。急性代谢性酸中毒与阴离子间隙上升有关。 输注生理盐水导致代谢性酸中毒，是由 Cl^- 的稀释而不是由 HCO_3^- 引起的。Cl^- 的变化减少 SID 并增加了水的解离，使 H^+ 浓度升高。
慢性代谢性酸中毒症状	酸等价物的肾排出不足或 HCO_3^- 损失都可能是该疾病的原因；然而机体已经形成了酸等价物消除与形成之间的平衡。 实验室结果：Cl^- 升高、HCO_3^- 和 PCO_2 降低。当 HCO_3^- 低于 15 mmol/L 且动脉 pH 低于 7.3 时，会出现诸如疲劳和劳力性呼吸困难等临床症状。当 HCO_3^- 达到 7 mmol/L 左右且 pH 低于 7.2 时会出现严重的临床症状。
肾小管性酸中毒(RTA)Ⅰ型 - 原发形式、散发型和遗传型，但也有后天获得性自身免疫性疾病 - 获得性的获得途径包括间质性肾病、药物如两性霉素 B、子宫内膜手术后	RTA[6]引起高氯血代谢性酸中毒。Ⅰ型 RTA 是经典的远端 RTA。尽管存在全身性酸中毒，但肾脏不能将尿 pH 降至 5.5 以下。 临床表现：骨软化症、骨痛、肌病、肾钙质沉着症、肾结石(特别是磷酸盐结石)。家族易感性在Ⅰ型 RTA 很常见，甚至会有不发生酸中毒的不完全突变。可以通过氯化铵载量(0.1 g/kg)来诊断疾病。应在 8 h 内每小时检测一次尿 pH 及 HCO_3^-。如果 HCO_3^- 降低至 20 mmol/L以下，但尿酸性 pH 维持在 5.5 以上，那么可能是 RTA Ⅰ型。 实验室检查结果：高氯血症，HCO_3^- 低于 20 mmol/L 的酸中毒，高钾血症，肾脏排泄 Na^+、K^+、Ca^{2+} 增加，尿 pH 通常在 6 以上，血清碱性磷酸酶升高。
RTA Ⅱ型	RTA Ⅱ型是近端肾小管性酸中毒，是由近端小管重吸收 HCO_3^- 缺陷所引起的。肾小管酸中毒 RTA Ⅱ型常常还会伴发葡萄糖、氨基酸和磷酸盐的重吸收障碍，如 Fanconi 综合征。 临床发现：RTA Ⅱ型通常在早期就可诊断。尿氯化铵过量导致尿 pH 降至 5.5 以下。 实验室检查结果：高氯性酸血症、低钾血症，尿 pH 通常在 6 以上。
RTA Ⅳ型[7]	这种形式的 RTA 最为常见，可见于进行性肾功能不全和糖尿病，如果这两种疾病同时存在，则更有可能发病。病因学上，起病原因主要是肾脏 K^+ 分泌紊乱，其次是 H^+ 分泌功能障碍。可能是由于肾小管功能的缺陷、醛固酮分泌减少或肾素分泌减少，或这三种功能障碍的混合导致离子代谢紊乱。 实验室检查结果：高尿酸血症、高钾血症、尿浓缩功能正常。
慢性过度呼吸	发热和中枢神经系统疾病可能会导致出现过度呼吸并最终发展为呼吸性酸中毒。血浆中电解质的浓度情况与 RTA 类似。
氯化物的使用	使用氯化铵、赖氨酸氯化物或精氨酸氯化物时会出现外源性高氯酸血症伴正常阴离子间隙。
输尿管乙状结肠吻合术	如果富含氯的尿液长时间滞留在乙状结肠，Cl^- 会被置换成 HCO_3^-。后者会从粪便中排出。在这种高氯性酸中毒中阴离子间隙可维持正常。
由溴化物引起的假性高氯血症[8]	由于溴化物在目前使用的 Cl^- 检测中会被当作 Cl^- 检出，因此其存在会导致 Cl^- 检测值假性升高。如果使用氯测定仪测定 Cl^-，误差很小，因为随着血浆中溴离子浓度的上升，Cl^- 浓度下降，因此总血浆卤素浓度几乎保持不变。由于检出的 Cl^- 值实际对应于 Cl^- 和溴化物的总和，因此阴离子间隙通常还是正常的。 如果用氯选择性电极或光度计进行测量，则溴化物产生的影响与其真实浓度结果不成比例。阴离子间隙显著减少，通常会出现负值。阴离子间隙出现负值通常存在溴化物的一个特征。

8.3.5.3 代谢性碱中毒中的氯离子水平

由于 Cl^- 的流失相对于 Na^+ 更为明显，造成了 SID 异常升高，进而引起了代谢性碱中毒。原因包括(表 8.3-4)：呕吐、利尿剂，外源摄入强阳离子量多于强阴离子量(大量的库存血输注)。

表 8.3-4 与血清氯离子减少相关的疾病[4]

疾病	临床和实验室检查
急性代谢性碱中毒的危重患者	病因是 HCO_3^- 水平快速上升，超过了肾 HCO_3^- 的阈值。原因包括呕吐、酸等价物的急性流失、HCO_3^- 的摄入及柠檬酸盐引起的有机阴离子向 HCO_3^- 的转化（如血库血多次输注），或乳酸酸中毒或酮症酸中毒纠正过度。 实验室结果：SID、尿液 HCO_3^- 浓度和 pH 升高。
慢性代谢性碱中毒	肾脏 24 h 内通常可以排出高达 500 mmol 的 HCO_3^-。只有当出现肾脏排出 HCO_3^- 受阻的情况时，肾功能正常的患者才会发生慢性代谢性碱中毒。这类情况包括： - 细胞外液量下降（ECFV）和反常性酸性尿（Cl^- 低于 10 mmol/L）相关的胃肠疾病如慢性呕吐、胃引流、泻药滥用、先天性氯化物腹泻、利尿剂摄入（噻嗪类和呋塞米）、厌食症、低碳酸血症性碱中毒。这些情况对盐水摄入有反应。 - 与 ECFV 升高和碱性尿（Cl^- 浓度高于 20 mmol/L）相关的疾病如原发性和继发性醛固酮过多症、原发性高血压症、库欣综合征、Liddle 综合征、摄入甘草和生胃酮（盐皮质激素模拟）。这些情况对盐水的摄入不敏感。 - 与 ECFV 降低或正常及碱性尿（Cl^- 浓度大于 20 mmol/L）相关的疾病如 Bartter 综合征、严重 K^+ 耗竭、肿瘤诱发的高钙血症，以及肾脏对无法吸收的阴离子的排泄，如青霉素或肾功能减退时的碱摄入。该情况对盐水摄入不敏感。 实验室检查结果：部分容量减少的患者对盐水摄入有所反应，并可以以此对碱中毒进行纠正，而部分患者则对盐水摄入没有反应。尿 Cl^- 排泄的情况可以对这两类患者加以区分。前者尿中 Cl^- 浓度低于 10 mmol/L，后者尿液中 Cl^- 浓度超过 20 mmol/L。
肠 HCl 的损失 - 呕吐 - 胃液引流 - 先天性氯化物腹泻	胃液中 Na^+ 浓度为 120 mmol/L，而 Cl^- 浓度为 200～300 mmol/L。当发生明显的胃液损失时，会发生低氯性、低钾性代谢性碱中毒；这可以通过补充 NaCl 来纠正。 实验室检查结果：低钾血症，尿中 K^+ 浓度大于 40 mmol/L，尿 Cl^- 浓度小于 10 mmol/L。 先天性氯化物腹泻是一种与小肠和大肠中的顶端 Cl^-/HCO_3^- 转运体[肠溶质运载家族 26，成员 3 基因（*SCA26A3*）]有关的常染色体隐性遗传病。每日在肠内内源性生成的 Cl^- 在回肠和结肠中被重吸收。先天性氯化物腹泻的患者体内这种机制被打断，Cl^- 浓度升高导致水和 Na^+ 流入肠腔，并且不断进展导致腹泻和继发性醛固酮增多症。 实验室检查结果：碱性尿、粪便中 Cl^- 浓度高于 90 mmol/L、低钾血症、尿中 Cl^- 排泄分数（FE_{Cl}）显著降低（正常 1%～3%）。
利尿剂，如噻嗪类和呋塞米	利尿剂通过减少肾小管内 NaCl 重吸收导致低氯血症。尿中 Cl^- 浓度高于 20 mmol/L。如果在就诊前不久停用利尿剂，则尿液中的 Cl^- 和 Na^+ 浓度很低。
醛固酮增多症、库欣综合征、产生 ACTH 的肿瘤	只有在发生代谢性碱中毒时，血清 Cl^- 才会出现低值。补充盐水不能纠正碱中毒。在这些疾病中，碱中毒主要与低钾血症的程度相关。尿液中的 Cl^- 浓度高于 20 mmol/L。
乳碱综合征	由于碱摄入量过量，低氯血症与碱中毒的程度相关。尿液中的 Cl^- 浓度高于 20 mmol/L。
慢性高碳酸血症	在呼吸功能不全引起的慢性高碳酸血症中，Cl^- 和血液 pH 下降，PCO_2 和 HCO_3^- 升高。尿中 Cl^- 浓度大于 20 mmol/L。
低钾血症碱中毒	先天性低钾性碱中毒是根据不同的代谢异常情况来分类的，其特征包括低钾血症、代谢性碱中毒、低镁血症、Cl^- 损失及高钙或低钙血症。这是一种家族性常染色体隐性遗传病。起病的原因是髓袢升支或远端肾单位中编码转运蛋白的基因突变。Bartter 综合征、Gitelman 综合征和 Liddle 综合征都属于这一类疾病[9]。在 Bartter 综合征中，缺陷位于髓袢，而 Gitelman 综合征中缺陷则位于远端小管（见 8.7）。 临床表现：患者可在幼年时期出现肌无力和多尿。尽管存在醛固酮增多症，但血压仍维持正常[10]。 实验室检查结果：代谢性碱中毒、低钠血症、低氯血症、低镁血症、低钾血症、高尿酸血症、高醛固酮血症。尿液中 Cl^- 浓度超过 20 mmol/L，Mg^{2+} 超过 5 mmol/L。在 Gitelman 综合征中，有低钙尿倾向，Bartter 综合征有高钙尿倾向[11]。

在所有伴随 HCO_3^- 升高的代谢性碱中毒中，其他阴离子都会相对减少，尤其是 Cl^-。

两种类型的低氯性代谢性碱中毒可以通过下列方式互相区别：

- 氯敏感型：可以通过盐的摄入量对疾病状态进行纠正，常见于发生呕吐或使用利尿剂治疗导致 H^+ 和 Cl^- 流失，也可见于绒毛腺瘤或先天因素导致大便中的 Cl^- 丢失。显著特点是 ECFV 和尿 Cl^- 浓度大于 20 mmol/L。
- 氯抵抗型：不能通过盐类摄入来纠正，可见于醛固酮增多症和 Bartter 综合征。尿中 Cl^- 的排泄量与其摄入量相对应。

8.3.6 注意事项

可能存在方法学错误：溴化物和碘化物会干扰 Cl^- 检测。卤素的浓度会提高氯化物的测定结果（累加效应）。使用离子选择电极法和光度计法（乘法效应）进行检测时会出现严重错误[5]。

稳定性：标本保存于封闭的血清管中结果稳定时间可长达 1 周；在血液标本采集后应迅速分离血清（血浆），否则会检出 Cl^- 的错误低值。

8.4 阴离子间隙

Lothar Thomas

血浆或血清的阴离子间隙等于主要阳离子（Na^+）和主要检测阴离子（Cl^- 和 HCO_3^-）的血清浓度之差。阴离子间隙是识别代谢性酸中毒的有用工具，并在单克隆丙种球蛋白病或溴中毒时评估各种不纳入检测的阴离子时存在一定价值。正常的阴离子间隙由磷酸盐、硫酸盐、有机酸和阴离子蛋白共同构成，其中白蛋白最为重要。

8.4.1 适应证

确定代谢性酸中毒的原因：筛查乳酸酸中毒；可以作为评估中毒的非特异性试验，如甲醇或乙醇中毒；蛋白异常血症如低蛋白血症、多发性骨髓瘤、多克隆丙种球蛋白血症；溴中毒。

8.4.2 检测方法

根据以下等式计算阴离子间隙：

$$阴离子间隙(mmol/L) = Na^+ - Cl^- - HCO_3^-$$

8.4.3 标本要求

血清：1 mL。

8.4.4 参考区间

阴离子间隙：3～11 mmol/L[1]。

临床实验室工作人员需要建立(或至少验证)他们自己实验室使用仪器的阴离子间隙参考区间[2]。

8.4.5 临床意义

代谢性酸中毒：代谢性酸中毒定义为血清 HCO_3^- 降低，且 H^+ 的生成超出人体通过缓冲或增加分钟通气量的补偿能力。不应将酸血症与酸中毒相混淆。酸血症是指血液 pH 低于 7.40[3]。代谢性酸中毒与其区别在于代谢性酸中毒的阴离子隙升高而酸血症的阴离子间隙正常(表 8.4-1)。

阴离子间隙正常的代谢性酸中毒：代谢性酸中毒可由于以下原因导致：Cl^- 和 H^+ 同时获得、HCO_3^- 流失的同时和 Cl^- 被保留。

在这两种情况下，电中性都得以维持。

阴离子间隙正常的代谢性酸中毒患者可能出现[4]：原发性呼吸性碱中毒(伴继发性代谢性酸中毒)、原发性代谢性酸中毒(病因描述见表 8.4-1)，以及其他伴随 HCO_3^- 减少的原因。这类情况的基础是腹泻。由于肠道损失 HCO_3^- 增加了肾小管重吸收 Cl^- 并导致高氯血症，从而补偿 HCO_3^- 的损失。阴离子间隙维持正常。

表 8.4-1　阴离子间隙正常的代谢性酸中毒

高钾血症 - 早期尿毒症酸中毒 - 梗阻性尿路病 - 急性肾小管坏死 RTA Ⅳ型 - NH_4Cl、赖氨酸 Cl、精氨酸 Cl、HCl、$MgCl_2$ 的摄入或给药
低钾血症 - 腹泻 - 急性肾小管坏死 RTA Ⅰ、Ⅱ型 - 碳酸酐酶抑制剂(如乙酰唑胺) - 输尿管乙状结肠吻合术 - 膀胱结肠瘘 - 低碳酸血症酸中毒
药物 - 托吡酯、乙酰唑胺

阴离子间隙正常的酸中毒可能与几种产生阴离子间隙的毒素有关；因此，不应用阴离子间隙正常来排除代谢性酸中毒的可能性[3]。

当酸与不纳入检测的阴离子(如乳酸)相结合时，会发生这种酸中毒[3]。有机酸水解成有机物阴离子和 H^+。HCO_3^- 被用于 H^+ 的缓冲，这导致阴离子间隙增加。只有在有机酸这类电中性物质存在时，阴离子间隙才会增大。阴离子间隙增加与肾功能衰竭、酮症酸中毒、乳酸酸中毒和中毒有关。阴离子间隙增加的代谢性酸中毒的相关情况描述见表 8.4-2。

表 8.4-2　阴离子间隙增加的代谢性酸中毒[3,5,6]

疾病/原因	临床和实验室检查
糖尿病酮症酸中毒	由于乙酰乙酸酯和β羟丁酸这两种酮酸的形成增加导致了阴离子间隙的增加。丙酮对阴离子间隙没有影响。阴离子间隙的大小对应 HCO_3^- 的缺乏量。但是这仅与酮症酸中毒的迅速发展和酮症阴离子排泄障碍相关。若酮症酸中毒迁延不愈或疾病缓解，通常仅可见高氯性酸中毒(即阴离子间隙的不增加)。
乳酸酸中毒	乳酸酸中毒是创伤、败血症和各种休克状态患者预后的重要指标。在组织缺氧的情况下，A 型乳酸酸中毒会急速发展，连续测定乳酸是评估疾病后续发展的重要标准(见 5.6)。不建议通过测定阴离子间隙来识别乳酸酸中毒。以阴离子间隙 6 mmol/L 作为阈值不够特异，而以 12 mmol/L 作为阈值又不够敏感[7]。
尿毒症	肾功能不全的终末阶段 GFR 受限，低于 10 mL/(min·1.73 m^2)，有机酸在代谢中被保留。伴随肾脏 HCO_3^- 形成减少，HCO_3^- 的消耗超过其再生。其他阴离子如磷酸盐和硫酸盐取代了 HCO_3^-。阴离子间隙通常不超过 20～25 mmol/L。当肾功能不全伴 GFR 高于 10 mL/(min·1.73 m^2)时，依然不会引起阴离子间隙增加。肾小管 H^+ 分泌减少，导致 HCO_3^- 减少，但尚无有机酸被保留。
酒精中毒	对酗酒者而言，饮食摄入量减少，酒精导致脂肪分解增加，从而抑制了糖异生。游离脂肪酸的产生增多，并肝脏中转化为酮酸。由于酮酸和醇同时存在，阴离子间隙增加且渗透间隙急剧增加。
甲醇或乙二醇(EG)中毒[6]	对于成人而言，甲醇的最低致死剂量为 100 mL，EG 的最低致死剂量为 30 mL。EG 的毒性是由于形成有机代谢产物乙醇酸、乙醛酸和草酸。甲醇的毒性是由于乙酸形成。乙醇酸盐和草酸盐会引起酸中毒并肾脏中造成草酸盐晶体沉淀。 摄入甲醇或 EG 到临床症状出现之间会有一个潜伏期。饮用这些物质后不久，EG 或甲醇就会导致渗透间隙增大，阴离子间隙正常。由于它们酸性代谢产物的生成和积累，渗透压下降，阴离子间隙增加并形成代谢性酸中毒。阴离子间隙反映了有机代谢物的生成情况。代谢产物会导致机体代谢和器官功能障碍。阴离子间隙与渗透间隙之间的比值可以反映甲醇和 EG 代谢程度。甲醇和 EG 完全代谢后，阴离子间隙显著增加，渗透压间隙正常。 如果患者在 EG 或甲醇中毒后过早或过晚地就诊，诊断都会相当困难。血液透析可用来去除 EG。到 EG 浓度<3.2 mmol/L(20 mg/dL)时就可结束透析。由于 EG 难以测定，可以使用渗透压间隙≤10 mmol/kg 作为替代标志物。这一替代值也可能会产生误导，因为在中毒早期阶段，渗透压间隙可能会低估 EG 的中毒浓度。
水杨酸中毒[3]	阴离子间隙的增加与水杨酸根阴离子的积累和有机酸形成的增加有关。对成人而言，代谢性酸中毒、阴离子间隙增加和呼吸性碱中毒的共存代表水杨酸中毒。在中毒浓度下，水杨酸盐通过解偶联氧化磷酸化来干扰能量产生，并可能引起肾功能不全，导致磷酸和硫酸盐积累。脂肪酸的代谢同样增加，产生酮体。
对乙酰氨基酚[3]	这种止痛药通常在自杀未遂时用于救治，或与其他药物联合使用。pH 小于 7.30 可以作为对乙酰氨基酚引起的肝毒性预后不良的指标之一。对乙酰氨基酚及其肝毒性代谢物 N-乙酰-苯醌亚胺抑制氧化磷酸化，导致代谢性酸中毒。
HIV 治疗[3]	接受抗反转录病毒疗法的艾滋病病毒阳性患者存在乳酸酸中毒风险。司坦夫定、齐多夫定和其他核苷类反转录酶抑制剂通过抑制线粒体 DNA 聚合酶而阻止氧化磷酸化，这可能导致肝功能障碍和乳酸酸中毒。
丙戊酸治疗[3]	代谢性酸中毒是丙戊酸毒性的结果。丙戊酸在肝中被代谢，其代谢物的净效应是消耗线粒体内辅酶 A 和肉毒碱，这会可以抑制脂肪酸的β氧化，从而影响 ATP 产生。补充肉毒碱可能有助于恢复β氧化。
异烟肼(INH)疗法[3]	INH 中毒的特征是难治性癫痫发作、阴离子间隙升高、代谢性酸中毒和昏迷。代谢性酸中毒的发病机制包括癫痫引起的肌肉活动、INH 代谢产物酸化及脂肪酸代谢增强导致的酮症酸中毒。

8.5 渗透压

Lothar Thomas

8.5.1 引言

如果溶质浓度不同的两种水溶液被半透膜分隔开，水会从溶质浓度较低的液体腔通过渗透膜流到溶质浓度较高的液体腔。这种水的转移称为渗透，而停止水进行转移所需的压力称为渗透压。渗透压由溶质的颗粒数决定与其分子结构无关[1]。颗粒的数量取决于溶质在水中的解离度。NaCl 溶液表现出的渗透压是相同摩尔浓度的葡萄糖溶液的 2 倍。渗透压的单位是 osmol，根据 SI 系统以 mmol/kg 表示。主要在血清、血浆和尿液中进行该检测。

8.5.1.1 渗透压的计算

以下公式经过验证，可用于计算渗透压(单位：mmol/L)[2]：

- 公式 1：mmol/kg = 1.86(Na^+ + K^+) + 尿素 + 1.15(葡萄糖) + 1.2(乙醇) + 14。
- 公式 2：mmol/kg = 2(Na^+) + 尿素 + 1.15(葡萄糖) + 1.2(乙醇)。
- 公式 3：mmol/kg = 1.86(Na^+) + 尿素 + 葡萄糖 + 乙醇 + 9。

使用冰点测定法测定的渗透压和使用离子选择性电极法通过电解质计算所得的渗透压，与这三个公式的计算结果相比，公式计算结果准确度令人满意[2]。

8.5.1.2 张力

临床使用中渗透压和张力常被认为是同义词。应注意的是渗透压是一种物理特性，与溶液中的颗粒有关，而张力是由生物膜选择性所决定的。由于尿素、酒精和丙酮可以自由穿过细胞膜，因此它们对张力没有影响，却增加了渗透压。张力描述了两个腔室之间的水分布。

8.5.1.3 胶体渗透压

胶体这一术语被用来描述溶液中分子量大于 30 kDa 的颗粒。胶体渗透压也称膨胀压，代表了当一种胶体溶液与另一溶液由半透膜隔开时，使两种溶液达到平衡所需的压力。测量胶体渗透压对肺水肿危重患者具有预后评估价值[3]。

8.5.2 适应证

血清：在血 Na^+ 浓度超出参考区间时评估细胞内液室和外液室的水分布(张力)；水代谢紊乱(如疑似尿崩症、原发性多饮、水中毒或渴觉减退)；怀疑血液中有非离子性低分子量物质，特别是疑似中毒时；识别假性低钠血症；测定渗透压间隙和自由水清除率。

尿液：评估多尿状态、评估肾浓缩能力、作为水负荷试验或标准禁水加压试验的一部分、测定自由水清除率。

8.5.3 检测方法

可采用冰点渗透压计、蒸汽渗透压计和胶体渗透压力渗透计[4]。最常用的是冰点渗透压计。

冰点渗透压计：原理为，渗透压计由一个冷却元件和一个电阻与温度成正比的电子温度计组成。最初样品被冷却，然后通过振动器开始结晶过程。其间产生热量，使得温度升高并维持在冰点以下，然后跟已知的标准溶液稳定温度相比，根据溶液渗透压与冰点温度下降呈线性关系得出结果。最后仪器会直接以渗透压的形式显示检测结果。

8.5.4 标本要求

血清、肝素抗凝血、尿液：1 mL。

8.5.5 参考区间(表 8.5-1)

表 8.5-1 渗透压的参考区间(mmol/kg)

血清、血浆		
- 儿童[5]	出生首日	275～300
	出生 7 天	276～305
	28 天	274～305
- 成年人[6]		280～295
尿液		50～1 200

8.5.6 临床意义

8.5.6.1 血清和血浆渗透压

血浆渗透压和其主要决定因素 Na^+ 浓度在一个狭窄的范围内保持稳定。尽管水、盐及其他溶质的摄入量变化很大，但 287 mmol/kg 的平均血浆渗透压生理变动仅为 ±2%。这种稳定状态是通过两种反馈系统协同作用得以保证，这两种反馈系统调节全身水分，从而抵消 Na^+ 浓度、阴离子浓度和渗透压的变化[6-8]。

渗透压目的是维持 ICF 和 ECF 之间的正常水分配，这两个反馈系统分别是：

- 精氨酸升压素(AVP)的分泌。当血浆渗透压低于 280 mmol/kg 时，AVP 不分泌。由于水利尿，导致血浆渗透压上升，伴随血浆 AVP 水平线性增加，从而使肾脏排水受抑制。血容量状态与 AVP 分泌的相关性较低。AVP 分泌的最主要作用是保护机体免于水中毒。
- 渴觉机制。血浆渗透压增至 290 mmol/kg 以上可激活渴觉机制。在这种条件下，水的摄入会导致血浆渗透压正常化，完全抑制渴觉并减少 AVP 的分泌。渴觉机制最重要的功能是防止脱水。如果水分摄入量足够，那么渴觉机制能够维持血浆渗透压。

水分流失或摄入引起的血浆渗透压变化会导致 ECF 和 ICF 之间的水重新分布。这意味着会发生细胞水肿或细胞脱水。体积改变会影响神经细胞导致致命的神经精神症状。

异常血浆渗透压的临床表现取决于病因、变化的突然性和溶质的性质[9]，如血浆渗透压缓慢下降 60～80 mmol/kg 并不会产生致命性的后果。

失水或输注无法透过细胞膜的溶质(如 Na^+ 和葡萄糖)会导致血浆渗透压增加。如血浆渗透压升高 40～60 mmol/kg，高渗性就可导致昏迷和死亡。如尿素、丙酮和乙醇等自由扩散物质对人体无害，因为它们不会在 ECF 和 ICF 之间产生很大的渗透压梯度。

总之，以下几点需要注意：

- 血浆渗透压是评估内部水平衡(ICF 和 ECF 之间)最重要

的检测变量，而体重监测是评估机体外部水出入平衡（摄入和排泄）最有效的参数。

- 在血糖正常和肾功能正常的患者中，血浆渗透压的变化通常与血浆 Na^+ 浓度的变化相平行。
- Na^+ 浓度的检测和结果解释是临床对渗透压评估重要的鉴别诊断标准。尿素和葡萄糖只有在浓度水平异常增高时才会出现相应的临床表现。

8.5.6.2 血清/血浆渗透压间隙

血浆渗透压由 Na^+、Cl^-、HCO_3^-、葡萄糖和尿素这些生理性溶质决定。由于每个 Na^+ 都伴有相应的阴离子，因此只需要测量 Na^+、尿素和葡萄糖就可以计算渗透压[7,8]。

如果在 Na^+、Cl^-、HCO_3^-、葡萄糖和尿素之外的其他溶质存在的情况下发生高渗，则实际检测所得的渗透压与计算所得的渗透压之间存在差异，即渗透压间隙。

根据以下等式计算渗透压间隙：渗透压间隙(mmol/kg) = 实际测得的渗透压 - 计算所得的渗透压。

检测所得的渗透压超过计算所得，形成渗透压间隙，可能的情况包括[2]：

- 如果用公式 1（见 8.5.1.1）计算渗透压（敏感度 100%，特异性 86%），应>10 mmol/kg。
- 如果用公式 2（见 8.5.1.1）计算渗透压（敏感度 100%，特异性 88%），应>14 mmol/kg。
- 如果用公式 3（见 8.5.1.1）计算渗透压（敏感度 100%，特异性 74%），则>33 mmol/kg。

表 8.5 - 2 回顾了渗透压变化与渗透压间隙正常与否及疾病和临床处理之间的关系。

表 8.5 - 2 血浆渗透压和渗透压间隙在不同的疾病和病症中的表现[10,11]

渗透压、Na^+、渗透压间隙	临床和实验室检查
渗透压和 Na^+ 增加（渗透压的计算值 = 测量值）：渗透压正常	与低血容量和高钠血症相关的疾病，如儿童腹泻和发热、高血糖患者的渗透性利尿、下丘脑失调症伴渴觉减退、中枢性或肾性尿崩症、渗透性中枢性病症伴渴觉下降和 AVP 分泌减少。
渗透压增加且 Na^+ 减少或正常（渗透压的计算值 = 测量值）：渗透压正常	在血浆中积累了大量的渗透活性物质[如在肾衰竭时尿素浓度达到 140 mg/dL(49.9 mmol/L)]。渗透压会增加约 50 mmol/kg。在血糖水平达到 600 mg/dL (33.3 mmol/L)的高血糖昏迷病例中，渗透压增加约 35 mmol/kg。
渗透压增加，Na^+ 减少：渗透压间隙增加	血浆中存在渗透活性物质（如乳酸酸中毒、酮症酸中毒或肾性酸中毒的情况下）导致渗透压间隙出现。渗透压间隙通常不会超过 2 个单位，且不会持续很长时间。乙醇、甲醇和其他渗透活性物质中毒会引起渗透间隙显著增加，超过 2 个单位。渗透压间隙的大小通常与中毒的严重程度相关。因此，血浆中乙醇每增加 1 mol，相当于渗透压增加 22 mmol/kg。体内高酒精浓度的患者除了渗透压间隙增加外会出现严重的代谢性酸中毒伴阴离子间隙增加。在严重创伤后的失血性休克中，在对溶质尚不了解的情况下，渗透间隙可出现急剧增加。
渗透压正常，Na^+ 下降：渗透压间隙增加	Na^+ 被摄入的同时会带入部分高分子量物质（如在高脂血症和高蛋白血症情况下），它们会构成血浆容量的一部分，这类物质的增加会导致假性低钠血症，并出现渗透压正常，Na^+ 下降：渗透压间隙增加的现象。只有当 Na^+ 测定使用的是直接 ISE 测量以外的其他方法时，才有可能发生假性低钠血症（见 8.1）。

渗透压间隙的计算是相当重要的（见 8.4）：

- 用于识别和监测使血浆渗透压升高的外源性低分子量物质的中毒，如乙醇、甲醇、乙二醇、异丙醇、二氯甲烷。
- 在代谢性疾病中，指示酮体和有机酸等内源性物质形成增加。

8.5.6.3 尿液中的渗透压

尿渗透压的测定是评估肾脏自由水形成的一项重要检查（见 8.1.6），并用来评估尿量的增加[7,12]。对肾浓缩缺陷和由于渗透性利尿或水利尿引起的多尿进行区分是很有必要的，通常前者的尿量小于 2 L/24 h，而后者的尿量≥2.5 L/24 h。

8.5.6.3.1 健康人的尿渗透压：肾浓缩能力：健康人在 24 h 内可排泌 450～600 mmol 溶质（如 150 mmol Na^+、75 mmol K^+、400 mmol 尿素和 50 mmol 其他非电解质）。24 h 尿量为 1～1.5 L。而尿渗透压在完全禁水的情况下，可在 8～18 h 内上升至 1 000～1 200 mmol/kg，这需要约 500 mL/24 h 的尿来进行溶质排泄。如果浓缩尿液的最大尿量没达到这样的体积，就存在少尿。

肾脏排出自由水：为了防止低钠血症，肾脏能够排出大量的水（最高 0.1 L/min）。过量水摄入 30 min 后就开始排泄。尿渗透压可降至 50 mmol/kg 以下。在血容量正常（全身总钠正常）的情况下，尿渗透压低于 180 mmol/kg 证明外源性的自由水摄入过量。尿液中的 Na^+ 浓度低于 20 mmol/L。

自由水的实际过量（即不含溶质的水）容量可以通过自由水清除率公式计算：

$$C_{H_2O} = V \times \frac{Na(U) + K(U)}{Na(P) + K(P)}$$

K，K^+ (mmol/L)；Na，Na^+ (mmol/L)；V，尿量(mL)；U，尿；P，血浆。

自由水清除率描述了每单位时间的实际尿量与排泄等渗（至血浆）尿量所需的体积之差（以 mL 为单位）。在心功能不全时差值为正，在 SIADH 时差值为负。

8.5.6.3.2 尿渗透压在肾脏疾病中的应用：保持肾浓缩功能的一个先决条件是维持肾间质的高渗性，以便尿液的浓缩可以在髓袢中进行。先决条件是[13]：

- 足够数量的肾单位以保持足够的肾小球滤过率。如果达不到这种状态，尿液无法被浓缩，其渗透压将与血浆渗透压相等（等渗尿）。由于老年人 GFR 相对较低，与年轻人相比他们的肾最大浓缩能力下降。
- 精氨酸升压素的充分释放和功效。肾小管间质性肾病、低钾血症、高钙血症或药物诱导（如锂元素）可能对精氨酸升压素功效产生干扰。

在肾浓缩能力缺陷的情况下，尿渗透压通常不会超过 400～500 mmol/kg。

8.5.6.3.3 多尿状态下的尿渗透压：在成年人中，多尿是指尿量超过 2.5～3.0 L/24 h 或排泄率大于 2 mL/min，这是由于渗透利尿或水利尿造成的。在区分利尿原因时，正常利尿和异常利尿之间是存在区别的[13]。

渗透性利尿：渗透性利尿是由于 ECF 中溶质如葡萄糖、甘露醇、盐和尿素的累积。渗透性利尿导致血清渗透压升高、

Na^+ 和水损失、ECF 下降和细胞皱缩。像呋塞米这样的髓袢利尿剂可抑制髓袢中 Na^+ 重吸收，削弱尿浓缩能力导致渗透性利尿。

水利尿：自由水分泌增加。水利尿的可能是：对过量水的正常反应、原发性多渴症的结果，也可能由于尿崩症。

正常和异常的利尿[13]：正常利尿是水过多的结果，而异常利尿是由尿崩症引起的。正常利尿可能是由于葡萄糖和尿素的积累或使用甘露醇给药造成，而异常利尿是容量增加的结果。异常利尿时，尿中 Na^+ 的浓度为 50～80 mmol/L。可以依靠下列情况进行诊断：

- 葡萄糖尿，排泄通常大于 45 mg/dL，尿渗透压高于 250 mmol/kg。
- 由于高蛋白质摄入或营养过度使得尿素氮排泄超过 117 mmol/L(0.7 g/dL)。尿渗透压为 700～900 mmol/kg。高钠血症可导致 ECFV 降低。

水利尿和渗透性利尿之间的区别：随机尿渗透压超过 400 mmol/kg 是渗透性利尿的一个指征。渗透压达到 300 mmol/kg左右也提示了渗透性利尿的可能性，但在这种情况下仍需要进一步鉴别诊断[13]。

渗透压低于 150 mmol/kg 是水利尿的指征。当渗透压为 150～300 mmol/kg 时，要对患者属于水利尿还是水电解质混合型利尿进行区别或是要对病因进行解释，可以选择进行禁水加压试验(表 8.5－3)。可对疾病进行进一步鉴别的临床发现包括：① 由于肾性尿崩症(DI)发展缓慢，如果利尿突然发作，提示中枢性；② 轻度多尿(4～5 L/24 h)代表获得性的 DI；③ 嗜冰可能意味着存在中枢性 DI。

各种临床状态下血清中 Na^+、渗透压和有效渗透压的典型变化可见表 8.5－3。

表 8.5－3　在低钠或高钠血症中血清钠、渗透压和有效渗透压(水分布＝张力)的各种不同情况[14]

情况	Na¹	糖²	尿素²	甘露醇³	Os－B⁴	Os－G	Os－gap⁴	张力⁴	脑水肿
正常	140	5(90)	5(14)	0	290	290	0	285(正常)	无
没有额外渗透物的低钠血症	120	5(90)	5(14)	0	250	250	0	245(低)	风险
假性低钠血症(甘油三酯明显增多)	120	5(90)	5(14)	0	250	290	40	285(正常)	无
低钠血症和高血糖	120	75(1 350)	5(14)	0	320	320	0	315(高)	风险可变
低钠血症(甘露醇潴留)	120	5(90)	5(14)	75	250	325	75	320(高)	无
低钠血症(尿素潴留)	120	5(90)	45(126)	0	290	290	0	245(低)	高风险
低钠血症(酒精含量高)	120	5(90)	5(14)	ethanol40	250	290	40	245(低)	高风险
高钠血症	160	5(90)	5(14)	0	330	330	0	325(高)	无

¹单位 mmol/L；²单位 mmol/L(mg/dL)；³甘露醇和乙醇的单位 mmol/L；⁴单位 mmol/kg；Os－B，计算的渗透压；Os－G，测量的渗透压；Os－gap，计算的减去测量的渗透压；张力是由钠和糖引起的有效渗透压，但与尿素和乙醇无关

8.5.7 注意事项

样本要求：血清和血浆中的渗透压几乎是相同的，因为在凝血过程中沉淀的纤维蛋白原不具有渗透性。血浆和尿液蛋白含量对渗透压仅有轻微影响。肝素化血浆中的肝素不会导致渗透压变化。

样本稀释：对单价离子如 Na^+、Cl^- 而言，渗透压与溶液浓度之间存在线性关系，可以精确到 1～2 mmol/kg。在血清、尿液及含有氯化钙、蔗糖、右旋糖、甘露糖醇或山梨糖醇的溶液中，如果样品被稀释，其渗透压会高于预测值。因此，如果样本量足够用于检测，不得对样本进行稀释[4]。

稳定性：血清和尿液能够在 4℃的密闭容器中储存数天。在检测之前应使样品达到室温以消除沉淀影响。

8.6 精氨酸升压素和肽素

Lothar Thomas

尽管个体间水摄入量可存在显著差异，血浆渗透压始终保持在一个较小的范围内(280～295 mmol/kg)。口渴机制、肾水阈和神经垂体抗利尿激素的协同作用实现了对机体水平衡的调节[1]。抗利尿激素精氨酸升压素(arginine vasopressin, AVP)由升压素前体(164 个氨基酸组成)形成。第 1～19 位氨基酸为信号肽，第 20～28 位氨基酸为 AVP，第 32～124 位氨基酸神经垂体运载蛋白，第 126～164 位氨基酸为和肽素，也通常被称为羧基端血管升压素原(CT－proAVP)。在蛋白水解后肽段保存在神经分泌囊泡中。CT－proAVP 的功能不明，但其与 AVP 等量分泌[2]。

8.6.1 适应证

多饮多尿综合征的鉴别诊断：肾性尿崩症、中枢性尿崩症、原发性烦渴症、不明原因的低钠血症、脑性盐耗综合征引起的 SIADH。

8.6.2 检测方法

AVP：抽提标本(如运用柱状色谱)后运用放射免疫分析法进行测定。该方法采用了与甲状腺球蛋白等蛋白结合的直接抗 AVP 抗体进行检测[3]。商业化试剂盒常根据一级参考物质精氨酸升压素 77/501 进行校准。

CT－proAVP(和肽素)：采用商品化的双抗体夹心免疫发光法进行检测[4]。

8.6.3 标本要求

AVP：用预冷的采血管采集 1 mL EDTA 抗凝血浆，30 min内 4℃离心，分离血浆并冻存于－20℃。

CT－proAVP：血清、血浆(EDTA 或肝素抗凝)。

8.6.4 参考区间(表 8.6-1、图 8.6-1)

表 8.6-1 EDTA 抗凝血浆中 AVP 及 CT-proAVP 在不同血浆渗透压下的参考区间[2,5]

渗透压¹	AVP²	CT-proAVP³
270～280	<1.5(1.4)	0.81～11.6
281～285	<2.5(2.3)	1.0～13.7
286～290	1～5(0.9～4.6)	1.5～15.3
291～295	2～7(1.9～6.5)	2.3～24.5
296～300	4～12(3.7～11.1)	2.4～28.2

¹用 mmol/kg 表示;²用 ng/L(pmol/L)表示;³用 pmol/L 表示。AVP 单位转换:ng/L×0.93=pmol/L

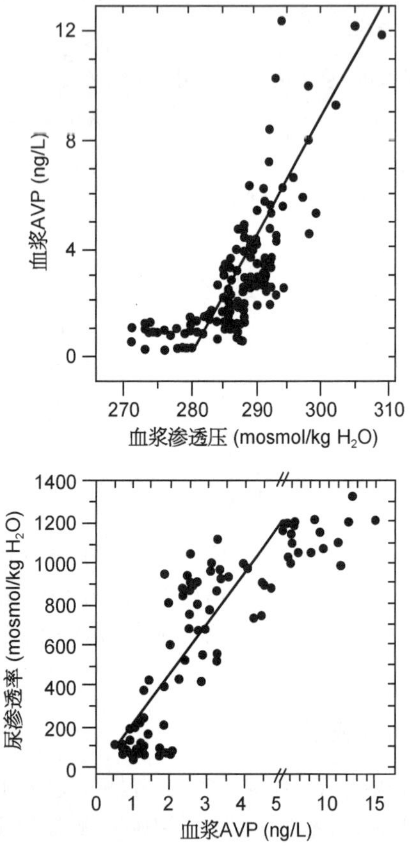

图 8.6-1 血浆 AVP 浓度和渗透压的关系(上图)及血浆 AVP 及尿液渗透压的关系(下图)(经允许改编自参考文献[5])

8.6.5 临床意义

AVP 的浓度主要由渗透压刺激调节。渗透压升高能增加 AVP 分泌。继发性非渗透刺激包括低血压、血容量减少、压力、恶心、呕吐、疼痛、缺氧、低血糖、发烧和药物等。然而,引起 AVP 释放的渗透压阈值存在个体差异。这可能因为个体渗透压受体敏感性有所不同。渗透压低于阈值(280～284 mmol/kg)时,AVP 不会释放;而当渗透压高于阈值时,AVP 的释放会急剧增加。血浆低渗与 AVP 值低于检出下限相关,此时尿液也会得到最大程度的稀释[5]。

尿渗透压>100 mmol/kg 疑似 AVP 缺乏的患者不建议检测 AVP 和 CT-proAVP,因为此时 AVP 和 CT-proAVP 的含量始终处于检测范围内[6]。

当血浆渗透压介于 280～295 mmol/kg 时,AVP 处于生理性释放状态,血浆渗透压与 AVP 浓度之间存在着线性相关(图 8.6-1)。因此,血浆渗透压 1%的变化都会导致 AVP 水平 1 ng/L 的增减。当血浆渗透压低于 280～284 mmol/kg 时,AVP 会低于检出下限。当血浆渗透压>295 mmol/kg 时,AVP 水平则大于 2.8～3.7 pmol/L(3～4 ng/L)。当 AVP 达到 4.7 pmol/L(5 ng/L)左右时,机体起到最大的抗利尿作用[7](图 8.6-1)。

血浆渗透压的渗透调节能力由基因决定且存在个体间差异。敏感的个体在渗透压出现约 0.5 mmol/kg 的波动时 AVP 浓度就会变化,而另一些个体需要渗透压的波动达到 5 mmol/kg 时 AVP 浓度才会出现变化[8]。

血浆渗透压和 AVP 浓度间的关系如图 8.6-1 所示,排除血容量不足、低血糖、高血糖、高钙血症、尿素升高、锂剂治疗和血管紧张素依赖性血管收缩等情况。如果纳入这些情况,曲线的斜率会更大。

如果尿素或葡萄糖浓度增加,AVP 浓度与根据下列等式转换后的校正的血浆渗透压(cPos)相关:

$$cPos = mPos - (U + G - 7.5)$$

cPos,校正的血浆渗透压;mPos,测量得到的血浆渗透压;U,尿素(mmol/L);G,葡萄糖(mmol/L)。

8.6.5.1 有效动脉血量的升高

右心房与肺中的低压压力感受器及主动脉弓的高压压力感受器会感知有效动脉血量。只有当有效动脉容量减少 10%左右时,AVP 才会释放。血容量减少超过 10%则会导致血浆 AVP 和 CT-proAVP 明显增多。因此,有效动脉容量减少 20%～30%会导致 AVP 水平升高 20～30 倍[8]。图 8.6-2 表现了血容量、渗透压和 AVP 浓度之间的关系。

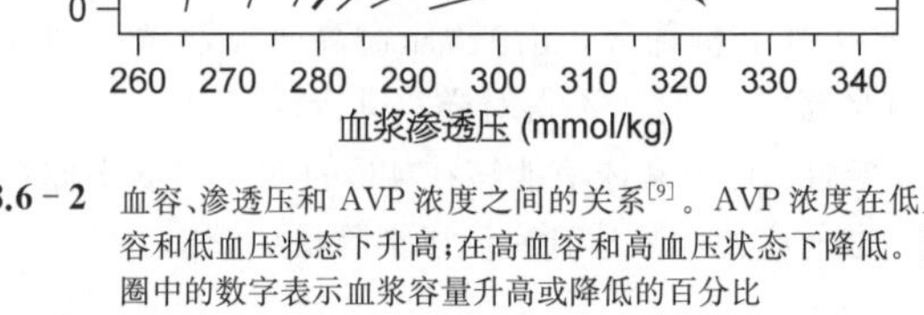

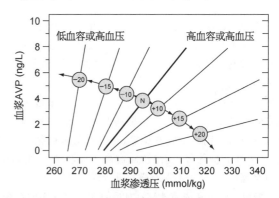

图 8.6-2 血容、渗透压和 AVP 浓度之间的关系[9]。AVP 浓度在低血容和低血压状态下升高;在高血容和高血压状态下降低。圆圈中的数字表示血浆容量升高或降低的百分比

8.6.5.2 血浆 AVP 浓度的评估

AVP 和 CT-proAVP 必须结合血浆渗透压进行评估。当血浆渗透压处于 280～295 mmol/kg 时,血浆渗透压和 AVP 或 CT-proAVP 间存在线性相关。但是在全身性疾病中这一相关性会出现偏差(图 8.6-3):① AVP 分泌过量,也被称为 SIADH;② AVP 分泌不足,也被称为尿崩症(DI)。中枢性尿崩症应与肾性尿崩症相区分;③ 伴有脑性盐耗综合征(cerebral salt wasting syndrome, CSWS)。

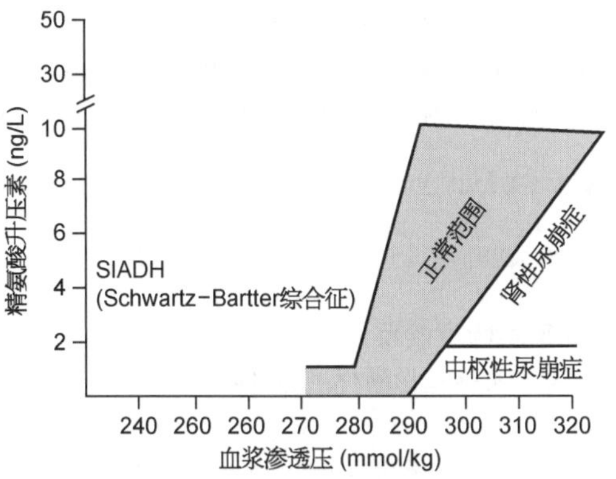

图 8.6-3 伴有血浆渗透压和 AVP 分泌关系紊乱的疾病和综合征[10]

8.6.5.3 SIADH

SIADH 的发生主要基于 AVP 分泌增多。最终导致自由水排泌减少及由于体内总水量增多导致的继发性低钠血症。SIADH 患者会在他们的血浆渗透压低于刺激 AVP 分泌的阈值时，仍然释放 AVP。

SAIDH 的诊断是排除性的，其患者必须满足表 8.6-2 所提供的标准。

表 8.6-2 SIADH 的实验室检查结果[6]

- 低渗透压，血浆渗透压<275 mmol/kg
- 低钠血症，Na^+ <135 mmol/L
- 没有限钠饮食或尿量减少的情况下，尿液 Na^+ 浓度>40 mmol/L
- 尿液渗透压>100 mmol/kg(肾脏最大正常稀释能力<50 mmol/kg)
- 低尿酸血症，尿酸<4 mg/dL(238 μmol/L)
- 血容量正常
- 无甲状腺功能减退、无肾上腺皮质功能减退、无肾功能衰竭、未使用利尿剂

由于低钠血症和水中毒导致脑水肿和代谢性脑病，SIADH 的临床表现多为神经精神症状。症状包括虚弱、冷漠、头痛、恶心、癫痫发作和注意力不集中。在 Na^+ 含量低于 125 mmol/L 时会出现昏迷和意识障碍。SIADH 还可造成局灶性神经功能紊乱。

SIADH 的相关病因罗列于表 8.6-3，AVP 浓度和血浆渗透压之间的关系可参见图 8.6-3。由于低钠血症通常伴随 AVP 或 CT-proAVP 升高，所以 AVP 检测对 SIADH 的诊断几乎没有帮助。事实上，AVP 升高是 SIADH 的一个症状而非诊断标准。10%～20%的患者会表现出 SIADH 所有的诊断标准，但 AVP 或 CT-proAVP 没有明显升高[6]。

表 8.6-3 与 SIADH 相关的疾病与状态

肿瘤
- 小细胞肺癌
- 十二指肠癌
- 胰腺癌
- 子宫癌
- 胸腺癌
- 恶性淋巴瘤
- 膀胱癌
- 前列腺癌

肺部疾病
- 病毒性和细菌性肺炎
- 肺脓肿
- 肺结核
- 肺曲霉病
- 哮喘
- 肺囊性纤维化
- 气胸

续 表

中枢神经系统疾病
- 脑炎
- 脑膜炎
- 脑脓肿
- 脑部肿瘤
- 颅骨创伤
- 吉兰-巴雷综合征
- 急性间歇性卟啉病
- 蛛网膜下出血
- 海绵窦血栓形成
- 脑和小脑萎缩
- 新生儿缺氧
- 多发性硬化症

药物
- 5-羟色胺摄取抑制剂如氟西汀、氟伏沙明、帕罗西汀、舍曲林等

超过 50%的 SIADH 病例和恶性肿瘤疾病有关。其中大部分小细胞肺癌的病例中存在异位 AVP 形成。小细胞肺癌患者出现伴有神经精神症状的 SIADH 的比例为 1.3%～9.5%，而经实验室检查发现 SIADH 的比例为 5%～40%[1]。

在疑似出现 SIADH 时，对容量减低进行排除：由于血容量减低与 AVP 分泌增多有关，所以在诊断 SIADH 前排除容量减低十分重要[6]。如果疾病诊断还存在不确定性，可通过 NaCl 输注试验来排除血容量的减低。低钠血症能被 NaCl 输注矫正，表明存在血容量减少。试验方法为在 24～48 h 内输注 2 L 生理盐水。

脑性盐耗综合征和 SIADH 的鉴别：SIADH 和 CSWS 的鉴别较为困难(表 8.6-4)。在蛛网膜下腔出血中，71%的低钠血症是在 SIADH 的基础上发生的[12]。

表 8.6-4 CSWS 和 SIADH 的鉴别

实验室检查	CSWS	SIADH
血清 Na^+ (mmol/L)	<135	<135
尿液 Na^+ (mmol/L)	>40	>40
尿量	增多	减少
尿渗透压(mmol/kg)	<100	>100
血清渗透压(mmol/kg)	<290	<275
ECFV	容量降低	容量正常
尿酸	正常/降低	<4 mg/dL(238 μmol/L)
尿素/肌酐	<25	>40
红细胞压积	升高	降低
AVP,CT-proAVP	升高或正常	80%的病例中显著升高

8.6.5.4 尿崩症(diabetes insipidus, DI)

DI 的特点是稀释性的尿液排出增多。通常表现为 24 h 内成人排泄量>40 mL/kg，儿童排泄量>100 mL/kg，或成人排泄量在 24 h 内>3 L[7]。机体无法保留自由水。大量的水无视机体的水平衡情况，通过肾脏排出，并导致口渴感明显、水分摄入过多、脱水及便秘。DI 的特征就是排泄大量尿液及多饮症。下列机制之一可为其病因：

- 由渗透调节的 AVP 分泌部分或绝对减少(中枢性、下丘脑 DI)。
- 肾脏对 AVP 抗利尿作用部分或完全抵抗(肾性 DI)。
- AVP 分泌及作用正常情况下饮水过量。

DI 中渗透压和 AVP 的关系如图 8.6-4 所示。DI 必须和

糖尿病控制不良及肾功能不全导致的渗透性利尿相鉴别。在后两种情况下，血浆和尿液渗透压通常都较高（见 8.5）。

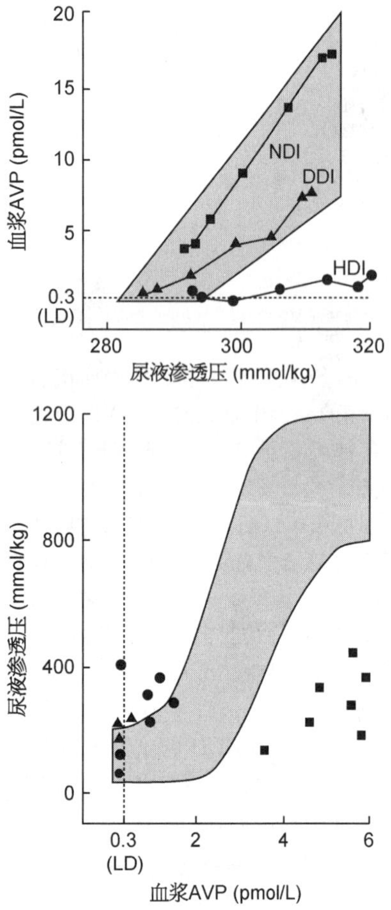

图 8.6-4 DI 中渗透压和 AVP 间的关系（致谢参考文献[10]）。上图：血浆渗透压和 AVP 浓度在渗透刺激试验中的关系（表 8.6-6）。下图：血浆 AVP 浓度和尿液渗透压在标准禁水加压试验中的关系（表 8.6-5）。● HDI，下丘脑尿崩症；■ NDI，肾性尿崩症；▲ DDI，致渴性尿崩症；LD，检测限

表 8.6-5 标准禁水加压试验结合 DDAVP 敏感试验（表 8.5-2）对尿崩症诊断的结果解释[7]

下丘脑（中枢性）DI：在标准禁水加压试验中，血清渗透压增加至>290 mmol/kg，但尿液渗透压仍<300 mmol/kg。使用 DDAVP 后，尿液渗透压增大至>750 mmol/kg。
肾性 DI：在标准禁水加压试验中，血清渗透压增加至>290 mmol/kg，但尿液渗透压仍<300 mmol/kg。使用 DDAVP 后，尿液渗透压不增大。
致渴性 DI：标准禁水加压试验中尿液渗透压升高而血浆渗透压无明显增加。

表 8.6-6 渗透刺激试验[10]

原理：通过输注高渗性 NaCl，检测通过口渴机制排泌 AVP 的能力。
实验方法：2 h 内，以每分钟 0.04 mL/kg 的速度连续输注 5%NaCl（850 mmol/L）溶液。
采集血液标本检测 AVP：从输注开始起，以 30 min 为间隔采样 3 次，同时检测血浆渗透压。
评估：渗透刺激试验期间的血浆 AVP 浓度换算成对应的血浆渗透压（图 8.6-4）。

8.6.5.5 实验室诊断

DI 重要的实验室诊断标准包括：

- 多尿（>2.5 L/24 h）。
- 尿液渗透压。渗透压值低于 200 mmol/kg 具有指示性，渗透压高于 300 mmol/kg 且葡萄糖浓度高于 1 g/L 提示糖尿病，而血清肌酐升高则提示肾病。
- CT-proAVP 的测定。在肾性 DI 中，血清 CT-proAVP 浓度>20 pmol/L。而完全中枢性 DI 则<2.6 pmol/L[13]。
- 功能性试验或标准禁水升压试验中 CT-proAVP 的增加和血清 Na^+ 水平相关。该测试能够鉴别部分中枢性 DI 和原发性多饮症。

CT-proAVP 也被称为和肽素，在健康个体中与渗透压水平在大范围内呈显著相关。因此，和肽素水平的检测是血管升压素检测的一个替代方案[14]。

下列的功能性试验被用于 DI 的诊断：禁水加压试验联合 DDAVP 敏感性试验（表 8.6-5，同时可参见表 8.5-2）、渗透刺激试验（表 8.6-6）、标准禁水加压试验和 CT-proAVP 升高的检测（表 8.6-7）。

表 8.6-7 标准禁水加压试验中的 CT-proAVP[13]

原理：检测 CT-proAVP（pmol/L）在血清 Na^+（mmol/L）影响下的相应增加量。
方法：从 8:00～16:00 禁止饮水。
血样标本：8:00 左右采样进行 CT-proAVP 的检测，16:00 左右样集进行 CT-proAVP 和 Na^+ 的检测。
计算公式：增量 = CT-proAVP（pmol/L）× 1 000/Na^+（mmol/L）
评估：当其值大于 20 时，可以将原发性多饮从轻度中枢性尿崩症中鉴别出来，诊断灵敏度为 87%，特异性为 100%。

存在水平衡紊乱及 AVP 和 CT-proAVP 水平改变的疾病的临床表现和实验室结果示于表 8.6-8 及表 8.6-9。

8.6.6 注意事项

参考范围：AVP 显示出昼夜节律性，白天较低而夜间较高。

表 8.6-8 AVP 和 CT-proAVP 增高的水平衡紊乱[1,6,7]

疾病	临床表现和实验室检查
恶性肿瘤	恶性肿瘤是 SIADH 最常见的病因。在小细胞肺癌（SCLC）患者中，其患病率可高达 15%[16]。其病因是肿瘤或其转移灶合成了 AVP 或完整的 AVP 激素原。因此建议不明原因多尿的患者进行 SCLC 的筛查。此外，3%的头颈部肿瘤和 SIADH 相关。在多尿但无相应量 AVP 分泌的肿瘤患者中，应当考虑心房利尿钠肽（atrial natriuretic peptide，ANP）的增多，这是由于 ANP 的 mRNA 在部分肿瘤中合成明显增加。
渗透调定点重设	这是 SIADH 的一种变种，这类患者浓缩和稀释尿液的能力保持完整，但其渗透压调节的阈值低于正常水平。相比正常个体，其患者在相同血浆渗透压下释放的 AVP 过多。导致肾脏对水重吸收增多。这类患者符合 SIADH 所有的标准，但具备正常的稀释能力。这意味着他们能在 4 h 内排出高达 80%的标准水负荷，且其尿液渗透压低于 100 mmol/kg。血清 Na^+ 水平会有轻到中度减少。渗透调定点重设出现在 15%～20%的 SIADH 中，且被发现和结核、营养不良、胃癌、肺炎和脑炎有关[1]。
中枢神经系统疾病	SIADH 可伴发中枢神经系统（CNS）的炎症性疾病，如脑膜炎、系统性红斑狼疮、脑炎、吉兰-巴雷综合征。其病因可能与前下丘脑渗透压受体到 AVP 神经元细胞之间长通路信号转导的受阻有关。

续 表

疾病	临床表现和实验室检查
肺部疾病	多种肺部疾病，尤其是能引起缺氧和高碳酸血症的肺部疾病与 SIADH 相关。这些患者的血清 AVP 浓度升高。如果患者存在严重呼吸急促或进行机械通气，就会出现 AVP 分泌不足的情况，有些患者甚至在入院后首日就会出现这一情况。
水肿	充血性心力衰竭和肝硬化的腹水患者常伴有血管内容量相对增加和血管内压升高。引起这一情况的原因是肾小球滤过减少导致水潴留；另一方面，AVP 分泌增多也是病因之一。这些病理生理改变会引起低渗性低钠血症。在严重心功能不全的患者中，这都由于机体试图补偿因心输出量降低而导致的血管充盈减少的结果。血管张力降低激活了压力感受器，进而激活了肾素-血管紧张素-醛固酮系统和肾上腺素能神经系统。这两个系统都能刺激 AVP 的分泌，进而试图增加血管阻力并起到保钠储水的作用。对于伴发腹水的肝硬化也一样，通过非渗透刺激实现水分保留(见 2.8 和 8.1.5)。
危重患者	重症患者入 ICU 24 h 后，AVP 水平常会由于各种原因显著升高[17]。健康个体的 AVP 均值为 0.92 ng/L ± 0.38 ng/L，而患者的 AVP 常在 11.9 ng/L ± 20.6 ng/L。女性重症患者的 AVP 值(9.7 ng/L ± 19.5 ng/L)常低于男性患者(15.1 ng/L ± 20.6 ng/L)。血流动力学功能障碍的患者 AVP 浓度(14.1 ng/L ± 27.1 ng/L)常高于血流动力正常患者(8.7 ng/L ± 10.8 ng/L)。 在感染性休克和其他形式的休克患者中，AVP 浓度急剧升高，但随后出现与血压下降不相匹配的下降且急剧下降达到低谷[18]。然而，休克的类型对于 AVP 的值也至关重要。在血压降低时间相同的情况下，感染性休克时测得的 AVP 水平为 3.1 ng/L ± 0.4 ng/L，而心源性休克时的水平则为 22.7 ng/L ± 2.2 ng/L。
朗格汉斯细胞组织细胞增生症	在 5%～50%的病例中，肿瘤会导致肺、骨和下丘脑中的单核-巨噬系(朗格汉斯细胞)单克隆细胞增殖，并伴发中枢性 DI。
药物[20]	服用氟西汀、氟伏沙明、帕罗西汀和塞替利尔等 5-羟色胺摄取抑制剂的老年患者有更高的 SIADH 患病风险。这类药物能抑制细胞色素 P450 同工酶。低钠血症在治疗开始后即会迅速起病，但可在治疗后逆转。年龄似乎是一个风险因素。在治疗开始后的前 4 周内，患者应每周进行低钠血症的筛查。
脑性盐耗综合征[21]	脑性盐耗综合征(CSWS)的定义为脑损伤范畴内的肾脏 Na^+ 流失，伴有低钠血症和继发性 ECFV 减少。它常在神经外科手术后的 10 天内、卒中或脑部肿瘤中发生。神经元对肾脏功能的影响受到干扰并导致 Na^+ 重吸收减少，继而引起 ECFV 减少。下丘脑的压力感受器因此受到刺激并激活 AVP 的分泌。临床症状包括直立调节障碍、心动过速、恶心、呕吐、精神异常及低钠血症和低血容量的相关表现。

表 8.6-9　AVP 和 CT-proAVP 正常或降低的水平衡紊乱[7,11,22]

疾病/病因	临床表现和实验室检查
下丘脑(中枢性)尿崩症(HDI)	与 AVP 合成、转运及释放相关的因素是 HDI 发生的基础。血浆 AVP 水平显著降低。水平衡是依靠渴觉和充足的水分摄入来调节。中枢性尿崩症最主要的临床症状为多尿和多饮。任何情况的缺水，哪怕是很短时间，都会导致脱水并伴有烦渴和饮水，出现患者起夜的情况。临床表现完整的 HDI 较为罕见，出现部分症状、中度多尿的更为多见。患病率为 1：25 000。HDI 的病因包括： - 恶性肿瘤相关的系统性神经内分泌疾病(颅咽管癌、生殖细胞癌、淋巴瘤、脑膜肿瘤)、缺血性疾病如 Sheehan 综合征、脑膜感染和肉芽肿性疾病如神经系统结节病。 - 涉及下丘脑和神经垂体的手术及这些区域的局部缺血。 - 颅脑照射。 - 感染(脑膜炎、脑炎)和自身免疫性疾病。 - 颅内水肿或出血。 - 特发性病因(部分病例会受到心理因素调节)。 - 一些导致 AVP 释放短暂下降药物，如酒精、长春新碱、苯妥英钠或可乐定。 除了上述病因外，还存在一种遗传型，多在青春期出现临床表现。遗传型 DI 占所有 DI 病例的 1%～2%，目前已知的病因如下[12]： - AVP 基因神经垂体素编码区的突变。1 号和 3 号外显子正常，但在 2 号外显子的第 1884 位核苷酸中，胸腺嘧啶被鸟嘌呤替代，导致 AVP 分子中的缬氨酸被甘氨酸替代。这一突变通常是杂合突变。 - 促血管升压素前体基因的突变。和肽素中缬氨酸被丙氨酸取代。 瞬时 HDI 多发于脑垂体区的神经外科手术后。永久性的 HDI 仅在垂体漏斗完全损坏的情况下才会发生。后者中有 2%～35%会发生 DI。口渴和多尿往往是神经结节病的首发症状。HDI 大多突然发作。在一些 AVP 持续分泌的病例中，尿量可达 3～15 L。 实验室检查：AVP 分泌减少，就血浆渗透压而言 AVP 分泌不足。在 HDI 症状显著时，约 90%的 AVP 分泌神经元已失活。尿液渗透压<200 mmol/kg。依靠标准禁水加压试验和 DDAVP 敏感试验的结果可以对水利尿进行诊断。相关的结果解释见表 8.6-5 和图 8.6-4。在完全性 HDI 中，CT-proAVP 的水平<2.6 pmol/L[13]。轻度 HDI 的诊断见表 8.6-8。
肾性尿崩症(NDI)	NDI 患者对 AVP 的抗利尿作用具有抗性。下丘脑垂体轴受到刺激，血浆 AVP 浓度正常或升高。由于肾脏对 AVP 无反应性，所以无法实现尿液最大限度的浓缩。 获得性 NDI：NDI 发病初期，一般患者尿量为 3～4 L/24 h。病因包括： - 药物作用：两性霉素 B、秋水仙碱、地美环素、庆大霉素、锂剂、髓袢利尿剂、甲氧氟烷、长春碱、甲氧西林、顺铂、异环磷酰胺。 - 肾脏疾病：慢性肾功能衰竭、慢性间质性肾病、肾盂肾炎、梗阻性尿路病、囊性肾、肾移植术后。 - 电解质紊乱：慢性低钾或高钾血症。 - 其他情况：怀孕、多发性骨髓瘤、镰状细胞病、蛋白质缺乏症。 遗传因素决定：目前已知下列遗传障碍： - V2 受体基因突变：约有 90%的 V2 受体基因变异患者为男性，NDI 为 X 连锁隐性遗传，且其临床症状多在周岁前出现。这一变异主要基于受体基因的错义突变并导致受体残留在细胞内部；只有很少一部分的受体能到达肾小管细胞的表面和(或)这些受体无法结合 AVP 或无法结合后转导信号(图 8.6-6)。 - 水通道蛋白受体基因突变[15]：在约 10%的遗传型 NDI 病例中，水通道蛋白 2 基因突变，这一基因编码相似的肾细胞膜上名为 AVP 敏感性水孔(图 8.6-6)。这一突变可能是常染色体隐性遗传或常染色体显性遗传。和 V2 突变一样，这一改变会导致信号转导和水孔表达的缺陷。在患有 NDI 的家系中，围产期测试可以进行早期诊断，因此，可以在早期对相关生理和精神异常进行预防。 在遗传性 NDI 中，肾小管对 AVP 存在抗性，或没有达到符合要求的高渗髓质间质(如从管腔中吸收水分)。早期病变较为显著。在新生儿和幼儿期间，患儿就会出现脱水、高钠血症和发热的症状，并导致智力发育迟缓。 实验室检查：尿量常在 10～12 L/24 h，尿渗透压<50 mmol/kg。CT-proAVP 浓度>20 pmol/L[13]。可通过禁水加压试验联合 DDAVP 敏感试验进行诊断(结果解释见表 8.6-5 和图 8.6-4)。

续 表

疾病/病因	临床表现和实验室检查
原发性烦渴症	原发性烦渴症发生时即使水合正常或升高，患者仍会持续饮水。这一疾病可基于低钾血症、高钙血症、炎症、血管紧张素Ⅱ合成增多或精神因素的直接刺激而发生。 尿量常在 5～15 L/24 h，血清 Na^+ 水平和血浆渗透压多正常。原发性多饮的一个主要病因为患者产生渴觉的渗透压阈值与正常人相比减低。 实验室检查：水利尿的诊断主要依靠标准禁水加压试验联合 DDAVP 敏感试验。结果解释详见表 8.6－5 和表 8.6－4。
高钙血症	Ca^{2+} 浓度>2.75 mmol/L(11 mg/dL)的慢性高钙血症会导致髓袢升支粗段的损伤，并降低其对 AVP 的反应敏感性。若血清钙水平降低，这一过程是可逆的。
低钾血症	K^+ 浓度<3.0 mmol/L 的持续性低钾血症会削弱肾脏的浓缩能力。低钾血症被认为能导致肾髓质 Na^+ 浓度和渗透压的降低，这会干扰浓度梯度的产生，并导致集合管细胞对 AVP 的抗性。
妊娠[23]	女性在妊娠的最后 3 个月及产后阶段会出现短暂的口渴、多饮和烦渴。这些症状还可在葡萄胎及使用 hCG 的健康人身上观察到。据推测，其病因中可能涉及 hCG 和半胱氨酸氨肽酶。而后者由胎盘合成并可用以水解 AVP。

稳定性：AVP 会被肽酶水解，因此在血液标本采集后，必须在 4℃进行额外的分析前处理步骤。CT－proAVP 可在室温稳定 3 天。

测定孕妇 AVP 时，需在采血管中加入肽酶抑制剂；这是因为孕妇的血浆中有时存在一种赖氨酸氨肽酶，能水解 AVP。

8.6.7 病理生理学

AVP 以一种激素原前体的形式合成(图 8.6－5)。激素原前体被包裹在分泌囊泡中，当位于大细胞神经元中的囊泡迁移至垂体动脉的神经末梢时，它会转化为最终分泌的形式。在那里，AVP 和神经垂体素Ⅱ一同被储存，受升压素能神经元增加的刺激而分泌。其主要刺激因素是血浆渗透压的升高，次要刺激因素则为血压和血容量降低。AVP 的循环半衰期为 10～20 min。

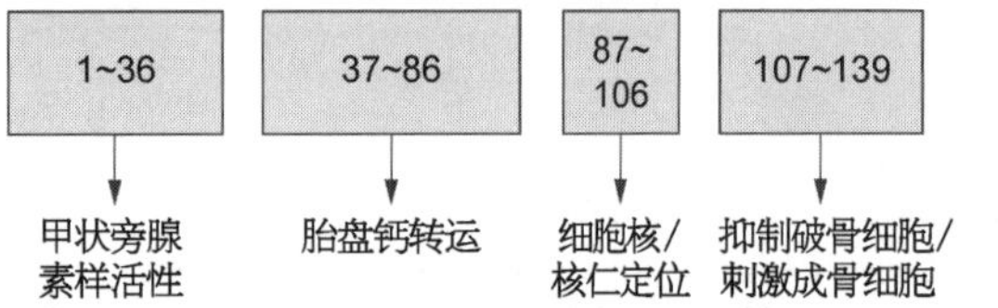

图 8.6－5 信号肽、AVP、神经垂体素Ⅱ与和肽素构成了精氨酸升压素原前体

8.6.7.1 AVP 的作用

AVP 的作用通过位于细胞膜上的 3 种受体 V1～V3 介导调节。这些受体都属于 G 蛋白偶联受体家族，并通过腺苷酸环化酶形成胞内信使环单磷酸腺苷(cAMP)(图 6.2－4)。受体的分布如下所示：

- V1 受体位于血管平滑肌细胞、肝脏、血小板和中枢神经系统中。
- V2 受体位于远端肾单位管状细胞的基底膜上。
- V3 受体位于下丘脑-垂体轴的促肾上腺皮质激素细胞。

8.6.7.2 肾水管理

肾水管理由渗透压进行调节并受 AVP 的直接控制。渗透压 1%～2%的升高就能使远端肾单位基底外侧膜的 V2 受体介导 AVP 释放。其结果是集合管细胞顶膜上的细胞内囊泡分泌蛋白，形成水通道蛋白(AQP)(图 8.6－6)。这些蛋白被整合入细胞膜中并导致水沿浓度梯度被重吸收。在机体已知的 11 种 AQP 中，7 种位于肾脏。AQP1 位于近端肾小管细胞的顶端和基底外侧膜上。AQP2 则存在于集合管，那里它负责 AVP 依赖性水转运。V2 受体的激活能引起编码 AQP2 水通道基因的表达。AQP2 蛋白合成，随后形成水通道。最终，越来越多的水从集合管被转移到间质中。

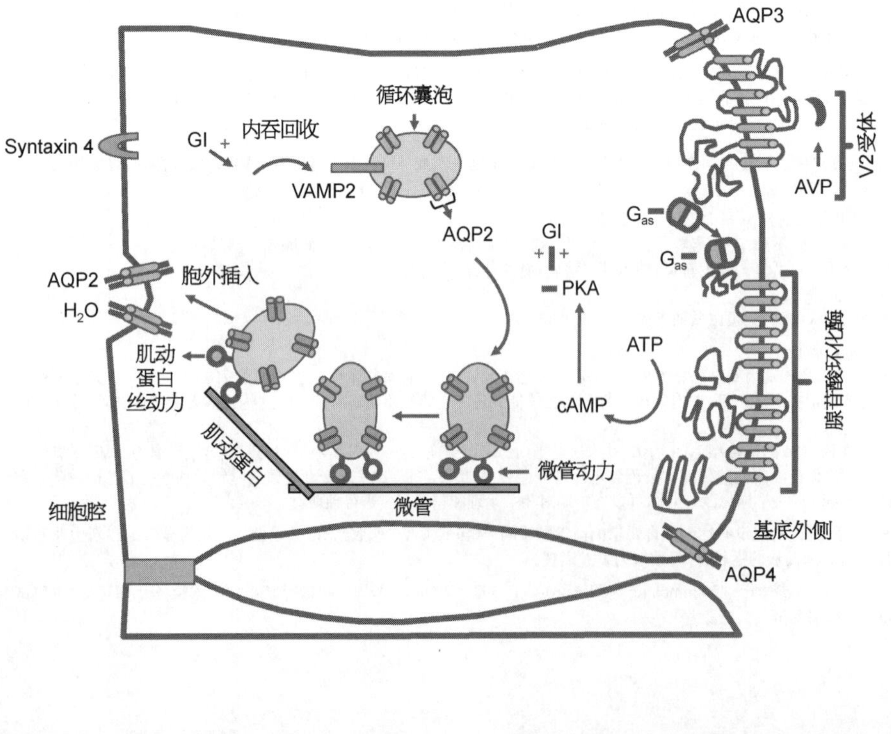

图 8.6－6 AVP 对肾集合管细胞透水性提高的影响[15]。AVP 与基底外侧膜上的 V2 受体结合。腺苷环化酶经各种信号转导步骤激活(Gas)，这也令 cAMP 增多。后者刺激丙酮酸激酶 A(PKA)，启动 AVP 效应的最后一步，即特异性水通道蛋白(AQP2)进入腔细胞膜的胞外结合。AQP2 由细胞质囊泡携带转运，肌动蛋白丝和微管将囊泡引导至腔细胞膜。AQP2 特异性定位于内髓层的集合管细胞中。AQP3 和 AQP4 通过基底外侧膜将水转运到肾间质中。在 AVP 缺乏的情况下，AQP2 通过内吞作用循环，维持低水平的水分重吸收。突触融合蛋白(Syntaxin)4 是一种鸟苷三磷酸结合蛋白

8.7 钾

Lothar Thomas

从数量上来说，钾(K^+)是最重要的细胞内阳离子。它在控制细胞体积、维持易激组织(神经、肌肉等)和非易激组织的跨膜电化学电势及维持酸碱平衡中起到重要作用。钾在许多细胞功能中发挥重要作用，如细胞生长、DNA 和蛋白质的合成及各种酶的活化[1]。

细胞内液(ICF)和细胞外液(ECF)间 K^+ 动态平衡的调节由细胞膜上 Na^+-K^+ 泵的快速作用或由胃肠道的 K^+ 摄取和肾脏 K^+ 排泄延时作用来完成。血浆 K^+ 仅能在一定程度上反映全身钾含量，但其在跨膜电化学梯度的评估中有着重要的生理意义(见 8.1)。

8.7.1 适应证

包括：高血压，心律失常，长期服用耗钾药物(利尿剂、泻药等)，长期类固醇治疗，急性/慢性肾功能不全，腹泻、呕吐，水和电解质平衡失调，酸碱平衡紊乱，重症监护患者，低镁血症，疑似肾小管酸中毒。

8.7.2 检测方法

火焰光度法：原理详见 8.2.2。尽管火焰光谱法很少用于电解质的常规检测，但该检测方法是 NCCLS 建议的参考方法[2]。

离子选择性电极电位测定法(ISE)：原理见 8.2.2。ISE 可用于稀释或未稀释标本的常规检测。测量电极的离子选择性膜含作为离子载体的缬氨霉素。它对 K^+ 具有高度选择性(如 K^+ 相比 Na^+ 的选择性为 5.000：1)。

酶法光谱测定[3]：原理为，丙酮酸激酶(EC 2.7.1.40)可在 K^+ 存在时被激活。K^+ 浓度是磷酸烯醇丙酮酸盐转化为丙酮酸这一酶促反应的限速步骤。随后丙酮酸被还原成乳酸，在这一过程中 $NADH_2$ 会被消耗，并可在 340 nm 处动态测量其含量的下降。为了在临床相关范围内获得良好的测量信号，酶促反应开始前的反应混合物中预先加入了穴状配体。这种穴状配体能捕获恒定比例的 K^+。

8.7.3 标本要求

血清、血浆(锂、肝素铵抗凝)：1 mL。

8.7.4 参考区间(表 8.7-1)

表 8.7-1 钾的参考范围

成人[4]	血清	3.7～5.1*
	血浆	3.5～4.6*
儿童[6]	早产儿[5]	5.5～7.0
	新生儿[5]	3.7～5.5
	1～7 天	3.2～5.5
	8～31 天	3.4～6.0
	1～6 个月	3.5～5.6
	6 个月～1 岁	3.5～6.1
	超过 1 岁	3.3～4.6

数据使用 mmol/L 为单位表示。*对于慢性心力衰竭患者，K^+ 的参考值范围为 4.0～4.8 mmol/L(血清)或 3.8～4.6 mmol/L(血浆)

8.7.5 临床意义

8.7.5.1 评估血浆钾浓度的基本原则

维持机体 K^+ 平衡需要肾脏将每天从饮食中获取的绝大部分 K^+ 排泄出去。经滤过后的 K^+ 大多由近端肾单位重吸收，而排泄的 K^+ 则由远端肾单位排泌。全身含钾总量为 50～55 mmol/kg。血浆钾浓度的调节机制包括[7]：

- 一方面，血浆 K^+ 浓度受机体总体 K^+ 含量调节并反映机体总体 K^+ 含量。然而必须注意的是，在血浆/血清 K^+ 水平正常且机体含 K^+ 总量为 3 500 mmol 的情况下，有 10%的 K^+ 在细胞外，机体总 K^+ 出现 1%(35 mmol)的急性丢失就会导致 ICF 和 ECF 之间的 K^+ 明显失衡，并引起其血清 K^+ 浓度的降低。因此，不能想当然地将血清 K^+ 水平降低视为全身 K^+ 显著降低的指标。
- 另一方面，循环 K^+ 的变化受肾素-血管紧张素-醛固酮系统等机制的调控，该系统可通过改变肾 K^+ 的排泄来维持机体 K^+ 的恒定。

血清 K^+ 水平的升高或降低通常是 ICF 和 ECF 之间 K^+ 分布失衡的结果。

8.7.5.2 细胞外钾平衡紊乱

细胞外 K^+ 的平衡受肾脏 K^+ 排泌的调节。高钾摄入时，血清 K^+ 的水平会在餐后 2 h 内升高，并在下一次进餐前恢复到参考区间内。每天 400 mmol 的饮食摄入量会使肾脏排泌量逐渐增加，从而在 3 天内恢复细胞外钾的平衡。肾 K^+ 排泌和相应细胞外 K^+ 平衡的调节因素包括[8]：食物中提供的 K^+ 量、肾远端小管中的钠含量及流速、当前的酸碱平衡状态、盐皮质激素和盐皮质激素样物质的活性、肾小管对盐皮质激素的反应性、阴离子的类型和效用性。

8.7.5.2.1 K^+ 的摄入量：维持健康的稳定状态需要 K^+ 摄入和排泄之间保持持久的平衡。K^+ 的摄入率为 50～100 mmol/d (如在 24 h 内摄入约 1 mmol/kg)。

8.7.5.2.2 远端小管中的钠含量和流速：GFR 升高会使 ECF 容量增加，将大量的水和 Na^+ 传递到远端小管，最终导致 K^+ 排泄增加。ECF 的减少则能通过相同的机制起到相反作用。

8.7.5.2.3 酸碱平衡状态：酸碱平衡紊乱会影响 K^+ 的排泄。细胞外酸中毒会使 K^+ 由胞内流失到胞外引起高钾血症；而碱中毒则会使 K^+ 由胞外转移至胞内而引起低钾血症。在代谢性碱中毒中，K^+ 会从细胞内排出以置换 H^+。

急性代谢性酸中毒：氯化铵或盐酸的管饲会引起由于 K^+ 直接从细胞中流出导致的急性高钾血症和肾脏 K^+ 排泄。由乳酸、酮体等有机酸积聚引起的酸中毒则不会直接引起高钾血症。高钾血症反而仅会继发于这一情况中出现的血容量减少和尿流率降低。此外，肾素-血管紧张素-醛固酮系统也会被激活。

急性和慢性呼吸性碱中毒：这两种酸碱平衡紊乱对 K^+ 平衡的影响都很小，仅表现出轻微的低钾血症倾向。

慢性代谢性酸中毒：随着高二氧化碳分压(PCO_2)和肾 HCO_3^- 重吸收的增加，会出现高 K^+ 排泄与低钾血症。

8.7.5.2.4 盐皮质激素和糖皮质激素：盐皮质激素和糖皮质激素刺激肾小管的 K^+ 排泄。盐皮质激素对 K^+ 在远端小管的排泌有着直接的刺激作用。K^+ 的排泌依赖于 Na^+ 向远端小管的递送。如果这一转运量较少，低钾血症就不会发生。糖皮质激素的作用是间接的。它们通过提高 GFR、提高尿流量并通过增加 Na^+ 向远端小管的传递而导致 K^+ 排泌的提升。

远端小管对盐皮质激素的反应性：间质性肾炎之类的疾病可能会导致远端小管和集合管的损伤，进而导致对醛固酮的反应性降低。最终出现 K^+ 排泄障碍，伴发高钾血症和严重酸中毒。梗阻性肾病、系统性红斑狼疮、镰状细胞性贫血及肾移植术后也同样可能出现 K^+ 排泄紊乱。

氨苯蝶啶和阿米洛利等保钾利尿剂能通过阻断腔细胞膜上的 Na^+ 通道来抑制肾脏的 K^+ 排泌。螺内酯能阻断醛固酮受体来抑制肾脏 K^+ 的排泌。

8.7.5.2.5 阴离子的类型和效用：通常，Na^+ 会与 Cl^- 等阴离子在远端小管中一起被重吸收，以保持电中性。

在代谢性酸中毒中，如果远端小管中 HCO_3^- 等低渗透性阴离子的比例增加，则会有更多的 K^+ 被排泄，引起低钾血症。

在继发性醛固酮增多症中，远端小管中 Na^+ 的重吸收及 K^+、H^+ 的排泄均增加，引起低钾血症。如果由于严格限制食盐的摄入引起可交换 Na^+ 的减少，则没有 Na^+ 和 K^+ 交换的发生，也就不会出现低钾血症。

8.7.5.3 细胞内钾平衡紊乱

细胞内平衡紊乱会引起血清 K^+ 水平的改变，但机体总体 K^+ 含量不变。

儿茶酚胺：儿茶酚胺通过 β_2 受体影响细胞内 K^+ 的分布。受体受到刺激导致 K^+ 向 ICF 转移，进而使 ECF K^+ 浓度下降。β_2 受体阻滞剂能提高血清 K^+ 水平。α 肾上腺素能系统具有相反的作用。术后给予儿茶酚胺药物可防止潜在的高钾血症的发生[7]。

胰岛素：胰岛素能增加非肾脏组织对 K^+ 的摄取并能迅速降低血清 K^+ 的水平。这种情况可见于非糖尿病患者接受富含碳水化合物饮食后。

在糖尿病患者中，胰岛素的缺乏会减少细胞对 K^+ 的摄取，因此理论上会引起高钾血症。然而由于糖尿病渗透性利尿和随之产生的高尿钾，高血钾并不会发生。但是，如果糖尿病患者患有肾功能不全或低肾素性低醛固酮症，那么高钾血症仍会发生[7]。

8.7.5.4 重要鉴别诊断实验

在进行病理性血浆 K^+ 水平评估时，除了既往史和临床资料，血液和尿液的检查也能提供重要的鉴别诊断信息。

血液：钠、氯、肌酐，镁、钙、磷酸盐，酸碱平衡状态，皮质醇(ACTH)，肾素、醛固酮，地高辛、洋地黄毒苷。

尿液：钠、钾、氯的排泄量，利尿剂。

8.7.5.5 低钾血症

超过20%的住院患者出现低于参考范围下限 3.6 mmol/L 的低钾血症[7,9]。应用利尿剂的患者低钾血症的发病率高达50%。低钾血症会引起 K^+ 浓度依赖性的肌肉症状[10]：

- 钾离子水平在 3.0～3.5 mmol/L 可能与轻度肌无力、肌痛、乏力相关。在心功能正常的患者中，3.0～3.5 mmol/L 的低钾血症通常不会导致心脏问题，但在个别的案例中可能会引起室性心律失常。
- K^+ 浓度<3.0 mmol/L 被认为是严重低钾血症，在这种浓度水平下心脏心律失常的风险会升高。因此，这类患者需要立即使用补钾药物。在 K^+ 浓度为 2.5～3.0 mmol/L 的范围内，会出现肌无力(尤其是肢体近端和头部肌肉组织)的症状。在一项研究中[11]，37 458 例住院患者中有 2.6%存在严重的低钾血症。其中 0.7%的 K^+ 水平低于 2.0 mmol/L，8.5%的 K^+ 水平为 2.0～2.4 mmol/L，91%的 K^+ 含量为 2.5～2.9 mmol/L。75%低钾血症病例和药物摄入有关，主要涉及呋塞米、其他利尿剂、糖皮质激素和两性霉素 B 等。
- 浓度低于 2.5 mmol/L 会导致伴有节段性肌肉坏死的横纹肌溶解、肌纤维空泡变性和肌红蛋白尿。手足抽搐的发生和碱中毒有关。脑部症状非常罕见。

通常，临床症状只会在 K^+ 水平快速降低时产生，而非缓慢减少时不出现临床表现。K^+ 由 ECF 向 ICF 的重新分布对症状的影响很小：剧烈体力活动后、葡萄糖和(或)胰岛素输注期间。

低钾血症的病因分类如下：肾功能丧失、肾外损失、K^+ 由细胞外向细胞内转移。

低钾血症的疾病和病症列于表 8.7-2。

表 8.7-2 低钾血症相关的疾病和病症

疾病/病症	临床及实验室检查结果
利尿剂 - 呋塞米 - 布美他尼 - 噻嗪类	利尿剂治疗是低钾血症最常见的病因。非保钾利尿剂能促进 Na^+、Cl^- 和 K^+ 的排泌。噻嗪类、袢利尿剂和碳酸酐酶抑制剂等利尿剂都会导致不同程度的尿钾排泄和低钾血症。发生低钾血症时 Na^+ 的尿排泄量大于 50 mmol/L，而 K^+ 和 Cl^- 的排泄量则大于 20 mmol/L。如果患者在就诊前自行停止服药，其电解质的排泄量则可能正常。在这些病例中，即使从服药到检测的时间间隔已经远远超过了药物的半衰期，尿液中利尿剂含量的测量依旧可能会有所帮助。低钾血症仅在 ICF 中可供交换的 K^+ 完全耗尽后才会发生，而这可能需要几周的时间。在治疗开始后不久就出现的低钾血症表明之前就已经存在 K^+ 耗尽的情况，如在继发性醛固酮增多症时机体利尿剂降低血钾的作用就会增加。在相同利尿剂量的治疗下，肝硬化、充血性心力衰竭和肾病综合征患者的低钾血症发生率高于高血压患者[9]。
酒精中毒	酒精中毒患者通常在就医时就已经伴有低钾血症、低钠血症、低镁血症和低磷血症。这些症状是由多种因素共同造成的[9]。
应激性低钾血症(如心肌梗死、支气管哮喘)	通过刺激 β 肾上腺素能受体，释放儿茶酚胺，导致 K^+ 从细胞外向细胞内跨膜转换。肾的 K^+ 排泄保持正常。拟交感神经药物对 β_2 肾上腺素能受体的刺激可暂时降低血清 K^+ 的水平。因此，标准剂量的沙丁胺醇喷雾会导致血清 K^+ 短时降低 0.2～0.4 mmol/L。而 1 h 内的再次给药会导致 K^+ 的降幅达 1 mmol/L[14]。
白血病	急性粒细胞或粒单细胞白血病可引起轻度至中度的低钾血症。这可能与溶菌酶尿相关。如果远端小管中存在高浓度的溶菌酶，如青霉素或羧苄青霉素等，就会导致 K^+ 排泌增多[9]。
幽门狭窄、胃肠吸引、引流	这类患者，尤其是术后引流患者，通常会有 K^+ 的流失。一个原因就是胃肠道 K^+ 的流失；另一个更重要的原因是容量减少和肾素-血管紧张素系统的激活引起的肾钾丢失[9]。

续 表

疾病/病症	临床及实验室检查结果
腹泻,泻药滥用	水、电解质和 HCO_3^- 的丢失与粪便的量成正比,因此严重腹泻时也常有酸中毒发生。低钾血症在通便药的滥用中尤其多见,在这种情况下,血清 K^+ 通常较低(Na^+ 和 Cl^- 同样如此)。尽管存在高醛固酮血症,但由于同时出现 HCO_3^- 的丢失,所以通常没有或仅有轻度碱中毒的表现。
高氯性腹泻	这是一种伴随着机体总体 K^+ 含量减少和代谢性碱中毒的罕见的遗传性疾病(见 8.3)。
绒毛状腺瘤	直肠肿瘤能形成相当多的含钾黏液。代谢性酸中毒通常是由于碳酸氢钾的丢失引起的。
醛固酮增多症	对于不服用利尿剂或泻药的低钾血症和高血压患者,应当考虑原发性醛固酮增多症存在的可能。如果选取一组接受治疗的高血压患者,仅评估低钾性高血压患者的 Conn 综合征(原发性醛固酮增多症),则其检出率在总体高血压患者中低于 1%;而在高血压专科门诊中,检出率为 1%～4%。相对的,如果将所有高血压患者不论其低钾血症的状态都纳入统计,根据其醛固酮-肾素比率进行评估,Conn 综合征的检出率则为 1%～4%[15]。
创伤	在多达 65%的创伤患者中能观察到早期低钾血症,通常在受伤后 1 h 内起病,并且在没有使用补 K^+ 药物的情况下在 24 h 内恢复正常。这和心血管标志物、失血、血液 pH、肾上腺素或去甲肾上腺素的浓度并无关联。高钾血症常发生在有头部或脊髓损伤的患者中。创伤性低钾血症在 5～14 岁儿童中的发病率高于成人[16]。
肾小管酸中毒(RTA)	远端 RTA(Ⅰ型)和近端 RTA(Ⅱ型)与肾 K^+ 丢失及低钾血症相关。在Ⅱ型 RTA 中,远端小管的 HCO_3^- 负荷增加导致了尿钾的增多。在Ⅰ型中,H^+ 的排泄受到干扰,为确保肾小管 Na^+ 的重吸收泌 K^+ 代替了泌 H^+。此外,远端 Na^+ 的丢失引起容量的减少并激活肾素-血管紧张素-醛固酮系统[17]。血浆中 K^+ 浓度 0.3 mmol/L 的降低对应着机体总钾 100 mmol/L 的丢失。RTA 的相关内容详见 8.8。
Bartter 综合征	Bartter 综合征是一种以低钾血症和代谢性碱中毒为特征的先天性疾病。该综合征主要出现于儿童和青年人中。临床症状包括发育迟缓、嗜睡、肌无力、癫痫、多尿和血压正常。除了低钾血症和代谢性碱中毒,其特征性的表现还包括高肾素醛固酮增多症和尿氯排泄(>100 mmol/L)及尿钾排泄的增多。在解剖学上,这些患者会表现出肾单位中肾小球旁器官的增生。
假性 Bartter 综合征	实验室诊断结果类似于 Bartter 综合征。然而,与 Bartter 综合征不同的是不存在肾脏病变[18]。
Gitelman 综合征	本综合征是一种罕见的慢性肾脏电解质紊乱,伴有低钾血症、低镁血症、尿钙减少、对噻嗪类药物不敏感的肾脏电解质排泌及 Cl^- 排泄正常或升高。血清 K^+ 水平通常低于 3.0 mmol/L,中位浓度为 2.4 mmol/L,镁的中位浓度则为 0.55 mmol/L。Bartter 综合征、假性 Bartter 综合征及利尿剂滥用的情况应当加以区分,尤其是在应用噻嗪类药物时。如果尿液中富含 Cl^-,通过测定利尿剂浓度来鉴别 Gitelman 综合征和利尿剂滥用至关重要[19]。
Liddle 综合征	除低钾血症外,这种综合征的临床特征与 Bartter 综合征恰好相反。除去低钾血症外,还可见低血肾素正常/低醛固酮症血症和血压升高。尽管目前其病理生理学尚不明确,目前认为可能的原因是受损的肾小管上皮对盐皮质激素的敏感度过高或电压阀 Na^+ 通道的缺陷。
分泌 ACTH 的肿瘤	肿瘤,尤其是小细胞肺癌,能够以副肿瘤的方式产 ACTH。皮质醇和醛固酮的合成增加,肾脏 K^+ 丢失。当患者出现低钾血症、代谢性碱中毒和色素沉着时应怀疑存在本情况[9]。
先天性肾上腺皮质增生症	在 17α-羟化酶缺乏症中,皮质醇合成减少导致皮质酮和脱氧皮质酮的形成增加及 ACTH 的分泌增多。在 11β-羟化酶缺乏症中,脱氧皮质酮和 ACTH 增加。仅有部分病例存在低钾血症。
低镁血症	低镁血症导致肾脏出现 K^+ 流失的原因不明。在血液 pH 正常的情况下,如果 K^+ 摄入量正常而低钾血症不能被纠正,那就应当怀疑存在镁缺乏。低镁血症常出现于在髓袢利尿治疗、酗酒和吸收不良综合征的患者中。在 K^+ 浓度低于 2.5 mmol/L 的患者中,低镁血症的发生率仍高达 70%[20]。
甘草滥用	甘草常用于咀嚼或作为通便剂,其中含有甘草酸。这种物质对催化皮质醇转化为肾上腺皮质酮的酶产生抑制作用。皮质醇浓度升高,导致尿钾排泄伴有低钾血症、血容量增多和血压升高。正如在 Liddle 综合征中,会存在低肾素性低醛固酮血症[9]。
低钾型周期性麻痹(HypoPP)	HypoPP 是一种常染色体显性疾病,常伴有肌无力和低钾血症。其病因为电压阀钙离子通道二羟基吡啶受体(DHP 受体)的突变。结构域Ⅱ和Ⅳ的 S4 区段突变,导致 DHP 受体上第 528 位精氨酸被组氨酸替代或第 1 239 位上的组氨酸被甘氨酸替代。该病患者中 60%在 16 岁前就已起病。患者四肢都会受到肌肉症状的影响,但发病频率不定,从一生一次到一周多次都有可能。HypoPP 可由富含碳水化合物的食物和运动后休息诱发。葡萄糖(2 g/kg)和胰岛素(0.1 U/kg)的输注可作为其诊断实验。这导致葡萄糖流入肌肉细胞及伴低钾血症的肌肉麻痹[21]。
抗生素	许多抗生素,尤其是青霉素、羧苄青霉素和庆大霉素等,能引起肾 K^+ 排泄增多导致低钾血症。带阴离子的青霉素和羧苄青霉素会破坏肾小管的电中性,进而导致尿钾排泄增加。庆大霉素会通过溶菌酶尿起到相同作用[9]。
心血管疾病	轻中度的低钾血症会增加心血管疾病、心脏畸形和心室肥厚患者发生心律失常的可能性。对于正在服用抗心律失常药物的心律失常患者,低钾血症可以抵消抗心律失常药物的作用。这类患者都应当通过适当补钾以保持血清 K^+ 浓度≥4 mmol/L。在急性心肌梗死患者中,K^+ 的值若低于 3.9 mmol/L,则心室颤动的概率会升高[22]。

8.7.5.5.1 低钾血症和尿钾排泄：如果存在低钾血症,尿液 K^+ 排泄量的测定是确定病因最重要的检测[7,11]。只有确定患者的尿量正常(1～1.5 L),才能评估随机尿的结果。否则,必须收集一段时间尿标本进行检测。由于机体 K^+ 的减少和多饮、肾浓缩缺陷相关,因此这在低钾血症患者中尤为重要。

根据尿 K^+ 的排泄情况,低钾血症在病因上可分为：① 内平衡紊乱。在这种情况中,儿茶酚胺或胰岛素增多引起了 K^+ 由 ECF 向 ICF 跨细胞转运。结果导致低钾血症,但肾脏 K^+ 排泄情况不变;② 外平衡紊乱伴机体总体 K^+ 含量减少。其原因可能是 K^+ 的营养性摄入减少、肾或肾外 K^+ 的损失。

由于低钾血症时机体会代偿性地限制尿 K^+ 排泄,尿液检测结果的解释如下：① 低钾血症伴 K^+ 排泄减少(低于 10 mmol/L)提示非肾性 K^+ 流失;② 低钾血症伴 K^+ 排泄高于 10 mmol/L 提示肾性 K^+ 流失;③ 血清 K^+ 水平和尿 K^+ 排泌不匹提示儿茶酚胺诱导的压力相关低钾血症或利尿剂导致的低钾血症。

除了尿 K^+ 排泄外,尿 Cl^- 排泄和血液 pH 都为低钾血症提供了重要的进一步鉴别诊断信息(见 8.8)。

肾钾排泄减少的低钾血症：结合血液 pH 的结果,可鉴别下述几种类型的低钾血症：① 在腹泻、肠绒毛状腺瘤和泻药滥用时,伴发代谢性酸中毒的低钾血症(血清 Cl^- 升高);② 氯丢失性腹泻时,伴代谢性碱中毒的低钾血症(血清 Cl^- 降低);③ K^+ 摄入减少或通过皮肤及胃肠道 K^+ 丢失导致的伴血 pH 正常(血清 Cl^- 正常)的低钾血症。

肾钾排泄增多的低钾血症：根据血液的 pH,可以对下列低钾血症鉴别：① 伴高氯性代谢性酸中毒(如肾小管性酸中毒)的低钾血症或伴阴离子间隙增高的酸中毒(如糖尿病或酒精性酮症酸中毒)的低钾血症;② 儿茶酚胺增多引起 K^+ 跨细胞转运,从而导致血 pH 正常的低钾血症(如酒精戒断综合征和压力状态);③ 伴代谢性碱中毒的低钾血症。这类病例中,根据 Cl^- 的排泄可以进行进一步鉴别。

肾氯排泄增多的低钾血症:Cl^- 排泄超过 20 mmol/L 和代谢性碱中毒可见于:

- Bartter 综合征及服用如呋塞米、布美他尼和噻嗪类等非保钾利尿剂的患者。如果患者在就医前不久停用利尿剂,则其 Cl^- 排泄则会低于 10 mmol/L。
- 若高血压患者伴有醛固酮增多症或皮质醇增多症。醛固酮增多症可以为原发性或继发性的,这可以通过血浆肾素的测定来鉴别。皮质醇增多症可以是药物依赖性的或是内源性的(如 ACTH 分泌增多的垂体腺瘤、肿瘤性 ACTH 异位合成或肾上腺皮脂腺瘤)。在醛固酮增多症或皮质醇增多症中,K^+ 和 Cl^- 的肾排泄量均高于 20 mmol/L。
- 低醛固酮水平的高血压患者[如伴 11β-羟化酶缺乏症、17α-羟化酶缺乏症或 Liddle 综合征的肾上腺增生症]。在 Liddle 综合征中,血浆皮质醇的值正常,而在肾上腺增生中血浆皮质醇浓度会升高。

肾氯排泄减少的低钾血症:在出现呕吐、停用非保钾利尿剂及各种病因导致的呼吸功能不全引起的慢性高碳酸血症时,可出现低钾血症,伴 Cl^- 排泄低于 10 mmol/L。

8.7.5.6 高钾血症

若当出现临床相关事件则意味着血清 K^+ 浓度已经高于 5.5 mmol/L。K^+ 浓度为 5.5～6.0 mmol/L 被认为是轻度高钾血症;K^+ 浓度在 6.1～6.9 mmol/L 为中至重度;而 K^+ 值高于 7.0 mmol/L 的则为重度高钾血症[9]。

高钾血症的发生率低于低钾血症,如果那些血管外溶血引起的假性高钾血症和急慢性肾功能不全患者都不纳入考虑的话,高钾血症也并不算常见。老年人高钾血症的患病率为 2.8%。最常见的病因包括保钾利尿剂、β 受体阻滞剂、细胞抑制剂和三环类抗抑郁药物等。

从病理学角度看,高钾血症的病因如下(表 8.7-3):肾脏 K^+ 排泄减少、钾摄入增多、细胞内 K^+ 转移至细胞外液腔、肾小管对醛固酮的反应性不足。

表 8.7-3　与高钾血症相关的疾病和病症

疾病和病症	临床和实验室检查
假性高钾血症	标本采集:运用止血带止血数分钟可导致 K^+ 浓度 10%～20% 的升高,尤其是拳头松收的过程中。其病因是酸中毒的发生导致细胞中排出了 K^+[23]。 溶血:0.5 g Hb/L 的血管外溶血能导致 5.0 mmol/L 的血浆中 K^+ 浓度升高 10%[2]。 白细胞增多症:白细胞计数高于 50×10^9/L 时,在凝血和血液标本的储存过程中会发生 K^+ 的释放。在白细胞计数达到 98×10^9/L 的女性患者中,当血标本被存放 2 h 和 4 h 时,K^+ 的水平可从 3.5 mmol/L 分别升高到 4.4 mmol/L 和 5.2 mmol/L。血液标本采集管的剧烈摇动能导致 K^+ 约 4 倍的升高[24]。 血小板增多症:血小板计数高于 600×10^9/L 的血小板增多症能引起高钾血症。血小板每升高 100×10^9/L,K^+ 的浓度能升高 0.15 mmol/L。K^+ 的释放发生在凝血过程的脱颗粒阶段而非凝聚阶段[25]。部分川崎综合征患者的血清 K^+ 升高,而血浆 K^+ 正常。在血小板计数升高的情况下,K^+ 升高的结果是由凝血造成的。 遗传性球形红细胞增多症:血钾升高的程度取决于标本采集和离心的间隔时间。全血标本中,K^+ 浓度可在 3 h 内从 4.7 mmol/L 升高到 10 mmol/L 以上。若全血标本保存在 37℃,K^+ 的水平可从 4.7 mmol/L 升高到 5.5 mmol/L;而保存在 4℃时,K^+ 水平能升高至超过 10 mmol/L[26]。
肾功能不全	急性肾功能不全[13]:在肾功能不全的患者中,急性高钾血症或高钾血症情况急性加剧是由 K^+ 分布和平衡紊乱共同造成的。急性少尿性肾功能衰竭多与高钾血症有关;但其程度取决于分解代谢过度(外科手术后、类固醇治疗、压力等)、组织坏死(烧伤、横纹肌溶解、溶血等)或存在代谢性酸中毒等因素。在急慢性肾功能衰竭中,肾脏在很长一段时间内保有排泌 K^+ 的功能。对于尿量接近正常的患者尤其如此。在非少尿性急性肾功能衰竭中,在高钾血症发生前,其 GFR 通常低于 10 mL/(min · 1.73 m^2)。 慢性肾功能衰竭[9]:当 GFR 低于 60 mL/(min · 1.73 m^2),血浆 K^+ 水平开始升高,但仅在慢性肾功能不全的最后阶段,GFR<10 mL/(min · 1.73 m^2)时,K^+ 水平才会达到大于 5 mmol/L 的水平[27]。对于慢性肾功能不全的患者而言,K^+ 水平也并不会轻而易举地超过 5 mmol/L。但是摄入高钙食品、创伤引起细胞内钾外排、感染或药物导致的肾小管 K^+ 排泌抑制(如糖尿病肾病患者接受 β 受体阻滞剂治疗期间)等多种理由造成 K^+ > 5 mmol/L 的情况极为常见。如果糖尿病或间质性肾病患者出现高氯性代谢性酸中毒,高钾血症也可能在 GFR>10 mL/(min · 1.73 m^2)的慢性肾功能不全中发生[13]。慢性肾功能不全伴发高钾血症的原因是 Na^+-K^+ 泵的功能降低。尽管肾脏钾排泄存在明显缺陷,90% 的血液透析患者在两次透析间的 K^+ 浓度不超过 6 mmol/L。
慢性高钾血症	慢性高钾血症的发病基础是低肾素醛固酮减少症。其病因为肾皮质集合管的 K^+ 和酸转运障碍(Ⅳ型肾小管酸中毒)。该病模式相当常见,可见于糖尿病肾病或者间质性肾病。 在系统性红斑狼疮、肾脏淀粉样变性、环孢霉素治疗和梗阻性肾病中都可能出现使肾脏对醛固酮的反应持续降低的现象。在代谢性酸中毒及 ACE 抑制剂、β 受体阻滞剂和 NSAID 治疗中都可能出现血清 K^+ 浓度升高至危急水平。
外部钾摄入增多	如果钾摄入量大于 200 mmol/24 h,但 Na^+ 摄入量极低时,就可能出现高钾血症。这种情况可能出现于治疗性 K^+ 置换(置换率低于 20 mmol/h)且 Na^+ 摄入量降低的患者中。
大规模肌肉创伤、横纹肌溶解、肿瘤细胞裂解	这些病症能导致中度高钾血症,并伴有尿酸、肌酐和磷酸盐升高。通过补液和输注 NaCl 增加远端小管中 Na^+ 的传递而产生 K^+ 的排泄至关重要。如果由于肌肉创伤后出现肌红蛋白尿或肿瘤细胞溶解后出现尿酸性肾病引发了肾功能不全,那么情况就会变得严重。在这类病例中,运用碳酸氢钠来碱化尿液至关重要。
艾迪生病	在肾上腺皮质功能不全时,会出现醛固酮减少症和肾上腺皮质功能减退症。若盐类摄入充分,高钾血症会发生于艾迪生病危象中,而在慢性肾功能不全中不会出现。在肾上腺皮质功能不全时,肾素水平正常。
早产儿	非少尿性高钾血症在极早产儿中是一种常见的并发症。其病因为出生后几天内细胞内 K^+ 向细胞外转移。血浆 K^+ 水平可高于 9 mmol/L。当 K^+ 值高于 7 mmol/L 时,心律失常的风险较高[28]。
高钾性周期性麻痹	高钾性周期性麻痹是一种罕见的常染色体显性遗传病。在体力劳动、寒冷或静息状态时,K^+ 会从细胞内细胞内向细胞外的转移。

续 表

疾病和病症	临床和实验室检查
溶瘤综合征	溶瘤综合征可根据下列实验室结果进行分类[29]： - 尿酸＞476 μmol/L(8 mg/dL)或比基础值增加25%以上。 - K^+ ＞6 mmol/L或比基础值增加25%以上。 - 磷酸盐＞1.45 mmol/L(4.5 mg/dL)或比基础值增加25%以上。 - 钙≤1.75 mmol/L(7.0 mg/dL)或比基础值降低25%以上。
琥珀酰胆碱	琥珀胆碱是一种肌肉松弛剂，可引起外源性 K^+ 摄入患者和神经肌肉疾病患者的高钾血症。其病因是 K^+ 由细胞内向细胞外跨膜转移增强[28]。
洋地黄中毒	洋地黄中毒能抑制肾小管 Na^+-K^+-ATP 酶的效果，导致转运入细胞的 K^+ 减少[28]。
ACE 抑制剂	ACE 抑制剂致高钾血症的方式与低醛固酮血症的疾病诱导方式类似。抑制剂会使血容量减少、肾动脉狭窄和慢性肾功能不全患者 GFR 降低，从而减少 K^+ 的排泄。另外，肾小球后小动脉血管的收缩减少。这些改变都导致 Na^+ 和水向远端小管的转运减少，伴随低醛固酮血症，最终导致 K^+ 排泄减少。 住院患者中，9%～38%的高钾血症由 ACE 抑制剂造成。其中，10%的 K^+ 水平≥6 mmol/L。ACE 抑制剂导致高钾血症的风险随肾功能不全的严重程度而增加。卡托普利高剂量给药10天以上会引起血清 K^+ 水平升高、K^+ 平衡正移、肌酐清除率为60 mL/(min·1.73 m^2)时醛固酮减少。降低 ACE 抑制剂和轻度限制 K^+ 摄入能缓解高钾血症[28]。
β受体阻滞剂	非选择性β受体阻滞剂可引起高钾血症，但这种情况很少发生。造成这一结果的原因有两点：首先，β受体阻滞剂能抑制儿茶酚胺诱导的肾素释放，从而减少醛固酮的合成；其次，细胞摄取 K^+ 的过程被阻断。临床病例中有4%～17%的高钾血症病例由非选择性β受体阻滞剂引起[28]。
甲氧苄啶/磺胺甲噁唑，戊烷脒	甲氧苄啶/磺胺甲噁唑和戊烷脒在结构上与阿米洛利相似，能竞争性地抑制远端小管内腔细胞膜的 Na^+ 转运通道。通过这种方式，由 Na^+ 转移产生的管腔负电荷降低，间接性地抑制 K^+ 的排泌。尿 pH 小于6会增加甲氧苄啶的质子化，从而提高和 Na^+ 通道的亲和力，最终甲氧苄啶抑制了 K^+ 的排泌。 50%用甲氧苄啶治疗卡氏肺孢子虫感染的 HIV 患者 K^+ 水平高于5.0 mmol/L。接受喷他脒治疗超过6天后，24%的 HIV 患者 K^+ 水平≥5.2 mmol/L[28]。
NSAID	NSAID 作为前列腺素合成酶抑制剂能引起低肾素性醛固酮减少症。前列腺素作为血管扩张剂能诱导肾脏合成肾素和醛固酮。临床上接受 NSAID 治疗的患者中存在 K^+ 水平升高或高钾血症的比例高达46%[28]。此外，新的选择性环氧化酶-2抑制剂也能明显地促进高钾血症的发生。
保钾利尿剂	螺内酯、阿米洛利、氨苯蝶啶等保钾利尿剂是引起高钾血症的常见病因。 螺内酯是一种能抑制醛固酮与其胞质受体结合，从而减少细胞摄取的醛固酮拮抗剂。由此 K^+ 的排泄受到抑制。螺内酯被推荐用于 NYHA Ⅲ级及Ⅳ级充血性心力衰竭的治疗。如果没有发生高钾血症，药物治疗的起始剂量可为12.5～25 mg/d，并增至50 mg/d。 阿米洛利和氨苯蝶啶能通过抑制肾小管 Na^+ 的重吸收来抑制 K^+ 的排泄。由于细胞跨膜电梯度的降低，K^+ 的分泌受到阻滞。这类患者中4%～19%会出现中至重度的高钾血症。在糖尿病及慢性肾功能不全的患者中，高钾血症的发生率更高[28]。
血管紧张素Ⅱ受体拮抗剂	血管紧张素Ⅱ受体拮抗剂常用于高血压的治疗。与 ACE 抑制剂类似，这类药物会使醛固酮合成减少导致高钾血症。使用血管紧张素Ⅱ受体拮抗剂和 ACE 抑制剂后高钾血症发病率并无差异，均为1.3%，在老年患者中 K^+ 水平的相对升高可超过0.5 mmol/L。糖尿病肾病和血清肌酐水平大于115 μmol/L(1.3 mg/dL)是 K^+ 显著升高的预测因素[28]。
环孢素，他克莫司	免疫抑制剂环孢素和他克莫司的使用会导致44%～74%移植患者血清 K^+ 水平升高。在同种异体骨髓移植中，K^+ ＞5.5 mmol/L 的高钾血症通常和肾功能降低相关。 环孢素通过引起低醛固酮症导致高钾血症，而环孢素和他克莫司也都能抑制肾小管基底外侧膜细胞的 Na^+-K^+-ATP 酶[28]。
肝素	普通肝素和低分子肝素能引起醛固酮抑制。这一方面是基于肾上腺皮质球状带的血管紧张素Ⅱ受体的减少，另一方面则是因为对醛固酮第18号位C原子的羟基化的直接抑制。用大于5 000 U的肝素治疗超过3天即可出现血清 K^+ 水平0.2～1.7 mmol/L的升高[30]。

肾钾排泄降低的高钾血症：K^+ 排泄减少的原因如下。

- 急性或慢性肾功能不全患者 GFR 显著降低。肾脏是 K^+ 排泄的重要器官；食物中摄取的 K^+ 90%经由肾脏排出，另外10%则由消化道排出。即便存在严重的肾功能不全，肾脏排泄 K^+ 的能力仍能维持很长一段时间。因此，只有在急性肾衰或慢性肾功能不全达到Ⅳ期和Ⅴ期时才会表现出高钾血症。
- 选择性醛固酮减少症可以是自发性的，也可以继发于糖尿病患者的慢性肾小管间质性肾炎。在部分病例中，心律失常是由高钾血症所导致的。
- 肾上腺皮质功能不全。由于盐皮质激素的缺乏，患者会出现高钾血症、低钠血症、血容量不足，此外还会在从卧位向直立位转换时出现明显的血压下降。
- ACE 抑制剂和血管紧张素受体阻滞剂可用于高血压患者以降低心其血管疾病风险。但高钾血症可能会成为药物副作用。对于可能存在 K^+ 排泄缺陷的患者，尤其是慢性肾功能不全及糖尿病的患者，这种情况尤为明显。另外，部分患者（如充血性心力衰竭）服用保钾利尿剂后，发生高钾血症的可能性更高并需要严密的血 K^+ 监测[19]。

肾钾排泄增多的高钾血症：通常情况下，肾脏能清除所有过量摄入的 K^+，但下列患者除外。

- 慢性肾功能不全或不遵守饮食控制要求的透析患者。
- 溶瘤综合征、横纹肌溶解、血管内溶血、高热引起机体分解代谢伴细胞内 K^+ 外流。然而，直到肾功能受限才会出现明显的高钾血症。

钾的再分布：在评估 K^+ 由细胞内液向细胞外液的再分布时需要注意以下几点。

- K^+ 由 ICF 向 ECF 释放会出现在下列情况中：代谢性酸中毒、肾功能不全、酮症酸中毒、乳酸酸中毒、肝素治疗、洋地黄过量、高渗溶液（50%右旋糖酐、甘露醇等）输注、输注精氨酸氯化物或赖氨酸氯化物来治疗代谢性碱中毒和接受β受体阻滞剂治疗。
- 代谢性碱中毒中，pH 每下降0.1导致血清 K^+ 升高0.5～1.2 mmol/L；在呼吸性酸中毒中，这个增幅为0.1～

0.9 mmol/L。

- 血清 K^+ 受到影响的程度取决于酸中毒持续的时间、酸的当量及 HCO_3^- 的浓度。因此，无机酸（HCl 和 NH_4Cl）比有机酸（乳酸、丙酮酸）更容易引起酸中毒。

肾小管对醛固酮反应不足：由于远端小管中醛固酮及其受体可能错误地结合，引起肾小管分泌 K^+ 不足。系统性红斑狼疮、镰状细胞贫血、淀粉样变性及肾移植术后可能出现这类情况。

8.7.5.6.1 高钾血症的临床症状：高钾血症临床症状的发生率低于低钾血症。但是细胞内 K^+ 和外 K^+ 比率的降低会引起细胞膜的去极化伴静息膜电位降低，所以高钾血症的后果更为严重。对电兴奋细胞而言，这会导致动作电位上升速率减缓和刺激传递延迟。这一影响对心脏和骨骼肌细胞尤为明显。许多高钾血症的患者在入院时就有慢性肾病、糖尿病或高血压的既往史。

心脏疾病[13]：血清 K^+ 水平达到 6.0 mmol/L 的患者中有约 30%存在高钾血症依赖性的心电图（ECG）改变；而 K^+ 水平超过 7.5 mmol/L 患者几乎都有这样的情况。随着 K^+ 浓度的增加，ECG 会依次出现如下改变：T 波振幅升高、PQ 间期延长、QRS 波群加宽。同时患有低钙血症、低钠血症和酸中毒会放大心脏疾病事件。

骨骼肌[13]：全身性肌无力，下肢症状尤为明显。感觉异常最初出现在肢体远端、腱反射减弱，在血清 $K^+ \geq 8$ mmol/L 时还会出现肢体沉重感。

8.7.5.6.2 高钾血症的鉴别诊断：单发的高钾血症大多为假性高钾血症。高钾血症血 K^+ 高于 5.5 mmol/L 时就会出现临床症状并伴有病理性实验室检查结果。应进行下列实验室检测以鉴别诊断：

- 肌酐和估算肾小球滤过率，用于诊断肾功能不全。
- Cl^- 和血气分析，用于鉴别代谢性酸中毒及可能的乳酸和酮体增加。
- 糖化血红蛋白，用于诊断糖尿病。
- 尿中 K^+ 和 Na^+ 的排泄量，用于鉴别诊断水平衡紊乱。
- 肾素和醛固酮的基础水平及经过低盐摄入、呋塞米或直立体位刺激后的水平。
- 晨间的皮质醇浓度可用于诊断肾上腺皮质功能不全，尤其是在伴发低钠血症时。

应询问既往史，了解盐类替代品（如 KCL 或 NH_4Cl）、保钾利尿剂、β受体阻滞剂、ACE 抑制剂和前列腺素合成酶抑制剂的摄入情况。

8.7.5.7 高钾血症和尿钾排泄

如果存在高钾血症，尿 K^+ 排泄是鉴别肾源性和肾外高钾血症的附加试验。对 K^+ 排泄量的解释为：高于 40 mmol/L（即 K^+ 排泄正常），提示肾外高钾血症。低于 40 mmol/L 提示肾源性高钾血症。

肾钾排泄正常的高钾血症：根据其病因（即由于）可将疾病分为下述形式。

- 减少 K^+ 从细胞外向细胞内的跨膜转移。这种转运受儿茶酚胺的调节，通过 $β_2$ 受体及胰岛素起效。β受体阻滞剂、剧烈的体力活动、胰岛素缺乏和洋地黄中毒引起的 $β_2$ 受体阻滞，使 K^+ 向细胞内液转运不足。
- 外源性 K^+ 摄入增加。这可能与食物、盐摄入或治疗原因（如 KCl 输注或施用葡萄糖酸钾、磷酸钾或柠檬酸钾）有关。
- 由于细胞损伤（血管内溶血、肿瘤细胞溶解）、肌松剂、高渗溶液或代谢性酸中毒导致由细胞内液释放的 K^+ 增多。

肾钾排泄减少的高钾血症：从临床的角度来看，这类高钾血症可分为：

- 低醛固酮和低肾素性病症（与急性、慢性肾功能衰竭类似）及肾素活性正常或升高（艾迪生病）或单发的醛固酮缺乏。
- 醛固酮正常而存在靶点器官抵抗（肾脏对醛固酮的反应性缺如）的情况。

8.7.6 注意事项

血液标本采集：血清 K^+ 的值取决于血液标本采集时的环境温度。静脉在冬季时充盈程度不如夏季，因此，冬季采血时患者更常被要求反复握紧放松拳头。这个动作能使 K^+ 由血细胞中释放出来，这也使得 K^+ 高于 5.2 mmol/L 的高钾血症的发生率由夏季的 0.6%升高到冬季的 0.9%[31]。

抗凝剂：体外标本被 EDTA - K_2 污染很常见，其原因包括[32]：

- 将 EDTA - K_2 抗凝的血标本的倾倒至其他血样中。
- 通过回流标本使血液从含有 EDTA - K_2 的抗凝管直接转移到其他样本管中。回流标本是从真空采血管回流到针头或静脉中的血液。如果首先从 EDTA 抗凝管开始采血，反流的血液可能会被 EDTA 所污染，从而被转移到后续的标本采集管中。
- 如果血样是通过注射器采集后分配到标本管中，那么在这个过程中，注射器的针头可能会被 EDTA - K_2 污染。

离心：红细胞中的 K^+ 浓度比血浆中高约 25 倍。血标本的采集必须避免引起溶血，且必须在 1 h 内分离红细胞以避免高钾血症的发生。

血液标本离心过迟在造成血钾假性增高的常见原因中占 12.5%[33]。

标本存放 4 h 或以上再离心同样是血钾假性增高的常见原因。如在日本，70%的实验室中都存在标本的再离心[34]。

血浆和血清标本的区别：血清标本中的 K^+ 浓度平均比肝素抗凝血浆中的高 0.3 mmol/L。在低钾血症存在的情况下，其平均差异可大于 0.5 mmol/L[4]。

溶血：体外溶血定义为细胞内成分释放到细胞外液中。如果游离血红蛋白浓度≥0.3 g/L，标本就会出现肉眼可见的红褐色的溶血改变。在轻度（1 g Hb/L）、中度（2.5 g Hb/L）和重度（5 g Hb/L）溶血标本中，K^+ 的平均升高幅度分别可达 0.28 mmol/L、0.70 mmol/L 和 1.4 mmol/L[35]。

假性高钾血症：在慢性淋巴细胞白血病中细胞脆性增加。低机械应力（血液标本采集时对上臂的压迫或运用真空采血管或血清分离管进行血液标本采集）就能导致假性高钾血症的发生。采用气道进行标本传送也产生同样情况[36]。

在血细胞计数升高的粒细胞白血病中也会在体外出现假性低钾血症。其原因可能是由于 Na^+ - K^+ - ATP 酶激活而提

高了 Na^+ 渗透性,导致细胞内 K^+ 的摄取增加[37]。

血小板增多症：血小板计数 >500×10^9/L 与血清、血浆标本 K^+ 差异高于 0.5 mmol/L 相关[38]。

检测方法：总蛋白大于 80 g/L 的标本及脂血标本都能引起火焰光度法和间接电位法检测标本结果出现血钾假性降低。

含铵(如肝素铵)抗凝剂和浓度为 20 mmol/L 铵根离子会导致离子选择性电极的检测结果出现 K^+ 水平 0.3 mmol/L 的升高[39]。铵根离子造成的结果误差可通过包含碳酸氢铵稀释液或含有类似基质物质的质控血清观察到。用来稳定质控血清的乙二醇或用于治疗心律失常的普鲁卡因胺也可以使离子选择性电极测量的 K^+ 结果升高约 8 mg/L。

标本存放：由于 Na^+-K^+-ATP 酶活性降低导致的细胞渗漏、全血标本温度降低都能引起 K^+ 由 ICF 向 ECF 转移而导致血清 K^+ 增高。25℃时的增幅为 0.15 mmol/h,而在 4℃时的增幅则为 0.25 mmol/h[2]。

血清和血浆中的稳定性：在室温或 4℃的封闭管中稳定至少 1 周。由于留存标本中 HCO_3^- 的增加能导致血液 pH 升高及可测量离子活性的下降,所以进行 ISE 检测时只能使用新鲜血清或血浆标本[40]。

8.8 肾电解质排泄

Lothar Thomas

肾脏通过肾小球滤过、水分重吸收和分泌溶质来实现对机体电解质和水平衡的调节。这一过程主要由在肾小管中有特异性定位的肾转运蛋白、协同转运蛋白和离子通道实行。在尿液形成的过程中,每天会产生 160 L 的肾小球滤液,其中 99%会在肾小管中与大部分溶质一同被重吸收。溶质被滤过的量和被重吸收后进入肾小管周围毛细血管并重返体循环的量之间的关系决定了溶质的排泄情况[1]。

特定离子可以通过近端小管的特异性通道及 Na^+-K^+-ATP 酶依赖的转运系统进行转移,葡萄糖、磷酸盐和氨基酸通过细胞管膜并从肾小管管腔被重吸收进入细胞中。负责有机溶质(葡萄糖和氨基酸)及无机物(Cl^- 和磷酸盐)重吸收的协同转运蛋白同样定位于肾小管细胞。对肾小球滤液的浓缩在远端小管中进行,而终尿的生成则发生在集合管中。

通道蛋白在 Na^+ 和 K^+ 的重吸收或随肾单位排泄、Mg^{2+} 的平衡、集合管对水的重吸收及肾小球通透性的测定上都起到了至关重要的作用[2],而通道蛋白先天或后天的病变被称为离子通道病。对电解质排泄评估有助于定位电解质和水平衡的紊乱并量化其程度。

8.8.1 尿电解质的测定

根据临床情况,尿液电解质的检测包括 Na^+、K^+、H^+(pH)、铵根离子(NH_4^+)、Cl^- 和 HCO_3^- 的测定。为了对疾病进行鉴别诊断,还可进行尿阴离子隙、渗透间隙和 Na^+ 的排泄分数(FE_{Na})的计算。

8.8.1.1 适应证

钠：与高钠血症或低钠血症相关状态的病因评估及怀疑水平衡紊乱。

钾：在高钾血症或低钾血症相关状态下对肾性和肾外病因进行鉴别及怀疑服用了非保钾利尿剂。

氯、pH、碳酸氢盐：代谢性酸中毒的诊断。

8.8.1.2 检测方法

具体为,① 钠：Na^+ 选择性电极(ISE)、火焰光度法;检测原理见 8.2.2。② 钾：K^+ 选择性电极、火焰光度法;检测原理见 8.2.2 和 8.6.2。③ 氯：Cl^- 选择性电极、库仑滴定法(氯离子计量仪)、汞滴定。检测原理见 8.3。④ 铵离子：使用谷氨酸脱氢酶(EC 1.4.1.3)分光光度法和使用电位测定或电导法的电化学测定法。⑤ H^+ 离子：运用 pH 计进行测定。⑥ 碳酸氢盐(HCO_3^-)：运用分光光度法检测,检测中使用磷酸烯醇丙酮酸羧化酶和苹果酸脱氢酶。测定尿 PCO_2 和 pH 并根据下列方程计算 HCO_3^-：

$$HCO_3^-\ (mmol/L) = 10^{(pH-pK)} \times 0.03 \times PCO_2$$

其中,pK = 6.1。

8.8.1.3 样本要求

Na^+、K^+、Cl^-：① 浓度测定：新鲜的随机尿标本。将全部量的尿标本送检或在测量体积后取至少 10 mL 送检。② 排泄情况测定：留取无添加剂的 24 h 尿送检。

pH：将晨间随机尿标本排入含有矿物油的器皿中;矿物油能覆盖尿液表面,从而防止 CO_2 的丢失。

铵离子：新鲜晨间尿标本,详见 Na^+、K^+、Cl^-。

碳酸氢盐：新鲜晨间随机尿标本,详见 Na^+、K^+、Cl^-。

8.8.1.4 参考区间(表 8.8-1)

表 8.8-1 尿电解质的参考区间

收集 24 h 尿		
- 尿量(mL)	1 349 ± 412[3]	660～3 620[4]
- Na^+ (mmol)	158 ± 64[3]	67～268[4]
- K^+ (mmol)	67 ± 23[3]	34～126[4]
- Cl^- (mmol)	166 ± 71[3]	
- pH	6.2 ± 0.5[3]	5.2～7.4[4]
- 铵根离子(mmol)	8 ± 3	4～17[4]
- HCO_3^- (mmol)	<50	
- 肌酐(mmol)	14.6 ± 4.2[3]	8.3～22.8[4]
使用 $\bar{x} \pm s$ 表示结果;根据参考文献[4]使用 2.5～97.5 的百分位点描述结果		
卧床 8 h 后的晨间尿标本[3]		
- 尿量(mL)	298 ± 166	
- Na^+ (mmol)	118 ± 54	
- K^+ (mmol)	44 ± 27	
- Cl^- (mmol)	106 ± 52	
- 肌酐(mmol)	16 ± 4.8(1.81 ± 0.55)g/L	
使用 $\bar{x} \pm s$ 表示结果。在一项研究中[5],用待测物/肌酐值,并使用 mg/mg 或 mmol/mmol 为单位来表示 24 h 尿和随机尿的检测结果,结果在女性中 Na^+ 比率均值为 2.0,K^+ 则为 1.0		

8.8.2 钠排泄障碍

盐摄入过量是高血压和心血管疾病发病的危险因素。24 h 尿中的 Na^+ 排泄量是饮食摄盐量的体现。摄入 0.6 g 盐意味着 10 mmol 的 Na^+ 排泄。在西方工业化国家中，每日盐摄入量为 10～15 g（160～250 mmol Na^+），而非 3 g（50 mmol/L Na^+）的适宜量。24 h 尿中的 Na^+ 排泄量是评估每日盐摄入量的良好标志物。Na^+ 的摄入量为 250 mmol/d 时，排泄量为（252±65）mmol/24 h；而摄入量为 50 mmol/d 时，排泄量则为（46±27）mmol/24 h[6]。

约 30%的 Na^+ 在远端小管和集合管中被重吸收。图 8.8-1 展示了远端小管中这一过程完成的原理。尿中 Na^+、K^+ 最终浓度的确定是在收集管中完成的（图 8.8-2）。Na^+ 通过各自的特殊通道进行重吸收，并与 K^+ 进行交换。

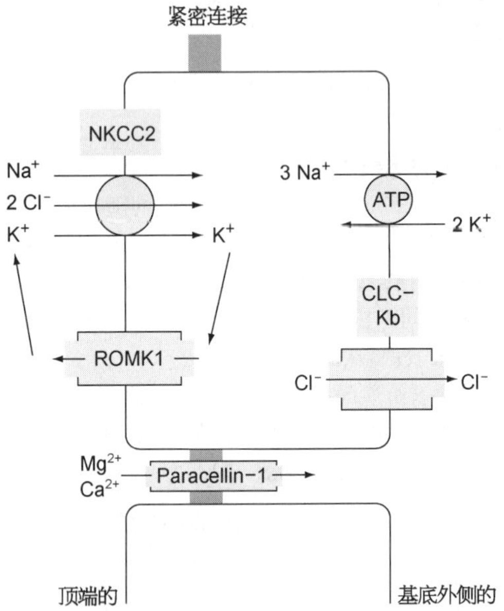

图 8.8-1 髓袢升支粗段 Na^+、K^+、Mg^{2+} 和 Ca^{2+} 的重吸收途径[2]。Na^+ 和 Cl^- 由顶端的 NKCC2 转运蛋白重吸收。这一电中性转运由基底外侧膜上的 Na^+-K^+-ATP 酶和 Cl^- 通道 CLC-Kb 产生的细胞内 Na^+ 和 Cl^- 的低浓度驱动。K^+ 的可用性限制了 NKCC2 速度，所以进入细胞内的 K^+ 通过 ROMK1 K^+ 通道返回肾小管腔中。K^+ 的移动能产生电位差并能通过 Paracellin-1 驱动细胞对 Mg^{2+} 和 Ca^{2+} 的重吸收。NKCC2、ROMK1 或 CLC-Kb 之中的任一突变能导致 Bartter 综合征。Paracellin-1 的突变可导致该细胞旁途径的破坏及被称为低血镁高尿钙性肾结石的肾小管疾病

集合管细胞腔膜内侧的离子通道受醛固酮调节，后者通过盐皮质激素受体起效。醛固酮缺乏或受体对醛固酮作用的抵抗都会减少离子通道的合成[2]。

肾脏盐水排泄会根据日常饮食的摄入进行调节，从而实现摄入和排泄间的动态平衡，达到 ECF 中 Na^+ 浓度的恒定。肾对 Na^+ 和水重吸收的微小改变都能导致 ECF 中含量的巨大变化。因此，健康个体在实行无钠饮食 3～5 天后，其 Na^+ 排泄会降低至 3 mmol/24 h 以下。

由于 Cl^- 是 Na^+ 最主要的阴离子，肾对 Na^+ 和 Cl^- 的排泄在很多方面是相同的。肾钠排泄的测定在低钠血症和高钠血症的鉴别诊断中有重要价值（见 8.2）。

8.8.2.1 低钠血症中的钠排泄

在随机尿标本中 Na^+ 排泄量超过 20 mmol/L 和肾脏引起的 Na^+ 损失相关[7,8]。

由于肾外体液损失（呕吐除外）和第三腔隙中 Na^+ 损失（水肿）导致 ECFV 减少的情况与 Na^+ 排泄量低于 20 mmol/L 相关。

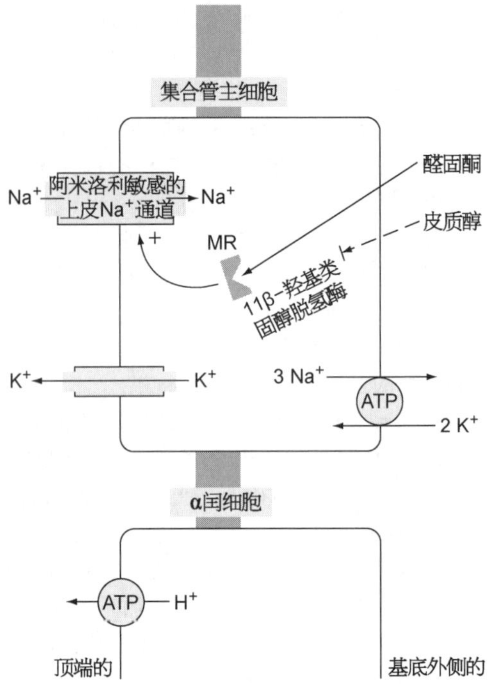

图 8.8-2 集合管中溶质的重吸收[2]。Na^+ 的重吸收通过阿米洛利敏感的上皮 Na^+ 通道（ENaC）发生。醛固酮会通过盐皮质激素受体（MR）对这一过程产生影响。在醛固酮增多症中，ENaC 被激活。皮质醇也能和 MR 结合，起到醛固酮样作用，但 11β-羟基类固醇脱氢酶（11β-HSD）可将皮质醇转为对 MR 没有影响的可的松。Na^+ 的摄取能驱动主细胞排出 K^+ 及 α 闰细胞对 H^+ 的排泌。
目前已知下述的病变：① Liddle 综合征：突变导致 ENaC 活性提高，Na^+ 重吸收增多及 K^+ 和 H^+ 的损失；② 假性低醛固酮血症 Ⅰa 型：功能丧失突变使 ENaC 失活；③ 假性低醛固酮血症 Ⅰb 型：MR 异常。这两种类型的假性低醛固酮血症通过 ENaC 使进入细胞的 Na^+ 减少，导致盐分消耗和 K^+、H^+ 的排泌减少；④ 甘草的滥用抑制 11β-HSD，使皮质醇发挥盐皮质激素的作用，引起高血压和低钾性代谢性碱中毒

在低钠血症的情况下，肾脏 Na^+ 排泄是反映 ECFV 状态的指标。因此，在低渗性低钠血症患者中，肾脏 Na^+ 排泄量为：

- 在体液等容的情况下，大于 20 mmol/L。
- 在低血容量（细胞外液体积减少）的情况下，低于 20 mmol/L。
- 在血容量过多的情况下，低于 20 mmol/L。

Na^+ 排泄在低钠血症中的鉴别诊断意义见表 8.8-2。

表 8.8-2 低钠血症中尿钠排泄的鉴别诊断意义[7]

排泄量	疾病/异常状态
<20 mmol/L	Na^+ 完全停止摄入 3～5 天后，血容量过多（ECFV 增多）：由于心力衰竭、肝硬化、肾病综合征及水肿的形式（腹水、肠梗阻）引起第三腔隙中 Na^+ 损失。 血容量过少（ECFV 减少）：由于胃肠损失（如呕吐、腹泻、引流等）及外部损失（出汗、烧伤、囊性纤维化等）。
>20 mmol/L	血容量过少（ECVF 下降）： - 少尿和多尿期的急性肾小管坏死。 - 慢性肾功能衰竭，Na^+ 排泄量为 50～70 mmol/L。如果限制 Na^+ 的摄入，排泄量会在 1～3 周后降低至 10～15 mmol/L。在此之前，每天 Na^+ 的损失量为 20～30 mmol/L。 - 利尿剂、高血糖、甘露醇、尿素等引起渗透性利尿。 - 甲状腺功能减退。 在等容（ECVF 正常）的情况下：盐皮质激素和糖皮质激素不足；抗利尿激素分泌异常综合征，肾小管酸中毒。

8.8.2.2 高钠血症的钠排泄

高钠血症的主要成因是与 Na^+ 相比水分更明显的损失。因此，血清为高渗性的[9]。

在高钠血症的情况下，肾钠排泄是反映 ECFV 状态的指标。因此，在高渗性高钠血症患者中，肾钠排泄的情况为：

- 在血容量减少的情况下，低于 20 mmol/L。
- 在血容量过多的情况下，高于 20 mmol/L。
- 在自由水损失(肾性或下丘脑性)的情况下，肾钠排泄情况不定(见 8.5)。

Na^+ 排泄对高钠血症的鉴别诊断意义见表 8.8-3。

表 8.8-3 尿钠排泄在高钠血症中的鉴别诊断意义

排泄量	疾病/异常状态
<20 mmol/L	血容量过少(ECFV 降低)：过度出汗导致的无意识失水；腹泻导致的水分从胃肠道流失，尤见于儿童中。
>20 mmol/L	血容量过少(ECFV 降低)：葡萄糖、甘露醇、尿素等引起的渗透性利尿。 血容量过多(ECFV 升高)：原发性醛固酮增多症、库欣综合征、高渗性盐溶液的摄入及碳酸钠的摄入。
不确定	尿崩症，渴觉减退伴不完全尿崩症。 通过皮肤黏膜表面的无意识失水。

8.8.3 钠排泄分数(FE_{Na})

FE_{Na}测试能确定肾小球滤过的 Na^+ 的排泄比例，并且是对肾小管 Na^+ 重吸收情况的衡量方式[10]。它能用于少尿期急性肾衰患者肾前性氮质血症和肾小管坏死的鉴别。肾前性肾衰患者的 FE_{Na}低于 1%；而急性肾小管坏死患者的 FE_{Na}则高于 2%。

$$FE_{Na}(\%) = \frac{Na(U) \times 肌酐(S)}{Na(S) \times 肌酐(U)} \times 100$$

U，尿液；S，血清；Na 单位用 mmol/L 表示，肌酐的单位用 μmol/L 或 mg/dL 表示。

FE_{Na}实验的结果解释：相比尿 Na^+ 浓度，FE_{Na}能更好地提供关于体积状态的信息。GFR 为 120 mL/(min·1.73 m^2)，正常 Na^+ 排泄为 120 mmol/L 的健康人的 FE_{Na}为 0.19%～0.78%。

在肾前性肾衰中，肾单位会进行调整以试图保留更多 Na^+。随机尿中的 Na^+ 排泄量低于 20 mmol/L，尿渗透压高于 500 mmol/kg，而 FE_{Na}则低于 1%。这种情况可见于 NYHA Ⅲ期和Ⅳ期合并严重心力衰竭，且射血分数低于 35% 的患者。

在肾功能衰竭中，Na^+ 重吸收降低，Na^+ 排泄量高于 20 mmol/L，尿渗透压低于 300 mmol/kg，FE_{Na}则大于 2%。

必须指出的是，FE_{Na}无法正确反映利尿剂治疗患者的相关生理状态。在这类患者中，高达 20% 的值为假性高值。

8.8.4 氯排泄障碍

Cl^- 是 Na^+ 最重要的配对阴离子，且在肾小管中与 Na^+ 以电中性的形式被重吸收。在许多病理状态下，Na^+ 和 Cl^- 的排泄模式类似。但在呕吐时，肾 Na^+ 和 Cl^- 排泄量不再相关。

呕吐：发生持续性呕吐时，在 Na^+ 和 K^+ 排泄增多的同时，随机尿标本中 Cl^- 的排泄量低于 20 mmol/L。其原因是在持续呕吐期间，NaCl、HCl 和 KCl 都会通过胃液损失。由于 H^+ 的损失，HCO_3^- 的浓度会升高，并发生代谢性碱中毒。HCO_3^- 向远端小管传递的增多导致 Na^+ 和 K^+ 的排泄增多。在慢性呕吐的患者中，Cl^- 的排泄量比 Na^+ 的排泄量能更准确地反映患者的容量状态。

代谢性碱中毒[9]：在代谢性碱中毒的治疗中，Cl^- 排泄量低于 10 mmol/L 表明通过盐摄入疾病已有所改善。在代谢性碱中毒中，耐氯碱中毒排泄量是反映盐摄入功能的(见 8.3.5.3)。

8.8.5 氯排泄分数(FE_{Cl})

FE_{Cl}测试能确定在尿中排泄的 Cl^- 在肾小球滤过量中的百分比，这也是对肾小管 Cl^- 重吸收情况的衡量。FE_{Cl}的正常值是 1%～3%。在代谢性碱中毒和肾外 Cl^- 损失(呕吐、先天性氯化物腹泻)中，FE_{Cl}低于 1%；而在代谢性酸中毒中，其值高于 3%。

$$FE_{Cl}(\%) = \frac{Cl(U) \times 肌酐(S)}{Cl(S) \times 肌酐(U)} \times 100$$

U，尿液；S，血清；Cl 的单位用 mmol/L 表示；肌酐的单位用 μmol/L 或 mg/dL 表示。

8.8.6 尿阴离子隙

由电解质利尿引起的多尿通常由 NaCl 的排泄增多引起，并且是静脉内注射 NaCl、饮食盐摄入过多、经由肾脏的盐分丢失或髓袢利尿药物应用等的结果[12]。

检测尿阴离子隙(he urinary anion gap，U_{AG})的目的是评估是否有 Cl^- 以外且浓度具有临床意义的 Na^+ 配对阴离子存在，以及是否有 Na^+、K^+ 以外的阳离子(特别是 NH_4^+)被排泄(表 8.8-4)。

表 8.8-4 尿阴离子隙的结果解释[10]

阴离子隙	评价和解释
正值	除了 Cl^- 以外的一种或多种阴离子(如 HCO_3^-)的排泄增加。表明远端小管中存在尿酸化障碍(如远端肾小管酸中毒Ⅰ型)。在这种情况下，阴离子隙为正值(平均值为 32 mmol/L)，肾 NH_4^+ 排泄量与酸中毒的程度相比不足。
负值	Na^+ 或 K^+ 以外的阳离子(如 NH_4^+)排泄增多： - 氯化铵中毒。该物质用于酸化含磷酸盐的肾结石患者的尿液。肝肾功能不佳的患者往往会在氯化铵中毒时伴发严重的代谢性酸中毒和昏迷。 - 提示胃肠道 HCO_3^- 丢失增多(如腹泻等)。在有氯化铵引发酸中毒的腹泻患者和健康人群中，平均的阴离子隙为 -23 mmol/L 且 NH_4^+ 的排泄和代谢性酸中毒高度相关。 - 近端肾小管酸中毒(Ⅱ型)。由于氯化铵排泄不足，阴离子隙为负数(表 8.8-5)。

表 8.8-5 肾小管酸中毒(RTA)[13]

病变	临床和实验室检查结果
近端 RTA(Ⅱ型)	近端 RTA 常可单发或与其他肾小管缺陷伴发,如 Fanconi 综合征(胱氨酸血症、半乳糖血症、果糖不耐受、酪氨酸血症、威尔逊症、眼脑肾综合征、易染性脑白质营养不良、多发性骨髓瘤等)。其病因可能是遗传性的(编码 Na^+-HCO_3^- 共转运体 NBC-1 的 *SLC4A4* 基因突变)或继发于药物和毒素(如乙酰唑胺、变质的四环素、氨基糖苷类、丙戊酸、6-巯基嘌呤、异环磷酰胺、铅、镉、汞)。近端 RTA 还与其他疾病如维生素 D 缺乏症、甲状旁腺功能亢进症、Leigh 综合征、发绀型先天性心脏病、Alport 综合征、淀粉样变性、皮质类固醇耐药性肾病综合征及肾移植后等相关。 近端小管的 HCO_3^- 重吸收减少,幼儿的阈值通常在 22 mmol/L 左右,而成人和大童的阈值约在 26 mmol/L。如果血浆 HCO_3^- 降至低水平,患者尿液 pH 会降低至 5.5 以下,并将足量的 NH_4^+ 排泄到肾小管中。然而,如果通过碱负荷(碳酸氢钠负荷试验)使血浆中的 HCO_3^- 达到了正常值,而远端肾单位无法对 HCO_3^- 重吸收不足进行处理,HCO_3^- 的排泄分数可超过 10%～15%。如果存在高氯性代谢性酸中毒,诊断通常可通过阴离子隙和渗透性间隙进行诊断(表 8.6-5)。
远端 RTA(Ⅰ型)	远端 RTA 的特征是无法充分酸化尿液(氯化铵负荷试验中酸负荷后 pH 低于 5.5)。与近端 RTA 一样,远端小管的 K^+ 丢失是一种重要特征。NH_4^+ 的排泄减少继发于 K^+ 的排泄缺陷。远端 RTA 主要分为下列几种形式: - 完全性远端 RTA,亦被称为经典 RTA。它有多种病因,包括原发性或特发性的形式、遗传性疾病、自身免疫性疾病、高钙血症和低钙血症、异常蛋白血症和毒性基因。 - 不完全 RTA,包括轻型的经典远端 RTA。在正常情况下,其特点在于没有代谢性酸中毒,且无法充分酸化尿液(氯化铵负荷试验中酸负荷后 pH 低于 5.5)。NH_4^+ 排泄增加部分代偿了酸排泄的减少。 - 在儿童中,远端 RTA 多与早期病变相关。其重要的临床特征包括生长减少、K^+ 丢失、多尿、高钙尿症、肾钙质沉着和肾结石。对部分儿童来说,常染色体显性遗传的表现与编码 Cl^--HCO_3^- AE1 交换蛋白的基因突变相关(表 8.8-4)。在智力缺陷病例的常染色体隐性形式中,有证据表明存在编码 H^+-ATP 酶 B1 亚基的 *ATP6B1* 基因突变。 当远端肾单位发生 H^+ 排泄功能衰竭或当这一功能虽然在器质上无病变但存在继发性受损时会引起远端 RTA。继发性的形式主要由单克隆丙种球蛋白病、系统性红斑狼疮等自身免疫性疾病、Sjögren 综合征(发病率达 40%)和慢性活动性肝炎引起。
高血钾型 RTA(Ⅳ型)	生氨作用的受损引起了尿液酸化的障碍。Ⅳ型 RTA 以酸负荷后(氯化铵负荷试验中酸负荷后 pH 低于 5.5)尿液酸化能力正常为特征。正常血浆 HCO_3^- 环境下,肾对 HCO_3^- 的重吸收降低;但这种降低的幅度不足以体现相关的缺陷。高血钾型 RTA 常常被判断为慢性肾脏疾病范畴内的某种疾病或被认为与低醛固酮血症或假性低醛固酮血症相关。 - 高血钾型 RTA 和Ⅰ型假性低醛固酮血症:该遗传型的特征为盐耗、高钾血症、代谢性酸中毒和肾素及醛固酮水平升高。在常染色体显性状态中,由于编码盐皮质激素受体的基因杂合突变引起的醛固酮抵抗仅限于肾脏中。 - 原发性假性低醛固酮血症Ⅱ型(Gordon 综合征):髓袢升支粗段和早期远端小管的 NaCl 重吸收增多,引起了 K^+ 和 H^+ 的排泄减少。 在成人中,高血钾型 RTA 是盐皮质激素缺乏下的继发性病变,在原发性肾上腺功能不全、糖尿病肾病患者的低肾素血症、其他病因导致的轻度或中度肾功能不全、系统性红斑狼疮或 AIDS 肾病等病变时,高血钾型 RTA 都可能作为继发性病变发病。其他可能的病因还包括药物或醛固酮反应性降低和 K^+ 排泄不足相关的肾小管间质疾病等。
RTA Ⅲ型	这种型别可能是近端 RTA 和远端 RTA 的组合,但目前已不再做这一诊断。

U_{AG}的计算依赖于 pH 水平,计算公式如下:① 尿液 pH 低于 6.5:U_{AG} = Na^+ (mmol/L) + K^+ (mmol/L)- Cl^- (mmol/L)。② 尿液 pH 高于 6.5:U_{AG} = Na^+ (mmol/L) + K^+ (mmol/L)- Cl^- (mmol/L)- HCO_3^- (mmol/L)。

8.8.7 H^+、铵和碳酸氢盐排泄障碍

肾脏是调节全身 pH 的主要器官。酸碱状态的改变会导致 H^+ 排泄、HCO_3^- 重吸收和 NH_4^+ 生成的变化。这些调节性改变首先发生于近端小管和集合管中。它们的效果基于 H^+ 和 HCO_3^- 的跨膜流量的快速变化。被滤过的 HCO_3^- 约 80%～90%的重吸收发生在近端小管中。近端小管的基本生理机制是异位 pH 调控肾小管膜上的 Na^+-H^+ 交换蛋白(图 8.8-3)和基底外侧细胞膜上 $1Na^+$-$3HCO_3^-$ 共转运体的作用[14]。

近端小管机制[14]:近端小管的主要作用机制是:① 管腔细胞膜上通过 Na^+-H^+ 交换蛋白(NHE-3)主导的异位 pH 调控 Na^+-H^+ 交换;② 基底膜上通过 $1Na^+$-$3HCO_3^-$ 协同转运蛋白(NBC-1)主导的 HCO_3^- 转运(图 8.8-3)。HCO_3^- 跨细胞的高速率转运发生在一个较为恒定的胞质 pH 内。K^+ 通道通过胞质 pH 对 HCO_3^- 的输出和输入进行调节。如果管腔 H^+ 的排泄超过基底膜 HCO_3^- 的转运,胞质 pH 会发生碱化。这会导致能引起膜电位超级化的 K^+ 通道的激活,从而为电生理性 HCO_3^- 的泵出提供增强的驱动力。

集合管机制(图 8.8-4)[14]:在集合管中,α 闰细胞通过液泡型 H^+-ATP 酶和 H^+-K^+-ATP 酶排泌 H^+。HCO_3^- 和

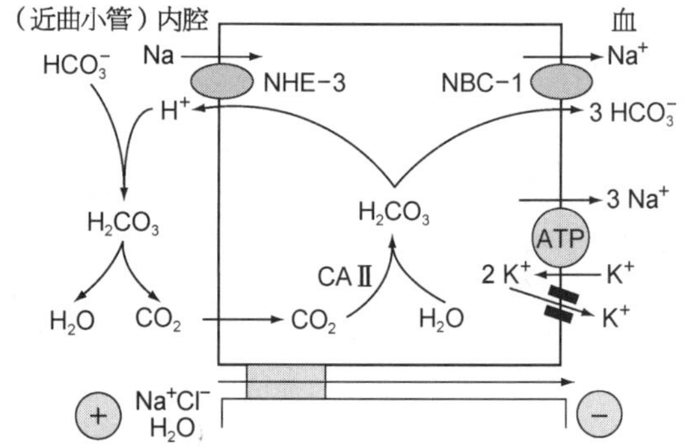

图 8.8-3 近曲小管中的酸碱平衡和 HCO_3^- 重吸收模型[13]。这一过程通过特定的 Na^+-H^+ 交换蛋白 3(NHE-3)在管腔膜上分泌 H^+ 及通过 $1Na^+$-$3HCO_3^-$ 协同转运蛋白(NBC-1)在基底外侧膜上转运 HCO_3^- 来实现。胞质碳酸酐酶(carbonic anhydrases,CA)Ⅱ和膜结合碳酸酐酶Ⅳ对 HCO_3^- 的重吸收至关重要。Cl^- 的重吸收通过 NBC-1 调节[13]

Cl^- 被交换至血液中。β 闰细胞在肾小管腔中进行 Cl^- 和 HCO_3^- 交换。H^+ 通过基底外侧的 Na^+-H^+ 交换离开细胞(图 8.8-4 中未显示)。

全身性酸中毒[14]:在这种情况下,肾单位在肾小管腔中对 H^+ 的排泄超过基底外侧(血液侧)HCO_3^- 的输出,而胞质 pH 变为碱性。这激活了 K^+ 通道,引起了细胞膜的超极化并引起了 HCO_3^- 从细胞膜到肾小管腔的电生理性泵出。此外,还引起了肾和肝谷氨酰胺酶的激活。这样,肾谷氨酰胺代谢能形成大量的 NH_4^+。根据其电荷和碱的 pK,NH_4^+ 被留存在肾小管腔中。

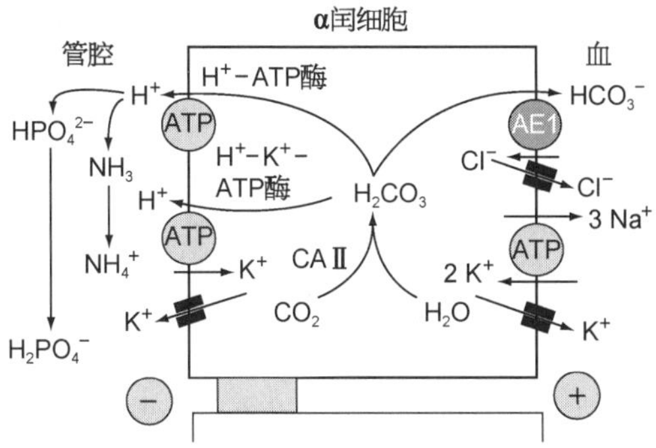

图 8.8-4 皮质集合管中 H^+ 的排泌[13]。肾小管腔 α 闰细胞 H^+ 排泌的主要驱动力是液泡 H^+-ATP 酶。H^+-K^+-ATP 酶还参与了 H^+ 的排泌。细胞内形成的 HCO_3^- 通过 Cl^--HCO_3^- 交换蛋白(AE1)离开细胞。CAⅡ对 H^+ 的排泌是必需的

全身性碱中毒[14]：在这种情况下，肾小管中肾单位排泌的 H^+ 随基底外侧(血液侧)HCO_3^- 排泌而减少，此时的胞质 pH 为酸性。为了维持胞内的平衡，由肾小管腔进入血液的 HCO_3^- 跨膜转运减少。

8.8.7.1 RTA

RTA 包含了一系列 HCO_3^- 重吸收、H^+ 排泄或两者并存的转运缺陷。在 RTA 中，GFR 通常维持正常，但会出现代谢性酸中毒、高氯血症及阴离子隙正常的情况。相反，在尿毒症性酸中毒中可见低 GFR 及与阴离子隙升高和正常氯/高氯血症相关的代谢性酸中毒。

RTA 被分为三种形式[15]：

- 远端 RTA(Ⅰ型)。这种类型是 RTA 最常见的类型，又被细分为经典型、完全型和不完全型三类。完全型是由空泡 H^+-ATP 酶的缺陷引起(图 8.8-4)。其结果是远端酸化能力的受损，无法最大限度地降低尿液 pH(<5.5)。
- 近端 RTA(Ⅱ型)。这种类型的特点是肾近端小管的 HCO_3^- 阈下降(图 8.8-3)。远端小管的酸化功能是完好的。
- 高血钾型 RTA(Ⅳ型)。这类 RTA 主要由生氨功能受损引起。Ⅳ型 RTA 在低醛固酮血症或假性醛固酮减少症中最为常见。

8.8.7.1.1 RTA 的实验室诊断：一般来说，下列情况应当怀疑 RTA(表 8.8-5)。

- 无胃肠道 HCO_3^- 丢失证据的未服用乙酰唑胺或摄入外源性酸的患者，出现伴高氯血症及血浆阴离子隙[Na^+ - Cl^- + HCO_3^-]=8～16 mmol/L 的代谢性酸中毒时[13]。
- 未服用利尿剂而出现的低钾血症。

一系列的功能学试验可以用于 RTA 的分型。其中，HCO_3^- 负荷试验和氯化铵负荷试验最常被临床使用。用于近端小管 HCO_3^- 重吸收功能和远端小管尿液酸化功能的评估试验列在表 8.8-6 中。

表 8.8-6 RTA 的实验室诊断[13]

疾病	临床表现和实验室检查
怀疑 RTA	如果存在高氯代谢性酸中毒及正常的血浆阴离子隙(见 8.5)，并排除胃肠道 HCO_3^- 丢失和利尿剂摄入，就需要怀疑存在 RTA。后续应进行尿阴离子隙和渗透压间隙检测。
U_{AG} 和尿渗透压间隙	Na^+、K^+、Cl^- 和 U_{AG} 间的计算公式如下：U_{AG}(mmol/L) = Na(mmol/L) + K(mmol/L) - Cl(mmol/L)。 检测 Na^+、K^+、尿素和葡萄糖的值，按下列公式计算渗透压：渗透压(mmol/kg) = 1.86(Na + K) + 尿素 + 1.15(葡萄糖) + 14。式中所有值的单位为 mmol/L。 渗透压间隙(mmol/L)的计算：测得的渗透压-计算得到的渗透压。 临床意义：如果有负阴离子隙或渗透压差大于 100 mmol/L 的高氯代谢性酸中毒，只要排除胃肠道的 HCO_3^- 损失即可确定 RTA 的存在。
近端 HCO_3^- 重吸收的测定	近端 RTA(Ⅱ型)的特点为近端小管 HCO_3^- 重吸收的减少。HCO_3^- 在尿中的排泄增多。可进行碳酸氢钠负荷试验，在排泄量的基础上检测重吸收速率，以此来确定肾小管 HCO_3^- 的重吸收情况。
碳酸氢钠负荷试验	为明确诊断近端 RTA，通过口服或系统性(如输注)施用碳酸氢钠，使其血浆 HCO_3^- 浓度达到约 22 mmol/L 的正常浓度。收集 8 h 的尿液并检测在此期间内 HCO_3^- 的排泄量。如果排泄分数高于 10%～15%，即存在近端 RTA。
远端尿液酸化能力的测定	远端 RTA 是由远端小管的尿液酸化功能受损引起的，其特点是在全身血液酸化的刺激下无法最大限度地降低尿液的 pH(pH<5.5)。
尿液 pH	该检测需要使用随机晨尿进行。检测的是尿液中少于 1%游离 H^+ 的活性。然而，由于 NH_4^+ 的浓度可能较低，尿液 pH 正常无法表明远端小管的酸化能力正常。
尿阴离子隙(U_{AG})	在有高氯性代谢性酸中毒的患者中，U_{AG} 是对尿 NH_4^+ 排泄情况的间接测量。随着 NH_4^+ 的增多，U_{AG} 的负值会变得更大。当尿液 pH>6.5 时，U_{AG} 用以评估 NH_4^+ 排泄的准确性随着 HCO_3^- 变为主要的阴离子而降低。
尿液渗透压间隙	NH_4^+ 的高值会使渗透压差增加至>100 mmol/L。如远端 RTA 中的 NH_4^+ 排泄减少与渗透压差低于 100 mmol/L 相关。
氯化铵负荷试验(酸负荷)	该试验是用于诊断远端 RTA 最常用的试验。试验方法如下： - 从早晨 8 点开始，按 0.1 g/kg 的剂量将氯化铵溶于 1 L 蒸馏水中或通过明胶胶囊给药。 - 收集服药后第 2、4、6、8 h 的尿液并进行 pH 测定。 - 如果所有标本 pH 都高于 5.5，而在血浆 HCO_3^- 浓度低于 20 mmol/L 的条件下，可诊断远端 RTA 的存在。
碳酸氢钠负荷试验中 PCO_2 的测定	在远端 RTA 中，在碱负荷下(碳酸氢钠负荷试验)尿液呈明显的碱性，尿 PCO_2 随着远端小管 H^+ 的排泄而增加。H^+ 和管腔 HCO_3^- 反应生成 H_2CO_3。由于 H_2CO_3 的脱水过程缓慢，尿液 PCO_2 的测定可以用来衡量 H^+ 的排泄情况。假设尿 pH 和 HCO_3^- 浓度增加至分别大于 7.6 和 80 mmol/L，正常个体的尿液-血液 PCO_2 梯度应大于 20 mmHg。
跨肾小管 K^+ 浓度梯度(TTKG)	TTKG 测定通过评估醛固酮在远端小管中的作用，对Ⅳ型 RTA 进行诊断。测定下列的值：尿液 K^+(K_U)、血浆 K^+(K_P)，以及尿液渗透压(O_U)及血浆渗透压(O_P)。计算公式如下： $$TTKG = \frac{K_U \times O_P}{K_P \times O_U}$$ 在正常人中 TTKG 一般>4。在高钾血症患者中，其值低于 8 表明集合管没有对高钾血症的状态做出应答，K^+ 的排泄受损。

诊断性检查：在疑似 RTA 的病例中，应按下述内容进行检查[13]。

- 随机晨尿标本的阴离子隙和渗透压间隙的测定。如果患者存在高氯性代谢性酸中毒、阴离子隙负值或渗透压差超过 100 mmol/L，就可能是近端 RTA。但必须排除胃肠道 HCO_3^- 的丢失及酸化盐的摄入（图 8.8-5）。此外，在成年人 Na^+ 排泄降低时，必须询问病史，考虑反复应用泻药的情况。如果 HCO_3^- 排泄分数、尿液-血浆 PCO_2 差值（U-B PCO_2）升高，而阴离子隙为负值，则可明确近端 RTA（Ⅱ型）诊断（表 8.8-7）。

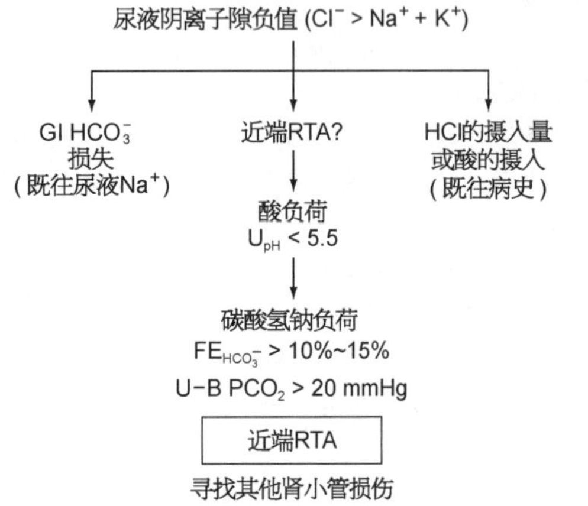

图 8.8-5 高氯性代谢性酸中毒及尿阴离子隙负值患者的诊断性检查[13]。酸负荷即氯化铵负荷试验。GI，胃肠道；U_{pH}，尿液 pH；$FE_{HCO_3^-}$，HCO_3^- 的排泄分数；U-B PCO_2，尿液-血液 PCO_2 差值

表 8.8-7 通过生化检测鉴别肾小管酸中毒

检测项目	近端RTA（Ⅱ型）	远端RTA Ⅰ型（经典型）	伴 HCO_3^- 损失的远端 RTA（Ⅲ型）	远端RTA（高血钾型）	高血钾型 RTA（Ⅳ型）
在代谢性酸中毒的情况下（自发性或酸负荷后）：					
血清 K^+	正常，↓	正常，↓	正常，↓	↑	↑
尿阴离子隙	负值	正值	正值	正值	正值
尿液 pH	<5.5	>5.5	>5.5	>5.5	<5.5
NH_4^+ 排泄	正常	↓	↓	↓	↓
K^+ 排泄分数	正常，↑	↑	↑	↓	↓
钙排泄	正常	↑	↑	↑	正常或↓
柠檬酸排泄	正常	↓	↓	↓	正常
酸负荷	<5.5	>5.5	>5.5	<5.5	<5.5
在酸碱平衡正常的情况下（碱负荷后）：					
HCO_3^- 排泄分数	>10%～15%	<5%	>5%～15%	<5%	>5%～15%
U-B PCO_2	>20 mmHg	<20 mmHg	<20 mmHg	>20 mmHg	>20 mmHg
其他肾小管损伤	常有	无	无	无	无
肾钙质沉着病/结石症	无	常有	常有	常有	无
累及骨骼	常有	很少有	很少有	很少有	无

↓，下降；↑，升高；酸负荷即氯化铵负荷试验

- 当高氯性代谢性酸中毒患者随机晨尿标本的阴离子隙为正值或渗透压间隙低于 100 mmol/L 时，应当怀疑有远端尿酸化能力的损伤。后续应进行血浆 K^+ 的测定。如果检测值正常或降低，氯化铵负荷后肾脏无法将尿液 pH 降低至 5.5 以下，则可诊断为远端 RTA（RTA Ⅰ型）（表 8.8-6）
- 高氯性代谢性酸中毒中，随机晨尿标本阴离子隙正值且渗透压差小于 100 mmol/L 时，应怀疑有远端小管尿酸化能力的缺陷。后续应测定血清 K^+。K^+ 水平即使只有轻度升高，也应当对尿液 pH 有所关注。氯化铵负荷后 pH>5.5 的结果提示可以对电势依赖性缺陷引起的高血钾型远端 RTA（RTA Ⅳ型）进行鉴别诊断（图 8.8-6）。

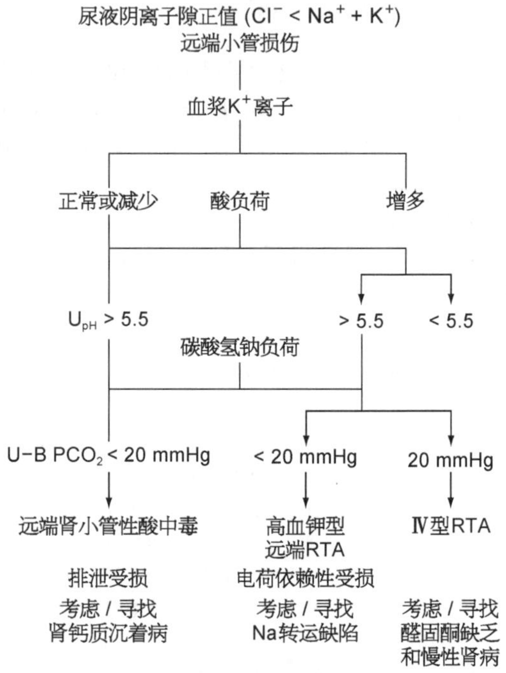

图 8.8-6 高氯性代谢性酸中毒和尿阴离子隙正值患者的诊断性检查[13]。酸负荷即氯化铵负荷试验。U_{pH}，尿液 pH；U-B PCO_2，尿液-血液 PCO_2 差值

8.8.8 钾排泄障碍

尽管 K^+ 的跨膜转换是一种快速有效的降低血清 K^+ 的机制，但 K^+ 必须经由肾脏排泄以维持外部 K^+ 平衡。无论肾小球滤过率如何，远端肾单位的 K^+ 输送占滤过 K^+ 的 10%。而除了钾摄入，还可能有额外的 K^+ 排泄。这种情况就钠平衡而言是不可能的。影响远端肾单位对 K^+ 排泄的最重要因素是钾暴露之前[16]：

- 盐皮质激素，如醛固酮。
- 细胞外液体积，一方面可以抑制醛固酮的作用，但另一方面能通过提高流速增加远端小管中 Na^+ 的可利用性，从而使 K^+ 排泄增加。
- 增加 K^+ 排泄的全身性碱中毒。
- 噻嗪类、呋塞米和布美他尼等利尿剂的摄入，它们能通过提高集合管前 1/3 的流速来增加 K^+ 排泄。

正常的 K^+ 排泄量>40 mmol/L。当 K^+ 的摄入正常时，即使 GFR 降至约 10 mL/(min · 1.73 m²)，肾脏依旧能够维持

K^+ 的排泄。

肾 K^+ 排泄的测定是区分各种不同形式的低钾血症和高钾血症的重要步骤。

8.8.8.1 低钾血症的钾排泄

对机体 K^+ 的存量(如绝大部分在肌肉中,约 3 000～5 000 mmol)而言,血清 K^+ 的效用程度有效。在 K^+ 缺乏症中,随机尿标本的 K^+ 测定有助于钾丢失的定位。低钾血症中尿钾值低于 10 mmol/L 提示 K^+ 的肾外损失,而尿钾大于 10 mmol/L 提示肾性损失(表 8.8－8)。与高尿钙性低钾血症相关的疾病列于表 8.8－9。在下述情况中也可出现排泄量增多:

- K^+ 分布障碍引起的代谢性酸中毒(细胞内液中 K^+ 的流出)。
- 代谢性碱中毒,K^+ 作为 Na^+ 的替代阳离子与 H^+ 和 NH_4^+ 一同被排泄。

表 8.8－8　低钾血症的肾钾排泄

排泄量	注释
<10 mmol/L	- pH 正常：K^+ 摄入减少或经由皮肤、肠道、瘘管或泻药作用的 K^+ 损失。 - 代谢性酸中毒：腹泻。 - 代谢性碱中毒：先天性氯性腹泻(Cl^- 排泄少于 10 mmol/L)。
>10 mmol/L	- pH 正常：肾钾损失(如由于肾脏疾病或利尿剂等),K^+ 转入细胞内室(如由于胰岛素和儿茶酚胺等)。 - 代谢性酸中毒：高氯性肾小管酸中毒Ⅰ型和Ⅱ型,输尿管乙状结肠吻合术,血浆阴离子隙升高的代谢性酸中毒,如糖尿病和酒精性酮症酸中毒等。 - 代谢性碱中毒及 Cl^- 排泄少于 10 mmol/L：利尿剂(非保钾型利尿剂)、肠道 HCl 损失(如由于频繁的呕吐、胃液引流等)。 - 代谢性碱中毒及 Cl^- 排泄高于 20 mmol/L：醛固酮增多症、应用利尿剂的高渗患者。

表 8.8－9　高尿钾性低钾血症[2]

疾病	临床和实验室检查结果
眼脑肾(Lowe)综合征*	眼脑营养不良、先天性白内障、智力缺陷、进行性肾功能衰竭。 实验室检查结果：蛋白尿、氨基酸尿、轻度糖尿、磷酸尿、肾小管酸中毒。
肝豆状核变性*	实验室检查结果：氨基酸尿、高尿钙、低磷酸盐血症、肾钙质沉着症和肾结石。
登特病*	与佝偻病相关的 X 连锁隐性疾病,肾氯通道 5 阻断。 实验室检查结果：低分子量蛋白尿、高尿钙、氨基酸尿、低磷酸盐血症。
Bartter 综合征**	发病率为 1.2/100 万。生化检查结果与长期服用利尿剂的结果相同。曾有文献报道过 NKCC2、ROMK1 和 CLC－Kb 转运蛋白的基因突变(图 8.8－1)。大多数患者在新生儿时期就已经有症状表现(见表 8.7－2)。 实验室检查结果：肾盐损失和低钾性代谢性碱中毒伴尿钙正常或升高。
Gitelman 综合征**[17]	伴 K^+ 和 Mg^{2+} 过度损失的慢性肾电解质紊乱。这种症状是由编码噻嗪类药物敏感的远端 Na^+－Cl^- 协同转运蛋白(NCCT)的 *SLC12A3* 基因突变引起的。大多数患者仅在成年时出现易疲劳、疲惫、储备低下、眩晕、手指刺痛和肌肉痉挛等症状后获得诊断。由于这是常染色体隐性遗传病,患者常有一名有相同症状的兄弟姐妹(表 8.7－2)。 实验室检查结果：血浆 K^+ 2.4 mmol/L 左右,Mg^{2+} 0.55 mmol/L 左右,Cl^- 偏低或正常。
Liddle 综合征**	一种伴有肌张力过高、低钾性代谢性碱中毒和低肾素性醛固酮减少症的常染色体显性疾病。基因突变导致集合管 Na^+ 转运蛋白的活性增高。

* Fanconi 综合征,近端小管的功能受限;** 髓袢和远端小管的先天性疾病

8.8.8.2 高钾血症的钾排泄

高钾血症中,K^+ 排泄量低于 40 mmol/L 提示肾脏疾病,而排泄量≥40 mmol/L 则提示肾外病因(表 8.8－10)。低尿钙性高钾血症的病因列于表 8.8－11。

表 8.8－10　高钾血症的肾钾排泄

排泄量	结果解释
≥40 mmol/L	高钾血症中 K^+ 排泄正常提示： - K^+ 摄入增多(如摄入柠檬酸钾、葡萄糖酸钾、磷酸钾和青霉素钾等营养品或盐类)。 - 胰岛素缺乏、β 肾上腺素阻断剂和洋地黄等引起的细胞内室 K^+ 转运减少。 - 组织破坏(如溶血等)、代谢性酸中毒或高渗溶液输注会引起的 K^+ 向细胞外液转运增多。
<40 mmol/L	高钾血症的 K^+ 排泄降低提示肾性病因(如假性醛固酮减少症、醛固酮减少症等)。

表 8.8－11　低尿钾性高钾血症[11]

高钾血症	解释
假性醛固酮减少症Ⅰ型	伴肾盐损耗、低血压及肾素和醛固酮增多的罕见儿童疾病。 Ⅰa 型：远端小管和集合管中的阿米洛利敏感性 Na^+ 通道(ENaC)失活引起的常染色体隐性遗传性疾病(图 8.8－2)。 Ⅰb 型：由肾盐皮质激素受体对其配体(醛固酮)的抵抗引起的常染色体显性遗传。这种形式在临床上比Ⅰa 型表现更温和。
假性醛固酮减少症Ⅱ型	常染色体显性遗传病也可称为 Gordon 综合征,在新生儿或青春期的临床表现更为明显。表现为轻度高钾性代谢性酸中毒和肌张力过高。其发病机制为 Na^+－Cl^- 协同转运蛋白的活化修饰,引起了远端小管 Cl^- 重吸收增多(图 8.8－3)。

8.8.9 尿电解质的排泄分数

参考范围[17]：FE_{Na} 0.19%～0.78%;FE_K 4.9%～10.3%;FE_{Cl} 0.35%～1.07%;FE_{Ca} 0.6%～1.0%;FE_{Mg} 1.4%～1.8%。

(刘晓文　李懿皞　唐文佳　译,潘柏申　审校)

9

酸碱平衡与血气

Oswald Müller-Plathe，Lothar Thomas

9.1 酸碱平衡

酸碱平衡由肾、肺和肝发挥综合作用进行维持。肝是机体负责代谢经日常蛋白质摄入的氢离子(H^+)及所形成机体酸性负荷的主要器官。为维持酸碱平衡，H^+ 必须被缓冲并清除[1]。

$HCO_3^- \rightleftharpoons H_2CO_3$ 系统是临床最重要的细胞外缓冲体系。缓冲 H^+ 产生的 CO_2 经由肺排出体外：

$$H^+ + HCO_3^- \rightleftharpoons H_2CO_3 \rightleftharpoons H_2O + CO_2$$

在这个过程中消耗的碳酸氢根离子(HCO_3^-)必须经肾脏再生。通过该方式，10～15 mmol 来自食物的酸和等量内源性代谢生成的酸及碳酸氢根丢失通过(粪便)排泄进行代偿。

在生理条件下，酸碱平衡维持在一较小范围内。正常的 H^+ 浓度为 40 nmol/L；以负对数表示，相当于 pH 7.4。动脉血酸碱度的参考范围为 pH 7.37～7.45，PCO_2 为 36～44 mmHg；HCO_3^- 为 21～26 mmol/L。然而，保证机体正常功能的关键指标——细胞内 pH 并不会发生改变，除非细胞外 pH 发生了明显的变化。pH 降低被称为酸血症而 pH 升高则被称为碱血症。相反，"酸中毒"和"碱中毒"这两个术语则指引起 pH 降低(酸中毒)或升高(碱中毒)的病症。

9.2 血气

对酸碱平衡紊乱患者进行血气分析检测可同时明确存在的肺部变化[2]。血气是溶解在血液中的气体。它们包括大气中的主要成分如氮气(N_2)、氧气(O_2)及代谢过程中产生的二氧化碳(CO_2)等。气体混合物的分压定义为某种气体作为混合气体单一组分表现的压强。

9.2.1 CO_2 在血液中的转运

供给组织的动脉血含有很多与血红蛋白(Hb)结合的 O_2(HbO_2)及少量的 CO_2。由于组织和血浆间的分压差，CO_2 从组织弥散到血浆中，并在血浆中大部分转移到红细胞中。在红细胞中：

- 20%的 CO_2 以氨基甲酰 CO_2 的形式与 Hb 的氨基结合。
- 70%的 CO_2 通过碳酸酐酶水合形成 H_2CO_3。离解成 H^+ 和 HCO_3^-。HCO_3^- 被释放到血浆中置换 Cl^-，而 H^+ 则与血红蛋白结合。
- 10%的 CO_2 呈物理溶解状态。

高碳酸血症指 PCO_2 升高，多发生于呼吸功能不全及通气不足的情况下。

9.2.2 O_2 在血液中的转运

血液中的氧被输送与血红蛋白结合。这种输送能力取决于氧分压(PO_2)和 Hb 水平，而 Hb 的 O_2 饱和度也取决于 PO_2。PO_2 和 HbO_2 的关系由 HbO_2 解离曲线表示。这一曲线并非线性而是 S 形的。Hb 和 O_2 的亲和力即解离曲线的趋势由温度、H^+ 浓度及 PCO_2 决定(图 9.2－1)。

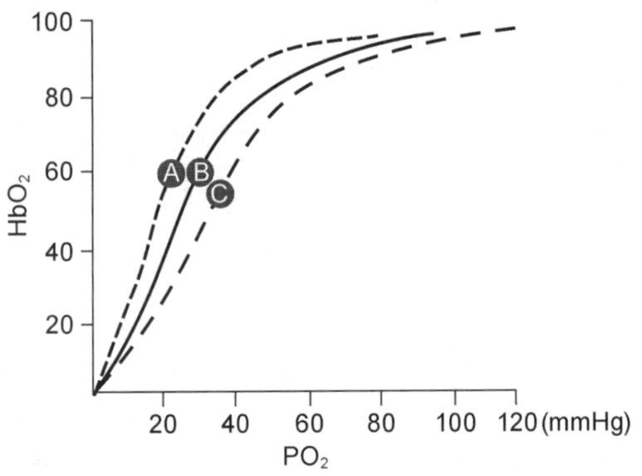

图 9.2－1 HbO_2 解离曲线及温度、H^+ 和 PCO_2 的影响。A. H^+、PCO_2 和温度降低引起的 O_2 亲和力升高。B. 正常亲和力。C. H^+、PCO_2 和温度升高引起的 O_2 亲和力降低

适用下列情况：① 上述指标的增高引起 HbO_2 解离曲线向右迁移(O_2 对 Hb 亲和力较低)；② 上述指标的降低引起 HbO_2 解离曲线向左迁移(O_2 对 Hb 亲和力较高)。

肺泡 PO_2 水平内(约 100 mmHg)，即便在分压梯度更大的情况下 Hb 饱和度也几乎没有变化。在 PO_2 约为 40 mmHg 的其他组织中，HbO_2 曲线的陡峭走势使得即便在 Hb 饱和度较低的情况下也能维持必要的压力差。

用于检测酸碱平衡状态及氧供的指标如表 9.2－1。

表 9.2－1 用于分析酸碱平衡及氧供状态的指标[1-4]

指标	临床和实验室结果
pH	pH 是氢离子(H^+)活性的负对数。细胞代谢需要 pH 严格维持在一定的范围内。pH 受到肺释放 CO_2 及肾脏通过 HCO_3^- 分泌 H^+ 调控。

续 表

指标	临床和实验室结果
二氧化碳分压（PCO_2）	细胞以 CO_2、HCO_3^- 和 H_2CO_3 的形式将代谢产物 CO_2 释放入血。相关形式基于酸的等价净增多或减少及由此产生的碳酸氢盐缓冲体系适应性变化而决定。PCO_2 代表酸碱平衡中的呼吸性组分。碱指标血浆碳酸氢根和碱剩余则代表代谢性组分。HCO_3^- 受 PCO_2 的影响很大。ECF 的碱剩余则表示独立于 pCO_2 和 Hb 浓度的代谢性组分。这一优点使这一指标优于全血或标准碳酸氢盐的碱剩余浓度等旧指标。标准碳酸氢盐的诊断性应用正愈发少见。
碳酸氢根离子（HCO_3^-）	根据 Henderson－Hasselbalch 方程，可根据下述转化式，利用 pH 和 PCO_2 计算 HCO_3^- 值： $cHCO_3^-$（mmol/L）= 0.030 7PCO_2（mmHg）× $10^{(pH-6.1)}$ 标准碳酸氢盐：指 PCO_2 平衡至 40 mmHg 的血液中血浆碳酸氢盐的浓度。由于这种标准化，碳酸氢盐与 PCO_2 无关，而仍受标本 Hb 的影响。
细胞外液碱剩余（BE_{ECF}）	BE_{ECF} 即细胞外液的碱剩余浓度（mmol/L）。这一指标是 37℃ PCO_2 40 mmHg(5.33 kPa)条件下将 ECF 滴定至 pH 7.4 所需的强酸或强碱的量。这种情况下的 ECF 包括组织间液及含血液细胞成分的血浆。该定义下 ECF 所含的血红蛋白假定为 60 g/L。
阴离子隙[1]	根据下列等式可进行阴离子隙的计算：阴离子隙(mmol/L) = $Na^+ - Cl^- + HCO_3^-$。它主要用于代谢性酸中毒的鉴别诊断，可提示未经测定的阴离子的成因。血液中的阳离子和阴离子间存在平衡。然而并非所有的阳离子或阴离子都能通过常规的实验室分析来测定。因此阴离子会存在 7～16 mmol/L 缺口。这一缺口由蛋白质、硫酸盐、磷酸盐、乳酸、酮酸及各种未经测定的酸根离子所引起。 通常发生在代谢性酸中毒中的 HCO_3^- 减少及维持电中性的 Cl^- 相应增多会导致阴离子隙正常的酸中毒（高氯性代谢性酸中毒）。这种酸中毒由 HCO_3^- 的胃肠道损失（腹泻）或肾小管（肾小管酸中毒）引起。 如果 HCO_3^- 的缺乏无法被 Cl^- 所代偿，则表明未经测定的阴离子积聚。潜在原因包括乳酸酸中毒、酮症酸中毒、尿毒症性酸中毒、水杨酸盐、甲醇或乙二醇的摄入及许多先天性代谢紊乱(见 8.4)。
血浆/血清 CO_2 和(或)碳酸氢盐	下述方法可用于此项检测： - 通过光度计记录指示计的颜色反应、PCO_2 电极或通过红外光谱法测量加入强酸后预先生成和排出的 CO_2。 - 经紫外吸光法经加入碱和酶，对转化为碳酸盐和碳酸氢盐的碳酸体系组分进行检测。
氧分压（PO_2）	氧分压是肺摄取氧气的指标。 基于假定通常有效的 O_2 和 Hb 结合曲线，可通过 PO_2 和 pH 计算以下值：SO_2 是 Hb 的氧饱和百分比（可通过血氧计直接检测精确确定）。如果已知 PO_2 和 SO_2、Hb 浓度，CO_2（血液中的氧气浓度，以 mL/dL 表示）也可计算获得。
动静脉血氧差（$a-\bar{v}DO_2$）	$a-\bar{v}DO_2$ 是动脉和混合静脉血（右心导管）中 O_2 浓度的差值，多为 50 mL/L。其水平升高表明由于心血管功能不足导致氧饱和度增加。对进一步的氧指标如 Hb 饱和压力（P50）及评估组织中可用性 O_2 的指标参见参考文献[5]。
血气分析	常规血气分析通常仅测定 pH、PCO_2 和 PO_2，在一些病例中还需测定 Hb 和 SO_2。碱指标和必要的 O_2 浓度常通过计算得到。 如果仅关注酸碱平衡中的非呼吸性(代谢性)组分，可通过电解质项目检测血清碳酸氢盐和血清氯。基于检测因素，总 CO_2（tCO_2）指标常被认为基本近似于 HCO_3^-。

9.3 酸碱与血气测定

9.3.1 适应证

包括：阻塞性和限制性通气障碍、肺实质和支气管疾病、肺灌注障碍（如右向左分流等）、循环功能不全、血容量不足、休克等、肾功能不全、肾小管功能障碍、失代偿性糖尿病、昏迷、中毒、胃肠道疾病（呕吐、腹泻等）、胆囊和胰腺瘘管、低钾血症和高钾血症、低氯血症和高氯血症、肾上腺皮质功能障碍，以及治疗监测，如输液治疗、辅助通气、肠外给养、血液透析、血液滤过、大量输血、利尿剂或皮质类固醇治疗等。

9.3.2 检测方法

pH、PCO_2、PO_2 利用密闭采样的肝素抗凝全血标本在 37℃下经单一测量池进行检测[4]。

pH 的检测：pH 检测采用玻璃电极链。外部玻璃膜放置于直接和血液接触的位置，而内部膜则直接与 H^+ 活性恒定的溶液接触。在溶液中放入导电电极。37℃时，电极间会出现电位差，pH 每增加或减少 1 个单位会产生 61.5 mV 的电位变化。为测量电压变化，需参考电极与血液样本接触导电。用可溯源至美国国家标准与技术研究院基本标准的两种缓冲溶液对其进行校准。

PCO_2 的检测：PCO_2 检测通过电极进行。该玻璃电极与参比电极一同置于碳酸氢钠溶液中。血液和碳酸氢钠溶液用 CO_2 滤膜分隔。溶液的 pH 根据下列等式，随着血液标本的 PCO_2 成比例改变：

$$\frac{-\Delta pH}{\Delta \log PCO_2} = 1$$

PO_2 的检测：PO_2 用覆盖有 O_2 滤膜的铂电极电流法进行检测。O_2 分子在铂电极的阴极表面扩散，并根据下列等式发生还原反应：$O_2 + 2H_2O + 4e^- \longrightarrow 4HO^-$。

由于电荷向参比电极的转移，产生了最小强度的还原电流。电流的强度取决于血液标本的 PO_2。

血浆碳酸氢盐：碳酸氢根离子（HCO_3^-）的测定对于酸碱状态与电解质平衡的测定十分重要[6]。HCO_3^- 可根据变形后的 Henderson－Hasselbalch 方程式进行计算：$cHCO_3^-$（mmol/L）= 0.030 7PCO_2（mmHg）× $10^{(pH-6.1)}$。

PCO_2 为动脉 CO_2 分压，0.030 7 为 CO_2 在血液中的溶解度。

碱剩余：碱剩余表示酸碱状态中的代谢组分，根据下述公式进行计算：BE_{ECF}(mmol/L) = (HCO_3^- − 24.2) + 14.8(pH − 7.4)。

因数 14.8 来源于 ECF 的缓冲能力[4]。

血清/血浆中的总二氧化碳（tCO_2）：CO_2 在血液中以溶解的碳酸（H_2CO_3）、碳酸氢根离子（HCO_3^-）、碳酸根离子（CO_3^{2-}）、氨基甲酸盐（和蛋白质游离氨基结合的 CO_2，主要是血红蛋白；$RNHCOO^-$）及复杂的结合离子对形式存在。其浓度为 16～25 mmol/L。酸中毒时测得水平较低；碱中毒时其水平则较高。HCO_3^- 约占 tCO_2 的 95%。tCO_2 的参考测量方法为提取法。该法通过酸试剂（pH 为 2 的乳酸）将标本中的 CO_2 释放出并转移到用于滴定的容器中。

氧饱和度（SO_2）和氧合血红蛋白分数：SO_2 通过和 PO_2 及 pH 相似的方法进行计算。在大多情况下，经计算得到的静脉血范围（PO_2 低于 55 mmHg）并不够准确。在该范围内，应用血氧定量法对 SO_2 进行检测。血氧定量法中，血液标本在轻度红细胞裂解后于光径为 0.1 mm 的比色杯中用分光光度法检测其经 6～7 个波长的吸光度，从而能对 Hb、氧合 Hb、脱氧 Hb、碳氧血红蛋白和高铁血红蛋白进行单独检测。通过适当的计算方法，根据总 Hb(Hb_{tot})可得游离氧合血红蛋白分数($fHbO_2$)[4]：

$$fHbO_2 = \frac{HbO_2}{Hb_{tot}} = 1$$

或根据有结合能力的 Hb 得到 SO_2：

$$SO_2 = \frac{HbO_2}{HHb + HbO_2} \times 100$$

氧浓度：总氧浓度(tO_2)可根据下式计算：

$$tO_2(mL/L) = 1.39HbO_2(g/L) + 0.03PO_2(mmHg)$$

上述的所有计算都可由分析仪自动计算得到。

9.3.3 标本要求

动脉血：血液通常用含有干燥肝素盐的特制塑料注射器收集[7]。将注射器从穿刺部位取下后应立即将气泡排出，并用帽盖密封注射器的尖端。由于塑料注射器并非完全气密，因此其检测必须在 15 min 内完成[4]。

如分析前时间预计超过 15 min，就需要使用玻璃注射器。其死腔必须用肝素液充满，使终浓度低于 50 U/mL 血液。液体必须保证无气泡。注射器充满血液至其标称容积后，需迅速密封并存储于冰上直至检测。该操作过程可确保 1 h 的稳定性。

毛细动脉血：相关皮肤区域充血后，采取耳垂、指尖血或婴儿脚后跟血滴入肝素化的玻璃毛细管中。完全充满毛细管。插入偏角仪混合均匀。用帽盖密封毛细管两端并立即进行检测；如果标本存放于冷却单元间，检测应在 1 h 内进行。

静脉血：PCO_2检测是唯一用静脉血标本进行的诊断相关项目，PO_2和 SO_2则采用混合静脉血(肺动脉导管)进行。通过外周静脉采集的静脉血标本仅可用于基本指标的检测：在这种情况下，标本采集需在不使用压脉带的情况下采集完成。采集标本的手臂必须处于完全放松的状态(无肌肉活动)。

静脉血浆或静脉血清：为了测定血浆/血清中的碳酸氢盐或总 CO_2，收集管需完全填充并立即用盖子密封。此外，它们必须在管子完全密闭的情况下离心。血清和血浆的分离则应在尽可能少接触大气的情况下迅速分离检测。

9.3.4 参考区间(表 9.3－1)

表 9.3－1 酸碱标志物的参考区间

成人[8]	单位	动脉全血		混合静脉全血	血浆/血清
		男性	女性		
pH		7.37～7.45		7.35～7.43	—
PCO_2	mmHg	35～36	32～43	37～50	—
	kPa	4.1～6.1	4.3～5.7	4.9～6.7	
PO_2	mmHg	71～104		36～44	—
	kPa	9.5～13.9		4.8～5.9	
实际 HCO_3^-	mmol/L	21～26		21～26	21～28
碱剩余(BE)	mmol/L	－2～＋3		2～＋3	—
标准碳酸氢盐	mmol/L	21～26		21～26	—
总 CO_2(tCO_2)	mmol/L	23～28		22～29	22～29
氧饱和度(SO_2)	%	95.0～98.5		70.0～80.0	—
$fHbO_2$	%	94.0～98.0		70.0～80.0	
总氧容量(tO_2)	mL/L	180～230		130～180	—
阴离子隙	mmol/L	—		—	7～16

儿童和新生儿	pH	PCO_2		PO_2		标准碳酸氢盐(mmol/L)
		mmHg	kPa	mmHg	kPa	
脐动脉	7.09～7.40	35～80	4.7～10.7	0～22	0～2.9	—
脐静脉	7.15～7.45	30～57	4.0～7.6	16～35	2.2～4.7	11.8～21.4
新生儿，第一天	7.20～7.41	29.4～60.6	4.0～8.0	—	—	18.6～22.6
10～90 天	7.34～7.45	26.5～42.5	3.5～5.7	70～85	9.3～11.4	18.5～24.5
4～12 个月	7.38～7.45	27.0～39.8	3.6～5.3			19.8～24.2

动脉 PO_2 与年龄的关系[9]	
动脉 PO_2(mmHg)＝102－0.33×年龄	95%区间：±10 mmHg
动脉 PO_2(kPa)＝13.6－0.044×年龄	95%区间：±1.33 kPa

尿液酸碱状态[8]	
pH(平均)	5.5～7.0(≈6.0)
可滴定酸	10～40 mmol/24 h
铵盐	20～50 mmol/24 h
碳酸氢盐	仅在碱性 pH 下才可检测出相应浓度
铵盐＋可滴定酸－碳酸氢盐＝净酸 40～80 mmol/24 h	

9.3.5 临床意义

基于病史、用药史和临床检测怀疑存在酸碱平衡紊乱。然而，在许多情况下酸碱平衡紊乱和任何临床症状都无关，实验室检查结果提供了初步的证据，基本检测包括[10,11]：① 血气分析，pH、PCO_2、PO_2和碳酸氢盐；② 血浆中：Na^+、K^+、Cl^-和阴离子隙的计算。

9.3.5.1 酸碱指标

9.3.5.1.1 解释方法：对患者进行病史问询和临床检测后，第二步是确定为原发性酸碱紊乱还是继发性的反应[1]。酸碱紊乱的诊断分为2个阶段进行。

第一阶段：测定pH、PCO_2和碳酸氢根离子。这四种酸碱平衡紊乱被定义为基础酸碱紊乱。即代谢性酸中毒、呼吸性酸中毒、代谢性碱中毒、呼吸性碱中毒。

确定紊乱的代偿程度。在这种情况下，应将假定酸碱平衡紊乱持续的时间纳入考虑。代谢性紊乱的呼吸代偿几乎在代谢紊乱出现后立即开始，并在约12 h达到完全状态。呼吸性紊乱的肾脏代偿则在紊乱出现后第二天才会出现，并在约6天后达到完全状态。参考第一阶段的诊断方法见图9.3－1和图9.3－2。

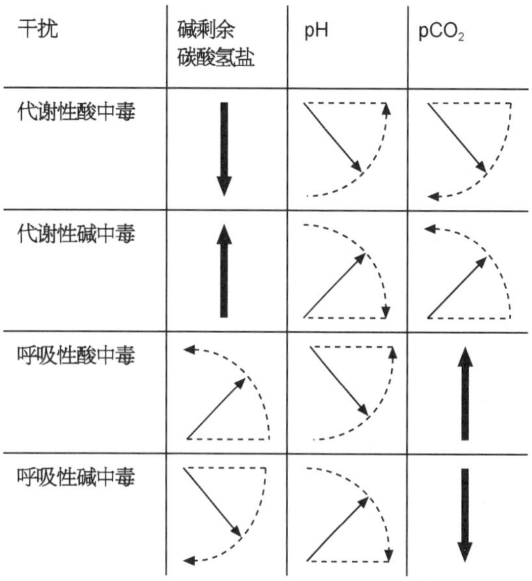

图9.3－1 酸碱平衡紊乱的主要特点[8]。主要改变的值用粗箭头表示。代偿性改变及pH变化的方向用倾斜的细箭头表示其具有诊断意义的升高或下降。弯曲的虚线箭头表示随着代偿增强其值发生的变化方向。pH的弯曲箭头指向的是用水平虚线表示的参考区间

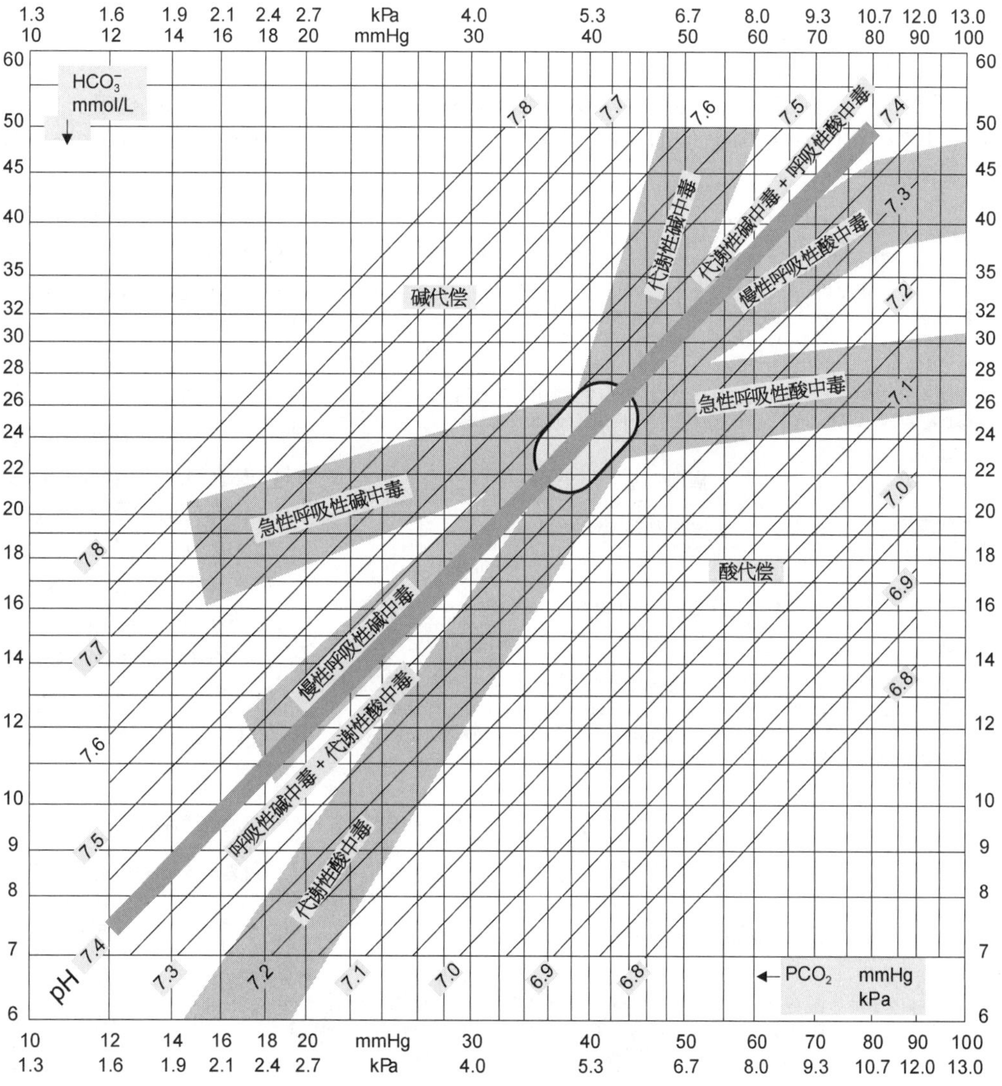

图9.3－2 依据代偿程度诊断酸碱紊乱的列线图[13]。横坐标为PCO_2的对数；纵坐标为碳酸氢根离子浓度。相应状态所在点使酸碱紊乱被分为单一性的急性和(或)慢性紊乱或混合性紊乱。如果所发生紊乱伴随着正常水平的代偿发生，则状态点在相应阴影区域内。如果状态点未包含在该区域中任何地方，则必须确定有下述何种情况出现：① 酸碱紊乱刚刚发生，相应的代偿还未出现；② 代偿器官(如代谢性紊乱中的肺及呼吸性紊乱中的肾)的功能受损；③ 同时存在第二种酸碱紊乱，如通气障碍导致的呼吸性酸中毒和乳酸酸中毒可能同时存在

第二阶段：根据下列发现确定酸碱紊乱的病因：① 患者临床情况概况，尤其是其病史、意识状态、水合状态及当下用药情况；② 电解质状态，尤其是血浆 Na^+、K^+、Cl^- 水平及阴离子隙；③ 氧指标 PO_2 和 SO_2；④ 尿液 pH、酮体、血糖、血清肌酐、血乳酸及其他需要的实验室检测结果。

9.3.5.1.2 混合性酸碱紊乱：经验观察表明针对酸碱紊乱的体内反应是可以预测且能计算的。当继发反应和预期不同时，可诊断为混合性酸碱紊乱。原发性紊乱和继发反应能协同阻止 pH 的代偿，或者如果两者造成的影响相反，其也能导致过度代偿。结合临床情况、当下的用药史及进一步的实验室检查结果可阐明混合性酸碱平衡紊乱，如阴离子隙升高表明碳酸氢盐的原发性减少。在大气压下，PO_2 的显著降低提示 PCO_2 增高的主要特点。单纯使用列线图不足以阐明混合性的紊乱，但从状态点的位置可以发现代偿不足或过度代偿的状况，这提高了混合性紊乱存在的可能性。

以下的组合是可能出现的：呼吸性酸中毒合并代谢性酸中毒、呼吸性酸中毒合并代谢性碱中毒、呼吸性碱中毒合并代谢性碱中毒、呼吸性碱中毒合并代谢性酸中毒。

为每种混合性紊乱都提供了一个病例（病例 1、2、3、4）。相应的状态可在图 9.3－1 中找到。

9.3.5.1.3 检测结果的定量评估：pH 在 7.3～7.5 范围内的正常值偏移被认为是轻度的，应当予以区分。pH 为 7.1～7.3 及 7.5～7.6 分别表明严重的失代偿性酸中毒和（或）碱中毒。pH 低于 7.1 或高于 7.6 则是危重的，若为急性呼吸系统来源则尤其严重。生命体能接受的 pH 范围为 7.8～6.8。

病例 1

酸碱状态		其他指标	
pH	7.14	PO_2	35 mmHg
PCO_2	57 mmHg	阴离子隙	25 mmol/L
HCO_3^-	19 mmol/L	乳酸	11.5 mmol/L

诊断：由于缺氧引起的高碳酸血症和乳酸酸中毒所导致的呼吸和心脏停止。状态点位于呼吸性酸中毒和代谢性酸中毒之间，表明为混合性酸中毒（图 9.3－2）。

病例 2

酸碱状态		其他指标	
pH	7.46	PO_2	48 mmHg
PCO_2	63 mmHg	阴离子隙	正常
HCO_3^-	44 mmol/L	血清 K^+	2.8 mmol/L

诊断：由于阻塞性肺气肿引起的慢性高碳酸血症。伴发的失代偿性右心衰竭需要利尿剂治疗，而利尿剂本身导致了代谢性碱中毒和低钾血症。即便在完全代偿状态下，由于 PCO_2 为 63 mmHg，pH 也不会超过 7.4。根据状态点可以发现是代谢性碱中毒合并呼吸性酸中毒（图 9.3－2）。

病例 3

酸碱状态		其他指标	
pH	7.62	血清 Cl^-	82 mmol/L
PCO_2	31 mmHg	血清 K^+	2.6 mmol/L
HCO_3^-	31 mmol/L	血清 Na^+	124 mmol/L
		PO_2	93 mmHg

诊断：慢性呕吐（有典型低钾血症的低氯性碱中毒）伴由于失代偿性肝硬化所引起的过度通气。状态点位于呼吸性碱中毒和代谢性碱中毒之间，表明混合性碱中毒（图 9.3－2）。

病例 4

酸碱状态		其他指标	
pH	7.36 mmHg	PO_2	47 mmHg
PCO_2	21 mmol/L	阴离子隙	24 mmol/L
HCO_3^-	11.6	血糖	467 mg/dL
		尿酮体	阳性

诊断：多发性肺梗死伴肺内渗出引起低氧反应性通气过度及糖尿病失代偿性酮症酸中毒。状态点表明呼吸性碱中毒合并代谢性酸中毒的情况（图 9.3－2）。

PCO_2：较参考区间限偏差 30～50 mmHg 之内的病情较为轻微，但应予明确诊断。低于 25 mmHg 或高于 60 mmHg 的急性失代偿性 PCO_2 改变会危及生命。

在许多数周或数月内发生的慢性高碳酸血症病例中常存在对极高 PCO_2 值（≥80 mmHg）的耐受性。代谢性碱中毒中对 PCO_2 升高的代偿很少高于 50 mmHg。相反，PCO_2 能在短时间内降至 15 mmHg 左右甚至更低，以代偿肺功能完好的代谢性酸中毒，如 Kussmaul 呼吸等。

碳酸氢根离子：很少有低于 10 mmol/L 或高于 40 mmol/L 的值。极限值约为 5 mmol/L 和 55 mmol/L。碳酸氢根离子病理水平的危险程度常可由其所引起的 pH 改变进行提示。其他碱指标同理。

9.3.5.1.4 代谢性酸中毒：由于 H^+ 浓度变化会引起蛋白质和细胞膜功能的变化，因此机体 H^+ 浓度受到严格调节。代谢性酸中毒是一种降低 HCO_3^- 浓度的酸碱紊乱；其发生条件是 H^+ 生成超过机体利用缓冲或增加呼吸作用所进行的代偿能力。代谢性酸中毒[6]的归因见表 9.3－2：

- 随着反应向左移动，H^+ 增多，HCO_3^- 逐渐消耗：产酸或酸补充增多，如酮酸、乳酸、氯化物及各类中毒等。
- 随着反应向右移动，H^+ 浓度升高引起 HCO_3^- 从体内排出：HCO_3^- 的肾性或肠道损失。
- 酸潴留：在肾功能不全、肾小管功能障碍或激素紊乱中，肾 H^+ 清除率降低和（或）肾 HCO_3^- 生成率降低，其病因见表 9.3－3。

表 9.3－2 酸增多或碳酸氢盐减少引起的代谢性酸中毒

紊乱	阴离子隙	血清氯	备注
酮症酸中毒。 失代偿性糖尿病、饥饿、甲状腺功能亢进、高热。	↑	正常至↓	酮尿
乳酸酸中毒。 缺氧[任何来源的休克、呼吸衰竭（PO_2 低于 40 mmHg）、贫血（Hb 低于 70 g/L）、高铁血红蛋白血症、碳氧化物中毒、氢化物中毒、肌肉活动过度、全身性癫痫发作、大量输血、白血病、淋巴瘤、广泛性恶性肿瘤、烧伤、肝功能衰竭、糖尿病]。	↑	正常至↓	血浆乳酸升高至 5.0 mmol/L（45 mg/dL）

续 表

紊乱	阴离子隙	血清氯	备注
先天性代谢紊乱(1 型糖尿病、甲基丙二酸血症、果糖不耐症、果糖-1,6-二磷酸酶缺乏症、慢性先天性乳酸酸中毒、丙酮酸羧化酶缺乏症、丙酮酸脱氢酶缺乏症)。 D-乳酸重吸收(广泛肠切除术后)。 慢性呼吸性碱中毒、乙醇中毒、果糖输注、山梨醇和木糖醇输注、异烟肼用药。			
各类中毒:水杨酸盐、甲醇、三聚乙醛、乙二醇。	↑	正常至↓	毒理学分析阳性
氯化物吸收增多[氯化铵用药、精氨酸或盐酸赖氨酸用药、输尿管肠吻合术、0.9%NaCl 溶液输注、用中性盐补钾(KCl)]。	正常	↑	血氨升高
碳酸氢盐丢失			
- 胰瘘、胆瘘	正常	↑	钾减少
- 腹泻	正常	正常至升高	钾减少
- 慢性通气过度后状态(低碳酸血症)	正常	↑	正常

表 9.3-3 由于肾酸潴留或碱丢失引起的代谢性酸中毒

紊乱	阴离子隙	血清氯	解释
肾小球性酸中毒: - 急性肾衰竭。 - 慢性肾功能不全,GFR 低于 30 mL/(min·1.73 m^2)。	↑	正常	血清钾升高、磷酸盐升高、肌酐>4 mg/dL (354 μmol/L)
近端肾小管酸中毒(RTAⅡ型) 原发孤立型 - 暂时性幼儿 RTA(成熟障碍)。 - 不可逆遗传性 RTA(从 2~11 岁开始)、Fanconi 综合征(可与糖尿病、磷酸尿症、氨基酸尿症伴发的 RTA)。 症状形式: - 遗传性疾病:酪氨酸血症、Wilson 病、眼脑肾综合征、胱氨酸病、果糖不耐症、半乳糖血症、丙酮酸羧化酶缺乏症、1 型糖尿病、异染性脑白质病变。 - 蛋白质代谢紊乱:骨髓瘤、淀粉样变性、肾病综合征。 - 免疫性疾病:亚急性播散性红斑狼疮、Sjögren 综合征、肾移植术后。 - 钙代谢紊乱:继发性甲状旁腺功能亢进、维生素 D 缺乏症。 - 药物诱导或毒物:四环素(过期)、链脲佐菌素、乙酰唑胺、6-巯基嘌呤、铅、镉、汞。	正常	↑	① 结合或肾钙质沉着症少见 ② 许多病例中合并糖尿病肾病及磷酸盐性多尿症 ③ 血清钾减少 ④ 血清 HCO_3^- ≥15 mmol/L ⑤ 血清肌酐最初正常 ⑥ 随机尿标本 pH 低于 6 ⑦ NH_4Cl 应用后(0.1 g/kg)尿液 pH 低于 5.5 ⑧ 酸中毒多耐碳酸氢盐
远端肾小管酸中毒(RTA Ⅰ型) 原发性孤立型,散发或家族性发病 症状形式: - 遗传性疾病:马方综合征、Ehlers-Danlos 综合征、Wilson 病、镰状细胞性贫血、Fabry 病、先天性椭圆细胞增多症。 - 蛋白质代谢紊乱:骨髓瘤、淀粉样变性、高丙种球蛋白血症。 - 免疫性疾病:红斑狼疮、Sjögren 综合征、肾移植后的病症、慢性活动性肝炎、结节病。 - 肾钙诱导性疾病:甲状旁腺功能亢进症、维生素 D 中毒、特发性高钙尿症、甲状腺功能亢进。 - 特定的肾脏疾病:髓质海绵肾,阻塞性尿路疾病、高草酸尿症。 - 药物诱导或物:两性霉素 B、锂、镇痛药、环己氨磺酸、甲苯酚、铅、药物诱导的急性过敏性间质性肾炎。	正常	↑	① 常有肾结石或肾钙质沉着症 ② 磷酸盐多尿病和糖尿病肾病少见 ③ 钾正常或降低 ④ 血清 HCO_3^- 低于 15 mmol/L ⑤ 血清肌酐最初多正常 ⑥ 随机尿液 pH 大于 6(注意:尿路感染) ⑦ NH_4Cl 暴露(0.1 g 每千克体重)后尿液 pH 高于 5.5 ⑧ 碳酸氢盐会影响酸中毒
高血钾型肾小管酸中毒(RTA Ⅳ型) 11β-羟化酶缺乏症、家族性和特发性醛固酮缺乏症。 继发性醛固酮缺乏症:糖尿病肾病、梗阻性肾病、间质性肾病、肾硬化及细胞外容量扩张中的低肾素血症。 醛固酮抵抗:肾小管功能障碍。 药物诱导:阿米洛利、螺内酯、氨苯蝶啶、镇痛药。	正常	正常至升高	血清钾升高

阴离子隙的计算在混合性代谢性酸碱平衡紊乱的初步判断[1]中十分有用。

9.3.5.1.5 代谢性碱中毒:如果酸的净损失或碱的净增多无法通过肾碳酸氢盐清除增多进行代偿,就会发生代谢性碱中毒。临床实验室检测结果为 pH 高于 7.4,HCO_3^- 浓度高于 26 mmol/L。

主要病因包括[12]:

- 由于呕吐引起的胃肠道酸损失。胃液含高达 100 mol/L 的 H^+,分泌量为每天 1~2 L。由于 H^+ 的损失在化学计量上与血液 HCO_3^- 增加相关,所以其和 Na^+ 一同以 $NaHCO_3$形式经肾小球过滤。$NaHCO_3$的清除理论上会导致 Na^+ 丢失。而由于呕吐引起的容量减少,远端肾单位中 Na^+ 被 H^+ 及 K^+ 置换,另外还导致了 K^+ 的损失。
- 原发性或继发性醛固酮增多症引起的胃酸损失。在远端肾单位中,H^+ 排泄增多以交换 Na^+。这种情况也发生在 Liddle 综合征中(上皮 Na^+ 通道激活)。肾性碱中毒也可由于代偿呼吸性酸中毒发生。在高碳酸血症中,肾酸排泌生成新的 HCO_3^- 以减弱血液 pH 降低。然而,肾脏酸清除的增多也和 NH_4Cl 损失相关。如果在纠正高碳酸血症后由于 NaCl 摄入不足或利尿剂的使用导致了 Cl^- 的补充不足,则 HCO_3^- 的肾清除无法进行,最终会发生代谢性碱中毒。

- 在心肺复苏或纠正酮症酸中毒或乳酸酸中毒期间通过使用大剂量 HCO_3^- 进行外源性碱补充。然而，单一的 HCO_3^- 负荷不会导致代谢性碱中毒，除非同时有低氯血症或肾功能衰竭导致的肾 HCO_3^- 清除受损。

其他相关的原因见表 9.3－4。

表 9.3－4　代谢性碱中毒

紊乱	注释
胃肠道盐酸和(或)氯化物损失 由于持续呕吐或胃引流(胃性碱中毒)导致的胃液流失 先天性失氯性腹泻	下述实验室检测结果应用于胃性碱中毒： - 血清 Cl^- 显著下降(50～85 mmol/L) - 血清 K^+ 降低 - 尿液 Cl^- 显著下降(低于 5 mmol/24 h) - 尿液 K^+ ≈20～50 mmol/24 h - 尿液 pH 微酸
碱摄入增多：碳酸氢钠(泡碱)、糠酸剂、柠檬酸盐、乳酸盐、葡萄糖酸盐、醋酸盐、乳碱综合征 利尿剂：噻嗪类、依他尼酸、呋塞米、布美他尼	这类疾病多表现和胃性碱中毒相同的检测结果，而血清中 Cl^- 和尿液中 Cl^- 的变化趋势尤其不明显。
肺泡通气不足(高碳酸血症后碱中毒) 容量降低(不伴有休克) 钾显著消耗	这类疾病多表现出容量降低的趋势。代谢性碱中毒(除了缺钾性碱中毒)可通过施用 NaCl 纠正。
盐皮质激素效应过度 原发性醛固酮增多症(Conn 综合征)	这组疾病可见下述检测结果： - 血清 Cl^- 降低 - 血清 K^+ 降低 - 尿液 Cl^- 高于 10 mmol/L
库欣综合征、副肿瘤性皮质醇增多症、皮质激素药物、Bartter 综合征、17α-羟化酶缺乏症、11α-羟化酶缺乏症、Liddle 综合征 继发性醛固酮过多症(如肾动脉狭窄、产生肾素的肿瘤、失代偿性心力衰竭、肝硬化)	除了 Bartter 综合征，这类疾病大多数情况下表现出容积增加趋势，并在某些情况下表现为动脉高压。 施用 NaCl 不会影响碱中毒。

9.3.5.1.6 呼吸性酸中毒，呼吸性碱中毒：这类疾病的特征是 CO_2 的潴留和(或)CO_2 的释放增加。因此，这类疾病都和 PCO_2 的相应改变相关。代偿过程能显著降低酸血症(pH 降低)和(或)碱血症(pH 升高)特征性的 pH 改变表 9.3－5、表 9.3－6。

表 9.3－5　呼吸性酸中毒

发病部位	疾病/病因
呼吸中枢	药物诱导：阿片类药物、镇静剂、麻醉剂 病变诱发：肿瘤、出血、外伤、缺血、脑炎、脑膜炎 功能能性疾病诱发：原发性中枢性通气不足、Pickwickian 综合征、肥胖
周围神经系统	高位截瘫病变、双侧膈肌麻痹、脊髓灰质炎、多发性神经病、吉兰-巴雷综合征
神经肌肉系统	重症肌无力、肉毒杆菌中毒、琥珀胆碱、d 筒箭毒碱、氨基糖苷类药物等
肌肉	肌炎、肌营养不良、低钾性麻痹
胸腔	脊柱侧凸、气胸、连续肋骨骨折
呼吸道	异物、肿瘤、支气管狭窄性肺气肿、哮喘(疲乏阶段)、支气管黏液分泌过多
肺实质	广泛性肺炎、严重肺水肿、晚期间质过程、肿瘤后遗症、囊性肺纤维化、ARDS Ⅲ期
机械通气	每分通气量不足、死腔分数过高

表 9.3－6　呼吸性碱中毒

影响区域	病变
呼吸中枢的直接刺激	过度通气综合征(焦虑、兴奋、癔病等) 中枢神经系统病变：脑炎、脑膜炎、蛛网膜下腔出血、肿瘤、外伤 激素诱导：孕酮升高、妊娠、儿茶酚胺 药物诱导：水杨酸盐、镇痛药、茶碱、儿茶酚胺 其他：感染性休克(革兰阴性病原体)、发热、肝硬化
反射刺激	肺部疾病*：伴通气/灌注比例或氧气扩散紊乱的疾病，如肺纤维化、肺炎、肺血管充血、肺水肿、肺不张、肿瘤、ARDS Ⅰ期和Ⅱ期 先天性心脏缺陷的右向左分流、高空呼吸、气胸
反射刺激异常	肺栓塞、冷刺激
机械通气	人工换气过度

*这类疾病的晚期阶段(如在 O_2 摄取和 CO_2 释放都受损的病例中)会导致呼吸性酸中毒

慢性呼吸性酸中毒：在这种情况下，肾脏的 H^+ 清除和碳酸氢盐重吸收逐渐增加。结果反向扩散的 CO_2 产生更多碳酸氢根离子，并转移到血浆或细胞外间隙中。因此，与急性呼吸性酸中毒相反，慢性呼吸性酸中毒的特点是碳酸氢根离子浓度和碱剩余升高。这种适应过程自第一天开始，在 5～6 天后达到巅峰。

9.3.5.1.7 代谢紊乱的呼吸代偿：代谢紊乱总是和 HCO_3^- 的原发性降低相关，并通过呼吸进行代偿。在这个过程中，肺泡通气增加(PCO_2 降低)或减少(PCO_2 升高)，HCO_3^-/H_2CO_3 值达到 20∶1。

为了达到这一目的，呼吸中枢由中枢性的延髓表面化学感受器或外周性的主动脉和颈动脉的化学感受器进行刺激。

由于离子通过血脑屏障缓慢地扩散到血浆中，呼吸适应立即开始并在 12～24 h 后达到完全状态。同理，治疗后碳酸氢盐浓度回归正常数小时后才会有呼吸的正常化。

9.3.5.1.8 呼吸紊乱的肾脏代偿：① 急性呼吸性酸中毒：在这种情况下，Hb 的缓冲作用会立刻导致血浆中碳酸氢根离子显著增多。由于这一过程的发生以 Hb 缓冲体系为代价，因此缓冲碱浓度和细胞外碱剩余维持不变。尽管如此，由于新生成的碳酸氢盐在整个细胞外体系的扩散并因此作为碱等价物部分从血液中去除，血液碱剩余略有降低。这种情况可伴代谢性酸中毒出现。为防止误诊，应当只参考细胞外碱剩余(体内碱剩余)。② 呼吸性碱中毒：像所有碱中毒一样，肾脏能通过增加碳酸氢盐的排泄来代偿 CO_2 的减少。

9.3.5.2 氧指标

除了肺病学和心脏病学的特定部分外，氧指标主要用于评估肺中血液的动脉化程度[3]。动脉主要取决于下列因素：肺功能、吸入空气的 O_2 含量、大气压强。

动脉化减少：动脉系统的降低通过检测动脉 PO_2 最为敏感。如果肺炎患者的 PO_2 从 90 mmHg 降至 60 mmHg，则 SO_2 仅从 97%降至 91%。另一方面，SO_2 以定量方式反映了氧气供给情况。在上述例子中，供给器官的氧气仅降低 6%而非 1/3 的原因是在 Hb 含量相同的情况下，氧气浓度受饱和度的影响比分压更强烈(表 9.3－7)。

表 9.3-7 动脉低氧血症，PO_2和SO_2降低

肺部病因
限制性通气障碍(大多数情况下 PCO_2 正常)：肺切除术后状态、胸腔积液或肿瘤等引起的肺部压迫、气胸
扩散障碍(大多数情况下 PCO_2 正常或降低)：肿瘤性淋巴管生成、结节病、肺泡毛细血管阻断综合征、肺含铁血黄素沉着症(二尖瓣狭窄患者中)、ARDS Ⅰ期和Ⅱ期
常见的分布异常(大多数情况下 PCO_2 正常或降低)：支气管哮喘、肺气肿、肺炎、肺不张、肺梗死、尘肺、肿瘤、支气管黏液分泌过多、胸腔畸形
灌注障碍(大多数情况下 PCO_2 正常或降低)：右向左分流、肺水肿
肺泡通气不足(PCO_2 多升高)：见表 9.3-4
其他原因
气压降低(PCO_2 降低)：高空呼吸
机械通气：氧分数不足(PCO_2 不变)、每分通气量不足(PCO_2 升高)、死腔过多(PCO_2 升高)

器官氧供给：器官的氧供给不仅取决于血液的动脉化，还取决于心输出量和 Hb 含量。因此，在机械通气下观察到的动脉 PO_2 正常甚至升高并不能排除氧供给不足的情况。低氧血症仅能通过动脉血和混合静脉血之间的氧含量差($a-\bar{v}DO_2$，mL/L)检测发现。如果在动脉 PO_2 正常的情况下出现超出阈值 50～60 mL/L，则表明心输出量减少、贫血或异常血红蛋白血症导致的缺氧。乳酸检测能提供缺氧的基本证据。

当然，动脉氧指标必须始终和 PCO_2 一同测定。

在大多数情况下，主要损伤通气/血流关系、扩散和灌注(右向左分流)的肺和(或)呼吸疾病导致动脉 PO_2 的降低，而 PCO_2 不会相应增高。这种模式被称为部分肺功能不全。由于呼吸中枢受到缺氧的刺激，这类疾病中的动脉 PCO_2 甚至可能减低。

如果 PO_2 的降低伴有 PCO_2 增加，这被称为整体性肺功能不全。它发生于所有伴有肺泡通气不足的疾病中，在阻塞性通气障碍中多见，并表现为限制性通气障碍晚期。当这些疾病进展或达到晚期时，如肺炎或肿瘤等通常伴有部分功能不全的疾病中也能观察到全身性的功能不全。

9.3.5.2.1 PO_2 的评估：正常人群的动脉 PO_2 为 75～95 mmHg，基于个体年龄，其范围可达 65～105 mmHg。由于 PO_2 的变化非常迅速，50～65 mmHg 的 PO_2 值多认为存在潜在危险。预防措施和鉴别诊断是必要的。低于 50 mmHg 的 PO_2 值相当于氧饱和度低于 85%，这种情况被认为十分危险，需要立即进行干预。

动脉 PO_2 升高仅在应用富氧空气和(或)气体混合物的机械通气中可见。理论上，在正常大气压下，纯氧呼吸的 PO_2 最大可达到 670 mmHg。由于纯氧仅能应用很短的一段时间，高于 500 mmHg 的测量值很少见。在这种情况下，氧饱和度可达 100%。

9.3.6 注意事项

在血气分析中，检验前因素具有重要的意义[4]。

标本采集：对于注射器，如用带有易移动栓塞的注射器进行血液采集时未见搏动，表明无意中穿刺到了静脉。这会轻度影响酸碱指标，而氧含量定量则失去意义。毛细管：在经专业方式拍打过的皮肤充血区域，实际会出现纯动脉血。而任何挤压都会导致静脉血液污染。

空气接触：注射器中的气泡必须立即排出且一旦采集得到样品，注射器必须立即加盖。塑料注射器一般认为最多仅能保持充分气密 10～15 min。毛细管：如果在适宜区域穿刺够深，则出现的血液能大到足以快速填充插入血滴中的毛细管。立即密封毛细管的两端。

肝素导致酸化及稀释：两种因素都会引起类似代谢性酸中毒的状况。注射器中每毫升血液的肝素应低于 50 U，而毛细管中则应低于 80 U。注射器中肝素溶液的体积不应超过血样总体积的 6%。

标本中的代谢过程：如果检测未能在 15 min 内完成，则标本必须冷藏以尽量减少糖酵解和氧气的消耗。注射器可存放在冰水中，毛细管则保存在冷却装置间。

重悬不完全：分析检测前因为必须恢复样本血浆中的原组分和红细胞缓冲体系，样本需在血气分析仪里温育至 37℃。如果在血气分析过程中同时进行血红蛋白检测，则红细胞重悬尤为重要。注射器：缓慢移动并垂直上下旋转注射器 10 次，随后水平来回滚动 10 s。毛细管：用磁铁前后移动取样后插入的引线。

凝块：不论是在注射器、毛细管或是在血气分析仪里温育的过程中，采样后肝素含量不足或(更常见的是)标本混合不完全会导致血块的形成。凝块可能会让分析仪在很长一段时间内无法使用。

患者体温：患者体温对血气分析的影响仍存在争议，是否应当将低体温患者的结果转换成正常体温状态下的结果。争论的焦点在于在低体温的条件下运用正常体温的参考区间是否有效。血气分析仪提供相关的转换，也可使用列线图来进行转换[14]。

tCO_2 的测定：原理为，HCO_3^- 是运用磷酸烯醇式丙酮酸羧化酶法进行测定。在苹果酸脱氢酶的催化下，形成的草酰乙酸在 NADH 存在的情况下被转换为苹果酸和 NAD[15]。

样本中乳酸脱氢酶的高活性会导致 tCO_2 值的升高。在样本中 LD 活性大于 845 U/L 时就是这种情况，因为标本中存在的丙酮酸在 NADH 的消耗下会被转换为乳酸和 NAD。NADH 的减少错误地提示了 tCO_2 浓度过高。在一篇案例分析中，在 LD 活性为 4 490 U/L 时，改用测得 HCO_3^- 浓度为 6 mmol/L，测得 tCO_2 浓度为 16 mmol/L。

9.3.7 病理生理学

9.3.7.1 机体酸碱的清除

通常每天有相当于 40～60 mmol 的酸自饮食中摄入，并由肾脏代谢和清除。在同一时间内，会有约 24 mol 的 CO_2 生成并被排除。尽管存在这样的交换，机体仍能将 H^+ 浓度维持稳定在 40 nmol/L，相当于 pH 为 7.4。

即使在最终可能导致酸中毒或碱中毒的压力状况下，酸碱系统 pH 的偏差也可在很长时间内保持在相对严格的范围内。

这主要通过下列器官的作用得到：肺部可以在短时间内将 CO_2 的呼气次数增加至 10 倍以上，健康肾脏对酸的清除能力为 400～500 mmol/24 h。

除非代谢酸的生成到达这个数量级或肾脏的酸清除能力降低，否则不会发生代谢性酸中毒。

9.3.7.2 肾脏酸碱调节

碳酸氢盐重吸收：近端小管细胞能重吸收80%肾小球滤过的碳酸氢盐。细胞质内和细胞膜结合的碳酸酐酶根据下述方程催化CO_2的生成：$H^+ + HCO_3^- \rightleftharpoons H_2CO_3 \rightleftharpoons H_2O + CO_2$。

通过跨膜扩散，CO_2通过管腔进入肾小管细胞中。通常细胞外HCO_3^-的浓度平衡在26 mmol/L，这一过程受高碳酸血症的刺激(参见呼吸性酸中毒的代偿)。这一能力可达约4 500 mmol/24 h。

适应性H^+清除：该过程发生在远端小管和集合管的皮质部分。在管腔侧，相关的细胞具有H^+转运的ATP酶，其能逆3个pH单位的梯度排泌H^+(另见图8.8-4)。这一过程受高碳酸血症和醛固酮的刺激。其能力为70～100 mmol/24 h。

氨基的清除：酸负荷会引起肝细胞中以尿素合成为代价的谷氨酰胺生成增加[16]，来自谷氨酰胺的NH_3在近端小管细胞中形成。排泌到集合管腔中的H^+与之结合以NH_4^+形式排泌(另见图8.8-4)。其能力为300～400 mmol/24 h。

9.3.7.3 尿缓冲体系

H^+通过NH_3和磷酸氢盐缓冲：

$$NH_3 + H^+ \longrightarrow NH_4^+$$

$$HPO_4^{2-} + H^+ \longrightarrow H_2PO_4^-$$

$H_2PO_4^-$通过检测尿液的可滴定酸来确定，NH_4^+可直接测定。

9.3.7.4 血液缓冲体系

在pH为7.4时，血液中含有约48 mmol/L的缓冲碱。有两个缓冲体系是最主要的：① HCO_3^-/H_2CO_3缓冲体系约占固定酸缓冲体系75%；② 血红蛋白缓冲体系约占固定酸缓冲体系20%，且其主要起转运和缓冲H^+的作用。

$$H_2CO_3 + Hb \rightleftharpoons HCO_3^- + HHb$$

通过H_2CO_3缓冲过程产生的碳酸氢盐从红细胞中释放到血浆中以置换氯离子。HCO_3^-/H_2CO_3系统的组分可用于酸碱状态的定量评估。两者间的关系可通过Henderson-Hasselbalch方程描述：

$$pH = 6.1 + \log \frac{HCO_3^-}{H_2CO_3}$$

或

$$pH = 6.1 + \log \frac{HCO_3^-}{0.030\,7 \times PCO_2}$$

当HCO_3^-和H_2CO_3的比例为20∶1，或碳酸氢盐浓度(mmol/L)和PCO_2(mmHg)的数值比为0.6时，其pH的结果为7.4。

细胞内的缓冲基于碳酸氢盐和磷酸氢盐系统及血浆蛋白。这些系统的缓冲能力无法用常规检测得到。

(李懿皞　虞倩　译，潘柏申　审校)

10

微量元素

10.1 微量元素的测定

Lothar Thomas

10.1.1 微量元素的分类

微量元素是指占人体干重小于0.01%的无机物质(图10.1-1)。微量元素分为三类[1]。

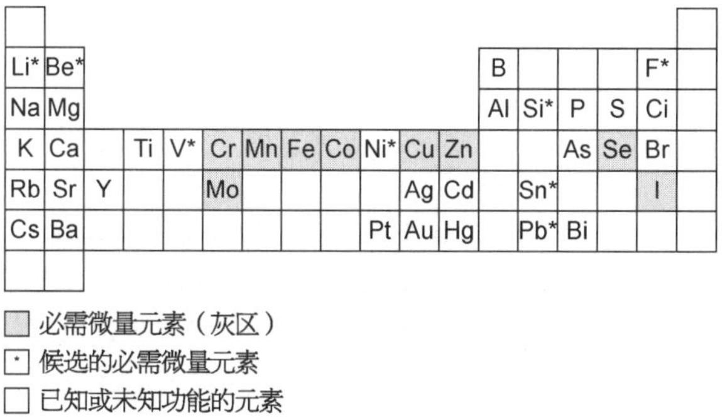

图10.1-1 元素周期表中的矿物质与微量元素[1]

- 必需微量元素。它们对人体的正常运作至关重要。必需微量元素是指铬(Cr)、钴(Co)、铜(Cu)、铁(Fe)、锰(Mn)、钼(Mo)、硒(Se)、锌(Zn)和碘(I)。微量元素符合"必需"的标准见表10.1-1,其生化功能见表10.1-2。必需微量元素铁及其代谢已在第7章中描述。
- 可能的必需微量元素。这一类包括镍(Ni)、硅(Si)、锡(Sn)、铅(Pb)、钒(V)和氟(F)。但也有很多理由支持将氟、钒和硅归类到必需微量元素。

表10.1-1 必需微量元素的标准[2]

- 自然环境的组成部分
- 以生理含量存在于食物中
- 在组织中有相对恒定的浓度
- 已存在于新生儿及母乳中
- 缺失会导致人和哺乳动物出现类似的生理和结构变化。摄入该微量元素后能逆转
- 有相应的生物学功能

表10.1-2 必需微量元素的生化功能[2]

- 作为辅因子或辅基的一部分影响酶活性
- 运输氧(铁、铜)
- 大分子的组成与结构部分[如角蛋白中的铜、结缔组织中的硅、转录因子中的锌(锌指)]
- 维生素活性(维生素B_{12}中的钴)
- 激素活性(甲状腺激素中的碘)

- 对人体有毒的元素。这一类包括铝(Al)、银(Ag)、砷(As)、金(Au)、钡(Ba)、铋(Bi)、镉(Cd)、铯(Cs)、汞(Hg)、铂(Pt)、钛(Ti)和铊(Tl)。但所有元素的毒性都依赖于剂量,因此定义这一类元素为未知生理功能的微量元素更合适。

10.1.2 微量元素的代谢[2]

微量元素的每日需求量为毫克或微克级。食物是补充微量元素的主要来源。只有很少的微量元素是通过水或者空气摄取的。肉和鱼制品是优质的补充源;水果和蔬菜也能提供充足的需求量。胃肠吸收提供了较高的生物利用度。微量元素的有机态比起无机态更能被充分摄取,动物来源的微量元素比起植物来源的更易摄取。一般来说,一个平衡的中欧混合饮食能保证足够的微量元素摄入。

微量元素的吸收减少可见于肠囊性纤维病、短肠综合征、克罗恩病,也会受到管腔内因素的影响。举例来说,高植酸饮食和高钙补充会减少锌的吸收。高锌补充会减少铜的吸收。

微量元素的吸收是通过肠黏膜细胞的受体来控制的。举例来说,镁和铁是通过二价金属离子转运体吸收的。

在循环中,微量元素通过与白蛋白、特定蛋白等血浆蛋白结合进行转运,如铜与铜蓝蛋白结合、铜与氨基酸或其他小分子形成复合物。因此,异常蛋白血症可引起微量元素浓度的显著变化。在全身炎症状态时会出现:① 负性急性时相反应蛋白如转铁蛋白和白蛋白减少,并由此导致与其结合的铁、铬和锌浓度降低;② 正性急性时相反应蛋白如铜蓝蛋白增加,并由此导致铜的浓度增加。

大部分微量元素普遍存在于在所有组织,但部分微量元素在特定组织中会更集中,比如锌主要存在于眼睛。微量元素主要存在于肝脏、肌肉和肾脏中,但是这些组织中的微量元素不能代表全身的微量元素储存。

微量元素通过多种不同方式进行排泄,一些倾向于通过尿液排泄,一些通过粪便,还有一些通过汗液排泄。

必需微量元素的失衡由以下几方面引起:

- 由炎症性肠病、慢性腹泻和饮食原因导致的微量元素缺乏。饮食缺乏常出现在发展中国家,在发达国家中相对少见,并在老年群体中可能性较大。在维也纳的一项非选择性队列研究[4]中,检测了1 750例成人的必需微量元素水平。总的来说,91.5%的人缺乏锌、硒和钼这三种必需微量元素中的一种或多种。消耗增加被认为是这种现象的

原因，因为环境中摄入的有毒元素与必需微量元素竞争，剥夺了其活性和结合位点。

- 微量元素进入第三间隙（胸腔积液、腹水）引起的不平衡或肠吸收被另外一种微量元素的大量存在所阻碍。举例来说，高锌补剂阻碍铜的吸收。
- 毒性浓度。严重的肾功能不足会累积微量元素，或将盖伦制剂作为药物服用时导致摄入过量。

10.1.3 适应证

适应证的选择并不难，可根据临床症状判断微量元素不足或者过量的可疑人群。可疑的临床症状和疾病见表 10.1－3 和表 10.1－4。

表 10.1－3 长期缺乏特定微量元素的临床症状[2]

临床症状/诊断	元素
易受感染、免疫缺陷	锌
创伤愈合障碍、持续性皮肤病	锌
感觉功能障碍（触觉，嗅觉）	锌
贫血、虚弱	铁、铜
频繁骨折	铜
抑郁症	锌
生长和性发育迟缓	锌
糖耐量受损	铬
行为不当或个体发育障碍	铬、铁、碘、锰、硒、钼
心肌及骨骼肌病	硒

表 10.1－4 特定微量元素长期过量的临床症状

疾病/临床症状	元素
Wilson 病	铜
胆汁淤积	
遗传性血色病	铁
地中海贫血	
Bantu 铁质沉着	铁
原发性心肌病	钴
印度儿童肝硬化	铜
恩施县硒中毒	硒
地方性锰中毒	锰
地方性氟中毒	氟
慢性肾功能不全	铬、镍
完全胃肠外营养	铬、镍、锰
血液透析	铜、锌
假体植入	钴、铁、锰、钼、镍、钒、硅
摄取过多	铜、铬、硒、锌
肝胆淤积	铜、锰
中毒	铜、铁、硒

在以下疾病中通常怀疑微量元素的摄取不足[5]：

- 肠内吸收障碍（吸收不良综合征、胰腺功能不全、肠切除后、溃疡性结肠炎、慢性腹泻、活动性肝病、酗酒、素食）。
- 慢性肾功能不全。
- 妊娠、哺乳期、发育期、恢复期、剧烈运动。
- 胃肠外营养。
- 不受控制的元素摄取（如吸收过程中的相互作用）。
- 创面难愈、免疫缺陷、反复皮炎、胰岛素抵抗。

在以下情形下怀疑过量[2]：长期摄入高剂量的微量元素、遗传病（Wilson 病、Menkes 综合征、Whipple 病、肠病性肢端皮炎、苯丙酮尿症、枫糖尿症）。

10.1.4 检测方法

常规实验室使用的检测方法：分光光度法，原子发射光谱法（AES）、电热原子发射光谱法（ET－AES）或火焰原子发射光谱法（F－AES），电感偶合等离子体原子发射光谱法（ICP－AES），电感偶合等离子体光学发射光谱法（ICP－OES），伏安法（VOLT）。

应用于研究的检测方法：中子活化分析（NAA）、电感偶合等离子体质谱（ICP－MS）、微分脉冲阴极溶出伏安法（DPCSV）或微分脉冲阳极溶出伏安法（DPASV）、质子激发 X 线光谱法（PIXE）、X 线荧光分析（RFA）、波长分散 X 线荧光光谱法。

10.1.5 标本要求

血清、EDTA 血浆、EDTA 全血：5 mL

标本应采用无色塑料采血管或容器。应在早晨禁食条件下对患者进行采样，使用塑料采血管是最佳选择。

24 h 尿液标本：需将全部体积的尿液标本交给实验室。塑料标本容器的内表面需要用浓盐酸或硝酸（2～3 L 容器内加入 50 mL）清洗，并用蒸馏水将酸洗净。患者应直接在容器内留取尿液。

10.1.6 临床意义

通常来说，微量元素的水平是通过它们在血清、血浆和全血中的浓度来评价的。检测结果应该考虑到生物影响因素，如[6]：儿童期、青春期、孕期、成人期和老年期激素的影响，炎症和组织损伤导致的血浆和组织中微量元素再分配[7]，肾衰竭或者糖尿病会导致血浆和血细胞之间微量元素的浓度变化[8,9]。

高新陈代谢会引起血液和组织中微量元素的短期变化。在许多烧伤或手术病例中会出现血液中锌和铁浓度急速下降，而高新陈代谢会导致组织中浓度升高[10]。

不像临床生化标志物，血中的微量元素浓度只在一定程度上反映了组织中的生化过程。这是因为微量元素的浓度在大部分情况下受到内环境的稳定调控，并受许多复杂因素的影响。血液中微量元素的浓度变化通常要到出现初始微量元素缺乏的症状时才会被检出。

10.1.6.1 微量元素缺乏

许多微量元素在缺乏的状态下会增加吸收并且降低排泄。比起阴离子微量元素如氟、碘、砷和硒，这样的内源性调节机制似乎在阳离子微量元素如铁、铜、铬和锌中更明显[11]。

由于微量元素在代谢各个过程中的多样作用，缺乏微量元素通常会引起非特异性的全身症状，特别是当摄取不足或者肾脏或肠丢失影响到所有微量元素时。临床微量元素缺乏引起的特殊症状和异常在严重缺乏之前是不明显的(表10.1-3)[1]。微量元素需求的定义见表10.1-5。

表10.1-5 微量元素需求的定义

定义	解释
EAR(美国医学研究所的定义)	平均需要量(estimated average requirement, EAR):指在特定生活环境下,满足一半人群的每日微量元素需要量。EAR不适用于单个个体,但适用于特定人群。
RDA(美国医学研究所的定义)	推荐膳食营养素供给量(recommended dietary allowance, RDA):指覆盖97%~98%人群的每日摄取量需求。RDA可以用于全球范围内个体的微量元素摄入。
AI(美国医学研究所的定义)	充足摄入量(adequate nutrient intake, AI)。没有足够的数据进行EAR计算时给出的建议。
RNI(WHO定义)	推荐摄入量(RNI)。包括每个健康个体的每日微量元素需求量。

10.1.6.2 微量元素负荷

所有微量元素在体内过度累积都会引起组织损伤[2]。因为微量元素的平衡是通过吸收和清除率的调整来维持的,所以生理情况下很少引起慢性或急性中毒。大部分情况下是由于遗传因素或者意外、谋杀、自杀时摄入而引起。慢性过量时的症状如恶心、呕吐、癫痫和腹泻是非特异性的;元素特异性的症状通常出现在急性中毒时(表10.1-4)。

10.1.6.3 血浆中重要微量元素的测定

许多必需微量元素是关键酶官能团的组成部分。尽管血浆水平不能准确反映微量元素的体内水平,但在许多情况下也会检测它们的浓度,通常与酶活性或组织含量等其他指数一起检测,来判断微量元素的缺乏或中毒,尤其是在先天性疾病中。

铜、锌和硒是抗氧化酶的重要组分,如谷胱甘肽过氧化物酶、超氧化物歧化酶和过氧化氢酶。这三种微量元素在恶性肿瘤和心血管疾病的病理过程中起重要作用,同时也参与脂质过氧化过程。

10.1.7 注意事项

分析前:采样、处理和存储过程中的污染或分析物损失会导致微量元素浓度差异达到一位小数。标本中微量元素的浓度与其环境浓度相比越低,污染对结果的影响就越强,如锌、铬、锰和镍就存在高度污染风险[12]。

血液采样:为了避免血液采样过程中的污染,应使用市售的无微量元素的血液采集工具和含EDTA或肝素锂的血液采集管。如果没有无微量元素的采集条件,应优选使用血清检测微量元素,因为用于血浆采集而生产的抗凝管中含有大量微量元素。血液采集工具(采血管、留置静脉导管或涂层针头)应检查微量元素[13]的污染,钢针不能用于血液采集。任何情况下,前5 mL的血液都不能用于微量元素分析。

分析中:如下。

- 血清/血浆:血清和血浆中的必需微量元素浓度没有差异。
- 尿液:尿液标本不适合用于必需微量元素不足的诊断,因为当排泄量低时[14],无法鉴别是既有摄取不足还是当前摄入减少。举例来说,高锌尿排泄也会出现在锌不足的情况下。然而,在职业健康检查范围内,肾脏排泄量可以代表重金属毒性负荷,因为风险评估不用区分当前和慢性暴露。
- 头发和指甲:头发和指甲标本中的元素浓度在毒理学或法医学分析中能提供一定的信息,但无法确定必需微量元素的水平[15]。影响测定的因素包括头发结构和新陈代谢的异质性、外部元素的沉积和样品在检测过程中的污染。
- 泪液、脑脊液、唾液、母乳:这些标本仅在有限的程度上适合作为微量元素状态的生物标记。除了分析干扰因素之外,还发现了许多影响微量元素浓度的生物因素,但与微量元素供应状态之间的可靠联系尚未确定。

样本处理:高环境浓度下检测微量元素时,所有用来处理和储存标本的器具,如容器、烧杯和移液器吸头,都要用1%的硝酸浸泡过夜,然后用不含微量元素的水冲洗3次,随后在无污染的环境下干燥。有时候可能需要在完全干净的室内条件下操作。除了环境中的灰尘和烟雾之外,与移液器吸头接触后进入标本的化妆品和汗水是标本或试剂污染的来源。无污染的处理和彻底的室内质量保证非常重要。

检测方法:中子活化分析(NAA)是痕量水平上最敏感和最可靠的微量元素检测方法,因此是不可或缺的参考方法[1]。高通量标本检测是可行的,并且NAA在所有方法中具有最广泛的检测范围。然而,检测流程非常耗时、昂贵且固定。

原子发射光谱法及其衍生的方法(ET-AES和F-AES)或具备各种背景校正技术的方法(氘灯或塞曼效应)是临床常规测定的主要方法。在大多数情况下,只需要简单的样品处理,无需样品制备,只需对全血、血浆或尿液稀释后即可进行检测。

干扰因素:微量元素的分析可能受到化学、物理和光谱的干扰[16]。主要问题是和参考物质或校准品与患者标本之间的基质效应和基质差异。通过应用连续光源或塞曼效应进行背景校正(原子发射光谱仪的组件),可以轻松校正光谱干扰。补偿不纯信号的另一个选择是使用适当的校准程序[17]。通过添加表面活性剂或修饰剂,可以将样品基质的物理和化学性质干扰降至最低。

10.1.8 生理学

微量元素在血液中通过金属蛋白转运,金属蛋白作为转运蛋白对微量元素具有不同的特异性(如白蛋白转运铜、镍和锌,转铁蛋白转运铬、铁、锰和锌)或者作为具有高特异性的调控蛋白。金属蛋白能够调节微量元素的结合和(或)释放,并以这种方式调控微量元素依赖性过程。金属硫蛋白是最著名的金属蛋白,主要与锌还有少量的铜、镉结合,并且在多种器官代谢中具有核心作用[18]。金属蛋白的另一功能是结合有毒金属,从而保护身体免受其毒性作用。

微量元素具有以下生化作用:

- 结构稳定功能:包括维持酶的四级结构及通过形成硫醇盐调节生物膜和结构的完整性。微量元素与金属酶是配位结合的,其释放会导致酶失去催化功能。金属酶在保护细胞免受游离氧自由基侵害方面具有重要功能(如铜/锌依赖性或锰依赖性超氧化物歧化酶或硒依赖性谷胱甘肽过氧化物酶)。
- 催化功能(表10.1-6)。微量元素作为辅酶或者辅基在酶活性中起重要作用。它们作为辅因子可逆地与载脂蛋白结合，从而为底物的检测、结合和化学反应创造结构先决条件。水解酶就是在钴、铜、铁、锰、硒或锌存在下发挥催化效应的例子。

- 调节功能。该功能是指释放胰岛素、性激素和生长激素及调节免疫系统，如触发细胞免疫、抗体反应、吞噬细胞活性和激活补体系统[19]。

表 10.1-6　作为催化剂的微量元素[1]

酶	钙	钴	铜	铁	镁	锰	钼	镍	硒	锌
由微量元素激活的酶										
- 氨肽酶					镁	锰				
- 精氨酸酶	钙				镁	锰				
- 烯醇酶				铁		锰				锌
- 二肽酶	钙				镁			镍		
- 葡糖激酶	钙	钴			镁	锰				锌
- 磷酸酶	钙		铜	铁	镁			镍		锌
与微量元素紧密结合的金属酶										
- 醛氧化酶			铜				钼			
- 碱性磷酸酶										锌
- 乙醇脱氢酶								镍		
- 碳酸酐酶										锌
- 羧肽酶 A		钴		铁		锰		镍		锌
- 羧肽酶 B		钴								锌
- 细胞色素 C 氧化酶		钴	铜							
- Ⅰ型碘化甲腺原氨酸脱碘酶									硒	
- 谷胱甘肽过氧化物酶									硒	
- 谷氨酸脱氢酶										锌
- 乳酸脱氢酶								镍		
- 苹果酸酶								镍		
- NADP-细胞色素还原酶				铁						
- 核苷磷酸化酶										锌
- 琥珀酸脱氢酶				铁						
- 超氧化物歧化酶			铜			锰				锌
- 酪胺酶			铜							
- 酪氨酸酶			铜							
- 尿酸酶			铜							
- 黄嘌呤氧化酶			铜				钼			

10.2 铬(Cr)

Lothar Thomas

Cr 是一种过渡元素，以各种价态存在。最强氧化价态是六价铬，具有不稳定性，并且对身体有毒性作用。六价铬在职业医学中以毒性损伤而著称。三价铬具有生物活性和稳定性，是食品的组成部分，也出现在有机复合物如烟酸中。铬是否应该列入必需微量元素是有争议的[1]。

10.2.1 适应证

以下情形怀疑铬缺乏：糖耐量受损(如胰岛素依赖型糖尿病中的血糖调节能力较差)、孕期和哺乳期、高膳食纤维含量的饮食。

以下情形怀疑铬中毒和(或)铬过量：六价铬的职业暴露、金属髋关节置放术后、长期肠外营养。

10.2.2 检测方法

参见本书 10.1.2。

10.2.3 样本要求

使用无金属元素的采血工具进行血液采样：肝素锂管采集血浆 2 mL，无添加剂管采集血清 2 mL，怀疑六价铬中毒采集全血(肝素锂)5 mL。

进行糖耐量和(或)胰岛素释放试验后采集 24 h 尿液。所有尿液标本需要提供给实验室。

10.2.4 参考区间[2-4]

血清/血浆	<10 nmol/L	<0.5 μg/L*
全血	10～75 nmol/L	0.5～3.7 μg/L
尿液	<13 nmol/24 L	<0.7 μg/24 L

*检出限；换算：μg/L×19.2＝nmol/L

10.2.5 临床意义

10.2.5.1 铬缺乏

只有三价铬的检测对铬缺乏症的诊断和治疗具有重要意义。根据美国国家科学院的资料，如果食物中每日铬含量不低于 35 μg，相当于 0.5 μg/kg，就不会出现铬缺乏的临床症状。其中只有 0.4%～2.5% 被肠道吸收。较低的摄入量会导致吸收率增加，而较高的摄入量会降低吸收率。铬和钴的致病效应如下。

铬缺乏的原因，① 糖尿病：研究表明铬替代治疗可以改善铬缺乏患者的病理葡萄糖水平。因为缺乏可靠的证据，美国 FDA 未批准使用铬尼古丁(3-羧基吡啶)复合物(吡啶羧酸铬)治疗糖尿病，该药 50% 经肠内吸收；② 妊娠：多次妊娠和哺乳的妇女对铬的需求量增加；③ 急性和慢性感染：铬缺乏症可能由铬转运障碍引起。铬被转运到与转铁蛋白结合的组织中，转铁蛋白是一种负性急性时相反应蛋白；④ 代谢压力：葡萄糖负荷会在 2 h 内导致铬的肾脏排泄增加。

10.2.5.2 铬的毒性

铬的毒性取决于其价态。四价、五价，特别是六价铬是致癌物质，具有腐蚀作用并会导致接触致敏。主要影响的靶器官是呼吸道、肺和肾。尘埃中的六价铬与接触性皮炎和肺癌有关。因为三价铬难以吸收，口服摄入几乎没有毒性作用。六价铬对胃肠道的致癌作用很低。根据评估 1950 年至 2009 年数据的一项荟萃分析[5]，与未暴露个体相比，计算得到癌症死亡率的风险比为：口腔癌 1.02，食管癌 1.17，胃癌 1.09，结肠癌 0.89 和直肠癌 1.17。铬在全肠外营养和金属对金属髋关节置换中的毒性见表 10.2-1。

表 10.2－1　铬的毒性

疾病	临床及实验室特征
全肠外营养(PN)	在长期或短期全肠外营养的情况下，相当数量的患者发现具有高浓度的铬。根据一项研究发现[10]，50％短期全肠外营养患者的血清水平高于正常值的 10 倍(上限参考区间值为 3.8 nmol/L)，18％高于 20 倍，2％高于 40 倍。尿铬排泄升高达 20 倍[6]。这是由肠外营养物中的铬污染引起的，包括天然铬和氨基酸中的铬。
金属对金属(metal on metal)髋关节置换	全世界大约已有 100 万例患者接受了金属对金属髋关节假体置换术。这些植入物的表面包括股骨面和髋臼面，主要由铬和钴组成。金属对金属髋关节置换术的初始特征性磨损模式是金属碎屑的形成(铬颗粒和钴颗粒和含有两种金属的颗粒)，随后是较低磨损的稳定状态。磨合期的持续时间各不相同，但一般需要 100 万个关节活动周期，在年轻、表面重建活力强的患者中通常也要超过 9～12 个月。在定位良好的情况下，随后进行铺垫阶段，以尽量减少磨损并减少滑液中铬和钴的释放，降低浓度。如果髋关节假体被移除，钴会被快速清除，在全血中 2 个月内减少约 1/5；铬趋向于结合在假体周围，所以清除得更慢。如果髋关节假体中髋臼假体位置发生错位，则会产生并释放出大量的铬和钴。这些反应表现为炎性液体产生或者髋关节周围或溶骨性病变处的囊性或实性非感染性软组织块。免疫反应细分为两类： - 金属反应性，对含铬和钴颗粒及钴离子和铬离子的免疫反应。这是对大量金属碎片的正常免疫反应。 - 金属过敏，表现为Ⅳ型超敏反应，通常发生于具有遗传性过敏体质的患者。 金属对金属髋关节置换的患者患实体瘤的风险并不升高，但血液恶性肿瘤的风险高 2～3 倍，特别是淋巴瘤。 实验室检查结果：没有铬或钴暴露且没有金属假体的个体血浆浓度<1 μg/L。金属对金属假体功能良好的患者，3 年后达到稳定状态： - 对于单侧假体可接受的铬上限为 4.6 μg/L，钴上限为 4.0 μg/L。有不同学者引用了钴小于 10 μg/L 的标准。对于双侧假体，铬和钴的上限分别为 7.4 μg/L 和 5.0 μg/L。在没有临床和影像学症状的情况下，常规随访方案是术后 1、2、3、5、7 和 10 年。 - 4～10 μg/L(单侧假体)和 10～20 μg/L(双侧假体)的浓度代表中度增加，建议进一步检测。 - 当浓度超过 20 μg/L 时需要额外关注，因为它是高磨损的信号，可能与全身毒性有关。滑液中铬和钴的含量超过 5 000 μg/L 时与金属碎屑的不良反应相关。

10.2.6 注意事项

分析前阶段：环境中高浓度的铬会在静脉穿刺、24 h 尿液收集、标本储存和处理期间带来显著的污染风险。

稳定性：标本可以在 4℃下密封储存 2 周。

10.2.7 病理生理学

美国食品营养委员会推荐每日铬摄入量为：8 岁以下儿童 15 μg，13 岁以下儿童 25 μg，14～18 岁青少年 35 μg，成人 35 μg。人体内铬含量为 10～20 mg，主要分布在骨骼、肝脏和脾脏。在血液中，铬与转铁蛋白和白蛋白结合后转运，并与铁竞争结合转铁蛋白。在急性期反应中，转铁蛋白合成受肝脏下调，导致血浆中铬和铁含量降低。在血色病中，铁与转铁蛋白过度结合会阻碍铬转运，这是导致该疾病患者葡萄糖耐量降低的一个潜在原因。

一些患有三价铬缺乏症的患者会出现类似糖尿病的症状，其中葡萄糖、胰岛素、甘油三酯和胆固醇水平升高可以通过铬替代来逆转[6]。根据最近研究发现[7]，铬对胰岛素受体具有刺激作用。如果胰岛素受体被其配体激活，则铬进入细胞并与小分子肽结合形成复合物。细胞释放该复合物从而提高受体活性，当血浆葡萄糖浓度恢复正常时失活。

六价铬是导致 DNA 广泛断裂的呼吸道致癌物，具有基因毒性和致突变作用。即使结束暴露，铬仍会长时间留在肺部并被检测到，特别是在肺上叶。因此，将电镀工厂中铬酸暴露量降至最低是非常重要的[8]。

六价铬通过非特异性阴离子通道进入细胞，并通过抗坏血酸、谷胱甘肽和半胱氨酸被还原成低价态的三价铬。三价铬的膜通透性能力弱，因而停留在细胞中形成 DNA 复合物，导致 DNA 链断裂、DNA 修复机制受阻、微卫星不稳定性和炎症反应，从而破坏调控细胞存活和死亡的基因网络的平衡[9]。

10.3 钴(Co)

Lothar Thomas

钴是一种钢灰色、有光泽的硬质合金，主要用于合金和清漆或油漆的生产。地球表面钴的含量为 3.7×10^{-3}％。在大部分化合物中，钴都是二价和三价的。由于三价钴的溶解度极低，所以主要由地面环境水相中的二价钴氧化态参与化学反应。

10.3.1 适应证

包括：怀疑钴缺乏导致大红细胞性贫血和神经病变、因职业暴露怀疑钴中毒、金属髋关节置换术后(见 10.2)。

10.3.2 检测方法

参见 10.1.2。

10.3.3 标本要求

使用无金属元素的采血工具进行血液采样：肝素锂管采集血浆 2 mL，无添加剂管采集血清 2 mL，怀疑六价铬中毒时采集全血(肝素锂)5 mL。

进行糖耐量和(或)胰岛素释放试验后采集 24 h 尿液。所有尿液标本需提供给实验室。

10.3.4 参考区间[1]

血清/血浆	<10 nmol/L	<0.6 μg/L[1]
全血	8.5～66 nmol/L	0.5～3.9 μg/L
尿液	<26 nmol/24 h[2]	<1.5 μg/24 h[2]

[1]检出限；[2]与每日 1.5 L 排泄有关。换算：μg/L×17.0＝nmol/L

10.3.5 临床意义

钴是必需维生素 B_{12} 的组成部分，对人体至关重要。通过均衡饮食就能摄取足够的钴。

10.3.5.1 钴缺乏

通常钴缺乏与维生素 B_{12} 缺乏有关[2]。血浆水平低于 5 nmol/L 即为钴缺乏。钴缺乏是由食物维生素 B_{12} 摄入不足导致的。维生素 B_{12} 主要存在于肉、鱼、蛋、内脏、牛奶和奶制品中。植物性食物只含有少量的维生素 B_{12}。因此，严格素食时不能满足钴和维生素 B_{12} 的需求。在工业国家中，相比营养不良，膳食缺乏是维生素 B_{12} 缺乏更常见的原因。主要原因是吃素、缺少肉食、饮食失调、酗酒、无家可归和退休家庭餐。其他原因包括萎缩性胃炎或部分肠切除导致的内因子缺乏。原发性钴缺乏导致的维生素 B_{12} 缺乏很少见。维生素 B_{12} 缺乏症的临床症状是大红细胞性贫血和神经病变(更多的信息参见 13.3)。

10.3.5.2 钴毒性

传统上，镍、钴和铬是最重要的接触性过敏原，人群中有 1%～3%对钴或铬过敏[4]。

钴中毒发生在搪瓷、玻璃和制陶业。临床症状有：急性中毒，表现为腹部痉挛性疼痛恶心和呕吐；慢性中毒，表现为红细胞增多症、甲状腺功能减退、心功能不全和肺功能不全。

在出汗障碍性湿疹患者中，金属高敏感性不起作用。所以无论斑贴试验结果如何，都应考虑是否口服摄入了镍和(或)钴[5]。

对于植入金属髋关节假体后的钴毒性见表 10.2－1。

10.3.6 注意事项

分析前阶段：环境中高浓度的钴会造成取样、标本处理和储存过程中巨大的污染风险。

参考区间：在不同的样本中，钴的参考区间基本都接近方法的检测下限。因此，由于技术原因和标本污染风险，钴缺乏症很难诊断。

血清/血浆中的稳定性：如果密封，标本可以在 4℃下储存 2 周。

10.3.7 病理生理学

在回肠吸收后，钴胺素(维生素 B_{12})与钴胺转运蛋白相结合，从而转运至所有具有代谢活性的细胞[6]。当流经肝脏时，80%～90%的钴胺素与结合咕啉结合，然后作为钴胺素转运复合物再次释放到血浆中，或作为钴胺素结合咕啉复合物分泌到胆汁中。

钴胺素-钴胺转运蛋白复合物与细胞膜表面受体结合，经内吞作用进入细胞质，从而被细胞摄取[7]。钴胺转运蛋白在溶酶体中被降解，钴胺素被转化为以下辅因子：

- 甲基钴胺素是胞质甲硫氨酸合酶的辅因子。该酶通过 N5－甲基四氢叶酸将同型半胱氨酸催化为甲硫氨酸；因此，同型半胱氨酸在钴胺素缺乏症中升高。
- 线粒体酶甲基丙二酰辅酶 A 变位酶。该酶将甲基丙二酸单酰辅酶 A 转化成琥珀酰辅酶 A，并需要 5′-脱氧腺苷钴胺素作为辅因子。钴胺素缺乏症时，上述通路受阻直接导致甲基丙二酸升高。

由于前述的辅因子作用，钴胺素对甲基化周期中 C1 片段的转移很重要。钴胺素缺乏症的临床症状是大红细胞性贫血和神经病变。钴胺素只能由细菌合成，而不能由人体合成，因此对人体至关重要。

人体内的钴含量为 2～5 mg，主要分布于肝脏、肾脏、肌肉和骨髓[1]。为了维持肝脏中维生素 B_{12} 的储存量足够使用 5～10 年[8]，维生素 B_{12} 每日推荐的摄取量为 3 μg[9]。

大约 90%饮食摄入的钴随粪便排出。铁和锰的相互作用会导致肠内吸收减少。过量摄入会通过肾脏再次排出。

10.4 铜(Cu)

Lothar Thomas

铜人体中是仅次于铁和锌的第三位最常见的微量元素。以单价铜和二价铜形式存在。单价铜微溶于水，生物系统中的主要形式是二价铜。铜是许多酶的组成部分。铜与特定的铜蛋白结合时可促进电子转移反应，用于线粒体呼吸、黑色素合成、多巴胺代谢、铁平衡、氧化防御、结缔组织形成和肽酰胺化等重要过程[1]。作为过渡金属，铜在细胞的抗氧化系统中起着重要的作用。

10.4.1 适应证

以下情况怀疑膳食铜缺乏[2]：缺铁性贫血伴中性粒细胞减少、全肠外营养、Menkes 综合征。

以下情况怀疑铜过量：铜中毒、Wilson 病。

10.4.2 检测方法

- 电热原子发射光谱法(ET－AES)[3]及火焰原子发射光谱法(F－AES)。
- 磺化浴铜灵光度测量：原理为，血清中与蛋白质结合的铜释放出来，还原成一价铜并与浴铜灵二磺酸盐反应形成有色复合物(不适用于尿液中的铜测定)。

10.4.3 标本要求

- 血浆或血清：每次 1 mL。
- 24 h 尿液(预先填充有 10 mL 浓盐酸的收集容器)：5 mL。
- 预先接受 4×250 mg D－青霉胺治疗的 Wilson 病患者 24 h 尿液：5 mL。

10.4.4 参考区间

血清及尿液中铜的参考区间见表 10.4－1。

表 10.4－1 血清及尿液中铜的参考区间[5-7]

	血浆/血清 (μmol/L)	尿液 (μg/dL)	
早产儿	2.7～7.7	17～44	
儿童			
- 0～4 个月	1.4～7.2	9～46	
- 4～6 个月	3.9～17.3	25～110	
- 7～12 个月	7.9～20.5	50～130	
- 1～5 岁	12.6～23.6	80～150	
- 6～9 岁	13.2～21.4	84～136	
- 10～13 岁	12.6～19.0	80～121	
- 14～19 岁	10.1～18.4	64～117	
女性			
- 没有雌激素替代治疗	10.7～26.6	68～169	5.7～119 μmol/mol 肌酐(3.2～67 μg/g 肌酐)
- 雌激素替代治疗	15.7～31.5	100～200	0.16～0.94 μmol(10～60 μg)/24 h
男性	11.0～22.0	56～111	

单位换算：μg/dL×0.157＝μmol/L，μg/g 肌酐×1.781＝μmol/mol 肌酐

10.4.5 临床意义

成人体内含有 80～100 mg 铜。在工业国家，成年人每日饮食中平均约含 5 mg 铜，其中约 40%通过上消化道吸收[1]。根据美国第三次全国健康和营养调查，铜的摄入量为 1～1.6 mg/d[8]。成人的每日铜摄入量应为 20 μg/kg，儿童为 50 μg/kg[2]。成人平均每日铜需求量为 0.70 mg，儿童平均需求量为 0.26～0.68 mg（取决于年龄）。铜的吸收量随着摄入的增加而减少。即使将铜供给量从 0.8 mg/d 增加到 7.5 mg/d，也不会使铜吸收量增加超过 2 倍[2]。膳食中铜的主要来源是豆类、坚果、黑线鳕、肝脏和巧克力[8]。食物中摄取的二价铜被还原成单价铜后被吸收。多余的铜主要通过胆汁排出，少量通过肾脏排出。

10.4.5.1 实验室检查

血浆或血清铜水平需与血浆铜蓝蛋白浓度一起评估，如果怀疑获得性铜缺乏症，应额外测定红细胞中的超氧化物歧化酶（superoxide dismutase，SOD）活性[2]。在血浆中，95%的铜与血浆铜蓝蛋白结合。血浆铜蓝蛋白作为急性时相反应蛋白，在炎症时血浆铜水平升高。

血浆铜水平具有昼夜节律的变化，晨起有一个高峰，女性高于男性，并随着年龄的增长而增加。在摄入雌激素、妊娠、炎症和压力增加的情况下，血浆铜浓度增加，但在糖皮质激素治疗或内源性类固醇合成增加的情况下呈现下降趋势[2]。

尿铜排泄量是 Wilson 病诊断和疗效监测的重要指标（参见 18.7）。

10.4.5.2 铜缺乏

铜缺乏症可分为先天性或后天性。先天性缺乏症很少见，主要与 Menkes 综合征有关。Wilson 病是一种先天性铜蓝蛋白缺乏症。获得性铜缺乏症可以发生于吸收不良综合征和长期肠外营养，但很少因饮食摄入铜减少引起。获得性铜缺乏症经常由补充锌、铁、果糖或螯合剂造成[9]。

肾病综合征或严重皮肤烧伤引起铜蓝蛋白丢失也会导致铜缺乏症。其他原因包括短肠综合征、乳糜泻、热带和非热带口炎性腹泻、回肠空肠绕道手术和囊性纤维化。铜缺乏的主要疾病和症状见表 10.4－2。

表 10.4－2　铜缺乏和过量时的疾病和症状

疾病	临床及实验室检查
Wilson 病（肝豆状核变性）	Wilson 病是由 ATP 驱动转运蛋白 ATP7B 遗传性失活引起的常染色体隐性疾病（表 10.4－3）。该 ATP 酶定位于肝细胞高尔基体中，将铜与铜蓝蛋白结合进入分泌途径，以便随后通过胆汁排泄（更多信息见 18.7）。 实验室检查：低血清/血浆铜，但急性溶血时增加。血浆铜蓝蛋白大多非常低。尿铜排泄量低于 40 μg/24 h，在 D－青霉胺（4×250 mmol/L）用药后高于 100 μg/24 h。肝脏中铜含量增加超过 250 μg/g 干重。
Menkes 病（卷发或硬发综合征）	Menkes 病是一种 X 连锁遗传病。铜在肠内吸收后，从肠细胞外流入血液，导致大脑中的铜减少。这是由 Menkes ATP 酶（ATP7A）编码基因突变引起的（表 10.4－3）。患者变现为生长发育缓慢、体温控制紊乱、结缔组织异常、抽搐、智力缺陷和儿童早期死亡[14]。 实验室检查：血浆铜水平降低，血浆铜蓝蛋白非常低。肝脏中铜含量呈年龄依赖性降低，十二指肠黏膜中的铜含量增加。
贫血，粒细胞减少	铜缺乏症的血液学表现为贫血和白细胞减少症，偶有血小板减少症。多数情况下，上述是儿童铜缺乏症的初发症状。红细胞通常为小细胞性，但也会有多种形态学表现，包括小细胞性、正常细胞性和大细胞性[15]。由于红细胞膜的脂质过氧化物反应增加，红细胞寿命减少。在许多情况下，骨髓中的前体细胞发生细胞质空泡化，如酒精中毒、药物中毒、化疗和骨髓增生综合征。铜缺乏性贫血的机制为铜参与铁运输和血红素合成。例如，铜蓝蛋白是一种与铜结合的亚铁氧化酶，与正膜铁转运辅助蛋白类似，可将二价铁转化为三价形式，其从肠细胞的基底膜释放后可与转铁蛋白结合（图 7.1－1）。细胞色素氧化酶也是铜依赖性的，并且参与将三价铁还原成二价形式以整合到血红素分子中。
营养性铜缺乏症	营养性铜缺乏症很罕见，通常由严重长期吸收不良引起（如严重吸收不良的新生儿或儿童及未补充铜的肠外营养患者）。 肠外营养：仅报告了少数病例，且限于短肠综合征的婴儿和硬皮病或严重吸收不良的成人[16]。由于胆汁淤积导致铜元素积累的婴儿也推荐通过肠外营养补充铜[17]。 锌诱导的铜缺乏：由于锌和铜之间存在竞争关系，锌摄入量的增加导致金属硫蛋白（metallothionein，MT）诱导的铜吸收减少。MT 的表达量在锌过量时上调，并且铜和 MT 结合的亲和力比锌更高。MT－铜复合物通过胆汁排泄[18]。 妊娠：铜缺乏症非常罕见。由于胎儿导致铜消耗量增加，孕妇的肠内铜吸收增加。婴儿期：胎儿的肝脏积累大量的铜，铜的存储量取决于新生儿的胎龄[19]。如果新生儿膳食铜摄入量减少，如肠外营养、配方制剂或高铁奶的喂养（竞争性抑制铜吸收），导致铜积累减少，则出生后数月将存在营养性缺铜的风险。 实验室检查：严重缺铜时，血浆/血清铜含量低，铜蓝蛋白和红细胞超氧化物歧化酶也低。
肾病综合征	由于肾脏丢失血浆铜蓝蛋白，导致血清铜水平降低。
神经退行性疾病	与大脑金属元素紊乱相关的神经退行性疾病包括阿尔茨海默病（AD）、帕金森病（PD）和亨廷顿病（HD）。 AD：这些患者具有铜浓度升高、血浆铜蓝蛋白降低和脑脊液（CSF）SOD 活性降低的趋势。 PD：这些患者的网状结构和脑脊液铜含量高于健康个体。因此，神经元对铁的吸收受到干扰。铜在 PD 中的作用尚不明确。 HD：这些患者的铜浓度可升高或降低。病理生理学尚不明确。
脊髓病	与铜缺乏相关的骨髓病多在五六十岁发病，女性比男性更常见。铜缺乏的病因是胃肠手术、高锌补剂和吸收不良综合征[21]。
减肥手术	减肥手术是为了减轻严重肥胖者的体重。虽然体重指数、葡萄糖耐量和胆固醇浓度在术后有所改善，但这些患者经常伴有铜缺乏症。在许多情况下，直到出现贫血和白细胞减少时才被诊断为铜缺乏[22]。
顺铂耐药	顺铂通过受体 CTR1 递送到细胞中，并通过铜转运蛋白 ATP7B 在细胞内转运。铜和顺铂在不同部位与 ATP7B 相互作用。由 CTR1 下调和 ATP7A 上调引起的铜缺乏被认为是顺铂耐药的原因[23]。
心血管疾病	血清铜水平与 HDL 浓度呈正相关。铜摄入量减少导致高胆固醇血症；研究表明锌替代相关性轻度铜缺乏可能增加动脉粥样硬化的风险[24]。
糖尿病	1 型糖尿病患者在全血、血浆和单核细胞中含有较高的铜。这种现象不适用于 2 型糖尿病患者。此外，据报道，在超过三种代谢综合征指标上升的患者中，血清铜水平比健康个体高 30%[25]。

铜缺乏的临床症状主要为血液学改变(贫血、中性粒细胞减少、罕见血小板减少症)和骨脆性增加。

红细胞中的SOD活性是评估铜状态的更好参数。SOD在铜缺乏时减少,恢复时增加[10]。调节血浆铜蓝蛋白浓度的生物学因素不影响SOD活性,SOD活性在铜缺乏时降低,恢复时升高。

金属硫蛋白诱导的铜吸收障碍可能是由于连续服用锌剂数月,并且剂量≥50 mg/d。基于此机制,可通过口服高剂量的锌来治疗Wilson病。

10.4.5.3 高铜负荷

大多数情况下,血浆铜水平升高是非特异性的,没有鉴别诊断和治疗意义。通常出现在:

- 在怀孕最后3个月或摄入雌激素(口服避孕药或绝经后激素替代)导致血浆铜蓝蛋白合成增加。
- 急性期炎症反应,如急性和慢性活动性炎症、组织损伤、肿瘤转移和感染。
- 1型糖尿病、胰腺功能不全和慢性肝炎。
- 克水平的可溶性铜(致死剂量10 g)引起的急性重度中毒,导致溶血、肝脏和肾脏损伤[2]。
- 由铜污染的水或储存在铜容器中的食物或饮料引起的慢性中毒。

高铜负荷相关疾病见表10.4-2。

10.4.6 注意事项

血液采样:血液抽出前,止血带阻断静脉血流不应超过1 min。压力会增加铜结合蛋白——血浆铜蓝蛋白,导致检测到的铜水平升高。

血浆铜蓝蛋白-铜复合物:血浆中超过90%的铜与血浆铜蓝蛋白结合。但在Wilson病中,游离的非结合铜比例更高。

根据以下等式计算铜蓝蛋白结合的铜(Cp-Cu)[11]:

- 铜蓝蛋白(mg/L)×0.34=Cp-Cu(μg/dL)。
- 铜蓝蛋白(mg/L)×0.054=Cp-Cu(μmol/L)。

血清/血浆中的稳定性:如果密封,标本可以在4℃下储存2周。

个体差异:生物变异性:CV 5.6%[12]。铜在血清和血浆中由生物学个体内和个体间差异产生的最低质量规范为±0.84 μmol/L或指定目标浓度的12%[13]。

10.4.7 病理生理学

10.4.7.1 铜的吸收

许多蛋白质在铜的吸收、分配和清除中起着重要作用(表10.4-3)[26]。

表10.4-3 铜代谢相关蛋白[23,27]

蛋白	功能
CTR1	高亲和力铜转运蛋白CTR1具有以下功能: - 铜通过肠上皮细胞细胞膜的过程很大程度上依赖CTR1。CTR1调节铜从细胞质穿过基底外侧膜释放入血。 - 肝细胞摄取转运蛋白结合铜。CTR1也负责摄取顺铂,一种用于治疗多种癌症的药物。
铜-ATP酶	人类细胞表达铜-ATP酶ATP7A和ATP7B。转运蛋白利用ATP水解的能量从胞质中跨膜转运还原态铜(一价)。被转运的铜(一价)一部分释放入血后进一步分配到组织(在ATP7A条件下),另一部分被排入胆汁,最终从体内去除(在ATP7B条件下)。这是间接过程,因为铜-ATP酶不是组成质膜的基本成分[23]。ATP7A基因突变导致Menkes综合征;因此,ATP7A也被称为Menkes ATP酶。
- ATP7A	铜转运蛋白Menkes ATP酶(ATP7A)通过分泌途径将铜递呈至多种细胞。ATOX1将铜递呈给Menkes ATP酶。ATP7A基因突变导致Menkes病。
- ATP7B	在肝细胞中,这种ATP酶存在于转运高尔基体网络中,将铜与血浆铜蓝蛋白结合,转运到分泌途径并排入胆汁[27]。ATP7B基因遗传性功能缺失与Wilson病相关,因此,ATP7B也被称为Wilson ATP酶。常染色体H1069Q突变导致ATP7B蛋白质温度依赖性折叠异常,导致蛋白质在内质网中定位错误。
ATOX1	细胞质铜分子伴侣ATOX1将细胞内铜转运至特定蛋白质。ATOX1是铜输送至ATP酶ATP7A和ATP7B所必需的。
金属硫蛋白	金属硫蛋白是保守的、富含半胱氨酸的细胞内蛋白质,能够结合铜、镉和锌。所有细胞中都含有一些不同的金属硫蛋白。其功能是结合和储存过量的铜,特别是在肝细胞中。
金属伴侣蛋白	金属伴侣蛋白是细胞质中的低分子蛋白质,与肝细胞中的铜结合。每个金属伴侣蛋白具有特定的功能,如将铜转运到特定细胞器中。
铜蓝蛋白(Cp),正膜铁转运辅助蛋白	铜蓝蛋白和正膜铁转运辅助蛋白是含有多个铜原子的重要铁氧化酶。铜蓝蛋白在肝细胞中合成并在嵌入6个铜原子后分泌到血浆中。因为铜蓝蛋白含有血浆中95%的铜,所以其浓度是肝铜代谢的指标。缺铜乏时,由于肝脏铜贮存量减少,铜向肝细胞分泌途径的转运极少,胆汁铜含量和血清铜蓝蛋白浓度降低。在Wilson病患者中,缺乏功能性ATP7B也会导致血浆铜蓝蛋白分泌,血清Cp浓度的下降是该病的诊断标志。对于正膜铁转运辅助蛋白可参见图7.1-4。

这些蛋白质是[23]:高亲和力铜转运蛋白CTR1、低亲和力铜转运蛋白CTR2、铜分子伴侣蛋白CCS(SOD1的铜分子伴侣)和ATOX1(抗氧化蛋白1)、铜外排转运蛋白ATP7A(铜转运α多肽)和ATP7B(铜转运β多肽)。

铜和铁一样在小肠的上部吸收。两种微量元素的吸收都受到调节,铁的吸收受铁调素调节。目前尚未检测到用于调节铜吸收的类似肽。与铁一样,饮食摄入的铜必须在穿过肠细胞顶端膜之前被还原(二价铜至一价铜)。一旦还原后,铜通过CTR1被运输到细胞质中(图10.4-1),通过以下方式结合:

- 分子伴侣COX17转运到线粒体中用于细胞色素C氧化酶。
- ATOX1介导的转运高尔基体网络,ATOX1是Menkes ATP酶(ATP7A)的分子伴侣。
- 铜-锌超氧化物歧化酶(SOD1)的分子伴侣。

过量的铜与金属硫蛋白结合并随粪便一起排出,如在肠细胞凋亡之后。

在细胞中,铜通过ATP7A从转运高尔基体网络输出到小管系统。向外转移后,细胞内一价铜被氧化成为二价Cu,与α_2巨球蛋白和白蛋白结合,并通过门脉循环运送至肝脏。

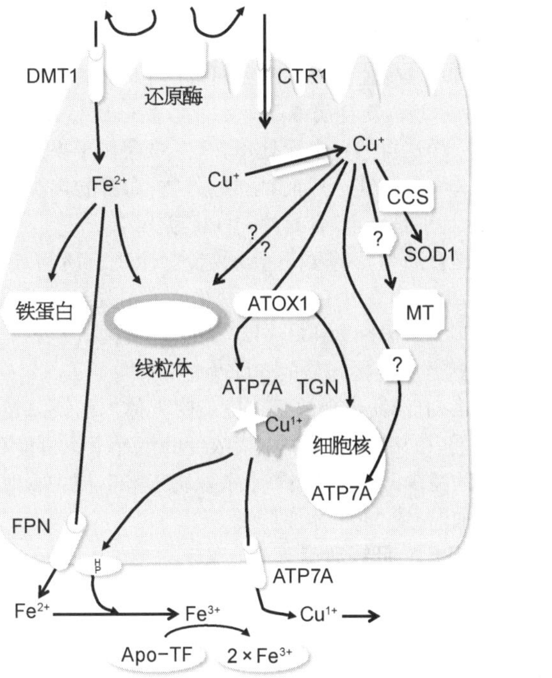

图 10.4-1 十二指肠肠上皮细胞通过位于腔膜上的转运蛋白吸收膳食中的 Cu^+ 和 Fe^{3+}[26]。吸收氧化形式的金属需要细胞表面还原酶的作用。在胞质中，ATOX1 将 Cu^+ 递送至各种蛋白质和细胞器，过量的 Cu^+ 被 MT 螯合。Cu^+ 和 Fe^{2+} 分别通过 FPN 和 ATP7A 进行基底外侧膜转运。DMT，二价金属离子转运蛋白；FPN，铁转运蛋白；膜铁转运辅助蛋白；CTR1，铜转运蛋白；CCS，铜分子伴侣蛋白；ATOX1，抗氧化蛋白 1；MT，金属硫蛋白；TGN，转运高尔基体网络；ATP7A，铜转运 ATP 酶

10.4.7.2 肝脏铜代谢

二价铜通过白蛋白和 α_2 巨球蛋白转运至肝细胞并被 CTR1 还原成还原态一价铜。CTR1 将一价铜释放到伴侣蛋白上以分配成铜依赖性酶。ATP7B 将铜泵入转运高尔基体网络，在此嵌入铜蓝蛋白和其他铜蛋白。过量的铜刺激 ATP7B 从转运高尔基体网络转移到肝细胞的小管膜，促进其分泌到胆汁中。铜的胆汁分泌可能需要 ATP7B 和 COMMDI(铜代谢 MURR1 结构域)之间的相互作用。

补充铜 4 h 后，肝脏清除 95%以上的铜，24 h 后 6%～9%的铜结合在铜蓝蛋白中。铜蓝蛋白在铜运输中无重要作用，铜结合到组氨酸和其他氨基酸为不同组织提供了铜。铜负担过重和吸收增加导致肝细胞的铜储存超载，引发胆汁排泄增加。

这是通过大量合成 ATP7B 进行的，ATP7B 主要位于转运高尔基体网络中，并且在细胞内铜浓度很高的情况下，在转运高尔基体网络和小管膜之间循环，从而实现从肝细胞向外转移铜[27]。

10.4.7.3 铜与红细胞生成

每克红细胞含有 2.5 μg 的铜。一旦二价铜被金属还原酶 Steap 2-4 催化，通过受体 CTR1 还原成一价铜，铜就会被摄取[26]。在细胞质中，CCS 分子伴侣将一价铜转运至 SOD1。铜也被运送至有核红细胞线粒体用于合成含铜的酶，如细胞色素 C 氧化酶。贫血时铜缺乏是由于铁代谢紊乱影响细胞摄取、细胞动员、线粒体摄取和血红蛋白合成。

10.4.7.4 铜和酶

铜是具有广泛活性的关键代谢酶的辅因子。表 10.4-4 展示了其中一些酶及其功能。

表 10.4-4 含铜酶及其生化功能[16]

酶	功能
铁氧化酶	铜蓝蛋白和正膜铁转运辅助蛋白等铁氧化酶催化二价铁氧化成三价铁。二价铁通过肠细胞的基底外侧膜进入血液，被氧化成三价铁与转铁蛋白结合。铁以二价形式存在于细胞内，以三价形式存在于细胞外。一般而言，铁氧化酶氧化铁的过程发生在铁从细胞内转移向细胞中时。
赖氨酰氧化酶	这些酶参与结缔组织中胶原和弹性蛋白的交联。铜缺乏导致活性降低、骨形成受损、结缔组织和血管缺陷。
多巴胺羟化酶	该酶催化脑中多巴胺向去甲肾上腺素的转化。铜缺乏症时活性降低，导致神经系统疾病。
超氧化物歧化酶(SOD)	铜/锌 SOD 起到自由基清除剂的作用，能够使氧化应激条件下逐渐产生的游离氧自由基失活(见 19.2)。在铜缺乏症中，由于 SOD 活性降低而导致自由基产生增加，并且可能发生氧化应激。
单胺氧化酶	单胺氧化酶催化血清素的形成。
酪氨酸酶	该酶参与了黑色素的合成，在铜缺乏时会出现色素减退。

10.5 镁(Mg)

Lothar Thomas

镁离子是体内第四大常见阳离子，是钾离子以外第二大常见胞内阳离子。细胞外液中只有 1%的镁存在。血浆中的镁成分处于平衡状态，包括：镁离子(Mg^{2+})、蛋白质结合的镁(主要与白蛋白结合)，以及碳酸氢镁、碳酸镁、乙酸镁、磷酸镁和柠檬酸镁等盐形式的复合镁。

10.5.1 适应证

怀疑镁缺乏症：低钙血症、低尿钙症和高钙尿症，神经肌肉兴奋性过强(震颤、肌腱反射增强、抽搐、手足抽搐、严重痉挛)，吸收不良的胃肠疾病，心力衰竭(充血、心动过速、心律失常、心室颤动)，肾脏疾病。

建议定期进行镁监测：长期利尿剂治疗、控制不佳的糖尿病、慢性肠吸收不良、戒酒过程中、重症监护患者、长期全胃肠外营养、肾功能不全。

怀疑镁中毒：低反射、低血容量引起的低血压、呼吸抑制、昏迷。

10.5.2 检测方法

总镁：火焰原子发射光谱法(F-AES)。

二甲苯胺蓝法[1]：原理为，在碱性 pH(pH 9～10)条件下，镁与蓝色酒精二甲苯胺蓝形成可溶性红色化合物。反应化合物的颜色与标本中的镁浓度直接相关。

钙镁试剂法：原理为，镁在碱性 pH 下与钙镁试剂发生反应，形成粉红色的化合物。在 546 nm 下测得的吸光度与标本中的镁浓度直接相关。尿液标本不应使用二甲苯胺蓝法或钙镁试剂法进行检测。

镁离子(Mg^{2+})：蛋白质结合镁和 Mg^{2+} 离子之间的平衡取决于 pH、离子强度、温度和其他与 Mg^{2+} 竞争结合的离子。

低蛋白血症时引起的假性高镁血症是检测 Mg^{2+} 的重要指征。

电位法检测 Mg^{2+}：电位法检测 Mg^{2+} 浓度是医学实验室中使用的方法[2]。原理为，检测系统基本上由一个 Mg^{2+}-ISE 和一个参比电极组成。在标本侧，这两个电极通过标本（如校准品、血浆或血液）桥接。两根电导线将电极连接到测量电位差(E)的电压计上。E 等于 Mg-ISE 与参比电极和盐桥之间的电位差。在系统校准后，将样品的 E Mg-ISE 与校准品的值进行比较。然后使用 Eisenman-Nikolsky 方程计算样品中 Mg^{2+} 的浓度。

10.5.3 标本要求

- 血浆或血清：1 mL。
- 特定 24 h 尿液体积：5 mL。

10.5.4 参考区间(表 10.5-1)

表 10.5-1 镁的参考区间

个体	血浆/血清总镁		总尿镁
	mmol/L	mg/dL	mmol/24 h(mg/24 h)
新生儿	0.49～1.07	1.2～2.6	
学龄儿童[3]	0.62～0.95	1.5～2.3	
成人[4]	0.7～1.05	1.7～2.6	3～5(7.3～12.2)
- 镁离子	0.50～0.70	1.2～1.7	

单位换算：mg/dL×0.411 4＝mmol/L

10.5.5 临床意义

人体储存有 24 g 或 1988mEq 镁元素。体内约 99%的镁存在于细胞内，分布在骨骼系统(53%)、肌肉(27%)和非肌肉软组织(19%)中，仅 1%存在于人体细胞外液中。骨骼系统、胃肠道和肾脏能够调节血浆镁浓度。约 0.5%的镁存在于红细胞中，0.3%在血浆中。在生理条件下，血浆中的 Mg^{2+} 离子占 59%～72%，复合镁占 5%～11%，蛋白质结合镁占 23%～31%[2]。镁在自然界中无处不在，主要存在于果蔬中，因为叶绿素含有大量的镁。然而，坚果、谷物、海鲜和肉类也含有镁。饮用水，特别是硬水，含有约 30 mg 镁/L[5]。

美国食品与营养委员会规定，女性每日所需镁为 250～265 mg，男性为 330～350 mg。女性可耐受的最高摄入量为 310～320 mg，男性为 400～420 mg。在美国，19 岁以上人群只有 10%达到规定摄入量的 50%[6]。

血浆/血清镁水平缺乏可以反映人体内的镁总量，但也取决于白蛋白的浓度。正常血浆浓度的情况下也可能存在体内镁含量的减少。血清 Mg^{2+} 水平取决于 pH，碱中毒时，蛋白质结合增加，导致 Mg^{2+} 水平降低。

10.5.5.1 低镁血症

当血镁浓度低于 0.7 mmol/L(1.7 mg/dL)时诊断为低镁血症。这是一种常见的电解质紊乱，发生于多达 10%的住院患者。重症监护患者低镁血症的发生率高达 50%[7]。镁浓度<0.5 mmol/L(1.2 mg/dL)的患者会出现心脏症状，特别是在低钾血症的情况下，表现为 ECG 长 PR 和 QT 间期。低镁血症易使个体发生强心苷毒性，但地高辛毒性诱发的异位心律失常也可通过给予镁来终止[8]。

低镁血症的临床症状通常与低钙血症相似，且 Mg^{2+} 和 Ca^{2+} 紊乱往往同时存在。此外，低镁血症可能是低钙血症的原因。

有两种主要途径导致低镁血症，即胃肠和(或)肾脏丢失。镁缺乏的疾病和症状见表 10.5-2。

表 10.5-2 镁缺乏相关的疾病和症状

疾病	临床和实验室检查
胃肠疾病	每日镁摄入量约为 15 mmol(360 mg)。其中，24%～75%被吸收。持续性腹泻、短肠综合征、瘘管、镁营养和吸收不良综合征可导致血清镁浓度降低。
重症监护患者[12]	重症监护患者中低镁血症的患病率高达 50%。除了胃肠道原因外，诱发肾脏重吸收障碍和增加镁排泄的药物起着重要作用。重要的药物如下： - 袢利尿剂和噻嗪类利尿剂增加镁排泄。 - 氨基糖苷类药物积累得越多，低镁血症越严重。 - 地高辛被认为可以抑制 Na^+-K^+-ATP 酶活性，从而抑制 Mg^{2+} 的细胞管转运。 超过 2.0 mmol/L 的高镁血症可能是由于摄入过多含镁食品如泻药、抗酸剂或灌肠剂。锂中毒也导致镁水平升高，因为高锂可能会干扰镁的肾排泄。
炎症[13]	血清 C 反应蛋白(CRP)水平升高与镁摄入量呈负相关。镁摄入量低于每日推荐的 10%会导致炎症，表现为白细胞和巨噬细胞的活化、炎症细胞因子的分泌和 CRP 的增加。1999～2002 年 NHANES 研究发现，镁摄入量少于 75%每日推荐量(RDA)的儿童，相比摄入超过每日推荐量的儿童，血清 CRP 水平升高的概率增加 1.94 倍。成人摄入镁为 50%每日推荐量，CRP 升高概率增加 1.75 倍。 肥胖和炎症：肥胖患者的低镁状态与慢性炎症相关。例如，在 1988～1994 年的 NHANES 研究中，体重指数(BMI)为 25～30 kg/m²、30～35 kg/m²、35～40 kg/m² 和≥40 kg/m² 的个体与 BMI≤25 kg/m² 的个体比较，风险比分别为 1.51、3.9、6.1 和 9.3[14]。 一般来说，膳食镁缺乏时，CRP 轻中度升高表明轻度炎症倾向(见 19.4)，并且同时存在动脉粥样硬化、高血压、糖尿病和骨质疏松症的倾向。
心源性猝死(SCD)	在一项历时 12 年的社区动脉粥样硬化风险研究(ARIC)中，队列中纳入了 14 232 例 45～60 岁的受试者，观察到 264 例为 SCD。按照镁水平的四分位数进行分组：<0.75 mmol/L，0.78～0.80 mmol/L，0.83～0.85 mmol/L 和≥0.87 mmol/L，各组的 SCD 风险比分别为 1.00、0.97、0.70 和 0.62，与第 1 组血清镁相比，第 4 组中 SCD 的风险降低了近 40%。
充血性心力衰竭(CHF)[16]	单纯充血性心力衰竭或同时伴有电解质和酸碱异常的患者中，通常存在镁缺乏。这些异常主要归因于神经体液机制的激活及这类患者常用的药物(利尿剂)。当呼吸性碱中毒时，Mg^{2+} 会转移到胞内。
慢性肾脏疾病(CKD)[17]	与血清镁浓度>0.91 mmol/L(2.2 mg/dL)的 CKD 患者相比，血清镁浓度<0.74 mmol/L(1.8 mg/dL)的 CKD 患者死亡风险比为 1.6。此外，伴低镁血症的 CKD 患者相比于正常镁水平患者，eGFR 年降幅明显升高。
利尿剂	由于肾脏 Mg^{2+} 排泄增加，利尿剂可引起低镁血症。髓袢利尿药(阿佐塞米、布美他尼、呋塞米、吡咯他尼、托拉塞米)导致髓袢中 Mg^{2+} 的重吸收减少；噻嗪类药物(氢氯噻嗪、希帕胺、氯噻酮)则会减少远端小管的重吸收。

续 表

疾病	临床和实验室检查
慢性酗酒[18]	慢性酒精中毒患者中,低镁血症是最常见的电解质紊乱,发生率为 30%。发生的原因包括镁摄入量减少、戒酒时腹泻及呼吸性碱中毒(约 1/3 患者)。呼吸性碱中毒时,Mg^{2+} 转移到胞内。
糖尿病[19]	护理健康研究中显示了镁摄入量减低和 2 型糖尿病的关系。比起镁摄入量最低五分位数的患者,镁摄入量最高五分位数者患 2 型糖尿病的风险比为 0.62。该研究得出的结论是,充足的镁补充剂可将糖尿病的相对危险降低 40%。在男性专业健康随访研究中,高镁摄入者患 2 型糖尿病相对风险比为 0.67。 在空腹血糖(FPG)>7.0 mmol/L(126 mg/dL)的患者中,低镁血症更常见。在多元线性回归分析中,仅在 FPG>7.0 mmol/L 的患者中,镁与 FPG 呈显著相关[20]。
环孢霉素治疗的肾移植患者	许多接受环孢霉素治疗的肾移植患者表现出低镁血症,如未接受硫唑嘌呤和泼尼松龙治疗的患者中,20%出现血清水平<0.70 mmol/L,而接受硫唑嘌呤和泼尼松龙的患者中,该比例更高。可能是肾脏 Mg^{2+} 损失造成的[21]。
质子泵抑制剂(PPI)	PPI 是 H^+ - K^+ - ATP 酶抑制剂,是治疗胃酸相关性胃肠疾病最有效的药物。在消化性溃疡的治疗中,将 pH 提高至 4 以上是必要的。接受奥美拉唑 40 mg/d 或兰索拉唑 60 mg/d 治疗 1 周后可达到该要求。在正常胃 H^+ 浓度下,H^+ 与 Mg^{2+} 竞争食物中的配体结合位点。PPI 诱导 H^+ 分泌减少,因此,较少的 Mg^{2+} 从结合位点释放,从而不能被肠吸收。Mg^{2+} 通过被动细胞间弥散和肠上皮细胞顶端膜 Mg^{2+} 通道(TRPM - 6/7)介导的主动转运在消化道被吸收。由于质子泵抑制或者细胞连接处被动 Mg^{2+} 吸收受损,导致管腔 H^+ 浓度降低,破坏肠顶膜 TRPM - 6/7 介导的 Mg^{2+} 主动转运,引起镁缺乏[22]。 实验室检查:在一个案例[23]中,接受 1 年以上 PPI 治疗且入院时伴有昏睡和肌肉痉挛的患者中,血清镁含量为 0.18 mmol/L,钙含量为 1.26 mmol/L,Mg^{2+} 排泄量为 0.11 mmol/L。
先兆子痫	先兆子痫不伴有镁缺乏症。然而,胃肠外镁治疗能够减少该疾病引起的全身和脑血管痉挛(1 g 硫酸镁盐含 89 mg,= 4.0 mmol,= 8.12 mEq)。不管是在钙离子通道还是在细胞内,镁都是通过拮抗钙离子来发挥功能的。
镁体内平衡的遗传性疾病[9]	通过鉴定编码肾小管 Mg^{2+} 转运机制的基因来诊断遗传性低镁血症。髓袢的近端升支粗段重吸收 65%～70%肾小球滤过的 Mg^{2+},而远端回旋段重吸收 10%～20%。近端和远端(肾小管)疾病在 Mg^{2+} 转运方面存在差异。
- Bartter 综合征	Bartter 综合征是由编码蛋白质 NKCC2(*SLC12A1*)、ROMK(*KCNJ1*)CLC - Kb(*CLCNKB*)、Barttin(*BSND*)和钙敏感受体(CaSR)的基因突变引起的,属于髓袢升支粗段紊乱疾病。患者有严重的肾脏 Na^+ 和 Cl^- 丢失,伴随血压正常或降低。 实验室检查结果:低钾血症、代谢性碱中毒、高肾素、醛固酮增多、高前列腺素 E_2。只有一些患者出现低镁血症和高钙尿症。
- FHHNC[24]	家族性低镁血症并伴有高钙尿症和肾钙质沉着症(FHHNC)的患者由于肾脏 Mg^{2+} 消耗而发生严重的低镁血症。*CLDN16* 和 *CLDN19* 基因突变已经被鉴定为髓袢升支 Mg^{2+} 重吸收紊乱的原因。该基因编码紧密连接蛋白 Claudin - 16 和 Claudin - 19。Claudin - 16/19 复合体的变化导致阳离子选择性受损,降低了管腔正电压电位,从而降低了 Mg^{2+} 重吸收的电化学梯度。 实验室检查结果:显示肾脏丢失 Mg^{2+} 会伴有低镁血症和高钙血症。并不是所有丢失紧密连接蛋白的疾病都会导致低镁血症。
- HSH[25]	低镁血症伴继发性低钙血症(HSH)是一种常染色体隐性遗传疾病,临床表现为出生后 2～4 周出现低镁血症。临床症状包括神经肌肉兴奋性紊乱、肌肉痉挛、手足抽搐和全身性惊厥。HSH 由编码瞬时受体电位通道褪黑素成员 6(TRPM6)的基因 *TRPM6* 突变引起。TRPM6 是一种属于 TRP 通道超家族的上皮 Mg^{2+} 通道。TRPM6 介导 Mg^{2+} 跨细胞膜转运。该蛋白主要表达在肾远曲小管腔膜和肠腔膜中(结肠为主)。 实验室检查结果:由于 Mg^{2+} 在肠道吸收和肾脏重吸收中受损,血清镁水平为 0.1～0.4 mmol/L,低镁血症引起低钙血症。
- IRH[26]	孤立性肾低镁血症(IRH)的根本原因是表皮生长因子(EGF)原基因的突变。EGF 通过将 TRPM6 从细胞内转运至细胞膜来激活 TRPM6。EGF 前体的突变形式被错误地处理,因此不能通过 TRPM6 刺激 Mg^{2+} 再吸收,从而导致肾脏 Mg^{2+} 丢失。 实验室检查结果:在双胞胎姐妹中检测血清镁水平为 0.53～0.66 mmol/L,钙排泄正常。肾脏 Mg^{2+} 异常高排泄。
- Gitelman 综合征[27]	由 *SLC12A3* 基因突变引起的肾脏盐排泄障碍,*SLC12A3* 基因编码远端小管中噻嗪敏感 Na^+ - Cl^- 协同转运蛋白。低镁血症是由于 TRPM6 丰度降低,导致肾脏 Mg^{2+} 丢失。 实验室检查结果:低镁血症、低钾性代谢性碱中毒、低钙血症。低钙血症由于轻度的 Ca^{2+} 损失而导致近端肾小管对 Ca^{2+} 的重吸收增加。
常染色体显性低镁血症[28]	突变发生在编码电压门控 K^+ 通道 Kv1.1 的 *KCNA1* 基因中。该通道与 TRPM6 在远曲小管腔膜上共定位。临床症状是反复发作的肌肉痉挛、手足抽搐、震颤、小脑萎缩肌肉无力和肌纤维颤搐。Kv1.1 的缺失使顶端细胞膜去极化,从而阻止 Mg^{2+} 拥有有利的电化学驱动力穿过质膜。 实验室检查结果:在尿量正常的情况下,血清镁水平为 0.28～0.37 mmol/L。
- 孤立性低镁血症[29]	*FXYD2* 基因的突变导致潜在的缺陷。受影响的患者出现肾脏 Mg^{2+} 丢失并伴有低钙尿症。*FXYD2* 基因编码 Na^+ - K^+ - ATP 酶的 γ 亚基。*FXYD2* 突变导致 Na^+ - K^+ - ATP 酶 γ 亚基编码错误,改变了对 Na^+ 和 K^+ 的亲和力。质膜活性降低导致低化学电势,不足以驱动 Mg^{2+} 跨膜。临床上,患者出现惊厥。 实验室检查:由于肾脏镁流失血清镁水平低于 0.4 mmol/L,伴低钙血症。
- SeSAME 综合征[30]	肾小管病是由 *KCNJ10* 基因缺陷引起的,该基因编码表达在肾、脑和内耳中的 K^+ 内流通道 10(Kir4.1)。突变导致上述器官细胞的 K^+ 内流明显减少。损害了 TRPM6 介导的 Mg^{2+} 转运。临床症状是感音神经性耳聋、共济失调、智力低下和电解质紊乱(SeSAME 综合征)。

以下标志物对低镁血症的鉴别诊断非常重要:血浆/血清钙水平、24 h 尿液中 Mg^{2+} 和 Ca^{2+} 排泄量、分子生物学确诊方法。

遗传性低镁血症:由于 Mg^{2+} 通道 TRPM6 的功能障碍,患者肾和肠的镁吸收降低,导致低镁血症和继发性低钙血症。根据肾脏 Mg^{2+} 转运蛋白的编码基因可将遗传性肾脏低镁血症进行分类(表 10.5 - 2 和图 10.5 - 1)[9]。遗传性低镁血症往往与肾脏 Ca^{2+} 排泄紊乱有关。

低镁血症伴高钙尿症:可见于 Bartter 综合征、常染色体显性低钙血症(ADH)及伴有高钙尿症和肾钙质沉着症(FHHNC)的家族性低镁血症等疾病。

低镁血症伴尿钙正常:见于 Kv1.1 基因突变的常染色体显性低镁血症和 EGF 原基因突变导致 IRH。

低镁血症伴低钙尿症:见于因 NCC 基因突变导致的 Gitelman 综合征、因 Kir4.1 基因突变导致的 SeSAME 综合征、因基因 *HNF1B* 突变导致的 5 型青少年的成年起病型糖尿病(MODY5)、因 *FXYD2* 基因突变导致的 IRH。

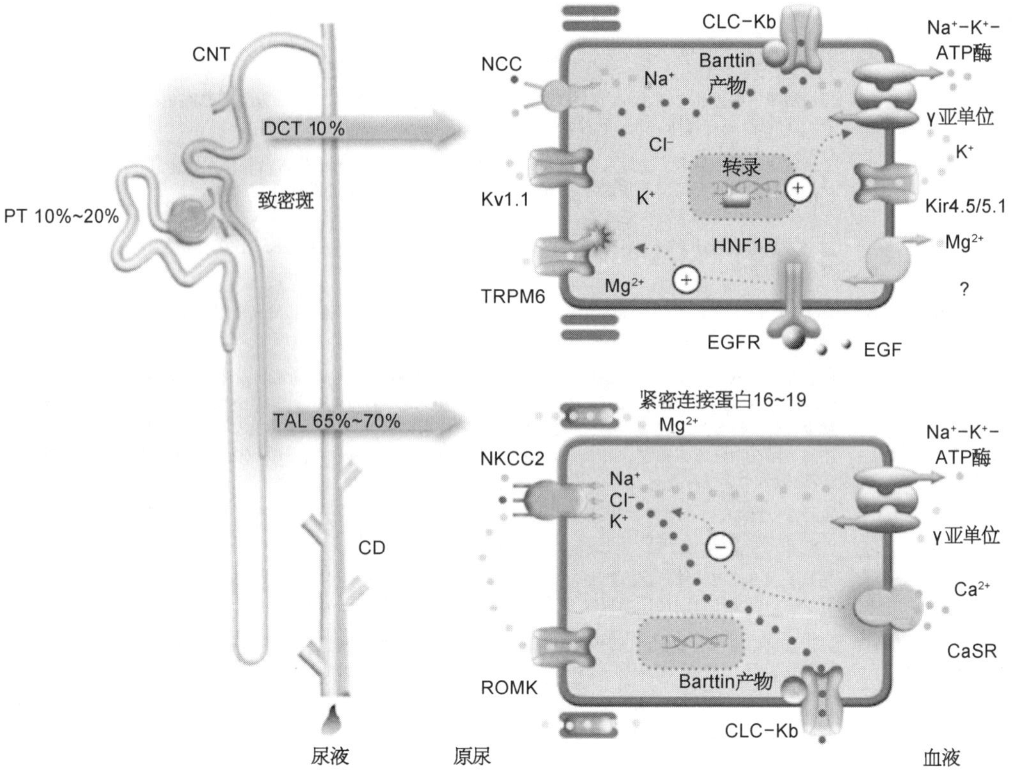

图 10.5-1 肾脏镁转运[9]。该图显示了在髓袢底部的升支粗段(TAL)和顶部的远曲小管(DCT)中 Mg^{2+} 的转运机制。说明：TAL 中 Na^+、Cl^- 和 K^+ 的主动运输是由呋塞米敏感的协同转运蛋白 NKCC2 驱动的。该过程由基底外侧 Na^+-K^+-ATP 酶驱动。Cl^- 通过 CLC-Kb 通道流出，但 K^+ 通过肾外髓质 K^+(ROMK)循环回腔。TAL 是细胞外被动重吸收 Mg^{2+} 的主要场所。上层 TAL 中 Na^+ 的反流由紧密连接蛋白 16/19 复合物介导。Ca^{2+} 敏感受体(CaSR)抑制 cAMP 的产生，从而抑制 NKCC2 的活性，降低管腔正电压。
DCT 在全身 Mg^{2+} 浓度的微调中起着重要作用。上皮细胞 Mg^{2+} 通道 TRPM6 与 Na^+-Cl^- 协同转运蛋白 NCC 和 K^+ 通道 Kv1.1 在顶端细胞膜共定位。EGFR、Cl^- 通道 CLC-Kb、K^+ 通道 Kir4.1、Na^+-K^+-ATP 酶及其 FXYD2-γ 亚基均位于外侧基质膜。肝细胞核因子(HNF1B)控制 *FXYD2* 基因的表达。Mg^{2+} 穿过外侧基底膜的机制目前尚不明确

10.5.5.2 高镁血症

高镁血症在服用含镁的抗酸剂和泻药的肾功能不全患者中最常见。以下临床症状与血清 Mg^{2+} 增加相关[10]：

- 血清水平>2.0 mmol/L 时出现低反射和嗜睡。低反射提示高镁血症的严重程度并预测心脏和呼吸毒性。
- 浓度低至 2.5 mmol/L 时可能发生 PR、QRS 和 QT 间期延长。
- 在 3.0～3.5 mmol/L 时发生嗜睡和低血压。
- 在 5.0 mmol/L 发生骨骼肌麻痹和反射消失。

静脉治疗需要监测血清 Mg^{2+} 浓度和肾功能。高镁血症发生在急性肾功能衰竭和终末期慢性肾功能不全。高镁血症的作用可以解释为 Ca^{2+} 的拮抗作用(肌肉无力、瘫痪，甚至心搏骤停)。在 Mg^{2+} 中毒的情况下，可通过胃肠外给予等摩尔量的 Ca^{2+} 来缓解症状。

10.5.6 注意事项

血液采样：血液抽出前，止血带阻断静脉血流的时间不应超过 1 min。挤压会增加镁结合蛋白，从而使镁的检测浓度升高。

由于红细胞中的镁浓度几乎是血浆中的 3 倍，所以溶血导致血清镁水平升高。

Mg^{2+} 的测定[2]：Ca^{2+} 会干扰 Mg^{2+} 的测定，因此有必要同时测定两种阳离子。Na^+ 也会干扰，但程度比 Ca^{2+} 小。

通过使用适当的校准方案实现补偿：个体差异，CV 3.4%。

血清/血浆中的稳定性：如果密封，标本可以在 4℃下保存 2 周。

10.5.7 病理生理学

大部分膳食中的镁通过小肠吸收[9]：

- 90%的 Mg^{2+} 遵循浓度梯度通过细胞旁路被动转运。
- 饱和状态下，通过上皮细胞 Mg^{2+} 通道 TRPM6 和 TRPM7 进行细胞间主动转运。这些通道遵循电化学梯度直接将二价阳离子 Mg^{2+} 和 Ca^{2+} 转运至胃肠道和肾远端小管细胞。TPRM6 的基因发生突变可导致 HSH。

血浆中约 30%的镁与蛋白质结合，其余可经肾小球自由滤过。Mg^{2+} 被滤过后的处理过程如下(图 10.5-1)：

- 近端小管仅回收 10%～20%被滤过的 Mg^{2+}，与 Na^+、K^+ 和 Ca^{2+} 等其他阳离子相反。水分在流经近端小管的过程中被去除，从而实现 Mg^{2+} 的细胞旁路重吸收，导致 Mg^{2+} 浓度增加。
- 60%～70%的镁在髓袢升支粗段被重吸收。由 Na^+-K^+-ATP 酶组成的管腔阳性跨上皮电压梯度是最重要的驱动力。
- 剩余 10%滤过后的 Mg^{2+} 通过活跃的跨细胞过程在远曲小管中重吸收。镁离子的重吸收是通过 TRPM6 等活跃的跨细胞镁离子通道进行的。这些通道的功能受刺激因子的显著影响，如 EGF 和 K^+ 通道 Kv1.1 和 Kir4.1。表 10.5-2 描述了上述蛋白质功能障碍诱导的疾病。

甲状旁腺激素(PTH)分泌受损是缺镁时低钙血症的主要机制之一[11]。许多低镁血症的患者，尽管存在低钙血症，PTH 浓度仍较低或正常。而血清 PTH 浓度可在补充镁后增加，这一事实表明上述患者存在 PTH 分泌受损。PTH 分泌最重要的调节因子是甲状旁腺细胞中的 Ca^{2+} 敏感受体(CaSR)。Ca^{2+} 与 CaSR 的结合导致细胞内 Ca^{2+} 含量增加和 PTH 分泌减少。Mg^{2+} 与 Ca^{2+} 竞争结合 CaSR 的亲和力比 Ca^{2+} 低 2～3 倍，导致细胞内 Ca^{2+} 浓度升高。因此，Mg^{2+} 在非常高浓度时充当 Ca^{2+} 激动剂，但在较低浓度时充当拮抗剂。基于这些观

察结果，低镁血症中 PTH 分泌降低是基于 Mg^{2+} 与 Ca^{2+} 结合受体的竞争性抑制作用。这种由 Ca^{2+} 结合的 CaSR 引起的改变使甲状旁腺细胞以更高的敏感性对血清 Ca^{2+} 产生应答，并在较低血清 Ca^{2+} 浓度下引起 PTH 分泌减少[11]。

10.6 锰(Mn)

Lothar Thomas

锰是地球上第五丰富的金属和第十二丰富的元素，有十一种氧化态。一价锰和二价锰存在于人和动物的生态系统中，而二价锰、三价锰和四价锰存在于植物中。

10.6.1 适应证

可能存在以下适应证：吸入性锰中毒、锰中毒引起的慢性肝病。

10.6.2 检测方法

参考 10.1.4。

10.6.3 标本要求

- 血浆或血清：1 mL。
- 24 h 尿收集量：5 mL。

10.6.4 参考区间(表 10.6-1)

表 10.6-1 锰的参考区间[1,2]

血清、血浆		
- 成人	5～20 nmol/L	0.3～1.1 μg/L
- 儿童	3～13 nmol/L	0.2～0.7 μg/L
全血	110～200 nmol/L	6.0～11.0 μg/L
尿液	27～40 nmol/24 h*	1.25～2.25 μg/24 h

*相对于 1.5 L 每日尿量。换算：μg/L×18.2 = nmol/L

10.6.5 临床意义

作为一种催化辅因子，锰在众多重要酶反应中都是一种必需微量元素。对于一般成年人来说，不同金属酶(大多位于线粒体中，如精氨酸酶、谷氨酰胺合成酶和锰超氧化物歧化酶)的活性中心中含有 10～12 g 锰[3]。

锰对骨矿化、能量和蛋白质代谢、细胞代谢调节及氧化应激防护来说都是必要的[4]。

因为红细胞中锰的浓度远高于血浆中锰的浓度，因此全血中锰浓度是血浆/血清中锰浓度的 10～15 倍。故采血时的轻度溶血会导致锰浓度升高。锰的浓度还取决于年龄。1 岁相比更大年龄时的锰浓度更高。妊娠时期的锰浓度也增高[5]。

每天应摄入的锰约为 2 mg，但不能超过 11 mg[6]。含锰量较大的食物有肉、鱼、坚果、蓝莓和干果。

10.6.5.1 低锰血症

除实验研究以外，临床上缺锰的情况是非常罕见的。仅有少数相关的案例报道，比如，在短肠综合征患者中可检测到锰缺乏。孕妇缺锰会导致胎儿发育迟缓[5]。长期肠外营养[3]和长期血透患者[7]不会出现缺锰。诱导缺锰试验发现，会出现葡萄糖耐受性下降、骨发育障碍、皮肤改变和 HDL 胆固醇下降。

10.6.5.2 高锰血症

为了避免体内积累过多的锰，只有少数锰会被吸收[5]。某些膳食成分(如植物纤维、肌醇六磷酸、抗坏血酸、铁、钙和磷光体)会抑制锰的吸收。摄入锰尘和锰浓度超过 100 μg/L (正常情况为 10 μg/L)的水会给身体带来负担[4]。正常情况下，空气中锰的含量低于 0.05 $\mu g/m^3$。如果在工业过程中出现大气锰污染，大脑中会积累过多的锰。此外，燃油机也会造成大气锰污染。因为普通燃油中添加了含锰的抗爆剂——甲基环戊二烯三羰基锰。和高锰有关的疾病与症状见表 10.6-2。

表 10.6-2 锰过量相关疾病和症状

疾病	临床症状和实验室检查
锰诱导的帕金森病[10]	脑中锰的累积导致神经症状，伴有认知\精神和运动异常。基底神经节中的锰浓度最高。表现出与帕金森病类似的一些临床特征。然而，与特发性帕金森病不同，锰诱导的帕金森病不会导致多脑多巴胺能神经元的退化。与慢性肝病有关，特别是晚期肝硬化。由于锰在胆汁中排泄，肝硬化使锰排泄受阻，随后锰释放到血液并积聚在脑中。除了慢性肝病，吸入和滥用静脉内注射的精神兴奋剂麻黄碱(俄罗斯鸡尾酒)也会导致大量摄入锰。在俄罗斯鸡尾酒中，麻黄碱在醋酸溶液中用高锰酸钾氧化。 实验室检查：部分患者血液中的锰含量升高，影像学提示脑中锰沉积。俄罗斯鸡尾酒成瘾者的锰浓度高达 2～3 mg/L(即比正常高近 500 倍)。
其他神经毒性疾病[11]	锰作为工业产物(铁合金锻造、焊接、玻璃制造、电池制造、采矿)被排放入环境，如农药代森锰和汽油中抗爆剂(甲基环戊二烯基三羰基锰，MMT)的使用。摄入量增加，特别是吸入增多，超过肝脏代谢能力的锰会导致中枢神经系统中锰的累积。而且吸入的锰可以通过嗅觉束直接输送到大脑中。可表现为锥体外系的临床症状，包括运动性震颤、运动迟缓、僵硬、肌张力障碍和步态障碍。除了这些运动异常之外，还会出现神经心理症状，如工作记忆缺陷和空间定位障碍。 儿童和青少年出生后暴露于锰与认知功能障碍和过度活跃症有关[12]。 实验室检查：锰过量暴露时，血浆中可测得的浓度为 182～728 nmol/L(10～40 μg/L)[12]。
肠外营养[6]	肠外营养剂中富含锰。50%以上长期接受肠外营养的患者存在血中锰水平升高，常与脑和肝并发症有关[14]。美国肠外肠内营养协会和欧洲临床营养与代谢协会建议，成人每日锰补充量为 60～100 μg，儿童每日补充量为 1 μg/kg，儿童每日最高摄入量为 50 μg。
长期血透	在这些患者中没有补充锰的证据[7]。
胆汁淤积	低浓度的胆汁排泄会导致高锰血症和脑内锰的积累，但除外胆道闭锁。然而，在儿科患者中，胆汁淤积并不是锰水平的预测因子，因为(研究报道)20 位患有胆汁淤积的儿童中有 13 位的血清锰水平正常[15]。

10.6.6 注意事项

分析前阶段：空气尘埃中锰浓度过高会给采样、储存和样本处理带来污染的风险。因此，建议尽可能在干净的室内工作。

血液采集：建议采用不含金属的血液采集装置。红细胞中锰含量较高，轻度溶血时会导致血浆中锰水平升高。

血清/血浆稳定性：如果密封较好，标本可在 4℃的条件下存放 2 周。

10.6.7 病理生理学

锰是环境中普遍存在的一种元素。它占地壳的 0.1%。

土壤中锰含量为 40～900 mg/kg。锰和铁有很多共性。两者在生物系统中为二价和三价，具有相同的离子半径，都是在肠道中通过二价金属离子转运蛋白(DMT)吸收，在血液中也都由血浆蛋白质运输。三价锰离子是由转铁蛋白运输的，而二价锰离子结合在血浆蛋白上。锰在血浆中以自由离子的形式存在。成年人体内的锰含量为 10～20 mg。小肠每天从食物中摄入 1.8～2.6 mg 锰。5%缺铁的年轻女性缺锰，而仅 1%不缺铁的年轻女性缺锰[8]。这可能是由锰和铁之间的竞争导致的。肠内吸收的锰受稳态调节。食物中过多的锰是由肝脏通过胆汁排泄。

从粉尘和蒸汽中摄入的锰会绕开保护机制，直接进入中枢神经系统，尤其是基底神经节。这会影响神经递质系统，尤其是多巴胺系统，其对运动协调、注意力和理解力都很重要。理论上[9]，锰诱导的氧化应激导致了星形胶质细胞内谷氨酸和谷氨酰胺无法调节，从而引起神经毒性。

大量的锰会被金属酶的活性中心吸收，例如[4]：

- 精氨酸酶。该酶会催化尿素循环的最后一步：精氨酸酶 + 水⟶鸟氨酸 + 尿素。
- 谷氨酰胺合成酶(glutamine synthetase，GS)。酶会将谷氨酸盐转化为谷氨酰胺，加快将 NH_3 从身体内除去的过程，并保持 pH 恒定。谷氨酰胺合成酶与大脑中 80%的锰和苍白球中浓度过高的锰有关。

$$\text{谷氨酸盐} + ATP + NH_3 \longrightarrow \text{谷氨酰胺} + ADP + \text{磷酸盐} + H_2O$$

- 丙酮酸羧化酶。该酶催化线粒体中的丙酮酸盐转化成丁酮二酸盐。在糖异生、脂肪合成、神经递质合成和葡萄糖诱导的胰岛素 β 细胞分泌胰岛素中起到重要作用。

$$\text{丙酮酸盐} + CO_2 + ATP + H_2O \longrightarrow \text{丁酮二酸盐} + ADP + \text{磷酸盐} + 2H^+$$

- 锰超氧化物歧化酶。该线粒体酶能够催化超氧游离基(O_2^-)歧化为普通 O_2 或 H_2O_2，从而起到抵抗自由基的作用。

$$2O_2^- + 2H^+ \longrightarrow O_2 + H_2O$$

高锰的主要表现为急性和慢性中毒，尤其是锰矿开采和加工过程中吸入锰蒸汽或二氧化锰粉尘。锰中毒与帕金森综合征的症状很像，主要与过度接触锰及肝脏有关的锰排泄减少有关。

10.7 钼(Mo)

Lothar Thomas

钼是一种过渡元素，主要以氧化态二价 Mo 和六价 Mo 存在。例如，最主要的氧化态六价 Mo 出现在钼酸(钼酸盐)中。五价 Mo 和四价 Mo 也是钼重要的氧化态。氧化态三价 Mo 和二价 Mo 出现在氯化钼(三价)和氯化钼(二价)中。钼在海洋中以$[MoO_2]^{4-}$ 的形式大量存在。钼在地壳中的丰度为 1.1×10^{-4}%。

10.7.1 适应证

没有发现缺钼或高钼的临床症状。钼仅在本章中介绍，因为它是一种必要的微量元素。

10.7.2 检测方法

参考 10.1.4。

10.7.3 标本要求

- 血浆或血清：1 mL。
- 24 h 尿液收集量：5 mL。

10.7.4 参考区间(表 10.7－1)

表 10.7－1　钼的参考区间[1]

血清、血浆	<10 nmol/L[1]	<1 μg/L[1]
全血	10～100 nmol/L	1～10 μg/L
尿液	150～240 nmol/24 h[2]	15～24/24 h

[1]检测下限；[2]相对于 1.5 L 每日排泄量。换算：μg/L×10.4＝nmol/L

10.7.5 临床意义

钼是植物、动物和微生物的必需元素，以阴离子形式存在于土壤和海水的有机体中。人类食物中含有大量的钼，因此，不会出现钼缺乏的情况。

尿检可以发现钼暴露。迄今为止没有发现高钼的临床症状。

10.7.6 注意事项

分析前阶段：环境中高浓度的钼会给采样、储存和样本处理带来高污染风险。

血液采样：由于红细胞中的钼浓度较高，轻度溶血会使钼浓度升高。

血清/血浆稳定性：如果密封较好，标本可以在 4℃条件下存放 2 周。

10.7.7 病理生理学

成年人的钼含量为 8～10 mg，大部分位于骨骼(60%)和肝脏(20%)中[3]。成年人的日推荐量为 75～250 μg。儿童的日推荐量为 2 μg/kg[4]。

钼以离子形式在肠内通过转运系统吸收，转运系统也处理其他离子。在循环中，钼在血浆中与红细胞结合，主要附着在 α_2 球蛋白上。钼大部分由肾脏排出。

钼的生物活性并不高，除非与钼辅因子(Moco，一种三环蝶呤化合物)结合[5]。Moco 的蝶呤结构非常特别，可能是为了维持和控制钼的氧化还原性质发展而来。Moco 的任务是正确定位酶活性中心中的催化元素钼，控制其氧化还原功能，参与蝶呤环系统中钼原子的电子转移过程。Moco 突变导致的生物合成障碍会导致身体代谢功能的严重缺失。

人体有 4 种钼酶[5]：

- 醛脱氢酶(AO)。醛脱氢酶能够催化众多芳香和非芳香杂环以及乙醛的氧化，转化为相对应的羧酸。
- 黄嘌呤脱氢酶(XDH)。XDH 是一种关键酶，能降解嘌呤并通过从基质中瞬时释放电子，将次黄嘌呤氧化成黄嘌呤，并将黄嘌呤氧化成尿酸(见 5.4)。黄嘌呤氧化酶先天性缺失会导致伴有低尿酸血症的黄嘌呤尿及血液和尿中的黄嘌呤和次黄嘌呤浓度升高，从而引发黄嘌呤性结石和肌病。

- 亚硫酸盐氧化酶(SO)。该酶能够催化从亚硫酸盐到硫酸盐的氧化过程，这是含硫氨基酸降解的最后一步。
- 硝酸还原酶(NR)。硝酸还原酶是硝酸盐硝酸同化过程中的一种关键酶，动物中无该酶存在。硝酸还原酶能够催化胞液中硝酸盐还原为亚硝酸盐。

亚硫酸盐氧化酶缺乏[6]：SO 是一种含有钼辅因子的酶，能够催化亚硫酸盐氧化成硫酸盐。亚硫酸盐氧化成硫酸盐是含硫氨基酸降解过程的最后一步。SO 位于线粒体膜间隙，以同源二聚体的形式存在。在亚硫酸盐氧化中，六价 Mo 得到两个电子被还原成四价 Mo。这些电子随后在细胞色素 b5 域中通过两步反应转移到亚铁血红素三价 Fe 上。接着，亚铁血红素的电子转移到细胞色素 C。SO 催化反应对于人类来说至关重要，因为缺乏这种酶会导致严重的神经异常和早逝。SO 缺乏的临床症状包括晶状体脱位、心理障碍和大脑发育减退。该缺陷通常导致 1～2 岁内死亡。导致 SO 缺乏的原因有：

- *MOCS1* 基因突变(A 型缺乏)、*MOCS2* 基因突变(B 型缺乏)或 *GPHN* 基因突变。这些基因都会编码辅因子 Moco[7]。
- SO 编码基因突变。已经检测到 SO 底物结合位点的显著变化[6]。

10.8 镍(Ni)

Lothar Thomas

镍存在一价镍、二价镍和三价镍三种氧化态。二价镍是生态系统中最常见的形式。镍是地球地壳中第二十四丰富的元素。溶解在水溶液中的 Ni^{2+} 在中性 pH 下结合成绿色的六水化合物$[Ni(H_2O)_6]^{2+}$。在高等生物中并没有发现含有镍的酶或辅因子，因此引起人们对镍作为必需微量元素的质疑。

10.8.1 适应证

疑似镍中毒。

10.8.2 检测方法

参照 10.1.4。

10.8.3 标本要求

- 血浆或血清：1 mL。
- 24 h 尿指定收集量：5 mL。

10.8.4 参考区间(表 10.8-1)

表 10.8-1 镍的参考区间[1,2]

血清、血浆	<20 nmol/L	<1 μg/L¹
全血	<20 nmol/L	<1 μg/L¹
尿液	51～128 nmol/24 h²	3～7.5 μg/24 h²

¹检出限；²相对于 1.5 L 每日排泄量。换算：μg/L×17.0＝nmol/L

10.8.5 临床意义

10.8.5.1 镍和接触性过敏

镍是最常见的接触性过敏原[3]。镍无处不在，存在于饮用水、食品、珠宝、钱币、眼镜架、牙齿填充物、假肢、纽扣、拉链、工具、碱性电池、杀虫剂、染料、颜料、镀镍物品和燃料添加剂中。女性镍过敏的患病率为 8%～28%，男性为 1%～5%。长期与含镍物体接触导致局部皮炎。穿刺也是镍过敏的主要危险因素。欧盟镍管理局规定，长时间接触皮肤的含镍产品每周不能释放超过 0.2 μg/cm² 的镍。通常，接触过敏与血清中镍浓度增加或尿液中镍排泄增加无关。例如，研究发现在俄罗斯炼油厂的人群中，平均尿液镍含量为 3.4 μg/L，10 公里之外的挪威人群的浓度只有 0.6 μg/L，而挪威人群中镍过敏的发生率更高[4]。

10.8.5.2 镍缺乏

由于镍在土壤、水、空气和食物中广泛分布，人体不会出现镍缺乏。不同报道中每日膳食镍摄入量分别为 35 μg、100～300 μg 或 25～35 μg[5]。一般每天的镍摄入量是每日需求量的 3 倍以上。

10.8.5.3 镍浓度升高

流行病学研究证明，镍冶炼厂的矿工和工人患呼吸道和鼻咽癌的风险增加[5]。国际镍致癌委员会发现，呼吸道癌的风险主要与暴露在 1 mg/m³ 以上的可溶性镍浓度或 10 mg/m³ 以上的难溶性的镍环境有关[6]。在镍相关行业中，约有 2%的工作人员接触空气中的含镍颗粒，其浓度在 0.1～1 mg/m³ 之间。镍中毒主要源于接触 $Ni(CO)_4$。不管镍如何进入身体，肺都有储存镍的倾向。例如，通过呼吸道吸入的镍颗粒在肺部停留很长一段时间。镍转移入血液很缓慢，因此，血液中镍浓度升高只能在高镍负荷下测得。尿排泄量取决于身体负荷。在镍加工厂的工人的尿排泄量大于 30 μg/L(510 nmol/L)提示显著的职业暴露[7]。肾镍排泄的半衰期为 20～60 h。

10.8.6 注意事项

分析前阶段：环境中镍相对高浓度会造成采样、储存和样品处理过程很大的污染风险。

排泄[5]：尿排泄镍非常迅速，非剂量依赖性，并遵循一级动力学。尿清除镍的半衰期为 20～60 h。

血清/血浆中的稳定性：如果密封良好，标本可以在 4℃下保存 2 周。

10.8.7 病理生理学

镍是真细菌、古细菌、真菌和植物中酶的主要催化辅因子。这些酶催化各种各样的反应，包括氧化还原和非氧化还原化学反应，使生物体能栖息于多种环境生态[8]。镍蛋白是甲烷氧化菌和产甲烷菌单碳代谢的关键因子，因此在全球碳循环中起着重要作用[8]。8 种已知的镍酶中有 7 种涉及使用和(或)生产在全球生物碳、氮和氧循环中起重要作用的气体(CO、CO_2、甲烷、H_2、氨和 O_2)。然而，除了镍超富集植物和海洋浮游生物外，没有发现镍的缺乏。

未暴露个体的镍含量约为 7.3 μg/kg。镍可以通过吸入、食入，并在一定程度上通过皮肤摄取。肠内摄取量取决于食物中镍的形式。通常，食物中 1%～2%的镍会被吸收。可溶性镍通过扩散和 Ca^{2+} 通道进入细胞，难溶性镍通过吞噬作用进入细胞。镍由肺、肾、脑和胰脏储存，并通过肾脏或粪便排泄[5]。

环境镍负荷与镍的生产、加工及含镍产品的回收有关。镍同样天然存在于土壤和空气中，并以可溶性形式或少量的离子形式如氧化物、硫化物、硅酸盐排出。工业区空气中镍浓度为 120～170 ng/m³，非工业区为 6～17 ng/m³。

急性镍中毒很罕见。镍在职业医学中的毒性和致癌作用非常显著：

- 如果吸入镍尘和镍盐会引起急性间质性肺炎、肺水肿和肺出血，之后可能出现肝肾功能衰竭和血液并发症[10]。
- 镍化合物具有致癌性。镍通过诱导 DNA 甲基化导致基因失活。镍诱导 DNA 甲基化的机制包括镍取代 DNA 骨架中的镁。已经有报道支持该表观遗传机制证据，组蛋白 H3K9 甲基化酶是一种依赖于铁和 2-酮戊二酸的酶，镍抑制组蛋白 H3K9 甲基化酶的酶活性，从而导致 H3K9 完全甲基化[11]。

10.9 硒(Se)

Lothar Thomas

硒是一种非金属元素，主要以氧化态-2 价、+4 价和+6 价形式出现，生物学和科技领域中重要的含硒物质见表 10.9-1。地壳中硒浓度为 $9\times10^{-6}\%$。硒化物的氧化态为-2 价，亚硒酸盐为+4 价，硒酸盐为+6 价(表 10.9-1)。

表 10.9-1 生物和科技领域中的重要含硒物质[3]

名称	结构/价态	价态	功能/存在形式
氧化硒	H_2Se	-2	代谢物，非游离形式
甲硒醇	CH_3SeH	-2	代谢物
二甲基硒	$(CH_3)2Se$	-2	呼吸的空气
三甲基硒离子	$(CH_3)_3Se^+$	-2	尿液
硒代半胱氨酸	$HSe-CH_2-CH(NH_2)-COOH$	-2	含硒酶中
甲基硒代半胱氨酸	$CH_3Se-CH_2-CH(NH_2)-COOH$	-2	在大蒜、西蓝花中
硒代甲硫氨酸	$CH_3Se-(CH_2)_2-CH(NH_2)-COOH$	-2	硒蛋白(氧化态 Se^{2-})
重金属硒化物	CuSe, AgSe, HgSe	-2	硒矿
基本硒	3 种异形体	0	科技产物
二氧化硒	SeO_2	+4	科技产物
亚硒酸	H_2SeO_3	+4	科技产物
钠-亚硒酸盐	Na_2SeO_3	+4	代谢物、营养剂
硒酸	H_2SeO_4	+6	代谢物、营养剂
钠-硒酸盐	Na_2SeO_4	+6	代谢物、营养剂

10.9.1 适应证

怀疑硒缺乏：节食或长期肠外营养，吸收不良(克罗恩病、腹腔疾病、肠道切除术)，素食主义、酗酒者，以及非特异性症状，如疲劳、反应迟缓、脱发、关节炎、指甲发白。

怀疑慢性硒中毒：大蒜味呼吸、指甲有斑点、肠胃不适、反射亢进、四肢疼痛。

怀疑急性硒中毒：呕吐、腹泻、大蒜味呼吸、肌肉痉挛、代谢性酸中毒。

10.9.2 检测方法

硒的评估方法包括直接测定硒含量或测定谷胱甘肽过氧化物酶活性。

10.9.2.1 直接测定硒含量

目前，大多数硒的临床分析仍采用石墨炉原子吸收光谱法和分子荧光光谱法[1]。

10.9.2.2 谷胱甘肽过氧化物酶活性测定

原理为，谷胱甘肽过氧化物酶(glutathione peroxidase，GP)催化谷胱甘肽(glutathione，GSH)依赖于有机过氧化物和 H_2O_2 的还原。氢从 GSH 转移到 H_2O_2，GSH 被氧化成 GSSG。GP 的催化中心含有 L 硒环素。

$$2GSH + H_2O_2 \xrightarrow{GP} GSSG + 2H_2O$$

下一步，GSSG 通过谷胱甘肽还原酶(glutathione reductase，GR)再生为 GSH。

$$GSSG + NADPH + H^+ \xrightarrow{GR} 2GSH + NADP^+$$

NADPH 的消耗可以指示 GR 的活性。不含硒的 GP 只与有机过氧化氢物反应，如过氧化氢异丙酚。总 GP 活性先用 H_2O_2 测定，然后再用底物过氧化氢异丙酚测定游离硒 GP[2]。

10.9.3 样本要求

- 血清/血浆、全血、红细胞：1 mL。
- 24 h 尿采集量：5 mL。

10.9.4 参考区间(表 10.9-2)

表 10.9-2 硒的参考区间[3,4]

血清/血浆中的硒	μmol/L	μg/L
1 岁以内儿童	0.42～0.90	33～71
2～5 岁儿童	0.41～1.07	32～84
5～10 岁儿童	0.52～0.94	41～74
10～16 岁儿童	0.51～1.04	40～82
成人	0.64～1.52	50～120
全血(男性)	1.00～1.65	79～130
全血(女性)	0.76～1.52	60～120
尿/24 h(成人)	0.18～0.95*	15～75*
红细胞(μg Se/g Hb)	0.2～0.6	
* 相对于 1.5 L 每日排泄量。转换：μg/L×0.012 7 = μmol/L		
血清中的谷胱甘肽过氧化物酶[3]		**U/L**
1 岁以内儿童		81～125
2～5 岁儿童		103～149
5～10 岁儿童		91～151
10～16 岁儿童		106～151
男性		127～195
女性		123～167

10.9.5 临床意义

与许多其他微量元素一样，硒具有两面效应。每日摄入规定量的硒时对身体有益,而低于每日摄入量时会丧失其基本功能,而摄入过量硒会产生毒性。最好通过测定血浆/血清、全血或红细胞中的硒水平(参照血红蛋白)来判断硒状况。

以下调查指出[1,3]:血浆/血清中硒的水平可以评估当前硒状况,血液和尿液中的硒浓度可以作为硒中毒的长期指标,疑似急性硒中毒的患者需检测尿硒及血浆硒浓度。

10.9.5.1 血浆/血清硒浓度

硒不仅是一种必需元素也是一种毒性元素[3]。因而,两种极端的分布具有医学价值。据报道,在中国的缺硒地区,血浆硒的含量最低,可导致克山病。据报道在恩施(也是中国的一个地区),由于膳食中摄入过多的硒,人群中血浆硒浓度最高,引发中毒症状。各大洲的平均血浆硒浓度不同:美国为2.5 μmol/L(197 μg/L),塞尔维亚为0.52 μmol/L(41 μg/L)。美国各地区也存在较大的差异,从1.15~2.5 μmol/L(90~197 μg/L)不等。在欧洲,东欧的浓度最低,而挪威的浓度最高,为1.45~1.67 μmol/L(114~131 μg/L)[5]。德国的平均浓度为0.89~1.0 μmol/L(70~80 μg/L)[3]。

硒浓度反映的是与硒蛋白结合的硒含量,硒蛋白P结合了血浆中超过50%的硒。当浓度达到0.89 μmol/L(70 μg/L)后,血浆硒浓度与硒的摄入量有关。当浓度较高时,硒结合蛋白饱和,表明达到了硒的需求量[6]。

血浆硒浓度测定时需要谨慎,因为硒代蛋氨酸中有机形式的硒可能被非特异性地结合到蛋白质的蛋氨酸位置上,而不能反映转运蛋白中的硒负荷变化,也不能保证组织中有足够的硒含量[7]。

创伤和系统性炎症时硒浓度会降低,因为硒与负性急性时相反应蛋白结合。因此,在这种情况下血清硒浓度并不能反映硒的水平[7]。

10.9.5.2 血浆谷胱甘肽过氧化物酶活性

血浆中谷胱甘肽过氧化物酶(GSHPX-3)活性虽然仅代表血浆中20%的硒浓度[8],但却是评价硒水平的有效标志物。其活性随硒摄入量的变化而迅速变化。血清硒浓度的正常水平高于1.1 μmol/L(90 μg/L),相当于每天摄入至少200 μg硒[9]。

10.9.5.3 硒的来源

硒几乎完全通过饮食摄入来提供。在德国,主要通过食用香肠和肉制品来满足硒摄入。德国营养协会建议,男性每日硒摄入量为50 μg,女性为45 μg。大多数通过饮食摄入的硒是以硒代蛋氨酸或硒代半胱氨酸的形式存在的,90%能被吸收。以亚硒酸盐或硒酸盐形式存在的无机硒,50%~90%能被吸收。

硒的最低摄入量为20 μg/d,可以预防克山病等严重硒缺乏症。在美国,规定硒摄入量为55 μg/d,以确保硒蛋白功能。新西兰规定硒摄入量为68 μg/d,以确保GSHPx-3的最佳活性[7]。表10.9-3及表10.9-4显示了根据硒血浆浓度采取的方案。

表10.9-3 硒缺乏症的诊断[3]

血浆(μg/L)	全血(μg/L)	红细胞(μg/g Hb)	诊断结果
正常(>50)	正常(>60)	正常(>0.2)	正常范围内
低(<50)	正常或低	正常或低	中等缺乏
低(<50)	低(<60)	低(<0.2)	长期缺乏
正常(>50)	低(<60)	低(<0.2)	供给不足

表10.9-4 硒水平与硒的管理目的[3]

状态	血浆硒浓度(μg/L)	用途及目的
缺乏	<25	需要补充
轻度缺乏	25~50	需要适量补充
正常	50~120	补充试验
需治疗	>120	治疗不同疾病(在多数情况下没有明确的适应证)
中毒	>400	

10.9.5.4 硒缺乏相关疾病

典型的营养性硒缺乏症指每日硒摄入量低于20 μg,包括青少年心肌病(克山病)和破坏性骨关节病(大骨节病)。硒缺乏可能是由于肠外营养、饮食中含硒量不足、克罗恩病导致的吸收不良、腹腔疾病、肠切除、素食或酗酒。除这些硒缺乏病外,还有其他需要补充硒的疾病和病症,可以通过硒替代治疗来改善其临床情况(表10.9-5)。然而,一些与硒缺乏相关的疾病尚未经荟萃分析证实。

表10.9-5 硒缺乏或硒中毒相关的疾病及症状

疾病	临床及实验室检查
克山病[13]	一种主要影响儿童和育龄妇女的地方性扩张型心肌病。硒缺乏不是其唯一的原因。 实验室检查:血浆/血清中硒含量低于0.25 μmol/L(20 μg/L),血浆中谷胱甘肽过氧化物酶的活性降至1/3以下。
大骨节病[3]	发生在中国、韩国和西伯利亚的缺硒地区,是一种营养不良性骨关节炎和脊椎关节炎。长骨和短骨的软骨内生长受到干扰。 实验室检查结果:见克山病。
肠外营养(parenteral nutrition, PN)	根据不同的情况,PN患者需要静脉给予硒替代物[7]。 - 在家中接受PN的患者中,硒需求量为63 μg/d,但15%的患者还是会出现硒不足,这种情况下建议注射85 μg/d。 - 术后患者:推荐剂量为60~100 μg/d。 - 重症监护患者:严重烧伤患者硒的中位需求量为210 μg/d,为了补偿最初几天的硒丢失,需要补充315~380 μg/d。 - 骨髓移植:120 μg/d的剂量可以将血清硒水平维持在参考区间内。 - 脓毒症:在开始的9天内,400 μg/d的剂量对患者有益。
恶性肿瘤	各种研究表明,肿瘤患者的血浆/血清硒浓度比健康对照低5%~35%。有学者认为参考上限水平的硒浓度与癌症死亡率低相关,同时能够阻止肿瘤的发展,尤其是前列腺癌[12]。然而,硒和维生素E肿瘤预防试验(SELECT)的结果表明,硒水平在预防癌症方面无效[14]。
艾滋病	在硒浓度低于1.1 μmol/L(85 μg/L)的艾滋病患者中,死于艾滋病的概率比高浓度的患者高约20倍[15]。

续 表

疾病	临床及实验室检查
甲状腺疾病	甲状腺是具有高含量抗氧化剂硒酶的器官[16]。甲状腺激素合成过程中不断产生 H_2O_2，过量时由谷胱甘肽过氧化物酶调节。 黏液水肿：在婴儿中合并硒和碘的缺乏会导致黏液性水肿。谷胱甘肽过氧化物酶活性降低，形成的氧自由基不能充分地解毒，引起甲状腺滤泡的炎症和降解。 自身免疫性甲状腺炎(AIT)：轻度硒缺乏的个体患 AIT 的概率增加。如果罹患 AIT 且硒浓度在 0.86 μmol/L(68 μg/L)时补充硒，硒的浓度会增加到 1.1 μmol/L(86 μg/L)，且 AIT 在 6 个月内消退[17]。
各种疾病	硒浓度轻度降低与免疫功能下降、感染性疾病、扩张性心肌病、急性心肌梗死、生殖障碍等许多其他疾病有关。硒缺乏是病因还是伴随现象仍需要进一步的研究。
透析患者	由于膳食蛋白质摄入量较低，这些患者的血清硒水平较低。
硒中毒	摄入含高剂量硒的饮用水、食物、含硒坚果或误服硒制剂会导致慢性硒中毒。中毒主要发生在土壤硒含量高的地区。摄入超过 1 000 μg/d 的硒时会出现临床症状。每日摄入高达 800 μg 硒不会出现任何症状。摄入此量的一半，即 400 μg/d，被认为是可接受的。 临床症状[3]：大蒜样呼吸，指甲斑点、脆弱、条纹，头发脆弱，脱发，蛀牙，皮肤脱色，皮疹，四肢疼痛，胃肠不适，疲劳，精神萎靡，疲惫，冷漠，反应低下。 实验室检查：如果血浆/血清中的硒浓度长期超过 2.0 μmol/L(160 μg/L)，应进行监测。当出现上述临床症状时，硒的浓度高于 6.4～12.7 μmol/L(500～1 000 μg/L)[18]。

10.9.5.5 硒的毒性

硒代蛋氨酸的毒性低于无机硒化合物。由于硒的治疗范围相对较窄，也应考虑到过量补充的情况。高血浆硒浓度有助于检测潜在硒中毒，但目前尚无证据表明血浆硒浓度与摄入量直接相关。有关硒的毒性见表 10.9－5。

10.9.6 注意事项

分析前阶段：取样和样品处理过程中污染的风险较低。

参考区间：由于膳食硒摄入量有显著的地域差异，血浆/血清硒浓度通用一个参考区间是不可行的。硒浓度主要取决于营养摄取、地理区域和该区域的人均寿命[5]。

检测的可靠性：分析变异系数不应超过 12%[10]。

血清/血浆中的稳定性：如果密封较好，标本可以在 4℃下储存 2 周。

10.9.7 病理生理学

人类和哺乳动物中，硒在硒代半胱氨酸(又称氨基酸)的生物合成中起到必不可少的作用[21]。该氨基酸的重要作用是特异地转运 RNA，可将硒代半胱氨酸整合入哺乳动物蛋白质中[11]。至今已鉴定出至少 25 种硒蛋白(表 10.9－6)。

表 10.9－6 硒蛋白及其功能[7]

硒蛋白	功能
谷胱甘肽氧化镁(GPX)	6 种不同的 GPX 亚型(GPX1～GPX6)是有区别的。它们在细胞和组织中的位置不同，具有抗氧化作用并去除羟基过氧化物。GPX 仅在每日硒摄入量为 90 μg 时的刺激作用最佳[3]。
硫氧还蛋白还原酶(TR)	已经发现 3 种不同亚型(TR1～TR3)。它们在去除过氧化物、减少硫化物如硫氧还蛋白和保持转录因子的氧化还原状态方面起着多重作用。
碘化甲腺原氨酸脱碘酶(D)	已经发现 3 种不同亚型(D1～D3)。他们对外周甲状腺激素的形成和调节有显著作用：① D1 和 D2 将 T4 转换为 T3；② D1 和 D3 将具有生物活性的 T3 转化为不活跃的反向 T3。 每日硒摄入量为 40～55 μg 时，脱碘酶刺激最佳[3]。
硒蛋白 P	是血浆硒转运蛋白；此外，其在内皮细胞中具有抗氧化作用。在血液中，50%～70%的硒结合在硒蛋白 P 上转运。
硒蛋白 W	是心肌和骨骼肌中的抗氧化蛋白，也可存在于大脑中。
硒磷酸合成酶	该酶能够催化形成硒代半胱氨酸和其他硒蛋白所需的硒代磷酸酯的合成。
硒蛋白(150 000 kD)	该蛋白质以高浓度存在于前列腺中。

成人体内的硒含量为 10～15 mg；内分泌器官、性腺、脑和红肉的硒浓度最高。膳食硒以硒代氨基酸(硒代蛋氨酸、硒代半胱氨酸、硒代胱氨酸)的形式摄入，甲基化和无机形式的硒较少。含硒氨基酸，特别是硒代蛋氨酸的硒具有很高的生物利用度。谷类产品、小麦和蔬菜中硒的生物利用度为 85%～100%，高于肉类和乳制品。鱼的硒含量很高，生物利用度为 20%～50%。

硒酸盐被还原为亚硒酸盐，之后在血液中被红细胞还原成硒并转化为硒化物(表 10.9－1)。

硒化物是生物硒代谢和硒代半胱氨酸前体的关键。硒化物转移到单、二和三甲基化合物上。三甲基化合物可以通过尿排泄，二甲基化合物通过呼吸作用清除，单甲基化合物在甲基蛋氨酸代谢过程中释放[12]。

植物性食物中的硒主要以硒代蛋氨酸的形式被吸收，在体内分布之后，替代蛋氨酸非系统地整合入含硒蛋白质(白蛋白、血红蛋白)。经长期(月)存储积累。不参与蛋白质生物合成的硒代甲硫氨酸被降解为蛋氨酸用来生产硒代半胱氨酸。

硒代半胱氨酸无法代替半胱氨酸整合入蛋白质。硒代半胱氨酸由硒化物生成，硒化物的硒转运到丝氨酸。然后通过介导特异的 t－RNA 将硒代半胱氨酸掺入硒依赖性蛋白质中。这些蛋白质负责氧化还原系统的平衡、转录因子的调节及外周甲状腺激素的形成和失活(表 10.9－5)。

迄今为止已经确定了 4 种谷胱甘肽过氧化物酶(GPX)的同工酶，能够催化 H_2O_2 和脂质过氧化物(ROOH)的还原，生成水和相应的醇，之后形成氧化型谷胱甘肽。与超氧化物歧化酶的功能相关。后者将 O_2 自由基还原成过氧化物，然后经 GPX 作用失活(见 19.2)。

硫氧还蛋白还原酶减少并再生氧化的巯醇基和其他氧化剂体系，如维生素 C 和维生素 E，具有保护细胞免受氧及其活性物质的作用。

10.10 锌(Zn)

Lothar Thomas

锌是一种重金属，以二价形式存在，是人体内最重要的微量元素之一。锌是地壳中第二十三丰富的元素。海水中的 Zn^{2+} 浓度约为 10^{-8} mol/L，在哺乳动物细胞中约为 10^{-9} mol，细胞器中约为 10^{-3} mol[1]。由于高度保守和稳定的价态，锌与自由基结合的风险很低。Zn^{2+} 是一种良好的电子受体。冶炼中使用的最主要的锌化物是硫化锌，其以立方闪锌矿(锌掺合物)和六方纤锌矿的形式存在。

10.10.1 适应证

以下情况怀疑锌缺乏症：微量元素整体摄取不足、腹泻、血液透析、治疗抵抗性皮肤病。

由于职业暴露怀疑中毒。

10.10.2 检测方法

见 10.1.4。

10.10.3 标本要求

- 血浆或血清：1 mL。
- 24 h 尿采集量：5 mL。

10.10.4 参考区间(表 10.10－1)

表 10.10－1 锌的参考区间[2,3]

成人	μmol /L	mg /L
- 血清	9～18	0.6～1.2
- 血浆(女性)	9～22	0.6～1.45
- 血浆(男性)	12～26	0.8～1.7
- 全血	61～115	4.0～7.5
儿童	μmol/L	mg/L
- 血清/血浆	11.5～15	0.75～1.0
成人	μmol/24 h	mg/24 h*
- 尿液	2.3～12	0.15～0.80

*相对于 1.5 L 尿量。换算：mg/L×15.3 = μmol/L

10.10.5 临床意义

锌在组织中无处不在。大约 86%存在于肌肉中，并且在前列腺、胰腺、肾和海马皮质中发现锌含量较高。锌大约是 120 种酶的组成部分，如碳酸酐酶、羧肽酶、碱性磷酸酶、氧化还原酶、转移酶、连接酶、水解酶和异构酶[4]。此外，锌通过转录激活和转录抑制作用结合到锌指中来调控基因。因此，锌影响氨基酸和蛋白质代谢。虽然这些功能中改变一项通常不会导致特定的疾病，但锌具有系统意义。

10.10.5.1 锌缺乏症

锌是 DNA 聚合酶、反转录酶、RNA 聚合酶、t－RNA 合成酶和蛋白质延伸因子的重要组成部分[4]。锌缺乏可导致生长迟缓和畸形，如肠病性肢端皮炎。锌缺乏会导致蛋白质生物合成和细胞功能障碍，因此影响全身功能如生长、细胞免疫、生育能力和伤口愈合。

营养缺乏和分解代谢旺盛时锌逐渐减少，肌肉组织中释放锌，从而使血清浓度保持相对恒定。腹泻时由于快速损失会使血清锌浓度下降。因此，胃肠损失、高代谢、氨基酸输液时需要补锌。

血浆锌水平通常调节在 0.8～1.2 mg/L(12～18 μmol/L)范围内。在许多案例中，尽管肌肉和骨骼实际上并不能作为锌的储存组织，但由于肌肉和骨骼有充足的锌，一段时间中很难检测到血液中锌缺乏。因此，血清锌水平与肌肉组织中的浓度没有相关性[5]。血浆浓度取决于许多因素，与消化道丢失和组织锌浓度均不相关。因此，血浆和血清仅在一定程度上适合于锌水平的测定。急性期反应时血清锌水平降低。

与锌缺乏相关疾病和症状见表 10.10－2。

表 10.10－2 锌缺乏或锌中毒相关的疾病和症状

疾病/症状	临床和实验室检查
锌摄入量降低	成年每日需要 2.5 mg 的锌以维持人体内锌稳态，肠内锌提供量需 8～11 mg/d[12]。婴儿推荐的摄入量是 2～3 mg/d，儿童 5～9 mg/d。锌摄入量减少： - 取决于地理区域。埃及或伊朗土壤中锌含量较低，常与营养不足或营养不良有关。 - 如果摄入的食物热量充足且土壤中锌含量正常，通常是由于食物选择不当引起的，如全球缺锌的发生率约为 20%。美国 73 岁以上人群的患病率为 42.5%[13]。 - 发生于慢性酒精中毒、慢性肾脏疾病和肠内吸收障碍的患者。通常为中度锌缺乏。 - 早产儿出生前锌补充不足。
妊娠	怀孕和哺乳期间的每日锌需求量为 12～13 mg[14]。胎儿主要在(出生前)最后 10～12 周从母体摄取锌，在妊娠的最后 3 周，婴儿每天摄取 0.5～0.75 mg 的锌。新生儿在产后第一周内需要每千克体重 0.3～0.5 mg 的锌[15]。
PN[14]	根据不同情况，PN 患者的锌替代治疗： - 对于没有胃肠道丢失的患者，建议每天补充 3～4 mg。 - 对于有瘘管、腹泻和肠道引流的患者，每丢失 1 L 液体应补充 12 mg 锌。 - 在烧伤患者中，每天增加 36 mg 锌可减少感染并发症。 - 婴儿应给予 0.3 mg 锌，年龄较大的儿童应给予 0.05 mg 锌，在生长阶段每千克体重补充 0.1 mg 锌，每日补充 1 次。
腹泻	腹泻是 5 岁以下儿童死亡的第二大常见原因。因此，世界卫生组织和联合国儿童基金会建议在腹泻期间和腹泻后 10～14 天补锌。根据荟萃分析[16]，补锌能够减少 19%的腹泻。补锌后数月内发生严重急性下呼吸道感染(acute lower respiratory infection, ALRI)/肺炎的概率下降 23%。
镰状细胞贫血[17]	这些患者患有中度缺锌症。由于溶血造成的蛋白质转换升高，肾脏锌排泄增加。临床症状是生长迟缓、男性性腺功能减退、暗适应不良、细胞免疫缺陷和高氨血症。
肠病性肢端皮炎[18]	肠道锌转运蛋白 Zip4 突变导致的罕见常染色体隐性代谢紊乱。临床症状是脱发、皮肤病、腹泻、体重减轻、免疫功能降低、神经心理疾病和男性性腺功能减退。
抑郁[19]	临床研究和实验揭示了锌水平降低与神经心理疾病之间的联系。尽管不是所有的抑郁症都是由于缺锌引起的，而且血浆锌浓度不是锌水平的准确指标，但建议患有抑郁症的患者考虑是否缺锌。
炎症和感染	锌通过与白蛋白、α_2 巨球蛋白和转铁蛋白结合后转运。在全身性炎症中，作为负性急性时相反应蛋白的白蛋白和转铁蛋白合成减少，其血浆浓度降低，导致锌浓度在感染时降低。感染时，锌逐渐滞留在肝脏中，从而导致血浆锌浓度降低。

续 表

疾病/症状	临床和实验室检查
长期血透[20]	在许多情况下，接受血液透析的慢性肾病患者的血浆锌浓度低于 9 μmol/L(0.6 mg/L)。因此，建议每天口服补锌 30～45 mg。
由于螯合剂导致的锌缺乏症[21]	有案例报道，用螯合剂乙二胺四乙酸钙二钠和戊酸钙三钠来治疗急性高锰酸钾中毒(约 10 g,4 周)。治疗 2 周后，发现由于锌缺乏导致的肠病性肢端皮炎样皮肤改变。血清锌水平为 6 μmol/L(0.4 mg/L)。锌治疗 8 个月后显著改善。
慢性肝病，胰腺炎，克罗恩病	在 41%肝硬化患者中测得低血清锌浓度(低于 0.65 mg/L;10 μmol/L)[22]，可能是因为门体静脉分流。锌缺乏症在克罗恩病和慢性胰腺炎中已有描述，但可用的数据量相当小。
锌负荷导致的贫血	锌、铁、铜和维生素 A 在肠内吸收时可能会相互干扰。长期摄入高剂量的锌导致缺铜。两种元素竞争结合肠上皮细胞中的金属硫蛋白(metallothionein, MT)。在补充锌的过程中，肠上皮细胞中的 MT 表达上调，并且铜与 MT 结合的亲和力比锌更高。MT-Cu 复合物保留在肠细胞中并与它们一起脱落到肠腔中。铜缺乏症导致贫血(见 10.4)。腹泻患儿短期锌替代治疗不会导致贫血[23]。每天补锌超过 150～180 mg 的长期治疗可引发铜缺乏症(低铜血症)。
锌中毒[6]	据估计，人类锌的半数致死量为每天 27 g。然而，摄入如此巨量的锌不太可能，因为 225～400 mg 已是催吐剂量。摄入达毒性剂量将导致上腹痛、恶心、呕吐、疲劳和嗜睡。口服中毒可能是将酸性食物和饮料储存在镀锌容器中，锌镀层的锌溶解所致。吸入含锌的烟雾发生在工业过程如电镀或军事行动期间。烟雾弹中包含氧化锌或氯化锌。士兵吸入此烟雾可能会发展急性呼吸窘迫综合征(acute respiratory distress syndrome, ARDS)。然而，目前尚不清楚锌是否是 ARDS 的唯一原因。吸入含锌烟雾的最广为人知的效应是金属烟雾热(metal fume fever, MFF)，其主要由吸入氧化锌引起。在锌冶炼或焊接中，会吸入粒径小于 1 μm 的新鲜金属烟雾，在暴露后几小时内开始出现可逆性综合征，包括发热、肌肉炎症、恶心、疲劳、咳嗽和呼吸困难，几小时后会有所改善。在锌中毒时，空气中的锌含量约为 320～580 mg/m³。

10.10.6 注意事项

分析前阶段：环境中高浓度的锌会在取样、储存和标本处理过程中造成污染。如果不及时离心分离血细胞，血清锌水平每小时大约增加 6%。

血液采样：建议使用无金属采血工具进行血液采样，并用酸预冲洗与标本接触的所有设备(容器、移液器吸头、量杯)[7]。血液抽出前，止血带阻断静脉血流不应超过 1 min。浓缩会增加锌结合蛋白，使测得的锌浓度偏高。

溶血：溶血导致红细胞释放锌，红细胞中锌的含量比血浆高出 10 倍以上[8]。应在禁食后采血，因为进食可导致血浆锌水平下降。

检测的可靠性：分析变异系数不应超过 12%[9]。

血清/血浆中的稳定性：如果密封良好，标本可在 4℃环境下储存 2 周。

10.10.7 病理生理学

锌受到高效稳态调节。人体内锌含量为 2～3 g，主要存在于肌肉、骨骼、肝脏、肾脏、造血系统、皮肤和胸腺。在细胞层面上，30%～40%的锌位于细胞核，50%位于胞质，其余位于细胞膜上。细胞锌稳态受两个转运蛋白家族调控，锌输送蛋白(Zip)将锌转运至胞质中，锌转运蛋白(ZnT)向外转运锌[6]。

口服锌经小肠细胞吸收，据推测是通过二价金属离子转运蛋白吸收并与金属硫蛋白(MT)结合。锌的吸收受 MT 调节，同时受钙、铜、锰、铁和镍等其他必需元素的影响[10]。MT 在锌稳态中发挥重要作用，因其能与 20%的细胞内锌形成复合物。MT 的分子量为 6～7 kDa，富含半胱氨酸，1 个 MT 分子可以结合 7 个 Zn^{2+}。铜离子与 MT 结合的亲和力比 Zn^{2+} 更高。长期口服高于 180 mg/d 的锌剂，由于铜和锌之间的竞争，可能导致铜缺乏。然而，如果营养物中锌含量超过铜的 5 倍，则只和吸收相关。

在血浆中，锌与负性急性时相反应蛋白(如白蛋白、转铁蛋白和 α_2 巨球蛋白)结合并被运送到肝脏。肠上皮细胞中未与上述蛋白质结合释放的锌仍然与 MT 结合，并随着肠细胞凋亡通过粪便排出。多余的锌以这种方式被清除，还有一小部分通过肾脏排泄。

锌在调节细胞凋亡中起着重要作用，既可以促凋亡也可以抗凋亡。细胞内锌的集聚，无论是因为外源性增加还是氧化物或 NO^- 活化后释放胞内储存的锌，均能激活促凋亡分子(如 p38 或 K^+ 通道)，从而导致细胞死亡[6]。

抗凋亡作用基于锌与凋亡调节蛋白之间的相互作用，如锌是半胱天冬酶抑制剂。

锌是锌指蛋白的组成部分[11]。所有基因的表达都受到与基因组中特定位点结合的转录激活因子和抑制因子调控。有几种蛋白质折叠可以引起序列特异性 DNA 结合，包括螺旋-转角-螺旋、亮氨酸拉链和锌指结构域。C_2H_2 锌指结构包含 20～30 个氨基酸，其含有两个半胱氨酸和由锌原子协调的组氨酸残基[11]。

10.11 碘(I)

Lothar Thomas

碘是一种非金属元素，属于卤素。地壳中碘的含量为 6.1×10^{-5}%，但分布很不均匀。碘在自然界中仅以碘化物(I^-)的形式存在。

碘化物是氢碘酸的金属盐，也包括非金属如烷基或芳香基共价碘化物。碘在海水中的浓度约为 50 μg/L。海水中的碘离子被氧化成元素碘，挥发到大气中并通过雨水返回土壤，完成循环。

碘酸盐是碘酸的金属盐。碘酸盐广泛用于盐的碘化。

10.11.1 适应证

以下情况怀疑碘缺乏：碘缺乏地区的孕妇和新生儿、婴儿发育障碍、甲状腺肿。

以下情况怀疑碘中毒：碘性巴塞多现象、Wolff-Chaikoff 效应、近期碘摄入(检测尿碘排泄量)。

10.11.2 检测方法

包括高效液相色谱-电化学检测；等离子体质谱(ICP-MS)；比色测定法(铈-亚砷酸盐法)，其中黄色铈(四价)在碘化物催化的氧化还原反应中转化为无色铈(三价)；半定量测定尿碘浓度的快速显色法,用过乙酸碘化物催化氧化四甲基联苯胺,从而呈蓝绿色。

10.11.3 标本要求

- 随机尿液标本(碘和肌酐的测定):5 mL。
- 24 h 尿液:5 mL。
- 血清(非首选标本):1 mL。

10.11.4 参考区间(表 10.11-1)

表 10.11-1 碘的参考区间[1,2]

成人及儿童		
- 血清	0.31～0.61 μmol/L	40～80 μg/L
- 尿液	0.79～1.57 μmol/24 h 0.94 μmol/g 肌酐	100～199 μg/24 h 120 μg/g 肌酐

单位换算:μg/L×0.007 9 = μmol/L

10.11.5 临床意义

体内碘缺乏和碘负荷过高都具有临床意义。碘(如碘化物)在地球环境中广泛存在但分布不均匀。从冰川中浸出的水泛滥并侵蚀碘化物表面的土壤。山区和洪水泛滥地区的土壤中碘缺乏现象很常见,特别是在南亚和东南亚地区。包括北美中西部地区、中亚、非洲及中欧和东欧在内的许多岛屿地区都缺碘。海洋的碘化物含量最高[3]。

10.11.5.1 碘缺乏症

约 22 亿人(世界人口的 1/3)生活在碘缺乏国家,存在患病风险。碘缺乏症影响所有年龄段的个体,但对孕妇、胎儿、新生儿、儿童和青少年的影响最大。最常见的异常是地方性甲状腺肿、自然流产、死胎、先天畸形和围产期死亡风险增加。碘缺乏是内分泌紊乱疾病,导致甲状腺功能减退,其最极端的情况是进展为克汀病。严重的甲状腺功能减退导致神经发育受损、生长受损和早熟。轻度甲状腺功能减退症的后果尚不清楚[4]。

碘缺乏症是由低碘土壤造成的。在缺碘土壤下生长的植物中碘浓度为 10 μg/kg 干重,而在富碘土壤下植物的碘浓度约为 1 mg/kg 干重。大多数食物和饮料的天然碘含量为每份 3～80 μg。在欧洲和美国,碘的主要膳食来源是面包和牛奶。海产品的碘含量高于牛奶和面包[3]。为了充分摄入碘,有机构按照具体定义对碘摄入量提出建议(表 10.1-5)。有关不同年龄和人群的每日碘摄入量建议见表 10.11-2。

表 10.11-2 每日碘摄入量的建议[3]

不同年龄或人群	μg/d
美国医学研究院(RDA 值)	
- 0～12 个月婴儿(AI 值)	110～130
- 1～8 岁儿童	90
- 9～13 岁儿童	120
- 大于 14 岁成人	150
- 妊娠期孕妇	220
- 哺乳期	290
世界卫生组织(RNI 值)	
- 0～5 岁儿童	90
- 6～12 岁儿童	120
- 大于 12 岁成人	150
- 妊娠期孕妇	250
- 哺乳期	250

有关缩写,请参见表 10.1-5。

以下是针对全胃肠外营养下的碘摄入量的建议:婴儿按体重 1 μg/kg[5],儿童按体重 1 μg/kg[5],成人 70～140 μg/d[6]。

一般推荐 4 种方法来评估人群中的碘营养情况[3]:① 尿碘浓度和(或)排泄量,是评价近期碘摄入量的指标(天);② 甲状腺肿大率,其变化反映长期碘营养(月至年);③ 血浆/血清中的促甲状腺激素(TSH),该生物标志物与尿碘相对应;④ 血浆/血清中的甲状腺球蛋白(Tg),该生物标志物反应数周至数月的碘水平。

碘缺乏人群的碘摄入量增加与亚临床甲状腺功能减退症和甲状腺自身免疫病患病率的小幅增加有关。人群碘摄入量的变化不会影响 Graves 病或甲状腺癌的风险,但纠正碘缺乏可能使甲状腺癌转变为较低恶性的亚型[7]。

10.11.5.2 尿碘排泄量[3]

超过 90%的饮食碘最终出现在尿液中;因此,以 μg/L 和(或)μg/24 h 或与肌酐的比值(μg 碘/g 肌酐)来表示尿碘是评价碘近期摄入量的优良指标。在人群研究中,检测 24 h 尿碘难以实现,因此首选使用的标本类型为随机尿,排泄量以 μg/L 或碘与肌酐的比值来表示。即使在大量标本中,个体之间水合作用的差异也不大,因此随机尿中的中位尿碘含量与 24 h 标本中的尿碘含量相关性很好。尿碘与肌酐比值可能会误导随机尿标本的每日尿碘排泄量,特别是在肌酐排泄量较低的营养不良的人群中。人群的每日碘摄入量可以根据平均 24 h 尿量和尿碘估计,假定碘的平均生物利用度为 92%,运用公式[8]:

每日碘摄入量(μg) = 尿碘(μg/L)×0.023 5×体重(kg)

尿碘浓度大约为 100 μg/L,相当于每天摄入 150 μg 碘。根据尿碘排泄量的碘摄入量估算和评估结果见表 10.11-3。

表 10.11-3 根据尿碘排泄估算碘摄入量[3]

排泄量	碘摄入	碘水平
学龄儿童		
- 低于 20 μg/L	不足	严重碘缺乏
- 20～49 μg/L	不足	中度碘缺乏
- 50～99 μg/L	不足	轻度碘缺乏
- 100～199 μg/L	充足	合适
- 200～299 μg/L	过量	甲亢高风险人群
- 大于 300 μg/L	超量	甲亢或甲状腺自身免疫病高风险人群
孕妇		
- 低于 150 μg/L	不足	
- 150～249 μg/L	充足	
- 250～499 μg/L	过量	
- 大于 499 μg/L	超量	

续 表

排泄量	碘摄入	碘水平
哺乳期妇女		
- 低于 100 μg/L	不足	由于碘能通过母乳清除，该摄入量偏低
- 大于 100 μg/L	充足	
小于 2 岁的儿童		
- 低于 100 μg/L	不足	
- 大于等于 100 μg/L	充足	

在一项研究中[9]，6～16 岁的甲状腺肿大学龄儿童的中位碘排泄量为 36 μg/L(0.28 μmol/L)，他们的 TSH、T_4 和 T_3 浓度都正常。碘油治疗 4 年后，平均排泄量为 188 μg/L(1.46 μmol/L)。

10.11.5.3 碘摄入量预估

甲状腺体积测定：荷兰人群超声检查甲状腺体积，男性为 (12.7±4.6)mL，女性为(8.7±3.9)mL[10]。高数值代表存在甲状腺肿。但是方法学之间存在 26%的差异。

TSH[3]：TSH 可以用作碘营养的生物标志物。然而，在年龄较大的儿童和成人中，虽然 TSH 浓度可能由于碘缺乏而略微增加，但通常保持在参考区间内，因此 TSH 不是敏感的生物标志物。

然而，TSH 是新生儿碘水平的敏感生物标志。与成人相比，新生儿甲状腺含碘量较少，但碘运转率较高。特别是当碘摄入不足时，维持碘的运转率需要增加 TSH 的刺激。因此，碘缺乏的新生儿在出生最初几周内血清 TSH 浓度增加到 5 mU/L以上，这种状况称为短暂性新生儿甲状腺功能减退症。在缺碘地区，短暂性新生儿甲状腺功能减退症增加，超过 3%的 3～4 天新生儿全血 TSH 值超过 5 mU/L 的阈值，则表明人群中碘缺乏[3,11]。

甲状腺球蛋白(Tg)[3]：Tg 在甲状腺中合成，并且是甲状腺内最丰富的蛋白质。在碘充足的情况下，Tg 少量分泌到血浆中，浓度<10 μg/L。在甲状腺肿高发地区，由于甲状腺细胞和 TSH 刺激更多，血清 Tg 水平增加。血浆 Tg 浓度与尿碘排泄量相关。在碘化钾和碘化油替代治疗下，Tg 降低，几个月后达到正常浓度。Tg 是比 TSH 和 T_4 更灵敏的碘生物标志物。

循环甲状腺激素的模式[3]：甲状腺激素浓度不是碘水平的理想指标。在中度至严重缺碘人群中 T_3 增加或保持不变，而 T_4 通常增加。这些变化通常在参考范围内，或与碘充足人群相似。

克汀病和甲状腺功能不全发生在长期严重碘缺乏的地区，患者的 TSH 明显升高，T_4 和 T_3 明显降低。

10.11.5.4 碘负荷和碘毒性

成人能很好地耐受高达 1 mg/d 的碘摄入，因为甲状腺能够适应较大范围的碘摄入量，并能调节甲状腺激素的生物合成和释放[12]。一些碘摄入量增加的个体，尤其是既往缺碘的个体会发生甲状腺功能亢进症(碘性巴塞多现象)。然而，过量摄入碘会抑制甲状腺对碘的吸收，从而抑制甲状腺激素的生物合成(Wolff－Chaikoff 效应)。对儿童而言，每日碘摄入量超过 500 μg 与甲状腺体积增加相关。

碘的肠胃外给药会引起急性超敏反应，如皮肤和黏膜出血、血管神经性水肿、发热、关节痛、嗜酸性粒细胞增多和淋巴结肿大。

慢性碘中毒会有金属味觉、流涎增加、头痛、肺水肿和胃肠道不适。

10.11.6 注意事项

尿碘排泄：碘摄入量与肾脏碘分泌有很好的相关性，但甲状腺碘含量与碘排泄量仅有轻度正相关[13]。

检测方法：铈-亚砷酸盐方法对测定低尿碘浓度的可信度良好[14]。

10.11.7 病理生理学

碘是以多种化学形式摄入的。碘化物几乎完全被胃和十二指肠吸收。广泛用于盐碘化的碘酸盐在肠内吸收前被还原为碘离子。碘化物的吸收率大于 90%。肠上皮细胞的吸收由位于肠细胞顶端膜中的 Na^+/I^- 协同转运蛋白(sodium/iodine symporter，NIS)介导。NIS 协同转运两个 Na^+ 和一个 I^-，Na^+ 浓度梯度是 I^- 运输的驱动力。所需能量由乌本苷敏感的 Na^+-K^+-ATP 酶提供[3]。

碘的空间分布几乎等于细胞外液体积。碘主要通过甲状

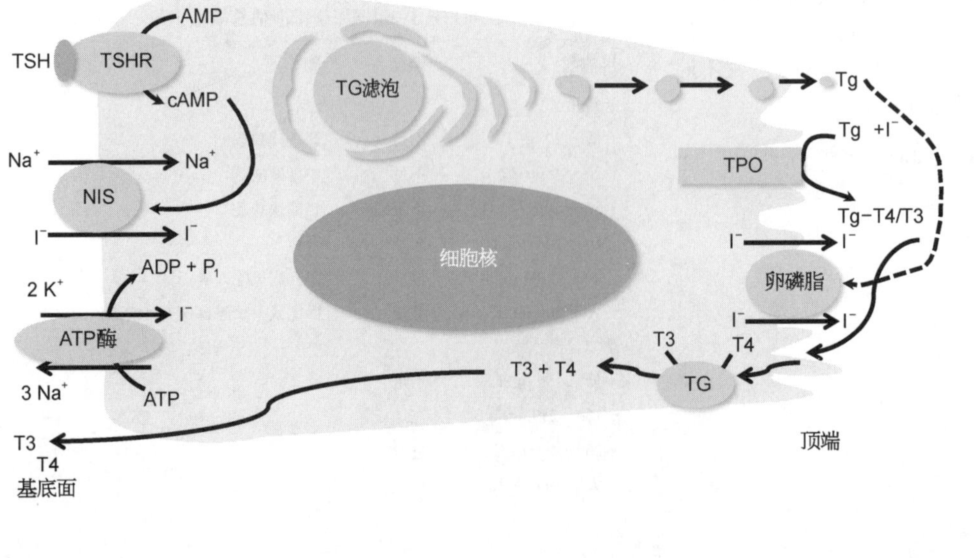

图 10.11－1 碘从甲状腺细胞向甲状腺滤泡的转运[15]。有关说明请参阅病理生理部分。TSHR，TSH 受体；NIS，Na^+/I^- 协同转运蛋白；TPO，甲状腺素过氧化物酶；TG，甲状腺球蛋白；I^-，碘离子

腺和肾脏从循环中清除。在生理条件下，只有10%的碘被甲状腺吸收；其余则被彻底清除。在缺碘情况下，甲状腺约吸收80%肠内吸收的碘。

碘被运送到甲状腺细胞，用以合成甲状腺激素（图10.11－1）[3,15]：

- NIS介导基底外侧摄取碘化物。
- 碘化物通过 Cl^-/I^- 转运蛋白（潘特林）从甲状腺细胞运输到顶端膜上的胶体滤泡。
- 从甲状腺细胞转移到胶体滤泡的过程中，TPO和过氧化氢将碘氧化，并将其附着到甲状腺球蛋白上酪氨酰残基上以产生甲状腺激素的前体-单碘酪氨酸（MIT）和二碘酪氨酸（DIT）。
- 然后TPO催化碘代酪氨酸的苯基并通过二醚桥连接以形成甲状腺激素。
- 两个DIT分子连接产生 T_4，DIT和MIT连接产生 T_3。
- 碘分别占 T_4 和 T_3 质量的65%和59%。
- 甲状腺球蛋白内吞后，核内体和溶酶体蛋白酶消化甲状腺球蛋白，并将 T_4 和 T_3 释放到循环中。

成人身体的碘含量为15～20 mg。碘在血浆中的半衰期约为10 h。甲状腺内的储藏碘理论上能确保生产半年的甲状腺激素；然而，很重要的一部分结合在非均一的酪氨酰残基中。据推测，肝脏中的碘主要存在于溶酶体中，可能是由于含碘蛋白的降解。

膳食物质会干扰甲状腺代谢，加重碘缺乏。这类物质也被称为甲状腺激素，含有硫代葡萄糖苷，其代谢物与碘竞争甲状腺的摄取。十字花科蔬菜，如西蓝花、羽衣甘蓝和白菜包含硫配糖体。吸烟也与较高的硫氰酸盐水平相关，可能会抑制甲状腺细胞对碘的摄取，如同高氯酸盐一样。大豆和小米含有可能损害TPO活性的类黄酮。缺硒会加重碘缺乏，因为脱碘酶和谷胱甘肽过氧化物酶是硒依赖性酶。

（于正麟　姜惠琴　译，郭玮　审校）

11
有毒金属

Lothar Thomas

11.1 有毒金属的检测

11.1.1 重金属

根据参考文献[1]，重金属是天然存在的元素，其原子量高，密度至少是水的5倍。由于在工业、家庭、农业、医疗和技术等方面的多重应用导致它们在环境中分布广泛，这引起了人们对健康和潜在环境影响的担忧。它们的毒性取决于以下几个因素，剂量、暴露途径、化学品种类，以及暴露个体的年龄、性别、遗传学和营养状况。砷、镉、铬、铅、汞因毒性程度高，因此在公共卫生意义上属于优先考虑的金属。这些金属元素被认为是系统性毒物，且已知会引起多器官损伤，即使在较低的暴露水平下也是如此。根据美国环境保护署和国际癌症研究机构的观点，它们被列为人类致癌物质(已知或可能)。

有毒金属通常不是以游离元素形式存在，而是或多或少以可溶性盐或氢氧化物的形式普遍存在于自然界中。在水、沉积物及来源于动植物的食物中都可以发现较高的浓度。本章包括了以下对人类有毒的元素：铝(Al)、砷(As)、铅(Pb)、镉(Cd)、汞(Hg)和铊(Tl)。它们的生理功能在很大程度上是未知的。

由于吸收、分布和排泄的差异，在高剂量暴露后有毒金属会在器官中出现不同程度的累积。这些金属之间的毒性动力学存在差异，但主要取决于其化合物各自的性质，如它们的水溶性[2]。

11.1.2 有毒金属检测的适应证

怀疑急性或慢性中毒：意外或以自杀或犯罪为动机摄入高剂量的有毒元素(如来源于杀虫剂、染料或清洁产品)、与金属生产和金属加工领域有关的职业暴露、长期暴露于高污染的地区。

样本：可以通过检测血液和尿液中金属浓度评估中毒情况。在评估暴露情况时通常只考虑职业和环境因素的上限，而非毒性限制。这种方法存在与临床不相关的缺陷。因为金属会在红细胞中累积，所以它们在全血中的浓度通常比在血清或血浆中更高。血浆的使用优先级应高于血清，以避免细胞内累积的元素在血液凝固过程中释放引起污染的风险。应使用无金属、肝素锂的血液采集管采集血液样本。对头发和指甲样本的分析可用于毒理学或法医学调查，因为有毒元素在这些样本中存在不同程度的累积。

11.1.3 检测方法

在常规实验室环境中，通常使用电热原子发射光谱法(electrothermal atomic emission spectrometry，ET－AES)分析砷、铅、镉、汞和铊等元素。当使用ET－AES测定汞或砷的浓度时，首先使用冷蒸汽技术富集汞，使用氢化物技术富集砷。电感偶合质谱(ICP－MS)对于此类检测高度灵敏。

11.1.4 临床意义

每种有毒金属具有独特的特性和理化性质，因而赋予其金属诱导的毒性和致癌性。由于有毒金属在器官中累积，因此器官活检和肾脏排泄分别提供了最有力和第二有力的暴露确认证据。然而，器官活检在伦理上很难被接受。

有害元素有时也会和必需微量元素使用相同的吸收和排泄机制。在铝、铅、镍或钴中毒时，结合了肠道细胞的二价金属离子转运蛋白和(或)其内部运输和储存蛋白(金属硫蛋白)，从而减少铁和铜的吸收并导致贫血[1]。铅的存在抑制了铁进入血红素分子。由未知功能的金属毒性剂量引起的损伤可能是源于和必需微量元素间的相互作用。

有毒金属的直接影响是引发了氧化反应，与蛋白质形成复合物(如通过巯基)或与酶的活性位点结合并抑制酶活性。病理效应主要表现为微血管病变引起的典型中毒症状，如肾小球肾病、脑病、口炎和肠道紊乱(表11.1－1)。

表11.1－1　有毒金属剂量的病理生理效应

金属	化合物	中毒剂量	致命剂量	临床表现
铝	氧化铝	＞5 g	不明	终末期肾功能衰竭所致骨病、脑病、肌病(透析)、尘肺、肺纤维化、碱烧伤
	氢氧化铝	＞20 mg/m^3		
	乙酸铝			
	明矾			

续 表

金属	化合物	中毒剂量	致命剂量	临床表现
砷	砷	>5 mg	>50 mg	急性：头痛、恶心、眩晕、循环衰竭、发绀、无尿。 慢性：角化过度、气管炎、结膜炎、皮肤色素沉着、多发性神经炎、溶血性贫血。
	三氯化砷	$>0.2\ mg/m^3$		
	砷酸盐	饮用水>0.05 mg/L		
	亚砷酸盐			
	胂			
镉	氧化镉	>0.4 mg	>1.5 g	急性：肠胃炎、肺水肿、肝损伤。 慢性：萎缩性鼻炎、肺气肿、肾小管损伤、软骨病。
	硫酸镉	$>0.1\ mg/m^3$		
	硫化镉	饮用水>0.005 mg/L		
	氯化镉			
汞	硝酸汞	>0.4 mg	>150 mg	急性：胃肠炎、无尿、口腔炎、溃疡性出血性结肠炎。 慢性：神经衰弱、震颤、汞毒性兴奋增加、贫血、晶状体囊视力障碍。
	甲基汞	$>0.1\ mg/m^3$		
	升汞($HgCl_2$)	饮用水>0.001 mg/L		
	氰氧化汞			
	甘汞(Hg_2Cl_2)			
铅	含铅汽油(四乙基铅)	>1 mg	>10 g	急性(罕见)：肠绞痛、四肢麻痹、肝肾功能衰竭。 慢性：贫血、脸色苍白、烦躁不安、牙龈变色(伯顿线)、绞痛、铅毒性脑病、多发性神经炎。
	含铅玻璃	$>0.1\ mg/m^3$		
	铅蒸汽	饮用水>0.05 mg/L		
铊	乙酸铊	$>0.1\ mg/m^3$	>600 mg	急性：恶心、便秘、口渴、下肢神经痛、失眠、癔症、脱发。 慢性：多发性神经炎、恶病质。

组织损伤的程度取决于元素是否被器官吸收、是否迅速排出或储存，以及储存的部位。汞和镉主要积聚在肾脏中，而铅积聚在骨骼中，砷在肝脏中积聚。与重金属暴露有关的生育障碍也正变得越来越普遍[3]。

不建议在测定有毒元素时使用头发，因为许多元素在头发中的浓度和器官含量之间的相关性很低。此外，以头发作为样本进行分析缺少经验证的参考方法和普遍认可的参考区间，且有证据表明其重复性欠佳。因此，使用头发进行分析仅用于对暴露程度进行粗略估计[4]。

11.2 铝(Al)

铝是一种无处不在的元素，在地壳中的含量为8.1%。它是继氧和硅之后的第三大元素，也是丰度最高的金属元素(比铁更高)。

铝倾向于提供其三价电子，形成无色 Al^{3+} 阳离子。这些阳离子在水中以水合形式$[Al(H_2O)_6]^3$存在。铝与空气和水快速反应形成氧化铝和氢气。铝元素不是以纯物质形式存在，而总是与其他化合物如氢氧化物、硅酸盐、硫酸盐和磷酸盐结合。最重要的含铝硅矿物有钾长石(正长石)$K[AlSi_3O_8]$、钠长石$Na[AlSi_3O_9]$、钙长石$Ca[Al_2Si_2O_8]$，钾云母(白云母)$KAl_2[AlSi_3O_{10}](OH,F)_2$和冰晶石$Na_3AlF_6$。铝的广泛分布导致人体可能受其暴露和损伤。

11.2.1 适应证

怀疑铝中毒：评估影响下呼吸道和肺部疾病的职业性暴露；监测铝暴露的个体，如铝加工厂的工人；监测使用铝制药物(磷酸盐黏合剂)的透析患者。

11.2.2 检测方法

电热原子发射光谱法(ET-AES)[1]。

11.2.3 样本

- 血浆：使用无金属采血管采集血液，1 mL。
- 收集24 h尿液或参考肌酐排泄量的随机尿液样本：5 mL。

11.2.4 参考区间

血浆[2]：<7.5 μg/L[2,3](0.28 μmol/L)。

24 h尿液[2]：<60 μg(2.2 μmol)。

单位换算：μg/L×0.037 1=μmol/L。

11.2.5 临床意义

由于铝主要以不溶于水的混合物——硅化物形式存在，其生物利用度大大降低。在pH 3～8时，其两性性质使其从游离的 Al^{3+} 转变成$[Al(OH)_4]^-$。在pH 7.4时，铝以几乎不溶解的氢氧化铝形式存在，其在酸性pH条件下更易溶解。由于它可以与氧、氮和磷原子结合，铝与蛋白质等生物大分子反应良好。

尽管铝本身没有生物学功能，但是其在组织中的局部浓度与其导致的功能紊乱程度之间存在相关性[3]。在正常接触铝的临床健康个体中，铝在脾、肺、肝脏和骨骼中的浓度最高。其他组织中铝浓度为0.3～0.8 mg/kg(湿重)，比血浆铝浓度高100～300倍[4]。

如果肾功能正常，即使摄入量增加，铝也不会在体内积聚出现中毒的典型症状，因此，血浆铝浓度即使快高达10 μg/L也可被认为正常。

美国食品药品管理局(FDA)在2004年发表了关于肠外营养污染的建议。根据这一建议,接受肠外营养的患者每天不应摄入超过5 μg/kg的铝。

血浆和尿液中铝浓度作为体内铝负荷指标的临床意义见表11.2-1。

表11.2-1 衡量铝暴露的血浆和尿铝浓度

	μmol/L	μg/L	评价
血浆	<0.28	<7.5	参考区间
	0.37~2.2	10~60	铝潴留增加,需要调查原因
	2.2~3.7	60~100	临床相关浓度,需要密切监测
	>7.4	>200	与脑病临床症状有关的浓度
	>6.7	>180	骨质营养不良相关的浓度
尿液	<2.2 μmol/24 h	<60 μg/24 h	参考区间
	11~19 μmol/24 h	300~500 μg/24 h	健康个体铝暴露后排泄量

95%以上的铝经尿液排泄。肾功能降低会增加青年人、老年人和患病个体铝积聚的风险。

11.2.5.1 职业性铝暴露

尿铝是评估职业性铝暴露的主要标准。其生物耐受浓度为300 μg/L(11.1 μmol/L)。需要结合神经毒性症状的临床评估对其进行评价。例如,在以下情况中工作人员可能会接受高水平的铝暴露:从铝土矿或高岭土中提取金属铝、从铝土矿生产刚玉时吸入铝粉尘和蒸汽、各种工业部门所涉及的铝加工(如铝焊接)。

11.2.5.2 铝中毒

血浆铝浓度可以作为评估铝负荷的标准(表11.2-1)。已知在浓度>100 μg/L时会出现毒性,但在透析患者中,可能>60 μg/L或更低就会出现毒性。对于肾功能受损的患者不适用。例如在透析患者中,骨骼与中枢神经系统铝积聚的程度与血浆浓度没有相关性[6]。铝的高浓度急性暴露主要是由于药物中使用了含铝化合物(抗酸剂、磷酸盐黏合剂、阿司匹林缓释剂、疫苗、过敏原注射剂)。已经报道发现输液制剂中偶有铝污染,主要是人血白蛋白[4]。除职业暴露外,慢性铝暴露可由以下因素引起:在含铝炊具中储存和烹制酸性食物、以大豆配方奶喂养婴儿、长期饮用源自富铝土壤中的水。

铝的毒性剂量是5 g,致死剂量不明[7]。当小鼠经饮用水接触硫酸铝后,铝在器官中的积聚程度分别为肝>肾>脑。铝最重要的毒性作用有神经毒性、骨骼疾病、贫血和肺纤维化[8]。摄入磷化铝可导致急性中毒死亡。与铝中毒有关的疾病和症状见表11.2-2。

表11.2-2 铝中毒(血浆浓度)相关的疾病和症状

疾病	临床和实验室检查
神经毒性	研究表明,高血浆铝浓度与神经退行性疾病,如透析性脑病、阿尔茨海默病和帕金森病之间存在关联。在铝中毒时,铝可分布于大脑的各个区域,尤其是海马区。其主要结果是神经行为的变化,包括整体感觉、运动和认知功能[4]。在儿童中,血浆铝浓度增加20~50倍(100 μg/L以上,3.7 μmol/L)会导致语言和运动能力降低[10]。使用含有高浓度铝(通常高于200 μg/L)的透析液引起的神经毒性症状通常表现为语言障碍、共济失调、震颤、部分瘫痪及学习和记忆能力显著下降[4]。
骨骼疾病	根据瑞典的一项研究,老年骨小梁中铝含量与骨密度和骨重量无关,铝含量不影响骨质疏松的程度[11]。 在慢性血液透析患者中,除了神经毒性和贫血之外,铝中毒还可能导致铝诱导性骨骼疾病(Al-induced bone disease, AIBD)。在铝浓度低至50~100 μg/L时可出现症状。
贫血	缺铁合并铝中毒可导致小细胞低色素性贫血。由于大量的血浆转铁蛋白被铝占据,血浆铁转运被破坏(功能性铁缺乏)。去铁转铁蛋白是铁和铝的转运蛋白。 在圭亚那,食土人群服用的黏土中含有大量的铝,这是一种血液毒素。与对照组相比,食土性贫血妇女的铝浓度分别为:血浆4.9 μg/L±7.1 μg/L vs. 13.9 μg/L±14 μg/L;尿12.1 μg/L±23 μg/L vs. 92.8 μg/L±251.2 μg/L[12]。
肺纤维化	在铝加工厂中吸入含铝硅酸盐的粉尘可导致肺部纤维化(Shaver病),表现为非特异性咳嗽、咳痰和呼吸困难,可进展为支气管肺炎、气胸或心脏损伤。
汽车工业的铝焊工	一项纵向研究中,纳入了41~45岁的汽车行业焊工及对照组,评估神经行为表现和铝暴露情况的关系。焊接过程中的平均环境粉尘负荷为0.5~0.8 mg/m³,平均体内含量(工作前尿铝23~43 μg/g肌酐;血浆铝5~9 μg/L)。4年后随访未发现任何神经行为障碍。调查标准包括语言智力、逻辑思维、精神运动表现、记忆力和注意力[13]。
铝土矿的致癌死亡率	铝土矿是一种微红的黏土,经过提炼后生成矾土[$Al(OH)_3$],然后被还原成金属铝。矿工暴露于铝土矿粉尘和硅中。将铝土矿加工成氢氧化铝[$Al(OH)_3$],然后用苏打将其加热生成金属铝的铝冶炼工人不仅暴露在铝灰尘中,而且暴露在其他空气污染物中。在一项研究中[14],铝和铝土矿工人的癌症死亡率并不高于普通人群,但比同一家公司内不同工作环境的雇员,如在办公室内工作的雇员死亡率高出65%。
磷化铝(AlP)中毒[15,16]	膦(磷化氢类)是用碳水化合物残基或铝取代磷烷(PH_3)的氢原子而形成的含磷化合物。磷化铝是一种灭鼠剂,当它与水分,特别是胃酸接触时释放PH_3气体。PH_3无色、易燃,有大蒜或烂鱼的气味,并且有剧毒。口服时会经胃肠道和肺部迅速吸收。PH_3是强还原剂,能够不可逆地抑制线粒体细胞色素C氧化酶和其他酶类。细胞膜的脂质过氧化作用会导致细胞损伤。人类的致命剂量相当于150~500 g的摄入量,由此导致的临界血液PH_3浓度为10 mg/L。 磷化铝是一种常用的粮食防腐剂和熏蒸剂,可在密闭容器中使用,以保持其新鲜度和活性。一旦容器被打开,磷化铝片剂暴露并与潮湿的空气接触,释放出磷化氢气体。磷化铝是亚洲国家(尤其是印度和伊朗)最常见的自杀药物,因为它价格便宜且容易获得。摄入后不久即出现中毒症状,在12~24 h内发生死亡。死亡率是60%~80%,呈剂量依赖性。临床表现包括烦躁不安、极度口渴、心律不齐、呼吸急促和严重的代谢性酸中毒。死亡原因是心肌炎、休克和多器官功能衰竭。

11.2.6 注意事项

血样采集:应使用塑料肝素管进行血样采集。收集在玻璃管中的样本必须在1 h内进行处理并转移到塑料容器中,以最大限度地减少铝浓度的改变[9]。在收集、储存和处理样品时,必须避免含有该元素的其他来源的污染。

样本:长期摄入过量的铝也可反映在头发上。然而,当我们将头发用作样本时,无法区分是样本制备过程中的污染还是铝中毒。

11.2.7 病理生理学

人体内存储了30~50 mg的铝:骨骼50%,肺25%,大脑

1%[8]。铝的口服生物利用率约为 0.3%来自水，0.1%来自食物。铝的主要吸收部位是小肠近端部分。食品中磷酸盐会抑制铝[包括 $Al(OH)_3$]的吸收。另一方面，与柠檬酸盐结合的铝更易被吸收。这就是为什么同时服用抗酸剂和饮用果汁可能导致明显的急性铝负荷。

在血浆中，铝与铁竞争结合去铁转铁蛋白。高达 90%的铝与转铁蛋白结合，其余与柠檬酸盐结合。与铁一样，铝通过转铁蛋白受体被细胞吸收并与细胞质中的蛋白结合。组织铝浓度为 0.3～0.8 mg/kg(湿重)并随着年龄增加而增加。未渗入组织的铝被肾脏清除。接受血液透析的尿毒症患者中，血浆铝浓度升高，骨骼和肝脏中铝含量也会升高。

相比其他组织而言，大脑中铝浓度较低，因为铝通过单羧酸转运体或转移介导的内吞作用和谷氨酸转运体[4]转运出脑细胞外液。然而，铝摄入的增加会导致该系统超负荷，从而导致铝在大脑中过度积聚[正常大脑铝浓度不超过 0.25～0.75 mg/g(湿重)]。

在细胞层面上，铝积聚在线粒体膜、肝脏和脾脏的网状内皮系统及溶酶体中。

在铁与酶和辅酶的功能性结合中，铝可以取代铁。铝中毒症状与铁中毒症状(含铁血黄素病)有部分重叠。

铝暴露的毒性作用被认为是由氧化应激引起的线粒体功能降低所导致。其对呼吸链具有负面影响，特别是复合体 I 和 ATP 的合成。核苷酸含量也由于核苷酸转移酶被抑制而降低，当出现铝中毒时，脂质过氧化作用的增加会引起线粒体肿胀。

11.3 砷(As)

砷是地球表面自然存在的金属元素，约 1.5～2 ppm，主要以无机形式存在。然而砷在地球上并非呈均匀分布。砷在许多类型的岩石中通常以低浓度存在，但与金属矿床[如金(Au)、银(Ag)、铜(Cu)和铁(Fe)][1]有关。由于地表水和地下水经常与矿石或其尾矿接触，靠近原熔炼或冶炼场地的水域通常含有较高浓度的砷。尽管大多数含砷化合物无色无味，但是热可以使砷升华形成具有大蒜气味的气体。

根据环境条件，无机砷以 −3、0、+3 和 +5 的价态[1]存在。

- 在氧化条件下，砷通常以化合物 H_3AsO_4 的形式存在，称为砷酸盐(+5 价)。
- 在弱还原条件下，砷通常以化合物 H_3AsO_3 的形式存在，称为亚砷酸(+3 价)。
- 在中等还原条件下，砷通常与硫(S)和 Fe 结合，形成难溶于水且在环境中稳定存在的硫化物或 FeAs。
- 在强还原的条件下，以砷元素(0 价)或 H_3As(−3 价)的形式存在，但很少见。

11.3.1 适应证

怀疑急性或慢性砷中毒：暴露于含砷饮用水、吸入砷化氢气体、意外或以自杀或犯罪为动机口服含砷化合物、怀疑由于职业暴露引发的中毒。

11.3.2 检测方法

无火焰氢化物原子吸收分光光度法是检测中的最适方法。因为中子活化分析不需要任何特殊的标本制备，并且具有非常低的检测限。

11.3.3 样本

全血 3 mL，或按规定留取的 24 h 尿液 5 mL。

11.3.4 参考区间

全血[3]：<160 nmol/L，<12.0 μg/L。

尿液[3]：<618 nmol/24 h*，<12.0 μg/24 h*。

注意：* 表示 1.5 L/24 h。换算：μg/L×13.3 = nmol/L。

11.3.5 临床意义

砷是一种存在于空气、土壤和水中，来源于自然及人类活动的重要污染物。美国、孟加拉国、中国和印度的大量人口因饮用水暴露于亚砷酸盐和砷酸盐中[1]。

空气、土壤、水和饮食中的砷[1]：饮食和饮用水通常占人类砷总摄入量的 99%。通过计算发现无机砷的每日可耐受摄入量为 0.45 μg/kg[4]。

空气：在边远地区检测到的砷浓度为 1～3 ng/m³，每天的摄入量为 20～200 ng。在没有大量工业排放的城市地区检测到的砷浓度为 20～30 ng/m³，每天摄入量为 400～600 ng[1]。

土壤：在土壤中，砷可能以多种形式存在。它可能与有机物质结合，可能作为无机含氧阴离子与土壤阳离子结合，也可能以其矿物形式存在。如果土壤下存在富含硫化物的矿床，则砷含量可能达到几百(mg/kg)，但在大多数土壤中，其浓度一般介于 0.1～40 mg/kg 的范围内[5]。

饮食：每千克干重下的各类食物砷含量如下：苹果 0.04～1.72 mg，大米高达 3.53 mg，土豆高达 1.25 mg，牛肉 0.008 mg，猪肉 0.22～0.32 mg，螃蟹 27～52.5 mg。海产品中含有的大量砷是以无害的砷甜菜碱和砷胆碱的有机结合形式存在[4]。

水中的砷：无机砷以亚砷酸盐或砷酸盐的形式存在于饮用水中。地表水中的平均砷浓度为 0.001 mg/L。在德国，参照世界卫生组织的饮用水指南，规定饮用水中砷浓度的上限为 0.01 mg/L，以确保不超过 0.2 mg/d 的潜在致癌剂量[4]。地表水主要含有砷酸盐，而地下水主要含有亚砷酸盐。世界上有许多地区，如孟加拉国，其水中砷浓度较高。从该地区深处岩石层的 400 万个管井中抽取水体样本，结果发现水样中砷浓度达到 0.3 mg/L、>0.05 mg/L 和>0.01 mg/L 的比例分别为 8%、35%和 58%。在孟加拉国，砷主要以亚砷酸盐形式存在。由于砷浓度升高，每年有超过 2 万人死亡，5 000 万人的健康受到威胁[6]。在美国，5%的水源超过了 WHO 规定的饮用水砷含量上限。超过 35 万人暴露在超过 0.05 mg/L 的砷浓度下，超过 250 万人暴露在超过 0.025 mg/L 的砷浓度下[7]。

11.3.5.1 砷化合物的毒性[1,5]

砷的毒性受其氧化状态、溶解度、暴露剂量、频率和持续时间、生物物种、年龄和性别，以及遗传和营养等因素影响。一般来说，三价砷化合物通常比其等量的五价化合物毒性更大，而无机化合物比有机化合物更具毒性，如甲基砷化合物。尽管亚砷酸盐（AS^{3+}）相比砷酸盐（As^{5+}）与二硫化物结合的亲和力更强（在亚砷酸盐的毒性中起重要作用），但毒性与溶解度之间也存在正相关系。砷酸盐比亚砷酸盐更易溶解。为了从地下水中清除更多的有毒亚砷酸盐，首先必须用氧气来氧化这些亚砷酸盐。三氧化二砷、砷化氢（无色，有类似大蒜的气味）和2-氯乙烯二氯胂是剧毒的[8]。砷化氢不会在自然环境中形成，而是由于人类活动而有意或无意地生成，也可由细菌生成。

元素砷和有机砷化合物只有轻微的毒性，如存在于海洋生物中相当数量的砷甜菜碱。

以下不同形式的砷剂量（mg/kg）在大鼠中已经显示是致命的：亚砷酸盐1.5，砷酸盐5，单甲基亚砷酸盐50，二甲基亚砷酸盐500[7]。

在环境中，As^{3+}经化学或生物转化变成As^{5+}，反之亦然。细菌和浮游植物可将砷酸盐转化为亚砷酸盐。许多生物体也通过甲基化形成有机砷化合物，主要发生在土壤和水中。在人体中，As^{5+}化合物被转化为As^{3+}化合物，然后经甲基化后形成毒性较小的代谢物并由肾脏排出。

在地下水中，砷以亚砷酸盐或砷酸盐的形式存在。饮用水中摄入的砷酸盐会相对迅速地转化为亚砷酸盐。这一过程或以谷胱甘肽作为电子供体的非酶方式发生，或以谷胱甘肽S转移酶催化发生。

砷发挥毒性的作用机制是通过抑制线粒体酶和氧化磷酸化的解偶联作用而损害细胞呼吸功能。砷的大部分毒性源自与蛋白质和酶的巯基部分相互作用以及其在一系列生化反应中取代磷的能力[6]。

11.3.5.2 实验室诊断

检测血液和尿液中的砷可用于评估急性和慢性砷中毒。重复检测这些指标可以用来评估长期的暴露水平及随时间流逝带来的暴露程度的变化。砷健康效应的纵向研究（HEALS）发现慢性砷暴露个体的尿液浓度和血液浓度之间存在高度相关性。尿砷浓度作为追踪砷暴露的生物标志物有很大的应用价值，并且随着时间的推移不会出现大的波动[9]。

如果在检查前较短的时间间隔内没有食用海产品，通常急性砷中毒的诊断标准是24 h尿液中砷含量超过665 nmol/L（50 μg/L）或1 330 nmol（100 μg）[10]。砷的无机形态或有机形态具有不同的毒性和代谢方式，这一点往往与摄入总量同样重要。生物样品中，砷的形态是了解其组织分布及对靶器官特异性毒性的重要工具[10]。许多有机砷化合物在海洋生物中的含量是相当可观的，但仅有轻微的毒性。这种“鱼砷”的摄入不会导致中毒[11]。食用过多海鲜食品会导致相对较高的尿砷，并且可能被误认为慢性中毒，因此检查前的饮食情况必须纳入考虑，如在食用海产品后的尿砷浓度可达291 μg/L ± 267 μg/L，而几天后这一数值仅为9 μg/L ± 12 μg/L[12]。

在低暴露水平下，血液中砷浓度的变化比较轻微且呈一过性，所以使用尿液标本进行诊断更为合适[13]。

急性中毒：如果缺乏及时且有针对性的治疗，口服70～180 mg三氧化二砷可导致1 h内死亡[14]。当个体暴露于亚致死剂量时，出现症状的时间长短取决于摄入毒物的剂量、暴露途径及个体的健康状况[1]。临床症状包括呕吐、腹痛和腹泻。砷可能在摄取后几小时内即产生神经系统影响，但通常在暴露后2～8周才出现症状。通常表现为对称性感觉运动神经病变，类似于吉兰-巴雷综合征。神经病变的主要临床表现为感觉异常、麻木和疼痛，特别是足底[10]。

慢性中毒：慢性长期接触时，个体开始出现砷毒性症状的每日口服摄入量约为20 μg/kg，但部分个体即使每天摄取超过150 μg/kg也没有任何明显的疾病表现[15]。慢性砷中毒可能是由于饮用水、工业事故、职业暴露或环境暴露等原因造成的。

长期暴露于低水平砷（砷中毒）的初期临床症状是皮肤变色、慢性消化不良和胃痉挛。长期影响累及皮肤、肺、肾脏、肝脏、心血管系统、外周血管系统和生殖系统，包括神经系统疾病和癌症。2007年欧洲化学品管理局和美国环境保护局将其列为致癌物质。

尽管饮用水中含有高浓度砷（超过300 μg/L）已被证实是有害的，但低浓度到中等浓度（10～300 μg/L）情况下的慢性致病效应不能仅仅认为是砷造成的。生活方式因素，如吸烟、身体质量指数及影响砷代谢的遗传因素也必须考虑在内[9]。急性和慢性砷中毒引起的疾病见表11.3-1。

表11.3-1　与急性和慢性砷中毒有关的疾病和症状

疾病	临床和实验室检查
砷化氢急性中毒[18]	自然环境中并不存在砷化氢，而来自人类有意或无意地产生或细菌合成。砷化氢是一种无色、无刺激性、具有大蒜气味的气体。商业生产砷化氢是用水或盐酸处理亚砷酸铝或在酸溶液中还原砷化合物。砷化氢是毒性最大的砷化合物。800 mg/m³的吸入浓度会导致立即死亡，30～160 mg/m³的吸入浓度会导致30 min后死亡，32 mg/m³的浓度会导致较长时间后死亡。1～24 h的潜伏期后可出现初始症状，包括头痛、眩晕、畏寒、呼吸困难、恶心、呕吐、腹泻、胸痛、上腹部和腰区疼痛。 实验室检查：于暴露后几小时出现葡萄酒色尿液。尿砷浓度大于200 μg/L（正常值低于10 μg/L）则确认为有毒剂量。急性中毒时，暴露当天尿砷浓度为720 μg/L，10天后降至10 μg/L。在急性中毒时，尿砷浓度可高达3 940 μg/L。其他表现：24～48 h后游离血红蛋白增加，乳酸脱氢酶和胆红素升高。这是由于红细胞溶血引起的。暴露后2周可在头发、皮肤和骨组织中检测到砷。溶血表现被认为是砷化氢抑制钠-钾-ATP酶巯基引起的，从而导致红细胞肿胀和溶血。
慢性砷中毒	砷是存在于土壤、水和空气中的重要环境污染物，来自地质资源或人类活动。孟加拉国、印度、中国和美洲大片区域的数百万人暴露于饮用水中浓度不断增加的无机砷。慢性摄入无机砷可引发一系列疾病。皮肤症状包括色素沉着、角化过度和皮肤癌。其他与慢性砷中毒相关的疾病包括外周血管疾病（黑足病）、高血压、缺血性心脏病、非肝硬化门脉高压、肝肿大、周围神经病变、呼吸功能和肾功能损伤、血液学疾病和糖尿病。无机砷（亚砷酸盐）的三价化合物通过与蛋白质的巯基基团结合，从而使蛋白质失活并破坏人体功能[19]。
皮肤疾病	皮肤变化，特别是黑素沉着病，是慢性砷中毒的早期症状。饮用水引起的砷中毒呈剂量-反应关系。一般来说，当饮用水中砷浓度超过100 μg/L时，皮肤疾病的患病率会增加。与砷浓度小于8.1 μg/L的水相比，水中砷浓度达到8.1～40、40.1～91、91.1～175和175.1～864 μg/L时患皮肤疾病的风险比分别为1.26、1.91、3.03和5.39[20]。另一项研究显示，砷浓度大于131 μg/L与吸烟在增加皮肤疾病风险方面具有协同作用[9]。
外周血管疾病	如在中国台湾等饮用水无机砷含量较高的地区，外周血管疾病，尤其是脚疽（黑足病），在某些地区的患病率高达每千人6.5～18.9人。当水中砷浓度超过0.6 mg/L时，40～59岁居民的患病率达到1.4%[21]。

续 表

疾病	临床和实验室检查
心血管疾病	长期接触无机砷是患心血管疾病的独立危险因素。许多回顾研究显示,心血管疾病死亡率与饮用水砷含量之间呈剂量-反应关系[22]。以一项中国台湾地区的研究为例,每年累积砷吸收量为 0.1～9.9 mg、10～19.9 mg 和>20 mg 时,发生心脏疾病死亡的相对风险分别为 2.5、4.0 和 6.5[22]。
脑梗死	在中国台湾人群中,无机砷吸收量与脑梗死发生率呈剂量-反应关系。年度累积砷摄入量<0.1 mg、0.1～4.9 mg 和>4.9 mg 的受试者发生脑梗死的风险比分别为 1.0、2.7 和 3.4。水中砷浓度<0.1 μg/L、0.1～50 μg/L、50.1～299.9 μg/L 和>300 μg/L 时,患病的风险比分别为 1.0、3.4、4.5 和 6.9[21]。
肺和呼吸道	在孟加拉国,饮用含有 136～1 000 μg/L 砷浓度水的人群中,肺部或呼吸道疾病的患病率为 2.1%。因砷导致皮肤病变的患者中,有 53%同时患有肺部疾病(通常为阻塞性)[23]。
肝脏疾病	在孟加拉国西部,饮用水中无机砷浓度超过 50 μg/L 个体患肝肿大的概率是饮用水砷浓度较低人群的 15 倍[23]。
孕期并发症	经常饮用砷浓度>50 μg/L 的饮用水,特别是超过 100 μg/L 时,妇女发生流产、死胎和出生缺陷儿的概率很高[23]。这被认为是由于 N7-甲基鸟苷导致 DNA 损伤引起的[24]。
神经病变	慢性无机砷中毒最常见的表现是持续数年或终生的周围神经病变。周围神经传导性降低。儿童会发生智力受损,这取决于饮用水中的砷含量(饮用水砷浓度>50 μg/L,累积砷吸收>100 mg[10])。
糖尿病	饮用水中无机砷含量的增加与糖尿病的发生有关。外周循环障碍患病率增加的地区其糖尿病患病率也会增加。在墨西哥的一些地区,饮用水砷浓度(20～400 μg/L)、尿砷排泄量和 2 型糖尿病患病率之间存在一定联系[24]。其中一个理论认为当砷浓度超过 μg/L 的数量级时,胰岛素依赖性脂肪细胞摄入葡萄糖的过程被抑制,脂肪细胞细胞膜上 GLUT4 受体的表达受损[17]。
活性氧的形成	亚砷酸盐可以修饰半胱氨酸残基,形成二硫醇并改变细胞中的氧化还原状态。这也改变了调节早期应答基因的信号通路。这一过程被认为即使在较低的砷浓度下也会发生[17]。
恶性肿瘤[4]	摄入或吸入高浓度无机砷可导致皮肤、肺、膀胱和其他器官的恶性肿瘤。 膀胱癌:饮用水中无机砷浓度低于 100 μg/L 时患病风险较低。在较高浓度下,或同时存在吸烟这一附加的危险因素时,则情况完全不同。持续 40 年暴露于 10～80 μg/d 的剂量下,其患病的风险比为 1.28,持续 40 年暴露于>80 μg/d 以上的剂量下其患病的风险比为 1.7。然而,对于该分组中的吸烟者而言,其患病的风险比升高至 3.87。 支气管癌:其患病风险取决于水中无机砷浓度。100～299 μg/L 浓度下的相对风险为 2.28;浓度为 300～699 μg/L 时的相对风险为 3.03,而浓度在 700 μg/L 以上时的相对风险为 3.29。 皮肤癌:非黑色素瘤皮肤癌与砷暴露有关。在接触砷污染饮用水的个体中,指甲砷含量>0.345 μg/g 者患鳞癌的风险比为 2.07,患基底细胞癌的风险比为 1.44[25]。在蒙古和中国这两个地区,96.2%和 69.3%的水样中砷浓度超过 50 μg/L,而相应的皮肤癌患病率分别为 44.8%和 37.1%[23]。

治疗:砷中毒治疗的关键在于加速砷排泄,同时给予解毒剂(二巯基丙醇,BAL)重新激活被阻断的酶。

11.3.6 注意事项

样本:慢性的高砷摄入也会反映在头发中。由于毛发样品中砷的检测还没有得到充分验证,所以检测值不能用来可靠地确定器官中的砷水平。

稳定性:样品本可以在 4℃或低温冷冻(-20℃)下保存 2 个月。无需添加剂[16]。

11.3.7 病理生理学[1,4,17]

可溶性砷盐摄入后在小肠中迅速吸收,吸收率达 95%(单甲基化和二甲基化化合物的吸收率可能更低)。之后砷在整个机体迅速分布,并到达不同的器官,特别是肝脏。砷在肝脏经过生物甲基化形成甲基胂酸(monomethylarsenic, MMA)和二甲基胂酸(dimethylarsenic acids, DMA)。三价砷化合物的吸收由水-甘油通道蛋白介导,以五价砷酸盐形式通过磷酸盐转运蛋白转运进入细胞。砷在头发、指甲和皮肤中积聚,也会到达胎盘、母乳和大脑(通过脑脊液)。

砷在肝脏中由无机砷转化为有机砷,并由五价砷还原成三价砷,从而实现解毒。该还原反应由谷胱甘肽和其他硫醇作为还原剂进行催化,也可被谷胱甘肽 S 转移酶催化。之后砷(三价)甲基转移酶催化三价砷化合物发生甲基化,该过程以 S 腺苷甲硫氨酸(SAM)作为甲基供体,将一个甲基同亚砷酸盐结合,形成五价 MMA。五价 MMA 立即被谷胱甘肽还原形成三价 MMA。三价 MMA 经甲基化形成 DMA。并非所有的甲基化步骤都以 DMA 结束,也会生成其他代谢产物,如三甲基亚砷酸盐或三甲基氧化砷。

含砷化合物经肾脏排泄。DMA 是主要的代谢产物。一般来说,60%～80%的砷以 DMA 的形式经尿液排泄,10%～20%以 MMA 的形式排泄,10%～30%以无机砷的形式排泄。砷(三价)甲基转移酶的特定单核苷酸多态性可导致 DMA 的排泄减少 50%。

许多金属,如砷、镉、铅、汞等金属对巯基具有亲和性,并且能够改变蛋白质结构,从而降低参与能量代谢、DNA 合成和 DNA 修复过程的酶活性。

砷会代替磷酸盐结合到能量丰富的化合物中,如 ATP,从而减少可用于代谢过程的能量(如细胞摄取葡萄糖、糖异生、脂肪酸氧化和谷胱甘肽合成)。

11.4 铅(Pb)

铅是白色的软金属,新鲜切割时有光泽。铅以 $2\times10^{-4}\%$ 的比例自然存在于地壳中。铅可以形成二价或四价化合物,其主要氧化态为二价。四价铅的衍生物是强氧化剂。最重要的矿物形式是硫化铅(方铅矿)。铅也能以碳酸盐、铬酸盐、钼酸盐、磷酸盐和钨酸盐的形式存在。

11.4.1 适应证

怀疑急性或慢性铅中毒:意外口服含铅化合物;职业暴露程度较高的工人,如冶炼厂、铅精炼厂和铅加工行业的工人;高度污染地区的居民;有临床症状提示急性或慢性铅中毒的患者。

11.4.2 检测方法

电热原子发射光谱法(ET - AES)[1]。

11.4.3 样本

全血(肝素锂或 EDTA)1 mL,或尿液 5 mL,通过铅动员试验检测铅负荷(表 11.4 - 1)。

表 11.4 - 1 铅动员试验检测体内铅含量[3]

铅动员试验评估铅负荷
第一天,患者应排空膀胱,随后在 2 h 内静脉输注 1 g EDTA -二钠钙($CaNa_2$ EDTA)与 200 mL 5%葡萄糖水溶液的混合物。铅对 EDTA 的亲和力高于钙,铅- EDTA 复合物经尿液排泄且可以被检测。患者需要连续 3 天在 2 L 无铅瓶中收集 24 h 尿液。3 天内收集的尿液中铅的总量被认为是全身的铅存储量。患者应确保饮用足量的水,以提供至少 1 mL/min 的稳定尿流率。
临床意义:1958 年异常铅负荷的定义为输注 EDTA 钙后铅含量达到 80～600 μg[3]。2006 年将此定义降低至 20 μg/72 h[4]。铅毒性限值≥600 μg。

11.4.4 参考区间(表 11.4 - 2)

表 11.4 - 2 铅的参考区间

全血[2]	
- 6～12 岁儿童	最高 0.29 μmol/L(60 μg/L)
- 18～69 岁女性	最高 0.34 μmol/L(70 μg/L)
- 18～69 岁男性	最高 0.43 μmol/L(90 μg/L)
尿液[3]	<0.72 μmol/L(150 μg/L)

数值为第 95 百分位数。单位换算:μg/L×0.004 83 = μmol/L

11.4.5 临床意义

德国环境调查和美国国家健康和营养调查的数据证实,由于工作场所的环境保护措施和对含铅燃料的禁令,西方工业化国家的环境和(人群)血液中铅含量明显下降。

1998 年德国环境调查[2]:测得的血铅浓度从<0.02～1.82 μmol/L(4～380 μg/L),几何平均值为 0.15 μmol/L(30.7 μg/L)。基于这项调查降低了参考值。以下因素影响了该调查中的血铅浓度:年龄(从 18～19 岁到 50～59 岁的年龄段之间测得的血铅浓度逐渐升高),血细胞比容(血铅浓度与血细胞比容呈正相关),啤酒、气泡酒和果酒消耗的频率(铅浓度随消耗频率的增加而增加),生活饮用水中的铅浓度。

铅水平高于此阈值可能发生慢性中毒:育龄妇女和儿童≥0.48 μmol/L(100 μg/L)、45 岁以上的男性和女性≥0.72 μmol/L(150 μg/L)。

美国国家健康和营养调查:美国国家健康和营养调查研究数据显示,一般人群的几何平均血铅水平从 1976—1988 年的 0.63 μmol/L(131 μg/L)下降到 1999—2002 年的 0.08 μmol/L(16 μg/L)。与铅浓度水平较高有关的因素包括高龄、男性、吸烟、旧油漆和水管中的铅、饮用水、较低的社会经济地位、城市住宅和老建筑住房。根据美国纽约市铅生物监测研究[5],一般人群中血铅的几何平均值为 0.09 μmol/L(17.9 μg/L)。吸烟者的血铅浓度为 0.12 μmol/L(24.9 μg/L),建筑工人的水平为 0.14 μmol/L(28.6 μg/L),中国移民的平均值为 0.1 μmol/L(24.9 μg/L)。

11.4.5.1 铅代谢[6]

铅粉尘和铅化合物主要通过呼吸道(70%～100%)吸收,其次通过胃肠道吸收(5%～20%)。如果微粒大小<1 μm,则吸入量占总吸收量的 90%左右。肠内吸收取决于铅(金属态、无机或有机化合物)的物理化学性质及是否含有其他阳离子,如 Ca^{2+}、Fe^{2+} 和 Zn^{2+}。成人铅的吸收率为 11%。亲脂性铅易被皮肤吸收,如抗爆剂四乙基铅。铅暴露后体内铅浓度会迅速上升,但 100 天内重新分布到软组织和骨骼中。

被吸收的铅分三部分积聚在体内:

- 约 95%储存在成人骨骼,半衰期为 4～20 年,铅在骨皮质中的储存时间比在骨小梁中更长。
- 血浆中游离铅不足 5%,其余与红细胞内 δ 氨基酮戊酸脱氢酶(δ - ALAD)结合。铅在血液中的半衰期为 35 天。
- 分布于软组织中的铅不足 5%。铅在软组织中的半衰期约为 30 天,在大脑中的半衰期约为 2 年。

金属态铅经肾脏(75%)、胆汁(15%)、头发和指甲(10%)进行代谢。

11.4.5.2 临床症状

铅中毒的临床症状是贫血、神经病变、肾病、胃肠疾病、生殖系统疾病及对心血管的影响。在护士健康研究中,相比于低铅浓度女性,胫骨铅浓度较高的女性更容易出现提早绝经(<45 岁)(比值比 5.3)[7]。由于血铅浓度升高和尿铅排泄增加所致的临床表现见表 11.4 - 3。与铅中毒有关的疾病和症状见表 11.4 - 4。

表 11.4 - 3 由于血液和尿液中铅浓度升高引起的临床疾病

标本类型	μmol/L	μg/L	表现
全血	<0.5	<100	参考区间(根据国家标准不同)
	<0.24	<50	
	>0.5	>100	抑制 δ 氨基酮戊酸脱氢酶
	0.72～1.45	150～300	尿 δ 氨基酮戊酸和锌原卟啉增加
	>1.93	>400	尿中粪卟啉增加
	0.48～0.96	100～200	影响儿童学习能力和智商
	>1.45	>300	疲劳
	>1.93	>400	认知能力缺陷
	2.42～2.90	500～600	儿童慢性脑病
	>2.9	>600	肾小管功能受损
	2.9～3.9	600～800	周围神经病变
	>3.9	>800	成人慢性脑病
	3.9～14.5	800～3 000	急性铅中毒性脑病
尿液	<0.72 μmol/24 h	<150 μg/24 h	参考区间
	>2.9 μmol/24 h	>600 μg/24 h	$CaNa_2$ EDTA 的铅动员试验中出现毒性铅负荷

11.4.5.3 实验室诊断[6]

全血中铅的检测:铅在血液中的平均生物半衰期短,铅浓度可以反映持续的暴露水平。然而,如果长时间暴露于铅,导致体内铅的高负荷,血铅水平将持续升高一段时间。正常血铅浓度并不能排除铅中毒。

表 11.4-4 与铅中毒相关的疾病和症状

疾病	临床和实验室检查
急性铅中毒	铅中毒引起的急性和慢性症状主要涉及造血系统、胃肠道、中枢和周围神经系统和肾脏等。急性中毒(现在很少见)最常见的症状是铅诱发的肠绞痛伴食欲不振、便秘和消化不良。暴露于大量的铅盐可导致胃肠炎、肠绞痛、溶血、肝功能衰竭、呼吸系统疾病和麻痹。急性铅性肾病是肾小管损伤的结果。制动、感染性发热或酸中毒等情况下会引起大量铅从骨骼中动员出来,导致慢性高暴露水平下突发急性中毒症状。 实验室表现:血铅浓度超过 3.9 μmol/L(800 μg/L),尿中 α_1 微球蛋白和 N-乙酰-β-D-氨基葡萄糖苷酶的浓度增加。
慢性铅中毒	慢性铅中毒通常起病隐匿,伴非特异性症状,如头痛、疲劳、冷漠、易怒和食欲不振。职业性铅暴露通常会导致轻度小细胞或正细胞性贫血。血铅浓度超过 3.8 μmol/L(800 μg/L)时,会出现铅性脑病的表现,如定向障碍、失眠、感觉障碍、癫痫、帕金森症状、谵妄、昏迷等。血铅浓度大于 0.48~0.96 μmol/L(100~200 μg/L)的慢性铅中毒的典型症状为: - 常见症状:腹部绞痛、贫血、嗜碱性点彩红细胞、伯顿线、食欲不振、高血压。 - 神经症状:反射亢进、震颤、肌无力(手腕下垂)、感觉异常。 - 脑病:头痛、癫痫、记忆障碍、易怒。 - 泌尿生殖系统/肾脏:不孕、肾功能受损。
饮用水铅暴露[11]	鉴于铅对高危群体的毒性作用,欧盟于 2013 年设立了饮用水中铅的最高限量标准为 0.05 μmol/L(10 μg/L)。在一项针对年轻女性的研究中,当饮用水中铅含量低于 0.02 μmol/L(5 μg/L)时,血铅浓度中位数为 0.12 μmol/L(24 μg/L);当水铅含量较高时,血铅浓度中位数为 0.15 μmol/L(31 μg/L)。在使用铅管的家庭中,饮用水的铅含量为 0.13 μmol/L(26 μg/L)。当持续 11 周不饮用自来水或使用自来水烹饪时,血铅浓度下降至 0.06 μmol/L(12.3 μg/L)[12]。 如果饮用水中铅含量的数量级在 μg/L 的范围内,那么婴儿更容易吸收铅;所以如果将婴儿配方奶粉溶解在自来水(900 mL/d)中进行喂养,那么 3~6 个月非母乳喂养婴儿每天可吸收 23 μg 的铅,超出了世界卫生组织规定的 18 μg/d 的每周可耐受摄入量。
- 儿童铅暴露	血铅浓度升高与儿童疾病有关。超过 3.4 μmol/L(700 μg/L)的极高浓度的铅会导致脑病、癫痫和死亡[13]。超过 0.4 μmol/L(100 μg/L)的铅浓度与智力低下、神经行为发育迟缓或受损、听力下降、表达和语言障碍、发育迟缓、注意力差、反社会和多动有关。儿童对铅暴露特别敏感。与成年人相比,儿童口服摄入铅后可吸收 30%~75%,在产前和围产期,更多的铅会储存在大脑中。美国疾病控制和预防中心已经设立 0.48 μmol/L(100 μg/L)为铅毒性阈值。儿童血铅浓度与智力水平之间呈负相关。当血铅浓度从 0.48 μmol/L(100 μg/L)增加到 0.96 μmol/L(200 μg/L)时,智力水平会下降 1~3 个点[14]。对于血铅浓度超过 2.2 μmol/L(450 μg/L)的儿童,推荐使用螯合疗法。然而,当浓度为 0.96~2.1 μmol/L(200~440 μg/L)时,治疗与认知功能的改善无关[15]。最近更多的研究[16]表明铅浓度与智力水平变化之间的呈非线性关系,当铅浓度较低时,智力分数的下降程度相对较高。大多数智力水平下降的儿童其血铅浓度仍低于 0.48 μmol/L(100 μg/L)。除了认知缺陷之外,儿童还会出现与注意力缺陷多动症表型相对应的行为缺陷。这些缺陷是不可逆的。
- 孕期	在怀孕和产后期间,铅从骨骼系统释放到血液中,导致血铅浓度升高。母体高水平的铅暴露会导致婴儿出生体重下降、早产或流产。母乳中也含有较高浓度的铅,可能对新生儿构成风险[17]。
- 职业铅暴露	急性和慢性职业性中毒主要是由于吸入或吞咽含铅无机化合物的粉尘、烟雾或蒸汽。每日超过 0.6 mg 的铅吸收量,可以形成正向铅平衡;铅暴露量大于 1 mg 开始为毒性剂量。每日 3.5 mg 的铅吸收量会在 4 个月后导致中毒,而致死剂量的铅负荷为大于 10 g[18]。慢性职业铅暴露是发展中国家的一个特殊问题。生产玻璃砖的制砖厂工人在持续铅暴露 9.8±6 年后,血铅浓度可达 1.74 μmol/L±0.85 μmol/L(361.5 μg/L±176.9 μg/L)。工人大多表现为以下症状:68%有伯顿线,几乎所有人都有周围神经病变表现,57%出现记忆力丧失,48%存在焦虑,30%抱怨持续性头痛。血铅水平与尿铅排泄量之间有显著相关性[19]。
- 神经病变	铅暴露数年后并且血铅浓度>0.96 μmol/L(200 μg/L),可出现铅相关神经病变的早期症状,包括神经心理疾病、易怒、头痛、注意力下降,以及上肢伸肌无力等功能性障碍[20]。这些症状是由于铅非竞争性地抑制了 N-甲基-D-天门冬氨酸受体(NMDAR)产生的突触前和突触后效应。铅的突触前效应被认为是由脑源性钠利尿因子介导的 NMDAR 依赖性信号传导干扰造成的[16]。NMDAR 的损害会在行为和细胞水平上导致学习缺陷。
- 心血管疾病	根据一项荟萃分析的结果,铅暴露与心血管疾病之间没有直接联系。然而,铅暴露与高血压之间存在一定的关联,这就增加了心血管疾病的发病率[21]。
- 贫血	在铅中毒中,红细胞渗透阻力和细胞周期降低。当血铅浓度达到 2.4 μmol/L(500 μg/L)时,血红蛋白(Hb)浓度开始出现中度下降。铅抑制合成血红蛋白的酶(参见后文的病理生理)。根据一项研究[22],如果不采取职业安全措施,铅加工行业新就业者的血红蛋白浓度在 3 个月内可从 140 g/L 降至 134 g/L。
- 肾脏疾病[6]	当血铅浓度超过 2.9 μmol/L(600 μg/L)时便会出现典型的肾病表现。近端小管中的铅积聚导致微量蛋白尿、良性尿沉渣、高尿酸血症,并且常伴有高血压。暴露于铅的个体可在早期观察到尿 N-乙酰-β-D-氨基葡萄糖苷酶和 α_1 微球蛋白排泄增加。1.5%的职业性铅暴露个体 GFR<60 mL/(min·1.73 m²),与正常人群的患病率相同。在一项超过 2.1 年的研究中,1.5 μmol/L(313 μg/L)的平均铅暴露对 GFR 没有影响。长期低水平铅暴露患者的肾活检结果显示存在肾小管萎缩和无细胞浸润的间质纤维化。在近端小管中,可以看到由铅-蛋白复合物组成的耐酸核包涵体。
- 死亡率[23]	在第三次全国健康与营养调查中,检测了 13 946 例受试者的基线血铅浓度,并分析未来 10 年的全因死亡率。铅浓度大于 0.16 μmol/L(36.2 μg/L)人群的死亡率相比铅浓度低于 0.09 μmol/L(19.4 μg/L)的人群增加了 1.25 倍,心脏疾病死亡率增加了 1.55 倍。
- 依赖药物的个体[7]	莱比锡 597 名大麻使用者(439 名男性,158 名女性)血铅浓度如下:27.3%血铅浓度超过 0.72 μmol/L(150 μg/L),12.2%血铅浓度需要进一步调查,60.5%血铅浓度高达 0.72 μmol/L(150 μg/L)(男性)或 0.48 μmol/L(100 μg/L)(女性)。主要原因是大麻中被掺杂了铅。

补充调查和研究结果:铅抑制血红蛋白合成中 3 种重要的酶(ALAD、粪卟啉原氧化酶和铁螯合酶),其中铅中毒表现如下:红细胞中 ALAD 活性降低(低于正常水平的 10%)、游离红细胞原卟啉增加(全血中超过 500 mg/L)、δ 氨基酮戊酸的肾脏排泄增加(尿液中超过 20 mg/L)、粪卟啉Ⅲ的肾排泄增加(尿液中超过 0.5 mg/L)、嗜碱性点彩红细胞(每 100 万个红细胞超过 100 个点状细胞)、全血细胞计数异常(低色素性贫血、红细胞大小不均、异形红细胞症)[8]。

铅动员试验:为了检测铅负荷,可以使用螯合剂进行动员试验[6]。除非进行铅动员测试,否则尿检无法提供有关暴露水平的信息。血铅和 EDTA 试验结果在稳态情况下是相关的,特别是针对近期暴露情况。这是因为大部分可螯合的铅来源于血-软组织室,小部分来自相比骨皮质具有更高生物利用度的骨小梁。在妊娠、制动或甲状旁腺功能亢进等情况下,骨转换增加,铅的交换会增多[6]。

铅的无创检测:由于存在高污染风险,因此检测头发中的铅浓度无法用于诊断目的。检测体内铅储存的无创方法是通过活体骨荧光X线检测。储存铅也可以通过检测脱落乳牙中的铅浓度进行估算。

推荐疗法：使用螯合剂，如$CaNa_2$EDTA、二巯基丙磺酸盐(DMPS)或2,3二巯基丁二酸促进铅排泄，可使肾脏的铅排泄增加25～30倍。当血液浓度超过400 μg/L(1.9 μmol/L)时，可用螯合剂治疗铅中毒[9]。德国职业与环境医学学会建议，如果妇女血铅浓度超过0.72 μmol/L(150 μg/L)或男性铅浓度超过1.2 μmol/L(250 μg/L)，则需强制进行排铅[10]。美国疾病控制和预防中心建议，铅浓度≥2.16 μmol/L(450 μg/L)的儿童需强制排铅。

11.4.6 注意事项

血液采集：应使用含有肝素锂或EDTA的无金属采血管。

头发矿物质检测：慢性高铅摄入量可反映在头发中。然而，样品制备过程中产生的污染无法与头发中的毒性铅浓度区分开来。

影响因素：脱水状态下，随着血细胞比容增加，血液中的铅浓度升高。

尿液检测：不完全的收集、污染、铅盐沉淀及极性的容器壁上铅吸附现象可导致结果假性降低。

11.4.7 病理生理学

非职业性铅暴露发生于口服摄入受污染的食物或吸入受污染的空气。铅在肺和肠道的吸收取决于食物成分。钙、锌、磷酸盐和植酸盐可抑制其摄取，如禁食可以增加高达60%的铅吸收率[6]。儿童可吸收30%～75%的铅摄入量，而成年人吸收约11%的铅摄入量。

铅发挥毒性作用的主要机制之一是其生物化学过程，包括铅抑制或模拟钙的作用及与蛋白质相互作用的能力。在骨骼内，铅取代了钙被转运至相应的矿物质中。铅对半胱氨酸的巯基、赖氨酸的氨基、谷氨酸和天门冬氨酸的羧基及酪氨酸的羟基具有高亲和力。在所有细胞结构中，线粒体对铅最为敏感。

循环中的铅很快从血浆中被红细胞摄取并与δ-ALAD结合。红细胞ALAD对铅的结合能力极强，即使在严重铅中毒时也难以达到饱和。铅随红细胞分布到肝脏、肾脏和大脑。铅半衰期约为30天，随后从这些组织中释放出来，经肾脏排出或作为铅磷酸盐沉积在骨骼中。骨骼系统中的铅含量随着年龄的增长而增加，儿童中骨铅占铅总量的70%，成人占90%。

严重肾功能不全时，铅的肾排泄延迟；在使用螯合剂强制排铅期间，必须考虑到这一点，如当甲状旁腺功能亢进、制动或怀孕激活骨代谢时，骨铅转移增加。

铁会减少肠内和红细胞对铅的吸收，可能是因为两种元素都使用相同的金属离子转运通道转运入细胞。因此，缺铁会增加铅的吸收。

由于铅对线粒体膜的影响，铅会抑制血红素的合成。血红素既是红细胞中的氧气载体又是所有细胞的细胞色素C系统中的呼吸色素。血红素合成在线粒体中开始和结束，中间过程在细胞质中进行。铅通过抑制ALAD和铁螯合酶阻碍血红素的合成[22]。ALAD是一种细胞质酶，而铁螯合酶是线粒体酶。

抑制ALAD：在血红素合成的第一步中，该酶催化两分子δ氨基酮戊酸(δ-ALAS)缩合为胆色素原(图7.1-6)。血铅对ALAD的半数抑制浓度为0.77 μmol/L(160 μg/L)，对ALAD的90%抑制浓度为2.64 μmol/L(550 μg/L)。作为抑制ALAD的代谢结果，δ-ALAS不断积聚且其尿排泄增加。组织中δ-ALAS浓度增加会引起神经症状。因为每个ALAD分子含有一个锌原子，所以ALAD活性取决于巯基的完整性和锌的可用性。通过增加锌的可用性可逆转对ALAD的抑制效应。

铁螯合酶的抑制：该酶催化血红素合成的最后一步，即将铁加入原卟啉环的过程(见图14.5-2)。如果这一步被抑制，那么无铁原卟啉会结合到红细胞中的血红素结合部位。如果铁含量不足，则锌原卟啉会参与结合。因为原卟啉与血红蛋白结合得相当牢固，所以不会从血红细胞扩散到血浆和皮肤中。因此，与红细胞生成性原卟啉病患者相比，铅中毒患者不会表现出皮肤光敏性[21]。红细胞中原卟啉的增加取决于血液中的铅浓度。如果铅浓度超过2.4 μmol/L(500 μg/L)，红细胞原卟啉浓度将超过2 500 μg/L[25]。

红细胞渗透阻力的降低是由于红细胞膜中Na^+-K^+-ATP酶被铅抑制，导致红细胞中钾离子外流增加。红细胞嗜碱性点彩是由于线粒体残骸和核糖体DNA沉淀引起的。这是因为铅抑制了红细胞中的嘧啶5′-核苷酸酶。当细胞核被排出后，酶将剩余的核苷酸链裂解成小片段[26]。

11.5 镉(Cd)

镉属于元素周期表中(锌族)的ⅡB族，是自然存在于地壳地下中的重金属，含量为1×10^{-7}。镉在土壤中的浓度约为0.1 ppm。在自然界中，镉主要是作为锌的伴生元素被发现，如闪锌矿(闪锌矿)或锌晶石(菱锌矿)。纯镉矿物较为少见，如闪镉矿(硫镉矿、硫化镉)、方镉石(氧化镉)和菱镉矿(三氧化镉)。

11.5.1 适应证

怀疑急性或慢性职业性镉中毒(通常由于吸入)[1]。

11.5.2 检测方法

电热原子发射光谱法[2]。

11.5.3 样本

采用无金属采血管进行血液采集。全血(肝素锂)5 mL，24 h尿液10 mL。

11.5.4 参考区间(表11.5-1)

表11.5-1　镉的参考区间[3]

全血	6～12岁儿童≤4.4 nmol/L(0.5 μg/L)
	18～69岁成人*≤8.9 nmol/L(1.0 μg/L)
尿液	6～12岁儿童≤4.4 nmol/L(0.5 μg/L)
	18～69岁成人≤7.0 nmol/L(0.5 μg/L)

*非吸烟者。换算：μg/L×8.90 = nmol/L

11.5.5 临床意义[4]

吸入和食用镉都是危险的，会引起急性和慢性中毒。分散在环境中的镉可在土壤和沉积物中持续存在数十年。镉的最强毒性特性是其在人体内的半衰期长，特别是在肾脏和其他重要器官中，如肺或肝脏。除了其在体内累积的特性之外，镉也是一种剧毒金属，可以破坏生物系统，其有毒剂量远低于大多数有毒金属。

当植物吸收镉时，镉随着食物链集中并积聚在食用受污染食物的人体内。镉也存在于烟草烟雾中，进一步导致镉暴露。

镉暴露的主要途径是吸入或香烟烟雾、食物来源和在原生金属行业从业。镉用于以下工业产品：颜料（镉黄）、镍镉电池、塑料工业中聚氯乙烯稳定化、机械部件和合金的涂层及核反应堆的控制棒。

存在镉污染土壤的地区，可能会引起慢性镉中毒，尤其是吸入镉烟雾。

欧盟国家已经停止使用含镉颜料[1]。非职业性暴露的镉中毒来自每日摄入含镉的食物和饮用水。

镉暴露水平通常通过检测血液中的镉浓度和尿液中的镉排泄来确定。血镉反映了最近的镉暴露程度。尿中的镉反映镉在体内的积聚程度或肾脏镉负荷。

急性镉中毒：急性镉中毒通常由吸入导致，引起呼吸道刺激症状并伴有流感样症状和（或）肺水肿（表 11.5－2）。

表 11.5－2　镉引起的环境污染、疾病风险和中毒表现

疾病	临床和实验室检查
食物暴露[12,13]	由于土壤-植物的转移率高，镉是人类食品中发现的主要污染物，使得饮食成为非吸烟人群、非职业暴露人群的主要暴露来源[9]。根据 FAO/WHO 食品添加剂联合专家委员会（JECFA），肾功能不全是最敏感的毒理学终点，并建议使用尿生物标志物来评估风险。多年前，对化学品的每周可耐受摄入量（PTWI）进行了定义。镉的 PTWI 为 7 μg/kg[10]。2010 年该委员会指出，由于镉在人体肾脏中有长达 15 年的半衰期，因此以每月的周期进行定义更合适[11]。随后便取消了 7 μg/kg 的镉 PTWI，转为使用 PTMI。关于≥50 岁个体 β_2 微球蛋白排泄与镉排泄相关性的研究表明，低于 5.24（第 5 至第 95 百分位数 4.94 至 5.57）μg 镉/g 肌酐的尿镉排泄量与尿 β_2 微球蛋白排泄增加无关。委员会决定采用饮食镉暴露为每天 0.8 μg/kg 或每月 25 μg/kg 的 5%百分位数作为判断下限，其所对应的尿镉浓度为 5.24 μg/g 肌酐。经过计算 PTMI 为 25 μg/kg。在 2010 年会议上通过委员会审查的饮食每月摄入镉的评估值为：儿童 0.5～12 岁 3.9～20.6 μg/kg，成人 2.2～12 μg/kg（均值）、6.9～12.1 μg/kg（高值）、25 μg/kg（素食者）。 定期食用牡蛎、油菜籽和内脏是镉暴露的主要原因，因为它们的镉含量相对较高。每周消耗 18 只牡蛎（87 μg）的牡蛎养殖者，12 年后的血镉浓度可达 0.83（0.34～2.27）μg/L，尿镉浓度为 0.76（0.16～4.04）μg/L[14]。葵花籽、花生、亚麻仁和亚麻籽比其他植物产品含有更多的镉，如葵花籽的镉含量为 0.2～2.5 mg/kg。肝脏和肾脏比肌肉含有更多的镉；麋鹿的肝脏镉含量为 2.1 mg/kg，麋鹿肾脏镉含量为 20.2 mg/kg。 由德国联邦环境局[3]进行的生物监测确定了成年人血液镉浓度几何平均值为 0.44 μg/L。平均尿镉浓度为 0.22 μg/L 和 0.55 μg/g 肌酐。既往吸烟者平均血镉浓度为 0.33 μg/L，非吸烟者平均水平为 0.25 μg/L。然而，吸烟者浓度显著上升，平均增加 1.06 μg/L。美国纽约市人口的平均镉浓度为 0.77 μg/L，范围介于 0.25～9.67 μg/L[15]。
急性镉中毒[6]	由于职业安全和土壤净化的改善，急性镉中毒患病率显著下降。目前此类病例很少，而且大多是意外所致。镉的毒性与其盐的溶解度直接相关，溶解使 Cd^{2+} 很容易获得。高度可溶性的氟化物和硝酸盐是毒性最强的化合物。急性中毒主要是由吸入镉蒸汽或颗粒引起的。这些颗粒在低浓度下是无色、无味、无刺激性的。由烟雾或颗粒引起的急性镉中毒表现为流感样症状。初始症状包括鼻咽黏膜干燥、咳嗽、头痛，可能有意识不清和发热。简而言之，过度暴露于氧化镉（CdO）烟雾会导致严重的，通常为致命性的肺水肿，其症状可能在暴露后即刻或 24 h 内出现。间质性肺炎和纤维化细支气管炎也可能发生。
慢性镉中毒[1]	近年来慢性镉中毒病例数持续下降。瑞典人口的肾脏镉水平从 1976 年至 1998 年下降了 60%[16]。具体症状包括鼻咽黏膜炎症（镉鼻炎）和嗅觉器官进行性退变。在吸入和经口摄入后，镉的毒性靶器官为肾脏。长期暴露于镉的主要后果为肾损害，除此以外，嗅觉毒性、男性不育症、高血压和心血管疾病也会发生。 镉的职业暴露主要来源是金属制造及生产、加工和处理镉粉末。因此，职业性镉暴露主要是通过吸入烟尘中的颗粒物质或污染空气中的粉尘[6]。
- 痛痛病	痛痛病发生于长期高剂量的镉暴露之后。该病主要影响女性，其特点为肾小球和肾小管功能显著降低及可导致骨折的全身性骨质疏松和骨软化。患者通常抱怨后背和四肢疼痛及行走困难。
- 镉肾病	肾脏是第一个显示镉毒性的器官。在慢性镉中毒中，镉积聚在近端小管的细胞中，造成细胞损伤和慢性肾脏疾病。镉的肾脏毒性是呈剂量依赖性的，只有当储存在肾脏中的镉超过 100～200 μg/g（湿重）的临界阈值时才造成损害。大多数镉与金属硫蛋白结合，而游离 Cd^{2+} 是有毒的，其临界浓度为 2 μg/g（湿重）。镉肾病导致肾小管蛋白尿、钙和磷酸盐代谢障碍、骨质脱矿、肾结石和骨折。前瞻性研究表明，镉诱导的蛋白尿与心血管事件、卒中、肾炎和肾病及总死亡率高度相关[17]。 实验室诊断[4]：镉相关肾损伤最早期的症状是分子量低于 40 kDa 蛋白质的排泄增加。这些蛋白主要包括 β_2 微球蛋白、视黄醇结合蛋白（RBP）和 α_1 微球蛋白。在 0.3～1 mg/g 肌酐水平内，这些蛋白质（如 RBP）的适度排泄并不意味着严重的肾脏损害，并且在无持续镉暴露的情况下这种表现可能是可逆的。然而，如果排泄量显著增加（表 11.5－3），则肾损伤是永久性的，并且也与肾小球滤过率降低有关。不可逆性肾损害中其他排泄增加的物质包括白蛋白、N－乙酰－β－D－氨基葡萄糖苷酶、氨基酸、葡萄糖、钙和磷酸盐。如果肾小管损伤仍然处于早期阶段，只要镉负荷不太高（即尿镉排泄量低于 20 μg/g 肌酐），那么损伤可能是可逆的[4]。
- 骨骼疾病	镉肾病使 1,25－二羟基钙化醇合成减少，破坏钙和磷酸盐的平衡，导致骨质疏松症、骨软化和假性骨折。 慢性低水平的镉暴露也被认为与肾小管功能减退、骨骼脱矿和骨质疏松有关。在 53～64 岁的女性中，伴肾小管功能降低和骨密度降低的个体中平均血镉浓度为 0.38 μg/L，尿排泄量为 0.8 μg/g 肌酐。糖尿病患者和绝经后妇女比非糖尿病患者和非绝经期妇女更容易患镉相关骨病[18]。
- 糖尿病	2 型糖尿病患者的镉排泄量和蛋白尿症状之间存在剂量-反应关系。在一项纳入患 2 型糖尿病的托雷斯海峡居民的研究中，证实了这一观点[19]。伴蛋白尿的糖尿病患者尿镉排泄比无蛋白尿者（其镉排泄量中度升高，为 0.74 μg/g 肌酐）高出 61%。该结果可能表明在 2 型糖尿病患者中，镉排泄量应低于 0.74 μg/g 肌酐。
- 恶性肿瘤	许多研究已经证实了镉与肺癌之间的关系。在比利时进行的一项为期 15 年的研究[20]表明，镉负荷增加 2 倍人群的肺癌发病率增加 1.7 倍，镉污染环境中的人群增加 4.2 倍，而那些生活在双倍土壤镉浓度地区的人群则为 1.57 倍。 在一个为期 10.5 年的研究中，妇女健康倡议协会未能显示饮食镉摄入与绝经后妇女罹患乳腺癌、子宫内膜癌或卵巢癌之间存在任何联系[21]。

续 表

疾病	临床和实验室检查
- 高血压	在韩国的一项研究中，26.7%的个体患有高血压，其平均血镉浓度为 1.67 μg/L。将研究人群分为 4 组，血镉浓度最高组患者，相比于浓度最低组，患高血压的风险高出 1.51 倍[22]。仅在非吸烟者中，血压和镉浓度之间存在明确关联。
- 外周动脉疾病[23]	与持续吸烟相关的镉暴露，使外周动脉疾病的患病风险增加 4.13 倍。外周动脉疾病患者的尿镉排泄量比对照组高 36%。外周动脉疾病组的平均镉排泄量为 0.36 μg/L，第 25 百分位数为 0.19 μg/L，第 90 百分位数为 1.16 μg/L。 ≥75%百分位数组患外周动脉疾病的风险是 25%百分位数组的 3.05 倍。
- 生殖系统	多项研究表明，镉可导致男性和女性的生殖障碍[24]。镉积聚在卵巢中，并与卵母细胞发育衰减有关。从 4 个细胞阶段到胚胎发育的后期阶段都会受到镉积聚的影响。

表 11.5-3 由职业性镉暴露引起的视黄醇结合蛋白(RBP)和 β_2 微球蛋白(β_2-M)水平升高的解读[4]

RPB 或 β_2-M(mg/g 肌酐)	解读
低于 0.30	正常
0.30～1.0	初期镉相关肾小管病变，去除暴露后尿镉低于 20 μg/g 肌酐，则损害也许是可逆的。
1.0～10.0	随年龄增长，不可逆肾小管性蛋白尿可能会加速 GFR 下降的趋势。在这个阶段中，GFR 仍然是正常的。
大于 10.0	显性镉相关性肾病，通常与 GFR 降低有关。

慢性镉暴露[4]：慢性镉暴露会导致肾脏疾病、贫血、骨质疏松和骨折。镉也是一种潜在的致癌物[5]。慢性镉暴露通常与食物摄入有关，尤其与吸烟密切相关。动物内脏、贝类、贻贝和牡蛎的镉含量最高。正常每日从食物中摄入的镉为 10～20 μg。吸烟是镉暴露的额外来源。每支香烟含有 1～2 μg 镉，因此一包香烟中的镉含量与食物中每日正常摄入的镉含量相当。

口服摄入镉的正常吸收率为 5%，但在缺铁患者中可增加至 15%。镉烟雾或颗粒物经呼吸道吸收率为 10%～50%，烟草烟雾的吸收率约为 10%。

出生时体内镉负担可忽略不计，之后可持续增加到 60～70 岁，然后下降。在低水平的暴露下，骨骼是主要靶器官，且比肾脏受到的影响更严重。低镉浓度和蛋白尿之间的相关性较弱[5]。

由于镉的结合蛋白——金属硫蛋白是在肝脏和肾脏中合成的，所以镉会在这些器官中积聚。大多数肾脏内的镉与金属硫蛋白结合，造成肾脏损伤的镉形式是与细胞组分发生剧烈反应产生的高毒性 Cd^{2+} 离子[4]。暴露于低水平镉环境中的个体，肾脏可以积聚机体内高达 50%的镉。尿中每日的镉排泄量非常低，约占全身负荷的 0.005%～0.01%[4]。镉有良好的剂量反应关系。镉在肾脏中的储存量可以通过无创检测尿液镉排泄量作为替代标志物进行估计。许多国家将职业镉暴露的上限定为尿镉浓度达 5 μg/g 肌酐。镉诱导的肾脏损害的早期表现十分重要，其中包括尿微量蛋白如 α_1 微球蛋白、视黄醇结合蛋白和 β_2 微球蛋白排泄的增加。

由于镉很少能够穿过胎盘和脑脊液屏障，所以胎儿和大脑都不会受到损害。对于慢性镉暴露见表 11.5-2。

11.5.6 评价和问题

样本：全血和尿液中的镉浓度可以用来估计体内的镉负荷。由于头发镉浓度与器官(如肝脏和肾脏)镉水平之间的相关性较弱，因此头发的检测仅可作为粗略估计。

参考区间：用于样本检测的不同的镉参考区间取决于检测对象的地理区域及检测方法。

头发矿物质检测：慢性高镉暴露可反映在头发中。然而，标本制备过程中的污染不能与头发中镉的有毒剂量区分开。头发中的镉含量仅用作器官镉水平的粗略估计。

11.5.7 病理生理学[6]

镉没有任何生理功能，机体尚未形成任何运输或稳定镉的特殊机制。镉运输到组织的机制与金属离子基本相同，如 Zn^{2+}、Fe^{2+}、Mn^{2+} 和 Ca^{2+}。镉在身体中的许多效应是通过与这些金属特别是锌的相互作用而产生的。镉和锌主要通过硫(S)、氧(O)和氮(N)原子与体内的大分子结合。尽管这两种金属对金属硫蛋白、蛋白质和含巯基的酶具有高亲和力，但是镉比锌具有更强的亲和力。

镉的肠内吸收率为 3%～7%，但如果存在缺铁性贫血，这一数值可增加 3～4 倍。镉通过呼吸的吸收率在 40%左右。

在血液中，镉由红细胞转运或与白蛋白结合，然后被肝细胞摄取，诱导金属硫蛋白(一种富含半胱氨酸并对二价金属具有高亲和力的低分子量蛋白质)的合成。镉的毒性通过与金属硫蛋白结合而显著降低[6]。金属硫蛋白-镉复合物被释放到血流中并到达肾脏，被肾小球滤过，并通过胞饮作用被肾近端小管细胞摄取。

在肾小管细胞内，金属硫蛋白-镉复合物被降解，但金属硫蛋白-镉复合物的降解会释放游离镉，游离镉会与肾小管细胞新合成的金属硫蛋白重新结合。一旦肾小管细胞的金属硫蛋白与镉的结合达到饱和，则不能再清除肾小管中所有的游离镉，这可能导致肾小管损伤。受损的肾小管不再能够隔绝镉，因此会在尿中观察到镉排泄量增加。

虽然镉在肝脏内保留时间短，但是体内大部分的镉都在肝脏中。从长远来看，镉存储在肾脏，并且有 17～30 年的半衰期。只有少量的镉经尿液排泄。

镉可能像雌激素一样，通过与雌激素受体结合来模拟 17β-雌二醇的作用[1]。

氧化应激在镉毒性中起着重要作用[7]。它可消耗谷胱甘肽(GSH)，减少结合蛋白质的巯基，导致活性氧(ROS)的形成，如超氧阴离子(O_2^-)、氢超氧化物(H_2O_2)和羟基自由基(OH·)(见 19.2)。由于镉是一种氧化还原稳定的金属，因此自由基只能间接形成。

细胞损伤的机制之一是抗氧化系统的破坏，尤其是肝细胞。肝细胞含有大量的谷胱甘肽，会因结合镉而减少。

这导致了镉诱导的肝毒性及肾脏等其他器官中谷胱甘肽的减少。

线粒体特别容易受到镉的破坏。考虑到功能失调的线粒体是过量ROS形成的中心，而且线粒体是镉已知的关键细胞内靶点，因此线粒体损伤是可能的。当线粒体发生功能障碍时，如长期暴露于镉等环境毒物，会导致能量生成减少和ROS增多。这些ROS与天然抗氧化剂之间的不平衡产生氧化应激状态[8]。根据推测，镉可以引起单链DNA损伤并破坏核酸和蛋白质的合成[25]。

11.6 汞(Hg)

汞是一种重金属，也是唯一在室温下呈液态的金属。固态汞柔软而富有弹性，气态汞以原子形式存在。汞易与硫和卤素结合，并且在高于300℃的温度下，与氧气反应产生氧化汞(二价)(HgO)。Hg以单价和二价化合物存在，并与许多金属形成汞合金(汞齐)。汞是一种天然存在的元素，是一种常见的环境污染物，在地壳中的含量仅为$1\times10^{-5}\%$。最重要的汞矿石是朱砂(朱砂石、硫化汞)。对于汞中毒的医学评估，汞的吸收形式很重要：作为汞元素吸收，一种高度有毒的蒸汽；以盐形式的无机汞吸收，如Hg_2Cl_2(甘汞)；以有机物的形式，如比汞蒸汽毒性小的甲基汞(MeHg)等含碳化合物。

11.6.1 适应证

怀疑慢性汞中毒：使用牙科汞合金的个体、多鱼饮食、吸入高浓度汞的职业暴露、神经和神经精神症状。

怀疑急性汞中毒：在职业性汞暴露的背景下，出现诸如呼吸困难、胸痛、恶心、呕吐和关节肿胀等症状。

11.6.2 检测方法

使用高锰酸钾处理尿液，氧化有机结合的Hg，随后用硝酸和硫酸的混合物稀释。之后再使用$NaBH_4$处理样品以释放汞蒸汽。Hg经由原子吸收光谱进行测定[1]。

11.6.3 样本

肝素或EDTA全血3 mL，或24 h尿液(指定体积)5 mL，或随机尿液样本(以肌酐排泄作为参照)5 mL。

11.6.4 参考区间(表11.6-1)

表11.6-1 汞的参考区间

血[2]	6～12岁儿童	高达7.5 nmol/L(1.5 μg/L)
	18～69岁成人	高达10 nmol/L(2.0 μg/L)
尿[2]	6～12岁儿童	高达2.0 nmol/L(0.4 μg/L)
	18～69岁成人	高达5.0 nmol/L(1.0 μg/L)

单位换算：μg/L×4.99＝nmol/L。血液参考值适用于一个月食用鱼不超过3次的个体。尿参考值应用于没有使用牙科汞合金的个体

11.6.5 临床意义

人群中汞暴露的主要来源是牙科汞合金的使用及食用鱼类和其他海产品。汞随食物链的上升而累积，因此金枪鱼、鲨鱼和剑鱼等大型捕食物种的组织中可能含有高浓度汞。职业性汞暴露通常是汞蒸汽，可能发生在牙科、采矿及电气设备和医疗器械的制造过程中。硫柳汞是一种含汞的防腐剂，是部分疫苗的成分之一，但已经从大多数常规儿童疫苗中淘汰[3]。汞还被用于医药产品、漂白剂和印度草药(表11.6-2)。

表11.6-2 汞暴露的原因

汞	暴露类型
元素态	- 含汞仪器的废品，如温度计和气压计等 - 职业性汞蒸汽暴露 - 牙科汞合金 - 注射和食用
无机态	- 甘汞 - 电池材料的使用
有机态	- 食用鱼和其他海产品 - 接触杀菌剂 - 防腐剂和抗真菌剂(硫柳汞)

暴露途径和吸收程度取决于Hg的形式[3,4]：

- 通过口服途径可以忽略元素汞(Hg^0)的吸收。血液中Hg^0的半衰期为40～60天。
- 无机汞化合物的口服吸收率为中低程度，取决于汞的具体形式。牙科汞合金由元素汞(50%)，部分银、锡、铜和锌组成。无机汞在血液中的半衰期为40～60天。
- 汞蒸汽能够很好地被呼吸道(鼻腔和口腔黏膜、肺)吸收。在血液中，50%的汞蒸汽溶解于血浆中，另外50%分布在红细胞中。此外，汞是亲脂性的，吸收入血的汞蒸汽可迅速到达器官，并且穿过血脑屏障到达大脑。汞蒸汽在血液中的半衰期为3～6天。
- 有机汞的口服吸收接近完全。有机汞在血液中的半衰期为70天。甲基汞的肠吸收率几乎为100%，吸收后的甲基汞有90%与红细胞结合。甲基汞在血液中的半衰期为60～90天。甲基汞在器官中被氧化成有毒的Hg^{2+}离子。甲基汞毒性低于汞蒸汽，因其优先与鱼类和其他海产品中的氨基酸半胱氨酸结合。

汞一旦被吸收，便会分布于整个机体，但对中枢神经系统和肾脏有特别的亲和力。其清除是有限的，通过肾脏和粪便排泄。

11.6.5.1 急性汞中毒[5]

元素汞或无机汞化合物的急性汞中毒是罕见的。急性汞蒸汽中毒的症状包括气促、胸痛、呼吸困难、阵发性咳嗽、恶心、呕吐、弥漫性关节肿胀和皮疹。高于3～5 mg/kg的剂量时可出现死亡。清除毒性的过程会导致尿液汞水平升至50～100 μg/L。另见表11.6-3。

11.6.5.2 慢性汞暴露[6]

近年来，职业原因吸入汞蒸汽(Hg^0)的比例大幅下降。该元素的自然排放量是工业排放量的6～7倍[7]。西方工业化国家的汞暴露量约为安全吸收量的1/3(世界卫生组织，每周200 μg)；其中大半可归因于食用鱼类，另一半归因于牙科汞合金的使用。

表 11.6－3 由汞引起的环境污染、疾病风险和中毒

疾病	临床和实验室检查
食物暴露[6]	由于汞在环境中无法降解，所以会不断累积。由于人类活动中的汞释放和使用，生物圈的汞含量比工业时代前的含量增加了 10 倍。人群汞暴露的主要来源是汞元素（Hg^0），以牙科汞合金和食物链中有机汞[甲基汞（MeHg）]的形式释放。甲基汞暴露的最主要来源是食用鱼类和其他海产品。由于火山爆发或人类活动（燃煤发电厂的排放、供暖系统、使用甲基汞作为杀菌剂处理种子），汞自然地到达海洋。元素汞被浮游植物和硫酸盐还原菌利用甲基化作用转化为有机汞并进入食物链。根据各地区的工业汞排放和海洋生物的寿命，其食物中的汞含量可以从低于 0.5 μg/g 到 3 μg/g 不等。 管理决策[6]：瑞典国家公共卫生研究所推荐的饮食汞暴露安全限值为每天 0.4 μg/kg，相当于约 6 μg/g 的头发汞浓度。在该水平上，一个体重为 70 kg 的成年人每天可以摄入汞浓度为 1 μg/g 的鱼 200 g。联合国粮食及农业组织/世界卫生组织食品添加剂专家委员会推荐每周最大汞摄入量暂定为 200 μg（3.3 μg/kg），与瑞典给出的建议相符。根据美国环境保护署的数据，一个 70 kg 成年人每周应该摄入不超过 50 μg 汞（0.1 μg×7 天×70 kg）。因此，咸水鱼的汞含量不得超过 0.1 μg/g。在欧盟范围内，已经应用了 0.5 μg/g 鱼类这一通用汞浓度限值，但允许金枪鱼和剑鱼等少数物种的汞含量达到 1 μg/g。 由德国联邦环境部门[2]进行的生物监测确定了成年人血液汞浓度范围为＜0.2～34.8 μg/L，其几何平均值为 0.43 μg/L。尿排泄量范围为＜0.1～16.0 μg/g 肌酐，平均值为 0.34 μg/g 肌酐。随着鱼和鱼类产品的消耗、牙科汞合金的使用，以及葡萄酒、气泡酒和果酒的频繁消费，血液汞浓度也随之增加。尿汞浓度随着汞合金填充物数量的增加而增加。 纽约市人口平均血汞水平为 2.7 μg/L，范围为 0.2～35.8 μg/L 不等。在过去 30 天内报告至少摄入鱼类或贝类 20 次的成年人的汞浓度水平是未摄入人群的 3.7 倍[14]。
急性和慢性甲基汞中毒、水俣病[15]	"水俣病"一词被用作甲基汞中毒的代名词。1953 年日本水俣县暴发了第一次有记载的因食用鱼类而引起的甲基汞中毒事件。生产乙醛的工厂废水中含有的甲基汞在鱼体内产生了生物累积。受害者居住在水俣海岸线，因此该疾病被命名为"水俣病"。在 1950—1968 年，受害者都在食用受污染的鱼，至少有 20 万人中毒。1960 年，沿海地区人群头发中汞浓度的中位数为 23.4（0～920）μg/g。在禁止鱼类摄入之后，1960—1988 年期间脑内汞的含量从 10 μg/g 降至 0.08 μg/g。 急性中毒的临床症状：成人表现为视觉和听觉障碍、嗅觉和味觉障碍、小脑共济失调、感觉障碍和精神症状。急性胎儿中毒导致精神和运动发育严重障碍。脐带血中甲基汞水平从 1950 年的 0.2 mg/kg 上升到 1960 年的 1.2 mg/kg，到 1970 年又降至不足 0.1 mg/kg。 慢性中毒的临床症状：虽然诊断急性甲基汞中毒很容易，但慢性中毒则相对难以诊断（尤其是临界病例）。无法通过测定血液或尿液中的汞来判断，应当使用电生理学方法，如检测短潜伏期躯体感觉诱发电位[16]。即使在三十多年前已停止暴露，且停止进食受污染的鱼类后大脑汞水平已降低了约 100 倍，头发中汞含量也明显下降，但这些慢性中毒患者的主诉仍是自甲基汞暴露以来，四肢远端部分和嘴唇周围出现的感觉异常。 虽然神经毒性损伤是儿童及水俣海湾成年人的常见病，但在 MeHg 水平升高儿童的其他研究中并未发现水俣病的临床症状。在一项关于法罗群岛的研究中[17]，分娩母亲的头发汞浓度中位数为 4.5（0.2～39.1）μg/g，其子女 7 岁时的头发汞浓度中位数为 2.99（1.69～6.20）μg/g，14 岁时头发汞浓度中位数为 0.96（0.45～2.29）μg/g，这些儿童并没有神经毒性疾病。
甲基汞和儿童神经发育	胎儿大脑对 MeHg 非常敏感。接触过甲基汞但症状很轻或没有症状的母亲可以生出严重神经系统疾病的婴儿，包括失明、耳聋和癫痫。研究还表明，即使脑中的汞含量处于小分子水平，出生后与甲基汞接触也会导致学习困难。很难针对此现象确定一个汞阈值[12]。据推测，奖赏加工机制、多巴胺和 GABA 的改变能改变神经递质系统，负责选择和坚持有关的皮质区域在低暴露水平下对发育期 MeHg 特别敏感。新生儿汞暴露、解剖学变化和感觉诱发电位的重现性影响，可以在低至 0.3 μg/L 的汞水平中看到[12]。因此，建议孕妇每天不要摄入超过 0.1 μg/kg（美国环境保护署）或 0.22 μg/kg（世界卫生组织），相当于每周 1～2 罐金枪鱼。尽管如此，每年仍有 50 万名血汞浓度超过 5.8 μg/L 的儿童出生（与认知缺陷相关的浓度水平）[12]。多项研究显示，孕妇头发汞含量每增加 1 μg/L，导致儿童智力下降 0.18 个点。另一项研究显示，怀孕期间头发汞含量每增加 1 μg/g，儿童智商就会降低 0.7 个点[17]。
牙科汞合金暴露[4]	汞合金填充物由 50%的金属汞（Hg^0）组成。牙医（填充、抛光、去除）或使用填充物的患者（咀嚼、研磨、接触热和酸性饮料）持续地接受从汞合金中释放汞蒸汽。汞蒸汽极易进入血液，加上摄入鱼类和其他海产品，是人类汞暴露的主要原因。使用牙科汞合金个体的血液和尿液中汞浓度增加 2～5 倍，并且在各种器官中增加 2～12 倍。母亲使用汞合金填充物会导致新生儿血液和头发中汞浓度增加，母乳中的汞水平也与牙科汞合金的量相关。在慢性、低水平的汞蒸汽暴露下，血液和尿液中的汞浓度并不能反映体内汞的储存量，所以尽管检测水平很低，体内的汞负荷可能仍然很可观。因此，可以假定牙齿汞合金的有害健康效应发生于远低于机体实测值，所以尽管检测到的水平低，但机体汞负担可能是巨大的。因此可以假定，牙科汞合金的有害健康效应发生在远低于人体生物监测值 I（HBM I 值），即 5 μg/L。在对牙医的回顾性调查中，即使尿汞浓度高达 22 μg/L 时，损害风险被认为是低的[18]。据成年人尸检研究显示，每 10 个汞合金填充物会使枕叶皮质汞含量增加 1.5 μg/kg 组织[19]。
自闭症谱系障碍（ASD）[4]	美国约有 10%的育龄妇女血液汞含量超过了美国环境保护署推荐的血液汞浓度安全上限，即 5.5 μg/L 或高于 1 μg/g 头发。在健康儿童中，牙齿汞合金的量与头发汞浓度之间存在一定联系。ASD 儿童中并不存在这种关联；即使暴露于汞，他们的汞浓度却较低。有一种理论认为，由于生化或遗传因素，某些发展为 ASD 的胎儿对汞暴露更加敏感，汞消除也有所减少[20]。其他作者也得出了类似的结论，即在疫苗中使用的稳定剂硫柳汞（乙基汞硫代水杨酸盐）可能是引发 ASD 的原因。硫柳汞本身不是 ASD 的主要诱因[21]。

慢性中毒的体征和症状因汞的形式和暴露途径而异，但都包括恶心、口腔炎、流涎症、皮肤和指甲变色、金属味、呕吐和腹痛。慢性吸入导致周围感觉神经病变和中枢神经系统受损，伴随人格改变、易怒、意向震颤、共济失调和注意力不集中。肾功能受损包括肾小管和肾小球损伤。孕妇长期、慢性暴露于因食用鱼类或牙齿汞合金释放所带来的汞，可能会破坏胎儿大脑的发育，并且与出生后的神经心理变化有关。

食用含高浓度甲基汞的鱼类或受污染的种子导致了慢性中毒的流行和许多死亡的发生。甲基汞主要损害中枢神经系统。另见表 11.6－3。

11.6.5.3 实验室诊断

全血、尿液和头发标本可以用来检测汞。每一种标本都特别适合检测元素汞、无机汞或有机汞（主要是甲基汞）。

尿汞检测主要用于检测无机汞，如来自牙科的汞合金。50～100 μg/L 的排泄率提供了无机汞暴露的明确证据，然而低值不能用来排除汞暴露。

如果怀疑暴露于有机汞，那么全血检测汞是首选方法，因为有机汞优先经粪便排泄而非尿液。

甲基汞特别容易积聚在头发中，检测 1 cm 长度头发中的汞含量被用作确定每月汞暴露情况的替代方法。

通过检测尿液中的汞而非全血中的汞，可以更有效地识别出近期暴露的个体。在血液中，无机汞主要存在于细胞外，而有机汞主要存在于细胞内。因此，暴露的化学形式可以通过红细胞和血浆之间的汞分布来确定。在无机汞中毒中，红细胞汞与血浆汞的比值小于 2；有机汞中毒中这一比例是 10～20[8]。在近期暴露的个体中，尿汞浓度可发生病理性改变，而全血汞浓度可表现为正常。此外，两个标本的值通常均在参考区间内。

汞的参考区间取决于不同的人群。指定阈值的情况较为常见。一些文献中采用的汞阈值见表 11.6－4。

表 11.6-4　汞的阈值

阈值	建议
全血 5 μg/L	人类生物监测阈值[22]
全血 4.6 μg/L(23 nmol/L)或 4 nmol/mmol 肌酐	根据美国国家健康和营养调查的数据，美国人口 95%百分位数
全血 10 μg/L(50 nmol/L)或 19.8 nmol/mmol 肌酐	明显上升，需寻找减少暴露的原因和方法(NHNS 建议)
全血 40 μg/L(200 nmol/l)	咨询临床毒理学家讨论进一步的处理措施(NHNS 建议)
全血 40 μg/L(200 nmol/L)	导致胎儿发育缺陷的母体汞浓度[23]
全血 100 μg/L(500 nmol/L)	成人出现临床症状：震颤、共济失调、感觉异常[24]
头发高于 6 μg/g	根据瑞典环境保护署的资料，儿童大脑发育迟缓与孕妇血汞浓度升高相关[25]
头发 0.6 μg/g	在 2001 年，欧盟委员会决定鱼的汞含量不得超过 1 μg/g。每周食用约 200 g 的鱼不会导致头发汞含量超过规定的阈值[26]。美国的安全限值是 1.0 μg/g 头发[27]
头发 0.3 μg/g；头发 0.5 μg/g(纵向研究)	因母体食用鱼类导致孕前甲基汞暴露造成胎儿神经发育风险，可观察到不良反应的最低头发汞浓度(LOAEHC)[28]

11.6.6 注意事项

指标分析：汞的化学形式(有机/无机)可以根据红细胞和血浆之间的汞分配比确定。

样本：通常推荐评估汞齐填充物中相关汞暴露水平的方法为检测食用口香糖后唾液中的汞，但该方法可靠性欠佳[9]。

头发分析：慢性高汞暴露可通过检测头发近端部分来分析[2]。但该方法只能用于汞暴露的粗略估计。

治疗评估：急性汞中毒可通过肌内注射 2,3-二巯基丙醇(BAL)来处理。程度较轻的无机汞或甲基汞中毒应使用毒性较小的螯合剂[2,3-二巯基丁二酸(DMSA)和 2,3-二巯基丙烷-1-磺酸(DMPS)]治疗[10]。治疗开始时应当监测尿汞排泄量，之后每增加一次剂量监测一次，随后每 4 周监测一次。

11.6.7 病理生理学

汞是唯一在室温下呈液态的金属。由于其表面张力高，金属汞在流体介质中形成小珠粒。如果汞作为固体盐或蒸汽形式进入环境，则会通过微生物(特别是水中浮游生物)转化为有机甲基汞，并以这种方式进入食物链。汞化合物还被用作于治疗眼、耳、鼻、喉的药物，以及漂白剂、牙膏、疫苗添加剂、体内过敏试验、防腐剂、除草剂、杀菌剂和牙科汞合金。目前生物圈中的汞浓度是工业时代前的 10 倍[11]。

汞的毒性分子机制涉及氧化应激。一旦进入细胞中，Hg^{2+} 和甲基汞就会与蛋白质的半胱氨酸残基形成共价键，这一过程会消耗细胞抗氧化剂。

甲基汞神经毒性暴露的关键标志是中枢神经系统(CNS)中有机或无机汞的浓度。汞以甲基化的形式进入大脑，但甲基汞只要保持这种形式，也可以离开大脑。去甲基汞作为无机汞持续存在并积聚。其半衰期达数年。如果暴露时间短，无机汞的比例为 5%～10%，但是该比例会随着暴露时间的延长而增加[12]。在水俣病中，大脑中的汞浓度为 0.3～75 μmol/L。在成人大脑中，甲基汞毒性损害大脑皮质主区，影响视觉、听觉、躯体感觉和运动皮质，以及小脑的海马区和颗粒层，造成这些大脑区域神经元的显著损失[13]。

大脑对甲基汞的易损性反映了亲脂性甲基汞穿过细胞膜并集中在中枢神经系统细胞中的能力。甲基汞跨膜转运的主要途径是大氨基酸的氨基酸转运系统。甲基汞在细胞内被氧化形成剧毒的 Hg^{2+}，其与细胞结构紧密结合，且清除缓慢。汞比其他元素毒性更大，如砷、铅和镉。

甲基汞毒性的分子机制是其对巯基(—SH)的高亲和力，可发生在酶、细胞骨架蛋白和含半胱氨酸的肽中。甲基汞和巯基之间的相互作用使细胞和亚细胞水平的酶失活。

汞神经毒性的机制是因谷胱甘肽形成减少导致的氧化应激，结果引起活性氧(ROS)的增加，促使 DNA 链断裂、脂质过氧化和蛋白质修饰。图 11.6-1 显示了汞的毒性机制模型。

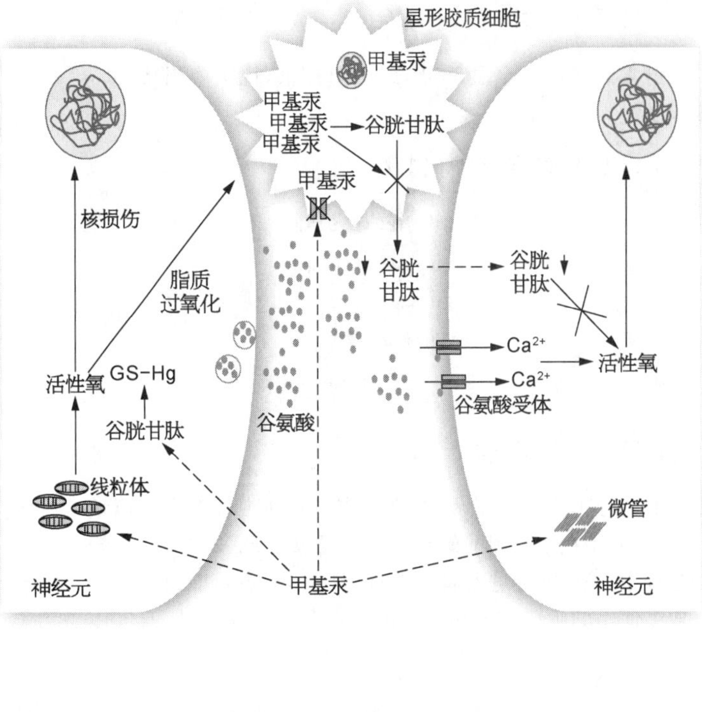

图 11.6-1　甲基汞(MeHg)损伤神经元和星形胶质细胞的机制(经允许修改自参考文献[13])。MeHg 抑制与星形细胞谷胱甘肽(GSH)合成相关的谷氨酸和氨基酸的摄取。谷氨酸在细胞外中积聚，导致 N-甲基-D-天门冬氨酸(NMDA)受体过度激活，从而引起细胞毒性和细胞死亡。其他相关的机制包括甲基汞引起的线粒体功能障碍、细胞质 Ca^{2+} 稳态受损和活性氧(ROS)释放

11.7 铊(Tl)

铊因其在火焰光谱法中产生绿色光谱线而得名(希腊语“thallos”的意思是“绿芽或嫩枝”)。根据密度,Tl 被认为是重金属。铊的纯净物形式呈蓝白色、柔软,且具可塑性。铊有 47 种同位素。天然铊是两种稳定同位素 ^{205}Tl(70.5%)和 ^{203}Tl(29.5%)的混合物,原子质量为 204。铊表现为单价和三价化合物。单价 Tl 的化学性质与碱金属(钾)相似,而三价 Tl 的化学性质更像铝。当暴露于湿润的空气中,铊的表面发生氧化,形成氧化铊(Tl_2O)表层,在更高的温度下可形成三氧化二铊(Tl_2O_3)[1]。

在中性 pH 下,无机 Tl(一价)化合物在水溶液中比 Tl(三价)类似物更稳定。共价有机铊化合物以三价形式稳定存在[2]。Tl(一价)以化合物形式存在时的毒性尤为剧烈,如硫酸盐(Tl_2SO_4)、碳酸盐(Tl_2CO_3)和乙酸盐(CH_3COOTl)。硫化物(Tl_2S)和碘化物(TlI)溶解性差,因此毒性小得多。铊盐无嗅、无味、无色。

Tl 通常在地壳中以盐和矿物质的形式存在。在地壳中的浓度为 0.3~0.6 mg/kg,在海水中的浓度为 65 pmol/kg。

作为一种非必需元素,铊在人类、动物或植物新陈代谢中没有作用。

11.7.1 适应证

有以下证据:摄入灭鼠剂或杀虫剂(欧洲禁用)中的水溶性铊盐引起的急性中毒,无论是意外还是自杀或犯罪;与铁矿石、镉矿石和含锌矿石开采、水泥生产和铊加工有关的慢性职业暴露;伴脱发症状的吉兰-巴雷综合征。

11.7.2 检测方法

- 电热原子发射光谱法(ET-AES)[3]。
- 尿液中卤化铊复合物的光度测定[4]。

11.7.3 样本

肝素或 EDTA 全血 3 mL,或 24 h 尿液(说明体积)5 mL,或头发。

11.7.4 参考区间(11.7-1)

表 11.7-1 铊的参考区间

全血[5]	<10 nmol/L(2.0 μg/L)
尿液[5]	<10.5 nmol/24 h(2.3 μg/24 h)*
头发	<20 ng/g 头发

*基于 1.5 L 日尿量。单位换算:μg/L×4.88=nmol/L

11.7.5 临床意义

铊的分布[1,2]:自然界中,在许多矿物质中都发现了痕量的铊,主要是在生产硫酸的硫化物矿石(Fe、Pb、Zn)中。在焙烧过程中,铊可能会进入烟尘或铅室泥中,或者可能留在水泥工业中使用的吡啶残渣中[2]。由于水泥厂、燃煤电厂的气体排放和金属污水的排放等人类活动,铊因此被释放至环境中。尽管毒性非常大(MAC 0.1 mg/m³),但铊并不是潜在的环境污染物。环境健康危害评估办公室(Office of Environmental Health Hazard Assessment, OEHHA)制订了饮用水中铊浓度的公共健康目标为 0.1 μg/L,人体健康已知不良反应的最大污染物水平(maximum contaminant level, MCL)为 2 μg/L[6]。

铊被用作合金、光学透镜、珠宝、低温温度计、半导体和闪烁计数器中的催化剂。在临床诊断中,铊是心血管和肿瘤成像的造影剂。大多数伽马辐射检测设备,如闪烁计和红外辐射检测和传输设备,都使用铊作为激活剂。铊-砷-硒晶体是声光测量装置中光衍射的基本过滤器[1]。尽管 WHO 在 1973 年就建议停止将铊盐用于灭鼠剂和杀虫剂,但在某些发展中国家仍在使用。

与铊中毒相关的临床表现是非特异性的、可变的,并且取决于剂量和给药途径。

11.7.5.1 急性铊中毒

因为铊盐通常无嗅、无味、无色,所以过去常被用于谋杀。铊乙酸盐、铊碳酸盐和铊硫酸盐是致命的。口服铊硫酸盐平均致死剂量为 10~15 mg/kg。吸入被污染的灰尘也可能导致中毒。因为有严格的规定,所以现在工业中毒和蓄意投毒较为罕见。大约 2 h 后可达到最大血液浓度,在此过程也能从尿液中检测到铊。

在灭鼠剂和杀虫剂引起的急性铊硫酸盐中毒早期阶段,可出现与吉兰-巴雷综合征、急性卟啉病、心肌梗死、糖尿病神经病变、砷中毒、急性系统性红斑狼疮、一氧化碳中毒或有机磷中毒类似的症状[7]。

考虑早期急性铊中毒的可能性并熟悉症状出现的顺序很重要[2]:

- 在口服摄入铊后,毒物首先会在暴露部位引起炎症反应,导致舌炎、咽食管炎、胃炎、肠炎和结肠炎。
- 在中毒后的 3~4 天内,通常出现难治性呕吐和恶心。
- 神经症状在 2~5 天之内出现,表现为疼痛,随后在 2~3 周内快速发展为周围神经病变。
- 铊摄入后第 2 周可出现窦性心动过速、不规则脉搏、高血压和心绞痛样疼痛等症状。
- 在暴露后的前 2 周内,可出现蛋白尿、血尿、白细胞尿、管型,但肾功能不会严重受损。
- 脱发是铊中毒最常见的反应。摄入后约 10 天开始脱发,大约 1 个月内可见完全脱发。2~3 个月后,头发会恢复到原来的状态。
- 在急性中毒 2~3 周后,出现典型的临床表现。此时已丧失治疗干预的宝贵时间[8]。
- 中毒大约 1 个月后,由于完全侵蚀指甲近端部分,甲床上会出现称为米氏线的横向白线。

11.7.5.2 慢性铊中毒

在硫化矿冶炼,生产水泥、半导体和特种玻璃的工人中可能会发生慢性职业暴露。

慢性铊中毒的主要表现是脱发和腿部过敏,与吉兰-巴雷综合征的症状相似。通常表现为远端对称轴索变性伴继发性脱髓鞘。其他典型症状包括指甲营养不良、皮肤改变、心血管疾病、肾损伤、多发神经炎、肌肉麻痹、心动过速,甚至心源性休克。

低于 10 mg/kg 的亚致死剂量造成的轻度中毒常常发展隐匿,于 1～2 周后出现便秘、上腹部疼痛和背部疼痛等初期症状。弥漫性脱发通常可以用来确诊。血液铊浓度通常低于 500 μg/L。

11.7.5.3 铊中毒的实验室诊断

Tl 的阳离子一般通过尿液、胆汁、唾液、粪便、乳汁和眼泪清除。低剂量暴露后的半衰期为 1～3 天;摄入或暴露后若接受临床治疗,则半衰期为 1～1.7 天[2]。使用全血、尿液、粪便、头发和指甲作为标本来诊断急性和慢性铊中毒。

急性中毒:在急性期,铊中毒必须与以下几点鉴别:① 急性卟啉症,通过检测胆色素原、δ-ALAD 和总粪卟啉鉴别;② 吉兰-巴雷综合征,通过检测神经节苷脂抗体鉴别;③ 急性风湿性疾病,通过检测抗核抗体鉴别。

铊浓度随时间变化的情况:

- 由于铊在体内半衰期短,血液中的铊浓度可以迅速正常化。在急性中毒时,铊浓度通常介于 500 μg/L 至 2 mg/L,偶尔可高达 41 mg/L[8]。然而,在急性暴露 4 周后,浓度仍然会比第一周所测浓度高出 20%。
- 在急性中毒时,初始尿铊排泄高,但在 24～48 h 后,粪便排泄可能更重要。通常可在急性中毒后 2 个月内检测到铊[2]。
- 从第 4 天开始,在发根中可以看到中毒(黑色素沉积)的微观证据。
- 在前 2 周内,由于肾毒性,出现蛋白尿、血尿、白细胞尿和管型尿,但血清肌酐仅出现轻至中度升高。全血细胞计数通常正常,但白细胞可能轻度增多。肝酶升高幅度通常不高于参考区间上限的 5 倍。

慢性中毒:有临床症状的铊中毒患者的血液浓度为 3～25 μg/L,尿浓度为 4～80 μg/L。严重中毒患者的血液铊浓度可高达 200 μg/L,尿液铊浓度通常升高,一般高达 500 μg/L,有时甚至更高。头发铊浓度仅作为器官铊水平的粗略估计。

铊中毒的治疗措施:所使用的措施取决于中毒的类型。为了清除金属铊并中断肠肝循环,可使用洗胃、强化利尿、静脉注射氯化钾、血液透析和口服六氰合铁酸盐Ⅱ(普鲁士蓝)(通常联合使用)。肾脏排泄可反映机体铊的总含量。

11.7.6 注意事项

采样:血液采集管不能含有聚苯乙烯颗粒。

11.7.7 病理生理学[1,2]

每天食物摄入中铊应少于 2 μg。在急性中毒中,铊通过胃肠道、口腔黏膜和皮肤迅速且几乎被完全吸收。吸收后的铊从血液分布到组织,肾脏浓度最高,其次是骨骼、胃、肠、脾、肝脏、肌肉、肺、中枢神经系统(CNS)及头发和指甲。在 CNS 中,铊引起神经退行性变、脱髓鞘,并最终产生脂质过氧化物。铊可穿过胎盘屏障,也可到达母乳。铊经肾脏和肠道清除,因铊可直接从血液中分泌到肠腔中[9]。

铊储存于细胞内,主要位于线粒体中。由于在铊的电子构型中存在空的 δ 轨道,因此铊对硫配体具有高度亲和力。铊可以与参与酶促反应的蛋白质巯基形成复合物,从而使其失活(特别是半胱氨酸残基)。由于谷胱甘肽形成减少促进了氧化应激,含有半胱氨酸残基活性部位的酶会受到抑制[10]。

由于拥有相同的离子半径,细胞膜不能区分 Tl^+ 离子和 K^+ 离子,因而 Tl^+ 可以模拟 K^+ 作用。Tl^+ 依照 K^+ 的分布方式,并以这种方式改变 K^+ 依赖性过程。由于 Tl^+ 的亲和力比 K^+ 高 10 倍,因而 Tl^+ 可以替代 Na^+-K^+-ATP 酶中的 K^+,从而破坏了 K^+ 转运到细胞内的过程及线粒体的 K^+ 转运。由于其具有 K^+ 样性质,因此 Tl^+ 干扰了许多重要的代谢过程,并且具有高度心脏毒性和神经毒性。

铊可干扰核黄素止血过程,形成不溶性复合物并在血管内隔离核黄素。核黄素缺乏会导致蛋白质结构和功能的异常。最终,皮肤角质化被破坏,导致手掌和脚底上角化过度损伤、面部痤疮样病变和腿部鱼鳞状病变。

(赵倩凤　姜惠琴　译,郭玮　审校)

12
肾脏与泌尿道

12.1 肾脏和泌尿道疾病实验室诊断

Christian Thomas, Lothar Thomas

对于出现肾脏疾病和尿路疾病症状的患者而言，血清和尿液生物标志物是疾病诊断、鉴别和治疗监测中的重要指标，这类疾病包括：急性肾功能衰竭(ARF)、慢性肾病(ACD)、先天性肾脏疾病、尿路感染、结石病。

筛查试验(表 12.1－1)适用于：无症状患者、评估肾小球和肾小管功能、诊断肾和尿路感染。

表 12.1－1　肾脏疾病的检测

初筛	有症状的患者
- 估算 GFR(eGFR) - 尿试纸条(检测蛋白、红细胞、白细胞、亚硝酸盐)	- 初筛检查 - $eGFR_{Cr-Cys}$(确证实验) - 早晨首次自发性排尿的白蛋白/肌酐值 - 尿标记蛋白(α_1 微球蛋白、IgG)或 SDS 聚丙烯酰胺凝胶电泳 - 尿沉渣检查：红细胞、白细胞、管型、异形红细胞 - 尿培养

血清肌酐单独升高或尿试纸条阳性结果最初应被视为筛查结果，并通过重复检测和更特异性的测试进行疾病确认。对疑似存在肾脏疾病的患者而言，这些结果应该被认为是相关的，并且应该接受进一步的检查，特别是通过临床表现进行验证。

生物标志物用于肾脏疾病筛查时，有明确的参考区间。对于那些患有对肾功能存在潜在影响的疾病(糖尿病、高血压)，且已经出现症状的患者和有相关家族史的患者需要进行更敏感的检查(肾脏超声检查、白蛋白尿检查)和临床调查。

12.1.1 急性肾损伤

急性肾损伤(AKI)也被称为急性肾衰竭(ARF)，定义包括快速、急性起病(即数小时至数周)，并且通常可逆性地降低肾小球滤过率(GFR)[1]。ARF 既可以发生于基础肾功能正常(经典 ARF)的情况下，也可以发生于已有慢性肾功能衰竭的患者中(慢性肾功能衰竭急性发作)。ARF 的特征还包括少尿(尿量＜500 mL/24 h)，依赖于透析的尿量正常(尿量≥500 mL/24 h)。ARF 与水、电解质和酸碱平衡失调有关。对疑似 ARF 的患者应该迅速进行诊断，并开始适当的临床治疗。

12.1.1.1 急性肾功能衰竭的分类

ARF 的定义和分类建议由肾科医师和重症监护专家共同制订。根据血清和尿肌酐测定、尿量和 GFR 进行定义和分类。其中包括以下内容(表 12.1－2)。

- 急性透析质量倡议(ADQI)工作组的 RIFLE 分级系统[2]。该系统包括进展性肾功能不全的 3 个级别(风险、损伤和衰竭)及 2 种转归(功能丧失和终末期肾病)。将在怀疑急性肾功能衰竭(ARF)之前 7 天内检测所获得的结果作为评估肌酐升高的参考。
- 急性肾损伤网络(AKIN)标准更倾向于术语“损伤(injury)”而不是“衰竭(failure)”(表 12.1－2)。

表 12.1－2　根据 RIFLE 和 AKIN 分类定义急性肾功能衰竭[5]

标准	血清肌酐标准	尿量
RIFLE 分级		
- 风险	Scr≥1.5 倍基线水平或 GFR 下降≥25%。	＜0.5 mL/(kg・h)且≥6 h。
- 损伤	Scr≥2.0 倍基线水平或 GFR 下降≥50%。	＜0.5 mL/(kg・h)且≥12 h。
- 衰竭	Scr≥3.0 倍基线水平或 GFR 下降≥75%或突然较基线水平升高≥44 μmol/L(0.5 mg/dL)。 Scr≥354 μmol/L(4 mg/dL)。	＜0.3 mL/(kg・h)且≥24 h，或无尿≥12 h。
- 功能丧失	肾功能完全丧失＞4 周。	
- 终末期	终末期肾病＞3 个月。	
AKIN 分级		
- 第一阶段	Scr≥1.5 倍基线水平或 Scr 较基线水平升高≥26 μmol/L (0.30 mg/dL)。	＜0.5 mL/(kg・h)且≥6 h。
- 第二阶段	Scr≥2.0 倍基线水平。	＜0.5 mL/(kg・h)且≥12 h。
- 第三阶段	Scr≥3.0 倍基线水平或突然较基线水平升高≥44 μmol/L (0.5 mg/dL)。 Scr≥354 μmol/L(4.0 mg/dL)或开始肾脏替代疗法(不考虑开始时间)。	＜0.3 mL/(kg・h)且≥24 h，或无尿≥12 h。

只用 1 个标准(必须通过血清肌酐或尿量以确定相应级别)

由于研究显示即使是相对较小的肌酐变化也与死亡率的显著升高相关，因此 AKIN 提出了针对 RIFLE 标准的修改，包括增加 48 h 内血清肌酐绝对值变化＞26 μmol/L(0.3 mg/dL)以完善该标准[3]。

许多人认为，RIFLE 标准在临床实际应用中的作用有效而强大，且与以患者为中心的预后具有临床相关性[4]。要进行 ARF 的诊断和分类，必须要有发病前的血清肌酐基线值作为 RIFLE 或 AKIN 标准判断的依据。由于通常无法获得发病前的肌酐值，因此推荐使用肾脏疾病膳食改良(MDRD)方程估算血清肌酐基线值，假设正常 GFR 的下限为 75 mL/(min·1.73 m^2)。使用 MDRD 方程来确定 RIFLE 分级，急性肾损伤的假阳性率为 18%[4]。

ARF 的发病率近年来有所上升，但死亡率保持不变。近 30%的重症监护患者会进展为 ARF，死亡率高达 50%。幸存患者中，只有不到 5%的患者需要肾脏移植治疗[2]。

根据病因学可将 ARF 分为肾前性、肾性和肾后性(表 12.1－3)。ARF 的病因和实验室检查结果见表 12.1－4。

表 12.1－3 急性肾功能衰竭的病因学[6,7]

肾前性肾功能衰竭 肾小球和肾小管功能基本保留。只要病因被成功纠正，肾功能障碍是立即可逆的。病因如下：肾灌注不足(如由于血管内容积减少所引起的动脉血压下降或全身血管舒张)、全身炎症反应综合征(SIRS)及药物如非甾体抗炎药(NSAID)、血管紧张素转化酶抑制剂(ACE 抑制剂)和利尿剂。
肾性肾功能衰竭 大血管病变：包括影响到肾脏动脉灌注的急症血栓、栓塞、血管炎及主动脉疾病。 微血管疾病：引起急性肾小球肾炎。在尿液沉渣中发现非均一性红细胞或红细胞管型对诊断很重要。 - 急进性肾小球肾炎(RPGN)伴或不伴肾小球基底膜抗体(抗 GBM)存在。 - Goodpasture 综合征(RPGN 伴抗 GBM 和肺部病变)。 - 伴有自身免疫性血管炎的全身性疾病，如韦格纳(Wegner)肉芽肿或结节性多动脉炎。 - 血栓性微血管病，如溶血性尿毒症综合征或血栓性血小板减少性紫癜。 肾小管-肾间质疾病：急性间质性肾炎的特征是肾小管和肾间质间存在炎症，同时伴随单核细胞和嗜酸性粒细胞的浸润。 - 由药物引起的过敏性急性间质性肾炎(表 12.1－11)。 - 缺血性急性肾小管坏死：不同于肾前性急性肾功能衰竭，该情况下即使肾灌注恢复，肾功能也不会立即恢复，而需要数周时间。 - 毒性急性肾小管坏死：由于毒性作用(直接或免疫介导的)，通过肾血管收缩或者直接对肾小管上皮造成损害及尿路梗阻(表 12.1－12)。
肾后性肾功能衰竭 病因是尿路梗阻。这种情况很少见，只有当两侧肾脏的排泄都被阻断时才会发生。

表 12.1－4 急性肾功能衰竭：临床和实验室检查结果

ARF	临床和实验室检查
社区获得性急性肾功能衰竭(ARF)[1]	据报道，美国社区获得性 ARF 的人数占医院总入院人数的 1%。肾前性 ARF 和慢性肾功能衰竭急性发作与脱水、高危患者使用血管紧张素转换酶抑制剂和血管紧张素受体阻滞剂等药物及心力衰竭相关。在排除慢性肾功能不全的患者，可将血清肌酐浓度超过 495 μmol/L(5.6 mg/dL)定义为 ARF，每年每 100 万名成年人中有 172 名患者发生 ARF。ARF 发病率在各年龄段不等，50 岁以下的成人发病率为每年 17/100 万，80～89 岁人群中发病率为每年 949/100 万。急性透析实施率为每年 22 次/100 万。ARF 的病因学见表 12.1－3。ARF 的进一步主要原因是社区获得性肺炎(CAP)。有研究显示[5]，1/3 CAP 患者会出现败血症和 ARF，其中大部分是老年人及伴发合并症的患者。 在儿童中，继发于大肠埃希菌和志贺菌感染或链球菌感染性肾小球肾炎的溶血性尿毒症综合征是导致 ARF 的常见原因。在热带地区，腹泻、溶血、蛇咬伤和非热带感染传染病仍是 ARF 的常见原因。
医院获得性 ARF[1]	医院获得性 ARF 的发病率为 0.15%～7.2%，比社区获得性 ARF 的发病率高 5～10 倍。5%～20%的重症患者会发生 ARF，常伴有多器官功能障碍综合征。年龄也是很重要的因素。在一项为期 2 年的前瞻性人群研究中，超过 70 岁以上的个体数占 ARF 总数的 70%以上。在接受治疗的 AIDS 患者群体中，结晶尿诱发的 ARF 相当常见，这类患者中 10%～15%会发生 ARF。手术后 ARF 的发病率降至 9.1%，但在心血管外科和移植手术患者中仍高达约 30%。约有 6%的重症监护患者会在住院期间发生 ARF[8]。在重症监护病房危重患者中，超过 50%发生 ARF 的原因是败血症和感染性休克。
- 败血症	败血症是 ARF 的常见原因，在中度败血症患者感染性中的发病率为 19%；在严重败血症患者中为 23%；在感染休克患者中为 51%[6]。败血症在血液动力学上表现为一种广泛的血管舒张，与体循环血管阻力和动脉灌注不足相关。内毒素血症刺激诱导型 NO 合成酶，导致 NO 介导的血管舒张。压力感受器识别到动脉灌注量不足，导致儿茶酚胺、精氨酸抗利尿激素的代偿性分泌，并激活肾素-血管紧张素-醛固酮系统。这导致肾小球入球小动脉收缩、GFR 降低及 Na^+ 和水潴留。肾缺血导致刷状缘消失及肾小管坏死。在严重的情况下，只有肾小管细胞的基底膜得以保留。在进一步的病程中，近端肾小管细胞在损伤后再生并增殖，这可能需要几周或几个月的时间来恢复原状[6]。
ARF 的特殊形式	特殊但并不罕见的 ARF 表现形式，常与急性横纹肌溶解症、肝硬化和肝肾综合征相关。
- 急性横纹肌溶解症[10]	ARF 是急性横纹肌溶解的潜在并发症，由创伤或其他原因所致。结构性肌病患者进行剧烈运动、麻醉、服用对肌肉有毒性的药物或被病毒感染时，偶尔会发生急性横纹肌溶解。可能对肌肉有毒性的外源性物质包括酒精、违禁药物和降脂药。在美国，7%～10%的 ARF 病例会出现横纹肌溶解。在接受重症监护的患者中，横纹肌溶解和 ARF 并发时，死亡率为 59%，无此病症时则为 22%。实验室检查结果：CK 活性达到 15 000～20 000 U/L；活性在 5 000 U/L 左右的结果通常与 ARF 无关。肌酐的升高比其他类型的 ARF 更迅速。相较尿素而言，肌酐的增加更明显。与其他形式的 ARF 相比，Na^+ 排泄分数(FE_{Na})低于 1%。电解质异常包括高钾血症、高尿酸血症、高镁血症、高磷酸盐血症和低钙血症、高阴离子间隙及代谢性酸中毒。如果肌红蛋白血清水平超过 50～120 mg/L，就可以在尿液中检测到；如果血清水平高于 1 g/L，则可会出现肉眼可见的尿色改变。 肌红蛋白中的 Fe^{2+} 是结合氧气的必要物质，但它也是引起肾小管损伤因素。分子氧会促进 Fe^{2+} 氧化为 Fe^{3+}，从而产生羟基自由基。这种氧化能力通常被有效的抗氧化剂分子所中和。然而，细胞释放的肌红蛋白导致活性氧不受控制的泄漏，产生的自由基引起细胞损伤(见 19.2)。
- 肝硬化[10]	肝硬化时，ARF 被认为与循环功能紊乱有关，主要是在内脏循环中由门静脉高压引发主动脉血管舒张导致全身血管阻力降低。在晚期肝硬化时，通过激活血管收缩系统(交感神经系统、肾素血管紧张素系统和抗利尿激素)维持动脉压。这些机制有助于维持相对正常的动脉压，但对肾功能有较大影响，尤其是会导致 Na^+ 和水的潴留，可产生腹水、水肿及肾功能衰竭，导致肾内血管收缩和灌注不足。 实验室检查结果：血清肌酐的测定被认为是诊断 ARF 最可靠的生物学标志物。由于肌肉量的减少，肝硬化患者的肌酐值较低，而这会导致 GFR 估计值假性升高。MDRD 和 Cockroft－Gault 公式均不适用。肌酐值＞133 μmol/L(1.5 mg/dL)被认为是 ARF 的标志。因此，目前只能对那些 GFR 严重减退低于 30 mL/(min·1.73 m^2)的患者做出肝硬化肾衰竭的定义。
- 肝肾综合征[11]	肝肾综合征是导致肝硬化 ARF 的常见原因，其特征在于功能性肾血管收缩所导致的 GFR 显著降低，但几乎不伴肾组织学异常。肝肾综合征被分为两类，具有不同的临床和预后特征。 实验室检查结果：1 型的特点是血清肌酐水平在 2 周内翻倍，达到 221 μmol/L(2.5 mg/dL)以上，且与严重的多器官功能障碍相关。2 型的病程进展没有 1 型快速，主要表现为顽固性腹水。若 FE_{Na} 低于 1%，则肾小管重吸收功能保持完全。

12.1.1.2 肾前性急性肾功能衰竭

肾前性原因是迄今为止最常见的 ARF 病因[6]。最常见的全身性因素是由脓毒症和感染性休克引起的肾脏灌注不足。肾脏组织维持其完整性。肾前性 ARF 可使其他会引起有效血量减少的潜在疾病复杂化。血容量的减少会造成血管收缩以保持血压。肾脏通常根据肾灌注压的变化而进行自我调节，以保持肾血流量(RBF)和 GFR 恒定。这发生在由血管紧张素、前列腺素和 NO 介导的肾小球入球毛细血管逐渐扩张时。同时肾小球出球毛细血管的血管收缩由血管紧张素Ⅱ介导，保留了肾小球毛细血管静水压。肾小管肾小球反馈机制稳定 GFR 并输送液体到远端小管。

ARF 可由造成 RBF 和 GFR 自动调节紊乱的药物引起，抑或是由呕吐、腹泻、出血、利尿剂治疗及大面积烧伤后造成的肾脏灌注不足引发。使用 ACE 抑制剂会分别在 6%～23% 的双侧动脉狭窄患者和高达 38% 单侧肾动脉狭窄的患者中引发 ARF。血管紧张素受体阻断剂也可引发 ARF。

12.1.1.3 急性肾功能衰竭

急性肾功能衰竭(实质性肾功能衰竭)也称为急性肾损伤(AKI)[7]，是一种综合征，主要由肾脏实质病变引起，可以在显微镜下看到典型的结构性改变[2]。

以下功能紊乱由肾小管坏死所引起：GFR 降低、肾脏浓缩功能下降、蛋白尿及间质纤维化、肾小管对 Na^+ 的重吸收下降。

两个因素导致 GFR 急剧下降：一是肾血管因素(包括肾小球入球端血管收缩伴 GFR 降低)，导致髓质外层中的血流量降低并肾小球反馈机制的激活。二是肾小管因素，涉及肾小管阻塞、超滤液的经管回流及间质性炎症。

组织学上，肾小管细胞表现为空泡变性、刷状缘膜的消失及脱落入管腔。间质会出现水肿伴轻度白细胞浸润。随着损伤的增加，肾小管细胞从基底膜脱落并在管腔中积聚。

在肾皮质中，许多肾小管细胞的损伤程度尚未达到致死性，且在再灌注修复后可再生。在坏死和凋亡细胞脱落及单核细胞积聚后，静息的肾细胞被激活并生成肾小管细胞。接着，低分化的上皮细胞被激活，它们预分化成肾小管细胞。最后，存留的肾小管细胞开始增殖，肾小管得以再生，其常规功能也随之恢复。

12.1.1.4 肾后性急性肾功能衰竭

排尿障碍会引起肾后性肾衰竭，是门诊患者急性功能障碍的最常见病因[7]。肾后性急性肾功能衰竭常常继发于前列腺肥大。常见病例是前列腺肥大导致膀胱颈部梗阻；盆腔肿瘤或腹膜后纤维化导致输尿管梗阻、肾乳头坏死或较大的肾结石。此外，在这些患者的病史中，还会有无尿、少尿、多尿交替出现及偶发血尿的情况。

急性肾损伤的实验室检查结果：可使用表 12.1-5 中列出的辅助生物学标志物对 AKI 进行诊断。肾小管流速改变和上皮转运紊乱导致高钾血症、代谢性酸中毒、肌酐和尿素水平升高、形成富含 Na^+ 的等渗性尿液且排尿量增加；少尿性 ARF 尿量<500 mL/d，非少尿性 ARF 尿量>500 mL/d (表 12.1-6)。

表 12.1-5 对急性肾功能衰竭诊断有意义的实验室检查结果

检查项目	临床和实验室检查结果
血清肌酐[12]	血清肌酐水平可以对 GFR 进行评估。评估 GFR，要求患者拥有正常的肌肉量且肾功能保持稳定。肌酐是 ARF 评估中一个比较弱的指标，因为患者通常无法维持在稳定状态，且液体负荷的改变会影响其浓度，但并不能反映肾脏状态。如果肌酐清除率是确定的，GFR 会因为肾小管的肌酐分泌而被高估。血清肌酐升高所需的时间取决于肌酐代谢的半衰期。对于一个体重 75 kg，GFR 为 90 mL/(min·1.73 m²)的男性来说，代谢半衰期为 5.5 h；如果 GFR 降低一半，则所需时间增加 2 倍。要达到平衡浓度的 94% 需要 4 个半衰期(22 h)，如果 GFR 降低到约 15 mL/(min·1.73 m²)，则需约 132 h。对于先前肌酐值正常的急性肾损伤患者(如地震受害者)来说，可能需要 48 h 或更长的时间肌酐才能显著上升至病理范围。
尿素	在终末期肾脏病中，肌酐浓度不能用于评估肾功能，但可以通过检测尿素来达到。其浓度与临床中毒症状尤其是胃肠道症状的严重程度相关。氮质血症通常定义为尿素浓度超过 14 mmol/L(84 mg/dL)。尿素相对于肌酐显著升高提示脓毒症、胃肠道出血或类固醇激素治疗。肌酐相对于尿素显著升高则提示横纹肌溶解性 ARF。
尿量、尿渗透压	在急性肾前性肾功能衰竭中，浓缩尿(渗透压>500 mmol/kg)的排泄量很少(400～800 mL/d)。尿中的 Na^+ 浓度低(低于 20 mmol/L)，而在 ARF 中(实质性肾衰竭)，尿液则几乎为等渗(>40 mmol/L)(表 12.1-2)。
钠排泄分数(FE_{Na})	FE_{Na}<1% 提示肾小管重吸收功能完全，而较高的值，尤其是高于 2% 提示 ARF(参见 8.8.3)。必须排除利尿剂的使用。在肝肾综合征中，FE_{Na}<1%；其他原因导致的 ARF 通常>2%。
尿沉渣	在 ARF 中，尿沉渣中可检测到颗粒管型和肾小管细胞。
钾	ARF 几乎总伴随着高钾血症，而慢性肾功能衰竭时，只有当 GFR 低于 15 mL/(min·1.73 m²)时才出现高钾血症(见 8.7)。
钠	肾脏疾病中钠的变化情况详见 8.2。低钠血症提示肝肾综合征、保持摄水量的少尿期或大量使用利尿剂。
磷	GFR 降至 30 mL/(min·1.73 m²)以下时会发生高磷酸盐血症。高磷酸盐浓度会导致钙与之结合，磷酸钙复合物可在软组织中沉积。同时伴随低钙血症。
血气分析	代谢性酸中毒常发生于急性肾损伤，尤其是分解代谢状态(脓毒症、感染和术后)。
中性粒细胞明胶酶相关脂质运载蛋白(NGAL)	急性肾小管坏死时血浆和尿 NGAL 浓度升高，并与 ARF 的持续时间和严重程度相关。

表 12.1-6 急性肾功能衰竭疾病组的尿液检验结果

检查项目	肾前性	肾后性	肾性
尿渗透压	>500 mmol/kg	<350 mmol/kg	<350 mmol/kg
尿液/血清肌酐值	>40	<20	<20
FE_{Na}	<1%	>1%	>2%
FE_{Urea}	≤35%	>35%	>35%
尿钠	<10 mmol/L	>20 mmol/L	>40 mmol/L
比重	>1.018	≈1.010	≈1.010
蛋白尿	无	约 2 g/24 h	无
尿沉渣	透明管型可能	血尿可能	异形红细胞、红细胞管型、粗颗粒管型
尿液/血液渗透压	>1.5	≈1.0	≈1.0

FE_{Na}，钠排泄分数；FE_{Urea}，尿素排泄分数

12.1.2 慢性肾病

定义[13]：慢性肾病(CKD)被定义为肾脏结构或功能异常超过 3 个月，且对健康产生影响的疾病。慢性肾病的发病率为

10%～16%，表现包括：

- GFR 降至 60 mL/(min・1.73 m²)以下。GFR 被认为是评价肾脏功能的最佳标志物，在大多数肾脏疾病中下降。GFR 降低的患者与 GFR 正常的患者相比 CKD 并发症的发生风险更高。终末期肾病(ESRD)患者 GFR<15 mL/(min・1.73 m²)。GFR<60 mL/(min・1.73 m²)被用于定义 CKD，因为它尚不足青壮年 GFR 值的 1/2，即 125 mL/(min・1.73 m²)。
- 肾脏损伤标志物(一种或多种)：白蛋白尿、尿沉渣异常、肾小管疾病引起的电解质和其他异常、组织学检查异常、影像学检查发现结构异常或有肾移植病史。
- "3 个月"这个时间范围是衡量慢性病的指标。如果时间范围无法记录，那就不能被确诊为 CKD。

CKD 的定义也适用于新生儿与 18 岁以下的儿童。但对于 2 岁以下的儿童需要遵循以下说明：

- 3 个月的慢性病时间范围不适用于新生儿。
- 对于 GFR<60 mL/(min・1.73 m²)这个标准，必须使用对应年龄的数值。
- 对于蛋白尿≥30 mg/24 h 的标准，必须使用对应年龄的数值。

12.1.2.1 根据 KDIGO 进行 CKD 分期

根据病因(C)、GFR 分类(G)和白蛋白尿分类(A)进行 CKD 分级，即 CGA 分级标准[13]。

病因：CKD 的病因是根据是否存在全身性疾病及通过病理解剖结果在肾脏内观察到或推测所得来确定的(表 12.1－7)。CKD 的分类需要考虑疾病的病因，因为其在预测 CKD 结局和选择病因特异性治疗方面非常重要。

表 12.1－7　基于原发性肾病或全身性疾病的 CKD 分类[13]

分类	原发性肾病	全身性疾病
肾小球疾病	弥漫性、局灶性或新月体增生性肾小球肾炎，局灶节段性和肾小球硬化症，膜性肾病，微小病变	糖尿病、系统性自身免疫疾病、全身感染、药物、肿瘤(包括淀粉样变性)
肾小管－间质疾病	梗阻、尿路感染、肾结石	全身性感染、自身免疫性疾病、结节病、药物、尿酸盐、环境毒素(铅、马兜铃酸)、肿瘤增生(淀粉样变性)
血管性疾病	ANCA 相关性肾血管炎、纤维肌性发育不良	动脉粥样硬化、高血压、局部缺血、系统性血管炎、系统性硬化症、血栓性微血管病、胆固醇栓塞
囊肿性和先天性疾病	肾发育不良、髓质囊性病、足细胞病	多囊肾病、Alport 综合征、Fabry 病

GFR 分类：见表 12.1－8。

表 12.1－8　CKD 中的 GFR 分期[13]

分期	GFR¹	临床意义
G1	≥90	正常或升高
G2	60～89	轻度下降
G3a	45～59	轻度到中度下降
G3b	30～44	中度到重度下降
G4	15～29	重度下降
G5	<15	肾衰竭

¹单位为 mL/(min・1.73 m²)

白蛋白分类：白蛋白尿是疾病严重程度的另一种表现，不仅因为它是损伤严重程度的标志物，还因为白蛋白尿本身就与肾脏疾病的进展密切相关(表 12.1－9)。

表 12.1－9　CKD 中的白蛋白尿分级

分级	AER(mg/24 h)	ACR(mg/mmol)	ACR(mg/g)	升高程度
A1	<30	<3	<30	正常或轻度
A2	30～300	3～30	30～300	中度
A3	>300	>30	>300	重度

AER，24 h 尿中的代谢量；ACR，白蛋白/肌酐值

12.1.2.2 CKD 的预后

在预测 CKD 结局的风险时，CKD 的病因、GFR 分类、白蛋白尿分类及其他风险因素与合并症都需要纳入评估[13]。每个因素与肾病终点事件的相关性程度根据不同并发症或观察目标来说都会有所不同。肾病和终点事件风险需要根据具体患者具体分析。

GFR 和白蛋白尿是发生进一步 CKD 并发症的风险因子，如全因死亡率和心血管疾病(CVD)引起的死亡率，且与 CKD 病因无关。单独而言，GFR 分类和白蛋白尿分类都不能预测预后。但是 GFR 和白蛋白尿分类相结合后与慢性肾病进展、心血管疾病相关死亡率和肾功能衰竭的风险都存在相关性(图 12.9－1)。确诊 CKD 时 GFR 越低，白蛋白尿的程度越严重，CKD 的进展就越快。

12.1.2.3 CKD 的临床症状

大多数肾脏疾病直到 CKD 阶段才表现出临床症状或显著的实验室检查结果异常。此时病变通常已经不可逆转，治疗主要是阻止疾病继续进展为肾衰竭。但在某些疾病中，CKD 是可逆的或者治疗(肾小球肾炎的免疫抑制疗法)可以使肾损伤和肾功能得到局部的改善。

GFR 下降导致代谢和内分泌相关并发症，如代谢性酸中毒、贫血、肾性佝偻病，心血管死亡率和全因死亡率增加。CKD(终末期肾病 ESRD)最后阶段是肾衰竭，只能用肾脏替代疗法(透析或肾移植)治疗。蛋白尿、高血压、糖尿病、人种及种族差异是 CKD 进展为终末期肾病的重要风险因素。男性的终末期肾病发生率高于女性，这在老年患者中尤为明显。随着时间的推移，2/3 的健康老年人会出现肾功能下降(以肌酐清除率衡量)，但仅有 1%～2%的人会进展为 ESRD[14]。

透析患者的 5 年生存率很低(欧洲 40.5%，美国 55.2%)，且在过去 10 年中保持稳定。CKD 是导致生存率低下的重要危险因素。慢性肾病患者的死亡率明显高于普通人群(每年 17.7/100 人 vs. 5.5/100 人)[15]。

心血管疾病(CVD)是造成死亡的最大原因，占 CKD 患者死亡原因的 40%～50%。CKD 患者死于心血管疾病的可能性比疾病进展为 ESRD 更高，透析患者的死亡率与健康人群相比要高出 10～30 倍[15]。

心血管死亡的传统风险因素在 CKD 患者中通常出现率较高，如高血压、糖尿病、肥胖、高胆固醇血症及新的风险因素如轻度炎症(CRP≥3 mg/L)、脂蛋白异常和氧化应激标志物的产生。但有些 CKD 患者虽无高血压或血脂异常，心血管风险仍明显升高[15]。

最后，CKD 患者早期会发生无机盐和骨骼的异常，且常见生化指标异常（磷酸盐和甲状旁腺激素升高，维生素 D 降低）。CKD 患者也易诊断出胰岛素抵抗或闭经等疾病。神经系统疾病也有重要的临床意义，这类疾病会导致四肢肌肉无力和感觉障碍，且在急性肾功能衰竭中与精神状态和脑部病变相关。

糖尿病是工业国家 CKD 最常见的病因，而在发展中国家，炎症性肾病如肾小球肾炎和间质性肾炎则较为常见。表 12.1－10 描述了 CKD 与疾病的关系。

表 12.1－10　与全身性疾病相关的 CKD

全身性疾病	临床和实验室检查结果
全身性炎症、代谢综合征和进行性 CKD[16]	全身性炎症是代谢综合征和心血管疾病的重要标准，并与 CRP 升高相关。CRP 水平升高也提示 CKD 进展的风险。在代谢综合征中，除了胰岛素抵抗、向心性肥胖、糖耐量降低、高血压和血脂异常（高甘油三酯血症、低 HDL－C）等 5 个典型特征之外[17]，一些患者还存在微量白蛋白尿。高果糖的摄入和轻度炎症被怀疑是代谢综合征的主要致病原因。饮食中过量果糖摄入导致 ATP 消耗和尿酸形成增加。这两者均被认为可诱导白细胞黏附分子（ICAM－1）和趋化因子（MCP－1）的表达，而这两者与氧化应激相结合可导致内皮功能障碍与肾损伤。
2 型糖尿病和 CKD[19]	2 型糖尿病是终末期肾病的最重要原因，占比 20%～40%。在英国的前瞻性糖尿病研究（UKPDS）[18]中，初诊的 2 型糖尿病患者中尿蛋白从正常向微量、大量白蛋白尿和肾功能衰竭阶段进展的比例为每年 2%～3%。15 年内，15%和 30%的患者分别出现了微量白蛋白尿和 GFR 下降。2 型糖尿病且患有 CKD 的患者中，只有 9%知晓他们的肾脏疾病。为了完善 2 型糖尿病伴 CKD 患者的诊断： - 美国国家肾脏基金会肾病预后质量计划（NKF－KDOQI）指南建议对肾脏疾病风险增加的人群进行肾脏筛查，其中包括糖尿病和高血压的患者。 - 美国糖尿病协会建议无论是否伴有白蛋白尿，所有糖尿病患者应每年进行血清肌酐检测。
1 型糖尿病 CKD[20]	1 型糖尿病患者的死亡率比一般人群高 3～5 倍。芬兰糖尿病肾病（Finn Diane）研究表明，CKD 是致死的主要原因。在这项历时中位数为 7 年的研究中，正常白蛋白尿患者的死亡率并未增加。与非糖尿病人群相比，微量白蛋白尿、大量白蛋白尿和末期肾病的存在与死亡率的相关系数分别为 2.8、9.2 和 18.3。Finn Diane 研究还显示，在 1 型糖尿病患者中，eGFR 是死亡率的独立危险因素。无论是否存在白蛋白尿，eGFR＜60 mL/（min・1.73 m²）的糖尿病患者在评估期间，与非糖尿病患者相比，死亡率要高 1 倍。GFR＞120 mL/（min・1.73 m²）的糖尿病患者死亡率也有所升高。 诊断为 1 型糖尿病后，相对较高的尿酸水平与随后出现的糖尿病肾病相关。在中位数为 18.1 年的病程中，有 9%的糖尿病患者出现大量白蛋白尿（＞300 mg/24 h）。对于尿酸水平在最高四分位（＞4.1 mg/dL，244 μmol/L）的患者来说，大量白蛋白尿的累积发生率为 22.3%，而较低尿酸水平的患者为 9.5%[22]。 糖尿病肾病与妊娠高血压、先兆子痫和早产的风险相关，尤其是当患者伴有微量白蛋白尿时。因此，尿白蛋白正常患者的早产率为 20%，而微量白蛋白尿患者的为 71%[23]。
无机盐代谢和 CKD	CKD 与矿物质平衡失调有关，尤其是磷酸盐、钙和甲状旁腺激素（PTH）的变化。在一篇系统性的综述[15]中，研究了非透析依赖型 ACD 患者中的总体死亡率、心血管死亡率和心血管事件这些参数之间的关系。 不同项目与全因死亡率风险显著相关的阈值各有不相同： - 高磷：1.13 mmol/L（3.5 mg/dL）至 2.52 mmol/L（7.8 mg/dL）。 - 低磷：＜0.97 mmol/L（3 mg/dL）至＜1.61 mmol/L（5 mg/dL）。 - 高钙：2.42 mmol/L（9.7 mg/dL）至＞2.62 mmol/L（10.5 mg/dL）。 - 低钙：2.20 mmol/L（8.8 mg/dL）至＞2.25 mmol/L（9.0 mg/dL）。 - PTH＞300 ng/L 至＞480 ng/L。 心血管死亡风险显著增加的阈值是：磷＞1.78～2.10 mmol/L（5.5～6.5 mg/dL），PTH＞476.1 ng/L（参考值＜476.1 ng/L）。 针对心血管事件，没有表现出显著的阈值。
CKD 的神经系统并发症[24]	从神经病学的角度来看，CKD 的临床特征包括虚弱和长期依赖性感觉障碍，这会导致功能障碍，且在终末期肾病患者中，会由于脑病导致精神状态的改变。严重肾功能不全患者［GFR＜29 mL/（min・1.73 m²）；4 期］可能会出现神经系统并发症。它们可能对从大脑到周围神经系统各层级的所有神经系统都产生影响。约 90%的 CKD 患者有周围神经病变（虚弱感和四肢远端部分感觉丧失）；60%患有自主神经病变（阳痿、体位性低血压）；15%～20%患有不安腿综合征；5%～30%患有腕管综合征。另外，30%～40%透析患者患有认知障碍。
心血管疾病（CVD）[25]	CKD 与 CVD 发病率独立于传统危险因素，与总体死亡率的升高相关。在社区动脉粥样硬化风险（ARIC）研究中，估算 GFR（eGFR）的 3 年和 9 年变化量与心血管疾病风险和总体死亡率相关。eGFR 每年降幅超过 5.65%的受试者相比降幅在 0.33%～0.47%的受试者来说，CVD 风险（危险比 1.30）和总体死亡率（危险比 1.22）显著升高。
妊娠和肾脏疾病[26]	妊娠会对肾脏产生显著的压力，导致中度至重度 CKD 确诊产妇和胎儿并发症风险增加。CKD 患者妊娠会合并先兆子痫、小样儿（SGA）或早产。第二次 Nord－Trøndelag 健康研究（HUNT Ⅱ）的主要结果显示：肾功能降低［eGFR 分级为 60～89 mL/（min・1.73 m²）伴或不伴微量白蛋白尿］女性患者发生先兆子痫或 SGA 的风险并未增加。但是，早产风险增加了 2～3 倍。若妊娠女性 eGFR 在 60～89 mL/（min・1.73 m²）且患有高血压时，子痫前期、SGA 或早产的风险明显或呈指数级上升。
甲状腺功能	甲状腺功能障碍导致 GFR 的变化。根据一项研究[27]显示，相较于甲状腺功能正常者，甲状腺功能减退者的 eGFR 平均降低 18%，甲亢者的 eGFR 平均升高 39%。在甲状腺功能减退症中，心输出量的减少被认为是心率和每搏输出量减少所致。在甲状腺功能亢进中，由于甲状腺激素对血管肌的松弛作用，可能会导致血管阻力的降低，伴血容量和肾血流量增加。
原位肝移植（OLT）	OLT 后移植物的 1 年、5 年和 8 年存活率分别为 85%、70%和 62%。OLT 5 年后 CKD 的发生率为 18%；10 年后为 26%。CKD 的病因学是多因素的，钙调神经磷酸酶抑制剂的肾毒性被认为起着重要作用。这些患者的 GFR 很难控制。如果使用 MDRD 方程或胱抑素依赖的 Le Bricon 方程来估算 GFR（表 12.2－6），则发现 eGFR 在实测 GFR±10%范围内的准确度仅为 22%或 27%[28]。
贫血[29]	eGFR 低于 60 mL/（min・1.73 m²）时，贫血在老年人中相对常见。但只有在 eGFR 低于 45 mL/（min・1.73 m²）时，患病率增加（即女性 Hb 水平低于 120 g/L，男性低于 130 g/L）。当 Hb 水平低于 100 g/L 时，年龄超过 65 岁的个体相对优势比在 eGFR 范围为 45～49、30～44、15～29 和 15 mL/（min・1.73 m²）中分别是 1.2、1.9、5.6 和 8.9。
镰状细胞性贫血（SCA）[30]	年轻 SCA 患者通常出现尿液浓缩能力受损、尿酸化和电解质调节缺陷及近端肾小管功能正常或偏高。肾小球肿大伴 GFR 增加可能是 SCA 中最早发生的肾脏异常。GFR 的升高是由潜在可逆的肾血浆流量增加所引起的。蛋白尿出现较晚，通常在 20 岁后。蛋白尿通常无症状伴微量白蛋白尿，但 10%～20%的年轻成年人可进展为大量白蛋白尿，蛋白质丢失达到肾病程度。成年后，约 1/3 的 SCA 患者会出现慢性肾功能衰竭，这是该人群的主要死因。婴儿 HUG 研究显示，对 GFR 进行早期估算可以提前发现疾病改变，相当重要。平均年龄为 13.7±2.6 个月的儿童群体，实测 GFR 为 125.2±34.4 mL/（min・1.73 m²），正常组为 91.5±17.8 mL/（min・1.73 m²）。SCA 组的 10%～90%范围是 60～120 mL/（min・1.73 m²）。建议使用 DTPA 清除度来测量 GFR，而非使用类似 Schwartz 方程来估算 eGFR。作为肾小球超滤的证据，GFR 的基线值检测可以提示 SCA 的肾功能障碍在婴儿期就已开始。

12.1.2.4 CKD的进展和急性肾损伤

CKD患者，尤其是老年人，更可能发生ARF，ARF是ESRD进展的危险因素之一[14]。由缺血相关性缺氧所致的ARF，特征是GFR暂时降低、尿浓缩能力降低、蛋白尿、Na^+处理受损及间质纤维化。在没有其他肾脏损害的情况下，老年人群的肾小球毛细血管密度及肾间质内肾小管周围血管密度降低，且会因急性损伤而加重。显然，CKD的进展并非一个日益渐进的过程，而是阶段式进行的。

在CKD中，肾单位数量持续下降，剩余肾单位代偿性肥大。其结果最初是肾小球补偿性超滤，这是由毛细血管压力升高与毛细血管血流量增加所导致的。但随着时间的推移，由于毛细血管压力的升高，肾单位会发生硬化且伴随功能的下降。

12.1.2.5 CKD进展过程中的检查结果

在CKD患者中，eGFR和蛋白/肌酐值应至少每年进行一次检测；对于高风险的或正在接受治疗的个体来说，应该每年进行几次检测。根据表12.1－8，在同一分级中单GFR下降幅度＞25%，降入次高分级中，则认为GFR下降。如果每年GFR下降＞5 mL/(min・1.73 m^2)认为是进展快速。

12.1.2.6 血液透析

CKD的发病率为每年每100万人中＞300人，采用肾替代疗法治疗的患者人数为804/100万。透析治疗的最佳时机仍存在争议，主要依据临床判断和临床经验。KDOQI指南建议结合患者的营养评估、临床状况及eGFR来指导临床决策[31]。但问题是，与eGFR较低时开始血液透析相比，eGFR较高时开始透析与死亡率增加相关。在文献报道中，用于判断是否开始透析的eGFR值通常差异较大，如≤6～15 mL/(min・1.73 m^2)。但是，由于eGFR不仅依赖于肾功能，还取决于营养状态、肌肉质量和液体负荷状态，因此《欧洲最佳实践指南》(*European Best Practice Guidelines*)不建议将eGFR作为最佳透析时机的唯一标准，但可作为评估患者合并症的标志物。此外，指南还推荐使用尿素清除率与肌酐清除率的比值(见12.6.5)。

炎症、摄水过量及心血管疾病是透析患者死亡率的决定性因素。因此，以下内容被确定为风险标志物：用于监测摄水过量的替代指标(如透析间增重、超滤率和血压)、CRP作为炎症指标、NT－proBNP作为心脏壁的压力标志物、心脏肌钙蛋白用于发现缺血性心肌损伤。

12.1.3 肾小球肾炎(GN)

肾脏灌注占了心输出量的大约25%。每天会形成180 L原尿，通过肾小球滤过屏障过滤。肾小球中的过滤屏障(图12.1－1)将血液和尿液成分分离，仅容许有限量的血浆蛋白质通过。过滤屏障由肾小球内皮、肾小球基底膜(GBM)和足细胞(肾小球-内脏上皮细胞)组成。足细胞伸长并向GBM靠近，通过细胞表面黏附蛋白($\alpha_3\beta_1$整合素和肌养蛋白聚糖)与之附着。相邻足细胞的足突交错并被狭窄空间(30～40 nm)分开，这一空间通过被称为裂孔隔膜的多孔膜桥连。隔膜上有血浆蛋白可自由渗透的孔。裂孔隔膜的完整性是肾小球滤过屏障选择性渗透能力的主要决定因素之一。

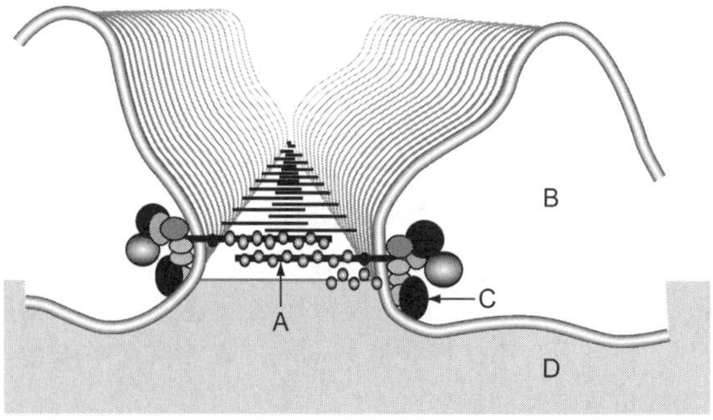

图12.1－1 肾脏过滤机制的原理。A，裂孔隔膜；B，足细胞突起；C，裂孔隔膜的黏附蛋白；D，肾小球基底膜

*NPHS1*基因编码肾病蛋白；*NPHS2*基因编码足突蛋白。在严重形式的肾病综合征中可检测出*NPHS1*基因的突变，而家族性节段性肾小球硬化症和儿童散发性类固醇难治性肾病综合征中可检测*NPHS2*基因突变。

GN是一种伴有肾小球内部炎症及细胞增殖的疾病。它与血尿有关。严格来说，被认为是炎症来源的许多疾病都应归在GN这一类别下。因为向非炎症性肾小球病的转变通常是平稳的，所以GN这一表述和肾小球病经常被用作同义词。但原发性和继发性GN之间的区别在于与临床关系是否更为密切。这通常只能通过排除是否是全身性疾病或肾活检来实现。原发性和继发性GN可以通过是否存在增殖变化来区分[32](表12.1－11)。

表12.1－11 肾小球疾病的类型[32]

原发性肾小球肾炎(GN)	
增生型	非增生型
IgA肾病	局灶节段性肾小球硬化
IgM肾病	膜性肾小球病
其他系膜增生性GN	微小病变疾病
新月体型GN	薄基底膜病
- 免疫复合物沉积	
- 寡免疫膜增生性GN	
继发性肾小球肾炎(GN)	
增生型	非增生型
狼疮性肾炎	糖尿病肾病
感染后GN	淀粉样变
由乙型肝炎或丙型肝炎导致的GN	HIV相关性肾病
全身性血管炎	Alport综合征
- 韦格纳肉芽肿病	药物引起的肾小球病
- 结节性多动脉炎	
- 过敏性紫癜	
- 特发性	

12.1.3.1 原发性肾小球肾炎

原发性GN也常称为特发性GN，起病源于肾脏，由于肾功能障碍导致全身性表现。原发性GN最常见的形式是IgA肾病[33]。链球菌感染后的GN也被认为是原发性GN，尽管严格意义上它不能被归类为特发性。

在IgA肾病中，血液中可使用最低限度的半乳糖基化IgA亚类1抗体检测IgG抗体。其原理是这些IgA_1分子作为自身抗原，引起了IgG自身抗体的合成。自身抗原倾向于自身聚集并与自身抗体形成免疫复合物。免疫复合物对基质成分纤维蛋白原和4型胶原蛋白具有高亲和力，它们结合并激活系膜细胞，通过凝集素途径激活补体系统。至此，IgA肾病形成。

12.1.3.2 继发性肾小球肾炎

继发性肾病与全身性疾病所导致的肾脏受累相关。糖尿病性肾病和狼疮性肾炎是多系统疾病依赖性 GN 的范例。如果肾脏病变影响 50%以上的肾小球，则认为肾脏病变是弥漫性的，如果数量较低则认为是肾脏局灶性病变。全身性病变影响整个肾单位，而伴有节段性病变的只有肾单位的一部分受累。由于白细胞浸润，增殖性肾小球病症的肾小球细胞数量增加。新月形肾小球病变是 Bowman 囊充满增殖上皮细胞和浸润性单核细胞的病变。

GN 的临床进程如下：

- 急性肾病综合征：在临床上表现为几天至几周的水肿和高血压，并可发展为急性肾衰竭。这些典型的临床症状在增殖性 GN 中很明显。
- 急进性 GN(RPGN)与肾功能的迅速下降有关。RPGN 可在几天到几周时间内进展为终末期肾衰竭[32]。该疾病的病理学标志是大多数肾小球周围可见细胞新月体。与急性肾病综合征相似，RPGN 是免疫介导的增殖性 GN 的结局，而增殖性 GN 是原发或继发于全身性疾病的并发症。从实验室诊断的角度来说，尿液分析对肾炎诊断有价值。
- 原发性慢性 GN 以潜伏的形式在数年内缓慢进展。该疾病的相关指征为肌酐升高、蛋白尿或血尿及贫血。

12.1.3.3 肾小球肾炎的实验室检查结果

肌酐和肾脏尿液检验指标升高伴肉眼血尿(频繁)、异形红细胞、红细胞管型、轻度蛋白尿(<3 g/24 h)。在非增殖性 GN 如局灶节段性肾小球硬化症中，临床和实验室检查的表现不是非常显著。

在 IgA 肾病中，实验室检查结果包括轻度血尿、蛋白尿>0.5 g/24 h、GFR>30 mL/(min・1.73 m^2)。

12.1.3.4 肾病综合征(NS)

NPHS1 基因编码的肾病蛋白、肾小球裂隙隔膜与足突蛋白一起调节信号的传递(图 12.1－1)。*NPHS1* 突变是造成严重先天性肾病综合征的原因。肾病综合征被定义为蛋白质排出量>3.5 g/(24 h×1.73 m^2)。大量蛋白尿所导致的后果通常为 Na^+ 潴留伴水肿、高脂血症、血栓形成风险升高及易感染，且与潜在疾病状态无关。糖尿病肾病是肾病综合征的最常见病因[34]。

微小病变性 GN、局灶节段性肾小球硬化、膜性 GN 和血管炎性/坏死性 GN 的主要形式是与肾病综合征相关的最主要的非糖尿病性肾病。

实验室检查结果：蛋白尿、血清白蛋白<25 g/L、常常只伴蛋白排出量>10 g/L、抗凝血酶降低<75%、高胆固醇血症伴胆固醇单独或与甘油三酯同时升高。VLDL、IDL 和 LDL 含量及 Lp(a)升高，HDL 含量一般正常[36]。

12.1.3.5 微小病变性疾病(MCD)

MCD 是一种足细胞病变，肾病综合征的患者中 76%的儿童和 20%的成人患病原因是 MCD。类固醇耐药是由 *NPHS2* 基因突变引起的。在光学和荧光显微镜下，肾小球基本正常。临床表现为突发的肾病综合征，偶尔伴有血尿和高血压。非霍奇金淋巴瘤和药物诱导都可诱发继发 MCD。可能诱发 MCD 的药物列于表 12.1－12[35]。

一些 MCD 病例会转变为局灶节段性肾小球硬化。

表 12.1－12 具有肾小管-间质、肾小球和血管毒性的药物[35]

与急性肾小管坏死相关	与间质性肾炎相关	与血管病理相关
非甾体抗炎药	急性间质性肾炎	血管炎、坏死性肾小球肾炎
放射造影剂	- 抗生素(头孢菌素、磺胺类、青霉素、氟喹诺酮类、利福平)	- 丙基硫氧嘧啶
氨基糖苷类	- 非甾体抗炎药	- 肼苯哒嗪
头孢菌素	- 噻嗪类	- 甲巯咪唑
两性霉素	- 质子泵抑制剂	- 柳氮磺胺吡啶
麻醉剂	- 蛋白酶抑制剂	- 苯妥英
抗病毒药物	- 苯妥英钠	- 米诺环素
噻嗪类利尿剂	- 5-氨基水杨酸	- 青霉胺
钙调磷酸酶抑制剂	- 别嘌呤醇	血栓性微血管病
草药	慢性间质性肾炎	- 奎宁
与肾小球病相关	- 锂	- 环孢素/他克莫司
微小病变和局灶节段性肾小球硬化	- 非那西丁	- 氯吡格雷/噻氯匹定
- 非甾体抗炎药	- 非甾体抗炎药	- 丝裂霉素、吉西他滨、连续高剂量化疗
- 锂	肉芽肿性间质性肾炎	- 抗血管内皮生长因子抗体
- 干扰素 α 和 β	- 青霉素	透明小动脉硬化
- 帕米膦酸盐	- 头孢菌素	- 钙调磷酸酶抑制剂
- 西罗莫司	- 苯妥英钠	
膜性肾小球肾炎	- 卡马西平	
- 黄金	- 非甾体抗炎药	
- 青霉胺	- 别嘌呤醇	
- 布西拉明		
- 非甾体抗炎药		
- 卡托普利		

12.1.3.6 局灶节段性肾小球硬化(FSGS)

FSGS 同样也是一种足细胞病变。表现为少数或多数肾小球的节段性硬化。免疫荧光下，部分肾小球显示 IgM 和 C3 在节段硬化的肾小球沉积。FSGS 可以是原发的，由 *NPHS2* 基因突变造成。也可以是继发的(如药物诱导的)。FSGS 在临床上与 MCD 相似，尽管其发作并不那么突然，但与肾性蛋白尿、轻度血尿及偶尔会发生的高血压相关。肾病综合征发生 FSGS 的频率在儿童中为 8%，在成人中为 15%。药物可导致免疫学和非免疫学的损伤。由于泡沫细胞的积聚、基质增生和对肾小球囊(Bowman's capsule)的黏附，毛细血管发生节段性的阻塞。

12.1.3.7 膜增生性肾小球肾炎(MPGN)

MPGN 是一种实体病变，其特征在于上皮下免疫复合物沉积和肾小球基底膜的相应改变。组织学上可见毛细血管壁的特征性增厚。患者通常在四五十岁发病，但 1/3 的患者发病年龄低于 16 岁或高于 60 岁。临床上，患者通常伴有肾病综合征、微血管病、暂时性高血压和轻度肾功能不全。膜性 GN 也与肿瘤形成相关。因此，出现肿瘤或肾病综合征的老年患者应该考虑该疾病可能。此外，为了排除多发性骨髓瘤，应对尿液进行单克隆免疫球蛋白检验[34]。

12.1.3.8 血管炎性/坏死性肾小球肾炎

血管壁、毛细血管或肾小球存在炎症。肾小血管的血管炎导致坏死性或新月体性肾小球肾炎(组织学标准是毛细血管纤维蛋白样坏死和存在新月体)。基于免疫组织学，可通过肾小球基底膜抗体、免疫复合物形式抗体及免疫性血管炎抗体将该疾病进行分类。大多数免疫性血管炎病例与抗中性粒细胞胞质抗体(ANCA)的存在有关。ANCA 血管炎可以单独发生于肾脏或在罹患韦格纳肉芽肿或 Churg－Strauss 综合征的情况下发生。患者 GN 进展迅速且伴有血尿、红细胞管型、蛋白尿及急性肾功能衰竭。发热、关节疼痛和肌痛也常发生。

大多数病例是特发性的，有些则是药物诱导的(表 12.1-12)。

12.1.4 肾小管间质性疾病

肾小管-间质是指肾小球基底膜、肾小管和肾小管周围毛细血管之间的空间。其包含了 4%～7%的健康肾皮质并由成纤维细胞和树突细胞组成。管腔内血液和原尿之间物质交换的过程包含了原尿从肾小管间质中通过的过程。肾小管间质疾病可分为急性肾小管坏死和肾小管间质性肾炎。在后者中，可以对急性、慢性和晶体诱导型肾炎及原发性和继发性肾炎进行分类(表 12.1-13)。

表 12.1-13 肾小管间质性肾炎的类型[37]

原发因素
- 感染(细菌性肾盂肾炎、汉坦病毒、钩端螺旋体病)
- 免疫介导(Sjögren 综合征、抗肾小管基底膜疾病)
- 药物诱导(抗生素、镇痛药、锂、环孢素、中药)
- 有毒物质(铅)
- 代谢性疾病(痛风性肾病、低血钙性免疫性肾炎、低钾血症)
- 血液疾病(轻链骨髓瘤、镰状细胞病、淀粉样变性)
- 其他(巴尔干肾病)
继发因素
- 肾小球肾炎/肾病
- 血管病
- 结构性肾脏疾病(囊性肾、阻塞性疾病、反流)

12.1.4.1 急性肾小管坏死

急性肾小管坏死定义为无明显的或血管性病变的急性肾功能衰竭伴肾小管损伤。肌酐突然升高，偶尔伴镜下血尿和轻度蛋白尿。病因是急性肾衰竭。用于癌症治疗的药物是导致急性肾小管坏死的重要因素。

12.1.4.2 肾小管间质性肾炎(TIN)

TIN 的特征是肾间质和肾小管炎症所引发的肾间质水肿、急性肾小管损伤或肾小管间质纤维化伴肾小管萎缩[35]。引起 TIN 的机制可归因于直接细胞毒性反应及全身性炎症或免疫反应。直接细胞毒性机制，如镇痛剂相关肾病和铅中毒相关肾病中的机制，具有剂量和时间依赖性。功能性肾脏疾病中，原发性 TIN 占 5%～10%。药物诱导占最大的比例(85%)，由于感染(如 EB 病毒感染)导致的占 10%，特发性的占 5%[38]。

急性 TIN：临床上，急性 TIN 与急性肾小管坏死类似。组织学上，表现为肾间质水肿和肾小管损伤，并伴有由单核细胞浸润，某些情况下会发生单核细胞和嗜酸性粒细胞(如药物诱导)的混合浸润。临床上也常诊断出超敏反应症状、皮疹和嗜酸性粒细胞增多症，这些都是相对特异的表现。导致急性 TIN 的原因包括药物(表 12.1-12)、感染及自身免疫性疾病。与急性肾小管坏死相反，白细胞尿的发生在药物诱发的 TIN 中并不罕见，嗜酸性粒细胞尿发生率>5%。ESRD 患者 TIN 的发生率为 26%～42%[37]。

慢性 TIN：慢性 TIN 包括肾小管间质纤维化，是慢性进行性肾功能不全结构变化的一个整体特征[39]。细胞外基质在肾小管间隙中的积聚由肌成纤维细胞介导。它们由局部成纤维细胞、肾小管上皮细胞、外膜细胞，可能还包括间充质干细胞和内皮细胞组成。纤维化的发生通常先于单核炎症细胞对肾小管间质的浸润。蛋白尿是肾小球或血管疾病的众多触发事件之一，其将疾病进程转移至肾间质。蛋白质的滤过增加在肾小管细胞水平上会有类似毒性的作用，且诱导趋化因子和细胞因子的活化并增加黏附分子的表达。所有这些都会导致炎症细胞大量进入间质内。导致肾小管萎缩伴肾功能逐渐下降。

晶体诱发的 TIN：这并不罕见，因为许多药物倾向于在肾小管内以晶体形式沉淀(表 12.1-12)。

12.1.4.3 肾小管-间质疾病的实验室检查结果

在急性 TIN 中，早期症状包括尿比密降低、无菌性白细胞尿、白细胞管型、红细胞尿、红细胞管型，偶尔出现肉眼血尿[37]。血清肌酐和 eGFR 都不能提示疾病的发展，但可以对预后做出重要的判断。

在慢性 TIN 中，除 GFR 逐渐降低外，还可检测到由于 NH_4^+ 形成紊乱所导致的高尿糖、高尿磷酸盐及尿酸化失调(见 8.8.4)。

无论 TIN 的病因如何，一个典型的表现是由于肾小管对低分子量蛋白(如 α_1 微球蛋白)重吸收不足所引起的肾小管性蛋白尿。总蛋白排出量<2.5 g/24 h；慢性病程中通常<1 g/24 h，随机尿标本<1 g/g 肌酐。

诊断肾小管性蛋白尿可以使用 SDS-聚丙烯酰胺凝胶电泳进行半定量检测，也可以使用 β_2 微球蛋白或 α_1 微球蛋白定量检测结果相对于肌酐排出量(见 12.7)的清除率分数。

12.1.5 肝肾综合征(HRS)

HRS 是严重肝功能衰竭患者发生的完全可逆性肾功能损伤。存在肝硬化和腹水的患者 1 年后 HRS 的患病率为 18%，5 年后增加至 39%。肾衰竭是晚期肝硬化患者的严重并发症，约 20%肝硬化失代偿期的住院患者会发生肾衰竭[40]。约 70%的肾功能受损是由消化道出血、细菌感染和血容量不足造成的肾前性衰竭所致。约 30%的病例中肾功能衰竭是由肾内的原因引起。HRS 是由于肾灌注不足引起，并且导致滤过分数降低。内脏区域的血管扩张是低灌注的主要诱因[40]。血管舒张与血管扩张剂生成的增加及对血管收缩剂血管反应性降低有关。

实验室检查结果：以肌酐为基础的估算公式会高估真正的肾小球滤过率，特别是对于 50 岁以下的患者和腹水患者[41](表 12.7-2)。

12.2 肾小球滤过率

Lothar Thomas

肾损伤是指在临床评估期间观察到的一系列异常表现，其对于诊断病因可能不灵敏，也不具有特异性，但其出现可早于肾功能下降。大多数肾脏疾病直到疾病晚期才出现症状或被发现，因此只有在疾病转变为慢性时才会被发现[1]。

肾脏具有排泄、内分泌和代谢的功能。其实肾小球滤过率(GFR)是排泄功能的一个组成部分，但其通常被视为是用来评价总体肾功能的最好指标，这是因为在广泛的结构性损伤之后，GFR 基本上都会下降，且大多数其他肾功能都会与慢性肾病(CKD)患者的 GFR 同步下降[1]。大多数 CKD 患者的排泄、内分泌和代谢功能同时下降。这是由于：水和电解质代谢、酸碱平衡、1,25-$(OH)_2$-D和促红细胞生成素的合成、低分子量蛋白质和胰岛素的代谢，以及肌酐、尿素、尿酸和磷酸盐等代谢物的排泄。

随着CKD导致的GFR降低，上述功能都会受到影响，且变化与GFR同步，以间断的而不是连续的方式出现[1]。因此，将实测GFR等同于肾功能是有道理的[1]。改善全球肾脏病预后组织(Kidney Disease Improving Global Outcomes，KDIGO)将GFR<60 mL/(min•1.73 m^2)定义为GFR降低，将GFR<15 mL/(min•1.73 m^2)定义为肾衰竭。生理上，GFR会随着年龄下降。在50岁以上的个体中，每10年平均降低13 mL/(min•1.73 m^2)。因此，一些老年人的GFR<60 mL/(min•1.73 m^2)，当GFR处于45～60 mL/(min•1.73 m^2)区间，预后判断会存在困难。

12.2.1 运用外源性滤过标志物测定GFR(实测的GFR，mGFR)

GFR是通过清除率这个概念间接测量的，指两肾在单位时间(每分钟)内能将多少毫升血浆中所含某种物质完全清除出去，这个被完全清除了某物质的血浆毫升数就称为该物质的肾清除率。清除率的计算方式是将某种物质的排泄率除以该物质的血浆浓度($C_x = U_x V/P_x$)，其中U_x和P_x分别代表物质X的尿和血浆浓度，V代表尿流率。当物质能被肾脏自由滤过时，则C_x = GFR。外源标志物有菊粉、碘酞酸盐、碘海醇、EDTA和DTPA(表12.2-1)。测定mGFR的金标准是菊粉清除率，但这是最复杂的方法。由于测定的复杂性，通常仅运用外源性标志物做确认试验。

表12.2-1 运用外源性滤过标志物测定GFR

标志物	清除率测定
菊粉	菊粉的分子量为5.2 kDa，是一种惰性的中性聚果糖分子，是最佳的滤过标志物。测定菊粉清除率的经典方法需要静脉注射一定剂量的菊粉，随后恒速滴注以建立稳定的菊粉血浆浓度。平衡45 min后，每10～20 min采集一次血清样本；每20～30 min采集一次尿液样本[2]。试验初期先补充500～800 mL/m^2饮用水，以维持整个试验过程中较高的尿流量。检测血浆和尿液中的菊粉含量。在2天的检测周期内，GFR约为90 mL/(min•1.73 m^2)的个体，个体内的变异为4.9～9 mL/(min•1.73 m^2)；依据数据后，变异系数为11.3%[3]。
碘酞酸盐	碘酞酸盐通常作为^{125}I标记的物质，在非放射性形式中，它通常用HPLC进行检测。该标志物通过静脉推注或皮下给药，在30 min之后测量其排泄情况。为了防止甲状腺吸收碘，需要将冷碘与放射性物质一起给药。与菊粉清除率相比，碘酞酸盐清除率测量值略高(可能与低肾小管分泌产生的正向偏差相关)[4]。
碘海醇	碘海醇是一种非放射性的含碘造影剂。可以使用HPLC对其进行检测。单剂给予5 mL药物(碘海醇含量647 mg/mL，相当于碘含量300 mg/mL)以及10 mL生理盐水。分别在60、90、120、150、180和240 min后采集血液标本并检测碘海醇[5]。碘海醇清除率与碘酞酸盐清除率高度相关[4]。
^{51}Cr-EDTA	在进行^{51}Cr-EDTA的静脉推注之后，检测30 min内^{51}Cr标记的乙二胺四乙酸清除率[6]。相对于菊粉清除率，通过^{51}Cr-EDTA清除率得到的GFR会偏低5%～15%[4]。
^{99m}Tc-DTPA	二乙烯三胺五乙酸(DTPA)可以自由滤过，半衰期为6 h。检测静脉内推注给药后30 min的排泄量。由于^{99m}Tc会与DTPA脱离并与血浆蛋白结合，因此与菊粉清除率相比检测到的值会稍低一些[4]。

参考范围(表12.2-2)：mGFR的检测结果与个体间和个体内变异相关。日间变异主要取决于昼夜变化、蛋白质摄入量和体力活动。健康的年轻白种人男性平均mGFR为130 mL/(min•1.73 m^2)，而女性为120 mL/(min•1.73 m^2)。男性的参考范围下限为90 mL/(min•1.73 m^2)；女性为85 mL/(min•1.73 m^2)。

表12.2-2 基于菊粉清除率的GFR参考范围

年龄	GFR[mL/(min·1.73 m^2)]
早产儿[8]	
- 1～3天	14.0±5
- 1～7天	18.7±5.5
- 4～8天	44.3±9.3
- 3～13天	47.8±10.7
- 8～14天	35.4±13.4
- 1.5～4月	67.4±16.6
足月分娩[8]	
- 1～3天	20.8±5
- 3～4天	39.0±15.1
- 4～14天	36.8±7.2
- 6～14天	54.6±7.6
- 15～19天	46.9±12.5
- 1～3月	85.3±35.1
- 0～3月	60.4±17.4
- 4～6月	87.4±22.3
- 7～12月	96.2±12.2
- 1～2岁	105.2±17.3
儿童[8]	
- 3～4岁	111.2±18.5
- 5～6岁	114.1±18.6
- 7～8岁	111.3±18.3
- 9～10岁	110.0±21.6
- 11～12岁	116.4±18.9
- 13～15岁	117.2±16.1
- 2.7～11.6岁	127.1±13.5
- 9～12岁	116.6±18.1
成人[6,8]	
- 16.2～34岁	112±13
- 38±1.8岁	118±6
- 28±6.1岁	107±11
- 19～40岁	103±16 ^{51}Cr-EDTA清除率
- 21～62岁	70～152碘海醇清除率

数值由$\bar{x} \pm s$表示

随着年龄的增加，mGFR下降，但尚无针对成年人，尤其是老年人的特定年龄组参考范围。因此，美国国家肾脏基金会不考虑年龄影响，将<60 mL/(min•1.73 m^2)设为慢性肾脏疾病的判断阈值[7]。

使用体重为75 kg、体表面积为1.73 m^2的个体作为标准个体，将GFR根据KDIGO分为6级(表12.2-3)。

表 12.2－3　根据 KDIGO 进行的 GFR 分级

分级	GFR[1]	临床意义
G1	≥90	正常或高
G2	60～89	轻度下降
G3a	45～59	轻度或中度下降
G3b	30～44	中度或重度下降
G4	15～29	重度下降
G5	<15	肾衰竭

[1] 单位为 mL/(min・1.73 m^2)

12.2.2 使用内源性滤过标志物估算 GFR(eGFR)

推荐运用 GFR 估算方程进行常规临床护理中的肾功能评估。现行临床指南建议[1]：

- 建议运用基于血清肌酐的 eGFR，即 $eGFR_{Cr}$，作为初步的诊断性检测(图 12.2－1)。
- 建议测量 mGFR 或根据血清胱抑素估算的 GFR($eGFR_{Cys}$)，或运用联合血清胱抑素 C 和肌酐的估算清除率($eGFR_{Cr-Cys}$)作为确证试验。联合两个滤过标志物的估算 GFR 可以将由非 GFR 决定因素导致的误差最小化，相较使用单一标志物的结果更为精确[2]。

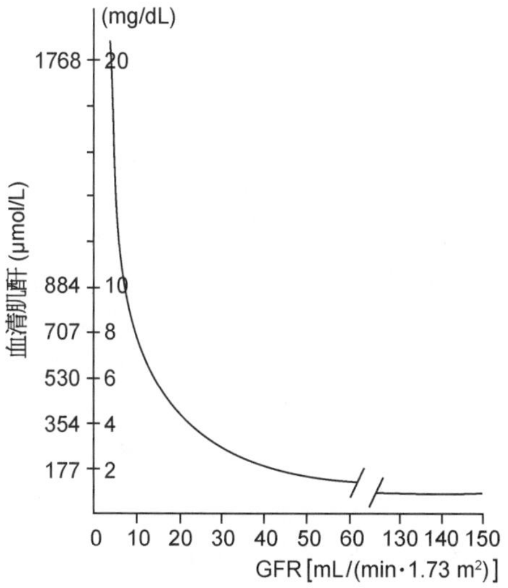

图 12.2－1　GFR 与血清肌酐浓度之间的关系。GFR 由菊粉清除率测定

12.2.2.1 成人 $eGFR_{Cr}$ 的测定

KDIGO 对临床实验室的建议[1]：

- 使用特定的检测方法检测血清肌酐，校准溯源至国际标准化参考物质，这样得到的检测结果与同位素稀释质谱参考法相比，偏倚最小。
- 报告成人血清肌酐浓度的同时报告 $eGFR_{Cr}$，并在每次报告 $eGFR_{Cr}$ 时说明所用公式。
- 使用慢性肾脏疾病流行病学合作组(CKD－EPI)肌酐方程报告成人 $eGFR_{Cr}$。如果其他基于肌酐的 GFR 估算方程经过确认比 CKD－EPI 肌酐方程更为准确，也可以将其用于临床。
- 当血清肌酐以标准国际单位(μmol/L)表示时，需四舍五入为整数；使用传统单位(mg/dL)表示时，需取值至小数点后 2 位。
- 当报告 $eGFR_{Cr}$ 时，结果四舍五入为整数，计算时成人体表面积取值 1.73 m^2，报告单位为 mL/(min・1.73 m^2)。
- 在 $eGFR_{Cr}$ 不太准确时，需了解患者临床情况。
- $eGFR_{Cr}$<60 mL/(min・1.73 m^2)时应报告结果降低。

CKD－EPI 肌酐方程：适用于成年人，并引入年龄、性别和种族变量。

方程：$eGFR[mL/(min \cdot 1.73\ m^2)] = 141 \times \min(S_{Cr}/k, 1)^{\alpha} \times \max(S_{Cr}/k, 1)^{-1.209} \times 0.993^{年龄} \times 1.018$(如为女性)× 1.159(如为黑种人)。

说明：女性 k = 0.7，男性 k = 0.9；女性 α = －0.329，男性 α = －0.411；min 表示取 S_{Cr}/k 或 1 之中的较小值；max 表示取 S_{Cr}/k 或 1 之中的较大值。

特异于性别和肌酐值的 CKD－EPI 肌酐方程见表 12.2－4。根据这些方程，GFR 和肾功能损害的进展可根据表 12.2－3 进行分级。

表 12.2－4　特异于性别和肌酐浓度的 CKD－EPI 肌酐方程[1]

性别	血清肌酐 [mg/dL(μmol/L)]	GFR 方程[mL/(min・1.73 m^2)]
女性	<0.7(62)	$144 \times (S_{Cr}/0.7)^{-0.329} \times (0.993)^{年龄}$
	>0.7(62)	$144 \times (S_{Cr}/0.7)^{-1.209} \times (0.993)^{年龄}$
男性	<0.9(80)	$144 \times (S_{Cr}/0.9)^{-0.411} \times (0.993)^{年龄}$
	>0.9(80)	$144 \times (S_{Cr}/0.9)^{-1.209} \times (0.993)^{年龄}$

×1.159(若为黑种人)

12.2.2.2 儿童 $eGFR_{Cr}$ 的测定

GFR<60 mL/(min・1.73 m^2)的 CKD 判断标准不适用于 2 岁以下的儿童，他们需要使用适合其年龄的特定值。由于 2 岁以后，GFR 中体表面积的调整效果才与成年人类似，因此 CKD－EPI 方程不适用于 2 岁以下的儿童。使用碘海醇清除率的 eGFR 方程对儿童来说是最可靠的，根据 CKD 研究(表 12.2－5)[8]，如果 2 岁以下的儿童使用儿科方程进行评估，$eGFR_{Cr}$<60 mL/(min・1.73 m^2)则应报告为降低。

表 12.2－5　用血清肌酐估算儿童 GFR 的方程[8]

$eGFR[mL/(min \cdot 1.73\ m^2)] = 41.3 \times 身高(m) \times S_{Cr}(mg/dL)^{-1}$
$eGFR[mL/(min \cdot 1.73\ m^2)] = 40.7 \times (身高/S_{Cr})^{0.64} \times (30/BUN)^{0.202}$

BUN 单位为 mg/dL

12.2.2.3 成人 $eGFR_{Cys}$ 的测定

KDIGO 建议对 $eGFR_{Cr}$ 在 45～59 mL/(min・1.73 m^2)之间但没有标志物提示肾脏损伤的成年人可检测胱抑素 C 来确认 eGFR。使用 $eGFR_{Cys}$ 比单独依赖血清胱抑素 C 浓度对 GFR 的评价效果更好。

KDIGO 对临床实验室的建议如下。[1]

- 检测血清胱抑素 C 时，应使用能溯源至国际标准参考物质的校准品。
- 除了成年人血清胱抑素 C 水平外，还需报告基于胱抑素 C 的 eGFR，并在报告 $eGFR_{Cys}$ 和 $eGFR_{Cr-Cys}$ 时说明所用公式。

- 使用CKD-EPI胱抑素C方程分别报告成人的$eGFR_{Cys}$和$eGFR_{Cr-Cys}$。如果其他基于胱抑素C的估算方程与CKD-EPI $eGFR_{Cys}$和CKD $eGFR_{Cr-Cys}$相比能提高GFR估算的准确性,也可将该公式用于临床。
- 当报告以传统单位(mg/dL)表示时,血清胱抑素C浓度需取值至小数点后两位。
- 报告$eGFR_{Cys}$和$eGFR_{Cr-Cys}$时,结果应四舍五入到整数,计算时成人体表面积取值1.73 m²,报告单位为mL/(min·1.73 m²)。
- $eGFR_{Cys}$和$eGFR_{Cr-Cys}$<60 mL/(min·1.73 m²)的应报告降低。

CKD-EPI胱抑素C方程[1]:适用于成年人,并引入年龄、性别和种族变量。

方程式:$eGFR_{Cys}$ [mL/(min·1.73 m²)] = $133 \times \min(S_{Cys}/0.8, 1)^{-0.499} \times \max(S_{Cys}/0.8, 1)^{-1.328} \times 0.996^{年龄} \times 0.932$(如为女性)。

说明:血清胱抑素C(S_{Cys})以mg/L表示;min表示S_{Cys}/0.8与1之间较小值;max表示S_{Cys}/0.8与1之间较大值。

表12.2-6罗列了CKD-EPI胱抑素C函数方程。

表12.2-6 适合男性(M)和女性(F)患者的CKD-EPI胱抑素C方程式

血清胱抑素C	GFR方程[mL/(min·1.73 m²)]
F<0.8	$133 \times (S_{Cys}/0.8)^{-0.499} \times (0.996)^{年龄}$
F*<0.8	$133 \times (S_{Cys}/0.8)^{-0.499} \times (0.996)^{年龄} \times 0.932$
M>0.8	$133 \times (S_{Cys}/0.8)^{-1.328} \times (0.996)^{年龄}$
M*>0.8	$133 \times (S_{Cr}/0.8)^{-1.328} \times (0.996)^{年龄} \times 0.932$

*代表黑种人

12.2.2.4 儿童$eGFR_{Cys}$的测定

比起肌酐,使用胱抑素C方程计算的优点在于它不受年龄、性别和种族的影响。胱抑素C应通过免疫散射比浊法测定。血清胱抑素C检测结果应与$eGFR_{Cys}$同时报告。$eGFR_{Cys}$根据以下方程进行计算[9]:

$$eGFR_{Cys}[mL/(min \cdot 1.73\ m^2)] = 70.69 \times (S_{Cys})^{-0.931}$$

等式具有良好的准确性,与碘海醇清除率相比,差异在30%及10%以内的人数比例分别为82.6%和37.6%。大多数GFR<60 mL/(min·1.73 m²)的儿童存在肾脏的结构异常或肾脏损害,并会在尿液或血清检测中有所体现。但与成年人相反,单独的GFR降低很少发生。

12.2.2.5 $eGFR_{Cr-Cys}$的测定

纳入两种滤过标志物的GFR估算结果对GFR的估算更为准确,可用作$eGFR_{Cr}$患者CKD诊断的确认实验[2]。

CKD-EPI肌酐-胱抑素C方程($eGFR_{Cr-Cys}$):应用于成年人,变量包括年龄、性别和种族[10]。

方程:$eGFR[mL/(min \cdot 1.73\ m^2)] = 135 \times \min(S_{Cr}/k, 1)^{\alpha} \times \max(S_{Cr}/k, 1)^{-0.601} \times \min(S_{Cys}/0.8, 1)^{-0.375} \times \max(S_{Cys}/0.8, 1)^{-0.711} \times 0.995^{年龄} \times$[0.969(若为女性)或1.08(若为男性)]。

说明:血清肌酐应以mg/dL表示;胱抑素C应以mg/L表示;患者为女性时k=0.7,患者为男性时k=0.9;患者为女性时α=-0.248,患者为男性时α=-0.207;min表示取S_{Cr}/k或1中的较小值;max表示取S_{Cr}/k或1中的较大值。

$eGFR_{Cr-Cys}$对CKD进程的预测比$eGFR_{Cr}$更强有力。这一有效性在预测$eGFR_{Cr}$为45~60 mL/(min·1.73 m²)且伴发心血管疾病患者的疾病发生率和死亡率上尤为明显。由性别、肌酐和胱抑素C确定的方程式(表12.2-7)。

表12.2-7 CKD-EPI $eGFR_{Cr-Cys}$方程

性别	血清肌酐[mg/dL(μmol/L)]	血清胱抑素C(mg/L)	GFR方程[mL/(min·1.73 m²)]
女性	<0.7(62)	<0.8	$130 \times (S_{Cr}/0.7)^{-0.248} \times (S_{Cys}/0.8)^{-0.375} \times (0.995)^{年龄} \times 1.08$[若为黑种人]
	<0.7(62)	>0.8	$130 \times (S_{Cr}/0.7)^{-0.248} \times (S_{Cys}/0.8)^{-0.711} \times (0.995)^{年龄} \times 1.08$[若为黑种人]
男性	<0.9(80)	<0.8	$135 \times (S_{Cr}/0.9)^{-0.207} \times (S_{Cys}/0.8)^{-0.375} \times (0.995)^{年龄} \times 1.08$[若为黑种人]
	<0.9(80)	>0.8	$135 \times (S_{Cr}/0.9)^{-0.207} \times (S_{Cys}/0.8)^{-0.711} \times (0.995)^{年龄} \times 1.08$[若为黑种人]
女性	>0.7(62)	<0.8	$130 \times (S_{Cr}/0.7)^{-0.601} \times (S_{Cys}/0.8)^{-0.375} \times (0.995)^{年龄} \times 1.08$[若为黑种人]
	>0.7(62)	>0.8	$130 \times (S_{Cr}/0.7)^{-0.601} \times (S_{Cys}/0.8)^{-0.711} \times (0.995)^{年龄} \times 1.08$[若为黑种人]
男性	>0.9(80)	<0.8	$135 \times (S_{Cr}/0.9)^{-0.601} \times (S_{Cys}/0.8)^{-0.375} \times (0.995)^{年龄} \times 1.08$[若为黑种人]
	>0.9(80)	>0.8	$135 \times (S_{Cr}/0.9)^{-0.601} \times (S_{Cys}/0.8)^{-0.711} \times (0.995)^{年龄} \times 1.08$[若为黑种人]

来自美国国家健康和营养调查的数据表明,如果仅使用肌酐估算GFR值在45~59 mL/(min·1.73 m²)作为判断标准,将有3.6%美国成年人被划为慢性肾病。运用$eGFR_{Cr-Cys}$可以正确地将$eGFR_{Cr}$在45~60 mL/(min·1.73 m²)范围内患者中的16.9%重新归入到GFR≥60 mL/(min·1.73 m²)中。重新分类后的CKD患者与单一$eGFR_{Cr}$<60 mL/(min·1.73 m²)的患者相比,死亡、心血管疾病和末期肾病的发生风险显著升高[10]。因此,KDIGO工作组的共识是,$eGFR_{Cr}$在45~59 mL/(min·1.73 m²)范围内个体大多没有肾损伤标志,而$eGFR_{Cr-Cys}$≥60 mL/(min·1.73 m²)可以不考虑CKD。

12.2.3 CKD的进展

在CKD患者中,肾功能下降的发生或变化率存在个体间差异[1]。下降的速度也会根据基础人群、CKD的病因、蛋白尿存在与否、合并症、年龄和肾脏损伤标志物的改变而改变(表12.2-8)。

表12.2-8 肾脏损伤标志物[1]

标志物	指标
白蛋白尿	排泄≥30 mg/24 h、白蛋白/肌酐值≥30 mg/g(3 mg/mmol)。
尿沉渣	镜下血尿、红细胞管型、粒细胞管型、颗粒管型。
肾小管损伤	肾小管性蛋白尿、肾小管性酸中毒、肾源性尿崩症、K^+和Mg^{2+}的肾丢失、Fanconi综合征、胱氨酸尿。
组织学、影像学	- 肾小球疾病(自身免疫性疾病、糖尿病、药物、肿瘤)。 - 血管疾病(动脉粥样硬化、高血压、血管炎、缺血、血栓性微血管病)。 - 肾小管-间质性疾病(尿路感染、肾结石、尿路梗阻、药物引起的毒性反应)。 - 囊性和先天性疾病。

CKD进程根据KDIGO的定义、判断和预测[1]。

表12.2-9列出了不同人群每年GFR降低的情况。CKD的进展基于以下一项或多项：① GFR分级的降低(表12.2-4)：eGFR下降的定义为GFR分级降低伴eGFR较基线下降25%或以上；②"快速进展"指eGFR持续下降超过5 mL/(min·1.73 m²)/年；③ 评价CKD进展的可信度随着血清肌酐测定次数的增加和随访时间的延长而增加。

表12.2-9 各人群每年GFR的降低情况[1]

人群	GFR¹	每年下降量¹
健康个体	—	约0.5
存在合并症的个体²	—	1～1.5
>65岁糖尿病个体	45～59	1.5～2
患有CKD的成年人	51～58	1.0
	<60	2.7
	25～55	约3.5
患有CKD的儿童[11]	13～45	约4.0
	—	约4.3

¹单位为mL/(min·1.73 m²)；²如高血压、尿路感染

CKD进展的预测指标：与CKD进展相关并可为预后提供信息的指标包括CKD的病因、GFR水平、白蛋白尿水平、年龄、性别、种族、高血压、高血糖、血脂异常、吸烟、肥胖、心血管病史及持续使用肾毒性药物。

CKD进展的识别：① CKD患者需至少每年评估一次GFR和白蛋白尿。对于进展高风险的个体，检测结果将影响治疗决策时，应更积极地评估GFR和白蛋白尿。② 小幅度GFR波动是常见情况，并不一定表示疾病进展。

12.2.4 GFR降低的影响因素

随着GFR降低，内源性及外源性物质排泄和代谢减少，可能发生潜在的毒性反应(表12.2-10)。

表12.2-10 慢性肾脏疾病的影响因素[1]

GFR*	影响因素
<60	怀疑患有心脏疾病时，应谨慎评估肌钙蛋白和BNP/NT-proBNP。 通过肾脏代谢的潜在肾毒性药物(RAAS阻滞剂、利尿剂、NSAID、二甲双胍、锂、地高辛)可能导致存在严重并发症的患者发生急性肾衰竭，应停止服用。 在选择检查时，静脉注射碘化造影剂的操作应与KDIGO急性肾损伤临床实践指南一致。 用以清洗结肠的含磷酸盐溶液不应口服给药。
30～44	应重新考虑二甲双胍的运用。
<30	针对需要使用含钆造影剂的患者，应先使用大环螯合物质。
<15	不建议使用含钆造影剂，除非没有其他检查可以替代。

*单位为mL/(min·1.73 m²)

12.2.5 专科转诊

KDIGO建议出现以下情况时应将患者转诊给CKD专科[1]：① 急性肾功能衰竭或GFR突然持续下降；② GFR低于30 mL/(min·1.73 m²)；③ 持续显著的白蛋白尿[白蛋白/肌酐值≥300 mg/g(≥30 mg/mmol)或白蛋白排泄≥300 mg/24 h]；④ CKD进展；⑤ 尿红细胞管型，持续尿红细胞>20/高倍镜视野且无法解释；⑥ CKD合并难治性高血压，需要4种或以上抗高血压药物的治疗；⑦ 血钾持续异常；⑧ 反复迁延的肾结石；⑨ 遗传性肾病。

12.2.6 根据体表面积进行GFR调整

GFR以mL/(min·1.73 m²)表示。根据体表面积(BSA)进行GFR的调整对体质正常的个体有意义，但对肥胖或恶病质患者不适用[12]。例如：

- 在肥胖患者中，根据BSA调整的GFR会导致清除率假性降低。因此，在肥胖群体中，当测量GFR为(101±24)mL/min时，根据BSA调整后的GFR则为(76±16)mL/(min·1.73 m²)。根据MDRD方程估算的GFR为(90±22)mL/(min·1.73 m²)。
- 在患有恶病质的个体中，根据BSA调整的GFR会导致清除率值假性升高。因此，当测量的GFR为68 mL/min时，根据BSA调整的值则为80 mL/(min·1.73 m²)。

12.3 尿液分析

Christian Thomas, Lothar Thomas

在肾脏和泌尿道疾病患者中，要将尿液检查有效地应用到诊断中，应从临床提出检验需求开始，然后按照标准进行标本采集、转运和检验。对于参考范围和结果解释的一致性都需要制订标准化程序[1]。欧洲尿液分析指南中罗列了尿液采集、转运和检验的程序[2]。指南中推荐的尿液分析流程见图12.3-1。

12.3.1 适应证

根据欧洲尿液分析指南，尿液分析的临床适应证包括[2]：

- 怀疑或有临床证据显示为急性或慢性肾病，或是原发/继发性全身性疾病(如糖尿病、代谢综合征、高血压、怀孕妊娠中毒、药物滥用、自身免疫性疾病)，同时还可以用于对病程的评估。
- 肾小球滤过率低于60 mL/(min·1.73 m²)。
- 怀疑或有临床证据或通过病程评估提示为尿路感染，同时还可以用于对病程的评估。
- 怀疑存在肾后性疾病或对其病程进行评估(如肾结石和尿路梗阻)。
- 出现糖尿的患者(如孕妇、儿童和急诊患者)。
- 评估糖尿病患者的病程(如对于儿童，除了血糖监测还可进行糖尿和酮尿检测)。
- 检测和评估呕吐、腹泻、酸中毒/碱中毒、酮症或结石复发患者的代谢紊乱。

12.3.2 样本要求

在采集样本之前进行患者准备；选择合适类型的尿液样本；使用最佳的方式运输样本；并在合理的时间内进行尿液分析。这些都是获得准确的尿液分析结果的重要分析前要求。

12.3.2.1 患者准备

患者准备工作必须从采集样本前的晚上就开始。应向患

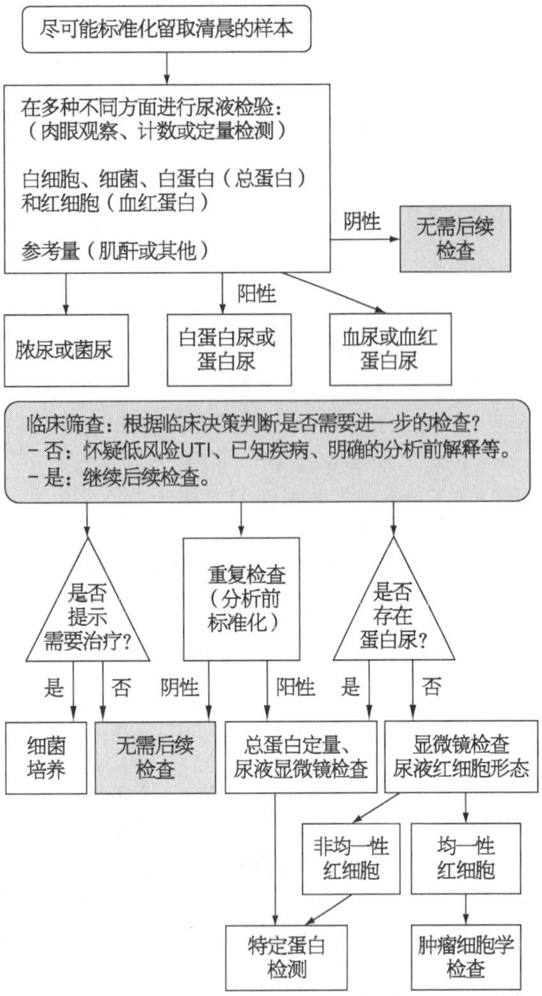

图 12.3-1 根据参考文献[2]进行一般患者的尿液分析检查。对无症状患者或与无肾脏受累风险的全身性疾病患者(无肾脏疾病、无代谢综合征、无糖尿病、无高血压)使用试纸条检测白细胞、红细胞、蛋白质和细菌。如果存在肾脏受累风险，则还须进行白蛋白或总蛋白的定量测定

者进行如下宣教：① 为什么需要采集尿液样本；② 要采集什么类型的尿液样本；③ 收集尿液样本时应遵循的流程。最好分别以口头和书面两种方式提供给患者。关于尿液采集流程的详细内容可以在参考文献中找到[2]。

提供给患者的内容取决于所需要进行的检测，例如[2]，如果需要进行较为敏感的尿液筛查，则尿液必须高度浓缩，尿液收集速度不应超过 20～50 mL/h。在这种情况下，为了减少利尿，患者需要在采集样本前禁食 8～12 h。

12.3.2.2 尿液样本

采集早晨第一次的尿液样本：如果怀疑有细菌感染，应给予细菌 4～8 h 在膀胱中生长以确保较高的分析灵敏度。因此早晨第一次的尿液样本是首选的标本类型。应提前停止使用抗生素。

早晨第二次尿液样本可用于下列检测：如果检测侧重于观察有形成分的形态(红细胞、白细胞或管型)，那么，在膀胱中仅温育了 1～2 h 的尿液是首选。

如果要检测钙的排泄，24 h 尿液样本是首选，因为患者卧床时的钙排泄量是日间的 2 倍以上。

为了保持尿液样本尽可能不被污染，患者应在采集尿液样本前一天避免性交。这是因为尿液会受到阴道或前列腺分泌物及精液的污染，导致细胞计数和蛋白质水平的增加。

尿液样本类型：以下与时间相关的尿液样本可用于尿液分析[2]。

- 首次晨尿：这是彻夜卧床休息后早晨第一次尿液。患者在夜间不应摄入液体。即使膀胱在夜间排空，所采集的尿液也必须在膀胱中保留超过 4 h。早晨第一次的尿液样本是用于尿液分析的标准样本，因为它是浓缩且呈酸性的。与白天的尿液样本相比，这类样本中有形成分保存得更好。由于尿液长时间留在膀胱中，细菌的生长也更为显著。首次晨尿标本通常是在诊所中收集的，但如果尿液可以被快速地送到实验室进行检测，门诊患者进行该样本的采集也是可行的。
- 第二次尿液：这是在排出首次晨尿后 2～4 h 采集的单次尿液样本。第二次尿液的质量会受到标本采集前运动及饮食和饮水的影响。为了提高尿液的质量，建议晚上 10 点后喝约 200 mL 的水，而后禁食直到采集样本。早晨第二次的尿液主要用于门诊患者的检测。
- 定时采集的尿液样本：经常使用采集 24 h 的尿液样本。采集可以随时开始。采集开始前，必须清空膀胱；接下来 24 h 内的所有尿液都应排入采集容器。
- 夜间采集的尿液样本：患者入睡前，清空膀胱并记录时间。夜间所有的尿液都被采集在尿液容器中，并在早晨记录时间和尿液总量。
- 随机尿液样本：此类尿液样本可以在一天中的任何时候获得，因此关于留取时间、尿量或患者准备情况并无参考。这类样本只能用于急性情况，在评估结果时应慎重，因为这类标本出现假阳性或假阴性结果的概率会升高。

12.3.2.3 尿液采集流程

在进行尿液微生物学检测时，采集尿液标本的流程很重要，因为标本不能被共生细菌污染。以下类型的尿液需要加以区分[2]：

- 中段尿：第一段尿液由于可能存在共生细菌污染所以需要弃去，然后将中段 50～100 mL 的尿液收集入样本杯中，弃去多余的尿液。排尿前需用水清洗阴茎头或阴道口处尿道周围区域。通过这种方式，细菌培养的假阳性率可以降低 20%[2]。
- 首次晨尿：这种类型的尿液适用于分子生物学分析(如沙眼衣原体)，但不适用于进行细菌计数。
- 单导尿管尿液：在插入膀胱导尿管后采集。这种采集方法特别适用于无法控制膀胱的儿童。
- 留置导尿管尿：通过更换导尿管或穿刺现用留置导管来采集留置导尿管尿液。采集袋不得被刺破。
- 耻骨上穿刺的尿液：该类型的尿液可以用来确认是否存在尿路感染。
- 尿袋：该方法适用于儿童。尿液标本应在尿袋固定在患者身上后 1 h 内收集。
- 泌尿道造口术标本(来自回肠导管的尿液标本)：由于尿道造口在慢性感染和出血中很常见，建议在使用无菌导管清洁造口后再采集尿液。

采集容器，样品的保存：

- 采集容器[2]：采集容器的容积必须至少为 50～100 mL，且直径至少大于 5 cm，使得男性和女性皆可直接将尿液排入容器。对于 24 h 尿液标本来说，容器的体积必须为 2～3 L，且内容物必须避光。
- 样品的保存：若使用测试条进行尿液化学检测，只要检测能够在 24 h 内进行且可将尿液储存于 4～8℃环境下，就不需要对尿液添加稳定剂。不对尿液进行冷藏保存，通常会导致亚硝酸盐的假阳性反应。对于尿液有形成分分析来说，如果尿液在采集后 1 h 内无法进行检测，则必须立即冷藏。而且，即使尿液冷藏保存[3]，2～4 h 后，白细胞计数仍不一定准确。对于细菌检测来说，尿液存放时间也不应超过 2 h。如果在这段时间内无法进行检测，则样品可以在 4～8℃下保存 24 h。加入硼酸(1 g/L 尿)可以在 20℃下稳定白细胞和细菌计数 24 h。但是，硼酸盐会抑制假单胞菌的生长。

12.3.2.4 肉眼观察及尿液的气味

观察尿液的颜色和浑浊度可以提供有关现有疾病的某些信息，不应忽视。正常尿液呈黄色并具有芳香族气味(表 12.3－1)，而与代谢紊乱相关的特征性气味见表 12.3－2。

表 12.3－1　不同外观尿液(根据参考文献[2]修改)

颜色	原因
无色	多尿、稀释尿液
混浊、絮状	碳酸氢盐、磷酸盐、尿酸盐、白细胞、细菌、真菌、结晶、放射性染料
乳白色	脓尿(感染)、乳糜尿(淋巴管阻塞)
蓝绿色	胆绿素、假单胞菌感染、药物(熊果苷、叶绿素、杂酚油、樟脑、愈创木酚、黄素、亚甲蓝)
黄色	核黄素(维生素 B 摄入)
橘黄色	浓缩尿、尿胆素、胆红素、大黄、番泻叶、药物(非那西丁、吡啶衍生物、柳氮磺胺吡啶、沙雷唑磺胺)
黄绿色	胆红素、胆绿素、核黄素
黄褐色	胆红素、胆绿素、呋喃妥因
红色或棕色	血红蛋白、肌红蛋白、高铁血红蛋白、胆褐素、尿胆素、卟啉、甜菜、大黄、胡萝卜素、品红、苯胺衍生物、药物(氨基比林嗪、氨基比林、安替比林、溴苏酞、卡斯卡拉、奎宁、氯喹、柯桠素、对苯二酚、左旋多巴、萘酚、苯妥英、甲硝唑、亚硝酸盐、呋喃妥因、非那西丁、酚酞、番泻叶、吩噻嗪，柳氮磺胺吡啶、百里酚)
粉红色	尿酸
橙红色	利福平
紫红色	卟啉
黑褐色	高铁血红蛋白(酸性尿液中存在血液)、尿黑酸、黑色素
直立位变黑	卟啉、尿黑酸、黑素、血清素、药物(卡斯卡拉、氯丙嗪、甲基多巴、甲硝唑、非那西丁、亚胺培南)

表 12.3－2　代谢性疾病中尿液的典型气味[2]

气味	代谢性疾病
汗脚味	异戊酸血症、戊二酸血症
枫糖浆味	枫糖尿症
卷心菜、啤酒花味	甲硫氨酸吸收不良
老鼠尿味	苯丙酮尿症
鱼腥臭味	三甲基胺尿症
腐臭味	酪氨酸血症

12.3.3 检测方法

用于诊断肾脏和泌尿道疾病的尿液检查包括试纸条、总蛋白、血浆蛋白(如白蛋白、IgG 和 α_1 微球蛋白)、渗透压或相对密度(比重)、尿液微生物学检查，以及检测肌酐以评估蛋白质、激素或其他分析物的排泄率，且不受水清除的影响(表 12.3－3)。

表 12.3－3　用于评估肾脏和泌尿道疾病的尿液检查

检查	临床和实验室检查结果
试纸条 - 红细胞、血红蛋白、肌红蛋白	试纸条无法区分红细胞尿、血红蛋白尿和肌红蛋白尿[2]。检测限可以达到参考范围的上限(10 个红细胞/μL)，因此对镜下血尿也可检测出阳性。镜下血尿(仅显微镜下可见)和肉眼血尿(肉眼可见)之间存在区别。 进一步确定血尿是肾性的还是肾后性的很重要。蛋白尿、尿液中红细胞管型或血红蛋白管型都提示为肾小球原因所致。根据尿液中红细胞的形态可以区分肾性血尿和肾后性血尿。
- 白细胞	该检测测定的是中性粒细胞和组织细胞中的酯酶活性，不检测淋巴细胞、精子或细菌中的活性。即使在显微镜下未见到粒细胞，也可以检测粒细胞裂解后所释放的酯酶。检测首次晨尿，可以将分析灵敏度保持在参考区间的上限(10 个白细胞/μL)[2]。由于白细胞尿不总是与尿路感染相关，也可能与诸如过度体力劳动和发热等因素有关，因此需要进行尿培养(另见 12.8)。
- 蛋白	根据英国慢性肾病指南[13]，下列情况意味非糖尿病患者出现蛋白尿：总蛋白质排泄量≥442 mg/g 肌酐(50 mg/mmol 肌酐)或白蛋白排泄量≥265 mg/g 肌酐(30 mg/mmol 肌酐)。 据研究[14]，某知名制造商的检测试条结果显示 1 个"＋"所对应的总蛋白排泄量中位数为 462 mg/g 肌酐(52.3 mg/mmol 肌酐)，对应的白蛋白排泄量中位数为 306 mg/g 肌酐(34.6 mg/mmol 肌酐)。 试纸条对黏蛋白和低分子量蛋白敏感度低，对游离轻链不敏感[2]。但是，白蛋白作为早期肾小球损伤的早期指标，其检测上限对于白蛋白排泄量超过 20 mg/L(微量白蛋白尿)的患者(如糖尿病患者)而言太低。检测上限为 20 mg/L 的更为敏感的免疫化学试纸可用于检测(另参见 12.9)。
- pH	尿液 pH 范围可在 5～9，并反映了饮食中酸和碱的摄入量。浓缩的晨尿是酸性的。饮食中的肉类会导致酸性尿，植物性的食物与碱性尿液相关。儿童的尿通常是碱性的。午餐后，尿液呈微碱性，而午夜后则呈酸性。释放尿素的细菌通过氨的形成而使尿液变成碱性。在碱性 pH 水平下，白细胞和管型的稳定性显著降低。检测尿液 pH 可作为发现酸碱平衡障碍如肾小管酸中毒、结石或低钾性碱中毒伴周期性酸性尿的重要工具[2](另见 8.8)。
- 亚硝酸盐	许多革兰阴性尿道致病菌含有硝酸盐还原酶，可将硝酸盐还原为亚硝酸盐。尿液中通常不含亚硝酸盐。新鲜尿液中亚硝酸盐的检测是细菌感染的证据。与细菌培养比较，该项目的分析灵敏度为 20%～80%。诊断特异性＞90%[2]。亚硝酸盐检测不能取代培养法以及细菌计数，且在以下情况下会出现假阴性的结果： - 在没有硝酸盐排泄的情况下，比如早产儿、新生儿及因饮食中缺乏蔬菜而不排出硝酸盐的个体。 - 尿液中细菌少于 10^5 CFU/mL。 - 细菌数量过高，在这种情况下，亚硝酸盐被还原为元素氮。 - 受到不会将硝酸盐还原成亚硝酸盐的细菌感染，如葡萄球菌和肠球菌。
比重	比重，也被称为相对密度或相对体积，取决于电解质、葡萄糖、磷酸盐、碳酸盐的浓度，有时也取决于含碘造影剂。在健康的个体中，比重通常与渗透压相当。病理情况下则并非如此。
尿沉渣	尿沉渣检测用于检测有形成分，主要是有机成分，如红细胞、白细胞、管型和上皮细胞，还包括含铁血黄素等物质。必须用新鲜、酸性、高渗晨尿进行检测，因为在这些的样品中，有形成分的自发分解是最有限的(另见 12.8)。
总蛋白	需要对总蛋白进行定量化学检测来诊断蛋白尿，并通过免疫化学检测来验证得到的尿蛋白结果是否准确。

续 表

检查	临床和实验室检查结果
白蛋白	根据 KDIGO，尿白蛋白的定量检测以白蛋白/肌酐值或 24 h 尿白蛋白排泄量的形式，可作为慢性肾病的诊断标准，并被推荐用于诊断糖尿病和高血压患者的早期肾病。在临床症状出现或肾小球滤过率下降之前的几年，蛋白尿通常就已经存在了(参见 12.9)。
渗透压	尿渗透压取决于电解质、尿素和氨的浓度。渗透压是诊判断肚浓缩能力是否受损的指标，或者尿液参数必须与变化的水分的代谢水平相关[2]。

12.3.3.1 试纸条检测(试纸)

这种快速检测方法可提供快速、可靠的结果。由于设备操作简单，快速方法(如多重测试条)可用于筛查肾脏和泌尿道疾病。测试条可以用肉眼读取，或者使用自动分光光度仪读数，用于更大批量标本的结果读取。

当检测血尿和(或)白细胞尿时，检测样本必须包含尚未离心但充分混合的尿液。应在采集样品后的 2 h 内进行检测。

必须注意的是，试纸条检测的精确度只有中到优的程度，通常比预期的差一些[4]。分光光度仪的精密度也并不见得比一个优秀的检验人员目测来得更高[5]。

试纸条提供定性或半定量的结果。考虑到筛选对检测限有所要求，试条法提供高度的诊断特异性以尽可能排除尽可能多的健康个体。

出于对泌尿系统和肾脏病进行检测的目的，尿液试纸条应包含以下筛选试验：蛋白质、红细胞、白细胞，pH、比重和亚硝酸盐。其他检测项目，如尿胆素原、胆红素、葡萄糖和酮类不太适合筛查，因为它们缺乏诊断特异性。

在筛查肾脏和泌尿系统疾病时，试纸条可根据 pH、白细胞和红细胞的检测来实现对无病个体的筛查。试纸条对轻度蛋白尿的检测不够敏感，完全不适用于检测游离轻链的排泄。总体来说，根据研究，对于那些存在肾脏和泌尿系统疾病的患者而言，71%～92%的结果是准确的，他们的疾病可以通过诊断性实验室尿液检测结果的变化有所体现[6]。

可靠性：试纸条检测的要求需要对其检测范围内的以下两点进行评估[2]：检测低限(L_D)和确认检出限(L_C)。L_D 代表开始显示阳性结果的分析物检测浓度，L_C 即几乎所有检测值均为阳性的分析物浓度。

- L_C和 L_D之间存在灰区，L_C/L_D的浓度比应为 5。
- 预期分析性能应达到下列水平：分析物在 L_D浓度的假阳性率<10%，L_C浓度的假阴性率<5%。

12.3.3.2 尿液显微镜检查

对尿沉渣中有显著临床意义的有形成分进行显微镜检查，或是对离心或未离心的尿液进行标准化的有形成分计数，在以下情况有诊断意义[7]：有症状的患者、患有肾脏和泌尿道慢性疾病的患者、作为对试带法检出蛋白尿和镜下血尿的进行随访评估。

红细胞、管型和上皮细胞的形态学评估可以提供一定的临床线索，如疾病的起因是肾性的还是肾后性的。对于显微镜尿液检测及用尿液化学分析仪进行的标准化有形成分计数可参阅 12.8。

12.3.3.3 尿液生化检查

尿液中总蛋白的检测对定量检测蛋白尿是有意义的，因为试纸条只是半定量方法且不敏感。通过对蛋白标志物的后续检测，可以将蛋白尿分为肾前性、肾性和肾后性[8]。使用蛋白标志物可将肾性蛋白尿分化成肾小球型、肾小管型和混合型。蛋白标志物代表每种形式蛋白尿特征性蛋白的大小类别，且在正常情况下尿液中的其浓度可以通过免疫透射比浊法或免疫散射比浊法轻松测得。区分各种类型蛋白标志物的水平可以对蛋白尿进行分类。该检测还可以得出关于肾损伤发生位置的结论，但不能得出病因学结论(另参阅 12.9)。

12.3.3.4 尿液微生物学检查

有症状患者的尿液在未离心且新鲜的情况下通常含有镜下菌尿，尿液通常的微生物数量>10^4/mL，应进行培养。这也适用于所有未离心情况下尿液白细胞计数≥10/μL 的尿样。2～24 月龄儿童，发热但无明显病因，尿路感染发生率为 5%。白细胞尿症(≥10 个白细胞/μL)对泌尿道感染的敏感性约为 95%，特异性约为 88%。在没有白细胞尿的情况下，尿路感染的可能性从 5%降至 0.2%～0.4%[10]。尿液微生物学检查的医学适应证包括[2]：鉴别相关病原体、确认感染位置、优化对病原体的化学治疗方案。

尿液细菌培养种类鉴定和药敏试验[2]：平板培养方法在临床微生物学实验室中很常见。1 μL 的一次性接种环用于常规实验。定量培养在相对非选择性的琼脂平板上进行，如胱氨酸-乳糖电解质缺乏(CLED)培养基。此外，血琼脂培养是一种最佳方法。应评估以下内容(表 12.3-4)：菌落形成单位的显著浓度、培养平板是单一选择性平板的还是混合选择性的、细菌的种类和类型、细菌药敏实验。

表 12.3-4　微生物尿液结果的解释[12]

样本类型	CFU(mL)	报告/评价
中段尿	<10^3	若无白细胞则无尿路感染(UTI)
	10^3～10^4	儿童和成人 UTI 可能(排除混合培养，尤其是存在典型的尿道致病菌)
	≥10^4	成人急性肾盂肾炎，特别是在有白细胞尿症的情况下可作为感染的证据
	10^4～10^5	儿童：尿路感染(男童≥10^4 CFU/mL，女童≥10^5 CFU/mL)
	≥10^5	在没有临床症状的患者中连续 2 次样品中检出≥10^5 CFU/mL，提示无症状性菌尿
膀胱穿刺尿	每一 CFU	所有病原菌都应被视为病原体，无论其数量多少
一次性导管尿	≥10^4	被认为是感染的证据
	10^3～10^4	怀疑感染或污染，应重新采样
留置导管尿	≥10^4	如果存在临床症状，CFU≥10^4/mL 被认为是感染的指征。通常为混合培养，因此在导管更换后应仔细解释和监测

健康的绝经前妇女在患有急性单纯性膀胱炎时，大肠埃希菌是最常见的病原体，而肠球菌属或 B 族链球菌则不常见[15]

无症状菌尿[11]：无症状菌尿指在两个连续的尿液样品中皆存在致病或兼性致病菌的情况，且细菌计数≥10^5/mL。同时尿沉渣中每视野白细胞细胞≥10 个，或未离心尿中白细胞≥10/μL，提示存在局部防御反应。如果防御反应中断，就会发展为尿路感染。

无症状菌尿症在糖尿病患者、孕妇、器官移植患者和老年人中特别常见。应该注意的是，超过85岁的人中，10%的女性和5%的男性存在无症状性菌尿；在用留置导管的个体中，这种情况也很常见。

混合培养[12]：大多数无并发症的尿路感染是由一种细菌引起的。若从单个尿液样本中分离出一种以上微生物，则必须根据样本特征解释是真实感染（存在白细胞）还是存在污染（存在鳞状上皮细胞）。最多分离出两种≥10^5 CFU/mL的泌尿道致病菌有利于证明感染。如果同时存在白细胞尿症或反复分离出病原体，则可能性增加。在该情况下，较低的细菌数量也可证明感染。

12.3.3.5 分析质量规范

蛋白尿[2]：健康人的检验结果在参考范围上限的平均变异系数（CV）（受试者CV）为40%～50%。在区分健康个体与患者的实验（诊断实验）中，受试者间24 h总蛋白排泄量平均CV约为25%；白蛋白排泄量的CV约为75%。

肌酐排泄量[2]：个体间肌酐排泄量的平均CV约为20%；白蛋白/肌酐值的平均CV约为40%，最高为80%。这种受试者之间变化使得估计最大允许不精密度≤20%。在这种情况下，通过使用关键差异 DC $= \alpha \times CV$（$\alpha = 2.77$）的方程式，同一患者的多次检测中排泄率（分析物/肌酐值）可以出现2倍和3倍变化（$P < 0.05$）。

在区分健康人与患者的（诊断实验）中，受试者间24 h肌酐排泄量的平均CV为25%～30%。

12.4 肌酐
Lothar Thomas

■ 12.4.1 适应证

肾脏功能的评估，包括有临床症状的患者（蛋白尿、白细胞尿、血尿、高血压、糖尿病、代谢综合征、高尿酸血症），临床怀疑急性和慢性肾脏病，非肾性疾病伴腹泻、呕吐、大量出汗，急病状况（如术前、术后、重症监护等），脓毒症、休克、创伤、血液透析治疗，妊娠，伴随蛋白质代谢增加的疾病（如慢性炎症、多发性骨髓瘤、肢端肥大症），以及使用经肾脏代谢的药物，大剂量可能存在潜在的肾毒性。

■ 12.4.2 检测方法

12.4.2.1 更高级别的参考物质和参考检测方法

同位素稀释气相色谱-质谱法（IDGC - MS）被NCCLS和实验医学可追溯性联合委员会指定为检测肌酐的优质参考方法[1]。LC - MS方法也有相同的价值，美国国家肾脏疾病教育计划（NKDEP）实验室工作组改进了NIST对血肌酐的检测，开发参考物质SRM 967，用于肌酐检测的校准[2]。两个经过认证的肌酐检测浓度水平分别为88.4 μmol/L（1 mg/dL）和354 μmol/L（4 mg/dL）。

12.4.2.2 Jaffé方法

原理：在碱性介质中，肌酐与碱性苦味酸盐反应形成橘红色的苦味酸肌酐复合物，在510～520 nm波长附近测定吸光度。

溶液的吸光度在一定范围内与肌酐浓度成正比。Jaffé方法通过不同的方法进行修正，对反应产物出现的动力学进行检测[3]。检测过程中一般使用未稀释的血清或血浆。Jaffé法需要进行许多修正是因为该方法的分析特异性较低（如有约50种假性肌酐，也被称为非肌酐色原，可与碱性苦味酸盐反应，与肌酐产生的过程类似），与真正的肌酐相比，一些假性肌酐与碱性苦味酸盐的反应更快，有些反应则较慢。加入样本后，反应过程可分为3个阶段：第一阶段主要是假肌酐发生的快速反应；在第二阶段，真肌酐进行反应；最后是反应较慢的假肌酐。第二阶段吸收峰的改变主要在509 nm进行检测。它与标本中真正的肌酐成正比。由于一些类型的假肌酐和检测方法会导致检验误差。为了检验碱性苦味酸盐方法对非肌酐色原的敏感度，一些制造商已对校准进行了调整使假肌酐的影响降至最低（补偿法）。另一些则没有（非补偿法）[4]。

- 补偿方法：通过引入负偏移来补偿在相关检验中所发现的正截距，使血浆蛋白中假肌酐所带来的影响降到最低。因此，打个比方：当制造商对Jaffé方法进行补偿时，会自动对检测结果减去18 μmol/L（0.208 mg/dL）[4]。
- 非补偿方法：制造商不去除假肌酐所带来的影响，而是在反应条件下尝试尽量不与假肌酐反应。

12.4.2.3 酶法

酶促苯酚-氨基比林酮过氧化物酶法[5]。原理：肌酐被肌酐酶水解成肌酸。在随后的反应中，由肌酐产生的肌酸及内源性肌酸都被肌酸酶降解为肌氨酸和尿素。加入肌氨酸氧化酶产生H_2O_2。在与苯酚氨苯达唑（PAP反应）的指示剂反应中，H_2O_2通过形成红色物质进行反应，其在546(510) nm处的吸收峰与肌酐浓度成正比（图12.4 - 1）。内源性肌酐必须通过检测空白对照来补偿。

$$肌酐 + H_2O \xrightarrow{肌酐酶} 肌酸$$

$$肌酸 + H_2O \xrightarrow{肌酸酶} 肌氨酸 + 尿素$$

$$肌氨酸 + H_2O + O_2 \xrightarrow{肌氨酸氧化酶} 甘氨酸 + 甲醛 + H_2O_2$$

$$H_2O_2 + 酚类衍生物 + 4\text{-}氨基替比林 \xrightarrow{过氧化物酶} 红色苯醌$$

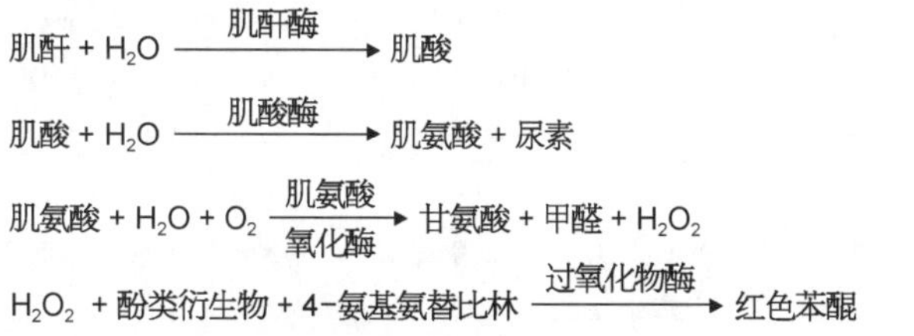

图12.4 - 1　肌酐PAP比色实验的原理

全血中肌酐检测[6]：该检测方法通过血气分析仪或床旁仪器进行。酶促反应使肌酐转化为肌酸，随后转变为肌氨酸，最后由肌氨酸生成H_2O_2，血气分析仪通过电流型生物传感器（电极）对此进行检测。

肌酐UV检测[7]：原理为，肌酐亚氨基水解酶催化肌酐降解为N-甲基乙内酰脲和氨。在随后的酶催化反应中形成的氨可以通过在340 nm或366 nm处测量NADH吸收峰的增加来检测。

■ 12.4.3 样本要求

血清、血浆（肝素、EDTA、柠檬酸盐）1 mL，或全血（床旁检测）。

■ 12.4.4 参考范围

血肌酐的参考范围取决于表格中所提到的检测方法（表12.4 - 1）。

表 12.4-1 血肌酐参考范围

儿童		
IDGC-MS 可溯源方法(数值表示为第 2.5 和第 97.5 百分位点)[8]		
- 脐带血	0.52～0.97(46～86)	
- 早产儿 0～21 天	0.32～0.98(28～87)	
- 新生儿 0～14 天	0.30～1.00(27～88)	
- 2 个月～1 岁	0.16～0.39(16～39)	
- 1～3 岁	0.17～0.35(15～31)	
- 3～5 岁	0.26～0.42(23～37)	
- 5～7 岁	0.29～0.48(25～42)	
- 7～9 岁	0.34～0.55(30～48)	
- 9～11 岁	0.32～0.64(28～57)	
- 11～13 岁	0.42～0.71(37～63)	
- 13～15 岁	0.46～0.81(40～72)	
通过酶法检测 14 岁以下儿童(女孩和男孩)的计算方程[9],下限 Cr(mg/dL)=0.019 9×年龄(岁)+0.150 4。上限 Cr(mg/dL)=0.034 3×年龄(岁)+0.327 2		
成人		
Jaffé 反应,非补偿法[10]		
- 女性	≥18 岁	0.45～1.00(40～88)
	18～49 岁	0.40～0.94(35～83)
	50～79 岁	0.51～1.00(45～88)
- 男性	≥18 岁	0.64～1.17(57～103)
	18～49 岁	0.67～1.13(59～100)
	50～79 岁	0.64～1.19(57～105)
酶法[10]		
- 女性	≥18 岁	0.46～1.00(41～88)
	18～49 岁	0.45～0.90(40～80)
	50～79 岁	0.48～1.01(42～89)
- 男性	≥18 岁	0.57～1.18(50～104)
	18～49 岁	0.57～1.11(50～98)
	50～79 岁	0.58～1.23(51～109)
数据以 mg/dL(μmol/L)为单位。换算公式:mg/dL×88.4=μmol/L;mg/dL×0.088 4=mmol/L		

12.4.5 临床意义

为了评估肾功能,KDIGO 建议应该同时报告血清肌酐水平和 eGFR。推荐使用 CKD-EPI 方程计算 eGFR[11]。由于存在个体内变异,肌酐水平在慢性肾病的进展中很重要。此外,肌酐水平有助于确定肾功能是否处于稳定状态。

个体间和个体内的差异:在健康个体中,血清肌酐的个体内差异很小但个体间差异很大,参考范围很宽。因此,如果某一患者基础肌酐值较低即使其 GFR 已经受损,其肌酐水平的增幅要达到个体内变异的 13 倍以上才会超过参考范围的上限[12]。

肌酐个体间高度变异及对肾功能变化早期不敏感的原因如下(表 12.4-2):

- 肌肉含量的差异导致肌酐形成的差异。在 GFR 相同的情况下,男性的肌酐水平高于女性;肌肉含量水平高的个体会高于肌肉含量不足的个体;年轻人高于老年人[13]。
- 肉类摄入的不同。每千克肉类含有 2～5 g 肌酐,在烹饪过程中会转化为肌酐。每日肾脏肌酐排泄量的 15%～30% 来源于食物。例如,摄入大量的炖牛肉后 3 h,肌酐值从 88 μmol/L(1.0 mg/dL)增加至 177 μmol/L(2.0 mg/dL)[14]。

表 12.4-2 血清肌酐的局限性

肾功能中度损害、GFR 40～80 mL/(min·1.73 m^2)时,不能检测到血清肌酐的升高(肌酐盲范围)。

影响因素:
- 血清肌酐浓度取决于肌肉质量、年龄、性别和肉类摄入量。
- 血清肌酐结果随营养不良、肝硬化和腿部截肢下降。
- 血清浓度显示出昼夜波动(傍晚时分最高,早晨最低)。
- 最常用的检测方法(碱性苦味酸法)会受到干扰(葡萄糖、尿酸、酮体、血浆蛋白、头孢菌素)。
- 碱性苦味酸法检测得到的值比酶法高。

血清肌酐个体内差异低于 MDRD 值和肌酐清除率的变异(表 12.4-3)。

表 12.4-3 肌酐、半胱氨酸蛋白酶抑制剂 C 和 MDRD 值的变化

参数与水平	个体内变异(%)	个体间变异(%)
血清肌酐:0.92 mg/dL(81 μmol/L)	5.8	211
胱抑素 C(0.69 mg/L)	5.4	185
肌酐清除率:116 mL/(min·1.73 m^2)	18.7	279
eGFR(MDRD):82.4 mL/(min·1.73 m^2)	6.7	202

血清肌酐水平变化的疾病和病情列于表 12.4-4。GFR 与血清肌酐的关系如图 12.4-2 所示。

表 12.4-4 可导致血清肌酐发生变化的疾病和病症

疾病/状态	临床及实验室检查
年龄	尽管 GFR 值从年轻人的平均 120 mL/(min·1.73 m^2)到老年人平均的 60～80 mL/(min·1.73 m^2),跨度很大,但老年人的血清肌酐浓度不会升高,或仅轻度升高,这是因为老年人肌酐的清除和形成也会下降。GFR 从 50 岁开始平均每 10 年减少 5～10 mL/(min·1.73 m^2)。在 80 岁的个体中,GFR 参考范围下限约为 50 mL/(min·1.73 m^2)。由于肾血浆流量也以相似的速率下降,所以滤过分数保持大致相同。因此,老年人和年轻人相同的肌酐值并不表示 GFR 也相同。对老年人而言,血清肌酐水平是 GFR 一个比较弱的指标。因此,有研究显示[15],67 岁±6 岁的个体 GFR(菊粉清除率)为 104±12 mL/(min·1.73 m^2),肌酐清除率根据 Cockroft 和 Gault 公式估算,为(74±18)mL/min。年龄为 25 岁±2 岁的个体菊粉清除率为 119±11 mL/(min·1.73 m^2),根据 Cockroft 和 Gault 公式估算的肌酐清除率为(114±22)mL/min。如果将年轻人 GFR 的参考范围下限作为正常肾功能的阈值,则 41 名老年人中只有 1 人的血清肌酐水平高于 104 μmol/L(1.15 mg/dL),但有 12 人血清胱抑素 C 升高(即 GFR 降低)。 如果使用肾脏代谢的药物进行治疗,出现 GFR 降低而血清肌酐升高,与年轻人相比,老年人的用药剂量就必须减少更多,因为他们的 GFR 较低。有关适宜剂量的建议,请参阅参考文献[16]。
妊娠	在健康孕妇中,使用对氨基苯甲酸清除率进行测量,孕早期的肾血浆流量增加了 80%,使用菊粉清除率测量的 GFR 升高了 50%。两项指标在怀孕期间保持稳定,并在分娩后趋于正常。妊娠早期和晚期的血清肌酐水平分别下降 10%和 30%。总体而言,血清肌酐的平均水平在怀孕期间下降,受孕前至妊娠前期和妊娠后期的下降过程如下:73 μmol/L(0.82 mg/dL)、65 μmol/L(0.73 mg/dL)、51 μmol/L(0.58 mg/dL)、47 μmol/L(0.53 mg/dL)。肌酐浓度超过 75 μmol/L(0.85 mg/dL)被认为是孕妇肾功能不全的指征。Cockroft 和 Gault 或 CKD-EPI 等公式不应用于估算孕妇 GFR。肌酐清除率的检测也已不适用[17]。

续　表

疾病/状态	临床及实验室检查
急性肾脏衰竭(ARF)	在 GFR 显著下降的 ARF 中,需要一定的时间才能达到肌酐浓度的平台期,其水平是肌酐形成与肾脏及肾外清除间差异的量度。由于在许多急性疾病中,营养的摄入量低,且如果受累的是老年患者或肌无力患者,有可能出现 GFR 显著受损,但肌酐血清水平仅轻度或中度升高的情况。血清肌酐升高所需的时间取决于肌酐排泄的半衰期。对于体重为 75 kg 且 GFR 为 90 mL/(min・1.73 m²)的男性来说,该时间为 5.5 h;GFR 减半所需要的时间加倍。达到平衡浓度的 94%需要 4 个半衰期(22 h),而 GFR 降低到约 15 mL/(min・1.73 m²)需要 132 h。对于先前肌酐水平正常的急性损伤患者(地震受害者)来说,可能需要 48 h 或更长的时间,肌酐才会显著上升至病理范围。 尽管 ARF 患者的肌酐水平迅速升高,可每日升高达 177～265 μmol/L(2～3 mg/dL),这种情况也可见于横纹肌溶解或由其他因素引起的挤压综合征,肌酐增加伴随肾功能不全(如休克导致)通常发生得较慢。在由多器官衰竭所引起的肾功能不全中,通常在急性事件后的 18 天 ± 7 天后需要进行透析。从肾功能不全的少尿期转变为多尿期并不意味着血清肌酐下降;反而通常会进一步增加,或保持稳定。
慢性肾脏疾病(CKD)	由于 GFR 与血清肌酐水平之间存在双曲线关系(图 12.4-2),只有当肌酐显著降低时,它才可作为 GFR 降低的有效指标。GFR 降低至 40～60 mL/(min・1.73 m²)时可检测到肌酐水平的升高。因此,GFR 低于这一范围被认为肌酐的盲区。代谢平衡是 CKD 诊断的先决条件。肌酐的日常形成相对稳定且在很大程度上依赖于肌肉含量,其排泄必须处于平衡状态下。肾功能正常且饮食正常的个体就符合该情况。如果 GFR 降低,由于肌酐滤过的减少,肌酐的肾脏清除率也下降。如果肌酐的生成速度仍然不变,则导致血清肌酐的升高。最终建立新的平衡,尿肌酐排泄减少,但血清水平升高[12]。对于 CKD 的诊断,相比于 MDRD 和 CKD-EPI 方程,肌酐浓度是一个较弱的指标,因为方程考虑了影响血清肌酐水平的变量,如年龄、性别和种族。在肾功能受损时,GFR 和血清肌酐之间不存在直接的负相关关系。这是由于: - 肾小管会分泌更多的肌酐,尤其是当 GFR 降至 40～80 mL/(min・1.73 m²)时。因此,血清肌酐通常还不会超过参考范围,而肌酐清除率显示 GFR 假性偏高。相反,在 ARF 的恢复阶段,由于肌酐分泌减少导致 GFR 改善,在血清肌酐浓度上反映的不充分。GFR 升高约 15 mL/(min・1.73 m²)会使血清肌酐降低 18 μmol/L(0.2 mg/dL)。 - 若 GFR 正常,则可以忽略肾外肌酐的排泄。但在 CKD 中,高达 60%的肌酐可通过肾外途径消除,特别是通过胃肠道消除。 - 如果 CKD 患者,GFR 降至 25～50 mL/(min・1.73 m²),患者会自发性地减少蛋白质的摄入量。此外,肌肉含量下降,血清肌酐会低于根据 GFR 损伤所估计的水平。
慢性进行性肾功能不全	GFR 降低的原因是肾小球数量减少、肾血流量减少或单个肾小球清除率降低。这导致毛细血管血流量和功能性肾小球灌注的增加。当 GFR 在 40～80 mL/(min・1.73 m²)范围内时,由于肾小管肌酐分泌的增加,血肌酐几乎不升高。随着 GFR 进展性下降,血清肌酐升高,但其绝对水平依赖于个体因素,如肌肉含量、肉类饮食的减少、厌食或刺激肾素一血管紧张素一醛固酮系统[14]。总而言之,在进行性的 CKD 中,血清肌酐水平不能准确反映病程的进展。上升通常是 GFR 进一步受损的迹象,但是其水平稳定并不一定意味着肾脏结构和功能的稳定。
糖尿病	糖尿病肾病的主要显著形态学变化是 GFR 升高和肾脏体积增加。在这个早期阶段,肥大性肾小球的结构是正常的。数年后,基底膜增厚且肾小球系膜基质增加。肾小球基质蛋白增加的结果是基底膜相关硫酸乙酰肝素蛋白多糖的减少。而其构成了肾小球基底膜负电荷屏障。它的降低与白蛋白渗透性增加相关[18]。 微量白蛋白尿是糖尿病肾病的最早指征。在这个阶段,由于肾肥大和高灌注,GFR 可以从正常到升高 20%～50%。糖尿病患者的血清肌酐水平可以在很大范围内变化。此外,显著的高血糖、渗透性利尿和细胞外容量减少可导致 GFR 升高。此外,酮症酸中毒时用 Jaffe 法测定肌酐会使结果假性升高,而肌酐亚氨基水解酶法测得的结果则假性降低[15]。在微量白蛋白尿及其进展为临床性蛋白尿的过程中,伴随 GFR 的受损和血压的升高,逐渐发展为慢性肾病。仅依靠肌酐检测无法及时诊断这种改变。胱抑素 C 用于诊断更为合适(参见 12.7)。
药物	药物可通过引起 GFR 降低或抑制肾小管肌酐分泌而增加血清肌酐水平。抑制肾小管分泌的药物通常不必停药,因为通常功能性的损伤是可逆的。 西咪替丁:肾功能正常时,口服 1.6 g/d 后,肌酐水平平均增加 15%,静脉注射 0.8 g 后数小时肌酐水平增加 20%～30%。在慢性肾功能衰竭患者中,正常口服给药 6～7 天后出现 22%的肌酐升高[19]。肌酐水平升高的原因是西咪替丁诱导的对肾小管分泌肌酐的抑制。西咪替丁被认为对近端小管腔细胞膜载体具有比肌酐更高的亲和力。雷尼替丁和法莫替丁的药代动力学特性与西咪替丁的药代动力学特性相似,但不会改变肌酐的清除。 甲氧苄啶:用 160 mg 甲氧苄啶作为单剂疗法或与 800 mg 磺胺甲噁唑联合治疗,摄入后 4 h 血清肌酐平均可逆性地升高 18 μmol/L (0.2 mg/dL)。甲氧苄啶竞争性抑制肾小管肌酐的分泌[19]。 乙胺嘧啶:单独治疗或联合氨苯砜治疗期间,20%的健康人与 27%的艾滋病病毒感染患者血清肌酐升高。肾小管肌酐的分泌被抑制[19]。 水杨酸盐:它们导致血清肌酐的升高和肌酐清除率的降低,但 GFR 不会降低。因此,剂量相当于 4 g 水杨酸盐的阿洛普令(aloxiprin)会导致血清肌酐增加 38%;肌酐清除率降低 25%。这或许是因为水杨酸盐抑制了肾小管肌酐的分泌或是其改变了与肌酐结合的蛋白质[19]。 苯甲酰亚胺:这种抗惊厥作用可引起血清肌酐可逆性地增加。 皮质类固醇:尽管 GFR 升高,但血清肌酐会增加约 10%[19]。 钙三醇、阿尔法骨化醇:增加血清肌酐且降低肌酐清除率。 血管紧张素转换酶(ACE)抑制剂:既患有 CKD 且肌酐浓度高于 124 μmol/L(1.4 mg/dL)的患者比肾功能正常的患者疾病进展风险降低 55%～75%。治疗开始后,GFR 急剧下降,肌酐浓度可升高 30%[19]。

12.4.6 注意事项

参考范围:参考范围的上限和下限值取决于年龄、性别、体重和检测方法。在较长时间段内,个体的肌酐浓度仅在很小程度上变化。肌酐不表现出昼夜节律。

检测方法:在 18～176 μmol/L(0.2～2.0 mg/dL)的范围内,未补偿的方法会导致肌酐的假性升高。运用 Jaffé 方法时,对非肌酐色原的补偿至关重要,尤其是在儿童中。但偶尔也会发生过度补偿的情况,会导致初期的肾功能不全漏诊。因此,通常建议仅使用酶法来检测儿童的肌酐水平。

Jaffé 方法:Jaffé 方法的修改在一定程度上易产生干扰和不确定性。动力学方法要求在温度和 pH 方面具有高度的稳定性。一般来说,比终点法更容易检测到假性肌酐,因为在后一种检测方法中,事先通过沉淀或透析去除了血清蛋白质。在低于 177 μmol/L(2 mg/dL)的范围内,酮体、葡萄糖、果糖、抗坏血酸、HbA(1.88 mmol/L)和 HbF(2.03 mmol/L)会引起与临床相关的结果假性升高[20]。特别是在肌酐水平约为 44 μmol/L (0.5 mg/dL)的儿童的标本中,结果会升高 8%～27%[21]。

头孢菌素如头孢西丁、头孢噻吩、头孢曲林、头孢唑林可能会干扰 Jaffé 方法,从而导致肌酐浓度升高。那些被认为不会干扰检测的药物有:拉氧头孢、头孢哌酮、头孢噻肟、头孢他啶、头孢氨苄、头孢拉定[22]。氟胞嘧啶还会引起肌酐水平的升高。

如乙酰乙酸这样的物质在一定程度上与碱性苦味酸盐反

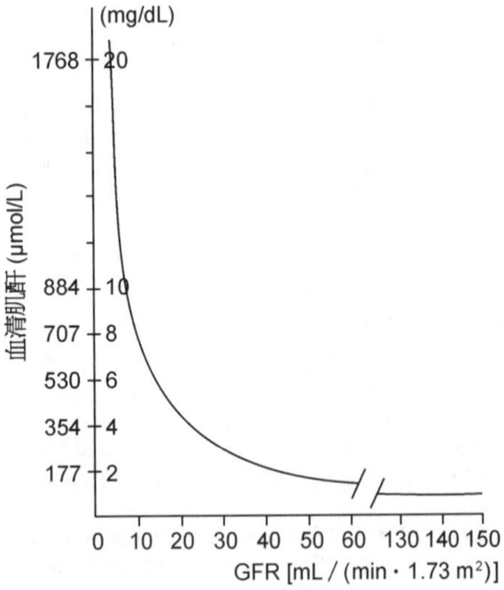

图 12.4-2 GFR 与血清肌酐浓度的关系。GFR 通过菊粉清除率确定

应的速度要快于肌酐，而有些物质如葡萄糖则反应较慢。根据检测采用的修改方法，这些物质会被检测为肌酐并导致结果的错误。在早期反应阶段，快速反应的物质发生显色；在中期阶段，几乎完全是肌酐在反应；在后期，反应受缓慢反应的非肌酐色原影响。

胆红素在 Jaffé 方法中的干扰根据不同的分析系统而变化，且数学校正效果有限。当胆红素浓度达到 600 μmol/L (35 mg/dL)时，通过过氧化物酶、胆红素氧化酶或亚铁氰化物处理黄疸样品，可以消除这种干扰。

酶法：当胆红素浓度>120 μmol(7 mg/dL)时[7]，PAP 方法会导致肌酐水平过低。在胆红素浓度≥207 μmol/L(12.1 mg/dL)[23]的样本中，使用 UV 检测法会检测出假性减低的肌酐结果。使用羟苯磺酸钙会造成结果假性减低；使用安乃近、抗坏血酸和 α 甲基多巴也会出现同样的结果，但仅限于高剂量[7]。

运用肌酐 UV 检测方法时，样本中的高葡萄糖、氨基酸和氨会恒定地增加肌酐的浓度[16]。如果样品中肌酐与多巴胺的比例为 4∶1(以摩尔数为单位)，多巴胺和多巴酚丁胺会导致肌酐低值假性降低达 67%。且即使是两者比例达到 50∶1 也会导致结果减低>25%。但这种干扰只有在通过留置静脉管采集血液时才会发生[24]。

细胞成分的分离：血液采集后的 16 h 内，红细胞应与血清分离，否则 48 h 后用 Jaffé 方法检测的结果会增加 29% (21%～63%)[25]。

稳定性：标本置于密闭容器，在室温下 7 天内，血清和血浆中的肌酐保持稳定[26]。

12.4.7 生理生化

肌酸是肌酐的前体，由肝脏产生，释放后被肌肉和其他组织吸收。一个体重 70 kg 的男性肌酸池约为 120 g，其中 98% 储存在肌肉中。肌酸占 20%～30%，其余为磷酸肌酸。肌酸和肌酐的代谢如图 12.4-3。

肌肉的能量通过磷酸肌酸储存；在肌肉收缩的过程中，化学能通过磷酸肌酸的裂解转化为机械能[27]。

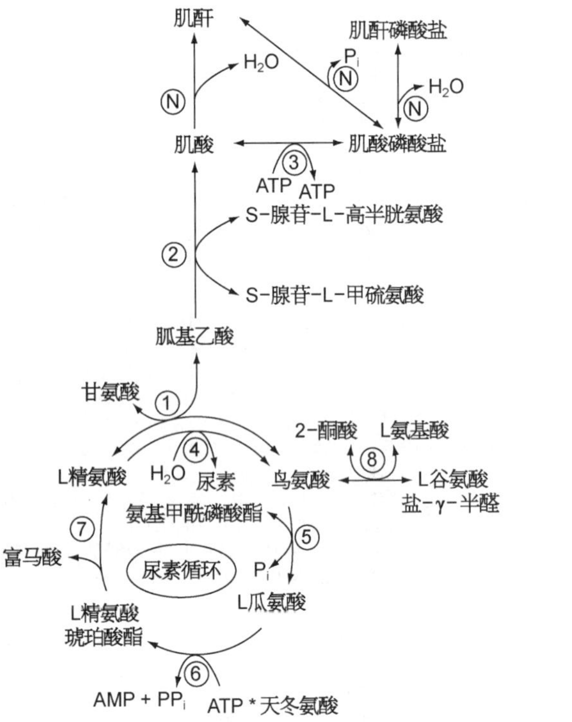

图 12.4-3 肌酸和肌酐的代谢(根据参考文献[27]修改)。① L 精氨酸：甘氨酸脒基转移酶；② S-腺苷-L-甲硫氨酸：N-胍基乙酸甲基转移酶；③ 肌酸激酶；④ 精氨酸酶；⑤ 鸟氨酸转氨甲酰酶；⑥ 精氨琥珀酸合酶；⑦ 精氨琥珀酸裂合酶；⑧ 鸟氨酸转氨酶；Ⓝ 非酶促反应

肌酐由肌肉肌酸通过非酶促脱水产生(图 12.4-4)。在男性中，每天肌酸池中约 1.5%的肌酸转化为肌酐，相当于 1.8 g。肌酸和肌酐池还可通过肌酸的食物摄入获得增加。

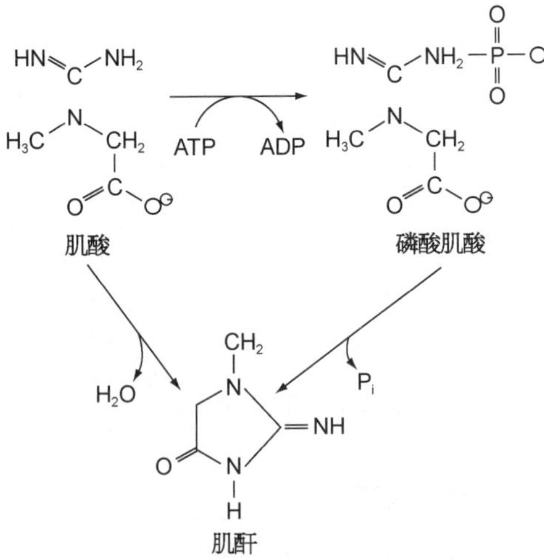

图 12.4-4 肌酸到肌酐的转化

肌酐池的大小由肌肉质量决定。作为决定肌肉质量的因素，年龄和性别对肌酐池也有显著的影响。其他生物学因素还包括膳食肌酸的摄入和蛋白质的摄入。

通过肉类摄入的肌酸和肌酐会增加机体内的肌酐。1 g 牛肉含有 3.5 mg 肌酸，其中 18%～65%在烹饪过程中转化为肌酐。

由于不能利用精氨酸和甘氨酸(肌酸合成的前体)(图 12.4-3)，限制蛋白质的摄入会减小肌酐池[27]。

由于肌病、腿部或手臂截肢及重症监护患者的肌肉量减少，血清肌酐低至正常值，尿肌酐排泄减少。只有当GFR显著降低时，血清肌酐才会超过参考范围上限。

如果机体处于稳定状态下（即肌酐的合成速率等于其被排泄的速率），则血清肌酐只能用于GFR的估计。为了检验机体是否在处于稳态，需每24 h进行2次检测。结果差异超过10%表明未处于稳定状态[28]。

在肾功能受损、GFR为40～80 mL/(min・1.73 m^2)时，如果检测到的肌酐清除率为n+，则血清肌酐浓度的升高会导致GFR被高估。这是由于肌酐的排泄不仅通过肾小球滤过也通过肠黏膜排泄。在肠道中，在细菌肌酐酶的作用下，肌酐很快被代谢。

对于体重为75 kg、血清肌酐为177～354 μmol/L（2～4 mg/dL）的人群而言，血清肌酐浓度和GFR之间近似线性相关性的关系仅在GFR处于20～40 mL/(min・1.73 m^2)时存在[15]。

12.5 肌酐清除率

Lothar Thomas

肌酐清除率（Cl_{Cr}）并不是一个有效评估肾小球滤过率（GFR）的指标。只有肌酐清除率相对的改变能较好地评估肾小球滤过率，而肌酐清除率绝对值的改变是无法评估肾小球滤过率的。因此，对于有症状的患者或者有肾功能损伤风险的患者，临床医生应让他们进行肾小球滤过率的测量（mGFR）。这个方法更接近真实的GFR。如果同时知晓GFR和Cl_{Cr}的结果，单独使用Cl_{Cr}就可相对标准地评估GFR[1]。

除了上述建议，在下文中还会对Cl_{Cr}进行详述，尽管其可靠性尚有不足，但仍在大量药物研究中被推荐使用[2]。

12.5.1 适应证

包括：确定GFR是否基本正常、轻微降低或是明显降低，评估潜在肾毒性药物作用下GFR的变化，联合尿素清除率一起用以评估终末期肾衰竭的患者是否需要进行透析。

12.5.2 检测规程

- 采集2 mL血液来检测血肌酐水平。
- 采集24 h的尿液（或者4 h或2 h的尿液）。24 h尿液是指一昼夜内的所有尿液标本。从早上7点或8点钟开始，一开始需要排空膀胱，排空膀胱时的尿液不记入标本。采集直到第二天早上同一时间内的所有尿液（任何排出的尿液都要记入）。应通过充足的液体摄入维持尿流量>1 mL/min。
- 测定所采集的尿液标本中的肌酐水平。
- 清除率的计算。除了采集的尿量以外，还需要得知患者的身高和体重。

清除率的结果与体重75 kg、体表面积1.73 m^2相关。患者的体表面积可以通过身高和体重借助诺谟图得出（图12.5-1）。参考区间是通过表12.5-1肌酐清除率计算公式所得出的。

针对使用肾毒性药物治疗的患者，一些实验室会采用4 h尿液来计算Cl_{Cr}。需要连续检测3天来计算清除率。

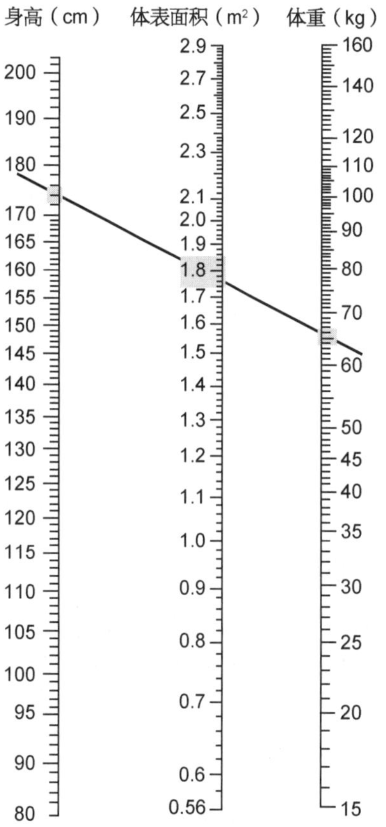

图12.5-1 根据身高和体重确定体表面积

表12.5-1 肌酐清除率

肌酐清除率公式：

$$Cl[mL/(min \cdot 1.73\ m^2)] = \frac{U \times U_{vol} \times 1.73}{S \times t \times A}$$

Cl＝每分钟清除的毫升量。

U＝尿液肌酐浓度。

S＝血清肌酐浓度。从最初采集一直到最后采集的样本的平均值。

U_{vol}＝每个时段所采集的尿量。

t＝采集时间（min）。

A＝患者的体表面积。通过列表或实际计算得到。

1.73＝体重为75 kg人群的平均体表面积，以m^2计；参考范围是相对于该值而言的。

体表面积的计算（A）：

$A = 0.007\,184(m/kg) \times 身高(m) \times 0.725 \times 体重(kg)^{0.425}$。

12.5.3 样本要求

- 血清：在清除率试验的开始及结束时均需要进行标本采集，采集量1 mL。
- 没有任何添加剂的尿液（测量体积）：5 mL。

12.5.4 参考范围（表12.5-2）

表12.5-2 肌酐清除率的参考范围

成年人（与年龄无关）		
- Jaffé反应[3]	女性95～160	男性98～156
- 酶反应[4]	女性＋男性	大于110*
成人：Jaffé反应（数值以$\bar{x} \pm s$表示）[5]		
年龄	女性	男性
- 20～29岁	95±20	110±21
- 30～39岁	103±26	97±36

续 表

年龄	女性	男性
- 40～49 岁	81 ± 28	88 ± 20
- 50～59 岁	74 ± 24	81 ± 19
- 60～69 岁	63 ± 25	72 ± 21
- 70～79 岁	54 ± 13	64 ± 15
- 80～89 岁	46 ± 15	47 ± 15
- 90～99 岁	39 ± 9	34 ± 9
儿童：Jaffé 反应(数值以$\bar{x}\pm 2s$表示)[6]		
- 5～7 天		38～62
- 1～2 个月		54～76
- 3～12 个月		64～108
- 3～13 岁		120～145

数值单位为 mL/(min・1.73 m²)。* 只在少数人群中进行了调查

12.5.5 临床意义

Cl_{Cr}并不代表 GFR 的测量值；相对的，它提供了一个 GFR 的近似值。在面对实际临床问题时，Cl_{Cr}能够较充分地解释以下问题[7]：

- 检测到 Cl_{Cr}的降低包括粗略估计但明确降低的 GFR，尤其是用于识别 GFR 在 40～80 mL/(min・1.73 m²)时的肌酐盲范围，也就是此时血清肌酐的值很有可能仍然在参考范围内。
- 通过一系列检测 Cl_{Cr}的方法来评估 GFR(如用肾毒性药物治疗的时候)。
- 当肾衰竭晚期患者的 Cl_{Cr}小于 10～20 mL/(min・1.73 m²)时就要依赖于透析治疗。

菊粉清除率是测定 GFR 的金标准，与之相比，通过 Cl_{Cr}计算出的 GFR 会相对偏高。出现这种情况的原因是，与菊粉是完全外源性物质不同，在健康个体的尿液中 10%～14%的肌酐是由肾小管分泌的。因此用肌酐清除率估算 GFR 会使得原本正常的 GFR 值假性升高。Cl_{Cr}造成的 GFR 高估会随着肾功能的损害而越来越显著。当 Cl_{Cr}和 GFR 差别最大时就是 GFR 在 40～80 mL/(min・1.73 m²)(表 12.5－3)[8]。

表 12.5－3　取决于 GFR 的肌酐清除率与菊粉清除率的关系[8]

GFR 范围	>80 mL	80～40 mL	<40 mL
Cl_{Inulin} ($\bar{x}\pm 2s$)	113 ± 32 mL	60 ± 7 mL	22 ± 9 mL
Cl_{Cr} ($\bar{x}\pm 2s$)	134 ± 45 mL	94 ± 23 mL	42 ± 18 mL
$Cl_{Cr}-Cl_{Inulin}$	21 mL	34 mL	20 mL
Cl_{Cr}/Cl_{Inulin}	1.16	1.57	1.92

Cl_{Inulin}，用菊糖清除率测定的肾小球滤过率，单位为 mL/(min・1.73 m²)；Cl_{Cr}，肌酐清除率；$Cl_{Cr}-Cl_{Inulin}$，GFR 和肌酐清除率的假性升高

根据一项研究[9]表明，42%的 GFR 受损(70～61 mL)患者 Cl_{Cr}是正常的，且当 GFR 进一步受损到 51～60 mL/(min・1.73 m²)时，仍然有 23%的患者 Cl_{Cr}在正常范围。只有当 Cl_{Cr}达到 115 mL/(min・1.73 m²)以上，才不会伴随 GFR 的下降。

当血清肌酐值≥265 μmol/L(3 mg/dL)时，检测 Cl_{Cr}是没有必要的。在 GFR 低于 20 mL/(min・1.73 m²)时，Cl_{Cr}相对于 GFR(Cl_{Cr}/GFR)要高 1 倍(表 12.5－3)。这是由于肾小管分泌肌酐和肠道消耗肌酐的增加所造成的。

在评估 Cl_{Cr}的时候，需要考虑年龄因素。成年人的年龄与 GFR 具有以下关系[10]：GFR = 157 －(1.16×年龄)。

12.5.5.1 尿肌酐的排泄

完整地收集 24 h 尿可以粗略地估计出肌酐排泄的量[11]。成人的肌酐排泄量列于表 12.5－4。儿童 24 h 尿液肌酐排泄量可根据以下公式进行计算[10]：肌酐(mg/kg) = 15.4 +(0.46×年龄)。

表 12.5－4　成人的肌酐排泄量

年龄(岁)	24 h 尿液肌酐(mg/kg)
20～29	23.8 ± 2.3
30～39	21.9 ± 1.5
40～49	19.7 ± 3.2
50～59	19.3 ± 2.9
60～69	16.9 ± 2.9
70～79	14.2 ± 3.0
80～89	11.7 ± 4.0
90～99	9.4 ± 3.2

数值用$\bar{x}\pm s$表示

12.5.6 注意事项

检测方法：相比于短时间内采集的尿液标本，24 h 尿的 Cl_{Cr}与 GFR 的关联性更好。相比于 24 h 尿样本，如果仅采集白天时段的尿量，得出的 Cl_{Cr}/GFR 值会偏高(表 12.5－3)[10]。

为了确定尿肌酐的浓度，标本需要用水进行 1∶20 或 1∶50 的稀释。计算 Cl_{Cr}需要检测血清肌酐，采血应在采集完 24 h 尿后进行，且所有血清标本应在同一批次中进行检测。如果差值小于最高值的 10%，则结果仅可用于计算平均值。如果差异更大，则不应用于计算清除率。

检测肌酐的方法对于 Cl_{Cr}来说有显著的影响。如果用 Jaffé 方法来检测血清和尿液中的肌酐含量，就需要注意如果使用的是非补偿方法，对于在参考范围内的结果而言，数值中的 20%要归因于非肌酐色原。不过这些色原对稀释的尿液来说没有影响。

如果血清和尿液肌酐值是通过酶法来检测的话，那么只会检测到真正的肌酐，其结果会比用非补偿 Jaffé 方法所检出的结果要低。因此，用肌酐值代入清除率公式后，所计算出的 Cl_{Cr}也会变高。由于 Cl_{Cr}的参考范围通常都是用 Jaffé 方法来确立的，所以一般建议在使用酶促法计算肌酐清除率时将 1.5 mg/dL 以下结果提高 20%，使结果与文献[12]所述参考范围具有可比性。

尿液采集：膀胱排空不充分和尿液收集不完整是检测 Cl_{Cr}最常见的错误。首次晨尿通常会被收集下来(而不是弃去)。如果在排便的同时排尿也导致尿液的漏采。偶尔也会发生患者在尿液收集即将结束时忘记要排尽尿液并加入容器内。关于尿液采集过程的明确指导对 Cl_{Cr}的检测是必不可少的先决条件。

参考范围：Cl_{Cr}的个体间差异很大(表 12.5－2)。

12.6 尿素氮

Lothar Thomas

医学术语中的"尿素"和"血尿素氮(BUN)"在医学诊断中是同义词。血尿素氮乘以 2.14 等于尿素;尿素乘以 0.46 等于血尿素氮。

血清中尿素升高的情况称为氮质血症。氮质血症可以分为肾前性、肾性和肾后性。

12.6.1 适应证

- 使用尿素/肌酐值对急性肾衰竭进行鉴别诊断。
- 使用部分尿素清除率对 ARF 进行鉴别诊断。
- 由于终末期肾衰竭会伴有尿毒症的全身中毒现象,尤其是胃肠道体征,与肌酐浓度相比血清尿素与疾病严重程度的相关性更好。
- 由于尿素浓度可以反映蛋白质代谢情况,所以尿素浓度可以用来评估重症监护患者和透析患者的代谢情况。
- 用于评估透析患者全身尿素分布水平。

12.6.2 检测方法

脲酶- Berthelot 反应[1]:原理为,尿素在脲酶(尿素酰胺水解酶,EC 3.5.1.5)的作用下水解成铵离子和 CO_2。铵离子在与苯酚和次氯酸钠的反应中被定量检测,并形成蓝色染料,并在 530 nm 和 570 nm 之间通过分光光度法测量。

二乙酰单肟法[2]:原理为,二乙酰基与尿素缩合形成色原二嗪,加入二乙酰单肟的样本会形成粉红色发色物,再加入氨基硫脲和氯化铁(三价)可以使发色物稳定,通过分光光度法来对此粉红色发色物进行定量检测。

脲酶 UV 法:原理为,尿素在脲酶(尿素酰胺水解酶,EC 3.5.1.5)的作用下水解成铵离子和 CO_2。在过量的 2 -酮戊二酸作用下,由尿素水解产生的铵离子被 GLDH 反应所消耗。因此,可以通过在 340 nm 处吸光度的变化来测量 NADH 浓度的变化,该变化值与标本中的尿素成一定比例(表 12.6 - 1)[3]。

表 12.6 - 1 脲酶 UV 法

$$尿素 + H_2O \xrightarrow{脲酶} 2NH_3 + CO_2$$

$$2.2 氧化戊二酸 + 2NADH + 2NH_4^+ \xrightarrow{GLDH} 2L-谷氨酸盐 + 2NAD^+ + 2H_2O$$

其他方法:这些方法主要通过脲酶来分解尿素。用 NH_4^+ 电极检测 pH 或是通过电导率的变化来检测形成的氨。

12.6.3 样本要求

血清、血浆(不含肝素铵)或尿液:1 mL。

12.6.4 参考范围(表 12.6 - 2)

表 12.6 - 2 BUN 的参考范围

成人[4]	全球		17~43(2.8~7.2)
	女性	<50 岁	15~40(2.6~6.7)
		>50 岁	21~43(3.5~7.2)
	男性	<50 岁	19~44(3.2~7.3)
		>50 岁	18~55(3.0~9.2)
儿童[5]		1~3 岁	11~36(1.8~6.0)
		4~13 岁	15~36(2.5~6.0)
		14~19 岁	18~45(2.9~7.5)

数据以 mg/dL(mmol/L)为单位。尿素(mg/dL)/2.14 = BUN(mg/dL)

单位换算:① 尿素,mg/dL×0.166 5 = mmol/L。② BUN,mg/dL×0.356 1 = mmol/L

12.6.5 临床意义

从本质上来看,影响血清尿素浓度有 3 个因素:

- 肾脏灌注与排水量。在利尿的情况下尿素在远端小管的转运是很少的,大量尿素随尿液排出,因此血清中尿素的量很低。在抗利尿的情况下(如缺水、心衰引起的少尿期),尿素在远端小管中转运,从而导致血清中尿素增加。
- 尿素的合成率。这个取决于每日蛋白质的摄入和内源代谢蛋白质的量。当口渴或者存在发热性疾病的时候,尿素的浓度会高达 16.7 mmol/L(100 mg/dL)。
- GFR 的值。血清尿素浓度持续升高往往提示 GFR 明显受损。正常的蛋白质摄入量约为 75 g/d,在肾灌注正常的情况下,当 GFR 低于 30 mL/(min · 1.73 m^2)的时候,尿素浓度会高于参考范围。

由于血清尿素会受肾灌注和蛋白质摄入的影响,因此血清尿素不适合作为早期肾功能不全的初诊指标,但是血清尿素对于监测 GFR 明显下降患者的病程非常有用。

12.6.5.1 尿素/肌酐值

当患者出现急性肾功能不全的时候,可以通过测定尿素/肌酐值来区分患者是肾前性肾衰竭还是肾后性肾衰竭[6,7]。以日常蛋白质的摄入量为 1 g/kg 计算,正常人的尿素/肌酐值大约为:

- 当尿素和肌酐的单位均为 mmol/L 时,比值为 35。
- 当两者单位均为 mg/dL 时,比值是 25。
- 当通过检测血 BUN 替代尿素,且 BUN 和肌酐的单位均为 mg/dL 时,比值为 12。

尿素/肌酐值的临床意义可见表 12.6 - 3。

表 12.6 - 3 在不同疾病、不同情况下的血清尿素/肌酐值

尿素/肌酐值	临床和实验室结果
25~40¹ 20~35² 10~16³	正常膳食下的尿素/肌酐值,GFR 无显著下降。
<25¹ <20² <10³	由于尿素的降低导致尿素/肌酐值下降,原因包括: - 蛋白质分解代谢减少(如低蛋白质摄入、营养不足、恶病质、肝硬化)。 - 尿素的肾小管回流减少(如在急性肾小管坏死、利尿情况下)。
肾前性氮质血症 >40¹ >35² >16³	由于尿素的增加导致尿素/肌酐值上升,原因包括: - 蛋白质分解代谢的增加(如高蛋白质摄入、组织坏死、烧伤、发烧、高剂量的糖皮质激素治疗、饥饿、胃肠道出血)。 - 肾小管灌注减少,且因此使尿素的再扩散增加(如血容量不足、严重心力衰竭、脱水)。 - 肾前性氮质血症中血清肌酐水平正常。
肾后性氮质血症	尿素和肌酐均升高,但尿素上升更明显,因此尿素/肌酐值增加,原因为输尿管、膀胱或尿道梗阻。由于尿液的反压力导致尿素在肾小管内扩散,使尿素水平显著升高。

¹ 尿素和肌酐单位为 mmol/L;² 尿素和肌酐单位为 mg/dL;³ BUN 和肌酐单位为 mg/dL

12.6.5.2 尿素氮的排泄分数(FE_{UN})

在急性肾功能衰竭(ARF)中,Na^+的排泄(FE_{Na})被用来鉴别急性肾衰竭的两个主要原因——肾前性肾衰竭和急性肾小管坏死(ATN)。但是,许多肾前性疾病的患者都会使用利尿剂,这会减少Na^+的重吸收。相比之下,FE_{UN}主要依赖于被动作用,因此受到利尿剂的影响较小。

诸如尿素/肌酐值、尿Na^+浓度、尿渗透压、血清/尿肌酐值和FE_{Na}等一系列指标是经常使用的标志物。

FE_{UN}是测定肾小球滤过BUN排泄分数的指标。FE_{UN}可以通过以下公式计算:

$$FE_{UN}(\%)=\frac{UN(U)\times 肌酐(S)}{UN(S)\times 肌酐(U)}\times 100$$

U,尿液;S,血清;UN,尿素氮(mg/dL);肌酐单位为mg/dL。

在鉴别患者是由于肾前性氮质血症还是由于急性肾小管坏死引起急性肾功能衰竭时,低FE_{Urea}(≤35%)比FE_{Na}的敏感性和特异性都要更好。在患者使用抗生素后,这一效果尤为明显。

12.6.5.3 尿素在晚期慢性肾脏疾病中的应用

在晚期慢性肾脏疾病中,高达60%的尿肌酐可能是肾小管分泌的,肌酐和菊粉排泄之间的关系在GFR为20~25 mL/(min·1.73 m²)时会在1.2~2.1之间波动。为了计算这些患者的GFR,推荐用尿素和肌酐清除率的平均值。一些肾内科医师认为GFR<15 mL/(min·1.73 m²)是患者需要透析的指征。

$$GFR[mL/(min\cdot 1.73\ m^2)]=(C_{Cr}+C_{Urea})/2$$

尿素清除率和肌酐清除率一样,都用mL/(min·1.73 m²)这个单位带入上述公式。

尿素在某些疾病和病症中的表现可以见表12.6-4。

表12.6-4 导致血清尿素升高的疾病和病症

疾病/状态	临床和实验室结果
急性肾功能不全、慢性肾脏疾病	与肌酐相同,血清尿素浓度也与GFR负相关。但是,在正常的蛋白质摄入和正常的肾灌注情况下,只有在GFR下降到大约30 mL/(min·1.73 m²)时尿素水平才会高于参考范围。在慢性肾脏疾病和GFR低于30 mL/(min·1.73 m²)时,尿素是监测蛋白质减少饮食有效的重要生物学标志物(这也适用于尿素的尿排泄)。
肾前性氮质血症	在出血、频繁呕吐、腹泻、灼伤或液体摄入不足的情况下,尿素的增加是由于细胞外液量减少而造成的。因此,由于潜在的血容量不足及电解质缺乏,肾灌注减少且尿素的肾小管回流增加。
肾后性氮质血症	肾后性氮质血症是由输尿管、膀胱或尿道梗阻所引起的(如前列腺炎、尿石症或肿瘤)。血清中尿素的升高比肌酐更多。
高蛋白质摄取的饮食	摄入大量蛋白质(>200 g/d),血清尿素可升至13.3 mmol/L(80 mg/dL)。尤其是同时出现液体摄入量不足、大量出汗或与酒精相关的多尿症时,更是如此。在这种情况下,如果没有其他临床方法可行,肌酐清除率也可发挥作用。
术后死亡率指标[11]	术前和术后血清尿素水平是腹部手术患者术后30天内死亡率的指标。因此,与那些浓度较低的患者相比,术前和术后尿素结果≥8.0 mmol/L(48 mg/dL)的患者死亡率的OR值分别为2.29和4.79。死亡率增加的原因被认为是一种隐匿性低血容量症,伴有肾脏灌注不足和血浆清除率降低。

12.6.5.4 低于正常值的尿素结果

尿素浓度偏低在诊断学上不及尿素偏高有意义。尿素偏低可见于严重的肝脏疾病、低蛋白血症或者长期低渗液体治疗的患者。在儿童和孕妇中会出现生理性的尿素偏低。

12.6.6 注意事项

参考范围:男性的参考范围要比女性的更高。孕妇、低蛋蛋白饮食及术中使用血浆扩容后尿素会呈现低值。血清尿素的昼夜节律不会高于测定方法的不精密度。

可能出现的方法学误差:脲酶GLD方法是特异的,会由于氨的污染而对结果产生干扰。二乙酰单肟法是相对非特异性的。肌酐、尿囊素、精氨酸和一些蛋白质会被同时检出。

使用血清来启动脲酶GLD方法的检测时,如为储存血清(如在37℃下3天),则尿素结果会升高。一些商业生产的质控血清含有大量的氨(硫酸铵沉淀)。正如脲酶/Berthelot方法一样,用血清启动反应比用脲酶启动反应所得到的尿素浓度值更高。

药物:使用抗坏血酸、磺酰脲、胍乙啶、噻嗪类、磺胺类、氯霉素和含有葡聚糖的血浆扩张剂的时候,尿素会因这些人为因素而升高,特别是使用二乙酰单肟法检测时。

稳定性:室温下可保存2天,4℃可保存1周[14]。

12.6.7 生理生化

尿素是蛋白质和氨基酸代谢的最终产物,它在肝脏合成。在蛋白质分解代谢的过程中,蛋白质被分解成氨基酸并被脱去氨基。由此产生的氨通过一系列被称为尿素循环的反应转化为线粒体内的尿素(表5.1-1)。膳食蛋白质平均含有16%的氮。这些氮中的90%以上不经过代谢过程,可直接转化为尿素。成年人每天形成约16 g尿素[15]。

大多数尿素通过肾小球滤过被肾脏代谢。滤过的尿素40%~60%在近端小管中被重吸收,且与肾小管的流速无关。远端小管的扩散依赖于尿液流速,且受抗利尿激素调控。因此,在利尿过程中,大约40%到达远端小管的尿素被重吸收,且在抗利尿作用中该值可增加到70%[16]。

与肾前性和肾后性的ARF相比,肾性ARF肾小管的尿液流速减慢。由于尿素在远端肾小管中重吸收的增加及肌酐分泌的增加,血浆尿素相比于肌酐增加的更多,因此尿素/肌酐值也升高。

在儿童时期,成长相关蛋白质需求较高,蛋白质分解代谢减少。因此,平均尿素值一般比成人低。在孕妇中,低于正常值的尿素值是由于胎儿蛋白质需要量增加和肾脏的高灌注所致。

血清尿素的参考范围很宽,因为这是一个依赖蛋白质代谢和肾脏排泄的复杂过程。因此,尿素是用于评估初期GFR损伤较不特异且较不敏感的一个指标。

当GFR下降至正常的75%以下时,血清尿素才会超过参考范围上限。随着肾功能的受损逐渐加重,血清尿素和GFR的相关性越来越好。当GFR降至正常的10%时血清尿素的浓度增加约10倍。

然而,只有当尿素水平不受肾外因素影响时,血清尿素与GFR的相关性才是可靠的,如慢性肾功能衰竭处于多尿期或腹泻、呕吐和肝功能不全的情况下,尿素可能会低于预期。相反,如果除了慢性肾功能衰竭、少尿、蛋白质摄入过量、心力衰竭或胃肠道出血等症状外，则可能高于预期。

摄入过多的蛋白质会导致尿素增加而出现诱导性的利尿。这与尿液渗透压的升高有关，尿液渗透压会高到700～900 mmol/kg。尿素升高引起的利尿可导致细胞外液体积减少并伴有高钠血症。对于临床医生来说，这会导致高钠血症伴有尿液最大限度的浓缩这种矛盾的情况出现[7]。

12.7 胱抑素C

Lothar Thomas

半胱氨酸蛋白酶抑制剂C(胱抑素C)是一种非糖基化的碱性蛋白质(分子量13.36 kDa)，存在于各种生物体液中。胱抑素C以恒定速率内源性生成，在肾小球中自由过滤，在肾小管中既不重吸收也不分泌，也不会在肾外代谢。所有内源性过滤标志物都会受GFR以外的因素(非GFR决定因素)影响，包括个体基本情况、肾小管重吸收和分泌及肾外清除。与肌酐相比，胱抑素C受肌肉质量的影响更小，且经常被认为能够比肌酐更准确地估计人群亚组的GFR水平[1]。

此外，胱抑素C是心血管事件的一种新的风险因素，而且其浓度升高与急性冠脉综合征患者的死亡率升高相关[2]。

12.7.1 适应证

2012年改善全球肾脏病预后组织(KDIGO)指南推荐使用基于胱抑素C的eGFR对$eGFR_{Cr}$为45～59 mL/(min·1.73 m^2)的患者进行进一步确证。其他适应证如下：

- 估计GFR中度受损的患者，如患有高血压、糖尿病、代谢综合征、高尿酸血症、心血管疾病、肝脏疾病、阻塞性尿路疾病。
- 儿童和老年人(≥70岁)。
- 疑似急性肾功能衰竭。
- 监测移植患者的肾功能，使用$eGFR_{Cr-Cys}$[3]。
- 在细胞抑制剂治疗下监测肾功能，如顺铂(顺氯氨铂)、卡铂(顺羧酸铂)。

12.7.2 检测方法

使用包被特异性胱抑素C抗体的乳胶或聚苯乙烯颗粒，进行颗粒增强的均相免疫测定法。颗粒增强测定法有两种不同形式[4]：颗粒增强透射免疫比浊法(PETIA)和颗粒增强散射免疫比浊法(PENIA)。

PETIA[4]：原理为，胱抑素C的多克隆兔抗体通过共价键连接在羧酸盐修饰的均匀乳胶颗粒上。在反应开始240 s后，在340 nm处测量由于凝集反应导致的吸光度增量，得出终点值。使用冻干重组人胱抑素C作为校准品。

PENIA[5]：原理为，血清胱抑素C通过免疫散射比浊法测定，特异性单克隆兔抗人半胱氨酸蛋白酶抑制剂C抗血清共价包被在直径80 nm的氯甲基苯乙烯颗粒(乳胶试剂)上。这是一种用乳胶试剂稀释样品并孵育，进而在固定时间测量凝集物形成的方法，这些凝集物能散射二极管发出的红外光(840 nm)。通过校准曲线将散射光信号值的变化量转换为mg/L。

校准品可溯源至一级参考物质人血清ERM-DA471/IFCC中的胱抑素C。

12.7.3 样本要求

血清、血浆(肝素、EDTA抗凝)：1 mL。

12.7.4 参考范围(表12.7-1)

表12.7-1 胱抑素C参考范围

PETIA		
- 早产儿*[6]	1.8(1.2～2.1)	
- 未成年人	1～18岁[7]	0.70～1.38
- 成年人	男性<50岁[8]	0.79～1.05
	≥50岁[8]	0.88～1.34
	女性<50岁[8]	0.75～0.99
	≥50岁[8]	0.85～1.35
PENIA		
- 未成年人	第3天	0.72～1.98
	1～18月	0.70～1.18
	18月～18岁	0.44～0.94
- 成年人	<50岁[11]	0.53～0.92
	≥50岁[11]	0.58～1.02

数据以mg/L表示，所示数值为第2.5与97.5百分位数。*仅调查了14个个体

12.7.5 临床意义

12.7.5.1 胱抑素C与肾功能

血清胱抑素C被认为是比血清肌酐更好的CKD标志物。最重要的原因是与肌酐相比，其个体间差异更小(非GFR决定因素)，包括个体基本情况(营养、肌肉质量、年龄、性别)、肾小管重吸收和分泌、肾外清除[1]。

不同研究表明，对于mGFR<80 mL/(min·1.73 m^2)的患者，mGFR与胱抑素C的相关性较血清肌酐更好。在某些情况下，早在CKD 2期[12,13]就可以确诊CKD。如果胱抑素C和肌酐的诊断敏感性固定，视其为在不同情况下对GFR<80 mL/(min·1.73 m^2)的识别率为100%，则胱抑素C的诊断特异性为75%，而肌酐为0%[4]。在一项研究中，对于mGFR<72 mL/(min·1.73 m^2)的肾脏轻度损伤患者而言，胱抑素C的诊断敏感性为71.4%，而肌酐仅为52.4%[13]。

胱抑素C在特殊人群中比肌酐更准确，包括素食者、截肢患者、肌肉萎缩或慢性疾病患者[1]。

胱抑素C诊断CKD的敏感性高于肌酐，因为其个体差异较小。因此，如果患者的肌酐水平处于参考区间低限，那么其肌酐浓度需要增加个体内变异标准差的13倍才能超过参考区间高限；而对于胱抑素C而言，相同情况下仅需要增加4倍[14]。

对于常规的GFR估算，基于胱抑素C的$eGFR_{Cys}$并不比$eGFR_{Cr}$更准确。肌酐和胱抑素C联用的eGFR($eGFR_{Cr-Cys}$)比其各自单独使用时更准确，这反映了两种标志物在联合使用时受到非GFR决定因素的影响更小[15]。

KDIGO推荐$eGFR_{Cr}$在45～59 mL/(min·1.73 m^2)范围内的患者使用$eGFR_{Cys}$或$eGFR_{Cr-Cys}$[16]。来自CKD-EPI的数据显示使用$eGFR_{Cr-Cys}$估算GFR的准确性比使用单个标志物更高[16]。在$eGFR_{Cr}$为45～59 mL/(min·1.73 m^2)患者中，联合方

程正确地将 16.8% $eGFR_{Cr}$ 为 45～59 mL/(min · 1.73 m^2)的患者重新分类至 mGFR≥60 mL/(min · 1.73 m^2)。由此临床普遍认为，如果患者 $eGFR_{Cr}$ 为 45～59 mL/(min · 1.73 m^2)且没有肾损伤标志，但 $eGFR_{Cys}$ 或 $eGFR_{Cr-Cys}$ ≥60 mL/(min · 1.73 m^2)，可以暂不考虑 CKD。

实体器官移植等合并症严重影响 mGFR、$eGFR_{Cr}$、$eGFR_{Cys}$ 或 $eGFR_{Cr-Cys}$ 之间的关系。在 3 个 CKD－EPI 方程中，$eGFR_{Cr-Cys}$ 在潜在的肾脏供者和移植受者中表现最为一致[3]。

三种 CKD－EPI 方程已经在 12.2 中描述。最近推出了一个胱抑素 C 估算 GFR 的简化方程，仅包含两个变量，即胱抑素 C 浓度和年龄[26]：

$$eGFR = 130 \times 胱抑素\ C^{-1.069} \times 年龄^{-0.117} - 7$$

新方程纳入年龄、血清胱抑素 C(－1.069)的单一系数(指数)，以及在 GFR 范围内肾外清除胱抑素 C[7 mL/(min · 1.73 m^2)]的值。与 CKD－EPI $eGFR_{Cys}$ 相比，新方程不需要规定性别，并考虑肾外胱抑素 C 消除。

胱抑素 C 对检测肾功能受损及其病程评估的诊断价值见表 12.7－2。

表 12.7－2　胱抑素 C 在肾功能受损中的诊断意义

疾病/条件	临床表现及实验室检查
CKD	在 CKD 患者中，CKD 进展与胱抑素 C 浓度增加之间存在良好的相关性，尤其是在儿童和老年患者中。胱抑素 C 的升高早于肌酐的升高。因此，在 $eGFR_{Cr}$ 中度受损达到 51～70 mL/(min · 1.73 m^2)时，胱抑素 C 水平通常会增加，但血清肌酐水平则不然[24,25]。在截瘫和四肢瘫痪的患者中，由于肌肉量减少，血清肌酐和 CKD－EPI 方程都不能作为肾功能评价指标，通过与 ^{51}Cr－EDTA 清除率相比，证明胱抑素 C 是可用于评估 GFR 的指标。^{51}Cr－EDTA 清除率与 1/胱抑素 C 之间的相关系数为 0.72，^{51}Cr－EDTA 清除率与 1/肌酐之间的相关系数仅为 0.26[27]。
急性肾功能衰竭(ARF)、急性肾损伤(AKI)	根据 RIFLE 标准(参见 12.1)诊断为 ARF 的患者，胱抑素 C 的升高比肌酐升高早 1～2 天[28]。
肾移植后随访	肾移植后，存在排斥反应或免疫抑制剂引起的毒性移植损伤的风险。在术后随访的 GFR 评估中，胱抑素 C 浓度的下降速度比血清肌酐快，这被认为是由于肾小管对肌酐的重吸收所致。如果没有并发症发生，肌酐/胱抑素 C 值会随着时间的推移下降且逐渐稳定下来。但是，如果发生严重的急性肾功能损伤，这个比值会迅速且显著增加。在肾移植受者中，与 mGFR 相比，血清肌酐水平偏高 30%且肌酐清除率偏高 40%；而胱抑素 C 则偏低 14%～25%[29]。在所有血清标志物中，胱抑素 C 是评估或测量免疫抑制治疗中肾移植后患儿 GFR 最可靠的指标。在 2.0～17.1 岁儿童中，mGFR(^{125}I－碘酞酸酯清除率)与 1/胱抑素 C 之间的相关性为 0.85，mGFR 与 Schwartz 公式为 0.66，mGFR 与 1/肌酐仅为 0.49[30]。接受高剂量糖皮质激素治疗(500 mg 甲泼尼龙)的移植患者比非糖皮质激素免疫抑制治疗的患者有更高的胱抑素 C 水平。剂量依赖性糖皮质激素诱导的胱抑素 C 产生归因于启动子介导的胱抑素 C 基因转录的增加[18]。
肝移植受者	在肝移植 5 年和 10 年后，分别有 28%和 26%的患者发生 CKD。这是因为肾功能受到连续免疫抑制治疗的实质性影响。在 mGFR<60 mL/(min · 1.73 m^2)患者中，$eGFR_{Cys}$ 和 MDRD 方程与 mGFR 有较好的相关性[31]。部分学者认为，在环孢霉素和 FK506 药物治疗期间，使用血清肌酐测定评估 GFR 的变化并不敏感。肝移植受者通常肌肉量减少。因此，碘海醇清除率为 60～80 mL/(min · 1.73 m^2)的术后患者胱抑素 C 升高，但血清肌酐不升高[32]。用 PENIA 测量得到的胱抑素 C 浓度为 1.4、1.7 和 2.2 mg/L 时，估算 GFR 值分别为 80、60 和 40 mL/(min · 1.73 m^2)。与血清肌酐和肌酐清除率相比，胱抑素 C 是更可靠的肾功能指标。由于使用血清肌酐或 $eGFR_{Cr}$ 评估肝移植患者术后的肾功能并不可靠，人们建立了使用胱抑素 C 的评估方程式，用以对这类患者进行肾功能评估。这个新方程与使用 ^{99m}Tc－DTPA 的 mGFR 有很好的相关性[33]。方程式如下：eGFR[mL/(min · 1.73 m^2)] = 19.12 + 96.21 × 1/胱抑素 C(mg/L)。
接受化疗的癌症患者	在用化疗药物治疗期间，肿瘤科医师必须监测肾功能，因为 GFR 的改变可能导致化疗药物及其代谢产物的代谢和蓄积受损。一些化疗药物具有肾毒性，并可能引起剂量相关的肾小管细胞坏死。顺铂治疗：顺铂是一种有效的化疗药物，用于治疗生殖细胞肿瘤、肺癌、宫颈癌和头颈部肿瘤。顺铂的肾毒性与剂量有关。高剂量的顺铂会导致近端小管整个细胞层坏死，而低剂量也会导致细胞凋亡。顺铂具有肾毒性的原因是顺铂会肾脏内转化为毒性代谢产物。这一过程从顺铂和谷胱甘肽的结合开始。然后将谷胱甘肽结合物代谢成半胱氨酰-甘氨酸结合物并通过半胱氨酸结合物转化成反应性巯基。顺铂-谷胱甘肽结合物的形成是肾毒素形成的关键步骤[34]。 顺铂治疗时，肌酐清除率不应低于 60 mL/(min · 1.73 m^2)。如果发生这种情况，剂量必须减半[35]。通过胱抑素 C 而不是血清肌酐测定可以更好地检测顺铂治疗过程中的 GFR 下降。只要胱抑素 C 浓度≤1.33 mg/L[36]，就无须再测定肌酐清除率。根据我们自己的研究，如果用 PENIA(参考范围上限为 1.0 mg/L)检测的胱抑素 C 浓度高于 1.7 mg/L，那么剂量应该减半。
类风湿关节炎	通常用于 RA 长期治疗的 NSAID 会引起肾血流量、前列腺素产量、肾小球滤过率和 Na^+ 排泄量减少，它还被认为会诱发间质性肾炎。有研究显示[37]，在 RA 超过 5 年并接受 NSAID 治疗超过 50 个月的患者中，57%肌酐清除率降低，60%胱抑素 C 水平升高，但仅 5%出现血清肌酐升高。由于摄入 NSAID，长期的 RA 患者是亚临床肾功能不全的风险人群，与止痛药性肾病的早期阶段一致[38]。
糖尿病	1 型糖尿病：有≤30%的 1 型糖尿病患者会发生肾功能衰竭，主动评估管理肾功能很重要，然而血清标志物对肾功能的评估能力很差。血清肌酐水平是最常用的 GFR 替代指标，但其水平直到肾功能下降至其正常值的 50%左右才会升高。有研究显示[39]，胱抑素 C 在检测肾功能障碍时比肌酐清除率更可靠。推荐使用以下公式通过胱抑素 C 计算 GFR：GFR[mL/(min · 1.73 m^2)] = 87.1 × 1/胱抑素 C－6.9。 2 型糖尿病(用 PENIA 测定)：越来越多的 2 型糖尿病患者寿命延长，但寿命延长使得他们患上糖尿病性肾病甚至终末期肾衰竭的可能性增加。其中一个原因是糖尿病及其继发疾病如高血压和心血管疾病的治疗得到了改善。可使用尿白蛋白排泄和 GFR 评估治疗效率(参见 12.2)。在一项研究中，对 ^{51}Cr－EDTA 清除率为 120～20 mL/(min · 1.73 m^2)的糖尿病患者胱抑素 C、血清肌酐、和 Cockroft－Gault 公式的诊断切点进行比较，曲线下面积(AUC)分别为 0.954(胱抑素 C)、0.812(血清肌酐)和 0.873(Cockroft－Gault 公式)，胱抑素 C 被证明是鉴别肾功能损伤较好的标志物。在评估糖尿病患者的肾功能时，eGFR 的 CKD－EPI 方程比 MDRD 方程更合适，因为 CKD－EPI 方程估算出的高于 60 mL/(min · 1.73 m^2)的 GFR 更加可靠。
肝硬化	肝硬化常伴有功能性肾衰竭。其原因是血液动力学的改变，主要是外周血管舒张，随后血管收缩激素和神经体液系统的活化，如肾素-醛固酮、血管升压素、内皮素和交感神经系统活动增加。这些改变诱导肾脏保留 Na^+ 和水分，并降低 GFR。肾损伤本质上是功能性的，在早期阶段不伴有形态学改变，并且可以通过医疗干预来逆转[42]。然而，这种肾衰竭的终末阶段，肝肾综合征几乎不可逆。具有肾功能损伤的肝硬化患者对血浆容量的减少特别敏感，这反过来进一步损伤了 GFR。肾损伤的早期发现对于通过适当的措施(如扩大血容量)阻止 GFR 进一步下降是非常重要的。为了及早发现 GFR 降低[43]：血清肌酐的常规参考区间由检测方法和性别决定，使用肌酐评价肾功能时使用参考范围上限[80～97 μmol/L(0.9～1.1 mg/dL)]作为是否升高的标准是不合适的。这是因为肌酸代谢降低会导致血清肌酐水平降低。此外，这些患者中的大部分存在肌肉量减少。 由于血清肌酐偏低，CKD－EPI 方程不再适用。如果腹水和水肿都存在，那么估算 GFR 将提供错误的高值。诸多研究评估了胱抑素 C 作为肝硬化患者 CKD 标志物的性能：

续 表

疾病/条件	临床表现及实验室检查
肝硬化	- 胱抑素 C 比血清肌酐更适合鉴别 GFR 下降。就参考值上限 1.0 mg/L(胱抑素 C)和 80 μmol/L(0.9 mg/dL)(肌酐)而言，两者诊断灵敏度分别为 69%和 45%，女性甚至达到 78%和 39%[42]。 - 以菊粉清除率<72 mL/(min·1.73 m^2)作为肾功能受损的指标，胱抑素 C 的诊断敏感性为 81%，血清肌酐为 23%，Cockroft - Gault 方程为 53%。尽管 GFR 会被错误地高估，但肌酐清除率被认为与胱抑素 C 相当[43]。 - 肌酐清除率<80 mL/(min·1.73 m^2)的情况下，胱抑素 C 在检测功能性肾损伤[44]时显示出比血肌酐更高的诊断准确性。如果以菊粉清除率≥90 mL/(min·1.73 m^2)作为正常值，则 44 例肝硬化患者中有 42 例 GFR 降低。胱抑素 C 的诊断敏感性为 86%，而血清肌酐的诊断敏感性为 29%。Child - B 级和 Child - C 级肝硬化患者的胱抑素 C 显著升高，而 Child - A 级和 Child - B 级之间无显著差异[45]。
移植后淋巴增殖性疾病	PTLD 是发生在器官移植后的单克隆淋巴增殖性疾病。肾移植和肺移植后的发生率分别为 1%和 8%。发病率与免疫抑制的累积程度成正比。许多病例是由 EB 病毒感染引起的。由于单克隆细胞会产生大量 $β_2$ 微球蛋白($β_2$ - M)，所以 $β_2$ - M 的测定非常适合于淋巴组织增生疾病的诊断和治疗评估。为了独立于 GFR 而对淋巴组织增生进行评估，推荐使用经胱抑素 C 校正的 $β_2$ - M/胱抑素 C 值[6]。在 GFR≥40 mL/(min·1.73 m^2)，对应的胱抑素 C 值为 2.2 mg/L(PENIA 参考范围上限为 1.0 mg/L)时，胱抑素 C 和 $β_2$ - M 之间存在密切的联系[46]。参比人群中 $β_2$ - M/胱抑素 C 的比值恒定在 1.2～2.4。在所有 PTLD 患者中，除 1 例外，比值均在 2.7～3.7 范围内。$β_2$ - M/胱抑素 C 值被推荐作为轻度 GFR 受损患者淋巴增殖性疾病的诊断标志物[46]。
心血管疾病(CVD)风险和死亡率[1]	eGFR 是 CVD 的独立危险因素，可以用于预测心肌梗死和心血管死亡。eGFR 可以通过肌酐和胱抑素 C 来估算。 胱抑素 C 和心血管疾病风险： - Framingham 后代前瞻性队列研究显示，在 eGFR<60 mL/(min·1.73 m^2)的个体中，胱抑素 C 水平>1.07 mg/L 与心血管疾病有关，独立于年龄、性别、体重指数、低 HDL 和吸烟等危险因素。胱抑素 C 升高的患者肥胖和高血压患病率高于胱抑素 C 正常的 CKD 患者[47]。 - 这些结果在第三次全国健康和营养调查中得到证实。研究结果还表明，在 CKD 还未达到 3 期和 4 期的情况下，与胱抑素 C 水平≤1.00 mg/L 的参考人群相比，胱抑素 C 水平>1.00 mg/L(PENIA)人群的血清尿酸、磷酸盐、同型半胱氨酸和 CRP 普遍升高[17]。 - 动脉粥样硬化的多民族研究阐明了胱抑素 C 与高血压进展的关系[48]。即便是 eGFR≥90 mL/(min·1.73 m^2)的个体，胱抑素 C 浓度每增加 0.2 mg/L，高血压发生率会增加 15%。 - 在心血管健康研究[49]中，研究了 65 岁以上个体的心血管事件风险和死亡率与胱抑素 C 浓度的关系。胱抑素 C(免疫比浊法)按五分位数(mg/L)分组分别是≤0.89、0.90～0.99、1.00～1.10、1.11～1.28、≥1.29，各组总体死亡率的风险比为 1.00、1.08、1.23、1.34、2.18。胱抑素 C 浓度≥1.29 mg/L 的心血管事件风险比分别为：急性心肌梗死 1.48、卒中 1.47、心血管死亡 2.27。 - 在心血管健康研究中，研究了 65 岁以上已发或未发生心衰个体心血管疾病发生和发展的危险因素[50]。在 8.3 年内心血管事件随着胱抑素 C 浓度的升高逐步发展。胱抑素 C 水平(免疫比浊法)分别为 1.00～1.09 mg/L，1.10～1.25 mg/L 和 1.26～6.75 mg/L 时，风险比分别为 1.44、1.58 和 2.16。血清肌酐没有类似的效用，这表明胱抑素 C 升高是心血管事件的风险标志。 胱抑素 C 与急性冠脉综合征(ACS)：胱抑素 C 能够独立预测心血管死亡或心肌梗死。在 PLATO 研究中，胱抑素 C 水平≥1.01 mg/L 的风险比为 1.66。基于肌酐的 CKD - EPI 方程($eGFR_{Cr-Cys}$)所测定的 eGFR≤60.3 mL/(min·1.73 m^2)是一个更好的预测指标[51]。PLATO 研究也对 ACS 患者的 $eGFR_{Cr-Cys}$ 进行了研究。然而与胱抑素 C 相比，该方程对风险评估并无改善。$eGFR_{Cr-Cys}$ 显示出对心血管死亡的最佳预测价值[52]。
脂肪 vs 肌肉质量[53]	肥胖者的胱抑素 C 水平高于体重正常者。胱抑素 C 水平的重要决定因素是体脂(>30%)和 GFR。
非诺贝特[54]	非诺贝特治疗高脂血症使胱抑素 C 和肌酐浓度分别增加 9.9%和 15.1%。

12.7.5.2 儿童的胱抑素 C 浓度

新生儿出生后第一周血清中胱抑素 C 的浓度大约是成年人的 2 倍；然后胱抑素 C 水平会不断下降，并在 1 周岁时达到成人水平[10]。在<4 岁时，血清肌酐在 17.7～35.4 μmol/L(0.2～0.4 mg/dL)的范围内，由于 Jaffé 法不够敏感，所以很难检测到轻微的变化。对这些儿童而言使用胱抑素 C 更为合适。

12.7.5.3 胱抑素 C、年龄与代谢异常

由于 mGFR 与血清胱抑素 C 水平之间存在恒定关系，所以年龄导致的 GFR 降低会引发胱抑素 C 浓度升高。然而，老年人好发的代谢异常也会导致胱抑素 C 的升高。因此，在美国第三次全国健康与营养调查调查中[17]，60 岁以上个体胱抑素 C 水平>1.0 mg/L(PENIA)，但尚未发展至 CKD 3 或 4 期的患者，尿酸、磷酸盐、同型半胱氨酸、CRP 和纤维蛋白原升高的发生率更高，且与胱抑素 C 为低值的个体相比通常血红蛋白水平会降低。因此，胱抑素 C 水平升高可能是代谢疾病临床前期的指标。

12.7.5.4 非 GFR 相关性因素对胱抑素 C 的影响

与 GFR 无关的因素可能影响血清胱抑素 C 浓度。

皮质类固醇：糖皮质激素治疗会造成胱抑素 C 的水平被高估，GFR 计算假性偏低，且偏差大小与治疗剂量相关。糖皮质激素影响胱抑素 C 的肾外代谢。这在哮喘患者和器官移植患者皮质类固醇治疗[18]中得到了证实。

甲状腺激素：甲状腺功能亢进与胱抑素 C 产生的可逆性增加相关，且超过预期的 GFR 增加，而在甲状腺功能减退中，胱抑素 C 的合成减少比 GFR 降低的程度更大。治疗导致甲状腺功能减退患者的胱抑素 C 浓度增加 14%，而甲状腺功能亢进患者减少 21%，其终浓度相近[19]。

其他因素：在一项纳入 3 418 例患者的研究中，将患者使用 ^{125}I -碘酞酸盐或 ^{51}Cr - EDTA 检测的 mGFR 与胱抑素 C 和肌酐比较的研究中，结果总结如下[20]：

- 经 GFR 校准后，每长 20 岁胱抑素 C 降低 4.3%，女性降低 9.2%，而黑种人仅降低 1.9%。
- 糖尿病患者的胱抑素水平升高 8.5%，而肌酐水平降低 3.9%。
- C 反应蛋白和白细胞计数偏高伴血清白蛋白偏低与胱抑素 C 偏高伴肌酐偏低相关。年龄、性别和种族的调整，对肌酐相关性的影响比对胱抑素 C 更大。

12.7.6 注意事项

样本要求：血清、肝素和 EDTA 血浆中胱抑素 C 水平的差异很小，因此可以使用全部三种样本。毛细血管胱抑素 C 浓度估算的 GFR 高于静脉血胱抑素 C 浓度的估算结果。毛细血管血和静脉血胱抑素 C 浓度估算 GFR 之间的差异在其浓度参考范围上限水平时超过了 ± 20%，这限制了毛细血管采样的有效性[21]。

检测方法：对于颗粒增强散射免疫比浊法，仅一家厂商向实验室提供仪器和试剂。对于颗粒增强免疫透射比浊法，有几家厂商生产试剂，而这些试剂适用于不同的分析平台。校准品溯源至参考物质 ERM-DA471/IFCC，其溶解状态的浓度为 5.48 mg/L[22]。PENIA 和 PETIA 的分析不精确性及 70 岁以上人群的参考区间上限值具有可比性[21]。

参考区间：据报道，在 1～49 岁年龄段中的参考区间是稳定的。新生儿初始胱抑素 C 的水平显著升高，但在第一年会逐渐降低。从 50 岁开始，由于 GFR 减少，胱抑素 C 水平开始持续升高[21]。某些论著暗示存在性别差异，但大多数研究者对此并不认可[14]。

干扰因素：① PENIA：溶血 Hb＞6～12 g/L、胆红素＞418 μmol/L(24.5 mg/dL)、甘油三酯＞10 mmol/L(800 mg/dL)、类风湿因子＞2 000 kU/L[21]。② PETIA：溶血 Hb＞1 g/L、胆红素＞120～700 μmol/L(9～40 mg/dL)、甘油三酯＞8 mmol/L(700 mg/dL)、类风湿因子＞300 kU/L[23]。

稳定性：室温保存 7 天，－20℃保存 1～2 个月，－80℃保存至少 6 个月[23]。

12.7.7 生理和生化

胱抑素 C 也被称为 γ 微量蛋白和 γ 后球蛋白，是属于半胱氨酸蛋白酶抑制剂超家族的蛋白酶抑制剂。来自该蛋白酶抑制剂家族的 11 种蛋白质是已知的；临床上胱抑素 C 是其中最重要的。有研究认为胱抑素 C 能中和从溶酶体中释放或源自死亡细胞的蛋白酶。

胱抑素 C 的分子量为 13 359 Da，由 120 个氨基酸组成，未被糖基化，并且含有两个二硫键。它是一种 pI 为 9.3 的碱性蛋白质。因为它是作为前蛋白合成的，所以这指示其具有一定细胞外功能[24]。在各种体液中，精浆中的浓度最高(41～62 mg/L)，其次为脑脊液(3.2～12.5 mg/L)，尿液中浓度最低(0.03～0.29 mg/L)。

胱抑素 C 已被证实存在于在所有器官和所有有核细胞中，它由细胞以相对恒定的速率合成。目前还没有具体的迹象表明感染、癌症或外源性物质可能对血清中胱抑素 C 水平有显著影响。只有高浓度的地塞米松在细胞培养时能刺激胱抑素 C 的合成。另外，大剂量免疫抑制剂的使用会导致移植患者的胱抑素 C 水平升高。

胱抑素 C 与血清肌酐相比在评估 GFR 方面的可靠性更高，这一结论可基于以下事实[24]：

- 在大鼠实验研究中表明，与 ^{51}Cr-EDTA 清除率相比，94%的胱抑素 C 由肾小球滤过。肾外清除极少的且不影响血清浓度。
- 经肾小球滤过后，胱抑素 C 由近端肾小管细胞代谢，并且不以完整形式重吸收。
- 在肾小管上皮完整当存时，没有胱抑素 C 从肾血管分泌到肾小管中。

12.8 尿红细胞、白细胞和管型

Christian Thomas，Lothar Thomas

血尿、白细胞尿和蛋白尿是肾脏和尿路疾病的早期指征。管型可提示肾脏疾病的进展。

血尿和蛋白尿的筛查方法包括：检测红细胞/血红蛋白和白细胞的试带法、显微镜或流式细胞术检测尿液有形成分。

对于一些无症状的患者，通常试带法筛查会优先于有形成分检测，仅在试带法结果出现红细胞或者蛋白阳性时才会去进一步检测有形成分。试带法的检测灵敏度足以诊断有明显临床表现的血尿和白细胞尿[1]。

根据临床上对蛋白尿、血尿和白细胞尿的关注，以下几个检测方法可能对定位潜在的损伤有所帮助：离心前和离心后肉眼观察尿液、有形成分分析、观察是否存在异形红细胞，以及如果存在血尿，则可以进行尿液细胞学检查，来诊断是否存在肿瘤细胞。

12.8.1 适应证

试带法：可用于首次检测时筛查肾脏和尿路疾病。

有形成分检查：有肾脏和尿路疾病症状的患者、试带法提示阳性结果时(如蛋白尿、红细胞尿)。

异形红细胞检查：用于区别肾性和肾后性的血尿。

尿细胞学：诊断和监测膀胱肿瘤。

12.8.2 诊断方法

12.8.2.1 试带法

检测血尿和(或)白细胞尿时，应使用未经离心且充分混合的尿液标本，并在采集后 2 h 内检测。

12.8.2.1.1 尿液中红细胞的检测原理：该试验检测红细胞的假性酯酶活性。试条试剂块中含有有机氢过氧化物，通过催化假性酯酶活性使高度敏感色原发生氧化变成蓝色。尿液中存在红细胞时会在试条上会出现斑点，而存在血红蛋白或肌红蛋时会在试条反应模块上均匀成色。当红细胞计数达到 10×10^6/L 时，试带法的诊断灵敏度在 70%～80%。与计数板计数相比，试带法红细胞检测的诊断特异性似乎略有下降，这是由于有些细胞在尿液中溶解，试带法出现了阳性结果，而计数板仍是阴性结果。

12.8.2.1.2 尿液中白细胞的检测原理：中性粒细胞和巨噬细胞含有吲哚酚酯酶。试纸条的试剂块中含有吲哚酚酯。当尿液中存在白细胞时，吲哚酚酯会被分解。产生的吲哚在氧气作用下被氧化成蓝紫色，使试纸条上试剂块的颜色由米黄色变成蓝色。试带法的白细胞检测限是 20×10^6/L，检测灵敏度是 95%。在检测限时试带法的诊断特异性是 80%～90%[4]。

12.8.2.2 有形成分检查

尿液中具有显著临床意义的有形成分包括[4]：

- 红细胞可提示血尿。出血倾向、肾脏疾病、泌尿道疾病或者阴道污染等情况都能导致尿液出现红细胞。如果出现孤立性血尿，存在异形红细胞可提示患者需要进一步肾脏疾病的相关治疗。
- 白细胞可提示尿路感染、肾小球性肾炎或者间质性肾炎。
- 管型可提示肾脏疾病，但管型作为诊断肾脏功能紊乱的灵敏度很低。
- 上皮细胞通常来自外生殖器和尿道。除孕妇外，出现上皮细胞表明尿液收集方法存在问题。

- 移行上皮(尿道上皮)可来自肾盂至输尿管。通常提示出现尿路感染,但在非感染性的泌尿道疾病中也会见到。
- 肾小管上皮细胞。这些体积小、圆形上皮细胞通常出现在急性肾小管坏死、急性肾间质坏死或者肾移植排斥等疾病中。
- 脂肪滴或者含脂质的肾小管细胞。他们是肾小球基底膜损伤的标志,肾小球基底膜损伤后脂质会渗入。
- 只有在随机中段尿中细菌$>10^5$/mL 时才有显著临床意义。有形成分计数应在尿液标本采集 1 h 内进行。如果不能及时检测,标本可冷藏 2～4 h[4]。

在常规诊断检测中,使用显微镜镜检对有形成分进行鉴别,通过加盖盖玻片镜检对尿沉渣进行定性检测。使用计数板计数或者通过自动化有形成分分析仪对非离心的尿液标本进行定量检测。

12.8.2.2.1 使用盖玻片的尿液沉渣镜检标准化:原理[4,5]为,尿液采集时间应不超过 2 h,稍加混匀,取 10 mL 尿液放入离心管。然后将标本 400 g 离心 5 min,以获得 25 倍浓缩。把检测管倾斜并倒空,注意将多余的尿液倒尽。之后用胶头滴管反复混匀管底的沉渣与剩余的上清液 5 次。将一小滴悬液滴于玻片上并盖上盖玻片。镜检时,首先使用 10× 目镜和 10× 物镜评估悬液细胞的分布密度。若悬液里细胞分布均一,则使用 40× 物镜进行计数。使用具有偏振系统的相差显微镜进行镜检最为理想。

诸如盖玻片尿液沉渣法之类的离心法无法用于红细胞和白细胞的定量评估。因为细胞在离心时的丢失量不定(20%～80%)[6]。

12.8.2.2.2 计数板计数非离心尿液:原理为,将未经离心且充分混匀的随机尿液滴入计数板,计数红细胞和白细胞的每毫升细胞数。如果计数板有 0.25 mm 的深度,计数方格的面积为 1 mm^2,计数 4 个 1 mm^2 方格,细胞计数结果应进行以下转换:

$$\text{细胞计数结果} = \frac{\text{已计数细胞数}}{\text{计数板深度(mm)} \times 4}$$

计数板法的缺点是非常耗时。没有染色和相差显微镜的情况下,只能进行粗略的成分分类。

12.8.2.2.3 仪器法检测有形成分:尿液化学分析仪能够检测尿液的化学成分并能通过流式细胞术计数和区分红细胞、白细胞、上皮细胞和管型[7]。在有形成分检测中,细胞 DNA 被一种荧光染料染色,而有形成分的大小取决于细胞流体力学中的前向和侧向散射光。

12.8.2.2.4 红细胞形态学:原理[9]为,中段晨尿在标本采集 1～2 h 内检测。若在 10～20 mL 尿液中加入大约 50 mg 防腐剂硫柳汞可不必立即检测。用这种方式保存的尿液,其微粒成分能保持稳定 3～7 天[9]。步骤如下,取 10 mL 尿液 400 g(水平转子)离心 5 min,弃去 9.5 mL 的上清液。用剩余的 0.5 mL 尿液重悬沉渣。红细胞形态学检查可通过以下步骤进行:

- 使用相差显微镜;在玻片上滴入 1 滴沉渣,盖上盖玻片后即刻镜检。
- 使用明场显微镜时需要将尿液沉渣染色,将 1 滴尿液滴在盖玻片中央,之后将盖玻片置于覆有染液的玻片上。染色 10 min 后镜检红细胞。玻片使用混合好的新亚甲蓝和甲酚紫染液进行预染,这些染液都有商品化试剂可供选择。根据脱落细胞巴氏染色法,玻片上经过染色的沉渣也可进行其他形态学的检测[9]。

显微镜下计数 100 个红细胞,记录正常形态和异形红细胞的百分比。

12.8.2.2.5 尿液细胞学:留取次日晨尿的中段尿,离心后获得沉渣。分类白细胞时,将 1 滴重悬的沉渣滴在覆有染液的玻片上。评估肾小管细胞或者膀胱上皮细胞形态时,可将这些细胞预先固定和染色,操作步骤可参考瑞吉染色或巴氏染色法。

12.8.3 样本要求

显微镜镜检细胞和管型必须留取中段晨尿。镜检时尿液留取时间不应超过 2 h。其他尿液标本可参考 12.3。

异形红细胞检测仅在试带法隐血检测阳性或者尿液中红细胞含量达到$(6～8)\times10^6$/L 时才有临床意义,并非出现肉眼血尿就有临床意义。

12.8.4 参考区间(表 12.8-1)

表 12.8-1 尿液中红细胞、白细胞和管型的参考范围

测试条		
实际的敏感性		
- 红细胞[4]	LD	10×10^6/L
	LC	50×10^6/L
- 游离血红蛋白		150～300 μg/L
- 肌红蛋白		500 μg/L
- 白细胞[4]	LD	20×10^6/L
	LC	100×10^6/L
细胞定量计数		
计数池法*		
- 红细胞	(2～16 岁)[10]	$\leq13\times10^6$/L
	(成人)[11]	$\leq8\times10^6$/L
- 白细胞	(2～16 岁)[10]	$\leq4\times10^6$/L
	(成人)[11]	$\leq8\times10^6$/L
标准化的盖玻片下尿液沉渣镜检法**		
- 红细胞		≤3(5)***/视野
- 异形红细胞		≤2/视野
- 白细胞		≤5(10)***/视野
- 管型		仅透明管型
异形红细胞		
- 相差显微镜		≤30%[12]
- 免疫细胞化学		≤60%[13]
- 棘红细胞		≤5%[4]

*数值是第 95 百分位数;** 400 倍放大下的经验数;*** 某些研究员。LD,检测限;LC,阳性结果(敏感性>90%)

12.8.5 临床意义

用试带法检测尿液和使用显微镜镜检尿液沉渣可半定量检测红细胞和白细胞,显微镜也可以用来分析管型和上皮细胞。然而大多数患者通常在首次检查时无须进行尿沉渣镜检，尿沉渣检测对泌尿科、肾内科、小儿科及创伤患者十分重要。

12.8.5.1 血尿

显微镜镜检是一种检测尿液红细胞的敏感方法。当尿液中红细胞浓度在(2.5～5)×10^7/L 时(相当于红细胞 25～50 个/μL)试纸条能十分准确地检测出结果，对应每高倍镜视野(通常×400 放大)3 个红细胞。显微镜镜检的红细胞检出限是 1.2×10^7/L[14]。镜下血尿的定义是标准化的盖玻片镜检沉渣时红细胞≥5 个，未离心标本计数尿沉渣时红细胞>10 个/μL 及有形成分仪器结果>15 μL[15]。肉眼血尿(裸眼即可见)和镜下血尿(只可通过显微镜发现)是有区别的。

临床上，血尿可分为肾小球性的和非肾小球性。

在肾小球性血尿中，红细胞通常为异形红细胞，30%的病例可出现管型。在非肾小球性血尿中，红细胞呈正常形态，不会出现管型。

非肾小球性血尿可来源于泌尿道或者非泌尿道。不伴有蛋白尿可将泌尿道来源的非肾小球性血尿与其他引起血尿的疾病区分开来。大多数情况下，非泌尿道来源的非肾小球性血尿是由肾小管间质性疾病引起的(血管性疾病、肾乳头坏死)。

泌尿道来源的血尿可分为有痛性的(感染性疾病、肾结石)和无痛性的(泌尿道肿瘤、良性前列腺增生)。血尿的常见原因已罗列在表 12.8－2 中。血尿诊断流程为明确血尿来源提供参考(图 12.8－1)。

表 12.8－2　引起血尿的原因[17]

肾小球性
－ 原发性肾小球肾炎(GN)：IgA 肾病、感染后 GN、膜增生性 GN、进行性 GN，局灶性肾小球硬化
－ 继发性肾小球肾炎：系统性狼疮性肾炎、血管炎、冷球蛋白血症、溶血性尿毒综合征、血栓性血小板减少性紫癜
－ 家族性：薄膜疾病、Alport 综合征、Fabry 病、甲髌综合征
非肾小球性
－ 肾实质：肾肿瘤、血管(恶性高血压、镰状细胞病、腰痛血尿综合征、动静脉畸形)、代谢(高尿钙、高尿酸)、家族性(多囊肾病、海绵肾)、感染(肾盂肾炎、结核)
－ 肾外的：肿瘤(肾盂、输尿管、膀胱、前列腺)、良性前列腺肥大、肾结石、感染(膀胱炎、前列腺炎、血吸虫、结核)
－ 混合性：药物(肝素、华法林、乙酰水杨酸、噻氯匹定、环磷酰胺)、系统性出血异常、创伤(拳击、足球、长跑)、发热、脱水

12.8.5.1.1 血尿流行病学

儿童：儿童持续性孤立性血尿的患病率为 0.4%～4%[16]。在一项包含了 12 000 例学龄儿童的研究中，6%的儿童在首次检查时出现血尿(每高倍镜视野>5 个红细胞)。女童比男童更常出现血尿。一周后留取第二份标本时，血尿的发生率仅有之前的一半。每年 6～12 岁儿童出现血尿的比例为 0.4%[17]。在另一项包含 9 000 例学龄儿童的研究中，4.1%的儿童出现血尿，但仅有 0.5%的儿童持续出现 6 个月。肉眼血尿在儿童中十分罕见。

成年人：在一项研究中[18]，28～57 岁的男性中有 2.5%出现血尿，在另一项研究中[19]，18～54 岁的男性中有 5.4%出现血尿。据报道，13%绝经后的女性会出现血尿[20]。在泌尿科患者中，约 10%的患者会出现血尿。根据美国泌尿学协会的报道，56%的血尿与一种重大疾病有关，在这些患者中，泌尿道恶性肿瘤的患病率高达 25.8%[14]。出现血尿与年龄、性别

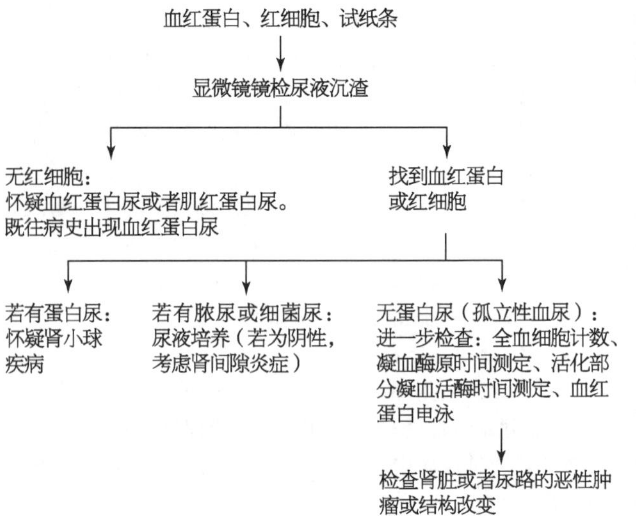

图 12.8－1　血尿诊断流程图(改编并参考自 Mazhari R，Kimmel PL. Clev Clin J Med 2002；69：870－884)

有关，大龄或者男性更容易出现血尿。关于血尿患者的前瞻性研究表明，有 37%病例与泌尿道肿瘤有关，15%是由肾结石、尿路阻塞或者慢性尿潴留引起[21]。另一项研究也表明[14]，肿瘤是最常见的引起血尿的原因(占 41.8%)。泌尿生殖系统的原发肿瘤占 22%，其中 9%来源于膀胱，6%来源于肾脏，6%来源于前列腺。引起血尿的良性疾病，包括前列腺肥大(19%)、尿路感染(26%)、肾结石(13.6%)、先天性畸形(3.6%)、外伤(2%)，以及不明病因(12%)[22]。无症状的健康人群阿司匹林的服用剂量在 75～325 mg/d 并不会增加镜下血尿的风险[23]。

12.8.5.1.2 肉眼血尿：肉眼血尿指尿液中红细胞出现>1 000 个/μL。1 mL 血液滴入 1 L 尿液等同于红细胞 25 000 个/μL。根据血液来源、尿液中血液浓度及其他因素的影响，尿液的颜色可有所不同，从淡红色至粉色至茶色或可乐样棕色。

茶色或可乐样棕色的尿液倾向于肾小球性疾病，红色或粉色尿液提示尿路出血。血块可提示输尿管或者膀胱出血，肾小球性血尿并不会出现血块，因为肾小球滤液含有尿激酶和 t－PA(组织型纤溶酶原激活物)。

排尿终末段出现血尿提示血液来自膀胱，血尿出现在尿液初段提示尿道或者前列腺出血，整个排尿阶段都有血尿提示肾脏出血或者有弥散性出血点。

儿童：儿童出现肉眼血尿的患病率是 0.13%。可能原因包括肾结石、原发性肾小球肾炎(GN)、GN 引起的系统性疾病、溶血性尿毒症综合征、Alport 综合征及恶性肿瘤。引起肉眼血尿最常见的肾小球性肾炎是 IgA 肾病、急性感染后 GN 和 GN 相关过敏性紫癜[24]。

成人：肉眼血尿是多囊性肾病、IgA 肾病、肾脏肿瘤、肾结石、前列腺疾病、膀胱肿瘤、膀胱结核、膀胱结石、出血性膀胱炎、出血性素质和肾盂积水的常见症状之一[25]。

12.8.5.1.3 假性血尿：以下几种情况，可能会导致出现这种与肉眼血尿类似的红色尿液(表 12.3－1)：食用如大黄、红甜菜或者含有苯胺染料的食物；服用药物，如吩噻嗪、非那吡啶或苯茚二酮；卟啉症、横纹肌溶解症或者溶血。

试带法结果的假阳性可由尿液中含有碘和其他氧化剂，

以及菌尿症时细菌产生的过氧化物酶引起[26]。

在使用以下药物治疗期间可发生血尿[27]：苯妥英、利福平、抗凝血药(包括阿司匹林)、NSAID如布洛芬，以及细胞抑制剂如环磷酰胺、异环磷酰胺和达那唑。

12.8.5.1.4 镜下血尿：镜下血尿是一类只能通过试带法、沉渣盖玻片镜检或尿流式沉渣计数时才可检测到的血尿。一般临床门诊患者镜下血尿发病率成年人为5%～13%、婴儿为1%～2%、学龄儿童为4%[28]。除尿路感染或月经出血后，所有出现镜下血尿的患者都应进行进一步检查。通常镜下血尿是无意中检查发现的。

如果镜下血尿是通过试纸条检出的，那么结果必须通过镜检来排除假阳性的情况。

无蛋白尿的镜下血尿通常是意外情况下发现的。大约70%的情况即使经过彻底的上尿路诊断性影像学检查也无法解释原因。

上尿路的镜下血尿最常见的原因包括：

- 在成年人中，最常见的肾小球性镜下血尿的原因是IgA肾病和薄基膜肾病(TBMN)。30%的孤立性镜下血尿患者伴有肾小球系膜免疫球蛋白A肾小球性肾炎，其中20%～40%的患者不经治疗会进展为肾衰竭[29]。TBMN常在临床上出现异形红细胞血尿或肾小球性血尿时被诊断，但患者仅有微量蛋白尿，肾功能正常且无其他明显症状[30]。
- 在儿童中，常出现在尿路感染、结石病、先天性高钙尿症(约22%的病例)或者高尿酸尿症[31]。
- 其他引起镜下血尿的病因还包括慢性肾小球肾炎和急性肾小球肾炎后遗症[24]。除了尿石症的情况，肾移植后2～3年约1/3的患者会出现血尿。

镜下血尿有两种类型，一种为一过性血尿，比如强体力活动后(常见于长跑运动员)、感染或者创伤。另一种为长期或者复发，如肾脏结石、肾脏或尿路恶性肿瘤、肾小球或者肾间质肾炎。

有研究显示[32]，对一组平均年龄44.2岁、临床上诊断为无症状镜下血尿的患者，平均随访3.7年后发现，所有患者在此期间都没有进一步症状。当首次检测每高倍镜视野红细胞>9个的患者比首次结果为3～9个的患者血尿出现时间更长。

12.8.5.1.5 异形红细胞：红细胞形态学检查对仅有血尿的鉴别诊断十分重要。尿液中的异形红细胞是肾小球性肾炎导致的。这些红细胞的特点是在镜下发现外形发生改变(图12.8-2)。棘红细胞是最有意义的。镜下计数棘红细胞比例>10%可能提示肾小球性肾炎，诊断特异性和灵敏度都>90%。图12.8-2中绝大多数的异形红细胞可在体外找到。但并不如棘红细胞常见。棘红细胞周围有环状凸起。据研究报道[33]，在一项纳入了101例病理确诊肾小球性肾炎患者的研究中，出现异形红细胞的比例为68%±24%；其中16.7%±16.3%是棘红细胞。异形红细胞出现比例最多的疾病是膜性肾小球性肾炎和系膜增生性肾小球性肾炎，最少的是微小病变性肾病。

对泌尿科医师而言，异形红细胞的价值是有限的。尽管有肾小球后血尿的患者更为常见棘红细胞，但异形红细胞诊断肾小球性血尿的特异性并不高，据此诊断肾小球性血尿会出现很多假阳性。

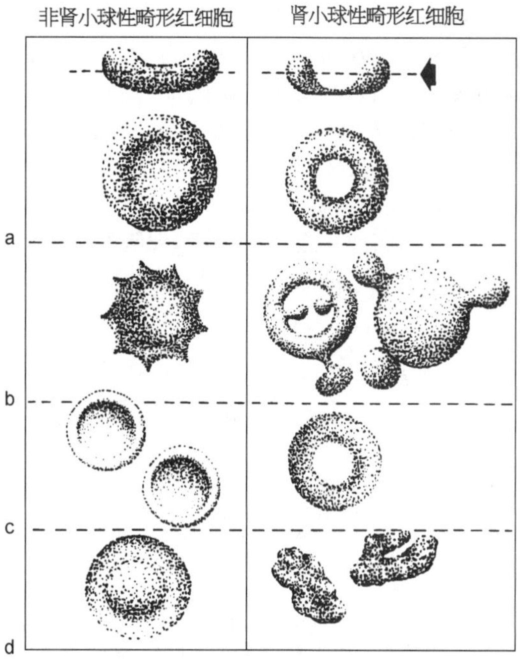

图12.8-2 图示非肾小球性、渗透性改变的红细胞(左)及肾小球性畸形红细胞(右)[9]。箭头表示显微镜所观察到的细胞面。一些典型的肾小球性畸形红细胞呈现为棘红细胞(b，右面)及圆环形(c，右面)。破碎红细胞较少见(d，右面)

12.8.5.1.6 游离血红蛋白、肌红蛋白：血红蛋白尿和肌红蛋白尿会被误诊为血尿。通常为急性血管外溶血或严重的肌肉损伤(如外伤、电击伤、癫痫)。

12.8.5.2 白细胞尿

根据有关尿液留取的方法留取尿液，男性白细胞计数>10×10^6/L(>10/μL)，女性白细胞计数>20×10^6/L(>20/μL)具有病理意义。白细胞尿和菌尿是泌尿生殖道感染的特征。出现粒细胞管型表明肾脏出现病变。

年轻男性出现孤立性白细胞尿的重要性并不明确，女性则提示标本污染。一项针对1 000例男性的研究表明，出现无症状白细胞尿后平均7.6年的随访中并没有出现泌尿生殖道的疾病[19]。孤立性无菌白细胞尿并非泌尿生殖道结核的标志。

孤立性无菌白细胞尿与肾小管蛋白尿相结合可提示成人镇痛剂肾病及儿童川崎综合征。

粒细胞尿：尿液中最常见的白细胞是中性粒细胞分叶核。绝大多数情况是由于泌尿生殖道感染引起的，在间质性肾炎、肾小球性肾炎和无菌性膀胱炎中也可见。

淋巴细胞尿：淋巴细胞尿通常是慢性泌尿生殖道炎症进展的标志，也与病毒性感染和肾移植排斥有关。

单核细胞尿：出现在尿路感染中。

嗜酸性粒细胞：嗜酸性粒细胞是急性间质性肾炎的标志，也可出现在其他肾脏疾病中[4]。

12.8.5.3 管型分泌

管型在肾远端小管和集合管形成。管型的形成需要特定的条件，如渗透压浓度、pH、电解质和蛋白浓度。在这些条件下，Tamm-Horsfall蛋白由肾小管上皮细胞分泌并聚合成纤维丝。纤维状的沉淀物吸收血浆蛋白、脂质、各类细胞、微生物、血红蛋白、肌红蛋白、胆红素和结晶。所有管型的基质都被称为 Tamm－Horsfall 蛋白，其折光度与尿相似。透明管型几乎全由 Tamm－Horsfall 蛋白组成，因此在高倍镜下几乎看不到，但用相差显微镜时则变得清晰。管型可分为非细胞管型（如透明管型、颗粒管型、蜡样管型和脂肪管型）和细胞管型（如上皮细胞、红细胞、白细胞和细菌管型）。

管型是肾脏疾病的特异性标志，但灵敏度较低。非细胞管型在强体力活动（如长跑）后可出现，细胞管型不会在这类情况下出现。各类管型的诊断意义已罗列在表 12.8－3 中。

表 12.8－3 尿液管型诊断意义

管型	评估
透明管型	透明管型可存在于健康个体及肾实质病变患者中。然而健康人在运动后、发热时及心力衰竭时也可出现大量透明管型。
颗粒管型	颗粒管型可出现于健康个体和肾脏疾病患者。尤其是蛋白尿患者。在健康个体中，透明管型出现率和数量是颗粒管型的 3 倍。在肾脏和尿路疾病患者中都可以找到颗粒管型。这类管型的颗粒含量由上皮细胞、血细胞及蛋白质的降解和溶解所形成。
蜡样管型	这些管型表面由不定形的物质组成。蜡样管型体宽、透明、轮廓清晰。出现于慢性肾衰竭和急性肾衰竭多尿期。
脂肪管型	脂肪管型可能是由退化的肾小管细胞形成。在肾病综合征和严重的蛋白尿中可出现。
上皮细胞管型	上皮细胞管型来自肾单位内的上皮细胞。这些细胞黏附于一个透明管型基质。它们意味着肾小管上皮细胞清除速率的增加，在急性肾小管性坏死、急性间质性肾炎、肾移植排斥或者急性肾衰竭恢复期时可出现。
红细胞管型	在这些管型中，红细胞不仅嵌入基质中，也会黏附在透明管型的表面。红细胞管型是肾实质病变的明确指标，常提示肾小球疾病。但红细胞管型仅出现在 40% 的肾小球性肾炎中。
血红蛋白管型	血红蛋白管型呈褐色，表明呈颗粒状。它们可以来源于红细胞管型（某些情况下作为肾出血的标志），或由血管内溶血相关的血红蛋白尿造成。
粒细胞管型	这些管型的基质是透明的，粒细胞和淋巴细胞通过纤维状的纤维附着其上。颗粒管型可出现于炎症性的肾脏疾病中。可以是细菌性疾病，如肾盂肾炎，或非细菌性疾病，如肾间隙肾炎和增殖性肾小球性肾炎。
细菌管型	这些管型可表现为白细胞和细菌的混合性管型，或者是较少情况下的纯细菌管型。常被误分类为粒细胞管型。在患者患有肾盂肾炎时，细菌管型可被排出体外。

12.8.6 注意事项

标本采集：无症状患者的筛查应留取中段晨尿。肾脏和泌尿系统疾病的住院患者应留取首日中段晨尿，门诊患者可留取次日中段晨尿。留取标本前需清洗尿道口。

试带法检测血尿：红细胞、游离血红蛋白、肌红蛋白（≥0.5 mg/L）、红细胞管型都能导致阳性结果。

氧化剂如含有氯和碘的清洁剂和消毒剂会导致假阳性结果，微生物产生的过氧化物酶也会引起假阳性结果。

还原剂如抗坏血酸，每日摄入量达 1 g 或更多时会导致假阴性结果。需要注意的是，抗环血酸常用作药物的稳定剂，如四环素。

试带法检测白细胞：试带法可检测尿液中白细胞结合酯酶、溶解的白细胞酯酶和白细胞管型中的白细胞酯酶。

肾小管酯酶活性提高和甲醛会引起假阳性结果。与细胞定量计数和沉渣盖玻片镜检相比，细胞溶解常常会导致表面上的假阳性结果。当 pH＞6、低渗透压及尿液检测前长时间放置都会导致细胞溶解。在低渗尿液中，白细胞计数结果会在 4 h 内降至原始结果的 25%。

高浓度尿蛋白（＞5 g/L）会影响白细胞检测模块，导致假阴性结果。服用多西环素、庆大霉素、头孢氨苄、葡萄糖排泄过量（＞20 g/L）、高浓度草酸等都会导致假阴性结果。

定量细胞计数：为使结果可信，至少需计数 100 个可分类的细胞。如果细胞计数偏低，应多次冲池计数。

标准化的沉渣盖玻片镜检：为快速获得结果，标准化的检测步骤十分重要。获得充分混匀重悬的沉渣和细胞分布均匀的标本很重要。镜检前需在 10 倍物镜下观察是否混匀。混匀后的红细胞与白细胞发生聚集，表明这些细胞并不是来自肾脏，而是来自尿路或者前列腺[5]。

管型检测：碱性和低渗尿液（＜260 mmol/kg）会使管型和细胞快速溶解。如果患者经充分准备（中段晨尿留取前空腹 8～10 h）可在很大程度上避免此类情况的发生。筛查管型应使用 100 倍放大倍数的相差显微镜，管型分类应使用 400 倍放大倍数的相差显微镜。

稳定性：红细胞和白细胞检测应在尿液留取 2 h 内进行。针对异形红细胞和管型的检测应在尿液留取 1 h 内后立刻进行。据报道，异形红细胞可在加入硫柳汞的尿液中稳定存在至少 3 天[9]。

12.9 尿蛋白

Lothar Thomas

12.9.1 蛋白尿

原发性肾脏疾病和全身性疾病之间的区别在于发病原因和疾病进展。原发性肾病中，病程进展局限于肾脏，而在全身性疾病中，肾脏受到特定全身性疾病的累及，如糖尿病和高血压。在慢性肾病（CKD）中，蛋白尿尤其是白蛋白尿，是肾脏损伤的标志[1]。CKD 就其本身而言并不是某种诊断，且其病因的鉴别对于预后和治疗很重要。CKD 的病因传统上取决于是否存在潜在的全身性疾病及对病理解剖学异常位置的推测。病理解剖学的发现基于蛋白尿的程度、尿沉渣检查、影像学和肾脏病理学检查。蛋白尿和白蛋白尿可以反映肾脏疾病的严重程度，不仅因为它们是反映损伤严重程度的指标，而且还因为白蛋白尿本身与肾脏疾病的进展显著相关[1]。CKD 可根据病因、GFR 分级及白蛋白尿程度进行分类。可以通过对白蛋白或蛋白排泄的定量来评估肾损伤的程度和肾小球的通透性。根据血浆蛋白的排泄模式可以将蛋白尿分为肾小球选择性、肾小管选择性或非选择性蛋白尿。尿白蛋白检测可能有助于人群心血管疾病的早期风险评估及预防。对于尿蛋白的定量检测来说，采集 24 h 尿液不再是必需的，且试纸条方法在检测敏感性和特异性方面都有所不足[2,3]。

蛋白尿被定义为以下蛋白的丢失：

- 白蛋白[2]，一般蛋白尿即白蛋白尿。白蛋白尿是糖尿病性肾小球硬化症等肾小球疾病的最早表现，其通常在 GFR 降低之前出现。白蛋白是大多数蛋白尿性肾病中的主要蛋白成分。
- 总蛋白[3]，在病理状态下，总的尿蛋白由低水平的生理性蛋白(如 T-H 蛋白)、白蛋白(大部分疾病状态下的主要蛋白成分)、非白蛋白蛋白质(由各分子量的各种蛋白质组成)和特定的病理性蛋白(如免疫球蛋白轻链)组成。

24 h 尿检测是尿蛋白定量检测的金标准,但是也存在相当多的采样误差,且整个过程对患者来说十分烦琐。因此,建议进行随机尿检测,其与 24 h 尿蛋白定量具有良好的总体相关性。在随机尿液样本中,应检测总蛋白/肌酐值或白蛋白/肌酐值。如果将 24 h 尿中总的蛋白和白蛋白排泄量与总蛋白/肌酐值及白蛋白/肌酐值进行比较,则可以排除显著的蛋白尿且其可靠程度是可接受的。继而根据重要的诊断阈值(总蛋白>0.5 g/d 或>1 g/d)对蛋白尿进行区分[4,5]。尿总蛋白>1 g/d通常是肾活检的指征。

12.9.1.1 诊断方法

KDIGO[1]推荐使用以下检测方法对蛋白尿进行初步检测(按照优先级降序排列;在所有情况下,优先选择晨尿样本):白蛋白/肌酐值(ACR)、总蛋白/肌酐值(PCR)、自动读数的总蛋白检测试纸条检测、人工读数的总蛋白检测试纸条检测。

进一步建议还包括:

- 通过实验室定量检测对试纸条阳性的白蛋白尿和蛋白尿进行确认,并尽可能表示为与肌酐的比值。
- 选择晨尿标本进行检测,确认随机尿的 ACR≥30 mg/g (≥3 mg/mmol)。
- 如果需要更准确地估算尿白蛋白或尿总蛋白,就需要检测定时尿样中的白蛋白排泄率或总蛋白排泄率。
- 如果怀疑存在明显的非白蛋白尿,则需检测特定尿蛋白(如 α_1 微球蛋白,单克隆重链或轻链)。特定蛋白可能有助于定位损伤部位,或用十二烷基硫酸钠(SDS)聚丙烯酰胺凝胶电泳(SDS-PAGE)分析尿液中的蛋白质成分。

要确定如何检测和测量蛋白尿,必须牢记以下几点[6]:

- 白蛋白仅代表生理性排泄的总蛋白中的一小部分。随着蛋白尿的进展,白蛋白所占比例会越来越多;粗略估计,如果白蛋白浓度≤1.0 g/L,则白蛋白浓度的 2 倍相当于总蛋白浓度。
- 在进行肾脏疾病的诊断和在高血压患者中对心血管事件进行一级和二级预防时,以 ACR 而非 PCR 作为诊断标准。
- 轻度的肾小管间质性蛋白尿和游离轻链的排泄只有在尿总蛋白测定时才能被检出。

12.9.1.2 蛋白尿的分类

肾前性蛋白尿:随着全身性疾病的进展,机体各系统会生成低分子量蛋白,如游离免疫球蛋白轻链、血红蛋白或肌红蛋白,这些物质增加并进入原尿,最初不会引起任何肾损伤。如果超过肾小管重吸收的能力,那么这些蛋白质在终尿中排出,导致所谓的溢出性蛋白尿。

肾性蛋白尿:肾性蛋白尿包括肾小球型、肾小管型或混合型(肾小球/肾小管)。肾小球蛋白尿分为选择性和非选择性两种形式。在前者中,中等大小的蛋白质(41~400 kDa)被排出,而在后者中,高分子量蛋白质(41~400 kDa)也被排出。混合性的肾小球/肾小管蛋白尿由以下原因引起:① 肾小球和肾小管的混合损伤;② 仅肾小球损伤,导致低分子量蛋白的排泄量超过肾小管的重吸收能力。

肾后性蛋白尿:在这种类型的蛋白尿中,易见各种大小的蛋白质,但是分子量超过 400 kDa 的巨大蛋白质有很大一部分仍不能通过严重受损的肾小球基底膜。这些蛋白质经过肾小管后,通过下泌尿道的出血或渗出进入尿液。

蛋白尿的鉴别:排泄出的蛋白质成分取决于蛋白尿是肾性、肾前性还是肾后性的,还同时取决于肾脏损伤的类型和部位。因此,根据尿蛋白的排泄形式,可以在一定范围内推断出肾性蛋白尿的类型和发生部位,或判断出是肾前性的还是肾后性的疾病。特征性标记蛋白的排泌量与疾病的活动度相关;唯一的例外是肾脏微病变。某些特定蛋白具有对如下肾脏损伤定位的特异性:

- 仅含有由肾小球滤过的中等分子量蛋白质(白蛋白、转铁蛋白),提示肾小球损伤。
- 仅含有由肾小管重吸收的低分子量蛋白质(α_1 微球蛋白和 β_2 微球蛋白),提示肾小管间质性病变。
- 存在高分子量蛋白质(如 IgG),在严重肾小球滤过障碍性肾脏疾病中具有诊断意义。
- 经由泌尿道进入到尿液中的 α_2 巨球蛋白,提示肾后性蛋白尿。
- 中性粒细胞明胶酶相关脂质运载蛋白(NGAL)的排泄增加提示急性肾损伤。

典型的蛋白标志物的排泄量与疾病的活动度相关。

12.9.2 适应证

试纸条:对无症状患者进行蛋白尿筛查及患者蛋白尿的自我监测。

白蛋白:对下列患者进行慢性肾脏疾病的诊断与治疗:1 型与 2 型糖尿病、代谢综合征、高血压、水肿、肥胖、心血管疾病。

总蛋白:对已确诊的蛋白尿进行定量检测与监测;根据疾病的类型与严重程度对肾病进行分类;与试纸条分析比对,检测本周蛋白尿;对个体免疫化学蛋白检测结果合理性的评估——排除由于抗原过量或免疫活动改变而导致的检测误差。

蛋白质排泄模式的分类:对肾脏病理解剖异常的部位进行提示,如肾前性、肾性(肾小球、肾小管和混合型)和肾后性蛋白尿之间的检测和鉴别。用 SDS-聚丙烯酰胺凝胶电泳法进行检测或者检测标记蛋白组合:低分子量蛋白质(α_1 微球蛋白、β_2 微球蛋白、游离轻链)、中等分子量蛋白质(白蛋白、转铁蛋白)、高分子量蛋白质(IgG、α_2 巨球蛋白)。

部分特定蛋白可特异性用于部分疾病的诊疗:NGAL 可用于确诊急性肾功能衰竭,游离轻链可用于确诊并监测多发性骨髓瘤,肌红蛋白可用于挤压肾的诊断(表 12.1-5)。

12.9.3 检测方法

12.9.3.1 试纸条

总蛋白半定量检测试纸条:原理为,某些 pH 指示剂的蛋白质误差原理被用于蛋白质的比色检测。试纸条上的酸性缓冲反应区含有指示剂四溴酚蓝,可释放氢离子。如果试剂条浸在无蛋白溶液中,则不释放氢离子,该区域保持黄色。在含蛋白质的溶液中,指示剂将氢离子转移给蛋白质,且颜色变为蓝绿色。在与诊断相关的尿蛋白中,只有白蛋白和转铁蛋白是良好的氢离子受体。因此测试条主要对这些蛋白质敏感。对于白蛋白含量>200 mg/L 的白蛋白尿，试纸条的诊断灵敏度为 90%～95%。试条对疫球蛋白、黏蛋白和低分子量蛋白质的灵敏度较低，对游离轻链的灵敏度非常低。

用于检测白蛋白/肌酐值(ACR)的试纸条：以下检测方法都有商业化的试剂可供选择。

- 方法 1：检测样品中的白蛋白和肌酐。在白蛋白检测区域，白蛋白结合磺胺萘染料并引起显色反应。在另一个检测区域，肌酐形成铜-肌酐复合物。该复合物具有过氧化物酶活性并催化二异丙基苯过氧化氢和 3,3′,5,5′-四甲基联苯胺之间的反应。两个区域中的反应都会导致导致颜色变化，并可使用反射计读取结果。该检测结果会以下列形式表达：白蛋白浓度为 10、30、80 和 150 mg/L；肌酐浓度为 0.9、4.4、8.8、17.7 和 26.5 mmol/L(10、50、100 和 200 mg/dL)；白蛋白/肌酐值(<30、30～300 和>300 mg/g)。
- 方法 2：该方法仅检测白蛋白。样品中的白蛋白通过导向垫到达结合垫。在结合垫上，白蛋白与特定的金标记抗体结合，继而流入检测区域，发生化学反应并产生颜色。将颜色深度与代表 0、20、50 和 100 mg/L 的白蛋白浓度的比色卡进行比较，得到结果。

12.9.3.2 总蛋白的定量检测

沉淀蛋白质后使用双缩脲法和用苄基氯铵或三氯乙酸沉淀蛋白质后使用比浊法是最常用的总蛋白检测方法。所有的检测方法都能或多或少地检出白蛋白、IgG 和血红蛋白。但在检测糖蛋白如 α_1 微球蛋白和 Tamm - Horsfall 蛋白时，比浊法的灵敏度比双缩脲法更低。

12.9.3.3 尿蛋白的选择性检测

用免疫散射比浊法和免疫透射比浊法(见 52 章)进行白蛋白、α_1 微球蛋白、转铁蛋白、β_2 微球蛋白、IgG 和 α_2 巨球蛋白的检测。

白蛋白、转铁蛋白、α_1 微球蛋白和 IgG 的定量检测：使用 CRM 470 作为校准检测的参考物质。免疫散射比浊法原理为，样本中的蛋白质与特定抗体结合，形成抗原-抗体复合物。用散射比浊仪测量光散射的增量并转换成浓度。免疫透射比浊法原理为，样品中的蛋白质与和胶乳颗粒结合的同种蛋白质竞争结合特异性单克隆抗体，使乳胶颗粒聚集。采用分光光度法检测乳胶聚集程度，与样品中蛋白质的浓度成反比。

十二烷基硫酸钠(SDS)检测尿蛋白排泄类型：使用聚丙烯酰胺凝胶电泳(SDS - PAGE)[8]，原理为，尿液用 SDS 处理，SDS 与尿液中的蛋白质结合，形成混合胶束，其分子半径与分子质量的对数成正比，同时蛋白质获得过量的负电荷。

电泳分离发生在含有 SDS 碱性缓冲液的聚丙烯酰胺梯度凝胶中，蛋白质条带在电泳及缓冲液的作用下，在不同分组区域的前部浓集。因此，蛋白质向阳极迁移并形成细窄条带，且在聚丙烯酰胺凝胶的分子筛效应下根据分子量的大小呈现出不同的迁移速率，实现组分分离。迁移的距离与分子量的对数成反比。选择合适的聚丙烯酰胺浓度梯度以确保白蛋白迁移到凝胶板的大约一半处。分离的蛋白质定位如下：在白蛋白的阳极侧是低分子量(肾小管性)尿蛋白，在白蛋白的阴极侧是高分子量(肾小球性)尿蛋白。

将蛋白质固定并用考马斯蓝染色，然后测定白蛋白、高分子量蛋白和低分子量蛋白之间的相对比率。

某些特征性的蛋白质模式提示肾脏中存在病理和解剖学异常的部位。此外，该检测还可以对肾前或肾后性的尿蛋白做出提示，如游离轻链和血红蛋白单体。所有具有诊断意义的尿蛋白都可以使用 SDS - PAGE 定性检测，并根据分子量进行分类。

12.9.4 样本要求

早晨首次自发性排尿(晨尿)。用于检测：白蛋白/肌酐值(ACR)或总蛋白/肌酐值(PCR)。与肌酐建立比值关系是为了消除尿量的干扰。单位转换：肌酐 1 g 相当于 8.85 mmol。

对一天中任意时间段采集的尿液样本(随机尿液)进行 ACR 初筛，且在有病理性发现的情况下，建议再次采集晨尿样本测定 ACR[9]。

采集 24 h 尿液(不含添加剂)，全部送至实验室。如果无法做到这一点，请反复混匀采集容器中尿液，然后取出 10 mL 并将其送至实验室。

12.9.5 参考范围

尿总蛋白(成人)：参考范围如下。

- 试纸条[6]：下列情况出现阴性结果，<300 mg/L、<500 mg/24 h(尿量约 1.5 L)、<50 mg/mmol 肌酐(443 mg/g 肌酐)。
- 双缩脲法[10]：<100 mg/L、<150 mg/24(尿量约 1.5 L)、<25 mg/mmol 肌酐(220 mg/g 肌酐)。
- 比浊法[11]：<50 mg/L、<75 mg/24(尿量约 1.5 L)、<12.5 mg/mmol 肌酐(110 mg/g 肌酐)。
- 独立于方法学的参考范围[12]：<23 mg/mmol 肌酐(200 mg/g 肌酐)、孕妇<300 mg/L[13]。

尿总蛋白排泄量(儿童)[14-16]

年龄	mg/24 h	mg/(m^2・24 h)
早产儿	14～60	88～377
足月的新生儿	15～68	68～309
2～12 个月	17～85	48～244
13 个月～3 岁	20～121	37～233
4～9 岁	26～194	31～234
10～16 岁	29～238	22～181

数值为第 2.5 与第 97.5 百分位数

儿童尿总蛋白(随机尿)：如下。

- 6 个月至 2 岁[17]：<56 mg/mmol 肌酐(500 mg/g 肌酐)。
- 2 岁以上[18]：静息后≤23 mg/mmol 肌酐(200 mg/g 肌酐)，长期直立后≤28 mg/g 肌酐(250 mg/g 肌酐)。

尿白蛋白：试纸条(半定量)：总蛋白试纸条，阴性且白蛋白排泄量≤200 mg/L[19]；白蛋白特异性试纸条，阴性反应且尿白蛋白浓度<10 mg/L[7]。

根据 KDIGO 慢性肾脏病分类进行定量[1]：① ACR≤10 mg 白蛋白/g 肌酐(1.0 mg 白蛋白/mmol 肌酐)；青年。② 轻度升高：<30 mg 白蛋白/24 h。

美国糖尿病协会(ADA)和英国卫生质量标准署(NICE)的参考范围见表 12.9 - 1[20,21]。

表 12.9-1 根据 ADA[20] 和 NICE[21] 的标准鉴别白蛋白尿

判断标准	μg/min[a]	mg/24 h[b]	mg/L*	mg/g 肌酐**	mg/mmol 肌酐
正常	<20	<30	<30	<30	男性≤2.5；女性≤3.5
微量白蛋白尿	20～200	30～300	30～300	30～300	男性>2.5；女性>3.5
大量白蛋白尿	>200	>300	>300	>300	男性≥30；女性≥30

[a] 定时采集尿液（如整夜或从上午 8 点至 10 点）；[b] 24 h 尿液采集；* 第二次晨尿，目前不推荐；** 首次晨尿

尿转铁蛋白[22]：0.2～1.2 mg/L。

免疫球蛋白 G(IgG)：首次晨尿≤0.7 mg IgG/mmol 肌酐(6 mg IgG/g 肌酐)[23]；第二次晨尿（随机尿）≤1.0 mg IgG/mmol 肌酐(9 mg IgG/g 肌酐)[24]。数值为第 95 百分位点。

α_1 微球蛋白(α_1-M)：首次晨尿≤1.75 mg α_1-M/mmol 肌酐(14 mg α_1-M/g 肌酐)[24]；第二次晨尿（随机尿）≤2.0 mg α_1-M/mmol 肌酐(17 mg α_1-M/g 肌酐)[25]；数值为第 95 百分位点。

β_2 微球蛋白(β_2-M)[25]：≤0.2 mg/L；≤0.023 mg β_2-M/mmol 肌酐(0.2 mg β_2-M/g 肌酐)；清除率：0.03～0.12 mL/min。

α_2 巨球蛋白(α_2-M)[26]：≤0.79 mg α_2-M/mmol 肌酐(7.0 mg α_2-M/g 肌酐)。

中性粒细胞明胶酶相关脂质运载蛋白(NGAL)：成人≤150 μg/L，儿童≤135 μg/L[27]。

12.9.6 临床意义

健康个体的尿总蛋白排泄量≤150 mg/24 h。总蛋白由血浆滤过蛋白(60%)和非白蛋白蛋白(40%，主要为肾小管 T-H 蛋白)组成。白蛋白是主要的滤过血浆蛋白，占总蛋白排泄量的 20%。通常情况下，健康个体的排泄速率可达 20～30 mg/24 h 或 14～21 μg/min。肾小球性蛋白尿是最常见的蛋白尿形式，在尿蛋白排泄增加病例中这一类别的比例可高达 90%。

12.9.6.1 白蛋白尿的定义

- NICE 的 CKD 指南[21] 将白蛋白尿定义为≥30 mg/mmol 肌酐(266 mg/g 肌酐)，相当于排泄率≥300 mg/24 h。
- 根据 KDIGO 慢性肾脏疾病分类标准[1]：≥3.4 mg/mmol 肌酐(30 mg/g 肌酐)是肾脏损伤的标志。
- 根据 ADA[20] 和 NICE 的 CKD 指南[21]，蛋白尿按照表 12.9-1 中列出的标准进行分类。

12.9.6.2 蛋白尿的定义

蛋白尿的定义各不相同，根据各实验室的不同标准，病理性蛋白尿的排泄量的定义有所不同，在 150～300 mg/24 h 之间。

根据 NICE 的 CKD 指南[28]，蛋白尿被定义为尿蛋白/肌酐值≥45 mg/mmol 肌酐(400 mg/g 肌酐)，但如果尚未出现血尿，除非比值超过 100 mg/mmol 肌酐(885 mg/g 肌酐)，不然就不应该采取更多的干预措施。

NICE 的 CKD 指南[21] 将蛋白尿定义为≥50 mg/mmol 肌酐(443 mg/g 肌酐)。

根据美国肾脏基金会[12] 的定义，蛋白尿是指尿蛋白/肌酐值≥23 mg/mmol 肌酐(200 mg/g 肌酐)。

在先兆子痫中，尿蛋白为排泄≥300 mg/24 h[13]。

成人尿蛋白≥3 g/24 h 被定义为肾病。儿童需使用以下标准评估 12 h 或 24 h 尿液：<4 mg/(m^2·h)为正常；4～40 mg/(m^2·h)为异常；>40 mg/(m^2·h)为肾病。

12.9.6.3 蛋白尿的流行病学

蛋白尿是一种常见的症状，尤其是在青少年中。使用总蛋白和白蛋白试纸对日本 6～15 岁的小学生进行筛查时显示 4.3%的个体总蛋白排泄水平升高，而白蛋白排泄明显增加的比例为 2.1%[17]。

不过，大多数蛋白尿本质上是功能性的，仅仅是一过性或间歇性的(表 12.9-2)。一项针对美国儿童尿蛋白试纸测定的研究表明，当仅进行一次检测时，高达 10%的受试儿童出现蛋

表 12.9-2 功能性/一过性和孤立性蛋白尿

蛋白尿	临床表现及实验室检查
功能性/一过性蛋白尿	功能性蛋白尿在性质上通常是一过性的，如果起因消退或消失，蛋白尿也随之消失。蛋白尿的程度很少超过试纸条上“++”的反应，且尿总蛋白排泄量小于 1 g/24 h。一般与发热、充血性心力衰竭和体力消耗有关的一过性蛋白尿是血液动力学循环变化的结果。这些因素会导致肾小球基底膜的渗透性增加。 发热：发热时会出现发热性蛋白尿，即使发热很快结束，蛋白尿一般也会持续 10～14 天。在初次发热一周内再次发热通常不伴有蛋白尿。在一项包括 196 名发热儿童的研究中，6%的病例发生蛋白尿[51]。 体力活动：体力活动后可发生蛋白尿和血尿。蛋白尿和血尿的程度取决于运动量和持续时间。在大多数情况下，尿蛋白/尿肌酐值会出现增加。体力活动结束后 48 h，蛋白尿通常消失。如果有短时间的剧烈运动，高分子量蛋白如 IgG、白蛋白和转铁蛋白的排泄量要大于低分子量蛋白，这表明肾小球通透性增加[52]。另一方面，尿蛋白在长时间的体力活动过程中并不会如此急剧地增加，并且大多数蛋白尿是非常显著的。因而，在完成 100 km 山地步行的 16 名健康个体中，尿总蛋白水平平均上升 2.3 g/mol 肌酐至 3.7 g/mol 肌酐，同时尿白蛋白平均上升 0.85 g/mol 肌酐至 1.61 g/mol 肌酐[53]。
直立性蛋白尿[14]	蛋白质排泄正常的健康个体在站立时会发生蛋白质排泄的增加。蛋白尿患者在站立时蛋白质排泄也会增加。直立性蛋白尿被定义为仅在个体站立时出现的蛋白质排泄增加。这种形式的蛋白尿通常发生在 30 岁以下的个体中，且占儿童蛋白尿病例的 60%。这一比例在青春期中更高。在 16 岁以下的儿童中，女性直立性蛋白尿的发生率高于男性。在一些个体中，直立性蛋白尿会持续存在和重复出现的，而在其他个体中，它只是一过性或间歇性的。直立性蛋白尿的总蛋白排泄量通常不超过 1 g/24 h。为了进行确认，应采集 12 h 白天尿液标本和 12 h 夜间标本（患者不活动时）。儿童夜间标本中蛋白的排泄量应低于每小时 4 mg/m^2，而成人的蛋白排泄量应低于 100～150 mg。出现直立性蛋白尿时，白天尿标本中的蛋白质排泄量应该比夜间标本中的排泄量高出 2～4 倍。如果个体休息时采集的标本蛋白质排泄量超过 200 mg，或者夜间标本的排泄物与白天排泄物相同，那就不是直立性蛋白尿。如果总蛋白排泄率超过 1 g/24 h，也可排除这一情况。
持续的无症状性蛋白尿	孤立性蛋白尿被定义为其他方面均健康个体的持续性蛋白尿。主要出现于无论是临床检查还是实验室检查都没有肾病迹象的儿童。这种状态下通常没有恒定的、持久的蛋白质排泄模式。因此，如果 80%或更多的尿液标本蛋白尿呈阳性，蛋白尿被认为是持续无症状的蛋白尿。研究表明，儿童和青少年持续无症状的蛋白尿与进展性肾脏疾病无关[54]。在其他研究中，肾活检提示有明显肾小球疾病，如局灶性肾小球硬化、IgA 肾病、膜性肾小球病和系膜增生性肾小球肾炎[55]。以下标准指出了在儿童时期出现持续的非直立性蛋白尿情况时可能出现的肾病，因此需要进一步对肾脏进行有创性检测以诊断先天性蛋白尿、母亲的 EPH 妊娠病、肾小球肾炎或慢性肾功能衰竭家族史。

白尿。但如果在固定时间间隔内采集 4 份尿液样本，其中有 2 份为阳性的比例下降至 2.5%，而仅有千分之一的受试者所有 4 份样本均呈阳性反应[29]。只有 10%的儿童蛋白尿的情况持续 6～12 个月[30]。蛋白尿的患病率与年龄有关，随着年龄的增长逐渐增加，在青春期达到最高。

12.9.6.4 蛋白尿的临床意义及治疗

如果存在蛋白尿，检查时有必要回答以下问题[31]：蛋白尿是否始终明显存在？白蛋白或总蛋白的排泄量是多少？蛋白质排泄模式是肾小球性、肾小管性、混合型、肾前性或肾后性？肾损伤的原因是否可以被识别或定位？如果存在肾小球损害，病情是否进展？

12.9.6.5 蛋白尿的病因

从病理生理学的角度来看，蛋白尿是肾病发生的重要因素。现有肾脏疾病的类型和严重程度往往与临床症状无关。通常，蛋白尿患者也是无症状的。蛋白尿的分类和病因见表 12.9-3。

表 12.9-3 蛋白尿的病因

功能性/一过性
发热
剧烈的体力活动
受冻
充血性心力衰竭
癫痫发作
情绪紧张
孤立性蛋白尿
直立性蛋白尿
持续性无症状蛋白尿
选择性肾小球蛋白尿
肾小球微小病变
膜性肾小球肾炎：Ⅰ级
局灶节段性肾小球肾炎：Ⅰ期
IgA 肾炎
早期糖尿病肾病
非选择性肾小球蛋白尿
迅速进展的肾小球肾炎
增殖性肾小球肾炎(血管炎)
膜增生性肾小球肾炎
膜性肾小球肾炎：Ⅱ级和Ⅲ级
局灶节段性肾小球肾炎：Ⅱ期和Ⅲ期
糖尿病肾病：Ⅲ和Ⅳ期
动脉高血压、良性肾硬化
先兆子痫
非选择性肾小球和肾小管蛋白尿
肾淀粉样变性
金制剂肾病，D-青霉胺诱导的肾小球肾炎
糖尿病肾病(Ⅳ期和Ⅴ期)
膜增生性肾小球肾炎
伴有肾脏受累的全身性血管炎
急性肾移植排斥反应
肾小管性蛋白尿
“肾盂肾炎”、间质性肾炎
止痛药性肾病
毒性肾小管肾病(氨基糖苷类、顺铂、镉、汞、铅、锂)
Fanconi 综合征、Ⅱ型肾小管酸中毒
骨髓瘤肾
有色蛋白肾病(热带疟疾、横纹肌溶解症)
肾前性蛋白尿
游离轻链排泄(多发性骨髓瘤、免疫细胞瘤、慢性淋巴细胞白血病、红斑狼疮、Sjögren 综合征)
血管内溶血(溶血性贫血、阵发性睡眠性血红蛋白尿、行军性血红蛋白尿、红细胞酶缺陷)
横纹肌溶解症
单核细胞白血病中的溶菌酶尿

续 表

肾后性蛋白尿
尿路感染
结石
肾脏、膀胱和前列腺肿瘤
损伤
经期
Münchausen 综合征(人造蛋白质混合)

对于尿总蛋白<1 g/24 h，没有病理学检查发现或临床症状(单纯性蛋白尿)的患者，应进行单独白天和夜间的尿液采集以排除直立性蛋白尿。

肾病性蛋白尿[尿白蛋白>2 200 mg/24 h，ACR>2 200 mg/g肌酐(>220 mg/mmol 肌酐)或尿总蛋白>3 500 mg/24 h，PCR>3 500 mg/g 肌酐(>350 mg/mmol 肌酐)]是由于肾小球肾炎引起的，并且提示慢性肾病在快速进展[3]。

12.9.6.6 白蛋白尿

美国国家肾脏基金会推荐检测尿白蛋白的适应证见表 12.9-4[32]。

表 12.9-4 美国国家肾脏基金会关于白蛋白尿作为诊断肾损伤临床标志的建议[32]

1. CKD 风险升高的人群(即糖尿病患者、高血压患者或 CKD 家族史患者)应至少每年一次筛查尿白蛋白，作为定期健康检查的一部分。尿白蛋白的检测优于尿总蛋白。尽管如此，儿童还是需要检测尿总蛋白以检测除白蛋白之外的低分子量蛋白。
2. 如果自发性尿中总蛋白/肌酐值高于 0.5～1 g/g，则检测尿总蛋白来代替尿白蛋白也是可以接受的。
3. 不应使用定时尿液的采集。相反，应使用非定时尿样的尿白蛋白(以 mg/dL 计)与尿肌酐(以 g/dL 计)比值。收集首次晨尿对儿童和青少年最为合适，这可以避免直立性蛋白尿造成的混淆。
4. 采样前 24 h，患者应避免剧烈运动。
5. 首次检测之后重复检测(至少在糖尿病患者中)。为了识别出持续性的蛋白尿，需要在 2～3 个检测样品中重复确认检测结果高于参考范围(≤30 mg 白蛋白/g 肌酐)。
6. 对于正接受高血压、脂质紊乱治疗或两种治疗同时进行的患者，如果出现持续微量蛋白尿(2～3 次检测结果都高于参考范围)，应在 6 个月内重新检测以确定是否已达到微量白蛋白尿的治疗或降低标准。
   如果治疗导致微量白蛋白尿显著降低，建议每年检测微量白蛋白尿。
   如果未见白蛋白尿减少，应检查血压和血脂以确定是否达到治疗靶值，除抗高血压治疗外的其他药物是否干扰肾素-血管紧张素-醛固酮系统。治疗方案应进行相应修改。
7. 儿童应使用标准试纸进行 2 次筛查：一次在学龄前，一次在青春期初期(美国儿科学会推荐)。随后的检测应按照儿科 PARADE 建议根据需要进行[57]。

在肾脏疾病中，GFR 下降、尿蛋白增加与预后正相关。必须预测的风险有：CKD 的进展、终末期肾功能衰竭、急性肾损伤、心血管死亡率和总体死亡率。由于越来越多的证据表明蛋白尿作为不良结局预测因子的重要性，除了 GFR，尿白蛋白排泄量(以 ACR 测量)也被 KDIGO 整合到 CKD 分期中[1]。制订了 3 种尿白蛋白(A)的分期(表 12.9-5)。

表 12.9-5 CKD 中尿白蛋白排泄的分期

分期	AER(mg/24 h)	ACR(mg/mmol)	ACR(mg/g)	程度
A1	<30	<3	<30	轻度
A2	30～300	3～30	30～300	中度
A3	>300	>30	>300	重度

AER，24 h 尿液中排泄量；ACR，尿白蛋白/肌酐值

图 12.9-1 显示了患病后的年份(横坐标)与 GFR、尿白蛋白排泄量(纵坐标)之间的关系。风险随着 GFR 的降低和尿白蛋白的升高逐渐增加。

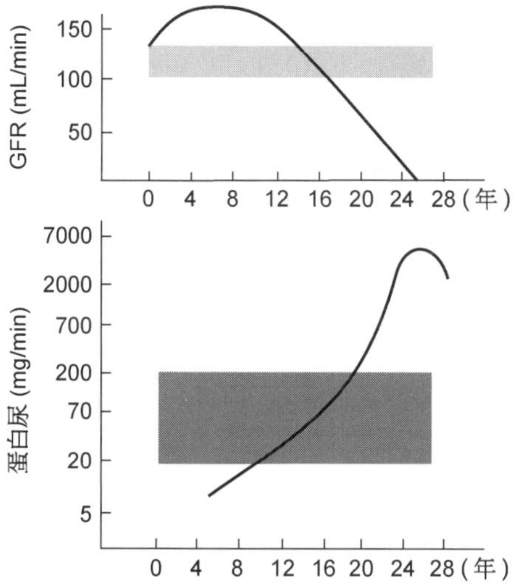

图 12.9－1 1 型糖尿病患者 GFR 和尿白蛋白排泄过程进展的评估[56]。参考范围以灰色区域标出

对于 GFR 降低且存在白蛋白尿的患者，其心血管事件和全因死亡率比那些 GFR 降低但不伴有白蛋白尿的患者更高。GFR 和白蛋白尿是心血管疾病和死亡率的独立危险因素[33]。终末期肾功能衰竭患者的心血管疾病发生率与其年龄匹配的对照组相比高 10～20 倍。白蛋白尿通常可以反映血管内皮及相关疾病的损伤。

通常认为通过灵敏度≤5 mg/L 尿白蛋白检测可以在 GFR 损害前几年就发现早期肾小球病变(表 12.9－6)。

尿白蛋白排泄是评估糖尿病肾病及其进展的重要标准(见 3.1.14.3)(图 12.9－2)。根据种族的不同，白蛋白尿在一般人群中的遗传率为 0.17～0.20，在糖尿病家系中为 0.20，在高血压家系中为 0.12～0.49。对于白蛋白尿全基因组扫描提供了具有提示性连锁证据的区域。其中包括了尿白蛋白/肌酐值与 20q12 相关联的证据。有人提出无论亲属是否患有糖尿病，控制尿白蛋白排泄的基因的效果是相同的。

表 12.9－6 尿白蛋白作为肾病和全身性疾病的标志物

人群/患者	临床表现与实验室检查
无糖尿病、无高血压人群	根据 PREVEND 研究[58]，白蛋白尿在普通人群中颇为常见，患病率为 7.2%，它是心血管独立危险因素且与心血管发病率独立相关。这些微量白蛋白尿患者大多数(74.9%)不伴有糖尿病或高血压。排除糖尿病和高血压患者后仍有 6.6%的个体存在微量白蛋白尿。尿白蛋白排泄量可以预测一般人群的心血管和非心血管死亡率。PREVEND 研究[59]，尿白蛋白浓度(UAC)升高和死亡率之间存在正相关系。高水平的 UAC 会增加心血管(CV)死亡和非 CV 死亡的风险，且 CV 死亡风险的增加要高于非 CV 死亡风险。UAC 升高 2 倍时 CV 死亡的相对风险比为 1.29，非 CV 死亡的相对风险比为 1.12。较高的尿白蛋白排泄量，包括低于 30 mg/24 h 的水平，可能提示未患心血管疾病(CVD)的成年人存在亚临床 CVD[60]。这项研究的结果支持"UAC 增加是左心室重量增加的独立影响因素"的假设。尿白蛋白的量与风险的升高有关：尿白蛋白水平越高，需要进行肾脏替代治疗的风险越高，肾功能下降更快。若以尿白蛋白浓度≥20 mg/L 作为阈值判断患者在 9 年随访期间是否开始肾脏替代治疗，可以有 58%的敏感性和 92%的特异性[61]。因此，白蛋白/肌酐值(ACR)低于 30 mg/g(30 mg/24 h)是否就意味着处于正常水平值得怀疑。Framingham 心脏研究[62]表明，在社区非高血压、非糖尿病中年个体中，ACR 高于性别特异性中位数(男性≥3.9 mg/g；女性≥7.5 mg/g)的个体发生 CVD 的风险是 ACR 低于性别特异性中位数个体的 3 倍。护士健康研究中，ACR 为 4.3～24.2 mg/g 的女性发生高血压的风险比蛋白排泄量低于 1.7 mg/g 的患者高 76%[63]。绝经后激素使用会影响肾素-血管紧张素系统和肾内皮功能，影响尿白蛋白排泄。使用激素>6 年，平均年龄为 66.8 岁女性(平均年龄 66.8 岁)白蛋白排泄比没有使用激素的同年龄女性更低[18(10～29)mg/L，ACR 2.5(1.6～3.9)mg/g；21(12～37)mg/L，ACR 3.5(2.1～5.8)mg/g][64]。
肥胖	有文献报道肥胖症、肾脏反应、低水平白蛋白尿和 CVD 之间存在潜在联系[65]。随着脂肪量的增加，内脏脂肪细胞会减少循环脂联素的产生，并增加可增强胰岛素抵抗的脂肪因子的产生。NADPH 氧化酶的增加会导致脂联素水平下降，使得足突细胞功能受损。足突细胞功能障碍会导致蛋白尿和尿中 H_2O_2 水平升高。由肾脏 NADPH 氧化酶产生的 H_2O_2 增加可能会导致 H_2O_2 进入循环，导致伴随轻度炎症反应的全身性炎症。
老年人[66]	在心血管健康研究中，调查了 3 291 例 65 岁以上的个体，在 8.3 年内尿白蛋白、肾功能受损、心血管事件与死亡率之间的关系。其中 34.9%的个体肾功能正常(其中 12.2%有白蛋白尿)；46.1%患有亚临床肾脏疾病(其中 17.9%有白蛋白尿)；18.9%患有慢性肾脏疾病(其中 47%有白蛋白尿)。女性 ACR>23 mg/g、男性>36 mg/g 及 GFR 降低(胱抑素 C>1.32 mg/L)均与心血管和总体死亡风险升高 2 倍以上相关。同时存在白蛋白尿和 GFR 降低的个体，心血管和总体死亡风险升高 4 倍。
1 型糖尿病[67]	30%～60%的 1 型糖尿病患者在 10～20 年内会发生白蛋白尿。与白蛋白尿有关的可变因素是高糖血症、高脂血症、肥胖、高血压和吸烟。白蛋白尿是肾小球超滤的指标(图 12.9－2)。高血糖发作后的最初几年肾小球出现超滤。GFR 增加与肾血浆流量增加和滤过分数有关，由血管舒张(传入冲动介导，而非传出冲动介导)及肾小球毛细血管压力增加引起。在没有治疗的情况下，这一阶段可持续约 10 年，然后尿白蛋白丢失逐渐增加直至 30～300 mg/24 h 的水平。白蛋白尿已成为终末期肾病风险的主要预测指标[68]。人们发现白蛋白尿的出现意味着存在特殊的高风险且与肾功能损害相关，它还为糖尿病肾病简易模型的连续病理发展提供了合理依据，即出现微量白蛋白尿提示蛋白尿，长此以往会引发肾功能损伤，导致终末期肾病[68]。一种新的糖尿病肾病模型已经出现。微量白蛋白尿的出现预示在约 1/3 患者中，会导致晚期 CKD 和终末期肾衰竭的进行性早期肾功能下降与微量白蛋白尿进展到蛋白尿的过程同步进行。因此，微量白蛋白尿和早期肾功能下降可能是代表两种有不同潜在病因学过程的表现[68]。
2 型糖尿病	在疾病确诊时，16%的 2 型糖尿病患者存在白蛋白尿。这一病理状态通常在患者诊断为 2 型糖尿病之前就已经出现。一个可能的解释是：这与代谢综合征相关性较强，代谢综合征是一种糖尿病前期的胰岛素抵抗状态。在 2 型糖尿病中，白蛋白尿与肾小球损伤的严重程度之间存在相关性。在患有微量白蛋白尿的糖尿病患者中，夜间收缩压高于日间[69]。
糖尿病与心血管疾病风险	在糖尿病中，白蛋白尿与心血管风险的增加相关，比非糖尿病个体高 2～4 倍。ACR 每增加 0.4 mg/mmol(3.5 mg/g)，主要心血管事件的风险增加 6%。没有蛋白尿的糖尿病患者的心血管风险可忽略不计，而在伴有大量白蛋白尿的患者中，年度风险为 2.3%[70]。糖尿病和血管疾病处理：Preterax 和 Diamicron MR 对照评估(ADVANCE)研究显示，2 型糖尿病患者中，严重蛋白尿和低 GFR 是心血管和肾脏事件的独立危险因素。两者各自都意味着很高的疾病风险。GFR 低于 60 mL/(min·1.73 m²)和 ACR>300 mg/g 分别与心血管和肾脏风险增加 3.2 倍和 22.2 倍相关[32]。
糖尿病与高血压	糖尿病患者的高血压患病率(40%～50%)明显高于非糖尿病患者(20%)。糖尿病和原发性高血压并存会使老年糖尿病患者心血管疾病和死亡率的风险提高 3 倍，年轻糖尿病患者的死亡率提高 2 倍。糖尿病和高血压在增加白蛋白排泄和糖尿病并发症方面发挥协同作用。在糖尿病患者中，高血压加速了糖尿病肾病和视网膜病变的发展，并增加了大血管并发症如心肌梗死、充血性心力衰竭和脑卒中的风险。有近 75%的并发症与高血压有关[71]。在大多数患者中，糖尿病合并高血压会导致终末期肾衰竭。为了降低糖尿病的大血管并发症，将血压有效降低至<130/80 mmHg 比血糖控制更有效。
原发性高血压	原发性高血压和白蛋白排泄的增加与心血管风险的增加有关[72]。据估计患病率平均为 10%～20%。针对 1 期高血压患者的 HARVEST 研究中，6.1%的高血压患者尿白蛋白≥30 mg/24 h，如果上限阈值降至≤29 mg/24 h，则百分比上升至 14.6%[73]。在原发性高血压中，白蛋白的排泄与收缩压相关，而非舒张压。肾小球内压的升高被认为是导致微量白蛋白尿的重要机制。GFR 降低和蛋白尿是干扰血压昼夜节律的因素，它们与高血压有关。对于那些在 GFR 正常但存在蛋白尿的患者，需要考虑隐匿性高血压的可能[74]。

GFR	< 10	10~29	30~299	> 300
> 105	1,1	1,5	2,2	5,0*
90~105	Ref.	1,4	1,5	3,1
75~90	1,0	1,3	1,7	2,3
60~75	1,0	1,4	1,8	2,7
45~60	1,3	1,7	2,2	3,6*
30~45	1,9	2,3	3,3	4,9*
15~30	5,3*	3,6*	4,7*	6,6*

GFR	< 10	10~29	30~299	> 300
> 105	0,9	1,3	2,3	2,1
90~105	Ref.	1,5	1,7	3,7
75~90	1,0	1,3	1,6	3,7
60~75	1,1	1,4	2,0	4,1*
45~60	1,5	2,2	2,8	4,3*
30~45	2,2	2,7	3,4	5,2
15~30	14*	7,9*	4,8*	8,1*

白蛋白/肌酐值(mg/g)

GFR	< 10	10~29	30~299	> 300
> 105	Ref.	Ref.	7,8	18
90~105	Ref.	Ref.	11	20
75~90	Ref.	Ref.	3,8	48
60~75	Ref.	Ref.	7,4	67
45~60	5,2	22	40	147*
30~45	56	74	294*	763*
15~30	433*	1044*	1056*	2286

白蛋白/肌酐值(mg/g)

GFR	< 10	10~29	30~299	> 300
> 105	Ref.	Ref.	0,4	3,0
90~105	Ref.	Ref.	0,9	3,3
75~90	Ref.	Ref.	1,9	5,0
60~75	Ref.	Ref.	3,2	8,1
45~60	3,1	4,0	9,4*	57*
30~45	3,0	19*	15*	22*
15~30	4,0	12*	21*	7,7

图 12.9-2 慢性肾脏疾病中总体死亡率(左上表)、心血管死亡率(右上表)、慢性肾病进展期(左下表)和终末期(右下表)的相对风险比(RR)与白蛋白/肌酐值和肾小球滤过率(GFR)的关系(根据 2012 年 KDIGO 指南修改[1])。白色表示低 RR;浅灰表示中 RR;深灰表示高 RR;*表示极高 RR;Ref,参考人群

白蛋白尿被定义为尿白蛋白/肌酐值(ACR)≥30 mg/g 肌酐,这是 CKD 的诊断切点。有研究显示[9],总体而言,有 43.5% 的成年人在首次晨尿中 ACR 会升高(≥30 mg/g 肌酐)。这一比例在≥50 岁(48.9%)、男性(53.3%)、明确诊断的糖尿病(56.3%)和高血压(51.5%)及 eGFR<60 mL/(min·1.73 m^2)(56.9%)的人群中更高。

12.9.6.7 蛋白尿和肾脏疾病的二级预防

在 CKD 中,尿总蛋白排泄的严重程度与肾功能受损的程度有关,蛋白尿与肾病进展之间也有联系。在二级预防中,蛋白尿的减少被用作肾脏保护治疗有效性的指标。现已提出以下肾脏保护疗法:

- 接受抑制肾素-血管紧张素系统药物治疗的非糖尿病肾病且尿蛋白≥3 g/24 h 的患者,蛋白尿的程度可降低,肾功能衰竭的速度会减慢(肾脏病学中的肾效率研究[34])。
- 使用 ACE 抑制剂或血管紧张素Ⅱ 1 型受体拮抗剂阻断肾素-血管紧张素系统可缓解慢性肾病患者的蛋白尿。但是,这种疗法只对那些在治疗开始后 8~12 周内尿蛋白显著降低(30%~60%[35])的患者有益。ACE 抑制剂的抗蛋白尿和肾脏保护作用不仅因为这些药物能够降低血压,还因为其能够减少尿蛋白的排泄,这也发挥了肾脏保护作用[35]。
- 蛋白尿与肾病进展之间的关系也适用于糖尿病患者。尿蛋白排泄基础水平也是 2 型糖尿病患者肾衰竭有力的预测指标。一项研究表明,尿蛋白排泄量增加 2 倍会使肾功能衰竭的风险增加 1 倍。通过适当的治疗可以在 12 个月内将尿蛋白水平减半,从而使肾衰的风险降低 50%。血管紧张素受体阻断剂厄贝沙坦治疗可使尿蛋白排泄在一年内降低 41%,并具有 36%的肾脏保护作用。
- 局灶节段性肾小球硬化(FSGS)患者,尤其是原发性 FSGS,最常导致终末期肾功能衰竭。这些患者的尿蛋白为 4.7(0.2~98.3)g/24 h[37]。在免疫抑制治疗下,蛋白尿的减少是一个有价值的替代指标,可预测未来肾功能衰竭及 FSGS 患者从完全缓解到部分缓解的复发率。当蛋白尿下降超过 50%至低于 3.5 g/24 h 时,治疗达到最佳效果[37]。

除了蛋白尿水平之外,潜在的肾脏疾病和蛋白尿模式对于二级预防也很重要。例如,患有轻微病变的肾小球肾炎患者有严重的蛋白尿,肾功能却没有任何恶化。这是因为不是每个蛋白质分子都会对肾小管细胞造成相同程度的损伤。在间质性肾炎中,选择性指数是预测因素。

12.9.6.8 蛋白标志物

蛋白标志物可以代表各个类型蛋白尿的特征性的大小级别,且在正常情况下可以通过免疫散射比浊法或免疫透射比浊法被轻易检出。根据检测到的蛋白标志物水平可以对蛋白尿进行分类。这种检测还可以得出关于各种肾损伤位置的结论,但无法得出病因学结论。

蛋白标志物可以通过十二烷基磺酸钠-聚丙烯酰胺凝胶电泳(SDS-PAGE)或免疫检测方法定量检测。在 SDS-PAGE 分析中,蛋白标志物通过确定它们与标准品的相对迁移率来鉴定。这让我们得到了特征性的蛋白质模式,使我们可以根据各种可能的类型对尿蛋白进行分类,并得出关于肾脏损伤位置的结论(表 12.9-7)。

表 12.9-7 SDS-PAGE 的蛋白尿类型[77]

Ⅰ类	非选择性肾小球性,MW 50~150 kDa 肾病(>3 g/24 h),正常 GFR:增殖性肾小球肾炎、Ⅳ期糖尿病肾病、淀粉样变。 轻度蛋白尿(<300 mg/L)、无血尿、GFR 正常:先前肾小球肾炎后的残留状况,每隔 6~12 个月监测一次。 可疑的蛋白尿(<120 mg/L)、无血尿、GFR 正常:该结果并不代表肾小球病,仅需定期监测。
Ⅱ类	选择性肾小球性:MW 50~70 kDa,主要是白蛋白和转铁蛋白 主要是肾性蛋白尿(>3 g/24 h)、GFR 正常:肾小球微病变、局灶性硬化性肾小球肾炎(早期)、早期周膜性肾小球肾炎。

续 表

Ⅲ类	完全肾小管性：MW 10～70 kDa 主要为中度蛋白尿(0.3～1.5 g/24 h)：间质性肾炎、肾盂肾炎、移植物排斥、急性肾功能衰竭、遗传性肾小管病。 中度至重度蛋白尿(高达>3 g/24 h)且存在游离轻链：免疫轻链肾小管病、骨髓瘤肾。
Ⅳ类	非选择性肾小球性和完全肾小管性：MW 10～150 kDa 严重的蛋白尿(1.5～3 g/24 h)、GFR降低：晚期肾小球肾炎、Ⅴ期糖尿病肾病、晚期淀粉样变性。 血清肌酐<221 μmol/L(2.5 mg/dL)由于肾小球和肾间质损害所导致的混合性疾病：高血压性肾小球硬化症和肾盂肾炎(尿蛋白>1 g/24 h)、糖尿病肾病和肾盂肾炎(尿蛋白>1 g/24 h)。
Ⅴ类	非选择性肾小球性和部分肾小管性：MW 30～150 kDa 蛋白尿<1 g/24 h：轻度增生性肾小球肾炎、Ⅲ～Ⅳ期糖尿病肾病、高血压性肾硬化。 蛋白尿<150 mg/24 h：Ⅲ期糖尿病肾病、红斑狼疮初期、高血压? 蛋白尿 150～1 000 mg/24 h、血尿(血红蛋白单体和二聚体)：轻度增生性肾小球肾炎(如IgA肾病)。

GFR，肾小球过滤率；MW，分子量

基于相应蛋白质形式的典型分子量，可以进行以下分类：

- 非选择性与选择性蛋白尿：通过定量检测IgG、白蛋白或转铁蛋白，或者进行SDS-PAGE。白蛋白、转铁蛋白和IgG的排泄增加是肾小球损伤的标志。这些蛋白质的排泄增加与肾小球选择性随着尿蛋白增多而逐渐减少的假设一致。
- 肾小管性蛋白尿：通过定量检测α_1微球蛋白、β_2微球蛋白或进行SDS-PAGE。
- 肾前性蛋白尿：通过检测游离轻链κ和λ、肌红蛋白和血红蛋白或进行SDS-PAGE。
- 肾后性蛋白尿，通过检测α_2巨球蛋白和白蛋白或进行SDS-PAGE。基于这两种蛋白质的浓度关系，肾性和肾后性的血尿可以被区分。

12.9.6.8.1 尿蛋白的浓度比：尿蛋白的浓度比为提示了蛋白尿的机制(表12.9-8)。但是必须指出的是，常见的病理机制可能无关于最初病因，成为具有高度多样性病因的慢性肾病的基础，且可能导致其发展。因此，许多病因导致了相同的发病机制。通常具有以下过程：全身性高血压导致肾小球滤过压力和蛋白超滤的增加，继而导致肾小球和肾小管蛋白过量，从而引发慢性炎症并最终导致结构性肾损伤。在许多这样的病例中，蛋白尿模式是相似的，且并无法提供关于该疾病病因的信息。

表12.9-8 尿蛋白浓度比及其预测价值[42]

浓度比		分类
IgG/白蛋白	<0.03	选择性肾小球性蛋白尿
	≥0.03	非选择性肾小球性蛋白尿
α_1微球蛋白/白蛋白	≥0.1	混合性蛋白尿
	<0.1	肾小球性蛋白尿
α_2巨球蛋白/白蛋白	<0.02	肾性血尿
	≥0.02	肾后性血尿
CRP血清/CRP尿液	≥1.0	细菌感染
	<1.0	移植排斥
(白蛋白+IgG+α_1微球蛋白)/总蛋白	≥0.6	肾性蛋白尿
	<0.6	疑似游离轻链排泄
游离轻链κ/λ	<0.25	单克隆λ链
	0.25～2.17	多克隆轻链
	>2.17	单克隆κ链

12.9.6.8.2 选择性指数：蛋白尿选择性的概念可用于预测类固醇治疗肾病综合征的成功与否。选择性指数(SI)的切点：SI<0.10时，蛋白尿为高选择性；当0.11<SI≤0.20时，蛋白尿为中等选择性；而当SI>0.21时蛋白尿为非选择性[39]。

12.9.6.8.3 α_1微球蛋白：α_1微球蛋白(α_1-M)在肝脏和淋巴细胞中产生，分子量为30～33 kDa。它是一种糖蛋白，50%以游离形式存在于血清中，40%与IgA结合，10%与白蛋白结合。血清浓度为10～20 mg/L。只有游离形式会被肾滤过且99.8%在近端小管中被重新吸收。在肾小球滤过功能正常的条件下，血清肌酐水平正常，尿液中浓度>10 mg/L或的α_1-M/肌酐值升高表明近端肾小管功能障碍。在肾小球疾病和血肌酐升高的情况下，情况则未必如此。这是因为在这些情况下，由于GFR降低，血清α_1-M水平增加，这导致剩余完整肾单位的负荷增加，导致超滤液中α_1-M浓度升高。近端肾小管细胞的α_1-M重吸收容量饱和，造成最终尿液中α_1-M浓度增加，但肾小管功能并无任何障碍。因此，将这些溢出性蛋白尿与由于肾小管功能障碍导致的蛋白尿相区分是很重要的。可使用尿α_1-M/白蛋白值(以mg/mg表示)的检测来完成。比值<0.1提示肾小球性蛋白尿；而比值≥0.1提示混合性蛋白尿[40]。

混合性蛋白尿是肾小球和肾小管损伤并发的结果。表12.9-9列出了可能引起肾小管性蛋白尿的疾病和因素。

通过使用诊断图[41](图12.9-3)确定α_1-M的排泄与白蛋白排泄的相关性，可以将各种形式的蛋白尿相互区分。这使得原发性和继发性肾小球病及肾小管-肾间质性肾病得以区分。

12.9.6.8.4 IgG排泄率：肾小球滤过系统的渗透性具有电荷敏感性，其孔径还对物理大小具有选择性。因此，蛋白质能否通过肾小球屏障取决于电荷数量及孔径大小。

滤过系统中阴离子的电荷降低会导致带负电荷的蛋白质如白蛋白的排泄增加，但不会出现大分子蛋白质如IgG，这是因为它们分子量大而无法被滤过。电荷选择性受损的一个主要情况是肾小球的微病变。如果滤过系统中的孔径被病理性扩大，则较大的分子也可以进入尿液。

通过检测尿白蛋白和IgG的水平，可以将白蛋白高比例为特征的选择性(电荷依赖性)蛋白尿与非选择性蛋白尿区分开来。非选择性蛋白尿的特征在于电荷和孔径的病理变化及高IgG比例。IgG/白蛋白值(mg/mg)可以用作选择性的量度指标。比值≤0.03提示选择性蛋白尿，比值>0.03则提示为非选择性蛋白尿[40]。

在肾小球疾病中，不仅白蛋白和IgG的排泄增加，低分子量蛋白如α_1-M的排泄也同时增加，导致出现混合性蛋白尿。然而，在肾小球性蛋白尿的病例中，α_1-M/白蛋白值>1或α_1-M排泄率>100 mg/g肌酐的情况均未被发现。与肾小球性蛋白尿相关的疾病见表12.9-9。

表 12.9-9 肾小球和肾小管间质性蛋白尿

疾病	临床表现及实验室检查
急性肾小球肾炎(GN)[75]	急性 GN 是一种伴有临床症状的综合征,包括大量血尿、少尿、GFR 突然下降的急性肾功能衰竭及表现为水肿的液体潴留和高血压。链球菌导致的 GN 和感染后 GN 是急性 GN 的典型形式。目前罕见的链球菌后 GN 在链球菌感染 7 天至 12 周后开始急剧发作,主要影响 2～10 岁儿童。只有 10% 的患者年龄在 40 岁以上。临床症状有自限性,在 1～2 周内利尿可得到缓解。尽管大多数患者恢复健康,但仍有一些会患高血压和反复或持续性的蛋白尿。慢性肾脏病的发病率高达 20%。 实验室检查结果:血尿、大红细胞多见、红细胞管型、肌酐升高。血尿在 6 个月内恢复正常。尿总蛋白排泄<3 g/24 h,为非选择性肾小球性蛋白尿。在 15% 的患者中,3 年后,轻度蛋白尿持续存在,而 2% 的患者在数年后仍然存在蛋白尿。
快速进展性肾小球肾炎[75]	快速进展性 GN 是一种临床综合征,其特征为肾小球肾炎(血尿、蛋白尿、红细胞瘤)及肾功能突然下降,在数天至数周内进展为终末期肾衰竭。快速进展性 GN 在肾小球肾炎中占 2%～4%,与肾小球新月体的形成有关,并与许多肾小球疾病同时发生。临床症状不明确,如嗜睡和不适。 实验室检查结果:参考急性 GN。
肾小球微病变	这涉及肾病伴选择性肾小球性蛋白尿。分子量约 60 kDa 的中等大小蛋白如白蛋白和转铁蛋白的排泄增加。 实验室检测结果:总蛋白排泄量高达 3 g/24 h。IgG/白蛋白值<0.03。
肾病综合征(NS)[76]	NS 患者表现出严重的蛋白尿、低白蛋白血症、水肿和不同程度的高脂血症和血脂异常。NS 是与各种全身性疾病如糖尿病、系统性红斑狼疮和淀粉样变性、霍奇金病、感染性疾病和药物诱导相关病症相关的并发症。在成人中,与原发性 NS 相关的最常见的组织学损伤是局灶节段性肾小球硬化、膜性肾小球病、肾小球微病变和膜增生性肾小球肾炎。后者在 NS 中经常出现。在 20%～30% 的患者中可观察到血栓栓塞并发症,动脉血栓形成比静脉血栓少见。 实验室检查结果:总蛋白 24 h 排泄>3.5 g/m², 儿童>40 mg/(m²·h);非选择性蛋白尿。血脂:VLDL、IDL、LDL、甘油三酯和 Lp(a)升高。以下结果表明血栓形成的风险增加:血清白蛋白<25 g/L、尿蛋白>10 g/24 h、血浆纤维蛋白原水平升高、抗凝血酶<75%、血容量不足。
慢性肾小球肾炎	慢性 GN 是肾小球炎症、血尿和高血压患者中伴有进行性肾功能不全的综合征。一般来说,在必须实行替代治疗之前,慢性 GN 可能已经持续 10 年或更长的时间。在成年人中,糖尿病是导致慢性 GN 的主要原因,儿童获得性肾小球肾炎的主要原因是局灶节段性肾小球硬化。 实验室检查结果:尿蛋白结果可能为肾炎性的(总蛋白≤3 g/24 h)或肾病性的(总蛋白>3 g/24 h)。通过肌酐和胱抑素 C 检测评估 GFR 及检测总蛋白和蛋白标志物是重要的预后标准。因此,总蛋白排泄量超过 1 g/24 h 的肾功能预后明显不佳,超过 5 g/24 h 肾功能严重恶化。非选择性蛋白尿的增加及随之发生的 IgG/白蛋白值升高也提示预后不良。
肾小管间质性肾病(TIN)	在该疾病的急性形式中,肾小管和肾间质在疾病最初就会受到影响。在其慢性进行性形式中,血管和肾小球也受到影响。无论 TIN 的原因是什么,其结果是肾小管间质纤维化,是常见的导致慢性肾脏疾病的最后阶段。由于几乎所有的肾脏疾病的晚期阶段都涉及这些类型的变化,所以最新的 TIN 分类包括了几乎所有的肾脏疾病。大多数 TIN 病例涉及继发性形式,其中肾小管间质改变是潜在的肾小球疾病或原发性疾病的结果,可由毒性过程(药物)、恶性肿瘤、代谢和免疫因素触发。大多数原发性 TIN(85%)由药物(镇痛剂、抗生素)诱导。 实验室检查结果:尿液检查结果变化不如肾病和肾小球性肾炎时显著,且通过试纸条和血清进行的常规实验室检测常常忽略肌酐的结果。非菌尿的白细胞尿是一重要指标。总蛋白排泄量几乎总是<1 g/24 h,不超过 3 g/24 h。一个特有的现象是由于低分子量蛋白重吸收减少而导致的肾小管蛋白尿。可通过 SDS-PAGE 半定量地检测肾小管蛋白质的排泄增加,也可以进行定量检测蛋白标志物(α_1-M>14 mg/g 肌酐;β_2-M>0.2 mg/g 肌酐)。在 TIN 中,肾小管损伤和蛋白尿选择性之间存在明显相关性。此外,选择性指数和 α_1-M 排泄是用于预测未来肾功能丧失的预后因素。如果蛋白尿具有高度选择性,则肾小管-间质损伤不太明显,且可能可以完全缓解。只有中度选择性或非选择性的蛋白尿表明存在的主要是肾小管损伤,因此预后更差。若同时存在肾小管性蛋白尿表明原发性肾小球疾病的预后不良。

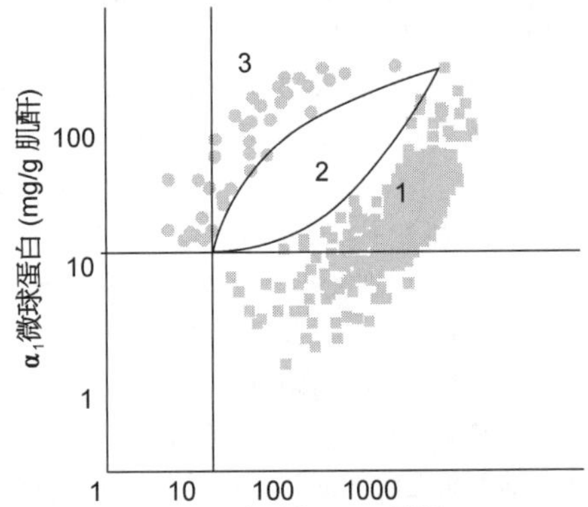

图 12.9-3 蛋白尿形式的区别[78]。在自然排泄尿液中检测白蛋白(mg)/肌酐(g)和 α_1 微球蛋白(mg)/肌酐(g)。x 轴显示白蛋白参考区间上限(27 mg/g 肌酐)的常用对数,y 轴代表 α_1 微球蛋白的参考区间上限(14 mg/g 肌酐)。左下象限表示健康个体及患有轻链蛋白尿或肾后性蛋白尿的患者。右下象限表示患有肾小球微病变的患者。标记为"1"区域的点集表示患有原发性肾小球疾病的患者。标记为"3"区域的点集表示肾小管间质性肾病患者。标记为"2"的区域表示继发性肾小球疾病如糖尿病肾病或高血压性肾小球硬化症的患者。在混合有肾小球-肾小管性蛋白尿的肾病中(白蛋白>3.0 g/24 h)中,α_1 微球蛋白总会升高,因为 α_1 微球蛋白重吸收降低而没有任何肾小管损伤。在这种情况下,α_1 微球蛋白通过肾小管间质排泄部分可以使用以下公式计算得到:肾小管间质性 α_1 微球蛋白 = α_1 微球蛋白(测量值) − $4.7 \times e^{0.00022}$ × 白蛋白(mg/肌酐)

12.9.6.8.5 中性粒细胞明胶酶相关脂质运载蛋白(NGAL):人类 NGAL,也被称为脂质运载蛋白 2,在多种组织中表达。NGAL 由分子量为 25 kDa 的单个二硫桥多肽组成。大多数 NGAL 分子以单体、二聚体和三聚体形式存在,也可以与中性粒细胞明胶酶形成复合体。单体形式的 NGAL 由受损的肾小管上皮细胞分泌,而二聚体是中性粒细胞分泌的主要形式。铁载体是 NGAL 的主要配体。含有 NGAL 的铁与表面受体如低密度脂蛋白相关蛋白 2 结合,被内化并将铁释放到细胞的不稳定铁池中。血浆 NGAL 源于受损的肾脏和肾外器官。尿 NGAL 可能由于近端肾小管损伤导致循环中 NGAL 未被重吸收,但主要还是来自远端肾单位的上皮细胞[43]。

NGAL 是急性肾功能衰竭(ARF)的生物学标志物,在 ARF 发作后 2～6 h 内血清和随机尿中 NGAL 升高。在心脏手术、肾移植及危重症患者中,>150 μg/L 被认为是 ARF 高危的预测因子(曲线下面积 0.88)。NGAL 的水平与 ARF 的严重程度相关。≤100 μg/L 可以较为准确地排除 ARF。在 100～150 μg/L 范围内,ARF 风险中等,如果存在 ARF 风险因素的患者(老年人、慢性肾脏疾病、心血管疾病)NGAL 水平在此范围内时,应被视为高 ARF 风险。

12.9.6.8.6 肾前性蛋白尿中的蛋白标志物:肾前性蛋白尿是由于全身性的低分子量蛋白质进入原尿的量增多。这些蛋白来自循环中蛋白浓度超出肾域后的溢出,由于超过肾小管重吸收能力或由于近端肾小管损伤,这些蛋白在终尿中被排泄。临床上重要的肾前性蛋白尿是游离轻链(与多发性骨髓瘤相关)、肌球蛋白尿(与横纹肌溶解相关)或血红蛋白尿(与输血相关的状况有关)。血红蛋白和肌红蛋白可以通过试纸条检测,尿中轻链排泄如游离 κ 轻链和游离 λ 轻链可以通过定量的免疫化学方法检测(见见 22.4.5)。

12.9.6.8.7 肾性蛋白尿中的蛋白标志物:肾脏蛋白尿以肾小球性、肾小球肾小管混合性和肾小管性的形式出现。蛋白标志物如白蛋白、IgG、α_1 微球蛋白的测定或 SDS-PAGE 检测可以区分蛋白尿的三种类型。肾小球性蛋白尿又分为选择性(阴离子过滤障碍)和非选择性(分子筛结构损伤)的形式(表 12.9-10)。

表 12.9-10 尿蛋白标志物的临床评估[77]

蛋白尿的形式;尿蛋白的构成	疾病、症状、病因
微量;选择性肾小球性: - TP:150~500 mg/24 h - ACR:30~300 mg/g;3~30 mg/mmol - SDS-PAGE:Ⅲ或Ⅴ型	Ⅲ期糖尿病肾病、高血压肾病(早期)、SLE 肾病(早期)
中量;选择性肾小球性: - TP:500~3 500 mg/24 h - ACR:300~3 000 mg/g - IgG/白蛋白<0.03 - α_1 微球蛋白/白蛋白<0.1 - SDS-PAGE:Ⅱ型	肾小球微病变、SLE 肾病(缓解阶段)、局灶性硬化的早期阶段和稳定阶段、周膜和免疫复合物相关的肾小球肾炎、IgA 肾病(无合并症阶段)、初期 EPH 妊娠中毒(早期阶段)、金制剂/青霉胺肾病(起始阶段)
非选择性肾小球性: - TP:500~3 500 mg/24 h - ACR:300~3 000 mg/g - IgG/白蛋白>0.03 - α_1 微球蛋白/白蛋白<0.1 - SDS-PAGE:Ⅰ型 - 可能有血尿	急性肾小球肾炎、迅速发展的肾小球肾炎、Goodpasture 综合征、SLE 肾病(急性期)、妊娠相关性肾病(晚期)、压力性蛋白尿、直立性蛋白尿、高温/低温蛋白尿
大量(非选择性肾小球性): - TP:>3 000 mg/24 h[儿童>40 mg/(m^2·h)或 1 g/(m^2·24 h),血清白蛋白<25 g/L] - ACR:>3 000 mg/g - IgG/白蛋白>0.03 - α_1 微球蛋白/白蛋白<0.1 - SDS-PAGE:Ⅰ型	溶血性尿毒症综合征、先天性肾病综合征、肺出血肾炎综合征、晚期肾硬化
混合性蛋白尿: - TP:500~3 500 mg/24 h - ACR:300~3 000 mg/g - IgG/白蛋白>0.03 - α_1 微球蛋白/白蛋白>0.1 - SDS-PAGE:Ⅳ型	肾病:糖尿病(4 期+5 期)、高血压(肾硬化开始)、疟疾、淀粉样变性、骨髓瘤肾(肾小球硬化症进展)、结节性动脉炎、硬皮病、SLE(急性)、金/青霉胺肾(晚期)、大面积烧伤、肾移植排斥反应、慢性肾盂肾炎、压力性蛋白尿、高/低温和直立性蛋白尿
肾小管性蛋白尿: - TP:0.15~1.5 g/24 h - α_1 微球蛋白↑ - ACR:<30 mg/g;<3 mg/mmol - SDS-PAGE:Ⅲ型 - 慢性病例:β-NAG↑	间质性肾炎(Hanta 病毒)、细菌感染、过敏性(Balkan 肾炎)、肾盂肾炎(急性)、肾小管毒素[氨基糖苷类、头孢菌素、甲氧西林、环孢菌素 A、顺铂、甲氨蝶呤、X 线造影剂、镉、铅,以及镇痛药(非那西汀,对乙酰氨基酚,苯基丁氮酮)]、遗传性肾小管疾病、肾小管酸中毒、Fanconi 综合征、反流性肾病、低钾血症、高钙血症、Wilson 病、痛风、Sjögren 综合征、急性肾功能衰竭恢复期、HIV 感染、急性疟疾、肾移植(功能正常)

TP,总蛋白;SLE,系统性红斑狼疮;HIV,人免疫缺陷病毒

12.9.6.8.8 肾后性蛋白尿中的蛋白标志物:通过检测尿蛋白标志物可以区分肾性和肾后性血尿。在肾后(泌尿道)出血的情况下,尿液中的蛋白模式与血清中类似,而肾性蛋白尿的情况下,典型的肾小球性蛋白模式(超过 80%的白蛋白)显而易见。肾后性蛋白尿的蛋白标志物是白蛋白和 α_2 巨球蛋白(α_2-M)。α_2-M 是一种高分子量蛋白质,即使肾小球滤过系统受损,也不会通过肾小球滤过。通过尿 α_2-M/白蛋白值(以 mg/mg 表示)评估 α_2-M 排泄率与白蛋白排泄量的关系,可区分肾性血尿与肾后性血尿。比值<0.02 提示肾性血尿,而比值≥0.02 提示肾后性血尿。但如果尿白蛋白浓度低于 100 mg/L,那就不可能区分肾性和肾后性血尿[42]。表 12.9-11 列出了肾后性蛋白尿的原因。

表 12.9-11 肾后性蛋白尿[77]

原因	临床表现与实验室检查
IgA、Tamm-Horsfall 蛋白和其他黏蛋白分泌过多	由于蛋白标志物和总蛋白的检测方法(如双缩脲法)无法检出这些蛋白,这种类型的肾后性蛋白尿大多被漏检。由于这些蛋白尿没有病理学意义,漏检也无关紧要。在并发尿路感染时可以观察到 IgA 和 Tamm-Horsfall 蛋白的排泄减少[79]。
尿路感染	尿路感染导致溶菌酶、CRP、免疫球蛋白和各种对泌尿感染起抵抗作用的蛋白质分泌增加。另外,尿路上皮的渗透性增加会导致尿液中白蛋白和其他血浆蛋白的渗出。最后,细菌蛋白被释放到尿液中。总而言之,这是一种多变的尿蛋白排泄模式,该模式很容易被误认为是非选择性肾小球蛋白尿。尽管如此,大多数尿路感染会表现为白细胞尿、中性粒细胞酯酶阳性、亚硝酸盐阳性和出现典型临床症状(尿频、尿急、尿痛)。
出血	肾盂、尿道、前列腺和生殖器的出血导致尿液中红细胞和血浆的丢失增加。与肾性蛋白尿相反,在这种情况下,SDS-PAGE 检测得出的尿蛋白模式与血浆相同。蛋白标志物可用于区分与急性 GN(肾小球血尿)相关的肾小球红细胞丢失和肾后性出血。这类蛋白标志物是指如 α_2 巨球蛋白或载脂蛋白 A-Ⅰ这些大分子复合物。由于这种大分子复合物不能通过肾小球基底膜进入尿液,因此它们的出现只能是由出血造成的。如果样本血红蛋白明显呈阳性、载脂蛋白 A-Ⅰ水平>0.4 mg/L[80]和(或)α_2 巨球蛋白/白蛋白值>0.02[81],则可以怀疑肾后性血尿。
Münchausen 综合征	蛋白偶尔会被人为地添加到尿液中来假装患有肾脏疾病,从而获得物质利益或心理安慰。如果使用异源蛋白质(如蛋清或明胶),则从以下结果模式中可以明确识别: - 试纸条:阴性或只有非常弱的阳性。 - 双缩脲总蛋白定量测定:非常高的结果。 - 白蛋白、IgG、α_1 微球蛋白:微量或不可检测。 - 游离轻链:微量或不可检测。 - SDS-PAGE:可辨别卵清蛋白(43 kDa)或明胶(20~30 kDa)。 但是,如果以欺骗性目的使用人血清或人白蛋白制剂,则不可能在没有进一步调查的情况下将这些病例与真正的肾小球性蛋白尿区分开来。

12.9.6.8.9 药物相关性蛋白尿:通过肾脏排泄的药物、环境污染物和造影剂可引起肾小管病变及肾小球病变。肾毒性药物和 X 线造影剂是医源性肾病的常见原因。

肾小管和肾小球性蛋白尿是中毒性肾病的早期征兆,可用作减少药物剂量或肾脏保护措施的指标(表 12.9-12)。

表 12.9-12 中毒性肾病:尿蛋白检测结果和临床评估[77]

毒素、药物	尿蛋白类型	临床表现和实验室检查
氨基糖苷类、头孢菌素、甲氧西林、两性霉素 B、甲氨蝶呤、顺铂、环孢菌素、锂	肾小管性蛋白尿急性发作:α_1-M(↑↑),β-NAG(↑↑)	急性中毒:尿中肾小管性蛋白的剂量依赖强制性上升是肾小管功能可逆性损伤的表现。治疗可以包括肾脏保护措施、用药剂量减少等,但需要根据 GFR 调整(如肌酐清除率或血浆药物浓度)。
非那西丁、对乙酰氨基酚、N-乙酰水杨酸、非甾体抗炎药	长期的肾小管性蛋白增加:酶尿和无菌性白细胞尿、α_1 微球蛋白、β-NAG(↑↑)、白细胞酯酶(↑)	慢性细菌性间质性肾炎是由于前列腺素合成酶抑制剂的累积作用所导致。肾小管的损伤是不可逆的,且反映了约 1 kg 非那西丁或等效剂量的其他环加氧酶抑制剂的累积效应。

续 表

毒素、药物	尿蛋白类型	临床表现和实验室检查
铅、镉	肾小管性蛋白尿和酶尿：α_1 微球蛋白(↑)、β-NAG(↑)	由于肾脏排出的重金属和毒素沉积在肾小管造成的损害。反映近端肾小管功能的蛋白标志物的排泄量与尿中重金属的暴露程度和排泄程度相关。肾小管性蛋白尿可在肾功能受损前数年就已经出现[82]。
金制剂、D-青霉胺、汞化合物、丙磺舒	非选择性肾小球性或混合性蛋白尿：镜下血尿	膜性肾小球肾炎：肾小管上皮细胞和基底膜中免疫复合物的沉积。在TP 0.2～0.4 g/24 h的范围内，金制剂-青霉胺疗法可以继续。如果排泄量较高，则必须中断治疗且在2～4个月后进行尿液检查[83]。金制剂-青霉胺肾病在21个月内是可逆的[84]。
X线造影剂	急性肾小管性或混合性肾小球性和肾小管性蛋白尿：α_1 微球蛋白(↑)，β-NAG(↑)，白蛋白(↑)	X线造影剂同时具有肾小管细胞毒性和肾小球毒性。肾小管毒性是造影剂引发的肾病预后的决定性因素。肾小管中毒最敏感的指标是肾小管性蛋白尿。低渗透压造影剂(600～800 mmol/kg)比高渗透压造影剂(>1 500 mmol/kg)的肾小管毒性更小。

TP，总蛋白；β-NAG，N-乙酰-β-D-氨基葡萄糖苷酶

12.9.6.8.10 单侧肾脏的蛋白标志物：与健康个体相比，只有单侧肾脏、GFR正常及血压正常的个体具有更高的24 h总蛋白排泄量，且不存在选择性蛋白尿。

12.9.7 注意事项

样本要求：如下。

- 24 h尿液采集[40]：24 h尿量在患者之间个体差异很大。这种标本类型的一大问题在于尿液采集的流程十分不可靠。24 h尿液排泄量的平均值约为1.5 L，而体重为70 kg的个体肌酐排泄量为1.5～2.5 g。这意味着24 h尿样中的肌酐浓度平均水平约为8.84 mmol/L(100 mg/dL)。肌酐浓度<2.65 mmol/L(30 mg/dL)提示多尿症、尿液的人工稀释或个体体重较轻。
- 首次晨尿[40]：首次晨尿是一种相对可靠的样本类型，因为这是患者在约8 h无活动状态后收集样本。只要在晚上10点之后没有饮用任何液体，尿液就会浓缩，且尿量可以达到20～50 mL/h。
- 第二次晨尿[40]：样品应在首次晨尿后2～4 h收集。如果在晚上10点以后饮水200 mL，标本质量会更好。晨练是主要的干扰因素之一。这可能导致脱水，同时诱发良性的劳力性蛋白尿。
- 尿蛋白/肌酐值：该比值已被广泛用于纠正尿量增多。肌酐随时间的排泄是相对恒定的，因此通过参考特定的肌酐排泄量可以消除利尿剂和抗利尿剂造成的对蛋白排泄量的影响。健康个体排泄的肌酐量为每24 h约30 mg/kg。女性的排泄比例高于男性，且随着年龄的增长显著下降。
- 影响尿蛋白结果的因素：收集样本前的压力和强体力劳动会导致蛋白尿。因此，随机尿样的病理性尿蛋白结果应通过2次以上独立连续的检测来确认。

检测方法：如下。

- 试纸条：由于指示剂与氨基之间的高度亲和性，与其他尿蛋白相比，测试条对白蛋白和转铁蛋白具有高度的敏感性。其他血浆蛋白和泌尿道黏蛋白只有在高浓度下才会在试纸条检测中出现阳性结果。Bence-Jones蛋白只能偶尔检测到或根本检测不到。在pH<4和>8时可能出现假阴性结果。假阳性结果可能由药物引起，如含有季铵碱的消毒剂和清洁剂。
- 双缩脲法：可以首先使用三氯乙酸沉淀蛋白质，再将其溶解在缩二脲试剂中。土屋(Tsuchiya)试剂是一种更好的沉淀剂：6 mol/L HCl、80%(v/v)乙醇和1.7%(w/v)磷钨酸。该方法对于参考区间内的结果检测不甚准确。蛋白质片段和游离轻链也能被检出。
- 总蛋白比浊法：蛋白片段、肾小管性蛋白、糖蛋白和Tamm-Horsfall蛋白的浓度太低或无法检出。造影剂、尿酸、洗涤剂和聚乙二醇可以造成假阳性结果。
- 白蛋白检测：通过免疫散射比浊法或免疫透射比浊法及试纸条常规测定尿白蛋白。但是仅能检测到免疫反应性白蛋白。商品化定量方法的检测上限为500 mg/L，抗原过量会导致白蛋白水平假性低值。这些检测的检出限为2～10 mg/L。在浓度低于100 mg/L的范围内，与高效液相色谱(HPLC)相比，免疫法检测白蛋白的结果偏低。这可能是因为HPLC法可检测免疫反应性和非免疫反应性白蛋白。但免疫方法检测的白蛋白值比比浊度法高20%[44,45,46]。

如果尿白蛋白处于给定范围的下限，白蛋白特异性试纸条的诊断特异性就只能达到70%～80%，这一检测方法无法满足糖尿病肾病早期诊断或将尿白蛋白作为心血管危险因素的检测要求。

个体内变异：尿白蛋白水平在个体内的变化量可达20%～30%，且在糖尿病患者中变异更为明显[47]。因此，不能仅仅根据一次检测结果就做出诊断结论。

稳定性：如下。

- 尿总蛋白：标本添加0.1%叠氮化钠后可在室温下保存7天，在冰箱中保存30天，但不能冷冻[48]。
- SDS-PAGE：加入叠氮化钠(终浓度为尿液的0.1%)后，尿液可在室温下保存45天，在4℃下保存6个月以上。加入50 g/L蔗糖溶液后，标本可以冷冻保存[49]。
- 蛋白标志物：未经任何处理的尿液在室温和4℃下，白蛋白、α_1-M和IgG的结果在至多7天中不会出现任何显著的浓度降低[48]。在-20℃冷冻6个月会导致IgG浓度中位数下降47%、α_1-M浓度中位数下降14%、白蛋白浓度下降5%[48]。根据另一项研究，在-20℃冷冻储存一年后，白蛋白浓度下降9%～28%。降幅与初始浓度有关，在初始浓度为10～20 mg/L时变化最大，而在200～500 mg/L浓度范围内观察到的变化最小[50]。

12.10 肾结石

Christian Thomas，Lothar Thomas

12.10.1 尿石症

肾结石常发生在肾盂、输尿管和膀胱。上尿路肾脏结石在西方国家的发病率为5%～12%。据估计，12%的男性和

5%的女性在70岁后会出现结石。不经治疗,10%的患者会在1年内复发,35%的患者会在5年复发,50%患者会在10年复发[1]。肾绞痛初发的最高风险年龄是25～50岁。在美国,每年男性发病率在(100～300)/10万[2]。约50%的肾结石会自发排出,约1/3的患者需要临床治疗。首次出现肾绞痛后10年复发率是25%,如果出现反复绞痛10年复发率在75%[3]。尿石症在儿童人群中发病率低;在美国,由于地域不同,住院患者发病率为1/7 600至1/1 000之间。

在西方国家,75%～80%的结石是由草酸钙形成的,5%由尿酸形成,5%由磷酸钙形成。在发展中国家,尿路结石主要由磷酸盐和尿酸盐组成。生活习惯会影响尿路结石的形成(表12.10-1)。随着肥胖、代谢综合征和糖尿病的高发,肾结石的发病率也随之提高。除了先天性结石形成患者外,甲状旁腺功能亢进、胱氨酸尿、高草酸尿和低柠檬酸尿等疾病都与结石形成明确相关。大约80%先天性结石患者有家族结石病史,表明这可能具有家族遗传倾向。

表12.10-1　增加肾结石风险的生活习惯因素

因素	结果
富含嘌呤的食物	过量摄入动物性食物如肝脏、肠、鸟、鱼和肉制品会增加尿酸的生成,并增加尿酸结石形成的风险
每日过量摄入蛋白质	由于过量摄入肉类及含肉制品,导致含硫氨基酸半胱氨酸和蛋氨酸吸收增加。硫将会以含硫酸的形式排出并酸化尿液。如果HCO_3^-和NH_4^+不足以形成补偿,将会导致尿酸结石和草酸钙结石
糖效应	增加有机物糖载量会引起肠道吸收增加并减少肾小管对钙的重吸收,因此更倾向于形成草酸钙和磷酸钙结石
酒精	啤酒中酒精和嘌呤代谢可增加尿液排泄酸的增加。尿液酸化后倾向于形成草酸钙和尿酸尿石病
压力	压力会引起激素泌乳素、TSH和精氨酸升压素的升高。之后会引起末梢小管和集合管对水的重吸收,因此溶质浓度会升高,继而引起尿结石
肥胖	肥胖常与缺乏运动有关,代谢综合征与尿结石风险增加有关,尤其是尿酸结石

出现结石会导致肾脏管路堵塞,出现肉眼血尿并丧失肾功能。

对于肾结石患者而言,鉴别风险因素和进行结石分析对结石的预防性诊疗十分重要。肾结石形成的风险因素包括钙、草酸、尿酸和胱氨酸在体内的浓度,尿液pH及尿量减少;公认的结石形成抑制因素包括柠檬酸盐和镁的浓度。

12.10.1.1 肾小管钙化[4]

结晶的形成和滞留是结石形成的两大关键要素,也会造成肾小管内肾钙质沉着症的进展。草酸钙和磷酸钙结晶常由于肾小管内液体过饱和析出形成。在远端肾单位形成的结晶可以被看作是肾脏每单位体积内废物量排泄增加所造成的。为确保肾小管结晶通路的安全,健康的肾脏应有以下几点:

- 上皮细胞未有结晶结合。
- 通过尿液中微小分子和大分子成分(如柠檬酸盐、镁和蛋白质)控制结晶成核、生长和聚集。
- 在细胞内高钙时,会引发抗利尿剂激素刺激使水通透性降低。远端小管钙水平的增加可通过钙敏感受体使精氨酸抗利尿激素减少,因此会造成尿量增加,中和过饱和。
- 结晶形成率和聚集程度是一种细胞生物学进程,一类特定的肾小管上皮细胞表型是造成结晶黏附的主要原因。在应激状态下,细胞腔表面的去分化或者再生细胞表达多种结晶结合分子,如含有唾液酸的蛋白、磷脂质、透明质酸、磷脂酰丝氨酸、核仁蛋白、膜连蛋白Ⅱ及骨调素。这些分子并不存在于完整的管状上皮细胞腔膜中。然而成核现象及结晶形成也可在间隙组织中形成。在间隙组织中形成的结晶叫作间隙组织肾钙质沉着症。

12.10.1.2 临床表现和诊断

结石经过肾脏可造成肾绞痛,引起疼痛、恶心和呕吐。疼痛感起病急,可持续数分钟至数小时。血尿也常可出现。在儿童人群及成年人群中,突发的侧腹疼痛是不寻常的;高达90%的病例会出现血尿,学龄前儿童常伴有尿路感染[5]。

应尽可能进行初步临床放射学的鉴定来确认结石及其碎片[6]。重要的病因学证据可以从对结石的分析中得出。然而,由于内镜取石及体外冲击波碎石术的出现,实验室结石分析的需求愈发减少。临床并非总是能获取到具有分析价值的结石标本[7]。西方工业化国家不同肾脏结石的构成和发病率的情况可见表12.10-2。

表12.10-2　肾结石的组成和发生率[8]

化学名称	矿物学名称	发病率(%)
草酸钙		60～75
-一水化合物	水草酸钙石	35
-二水化合物	草酸钙石	40
碳酸磷灰石	碳酸磷灰石	2
磷酸钙	透钙磷石	10～20
胱氨酸	—	2～3
尿酸	尿环石	5～10
黄嘌呤	—	
二羟腺嘌呤	—	
别嘌啉二醇	—	非常少见
碳酸钙	方解石	
二氧化硅	方解石石英	

结石分析并不能代替肾结石形成风险因素的鉴定。实验室诊断和评估结石形成代谢状态的试验包括:通过血清和尿液检查发现倾向于形成肾结石的风险因素及验证治疗方法的效用。通过分析肾结石的组成得出有关结石代谢紊乱的结论并非难事:

- 出现胱氨酸结石。
- 磷酸钙结石常与高钙尿或肾小管性酸中毒有关,这是由于原发性甲状旁腺功能亢进导致的。
- 草酸钙结石预示了原发性高草酸尿症,摄入过多草酸前体或者胃肠道紊乱。
- 单纯尿酸铵结晶在西方国家很少见,但在发展中国家的儿童中多见。由于结石形成于酸性尿液中,结石会出现在滥用泻药的西方国家患者的膀胱中。由于肠道K^+丢失的增加,滥用泻药加速肾脏排泌NH_3^+(参见8.8.4)。

12.10.2 检查

对于患有尿石症的患者,以下检查应在首次就诊时完成[7,8]:

- 静脉尿道显影检查可探测肾脏管路任何解剖学上的异常及任何并发的尿路阻塞。放射性检查对一些肾脏结石的出现和种类可做出提示(表 12.10-3)。
- 血清肌酐、尿酸、钙、总蛋白或白蛋白及电解质。
- 尿液情况的描述,包括血尿、白细胞尿、蛋白尿、pH、渗透压或比重和细菌,必要时尿液培养。

对于尿结石患者,以下所列的检查有助于基础诊断[9](表 12.10-4)。尿液检查的参考区间示于表 12.10-5。

表 12.10-3　X线中可见的肾结石[9]

产生阴影	产生弱阴影	无阴影产生
草酸钙	磷酸铵镁(鸟粪石)	尿酸(尿环石)
- 水草酸钙石	胱氨酸	尿酸盐
- 草酸钙石		黄嘌呤
		2,8-二烃腺嘌呤
磷酸钙		药物产生的结石
- 碳酸磷灰石		
- 透钙磷石		

表 12.10-4　肾结石患者的进一步检查

草酸钙结石	磷酸钙、碳酸磷灰石、透钙磷石	尿酸和尿酸结石	感染结石、透钙磷石	胱氨酸结石	2,8-二烃腺嘌呤,黄嘌呤结石	肾钙质沉着症
甲状旁腺激素	甲状旁腺激素	尿酸	C反应蛋白			钠、钾、氯、镁
钠	钠					甲状旁腺激素
钾	钾					25(OH)D、1,25$(OH)_2D_3$
氯	氯					维生素 A
尿量	尿量	尿量	每日 pH	尿量	尿量	尿量、渗透压
渗透压	渗透压	渗透压		渗透压	渗透压	钙、草酸磷、尿酸
钙	钙	尿酸		胱氨酸	胱氨酸尿酸	柠檬酸
草酸	磷酸	每日 pH		每日 pH	每日 pH	镁
尿酸	柠檬酸					每日 pH
柠檬酸	每日 pH					
镁						
每日 pH						

血清检查见表格上方;尿液检查见表格下方,需检测 2 个 24 h 尿液。每日 pH:随机尿,但需至少 4 次生理测量

表 12.10-5　尿液溶质参考范围[3]

参数	单位	男性	女性
体积	L	≥1	≥1
pH		≥5.0	≥5.0
$TmPO_4$/GFR	mmol/L	0.0～1.35	0.80～1.35
钙	mmol/24 h	2.00～7.50	2.00～7.50
草酸	mmol/24 h	<0.50	<0.50

原则上,检查结石患者的日常饮食是很有意义的,因为饮食对尿石形成的代谢状态会产生影响。诊断尿石症之后,绝大多数患者会维持一定的饮食调整,但通常还不足以预防结石的进一步发展。无论如何,饮食结构对于评估尿液十分重要。

对于复发性肾结石患者或者高危人群(存在家族史)需要进一步的关于代谢疾病的临床检查,包括代谢综合征、糖尿病、痛风、骨病、肠炎症、慢性尿路感染及肾钙质沉着症。

12.10.2.1 分析结石及结石形成物质

对结石的化学分析可以揭示结石的构成。通常使用检测试剂盒检测,然而试剂盒会出现假阳性和假阴性结果。因此进行结石检测最好的方法是使用红外光谱法。热学分析及特殊X线衍射可以给出半定量的结果[12]。如今可以选择用于结石薄片的显微镜检查作为替代,可分析结石中央及周围的构成。

草酸:原理[12]为,有多种方法可用于鉴定,各个检测方法所得结果有所不同。酶法、气相色谱法、离子交换色谱法和 HPLC 都可用于检测[10]。

柠檬酸:原理为,用柠檬酸裂解酶使柠檬酸分解为草酰乙酸和醋酸盐。在苹果酸酯脱氢酶和乳酸脱氢酶的存在下,草酰乙酸和其脱羧产物丙酮酸酯会在 $NADH_2$ 作用下转变为苹果酸和乳酸。可采用分光光度法定量检测 $NADH_2$ 的消耗量[11]。

胱氨酸定性检测:原理为,通过使用氰化物将胱氨酸还原成半胱氨酸;加入硝普钠后暴露 SH-基团。色谱分析法出现阳性结果[12]。

12.10.3 样本要求

血清:5 mL。

24 h 尿液留取(2.5～3 L 容器):用于尿酸盐和电解质检测无需添加剂。用于钙、草酸盐、镁、柠檬酸盐、胱氨酸检测需要 60 mL 2 mol/L HCl。

随机尿标本:10 mL。

12.10.4 生物化学危险因素

初发时[3,7]:如果患者没有既往结石史也没有生化检测上的异常,则不需要进一步检测。尿结石复发患者及初发但基于病史有复发风险的患者需要进行长期患者管理。有结石形成且生化指标超过参考区间的患者需要进行长期管理(表 12.10-5)。

12.10.5 临床意义

结石的形成是溶质溶解和结晶平衡被打破的结果。因此尿液溶质浓度是结石形成的决定性因素。血清的研究仅仅是补充,有助于了解原发疾病。某些结石形成时尿液相关成分并没有达到致结石风险的浓度,但这些患者通常有 24 h 尿量较少或者尿液有显著的 pH 改变。

12.10.5.1 结石类型

含钙结石:这类结石占肾脏结石的绝大部分,常含有草酸。在检测血清钙、磷和甲状旁腺激素浓度及 24 h 尿液中的钙和草酸浓度十分重要。

尿酸结石:单纯尿酸结晶较少见,建议检测 24 h 尿酸浓度。

感染性结石:所谓的感染性结石含有磷酸铵镁盐。患者

常有发热及侧腹疼痛。利用成像技术,可发现体积较大的低密度结石,这些结石需要立即排除并强化抗生素治疗。

胱氨酸结石:为了排除胱氨酸尿,每一例尿结石患者都需要进行定性检测。

药物引起的结石:对于那些初发难以鉴定的结石,必须考虑到药物引起的可能性。使用氨苯蝶啶、茚地那韦、水杨酸盐、抗生素治疗会引发结石,别嘌呤醇的代谢产物氧别嘌醇也会导致结石。结石的类型已罗列在表 12.10-6 中。

表 12.10-6 肾结石[9,37]

结石类型	临床和实验室检查
草酸钙结石 - 一水草酸钙石 - 草酸钙石	以下 4 种尿路风险因素会导致草酸钙结石的形成:钙的摩尔浓度、柠檬酸和草酸及 pH。在西方国家,70%~80%的案例是由于高草酸尿症和低溶解度产物草酸钙的形成。草酸钙结石存在两种形式,即一水草酸钙($CaC_2O_4 \times 1H_2O$),也称作水草酸钙石,和二水草酸钙($CaC_2O_4 \times 2H_2O$),也称作草酸钙石。水草酸钙石生长缓慢,结构紧密。切面显示,其表面有类似于树干的年轮。草酸钙石生长迅速结构疏松,有水晶样结构。有草酸钙石的患者常有高钙尿症。
尿酸结石,尿酸盐结石	在德国,约 10%的肾结石患者有尿酸尿石症;在痛风患者中,这个比例达到 20%~40%。尿酸盐结石是继发形成的,是由于高蛋白饮食和摄入酒精导致的。患者有肥胖、代谢综合征和胰岛素抵抗的患者尤其显著。尿酸沉积物与混有水草酸钙石并不少见。 尽管尿酸结石形成需 pH<5.8,但尿酸盐结石可在 pH>6.8 的时候形成。如果尿酸的 H 离子解离并被阳离子如 Na^+、K^+、NH_4^+ 等取代,并在相应的 pH 下形成结石。
磷酸盐结石 - 透钙磷石 - 碳酸磷灰石	磷酸钙结石常以矿物形式如透钙磷石和碳酸磷灰石形式出现。复发率达 80%。在病程中,尿路 pH 是偏弱酸性(pH 6.5~6.8)或碱性。结石常在远端肾小管酸中毒和原发性甲状旁腺功能亢进时形成。 透钙磷石($CaHPO_4 \times 2H_2O$)较少见;它们在结石中的发病率为 2%。尿液的 pH 和高钙血症是它们形成的原因。透钙磷石十分坚硬,碎石术并不能每次都成功,因为剩余的结石仍会残留在肾盂中。 碳酸磷灰石结石在碱性 pH 中形成,绝大多数与磷酸铵镁形成化合物(鸟粪石)。
感染性结石(鸟粪石)	鸟粪石、碳酸磷灰石和尿酸铵是感染相关的尿路结石。常同时感染可产生脲酶的细菌。细菌释放铵盐和碳酸氢盐进入尿液,因此尿液变成碱性。在这种方式下,碳酸磷灰石和磷酸铵镁会出现结晶化。

12.10.5.2 高钙尿

高钙尿是肾结石最常见的病因,高钙尿能促进尿酸钙的形成和磷酸钙结石(可参考 6.2.2)。造成尿钙过多的原因有:① 高钙尿促进结石形成钙盐的结晶作用,高钙尿会增加钙盐的离子活性,进而增加钙盐的饱和度。② 高钙尿会减弱钙盐成核现象和生长的尿液抑制剂活性。许多已知的抑制剂是带负电荷的(柠檬酸盐和黏多糖),钙可以与这些抑制剂结合并减弱它们在尿液中的抑制活性。

在肾脏钙结石形成中有 3 个重要的病因学机制(图 12.10-1):吸收性高钙尿、肾性高钙尿及重吸收性高钙尿。

吸收性高钙尿[13]:在一定的钙负荷下,吸收性高钙尿的患者比正常人群吸收更多的钙。血钙浓度轻微升高,使得肾小球滤过钙的负荷增加,并抑制甲状旁腺激素(PTH)分泌。因此,钙滤过负荷增加同时由于 PTH 分泌减少抑制钙在肾小管的重吸收导致了高钙尿。含钙肾结石中的 50%可归因于吸收性高钙尿,但这一情况很少单独出现。高钙尿常与其他代谢紊乱一起出现,如骨病和禁食性高钙尿。这些个体常尿钙>250 mg/24 h

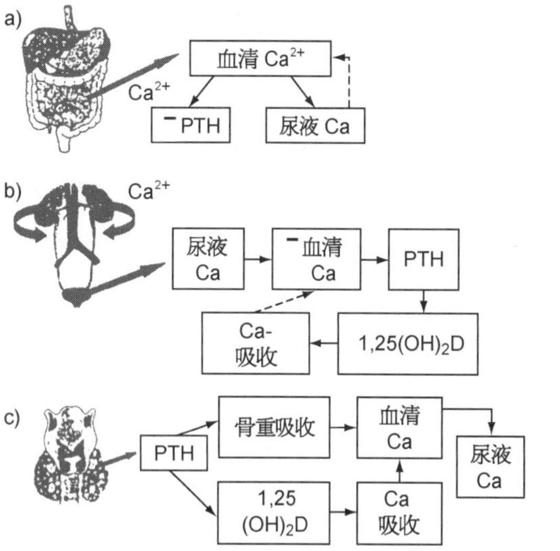

图 12.10-1 高钙尿形成机制(引自参考文献[13])。a) 肠道钙吸收增加;b) 肾小管重吸收受损;c) 甲状旁腺功能亢进相关的骨钙重吸收增强。Ca,钙;PTH,甲状旁腺激素

(6.2 mmol/24 h),这会引起肠道对 Ca^{2+} 的吸收增加并抑制 PTH。

遗传性和获得性的吸收性高钙尿是可以区分的。遗传性吸收性高钙尿:主要的决定肠道吸收钙的因素是维生素 D 水平。据推测,末梢器官对 $1,25(OH)_2D_3$ 的敏感性与小肠中遗传相关的维生素 D 受体数量增加有关[14]。当小肠维生素 D 受体数量增加,$1,25(OH)_2D_3$ 的结合量增加,导致维生素 D 依赖的钙结合蛋白水平增加,促进小肠钙吸收,最终导致高钙尿[13]。获得性吸收性高钙尿:据推测这是由于饮食摄取动物蛋白过量导致膜花生四烯酸含量增加并导致前列腺素合成增加。这些改变促进了肾脏、骨质和小肠排泌钙进入尿液[13,15]。

肾性高钙尿[13]:肾小管重吸收钙质的机制存在缺陷。由于长期在尿液中丢失钙质,甲状旁腺功能亢进增加了 $1,25(OH)_2D_3$ 的合成并增加钙质在小肠中的吸收。噻嗪类药物的治疗会减少肾小管钙的渗漏,因此能纠正禁食性高钙尿,抑制 PTH 排泌,减少骨化三醇和小肠钙吸收[13]。

重吸收性高钙尿[13]:重吸收性高钙尿是甲状旁腺腺瘤伴原发性甲状旁腺功能亢进的结果。过多的 PTH 合成不仅导致钙的骨吸收增加,也会使肾脏合成 $1,25(OH)_2D_3$。因此也会出现小肠钙吸收地增加。

高钙尿和高钠尿[16]:高钙尿可由盐的摄取增加导致。如果钠的排泄>100 mmol/24 h 时,每增加 100 mmol 的钠排泄会导致钙排泄增加 1.25 mmol/24 h(50 mg/24 h)。因此,钠排泄是评估日常饮食对钙排泄影响的重要标志,限制钠摄入可缓解高钙尿。

高钙尿的诊断逻辑[16]:① 重吸收性高钙尿:如果高钙尿伴发高血钙,或是血清钙水平接近参考范围上限水平同时存在低磷酸盐血症时,可怀疑原发性甲状旁腺功能亢进(可参见 6.4)。PTH 水平升高可对这一拟诊进行验证,同时还必须考虑吸收性或者肾性高钙尿。② 吸收性高钙尿:检查表现为空腹性高钙尿、血浆钙浓度接近参考范围上线、PTH 低于正常水平、钙吸收试验阳性(表 12.10-7)。③ 肾性高钙尿:存在空腹性高钙尿、血浆钙浓度低于正常水平、PTH 水平增

加。控制服用噻嗪类利尿剂可以纠正空腹性高钙尿并抑制PTH分泌。

表 12.10-7　钙吸收试验中健康个体和高钙尿患者(HCU)的钙/肌酐值[17]

	健康个体	吸收性 HCU	重吸收性 HCU
A	0.08～0.23	0.16～0.27	0.36～0.64
B	0.27～0.46	0.56～0.98	0.73～0.96

已给出尿路钙/肌酐摩尔关系。A,空腹 2 h 标本;B,通过牛奶、面包、黄油和含钙果汁等摄入钙(1 g)2 h 后标本

12.10.5.3 高草酸尿

草酸是一种双羧酸(HOOC-COOH),是一类高度不可溶的代谢产物。它几乎全由肾脏以钙盐的形式排出。草酸有在肾小管形成结石的倾向,早期可表现为尿石症和肾钙质沉着症。草酸盐、肾小管内及肾间质的草酸钙沉积会导致肾结石阻塞和合并感染,造成进行性肾脏损伤[18]。高草酸尿可分为原发性和继发性两种形式。

12.10.5.3.1 原发性高草酸尿(PH)[18,19]:PH在普通人群中的发病率在(1～3)例/100万。在欧洲,儿童发病率为每年1例/120万活产儿,其中1%～2%处于慢性肾病末期。1型和2型PH是常染色体隐性遗传病。每个类型都是由于一种酶的缺陷影响了不同的细胞器。

1型PH(OMIM 259 900)是由于在过氧化物酶体中缺乏丙氨酸——乙醛酸氨基转移酶(AGT)引起的。吡哆醛5′-磷酸-依赖酶促进乙醛酸盐向甘氨酸转化(图12.10-2)。酶缺乏导致乙醛酸积累及草酸盐和乙醇酸生成过量。编码AGT的基因*AGXT*突变导致PH 1型。已有至少178种突变被报道。Gly170Arg和c.33dupC在人群中的发生频率分别为30%和11%。

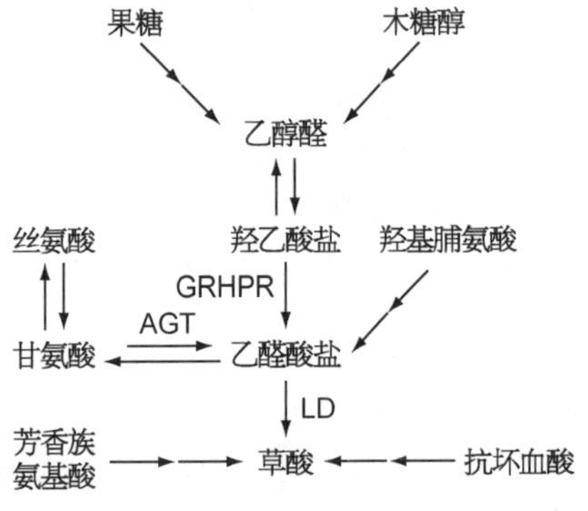

图 12.10-2　肝脏中草酸代谢途径(修改自参考文献[18])。丙氨酸-乙醛酸-氨基转移酶(AGT)催化乙醛酸盐转化为甘氨酸。乙醛酸还原酶/羟基丙酮酸还原酶(GRHPR)催化乙醛酸降解为羟乙酸盐。LD,乳酸脱氢酶

2型PH(OMIM 260 000)是由于缺乏乙醛酸盐还原酶/羟基丙酮酸还原酶(GPHPR)导致的。这类酶主要存在于肝脏细胞的胞质中,催化乙醛酸盐还原为羟乙酸盐及羟基丙酮酸还原为D-甘油酸酯(图12.10-2)。在GPHPR缺乏情况下,乳酸脱氢酶使累积的乙醛酸盐代谢为草酸。在*GPHPR*基因中已发现有30种基因突变,其中c.103delG和c.403-404+2delAAGT基因突变相对常见。

3型PH(OMIM 613 616)是由于缺乏肝脏特异性的4-羟基-2-酮戊酸醛缩酶(HOGA),这种酶在代谢羟脯氨酸时起作用。*HOGA1*已至少有19种已知的突变。

临床表现:PH的临床症状可出现在任何年龄段。中位年龄为5.5岁。初发的症状可表现为儿童肾钙质沉着症和成年人肾结石症。在疾病诊断时会有20%～50%的患者已经患上晚期慢性肾脏疾病。草酸结晶会先出现在肾脏、血管和骨质中。最常见的亚型是1型PH,尤其在儿童中多见。

实验室检查[19]:肾结石由超过95%的草酸钙一水化合物(水草酸钙石)构成,结石表面不均匀,颜色苍白。儿童人群中会出现肌酐升高和代谢性酸中毒。以下1型PH的排泄情况可认为病理性。

- 草酸≥0.56 mmol/24 h或≥50 mg/24 h。1型PH的草酸浓度(2.14±1.29)mmol/24 h要高于2型PH(1.46±0.49)mmol/24 h。
- 羟乙酸盐≥0.93 mmol/24 h或≥70 mg/24 h。
- 羟乙酸盐浓度在1型PH中升高,这可以很好地区分1型PH和2型PH。

肾功能不全时的草酸排泄:终末期肾病(ESRD)时血浆草酸浓度为20～60 μmol/L(1.8～5.4 mg/L),PH患者ESDR期时血浆草酸浓度≥60～100 μmol/L(5.4～9.0 mg/L)[18]。

钙排泄:在1型和2型PH中减低,在3型PH中是可变的。在未分类的病例中,可将肝脏活检组织检测AGT和GRHPR的活性。

PH的确诊:需要基因检测。80%的患者属于1型PH。如果肝组织活检未发现AGT和GRHPR的缺乏,可排除1型和2型PH。

12.10.5.3.2 继发性高草酸尿:继发性高草酸尿是最常见的引起肾结石的原因,可由以下原因引起:草酸负荷增加、肠道草酸吸收增加、慢性肾脏疾病、过量补充维生素C。

草酸负荷增加[20,21]:富含草酸食物如大黄、甜菜根、菠菜、杏仁、豆腐、茶和巧克力的摄入增加,会导致轻微的高草酸尿,最高可以达到60 mg/h或0.67 mmol/24 h。草酸的吸收取决于食物中钙含量。如果草酸与钙含量丰富的食物同时摄入,那么大量草酸会与钙在肠道形成复合物,减少肠道吸收。草酸盐代谢的前体如抗坏血酸、果糖、木糖和羟脯氨酸也可导致草酸的合成增加。血浆草酸盐浓度范围为1～5 μmol/L(90～450 μmol/L),当浓度≥30 μmol/L(2.7 mg/L)时达到过饱和。

肠溶性高草酸尿[21]:日常膳食中摄入草酸量为50～200 mg,但最高也可达到1 000 mg。肠道吸收约5%～15%的草酸。草酸可在小肠各处被吸收,结肠也可参与吸收。食物来源的草酸可在4～8 h内被吸收。

草酸降解细菌在草酸转运过程中有着重要作用。就这点而言,由于结肠中有厌氧产甲酸草酸杆菌定植,因此缺乏这类细菌可能导致草酸吸收增加,成为肾结石的一个危险因素。

中度至重度肠溶性高草酸尿可发生在肠道疾病中。肠道疾病引起的高草酸尿并不是因为内源性草酸的增加,而是由于肠道过量吸收。在脂肪泻导致的吸收不良中,膳食钙在肠道内腔与游离脂肪酸结合。与草酸结合的钙减少,因此草酸盐的吸收量增加。相比于正常生理状况,在肠性高草酸尿患者中,结肠是主要的草酸吸收场所。总的来说,肠性高草酸尿

是一种小肠疾病或小肠切除术后的状态，导致脂肪和胆汁酸吸收障碍。最常见于克罗恩病或者有空回肠旁路的患者[21]。

肾性高草酸尿[20,21]：草酸并不结合蛋白，所以可以在肾小球中自由滤过。网状肾小管分泌的草酸排泄分数高达前述的200%～300%。血清草酸水平范围在1～5 μmol/L，但在尿液中浓度是血清中100倍，主要是肾脏对水的重吸收。相对来说，尿液中的草酸钙处于过饱和状态，尿路中结晶的主要风险是血清草酸水平超过30 μmol/L。在生理pH 7.0的情况下，草酸与钙形成不可溶的结晶，在水中草酸可溶性浓度最高56 μmol/L(5 mg/L)。通常在1.5 L的24 h尿液中排泄0.44 mmol(40 mg)草酸。

在过饱和状态下，草酸钙结晶黏附在肾小管细胞。某些草酸钙结晶会迁移至肾间隙并引起炎症，之后导致肾间隙纤维化，进一步导致肾钙质沉着并形成肾结石[19]。继发的并发症包括肾小管和集尿管的阻塞及尿路感染。

当肾功能受损且GFR低于30～40 mL/(min・1.73 m^2)时，血清草酸浓度升高，会轻微导致过饱和(30 mmol/L)。结果会导致肾脏系统性的草酸钙结晶沉着及肾外组织如心肌、血管壁，骨质、中枢神经系统和眼中沉积。

补充抗坏血酸[22]：维生素C在尿液中以它的非代谢形式和草酸结合形式排出体外。抗坏血酸每日摄入>1 g时会增加肾结石相对危险度(RR)2.33(1.28～3.88)。每周摄入小于7次，RR是1.66(0.99～2.79)。

实验室检查[19]：对于所有草酸钙结石复发的患者，都需要测定尿草酸24 h排泄量。如果排泄超过1 mmol/24 h时还需要检测乙醇酸酯和L甘油酸。这些指标可以用来鉴别1型PH和2型PH，但如果检测结果为阴性，也不能排除PH诊断。

在存在草酸盐结石的继发性高草酸尿患者中，24 h尿液中草酸的排泄量为0.55～0.8 mmol/24 h或者50～72 mg/24 h；参考区间上限是≤0.50 mmol/24 h或者45 mg/24 h。

12.10.5.4 高尿酸尿

尿酸尿石症可表现为单纯尿酸结石或者混合尿酸/钙结石。尿酸结石发病率有显著的国家差异。在英国和美国发病率为5%～10%，德国为25%，在中东地区成人和儿童都是30%[23]。5%的肾结石患者混合有尿酸/钙结石[24]。一小部分有尿酸结石的患者表现出高尿酸尿，但大多数患者表现为正常尿酸浓度的尿。这些患者的共同点是低尿液pH促使尿酸沉淀[23]。高尿酸尿其他相关内容还可参见5.4。

尿酸(C5H4N4O3)会促进盐的结晶。导致尿酸结晶的因素包括持续酸性尿、高尿酸尿和尿量少[23]。

持续酸性尿是尿酸结晶的主要原因。尿酸在尿液中呈弱酸性，pKa为5.35。在这个pH下，半数的尿酸处于微溶非解离形式。非解离尿酸的溶解度是97 mg/L，在pH 4.5、5.5和6.5时总尿酸(非解离尿酸和尿酸盐)的溶解度大约为110 mg/L、200 mg/L和1 100 mg/L。这表明尿液中尿酸的溶解随着尿液pH的增加而增加。在绝大多数尿酸结石患者中，尿液pH异常低是因为肾脏H^+排泄增加、NH^{4+}排泄减少，或者两种同时存在。

高尿酸尿是由于合成增加、肾排泄增加或者两种情况同时存在。只有一小部分尿酸结石患者存在尿酸排泄增加。如果将尿酸尿定义为女性排泄>750 mg/24 h(4.5 mmol/24 h)、男性排泄>500 mg/24 h(4.8 mmol/24 h)，大约有1/3的正常患者和1/3的草酸钙结石患者有高尿酸尿。但是，只有15%的患者尿酸排泄量超过1 000 mg/24 h(5.9 mmol/24 h)。如果对所有的结石患者进行代谢分析，只有10%存在高尿酸尿并代谢异常，另有40%的患者存在其他代谢异常[24]。

尿量少。在干燥地区，少尿是尿酸尿石症的独立风险因素[23]。

12.10.5.4.1 尿酸结石病因学[23,24]：尿酸结石形成的病因学机制是多种多样的，包括先天性、获得性和特发性病因。后者最为常见。特发性的病因既不是先天形成的也不能归因于继发疾病。尿酸结石会在多种代谢综合征、2型糖尿病和肥胖症中出现。

先天性病因：如下。

- 尿酸代谢单基因异常：次黄嘌呤鸟嘌呤磷酸核糖转移酶缺乏(Lesh-Nyhan综合征)，磷酸核糖转移酶合成过量及缺乏葡萄糖-6-磷酸酶会导致血清尿酸升高至>595 μmol/L(10 mg/dL)，尿液尿酸排泄大于1 000 mg/24 h(5.9 mmol/24 h)。
- 原发痛风：尿酸结石的发病率与高尿酸尿的程度成正比。原发痛风与低尿液pH和尿酸盐排泄减少有关。
- 腺嘌呤磷酸核糖转移酶缺乏：大约每1 000位结石患者中有1人缺乏腺嘌呤磷酸核糖转移酶，腺嘌呤磷酸核糖转移酶在嘌呤代谢中有着重要的作用。腺嘌呤仅能被氧化成2,8-二烃腺嘌呤，经尿液排泄，是结石形成的主要原因。在红细胞中发现酶的缺乏可以用于诊断常染色体隐性遗传病[7]。

继发性病因：如下。

- 腹泻状态：慢性腹泻疾病，如溃疡性结肠炎、克罗恩病和回肠造口术会有利于尿酸结石的形成，这是由于尿量减少伴酸性尿液。酸性尿液是由于在粪便中丢失HCO_3^-及在尿液中NH_4^+排泄减少[23]。
- 少尿：过度出汗和锻炼，尤其是在干旱地区，是近东国家地区尿酸结石的主要原因[23]。
- 高动物蛋白质饮食：大量摄入动物蛋白质会导致有机尿酸负荷增加、pH降低及尿液柠檬酸浓度减少。形成高尿酸尿70%的原因是嘌呤摄入增加。然而在绝大多数患者中，由于NH_4^+排泄适应性增加导致尿液pH超过5.5[23]。
- 嘌呤产生过量：骨髓及髓外增殖性疾病、溶血性贫血和过度饮食限制会导致尿酸生成增加。有30%高尿酸尿症患者的致病原因是内源性尿酸增加。
- 促尿酸排泄药：这些药物会导致短暂的高尿酸尿(如羧苯磺胺、高剂量水杨酸和放射性对照药物)。

特发性尿酸肾结石：造成特发性尿酸肾结石的两个基本因素是持续性的低尿液pH和尿酸盐排泄分数下降。引起异常低pH的原因是NH_4^+形成减少及净酸排泄增加。肾脏中酸碱平衡及H^+有效缓冲依赖于H_2CO_3-HCO_3^-和NH_3-NH_4^+缓冲对。对后一种缓冲对而言，pKa在9.2时对H^+的缓冲能力最强。剩余的H^+被可滴定酸缓冲。通过这种方式，尿液pH可在一定的范围内保持稳定，特别是在酸性负荷条件下。如果NH_4^+在尿液中减少，酸性负荷下的缓冲只能由可滴定酸来完成。在肥胖、代谢综合征和胰岛素抵抗中可见由于NH_4^+形成减少导致异常的酸性尿液[20]。在这些患者中，如摄入富含肉类的饮食会造成异常的酸性尿液。摄入含硫氨基酸会影响肾小管分泌 H_2SO_4。排泄的 H^+ 可用 HCO_3^- 中和。然而当尿液 pH≤6 时，没有更多的 HCO_3^- 用于中和，中和只能由 NH_4^+ 完成。

12.10.5.5 低柠檬酸尿

尿柠檬酸可以通过与钙形成可溶复合物及影响泌尿道结晶来防止结石生长，抑制钙结石的形成。柠檬酸是一种三羧酸，pKa 为 2.3、4.3 和 5.6。在尿液中柠檬酸主要以三价形式存在。由于最高 pKa 为 5.6，当 pH 减低时会产生大量的二价柠檬酸。在 20%～60% 的钙肾结石患者中，低柠檬酸尿是钙肾结石病的原因。然而低柠檬酸尿很少是钙结石形成的唯一原因，除了在肾小管酸中毒的不寻常状况下[25]。柠檬酸可在肾脏中自由滤过，65%～90% 以二价离子在近端小管重吸收。剩余部分排入终尿中。

体内酸碱平衡的改变是近端小管重吸收和尿液排泄柠檬酸的主要决定因素（图 12.10－3）[25]。影响因素有：细胞内小管酸中毒时肾小管重吸收柠檬酸会增加，导致低柠檬酸尿。肾小管 pH 减低可增加二价柠檬酸比例并使肾小管柠檬酸重吸收增加，如肾小管腔内 pH 从 7.4 降低至 6.9 时，二价柠檬酸重吸收可增加 3 倍[25]。

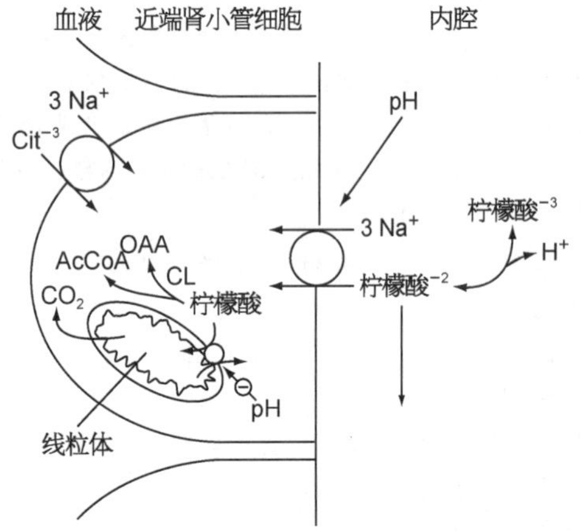

图 12.10－3 肾近端小管转运柠檬酸（修改自参考文献[26]）。柠檬酸的重吸收是通过二羧酸转运蛋白转运近端小管细胞管腔侧产生的二价枸橼酸阴离子。柠檬酸通过三羧酸转运蛋白从血液中被转运至肾小管。柠檬酸的代谢在线粒体中进行，生成乙酰辅酶 A（AcCoA）和草酰乙酸（OAA）

酸中毒导致低柠檬酸尿的原因有[16]：

- 导致柠檬酸重吸收增加的条件（慢性系统性酸中毒、肾小管酸负荷增加）。常见于慢性腹泻、感染或者高动物蛋白质摄入人群。导致严重低柠檬酸尿（<100 mg/24 h；0.52 mmol/24 h）的代谢性酸中毒的原因有慢性腹泻、胃切除术和溃疡性结肠炎。
- 低血钾和钾缺乏。钾缺乏时细胞内 pH 下降，尽管有全身性的碱中毒，肾小管细胞依然会增加排泌 H^+。钾缺乏时会增强柠檬酸在近端小管的转运。
- Ⅰ型肾小管酸中毒。非酸中毒引起的低柠檬酸尿原因有[16]：噻嗪类药物治疗，噻嗪类药物可减少柠檬酸排泄，尤其是在钾缺乏的情况下；以及体力活动过量、慢性肾脏疾病和高盐饮食。

使用柠檬酸钾可以用来提高尿柠檬酸浓度，它可代谢成 HCO_3^-：尿液碱负荷因此增加，肾小管对柠檬酸重吸收减少。

12.10.5.6 低镁尿

尿液中的镁是钙盐形成的抑制剂。尿液中浓度降低会促进钙结石形成。

12.10.5.7 低 pH 尿液

过多地摄取食物中的酸，如动物蛋白质饮食，会导致高尿酸排泄，柠檬酸盐和硫酸盐可使 24 h 尿液 pH 从 5.5 降至 5.0。长期每日尿液 pH 低于 6.0 是持续酸性尿的指标之一，这会促进尿酸和草酸结石及其结晶的形成[16]。

12.10.5.8 高 pH 尿液和高钙尿

磷酸钙结石比草酸钙结石少见，多见于女性[27]。以下分类基于矿物质组成：

- 碳酸磷灰石 $Ca_{10}(PO_4CO_3OH)_6(OH)_2$。它在 pH≥6.8 时形成结晶，出现时与尿路感染高度相关，是草酸钙结石中的一种组分。
- 钙磷石（$CaHPO_4 \times 2H_2O$），通常在较小的 pH 范围 6.5～6.8，高尿钙>8.0 mmol/24 和磷酸排泄>35 mmol/24 h 时形成。

灰磷石结晶形成钙磷结石会阻塞内部髓质集合管。初期钙磷沉积的形成会导致内部髓质集合管细胞受伤的恶性循环，pH 上升，更多钙磷沉积物产生[27]。患者的钙磷过饱和是由高 pH 尿液及高钙尿导致的。高钙尿可源于自然遗传或者是由于远端小管酸中毒（Ⅰ型 RTA）。后者是先天性或者获得性的疾病。

有人认为，伴随着尿液的过饱和，用冲击波体外碎石击碎草酸钙结石也会导致钙磷结石的增加，很有可能通过肾脏损伤形成钙磷结石[27]。

12.10.5.9 尿量少

24 h 尿量应在 1.5～2 L。由于成人每日不可察觉的水分丢失约 1 L，因此每日水分摄取必须在 2～3 L。如果摄入少于 2 L，尿量将会减少至 1 L 以下，尿液中溶质过饱和会增加结晶形成的风险[16]。

12.10.5.10 胱氨酸尿

全球胱氨酸尿的发病率都不相同。在英国，新生儿筛查预估的发病率为 1∶2 000；在澳大利亚是 1∶4 000，美国是 1∶15 000[16]。胱氨酸尿的特点是肾脏和肠道转运二元氨基酸减少（胱氨酸、赖氨酸、鸟氨酸和精氨酸）。胱氨酸（$C_3H_6O_2NS$）生理排泄分数为 0.4%。肾小管通过低亲和力高容量的 Na^+ 依赖的转运系统重吸收大约 80% 胱氨酸，剩下 20% 胱氨酸通过高亲和力系统重吸收，这个系统也转运其他二元氨基酸[12]。

胱氨酸尿可分为 3 类[30]：纯合子型，排泄胱氨酸及高浓度的氨基酸尿。由于缺乏胱氨酸的转运催化剂和协同转运蛋白 rBAT 蛋白，肾小管重吸收减少。90% 的纯合子型在临床上会出现症状（如出现结石）。Ⅰ型杂合子型表现为正常水平的氨基酸尿，Ⅱ型和Ⅲ型杂合子型则分别表现为高和中等水平的胱氨酸和其他二元氨基酸的排泄增加。

胱氨酸结石占 1%～2% 的成年肾结石及 6%～8% 的儿童肾结石。疾病发病年龄的高峰在 30 岁左右。患者会出现与尿石症相关的症状。以下患者应怀疑有胱氨酸结石[30]：儿童时期有结石病史、近期有结石病史、严重的结石家族史、琥珀色肾结石。

胱氨酸在 pH 5～7 时几乎不溶。正常的胱氨酸排泄小于 20 mg/24 h(85 μmol/24 h)。由于胱氨酸有较高的 pK 值，胱氨酸在生理性 pH 环境下的溶解度上限大约为 300 mg/L (1 250 μmol/L)或 400 mg/L(1 660 μmol/L)[12,28]。尿液中胱氨酸过饱和会形成肾结石。胱氨酸溶解度会随着 pH 增加而上升;尿液 pH 8 时的溶解度几乎是生理性 pH 下的 3 倍。治疗的主要目标就是碱化尿液。

按照定义,成人尿液胱氨酸排泄>250 mg/24 h(1 000 μmol/24 h),儿童>75 mg/24 h(312 μmol/24 h)就视为异常的。胱氨酸排泄>250 mg(1 000 μmol)/g 肌酐或者>400 mg/24 h (1 660 μmol/24 h)提示是纯合子型的胱氨酸尿。最终诊断取决于结石的分析。纯合子型胱氨酸尿患者的结石中主要成分可能是草酸钙,胱氨酸是次要成分。杂合子型的患者,相比纯合子型胱氨酸的排泄较少,但结石的发病率并不一定更低[28]。

实验室检查：显微镜镜检新鲜尿液,见到六边形结晶就是典型的胱氨酸尿。这些结晶只能在少数的胱氨酸尿患者中找到[30]。以下检查可用于胱氨酸尿的化学检测：氰化硝普酸法(一种快速定性检测)、镍/连二亚硫酸盐检测(一种定性或半定量检测)。

12.10.6 注意事项

24 h 尿液采集：检测钙、草酸、镁、柠檬酸盐、电解质和胱氨酸时,尿液必须用盐酸酸化,使得 pH 低于 2。检测尿酸盐时,尿液无需任何添加剂[7]。

钙和草酸排泄：尿液采集时 pH 必须低于 6.5,否则草酸钙结晶不可溶,并会产生沉淀[7]。

尿酸排泄：尿酸会在酸性尿液中沉淀。尿液采集时不应添加任何酸[7]。在尿酸测定前,尿液需要在实验室进行碱化(pH 8～9),加入 NaOH,能使所有因尿液酸性和低温沉淀出的尿酸重新溶解。

胱氨酸排泄：尿液采集时 pH 应大于 7.5,可增加胱氨酸的溶解度并避免在生理 pH 下沉淀。在尿液采集前可加入 2 g 碳酸氢钠于容器中,用于碱化尿液[7]。

胱氨酸快速检测：丙酮尿和高胱氨酸尿会导致硝普钠试验假阳性结果[30]。

pH：必须用新鲜空腹晨尿检测[16]。

影响因素：利尿剂改变了钙的排泄。噻嗪类药物能减少钙排泄,髓袢利尿剂能增加排泄[31,32]。镁的排泄与钙相反。用噻嗪类药物治疗时,尿酸排泄及草酸排泄都会减少。

口服磷酸盐会增加尿液排泄磷酸[34]。结果是作为草酸钙晶体生长抑制剂的焦磷酸盐排泄增加[33],高钙尿减少[35]。

维生素 C 会增加草酸的形成和排泄并导致尿液 pH 大于 7[36]。

(顾佳芸　沈逸枫　孟志民　唐文佳　译,潘柏申　审校)

13

同型半胱氨酸、维生素 B_{12}、叶酸、维生素 B_6、胆碱与甜菜碱

13.1 高同型半胱氨酸血症与退行性疾病

Wolfgang Herrmann, Rima Obeid

13.1.1 引言

同型半胱氨酸是蛋氨酸代谢中的一个非蛋白含硫氨基酸。只有1%～2%的同型半胱氨酸在血液中以还原形式游离循环，70%～90%的血浆同型半胱氨酸与蛋白质结合，其余比例以二硫化(如同型胱氨酸)或二硫化混合物(同型半胱氨酸-半胱氨酸)形式存在(图 13.1-1)。

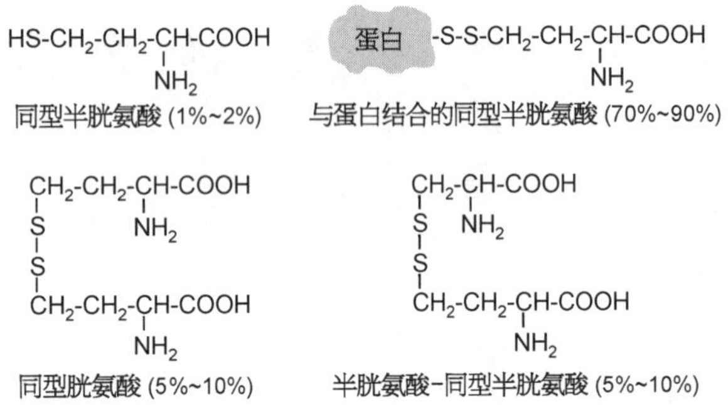

图 13.1-1 同型半胱氨酸的形式

同型胱氨酸尿症是一种先天性的氨基酸代谢紊乱。这种代谢紊乱与血浆同型半胱氨酸浓度剧烈上升及其氧化产物同型胱氨酸在尿中的排泄量显著增加有关[1]。若不经过治疗，受影响的个体会在年轻时就发展出严重的动脉粥样硬变、智力低下和骨骼畸形等其他症状。根据同型半胱氨酸导致动脉粥样硬化的理论，显著增高的血浆同型半胱氨酸浓度与动脉粥样硬化之间存在因果关系[1]。许多研究提供证据表明，即使血浆同型半胱氨酸浓度中度升高，也与心血管疾病、静脉血栓、外周动脉闭塞性疾病及卒中的风险增加呈正相关。

高同型半胱氨酸血症被认为是心血管疾病的一个独立风险因素，并认为占总风险的10%[2,3]。高同型半胱氨酸血症也是神经退行性疾病的一个风险因素，如血管性痴呆、阿尔茨海默病或认知障碍[4]。特别是老年人，因常见的维生素缺乏[5]导致了高同型半胱氨酸血症的发病率很高，可简单地以适量维生素替代品治疗。

13.1.2 同型半胱氨酸代谢

同型半胱氨酸处于两个代谢途径的分叉点：分解转硫和再甲基化循环(图 13.1-2)[6]。同型半胱氨酸被转硫成为胱硫醚或再甲基化形成蛋氨酸。再甲基化率取决于每日蛋氨酸摄入量。在再甲基化过程中，同型半胱氨酸与5-甲基四氢叶酸(5-MTHF)结合形成蛋氨酸。该反应存在于所有组织中，且受依赖维生素 B_{12} 的蛋氨酸合酶(EC 2.1.1.13)的催化。

另外，甲基团也可由甜菜碱提供。然而该种反应只存在于肝脏和肾脏。从甜菜碱向同型半胱氨酸转移甲基的反应由甜菜碱同型半胱氨酸甲基转移酶(BHMT, EC 2.1.1.5)催化[7]。

甜菜碱去甲基化的产物是二甲基甘氨酸(DMG)，可进一步转

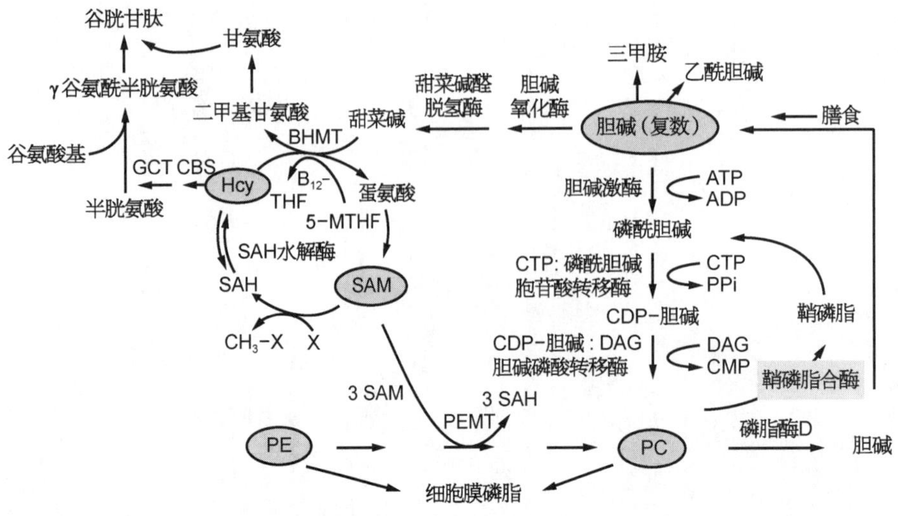

图 13.1-2 同型半胱氨酸代谢。ADP,腺苷二磷酸；ATP,腺苷三磷酸；BHMT,甜菜碱同型半胱氨酸甲基转移酶；CBS,胱硫醚-β-合酶；CDP,胞苷二磷酸；CMP,胞苷一磷酸；CTP,胞苷三磷酸；DAG,甘油二酯；GCT,γ胱硫醚酶；Hcy,同型半胱氨酸；5-MTHF,5-甲基四氢叶酸；PC,磷脂酰胆碱；PE,磷脂酰乙醇胺；PEMT,磷脂酰乙醇胺N-甲基转移酶；PPi,焦磷酸根；SAM,S腺苷蛋氨酸；SAH,S腺苷同型半胱氨酸；THF,四氢叶酸；CH_3-X,甲基化产物

化为肌氨酸，最终成为甘氨酸。甜菜碱是由胆碱通过酶氧化形成的。因此，胆碱缺乏可成为高同型半胱氨酸血症的原因之一[8]。

蛋氨酸被转化为S腺苷蛋氨酸(SAM)，该产物可作为甲基团的常用供体。

SAM的去甲基化形成了S腺苷同型半胱氨酸(SAH)，同型半胱氨酸通过水解切割释放出来。SAH是SAM对甲基转移酶结合位点的强力竞争物，因此可以抑制甲基转移[9]。

在转硫分解代谢途径中，同型半胱氨酸与丝氨酸缩合形成胱硫醚。这个反应由维生素 B_6 依赖的酶胱硫醚-β-合酶(CBS，EC 4.4.1.1)催化。

在由γ胱硫醚酶(EC 4.1.1.1)催化的第二个反应步骤中，同样是维生素 B_6 依赖酶，胱硫醚被水解生成半胱氨酸和α酮丁酸。SAM在再甲基化和转硫作用的代谢途径之间的调节起了重要作用[10]。

SAM活化CBS及抑制由5,10-亚甲基四氢叶酸还原酶(MTHFR，EC 1.5.1.20)催化的5-甲基-THF的形成。

由甘氨酸N-甲基转移酶(glycine N-methyltransferase，GNMT，EC 2.1.1.20)催化的再甲基化反应，在调节SAM将甲基转移至甘氨酸的SAM消耗过程中起着重要作用。该反应被5-甲基-THF抑制。

13.1.3 高同型半胱氨酸血症的成因

由于同型半胱氨酸具有高细胞毒性，因此通过再甲基化形成蛋氨酸及细胞同型半胱氨酸输出机制运送至血浆，使其胞内浓度保持在低水平[11]。大多数血浆同型半胱氨酸(大约70%)被肾脏代谢(再甲基化)，且只有小部分以原形排入尿液。

中度高同型半胱氨酸血症(血浆浓度为12～30 μmol/L)可能有多种原因(表13.1-1)：叶酸、维生素 B_{12} 或维生素 B_6 缺乏；酶缺乏，最为所知的是MTHFR缺乏；慢性肾脏病[12]。

表13.1-1 空腹血浆和口服蛋氨酸负荷后同型半胱氨酸水平

浓度范围(空腹血浆)	评价	后果	提示
<10 μmol/L	良好	无须采取措施	
10～12 μmol/L	可接受	需在退行性疾病风险增加的个体中采取措施	
>12～30 μmol/L	中度升高	需将同型半胱氨酸水平正常化	B族维生素缺乏，MTHFR变异，肾功能障碍
>30～100 μmol/L	显著升高	高健康风险	维生素严重缺乏，肾功能障碍，酶杂合突变(如CBS)
>100 μmol/L	严重升高	高健康风险	酶纯合突变(如CBS或蛋氨酸合酶)
蛋氨酸负荷(将蛋氨酸按体重比例0.1 g/kg的剂量加入200 mL果汁中口服)			
4～6 h后<38 μmol/L	正常		维生素 B_6 或CBS缺乏引起

CBS，胱硫醚-β-合酶；MTHFR，5-10-亚甲基四氢叶酸还原酶

高于30 μmol/L的血浆同型半胱氨酸水平主要由遗传性酶缺陷或肾功能障碍引起。同型半胱氨酸代谢受许多物质、药物、疾病和生活方式因素的影响，其中大多是作为直接或间接拮抗辅因子及酶活性的拮抗剂，同时还受二硫化物交换反应、再吸收障碍和酶诱导影响(表13.1-2及表13.1-3)。

表13.1-2 引起同型半胱氨酸变化的原因

原因和(或)因素	机制
老年>60岁	—
男性	—
绝经后期	雌激素缺乏
吸烟	干扰维生素 B_6、维生素 B_{12} 和叶酸(氧化还原反应)
咖啡	维生素 B_6 拮抗剂(咖啡因)，甲基团需求增加
酒精	干扰维生素 B_6、维生素 B_{12} 和叶酸(酶抑制)
素食	维生素 B_{12} 摄取减少
肾功能障碍	再甲基化受损
B族维生素缺乏	B族维生素吸收不良，摄入减少，肾功能不全
甲状腺功能异常	
增殖性疾病	酶诱导
- 银屑病	细胞增殖
- 急性淋巴细胞白血病	细胞增殖
- 类风湿关节炎	细胞增殖
茶碱	维生素 B_6 拮抗剂，抑制吡哆醛激酶
一氧化二氮(N_2O)	钴氧化，钴胺素和MS失活
贝特类药物	PPARa激活，肾功能
烟酸	维生素 B_6 拮抗剂，抑制吡哆醛激酶
考来替泊/考来烯胺	叶酸和钴胺素再吸收障碍
甲氨蝶呤	抑制二氢叶酸还原酶，叶酸拮抗剂
甲氧苄啶	抑制二氢叶酸还原酶
绝经后期激素替代	雌激素影响
抗癫痫药物	叶酸拮抗剂，酶调节
二甲双胍	维生素 B_{12} 体内稳态，Ca^{2+} 结合
奥美拉唑	维生素 B_{12} 吸收障碍
左旋多巴	甲基团需求增加
D-青霉胺，N-乙酰半胱氨酸	二硫化物交换

表13.1-3 与高同型半胱氨酸血症有关的突变

受影响的酶	突变名称
5,10-亚甲基四氢叶酸还原酶	C677T或A1298C
蛋氨酸合酶	A2756G(G919D)
蛋氨酸合酶还原酶	A66G
胱硫醚-β-合酶	第68个碱基对D/I插入
钴胺传递蛋白	Pro259Arg
胸苷酸合酶	位于5′非翻译区的串联重复多态性

13.1.3.1 遗传影响

30～100 μmol/L的同型半胱氨酸水平主要由杂合酶缺陷引起。浓度高于100 μmol/L的严重高同型半胱氨酸血症可能是由酶活性显著丧失引起的(表13.1-3)。

13.1.3.2 相关疾病

与高同型半胱氨酸血症有关的疾病为动脉粥样硬化、心血管疾病、充血性心力衰竭、血栓形成、卒中、神经管缺陷、妊娠并发症、认知功能障碍、抑郁症、血管性痴呆、阿尔茨海默病、高血压和肿瘤。与高同型半胱氨酸血症相关的疾病、药物和病症在表13.1-4中描述。

表 13.1-4 可能与高同型半胱氨酸血症有关的原因和疾病

原因/疾病	临床和实验室检查
纯合突变型高胱氨酸尿症	典型的同型胱氨酸尿症是基于胱硫醚-β-合酶(CBS)基因中的纯合缺陷，其酶活性损失非常严重[欧洲发病率 1：(40 000～332 000)][13]。同型半胱氨酸积聚在血液和脑脊液中，并以同型胱氨酸的形式在尿中排泄。血浆同型半胱氨酸持续保持在 100～250 μmol/L。除了躯体异常(膝外翻、蜘蛛样指、高弓足、脊柱后侧凸)外，受影响的患者还存在智力迟钝的表现。会发生复发性血栓栓塞事件、晶状体脱位和癫痫。早发性动脉粥样硬化不可避免。在许多情况下，患者在 25 岁之前可患有心肌梗死，且其预期寿命低于 50 岁。在 629 例纯合 CBS 缺乏的高胱氨酸尿症患者的分析中，25%的患者检测到血栓栓塞事件[13]。 治疗包括膳食中蛋氨酸限制和高剂量维生素 B_6 的使用，以增强仍然存在的残余酶的活性。此外，建议饮食中增加半胱氨酸，由于蛋氨酸降解减少，该氨基酸成为必需氨基酸。 除了 CBS 基因缺陷之外，同型胱氨酸尿症还有 MTHFR 活性严重缺陷或钴胺素 C/D 缺陷的报道。其他可能影响同型半胱氨酸代谢的突变非常罕见，迄今为止它们的临床意义还少有研究[14]。
杂合突变型同型胱氨酸尿症	欧洲人群中杂合性同型胱氨酸尿症的患病率估计为 1：(70～290)。因此，这是造成早期动脉粥样硬化的常见原因之一，也是导致复发性血栓形成的主要原因之一[15]。蛋氨酸负荷试验有助于这方面的诊断。
MTHFR C677T 突变	酶 MTHFR 引起 5,10-亚甲基-THF 不可逆地还原为 5-甲基-THF。由于 677 C>T 点突变导致 MTHFR 活性降低，导致血浆中同型半胱氨酸浓度中度升高，特别是当血清叶酸浓度低或处于正常范围的低值时更是如此[15]。677 C>T 突变导致 MTHFR 蛋白第 222 位氨基酸由丙氨酸替换为缬氨酸，因此变得热不稳定且活性降低。叶酸能使该酶稳定。因此，额外的叶酸缺乏会导致酶功能明显限制，并且可能发展为中度高同型半胱氨酸血症。 在德国、奥地利和瑞士，有 5%～15%的人口是第 677 位核苷酸点突变的纯合子携带者。患病个体的酶活性降低约 70%。因此，纯合子携带者对叶酸缺乏的反应特别敏感，同型半胱氨酸浓度升高约 25%(相对于约 2.6 μmol/L)[16]。包含大量病例的分析发现纯合子基因型可增加退行性心血管疾病的风险 16%～23%，原因解释为同型半胱氨酸升高和(或)叶酸缺乏[2]。Meta 分析也提供了证据表明 MTHFR 677 C>T 多态性的 TT 基因型增加了胃肠道肿瘤的风险；然而，与 MTHFR 1298 A>C 多态性的 CC 基因型没有关联[17]。MTHFR 677 TT 基因型与神经退行性疾病风险之间的关联也有报道[18]。
维生素缺乏	维生素摄入不足是迄今为止高同型半胱氨酸血症的最常见原因。摄入不足可引起供应不足、胃肠吸收减少、消耗和相互作用增加。单一饮食习惯(素食者)、老年人、孕妇、肾病患者、吸收不良(炎症性肠病)和肿瘤患者的个体属于临床相关维生素缺乏症的风险人群。此外，酗酒和某些药物的摄入会导致维生素缺乏(表 13.1-2)。 叶酸缺乏症是欧洲最常见的维生素缺乏症，原因是缺乏新鲜水果和蔬菜。在加工谷类产品和其他食品时，高达 90%的叶酸可能会丢失。叶酸也可因对热、贮藏条件和光照敏感的特性而丢失。每天吃 5 份水果和蔬菜(600～700 g)的建议很难实现。在许多情况下，远无法达到所需的每日摄入量约为 400 μg 的叶酸。在大多数欧洲国家，平均每日饮食叶酸摄入量目前远低于 300 μg[19]。详细数据为平均 230～280 μg/d。根据国家消费研究(NVS Ⅱ)[20]，德国叶酸摄入量中位数男性为 283 μg/d，女性为 252 μg/d[20]。因此，相当一部分正常人群通过单纯的自然饮食达不到所需量的叶酸[21]。 维生素 B_{12} 的摄入通常是足够的。然而在风险人群中可能会出现问题。在许多情况下，老年人中维生素 B_{12} 缺乏可反映由于年龄相关的胃酸分泌减少和(或)轻微的 pH 增加或缺乏内因子导致的吸收不足，可影响 30%～40%的老年人[22]。维生素 B_{12} 只能由细菌合成。只有动物源性食品(鱼、肉、蛋和奶制品)才是良好的 B_{12} 来源。与叶酸相反，钴胺素是一种相对稳定的维生素，实际上不会因食物加工被破坏。 维生素 B_6 主要存在于肉类、牛奶、谷物、土豆、水果和蔬菜中。弗来明翰心脏研究(Framingham Heart Study)的结果显示维生素 B_6 摄入量低于约 1.4 mg/d 时，同型半胱氨酸浓度显著增加[23]。
慢性肾脏病	肾病患者在 20～80 μmol/L 之间的同型半胱氨酸水平[24]与心血管疾病的发病率和死亡率增加有关[25]。与无高同型半胱氨酸血症的患者相比，典型高同型半胱氨酸血症(>38 μmol/L)的透析患者发生动脉血栓事件(致命性和非致命性)的危险性高 8 倍[26]。 血浆同型半胱氨酸再甲基化成为蛋氨酸的过程大部分发生在肾脏中；因此，肾脏在同型半胱氨酸的清除中发挥重要作用(仅有少于 1%通过尿排泄清除)。同型半胱氨酸再甲基化为蛋氨酸的功能受损被认为是肾病患者高同型半胱氨酸血症高发病率的主要原因之一[27]。稳定同位素技术显示透析患者的再甲基化显著减弱，而转硫作用不明显[28]。 除了会导致高同型半胱氨酸血症的肾功能障碍之外，尽管这些肾病患者的血清和(或)血浆维生素浓度经常处于正常区间内，也仍存在 B 族维生素缺乏(维生素 B_{12}、维生素 B_6、叶酸)[24]。同型半胱氨酸和甲基丙二酸(methylmalonic acid，MMA)作为叶酸和维生素 B_{12} 缺乏症的代谢生物标志物显著升高。以治疗剂量使用叶酸和维生素 B_{12} 可显著降低血浆同型半胱氨酸浓度[29]。因此，通过使用 B 族维生素使肾病患者中同型半胱氨酸的降低，至少部分是由于同型半胱氨酸再甲基化改善所致。肾脏病患者在 B 族维生素替代治疗后 MMA 和同型半胱氨酸降低，证明这种治疗改善了同型半胱氨酸再甲基化为蛋氨酸的过程[29]。
神经退行性疾病	据报道，在作为辅因子参与蛋氨酸代谢的维生素发生紊乱时可表现为痴呆综合征、器质性抑郁症、脑性癫痫发作、脊髓病和多发性神经病[30]。无症状卒中和脑萎缩也与高同型半胱氨酸血症和 B 族维生素状态有关[31-33]。
认知障碍	在健康老年人中检测到同型半胱氨酸或 B 族维生素(B_{12}、B_6、叶酸)浓度与认知能力之间呈负相关(图 13.1-3)[34]。 健康老年人和抑郁症患者中同型半胱氨酸水平与认知功能呈负相关[35]。空腹血浆同型半胱氨酸水平被归类为老年人认知功能下降的独立预测因子(图 13.1-4)[36]。同型半胱氨酸作为维生素 B_{12} 和叶酸状态的生物标志物与认知障碍相关性优于 MMA，MMA 被认为是维生素 B_{12} 缺乏症的敏感和特异性生物标志物。 在痴呆患者的脑脊液中发现了低水平 SAM、高水平 SAH 和(或)高水平同型半胱氨酸[37]。而且，阿尔茨海默病患者的脑脊液中叶酸浓度降低也有报道[38]。因此，脑内异常同型半胱氨酸代谢会对脑内各种代谢途径产生负面影响，导致痴呆风险增加。在 Hordaland 研究中，血浆同型半胱氨酸基线水平是 6 年观察期内记忆力下降的标志[39]。 此外，发现同型半胱氨酸占认知测试或各种认知功能(如语言技能、概念思维、肌肉运动和反应速度、执行功能、言语记忆和学习、视觉记忆等)的变异约为 10%[40]。在一项前瞻性研究中，低血清叶酸浓度也与认知表现下降有关[41]。 如果同型半胱氨酸在痴呆发病中起到因果作用，则其浓度的降低应该与痴呆发展的延缓、卒中风险的降低和这些疾病的发病率改善有关。用于许多研究的认知测试缺乏敏感度。量化脑损伤的测试比认知测试更适合。各种维生素干预研究都报告了许多认知参数的改善，且减少了卒中风险或其他疾病的发病率。在 24 个月的维生素 B_{12}、维生素 B_6 和叶酸对老年人轻度认知功能障碍的补充剂研究中，与安慰剂组相比，发现脑萎缩显著延缓[32]。研究开始时同型半胱氨酸水平较高的个体脑萎缩率高于基线浓度较低的个体(图 13.1-6)[32]。在另一项随机安慰剂对照研究中，患者接受维生素 B_6 治疗 2 年。使用磁共振成像和磁共振血管造影术发现脑血管指数的改善[33]。
血管性痴呆和阿尔茨海默病	在血管性痴呆患者中，高同型半胱氨酸血症是皮质下血管性脑病的风险因素，名列已确定的风险因素(吸烟、高脂血症、高血压)之前。根据 Framingham 研究的数据，高于 14 μmol/L 的同型半胱氨酸水平使阿尔茨海默病的风险增加了 1 倍[34]。 痴呆患者的血清和(或)脑脊液中的维生素 B_{12} 处于低水平，且目前正讨论将其作为神经精神疾病发展的重要原因[42]。维生素 B_{12} 缺乏症的早期诊断可能会避免不可逆的神经损伤和(或)延缓其进展。与中枢神经系统中维生素 B_{12} 缺乏有关的同型半胱氨酸浓度升高可导致血管内皮损伤，这也被认为是痴呆发展或可能引起卒中的原因。在一项对老年人进行的前瞻性研究中显示，低叶酸(低于 10 nmol/L)或维生素 B_{12}(低于 150 pmol/L)的阿尔茨海默病发生率为 B 族维生素浓度高的老年人的 2 倍[43]。

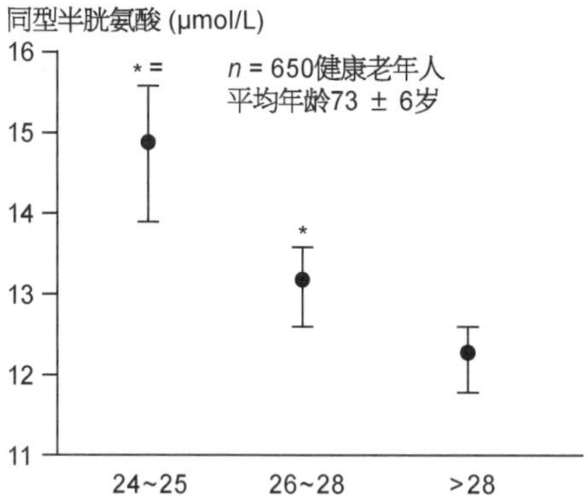

图 13.1-3 老年人认知表现(MMSE,简易智力状态检查量表)对同型半胱氨酸浓度的依赖性(修改自参考文献[49])

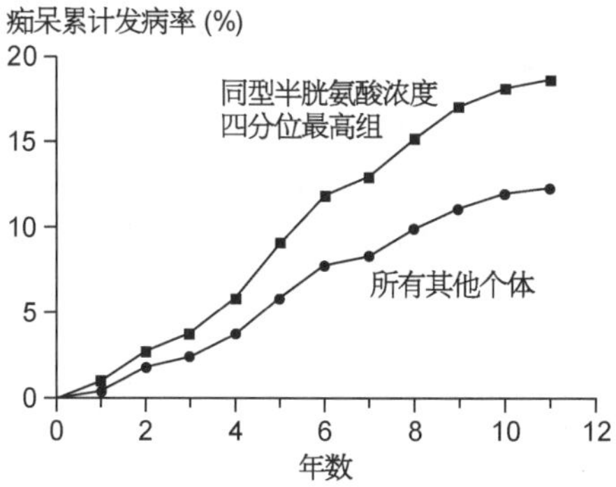

图 13.1-4 中位数为 8 年的累计痴呆发病率取决于基础同型半胱氨酸浓度(修改自参考文献[47])

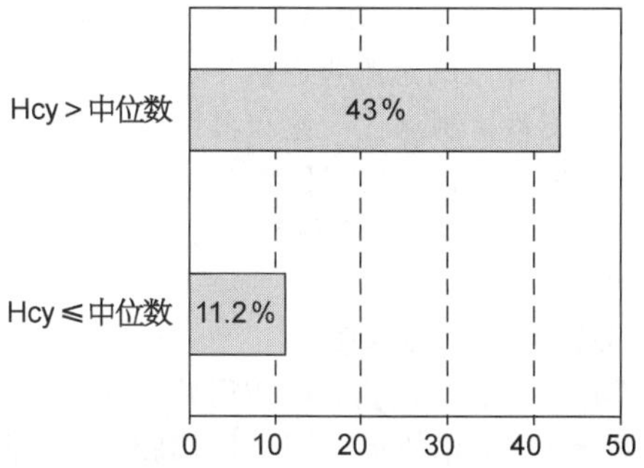

图 13.1-6 经过 24 个月摄入叶酸(0.8 mg/d)、维生素 B_{12}(0.5 mg/d)和维生素 B_6(20 mg/d)治疗后,较高的基线同型半胱氨酸浓度与脑部大幅萎缩相关(修改自参考文献[32])

13.1.3.3 年龄与性别影响

同型半胱氨酸浓度通常随着年龄而增加;在年轻的时候,男性通常比女性要高。在 40 岁左右的人群中性别相关差异约为 2 μmol/L,可以用雌激素作用来解释。性别相关性差异在绝经期间迅速下降。

同型半胱氨酸浓度增加具有年龄依赖性的原因至少部分是由于肾功能的生理性下降所致[5]。同型半胱氨酸浓度在 60~65 岁之间呈线性增长,然后变得更快,平均每 10 年增加约 10%或 1 μmol/L。

13.1.4 通过补充叶酸降低同型半胱氨酸

针对不同叶酸剂量在 6 个月时间内对同型半胱氨酸降低作用的研究表明[44],基线同型半胱氨酸浓度较高(16.6 μmol/L)的受试者在每日叶酸剂量为 0.2 mg(-20.6%)、0.4 mg(-20.7%)和 0.8 mg(-27.8%)的情况下,血浆同型半胱氨酸浓度大幅降低。在基线同型半胱氨酸水平较低(10.1 μmol/L)的受试者中,相同剂量的反应分别为-8.2%、-8.9%和-8.3%(图 13.1-5)[44]。补充叶酸导致血液中叶酸浓度呈线性、剂量依赖性增加。经过为期 6 个月的 200 μg/d 的叶酸补充,血浆叶酸从 18 nmol/L增加到 34 nmol/L,叶酸补充达到 800 μg/d 的摄入量后,血浆叶酸再增加 50%。长期补充低剂量叶酸(200 μg/d)足以有效改善同型半胱氨酸代谢。

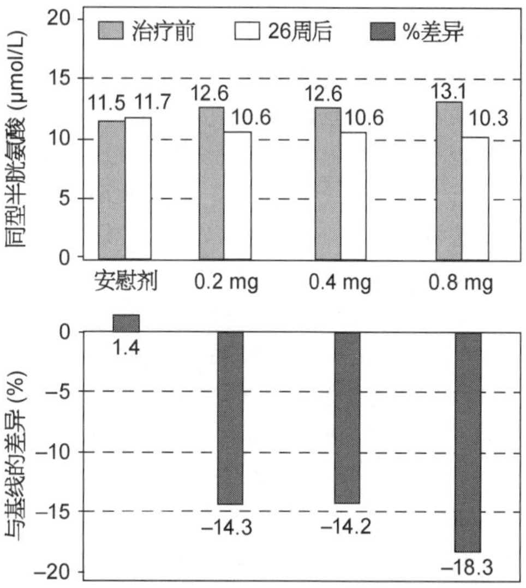

图 13.1-5 用安慰剂或每天 0.2 mg、0.4 mg 或 0.8 mg 叶酸治疗 26 周后同型半胱氨酸浓度的中位数变化(修改自参考文献[44])

另一项研究比较了补充 8 周的叶酸形式:叶酸(400 μg/d)与等摩尔剂量的 5-甲基-THF[45]。两种补充形式对血浆同型半胱氨酸降低程度相当;在长期补充情况下,MTHFR 基因型对同型半胱氨酸浓度降低没有显著影响。然而,与叶酸相比,补充 5-甲基-THF 导致血浆叶酸增加更明显(补充 5-甲基-THF 时为 82.3 nmol/L,补充叶酸时为 27.9 nmol/L)。但两种补充形式(5-甲基-THF 或叶酸)对红细胞叶酸浓度增加没有显著差异(补充 5-甲基-THF 时为 674 nmol/L,补充叶酸时为 608 nmol/L)。血浆叶酸的差异反映出相比补充 5-甲基-THF,补充叶酸的生物利用度更低[46]。在补充了叶酸的个体血浆中检测到游离叶酸(均值为 0.2 nmol/L),但在补充 5-甲基-THF 的个体中情况并非如此[45]。

在一项研究中,分别给予了 6 个月 100 μg/d 的叶酸或 113 μg/d的 5-甲基-THF 的摄入,同型半胱氨酸的浓度显著降低了 9.3%和 14.6%[47]。5-甲基-THF 的效果更显著可以用5-甲基-THF 直接将甲基转移到同型半胱氨酸来解释。与基线浓度相比,补充叶酸可使血清叶酸增加 52%,红细胞叶酸增加 31%,而 5-甲基-THF 补充仅使血浆叶酸增加 34%,红细胞叶酸增加 23%[47]。这些发现表明补充剂的形式在降低同型半胱氨酸时并不重要[47]。

13.1.5 作为风险因素的高同型半胱氨酸血症

高同型半胱氨酸血症是许多器官系统的常见风险因素。

13.1.5.1 心血管疾病的风险因素

回顾性和前瞻性研究的 Meta 分析[48]强调高同型半胱氨酸血症和退行性血管疾病之间的关系。该数据对升高 5 μmol/L 同型半胱氨酸的统计分析计算出缺血性心脏病的让步比为 1.32，静脉血栓形成的让步比为 1.32，卒中的让步比为 1.59。同时这些 Meta 分析显示，与基线水平相比，血浆同型半胱氨酸浓度降低 3 μmol/L 可能与缺血性心脏病风险降低 16%、血栓形成风险降低 25%或卒中风险降低 24%相关[2]。此外，一个超过 4 年的前瞻性研究报道补充维生素 B 后，颈动脉斑块体积显著减少[49]。另外，补充 1 年 B 族维生素后，有脑缺血危险的患者颈动脉内膜中层厚度显著降低[50]。

二级预防研究：尽管高同型半胱氨酸血症与心血管疾病之间存在关联，但目前尚未明确维生素治疗后同型半胱氨酸浓度降低是否为降低心血管疾病发病率的关键因素。

超过 5 万人被纳入全球干预研究，以阐明用 B 族维生素降低同型半胱氨酸的治疗的潜在益处(二级预防)：

- NORVIT 研究[51](3 749 例急性心肌梗死患者接受了为期 3 年的额外的 B 族维生素治疗)。
- VISP 研究[52](3 860 例卒中患者接受了为期 2 年的低剂量或高剂量 B 族维生素治疗)。
- HOPE - 2 研究[53](5 522 例患有血管疾病或糖尿病的患者接受了为期 5 年的 B 族维生素或安慰剂治疗)。
- Search 研究[54](12 064 例经历过心肌梗死的幸存者接受了为期 6.7 年 2 mg/d 叶酸联合 1 mg/d 维生素 B_{12} 或安慰剂治疗)。

在这些研究中，同型半胱氨酸血清水平显著降低 17%～28%，但没有观察到终点事件风险(心肌梗死、卒中)的显著降低。二级预防研究的临床意义明显受到限制，主要原因是由于入组患者的基本药物治疗，难以提供 B 族维生素降低同型半胱氨酸对心血管终点的附加作用的证据，因此，在大规模 Meta 分析中仅认为 Hcy 具有诊断价值而非预后价值。

预防卒中的情况则不同。对于这种情况，Hcy 水平下降的患者预期风险下降了约 25%；因此，为了得出一个有根据的结论，Meta 分析需要更少的患者。

Meta 分析：一项 Meta 分析[55]包含了 75 项研究(22 068 例患者和 23 618 例对照)的数据及 14 项包含 39 597 例经历心血管疾病(cardiovascular disease，CVD)事件和同型半胱氨酸降低的参与者的随机试验。结果发现血浆同型半胱氨酸和缺血性心血管疾病风险之间存在独立的显著关联。携带基因型 MTHFR - 677 TT 的个体心血管疾病风险比携带基因型 CC(野生型)的个体高 16%；基因型 TT 的患者血浆 Hcy 水平比基因型 CC 的患者血浆 Hcy 水平高 1.9 μmol/L。14 项随机试验显示尽管同型半胱氨酸减少 3.3 μmol/L，但是心血管疾病风险没有显著下降。然而，在使用小剂量阿司匹林的研究中，同型半胱氨酸降低与 CVD 风险降低 7%相关。高剂量阿司匹林摄入的研究并未降低 CVD 风险。因此得出结论，当阿司匹林不是常规使用时，叶酸在心血管疾病的一级预防中起作用，但在二级预防中不起作用[55]。

对包含 8 项 16 481 例患者的随机二级预防研究的另一项 Meta 分析分析了维生素 B 补充剂(叶酸、维生素 B_6 或维生素 B_{12})对卒中风险的影响[56]。补充叶酸可使卒中风险降低 18%[56]。如果治疗延长超过 3 年或血浆同型半胱氨酸降低超过 20%时，可观察到更显著的卒中风险降低(延长超过 3 年卒中风险降低 29%，血浆同型半胱氨酸降低超过 20%时卒中风险降低 23%)。因此可以认为补充叶酸可以在初级预防中显著降低卒中的风险。

在另一项关于降低同型半胱氨酸疗法对预防卒中疗效的 Meta 分析中[57]，有 13 项随机对照试验的 39 005 例患者被纳入其中。在所有试验中，均观察到对预防轻度卒中的良性趋势。在非二级预防试验中，风险显著降低 11%。在分层分析中，叶酸加维生素 B_6 和维生素 B_{12} 的联合治疗试验和不成比例地招募了男性患者的试验中观察到更大的有益效果；卒中的风险降低了 16%。Meta 分析的作者得出结论认为，叶酸对中风预防有轻度益处，特别是与维生素 B_6 和维生素 B_{12} 联合使用及对于男性患者时，这种效果尤为明显。

自 1998 年美国和加拿大在全国范围内推行谷物产品强化叶酸以来，卒中的发病率已大幅下降[58]。此后，美国每年因卒中导致的死亡人数已下降约 13 000 人，相当于卒中死亡率下降约 10%。卒中死亡率下降与血浆同型半胱氨酸水平的降低相关。

13.1.5.2 神经毒性影响

同型半胱氨酸能够与中枢神经系统(central nervous system，CNS)中的谷氨酸和天冬氨酸受体竞争。因此，高同型半胱氨酸血症可能对各种 N-甲基-D-天冬氨酸(NMDA)谷氨酸受体亚型具有兴奋毒性作用，并因此导致羟基自由基生增加(图 13.1 - 7)[59]。NMDA 受体的激活被认为促进细胞内钙积聚和由此导致的细胞蛋白酶释放，并可能导致细胞凋亡。这种兴奋毒性机制从代谢性和毒性脑病到精神分裂症，已被作为许多神经退行性疾病和精神疾病的假设。目前已表明，NMDA 受体和Ⅰ型代谢型谷氨酸受体都参与同型半胱氨酸诱导的神经毒性。

13.1.5.3 甲基化能力缺陷

除了其作为血管损伤物质的作用外，高同型半胱氨酸血症也是甲基化能力缺陷的指标(SAH 升高或 SAM 降低)。叶酸和维生素 B_{12} 之间的完整相互作用及随之形成的正常水平的同型半胱氨酸，对 DNA 合成和各种甲基化反应(DNA、RNA、髓磷脂、磷脂、受体和神经递质的甲基化)非常重要。据报道，患神经精神障碍者的脑脊液中，作为活性甲基团供体的 SAM 和叶酸的浓度是降低的[38,60]。阿尔茨海默病患者的脑脊液中和其死后大脑中的 SAM 水平非常低。

在阿尔茨海默病中，SAM 状态的变化被认为对衰老蛋白(β淀粉样蛋白形成的关键因素)的表达和磷酸化 tau 蛋白的形成至关重要(图 13.1 - 8)[61]。脑脊液中磷酸化 tau 蛋白的浓度与脑脊液中 SAH 浓度呈正相关且与年龄呈独立相关(图 13.1 - 9)[62]。这表明该基因的过表达与基因启动子区的低甲基化有关。儿茶酚胺和髓磷脂的合成和分解代谢可以通过降低 SAM 浓度来调节。抑郁症和高血浆同型半胱氨酸患者脑脊液中的单胺代谢物浓度较低，这表明血清素、多巴胺和去甲肾上腺素的转换有缺陷。阿尔茨海默病患者中报道了同型半胱氨酸浓度升高，但蛋氨酸和色氨酸(血清素前体)

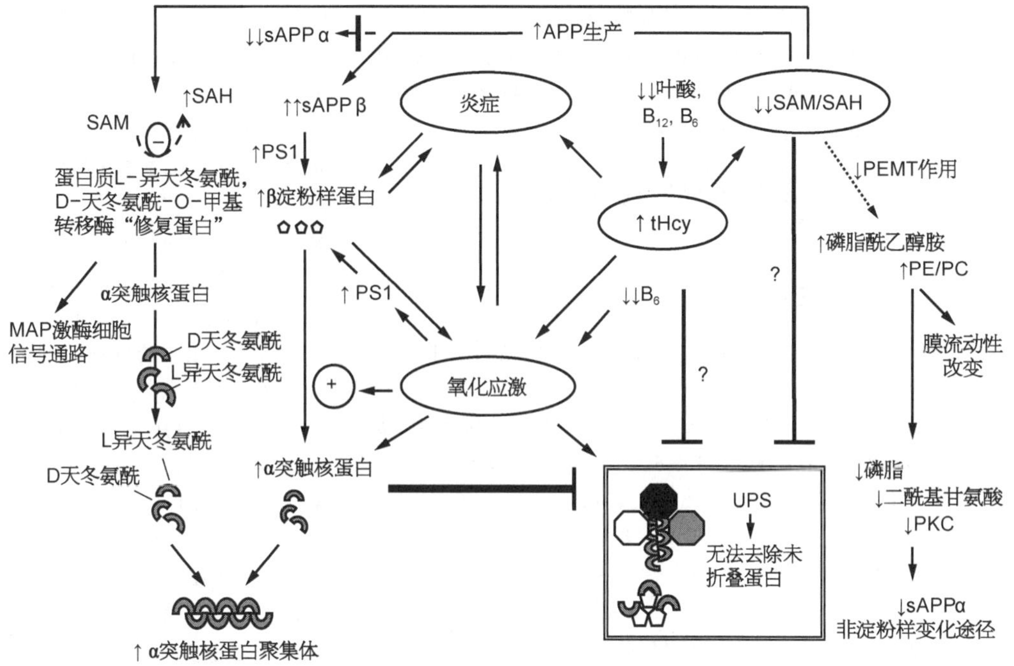

图 13.1－7 同型半胱氨酸神经毒性的机制。APP,淀粉样前体蛋白;MAP,丝裂原活化蛋白;PC,磷脂酰胆碱;PE,磷脂酰乙醇胺;PKC,蛋白激酶 C;PS1,衰老蛋白;SAM,S 腺苷蛋氨酸;SAH,S 腺苷同型半胱氨酸;sAPP,可溶性淀粉样前体蛋白;tHcy,总同型半胱氨酸;UPS,泛素蛋白酶体系统

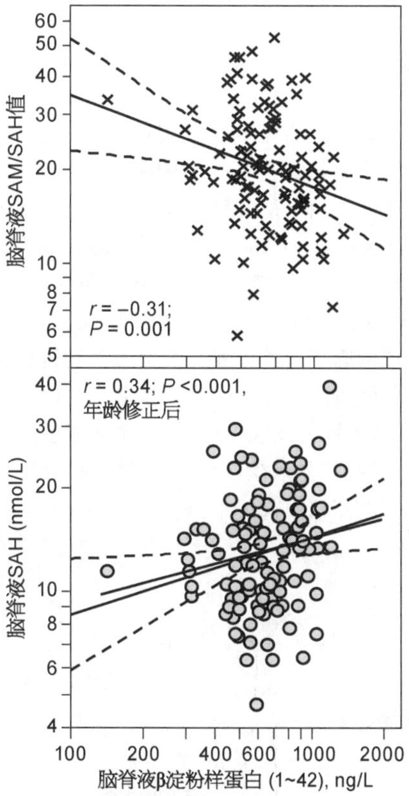

图 13.1－8 无痴呆症状患者中脑脊液 β 淀粉样蛋白 1～42 的浓度与脑脊液中 SAH 和 SAM/SAH 值的关系。SAM,S 腺苷蛋氨酸;SAH,S 腺苷同型半胱氨酸(修改自参考文献[62])

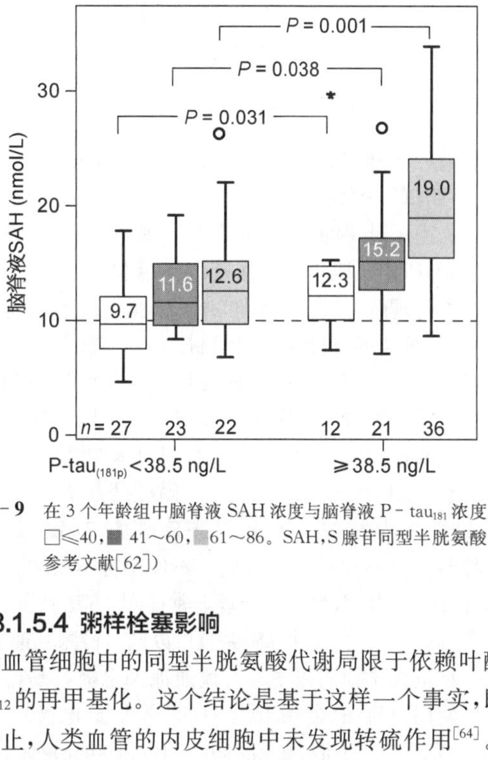

图 13.1－9 在 3 个年龄组中脑脊液 SAH 浓度与脑脊液 P－tau_{181} 浓度的关系。□≤40,■ 41～60,▒61～86。SAH,S 腺苷同型半胱氨酸(修改自参考文献[62])

含量低。

正常的叶酸代谢对于合成足够的四氢生物蝶呤十分重要,该物质是决定血清素和多巴胺合成速度的辅因子。低水平维生素 B_{12} 和叶酸导致 CNS 中四氢生物蝶呤的生成减少[63]。早期阿尔茨海默病患者中同型半胱氨酸水平升高,蛋氨酸和色氨酸浓度显著降低。

13.1.5.4 粥样栓塞影响

心血管细胞中的同型半胱氨酸代谢局限于依赖叶酸和维生素 B_{12} 的再甲基化。这个结论是基于这样一个事实,即直到目前为止,人类血管的内皮细胞中未发现转硫作用[64]。因为同型半胱氨酸不会发生不可逆的降解成为半胱氨酸,所以同型半胱氨酸的合成可以迅速超过细胞输出并导致特定的细胞损伤直至细胞死亡。与任何其他器官相比,心血管系统对同型半胱氨酸的增加特别敏感。这种增加可以诱导血管壁的形态变化、刺激炎症、激活内皮和凝血连锁反应,并抑制纤维蛋白溶解。一般来说,高同型半胱氨酸血症引起抗血栓形成的内皮功能损害并产生促凝血环境[65]。高同型半胱氨酸血症中讨论最多的致动脉粥样硬化机制,包括血管壁内膜增厚、血小板更新增加、血栓素合成增加导致血小板活化程度上升、内皮功能障碍、白细胞活化、LDL 氧化增加、因血管壁脂质沉积导

致泡沫细胞形成增加及促进平滑肌细胞的增殖。

高同型半胱氨酸血症致动脉粥样化过程大多被认为是由氧化应激引起的。同型半胱氨酸硫内酯(一种高反应性硫内酯)及炎症将在本章作为重点机制讨论。

13.2 同型半胱氨酸

Wolfgang Herrmann, Rima Obeid

13.2.1 适应证

动脉粥样硬化和神经退行性疾病患者。检测同型半胱氨酸的目标人群:

- 血管疾病:冠心病、心肌梗死、颈动脉粥样硬化、外周动脉闭塞性疾病、脑动脉粥样硬化、脑损伤、静脉血栓形成、肺动脉栓塞。
- 心血管疾病风险组:疾病家族史、动脉高压、吸烟、高脂血症、肾功能不全、糖尿病、代谢综合征、肥胖症。
- 维生素缺乏风险组:老年人、素食者、炎症性胃肠疾病(胃炎、吸收不良)、酗酒、单一饮食习惯,药物。
- 其他风险组:痴呆、认知障碍、抑郁症、高同型胱氨酸尿症、甲状腺功能减退症、风湿病、AIDS、妊娠并发症(先兆子痫、HELLP综合征、神经管缺陷、胎儿宫内发育迟缓)。
- 预防:孕前预防神经管缺陷,大于50岁的健康个体。

13.2.2 检测方法

高效液相色谱(high performance liquid chromatography, HPLC):HPLC是测定血浆或血清中同型半胱氨酸水平的标准方法[1]。由于其检测限、简便性和高通量,HPLC方法结合荧光检测(HPLC-FD)是氨基硫醇定量检测的广泛使用方法[2]。标本处理程序、色谱条件和标本检测程序之间有很大差异,使得该方法的标准化受到限制。

所应用的方法主要可以分成使用衍生化的程序和不衍生化的程序。第一种方法使用荧光试剂与巯基团反应进行柱前衍生化。通常使用三种衍生试剂:单溴对苯二甲酸、4-氨基磺酰基-7-氟-2,1,3-苯并噁二唑-4-磺酸盐及7-氟-2,1,3-苯并噁二唑-4-磺酸铵,其中4-氨基磺酰基-7-氟-2,1,3-苯并噁二唑-4-磺酸盐是最适合的。不使用标本衍生的电化学检测非常有吸引力,因为标本处理非常简单,方法特异性高,高通量标本自动进样的可能性高,并且可以同时检测其他硫醇。

但这种电化学检测程序具有流通池和电极容易污染的缺点。还可使用电流法(金/汞电极)和库仑法(碳电极)。

气相色谱-质谱法(gas-liquid chromatography-mass spectrometry, GC-MS):将氘化内标(D_8-同型半胱氨酸)加入血浆标本中,由于用1,4-二硫-D,L-苏糖醇还原,从而释放同型半胱氨酸,并且使用含阴离子交换树脂的柱层析法通过固相提取来纯化标本。然后用N-甲基-N-叔丁基二甲基甲硅烷基-三氟乙酰胺衍生同型半胱氨酸,并通过毛细管气相色谱法(使用自动加样系统)分离丁基二甲基甲硅烷基衍生物,并用单离子监测(single ion monitoring, SIM)模式下的质量检测器检测[3]。

液相色谱串联质谱(liquid chromatography-tandem mass spectrometry, LC-MS/MS):LC-MS/MS法是一种高特异性、高灵敏度、高分辨率的同型半胱氨酸测定方法。日处理量可多达200个血浆标本,并且标本处理耗时更少(1 h以内40个标本)[4]。

毛细管电泳:该检测方法使用激光介导荧光检测。标本处理时将血浆标本与内标混合,用三正丁基膦还原,然后脱蛋白(三氯乙酸)和衍生化(5-溴甲基荧光素)。电泳分离大约需要7 min[5]。

免疫学方法:荧光偏振免疫分析(fluorescence polarization immunoassay, FPIA)。该方法基于同型半胱氨酸的还原释放,由SAH水解酶催化同型半胱氨酸转化为SAH并随后用SAH抗体进行免疫学检测的原理。除用于荧光偏振免疫分析外,该方法还可用于胶乳增强比浊测定。与标准方法HPLC相比,免疫分析在7～40 μmol/L浓度范围内也具有良好的相关性和检测特性,CV为3%～5%[6]。

酶法:酶同型半胱氨酸测定方法基于同型半胱氨酸/蛋氨酸循环的反应。通过酶循环提高了检测的检测限和特异性。与其他方法一样,氧化的同型半胱氨酸首先被三(2-羧乙基)膦(TCEP)还原成同型半胱氨酸。

在由胱硫醚-β-合酶催化的同型半胱氨酸测定中(图13.2-1),同型半胱氨酸和丝氨酸缩合形成胱硫醚。然后胱硫醚被胱硫醚-β-裂解酶催化形成同型半胱氨酸和丙酮酸。在340 nm处通过NADH吸收量的减少来计算存在的丙酮酸的量并转化成乳酸。在不同的酶促同型半胱氨酸测定中,不直接测量同型半胱氨酸,但是在循环酶测定方法中,测量的是共底物的转化产物而不是共底物本身。在与同型半胱氨酸甲基转移酶(homocysteine methyltransferase, HMTase)催化的S腺苷蛋氨酸反应中,同型半胱氨酸转化为SAH。然后SAH被SAH水解酶水解切割形成同型半胱氨酸和腺苷。在此循环反应中形成的腺苷通过用腺苷脱氨酶将其转化为肌苷和氨来测量。谷氨酸是由氨和酮戊二酸在由谷氨酸脱氢酶(GLD)催化的依赖NADH的反应中形成的,并且基于NAD的形成,其在340 nm的吸收量减少。340 nm处的吸收变化与标本中的同型半胱氨酸浓度相关。

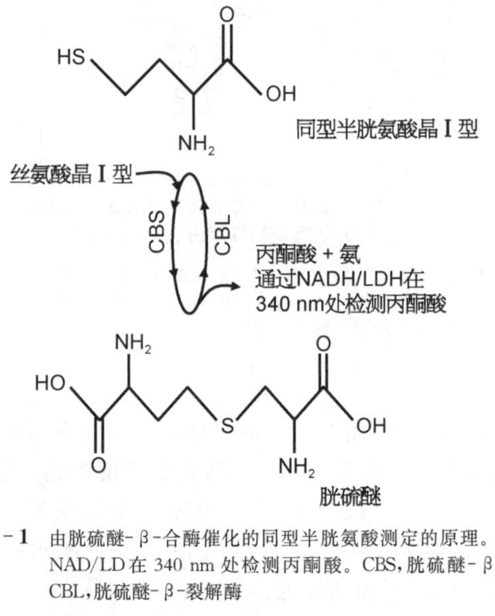

图13.2-1 由胱硫醚-β-合酶催化的同型半胱氨酸测定的原理。借助于NAD/LD在340 nm处检测丙酮酸。CBS,胱硫醚-β-合酶;CBL,胱硫醚-β-裂解酶

13.2.3 标本要求

13.2.3.1 口服蛋氨酸负荷

该激发试验中，在口服蛋氨酸后 4 h 和 6 h 分别检测同型半胱氨酸(表 13.1-1)：

- 采集 EDTA 空腹全血以确定同型半胱氨酸基线浓度(冷藏，30 min 内分离血浆)。
- 口服添加 L 蛋氨酸(按 0.1 g/kg)200 mL 果汁和一小份无蛋氨酸的零食。
- 在蛋氨酸给药后 4 h 和(或)6 h 再次收集 EDTA 血液以确定蛋氨酸后负荷浓度。

同型半胱氨酸水平主要反映胱硫醚-β-合酶活性和(或)维生素 B_6 的利用度[7]。相反，空腹同型半胱氨酸水平对维生素 B_6 缺乏不敏感。在 12～15 μmol/L 同型半胱氨酸空腹水平范围内，大量个体在蛋氨酸负荷(高于 38 μmol/L)时产生病理表现[8]。

13.2.4 参考区间

因为已经发现心血管和其他退行性疾病的风险增加和表现与已超过 10 μmol/L 的同型半胱氨酸浓度间的分级关系(剂量反应关系)，所以建立参考区间没有意义[12]。同型半胱氨酸浓度每增加 1 μmol/L，风险增加 6%～7%[13]。考虑到预防和治疗方面的区别而设立的风险区间已被定义为实际应用。

13.2.5 临床意义

如果检测到同型半胱氨酸浓度中度升高(12～30 μmol/L)，4～6 周后建议进行第二次检测。同型半胱氨酸的个体内变异性通常非常低。6～18 个月后对健康个体的重复测量显示与基线值非常一致，个体非显著误差仅为 0.85～1.2 μmol/L[14]。尽管变异性较小，但在关键时间间隔内多次检测可以提高诊断水平。

据报道，中度高同型半胱氨酸血症(高于 12 μmol/L)在普通人群中约占 10%，其中有接近 40% 的血管疾病患者和约 50% 的年龄在 65 岁以上的老年人。同型半胱氨酸与其他风险因素(吸烟、动脉高压、糖尿病、高脂血症)之间的协同相互作用导致总体风险成比例增加。因此，识别退行性血管疾病高风险人群尤为重要。

13.2.5.1 治疗目标和选择

预防：补充剂仍然是预防的推荐选择。预防意义上的剂量列于图 13.2-2。此外，建议改善饮食，如转换成富含维生素的饮食。

治疗：对于有明显血管疾病、卒中、神经退行性疾病或认知功能障碍的患者，目标应达到血浆同型半胱氨酸水平低于 10 μmol/L[12]。同型半胱氨酸水平高于 12 μmol/L 时，维生素缺乏症及肾脏和甲状腺功能障碍应被排除为同型半胱氨酸升高的原因。考虑到影响因素，应对结果进行解释(表 13.1-1、表 13.1-2 和表 13.1-3)，如改变药物、改变剂量或治疗甲状腺功能减退可导致同型半胱氨酸显著降低。

维生素补充剂推荐：维生素补充剂降低高半胱氨酸浓度的程度取决于基线浓度。每日服用 0.2～5 mg 叶酸可以降低 16%～39%[16]。额外使用维生素 B_{12} 是为了避免叶酸相对缺

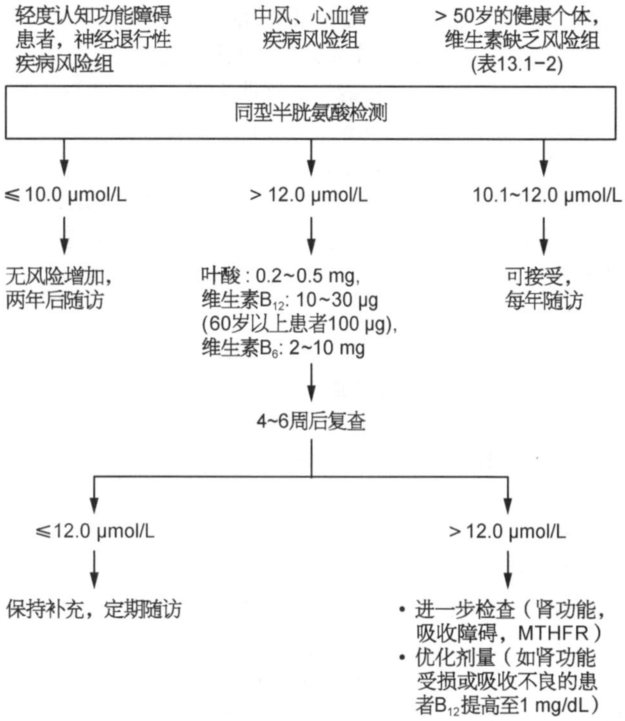

图 13.2-2 高同型半胱氨酸血症诊断和预防/治疗的决策树(不适用于肾病患者)

乏(即辅助叶酸利用)。

不应该单独使用叶酸治疗(特别是不能长期使用)，只能与维生素 B_{12} 联合使用。维生素 B_6 对空腹同型半胱氨酸浓度影响不大，但是在分解代谢转硫作用中是重要的辅因子，因此在 B 族维生素补充剂中也应考虑到。

如果同型半胱氨酸浓度中度升高，则应开始每日补充 0.2～0.8 mg 叶酸、3～30 μg 维生素 B_{12}(老年患者因吸收不良而至少 100 μg)和 2～20 mg 维生素 B_6。如果同型半胱氨酸浓度降低至低于 10 μmol/L，可每隔 1～2 年检查同型半胱氨酸浓度。

增加维生素需求的其他原因：如果同型半胱氨酸水平的降低不理想，则必须寻找其他原因，如除维生素缺乏外，还可能存在肾脏和甲状腺功能障碍。应该注意的是，在参考范围内偏低区间的维生素 B_{12} 浓度不排除细胞内 B_{12} 缺乏[14]。参与代谢的酶的遗传突变，如最广为人知的 5,10-亚甲基四氢叶酸还原酶(MTHFR)677 C>T 多态性也可以导致更高的维生素需求。

肾功能障碍和酶缺乏症下的补充治疗：明显的肾功能障碍(功能不全、透析)可能需要非常高的维生素剂量(可能还需要每天摄取 3 g 甜菜碱)，但在许多情况下不可能达到正常浓度。在无肾功能障碍的患者中检测到高于 30 μmol/L 同型半胱氨酸水平可能由先天性酶缺乏症引起，其患病率迄今为止已被低估。如果用药理学剂量(如 5～15 mg 叶酸、1 mg 维生素 B_{12} 和超过 20 mg 维生素 B_6)的首发治疗尝试失败，则患者应转诊至专病专家。

13.2.6 注意事项

标本：血浆优于血清。在某些情况下，使用不同于加入 EDTA 的采样管(如 2-脱氮腺苷作为稳定剂)来延长标本离心前的保存时间，且同时同型半胱氨酸浓度没有显著变化。建

议追求即刻离心或短时低温存储来达到更好的可比性。另一方面，2-脱氮腺苷不适合作为免疫学测定的稳定剂。

已经有厂商尝试使用能够无须即刻离心血液的稳定剂。一些制造商使用抑制SAH释放同型半胱氨酸的SAH水解酶抑制剂。然而，增加的SAH使得基于SAH检测的免疫学方法检测同型半胱氨酸的浓度不正确[18]。在柠檬酸钠或Primavette标本中，24 h后血浆同型半胱氨酸在4℃时没有明显变化，室温下同型半胱氨酸浓度在Primavette中保持不变，但SAH浓度持续增加[18]。

采血后标本处理：血液采集后，血细胞中产生同型半胱氨酸不断释放到血浆中，导致血浆同型半胱氨酸浓度逐渐增加（室温下每小时5%～15%）[18]。由于凝血过程中的细胞释放，血清标本中可能出现同型半胱氨酸增加。采集后立即将血液标本（通常为EDTA全血）储存在阴凉处，在30 min内，在低温离心机中以2 000 g离心10 min。

检测方法：通常，在所有结合和游离的同型半胱氨酸经历一步还原反应后进行总同型半胱氨酸的测定。因此，检测结果不会考虑结合型和游离型的占比变化。

酶法测定：酶法同型半胱氨酸测定与高效液相色谱法和免疫学测定法在一个广浓度范围内有很好的相关性[6]。据报道，人类标本的变异系数（日间）在低浓度和高浓度范围内低于7%。与HPLC或免疫学方法相比，酶法绝对值略高（平均高达7%）。根据标准参考物质验证的酶分析的精确度并不总是令人满意[6]。中度脂血、黄疸或溶血可影响结果[6]。肾病患者或肝硬化患者血浆中的酶法同型半胱氨酸测定可能受到干扰的影响，从而导致检测结果偏高。在基于胱硫醚到高半胱氨酸和丙酮酸的转化的酶促测定中，干扰可以因肾病患者中胱硫醚水平升高引起。在指示剂反应中基于氨转化为酮戊二酸的酶法同型半胱氨酸测定中，对血氨升高（肝硬化）的血浆测量同型半胱氨酸会造成浓度假性增高。

影响因素：中度脂血、高胆红素血症或溶血可影响检测质量[6]。除同型半胱氨酸水平升高外，肾功能不全患者血浆中还可检测到升高的SAH。然而，由于这些患者中同型半胱氨酸水平显著升高，这一误差并不显著。

其他体液：虽然没有对其他体液中同型半胱氨酸浓度进行系统分析，但有小型研究提供了有关其他体液中同型半胱氨酸浓度的信息。表13.2-1展示了这方面经挑选的信息。使用LC-MS/MS或HPLC法测定的脑脊液（CSF）中的同型半胱氨酸水平比血浆低约百倍。脑脊液同型半胱氨酸浓度与血清和脑脊液叶酸浓度呈负相关，但与脑脊液SAH和年龄呈正相关。脑脊液和血清同型半胱氨酸也有相关性。据报道，脑脊液同型半胱氨酸在阿尔茨海默病患者中高于没有神经疾病的患者。

在一项研究中，羊水中的同型半胱氨酸水平与血浆中的水平相当（表13.2-1）[10]。据报道，胎龄较小的新生儿羊水中同型半胱氨酸浓度高于成熟新生儿。羊水中的同型半胱氨酸浓度与胎儿孕龄、股骨长度和双顶径有关。

在研究范围内对精液中同型半胱氨酸浓度的测定表明，精液中同型半胱氨酸水平在可生育和特发性不育男性中相似，但在不育男性中更低[11]。

表13.2-1 其他体液中同型半胱氨酸的浓度

体液	同型半胱氨酸和疾病组		
脑脊液（CSF），nmol/L	中位数：90（60～160） 无严重疾病的神经病患者[9]	平均数±SD：84.9±24.5 N=15；无神经病的患者[9]	平均数±SD：110.6±31.6 N=18；阿尔茨海默病患者[9]
羊水（17±1.2 GW），μmol/L	平均数±SD：1.04±0.72（95% CI 0.43～2.41） 所有新生儿[10]	平均数：1.01（95%CI 0.94～1.08） 成熟新生儿[10]	平均数：1.29（95%CI 1.05～1.51） SGA[10]
精液，μmol/L	平均数±SD：5.9±3.1 可生育男性[11]	平均数±SD：5.8±3.4 特发性生育能力不足[11]	平均数±SD：4.2±3.0 生育能力不足[11]

CI，置信区间；SGA，小于胎龄儿；SD，标准差；GW，孕周

药物：应考虑药物引起的同型半胱氨酸水平改变（表13.1-2），如含有SAM的药物治疗可能导致同型半胱氨酸升高。此外，诸如甲氨蝶呤、卡马西平、苯妥英、一氧化氮、抗惊厥药或6-氮尿苷三乙酸酯的药物可影响患者的同型半胱氨酸代谢，导致同型半胱氨酸浓度升高。

稳定性：如果不立即进行离心分离，可以在采集后将血液储存在冰上或冰箱中长达1 h。未及时离心和分离血细胞，同型半胱氨酸将随温度和时间的变化迅速增加，导致测量结果假性升高。离心后，血浆中的同型半胱氨酸保持稳定：在室温下24 h，在冰箱（2～8℃）下长达一个星期，在-20℃下长达数月，在-70℃下长达10年[19]。

13.2.7 SAH和SAM

SAH通过SAM的去甲基化形成，并且是许多甲基转移反应的有效抑制剂。SAM（活化的蛋氨酸）作为通用甲基供体在中间代谢中起重要作用。在最近的出版物中已经指出，与同型半胱氨酸相比，SAH可能是阿尔茨海默病发展更好的生物标志物[20]。据报道在一项针对阿尔茨海默病患者的研究中，脑脊液中的SAH与磷酸化的tau蛋白显著相关，后者是阿尔茨海默病发展的关键蛋白，而同型半胱氨酸未发现这种关联[21]。研究表明，神经变性的生物标志物[淀粉样前体蛋白（APP）和α突触核蛋白]与帕金森病患者甲基化生物标志物（SAH和SAM）相关[22]。更好的认知功能与更高的甲基化潜力（SAM/SAH值）相关[22]。有人提出，SAH或SAM/SAH值可能比同型半胱氨酸更好地反映低甲基化作为高同型半胱氨酸血症的基本病理机制。

已开发出快速可靠的稳定同位素稀释超高效液相色谱串联质谱（UPLC-MS/MS）方法来同时定量检测体液中的SAM和SAH[23]。此方法包括苯基硼酸固相提取程序，用于结合和清除SAM和SAH。提取后，使用UPLC（Acquity UPLC BEH C18柱）分离SAM和SAH，并使用串联质谱仪定量。

因为SAM不稳定并且会降解形成SAH，所以应该遵循预分析程序。收集用于SAM和SAH测定（同型半胱氨酸也如是）的EDTA血液应当在离心前始终存储在阴凉处，在30 min内离心，并立即分离血浆并加入乙酸用于去蛋白（1 mL血浆+0.1 mL 1N乙酸）。充分混合后，应再次离心混合物并将上清液储存在-70℃直至分析前。正常人血浆SAM浓度为85.5 nmol/L±

11.1 nmol/L，SAH 为 13.3 nmol/L ± 5.0 nmol/L。UPLC-MS/MS 方法灵敏度高，特异性强，精密度和准确度都很高。

13.2.8 病理生理学

根据不同的定量方法，高达 25% 的心血管事件可能通过降低升高的同型半胱氨酸浓度来预防[24]。同型半胱氨酸除了作为具有额外预后功能的风险因素的意义之外，还是叶酸、维生素 B_{12} 和维生素 B_6 缺乏的敏感诊断生物标志物[25]。而且，同型半胱氨酸的测定适合记录维生素补充后的成功治疗。它们除了作为参与同型半胱氨酸代谢酶的辅因子之外，维生素 B_{12}、B_6 和叶酸具有重要的独立的特性。叶酸和维生素 B_6 缺乏是心血管疾病的独立风险因素。

低 5-甲基-THF：低叶酸浓度，MTHFR 基因突变或低维生素 B_{12} 浓度可能导致 5-甲基-THF 合成受损，导致同型半胱氨酸再甲基化为蛋氨酸的功能受损[26]。人们一直试图通过使用转硫作用来提高同型半胱氨酸的代谢率。然而，由于 SAM 浓度太低而不能激活分解代谢途径，所以形成的同型半胱氨酸的量增加不能通过转硫作用转化。同型半胱氨酸的增加通过低浓度的 5-甲基-THF 进一步增强，该步骤不会抑制 SAM 的去甲基化，因此有助于进一步降低 SAM。

5-甲基-THF 升高：维生素 B_{12} 或蛋氨酸合酶缺陷抑制同型半胱氨酸再甲基化为蛋氨酸[27]。由此产生的升高的 5-甲基-THF 抑制了 SAM 的去甲基化，随后升高的 SAM 激活胱硫醚-β-合酶。维生素 B_{12} 缺乏症中的高同型半胱氨酸血症稍低于叶酸缺乏症，因为维生素 B_{12} 缺乏症中的同型半胱氨酸分解代谢比叶酸缺乏症更活跃。

慢性肾功能不全：部分原因是高同型半胱氨酸血症患病率过高导致肾病患者过早发生动脉粥样硬化性血管病。血液透析和腹膜透析患者的同型半胱氨酸水平中位数约为 30 μmol/L[28]。在许多情况下，肾移植患者的同型半胱氨酸水平也中度升高（中位数为 20 μmol/L）。同型半胱氨酸至蛋氨酸的再甲基化（仅维生素补充可部分逆转）作为肾病患者（约 70% 的移植患者和约 90% 的血液透析患者）中高同型半胱氨酸血症患病率高的主要原因已有讨论[29]。除了肾功能障碍外，肾病患者也有 B 族维生素（维生素 B_{12} 和维生素 B_6、叶酸）大量缺乏的情况[28]。

中度转硫作用受损：转硫作用仅在维生素 B_6 缺乏或胱硫醚-β-合酶基因杂合缺陷存在时中度受损[26]。结合非受损的再甲基化，只要同型半胱氨酸负荷保持低水平，残余的转硫活性就可以预防高同型半胱氨酸血症。然而，明显的高同型半胱氨酸血症发生于食物摄入后或在已存在维生素 B_6 缺乏的蛋氨酸负荷试验之后。因此，蛋氨酸负荷试验主要用于鉴定在空腹条件下具有正常或临界水平同型半胱氨酸的患有转硫作用障碍的个体。

13.3 维生素 B_{12}（钴胺素）

Wolfgang Herrmann, Rima Obeid

13.3.1 引言

维生素 B_{12} 也被称为钴胺素（图 13.3-1），是以下两种酶的辅因子（见后图 13.3-6）：① 蛋氨酸合酶，由同型半胱氨酸和 5-甲基-THF 形成蛋氨酸；② L-甲基丙二酰辅酶 A 变位酶，其催化琥珀酰辅酶 A 形成甲基丙二酸。

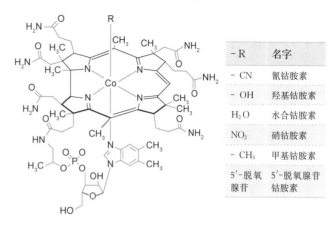

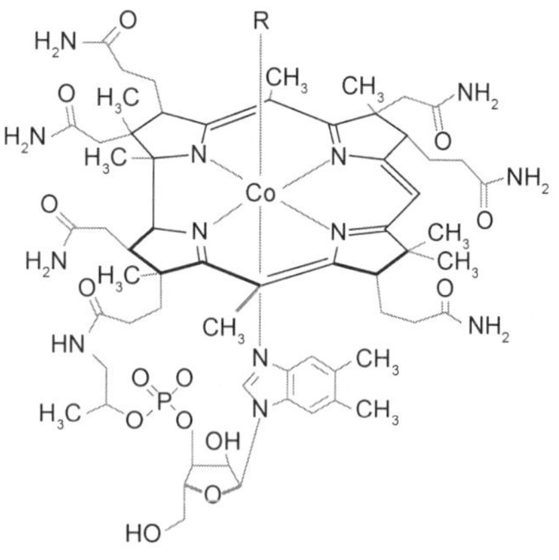

-R	名字
-CN	氰钴胺素
-OH	羟基钴胺素
H_2O	水合钴胺素
NO_2	硝钴胺素
$-CH_3$	甲基钴胺素
5′-脱氧腺苷	5′-脱氧腺苷钴胺素

图 13.3-1 钴胺素的基本形态结构

维生素 B_{12} 的主要膳食来源是肝、肉、鱼、牛奶、奶酪和鸡蛋。

维生素 B_{12}[1]：与叶酸一样，对于促进红细胞生成细胞的成熟必不可少。两种维生素中任一种的缺乏导致细胞质和细胞核之间的成熟不同步，并导致巨幼细胞性贫血。对中枢神经系统的发育和初始髓鞘形成必不可少。维生素 B_{12} 缺乏会导致颅脑和周围神经脱髓鞘和脑内白质脱髓鞘。

大约 80% 的血清维生素 B_{12} 与钴胺传递蛋白 Ⅰ 结合，并且在这种形式下代谢失活。剩余部分与钴胺传递蛋白 Ⅱ 结合和生物学活化（全反钴胺素 Ⅱ）。

维生素 B_{12} 缺乏的实验室评估：第一步是确定血清维生素 B_{12} 水平。单纯使用给定测试的参考区间用于评价存在缺陷，假阳性和假阴性结果高达 50%。如果临床上在参照参考区间的情况下怀疑维生素 B_{12} 缺乏症，建议联合测定全反钴胺素 Ⅱ、甲基丙二酸和同型半胱氨酸。

13.3.2 适应证

维生素 B_{12} 缺乏的风险人群已列于表 13.3-1。

表 13.3-1 维生素 B_{12} 缺乏的风险人群[3]

风险人群	备注
素食者、纯素主义者和养生饮食者	膳食维生素 B_{12} 摄入量低
高同型半胱氨酸血症，同型半胱氨酸尿症	B 族维生素缺乏，老年人，透析患者
素食母亲的新生儿和母乳喂养的婴儿	母乳中维生素 B_{12} 摄入量低
老年人	恶性贫血，胃酸缺乏症，引起钴胺素吸收不良的胃肠疾病（胃肠手术、胃炎、萎缩、肠道细菌过度生长、药物与维生素相互作用、酒精）
神经退行性疾病和神经精神疾病	神经病，痴呆，阿尔茨海默病，认知障碍，精神分裂症
慢性萎缩性胃炎	维生素 B_{12} 吸收障碍
末端回肠疾病	克罗恩病，回肠淋巴瘤，回肠切除术，回肠细菌过度生长
胰腺功能不全	
慢性肝病和肾病	
大红细胞性贫血	膳食维生素 B_{12} 摄入量低或恶性贫血

续 表

风险人群	备注
慢性酒精中毒	膳食维生素 B_{12} 摄入量低，维生素 B_{12} 吸收障碍
药物	质子泵抑制剂，H_2 受体拮抗剂，一氧化二氮（笑气）吸入
艾滋病相关脊髓病	维生素 B_{12} 依赖的甲基转移障碍

13.3.3 检测方法

13.3.3.1 总维生素 B_{12}

化学发光免疫分析：直接化学发光检测的竞争性免疫分析法。维生素 B_{12} 通过在碱性环境中还原，从其内源蛋白结合位点释放。患者标本中的游离维生素 B_{12} 与确定量的已标记的维生素 B_{12} 竞争（如用吖啶酮标记，用于有限量的纯内因子的结合位点）。内因子作为固相与顺磁性粒子结合。磁分离后，触发化学发光反应。患者标本中维生素 B_{12} 的量与测量的相对光单位之间存在反比关系。

固相放射免疫分析：使用涂有抗维生素 B_{12}/牛血清白蛋白抗血清的反应管。掺入放射性碘化的维生素 B_{12} 酪氨酸甲酯（B_{12}－TME－^{125}I）作为放射性示踪剂。在竞争法检测中，内源性维生素 B_{12} 和 B_{12}－TME－^{125}I 竞争结合血管壁上的抗体结合位点。冲洗反应管后测得的放射性与标本中的维生素 B_{12} 浓度成反比[2]。

竞争性放射性配体分析：从血清中的结合蛋白中提取内源性维生素 B_{12}，并加入确定量的同位素标记的维生素 B_{12} 和维生素 B_{12} 结合蛋白（如 IF）。然后，游离的和蛋白结合的维生素 B_{12} 被分离开。游离部分的放射性与标本中的维生素 B_{12} 浓度成反比。

13.3.3.2 全反钴胺素Ⅱ（Holotranscobalamin Ⅱ，holoTC）

酶免疫分析Ⅰ：该方法基于使用分析仪进行测量的微粒酶免疫分析（microparticle enzyme immunoassay，MEIA）原理。该分析使用单克隆抗 holoTC 抗体包被的微粒[4]。标本中的 holoTC 抗原与包被的微粒结合，在微粒上形成抗原-抗体复合物。加入碱性磷酸酶（ALP）结合物，并且在洗涤步骤后，将底物 4-甲基伞形酮基-磷酸酯加入基质细胞中。ALP 标记的结合物催化从底物切割磷酸基团。所得荧光产物 4-甲基伞形酮通过 MEIA 的光学组件测量。信号与标本中的 holoTC 浓度成正比[5]。

酶免疫分析Ⅱ：在该方法中，包被维生素 B_{12} 的磁珠使血浆中的脱辅基钴胺传递蛋白沉淀。存在于上清液中的 holoTC 通过 ELISA 测量。ELISA 使用固定的抗人 TC（兔源性）在辣根过氧化物酶中性显色反应中用生物素化的抗体捕获和检测血浆中的 holoTC。显色反应与血浆 holoTC 浓度成正比[6]。

放射免疫分析：holoTC 与固定在磁性微球体上的单克隆抗 TC Ⅱ抗体结合，然后与留在液相中的未结合部分运用磁性进行分离。钴胺素通过还原和磁性分离的 holoTC 中提取而释放，加入确定量的 ^{57}Co－示踪剂，随后标记的钴胺素和未标记的钴胺素在固定的内因子上竞争结合位点。在未结合的部分被洗出后，测量放射性。放射性与标本中的 holoTC 浓度成反比[7]。

13.3.3.3 甲基丙二酸（MMA）

气液色谱-质谱（GC－MS）：向标本中加入氘代内标，并且使用带有阴离子交换树脂的柱色谱法通过固相提取纯化标本。然后用 N－甲基－N－（叔丁基二甲基甲硅烷基）－三氟乙酰胺衍生化 MMA，并通过毛细管气相色谱法分离衍生物并用质量检测器使用单离子监测（SIM）模式[8,9]。除 MMA 外，同型半胱氨酸也用作维生素 B_{12} 标志物。然而，MMA 更具特异性，因为在维生素 B_{12} 和叶酸缺乏症中同型半胱氨酸浓度均有所增加。

13.3.3.4 维生素 B_{12} 吸收试验

原理：所谓的 Schilling 试验分析尿液排泄的经口服给药的放射性标记的维生素 B_{12}[10]。

准备：在测试前至少 2 天终止任何维生素 B_{12} 的补充。如果患者在测试前一段时间内接触过放射性物质，则在给予 ^{57}Co－维生素 B_{12} 胶囊之前收集 24 h 尿并检查放射性。

试验过程：排空膀胱后给予禁食的患者具有约 20 kBq 活性的 ^{57}Co－或 ^{58}Co－维生素 B_{12} 胶囊。随后 2 h 后肌内注射 1 mg 维生素 B_{12}。收集 24 h 尿，测量尿量。尿中排泄的总（放射）活性与口服给药剂量相关。

临床意义：评估与给药剂量有关的标记的维生素 B_{12} 的排泄量百分比。Schilling 试验用于阐明维生素 B_{12} 缺乏的原因。在低放射性排泄的情况下，可以增加扩展试验以区分吸收不良和内因缺陷。患者同时给予 ^{57}Co－维生素 B_{12} 胶囊和 35 mg 内因子浓缩物。

13.3.3.5 脱氧尿苷抑制试验

脱氧尿苷抑制试验可提供巨幼细胞性贫血患者 DNA 合成受损的客观证据，并可用于区分维生素 B_{12} 缺乏症和叶酸缺乏症。该试验分析了在添加相应的辅因子（维生素 B_{12} 或叶酸）之前和之后，白细胞/骨髓细胞在其 DNA 中加入 3[H]-胸苷的能力。3[H]-胸苷加入比例与对照细胞比较。相比对照细胞，骨髓成骨细胞加入的 3[H]-胸苷胸苷少于 10%，而骨髓巨幼细胞加入的 3[H]-胸苷胸苷多于 10%[11]。

13.3.4 标本要求

维生素 B_{12}、holoTC、MMA、同型半胱氨酸：

- 分别检测单个生物标志物：推荐 1 mL 血清或血浆。
- 联合检测 holoTC、MMA 和同型半胱氨酸：2 mL 血清或血浆。

Schilling 试验：将不含添加剂的 24 h 尿标本交至实验室。

脱氧尿苷抑制试验：白细胞或骨髓细胞。

13.3.5 参考区间

表 13.3－2 和表 13.3－3 中总结了与维生素 B_{12} 状态有关的参考区间。

表 13.3－2 维生素 B_{12} 特异性参考区间[3,5]

年龄（岁）	女性		男性	
	ng/L	pmol/L	ng/L	pmol/L
<1	228～1 515	168～1 115	293～1 210	216～891
2～3	416～1 210	307～892	264～1 215	195～897

续 表

年龄(岁)	女性		男性	
	ng/L	pmol/L	ng/L	pmol/L
4~6	313~1 410	231~1 040	245~1 075	181~795
7~9	247~1 175	182~866	271~1 170	200~863
10~12	196~1 020	145~752	183~1 090	135~803
13~18	182~820	134~605	214~864	158~638
成人	211~911	156~672	211~911	156~672

45 例确诊维生素 B_{12} 缺陷(95%区间)的患者维生素 B_{12} 浓度：32~246 ng/L(24~181 pmol/L)。单位换算：ng/L×0.738 = pmol/L。儿童和青少年的测得值基于放射免疫分析；成年人的测得值基于化学发光免疫分析

表 13.3－3　反映维生素 B_{12} 状态的生物标志物的参考区间[5,14,15]

生物标志物	参考区间
甲基丙二酸(MMA)	73~271 nmol/L
全反钴胺素Ⅱ(holoTC)	35~171 pmol/L
维生素 B_{12} 吸收*	>10%给药剂量

* Schilling 试验

13.3.6 临床意义

13.3.6.1 检测维生素 B_{12} 缺乏症的特异性生物标志物

总维生素 B_{12} 是一线标志物，但其诊断灵敏度和特异性有限，特别是维生素 B_{12} 水平低于 400 pmol/L 的个体[12,13]。维生素 B_{12} 水平位于 156~400 pmol/L 的参考区间低值范围表明维生素 B_{12} 缺乏不能排除[5,14]。已经表明，维生素 B_{12} 水平在参考范围内(高于 156 pmol/L)的个体可能具有维生素 B_{12} 缺乏的症状[16,17]，同时，具有正常维生素 B_{12} 浓度的个体可以发生 MMA 浓度升高(高于 300 nmol/L)和 holoTC 浓度降低，表明细胞内新陈代谢显现(功能性)维生素 B_{12} 缺乏[13,18]。相反，MMA 正常而维生素 B_{12} 浓度低可能是假阳性结果。

单独的血清 holoTC 浓度低下被认为是维生素 B_{12} 缺乏的最早标志物，并且表明身体维生素 B_{12} 供应减少且维生素 B_{12} 储备耗竭[13]。因此，低 holoTC 指示维生素 B_{12} 负平衡。尚未发现此阶段的临床或血液学表现。在代谢表现维生素 B_{12} 缺乏时[holoTC 降低，MMA(和同型半胱氨酸)升高]，仍然可能没有临床症状。holoTC 的诊断使用能够在不可逆的神经损伤发生之前进行早期治疗。

作为代谢激活维生素 B_{12} 部分的 holoTC 与 MMA 显著相关。另一方面，维生素 B_{12} 与参考区间内的 holoTC 显著相关，但在低浓度范围相关性降低[13]。因此，holoTC 和 MMA 比总维生素 B_{12} 更适合检测维生素 B_{12} 缺乏症[5,14,19]。

13.3.6.2 维生素 B_{12} 缺乏症的分期和早期诊断

维生素 B_{12} 缺乏症的发展经历了不同的阶段[20]。功能性维生素 B_{12} 缺乏会导致血浆和细胞储备耗竭(维生素 B_{12} 负平衡)，随着升高的同型半胱氨酸和(或)MMA 导致代谢疾病发生。

储备耗竭：储备耗竭仅靠 holoTC 水平反映，在此阶段为低水平。

功能性 B_{12} 缺乏：由于储备耗竭，细胞不再能够维持平衡的维生素 B_{12} 依赖性代谢。除了低 holoTC 和全反钴胺素蛋白外，代谢生物标志物同型半胱氨酸和 MMA 升高，其中 MMA 是功能性维生素 B_{12} 缺乏敏感但非特异的生物标志物[12]。另外，发现同型半胱氨酸在叶酸或维生素 B_6 缺乏症中升高。

13.3.6.3 维生素 B_{12} 缺乏症临床表现

临床表现阶段的特征是巨细胞性贫血伴 MCV 升高，MCHC 降低和中性粒细胞过度分泌。即使持续存在功能性维生素 B_{12} 缺乏，也不一定导致临床上血液学表现异常。维生素 B_{12} 缺乏可导致神经系统损害，而不存在典型的血液学改变[20]。然而，主要由维生素 B_{12} 缺乏引起的代谢紊乱，如高同型半胱氨酸血症和低甲基化，被认为是神经退行性疾病发展的重要因素[21]。维生素 B_{12} 缺乏症的早期诊断非常重要，不仅因为神经损伤是不可逆的，而且因为代谢紊乱很容易通过适当的维生素补充剂来纠正。

现代生物标记如 holoTC 和 MMA 可以协助早期诊断。然而，基于独立的生物标志物无法实现对维生素 B_{12} 缺乏的可靠诊断。生物标志物 holoTC、MMA 和同型半胱氨酸的联合使用提供了诊断有效性。

13.3.6.4 临床层面的维生素 B_{12} 缺乏症

作为辅酶，维生素 B_{12} 参与造血过程中的代谢过程、神经系统的发育和黏液层的再生。它与叶酸代谢直接相关，因为甲基钴胺素催化甲基从 5－甲基四氢叶酸转移至同型半胱氨酸进行蛋氨酸合成。除素食者因生活方式导致的维生素 B_{12} 缺乏外，这主要是由肠吸收不良或内因子紊乱所致。典型的维生素 B_{12} 缺乏症首要表现为恶性贫血伴疲劳、黄疸和心悸。

通过使用更具灵敏度和特异性的生物标志物(如 MMA 或 holoTC)，已经显示亚临床功能性维生素 B_{12} 缺乏的患病率高于目前的假设[22,23]。据报道，年轻成人维生素 B_{12} 缺乏症的患病率为 5%~7%[23,24]。功能性 B_{12} 缺乏[MMA 升高和 holoTC(维生素 B_{12})降低]在老年人中很常见，且在 65 岁以上的老年健康人群中患病率为 10%~30%[22,23,26]。

据报道，尽管在大多数情况下遵守了建议的膳食维生素 B_{12} 摄入量(>2.4 μg/d)，但老年人由于非膳食原因(如吸收不良)导致的维生素 B_{12} 状态轻度异常(MMA 和同型半胱氨酸升高)患病率较高[27]。在来自斯特拉斯堡的老年维生素 B_{12} 缺乏症患者中，53%有维生素 B_{12} 吸收不良，33%有恶性贫血，只有 2%有饮食相关维生素 B_{12} 缺乏症，11%有病因不明的维生素 B_{12} 缺乏[28]。应该指出的是，由于膳食补充维生素 B_{12} 推荐量较低，老年人膳食性维生素 B_{12} 缺乏的情况被低估。

母亲患有维生素 B_{12} 缺乏症的孩子可能出生后会出现缺乏症状，或者如果仅靠母乳喂养，可能会在头 4~6 个月内出现缺乏。维生素 B_{12} 缺乏症的典型症状是脑发育缺陷、生长缺陷、一般发育缺陷、低血压、嗜睡、震颤、兴奋过度和贫血等方面。脑成像提供了髓鞘形成减少和萎缩的证据。维生素 B_{12} 替代治疗后情况快速改善[1]。然而，维生素缺乏持续时间越长，越有可能产生永久性损害。

13.3.6.5 怀疑维生素 B_{12} 缺乏的诊断程序

怀疑维生素 B_{12} 缺乏可通过检测总维生素 B_{12}、holoTC 和 MMA 来验证。为此，推荐使用图 13.3－2 所示的方案。

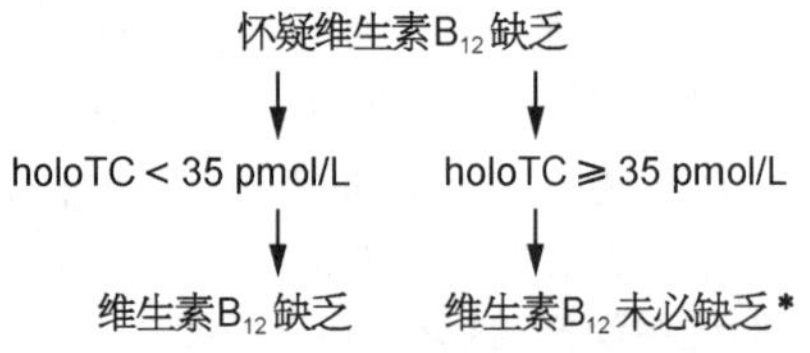

图 13.3-2 怀疑维生素 B_{12} 缺乏症时的诊断程序。holoTC，全反钴胺素Ⅱ；MMA，甲基丙二酸。* MMA 检测在肾功能受损或糖尿病患者中的推荐浓度范围为 35～70 pmol/L。高 MMA 伴血浆和(或)血清 holoTC 浓度正常表明细胞内钴胺素不足，这可以通过补充维生素 B_{12} 后 MMA 降低来验证

13.3.6.6 维生素 B_{12} 缺乏症的鉴别诊断

为了明确由实验室和临床发现证实的维生素 B_{12} 缺乏的原因，应进一步进行实验室检查。

- 抗胃壁细胞抗体：基于 ELISA 的用于恶性贫血的检测，这些抗体随年龄降低具有 80%的灵敏度和 50%的特异性。
- 抗内因子(intrinsic factor，IF)抗体：在恶性贫血中，这些抗体在 90%的特异性下具有 40%的诊断灵敏度。
- 胃泌素的检测：若抗胃壁和抗 IF 抗体阴性，胃泌素的测定可以在很多情况下有所帮助。高浓度的胃泌素在恶性贫血中提示胃酸过多。
- 维生素 B_{12} 吸收试验(Schilling 试验)：该试验有助于检测和分辨维生素 B_{12} 吸收不良。口服放射性维生素 B_{12} 后，尿维生素 B_{12} 排泄减少通常基于恶性贫血中壁细胞功能的自身免疫破坏引起的内因子缺陷。在同时给予内因子和放射性维生素 B_{12} 时通过测定的归一化证实内因子缺陷。如果测试仍然产生病理性结果，可以在用抗生素或驱虫剂治疗后重复测试，以消除肠道细菌过度生长或鱼绦虫感染的影响。持续性的病理结果是末端回肠疾病(如克罗恩病)的证据。

与维生素 B_{12} 缺乏有关的疾病和缺陷见表 13.3-4。

表 13.3-4 与维生素 B_{12} 缺乏有关的疾病

疾病/缺陷	临床和实验室结果
慢性肾脏病(CKD)	在许多情况下，CKD 患者有高同型半胱氨酸血症伴 MMA 水平升高(100%透析患者和约 60%移植受者)，尽管在大多数情况下血清维生素 B_{12} 水平正常[29,30]。肾病患者同型半胱氨酸和 MMA 水平的升高可以通过维生素 B_{12} 替代来纠正，这表明在治疗前存在维生素 B_{12} 缺乏症(图 13.3-3)[30]。这大概是由于 holoTC 细胞摄取受损导致细胞内功能性钴胺素缺乏伴随代谢产物增加。调查显示，肾病患者可能具有高 holoTC 浓度，这实际上与维生素 B_{12} 缺乏症相矛盾[30,31]。这可以通过肾脏在钴胺传递蛋白过滤中的作用和 holoTC 的继发性积聚来解释。因此，这些患者血浆中的 holoTC 水平不反映功能性维生素 B_{12} 的状态。通过钴胺素注射使 MMA 浓度降低超过 200 nmol/L 是确诊肾病患者维生素 B_{12} 缺乏症的可靠方法。由于肾病患者也可能具有非维生素 B_{12} 缺乏引起的 MMA 浓度升高，因此维生素 B_{12} 缺乏症的鉴别仅可能通过治疗性 MMA 降低来实现[30]。MMA 浓度上升(维生素 B_{12} 抵抗型 MMA 增加)伴循环维生素 B_{12} 数量增加被解释为肾功能受损(图 13.3-3)。
铁和维生素 B_{12} 缺乏	临床诊断维生素 B_{12} 缺乏可因同时存在的铁缺乏(血涂片表现模棱两可)而耽误。由维生素 B_{12} 缺乏引起的大红细胞症可被并发铁缺乏所掩盖[32]。如果缺铁症状比维生素 B_{12} 缺乏更严重，则小红细胞症比大红细胞症更占优势。维生素 B_{12} 缺乏可以通过对肠细胞的间接作用引起额外的铁损失[33]。
吸收不良	直到营养缺乏或营养不良持续很长一段时间或钴胺素吸收持续受损且由于胃肠疾病导致储备耗竭，维生素 B_{12} 缺乏症才会发生[18]。维生素 B_{12} 缺乏症可能有以下原因： - 素食者长期营养缺乏和营养不良。 - 全胃切除或部分胃切除术，慢性胃炎导致的胃酸过少或胃酸缺乏，内因子缺乏。 - 胰腺外分泌功能不全，胰蛋白酶缺乏时十二指肠维生素 B_{12}-钴胺传递蛋白Ⅰ复合体的裂解受损。 - 肠道疾病(如热带口炎性腹泻、克罗恩病中广泛肠道受累或回肠末端突出受累、盲袢综合征)。 - 大量寄生虫(如鱼绦虫)。 - 先天性维生素 B_{12} 选择性吸收障碍(Imerslund-Grasbeck 综合征)。 在很多情况下，高龄人群会发生膳食性维生素 B_{12} 的吸收不良。这是由萎缩性胃炎引起的，其中在开始阶段形成了不足量的 HCl 和胃蛋白酶，但形成了足量的内因子。在该阶段，食物中维生素 B_{12} 的摄取不再可行，但作为补充剂施用的维生素 B_{12} 仍然可以被吸收。在晚期萎缩中，不再形成足够量的内因子，导致肠道细胞对受体介导的维生素 B_{12} 摄取发生明显限制。在这种情况下，口服摄入维生素 B_{12} 只能被动扩散吸收而不依赖受体。因此，可以通过给予较高剂量的维生素 B_{12}(高达 1 mg/d)使其在血液中浓度充分(维生素 B_{12} 状态的正常化)[34]。不推荐对老年人实行维生素 B_{12} 的单一替代，而应是以维生素 B_{12}、B_6 和叶酸的组合形式(图 13.3-3)。如果被动吸收能力不足，维生素 B_{12} 状态可以通过注射(每个月 1 mg)，从而绕过胃肠道变得正常化。 伴随着胃体和胃底黏膜细胞破坏的慢性 A 型胃炎基于自身免疫过程。80%的恶性贫血患者发现胃壁细胞抗体和高达 40%的患者发现内因子抗体。在恶性贫血患者中同时存在抗甲状腺抗原的抗体是非常常见的，反之，1/3 具有抗甲状腺抗体患者也具有壁细胞抗体。 药物(如 H_2 阻断剂或质子泵抑制剂)的作用也可能损害维生素 B_{12} 再吸收能力。
遗传缺陷	已经发现 10 种罕见的遗传性缺陷，其损害人体内维生素 B_{12} 的转运和代谢(见后图 13.3-7)。其中 3 个缺陷涉及吸收和运输，另外 7 个改变细胞代谢过程和辅酶生产。与吸收和运输有关的缺陷在婴儿和幼儿期即可表现为发育迟缓并表现出巨幼细胞性贫血。血清总维生素 B_{12} 水平可能降低(内因子或内因子受体缺陷)或几乎正常(TCⅡ缺乏)。用钴胺素(Cbl)注射治疗这些疾病已被证明非常有效。 细胞 Cbl 加工和 Cbl 代谢缺陷的临床表现取决于是否仅一种或两种辅酶受到影响。腺苷-Cbl 合成中的两种异常称为 CblA 和 CblB，导致甲基丙二酰辅酶 A 变位酶活性受损，从而引起 MMA 酸血症。在有此缺陷的患者中，除了蛋白质限制之外，通过补充氰基-Cbl 或羟基-Cbl 可以在许多情况下实现积聚的 MMA 显著减少。口服抗生素还有助于减少肠道细菌形成丙酸。CblA 缺陷的确切定位尚未确定，但已发现在 CblB 缺陷中，腺苷-Cbl 生物合成的最后一步钴胺素腺苷转移酶受损。 甲基 Cbl 中的两种异常称为 CblE 和 CblG，导致蛋氨酸合酶活性降低，导致同型胱氨酸尿症、高同型半胱氨酸血症和低蛋氨酸血症。受影响的儿童有发育障碍、意志力缺乏和巨幼细胞性贫血。用药理性维生素 B_{12} 剂量治疗可纠正大多数临床异常，此外，施用甜菜碱有助于缓解高同型半胱氨酸血症。缺陷的确切定位尚未确定，但维持甲基 Cbl 甲基转移酶复合物(CblE)或甲基转移酶本身(CblG)的活性形式所必需的还原系统似乎受到影响。其他突变，称为 CblC、CblD 和 CblF 导致两种钴胺素腺苷 Cbl 和甲基 Cbl 的合成受损，并且因此导致甲基丙二酸单酰辅酶 A 变位酶和蛋氨酸合酶的酶活性降低。受影响的个体具有 MMA 酸尿症和同型胱氨酸尿症。患者的主要临床症状为发育迟缓、恶性肿瘤和血液学改变，如巨幼细胞性贫血和大红细胞症。治疗针对相关突变，由蛋白质限制和药理剂量的羟基 Cbl 组合组成，可能与甜菜碱补充相结合。CblC 和 CblD 中的缺陷尚未详细阐明，但其影响细胞内 Cbl 代谢步骤和可能的胞质 Cbl 减少。CblF 中的缺陷似乎影响溶酶体 Cbl 外排。上述的 Cbl 代谢疾病为常染色体隐性遗传。

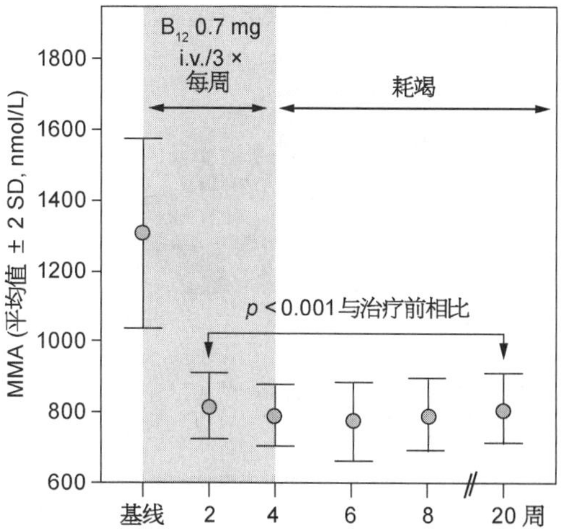

图 13.3-3 连续 4 周每周静脉注射 0.7 mg 维生素 B_{12} 3 次的肾病患者甲基丙二酸(MMA)减少。MMA 降低的影响持续了数月。MMA 浓度无法因维生素 B_{12} 治疗方案正常化。SD,标准差

13.3.7 注意事项

标本材料：在 2～8℃下，血清可以在避光处中保存 1 天(在－20℃下保存时间更长)。溶血标本影响测试结果，不应使用；脂血标本需在检测前以 13 000×g 离心。

参考区间：由于分析的参考区间不同，因此应注意给定检测和生产商的参考区间特异性。文献中公布的检测参考区间仅适用于免疫测定结果。表 13.3－2 和表 13.3－3 所示的成年人参考区间适用于化学发光免疫分析法，儿童参考区间适用于放射免疫分析法。

微生物方法的参考区间与表 13.3－2 所示的信息有所不同[成人 25～500 ng/L(18.4～369 pmol/L)，免疫分析][2]。

维生素 B_{12}、holoTC 和 MMA 的诊断效率：维生素 B_{12} 检测的诊断灵敏度和特异性不令人满意。特别是在参考区间中偏低的值不具有决定性[13,35]，如大约 25%的维生素 B_{12} 低于 148 pmol/L(200 ng/L)的患者没有表现出维生素 B_{12} 缺乏的临床症状[36]。如果将 MMA 用作功能性维生素 B_{12} 缺乏的生物标志物，则 90%～95%MMA 升高的患者也具有低维生素 B_{12}[34]。

在对素食者的研究中，当使用 MMA 代替维生素 B_{12} 检测时，诊断维生素 B_{12} 缺乏症的诊断效率高约 40%[13]。相比之下，在 MMA 和 holoTC 之间的诊断性比较产生了密切的一致性。

在一项关于成人血清维生素 B_{12}≤221 pmol/L 的研究中，平行检测了 holoTC[4]。68%的维生素 B_{12} 处于正常范围内低水平的个体(139～221 pmol/L)显示 holoTC≤40 pmol/L。维生素 B_{12} 总量病理性低下的患者中只有 40%也存在 holoTC≤40 pmol/L。在这项研究中，holoTC(阈值 40 pmol/L)的诊断灵敏度为 86%，特异性为 66%。

在对未经证实的维生素 B_{12} 缺乏的血清标本检测中，与总维生素 B_{12}(切点≤156 pmol/L)相比，肌酐正常伴 MMA 升高(≥300 nmol/L)的标本在受试者操作特征(receiver operating characteristic，ROC)曲线下显示面积明显更大，0.71 vs. 0.60[14]。因此，holoTC 的诊断敏感性和特异性高于总维生素 B_{12}。在年轻健康个体[中位年龄 34(21～68)岁]的研究中，1%的个体检测到维生素 B_{12} 水平低，11%的个体 holoTC 降低，5%的个体 MMA 升高[12]。因此，功能性维生素 B_{12} 缺乏的患病率显著高于维生素 B_{12} 水平低下。

据报道，维生素 B_{12} 缺乏症随着年龄的增长而显著增加[22]。在老年人[中位年龄 82(69～92)岁]中，7%的人群维生素 B_{12} 水平低下，但 holoTC 低浓度的比例为 21%，MMA 高浓度的比例为 42%[25]。除老年人外，素食者和肾病患者尤其受维生素 B_{12} 缺乏高发病率的影响[13]。

在素食者中，异常维生素 B_{12}、MMA 或 holoTC 的发病率取决于素食的持续时间和严格程度[13,32]。在一项关于乳类素食者和乳蛋素食者的研究中，63%的个体表现出 MMA 升高(高于 271 nmol/L)，73%的个体 holoTC 浓度≤35 pmol/L，33%的个体同型半胱氨酸浓度高于 12 μmol/L。在素食主义者中，检测到 86%的个体 MMA 升高，90%的个体 holoTC 降低和 55%的个体患有高同型半胱氨酸血症[13]。

维生素需要量增加的个体也是存在维生素 B_{12} 缺陷风险的一个群体，如孕妇和哺乳期妇女、患有自身免疫性疾病或 HIV 感染的患者。

此外，在摄入质子泵抑制剂的情况下，也会发生维生素 B_{12} 缺陷[13]。

胃切除患者中 25%的个体 holoTC 低于 42 pmol/L，相比之下，总维生素 B_{12} 低于 139 pmol/L 的个体只有 7.8%[15]。此外，总维生素 B_{12} 处于临界值附近的患者(139～295 pmol/L)中 44%的人群 holoTC 浓度低(低于 42 pmol/L)[15]。

肾病患者中的局限性：在 CKD 患者中已经报道了代谢生物标志物 MMA 和 holoTC 与维生素 B_{12} 之间的矛盾结果。MMA 明显升高，而血清 holoTC 或维生素 B_{12} 的水平同样升高[25,30]。在肾功能受损的年长个体中也观察到类似的情况。在这种情况下，有必要增加维生素 B_{12} 的浓度，以满足细胞内维生素 B_{12} 的需要[25,30]。因此，holoTC 和维生素 B_{12} 的参考区间不适用于肾病患者。此外，利用 MMA 作为肾病患者维生素 B_{12} 的代谢生物标志物只能在有限的程度上实现。在肾病患者中，MMA 浓度随着循环维生素 B_{12} 浓度的增加而降低，直至达到维生素 B_{12} 抗性水平。除此之外，血浆中维生素 B_{12} 的进一步增加不会使 MMA 浓度进一步降低[30,38]。但是，MMA 升高也可能有其他原因，如肠道细菌过度生长。

13.3.8 病理生理学

术语维生素 B_{12}(钴胺素，Cbl)概括了由 4 个还原吡咯环与中心钴原子组成的卟啉类化合物(图 13.3－1)。咕啉环在钴原子上带有一个 α 轴和一个 β 轴配体。只有具有由 5,6－二甲基苯并咪唑组成的 α 轴配体的钴胺素在人体才具有维生素功能[37]。在医学文献中，维生素 B_{12} 一词概括了所有在人体中具有生物效应的钴胺素。

类咕啉通常被归类为原始辅酶。钴原子的 β 配体被氰化物取代产生氰钴胺素(CNCbl)，被 OH^- 取代产生羟基 Cbl，被 CH_3 取代产生甲基 Cbl，以及被 5′-脱氧腺苷取代产生 5′-脱氧腺苷 Cbl(图 13.3－1)。人体生物合成的最终分子是 5′-脱氧腺苷 Cbl 和甲基 Cbl_{12}。在人类中，只有两种酶被维生素 B_{12} 催化——蛋氨酸合酶需要甲基 Cbl 作为辅因子，而 L 甲基丙二酰辅酶 A 变位酶需要腺苷 Cbl 作为辅因子。蛋氨酸合酶催化同

型半胱氨酸再甲基化为蛋氨酸，而 L 甲基丙二酰辅酶 A 变位酶催化甲基丙二酰辅酶 A 异构化为琥珀酰辅酶 A。

维生素 B_{12} 的运输和细胞摄取需要各种蛋白质：内因子、钴胺传递蛋白(TC)、钴胺传递蛋白Ⅰ(也称为 R 结合蛋白)和膜结合内因子及 TC 受体(图 13.3－4)。

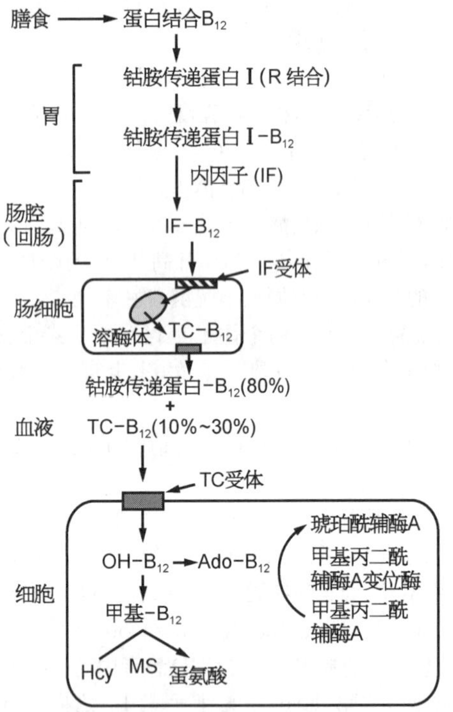

图 13.3－4 维生素 B_{12} 的运输和细胞摄取。Hcy，同型半胱氨酸；B_{12}，维生素 B_{12}；TC，钴胺传递蛋白；MS，蛋氨酸合酶；Ado，腺苷

在胃中，维生素 B_{12} 通过胃酸的作用从食物的蛋白质中释放并且大多数与钴胺传递蛋白Ⅰ结合。在肠腔上段，钴胺传递蛋白Ⅰ-钴胺素复合物通过胰酶和碱性环境的作用而降解，并且维生素 B_{12} 与另一种蛋白质内因子(IF)结合。在回肠下段，Cbl－IF 复合物通过肠细胞膜表面上的特殊受体被摄入细胞中。通过这种受体吸收的维生素 B_{12} 限制在每餐 3 μg 以下。食物中约 1％的维生素 B_{12} 通过被动扩散的方式吸收而不依赖受体。

在肠上皮细胞中，Cbl－IF 复合物被降解，维生素 B_{12} 被转移到第三种蛋白质 TC。这种称为 holoTC 的复合物通过门静脉循环进入血流。通过存在于所有细胞上的 TC 受体来实现细胞内化。内化后，holoTC 经历溶酶体水解，释放以甲基 Cbl 或腺苷 Cbl 形式存在的钴胺素，通过催化作用在细胞内激活相应的酶。Cbl 作为 Cbl^{3+} 释放至胞质溶胶中，并且在那里被还原成 Cbl^{2+}。Cbl^{2+} 与脱辅基蛋氨酸合酶结合并催化该酶的活性。

holoTC 是具有代谢活性的维生素 B_{12}，具有 1～2 h 相对较短的生物半衰期。在血浆中循环的维生素 B_{12} 中只有 10％～30％与 TC 结合(图 13.3－5)。

80％～90％的血浆维生素 B_{12} 结合钴胺传递蛋白Ⅰ，也称为 TC Ⅰ，其具有 9～10 天的生物半衰期。这一小部分代谢活动并不能为维生素 B_{12} 供应外周细胞做出贡献，但有依据认为它参与了外周过量维生素 B_{12} 转运回肝脏。TC Ⅲ是粒细胞的 R 结合蛋白，是与 TC Ⅰ具有相似代谢功能的一小部分。

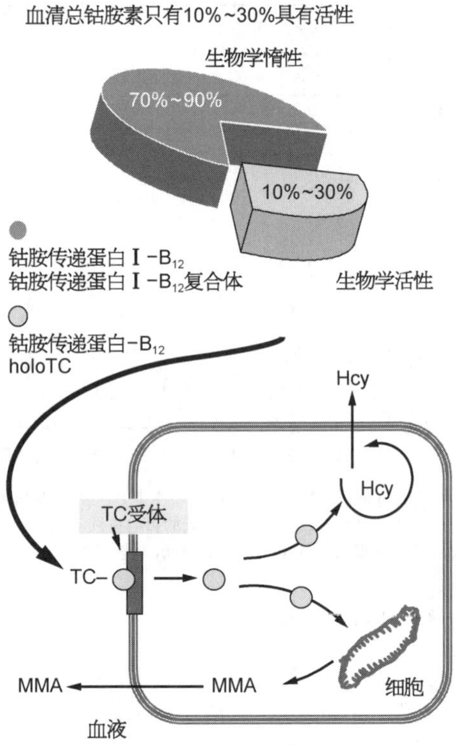

图 13.3－5 维生素 B_{12} 的细胞摄取和生物活性。Hcy，同型半胱氨酸；TC，钴胺传递蛋白；MMA，甲基丙二酸

维生素 B_{12} 缺乏症临床试验的焦点一直是测定血浆或血清中维生素 B_{12} 的含量。直接检测维生素 B_{12} 具有代谢活性的部分(即 holoTC，也称为活性维生素 B_{12})的概念在这方面受到很多关注。在临床研究中正在研究用 holoTC 代替总维生素 B_{12} 检测的选择。

此外，MMA 作为细胞内功能性维生素 B_{12} 缺乏的敏感生物标志物起着显著作用[35,40]。在细胞内维生素 B_{12} 缺乏中，由于蛋氨酸合酶反应受损，同型半胱氨酸增加，并且由于 L 甲基丙二酰辅酶 A 变位酶催化的反应受损导致 MMA 增加(图 13.3－6)。同型半胱氨酸也在叶酸和维生素 B_6 缺乏时增加，而 MMA 被认为是功能性维生素 B_{12} 缺乏的具有特异性和灵敏度的生物标志物[40]。

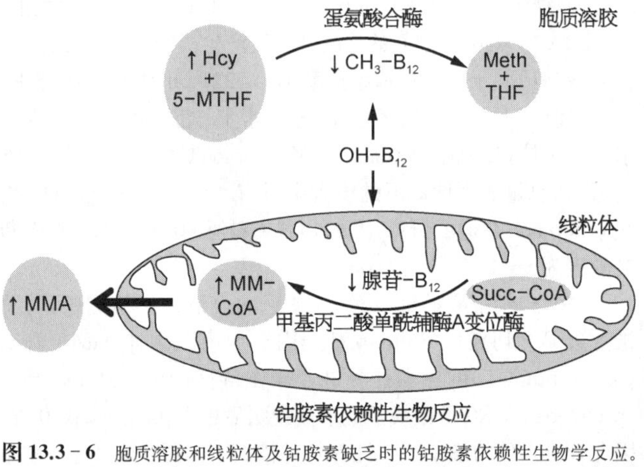

图 13.3－6 胞质溶胶和线粒体及钴胺素缺乏时的钴胺素依赖性生物学反应。B_{12}，维生素 B_{12}；Hcy，同型半胱氨酸；Meth，蛋氨酸；MMA，甲基丙二酸；MM－CoA，甲基丙二酸单酰辅酶 A；5－MTHF，5－甲基四氢叶酸；Succ－CoA，琥珀酰辅酶 A；THF，四氢叶酸

维生素 B_{12} 缺乏症的临床效果：由于人体具有显著的维生素 B_{12} 储备，需要数年的时间才会出现临床症状。维生素 B_{12} 缺乏症通常会经历各个阶段。除了作为心血管疾病和神经退行性疾病风险因素的重要性之外，维生素 B_{12} 缺乏症中的高同型半胱氨酸血症还表明维生素缺乏和低甲基化（如 DNA、RNA、髓磷脂、磷脂或神经递质）。低甲基化是由于作为所有甲基转移酶的甲基供体 S 腺苷蛋氨酸的可用性降低（基于维生素 B_{12} 缺乏诱导的蛋氨酸合酶抑制和蛋氨酸减少）（图 13.3-7）。例如，髓鞘碱性蛋白质第 107 位（精氨酸）的低甲基化可使蛋白质不稳定，从而导致神经病变的发展。脊索疾病是 Cbl 缺陷的常见继发性神经疾病。精神疾病和神经系统疾病（如认知功能障碍、抑郁症和痴呆症）可以先于血液学异常之前数年发作或甚至不发作。

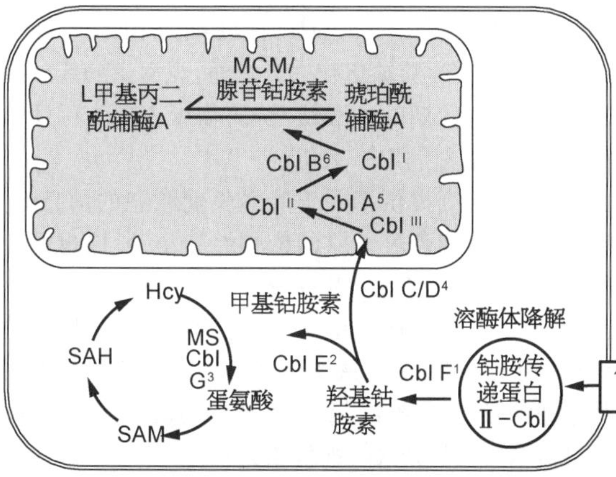

图 13.3-7 钴胺素辅酶的细胞摄取、细胞内分布和合成。钴胺素代谢的遗传缺陷分为 A～G 类。相关缺陷具有以下基因座：① 溶酶体 Cbl 外排，② 蛋氨酸合酶还原酶，③ 蛋氨酸合酶，④ 胞质 Cbl 还原酶/β 配体转移酶，⑤ 线粒体 Cbl 还原酶和⑥ Cbl¹-腺苷转移酶（修改自参考文献[41]）。Cbl，钴胺素；Hcy，同型半胱氨酸；MS，蛋氨酸合酶；MCM，L 甲基丙二酰辅酶 A 变位酶；SAM，S 腺苷蛋氨酸；SAH，S 腺苷同型半胱氨酸；TC，钴胺传递蛋白

然而，血液和骨髓细胞的形态学变化属于维生素 B_{12} 缺乏症的最重要的症状。由于细胞周转率高，造血迅速而灵敏地对核酸代谢的阻断做出反应。由于维生素 B_{12} 缺乏引起的巨幼细胞性贫血的发生基于 DNA 合成缺陷并导致核成熟受损，而细胞质发育正常。外周血可检测到具有或多或少较强形态变化的细胞（MCV 高于 110 fL，MCH 高于 40 pg）。研究还表明，老年人缺乏维生素 B_{12}（总维生素 B_{12} 或 holoTC 低）与脑部显著萎缩相关[42]。对患有轻度认知障碍的老年人补充 B 族维生素两年后明显延缓了脑萎缩的速度。更高的脑萎缩加速率与更差的认知功能相关[43,44]。

13.4 叶酸（维生素 B_9）

Wolfgang Herrmann，Susanne H. Kirsch，Rima Obeid

13.4.1 引言

叶酸（维生素 B_9）在细胞生长和增殖中发挥重要作用。它将甲基提供给同型半胱氨酸以转化为蛋氨酸。对于嘌呤和嘧啶核苷酸的合成也是必不可少（图 13.4-1）。出于这个原因，叶酸在许多细胞功能中起关键作用。叶酸缺乏会损害 DNA 合成，导致低甲基化，并导致临床状况的发展，如巨幼细胞性贫血、出生缺陷和神经损伤。

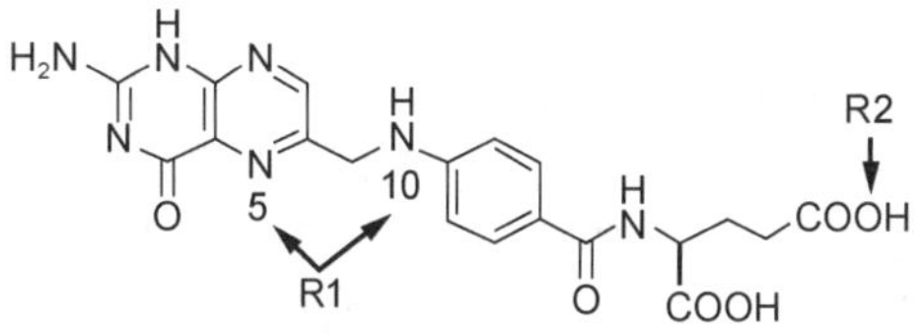

蝶酰单谷氨酸的衍生物

R1		R2
5-甲基	10-甲酰基	-OH
5-甲酰基	5,10-甲川	谷氨酸
5-亚胺甲基	5,10-亚甲基	(-谷氨酰基)$_n$

图 13.4-1 叶酸衍生物的结构

叶酸是维生素的合成形式。从化学角度，它是蝶酰单谷氨酸，并含有蝶酸作为子结构，其由蝶啶和对氨基苯甲酸组成。根据谷氨酰残基的数目，分为蝶酰单谷氨酸、蝶酰三谷氨酸、蝶酰七谷氨酸和（或）蝶酰聚谷氨酸。蝶啶环可以以氧化、二水合和四水合形式存在。

天然叶酸因以下条件而异：蝶啶环的水合状态、蝶啶环 N-5 和 N-10 处的取代基（可结合多种单碳基团，如甲基、甲醛基或甲酸酯基团）、谷氨酰链的长度。

叶酸辅酶的母体是 5,6,7,8-四氢叶酸（THF），其作为通用 C_1（单碳单位）受体。5-甲基-THF、5,10-甲川-THF、5,10-亚甲基-THF、5-甲酰基-THF、10-甲酰基-THF 和 THF 是体内最重要的叶酸形式。摄入超过 200 μg/d 的叶酸后，血液中可检测到未被代谢的叶酸；然而，血清中未代谢叶酸的存在意义已被有争议地讨论过[1]。5-甲基-THF 在血清中主要为单谷氨酸型，在细胞内作为具有或不具有 C_1 的聚谷氨酸-THF。

13.4.2 适应证

血清或红细胞叶酸应在以下情形下检测：高同型半胱氨酸血症，老年人，叶酸吸收不良，炎症性肠病，慢性酒精中毒，慢性肝脏疾病，怀孕期间的并发症，妊娠并发症史（先兆子痫或 HELLP 综合征），动脉粥样硬化血管疾病，痴呆、抑郁和认知障碍，以及贫血（特别是巨幼细胞性贫血）。

13.4.3 检测方法

商业上可用的配体分析法用于检测代谢活性叶酸。用于检测叶酸的标本为血清，或在特殊情况下为红细胞。检测主要基于配体分析法。某些分析方法允许同时检测叶酸和维生素 B_{12}。建议使用液相色谱-串联质谱（LC-MS/MS）方法定量检测单个叶酸形式，如血清和红细胞中的 5-甲基-THF。

13.4.3.1 全血和红细胞中的叶酸

通过用 20 份 1% 抗坏血酸溶液溶解 1 份 EDTA 全血并测量溶血产物中的叶酸浓度来确定全血叶酸浓度。将结果乘以 21 并除以血细胞比容值。为了确定红细胞叶酸浓度，需从全血叶酸中减去血清叶酸浓度，并且与标本的血细胞比容值相关：

全血叶酸－血清叶酸×[(100－血细胞比容)/血细胞比容]

在同时测定叶酸和维生素 B_{12}时必须将标本分装，因为抗坏血酸会干扰维生素 B_{12}的检测。

竞争性免疫分析法：原理为，将释放试剂（如 DTT）加入患者标本中，从而将叶酸与其内源性结合蛋白分离。然后标本的游离叶酸与添加的叶酸（如用生物素或吖啶酯标记）竞争，与有限量的叶酸结合蛋白（如用钌或生物素标记）结合。负载叶酸/叶酸盐的叶酸结合蛋白随后被分离检测。

液相色谱串联质谱(LC－MS/MS)：LC－MS/MS 方法可以从少量患者标本中定量检测单谷氨酸或聚谷氨酸形式的叶酸、降解的叶酸及叶酸降解产物，如对氨基苯甲酸[2]。超高效液相色谱-串联质谱法(UPLC－MS/MS)可以同时定量检测血清全血溶血物中的叶酸、5－甲基－THF、5－甲酰基－THF、5，10－亚甲基 THF 和 THF[3]。

原理为测定全血叶酸浓度，将 1 份 EDTA 全血用 10 份 10 g/L 抗坏血酸溶液和 0.2％triton X－100 溶血并借助血液中的内源性结合酶进行孵育，使聚谷氨酸转化为单谷氨酸。红细胞叶酸也根据之前所述的公式计算。

将血清和溶血标本与市售同位素标记($^{13}C_5$)内标物混合并通过固相萃取(OASIS MAX)处理。将样品浓缩以更好地定量少量叶酸形式。使用液相色谱在酸性流动相中测定浓度，然后在质谱仪中使用多反应模式(multiple reaction mode，MRM)中的正电喷雾电离进行检测。样品处理速度快，每个样品的分析持续时间为 2.5 min。

13.4.4 标本要求

- 血清：1 mL。
- 用于溶血全血中叶酸测定的 EDTA 全血：2 mL。

用 LC－MS/MS 方法时，需要 250 μL 血清或 200 μL EDTA 全血。

13.4.5 参考区间

血清叶酸浓度取决于营养状态。因此，参考区间只能在有限的程度上应用于特定的患者群体。因此，表 13.4－1 所列值仅为指导值，其受到给定检测方法和参考群组叶酸状态的影响。

表 13.4－1 空腹血浆的叶酸参考区间

成人	1.8～9.0 μg/L(4～20 nmol/L)			
儿童[4]	女性		男性	
	μg/L	nmol/L	μg/L	nmol/L
- 0～1 岁	6.3～22.7	14.3～51.5	7.2～22.4	16.3～50.8
- 2～3 岁	1.7～15.7	3.9～35.6	2.5～15.0	5.7～34.0
- 4～6 岁	2.7～14.0	6.1～31.9	0.5～13.0	1.1～29.4
- 7～9 岁	2.4～13.4	5.4～30.4	2.3～11.9	5.2～27.0
- 10～12 岁	1.0～10.2	2.3～23.1	1.5～10.8	3.4～24.5
- 13～18 岁	1.2～7.2	2.7～16.3	1.2～8.8	2.7～19.9

由于不同的饮食习惯（在美国用叶酸和广泛的维生素强化食物摄入），欧洲和美国引入了不同的参考范围（表 13.4－2）。

表 13.4－2 美国和欧洲血清和全血叶酸参考区间

血清叶酸			
美国	成人	μg/L	nmol/L
	- 缺乏（经临床验证）	0.35～0.4	0.79～7.6
	- 无法明确分类	3.4～5.4	7.6～12.2
	- 健康	＞5.4	＞12.2
欧洲	成人	2.0～9.1	4.5～20.6
全血叶酸			
美国	成人	280～791	636～1 796
中欧	成人	150～450	341～1 022

该数值为第 2.5 与第 97.5 百分位数

13.4.6 临床意义

当血清叶酸水平低于 3.5 μg/L 且红细胞内水平低于 250 μg/L 时，表明存在叶酸缺乏症[5]。然而，观察到的症状主要限于潜伏前期和潜伏期的叶酸缺乏，而临床表现为巨幼细胞性贫血的诊断不在该阶段中（表 13.4－3）[5]。

红细胞叶酸的检测提供了关于叶酸长期状态的信息[6]。因为红细胞叶酸对短期营养效应的依赖性较小，所以也可分析非空腹标本。然而，红细胞叶酸的分析精密度较低。

首先叶酸缺乏会导致尿液中的叶酸排泄减少，随后血清浓度降低，3～4 周后红细胞叶酸浓度降低。10～12 周后可观察到中性粒细胞的过度分泌，几个月后观察到血小板减少症、白细胞减少症，最终观察到大红细胞性贫血。

表 13.4－3 叶酸缺乏分期

疾病		潜伏前期	潜伏期	表现期（形态学上和功能上）		
分期	正常	早期耗竭	代谢紊乱	亚临床	临床可逆	临床不可逆
血清叶酸(μg/L)	＞5.38	5.38～3.38	＜3.38	＜3.38	＜3.38	＜3.38
红细胞叶酸(μg/L)	＞200	200～150	＜150	＜150	＜150	＜150
同型半胱氨酸(μmol/L)	＜10	10～12	＞12	＞12	＞12	＞12
中性粒细胞过度分泌	否	否	否	是	是	是
大卵圆形红细胞血症/髓巨幼细胞血症	否	否	否	否	是	是
贫血（血细胞比容，血红蛋白和红细胞计数减低）	否	否	否	否	是?	是
临床不可逆的抑郁症/痴呆症	否	否	否	否	可能	常见

叶酸缺乏引起的巨幼细胞性贫血无法通过血细胞计数与维生素 B_{12}缺乏症区分开来。因此，叶酸缺乏的存在需要进一步诊断明确是否还存在维生素 B_{12}缺乏症。叶酸缺乏的其他影响：口腔黏膜层变化、腹泻、生长受损、免疫应答减弱、生育力受损、先天性畸形（如神经管缺陷）及神经和精神疾病。

由于其对食物质量的强烈依赖性，叶酸的状态应该在数日间隔内进行 2 次检测。高于 5.5 μg/L(12.5 nmol/L)的水平很可能表明叶酸供应充足。对于 5,10-亚甲基四氢叶酸还原酶(MTHFR)C677T 多态性的纯合子个体,其叶酸需求更高。当血清叶酸高于 15 nmol/L 且维生素 B_{12} 充足时,血浆同型半胱氨酸浓度为正常水平。

13.4.6.1 叶酸缺乏

人体中含有 12～28 mg 的叶酸,大约一半存在于肝脏中。每天有 10～90 μg 叶酸与胆汁一起排泄,并且几乎完全被重吸收。然而,重吸收在炎症性肠病中受到限制。人体的叶酸储量很小(生物半衰期约 100 天)。在饮食中的叶酸终止后,在血清叶酸降低之前储备的叶酸足够支撑 3～4 周,并且再经历 10～12周后,可观察到中性粒细胞的过度分泌。膳食摄入不足和抗叶酸药物是叶酸缺乏的主要原因。

叶酸缺乏症在欧洲非常普遍,原因为缺乏新鲜水果和蔬菜。叶酸的良好食物来源有绿色蔬菜、谷类产品、水果、酵母和肝脏。在加工谷类产品和其他食品时,高达 90%的叶酸可能会丢失[7]。由于叶酸对热、储存条件和光敏感,其也会因此而丢失。

几个专业协会提出的每天吃五份水果和蔬菜(600～700 g)的建议很难实现[8]。中欧每天从食物中摄入叶酸的量目前在 230～280 μg 之间(图 13.4-2)[9];因此,相当一部分正常人群仅通过自然饮食达不到叶酸所需量[10]。叶酸的每日推荐供给量(recommended daily allowance, RDA)为 400 μg(孕妇为 600 μg)的膳食叶酸当量(dietary folate equivalents, DFE)。

由于供应不足,可能会出现功能性障碍,如高同型半胱氨酸血症、细胞形态学改变(中性粒细胞过度分泌)、出生缺陷(神经管缺陷)、神经症状和贫血。每日平均摄入约 400 μg 叶酸当量将改善所有叶酸依赖性代谢并保持低浓度的同型半胱氨酸。

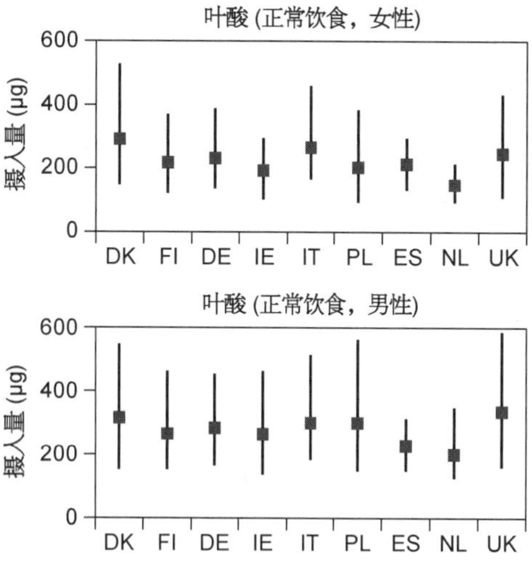

图 13.4-2 欧洲各国人口叶酸摄入(修改自参考文献[9])

当叶酸摄入量为 400 μg/d[11]或血清叶酸浓度为约 14 nmol/L[12]时,同型半胱氨酸平均浓度达到将近 11.0 μmol/L 的稳态水平。

在疾病中,叶酸缺乏可能源于摄入不足、损失、吸收不良或需求增加。表 13.4-4 列出了风险人群和与叶酸缺乏相关的疾病。

表 13.4-4 与叶酸缺乏相关的风险人群和疾病

疾病	临床和实验室检查
风险人群	单一饮食习惯的个体、老年人、孕妇、肾病或叶酸吸收不良(炎症性肠病)患者和肿瘤患者是临床相关性叶酸缺乏的风险群体。此外,酗酒和使用某些药物会导致维生素缺乏。
药物	多种药物由于抑制参与叶酸代谢的酶,从而导致叶酸缺乏,如口服避孕药可以抑制肠道叶酸结合酶,又如甲氨蝶呤和甲氧苄啶可抑制二氢叶酸还原酶。由于与叶酸结合蛋白的交叉反应性,甲氨蝶呤或甲酰四氢叶酸疗法的患者血清不适合叶酸测定。甲氨蝶呤治疗患者的叶酸状态可以使用 LC-MS/MS 进行分析,根据不同的质量转换,可以明确区分甲氨蝶呤和叶酸。在甲酰四氢叶酸疗法下,5-甲酰基-THF 峰预计会增加;5-甲基-THF 不受影响。 叶酸供应也会受到药物叶酸拮抗作用的影响。药物可通过限制叶酸的生物利用度导致叶酸缺乏。抗癫痫治疗(如扑米酮、卡马西平、丙戊酸、苯巴比妥)或叶酸拮抗剂(如甲氨蝶呤、甲氧苄啶、氨苯蝶啶、乙胺嘧啶)的摄入导致叶酸吸收减少。据报道,经避孕药物治疗的妇女叶酸浓度较低;在本章节已讨论叶酸聚谷氨酸的吸收减少和切割减少。
维生素 B_{12} 缺乏症	在维生素 B_{12} 缺乏症中,需要维生素 B_{12} 作为辅因子的蛋氨酸合酶会受到抑制,从而引起甲基从 5-甲基-THF 向同型半胱氨酸的转移受损。这导致同型半胱氨酸和 5-甲基-THF 增加及 5-甲基-THF 形成的反馈控制的丧失。由于 5-甲基-THF 积聚,THF 再生被阻碍,从而导致功能性叶酸缺乏。因 5-甲基-THF 在细胞摄取时的去甲基化降低导致 5-甲基-THF 丢失和肾排泄增加,使得体内保留的叶酸复合物在维生素 B_{12} 缺乏症中减少,加剧了叶酸的缺乏。
炎症性肠病	叶酸吸收障碍发生在炎症性肠病中,如克罗恩病、溃疡性结肠炎或乳糜泻。
慢性肾脏病	维生素缺乏症的高发病率是慢性肾脏病的特征,其中除了叶酸缺乏之外还存在显著的维生素 B_{12} 和维生素 B_6 缺乏。肾病患者中的叶酸缺乏因维生素 B_{12} 缺乏引起的叶酸代谢过程紊乱(叶酸积聚)而进一步加剧[13]。
慢性血液透析	血液透析患者摄入的叶酸量不足;另外,血液透析本身会导致叶酸损失。
神经管缺陷(neural tube defects, NTD)	孕期补充叶酸可显著降低 NTD 的发生率 20%～60%[14]。在包括来自 4 项试验的 6 425 例妇女的 Cochrane 综述中,报道了孕周叶酸补充可显著减少 NTD[相对风险(RR)为 0.28;置信区间 0.13～0.58][15]。 1992 年,美国疾病控制和预防中心(Center for Disease Control and Prevention, CDC)确定所有育龄妇女的叶酸补充量为 400～800 μg/d。建议 NTD 妊娠史为阳性的妇女每日摄入 4～5 mg 叶酸。1998 年在美国推出了为预防 NTD 而在主食中强制性添加叶酸。与此同时,有 50 多个国家采用了这一措施。 欧洲孕妇的叶酸平均摄入量为 327 μg/d[16]。德国相应的叶酸摄入量为 254～271 μg/d[16]。在德国、奥地利和瑞士,只有 6%的孕妇摄入量为 600 μg/d,只有 26%的人总膳食叶酸摄入量为 400 μg/d。 德国每年约有 800 例孕期 NTD。这些案例中的大部分都在积极的产前筛查后终止妊娠。与 EUROCAT 数据(http://www.eurocatnetwork.eu)相比较,德国 NTD 的发病率明显更高:EUROCAT 平均值为 7.88/10 000 名新生儿(2004～2008 年),德国约为 12.36/10 000 新生儿(美因茨和萨克森-安哈尔特注册在案的平均值)。为预防 NTD 而进行的叶酸补充,其高效性和良好的成本-效益比支持了对主食进行强制性强化叶酸的举措[17]。

续 表

疾病	临床和实验室检查
血管疾病	叶酸缺乏症是高同型半胱氨酸血症(一种重要的心血管和神经退行性疾病风险因素)的最常见原因[8]。另一种研究叶酸缺乏的临床影响的方法是检测作为首选的可识别血管壁改变相关的内皮功能。在心血管疾病患者接受叶酸治疗后,观察到内皮功能显著改善(改善了作为前臂组织灌注增加量度的 NO 介导的血管舒张作用),同时显著改善了冠脉内皮功能[18]。冠状动脉体积血流量与初始值相比增加了 96%。
神经精神症状表现	痴呆综合征、器质性抑郁症、脑性癫痫发作、脊髓病和多发性神经病是作为辅因子参与蛋氨酸代谢的维生素紊乱的神经精神症状表现(见 13.1)。无症状卒中和脑萎缩也与高同型半胱氨酸血症和 B 族维生素状态有关。此外,低 B 族维生素浓度和高同型半胱氨酸血症与认知能力和脑灰质体积有关。根据目前的研究结果,增加维生素 B 摄入量对 CNS 具有保护性。
恶性肿瘤	高血清叶酸水平可对致癌作用起保护作用。
- 结直肠癌	根据一项 Meta 分析(5 项横断面研究和 7 项病例对照研究),高膳食叶酸摄入可将结直肠肿瘤的风险降低约 25%[19]。然而,在摄入 1 mg/d 叶酸 6~8 年后发现,晚期或多发病灶的风险有增加的趋势,而结直肠腺瘤复发率没有增加[20]。在另一项有关叶酸补充的 Meta 分析中(0.5~5 mg/d 持续 3 年),在有腺瘤史的患者中未发现对结直肠癌风险的显著影响[21]。同样,在没有增加发生结肠直肠癌风险的人群中高剂量叶酸补充剂(2.5 mg/d 至 20 mg/d 2~5 年并跟踪随访 5~7 年)对结直肠癌的风险没有显著影响[21]。
- 乳腺癌	在一项为期 9 年的监测研究中发现叶酸对乳腺癌的保护作用,该研究纳入了超过 11 000 例绝经后妇女,并比较了总摄入量大于 456 μg/d 与 160 μg/d 的人群[风险比(hazard ratio, HR)0.56][22]。在对超过 25 000 例绝经后妇女进行的一项前瞻性研究中,叶酸摄入量超过 337 μg/d 的人群与摄入量≤233 μg/d 或补充性叶酸摄入量低于 400 μg/d 的人群相比,未发现乳腺癌风险增加[23]。在同一研究中,补充性叶酸摄入量≥400 μg/d(相当于叶酸摄入量高于 853 μg/d)与乳腺癌风险增加有关(HR 1.32)。目前所得的信息并不表明乳腺癌风险与叶酸摄入量之间有确切关联。
- 胰腺癌	根据一项超过 10 万人胰腺癌风险的研究,每日叶酸摄入量≥253 μg/d 与≤179 μg/d 相比,对女性有保护作用,但对男性患胰腺癌的风险没有影响[24]。瑞典针对超过 81 000 例男性和女性进行的一项为期 8.6 年的前瞻性研究发现,高于 350 μg/d 的叶酸摄入量与≤200 μg/d 相比,与较低的胰腺癌风险相关[25]。
- 卵巢癌, - 前列腺癌	叶酸摄入量增高与卵巢癌或前列腺癌风险增加无关。一项为期 22 年的前瞻性研究并未显示卵巢癌风险与叶酸摄入量之间存在显著相关性[26]。在对 65 836 例男性(美国癌症协会癌症预防研究Ⅱ营养人群)进行为期 9 年的监测研究中(包括 5 158 例被诊断患有前列腺癌的男性),发现前列腺癌风险与膳食或总叶酸摄入量之间没有相关性[27]。
腺瘤史	对人类研究的 Meta 分析没有发现高剂量叶酸(0.5~20 mg/d,3~7 年)对有腺瘤史的个体晚期腺瘤复发或发生率的显著影响[21]。尚未证实血液中未被代谢的游离叶酸具有潜在有害影响[1,17]。因此,叶酸在癌症发生中可能会出现双重作用(参见图 13.4-3)。适量摄入叶酸对肿瘤病灶的形成具有保护作用,而长时间过量摄入(超过 1 mg/d)可加速肿瘤发生[28]。

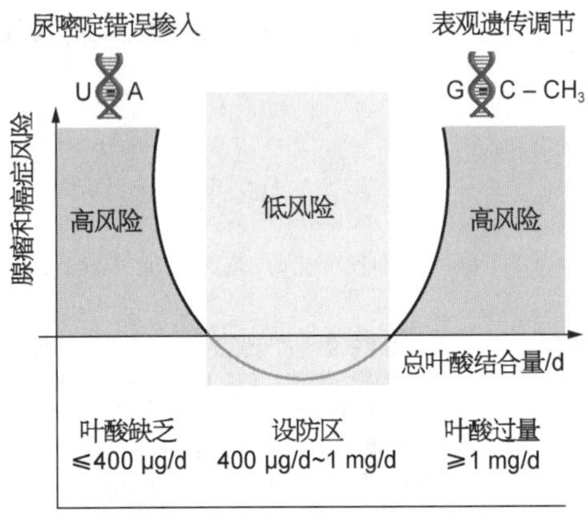

图 13.4-3 叶酸对于腺瘤和癌症风险的双重作用。叶酸供应不足被认为增加了各种肿瘤的风险(将尿嘧啶代替胸苷掺入 DNA);也已讨论过过量补充叶酸补充剂引起癌症风险增加(遗传失调),天然叶酸没有上限(修改自参考文献[17])

13.4.7 注意事项

标本材料:推荐用血清标本进行分析。由于血清叶酸水平强烈依赖于最近的食物摄入量,因此应该使用空腹血清进行检测。离心前血液标本应充分凝固。肝素抗凝血中测得的浓度高于血清中的浓度。不建议使用 EDTA 血浆,因其不稳定性。为了测定血清或 EDTA 全血中的叶酸形式,标本应该在采集后尽快储存在 -80℃。应避免标本反复冻融。叶酸对温度敏感。因此,样品不应在室温下长时间处理和储存。

参考区间:在表 13.4-2 中,列出了血清和全血叶酸参考区间。在美国,对主食的叶酸强化被认为是美国和欧洲叶酸的正常区间不同的原因。因此,如果叶酸浓度在参考区间的较低部分内(表 13.4-2),则不能排除叶酸缺乏。

红细胞叶酸的参考区间见表 13.4-2。已使用 LC-MS/MS 方法提供了证据,即红细胞中叶酸形式的分布在不同的 MTHFR 基因型中表现不同。与 677 CC 和 CT 基因型相比,677 TT 多态性携带者在总叶酸浓度中累积高达 43% 的非甲基-THF(见表 13.4-5)[30]。与红细胞叶酸一样,血清中叶酸浓度和叶酸形式分布依赖于 MTHFR 基因型(见表 13.4-5)[30],这可能影响 DNA 甲基化。血清和红细胞叶酸之间的差异仅在低叶酸状态时才变得明显[30]。可以使用 LC-MS/MS 方法检测差异(见表 13.4-5)。

表 13.4-5 MTHFR C667T 基因型中运用 UPLC-MS/MS 和免疫学方法测得的血清叶酸形式[30]

叶酸形式, nmol/L	MTHFR 677 CC 基因型($n=20$)	MTHFR 677 CT 和 TT 基因型($n=12$)	p(CC 与 CT+TT)[a]
总叶酸,免疫学方法	28.59(9.08~40.57)	17.50(9.29~35.03)	0.062
总叶酸,UPLC-MS/MS	22.23(8.00~30.55)	12.19(5.97~29.90)	0.036
5-甲基-THF, UPLC-MS/MS	18.48(6.63~27.16)	10.72(4.73~26.25)	0.043
THF, UPLC-MS/MS	2.77(1.18~4.43)	1.09(0.20~3.50)	0.004

该数值为中位数、第 10 和第 90 百分位数。[a]曼-惠特尼 U 检验。MTHFR,5,10-亚甲基四氢叶酸还原酶;THF,四氢叶酸;UPLC-MS/MS,超高效液相色谱-串联质谱

由于检测方法的差异,目前使用 LC-MS/MS 方法测定叶酸形式的参考区间尚未有定论。血清和红细胞叶酸的一些指导值见表 13.4-3。表 13.4-6 显示了女性(孕妇和对照组)、

脐带血和老年人叶酸各形式的分布。血清(血浆)和红细胞中5-甲基-THF的类别见表13.4-7。

溶血：由于红细胞中叶酸浓度高导致溶血产生的假性高值,溶血血清不适合分析。

表13.4-6 使用UPLC-MS/MS检测的血清叶酸形式

叶酸水平(nmol/L)	女性,未补充叶酸 (n=25)[29]	孕妇,未补充叶酸 (n=61)[29]	孕妇,补充过叶酸 (n=25)[29]a	脐带血 (n=29)[35]b	老年人,未补充叶酸 (n=37)[1]	老年人,补充过叶酸 (n=37)[1]c
总叶酸[d]	18.1(7.7~30.3)	13.7(5.6~47.3)	26.6(6.4~46.3)	39.8(9.0~78.5)	11.0(4.1~34.7)	102.9(49.0~280.9)
5-甲基-THF	15.8(6.4~27.7)	11.7(3.9~44.5)	24.7(4.8~39.6)	37.8(7.7~76.5)	5.6(2.4~19.1)	61.4(33.2~139.0)
THF	2.1(0.35~3.8)	1.6(0.4~3.4)	2.2(0.9~4.3)	2.2(0.7~6.5)	3.4(1.3~16.0)	14.5(6.0~30.5)
甲酰-THF	0.16(0.05~0.35)	0.13(0.03~0.27)	0.25(0.08~0.38)	0.19(0.02~0.54)		
5,10-甲川-THF	0.02(0.00~0.13)	0.17(0.01~0.34)	0.20(0.11~0.33)	0.16(0.06~0.42)		
叶酸	0.10(0.03~0.77)	0.13(0.00~0.78)	0.19(0.00~0.91)	0.21(0.00~0.51)	0.08(0.00~0.85)	15.3(1.02~144.4)

该数值为中位数、第10和第90百分位数。[a]每日400 μg叶酸；[b] 10名孕妇从怀孕第一个月开始进行400 μg/d的叶酸补充；[c]每日5 mg叶酸、2 mg氰钴胺素和40 mg维生素 B_6,持续3周；[d]总叶酸形式。THF,四氢叶酸；UPLC-MS/MS,超高效液相色谱-串联质谱

表13.4-7 使用UPLC-MS/MS或LC-MS/MS分析空腹血清/血浆和红细胞中5-甲基-THF的类别

个体(数量和描述)		补充	年龄(年)	5-甲基-THF (nmol/L)
来自无叶酸强化国家的个体血清/血浆				
32	8男性[3]	否	33(20~51)	15.8(5.6~26.7)
168	70%男性[2]	n.a.	45(21~69)	16.4(5.8~71.3)
37	长者[1]	否	81(73~90)	6.5(2.5~16.7)
61	孕妇[29]	否	30(22~37)	11.7(3.9~44.5)
25	孕妇[29]	叶酸400 μg/d		24.7(4.8~39.6)
50	孕妇[31]	n.a.	n.a.	14.6(9.1)
46	怀有NTD胎儿的孕妇[31]	n.a.	n.a.	9.3(4.5)
来自叶酸强化国家的个体血清/血浆				
313	孕妇<16 GW[32]	n.a.	20~29[a]	15.8(11.6~21.9)
100	美国血库[33]	n.a.	n.a.	23.7(7.61~72.0)
23	非洲女性[34]	n=15[b]	31.6(6.0)	33.5(17.2)
26	高加索女性[34]	n=17[b]	33.3(6.5)	48.4(20.5)
来自无叶酸强化国家的个体的红细胞				
75	欧洲血库[30]	n.a.	n.a.	207(30.2~462)
109	52男性[35]	否	36(11.3)	427(92.5~1 089)
来自叶酸强化国家的个体的红细胞				
96	美国血库[30]	n.a.	n.a.	304(94.7~703)
23	非洲女性[34]	n=15[b]	31.6(6.0)	919(334)
26	高加索女性[34]	n=17[b]	33.3(6.5)	1 040(333)
30	女性,MTHFR 677 CC、CT和TT基因型各10名	n.a.	n.a.	930(286),CC 1 065(360),CT 764(292),TT

该数值为中位数、第10和第90百分位数或中位数(范围)或平均数和标准差。[a] n=39,<20岁；n=227,20~29岁；n=47,≥30岁；[b]多种维生素、B族维生素和叶酸。GW,孕周；n.a.,不能提供；MTHFR,5,10-亚甲基四氢叶酸还原酶；NTD,神经管缺陷；THF,四氢叶酸；UPLC-MS/MS,超高效液相色谱-串联质谱

曝光：叶酸和还原的叶酸对光敏感。如果在室温下曝光24 h,保存在塑料管中的标本叶酸浓度将下降12%,保存在分离管中的标本叶酸浓度将下降19%[37]。

稳定性：在2~8℃时,标本不应贮存超过2天。深度冷冻血清标本在-20℃可保存1个月,在-80℃可保存更长时间。叶酸相对稳定,而还原型叶酸(尤其是THF和二氢叶酸)不稳定。它们会即刻受到依赖于酶和(或)受氧气、温度、曝光和pH影响的相互转化和降解。应始终注意(特别是在检测血清和红细胞中叶酸形式的分布时)标本处理和分析导致叶酸分布的变化。因此,在很多情况下叶酸形式分为两组,即5-甲基-THF和非甲基-THF。

13.4.8 病理生理学

摄取和代谢：叶酸是具有最高氧化态的维生素中最稳定的形式,并且以这种形式被定量吸收(超过90%)。叶酸在所有植物源性和动物源性的食物中出现,如肝脏、蔬菜(生菜、菠菜、芦笋、西红柿、黄瓜)或谷物中富含这种维生素。食物主要含有聚谷氨酸型叶酸,其通过γ谷氨酰羧肽酶(EC 3.4.19.9)在十二指肠和上空肠黏膜细胞的刷状缘中水解成单谷氨酸型用于再吸收。叶酸最适宜在pH 6时吸收。跨膜运输的形式主要是主动扩散；只有20%~30%的叶酸以被动扩散形式摄取。在门静脉循环中,叶酸通过肝脏转化为甲基化形式。血液中的主要形式是5-甲基-THF(及THF和10-甲酰基-THF),其被转运至与白蛋白、α_2巨球蛋白和转铁蛋白结合。

红细胞基于膜结合载体的饱和动力学原理摄入5-甲基-THF。穿越血脑屏障的过程与此类似；脑脊液中的叶酸浓度大约等于血清中的3倍[38](表13.4-8)。在红细胞中,叶酸以聚谷氨酸型存在,大部分为具有与去氧血红蛋白高亲和力的4~7个谷氨酸残基的形式。红细胞中的叶酸浓度比血清中高20~40倍。为了维持浓度,细胞内5-甲基-THF在维生素 B_{12} 依赖性反应中去甲基化,然后转化成聚谷氨酸。

表13.4-8 用LC-MS/MS或免疫学方法检测的血清/血浆和脑脊液(CSF)中的叶酸浓度

叶酸(nmol/L)	血清/血浆	CSF
总叶酸[a][38]	19.3(11.3~42.4)	20.6(14.0~27.6)
总叶酸[a][39]	13.4(5.8)	30.4(7.4)
5-甲基-THF[b][40]	41.5(13.7)	

该数值为中位数、第10和第90百分位数或平均数和标准差。[a]免疫学方法；[b] LC-MS/MS。THF,四氢叶酸；LC-MS/MS,液相色谱-串联质谱

叶酸和 C_1 代谢：叶酸本身不具有生物活性，但 THF 及其衍生物有。它们是起着羟甲基（活化甲醛）和甲酰基（活化甲酸）受体和载体作用的决定性辅酶。来自各种代谢过程的 C_1 残基与 THF 结合并转移至合适的受体用于合成物质。THF - C_1 复合物存在于各种氧化阶段，可以相互转化（图 13.4 - 4）。

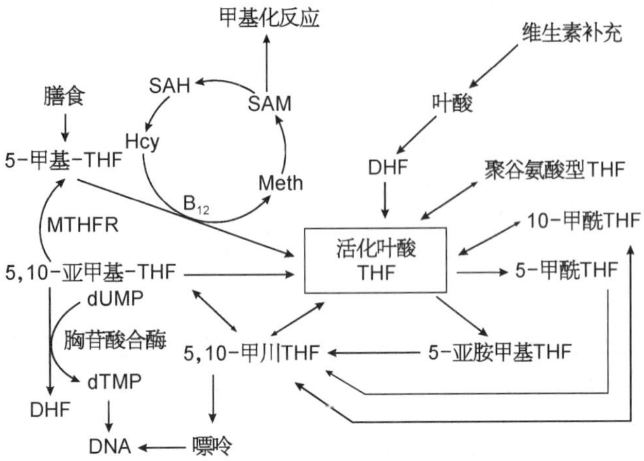

图 13.4 - 4 叶酸各形式在人体细胞中的功能。B_{12}，维生素 B_{12}；DHF，二氢叶酸；dTMP，脱氧胸苷单磷酸；dUMP，脱氧尿苷单磷酸；Hcy，同型半胱氨酸；Meth，蛋氨酸；MTHFR，5，10 - 亚甲基四氢叶酸还原酶；SAH，S 腺苷同型半胱氨酸；SAM，S 腺苷蛋氨酸；THF，四氢叶酸

甲基化反应在利用以下供体的代谢中起着重要作用：5，10 - 亚甲基- THF 在 DNA 合成期间提供用于由 D - 尿苷酸形成胸苷酸的甲基，5 - 甲基- THF 为同型半胱氨酸甲基化为蛋氨酸提供甲基团。在肝脏中，同型半胱氨酸也可以被甜菜碱甲基化。甜菜碱的甲基由 S 腺苷蛋氨酸提供（即由 5 - 甲基- THF 间接提供）。

所有其他甲基化反应基于 S 腺苷蛋氨酸，其作为各种生物合成的通用甲基供体，如磷脂酰胆碱、胆碱、肉碱、乙酰胆碱、肾上腺素、肌酸、胸腺嘧啶（甲基尿嘧啶）的合成及髓磷脂、DNA、受体和神经递质的甲基化。

叶酸缺乏归因于四个影响因素（表 13.4 - 9）：摄入不足导致供应不足、肠道中叶酸吸收减少、消耗增加、已有维生素 B_{12} 缺乏症的情况下（继发性叶酸缺乏症）。

表 13.4 - 9 叶酸缺乏的原因

叶酸摄入不足	
营养缺乏	吸收不良
食物量不足	肝病
	胰功能不全
叶酸需求增加	
怀孕	血液透析
哺乳期	溶血性贫血
早产儿	生物性成熟
成长期	MTHFR 基因型
感染	
药物干扰	
类叶酸物	影响吸收/利用的药物
甲氨蝶呤	口服避孕药

续 表

氨基蝶呤	乙酰水杨酸
甲氧苄啶	苯妥英
戊烷脒	巴比妥类

细胞功能障碍：持续存在的叶酸缺乏会导致血清和红细胞中的叶酸储备耗竭，并导致中性粒细胞过度分泌，随后出现血小板减少症、白细胞减少，最终数月后出现大红细胞性贫血。红细胞生成受损是基于核酸合成受损、成熟受损及血红蛋白较低程度的合成减少。

在 DNA 合成期间，通过胸苷酸合酶将脱氧尿苷单磷酸（dUMP）甲基化为脱氧胸苷单磷酸（dTMP = 胸苷酸），甲基由 5，10 - 亚甲基- THF 提供。dTMP 连续转化为胸苷三磷酸（dTTP）并掺入 DNA 中。叶酸缺乏诱导的胸苷酸合酶抑制引起 dTMP 生成减少。通过修复机制（剪接）纠正由于 dTMP 缺陷引起的尿嘧啶掺入 DNA 的增加（图 13.4 - 5）。这可能导致染色体断裂。此外，DNA 低甲基化可引起抑癌基因的激活[41]。具有快速增殖细胞的组织（淋巴组织、肠刷状缘膜、毛囊或肿瘤组织）不断地需要 dTMP。

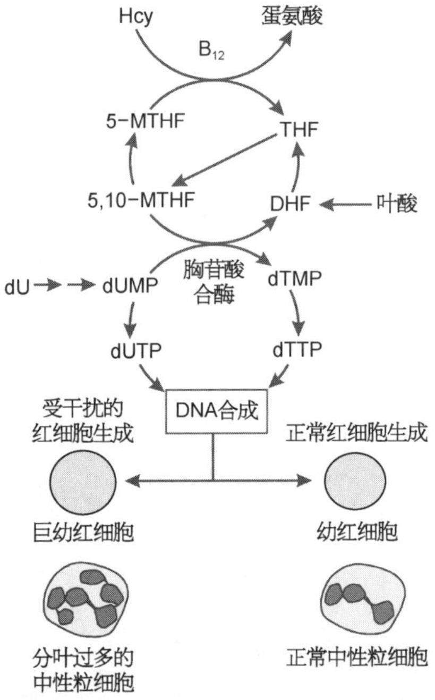

图 13.4 - 5 叶酸缺乏和(或)维生素 B_{12} 缺乏对红细胞生成的影响。DHF，二氢叶酸；dTMP，脱氧胸苷单磷酸；dTTP，脱氧胸苷三磷酸；dU，脱氧尿苷；dUMP，脱氧尿苷单磷酸；dUTP，脱氧尿苷三磷酸；Hcy，同型半胱氨酸；5 - MTHF，5 - 甲基四氢叶酸；5，10 - MTHF，5，10 - 亚甲基四氢叶酸；THF，四氢叶酸

像 dUMP 一样，用于肿瘤治疗的 5 - 氟脱氧尿苷酸（FdUMP）与胸苷酸合酶结合，但与 dUMP 不同，它不被释放，因此引起酶的不可逆抑制。dTMP 缺陷导致快速增殖细胞的死亡。

存在叶酸或钴胺素缺乏的造血细胞在形态、蛋白质合成和细胞动力学方面发生变化。这种变化在细胞分裂的最后阶段和非分裂细胞中尤其明显，主要影响红细胞生成和粒细胞生成。无效的红细胞生成导致多染性巨成红细胞死亡。

13.5 维生素 B_6

Wolfgang Herrmann，Rima Obeid

13.5.1 引言

维生素 B_6 是三种相似的水溶性化合物吡哆醇、吡哆醛(pyridoxal，PL)和吡哆胺(图 13.5－1)的统称。相应的 5′-磷酸酯是生物活性辅酶。在化学上，它们是 4，5－二(羟甲基)-2－甲基吡啶－3－醇的衍生物，并且通过参与辅酶功能的 4 号位上的不同取代基来区分。这三种物质具有相同的生物活性，可以通过代谢相互转化。以下酶参与不同同效维生素的相互转化：吡哆醇(胺)磷酸氧化酶(PNPO，EC 1.4.3.5)，吡哆醛激酶(PDXK，EC 2.7.1.35)，吡哆醛磷酸酶(PDXP，EC 3.1.3.74)，以及其他磷酸酶，如碱性磷酸酶(ALP，EC 3.1.3.1)、酸性磷酸酶(ACP，EC 3.1.3.2)。通过醛氧化酶 1(AOX1，EC1.2.3.1)将吡哆醛转化为 4－吡哆酸。所有三种形式都是吡哆醛- 5′-磷酸酯(PLP)的前体，其为维生素 B_6 在人体内 180 多种酶促反应中作为辅因子参与的最活跃的形式。人体本身不能产生辅因子磷酸吡哆醛，因此取决于其前体的膳食供应。

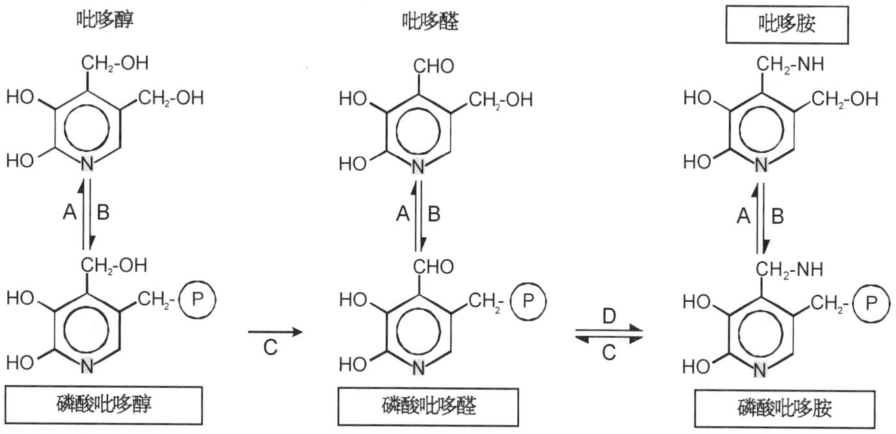

图 13.5－1　维生素 B_6(上排)及其相应的磷酸盐(下排)。A，磷酸酶；B，吡哆醇激酶；C，磷酸吡哆醇氧化酶；D，各种转氨酶

13.5.2 适应证

缺陷状态的诊断、退行性心血管疾病和神经退行性疾病患者的个人风险状况的一部分、目标人群列于表 13.5－1。

表 13.5－1　维生素 B_6 检测的适应证

营养缺乏	需求增加	基因缺陷	疾病
慢性酒精中毒	怀孕	同型胱氨酸尿症	经前期综合征
老年恶病质	哺乳期 透析	胱硫醚尿症 高草酸尿症(Ⅰ型)	腕管综合征 高血压 高同型半胱氨酸血症 哮喘 糖尿病 长期用药

13.5.3 检测方法

高效液相色谱(HPLC)：原理为，第一步由样品处理组成，包括沉淀和样品衍生。在沉淀步骤中，更高分子量的物质被分离。离心沉淀后，提取上清液。通过氨基脲或氰化物衍生将维生素 B_6 转化为荧光衍生物。衍生化试剂与沉淀剂同时添加或在其之后添加(取决于所使用的方法)并孵育 20 min。离心后，将上清液注入 HPLC 中。在反相柱上使用等度方法在 25℃进行运用 HPLC 的分级。色谱图由荧光检测器记录。

液相色谱-串联质谱(LC－MS/MS)：LC－MS/MS 方法可以同时、直接和快速测定维生素 B_6 的各种形式(5′-磷酸吡哆醛、吡哆醛、4－吡哆酸、吡哆醇和吡哆胺)[1]。

原理为，血浆用三氯乙酸脱蛋白，并与含有 δ_2 吡哆醛- 5′-磷酸、δ_3 吡哆醛和 δ_8 核黄素的内标混合。通过在乙酸/七氟丁酸缓冲液中使用乙腈梯度的 C8 反相柱来分离 PL、PLP、吡哆醇(pyridoxine，PN)、吡哆醇 5′-磷酸、吡哆胺(pyridoxamine，PM)、吡哆胺- 5′-磷酸、4－吡哆酸(pyridoxic acid，PA)、核黄素、黄素单核苷酸(flavin mononucleotide，FMN)和 FAD(黄素腺嘌呤二核苷酸)。使用 LC－MS/MS 在正离子模式下检测和定量分析物。

该方法不需要分析物衍生化，仅需要少量标本，分离时间短(每个循环 8 min)且表现出可接受的灵敏度和特异性[1]。

酶学分析[8]：酶法基于吡哆醛- 5′磷酸(PLP)-依赖性酶，如脱辅基酪氨酸脱羧酶、红细胞天冬氨酸氨基转移酶或脱辅基同型半胱氨酸裂解酶。酶促反应产物通过放射法或发光法检测。测定结果显示同效维生素的总 PLP 活性。

原理为，PLP 检测使用 PLP 依赖性重组酶同型半胱氨酸 α，γ 裂解酶(rHCYase)的脱辅基形式。为了提取脱辅基 rHCYase，通过与羟胺共孵育从全酶 rHCYase 中除去 PLP。酶活性通过与酶结合的 PLP 线性相关的全酶重构来恢复。运用重组全酶 rHCYase 将毫摩尔浓度的同型半胱氨酸转化为 H_2S，测定的扩增原理允许测量纳摩尔范围内的 PLP 浓度。在指示剂反应中，N，N－二丁基苯二胺作为发色团用于对生成的 H_2S 进行定量。酶法与色谱法检测有很好的相关性。

13.5.4 标本要求

血清或 EDTA 血浆：1 mL。

13.5.5 参考区间

吡哆醛- 5′磷酸(PLP)：≥4.9 ng/mL(20 nmol/L)方法相

关的维生素 B_6 状态参考值见表 13.5－2。其他学者指定 PLP 高于 30 nmol/L 时为正常浓度[3]。

表 13.5－2 检测维生素 B_6 状态的方法及其参考值[3]

方法	参考区间
直接，血液	
- 血浆磷酸吡哆醛	>20 nmol/L
- 血浆吡哆醛	不适用
- 血浆总维生素 B_6	>40 nmol/L
- 全血磷酸吡哆醛	不适用
直接，24 h 尿	
- 4－吡哆酸	>3 μmol/24 h
- 总维生素 B_6	>0.5 μmol/24 h
间接，血液	
- 口服蛋氨酸负荷后同型半胱氨酸	<38 μmol/L
- 红细胞 ALT，比值	>1.24*
- 红细胞 AST，比值	>1.80*
间接，24 h 尿	
- 口服色氨酸负荷(2 g)后黄尿酸	<65 μmol/24 h
- 口服蛋氨酸负荷(3 g)后胱硫醚	<351 μmol/24 h
- 排泄的草酸	不适用

*比值，有 PLP 时活性/无 PLP 时活性；ALT，谷丙转氨酶；AST，谷草转氨酶

13.5.6 临床意义

维生素 B_6 池的周转时间目前了解得并不详细。据报道有两个池：一个周转期约为 0.5 天的快速周转池和一个周转期为 25～33 天的缓慢周转池。缓慢周转池被归类为存储池。因此，维生素 B_6 只能储存几周。储备耗竭后的缺乏症状包括肌营养不良、皮肤改变、神经系统障碍或蛋白质生物合成受损。

血清维生素 B_6 的检测仅能得出关于细胞内维生素 B_6 功能性状态的有限结论。因此，维生素 B_6 缺乏症的检测利用了各种其他可用的分析方法和生物标志物，这些分析方法和生物标志物更多或更少被采用取决于其不同的诊断特异性、灵敏度和实用性。

以下检测方法被描述为用于诊断维生素 B_6 缺乏症：

- 最常见的方法是测定血浆和(或)全血中的吡哆醛－5′－磷酸(PLP)和吡哆醛(PL)。
- 另一个试验是测量色氨酸负荷后黄尿酸的排泄。该测试基于维生素 B_6 依赖性酶对维生素 B_6 缺乏的不同反应时间。因此，尿排泄的黄尿酸可以用作维生素 B_6 缺乏症的标志。
- 通过醛氧化酶或醛脱氢酶氧化 PL 得到 4－吡哆酸，可以分析尿排泄的 4－吡哆酸。
- 有和无 PLP 的红细胞 AST 活性的测定也用作标志物。维生素 B_6 缺陷时活性降低，加入 PLP 孵育后活性增加。
- 在同型半胱氨酸代谢中，维生素 B_6 还可以作为转硫途径的两种酶的辅因子——胱硫醚 β 合酶和 γ 胱硫醚酶。因此，胱硫醚和同型半胱氨酸是细胞内维生素 B_6 缺乏的功能生物标志物，且胱硫醚的敏感度更高。然而，这些生物标志物并不特异于维生素 B_6 缺乏症，也可以在叶酸或维生素 B_{12} 缺乏症或肾功能障碍中升高。

口服蛋氨酸负荷试验(oral methionine loading test，oMLT)对维生素 B_6 缺乏症的检测尤其敏感，即使在空腹同型半胱氨酸水平正常的情况下也是如此。因为在维生素 B_6 缺乏症中，同型半胱氨酸分解代谢中的转硫通路仅轻度受损，完好无损的再甲基化中的空腹同型半胱氨酸水平仍可在参考区间内。然而，在维生素 B_6 缺乏的情况下，非禁食条件或蛋氨酸负荷导致同型半胱氨酸浓度显著变化。

13.5.6.1 维生素 B_6 状态评价

代谢分析和药代动力学研究可以追踪所有维生素 B_6 的存在形式。检测包括前体分子吡哆醛在内的 PLP 水平已成为分析维生素 B_6 补充情况的既定方法。血清和(或)血浆中的 PLP 和 PL(及可能的红细胞中的 PL)形成了可用于组织的主要的维生素 B_6 同效维生素。PLP 和 PL 之间基于磷酸化平衡的损害引起两种形式的基质特异性相关性的改变。

由于仅使用 PLP 作为维生素 B_6 状态的指标并不总是够用的，因此推荐加用 PL[4]。在孕妇与非妊娠对照组的比较中，PLP 在孕妇中降低了 50%，但 PLP 和 PL 水平的总量没有显著差异[5]。将 PLP 和 PL 浓度与白蛋白相关联并没有显示出两组之间的差异。

4－吡哆酸的排泄被认为是维生素 B_6 状态的短期指标。在维生素 B_6 缺乏症研究中，尿中 4－吡哆酸的减少与血浆中 PLP 的减少相似[6]。维生素 B_6 的尿总排泄量(所有形式)并不是维生素 B_6 状态的敏感指标。

红细胞中的氨基转移酶活性被认为是维生素 B_6 状态的长期指标。在添加和不添加 PLP 的情况下分析其活性[7]。然而，此评估维生素 B_6 状态的生物标志物的可靠性存在争议[8]。

13.5.6.2 与药物的相互作用

某些药物的治疗会影响维生素 B_6 的状态并导致维生素 B_6 需求增加。表 13.5－3 提示了药物和部分物质及其对维生素 B_6 状态的影响[9]。药物相互作用的共同特征是对中枢神经系统(CNS)功能的不良影响。此外，许多药物与 PLP 反应形成席夫碱。这种反应会导致 PLP 组织水平下降，从而引起大脑功能的障碍。后文列出的药物可能会降低 PLP 水平。因此，摄取这些药物时必须确保维生素 B_6 的充足供应。

表 13.5－3 维生素 B_6 和药物的相互作用

活性成分类别	举例	机制
肼	异丙异烟肼、异烟肼、肼苯哒嗪	与 PL 和 PLP 反应形成腙
甲基黄嘌呤	茶碱、恩丙茶碱	抑制吡哆醛激酶和特定的氨基转移酶
抗生素	环丝氨酸	与 PLP 反应形成肟
左旋多巴	L－3,4－二羟苯丙氨酸	与 PLP 反应形成四氢噻啉衍生物
螯合剂	青霉胺	与 PLP 反应形成噻唑烷
口服避孕药	炔雌醇、美雌醇	肝脏和其他组织中的酶水平升高，PLP 维持不变
酒精	乙醇	PLP 分解代谢增加，血浆浓度降低

以下药物可导致与维生素 B_6 的相互作用：

- 环丝氨酸(结核治疗)、异烟肼(结核治疗)、青霉胺(类风湿

血管炎、关节炎)、茶碱(平喘)、肼苯哒嗪(抗高血压)。在大多数情况下,补充维生素 B_6 会抵消不良副作用,并弥补增加的需求量[10,11]。

- 口服避孕药不直接与 PLP 反应,但诱导酶的合成,包括一些 PLP 依赖性酶。这导致组织中 PLP 结合增加及血浆 PLP 浓度降低[12]。
- 雌激素主要影响色氨酸-烟酸代谢的酶。在某些情况下,避孕药物治疗的女性对维生素 B_6 的需求可能更高。红细胞生成素治疗可降低红细胞中的维生素 B_6 水平,因此可能需要补充[13]。
- 苯妥英(抗惊厥药)可降低维生素 B_6 补充剂的治疗效果。在同时使用抗生素治疗和补充维生素 B_6 时,这两种物质会相互干扰肠道吸收,因此不应同时服用。
- 左旋多巴。维生素 B_6 降低了左旋多巴(抗帕金森病药物)的效果,但也减少了治疗的副作用(呕吐、恶心)。因此,应注意确保补充维生素 B_6 的水平可减轻副作用的同时不会降低药物的效果。
- 化疗药物。在一些如 5-氟尿嘧啶、阿霉素等化疗药物治疗时,补充维生素 B_6 可以减少某些副作用而不会降低药物的疗效。
- 三环类抗抑郁药。补充维生素 B_6 可以提高其效果。

13.5.6.3 维生素 B_6 缺乏

维生素 B_6 缺乏症可由维生素 B_6 缺乏性饮食、维生素 B_6 代谢受损或维生素 B_6 依赖性酶功能障碍发展而来,其活性一部分可通过大量维生素 B_6 恢复。显然维生素 B_6 缺乏症是罕见的,通常是由于其他疾病引起。由于维生素 B_6 依赖性反应数量众多,该缺陷可以多种方式表现出来。PLP 对许多细胞过程和功能的重要性是基于其作为辅因子参与各种酶促反应(表 13.5-4)。表 13.5-5 罗列了 PLP 影响的代谢过程及其功能。维生素 B_6 缺乏对体液和细胞免疫有负面影响。维生素 B_6 治疗(50 mg/d)2 个月可改善免疫功能受损的老年女性的淋巴细胞应答[14]。

表 13.5-4 吡多醛磷酸酯催化的酶促反应[3]

反应类型	典型反应或酶
α 碳的反应	
- 转氨基作用	丙氨酸→丙酮酸 + 磷酸吡哆胺
- 外消旋体形成	D 氨基酸↔L 氨基酸
- 脱羧作用	L 色氨酸→色胺
- 氧化脱氨作用	组胺→咪唑-4 乙醛
- 侧链去除	四氢叶酸 + 丝氨酸→甘氨酸 + 5,10-亚甲基-四氢叶酸
β 碳的反应	
- 替换(交换)	半胱氨酸合酶
- 消除	丝氨酸和苏氨酸脱水酶
γ 碳的反应	
- 替代(交换)	胱硫醚→半胱氨酸 + α 酮丁酸
- 消除	同型半胱氨酸脱巯基酶
- 切割	犬尿氨酸→邻氨基苯甲酸

表 13.5-5 维生素 B_6 依赖性细胞代谢过程[3]

代谢过程	系统/功能
C_1 代谢,激素调节	免疫功能
糖原磷酸化酶,转氨作用	糖异生
色氨酸代谢	烟酸形成
血红素合成,转氨作用,O_2 亲和	代谢和红细胞生成
神经递质合成,脂质代谢	神经系统
激素调节,PLP 和溶素或激素受体的结合	激素调节

13.5.6.4 临床症状

维生素 B_6 缺乏最常见的症状是外周多发性神经病、呕吐、抑郁、认知能力受损和小红细胞性贫血。在大多数情况下,不能清楚地确定维生素 B_6 缺乏是否基于分解代谢率增加、需求量增加、营养缺乏或 PLP 合成受损。疾病和可能与维生素 B_6 代谢异常相关的疾病列于表 13.5-6。

表 13.5-6 维生素 B_6 异常代谢、疾病和病症[3]

疾病或病症
- 老年
- 营养不足或营养不良
- 动脉粥样硬化性血管疾病
- 血栓性血管疾病
- 脑血管疾病
- 神经退行性疾病(如阿尔茨海默病)
- 肾功能受损、透析
- 炎症性肠病、乳糜泻
- 高同型半胱氨酸血症/高胱氨酸尿症
- 酒精中毒
- 妊娠并发症(如先兆子痫)
- 新生儿和婴儿痉挛
- 类风湿关节炎
- 肿瘤疾病
- 镰状细胞性贫血
- 经前期综合征
- 哮喘
- 霍奇金病
- 糙皮病(烟酸缺乏症)
- 药物相互作用

13.5.6.5 维生素 B_6 缺乏时的疾病

许多疾病或病理状况与维生素 B_6 代谢异常有关。在此情况下,PLP 浓度或色氨酸代谢被视为主要指标。然而,单独使用 PLP 不能提供有关代谢是否实际改变的可靠信息。历史上曾有报告在严重维生素 B_6 缺乏时发生糙皮病和贫血症。轻度维生素 B_6 缺乏与经前期综合征[15]、腕管综合征[16]和精神病[17]有关。有人发现对腕管综合征患者给予高剂量维生素 B_6(100～200 mg/d)可降低急性心源性胸痛或心肌梗死风险[18]。但是,上述关联无一被视为已证实。

色氨酸转化为烟酸需要 PLP[3]。确定色氨酸代谢改变且需补充维生素 B_6 的疾病,包括哮喘、糖尿病、某些肿瘤、糙皮病和类风湿关节炎。已报道出现 PLP 浓度低下的疾病或病症包括哮喘、糖尿病、肾脏病、酒精中毒、心脏病、妊娠和癌症(表 13.5-7)。补充剂已应用于许多疾病或病理状况。在酶功能障碍中给予高剂量吡哆醇(高达 750 mg/d)以恢复正常功能。但是,高剂量的维生素 B_6 可能导致外周感觉神经病变和神经退化[19]。

表 13.5－7 与维生素 B_6 缺乏相关的疾病

疾病	临床和实验室结果
同型半胱氨酸尿症	在罕见的基因纯合型同型胱氨酸尿症伴超过 100 μmol/L 的血浆同型半胱氨酸浓度及严重的青少年动脉粥样硬化中，重点在于维生素 B_6 治疗。同型胱氨酸尿症是由严重的胱硫醚-β-合酶缺乏引起的。因为用高剂量的辅因子维生素 B_6 使脱辅酶饱和而增加了酶的稳定性，导致活性酶数量大幅上升。
贫血[22]	维生素 B_6 在红细胞的功能和代谢中起着重要作用。吡哆醛-5′-磷酸(PLP)是转氨酶的辅因子。此外，吡哆醛(PL)与血红蛋白 α 链结合并增加血红蛋白的氧结合亲和力，而结合血红蛋白 S β 链的 PLP 降低氧结合亲和力。在镰状细胞贫血中，PLP 和 PL 对氧结合亲和力的影响是重要的。用高剂量的维生素 B_6(100 mg/d)治疗可改善贫血血色素低的症状。 PLP 也是 α 氨基乙酰丙酸合成酶(aminolevulinic acid synthase, ALS)的辅酶，其为血红素合成的关键酶。在维生素 B_6 缺乏或 ALS 遗传缺陷的情况下，可能发生低色素难治性小红细胞性贫血。在这些患者中 ALS 降低，并且可以通过使用高剂量维生素 B_6 治疗(200～600 mg/d)使其正常化。
肾结石	维生素 B_6 缺乏也会导致草酸分泌增加并发展成肾结石。Ⅰ型原发性高草酸症是由于过氧化物酶体丙氨酸乙醛酸转氨酶的缺陷引起的，其导致乙醛酸降解被抑制[23]。高剂量的维生素 B_6 触发乙醛酸转氨酶的诱导，从而诱导降解的替代途径[24]。
新生儿神经紊乱[25]	PLP 是参与各种神经递质合成酶的辅因子，如 5-羟色胺、多巴胺、去甲肾上腺素、组胺或 γ 氨基丁酸。PLP 作为辅因子在形成神经递质中的作用及评价维生素 B_6 缺乏新生儿的神经异常突出了维生素对 CNS 功能的重要性。用高剂量维生素 B_6 治疗这些新生儿可使脑电图正常化。
新生儿癫痫[26]	吡哆醇磷酸氧化酶(PNPO)缺乏引起新生儿癫痫发作是维生素 B_6 代谢紊乱的重要疾病。长期以来，人们已经知道一些新生儿癫痫发作会对高剂量的叶酸和吡哆醇或 PLP 产生反应。
恶性肿瘤[27]	维生素 B_6 摄入量或血浆 PLP 水平与癌症风险之间(特别是在结直肠癌及胃肠道肿瘤方面)存在很强的相关性。相反，据报道维生素 B_6 状态与乳腺癌和前列腺癌没有显著关系。
血管病	由于同型半胱氨酸是退行性心血管疾病和神经退行性疾病的独立风险因素，因此维生素 B_6 作为参与同型半胱氨酸代谢的辅因子在诊断和治疗这些疾病中具有特殊意义。 最近有报道称吡哆胺可以防止由糖基化胶原蛋白交联引起的血管老化[28]。吡哆胺作为由糖蛋白加合物通过非酶促蛋白质糖化形成晚期糖基化终末产物(advanced glycation end product, AGE)的抑制剂发挥重要作用[29]。吡哆胺也抑制 Amadori 反应的中间产物的氧化转化[30]。此外，吡哆胺从糖或脂质中消除了许多有毒的羰基物质，从而防止蛋白质的氧化修饰[31]。由于糖基化对于糖尿病并发症的发病机制具有重要意义，吡哆胺具有改善该疾病的临床后果的潜力。 低血浆 PLP 与心血管疾病之间的关系已在许多回顾性和前瞻性研究中得到证实[32]。低维生素 B_6 可导致同型半胱氨酸浓度升高的事实或许能解释 PLP 缺乏时心血管风险增加。此外，血浆 PLP 也因吸烟或炎症等因素而下降，反过来又与心血管风险直接相关。目前的研究不能确定低 PLP 是否是心血管疾病的因果性和独立风险因素，或仅是替代标志物[33]。
静脉血栓	低血浆 PLP 也与患静脉血栓的风险增加有关。这种关联已有回顾性和前瞻性研究报道[34]。然而，B 族维生素(维生素 B_6、维生素 B_{12} 和叶酸)的二级预防研究并未显示血栓形成风险更低[35]。B 族维生素是否对预防原发性血栓形成有保护作用仍然有待研究。
神经障碍	维生素 B_6、维生素 B_{12} 和叶酸的缺乏与神经和精神功能障碍及认知缺陷的风险增加有关。在老年人中，认知功能障碍和痴呆的高发率可能与 B 族维生素缺乏和高同型半胱氨酸血症患病率高有关[36]。轻度认知损伤(mild cognitive impairment, MCI)老年人可通过使同型半胱氨酸降低的 B 族维生素(维生素 B_6、维生素 B_{12} 和叶酸)的治疗而显著减慢脑萎缩的加速[37]。脑萎缩加速是 MCI 发展为阿尔茨海默病的个体的特征。迄今为止的临床研究强调了维生素 B_6 在神经退行性疾病发展和预防中的重要性。

13.5.6.6 膳食摄取推荐量

在美国和欧洲，维生素 B_6 的膳食摄取推荐量(RDA)分别为 1.3～1.7 mg/d[20] 和 1.4 mg/d[21]。在 2003—2004 年，美国人口的平均摄入量(36%的美国人口使用维生素补充剂)为未使用者 1.86 mg/d 和使用者 1.92 mg/d[38]。在这些情况下，观察到血浆 PLP 水平和维生素 B_6 摄入量之间呈线性相关性。在美国未使用维生素补充剂的人群中，男性血浆 PLP 平均水平为 41 nmol/L，女性为 29 nmol/L。

维生素 B_6 的需求量也取决于蛋白质的周转率，并且随着蛋白质摄入量的增加而增加，由于吡哆醇参与氨基酸代谢而存在正相关性[39]。高蛋白质摄入量会诱导参与氨基酸代谢的酶结合更多的 PLP，因此，PLP 不可再用于其他代谢过程。

13.5.7 注意事项

检测方法：不同的检测过程产生的结果具有可比性。然而，不同实验室获得的结果的可比性并不总是令人满意，并为改进标准化留下了余地[24]。

测量一种或多种维生素 B_6 同效维生素或代谢物 4-吡哆酸的方法被认为是维生素 B_6 状态的直接指标。间接方法检测代谢物或代谢途径(其中 PLP 作为必需的辅因子)和(或)检测 PLP 依赖性酶的活性。

参考区间：维生素 B_6 的参考区间很大程度上取决于营养状态，因此取决于受试人群的选择。规定的维生素 B_6 的参考范围仅具有方向性指导，实践中应由自身的数据确认。

稳定性：为了检测，在使用任何药物之前在早晨采集空腹血。

由于维生素 B_6 对光和温度高度敏感，因此应避光保存，冷却并立刻离心。如果样品在避光处 2～8℃储存，可保存 1 周，在 －20℃可稳定保持数月。维生素 B_6 也可以在全血中测定。但是，目前没有普遍有效的参考值。

13.5.8 病理生理学

分布：维生素 B_6 在自然界中无处不在。它可以由微生物和高等植物合成。维生素 B_6 在肉类、肝脏、土豆、谷类、蔬菜、某些鱼类(鲭鱼)和乳制品中尤其丰富。在动物制品中 30%～40%的维生素 B_6 因油炸和烹饪而损失；植物制品通过烹饪损失的维生素 B_6 少得多[3]。维生素 B_6 的生物利用度介于 70%～80%[41]。

代谢：维生素 B_6 主要在上空肠和回肠中被吸收。在结肠中产生的维生素 B_6 不能被身体利用。在进入肠黏膜细胞之前，同效维生素必须去磷酸化，这是由膜结合 ALP 催化的过程。吡哆醛 PLP 和 PL 在人体内被再吸收的程度具有可比性。磷酸化化合物的再吸收较慢。将 B_6 类维生素吸收入黏膜细胞是一种被动的、不饱和的过程。在肠黏膜细胞中，同效维生素被吡哆醛激酶重新磷酸化为 PLP，然后在离开肠黏膜浆膜侧的细胞之前再次去磷酸化。在肠内再吸收之后，磷酸化成 PLP 和 PNP 的过程发生在肝脏和其他器官中。血浆中的维生素 B_6 以 PLP(60%)、PN(15%)和 PL(14%)出现。大多数衍生物都与白蛋白结合。PLP 在循环中与白蛋白的结合可防止水解并使 PLP 能够供应其他组织。蛋白质结合的 PLP(通过席夫碱)被认为是形成维生素 B_6 的循环贮存形式，因为它是膜不可渗透的，因此不能直接作用于细胞。通过简单扩散将 PLP 水解为 PL 以用于组织吸收，并且在再吸收之后，PL 再次磷酸化成为活性辅酶形式。在红细胞中，PLP 主要与血红蛋白结合，其浓度比血浆高 4～5 倍[3]。成人的维生素 B_6 池估计为 40～50 mg。其中大部分与糖原磷酸化酶结合并储存于肌肉中[42]。

生化：超过 180 种酶促反应是 PLP 依赖性的[43]。在酶促反应中，PLP 通过席夫碱与相应的酶共价结合(图 13.5－2)。PLP 参与氨基酸、葡萄糖和脂质的代谢，神经递质、组胺和血红蛋白的合成，以及基因的功能和表达。肝脏是维生素 B_6 代谢的主要部位。表 13.5－4 提供了 PLP 催化的酶促反应类型的概述。该表对氨基酸的 α 位、β 位和 γ 位碳原子的反应进行了定义。PLP 也是 β 或 γ 碳的转氨基作用、转硫作用、脱氨作用、脱羧作用、外消旋化和消除作用的辅因子[42,43]。PLP 参与氨基酸代谢从合成到降解的过程：① 氨基酸脱羧导致形成作为神经递质或激素的胺，如 γ 氨基丁酸、组胺、去甲肾上腺素(转化为肾上腺素)或 5－羟色胺。② 氨基酸转氨作用导致形成酮酸，然后将其氧化以提供代谢能。③ 许多涉及氨基酸侧链的反应，如犬尿氨酸酶(EC 3.7.1.3)、胱硫醚－β－合酶(EC 4.2.1.22)或 γ 胱硫醚酶(EC 4.4.1.1)。④ 在磷脂合成中，磷脂酰丝氨酸脱羧导致形成磷脂酰乙醇胺。

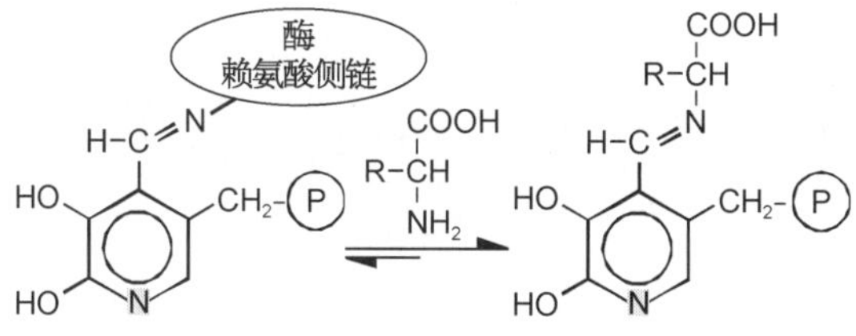

图 13.5－2 酶结合的吡哆醛－5′－磷酸与氨基酸之间转氨基反应的关键机制

除了叶酸和维生素 B_{12} 外，维生素 B_6 在同型半胱氨酸分解代谢中作为辅助因子起着重要作用。细胞毒性同型半胱氨酸位于两条代谢途径的交叉处：蛋氨酸再甲基化并通过胱硫醚将其转化为半胱氨酸。后一条途径是由胱硫醚－β－合酶和 γ 胱硫醚酶催化的，两者都需要维生素 B_6 作为辅因子。同型半胱氨酸降解受损可导致高同型半胱氨酸血症，这被认为是血管退行性疾病和神经退行性疾病的独立风险因素。维生素 B_6 缺乏与餐后同型半胱氨酸增加之间的相关性经常被提及[44]。在蛋氨酸负荷试验后表现出病理性同型半胱氨酸浓度的个体中表明维生素 B_6 补充剂使约 50% 个体的后负荷高半胱氨酸浓度正常化[45]。

13.6 甜菜碱与胆碱

Wolfgang Herrmann，Susanne H. Kirsch，Rima Obeid

13.6.1 甜菜碱(N,N,N－三甲基甘氨酸)

人体所需的甜菜碱通过直接的膳食摄入和膳食胆碱的氧化来满足。谷物中含有丰富的甜菜碱，尤其是小麦、菠菜、甜菜和甜菜根。每日的甜菜碱膳食摄入量为 100～300 mg。不同的人群摄入甜菜碱的量不同，取决于日常饮食和食物的烹饪方式(甜菜碱具有热稳定性)。甜菜碱具有两个生理功能：作为一种渗透调节物质，同时也是大量生化反应的甲基基团的来源。因为甜菜碱水溶性强且不与蛋白质结合，因此不同来源的甜菜碱的生物利用度差异较小。哺乳动物的肠道至少提供三种甜菜碱的运输系统[1]。

13.6.2 胆碱

胆碱是与维生素 B 复合物相关的一种水溶性分子。胆碱是甲基基团的主要膳食来源并对维持正常的细胞功能、细胞膜结构完整性及跨膜信号传导起着至关重要作用。直接影响胆碱能神经传递，这是正常肌肉功能和肝脏脂类转运所必需的[2]。在产前期，胆碱对胎儿大脑发育很重要。

饮食中缺乏胆碱会导致肝损伤，胆碱缺乏也会使血液中的同型半胱氨酸浓度增加，尤其蛋氨酸超负荷之后[3]。胆碱缺乏也会导致发育障碍、胎儿脑损伤、脂肪肝或肌肉损伤。此外，胆碱、甜菜碱或叶酸的缺乏会导致同型半胱氨酸累积。同型半胱氨酸升高是各种疾病公认的风险因子[3]。此外，血浆甜菜碱浓度降低与脂质代谢紊乱、肾功能不全及糖尿病有关。胆碱与叶酸代谢密切相关。解释了甜菜碱和胆碱能降低同型半胱氨酸的原因。

13.6.3 适应证

高胱氨酸尿、显著的高同型半胱氨酸血症、酒精性和非酒精性肝病及糖尿病。

13.6.4 检测方法

液相色谱串联质谱法(LC－MS/MS)：使用 LC－MS/MS 测定血浆中的甜菜碱、胆碱[和二甲基甘氨酸(DMG)]，其检出限与测试性能最好。除了蛋白质沉淀之外，该方法不需要进一步的衍生步骤。

基于简单标本处理的稳定同位素稀释的超高效液相色谱串联质谱(UPLC－MS/MS)方法可以同时检测甜菜碱、胆碱、DMG 与乙酰胆碱(Ach)[4]。可以直接分析 EDTA 抗凝血浆。

高效液相色谱(HPLC)与气液色谱-质谱(GC－MS)：使用 HPLC 方法检测甜菜碱现已被广泛使用。但这些方法的灵敏度无法满足血清血浆定量检测的要求。第一步通过羧基烷基化法将甜菜碱衍生化，为了结合紫外吸收或荧光的官能团。常见的衍生化试剂包括 2′-溴苯甲酰甲基溴、2′-溴苯甲酰甲基三氟甲磺酸酯和 2－萘甲基三氟甲磺酸酯[9]。

酶法：酶法检测甜菜碱是基于甜菜碱-高半胱氨酸甲基转移酶(BHMT，EC 2.1.1.5)的催化反应[10]。胆碱测定基于胆碱氧化酶(EC 1.1.3.17)对胆碱的特异性氧化[11]。但这些方法的灵敏度很低且十分费时。

13.6.5 标本

EDTA 血浆或尿液：1 mL。

LC-MS/MS 方法需要 100 μL 样本量。血浆和血清甜菜碱水平大致相同。然而，血清胆碱水平比血浆约高 2 倍(图 13.6-1)。

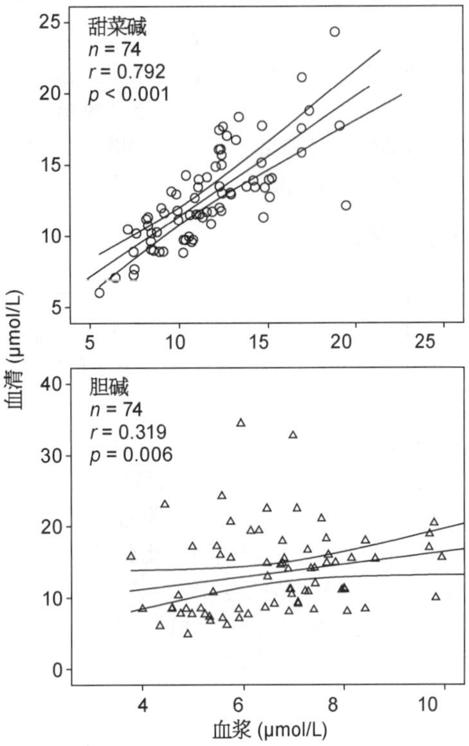

图 13.6-1 74 名女性(平均年龄 35 岁)血清和 EDTA 血浆中的甜菜碱和胆碱浓度[4]。血浆和血清中的甜菜碱浓度几乎相同，而血清中的胆碱浓度比血浆中的高 2 倍

13.6.6 参考区间

多项研究总结使用(上述)LC-MS/MS 方法的 EDTA 血浆和尿中甜菜碱、胆碱和 DMG 的指导值(表 13.6-1)。

表 13.6-1 根据参考文献总结使用 LC-MS/MS 方法检测空腹状态下的 EDTA 血浆与尿液值

研究小组	血浆(μmol/L)			尿液(mmol/mol 肌酐)			
	甜菜碱	胆碱	DMG	ACh*	甜菜碱	胆碱	DMG
60 位男性与女性[6]	27～41a	7.0～9.3a	1.3～2.0a				
60 位男性与女性，非空腹状态[6]	36～47a	9.0～12.3a	1.6～2.5a				
2 062 位 47～49 岁女性[7]	21.7～46.3	6.8～11.5					
1 657 位 47～49 岁男性[7]	31.0～58.2	7.4～12.6					
1 860 位 71～74 岁女性[7]	24.9～50.3	7.2～12.8					
1 466 位 71～74 岁男性[7]	31.6～61.1	8.1～14.1					
20 位 50～73 岁女性[4]b	18.7～37.5	7.0～11.7	1.5～3.7	2.6～5.8	3.3～11.4	1.1～4.0	1.3～4.7
24 位 57～75 岁男性[4]b	25.2～46.8	7.4～12.4	2.0～4.3	1.8～6.6	2.4～25.3	1.0～4.7	0.6～7.0
74 位男性[5,8]	17～60c						
81 位男性[5,8]	21～78c						
37 位女性[5,8]			0.4～12.3c				
43 位男性[5,8]			0.8～9.6c				
160 位男性与女性[5,8]					1.8～35.9c		
52 位男性与女性[5,8]							0.4～30.5c

结果按第 10 百分位和第 90 百分位表示；* μmol/mol 肌酐；a 结果按第 25 百分位和第 75 百分位表示；b 超高效液相色谱串联质谱法；c 主要是 95%范围。ACh，乙酰胆碱；DMG，二甲基甘氨酸；LC-MS/MS，液相色谱串联质谱法

13.6.7 临床意义

甜菜碱与胆碱是脂质、神经递质和氨基酸代谢中的重要代谢物。它们是同型半胱氨酸降解的要素，并且参与形成 S 腺苷蛋氨酸(SAM)，是常见的甲基供体。供应不足会导致严重的发育障碍、脂肪肝和肌肉损伤。血浆和尿液中的甜菜碱和胆碱浓度受疾病和环境因素如吸烟和压力的影响(表 13.6-2)。

表 13.6-2 疾病和生活方式因素对血浆和尿中甜菜碱和胆碱浓度的影响[10]

疾病/生活方式因素	甜菜碱浓度	胆碱浓度
血浆		
- 代谢综合征	↓	
- 叶酸缺乏	↓	↓
- 高半胱氨酸	↓	↓
- 压力	↓	
- 抽烟	↓	↓
- 运动	↑	↑
- BMI	↓	↑
- 胆固醇水平	↑	↓
- 甘油三酯	↓	↑
尿液排泄		
- 代谢综合征	↑↑	
- 糖尿病	↑↑	
- 慢性肾衰竭(不伴随糖尿病)	↑↑	
- 贝特类降脂药	↑	
- 高半胱氨酸	↑	

13.6.7.1 甜菜碱临床意义

即使在组织浓度发生显著变化之后，血浆甜菜碱水平在很长一段时间内仍然保持非常稳定。血浆与尿液的甜菜碱浓

度具有很高的个体化差异。已经证明，甜菜碱浓度取决于甜菜碱的摄入量(剂量)。在许多情况下，正常饮食下观察到的微小变化或补充研究中发生的巨大变化验证了该观点。由于这个原因，血浆甜菜碱的测定往往不重要。尿甜菜碱使用甜菜碱与肌酐比值表示可能更具有意义，因为它不受饮食影响。血浆和尿液中的甜菜碱含量的相关性似乎不密切。研究表明尿甜菜碱浓度与年龄有关[8]。新生儿排泄量很高，在短时间内下降，此后保持不变(甜菜碱清除率为1.5%～3%)。成年人的浓度似乎每年增加1%左右。男性甜菜碱浓度比女性高约15%。妊娠期血浆甜菜碱浓度由于同型半胱氨酸及相关代谢产物的含量降低而降低，在妊娠期20周时达到平台期[12]。

表13.6－3列出了甜菜碱缺乏与疾病之间的关系。

表13.6－3　甜菜碱缺乏与疾病之间的关系

疾病	临床与实验室证据
肥胖	甜菜碱在脂肪细胞中的作用可能基于与脂质代谢的相关性。各种横断面研究表明，血浆甜菜碱水平与脂质参数(甘油三酯、载脂蛋白B、LDL－胆固醇)呈负相关，因此，低血浆甜菜碱与较高的血管风险相关。此外，健康人群补充甜菜碱会导致血浆胆固醇升高[20]，血浆甘油三酯和低密度脂蛋白胆固醇轻度升高。同时，动物试验表明补充甜菜碱会导致肝脏合成载脂蛋白B增加[21]和血浆LDL水平及甘油三酯水平增加。这些改变与组织脂质水平的显著降低相关。甜菜碱还能降低脂肪酸合成[22]。在横向研究中，低水平血浆甜菜碱与血脂升高和其他代谢综合征参数有关[10]。这与其他研究证明血脂异常患者血浆甜菜碱降低的结果一致[34]。因此，许多研究表明甜菜碱缺乏与脂质异常之间存在关联性。
糖尿病/代谢综合征	超过20%的糖尿病患者尿中甜菜碱排泄量增加[24]。慢性肾病患者[24]，脂质代谢紊乱患者[23]和贝特类治疗患者[25]中，甜菜碱排泄异常也很常见。由于糖尿病患者尿中甜菜碱排泄与另一种肾渗透剂山梨醇呈正相关，山梨醇过量产生已在糖尿病中讨论过。 代谢综合征患者也存在血浆甜菜碱下降倾向[7]。底物胆碱与其产物甜菜碱(线粒体酶胆碱脱氢酶氧化胆碱形成)之间缺乏相关性反映了该代谢途径的紊乱，是代谢综合征中线粒体功能障碍的一部分。尿液中甜菜碱排泄增加常见于代谢综合征[8]。这与以下发现一致：在各种脂质代谢紊乱中，大量甜菜碱也在尿液中排出[23]，这可能导致这些患者组织中甜菜碱供应出现问题。这些患者大概可以从补充甜菜碱中受益。
心血管疾病/高同型半胱氨酸血症	大剂量甜菜碱(≥6 μg/d)单独使用或与B族维生素联合应用于治疗遗传性高胱氨酸尿症已有多年。甜菜碱是非空腹状态下血浆同型半胱氨酸的关键因素。各种研究已经证明适量补充甜菜碱影响血浆同型半胱氨酸浓度，发现空腹状态下同型半胱氨酸呈剂量依赖性降低高达20%，并且在蛋氨酸负荷后同型半胱氨酸上升29%～40%[20]。同型半胱氨酸甲基化形成蛋氨酸，蛋氨酸只能通过转化代谢成同型半胱氨酸；在这个循环过程中，血浆同型半胱氨酸浓度与甜菜碱转化率高相比变化很小，保持稳定[26]。 甜菜碱是甲基基团的关键供体，因为膳食甜菜碱摄入后甲基很快进入组织蛋氨酸。甜菜碱缺乏症可表现为高同型半胱氨酸血症。研究也分析了甜菜碱补充与血管疾病之间的关系。补充甜菜碱后尽管显著降低高半胱氨酸[26]，但并不能改善血流介导的血管舒张(血管内皮功能)。 在高胆碱和甜菜碱摄入的健康人群研究中，检测到血浆炎症标志物浓度低[37]。因为炎症在动脉粥样化形成中起重要作用，所以高胆碱和甜菜碱摄入被认为可以预防心血管疾病。然而，在两项前瞻性研究(PROSPECT－EPIC和ARIC)中，未发现胆碱和(或)甜菜碱摄入与心血管风险之间存在相关性[28]。
肝脏疾病	目前已知甜菜碱可减弱酒精对肝脏的毒性作用，特别是阻止脂肪肝进展。这种效果大概是基于维持SAM水平。酒精抑制蛋氨酸合成酶，从而增加维持甲基化能力所需的甜菜碱。甲基化能力在肝脏中特别重要，用于磷脂酰胆碱(PC)的整个过程，而磷脂酰胆碱是VLDL合成和分泌所必需的。 甜菜碱还能改善非酒精性脂肪肝和由外源性物质或胆汁酸引起的肝脏疾病[29]。这是通过为合成磷脂酰胆碱提供甲基基团或甜菜碱的渗透作用而实现的[29]。

13.6.7.2 胆碱的临床意义

血浆胆碱水平受饮食影响。据报道餐后个体的胆碱水平高于空腹状态(图13.6－2)。血清胆碱水平的显著增加与血清胆碱酯酶从磷脂中释放出胆碱有关(图13.6－2)。如果加入EDTA，胆碱水平不会增加(图13.6－1)。男性胆碱水平高于女性，年长女性高于年轻女性[7]。

已经有文献讨论胆碱浓度升高(全血和血浆中)是缺血性心脏病风险的生物标志物[13]，特别是入院时未检测到心肌肌钙蛋白的患者。体力活动期间胆碱浓度发生下降。几项研究证明马拉松运动员血浆游离胆碱水平显著降低[14]。

胆碱缺乏导致磷脂酰胆碱缺乏，从而引起脂肪肝和肝损伤，反过来通过极低密度脂蛋白(VLDL)清除甘油三酯(肝脏形成)[15]。胆碱缺乏还可导致肌酸激酶活性升高引起肌肉损伤[16]。胆碱缺乏症也与DNA损伤和外周淋巴细胞死亡有关。胆碱缺乏引起高同型半胱氨酸血症并增加心血管风险。此外，怀孕期间胆碱缺乏导致神经管缺陷风险增加[12]。胎儿期胆碱缺乏与学习障碍或注意力不集中有关[18]。据报道低胆碱摄入量妇女的死亡风险和乳腺癌风险增加[19]。表13.6－4显示了胆碱缺乏与疾病之间的关系并列出了胆碱缺乏相关疾病。

13.6.7.3 N,N－二甲基甘氨酸(DMG)的临床意义

DMG是C1循环异常(仅通过甜菜碱-高半胱氨酸甲基转移酶形成)的潜在生物标志物。血浆和尿DMG浓度的个体差异比甜菜碱小。由于同型半胱氨酸甲基化增加，作为甲基供体的甜菜碱的同型半胱氨酸甲基化增加，导致叶酸缺乏患者出现DMG浓度升高。甜菜碱可以轻度、一过性升高血浆和尿DMG浓度。DMG小部分通过尿排泄清除，主要通过线粒体酶二甲基甘氨酸脱氢酶(DMGDH，EC 1.5.99.2)清除。DMG/甜菜碱值比DMG浓度更具准确性，因为血浆DMG浓度部分受甜菜碱摄入量的影响。目前没有证据表明尿DMG浓度能提供额外的临床信息。

表13.6－4　胆碱缺乏与疾病之间的关系

疾病	临床与实验室结果
心血管疾病	胆碱和甜菜碱是甲基供体，能够降低血浆同型半胱氨酸水平。临床研究表明同型半胱氨酸与胆碱摄入量呈负相关[28]。其他研究证明胆碱摄入量可能与心血管疾病发生率有关[31]。
神经管畸形(NTD)	胆碱可作为神经管闭合的甲基供体。低胆碱摄入量的孕妇生出NTD患儿的风险增加[32]。

续 表

疾病	临床与实验室结果
恶性肿瘤	胆碱缺乏与肝癌发病率高有关，目前已经讨论了各种发病机制，如表观遗传学改变可以触发致癌作用[33]。胆碱缺乏引激活蛋白激酶 C(PKC)信号传导，可能引起细胞增殖、细胞凋亡改变及致癌作用。胆碱和甜菜碱的摄入与癌症风险相关。高胆碱摄入量降低乳腺癌风险，而高胆碱和甜菜碱消耗也与乳腺癌死亡率降低相关[19]。胆碱摄入量与结直肠癌风险之间呈正相关，而且乳腺癌和结直肠肿瘤的病因不同[34]。胆碱代谢基因 *PEMT rs12325817* 单核苷酸多态性(SNP)具有较高的乳腺癌风险，而基因 *BHMT rs3733890* 单核苷酸多态性可以降低乳腺癌死亡率。
胆碱的表观遗传学机制	胆碱如何影响胎儿记忆的机制仍然未知。据推测成年人中膳食胆碱摄入量增加导致 ACh 形成和释放增加。胎儿时期母体补充胆碱导致胎儿脑中磷酸胆碱和甜菜碱的浓度高于胆碱和 ACh[35]。表观遗传学机制通过 DNA 甲基化和组蛋白修饰传递信号，导致基因表达发生改变。SAM 作为甲基供体用于 DNA 和组蛋白的甲基化。SAM 为 DNA 和组蛋白甲基化提供甲基。SAM 受到膳食胆碱摄入量的直接影响。胆碱缺乏或胆碱通路障碍导致 SAM 消耗和 S 腺苷同型半胱氨酸(SAH)浓度增加[36]。胆碱缺乏导致胎儿海马区的各种基因甲基化减少及细胞凋亡增加[37]。妊娠期间胆碱也影响胎儿生长发育过程中组蛋白甲基化，导致基因表达发生改变，尤其调节甲基化和神经元细胞分化的基因[38]。

13.6.8 注意事项

采样后必须立即抑制自然产生的胆碱酯酶。氨基甲酸酯、EDTA(Ca^{2+} 螯合剂)或有机磷酸酯可以解决这个问题。血清胆碱浓度明显高于血浆浓度(图 13.6-1)，这可能是因为血清胆碱酯酶诱导胆碱从磷脂中稳定释放。枸橼酸血浆的胆碱和甜菜碱浓度最低。建议使用 EDTA 血浆测定甜菜碱、胆碱和 DMG 浓度。

深度冷冻(-70℃)后血浆或尿液中甜菜碱、胆碱和 DMG 浓度稳定保存至少 6 个月。此外，即使经过反复冻融后，也未发现血浆甜菜碱，胆碱和 DMG 水平的变化。

空腹血浆：与胆碱浓度相反，血浆甜菜碱浓度不受空腹影响。非空腹状态下血浆胆碱浓度高于空腹状态。然而，空腹和非空腹胆碱浓度之间有很强的相关性(图 13.6-2)。因此建议 12 h 空腹血浆标本检测。

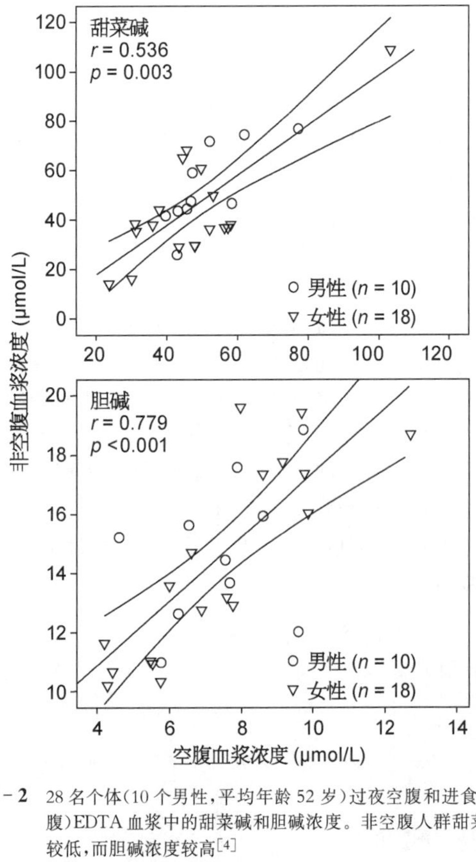

图 13.6-2 28 名个体(10 个男性，平均年龄 52 岁)过夜空腹和进食后(非空腹)EDTA 血浆中的甜菜碱和胆碱浓度。非空腹人群甜菜碱浓度较低，而胆碱浓度较高[4]

检测方法：由于甜菜碱分子结构原因，甜菜碱的化学测定存在问题。甜菜碱极易水溶，因此其难以从水溶液中提取。早期的测定方法利用甜菜碱中碘化季铵的低溶解度这一特性进行检测[30]。

甜菜碱有一个低反应的氨基基团，且其无活性的羧基不像其他羧基化合物那样容易衍生化。甜菜碱衍生物如季铵阳离子可以使用离子交换色谱分离[9]。衍生物通常还包括甜菜碱代谢物，如 DMG。衍生物可能在氮和羧基上烷基化形成，因此携带两个发色团，在硅胶柱过早洗脱因此定量检测不可靠[9]。直到引入现代色谱/质谱法程序才实现了显著的方法学改进。

参考区间：迄今为止没有关于血浆或尿液中甜菜碱、胆碱和 DMG 的通用有效参考区间。研究数据基于一小部分人群或亚群。但一般来说，这些研究的参考范围还是一致的。

基本上，血浆和血清浓度具有以下特点：男性甜菜碱浓度普遍高于女性、DMG 浓度低于 10 μmol/L、非空腹状态下胆碱浓度普遍较高。

24 h 尿液测定无法提供进一步的临床信息，因为一天中的排泄是稳定的。随机尿标本中浓度与每克肌酐的排泄量相关。

13.6.9 病理生理学

甜菜碱：甜菜碱在人体生理学中有两个重要的作用。一个是作为渗透剂调节细胞体积。另一个是为甜菜碱-高半胱氨酸甲基转移酶(BHMT)提供甲基基团，催化同型半胱氨酸再次甲基化形成蛋氨酸。

几乎所有大鼠器官组织的甜菜碱浓度高于血浆浓度，尤其是肾髓质[39]。体内存在多种渗透调节的转运蛋白，但没有一种对甜菜碱是特异的，包括甜菜碱 GABA 转运体(BGT-1)[40]或肉毒碱受体 OCTN2[41]。与大多数渗透剂一样，甜菜碱既是补偿剂又是拮抗剂[42]。它可以提高蛋白质的稳定性，对于中和尿素的变性效果特别有效[43]。

甜菜碱(渗透剂和甲基供体)的两个功能是相互作用的，因为 BHMT 受渗透浓度调节，高渗透浓度会降低其表达，因此当维持高渗透浓度时甜菜碱代谢(甲基基团移动)降低。

BHMT 代谢提供了约 50% 的肝脏同型半胱氨酸甲基化能力，因此对维持蛋氨酸和 SAM 浓度具有非常重要的意义。在人体内，BHMT 在肝脏、肾皮质、眼睛晶状体和其他细胞中表达。哺乳动物表达不同基因产物称为 BHMT2。之所以选择这个名称，是因为发现了一种基因产物，该产物没有使用甜菜碱作为底物，而氨基酸成分与蛋白质 BHMT 有 73%的一致性。代替甜菜碱使用 SMM 为高半胱氨酸甲基化提供甲基[44]。

血浆甜菜碱和尿甜菜碱排泄是血浆同型半胱氨酸的决定因素[12]。如果叶酸供应有限，甜菜碱作为甲基供体的作用尤其重要。如果甜菜碱和胆碱的供应充足或饮食中缺乏蛋氨酸[45]，BHMT 基因表达和活性可以增加。DMG（甜菜碱的去甲基化产物）能抑制 BHMT。

DMG 只能通过 BHMT 途径形成，因此表现为 BHMT 介导的同型半胱氨酸甲基化。通过氧化脱甲基步骤，线粒体酶 DMGDH 将来自 DMG 的甲基团作为一个碳单位转移至四氢叶酸，从而形成 5，10－亚甲基四氢叶酸和肌氨酸。而肌氨酸可以去甲基化形成甘氨酸。另一方面，肌氨酸可以由甘氨酸通过甘氨酸－N－甲基转移酶（GNMT，EC 2.1.1.20）和 SAM 形成。

胆碱：鸡蛋和肝脏是胆碱重要的饮食来源。此外，富含甜菜碱的食物也具有补偿胆碱的效果。胆碱的平均每日膳食摄入量是男性 8.4 mg/kg，女性 6.7 mg/kg[46]。胆碱的另一个重要来源是通过磷脂酰乙醇胺 N－甲基转移酶（PEMT，EC 2.1.1.17）（图 13.1－2）在肝脏中内源性合成。PEMT 需要 3 个 SAM 分子将磷脂酰乙醇胺（PE）转化成磷脂酰胆碱（PC）。PC 组成细胞膜或分解产生胆碱[2]。

膳食胆碱（游离胆碱或作为酯）由胰酶分解释放。胆碱酯包括 PC、磷酸胆碱、甘油磷酸胆碱和鞘磷脂（SM）[2]。胆碱在小肠被重吸收，作为游离胆碱进入门静脉循环，主要由肝脏摄取，而脂溶性 PC 和 SM 通过淋巴和旁路运送到肝脏。因此，不同形式胆碱的生物利用度各不相同。胆碱储存在所有组织中，由肝脏、肾脏、乳腺、胎盘和大脑吸收具有特殊意义。储存在肾脏中的胆碱主要用于形成甜菜碱和甘油磷酸胆碱。两者都是有机渗透剂，能促进肾小管重吸收水分[47]。

少量的胆碱通过胆碱乙酰转移酶转化为乙酰胆碱（ACh）。在胆碱能神经末梢和胎盘中发现高浓度的胆碱乙酰转移酶。大脑中胆碱的利用度决定了 ACh 合成速率[48]。大脑吸收的胆碱可能首先进入储存池（可能是膜中的 PC），然后转化为 ACh。该池对于胆碱能神经元和脑功能的再生非常重要。目前已经发现阿尔茨海默病患者的大脑磷脂代谢异常[49]。

胆碱的主要功能之一是合成膜磷脂。由 PC 形成的 SM 是细胞膜上一类关键的磷脂。PC 和 SM 在信号转导中起主要作用，因为它们起着“第二信使”的作用[2]。此外，PC 也是形成脂蛋白所必需的，将肝脏产生的甘油三酯转运至其他组织。PC 生物合成有两种代谢途径：胞苷二磷酸胆碱（CDP－胆碱）途径（又名肯尼迪途径）与 PEMT 途径。通过第一条途径，胆碱被磷酸化形成磷酸胆碱，然后进一步转化为 CDP 胆碱。CDP 胆碱与二酰甘油缩合形成 PC。或者，PC 可以通过 PEMT 途径，SAM 作为甲基供体形成。PEMT 通路大约合成 30%的肝脏 PC。该途径也可在其他组织中合成，包括脑和乳腺。约 70%的肝 PC 通过 CDP 胆碱途径形成。这两种代谢途径产生不同 PC 类型，从而产生不同的信号分子[50]。

在线粒体内膜中，胆碱可被氧化形成甜菜碱醛，甜菜碱醛通过胆碱脱氢酶（CHDH，ED 1.1.99.1）和甜菜碱醛脱氢酶（BADH，EC 1.2.1.8）进一步氧化为甜菜碱。通过该途径，胆碱为高半胱氨酸的再次甲基化提供甲基基团。肝脏和肾脏是胆碱氧化的主要部位。由于甜菜碱不能被还原为胆碱，并且胆碱在氧化甲基化途径中被甲基化反应所消耗，所以胆碱在 PC 合成旁路途径时生物利用度降低。

（陈闻达　张祎弛　徐世骥　译，郭奕明　审校）

14

胃肠道与胰腺功能

14.1 消化性溃疡的实验室诊断

Lothar Thomas

从解剖学上，胃分为3个功能各不相同的部分：贲门部包含数种黏液分泌细胞；胃体占胃80%～90%，包含了分泌HCl和内因子的壁细胞及分泌胃蛋白酶原的主细胞；幽门部包含了分泌促胃液素的G细胞。

胃酸分泌规律：食物有关的刺激(味觉、视觉、嗅觉和咀嚼动作)通过中枢神经系统调节迷走神经活性，促进胃液的分泌。迷走神经刺激了H^+的分泌并刺激G细胞释放促胃液素，促胃液素经血液循环进入壁细胞，促进壁细胞分泌H^+。

胃黏膜细胞的主要分泌物为HCl和胃蛋白酶原。胃黏膜上皮细胞抵御HCl和胃蛋白酶的侵蚀作用，并在胃腔和黏膜间形成屏障。壁细胞分泌入胃腔的H^+浓度高达160 mmol/L。壁细胞的碳酸酐酶系统控制着H^+的分泌，碳酸酐酶系统调节二氧化碳转化为碳酸，并解离出H^+和HCO^-，H^+释放入胃液，HCO^-经由组织液进入外周循环。基础胃酸分泌一般低于5 mmol/L，但在适当的刺激下H^+分泌可升至5～20 mmol/L。

消化性溃疡：消化性溃疡是指由胃液中的胃酸和胃蛋白酶原所引发的食管、胃、十二指肠黏膜溃疡。在所有胃肠道病中，消化性溃疡占相当大一部分。实验室检查对于上消化道疾病的诊断、病程监测和疗效评估作用较少，主要是诊断幽门螺杆菌感染，该菌是西方人群胃炎的主要病因。

胃黏膜发生炎症时分泌产物成分会发生较大改变。幽门螺杆菌感染情况下可见促胃液素和胃酸中度增多。定植于胃窦黏膜层的幽门螺杆菌可导致胃窦炎和胃黏液成分改变。幽门螺杆菌相关性胃炎由以下因素导致：幽门螺杆菌产生的尿素酶所分解出的氨直接刺激G细胞及促炎症细胞因子的形成(如IL-2、IL-8和TNF-α)对G细胞产生刺激。

幽门螺杆菌的诊断[1]：① 侵入性检查，胃窦黏膜活检检测幽门螺杆菌或脲酶活性；② 非侵入性检查，检测血清抗幽门螺杆菌抗体和粪便幽门螺杆菌抗原。

侵入性检查通过内镜进行标本采集。当进行内镜检查时，联合使用脲酶快速试验和双份组织活检更有效。幽门螺杆菌的培养复杂且需要特殊的培养基，通常用于耐药检查。各类检查的可靠性见表14.1-1。

药物导致的胃肠道损伤：药物不良反应是导致上消化道出血的常见原因，尤其常见于老年人。如遇用药史不明确，应通过血液或尿液检测药物使用情况。最常见出现不良反应的处方药物为非甾体抗炎药(NSAID)和阿司匹林。NSAID导致的上消化道出血风险见表14.1-2。在老年人中，阿司匹林每日用量75 mg、150 mg、300 mg导致出血的比值比分别为2.3、3.2、3.9。

表14.1-1 幽门螺杆菌检查方法的准确性[1]

检查分类	检查方法	灵敏度(%)	特异性(%)
侵入性	细菌培养	70～90	100
	组织学	80～98	90～98
	脲酶试验	90～95	90～95
	PCR	90～95	90～95
非侵入性	尿素呼气试验	85～95	85～95
	粪便抗原试验	85～95	85～95
	血清IgG抗体	70～90	70～90

表14.1-2 NSAID引发消化道出血的相对风险[2]

NSAID	相对风险
布洛芬	2.5(2～3.1)
双氯芬酸	2.1(1.6～2.7)
醋氯芬酸	1.4(0.9～2.2)
萘普生	4.0(2.8～5.8)
吡罗昔康	7.2(4.8～10.7)
吲哚美辛	3.3(1.7～6.6)
美洛昔康	3.6(1.8～7.2)
酮咯酸	8.0(3.4～18.5)
氯诺昔康	3.5(1.2～9.8)
酮洛芬	6.5(2.3～18.3)
其他	6.7(2.6～16.9)

置信区间2.5%和97.5%

噻氯匹定和氯吡格雷导致出血的比值比接近于100 mg阿司匹林，也就是2.7[2]。

14.1.1 幽门螺杆菌感染

Barbara Braden, Bernhard Lembcke

幽门螺杆菌(Helicobacter pylori, *Hp*)是一种革兰阴性细菌，与消化性溃疡、胃癌和胃淋巴瘤发病相关。幽门螺杆菌长期定植于胃黏膜。

14.1.1.1 适应证

幽门螺杆感染诊断及根除评价。

14.1.1.2 检测方法

检测方法的区别如下：① 当患者进行内镜检查时，可采集胃组织用于幽门螺杆菌检测；② 检测粪便中的幽门螺杆菌抗原；③ 血清学检测幽门螺杆菌感染是流行病学研究中主要的非侵入性检查方法。

在诊断幽门螺杆菌感染中，仅仅使用非侵入性检测方法（血清学检测、^{13}C尿素呼气试验或粪便检测抗原）无法协助诊断出细菌所导致的损伤类型（如胃炎、消化性溃疡、MALT淋巴瘤、胃癌）[1]。

组织活检：从胃窦和胃体处分别采集两份活检标本。

14.1.1.2.1 脲酶试验：原理为，从胃窦和胃体采集的活检标本与尿素和pH指示剂（如酚酞）一起孵育，幽门螺杆菌产生的脲酶催化尿素转变为氨和碳酸氢盐，pH指示剂在1～2 h内显色。

$$NH_2-CO-NH_2+H_2O+H^+ \longrightarrow 2NH_4^+ + HCO_3^-$$

14.1.1.2.2 病原体组织学检测：从胃窦和胃体采集的活检标本经石蜡包埋，苏木精伊红和甲酚紫染色，根据黏膜炎症的深度对胃炎分级为浅表性和黏膜弥漫性。在幽门螺杆菌阳性患者中，还应对胃内细菌载量进行评级。

14.1.1.2.3 培养：将一份采集自胃窦的活检标本置于转运培养基中，随后接种于培养基，并在微需氧37℃环境下孵育5天。幽门螺杆菌鉴定基于形态学特征和脲酶、氧化镁、过氧化氢酶、谷氨酰胺转移酶的生化反应。

14.1.1.2.4 血清学检测：所有感染幽门螺杆菌的患者会产生针对细菌鞭毛和表面抗原的抗体，大部分患者可在血清中检测出抗体。目前最主要的常规血清学方法检测的是幽门螺杆菌IgG抗体。IgA抗体在局部浓度高，但外周循环中的抗体主要还是IgG，多为IgG_1、IgG_2和IgG_4亚型。检测方法为ELISA[2]。

14.1.1.2.5 ^{13}C尿素呼气试验：原理为，非放射性^{13}C同位素是天然的机体组成成分，约占碳总量的1%。^{13}C标记的尿素经口服被胃内的幽门螺杆菌脲酶转化为$^{13}CO_2$，使呼气中的$^{13}CO_2/^{12}CO_2$比例上升。检测方法可使用同位素比值质谱仪（IRMS）或同位素选择非分散红外光谱测定仪（NDIRS）[2]。

试验步骤[3]：禁食一夜后，给予200 mL全脂牛奶以延迟胃排空。5 min后，将75 mg ^{13}C尿素溶于50 mL水中口服。采集餐前和餐后1 h内呼气标本，每隔15 min采样一次。采集标本时，使用吸管向10 mL试管内直接吹气。检测结果以每小时$^{13}CO_2$回收百分比表示。

14.1.1.2.6 粪便抗原试验：原理为，使用酶联免疫反应检测幽门螺杆菌抗原。

试验步骤：试剂盒内微量滴定板包被单克隆或多克隆抗幽门螺杆菌抗原的抗体。取粪便悬浮液上清孵育于微量滴定板，幽门螺杆菌抗原与包被的抗体相结合。随后加入过氧化物酶标记的抗体，形成双抗体夹心复合物。经过清洗去除未结合抗体，通过分光光度计检测酶反应活性。

14.1.1.3 标本要求

- 组织活检：胃窦和胃体活检标本。
- 血清学检测：血清1 mL。
- ^{13}C尿素呼气试验：呼气末呼气。
- 粪便抗原试验：约0.1 g或100 μL粪便。

14.1.1.4 参考区间

- 组织活检：脲酶试验阴性或镜检无幽门螺杆菌。
- 血清学检测：幽门螺杆菌阴性人群IgG水平≤10 U/mL。
- ^{13}C尿素呼气试验：试验前后$^{13}CO_2/^{12}CO_2$值变化≤0.5%可排除幽门螺杆菌感染。
- 粪便抗原试验：酶联免疫反应中，450 nm OD值低于0.15可排除幽门螺杆菌感染。

14.1.1.5 临床意义

幽门螺杆菌与许多疾病相关，包括慢性B型胃炎、消化性十二指肠溃疡和胃溃疡、胃MALT淋巴瘤、胃癌。西方发达国家的幽门螺杆菌感染率与年龄增加正相关，而在发展中国家，儿童和青少年的感染率已经很高[4,5]。

诊断依据包括消化不良和上腹部疼痛等。基础疾病的分级和其病因需要内镜检查，包括幽门螺杆菌感染的活检证据[4]。

应仅就有明确胃癌家族史的无症状个体或出于治疗意愿而提出检测需求的个体进行检测。

14.1.1.5.1 组织活检操作步骤：胃黏膜活检标本的组织学检查能帮助诊断幽门螺杆菌感染或评估抗菌治疗的效果。推荐在疗程结束后4周内进行检查确定治疗成功效果。如曾出现胃或十二指肠溃疡但未恢复的，应对溃疡边缘和底部区域进行更进一步的组织学检查。如已发现十二指肠溃疡，则无须进行后续的内镜检查[3]。

如怀疑存在细菌抗药性，活检标本可进行耐药培养检查。

14.1.1.5.2 血清学检查：幽门螺杆菌血清学检查适用于筛查无症状人群和家庭中有感染患者接触的人群。检查仅能表明细菌的既往感染，无法确认是否存在当前感染。快速试验基于简化的乳胶凝集试验或固相ELISA定性检测是否存在幽门螺杆菌抗体，试验仅需一滴全血耗时数分钟，结果以简单的显色法判读。胃黏膜的幽门螺杆菌感染程度并不会显著影响外周血抗体滴度。检测IgG和IgA抗体有助于确认治疗根除的效果。治疗6个月后IgG抗体下降≥25%表示根除治疗成功，IgA抗体在治疗早期即可出现快速下降。

14.1.1.5.3 ^{13}C尿素呼气试验：^{13}C尿素呼气试验的定量结果与胃中脲酶活性，即幽门螺杆菌感染程度正相关。

在抗生素和质子泵抑制剂的治疗后，^{13}C尿素呼气试验可能出现假阴性结果，而此时幽门螺杆菌感染并未根除。导致假阴性结果的原因是由于药物对病原体的暂时性抑制作用。如使用^{13}C尿素呼气试验作为评估治疗效果的方法，必须在治疗结束的4周以后，无法检测出任何幽门螺杆菌存在才能确认治疗根除成功。

14.1.1.5.4 粪便抗原试验：粪便抗原试验由于无法做出定量结果，因此不能评估胃中幽门螺杆菌的感染程度。但相比于血清学检查，粪便抗原试验和^{13}C尿素呼气试验都可以作为幽门螺杆菌现时感染的证据[6]。

14.1.1.5.5 检测方法对比：幽门螺杆菌感染检测方法的灵敏度、特异性和准确性见表14.1-3。

表 14.1-3 幽门螺杆菌感染检测方法的灵敏度、特异性和准确性[3]

	组织学	细菌培养	血清学	UBT
灵敏度(%)	99.2	66.6	89.7	90.5
特异性(%)	100	100	91.3	97.8
准确性(%)	99.4	75.6	90.1	92.5

UBT(Urea breath test),尿素呼气试验变化阈值超基线水平 0.5%

14.1.1.6 注意事项

脲酶试验：试验阳性结果如仅出现在 24 h 以后,不能作为直接诊断证据。

培养：如不使用特定转运培养基,可能由于运输过程而导致结果假阴性。运输过程中降低标本温度可以延长幽门螺杆菌存活时间。

血清学检查：对于组织学检查和培养阳性的幽门螺杆菌感染患者,使用复合抗原 ELISA 的阳性率为 85%~95%。联合使用这些检查方法的诊断特异性≥95%。

儿童中血清学检查的灵敏度和特异性相差相当大[7],因此不推荐血清学检查用于儿童和青少年的检查,或是评估治疗效果的方法。既往感染后 IgG 结果阳性可维持数月或数年。

^{13}C 尿素呼气试验：进行试验前应停止使用质子泵抑制剂 4 周,否则可能出现假阴性结果。Maastricht 共识会议推荐使用非侵入性的 ^{13}C 尿素呼气试验或粪便抗原试验评估根除治疗的疗效,评估应在根除治疗结束 4 周后进行[8]。因此,并非所有根除治疗都需要严格的随访;但对于需进行根治的临床指征(如继发性溃疡出血、治疗中持续的非溃疡性消化不良症状),患者不可忽视抗生素根除治疗后的复查。

如果试验中不严格禁止食用天然富含 ^{13}C 物质(如焦糖产品),可能导致试验结果假阳性。

粪便抗原检测：粪便抗原检测的优势为标本采集简便和检测方法简便可行。粪便抗原检测适用于评估治疗完成后早期 2~4 周时的疗效评估。检测中使用单克隆抗体的准确性优于使用多克隆抗体[7]。

床旁检测幽门螺杆菌抗原应用简易的色谱技术,时间仅需数分钟。

14.2 胰腺炎

14.2.1 急性胰腺炎的实验室诊断

Lothar Thomas

14.2.1.1 引言

根据 Marseilles-Rome 分级,急性胰腺炎是一种胰腺炎症疾病,在排除了主要病因后即能恢复正常胰腺功能。大部分急性胰腺炎的预后良好,但 20%~25%的患者病程凶险,进展为全身炎症反应(systemic inflammatory response syndrome, SIRS)、多功能器官衰竭和死亡。

胰腺自身消化被认为是急性胰腺炎的病因。刺激导致胃肠道酶原活性激活并释放炎症介质,随后导致全身非细菌性炎症反应。病变遵循特定的顺序：间质性胰腺水肿,伴随胰腺和胰周组织蛋白酶水解作用、出血、脂肪坏死。

以下几种胰腺炎可能进一步发展[1]：

- 间质性胰腺炎(轻度型,75%~80%),特征为间质性水肿和胰周脂肪组织坏死。这类患者病程多呈良性,疼痛在几天至一周内减退。
- 坏死性胰腺炎(重度型),特征为胰实质坏死、出血,胰周和胰内脂肪组织坏死。对患者的心血管和肺部并发症进行积极的复苏治疗是初始治疗的关键。
- 急性胰腺炎的主要症状是上腹部疼痛,通常在数分钟或数小时内向背部放射。当疼痛达到最大程度时,约 80%的患者会出现恶心和呕吐。急性胰腺炎的首次发作情况能帮助判断预后,因为与首次发作相比,之后的反复发作少见重度性或坏死性。严重坏死性胰腺炎的早期病程(前 2 周)和晚期病程的死亡率是不同的。急性胰腺炎患者的死亡率约为 1%。但是,随着 SIRS 或局部并发症(胰腺坏死感染)的出现,死亡率急剧上升。复杂的败血症通常导致第二病程中出现多器官衰竭和死亡。与急性胰腺炎病程相关的因素有年龄,肥胖和慢性酒精中毒史。
- 临床症状[2]：束带样腹痛 90%,呕吐 80%,麻痹性肠梗阻 70%,发热 60%,中度腹壁紧张 60%。
- 病因[2]：胆石症 50%~60%,酒精性 30%~40%。不常见的病因包括Ⅰ型、Ⅳ型和Ⅴ型高脂血症、病毒感染(腮腺炎)、ERCP 术后、手术后、创伤后、药物(硫唑嘌呤、丙戊酸、抗病毒药物)和遗传因素。

在没有明确疾病原因的急性胰腺炎时,应考虑遗传性胰腺炎[3]。常见突变位于 7 号染色体长臂上的阳离子胰蛋白酶原基因(*PRSS1*)。该遗传是常染色体显性遗传,外显率高达 80%。

14.2.1.2 急性胰腺炎生物学指标

实验室检查对急性胰腺炎的诊断、病因评估和预后评估非常重要[4](表 14.2-1)。

表 14.2-1 急性胰腺炎的诊断和评估的实验室检查

检查项目	临床表现和实验室检查
α淀粉酶,脂肪酶	诊断灵敏度和特异性参见 1.4 和 1.12。酶活性水平与疾病的严重程度无关
ALT	用于评估胆结石诱发的胰腺炎,ALT 高于参考区间上限 3 倍时指示胆管病因,但在 20%的病例中 ALT 水平在参考区间内。ALT≥120 U/L 预示预后不佳
CRP	炎症活动的标志物。急性症状发生后 48 h 内 CRP≥150 mg/L 提示坏死性胰腺炎
更多诊断标志物	预后不佳指标 (1) 病程初始 - 血糖>11.1 mmol/L(200 mg/dL) - 白细胞计数>16×10⁹/L - LD≥350 U/L - ALT≥120 U/L - 发热≥38.5℃ - 年龄≥55 岁 - BMI≥30 kg/m² (2) 病程中 - 血细胞比容下降≥10% - 钙≤2.0 mmol/L(8.0 mg/dL) - 肌酐≥177 mol/L(2 mg/dL) - 血清白蛋白≤32 g/L - PO_2≤60 mmHg - 尿液流量≤50 mL/h - 体液流失大于 6 L - 休克、心动过速

14.2.1.3 脂肪酶和α淀粉酶

急性胰腺炎的标志是血清脂肪酶水平升高或血清和尿液α淀粉酶水平升高。在大多数情况下，脂肪酶水平高于参考区间上限3倍可确诊，诊断灵敏度和特异性超过90%。胰腺特异性淀粉酶的准确性和脂肪酶相当。

急性胰腺炎病因评估：早期诊断胆道病因很重要。因此，应检测胆汁淤积标志物胆红素、GGT、ALP和ALT。ALT水平高于参考上限3倍，且ALP和GGT升高程度更高提示胆管性病因，阳性预测值约为95%(参见1.3.1.6和1.9)。

急性胰腺炎预后：预后的重点是早期鉴别区分轻度水肿性胰腺炎或严重坏死性胰腺炎。目前没有一个指标可以解决这个问题。在血清学检查中，CRP和IL-6提供了最好的诊断依据。胰腺评分通常用于预后评估。

14.2.1.4 CRP

CRP在急性症状发作后48～72 h达到峰值；坏死性胰腺炎CRP比水肿性胰腺炎更高。因此，采用CRP水平进行评分对患者严重程度进行分级见表14.2-2[5]。根据共识[6]，临床症状发生后48 h内血清CRP水平超过150 mg/L意味着坏死性急性胰腺炎，诊断灵敏度和特异性超过80%，准确度为86%。

表14.2-2 急性胰腺炎严重程度和CRP值[5]

急性胰腺炎	CRP(mg/L)	灵敏度(%)	特异性(%)
重度胰腺炎	>45	68	65
坏死性胰腺炎	>71	79	71
感染性胰腺炎	>206	62	62
死亡	>84	77	63

14.2.1.5 IL-6

坏死性急性胰腺炎IL-6水平比水肿性胰腺炎更高，因此IL-6在患者分级早期是有帮助的。峰值出现在症状发生后的第三天。IL-6的诊断灵敏度为69%～100%，特异性为70%～86%。一项研究中IL-6水平在轻度胰腺炎的前72 h内为(91±71)ng/L，在重度胰腺炎中为(146±53)ng/L[6]。发生器官衰竭的患者IL-6水平为(162±53)ng/L；相比之下，未发生器官衰竭的患者水平为(88±66)ng/L。

14.2.1.6 淋巴细胞减少

在重度胰腺炎中，除了SIRS和败血症之外，还会出现淋巴细胞减少。

14.2.1.7 评分系统的重要性

为了及早预测急性胰腺炎严重程度风险，临床使用Ranson评分、Apache Ⅱ评分和Imrie-Glasgow评分等评分系统。Ranson评分系统列于表14.2-3，该评分是根据入院时和48 h后获得的参数计算得出的，每条标准记1分，3分指示存在重度胰腺炎。

表14.2-3 急性胰腺炎严重程度评估Ranson评分系统[8]

入院时	入院48 h后
年龄>55岁	体液流失>6 L
白细胞计数>16×10⁹/L	BUN升高>4.3 mmol/L(6 mg/dL)
AST>150 U/L	碱缺失>40 mmol/Ls
LD>350 U/L	PO_2≤60 mmHg
血糖>11 mmol/L(200 mg/dL)	钙≤2.0 mmol/L(8.0 mg/dL)

14.2.2 慢性胰腺炎实验室诊断

Lothar Thomas, Paul Lankisch

14.2.2.1 慢性胰腺炎

慢性胰腺炎是各种病因引起的胰腺组织和功能不可逆改变的慢性炎症性疾病[1,2,3]。由于炎症的反复发作，胰腺实质被纤维化组织取代。结缔组织重构导致胰腺外分泌和内分泌功能不全。慢性胰腺炎的主要致病因素是酒精摄入、营养不良和先天性疾病(表14.2-4)。30%～60%的患者出现胰腺外分泌功能不全，并发症包括消化不良、胰管狭窄、假性囊肿、十二指肠狭窄、胆道压迫、血管并发症，甚至发展为胰腺癌。消化不良(食物消化紊乱)的典型临床症状是腹部不适、脂肪泻及营养不良的迹象。脂肪酶分泌低于正常值的5%～10%时才会发生脂肪泻。

原则上，当诊断为慢性胰腺炎时，应考虑发生胰腺功能不全可能；但一般情况下，只有部分患者会在临床症状发作10年后发生胰腺功能不全。即使在轻度或亚临床外分泌功能不全的情况下，也存在维生素D缺乏风险、骨质疏松和骨折风险及维生素E缺乏风险。

表14.2-4 慢性胰腺炎的病因

病因	临床表现和实验室检查
酗酒[1,2,3]	约10%严重酗酒患者发展为慢性胰腺炎。酗酒史6～12年，每天至少摄入80 g酒精被认为是导致慢性胰腺炎的风险因素。吸烟会加速疾病进展。慢性酒精相关性胰腺炎发病的平均年龄为35～40岁。酒精被认为对腺泡细胞具有直接的毒性作用，并导致坏死性炎症。酶原类(如胰蛋白酶原)被激活，依次激活溶酶体组织蛋白酶C，导致腺泡细胞自身消化。反复发作的酒精性坏死性炎症导致小叶纤维化、胰管变形，影响胰管分泌并形成结石。随着胰腺炎进展，器官也逐渐纤维化。
遗传性慢性胰腺炎(hereditary chronic pancreatitis, HCP)[9]	HCP在普通人群中的发病率为1/30万。表现为儿童时期就开始的反复发作。66%～68% HCP患者出现*PRSS1*基因突变，该基因编码胰蛋白酶原的生成。该突变通过常染色体显性遗传，并导致HCP发病，外显率为80%～93%。其他散发HCP中常见的风险因素有*SPINK1*基因和*CFTR*基因的突变。 *SPINK1*基因调节1型丝氨酸蛋白酶抑制剂Kazal，后者作为胰分泌蛋白酶抑制剂，可阻止胰蛋白酶原非正常性激活。*CFTR*基因控制囊性纤维化穿膜传导调节蛋白[2]。 以下情况应进行基因突变检查： - 有阳性家族史的患者(1或2名一级亲属有先天性慢性胰腺炎病史)。 - 在25岁以前发生2次或以上急性胰腺炎的患者。 - 在25岁之前的先天性慢性胰腺炎患者。 HCP患者的胰腺癌风险为69%。

续 表

病因	临床表现和实验室检查
自身免疫性胰腺炎(autoimmune pancreatitis，AIP)[10]	AIP 的特征为自身免疫性炎症症状。胰腺纤维化导致淋巴细胞浸润，进一步导致功能障碍。在 AIP 患者中通常能见到其他自身免疫性疾病。1 型 AIP 发病年龄>60 岁，2 型 AIP 发病年龄在 40～50 岁。AIP 占慢性胰腺炎总数的 5%～6%。AIP 的主要症状是间歇性上腹痛、初发糖尿病或由胰管狭窄引发的阻塞性黄疸。在约 30%的病例中，AIP 伴随于其他自身免疫病如类风湿关节炎、干燥综合征及炎症性肠病。在 AIP 中受影响的大多数器官，如肺、胆管和肾脏中，可在细胞质内检测到碳酸酐酶。 实验室检查：IgG_4浓度在 1 型 AIP 中升高超过上限 2 倍，在 2 型 AIP 中在 1～2 倍上限之间。在日本，AIP 中 IgG_4 升高比例高达 90%，西班牙研究中约为 50%，德国研究中约为 20%[11]。以 IgG_4>140 mg/dL 作为切点值时，排除 1 型 AIP 的阴性预测值为 98%。IgG4>280 mg/dL 且无 AIP 症状的患者主要为女性[12]。1 型 AIP 患者中 IgG_4 升高比例为 63%，但在 2 型 AIP 患者中仅为 23%。脂肪酶值在 AIP 中通常正常或轻度升高。在 AIP 中可能出现葡萄糖和 HbA1c 值升高的糖尿病。
囊性纤维化(cystic fibrosis，CF)[7]	在高加索人群中，CF 是一种 *CFTR* 基因突变导致的常染色体遗传性疾病。*CFTR* 编码穿膜传导调节蛋白，这种蛋白质作用于汗腺的氯离子通道，以及胃肠道和黏膜分泌细胞。有 2%～4%的高加索人存在这种基因，70%的携带者具有 ΔF508 突变。CF 的临床表现包括阻塞性肺疾病和胰腺功能不全。CF 患者发生胰腺癌的风险升高。 实验室检查：慢性胰腺炎患儿应进行汗液测试以排除 CF。

在西欧，慢性胰腺炎发病率约为每年 8/10 万人；在某些地区每年高达 20/10 万人。慢性胰腺炎可发生在任何年龄段，在 50～60 岁期间发病率达到峰值。大约 70%～75%的病例与酒精有关，而在 20%～25%的病例中，病因为反复性的胆石症、代谢性内分泌疾病、血色素沉着症等。胰腺功能不全的严重程度分级标准见表 14.2－5。

表 14.2－5　胰腺功能不全严重程度的分级

严重程度	标准
轻度	胰酶分泌减少，十二指肠分泌物中碳酸氢盐正常，粪便脂肪正常。
中度	胰酶分泌减少，十二指肠分泌物中碳酸氢盐减少，粪便脂肪正常。
重度	胰酶分泌减少，十二指肠分泌物中碳酸氢盐减少，脂肪泻。

对于患有慢性胰腺炎的个体患者，病程进展和痛苦是不可预测的。尽管如此，根据燃尽理论(burnout)，平均 10 年后，随着胰腺外分泌功能不断下降，疼痛程度会减轻。

慢性胰腺炎的重要病理生理机制被认为基于胰腺星状细胞(pancreatic stellate cell，PSC)。PSC 位于胰腺腺泡周围中，并且与肝脏的库普弗星状细胞形态相似。PSC 在慢性胰腺炎中被激活，并被转化为肌成纤维细胞样细胞。转化是由酒精和炎性细胞因子引发的。PSC 的持续活化导致胰腺实质细胞降解和胰腺纤维化[2]。

14.2.2.2 胰功能检查

在慢性胰腺炎的无症状间期，α 淀粉酶和脂肪酶活性不升高，而胰腺功能检查反应慢性胰腺炎时的病理结果。

胰腺功能可以用不同的方式进行评估：通过激素或试餐刺激后检测胰酶分泌物；通过检测摄入底物的代谢物，这提供了胰酶活性的间接评估；通过检测血清或粪便中的胰酶。

检查分为：

- 侵入性检查，在胰腺已经被促胰液素胆囊收缩素(促胰液素-促胰酶素试验)或试餐(Lundh 试验)刺激后，置入十二指肠导管抽吸胰腺分泌物。
- 直接非侵入性检查，检测粪便中酶的活性(弹性蛋白酶-1、胰凝乳蛋白酶、粪便脂肪)。
- 间接非侵入性检查，检测摄入底物的代谢物的血清或尿液水平(^{13}C 呼吸测试、胰淀粉酶测试、NBT－PABA)。

胰腺内分泌功能不全的检查为检测 HbA1c 或口服葡萄糖耐量试验[4]。

由于慢性胰腺炎可使 20 年死亡率增加 38.4%，因此建议每年进行非侵入性检查，并检测 CRP、ALP 和 HbA1c 以评估疾病进程。不建议使用肿瘤标志物，如 CA19－9 或 CEA。

14.2.2.3 适应证

包括：怀疑慢性胰腺炎并确认其病程；急性胰腺炎后，明确急性炎症是否已痊愈且无后遗症、是否存在持续损伤，或是否已转为慢性胰腺炎。

14.2.2.4 侵入性检查

在侵入性检查中，对胰腺进行刺激后，通过十二指肠导管定量记录胰腺分泌物的数据(体积、碳酸氢盐、酶)[5]。促胰液素-促胰酶素试验的诊断灵敏度为 92%，特异性为 94%[6]，Lundh 试餐试验诊断灵敏度和特异性与之相近。侵入性检查被认为是金标准，是证明或排除胰腺外分泌功能不全的最佳方法。侵入性检查也可以确诊轻度到中度的慢性胰腺炎，但是这种检查昂贵且耗时，并对患者造成一定负担。

14.2.2.5 直接非侵入性检查

直接非侵入性检查的诊断灵敏度和特异性见表 14.2－6。

表 14.2－6　慢性胰腺炎中直接非侵入性检查与促胰液素-雨蛙肽试验的灵敏度和特异性比较[13]

试验	轻度胰腺功能不全	中度胰腺功能不全	重度胰腺功能不全	诊断特异性
弹性蛋白酶-1	54%	75%	95%	85%
粪便脂肪	0%	0%	78%	70%
粪便胰凝乳蛋白酶	<50%	～60%	80%～90%	80%～90%
^{13}C 呼气试验	62%～100%		90%～100%	80%～90%

^{13}C 呼气试验：给予患者 ^{13}C 标记的不能吸收的底物(甘油三酯)，其在小肠中被胰酶分解。通过检测呼出空气中 $^{13}C/^{12}C$ 比例，可得出关于分解产物的重吸收和代谢情况，进一步推论出胰酶分泌活性。随刺激性试验餐一起给予甘油三酯(由脂肪酶水解)、胆固醇酯(胆碱酯酶)和淀粉(用 α 淀粉酶水解)。

14.2.2.6 临床意义

非侵入性胰腺功能检查的灵敏度不足以诊断轻度至中度胰腺外分泌功能不全(表 14.2－4)。

14.2.2.6.1 胰腺癌：胰腺癌是一种非常致命的疾病，每年全世界有 22 万人死于胰腺癌。在美国，2008 年新病例为 37 680 例，死亡 34 290 例。在慢性胰腺炎中，胰腺癌的相对风险增加了 16 倍(吸烟者 25 倍)至 13.1%。大多数患者在确诊后最长生存1年，5年生存率低于5%。预后不良的原因是肿瘤发现的较晚，大多数患者确诊时已不能再进行根治性手术。胰腺癌的症状不典型，包括体重减轻、疲劳、腹痛、新诊断的糖尿病、恶心和黄疸。

遗传性胰腺癌：遗传性慢性胰腺炎的胰腺癌相对风险为69%。在有腺癌病史的家庭中，胰腺癌的发生频率增加。在5%～10%的胰腺癌病例中观察到家族性倾向，10%～20%的胰腺癌被认为与遗传性因素有关[7]。与胰腺癌风险升高相关的疾病见表14.2－7。

表14.2－7　与胰腺癌风险升高相关的癌症综合征[7]

综合征	基因位点	基因	基因类型	遗传类型	相关风险	发生频率
遗传性胰腺炎	7q35	*PRSS1*	阳离子胰蛋白酶原	常染色体显性遗传，外显率80%	20～75	未知
囊性纤维化	7q31.2	*CFTR*	氯离子通道	常染色体隐性遗传	约5	未知
色素沉着息肉综合征	19p13.3	*STK11*/*LKB1*	肿瘤抑制基因，丝氨酸/苏氨酸激酶	常染色体显性遗传	132	4%
家族性非典型多痣黑素瘤	9p21	*P16INK4a*/*MTS1*	肿瘤抑制基因	常染色体显性遗传	13～22	98%
遗传性乳腺癌和卵巢癌	17q21－24	*BRCA1*	肿瘤抑制基因，联结RAD51	常染色体显性遗传	*BRCA1* 2.3～3.6	*BRCA1* 未知
	13q12－13	*BRCA2*			*BRCA2* 3～10	*BRCA2* 7%
家族性腺瘤性息肉病	5q21	*APC*	肿瘤抑制基因	常染色体显性遗传	约5	40%
遗传性非息肉性结肠癌	2p22－21和3p21.3	*MSH2*和*mlH1*	错配修复基因	常染色体显性遗传	未知	4%～11%
家族X：部位特异性胰腺癌	4q32－34	*Palladin*	细胞骨架	常染色体显性遗传	未知	未知

14.2.2.6.2 胰腺癌的实验室诊断：相较于具有高诊断准确度的影像学方法[8]，肿瘤标志物CA19－9和CEA的检查仅有一定意义：用于评估预后、用于评估治疗效果、在术后病程评估中，用于检测复发。

CA19－9：在胰腺癌的诊断研究中，CA19－9的诊断灵敏度为67%～92%，特异性为68%～92%。肿瘤直径小于2 cm的病例中只有50%出现CA19－9升高，且Lewis抗原阴性的患者(4%～15%)不会产生CA19－9。在非肿瘤相关疾病如胆汁淤积或慢性胰腺炎中CA19－9也会升高。

CEA：对胰腺癌的诊断灵敏度为48%～55%，特异性为87%～90%。但是，在结肠癌和其他胃肠道肿瘤、肠肠道炎症性疾病及在吸烟者中CEA水平也会升高。

14.2.3 粪便弹性蛋白酶－1

Bernhard Lembcke，Lothar Thomas

14.2.3.1 引言

人胰腺弹性蛋白酶－1(EC 3.4.21.36)与胰凝乳蛋白酶、胰蛋白酶等消化酶及凝血级联系统和补体系统的一些蛋白酶一起属于丝氨酸蛋白酶家族。这些蛋白酶具有40%以上的一级和三级结构同源性。弹性蛋白酶是一种羧基内肽酶，它能催化弹性蛋白的水解，但无法催化胶原蛋白和角蛋白的水解。弹性蛋白酶－1由胰腺外分泌的腺泡细胞合成，由240个氨基酸组成，分子量为26 kDa。在胰液中的浓度为170～360 mg/L[1]。

弹性蛋白酶－1与其他消化酶一起从腺泡细胞释放，并与脂肪酶、淀粉酶和胰蛋白酶呈线性相关；此外，十二指肠弹性蛋白酶分泌与粪便弹性蛋白酶－1浓度呈线性相关。与其他胰酶不同，弹性蛋白酶－1在肠道转运过程中不会显著降解，因为其大部分与胆汁盐结合。与胰凝乳蛋白酶(粪便中浓度仅为胰－十二指肠液的0.5%)相比，粪便中的弹性蛋白酶－1比胰－十二指肠液中的浓度升高了5～6倍。粪便中的弹性蛋白酶－1浓度反映了胰腺的分泌能力。在胰腺外分泌功能不全时弹性蛋白酶－1的分泌减少，导致粪便中弹性蛋白酶－1的浓度降低[2]。

14.2.3.2 适应证

怀疑胰腺功能不全时的消化不良症状。

14.2.3.3 检测方法

使用抗人胰腺弹性蛋白酶－1的单克隆或多克隆抗体的酶免疫分析法(EIA)[3]。使用EIA检测时，粪便标本的处理如下：100 mg粪便用10 mL提取缓冲液混匀(10 mg粪便/mL)，随后以1∶500稀释，必要时更高倍稀释，然后用移液管吸入微量滴定板孔。

14.2.3.4 标本要求

粪便标本：约1 mL。

14.2.3.5 参考区间

175～2 500 μg弹性蛋白酶－1/g粪便[4]。

数据来源：成人及3个月以上儿童，介于2.5%～97.5%区间。

14.2.3.6 临床意义

胰腺外分泌功能不全患者的弹性蛋白酶－1排泄减少。在一项研究中[4]，切点值为175 μg/g粪便时，弹性蛋白酶－1的诊断灵敏度为93%，特异性为94%。如果具有病理性促胰液素试验结果的患者细分为有脂肪泻组和无脂肪泻(中度胰腺功能不全)，则脂肪泻组的诊断灵敏度增加至96%，而中度胰腺功能不全组患者的诊断灵敏度降至88%。

另一项研究[5]将胰腺功能不全分组(表14.2－8)，并提供了切点值低于200 μg/g粪便时的诊断灵敏度：轻度胰腺功能不全者63%；重度和中度重度胰腺功能不全者100%，特异性93%；对于所有胰腺外分泌功能不全患者，诊断灵敏度为93%。

表14.2－8　弹性蛋白酶－1的评估

弹性蛋白酶－1水平(μg/g粪便)	评估
>175(200)	正常
100～175(200)	轻度至中度胰腺外分泌功能不全
<100	中度胰腺外分泌功能不全

在患有囊性纤维化患儿中，采用低于200 μg/g的切点值时，诊断胰腺外分泌功能不全的灵敏度为91.1%，特异性为95.8%[6]。胰弹性蛋白酶的成人参考范围可以应用于2周以

上的婴儿，与妊娠年龄、出生体重和营养类型无关[7]。

水样便会导致结果降低，从而导致错误的病理结果。

相比于粪胰凝乳蛋白酶，弹性蛋白酶-1免疫分析法不受胰酶替代疗法的影响[4]。

14.2.3.7 注意事项

检测方法：相比于使用单克隆抗体的弹性蛋白酶-1检测，使用多克隆抗体的商业试剂所检测到的物质不仅仅为弹性蛋白酶-1，因此显示出较低的诊断特异性[9]。在另一项研究中[10]，该多克隆法检测所得到的临床意义与单克隆法检测的一致率为91%；其余的患者差异为±1级，分级参考标准见于表14.2-8。

稳定性：粪便标本在20℃环境中，检测结果可稳定3天。在22℃时，检测结果每周减少8%左右。高温(56℃)会在几分钟内使酶失活。

胰酶制剂：如猪胰酶等药物不会干扰检测，因为仅检测人弹性蛋白酶-1。因此，可在不中断治疗的情况下评估胰腺外分泌功能。

14.2.4 粪便脂肪

Bernhard Lembcke，Lothar Thomas

粪便脂肪分析是诊断和定量慢性胰腺炎脂肪吸收不良的标准试验，尽管它在慢性胰腺炎的诊断灵敏度和特异性都不佳。

14.2.4.1 适应证

怀疑慢性胰腺炎。

14.2.4.2 检测方法

van de Kamer检测法[1]：该方法能定量检测游离脂肪酸及脂肪酸酯(甘油三酯)。

原理：在称取的粪便中加入乙醇KOH；加热20 min后，加入25%的HCl，分解出游离脂肪酸。加入乙醇和石油醚分层，使脂肪酸分离于石油醚层。随后用NaOH和百里酚蓝作为指示剂滴定脂肪酸。根据消耗的NaOH量及每日粪便量，计算出每日粪便脂肪含量。

使用合适的提取试剂很重要。因此，极性试剂还会萃取出碳水化合物代谢过程中产生的水溶性短链脂肪酸。使用非极性提取试剂则不会出现这种情况。诸如此类的方法描述见参考文献[2]。

试验操作：每24 h收集粪便为一份，72 h采集三份。在收集期间，每天应摄入至少约80 g脂肪[3]。

在收集前应停止使用胰酶制剂至少72 h。

评估标准：每日排泄粪便的平均脂肪量。

近红外反射比分析法(near infrared reflectance analysis，NIRA)：原理为，从粪便标本表面反射的红外光谱(700～2 500 nm)取决于标本的组成成分。反射光谱的重要决定因素是由于特异性官能团如CH、NH、OH及围绕它们的基质而形成的吸收波段。但是，该方法无法检测含水量高于75%的粪便。一种将CEM SmartTrac技术(微波干燥技术)与NIRA相结合的新技术[3]可以在几分钟内测定粪便脂肪[3]。

评估标准：粪便脂肪浓度，转换为24 h粪便脂肪排泄。

14.2.4.3 标本要求

每24 h收集粪便为一份，72 h采集三份。

14.2.4.4 参考区间

粪便脂肪浓度[4][5]0.32～13.4 g/100 g湿重。

粪便脂肪排泄[1]≤7.0 g/24 h。

14.2.4.5 临床意义

如果怀疑消化不良或吸收不良，粪便脂肪定量分析是一项重要的筛查试验。如果出现严重的消化系统症状，粪便脂肪的排泄在两种疾病中都会升高。导致消化不良的病因是胰腺外分泌功能不全或胆汁酸缺乏。吸收不良是基于由于绒毛萎缩(如乳糜泻)引起的小肠表面积减少或由于肠淋巴管扩张引起脂肪运输功能不全。如需进一步鉴别吸收不良和消化不良，应进行D木糖吸收试验(肠吸收功能)和粪便弹性蛋白酶-1检测(胰酶消化功能)(图14.2-1)[6]。

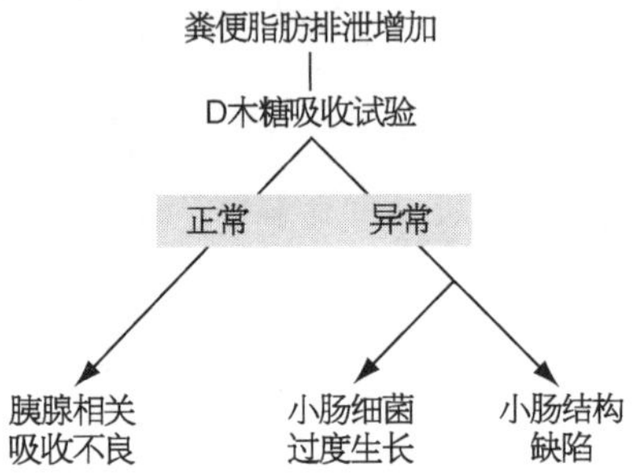

图14.2-1 吸收不良综合征鉴别

正常D木糖吸收试验中出现脂肪泻提示存在胰腺依赖性消化不良(严重胰腺功能不全)。在这种情况下，应检测弹性蛋白酶-1或促胰液素-雨蛙肽试验，检查胰腺功能。

病理性D木糖吸收试验中出现脂肪泻，必须考虑由肠特异性感染(如克罗恩病、乳糜泻或热带口炎性腹泻)引起的吸收不良。引起粪便脂肪排泄增加的疾病列于表14.2-9。

表14.2-9 粪便脂肪排泄增加相关疾病

疾病	临床表现和实验室检查
消化不良(如慢性胰腺炎中)	粪便脂肪排泄增加发生在慢性胰腺炎的晚期，即只有当器官的外分泌功能不全表现>90%。在大部分病例中，随着胰腺钙化出现，还会出现病理性脂肪酸排泄。在这些病例中，促胰液素、雨蛙肽试验结果总是异常的。
肝实质细胞损伤、胆管梗阻、小肠内结肠菌群过度生长、胆汁酸重吸收减少的回肠疾病	这些疾病导致小肠内腔中结合胆汁酸浓度降低。尽管在严重的肝炎和胆管梗阻中通常只见轻微的脂肪泻(<20 g粪便脂肪/24 h)，但在小肠拟杆菌属过度生长时会出现严重的脂肪泻。由于回肠疾病(胆汁酸池减少)导致肠内胆汁酸丢失也会引起脂肪泻。
急性腹泻、类癌综合征	由于肠蠕动加快，营养成分在肠腔内停留、消化和吸收的时间太短。此时脂肪泻一般粪便脂肪少于20 g/24 h。
吸收不良综合征	在诊断吸收不良的生化方法中，脂肪酸排泄作为直接性的功能检查，诊断价值最佳。如果D木糖试验结果也是异常的，那么基本可以确认诊断。乳糜泻是最常见的吸收不良病因。单独的吸收障碍(如二糖酶缺乏症)不会出现病理性脂肪酸排泄。吸收不良见于乳糜泻和热带口炎性腹泻、末端肠炎、肠淋巴瘤伴淋巴管扩张、Whipple病、淀粉样变、硬皮病、疱疹样皮炎和食物过敏。

在健康个体中，每日粪便脂肪排泄量是十分稳定的，与饮食中的脂肪量无关，甚至在完全去除膳食脂肪的情况下，由于肠道细菌分解和细胞再生，粪便中每天仍能检测到约3 g脂肪。由于胰腺外分泌功能不全所导致的脂肪酶缺乏，使得膳食脂肪水解程度不完全，并大量排泄到粪便中。粪便脂肪排

泄以未水解形式存在，部分情况可能通过细菌的脂肪酶水解。

胆汁酸缺乏见于小肠的细菌过度生长、输入袢综合征、盲袢综合征和小肠狭窄。在这些情况下，结合胆汁酸被细菌（尤其是拟杆菌属）水解。在大多数病例中，回肠功能紊乱会减少回肠末端的胆汁酸重吸收。这两种情况中胆汁酸缺乏都会导致膳食脂肪乳化不足，并因此引发脂肪泻。

在吸收不良中出现脂肪泻是由于小肠的吸收能力受损所导致的，病因为小肠绒毛萎缩。

14.2.4.6 注意事项

检测方法：van de Kamer 检测法仅能检测到粪便中总脂肪含量的 60%～70%。NIRA 与 van de Kamer 检测法具有良好的相关性。

影响因素：标本采集错误和水样便会导致粪便脂肪排泄检测结果假性降低。如未达到每天 70 g 的最低膳食脂肪量，即使在重度胰腺功能不全中也可能获得假阴性结果。具有黏液和血液的炎性粪便或特殊饮食情况（如哺乳期）会导致两种测定方法都出现假阴性结果。

14.2.5 促胰液素-雨蛙肽试验

Paul G. Lankisch

14.2.5.1 适应证

怀疑胰腺外分泌功能不全。

14.2.5.2 试验操作

原理：通过静脉注射促胰液素和雨蛙肽刺激胰腺外分泌功能，随后通过十二指肠导管收集胰分泌物并分析。雨蛙肽是一种人工合成的多肽激素，天然存在于蛙类皮肤中，其 C 末端氨基酸序列与胆囊收缩素/促胰酶素相似。

促胰液素不仅增加分泌物量，还增加碳酸氢盐分泌（流体动力学作用）。在促胰液素影响下观察到的酶活性增加源于导管系统的升高效应，这种效应使导管内的酶浓度相比静息状态时出现下降。由于这种酶分泌作用是不可预测的，并且仅能反映导管系统的酶含量变化，因此评估胰腺功能需要用雨蛙肽刺激酶分泌（诱导作用）。

试验步骤：在进行试验前 72 h 停止使用所有促消化药物，并禁食 12 h，在 X 线引导下将具有双腔的十二指肠导管引入十二指肠，以定量收集胰腺分泌物。为了防止胰腺分泌物的收集损失，患者应该保持右侧卧位。如果从十二指肠导管流出碱性的胆汁色的十二指肠液，并从胃导管流出酸性胃液，则可以继续进行试验。有两种基本的方法[1,2]。

两步刺激法：在 15 min 非刺激分泌阶段后，通过注射泵给予促胰液素（1 CU，即每小时 1 临床单位/kg）1 h，每次收集十二指肠液 15 min 为一份。30 min 后，在余下的半小时内通过注射泵加入雨蛙肽（每小时 30 ng/kg）。每次激素刺激后收集 2 次 15 min 十二指肠分泌物，冰浴冷却。测定分泌物体积，检测碳酸氢盐浓度及酶活性（淀粉酶、胰蛋白酶、脂肪酶）。

连续刺激法：在静脉内给药促胰液素（1 CU/kg）后，在 1 h 内分数次收集十二指肠分泌物。在第二个小时内，持续给予促胰液素和雨蛙肽（1 CU 或每小时 75 ng/kg）。同样分数次收集十二指肠分泌物。

14.2.5.2.1 胰腺分泌功能评估标准。促胰液素刺激阶段：分泌物量，单位为 mL/min；碳酸氢盐峰值浓度，单位为 mmol/L；碳酸氢盐分泌功能，单位为 mmol/min 或 mmol/30 min。雨蛙肽刺激阶段：分泌酶功能，α 淀粉酶[3]、脂肪酶[4]、胰蛋白酶[5]，也可能为胰凝乳蛋白酶，单位为 U/min 或 U/30 min。

为了通过数学计算追溯性地校正可能损失的分泌量，可在采集期间向十二指肠内持续输注适量的 ^{58}Co 标记的维生素 B_{12} 或聚乙二醇，并连同胰分泌物一起收集。根据使用聚乙二醇作为标记物质的相应检查，检出率非常高，因此在校准可能损失的分泌量时整体的结果没有显著变化。因此，在临床诊断试验中没有必要常规地使用这种矫正技术[6,7]。

14.2.5.3 参考区间（表 14.2-10）

表 14.2-10 促胰液素-雨蛙肽试验的生物标志物参考区间

促胰液素刺激 30 min 后	
- 分泌物量	>67 mL
- 碳酸氢盐浓度	>70 mmol
- 碳酸氢盐分泌	>6.5 mmol
雨蛙肽刺激 30 min 后	
- 淀粉酶[9]	>12 000 U/30 min
- 脂肪酶[10]	>65 000 U/30 min
- 胰蛋白酶[11]	>30 U/30 min

数据来自本工作组

14.2.5.4 临床意义

和每种胰腺功能检查一样，促胰液素-雨蛙肽试验仅能评估胰腺的功能状态。在胰腺外分泌功能不全中，该试验无法区分基础病因，即无法确定胰腺外分泌功能不全是由慢性胰腺炎或是胰腺癌所导致的[2,8]。

为了试验结果的可比性，应根据严重程度对胰腺外分泌功能不全进行分级。已有基于促胰液素-雨蛙肽试验和粪便脂肪分析结果的分级系统，且已被证明有临床价值（表 14.2-11）[8,10]。

表 14.2-11 胰腺外分泌功能不全的严重程度分级[8,10]*

胰腺外分泌功能不全程度	促胰液素-雨蛙肽试验		粪便脂肪检测
	酶分泌	碳酸氢盐分泌	
轻度	异常	正常	正常
中度	异常	异常	正常
重度	异常	异常	异常

*分级基于促胰液素-雨蛙肽试验和定量粪便脂肪检测的结果

这种分级系统还能协助指导临床治疗。在轻中度胰腺外分泌功能不全中，表现为可代偿性胰腺功能不全，此时无需胰酶替代治疗。在重度胰腺外分泌功能不全中，表现为失代偿性胰腺功能不全，此时常要需胰酶替代治疗。

促胰液素-雨蛙肽试验的结果已反复与内镜逆行胰胆管造影术（endoscopic retrograde cholangiopancreatography，ERCP）的结果进行比较。当两种检查按照严重程度进行分级时，两种检查方法的一致率仅占所有检查患者中的 1/2～2/3[11]。随访检查显示，对于初诊中促胰液素-雨蛙肽试验结果异常但 ERCP 显示导管系统正常的患者，后期多发展为慢性胰腺炎。

而初诊中ERCP异常但促胰液素-雨蛙肽试验正常的患者则很少出现这种情况[11]。这可能是由于急性胰腺炎后，导管系统内常存在残余瘢痕，可能被误认为慢性胰腺炎表征[12]。

14.2.5.5 注意事项

参考区间：促胰液素-雨蛙肽试验目前并未标准化。因此，每个实验室应自建参考区间。

试验操作：胰腺分泌物必须收集于冰浴的量筒中，可在8 h内基本保持胰酶活性稳定。

分析和分析前因素：如下。

- 分泌物收集不全。
- 十二指肠液反流入胃。
- 胃液分泌物流入，该刺激导致碳酸氢盐和酶的分泌减少。
- 含有碳酸氢盐的胆汁的流入增加。
- 使用纯化不足的促胰液素。
- 试验后如不能立即检测酶活性，冷冻和解冻会导致酶活性丧失。
- 推荐使用甘油(87%)作为冷冻保存添加剂以防止酶活性丧失。
- 唾液淀粉酶的混入可能导致淀粉酶活性假性升高，因为唾液淀粉酶无法被胃分泌物全完灭活[13]。如果淀粉酶水平相比脂肪酶或胰蛋白酶水平高出许多，建议检测胰淀粉酶及其同工酶[14]。

14.2.6 胰月桂酰试验

Paul G. Lankisch

14.2.6.1 适应证

怀疑胰腺外分泌功能不全。

14.2.6.2 试验操作

胰月桂酰试验中形成的荧光素产物可以在尿液或血清中检测到。

尿液检测：原理为，人工合成的荧光素-双月桂酸酯被胰腺分泌物中的胆固醇酯水解酶水解为月桂酸和游离的水溶性荧光素[1]。然后荧光素被吸收，部分在肝脏中代谢，并通过肾脏排泄。通过检测尿液中排出的荧光素评估胰腺外分泌功能[2]。

试验步骤[3]：空腹患者在上午6点30分饮用0.5 L不含糖和奶油的茶，在上午7点给予20 g黄油卷和两个蓝色试验胶囊(0.5 mmol荧光素-双月桂酸酯)，胶囊随早餐吞服，勿咀嚼胶囊，早餐中再饮用一杯茶。从上午7点开始收集尿液。

- 上午10:00之前不再进食。10:00时，应在2 h内饮用1 L茶，之后可恢复正常的饮食。
- 下午5:00时，排空膀胱收集最后一次尿液。
- 在至少一天的休息后，使用对照物质(0.5 mmol荧光素钠)在相同条件下进行试验，以红色胶囊的形式给药。

实验室检测荧光素：将10 h收集的尿液混合，精确测定体积。0.5 mL尿液标本中加入4.5 mL 0.1 mol/L的NaOH。为了测量荧光素的总比例，将标本在65～70℃水浴10 min，冷却后离心。该操作使得荧光素葡糖苷酸水解。充分混匀后在492 nm处进行分光光度分析，以水作为对照。

计算荧光素排泄：吸收量×尿量(mL)/35＝荧光素排泄(给药剂量的百分比)。分别计算试验(T)日和对照(C)日的荧光素排泄，确定T/C值。

$$比值 = \frac{T \times 100}{C}$$

血清学检测：目前无标准化检测方法[4]。

14.2.6.3 参考区间

T/C值大于30[3]。

14.2.6.4 临床意义

根据生产商提供的数据，T/C值<20表示存在胰腺外分泌功能不全，伴或不伴脂肪泻。比值在20～30之间，建议重新试验。如明确比值<30，表明存在胰腺外分泌功能不全[5]。

根据学者的研究结果，如果T/C值<10，则必须考虑存在脂肪泻可能。

胰月桂酰试验结果正常可排除中度或重度胰腺外分泌功能不全可能[3,5]。

在轻度胰腺外分泌功能不全中，试验可能会得到假性正常结果。胰月桂酰试验结果异常通常可证明存在胰腺外分泌功能不全。有文献报道在胃切除术后(餐后胰腺分泌不同步)、伴胆道疾病(酯类水解功能不全)和炎症性肠病[6]，出现胰月桂酰试验结果假性正常。

和其他胰腺功能测试一样，胰月桂酰试验仅能评估胰腺的功能状态，无法区分基础病因，即无法确定胰腺外分泌功能不全是由慢性胰腺炎或是胰腺癌所导致的。

14.2.6.5 注意事项

如果尿液收集不完整或早餐和试验胶囊摄入量不足，可能导致荧光素排泄率假性降低。

如在试验过程中持续胰酶替代治疗，则必须考虑假阴性结果可能。应在试验开始前3天做好停止胰酶替代治疗的准备工作。

服用大剂量维生素B_2也会对试验造成干扰，因为维生素B_2的检测波长也在492 nm处。服用柳氮磺胺嘧啶也会明显干扰试验结果。

由于在老年人、重病患者或门诊患者中难以实现准确的尿液收集，因此尝试检测血清中的荧光素[4,7]。根据已有经验，血清检测和尿液检测具有同等价值。胰腺功能正常和异常患者之间的最佳区分时间点为210 min后[7]。

另有一种最优化的胰月桂酰试验方法[8]，被认为比本文所述的方法更灵敏。

14.3 消化不良和吸收不良

14.3.1 小肠疾病

Lothar Thomas

同化不良是由于消化不良或吸收不良[1]，导致胃肠道吸收营养物质的能力降低。

14.3.1.1 消化不良

消化不良是由以下胰胆分泌物缺乏引起的：胰腺消化酶(α淀粉酶、脂肪酶、胰蛋白酶、弹性蛋白酶)、碳酸氢盐及胆汁酸。

14.3.1.2 吸收不良

吸收不良归因于小肠黏膜广泛严重扁平化。吸收不良和消化不良的不同临床特征和实验室检查见表14.3-1。

表 14.3-1 吸收不良和消化不良的特征[2]

临床症状	吸收不良(小肠)	消化不良(胰腺/胆道)
体重减轻	显著(厌食)	轻度(体重正常或轻度减轻)
维生素缺乏	舌缘光滑、唇炎	仅见于营养不良时
贫血	常见,多为大红细胞性贫血	少见
脂肪泻	中度(20～35 g)	重度(40～80 g)
钙和镁缺乏	常见于重度疾病中	少见
维生素 B_{12} 缺乏	见于重度回肠疾病	少见
D木糖试验	异常	正常
NBT-PABA 试验	正常	异常
空肠黏膜	绒毛异常扁平化	正常

与吸收不良有关的疾病：许多小肠疾病都与吸收不良有关(表 14.3-2)。原因如下[2]：

- 特定的碳水化合物吸收不良,如乳糖或蔗糖。在这些病例中,横跨肠细胞的管腔细胞膜的转运机制受到干扰,丧失了在黏膜中的形态变化(原发性吸收不良)。
- 吸收性上皮细胞的减少,同时伴随黏膜的形态改变或由于淋巴转运障碍(继发性吸收不良)引起的食物转运受损。肠道慢性炎症性疾病如克罗恩病和溃疡性结肠炎是最主要的吸收性上皮细胞减少疾病。

全局和部分/孤立的吸收不良存在区别。大约 50%患者的吸收障碍综合征表现为体重减轻和大量水样便(无出血),并且无发烧和疼痛症状。与吸收不良有关的小肠疾病列于表 14.3-2。

表 14.3-2 吸收不良有关的小肠疾病[1]

全局吸收不良 伴有黏膜形态改变的疾病(热带口炎性腹泻/乳糜泻、微绒毛包涵体病) - 吸收表面减少(短肠综合征)
部分/单独的吸收不良综合征 - 碳水化合物同化不良 - 氨基酸吸收障碍 - 单独的维生素 B_{12} 吸收障碍 - 胆汁酸丢失综合征 - 小肠细菌过度生长 - 无显著症状口炎性腹泻 - 肠道蛋白质丢失 - 排泄性胰腺功能不全、胆汁淤积、细菌过度生长、胆汁酸丢失综合征、胃泌素瘤、小肠切除术、小肠放射性损伤、淋巴转运障碍中的脂肪泻

14.3.1.3 消化吸收功能检查

吸收不良患者的常规实验室检查通常不能说明吸收不良是基础疾病,但提示存在全身性系统疾病(表 14.3-3)。利用特定的营养同化检查(表 14.3-4)来区分消化不良和吸收不良并确定特定的吸收缺陷[3]。吸收不良的重要筛查检查为检测粪便脂肪排泄。

表 14.3-3 吸收不良的常规实验室检查结果

检查	注释
全血计数	常见中度小红细胞性贫血、少见慢性病贫血(正常细胞性)或大红细胞性贫血。
铁蛋白	减少见于由于二价金属离子转运蛋白吸收铁不足导致的小红细胞性贫血。
叶酸	通常处于参考下限水平或降低,尤其见于细菌过度生长。
维生素 B_{12}	通常处于参考下限水平或降低,尤其见于细菌过度生长。
钙、镁	降低见于总蛋白质减少,或由于二价金属离子转运蛋白的吸收不足而减少。
碱性磷酸酶	升高见于小肠中 ALP 积聚或 25(OH)D 吸收减少。
总蛋白、白蛋白	处于参考下限水平或降低。
凝血酶原	处于参考下限水平或降低。
C反应蛋白	升高常见于炎症性肠道疾病如克罗恩病和溃疡性结肠炎。

表 14.3-4 消化吸收功能检查

检查	注释
粪便重量	每天超过 3 次稀薄或水样粪便或粪便重量高于 200 g/24 h,提示腹泻。
粪便脂肪定量检测	粪便脂肪检测是识别消化不良或吸收不良的重要检查。
D木糖试验	当定量粪便脂肪分析异常时,应进行 D 木糖试验。D 木糖试验可确定小肠是否异常。
氢呼气试验	用于评估胃肠道碳水化合物不耐受的功能试验。
乳糖耐受试验	用于检查乳糖不耐症的功能试验。
Schilling 试验	回肠疾病的功能检查,以及细菌过度生长的诊断检查。
胆酸呼气试验	^{14}C-甘胆酸被分解、代谢并经肺以 $^{14}CO_2$ 的形式排出。应在疑似细菌过度生长引起的脂肪泻患者中进行检查。
α_1 抗胰蛋白酶清除、^{51}Cr-白蛋白试验	检查肠道蛋白丢失综合征和肠淋巴管扩张症。
血清学检查	针对肌内膜和转谷氨酰胺酶 2 的抗体指示乳糜泻(见 25.11)。

14.3.1.4 炎症性肠病

特发性炎症性肠病包括两种类型的慢性肠病：克罗恩病和溃疡性结肠炎(表 14.3-5)[4]。有证据表明炎症性肠病是由遗传易感宿主对肠微生物过激的炎症反应所致。发病高峰年龄为 15～30 岁。

表 14.3-5 吸收不良和慢性炎症性肠病

疾病	临床表现和实验室检查
乳糜泻[6]	乳糜泻是一种自身免疫介导性肠病,由吸收特定饮食即小麦和大麦中的麸质所引发。免疫反应由先天性和适应性免疫机制介导发生。麸质未能在胃肠道中完全被酶水解,相反,短肽如 p31-45 介导与肠壁免疫系统的接触并激活,导致细胞和体液免疫应答和炎症。最终导致小肠黏膜的绒毛萎缩和增生,以及吸收不良。但只需保持无麸质饮食,病情能迅速得到改善。黏膜变化是逐渐进展的,从轻度炎症(Marsh Ⅰ)到隐窝增生(Marsh Ⅱ)到重度肠病(Marsh Ⅲ)。 临床表现：经典的诊断标准已经发生相当程度的改变,如慢性腹泻、严重吸收不良综合征和儿童发育障碍。如今更常见一些轻微症状,如腹泻症状、胃肠胀气、便秘和胃鸣等。贫血和疲劳也是常见的结果,并且也可能存在单独的铁、叶酸和维生素 B_{12} 吸收不良而没有贫血症状。此外,还会出现一些肠外症状,如疱疹样皮炎、神经症状、骨骼症状、妇科问题、关节疾病、肝脏疾病和精神障碍。在这些症状中,疱疹样皮炎是最佳的客观评估证据。乳糜泻也可与其他自身免疫性疾病相伴发生,如自身免疫性肝炎、1 型糖尿病、自身免疫性甲状腺疾病、艾迪生病、选择性 IgA 缺陷和结节病。 发病率：患病率约为总人口的 0.6%～1%。

续 表

疾病	临床表现和实验室检查
乳糜泻[6]	实验室检查：约90%的乳糜泻患者为HLA-DQ2阳性，其余大部分患者为HLA-DQ8单体型。但值得注意的是，30%～40%的欧洲人有这两种HLA类型之一。在鉴别诊断乳糜泻与自体免疫性肠病、贾第鞭毛虫病、轮状病毒相关胃肠炎时，如两种HLA特征同为阴性，可以排除乳糜泻可能。多达40%的治疗患者转氨酶水平升高，而肝脏没有显著的组织学损伤症状。在一项研究中[7]，34%未经治疗的乳糜泻患者表现出贫血症状，其中53%的患者由于缺乏铁和(或)叶酸或维生素 B_{12}。在怀疑乳糜泻时，检测抗转谷氨酰胺酶2抗体和抗肌内膜抗体是一种有效的诊断方法(见25.11)，其诊断灵敏度为90%～100%，特异性为100%。轻度乳糜泻且抗肌内膜抗体免疫荧光试验结果滴度≥1∶5的患者，仍然保持正常的绒毛状结构，但已表现出胃肠症状，可通过无麸质饮食改善[8]。
碳水化合物同化不良[9,10]	最常见引起临床腹部不适的碳水化合物为乳糖、果糖和山梨糖醇。
Whipple病[1]	Whipple病发病相对较少，可见于各个年龄段。小肠黏膜被多形巨噬细胞浸润，称为SPC细胞。SPC细胞具有颗粒状或镰刀状包裹体并含有细菌。除小肠之外，许多其他器官也受到影响。慢性腹泻是一种晚期症状。经小肠活检可诊断。
小肠细菌过度生长[1]	病因是小肠的解剖学改变，如瘘管、狭窄、憩室、狭窄和运动障碍。细菌引起胆汁酸去结合和脱羟基化，所形成次级胆汁酸对小肠上皮具有毒性。由于细菌作用使结合胆汁酸量减少，导致脂肪和脂溶性维生素A、D、E和K吸收不良。 实验室检查：D木糖试验阳性、75 g葡萄糖下氢呼气试验阳性、^{14}C/^{13}C呼气试验阳性，维生素 B_{12} 试验(Schilling试验)阳性[11]。
肠道蛋白丢失，肠淋巴扩张	胃肠疾病可导致蛋白质丢失，超过正常白蛋白循环的10%～20%。其结果是具有较长半衰期的血浆蛋白减少，如白蛋白和IgG。临床症状表现为腹痛、腹泻、外周水肿和营养不良的黄色指甲。 实验室检查：低白蛋白血症、总蛋白降低、PT及APTT降低而纤维蛋白原正常、粪便脂肪排泄异常、α_1抗胰蛋白酶清除率升高，^{51}Cr-白蛋白试验异常。
AIDS[1]	大约有一半的AIDS患者在病程中出现腹泻，大多数情况下腹泻是由感染引起的，其他由药物副作用引起，或者是先天性的。常见病原体是微孢子虫种(10%～30%)、隐孢子虫种(4%～16%)、鸟-胞内分枝杆菌和鞭毛虫。
炎症性肠病	克罗恩病和溃疡性结肠炎是慢性炎症性肠病(IBD)的两种特发性形式。IBD患者发生原发性硬化性胆管炎、强直性脊柱炎和银屑病的风险较高。至今已有超过30种基因被确定与这两种疾病相关[12]。在美国，有140万居民患有IBD。克罗恩病和溃疡性结肠炎可能出现一些肠外症状(肌肉骨骼、皮肤病、眼部和肝胆)[5]。
- 克罗恩病	克罗恩病通常影响回肠和结肠，但也可以间断影响到小肠各部位。炎症通常是穿透肠壁的，表现为肉芽肿、狭窄和瘘管。吸烟者患克罗恩病的风险高于溃疡性结肠炎。患病者主要是高加索人，特别是在欧洲和美国，患病率为26～199/10万。在克罗恩病中第一个被确认的基因为*NOD2*基因(核苷酸结合寡聚结构域2，别名CARD15)。该基因参与防护细菌细胞壁的先天免疫反应。已经鉴定出该基因30多种变异体。已确定了以下3种变异体，占克罗恩病有关变异的82%[13]： - 单核苷酸多态性，Arg702Trp编码置换。 - 单核苷酸多态性，Gly908Arg编码置换。 - 移码多态性，Leu1007fsinsC。 *NOD2*基因的产物NOD蛋白存在于许多防御细胞中，并且是胞壁酰二肽(muramyl dipeptide，MDP)的模式识别受体，MDP是细菌降解肽聚糖的产物。MDP的感知刺激小肠潘氏细胞分泌抗菌肽(防御素)，以这种方式抵抗细菌侵入。NOD基因突变导致防御素分泌减少[12]。
- 溃疡性结肠炎	溃疡性结肠炎影响结肠和直肠，结肠可能完全或仅部分受到影响。炎症局限于黏膜，不出现狭窄、瘘管或肉芽肿。溃疡性结肠炎和克罗恩病表现出相当大的遗传相关性，少数例外之一是由*NOD2*基因突变[12]。两者之间的差异为ANCA阳性(溃疡性结肠炎)和ASCA阳性(克罗恩病)。

14.3.1.5 实验室检查

常规检查：全血细胞计数、红细胞沉降率(ESR)、CRP、肌酐、尿素、电解质、ALT、AST、ALP、总蛋白、铁蛋白、维生素 B_{12}、叶酸和尿液检查。

特殊检查：克罗恩病和溃疡性结肠炎的鉴别检查[5]，抗中性粒细胞胞质抗体(ANCA)：溃疡性结肠炎中常为阳性，克罗恩病中少见阳性。抗酿酒酵母抗体(ASCA)：克罗恩病中常为阳性，溃疡性结肠炎中少见阳性。克罗恩病和溃疡性结肠炎中表达的基因的分子生物学检查。

14.3.1.6 克罗恩病病情程度

轻度：患者能够行走、耐受口服食物、体重减轻<10%、CRP轻度升高。

中度：体重减轻>10%、间歇性呕吐、轻度克罗恩病药物治疗无效、CRP中度升高(<50 mg/L)。

重度：恶液质伴体重指数<18 kg/m²，或肠梗阻、脓肿。尽管采取强化治疗，但症状持续，CRP升高。

缓解：CRP不升高。

14.3.1.7 溃疡性结肠炎病情程度

轻度(S1)：24 h内可达4次、血便可能、脉搏正常、体温和ESR正常、无贫血症状。

中度(S2)：每日排便4～6次，并且没有累及全身的表现。

重度(S3)：每日超过6次血便且累及全身表现、体温超过37.5℃、心率超过90次/min、血红蛋白水平低于105 g/L、第一个小时内ESR>30 mm。

14.3.2 D木糖试验

Bernhard Lembcke, Lothar Thomas

D木糖是植物中天然存在的戊糖。利用它的不完全吸收性，可用于吸收性试验。D木糖可帮助评估小肠功能。

14.3.2.1 适应证

包括：怀疑吸收不良综合征和近端小肠功能完整性紊乱。

14.3.2.2 试验操作

原理：D木糖经口服给药在近端小肠内被主动吸收，同时一部分受中间代谢影响，吸收的约50%经肾脏排泄。在5 h尿液中检测到的D木糖取决于肠吸收碳水化合物的能力。D木糖试验评估十二指肠和空肠的功能完整性。在吸收性肠表面减少的疾病中，尿液中D木糖排泄降低，同时血清D木糖浓度也降低。

成人试验步骤：在膀胱排空后，空腹患者随300 mL水或清茶服用25 g D木糖。另饮用300 mL水或茶以确保足够的利尿。收集5 h尿液并储存，另在15 min、1 h和2 h后采集静脉血样(3 mL)。

儿童试验步骤：见注意事项。

计量5 h尿液总量，检测前用蒸馏水1∶10稀释尿液。P溴苯胺分光光度法[1]测定D木糖浓度。检测前使用三氯乙酸(试验混合物中的最终浓度约0.1 mol/L)将去血清蛋白并过滤。或者也可使用高压液相色谱(HPLC)进行检测。

评估标准：定量检测5 h尿液中D木糖的排泄量和血清D木糖浓度[2,3]。

14.3.2.3 标本要求

收集5 h内尿液，加入5 mL含10%百里酚的异丙醇。所收集尿液全部送实验室。

血清：1 mL。

14.3.2.4 参考区间(表14.3-6)[4]

表14.3-6 D木糖试验参考区间[4]

尿液	>4 g/5 h(26.6 mmol/5 h)*
15 min血清	>10 mg/dL(0.6 mmol)
1 h血清	>30 mg/dL(2.0 mmol)
2 h血清	>30 mg/dL(2.0 mmol)

*对应于>16%摄入剂量。单位转换：mmol = g×6.66；mmol/L = mg/dL×0.066 6

14.3.2.5 临床意义

D木糖试验是一种用于检测近端小肠内碳水化合物吸收障碍的常规方法。该试验检查小肠对单糖的吸收能力(表14.3-7)。

尿液D木糖排泄降低和血清D木糖升高不足提示存在十二指肠或空肠的疾病。尿液D木糖排泄检测的诊断准确性并未优于血清D木糖检测。1 h血清D木糖水平提供关于肠吸收(近端小肠功能)速率常数的信息，而5 h尿液D木糖水平(假设肾功能正常)与总体生物利用度相关(吸收速率常数和非吸收性损失的速率常数的倒数，如来自小肠细菌过度生长和肠蠕动加快)[9]。

表14.3-7 D木糖排泄降低的胃肠疾病[5,6,7]

疾病	临床表现和实验室检查
非热带口炎性腹泻(乳糜泻)、热带口炎性腹泻	D木糖排泄减少伴脂肪泻表明存在肠内原因导致的(全局)吸收不良综合征，乳糜泻是最常见的原因。此外，从鉴别诊断的角度来看，需要考虑下文提到的一些罕见疾病。在某些情况下，仍然无法确定是否应将异常的D木糖试验结果归因为人为的或原发疾病(如Zollinger-Ellison综合征或类癌综合征)的病理生理后遗症。根据大规模的统计学回顾，D木糖试验对乳糜泻的诊断灵敏度为94%，而96%的热带口炎性腹泻病例中D木糖试验结果异常。 其他D木糖试验结果异常的疾病包括淀粉样变、小肠切除术/旁路手术、小肠淋巴瘤、硬皮病、放射性小肠炎、由药物(如新霉素)导致的黏膜损伤引发的吸收不良、Whipple病、疱疹样皮炎、类癌综合征、Zollinger-Ellison综合征。
小肠细菌过度生长	由于细菌作用，结合胆汁酸总量减少，导致脂肪和脂溶性维生素A、D、E和K吸收不良。此外，由于D木糖被细菌酵解，导致阳性试验结果。
AIDS	AIDS患者出现严重的慢性腹泻且体重下降。吸收缺陷部位包括空肠和回肠，表现为D木糖和维生素B_{12}吸收障碍。体重减轻患者有严重的D木糖吸收障碍，而体重无减轻的患者试验结果正常[8]。

D木糖试验、胰腺功能检查、小肠活检和粪便脂肪定量检测一起使用，是区分肠内吸收不良和胰腺消化功能受损的重要工具。

D木糖试验无法单独检测出刷状缘中双糖酶活性减少(碳水化合物不耐受的主要形式)，如乳糖酶缺乏或蔗糖酶-异麦芽糖酶缺乏。D木糖试验结果正常不能排除因回肠内病理变化而导致的特殊类型的吸收不良(如涉及维生素B_{12}或胆汁酸)。慢性胰腺炎中D木糖试验结果正常。如果粪便脂肪排泄异常，且D木糖试验结果异常，但刷状缘绒毛形态正常，则应考虑小肠细菌定植。

D木糖试验结果正常并不能排除肠道原因导致的吸收不良，可能是由远端小肠的病变所引起的(如在克罗恩病或放射性小肠炎中所出现的回肠功能紊乱)。

如果存在脂肪泻，D木糖试验结果正常，且胃肠道检查无显著异常，因考虑检查胰腺功能以明确诊断。

D木糖试验用于评估病情：乳糜泻患者经过无麸质饮食治疗，D木糖的排泄增加，但成人通常无法完全恢复正常。热带口炎性腹泻患者即使经过多年的治疗且临床症状得到改善，D木糖试验结果也通常无法达正常标准。

14.3.2.6 注意事项

实验步骤：25 g D木糖试验潜在的副作用包括碳水化合物不耐受的症状，如肠道扩张、腹泻、胃肠胀气和恶心。因此，一些学者倾向于使用5 g D木糖试验。但是，使用5 g剂量时，试验无法达到最佳碳水化合物负荷，因此导致临床灵敏度相应较低。此外，必须认识到小肠潜在细菌定植和胃排空紊乱也会对试验产生更大的干扰性。

与经典的D木糖试验相比，使用氢呼气试验并不能提高诊断准确性。

年龄相关：D木糖排泄量是否会随年龄的增长而减少仍然存在争议。老年患者尿液D木糖排泄减少，同时1～2 h的血清D木糖水平正常增加，通常反映出肾功能减退。

儿童D木糖试验：在儿科中，优先选择检测血清D木糖，因为难以充分收集尿液。对试验方法进行了大量调整。

根据参考文献[10]，在体重为4～30 kg的儿童中，随100～200 mL水给予5 g D木糖作为标准剂量，1 h后静脉血液采样(1 mL)，血清D木糖浓度参考值为>1.33 mmol/L(20 mg/dL)。

根据参考文献[9]，每平方米体表面积给予14.5 g D木糖，配制成10%浓度。1 h后D木糖浓度参考值为>1.67 mmol/L(25 mg/dL)。

导致D木糖排泄减少的分析前因素包括，试验期间的尿液收集不完全(非常常见)、膀胱排空不完全(残余尿)、呕吐、进食。

生物影响因素：D木糖排泄减少的原因如下。

- 肾功能不全、腹水、水合不足、有效循环量减少、阿司匹林和阿司匹林类药物、甲状腺功能减退症、恶性贫血、小肠细菌过度生长、倾倒综合征、胃排空极端延迟[11]。
- 如果血清D木糖浓度正常，则在上述情况下的尿液D木糖排泄异常无法作为吸收障碍的指征[12]。
- 在小肠细菌过度生长的情况下，D木糖试验可能出现异常结果。当临床上无更好的检查可应用时，D木糖试验结果在抗生素治疗后转为正常，可作为细菌过度生长的间接证据[12]。

- 在慢性酒精中毒中，急性酒精摄入会降低尿液D木糖排泄，而慢性酒精摄入和营养充足会导致D木糖吸收的增加。
- 胆汁淤积导致尿液和血清中D木糖减少。
- 苯乙双胍和吲哚美辛抑制肠道D木糖吸收[11]。

D木糖排泄增加的原因：如果营养充足，慢性酒精摄入会导致D木糖吸收增加；肝硬化仅在有腹水时(抽取腹水后)导致D木糖排泄增加。门静脉高压分流术后，也可见尿液D木糖排泄增加。

稳定性：尿液D木糖：在4℃下不加添加剂可保存24 h，在室温下用百里酚-异丙醇作为添加剂可保存48 h。血清D木糖：在4℃下可保存3天。在-16℃下标本可保存数周。

14.3.2.7 病理生理学

对微绒毛囊泡的研究表明，被动吸收是D木糖吸收的主要机制[13]。在健康个体中，口服25 g D木糖时，只有58%被肠内吸收，而其中90%在小肠近端100 cm内被吸收。大约42%～60%经肠道吸收的D木糖在24 h尿液收集过程中性状不变，对应为5.5～7.8 g[14]。这部分D木糖多可在5 h后尿液中检测到。1～2 h后检测到血清D木糖浓度峰值。

D木糖试验是一种敏感的近端小肠功能评价方法。当D木糖试验结果异常时，进行小肠组织活检(形态学/酶分析)，在某些情况下有助于鉴别诊断潜在的吸收不良综合征。

14.3.3 碳水化合物吸收不良

Lothar Thomas

14.3.3.1 引言

食物不良反应很常见，并且多达67%的人患有功能性胃肠病(functional gastrointestinal disorders, FGID)。FGID包括了一系列影响胃肠道不同部位的独立的特发性疾病。罗马会议提出了FGID的统一分级系统和术语。

食物被定义为任何用于人类食用的物质，包括饮料、食品添加剂和膳食补充剂。食物过敏和不耐受占对食物反应的一大部分。美国国家过敏和传染病研究所的专家小组[1]提出，所有食物不良反应分为免疫介导的(食物过敏和乳糜泻)和非免疫介导的(过去称为食物不耐受)，又可进一步细分为四类。

免疫介导的食物不良反应分为[2]：IgE介导的、非IgE介导的、混合IgE介导的和细胞介导的。

非免疫介导的食物不良反应(食物不耐受)包括[2]：代谢性的(碳水化合物吸收不良)、药理学的(血管活性胺类、水杨酸盐类、咖啡因、可可碱)、毒性的(鲭鱼肉中毒)、其他或特发性(食物添加剂过敏)。

碳水化合物不耐受(定义为与碳水化合物摄入相关的症状)是FGID的一个重要病因。最常引起临床腹部不适的碳水化合物是乳糖、果糖和山梨糖醇。

14.3.3.2 适应证

怀疑碳水化合物吸收不良，一种非免疫介导的代谢疾病(食物不耐受)。症状程度范围从轻度腹胀到严重腹泻。

14.3.3.3 检查方法

碳水化合物吸收不良的检查包括：食物和用药历史、氢呼气试验、乳糖耐受试验、超声、小肠黏膜活组织检查中的内镜检查和酶检查(如双糖酶)。

14.3.3.3.1 氢呼气试验：氢呼气试验技术基于以下原理，即人不会生产氢气，但是当摄入的碳水化合物在小肠中未被完全吸收时，经肠道细菌分解生成氢气[3]。通常，产氢细菌只在结肠定植。结肠中的氢以固定比例扩散到血流中，通过肺呼出，从而可经呼吸进行检测。呼气标本中的氢气浓度使用气相色谱或电化学电池进行检测。

乳糖氢呼气试验操作[3]：试验用于检查乳糖吸收不良。将50 g乳糖溶于100～500 mL水中并口服摄入。检测实验前基础氢浓度，摄入乳糖后的4 h内每间隔15～30 min检测一次氢浓度。超过基础氢浓度0.001%～0.002%(在至少两个呼气标本中检测到)表明存在乳糖吸收不良。

果糖氢呼气试验操作[3]：试验用于检查果糖吸收不良。将25～50 g果糖溶于200～400 mL水中并口服摄入。检测实验前基础氢浓度，摄入果糖后的3 h内每间隔15 min检测一次氢浓度。超过基础氢浓度0.002%(在至少两个呼气标本中检测到)表明存在果糖吸收不良。

山梨糖醇氢呼气试验操作[3]：试验用于检查山梨糖醇吸收不良。将5～10 g山梨糖醇溶于200～500 mL水中并口服摄入。检测实验前基础氢浓度，摄入果糖后的3 h内每间隔15 min检测一次氢浓度。超过基础氢浓度0.001%～0.002%(在至少两个呼气标本中检测到)，且存在由山梨糖醇负荷引起的典型症状表明存在山梨糖醇吸收不良。

14.3.3.3.2 乳糖耐受试验：原理为，乳糖酶是一种位于小肠黏膜刷状缘的β半乳糖苷酶，乳糖酶分裂乳糖成为单体葡萄糖和半乳糖。单糖被主动吸收并导致血糖浓度升高。乳糖吸收的限速步骤是双糖的水解。在乳糖酶活性降低的情况下，血糖升高现象消失。

实验步骤：空腹患者将50 g乳糖溶于400 mL水中并口服摄入，采集静脉或毛细血管血样(0、30、60、90、120 min)并测定血糖水平。儿童乳糖用量为2 g乳糖/kg，最高50 g。

评估标准：血糖相比基础值的升高程度；试验开始后8 h期间的临床症状(腹胀、腹痛、胃气胀、腹泻)。

14.3.3.4 标本要求

乳糖耐受试验：静脉或毛细血管血样：0.1～1 mL。

14.3.3.5 参考区间

- 乳糖耐受试验[1]：全血或血清糖升高>1.11 mmol/L(20 mg/dL)或毛细血管血糖升高>1.39 mmol/L(25 mg/dL)。
- 乳糖氢呼气试验：在240 min内，≤20 ppm(1 ppm = 0.000 1%)。
- 无胃肠道症状。

14.3.3.6 临床意义

碳水化合物根据它们的结构分类，基于所含的糖基或糖类单元的数量。膳食中存在的重要的双糖见表14.3-8。碳水化合物吸收不良表现为碳水化合物在小肠中吸收不完全并进入结肠[4]。这种现象可以是正常的生理性现象，由摄入碳水化合物产生，因为健康的胃肠道的消化和吸收能力是有限的。碳水化合物吸收不良可能导致腹胀、腹痛、排气和胃胀气。FGID患者中常见果糖和乳糖不耐症。所有FGID病例中出现的耐受不良比例分别为果糖 60%、乳糖 51%、两者都有 33%。吸收不良(使用氢呼气试验检查)比例分别为果糖 45%、乳糖 32%、两者都有 16%。

表 14.3-8 膳食中存在的双糖

膳食	双糖种类	酶	单糖种类
淀粉	麦芽糖	麦芽糖酶	葡萄糖(2 分子)
砂糖	蔗糖	异麦芽糖酶	葡萄糖+果糖
牛奶	乳糖	乳糖酶	葡萄糖+半乳糖

吸收不良原因可能为[6]:单一运输系统的先天性缺陷(原发性吸收不良)及由肠道疾病如乳糜泻或克罗恩病导致小肠上皮表面受损(继发性吸收不良),可能抑制所有碳水化合物的吸收。

14.3.3.6.1 原发性碳水化合物吸收不良:原发性碳水化合物吸收不良是由于负责消化和转运糖的酶和蛋白质的先天缺陷所导致。酶(如乳糖酶)的生理损失也可能是部分原因。通常,原发性碳水化合物吸收不良的患者表现出的症状是由原发性疾病(如乳糖酶缺乏症)导致的。乳糖、果糖和山梨糖醇不耐受比例分别为 7%~20%、15%~25%和 8%~12%。表 14.3-9 列出了含有这些碳水化合物的食品。原发性碳水化合物吸收不良症状的严重程度取决于酶的缺乏程度。

表 14.3-9 常引起腹部不适的碳水化合物

糖类	食品
乳糖	乳制品、奶酪、卡布奇诺、炼乳、巧克力、快餐
果糖	水果(苹果)、葡萄干、蜂蜜、土豆、果汁、软饮料、巧克力、快餐
山梨糖醇、木糖醇	葡萄、梨、李子、桃子、红枣(鲜果和干果)、糖尿病食品、糖替代品、糖果、口香糖

14.3.3.6.2 继发性碳水化合物吸收不良:继发性碳水化合物吸收不良是由小肠的刷状缘损伤导致的。在癌症患者中,放疗或化疗可能会影响肠道细胞正常分泌消化酶,导致吸收不良。在这种情况和炎性肠道疾病中,吸收不良通常涉及一系列的碳水化合物。疾病如十二指肠溃疡、胃切除术、溃疡性结肠炎、克罗恩病、成人感染性和非特异性腹泻、贾第虫病、囊性纤维化和急性病毒性肝炎[7]。涉及碳水化合物吸收不良的疾病列于表 14.3-10。

表 14.3-10 原发性和继发性碳水化合物吸收不良

疾病	临床表现和实验室检查
原发性乳糖不耐症[10]	乳糖被位于小肠刷状缘上的乳糖酶(β半乳糖苷酶)水解为葡萄糖和半乳糖,接着单糖被吸收。在 2/3 的儿童中,乳糖酶活性在 2~5 岁降至难以消化摄入乳糖的水平。这种原发性乳糖酶缺陷与种族相关。亚洲和非洲的儿童发病率 70%~100%、美国 15%~80%、德国 15%~20%。原发性乳糖酶缺陷的遗传模式是常染色体显性遗传。婴儿在哺乳后,乳糖酶-根皮苷水解酶(lactase-phlorizin hydrolase, LPH)的活性逐渐下降,这个过程被称为乳糖不耐症。原因是染色体 2q21[11] 上乳糖酶基因(*LCT*)的 $LCT_{(T/C-13910)}$ 多态性。除了乳糖不耐症之外,具有 CC 基因型的个体还会出现肠内钙吸收降低及骨密度降低,这在绝经后更易导致骨折[12]。 在吸收不良中,一部分乳糖在小肠中未被完全水解并进入结肠。乳糖在结肠中渗透活动并被细菌转化成 CO_2、甲烷和短链脂肪酸。这导致了胃胀气、腹胀、腹泻和腹痛。个体年龄与肠黏膜乳糖酶活性之间存在负相关,表现为老年人中乳糖吸收不良的发病率增加。成年人原发性乳糖酶缺乏不会表现出营养不足症状,因此他们临床症状的严重程度可能明显不同,很容易被误解为功能性胃肠病。 实验室检查:氢呼气试验使用 50 g 乳糖(儿童 2 g/kg)。诊断灵敏度为 90%~95%,特异性为 95%~100%。乳糖耐受试验的诊断灵敏度最高达 75%,诊断特异性为 83%[13]。基因突变检查并不能解释是否存在乳糖吸收不良及其程度。
继发性乳糖不耐症	在乳糖不耐症中,还经常发现其他肠黏膜酶减少,但乳糖酶表现最为敏感,因此肠道疾病常伴随乳糖吸收不良发生。由双糖吸收不良导致的症状通常被基础疾病掩盖而未被检测到。乳糖不耐症常伴随基础疾病病程,但即使在黏膜恢复之后,乳糖不耐症也可能持续存在。继发性乳糖不耐症是由黏膜完整性紊乱所致(见于乳糜泻、热带口炎性腹泻、肠淋巴瘤、Whipple 病、真性肠淋巴管扩张、短肠综合征、A 型β脂蛋白血症、盲袢综合征、放射性肠炎、儿童非特异性感染性腹泻或新霉素、秋水仙碱、细胞抑制剂如甲氨蝶呤治疗)[13]。乳糖不耐症是活动性克罗恩病的常见症状,可以通过氢呼气试验来确认。但是并不建议黏膜活检[14],因其症状不仅仅是由于乳糖酶缺乏所引起的。
原发性果糖吸收不良[15]	单糖类果糖被 GLUT-5 转运蛋白摄取到肠上细胞的刷状缘膜中,并通过 GLUT-2 转运蛋白从基底外侧释放到血液中。在每小时果糖负荷 30~50 g 的情况下,GLUT-5 转运蛋白的摄取能力饱和并导致果糖进入结肠。果糖无论剂量,都会产生渗透作用,并导致细菌过度生长和生成短链脂肪酸、甲烷和二氧化碳。山梨糖醇的摄取放大了果糖吸收不良症状,因为山梨醇会转化为果糖并抑制 GLUT-5 转运蛋白。果糖吸收不良不应被误认为果糖不耐症,果糖不耐症是由果糖-1-磷酸醛缩酶缺乏引起的代谢性疾病。 实验室检查:氢呼气试验使用 25 g 果糖。诊断灵敏度和特异性分别为 80%~90%。一个重要的评估指征是在试验过程中出现的腹部不适。如果没有腹部不适,则存在无症状的果糖吸收不良,其中症状仅出现在较高剂量果糖负荷时。
继发性果糖吸收不良	除了果糖吸收不良之外,肠道疾病可能是继发性吸收不良的重要原因。其他疾病种类见继发性乳糖吸收不良。
山梨糖醇吸收不良[16]	山梨醇是一种 6 价糖醇(E 420),存在于水果中。随着推荐增加膳食中的水果和蔬菜比例,还有在食品和无糖甜食中用作甜味剂使用,果糖和山梨糖醇也变得受重视[6]。另外由于其吸湿性,山梨糖醇还作为保湿剂使用。山梨糖醇在小肠中被动吸收,并直接抑制 GLUT-5 转运蛋白,导致果糖吸收减少。山梨糖醇和果糖吸收不良常常一起发生,并且这两种疾病的临床症状都相似。 实验室检查:氢呼气试验使用 5~10 g 山梨糖醇。一个重要的评估指征是在试验过程中出现腹部不适。如果各给予 25 g 山梨糖醇、果糖和木糖醇,吸收不良患者的山梨糖醇、果糖和木糖醇的吸收不良率分别为 84%、36%和 12%[17]。

14.3.3.6.3 鉴别诊断:原发性碳水化合物吸收不良与肠易激综合征、小肠细菌过度生长、胃易激性和食物过敏的鉴别诊断存在一定难度。乳糖、果糖和山梨糖醇激发的症状与炎性肠综合征的症状难以区分。因此,怀疑肠易激综合征时,应排除碳水化合物吸收不良,因为肠易激综合征患者中碳水化合物吸收不良的患病率与正常人群中的患病率大致相当[8]。

14.3.3.7 注意事项

氢呼气试验:所有导致结肠细菌菌落减少的措施(如洗胃、内镜检查和影像学检查之前的泻药使用,广谱抗生素疗法)会导致试验结果假性正常。氢呼气试验对于回肠造口术患者无意义。

由于肠道菌群异常,10%~15%的欧洲人不能产生氢气,在他们呼出空气中的氢气比例≤20 ppm,这也是假性的正常结果。为了确定试验结果正常患者是否具有正常的菌群，可使用乳果糖重复氢呼气试验。乳果糖是一种在小肠中无法被分解的双糖，直到进入结肠并被细菌分解。氢气比例>20 ppm可证明具有正常的菌群。

乳糖耐量试验（Lactose tolerance test，LTT）：影响因素如下，在25%的LTT中，尽管乳糖酶活性正常，但在口服乳糖后，血糖曲线不出现升高[9]。原因为：胃肠动力因素，如胃排空延迟、异常的肠道快速通过并在15 min内就达到血糖峰值（如手术胃切除术后），以及组织摄取的葡萄糖增加和小肠的吸收功能障碍（缺乏单糖转运）。

评估单糖吸收：乳糖吸收障碍可通过在第二天重复LTT（经400 mL水口服给予25 g D葡萄糖+25 g D半乳糖）来证明。在乳糖不耐症中，50 g乳糖/（25 g D葡萄糖+25 g D半乳糖）血糖升高的比例<0.4。在病理性葡萄糖耐受和明确的糖尿病中，LTT可能出现假阴性结果。

14.3.4 粪便钙卫蛋白

Lothar Thomas

钙卫蛋白（fecal calprotectin，f-CP）也被称为L1蛋白、MRP-8/14、钙粒蛋白和囊性纤维化抗原。它是一种36 kDa的钙锌结合蛋白，属于S100蛋白家族，主要在中性粒细胞中表达，占中性粒细胞胞质总蛋白的60%。钙卫蛋白具有抗菌和抗增殖特性，并在炎症过程中起调节作用[1]。钙卫蛋白经粪便排泄（f-CP），肠黏膜炎症患者的f-CP浓度增加。在肠黏膜炎症患者中，f-CP浓度与粪便排泄的^{111}I标记白细胞（定量胃肠炎症严重程度的金标准）正相关。

14.3.4.1 适应证

用于内镜检查之前，鉴别炎症性肠病（溃疡性结肠炎、克罗恩病）与肠易激综合征的非侵入性标志物；评估炎症性肠病的疾病活动；预测肠易激综合征临床缓解患者的复发。

14.3.4.2 标本要求

粪便标本：一小勺，1～2 g。

14.3.4.3 检测方法

原理：将约100 mg粪便于5 mL提取缓冲液中混匀，取1 mL悬液离心，取上清液检测f-CP。使用两种单克隆抗体通过两步免疫法进行检测。第一步，f-CP与微量滴定板上的抗体结合形成免疫复合物，通过清洗除去多余的粪便。第二步，用酶标记的抗体标记免疫复合物。通过加入相应的底物后，采用分光光度法测量检测结合到滴定板中的酶活性，结果与f-CP浓度成正比。

14.3.4.4 参考区间

排除肠道炎症活动的切点值[2]：≤50 μg/g湿粪（一些学者建议成人切点值为≤100 μg/g粪便）。

14.3.4.5 临床意义

14.3.4.5.1 对怀疑炎症性肠病患者的诊断问题：消化科医师常常面临鉴别诊断肠易激综合征（IBS）患者与肠道病变尤其是炎症性肠病（IBD）患者[3]的困难。IBS和IBD有许多共同的症状，包括腹痛、腹胀、排气过多和排便习惯改变。腹泻或直肠出血等症状通常提示IBD可能。由于鉴别诊断仍然存在不确定性，因此消化科医师会在IBS患者中进行侵入性内镜检查和放射影像学检查，以排除IBD可能性。在美国和英国，男性IBS患病率为14%～19%，女性为14%～24%[4]；IBD的患病率为0.6%～1%。

由于IBS的诊断没有生物学标志物，罗马共识会议上定义了IBS和其他功能性肠道疾病的罗马Ⅰ标准（表14.3-11）。

表14.3-11 肠易激综合征罗马Ⅰ诊断标准[3]

至少3个月连续或反复出现以下症状之一： 腹痛或不适： - 排便后缓解。 - 伴排便次数的变化。 - 伴粪便稠度的改变。
外加 对于至少1/4的场合或日子，以下两项或多项： - 排便次数改变（>3次/天或<3次/周）。 - 粪便形式改变（块状、硬、软、水样）。 - 排便过程改变（紧张、紧急、排不尽感）。 - 排便带黏液。 - 胃气胀、腹胀。

IBS和IBD最显著的区别在于前者是非炎症性的。符合罗马Ⅰ标准疑似IBS患者中，另外推荐以下实验室检查作为鉴别IBS和IBD的替代指标[5]：

- 炎症标志物（红细胞沉降率和CRP），这些标志物可能不尽如人意，因为灵敏度和特异性不佳。
- 甲状腺功能检查用于诊断甲状腺功能亢进相关的IBS。
- 检查粪便中的寄生虫和虫卵以排除IBS。

疑似IBD患者有相对较大比例的内镜检查结果为阴性。有出血相关症状的成年患者中1/3的内镜检查没有异常，并且腹泻、腹痛和体重减轻等非出血症状的患者中，内镜检查无异常的比例升至1/2。对炎症性肠病可能性低的患者进行鉴别可减少不必要的内镜手术数量[6]。

14.3.4.5.2 粪便钙卫蛋白用于筛查可疑的炎症性肠病：f-CP检查对于成人和儿童来说是一种有效的筛查检查，用于鉴别最有可能需要内镜检查诊断IBD的那些患者[6]。f-CP升高提示可能需要立即进行内镜检查，而f-CP正常水平提示肠道炎症可能性低。持续性直肠出血不适用以上规则。与系统性炎症标志物相比，f-CP对于肠道炎症具有更好的参考价值。f-CP的浓度与肠道炎症活动的组织学结果正相关（表14.3-12和表14.3-13）。

表14.3-12 健康对照组和疾病组中的粪便钙卫蛋白[2]

钙防御蛋白比较	患者人数	f-CP差值（μg/g粪便）	95%CV（μg/g粪便）	P值
炎症性肠病 vs. 健康人群	1 516	219.23	174.49～263.97	<0.001
克罗恩病 vs. 健康人群	803	170.14	162.06～178.21	<0.001
溃疡性结肠炎 vs. 健康人群	479	186.19	45.59～326.80	0.009
肠易激综合征 vs. 健康人群	294	-4.01	-21.63～13.61	0.660
结直肠癌 vs. 健康人群	2 661	132.19	-59.18～323.56	0.180
克罗恩病 vs. 溃疡性结肠炎	453	50.73	3.33～98.14	0.040
克罗恩病 vs. 肠易激综合征	829	303.67	167.50～439.83	<0.001

表 14.3-13 粪便钙卫蛋白在功能性和炎症性肠道疾病中的应用

疾病	临床表现和实验室检查
可疑炎症性肠病(IBD)患者筛查	IBD(克罗恩病和溃疡性结肠炎)怀疑患有持续性(≥4周)或反复性(6个月内≥2次)腹痛和腹泻的患者。此外,直肠出血、体重减轻或贫血增加了IBD的可能性。肠易激综合征(IBS)的特征为无器质性原因的腹痛和肠道不适。 在一项Meta分析[2]中,评估了以f-CP(切点值50 μg/g粪便)作为筛查试验相比内镜检查的诊断价值,目的是确定在IBD诊断中,内镜检查前检查f-CP是否可以减少内镜检查数量。在成人研究中,f-CP检验的合并灵敏度为0.93(95%置信区间为0.85~0.97),合并的特异性为0.96(0.79~0.99)。儿童和青少年研究的相应数值分别为0.92(0.84~0.96)和0.76(0.62~0.86)。 因为阳性f-CP结果的预测值与IBD患者的患病率正相关,所以不能在三级医疗机构中推荐该测试。例如[6],在成人患病率从32%降至5%时,f-CP的阳性预测值降至55%,而阴性预测值则升至99.8%以上。但是在三级医疗机构更推荐具有高阳性预测值的诊断测试。在儿童中,IBS的患病率低于成年人,并且IBD患病率可以预计为61%,f-CP的异常检查结果将患病可能性提高至86%,而f-CP的正常检查结果将可能性降低至15%。 进一步的Meta分析[2]结果显示f-CP可以很好地鉴别IBD患者,但是以100 μg/g粪便作为切点值要比50 μg/g粪便更准确。 在一项大型研究[3]中,根据罗马Ⅰ标准及CRP和红细胞沉降率(ESR)鉴别诊断IBS与IBD,并与内镜检查相比较。罗马Ⅰ标准诊断IBS的灵敏度为85%,特异性为79%。f-CP诊断IBD的比值比(切点值50 μg/g粪便)为27.8,相比CRP升高为4.2、ESR升高为3.2。
肠易激综合征[2]	在一项Meta分析中,健康个体和IBS之间的f-CP值没有差异(表14.3-12)。
克罗恩病、溃疡性结肠炎[2]	两种IBD的f-CP值均高于健康个体和IBS患者。但是f-CP无法鉴别克罗恩病与溃疡性结肠炎。
临床症状缓解的IBD患者[10]	IBD患者胃肠道症状表面缓解提示可能伴发IBS或亚临床炎症。传统的炎症活动标志物如CRP诊断灵敏度不足,无法检测出轻度炎症并帮助临床医师鉴别亚临床IBD和伴发的IBS。在一项研究[8]中,克罗恩病和溃疡性结肠炎患者的IBS(罗马标准)症状的缓解率分别为59.7%和38.6%。f-CP浓度(μg/g)为: - 克罗恩病患者胃肠道症状缓解期中414.7±80.3,无症状患者中174±49.1。 - 溃疡性结肠炎患者胃肠道症状缓解期中591.1±172.5,无症状患者中229.8±83.4。 该研究显示,IBS症状在表面缓解的IBD患者中很常见,并且这些症状反映了当前的IBD活跃程度。当临床缓解时,35%的IBD患儿f-CP结果正常(低于100 μg/g),13%患儿出现无相应临床症状的高水平f-CP结果(超过1 000 μg/g)。1/3的患儿在12个月内出现复发。当临床缓解时,f-CP对于明显复发的阳性预测值分别为0.396(f-CP>100 μg/g)至0.429(f-CP>1 000 μg/g)。阴性预测值为0.75(f-CP<100 μg/g)[11]。在儿童IBD中,主观症状和临床评估与f-CP浓度相关性不佳。
类固醇治疗无效的重度小儿溃疡性结肠炎	四种粪便标志物用于预测类固醇治疗无效的重度小儿溃疡性结肠炎。f-CP(4 215 μg/g)、乳铁蛋白、M2丙酮酸激酶(M2-PK)和S100A12的基线中值非常高。M2-PK在数值上优于其他三种标志物和CRP[12]。
结肠癌[2]	结肠癌中f-CP可升高,但诊断灵敏度仅为36%,特异性为71%。
细菌性腹泻	在腹泻患者中,f-CP结果阳性诊断细菌病因的诊断灵敏度为83%,特异性为54%。

除炎症性肠病外,粪便钙卫蛋白异常结果的原因[6]:① 感染:蓝伯贾第虫、细菌性痢疾、幽门螺杆菌胃炎。② 恶性肿瘤:结直肠癌、胃癌、肠淋巴瘤。③ 药物:NSAID、质子泵抑制剂、食物过敏(未经治疗)。④ 其他:胃食管反流、囊性纤维化、乳糜泻(未治疗)、憩室炎、蛋白丢失性肠病、结直肠腺瘤、幼年性息肉病、自身免疫性肠病、显微镜下结肠炎、肝硬化、5岁以下的儿童。

14.3.4.6 乳铁蛋白

与f-CP一样,乳铁蛋白存在于中性粒细胞的特异性颗粒中,当出现黏膜炎性反应过程中性粒细胞被释放,并进入粪便。在IBD患者中,乳铁蛋白的诊断准确性与f-CP接近[7],因此不再赘述。在一项研究中,正常个体的粪便乳铁蛋白为0.75 μg/g±0.83 μg/g粪便,溃疡性结肠炎为307 μg/g±234 μg/g粪便,克罗恩病为197 μg/g±231 μg/g粪便[8]。

14.3.4.7 注意事项

检测方法:f-CP免疫测定法尚未标准化。不同提取方法可导致结果出现7.8%~28.1%的低估。评估三种商业试剂时发现,尽管三家制造商都使用相同的切点值,但是检测结果差异性因数高达3.8[9]。

快速粪便钙卫蛋白检测:诊断灵敏度和阴性预测值均为100%,而快速粪便乳铁蛋白检测诊断灵敏度和阴性预测值仅为78%和95%[13]。

稳定性:f-CP和乳铁蛋白可保存1周。

影响因素:与健康对照[14]相比,酗酒者的f-CP值没有显著差异。

14.3.5 结直肠癌筛查

Lothar Thomas

14.3.5.1 引言

对于结直肠癌(colorectal cancer, CRC)筛查和结直肠腺瘤(CRC的常见先兆疾病)筛查,建议检测粪便血液。出血是结肠癌和结肠腺瘤的重要症状,但只有当存在大量血液时才能用肉眼看到出血。粪便隐血试验(fecal occult blood testing, FOBT)已被证明能灵敏地检测不可见的出血(隐血)。通过定期随访FOBT,以低成本的方式显著降低了CRC的死亡率。

根据美国胃肠病学会的CRC筛查分为癌症预防检查和癌症检测[1]。

癌症预防检查:应首先进行以下检查。首推的CRC预防检查是从50岁开始每10年进行一次结肠镜检查,非裔美国人应从45岁开始筛查。其他CRC预防检查为每5~10年进行一次可屈性乙状结肠镜检查或每5年进行一次CT结肠造影。

癌症检测检查:每年进行免疫学检测粪便隐血(fecal immunological test, FIT),每3年进行一次粪便DNA检查。

14.3.5.2 适应证

无症状患者筛查:美国胃肠病学会建议,在一般风险人群(即无结直肠癌家族史的人群)中,50岁开始筛查,非洲裔美国人应该从45岁开始筛查[1]。在德国,建议从50岁开始每年检查FOBT[2]。

14.3.5.3 检测方法

采用以下粪便检查流程[3]：FOBT、FIT、粪便肿瘤 M2 丙酮酸激酶试验、粪便 DNA 检查。

愈创木脂法 FOBT(guaiac-based FOBT，gFOBT)：原理为，检测粪便标本中的血红蛋白过氧化物酶活性。浸有愈创木脂的滤纸涂上粪便标本，加入过氧化氢的乙醇溶液作为氧供体。在过氧化物酶如血红蛋白的作用下，愈创木脂被氧化并变成蓝色。检出限见表 14.3－14。

表 14.3－14　粪便检测血红蛋白检出限

试验	检测范围
愈创木脂法	
－ Hema-screen	0.6 mg Hb/g 粪便
－ hemoccult Ⅱ	0.6 mg Hb/g 粪便
－ hemoccult SENSA	0.3 mg Hb/g 粪便
免疫学法	
－ Bionexia(Hb/Hp 复合物)	25 ng/mL 粪便
－ Bionexia FOBplus	40 ng/mL 粪便
－ Bionexia FOB advanced	40 ng/mL 粪便
－ Clearview(Iverness)	50 ng Hb/g 粪便
－ Hemoccult ICT	0.3 mg Hb/g 粪便
－ ImmuCARE－C	50 ng Hb/mL 粪便
－ Nescauto Hemo Plus	100 ng Hb/mL 粪便
－ OC－MICRO	100 ng Hb/mL 粪便
－ QuickVue(Quidel)	50 ng Hb/g 粪便
－ Polymedco	100 ng Hb/g 粪便
－ PrevendID CC(Preventis)	10 ng Hb/mL 粪便

FIT[4]：根据美国胃肠病学结直肠癌指南，结直肠癌检测首选的检查是 FIT。在两项比较 FIT 与 gFOBT 的随机对照试验中[1]，FIT 分别显示出 10％及 12％的依从率优势。在晚期疾病中，FIT 的检测性能和依从率高出 2 倍，仅阳性预期值轻微下降。

原理为，将约 100 mg 粪便混匀于 5 mL 提取缓冲液中，取 1 mL 悬液离心，取上清液检测血红蛋白。使用两种单克隆抗体通过两步免疫测定法进行测定。第一步，Hb 与微量滴定板上的抗体结合形成免疫复合物，通过清洗除去多余的粪便。第二步，用酶标记的抗体标记免疫复合物。通过加入相应的底物后，采用分光光度法检测结合于滴定板的酶活性，其结果与粪便 Hb 浓度成正比。FIT 仅检测人血红蛋白且不易出现假阳性结果，而 gFOBT 可能由于非人源性血红蛋白、植物来源的过氧化物酶、维生素 C 和阿司匹林影响出现假阳性结果[3]。

肿瘤 M2 型丙酮酸激酶(M2－PK)[4]：M2－PK 是 PK 的 M2 型同工酶的无活性二聚体形式。胃肠道的肿瘤细胞生成高浓度的 M2－PK，并且主要以二聚体形式排泄到粪便中。使用夹心 ELISA 方法进行检测。切点值为 4 U/mL。

粪便 DNA 检查[5]：粪便中结肠细胞的持续脱落提供了分子筛选方法的材料。相比与 FOBT 和 FIT 受到结直肠腺瘤和 CRC 出血的偶然性限制，粪便 DNA 检查存在一定优势。普遍认为 APC、K－ras 和 p53 的突变在 CRC 的病因学中起重要作用。可以使用聚合酶链反应检测这些突变。以下几种标志物已有商业化试剂，分别检测[6]：*APC* 基因的 4 种突变、p53 的 8 种突变、*KRAS* 的 3 种突变、*BAT*26 突变(作为微卫星不稳定性的标志物)，以及 L－DNA(长 DNA)，作为完整 DNA 的标志物，由于受干扰的细胞凋亡而出现于 CRC 中(表 14.3－15)。

表 14.3－15　粪便隐血检查诊断结直肠癌和结直肠腺瘤

检查	临床表现和实验室检查
gFOBT(标准试验)	对 CRC 的诊断灵敏度和特异性波动[9]： － 对于标准 gFOBT，如 Hemoccult Ⅱ，诊断灵敏度为 12.9％，特异性为 97％。对肿瘤分期为 0、Ⅰ、Ⅱ或Ⅲ的患者诊断灵敏度仅为 14.1％，高度不典型增生结直肠腺瘤仅为 15％[5]。在灵敏度及特异性相当的情况下，诺丁汉研究[14]在 7.8 年内 CRC 死亡率降低了 15％，而丹麦研究[15]在 10 年内 CRC 死亡率降低了 18％。 － 在明尼苏达癌症控制研究[16]中，坚持使用了 30 年 Hemoccult Ⅱ检查。死亡率风险降低了 32％(每年一次)和 22％(每 2 年一次)。60～69 岁男性和 70 岁以上女性受益最大，死亡率降低 54％～58％。年龄<60 岁女性受益水平中等。
高灵敏度 gFOBT	高灵敏度 gFOBT 如 Hemoccult sensa 具有比 Hemoccult Ⅱ更低的检出限及检测 CRC 和结肠腺瘤更好的准确性。在 CRC 风险为平均水平和超过平均水平的结肠镜随访患者中，使用 Haemoccult sensa 和 FIT(检出限为 100 ng Hb/mL)进行评估。Hemoccult sensa 诊断肿瘤的灵敏度、特异性和阳性预测值分别为 75％、34％、12％，FIT 分别为 75％、94％、60％。由于粪便隐血检查阳性，进一步确诊肿瘤所需的结肠镜检查的次数分别为，Hemoccult sensa 阳性 6～8 次、FIT(OC－MICRO)阳性 2 次[17]。
FIT	FIT 诊断 CRC 的检出限低于 Hemoccult Ⅱ和高灵敏度 gFOBT。在日本的一项研究[18]中回顾性评估了 1 200 例有 CRC 症状的患者。91 例患者发现 CRC 阳性：黏膜 50 例、黏膜下层 20 例、晚期 21 例。使用检出限为 100 ng Hb/mL 的 FIT，对其诊断灵敏度分别为 60％、90％、95％。所有肿瘤和癌症的诊断特异性和阳性预测值分别为 89.6％和 86.4％、60.9％和 33.7％。但是高灵敏度 gFOBT 似乎比晚期腺瘤的 FIT 灵敏度更高(41.3％ vs. 29.5％)[19]。
粪便 DNA 检查	第一代粪便 DNA 检查对检测 CRC 具有高达 51％的诊断灵敏度，对于晚期腺瘤的诊断灵敏度为 18％[7]。第二代检测波形蛋白基因的粪便 DNA 检测诊断灵敏度为 72.5％，特异性为 86.9％[20]。另一项对 3 764 例 CRC 中等风险健康个体的研究中，粪便 DNA 检查对 CRC 的检出率为 40％[21]。
FOBT和晚期结直肠腺瘤	用于 CRC 筛查的 FOBT 也可用于检测晚期腺瘤(直径 1 cm 的息肉合并组织学表现高度不典型增生，或者有显著的绒毛状组织)。对于晚期腺瘤的检测，标准 gFOBT、高灵敏度 gFOBT、FIT 和粪便 DNA 检查的诊断灵敏度分别为 11％、20％～25％、20％～50％、18％～40％[7]。一项研究[22]比较评估了 6 种用于结直肠腺瘤检测的 FIT 方法。对于 2 项表现最好的方法(immoCARE－C 和 FOB advanced)，检测晚期腺瘤的诊断灵敏度分别为 25％和 27％，特异性分别为 97％和 93％，阳性似然比(阳性/假阳性)为 3.5 和 2.5。
TM2－PK	迄今尚无大量相关研究。一项研究[4]显示 TM2－PK 检测 CRC 的诊断灵敏度为 73％，特异性为 78％。

14.3.5.4 标本要求

建议使用以下标本：

－ gFOBT：连续从 3 次排便中收集 2 份标本。每个标本各使用 3 张试纸。

－ IFT：从一份粪便样本的不同部位收集 2 个标本。

－ DNA 检查：没有关于标本数量的要求。

14.3.5.5 参考区间

非免疫学检查(FOBT)：阳性-阴性或半定量。

免疫学检查(FIT)：阳性-阴性(如免疫-色谱检查)或定量，根据不同检测特定参考区间进行判断。

14.3.5.6 临床意义

14.3.5.6.1 临床问题：CRC 是全球第三大癌症[7]。德国每年新诊断的病例为 4 万例，死亡 17 000 例。美国相应的数据为147 000例和50 000例。美国 CRC 年龄校正男性发病率为61.2/10 万，女性为 44.8/10 万[7]。在英国，CRC 是第二大癌症，每年新诊断病例超过 3 万例，死亡近 2 万例，其中 93% 在 55 岁以上年龄组[8]。一般来说，在 50 岁以上的人群中，CRC 的发病率和死亡率每 10 年翻倍。

早期发现 CRC 的预后很好。这是由于息肉生长缓慢且恶变为腺瘤和癌的转化性低。息肉转变为晚期腺瘤的过程可持续数十年。早期发现息肉和腺瘤可以较好地预防 CRC 的病情进展。因此，美国国家息肉研究表明，肠镜息肉切除术可使 CRC 发病率降低 90%。70%～90%的 CRC 是由腺瘤性息肉发展而来。大多数 CRC 筛查研究评估浸润性 CRC 和晚期腺瘤的检出率，通常定义为息肉≥10 mm或组织学显示具有高度不典型增生或显著的绒毛状组织[9]。

大约 25%的 50 岁人群存在恶性变前的息肉，并且患病率随着年龄增加而增加[8]。但是只有一小部分息肉发展为 CRC(每年 1 000 例息肉患者中发生 2.5 例)。绒毛状腺瘤比管状腺瘤更可能发展为 CRC。一个直径小于 1 cm 的息肉平均需要 10 年才会发展为浸润性癌。随着息肉逐渐增长，恶性肿瘤的可能性也随之增加。一个非常小的息肉发生癌变的可能性为 1/500，直径 1 cm 的息肉的恶变可能性为 10%，直径 2 cm 的息肉可能性为 50%[8]。

CRC 的 5 年生存率取决于病情进展阶段，分别为：Dukes A 期(肿瘤限于黏膜)83%，Dukes B 期和 C 期(超过黏膜边缘)64%，Dukes D 期(转移)5%。

14.3.5.6.2 CRC 风险因素：最常见的高风险指标包括有 50 岁前患 CRC 的一级亲属，此时应对遗传性综合征进行检查，如[7]：家族性腺瘤性结肠息肉、遗传性非息肉性结直肠癌(hereditary non-polyposis colorectal cancer, HNPCC)、Mut Y 同源(Mut Y homolog，MUTYH)息肉病。

如有 50 岁以后患 CRC 的一级亲属，那么家庭成员 CRC 的终生风险几乎增加 1 倍。

克罗恩病和溃疡性结肠炎患者的 CRC 风险增加，应在诊断后 8～10 年开始随访结肠镜。

导致 CRC 风险升高相关的其他因素是低纤维饮食、缺乏运动、酗酒、吸烟和肥胖。

14.3.5.6.3 诊断 CRC 风险患者：CRC 的诊断检查为结肠和乙状结肠的内镜检查，以及 FIT 或 FOBT 检查粪便隐血。所有检查都能有效地早期发现 CRC 和降低 CRC 死亡率。免疫学 FOBT 的诊断灵敏度和特异性优于愈创木脂法(见表 14.3－16 和表 14.3－17)。

表 14.3－16　Hemoccult* ICT 检测 CRC 和结直肠腺瘤[19]

标准	远端 CRC	末端结直肠腺瘤	晚期末端 CRC
诊断灵敏度(%)	81.8	29.5	33.1
诊断特异性(%)	96.9	97.3	97.5
阳性预测率(%)	5.2	19.1	23.1
阳性似然比	26.7	11.0	13.0

*免疫法

表 14.3－17　Hemoccult sensa* 检测 CRC 和结直肠腺瘤[19]

标准	远端 CRC	远端结直肠腺瘤	晚期远端 CRC
诊断灵敏度(%)	64.3	41.3	43.1
诊断特异性(%)	90.1	90.6	90.7
阳性预测率(%)	1.5	8.9	10.1
阳性似然比	6.5	4.4	4.6

*敏感的愈创木脂法

内镜：根据一项研究[10]，进行内镜检查的患者与未进行内镜检查的患者相比，其 CRC 风险比为息肉切除术后 0.57，乙状结肠镜检查阴性 0.60，结肠镜检查阴性 0.44。CRC 患者的死亡多因素风险比为筛查乙状结肠镜后为 0.59，筛查结肠镜后为 0.32。

FOBT：结肠病理事件(息肉或 CRC)相关的结直肠出血量下限据推测为 2～3 mL，粪便中表现为 0.3 mg Hb/g 粪便。标准愈创木脂法的检出限为 0.6 mg Hb/g 粪便，根据检测的粪便标本数量不同，其诊断灵敏度仅为 13%～50%。Hemoccult sensa 的检出限为 0.3 mg Hb/g 粪便。每年使用 1 次或 2 次标准愈创木脂法(检出限 0.6 mg Hb/g 粪便)可以在 10～13 年的时间范围内降低 CRC 的死亡率 15%～33%[11]。愈创木脂法 FOBT(gFOBT)和免疫法(iFOBT)间的直接比较提示：发现 1 例癌症所需测试次数相当，但 iFOBT 对晚期结直肠腺瘤和癌症的使用率和检出率显著高于 gFOBT[12]。相比 iFOBT，gFOBT 对筛查人群中晚期结直肠腺瘤和癌症的患病率显著低估。

14.3.5.7 注意事项

生物影响因素：如下。

- gFOBT：由于不遵守膳食规定，摄入的非人类过氧化物酶可能导致假阳性结果。在试验前的 3 天内，应避免以下食物：生肉、辣根、西蓝花、菜花、动物肝脏、萝卜、香蕉、樱桃、含铁和碘的药物。一系列药物如乙酰水杨酸、糖皮质激素、非甾体抗炎药或香豆素衍生物可导致胃肠道出血。维生素 C 导致假阴性结果。
- FIT：使用免疫法检查，不需要坚持特殊饮食。由于免疫法检出限低，因此存在检测到生理性肠道内出血的干扰风险，导致诊断特异性降低。FIT 表现出显著的检测间差异性。有研究对 5 种检测方法进行了比较，在 71 个粪便标本检测中，31 个(43.7%)显示出检测方法间的显著差异[13]。此外，研究者建议，住院患者不应该使用 FIT 进行 CRC 筛查，因为由于测试的高灵敏度，可能会出现大量假阳性结果。

稳定性：粪便标本在室温下可稳定保存 2 天。使用粪便收集管，可以防止标本变干。标本在－20℃冷冻可防止血红蛋白的蛋白降解。

14.4 胃肠神经内分泌肿瘤

Lothar Thomas

14.4.1 神经内分泌肿瘤(NET)

神经内分泌细胞与神经元素(神经元特异性烯醇化酶、嗜铬素蛋白、突触素)共有许多抗原。神经内分泌细胞的主要功能是生成、储存和释放小分子肽和生物胺。

传统上，这种分类倾向于排除垂体和甲状旁腺组织[1]。NET由来自相同神经内分泌前体细胞群的一组异质性肿瘤组成。神经内分泌系统包括腺体如垂体、甲状旁腺、神经内分泌肾上腺、胰腺内的内分泌胰岛和甲状腺，以及分散在外分泌细胞中的细胞，如呼吸道和胃肠道的内分泌细胞[1]。

与功能亢进综合征相关的NET被定义为“功能性”，而内分泌标志物免疫阳性和(或)血清标志物升高，且与典型临床症状无关的NET被称为非功能性肿瘤(表14.4－1)。WHO在分类中包括了组织病理学和功能参数。

表14.4－1 胃肠胰腺肿瘤、嗜铬细胞肿瘤和甲状腺髓样癌患者肿瘤标志物和生长抑素(SS)受体的分布

NET肿瘤类型	血清特异性肿瘤标志物	非特异性标志物	^{111}奥曲肽标记SS的检出率
胸腺瘤	SS，5－羟色胺	CgA，NSE	50%～80%
髓样癌(C细胞)	降钙素，降钙素基因相关肽(CGRP)，促肾上腺皮质激素(ACTH)，SS，5－羟色胺	CgA，CEA	70%～75%
肺癌	胃泌素释放肽(GRP)，降钙素，SS，促黑素皮质素原(POMC)，ACTH，抗利尿激素(ADH)，5－羟色胺，β－hCG	CgA，NSE	80%
胃肠道肿瘤	胃泌素，胆囊收缩素(CCK)，胃肠肽(GIP)，血管活性肠肽(VIP)，胃动素，胰高血糖素，GRP，胰肽(PP)，GHRH，POMC，ACTH，5－羟色胺	CgA，NSE，hCG	80%～90%
胰岛细胞癌	胰岛素，胃泌素，VIP，胰高血糖素，SS，5－羟色胺	CgA，NSE，hCG	60%～95%
卵巢癌	5－羟色胺，β－hCG，甲状旁腺激素相关肽(PTHrP)，POMC，CGRP	CgA，NSE	
嗜铬细胞瘤	去甲肾上腺素，肾上腺素，多巴胺，POMC，降钙素，神经肽Y，神经降压素，SS	CgA，NSE	85%～95%
腺癌*	POMC，CGRP	CgA，NSE	20%～35%

CgA，嗜铬素A；NSE，神经元特异性烯醇化酶；*伴神经内分泌分化

NET分类[2]：如下。

- 1型：分化良好的内分泌肿瘤。大多数NET是分化良好的肿瘤，其特征为可见实体小梁或腺体结构；肿瘤细胞单形性，缺乏或低度细胞学异型性；低有丝分裂指数(≤2次有丝分裂/mm^2)和增殖指数(≤2%Ki－67阳性细胞)[3]。
- 2型：分化良好的神经内分泌癌(低恶性)。此类肿瘤生长缓慢，偶见高侵袭行为(>2次有丝分裂/mm^{2}或增殖指数>2%Ki－67阳性细胞)。当出现转移或侵袭时，才被定义为分化良好的神经内分泌癌[3]。
- 3型：低分化神经内分泌癌(高度恶性)。分化差的NET属于恶性肿瘤。特点是见大量伴严重坏死的实体结构；高有丝分裂指数(>10次有丝分裂/mm^2)，增殖指数>15%Ki－67阳性细胞；胞质标志物或神经分泌产物呈现弥散性反应[3]。
- 4型：混合性外分泌-内分泌癌：这类癌属于上皮性肿瘤，由典型的外分泌系统和内分泌系统组成，至少占整个肿瘤细胞群的1/3。它们的生物学行为主要由外分泌组分决定，可能是腺泡或导管型[3]。

大多数NET易感性疾病与抑癌基因有关；除了MENⅡ和遗传性的甲状腺髓样癌主要是基于RET原癌基因的活化。后者编码跨膜酪氨酸激酶受体，引起细胞增殖、分化，并增加细胞运动性[1]。

14.4.2 胃胰腺神经内分泌肿瘤(GEP－NET)

起源于肠内分泌细胞的肿瘤被归为GEP－NET。这些肿瘤通常分为胰腺类癌和内分泌肿瘤。肿瘤通常在产生激素或激素相关症状/综合征和无功能肿瘤(不伴有任何激素症状)[4]。大多数GEP－NET分化良好，具有实体或腺体结构。肿瘤细胞多为单型性改变，偶见非典型细胞。这类肿瘤一般生长缓慢，但仍保持多能分化潜力。通过这种方式，它们可以表达一些活性代谢物质和细胞膜受体，如生长抑素受体[1]。小部分GEP－NET表现出侵袭性和转移性生长。

GEP－NET偶发或呈家族性常染色体显性遗传，如多发性内分泌瘤(MEN)。四种MEN综合征[MEN Ⅰ、MEN Ⅱ、von Hippel－Lindau(VHL)疾病和Carney综合征]是最常见的遗传性NET[1]。在大部分的神经内分泌组织中，MEN的特征是高渗性。

14.4.3 胰腺神经内分泌肿瘤(PET)

功能性胰岛细胞瘤通常根据其释放的激素命名。肿瘤被分为三类[5]：

- 合成相对大量活性肽的小肿瘤，如胰岛瘤、胃泌素瘤和舒血管肠肽瘤(VIPoma)。
- 症状相对较少的肿瘤，或者在肿瘤变大时首先出现晚期症状(如胰高血糖素瘤)。
- 首次发现肿瘤是由于体积较大导致其他器官功能受损。PET通常合成一种以上单一肽，这些肽通常以不同分子形式存在。除胰岛素瘤之外，大多数肿瘤是恶性的或能恶化形成恶性肿瘤。

14.4.4 肠神经内分泌肿瘤

肠神经内分泌肿瘤约占胃肠胰内分泌肿瘤的2/3。好发于中肠；该组别中约1/3来自阑尾[5]。小肠神经内分泌肿瘤(SINET)约占21%GEP－NET，其中38%为内分泌活跃的小肠肿瘤。SINET主要来源于肠嗜铬细胞，它们产生多种激素活性物质，如血5－羟色胺、缓激肽和速激肽。这类疾病会引起副肿瘤综合征，5年生存率仅56%～79%[6]，被认为是一种具有侵袭性的癌症。

14.4.5 神经内分泌肿瘤标志物

具有激素活性的肿瘤细胞表现出类似神经内分泌细胞的特征[1]。一些普遍性的标志物可用于诊断神经内分泌肿瘤，特异性的标志物用于诊断GEP－NET肿瘤和嗜铬细胞肿瘤(表14.4－1)。

特异性肿瘤标志物[1]：尽管肽类激素以序列和组织特异性方式经处理后产生生物活性肽，但这种精细调控在NET细胞中通常是不够的。检测肽类激素或其前体分子可用于肿瘤诊断。来自分泌胰岛素的肿瘤的胰岛素、胃泌素瘤分泌的胃泌素和胰高血糖素瘤分泌的胰高血糖素均属于特异性标志物[7]。

非特异性标志物[1]：非特异性肿瘤标志物是普通的肿瘤标志物，NET生化标志物中最常用的是嗜铬素蛋白A、神经元特异性烯醇化酶(NSE)、人绒毛膜促性腺激素(hCG)亚基和胰多肽[7]。嗜铬素蛋白：一组酸性可溶性蛋白单体，位于分泌颗粒内，并和局部存在的肽类物质同时储存及同时分泌。嗜铬素蛋白A(CgA)是临床上最常用的嗜铬素蛋白。血浆CgA在各种NET中均可升高，包括嗜铬细胞瘤、副神经节瘤、类癌和胰岛细胞瘤、甲状腺髓样癌、甲状旁腺和垂体腺瘤。

NSE：弥散分布在神经内分泌细胞的细胞质中。NSE仅存在于神经元和NE细胞中，可以作为NET的循环标志物。NSE在小细胞肺癌患者中升高(74%)最为常见，但在30%～50%的类癌、甲状腺髓样癌、胰岛细胞瘤和嗜铬细胞瘤患者中也可检测到。

hCG：hCG亚单位是非功能性GEP－NET的标志物，也可用于甲状腺髓样癌和小细胞肺癌。约30%的GEP－NET患者可检测到高浓度的hCG亚单位。

值得注意的是，内分泌活跃的肿瘤细胞，其肽的精细调控会受到干扰，因此使用免疫测定方法时，会因缺乏特异性抗体，无法识别或仅能部分待测物。

常见的GEP－NET及其诊断流程见表14.4－2。

表14.4－2　胃肠胰系统的NET

疾病类型	临床和实验室检查
胃 NET[1,5]	胃内分泌肿瘤或胃类癌的发病率为每年(1～2)例/10万；占GEP－NET的8.7%。胃内分泌肿瘤均为肠嗜铬瘤起源；罕见G细胞肿瘤或肠嗜铬细胞泌5－羟色胺肿瘤[8]。分为以下3类[4,8,9]： － 1型肿瘤，与慢性萎缩性胃炎(CAG)和继发性高胃泌素血症有关。这类肿瘤中有肠嗜铬样(ECL)细胞。约1%萎缩性胃炎患者发展为CAG肿瘤，占胃部GEP－NET的70%～80%。肿瘤直径多小于1 cm，且是多发性的。由于这类肿瘤临床上并不常见，因此与非功能性GEP－NET一起分类。死亡率很低。患者表现为胃酸过多、高胃酸血症和50%病例可见恶性贫血。 － 2型肿瘤是在Zollinger－Ellison综合征引起的高胃泌素血症基础上发生的，与多发性内分泌肿瘤1型(MEN－1；OMIN 131100)相关。占胃NET的5%～10%，患者无症状，多在胃镜检查中偶然发现。一般认为肿瘤起源于ECL细胞增生。死亡率率低。 － 3型肿瘤是偶尔分泌组胺的少见型胃类癌。肿瘤单发，体积大(直径超过2 cm)，且在周围黏膜正常及没有循环高胃泌素血症的情况下，从胃体/胃底生长，占胃NET的15%～20%。3型肿瘤在确诊时常常已经发生淋巴结和肝脏转移，平均生存时间为7个月。 实验室结果：1型和2型肿瘤中可见高胃泌素血症，3型肿瘤可能与组胺升高有关，尤其伴有潮红症状时。
十二指肠 NET[9]	十二指肠NET占所有胃肠内分泌肿瘤的2%～3%。十二指肠NET包括5种类型的肿瘤(胃泌素瘤、生长抑素瘤、非功能性NET、节细胞性副节瘤和低分化或未分化的神经内分泌癌)。术语中类癌与“分化良好的NET”是同义词。 在全球范围内，50%～75%的十二指肠NET是分化良好的肿瘤(类癌)，20%～25%是良好分化的神经内分泌癌，0～3%是未分化或低分化NET。日本十二指肠NET约占十二指肠肿瘤的10%。 临床表现的平均年龄是生命的第六个十年，但一般在15～91岁。如果没有激素分泌，主要临床症状为：腹痛(37%)、上消化道出血(21%)、黄疸(18%)、贫血(21%)、下消化道出血(4%)、腹泻(4%)。 胃泌素瘤：超过66%的十二指肠NET是十二指肠胃泌素瘤；它们通常散在发生(75%～80%)或与MEN Ⅰ有关。也可与Zollinger－Ellison综合征一起出现；30%～50%病例在疾病早期会出现上述情况，但如今发生概率降低了。在散发性病例中，十二指肠胃泌素瘤通常是孤立性病变，但在MEN Ⅰ中，它们常见多发性的。肿瘤体积很小，如果肿瘤侵犯了肌层，40%～60%病例与局部淋巴结肿大有关。 生长抑素瘤：占十二指肠NET的15%～20%，好发于壶腹周围区域，尤其是Ⅰ型神经纤维瘤患者。根据沙粒体表现的腺体模式，可以在组织学上区分生长抑素瘤与其他肿瘤。与胰腺生长抑素瘤不同，十二指肠生长抑素瘤不会引起生长激素综合征相关症状(胆石症、糖尿病、体重减轻、腹泻)。 功能性NET：它们占十二指肠NET的19%。胃泌素、5－羟色胺、降钙素和生长抑素可通过免疫细胞学方法检测，但是患者无激素相关的临床症状。 节细胞性副节瘤：肿瘤多发于壶腹周围区域，仅占NET的一小部分。它们是侵入肌层的良性肿瘤，体积较大。在组织学上，表现为上皮细胞(生长抑素和胰肽通过免疫组化检测)，可通过NSE和S100蛋白与神经节细胞鉴别。 低分化神经内分泌癌：位于壶腹区的无激素活性肿瘤，直径一般大于2 cm。肿瘤在肌层中生长并转移到局部淋巴结和肝脏。免疫组织学表现为突触素标记强阳性，CgA阴性或弱阳性。 实验室检查结果：胃泌素瘤分泌以下激素：CgA(59%～100%)、NSE(38%～100%)、胰肽(10%～62%)、胃动素(29%)和神经降压素(0～20%)。部分患者胃泌素水平正常。对这类患者应进行分泌刺激实验。超过90%的Zollinger－Ellison综合征(ZES)患者空腹胃泌素水平升高。胃泌素水平≥1 000 ng/L，或者基础酸输出(39±3)mmol/L时，胃泌素≥500 ng/L可以确诊。十二指肠ZES不需要和胰腺ZES鉴别诊断。H_2受体拮抗剂和质子泵抑制剂在检测胃泌素前需停用1～3周。 生长抑素瘤：这些肿瘤不会导致血浆生长抑素水平升高。 非功能性NET和低分化癌：CgA是最主要的标志物。
胰腺 NET (PET)[7,10]	非功能性NET和低分化癌：最重要的内分泌胰腺肿瘤是罕见肿瘤，发病率约1/10万。在尸检研究中，发生率为0.8%～10%，这表明肿瘤常常未被发现。PET在胰腺肿瘤中比例不到3%。PET通常比胰腺腺癌症状轻，预后也明显好转。基于功能状态，PET分为： － 功能性肿瘤：临床症状明确是由激素或肽类引起的。胰岛素瘤、胃泌素瘤、VIPoma和胰高血糖素瘤均是功能性PET。 － 非功能性肿瘤：不表现激素依赖性临床症状，但表达激素或对激素有免疫反应。肿瘤细胞分泌胰多肽、神经降压素或生长抑素。许多分泌生长抑素的肿瘤是临床表现均不明显，因为这种激素不引发激素综合征。 实验室检查结果：诊断研究是基于PET分泌的激素和胺类(如胃泌素瘤中的胃泌素、胰高血糖素瘤的胰高血糖素)。重要的常见标志物包括CgA、胰多肽(PP)和hCG－α亚基。因此，在非功能性PET中，CgA的诊断灵敏度为84%，联合检测PP诊断灵敏度可增加至96%，但是单独检测PP诊断灵敏度仅为30%[11]。在功能性PET中，联合检测PP，CgA的诊断灵敏度由74%上升至94%[11]。hCG－α亚单位的诊断灵敏度为30%。MEN Ⅰ型患者CgA水平升高。
－ 胰岛素瘤	胰岛素瘤占胰岛细胞瘤的60%。这是一类血供丰富的孤立性肿瘤，其中90%的肿瘤直径小于2 cm。6%～13%的胰岛素瘤是多发的，4%～6%与MEN Ⅰ相关。发病率为每年(2～4)/100万。
－ 胃泌素瘤	大多数胃泌素瘤都位于胰腺头部附近。它是仅次于胰岛素瘤的第二常见的PET；25%的胃泌素瘤与MEN Ⅰ有关。大多数胃泌素瘤会演变为恶性肿瘤，诊断时，70%～80%的患者有淋巴结或肝转移，12%有骨转移。分泌胃泌素的肿瘤易形成Zollinger－Ellison综合征。 实验室检查结果：见本表中的十二指肠NET。

续 表

疾病类型	临床和实验室检查
- VIPoma[1]	VIPoma 是由血管活性肠肽(VIP)分泌过多引起的。较少见,70%~80%的病例见于胰腺,其次是肾上腺、腹膜后、纵隔、肺和空肠。主要症状是严重水样腹泻,患者每天产生 3 L 以上的水样便。 实验室检查结果:低钾血症,通常低于 2.5 mmol/L,每天损失钾超过 400 mmol。矛盾的是,低钾血症与低碳酸氢盐相关。严重低氯性酸中毒,低磷血症和低镁血症。血浆 VIP 浓度大于 60 pmol/L。
- 生长抑素瘤[1]	胰腺和小肠上部的罕见肿瘤。60%以上是巨大肿瘤(直径大于 5 cm),多见于胰头和胰体内。大多数肿瘤位于壶腹部附近,因此可能与胆管闭塞、胰腺炎和胃肠道出血有关。 生长抑素瘤的年发病率为 1/4 000 万。生长抑素分泌过多可抑制激素分泌和肠道功能,如吸收、蠕动和液体转运。临床症状包括高血糖(95%)、胆石症(68%)、腹泻(60%)、脂肪泻(47%)和胃酸过少(26%)。 实验室检查结果:高血糖、黄疸会使空腹血浆生长抑素水平升高。
- 胰高血糖素瘤[1,7]	属于胰腺胰高血糖素分泌型 α 细胞肿瘤。它们占临床相关型 PET 的 5%和功能性 PET 的 8%~13%。大多数胰高血糖素瘤是偶然的,5%~17%与 MEN Ⅰ有关。肿瘤好发于胰腺尾部,直径超过 6 cm,呈现高度恶性。诊断时,超过 80%的患者有肝转移。临床症状包括体重减轻(70%~80%)、糖尿病(75%)、唇干裂或口腔炎(30%~40%),以及起于腹股沟和会阴迁移至下肢的坏死性游走性红斑。患者易出现深静脉血栓形成。 实验室检查结果:高血糖症(50%),正常细胞性贫血(高达 30%),血浆胰高血糖素值高于 50 pmol/L;1/3 的患者空腹胃泌素水平升高。此外,可能存在低白蛋白血症和低胆固醇血症。
- 类癌	高分化的胰腺 NET 来自肠嗜铬细胞的肿瘤性增殖。
- 无活性功能胰腺肿瘤[7]	当胰腺内分泌肿瘤与任何明确的临床症状无关时,临床上将其分类为无功能性肿瘤。通常发病年龄 50~60 岁,占胰腺肿瘤的 30%~50%。这类肿瘤无临床激素相关症状的原因很多。因为许多肿瘤分泌的肽类不引起临床症状,如胰多肽、CgA、hCG-α 亚基、神经降压肽或生长素释放肽。其他原因包括激素分泌少、非生物活性形式、合成的肽类不释放,以及肿瘤同时合成抑制性肽,如生长抑素或非功能性受体等。 实验室检查结果:患者 CgA 水平升高;胰多肽、hCG-α 亚基和 hCG-β 亚基分别升高 58%、40%和 20%[11]。
- MEN Ⅰ综合征[1]	胰腺内分泌肿瘤可能与 MEN Ⅰ综合征相关。MEN Ⅰ是常染色体显性疾病,发病率为 1∶20 000 至 1∶40 000。MEN Ⅰ中最常见的内分泌肿瘤是甲状旁腺瘤和垂体腺瘤及胰腺和十二指肠 NET。胰腺激素活性 MEN Ⅰ肿瘤主要是胃泌素瘤(20%~40%)和胰岛素瘤(5%~10%)。胰高血糖素瘤和 VIPoma 发病率较低,仅占 MEN Ⅰ患者的 5%。 实验室检查结果:MEN Ⅰ肿瘤分泌的肽类可以随着疾病进程发生改变。主要标志物包括胃泌素、胰岛素、CgA、胰多肽和胰高血糖素。总体而言,这类标志物的诊断灵敏度约为 70%。

14.4.6 用放射性核苷酸进行肿瘤成像

几种 NET 均存在胺摄取机制和高密度的肽受体,这就可利用放射性技术来诊断和监测肿瘤[1]。基于与 NET 配体的结合能力差异,放射性物质标记的胺或肽类似物可用于 NET 成像。常用的标记物:^{123}I-间碘苯甲胍,可用于嗜铬细胞瘤、副神经节瘤、类癌和甲状腺髓样癌中嗜铬组织的肿瘤成像。^{111}In-奥曲肽(表 14.4-1)。奥曲肽是一种环状八肽的生长抑素类似物,可以结合生长抑素受体。通过其神经内分泌细胞受体,生长抑素对神经传递、肠动力、液体和营养吸收、血管收缩和细胞增殖发挥抑制作用。

14.4.7 嗜铬素 A(CgA)

14.4.7.1 引言

CgA 蛋白是嗜铬素家族成员,是一种含 439 个氨基酸的酸性蛋白质,分子量约为 70 kDa。所有颗粒蛋白都是由神经内分泌(NE)细胞分泌的颗粒蛋白,并以 NE 细胞的生理调节方式释放。颗粒蛋白位于分泌颗粒内,并和颗粒内其他肽类物质同时储存和分泌。颗粒蛋白对分泌蛋白的选择及它们在颗粒中的成熟和凝聚尤为重要。CgA 是一种重要的肿瘤标志物,大多数 NET(包括不分泌已知激素的静默期肿瘤)表达和释放 CgA。

14.4.7.2 适应证

包括:肠易激综合征(IBS)患者;疑似胃胰神经内分泌肿瘤,监测疾病进程;疑似嗜铬细胞瘤。

14.4.7.3 检测方法

CgA 免疫反应性主要由高分子量形式组成,经过翻译后加工,表现出对个体肿瘤的特异。所以,血浆中的 CgA 既有完整的分子,又有片段形式。免疫学方法测定 CgA 使用的抗体,其结合完整分子和片段的亲和力完全不同;因此商售免疫分析试剂的结果不具有可比性。三种商售的检测方法是放射免疫测定法(RIA)、酶联免疫吸附测定法(ELISA)和免疫放射性度量测定法(IRMA)。ELISA 通过双抗体夹心法用兔抗体结合 CgA C 基末端 23 kDa 的片段[1],或使用单克隆抗体检测 CgA 分子中心 145~245 结构域[3]检测 CgA。竞争性放射免疫测定使用针对 CgA 第 116~439 氨基酸序列的抗多克隆抗体[2]。该方法可以检测完整 CgA 分子和片段。IRMA 使用单克隆抗体[3]。他们检测的是 CgA 分子中心 125~245 结构域。

14.4.7.4 标本

血清、EDTA-血浆、肝素-血浆 1 mL。按厂商说明书操作。

14.4.7.5 参考区间

- EDTA 血浆:CgA[ELISA(DAKO)][1]2.0~41.7 U/L。
- 肝素-血浆:CgA[RIA(Euro Diagnostica)][2]≤4.0 nmol/L。
- 血清:CgA[ELISA(CIS)][3]27~94 μg/L。
- 血清:CgA[IRMA(CIS)][3]19~98 μg/L。
- EDTA 血浆:CgA[IRMA(CIS)][3]20~150 μg/L。

14.4.7.6 临床意义

14.4.7.6.1 CgA 诊断 NET:起源于神经内分泌细胞的 NET 在体内广泛分布。在大多数患者中,原发性肿瘤见于中肠(60%~80%为空肠、回肠、阑尾和右侧结肠)。由于 NET 合成、储存、释放肽和胺,所以它们和其他肿瘤的形成不一样。NET 的自然史与长期原因不明的腹部症状有关。根据患者主诉通常会被归为肠易激综合征。症状持续的中位时间为 9.2 年,这时肿瘤已转移,并引起如潮红、腹泻等症状[4]。一个关键问题是，60%～80%NET 患者发现时已发生了肿瘤的转移，而且直到 CgA 检测结果异常才会考虑 NET。进一步诊断的难点是超过 90%NET 是无功能性的，即不分泌与临床症状相关的激素。因此，这类肿瘤主要是通过检测 CgA 来诊断的[5]。

CgA 是一种敏感但非特异性的 NET 标志物。原则上，CgA 浓度升高与多种肿瘤相关，如胃胰腺 NET(GEP－NET)、支气管肺 NET、嗜铬细胞瘤、神经母细胞瘤和甲状腺髓样癌[6]，参见图 14.4－1，表 14.4－3～表 14.4－5。

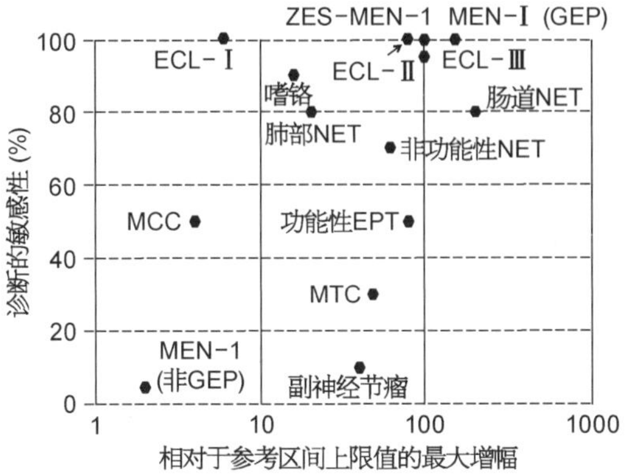

图 14.4－1 CgA 作为 NET 标志物的应用[6]。诊断灵敏度(y 轴) vs. CgA 最大升高幅度(显示标准化结果为正常值参考范围上限)。x 轴 1 表示正常；ECL－Ⅰ，Ⅰ型胃泌素瘤；ECL－Ⅱ，Ⅱ型胃泌素瘤；ECL－Ⅲ，Ⅲ型胃泌素瘤；MCC，Merkel 细胞癌；MTC，甲状腺髓样癌；EPT，肠胰腺肿瘤；ZES，Zollinger－Ellison 综合征；MEN，多发性内分泌肿瘤

表 14.4－3 CgA 水平升高的非胃肠 NET 疾病和检测灵敏度[6]

内分泌疾病	胃肠道疾病	炎症性疾病	非 GI 肿瘤/肾病	心血管疾病/药物
- 嗜铬细胞瘤(71%～100%) - 甲状旁腺功能亢进症(27%) - 垂体肿瘤(22%) - 甲状腺髓样癌(27%～100%) - 甲状腺功能亢进(68%)	- 慢性萎缩性胃炎(78%～100%) - 胰腺炎(23%) - 炎症性肠综合征(2%～55%) - 肠易激综合征(20%～31%) - 肝硬化(19%～48%) - 慢性肝炎(20%) - 结肠癌(1%～20%) - 肝细胞癌(70%～83%) - 胰腺癌(43%～83%)	- 类风湿关节炎(100%) - 全身性炎症反应(无数据) - Chron 病 - 慢性支气管炎(无数据) - 呼吸道阻塞(吸烟)(无数据)	- 小细胞肺癌(53%～72%) - 前列腺癌(52%～88%) - 乳腺癌(25%) - 卵巢癌(无数据) - 肾功能不全(92%)	- 动脉高血压(18%～40%) - 心功能不全(100%) - 急性冠脉综合征(无数据) - 巨细胞动脉炎(27%) - 质子泵抑制剂(100%) - H_2 阻滞剂(0%～8%)

表 14.4－4 CgA 与其他肿瘤标志物诊断胃肠胰内分泌肿瘤的准确性比较[5]

标志物	临界值	灵敏度(%)	特异性(%)
CgA	34 U/L	68	86
NSE	12.5 μg/L	33	100
CEA	5 μg/L	15	91
5－HIAA*	10 mg/L	35	100

*收集 24 h 尿液 5－HIAA；使用 Dako 试剂检测 CgA

表 14.4－5 CgA 在神经内分泌肿瘤等疾病中的应用

疾病类型	临床和实验室结果
GEP－NET	CgA 是检测前段和中肠 NET 的敏感指标，比 5－羟基吲哚乙酸(5－HIAA)更适合。在 127 例不同 NET 患者中，CgA 的诊断敏感性为 68%，特异性为 86%。相比之下，5－HIAA 和 NSE 的特异性为 100%，但它们各自的诊断灵敏度仅为 35%和 33%(表 14.4－4)[6]。在有症状的播散性 NET 患者中，5－HIAA 的诊断敏感性高于 CgA。CgA 水平最高(高于参考区间上限 200 倍)见于回肠部 NET 和 MEN Ⅰ(高达 150 倍)。对于 GEP－NET，联合检测 CgA 和胰多肽的诊断敏感性≥95%[10]。 胰腺 NET 和胃 2 型和 3 型 NET(表 14.4－1)，以及 Zollinger－Ellison 综合征中 CgA 水平中等程度升高(80～100 倍)，而胃 1 型 NET 仅表现轻度升高(2～4 倍)[6]。高分化 NET 中 CgA 水平高于低分化 NET 肿瘤，因为后者细胞中几乎没有任何 CgA 分泌致密颗粒。在这些病例中，血清 CgA 水平可能是正常的。
垂体和甲状旁腺肿瘤	CgA 浓度升高 2～4 倍。诊断垂体和甲状旁腺肿瘤的敏感性分别为 22%和 27%。CgA 也可以用于鉴别库欣综合征(垂体、肾上腺皮质或异位)的病因。分泌异位 ACTH 或促肾上腺皮质激素释放激素(CRH)的 NET，CgA 会升高[6]。
非神经内分泌肿瘤(Non－NET)[6]	部分非神经内分泌肿瘤可能与 CgA 水平升高相关。
- 前列腺癌	NE 细胞在前列腺腺癌中的检出率为 10%～100%，肿瘤中 NE 细胞比例与 CgA 水平呈正相关。CgA 值升高与较差的预后相关。
- 小细胞肺癌	小细胞肺癌患者的 CgA 水平高于非小细胞肺癌患者。随着疾病严重程度程度增加，CgA 水平升高更为显著和频繁。在诊断小细胞肺癌敏感性的比较中，CgA 与 NSE 分别为 61%和 57%。
- 肝细胞肝癌(HCC)	在 83%HCC 患者、肝硬化(48%)和慢性肝炎(20%)中，CgA 高于参考区间上限。
- 结直肠癌	在这类肿瘤中鉴别 NE 相对常见(34%)，其引起 CgA 升高的程度尚不清楚。
- 非肿瘤疾病[6]	CgA 升高可能是由于胃痛和心血管疾病及抑制胃液分泌的药物引起。
- 肾功能不全	CgA 随着肾小球滤过率降低成比例增加。
- 自身免疫性慢性胃炎	刺激 ECL 细胞产生胃泌素和 CgA。有 78%～100%的患者 CgA 升高，但是升高程度不超过参考值上限 2 倍。
- 慢性心脏病(CHD)	CgA 水平与原发性高血压的程度相关，其也在冠心病中升高。交感肾上腺素活性升高被认为是引起 CgA 升高的原因。CgA 浓度与 CHD 的严重程度及死亡风险[11]相关。由于三尖瓣增厚和心内膜纤维化斑块，20%～70%的类癌肝转移患者会出现生右心房或右心室扩大型 CHD。CgA 值高于 784 μg/L(临界值 120 μg/L)的患者发生 CHD 更频繁[12]。NT－ProBNP 和 CgA 是诊断 NET 发生冠心病的重要指标。此外，除 CgA 水平升高外，NT－proBNP 水平升高患者总体生存率低于仅升高 CgA 水平的患者。
- 危重患者[13]	在进入重症监护室时，重症非手术患者 CgA 值与炎症标志物如 CRP、降钙素原(PCT)和肌酐水平呈正相关。CgA 水平是评价预后的指标。因此，实验室结果： - 预后好：CRP 74(24～151)mg/L，PCT 1(0～6)μg/L，CgA 86(53～175)μg/L，肌酐 131(86～220)μmol/L。 - 预后差：CRP 72(18～145)mg/L，PCT 7(2～23)μg/L，CgA 293(163～699)μg/L，肌酐 186(112～329)μmol/L。
- 质子泵抑制剂，2 型组胺受体拮抗剂	血清 CgA 水平可升高 10 倍甚至更多。服药后 6 天开始上升，服药 1 年后进一步增加至高值。停药后 1～2 周恢复至正常值。质子泵抑制剂相比 2 型组胺受体拮抗剂更易引起的 CgA 水平升高。

高胃酸血症和肾功能不全是引起 CgA 水平升高最常见的非 NET 类疾病。

14.4.7.6.2 CgA和肿瘤负荷：CgA是评估NET肿瘤负荷的有价值指标。它与肿瘤大小无关，在副肿瘤综合征（小肠NET）中最具价值[6]。CgA水平在广泛转移的恶性肿瘤中显著高于局限性肿瘤或肝脏累及。CgA不仅反映肿瘤负荷，而且与肿瘤进展相关。在238例NET患者中，多发肝转移的中肠NET患者的CgA水平高于仅少数肝转移或仅有淋巴结转移的患者[7]。在肝转移的非功能性GEP-NET中，CgA水平不反映肿瘤负荷，而且与肿瘤进展和治疗应答相关[8,9]。

14.4.7.6.3 CgA和肿瘤治疗：在评估NET患者的药物治疗效果时，CgA水平降低>50%被认为效果显著[6]。使用长效奥曲肽治疗时，CgA下降程度与生存期之间存在关联[6]。肝转移肿瘤细胞减灭术后CgA下降程度>80%预示症状缓解和疾病控制，即使在不完全肿瘤缩小术后，CgA水平下降也与预后较好相关[6]。

14.4.7.7 注意事项

检测方法：CgA分子经过翻译后加工，产生一系列较小的生物活性肽，如胰抑制素（对应CgA残基250～301）、Catestatin（对应CgA残基352～372）、血管形成抑制素Ⅰ和Ⅱ（分别对应CgA残基1～76和1～113）[6]。

由于这些片段对免疫方法测定CgA的抗体具有不同的亲和力，而且厂商不能把Catestatin试剂盒的校准与参考方法溯源，所以不同检测方法的测定结果不一致。因此，在NET患者中，不同试剂盒诊断灵敏度和特异性比较如下[14]：DAKO诊断灵敏度85%，诊断特异性88%；CIS诊断灵敏度67%，诊断特异性96%；Euro Diagnostica诊断灵敏度93%，诊断特异性88%。

标本要求：患者禁食，上午采血。食物摄入会增加CgA浓度。在健康对照组和MENⅠ患者组，摄入食物后30～60 min后，CgA水平分别增加16%和20～31%[6]。

需要注意标本类型（血清或血浆标本），因为CgA在血浆中的检测结果约高20%～70%[3]。

NET患者和健康对照组的CgA日间变异约为25%[6]。

稳定性：室温（20℃）可稳定48 h[15]。

14.4.7.8 病理生理学

CgA是嗜铬素家族（嗜铬素蛋白或分泌颗粒）的成员，分布在多种分泌腺的颗粒中。该肽由439个氨基酸组成，上游具有18个氨基酸的信号肽。CgA包括一元和二元氨基酸，分别代表了不同的蛋白降解产物。CgA mRNA和蛋白在所有类型的神经元中都有表达，这反映了整个弥散NE系统中各种细胞类型中的致密核心颗粒形成程度。与包含有明确功能的NE细胞局部聚集的内分泌腺（肾上腺、甲状旁腺、垂体）相比，弥漫性NE系统由支气管肺和胃肠系统组成[6]。

CgA是许多生物活性肽的前体肽。其中包括：胰抑释素（葡萄糖诱导的胰岛素分泌抑制剂）、parastatin（由甲状旁腺释放的肽，抑制低Ca^{2+}诱导的甲状旁腺激素分泌）、catestatin（抑制儿茶酚胺分泌）、vasostatin（抗肾上腺素能作用）。

CgA蛋白水解是组织特异性的，胰抑释素在胰腺的α细胞中形成，并且在β细胞中形成嗜铬素抑制肽。

GgA的生物学功能是：减少嗜铬颗粒的数量和大小，升高血压，血压变化昼夜节律丢失，左心室体积增加，肾上腺儿茶酚胺和神经肽Y浓度降低[16]。

14.4.8 胃泌素

14.4.8.1 引言

胃窦部的G细胞分泌胃泌素。胃泌素对刺激胃酸分泌至关重要。胃泌素和胆囊收缩素是胃泌素家族的唯一成员。两种分子有共同的COOH末端五肽酰胺，其包括了生物活性所必需的序列。前胃泌素原（preprogastrin）在内质网中产生，切除N端信号序列后生成前胃泌素。在胃窦G细胞的跨膜高尔基体网络中，胃泌素原被转运到调节胞吐作用通道的贮存囊泡中[1]。羧基内肽酶切割胃泌素原G34-Gly后，转化生成G17-Gly或G34酰胺（图14.4-2）。

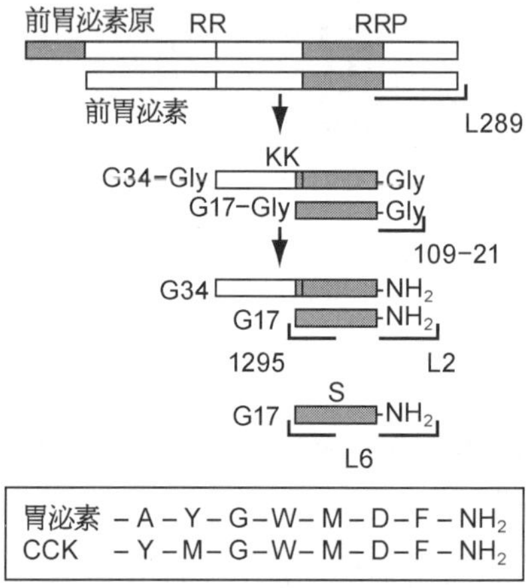

图14.4-2 不同形式胃泌素之间的结构关系[2]。最初分泌的前胃泌素原迅速转化为前胃泌素，并在第96号位丝氨酸发生磷酸化（P）。在羧肽酶的活性作用下，精氨酸（R）残基对处剪切产生G34-Gly，后者可在赖氨酸（K）残基处切割转化为G17-Gly，或在petidyl-α酰胺单氧化酶作用下转化为G34酰胺（NH2）（可继续切割转化生成G17）。罗列了针对前胃泌素COOH末端（L289）、甘氨酸延伸型COOH末端（Mab-109-21）、酰胺化胃泌素（L2）COOH末端和G17（1295）NH2末端，以及完整G17（L6）的抗体反应。
黑暗区域：胆囊收缩素中的相同氨基酸序列。文本框：胃泌素和胆囊收缩素COOH末端处的相同序列。CCK，胆囊收缩素

胃酸分泌的调节由具有COOH末端酰胺的胃泌素介导（即G17和G34）。在健康个体血浆中，胃泌素-17（MW2098Da）和胃泌素-34（MW3839Da或3919Da）是主要形式[2]。长链胃泌素肽在胃泌素分泌升高的情况下更占优势。尤其是在胃泌素瘤中。

在胃泌素瘤细胞中，胃泌素原的转化不如正常G细胞完整，因此胃泌素原、胃泌素原中间体和更长链形式的胃泌素（胃泌素-71、-52和-34）释放入循环的比例会增加[3]。每种胃泌素瘤以各自的方式分泌胃泌素。胃泌素-17血浆半衰期为4 min，而胃泌素-34的血浆半衰期为40 min。所以，胃泌素-34的生物活性持续时间更长。

14.4.8.2 适应证

包括：严重的消化性溃疡病，尤其伴有腹泻；胃部分切除术后复发性溃疡；严重反流性食管炎，尤其是腹泻；慢性（分泌性）腹泻；严重胃酸分泌过多（基础酸输出超过10 mmol/h）；怀疑多发性内分泌瘤（MENⅠ型），排除MENⅠ型或Ⅱa型后，需扩大评估任何原发性甲状旁腺功能亢进症。

14.4.8.3 检测方法

放射免疫测定法(RIA),酶免疫测定法[3,4]。

针对游离N末端NH_2基团的截短型胃泌素2～17的抗体最合适。它们直接结合胃泌素C末端和N末端部分。有了合适的抗体,截短型胃泌素2～17或是更常用的载体蛋白偶联的合成肽为免疫学检测提供了令人满意的基础。这类抗体不仅特异性靶向胃泌素-17 C末端表位,还可结合其他胃泌素的N末端表位。

14.4.8.3.1 促胰液素检测:促胰液素检测是一种激发试验,可作为肿瘤依赖性高胃泌素血症和其他高胃泌素血症鉴别诊断的补充依据(表14.4-6)。

表14.4-6 促胰液素检测

适应证:属于激发试验。可区分肿瘤诱导的高胃泌素血症(如胃泌素瘤)和其他原因的胃泌素升高水平。
步骤:在30 s内,以2 kU/kg的剂量给禁食患者快速推注促胰液素。15 min后采集血样2份作为基础值样本;部分患者使用1 kU/kg剂量。随后,分别在2、5、10、15和30 min后采集血液样品。
评价:胃泌素瘤患者,推注促胰液素2～5 min后胃泌素水平升高超过50%。非胃泌素瘤患者,在很多情况下胃泌素升高是受抑制的,但有少数患者在推注促胰液素后会即刻轻度上升[2]。根据其他资料,推注促胰液素15 min内,胃泌素水平上升≥100 pmol/L可诊断胃泌素瘤[1]。
胰泌素试验在预测根治术后复发中有一定价值。可以使用标准膳食测试(两个鸡蛋,吐司)来验证胃窦G细胞分泌胃泌素的能力;非胃泌素瘤患者的血浆胃泌素通常增加2～3倍,约在30 min时达到峰值。胃泌素瘤患者进食后,血浆胃泌素很少或没有升高。

14.4.8.3.2 钙输注试验:静脉注射钙试验是胃泌素瘤鉴别诊断的补充试验(表14.4-7)。

表14.4-7 钙输注试验

适应证:补充检测项目,适用于疑似胃泌素瘤,但促胰液素试验中循环胃泌素程度低于下降50%的患者。
方案:以每小时钙54 mg/kg的剂量,给禁食患者输注10%葡萄糖酸钙溶液(3 h以上),输注结束15 min间隔内采集两份基础血液样品。随后,每30 min采集一次血样。
评估:本项目适用于胃泌素值<500 pmol/L的疑似胃泌素瘤患者。相对于基础值,升高水平大于200 pmol/L指示胃泌素瘤。在一项研究中,所有的胃泌素瘤都通过促胰液素和钙输注试验的联合检测进行诊断[5]。促胰液素试验和钙输注试验均不能区分胃泌素瘤和不伴MEN Ⅰ。

14.4.8.4 标本

血清、肝素或EDTA血浆1 mL。空腹状态或包括与其他功能测试中。

14.4.8.5 参考区间

胃泌素低于104 ng/L(50 pmol/L)[1](单位换算:ng/L×0.48=pmol/L)。

14.4.8.6 临床意义

胃酸分泌的调节由胃泌素介导。摄入食物后,胃泌素通过诱导组胺释放刺激胃酸分泌,同时这又刺激了胃泌素的再次分泌。如果胃液pH下降,可通过负反馈机制抑制胃泌素分泌。如果胃液pH增加到4以上,则促进胃泌素分泌。在酸分泌减少的病理或药理学条件下,将不断刺激胃泌素释放。

摄入食物后,胃泌素增加2～3倍是生理性行为。血浆胃泌素的慢性升高会引起胃体分泌组胺的肠嗜铬样(ECL)细胞增生。胃泌素水平升高的疾病见表14.4-8。

表14.4-8 疾病和病理性胃泌素水平相关性

疾病	临床和实验室结果
Zollinger-Ellison综合征(ZES)[8]	ZES中,临床表现以生成大量盐酸、消化性溃疡、严重反流性食管炎和腹泻为特征。胰腺、十二指肠或胃部肿瘤自主分泌胃泌素及其前体(前胃泌素)最常见。空腹胃泌素值一般>1 000 ng/L(500 pmol/L)。基础酸产量超过15 mmol/h。高血清前胃泌素可以明确诊断。
胃泌素瘤[8]	胃泌素瘤患者,胃泌素水平通常为100～20 000 ng/L(50～10 000 pmol/L)。约10%的患者胃泌素浓度低于100 ng/L(50 pmol/L)[8]。胃泌素水平浓度低于1 000 ng/L(500 pmol/L)的患者应进行促胰液素检测(表14.4-6)。约10%的胃泌素瘤患者促胰液素试验结果为阴性,在这种情况下,应补充钙输注试验(表14.4-7)。手术后,胃泌素降至正常水平表明肿瘤切除完全。由于在胃泌素瘤患者中,胃泌素表现显著的分子异质性,因此应使用可检测所有酰胺化形式分子的试剂来检测。若仅检测胃泌素-17则只能识别约10%的胃泌素形式[4]。接受质子泵抑制剂和H_2阻滞剂治疗的胃泌素瘤患者,胃泌素水平(298±33 pmol/L)高于未接受药物治疗的患者(204±30 pmol/L)[7]。停止治疗可能会出现危及生命的情况(溃疡出血),因此必须密切监测患者。
多发性内分泌肿瘤中的胃泌素瘤(MEN Ⅰ)[1]	胃泌素瘤的临床表现如上所述。此外,在其他内分泌肿瘤中(如甲状旁腺腺瘤、胰岛瘤、胰高血糖素瘤、胃类癌的甲状旁腺功能亢进)还有典型症状。值得注意的是,在原发性甲状旁腺功能亢进的诊断中,临床症状通常包括前述的典型症状,应考虑到MEN Ⅰ(或Ⅱa型)的可能。
胃窦G细胞功能亢进[9]	罕见的胃窦G细胞功能亢进的临床表现缺乏特异性。表现为中度高胃酸血症,和Zollinger-Ellison综合征一样,基础酸输出升高但罕有极端高值,且有溃疡复发倾向。促胰液素检测结果为阴性,但食物刺激后胃泌素分泌量随着基础胃泌素值的升高而显著升高,幅度超过100%。切除胃窦后胃泌素水平降至正常。
幽门螺杆菌胃炎[10]	在幽门螺杆菌胃炎中,胃黏膜炎症与胃酸分泌减少相关。尽管G细胞附近的促炎细胞因子会刺激胃泌素释放[2],循环胃泌素水平仍会反应性升高。特别是非空腹患者,血清胃泌素可高于100 ng/L(50 pmol/L)。基础及餐后胃泌素水平通常会升高。
自身免疫性萎缩性胃炎[2]	这类患者与胃泌素瘤患者不同,缺乏胃酸分泌。胃泌素水平升高是由于胃酸抑制胃泌素生成的机制被抑制。会引起恶性贫血,多年后会导致胃泌素水平超过1 000～3 000 ng/L(500～1 500 pmol/L),罕见>30 000 pmol/L。应该检测壁细胞抗体,作为确诊依据。
Billroth Ⅱ式胃部切除术后输入袢残余胃黏膜[11]	Billroth Ⅱ式胃部切除术患者发生吻合口溃疡和空肠消化性溃疡,如果胃泌素水平升高提示有残余胃窦。与胃泌素瘤的鉴别诊断:使用促胰液素进行激发试验后,未检测到血清胃泌素升高。
迷走神经[11]	迷走神经切断术后,胃泌素水平正常或轻度升高,很少超过参考区间上限的2～3倍。迷走神经切断术后复发性溃疡,伴有高胃泌素血症和正常酸分泌的患者,促胰液素试验可用于与Zollinger-Ellison综合征的鉴别诊断。
抗分泌疗法(质子泵抑制剂、组胺H_2受体拮抗剂)[12]	由于缺乏负反馈,抑制酸分泌的药物治疗会引起胃泌素水平升高。上升幅度为参考范围上限的2倍,但停药后3天内胃泌素水平会下降。长期服药的患者并非如此;相反,这类患者的胃泌素需要数月才能降低。胃泌素水平的高低和治疗前胃泌素水平相关。如果抗酸治疗前已有轻度高胃泌素血症,这类病例中,胃泌素水平在使用质子泵抑制后明显升高;在这种情况下,胃泌素瘤的鉴别诊断会很困难。在这些情况下,促胰液素试验是阴性的。
嗜铬细胞瘤	胃泌素分泌受循环中儿茶酚胺刺激,嗜铬细胞瘤患者血浆胃泌素水平升高[2]。

高胃泌素血症鉴别如下[2](图14.4-3):

- 胃酸度正常或增高的高胃泌素血症。Zollinger-Ellison综合征、幽门螺杆菌感染和长期使用质子泵抑制剂。
- 胃酸度降低的高胃泌素血症。由于酸通常会抑制G细胞,因此酸分泌减少或缺乏的患者循环中胃泌素分泌会增加。如慢性萎缩性胃炎、长期质子泵抑制剂和 Ménétrier 综合征患者。在这些情况下,组织间液渗出到胃中引起 pH 升高。

- 胃泌素瘤。肿瘤可以是散发性的,或者基于Ⅰ型多发性内分泌瘤基础上。

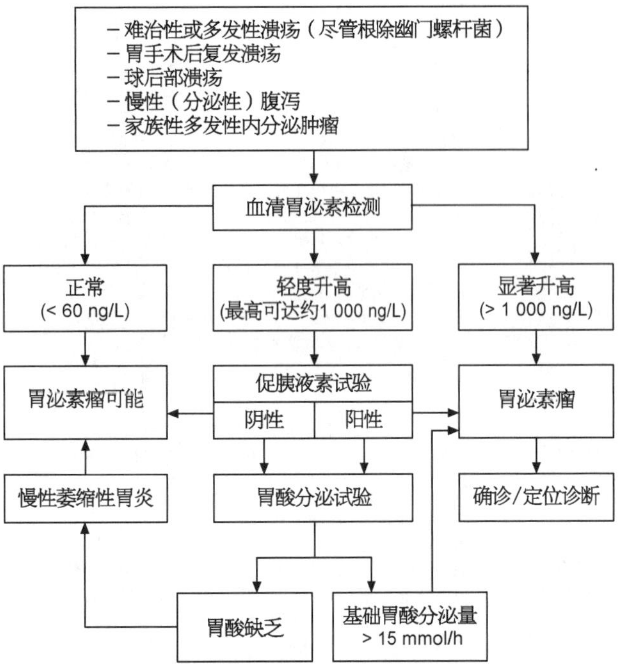

图 14.4-3 高胃泌素血症鉴别诊断流程图

胃泌素水平升高引起的临床症状取决于其持续时间的长短[6]:① 短期效应:用 H_2 阻滞剂治疗的患者相对较早出现耐受,反映了胃泌素对诱导组氨酸脱羧酶活性的影响;② 中期效应(>1 天,<3 个月)基于胃泌素对 ECL 细胞的刺激。ECL 细胞增生引起组胺释放增加,这解释了 H_2 阻滞剂耐受的原因;③ 长期(超过 3 个月)的影响:任何类型的长期高胃泌素血症都会引起 ECL 细胞增生,并增加肿瘤发生易感性。

14.4.8.7 注意事项

标本要求:隔夜禁食后,上午采血。标本要求后 30 min 内离心分离,血清或血浆样本冷冻保[1]。

检测方法:目前有可溯源至参考方法的 12 种商业化胃泌素检测试剂盒。(7 种 RIA,5 种 ELISA),只有 4 种试剂盒在 Zollinger-Ellison 综合征患者中胃泌素检测上限可达 1 247 ng/L(600 pmol/L),准确性 90%~100%。其他试剂盒的检测上限较低,无法检测到部分形式的胃泌素[1]。其中一个重要原因是,这类试剂盒仅包含靶向胃泌素-17 C 末端短序列结构的抗体。然而,某些胃泌素分子需要靶向胃泌素-12 N 末端和 C 末端序列的抗体才能检测到。

多数检测与胆囊收缩素(CCK)有交叉反应,但这不会干扰结果的准确性,因为 CCK 的血浆浓度比胃泌素低 10~20 倍。溶血会干扰胃泌素测定。

参考区间:由于目前胃泌素免疫测定方法的特异性不统一,因此各实验室建立的参考区间不同,但参考区间上限通常设在 40~200 ng/L(20~100 pmol/L)左右。

药物干扰:标本要求前,质子泵抑制剂(PPI)和 H_2 阻滞剂必须停药至少 1 周。接受 PPI/H_2 治疗的患者平均空腹血浆胃泌素浓度比未服用 PPI/H_2 治疗的对照组患者高 22 倍[7]。

稳定性:4℃时,48 h 内胃泌素活性丧失高达 50%。-20℃可储存数日,-70℃可长期储存。

14.4.9 血清素,5-羟基吲哚乙酸

14.4.9.1 引言

血清素(5-羟色胺,5-HT)是一种重要的中枢神经系统神经递质和神经调节物质。在正常情况下,大部分可利用的色氨酸被用于合成蛋白质中,1%~3%色氨酸被用于合成 5-羟色胺(图 14.4-4)。体内约 80%5-羟色胺在胃肠道的肠嗜铬样细胞(ECL)中合成。5-羟色胺的合成速率取决于色氨酸羟化酶的活性和饮食中可利用的色氨酸量。在血液循环中,大部分 5-羟色胺存在于血小板中。血清素代谢通过酶单胺氧化酶氧化脱氧,再由醛脱氢酶进一步氧化。两种酶分布在肝脏、肺和肾。5-羟色胺氧化后形成 5-羟基吲哚乙酸(5-HIAA),是 5-羟色胺最重要的代谢产物。5-HIAA 以其游离形式直接排泄到尿液中[1]。

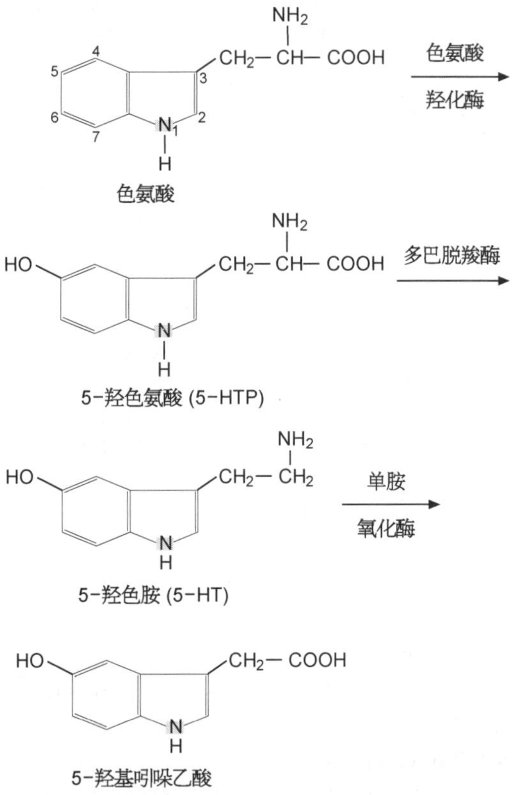

图 14.4-4 5-羟色胺的合成和氧化脱氨基过程

类癌是一类起源于通过分泌 5-羟色胺作为旁分泌激素的 ECL 细胞的神经内分泌肿瘤。这类类癌多发于小肠和阑尾。标志物如嗜铬素蛋白 A 和神经肽对神经内分泌肿瘤具有高度敏感性。然而,这些标志物不能用于检测 5-羟色胺代谢增强,后者被认为是类癌的特征性表现[2]。

三种吲哚类标志物可用于类癌疾病:24 h 尿液 5-HIAA、尿液中的 5-羟色胺、血小板中 5-羟色胺含量。

14.4.9.2 适应证

包括:疑似类癌(如出现下列临床症状:潮红、腹绞痛和

腹泻、阵发性呼吸困难、慢性间歇性不完全性肠梗阻、消化性溃疡病不完全性肠梗阻、消化性溃疡病)、CgA 水平异常提示类癌综合征、治疗监测期间的类癌患者。

14.4.9.3 检测方法

尿 5 - HIAA：分光光度测定法或反相高效液相色谱法(HPLC)联合电化学检测方法。

5 -羟色胺：免疫分析方法[3]。

吲哚类标志物检测：使用固相萃取和梯度 HPLC 结合荧光检测，研发了自动化的吲哚类物质检测技术，可同时分析色氨酸、5 -羟色胺和 5 - HIAA[4]。可以测定血浆、尿液和血小板中的吲哚类物质。该方法已取代分光光度法和荧光法检测 5 -羟色胺及其主要代谢物的。

14.4.9.4 标本要求

24 h 尿液标本：加入 10 mL 冰醋酸，测量尿量体积；取样 20 mL 送检实验室。

富含血小板的血浆：采集 10 mL EDTA -血浆，立即以 150 g 离心 20 min，分离得到血小板血浆(PRP)。用血液分析仪计数 PRP，然后将 PRP 以 2 000 g 离心 15 min。检测沉淀中的 5 -羟色胺。

14.4.9.5 参考区间

尿液 5 - HIAA[3]：2～8 mg(10～42 μmol)/24 h(单位换算：mg/L×5.23 = μmol/L)。

PRP 中 5 -羟色胺[2,4]：2.5～6.1 nmol/10^9 血小板。

14.4.9.6 临床意义

起源于 ECL 细胞的 NET 广泛分布于体内。多数患者的原发性肿瘤见于中肠(即空肠、回肠、阑尾和右侧结肠，占 60%～80%)，肺部较少见(20%)。确诊时，20%～30% NET 患者存在副肿瘤综合征。

类癌肿瘤是起源于 ECL 细胞的胺前体摄取和脱羧细胞瘤(以胺前体摄取和脱羧为特征)。肿瘤具有常见的组织学、细胞化学和超微结构特征。临床上类癌肿瘤的总发病率为(1～2)/10 万。

14.4.9.6.1 副肿瘤综合征：副肿瘤综合征是由血管活性肽过量分泌引起的一类症状总和，如腹痛、腹泻和潮红。尤其在中肠肿瘤中，5 -羟色胺是非常重要的肽类物质。

根据统计评估[5]：

- 8 876 例 GEP - NET 患者中约 748 例(8.4%)患有副肿瘤综合征。
- 出现副肿瘤综合征的 GEP - NET 患者往往比无副肿瘤综合征的患者年龄大。
- 91.7%副肿瘤综合征患者 5 -羟色胺浓度高或非常高。
- 26.6%无副肿瘤综合征患者 5 -羟色胺浓度升高。
- 73.4%副肿瘤综合征患者的肿瘤与肝脏或淋巴结转移相关。
- 出现副肿瘤综合征的患者，原发肿瘤切除术后 5 年生存率为 67.2%，无症状的 NET 患者术后生存率为 88.7%。
- 副肿瘤危象：是副肿瘤综合征的严重并发症，可自发于肿瘤触诊后、麻醉或手术诱导期间、化疗后或栓塞肝动脉后。症状非常严重，包括潮红、低血压或血压明显改变，腹泻、支气管收缩、心律失常、高热和意识模糊。

14.4.9.6.2 前肠类癌：前肠类癌肿瘤(支气管肺、胸腺、胃、十二指肠、胰腺)直接分泌到循环中，因此与类癌综合征有关。支气管类癌占 20%类癌[6]，其中直径超过 20 mm 的肿瘤占一半以上。80%病例发生腹泻，10%发生哮喘发作，8%发生右侧心脏病。约半数以上患者尿中 5 - HIAA 排泄增加，富血小板血浆中 5 -羟色胺浓度升高[2,7]。MEN Ⅰ患者的类癌主要起源于前肠。MEN Ⅰ基因产物具有抑癌作用[1]，因此在 MEN Ⅰ的类癌患者中，通常可见 11q13 处显示杂合性丢失(LOH)，并伴有 MEN Ⅰ野生型基因等位基因的缺失。

在前肠类癌患者中，与尿中 5 - HIAA 相比，血小板 5 -羟色氨更具备鉴别诊断的能力。由于前肠类癌肿瘤缺乏脱羧酶活性，5 -羟色氨酸(5 - HTP)进入循环引起血液和尿液中 5 - HTP 水平增加。大部分 5 - HTP 在肾脏转化为 5 -羟色胺，随后被血小板摄取或直接排泄。只有小部分 5 -羟色胺被代谢为 5 - HIAA。在前肠肿瘤患者中，尿中 5 - HTP 和 5 -羟色胺的浓度都可能升高，但是 5 - HIAA 仅轻度增加[1]。

14.4.9.6.3 中肠类癌：回肠部类癌，也称为中肠类癌，主要发现在回盲瓣 60 cm 区域。临床症状不典型。最常见的初发症状是腹痛。仅 25%回肠类癌肿瘤患者出现典型的类癌综合征。其中 87%的患者 5 - HIAA 排泄增加[7]，同时富血小板血浆中 5 - HT 的诊断敏感性增加[2]。在中肠类癌中，*SDHD* 基因(琥珀酸盐-泛醌氧化还原酶亚基 D)11q 远端和 18q 远端易发生 LOH。在中肠类癌中，三种类型的吲哚标志物(5 - HIAA、5 - HTP 和血小板 5 - HT)均有较高的鉴别诊断能力[2]。

14.4.9.6.4 后肠类癌：结肠和直肠类癌肿瘤也称为后肠肿瘤，多发于 70 岁以上女性，尤其是结肠和盲肠右侧。肿瘤直径大于 5 cm，或存在远处转移的患者会出现临床症状[4]。这类肿瘤在有限范围内具有分泌性。仅 20%患者发生 5 - HT 和 5 - HIAA 排泄增加。这类患者在疾病晚期会出现肝转移。

14.4.9.6.5 实验室检查结果：类癌的分泌活性与肿瘤的原发部位[2]有关。

- 除了 5 -羟色胺和 5 - HTP，前肠部的类癌还会产生几种物质(组胺、儿茶酚胺)。此类肿瘤产生的 5 -羟色胺比中肠类癌少。因此，血小板 5 -羟色胺水平、尿液 5 - HTP 和 5 - HIAA 仅轻度增加。
- 中肠类癌主要产生 5 -羟色胺。所有标志物(尿液中的 5 - HIAA 和 5 - HTP，血小板 5 -羟色胺，血浆 5 -羟色胺)均有很高的诊断准确性。
- 后肠类癌分泌 5 -羟色胺的量有限。因此除了疾病晚期患者，所有标志物对诊断价值都不大。

类癌肿瘤中吲哚类标志物的特征描述见表 14.4 - 9 和表 14.4 - 10。

表 14.4 - 9 全血 5 -羟色胺及血浆、尿 5 -羟基吲哚乙酸的敏感性和有效性[9]

标志物	灵敏度(%)	效能(%)	阈值
血血清素	77	88	6.1 nmol/10^9 血小板
血浆 5 -羟色胺	89	63	116 nmol/L
尿液 5 -羟色胺	77	88	56 μmol/24 h

表 14.4-10 应用总人数较高水平的截断值检测类癌肿瘤中吲哚标志物的特性[2]

标志物	阈值	灵敏度(%)	特异性(%)	PPV(%)	NPV(%)
尿液 5-羟色胺	6.7	52	98	87	90
尿液血清素	99	46	93	89	60
血小板血清素	9.3	63	99	89	93

尿液 5-羟色胺单位为 mmol/mol 肌酐；尿液血清素单位为 μmol/mol 肌酐；血小板血清素单位为 nmol/10^9 血小板

14.4.9.7 注意事项

患者准备：① 5-HIAA 排泄：富含维生素的食物和某些药物会引起升高。因此，下列食物在采集尿液标本前的 3～4 天和标本采集过程中不得食用[1]：香蕉、核桃、西红柿、菠萝、黑加仑、李子、豆瓣、甜瓜、鳄梨、茄子、猕猴桃；② 富含血小板血浆中的 5-羟色胺：检测不受富含胺的食品影响[1]。

尿液收集：如果尿液收集期间，收集瓶保存在冰箱中则不需要酸化尿液即可检测 5-HIAA。邮寄或室温收集，必须在收集瓶中提前加入 20 mL 冰醋酸。

稳定性：① 5-HIAA 于 pH 4 的酸化尿液 4℃下可稳定 2 周[1]。② 富含血小板血浆中 5-羟色胺：必须及时处理 EDTA 血液。离心获得富含血小板血浆离后，深度冷冻可长期稳定保存血小板颗粒。

影响因素：造成 5-HIAA 假性升高的原因包括对乙酰氨基酚、香豆素、麦酚生、苯巴比妥、乙酰苯胺、盐酸麻黄素、甲基苯丙胺、尼古丁、酚妥拉明、咖啡因、非那西丁、美索巴莫。假性减低的原因包括阿司匹林、左旋多巴、异丙嗪、异烟肼、乌洛托品、链脲佐菌素、氯丙嗪。

14.4.10 血管活性肠肽和垂体腺苷酸环化酶激活多肽

Wolfgang E. Schmidt, Herbert Koop, Lothar Thomas

14.4.10.1 引言

血管活性肠肽(VIP)是一种分子量为 3 326 Da 的神经肽。由于结构相似，VIP 属于胰高血糖素-胰泌素肽家族。作为肠-脑肽，在神经系统中它和垂体腺苷酸环化酶激活多肽(PACAP)共同作用，作为神经递质和神经调质。在胃肠神经系统中，VIP 调节胃肠[1,2]。

在正常情况下，两种肽在血浆中的水平没有显著差异。VIP 的临床意义在于其过度异位分泌与胃肠道-内分泌肿瘤综合征相关，其中以多发性、分泌性腹泻为特征的综合征最为明显。PACAP 在胃肠内分泌肿瘤中也可检测到，并引起明显的潮红症状[1]。它可以等效结合 VIP 受体并引起腹泻[3]。它与类癌综合征相关的潮红症状形成之间的关系尚不明确。

14.4.10.2 适应证

包括：持续大量水样腹泻(大便量大于 1 L)、严重低钾血症伴腹泻。

14.4.10.3 检测方法

放射免疫分析法检测 VIP 和 PACAP[4,5]。

14.4.10.4 标本

使用肝素 25 U/mL 和抑肽酶 1 000 kU/mL 预处理的采集管采集 10 mL 血液样品。采样后立即冰浴送检，使用冷冻离心机离心。冰上转运，冷冻保存血浆。

14.4.10.5 参考区间[6,7]

VIP<65 ng/L(20 pmol/L)，PACAP<10～20 pmol/L。VIP 单位换算：pg/mL×0.30 = pmol/L。

14.4.10.6 临床意义

VIP 在 Verner-Morrison 综合征、WDHA 综合征和 VIPoma 的诊断中非常重要[8-10]。VIPoma 占 GEP-NET 的 2%～7%，年发病率为 1/1 000 万[11]，平均发病年龄为 49(32～75)岁。70%～80%的病例局限于胰腺，多为直径 1～7 cm 的孤立性肿瘤。确诊时，约 50%～60%的患者发生局部淋巴结、肝脏、肾脏和胃转移。

VIPoma 是多灶性的；4%～9%与 MEN Ⅰ有关。

VIP 抑制回肠中的水和电解质转运，并将净吸收逆转为净分泌[11]。由于结肠的重吸收能力仅 50%，这使得肠道内大量的 K^+、Cl^- 和碳酸氢盐丢失。此外，高达 9 L 的液体被释放到结肠中，且均不会被重新吸收，这会引起水样腹泻。自主分泌 VIP 的通常是恶性肿瘤，多见于胰腺。此外，在交感神经干的肿瘤(神经节细胞瘤、成神经细胞瘤)和嗜铬细胞瘤中可见 VIPoma 成分。

14.4.10.6.1 临床表现：Verner-Morrison 综合征的特征是水样腹泻，50%病例中存在胃酸缺乏或胃酸减少症状(WDHA 综合征)。进一步出现全身无力、癫痫样腹痛、脱水和类似潮红等症状[11]。

14.4.10.6.2 实验室检查结果：低钾血症、低或高氯血症、代谢性酸中毒、低镁血症、高血糖症、高血压性醛固酮增多症；由于 VIP 刺激肾素释放，部分病例会有高钙血症。血浆 VIP 水平升高可用于诊断，除了它诊断中的重要价值外，同时和化疗患者的疾病进展相关。在未治疗的病例中，VIP 高于 65 ng/L (20 pmol/L)。非转移性 VIPoma 肿瘤切除术后，VIP 水平恢复至正常水平提示化疗成功[11]。

14.4.10.6.3 PACAP：是一种神经肽，属于促胰液素、胰高血糖素和 VIP 肽家族。它能诱导肿瘤细胞中 VIP 的合成。在肠细胞中，它通过与 VIP 受体相互作用刺激离子转运。不同来源的产生 VIP 的肿瘤也分泌 PACAP。在不分泌 VIP 的肿瘤中情况不一样[12]。

14.4.10.7 注意事项

血液采集：患者禁食，清晨采血。由于血浆蛋白酶可迅速降解 VIP 和 PACAP，需使用肝素和抑肽酶处理采集管后采样，在连续冷链条件下处理标本(冷冻离心)，离心后立即冷冻保存，必须在干冰上转运。

检测方法：使用高纯度、合成的猪 VIP 制剂进行校准。

药物影响：仅已知生长抑素和奥曲肽影响血浆 VIP。

14.4.11 胰多肽、肽 YY 和神经肽 Y

Wolfgang E. Schmidt, Herbert Koop, Lothar Thomas

14.4.11.1 引言

胰多肽(PP)主要由定位于胰头区的朗格汉斯胰岛的胰腺多肽细胞分泌。与肠内分泌细胞产生的肽 YY(PYY)和神经递质/神经调节因子神经肽 Y(NPY)一起，PP 组成了自己的肽家族[1]。

14.4.11.2 适应证

PP、PYY：怀疑胃肠道神经内分泌肿瘤(GEP－NET)、分泌性腹泻。

NPY：怀疑嗜铬细胞瘤、神经节细胞瘤、神经母细胞瘤。

14.4.11.3 检测方法

放射免疫测定法，肽特异性[2,3]。

14.4.11.4 标本

血浆(25 U 肝素/mL 血液)2 mL，血液采集后立即在冰上处理样品，冷冻离心机离心分离血浆后立即冻存。

14.4.11.5 参考区间[1-3]

PP	＜630 pg/mL(150 pmol/L)
PYY	＜100 pmol/L
NPY	＜20～50 pmol/L

基础血浆浓度与年龄有关，尤其是老年人群，血浆浓度处于正常范围上限。由于 NPY 是一种神经肽，通常在血浆中检测不到

14.4.11.6 临床意义

PP 的检测在临床上与诊断 GEP－NET 肿瘤相关。通常，临床症状是通过肿瘤所产生的肽类物质判断。肿瘤会合成一些胃肠激素并释放到循环中。尽管在部分内分泌肿瘤中仅可检测到 PP 而不分泌其他肽(PP 瘤)，但通常在 GEP－NET PP 和 CgA 一起产生。分泌 PP 的胰腺肿瘤约占 20%胰腺起源的 GEP－NET，确诊时患者年龄为 50～60 岁。在这类肿瘤中，一般认为由于激素没有活性、抑制剂的共同作用或 PP 受体下调，引起肿瘤无功能性。

NPY 在交感肾上腺系统的器官(肾上腺髓质，神经节)和胃肠神经元中合成。嗜铬细胞瘤中见肾上腺素和去甲肾上腺素分泌(表 14.4－11)。

表 14.4－11 PP 浓度升高相关的疾病和症状

疾病/条件	临床和实验室结果
正常个体	部分临床上健康的人，多数是老年人可以检测到血清 PP 浓度异常升高。从鉴别诊断的角度来看，阿托品试验可以帮助区分这种情况和 PP 自主分泌过多[6]。在健康人群中，在静脉注射 1 mg 阿托品后的 30 min 或 60 min，与基础水平相比，升高的 PP 水平可降低幅度＞50%(检测阳性结果)。
胰多肽瘤(PP 瘤)(分泌 PP 的内分泌肿瘤)	由于缺乏与激素相关的临床特征，主要位于胰腺内的 PP 瘤在局部并发症，如侵入邻近器官生长或出现肿瘤相关症状如体重减轻、疲劳和转移等之前很难诊断，迄今为止仅报道了少数病例。阿托品试验[6]在这些情况下为阴性；使用阿托品不会抑制异常升高的 PP 浓度。单纯 PP 分泌过多是否会导致分泌性腹泻尚不明确。
VIPoma(或 Verner Morrison 综合征)	由于 VIP 分泌增加，临床表现多以大量水样腹泻为特征。在大约 2/3 的病例中 PP 水平也会升高。在基础浓度升高的情况下，阿托品检测结果阴性。然而，正常的 PP 水平不排除潜在的 VIPoma。有关更多的临床细节，请参阅参考文献[7]。
Zollinger－Ellison 综合征	常见的胃肠道内分泌肿瘤中约 20%病例与 PP 水平升高有关。阿托品试验在自主分泌 PP 的肿瘤中阴性(PP 浓度没有下降)。从鉴别诊断的角度来看，PP 浓度升高不能用于促胰液素检测[7]。
内脏神经病变	PP 的基础水平与正常范围没有差别。由于血糖下降，健康人胰岛素诱导的低血糖(0.2 U/kg，iv)会部分激活胆碱能(迷走神经)及自主神经系统的肾上腺素，从而引起血浆 PP 浓度升高。内脏神经病变患者(如合并糖尿病，或特发性内脏神经病变)未出现明确的临床神经病变症状前，PP 不会上升或已受到抑制。

续 表

疾病/条件	临床和实验室结果
慢性胰腺炎	至胰腺外分泌功能不全的疾病进展晚期，膳食刺激会持续升高 PP 水平而不下降，通常还伴有脂肪泻。因此，PP 不能作为胰腺功能的诊断项目。

14.4.11.7 注意事项

样本采样：患者至少禁食 8～10 h 后，早晨空腹采血。餐后 PP 血浆水平会在一段较长的时间内保持升高[8]。

药物：具有间接或直接拟副交感神经作用的治疗药物，如甲氧氯普胺，或具有抗交感神经作用的药物，如 β 肾上腺素能阻滞剂，在检测前需要停用足够长的时间。

干扰：胰岛素依赖型糖尿病患者，长期服用胰岛素制剂治疗的患者在色谱纯化前，以及使用基因工程合成的胰岛素患者可能有直接针对 PP 的循环抗体，这在以往会引起胰岛素治疗对 PP 检测的影响。在这类患者中，PP 的检测结果是不准确的。

稳定性：血浆 PP 在室温条件下的稳定性有限。因此，标本采集后必须全程冷链处理，包括离心、标本转运至实验室；这对于结果准确非常重要。

14.5 卟啉病

Lothar Thomas

14.5.1 卟啉的性质

血红素(铁-原卟啉复合物)是生物氧化反应的中心。卟啉病主要是由先天性代谢缺陷导致，血红素生物合成途径中存在特定的酶缺陷。在卟啉病中，依据卟啉前体或卟啉在排泄物或组织中的过度累积的不同形式，可推测出血红素途径中酶缺陷的位置[1]。

卟啉命名源于希腊词根 porphuros(紫色)[2]，其紫红色源自共轭双键的吡咯环的结构。卟啉是卟啉原的氧化产物，卟啉原是酶催化血红素生物合成的实际底物。卟啉原是六羟基卟啉，卟啉中的四个亚甲基桥碳原子和两个吡咯烯氮原子被加上氢(图 14.5－1)[3]。

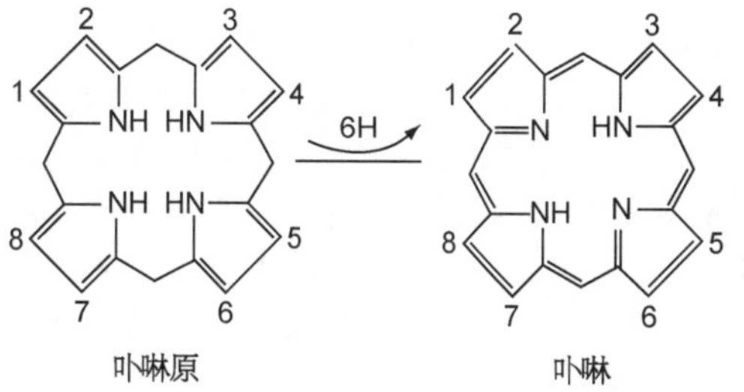

图 14.5－1 卟啉原氧化为卟啉。卟啉原根据其外围环的取代基分类，取代基的编号从 1～8。取代基包括乙烯基、乙基、甲基、乙酸和丙酸(经允许转载自参考文献[3])

卟啉是由卟吩衍生的四吡咯，通过其特有的侧链取代外围环的 8 个氢原子。大多数卟啉具有羧酸侧链[3]。具有 8、7、6、5 和 4 个羧基侧链(尿卟啉、七羧基卟啉、五羧基卟啉、粪卟啉)的卟啉生成超出了血红素生物合成所需的卟啉，并且被排泄到尿液或粪便中。卟啉的过量生成出自不同的原因：遗传

性、血红蛋白合成障碍、肝病、血液透析患者。血红素合成过程，单个酶的催化步骤和由该过程产生的卟啉见图 14.5－2。

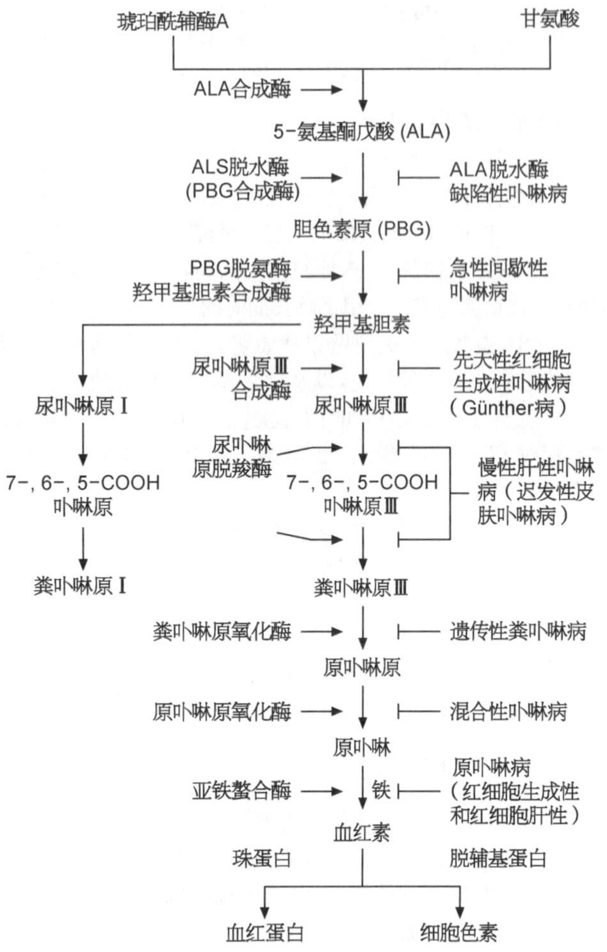

图 14.5－2 血红素生物合成[4]：卟啉病中的酶紊乱

血红素生物合成由 2 种氨基酮戊酸合成酶(ALA 合成酶)的同工酶调节：

- 在红细胞生成中，由 ε－ALA 合成酶调节，80％的血红素在此过程中生成。
- 在肝脏中，由 δ－ALA 合成酶调节，约 20％的血红素在肝脏中生成。ALA 是卟啉和血红素生物合成的第一个特定代谢物。线粒体内 ALA 合成酶在磷酸吡哆醛存在的情况下催化甘氨酸和琥珀酰辅酶 A 合成 ALA。ALA 合成酶是卟啉和血红素完整生物合成链中第一个酶，同时也是限速酶，因此起着调节酶反应的作用(图 14.5－2)。ALA 合成酶的活性低于后续反应中的酶的活性。血红素通过负反馈调节控制肝脏 ALA 合成酶的合成和活性[4,5]。遗传性部分酶缺陷导致 ALA 合成酶的调节控制紊乱(图 14.5－3)。

卟啉原是还原的卟啉，由血红素途径合成的第一个卟啉原具有 8 个羧基，随着合成的进行逐步发生脱羧，侧链上羧基从 8 个减到 2 个，并且赋予后续氧化卟啉不同的物理化学性质。因此，具有较多(4～8 个)羧基的卟啉具有亲水性，促进其在尿中排泄；而具有较少(2～4 个)羧基的卟啉具有亲脂性并通过肝胆途径排泄[3]。两种类型的卟啉都出现在血浆中，与各种蛋白质和磷脂结合。

在血红素合成反应临近终止时生成的卟啉(粪卟啉、硬卟啉和原卟啉，分别具有 4 个、3 个和 2 个羧基)，由于它们的疏水性常见于粪便中[3]。

在生物材料中天然存在的卟啉异构体是异构体Ⅰ和Ⅲ(聚羧基卟啉)和原卟啉Ⅸ。只有Ⅲ型卟啉原是原卟啉Ⅸ和血红素的生理性前体[3]。

14.5.2 卟啉病

卟啉病是指以卟啉、卟啉前体或两者同时过量产生和排泄为特征的一组疾病。卟啉病是由于血红素生物合成途径中特定的酶缺陷引起的，并且大多数形式的卟啉病中的酶缺陷是遗传性的。各种酶缺陷导致其相应的氧化底物(代谢中间产物)累积于酶缺陷之前的合成步骤中[4]。代谢中间产物积聚在生物体内，特别是在肝脏、造血系统和皮肤中。代谢中间产物可具有毒性，可能导致急性卟啉病和脑脊髓交感神经症状。

卟啉病具有种族性，在人群中的患病率为(0.5～10)/10 万[5]。如果没有对血红素生物合成途径的深入了解，对卟啉病进行分类是一项艰巨的挑战。卟啉病的分类见表 14.5－1。最简单的方法是将卟啉病的临床表现和病因分为两个状态：急性卟啉病和非急性卟啉病(表 14.5－2)。

表 14.5－1 卟啉病分类和卟啉代谢紊乱

红细胞生成性卟啉病 - 先天性红细胞生成性卟啉病(常染色体隐性) - 红细胞生成或红细胞肝性原卟啉病(常染色体显性)
铅中毒
肝性卟啉病
急性肝性卟啉病 - 急性间歇性卟啉病(常染色体显性) - 遗传性粪卟啉病(常染色体显性) - 混合性卟啉病(常染色体显性) - 氨基酮戊酸脱水酶缺陷性卟啉病(常染色体隐性)
慢性肝性卟啉病：包括迟发性皮肤卟啉病(常染色体显性或中毒导致，也可能由副瘤导致)
继发性(无症状)卟啉病 - 继发性卟啉尿(粪卟啉尿症) - 继发性卟啉血症(原卟啉血症)

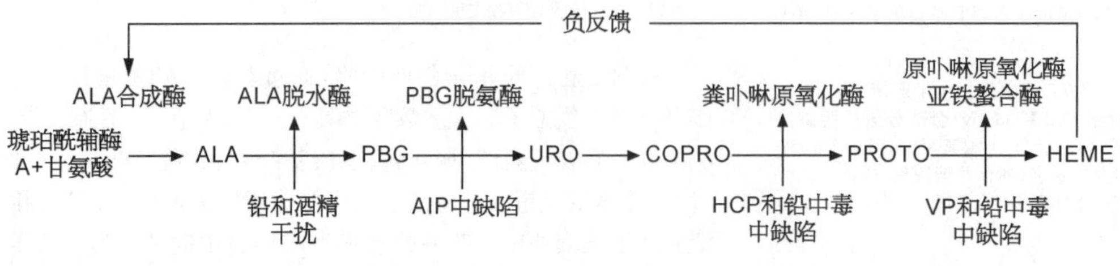

图 14.5－3 血红素负反馈调节肝脏氨基酮戊酸合成酶(ALA 合成酶)。急性间歇性卟啉病(AIP)、遗传性粪卟啉病(HC)、混合性卟啉病(VP)和铅中毒中的部分酶缺陷导致的血红素合成障碍，引发的 ALA 合成酶调节紊乱。PBG，胆色素原；URO，尿卟啉原；COPRO，粪卟啉原；PROTO，原卟啉原；HEME，血红素；ALA 脱水酶＝PBG 合成酶

表 14.5-2 急性和非急性卟啉病的特征

疾病	酶缺陷	发病率	酶活性	遗传性	临床表现
急性卟啉病					
- ALA 脱水酶缺陷性卟啉病(ADP)	ALA 脱水酶	未知	<5%	AR	急性发作
- 急性间歇性卟啉病	HMBS	1∶10 万	50%	AD	急性发作
- 遗传性粪卟啉病	粪卟啉原氧化酶	1∶100万	50%[1]	AD	急性发作 皮肤损伤
- 混合性卟啉病(VP)	原卟啉原氧化酶	1∶25 万	50%[1]	AD	急性发作 皮肤水疱
非急性卟啉病					
- 先天性红细胞生成性卟啉病(CEP)	尿卟啉原Ⅲ合成酶	1∶33 万	2%～30%	AR	皮肤损伤、水疱
- 迟发性皮肤性卟啉病(PCT)	尿卟啉原脱羧酶	1∶2.5 万	50%	AD (25%)	皮肤损伤、水疱
- 红细胞生成性原卟啉病(EPP)	亚铁螯合酶	1∶14 万	5%～30%	AR	光敏疼痛
- X 连锁显性原卟啉病(XLDPP)	ALA 合成酶	1∶600万	升高	X 连锁	光敏疼痛

ALA,δ-氨基酮戊酸;HMBS,羟甲基胆素合成酶=胆色素原脱氨酶;AD,常染色体显性;AR,常染色体隐性;[1]淋巴细胞中的酶活性,红细胞中的其他酶活性;发病率数据来自英国

14.5.2.1 急性卟啉病

急性卟啉病是由于编码血红素生物合成途径酶的基因突变导致的。急性卟啉病的特征为:偶发性的威胁生命的脑脊髓交感神经发作,卟啉前体 ALA 和胆色素原的排泄增加(除了 ALA 脱水酶缺陷性卟啉病中胆色素原正常)。

急性卟啉病(部分学者称为急性肝性卟啉病)的 4 种不同形式(表 14.5-2)如下:ALA 脱水酶缺陷性卟啉病(ADP)、急性间歇性卟啉病(AIP)、遗传性粪卟啉病(HC)、混合性卟啉病(VP)。

急性卟啉病的急性发生时间通常在青春期后,4 种形式的卟啉病只能以生物化学区分。70%的卟啉病急性发作已被证实的诱发因素为摄入常见药物和酒、感染、节食或禁食及内源性激素的作用,但其余 30%发作的诱发因素尚不清楚[6]。

脑脊髓交感神经表现:卟啉病的急性发作始于脑脊髓交感神经异常:行为改变如焦虑和不安,然后进展为恶心、呕吐和痉挛样腹痛。心动过速和高血压提示交感神经活动增加。1 周后疼痛消退,但弥漫性肌无力可持续较长时间。脑脊髓交感神经表现与卟啉前体 δ-氨基酮戊酸和胆色素原的尿排泄增加相关。

光敏性:皮肤光敏性是由过量卟啉产生的独特的荧光性质所导致的。除急性间歇性卟啉病外,所有急性和非急性卟啉病都表现出光敏性皮肤变化。

14.5.2.1.1 选择适当的检查:允许依据卟啉病临床分类来选择适当检查[7]:只有卟啉过量生成的卟啉病特征为皮肤光敏性;只有卟啉前体过量生成的卟啉病的特征为脑脊髓交感神经症状;卟啉和卟啉前体同时过量生成的卟啉病的特征为皮肤光敏性和神经内脏疾病。混合性卟啉病和遗传性粪卟啉病就是这种情况,这两种卟啉病也被称为神经皮肤性卟啉病。在这两种卟啉病中,皮肤症状也可能是慢性的,在暴露于阳光的几天后出现。在混合性卟啉病中,皮肤症状也可能独立发生,而没有急性脑脊髓交感神经发作。

14.5.2.2 非急性卟啉病

非急性卟啉病的特征为[8]:由卟啉引起的光暴露皮肤区域的光敏性。混合性卟啉病和遗传性粪卟啉病都会出现这种病变。没有脑脊髓交感神经发作。胆色素原和 ALA 的排泄正常。

非急性卟啉病的 4 种不同形式如下(表 14.5-2):先天性红细胞生成性卟啉病(CEP)、迟发性皮肤性卟啉病(PCT)、红细胞生成性原卟啉病(EPP)、X 连锁显性原卟啉病(XLDPP)。

在这些卟啉病中可见到皮肤血管表层增厚。临床症状通常首次发生在儿童时期,但也可以出现在任何年龄段。皮肤暴露于阳光之后的典型变化为灼痛、皮肤红斑和水肿,且在暴露结束时消失。典型的慢性病变为面部皮肤凹陷瘢痕和跖趾关节皮肤增厚。

14.5.3 卟啉病诊断

卟啉病的诊断研究基于(表 14.5-3):急性(脑脊髓交感神经)症状、个人和家族病史、观察皮肤变化、生化标志物(表 14.5-4)、分子生物学检查基因突变(突变分析)。

表 14.5-3 可疑卟啉病的诊断性检查[4-6]

临床表现	检查	结果
急性脑脊髓交感神经发作伴或不伴皮肤症状	尿液中胆色素原、5-氨基酮戊酸、总卟啉	正常:可排除急性卟啉病。检测粪便卟啉排除 VP 或 HC 的缓解期。 升高:通过检测尿液卟啉和血浆荧光发射光谱检查,鉴别诊断 AIP、VP 和 HC。
暴露于阳光的皮肤区域病变,出现水疱、糜烂、瘢痕、粟丘疹	血浆和粪便中总卟啉	正常:可排除卟啉病。 升高:怀疑 CEP。通过检测尿液和粪便卟啉鉴别诊断 CEP、PCT、HC 和 VP。通过血浆荧光发射光谱检查鉴别 VP。
暴露于阳光的皮肤区域病变,出现水疱、灼痛、红斑、水肿、糜烂	尿液中总卟啉、红细胞内卟啉	正常:可排除卟啉病。 升高:证实存在卟啉病。怀疑 EPP 或肝红细胞生成性卟啉病(HEP)。

表 14.5-4 急性和非急性卟啉病中生化检查和发现

疾病	尿液	粪便	红细胞	血浆荧光
急性卟啉病				
- ALA 脱水酶缺陷性卟啉病	ALA≫PBG,粪卟啉Ⅲ	NE	ZnPP+游离原卟啉	NE
- AIP	ALA,PBG,尿卟啉Ⅰ	NE	NE	615～620
- HC	ALA,PBG,粪卟啉Ⅲ	粪卟啉Ⅲ	NE	615～620
- VP	ALA,PBG,粪卟啉Ⅲ	原卟啉>粪卟啉	NE	624～627
非急性卟啉病				
- CEP	尿卟啉Ⅰ,粪卟啉Ⅰ	粪卟啉Ⅰ	ZnPP+游离原卟啉,粪卟啉Ⅰ,尿卟啉Ⅰ	615～620
- PCT	尿卟啉Ⅰ+Ⅲ,七羧基卟啉	粪卟啉异构体,七羧基卟啉	NE	615～620
- EPP	NE	原卟啉	游离原卟啉	626～634
- XLDPP	NE	原卟啉	ZnPP+游离原卟啉	626～634

ALA,5-氨基酮戊酸;PBG,胆色素原;ZnPP,锌原卟啉;NE,未升高

在生物化学上，卟啉病的评估如下[4]：急性卟啉病，检测尿液中卟啉前体 ALA 和胆色素原；非急性卟啉病，检测尿液、血浆和粪便中总卟啉和代谢中间产物，研究红细胞中血红素生物合成途径酶；分子生物学检查用于鉴定家族特定致病性突变的症状前症携带者。

14.5.3.1 急性卟啉病的生化标志物

在脑脊髓交感神经发作患者中，应对尿液进行以下检查（如果有必要应进一步检查 24 h 尿液）作为主要诊断评估[9]：胆色素原（PBG）、5-氨基酮戊酸（ALA）、总卟啉。

PBG：PBG 排泄增加是急性卟啉病最重要的指征。PBG 正常排泄量低于 10 μmol/L 或低于 1.5 μmol/mmol 肌酐。在卟啉病的急性期，PBG 通常升高 20～50 倍。随着急性症状的消退，PBG 排泄减少。在急性间歇性卟啉病中 PBG 在数周内保持升高，而混合性卟啉病和遗传性粪卟啉病中 PBG 在第一周内降低。

ALA：ALA 在所有形式的急性卟啉病中升高，但不如 PBG 明显。单独的 ALA 升高指示铅中毒。

总卟啉：总卟啉与疾病相关性不大，因为在急性卟啉病中总卟啉增加主要是由于 PBG 分子聚合形成尿卟啉。参考区间列于表 14.5-5。

表 14.5-5 尿卟啉的参考区间[4]

卟啉	μg/24 h	nmol/24 h
总卟啉	＜100	＜120
尿卟啉	3～24	4～29
七羧基卟啉	0～3	0～4
六羧基卟啉	0～2	0～3
五羧基卟啉	0～4	0～6
粪卟啉	14～78	21～119
三羧基卟啉	0～2	0～2
二羧基卟啉	0～1	0～1
粪卟啉Ⅰ型异构体		17%～31%
粪卟啉Ⅲ型异构体		69%～83%

粪卟啉：为了排除遗传性粪卟啉病和混合性卟啉病，必须检查粪便标本中粪卟啉和原卟啉，因为在这两种形式的急性卟啉病中在 1 周内就会出现 PBG 排泄减少。参考区间列于表 14.5-6。

表 14.5-6 粪便卟啉的参考区间[4]

卟啉	μg/g*	nmol/g*
X 卟啉	0～2	0～3
尿卟啉	1～3	1～4
七羧基卟啉	0～3	0～4
六羧基卟啉	0～1	0～1
五羧基卟啉	1～4	1～5
粪卟啉异构体	0	0
粪卟啉	3～24	5～37
三羧基卟啉	0～6	0～8
原卟啉	12～85	21～151

*以 1 g 干粪便重量为参考

诊断卟啉病和缓解期的初步检查[9]：对于近期或过去出现急性卟啉病症状的 15 岁以上患者及慢性症状或家族史不确定的患者，建议进行以下检查：① 尿液中 PBG 和 ALA 排泄；② 粪便中原卟啉，粪卟啉和粪卟啉Ⅲ型/粪卟啉Ⅰ型异构体值；③ 血浆卟啉荧光发射光谱；④ 常规血液学正常时，红细胞胆色素原脱氨酶活性。

结果解读和进一步检查：

- 如果初步检查①～③中有一项或多项异常，可确认卟啉病。
- 如果代谢物检查①～③正常，则任何当前或近期的症状都不是由卟啉病引起的，应该调查症状的其他可能病因。
- 如果只有检查④是异常的，则需要对 *HMBS* 基因进行突变分析。如果证明存在疾病特异性突变，可确认为缓解期的急性间歇性卟啉病（或者是潜伏期，如果无症状且具有家族史）。目前的数据表明 *HMBS* 基因的突变分析具有 95%的灵敏度和 100%的特异性。

14.5.3.2 非急性卟啉病的生化标志物

在急性卟啉病中，与总卟啉相比，尿中 PBG 显著增加。在非急性卟啉病中，总卟啉的数量级与急性卟啉病中相同，但是 PBG 和 ALA 没有或仅轻度升高。PBG 和总卟啉的显著增加见于合并形式（肝性和红细胞生成性卟啉病）（表 14.5-4）。

以下检查用于鉴别诊断和评估非急性卟啉病的病程（表 14.5-3）：尿液卟啉的鉴别、粪便卟啉的鉴别、检测红细胞卟啉、血浆卟啉荧光发射光谱。

卟啉病的典型发现见表 14.5-7。实验室检查及其在卟啉病中的临床意义见表 14.5-8。

表 14.5-7 卟啉病临床典型表现

卟啉病	临床表现和实验室检查
AIP[6]	AIP 是最常见和最严重的急性卟啉病，特征为 PBG 脱氨酶（或尿卟啉原Ⅰ合成酶）的活性降低。AIP 患病率在普通人群中为（1～2）/10 万。男性出现症状一般在 40～50 岁，女性一般在 30～40 岁。临床症状开始于腹部绞痛、高血压和心动过速，常伴恶心、呕吐或便秘。1/3 的患者出现精神错乱、焦虑和抑郁。2/3 的患者出现神经病变，对称性肌无力主要涉及四肢和腰部肌肉。相关的低钠血症（Na^+ ＜120 mmol/L）可能指示存在抗利尿激素分泌异常综合征（SIADH）。血红素在自主神经系统的神经元中累积所引发的神经病变，导致了卟啉病中的急性发作。AIP 不见皮肤病变。 实验室检查：主要检查结果为尿液中卟啉前体（ALA 和 PBG）、总卟啉和尿卟啉Ⅰ呈中度升高。只有 20%的患者粪便中卟啉增加。在急性发作时，由于 PBG 聚合成尿卟啉和棕红色的卟吩胆色素，排出的尿液静止后颜色变深。可以通过冷却尿液于 4℃、碱性环境 pH（8～9）和避光条件下来延缓反应过程。在缓解期，尿液 PBG 排泄下降，但很少恢复正常。潜伏期患者的尿液 ALA 或 PBG 排泄很少为正常值。评估红细胞 PBG 脱氨酶活性可能有助于诊断潜伏期患者。
HC[7]	急性卟啉病是由于粪卟啉原氧化酶活性降低导致 ALA 合酶升高和尿液中过量粪卟啉而引起的。HC 为常染色体显性遗传。粪卟啉原氧化酶催化粪卟啉Ⅲ转化为原卟啉原。纯合子携带者的粪卟啉原氧化酶活性降低至 2%。如有必要，应对淋巴细胞进行酶活性检查。HC 通常为潜伏期，但可能出现类似于 AIP 的症状，并具有皮肤光敏性症状。最突出的临床特征是腹痛（80%）。与 AIP 一样，也有一些无症状的基因携带者。在 30%的患者中观察到皮肤光敏性症状，特别是在暴露于阳光的身体部位（如脸部和手部）。

续 表

卟啉病	临床表现和实验室检查
HC[7]	实验室检查：急性发作期的生化特征为尿液 PBG、ALA 和粪卟啉Ⅲ的异常升高，在缓解期中，这些标志物恢复正常。粪便卟啉排泄>200 nmol/g 干粪便，其中粪卟啉Ⅲ为主要成分，并且粪卟啉Ⅲ/Ⅰ值高于 2[9]。HC 潜伏期患者粪卟啉Ⅲ主要排泄于粪便中，尿液中较少。一些患者在 615～620 nm 处出现血浆荧光发射峰。
VP[4]	VP 是具有多种临床症状的急性卟啉病。VP 是与原卟啉原氧化酶 PPOX(血红素合成途径的倒数第二个酶)缺陷相关的常染色体显性疾病。由于 PPOX 缺陷，原卟啉原无法转化为原卟啉。大多数患者是杂合子携带者，PPOX 活性降低约 50%。许多杂合子携带者不会表现出相关症状。VP 临床特征与 HC 相似，但具有更严重的皮肤光敏性症状与瘢痕形成。VP 患者也存在卟啉病急性发作的风险，其特征在于剧烈腹痛，自主神经紊乱和运动神经病。在罕见的纯合子携带者中，临床症状早见于儿童时期，伴有神经系统症状、显著地光敏性症状和生长迟缓。 实验室检查：在症状发作时，尿液在光照下会变为红色(葡萄酒色)。在急性发作时，尿液 PBG、ALA 和粪卟啉Ⅲ升高，在缓解期时，标志物在 1 周内几乎完全恢复正常。血浆 X 卟啉特异性见于 VP，是一种可在 624～627 nm 处用荧光发射检测到的卟啉-肽复合物。检测该波长处的荧光发射峰可鉴别诊断 VP 与其他所有卟啉病[9]。粪便中原卟啉浓度至少比粪卟啉浓度高 2 倍。
ADP	ADP(Doss 卟啉病)是一种非常罕见的常染色体隐性遗传性疾病。首次发病可见于青春期，临床表现类似于 AIP。 实验室检查：尿液中 ALA 升高超过 72 μmol/mmol 肌酐、粪卟啉Ⅲ升高超过 250 nmol/mmol 肌酐、PBG 轻度升高。红细胞锌原卟啉升高。红细胞 ALA 脱水酶活性降至 5%以下，无法被重新活化[11]。
PCT[3]	PCT 是常见皮肤形式的卟啉病，包括遗传性和后天获得性的非急性卟啉病。两种类型的 PCT 都存在血红素生物合成中的尿卟啉原Ⅲ的脱羧阶段的阻断现象。已证实肝脏中存在尿卟啉原脱羧酶(URO-D)的活性缺陷。URO-D 活性降低导致尿卟啉和羧化卟啉高浓度累积。URO-D 的酶缺陷伴随着对 5-氨基酮戊酸合成酶的补偿性刺激，因此尿卟啉的累积除了尿卟啉原Ⅲ的利用不足外，还有过度生成的作用因素。这种情况导致尿卟啉Ⅲ在肝脏中的积聚，并从肝脏分散分布到全身，在光暴露期间激活皮肤氧化反应导致组织坏死。PCT 中的主要促发因素为 *HFE* 基因座突变(Cys282Tyr 和 His63Asp)、细胞色素基因(*CYP1A2*)和转铁蛋白受体 1(*TFR1*)基因的多态性、病毒感染(丙型肝炎和 HIV)、雌激素、慢性酒精消耗。 两种类型的 PCT 是有区别的： - Ⅰ型 PCT：是后天获得性的，并且酶缺陷限于肝组织。Ⅰ型 PCT 是人类卟啉病最常见的原因，其流发病率为(10～100)/10 万。病因被认为是由于铁代谢变化所导致的氧化应激。诱发因素包括慢性酒精中毒、毒性物质(如六氯苯处理的小麦)、多溴联苯、病毒感染(如 HBV 和 HCV)[12]。Ⅰ型 PCT 占 PCT 病例的 80%。散发性 PCT 通常发生在生命最后 1/3 的时间内，如果发生于较年轻的个体中，则应考虑与 HCV 或 HBV 疾病的关联。 - Ⅱ型 PCT：这种家族型 PCT 是一种常染色体显性遗传疾病。URO-D 的缺乏同时见于肝细胞和红细胞。在另一种家族型 PCT(Ⅲ型)中，红细胞 URO-S 正常，但肝细胞 URO-D 活性降低。在红细胞和肝脏中存在活性。 在两种类型的 PCT 中，光敏性皮肤症状和慢性肝病的是主要临床发现。光暴露的皮肤部位表现为水疱和瘢痕形成，手部易于受伤，并且在颞骨和颧骨区出现多毛症。 实验室检查：PCT 的检查包括血浆卟啉、红细胞卟啉及尿液和粪便卟啉。尿液中卟啉检查表现为正常的 PBG 和 ALA 及增加的尿卟啉和七羧基卟啉。PCT 中的粪便卟啉分类显示异粪卟啉占比最高，其他依次为七羧基卟啉、六羧基卟啉和五羧基卟啉。PCT 必须与 VP 明确鉴别，因为 PBG 和 ALA 不足以区分 VP。使用血浆荧光扫描(624～627 nm 处的 VP 发射峰，独特的卟啉病)或测定粪便卟啉(PCT 中异粪卟啉和七羧基卟啉升高)，可以有效地排除 VP。肝酶通常升高，转铁蛋白饱和度和铁蛋白浓度通常会升高，表明铁储备量增加。铁蛋白超过 800 μg/L 时，铁主要储存在肝脏中。在英国，大约 20%的 PCT 患者是 C282Y 突变的纯合子型。
CEP[13]	是一种非急性卟啉病，也被称为 Morbus Günther。CEP 是罕见的常染色体隐性遗传疾病。尿卟啉原Ⅲ合成酶的活性缺陷导致骨髓红细胞前体中卟啉原Ⅰ型异构体过量生成。卟啉原Ⅰ型异构体无法被血红素途径中的酶进一步脱羧成粪卟啉原Ⅰ，导致累积为相应的氧化的光敏性卟啉副产物。累积的卟啉(主要是尿卟啉Ⅰ和粪卟啉Ⅰ)通过溶血或扩散作用从红细胞释放到血浆中，然后被排泄到尿液和粪便中。CEP 是最严重的皮肤性卟啉病。这种极为罕见的疾病首次通常考虑为新生儿期被尿液中红色卟啉染红的尿布所致。色素沉着也见于组织、骨骼和牙齿，产生红色至棕色改变。未受保护而暴露于阳光会导致皮肤逐渐坏死，形成水疱、溃疡，多年后导致外观出现显著变化。可见脾肿大，并发溶血(但不会进展为贫血)。一般来说，临床表现可以从胎儿水肿到成年人轻度皮肤变化。 实验室检查：生化标志是在红细胞、血浆和尿液中的尿卟啉Ⅰ累积。尿液中卟啉主要由尿卟啉Ⅰ和较少程度的粪卟啉Ⅰ组成，但 PBG 和 ALA 水平正常的。血浆原卟啉升高。粪便中原卟啉>粪卟啉[3]。
EPP[13]	是一种常染色体显性非急性卟啉病，发病率为 1/14 万，高于 CEP。线粒体内的亚铁螯合酶活性降低导致过量的原卟啉(一种疏水性光敏分子)在红细胞、肝脏、血浆、胆汁和粪便中累积。亚铁螯合酶催化二价铁离子结合到原卟啉形成血红素(图 14.5-2)。亚铁螯合酶在骨髓、网织红细胞、淋巴细胞、肝脏和皮肤成纤维细胞中的活性为正常值的 10%～40%。由于原卟啉是亲脂性的，其通过胆汁到达肠道并排泄在粪便中。骨髓是过量的原卟啉的主要来源器官。原卟啉在肝脏中的沉积可导致毒性作用，患者可能表现为胆汁淤积、进行性代偿失调、20%～30%的死亡率。EPP 的初始症状最常见于儿童时期，主诉为皮肤瘙痒，或是在阳光照时或光照后皮肤灼痛。 实验室检查：EPP 的实验室诊断基于红细胞、血浆和粪便中增加的原卟啉。尿液中卟啉排泄正常，粪便中原卟啉升高，且原卟啉>粪卟啉。由于剩余的亚铁螯合酶活性足以合成血红素，因此不会引起 ALA 合成酶的增加，因此尿液中卟啉前体 PBG 和 ALA 不会升高。通过检测尿液中卟啉水平(EPP 中尿液卟啉水平是正常的，除肝功能受损时)可发现肝功能损害的早期征兆。无症状的患者通常只能通过检查降低的亚铁螯合酶活性来确诊。
假性卟啉病	PCT 必须与假性卟啉病区分鉴别。假性卟啉病中可见类似于 PCT 中发生的皮肤病变，但与异常卟啉生物合成无关。原因可能是非卟啉类光敏性物质，如四环素、呋塞米或萘啶酸。肝硬化或慢性肾病患者也可以表现出与光敏性皮肤卟啉病相似的皮肤症状。
铅中毒	铅中毒导致 ALA 排泄增加是由于铅对 ALA 脱水酶(PBG 合成酶)活性的直接抑制作用。ALA 脱水酶抑制作用的增加和持续可导致 ALA 排泄的极度升高，这是由 PBG 合成酶抑制和肝反应诱发的 ALA 合成酶增加的协同效应引起的。铅中毒中 ALA 合成酶的诱发是由于血红素生物合成的减少产生的负反馈下调(图 14.5-3)。 实验室检查：尿液中 ALA 和粪卟啉Ⅲ明显升高，PBG 轻度升高。红细胞锌原卟啉升高。然而，红细胞 ALA 脱水酶活性显著降低，低于健康个体 10%以下，但可以用锌和硫醇再活化。

表 14.5-8　卟啉病的实验室检查和临床意义

项目	临床表现和实验室检查
ALA	适应证：急性卟啉病、铅中毒。 检测方法：根据 Mauzerall 和 Granick 法[14]采用组合双柱或 HPLC 方法的离子交换色谱。 离子交换色谱原理：上层(阴离子交换剂)吸附胆色素原，下层(阳离子交换剂)吸附 ALA。用水冲洗下两根柱子中的尿素。如果仅需检测 PBG，则不需下层柱。乙酸洗脱后，使用 Ehrlich 试剂将 PBG 转化为有色的复合物，并可以用分光光度法在 553 nm 处检测。 标本要求：24 h 尿液最好冷藏保存，并且如果要分析卟啉，则在取样期间保持避光，如保存于 4～8℃的冰箱中。所需标本量：单独检测 PBG 5 mL，同时检测卟啉前体(ALA 和 PBG)和卟啉 20 mL。必须量取 24 h 尿液的总量并告知实验室。 参考区间：250～6 400 μg/24 h(2～49 μmol/24 h)。单位转换：mg×7.626＝μmol。

续 表

项目	临床表现和实验室检查
ALA	临床意义[15]：尿液 ALA 升高超过 300 μmol/24 h 指示急性卟啉病或铅中毒。个别尿液 ALA 轻度升高见于慢性亚临床铅中毒、急性卟啉病的临床潜伏期、部分人群饮酒后、酒精性肝病、酒精性慢性肝性卟啉病和溶血性贫血。临床发作期的 PCT 可能表现为极高的卟啉排泄(超过 10 μmol/24 h)，伴随着尿液 ALA 轻度升高。但大多数慢性肝性卟啉病中尿液 ALA 排泄在参考区间内，这是排除急性肝性卟啉病或铅中毒鉴别诊断的主要标准。 急性卟啉病：在急性发作时超过 300 μmol/24 h，在缓解期为 100～300 μmol/24 h，潜伏期为 100 μmol/24 h。 铅中毒：急性超过 300 μmol/24 h，慢性 10～50 μmol/24 h。 其他：酗酒、酒精中毒、酒精性肝病、药物副作用、药物性肝脏损伤、外来化学物质的影响、各种病因的贫血、饥饿、怀孕。升高不超过 10 μmol/24 h。
PBG[4]	适应证：急性卟啉病及鉴别诊断急性和非急性卟啉病。 检测方法：采用组合双柱或 HPLC 方法的离子交换色谱。 离子交换色谱原理：参考 ALA。 标本要求：参考 ALA。 参考区间：100～1 700 μg/24 h(0.5～7.5 μmol/24 h)、低于 10 μmol/L、低于 1.5 μmol/mmol 肌酐[4]。单位转换：μg×0.004 42 = μmol。 临床意义：尿液 PBG 排泄率升高超过 100 μmol/24 h 指示急性卟啉病。在急性临床病例中，超过 1 000 μmol/24 h 的极高 PBG 排泄率并不罕见。 在 AIP 的临床缓解期间，PBG 排泄和 ALA 排泄通常保持明显的升高。这两种卟啉前体在 AIP 中很少恢复正常，但在 VP 和 HC 中比较常见恢复正常。卟啉前体的占比组成是遗传性急性肝性卟啉病遗传阶段的主要特征，在此期间检测酶缺陷可作为仅有的病理学发现(如 AIP 中 PBG 脱氨酶活性降低)。 通常 PBG 和 ALA 的尿液排泄率反映了临床病程，在同一患者病程中的反复检查尤其准确。但是在随访中观察到相当大的差异：一些 PBG 排泄超过 300 μmol/24 h 的患者可能没有临床症状，剩下的患者可能表现为急性综合征(腹部绞痛、四肢无力、不同程度的精神障碍包括症状性精神病、心动过速和高血压)。通常尿液 PBG 排泄量在 300～900 μmol/24 h 之间时，升高水平与临床症状表现一致。在所有三种(常染色体显性)急性卟啉病中，在排泄增加开始时和峰值时，尿液排泄中两种卟啉前体的成分可能非常相似。 在重度铅中毒的情况下，可发现 PBG 排泄增加(<50 μmol/24 h)。这种 PBG 的排泄增加可能比较难以进行解释，因为 AIP 和铅中毒在生物化学和临床方面确实存在相似之处(腹部和神经系统症状，ALA 和卟啉的排泄增加)。因此急性铅中毒可被认为是外源性中毒性的急性肝性卟啉病。急性铅中毒中尿液卟啉前体和卟啉的占比特别类似于 ALA 脱水酶缺陷性卟啉病和 HC。 即使存在其他血红素生物合成代谢物(ALA 和各种卟啉)的数据，尿液 PBG 排泄轻度升高(10～20 μmol/24 h)或接近正常水平仍然难以解释。这种升高可能出现在临床潜伏性遗传性卟啉病的急性发作期、PCT 最严重的临床和生化表现以及重度酒精性肝硬化。在急性铅中毒和 ALA 脱水酶缺陷性卟啉病中发生贫血时，不能排除“继发性无症状胆色素原尿症”，并且在酒精中毒的病例中也可以观察到[16]。 单独的 PBG 排泄轻度增加的诊断作用不佳。
尿液总卟啉	适应证：非急性卟啉病、急性卟啉病。 检测方法：有多种检测方法，组合双柱、HPLC 方法、Doss 方法的离子交换色谱[17]。 标本要求：参考 ALA。 参考区间：见表 14.5-5。 总卟啉在急性卟啉病中的临床意义： 临床发作期的急性卟啉病通常表现为 3～20 μmol/24 h 的总卟啉排泄增加。在 AIP 的临床潜伏期期间，可表现为持续 1～5 μmol/24 h 卟啉排泄增加或下降至低于 1 μmol/24 h。在 AIP 中很少见卟啉排泄的完全正常化。同样在 HC 和 VP 中，卟啉排泄增加可能在缓解期持续数周，最终在几周或几个月后降至正常水平。 由于急性卟啉病的临床发作期和无症状期都揭示了具有 2～8 个羧基的尿液卟啉的成分组成特征，因此在大多数情况下通过尿液卟啉占比特征可以区分不同的卟啉病。在生理条件下，二羧基卟啉(如原卟啉)由于在水中的最小溶解度而未在尿液中被发现。 在常染色体显性的急性卟啉病中，占多数的卟啉为尿卟啉、粪卟啉、五羧基和三羧基卟啉。而在慢性卟啉病(包括 PCT)中占多数的卟啉为尿卟啉和七羧基卟啉。 仅检测总卟啉或单个卟啉，而不了解卟啉前体和粪便卟啉排泄的情况，通常导致诊断失败。 总卟啉在红细胞生成性卟啉病中的临床意义：先天性红细胞生成性卟啉病表现为 4～20 μmol/24 h 的总卟啉排泄增加。在具有 4～8 个羧基的卟啉中，占多数的为Ⅰ型异构体。在 EPP 中，卟啉排泄通常保持在正常水平内。只有在肝性 EPP 中，才会出现高浓度的粪卟啉尿，同时伴随其他卟啉增加。粪卟啉(主要为Ⅰ型异构体)的排泄可升高至 1 μmol/24 h。由于原卟啉的累积，这种升高现象通常伴随肝内胆汁淤积的肝硬化。 总卟啉在铅中毒中的临床意义：慢性铅中毒的特征为中度的粪卟啉尿(0.5～2.0 μmol/24 h)，而急性铅中毒有时伴随极度升高的总卟啉排泄，高达 15 μmol/24 h，主要为粪卟啉(超过总卟啉的 80%)。如果卟啉排泄增加超过 1.5 μmol/24 h，则所有血红素生物合成卟啉也升高，特别是五羧基和三羧基卟啉，还有原卟啉、尿卟啉、七羧基和六羧基卟啉。
粪便卟啉[4]	适应证：解答卟啉代谢紊乱时的特殊问题。粪卟啉升高指示 VP 和 HC。 检测方法：HPLC。 标本要求：大约 3 mL 粪便(避光保存)。 参考区间：见表 14.5-6。 粪便卟啉在急性卟啉病中的临床意义： - VP：在 pVP 中，粪便卟啉排泄通常在急性症状期和潜伏期中升高。通常在 VP 中，除了原卟啉(原卟啉原>粪卟啉原)的极度升高外，还存在所谓的 x 卟啉，也被称为亚尿卟啉，因为出现在色谱分离中尿卟啉部分的下面；x 卟啉可能表现为卟啉-肽复合物。原卟啉占升高卟啉的大部分，但其他卟啉也会升高[18]。 - AIP：粪便卟啉升高的模式类似 VP，但升高程度低于 VP。特别是在急性期中粪便总卟啉水平高达约 0.5 mg/g(0.6 μmol/g)，而且在潜伏期中粪便总卟啉水平高达 0.3 mg/g(0.4 μmol/g)。在 VP 中粪便卟啉水平通常远高于 0.5 mg/g(0.6 μmol/g)，而在 AIP 中明显较低。在 AIP 潜伏期中，且尿液卟啉排泄率低的情况下，粪便卟啉水平通常在正常范围内，但在高尿卟啉排泄的 AIP 中，粪便卟啉水平升高。 - HC：与 AIP 相比，VP 和 HC 中粪便卟啉排泄仍然在潜伏期中也有 0.2～0.8 mg/g(0.3～1.5 μmol/g)的增加，以粪卟啉Ⅲ型异构体为主。通过检查这种异构体基因的倒位，可以识别出粪便卟啉排泄正常的携带者。在临床发作期的 VP 和 HC 中，粪便卟啉排泄可以极度升高至超过 1.5 mg/g (2 μmol/g)。与 VP 相比，在 HC 中粪便中的粪卟啉占比高于原卟啉(表 14.5-4)。 - EPP：EPP 中粪便原卟啉排泄也有相当的升高。可通过 EPP 中红细胞(和血浆)中升高的原卟啉水平与 VP 区分鉴别。EPP 中的尿液卟啉结果可能正常或异常。尿液卟啉结果异常时，表现为中度至较高的粪卟啉尿症，粪卟啉可能占尿液总卟啉含量的 70%，并指示肝脏性 EPP。 - PCT：PCT 中粪便卟啉排泄通常仅轻度增加并且主要为较高羧基化的卟啉。粪便排泄中七羧基卟啉占比高于尿卟啉。PCT 的特征为异粪卟啉的存在。

续 表

项目	临床表现和实验室检查
荧光发射光谱[19]	急性卟啉病(AIP、VP 和 HC)表现为急性症状;在 HCP 和 VP 中,也可能出现皮肤症状,在 HC 中皮肤症状甚至可能是唯一的临床症状。荧光发射光谱检查和粪便中粪卟啉Ⅲ/Ⅰ型异构体值的测定对于三种急性卟啉病的鉴别诊断特别重要。624～627 nm 处的发射峰可证实 VP 诊断。但荧光发射光谱无法区分鉴别 AIP 和 HC,因为两者的发射峰都在 620 nm 处。但在 HC 中,粪便中的粪卟啉Ⅲ/Ⅰ型异构体值大于 2,而 AIP 中小于 2[4,20]。
红细胞酶	仅检查涉及卟啉生物合成的红细胞酶。酶分析的灵敏度和特异性都不如分子生物学方法[4]。
- ALA 脱水酶(ALA - D)[21]	适应证:怀疑铅中毒、酗酒、酒精性肝性卟啉病、遗传性 ALA - D 缺乏之症。 检测方法:欧洲共同体委员会参考局的标准化方法。ALA - D 催化 ALA 生成胆色素原。使用修饰的 Ehrlich 试剂在胆色素原生成过程中形成一种有色化合物,通过分光光度法在 555 nm 处测定其浓度。使用溶解的红血细胞测定红细胞 ALA - D 活性。酶活性以 μmol/(h·L)红细胞表示。 标本要求:将 10 mL 血液直接采集于肝素离心管中,离心并从分离红细胞。肝素全血最好外送至专业实验室(ALA 脱水酶、尿卟啉原合成酶和尿卟啉原脱羧酶)。标本必须全程避光。 临床意义:ALA - D 活性受铅抑制,会迅速降至正常活性的 10%以下。在酗酒中,ALA - D 活性出现降低。由于正常人群内的遗传变异,ALA - D 活性表现为较大范围的参考区间。遗传性 ALA - D 缺陷可表现为纯合子或杂合子形式。
胆色素原脱氨酶(PBG - D)、羟甲基胆素合成酶(HMBS)[4,22]	适应证:遗传学角度确定 AIP 中的酶缺陷。鉴别诊断 AIP、VP 和 HC,这几种卟啉病在急性症状期间,都会出现 ALA 和胆色素原的排泄增加,并且排泄中卟啉组成占比也类似。 检测方法:PBG - D 催化胆色素原合成尿卟啉原。通过分光光度法或荧光分光光度法测定卟啉原。使用溶解的红血细胞测定红细胞 PBG - D 活性。酶活性以 μmol/h/L 红细胞表示。 标本要求:参考 ALAD。 临床意义:AIP 中 PBG - D 活性降低。这种胆色素原代谢紊乱被认为是一种主要的遗传缺陷,存在于所有基因携带者中,且独立于尿液排泄卟啉前体或卟啉。PBG - D 检查是家族筛查基因携带者的一种预防措施,特别是对儿童。在发生 AIP 的家族中,PBG - D 活性水平以常染色体显性方式遗传,而 ALA - D 活性则为共显性遗传。在 AIP、VP 和 HC 中观察到类似的腹部和神经症状,以及类似的病理性尿液排泄卟啉组成占比。除了粪便卟啉检查以外,PBG - D 活性的降低是鉴别诊断的重要标准。但是,AIP 特异性的代谢物组也可能同时见于红细胞中 PBG - D 活性正常。
尿卟啉原脱羧酶[23,24]	适应证:怀疑遗传性的慢性肝性卟啉病(包括 PCT)和诊断肝红细胞生成性卟啉病(纯合子 PCT)。 检测方法:URO - D 催化尿卟啉原(Ⅰ和Ⅲ)生成粪卟啉原(Ⅰ和Ⅲ)。用分光光度法或荧光分光光度法检测粪卟啉原。酶活性以 μmol/(h·L)红细胞表示。 标本要求:参考 ALA - D。 临床意义:包括 PCT 在内的慢性肝性卟啉病中肝脏 URO - D 活性降低。在家族性慢性肝性卟啉病和大多数偶发性的慢性肝性卟啉病中,尤其是雌激素诱导的、副肿瘤性及血液透析导致的 PCT,URO - D 的活性降低也是红细胞中遗传缺陷的表现。 在慢性肝病(如慢性肝炎、肝硬化、酒精性肝综合征、药物相关肝病、前列腺癌、肝癌、腹部癌、雌激素治疗和使用激素避孕药导致的肝病)的情况下,应怀疑慢性肝性卟啉病,即使皮肤症状很小或没有。包括 PCT 在内的慢性肝卟啉病中常见由于代偿机制的红细胞 PBG - D 的活性增加。
锌原卟啉(ZnPP)	红细胞 ZnPP 的升高常常说明继发性临床无症状的卟啉病。常见原因是功能性铁缺乏之症,或已经存在的缺铁性贫血。

14.5.3.3 卟啉病的基因检查

突变分析对于诊断卟啉病的必要性并不高,而且如果未发现突变可能误导诊断[10]。另外,通过基因检查不能排除卟啉病。此外,在常染色体显性卟啉病中低临床表型意味着鉴定突变不一定表明存在卟啉病。尽管如此,分子基因检查现在是症状前诊断、家庭研究和预测性咨询的首选方法。

14.5.3.3.1 常染色体显性卟啉病:以常染色体显性模式遗传的卟啉病有急性间歇性卟啉病、遗传性粪卟啉病、混合性卟啉病和迟发性皮肤卟啉病[10]。所有 4 种卟啉病都表现出低临床表型,这表明环境因素和来自其他基因座的基因在确定其基因表达方面起着重要作用。在法国和英国,10%～20%的受影响个体出现症状,但在瑞典高达 50%的受影响个体表现出 AIP。有证据表明西欧人群中所有 4 种疾病的突变比率高于疾病的患病率。

常染色体显性急性卟啉病[10]:急性间歇性卟啉病中已确定的 *HMBS* 基因突变超过 342 个,遗传性粪卟啉尿症中 *CPOX* 基因突变大约 52 个,混合性卟啉病中 *PPOX* 基因突变大于 150 个。大多数突变是点突变,但是在 *HMBS* 和 *CPOX* 基因中已经检测到一些大的缺失。突变会降低所有组织中的相关酶活性。

适应证:基因检查的相关适应证如下[10],在经过生化检查确诊的急性间歇性卟啉病、遗传性粪卟啉尿症和混合性卟啉病患者,鉴定突变作为患者家族分子学检查的准备工作,以及在患有急性间歇性卟啉病、遗传性粪卟啉尿症和混合性卟啉病患者的管理中,对其受影响亲属的症状前诊断。

急性间歇性卟啉病[10]:*CPOX* 基因的外显子 6 中 p.Lys404Glu 的错义突变(异点等位基因或同等位基因),该突变削弱粪卟啉原Ⅲ的连续脱羧作用,导致硬卟啉的粪便排泄增加。

PCT[10]:存在 2 种主要形式的 PCT。大多数患者为散发性形式,其 URO - D 缺乏仅局限于肝脏且 *UROD* 基因正常。约 25%的 PCT 患者具有常染色体显性形式(家族性 PCT),其 URO - D 活性在所有组织中都下降。已确定的 *UROD* 基因突变超过 108 个。

14.5.3.3.2 常染色体隐性卟啉病:以下卟啉病属于该组疾病[10]:

- CEP:受影响的个体为 *UROS* 基因突变的纯合子或复合杂合子,已确定的突变有 45 个。极少的 UROS 活性缺乏是由于编码转录调节因子 GATA 1 的基因发生突变造成的。
- EPP:由铁螯合酶(FECH)活性的局部缺陷引起的卟啉过量累积。在英国,大多数 EPP 患者是一种低杂合 IVS3 - 48 C 等位基因的复合杂合子,其产生截短不稳定 mRNA,活性降低 20%～30%。
- XLDPP:ALAS 2 基因的突变分析对于确诊 XLDPP 至关重要,并且推荐用于所有 EPP 患者(其锌原卟啉占总红细胞卟啉的 10%或更多)。

(徐世骥 周琰 虞倩 译,潘柏申 审校)

15
血液学

15.1 造血

Lothar Thomas

15.1.1 引言

循环血液细胞在维持器官功能上起到了多方面的作用。它们参与应激反应并且根据机体的需求调整自身数量和功能。表15.1-1显示了循环中各种细胞各自的寿命。造血系统疾病或造血系统器官障碍或全身性疾病而被激活或破坏可引起血液细胞数量和功能的改变。

表15.1-1 循环血液细胞的生命周期和日更新率[1]

血细胞	生命周期	更新/24 h
红细胞	120天	2.0×10^{11}
网织红细胞	24 h	2.0×10^{11}
PMN[1]	21 h	1.0×10^{11}
嗜酸性粒细胞	6～18 h	
嗜碱性粒细胞	8 h	
单核细胞	14 h	8.4×10^{9}
血小板	10天	1.0×10^{11}

[1] 在组织中的生命周期为4～5天；PMN：中性分叶核粒细胞

15.1.1.1 红细胞

红细胞由红细胞(99%)和网织红细胞(1%)组成。他们将O_2从肺运送至各组织再将CO_2从组织运送至肺。每单位血液可携带的O_2量受血液中血红蛋白(Hb)浓度所决定。每克Hb大约可以结合1.34～1.39 mL O_2。基于渗透压的原因，Hb存在于红细胞内，在循环中稳定的发挥着自己的功能。人的机体平均含有红细胞2～3 L，每天循环中总体的红细胞量为3 000 L。成人体内每天有2.0×10^{11}(约总体红细胞的1%)的衰老红细胞在脾脏内被清除。脾脏巨噬细胞降解这些细胞，分解后的组分特别是铁，会被骨髓重新利用来合成新的红细胞。所有红细胞均以网织红细胞的形式进入循环。急性缺氧发作1～2 h后循环中的促红细胞生成素水平开始升高，且在缺氧发生后1～2天内网织红细胞数量可出现倍增[1]。

15.1.1.2 血小板

每天每升血液中大约有2×10^{10}的血小板从骨髓释放到外周血。血小板的质膜含糖蛋白GPⅡb/Ⅲa受体和血管性血友病因子受体(GPⅠb/Ⅴ/Ⅸ)等。血小板可修复血管损伤并预防过度出血。

15.1.1.3 白细胞

白细胞在血管外发挥功能。因此血液仅仅是一种运输工具，将白细胞运至机体各处[1]。

15.1.1.3.1 中性分叶核粒细胞(PMN)：PMN是成熟的中性粒细胞，胞核呈细丝状相连的分叶核。白细胞池被分为循环池和黏附在小血管壁上的细胞(边缘池)，两个部分几乎等量。在循环池而非边缘池中进行细胞采样可以准确检测白细胞总数。但这两个细胞池之间可以持续进行细胞交换。组织中PMN还具有吞噬作用。

15.1.1.3.2 嗜酸性粒细胞：嗜酸性粒细胞的形态特征和成熟过程与中性粒细胞相似。这一组细胞内充满了含嗜碱蛋白的橙色嗜酸性颗粒和嗜酸性过氧化物酶等物质。IL-5动员嗜酸性粒细胞，诱导驱化并增加活性氧化自由基的生成。嗜酸性粒细胞在外周血液循环的时间很短，但参与了组织炎症反应，刺激免疫系统并参与抵抗蠕虫感染的防御机制。

15.1.1.3.3 嗜碱性粒细胞：嗜碱性粒细胞形态特征和成熟过程与中性粒细胞相似。嗜碱性粒细胞活动性和吞噬作用较弱。其颗粒内充满了血管收缩的血管紧张性物质，如组胺和5-羟色胺。

15.1.1.3.4 淋巴细胞：淋巴细胞的大小不定，可以从略大于红细胞到堪比单核细胞甚至更大。淋巴细胞可大致分为T细胞、B细胞和NK细胞，这与先天及适应性免疫有关。流式细胞术可以进行亚群检测。

15.1.1.3.5 单核细胞：单核细胞与中性分叶核粒细胞相似，血液是骨髓通往组织的途径。在血液中，单核细胞被分配至循环池和边缘池。通常在组织受到刺激后，他们会转化为具有代谢活性的巨噬细胞。他们的主要功能是吞噬衰老红细胞和微生物并释放炎症细胞因子，从而调节细胞和体液免疫防御。

15.1.1.3.6 骨髓中的细胞分布：骨髓中的造血细胞粒细胞占60%(主要是中性粒细胞)，红细胞前体占20%，淋巴细胞、浆细胞、单核细胞及巨核细胞占15%。

15.1.2 造血系统

造血系统为血液提供细胞，维持循环血细胞的水平稳定同时对机体急性情况做出响应反应。造血细胞达到"有效期"后会不断更新，并被清除出造血系统[2]。

造血系统有着造血级系的架构(图15.1-1)。

多能干细胞主要存在于成人骨髓中，在血液中可见大量其分化后的产生成熟细胞。干细胞向血细胞谱系的分化受到

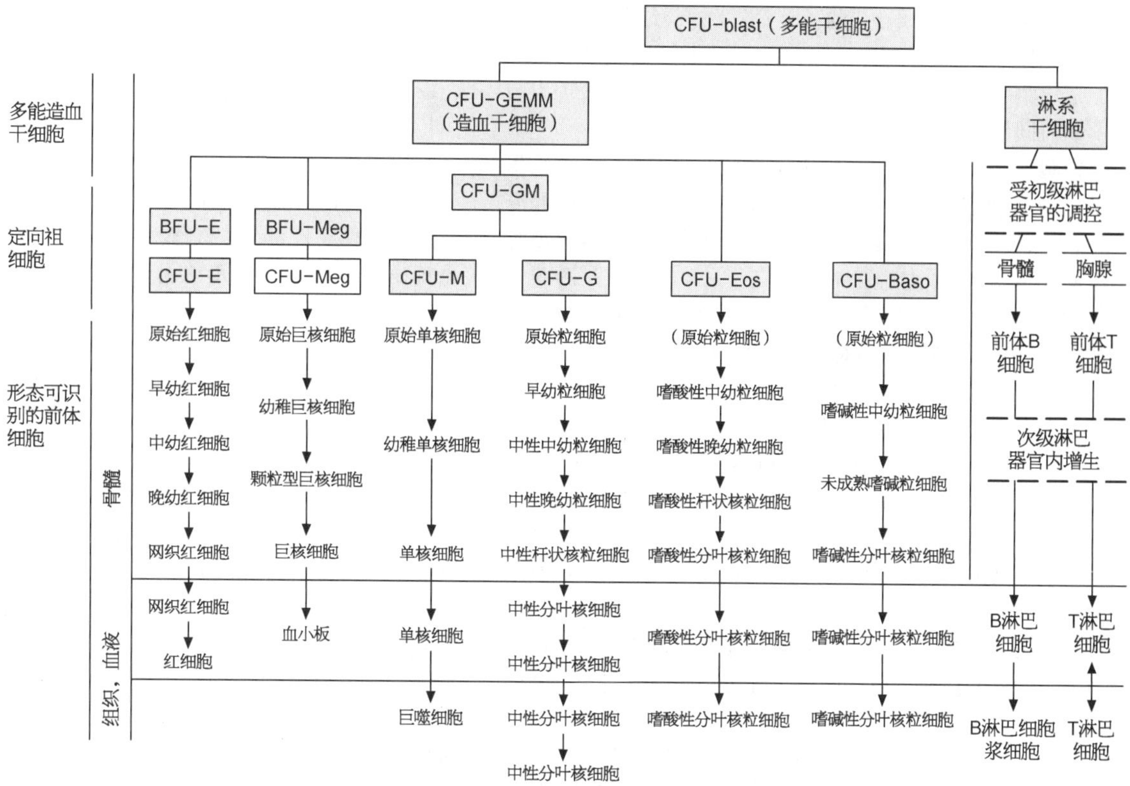

图 15.1-1 造血系统的结构层次图。CFU，集落形成单位；CFU-GEMM，红系、粒系、巨噬细胞、巨核系 CFU；CFU-blast，原始细胞 CFU；BFU，爆式集落形成单位；E，红细胞；G，粒细胞；M，巨噬细胞；Meg，巨核细胞；Eos，嗜酸性粒细胞；Baso，嗜碱性粒细胞

一组造血生长因子和细胞因子调控。生长因子通过激活造血细胞表面的受体来传导信号，使各类细胞进行分化。

在所有的造血细胞中，干细胞有着最强的自我更新能力。分化后的祖细胞就只能特异性进行一到两个细胞系的分化，且复制能力较弱。

造血细胞发育各阶段的生存及增殖都需要生长因子的加入[3]。

红细胞有效生成是造血细胞和支持基质相互作用的结果。超过 95%的造血细胞形成于骨髓，这是唯一红细胞生成、粒细胞生成、淋巴细胞生成、单核细胞生成和巨核细胞生成可以共同发生的场所。

15.1.2.1 造血微环境

骨髓基质为造血细胞提供微环境，并影响他们的增殖和分化。微环境的组成包括以下几部分[4]：① 成纤维细胞、巨噬细胞、脂肪细胞、辅助细胞（如 T 淋巴细胞）和单核细胞；② 细胞外基质（如胶原、层黏连蛋白、纤连蛋白和蛋白聚糖）。

微环境中的细胞对造血也会产生正向或反向的影响，具体机制如下：① 细胞之间直接接触，因此多能干细胞需要与基质细胞发生接触；② 分泌能够维持细胞外基质结构的蛋白；③ 可溶性和细胞相关的细胞因子的形成。能够产生集落刺激因子（CSF）、白介素（IL-1、IL-3、IL-6、IL-12）及各类抑制物如肿瘤坏死因子-α、转化生长因子-β和干扰素-γ。

15.1.2.2 造血干细胞

血液细胞群数量的维持是通过骨髓中前体细胞的增殖和分化来实现的。前体细胞来源于普通造血干细胞群，这一细胞群在胚胎发育期就已经形成并在个体一生中持续发挥作用。除了其分化潜能外，干细胞还具有产生子细胞的能力，且子细胞与亲代细胞具有相同或非常相似的增殖和发育潜能[5]。干细胞被定义为能够自我更新的细胞，它们能在受体小鼠接受移植后 4 个月就形成一个血液细胞系[6]。干细胞的分裂是不对称的。一个子细胞保留了母细胞的多能性，另一个被限制（确定）发育成血液细胞系中的一类细胞。在成人体内干细胞处于静止期或是活性极低。这一状态由多激素转化生长因子-β（TGF-β）诱导[7]。

造血祖细胞是根据他们在体外实验中形成的细胞群落（集落形成单位，CFU）进行命名的[8]。多能干细胞被称为 CFU-blast（图 15.1-1），CFU-blast 可以形成造血细胞系中的所有细胞，还包括 0.05%的骨髓细胞。HLA 抗原 DR 是表达最早的分化标志物之一，且在 CFU-blast 到定向祖细胞上都有表达。因此，CFU-GEMM 可以向下列细胞系进行分化：粒细胞、红细胞、单核细胞和巨核细胞[9]。

CFU-blast 向定向祖细胞（谱系结合祖细胞）分化受到生长因子调控。其中最重要的是由基质细胞产生的干细胞因子（SCF）。SCF 负责保障未分化的多能干细胞的长期生存。

多能干细胞也存在于外周血之中，单核血液细胞中有 0.15%的 $CD34^+$ 细胞。在化疗过程中多能干细胞的数量会增加到 0.6%，通过单采术可以采集这些细胞进行干细胞移植。

15.1.2.3 造血生长因子

下列情况需要造血生长因子[3]：

- 为了造血因子在细胞发育各阶段的存活和增殖。能够影响多能细胞的因子包括 steel 因子（SLF）、FMS 样酪氨酸激酶 3（FLT3）配体、粒-巨噬细胞集落刺激因子（GM-CSF）、IL-2、IL-3 和 IL-7。
- 在祖细胞发育时，通常会定向至 1～2 个细胞系。具有谱系特异性的造血生长因子是促红细胞生成素和血小板生成素。

SCF 是由骨髓基质合成的。SCF 与 c－kit 结合，酪氨酸激酶受体定位于干细胞并定向于祖细胞。SCF 应发或激活这些细胞形成集落刺激因子(CSF)。在细胞培养中，SCF 表现出与 CSF 的协同作用[10]。

细胞系特异性的造血生长因子合成于肾脏(促红细胞生成素)、内皮细胞、成纤维细胞、巨噬细胞、骨髓基质细胞和肝脏(血小板生成素)。细胞系特异性生长因子的作用是由细胞因子受体超家族的受体来介导的。这些受体的本质是跨膜蛋白，具有一到两个细胞外结合结构域和一个细胞内结构域，能激活 Janus 激酶(JAK)家族的激酶。JAK 通过多个中间步骤将信号介导至细胞核[3]。

15.1.2.4 胚胎和胎儿造血

血液细胞形成于妊娠的第 3～6 周，形成位于卵黄囊，主动脉旁的胚脏壁和胚胎的腹侧区域，这些部位负责主动脉-性腺-中肾(AGM)的发育。在卵黄囊血岛开始发育后不久原始红细胞就进入了新形成的脉管系统。在妊娠 22 周之前初生肝脏是胚胎和胎儿血液形成的主要部位，这些组织很早就开始造血。骨髓和脾脏的定植也在这一时段同时进行。到妊娠后半期骨髓就成了主要的造血区域且这一造血功能将维持终身。脾脏则仍作为一个淋巴器官发挥作用。

第一个红系生成的血液细胞是原始红细胞，生成于卵黄囊形成后的 16～19 天。这些细胞的血红蛋白中含有胚胎球蛋白，他们在一定时间内依旧可在外周中维持细胞核的原幼状态。循环中原红细胞的分化是通过血红蛋白量累积增加来完成的。从发育的第 8 周开始，由肝脏形成的成熟前期红细胞逐渐取代原红细胞。人们相信这一改变是由于 *EKLF* 基因的剂量效应造成的[11]。成熟红细胞体积小，不再有细胞核且珠蛋白仅组成胎儿或成人血红蛋白。红细胞的生成依靠促红细胞生成素，该激素是红系祖细胞分裂和生存的一大要素[12]。在胎儿期血红蛋白浓度和血细胞比容增加，与此同时平均红细胞体积(MCV)下降。

白细胞最初形成于主动脉旁的胚脏壁及主动脉-性腺-中肾区细胞。从那里迁移的干细胞会形成 B 和 T 淋巴细胞，粒细胞和自然杀伤(NK)细胞。这些细胞从妊娠第 15 周就可以检测，平均白细胞计数为 0.8×10^9/L。从妊娠第 21 周起，白细胞计数为约为 1×10^9/L[13]。

15.1.3 红细胞造血

要维持红细胞和血红蛋白浓度一定，就需要红细胞持续生成。在骨髓内成熟和分化约 10 天后，每天有 2×10^{11} 个网织红细胞被释放入血。在红细胞的成熟过程中，血红蛋白量会出现显著的累积增加，最终占到红细胞内蛋白总量的 95%以上。红细胞的分化开始于多能干细胞阶段。红系一系列细胞都会失去细胞更新的能力，仅能进行细胞分裂和分化。红细胞在骨髓内的发育最初发生于增殖池，随后在成熟池中进行(图 15.1－2)。

15.1.3.1 增殖池

红细胞生成的这一阶段，干细胞原来潜在的表面受体开始表达，并能获得增殖和分化信号。作为定向祖细胞，红系祖细胞最幼稚的形态是爆式红细胞集落生产单位(BFU－E)。BFU－E 需要 14 天或是更长的时间来形成成熟的红细胞群落。BFU－E 阶段之后紧随的是红细胞集落形成单位(CFU－E)。这两者祖细胞在有核红系生成性骨髓细胞中占约 0.3%。CFU－E 大致需要 7 天才能形成一个 8～64 个细胞的成熟红细胞群落。

15.1.3.2 成熟池

CFU－E 细胞进入这一阶段会发育成为网织红细胞，至此即可进入外周循环并成为成熟红细胞(图 15.1－2)。原红细胞是红系祖细胞成熟的过程的起始阶段，在这一阶段祖细胞开始可以在骨髓内进行细胞学辨认。它有碱性的细胞质，通常有一个直径在 15～20 μm 且有 6 个核仁的细胞核。在成熟的过程中，细胞直径缩小，促红细胞生成素受体的浓度下降而细胞血红蛋白的量增加。正色素有核红细胞脱核后成为网织红细胞，这类细胞会被释放入外周循环，它们还存在部分 RNA 残留，但会在 24～48 h 内发育为成熟红细胞。

促红细胞生成素(EPO)是一个重要的红细胞生成调节激素。EPO 防止 CFU－E 细胞凋亡并诱导它们克隆扩增。在红系祖细胞中 CFU－E 有着最高的 EPO 受体浓度。在 EPO 的

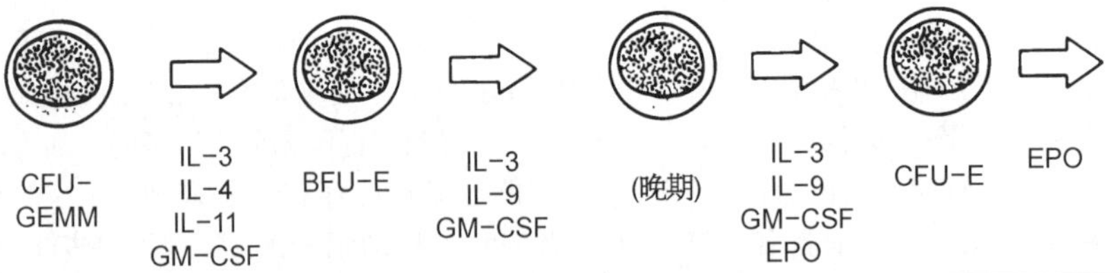

	CFU-GEMM	BFU-E	(晚期)	CFU-E
红细胞生成素受体	–	+/–	+	+++
转铁蛋白受体	+	+	+	++
血红蛋白合成	–	+/–	+	+

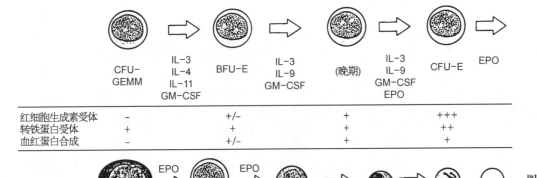

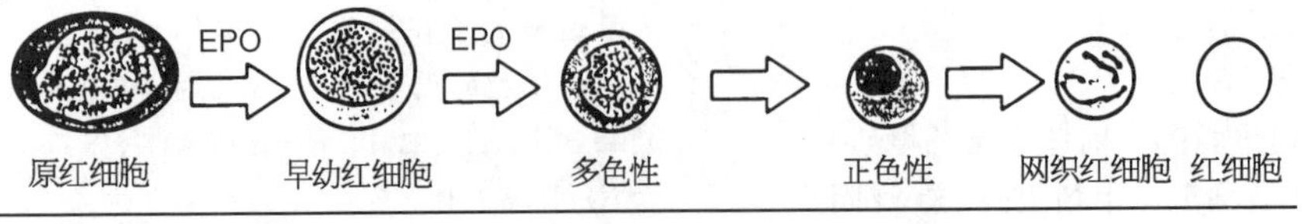

	原红细胞	早幼红细胞	多色性	正色性	网织红细胞	红细胞
细胞分类	+	+	+	–	–	–
存在RNA	+	+	+	+	+	–
红细胞生成素受体	+++	++	+/–	–	–	–
转铁蛋白受体	++	++	++	++	+	–

图 15.1－2 红细胞生成过程中的增殖池(上列)和成熟池(下列)[25]。在增殖池内定向祖细胞的增殖和分化受生长因子刺激，特别是促红细胞生成素(EPO)。EPO 不足会导致 CFU－E 细胞的凋亡。该细胞在成熟池中形成血红蛋白(Hb)。当铁缺乏时，Hb 合成减少

刺激下，CFU-E持续分裂直到成为正色素有核红细胞后失去分裂能力。

正常平均红细胞血红蛋白浓度(MCHC)可以达到360 g/L。如果细胞失水或是失去包膜MCHC可出现10～20 g/L的升高，但这类情况较少发生。细胞分裂的数量会受到成熟红细胞血红蛋白浓度的调节。原红细胞通常会尽力4次分裂，最终形成16个红细胞，而每次分裂后细胞体积都会有所减小。

血红素的形成可参见章节7.1[14]。

红细胞体积和血红蛋白浓度的改变可见于以下原因：

- 铁缺乏或珠蛋白合成障碍(地中海贫血)。红细胞内的血红蛋白含量减少。通常，在成熟池中完成了4次细胞分裂后，有核红细胞内充满了血红蛋白，且细胞核收到信号不再进行进一步分裂。但在铁缺乏的情况下并非如此，红细胞会再次分裂并导致体积减小。
- 维生素B_{12}或叶酸缺乏。细胞内血红蛋白含量是有核红细胞细胞核进行核分裂和脱核的一个标志信号，当维生素B_{12}或叶酸缺乏时这一信号提早出现，导致核分裂次数减少，红细胞体积增大。
- 导致小细胞低色素贫血(MCHC正常)的遗传性疾病，如球红细胞和角膜细胞遗传性球红细胞增多症是一种成熟红细胞细胞膜减少的疾病。细胞内血红蛋白和细胞体积都是正常的，但是细胞直径缩小。由于细胞直径缩小，血细胞比容较预期更低，计算所得的MCHC升高且红细胞看起来呈现高色素性。角膜细胞是由于氧化药物的作用而在体内发育形成的，其细胞膜和血红蛋白都减少。红细胞血红蛋白随着海因茨小体的形成而沉淀，部分红细胞内含血红蛋白量下降，在血涂片中看起来显得较为苍白。
- 衰老的红细胞通过脾脏网状内皮组织系统的吞噬功能被清除出外周血。衰老红细胞会出现细胞变形，缩小和细胞密度增加。胞膜发生改变导致细胞表面碳水化合物的丢失。

根据MCV和MCHC可以将贫血分为如下几类：正细胞正色素贫血、大细胞性低色素性贫血、小细胞性低色素性贫血、小细胞性正色素贫血。

贫血不可能出现如下分类：正细胞高色素贫血、大细胞高色素贫血。

15.1.3.3 红细胞分化的调控

失血或溶血后红细胞的生成可增加5～7倍，但由于红细胞受到严密的调控，增幅不会超量[15]。该调控包括红系祖细胞和前体细胞的增殖、分化及生存。尽管细胞增殖池将这些过程整合在了一起，但它们都可以各自独立受到调控。失血或溶血发生后，干细胞因子(SCF/kit配体)和糖皮质激素会加快BFU-E向CFU-E的增殖。但是SCF和糖皮质激素对红系祖细胞的生存和分化并没有影响。相反，EPO促使红系祖细胞从CFU-E到早幼红细胞的发育成熟，但对成熟红细胞及分化都没有影响。红系祖细胞的增殖、分化和生存受到特定遗传程序的激活和抑制。其中一个重要的红细胞生成转录调节器是LIM结构域蛋白2(LMO2)。这一蛋白在红系祖细胞转录后和翻译后都可以受到调节，并且有助于红细胞生成的准确性控制。

15.1.4 粒细胞造血

粒细胞和单核细胞的粒系细胞系有共同的双向分化的祖细胞——粒-单核细胞集落生长形成单位(CFU-GM)。粒细胞集落刺激因子(G-CSF)和粒-巨噬细胞集落刺激因子(GM-CSF)等集落刺激因子刺激中性粒细胞、嗜酸性粒细胞和单核细胞的增殖、分化和成熟。GM-CSF在粒细胞生长中的重要性类似于促红细胞生成素在红细胞生成中的作用。

15.1.4.1 中性粒细胞的生成和储存

干细胞成熟后，从最早可被识别的原粒前体细胞到多形核中性粒细胞发育是一个持续的成熟过程。在骨髓中，中性粒细胞及其前体细胞会在两个细胞池中实现细胞成熟。

- 分裂/生成池可以被分为原粒细胞、早幼粒细胞和中幼粒细胞。从原粒细胞到中幼粒细胞会经过4～5次分裂，细胞数量增加32倍。原粒细胞到中幼粒细胞的转变需要3～9天。在增殖应激下粒细胞的生成速度可提高20倍。
- 分裂后成熟/存储池可分为晚幼粒细胞、杆状核细胞和中性分叶核粒细胞。在这一细胞池中不再发生有丝分裂，但稳定的成熟过程及杆状核细胞和中性分叶核细胞的存储都发生在这一阶段。当机体需要时，这些细胞就会被释放进入外周循环。在正常情况下只有有丝分裂后的细胞会被释放入血。通常情况下，细胞在存储池和成熟池中会停留约10天。细胞池内的粒细胞数可达到外周血内的15～20倍。

15.1.4.2 颗粒的形成

粒细胞成熟过程中，在原粒细胞过渡到早幼粒细胞的阶段细胞颗粒开始形成。至此之后，颗粒蛋白持续形成直到分叶核细胞阶段。一般认为颗粒是反面高尔基网(TGN)上出芽的未成熟的运输小泡聚集而成的。TGN分选发生在组成型分泌蛋白和被分配到调节性分配通路上的蛋白之间(如形成颗粒)[16]。

15.1.4.3 粒细胞增多

下列机制可引起外周循环中粒细胞数量的增加[1,17]：

- 分布异常：肾上腺素的作用或是及大量的运动会导致边缘池内粒细胞的比例降低，并导致中性粒细胞增多。
- 白细胞释放：循环中成熟的杆状核中性粒细胞增多是由于有丝分裂后存储池向外周释放的增加，而非这些细胞的产生速率提高。在非病理情况下只有有丝分裂后的细胞会被释放入外周。而机体对内毒素和感染的响应在数分钟到数小时内就会发生。
- 核左移：当血液中杆状核与粒细胞比值增加时，无论是否伴有更为原始的粒细胞增加，都是骨髓加速释放的表现，通常还会伴随存储池数量减少。严重炎症感染2～3天有丝分裂后细胞就会显著增加，这导致了白细胞生成速率的提高。
- 中性粒细胞计数持续升高：可能与慢性感染相关。中性粒细胞计数处于一种平衡的新稳态，但细胞生成加快维持着细胞输入和输出持续增加。
- Fc受体(CD64)的表达：中性粒细胞静息期CD64水平较低(约1 000分子/细胞)，但在激活后其表达可增加5～10倍[18]。

15.1.5 单核细胞造血

单核细胞系统中主要可通过细胞学可以观察到的是原始单核细胞。未成熟细胞迁移至组织和体腔中，并在那里发育成所谓的游走性巨噬细胞(肺-肺泡巨噬细胞、窦内的巨噬细胞、肝脏内的库普弗细胞、表皮的朗格汉斯细胞)[19]。单核细胞在外周血中的半寿期为1～3天，且他们会迁移至组织内。血液中的单核细胞群表达 $CD14^{+}$ $CD16^{-}$ 或 $CD14^{+}$ $CD16^{+}$。

15.1.6 巨核细胞造血

巨核细胞生成是一个复杂的，在骨髓中逐步发生的过程。巨核细胞集落生长因子(CFU-MK)作为定向祖细胞在经历一系列谱系定向发育后形成了多倍体巨核细胞。CFU-MK在某一阶段停止增殖，开始进行核内有丝分裂[20]。在这一阶段它们为巨原始细胞或未成熟巨核细胞。核内有丝分裂的过程需要DNA复制但细胞不分裂，形成一个单个频繁分裂细胞核的多倍体细胞。在DNA复制过程中，细胞核不分裂，细胞质保持完整[21]。在细胞发育过程中复制通常会发生3次，因此成熟巨核细胞多为16倍体，但是这也会发生变化，甚至有些细胞可以高达256倍体。

成熟的巨核细胞获得形成血小板的能力，这一能力需要通过以下情况获得[20]：① 对细胞骨架、胞膜和颗粒调节蛋白明显上调；② 核糖体、α颗粒和致密颗粒的储备；③ 分化成为一个大体积的多倍体细胞，且在细胞质内充满一个相互连接的胞质膜复杂体系(界膜系统，DMS)。这一分界形成血小板生成的区域，也表示了血小板即将形成；④ 骨髓血窦中，剪切力将血小板前体从细胞质中分离出来。一个巨核细胞可以释放1 000～5 000个血小板。血小板前体的形成是最后的一个阶段，一旦血小板形成巨核细胞裸核就会被骨髓内的巨噬细胞吞噬。

15.1.6.1 促血小板生成素

巨核细胞生成和血小板生成都受血小板生成素(TPO)调节，但其他细胞因子例如IL-6和IL-11也起到一定作用[22]。后者使巨核细胞形成可供血小板形成和成熟的区域。TPO对巨核细胞和血小板的作用是由c-Mpl(CD110)受体介导的，但是在血小板上的数量极少。TPO在肝脏内恒量合成，其浓度一定程度上可通过与血小板受体结合血小板数量进行调节。如果血液中血小板的数量很多，TPO与c-Mpl结合的数量就会增加，仅有少部分与巨核细胞结合，这会导致巨核细胞生成的下调。如果反之，血小板的数量很少，血浆TPO浓度就会上升，促进巨核细胞生成。

15.1.6.2 Von Willebrand 因子受体

GPⅠb/Ⅴ/Ⅸ受体是一个重要的血小板前体生成调节器。在免疫性血小板减少症中，机体形成自身抗体并抑制血小板前体的释放。

巨大血小板综合征：是一种遗传性常染色体隐性遗传的巨血小板减少症，在这一疾病中由界膜系统标记的血小板区域大于正常生理状态。

15.1.7 造血平衡

正常造血过程中细胞系在外周血、组织和骨髓形成过程中的细胞数量都会达到一定平衡。其中有三个重要的变量影响这一平衡：

- 一系或多系或骨髓总体增生低下。在这种情况下，骨髓既无法对生长因子的刺激作用增加做出充分应答，又缺乏细胞形成和成熟的重要物质(如铁缺乏)。
- 一系或多系细胞无效造血。由于炎性细胞因子的作用导致造血增殖低下。慢性病贫血就是这一病因。
- 一系或多系或骨髓增生活跃。这导致机体产生强化造血的需求。骨髓的代偿能力常常会不足以满足这一需求导致血液细胞减少，如弥漫性血管内凝血中的血小板减少症就是一个实例。

15.1.7.1 原发性造血疾病

一系或多系造血细胞存在疾病状态(如白血病、地中海贫血或毒性骨髓损伤)。

15.1.7.2 继发性造血疾病

由于局部器官疾病(脾肿大)或是系统性疾病(炎症)导致造血功能受损。这会导致血液细胞生成减少或是形成缺陷，又或是反应性的造血合成增加及前体细胞过度生成。功能障碍可能由以下原因引起：① 造血过程中重要物质的缺乏(如铁、叶酸、维生素 B_{12}、维生素 B_6)；② 机体系统性疾病时骨髓的反应性应答(粒细胞增多症、粒细胞减少症、血小板增多症、血小板减少症、贫血)；③ 缺氧的反应性应答(海拔3 000 m以上的红细胞增多症)。

造血系统的继发性疾病通常较为复杂，除了血细胞计数之外还需要特殊的血液学和生化检查来对疾病进行确认。

15.1.8 造血功能检查

对于造血功能检查而言，基本检测和功能检测是有所不同的。基本检测是对血液系统状态的描述性检测(如血红蛋白的量值或是白细胞计数)。功能检测是对机体造血能力响应损伤状态的功能描述(如失血时网织红细胞增多或是脓毒症时粒细胞核左移)。

基础血液学检测可用于识别造血功能障碍，并可以再血液分析仪上完成检测。这类基础检测包括：① 全血细胞计数；② 部分/全白细胞分类；③ 网织红细胞计数。部分分析仪还可以检测一些网织红细胞参数，如网织红细胞血红蛋白含量(CHr，Ret-He)、网织红细胞RNA含量和低色素红细胞百分比(%HYPO)；④ 血涂片检查。通常在患者出现相关疾病症状需要后续检测或是血液分析仪提示异常细胞时，临床就会要求进行该项检查。重要的血液学检测详见表15.1-2；⑤ 使用特异性抗体的流式细胞术对血液细胞表面标志物进行检测(免疫分型)。

表 15.1-2 用于评估造血功能的血液学检查[23,24]

检测	临床意义
血红蛋白(Hb)浓度	血红蛋白检测是最可靠(准确性，可信度)也是标准化最完善的血液学检测。尽管Hb只是一个红细胞质量的间接衡量指标，但是它能有效评估的机体红细胞质量和血液携氧能力。
红细胞(RBC)计数	红细胞计数是一个衡量机体红细胞质量的指标。但对于诊断和鉴别贫血时的红细胞质量下降或是红细胞增多症时的红细胞质量上升而言，红细胞计数并不是一个非常好的指标，这是由于这一参数没有将红细胞体积纳入考虑。

续 表

检测	临床意义
平均红细胞体积(MCV)	MCV是表示外周红细胞大小的一个指数。血液细胞分析仪可以直接检测MCV。但是由于所有的红细胞都接受了检测(包括网织红细胞或可能有幼稚红细胞),我们不能在不清楚红细胞分布宽度的情况下机械性地将红细胞情况划分为正常大小红细胞、小红细胞症或大红细胞症。
平均红细胞血红蛋白含量(MCH)	MCH是一个以pg为单位表达所有红细胞内平均Hb量的一项红细胞指数。MCH在红细胞生命周期中是一个不变的常量。MCH决定着幼稚细胞成熟为红细胞后的细胞内容物含量。
低色素红细胞百分比(%HYPO)	检测所有红细胞的Hb浓度,并将浓度低于280 g/L的细胞数以总体中所占百分比的形式表达出来。%HYPO是一项红细胞生成过程中铁需求量的直接检测项目,且仅仅能在某些特定血液分析仪上进行检测。
平均红细胞血红蛋白浓度(MCHC)	MCHC是一个以g/L为单位表达外周循环红细胞内Hb浓度的红细胞指数。MCHC的改变意味着红细胞Hb量和细胞体积之间关系的变化。根据MCHC的不同可以区分正色素和低色素性贫血。
血细胞比容(HCT)	HCT也被称为红细胞压积(PCV),是红细胞数量和MCV的乘积,是贫血的诊断中的一个重要参数。
红细胞体积分布宽度(RDW)	RDW是通过直方图计算所得,以MCV的标准差或变异系数来表示。在小细胞性疾病中,RDW升高意味着缺铁,而RDW正常则表明存在β地中海贫血杂合型。
网织红细胞计数	网织红细胞计数是一项反映骨髓红细胞生成有效性的指标。红细胞生成情况可以被分为正常增生、低增生和高增生型。
网织红细胞RNA	网织红细胞RNA是一个评价红细胞受到生成刺激程度的指标。若含有大量RNA的网织红细胞所占比例较大则意味着红细胞生成受到强烈刺激(如在高海拔地区生活2天后或使用了促红细胞生成制剂后)。
网织红细胞血红蛋白含量	平均网织红细胞血红蛋白含量(CHr,Ret-He)是一个早期且动态化表达红细胞生成中铁需求量的指标。该指标与%HYPO和MCH联合使用可以作为一个诊断模型,用于识别造血过程中的短期需铁(CHr下降不超过72 h);中期需铁(%HYPO升高2~4周);长期需铁(MCH降低3~6个月)。CHr和Ret-He是诊断缺铁性红细胞生成的有效指标,这一指标可以识别红细胞生成时铁需求量是否高于供给,且与铁储存量无关。
白细胞分类计数	白细胞分类计数可以使用血液分析仪与白细胞计数共同检出。且由于该检测项目准确度高、检测时间短,受到临床广泛接受认可。尽管如此,该检测依旧有所局限,当患者出现临床症状或血液分析仪器对一系或多系细胞检测参数报警时需要进行血涂片检测,作为对自动分类检测的补充。
血涂片检测	血涂片显微镜检查有两类适应证: - 如果血液分析仪出现了不合常理的血细胞计数结果,可进行验证。 - 需要从血液细胞形态学上获得更多的诊断信息,特别是那些仅能从骨髓检出的血液细胞证据。
血小板计数	指示机体血小板总量的指标。
平均血小板体积(MPV)	MPV是一个血小板生成刺激的指标。当血小板计数降低时,MPV升高意味着外周血中血小板的消耗增加(如弥散性血管内凝血),而MPV降低则更可能预示着巨核细胞生成固有障碍。

15.2 红细胞(红细胞计数和红细胞指数)

Lothar Thomas

红细胞(RBC)计数是评价红细胞生成障碍的基本检测项目。对红细胞更深入的细节研究则需要检测血红蛋白浓度、MCV和RDW。

根据红细胞计数、MCV和血红蛋白浓度,血液分析仪可以计算出下列参数:血细胞比容(也被称为红细胞压积)、平均红细胞血红蛋白含量(MCH)、平均红细胞血红蛋白浓度(MCHC)。

红细胞指数包括MCV、MCH和MCHC,用以描述红细胞的改变,区分红细胞生成性疾病的差异。另一个敏感的标志物是检测%HYPO。

15.2.1 红细胞计数

红细胞计数的主要意义在于检出红细胞参数,如血细胞比容、MCV和MCHC。

15.2.1.1 适应证

联用其他红细胞参数的适应证包括:区分贫血类型、红细胞增多症诊断。

15.2.1.2 检测方法

15.2.1.2.1 自动化全血细胞计数:目前的主要检测方法虽可能略有不同,但基本都是使用电阻或阻抗变化的流式技术。这一方法内包含了激光技术(流式细胞术)和(或)细胞化学技术[1]。

原理[2]:检测开始后仪器会自动吸取一定量充分混合的血液标本。标本被自动区分开,使用合适的稀释剂进行稀释,根据要求添加红细胞裂解液,再将标本引入特定测量池,使用细胞液流或是喷射的方式进行细胞计数和细胞大小测定,并在分光光度比色池中检测血红蛋白。

15.2.1.2.2 光散射技术:将一定量的稀释血液标本(细胞悬液)液体动力集中于一个流动池中,并使用一窄光束照射流动池。当一个细胞通过流动池被光照射到的区域时,它会使光发生散射。每个细胞造成的光散射都会被检测器检测并转换为电脉冲信号,且脉冲幅度和细胞体积成正比。脉冲产生的数量与通过光照区域的细胞数量成正比。在正向上以两个角度(2.5°~3.5°和5°~15°)检测散射光,可以同时检测红细胞、血小板计数;红细胞大小和Hb含量及白细胞分类[2]。

根据预定的大小范围内脉冲的发生次数就可以得到RBC和血小板(PLT)计数(PLT 0~20 fL,RBC 30~180 fL)。

MCV和单个红细胞血红蛋白浓度(CHCM,相当于MCHC)是由红细胞体积和Hb浓度直方图计算得出(图15.2-1)。

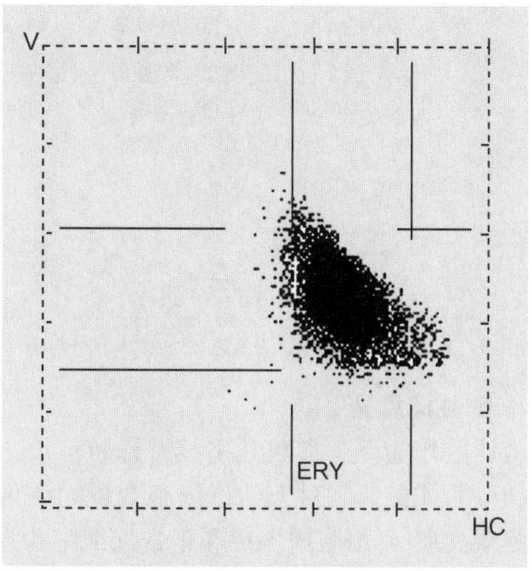

图15.2-1 红细胞散点图。横坐标表示的是血红蛋白含量(HC),纵坐标表示的是红细胞体积(V)。上图显示的是正常的红细胞散点图。当发生缺铁性贫血时,散点群会向左下方转移;发生恶性贫血时向上移,在遗传性球形红细胞增多症中则向中心右侧移动

HCT、MCH和MCHC是通过公式计算所得。白细胞计数的检测使用另一细胞悬液,悬液中的红细胞裂解,固定白细

胞后，并用髓过氧化物酶一类的酶将其染色。这种染色细胞悬液通过流体动力学被聚集到一个流动池，并使用钨卤素光源进行照射。当细胞通过光照区域时散射光和吸收光都会被检测。获得的数据和白细胞计数及分类一并显示在细胞散点图上（图 15.12－2）。

15.2.1.2.3 电阻抗法：一定量的经过稀释的血液标本流经两个传感电极间的小孔。当单个细胞通过小孔时产生的阻抗，会以电脉冲增加的形式被仪器记录。脉冲的增幅和细胞体积成正比。脉冲发生的次数与通过小孔的细胞数成比例[2]。

RBC 和 PLT 计数虽然使用的是同一份细胞悬液，但检测对象不同，红细胞计数检测的是细胞大小＞36 fL 时所产生的脉冲数；血小板计数检测的是细胞大小在 2～20 fL。

HCT、MCH 和 MCHC 时使用公式计算所得。

检测血红蛋白时需要使用特定溶血素将红细胞裂解，通过使用分光光度计的氰化高铁血红蛋白发进行检测。

白细胞计数和分类是基于细胞计数和细胞体积检测实现的。在仪器检测池的导电稀释液中有两个悬浮电极，电极间有一个检测孔，当细胞通过检测孔时电阻会发生变化，仪器检出并检测这一电阻变化就可以对细胞数和体积进行检测。使用特定的试剂可以是白细胞发生不均匀收缩，这样不同的细胞类型就可以被区分开并表示在直方图上[1]。

15.2.1.3 标本

EDTA 抗凝血 1 mL。指尖或足跟的毛细管血（肝素抗凝）。

15.2.1.4 参考区间（表 15.2－1）

表 15.2－1 红细胞参考区间

成人[3]	4.1～5.4（女性），4.4～5.9（男性）		
儿童[4,5]		胎儿[6]*	
－～1 天*	4.3～6.3	－15 孕周	1.9～3.0
－0.5 月*	3.9～5.9	－16 孕周	2.2～3.2
－1 月*	3.3～5.3	－17 孕周	2.3～3.2
－2 月*	3.1～4.3	－18～21 孕周	2.6～3.6
－4 月*	3.5～5.1	－22～25 孕周	2.4～3.8
－6 月*	3.9～5.5	－26～29 孕周	2.7～4.3
－9～12 月*	4.0～5.3	－＞30 孕周	2.5～5.1
－1.5～3.0 岁	3.7～5.3		
－4～9 岁	3.9～5.1		
－10～12 岁	4.1～5.2		
－13～16 岁	4.0～5.0（女性），4.3～5.6（男性）		

结果使用 $10^6/\mu L$ 或 $10^{12}/L$ 表示，* 表示第 2.5～97.5 百分位数

15.2.1.5 临床意义

红细胞计数作为单一参数几乎没有诊断价值，只有与血细胞比容结合后才能起到对人体红细胞数量的评价作用（即区分红细胞减少症、红细胞增多症和正常红细胞状态）。红细胞计数之所以价值不高是因为血浆量的改变会影响红细胞计数（如在妊娠时或水电解质平衡失调时）。

放射标记的自体红细胞和白蛋白可测得健康个体中红细胞质量，血浆体积分别为 30～36 mL/kg 和 33～39 mL/kg[6]。该数据不适用于消瘦和肥胖个体。

常规诊疗检查中，红细胞数主要用于验证血红蛋白量和血细胞比容之间的可信度。因此，血细胞计数正常和正细胞正色素贫血的情况下红细胞、血红蛋白和血细胞比容之间应有以下关系：

$$红细胞计数(10^6/\mu L)\times 3 = Hb(g/dL)\times 3 = 血细胞比容(\%)$$

这一规则假设红细胞中血红蛋白含量随着红细胞体积线性变化，但这仅适用于红细胞生成正常的情况下。当这一关系出现变化时，意味着可能出现下列病理情况：

- 缺铁性贫血。低色素性红细胞存在畸变，因此在阻抗检测中细胞体积和血细胞比容会出现假性降低。
- β 地中海贫血。这类患者通常存在轻度贫血，红细胞计数增加、血细胞比容正常或轻度下降且 MCV 减小。
- 叶酸、维生素 B_{12} 缺乏、酒精中毒和慢性肝病导致的巨幼细胞性贫血。
- 遗传性球形红细胞增多症中红细胞 MCV 变化会导致血红蛋白含量升高。
- 高脂血症导致的血红蛋白检测干扰。
- 冷凝集。由于细胞凝集导致红细胞计数假性降低。
- 标本明显溶血。红细胞数量与血红蛋白浓度不相匹配，显著偏低。

15.2.1.5.1 贫血：急性贫血（如由于急性失血导致的贫血）很难在起病后 24 h 内通过 RBC 计数或是血细胞比容的下降识别，这是因为红细胞和血浆以相同的比例流失。直到发生组织液转移用以纠正失血造成的血容量不足时，RBC 计数才会下降。

慢性贫血中，血容量通常是正常的（即红细胞量减少且血浆量增加）。RBC 计数和血细胞比容大多降低。但是在发生显著小红细胞症的情况下（如严重的缺铁性贫血或地中海贫血），由于红细胞代偿性增多，RBC 计数可在参考区间内。遗传性球形红细胞增多症中 RBC 数量也可升高。

15.2.1.5.2 红细胞增多症：红细胞计数增加的情况称为红细胞增多症。绝对红细胞增多是由于骨髓红细胞生成的亢进，区别于相对红细胞增多，后者的成因是血浆量的减少。红细胞增多症可以是先天性的也可是继发的。继发性红细胞增多是由于氧缺乏的患者促红细胞生成素分泌增加而造成红细胞生成增多引起的。先天性红细胞增多症是一种罕见的疾病，新生儿患者血细胞比容大于 0.65 且存在高黏滞综合征。但当红细胞增多症的红细胞质量增幅超过正常的 25%时，就不会被错认为是真红细胞增多症。除了红细胞数量，血红蛋白水平和红细胞压积在红细胞增多症中也会升高。更多的红细胞增多症细节可参见 15.4。在吸烟群体中可出现红细胞质量增加且血浆容量下降导致的轻度红细胞增多。

15.2.1.6 注意事项

推荐使用 EDTA 抗凝剂，用量 1.5～1.8 mg/mL 血液标本[7]。各类 EDTA 盐类中，K_3EDTA 最不适用于抗凝，原因如下：① 随着 EDTA 浓度升高，红细胞皱缩情况最严重；② 血液采集到全血细胞计数自动化检测期间 MCV 随时间延长下降最为显著。

相比之下，K_2EDTA 仅会造成轻微的细胞皱缩，而 Na_2EDTA 会导致轻度细胞肿胀[7]。EDTA 浓度的升高通常

会导致 MCV 下降。

标本采集：如果患者立位超过 15 min 后以坐位采血，所得的 RBC 计数结果会比仰卧位 15 min 后坐位采血要高 5%～10%[7]。静脉闭塞时间大于 2 min 就会导致细胞计数平均升高 10%，这相当于超过最大允许不精确度的 1～2 倍。在剧烈体力运动后立即采血，RBC 计数可升高约 10%。上述所有改变都是由血液浓缩造成的。与静脉采血相比，儿童皮肤穿刺样本的红细胞数增长 6%，成人则增长 1.8%[8]。

干扰因素：如下。

- 冷凝集：高滴度的冷凝集素会导致标本在室温储存的过程中出现红细胞聚集。仪器检测全血细胞时，RBC 计数会出现假性降低而 MCV 则会过高。这就导致了计算所得的血细胞比容过低，MCH 和 MCHC 则过高[9]。
- 白细胞计数：在检测过程中，白细胞被计入红细胞计数中。在白细胞计数正常的情况下，其所占比例极小，可以忽略不计。但当出现类似慢性粒细胞或淋巴细胞白血病这类 WBC 计数显著增高的情况时，就需要从 RBC 计数中减去 WBC 数。
- 血小板：大血小板(如特发性血小板增多症)也当作一部分红细胞计数。

个体内变异：天内变异 4%，日间变异 5.8%，月间变异 5.0%[10]。

稳定性：室温(20℃)和 4～8℃可稳定 3 天，37℃可稳定 36 h，超过稳定期后计数结果持续下降[11]。

15.2.2 MCV，MCH，MCHC，RDW，%HYPO

RBC 的评估需要额外进行下列检测或计算[6]：

- MCV：单位为 fL($fL = 10^{-15}$ L)，可通过血液分析仪直接检测，也可以通过如下公式进行计算。

$$\text{MCV(fL)} = \frac{\text{血细胞比容(分数)}}{\text{红细胞数量}(10^{12}/\text{L})} \times 10^3$$

- MCH：单位为 pg/RBC，可通过血液分析仪直接检测，也可以通过以下公式进行计算。

$$\text{MCH(pg)} = \frac{\text{血红蛋白(g/L)}}{\text{红细胞数量}(10^{12}/\text{L})}$$

- MCHC：使用红细胞血红蛋白(g/dL 或 g/L)表示，通过下列公式计算所得。

$$\text{MCHC(g/L)} = \frac{\text{血红蛋白浓度(g/L)}}{\text{血细胞比容(分数)}}$$

- RDW：标本中 MCV 的分布情况以图形的形式表示(图 15.2－1)。部分血液分析仪也会生成红细胞图(以红细胞血红蛋白含量及其体积绘制的关系图，图 15.2－2)。
- %HYPO，血红蛋白浓度低于 280 g/L 的低色素红细胞比例，占所有 RBC 中的%表示。

根据 MCV 可将贫血分为正细胞性、小细胞性和大细胞性；根据 MCHC 可将贫血分为正色素性和低色素性。

15.2.2.1 适应证

贫血分类和监测，以及贫血的早期诊断(%HYPO)。

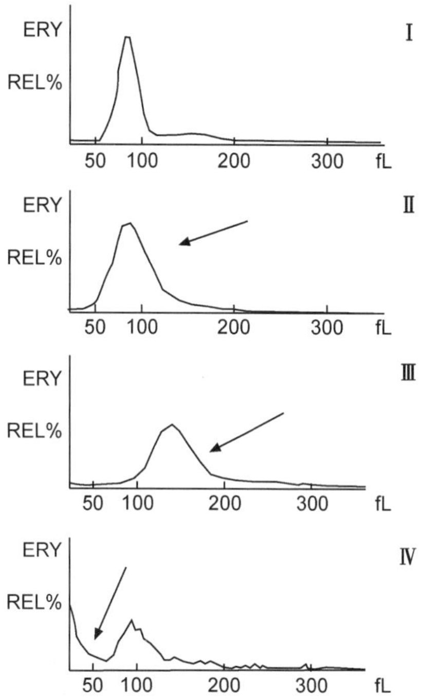

图 15.2－2 红细胞体积分布宽度直方图(RDW)。以红细胞体积(fL)为横坐标，相对频率(REL%)为纵坐标绘制红细胞散点图。Ⅰ，正细胞性贫血 RDW 正常。地中海贫血 RDW 正常或轻度升高。Ⅱ，铁缺乏时直方图的峰向左侧偏移。Ⅲ，大细胞性贫血时 RDW 峰形变宽，MCV 变大。Ⅳ，显示当存在高滴度冷凝集素时的图形分布，特征性的变化以箭头显示

15.2.2.2 检测方法

MCV：① 阻抗技术：当红细胞通过感应电极孔时阻抗突然增加，并以电脉冲的形式被记录下来。其脉冲振幅和细胞体积成正比。② 光散射技术[2]：将一定量的稀释血液标本通过液体动力集中于一个流动池中，并使用激光或汞卤素光束照射流动池。每个红细胞通过流动池时会使光源发生散射，散射光被转换为电脉冲信号，且脉冲幅度和细胞体积成正比。脉冲产生的数量与通过光照区域的细胞数量成正比。在正向上以两个角度检测散射光，可以同时检测红细胞大小和 Hb 含量。

%HYPO：只有能对红细胞进行球形化转变的血液分析仪才可以检测这一指标。血液分析仪可以分别检测单个红细胞体积，CHCM 及 MCV。仪器会记录血红蛋白浓度低于 280 g/L 的红细胞比例，并以%HYPO 表示。%HYPO 在评估缺铁性红细胞生成方面起到重要作用。除此之外，血液分析仪还可以检测小红细胞比例(%MICRO)及大红细胞比例(%MACRO)[12]。

15.2.2.3 标本

EDTA 抗凝血：1 mL。

15.2.2.4 参考区间(表 15.2－2)

表 15.2－2 红细胞指数的参考区间

MCV(fL)	MCH(pg/细胞)	MCHC(g/L)	RDW(%)***
成人*[2]			
- 80～96	28～33	330～360	<15
- %HYPO[13]*	1%～5%		

续 表

年龄	MCV(fL)	MCH(pg/细胞)	MCHC(g/L)
儿童[5,14]**			
- 脐带血	101～125	33～41	310～350
- 1天	98～122	33～41	310～350
- 2～6天	94～135	29～41	240～360
- 14～23天	84～128	26～38	260～340
- 24～37天	82～126	26～38	250～340
- 40～50天	81～125	25～37	260～340
- 2.0～2.5个月	81～121	24～36	260～340
- 3.0～3.5个月	77～113	23～36	260～340
- 5～7个月	73～109	21～33	260～340
- 8～10个月	74～106	21～33	280～320
- 11～13.5个月	74～102	23～31	280～320
- 1.5～3.0年	73～101	23～31	260～340
- 4～12年	77～89	25～31	320～360
- 13～16年	79～92	26～32	320～360
	MCV(fL)**		
胎儿[3]			
- 15周	127～159		
- 16周	119～167		
- 17周	121～153		
- 18～21周	119～143		
- 22～25周	109～141		
- 26～29周	103～134		
- ≥30周	97～132		

*数值表示非参数分布的2.5%和97.5%置信区间；**数值表示$\bar{x}\pm 2s$；***数值与检测仪器相关。单位换算：1×10^{-15} L = 1 fL；pg×0.062 = fmol；g/L×0.062 = mmol/L

15.2.2.5 临床意义

MCV、MCH、MCHC和RDW是极为重要的红细胞指数，可用于[15]贫血分类、检出隐匿性贫血、查明贫血病因。

MCV应当与RDW共同纳入评估。这样在小细胞性贫血中RDW升高表示存在缺铁性贫血，而RDW正常意味着存在地中海贫血。

15.2.2.5.1 MCV：检测MCV可以将贫血分为正细胞性、小细胞性和大细胞性，而这对临床诊断极为重要。需要注意的是MCV是一个平均数值，如果小红细胞或大红细胞的比例非常小，将无法通过MCV被识别。

MCV由血红蛋白含量和红细胞水合作用(即血浆渗透压)决定。显著的低色素红细胞会出现比Hb含量正常红细胞更为严重的形变，因此MCV会偏低。

MCV正常：如果MCV结果正常，则可能有如下情况：① 大多数RBC细胞大小在参考区间之内：这种情况下RDW不会超过15 fL；② 大红细胞和小红细胞同时存在：这种情况下RDW>15 fL。在如免疫性溶血性贫血(IHA)或微血管病性溶血性贫血中会出现此类状态。IHA患者体内，小红细胞、网织红细胞和体积大于普通红细胞的嗜多色性红细胞会同时存在，导致MCV的平均值在参考区间内。在RDW升高的情况下，应该进行外周血涂片检查，以查明是否存在红细胞大小不均，红细胞嗜多色性和小红细胞症。在出现弥漫性血管内凝血时，细胞碎片会被视为小红细胞计数，且嗜多色性大红细胞同时存在，使MCV仍在参考区间内。

MCV减低：铁、铜、维生素B_6缺乏及家族遗传的情况下会出现小红细胞增多症。其中最为常见的病因是缺铁。由于机体缺铁，红细胞生成过程中可能会经历比正常情况更多次数的细胞分裂，而每次细胞分裂后红细胞体积就会变得更小。当RDW>15 fL时，外周血图片会显示小红细胞症和红细胞大小不均。RDW升高是缺铁性贫血的早期病症。

遗传性铁粒幼细胞性贫血是一种罕见的小细胞性贫血，通常MCV显著下降，可低至60 fL以下。这一疾病常常会被误诊为地中海贫血，尤其是中间型地中海贫血。

MCV升高：以下原因导致大红细胞症。

- 增生性贫血(如营养缺乏性贫血的补剂治疗)、吸烟、肝硬化。
- 酗酒。可使MCV均值增加约5 fL，即MCV比健康对照增加5%～10%。MCV≤96 fL可作为切点判断非慢性酒精中毒。MCV≤94 fL可作为切点进行酒精戒断评估。由于红细胞半寿期较长，MCV不适合作为戒酒的临床控制指标[16]。
- 慢性肝病。约20%的非酒精性肝病患者存在大红细胞症，且这一情况无法用叶酸缺乏、维生素B_{12}缺乏或出血导致的网织红细胞增多来解释。
- 维生素B_{12}或叶酸缺乏。这些物质的缺乏限制了DNA的合成，进一步减缓了细胞核复制和有丝分裂，导致了红细胞发育过程中细胞分裂次数减少。分裂次数减少致使红细胞体积大于正常。但血红蛋白合成不受限制。正常的MCV并不能排除维生素B_{12}和叶酸缺乏[17]。主要原因是约20%的维生素缺乏患者会同时伴有缺铁。
- 网织红细胞增多症。根据红细胞再生成反应，网织红细胞的体积比普通红细胞大3%～10%。MCV检测时包括了网织红细胞，出现网织红细胞增多症时，MCV会比预期升高15%甚至更多。
- 骨髓增生异常综合征、遗传性口形细胞增多症。

15.2.2.5.2 MCH：通常，红细胞胞体内含有最大血红蛋白含量的95%，因此在大部分贫血中MCH和MCV相关。与此对应，小红细胞症对应低色素，正常红细胞对应正色素。

MCH正常：MCH正常的通常都是典型的健康个体，但该情况也可见于急性溶血性贫血和慢性疾病导致的贫血(如感染、炎症、慢性肝病和恶性肿瘤)。

MCH降低：MCH降低意味着红细胞中血红蛋白含量降低，通常是铁、铜或维生素B_6缺乏的特征。

MCH升高：MCH升高会同时造成MCV升高。这种情况通常出现于大细胞性贫血(如叶酸和维生素B_{12}缺乏)及增生性贫血(如见于缺铁性贫血补剂治疗)。

15.2.2.5.3 MCHC：MCHC用于评估红细胞血红蛋白浓度。由于各红细胞个体的细胞大小和血红蛋白含量变化情况相对一致，MCHC在许多造血疾病系统疾病中保持不变。

MCHC正常：多种贫血状态下MCHC都可在参考区间内。

MCHC降低：见于营养缺乏性贫血(如铁、铜、维生素B_6

缺乏)。如果血红蛋白浓度假性降低或血细胞比容假性升高,MCHC也会降低。

MCHC升高:可见于高滴度的冷凝集和遗传性球形红细胞增多症。

RDW:可用于评估患者体内红细胞大小是否均一。急性溶血性贫血时可出现高RDW值,且提示潜在的网织红细胞增多。表15.2-3展示了通过MCV及RDW对贫血进行分类的方法。

表15.2-3 通过MCV及RDW对贫血进行分类

均一性小红细胞		非均一性小红细胞		均一性正红细胞		非均一性正红细胞		均一性大红细胞		非均一性大红细胞	
MCV	RDW	MCV	RDW	MCV	RDW	MCV	RDW	MCV	RDW	MCV	RDW
降低	正常	降低	升高	正常	正常	正常	升高	升高	正常	升高	升高
轻度β地中海贫血		缺铁性贫血		慢性病诱发贫血		骨髓纤维瘤		再生障碍性贫血		恶性贫血	

根据1988~1994年美国第三次全国健康和营养调查(NHANES Ⅲ)的结果,RDW是一个中年人和老年人的死亡风险标志物。在没有肿瘤和心血管疾病的个体中,RDW超过14.05%群体的死亡风险是RDW小于12.6%的群体的2倍[19]。

15.2.2.5.4 %HYPO:出现低色素性红细胞和缺铁性红细胞生成而言,低色素红细胞比例检测比红细胞指数更为敏感。红细胞血红蛋白含量降幅达到10%仍然不会使MCV、MCH和MCHC产生显著的变化。而%HYPO检测低限可以检出血红蛋白含量仅发生2%的降幅,且得到可接受的准确性。因此就可以比红细胞指数更早发现早期缺铁红细胞生成。对补铁的监测也是如此。补铁2~3周后%HYPO会相应下降[20]。

如果机体内铁蛋白水平很低,储存铁会耗尽。在这种情况下,正常%HYPO表明铁缺乏性红细胞尚未生成,红细胞生成过程中的铁供应仍然处于能维持正常红血红蛋白合成的状态(潜在性铁缺乏,铁缺乏但尚未导致贫血)。

慢性肾脏疾病患者,尤其是使用了促红细胞生成制剂治疗(ESA)后的患者,体内应该实现铁代谢平衡。"慢性肾功能衰竭患者贫血管理欧洲最佳实践指南"中推荐铁蛋白浓度至少应≥100 μg/L(200~500 μg/L更佳),%HYPO应低于10(低于2.5更佳)或可以转铁蛋白饱和度大于20%代替%HYPO(30%~40%更佳)[21]。

15.2.2.5.5 %MICRO/%HYPO:小红细胞比例超过18%时,这一比值可以用于筛查β地中海贫血。当小红细胞比例超过18%且%MICRO/%HYPO比值超过0.9时可预示存在β地中海贫血[22]。其诊断敏感性在可接受范围内且具有中等的特异性。

15.2.2.5.6 %MACRO:机体不存在网织红细胞增多症的情况下,大红细胞比例(%MACRO)与MCV相比可以在下列情况中作为更早期的标志物:① 检测和评估维生素 B_{12} 或叶酸缺乏性贫血的进展情况;② 通过监测红细胞体积对戒酒进行评估。

通过MCV、MCH和MCHC对贫血进行分类的方法显示于表15.2-4。

表15.2-4 通过MCV、MCH和MCHC对贫血进行分类

红细胞指数	临床与实验室检查
MCV正常 MCH正常 MCHC正常	正细胞正色素性贫血:失代偿性贫血(如慢性肾脏疾病、慢性炎症性疾病、全身感染、慢性肝病、恶性肿瘤、内分泌疾病、消化不良、吸收障碍)。
MCV正常 MCH升高 MCHC升高	由于分析前或分析中干扰导致表现为高色素性贫血:① 血管内溶血,体外溶血;② 高脂血症,导致得到错误的血红蛋白高浓度结果;③ 中毒性溶血性贫血中存在海因茨小体,不稳定血红蛋白,酶(不全)病;④ 由于血细胞比容错误低值或血红蛋白检测错误高值导致的实验室结果错误。
MCV正常 MCH降低 MCHC正常	缺铁性贫血早期。通常RDW超过15%,%HYPO超过5%,网织红细胞血红蛋白含量低于28 pg。
MCV降低 MCH降低 MCHC降低	最为常见的贫血类型。在北欧及中欧,这类贫血中的80%~90%为典型的缺铁性贫血或慢性病伴随铁缺乏红细胞生成的贫血,约5%为β地中海贫血。遗传性铁粒幼细胞性贫血较为罕见。
MCV降低 MCH正常 MCHC升高	严重的遗传性球形红细胞增多症,溶血性疾病伴随红细胞数量增加、血红蛋白浓度升高和血细胞比容增加。遗传性球形红细胞增多症并不是增生性贫血。
MCV升高 MCH降低 MCHC降低	再生性贫血(如在铁、铜或维生素 B_6 潜在缺乏性贫血进行补剂治疗后开始的几天可以观察到)。
MCV升高 MCH正常 MCHC正常/降低	- 叶酸或维生素 B_{12} 缺乏性贫血,肝硬化,酒精中毒。 - 接受细胞抑制治疗的肿瘤患者。 - 骨髓增生异常综合征,遗传性口形红细胞增多症。
MCV升高 MCH升高 MCHC升高	存在高滴度的冷凝集素,导致红细胞聚集。仪器低估红细胞计数并高估MCV。导致了红细胞计数和血细胞比容出现错误低值而MCV和MCHC计算得到错误高值。

15.2.2.6 注意事项

MCV:如果血液分析仪识别红细胞的阈值低限设置过高,小红细胞就不能被检测,MCV可能结果过高。而如果阈值高限设置过高,白细胞就可能被计数。

存在多个大小不等的红细胞群时,MCV只能代表红细胞体积的算术均值。因此,在不知道RDW的情况下,小红细胞症极有可能被忽略。使用血液细胞分析仪检测得到的MCV结果比手工法检出的更低,这是因为使用微量血细胞比容测定法测定细胞体积时,红细胞层内会包含极微量的血浆而使血细胞比容结果过高。

MCH:当存在极为显著的高甘油三酯血症和白细胞计数大于 50×10^9/L时,光吸收和光散射会受到影响,导致血红蛋白浓度和MCH检测结果过高。

MCHC:由于个体MCHC的变异极小,这一红细胞指数非常适合作为连续的全血细胞计数检测的可信度质控。它还同样适用于对血液分析仪进行分析可靠性控制(如通过比较每日均值的变异和验证阈值的调整)。

高血糖:由于红细胞会出现肿胀,当血糖高于33.3 mmol/L(600 mg/dL)会导致MCV和血细胞比容升高及MCHC的下降[23]。

冷凝集素升高可见于下列情况[24]:

- 肺炎支原体感染。在这一情况下可检测到高滴度的IgM型冷凝集素。
- EB病毒(EBV)感染(传染性单个核细胞增多症)。这指的是 IgM 或 IgG 型抗 i 冷凝集素。

- 恶性 B 淋巴细胞增殖性疾病，如慢性淋巴细胞白血病或其他恶性淋巴瘤。在这些情况下，单克隆免疫球蛋白，特别是 IgM 型免疫球蛋白是导致红细胞冷凝集的主要原因。

检测前将血液标本置于 37℃温育可以消除冷凝集现象。冷凝集可以通过血涂片检测加以证实。在 250 倍放大的显微镜视野中可以确认红细胞凝集。

RDW：24 h 内的个体内变异为 1.7%，日间变异为 5.9%，月间变异为 5.3%[10]。

稳定性[11]：① 红细胞计数：室温（RT）及 4℃ 72 h；② MCV：4℃ 3 天，RT 12 h，37℃ 8 h；③ MCH：4℃及 RT 3 天，37℃ 24 h；④ MCHC：4℃ 3 天，RT 7 h。

15.3 血红蛋白浓度

Lothar Thomas

血红蛋白（Hb）浓度反映红细胞数量、MCH 和血浆比例的函数关系。当血浆量一定时，Hb 水平和红细胞质量有着直接的关系。机体 Hb 含量下降就被称为贫血。当机体红细胞质量下降（正常情况下女性 21～27 mL/kg，男性 24～32 mL/kg）[1]。由于红细胞质量只能通过放射法进行检测，检测 Hb 来确定血容量是一个简单的选择。这是由于 Hb 浓度是红细胞数和红细胞内 Hb 含量的乘积。如果血容量正常，可以使用 Hb 浓度诊断贫血。在贫血发生 48 h 后就可能存在此类情况。原因是在这一情况下红细胞质量的下降会通过血浆量减少得以代偿。新生儿血容量为 90 mL/kg，大龄儿童和成人为 80 mL/kg。

15.3.1 适应证

贫血及红细胞增多症诊断和监测。

15.3.2 检测方法

氰化血红蛋白法[2]：原理为，在溶液中，Hb 中的 Fe^{2+} 被六氰合铁酸钾［$K_4Fe(CN)_6$］氧化成 Fe^{3+}。高铁血红蛋白（Hi）形成后，再和溶液中氰化钾提供的氰化物离子（CN^-）共同生成 HiCN（表 15.3－1）。HiCN 在 540 nm 处有最大吸收峰，HiCN 的吸收峰与 Hb 浓度成正比。血液分析仪使用含有 500～800 mg/L HiCN 的次级 HiCN 参考物质进行校准。HiCN 法检测需要对血液标本进行 250 倍稀释，这相当于 Hb 可检测浓度范围到达了 125～200 g/L。HiCN 法还是血红蛋白检测的参考方法。相关内容可见 15.2.1.2。

表 15.3－1　由血红蛋白形成氰化高铁血红蛋白

$$Hb(Fe^{2+}) + [Fe^{3+}(CN)_6]^{3-} \longrightarrow Hi(Fe^{3+}) + [Fe^{2+}(CN)_6]^{4-}$$

$$Hi(Fe^{3+}) + CN^- \longrightarrow Hi[FeCN]^{2+}$$

15.3.3 标本要求

EDTA 抗凝血（EDTA 二钠或二钾）：1 mL。

毛细管血（肝素抗凝毛细管标本）：0.02～0.05 mL。

15.3.4 参考区间（表 15.3－2）

表 15.3－2　血红蛋白参考区间

胎儿[3]*	
－ 15 周	109 ± 7
－ 16 周	125 ± 8
－ 17 周	124 ± 9
－ 18～21 周	117 ± 13
－ 22～25 周	122 ± 16
－ 26～29 周	129 ± 14
－ ＞30 周	136 ± 22
儿童[5,6]***	
－ 脐带血	135～207
－ 1 天	152～235
－ 2～6 天	150～240
－ 14～23 天	127～187
－ 24～37 天	103～179
－ 40～50 天	90～166
－ 2.0～2.5 个月	92～150
－ 3.0～3.5 个月	96～128
－ 5～7 个月	101～129
－ 8～10 个月	105～129
－ 11～13.5 个月	107～113
－ 1.5～3 岁	108～128
－ 5 岁	111～143
－ 10 岁	119～147
－ 12 岁	118～150
－ 15 岁	128～168
成人[4]**	
－ 女性	115～160
－ 男性	135～178

所有数据以 g/L 表示。* 数值表示 $\bar{x} \pm s$；** 数值表示第 2.5 和第 97.5 百分位数；*** 数值表示 $\bar{x} \pm 2s$。单位换算：mmol/L = g/L × 0.062 1；g/L = mmol/L × 16.1

15.3.5 临床意义

Hb 浓度与血细胞比容及 RBC 计数结合运用，是贫血及红细胞增多症诊断与分型的重要标准。常见的贫血原因示于图 15.3－1。

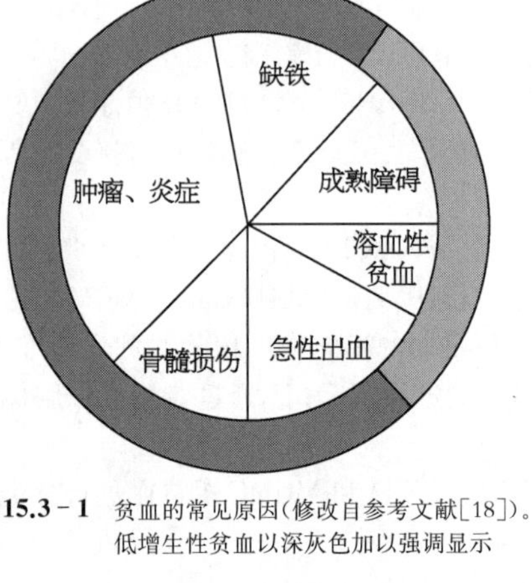

图 15.3－1　贫血的常见原因（修改自参考文献[18]）。低增生性贫血以深灰色加以强调显示

15.3.5.1 贫血的诊断

贫血的术语描述为 Hb 水平的下降，可能原因包括[7,8]：

- 红细胞绝对数量减少（如慢性疾病造成的贫血）。
- 红细胞 Hb 含量减少。这可能出现于细胞计数正常、轻度下降甚至是增加的情况下（如缺铁性贫血、杂合型β地中海贫血）。
- 血浆容量增加导致红细胞数量相对减少，但红细胞质量可正常甚至增加（如妊娠后 3 个月）。在这种情况下，这类状态被称为假性贫血。

贫血的诊断是血液学实践运用中的一个重要方面。根据 Hb 水平在人群中的分布情况来判断患者是否贫血是不合适的[9]。推荐的阈值低限示于表 15.3－3。

表 15.3－3　白种人及黑种人成人推荐的血红蛋白阈值低限

组群	年龄（岁）	Hb(g/L)
白种人男性	20～59	137
	≥60	132
白种人女性	20～49	122
	≥50	122
黑种人男性	20～59	129
	≥60	127
黑种人女性	20～49	115
	≥50	115

根据 Scripps－Kaiser 数据得到的 5%百分位点。来源于参考文献[7]

对儿童而言，贫血的判断阈值只能根据年龄进行划分。美国疾病控制和预防中心（CDC）推荐的正常水平阈值示于表 15.3－4[10]。

表 15.3－4　美国儿童推荐血红蛋白阈值低限[10]

年龄（岁）		Hb(g/L)	HCT（分数）
1～1.9		110	0.330
2～4.9		112	0.340
5～7.9		114	0.345
8～11.9		116	0.350
12～14.9	女性	118	0.355
	男性	123	0.370
15～17.9	女性	120	0.360
	男性	126	0.380
≥18	女性	120	0.360
	男性	136	0.410

对于某些特定群体，如吸烟群体，或是生活环境对机体有特殊功能需求（生活在高海拔地区），Hb 的阈值水平需要进行调整（表 15.3－5 和表 15.3－6）。

表 15.3－5　对长期生活在高海拔地区群体贫血判断的纠正

海拔（m）	Hb(g/L)	HCT（分数）
<3 000	0.0	0.0
3 000～3 999	＋2.0	＋0.005
4 000～4 999	＋3.0	＋0.010
5 000～5 999	＋5.0	＋0.015
6 000～6 999	＋7.0	＋0.020
7 000～7 999	＋10	＋0.030
8 000～8 999	＋13	＋0.040
9 000～9 999	＋16	＋0.050
≥10 000	＋20	＋0.060

参考区间上需要添加 Hb 或 HCT

表 15.3－6　对吸烟群体贫血判断的纠正

吸烟量	Hb(g/L)	HCT（分数）
不吸烟	0.0	0.0
吸烟（所有）	＋3.0	＋0.001 0
0.5～1 包/天	＋3.0	＋0.001 0
1～2 包/天	＋5.0	＋0.001 5
>2 包/天	＋7.0	＋0.002 0

参考区间上需要添加 Hb 或 HCT

15.3.5.2 贫血的程度

根据 Hb 水平，可以将贫血的程度进行如下分级[11]：① 轻度，从参考区间低限到 100 g/L；② 中度，为 100～80 g/L；③ 重度，为 80～65 g/L；④ 危及生命，为低于 65 g/L。

15.3.5.3 贫血的临床症状

贫血的临床症状包括体感寒冷、皮肤苍白、乏力、心悸、耐受水平下降、抑郁、认知功能障碍及生活质量普遍下降。在严重贫血的情况下，如果 Hb 水平降低达到 50%，冠状动脉血流量将达到极限，心脏会出现代偿失调，可能发生充血性心力衰竭。

临床症状的严重程度取决于贫血的程度和其他因素[12]：

- 患者的生理状态。健康年轻个体的症状相较年长个体更少且更轻微。
- 合并症。对于伴有多种合并症且需要卧床的患者而言，即使 Hb 浓度仅有轻微的下降，也会出现倦怠、站起时跌倒、跛行或心绞痛样症状。
- 贫血进展情况。进展缓慢的贫血在表观健康个体中通常会在身体或精神状态存在压力时被首次发现。

15.3.5.4 贫血的患病率

在欧洲及美国，有 1%的成年男性和 3%～5%的成年女性罹患贫血。在非洲，这一患病率上升至 27%和 48%，东南亚患病率更高达 40%和 57%。最常见的贫血原因是营养不良以及钩虫感染[13]。约半数的贫血受到铁缺乏的影响。据报道，全球范围内有约 5 亿人受到缺铁性贫血困扰，而存在缺铁但尚未贫血的人数更可能高出 3 倍之多。

15.3.5.5 贫血的耐受

血容量正常的健康年轻个体：该群体 Hb 水平降至 50 g/L 时机体氧供给都未表现出危及生命的变化。但当 Hb≤60 g/L 时，心电图可能出现变化，认知功能紊乱可能发生。Hb 水平达到 45～50 g/L 是输血的绝对指征。

心血管疾病（CVD）患者：稳定性心血管疾病的患者在 Hb 水平在 70～80 g/L 时可以耐受，不会出现缺氧损伤。Hb 水平低于 70 g/L 会增加疾病风险，提高死亡率。

外科手术患者[14]：术前 Hb≤100 g/L 围手术期死亡率增加有关。但非心血管疾病的患者围手术期 Hb 水平降至 100 g/L 或更低并不会增加死亡率。而对心血管疾病患者而言，术中 Hb 降幅超过 40 g/L，死亡风险最大。对于所有患者而言，围手术期 Hb 水平降至 70 g/L 都会增加患病率，但不会增加死亡率。尽管如此，若 Hb 水平在 70 g/L 以下，每降低 10 g/L 死亡风险会增加 1.5 倍。

对于无心血管疾病的患者而言，与术前 Hb 水平>120 g/L 相比，术前 Hb 水平为 60～90 g/L 且术前出血量极少的患者的死亡率优势比为 1.4(相关数据还可见于表 15.4－2)。

重症监护患者：患有多发伤和脓毒症且气管开放重症监护患者即使输血后 Hb 水平超过 90 g/L，也不能从中获益。只有在出现大量失血或弥漫性出血时，Hb 水平超过 100 g/L 似乎对凝血功能稳定有所帮助。

15.3.5.6 贫血的分类

贫血可分为以下几类：

- 根据发病机制。然而这种分类方式是存在问题的，这是因为在众多不同类型的贫血中发病机制都受到多种不同因素的影响。
- 根据红细胞形态，可分为小细胞性、正常细胞性和大细胞性。或是根据红细胞内 Hb 浓度，可分为低色素性和正色素性。这一分类方式已被广泛接受，并应用于贫血的鉴别诊断。
- 根据红细胞增生情况，可分为低增生性、增生正常性和高增生性贫血。
- 根据疾病进展情况可分为急性和慢性。
- 可分为先天性和获得性贫血。

根据红细胞增生情况对贫血进行分类的方法示于表 15.3－7。

表 15.3－7　根据骨髓红细胞生成活性对贫血进行分类

低增生性贫血 出现无效性红细胞生成可能是由于促红细胞生成素的合成不足或是红细胞固有增殖减少造成的，然而这两种情况常常会合并发生，原因是： - 物质缺乏：铁、维生素 B_{12}、叶酸、促红细胞生成素(慢性肾病)、激素(甲状腺、垂体或肾上腺)。 - 干细胞增殖和(或)分化障碍：慢性病(炎症、自身免疫性疾病、肿瘤、肝病)、毒性物质(酒精、细胞抑制剂)、放射性物质、再生障碍性贫血。 - 红细胞异位生成：急性白血病、骨髓增生异常综合征、恶性淋巴瘤、实体肿瘤骨转移、贮积病。
高增生性贫血 在这类贫血中，红细胞生成的响应情况对应贫血的程度。促红细胞生成素分泌的增加量与 Hb 下降量匹配，且造血组织没有病变。 造成贫血的潜在原因可能包括：治疗相关的红细胞生造血恢复、亚急性出血、红细胞破坏增加[脾功能亢进、溶血性贫血、毒性物质直接作用(如疟疾、Wilson 病)、机械损伤(如人造心脏瓣膜、人造血管、弥漫性血管内凝血)]，以及血红蛋白病、酶缺陷。

急性贫血：急性贫血(如大量失血)在疾病发生后的 24 h 内只能通过血细胞比容、红细胞计数和 Hb 浓度进行识别，这是因为最初数小时内血浆容量还没有足够的代偿性增加。

慢性贫血：由于红细胞质量减少，血浆容量相应增加，因此慢性贫血患者的血容量是正常的。这就导致这类患者红细胞计数、血细胞比容和 Hb 水平同时降低。

相对性贫血：相对性贫血是一种红细胞质量正常但由于血浆量增加导致总体血容量增加的状态。其成因通常是水和电解质平衡的改变(如妊娠)。与慢性贫血血清总蛋白水平通常正常这一情况相反，除华氏巨球血症外，出现相对性贫血(假性贫血)时总蛋白水平降低或处于正常低限。

15.3.5.7 贫血的鉴别

关于贫血的鉴别，推荐使用下列表格(表 15.3－8 至表 15.3－14)。

表 15.3－8　在特定群体和患者中血细胞的状态

贫血/病因	临床和实验室检查
儿童贫血	在初生最初几周，新生儿的红细胞质量会下降，这会导致 Hb 水平和血细胞比容的下降。10～12 周的健康婴儿，Hb 最低也很少低于 90 g/L。早产儿血红蛋白水平的下降通常更为显著，出生体重在 1.0～1.5 kg 和不足 1.0 kg 的早产儿血红蛋白水平最低可低至 80 g/L 或 70 g/L。足月新生儿可以耐受 Hb 水平的下降，因此可以将这一情况称为生理性贫血，但早产儿会在这种情况下表现出临床症状，需要接受输血或红细胞生成促进剂(ESA)治疗[20]。早产儿出现 Hb 水平显著下降的原因是缺铁，这是由于早产导致铁储备不足，出生后早期红细胞生成激，出生后快速发育和为了诊疗目的而频繁采血所造成的。足月新生儿的细胞计数及铁代谢指标的参考区间同样适用于一岁前的早产儿[21]。 Hb 浓度和血细胞比容随着年龄持续增高。美国 CDC 定义的 Hb 水平的低限示于表 15.3－4。
老年贫血[22]	超过 65 岁群体的平均贫血患病率为 17%。 在超过 65 岁的群体中约 60%会因为 Hb 水平下降而致疾病。在心血管健康研究队列中，超过 65 岁且 Hb 水平低于 137 g/L 的男性和 126 g/L 的女性临床预后更差。在老年群体中，仅 1% Hb 浓度低于 100 g/L 且不需要住院治疗。在部分使用利尿剂导致血液浓缩的患者中，贫血还可能被掩盖。Chianti 研究的数据显示，肌酐清除率低于 30 mL/(min・1.73 m²)群体的贫血患病率颇高。在老年群体中，Hb 水平较低的个体与 Hb 水平在参考区间内的个体相比，住院和死亡风险都相对升高。同样的情况还出现在那些存在轻度贫血的老年个体中(Hb 水平：女性 100～119 g/L；男性 100～129 g/L)。住院和死亡的 3 年风险对应风险比分别为 1.32 和 1.86[24]。在老年患者中有 1/4 的贫血病例无法用营养缺乏(铁、维生素 B_{12}、叶酸)、肾功能不全、慢性炎症或骨髓增生异常综合征解释[25]。
妊娠贫血	在妊娠期间，红细胞生成会发生实质性的变化[26]。从妊娠第 10 周开始，血容量会增加 30%～40%，血浆量增加 40%～50%，红细胞质量增加 20%～30%。从妊娠第 10 周开始可以观察到这一增加，其增幅在妊娠第 32 和第 34 周达到峰值，之后保持恒定。WHO 建议在整个妊娠周期内 Hb 浓度都不应低于 110 g/L，而在产褥期不应低于 100 g/L[8]。在产褥期间，与分娩前相比 Hb 水平会下降 8 g/L 而 HCT 下降 0.10，而网织红细胞数在分娩过程中就已经增加。从产后第四天起 Hb 浓度和血细胞比容开始持续增加[27]。
心衰贫血[16]	慢性心功能不全的患者中很有很高比例存在贫血且 Hb 水平在 100～120 g/L。这一病理情况下的贫血会导致心脏泵出量的增加。这会使心脏前壁压力增加，左心室工作负荷增加，进一步增加氧气消耗且加速了心肌细胞损耗。组织水平的低氧和大负荷后的血液黏度降低会引起动脉血管舒张。贫血导致的慢性血容量过载会导致心肌纤维的增加和拉长，这会进一步造成心室扩张和前壁张力增加。 贫血可预测严重心力衰竭患者的死亡率。在氨氯地平生存期前瞻性评估(PRAISE)中，对血红蛋白/血细胞比容的基线水平和左心射血分数低于 30%及纽约心功能分级(NYHA)中达到Ⅲb 和Ⅳ级患者的死亡率的相关性进行了评估，实验周期达到 15 个月。Hb 水平在最低五分位数(Hb 116 g/L±9 g/L)的患者群体拥有比最高五分位数群体(Hb 162 g/L±9 g/L)高 52%的死亡风险(风险比 1.52)[28]。
危重病贫血[29]	重症监护室的危重病患者通常存在贫血且 Hb 水平≤100 g/L。这还是基于此类患者可能存在血浆量的实质性变化(大量补液、脱水)，会导致 Hb 浓度检测难度增加。在重症监护病房内的患者，有约 62%Hb 水平低于 120 g/L，约 29%低于 100 g/L。通常，正细胞正色素性贫血与出血相关(网织红细胞数量增加)，红细胞生成减少与炎症(网织红细胞数量减少)或红细胞溶血和储存(网织红细胞数量增加)相关。反应性噬血细胞综合征也可能是由于传染所触发的或是继发于恶性疾病而出现的。血细胞被组织细胞吞噬，导致全血细胞减少。

续 表

贫血/病因	临床和实验室检查
慢性肾病贫血(CKD)(参见表 15.10-2)	肾性贫血是正细胞、正色素且低增生的。其原因是促红细胞生成素(EPO)的合成与 Hb 水平及尿液中有毒物质排泄累积量有关。这两个因素都会造成红细胞生成减少,同时可能对红细胞生命周期有轻度的影响。美国国家肾脏基金会肾脏病预后质量倡议(KDOQI)建议 GFR 低于 60 mL/(min・1.73 m^2)的所有患者都需要对贫血情况进行评估。根据美国第三次全国健康和营养调查(NHANES Ⅲ)的数据[30],eGFR 低于 30 mL/(min・1.73 m^2)的患者中有 42.2% Hb 水平低于 110 g/L,而 GFR 在 30~59 mL/(min・1.73 m^2)的患者中这一比例为 3.5%。相关的原因是 EPO 对 Hb 水平下降的响应量不足。在多囊肾患者中情况就并非如此,在这类患者中 EPO 保持一定合成量。因此对这些患者而言评价铁代谢就显得非常重要。肾性贫血的治疗包括实施 ESA[31]。功能性铁代谢对于保障有效的红细胞生成是非常重要的。因此,在开始治疗前,铁蛋白的水平至少应达到 100 μg/L(最好达到 200~500 μg/L),TfS 应≥20%(最好达到 30%~40%),%HYPO 应低于 10%(最好低于 2.5%)[32]。为了在 ESA 治疗期间检测红细胞生成时的铁需求量,需要进行 CHr(Ret-He)检测。该项目结果增至≥29 pg 表明在红细胞生成时没有额外的铁需求[33]。
糖尿病贫血	若根据 Hb 水平低于 120 g/L(女性)和 130 g/L(男性)评判贫血,约 1/5 的非住院糖尿病患者存在贫血。根据一项研究可得出下列结论[34]: - 在 GFR 超过 60 mL/(min・1.73 m^2)的患者中没有出现白蛋白尿的群体 Hb 水平高于那些出现白蛋白尿的群体。 - 出现蛋白尿的患者,其 Hb 水平低于那些仅出现微量白蛋白尿的患者。 - GFR 低于 60 mL/(min・1.73 m^2)且存在正常白蛋白尿的患者他们的 Hb 水平与那些 GFR 超过 60 mL/(min・1.73 m^2)但出现大量白蛋白尿的患者相近。 对于糖尿病患者而言,对贫血的评估除了 GFR 受损时有需要进行之外,在 GFR 正常但出现白蛋白尿时同样很有必要。 临床上,贫血的出现可早于肾功能不全。 贫血在糖尿病肾病中病理生理机制是多因素的。相关因素是间质细胞和肾血管结构的损伤,最终造成间质纤维化。这一情况越严重,促红细胞生成素产生的就越少。仅极少量证据显示纠正贫血对糖尿病并发症患者而言可能有所益处。 但是,尽管纠正晚期肾病患者的贫血能够稳定左心室肥厚的病理状态,但早期干预反而可能恢复。
酗酒	酗酒导致贫血的原因是多因素的。主要的病例生理机制如下: - 由于核糖体和线粒体蛋白合成受到抑制导致红细胞生成毒性抑制。 - 由于酒精导致的叶酸代谢量不足,进而引起细胞巨幼样变。 - 维生素 B_6 代谢量不足,幼红细胞线粒体中铁蓄积,环铁粒幼细胞形成。 - 酒精导致红细胞膜发生改变,导致溶血和红细胞生命周期缩短。 实验室检查:Hb 水平在 80~120 g/L,平均 MCV 较健康对照高出 5%~10%,RDW 表现出细胞二象性。在血涂片中,可存在棘形红细胞、口形红细胞和环铁粒幼细胞。

表 15.3-9　小细胞性贫血的分类和鉴别

贫血	临床和实验室检查
小细胞性贫血(共性)	根据血液分析仪的不同,MCV 低于 80~83 fL 是小细胞性贫血的特征性表现。为了排除红细胞二相性或是确定需要进行血涂片形态学检查,通常有必要评估 MCV 和红细胞分布宽度间的关系。如果确定了 MCV 降低,那就可以通过 MCHC 来区分是贫血低色素性(MCHC 低于 320 g/L)或是正色素性(MCHC≥320 g/L)。 小细胞低色素性贫血可能是由于珠蛋白基因的缺陷(血红蛋白病或地中海贫血),亚铁血红素合成的缺陷或是红细胞前体细胞需铁。通常由于营养性铁缺乏或是急慢性出血导致的铁缺乏限制红细胞生成是这类贫血的主要原因[35]。
缺铁性贫血	造成缺铁的最常见原因包括:50 岁以下女性的月经出血,50 岁以下男性营养性铁缺乏,50 岁以上由于肿瘤导致的消化道出血[36]。在儿童中,铁摄入减少是缺铁的主要原因。根据缺铁的时间和程度,Hb、MCV、MCH 和 MCHC 都会降低。红细胞计数常会处于正常底限或是中度下降。与小细胞性相比,低色素在贫血中占据更为主导地位[7]。RDW 会升高至≥15%。从储存铁耗尽开始,大约需要 8 周时间才能从缺铁性红细胞生成转变到低色素性红细胞比例增加,从而发现疾病。如果进行%HYPO 检测,这一时间可以缩短至 2~3 周,如果检测 CHr 或 Ret-He,可以更进一步缩短时间至 4 天左右。在这类患者的血涂片中可以发现异形红细胞(形状不规则)和大小不一(大小不相同)。当出现铁缺乏性红细胞生成时,%HYPO 升高至≥5%,CHr 降低到 28 pg 以下。在口服铁剂治疗有效的情况下,Hb 水平可在 4 周内升高超过 10 g/L,而 CHr 在 1 周后即可升高。在缺铁性贫血的状态下,红细胞通常处于低增生或增生正常的状态。
β 地中海贫血	β 地中海贫血的生化缺陷在于红细胞前体细胞 β 珠蛋白链合成的缺乏(见 15.7)。在杂合子携带者(轻度地中海贫血)体内,这会导致红细胞血红蛋白载量不足。而纯合子患者(重型地中海贫血)不单单缺乏 β 珠蛋白链,红细胞生成也会由于 α 珠蛋白链相对过量而障碍。这些过量的珠蛋白链无法与 HbA 结合,在红细胞前体细胞中沉淀,导致细胞死亡和异常红系造血[37]。 在儿童时期重度地中海贫血与严重的低色素贫血相关。在单纯轻度地中海贫血病例,Hb 浓度为 110~120 g/L。这是依靠(5~7)×10^{12}/L 这样较高的红细胞计数结果来维持的。MCV 低于 80 fL,通常低于 75 fL,甚至可低至 55 fL。MCH 显著降低,MCHC 可高于 310 g/L,由于红细胞大都为小细胞,RDW 是正常的。小细胞在数量上占绝大多数与红细胞低色素相关,%MICRO/%HYPO 值超过 0.9 且低色素性红细胞比例≥19%表示可能为杂合型 β 地中海贫血[38]。这可能与轻度网织红细胞增多及可溶性转铁蛋白受体浓度升高有关。纯合型及杂合型 β 地中海贫血的血液学相关数据示于表 15.3-10。
HbE 综合征	HbE 是除 HbS 外第二大常见的血红蛋白变异。这一基因突变在东南亚的发生率约为 10%。在柬埔寨、老挝和泰国,HbE 突变的发病率为 20%~40%。HbE 突变是 β 珠蛋白链 26 位上赖氨酸取代谷氨酸引起的。由于这一突变导致剪切位点发生变化,β 珠蛋白链 mRNA 的功能减少,这导致 β 链条形成减少,造成了轻度地中海贫血的表型。共有 3 种 HbE 综合征,他们的共同点是都表现为小红细胞,但各自有着不同的 HbE 比例[39]: - HbEE 是纯合表型。这是一种没有或只有轻度贫血的良性状态。MCV 通常较正常水平低 20~25 fL,红细胞生命周期也是正常的,红细胞计数增加,而网织红细胞计数通常是正常的。在血涂片中可见到高达 75%的靶形细胞,血红蛋白电泳中没有 HbA,仅可检出少量与 HbF 结合的 HbE。 - HbAE 是杂合表型。存在这一表型的个体通常没有临床症状,没有贫血。红细胞计数轻度升高,MCV 比正常低 10~15 fL。在血涂片中可见少量的靶形细胞。血红蛋白电泳显示约 30%为 HbE,其余为 HbA。 - HbE/β 地中海贫血表型。存在杂合型 HbE 和 β 地中海贫血,临床表现与 β 地中海贫血相似。其临床症状多变,这与轻度小红细胞贫血相关,可能需要输血。

续 表

贫血	临床和实验室检查
遗传性球形红细胞增多症(HS)[40]	HS是高加索人群的遗传性溶血性贫血，在2 000～5 000个新生儿中发病率为1。约75%的病例为常染色体显性遗传性疾病，其余以隐性方式遗传或是涉及新的突变。其分子缺陷非常混杂，还包括编码红细胞血影蛋白、锚蛋白和带3蛋白的基因。所有这些蛋白都和红细胞细胞骨架结果有关，他们的缺陷或功能障碍会导致形成球形，脆性和渗透性不稳定的红细胞，而这类细胞会被脾脏捕获和破坏。SDS聚丙烯酰胺凝胶电泳可以检出有缺陷的蛋白。血影蛋白缺陷的表型常与严重的贫血相关，且与带3蛋白缺陷表型相比，在血涂片中可见更多的球形细胞。在某项研究中[41]，HS轻度、中度和重度的比例分别为38%、11%和9%。细胞膜的缺陷(血影蛋白、锚蛋白和带3蛋白)与HS严重程度尚无明确的相关性。该疾病在儿童中通常可以根据贫血、黄疸和脾肿大进行诊断，在成人中其诊断主要依靠脾肿大和胆结石。贫血的严重程度与溶血及脾肿大的程度相关。脾切除可以纠正贫血。 实验室检查：Hb降低或正常(最好使用那些以流式细胞术进行分析的血液分析仪)；MCHC升高，RDW增加，高密度红细胞百分比增加，网织红细胞生成，促红细胞生成素增多，脾切除后，Hb水平、网织红细胞和促红细胞生成素趋于正常。
铁粒幼细胞性贫血[42]	遗传性铁粒幼细胞性贫血的特征是贫血伴骨髓中出现环铁粒幼细胞。环铁粒幼细胞是铁利用障碍导致铁在核周线粒体累积的幼红细胞。铁粒幼细胞性贫血有两种形式(即遗传性和获得性)。遗传性铁粒幼细胞性贫血是一种由于血红素生物合成，铁硫簇的生物合成或转运及线粒体代谢相关基因突变引起的罕见且异质性的疾病。
- X连锁性铁粒幼细胞性贫血(XLSA)[42]	XLSA是最为常见的遗传性铁粒幼细胞性贫血。病因是造血特异性氨基乙酰丙酸合酶(ALAS)基因*ALAS2*发生了突变。该酶催化血红素合成的第一步——由甘氨酸和琥珀酰CoA形成氨基乙酰丙酸。多种突变会同时发生，其中大部分是错义突变。杂合子男性表现为小细胞性贫血和铁负荷过量。这一疾病在新生儿中就可以被诊断，但是通常直至中年才会表现出临床症状。*SLC25A38*基因编码线粒体转运蛋白，该基因突变导致的铁粒幼细胞性贫血是第二常见遗传性铁粒幼细胞性贫血。 实验室检查：该疾病最重要的特征是小细胞低色素贫血，常常伴有帕彭海默小体(铁阳性包涵体)，红细胞二象性(一群小红细胞和一群正常细胞)，骨髓中存在环铁粒幼细胞，特别是在正色素幼红细胞中的铁蓄积，由于无效造血而导致铁负荷过量。该疾病在各年龄组中均有发病，在男性较女性更为好发，但发病后贫血程度在女性中更为严重。
移植后贫血(PTA)[43]	PTA(Hb女性低于120 g/L，男性低于130 g/L)是一个影响患者生活质量的常见性问题。该疾病在移植患者中的发病率为12%～94%，最常见于移植术后短时间内。因此，在一项针对240名肾移植患者的研究中，PTA的患病率为76%，手术1年后患病率降至21%，在4年后又变为36%[44]。在术后的前6个月里，主要为小细胞性贫血。小细胞生成的一个原因是使用西罗莫司进行治疗。贫血的程度取决于移植手术后的慢性肾病(CKD)处于何种阶段。CKD1、2、3、4、5期对应的贫血患病率分别为0%、3%、7%、27%和33%。

表 15.3-10　β地中海贫血的血液学资料[37]

项目	正常	杂合子	纯合子
Hb(g/L)	110～150	80～110	40～70
MCH(pg)	27～33	16～24	16～24
MCV(fL)	75～90	60～75	60～75
网织红细胞(%)	1～2	1～2	2～10
HbA(%)	96～98	90～95	0～20
HbF(%)	0～2	1～5	60～90
HbA2(%)	1～3	4～6	0～10
有核红细胞	0	0	大量

表 15.3-11　正细胞性贫血的分类和鉴别

贫血	临床和实验室检查
正细胞正色素性贫血(共性)	当发生正细胞正色素性贫血时，MCV、MCH和MCHC值均正常。根据红细胞生成的活性，可以这类贫血可分为低增生性和高增生性。主要的高增生性贫血是出血性贫血和溶血性贫血。与红细胞增生活性对应，可预测到网织红细胞及sTfR会相应升高。低增生正细胞正色素性贫血的病理生理机制则有所不同，主要与炎症、恶性肿瘤或红细胞生成素合成减少相关[7]。
- 运动性贫血	耐力型运动选手通常会出现Hb和HCT水平的下降。虽然红细胞生成依旧受到刺激，但由于血浆量相对红细胞质量而言有所增加，造成血液稀释，这就是运动性贫血的主要原因。剧烈运动会降低动脉血氧饱和度并改变肾脏血流动力学，而这两者都是促红细胞生成素生成的诱发因子[16]。
- 高增生正细胞性贫血	高增生正细胞性贫血的出现是由于：红细胞破坏(如溶血、红细胞生命周期缩短)、体内或体外出血(如失血或胃肠道出血)、营养素缺乏性贫血的治疗阶段(如补铁治疗或维生素 B_{12} 或叶酸补充治疗的细胞再生阶段)。 实验室检查：特征性的发现是网织红细胞生成及在血涂片中出现嗜多色性红细胞。发生溶血性贫血是的增生反应(即网织红细胞增多和细胞嗜多色性)较出血性贫血更为明显。溶血性贫血会出现这类现象是因为储存在巨噬细胞中的铁的再次循环利用以及其他对红细胞生成产生刺激作用的因素[45]。
- 溶血性贫血(HA)	HA在贫血中约占5%，可能的疾病成因列于表15.3-12。当机体存在脾肿大时，溶血可发生在血液循环系统(血管内溶血)或脾脏内(血管外溶血)。这一病理过程被称为脾功能亢进。这两种类型的溶血都会造成高胆红素血症。网织红细胞升高是血管内和血管外溶血的共同指标，但触珠蛋白(Hp)降低主要发生在血管内溶血时。Hp的半衰期为4天，但Hp-Hb复合物仅能存在数分钟。因此，发生溶血时，Hp的分解率远大于其生成率，Hp浓度下降。血管内和血管外溶血常同时发生，但其中一种形式占主导地位。在发生HA时，血浆总蛋白浓度不会发生变化[46]。HA与机体高凝状态相关[47]。 HA是高增生性的，在2～3天内网织红细胞可达到15%，且在一周后可高达50%，特别是在发生免疫介导的溶血时。 遗传性HA是由于红细胞膜异常(遗传性球形红细胞增多症、遗传性椭圆红细胞增多症)，红细胞酶缺陷，正常Hb合成减少(地中海贫血综合征)或合成一定量的异常Hb(HbE综合征、镰状细胞性贫血)引起的。如果存在Hb缺陷，α珠蛋白链异常的患者通常在出生时就会出现临床症状，而那些β珠蛋白链异常的患者则会到4～6月龄后才会表现出症状[39]。

续 表

贫血	临床和实验室检查
- 遗传性椭圆细胞增多症	这一疾病偶尔会在血涂片检测时被发现。这类患者的椭圆形红细胞占总体红细胞的 15%～70%。他们通常并不会出现贫血，且仪器检测的细胞计数是正常的。5%～20%的患者存在代偿性或轻度贫血，网织红细胞增多，可到约 20%。
- 酶缺陷	酶缺陷性贫血约占非球形红细胞性贫血的 18%。丙酮酸激酶和葡萄糖-6-磷酸脱氢酶缺陷对细胞的影响，分别占这类贫血的 54%和 30%（参见 15.8）。
- 镰状细胞病（SCD）[48]	SCD 是由 11 号染色体上的β珠蛋白基因（β^A）突变型遗传导致的遗传性血红蛋白病。这一基因编码 HbA 两个β珠蛋白链的组装。突变的β等位基因编码产生了变异血红蛋白（HbS）。在突变的镰状红细胞基因（β^S）中，腺嘌呤被胸腺嘧啶取代，因此在β珠蛋白链的第 6 氨基酸位置存在的是缬氨酸而不是谷氨酸。杂合子携带者，存在镰状细胞性状，体内 HbA 和 HbS 同时生成，具有更为良性的临床表现。 目前全球范围内存在 5 种区域特异性的单倍型 β^S 等位基因。这些单倍型在临床表现的严重程度，临床症状出现的频率和模式上都彼此不同。由于胞内寄生虫在溶血时会被降解，SCD 患者实际上对疟疾有一定的抵抗性。 SCD 是全球最为常见的血红蛋白病，在地中海国家、近东地区、中非和印度某些地区尤为高发。脱氧性 HbS 的聚合（PO_2＜40 mmHg）是 SCD 的主要病理机制。通过六号位缬氨酸与 HbS 相邻的 85 号位苯基丙氨酸结合，产生一个典型的纤维结构，使 HbS 从固体单分子转变为胶体。通过红细胞内纤维结构的聚合，镰状细胞可获得其典型的形态[49]。如果 HbS 比例超过 50%，红细胞就会失去其可塑性，并阻塞几乎所有器官的毛细血管，并因此发生营养障碍和坏死。由于末梢循环改变，严重的疼痛可持续数分钟或数天。4 种镰状细胞综合征是可以区分的，其血液学相关数据总结于表 5.3-13[39]。 - HbSS 是一种纯合子表型。在非洲，每年约有 12 万例这一表型的儿童出生，在美国这一数据为 3 000～4 000 例。这类患者表现为正细胞正色素性贫血，Hb 水平在 60～100 g/L，网织红细胞比例为 10%～25%。红细胞生存时间缩短至 5～20 天。虽然通常伴随着细胞的氧化，镰形细胞可以恢复到圆盘状，但在纯合表型中，有高达 30%的镰状细胞形态改变不可逆且会发生溶血。镰状细胞的细胞膜僵硬与 Ca^{2+} 敏感性 K^+ 通道及氯化钾协同转运蛋白活性增加，导致脱水并产生致密细胞相关（MCHC≥460 g/L）[49]。在血涂片中可见镰状细胞，且胞内可含有 Howell-Jolly 小体。这一表型的患者会表现出上文提及的各类临床症状。 - HbAS 是杂合子表型，HbS 占 35%～45%，其余为 HbA。在西非的某些地区，人口中有 20%～25%是镰状细胞基因的携带者，在美国，携带者可占黑种人群体的 10%。HbAS 表型没有贫血表现，这类患者血细胞形态正常。 - HbSC 表型是 HbS 和 HbC 的遗传杂合子，在镰状细胞病中占 45%～55%，症状较 HbSS 更轻。这类患者的贫血轻微，MCV 升高，网织红细胞比例为 3%～6%。在非洲，这一类型的患病率为 HbSS 的 1/5。与 HbSS 型一样，HbSC 也会出现严重的疼痛，经常出现肾乳头坏死，股骨头坏死和视网膜病变。与 HbSS 在 5 岁时就可发生脾脏萎缩相反，HbSC 型表现为终生脾脏肿大。 - HbS/β地中海贫血表型是 HbS 和β地中海贫血的杂合子。这一表型更多发于地中海国家。HbS 所占比例为 60%～90%，其余为 HbF，或在少数情况下可为 HbA。这一类型患者的贫血轻微（Hb 约 100 g/L），MCV 和 MCHC 均下降。由于红细胞内 HbF 的增加阻碍了镰状细胞的形成，这以疾病类型的临床表现较 HbSS 和 HbSC 更为轻微。 年轻的 SCD 患者会出现尿液浓缩能力降低，尿液浓缩和电解质调节功能缺陷，且近端肾小管功能增强。这是由于肾脏血流量增加，肾小球肥大，GFR 升高造成的。10～20 岁时会出现蛋白尿，10%～20%的年轻患者通常已经出现大量白蛋白尿，并且随后出现局灶性肾小球硬化。Baby Hug 试验显示，可是可以依靠 DPTA-GFR 对初期肾脏功能障碍进行早期诊断，早期羟基脲治疗可以预防器官损伤。 SCD 患者通常需要长期接受输血，这会导致机体铁负荷过量。铁蛋白水平低于 1 500 μg/L 意味着铁负荷尚在可接受范围，超过 3 000 μg/L 则与肝脏损伤相关[51]。
- 阵发性睡眠性血红蛋白尿（PNH）	PNH 是一种由磷脂酰肌醇聚糖（PIG）A 基因的突变导致的克隆干细胞疾病。由于异常红细胞不锚定在外部细胞膜上，导致他们缺乏一系列糖基磷脂酰肌醇（GPI）锚定蛋白。PIG-A 蛋白的缺陷或缺乏，会导致 GPI 合成过程中 N-乙酰葡糖胺转移至磷脂酰肌醇的步骤无法进行。GPI 的锚定目标蛋白可被合成，但无法被整合入细胞膜内，在血浆中可以高浓度被检测到。GPI 锚定点还允许 GPI 特异性磷酸酯酶 C 的进入，使锚定蛋白从细胞膜上被分离出来。PNH 的患病率为 1：（10 万～50 万）。 临床症状：血栓栓塞，骨髓功能不全（再生障碍性贫血、骨髓增生异常综合征），溶血性贫血和由于慢性血管内溶血造成的血红蛋白尿、胃痛、食管痉挛、吞咽困难。各症状出现的比例为：血栓形成 40%，贫血 35%，血红蛋白尿 26%，出血 18%，再生障碍性贫血 13%，消化道症状 10%，黄疸 9%，缺铁性贫血 6%。 实验室检查：LD 升高，胆红素升高，触珠蛋白下降，血红蛋白尿。流式细胞术检测可以确诊。在各造血细胞系中，GPI 锚定表面蛋白缺失（CD55/CD59）。正常表达，表达部分缺失和表达完全缺失的细胞分别称为Ⅰ型、Ⅱ型和Ⅲ型细胞。 血栓栓塞（TE）[52]：PNH 患者出现 TE 会使死亡风险增加 7 倍。在 46%的患者中，尽管接受了抗凝治疗，依旧会出现 TE。如果患者的 LD 高于参考范围上限 1.5 倍以上，那他们的 TE 风险是那些 LD 低水平的患者约 7 倍。如果患者出现腹部或胸部疼痛或呼吸困难，那 TE 风险是那些没有类似症状患者的 3 倍。当出现 LD 高于参考范围上限 1.5 倍和胸痛、腹痛、呼吸困难和血红蛋白尿时，TE 风险分别增加 19 倍、18 倍、10 倍和 10 倍。
- 溶血性尿毒症综合征（HUS）[53]	HUS 是一种以溶血性贫血、血小板减少和急性肾功能衰竭为特征的血栓性微血管病变。需要对以下几种类型进行鉴别： - D(+)HUS 与腹泻相关，由产生志贺毒素的大肠埃希菌 O157：H7 造成的肠道感染引发，也可由其他大肠埃希菌亚型引起，如 O103、O111 和 O26。约 95%的 HUS 病例是由这些细菌/毒素造成的。肠出血性大肠埃希菌（EHEC）的来源是受感染的牛。在德国和澳大利亚，15 岁以下儿童的患病率为 0.7/10 万，5 岁以下儿童的患病率为（1.5～1.9）/10 万。约 100 个细菌就可达到感染剂量。经口摄入的细菌会在肠内定殖，渗透肠屏障并进入血液。 - SPA-HUS 是一种非常罕见的 HUS 类型，与肺炎链球菌相关，可伴有脓毒症、脑膜炎和肺炎伴脓胸。 - 非典型 HUS D(-)。这一疾病的基础是肾小球和小动脉细胞补体过度激活。其原因是 B 因子基因的突变。 感染产志贺毒素的大肠埃希菌后出现 HUS 的风险为 10%～15%，在起病后 1～3 周通常会发生疾病自限或病情改善。但是 10%～20%的患者会出现 GFR 永久性的降低。 实验室检查：溶血性贫血伴 Hb≤100 g/L，出现红细胞碎片，网织红细胞增多，血小板＜150×10^9/L，肌酐水平高于相应年龄段的第 97 百分位，胆红素和 LD 增加，非典型性 HUS 升高尤为明显。
- 疟疾[54]	这一疾病是因按蚊叮咬造成的，按蚊叮咬人体后将子孢子释放入血液中，子孢子在从血液进入肝脏。裂殖体在肝脏中成熟，裂殖体破裂后裂殖子进入血液并在红细胞中定殖。在红细胞期，疟疾有两种增殖途径：① 有性繁殖。通过多次蚊虫叮咬，可以将雌/雄配子体传播到其他个体；② 无性繁殖。在这种情况下，裂殖子会发育成环状体，发育成熟为滋养体，然后成为裂殖体。裂殖体解体并释放大量的裂殖子，这又会再次感染其他红细胞。这一过程在所有感染恶性疟原虫的患者中完全相同，一个发育周期需要持续 48 h。 实验室检查：贫血，触珠蛋白下降，LD 升高。血清铁降低，与贫血症状不相符的网织红细胞低增生，铁蛋白升高。在慢性感染时，可能由于机体对促红细胞生成素应答降低及红细胞生成增加而使红细胞生成应答受损。更多疟疾相关信息还可参见章节 44。

续 表

贫血	临床和实验室检查
急性出血	急性出血后红细胞和血浆蛋白同时丢失，但丢失比例不同[45]。急性出血后，小血管和脾脏，特别是那些来自内脏区域的血管，立即对红细胞进行了重新分配。因此大血管中的 Hb 水平和红细胞总数可以维持正常或仅有中度下降。只有在出血 12～24 h 后会出现显著下降，并在急性出血后 48～72 h 达到最低点。在出血后的 2～4 周，Hb 会恢复到出血前的水平。出血 4～6 h 后，特别是在患者体液流失后大量饮水的情况下，血清总蛋白浓度下降。总蛋白浓度的最低点可在失血后 12～24 h 内出现，1～3 周后浓度恢复到出血前水平。 实验室检查：在急性出血时，Hb 水平，红细胞计数和 HCT 成比例下降。网织红细胞在出血后第二或第三天会开始增加，并在之后 1～2 周达到 15%。在出血量相同的情况下，体内出血造成贫血的恢复速度较体外出血更快，这是因为发生体内出血时，铁和蛋白并未流失。
低增生正细胞性贫血	低增生正细胞性贫血通常是正色素性的，红细胞形态改变最小。网织红细胞计数通常低于 40×10^9/L。
- 慢性病贫血(ACD)	ACD 伴发于感染、慢性炎症、慢性肝病和恶性肿瘤[55]。贫血的触发机制是在急性时相反应体系中 IL-6 刺激了铁调素的表达。其作用是：抑制红细胞生成增殖，抑制巨噬细胞和肠上皮细胞中细胞内铁跨膜转运蛋白，从而降低铁的利用率。由于幼红细胞从转铁蛋白受体(TfR)获得的铁减少，并且由于转铁蛋白被封闭没有铁的释放。在 ACD 最初几年中正细胞正色素性贫血较为常见。Hb 水平在 100～120 g/L，转铁蛋白饱和度>16%，铁蛋白>100 μg/L，sTfR 正常，CRP 通常>5 mg/L。在内科患者中，ACD 占所有贫血的 40%～70%。由于缺铁性红细胞生成，10%～20%的 ACD 患者会发生轻度的低色素性贫血(ACD/铁限制性红细胞生成)。 在 ACD/IRE 患者中，出血或铁调素导致肠道铁吸收长期减少，造成红细胞生成过程中铁供给不足。网织红细胞血红蛋白含量低于 28 pg 或 %HYPO>5%是在 ACD 中识别 IRE 的敏感指标[56]。可以通过对潜在疾病的治疗或使用红系刺激剂治疗来使 Hb 水平趋于正常。肾功能不全、肝脏功能紊乱和内分泌失调导致 ACD 出现数种不同类型贫血。
- 肿瘤贫血[57]	欧洲肿瘤贫血调查报告中罗列了不同类型肿瘤患者的贫血患病率(入组时为 39%，6 个月后至少有 68%表现为贫血)。患者平均 Hb 水平为 100～120 g/L，很少降至 80 g/L。在肿瘤患者中，ACD 和化疗是贫血的主要原因，且贫血程度会由于慢性失血和营养性铁缺乏而变得更加严重。肿瘤患者如果伴发贫血死亡的风险会增加 65%[65]，每个患者平均健康护理花费会增加 4 倍。在罹患实体肿瘤的患者中，结直肠癌、肺癌和卵巢癌患者贫血患病率最高，并输血的需求更大。在接受化疗的患者中，Hb 水平与生活质量之间存在直接相关性。下列因素可导致肿瘤贫血[60]：肿瘤直接相关性贫血(如失血、溶血、脾功能亢进、骨髓浸润)，以及肿瘤间接导致的贫血，由于化疗、放疗或由于 ACD，特别是在实体转移性肿瘤的情况下。若以 8 mg/L 作为判断限，约 1/3 的肿瘤患者 CRP 水平升高[61]。
再生障碍性贫血[62]	再生障碍性贫血表现为骨髓细胞减少和外周全血细胞减少。再生障碍性贫血可分为先天性(20%)或后天因素(80%)。患病后所有的造血细胞都会减少。该病的症状是疲劳、心动过速、呼吸困难，瘀伤、皮肤黏膜出血和鼻出血。每年的发病率为(2～6)/100 万。发病年龄分布存在双相性，15～25 岁和≥60 岁都是发病高峰。骨髓细胞减少，且造血细胞被脂肪细胞所取代。造成这一情况的原因包括：疾病特发性的(占 70%)、SLE、Sjögren 综合征、类风湿关节炎、重症肌无力、药物治疗(苯妥英、硫唑嘌呤、异烟肼、甲状腺抑制剂)、细小病毒 B19、B 细胞淋巴增殖性疾病。 实验室检查：骨髓细胞低于正常值的 25%或低于 50%且造血细胞在残留细胞中所占比例不足 30%，同时至少两次血细胞计数显示白细胞计数≤3.5×10^9/L(中性粒细胞计数≤0.5×10^9/L)，血小板<20×10^9/L，网织红细胞<1%。
- 艾滋病	在 HIV 感染的早期阶段罕见血细胞减少症，它只会出现已有临床表现的 AIDS。 实验室检查：超过 70%的患者主要表现为正细胞正色素性贫血。超过 70%和 40%的患者存在白细胞减少和血小板减少症。通常，Hb 浓度为 90～100 g/L。疾病通常伴有铁代谢异常，如 ACD，血清铁降低，血清铁蛋白升高和转铁蛋白饱和度降低[63]。

表 15.3-12　溶血性贫血的病因

- 抗体介导的：特发性、药物治疗、感染、同种免疫、输血反应、淋巴增殖性疾病、风湿性疾病。
- 机械性损伤：人工心脏瓣膜、植入物、血管炎(微血管病性溶血)、动静脉畸形。
- 血红蛋白合成失调紊乱或结构失调。
- 红细胞酶缺陷、红细胞膜缺陷。
- 其他原因：行军性血红蛋白尿、寄生虫感染、蛇毒、热损伤。

表 15.3-13　镰状细胞性贫血的实验室检查结果

变异 Hb	Hb(g/L)	HCT	MCV(fL)	Retic(%)	ISC	变异 Hb 所占比例
HbSS	60～100	0.20～0.30	80～90	10～15	4+	80%～95% HbS，2%～20% HbF，2%～4% HbA2
HbS/β^0 地中海贫血	60～100	0.20～0.30	60～70	10～15	3+	75%～95% HbS，2%～20% HbF，3%～6% HbA2
HbS/β^+ 地中海贫血	80～120	0.30～0.36	65～75	3～6	1+	50%～85% HbS，10%～30% HbA，2%～20% HbF，3% HbA2
HbSC	100～120	0.30～0.36	70～80	5～10	1+	50% HbS，50% HbC

ISC，不可逆转的镰状细胞，镜检检测；Retic，网织红细胞百分比

表 15.3-14　大细胞性贫血的分类和鉴别

贫血	临床和实验室检查
叶酸缺乏，维生素 B_{12} 缺乏，在肿瘤治疗中使用抗代谢药物(叶酸、嘌呤和嘧啶类物质)[7]	维生素缺乏和抗代谢药物导致嘌呤和嘧啶(特别是胸苷酸)合成减缓。因此 DNA 不再复制，但 RNA 和血红蛋白合成继续，导致细胞典型的变化，特别是在骨髓这样的快速分裂组织中。 随着细胞质的不断形成，细胞分裂次数减少导致了大细胞的形成。外周血中最典型的变化是全血细胞减少，MCV、MCH 和红细胞直径指数升高，MCHC 降低或处于正常低限。粒细胞核多分叶。由于 Hb 含量没有与细胞体积等比例增加，MCH 处于正常高限但 MCHC 是正常低限。因此大红细胞就 MCH 来说是高色素的，但就 MCHC 而言是低色素的。无效红细胞生成导致 LD 升高网织红细胞计数下降，但是在出血时可升高。如果不对红细胞分布宽度进行评估，铁、叶酸和维生素 B_{12} 同时缺乏可能叠加出正常的 MCV 结果。
慢性酒精中毒，肝病	在慢性酒精中毒和慢性活动性肝病中，DNA 合成的损害也是由于叶酸和维生素 B_{12} 不足造成的。

续 表

贫血	临床和实验室检查
先天性红细胞生成性贫血(CDA)[64,65]	CDA 属于一种遗传性疾病,其特征为在红细胞生成期间成熟停滞,与骨髓中的红细胞增生相反,网织红细胞产生减少。根据骨髓形态学可将疾病分为 3 种经典类型。CDA Ⅰ和Ⅱ是常染色体隐性疾病。尽管 CDA Ⅰ在染色质结构中存在畸变,但 CDA Ⅱ患者的骨髓中双核和多核幼红细胞显著增加。CDA Ⅲ型是一种常染色体显性疾病,在骨髓中可见巨大的多核幼红细胞。 CDA Ⅰ:Hb 水平为 90～110 g/L,MCV 为 100～120 fL。存在溶血性贫血并伴有网织红细胞计数下降,轻度黄疸,触珠蛋白水平下降。骨髓中细胞过量,含有 30%～60%早期和晚期嗜多色性幼红细胞,这些细胞的细胞核大小和形状都存在异常。原红细胞和早期嗜碱性幼红细胞是正常的。典型的表现是幼红细胞核不完全分裂,存在染色质桥。 CDA Ⅱ:这类患者患有贫血、黄疸(90%)、脾肿大(70%)和肝肿大(45%)。贫血为正细胞性贫血,伴有红细胞大小不一和异形红细胞。儿童患者 MCV 有轻度升高,网织红细胞计数正常或轻度升高。骨髓中细胞过量,但均为正常细胞,且含有 10%～15%的双核幼红细胞。

鉴别和评估贫血病理机制的重要实验室检测包括:

- 血细胞比容可用于评估红细胞容量分数。
- 红细胞指数 MCV、MCH 和血涂片检查,可用于识别铁缺乏、维生素 B_{12} 或叶酸缺乏及红细胞形状的变化。
- 网织红细胞计数或网织红细胞指数(RI)衡量红细胞生成有效性的指标,根据 RI 贫血可被分为增生正常、低增生和高增生三种类型。
- 网织红细胞指数如网织红细胞 Hb 含量可用于诊断铁限制性红细胞生成。
- 铁蛋白是铁储存的标志物。
- 锌原卟啉可用于诊断铁限制性红细胞生成。
- 转铁蛋白饱和度(TfS)或可溶性转铁蛋白受体(sTfR)用于评估功能性铁的含量。
- sTfR 与血细胞比容相关联,可用于检测性固有的红细胞低增生(章节 7.4)。
- 红细胞生成素(EPO)浓度与血细胞比容值的相对关系,这可以用于评估对红细胞生成的刺激是否足够(图 15.10-1)。
- EPO 和其实测值与预测值的比值(O/P 值)。O/P 值低于 0.8 的表明 EPO 刺激不足,高于 1.2 表明由于 EPO 刺激增强导致红细胞高度增殖。
- C 反应蛋白可用于炎症及感染性贫血相关检测。
- 触珠蛋白可作为溶血性贫血的指标。

在大多数贫血的病例中,红细胞生成受损的原因包括:营养不足(如铁、叶酸、维生素 B_{12})、慢性疾病(如全身性炎症、实体恶性肿瘤、白血病、淋巴瘤)、器官病变(如肾、肝、甲状腺或小肠)。

下列情况中通常骨髓检查不是必需的:红细胞生成受损的情况下(淋巴瘤和白血病除外)、小红细胞性贫血病例中(怀疑有铁粒幼细胞性贫血除外)。

15.3.5.8 贫血时的红细胞功能

贫血的症状和严重程度受多种因素共同决定,包括贫血程度、起病速度、患者年龄和身体状况[12]。静息状态下,全身 O_2 的需求量为 200～300 mL/min。健康个体运送到全身的 O_2 量超过静息状态的 2～4 倍。心脏每分钟可输出 5 L 血液,当氧气饱和度为 99%时氧气的输送量为 1 032 mL/min。单独将 Hb 浓度降到 100 g/L 就会导致氧气输送量降至 688 mL/min,若 Hb 浓度降至 50 g/L 氧气输送量会降至 342 mL/min[15]。

贫血时机体代偿机制如下[12]:① 增加心脏输出量以增加氧气运送能力,这非常有效但代谢消耗极大;② 增加呼吸频率;③ 氧气与血红蛋白结合;④ 降低毛细血管和组织中的 pH,这会导致更多的 O_2 从 Hb 上解离,血管舒张加强。由于过度通气和肾脏代偿性排泄碳酸氢盐,血浆碳酸氢盐浓度会下降;⑤ 促红细胞生成素 EPO 分泌增加(表 15.10-1):在组织缺氧急性发作(正常气压或低气压)1～2 h 内,循环 EPO 水平开始升高,红细胞生成受到刺激。然而,当动脉血氧饱和度降至 60%以下时,红细胞生成活性显著降低。

15.3.5.9 增加 O_2 输送能力

刺激红细胞生成可增加血液循环中红细胞数量和 Hb 含量。Hb 水平的任意增加都会是单位体积血液运输 O_2 的比例增加。心率加快能增加心脏输出量,且血液运输 O_2 的能力是可变的。当 Hb 水平下降至 75 g/L 时,血液动力学是通过增加每搏输出量来进行代偿。另外,如果出现极端情况,这一代偿会受到心肌组织的限制。如果有更强烈的氧气需求或 Hb 水平进一步下降,氧合血红蛋白曲线右移就变得十分重要。

通过改变氧气利用率的代偿方式,机体氧气储备会以极端的方式被使用。这一利用率在大多数组织可高达 90%,相当于血氧饱和度从正常的 150 mL/L 下降至 10 mL/L。

急性失血后并不会发生氧合血红蛋白曲线右移,这一情况只有在 2,3-二磷酸甘油酸酯(2,3-DPG)形成的增加且影响 Hb(图 15.3-2)时才会发生。由于红细胞 2,3-DPG 形成增加,O_2 对 Hb 的亲和力下降,导致 Hb-O_2 亲和力曲线右移,组织中 O_2 释放增加(图 15.3-3)。通过这种方式,中度贫血引起的缺氧可得到半数的补偿。

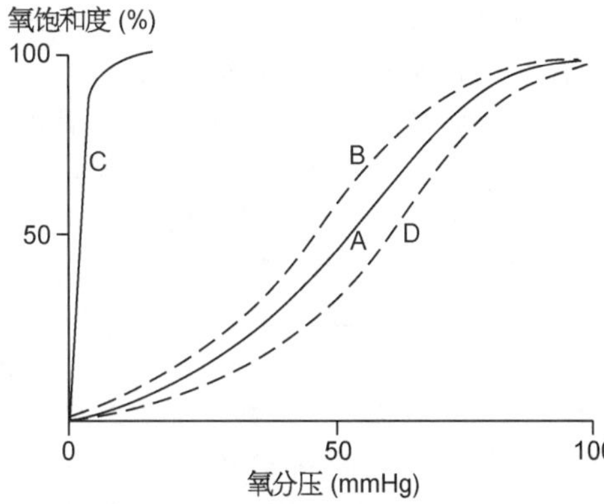

图 15.3-2 PO_2 和红细胞内 2,3-DPG 含量对氧解离曲线的影响。随着 PO_2 的增加,氧饱和度(SO_2)在高氧分压状态下达到平台。在这一状态中氧解离曲线是平坦的,这说明动脉中 PO_2 使血红蛋白完全氧饱和。在低 PO_2 状态下氧解离曲线陡峭的部分表示氧气送血红蛋白释放进入组织,这对机体极为重要,这是因为组织中 PO_2 仅有少量下降,大量 O_2 从血红蛋白中解离[16]。

曲线 A 显示正常的 O_2 解离曲线。曲线 B 显示了出现红细胞 2,3-DPG 含量降低时的情况。曲线 C 显示了当红细胞中的 2,3-DPG 缺失时的氧解离曲线。曲线 D 显示了红细胞中 2,3-DPG 含量增加时的曲线情况

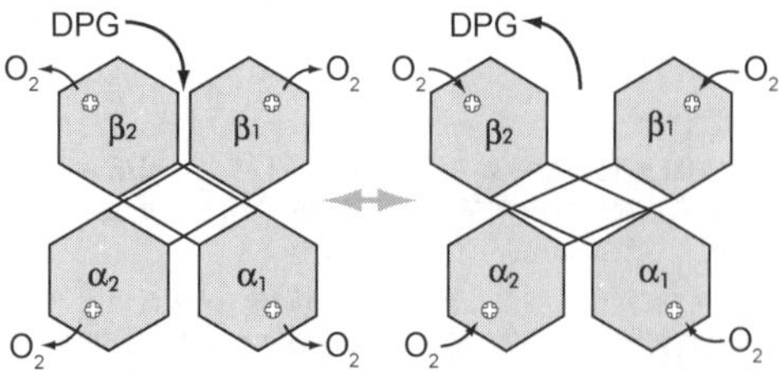

图 15.3－3 血红蛋白(Hb)的结构与功能[19]。α和β珠蛋白链首先合成αβ二聚体,αβ二聚体自发聚集形成$\alpha_2\beta_2$血红蛋白四聚体。两个二聚体接触结合的区域称为$\alpha_1\beta_2$区域。根据2,3-二磷酸甘油酸(DPG)含量的不同,两个二聚体都可以修饰它们在$\alpha_1\beta_2$区域中的凹陷位置。每个单体含有一个血红素分子(＋)用于结合氧气。DPG的结合位点位于两个β单位之间。红细胞DPG的含量由二磷酸甘油酸变位酶维持。Hb分子在两种构象之间反复变化。在脱氧构象(T,拉紧型)中,对氧气亲和力低;在氧合构象(R,松弛型)中,对氧气亲和力高。DPG是氧气结合的调节剂。如果DPG结合到外周组织中,则Hb对氧气的亲和力降低,氧气被释放。这样二聚体就靠得更近,四聚体呈现T构型。如果T构型四聚体到达肺部,则发生相反的过程并且与氧气结合。二磷酸甘油酸变位酶基因的突变会导致红细胞中DPG的减少,这样与Hb分子结合的氧气保持较大量,释放进入组织的氧气不足;其结果是代偿性促红细胞生成素介导的红细胞增多症(参阅表15.4－5)

15.3.5.10 血红蛋白与氧气的结合

Hb对氧气的运送能力取决于Hb浓度及Hb－O_2亲和力,而亲和力决定了O_2与Hb分子结合及解离的容易程度[16]。Hb上血氧饱和度依赖于PO_2的高低,其依赖程度可以用Hb－O_2亲和力曲线描述(图15.3－3)。该曲线是使用P_{50}进行数据表示的,即血氧饱和度在50%时的PO_2。

可变Hb－O_2亲和力的生理学意义在于适当调整HbO_2结合以优化动脉O_2负荷和外周O_2释放。Hb－O_2亲和力变化的生理意义在于对HbO_2结合的调整,以此优化动脉血O_2负荷和外周血O_2的释放。Hb－O_2亲和性曲线的左移会促进动脉血负荷氧气,右移表明Hb－O_2亲和力低下,这有利于Hb向组织内释放氧气。

Hb－O_2亲和力曲线会在下列情况发生改变[16]：① 酸中毒、高水平CO_2、红细胞2,3－DPG增多和体温升高使曲线右移;② 碱中毒、低碳酸血症、2,3－DPG减少及低体温使曲线左移。

pH影响[16]：pH对Hb－O_2亲和力的影响是由于pH依赖于电离氨基酸残基Hb分子的pK改变。酸中毒可稳定Hb分子的脱氧形式并降低Hb－O_2亲和力(玻尔效应)。

CO_2影响[16]：CO_2对Hb－O_2亲和力的主要的影响是由于其对细胞pH的影响。另一个影响是在pH恒定的情况下,CO_2增加可以通过从二氧化碳和Hb分子的α和β链的N末端残基可逆形成氨基甲酸酯使Hb－O_2亲和力曲线右移。

2,3－DPG影响[16]：2,3-二磷酸甘油酸(2,3－DPG)合成于红细胞糖酵解旁路。碱中毒刺激糖酵解并使红细胞中2,3－DPG含量增加,而酸中毒使2,3－DPG在红细胞中的含量减少。2,3－DPG变位酶负责2,3－DPG的合成,2,3－DPG磷酸酶则负责分解。游离2,3－DPG(未与Hb或其他配体结合)与脱氧Hb结合后再体内数量减少,这提高了该物质合成的速率且增加了红细胞中总2,3－DPG的浓度。由于脱氧Hb对2,3－DPG的亲和性是氧结合Hb高100倍,通常来说,有机磷酸会优先于脱氧Hb结合。这一结合稳定了Hb的脱氧形式。2,3－DPG在Hb结合和释放O_2中的功能示于图15.4－4。

15.3.5.11 缺氧性贫血的发现

以下发现提示存在缺氧性贫血：心动过速,低血压,O_2萃取＞50%,混合静脉O_2饱和度＜50%,中心静脉O_2饱和度＜60%,混合静脉PO_2＜32 mmHg和乳酸酸中毒(乳酸＞2 mmol/L)。

15.3.5.12 红细胞增多症

高加索人中,如果女性Hb＜165 g/L或血细胞比容＜0.50,以及男性Hb＜180 g/L或血细胞比容＜0.55[1],就不太可能患有红细胞增多症。

15.3.6 注意事项

抗凝：静脉血每毫升需加入1.5～2.2 mg EDTA(二钾或二钠盐),EDTA的最终浓度为3.7 μmol/L或5.4 μmol/L[2]。

检测方法：提及氰化高铁血红蛋白检测法,使用石英比色皿依靠分光光度法测量一项干扰因素。使用试剂空白可以解决这一问题。另一个问题是样品的浊度。超滤可以降低浊度,因此参比方法A540/504所需的吸收率≥1.59[17]。

脂血和白细胞：由于HiCN溶液可使标本变成浑浊[2],因此浑浊血液会导致Hb升高达30 g/L。白细胞＞100×10^9/L与脂血相具有同的效果[2]。

血小板：血小板＞700×10^9/L会导致HiCN溶液变混浊并导致Hb错误高值[2]。

15.4 血细胞比容

Lothar Thomas

血细胞比容(HCT)或红细胞压积(PCV)是指从毛细血管或静脉取得血样后,所测得的红细胞占全血容积的百分比。该比值是在血液充分离心后才可测定,以分数形式表示(如写作0.42而非42%)。HCT和红细胞计数可用于计算平均红细胞体积(MCV),HCT和血红蛋白含量可用于计算平均红细胞血红蛋白浓度(MCHC)[1]。

15.4.1 适应证

诊断贫血或红细胞增多症,评估血液稀释和血液浓缩情况,作为评估贫血程度相关的促红细胞生成素形成参考依据(参见15.10)。

15.4.2 检测方法

微量血细胞比容法[1]：建议使用长为75 mm、内径为1.15 mm、壁厚为0.20 mm的一次性B类硼硅酸盐玻璃毛细管。使用转子半径大于8 cm的特殊微量血细胞比容离心机进行离心,30 s内达到最大离心速度,保持10 000～15 000 g的相对离心力(RCF)5 min,转子温度不可超过45℃。RCF计算方法见表15.4－1。

表15.4－1 HCT计算公式

相对离心力(RCF)计算公式：$RCF(g_n)=0.000\,011\,18\times r\times N^2$ g_n表示重力,r表示转子直径(cm),N表示旋转数(r/min)
HCT计算公式：HCT＝红细胞柱长度(mm)/全血柱长度(mm)
部分血液分析仪是先计算电脉冲总和然后除以脉冲数来计算HCT。其计算公式为：HCT＝MCV(fL)×RBC(L)/10%

血液分析仪：原理参见章节 15.2.1.2。最简单的情况下，HCT 计算公式为 HCT＝RBC×MCV。RBC 为红细胞计数。部分血液分析仪是先计算电脉冲总和，然后除以脉冲数来计算 HCT。具体计算可根据表 15.4.1 中的计算公式来进行。血液分析仪的结果适用于微量血细胞比容法。

15.4.3 样本

全血（使用 EDTA 二钠、EDTA 三钾或肝素作为抗凝剂）1 mL。末梢血（肝素化毛细血管）0.05 mL。

15.4.4 参考值范围（表 15.4－2）

表 15.4－2 血细胞比容参考值范围

		分数	相对百分数
成人			
－白种人[2]	女性	0.42(0.36～0.48)	42(36～48)
	男性	0.46(0.40～0.53)	46(40～53)
－黑种人[1]	女性	0.38(0.34～0.43)	38(34～43)
	男性	0.42(0.34～0.48)	41(34～48)
－运动员[3]	女性	0.41(0.37～0.45)	41(37～45)
	男性	0.45(0.40～0.50)	45(40～50)
数据以分数和相对百分数来表示。数值为 $\bar{x}\pm 2s$ 或第 2.5 百分位数数值和第 97.5 百分位数数值			
胎儿[4]			
－孕周 15 周		0.28～0.42	(28～42)
－孕周 16 周		0.34～0.42	(34～42)
－孕周 17 周		0.31～0.43	(31～43)
－孕周 18 周到 21 周		0.31～0.45	(31～45)
－孕周 22 周到 25 周		0.31～0.47	(31～47)
－孕周 26 周到 29 周		0.32～0.50	(32～50)
－孕周 30 周或 30 周以上		0.30～0.58	(30～58)
新生儿[5,6]			
－脐带血		0.48～0.56	(48～56)
－出生 2 h 后静脉血		0.49～0.71	(49～71)
－出生 6 h 后静脉血		0.44～0.68	(44～68)
儿童[7,8]			
－2～6 天		0.40～0.70	(40～70)
－1～2 周		0.38～0.70	(38～70)
－2～3 周		0.38～0.60	(38～60)
－3～7 周		0.36～0.46	(36～46)
－7～12 周		0.30～0.38	(30～38)
－10～12 个月		0.35～0.43	(35～43)
－4～5 岁		0.32～0.40	(32～40)
－6～8 岁		0.34～0.41	(34～41)
－10～13 岁		0.34～0.44	(34～44)
－14～16 岁	女性	0.35～0.43	(35～43)
	男性	0.38～0.49	(38～49)
数据以分数和百分数（括号内数值）来表示。数值为 $\bar{x}\pm 2s$ 或第 2.5 和第 97.5 百分位数			

15.4.5 临床意义

HCT 测定是诊断贫血和红细胞增多症较为简便的方法。此外，HCT 测定还能够用于判断血液稀释和浓缩的程度，包括：机体红细胞计数（女性为 17～32 mL/kg，男性为 20～36 mg/kg）[9]、平均红细胞体积（MCV）、血浆容积（参考值范围为 30～45 mL/kg）。

15.4.5.1 HCT 减低

除了血红蛋白水平下降之外，HCT 减低也是贫血诊断标准，下列患者除外：① 水中毒患者（如出血量较少的患者术后过度补液）。这种血浆量增加而红细胞数正常的情况成为假性贫血；② 急性出血的患者，红细胞数目减少，而血浆量还未能及时补充，虽然未出现 HCT 减低或血红蛋白水平降低，但已见贫血病理指征。

血容量正常的健康成人，心肌乳酸含量升高标志着局部心肌血流分布异常，而在这种血流部分异常形成前可见 HCT 减低至 0.15～0.20。胎儿和新生儿严重贫血之后可能会发生心功能紊乱[10]。

外周血管疾病患者 HCT 低于 0.29[11]，其术后心脏并发症的发生率会增高。心脏病是血液透析患者最常见的死因。HCT 从低于 0.30 增高至 0.30～0.38，30 个月内心梗发生率下降 30%[12]。

与 HCT 为 0.40～0.44 的充血性心力衰竭患者相比，HCT≤0.24 的患者死亡率增高 51%，再住院风险增高 17%。虽然贫血只是一个独立危险因素，但并发症也起到重要作用[13]。

初期止血过程中 HCT 通过影响血液黏度和血小板黏附性起主要作用。HCT 低于 0.30 时，会导致血液黏度和血小板黏附性降低，以及出血时间延长[14]。连续静脉血液滤过（CWH）期间，HCT 增高通常会伴随凝血活性增高。对 HCT 为 0.30～0.35 的 CWH 患者而言，则不会出现这种情况[15]。

疾病与 HCT 减低情况见表 15.4－3。

表 15.4－3 HCT 减低的疾病与生理状态

疾病/生理状态	临床及实验室检查
怀孕	在怀孕的前 6 个月，随着血浆容量的非平衡性增加，会出现血液稀释。红细胞数会增加 30%，血浆容量会增加 50%。HCT 值相对降低，为 0.25～0.30，血红蛋白含量也会降低，为 20～40 g/L。一项研究[26]发现未妊娠女性 HCT 为 0.34～0.43，在怀孕的前 3 个月 HCT 为 0.31～0.41，在怀孕的第 4 个月到第 6 个月 HCT 为 0.30 到 0.38，在怀孕的第 7 个月到第 9 个月 HCT 为 0.28～0.39。
出血	急性失血后较短时间内，血容量降低，但 HCT 值仍为正常。失血后 12～36 h 后，血容量又会恢复正常，丢失的血液可由间质或细胞内的组织液来补充。而 HCT 值和血红蛋白含量会持续降低。HCT 每减低 0.03，血红蛋白含量便会下降 10 g/L。一次 HCT 测定提供的血容量丢失的信息较为有限，因此在整个病程中持续进行 HCT 监测会更加有效[27]。 当患者失血且 HCT＜0.25～0.30 时，需进行红细胞输注，尤其是对老年人和心脏病患者，更应如此。在没有低氧性器官损伤的情况下，心功能正常的年轻患者可耐受 HCT 等容性减低至 0.20～0.25，以及血红蛋白含量降低至 60～75 g/L。给一位体重 70 kg 的成年人输注 300 mL 的浓缩红细胞制品（其中包括 200 mL 的红细胞），预计可使 HCT 增高 0.03。通过表 15.4－4 中的计算公式可计算出浓缩红细胞制品所需单位数以及输注后的 HCT 值[28]。 输血或输液后，液体替换的变化程度可根据血制品或输液的类型发生在细胞内外间隙。最快在 20 h 之后可观察到相应的体液平衡，此时 HCT 值可用于评估血液的组成成分。
血浆容量增加	血浆容量增加（如术中使用血浆扩容剂导致的水中毒，或醛固酮增多症等导致血容量增加的内科疾病）会导致 HCT 减低。
术前贫血	以 HCT 正常的手术患者作为对比，根据术前 HCT 来探究进行非心脏手术的患者术后 30 天死亡率。轻度贫血（0.29＜女性 HCT＜0.36，0.29＜男性 HCT＜0.39）和中重度贫血（男性和女性均≤0.29）时，术后死亡率的比值比为 1.41。相较于仅存在贫血或单一危险因素的情况，存在其他危险因素下的发病率和死亡率的比值比会相对较高[29]。围术期的每次输血，即使是仅一个单位的浓缩血细胞，都会增加发病率和死亡率[30]。

贫血患者输血量需要根据实际 HCT 和所需 HCT 来计算。计算方法见表 15.4－4。

表 15.4－4　根据 HCT 计算所需的浓缩红细胞(PC)

所需输注的浓缩红细胞可根据需达到的 HCT 值(HCTd)与实际 HCT 值(HCTa)计算得出：

$$nPC=\frac{BV\times(HCTd-HCTa)}{20\,000-300\times HCTd}$$

给予一定浓缩红细胞输注治疗后的 HCT 预期值(%)[HCTd]：

$$HCTd=\frac{BV\times HCTa+nPC\times 200\times 100}{BV+nPC\times 300}$$

解释：一个单位的浓缩红细胞制品的体积是 300 mL，共包含 200 mL 的红细胞。HCTa 指的是实际 HCT 值；HCTd 指的是所需 HCT，HCT 用%表示。BV 指的是人正常血容积，可根据下列公式计算得出：女性，BV(mL)＝体重(kg)×67；男性，BV(mL)＝体重(kg)×77。

15.4.5.2 HCT 增高

女性 HCT＞0.48，男性 HCT＞0.51 表示 HCT 增高，原因如下：红细胞增多症和真性红细胞增多症有关的红细胞绝对数增高(图 15.4－1)、血浆容量减少(如脱水)。

临床上，HCT 正常高值或 HCT 增高与血液黏度增高、血管疾病、代谢疾病及血栓形成有关。其依据如下：

- Framingham 通过 87 个月的研究[16]发现，HCT 高于 0.50 的高加索人卒中的相对风险比 HCT 水平低的人高 2.6 倍。
- 波多黎各心脏计划[17]，城市人口中 HCT 超过 0.49 的人在 8 年内患心血管疾病的风险比 HCT 低于 0.42 的人高 2 倍。
- 英国的一项研究表明[18]，非胰岛素依赖性糖尿病的发生风险随着 HCT 水平的增加而显著增加。在调整了年龄和体重指数后，HCT≥0.48 的男性患糖尿病的相对风险比 HCT 低于 0.42 的男性高出 4 倍以上。

疾病与 HCT 增高情况见表 15.4－5。

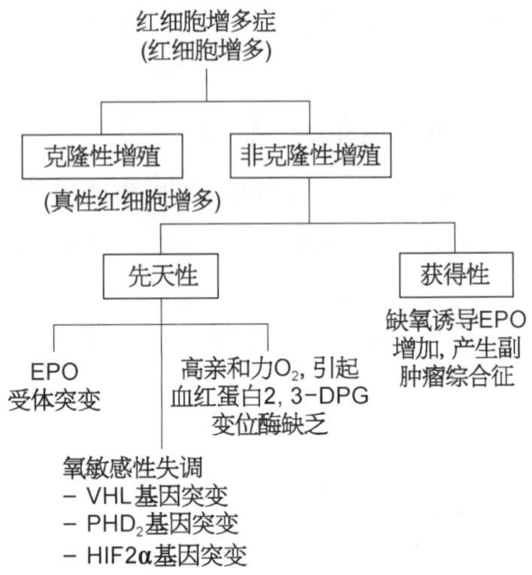

图 15.4－1　红细胞增多症分类。EPO，促红细胞生成素；2,3－DPG 变位酶，2,3－二磷酸甘油酸变位酶；VHL 基因，von Hippel－Lindau 基因；PHD_2，脯氨酰羟化酶；HIF2α，转录因子

表 15.4－5　HCT 增高的疾病与生理状况

疾病/生理状态	临床及实验室检查
真性红细胞增多症(PV)[31]	传统上将真性红细胞增多症和原发性血小板增多症归为骨髓增生性疾病，这是一种分类较广的干细胞克隆性疾病，包括伴有髓样化生的骨髓纤维化和慢性粒细胞白血病。真性红细胞增多症可发生于所有种族的患者，其变化在欧洲人比在亚洲人后裔中更为常见，其年发病率为每年每 100 万人群中有 2～10 例患者。真性红细胞增多症通常是一种老年性疾病，最常发生于 50～70 岁的人群；儿童和青少年发病较为罕见。最常见的症状是血栓形成(深静脉血栓、卒中、心肌缺血、Budd－Chiari 综合征和肠系膜缺血)和出血并发症(鼻出血、口腔黏膜出血、消化道出血或非特异性瘀斑)。血流缓慢和微血栓引起的高黏滞综合征可能会引起高血压、头痛、木僵、视力障碍、头晕、耳鸣、跛行和红斑性肢痛。因为组胺是由活化的嗜碱性粒细胞释放的，所以长时间接触温水后会产生瘙痒。一半以上的患者会出现脾肿大。痛风性关节炎并不罕见。真性红细胞增多症的世界卫生组织诊断标准见表 15.4－6。 真性红细胞增多症的发病机制包括不同的突变： - 95%的真性红细胞增多症患者的 *JAK2* 基因第 14 号外显子发生 JAK2 V617F 突变。该基因编码的酶(Janus 激酶)是一种参与包括 EPO 受体在内的不同细胞因子受体之间信号转导的细胞质酪氨酸激酶。该突变增加了 Janus 激酶的活性，同时引发 EPO 依赖性的红细胞生成性刺激。该突变是获得性的，在原发性血小板增多症和原发性骨髓纤维化中也可检测到。骨髓中的异常克隆改变导致该疾病发生。 - 其他患者的 *JAK2* 基因的第 12 号外显子发生突变(JAK2 F537－K539delinsL、JAK2 H538QK539L、JAK2N542－E543del 和 JAK2 K539L)。这些患者主要为红系表型。 实验室检查[19,32]：正常色素性红细胞，男性 HCT＞0.52(Hb＞185 g/L)或女性 HCT＞0.48(Hb＞165 g/L)，可怀疑真性红细胞增多症。超过 40%的患者出现白细胞＞12×10^9/L 或中性粒细胞＞10×10^9/L。如果氧饱和度正常，则可测定促红细胞生成素。因为红细胞没有核，所以可使用白细胞来测定 *JAK2 V617F* 突变。如果发现纯合突变，则可诊断真性红细胞增多症。超过 60%的患者出现血小板增多＞400×10^9/L，超过 70%的患者出现维生素 B_{12} 浓度比正常参考值范围高 25%。促红细胞生成素浓度较低或正常低值。红细胞沉降率显著降低。胆红素和尿酸增高。出血时间正常，但由于 HCT 增高，抗凝剂与血浆的比例不再正确，凝血试验结果可能异常。
EPO 受体突变[33]	EPO 基因转录的调节机制可能需依赖细胞对氧供应改变的反应。EPO 可通过结合红细胞前体细胞表面的相应受体(EPOR)发挥作用，引起红细胞增殖、分化以及抑制红细胞凋亡。EPO 存在时 EPOR 发生同型二聚体化，同时 JAK2 发生自磷酸化。一旦 JAK2 被激活，特异性 EPOR 络氨酸发生磷酸化，同时形成 Grb2 等配体分子的锚定位点。这一分子是转录激活因子 5(STAT5)和磷脂酰肌醇 3－激酶(PI3K)的信号转导和激活剂(图 15.4－2)。激活的 STAT5 形成二聚体，然后转位至核内，然后诱导负责增殖和细胞存活功能的基因发生转录。为预防持续不断的红细胞增殖，该信号通路会在 30～60 min 后回到基本水平。涉及的几种机制如下[33]：① 细胞表面的 EPOR 迅速下调，EPO 信号转导通路被抑制；② EPOR 的胞质结构域通过蛋白酶体降解发生泛素化。该过程移除了信号分子的磷酸化酪氨酸结合位点。 EPO 效应下调的一个特别重要的机制是 Scr 癌基因同源的酪氨酸磷酸化酶 1(SHP－1)结合 EPOR454 和 456 位点处的磷酸化酪氨酸，诱导 JAK2 发生去磷酸化，进而减弱信号(图 15.4－2)。随着 EPO 的刺激，配体分子 Lnk 发生酪氨酸磷酸化，从而抑制 EPOR 磷酸化及 JAK2 活化。关于不同的突变类型，可见参考文献[34]。 实验室检查：红细胞增多、EPO 水平较低、*JAK2 V617F* 基因失活突变、12 号外显子失活突变及 EPO 信号紊乱。
高氧亲和力血红蛋白[19]	高氧亲和力血红蛋白可能是稳定的，也可能是不稳定的。由于它们不能容易地向组织释放氧分子，从而引发缺氧所致的 EPO 产生增多，导致红细胞增多症。编码 α 链和 β 链的基因发生突变，导致血红蛋白出现氧分子高亲和力结合位点。血红蛋白-氧解离曲线向左偏移，表明对氧分子有高度亲和力的异常血红蛋白增多。一般来说，氧分压为 20 mmHg 时，毛细血管氧饱和度为 35%，而具有高氧亲和力的血红蛋白变异体可使毛细血管氧饱和度达到 60%。

续 表

疾病/生理状态	临床及实验室检查
高氧亲和力血红蛋白[19]	实验室检查：红细胞增多或相对血红蛋白含量而言增多，EPO 异常增高。当血红蛋白饱和度为 50%时，氧分压较低，如对照组氧分压为 27 mmHg，高氧亲和力血红蛋白患者氧分压为 16.5 mmHg。
VHL 基因突变[19]	所有患者均为 C598T 单基因突变纯合子。von Hippel－Lindau（VHL）基因第 200 位氨基酸由精氨酸变为色氨酸。VHL 基因在低氧感应中起着重要作用，细胞感应到氧含量降低，会促使机体去适应。在肾小管成纤维细胞中，VHL 蛋白可调节缺氧诱导因子 1（HIF－1）降解。HIF－1 是由一个 α 亚基和一个 β 亚基组成，具有 3 种亚型（HIF－1α、HIF－1β 和 HIF－1γ）。氧分子激活脯氨酰羟化酶，然而使 HIF－α 发生羟基化。如果氧饱和度正常，可导致 VHL 蛋白结合、HIF－α 泛素化及蛋白质降解。EPO 合成减少。缺氧状态下，HIF－α 与 β 亚基结合，其复合物结合到缺氧反应应答元件，进而导致 EPO 产生增加。当 *VHL* 基因发生纯合突变时，其正常机制受到破坏。HIF－α 下调缺氧信号通路，进而导致 EPO 产生增加及红细胞增多症（图 15.4－3）。 实验室检查：当血红蛋白饱和度为 50%时，氧分压较低。EPO 水平异常增高、*VHL* 基因突变。
二磷酸甘油酸变位酶缺乏[19]	在糖酵解过程中，可通过二磷酸甘油酸变位酶的催化作用将 1，3－二磷酸甘油酸转变为 2，3－二磷酸甘油酸（2，3－BPG）。在红细胞中，2，3－BPG 可结合到血红蛋白四聚体，然后将血红蛋白分子转变为低氧亲和力状态（图 15.3－2）。2，3－PBG 的结合可使氧亲和曲线向右偏移。当血红蛋白四聚体保持在高氧亲和力状态时，2，3－PBG 缺乏可使氧亲和曲线向左偏移。由于编码二磷酸甘油酸变位酶的基因发生突变，该酶的活性较低或丧失。极少或没有 2，3－BPG 形成，进而导致氧亲和曲线左移（图 15.4－4）、血红蛋白高氧亲和力状态及代偿性红细胞增多。 实验室检查：红细胞增多症。当血红蛋白饱和度为 50%时，氧分压较低。EPO 水平异常增高，验证二磷酸甘油酸变位酶基因突变。
新生儿	分娩后即刻检测，新生儿脐带血 HCT≤0.56，2 h 后静脉血 HCT≤0.70。HCT 值较高表示血流动力学异常（高黏血症）。其他作者选择 0.65 作为 HCT 的阈值。一项研究表明脐带血 HCT>0.65 的新生儿仅有 47%会出现高粘血症，而伴有高黏血症的新生儿仅有 23%会出现红细胞增多症。新生儿红细胞中的 2，3－BPG 水平低于成人，这使得氧亲和曲线左移。因此，胎儿血红蛋白具有更高的氧亲和能力，能够接受来自胎盘母体血液中的氧。
吸烟者	吸烟者的真性红细胞增多症是由于一氧化碳中毒引起，后者因缺氧而导致红细胞增殖，此外，由于未知原因，血浆容量会减少。吸烟者还常会出现白细胞增多症，其白细胞数>10×10^9/L。
获得性红细胞增多症	获得性红细胞增多症可因中枢缺氧和局部缺氧而有所差别。这与 EPO 水平增高有关，但不会像真性红细胞增多症那样导致血小板和白细胞增多。
－高海拔缺氧[21]	在海拔达到 4 000 m 时，HCT 和血红蛋白水平呈线性增高。当海拔继续升高至约 6 000 m 时，HCT 和血红蛋白水平呈不相称性增加，同时可见红细胞生成减少。当动脉氧饱和度降低至 60%以下时，红细胞生成显著减少。当动脉氧饱和度低于 92%时，即可被认为氧饱和度低。HCT>0.55 时，血液黏度会增高。这会增加心脏泵血所需的能量，可能因损伤微循环。
－局部缺氧因素	由于肾功能受损，肾氧感受器氧供不足，继而导致 EPO 合成增加及红细胞增多。可见于肾动脉狭窄、终末期肾病、多囊肾、肾积水及肾移植后。
－移植后红细胞增多症（PTE）	PTE 是肾移植的一种并发症，其发生率为 5%～17%[36]。肾移植手术多个月后，HCT 可增高至 0.60 以上，因而需要进行静脉切开放血术。在这种情况下，可能会出现血栓栓塞并发症。红细胞增多症常是一过性的。相对 HCT 而言，EPO 分泌异常增高的原因尚且不知。
EPO 自主合成	副肿瘤性红细胞增多症可见于小脑血管母细胞瘤、脑膜瘤、甲状旁腺增生、肝细胞和肾细胞肿瘤、嗜铬细胞瘤和子宫平滑肌肉瘤[19]。
促红细胞生成制剂（ESA）治疗	给予含有 EPO 成分的促红细胞生成制剂（ESA），可导致红细胞增多。含有雄激素成分的制剂也可导致红细胞增多。

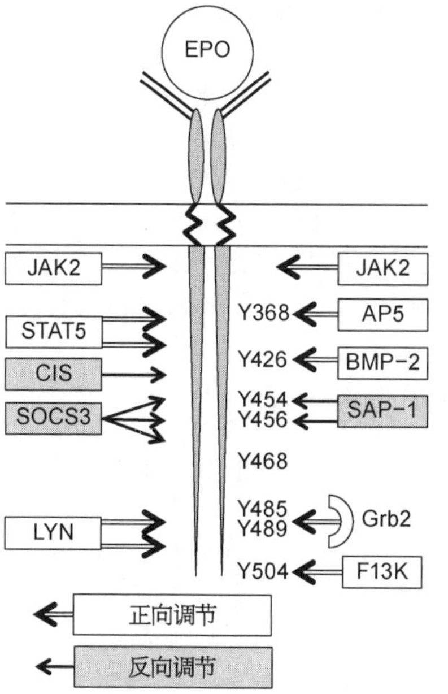

图 15.4－2 同源二聚体促红细胞生成素受体可磷酸化酪氨酸。酪氨酸形成了 EPO 信号通路组分的结合位点。酪氨酸被 Janus 激酶 2（JAK2）磷酸化，且将受体的正向和反向调节物结合到由 EPO 激活的细胞核上[33]。正向和反向调节物分别刺激和一直信号传导

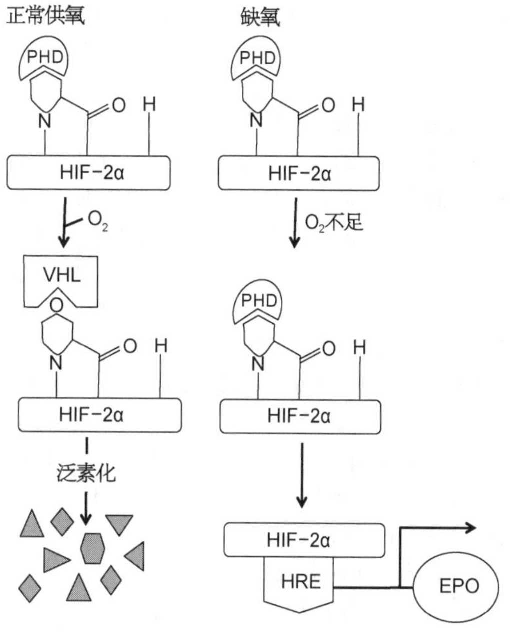

图 15.4－3 von Hippel－Lindau 基因突变时促红细胞生成素（EPO）合成增加（修改自参考文献[19]）。蛋白质脯氨酰羟化酶（PHD），von Hippel Lindau 蛋白质（VHL），转录因子 HIF－2α 与含氧量正常及缺氧之间的关系如图所示。通常，氧气激活 PHD，然后羟基化 HIF－2α。这导致 VHL 蛋白结合，且 HIF－2α 的泛素化并降解。缺氧时，HIF－2α 与其 β 亚基（图中未显示）结合，该复合物与氧缺乏相关元素（HRE）结合并导致基因活化以促进 EPO 合成

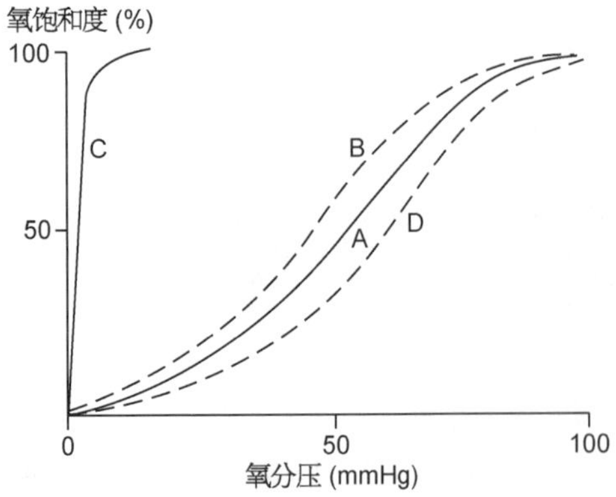

图 15.4-4 2,3-二磷酸甘油酯(2,3-DPG)对氧饱和度曲线的影响[37]。A，红细胞 2,3-DPG 含量正常；B，红细胞 2,3-DPG 含量降低；C，红细胞 2,3-DPG 含量缺乏；D，红细胞 2,3-DPG 含量升高

表 15.4-6 真性红细胞增多症世界卫生组织诊断标准

诊断标准	
A1	红细胞数比平均正常预测值增高比例>25%，或血红蛋白含量>185 g/L(男)或血红蛋白含量>165 g/L(女)。
A2	无家族性红细胞增多症等继发性红细胞增多症；无因缺氧(PO_2≤92%)而引起促红细胞生成素增高、无高亲和力血红蛋白、无截短的促红细胞生成素受体、无肿瘤导致的促红细胞生成素产生异常。
A3	脾肿大。
A4	骨髓细胞中除 Ph 染色体或 *BCR/ABL* 融合基因之外的克隆性遗传异常。
A5	体外内源性红细胞集落形成。
B1	血小板增多>400×10^9/L。
B2	白细胞计数>12×10^9/L。
B3	骨髓活检显示全髓增生伴红细胞及巨核细胞显著增生。
B4	血清促红细胞生成素水平较低。

当符合 A1+A2+任意其他 A 类诊断标准或 A1+A2+2 个 B 类诊断标准时，可诊断为真性红细胞增多症。RBC，红细胞计数；Hb，血红蛋白；Ph，费城染色体；WBC，白细胞计数

15.4.5.3 红细胞增多症

红细胞增多症指的是红细胞绝对数增高，前者与血红蛋白水平升高及 HCT 增高有关(图 15.4-1)。男性 HCT>0.51，女性 HCT>0.48，高于正常阈值，则意味着 HCT 增高。红细胞增多症的初始分类包括原发性红细胞增多症、继发性红细胞增多症及特发性红细胞增多症。原发性红细胞增多症是指骨髓过量产生红细胞数目，继发性红细胞增多症是指其他原因导致的红细胞产生，特发性红细胞增多症是指病因不明的红细胞增多[19]。部分临床医生认为真性红细胞增多症这一术语与红细胞增多症是通用的，但实际上两者意义是不同的。真性红细胞增多症是指血液中任何血细胞数目增加，可能是红细胞、血小板或白细胞。术语 polycythemia vera 较为复杂，指的是一种仅影响红细胞系的慢性粒细胞白血病。

15.4.5.3.1 原发性红细胞增多症：原发性红细胞增多症是不依赖外源性影响或对外源性影响过度反应当而发生的红细胞生成生成增多[19,20]。由于生理负反馈机制的缺陷，原发性红细胞增多症的特征是促红细胞生成素(EPO)低于正常。红细胞祖细胞对 EPO 高度敏感，这表明原发性红细胞增多症主要是由 EPO 诱导信号通路缺陷所致。原发性红细胞增多症的主要是真性红细胞增多，后者是由于骨髓产生大量红细胞所致，同时还常会产生过多血小板及白细胞。

15.4.5.3.2 继发性红细胞增多症：继发性红细胞增多症是由激素因素(主要是 EPO)引起，而不是骨髓内源性刺激引起[19,20]。红细胞祖细胞对循环的细胞因子的反应通常是正常的。红细胞增多症与 EPO 正常高值或 EPO 增高有关，表明前者是由控制 EPO 合成的氧感受通路缺陷所致。EPO 分泌增多的原因可能包括对组织缺氧产生的生理性反应、EPO 异常自主合成或氧依赖的 EPO 合成过程失调。

原发性红细胞增多症和继发性红细胞增多症都可以是先天性的或获得性的。

15.4.5.3.3 先天性红细胞增多症：EPO 水平有关的遗传异常是其主要病因：EPO 信号通路缺陷(EPO 受体突变)、高氧亲和力血红蛋白、二磷酸甘油酸变位酶缺乏症、氧感受通路相关基因突变。

15.4.5.3.4 获得性红细胞增多症：从病因学上来讲，有多种不同的病因会导致红细胞增多症[25]，具体如下：中枢缺氧导致(如氧供应较少可能会刺激 EPO 产生及红细胞增多症)。肾脏局部缺氧导致(如肾脏局部缺氧导致 EPO 产生增加及红细胞增多症)。病理性 EPO 合成(如脑膜瘤、小脑血管母细胞瘤、肝细胞肝癌和甲状旁腺腺瘤)。外源性 EPO 治疗(EPO 药物)。

15.4.5.3.5 特发性红细胞增多症：特发性红细胞增多症是指红细胞增多病因无法明确。这些患者可根据 EPO 水平不同进行分类[19]：1/3 的患者 EPO 水平低于正常值范围，可伴有 EPO 信号通路缺陷；2/3 的患者可能会因为 HCT 增高或 EPO 浓度升高而保持 EPO 正常高值水平，可伴有氧感受通路缺陷。

疾病与 HCT 增高的情况见表 15.4-4。

15.4.5.4 血浆容量减少

血浆容量减少而红细胞数正常，会导致相对红细胞增多症。血浆容量减少的原因包括水电解质失衡。造成血浆容量减少的因素包括[21]：水摄入不足(如小孩、老人及重症患者)、非显性失水(如流汗)、腹泻和呕吐、多尿症(如 ADH 口渴机制紊乱、利尿剂滥用及糖尿病)、服用改善心功能的药物、吸烟(吸烟者可能会有相对红细胞增多症、真性红细胞增多症或混合型红细胞增多症)，以及过多饮用酒、茶、含咖啡因和可乐的饮料。

15.4.6 讨论及问题

血液标本采集：静脉阻塞时间过长(超过 2 min)导致 HCT 显著增高[22]。

抗凝：如果使用 EDTA 浓度高于建议浓度(见 15.3 章)，会因 MCV 降低而出现假性 HCT 减低。

样本：动脉血 HCT 值比静脉血高约 2%。

检测方法：由于收集的是血浆，因此 PCV 值会比血液分析仪测定的 HCT 值约高 2%。如果存在异常红细胞(如镰状细胞、地中海贫血性红细胞、缺铁性红细胞、球形红细胞、巨红细胞)，则其差异会更大。

网织红细胞数或白细胞数较高时，血液分析仪测定的 HCT 值会出现假性高值，这是因为升高的网织红细胞数和白

细胞数会纳入 HCT 计算。当发生体外溶血、自凝或小红细胞症时，会出现 HCT 假性低值。

用于床旁 HCT 检测的护理分析仪是通过测量未稀释血液的电导率来测定 HCT 的。患者血浆渗透压增高时，测定的 HCT 值会偏低[23]。

稳定性：如果通过自动血液分析仪来测定 HCT，室温或 4～8℃下可放置 24 h 以上。使用微血细胞比容法离心时间不超过 6 h[1]。

白血病：必须忽略白细胞计数，毛细管法测定的结果才可信[1]。

个体差异[24]：日内结果变异为 4.6%，日间变异为 4.1%，月间变异为 3.4%。

15.5 异常血红蛋白衍化物

Lothar Thomas

高铁血红蛋白、碳氧血红蛋白和硫化血红蛋白等异常血红蛋白衍化物浓度升高影响了动脉血的携氧能力。血气分析测量血氧饱和度时无法检测这些血红蛋白(Hb)组分，因此会对患者的功能性氧饱和度评估产生错误判读[1]。

15.5.1 高铁血红蛋白

高铁血红蛋白是血红蛋白的氧化形式。许多氧化性化学品和药物会诱导发生高铁血红蛋白血症，也可引起溶血。

15.5.1.1 适应证

发绀与可能的疾病：中毒性高铁血红蛋白血症、遗传性高铁血红蛋白血症、临床上难以解释的动脉血氧饱和度降低。

15.5.1.2 检测方法

原理：弱酸溶液中高铁血红蛋白在 630 nm 波长处具有最大特征性的光谱吸收曲线。通过测定不同吸收峰，从而提高分析的特异性。高铁血红蛋白与氰化钾(KCN)中的氰离子形成在 630 nm 处无吸收峰的氰化高铁血红蛋白[2]。

15.5.1.3 标本采集

乙二胺四乙酸(EDTA)或肝素血浆：1 mL。

标本检测时需使用溶血液：1 份全血 + 5 份蒸馏水。

15.5.1.4 参考区间

高铁血红蛋白：0.2%～1.0%[3]。

15.5.1.5 临床意义

体内二价铁(Fe^{2+})Hb 不断氧化成三价铁(Fe^{3+})Hb，产生高铁血红蛋白。NADH 依赖性高铁血红蛋白还原酶催化高铁血红蛋白还原为血红蛋白。小部分非酶促还原高铁血红蛋白也可能由抗坏血酸或谷胱甘肽还原。高铁血红蛋白血症时三价铁(Fe^{3+})不可逆地结合氧，从而降低了氧的结合能力。如果血红蛋白中氧化铁的比例超过 1%，则出现高铁血红蛋白血症。

高铁血红蛋白诱导剂通过诱导氧化 Fe^{2+} 变为 Fe^{3+} 血红蛋白作用，形成高铁血红蛋白。如果脉搏血氧仪测量患者的动脉血氧饱和度低至 85%时，需考虑高铁血红蛋白血症。

15.5.1.5.1 遗传性高铁血红蛋白血症：遗传性高铁血红蛋白血症是一种 NADH 依赖性高铁血红蛋白还原酶缺乏的常染色体隐性遗传疾病，其活性低于 20%。血中高铁血红蛋白浓度占 8%～40%，血液呈巧克力色。杂合子型高铁血红蛋白还原酶缺乏不会形成高铁血红蛋白血症[4]。

新生儿和 NADH 依赖性高铁血红蛋白还原酶活性、葡萄糖-6-磷酸脱氢酶缺乏患者，正常血红蛋白合成能力受损，氧化剂接触后更容易引起高铁血红蛋白堆积。因此，服用药物或含硝酸盐的水(胃肠道中转换为亚硝酸盐)，可引起高铁血红蛋白血症。先天性高铁血红蛋白血症的临床表现为发绀和神经紊乱。

15.5.1.5.2 中毒性高铁血红蛋白血症：中毒性高铁血红蛋白血症的 NADH 依赖性高铁血红蛋白还原酶活性正常。高铁血红蛋白血症见于[3,5]：① 风险职业群体，特别是化学和军火工人；② 高铁血红蛋白诱导剂(药物、化学品)，直接将血红蛋白转化高铁血红蛋白或由血液中氧自由基间接转化。硝酸盐污染的水源是导致婴儿高铁血红蛋白血症的一个重要环境因素。参考表 15.5-1、表 15.5-2。

表 15.5-1 诱导高铁血红蛋白血症的物质

局部麻醉剂	亚硝酸盐/硝酸盐	镇痛剂	抗生素	其他
苯佐卡因	亚硝酸钠	非那吡啶	氨苯砜	苯胺染料
利多卡因	硝酸甘油	非那西丁	磺胺	氯酸盐
普鲁卡因	亚硝酸戊基		磺胺塞唑	硝基苯
	亚硝酸丁酯			氨基酚
	亚硝酸异丁酯			塞来昔布
	伯氨喹			

表 15.5-2 高铁血红蛋白浓度相关的临床症状

高铁血红蛋白含量(%)	临床症状
<15	通常无症状
15～20	发绀、头痛、嗜睡
20～45	明显的发绀、恶心
45～70	严重发绀、呕吐、混乱、癫痫发作
>70	致命

治疗包括吸氧与亚甲蓝静脉注射，将 Fe^{3+} 还原为 Fe^{2+}。10 min 内输注亚甲蓝 1 mg/kg。轻度高铁血红蛋白血症(低于 20%)患者可自发缓解，无须干预。

15.5.1.6 注意事项

稳定性：红细胞中高铁血红蛋白易快速转化为血红蛋白，仅稳定约 5 h。然而血液标本用 5 份蒸馏水稀释溶血后，稳定性至少保持 45 h。因氰化物与高铁血红蛋白相互作用可引起血红蛋白和高铁血红蛋白假性降低，应避免使用[1]。

干扰因素：高甘油三酯血症和高胆红素血症干扰高铁血红蛋白的检测。使用多波长分光光度法，对甘油三酯或胆红素浓度分别低于 11.4 mmol/L(1 000 mg/dL)或 171 μmol/L(10 mg/dL)时，可消除两者干扰[6]。

15.5.2 碳氧血红蛋白

一氧化碳是含碳物质不完全燃烧产生的一种无色、无味、无刺激性气体。主要来源包括吸入火灾烟雾、汽车尾气、木炭燃烧不良或通风不良、煤油或燃气、香烟烟雾和甲基氯[5]。

15.5.2.1 适应证

非特异性症状如流感样症状、头痛、晕厥、首次抽搐发作，和一氧化碳接触史。

15.5.2.2 检测方法

分光光度法测定：根据碳氧血红蛋白的特征性吸收光谱，测定方法同其他血红蛋白。常见三种定量测定方法[8]。

双波长法，50 μL 血液加 10 mL 空气饱和硼酸缓冲液溶血。与硼酸盐缓冲液对比，测定 578 nm 和 546 nm 处的吸收峰值，计算比值 R = A546/A578。根据表格或校准曲线测定 COHb 百分比含量。

双波长分光光度计法，有或无等吸收波长测量，分光光度法也可同时进行多波长测量。

其他测定方法，如 CO 血氧测定法与气相色谱法。

15.5.2.3 标本

全血(EDTA、草酸、肝素)5 mL。标本尽可能采集足量，液面上方只允许留有少量气体。

15.5.2.4 参考区间

碳氧血红蛋白[8]	非吸烟者	≤3%
	吸烟者	≤10%

15.5.2.5 临床意义

环境中一氧化碳接触量通常低于 0.001%(10 ppm)，但城市地区可能更高。人体一氧化碳吸收量取决于每分通气量、呼吸持续时间和环境中 CO 和 O^2 浓度。煤气炉做饭时，室内 CO 浓度达到 0.01%；吸烟者 CO 接触量为 0.04%～0.05%；汽车尾气 CO 含量达 1%。暴露于 0.007% 4 h 后导致 COHb 含量达 10%，相同时间内暴露于 0.035% CO 可导致 COHb 水平达 40%[9]。美国职业安全与健康管理局规定工人每天在平均 0.005% CO 环境中容许工作时间为 8 h[9]。

一氧化碳中毒最常见原因包括吸入火灾烟雾、汽车尾气、木炭燃烧不良或通风不良、煤油或燃气、香烟烟雾。德国允许最大 CO 浓度为 0.003%(33 mg/m^3)[8]。

CO 致病效应是降低血液中氧气传递能力和减少组织氧气排出，及对细胞直接毒性。内源性低浓度的 CO 可作为神经递质(参见章节 19.2)和调节炎症反应、细胞凋亡和增殖[10]。CO 与 Hb 的亲和力是氧气的 240 倍，使氧合血红蛋白解离曲线左移(图 15.4 - 4)。CO 最先贮存在肺部，导致 O_2 在肺和肌肉组织内扩散能力降低，而 CO 从 Hb 解离速度比 O_2 慢。COHb 常常减少组织氧气供应，氧气浓度不能通过 Hb 测量得到，且比 Hb 降低程度更显著[10]。

15.5.2.5.1 健康人群碳氧血红蛋白：非吸烟人群血清 COHb 浓度较内源性与环境暴露人群低 1%～3%。非吸烟人群 COHb 浓度增加 3%时，主要与被动吸烟有关，而非环境污染相关。烟草烟雾 CO 含量达 4%，大多数吸烟者(根据每日吸烟的数量)血液 COHb 浓度占 3%～8%。某些职业人群(如非吸烟消防人员)COHb 浓度 1%～2%，高于非吸烟人群。呼吸室内空气与 100%氧气吸氧时，COHb 消除半衰期分别为 4 h、1 h[9]。

15.5.2.5.2 CO 持续轻微升高：CO 浓度恒定在 25 ppm 时，血液 COHb 含量为 3.5%；50 ppm 时增加到 6%～8%[9]。即使是短时间内吸入低浓度 CO，可导致 COHb 达 2%～6%，动脉粥样硬化患者可发生心绞痛样症状及心律失常[11]。

15.5.2.5.3 妊娠与吸烟：通过胎盘的 CO 和母体血液中少量 COHb 对胎儿氧气供应有明显影响。胎儿血红蛋白与成年 Hb 相比，具有更高氧亲和力，分别为 19.4 mmHg 与 26.3 mmHg，这有助于胎儿从母体子宫动脉低氧环境中吸收氧气。HbO_2 解离曲线最低点处胎儿氧饱和度仅 75%～80%。因此，氧饱和度轻微波动，胎儿也容易受到影响[10]。若吸烟孕妇(每日 1 包香烟)，COHb 分数达 6%或更高。因此，产妇 P_{50} 从 26 mmHg 下降到 23 mmHg，以及子宫动脉 O_2 分压从 38 mmHg 下降到 32 mmHg，导致胎盘扩散呈梯度降低。其结果是脐血氧分压从 28 mmHg 下降到 22 mmHg，胎儿动脉血氧饱和度从 75% 下降到 58%，胎儿出现缺氧状态[12]。

15.5.2.5.4 CO 中毒：急性一氧化碳中毒的临床症状表现为头痛、恶心、意识不清、昏迷和休克。轻度中毒时 CO 高达 25%，患者可伴有呕吐症状[9]。

慢性一氧化碳中毒的症状为头痛、恶心、头晕目眩、小脑功能失调和情绪障碍。此外出现智力功能严重受损，注意力不集中和认知障碍。即使患者脱离中毒环境 3 年后，仍有 40%以上患者出现神经系统问题。因 CO 相关的症状很少受重视，患者很少能进行及时检查。

一氧化碳中毒的临床严重程度与血液 COHb 浓度的相关性较差，只有中毒时才会检测 COHb 浓度。因此患者短时间接触高浓度 CO，甚至体内已出现高浓度 COHb 时，可能仍未出现任何临床症状；而长期低水平暴露后出现相同 COHb 浓度的患者，则可能出现明显症状[9]。

CO 中毒的严重程度分 5 个等级，COHb 浓度大于 50%认为是潜在致命的(表 15.5 - 3)。血液和组织呈樱桃红色表现并非是一个可靠标志，它仅出现于严重 CO 中毒。

表 15.5 - 3 COHb 浓度相关的临床症状

COHb 浓度(%)	临床症状
0～10	无相关症状(吸烟者)
10～15	无相关症状，体力活动时呼吸短促(重度吸烟者)
15～25	休息时无影响，体力活动时呼吸短促，头晕头痛，皮肤毛细血管扩张
25～35	头痛、头晕、呕吐、脉搏加速、烦躁不安、干扰判断、轻度疲劳、视力障碍
35～45	同 25%～35%相似，但程度更严重，此外意识障碍，麻痹症状，甚至轻微活动时晕厥
45～55	明显意识障碍或无意识，呼吸和脉搏加快，昏倒，长时间暴露可出现死亡危险
55～65	癫痫发作，呼吸麻痹
>65	猝死风险

法医上 COHb 浓度超过 50%提示 CO 中毒死亡的主要原因。浓度在 10%～50%提示患者为烟雾吸入，CO 可能是死亡相关的一个因素，但火灾发生时受害者可能仍然存活。

病理生理学上 CO 中毒与临床效应之间的相关性较差，根据 COHb 导致低氧与 CO 对细胞的直接毒性作用两方面来解释。

CO效应并非暴露后即刻发生[9]。潜伏期为2～40天，持续或迟发的神经症状包括记忆丧失、意识不清、共济失调、癫痫发作、尿失禁、肠失禁、精神障碍和精神症状等[9]。

15.5.2.5.5 内源性CO蓄积增加：血红蛋白和肌红蛋白及含血红素结构的酶（如过氧化物酶、过氧化氢酶、细胞色素C）降解过程中产生的内源性CO蓄积。血液中碳氧血红蛋白的生理浓度主要取决于内源性CO。内源性碳氧血红蛋白浓度升高见于严重溶血或肌肉溶解。慢性阻塞性肺病（COPD）Ⅳ期患者碳氧血红蛋白较Ⅱ期或Ⅲ期浓度升高[13]。新生儿黄疸时碳氧血红蛋白浓度高达12%。

镰状细胞性贫血患者内源性一氧化碳导致病情恶化：① 红细胞寿命缩短引起CO与COHb蓄积增加；② COHb增加O_2中其他结合位点的亲和力，Haldane最早记载这种效应。氧解离曲线左移使其S形变直和双曲型（图15.3-2）。镰状细胞病时解离曲线的移动会降低去氧血红蛋白水平，从而使得HbS多聚化和形成镰状细胞（表15.3-9）[14]。

15.5.2.6 注意事项

标本：血液标本应使用带螺纹盖的密封试管采集。便于实验室保存，试管中抗凝血液液面上方预留空气尽可能少[15]。

检测方法：检测金标准方法为气相色谱法，可检测浓度<2.5%碳氧血红蛋白。为此，只能使用气相色谱法检测溶血相关COHb。CO血氧饱和度测定结果较气相色谱法COHb浓度≥2.5%[9]，但只有COHb浓度5%以上时才具有良好相关性[14]。气相色谱法检测碳氧血红蛋白浓度最低检测限<0.1%[15]。

干扰因素：分光光度计法因加入了一个恒定的吸收系数，高甘油三酯血症时可导致假性升高。采用该方法时，高铁血红蛋白血症也会导致COHb假性升高[6,15]。

稳定性：全血标本应冷藏或冷冻，避免强光暴露。在3℃或冷冻时标本CO含量可稳定保持数周至数年[5]。

15.5.3 游离血红蛋白

血浆中游离血红蛋白来自红细胞的生理性降解或标本溶血。红细胞内血红蛋白是以一个特殊四聚体形式存在，而血浆中游离血红蛋白为二聚体和四聚体形式存在。

15.5.3.1 适应证

- 急性和慢性溶血性疾病游离血红蛋白的诊断和监测。
- 人为因素、分析前标本溶血的检查。

15.5.3.2 检测方法

分光光度法：原理为多波长测定血红蛋白，采用不同的校正因子以消除干扰（如高胆红素或高甘油三酯水平）。亦可采用三波长测量（如415 nm、380 nm和450 nm[16]或578 nm、562 nm或598 nm[17]）。

免疫比浊法：采用直接抗血红蛋白A，而与肌红蛋白无交叉反应的克隆抗体进行检测[18]。

高效液相色谱联合吸收分光光度法：主要分两步，首先用高效液相色谱法分离蛋白结合的和游离的血红蛋白。游离Hb采用醋酸、H_2O_2和四甲基联苯胺稀释后形成蓝色物质，600 nm采用分光光度法测定[19]。

检查血浆：游离血红蛋白浓度≥300 mg/L时可以观察到标本溶血情况[20]。

15.5.3.3 标本

肝素血浆、柠檬酸盐血浆1 mL。

15.5.3.4 参考区间

游离血红蛋白	血浆<20 mg/L
	血清<50 mg/L

15.5.3.5 临床意义

脾网状内皮系统（RES）吞噬作用将衰老的红细胞从血液中清除。一小部分血红蛋白释放到血浆中解离成为二聚体，与触珠蛋白结合再次运输到网状内皮系统进行代谢。

除红细胞的正常降解外，每日有1%红细胞（相当于3 g血红蛋白）发生溶血，导致结合珠蛋白从血浆中完全消失，从而检测到游离血红蛋白[21]。

与乳酸脱氢酶（LD）升高相比，游离血红蛋白升高是一个更加能反映血管内溶血的敏感指标。因此，LD活性165 U/L时，溶血导致的游离血红蛋白浓度为800 mg/L，引起LD上升58%，此结果高于参考区间上限[22]。

游离血红蛋白检测是评价溶血程度的一个重要的生物学标志（如人工心脏瓣膜、术中心脏体外循环、血红蛋白病、红细胞膜、酶缺陷、药物和重金属中毒、疟疾）。

对血管内溶血的检测，根据检测方法诊断敏感性的评级显示，无急性期反应时，敏感性依次为：结合珠蛋白>网织红细胞增加>游离血红蛋白>LD>胆红素。

轻微溶血时只有结合珠蛋白降低；3天后，网织红细胞计数轻微上升。中度溶血时游离血红蛋白增加，一些情况下LD特别是同工酶1和2也相应升高。

严重溶血表现为LD升高，如果溶血速度>5%，每日出现释放血红蛋白≥15 g，非结合胆红素也增加。

通过钾和结合珠蛋白的检测可鉴别体内和体外溶血。标本出现高钾，结合珠蛋白正常时提示存在体外溶血可能。

15.5.3.6 注意事项

抗凝剂：EDTA血浆中游离Hb浓度是肝素血浆的20倍，不能选用EDTA抗凝剂。凝血过程游离血红蛋白从红细胞中释放出来，不应采用血清检测。无血管内溶血时，血清游离血红蛋白浓度可高达100 mg/L[18]。

检测方法：参考文献报道胆红素和高脂血症明显干扰分光光度法检测[16]，文献很少采用这种方法[17,23]。而免疫比浊法检测时只有肉眼可见的高脂血症才会产生干扰[17]。

15.6 网织红细胞计数与网织红细胞指数

Lothar Thomas

15.6.1 引言

外周血网织红细胞检测是一项反映骨髓红细胞造血能力的指标。全自动网织红细胞分析包括网织红细胞计数和网织红细胞参数，如平均网织红细胞体积（MCVr）、平均网织红细胞血红蛋白浓度（CHCMr）和网织红细胞血红蛋白含量（CHr，Ret-He）、网织红细胞成熟类型。

15.6.1.1 网织红细胞

网织红细胞是红细胞脱核后的未成熟红细胞，是晚幼红细胞到成熟红细胞之间过渡阶段。网织红细胞活体染色后含有沉淀的核糖核酸(RNA)的红细胞。流式细胞仪或显微镜下使用光学荧光法可以检测出RNA物质。显微镜检测网织红细胞,要求红细胞必须含两个或以上的蓝色RNA颗粒,观察时无需对单个细胞进行微调方可。颗粒样物质分布于细胞中央,避免与分布在细胞边缘的海因茨小体混淆[1]。

按形态分为以下几类[2]:

- 0型:幼红细胞和巨幼红细胞,均含有细胞核和致密的核周网状结构。
- 1型:出现致密团块网状结构的网织红细胞。
- 2型:环形网状结构的网织红细胞。
- 3型:弥散点状分布的网状结构的网织红细胞。
- 4型:散在颗粒和核碎片形成的网织红细胞。该阶段已经到达成熟阶段,网织红细胞逐渐失去其颗粒和碎片,成为成熟红细胞。

健康人血液中只有一小部分1型和2型网织红细胞,3型约占30%,4型约占60%[3]。红系造血旺盛时,1型和2型网织红细胞比例升高,血涂片中嗜多色性红细胞增加[4]。

15.6.1.2 网织红细胞成熟

骨髓正常红细胞成熟过程中,细胞核染色质逐渐凝聚,细胞核和细胞体积变小。当核固缩后,被排出胞外。同时血红蛋白合成增加。血红蛋白的血红素成分在线粒体中合成,并在多聚核糖体中合成珠蛋白链。红细胞内含RNA的核糖体蛋白链及线粒体血红素合成后,两者在线粒体内结合[5]。

含多聚核糖体RNA可在无核红细胞维持长达4天。此期间多聚核糖体与血红蛋白形成持续下降。红细胞发育阶段25%血红蛋白在网织红细胞或多色性无核红细胞中合成。这些细胞比成熟红细胞体积大。由于血红蛋白合成尚未完成,大红细胞被瑞-吉染色成多色性。血液中出现嗜多色性大红细胞反映了骨髓网织红细胞过早释放,提示红系造血增生活跃[4]。

初始网织红细胞在骨髓成熟3天后,网织红细胞离开骨髓,在外周血经历1天后最终成熟。随着合成蛋白质的核糖体减少,血红蛋白合成及网织红细胞向成熟转变停止[5]。

细胞核固缩后,网织红细胞可与活体染料如甲酚蓝或新亚甲蓝染色,多核糖体RNA被染色。RNA也可以通过荧光染料如噻唑橙,吖啶橙或派洛宁Y进行染色[6]。

15.6.1.3 网织红细胞成熟相关疾病

急性失血与血红蛋白水平低于80 g/L时,骨髓代偿性红细胞生成增加。成熟过程中发生下列变化:

- 网织红细胞在骨髓停留时间从3天变为1.5天,之后于外周血成熟。血液成熟时间由0.8~1.2天变为1.7~3天[7]。结果引起外周血网织红细胞计数升高,而网织红细胞成熟类型以1~3型早期阶段为主。
- 应激性网织红细胞出现在外周血循环。这些网织红细胞常体积增大、RNA含量高。由其成熟而来的红细胞寿命较短[8]。

15.6.2 网织红细胞计数及衍生指数

网织红细胞绝对计数、网织红细胞指数(RI)和网织红细胞生成指数(RPI)是反映骨髓红细胞造血能力及红细胞有效生成的指标。

15.6.2.1 适应证

包括:评估贫血患者骨髓红细胞生成能力、区分溶血性或失血性贫血与慢性病性贫血、治疗监测(巨幼红细胞性贫血,缺铁性贫血)、骨髓或干细胞移植后的早期恢复检查、促红细胞生成药物治疗监测(ESA)。

15.6.2.2 检测方法

检测项目:网织红细胞计数、网织红细胞指数(血细胞比容校正)、网织红细胞生成指数(漂移校正)。

15.6.2.2.1 网织红细胞计数

显微镜计数[9]:未经固定的细胞进行活体染色后,未成熟红细胞胞质内出现网状、颗粒间丝状相连的物质。通过将全血与活体染色液(甲酚蓝或新亚甲蓝)以1:1比例混匀,然后制备血涂片,自然晾干,进行显微镜检查。计数1 000个红细胞中含有蓝色、线状或颗粒状物质的红细胞。

自动网织红细胞计数:自动化仪器利用流式方法对全血悬浮液进行快速分析,即对红细胞群体通过激光照射后分析。网织红细胞进行专有试剂染色。一些仪器检测网织红细胞内RNA与试剂沉淀后引起的光吸收或散射的原理。其他仪器使用荧光网织红细胞试剂[10]。

荧光激活细胞仪——一种荧光染料(如噻唑橙、吖啶橙、派洛宁Y)结合网织红细胞的RNA。结合染料激发产生的荧光程度与网织红细胞RNA含量成正比,而与网织红细胞成熟度成反比[6]。

流式细胞术——网织红细胞的检测使用固定和染色剂沉淀和染色后,检测光吸收或散射的原理。使用的染色剂包括亚甲蓝或嗯嗪[10]。

网织红细胞计数的报告方式[9]:网织红细胞计数是以百分比表示(100个红细胞中含有网织红细胞数)或绝对细胞计数(10^9/L)。

15.6.2.2.2 网织红细胞指数(血细胞比容校正):网织红细胞计数升高与红细胞数相关,是因为外周血循环中网织红细胞增多,或红细胞数量变少[9]。因此,网织红细胞计数可以按表15.6-1等式1中正常血细胞比容0.45(45%)来校正。

表15.6-1 血细胞比容校正和漂移校正[9]

$$RI(\%)=\frac{观察计数\times HCT(\%)}{45}$$

$$RPI=\frac{观察计数(\%)}{网织红细胞成熟天数}\times\frac{HCT(\%)}{45}$$

15.6.2.2.3 网织红细胞生成指数(漂移校正):血细胞比容(HCT)校正计数并非是理想的成熟指数,因为网织红细胞计数也可会因骨髓过早释放而发生改变[9]。如果瑞氏染色涂片发现嗜多色性大红细胞,对红细胞成熟必须使用经验性公式校正。网织红细胞成熟时间为:

- 当HCT为0.45(45%)时,网织红细胞成熟时间是1天。
- 当HCT为0.35(35%)时,网织红细胞成熟时间是1.5天。
- 当HCT为0.25(25%)时,网织红细胞成熟时间是2天。
- 当HCT为0.15(15%)时,网织红细胞成熟时间是3天。

RPI计算见表15.6-1。如果患者校正网织红细胞计数

(RI)为 10%,HCT 为 25% 时,则 RPI 是 10/2 = 5。这时漂移校正(RPI)>3 认为红系造血功能良好,而 RPI<2 时则提示造血功能不良。HCT 依赖性红细胞生成功能反应的 RPI 检测低值见表 15.6-2。

表 15.6-2 HCT 功能相关的 RPI 预期检测低限和网织红细胞计数[16]

HCT	网织红细胞计数(×10⁹)	RPI
0.35	150	2~3
0.30	250	>3
<0.25	>250	>4

15.6.2.3 标本

EDTA 血液 1 mL。

15.6.2.4 参考区间(表 15.6-3)

表 15.6-3 网织红细胞参考区间

		相对(%)	绝对值(×10⁹/L)
儿童			
- 早产儿[11]		2.6 ± 1.0	72 ± 29
- 新生儿[12]		2.4 ± 1.2	74 ± 26
- 0~14 天[12]		5.3 ± 2.0	318 ± 50
- 14 天~1 岁[12]		2.0 ± 0.5	89 ± 23
- 1~3 岁[12]		2.0 ± 0.7	88 ± 20
- 3~8 岁[12]		2.2 ± 0.7	99 ± 28
- 8~12 岁[12]		2.1 ± 0.8	90 ± 27
- 12 岁~成人[12]		2.3 ± 1.2	92 ± 25
成人*(手工)[13]		0.4~2.3	(19~111)
			数值(10⁹/L)
成人**(仪器)[14]			
- 雅培 CD4000	女		30~117
	男		31~115
- 拜耳 120	女		25.9~97.5
	男		36~101.1
- 库尔特 LH750	女		13.9~98.3
	男		21.7~114.5
- 厚利巴 ABX12	女		27~91
	男		39~113
- 希森美康 XE2100	女		19.8~80.7
	男		24.8~96.2

*数值表示$\bar{x} \pm s$;**表示第 2.5~第 97.5 百分位数。参考文献 12 中提供的值适用于 Becton Dickinson FACSCalibur 流式细胞仪。由于参考区间取决于所使用的血液学分析仪,因此显示了 5 家知名制造商的成人区间

15.6.2.5 临床意义

网织红细胞计数是反映骨髓红细胞造血能力活跃和显著减低的重要指标。

15.6.2.5.1 绝对网织红细胞计数:单位体积内网织红细胞计数是衡量骨髓生成成熟红细胞有效性指标。真实反映正常红细胞生成(稳态)及高增生性与低增生性红系造血[15]。

15.6.2.5.2 相对网织红细胞计数:红细胞百分比形式表示的网织红细胞可用于衡量红细胞寿命。用于评估慢性贫血稳态时红细胞寿命缩短情况。相对网织红细胞计数(%)越高,寿命越短。通常,缺乏经验的医生不了解低红细胞计数时,未校正后网织红细胞计数百分比可出现假性减低[15]。

15.6.2.5.3 网织红细胞指数:稳态时,通过红细胞压积校正后,网织红细胞百分比增加提示红细胞寿命缩短。RI 越高,寿命越短。

15.6.2.5.4 网织红细胞生成指数:网织红细胞计数升高可反映[15],① 红细胞寿命缩短代偿性引起骨髓红系造血增生;② 骨髓红细胞过早释放。

RPI 反映红细胞造血能力增强或减低。红系造血因子刺激后,造血能力最多可增强 8 倍。活性<2 提示骨髓造血能力降低。促红细胞生成素刺激效应随 HCT 下降而增加。骨髓红系造血增强时,骨髓中网织红细胞成熟时间缩短,与 HCT 下降程度和外周血中的停留时间延长成比例。HCT 依赖的血液延长停留时间通过 RPI 计算公式校正[1]。如果未校正延长停留时间,随着贫血增加,红细胞生成数量会因绝对网织红细胞计数升高而被高估,而红细胞寿命因网织红细胞计数百分比出现低估。骨髓功能完好时可得到血细胞比容、网织红细胞计数依赖的预期 RPI(表 15.6-2)[16]。HCT 为 0.35、RPI≥2 表示造血功能活跃;RPI≥3 提示红系增生性造血。RPI<2 表示红系造血能力减低(如炎症、感染、恶性肿瘤或红细胞发育不良相关性贫血)。

15.6.2.5.5 网织红细胞增多:HCT<0.30 时有必要检测 RPI,否则会频繁地出现网织红细胞增多的诊断[15]。

网织红细胞检测与正细胞性贫血高度相关。大细胞性贫血时,网织红细胞增多表明叶酸或维生素 B_{12} 缺乏[17]。小细胞低色素性贫血时,仅在铁蛋白或转铁蛋白饱和度出现不一致,需要检测网织红细胞计数。参考图 15.6-1 至图 15.6-3 及表 15.6-4。

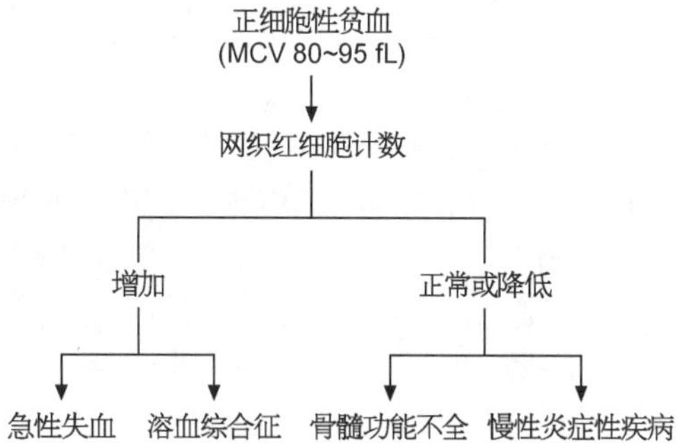

图 15.6-1 使用网织红细胞计数区分正细胞性贫血[17]

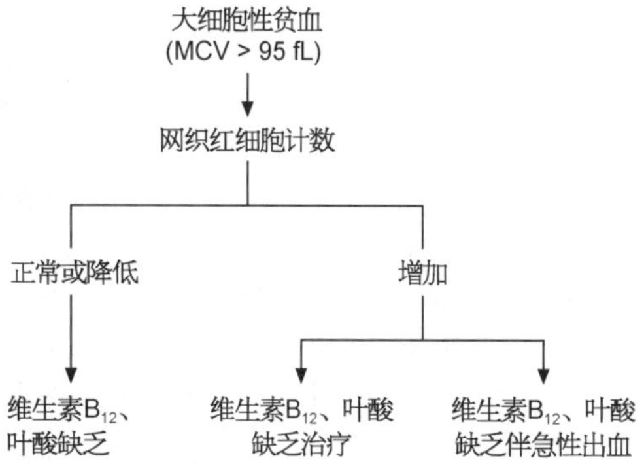

图 15.6-2 使用网织红细胞计数区分大细胞性贫血[17]

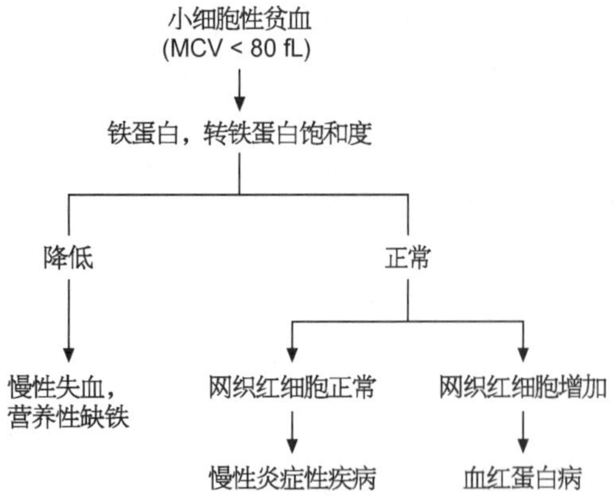

图 15.6－3 使用网织红细胞计数区分小细胞性贫血[17]

表 15.6－4 网织红细胞增多的疾病

疾病	临床与实验室结果
急性出血	急性出血后，网织红细胞增多和升高程度取决于失血量。增多通常发生在第 2 或 3 天，网织红细胞范围为 5%～15%。
溶血性贫血	急性溶血性贫血以网织红细胞计数升高，但可无临床症状。50%以上免疫溶血性贫血出现网织红细胞升高。类固醇皮质激素有效时，网织红细胞数天内下降。获得性或轻度溶血时血红蛋白浓度可正常，网织红细胞为 2%～5%。 先天性溶血性贫血(除 G6PD 缺乏症)，红细胞体积改变，网织红细胞计数略升高。 丙酮酸激酶缺乏症，一种遗传性常染色体遗传的慢性溶血性贫血，临床表现严重程度不一，网织红细胞可增加到 50%。脾切除术后持续性网织红细胞增多，范围在 50%～100%[22]。
脾功能亢进	正常红细胞，轻度溶血性贫血。网织红细胞计数略升高。部分外周血涂片出现多色性和幼红细胞。
缺铁性贫血治疗	铁、叶酸、维生素 B_6 和维生素 B_{12} 缺乏时，补充原料后，1～2 周网织红细胞计数上升，红系代偿性增生。经过 2～4 周，网织红细胞最大可达 10%～20%。
运动、ESA 注射[23]	高水平运动员网织红细胞计数正常，而因参与体育运动引起的轻度溶血后红系造血增生，未成熟网织红细胞(IRF)常升高。ESA 注射 36 h IRF 增加，3～4 天达到最大值，7 天后恢复正常。网织红细胞寿命从 1.7 天延长到 3.4 天。网织红细胞总数增加 1 倍。多次 ESA 治疗后，网织红细胞值从第 7～24 天增加，在最后一次 ESA 治疗后 7 天内持续升高。
细胞抑制剂治疗	网织红细胞计数升高是化疗后造血恢复的早期替代指标[24]。
异基因骨髓移植	网织红细胞成熟指数(RMI)是一个评价移植功能良好的指标。与中性粒细胞升高具有同样价值。如果移植功能良好，移植后早期可见这两个参数升高。临床或亚临床感染中，可能中性粒细胞未见增多。然而，RMI 不受感染影响，移植功能有效时增加[25]。

15.6.2.5.6 网织红细胞减少：网织红细胞减少提示红系造血减低的标志。多见于：

- 原料缺乏性贫血(如铁、铜或维生素B_6、维生素B_{12}和叶酸缺乏)。
- 慢性疾病相关性贫血(感染、慢性炎症、恶性肿瘤、慢性肝病)，致炎细胞因子诱导红细胞生产减少[18]。
- 慢性肾功能不全。由于促红细胞生成素(EPO)分泌减少引起的红系增生减低[19]。
- 骨髓增生异常综合征(MDS)。MDS 相关性贫血是低增生性贫血，外周血网织红细胞降低，尽管骨髓增生活跃，而 90%患者出现无效红细胞生成[20]。可溶性转铁蛋白受体常升高。
- 先天性红细胞发育不良性贫血。需要鉴别三种类型，三者均出现中度贫血，血红蛋白 90 g/L 左右，网织红细胞计数正常或偏低[21]。

15.6.2.6 注意事项

检测方法：如下。

- 显微镜法：血涂片显微镜检查方法缺乏准确性，计数 1 000 个红细胞计数网织红细胞，实验室批内与室间变异系数分别为 25%和 25%～50%[9]。豪-乔小体、海因茨小体和疟疾均为可被染色而干扰网织红细胞检测[9]。
- 血液分析仪法：因仪器法计数 10 000 个红细胞，准确性较高。网织红细胞计数升高大于 2.5%时方法批间变异系数为 24%，对于同一份网织红细胞计数标本，其变异系数约是显微镜法 CV 的 50%[26]。
- 流式细胞术该方法相关的潜在误差为标本中存在豪-乔小体、有核红细胞、镰状红细胞、巨大血小板、冷凝集素、寄生虫(疟疾、巴贝斯虫病)及血小板聚集。流式细胞术可使用不同染料进行区分。

稳定性：稳定性高度依赖于染色技术和检测方法。在 20℃中 24 h 后稳定性出现下降，在 4～8℃可保持长达 72 h 和更久[27]。

15.6.3 网织红细胞成熟指数与未成熟网织红细胞分数

网织红细胞成熟指数(RMI)和未成熟网织红细胞分数(IRF)反映网织红细胞内 RNA 含量。检测网织红细胞内 RNA 含量。不成熟网织红细胞比成熟红细胞含更高的 RNA 成分。血液中网织红细胞数量增多导致 RMI 和 IRF 升高。

15.6.3.1 适应证

评价红细胞造血活跃程度：严重贫血(如溶血性贫血)、骨髓移植和化疗后。

15.6.3.2 检测方法

RMI：血液分析仪采用特异性快速结合核酸的试剂，如溴化乙锭、碱性嫩黄 O(希森美康)、CD4K530(雅培)、噁嗪 750(西门子)或新的亚甲蓝(贝克曼库尔特)对网织红细胞计数。激光光能被吸收或散射。定量流式荧光测量使用碱性嫩黄 O 或溴化乙锭等试剂。根据相应的设定阈值将网织红细胞群分成 3 个成熟阶段：低荧光网织红细胞(LFR)、中荧光网织红细胞(MFR)和高荧光网织红细胞(HFR)[28](图 15.6－4)。

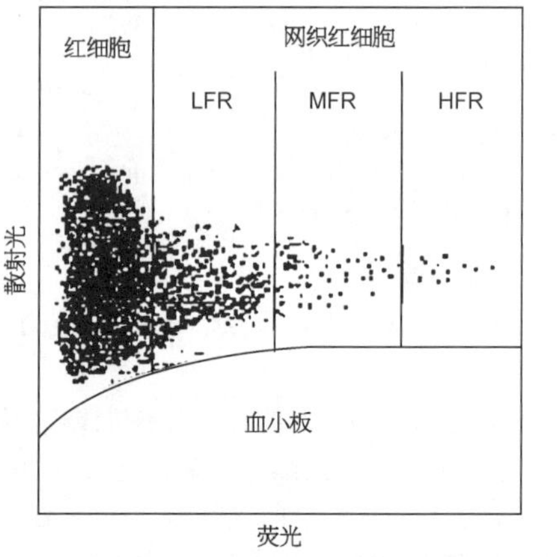

图 15.6－4 健康人成熟阶段网织红细胞分类：低荧光网织红细胞(LFR)、中荧光网织红细胞(MFR)、高荧光网织红细胞(HFR)

健康人群网织红细胞一般为 LFR。

IRF：IRF(%) = HFR(%) + MFR(%)。

15.6.3.3 标本

EDTA 血液：1 mL。

15.6.3.4 参考区间(表 15.6-5)

表 15.6-5 RMI 与 IRF 参考区间[29]

	LFR%	MFR%	HFR%
成人 RMI			
- Sysmex 9500	85~97	3~14	<2.5
- Advia 120	88~98	2~11	≤2.0
成人 IRF			
- Cell DYN 4000：LFR、MFR、HFR 网织红细胞比例 0.14~0.35。			

15.6.3.5 临床意义

外周血网织红细胞的成熟阶段主要取决于：贫血严重程度，铁、维生素 B_{12} 和叶酸水平，EPO 刺激，全身性炎症。

RMI 或 IRF 不能反映红细胞寿命降低或红细胞生成确切关系。然而，非稳态条件下能反应红系造血的早期增生或抑制，或 ESA 治疗效果[15]。网织红细胞计数联合 RMI 区分贫血的诊断意义见表 15.6-6[32]。

表 15.6-6 网织红细胞与网织红细胞成熟指数的诊断价值

贫血	网织红细胞计数	RMI
再生障碍性贫血	下降	下降
再障危象	下降	下降或正常
骨髓增生低下	下降	正常或升高
骨髓代偿增生	下降	正常或升高
慢性病性贫血	下降或正常	正常
缺铁性贫血	下降或正常	升高
地中海贫血	正常或升高	正常或升高
骨髓增生异常综合征	下降或正常或升高	正常或升高
叶酸、维生素 B_{12} 缺乏	下降或正常	升高
溶血性贫血	升高	升高
出血性贫血	正常或升高	升高

15.6.3.5.1 急性出血：骨髓网织红细胞成熟时间随着血红蛋白降低而缩短，未成熟网织红细胞进入血液增多。RMI 和 IRF 随着 MFR、HFR 分数增加而相应增加[10]。

严重失血 5~8 h 后，这些指标均出现升高，同时 24~48 h 后网织红细胞明显升高。

15.6.3.5.2 肾性贫血、恶性贫血、骨髓增生异常综合征：这些疾病网织红细胞成熟延迟，患者出现网织红细胞计数降低，同时 RMI 和 IRF 出现升高[10]。

15.6.3.5.3 骨髓移植：RMI 是骨髓移植后的移植成活率最早临床指标[30]。在移植后第 21 天，网织红细胞计数达到 $15\times10^9/L$ 和 HFR 值达到 $0.5\times10^9/L$，反映移植功能完全恢复[32]。

然而，与中性粒细胞和网织红细胞计数增加相比，RMI 和 IRF 未见明显优势[31]。

15.6.3.6 注意事项

关于未成熟网织红细胞的定义很多。部分研究仅考虑 HFR，而其他研究认为采用 HFR 和 MFR 总和。对 IFR 检测需要考虑 HFR 和 MFR 分数[31]。

检测方法[31]：因无网织红细胞标准物质，各厂商采用各自不同的校准方法，不同血液分析仪的方法之间缺乏可比性。HFR 分数通常只是一小部分网织红细胞，约计数 50 000 个红细胞时检测到 500 个网织红细胞，且只有其中一小部分为 HFR。由于大血小板、白细胞、红细胞、疟疾感染的红细胞或豪-乔小体等干扰可引起 HFR 假阳性。慢性淋巴细胞白血病也可能会出现异常 RMI 结果。

15.6.4 网织红细胞指数

网织红细胞分析已从简单的网织红细胞计数拓展到其他网织红细胞参数如体积、血红蛋白浓度和含量的准确测定[33]。

15.6.4.1 平均网织红细胞体积(MCVr)

骨髓红系祖细胞的发育成熟过程之中，其体积不断减小。显著减少见于：

- 骨髓 0 期(正色红细胞)到 1 期(网织红细胞出现网状块状结构)，细胞核逸出胞质。
- 4 期过渡到成熟红细胞(网织红细胞的网状结构呈少量散在颗粒或碎片)。血液中网织红细胞直径为 8.5 μm，比红细胞大 1~1.5 μm。网织红细胞体积平均比成熟红细胞体积大 20%。根据平均红细胞体积(MCV)88 fL 推测平均网织红细胞体积(MCVr)为 106 fL。

15.6.4.1.1 适应证：怀疑急性出血，缺氧，ESA 骨髓过度刺激后反应性红细胞增多；评估原料缺乏性贫血治疗效果(铁、叶酸、维生素 B_{12})。

15.6.4.1.2 检测方法：ADVIA 120 血细胞分析仪利用激光技术原理，可同时进行红细胞和网织红细胞体积与血红蛋白浓度测定。通过细胞体积和血红蛋白浓度的测定，确定每个细胞的血红蛋白含量。用网织红细胞试剂稀释 EDTA 血液。试剂含有十二烷基硫酸钠，使红细胞变形成球形。染色法分析网织红细胞检测染色强度、MCVr 和 CHCMr 等指标。CHr 是各网织红细胞血红蛋白浓度与体积乘积所得[31]。

Sysmex 血液分析仪，网织红细胞的平均体积是来自荧光标记的网织红细胞前向散射光。

15.6.4.1.3 标本：EDTA 全血 1 mL。

15.6.4.1.4 参考区间：成人[34]92~120 fL。

15.6.4.1.5 临床意义：MCVr 降低见于缺铁，而升高提示叶酸和维生素 B_{12} 缺乏性贫血。应激状态时红系造血增生(如急性缺氧)可出现大网织红细胞。

应激性红细胞生成增多：大网织红细胞的平均体积较正常红细胞体积≥27%[4]。与红细胞相比平均体积可增加到 3 倍。大网织红细胞出现见于应激状态，也称为应激性网织红细胞。血涂片中可检测到嗜多色性红细胞。应激性网织红细胞见于：

- 严重急性出血后 5~8 h。
- 高海拔地区停留期间。
- 早期缺铁性贫血治疗有效反应(前 2~3 天)。

- ESA 治疗反应(ESA,红细胞生成刺激剂)。正常铁饱和状态和无急性期反应的个体,给予 ESA 导致网织红细胞计数、MCVr 上升,但 CHCMr 降低。如果功能性铁缺乏进展,外周血 MCVr 未增高,外周血可见小型网织红细胞增多。

溶血性贫血：急性严重溶血性贫血(如自身免疫性溶血)时 EPO 刺激红细胞增生,铁缺乏性红细胞生成形成。结果出现网织红细胞计数降低,MCVr 降低,MCVr/MCV 值倒置(正常值大于 1)[35]。标本采集调查发现,这种情况发生于转铁蛋白饱和度降低后 2 天。ESA 过度刺激后也会出现同样结果。

叶酸和维生素 B_{12} 缺乏性贫血：网织红细胞和大红细胞增多见于这两种类型的贫血,MCVr/MCV 值大于 1。巨幼细胞性贫血维生素 B_{12} 治疗后,网织红细胞体积比成熟红细胞体积小,MCVr/MCV 值倒置,原因是网织红细胞平均体积降低发生早于成熟红细胞。一项研究[35]发现治疗后 17 天产生的网织红细胞平均体积为 108.8 fL,而红细胞平均体积还是 109.8 fL,因为维生素 B_{12} 治疗前大部分红细胞已发育成熟。

15.6.5 网织红细胞血红蛋白含量

网织红细胞内液体比红细胞含较高,血红蛋白高 1～3 pg,及体积增大到 20%。结果与成熟红细胞相比网织红细胞呈现色素更低的特点。

15.6.5.1 适应证

包括：评价红细胞造血时的铁需求、评估铁剂治疗后前几天内缺铁性贫血的治疗效果、ESA 治疗红细胞生成时监测铁供应。

15.6.5.2 检测方法

ADVIA120 血液分析仪：CHCMr 与血红蛋白含量检测是根据方程 CHr = MCVr × CHCMr 计算[31]。此外,总网织红细胞血红蛋白含量(RFHb)可根据方程 RFHb = 网织红细胞数 × CHr 得到。

Sysmex NE - 2100 血液分析仪：网织红细胞血红蛋白含量检测时,其前向散射荧光标记网织红细胞的光强度与其血红蛋白含量相关,结果以 pg 表示[36]。

15.6.5.3 标本

EDTA 全血：1 mL。

15.6.5.4 参考区间(表 15.6 - 7)

表 15.6 - 7 网织红细胞血红蛋白参考区间

成人	CHr	28～35 pg
	Ret - He	28～35 pg
	CHCMr	270～330 g/L
	RFHb	(1.76 ± 0.59)g/L
新生儿	CHr	33～38 pg
儿童	CHr	27.5～33 pg

15.6.5.5 临床意义

CHr 和 Ret - He 是反映红细胞生成过程中实际铁需求的指标。低于 28 pg 表明缺铁性红细胞生成。当补充铁时,CHr 和 Ret - He 在 48～72 h 内降低。其他指标如低氧饱和度或铁代谢生化指标在 10～20 天出现变化,而 MCV 和 MCH 只能经过 2～3 个月才发生变化。

15.6.5.5.1 铁缺乏：发生小细胞低色素性贫血前,检测铁缺乏是避免缺铁并发症发生的重要方法。血清铁蛋白、转铁蛋白饱和度与可溶性转铁蛋白受体是早期诊断铁缺乏的经典生化指标。儿童期、青年期、生长高峰期、耐力运动员、月经期妇女和多次献血者,铁蛋白值可作为缺铁的指标,因这些人铁供给充足,但铁蛋白已出现低值[41]。

ESA 治疗的健康个体中 CHr 和 Ret - He 降低是铁缺乏的早期指标[42]。ESA 治疗后最早 3～5 天便出现 CHr 和 Ret - He明显降低。

儿童铁缺乏的诊断时,CHr 比传统的生化标志物具有更高的预期值[43]。

低色素性网织红细胞(CHCMr 分数低于 270 g/L),通常小于 25%,也是缺铁性红细胞生成的早期指标。随着铁缺乏进展,CHr 和 Ret - He 减少和低色素性网织红细胞增加。

15.6.5.5.2 功能性铁缺乏：正常贮存铁(铁蛋白大于 100～200 μg/L)时,ESA 过多地刺激红细胞生成导致功能性铁缺乏。红细胞生成增加 8 倍,但经转铁蛋白转运到骨髓的铁只增加 3 倍。因此,功能性铁缺乏期,由于过度刺激红细胞生成,红细胞对铁的需求超过了铁储存和铁运输释放的速度。因此,低色素性网织红细胞和红细胞会从骨髓释放到外周血,网织红细胞血红蛋白含量出现下降(CHr,Ret - He)[44]。

功能性缺铁主要见于 ESA 治疗期间。当 ESA 刺激红细胞生成,合理增加血红蛋白含量的前提是保证足够的铁供应。ESA 治疗血液透析患者,监测 CHr 是一项比铁代谢生化指标(铁蛋白、转铁蛋白饱和度)更好地反映铁需求的指标。

CHr 与 Ret - He 低于 28 pg 提示缺铁性红细胞生成[41]：

- 肿瘤患者出血、溶血和抑制细胞周期性治疗期间。
- 慢性病性贫血(ACD)时,炎症促使 IL - 6 诱发肝细胞合成铁调素,从而增强巨噬细胞内铁储留和减少肠道铁的吸收。从而减少了铁运转,导致缺铁性红细胞生成,见于 5%～10% ACD 患者。网织红细胞和红细胞血红蛋白含量降低,但 MCV 通常正常。
- 血液透析患者,缺铁性红细胞生成阈值≤29 pg[45]。

如果 CHr 与 Ret - He 小于正常红细胞 MCH 值(CH 反转),也可存在缺铁性红细胞生成或功能性铁缺乏[37]。

15.6.5.5.3 诊断流程图：采用图 15.6 - 5 对缺铁性红细胞生成和功能性缺铁的发生进行判断与监测。图中铁蛋白指标(sTfR/铁蛋白对数)与骨髓可染铁相关性良好,可作为红细胞生成的铁供应的指标。CHr 与 Ret - He 提示红细胞生成的铁需求指标[41]。一项研究[46],采用传统血液和铁代谢指标检测,32%患者不能鉴别贫血类型,而用该流程图,不能鉴别的患者数下降到 14%。对肿瘤患者的治疗研究,采用不同类型贫血的治疗建议、流程图也有价值[47]。

15.6.5.5.4 镰状细胞性贫血：镰状细胞性贫血,CHCMr 一般大于 380 g/L。羟基脲治疗后的初始 2 周,因镰状细胞亲水性得到改善,CHCMr 出现降低;因此,细胞发生镰状改变的能力减弱[48]。

与健康人群相比,镰状细胞性贫血患者较正常对照网织红细胞血红蛋白量(RetHb)高 2～3 倍,而红细胞内的血红蛋白量(RbcHb)降低。一项研究中正常对照 RetHb[49]为(1.76 ±

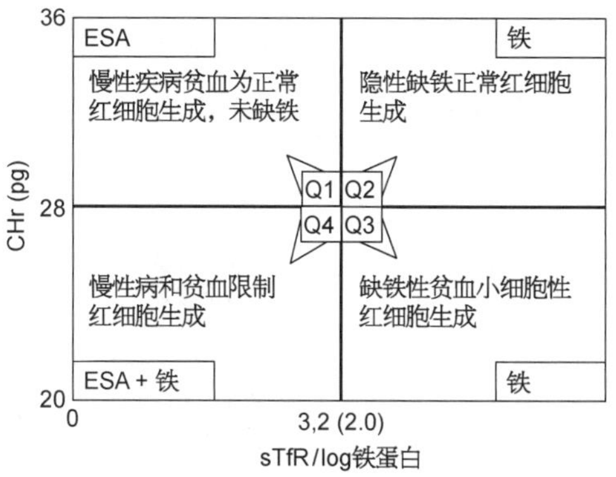

图 15.6-5 铁贮存的评估、监测和治疗诊断流程图[37]。铁蛋白指数(sTfR/log 铁蛋白)是铁供应的一个标志，CHr 是红细胞生成时铁需求指标。无或有炎症患者铁蛋白大于 1.5 和 0.8，分别反映铁供应缺乏，CHr 低于 28 pg 表示红细胞生成铁需求。95%ACD 患者位于象限 1 和 4，缺铁性红细胞生成或功能性铁缺乏位于象限 4，未缺乏者位于象限 1。隐性缺铁(缺铁性贫血患者)见于象限 2，象限 3 为典型缺铁者。如果西门子法测定 sTfR，铁蛋白指标阈值分别为 1.5 和 0.8，而罗氏方法为 3.2 和 2。治疗建议见于 4 个象限

0.69)g/L 和 SS4α 为(6.5±4.2)g/L。RbcHb/RetHb 值是提示镰状细胞病的一个重要指标。健康个体及缺铁性贫血患者比值≥50，镰状细胞贫血时比值≤50。RbcHb 为总 Hb 减去 RetHb 得到的剩余量。

15.6.5.6 注意事项

检测方法：西门子 ADVIA 与希森美康血液分析仪均可检测 CHr 与 Ret-He，但 CHCMr 只能使用 ADVIA 检测。因此所有数据都与使用的这些分析仪有关。

稳定性：血液样本放置 60 min，MCVr 出现升高，而 CHCMr 降低，但 CHr 和 Ret-He 可稳定至少 24 h[31]。

15.7 血红蛋白病

Elisabeth Kohne

15.7.1 适应证

人血红蛋白包括主要成分 HbA 和少量其他组分，而其他组分中只有 HbA_2 由遗传决定，而常说的修饰血红蛋白 HbA_{1a}、HbA_{1b} 和 HbA_{1c} 是在外源性因素作用下继发形成。

胎儿胚胎血红蛋白合成期间，从妊娠 5～7 周开始，Hb Gower1、Hb Gower2 和 Hb Port 合成被 HbF 取代。足月新生儿含 80%HbF 和 20%HbA。生命初始 6 个月时，血红蛋白逐渐发生变化，直到第 12 个月后达到成人水平。

所有血红蛋白的共同结构是四份血红素分子和蛋白组成(球蛋白)组成，每个蛋白含两对相同的多肽链(表 15.7-1)[1,2,3]。

表 15.7-1 正常血红蛋白

血红蛋白类型	链类型	发生率	含量
HbA	$\alpha_2\beta_2$	儿童大于 1/2 岁 成人	97%
HbA	$\alpha_2\delta_2$	儿童大于 1 岁 成人	2.5%～3%
HbF	$\alpha_2\gamma_2$	胎儿/新生儿期，儿童小于 1 岁	年龄相关 成人不高于 0.5%
胎儿血红蛋白	正常情况无法检测出胎儿血红蛋白		

"血红蛋白病"一词包括所有遗传性血红蛋白病。主要分为以下两大类：地中海贫血和血红蛋白分子结构异常(异常血红蛋白)。

两者都由 α 或 β 基因突变和(或)缺失引起。当基因缺陷引起血红蛋白合成紊乱时，就会引起地中海贫血，此时血红蛋白结构正常。当血红蛋白结构发生变化时，就会产生异常血红蛋白。也有存在两组特征的混合情况(如 β^0/β^+ 地中海贫血、HbSC 病、HbE-α 地中海贫血)。因病理生理学和各种疾病模型的共同特征有限，因此对其的总结也有局限[2,4]。

15.7.1.1 血红蛋白病流行病学

血红蛋白病是最常见的单基因病，携带者约占 7%世界人口，是世界主要的健康问题之一。主要分布在地中海地区、亚洲和非洲大部分地区。全球人口流动使其播散到世界各地。在今天欧洲许多地区，血红蛋白缺陷被列为地方病(表 15.7-2)[4,5]。德国是近年来血红蛋白病增加的国家之一，成为德国一个医学相关的健康问题，最常见的是地中海贫血与镰状细胞病[4,5,6]。虽无流行病学发病率的研究，但根据现有的数据计算，血红蛋白病基因携带者占目前德国人口 1%[4]。表 15.7-3 列出了该国发生最重要的血红蛋白疾病[5]。

表 15.7-2 全世界人群血红蛋白病基因携带者发病率[4]

国家或地区	基因携带者
非洲	5%～30%
阿拉伯国家	5%～40%，部分地区高达 60%
中亚与印度	10%～20%
东南亚	5%～40%，部分地区高达 70%
美国与中美洲	5%～20%
意大利	7%～9%
希腊	6%～7%
土耳其	7%～10%
德国、英国、西班牙、法国、荷兰、比利时、斯堪的纳维亚	总人群 0.5%～1% 移民人群 5%
巴尔干半岛	2%～5%
俄罗斯	罕见
高加索	高达 5%

表 15.7-3 德国最重要的血红蛋白病

具有移民背景的个体	
1. β 地中海贫血	65.8%
2. HbS	21.2%
3. α 地中海贫血	7.8%
4. HbE	2.1%
5. HbC	1.8%
6. 不稳定异常血红蛋白	0.2%

15.7.1.2 临床实验室诊断

实验室检查的类型和程度取决于临床、血液结果和病史(种族背景)所涉及的每个问题而定。所有血液学结果正常(无症状例外)时可除外血红蛋白病；另一方面，如果存在特定血液学发现时，血红蛋白分析显示正常时，则可能需要进行其他的实验室检查。

15.7.1.3 特殊情况

移民占很大比例的美国和德国由于人口种族的复杂性，存在多种缺陷。临床表现差异较大，从轻度低色素、小细胞低色素性伴或不伴贫血到复杂临床表现。

这些特点对临床实验室的分析方法和结果解释都是一个挑战。对可疑病例则需要咨询专业实验室。

15.7.2 适应证

包括：已排除缺铁贫的小细胞低色素性贫血、慢性溶血性贫血、HbS 和(或)HbC 广泛流行的区域出现原因不明的急性血管闭塞的患者、药物诱导性贫血、血液学因素造成的红细胞增多和(或)发绀、不明病因性胎儿水肿、预防(家庭成员检查，遗传咨询诊断)、产前诊断。

经济角度考虑，所有贫血病例进行血红蛋白电泳检查(特别是无迁徙背景人群)并非合适。

DNA 检查的适应证：如下。

- 地中海贫血诊断检查内容：重型β地中海贫血基因检测、中间型β地中海贫血分子诊断、不同类型地中海贫血或异常血红蛋白与地中海贫血组合、可疑静止型β地中海贫血携带者、α地中海贫血的诊断检查、遗传学和预防医学相关问题。
- Hb 结构异常的诊断性检查：确认罕见异常血红蛋白、进一步明确先前可疑病例(但缺乏电泳或色谱分离)、遇到遗传和预防医学有关问题、伴其他类型或地中海贫血的不同血红蛋白病。

常规血红蛋白分析不能解决的情况，可以进行 DNA 分析。

15.7.3 检测方法

实验室检查包括常规血液学评价、细胞学检查。溶血血红蛋白电泳分析包括使用不同的缓冲液、pH 系统和色谱方法。步骤参见表 15.7-4。

表 15.7-4 实验室血红蛋白病诊断检查程序

血液学	血细胞计数，网织红细胞计数
临床化学	铁代谢：铁蛋白、转铁蛋白饱和度 溶血指标：触珠蛋白、LD、胆红素
血红蛋白分析	电泳和(或)HPLC 测定 HbF，HbF 细胞染色，溶解度试验，HbS 镰状细胞试验
分子遗传学	DNA 纯化，PCR 扩增，DNA 测序，MLPA 缺失诊断

必要时需要专业实验室的帮助，特别从经济原因考虑，即使是大型实验室也必须包含血液学专业人员和设备的相关支出。

该流程见图 15.7-1，已作为血红蛋白病分析的实用程序。

15.7.3.1 基础血液学疾病诊断

对可疑血红蛋白病进行全面红细胞计数(包括网织红细胞计数在内)是必需的。RDW(红细胞分布宽度)作为衡量缺铁的红细胞大小不均指标常升高，而轻型地中海贫血时 RDW 值正常(图 15.7-2)。

血涂片评估具有诊断价值，因为地中海贫血及大多数血红蛋白分子结构异常，红细胞形态出现特征性的改变[2]。

15.7.3.2 临床化学检查

临床生化检查包括评价铁状态的生物标志(铁蛋白、转铁

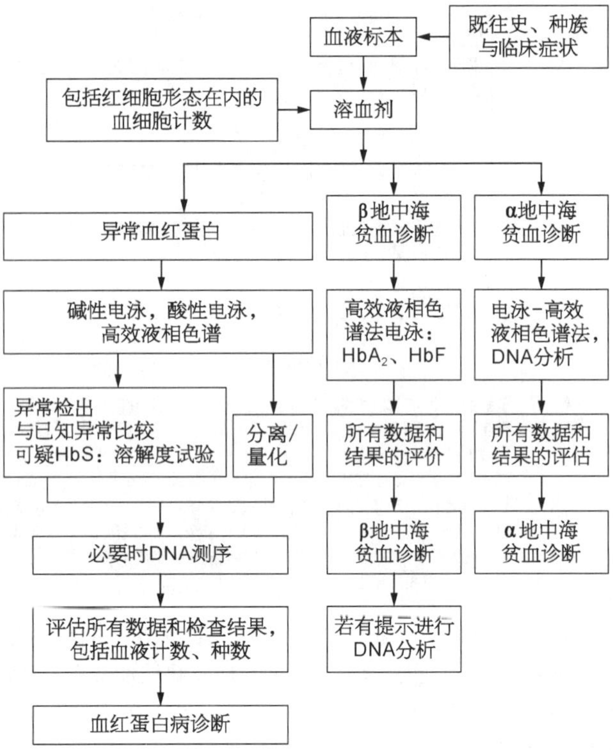

图 15.7-1 地中海贫血和血红蛋白病临床实验室诊断

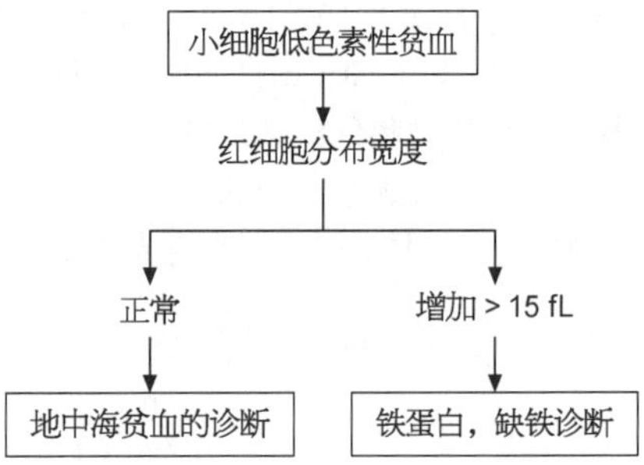

图 15.7-2 使用 RDW 值诊断轻型地中海贫血检查

蛋白饱和度)和溶血相关项目(结合珠蛋白、LD、胆红素)和 Coombs 试验。

15.7.3.3 血红蛋白检查

血红蛋白电泳：常规电泳使用碱性 Tris-EDTA 硼酸盐缓冲液(pH 8.5)醋酸纤维素膜(微电泳)，参见图 15.7-3。此环境下根据异常血红蛋白与正常蛋白所带电荷不同而进行分离。分离条带的相对浓度可通过密度测定或洗脱组分测定。对于 HbA_2 而言，两种方法均存在固有误差。使用 pH 6.1 马来酸缓冲液的酸性琼脂糖凝胶电泳作为一个补充方法，可与碱性电泳一起分离得到血红蛋白[2,7-12]。

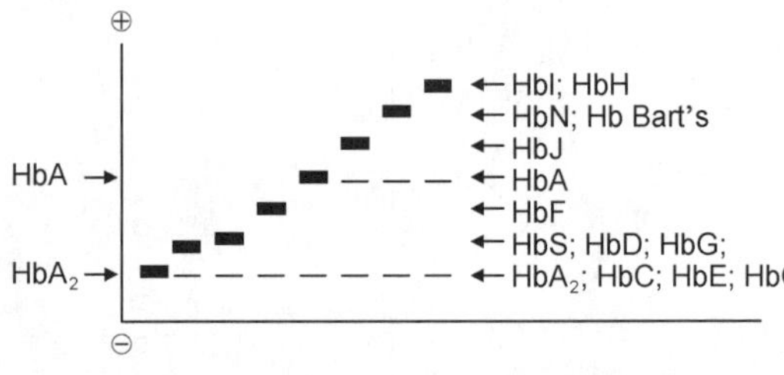

图 15.7-3 正常和异常血红蛋白电泳分离图谱

凝胶电泳是一个定性和定量评价 HbA_2 的良好方法。然因其复杂性，只有在高需求的实验室中才能体现出其价值。

根据实验室经验，也可以使用等电聚焦电泳。

高效液相色谱法：高效液相色谱法（阴阳离子交换系统）是分离正常和异常血红蛋白的最佳方法。也可选用高效液相色谱法用于定量分析所有血红蛋白组分[2,7,8,10,11]。

15.7.3.4 HbF 测定和 HbF 细胞检测

碱变性是定量测定 HbF 的经典方法。加入 NaOH 溶血后产生一种氰血红蛋白溶液。该过程中血红蛋白变性，随后采用硫酸铵沉淀后使得 HbF 保留在溶液中，最后通过光度计测定[2]。

酸洗脱方法用于检测外周血涂片 HbF 细胞。pH 3.2 柠檬酸磷酸盐缓冲液时，HbA 从红细胞洗脱下来，而 HbF 仍然存在红细胞中并被染色。若 HbF 结果阴性时，不必进行碱变性处理。

15.7.3.5 HbS 溶解度试验

溶解度试验是用来区分 HbS 和电泳过程中具有相同迁移图谱的异常血红蛋白，如 HbD、HbG。在溶血时添加二硫酸盐去除氧气，HbS 是唯一沉淀引起浊度的物质[2]。

15.7.3.6 异常血红蛋白的鉴定

日常实验室工作中常见的异常 HbS、HbC、HbE 和 HbD 占所有血红蛋白分子结构异常 90%[2,7,8,10,11]。这些血红蛋白可直接通过电泳，或根据其色谱特点及必要的生化检查（溶解度试验）进行诊断。DNA 分析用于鉴定罕见病理性血红蛋白变异体。而常规方法无法检测的异常血红蛋白病可采用分子生物学检查。

15.7.3.7 DNA 分析

分子生物学检查见于表 15.7－5[13]。

表 15.7－5 分子生物学方法基本内容

DNA 扩增	原料
聚合酶链扩增	不同大小特异 DNA 序列的快速扩增（复制）技术
DNA 测序	用酶法或化学法分析 DNA 分子或核苷酸序列片段。自动化 DNA 测序进行分析
MLPA 缺失检测	多重连接依赖探针扩增，分子遗传学方法，其中大的基因组缺失或重复，单个基因区域或整个基因

15.7.4 标本

需要使用抗凝血液的红细胞。最好选用 EDTA 抗凝血标本，同时适合于血细胞计数、红细胞形态和红细胞酶检测。EDTA 血液可储存数天而无明显变化，但 α 地中海贫血检测例外。常规检查通常需要 5 mL 血液，而严重贫血时需要更多血液标本量。

15.7.5 参考区间（表 15.7－6）

表 15.7－6 血红蛋白参考区间

	新生儿	小于 1 岁儿童	1～2 岁儿童	大于 2 岁儿童与成人
HbA	17.7(13.1～22.3)** 15～40**	年龄相关	96.0(95.0～98.2)	97.5(97～98.5)
HbA_2	0.25(0.05～0.45)	年龄相关	1.8(1.5～3.0)	2.5(1.5～3.2)
HbF	81.7(77.5～86.9)* 60～85**	年龄相关	1.5(≤2.0)* 0.8(0.4～1.0)**	0.5(≤0.5)**

数据以百分数表示。数值表示 $\bar{x} \pm s$。*色谱法；**碱变性法。方法：如无特殊说明，检测方法为电泳

15.7.6 临床意义

血红蛋白病基本类型见表 15.7－7。通常主要的标准是患者年龄（如评估 HbF 值）、种族背景、家族史、临床血液学表现。血红蛋白分析包括：

- 正常血红蛋白数量评估，如 HbA_2 增加和（或）HbF 地中海贫血。
- 排除或证实异常变异体及其检测与鉴定。
- 每种情况都必须明确异常血红蛋白是否与临床症状相符，或仅是无病理意义的随机发现。

表 15.7－7 血红蛋白病基本类型

血红蛋白病	基础缺陷
1. α、β、δβ、γδβ、γ 和 δ 地中海贫血。地中海贫血性血红蛋白病	α、β、γ 或 δ 珠蛋白链合成减少或缺乏
2. 血红蛋白结构异常：α 或 β 珠蛋白链结构缺陷（如 HbS、HbC、HbE）	α 或 β 链异常结构：不同形式的地中海贫血或与异常血红蛋白的结合
3. 组合类型，如 HbSC 疾病、β 地中海贫血、HbE－α 地中海贫血	不同类型异常血红蛋白的组合

15.7.6.1 地中海贫血

地中海贫血包括所有地中海贫血性血红蛋白合成障碍，属于常染色体隐性遗传，α 和 β 地中海贫血最重要。地中海贫血杂合子携带者并非完全健康，其症状需要与轻微、缺铁性、小细胞低色素性贫血进行鉴别。纯合子型伴严重低色素性溶血性贫血和复杂疾病[10,11,14-16]。

15.7.6.1.1 α 地中海贫血：α 地中海贫血是一个 α 珠蛋白链合成缺陷引起的疾病。分子水平上由于部分（α^+）或全部（α^0）缺失，或罕见的一个或多个 α 珠蛋白基因（αα/αα）突变。主要发生在非洲、阿拉伯国家和东南亚地区多见。所有患者在围产期表现出来。根据功能基因数目丢失情况，α 地中海贫血分为四个临床特征（表 15.7－8）：

- 临床隐性 α 地中海贫血（杂合子 α^+ 地中海贫血，－α/αα）。基本通过轻度贫血，而血红蛋白浓度可无减低等确定。
- 轻型 α 地中海贫血（杂合子 α^0 地中海贫血，－－/αα，或者 α^+ 地中海贫血纯合子型，－α/－α）轻度贫血，低色素和小红细胞增多。
- HbH 病（复合 α^+/α^0－地中海贫血杂合子型伴三个无活性 α 基因，－－/－α）呈中度低色素性溶血性贫血和脾肿大。病毒感染和氧化剂（药物）引起贫血危象。并发症包括心脏疾病、胆结石、小腿溃疡和叶酸缺乏。
- Hb Bart 胎儿水肿综合征（α^0 地中海贫血纯合子型）宫内出现非常严重溶血性贫血和缺乏 α 珠蛋白链合成为特点（－－/－－），伴水肿和腹水。

15.7.6.1.2 β 地中海贫血：β 地中海贫血是 β 珠蛋白链合成产物缺少（β^+）或缺乏（β^0）引起的疾病（表 15.7－9）。其分子学机制是 β 珠蛋白基因突变。大多数患者来自地中海国家、东南欧、阿拉伯国家和亚洲。从 3～6 个月龄前就出现血液学改变。

15.7.6.1.3 轻型地中海贫血：地中海贫血（β 地中海贫血杂合子型）诊断的第一步是全血计数。β 地中海贫血的重要实

表 15.7－8　α 地中海贫血最重要标准汇总

遗传情况	α 球蛋白基因簇排列	红细胞血象	血红蛋白类型	主要症状
正常结果	▲▲/▲▲ αα/αα	Hb、MCH 正常	正常	无症状
$α^+$ 地中海贫血杂合子型	▼▲/▼▼ －α/αα	Hb 正常、MCH＜27 pg	正常	无症状，细胞计数轻度变化
$α^+$ 地中海贫血纯合子型	▼▲/▲▼ －α/－α	Hb 正常或 MCH＜26 pg	正常	轻度贫血，血细胞计数明显变化
$α^0$ 地中海贫血杂合子型	▼▼/▲▲ －－/αα	Hb 正常或 MCH＜24 pg	正常	轻度贫血，血细胞计数明显变化
混合 $α^+$/$α^0$ 地中海贫血杂合子型	▼▼/▼▲ －－/－α	Hb 80～100 g/L MCH＜22 pg	HbH≈10%～20%	不同程度的慢性溶血性贫血
$α^0$ 地中海贫血纯合子型	▼▼/▼▼ －－/－－	Hb＜60 g/L MCH＜20 pg	Hb Bart 胎儿水肿综合征 80%～90% Hb Portland≈10%～20%	危及生命性贫血，常伴水肿

表 15.7－9　β 地中海贫血的最重要标准汇总

遗传情况		红细胞参数	血红蛋白类型	主要症状
β 地中海贫血杂合子型	$β^{++}$ $β^+$ $β^0$	Hb 男 90～150 g/L Hb 女 90～130/L MCV 55～75 fL MCH 19～25 pg	HbA_2＞3.2% HbF 0.5%～6%	轻微贫血，无疾病
β 地中海贫血纯合子型	$β^+$/$β^+$ $β^0$/$β^0$ $β^+$/$β^0$	Hb＜70 g/L MCV 50～60 fL MCH 14～20 pg	HbA_2 多变 HbF 70%～90%	严重贫血，长期输血依赖
β 地中海贫血轻型纯合子型或复杂杂合子型	$β^+$/$β^+$ 影响变量 $β^+$/$β^{++}$ $β^+$/$β^0$ $β^0$/$β^0$	Hb 60～100 g/L MCV 55～70 fL MCH 15～23 pg	HbA_2 多变 HbF 100%	中度严重疾病，不同程度输血依赖

验室指标为 HbA_2 升高和(或)HbF 升高。如果 MCH 低于 27 pg 及 HbA_2 为 3.5%以上，就可诊断杂合子型 β 地中海贫血。大多数 β 地中海贫血携带者 MCH 减少到 23～19 pg 和 HbA_2 在 4%～6%；也可出现 HbA_2 升高到 6.5%～8%。30%患者中 HbF 增加到 1%～3%，偶尔 3%～15%，同时发生。注意儿童 β 轻型地中海贫血存在年龄相关的高 HbF。铁状态(铁蛋白、转铁蛋白饱和度)通常正常。异常(即 β 地中海贫血中的铁缺乏)可发生在儿童和妊娠期间。同时缺铁会导致 HbA_2 低估。如果结果存在不确定，就需要铁缺乏校正后重新评估。

15.7.6.1.4　重型地中海贫血：纯合子型地中海贫血或混合 β 地中海贫血杂合子型在 3～5 月龄就会出现症状。诊断时贫血程度不一，血红蛋白一般小于 80 g/L。贫血常为低色素性，MCH≤22 pg、MCV 50～60 fL。外周血出现地中海贫血样的异形红细胞增多。血红蛋白检查发现 HbA、HbA_2 和 HbF 成分不一。通常认为 HbF 增加在 20%～98%，伴随典型的血液学结果，提示存在重型地中海贫血或中间型地中海贫血。

评估过程中必须考虑患者的输血状态。重型地中海贫血患者接受治疗时高频出现的问题，如连续接受输注治疗的患者，由于治疗的原因，无法观察到整个临床变化过程。只有通过 DNA 分析才能确诊。这个问题主要涉及来德国家庭团聚年轻患者或年轻人群。

15.7.6.1.5　中间型地中海贫血：轻度纯合子型或混合杂合子型 β 地中海贫血主要是指临床上具有重型地中海贫血血红蛋白类型的患者，此类患者症状轻度或无须输血治疗。重型地中海贫血的鉴别诊断是通过一段时间内定期临床血液学监测，必要时进行 DNA 分析。因此，检测到高水平残余 β 珠蛋白基因，或发现典型重型地中海贫血，尽管有其他影响因素，尤其是持续存在遗传性 HbF 或 α 地中海贫血。

HbF 增高症诊断意义：遗传性持续性 HbF 增多在临床上是无致病性，多见于先天性 HbF 增多。β 地中海贫血高 HbF 存在特殊诊断意义。δβ 地中海贫血的另一个特点是高 HbF。镰状细胞病高 HbF 提示预后良好。除血红蛋白病，HbF 增多可以继发于许多其他血液疾病[2]。

15.7.6.2 异常血红蛋白

这是一组常染色体显性遗传性血红蛋白病，由 α 或 β 链中氨基酸序列改变引起结构缺陷所致。临床必须区分临床无致病性血红蛋白异常和致病性血红蛋白异常。后者分为以下四组[2,5,10,11,17]：

- 具有聚集和形成镰状细胞的变异体(如镰状细胞综合征)。
- 异常血红蛋白合成的变异体(如 HbE)。
- 具有沉淀趋势与溶血的变异体(不稳定血红蛋白如 Hb KöN)。
- 氧转运异常和先天性红细胞增多症的变异体(如 Johnstown Hb)，或先天性发绀和 HbM 异常(如 HbM Iwate)。

上面最后两种形式的杂合子型都会导致疾病，而纯合子型则是致命的。主要血红蛋白异常有 HbS、HbE、HbC。世界各地偶发病例中出现大量罕见的血红蛋白异常也需要监测。此类疾病往往伴有溶血、红细胞增多症和(或)发绀。

对这些疾病的鉴定是血液系统疾病鉴别诊断的一个重要组成部分，而其他诊断方面的工作未见成效。这是血红蛋白缺陷诊断检查中最重要的内容且占异常 90%以上。常规实验室内不常见有 HbD、HbG 变种、HbO－arab、HbG、HBJ。其他血红蛋白缺陷(如不稳定血红蛋白 Hb KöN,Hb Zürich)极为罕见[5],德国人和其他国家人(仅个体或家庭)出现的频率相同,不属于标准血红蛋白诊断检查范围内。

病理性血红蛋白变异体临床分类见表 15.7-10。

表 15.7-10　最重要的血红蛋白病理变异体临床分类

血管闭塞和溶血相关的变异体	如 HbS、HbC
地中海贫血表型相关的变异体	如 HbE、Hb Lepore
溶血相关的不稳定血红蛋白	如 Hb KöN、Hb Leiden
运氧功能相关的变异体(家族性红细胞增多症)	如 Hb Ohio
病理性高铁血红蛋白相关的变异体(家族性发绀)	如 HbM Iwate

15.7.6.2.1 血红蛋白 S 与镰状细胞病:镰状细胞病包括所有高 HbS 水平(HbS 比例>50%)疾病。这些包括纯合子镰状细胞病(HbSS)和系列混合杂合子型血红蛋白病(HBS/β 地中海贫血、HbSC 病和其他组合类型)。根据国际命名以前常用的镰状细胞性贫血术语应不再使用,因为该病的主要问题是其造成的血管栓塞和器官损害,而非贫血[1,2,17]。

基本症状和诊断标准:1 岁之前就出现症状,伴慢性溶血性贫血和发育障碍。主要表现是疼痛危象(镰状细胞危象),影响背部、四肢、胸部、腹部和中枢神经系统。患者易感染。HbS 是所有血红蛋白疾病中最危险的。缺氧造成镰状细胞堵塞血管,几乎所有组织器官(肝、脾、皮肤、骨、肾、视网膜、中枢神经系统)发生死亡。患者常对慢性溶血性贫血耐受。病毒感染后出现严重贫血伴再生障碍性危象。

HbS 和镰状细胞病的分子遗传学诊断检查:HbS 主要采用传统的血红蛋白分析诊断。特殊情况如 HbS 伴其他异常 β或 α 地中海贫血使用 DNA 检测,以及产前诊断有关问题。

杂合子型 HbS:杂合子型 HbS 基因携带者临床或血液学不受影响,血细胞计数也正常。通过电泳上典型位置处检测到 HbS 来诊断,HPLC 检测结果占总血红蛋白 35%~40%,低于 HbA 量。HbS 水平低于 30%提示存在缺铁或伴随 α 地中海贫血。两种情况下 MCH 均降低。

纯合子型 HbS:血红蛋白水平通常为 60~90 g/L。血涂片中可见镰状红细胞和靶形红细胞。HbSS(纯合子型)血红蛋白电泳未见正常 HbA。HbF 组分不恒定,通常在 5%~15%,经常出现高 HbF 组分。

HbS-β 地中海贫血:血液学表现与镰状细胞病相似。与 HbS 纯合子型的鉴别特点是小红细胞增多及低色素性贫血。最简单情况下鉴别 HbS β⁰ 和 HbS β⁺ 主要依靠 HbS β⁺ 时含有 HbA 组分,而 HbS β⁰ 时无 HbA 组分。可以通过血红蛋白分析,或分子遗传学确诊(表 15.7-11)。

表 15.7-11　镰状细胞 β 地中海贫血诊断特性

HbS-β⁰ 地中海贫血	HbS-β⁺ 地中海贫血
有临床表现: 类似重症镰状细胞病	有临床表现: 取决于残留 β 球蛋白活性 = 轻至重度镰状细胞病
实验室诊断性检查与结果: Hb 60~100 g/L MCH<22 pg 溶血参数阳性	实验室诊断性检查与结果: Hb 90~120 g/L MCH<24 pg 溶血参数阳性

续 表

HbS-β⁰ 地中海贫血	HbS-β⁺ 地中海贫血
血红蛋白分析: HbA₂>3.5% HbS>80% HbF<20% HbA 0%	血红蛋白分析: HbA₂ 3.5% HbA 3%~30% HbS 55%~75% HbF≈20%
分子遗传学出现下列突变: 1. HbS = β6 密码子 GAG→GTG 杂合子 2. β⁰ 地中海贫血=复合杂合突变	分子遗传学出现下列突变: 1. HbS = β6 密码子 GAG→GTG 杂合子 2. β⁺ 地中海贫血=复合杂合突变

HbS-β 地中海贫血要点为,① HbS 杂合子型 HbA₂ 升高不能提示 HbS-β 地中海贫血;② HbS-β 地中海贫血是伴其他临床症状的镰状细胞病,不应认为是地中海贫血的一个类型。

15.7.6.2.2 HbE 和 HbE 病:HbE 是一种原发于东南亚地区的常见 Hb 变异体。疾病类似 β 地中海贫血。血红蛋白也不稳定,病毒感染和药物均可引起溶血。HbE 时常合并地中海贫血,这可能会导致严重的血红蛋白主要亚型[1,2,10,11]。

HbE 杂合子型:常表现为轻度、不同程度低色素(MCH 25 pg)和小红细胞增多。通常 HbE 比例占 30%~45%,其余是 HbA。HbF 不增高。HbE 浓度较低时,需考虑同时存在缺铁或 α 地中海贫血。

HbE 纯合子型(HbE 病):本病特点是小细胞低色素性贫血(MCH 20 pg,MCV 65 fL)伴随红细胞明显增多,以及靶形红细胞增多。HbE 比例占 95%,其余为 HbF 和 HbA₂。电泳条带上 HbE 与 HbO,HbC 和 HbA₂ 位置相同。分子生物学或特殊电泳、免疫学和色谱方法,特别是高效液相色谱法,可鉴别这些异常血红蛋白病。

HbE 合并其他异常血红蛋白病:对中间型地中海贫血或重型地中海贫血而言,伴 β 地中海的 HbE 贫血(HbE-β 地中海)出现中至重度贫血,红细胞发育不良性贫血。与 α 地中海贫血相比,根据灭活的 α 珠蛋白基因数量,HbE 可出现显著降低,而贫血情况更明显(表 15.7-12 和表 15.7-7)。

15.7.6.2.3 HbC 异常和 HbC 病:HbC 纯合子型或 HbC 病,疾病发展过程类似镰状细胞病,但严重程度较轻。出现程度不一的溶血性贫血是最主要形式。临床上杂合子型 HbC 基因携带者完全健康[1,2,10,11]。

杂合子型 HbC:HbC 携带者一般不出现贫血。血涂片可见靶形红细胞,MCHC 升高。碱性 Hb 电泳,HbC 组分电泳位置与 HbA₂ 相似,携带者 HbC 组分含量占血红蛋白 30%~40%。迁移特性相同的血红蛋白病(HbO 和 HbE)可以采用酸性电泳进行鉴别。高效液相色谱法可用于定量分析。

HbC 纯合子型(HbC 病):血细胞计数主要为靶形红细胞增多(表 15.7-12)。血红蛋白水平为 100~120 g/L,MCHC 为 350 g/L 以上。几乎 100%HbC 用血红蛋白电泳检测。而 HbF 可能轻微增加。

15.7.7 注意事项

检测方法:血红蛋白异常检查时,最初的重点是排除或确认地中海贫血或血红蛋白异常。通常电泳、细胞学和生化检查足以诊断地中海贫血。某些情况下可能需要进行结构分析,

表 15.7-12 最重要的病理性血红蛋白变异体的临床分类

疾病	基因型	红细胞参数	血红蛋白类型	主要症状
镰状细胞病	HbSS	Hb 60～90 g/L 正色素性镰状细胞 溶血标记阳性	HbS 55%～90% HbA_2>3.5% 10%<HbF<20%	镰状细胞危象/疼痛危象，急性器官综合征，慢性溶血性贫血
HbS 杂合子型	HbAS	正常	HbS 35%～40% HbA_2≥3.5%	无疾病表现
镰状细胞 $β^+$ 地中海贫血	HbS $β^+$ 地中海贫血	Hb 90～120 g/L 低色素性小细胞增多	HbS>55% HbA_2>3.5%	轻度镰状细胞病
镰状细胞 $β^0$ 地中海贫血	HbS $β^0$ 地中海贫血	Hb 60～100 g/L 低色素性小细胞增多	HbS>80% HbF<20% HbA_2<20%	重度镰状细胞病
HbSC 病	HbSC	Hb 100～130 g/L 靶形红细胞 MCV<75 fL	HbS 50% HbC 50% HbF<5%	镰状细胞病、慢性溶血性贫血的轻微表现
HbC 病	HbCC	Hb 100～120 g/L 靶形红细胞 MCV<75 fL MCHC>350 g/L	HbC>95% HbA_2 2.5% HbF 0.5%	疼痛危象，器官功能障碍，慢性溶血性贫血
HbC 杂合子型	HbAC	正常	HbC 50% HbA 47% HbA_2 3%	无疾病表现
HbE 杂合子型	HbAE	Hb 正常或减低 低色素	HbE 25%～35%	轻度低色素贫血
HbE 病	HbEE	Hb 100～140 g/L 红细胞计数升高 MCH 20 pg MCV 65 fL 靶形红细胞	HbE>95% HbA_2 2.5% HbF<3%	轻度贫血，感染/药物引起的溶血
HbE-$β^+$ 地中海贫血	HbE-$β^+$ 地中海贫血	Hb 变异 低色素 小细胞增多	HbE+HbA_2=25%～80% HbF 6%～50% HbA 5%～60%	不同程度中度低色素性贫血
HbE-$β^0$ 地中海贫血	HbE-$β^0$ 地中海贫血	Hb<80 g/L MCV<60 fL MCH<22 pg	HbE 85% HbA_2<5% HbF 15%～25%	同 β 地中海贫血
不稳定血红蛋白血红蛋白病	HbX;150 种变异体 HbX/HbA	Hb 变异 严重贫血 变性珠蛋白小体，药物或病毒引起的溶血	HbX 20% HbA_2 3%～4% HbF<5%	部分输血依赖性慢性溶血性贫血
干扰氧转运功能的异常血红蛋白	不同变异体	高铁血红蛋白增多	根据类型异常而不同	先天性发绀与 HbM 异常有关，先天性红细胞增多、Hb 与 O_2 亲和力异常增加

通常需要专门指定的实验室内进行。其他方法(如高铁血红蛋白)和光谱分析、氧亲和力和 2,3-DPG 含量测定也需要在特殊实验室内进行。

分析前因素：检验结果的解释需要专业经验，所以实验室应该了解患者先前输血情况。对可疑病例必须降解外源性红细胞后进行检查分析。

分析因素：分析过程中缺乏细致考虑常导致错误，如血清蛋白质分离不纯会导致电泳结果异常，最常见的是正极出现 HbA，但偶尔也出现于负极。类似问题见于陈旧、污染、溶血标本中的变性蛋白质。建议实际操作中同时进行正常质控标本和参考标本对照检查。

各种血红蛋白的迁移速度一致时，必须综合运用不同鉴别方法。

稳定性：除非温度极高，否则无需要冷冻标本；对于某些检测可能有害。建议标本最短运输时间和安排最佳运输时间(如实验室周末可对标本进行处理)。血红蛋白分析样品在 8～12℃稳定 1 周，但血细胞计数和外周血涂片检查只能稳定 24 h。

15.7.8 病理生理学

血红蛋白病常见病因是 α 或 β 珠蛋白基因突变和(或)缺失。如果遗传缺陷导致 Hb 合成障碍，则形成地中海贫血。该病血红蛋白结构正常。如果遗传缺陷引起的血红蛋白结构改变，就形成异常血红蛋白。每个个体中有许多组合和无活性形式(表 15.7-7)。

15.7.8.1 地中海贫血[2,14,15]

属于常染色体隐性遗传。地中海贫血按照受影响的珠蛋白链的合成障碍命名和分类。共同特点是受影响链类型的合成减少，从而影响合成。导致疾病症状的病理机制：血红蛋白合成减少导致贫血、主要由无效红细胞生成与溶血引起的重度贫血、缺乏原料导致红细胞血红蛋白合成减少(低色素与小红细胞增多)。

杂合子型地中海贫血携带者并非完全健康，相反有轻度、难治性小细胞低色素性贫血等表现。

纯合子型或混合(复合)杂合子型出现严重低色素性溶血

性贫血和复杂疾病。

15.7.8.1.1 α地中海贫血[14,15]：α地中海贫血是由α珠蛋白链的合成障碍引起。分子基础是部分(α^+)或完全(α^0)缺失，少数情况为4个α珠蛋白基因中1个或1个以上基因缺失(αα/αα)。受影响基因数量减少导致失去功能活性，围产期已经充分表达4个α地中海贫血表型(表15.7-8)：

- 无临床症状α地中海贫血(杂合子α^+地中海贫血；-α/αα)，轻度贫血，罕见血红蛋白降低。
- 轻型α地中海贫血(杂合子α^0地中海贫血；--/αα)或纯合子型α^+地中海贫血；(-α/-α轻度贫血，低色素和小红细胞增多)。

HbH病(复合杂合子型α^+/α^0地中海贫血)出现3个无活性α基因(-α/--)，病理生理学是由血红蛋白的合成减少和不稳定HbH增多，形成β链四聚体(β_4)。结果发生中度频率的低色素溶血性贫血和脾肿大。病毒感染和有毒氧化剂(药物)引发贫血危象。并发症包括心脏病、胆结石、小腿溃疡和叶酸缺乏。

Hb Bart胎儿水肿综合征(纯合子α^0地中海贫血；--/--)是一种早期宫内发生血红蛋白合成障碍的疾病。该血红蛋白主要由无功能的γ链四聚体Hb Bart(γ_4)组成。因此，这种综合征患者无法存活。一般宫内时胎儿出现苍白与水肿，胎儿生命的最后第三阶段，发生严重溶血性贫血伴水肿和腹水；若未治疗，通常出生后不久死亡(表15.7-8)。

15.7.8.1.2 β地中海贫血[2,14]：β地中海贫血是β珠蛋白链合成异常的结果。分子学病因是β珠蛋白基因突变。生命第3～6个月之前未出现血液学变化。表型异质性是大量基因突变的结果，不同突变可能影响不同阶段基因表达，呈现不同病理生理效应。区别β^+或β^0地中海取决于β链部分缺失或全部缺失(表15.7-9)。

轻型地中海贫血：血红蛋白合成不足导致呈现典型的轻到重度小细胞低色素性贫血(Hb轻度下降或临近参考区间低值)。

重型地中海贫血：纯合子β地中海贫血是一种严重疾病(重型地中海贫血)。出现β链合成不足，而未受影响的α链过度产生。前体红细胞中过量α链导致红系过早死亡，从而导致无效红细胞生成。相关病理机制是初期严重贫血，与血红蛋白合成平行，如果不及时治疗，几年内就会导致死亡。铁利用障碍和铁吸收增加是凶险的并发症。因此，必须连续输注铁剂治疗，疾病过程中出现多器官衰竭与含铁血黄素沉着，继发性血色病(表7.1-8)。

中间型地中海贫血：中度地中海贫血是轻度纯合子或杂合子地中海贫血伴不同程度输血依赖。

δβ地中海贫血：由于1个基因缺失，δ和β链减少或缺如。杂合子类型出现典型的轻型地中海贫血，HbF增加5%～10%，而HbA_2减少。

δβ地中海贫血纯合子引起中间综合征，因为平均血红蛋白通过γ链激活合成。

Hb Lepore：Hb Lepore是异常血红蛋白的一种异常类型，非α链包含δ链和β链组合链产物。血红蛋白合成明显减少。临床和血液学表现与β地中海贫血相似。Hb Lepore纯合子型或组合Hb Lepore/β地中海贫血类似于重型地中海贫血，而杂合子型Hb Lepore对应于轻型地中海贫血。

15.7.8.2 异常血红蛋白(血红蛋白结构异常)[1,2,4]

本病是一种常染色体显性遗传性血红蛋白病，由于修饰氨基酸序列的遗传密码有缺陷或血红蛋白α和β链缺失的产物。必须区分临床无致病性或致病性的异常血红蛋白。后者根据其病理生理分为五个确定亚型(表15.7-10)。

分子生物学原理：迄今为止发现1 100多个血红蛋白变异体中，90%以上是由珠蛋白基因点突变或错义突变引起。此外少量变长或缩短的珠蛋白链是由于β第3外显子的正常终止密码子突变、无义突变和移码突变引起。相邻基因之间基因融合导致融合蛋白(如Hb Lepore)形成，这与β地中海贫血相关。

HbS和镰状细胞病：病理生理学是由镰状细胞血红蛋白HbS引起，这一结构缺陷引起血红蛋白分子有聚集倾向，尤其是缺氧状态。结果导致红细胞呈新月形，失去变形能力后改变红细胞的流变性质。临床表现与多种基因型相关，其中纯合子型镰状细胞病和镰状细胞β地中海贫血最为严重。出生半年内出现的临床症状包括两个明显的临床症状：多个组织血管栓塞和器官损害及慢性溶血性贫血。

HbE异常和HbE病：特征是血红蛋白合成减少(与HbE与β地中海贫血表现相似)。此外HbE略不稳定，受氧化物质的影响易引起溶血。

HbC异常和HbC病：HbC病理生理过程同HbS，红细胞内的晶体形成导致溶解度改变，细胞聚集趋势增加。

异常血红蛋白合并地中海贫血：这是合并形成的一种特殊疾病组。β地中海贫血、异常β血红蛋白合并是最具有临床意义的类型。此时不同病理生理作用的相互作用后出现特征性的生化改变，或临床和血液系统综合征。地中海贫血的遗传易感性不能解释地中海贫血的临床表现，因为临床上地中海贫血组分未产生作用。

运氧功能不全相关的血红蛋白病：该组疾病需要区分三种类型：永久性高铁血红蛋白异常(HbM异常)、氧亲和力异常增高、氧亲和力异常降低。

血红蛋白病的特点包括红细胞增多和(或)发绀、伴有贫血。异常血红蛋白的重要特征见表15.7-12。

不稳定血红蛋白病：某些氨基酸替换引起的血红蛋白结构的不稳定性，通常氧化性物质(药物)或病毒感染，红细胞自发出现异常血红蛋白变性。超过150多种不同分子结构的不稳定血红蛋白引起多种不同病理机制和疾病。最著名和常见的异常是Hb Kön；另几种是德国人群中Hb Tübingen、Hb Presbyterian、Hb Freiburg、HB Zürich。实验室检查表现为慢性溶血性贫血、红细胞含变性珠蛋白小体，以及尿液呈棕色。

15.8 红细胞酶

Elisabeth Kohne

15.8.1 引言

红细胞酶在调节红细胞内代谢中起关键作用。酶缺陷导致能量供应受损，引起溶血性贫血，从而降低红细胞寿命。这种情况过去称为先天性非球形红细胞性溶血性贫血[1,2,3]。

大多数酶缺陷并非是酶蛋白数量的不足，而是与血红蛋白病类似存在缺陷的酶蛋白。快速酶灭活功能特性改变的结果相当于酶活性减少或缺乏。酶病相关的遗传因素为基因编码区突变。大多数酶缺陷是常染色体隐性遗传(X 连锁)。杂合子型携带者表现为酶活性降低,但通常不致病。

纯合子型酶病(或复合杂合子型)可以出现不同的临床症状,以溶血性贫血占多数。其他重要表现为红细胞增多症(红细胞增多)和发育障碍及严重的神经功能缺损[3]。大多数新生儿红细胞酶病可通过实验室检查发现。

最重要的红细胞酶缺陷:① 丙酮酸激酶(PK)缺乏,糖酵解中最常见的酶缺陷[4];② 葡萄糖-6-磷酸脱氢酶(G6PD)缺乏,戊糖磷酸循环中最常见的酶缺陷[2]。

其他罕见临床相关的红细胞酶病:与神经肌肉症状相关的磷酸丙糖异构酶缺乏、与慢性溶血性贫血相关的己糖激酶缺乏、引起严重溶血性贫血的葡萄糖-6-磷酸异构酶缺乏、伴红细胞增多的 2,3-二磷酸甘油酸歧化酶缺乏。

下文对 PK 缺乏和 G6PD 缺乏症等红细胞酶缺陷疾病有更详细的描述。对于其他或更罕见红细胞酶病可参考文献[3]。

15.8.1.1 流行与分布

红细胞酶缺陷是 4 亿多个基因携带者中最常见的遗传性代谢疾病。位于首位的 G6PD 缺乏症,因疟疾对 G6PD 缺乏症携带者有天然选择优势,所以地理分布主要与疟疾的地区分布一致[2]。地中海国家、南亚和非洲及非洲裔美国人群 G6PD 缺乏症的发生率为 10%~20%。原先中欧和北欧地区人群该酶缺乏罕见,但随着流行地区大量人口的迁入,受影响个体的数量明显增加[1-3]。

第二个最常见的酶缺陷是 PK 缺陷,主要分布中欧和北欧及美国北部。目前德国人群中,预计 10%先天性溶血性贫血患者存在红细胞酶病[1]。

15.8.2 适应证

慢性溶血性贫血,进行血液预测检查后病因不明者。

15.8.3 检测方法

酶活性测定:通常使用自动化酶分析系统来检测酶活性[1-3]。标本溶血后采用是分光光度法测定酶活性。底物和试剂 37℃混合孵育,通过速率法测定酶活性。分光光度法测定吡啶核苷酸辅酶 NADH 或 NADPH 浓度的变化。采用标准曲线计算得到酶活性。

某些红细胞酶病中功能缺陷与酶的理化特性改变有关。此时仅检测酶活性不能明确诊断,而是必须考虑其他参数(如酶动力学、酶电泳、最佳 pH 和热稳定性)。

DNA 分析:如下。

- G6PD 缺乏症:评估已知 G6PD 基因突变患者,可采用 PCR 法进行 DNA 分析。同时每个实验室已进行全 G6PD 基因测序,才可以排除或确诊 G6PD 基因突变[1,2]。仅适用于杂合子型酶缺乏携带者的确诊试验(如携带者咨询或产前诊断极端情况)。
- PK 缺乏症:欧洲北部和中部地区患者因基因 1529G 突变为 A 频率较高,可以进行靶向 PCR 限制性内切酶分析。对于父辈有 1529G 突变为 A 的 PK 缺陷,这种方法也可用于受累家庭的产前诊断。欧洲只有少数几个专门的实验才能够使用 PK 分子诊断确认或排除目前已知的 PK 变异体[4,5]。同样其他红细胞酶病也如此。

15.8.4 标本要求

EDTA 抗凝血:5 mL。

15.8.5 参考区间(表 15.8-1)

表 15.8-1 红细胞酶参考区间(/min)

酶的名称[1,6]	底物消耗* / g Hb	底物消耗* / 10^{11} 红细胞
糖酵解		
- 丙酮酸激酶	20.2 ± 2.2	41 ± 10
- 己糖激酶	1 ± 0.1	2.3 ± 0.5
- 磷酸葡萄糖异构酶	44.7 ± 4.8	124 ± 13
- 磷酸丙糖异构酶	2 180 ± 254	6 055 ± 705
磷酸戊糖循环和谷胱甘肽代谢		
- 葡萄糖-6-磷酸脱氢酶	11 ± 1.6	30.6 ± 4.5
- 葡萄糖酸-6-磷酸脱氢酶	9.5 ± 1.5	26.2 ± 4.1
- 谷胱甘肽还原酶	4.6 ± 0.8	25.7 ± 3

数值表示 $\bar{x} \pm s$。*底物消耗以 μmol 为单位

15.8.6 临床意义

通常检查酶活性降低或少量活性残留来提示酶缺乏状态。因红细胞酶缺陷种类繁多,根据实验室结果作出明确诊断可能存在一定困难。所以必须注意:

- 网织红细胞和新生红细胞相比,衰老红细胞具有较高的酶活性水平。因此,任何病因引起的溶血危象,红细胞群的增多可导致结果假性正常。因此,必须注意各种酶的相对活性及其细胞分布。
- 近期输血后可出现酶活性假性正常。如果血红蛋白水平作为酶活性的参考,则低色素性贫血患者出现酶活性假性升高。

15.8.6.1 葡萄糖-6-磷酸脱氢酶缺乏症

根据以下类型对异常酶结果进行分类意义[2]:① 轻度酶缺乏;② 中度酶缺乏;③ 重度酶缺乏;④ 极度酶缺乏。

第 1 组无临床意义。第 2 组仅由氧化应激触发溶血。第 3 组是在氧化应激状态下发生极其严重的溶血危象。第 4 组出现长期溶血外,且可能恶化。

必须考虑 X 连锁遗传 G6PD 缺乏导致的特殊情况。根据男女性别不同的基因型,可出现下列表现:男性可表现为半合子型正常或半合子型缺陷,女性可能是纯合子型正常、纯合子型缺失或杂合子型。

根据 X 染色体灭活时间不同,杂合子型女性可出现正常、中度或极低的 G6PD 活性(里昂假说)。

急性溶血时诊断 G6PD 缺乏症可能很困难,因细胞的酶活性破坏同时仍具有较高的酶活性。必要时进行连续检查。

少数 G6PD 缺乏患者即使没有氧化接触,红细胞寿命明显缩短。慢性非球形红细胞溶血性贫血与相关糖酵解的已知酶缺陷(如 PK 缺乏)贫血的区别,仅是溶血危象可由有害氧化物质

引起。所有患者仔细检查,发现具有特别不良的动力学性质、稳定性差和活性低的酶变异体。有关更多细节见表 15.8-2。

表 15.8-2 最重要的红细胞酶病相关的结果与酶学特点

疾病	结果	酶学特点
G6PD 缺乏症	表现:急性、潜在性危及生命的溶血危象;极度贫血,出现变性珠蛋白小体、篮细胞、脱核;血红蛋白血症、血红蛋白尿;新生儿高胆红素血症。 慢性溶血性贫血。	地中海、非洲或亚洲的杂合子、半合子、纯合子类型 G6PD 缺乏症。酶活性不均一。 纯合子或杂合多种 G6PD 缺乏症类型。主要发生在北美洲高加索人群和欧洲人群。
PK 缺乏症	轻度、代偿性溶血性贫血到中/重度溶血性贫血和严重溶血症状的重度患者。肝脾肿大、大红细胞增多、固缩细胞增多、异形红细胞增多、网织红细胞相对减少。	纯合子型酶缺乏症。 不同治病性酶的变异酶活性异常。特殊类型:两种酶变异体的双重杂合度。
杂合子型 PK 缺乏症	可能出现新生儿高胆红素血症外,无明显临床和血液学异常。	杂合缺陷携带者的酶活性约为正常人 50%。

15.8.6.2 丙酮酸激酶缺乏症

因酶活性和溶血性贫血的严重程度无明确联系,酶活性本身不是一个可靠的诊断参数[4,7,8]。按照经验得到的下列结果能提供有用信息。大多数与严重溶血性贫血相关的 PK 突变酶活性低于正常值 30%。临床病程中酶活性可能显著高于或极少情况下低于它们。同时必须考虑网织红细胞。任何情况建议检查酶活性和网织红细胞计数。临床血液学表现类型及 G6PD 和丙酮酸激酶缺乏症酶类型见表 15.8-2。

15.8.7 注意事项

稳定性:标本 4~6℃储存时间为 3~4 天。

15.8.8 病理生理学

葡萄糖-6-磷酸脱氢酶缺乏症[1,2,6]:G6PD 野生型 GdB^+ 多肽链由 515 个氨基酸的编码序列,位于 G6PD 基因外显子 2~13 的核苷酸多肽。非洲黑种人 GdA 变异体是 376A→G 突变(结构为 126 ASN→ASP);地中海型 GdB 变异体为 563 C→T 突变(结构为 188ser→Phe)。已经发现了许多具有不同表型的变异体,东南亚人群在很大程度上也是受累人群。

临床上最重要的酶缺陷类型是地中海型(Gd 地中海型,几乎无活性)或黑种人异常 A^+ 变异体型(GdA^+,中度降低活性)或 A 型(GdA,残余 5%~15%活性)。

无氧化损伤时,绝大多数 G6PD 缺乏症携带者血红蛋白浓度和网织红细胞数正常。一系列氧化损伤引起的血液学危象,尤其是感染、药物(表 15.8-3)、蚕豆、酸中毒等因素。

表 15.8-3 引起 G6PD 缺乏症溶血的药物和化学物质

乙酰苯胺	伯氨喹
亚甲蓝	磺胺
萘	磺胺醋酰
硝唑咪	磺胺吡啶
呋喃妥因	磺胺甲噁唑
苯肼	噻唑砜
帕马奎宁	甲苯胺蓝
戊喹	三硝基甲苯

过氧化氢或其他自由基氧化还原谷胱甘肽,由于酶缺乏不能被还原,以变性珠蛋白小体形式产生的血红蛋白沉淀导致血管内溶血。地中海型例外(如蚕豆病),少量有酶活性的衰老红细胞的破坏常常是自限性。

丙酮酸激酶(PK)缺乏[4,5,7,8]:PK 缺乏是由于各种异构突变,产生不同的功能性酶。两个基因编码不同的 PK 分子形式:*M* 基因或肌肉型基因,存在于白细胞和许多组织;*L* 基因或肝脏型基因,控制红细胞 PK,也称为 R 型。

PK-L 基因变异体引起溶血性贫血。可能是 ATP 合成减少导致细胞膜破坏,特别是网织红细胞和新生红细胞。由于能量来源减少,细胞膜的完整性受到影响,导致红细胞的刚性和收缩性增强。某些情况可观察到不规则形红细胞,它们被脾脏阻断与网状内皮系统吞噬。脾脏主要清除新生的红细胞,脾脏切除后,网织红细胞数量明显增加。

因贫血表现轻微很少能在成年前诊断。严重者在新生儿期就表现为严重疾病,出现新生儿溶血临床表现。而 4~6 个月之前通常无脾肿大。出生第 1 周便表现为皮肤苍白和贫血。随后,尤其感染时发生溶血危象与中/重度贫血交替出现。

其他遗传性红细胞酶病在酶缺陷相关溶血性贫血的发病中仅有次要意义,且只对个别情况进行检测[1,2]。

15.9 遗传性高铁血红蛋白血症

Elisabeth Kohne

15.9.1 适应证

遗传性高铁血红蛋白血症是一组常染色体隐性遗传,由细胞色素 B_5 还原酶缺乏引起的罕见疾病[1,2]。所有类型的临床疾病名称是先天性隐性高铁血红蛋白血症。

细胞色素 B_5 还原酶有两个变异体,参与红细胞内高铁血红蛋白还原的可溶性红细胞形式,不同体细胞系统参与多种代谢的膜结合形式。因此,酶缺陷可以产生与两个不同亚型相关联的不同效应:

- 遗传性高铁血红蛋白血症Ⅰ型仅限于红细胞。纯合子型或混合杂合子型患者出现高铁血红蛋白症,而杂合子型一般正常。
- 遗传性高铁血红蛋白血症Ⅱ型是常见类型。除先天性高铁血红蛋白血症外,出现严重精神障碍的进行性神经系统症状与早期死亡。

15.9.2 适应证

包括:高铁血红蛋白血症鉴别诊断、不明原因发绀、吸氧后发绀未见改善、发绀伴动脉血氧饱和度正常或轻微下降(约 85%)。

15.9.3 检测方法

血液中高铁血红蛋白的浓度测定。红细胞溶血分光光度法测定高铁血红蛋白还原酶(细胞色素 B_5 还原酶)[3]。为明确确定遗传情况和遗传性高铁血红蛋白血症的类型,需要 DNA 分析。

15.9.4 参考区间

红细胞细胞色素酶 B_5 活性[3]	
新生儿	(9.61±1.91)U/g Hb
成人	(19.2±3.9)U/g Hb

15.9.5 临床意义

先天性持续性高铁血红蛋白血症和酶测定细胞色素 B_5 还原酶缺乏症患者，可诊断为遗传性高铁血红蛋白血症。杂合子型无临床症状。伴有潜在的分子基础缺陷，可以对疾病类型分类。父母遗传咨询在内的检查是诊断的一个部分。如有必要可进行产前诊断。

15.9.5.1 一般症状

患者常因出生时发绀而被发现。新生儿高铁血红蛋白水平超过 40%。大龄儿童和成人浓度通常在 10%～25%，但可高达 40%。季节波动原因的可能是摄入不同维生素 C 含量的食物。一些患者出现中度代偿性红细胞增多。

15.9.5.2 遗传性高铁血红蛋白血症Ⅰ型

Ⅰ型细胞色素 B_5 还原酶缺乏症的特点是仅限于红细胞。纯合子或杂合子患者病程伴不复杂的高铁血红蛋白血症；杂合子型携带者表现正常，但对氧化剂敏感。

Ⅱ型是一类常见的致命性的细胞色素 B_5 还原酶缺乏症，其中除高铁血红蛋白血症外出现进行性神经症状。神经改变包括严重精神障碍、小头畸形、侏儒症、白内障，以及癫痫发作、角弓反张和高血压。这些缺陷不仅影响红细胞，也影响肝、脑、肌肉、白细胞、血小板与成纤维细胞中类微粒体细胞色素 B_5 还原酶。脂质代谢与脑磷脂减少严重失调，脂肪组织内软脂酸升高、亚油酸降低，肝脏、脾脏、肾脏、肌肉和肾上腺内磷脂、甘油磷脂和胆固醇发生改变。疾病常导致儿童早期死亡。

15.10 促红细胞生成素

Lothar Thomas

15.10.1 引言

生理条件下机体红细胞数量保持恒定，以保证组织供氧。每天血细胞运输过程中丢失 2×10^{11} 红细胞，而血红蛋白(Hb)无补充时，每 24 h 将下降 1 g/L。由于血红蛋白含量和红细胞寿命由其体积决定，红细胞的质量只能通过动态红细胞生成来调整。

上述过程通过一种敏感的平衡机制来实现的，即根据组织的氧需求产生红细胞。该过程由肾脏中合成的促红细胞生成素(EPO)介导。EPO 促进红细胞生存、增殖与红细胞前体细胞分化维持红细胞质量。如果是氧气供应减少，EPO 增加，导致红细胞增生[1]。抑制 EPO 合成，导致红系增生减低，出现正细胞正色素性贫血。

15.10.2 适应证

包括：不明原因性正细胞性贫血、骨髓低增生引起内源性 EPO 合成不足导致红细胞生成减低、红细胞增多(红细胞增多症)鉴别、可疑副肿瘤综合征 EPO 产生与连续监测、非肾性贫血的红细胞生成刺激剂治疗前(ESA)、胎儿急诊的确认。

15.10.3 检测方法

放射免疫法：使用示踪剂 ^{125}J 标记人重组 EPO，初级抗体来源于兔血清，形成免疫复合物的二抗为羊抗体。

免疫测定法：使用两种针对重组 EPO 的单克隆抗体检测 EPO。二抗采用酶标记或用化学发光标记[2]。参考校准见 WHO 第二版国际参考物质 IRP67/343。

15.10.4 标本

血清、血浆(肝素)1 mL。

此外，EDTA 血用于根据血细胞比容(HCT)或血红蛋白制订 EPO 参考水平。

15.10.5 参考区间(表 15.10-1)

表 15.10-1　EPO 参考区间

	EPO(U/L)	血红蛋白(g/L)
成人*[1]	6～32	
儿童**[3]		
- 0～6 天	33.0±31.4	156±22
- 7～50 天	11.7±3.6	128±11
- 51～100 天	21.1±5.5	114±10
- 101～150 天	15.1±3.9	112±12
- 151～200 天	17.8±6.3	125(n=2)
- >200 天	23.1±9.7	118±8

*数值表示第 2.5 和 97.5 百分位数；**数值表示 $\bar{x}\pm s$。儿童中出生时体重正常仅包括 2～13 人

15.10.6 临床意义

15.10.6.1 促红细胞生成素活性评价

组织缺氧刺激 EPO 合成，而组织正常供氧抑制其形成。EPO 浓度必须联合红细胞质量进行评估，HCT 或血红蛋白浓度为间接测量的指标。慢性贫血时通过这些检查可以确定 HCT 和 Hb 下降是否足够刺激 EPO 生成。Hb 水平或 HCT、血清 EPO 浓度呈反向对数关系。这只在贫血中出现，但在血红蛋白或 HCT 的参考区间内不明显。HCT 轻度下降到 0.38～0.35 或 Hb 在 125～115 g/L，EPO 在参考区间内轻轻度升高。然而只有 HCT≤0.30 或 Hb≤100 g/L 时，EPO 才显著上升(图 15.10-1)[4]。

然而，对于相同程度的贫血，并不一定发生相应的 EPO 增加，这取决于贫血的原因[5]。因此，EPO 明显增加见于再生障碍性贫血，而轻度增加见于慢性病性贫血和慢性肾功能不全的终末阶段；缺铁性贫血时 EPO 增加介于两者之间(图 15.10-2)。

尽管红细胞具有很强的代偿增生能力，胎儿 EPO 水平低于成人。孕 37 周前胎儿 EPO 浓度≤5 U/L。由于出生时的胎儿应激，EPO 浓度平均值增加 10 倍，第 1 周后下降。7～12 周时婴儿出现生理性贫血，血红蛋白值为 90～110 g/L，EPO 水平也很低。但在血红蛋白最低值可轻度升高[7]。

EPO 生成不足的评估是按照 EPO 水平与对照患者 Hb

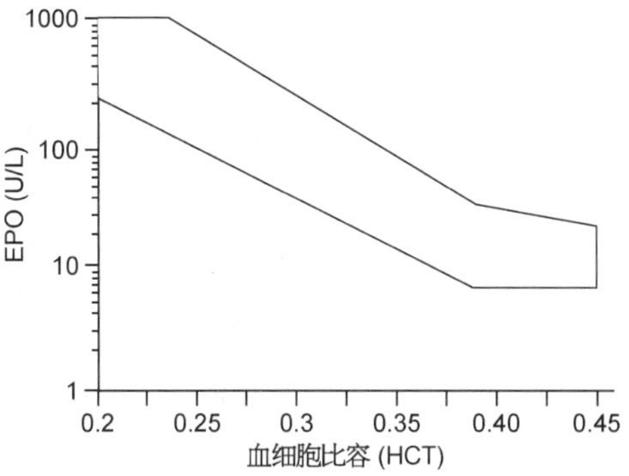

图 15.10-1 HCT 对血清 EPO 水平的预期范围[4]。随着 HCT 减少，EPO 水平呈指数增长。图中显示 95%置信区间

值或 HCT 比较确定(缺铁性贫血、溶血性贫血、地中海贫血)(图 15.10-2)。

EPO 水平减少应考虑以下原因：新生儿贫血、炎症性贫血(类风湿关节炎、慢性感染、艾滋病、炎症性肠病、自身免疫性疾病、危重患者)、伴或不伴化疗的肿瘤相关贫血(实体肿瘤、多发

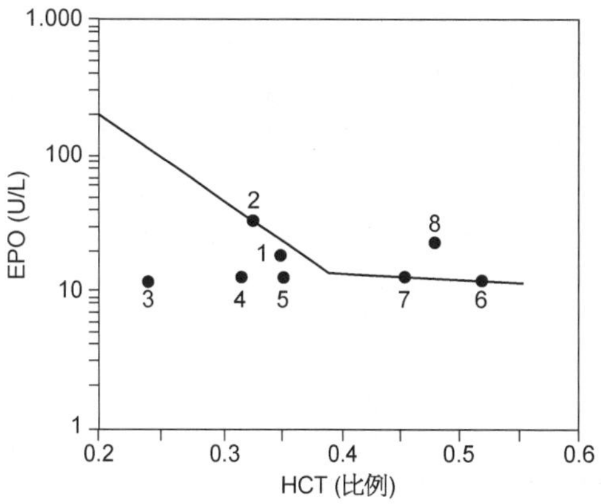

图 15.10-2 HCT 和血清 EPO 水平之间关系[6]。1，β 地中海贫血；2，溶血性贫血；3，肾性贫血；4，慢性病贫血；5，妊娠；6，真性红细胞增多症；7，正常；8，肾细胞瘤。该线代表急性出血患者 EPO 升高

性骨髓瘤、恶性淋巴瘤)[8]、红细胞增多(真性红细胞增多症)。

不同种类贫血中血清 EPO 情况见表 15.10-2、表 15.10-3、表 15.10-4。

表 15.10-2　EPO 浓度迅速升高相关的疾病与情况

疾病/状态	临床与实验室结果
低氧	健康个体在 11% O_2 环境 2 h 后血清 EPO 浓度升高，8 h 后基线值增加约 1 倍。EPO 浓度在 1 200 m 登高后过夜，然后第二次登高到海拔 4 300 m 6 h 之后出现类似的升高。然而，对于反复爬升者，EPO 上升较为温和[24]。严重发绀型心脏病或突变导致 O_2 亲和力增高的血红蛋白病(如 Hb KöLN 或 Hb York)引起的低氧时，也会导致 EPO 增加。缺氧导致铁调素表达减少，从而增加肠道铁的吸收，巨噬细胞铁释放增加。血浆铁浓度升高是慢性缺氧红细胞生成增加的先决条件(参见表 15.4-5)。
慢性肺病	69%慢性缺氧性肺病和继发性红细胞增多症患者血清 EPO 升高[25]。
妊娠	怀孕前 3 个月红细胞质量出现下降，孕中期出现明显增加，并在预产期达到最高值。红细胞质量约占非妊娠妇女的 125%。血浆容量增加 150%。EPO 水平在孕中期显著增加，与非孕妇女相比 EPO(16.4 ± 4.1)U/L。在第 3 个月、6 个月、9 个月孕期和产后，分别为 19.1 U/L ± 6.2 U/L、28.4 U/L ± 15.5 U/L、37.7 U/L ± 24.2 U/L 和 35. 1U/L ± 34.7 U/L[26]。
急性胎儿窘迫症	胎儿脐带血 EPO 浓度较低，平均为 1.6 U/L，但从妊娠第 37 周起持续增加。贫血胎儿从妊娠第 24 周左右反应，EPO 显著升高。所有其他胎儿氧气供应不足的情况也如此[7]。羊水中 EPO 测定，可有助于区分急性和慢性胎儿宫内死亡。急性宫内胎儿死亡时，羊水 EPO 浓度低于 20 U/L，而慢性时为 49.9～391 U/L[27]。
自体献血	献血 550 mL 血液后失去 75 g 血红蛋白，平均 36 天后能补充更新。一项自体献血供髋关节置换的研究，第 1、3、7、14 天和 21 天收集了 5 份血液，血红蛋白值从 141 g/L ± 10 g/L 下降到 110 g/L ± 9 g/L[28]。每次献血血清 EPO 上升，16 天 EPO 达到 35.8 U/L ± 15 U/L 峰值。每次献血后下降到一个较低平台期后升高。总体而言，EPO 水平以渐进的方式增加，直到第 16 天。
自体回输血液	采集自身 20%血液，这些用羟乙基替代后，EPO 浓度 1 天内增加 4 倍，然后它呈指数下降。1 周内网织红细胞计数增加 2.4 倍，持续 1 周仍很高。血红蛋白在 2 周内下降 15%。可溶性转铁蛋白受体(sTfR)14 天内升高 60%。血样采集 4 周后再输血 800 mL 红细胞血红蛋白急剧增加 8%；7 天后达到血液采集前的初始值。EPO 浓度保持不变，网织红细胞计数减少 30%，sTfR 保持 3 天后，直到回输后下降。
贫血	贫血时 EPO 反应一方面与血红蛋白水平与红细胞压积之间呈负对数关系，另一方面与 EPO 相关(图 15.10-1)[7]。 再生障碍性贫血患者血红蛋白值 90 g/L ± 14 g/L($\bar{x} \pm s$)，平均 EPO 浓度为 408 U/L(范围 180～2 700 U/L)[24]。 缺铁性贫血、溶血性贫血：单纯缺铁性贫血和自身免疫性溶血性贫血，血红蛋白为 90 g/L，EPO 浓度为 50～100 U/L。血红蛋白 130～150 g/L 的健康志愿者平均 EPO 浓度 11～12 U/L[30]。 镰状细胞性贫血：成人慢性非代偿性溶血性贫血，包括镰状细胞贫血，EPO 低于急性溶血综合征。是因为慢性溶血性贫血时对血红素的 O_2 亲和力减少，组织氧供给更好(参见章节 15.3.5.3)或急性溶血综合征心率增加代偿机制[30]。 β 地中海贫血：β 地中海贫血/HbE 病时 EPO 较单纯 β 地中海贫血或 HbE 病升高，导致严重贫血。因此，一项 4～10 岁孩子的研究[31]，确定下列 EPO 平均值：β 地中海贫血 EPO 24 U/L，HbE 病 16 U/L，β 地中海贫血/HbE 病 372 U/L，健康对照组 19 U/L。 骨髓增生异常综合征：EPO 常大于 100 U/L。 肿瘤相关性贫血：恶性肿瘤患儿，尤其是实体肿瘤及血液病，贫血并非是 EPO 不足引起。而成人为 EPO 合成不足引起[32]。

表 15.10-3　出现不合理 EPO 轻度升高的疾病与情况

疾病/状态	实验室结果
慢性肾病	肾脏是 EPO 合成的关键部位。如果肾小球滤过率低于约 30 mL/(min・1.73 m²)，慢性肾脏疾病(CKD)与正细胞正色素性贫血相关。这些患者血清肌酐值通常大于 1.5～2.0 mg/mL(133～177 μmol/L)。由于肾细胞损害影响促红细胞生成素，CKD 导致的贫血患者血清 EPO 未见升高[24]。肾功能不全贫血患者 EPO 浓度正常。然而，这不足以刺激红系前体细胞生成来代偿每日更新的 2×10^{11} 衰老红细胞。铁未缺乏时，红细胞内血红蛋白合成正常。CKD 患者 O_2 传感器和 EPO 合成之间的反馈机制仍然正常(图 15.10-5)。因此急性出血和急性缺氧导致 EPO 浓度增加。同样，病毒、药物相关或中毒性肝病等患者由于细胞再生导致血清 EPO 浓度暂时升高[29]。多囊肾相关的肾功能不全患者的 Hb 和 EPO 显著高于其他血液透析患者。急性肾功能衰竭、无尿期患者 EPO 浓度很低，但肾功能恢复后可正常。肾移植后有功能的移植物，如果 HCT>0.32 时 EPO 正常。慢性排斥反应时 EPO 降低。一项研究[33]显示移植稳定期、急性排斥和慢性排斥反应时 EPO 分别为(24 ± 19.7)U/L、(35.6 ± 33.9)U/L 和(6.2 ± 3.4)U/L。

续 表

疾病/状态	实验室结果
慢性疾病性贫血(ACD)[34]	ACD包括感染性贫血、慢性炎症性贫血、肾性贫血、肿瘤相关性贫血(CRA),促炎细胞因子如TNF-α、IL-1和IL-6升高,认为抑制EPO RNA合成相关[35]。推测可能是破坏红细胞前体细胞表面受体与EPO结合。结果是EPO分泌不合理降低与贫血程度不相关。然而,氧传感器和EPO合成之间的反馈机制是有功能的。
多发伤	多发伤患者贫血的发病与胃肠道出血、肾和肝功能不全、红细胞寿命缩短等相关。相对于贫血,这些患者促炎性细胞因子升高同时,存在血清EPO浓度不合理降低[36]。
新生儿贫血	出生第1周,所有新生儿都出现红细胞质量的生理下降,出现贫血。健康新生儿10～12周时血红蛋白最低值很少小于90 g/L。这种降低出现较早,早产儿尤为明显,特别是患病婴儿。出生体重1～1.5 kg的人群血红蛋白通常下降到80 g/L,而出生体重小于1 kg人群血红蛋白常为70 g/L。虽然足月婴儿对血红蛋白下降耐受性很好,但早产儿常需要输血。贫血原因是EPO合成减少。70%～75%EPO在肝脏合成。然而,肝脏对贫血和组织缺氧比肾脏敏感性低,尤其是早产儿,导致红细胞生成不足[37]。
原发性先天性红细胞增多症(PFCP)	PFCP是一种少见的良性家族性红细胞增多症,为常染色体显性遗传。特点是红细胞质量增加,血红蛋白升高,红细胞前体细胞对EPO敏感性增加,血清EPO浓度减低[38]。
真性红细胞增多症(PV)	PV治疗前后EPO浓度减低。Hb≥180 g/L时血红蛋白水平通常<2.9 U/L。EPO降低也可能发生在相对红细胞增多。然而,这种明显红细胞增多症,EPO正常或略升高,发生在放血治疗时HCT减低患者。另一方面PV患者EPO仍然较低[4]。
多发性骨髓瘤(MM)	贫血是MM的常见并发症,尤其疾病晚期。贫血原因是骨髓浆细胞浸润导致红细胞增生受抑和EPO合成不足。见于60%肾功能不全MM患者,但也可见于肾功能正常的MM患者[39]。

表15.10-4 EPO不成比例升高的疾病与情况

疾病/状态	实验室结果
恶性肿瘤	EPO作为一种副肿瘤综合征异位合成,可引起红细胞增多症[40]。见于63%肾癌患者和23%肝癌患者[41]。同样肾母细胞瘤、小脑血管瘤和子宫纤维肌瘤可与EPO水平升高相关。红细胞增多症由于慢性出血或肿瘤相关贫血并不一定出现临床表现。手术治疗后EPO水平恢复正常;但如果肿瘤复发,EPO将再次升高。尽管如此,因为EPO尚无明确界值,不能作为一个手术肿瘤完全切除的指标。然而,EPO可以用于监测目的,持续增加提示复发可能[40]。
继发红细胞增多	继发性红细胞增多与真性红细胞增多症鉴别。EPO升高可以排除真性红细胞增多症(原发性红细胞增多症)诊断[4]: 高亲和力血红蛋白变异(Hb KöN、Hb York):已发现超过50个血红蛋白α基因突变体和血红蛋白β基因。由于与O_2结合力增强(图15.3-3),α_1/β_2区高亲和力突变导致组织O_2释放降低,引起EPO代偿性升高,红细胞质量增加。 遗传性高铁血红蛋白血症:O_2可逆地结合去氧血红蛋白Fe^{2+},但不与高铁血红蛋白(Fe^{3+})结合。此外,血红蛋白四聚体亚基,Fe^{3+}血红素增加Fe^{2+}血红素与O_2亲和力。因此,氧解离曲线向左移动(图15.3-2),氧气释放到组织减少。这导致EPO合成和红细胞代偿性增加。 遗传性2,3-二磷酸甘油酸(2,3-DPG)缺乏症是由于2,3-二磷酸甘油酸转移酶缺陷(DPGM)引起的一组遗传性疾病:O_2与血红蛋白亲和力增加,其结果氧气释放到周围组织减少。EPO出现代偿性升高,红细胞增多。

15.10.6.2 慢性肾脏病

根据美国国家肾脏基金会,慢性肾脏病包括慢性肾功能减退、透析依赖和肾移植失败患者[9]。未治疗情况下,肾性贫血会出现以下疾病:组织氧供应减少、心输出量增加、心脏增大、心室肥大、心绞痛、充血性心力衰竭、精神警觉性降低、免疫功能降低、月经紊乱。儿童则发育迟缓,智力下降。

肾性贫血是由于肾功能不全而导致EPO不足,其他因素包括铁缺乏、血液丢失、急性和慢性炎症、铅毒性和红细胞寿命缩短。

如果出现以下情况,应明确慢性肾病相关贫血[9]:绝经前妇女和青春期女性血红蛋白<110 g/L(HCT<0.33),男性和绝经后妇女血红蛋白<120 g/L(HCT<0.36)。

ESA治疗后血红蛋白增加到130～150 g/L,不会降低3年内心血管事件的风险[10]。终末期肾病铁代谢和ESA见表7.3-4。

15.10.6.3 慢性炎症

慢性炎症性贫血患者,炎症促使EPO减少引起正细胞、正色素性贫血的关键原因[11]。

类风湿关节炎:患者血红蛋白为80～90 g/L,几乎不需要输血。重度贫血患者贫血与缺铁有关。一般不推荐ESA治疗,但个别患者需要ESA治疗。

艾滋病:约2/3患者为正细胞、正色素性贫血,AZT治疗后贫血加重。有必要对有症状患者进行ESA治疗。

肿瘤相关性贫血[12]:肿瘤患者贫血很常见(表15.3-11)。炎症对EPO抑制作用与炎性细胞因子和铁调素的释放特别相关。化疗和放疗对骨髓和EPO的抑制作用进一步加重贫血(图15.10-3)。

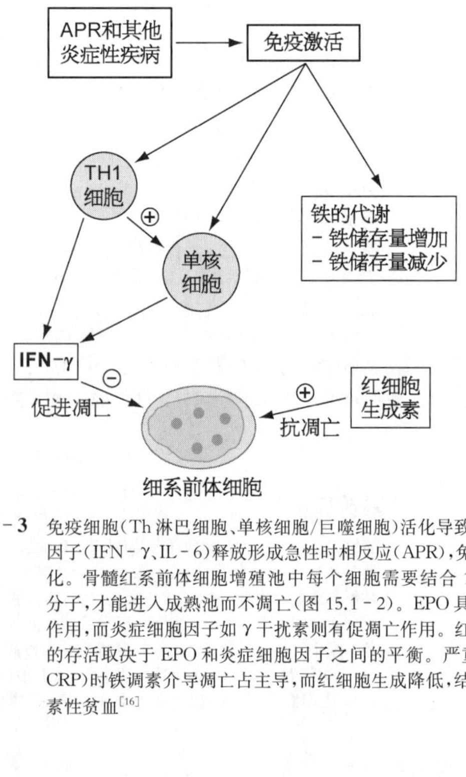

图15.10-3 免疫细胞(Th淋巴细胞、单核细胞/巨噬细胞)活化导致炎症细胞因子(IFN-γ、IL-6)释放形成急性时相反应(APR),免疫系统活化。骨髓红系前体细胞增殖池中每个细胞需要结合10个EPO分子,才能进入成熟池而不凋亡(图15.1-2)。EPO具有抗凋亡作用,而炎症细胞因子如γ干扰素则有促凋亡作用。红细胞前体的存活取决于EPO和炎症细胞因子之间的平衡。严重炎症(高CRP)时铁调素介导凋亡占主导,而红细胞生成降低,结果为正色素性贫血[16]

15.10.6.4 危重患者

危重病患者贫血是多因素引起，与慢性病性贫血相关。由于内在因素引起红系造血减低（铁调素增加和功能性缺铁），EPO 合成不足与红细胞寿命缩短[13]。

15.10.6.5 红细胞生成刺激剂治疗（ESA）

红系造血与 EPO 治疗：约 90％血液透析患者接受 ESA 治疗（每周 7 000～8 000 U rHuEPO）和 70％接受铁剂治疗（300 mg/月）。因此红细胞增生和造血取代骨髓脂肪组织。刺激红细胞集落形成单位中早期红系细胞增殖（CFU－E）（图 15.1－2）。相反，慢性红细胞需要（如慢性溶血性贫血）情况下，晚期红系祖细胞池增加。如果内源性 EPO 刺激骨髓过度增殖，ESA 不会引起红系进一步增生。因此高剂量 ESA 只能使红系造血从 2.9 倍增加到 3.6 倍[14]。ESA 刺激作用取决于：骨髓增生程度（无内源性低增生）、红系造血的铁供应、急性期反应（CRP 水平）。

铁利用：由于红系造血增殖，ESA 刺激导致铁需求增加，以及铁进入骨髓分布。正常健康个体铁储备，内源性 EPO 刺激只能将红细胞生成速度提高正常速度的 3 倍，不会产生低色素红细胞。如果红系造血被过度刺激，铁需求超过供给后，出现功能性铁缺乏，从而形成低色素红细胞。特别是 ESA 治疗后红系造血的早期阶段出现这种情况。如果及时补充铁剂，红细胞受到 ESA 充分刺激，只有铁蛋白低于 100 g/L 时才发生功能性缺铁。ESA 治疗时 ESA 剂量应与铁供应同步。

急性时相反应（APR）：机体全身炎性变化称为急性时相反应。除功能性缺铁外，APR 是患者对 ESA 治疗不同反应最重要原因之一[14]。

炎症患者血清 IL－6、CRP、纤维蛋白原和铁蛋白升高。转铁蛋白和转铁蛋白饱和度降低。炎症反应降低骨髓增生的原因是 IFN－γ、IL－6 和铁调素过度表达。骨髓中这些因子拮抗 EPO 对 CFU－E 的抗凋亡作用，导致无效红细胞生成（图 15.10－3）[15]。

此外，铁调素通过膜铁转运蛋白受体，抑制巨噬细胞和上皮细胞受体上释放铁，导致铁分布发生改变（参见章节 7.6）。由此产生功能性缺铁加剧了 ESA 的抵抗，导致贫血。

慢性肾病、恶性肿瘤、慢性炎症疾病和危重患者常贫血，贫血严重影响其发病率、死亡率和生活质量。这些患者大多数呈正细胞、正血色素红细胞。ESA 治疗对该类患者有利，特别是减少输血依赖。胃肠外铁剂治疗可以提高红细胞对 ESA 治疗反应。

ESA 治疗费用昂贵。因此选择 ESA 治疗和监测红细胞生成效果非常重要。ESA 治疗前进行试验和治疗监测参见表 15.10－5。

ESA 治疗并非无风险，可能发生以下情况[8]：静脉血栓风险形成；肿瘤进展加快，可能缩短生存期。

慢性肾功能不全 ESA 治疗[9]：贫血是慢性肾病患者心血管并发症和死亡的有力预测因子。对于血红蛋白低于 110 g/L 患者，ESA 治疗纠正血红蛋白到 110～120 g/L，可改善患者病情。铁蛋白在 200～500 μg/L 和转铁蛋白饱和度（TfS）＞20％提示铁贮存充分（表 15.10－5）。据美国国家肾脏基金会，对于铁蛋白≤800 μg/L 与 TfS＜20％的功能性缺铁患者应进行静脉铁剂治疗。

表 15.10－5 ESA 治疗红细胞造血评价方法

检查方法	临床与实验室结果
血细胞计数	基本方法：全血计数用于评估贫血程度及其分类。考虑 ESA 治疗的结果包括正细胞、正色素性贫血，血红蛋白浓度 80～110 g/L，血小板计数＞100×10⁹/L，EPO 浓度＜100 U/L 或其实测值与预测值之比，即 O/P 值＜1.2，而无白细胞增多。 监测：血红蛋白浓度升高是红系增殖和血红蛋白形成的一个标志，提示治疗成功的指标。 慢性肾脏病[20]：ESA 开始治疗及剂量调整时，1～2 周定期检查 Hb 结果，直到达到稳定值。每个月血红蛋白目标浓度增加 10～20 g/L。如果治疗开始或 ESA 剂量增加后，2～4 周内血红蛋白仍未增加 7 g/L，则 ESA 剂量应提高 50％。如果治疗开始或 ESA 增加剂量后，血红蛋白值每月增加超过 25 g/L，或血红蛋白水平超过目标值，每周 ESA 剂量应减少 25％～50％。未达每月 10 g/L 提示效果不佳。最重要的原因是功能性或绝对性缺铁或炎症。 癌症患者[12]：ESA 合理治疗后预期 6～8 周内血红蛋白增加 10～20 g。达不到该目标的患者被认为是无应答者。其原因主要是功能性或绝对性缺铁，或肿瘤进展。
网织红细胞计数，网织血红蛋白	基本方法：网织红细胞从骨髓释放 18～36 h 后成为成熟红细胞。了解骨髓功能状态（红系造血低/正常或增生）。CHr 或网织血红蛋白可提供是否正色素或低色素红细胞等信息。 监控：ESA 早期刺激阶段（1～5 天）网织红细胞增多，提示未成熟网织红细胞释放增多，而不是红系造血。治疗 4 周后网织红细胞增加＞40×10⁹/L 提示红系治疗有效[10]。如果 ESA 治疗，存在功能性缺铁，开始治疗后 10 天内 CHr 或网织血红蛋白降低。
可溶性转铁蛋白受体（sTfR）	ESA 治疗时血清可溶性转铁蛋白受体浓度主要反应红系增生的一个指标，而非功能性铁缺乏。红系增生导致 sTfR 浓度升高[42]。 基本方法：ESA 最重要的治疗效果是红细胞生成增加。铁供正常时，红细胞生成和 sTfR 浓度呈正相关。因此 sTfR 基线可作为治疗开始前对红细胞生成的评价指标。升高表明红细胞明显增生，即红系增生。相对基础值未见升高表明 ESA 治疗无效。 监测：4 周内 sTfR 值升高＞20％是反应有效的一个指标，常发生在开始治疗后 10 天。
EPO	内源性 EPO 测定用于评估红细胞增殖，作为所有患者（除肾性贫血患者）计划 ESA 治疗前的基础评价。贫血患者 EPO 水平不能简单地与健康人群参考区间进行比较。与 Hb 浓度或 HCT 的关系，通过参考区间方法测定预期值（预测值＝P）（图 15.10－2）是非常重要的。个别患者检测 O/P 值，该值（观察值＝O）与期望值相关。O/P 值 95％置信区间为 0.8～1.2[10]。O/P 值低于 0.8 提示内源性 EPO 生成不足，对 ESA 反应良好。骨髓增生异常综合征 O/P 值增高，对 ESA 反应较低。
铁蛋白	铁蛋白是铁储存的标志物。ESA 治疗时铁蛋白与基础值比较，其水平下降。ESA 治疗时铁蛋白反映了铁的功能性（增加 3 倍）供应。许多患者出现铁蛋白值不合理升高，与铁储备有关，因为铁蛋白的合成是急性时相反应，或由于肝细胞的慢性损伤而释放铁蛋白。这种情况多见下列情况，如感染、慢性炎症、肝细胞损伤、恶性肿瘤、甲状腺功能亢进症、酗酒、口服避孕药。为了使 EPO 治疗时，不出现 EPO 耐受，铁蛋白浓度必须足够高。 基本方法：ESA 治疗前，肾功能不全患者铁蛋白水平在必须＞100 μg/L（最佳 200～500 μg/L）[20]。 监测：美国正在接受 ESA 治疗 50％血液透析患者，铁蛋白＞800 μg/L；欧洲为 500 μg/L。常规治疗时铁蛋白应在 200～500 μg/L。防止铁超负荷，应避免＞500 μg/L[43]。ESA 治疗开始时，应对静脉输注铁剂患者每 3 个月进行一次铁蛋白检查，每 4～6 周停止铁治疗。

续 表

检查方法	临床与实验室结果
转铁蛋白饱和度(TfS)	TfS是一个反应功能性铁的指标,但它只适用于非急性时相反应,因为转铁蛋白是负急性时相反应蛋白,APR时非常低,尤其是CRP>5 mg/L。 基本方法:为保证红细胞生成足够的铁供给,ESA治疗前TfS应该>20%,30%~40%更优。ESA治疗时期TfS应达30%。 监测:TfS<20%提示需要补充铁。为维持>20%,慢性肾病患者的铁替代治疗目标是TfS在30%~40%[20]。铁蛋白监测时间同铁蛋白。
低色素红细胞百分比(%HYPO)	%HYPO是一个反应红系造血时铁的需求、静脉注射铁ESA治疗红细胞生成有效指标[20]。低色素红细胞是一个独立于APR的铁需求指标。 基本方法:低色素红细胞应该<10,最佳理想状态<2.5,作为ESA治疗前铁供应充足的指标。 监测:低色素红细胞>10为红细胞的铁需求。感染或慢性炎症患者铁蛋白可正常,TfS可能无价值。这种情况下低色素红细胞>10是功能性缺铁的标志。然而,功能性铁缺之后3周前未见明显增加。监测时间见铁蛋白。
CHr,Ret-He	CHr或Ret-He是红细胞生成铁需求的实时、独立于APR的指标。 基本方法:CHr或Ret-He≥28 pg排除缺铁性红细胞生成。ESA治疗开始时需要静脉补铁替代治疗[44]。 监测:ESA治疗患者CHr或Ret-He低于28 pg,或治疗5天后≥28 pg时出现相对减少2 pg,提示功能性缺铁。这可能是铁供应相对红细胞生成。ESA和静脉铁治疗后,CHr或Ret-He增加或正常,提示有足够的铁供应。与铁蛋白、TfS和低色素红细胞相比,血液透析患者CHr或Ret-He对治疗有更好的反应[44]。监测时间同铁蛋白。
C反应蛋白	CRP是一个APR指标,导致铁调素诱导铁分布紊乱,通过炎症抑制红系增生[45]。 基本方法:除缺铁外,APR是ESA耐受的最重要原因。如果CKD患者CRP>20 mg/L,则必须将ESA剂量增加30%~70%[45]。 监测:如果未达到ESA治疗的预期反应,必要测定CRP。这种情况下必须增加ESA剂量。ESA治疗慢性肾功能衰竭患者,剂量增加1.5~3倍[20]。
诊断流程图(铁散点图)[46]	铁散点图(图15.6-5)用于患者ESA治疗评估,确定早期检测,治疗监测及确定ESA剂量和铁需求之间的平衡关系。286例患者情况见下[47]: - 204例慢性病贫血(ACD),根据散点图情况,铁贮存足够和CHr≥28 pg进行ESA单药治疗;56%患者表现为血红蛋白升高≥10 g/L。 - 22例ACD和缺铁性红细胞生成(CHr<28 pg)均采用ESA和静脉补铁。所有患者血红蛋白上升>10 g/L。 - 6例无铁贮存患者(估计铁蛋白指标升高)和CHr<28 pg进行口服铁治疗。73%患者出现血红蛋白升高。 - 研究显示,诊断图是接受细胞生长抑制治疗的癌症患者鉴别诊断和贫血的一种有效方法[47]。

肿瘤相关贫血ESA治疗[16]:只有症状性贫血时才可以进行ESA治疗。FDA要求对于无治愈机会的正在接受骨髓抑制剂治疗的患者可进行ESA治疗。血红蛋白<100 g/L,血红蛋白2周内上升≥10 g/L应该减少ESA剂量。

ESA治疗效果:ESA治疗的有效性取决于贫血原因和炎症。终末期肾脏病患者效果最好,有效率可达70%。肿瘤患者有效率为30%~70%,而骨髓增生异常综合征的有效率仅为20%。开始治疗后4周内血红蛋白升高10 g/L提示治疗有效。

15.10.6.6 注意事项

标本采集:EPO浓度每天都有波动,午夜为高峰,而早晨最低,宜在监测时采集标本。

检测方法:商业化检测方法的结果具有可比性[1]。由于结构和免疫源性差异,合成EPO制剂检测结果变异较大。

精密度:5~10 U/L范围内方法CV%为7~24,在50 U/L时CV%小于10。

准确度:6种方法对标准品87/684进行检测,检测准确率为±25%,其中一种检测方法为+200%[17]。

参考区间:由于参考区间非常宽,HCT<0.30或Hb<100 g/L时,参考区间上限才能出现显著增加,因此必须参考这两个参数中的一个。HCT和Hb与EPO浓度的标准曲线可以按照包括缺铁性贫血、溶血性贫血或地中海贫血的队列检查得出[6]。EPO浓度与年龄无关[18]。

半衰期:血红蛋白正常时内源性EPO的半衰期为5.2 h;贫血患者为1.5~2.9 h。

稳定性:血清室温下至少稳定2周[19]。

15.10.7 病理生理学

联合其他造血生长因子,EPO是一种调节红细胞生成的生理因子(图15.10-4)[20]。根据红系祖细胞的发育阶段,EPO可能是有丝分裂原、凋亡抑制因子或分化因子。因此

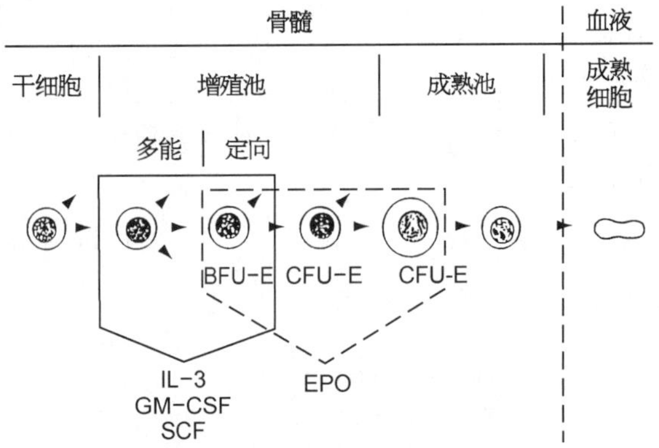

图15.10-4 红细胞生成时EPO和其他造血生长因子的作用位点。根据参考文献[20]修订。BFU-E,红系爆式集落形成单位;CFU-E,红系集落形成单位;IL-3,白介素3;GM-CSF,粒-巨噬细胞集落刺激因子;SCF,干细胞因子

CFU-E需要EPO接触才能抵抗凋亡。

健康个体循环EPO来源于近端肾小管上皮细胞的神经成纤维细胞。由于氧张力的动态变化,EPO合成控制在转录水平。缺氧条件下EPO产生增加(图15.10-5)[1]。肝脏和脑中产生少量EPO。

EPO结合到特定的受体,在红系祖细胞的细胞表面EPO受体(EPOR)发挥其作用,导致红细胞增殖、分化和抑制细胞凋亡(图15.10-6)。EPO结合后EPOR发生二聚体化,Janus酪氨酸激酶2(JAK2)自动发生磷酸化。一旦激活JAK2酪氨酸磷酸化,EPOR磷酸化,对接接头分子如GRB2锚合,其信号转导与转录激活因子5(STAT5)和磷脂酰肌醇-3-激酶(PI3K)。活性STAT5形成二聚体和易位到细胞核内,诱导基因转录,参与细胞增殖和细胞存活。PI3K激活Akt,也导致一些抗凋亡蛋白表达,如Bcl-2和Bcl-x,通过JAK2延长细胞生存,并由STAT5转移入细胞核。

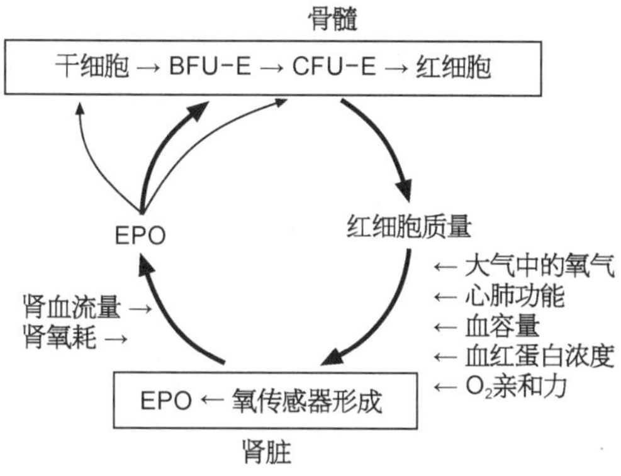

图 15.10-5 EPO 反馈调节回路[23]

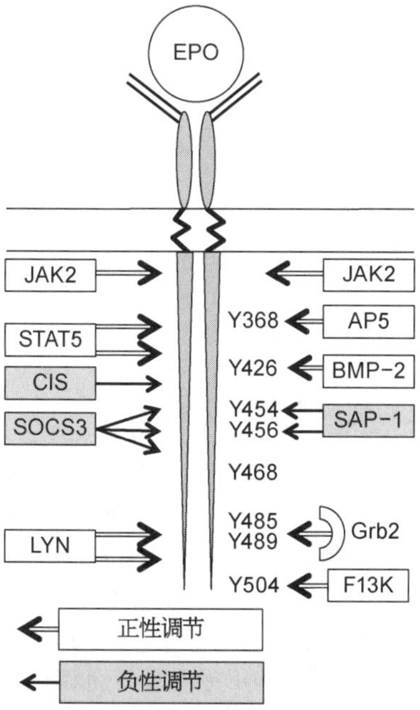

图 15.10-6 酪氨酸磷酸化 EPO 受体(EPO)形成二聚体。酪氨酸是 EPO 信号通路成分的结合位点。酪氨酸通过酪氨酸激酶 2 (JAK2)磷酸化和 EPO 活化受体结合细胞核的正性或负性调节[33]。正、负调节器分别刺激和抑制信号传递

临床相关的两组 EPO 受体突变[21]：① EPOR 胞外区 129 位精氨酸被半胱氨酸取代后，无 EPO 时自发形成 EPOR 二聚体。祖细胞受到持续刺激，出现红细胞增多症；② 细胞内 EPOR C 末端部分修饰，磷酸酶 SHP-1 结合位点缺失。生理上此酶将去除 EPOR C 末端的酪氨酸残基的磷酸基团，信号转导失活。SHP-1 结合位点去除增加了红细胞对 EPO 的敏感性，导致红细胞增多症。

EPO 是分子量为 30～34 kDa 的一种糖蛋白。生物活性取决于三级结构，由 2 个长环和 1 个短环的 4 个 α 螺旋组成。内源性和重组 EPO 具有 165 个相同的氨基酸序列，但糖基化却各不相同。内源性 EPO 酸性强于重组 EPO，通过尿液样本等电聚焦电泳可以进行区分。四寡糖链占分子重量 35%～40%。

重组人 EPO 是哺乳动物细胞培养合成(如中国仓鼠)，完全糖基化；但如果大肠埃希菌培养合成时则无糖基化[22]。

妊娠第 20 周胎肝是 EPO 产生的主要部位。出生后肾间质细胞越来越多地发挥 EPO 合成作用，成人 85%EPO 在肾脏合成。正常情况下红细胞数量降低(贫血)或红细胞血红蛋白氧饱和度降低(低氧血症)时 EPO 合成[23]。低氧刺激肾脏缺氧诱导因子(HIF-1)形成增加。HIF-1 作为最重要的 EPO 基因调节因子，促进 EPO 合成。HIF-1 是细胞和全身氧稳态的总调节因子，也调节血管形成，促进缺血细胞存活，并在肿瘤发生中起重要作用。

15.11 血小板计数及相关指数

Lothar Thomas

15.11.1 引言

凝血细胞又称血小板，是一种无核的具有丰富颗粒物质的细胞，其主要功能包括：维持止血、血管损伤及炎症后的组织修复。

健康人骨髓每天释放 1×10^{11} 个血小板，约为每日红细胞生产数量的一半。巨核细胞的生长及血小板的形成均受血小板生成素的调节。血小板来源于巨核细胞脱落下来的碎片，在此过程中巨核细胞的细胞质发生内陷分割，形成所谓血小板前体。

血液中的血小板通常处于静止期，在生理刺激之后会发生形状变化，随后黏附到表面，并发生聚集。由此发生的形状变化可通过物理方法观察到体内血小板表面的改变，或是通过免疫学方法观测到其受体的表达。发生聚集或是受到严重刺激后，血小板发生脱颗粒，并将颗粒膜转移至血小板表面。通过这种方式，新抗原以糖蛋白的形式表达在活化的血小板上。该过程可在实验室中通过免疫荧光和流式细胞术的手段进行诊断确定。不过单凭流式细胞术也能够识别血小板形状的变化。流式细胞术正向散射光和侧向散射光分别反映血小板体积和颗粒的变化。

15.11.2 适应证

包括：不明原因出血、排除出血倾向、放疗和应用细胞抑制剂及肝素治疗时监测、红细胞增多症、脾肿大怀疑骨髓疾病(骨髓结核、骨髓增殖性肿瘤)、怀疑血小板破坏、消耗(如败血症)或反应性增生。

15.11.3 血小板计数

15.11.3.1 显微镜计数法

原理：用含血小板聚集抑制剂(1%草酸铵溶液)的低渗溶液稀释静脉或毛细血管血液。具体方法为用移液器吸取血液样本至刻度 1，然后加稀释液(1%草酸铵溶液)至刻度 101，即将血液与稀释液 1∶100 稀释。为达到溶血目的，可将移液管密封后颠倒 15 min。采用 Neubauer 计数盘或 Thoma 计数盘计数。计数前，先使血小板在计数盘中沉降 10 min[1]。参考方法为相差显微镜的血细胞计数器计数法[2]。

15.11.3.2 血液学分析

血小板计数的方法包括阻抗法、光学法或免疫法。一维和二维光学方法是有区别的。部分血液分析仪就是根据阻抗法和光学法原理进行测量。

阻抗法计数血小板：使用电阻测量(阻抗)方法对血小板进行计数。当血小板经过毛细管时会使电路产生电阻，触发

产生脉冲，以此可同时测定血液中的血小板和红细胞。在2～20 fL脉冲区间进行血小板计数，而红细胞则使用>36 fL区间进行计数。血小板直方图所有脉冲的平均大小代表平均血小板体积(MPV)[3]。

一维光学法计数血小板：单色光的形成利用激光二极管原理，光束以2°～3°角度射向流动池。根据Mie散射理论，均匀粒子散射的单色光强度取决于其体积及粒子与其周围介质之间折射率的差异。通过散射光产生的脉冲数来确定血小板数量，散射光强度确定MPV[3]。

二维光学法计数血小板：原理与一维方法相似。不同之处在使用洗涤剂的情况下，血小板成为球形结构，并通过2°～3°低角度和5°～15°高角度的两个角度测量散射光。二维光散射技术可以区分正常大小的血小板和大血小板(20～30 fL)、RBC碎片、影红细胞影、微小红细胞及细胞碎片[4]。

- 联合阻抗法与光学法计数血小板：一些血液分析仪使用两种计数方法来区分血小板和其他颗粒，尤其是低值血小板计数的情况。低值血小板计数和其他颗粒物质存在时，阻抗法结果比光学法结果出现更高的偏差，因为后者能识别其他颗粒物质[5]。
- 免疫法计数血小板：使用CD41(GPⅡb)、CD42(GPⅠb)和CD61(GPⅢa)抗体通过流式细胞术来测定血小板。流式细胞术测定的血小板荧光值与血细胞分析仪阻抗法检测的红细胞数量之间的关系(血小板/红细胞值)计算得到血小板数。通过将血小板/红细胞值与红细胞数量的乘积计算得到血小板数量。该法的优势在于血小板计数与稀释及移液误差无关。另一方法是在样品中加入一定量的胶乳颗粒，阻抗法计数确定胶乳颗粒数量，而血小板依赖性荧光就可以通过乳胶相应数量推算得到[7]。

15.11.4 血小板相关参数

除血小板计数外，血液学分析仪还可检测或评估平均血小板体积(MPV)、血小板压积(PCT)和血小板体积分布宽度(PDW)。此外Advia 120血细胞分析仪还可测定平均血小板成分浓度(MPC)、血小板成分分布宽度(PCDW)、平均血小板质量(MPM)和血小板质量分布宽度(PMDW)。其中MPC变化是血小板活化的指标，而PDW增大提示血小板生成活跃。

15.11.4.1 未成熟血小板分数

未成熟血小板分数(IPF)对于鉴定血小板减少症具有重要价值。检测步骤：使用聚甲炔染料和恶嗪等荧光染料进行流式细胞法测定(如使用Sysmex XE-2100)。两种染料均可穿透血小板细胞膜，并标记血小板和红细胞RNA。经过标记的细胞由半导体二极管激光器检测，记录前向散射(血小板体积)和荧光强度(血小板RNA含量)。通过计算机算法区分IPF和成熟血小板分数。IPF为未成熟血小板占总血小板分数的比值。

15.11.5 标本

EDTA抗凝静脉血：1 mL。

毛细管采集末梢血(EDTA涂层毛细管)：0.02 mL。

15.11.6 参考区间(表15.11-1)

表15.11-1 血小板计数参考区间

/	女性	男性
不同仪器计数成人血小板的参考区间($\times 10^9$/L)[8]		
- Abbott CD 4000	168～405	150～346
- Advia 120	203～445	166～389
- Coulter LH 750	166～387	137～327
- Horiba ABX, Pentra 12	179～443	168～355
- Sysmex XE-2100	176～391	146～328
数值是第2.5和第97.5百分位数； 早产儿、新生儿、幼童与成年人相同[9]； 学龄儿童与成年人相同[10]		
平均血小板体积(fL)[11]		
- Abbott CD 4000	6.9～10.6	
- Advia 120	6.4～9.7	
- Coulter Gen S	7.6～10.7	
- Horiba ABX, Pentra 12	6.8～10.0	
- Sysmex SE-9500	9.4～12.9	
数值是第2.5和第97.5百分位数		

15.11.7 临床意义

止血系统由凝血因子、血管壁和血小板组成。血小板从骨髓释放至血液循环，经过7～10天后被网状内皮系统的巨噬细胞清除。健康个体约1/3的血小板存储于脾脏中，而其余分布在血循环中。脾脏作为血小板的储存池，与血液循环之间进行血小板的自由交换。为了实现止血功能，除要求血小板具有完备的功能，且数量也必须在一定范围内。临床上正常人血小板计数范围应该在(100～400)$\times 10^9$/L，临床上极少数情况正常个体会出现血小板值超出此范围。当血小板≤10$\times 10^9$/L时会有出血的危险，而血小板≥450$\times 10^9$/L时血栓事件的风险增加。

由于许多疾病的诊疗过程中均会使用血液分析仪进行全血细胞计数，故血小板减少和血小板增多的检出远比临床上有出凝血症状的病例要常见。

15.11.7.1 血小板增多症

目前对血小板增多或血小板增多症尚无明确定义，一般是指血小板计数升高达450$\times 10^9$/L以上。而血小板计数在(350～450)$\times 10^9$/L的人群也应该加以监测。根据血小板计数可以将血小板增多大致分级如下[12]：轻度(450～700)$\times 10^9$/L、中度(700～900)$\times 10^9$/L、重度超过900$\times 10^9$/L。

根据病因，血小板增多可分为以下几个类型：遗传性或家族性、克隆性(与骨髓增生性或骨髓增生异常疾病有关)、继发性(反应性血小板增多)。

克隆性血小板增多被称为原发性血小板增多症。由于原发性血小板增多症更易发生血栓栓塞事件，故鉴别原发性和继发性血小板增多具有重要意义。

15.11.7.2 原发性血小板增多症

原发性血小板增多症是骨髓增殖性和增生异常性疾病的

一种表现形式，或是遗传性及家族性。发生遗传性血小板增多的原因是由于编码巨核细胞和血小板共同受体 *MPL* 基因或是编码血小板生成素 *TPHO* 基因激活突变所致。

15.11.7.3 继发性血小板增多症

因刺激因素引起的血小板合成增加或是脾脏储存池中释放到外周循环血小板增多引起。导致脾脏储存池释放血小板增多的原因包括体力劳动、压力或者应用儿茶酚胺类药物等。

外周血血小板损耗增多(如免疫因素、败血症、失血或致癌基因)刺激骨髓中血小板合成增加。继发性血小板增多症很少引起血栓，疾病痊愈后，血小板计数常会恢复正常。骨髓巨核细胞数量会增加，但很少出现形态不正常的巨核细胞。外周循环中出现大血小板呈圆形，其功能正常，且这些血小板不会像原发性血小板增多症自发聚集[12]。血小板计数超过 $500\times10^9/L$ 的患者中，约 88%患者本质上属于继发性血小板增多症，通常由炎症引起[13]。

鉴别诊断：原发性和继发性血小板增多症之间的实验室鉴别见表 15.11－2。

表 15.11－2　原发性和继发性血小板增多症鉴别[12]

标准	血小板增多症	
	原发性	继发性
年龄(岁)	通常>20，大多>40	所有年龄
并发症	血栓、出血	极罕见
脾肿大	常见	罕见
血小板计数	通常≥$1\,000\times10^9/L$	通常<$1\,000\times10^9/L$
病程	>2 年	数天至数周
血小板本身特点		
- 功能	紊乱	正常
- 形态	体积增大、异形	体积增大、正常
病因	基因缺陷	反应性

15.11.7.4 血小板减少症

血小板减少症是指血小板计数<$100\times10^9/L$。然而以下几种情况时通常不会发生严重致命性出血并发症[14]：

- 具有行动能力的再生障碍性贫血患者，血小板计数≥$5\times10^9/L$ 时。
- 近期有外科小手术史，发热>38℃患者，或符合 WHO 3 级出血症状并有血小板输注患者，血小板计数≥$10\times10^9/L$ 时。

血小板计数结果必须准确是最重要的一个问题[5]，暂无对血小板计数≥$5\times10^9/L$ 未出血患者输注血小板可获益的文献报道。

血小板减少症的常见临床表现包括瘀斑、紫癜、轻至中度黏膜出血，双侧鼻腔、胃肠道、肺及泌尿生殖道出血，其中特征性表现为躯干和四肢对称性的瘀斑和紫癜。

日常临床工作中血小板减少常与药物、化疗、败血症、弥漫性血管内凝血或大量输血相关。所有血小板减少症患者都需要通过其他的计数方法和血涂片检查来进行确认。

血小板减少症的病因包括：血小板生成减少、血小板损耗增加、血小板分布异常或血浆容量增加导致的稀释、血小板假性减少。

不同病因引起的血小板减少症的鉴别要点见表 15.11－3。

表 15.11－3　血小板减少的鉴别[15]

检测项目	血小板消耗增加	血小板生成减少
MPV	升高	正常
PDW	升高	正常
血小板寿命	缩短	正常
血小板结合 IgG	检测到	无法或极少检测到
出血时间	一般正常	延长
其他血细胞	一般正常	一般正常
巨核细胞	正常/增多	降低
其他骨髓细胞系	正常	通常增生减低或异常

15.11.7.4.1 血小板合成减少：血小板合成减少导致的血小板减少症相对罕见(儿童<5%；成人<10%)，包括以下两种不同形式[15]：

- 遗传性(如 Wiskott－Aldrich 综合征、Chediak－Higashi 综合征、血小板减少伴桡骨缺失综合征、Alport 综合征、Fechtner 综合征、Trousseau 综合征、May－Hegglin 异常、ⅡB 型血管性血友病、Bernard－Soulier 综合征、灰色血小板综合征、血小板型血管性血友病综合征及地中海型巨血细胞减少症)和先天性血小板减少症(巨大血小板症)。
- 疾病和治疗相关的一过性血小板减少症。包括血液肿瘤化疗后、实体瘤骨髓侵犯，以及辐射或药物引起的干细胞损伤。血小板计数一般≥$10\times10^9/L$，肿瘤坏死时一般≥$50\times10^9/L$。

15.11.7.4.2 血小板损耗增加：外周血循环中血小板破坏是血小板减少症最常见原因，主要有两种不同形式：

- 免疫性血小板减少症(ITP)。由于血小板相关的 IgG 和补体活化导致血小板清除。ITP 是 HIV 和丙型肝炎病毒感染的并发症之一，也发生于幽门螺杆菌感染患者治疗后。药物也会导致 ITP[16]，详见表 15.11－4。
- 非免疫相关因素包括：弥散性血管内凝血(DIC)、败血症、溶血性尿毒综合征、血栓性血小板减少性紫癜及多次输血后。

表 15.11－4　文献报道可致自身免疫性血小板减少症的药物[16]

阿昔单抗	双氯芬酸	萘普生
乙酰氨基酚	二氟苯水杨酸	硝基呋喃妥因
乙酰唑胺	洋地黄毒苷	诺米芬辛
别嘌呤醇	地高辛	对氨基水杨酸
氨鲁米特	地尔硫䓬	青霉胺
氨基磺胺盐酸	依替巴肽	青霉素
胺碘酮	红霉素	喷他脒
阿司匹林	非诺洛芬	保泰松
卡马西平	呋塞米	苯妥英
羧苄青霉素	庆大霉素	哌拉西林
头孢替安	金盐	吡罗昔康
头孢氨苄	肝素	普鲁卡因胺
头孢噻吩	氢氯噻嗪	氯吡嗪

续 表

头孢孟多	羟氯喹	盐酸异丙嗪
奎宁	丙咪嗪	雷尼替丁
奎尼丁	干扰素	利福平
氯氮䓬	异烟肼	螺内酯
氯苯那敏	酮洛芬	磺胺嘧啶
氯噻酮	左旋咪唑	磺胺脲类
氯噻嗪	利多卡因	四环素
西咪替丁	哌替啶	硫鸟嘌呤
可卡因	甲氨蝶呤	替罗非班
可待因	甲氧西林	噻氯匹定
达那唑	甲基多巴	甲氧苄啶
地昔帕明	米诺地尔	磺胺甲噁唑
地西泮	吗啡	丙戊酸
		万古霉素

大多数情况下，遗传性血小板减少症导致的血小板破坏或外周消耗患者症状比较严重。血小板计数明显减少，MPV 和血小板功能正常，但血小板寿命缩短，骨髓出巨核细胞过度增生。

15.11.7.4.3 分布异常或血浆稀释导致的血小板减少症：脾肿大患者出现血小板潴留。脾功能亢进通常导致轻度血小板减少(50～100)×10^9/L。原因是肿大的脾脏中储存了高达90%血小板。血小板寿命略微缩短，表明血小板只是潴留而非破坏。脾肿大和肝硬化患者，脾脏潴留血小板导致的血小板减少程度要比肝脏 TPO 合成减少引起的血小板减少更为严重[17]。

大量失血后输血治疗引起的稀释性血小板减少症。

血小板减少症与血小板输注：下列血小板浓缩物(TC)可作为血小板替代物进行输注[17]：

- 200～350 mL 血浆或血浆替代溶液中混合入 4～6 名献血者的血小板混合单位[血小板总数约(240～360)×10^9]。
- 200～300 mL 血浆中混入单个供体的滤过性 TC[血小板总数约(200～400)×10^9]。

一份 TC 含有<3×10^9 个红细胞和<1×10^6 个白细胞。外周血血小板回收率仅为 60%～70%，因为其余部分保留在脾脏中。败血症、弥散性血管内凝血或存在血小板抗体时，回收率更低。输血后 7～10 天内可以在外周血中检测到供者的新鲜血小板。输血前和输血后 1 h 及 20 h 均应进行血小板计数。输血 1 h 后血小板数量增加<7.5×10^9/L，20 h 后增加量<4.5×10^9/L，提示存在难治性病症。相关的具体输血建议见表 15.11－5。

表 15.11－5　血小板输注建议[17]

手术操作	阈值*	血液学/肿瘤学指征	低限值*
低出血风险	10	无出血性并发症	5
大手术	50	实体瘤	10
心脏手术	20	白血病	10
神经外科手术	70～100	化疗	10
硬膜外麻醉	80	肿瘤及血小板减少	20
脊髓麻醉	50	坏死性肿瘤	50
诊断性操作		**混杂性**	
腰穿	10	肝功能不全	10
肝穿刺活检	10	肝功能衰竭	20
关节腔穿刺	20	中心静脉导管	20
牙科治疗	20	出血后需要输血	100
大型牙科手术	50	失血导致凝血障碍	100
胃肠镜检查	20	早产儿	50
支气管镜检查	20	新生儿	30
经支气管活检	50	新生儿疾病	50
血管造影	20		

危重患者常有止血障碍。一项多中心研究[18]观察到 13.7%病例血小板<50×10^9/L，35.4%严重血小板减少患者在重症监护中死亡。对血小板浓缩物的应用尚存在很大争议。约 40%血小板计数>50×10^9/L 患者经历了血小板输注，尽管事实上其中约 34%的患者输注当日并无明显的出血事件。平均输注量为 1.7 个单位，平均血小板增加量为 18.5×10^9/L[四分位数间距(2.0～35.5)×10^9/L]。

15.11.7.5 血小板增多或血小板减少相关的疾病和病症

原发性血小板增多的相关疾病和病症见表 15.11－6，继发性血小板增多的疾病和病症见表 15.11－7，各种病因导致的血小板减少症详见表 15.11－8。

表 15.11－6　原发性血小板增多的常见疾病与病症

疾病/病症	临床及实验室检查
骨髓增生性疾病[23]	骨髓增生性疾病包括真性红细胞增多症(polycythemia vera，PV)、原发性血小板增多症(essential thrombocythemia，ET)和原发性骨髓纤维化(primary myelofibrosis，PMF)，是一组多能造血干细胞的克隆性疾病。红细胞、白细胞和血小板中的一种或几种同时发生非调控性增殖。 临床上可以观察到动脉或静脉血栓形成、骨髓纤维化、脾肿大或急性白血病转化等不良事件，且各事件的发生概率存在差异。ET、PV、MF 和慢性粒细胞白血病(chronic myeloid leukemia，CML)等骨髓增生性疾病中常见出血性和血栓性并发症。 PV、ET 和 MF 的共同特征是编码酪氨酸激酶 JAK2(Janus 激酶 2)的基因突变(*V617F*)。JAK2 是 Janus 激酶家族的成员，造血系统中这些酶可使受体上的酪氨酸残基磷酸化并与相应配体(促红细胞生成素、血小板生成素和 GM－CSF)结合，从而确保信号传递至细胞核(图 15.4－2)。通常情况下，当配体(如促红细胞生成素)与其相应受体结合时，JAK2 才被激活。在骨髓增生性疾病中的点突变导致了调控结构域中缬氨酸被苯丙氨酸替换(*V617F*)，从而诱导无配体受体结合情况下的信号传导持续激活。激活的激酶刺激细胞增殖并且抵抗凋亡。通过这种方式，表达 JAK2 突变的细胞具有超过正常细胞的生长及存活优势。 *V617F* 突变导致 ET 和 PV 血小板生成增加 2～15 倍，而 MF 增加 2～8 倍。尽管由于血小板生成增加导致血小板计数升高，但巨核细胞生成和外周血小板计数之间没有直接关系。这是因为骨髓增殖性疾病中存在脾肿大和血小板寿命缩短。特别是在 MF 脾脏明显肿大，血小板寿命显著缩短。血小板计数平均值(10^9/L)分别为 660(PV)、910(ET)、610(CML)和 290(MF)。 实验室检查：*JAK2 V617F* 突变可作为骨髓增殖性疾病初筛诊断的证据。但于在 PV、ET 和 MF 中均可能发生突变，因此不可能通过分子生物学测定进行三者间的鉴别。由于几乎所有 PV 患者均存在 *JAK2* 突变，故证实存在突变时应该首先考虑 PV，而红细胞增多应视为重要的诊断标准。因通过检测 *JAK2 V617F* 突变加以确诊，ET 的发病率显著增加[24]。

续 表

疾病/病症	临床及实验室检查
- 原发性血小板增多症(ET)[25]	原发性血小板增多症发病率为 2.5/100 万,它是原发性血小板增多最常见的疾病。发病年龄有两个高峰,60 岁时女性和男性均达到高峰,而另一个相对较小的发病高峰为青壮年,主要发生在女性。 大约 50%的 ET 患者有 *JAK2 V617F* 突变,而约 3%患者存在 *MPL W515L/K* 或 *MPL K39N* 突变。 根据 WHO 确诊标准和排除标准进行诊断[26]。 确诊标准:血小板计数≥600×10^9/L、骨髓巨核细胞明显增殖且成熟巨核细胞数量显著增加。 排除标准: - 无真性红细胞增多症的证据(红细胞数量正常或男性 Hb 低于 185 g/L,女性低于 165 g/L,骨髓可染铁阳性,血清铁蛋白或 MCV 正常)。 - 无慢性粒细胞白血病的证据(费城染色体或 *BCR/ABL* 融合基因阴性)。 - 无慢性特发性骨髓纤维化的证据。 - 无骨髓增生异常综合征的证据;无 5q-、t(3;3)(q21;q26.1)和 inv(3;3)(q21;q26.1)异常,且未见明显的粒细胞发育不良,小巨核细胞散在罕见。 - 无继发性(反应性)血小板增多症的证据。 - 巨核细胞形态异常,发生率 80%。 - 脾肿大(超声或 CT),发生率 26%。 - 血小板功能异常,发生率 83%。 ET 临床过程与 PV 相似,特征为血栓形成发生率升高,且会进展为骨髓纤维化和急性骨髓性白血病。疾病诊断时基础白细胞数量是严重血栓事件特别是急性冠脉综合征的风险因素。伴 *JAK2 V617F* 突变和白细胞计数低于 8.0×10^9/L 的 ET 患者严重血栓事件的风险比(HR)为 1.5,而白细胞计数大于 11.0×10^9/L 的患者 HR 是 2.0。此外,ET 患者血小板计数≥1 000×10^9/L 时,血栓事件发生率亦增加。然而,预后仅取决于白细胞计数,如果基础白细胞计数低于 11×10^9/L,则预后更好。因此,血管性不良事件发生率与白细胞数量之间呈以下关系[27]: - 白细胞低于 11×10^9/L,血小板高于 1 000×10^9/L 时,发生率为 1.59。 - 白细胞低于 11×10^9/L,血小板低于 1 000×10^9/L 时,发生率为 2.26。 - 白细胞高于 11×10^9/L,血小板高于 1 000×10^9/L 时,发生率为 2.88。 - 白细胞高于 11×10^9/L,血小板低于 1 000×10^9/L 时,发生率为 2.95。 ET 治疗后的疗效评估标准如下[28]: - 完全缓解:血小板计数≤400×10^9/L,白细胞≤10×10^9/L,无疾病相关症状,无脾脏肿大。分子异常降至检测低限以下。 - 部分缓解:血小板计数≤600×10^9/L 或比初始值降低 50%以上,白细胞≤10×10^9/L,无疾病相关症状。分子异常减少超过 50%。 实验室检查[29]:① 血小板计数≥600×10^9/L;② 血细胞比容低于 0.40;③ 骨髓储存铁正常或 MCV 正常;④ 无费城染色体或 *BCR/ABL* 基因重排;⑤ 骨髓纤维化阴性或者纤维化程度少于 1/3,且无明显脾肿大及外周血白细胞增多;⑥ 无骨髓增生异常综合征的形态学或细胞遗传学特征;⑦ 无反应性血小板增多症诱因。 各种实验室检查结果的发生率如下[30]: - 血小板计数低于 600×10^9/L,为 4%;(600~999)×10^9/L,为 59%;(1 000~1 499)×10^9/L,为 29%;超过 1 500×10^9/L,为 8%。当血小板计数超过(1 000~1 500)×10^9/L 时,由于 vWF 的高分子量多聚体降低,会引起获得性血管性血友病,出血风险增加。每日摄入 300 mg 以上进一步加剧阿司匹林出血风险[31]。 - 白细胞增多大于 10×10^9/L,为 32%。 - 骨髓穿刺显示 17%患者呈现细胞增殖,79%患者巨核细胞计数增加,80%患者存在巨核细胞形态异常。 - 脾肿大(超声或 CT)26%。 - 血小板功能异常 83%。
- 家族性原发性血小板增多症(FET)[32]	FET 是一种罕见的骨髓增殖性疾病,其特征为巨核细胞自发激活增殖与血小板产生过多。*c-MPL* 基因负责编码血小板生成素受体及其配体血小板生成素(TPO),可调节巨核细胞的增殖和分化。TPO 受体基因的激活性点突变使跨膜域 505 位置的丝氨酸被天冬酰胺替代(Ser505Asn),导致 FET 发生。
- 遗传性血小板增多症[33]	遗传性血小板增多症是一种常染色体显性遗传性疾病,具有散发性 ET 的临床特征。表现为巨核细胞增殖和血小板过度生成。编码 TPO 的 *TPHO* 基因发生突变使 TPHO mRNA 翻译增强,从而导致 TPO 合成增强和血小板生成增加。
- 真性红细胞增多症[23]	PV 表现为红细胞增多,通常呈小红细胞,伴有白细胞和血小板增多。也可以表现为仅红细胞增多和白细胞增多,或者仅红细胞增多和血小板增多,两种情况均可同时伴有脾肿大。另有 7%~20% PV 患者并无血小板增多,高达 17%患者仅有红细胞增多。约 92% PV 患者证实存在 *JAK2 V617F* 突变,故可作为重要的诊断标准。相关的更多信息见表 15.4-5。

表 15.11-7 继发性血小板增多的常见疾病与病症

疾病/病症	临床及实验室检查
继发性血小板增多	成人导致血小板增高至 500×10^9/L[34] 以上的最常见原因依次为感染(占 21.9%)、应激反应(如急性出血后)(占 19.4%)、组织损伤(占 17.9%)、慢性炎症(占 13.1%)、恶性肿瘤(占 5.9%)及其他多种因素(占 6.1%)。 16 岁以下儿童发生继发性血小板增多的常见原因依次为:感染(占 30.6%)、溶血性贫血(占 19.3%)、组织损伤(占 15.2%)、反应性血小板增多(占 14.8%)、慢性炎症(占 4.1%)、肾脏疾病(占 4.1%)及恶性肿瘤(占 2%)[35]。 炎性疾病中血小板升高是由于 IL-6 刺激肝脏中 TPO 合成增加导致。
- 体力运动	剧烈运动后约 15 min,血小板会较基础值上升 50%,约 30 min 后恢复到正常。比如分娩时就会发生类似的情况。
- 外科手术	大型外科手术后血小板计数会减少,2~6 天内开始恢复,术后第 1~2 周峰值可回升至手术前的 35%~150%[36]。 体外循环手术和骨折矫正手术后也会发生血小板增多。
- 急性感染	感染是继发性血小板增多的最常见原因。尤其是呼吸道、胃肠道、泌尿生殖道、肝胆感染及脑膜炎、败血症和化脓性脓肿[34,35]。 儿童患者血小板增多超过 700×10^9/L 时,倾向感染所致可能性大[37]。
- 慢性感染	成人最常见的继发因素是类风湿关节炎、炎性肠病、结核,以及一些自身免疫性疾病,特别是川崎病。 儿童中应考虑的继发因素包括类风湿关节炎、风湿热、过敏性紫癜和川崎病[34,35]。

续 表

疾病/病症	临床及实验室检查
- 反应性血小板增多	急性出血、缺铁性贫血和低氧血症(贫血性、肺源性或是心源性)是成人和儿童血小板增多最常见的继发因素[34,35]。
- 溶血性贫血	儿童溶血性贫血是常见的血小板增多的原因。这些儿童大多数患有镰状细胞性贫血或地中海贫血[12]。成人溶血性贫血与血小板增多的相关性不如儿童明显。
- 肾脏疾病	约5%血小板增多症的成人患有急性或慢性肾病,或是肾病综合征[12]。儿童患者中也具有相似的发生频率[13]。
- 恶性肿瘤	恶性肿瘤中霍奇金淋巴瘤和非霍奇金淋巴瘤较实体瘤更易发生血小板增多[12]。30%～60%晚期实体瘤伴转移的患者表现出血小板增多及血栓形成或血栓事件[38]。
脾切除	脾切除术后血小板增多并不是血栓形成的危险因素。

表 15.11-8　不同病因导致的血小板减少症

血小板减少症	临床及实验室检查
假性血小板减少	假性血小板减少往往是血液分析仪测定血小板数量低于真值的错误结果,需要血涂片检查得以证实。假性血小板减少原因包括:① 血小板聚集或凝集形成(如EDTA诱导的血小板减少);② 巨型血小板,无论是遗传性或获得性;③ 卫星现象:EDTA抗凝血液中血小板黏附在分叶核粒细胞表面,导致仪器无法计数;④ 冷凝集素可以通过非EDTA依赖方式诱导血小板凝集。 EDTA诱发血小板减少的发生率约为0.1%,很可能是EDTA使血小板膜糖蛋白充分暴露,糖蛋白与嗜异性抗体结合并形成凝集。如果血液采样后立即进行血小板测定,通常血小板减少较轻微,甚至未见血小板减少,只有当血样放置一段时间时才会发生。 为了尽可能减少EDTA导致的血小板减少发生,建议使用柠檬酸盐或肝素抗凝血液,并通过镜检观察有无血小板聚集,以确认是否EDTA诱导的血小板假性减少。
妊娠	妊娠期间,从怀孕第5个月到分娩,血小板计数减少11.9%,但通常仍处于参考区间内。但15%孕妇中会发生血小板低于150×10⁹/L的情况,甚至8%孕妇会低于130×10⁹/L[39],这称为妊娠相关血小板减少症、伴发性血小板减少症或无症状性血小板减少症。妊娠相关血小板减少症的最常见原因详见表15.11-9。
新生儿血小板减少	伴严重血小板减少的新生儿会因出血而导致死亡或严重的终身残疾。一项研究[40]对15 000多例新生儿及其母亲的脐带血进行了调查,发现19例新生儿(0.12%)血小板计数低于50×10⁹/L。所有母亲中有756例伴有血小板减少症,1 414例伴有高血压,46例伴有免疫性血小板减少症(ITP),三组中分别有1例、5例和4例的新生儿表现出血小板减少(20～50)×10⁹/L。有6例新生儿血小板计数低于20×10⁹/L,他们都有新生儿同种免疫性血小板减少症的高危因素。该研究显示伴偶发性血小板减少症、高血压和ITP的母亲新生儿发生严重血小板减少症较罕见,如果有,则常与胎儿或新生儿同种免疫性血小板减少相关。
胎儿及新生儿同种免疫血小板减少(Fetal and neonatal alloimmune thrombocytopenia, FNAIT)[41]	FNAIT是因对父亲遗传的血小板抗原出现同种免疫。无此抗原的母亲产生特异性IgG抗体。自妊娠第14周起,抗体通过胎盘并与胎儿血小板结合,使后者从血液中被清除。新生儿发生率1/(800～1 000)。目前已知约有24种人血小板特异性同种异体抗原。80%高加索人具有抗HPA-1a。该抗体可结合血小板膜上的糖蛋白Ⅲa的多态性leu/pro残基。抗HPA-5b是第二常见的抗体,人群中所占比例为15%。怀HPA-1a阳性胎儿的HPA-1a阴性妇女约有10%具有抗体。 如果孕妇的姐妹或近亲已经生出患有血小板减少症的孩子并且检测到抗HPA-1a,根据病史则提示要考虑FNAIT。母亲血小板计数一般正常。同种免疫与HLA-DRB3*0101等位基因有关,90%发生同种免疫的女性表达该等位基因。 临床表现:临床表现多变,从散在瘀点到颅内出血(ICH)表现不一,发生率为7%～26%。约80% ICH发生在宫内,且高达42%病例发生在怀孕第32周之前。对于有出血表现和血小板计数低于30×10⁹/L新生儿应输注血小板。 实验室检查:使用MAIPA方法检测母体HPA抗体滴度[可在妊娠的第22和(或)第34周],及检测新生儿中血小板数量。血小板减少的严重程度与抗体浓度之间存在关联。研究发现[42]对于严重的FNAIT(血小板计数低于50×10⁹/L),临界值>3.0 U/mL时,抗HPA-1a的诊断敏感性为93%,特异性为63%,阳性和阴性预测值分别为54%和95%。患有FNAIT的338例新生儿中,105例血小板计数低于50×10⁹/L,其余233例血小板计数高于该数值。血小板计数在4周内恢复正常,有的甚至仅在7～10天后即回升至正常水平。对于母亲血小板特征进行检测,结果呈HPA-1^{A1}/1^{A2}基因型,婴儿和父亲对HPA-1^{A1}呈阳性反应。
手术	血小板计数高于50×10⁹/L患者很少发生出血并发症,不需要手术前输注血小板,即使有出血也可以在术中进行处理。血小板计数在(50～80)×10⁹/L时,有出血也容易发现并且止住,可以进行手术。体腔内(如膀胱、胸腔、腹腔)进行手术时,出血往往在术后才得以发现,故有必要将手术前、手术中和手术后的血小板水平提高到80×10⁹/L以上[43]。
手术后血小板减少	术后血小板减少症尤其常见于心血管外科手术、动脉瘤、外周血管移植手术后,以及骨科手术如髋关节置换术后[44]。外科监护室中20%～40%患者在住院期间至少会出现一次血小板低于100×10⁹/L,10%～20%患者会出现血小板会低于50×10⁹/L[45]。 大量输血后会发生轻度至中度血小板减少。因此,体重为75 kg患者用11个单位红细胞进行完全替换时会导致血小板从250×10⁹/L降至80×10⁹/L。不过,一般来说术后出血只有在血小板计数降至60×10⁹/L以下时才会发生。此外还要考虑由于维生素K缺乏、肝功能衰竭或血浆稀释导致的凝血因子缺乏[44]。 血小板减少也可能与应用肝素预防术后血栓有关。如果患者存在血小板4因子缺乏,造成肝素和中和速度过慢就会在血液蓄积,导致出血。如果术后血小板计数低于60×10⁹/L,即使无发热,也要怀疑是否存在败血症、DIC或肝素相关的血小板减少[44]。给予输注血小板时,循环血液中存在自体和外来血小板的混合,治疗效果持续最多4天,而输注血小板的替代作用持续时间仅为1天。
败血症[45]	败血症患者中,入住重症监护病房后的前4天常发生血小板计数下降。血小板计数低于150×10⁹/L时,败血症发生率为35%～44%,低于100×10⁹/L时为20%～25%,低于50×10⁹/L时为12%～15%。
输血后紫癜(post-transfusional purpura, PTP)	PTP是一种延迟性输血反应。输注血小板或含有血小板的红细胞5～10天后,发生由于血小板明显减少引起的严重出血。一般是免疫因素导致,可以追溯到多年前,患者存在抗血小板同种异体抗原,通常是HPA-1a。抗体是在妊娠期间或输血后生成的,再次暴露时导致免疫反应和血小板破坏。此时,不仅不相容的血小板受到破坏,而且自身血小板也会因此受到破坏后被清除[46]。 临床表现:输血后1周出现严重出血症状,尤其好发于女性患者。 实验室检查:血小板减少低于10×10⁹/L,3～75天后恢复到100×10⁹/L以上。

续 表

血小板减少症	临床及实验室检查
免疫性血小板减少症(immune thrombocytopenia, ITP)	ITP由IgG抗体介导引起血小板破坏并抑制其合成。主要临床表现为出血，并与血小板减少的程度相关。临床上分为原发性和继发性ITP。国际工作组已对ITP相关术语和定义进行了标准化[47]。 - 原发性ITP是一种自身免疫性疾病，其特征为孤立性血小板减少症(低于 $100\times10^9/L$)，即无其他可能引起血小板减少的相关因素或疾病。原发性ITP的诊断依然是排除性诊断，目前暂无可靠的临床实验室检查来确诊。原发性ITP的主要临床问题是出血风险增加，尽管并不一定有出血症状。 - 继发性ITP：除原发性ITP外所有形式的免疫介导的血小板减少症。 - 新诊断的ITP：诊断时间在3个月内。 - 持续性ITP：诊断后3～12个月内，包括没有自发或完全治疗缓解的患者。 - 慢性ITP：疾病持续时间超过1年。 - 严重ITP：新发出血或治疗后再次出血。 如果不考虑药物依赖性ITP，原发性ITP约占全部ITP的80%，而继发性ITP约占20%。
- 原发性ITP	原发性ITP是由免疫机制介导引起的。一部分患者中抗体直接针对某单一糖蛋白抗原，此外，抗体往往是针对糖蛋白组合。该抗原是指位于血小板膜上的糖蛋白(如GPⅡb/Ⅲa、GPⅠa/Ⅱa、GPⅠ/Ⅸ)。要证实存在针对这些蛋白质的抗体，必须明确该抗体是自身抗体，而不是常见的HLA-Ⅰ类同种抗体。
- 继发性ITP[48]	各类继发性ITP由不同的免疫性因素及感染引起。
- 儿童急性ITP	约2/3 ITP儿童患者发病前有发热病史。目前理论认为血小板也表达了病毒抗原或是与免疫复合物结合，刺激了相应的病毒抗体形成，结果导致发生与血小板抗原的交叉反应。也有观点认为血小板减少症是巨噬细胞感染导致的噬血细胞增多和巨核细胞清除过多所致。约80%血小板减少症病例在6～12个月内恢复正常。
- 麻疹、腮腺炎和风疹(measles, mumps, and rubella, MMR)疫苗	接种各种病毒疫苗如MMR、肺炎链球菌、流感嗜血杆菌、乙型肝炎病毒和带状疱疹病毒疫苗后可能发生急性ITP。接种MMR疫苗后，ITP的发病率增加6倍。通常此类血小板减少症较严重，疫苗接种后72天内发病，并于2个月后恢复正常。
- 幽门螺杆菌(*Helicobacter pylori*, Hp)	Hp感染和ITP之间存在关联，其发病机制是分子模拟机制，Hp诱导产生的抗体与血小板抗原间存在交叉反应。已证实在携带Hp抗体的患者，用质子泵抑制剂和抗生素治疗后，黏膜通透性发生改变和(或)细菌得以清除，可引发针对血小板的免疫反应。通过Hp抗体与FcγⅡa的结合或结合Hp抗体的血管性血友病因子与血小板糖蛋白GPⅠb的相互作用激活血小板。美国报道在根治幽门螺杆菌的过程中血小板减少症发生率为0～7%，日本报道为100%。对于血小板计数超过 $30\times10^9/L$ ITP患者，应该进行观察随访，而计数低于 $30\times10^9/L$ 患者应该给予皮质类固醇治疗[49]。
- 巨细胞病毒(CMV)	CMV感染导致严重的先天性ITP，并导致骨髓移植中血小板延迟恢复。CMV感染的免疫抑制患者和免疫缺陷患者也可能出现ITP样症状。
- 带状疱疹病毒(VZV)	5%急性带状疱疹病毒感染患儿在暴发疹后5天内会发生VZV-ITP。非暴发性病例中，症状可在2周内自行缓解。极少数情况下，暴发疹后数周才发生ITP。
- 丙肝病毒	约20%ITP患者存在HCV抗体。通过与CD81结合，HCV结构蛋白E2能激活多克隆B细胞并使B细胞活化，最终导致产生抗血小板糖蛋白的抗体。血小板计数常低于 $50\times10^9/L$。
- HIV感染	有报道显示5%～30%HIV患者中血小板计数低于 $150\times10^9/L$。一项36 515例患者的研究发现，血小板计数低于 $50\times10^9/L$ 时HIV相关性ITP患者1年发病率为3.7%。有多重因素与HIV相关ITP发病相关。
慢性淋巴细胞性白血病(CLL)	1%～5%CLL患者会出现CLL相关性ITP，其发生率约为自身免疫性溶血性贫血的1/10。一般ITP在CLL确诊后平均13个月发生，但也可于CLL之前或是其他任何时间点发病。
- 霍奇金淋巴瘤	霍奇金淋巴瘤ITP的发生率为0.2%～1%。
- 大颗粒淋巴细胞性白血病(LGL)	该病为 $CD8^+$ T细胞克隆增殖，常伴贫血、中性粒细胞减少和轻度血小板减少。1%患者会出现严重ITP。
- 常见变异型免疫缺陷病(CVID)	超过10%CVID患者会发生ITP，血小板计数约 $20\times10^9/L$。抗体产生的机制尚未知。
- 自身免疫性淋巴增生综合征(ALPS)	ALPS是一种遗传性疾病，其特征为T细胞和B细胞的凋亡缺陷，常伴有良性肝脾肿大和淋巴结肿大。约20%患者会发生ITP。
- Evans综合征	Evans综合征中温热抗体介导下同时发生ITP和自身免疫性溶血性贫血(autoimmune hemolytic anemia, AHA)，抗体通常直接针对Rh系统。约50%的患者出现中性粒细胞减少，10%患者表现为全血细胞减少。ITP通常在AHA之后发生，但也可发生AHA之前。
抗磷脂综合征(APS)	许多APS患者伴有血小板减少，对血小板减少症是由抗体引起还是由凝血激活引起的问题尚有疑问。ITP可检测到抗血小板糖蛋白的抗体，而且该抗体的滴度较磷脂抗体与血小板减少的程度相关性更好。APS相关的血小板减少一般是轻度至中度。严重血小板减少与血栓形成风险相关。血小板数应维持在 $(40～50)\times10^9/L$。
- 系统性红斑狼疮(SLE)	约1/3 SLE患者会有血小板减少，且减少程度一般不严重。另一方面，2%～5%ITP患者合并有SLE。血小板减少可在SLE病程中出现，其发病机制是多因素；可能出现多种自身抗体，包括针对血小板糖蛋白、DNA、磷脂和磷脂结合蛋白、CD40配体、血小板生成素及其受体的抗体。
- 移植后ITP	骨髓和器官移植后可出现ITP。最早可在移植后1天发生，较晚出现于1年后。病程可能是致命的，但也有可能获得缓解。
药物导致血小板减少(MIT)	药物可诱导免疫应答引起血小板减少。发生此类不良反应的相关物质列于表15.11-4。服用多种药物的患者诊断MIT很困难。服用药物的100 000例患者中约有1例患者会发生免疫性血小板减少症[50]。鉴别诊断存在困难，因为免疫性血小板减少症也会是疾病本身伴发，即使在没有接触药物的情况下，严重疾病患者也常发生血小板减少症。药物相关的免疫性血小板减少症，经常存在抗糖蛋白GPⅠb和GPⅡb/Ⅲa中一种或两种抗体。血小板计数可能低于 $10\times10^9/L$，且常见瘀斑或紫癜。大多数患者有皮肤出血，胃肠道或泌尿生殖道出血发生率为10%，另有2%患者表现为颅内出血。血小板减少通常发生在药物治疗后的第一周，且常在停药后2周内回升[16]。
糖蛋白Ⅱb/Ⅲa受体拮抗剂	应用以下药物后血小板低于 $100\times10^9/L$ 和低于 $50\times10^9/L$ 的概率分别如下[51]： - 使用阿昔单抗后发生率分别为2.5%～6%和0.4%～1.6%，停药后再次用药血小板减少可能低于 $20\times10^9/L$。 - 使用依替非丁后发生率分别为1.2%～6.8%和0.2%，停药后再次用药2 h，即可能迅速发生血小板减少至 $20\times10^9/L$ 以下。 - 使用替罗非班后发生率分别为1.1%～1.9%和0.2%～0.5%。 应用阿昔单抗后约1/3的严重血小板减少症是假性血小板减少。

续 表

血小板减少症	临床及实验室检查
肝素诱导性血小板减少(HIT)	进一步信息详见章节17.5[52,53]。
恶性肿瘤	实体瘤和恶性血液病患者常发生血小板减少症[54]。可能由以下原因造成： - 骨髓巨核细胞增生受抑制，发生在转移性实体瘤、白血病、多发性骨髓瘤和晚期淋巴瘤。 - 肿瘤相关性脾功能亢进伴有血小板阻滞或是脾脏转移癌(罕见)。 - 早幼粒细胞白血病和前列腺黏液腺癌发生肿瘤相关的播散性血管内凝血，或是胰腺癌时释放导致凝血活化的酶。 - 化疗或放疗是肿瘤相关性血小板减少症的最常见原因，每天约有30万例患者接受导致血小板减少的化疗。血小板生成受抑后1～3周，数量开始逐步恢复。而应用丝裂霉素C或亚硝基脲可能导致血小板长时间减少[55]。

表15.11-9 妊娠相关血小板减少

疾病/病症	临床及实验室检查
偶发性血小板减少	偶发性血小板减少症一般在分娩时首次诊断，约5%孕妇受累，妊娠相关血小板减少症占比约达75%，且一般血小板计数在100×10^9/L以上。分娩后，血小板计数恢复正常。但之后的怀孕期间可能会再次发生。骨髓检查结果正常，止血亦不受影响。偶发性血小板减少症是一种排除性诊断[56]。
先兆子痫	除正常妊娠，血小板减少症还与妊娠相关高血压(先兆子痫)相关。有1%～2%的孕妇会发生先兆子痫和血小板减少症，50%先兆子痫患者出现血小板减少。13%～15%妊娠期间血小板减少症病例是先兆子痫导致。血小板计数一般不低于75×10^9/L。分娩后72 h内血小板数量回升[56]。后续病理学实验室检查示LD升高，血涂片可见红细胞碎片。红细胞碎片也可以在微血管病相关的血小板减少症中检测到。
ITP	孕妇免疫性血小板减少症的发病率为(1～2)/10 000，在妊娠相关血小板减少症病例中占1%～2%。妊娠初期发病，血小板计数通常低于50×10^9/L。当血小板超过30×10^9/L时很少发生出血。血小板计数大于70×10^9/L时可进行剖宫产，一般无出血并发症[57]。
HELLP综合征	该综合征表现为微血管溶血性贫血伴水肿、高血压和蛋白尿。 实验室检查：血涂片见破碎红细胞，血小板计数小于100×10^9/L，重症病例可小于50×10^9/L，胆红素升高，LD和AST升高。许多HELLP综合征患者伴有高血压和蛋白尿，故临床上与先兆子痫有重叠。4%～12%先兆子痫患者的临床表现也符合HELLP综合征的诊断标准[58]。
HIV感染	HIV感染常伴有血小板减少，即使感染早期也会发生。一项研究中发现[59]，在26例HIV阳性孕妇中18例患有血小板减少，其中12例患者的血小板计数低于50×10^9/L。13例剖宫产妇4例出现术后出血并发症。

15.11.7.6 平均血小板体积(MPV)

MPV可与血小板体积分布宽度(PDW)联合使用，以鉴别血小板合成减少还是破坏过多。

15.11.7.6.1 急性出血：急性出血血小板计数急剧降低时，MPV会增加而PDW变大。

15.11.7.6.2 血小板合成障碍：再生障碍性贫血、巨幼细胞性贫血、恶性肿瘤化疗、急性白血病及系统性红斑狼疮时，血小板计数和MPV同时减低，PDW扩大。随着临床症状的改善或化疗结束，MPV升高可发生于血小板计数升高之前。

15.11.7.6.3 免疫性血小板减少症(ITP)：ITP时MPV和PDW往往正常。

15.11.7.6.4 遗传性血小板减少症：所有X连锁隐性遗传性血小板减少症患者MPV降低且血小板体积对数正态分布曲线发生左移(如Wiskott - Aldrich综合征)。遗传性血小板减少伴大血小板和PDW升高的疾病包括：Alport综合征、May - Hegglin异常、Sebastian异常、ⅡB型血管性血友病、Bernard - Soulier综合征、地中海型巨大血小板减少症和常染色体显性血小板减少症[15]。

15.11.7.6.5 反应性血小板增多症：反应性如感染、肿瘤、类风湿关节炎、胰腺炎或手术等会使脾脏储存池释放血小板从而导致计数升高，此时MPV和PDW一般正常。骨髓增殖性疾病时，MPV可能升高，PDW可能变宽。

15.11.7.6.6 脾切除术：脾切除术后血小板计数和MPV可能升高，并且PDW可能变宽。

15.11.7.6.7 MPV与代谢性及缺血性心脏病：与正常血小板相比，MPV较大的血小板代谢活性增加，血栓形成风险增加。此外，MPV增加与肥胖、糖尿病和缺血性心血管事件有关。研究[20]发现相对稳定型心绞痛患者和健康对照组，急性冠脉综合征患者的MPV值升高而血小板数量减低。每组60例个体的平均值分别为健康对照：BPC 257×10^9/L，MPV 9.1 fL；稳定型心绞痛：BPC 267×10^9/L，MPV 10.0 fL；急性冠脉综合征：BPC 201×10^9/L，MPV 11.0 fL。

15.11.7.7 未成熟血小板分数(IPF)

重要的是血小板减少症的病因鉴别，是骨髓生成功能障碍或受抑，还是血小板在外周消耗或破坏增加。后两种情况中骨髓会释放含RNA较高的未成熟血小板。这些血小板类似红细胞生成过程的网织红细胞，也称为网织血小板。网织血小板即IPF，反映血小板生成的速率。IPF参考区间为1.1%～6.1%。自身免疫性血小板减少症(9.2%～33.1%)和急性血小板减少性紫癜(11.2%～30.9%)IPF均明显增高。适当治疗后IPF会有所下降，而血小板数量增加[19]。

15.11.8 注意事项

检测方法：对血小板减少症患者，采用不同方法的血液分析仪进行血小板测定时，其结果会存在差异。包括以下原因：① 仪器无法区分血小板、红细胞碎片和微小红细胞。慢性淋巴细胞性白血病时，淋巴细胞的细胞核及细胞质碎片也会被计为血小板；② 使用阻抗法和一维光学方法进行血小板计数时，大血小板会被漏计数。

同样免疫法计数血小板也存在缺点。包括以下几点[6]：① 血小板聚集问题。血小板与白细胞形成的复合物及大血小板均可能导致流式细胞术设门偏移；② Bernard - Soulier综合征和Glanzmann血小板无力症时血小板表面抗原(CD41、CD42b、CD61)缺陷，故无法用相应抗体测定血小板；③ 糖蛋白治疗(如抗GPⅡb/Ⅲb、阿昔单抗)患者血小板自身抗体可干扰测定。

重复血小板计数：临床上无明确病因的血小板减少症患

者，实验室必须使用不同的方法多次检测。

参考区间：参考区间确定时，需要考虑性别、遗传背景，尤其是年龄等重要因素。所以年龄15岁以下时血小板参考区间下限为176×10⁹/L，而65岁以上时降至122×10⁹/L[22]。

个体差异：日内CV 6.7%，日间CV 11.5%，每月CV 10.6%[21]。

稳定性：室温下血小板计数至少稳定24 h；部分血液分析仪稳定时间长达168 h。

15.12 白细胞计数

Lothar Thomas

15.12.1 引言

白细胞由在骨髓和淋巴器官中生成，随血流循环在组织中发挥作用。

白细胞分类如下：

- 中性分叶核粒细胞：分布在静脉系统的循环池和边缘池中，两池中的细胞大小基本相同。血液标本检测循环池中的细胞，不含边缘池。循环池与边缘池之间细胞不断进行交换。血液循环中，中性分叶核粒细胞的寿命为21 h，组织中为4～5天。中性分叶核粒细胞作为吞噬细胞，在抗感染第一线发挥作用。
- 嗜酸性粒细胞：嗜酸性原始细胞向早幼粒细胞转化时合成颗粒蛋白。IL-5是嗜酸性粒细胞成熟过程中重要的生存因子，可防止细胞凋亡。嗜酸性粒细胞可对免疫刺激起反应，是过敏及寄生虫感染的重要效应细胞。嗜酸性粒细胞进入组织前，在外周血中寿命仅数小时。
- 嗜碱性粒细胞：与嗜酸性粒细胞相似，嗜碱性粒细胞同样由无颗粒的原始细胞分化而来，并在骨髓中成熟。组织中嗜碱性粒细胞分布于小血管及毛细血管后静脉，受到刺激后迁移至间质。其在IgG介导的变态反应早期阶段起重要作用。接触变应原后，皮肤中嗜碱性粒细胞会持续数天释放颗粒。
- 单核细胞：外周血中单核细胞寿命为14 h，同中性分叶核粒细胞一样分布于循环池和边缘池中。进入组织后可以被激活并转化为有代谢活性的巨噬细胞。巨噬细胞介导的免疫防御是通过对炎性病原体的吞噬，及促炎细胞因子的形成和免疫系统的激活而发生的。
- 淋巴细胞：这类单个核细胞包括：B细胞、T细胞和自然杀伤细胞(NK)。这些细胞形态上相似。

15.12.2 适应证

白细胞计数及分类检查，包括：全血细胞自动分析仪初筛；以及对以下症状进展和治疗的评估，如怀疑炎症、感染、组织坏死、血液系统疾病、造血系统毒性改变（药物、辐射）；发热、休克、呼吸困难、腹痛、泌尿生殖系统症状、头痛、意识障碍；反复细菌感染；过敏性疾病和蠕虫感染。

15.12.3 检测方法

15.12.3.1 血细胞计数板计数

微量采集装置采集1份血液与10份稀释液（1%～3%乙酸或Türk稀释液）混匀。使红细胞溶血，并增加白细胞折光率。将稀释标本充满计数池（如Neubauer计数板），然后计数4个角上大方格（4 mm²）内的细胞。白细胞计数(10⁹/L)=细胞总数×25×10⁶。白细胞计数低值时，血细胞计数板计数的变异系数为15%左右，而正常或增加时为6.5%。计数板法仍是验证血细胞计数仪准确度不可或缺的。

15.12.3.2 血细胞分析仪

首先使用洗涤剂破坏红细胞[1,2]，采用电阻抗和光学方法结合，或光学法和细胞化学反应结合进行计数和分类。

体积电导率光散射技术：导电液中细胞通过两个悬浮电极间的小孔时，通过电阻抗的变化来检测细胞数及大小，这就是细胞计数与三分类的原理。例如一个白细胞通过小孔时，电阻抗瞬间增大，记录电脉冲的幅度，脉冲振幅与细胞体积呈正比，并记录体积大于35 fL的细胞脉冲（图15.12-1）。

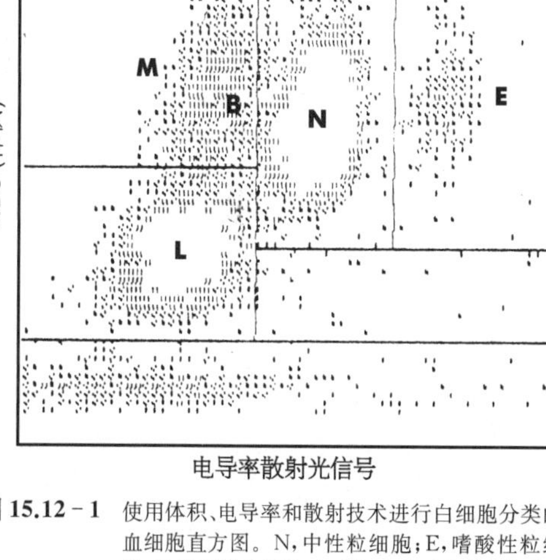

图15.12-1 使用体积、电导率和散射技术进行白细胞分类的血细胞直方图。N，中性粒细胞；E，嗜酸性粒细胞；B，嗜碱性粒细胞；L，淋巴细胞；M，单核细胞

通过产生不同电脉冲进行白细胞分类。使用特殊试剂后白细胞出现不同程度的收缩，通过直方图可将这类细胞分类。

流式细胞术细胞化学技术：该系统通过两个独立的通道对白细胞进行分类，分别为过氧化物酶和嗜碱性粒细胞/核分叶通道。白细胞分类基于过氧化物酶通道中细胞大小及髓过氧化物酶(MPO)含量完成。白细胞直方图中x和y轴分别代表MPO和体积，图中的细胞群为白细胞（图15.12-2）。体积

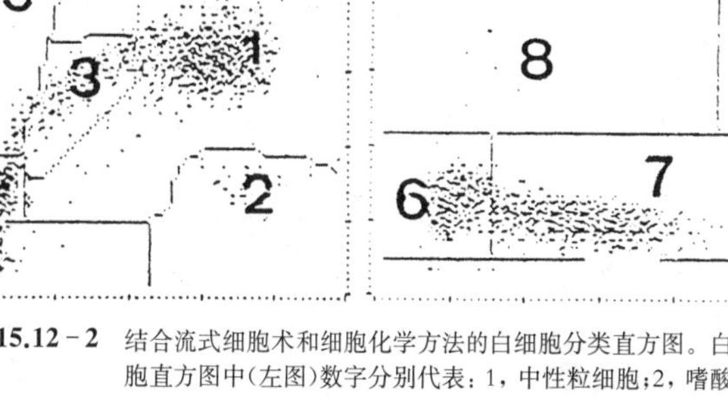

图15.12-2 结合流式细胞术和细胞化学方法的白细胞分类直方图。白细胞直方图中（左图）数字分别代表：1，中性粒细胞；2，嗜酸性粒细胞；3，单核细胞；4，淋巴细胞和原始细胞；5，大的未染色细胞(LUC)。细胞核直方图（右图）中数字代表：6，单核细胞；7，多核细胞；8，嗜碱性粒细胞

大且 MPO 含量高的白细胞(如中性粒细胞)分布在直方图右上位置,而体积小且 MPO 阴性的细胞(如淋巴细胞)则分布在左下部分。嗜碱性粒细胞分类采用酸性缓冲液除去细胞质,并通过嗜碱性粒细胞/核分叶通道计数细胞核(细胞核图)。

15.12.3.3 血涂片

参阅细胞分类相关 15.13 章节。

15.12.4 标本

EDTA 抗凝血:1 mL。

血细胞计数板法,毛细管血:0.1 mL。

15.12.5 参考区间(表 15.12-1)

表 15.12-1 白细胞参考区间(数据单位为 10^9/L 或%)

年龄		总数	中性粒细胞	嗜酸性粒细胞	嗜碱性粒细胞	淋巴细胞	单核细胞
胎儿[3]		3.4±0.9	0.2±0.1	0.08±0.1	0.02±0.02	2.6±0.7	0.2±0.1
脐带血[4]		6.2～17.7	剖宫产				
		7.3～48.0	自然分娩				
		4.2～40.3	紧急剖宫产				
儿童[5,6]							
- 1～14 天		6.5～15.0	2.0～10.0	0～0.8		3.0～7.5	0～3.0
			20%～60%	0～8%	0～2.5	18%～55%	2～20
- 15～180 天		6.5～15.0	1.5～6.5	0～0.5		2.0～8.0	0～3.0
			15%～60%	0～5%	0～1.2%	18%～65%	5%～20%
- 0.5～2 岁		6.5～15.0	2.0～9.0	0～0.3		1.6～7.0	0.4～2.0
			20%～70%	0～4%	0～1.1%	18%～60%	5%～15%
- 2～6 岁		5.0～12.0	2.0～8.0	0～0.3		1.5～4.5	0.3～1.2
			30%～75%	0～4%	0～1.0%	13%～55%	4%～10%
- 6～12 岁		4.5～11.0	2.0～7.5	0～0.4		1.2～3.6	0.3～0.9
			40%～75%	0～5%	0～1.0%	13%～50%	4%～10%
- 12～18 岁		4.5～10.5	2.0～7.5	0～0.3		1.0～3.2	0.4～1.3
			40%～75%	0～5%	0～1.0%	13%～45%	4%～8%
成人[7]		女性+男性			女性+男性		
- AbbottCD4000	女性	4.0～11.2	2.0～7.7	0.03～0.45	0.007～0.09	1.2～3.6	0.23～0.82
	男性	3.9～10.1	1.7～7.0			1.1～3.2	0.25～0.94
- Advia 120	女性	4.0～11.2	2.1～7.7	0.03～0.47	0.02～0.11	1.2～3.5	0.20～0.65
	男性	3.8～10.3	1.8～7.0			1.1～3.1	0.24～0.73
- Coulter LH 750	女性	4.0～11.2	2.2～7.5	0.04～0.40	0.00～0.10	1.1～3.5	0.26～0.81
	男性	3.9～10.9	2.0～6.7			1.2～3.0	0.29～0.86
- Hpriba Pentra12	女性	4.0～11.5	2.2～7.9	0.06～0.78	0.02～0.27	1.1～3.5	0.22～0.93
	男性	3.9～10.3	1.8～6.7			1.1～3.1	0.25～0.90
- Sysmex XE-2100	女性	3.9～10.4	1.9～7.3	0.03～0.44	0.01～0.08	1.2～3.6	0.25～0.85
	男性	3.7～9.9	1.8～6.2			1.1～3.2	0.25～0.85
- 百分比(%)[8]			40～75	0.5～7	0.2～1.5	17～47	4～12

20～27 周龄(孕期)胎儿白细胞值表示为$\bar{x}\pm s$。因变异相当大,儿童取三项研究的平均值。取第 2.5 和第 97.5 百分位数。使用以下血液分析仪获得儿童白细胞值:拜耳 H3、西门子 Advia 120、Coulter STKS。成人取值是第 2.5 和第 97.5 百分位数

15.12.6 临床意义

白细胞计数(4～10)×10^9/L 定义为正常;(2.5～4)×10^9/L 为临界值;低于 2.5×10^9/L 定义为病理状态。吸烟者白细胞计数可高达 12×10^9/L,严重吸烟者可达 15×10^9/L。研究发现非吸烟者白细胞计数均值为 6.1×10^9/L,而吸烟者较之高 10%[7]。

新生儿出生 12 h 后中性粒细胞明显升高达峰值可大于 10×10^9/L;第三天持续下降,粒细胞稳定在(2.0～7.0)×10^9/L。与 2 岁以下儿童相比出现明显核左移。出生时体重较轻非围产期或无新生儿并发症的健康儿童,白细胞计数有明显的变异,根据 Manroe 标准约 95%存在中性粒细胞减少(图 15.12-3)[4]。

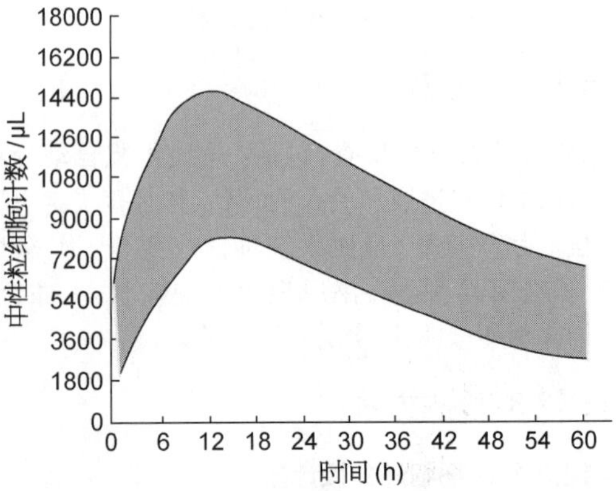

图 15.12-3 新生儿中性粒细胞计数[9]。附参考区间值

白细胞计数的改变主要是多形核中性粒细胞(PMN)或者淋巴细胞数量的变化。健康个体 PMN 占白细胞总数 40%~75%。感染是白细胞增高的主要原因。因此，典型的急性感染过程出现下列特点：中性粒细胞增多期、单核细胞恢复期、嗜酸性粒细胞治愈期。慢性感染这三个阶段均会出现，而急性(中性粒细胞增多)、亚急性、间歇性(单核细胞增多)或慢性(淋巴细胞增多)根据疾病持续时间不同出现不同改变。病毒感染和某些细菌感染(如伤寒)，通常无上述变化过程。

白细胞减少通常是因骨髓疾病(如肿瘤和白血病)、遗传性发育障碍、免疫抑制性疾病或败血症引起。

15.12.6.1 中性粒细胞

PMN 祖细胞在骨髓中分化为有/无分裂能力的细胞。有分裂能力的细胞分布在分裂池中，无分裂能力的细胞在储备池中经历分化后成熟。原始细胞、早幼粒细胞、中幼粒细胞储存于分裂池，而晚幼粒细胞、杆状核粒细胞及成熟的分叶核粒细胞储存于成熟池。新形成的成熟细胞约 10 天后释放入血。储存池中粒细胞数量约为外周血的 15~20 倍[10]。PMN 动力学见表 15.12-2。

表 15.12-2 中性粒细胞动力学[10]

祖细胞	
- 分裂池中平均成熟时间(从原始粒细胞到中幼粒细胞)	7~9 天
- 成熟池和储存池平均时间(从晚幼粒细胞到中性分叶核粒细胞)	3~7 天
PMN	
- 循环池平均半衰期	6 h
- 全身中性粒细胞计数*	4.6×10^{11}
- 循环池	2.2×10^{10}
- 边缘池	2.3×10^{10}
- 日更替	1.0×10^{11}

*以 70 kg 为基础

通常仅 PMN 释放入血。此外，骨髓杆状核粒细胞多于 PMN。如果骨髓未能补偿 PMN 的需求，更多的杆状核中性粒细胞及晚幼粒细胞会持续释放。外周血杆状核中性粒细胞和(或)晚幼粒细胞比例升高，是骨髓粒细胞释放增多及储存池减少的标志，该过程称为核左移。

外周血 PMN 检测仅提供有限的信息，因为外周血循环中性粒细胞仅占中性粒细胞池的 5%~10%，仅检测到 PMN 中性粒细胞生命周期的 2%。

15.12.6.1.1 中性粒细胞增多：引起中性粒细胞增多的三个过程[11]：

- PMN 从血管边缘池向循环池转移。见于重体力活动、心理应激、儿茶酚胺释放及去甲肾上腺素治疗。最高约达基础值 2 倍。该现象也称为中性粒细胞假性增多，此时外周血中性粒细胞数还未出现真正增加。
- 储存池中 PMN 释放增加。此种类型(如内毒素反应)白细胞增多持续仅数分钟到数小时。
- 骨髓受到刺激后成熟池中出现粒细胞生成增加，储存池细胞增殖至少需要 2~3 天。对增殖性应激(如感染)粒细胞可以增加 20 倍。在此情况下 PMN 成熟时间缩短为 10~20 天。当外周血需求增加和储存池减少时，分裂池细胞如中幼粒细胞和早幼粒细胞会直接释放入血(类白血病反应)。如果粒细胞不能充分满足组织的需求(如全身炎症)可能会出现中性粒细胞减少，这种情况下约 20% 患者会出现败血症。

Fc 受体抗原 CD64：中性粒细胞表达 Fc 受体抗原 CD64。此类抗原自髓系干细胞表达持续到晚幼粒阶段。PMN 及杆状核中性粒细胞细胞膜上仅有约 1 000 个这类抗体。新生儿和早产儿表达较高比例的抗原。激活后 PMN 抗原数量增加 5~10 倍，因此中性粒细胞 CD64 检测可以用于区分健康与感染状态[12]。感染和败血症等全身炎症出现时，促炎因子 IFN-γ、IL-1、IL-6 和 G-CSF，激活粒细胞 CD64 表达上调。全身炎症的诊断研究中 CD64 的诊断敏感性为 90%，特异性为 90%~100%；而白细胞计数的敏感性为 60%，特异性为 51%[13]。

中性粒细胞增多：学龄期儿童及成人，如 PMN 和前体细胞计数 $>7.5\times10^9$/L 则提示中性粒细胞增多。粒细胞升高提示：

- 急性感染和急性组织坏死引起的炎症。慢性炎症由于粒细胞造血增加出现中性粒细胞增多症。外周血粒细胞需求量增加，随着储存池增多发生粒细胞生成过度代偿。
- 髓系白血病。
- 糖皮质激素摄取。粒细胞造血而导致中性粒细胞增多，边缘池到循环池的细胞迁移增加，粒细胞从血流中迁移到组织的数量减少。Monroe 和 Rodwell 标准用于新生儿败血症的诊断性调查(表 15.12-3)。中性粒细胞增多的生理和病理原因见表 15.12-4。

表 15.12-3 新生儿败血症标准

Manroe 标准[9]：必须满足两条或两条以上。 - I/T 值>0.16。 - 中性粒细胞计数 $<7.5\times10^9$/L 或 $>14.5\times10^9$/L。 - 幼粒细胞计数 $>1.4\times10^9$/L。
Rodwell 标准[14]：必须满足三条或三条以上。 Manroe 标准，及： - I/M 值≥0.30。 - 淋巴细胞计数 $\leq5.0\times10^9$/L 或 $>25\times10^9$/L。 - 中性粒细胞退行性改变。 - 血小板计数 $\leq150\times10^9$/L。

I，不成熟粒细胞；T，总粒细胞；M，成熟粒细胞

表 15.12-4 中性粒细胞增多症的病理和生理[10]

病理/生理	临床和实验室检查
体力劳动，精神和身体压力情况，正常分娩	中性粒细胞增多是由儿茶酚胺释放引起的，因为边缘池中性分叶核粒细胞进入边缘池。边缘池中性分叶核粒细胞分布的主要部位是肺毛细血管。淋巴细胞和单核细胞计数同时增加。白细胞计数可达 20×10^9/L。急性感染和糖皮质激素相关的白细胞增多症，未观察到淋巴细胞或单核细胞的增加。马拉松长跑后，白细胞、中性粒细胞和未成熟粒细胞计数分别增加 230%、330%和 150%[34]。
吸烟	平均每天抽烟 4~5 支吸烟者白细胞计数高于非吸烟者 10%。大量吸烟者白细胞可高达 15×10^9/L。几乎所有的白细胞亚群出现相同程度的增加[35]。

续 表

病理/生理	临床和实验室检查
孕妇[36]	妊娠时白细胞计数升高，主要是中性粒细胞增加。因此女性中性粒细胞计数情况为(单位 10^9/L)：未怀孕女性 3.70 ± 1.43；怀孕前三个月为 6.46 ± 1.64；怀孕第 4~6 个月 7.70 ± 1.67；怀孕第 7~9 个月 7.37 ± 1.76。
新生儿	白细胞计数为(5~30) × 10^9/L。增高或减低时提示细菌感染。I/T 值同样具有提示作用。未成熟(I)与总(T)白细胞比值在出生后第一天≥0.5，出生后第二天起比例≥0.2 可提示败血症。
细菌感染	急性细菌感染主要导致中性分叶核粒细胞增多，但杆状核粒细胞也增加。仅明显刺激后才能发现异常细胞。细菌感染导致中性粒细胞可达(15~25) × 10^9/L，较少情况会大于 50 × 10^9/L。核左移和毒性颗粒较常见。败血症特别是革兰阴性细菌引起的败血症，可能会发生中性粒细胞减少。脾肿大相关的急性感染，如伤寒，仅在初期出现轻度中性粒细胞增多。 类白血病反应：发生在严重性全身感染(如脓毒症、粟粒型肺结核)及严重溶血情况。白细胞增多大于 25 × 10^9/L。细胞如中幼粒细胞、早幼粒细胞和原始细胞从分裂池进入血液。与慢性粒细胞白血病相反，粒细胞相关所有前体细胞都可见，且无白血病裂孔现象。
真菌、寄生虫和病毒感染	这类感染导致白细胞增多仅达 20 × 10^9/L，中性粒细胞增多经常出现于早期阶段。病毒感染往往与中性粒细胞减少有关。
慢性免疫性疾病	类风湿关节炎、类风湿热、支气管炎、结肠炎、皮炎或肾盂肾炎中中性分叶核粒细胞增加可能出现高于参考区间上限 3 倍以上[10]。
代谢性疾病	昏迷型糖尿病、昏迷型肝炎、急性痛风发作、子痫和急性甲状腺毒症导致内源性中性粒细胞增多。
皮质醇增多症[37]	约 40%患者中性粒细胞增多(7.6 ± 2.6) × 10^9/L。治疗后下降约 2 × 10^9/L。无中性粒细胞增多的患者也是如此。
冠状动脉粥样硬化性心脏病(CHD)[38]	白细胞增多是冠心病的独立风险因素。Reinfarction 研究还显示基础白细胞值与再梗死的发生频率相关。心绞痛或心肌梗死患者如果白细胞计数大于 10 × 10^9 L，死亡率会增加。
中毒	皮质类固醇、铅、汞、苯和一氧化碳会导致外源或内源引起的中性粒细胞增多。暴露后不久中性粒细胞数小时内增加。
急性失血	出血后中性粒细胞增多。第 3~5 天中性粒细胞变化增加至 25 × 10^9/L。常并发血小板增多。大手术同样出现类似的情况。
恶性肿瘤	许多胃肠道和肺部肿瘤，尤其伴有肝脏和肺部转移的肿瘤，会出现中性粒细胞增多。中性粒细胞增多是由肿瘤组织的炎症反应引起，或与某些恶性肿瘤产生的粒细胞集落刺激因子(G - CSF)有关。
慢性粒细胞白血病	增殖性白细胞增多。白细胞计数从 20 × 10^9/L 增加到高于 50 × 10^9/L，核左移(原始细胞比例<20%)，嗜酸性粒细胞和嗜碱性粒细胞增多。血小板可增多，90%患者存在费城染色体阳性、脾肿大。
骨髓纤维化	白细胞增高达 50 × 10^9/L，伴有病理性核左移(出现原始细胞)和髓外造血。红细胞和血小板寿命不同程度地减少。ANP 指数低于正常[10]。
真性红细胞增多症	由于粒细胞生成增强，平均中性粒细胞增多达 20 × 10^9/L。ANP 可能升高。特征为红细胞增多和血小板增多[10]。
脾切除患者	一项研究报道 42.5%患者白细胞计数高于 10 × 10^9/L，9%患者超过 13.5 × 10^9/L[39]。中性粒细胞呈非比例增加。约 46%患者血小板计数大于 350 × 10^9/L，血小板分布正常。

15.12.6.1.2 中性粒细胞减少：中性粒细胞减少的定义为 PMN 数量减少(包括杆状核粒细胞)。使用血液分析仪测定时如果结果低于 0.5 × 10^9/L，则使用外周血涂片计数进行确认，将 PMN 和杆状核粒细胞百分比乘以白细胞总数。正常情况健康成人和 5 岁以上儿童 PMN 数量大于 1.5 × 10^9/L。非裔和其他种族人群(如以色列和约旦)低至 1.0 × 10^9/L 也属于正常。这些人白细胞总数也很低。因此，仅 25.2%的 3 岁~74 岁男性高加索人白细胞计数低于 5.0 × 10^9/L，而黑种人中的比例为 48.1%。相应女性是 27.1%和 42.6%[15]。

中性粒细胞减少定义为[16]，轻度：中性粒细胞计数(1.0~1.5) × 10^9/L。中度：中性粒细胞计数(0.5~1.0) × 10^9/L。重度：中性粒细胞计数<0.5 × 10^9/L。

出现中性粒细胞减少超过 2~3 个月，该分类可作为化脓性感染的风险预测。仅重度中性粒细胞减少的患者存在细菌感染风险[10]。通常感染是因为患者本身存在的菌群导致。最常见的症状为牙龈炎、溃疡、鹅口疮。

出现以下情况时提示发热性中性粒细胞减少症可能[17]：① 单次测量的口腔温度≥38.3℃，或≥38℃至少 1 h；② 中性粒细胞计数<0.5 × 10^9/L 或<1.0 × 10^9/L 且有下降≤0.5 × 10^9/L 趋势。实体肿瘤化疗后严重中性粒细胞减低，如果中性粒细胞减少大于 10 天或温度>38.1℃，提示应使用造血细胞生长因子(G - CSF、GM - CSF)。

中性粒细胞减少最常见的原因是药物引起的粒细胞减少(表 15.12 - 5)。通常先天性中性粒细胞减少表现严重(表 15.12 - 6)；此外，继发性中性粒细胞减少的原因有多种(表 15.12 - 7)。感染伴中性粒细胞减少见表 15.12 - 8。

表 15.12 - 5 引起中性粒细胞减少的药物

镇痛药和抗免疫药	- 青霉素	- 阿普洛尔	- 螺内酯
- 消炎痛	- 利福平	- 卡托普利	其他
- 氯金酸钠	- 链霉素	- 奎尼丁	- 别嘌呤醇
- 镇痛新	- 磺胺类药	- 达舒平	- 左旋咪唑
- 对乙酰氨基酚	- 四环素	- 氟卡尼	- 青霉胺
- 非那西丁	- 万古霉素	- 肼苯哒嗪	抗甲状腺药
- 氨基比林	抗痉挛药	- α联吡啶	- 卡比马唑
- Butasone	- 卡马西平	- 氧烯洛尔	- 甲硫咪唑
- 丙戊酸	- 乙琥胺	- 普鲁卡因胺	安眠药，镇静剂
抗疟药	- 苯妥英	- 普罗帕酮	- 苯二氮草类
- 氯喹	- 丙戊酸	- 普萘洛尔	- 氯丙嗪
- 乙胺嘧啶	抗抑郁药	- 托卡尼	- 氯氮平
- 氨苯砜	- 阿米替林	抗糖尿病药	- 利息宁
抗生素	- 地昔帕明	- 氯磺丙脲	- 眠尔通
- 头孢菌素	- 多塞平	- 甲苯磺丁脲	其他
- 克林霉素	- 丙咪嗪	利尿剂	- 吲哚洛尔
- 庆大霉素	H_2 阻断剂	- 乙酰唑胺	- 噻氯吡啶
- 异烟肼	- 甲氰咪胍	- 氯噻酮	- 干扰素-α
- 甲硝唑	- 雷尼替丁	- 氯噻嗪	- 病毒唑
- 呋喃妥英	心血管药	- 依他尼酸	
- 对氨基水杨酸	- 芙木碱	- 氢氯噻嗪	

表 15.12-6 先天性中性粒细胞减少

病理/生理	临床及实验室检查
重型先天性中性粒细胞减少症(SCN)[40]	20 世纪 50 年代由 Kostmann 首次发现 SCN,因此也被称为 Kostmann 综合征。SCN 是一种异质性疾病,早期开始就有严重的危及生命的细菌感染。除粒细胞计数减少外,一些患者还表现出一系列改变,如杀菌蛋白产生缺陷或粒细胞活化缺陷。此外,许多 SCN 关键特征是原始细胞向幼粒细胞分化终止。细胞表现出非典型核仁和胞质空泡化。超过 95%患者对 rHuGCSF 有反应,粒细胞增加超过 1×10^9/L。 以下是 SCN 分类: - Kostmann 型(常染色体隐性 SCN)。存在 *HAX1* 基因功能无活性的突变。该基因编码同名的线粒体蛋白质,其作用是防止细胞凋亡。 - *ELANE*/*ELA2* 突变。该基因编码丝氨酸蛋白酶中性粒细胞弹性蛋白酶,裂解大量细胞和细胞外蛋白质。患者为常染色体显性遗传突变,或在胚胎发生期间获得性突变。如果突变发生在造血系统,会出现周期性中性白细胞减少症或 SCN。中欧和北美 SCN 病例中有 50%存在 *ELANE*/*ELA2* 突变。由于内质网的应激反应,细胞凋亡率升高,导致未折叠的蛋白质反应。 - *GFI1* 基因是一种转录因子,发生常染色体显性遗传突变。*GFI1* 是具有转录阻遏物和剪接功能的锌指分子。调节造血细胞和非造血细胞的分化。除粒细胞减少外,还有单核细胞增多、淋巴细胞减少和淋巴细胞功能受损。 - 编码 Wiskott-Aldrich 蛋白的 *WAS* 基因突变为 X 染色体隐性遗传。除中性粒细胞减少外,还出现单核细胞减少,T 淋巴细胞活化和骨髓造血重度减低(GCSF 治疗无效)。 - 编码葡萄糖-6-磷酸酶的催化亚基 3 的 *G6PC3* 基因突变。使中性粒细胞过早凋亡。此外,患者还表现出心脏缺陷和泌尿生殖系统发育异常等。 - 编码 G-CSF 受体的 *CSF3R* 基因突变为常染色体显性遗传。 - Shwachman-Diamond 综合征:*SBDS* 基因缺陷。胃肠道酶缺陷和骨骼异常的常染色体隐性疾病。 - Barth 综合征:*Taz1* 基因缺陷。伴脂质代谢紊乱、心肌病和肌无力的 X 连锁疾病。 - WHIM 综合征:*CXCR4* 基因缺陷。常染色体显性疾病伴疣形成、低丙种球蛋白血症和反复细菌感染。 - Chediak-Higashi 综合征:*LYST*(*CHS1*)基因缺陷。常染色体隐性遗传系统性疾病伴色素减退,出血时间延长和周围神经病变。 临床表现:SCN 是一种罕见疾病,常在出生后最初几个月出现严重细菌感染和发热。出生后第一年有脾肿大的儿童约占 20%,10 岁时约为 40%。通过 rHuGCSF 治疗,中性粒细胞计数可维持在 1×10^9/L 以上,临床症状可以显著减轻。如 1~3 岁的儿童自身抗体阳性,也可导致中性粒细胞破坏,故要与 SCN 相鉴别,但自身抗体阳性的患儿并无严重感染的情况。 实验室检查:常有严重的中性粒细胞减少,常低于 0.2×10^9/L。单核细胞升高 3~5 倍,轻度贫血,血小板和 IgG 轻度升高。骨髓原始细胞和早幼粒细胞易见,而中幼粒细胞和晚幼粒细胞、杆状核粒细胞和中性分叶核粒细胞明显减少。骨髓嗜酸性粒细胞和单核细胞增加,其他细胞系正常。
周期性中性粒细胞减少症	分子和细胞遗传学研究已证明,常染色体显性周期性中性粒细胞减少症和偶发性编码中性粒细胞弹性蛋白酶的基因 *ELA2* 突变。这种酶在前体细胞的颗粒中形成。周期性中性粒细胞减少症出现致粒细胞前体细胞凋亡的非典型酶,产生效应周期细胞[42]。 临床表现:1 岁以下儿童出现反复发热、咽炎、口腔溃疡、淋巴结肿大或复发性蜂窝组织炎应怀疑该病。罕见成人病例表现出类似的症状,常伴痛性颈部淋巴结肿大。患者很少出现急性腹膜炎、肠梗阻或感染性休克。 实验室检查:中性粒细胞和单核细胞减少通常每 21 天发生一次(即每 21 天中性粒细胞计数降至 0.2×10^9/L 以下,持续 3~5 天),10~15 天后达到峰值约 2.0×10^9/L。部分患者表现出血小板和网织红细胞减少,另有淋巴细胞和嗜酸性粒细胞减少。
糖原贮积病	糖原贮积病(GSD)是一种罕见的常染色体隐性遗传疾病,导致糖原浓度升高或糖原结构异常。GSD 根据致病缺陷分为 10 种类型。GSD1b 由葡萄糖-6-磷酸酶转移酶缺陷引起。该酶将葡萄糖-6-磷酸转运到内质网,内质网中葡萄糖-6-磷酸转化为葡萄糖和磷酸。酶的缺乏导致糖异生和糖原分解形成葡萄糖不足。这些患者中性粒细胞减少的确切机制尚不清楚[43]。 临床表现和实验室检查:肝肿大、癫痫发作、昏迷、低血糖、高乳酸血症、酸中毒、高尿酸血症、高脂血症。
原发性免疫缺陷综合征	原发性免疫缺陷综合征由超过 75 种疾病组成的异质性疾病组,其中一些与中性粒细胞减少有关[44]。 X 连锁无丙种球蛋白血症(XLA):其中一些患者有明显的中性粒细胞减少,并有感染真菌或卡氏肺囊虫的风险。 Hyper-IgM 综合征:据欧洲免疫缺陷协会报告,68%高 IgM 综合征患者有中性粒细胞减少。这些病例中约 45%是慢性的,其中部分为周期性。 常见变异性免疫缺陷症(CVID):中性粒细胞减少可能是原发性自身免疫性疾病。 IgA 缺乏症:中性粒细胞减少的基础可能是自身免疫性疾病。软骨-毛发发育不良:中至重度中性粒细胞减少,中性粒细胞计数为$(0.1\sim2.0)\times10^9$/L。 网状细胞发育不全:是 SCID 最严重的形式,早期粒细胞分化停止和严重的淋巴细胞减少。中至重度中性粒细胞减少。

表 15.12-7 继发性中性粒细胞减少

病理/生理	临床和实验室检查
早产儿	约 50%体重小于 2 kg 的新生儿中性粒细胞减少低于 1.5×10^9/L。部分母亲有先兆子痫的新生儿中性粒细胞减少往往较严重,且可能与革兰阴性菌感染有关。有时可能出现髓系细胞增殖性表现,并伴成熟池细胞数量减少[45]。
慢性特发性中性粒细胞减少	一种获得性的选择性中性粒细胞减少症,其病因不明,发生于所有年龄组,且持续 3 个月以上。一些患者有症状,而另一些患者的疾病过程与相对少见的感染有关。典型中性粒细胞计数为$(0.5\sim1.5)\times10^9$/L,严重情况下可能会降至 0.5×10^9/L 以下,其他血细胞计数正常。骨髓也常正常;可能会出现有丝分裂后的粒细胞减少。长期研究表明,慢性特发性中性粒细胞减少症不会向白血病、骨髓增生异常综合征或再生障碍性贫血转化[46]。
同种免疫新生儿中性粒细胞减少(AINN)	AINN 由抗中性粒细胞的 IgG 型同种抗体引起。是母体对抗胎儿中性粒细胞形成的,它们穿过胎盘并可在母体血液和脐带中检测到。新生儿中性粒细胞减少症在新生儿期容易感染。AINN 较罕见,1 016 份新生儿血清检测到 4 份抗中性粒细胞抗体,但这些婴儿无 AINN[48]。 实验室检查:脐带血选择性中性粒细胞减少,常伴有代偿性单核细胞增多和嗜酸性粒细胞增多。存在同种抗体(如抗 HNA-1a、抗 HNA-1b、抗 HNA-2a、抗 HNA-3a、抗 pan-FcRγⅢb;ND1)。
自身免疫性中性粒细胞减少症(AIN)	AIN 是一种慢性中性粒细胞减少症,可检测到中性粒细胞的自身抗体。是一种相对良性的非家族性疾病。主要见于 2 岁以下儿童。出生后 1~15 个月开始出现复发性口咽和皮肤感染,并在 7~73 个月后自愈。尽管中性粒细胞减少<0.25×10^9/L,白细胞计数仍可正常。成年人 AIN 少见。 实验室检查:诊断性检查包括中性粒细胞凝集试验,中性粒细胞免疫荧光试验或单克隆抗体免疫固定中性粒细胞抗原(MAINA)试验[47]。

续 表

病理/生理	临床和实验室检查
自身免疫性疾病	类风湿关节炎(RA)、Felty综合征、大颗粒淋巴细胞白血病(LGL)和系统性红斑狼疮(SLE)等自身免疫性疾病可能与慢性中性粒细胞减少有关[50]。 Felty综合征：该综合征定义为关节炎、脾肿大和中性粒细胞减少。Felty综合征进展的患者常伴有淋巴结肿大、溃疡、脾肿大和下肢色素沉着。随着疾病进展，可出现血管炎、神经病变、肺纤维化和肝肿大。 实验室检查：中性粒细胞减少<1.5×10^9/L，轻度贫血，血小板减少和淋巴细胞减少，类风湿因子升高，高球蛋白血症，抗核抗体阳性[28]。 LGL：显微镜下所见为大淋巴细胞，伴有粗大的嗜酸性包涵体。LGL可以是$CD8^+$ T细胞或自然杀伤细胞(NK)细胞。一些RA患者出现$CD8^+$ LGL的克隆增殖和中性粒细胞减少。实际上所有Felty综合征患者和LGL、RA患者均为HLA-DR4阳性，导致病程过程可能相似。 SLE：SLE出现中性粒细胞减少很常见，尽管严重中性粒细胞减少并不常见。一项研究发现47%患者出现中性粒细胞减少，13%出现溶血性贫血，20%淋巴细胞减少和27%血小板减少。中性粒细胞减少的原因是中性粒细胞反应性IgG，促进细胞凋亡和骨髓造血内源性增生[50]。
药物引起的中性粒细胞减少	粒细胞生成障碍可影响分裂池或多能干细胞，也可能发生免疫介导的中性粒细胞减少[52]。一些可引起中性粒细胞减少的药物见表15.12-5。
- 孤立性中性粒细胞减少	抑制分裂池：粒细胞储存池内的中性粒细胞可供应5天。分裂池功能障碍和粒细胞6 h半衰期，5天内便出现粒细胞计数连续下降。如果停止有毒物质摄入，可在36～72 h内恢复。
- 再生障碍性贫血	抑制多能干细胞：所有造血细胞系成熟能力下降，称为发育不良。急性再生障碍性贫血用药后的前2～3周内出现中性白细胞减少和血小板减少[瘀点和(或)瘀斑]。因红细胞的寿命较长，此时未见贫血。 慢性再生障碍性贫血时造血功能降低，因血小板和中性粒细胞维持在一定水平，很少发生出血和败血症。
- 免疫介导的中性粒细胞减少	免疫介导的中性粒细胞减少：药物或其代谢物附着中性粒细胞后改变膜的抗原性质。在单次给药后或长期摄入后发生免疫应答。发病机制是因为抗体或细胞介导的免疫应答。免疫调节可能因自身抗体的形成而受到影响[52]。中性粒细胞减少可能在数小时内迅速进展，但也可能缓慢进展。中性粒细胞数可稳定在较低水平，但也可能恢复正常。
恶性肿瘤化疗后	化疗对粒细胞生成抑制取决于细胞毒性物质。粒细胞储存池排空且CFU-GM到原始细胞发育成熟停止时，首先发生中性粒细胞减少。通常化疗后一般不会出现中性粒细胞半衰期缩短或粒细胞无效造血[53]。 作用于M期的细胞毒性物质如长春碱、阿糖胞苷或甲氨蝶呤导致快速中性粒细胞减少和血小板减少，然后快速恢复正常。只有长期输注这些细胞生长抑制剂才会导致永久性的中性粒细胞减少。影响分裂池的非周期特异性细胞抑制剂(蒽环类药物和达托霉素)与中性粒细胞减少的发作相关，这与周期特异性药物相似，但中性粒细胞减少的持续时间更长。 未影响分裂池的细胞抑制剂(白消安)引起的粒细胞最低点和恢复时间延迟。
慢性关节炎的甲氨蝶呤(MTX)治疗	慢性类风湿关节炎患者MTX以每周7.5～25 mg剂量作为基础疗法治疗。部分患者出现再生障碍性贫血，白细胞计数为(0.2～2.6)$\times10^9$/L，血小板计数为(3～63)$\times10^9$/L，Hb浓度为49～121 g/L[54]。
安乃近	安乃近用于治疗甲状腺功能亢进。会出现粒细胞缺乏的致命后果。使用安乃近的治疗研究中[55]，每日剂量30 mg治疗的患者有1.6%发生中性粒细胞减少或粒细胞缺乏；每日剂量15 mg时，这些副作用降低为0.47%，并未减弱治疗效果。大多数患者开始治疗前3个月内出现中性粒细胞减少或粒细胞缺乏。
急性发热感染	成人急性发热感染可能与白细胞减少和血小板减少有关(表15.11-8)。因此，空肠弯曲菌引起的腹泻患者30%出现白细胞计数低于4×10^9/L，25%血小板计数低于130×10^9/L，且1名患者(5%)均出现了白细胞与血小板减少[56]。
骨髓增生异常综合征(MDS)	必要条件为白细胞低于4×10^9/L，血小板低于100×10^9/L，血红蛋白低于120 g/L。网织红细胞常减少，LD和铁蛋白增加。明确诊断的骨髓基因突变分析：*tet2*、*runx1*、*asxl1*、*sf3b1*、*srsf2*、*tp53*、*u2af1*、*dnmt3a*、*zrsr2*、*ezh2*、*nras*、*kras*。
急性白血病(AL)	AL是一组恶性疾病，起源于粒单核细胞前体细胞(AML)、淋巴前体细胞(ALL)或干细胞。患者特征性的实验室检查结果为中性粒细胞减少、贫血和血小板减少。
肝硬化	慢性肝病，特别是肝硬化时，常发生贫血、白细胞减少和血小板减少。推测机制是脾脏功能亢进、溶血和体液抑制造血前体细胞。
巨幼红细胞性贫血	DNA合成障碍，叶酸和维生素B_{12}严重缺乏的贫血与中性粒细胞减少和全血细胞减少有关。骨髓增生明显活跃，造血细胞的成熟障碍。因大量细胞未能成熟并发生凋亡而发生无效造血。

表15.12-8　急性发热感染伴白细胞减少和(或)血小板减少[56-58]

细菌感染	病毒感染
严重脓毒症，特别是革兰阴性病原体	疱疹病毒：EBV、CMV、HHV6、VZV、HSV
中毒性休克综合征(葡萄球菌、链球菌)	麻疹、风疹
伤寒(伤寒沙门菌、副伤寒沙门菌)	甲型肝炎和乙型肝炎 HIV
志贺菌肠炎，弯曲杆菌感染	细小病毒B19 登革热病毒感染
立克次体感染(斑疹热、斑疹伤寒)	冠状病毒所致严重急性呼吸道感染
埃里希体病，无形体病	流感病毒
贝纳特立克次体感染	非特异性病毒感染
巴尔通体感染(猫抓病)	抗病毒的保护性接种后
布鲁菌病，钩端螺旋体病，土拉菌病	
伯氏疏螺旋体感染	寄生虫病
反复发热(包柔螺旋体)	弓形体病
结核病(结核分枝杆菌)	疟疾
肺炎支原体感染	内脏利什曼病

15.12.6.2 淋巴细胞

淋巴细胞在骨髓和次级淋巴器官如脾脏和淋巴结中形成。血液中的淋巴细胞仅占人体淋巴细胞2%左右。淋巴细胞分布在脾、淋巴结和器官相关淋巴系统中。与粒细胞相反，淋巴细胞不断进入循环，迁移，然后返回到淋巴结，该过程称为归巢[18]。血液淋巴细胞计数是恒定的，血液中循环淋巴细胞仅占2%，任何情况下均小于1 h[10]。

外周血大多数淋巴细胞处于静止期，为体积较小的分裂间期细胞。小部分细胞为中等体积，可能来源于活化状态的小淋巴细胞。此外，感染期间出现体积较大且含粗大嗜苯胺颗粒的淋巴细胞即为大颗粒淋巴细胞(large granular lymphocytes，LGL)。

淋巴细胞是免疫细胞，根据免疫表型不同，细胞表面表达特异性的识别抗原。

根据免疫防御的功能活性，及表面特征(CD分类)不同，可分三类淋巴细胞：① 胸腺来源的T细胞，主要介导细胞免疫；② B细胞来源于骨髓及次级淋巴器官。是形成免疫球蛋白的浆细胞前体，介导体液免疫应答；③ 自然杀伤细胞(NK)，不表达淋巴细胞表面特征，在非特异性免疫防御时发挥作用。外周血涂片上一些 NK 细胞往往是 LGL 细胞，所以可通过形态加以区分。

外周血 T 细胞占 65%～80%淋巴细胞，B 细胞占 8%～15%，NK 细胞占 10%。NK 细胞不像其他淋巴细胞出现随血液进入淋巴结再从淋巴结进入血液的再循环。

很大程度上淋巴细胞计数受到多种因素影响，傍晚和夜晚高于上午。短时间体力消耗后淋巴微循环增加引起淋巴细胞升高。全身性感染例如败血症时，长时间明显的运动后，随着 PMN 增加，会出现淋巴细胞减少和嗜酸性粒细胞减少。

15.12.6.2.1 大颗粒淋巴细胞(LGL)：对于攻击机体的病原体，机体出现两种不同的细胞反应：细胞毒性 T 淋巴细胞和自然杀伤(NK)细胞[19]。两者形态相同且显微镜下均为胞质含嗜天青颗粒的大淋巴细胞。但两者功能不同，分别通过 T 细胞受体和 NK 细胞受体识别抗原。

健康个体循环淋巴细胞中仅很少一部分是 LGL。大多数 LGL 为表型 $CD3^+$ $CD8^+$ $CD4^-$ 细胞毒性 T 细胞，而少数 NK 细胞表型 $CD3^-$ $CD16^+$。

病毒感染、自身免疫性疾病、某些恶性肿瘤及脾切除时，短时间内 LGL 发生多克隆增殖(EBV，巨细胞病毒)。

不管患者是否有症状，LGL 克隆增殖长期维持。尽管增殖可影响 T 细胞和 NK 细胞，WHO 将 NK 增殖归为一组独立的疾病，定义为 NK 细胞的慢性淋巴增殖性疾病。NK 细胞淋巴组织增生性疾病目前了解甚少。

T - LGL 是终末分化细胞毒性 T 细胞的克隆性增殖，具有功能性 α/β^+ T 细胞受体，大多为 $CD8^+$ $CD4^-$，偶见 $CD4^+$ $CD8^{-/+dim}$。

15.12.6.2.2 淋巴细胞增多：成人淋巴细胞增多时细胞计数$>4.0\times10^9$/L。儿童参考区间与年龄有关(图 15.12 - 4)。因此，8 个月参考值下限为 4.5×10^9/L，18 岁时为 1.0×10^9/L[20]。

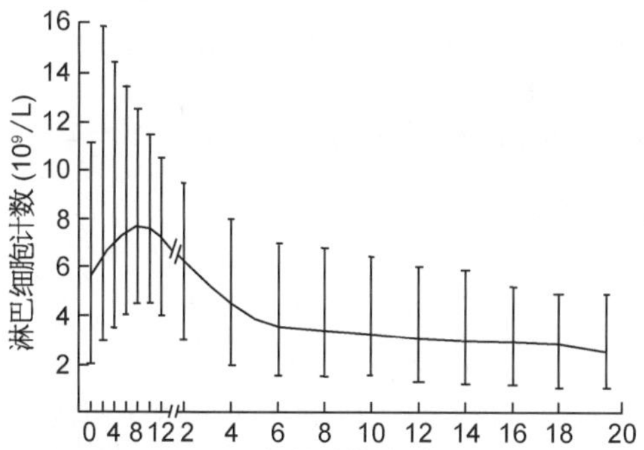

图 15.12 - 4 年龄相关的儿童淋巴细胞计数[21]。第 2.5 至 97.5 百分位数

淋巴细胞增多相关疾病：

- 病毒感染如传染性单核细胞增多症。大多淋巴细胞受到 Epstein - Barr 病毒刺激后发生转化，血涂片呈现彩色图像。病毒感染 B 细胞，而不感染 T 细胞。淋巴细胞计数为(6～15)$\times10^9$/L。巨细胞病毒和病毒性肝炎也可出现类似情况，即转化的淋巴细胞。这些感染时淋巴细胞计数也只是轻微升高。
- 感染如弓形虫病、肠热症、布鲁菌病或百日咳。百日咳时淋巴细胞计数增加超过 20×10^9/L，而淋巴细胞常为正常的小细胞[10]。
- 淋巴系统肿瘤，如急性和慢性淋巴细胞白血病，偶见于非霍奇金淋巴瘤。

15.12.6.2.3 淋巴细胞减少：文献报道成人淋巴细胞减少的定义为细胞计数低于 1.5×10^9/L 或低于 1.0×10^9/L[20]。儿童淋巴细胞阈值下限呈年龄依赖性(图 15.12 - 4)。淋巴细胞减少的病理和生理因素见表 15.12 - 9。

表 15.12 - 9 淋巴细胞减少的病理与生理

病理/生理	临床及实验室检查
先天性免疫缺陷	重症联合免疫缺陷(SCID)不同类型，共济失调性血管扩张症，营养不良和锌缺乏可能与不同程度的淋巴细胞减少有关。淋巴细胞形成可能是干细胞缺乏，或者其他原因干扰[20]。
HIV 感染	$CD4^+$T 细胞的选择性破坏和 $CD4^+$/$CD8^+$ 值倒置[58]。
化疗	化疗可导致严重淋巴细胞减少。烷化物质作用差异极大[20]。因此，即使低至中等剂量环磷酰胺也会引起淋巴细胞减少。停止治疗后，淋巴细胞减少可能会持续数年。$CD4^+$T 细胞比其他 T 细胞受到的影响更严重。避免 $CD4^+$T 细胞减少至低于 0.2×10^9/L，否则抗感染时会出现严重的防御缺陷。
放疗	每日低剂量疗法对淋巴细胞的破坏高于每周 2 次高剂量疗法[20]。
系统性红斑狼疮(SLE)	除了 SLE，混合性结缔组织病(MCTD)和皮肌炎，都会发生淋巴细胞减少。SLE 检测到抗淋巴细胞抗体，抗体通过补体介导使细胞溶解引起淋巴细胞减少。抗体效价与淋巴细胞减少的程度相关[20]。
结核	$CD4^+$T 细胞明显减少为特征的淋巴细胞减少。治愈后恢复正常。
流感病毒感染	感染恢复后常出现淋巴细胞减少。
菌血症	重症监护患者淋巴细胞减少、中性粒细胞/淋巴细胞值(NLCR)和 CRP 可以作为菌血症的预测指标。淋巴细胞计数通常低于 1.0×10^9/L，NLCR 大于 10。一项血培养阳性患者的研究[59]：CRP 浓度高于 50 mg/L 显示阳性和阴性预测值分别为 54.3%和 59.6%，淋巴细胞计数低于 1.0×10^9/L 显示阳性和阴性预测值分别为 63.6%和 59.6%，NLCR 大于 10 显示阳性和阴性预测值分别为 67.6%和 73.4%。
其他	淋巴细胞减少可发生于结节病、尿毒症、类固醇皮质激素治疗的库欣综合征、炎症性肠道疾病、蛇咬伤、烧伤、麻醉、手术包括体外循环手术后。某些情况淋巴细胞再循环障碍，机体淋巴细胞总数减少的程度较轻[20]。

年龄小于 3 个月的无基础疾病患儿，急性症状入院时如果出现淋巴细胞减少，往往需要采取急救措施。如此，42 名淋巴细胞减少儿童中 26 人被送入儿科重症监护病房，而 42 名非淋巴细胞减少患儿仅 1 人需要送入重症监护病房[22]。

15.12.6.3 单核细胞

单核细胞来源于骨髓，与粒细胞由同一干细胞分化而来，以不同方式成熟。但骨髓中幼稚单核细胞与早幼粒细胞形态非常相似，形态分类时将其归为中性粒细胞前体细胞，只能用酯酶染色区分。经过 2～3 次细胞分裂后释放入血。单核细胞无类似中性粒细胞的储存池。血液循环 14 h 之后迁移至组织，在组织中成熟，在不同组织中成熟的细胞，种类不同。因此，肺泡巨噬细胞与肝脏库普弗星状细胞或腹膜巨噬细胞是由不同的蛋白质组成。巨噬细胞可以在组织中融合形成巨大的细胞，如 Langhans 巨细胞，该巨噬细胞见于肉芽肿性炎症如结核病。与淋巴细胞相同，对巨噬细胞需求增加时出现分裂[10]。巨噬细胞主要作用是吞噬和杀灭微生物。处理内吞的病原体，并提呈给Ⅱ类 HLA 抗原相关的辅助 T 细胞(参见章节 21.1.2)。

发生炎症时受影响部位的 PMN 外渗最初先于单核细胞。因此，PMN 颗粒释放的蛋白质刺激血管 β 整合素和甲酰肽受体表达，两者与活化的单核细胞结合。炎症部位 PMN 容易发生凋亡释放溶血磷脂酰胆碱，其结合单核细胞 G2A 受体并将其吸引至作用部位[23]。

15.12.6.3.1 单核细胞增多：成人和学龄儿童单核细胞计数增加到 0.9×10^9/L 以上称为单核细胞增多。新生儿和幼童参考区间上限较高。感染、自身免疫性疾病、血液病、实体瘤及各种其他原因出现单核细胞增多。表 15.12－10 为单核细胞增多症的病理和生理情况。

表 15.12－10 单核细胞增多的病理和生理因素

病理/生理	临床及实验室检查
感染[60]	单核细胞增多出现于：① 慢性感染如扁桃体炎、牙龈感染、肝脓肿、心内膜炎、结核、念珠菌病；② 急性细菌感染恢复阶段(如肺炎球菌肺炎的第二周)。
自身免疫性疾病	轻度单核细胞增多较少见于自身免疫性血管炎、类风湿关节炎、肌炎和颞动脉炎。
血液系统疾病	- 骨髓增生异常综合征，约 1/3 患者单核细胞增多。 - 慢性粒细胞白血病，可能存在高比例单核细胞，如果比例较高，则需除外粒-单核细胞白血病或单核细胞白血病的可能。 - 慢性中性粒细胞减少与单核细胞增多有关。 - 药物引起的中性粒细胞减少。急性期出现单核细胞短期升高，恢复期(如化疗周期后)出现特征性升高。 - 霍奇金病。1/4 病例与单核细胞增多有关，但与预后无相关性。 - 组织细胞增生症，多发性骨髓瘤。 - 高达 70%非血液肿瘤会出现与转移无关的单核细胞增多症[61]。
多方面因素	糖皮质激素治疗、脾切除术、中毒、慢性特发性组织细胞增多症、尼曼-匹克病、戈谢病。

15.12.6.4 嗜酸性粒细胞

嗜酸性粒细胞是多能干细胞在造血生长因子作用后分化而来的髓系细胞。健康人群骨髓中嗜酸性粒细胞约占白细胞总数 3%，其中 1/3 是早幼粒细胞和原始细胞，26%晚幼粒细胞，1/3 为储存池成熟嗜酸性粒细胞。GM－CSF、IL－3 和 IL－5 刺激后嗜酸性粒细胞呈多克隆生长。约 4 天后成熟的嗜酸性粒细胞进入血液，6～18 h 后进入组织。

细胞凋亡前，嗜酸性粒细胞在呼吸道和胃肠道黏膜及皮肤中停留 2～5 天，如 GM－CSF，IL－3 和 IL－5 作用则停留时间延长。每日循环的嗜酸性粒细胞为 2.2×10^8/kg；有丝分裂后储存池含$(9\sim14)\times10^8$/kg[24]。

血液嗜酸性粒细胞增多可引起组织中嗜酸性粒细胞增多 100 倍。即使血液中嗜酸性粒细胞计数较低时，组织浓度也可能很高。

血嗜酸性粒细胞计数呈日间波动。夜间出现最高值，早晨出现最低值。

嗜酸性粒细胞$>0.5\times10^9$/L 为增多。

嗜酸性粒细胞增多分类如下：轻度，可达 1.5×10^9/L；重度，$>1.5\times10^9$/L。

嗜酸性粒细胞增多的情况如下[25]：① 嗜酸性粒细胞反应性增多如过敏/遗传性过敏性疾病、荨麻疹、寄生虫感染、恶性疾病或胶原血管病；② 排除上述原因且嗜酸性粒细胞持续增多，特别是嗜酸性粒细胞增多超过 6 个月，且高于 1.5×10^9/L，可能诊断为特发性高嗜酸性粒细胞增多症。

血液及组织嗜酸性粒细胞增多的原因如下[26]：

- 髓系细胞疾病(原发性嗜酸性粒细胞增多症)。发生在嗜酸性粒细胞分化过程的晚期，且可能导致罕见的嗜酸性粒细胞白血病。如果疾病发生在分化过程早期，且嗜酸性粒细胞具有髓系或是淋系的恶性克隆，嗜酸性粒细胞增多是骨髓增殖性疾病的一种表现。
- 非髓系细胞的嗜酸性粒细胞刺激性细胞因子增加(继发性嗜酸性粒细胞增多)。导致嗜酸性粒细胞多克隆形成。炎症介质如 IL－5、嗜酸性粒细胞活化趋化因子、血小板活化因子、C5a 和 C3a 刺激后，嗜酸性粒细胞迁移到组织炎症部位并释放颗粒蛋白破坏组织，如嗜酸性粒细胞阳离子蛋白(ECP)和活性氧自由基[27]。

嗜酸性粒细胞增多症的鉴别诊断见表 15.12－11。

表 15.12－11 嗜酸性粒细胞增多症的鉴别诊断

病理/生理	临床和实验室检查
寄生虫病[62]	热带地区停留史，如出现嗜酸性粒细胞增多，应考虑蠕虫病。肠道蠕虫感染时，通常发现轻度嗜酸性粒细胞增多(低于 1.5×10^9/L)，组织浸润蠕虫感染时发生严重嗜酸性粒细胞增多(5×10^9/L 以上)。蠕虫病诊断时嗜酸性粒细胞增多的阳性预测值在 10%范围内。 组织侵袭性寄生虫病包括感染类圆线虫属、旋毛虫、弓形虫、棘球绦虫、囊尾蚴和血吸虫。如果患者来自某些寄生虫流行地区，或者该地区旅游史，则怀疑寄生虫感染。寄生虫病通常导致中度嗜酸性粒细胞增多，计数为$(1\sim5)\times10^9$/L。通常人类被狗和猫弓形虫物种感染时，如果存在内脏幼虫迁徙，嗜酸性粒细胞增多可以高达 50×10^9/L[63]。 热带嗜酸性粒细胞增多症：这种疾病是人类丝虫感染的一种变种，由于微丝蚴乌金氏丝虫和马来丝虫体释放的物质的超敏反应引起。分布地区是印度、巴基斯坦、斯里兰卡、缅甸、泰国、马来西亚、菲律宾、中国南部、韩国和中非沿海地区。嗜酸性粒细胞计数大于 3×10^9/L，超急性期可达$(30\sim50)\times10^9$/L。血清总 IgE 升高，可检测到丝虫特异性 IgG 和 IgE 抗体[64]。
过敏	必须考虑的过敏性疾病是支气管哮喘、过敏性鼻炎、特应性皮炎、荨麻疹和血管神经性水肿。对阿司匹林、磺胺、别嘌呤醇和 L 色氨酸的过敏反应也可导致嗜酸性粒细胞增多，嗜酸性粒细胞计数约为$(0.5\sim1)\times10^9$/L。
哮喘[65]	40%严重哮喘在晚年发生，嗜酸性粒细胞增多表现的哮喘可能不到成人发作哮喘病例总数的 5%。嗜酸性粒细胞增多的哮喘患者呼吸道重塑较多，病情加重，而无嗜酸性粒细胞增多患者呼吸道阻塞较多。嗜酸性粒细胞对哮喘发作起到作用并导致哮喘的病理生理学发生。嗜酸性粒细胞性哮喘患者支气管灌洗液中嗜酸性粒细胞和嗜酸性粒细胞阳离子蛋白升高[66]。
嗜酸性粒细胞性肺炎(EP)[67]	EP 包括一组肺部疾病，其特征外周血嗜酸性粒细胞增多大于 1×10^9/L 和(或)肺泡嗜酸性粒细胞增多大于 25%。如特发性急性 EP 早期阶段或服用口服皮质类固醇的患者，可能无外周血嗜酸性粒细胞增多表现。EP 严重程度不同，从几乎无症状的浸润到急性呼吸道症状。EP 的可能原因是药物和各种寄生虫感染，许多情况下慢性 EP 仍然是特发性的。

续 表

病理/生理	临床和实验室检查
嗜酸性粒细胞增多症(HES)[68]	高嗜酸性粒细胞增多综合征是一组疾病，其特征是持续和明显的嗜酸性粒细胞增多大于 $1.5\times10^9/L$，需除外引起嗜酸性粒细胞增多的疾病如过敏药物反应、寄生虫感染，且出现至少一个靶器官损伤或功能障碍。经典 HES 诊断标准的患者导致嗜酸性粒细胞增多的致病机制包括： - 干细胞突变导致具有组成性酪氨酸激酶活性的 *PDGFRA* 融合基因表达(主要是 *FIP1L1-PDGFRA* 融合基因)。 - 具有异常表型的活化 T 细胞亚群和(或)克隆 T 细胞受体重排后持续过度产生 IL-5。 - 未知分子机制导致 T 细胞如 $CD3^-CD4^+$、$CD3^+CD4^-CD8^-$ 或 $CD3^+CD4^+CD7^-$ 获得异常表型。
嗜酸性粒细胞增多相关的肌肉疾病[69]	各种骨骼肌肉病变与血液和(或)组织嗜酸粒细胞增多有关。除 L 色氨酸相关的嗜酸性粒细胞增多症-肌痛综合征和毒油综合征外，肌肉受累可能发生于寄生虫感染、Churg-Strauss 血管炎、血液和非血液恶性肿瘤及 Shulman 嗜酸性粒细胞性筋膜炎。特发性嗜酸性肌病包括 3 种主要亚型：局灶性嗜酸性肌炎、嗜酸性粒细胞性肌炎和嗜酸性粒细胞性多肌炎。以红斑狼疮皮疹、皮下硬结和血管性水肿为形式的皮肤受累是常见的。一项研究发表了 7 篇嗜酸性肌病(无寄生虫病)相关文章，血嗜酸性粒细胞计数为 $(132\sim1\,464)\times10^9/L$[69]。
肾上腺素不足	原发性和继发性肾上腺皮质功能不全相关嗜酸性粒细胞增多。细胞数通常为 $(0.5\sim1)\times10^9/L$。对有色素大量沉着、疲劳、低血压、厌食症、恶心和胃病，且伴嗜酸性粒细胞增多的患者时需考虑。实验室诊断检查包括皮质醇和(或)ACTH。
恶性肿瘤	约 0.5%恶性肿瘤伴嗜酸性粒细胞增多，可见于以下肿瘤：肺癌、乳腺癌、宫颈癌、卵巢癌、肝癌、胰腺癌、甲状腺癌、霍奇金淋巴瘤、T 细胞淋巴瘤、多发性骨髓瘤[70]。
特发性嗜酸性粒细胞增多症(IHES)	IHES 是一组异质性疾病的总称，定义为持续性明显的不明原因嗜酸性粒细胞增多，通常伴发终末器官损害。IHES 经验性诊断标准包括[26]： - 嗜酸粒细胞增多至少 $1.5\times10^9/L$，超过 6 个月。 - 全面的诊断性检查，但无明确的嗜酸性粒细胞增多的病因学。 - 特发性嗜酸性粒细胞增多导致的功能障碍或器官损伤。最常受影响的器官是皮肤、心脏和中枢神经系统。观察结果表明，在符合 IHES 初步诊断标准的患者中，初发血液系统疾病中涉及髓系或淋系时考虑是造成嗜酸性粒细胞过多的原因。许多患者可以分为两种不同变异型：① 具有临床和生物学特征的慢性髓系白血病的骨髓增殖变异型，预后很差；② 淋巴细胞变异型。T 细胞克隆显示嗜酸性粒细胞增殖活性。该变异型是 T 细胞良性增殖的初发淋巴系统疾病，T 细胞可产生如 IL-5 这样的细胞因子促进嗜酸性粒细胞的产生。

15.12.6.5 嗜碱性粒细胞

嗜碱性粒细胞约占血液白细胞 0.3%，且功能与肥大细胞相关[28,29]。两种细胞类型均表达功能活性 IgG 受体，产生相同的效应分子，如组胺、脂质介质(白三烯、前列腺素)、丝氨酸蛋白酶和白细胞介素(IL-4、IL-13、IL-6)。

嗜碱性粒细胞在骨髓中成熟，特征性表达 FcεRI、CD49b 和高亲和力 IL-3 受体 CD123。生理条件下，它们在骨髓、肝脏、脾脏和外周血中的浓度很低。特异性免疫应答和炎症时进入外周组织和淋巴结。

肥大细胞在外周组织如皮肤、小肠和腹腔中成熟。特征性表达 FcεRi 和 c-Kit。受体介导的刺激(FcεRi)作用使嗜碱性粒细胞和肥大细胞释放效应分子。

嗜碱性粒细胞激活后数分钟内释放 IL-4 加速 Th2 细胞免疫应答。通过结合表面两个 IgE 分子的交联或通过大量物质以非抗原依赖方式激活。

15.12.6.5.1 嗜碱性粒细胞增多：嗜碱性粒细胞升高通常与速发型超敏反应相关。总 IgE 常升高。然而，IgE 升高与嗜碱细胞计数之间没有相关性。

嗜碱性粒细胞增多见于：过敏性炎症(如对药物或食物过敏、红皮病、荨麻疹和类风湿关节炎)，寄生虫感染，干细胞疾病(如髓系白血病、骨髓增殖性疾病、华氏巨球蛋白血症)，糖尿病、黏液性水肿、雌激素相关药物治疗，感染性疾病(如结核、水痘、流感)，脾切除后综合征。

15.12.7 注意事项

检测方法：红细胞的溶解时间至关重要。如果溶解时间太短，或存在相对耐溶解的红细胞(如新生儿的网织红细胞或红细胞)，白细胞计数会出现高估。如果溶解时间过长或白细胞先前已被破坏(如化疗或败血症)，体积小于正常值故不会纳入计数。可能将巨血小板误认为白细胞计数。

血液标本采集：EDTA 抗凝血计数时结果较稳定。毛细血管采血只能在特殊情况下进行，采用毛细血管采血时，应弃去前两滴血。

新生儿和幼童白细胞计数取决于血液采集情况。与足跟毛细血管采血相比，静脉和动脉血的白细胞计数分别为 82% ± 3.5%和 77% ± 5.3%。剧烈运动后毛细血管法检测的白细胞数较静息状态高 146% ± 6.1%[30]。

IgM 介导的中性粒细胞聚集：已有假性中性粒细胞减少报道。中性粒细胞携带 IgM 抗体[31]。

冷球蛋白：室温血液分析仪计数时，冷球蛋白会导致假性白细胞增多。在该温度范围内形成白细胞大小的蛋白质晶体，且这类晶体被自动计数为白细胞。若标本升温至 37℃，蛋白质晶体会消失。

个体内变异：日内 CV 为 19.9%，日间 CV 为 16.3%，月间 CV 为 17.3%[32]。

稳定性：EDTA 抗凝血在室温或冷藏时可稳定保持 72 h，细胞计数取决于不同血液分析仪[33]：

- 白细胞总数：减少 0.6%～5.1%。
- 中性粒细胞：增加 1.3%～10.3%，有报道称部分分析仪可减低 1.2%。
- 单核细胞：有些分析仪增加达 31%，其他分析仪减少 28%～78%。
- 淋巴细胞：室温下有些分析仪增加 5%，另一些分析仪减少 3%～14%。

15.13 血涂片检测

Lothar Thomas

15.13.1 引言

尽管现在已有自动血液分析仪、流式细胞术、细胞遗传学和分子诊断，但血液涂片检查仍是血液学诊断的基础。自动分析仪产生的数据是否可靠及报警数据均需通过外周血涂片观察来复核。因精确度和周转时间的提高，血液分析仪的效率非常高，但特定情况下仍然需要进行血涂片检查。研究者通过血涂片检查对血细胞结构有更加深入的了解，这是自动计数和分类无法替代的[1-4]。血涂片检查有两个重要目标：① 提供最有价值的信息；② 验证自动血液分析仪结果的质控手段。

国际血液学审查小组建立了 41 项标准用于血涂片检查作为自动血细胞分析仪补充。对标准进行修改后，大多实验室的血涂片检查比例中门诊占 10%，住院 20%。

15.13.2 适应证

红细胞形态[1]：血液分析仪对许多红细胞形状变化无法识别，所以贫血患者需进行血涂片观察。

即使自动全血细胞计数正常时，下列情况也需要观察血涂片：临床信息提示患者先前有红细胞异常且对此次检查仍有疑问、异常红细胞形态家族史、患者有无脾或脾切除术后血象检查、寄生虫检查。

白细胞形态[4]：白细胞评估分三部分组成，即白细胞计数检查、白细胞分类计数、形态学异常检查。

血小板形态[4]：血小板评估包括两部分，即自动血细胞计数复核、血小板形态检测（平均血小板体积复核，确认如血小板聚集、区别红细胞碎片与巨大血小板）。

非造血细胞[4]：其他重要细胞，如内皮细胞、上皮细胞、肿瘤细胞，以及生物体，如细胞内（疟原虫、巴贝斯虫）和细胞外（锥虫、微丝蚴）。

15.13.2.1 血涂片检测的临床适应证[2]

- 贫血、不明原因黄疸或两者同时存在。
- 镰状细胞疾病（幼儿或大龄儿童或成人出现肺炎或突发性脾肿大和苍白，伴肢体、腹部或胸部疼痛）。
- 血小板减少症（如瘀斑或异常瘀伤）或中性粒细胞减少症（如不明原因的或严重的感染）。
- 淋巴瘤或其他淋巴系统增殖性疾病（淋巴结肿大，脾肿大，胸腺或其他淋巴器官增大，浸润皮肤，骨痛和全身症状如发热、出汗、瘙痒和体重减轻）。
- 骨髓增殖性疾病（脾肿大、细胞增多、瘙痒或体重减轻）。
- 弥散性血管内凝血。
- 急性或近期发作的肾功能衰竭或不明原因的肾肿大，尤其是儿童。
- 视网膜疾病，出血，渗出物，高黏滞症状或视神经萎缩。
- 通过血涂片可以诊断的细菌或寄生虫病。
- 弥散性非造血系统肿瘤（体重减轻、不适、骨痛）。
- 通常伴有不适和发热，提示传染性单核细胞增多症或其他病毒感染或免疫性或恶性疾病。

15.13.3 标本准备

15.13.3.1 抗凝

EDTA - K_2 或 EDTA - K_3 或柠檬酸钠，而非肝素，可用于静脉或毛细血管采血。不使用肝素原因如下[3]：引起血小板聚集干扰血小板的形态学检查、肝素引起血涂片染色呈紫蓝色。

15.13.3.2 标本处理

采血后 2 h 内应制备涂片。如果不能完成，标本应在 4℃ 或室温（22℃）保存不超过 8 h，长期储存应保持 4℃。长时间储存后，涂片前血液标本应至少颠倒混合 10 次（180 度）[3]。

15.13.3.3 血膜的制备

制备 2.5～4 cm 长且厚度适当的楔形血膜，需用约 5 μL 血液[3]。将血滴滴在距离载玻片末端约 1 cm 的位置，推片以约 30°至 45°角度缓慢向后移动（图 15.13 - 1）。推片速度越快，涂片越厚。头端较厚，逐渐变薄并且边缘较短薄（图 15.13 - 2）。涂片厚度和长度受以下因素影响[3]：血滴大小及 HCT（血滴越大，HCT 越高，涂片越厚）、推片角度（角度越大，涂片越厚越短）、推片速度（快速推片，涂片越厚）。

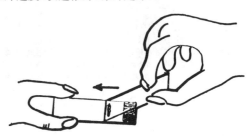

图 15.13 - 1 血涂片方法

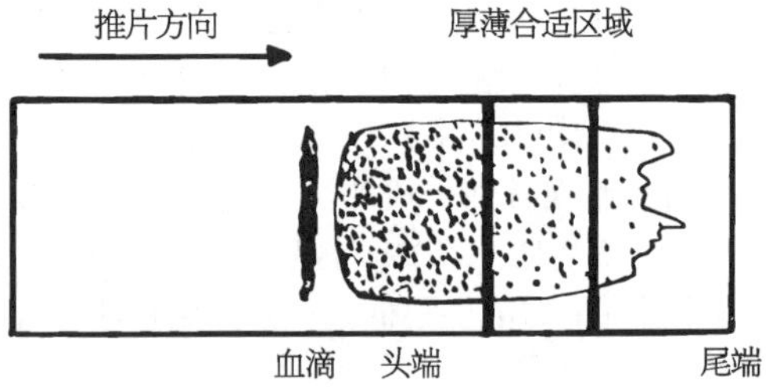

图 15.13 - 2 血液涂片观察的相关区域

15.13.3.4 血涂片干燥

空气自然干燥 1 h 而无其他吹风设备[3]。较高的相对湿度（≥70%），推荐使用外部强力风干。如果涂片不能立即染色，空气干燥后 4 h 内用甲醇固定，但最好 1 h 内完成，否则血浆会导致背景呈灰蓝色效应。

15.13.4 染色

通常血涂片使用 Romanowsky 染色液染色。Romanowsky 染色液是一种含有氧化亚甲蓝和（或）其氧化产物（天青 B）的染料，以及卤化荧光素染料，通常为伊红 B 或 Y。最常用的方法是确保所有细胞类型都能识别，包括 Wright - Giemsa 染色和 Pappenheim 染色。

15.13.4.1 瑞氏-吉姆萨染色

染色液由碱性染料（亚甲蓝及其衍生物）和酸性染料（伊红）以 2∶1 比例组成[5]。伊红为酸性物质，因为与细胞成分如血红蛋白、嗜酸性粒细胞内容物和碱性颗粒蛋白质结合。亚甲蓝是蓝色染料噻嗪染料（天青 A、天青 B、亚甲紫）的一员，为碱性染料。与酸性成分结合，如 DNA、RNA、中性粒细胞颗粒和酸性细胞蛋白。

碱性和酸性染料混合作用形成了细胞（多色）染色。根据 Pappenheim 说明对涂片进行染色，先使用 May - Grünwald 染色，然后用吉姆萨染色获得最佳染色效果。碱性染料（蓝色）与酸性细胞成分（如 DNA、RNA 和酸性细胞质和颗粒蛋白质）结合。伊红是一种酸性染料（红色），它与细胞质和某些颗粒（嗜酸性粒细胞颗粒）中的细胞基本成分如血红蛋白和碱性蛋白结合。根据 May－Grünwald－Giemsa、Pappenheim 或 Wright－Giemsa 染色说明，请参阅相关参考文献[3,5,6]。

15.13.4.2 Pappenheim 染色

May－Grünwald 的伊红亚甲蓝和吉姆萨的亚甲蓝用于染色。较多改进见描述[6]。

15.13.4.3 血膜要求

理想的血涂片质量：涂片长度至少 2.5 cm，距载玻片末端至少 1 cm；涂片厚度逐渐变薄，直至片尾；无人为影响因素；整体观察涂片较薄和较厚部分分别呈淡红色和紫蓝色。使用 pH 6.8～7.2 缓冲蒸馏水作为冲洗溶液，可防止因碱性（蓝色）或酸性（红色）组分而导致的染色颜色差异；显微镜下，红细胞应该是淡红色，并且白细胞的细胞核应该比蓝色更紫。血细胞应该无空泡和其他人为因素影响，且玻片应避免染料残留物沉淀而污染[3]。

15.13.4.4 细胞化学染色

细胞化学染色用于观察血细胞的酶和其他组分。可用于未成熟造血细胞鉴别和淋巴细胞鉴别：① 鉴别髓系和淋系白血病；② 鉴别粒系和单核系前体细胞；③ 鉴定 ALL 亚型；④ 区分 CLL 和毛细胞白血病细胞特征；⑤ 鉴别反应性白细胞增多、类白血病反应及肿瘤性骨髓增殖性疾病；⑥ 检测酶缺陷，特别是中性粒细胞（如骨髓增生异常综合征时，部分过氧化物酶缺陷）；⑦ 中性分叶核粒细胞碱性磷酸酶来鉴别中性粒细胞是否为反应性增加。

中性分叶核粒细胞碱性磷酸酶积分：根据细胞质中染料沉淀的强度分 0 至 4＋，并计数 100 个中性粒细胞进行积分。每个强度细胞数总和乘以其相应的积分得到 NAP 分数（参考区间 13～130）。因 NAP 活性随着时间延长而减弱，涂片必须在 3 天内处理完成。NAP 积分对于区分 CML（低分）与其他骨髓增殖性疾病和类白血病反应具有一定价值。真性红细胞增多症 NAP 积分升高见于约 70%病例，因此与反应性红细胞增多相比支持该诊断。

15.13.5 人为因素

血液涂片制片过程所有步骤都可能会受到人为因素影响。

抗凝剂：使用 EDTA 血液进行涂片时，可能出现下列人为因素的影响：白细胞的凝集、卫星现象（如血小板包裹粒细胞）及血小板聚集。IgG 自身抗体可诱导 EDTA 相关血细胞聚集，但枸橼酸盐抗凝血液无此现象发生。IgM 自身抗体通常与 EDTA 无关。一些自身抗体呈冷抗体类型。EDTA 相关聚集包括粒细胞聚集，还包括淋巴细胞和淋巴瘤细胞聚集。

标本时间：血液采集后 2 h 内制备血涂片为最佳，否则可能出现人为因素影响，如粒细胞和单核细胞空泡，或粒细胞碎裂和分叶过多。淋巴细胞呈凋亡形态，对病毒感染或淋巴组织增生性疾病区分的难度增加[3]。

血涂片制备：制备血涂片时，某些细胞类型可能会受损，特别是有大量非典型淋巴细胞的情况。慢性淋巴细胞性白血病，可能产生或原先存在大量破碎细胞（涂抹细胞）[3]。为尽量减少涂片制备过程出现的细胞变化，建议在 5 滴血液中加入 1 滴白蛋白（22%），然后进行常规推片。

干燥与固定：空气干燥血涂片后直接进行固定和染色为最佳。如果未能立刻染色，应在空气干燥 1 h 内用甲醇固定。若也无法完成，因血浆原因导致涂片背景呈灰蓝色。空气干燥速度过慢会导致细胞收缩，细胞核结构减少，形成细胞质空泡。染色时涂片仍未干燥导致血涂片出现不规则扩散及细胞形态不易观察[3]。如果甲醇固定液水分含量超过 3%，则会出现人为因素，如降低细胞表面脆性及细胞质空泡[3]。

15.13.6 显微镜检查

血涂片进行肉眼观察的方法是选择涂片较薄，避开较厚的区域，选择不超过 50%红细胞彼此接触的区域[8]。涂片中太薄的区域因红细胞分布不连续应避免观察。通常最佳观察位置选择涂片后 1/3 区域（图 15.13－2）。细胞评估包括：血液自动分析仪细胞计数复核、白细胞分类、红细胞和血小板形态检查、细胞聚集和卫星现象，以及毒性或退化的细胞改变和传染性病原体检查，首先低倍镜（100～250 倍）浏览全片，估计细胞计数，选择合适的观察区域，高倍镜观察单个细胞形态。

15.13.6.1 细胞计数复核

低倍镜（100×）浏览全片，通过以下计算可以对血涂片计数进行可信的定量评估：

- 正常红细胞 600 个/视野。
- 正常血小板 30～60 个/视野；计数为（400～1 000）×10^9/L 时，75～125 个/视野；计数为（50～100）×10^9/L 时，25～30 个/视野；计数为（20～50）×10^9/L 时，10～15 个/视野。
- 正常白细胞 1～2 个/视野；白细胞计数为（20～50）×10^9/L，5～6 个/视野；白细胞计数为（50～100）×10^9/L，10～15 个/视野；白细胞计数高于 100×10^9/L，20～30 个/视野。

使用 1 000 倍油镜观察时，每种情况下仅计数约 1/6 的细胞。为验证细胞计数，应该计数 10 个视野的平均值。

15.13.6.2 白细胞分类

应使用 400 倍至 1 000 倍放大进行白细胞分类。破损细胞或固缩细胞不计数在内，但如果比例很高，应在检验报告中备注说明。慢性淋巴细胞白血病患者的涂片通常含有大量涂抹细胞。此时应使用添加白蛋白的血液样本重复涂片。检验结果计数 100 个白细胞，以百分比表示单个白细胞比例。如果存在其他有核细胞（幼红细胞、巨幼红细胞、巨核细胞）或细胞核，则应对其计数，且以每 100 个白细胞所占比例表示[4]。涂抹细胞算作淋巴细胞。白细胞形态学改变需要描述与注解（见表 15.13－1），粒细胞形态改变见图 15.13－3，淋巴细胞形态见图 15.13－4。

15.13.6.3 血小板形态

通常使用 100 倍油镜（1 000 倍放大率）进行血小板评估[4]。健康个体的血液涂片放大 1 000 倍后每 10～30 个红细胞见到 1 个血小板，或每视野见 7～21 个血小板。血小板卫星现象可能导致血小板计数假性减低，需通过显微镜检查。血小板形态非常重要，巨型血小板见于遗传性疾病和血小板消耗增加的血小板减少症（图 15.13－5 和表 15.13－2）。

表 15.13－1　外周血涂片白细胞形态改变

形态	临床和实验室诊断
粒细胞	粒细胞形态改变通常具有诊断意义。
- 鼓槌小体	鼓槌小体的出现是女性性别的特点(图 15.12－3)。
- 中性分叶核细胞分叶过多	中性分叶核粒细胞(PMN)超过 5 分叶时提示分叶过多。分叶过多的粒细胞及巨型杆状核细胞是巨幼细胞性贫血的典型表现。分叶过多的粒细胞通常存在于体液(如腹水)。
- 中毒性颗粒 - Döhle 小体 - 胞质空泡	毒性颗粒、Döhle 小体和粒细胞胞质空泡是非特异性感染的毒性表现[10]。 毒性颗粒：中性粒细胞胞浆内出现黑色颗粒增多。感染后发生。2/3 的脓毒症出现毒性颗粒，但诊断特异性较低。 Döhle 小体：出现在外周细胞质中的这些淡蓝色包涵体是内质网的聚集体。它们与感染与毒性颗粒相关。约 1/3 败血症患者有 Döhle 小体。怀孕和产后也会出现 Döhle 小体。 毒性空泡：90%细菌性败血症患者出现中性粒细胞胞质中毒性空泡。液泡很大，不透明，且数量较多，常伴细胞形状改变。需注意陈旧 EDTA 标本涂片也会出现人为空泡。这些空泡较小，形状均匀，不会使细胞结构变形。
- 匹赫(Pelger－Huet)异常[11]	Pelger－Huet 异常是中性粒细胞的一种遗传学改变，其核分叶不超过两叶。约 30%细胞呈杆状或花生状核(双叶或哑铃形核)。患病率约为 1∶6 000。细胞功能正常，且寿命正常。Pelger 异常与性别无关。感染核左移时杆状核细胞呈多形性，而匹赫畸形形态较一致。 类 Pelger－Huet 异常(Pseudo－Pelger)见于真性红细胞增多症、髓系白血病、骨髓纤维化、霍奇金病和多发性骨髓瘤，且可首次发生在骨髓移植后。17 号染色体短臂(17p 综合征)丢失也可发现。紫杉烷[7]和布洛芬[12]治疗时可短暂出现假性 Pelger。假 Pelger 与先天 Pelger－Huet 异常的区别在于类匹赫畸形有下列特点：只有少量粒细胞出现特征性变化、可能存在中性粒细胞减少、疾病的遗传形式无 Pelger 型单核细胞。
白细胞异常色素减退综合征(Chediak－Higashi 综合征)	该病在中性粒细胞和其他血细胞中出现嗜酸性包涵体形式的巨大溶酶体。急性髓系白血病和骨髓增生异常综合征也可以出现假 Chediak－Higashi 异常[7]。
- 豪-乔小体	中性粒细胞胞质中的豪-乔小体内容物与红细胞中的核碎片相同。多见于艾滋病病毒感染，必须与其他不常见的包涵体相区别，如感染时或 Chediak－Higashi 综合征中发现的包涵体[13]。
- 白细胞聚集	引起白细胞假性减少的粒细胞聚集现象较容易发现[7]：① EDTA 不仅影响中性粒细胞，而且影响嗜酸性粒细胞和嗜碱性粒细胞及淋巴细胞；② 冷凝集素作用，可以通过 37℃孵育标本消除凝集效应。
淋巴细胞[14]	淋巴细胞分类为“典型”或“非典型”。典型指淋巴细胞形态正常(细胞直径约 10 μm，核直径约 7 μm，核染色质呈块状，胞质边缘呈光滑、嗜碱性淡蓝色)。大颗粒淋巴细胞(LGL)含嗜天青颗粒，如果比例小于 10%为典型。除典型淋巴细胞外，所有淋巴细胞及 LGL，如果其比例超过 10%，则被认为是非典型淋巴细胞。非典型淋巴细胞分类又分为“非典型，反应性可能”或“非典型，肿瘤性可能”。不能分类的淋巴细胞认为是“多形性淋巴细胞”。对于这些细胞可根据形态加以描述(如毛细胞)。
白血病和淋巴瘤的诊断性检查	血涂片作为免疫分型基础，在白血病和淋巴瘤诊断中起到初步判断作用。例如： - 急性白血病，Auer 小体(融合颗粒)具有提示作用。 - 具有细颗粒且有柴捆样或束样 Auer 小体的白血病细胞可提示急性早幼粒细胞白血病。这种情况也适用于布满粗糙的嗜天青颗粒(超颗粒形式)的异常早幼粒细胞。 - 白细胞、血小板、粒细胞和血红蛋白低于正常，淋巴细胞胞质边缘呈细丝样，提示毛细胞白血病。 - 嗜碱性空泡的大淋巴瘤细胞提示伯基特淋巴瘤。

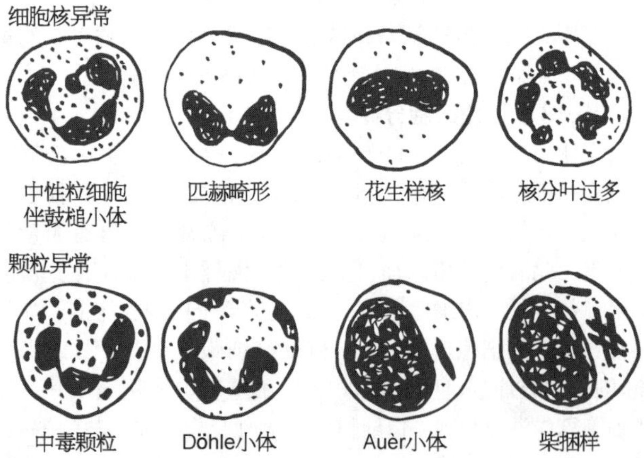

图 15.13－3　粒细胞形态改变

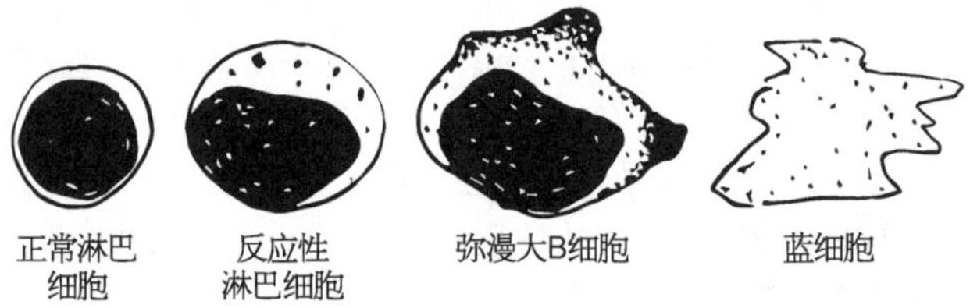

图 15.13－4　淋巴细胞形态

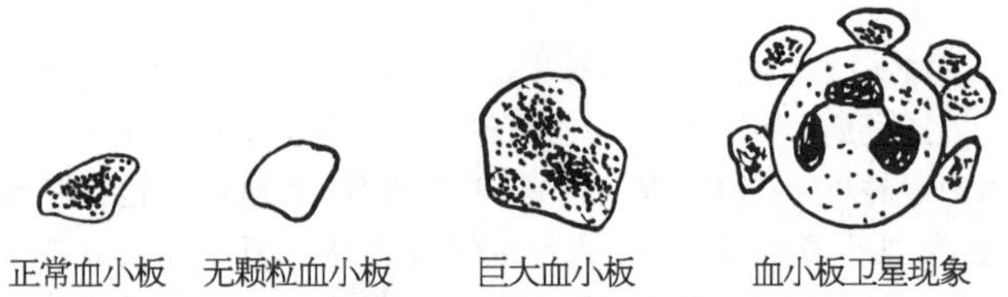

图 15.13－5　血小板形态变化

表 15.13－2　血小板增多症和血小板减少症中血小板形态学变化

变化	临床和实验室诊断
血小板聚集	通常 EDTA 引起血小板聚集导致血小板假性减少。文献报道发生率为 0.1%～1.9%。大多数患者无典型的基础疾病。然而，EDTA 诱导血小板聚集在自身免疫性类风湿关节炎 Sjögren 综合征、吉兰-巴雷综合征、肿瘤、动脉粥样硬化和重症患者发生更频繁。糖蛋白Ⅱb/Ⅲa 抗体阿昔单抗治疗可导致血小板聚集和血小板假性减少。约 5%患者治疗后发生这种症状，而 1/3 患者是 EDTA 诱导引起血小板假性减少[17]。
血小板卫星现象	血小板覆盖在中性粒细胞、嗜碱性粒细胞、嗜酸性粒细胞、淋巴细胞和淋巴瘤细胞周围。卫星现象是通过血小板糖蛋白Ⅱb/Ⅲa 受体和白细胞膜 FcRⅢ受体的 IgG 抗体介导的。血液分析仪出现轻度血小板减少和白细胞减少。

续 表

变化	临床和实验室诊断
巨大血小板	巨大血小板见于骨髓增殖性疾病，脾功能亢进和遗传性疾病如 Bernard－Soulier 综合征和 May－Heggli 异常[7]。巨大血小板数量较多时，会误将血小板计数为白细胞和红细胞，引起计数增高，同时引起血小板自动计数假性减低[4]。
灰色血小板综合征	血小板由于α颗粒减少呈灰色或淡蓝色。该现象见于 Bernard－Soulier 综合征或 May－Hegglin 异常等遗传综合征，但也可能存在于骨髓增殖性疾病、脾功能亢进、体外循环手术后及毛细胞白血病[7]。
其他	白血病或真菌病相关的脓毒症时，因红细胞碎片影响会使血液分析仪计数血小板计数假性升高[2]。

15.13.6.4 红细胞形态

外周血涂片评估红细胞的四个特征：大小、形状、颜色和内容物[1]。

红细胞大小：红细胞大小在较厚的区域会减小，而较薄的区域被增大。

红细胞形态：形态异常的红细胞称为异形红细胞症(图 15.13－6 和表 15.13－3)。

15.13.6.5 感染时的血涂片

除白细胞增多外，中性粒细胞的各种形态学变化也可见于各种感染状态，这些变化统称为毒性变化。主要是毒性颗粒、Döhle 小体和空泡变性。2/3 败血症患者出现毒性颗粒，但对感染症状缺乏特异性。非感染状态也可以看到毒性颗粒。细菌性败血症时，毒性空泡对疾病诊断具有价值[10]。

单核细胞呈现非特异性形态学变化。

EBV 感染和淋巴细胞的形态变化见表 15.13－1。

血涂片检查可用于一些少见感染性疾病的初步诊断(表 15.13－4)。

15.13.6.6 脾功能减退及脾功能亢进的血涂片

脾减和脾亢是指脾功能改变引起的血细胞计数的改变。正常的脾功能为储存网状细胞使其成熟释放到血液循环，除去细胞颗粒和核碎片，及维持红细胞正常形态。骨髓释放的未成熟细胞被清除。脾脏吸收并清除衰老或受损红细胞。溶血反应时红细胞清除增强导致脾肿大。

脾脏同样维持血小板计数恒定。血小板完全急性释放后，外周血小板计数增加约为 $50\times10^9/L$。

脾功能减退：血液学症状可能来自脾切除术和广泛的免疫性和淋巴增殖性疾病，如毛细胞白血病或脾淀粉样变性。相关变化可见[11]：① 血小板暂时或长期增多；② 血涂片异常：靶形红细胞、豪-乔小体和不规则形状的红细胞。此外可见少量有核红细胞，未成熟粒细胞和巨核细胞裸核。

脾功能亢进：脾功能亢进是指临床症状，而不是指病理或组织学实体。脾脏可以扩大，或仅表现出功能亢进。后者导致血细胞减少，可能涉及一种或多种造血细胞系。受影响的细胞系表现出骨髓增殖，并且还可以出现形态变化或成熟障碍。

可能与脾功能亢进有关的变化[11]：持久性血小板减少，血涂片见球形红细胞、泪滴状红细胞和裂红细胞。

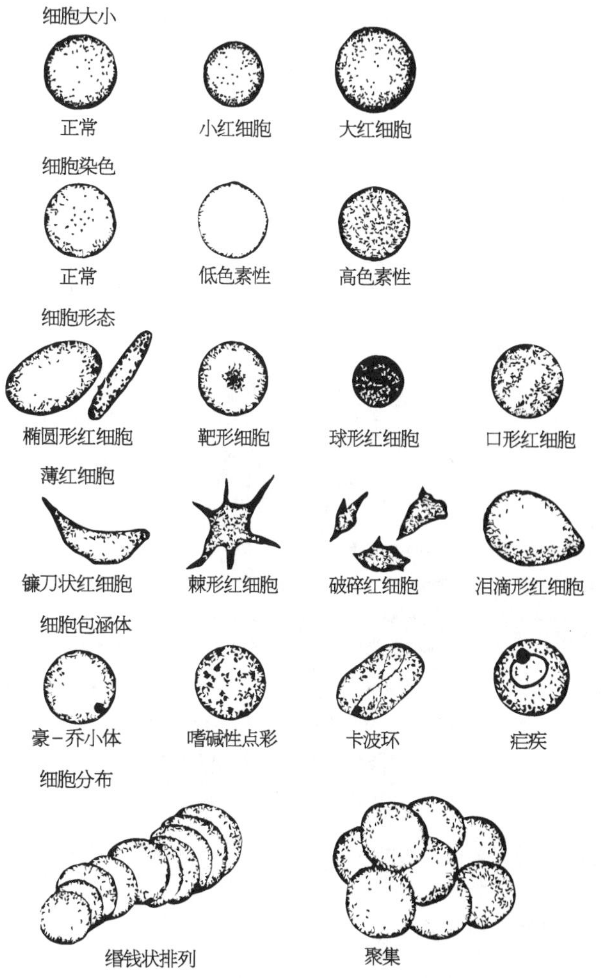

图 15.13－6 红细胞形态改变

表 15.13－3 外周血涂片红细胞形态与人为因素

变化	临床和实验室诊断
色素不均	红细胞染色强度差异取决于红细胞的血红蛋白浓度。低色素和正色素红细胞存在差异。低色素红细胞增多是缺铁的典型表现。红细胞血红蛋白浓度不超过 360 g/L，所以不存在高色素红细胞。细胞染色较深时，正常细胞有时类似高色素细胞。这些细胞在 DNA 合成障碍时出现非典型形态，如球状细胞或椭圆形巨红细胞[1]。
多色性	多色红细胞染成淡蓝色。是网织红细胞向红细胞的转化阶段。多色红细胞增加表明红细胞消耗增加(急性出血)[1]。
红细胞大小不一	红细胞大小变化。应用红细胞体积分布宽度(RDW)，血液分析仪提供比血涂片更精确的信息。缺铁性贫血、DNA 合成障碍(维生素 B_{12} 或叶酸缺乏症)及网织细胞增多症相关的贫血(如急性出血、急性溶血)可见红细胞大小不一。
小红细胞增多	小红细胞出现体积减小。小红细胞增多与平均红细胞血红蛋白含量(MCH)下降有关。小红细胞颜色苍白，可能有 MCHC 减少。所有的小红细胞都呈低色素，所有低色素细胞都是小红细胞[1]。低色素性小红细胞贫血是缺铁和地中海贫血综合征引起。小红细胞性贫血的鉴别诊断中，血涂片通常不那么重要。值得注意的是，铁粒幼细胞贫血出现帕彭海姆小体和“双形性”，这与铅中毒和某些类型的地中海贫血出现的嗜碱性点彩在诊断上具有重要意义[2]。

续 表

变化	临床和实验室诊断
大红细胞增多	大红细胞是直径大于 8 μm 的红细胞，而巨红细胞直径大于 9 μm。随着直径增加，MCV 也升高，需除外网状织细胞增多症及新生儿样本。 血涂片假性大红细胞增多是由薄红细胞的存在引起的。如果血涂片上观察到大红细胞且 MCV 升高，则应排除网织红细胞计数增加。如果成人患者表现为大红细胞增多，网织红细胞无增多，且大红细胞呈圆形，那么可能是因慢性肝病引起的；如果是椭圆形，则考虑为维生素 B_{12} 缺乏，叶酸缺乏导致的巨幼样变[1]。在这种情况下，经常会出现红细胞大小不一，红细胞增多，中性粒细胞少颗粒或者分叶不能。老年人骨髓增生异常综合征是大红细胞性贫血的常见原因。
异形红细胞增多	畸形红细胞，伴许多其他可能的形态变化。
平皿形红细胞	红细胞小细胞低色素，中央淡染区扩大，是慢性缺铁的典型表型。
椭圆形红细胞	健康人群约 1%红细胞出现椭圆形状。从轻微椭圆形到类似棒状的细胞。椭圆红细胞见于维生素 B_{12} 缺乏症或叶酸缺乏的患者，也可能是干扰 DNA 和 RNA 合成的化疗药物造成，或者见于红细胞生成障碍性贫血的患者[1]。 遗传性椭圆形红细胞症：是一种罕见的常染色体显性疾病，其中高达 90%的红细胞呈椭圆形。存在溶血性贫血。东南亚卵形细胞增多症患者红细胞约是正常者 2 倍，此外，还出现有两个 Y 形或 V 形的口形红细胞。
球形红细胞	由于细胞膜损伤，此类红细胞直径小于正常红细胞，但体积相同。与正常细胞相比，细胞厚度较厚，所以该类细胞呈现密集或颜色更深[1]。新生细胞在外观上不是球形的。球形红细胞是溶血性贫血的形态特征。球形红细胞没有诊断特异性，因为可见于遗传性球形红细胞增多症，自身免疫性溶血性贫血或同种免疫性溶血性贫血。遗传性球形红细胞增多症时存在细胞膜合成障碍。溶血性贫血患者小球形红细胞（颜色变深、直径变小的细胞）数量可能很少，但也是烧伤和微血管病性溶血性贫血的形态特点。
刺状红细胞	刺状红细胞经常具有奇特的形状。该细胞缺乏临床特异性[1]。
变性珠蛋白小体	变性珠蛋白小体是沉淀的血红蛋白，可见于瑞-吉染色，但与普通 Romanowsky 染色不同。变性珠蛋白小体可能出现在：不稳定血红蛋白病、使用氧化药物如氨苯砜后、红细胞代谢缺陷（高铁血红蛋白还原酶缺陷）。
角红细胞	急性溶血诊断时检测到角红细胞（具有角状形状）或咬痕红细胞非常重要[1]。氧化损伤红细胞出现形态改变。药物、红细胞血红蛋白沉淀物，导致变性珠蛋白小体并引起红细胞形状变化。红细胞轮廓不规则，有时呈角状突起或像咬痕红细胞，又或者是正常形状，但是都会出现大的红细胞淡染区[2]。氧化性药物诱导的溶血常见于葡萄糖-6-磷酸脱氢酶(G6PD)缺乏或磷酸戊糖代谢异常。世界上数百万人受 G6PD 缺乏的影响（另见章节 15.8）。
锯齿状红细胞	锯齿状红细胞是血液采集和血液涂片时人为造成的。暴露碱性 pH 时，通常是玻璃效应的结果，导致锯齿状红细胞形成。血液涂片的缓慢干燥是锯齿状细胞形成的最常见原因[1]。
口形红细胞	遗传性口形红细胞增生症非常罕见，因此口形红细胞通常是血涂片人为制片造成。红细胞暴露于酸性 pH 导致口形红细胞形成。暴露于药物如吩噻嗪类或阳离子和两性分子时也是如此[1]。口形红细胞也见于肝脏疾病，特别是与酒精有关的疾病。
棘形红细胞	棘红细胞是有大量棘状突起的红细胞。循环中由正常红细胞发育而来，且前体细胞是正常的。棘红细胞见于遗传性棘红细胞增多症，特征性无 β 脂蛋白血症。棘红细胞也见于伴有低胆固醇血症的重症肝衰竭[1]。鱼油肠外营养也可以出现棘红细胞增多，治疗中断之后可逆恢复[15]。药物如苯二氮䓬类和 5-氟尿嘧啶也可引起棘形红细胞增多症。
泪滴状红细胞	红细胞呈泪滴形状。这些细胞可见慢性原发性骨髓纤维化，且外周血片中可见幼粒幼红性贫血，与恶性肿瘤的骨髓侵犯相关[1]。
镰刀状红细胞	细胞边缘呈镰刀形的红细胞[1]。可见于纯合子型血红蛋白 S 病的外周血。镰状红细胞很少见于杂合性状携带者[16]。
裂红细胞	裂红细胞是红细胞碎片或碎片去除后的残留物。特点是体积小、外观致密、边缘尖锐[1]。许多破碎红细胞呈三角形片段。通过机械破坏（如人造心脏瓣膜置换术后、溶血性尿毒症综合征或弥漫性血管内凝血）形成破碎红细胞。
靶形红细胞	靶细胞呈射击靶形，是由于血红蛋白集中在边缘和细胞中心。可见于低色素性贫血、溶血性贫血、地中海贫血、HbC 疾病和脾切除术后。
红细胞凝集	嗜异性 IgM 抗体引起的不可逆红细胞凝集。可见于传染性单核细胞增多症(EBV)、肺炎支原体感染及存在不明原因的冷凝集素中。
缗钱状排列	红细胞缗钱状排列称为红细胞缗钱状现象。涂片较厚区域，红细胞缗钱状现象是指两个或更多的细胞形成一个链状；较薄区域很难见到。红细胞缗钱状现象是可逆的，用盐水稀释时可以解决。因此缗钱状形成不会影响血液分析仪的 MCV 测量。高纤维蛋白原血症和高球蛋白血症是造成红细胞缗钱状的原因[1]。
嗜碱性点彩	红细胞嗜碱性点彩是瑞氏和帕彭海姆染色时红细胞胞质内出现细小的黑色包涵体。包涵体本质为核糖体 RNA 沉淀，在涂片干燥和染色期间形成[1]。嗜碱性点彩是红细胞生成受损的迹象，可见于巨幼细胞性贫血、酒精中毒、铅中毒、砷中毒和嘧啶 5′-核苷酸酶缺乏症。
豪-乔小体	红细胞内出现小而圆的紫罗兰色染色的 DNA 残留物。正常情况下经脾脏去除。见于红细胞增生旺盛性骨髓象，网织红细胞核排出受损。豪-乔小体见于脾肿大和慢性移植物抗宿主病。
卡波环	红细胞内红色环，某些情况下为单环或复杂环，呈数字"8"形。DNA 合成障碍（巨幼红细胞涂片）患者外周血可观察到卡波环[1]。
铁小体	如果红细胞生成过程中红细胞前体细胞摄取的铁不能立即用于合成血红蛋白，而是作为铁蛋白和含铁血黄素储存，可以用铁染色来显示。含有铁小体的红细胞被称为高铁红细胞，而含有铁颗粒的有核红细胞被称为铁粒幼红细胞。有核红细胞线粒体围绕在细胞核周围。有核红细胞原卟啉合成缺陷导致线粒体内铁累积。环形铁粒幼细胞见于铁粒幼细胞性贫血的遗传性形式，获得性变异体，即见于骨髓增生异常综合征和特发性铁粒幼细胞性贫血[1]。

表 15.13-4 感染性疾病外周血形态学检查

感染	临床及实验室诊断
产气荚膜梭菌	血液学实验室检查发现常规血涂片检查出现细菌是罕见现象。细菌和真菌引起的脓毒症可导致罕见的血管内溶血。最常见的细菌溶血原因与产气荚膜梭菌相关[10]。这种病原体引起的脓毒症首先发生于胃肠肿瘤患者。溶血依赖于细菌卵磷脂酶的形成，并直接破坏红细胞膜。肿瘤患者的产气荚膜梭菌脓毒症几乎致命[19]。涂片存在明显的球形红细胞增多和红细胞碎片[10]。
疟疾	疟疾感染患者受影响的红细胞大小改变如下：恶性疟原虫和三日疟感染未扩大，间日疟原虫感染显著扩大(1.5～2 倍)，卵形疟原虫感染扩大 1.25～1.5 倍。
奈瑟球菌 金黄色葡萄球菌	通常血涂片很少发现细菌。若发现说明严重败血症预后不良。细菌位于中性粒细胞中，聚集并位于不同的气泡内。常规诊断时金黄色葡萄球菌和脑膜炎奈瑟球菌最常见[10]。如果细菌仅见于白细胞外，则须考虑染料溶液污染。

续 表

感染	临床及实验室诊断
埃利希体[10]	埃利希体是属于立克次体家族的严格细胞内生长的球形、多形、革兰阴性细菌。载体是蜱虫。由 *E. chafeenis* 引起的人单核细胞埃利希体病(HME)和由未知物种引起的粒细胞埃立克体病(HGE)。埃利希体被粒细胞和单核细胞吞噬并繁殖形成 1～3 μm 的膜结合的淡蓝色球菌生物体簇。这些包涵体被称为桑椹胚,其检测确立了埃立克体病的诊断[20]。HGE 患者 25%～80%存在 HME,而在白细胞中检测到 HME 的患者仅有 1%～2%。桑椹胚易被忽视。埃利希病是一种轻微的自限性疾病。老年人和严重基础疾病患者会受到症状的影响,出现轻微、严重或致命的表现。也可以影响免疫抑制患者(HIV、器官移植后、大剂量类固醇皮质激素治疗)。
巴贝斯虫[10]	巴贝斯虫是原生动物,载体是蜱。巴贝虫有两种类型:一种见于美国,临床表现较温和,病原体是田鼠巴贝虫;另一种在欧洲是由 *B. divergens* 引起的症状较严重。在蜱叮咬之后,巴贝虫裂殖子进入红细胞,成熟为滋养体,无性繁殖,并且可以引起红细胞裂解。红细胞中发现的滋养体是环形的;环体积非常小,直径小至 2 μm。一个细胞可能包含 1～12 个环。大多数患者中 1%～20%红细胞受到影响;脾切除患者可能高达 85%。寄生虫血症的持续时间为 3～12 周。巴贝斯病的主要鉴别诊断疾病是疟疾。临床症状在蜱咬后 1～4 周出现,并且可导致广泛的流感样症状及中度至严重的疟疾样症状。初夏(蜱虫季节)发热、虚弱、出汗发作、肌痛、关节痛和恶心也应该考虑巴贝虫感染可能[18]。
螺旋体[10]	反复发热急性发作期(而非发热期),70%患者血涂片中检测到螺旋体。建议用吖啶橙染色进行血沉黄层检查。螺旋体见于细胞外,长 8～40 μm,宽 0.2～0.6 μm 和 3～10 个散在不规则环状。回归热螺旋体(媒介为虱子)或 16 种螺旋体中的任何一种(媒介为蜱)均会引起反复发热。
锥体虫属[10]	按照地域可分为两种:冈比亚锥虫或罗得西锥虫引起的非洲锥虫病(昏睡病)及由克氏锥虫引起的南美锥虫病(南美锥虫病)。非洲变种的传播媒介为采采蝇,臭虫是南美洲疾病传播媒介。两种疾病都由感染部位的局部炎症反应开始(硬下疳)。锥虫病急性期血涂片可检测到锥鞭毛体。慢性南美锥虫病则不然。锥虫病循环寄生虫是锥鞭毛体,细胞外,非侵入形式。病原体长 14～33 μm,宽 1.5～3.5 μm。
丝虫属	人类血液循环存在 5 种微丝蚴形式:班氏吴策线虫、马来布鲁丝虫、罗阿丝虫、奥氏曼森线虫和常现唇棘线虫。微丝蚴长 230～300 μm,厚度约 7 μm 和带状结构。包含延伸身体大部分长度的细胞核链。正常血涂片的不宜发现,建议采用浓缩方法[22]。

15.14 骨髓检查

Torsten Haferlach

15.14.1 引言

随着对疾病病理生理机制了解的深入及实验室技术仪器的发展,包括将计算机程序应用于结果分析,白血病和淋巴瘤的实验室诊断已经发生了很大改变。如今,快速综合性实验室诊断可以使患者获得精准治疗,改善预后。既往实验室检测可以作为一种高性价比的疾病特异性筛查方法,以达到逐级诊断的目的。而这需要规范标本采集和实验室检测流程。

实验室诊断方法发展迅速,对临床医生和实验室检测都提出了很大挑战。本文向内科医师和实验室提供了白血病和淋巴瘤常规诊断检查的最新方向。

15.14.2 骨髓标本

15.14.2.1 骨髓组织学和细胞学检查

一般基于临床症状进行骨髓评估,且仅在血细胞计数或分类发生改变时骨穿。如果有证据表明有血液系统疾病或淋巴瘤疾病,则需要对骨髓抽吸物检查,通常需要辅以活检/组织学检查[1-4]。

15.14.2.2 骨髓穿刺定位

髂骨后嵴(髂后上棘)是标本采集的首选部位。髂嵴穿刺和胸骨穿刺相比,技术上更加简单且疼痛程度更低,只能在特殊情况下进行胸骨穿刺,而且只能抽吸细胞学检查,该操作被认为已经过时。早期进行骨盆放射治疗时,干抽或太肥胖的患者可以考虑该项操作。但肥胖患者,或仰卧位机械通气患者,骨髓穿刺可选择髂前上棘或髂嵴处进行。髂后上方髂骨最宽(约 3 cm),因此操作正确,可以避免损伤重要器官或大血管(图 15.14－1)。

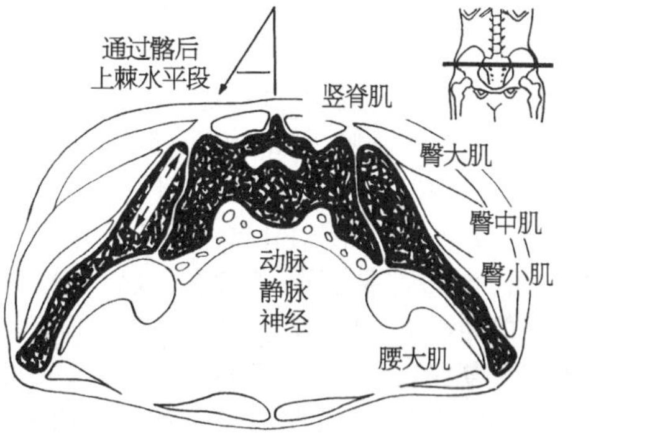

图 15.14－1 活检位置

骨穿前一天须向患者解释手术及其相关并发症的风险。有出血风险的患者也可以在门诊穿刺,但术后须长时间观察。特殊情况下可以输注血小板,血小板达到 20×10^9/L 后进行穿刺。极度敏感的患者在穿刺前需要应用镇静剂,而儿童骨穿时,麻醉师建议使用短效麻醉。穿刺可以取仰卧位或侧卧位,作者推荐侧卧位穿刺,因为即使力气较大,患者也比较稳定、安全,且无须进一步固定。

15.14.2.3 骨髓活检

患者白细胞较少或骨髓抽吸物含有细胞较少时,除抽吸之外,组织学活检也是必要的。骨髓增殖性疾病和慢性淋巴细胞性白血病及淋巴瘤分期时,骨髓组织学检查必不可少。

为避免人为因素影响,应先骨髓活检后再抽吸骨髓液。穿刺时患者体位为侧卧位,首先将皮肤彻底消毒,铺盖无菌洞巾,使用至少 10 mL 的局部麻醉剂从皮肤到髂后上棘的骨膜浸润麻醉。比较满意的麻醉时间至少为 5 min。图为最初用于穿刺的胸骨穿刺针(除去垫片时用于骨盆穿刺)和组织穿刺针(如 Jamshidi 针)(图 15.14－2)。一次性器械非常适合。

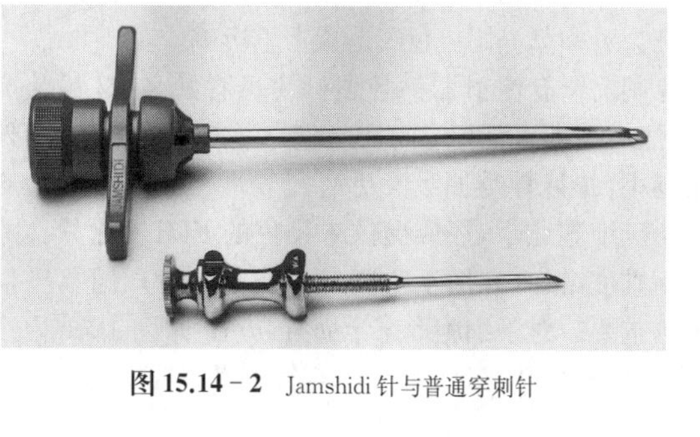

图 15.14－2 Jamshidi 针与普通穿刺针

麻醉师讨论后，建议儿童使用短效麻醉。

15.14.2.4 骨髓组织细胞学

穿刺时较常选择 8 号针头，年轻患者因骨骼强壮通常使用 11 号针头。肥胖患者可使用更长针头。Jamshidi 针定位在髂后上棘的中部，移除针芯后，经骨皮质继续插入。通过这种方式，活检组织可达 4 cm，可以对骨髓进行有代表性的评估。此外，大活检针更容易旋转且能更好地使骨髓活检针与套管连接固定。必要时可以制作印片，按照骨髓包埋的要求，活检组织标本可以根据各自实验室的要求进行固定处理。

干抽和非白血病，或标本较少无法行细胞遗传学分析时，取样后可直接放置在含有肝素的生理盐水溶液中。然后将试管与活检组织一起送到遗传学实验室。此时免疫分型可以在石蜡包埋后用第二次穿刺活组织检查的组织学进行。

15.14.2.5 骨髓抽吸术

髂后上棘骨髓抽吸是在骨髓活检后完成的。通常使用 Klima 和 Rosegger 穿刺针。一次性穿刺针更锋利且环保，所以是最佳选择。骨髓穿刺通过先前位置的皮肤处切口进行，且离组织活检点约 1 cm 并与活检方向成一定角度。抽吸前应告知患者会有短暂疼痛，且无法通过局部麻醉剂缓解。用 10 mL 注射器全程快速用力抽吸 2～3 mL 骨髓液，为避免被外周血稀释，第一管加入 EDTA 管中进行细胞形态学分析，第二和第三个试管为肝素抗凝，注入 5 mL 或 10 mL。由于血液稀释度越来越高，若骨髓液都取自同一个部位，最后一次抽吸标本的细胞组成可能会与第一次不同。如果抽吸不理想，必须通过旋转抽吸或反复穿刺来改变穿刺位置。出现干抽时，骨穿针在骨组织中旋转连续抽吸有助于取样成功。如果另一侧髂后上棘穿刺仍不成功，可在适当麻醉进行髂前上棘穿刺。最终也可以选择胸骨穿刺，但这种情况下绝对不可穿刺过深。婴儿特殊情况下也可考虑股四头肌附着处下的胫骨粗隆刺穿。

使用胶带固定好后，通过躺卧在沙袋上对穿刺部位加压。至少 30 min 后监测该部位是否有出血。

15.14.2.6 标本分配

以下是骨髓液常规检查及抗凝剂用量：

- 骨髓细胞学检查：2～3 mL 骨髓抽吸物（最大限度）加入 0.5 mL EDTA。
- 免疫分型：5 mL 骨髓抽吸物（最大限度）加 0.5 mL 肝素或 EDTA。
- 细胞遗传学：5～10 mL 骨髓抽吸物（最大限度）加 0.5 mL 肝素。
- 分子遗传学：5 mL 骨髓抽吸液（最大限度）加 0.5 mL 肝素或 EDTA。

通常首先使用 EDTA 抽吸细胞，因为注射器内潜在的肝素污染会对帕彭海姆染色法造成严重影响。

穿刺前所有注射器都必须标注患者姓名、材料及抗凝剂种类，然后立即送至相应的实验室。通常采样量越少，外周血污染越小，并且骨髓抽吸液更有代表性。如果肝素化的标本用于免疫细胞化学，还应提供未染色的 EDTA 涂片。随着疾病诊断难度增加（如用于监测最小残留病灶），标本质量变得越来越重要。对于细胞形态学而言，应在抽吸的 3 h 内进行涂片，配送之前将其充分(30 min)空气干燥。这样仍然可以放置数天后简单染色。细胞遗传学、免疫分型和分子遗传分析的标本应在 24 h 内送达实验室。总之，以上提出的骨髓采样方法及配送实验室的方法见表 15.14－1。

表 15.14－1　白血病和淋巴瘤初步诊断及疑似诊断的骨髓检查方法[8]

方法	急性白血病	MPN/CML	MDS	淋巴瘤	复发
细胞形态学	+	+	+	+	+
细胞化学/铁	+	－	+	－	+
组织学	(+)	+	(+)	+	(+)
免疫表型	+	(+)*	(+)	+	♯
细胞遗传学	+	+	+	(+)	+
FISH	§	§	+	§	§
24 彩色 FISH	§	§	§	§	§
PCR，实时 PCR	+	+	(+)	♯	♯

+，强制性的；(+)，可选，用于特殊情况；♯，具有明确诊断的检查框架内；§，如果需要补充其他方法（如细胞遗传学）。CML，慢性粒细胞白血病；MDS，骨髓增生异常综合征；MPN，骨髓增殖性肿瘤；* 原始细胞危象

活检标本应采用实验室推荐的固定液固定，且一天内配送。

15.14.3 血涂片及骨髓涂片处理和分析

15.14.3.1 疑似淋巴瘤/白血病的外周血涂片分析

外周血血细胞计数包括血小板、MCV 和 MCH、网织红细胞及分类是必不可少的基本检查。特别是血液疾病，干扰因素见于 EDTA 抗凝血，随着血细胞自动计数仪的广泛应用，这些干扰因素导致结果错误。举例如下：

- 许多仪器白细胞超过 100×10^9/L 时可出现血红蛋白水平假性升高（10～20 g/L 或更高）。
- 碎裂细胞，如弥散性血管内凝血或原始细胞胞质碎片。AML－M4 或 M5 中可导致血小板计数假性升高（高达 30×10^9/L 或更高）。
- 所有自动计数检测的血小板计数减少的病例，应进行血涂片检查排除血小板凝集或 EDTA 诱导的血小板假性减少。
- 几乎所有情况分类计数主要由自动血液分析系统完成。应注意仪器主要区分正常血液与病理性血细胞计数。发现病理性细胞群后，血液分析仪记录信号，并进行血液涂片和显微镜分析。血液分析仪得到的结果与可靠结果会有偏差，因此对每一例怀疑血液系统疾病或对监测的患者，外周血显微镜检查都是绝对必要的[6]。有关外周血涂片制备和显微镜检查参阅 15.13。

15.14.3.2 疑似白血病和淋巴瘤的骨髓分析

骨髓检查是血液系统疾病诊断的重要组成部分。对于急性白血病仅检查骨髓细胞是否充分，或是否需要活检辅助，存在不同意见。对于评估急性白血病患者的白血病细胞而言，高质量的血液和骨髓涂片是最合适的。配送和染色前，应该充分干燥（超过 30 min）。如果抽吸不成功，那么必须额外进行骨髓活检评估；也可以进行免疫组织分析。因骨髓增殖性疾病必须评估纤维化程度，所以骨髓组织学检查对诊断起重要作用。

15.14.3.3 骨髓抽吸液的处理和评估

诊断价值关键取决采集标本的后续处理。用盖玻片蘸取骨

髓液滴在载玻片上(取自表面皿中),然后使用中等压力将盖玻片朝着一个方向推片使髓液变薄,得到半定量细胞密度的最佳涂片(图 15.14-3)。

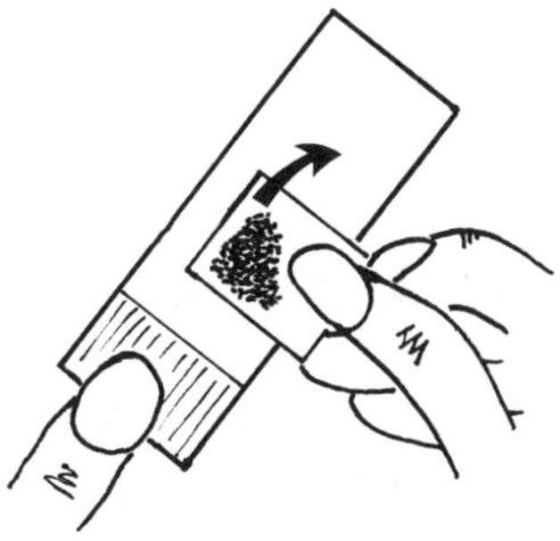

图 15.14-3 制备骨髓片涂片

将骨髓涂片在空气中干燥 30～60 min。Pappenheim 或 May-Grünwald-Giemsa 染色过程是血液和骨髓制片成像的标准方法。涂片中心含有骨髓小粒,边缘混合骨髓和外周血的骨髓涂片适合评估。随后低倍镜下仔细观察整个涂片,大体观察细胞结构和分类情况,例如慢性淋巴细胞白血病或淋巴瘤,还有结节性浸润,或者检查出肿瘤细胞。随后对涂片的 2 个有代表性的区域每个区域至少分析 200～500 个细胞进行评估。表 15.14-2 显示健康个体骨髓细胞百分比及健康个体骨髓细胞分布情况。

表 15.14-2 根据参考文献健康个体骨髓细胞比例[5]

	95%区间
原始细胞	0～3.0
早幼粒细胞	3.2～12.4
中幼粒细胞	3.7～10.0
晚幼粒细胞	2.3～5.9
杆状及分叶核细胞	
- 男性	21.9～42.3
- 女性	28.8～45.9
- 嗜酸性粒细胞	0.7～6.3
- 嗜碱性粒细胞	0～0.4
有核红细胞	
- 男性	16.2～40.1
- 女性	13.0～32.0
- 淋巴细胞	6.0～20.0
- 浆细胞	0～1.2
- 单核细胞	0～2.6
- 巨噬细胞	0～1.3
粒系/红系值	
- 男性	1.1～4.1
- 女性	1.6～5.2

根据以下标准至少额外进行 2 次涂片检查。

- 细胞增生程度评估:细胞减少可以是取样和涂片原因造成。骨髓涂片可见脂肪小滴和基质细胞时才考虑是真性增生减低。还应考虑患者年龄,随着年龄增长,造血也会减少。
- 评估红细胞生成与粒细胞生成比(EP:GP),正常比约为 1:(3～4)。涂片细胞学检查仅允许进行相对定量评估。此外,细胞不同成熟阶段比例,特别包括原始细胞百分比及细胞质和细胞核的变化与发育异常的迹象。评估嗜酸性粒细胞、嗜碱性粒细胞和单核细胞。定量和定性评估巨核细胞数量、淋巴细胞、浆细胞及网状细胞的分布和细微结构是必要的。
- 需要评估绝对细胞密度且髓腔细胞可能出现细胞不均一分布时,必须检查组织学切片,同样存在年龄相关性分布。细胞形态学较组织学能更好地评估网状细胞内的铁储存及定量铁幼粒细胞和环状铁粒幼细胞(普鲁士蓝染色)。
- 为鉴别原始细胞或相关骨髓增生异常综合征的问题,对血液和骨髓涂片进行以下细胞化学染色进一步形态分类:① 必须做髓过氧化物酶染色,也可以用于组织学,氯乙酸酯酶或苏丹黑,及非特异性酯酶作为粒细胞谱系的相关线索。后者也与单核细胞谱系具有相关信息(表 15.14-1);② PAS 染色是 AML-M6 中红细胞系和淋巴细胞相关的线索,酸性磷酸酶是急性淋巴细胞性白血病中 T 细胞性的相关指征,两者均可选择,因目前免疫分型的应用,该染色已不再使用。

随着免疫分型、荧光原位杂交(FISH)或分子遗传学(PCR)的应用,下列试验由于缺乏灵敏度和特异性,不再适用:① 中性粒细胞磷酸酶(ANP),之前用于排除 CML(现已采用 BCR-ABL);② 酒石酸酸性磷酸酶用于诊断毛细胞白血病(现已采用 CD103 进行 APAAP 或免疫分型/免疫组织学);③ 急性淋巴细胞白血病的末端脱氧核苷酸转移酶(TdT)(现已采用免疫分型)。

15.14.3.4 骨髓组织学的处理和评估

骨髓活检不仅用于评估骨髓单个细胞成分,还可对细胞含量进行定量评估,用于细胞分布和铁含量分析,及有关骨髓基质和骨质改变的描述。骨髓活检在血液病诊断中的重要性与临床特殊性密切相关。因此,骨髓组织在诊断中不可或缺,如原发性骨髓纤维化和再生障碍性贫血。其他疾病如急性白血病,可以作为细胞形态学有价值的补充方法。诊断专家通过石蜡包埋组织的评估来诊断疑似白血病/淋巴瘤[1,5,7]。

以下标准适用于所有组织检测:吉姆萨染色用于观察细胞细节、PAS 染色用于观察细胞细节和提示记忆细胞、网银染色显示纤维结构、普鲁士蓝染色用于评估铁含量、萘酚-AS-D 氯乙酸酯酶用于显示粒细胞和肥大细胞。

此外,免疫组织化学来显示和描述细胞。以下标记常规用于血液病研究:髓过氧化物酶和 CD15 用于粒细胞标记、CD61 用于巨核细胞标记、血型糖蛋白 A 用于红细胞标记、CD34 用于原始细胞标记、CD68 用于单核巨噬细胞系统标记、CD117 用于肥大细胞标记。

此外,还采用免疫组织学检查,特别是毛细胞白血病,恶性淋巴瘤浸润的亚型中聚集的淋巴细胞群特性标记,如 CD19、CD20、CD3、CD103、CD138,且用于鉴定非骨髓肿瘤细胞的转移,如细胞角蛋白和激素受体。

15.15 急性白血病

Torsten Haferlach

急性白血病诊断中原有的基础诊断方法已经有了新的扩展。一方面,临床已经建立了一套传统的诊断标准。另一方面,结合急性白血病的生物学特性及临床资料的相关性来看,许多病例的诊断结果成为临床采用合适治疗的先决条件。此外,这些实验室诊断标准也为急性白血病的预后提供了重要的生物学标志。因此,这些通过诊断学得到的依据足以使诊断学方法得以全面的、精准的在临床上去开展。新的见解也带来了新的分类,特别是 2008 年 WHO 分型标准[1]。根据形态学(FAB分型),细胞遗传学(在一定程度上依据 WHO 分型)以及免疫表型结果(类似于 EGIL 分型)的分型是相互关联的,因此,必须将它们结合分析,一并纳入临床诊断范畴内[2,3,4,5,6]。新分型标准指导下,白血病诊断研究有了更多的潜在可能,并不再局限于基础研究,也可以用于白血病后续的治疗监测(微小残留病灶,MRD)。同时,许多新的研究数据,特别是来自分子生物,如基因表达分析和第二代测序(NGS)将在短期内帮助临床获得所预期的诊断效果。这些技术将在短期内补充血液学领域现有的诊断标准,某些情况下,甚至完全有可能替换现有的诊断标准。

样本采集：所有疑似急性白血病的患者,应同时对其进行血液和骨髓检查。细胞形态学和细胞组织化学需进行涂片(至少制备 6~8 张涂片)。如需进行碱性磷酸酶法(APAAP)或荧光原位杂交(FISH)检测,则抗凝剂必须采用 EDTA 或柠檬酸。这类抗凝标本也可用于免疫表型分型和分子检测(如聚合酶链式反应)。前面提到的这两种检测项目,包括 FISH 检测,也可用肝素抗凝的血液和骨髓替代。细胞遗传学检查必须使用肝素抗凝剂,只有当待检细胞进入中期阶段才能用于染色体分析。因此,目前临床应优先使用 EDTA 和肝素抗凝的血液及骨髓作为白血病诊断研究的标本。

采样时应采集 5~20 mL 骨髓。此外,急性白血病时因考虑疑似诊断的需要而通过髂嵴穿刺进行组织学检测[7]。具体可参考表 15.15-1。

表 15.15-1　急性白血病诊断研究的方法

方法	AML	ALL
细胞形态学(血液、骨髓)	+	+
细胞组织化学	+	+
组织学	0/+	0/+
免疫表型分型	+	+
细胞遗传学	+	+
FISH	bB	bB
PCR	bB(+);(+)	bB

+,应该作为常规检测方法的一部分;0,不需要作为常规检测方法的一部分;bB,必要时根据其他检测结果决定;FISH,荧光原位杂交技术;PCR,聚合酶链式反应

分类：自 2001 年起,临床上广泛应用 FAB 形态学分型和 die EGIL 分型作为急性白血病的分型及诊断标准。同时,新引入的 WHO 分类标准(2008 年)具有更全面的临床适用性和操作性,因此以上几种分型标准在实际临床诊断时通常被联合应用。[1-6]。此外,通过免疫学分型、细胞遗传学分型和分子生物学分型能更为精准地对 ALL 分类。现阶段因为各种分类方法使得诊断方向相对较为复杂,但随着研究的深入,个体化白血病亚群的生物学及更多的特异性诊断,最终会为精准治疗提供更好的决策帮助。因此白血病诊断时,并不一定要与 WHO 分类标准(2008 年)相一致。

15.15.1 急性白血病的诊断研究

15.15.1.1 急性髓系白血病(AML),急性淋巴细胞白血病(ALL)

根据白血病亚型,分类方法及分类模式在白血病主要诊断和随访研究中起到了重要作用。根据 FAB 和 WHO 分类标准要求,应对骨髓涂片进行检查。建议计数 200~500 个骨髓有核细胞。FAB 分类标准是骨髓原始细胞至少大于等于 30% 有核细胞;WHO 分类标准将临界值设定为≥20%,临床上通常认为该标准是有效的。此外,WHO 分类标准具有特异性遗传变异的 AML[即伴有 t(15;17)、t(8;21)、inv(16)、11q23 等染色体改变的 AML]可不受上述临界值的限制,可以直接诊断。

如果证实相应染色体存在畸变,即使骨髓中原始细胞低于 20%,仍然可以诊断为 AML。当然这些病例是比较罕见。FAB 分类在日常临床实践更有帮助(图 15.15-1,表 15.15-2)。

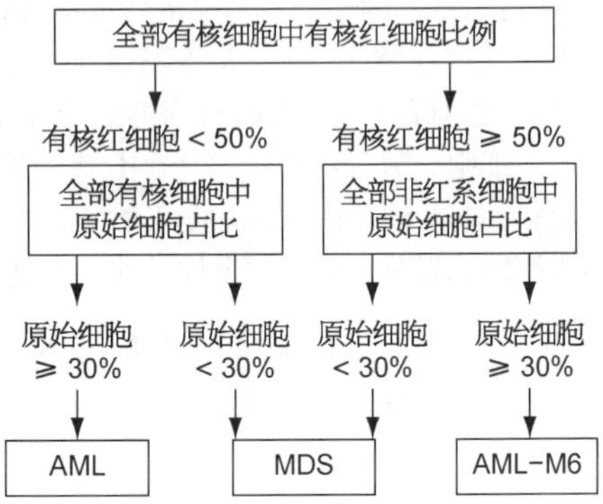

图 15.15-1　原 FAB 分类：AML 和 MDS 两者间骨髓原始细胞的临界值现为 20%

表 15.15-2　AML 的原 FAB 分类(可作为 WHO 分类前的初步诊断)

AML-M0	绝大部分为急性髓细胞白血病微分化型,必须结合免疫表型分析确诊
AML-M1	急性髓系白血病未分化型
AML-M2	急性髓系白血病部分分化型,早幼粒细胞、中幼粒细胞或下一阶段的成熟细胞大于 10%
AML-M3	急性早幼粒细胞白血病(粗颗粒)
AML-M3v	细胞核呈分叶状,胞质内呈细颗粒状,与 M3 相类似,符合细颗粒型早幼粒细胞白血病
AML-M4	急性粒单核细胞白血病
AML-M4Eo	与 M4 相类似,但伴有病态嗜酸性粒细胞
AML-M5a	急性原始单核细胞白血病
AML-M5b	急性单核细胞白血病
AML-M6	骨髓红系>50%,原始粒细胞占非红系有核细胞比例≥30%
AML-M7	急性巨核细胞白血病,需结合免疫表型予以确诊

ALL 诊断应首先进行细胞形态学检查及组织化学染色检查(髓过氧化物酶阳性率低于 3%,非特异性酯酶阴性)排除 AML L-M1-M6 后才可以诊断。而深入精确分型则必须通过免疫表型分析;一方面,根据 FAB 分类将 AML 分为 AML-M0 和 AML-M7,而 EGIL 和 WHO 分类则根据 B、T 系列将白血病分为急性双系列和双表型白血病。最后根据不同标记将它们分成不同的亚群。

15.15.1.1.1 AML 和 ALL 骨髓象的初步评估：如下。

- 涂片与骨髓小粒中的细胞成分。
- 根据原始细胞大小、核浆比、胞质颜色、包涵体、棒状小体、假性 Chediak 包涵体进行形态学描述。
- 早幼粒细胞、中幼粒细胞、晚幼粒细胞、杆状核细胞、分叶

核细胞、嗜酸性粒细胞、异常嗜酸性粒细胞、嗜碱性粒细胞、单核细胞比例。

- 不同成熟阶段的有核红细胞比例。
- 成熟淋巴细胞,浆细胞比例。
- 如果必要,组织肥大细胞计数。
- 巨核细胞数量和形态。

15.15.1.1.2 原始细胞的广泛定义:原始细胞常根据形状大小和特异性胞浆颗粒的数量,进一步细分。从目前观点来看,以下分类方法更具有说服力:① Ⅰ型原始细胞:未成熟细胞质的原始粒细胞,胞质内无颗粒,胞核可含有数个核仁;② Ⅱ型原始细胞:与Ⅰ型相似,但胞质内含20(其他分类标准为15)个以内的嗜天青颗粒。

建议去除原先划分的Ⅲ型原始细胞的亚型,即包括含15或20个以上嗜天青颗粒。需要认识到此类原始细胞亚型存在重复分类的局限性,及缺乏临床或分类意义。因此在大部分AML和MDS分类时,此类原始细胞亚型的局限性可被忽略。此外,如需在缺乏细胞组织化学染色检查的情况下进行细胞形态学分类(如碱性磷酸酶或免疫表型分型的帮助下)应该按下列方法对原始细胞进行分类:

- AML-M3非典型性早幼粒细胞和伴有(15;17)染色体易位的M3变异及*PML-RARA*融合基因的表达。
- 原始单核细胞和幼稚单核细胞,特别是AML-M4、AML-M5a和AML-M5b出现非特异性酯酶反应。
- 使用APAAP或免疫表型分型检测AML-M7中巨核细胞CD41或CD61。

原始红细胞不计入原始细胞计数,因很难将它确定正常或恶性性质。

15.15.1.1.3 发育异常的评估:除原始细胞比例之外——特别是AML,根据WHO 2008分类指南,AML检测到三种细胞系的异常增生变得十分重要,这使得与骨髓增生异常相关的区分变为可能(WHO分类,表15.15-3)。根据WHO分类法,使用Goasguen和Bennett标准对AML中骨髓增生异常进行评价分级[1,8]:

粒细胞发育异常:≥50%分叶核细胞(至少10个)无颗粒或少颗粒,或出现假性Pelger-Huet畸形或过氧化物酶缺陷、应该评价100个以上的细胞。

红细胞发育异常:至少25个有核细胞的红细胞,出现≥50%明显异常形态学表现:核碎裂、红细胞巨幼样变、多核性、核碎片。

巨核细胞发育异常:在至少6个巨核细胞中有≥50%的明显异常形态学表现:小巨核细胞、多圆核巨核细胞、大单圆核巨核细胞。

表15.15-3 AML的WHO分类

AML伴特异性染色体异常 - AML伴t(8;21)(q22;q22);*RUNX1-RUNKX1T1* - AML伴inv(16)(p13.1q22)或t(16;16)(p13.1;q22);
*CBFβ-MYH11*融合基因 - 急性早幼粒细胞白血病伴t(15;17)(q22;q12);
*PML-PARα*融合基因 - AML伴t(9;11)(p22;q23);*MLLT3-MLL* - AML伴t(6;9)(p23;q34);*DEK-NUP214* - AML伴inv(3)(q21q26.2)或t(3;3)(q21;q26.2);*RPN1-EVI1* - 急性巨核细胞白血病伴t(1;22)(p13;q13);

续 表

RMB15-MKL1 - AML伴*NPM1*突变 - AML伴*CEBPA*突变
AML伴骨髓增生异常相关改变 - AML伴先前MDS或MDS/MPN病史 - AML伴细胞遗传学异常 - AML伴多系发育异常
T治疗相关髓系肿瘤 - 烷化剂诱导相关AML - 表鬼臼毒素诱导相关AML - 放疗相关AML
非特指类型AML - AML微分化型 - AML未分化型 - AML分化型 - 急性粒-单核细胞白血病 - 急性原单核细胞/单核细胞白血病
急性红系白血病 - 急性巨核细胞白血病 - 急性嗜碱性粒细胞白血病 - 急性全髓增生伴骨髓纤维化
髓系肉瘤/绿色白血病
Down综合征相关骨髓增殖性病变
母细胞性浆细胞样树突状细胞肿瘤

异常增生鉴别时,应特别注意AML实际情况,及一系至少有50%细胞存在明显一种或多种上述形态变化。只有这种情况才能考虑该系细胞增生异常。这与骨髓增生异常综合征鉴别异常标准不同,骨髓增生异常综合征只要每个细胞系有10%细胞达到该判断标准即可认定为增生异常。

根据WHO 2008分类指南的要求,AML患者如果同时伴有2种或3种异常增生,则可能归类为"AML伴骨髓增生异常相关改变"这个亚型。

15.15.1.1.4 基于FAB分型标准的AML形态分型:FAB分型标准是基于原始细胞的成熟阶段、原始细胞所属细胞系的来源和数量,以及对骨髓涂片进行细胞化学检查后进行的评价分类,特别是髓过氧化物酶(MPO)和非特异性酯酶(NSE)分析。即使从现实角度来看,这套分类标准在WHO 2008分类方法推出后不应该继续长期应用,但从临床角度来看这套方法仍然具有实际操作意义(不可能7~10天后根据WHO分类法才完成诊断)。

正常原始细胞和异常早幼粒细胞(AML-M3)可以根据表15.15-4进行鉴别。形态学特征为依据的FAB分类法,可对AML做进一步的亚群分类(表15.15-2)。

表15.15-4 根据异常早幼粒细胞和正常早幼粒细胞进行原始细胞分类

标准	AML-原始细胞Ⅰ/Ⅱ型	AML-M3异常早幼粒细胞	正常早幼粒细胞
胞核位置	中央	中央	偏位
核染色质	细致	较细致	粗糙
核仁	0~2	0~2	0~1
高尔基体	无/	稀少	强烈
嗜碱性胞质	+++	从+到微红色	+
嗜天青颗粒	0/15~20	非常强烈	通常>20
Auer小体	可能存在	成捆(柴捆样细胞)	无

各个亚型中以下形态学也需要注意：

AML－M0：鉴别诊断中，与急性双表型白血病（EGIL 分类）、ALL［特别是具有 t(9;22)染色体异常］，以及 AML－M5a 都存在争议。AML－M0 则必须通过免疫表型分型明确诊断。

AML－M1：特别是在外周血，通常遇到胞质容量限制且分化程度较低而出现所谓的假核仁，相当于细胞核内的高尔基体。这类假核仁不应与大核仁混淆。这些形态学结果与存在 *NPM1* 基因突变有一定相关性。早幼粒细胞及以下阶段成熟细胞比例小于 10%。

AML－M2：粒细胞分化到早幼粒细胞或者以下阶段粒细胞比例大于 10%。研究者发现这组 FAB 亚型与 AML 伴 t(8;21)易位之间存在一定相关性。这些由基因确诊的 AML 病例中，90%为 FAB 分型 M2，另 10%为 M1 亚型。伴 t(8;21)易位的 AML－M2 病例，常见Ⅱ型原始细胞，或接近于早幼粒细胞（早先称为Ⅲ型原始细胞）。然而依据 WHO 分类标准，即使在严格意义上分类明确的原始细胞比例低于 20%，仍然可诊断为 AML（表 15.15－3）。这类 AML 亚型通常可见 Auer 小体，粒细胞成熟障碍和嗜酸性粒细胞增多。

AML－M3：最主要细胞类型是异常早幼粒细胞，胞质常见束状 Auer 小体，即柴捆样细胞。90%以上原始细胞 MPO 染色呈强阳性。外周血白细胞常减少。

AML－M3 细颗粒变异型（v）：细胞核呈分叶状，易与单核细胞相混淆。胞质颗粒较难分辨，Aure 小体相比经典型 M3 少见。细胞化学染色 MPO 呈强阳性，而 NSE 为阴性。外周血白细胞常增多。

AML－M4：该型具有粒系和单核系原始细胞，骨髓 MPO 阳性表达约占 3%，NSE 阳性表达约占 20%。单核系原始细胞占非红系有核细胞 20%～80%。

AML－M4E0：此型细胞化学染色结果与 M4 相仿，此外，可见胞质内黑色颗粒的病理性嗜酸细胞。与正常嗜酸性粒细胞相比，这类嗜酸性粒细胞氯乙酸酯酶阳性。染色体出现 16 号染色体倒置或 CBFB－MYH11 相关分子异常可作为该亚型诊断依据。

AML－M5a：主要由细胞质相对蓝色，且细胞核呈网状结构的原始单核细胞为主。超过 80%原始单核细胞 NSE 呈强阳性反应。此亚型需要与 M0、ALL（包括 Burkitt 淋巴瘤）和幼稚型多发性骨髓瘤做鉴别诊断。

AML－M5b：原始单核细胞部分出现分化型，外周血原始细胞比骨髓更容易诊断。此外，该病例超过 80%为 NSE 阳性或强阳性反应。该反应在骨髓比外周血更明显。

AML－M5a 和 AML－M5b 患者常出现原始细胞浸润引起的牙龈增生或皮肤浸润症状。

AML－M6：红系占所有有核细胞 50%以上。原始细胞占非红系细胞计数比例占 20%～30%（FAB 分类）。幼红细胞 PAS 强阳性反应具有重要意义，为 M6 诊断提供依据，因为在成熟红细胞呈阴性反应，但现在 PAS 不再作为 AML，尤其是 AML－M6 亚型鉴别诊断的必要检查方法。

AML－M7：临床该亚型在儿童发病率比成人常见，且常出现骨髓纤维化，骨髓干抽。即使原始细胞形态特征明显，如胞质有瘤状突起，或某种程度上形态类似巨核细胞，诊断时不能单靠细胞形态标准去判断。怀疑 AML－M7 时，必须进行免疫表型或免疫组织化学染色（至少选择 CD41 或 CD64）（APAAP）。

15.15.1.1.5 AML 的 WHO 分类：AML、MDS、双表型急性白血病与 ALL 纯细胞形态学分类，AML－2008 年新版 WHO 分类（表 15.15－3）再次详细说明了骨髓中原始细胞比例大于 20%时的处理方法——删除了骨髓增生异常范畴的 RAEB－T（难治性贫血伴原始细胞增多转化型）[1]。此观点也较合理，因近年来已明确 RAEB－T 和 AML 之间的生物学和预后分界并不存在相互联系。因此，从临床治疗来说，不需要这种区分。

作为临床症状生物学分类最重要的第一部分，WHO 将 4 种具有特殊平衡易位基因定义的 AML 亚型合并为一个分组，这是分类意义的第一阶段。这类基因定义组群的名称见表 15.15－3，如果骨髓中原始细胞比例低于 20%，也可以诊断 AML。因此也排除 MDS。

WHO 分类第二部分，形态学标准的基础上额外增加了一个亚型，即伴多系增生异常 AML。因此，增生异常根据 Goasguen 和 Bennett[8] 标准进行分类。

WHO 分类要求骨髓细胞中二系或三系细胞出现 50%以上增生异常作为诊断依据。按此要求 AML 比 MDS 对异常增生诊断标准要求更加严格；对于 MDS 只需满足 10%细胞出现异常增生即可。该类型也包括存在细胞发育变化的 MDS 患者，以及既往病史明确 MDS 或 MDS/MPN 诊断的患者。根据 WHO 对于 AML 分类的不同分类定义，必须进一步进行前瞻性临床研究。各种研究显示尽管形态学差异可以观察到，同时形态也与某些基因亚群之间存在部分相关性，但其独立预后相关性仍有待进一步证实。

WHO 分类的第三部分，通过综合患者病史考虑才能确定亚群分类，这里特别包括与临床治疗相关的 MDS 和 AML。根据患者先前治疗方案（烷化剂、拓扑异构酶Ⅱ抑制剂、其他药物或放疗等）对这些 AML 分组进行进一步生物学和临床进程询问十分有必要。这些亚群中不仅存在临床差异，尤其细胞遗传学、分子遗传学也存在差异性，而通过 WHO 分类建议，进一步亚群确定和生物学描述极有可能更有临床意义。先前有 MDS 或 MPS 病史的 AML 也归入该亚群。

WHO 分类第四部分参考了原先标准，依据 FAB 分类形态学或免疫表型进行分类。这部分增加了亚型：急性嗜碱性粒细胞白血病、急性全髓增生伴骨髓纤维化、髓系肉瘤或绿色瘤。根据 WHO 分类标准，这些罕见的 AML 亚型分类能否明确，还有待观察。一定程度上，应考虑组织细胞学检查进行明确诊断。

双表型白血病现按照 WHO 标准进行分类，依据 EGIL 标准[6] 免疫表型确定其类型，并将其与急性淋巴细胞白血病、急性髓细胞白血病区别。

该组分类中包括未分化型急性白血病具有双表型特征与具有遗传基因 t(9;22)或 t(4;11)变异。AML 主要诊断标准模型与系统性的随访研究见表 15.15－2。

15.15.1.2 白血病的细胞遗传学、FISH 及分子遗传学

白血病中已明确与典型形态、特征性临床过程相关的特征性染色体异常。它们与治疗预后的关联也越来越密切。因此新版 WHO 急性白血病分类将特殊染色体异常整合到分类

标准中。除经典的细胞遗传学外，染色体变异分析——FISH、分子生物学技术如PCR等越来越发挥其重要作用(表15.15－1)。这些方法适用于白血病的诊断方法和分类及判断疗效(如微小残留病灶)。有关白血病细胞遗传学和分子遗传学请参考综述文献[7,8]。

细胞形态学、细胞化学[甲基绿-派洛宁染色法(pappenheim染色法)、髓过氧化物酶染色、PAS染色]，尤其是免疫表型分型、染色体分析和分子遗传学等对ALL的诊断研究有着决定性作用(图15.15－2)。治疗方案主要受免疫表型分析和细胞遗传学/分子遗传学结果的影响。除T和B细胞谱系的区别外，还需要考虑许多其他方面的因素。此外，对预后与治疗相关的染色体畸变做了相应阐述。一方面，ALL分类是基于染色体核型，即染色体组(即根据染色体数目)，另一方面，分类依据染色体结构的畸变。成年最常见的染色体易位是t(9;22)(q34;q11)。该易位与预后不良相关，且需要进行靶向治疗。

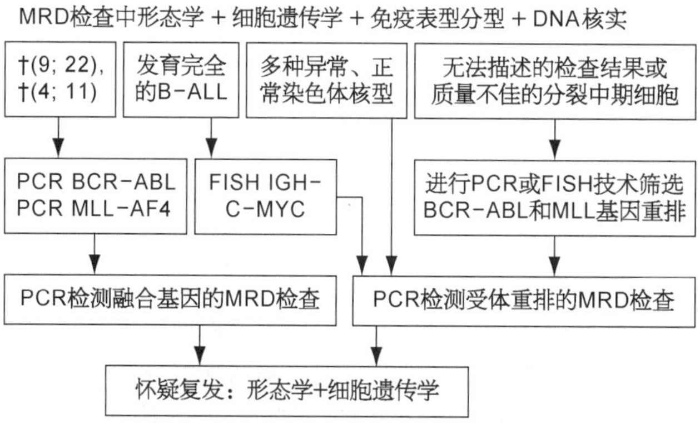

图15.15－2 急性淋巴细胞白血病研究诊断标准

随着特异性络氨酸激酶抑制剂(如伊马替尼)应用，费城染色体及其相关分子(BCR－ABL重排)结果具有明显的治疗价值。一小部分ALL存在未能通过染色体检查而发现的隐性BCR－ABL。因此，鉴于治疗预后的重要性[7,10]，应该对所有B－ALL患者进行FISH或RT－PCR筛查。通过实时PCR检测白血病患者的白血病特异性融合基因转录本、特异性免疫球蛋白、T细胞受体重排，从而为治疗提供评价。从这些数据中有望得到控制治疗反应的关键进展。初期研究结果显示儿童患者有积极的应用价值[11]。

依据单纯形态学标准，像FAB分类(L1,L2,L3)标准不再发挥其作用。如果有需要，按实际的标准，即伴有t(8;14)的成熟B－ALL亚型相当于FAB分类L3亚型。这些细胞通常有深蓝色胞质并伴许多空泡。然而，此类细胞由于对治疗有着巨大的影响作用，因此单纯依靠形态学是不够的。这时绝对需要辅以免疫表型分型、细胞遗传学或分子遗传学进行补充。

15.15.1.3 骨髓组织细胞学在急性白血病中的意义

与骨髓组织细胞学在慢性白血病和淋巴瘤分期中的意义相反，活检在急性白血病中的价值略次要。从个别方面来说，除上文所列的涂片细胞形态学、细胞化学技术、免疫表型分析、细胞遗传学及分子遗传学这些方法之外，进行骨髓穿刺时还需如下补充：

- 骨髓干抽引起白细胞减少或外周血无原始细胞。
- 骨髓明显纤维化(如AML－M7)或骨髓极度增生引起类似骨髓干抽现象。
- 用于血管生成抑制剂的治疗研究中血管生成检测。
- 对重型再生障碍性贫血、低增生性MDS或疑似骨髓肿瘤浸润鉴别诊断。
- 淋巴瘤进行分期和疑似诊断，以确保能正确了解骨髓受累程度。此时包括除骨髓液进行免疫组化和免疫表型，骨髓活检可以起到互补作用，但两者结果并非始终一致，因此需要将两种方法结合在一起判断才能得出最终的正确结果。

因此，急性白血病的诊断必须考虑每例患者的骨髓活检标本。诊断过程中我们应该尽可能避免二次采样，但特殊情况下，还是需要再次采集样本进行分析研究。有关白血病诊断性研究的最新文献，请参阅相关参考文献[12,13]。

15.16 骨髓增生异常综合征

Torsten Haferlach

骨髓增生异常综合征(myelodysplastic syndromes，MDS)是由于干细胞阶段发生遗传学改变，诱导无效造血，使外周血细胞减少。临床上出现贫血(无效红细胞生成)，易感染(粒细胞减少)和出血(血小板减少)。MDS是一组多见于老年患者的疾病，发病中位年龄69岁。70岁以上年发病率为30：100 000。

15.16.1 MDS诊断

目前，MDS根据骨髓和外周血的细胞形态学进行诊断。

诊断目的将MDS与其他髓系疾病(如AML)、阵发性睡眠性血红蛋白尿(PNH)、重度再生障碍性贫血、病态造血相关的反应性和其他良性改变鉴别。除细胞形态学外，细胞遗传学不仅证实染色体异常核型，而且具有非常重要的预后价值。新版WHO分类也一致认为具有主要诊断价值[1]。

目前MDS诊断仍需要运用多种细胞形态进行分类。因此目前广泛应用的FAB分型将会逐步被WHO分型替代[1,2]。

MDS WHO分类首先根据细胞形态学标准：① 粒系造血和(或)红系造血和(或)巨核系造血存在发育不良；② 存在环形铁粒幼细胞；③ 单核细胞相对和绝对数量；④ 血液和(或)骨髓原始细胞比例。为证明MDS发育不良，至少有10%细胞出现表15.16－1中发育不良标准[3]。

表15.16－1 骨髓增生异常综合征WHO分类

疾病	病态	外周血原始细胞	骨髓原始细胞	骨髓环铁粒幼细胞	细胞遗传学
5q综合征	仅红系	<5%	<5%	<15%	仅有5q
RCUD(RN,RA,RT)	仅红系或粒系或巨核系	<1%	<5%	<15%	V
RARS	仅红系	无	<5%	≥15%	V
RCMD	2～3系	少见	<5%	<15%	V
RAEB－1	1～3系	<5%	5%～9%	<15%	V
RAEB－2	1～3系	5%～19%	10%～19%	<15%	V
MDS－U	1系	无	<5%	<15%	V

V，变化。RCUD，难治性血细胞减少伴单系发育不良；RN，难治性中性粒细胞减少；RA，难治性贫血；RT，难治性血小板减少；RCMD，难治性血细胞减少伴多系发育不良；RAEB，难治性贫血伴原始细胞增高

目前WHO关于MDS分类建议中RAEB-T原始细胞比例20%～30%归于AML(表15.16-2)。RA和RARS仍被保留,而RAEB和CMML则根据其原始细胞比例进一步细分。此外,还引入了难治性血细胞减少伴多系发育不良(RCDM)及不可分类MDS亚型。MDS(曾基于单纯形态学标准)随着分子标志的应用可否改进和提高分型准确性,新的临床相关性是否纳入仍有待观察[2]。将5q综合征列为一个独特类别,因为它可以与所有其他MDS亚型在临床和遗传学方面有明显区别,且具有更好的预后及具体治疗选择(如来那度胺)。无论如何,分子遗传学(如5q综合征患者*TP53*突变)的更多信息将越来越多地发挥作用[3]。

表15.16-2 国际预后评分系统:按照评分分组[4]

	得分				
	0	0.5	1	1.5	2
骨髓原始细胞(%)	<5	5～10	-	11～20	21～30
染色体核型	较好	中等	较差		
血细胞减少	0/1	2/3			

较好预后核型:正常,-Y,del(5q),del(20q)。较差预后核型:复杂,异常(≥3畸变),染色体7畸变。所有其他染色体为中度预后

细胞形态学诊断研究的标准,要求至少评估200个(WHO要求500个)骨髓细胞和20个巨核细胞,MDS时至少有10%细胞出现有发育不良表现。类匹赫畸形中性粒细胞,中性分叶核粒细胞的过氧化物酶缺陷,环形铁粒幼细胞和微小巨核细胞以及骨髓原始细胞增加5%～19%。这些形态变化与克隆性细胞遗传学和分子遗传标记有一定关联,当然也与检验人员操作有一些关系。对MDS进一步划分是否具有临床意义有待观察。然而,将5q综合征列为一个独特类别肯定是有意义的,因为从临床、基因角度,5q综合征和所有其他MDS亚群可以进行明确区别,并且其与良好预后相关。

该标准对于5q综合征并不适用,因为其具有明确的遗传标记,骨髓原始细胞低于5%,并且外周血血小板计数通常正常或升高。

因此,形态学方面中性粒细胞颗粒减少不应该是唯一的诊断标准。一般而言,诊断早期难治性贫血(RA)伴有血细胞减少和仅有一个系列的发育不良较困难,最终确诊MDS之前应每隔2～3个月监测疾病进展。同样,最近规定的单纯粒细胞减少RN和单纯血小板减少RT,与RA一起被列为RCUD(难治性血细胞减少伴单系发育不良),应该进行评估。鉴别MDS和再生障碍性贫血中发育不良,必须考虑到后者也存在红细胞发育异常,因此,与粒、巨二系发育不良及骨髓原始细胞增加相比,没有诊断价值。细胞遗传学变化可提示MDS,而非再生障碍性贫血,但尚未完全证实。鉴别诊断还包括PNH。强烈建议通过组织学包括免疫组织学来鉴别这些疾病。

除细胞形态学和细胞遗传学外,多参数流式细胞术正越来越多地运用于MDS诊断。因此,对于不同粒系、单核系和红系,该法可以对异常抗原表达的模式进行发育不良定性评估,还可以定量原始细胞。因此,流式与细胞形态学的相关性较高。另外对细胞形态难以分类类型可获得预后相关的有价值的诊断信息。

MDS预后因素:通常MDS预后较差,尤其年轻患者和高风险MDS患者。目前最有意义且广泛使用的预后评估系统是国际预后评分系统(IPSS)[4],该系统按照骨髓原始细胞的生物标志、核型改变和血细胞的数量(表15.16-3和表15.16-4)。

表15.16-3 国际预后评分系统:预后分级[4]

得分	0	0.5～1.0	1.5～2.0	≥2.5
风险分组	低	中等1	中等2	高

表15.16-4 MDS与AML特征性细胞遗传学改变对比

染色体异常	MDS中频率(%)	AML中频率(%)
仅有del(5q)	5～20	2
-7,仅有del(7q-)	3～10	2
+8	5～10	5
-17,del(17p),iso(17q)	5	3
del(20q)	3～5	0.5
-X,-Y	2	0.5
t(3;3)(q21;q26),inv(3)(q21q26)	<1	1～2
复杂核型	10～15	10～15

评分系统基于816例MDS患者,其中绝大多数未接受过治疗,因此可以评估自发病程。对于MDS发病机制和临床转归的生物学发现,很多方面与急性髓细胞性白血病(AML)有相似之处,至少年轻和高风险MDS患者可采用经典AML治疗方法,某种程度上也适用IPSS评分体系。细胞遗传学新信息必须纳入标准[5,6]。WPSS建议考虑输血对预后评估的要求[7]。可通过遗传畸变来提示MDS和AML两种疾病之间的密切性,这些遗传畸变见表15.16-4中列出并对比。该表显示MDS诊断研究中,虽然细胞形态学具有实质性和基础价值,但预后问题和不同生物学可以用其他参数,特别是细胞遗传学参数来解答[8]。此时IPSS评分已经给出了正确方向。

对MDS及急性白血病和慢性骨髓增殖性疾病,只有通过细胞形态和细胞遗传学(免疫分型和分子遗传学)相结合,才能得以诊断[5,9]。因此,必须及时推广2008年新WHO分类,凸显其在前瞻性研究中的临床和预后价值[1]。现推荐的以诊断为导向的治疗更加精准明确,不同以往的支持疗法甚至是放弃治疗,而是使用不同生物学作用模式的物质,例如来那度胺或阿扎胞苷。结合上述实验室评价指标才能用于患者个性化治疗。

15.17 骨髓增殖性肿瘤

Torsten Haferlach

慢性骨髓增殖性肿瘤(myeloproliferative neoplasms, MPN)具体可分为以下几种疾病:真性红细胞增多症(PV)、原发性血小板增多症(ET)、原发性骨髓纤维化(PMF)、慢性粒细胞性白血病(CML)。

2008年新版WHO分类增加[1]:慢性嗜酸性粒细胞增多

症(非特指型)、慢性中性粒细胞白血病和肥大细胞增多症。

MPN偶发;获得性而非先天性的克隆遗传变异。所有案例中推测起始细胞为多能造血干细胞。

通过对临床、形态学、细胞遗传学和分子遗传学具有明确定义临床的逐步阐明,现已有新的发现,特别是CML及2005年以来*JAK2*突变MPN的诊断方法和治疗中的应用[2,3]。因此,鉴别MPN和BCR-ABL1阳性CML需要根据形态学、临床表型及实验室检查(表15.17-1、表15.17-2)。

表15.17-1 MPN鉴别诊断的临床特征和标志物

特征	CML	PV	PMF	ET
脾肿大	(+)	无	+	无
粒细胞与红细胞计数变化	白细胞增多伴核左移,嗜酸性粒细胞增多,嗜碱性粒细胞增多	白细胞增多,血细胞比容↑	泪滴状红细胞,粒细胞核左移,幼红细胞	无
血小板	(↑)	(↑)巨大血小板	↓或↑	>450×10⁹/L,巨大血小板
骨髓细胞形态学	增生明显活跃,嗜碱性,巨核细胞和嗜酸性粒细胞升高	红细胞显著增生	常干抽	巨核细胞明显升高
骨髓组织学	粒细胞↑ 巨核细胞↑	细胞容量↑	明显纤维化	巨核细胞增加,位于细胞巢中
费城染色体t(9;22);*BCR-ABL1*	有	无	无	无
其他染色体改变	加速期 急变期	del(20q),+8,+9,+1q	-7,+8,+9,+1q	较罕见
维生素B_{12}>900 ng/L	↑	↑	正常	正常

CML,慢性粒细胞白血病;PV,真性红细胞增多症;PMF,原发性骨髓纤维化;ET,原发性血小板增多症

表15.17-2 慢性骨髓增殖性肿瘤诊断方法

方法	PV	ET	PMF	CML
细胞形态学(外周血和骨髓)	+	+	+	+
组织学	+	+	+	+
细胞遗传学	+	-	+	+
FISH	-	-	-	+(*BCR-ABL1*)
PCR	+	+	+	+(*BCR-ABL1*)

+,常规检查;-,非常规检查;FISH,荧光原位杂交;PCR,聚合酶链式反应

然而,临床上也可以遇到其他MPN重叠特征和表型,因为这些疾病中均可观察到*JAK2*突变。此外,MPN的诊断和鉴别诊断有重要意义的检查除了细胞遗传学和分子遗传学诊断检查外,还包括骨髓组织学检查(图15.17-1)。

除ET外,MPN患者黄骨髓几乎被完全取代。MPN诊断方法表中列出了需考虑的要点,见表15.17-1和表15.17-2。

15.17.1 慢性粒细胞白血病

从细胞遗传学上而言,慢性粒细胞白血病(chronic myeloid leukemia, CML)是MPN中研究最透彻的类型。费城染色体易位将CML与其他所有的增殖性疾病明确区分开来。早在1960年Nowell和Hungerford就首次证实了CML患者的肿瘤特异性染色体改变[4]。他们发现了一个小的标记染色体,后来命名为费城染色体。细胞遗传学检查引入显带技术之后,将费城染色体鉴定为缩短的22号染色体。且表明由第9号和第22号染色体长臂之间的易位而导致22号染色体缩短:t(9;22)(q34;q11)[5]。

随着分子遗传技术的发展,可以鉴定的基因:染色体9q34中9号染色体长臂上的*ABL1*,以及染色体22q11中22号染色体长臂上的断点簇区(BCR)。t(9;22)(q34;q11)通过易位方式出现分子水平两种白血病特异性融合基因:22号衍生染色体中

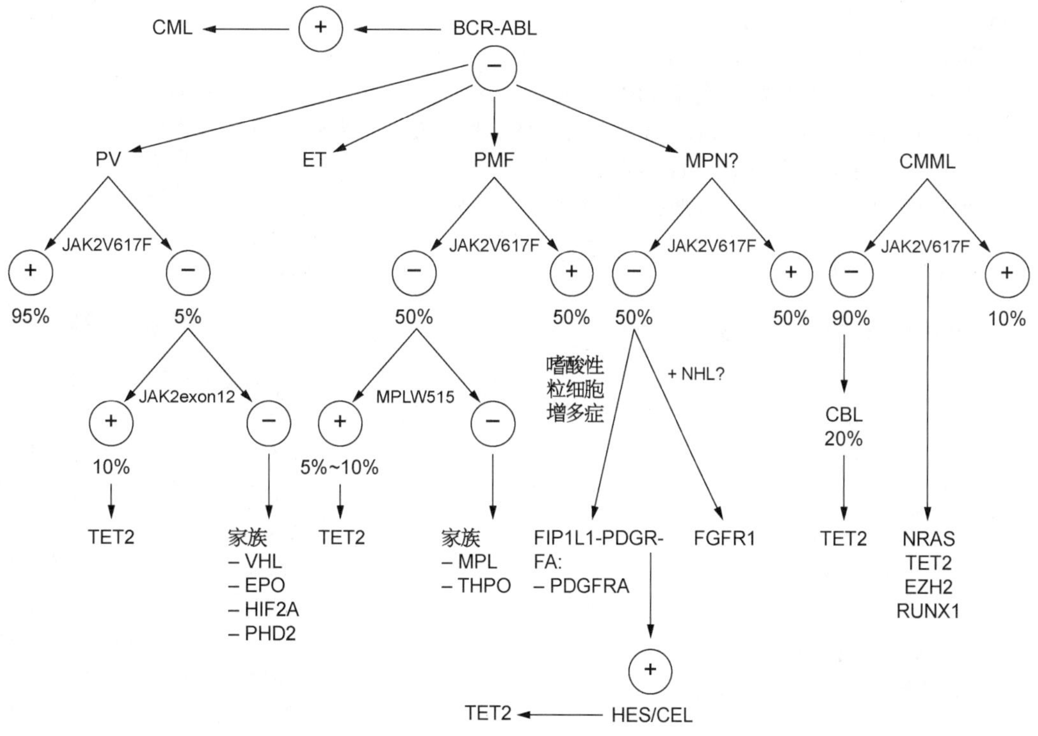

图15.17-1 骨髓增殖性肿瘤分子遗传学检查方法。PV,真性红细胞增多症;ET,原发性血小板增多症;PMF,原发性骨髓纤维化;MPN,骨髓增生性肿瘤;CMML,慢性粒单核细胞性白血病;TET2,tet致癌基因家族成员2;MPL,骨髓增生性白血病病毒致癌基因/血小板生成素受体;CBL,Casitas B系淋巴瘤原癌基因;VHL,von Hippel-Lindau肿瘤抑制基因;EPO,促红细胞生成素;HIF2A,HIF-1-α样因子;PHD2,HIF脯氨酰羟化酶2;THPO,血小板生成素;PDGFRA,血小板衍生生长因子受体α;EZH2,zeste同系物2(果蝇)的增强子;RUNX1,runt相关转录因子1

BCR - ABL1 和 9 号衍生染色体中 *ABL1 - BCR*。与正常 ABL 相比，*BCR - ABL1* 基因编码嵌合蛋白，使酪氨酸激酶活性升高，在 CML 发病机制中起着决定性作用[6]。因此，CML 诊断不仅依赖于临床症状和血液及骨髓检查，还须明确存在 *BCR - ABL1* 融合转录本。特别是自酪氨酸激酶抑制剂用于治疗后[7]。

约 5% CML 患者细胞遗传学正常核型，FISH 及 RT - PCR 均出现 *BCR - ABL1* 重排。使用中期 FISH，可以在 22 号染色体上检测到 *BCR - ABL1* 融合基因，少数情况下在 9 号染色体上检测到。后者称为费城染色体阴性，*BCR - ABL1* 阳性 CML，但这临床上无意义。因此，单独染色体分析不足以诊断 CML。

细胞形态学和组织学：所有 MPN 中，CML 出现白细胞增多最显著(高达 700×10^9/L)。外周血和骨髓发生核左移及见到原始细胞(通常低于 5%)。骨髓增生明显活跃，与红细胞相比，粒细胞生成显著增加(比值高达 20∶1；正常为 3∶1)。此外，嗜酸性粒细胞增多，特别是具有相对病理价值的嗜碱性粒细胞增高。所有 MPN 中，特别是 CML 由于骨髓中细胞更新加快，大多患者出现糖脂贮积细胞，此类细胞称为类戈谢细胞和海蓝组织细胞。CML 诊断时很少出现骨髓纤维化。

CML 的初步诊断和疾病过程中的诊断检查应该遵循特定方法，而后指导治疗[8]。血液和骨髓细胞形态学及骨髓组织学检查通常认为是初步诊断的必要条件。此外，染色体分析(最佳选择骨髓标本)，及 *BCR - ABL1* 的 FISH 和 PCR 分析。PCR 可定量且在治疗反应有效的情况下用作疾病进展的敏感标记，建议每隔 3 个月评估一次。经典细胞遗传学检测也应每年评估一次。原因是酪氨酸激酶抑制剂治疗及干扰素治疗(偶尔)后，疾病原来的费城染色体会发生改变，如出现 8 号染色体三体，或 7 号染色体单体[9]。这些对疾病进展的相关性和影响尚不清楚，仍待进一步验证。

此外，由于药物作用位点突变导致的 TKI 耐药。对疑似病例，为了能及时调整治疗方案，应进行突变分析。

同种异体骨髓移植后，通过定量 PCR 检测 *BCR - ABL1* 融合转录物可预测疾病复发，具有重要的临床意义。

CML 分期与临床病程的关系：通过使用多种治疗方案(如 TKI、干扰素和同种异体移植)，CML 的临床过程已与原先疾病过程不相同。患者的生存期已大大延长。尽管如此，从临床形态学角度而言，提出 CML 的 3 个阶段仍然有意义(表 15.17 - 3)[1]。

表 15.17 - 3　WHO 根据形态学检查对 CML 进行分类[1]

CML 慢性期
- 经典细胞形态学和(或)组织学切片 BCR - ABL1 阳性或显示 t(9;22)。外周血原始细胞<2%，骨髓<5%～10%。
CML 加速期(满足一条或多条标准)
- 外周血和(或)骨髓原始细胞 10%～19%。
- 外周血嗜碱性粒细胞>20%。
- 与治疗无关的血小板<100×10^9/L 或>$1\,000\times10^9$/L。
- 治疗无反应以及白细胞>10×10^9/L 或脾增大。
- 细胞遗传学克隆演变。
CML 急变期(满足一条或多条标准)
- 外周血和(或)骨髓≥20%原始细胞。
- 髓外原始细胞增加。
- 骨髓切片原始细胞呈大的局灶性或簇状增生。

新版 WHO 分类保留了该分类方法，并将患者明确分期。但仅凭形态学分期无法给患者治疗指导。此外，进行经典的细胞遗传学、FISH、PCR 和定量 PCR 及突变分析，从而做出正确诊断，特别是指导 CML 治疗[8]。

15.17.2 真性红细胞增多症

细胞形态学和组织学：真性红细胞增多症(PV)外周血计数血细胞比容显著升高至 50%以上，血红蛋白水平为 160～220 g/L，白细胞中度增多和血小板增多。PV 骨髓细胞学显示骨髓细胞增生且三系增殖。铁染色大多红细胞出现铁缺乏。

组织学可以看到巨核细胞数量增加、体积增大及成簇多见，粒细胞生成和红细胞生成增加，储存铁不足，血窦系统增生伴不同程度纤维化和骨质减少。只有 10%PV 患者骨髓检查结果正常。诊断标准见表 15.17 - 4。

表 15.17 - 4　真性红细胞增多症诊断标准

主要标准
(1) 血红蛋白：男性>185 g/L；女性>165 g/L；任何红细胞增多的证据*。
(2) 存在 *JAK2 V617F* 或 *JAK2* 外显子 12 突变。
次要标准
(1) 与患者年龄不相称的细胞量增加，三系(全髓)明显增殖，包括红系、粒系和巨核细胞。
(2) 血清促红细胞生成素水平低于正常。
(3) 体外内源性红细胞集落形成。

*血红蛋白或血细胞比容高于同年龄、性别人群特定方法参考上限的第 99 百分位点，或血红蛋白男性>170 g/L 或女性>150 g/L(有记录证明非缺铁治疗相关的血红蛋白持续高于个体基础值 20 g/L)；或者红细胞总量大于平均正常预测值 25%以上

然而，如果没有 *JAK2 V617F* 突变分子分析(95%PV 病例)，则无法诊断 PV。因此，几乎所有病例(表 15.17 - 4 和图 15.17 - 1)都可以除外反应性红细胞增多[1,2,3]。PV 患者偶尔会出现 *JAK2* 外显子 12 突变[10]。无 *JAK2* 突变患者鉴别诊断时，仍需要排除心脏或肺部缺氧、导致促红细胞生成素的肿瘤及滥用尼古丁导致的雄激素升高或红细胞增生等情况。由于外周血也可检测该标志物，骨髓穿刺不再是 PV 诊断的必检项目。

WHO 分类建议 PV 进行细胞遗传学检测。染色体畸变的发生率随着疾病持续时间而增加，接受骨髓移植治疗的患者比例更高。这些情况不能说是对治疗的影响，或与疾病进展患者经常使用骨髓抑制剂治疗有关。疾病转化为 MDS 或 AML 同样与核型高频突变有关。总之，染色体畸变可能与预后不良有关。

15.17.3 原发性骨髓纤维化

细胞形态学与组织学：原发性骨髓纤维化(PMF)的外周血检查结果不典型，通常伴有网织红细胞增多及功能性脾切除术性贫血，豪-乔小体和泪滴状红细胞。髓外造血严重的骨髓纤维化患者中，幼红细胞也出现在外周血。白细胞和血小板计数未见明显变化者不少见，诊断时可以升高或减低。由于血小板功能紊乱，出血时间有时会延长。

PMF 骨髓细胞学常由于严重纤维化和干抽无法评估。如果必须进行组织学检查，则可尝试活检印片。

组织学切片显示不同程度的纤维化(MF 0～3)伴编织骨出现，淋巴细胞浸润的炎性骨髓改变，红细胞溢出，浆细胞增

多和血窦扩大的炎性血管改变，血管壁硬化和髓样腔内造血。此外，还发现非典型巨核细胞和巨幼红细胞生成。诊断时原始细胞通常不增加。疾病过程中血细胞持续减少，脾肿大程度可能增加，可转化为急性白血病。

细胞遗传学出现20号染色体长臂缺失(20q)是PMF患者最常见的染色体畸变。据观察与13号染色体长臂缺失一样，见于6%～7%患者。进一步核型异常包括7、8和9号染色体数量改变及1q和5q结构畸变[1]。干抽时进行染色体分析，建议将活检穿刺针置于含肝素的生理盐水中处理后用于进一步分析。

此外，必须确定分子标志物：主要是*JAK2*和*MPLW515*(表15.17-5)。目前已经有靶向治疗[11]。

表15.17-5　原发性骨髓纤维化(PMF)诊断标准

主要标准
(1) 巨核细胞增殖和细胞异形[a]，通常伴网状纤维化和(或)胶原纤维化，或如果不能证实相关网状纤维化的存在，则巨核细胞改变必须伴有以粒系增殖，且常有红系减少为特征的骨髓细胞增生过多(如纤维化前期疾病阶段)。
(2) 不符合WHO真性红细胞增多症[b]、原发性骨髓纤维化[c]、*BCR-ABL1*阳性慢性粒细胞白血病[d]、骨髓增生异常综合征[e]或其他髓系肿瘤的诊断。
(3) 存在*JAK2 V617F*或其他克隆标志物(如*MPL W515K/L*)，或如果不存在克隆标志物，无证据表明骨髓纤维化或其他变化继发于感染、自身免疫疾病、其他慢性疾病如毛细胞白血病或其他淋巴瘤、转移性恶性肿瘤或有中毒(慢性)骨髓病[e]。
次要标准
(1) 骨髓病性贫血[f]。
(2) 血清乳酸脱氢酶升高[f]。
(3) 贫血[f]。
(4) 脾肿大[f]。

[a]巨核细胞大小不一伴异常核浆比，核圆、深染、不规则且成簇分布；[b]血清铁蛋白减少时，铁剂治疗不能使血红蛋白升高到真性红细胞增多症的范围，血红蛋白及血细胞比容水平可除外真红细胞增多症，无须检测红细胞容量；[c] *BCR-ABL1*必须阴性；[d]无红系或粒系病态造血；[e]具有反应性骨髓纤维化的患者不除外PMF；如符合其他标准应该考虑相关诊断；[f]可为临界值或明显改变

15.17.4 原发性血小板增多症

细胞形态学和组织学：原发性血小板增多症(ET)的主要症状是血小板增多，可达5×10^{10}/L。据WHO统计血小板需≥450×10^9/L(表15.17-6)。涂片观察到巨大血小板和血小板聚集。出血时间可以正常或缩短，由于血小板功能紊乱，也可延长。血小板释放钾，导致高钾血症。骨髓粒细胞和红细胞增生正常，ET出现诊断决定性的巨核细胞簇，通常位于中央窦周围。有时ET的诊断是排除性诊断。也需要分子检查逐步确定疾病(图15.17-1)。

表15.17-6　原发性血小板增多症诊断标准

(1) 持续性[a]血小板计数≥450×10^9/L。
(2) 骨髓活检主要表现为巨核系增殖伴胞体增大的成熟巨核细胞增多。无中性粒细胞或红细胞显著增多或左移。
(3) 不符合WHO真性红细胞增多症[b]、原发性骨髓纤维化[c]、*BCR-ABL1*阳性慢性粒细胞白血病[d]、骨髓增生异常综合征[e]或其他髓系肿瘤的诊断。
(4) 存在*JAK2 V617F*或其他克隆标志物；或无*JAK2 V617F*，也无反应性血小板增多的证据[f]。

[a]检查期间持续存在；[b]血清铁蛋白减少时，铁替代治疗不能使血红蛋白升高到真性红细胞增多症的范围，血红蛋白及血细胞比容水平可除外真红细胞增多症，无须检测红细胞容量；[c]要求外周血无相关网状纤维增生、胶原纤维增生引起的幼粒幼红存在，无骨髓细胞显著增生伴PMF典型的巨核细胞形态，包括巨核细胞大小不一伴异常核浆比，核圆、深染、不规则且成簇分布；[d] *BCR-ABL1*必须阴性；[e]无红系或粒系病态造血；[f]反应性血小板增多症的原因包括：缺铁、脾切除、手术、感染、炎症、结缔组织疾病、转移癌和淋巴增殖性疾病。但如果符合前三条标准，那么虽有反应性血小板增多也不能排除ET可能性

约5%ET患者具有克隆核型异常。这些情况下最常见为9号染色体增加。因此，完整的染色体分析并非必需的，尽管如此，染色体分析对疑似MPN初步诊断方法仍有意义。

15.17.5 慢性嗜酸性粒细胞白血病(非特指型)

根据WHO 2008年分类标准，慢性嗜酸性粒细胞白血病(非特指型)也列在MPN章节。相反，*FIP1L1-PDGFRA*、*FGFR1*或*PDGFRA*和*PDGFRB*基因阳性的嗜酸性粒细胞增多和分子变化证据被列为单独一章[1,12]。因此，排除分子改变或特定的细胞遗传学结果后，不能精确分类的CEL仍然是MPN章节的一部分。其定义为血液中嗜酸性粒细胞增多(1.5×10^9/L)，原始细胞少于20%，且无染色体改变。

15.17.6 肥大细胞增多症

肥大细胞增多症也作为2008年WHO分类MPN的一个章节。分为皮肤肥大细胞增多症(CM)、惰性系统性肥大细胞增多症(ISM)、系统性肥大细胞增多症伴克隆性造血组织非肥大细胞系疾病(SM-AHNMD)、侵袭性系统性肥大细胞增多症(ASM)、肥大细胞白血病(MCL)、肥大细胞肉瘤(MSC)和皮肤外肥大细胞瘤。

未给出个别亚型的复杂诊断标准细节[13]。其中，需要各种皮肤病学检查、实验室生物标记(如血清类胰蛋白酶的测量)、免疫表型分析或组织学和免疫组织学。另外，还要基因突变，如*KIT*(通常是*D816V*)突变分析。

15.18 急性白血病与非霍奇金淋巴瘤的免疫分型

Richard Schabath、Wolf-Dieter Ludwig

急性白血病和非霍奇金淋巴瘤的诊断和分型依据为世界卫生组织(WHO)造血和淋巴组织肿瘤分型[1]。该文件对急性髓系白血病(AML)、前驱B细胞和前驱T细胞来源的急性淋巴白血病(ALL)与成熟B细胞、T细胞和NK细胞肿瘤进行了区分。AL和NHL鉴别诊断和分型时，需要考虑形态学和组织学特征、免疫表型和基因型。同时分析这类肿瘤细胞的生物学特性，才能鉴定出新亚型或类型，这类血液病的临床表现和治疗效果不尽相同。另外，通过白血病和淋巴瘤细胞的遗传学异常特征可提高对白血病和淋巴瘤发病机制的认知[2-5]。

骨髓和(或)外周血免疫分型对AL和白血病性NHL的初诊和疾病分期具有重要意义。疾病诊断和分期是基于前体细胞和(或)成熟髓系和淋巴细胞表达的不同抗原，这类抗原可用单克隆抗体(MAB)结合，作为各成熟阶段的标志[1,4,6-8]。结合胞膜或细胞内的单克隆抗体可通过多种方法进行检测。因此免疫荧光技术对细胞悬液进行标记并通过多参数的流式细胞术以及酶免染色检测已成为常规方法[8,9,10-12,40]。

流式细胞术免疫分型的优点：快速检测分析标本中大通量细胞(一份标本超过10^6细胞)、检测灵敏度高、同时分析多个标志物(如分析细胞的2～10种荧光和散射光特性)、结果准确定量、结果可用统计学分析。

多参数流式细胞术和酶免疫法检测AL与NHL的免疫

分型的推荐、适用情况、标准和质量保证,可参见章节 52.2 和参考文献[4,7,9-11,40]。

15.18.1 急性白血病免疫学分型

急性白血病的免疫学分型主要目的:

- 形态学和细胞化学无法分类的 B 细胞、T 细胞、NK 细胞和髓系细胞进行分类,也可确定白血病细胞的成熟阶段。
- 鉴别生物学和(或)预后相关的亚型,标准化模式诊断。
- 鉴别重要细胞生物学功能相关的蛋白质表达(如黏附、增殖、分化和凋亡)。
- 检测靶向治疗的靶向结构(如单克隆抗体结合的 CD20、CD33 或者 CD52)。
- 鉴别无法检测的残留白血病细胞(微小病变残留),以便进行相关治疗。图 15.18-1 阐明了急性白血病免疫学分类的步骤[4,20]。

依据 FAB 标准的急性白血病诊断流程

↓

分类为 B 或 T 淋巴细胞或髓系来源[20]
B 细胞系:CD19,(cy)CD22,(cy)CD79a
T 细胞系:cyCD3,CD7
髓系:CD13,CD33,CD65,CD117,MPO
NK 细胞系:CD56,CD57

↓

诊断:B 前体细胞 ALL,B-ALL/伯基特淋巴瘤,T 细胞系 ALL,AML

↓

成熟阶段或免疫表型的确定(见表 15.17-1)
B 细胞系 ALL:CD10,CD20,CD24,cyIgM,mIg;CD34,HLA-DR,TdT
T 细胞系 ALL:CD1a,CD2,mCD3,CD4,CD5,CD8,CD10,TCRα/β or γ/δ;CD34,HLA-DR,TdT
AML:CD14,CD15,CD41,CD61,CD64,血型糖蛋白 A;CD34,HLA-DR,TdT

图 15.18-1 急性白血病免疫分型流程图。CD,分化抗原;cy/m,胞质内或细胞表面表达;MPO,髓过氧化物酶;Ig,免疫球蛋白;TCR,T 细胞受体;TdT,末端脱氧核苷酰转移酶

首先是急性白血病的形态学诊断,常用光学显微镜检查染色涂片,得出初步诊断,通过白血病原始细胞系列、免疫亚型和急性白血病成熟阶段分析进行进一步确定亚型。

白血病原始细胞谱系确定:白血病原始细胞谱系可通过检测未成熟淋巴细胞或髓系祖细胞表面或胞质抗原来鉴别。AL 诊断与未成熟细胞的特异性胞质抗原表达相关[13,14]:① 髓系细胞 CD13、CD33、髓过氧化物酶(MPO)和溶菌酶;② B淋巴前提细胞 CD19、cyCD22 和 cyCD79a;③ T 淋巴前提细胞 cyCD3。

通过免疫学方法或者固定和白血病细胞悬液后用流式细胞术检测这些抗原[15],抗原可一定程度上表达在成熟白血病或淋巴瘤细胞膜表面(CD3、CD22、CD79a)。

免疫亚型和成熟阶段的确定:AL 免疫亚型和成熟阶段的判断可用单克隆抗体检测,其与未成熟淋巴前提细胞结合或淋巴或髓系细胞增殖分化不同阶段有关的表面标志结合。根据表达组合形式,免疫分型可分为以下几组:

- 系列特异性:① 髓系 MPO;② 免疫球蛋白 cy/m;③ B 细胞受体 CD22、CD79a 和 T 细胞受体 α/β 和 γ/δ;④ T 细胞系 CD3。
- 全髓系抗原(如 CD13、CD33、CD65)。
- 全 B 抗原(如 CD19、CD22、CD79a)。
- 全 T 抗原(如 CD3、CD2、CD5 和 CD7)。
- 系列相关抗原[如单核细胞 CD14、粒细胞 CD15、红细胞 CD235a(血型糖蛋白 A)和巨核细胞 CD41 或 CD61]。
- 前提细胞相关抗原,如 CD10、CD34、CD117、HLA-DR、末端脱氧核苷酰转移酶(TdT)。

抗原检测结果分析见图 15.18-1。急性白血病免疫分型的流程图可将几乎所有不明分类的细胞系及亚型进行分类[20]。表 15.18-1 提供一套基础的初筛急性白血病的方法,由德国 German Competence Network 推荐应用于急性和慢性白血病。

表 15.18-1 首次诊断急性白血病的基础组合

	F1	F2	F3	F4
cy 1	cy-NK	cy-NK	cy-NK	cy-NK
cy 2	TdT	cyCD22	CD45	cyCD3
cy 3	MPO	LF	CD45	CD34
1	NK	NK	NK	NK
2	CD10	CD13	CD45	CD19
3	CD7	HLA-DR	CD45	CD33
4	Kappa	Lambda	CD45	CD19
5	CD2	CD1a	CD45	CD3
6	CD34	"7.1"	CD45	CD117
7	CD65	CD56	CD45	CD20
8	CD61	CD14	CD45	-

F1~F4,荧光 1~4;cy,胞质染色;NK,阴性。参考自德国 Kompetenznetz Akute und chronische Leukämien

15.18.1.1 急性未分化型白血病

形态学或细胞化学急性未分化型白血病(AUL)的免疫表型可检测到少于 1 种髓系、B 或 T 淋巴细胞系的标志,且极少被诊断(所有急性白血病<1%)[1,16,17]。AUL 在形态学上也定义为干细胞白血病,仅表达前体细胞相关抗原(CD34、CD38、CD117、HLA-DR、TdT)。

AUL 明确诊断对后续的治疗手段很重要,需要进一步检查,如 MPO,或血小板过氧化物酶的超微结构分析[18,19],或 AML 和 ALL 特异性细胞遗传学和分子基因检查[1,4]。然而这些复杂检查并非常规用于白血病初诊。

15.18.1.2 ALL 的免疫分型

B 细胞或 T 细胞系来源的 ALL 鉴别诊断相对容易实现,通过最初表达在淋巴前体细胞胞质内抗原 cyCD3、cyCD22、cyCD79a 等进行鉴别[14,20,21],也可通过膜表面抗原 CD7 和 CD19 进行鉴别。未成熟前体 B 和 T 细胞及超过 99%ALL 亚型可表达此类抗原。

鉴别未成熟 T-ALL 亚型时,必须同时分析 CD7 和 cyCD3,因为 10%~20%未成熟 AML 表达 CD7[4],而 cyCD3 是 T 细胞特异性标志[13]。

精准鉴别免疫亚型或者确定 ALL 成熟阶段需要分析其他 B 和 T 细胞相关抗原(图 15.17-1)。根据检测结果可分为下列几种亚型[4,21]:B 前体细胞 ALL、B 细胞 ALL/伯基特淋巴瘤、T 前体细胞 ALL。这些免疫亚型的特点见表 15.18-2。

表 15.18-2 ALL 免疫亚型的名称、发病率和表型

亚型	B 前体细胞 ALL			B 细胞 ALL,伯基特淋巴瘤	T 前体细胞 ALL			
	pro-B[a]	普通	pre-B		pro-T	pre-T	皮层	成熟
发病率(%)儿童/成人[b]	5/11	65/51	15/10	3/4		12/24		
祖细胞相关抗原								
- TdT	+[c]	+	+	−	−	+	+	±
- HLA-DR	+	+	+	+	+	−	−	−
- CD10	−	+	±	±	±	±	±	−
B 细胞抗原								
- CD19	+	+	+	+	−	−	−	−
- CD22[d]	+	+	+	+	−	−	−	−
- CD79a	+	+	+	+	−	−	−	−
- cyIgM	−	−	+	−	−	−	−	−
- mIgM	−	−	−	+	−	−	−	−
T 细胞抗原								
- cyCD3	−	−	−	−	+	+	±	−
- CD7	−	−	−	−	+	+	+	+
- CD2	−	−	−	−	−	+	+	+
- CD5	−	−	−	−	−	+	+	+
- CD1a	−	−	−	−	−	−	+	−
- mCD3	−	−	−	−	−	−	±	+

[a] 同义词 pre-pre-B ALL;[b] 参考自德国多中心 ALL 治疗研究[4,21];[c] +,阳性;±,阳性或阴性;−,阴性;≥20%白血病细胞分别表达的抗原(膜表面结合抗原),或者≥10%白血病细胞(MPO、cyCD3、cyCD79a、TdT);[d] 胞质内表达未成熟亚型。CD,分化抗原;cy,胞质内;m,膜表面结合;Ig,免疫球蛋白

5%~40% ALL 患者中原始细胞会共表达髓系抗原(my+ALL)。这与特定未成熟亚型有关(pro-B ALL、pro-T ALL 和 pre-T ALL)[26]。

关于儿童(ALL-BFM)和成年人(GMALL)的德国多中心 ALL 治疗研究发现对 ALL 鉴定亚型后,患者进行疾病风险分组和差异化治疗很重要:pro-B-ALL(GMALL 研究属于高风险治疗)、B-ALL(GMALL 和 ALL-BFM 研究用不同治疗准则)、T 前体细胞 ALL 亚型治疗方案多样(表 15.18-2)。

15.18.1.3 AML 免疫分型

AML 免疫分型价值不如 ALL 重要。分类时免疫分型对下列亚型鉴定起主要作用:

- 微分化型 AML,M0 亚型:细胞化学 MPO 阴性,特异性 B 细胞或 T 细胞缺失,单克隆抗体检测表达全髓系抗原和(或)表达 MPO[19]。
- 急性巨核细胞白血病,M7 亚型:膜表面结合,很少单独表达胞质内 CD41 和(或)CD61[18]。

75%~90% AML 中白血病细胞表达抗原 CD13、CD33 和 CD65;然而约 55%患者三种髓系标志物均表达,但 98%患者三种标志物至少检出一项[22]。另 CD117 是干细胞因子受体标志物(*c-kit* 原癌基因),表达于 1%~4%正常骨髓细胞和约 60%~70% AML 细胞,未成熟细胞中少见。ALL 细胞是 AML 免疫分型有价值的标志物[23]。

通过同时检测这些抗原,抗红细胞单克隆抗体(如血型糖蛋白 A)和血小板相关抗原如 CD41 和 CD61 及 MPO,近 100% AML 病例可通过细胞免疫标志物进行分型并与 ALL 区分。TdT 表达几乎对 AML 和 ALL 鉴别无意义,因为 10%~40% AML 患者采用不同的检测方法(免疫荧光或者免疫细胞化学)可检出 TdT,过去 TdT 被认为是淋巴细胞的标志。

通过组合胞质 MPO 和乳铁蛋白(LF)可以区分未成熟髓系细胞和粒细胞分化的白血病细胞,未分化髓系细胞 MPO 阳性、LF 阴性,粒细胞分化的白血病细胞同时表达 MPO 和 LF[14]。

由于缺乏原始单核细胞特异性的单克隆抗体,目前并不能通过免疫学方法对未成熟 AML(如 FAB M0/M1)鉴别未成熟原始单核细胞白血病(FAB M5a)。

AML 与 ALL 会异常表达原始淋巴细胞的标志物。10%~25%患者共表达 T 细胞抗原,尤其是 CD4、CD7 和(或)CD2,但 B 细胞抗原包括 CD10(小于 10%)很少表达[25]。

由于 AML 中抗原表达的异质性,除 FAB-M0 和 FAB-M7 亚型外,目前不可能将免疫表型与形态学或者细胞化学定义的 FAB 亚型相互联系起来,也不能与细胞遗传学或分子生物学定义的 AMLWHO 分型相联系[22,24]。目前仅提供初步证据提示 AML 亚型,只有细胞遗传学和分子生物学结果明确后才能确定亚型(表 15.18-3)。

表 15.18-3 FAB 分型与细胞遗传学和免疫表型之间的联系

抗原	FAB 分型						
	M0	M2	M3	M4E0	M5	M5	M7
		t(8;21)	t(15;18)	inv16		t(9;11)	
MPO	+/−	+	+	+	−/+	−	−
CD2	−	+/−					
CD13	+/−	+	+	+	+/−	−	+/−
CD14	−	−	−	+/−	+/−	−	−
CD15	−	+/−	−/+	+/−	+		
CD19	−	+/−					
CD33	+/−	+/−	+	+	+	+	+
CD34	+/−	+/−					
CD56	+/−	−/+	−/+				
CD61	−	−	−	−	−	−	+
CD64	−	−	+/−	+	+	+	
CD65s	−/+	+/−	−/+	+	+/−	+	+/−
CD117	+/−	+/−	−/+	+/−	−/+		
HLA-DR	+/−	+	−	+	+	+	+/−

FAB 分型相关急性白血病的免疫学和细胞遗传学特征,其中并没有明确的关联,免疫表型只是提示,从来不能作为确诊 AML 的证据。−,抗原不表达;−/+,在<50%的病例中表达抗原;+/−,抗原在绝大多数的病例中表达;+,抗原表达。空白区域表示仅局部表达,对于诊断并没有特异性,或者没有足够可靠的数据

15.18.1.4 混合表型急性白血病

混合表型急性白血病是指白血病原始细胞共同表达髓系和淋系的抗原(异常抗原表达),该型白血病呈上升趋势(占所有急性白血病 5%)。起初这类白血病被定义为双表型急性白血病(BAL)[20,36]。

2008 年 WHO 分型发表后，国际上认可这类异质性白血病的命名[1]。混合表型急性白血病（MPAL）免疫学分型积分正是基于这种分类[20]并取代了 EGIL 推荐分型（表 15.18 - 4）。然而对于 MPAL 预后和治疗，关键是潜在性细胞遗传学或分子生物学异常，而不是免疫表型[36,37]。

表 15.18 - 4　混合表型急性白血病诊断积分

髓系细胞 - MPO，或者 - 两种单核细胞分化标志物，如 CD11c、CD14、CD64、溶菌酶、NSE
T 细胞系 - cyCD3，或者 - mCD3（已知仅有少数病例）
B 细胞系 - CD19（强表达）同时伴有 1 种标志物如 CD79a、cyCD22、CD10，或者 - CD19（弱表达）同时伴有 2 种标志物如 CD79a、cyCD22、CD10

诊断 MPAL 时，判别标准必须同时满足两种细胞系（骨髓，B 或者 T）。CD，分化抗原；cy/m，胞质或膜表面表达；MPO，髓过氧化物酶；NSE，神经特异性烯醇化酶

15.18.1.5 免疫表型检测残留白血病细胞

急性白血病首次化疗后，是否残留白血病细胞与随后的治疗计划和预后评估愈发相关。目前为止，根据骨髓的形态学评估疾病是否缓解。因形态学检测的灵敏度低（检测限 10^{-2}，如每 100 个正常细胞检出 1 个白血病细胞），大多更灵敏的检测微小残留病变方法，如免疫分型（检测限 10^{-5}～10^{-3}）和分子基因检测（聚合酶链式反应检测限 10^{-5}～10^{-4}）已被应用于临床[7,27,28,38]。

免疫分型检测残留白血病细胞的原理是通过多参数流式细胞仪检测大多数 AL 表达的白血病相关抗原。下列为区分白血病细胞和正常前体细胞的重要标志：抗原异常或不同步表达、分化抗原表达缺失、白血病细胞抗原密度改变。

使用多参数流式细胞仪检测微小残留病变的免疫表型的优点是快速、能定量检测残留白血病细胞数量和活性。

免疫分型准确识别残留白血病细胞的重要前提是用多参数流式细胞术及光散射法精确定位白血病原始细胞，并同时分析每个细胞所表达的 3～10 种抗原。单色或者双色分析白血病细胞不足以分析白血病的相关特征，因此不能用于微小残留病变检测。

诊断急性白血病微小残留病变的合适组合方案，以及白血病亚型各种异常或不同步表型的发生频率数据见表 15.18 - 5。根据这些组合抗原证据，目前能对 10 000 个正常造血前体细胞中检测到残留白血病细胞（检测限 10^{-4}）。

表 15.18 - 5　急性淋巴白血病诊断微小残留病变的抗原组合

亚型	表型	阳性率（%）
B 祖细胞 ALL	CD19/CD34/CD10/TdT	30～50
	CD19/CD34/CD10/CD22	20～30
	CD19/CD34/CD10/CD58	40～60
T 祖细胞 ALL	TdT/CD5/CD3	90～95
	CD34/CD5/CD3	30～50
AML	CD117/CD33/HLA - DR	26
	CD34/CD117/CD33/HLA - DR	20

急性淋巴白血病时，残留白血病细胞的免疫表型和分子生物学特性，在疾病治疗不同时期所代表的临床意义可通过大量研究及多中心前瞻性研究得到证实[27,38]。同样 AML 现有临床数据足以证明免疫分型可诊断 MRD[28]。

然而在选择检测微小残留病变的方法时，流式细胞术和分子生物学方法（如定量 PCR）之间仍存在一定比较。

15.18.1.6 NHL 免疫表型

诊断白血病性 NHL 时，同样免疫分型非常重要。免疫分型目的除区分成熟淋巴细胞肿瘤与急性白血病外，还可以将恶性细胞划分至 B、T 或 NK 细胞系；通过 kappa 或 lambda 轻链限制性来证明或排除恶性 B 细胞克隆；区分成熟淋巴细胞肿瘤，尤其是成熟 T 细胞肿瘤，与反应性改变（如 EBV 或巨细胞病毒感染或弓形虫感染）；疗效监测（化疗、单克隆抗体），可通过早期监测白血病残留或淋巴细胞（微小残留病变）。

将成熟 B 细胞、T 细胞和 NK 细胞区分并判断特定成熟阶段需要一组不同 MAB，MAB 组成很大程度上受到以下情况影响（如首次诊断或者发现微小残留病变）[7]。正常 B 细胞、T 细胞及成熟 B 细胞、T 细胞和 NK 细胞肿瘤的免疫表型表达谱见表 15.18 - 6 和表 15.18 - 7。T 细胞淋巴增殖性疾病并非符合所有以下情况。有时不同亚型中许多免疫表型会出现重叠，因此定性诊断需要进一步的证据，如临床表现、形态学、组织学以及基因数据[1,7,11,29-31]。

表 15.18 - 6　正常 B 细胞免疫标记谱系

	正常 B	B - CLL	B - PLL	LPL	MZL	FL	HCL	HCL - V	SLVL	DLBCL
sIg	+	(+)	+	+	+	+	+	+	+	+
CD5	−	+	−/+	−	+	−	−	−	−	−
CD10	−	−	−	−	−	+/−	−	−	−	−/+
CD11c	−	−	−	−/(+)	−	−	+	+	−/+	−
CD19	+	+	+	+	+	+	+	+	+	+
CD22	+/−	−	+	+	+	+	+	+	+	+
CD23	−/+	+	−/+	−/+	−	−	−	−	−/+	NA
CD24	+	+	+	+/−	+	+	−/+	−/+	+	+
CD25	−	−	−	−/(+)	−	−	+	−	−/+	−/+
CD43	−	+	+/−	−/+	+	−	−	−	−	−

续 表

	正常 B	B-CLL	B-PLL	LPL	MZL	FL	HCL	HCL-V	SLVL	DLBCL
CD79a	+	+/-	+	+	+	+	+	+	+	+
CD103	-	-	-	-	-	-	+	+	-/+	-
CD200	-	+	NA	NA	-	NA	NA	NA	NA	NA
FMC7	-	-	+	+	+	+	+	+	-/+	NA
Cyclin D1	-	-	-	-	+	-	-/(+)	-/(+)	-	-

NA,无可用数据;正常 B,正常循环 B 细胞;B-CLL,慢性 B 淋巴细胞性白血病;B-PLL,幼稚 B 淋巴细胞性白血病;LPL,淋巴浆细胞性淋巴瘤;MZL,套细胞淋巴瘤;FL,滤泡性淋巴瘤;HCL,毛细胞性白血病;HCL-V,毛细胞性白血病变异型;SLVL,伴绒毛淋巴细胞脾淋巴瘤;sIg,表面免疫球蛋白;DLBCL,弥漫大 B 细胞性淋巴瘤

表 15.18-7 正常 T 细胞和 T 细胞型淋巴增生性疾病的免疫学标志物谱

CD	正常 T	Act T	LGLL/T	LGLL/NK	T-PLL	SEZARY	ATLL	ALCL
2	+	+	+	+	+	+	+	+/-
3	+	+	+	-	+	+	+	+/-
4	+/-	-/+	-	-	+/-	+	+	+/-
5	+	+	-	-	-	+	+/-	+/-
7	+	+	-	-	+	-	-	+/-
8	-/+	+/-	+	+/-	-/+	-	-	+/-
10	-	-/+	-	-	-	-	-	+/-
16	-	-	+	+	-	-	-	-
25	-	+/-	-	-	-	-	+	+
30	-	+/-	-	-	-	-	+/-	+/-
56	-	-	-	+/-	-	-	-	+/-
57	-	-	+/-	+/-	-	-	-	-
HLADR	-	+	-	-	-/+	-	+/-	+/-

正常 T,正常循环 T 细胞;Act T,激活的 T 细胞;LGLL/T,T 细胞大颗粒淋巴细胞白血病;LGLL/NK,NK 细胞大颗粒淋巴细胞白血病;T-PLL,T 原淋巴细胞白血病;ATLL,成人 T 细胞白血病/淋巴;ALCL,无性大细胞淋巴瘤

根据特征性表达的膜结合抗原积分系统可提高 B-CLL 与其他成熟 B 细胞肿瘤鉴别的准确性。尤其是 B 细胞系来源的慢性淋巴细胞白血病与其他成熟 B 细胞肿瘤的鉴别。90%~95%患者通过检测 5 种 B-CLL 表达的抗原,分别为 B-CLL 表达(CD79b、FMC7)、弱表达(膜表面免疫球蛋白)和强表达(CD5、CD23),可鉴别典型 B-CLL 与其他成熟 B 细胞肿瘤[31]。另一个实用的标志是 CD200,常表达于 B-CLL 细胞。套细胞淋巴瘤为 CD5 阳性 NHL,与 B-CLL 鉴别有困难时,可通过 CD200 鉴别,套细胞淋巴瘤 CD200 呈阴性[39]。

大量免疫球蛋白重链区基因(*IgVH*)突变的研究,可认识两种不同细胞生物学亚型的 B-CLL,其临床进展、免疫表型、细胞遗传和分子基因方面也明显不同[32]。两种亚型中膜表面(CD38)和胞质内(ZAP-70)抗原的表达不同,因此目前正逐渐使用这两个指标作为诊断和预后的标志物。CD38 或者 ZAP-70 阳性的 B-CLL 常与 *IgVH* 缺失突变有关,临床进展较差[33,34]。

成熟 B 细胞多参数流式细胞术检测免疫表型对于残留白血病细胞检测的灵敏度极高(检测限 10^{-4})[35]。

关于成熟 B 细胞、T 细胞和 NK 细胞肿瘤的免疫表型的信息越来越准确,WHO 分型中疾病进展和精确分类是基于骨髓或外周血免疫分型结果,但成熟淋巴肿瘤白血病常无法实现[1]。疾病的确诊、分型以及预后判断需要进一步的诊断检查(如骨髓或淋巴结组织学、细胞遗传学或分子基因学分析)。

(唐文佳 张羽仪 朱建锋 陈朴 陈楠
方佩琪 孟志民 译,王蓓丽 审校)

16
止血

16.1 止血的调节和失调

Gert Müller - Berghaus, Lothar Thomas

16.1.1 引言和概述

止血系统通过血细胞、血管、血浆蛋白和低分子物质间的相互平衡作用阻止血液流失。包括：① 血管系统包括血管壁内皮细胞和内皮下基质、血管收缩使血流减缓；② 血细胞，尤其是凝血细胞(血小板)；③ 血浆凝血系统中血小板、凝血因子和凝血抑制剂之间相互作用；④ 纤溶系统的激活剂和抑制剂。

静止状态下这些组分完美形成不间断级联顺序包括低水平的持续消耗和形成所有组分。以下情况中这些组分的相互作用被激活(如血管损伤)：

- 正常止血调节：激活血小板和血浆凝血因子与内皮下基质接触导致血小板黏附在血管壁。von Willebrand 因子(vWF)介导血小板激活是止血的初始步骤。随后形成血小板聚集，即血小板凝块封闭血管破损处(一期止血)。同时，组织因子(TF)作为辅因子由细胞释放，Ⅶa 因子与组织因子相结合激活血浆凝血系统。
- 止血失调：如病理情况下止血激活过度使血管内细胞聚集和产生富含纤维蛋白凝块导致血流减慢最终形成血栓和组织缺血。

止血调节与机体其他功能系统类似。体液和细胞系统、激活剂和抑制剂和正负反馈机制参与该调节过程。参与止血过程的反应物缺陷和调节系统中激活剂或抑制剂失调均会导致止血不平衡，随后失血(出血)或血栓(血栓形成)。

止血调节发生在含有组织因子的细胞表面(如血小板或内皮细胞)或内皮下损伤处，与流体相无关。生理学上，止血反应物被小范围激活，凝血酶生成导致少量纤维蛋白原转化为纤维蛋白。其次纤维蛋白被纤溶系统降解。由于纤维蛋白合成量非常小，正常生理情况下，筛选实验不能检测到血栓形成。

相互作用机制：血管内皮、血小板、血浆凝血系统和纤溶系统不能被独立来看。复杂的反应过程可表现为血管受损后止血的过程(图 16.1 - 1)[1]：

- 如果血管损伤至内皮下结构暴露，血管收缩即可发生。同时，内皮下结构形成血小板黏附。
- 血小板激活导致持续反应和血小板聚集形成。
- 内皮下结构开始激活血浆凝血系统。内皮下胞外基质中的接触因子和组织因子是激活过程的重要成分。

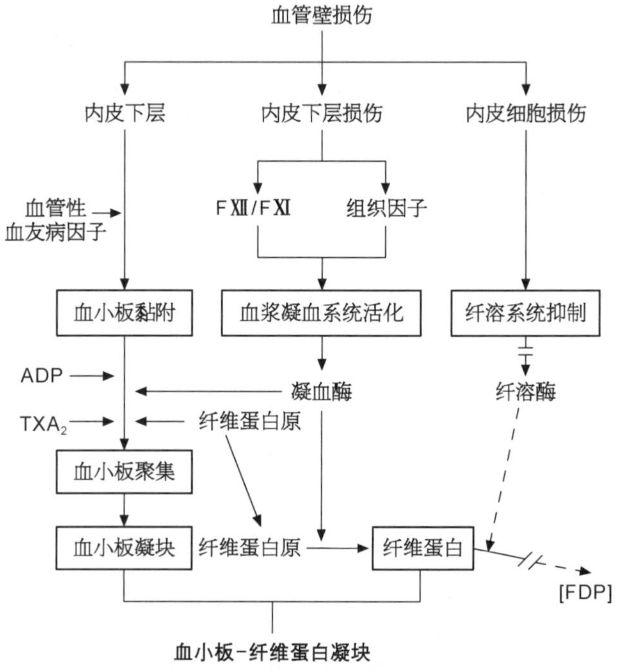

图 16.1 - 1 血管壁损伤后血小板、血浆凝血系统和纤溶系统的相互作用[4]。ADP，二磷酸腺苷；TXA_2，血栓素 A_2；FDP，纤维蛋白原降解产物

- 内皮下胶原激活血小板膜表达糖蛋白如 GP Ⅰb/Ⅸ/Ⅴ 受体与 vWF 反应，结合并激活血小板。
- 特定血小板膜磷脂的表达是各反应物间形成复合物的表面。该复合物是激发凝血因子激活的最初步骤。
- 血小板表面血浆凝血系统的局部激活导致凝血酶生成。
- 一方面，凝血酶作为正反馈的一部分激活Ⅴ因子和Ⅷ因子并大幅加速血浆凝血系统。另一方面，凝血酶促使血小板聚集并最终导致血小板内容物释放。
- 如果血小板纤维蛋白凝块发生在完好无损的血管壁上，内皮细胞则加速释放组织纤溶酶原激活物诱导纤溶激活使其溶解。
- 由于内皮细胞受损无法产生或释放足量的纤溶激活物，血管壁损伤处形成的血小板纤维蛋白凝块最初可保持完好。血管受损处必然局部缺乏纤溶活性使血小板纤维蛋白凝块维持原位。

16.1.2 血管壁和内皮细胞

内皮细胞生成前聚集和抗聚集物质、黏附蛋白和影响血管张力物质。

血管张力调节[2,3]：因为动脉和小动脉的肌层比静脉和小静脉厚，所以动脉中血管收缩反应的活性物质比静脉中多(图16.1－2)。内皮细胞合成以下物质：

- 一氧化氮(NO)，也称为内皮源性舒张因子。此外，由于其对血小板聚集有抑制效果，因此EDRF是一种有效的血管扩张剂。内皮细胞收到缓激肽、组胺、乙酰胆碱、凝血酶、抗利尿激素和ADP刺激释放EDRF。
- 前列环素(PGI_2)，也是血小板聚集抑制剂，可导致血管舒张。
- 高分子量激肽原，从中产生具有血管扩张作用的缓激肽。
- 内皮素-1，血栓烷A_2和血管紧张素转化酶(ACE)。前两者有直接血管收缩功能。ACE可将血管紧张素Ⅰ转化为收缩血管的血管紧张素Ⅱ，具有间接血管收缩功能。

16.1.2.1 内皮和血小板的相互作用

黏附蛋白不仅能黏附在内皮细胞下还能在血管壁损伤时使血小板附着于内皮下结构。内皮细胞通过合成以下血小板聚集激活物和抑制物来影响血小板的功能[5]：

- 血小板激活因子(PAF)由激活内皮细胞释放。PAF也能诱导血小板的黏附和聚集并刺激EDRF分泌。
- vWF主要由内皮细胞和巨核细胞合成。介导血小板黏附到内皮下结缔组织。
- 前列环素和EDRF。都是有效的血小板聚集抑制物具有舒血管作用。

16.1.2.2 内皮细胞的促凝活性

内皮细胞通过释放酶(如核苷酸酶)发挥抗聚集作用。源自血小板或内皮细胞的ATP通过核苷酸酶催化成为ADP最终分解为AMP和腺苷。形成的腺苷可被内皮细胞摄取并消除。ADP是激发血小板聚集的有效物质，而腺苷通过升高cAMP浓度抑制血小板激活。此外，腺苷还可导致血管舒张。通过以上过程，内皮细胞可局部调节血小板的聚集和分离[6]。

不仅内皮细胞作用于血小板，反之，血小板同样也在许多方面影响了内皮细胞的功能。因此，激活血小板释放的血清素和去甲肾上腺素可导致内皮细胞收缩。同时，血小板通过分泌如抗利尿激素、ATP/ADP、PAF和血清素等物质影响内皮细胞的代谢能力(如生成前列环素和EDRF)(图16.1－2)。

16.1.2.3 内皮细胞和凝血系统的相互作用

内皮细胞不仅合成促凝物质也生成抗凝物质。抗凝物质的释放通过负反馈机制调节。

16.1.2.3.1 内皮细胞的促凝活性：内皮细胞通过以下几种方式发挥促凝活性。

- 同血小板相似，凝血因子与内皮细胞表面结合形成酶-底物复合物发生凝血反应。于是，由Ⅹa因子，Ⅴa因子和Ca^{2+}组成凝血酶原酶与凝血酶原在内皮细胞表面结合[7]。
- 内皮细胞膜表面特异性Ⅸa因子受体。受体-Ⅸa因子复合物与Ⅷ因子一同激活Ⅹ因子[8]。
- 内皮细胞生成Ⅻ因子激活物。将Ⅻ转化成Ⅻa因子依次激活激肽释放酶原和Ⅺ因子，启动激活内源性血浆凝血系统[9]。
- 形成TF并在皮下胞外基质中表达，增强血浆凝血系统[10]。
- 形成玻连蛋白，一种黏附蛋白可以中和肝素和肝素样物质，通过抗凝血酶减弱对Ⅹa和凝血酶的抑制作用[11]。

16.1.2.3.2 内皮细胞的抗凝活性：通过反馈机制，内皮细胞参与抗凝活性调节(图16.1－3)。内皮细胞生成血栓调节蛋白、乙酰肝素、组织因子途径抑制剂和具有不同活性的硫酸皮肤素。

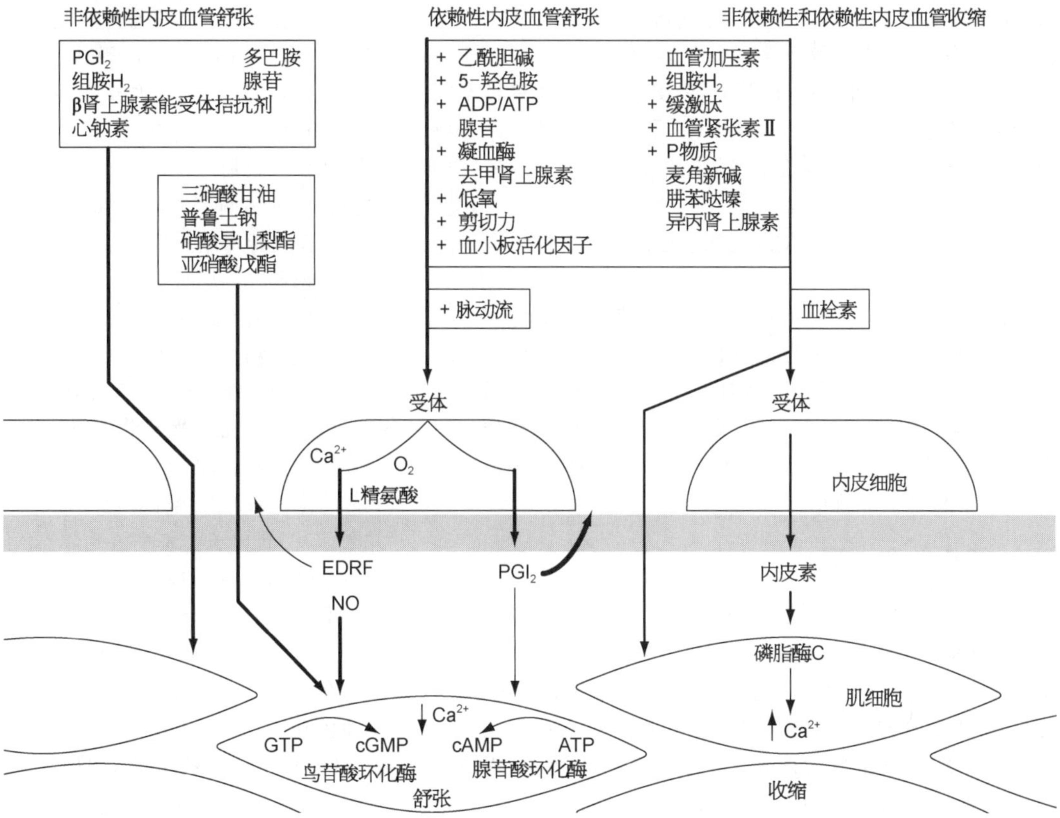

图16.1－2 血管内皮细胞调节血管张力[4]。长方形边框中显示的是血管内皮生成的血管活性物质。在完整的血管内皮中，血管内皮的舒张作用优于收缩作用。能引起内皮细胞衍生舒张因子(EDRF)的血管活性物质前面以"+"标注

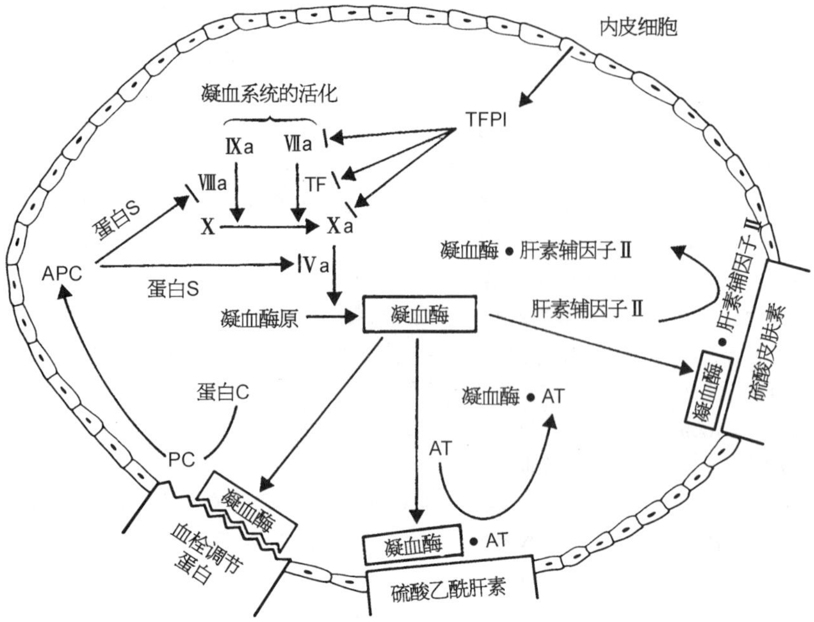

图 16.1-3 内皮细胞的抗凝活性：硫酸乙酰肝素增强抗凝血酶(AT)对丝氨酸蛋白酶的抑制；硫酸皮肤素增强肝素辅因子Ⅱ对肝素的抑制；凝血酶通过结合血栓调节蛋白被抑制。该图还显示了血栓调节蛋白/蛋白C抑制途径和组织因子途径抑制物(TFPI)的抑制效果

膜受体血栓调节蛋白是凝血系统最重要的抑制物，高亲和力结合凝血酶发挥以下功能：① 分解纤维蛋白原，还能激活Ⅴ因子、Ⅷ因子和ⅩⅢ因子；② 凝血酶如与血栓调节蛋白结合则凝血酶不能介导血小板聚集；③ 凝血酶与血栓调节蛋白结合启动负反馈机制导致Ⅴa因子和Ⅷa因子抑制。两者结合后，凝血酶特征改变能够激活蛋白C并与蛋白S一同水解因子Ⅴa和因子Ⅷa。这一负反馈机制有效调节局部血浆凝血系统；④ 抗凝血酶(AT)可抑制凝血酶与血栓调节蛋白结合。

内皮细胞表面的乙酰肝素通过与肝素类似的方式结合凝血酶和抗凝血酶，加速凝血酶失活。乙酰肝素促进抗凝血酶与内皮细胞膜结合，血小板释放的血小板因子(PF4)可抑制结合，其机制是PF4与乙酰肝素竞争结合抗凝血酶。

组织因子途径抑制物(TFPI)由内皮细胞合成并持续不间断的释放至血浆。与Ⅹa因子和Ⅶa因子/组织因子一同形成四元复合物抑制外源凝血途径激活。注射肝素导致血浆TFPI急剧上升[12]。

硫酸皮肤素表达在内皮细胞表面通过肝素辅因子Ⅱ加速凝血酶抑制。

16.1.2.3.3 组织因子(TF)：组织因子是分子量为47 kDa的细胞跨膜受体，是外源凝血途径的激活物。血管损伤暴露的磷脂酰丝氨酸激活TF并结合活化的Ⅶ因子(Ⅶa因子)。TF/Ⅶa因子复合物通过水解Ⅹ因子和Ⅸ因子激活凝血。相关数量的TF仅表达在激活血小板(非激活血小板不表达)、内皮细胞和单核巨噬细胞上。

16.1.3 血小板

血小板在整个止血过程中非常重要因为没有血小板血管壁的损伤就不能被修复。活化血小板具有以下功能[13]：① 止血过程中血小板黏附在血管壁损伤部位形成血小板聚集，从而止血；② 促凝过程中血小板参与形成血小板/纤维蛋白凝块封闭血管壁破损；③ 纤溶抑制。活化血小板释放纤溶酶原激活物Ⅰ，参与纤维蛋白凝块区域的纤溶抑制。

16.1.3.1 血小板受体

- GPⅠb/Ⅸ/Ⅴ是vWF受体。该受体减少(如尿毒症)可降低血小板对内皮下组织黏附。
- GPⅡb/Ⅲa是纤维蛋白原受体。受体构象改变(如尿毒症)可导致血小板无法聚集。
- GPⅥ和$\alpha_2\beta_1$整合素是胶原受体。

16.1.3.2 血小板的止血功能

血小板的止血功能是指在组织损伤和内皮下组织暴露后止血。血小板的生理功能和异常血栓形成之间的界限非常狭窄。因此，血小板可导致动脉粥样硬化血栓形成，最终通向死亡。

血小板对血栓形成导致死亡事件的影响程度取决于血栓在血液循环中的位置：① 静脉血栓主要基于血浆成分激活诱导的促凝状态；② 动脉血栓时粥样斑块形成后血小板对血管闭塞的过程中起到重要作用。

血栓形成是一个动态过程，包括凝块的形成和稳定及通过正反馈机制调节预防纤溶。另一方面，通过必要的负反馈机制预防血栓形成失控。血小板激活和抑制的平衡由正负反馈平衡来调控。这对于确保凝块形成在急性血管损伤处来说非常重要。血小板膜表面受体、双向内血小板信号和血小板释放的蛋白和炎症物质间相互协调以达成这一平衡。止血过程中血小板功能可分为启动、延伸和巩固三个连续阶段。

16.1.3.3 血小板启动阶段

血管损伤后，循环血小板和Ⅷ因子结合到vWF形成的多聚体有限。胶原纤维介导血小板和血管内皮下组织初次结合并激活vWF分子。血小板受体GPⅠb/Ⅸ/Ⅴ与vWF相互作用后结合到内皮下胶原纤维导致血小板黏附和激活。局部vWF浓度升高时，vWF还能与结合血小板受体GPⅡb/Ⅲa形成纤维蛋白原生理结合位点。血小板在损伤处聚集形成凝块。在血管收缩作用下，血栓形成阻碍失血，这一过程被称为一期止血。

GPⅠb/Ⅸ/Ⅴ复合物、GPⅡb/Ⅲa复合物和组织因子是重要的高亲和力血小板受体激动能够启动和扩大血浆凝血。

GPⅥ是特异性低亲和力受体具有强有力的信号转导能力。

血小板聚集的中心事件是纤维蛋白原与GPⅡb/Ⅲa结合。代表血小板与血小板相互作用的机制。

16.1.3.4 血小板延伸阶段(增殖阶段)

起始阶段发生血小板黏附与之相对应的是血小板聚集仅发生在血小板激活和细胞膜变化之后(如GPⅡb/Ⅲa组织的发生)。因其特异性双分子分子结构,纤维蛋白原在两个血小板的GPⅡb/Ⅲa复合物间发挥桥梁作用。

胶原蛋白介导血小板在血管损伤处形成血小板聚集,暴露的vWF在血栓形成后进一步聚集血液中血小板。在损伤处小量合成凝血酶启动促进血小板激活并激发血小板的高度促凝状态。高活性血小板也称为套-血小板(胶原蛋白和凝血酶激活的血小板),含有凝血因子和大量颗粒。高活性血小板能够相互连接,这一过程也称为血小板聚集。套-血小板释放可溶性激动剂如ADP、血栓素 A_2 和肾上腺素或结合激动剂如凝血酶激活血小板聚集这一过程。由此,血小板黏附增强。

16.1.3.5 血小板巩固阶段

凝块巩固阶段是凝血瀑布的最后阶段。在这一阶段中,整合素在结合纤维蛋白原后产生信号。激发促进凝块生成和巩固,如重组细胞骨架、稳定大血小板聚集、发展促凝物质表面和凝块的反应。因此,巩固血小板间的空间并使血小板激活物浓度局部上升。

16.1.3.6 基于血小板的凝血酶生成

血小板的促凝功能提供了凝血酶生成的主要表面[13]。这可使纤维蛋白生成和确保有效止血。凝血酶同时也能够激活血小板(图16.1-4~图16.1-6)。

16.1.3.7 血小板增强凝血酶形成

暴露皮下组织结构的血管损伤处立即产生少量凝血酶(图16.1-4)。凝血启动阶段时,Ⅶ因子结合血小板组织因子并快速激活成为Ⅶa因子。Ⅶa因子/组织因子复合物催化形成Ⅱa因子并激活Ⅹ因子和Ⅸ因子成为Ⅹa因子和Ⅸa因子。Ⅹa因子的激活局限于含有组织因子的细胞,因为液相Ⅹa因子

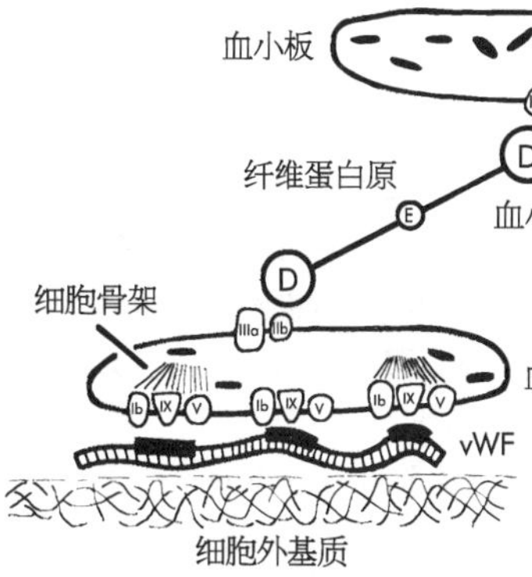

图16.1-5 在血管壁损伤位置由血小板糖蛋白、血管性血友病因子(vWF)、纤维蛋白原和凝血酶敏感蛋白参与的血小板黏附和聚集。D和E表示纤维蛋白原分子的结构域

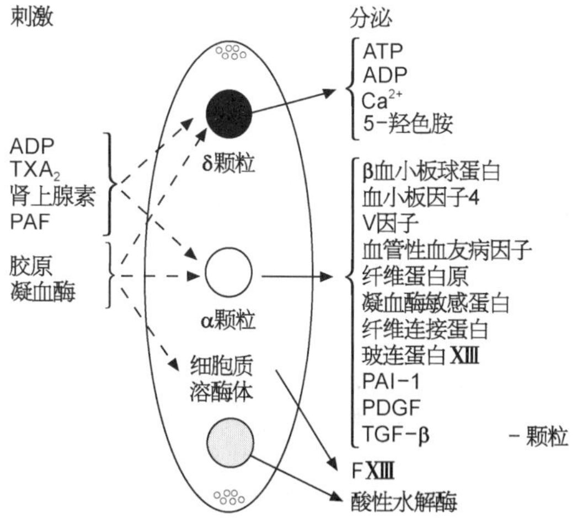

图16.1-6 三类血小板贮存颗粒(α颗粒、δ颗粒和溶酶体)[15]。多种药剂可刺激颗粒物质的释放

一旦与血小板表面解离则立即被组织因子途径抑制物和抗凝血酶抑制。以上规则不适用于Ⅸa因子。Ⅹa因子和Ⅸa因子具有不同功能:

- Ⅹa因子仍结合血小板组织因子并与Ⅴa因子相互作用形

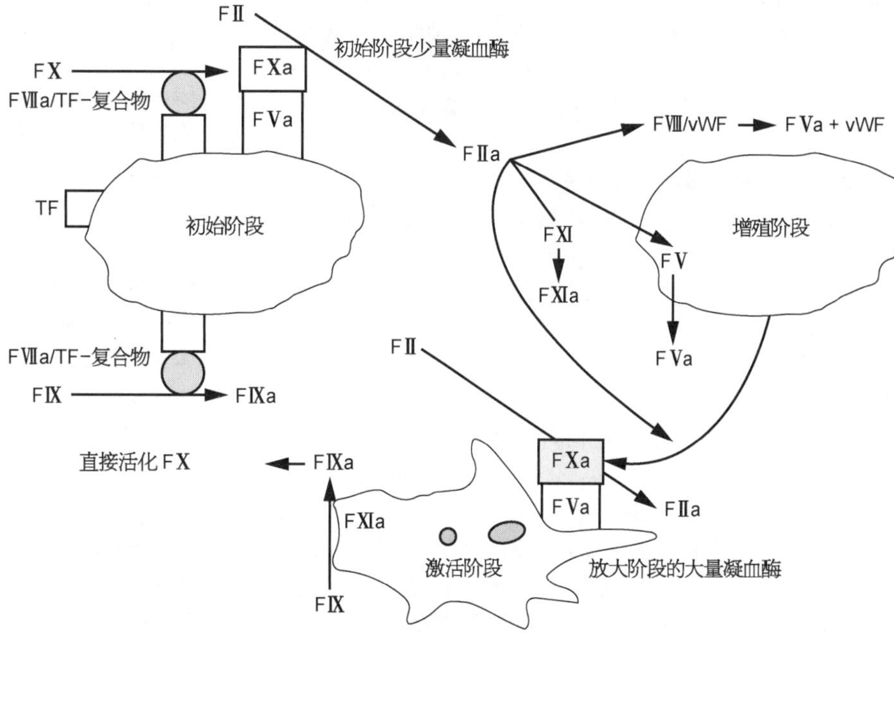

图16.1-4 血小板诱导凝血的阶段[13]。在凝血的最初阶段,FⅦa/TF复合物通过交联FⅤa引起FⅩ的活化并催化FⅡa的形成。在放大阶段,少量生成的凝血酶刺激FⅤa、FⅧa和FⅨa的形成并活化血小板。在增殖阶段,活化的血小板刺激大量FⅦa/TF复合物调节的凝血酶形成。FⅨa与FⅧa交叉反应并直接激活FⅩ

成前凝血激酶复合物(Ⅹa 因子/Ⅴa 因子)使血小板上产生少量凝血酶原。

- Ⅸa 因子不与组织因子结合,但转移到其他活化血小板表面,与特异性血小板受体结合并与Ⅷa 因子相互作用形成酶复合物(Ⅸa 因子/Ⅷa 因子)在血小板表面激活Ⅹ因子。

少量凝血酶也能诱导激活血小板结合Ⅺ因子成为Ⅺa 因子,通过激活Ⅸ因子成为Ⅸa 因子增强凝血酶形成。Ⅸa 因子转移到其他血小板促使血小板表面形成酶复合物。

有效止血所需要大量凝血酶由联合Ⅹa 因子产生,Ⅹa 因子由血小板结合酶复合物、(Ⅶa 因子、Ⅸa 因子、Ca^{2+}、磷脂)和Ⅴa 因子形成前凝血激酶复合物(Ⅱa 因子、Ⅶa 因子、Ⅸa 因子、Ⅹa 因子)产生。

凝血酶形成不仅限于血小板也在其他细胞生成,如血管壁活化细胞。

16.1.3.8 凝血酶激活血小板

凝血酶有效的血小板激活物能诱导所有的血小板功能如结构修饰、TXA_2 合成、Ca^{2+} 动员、蛋白质磷酸化和血小板聚集。

活化血小板转化为促凝状态与生化特性和形态学改变相关。这一改变与凋亡细胞相似并组成了激活瀑布、细胞骨架蛋白酶解、膜表面磷脂酰丝氨酸(PS)外翻、细胞膜收缩、膜皱缩和微囊泡。我们认为 PS 外翻从血小板转移到细胞膜导致功能转变成为促凝表面。这一过程收到两条不同途径的调节[14]:

- 血小板功能激动剂诱导的 Ca^{2+} 依赖、瀑布非依赖途径。
- 血小板激活非依赖的 Bak/Bax - caspase 介导途径。Bak 和 Bax 是细胞凋亡内源性途径的重要介质。胱门蛋白酶是天冬-半胱氨酸特异性蛋白酶和重要的凋亡酶。胱门蛋白酶细分为激发凋亡的启动胱门蛋白酶(胱门蛋白酶 8 和 9)和裂解细胞蛋白的效应胱门蛋白酶(胱门蛋白酶 3、7 和 6)。

16.1.3.9 血小板激活的负调节

血栓逐步建立且可以在任意时间停止生长并进入巩固期。EDRF 和前列环素在血小板负调节中起到重要作用。血小板激活也可被黏附分子 PECAM - 1(CD31)抑制,PECAM - 1 是血栓形成有的有效抑制物,因为 PECAM 抑制以下作用:① GPⅥ和 GPⅠb/Ⅸ/Ⅴ复合物,涉及凝血酶介导的血小板激活;② 整合素 $\alpha_{IIb}\beta_3$(GPⅡb/Ⅲa 复合物)介导血小板从内向外的信号转导。

16.1.3.10 血小板的分泌功能

血小板激活后,内含的贮存颗粒在10~120 s内分泌到外周环境。血小板含有以下形态不同的贮存颗粒(图 16.1 - 6):① δ 颗粒分泌 ADP、ATP 和血清素;② α 颗粒分泌 vWF、血小板球蛋白、血小板因子 4、凝血酶原、高分子量激肽原、Ⅴ因子、血小板反应蛋白和细胞生长因子如 PDGF、EGF、TGF - β;③ 溶酶体分泌酸性水解酶。

16.1.3.11 阿司匹林对血小板的作用

血小板和内皮细胞响应各类刺激合成类花生酸。这种刺激可以使血小板黏附胶原蛋白或者激动剂发挥作用,如凝血酶结合血小板和(或)内皮细胞。类花生酸是花生四烯酸的含氧衍生物包含 20 个 C 原子。花生四烯酸释放启动类花生酸合成(图 19.1 - 6)。受到环氧化酶影响,以花生四烯酸为原料合成前列腺素-内过氧化物酶。该前列腺素-内过氧化物酶随后代谢成为前列腺素、血栓素或白三烯。血栓素和前列环素均在内皮细胞和血小板的相互作用中起到至关重要的作用。研究者已试图从两种花生四烯酸衍生物的差异中获得新药研发灵感。阿司匹林可使环氧化酶中的活性丝氨酸烷基化,使环氧化酶不可逆失活。由于血小板不含细胞核,所以不能合成新的环氧化酶,因此,在使用阿司匹林后,不能合成血栓烷和 PGI。然而,内皮细胞更多合成前列环素,并在服用阿司匹林后 1 h 内能重新产生环氧化酶。因此,低剂量服用阿司匹林的意义在于阻止血小板内血栓烷形成的同时,在内皮细胞较快重启生物合成前列环素。

16.1.4 血浆凝血系统

血液包含大量凝血因子和抑制物,参与受控序列相互作用导致凝血酶形成和随后纤维蛋白形成。

16.1.4.1 凝血因子

血浆凝血因子是以不同水平和半衰期为特征的糖蛋白(表 16.1 - 1):

表 16.1 - 1 凝血因子[18]

因子	缩写	分子量(kDa)	血浆浓度*
纤维蛋白原	FⅠ	340	3 000(8 000)
凝血酶原	FⅡ	72	100(1 400)
Ⅹ因子	FⅩ	56	10(180)
Ⅸ因子	FⅨ	56	5(90)
Ⅶ因子	FⅦ	50	0.5(10)
Ⅷ因子	FⅧ	330	0.1(0.3)
Ⅴ因子	FⅤ	330	10(30)
Ⅺ因子	FⅪ	160	5(30)
Ⅻ因子	FⅫ	80	30(400)
血管性血友病因子	vWF	225**	10(40)
组织因子	TF	37	0.0(-)
高分子量激肽原	HK	110	70(600)
激肽释放酶原	PreKK	88	40(500)

*数据以 mg/L(nmol/L)表示;**最小亚基的分子量

- 活性形式的Ⅱ因子(凝血酶原)、Ⅶ、Ⅸ、Ⅹ、Ⅺ和Ⅻ均为丝氨酸蛋白酶。在血液中以酶原形式存在,当纤维蛋白形成的相互作用时转变为活性形式。
- 活化Ⅴ因子和Ⅷ因子不是酶,但在血液凝血瀑布中起到重要作用。
- 凝血酶原复合物因子(Ⅱ、Ⅶ、Ⅸ和Ⅹ因子)依赖维生素 K 由肝细胞合成。维生素 K 存在时,核糖体羧基化谷氨酸生成 γ 羧基谷氨酸残基。维生素 K 缺乏时或香豆素类衍生物存在时,这种羧基化转变不发生[18]。
- vWF 也是具有促凝效果的血浆因子,在血小板黏附过程中起到至关重要的作用;在循环血液中,与Ⅷ因子形成复合物。vWF 由内皮细胞和巨核细胞合成,同时Ⅷ因子由肝窦内皮细胞产生[19]。
- ⅩⅢ因子是一种血浆促凝因子,是肝细胞合成的谷氨酰转氨酶,负责通过共价键交联聚合纤维蛋白。血液中约 50%

的Ⅷ因子表达在血小板胞质中[20]。

16.1.4.2 血浆凝血系统激活

血液凝固在非常低水平下持续进行[16]。主要激活发生在损伤或其他如影响止血的刺激时。此时，凝血因子以瀑布形式一个接一个激活，直到可溶性血浆蛋白纤维蛋白原转化为可见的纤维蛋白凝块(图 16.1－7)。外源性凝血途径激活血浆凝血系统。内源性凝血途径增强凝血激活。体内不存在细分外源性和内源性途径激活凝血瀑布。

16.1.4.3 外源性途径

一般来说，组织因子(TF)在细胞膜上的促凝活性是闲置的。血管损伤或细胞凋亡时磷酸酯酶激活 TF。细胞内膜的磷脂酰丝氨酸外翻暴露增强 TF 和Ⅶa 结合作为起始凝血复合物激发凝血瀑布[17]。该复合物与Ⅸ因子一起通过蛋白水解激活Ⅹ因子成为Ⅹa 因子。在这一过程中，少量凝血酶原转化成凝血酶。与Ⅴa 因子、Ⅷa 因子和Ⅸa 因子形成凝血酶信号放大增强环(图 16.1－7)。

Ⅹa 因子和Ⅴa 因子一起形成凝血酶原酶，是酶-辅因子复合物能将凝血酶原转化成凝血酶[18]。

显著增强的初始刺激如发生血管壁损伤或细胞系统激活由以下因素导致：① 顺序激活原酶(失活凝血因子)和参与增强循环；② 凝血因子复合物在内皮细胞和血小板表面形成导致局部各因子浓度大大超过血浆浓度。凝血酶原、Ⅴa 因子、磷脂和 Ca^{2+} 形成的复合物可以使Ⅹa 因子增强 300 000 倍。

16.1.4.4 内源性途径

血管损伤时，表面敏感凝血因子Ⅻ因子和Ⅺ因子被内皮下结构激活，这一过程也被称为接触激活。接触激活被认为一种增强循环。然而，重要的是根据临床观察，只有Ⅺ因子缺乏而不是Ⅻ因子缺乏或前激肽酶原缺乏或者高分子量激肽原导致出血倾向。内源性途径中，Ⅺ因子、Ⅸ因子和Ⅹ因子顺序激活。Ⅷa 因子与磷脂和 Ca^{2+} 一起加速Ⅹ因子激活成为Ⅹa 因子，在此过程中，Ⅸa 因子是酶、Ⅷa 因子是辅因子。Ⅷ因子在凝血酶作用下转化成为Ⅷa 时才能发挥辅因子活性。

16.1.4.5 血浆凝血系统调节

血浆凝血通过以下因子和机制调节：

- 血浆抑制物：与其他抑制物相同，丝氨酸蛋白抑制剂在血液中循环负责灭活活化的凝血因子。
- 负反馈机制：与凝血瀑布激活过程中凝血因子通过蛋白水解作用合成类似，蛋白酶被激活蛋白水解裂解辅因子，于是通过负反馈机制下调凝血系统激活。蛋白 C 例子参与这一过程。
- 血浆凝血系统在细胞表面激活定位：凝血系统倾向在血小板和内皮细胞表面激活，因此血液凝血瀑布激活仍为局部事件。
- 凝血终产物抑制：纤维蛋白和纤维蛋白原的循环降解产物抑制新生纤维蛋白聚合，以及血小板聚集导致血管壁纤溶酶原激活物释放增加。
- 网状内皮系统去除：活化凝血因子出现局部浓度升高会被血流稀释并受到肝脏和脾脏中的单核巨噬系统的作用从循环中清除。

16.1.4.6 血浆抑制物

血浆凝血系统有各种各样抑制物在血浆中循环或出现在血小板中(表 16.1－2)。这些蛋白酶抑制物通过形成复合物抑制增强环中关键因子限制了血液凝血系统激活。抑制物不会完全阻断血液凝血瀑布。而是将系统激活限制在血液凝固区域，如出血停止。所有血液凝血瀑布抑制物都是丝氨酸蛋白酶抑制剂。抑制物包括：

表 16.1－2　血浆凝血抑制物

抑制物	缩写	分子量(kDa)	血浆浓度*
抗凝血酶	AT	62	150(2 400)
肝素辅因子Ⅱ	HC－Ⅱ	65	87(1 200)
组织因子通道抑制剂	TFPI	46	0.1(2.5)
蛋白 C	PC	62	4(65)
蛋白 S	PS	80	25(300)
α_1 蛋白酶抑制剂	α_1 Pi	53	2 500(47 000)
α_2 巨球蛋白	α_2 M	725	2 500(3 500)
C1 酯酶抑制剂	C1－Inh	105	180(1 700)
富含组氨酸糖蛋白	HRGP	75	100(1 300)

*数据以 mg/L(nmol/L)表示

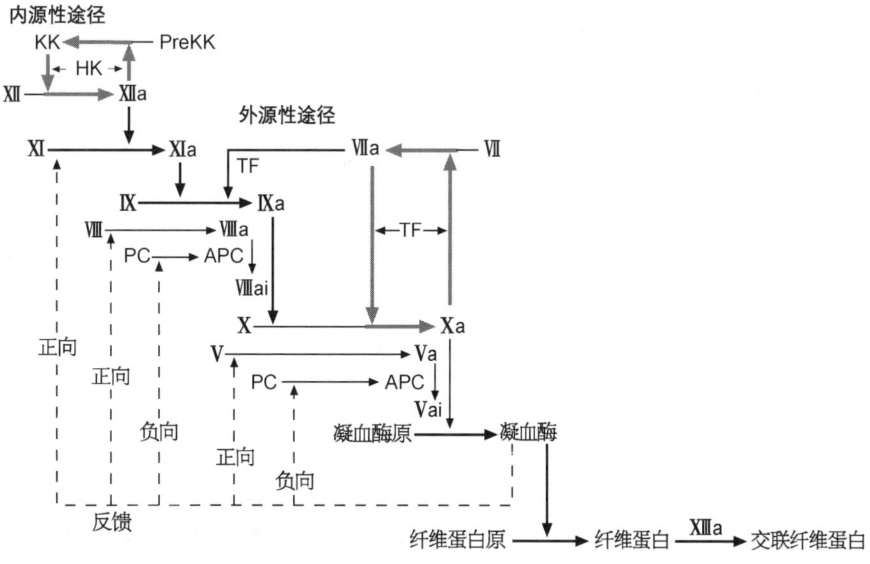

图 16.1－7　具有正反馈和负反馈机制的血浆凝血系统。参与凝血瀑布反应的因子可以通过负电荷表面的内源性途径或组织因子(TF)介导的外源性途径活化。正反馈：凝血酶介导的 FⅧ和 FⅤ活化能加速血液凝血瀑布反应的激活。此外，凝血酶还能激活 FⅪ。负反馈：凝血酶将蛋白 C 活化为活化蛋白 C(APC)。APC 能酶解活化的 FⅧa 和 FⅤa。各种放大循环(以粗灰色线表示)也能诱导基础活化的放大。HK，高分子量激肽原；KK，激肽释放酶

- 抗凝血酶(AT)血浆凝血系统最重要的抑制物。AT 抑制相对缓慢的丝氨酸蛋白酶特别是Ⅸa 因子、Ⅹa 因子和凝血酶(图 16.1-8)。肝素存在时,抑制速率显著提高。因此,AT 也被称为肝素辅因子Ⅰ。当凝血酶和纤维蛋白结合,可被 AT 和 AT-肝素复合物抑制[19]。
- 肝素辅因子Ⅱ(HC-Ⅱ)。肝素加速抑制物对丝氨酸蛋白酶的抑制。与 AT 不同,HC-Ⅱ不抑制Ⅹa 因子。硫酸皮肤素可以增强 HC-Ⅱ的抑制效果,但对 AT 无效。
- 组织因子途径抑制物(TFPI),下调外源性途径凝血系统激活(图 16.1-8)。TFPI 有内皮细胞合成直接抑制Ⅹa 因子形成Ⅶa 因子/TF 四元复合物。注射肝素后 TFPI 的抑制效果可升高 5 倍,因为肝素促进内皮细胞释放 TFPI。约 10%的血循环 TFPI 储存于血小板中,在凝血酶刺激后释放。
- 血浆凝血系统其他抑制物包括 α_1 蛋白酶抑制剂(α_1Pi)、C1 酯酶抑制剂(C1-Inh)和 α_2 巨球蛋白(α_2M)。α_1Pi 和 C1-Inh 参与抑制内源性血浆凝血系统激活。α_2M 被认为是激肽释放酶、凝血酶和纤溶酶的二级抑制物或备份抑制物。

16.1.4.7 凝血系统的负反馈机制

血浆凝血系统的两个重要负反馈机制:

- 蛋白酶 C 系统包括蛋白酶 C、蛋白酶 S 和血栓调节蛋白(图 16.1-9)。蛋白 C 和蛋白 S 依赖维生素 K 在肝脏中合成。蛋白 C 和凝血酶一起结合到内皮细胞膜受体血栓调节蛋白,形成活化蛋白 C(APC)。APC 是一种能与蛋白 S 裂解Ⅴa 因子和Ⅷa 因子的酶,下调血浆凝血系统的上调激活,因为蛋白 C 仅在被凝血酶激活时才能发挥作用。蛋白 C 系统是最重要的血浆凝血系统负反馈机制。
- 凝血酶有两种不同的作用形式:参与正反馈机制灭活Ⅴ因子、Ⅷ因子和Ⅺ因子;通过蛋白 C 机制,灭活Ⅴa 因子和Ⅷa 因子。

16.1.4.8 细胞表面血液凝血系统活化的调节

血小板和内皮细胞是血液凝血系统活化的最佳表面,原因如下:

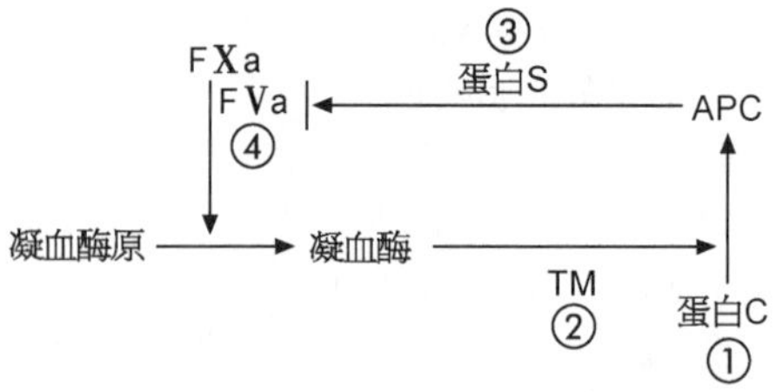

图 16.1-9 血栓调节蛋白将蛋白 C 活化为活化的蛋白 C(APC)。辅因子蛋白 S 与 APC 有关。APC-蛋白 S 复合物使凝血催化因子 FⅩa 和 FⅤa 失活。蛋白 C 和蛋白 S 的缺乏减少或失活,催化因子的功能减退会导致血栓风险升高

- 细胞具有凝血因子的特殊受体,并且表达能够结合Ⅸa 因子和Ⅹa 因子的阴离子磷脂。
- 活化血小板暴露了Ⅴa 因子和Ⅷa 因子受体,并释放能中和肝素的血小板因子 4。这也能解释血小板作用的额外凝血效果。
- 未活化内皮细胞趋向表现抗凝活性而非促凝活性。未活化内皮细胞表达膜受体血栓调节蛋白抑制凝血酶同时激活蛋白 C。此外,AT 结合内皮细胞膜表面的乙酰肝素抑制凝血酶。促凝和抗凝效果转换的组分平衡,当各种各样的激动剂损伤内皮细胞功能,影响内皮细胞激活。组织促凝血酶原激酶是血浆凝血系统中最强的激活物,表达在活化细胞表面。此外,活化内皮细胞表面表达磷脂和Ⅸa 因子和Ⅹa 因子结合位点,与血小板类似可形成活化凝血因子复合物。

16.1.4.9 血浆凝血系统的失调

出血倾向和血栓形成倾向是血浆凝血系统失调的两种重要形式。

出血倾向:出血性疾病可由纤维蛋白酶原、凝血酶原、Ⅶ因子、Ⅸ因子、Ⅹ因子、Ⅺ因子、ⅩⅢ因子、Ⅴ因子和Ⅷ因子减少导致。Ⅻ因子、激肽释放酶原和高分子量激肽原缺乏不会引发出血倾向。

血栓形成倾向:血栓形成风险与Ⅶa 因子活性、纤维蛋白原和Ⅷ因子浓度升高均相关。许多疾病状态下组织因子表达被视为血栓形成倾向的原因。蛋白 C 系统控制负反馈机制对

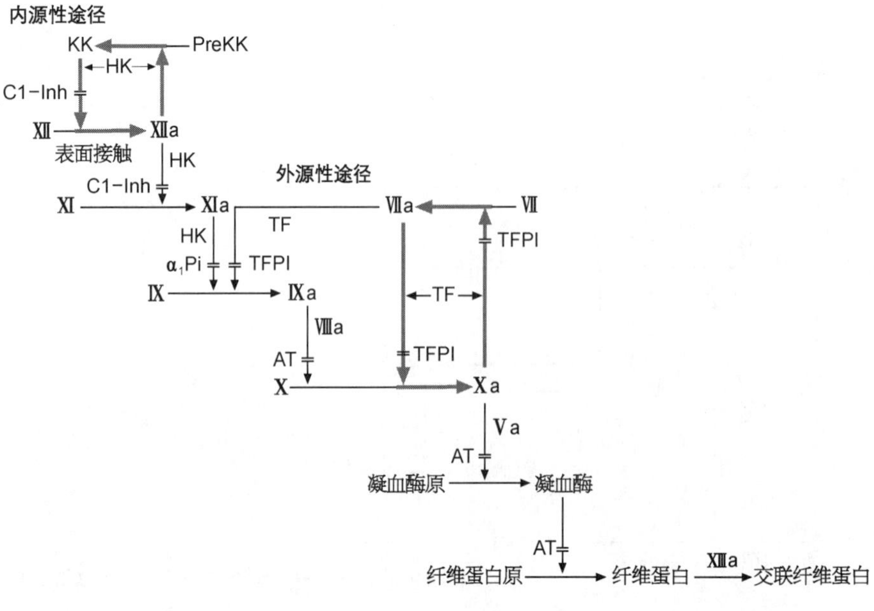

图 16.1-8 血浆凝血瀑布激活和相关必需抑制物。多种放大循环已用粗灰色线表示。C1-Inh,C1 酯酶抑制剂;α_1Pi,α_1 蛋白酶抑制剂;TFPI,组织因子途径抑制物;AT,抗凝血酶(更多缩写详见图 16.1-7)

止血调节至关重要(图 16.1-9)。蛋白 C、蛋白 S 或血栓调节蛋白缺乏患者发生血栓形成倾向。APC 抵抗是指活化蛋白 C(APC)不能裂解其底物Ⅴa 因子和Ⅷa 因子。导致这一现象的原因是底物突变[20],或抗体抑制的情况下 APC 不能结合到底物(如狼疮抗凝中所见)[21]。

16.1.5 纤维蛋白形成和交联

纤维蛋白原是凝血系统中血浆浓度最高的血浆蛋白,在止血系统中具有重要作用。凝血酶催化裂解纤维蛋白肽 A 和 B 使纤维蛋白原转化为纤维蛋白,同时聚合形成双链原纤维,然后组装成支链纤维蛋白纤维并形成纤维蛋白凝块。低纤维蛋白原浓度与出血相关,高纤维蛋白浓度与血栓形成相关[22]。纤维蛋白原转化为纤维蛋白见图 16.1-10。

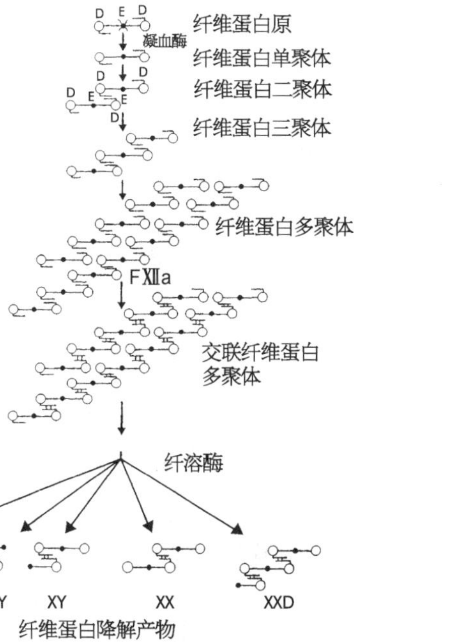

图 16.1-10 纤维蛋白聚合和降解的步骤。纤溶酶在多个位点降解纤维蛋白以释放纤维蛋白降解产物,进而暴露 D 二聚体抗原决定位点。最初的碎片是高分子量复合物,随着进一步的降解生成最终包含二聚体抗原的 D 二聚体-Y 和-X 复合物

纤维蛋白肽裂解:通过两个互相平行的反应凝血酶从纤维蛋白原分子上切割纤维蛋白肽 A。由于构造的变化,纤维蛋白单体保留与其他纤维蛋白单体聚合,同样也能与纤维蛋白原聚合。如果 desAA-纤维蛋白聚合则纤维蛋白肽被切割。纤维蛋白肽 B 的裂解不是纤维蛋白凝块形成的必需条件。

纤维蛋白聚合:许多纤维蛋白单体侧向连接并相互黏附和聚合形成原纤维。

可溶性纤维蛋白:出现高浓度纤维蛋白原或纤维蛋白降解产物时,纤维蛋白聚合延迟甚至被抑制,导致纤维蛋白不聚集形成纤维蛋白凝块。纤维蛋白在血浆中仍保持可溶性被称为可溶性纤维蛋白(图 16.1-11)。可溶性纤维蛋白由纤维蛋白寡聚物组成,不聚集形成纤维蛋白凝块,因为纤维蛋白原和(或)纤维蛋白降解产物阻碍纤维蛋白聚合位点[23]。在有限蛋白水解时,血浆可溶性纤维蛋白代表纤维蛋白凝块形成的中间产物[24]。

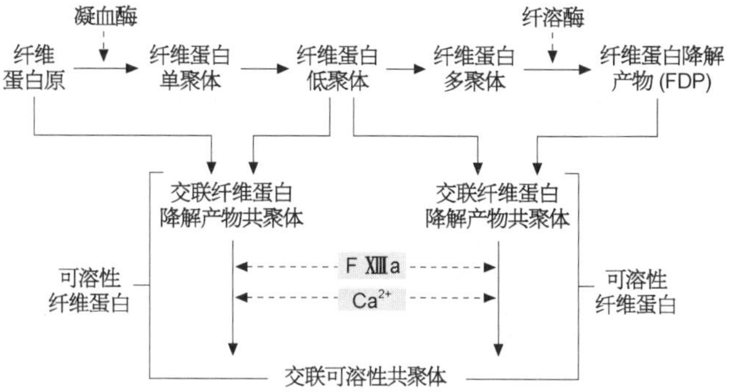

图 16.1-11 可溶性纤维蛋白。如果新形成的纤维蛋白血浆浓度较低,纤维蛋白单聚体间发生交叉反应的可能性极低。纤维蛋白的结合位点被纤维蛋白原或纤维蛋白降解产物占据。可溶性纤维蛋白可能会由于 FⅫa 的作用被交联。根据可溶性纤维蛋白成分的不同会产生不同的共聚体

纤维蛋白交联:纤维蛋白凝块和可溶性纤维蛋白可Ⅻa 因子的作用下发生交联。交联过程是一种转肽反应(如共价结合,相邻纤维蛋白原或纤维蛋白分子的两条 γ 链或两条 α 链之间)。共价结合是 ε-(γ 谷氨酸)-赖氨酸结合。

纤维蛋白原的其他功能:纤维蛋白原不仅是富纤维蛋白凝块的组成部分,其还作为黏附因子参与多种其他生物学反应。纤维蛋白原与血小板、内皮细胞、巨噬细胞和成纤维细胞相互作用。在血小板聚集过程中,血小板最初通过纤维蛋白原相互连接,即纤维蛋白原与任意两个相邻血小板的糖蛋白结合(图 16.1-5)。内皮细胞有纤维蛋白原受体可使这些细胞与它们的对腔侧结合在细胞外基质上。此外,纤维蛋白原影响红细胞聚集并参与细菌和恶性细胞黏附细胞膜表面到细胞外基质。

16.1.5.1 纤维蛋白转化为纤维蛋白降解产物

纤维蛋白在血管内或血管外参与止血或在血管内参与凝血或炎症反应后,纤维蛋白在实现其生理功能后被水解。生理情况下被称为纤溶,病理情况下血栓溶解被称为溶栓。纤维蛋白也可被细胞降解和吞噬消除。

纤维蛋白被纤溶酶裂解成纤维蛋白降解产物(FDP)。当纤溶酶浓度高时,可裂解纤维蛋白原成为 FDP。各种各样的 FDP 形成依赖于纤溶酶裂解的是交联纤维蛋白或未被Ⅻa 因子、纤维蛋白原或可溶性纤维蛋白交联的纤维蛋白(图 16.1-12)。

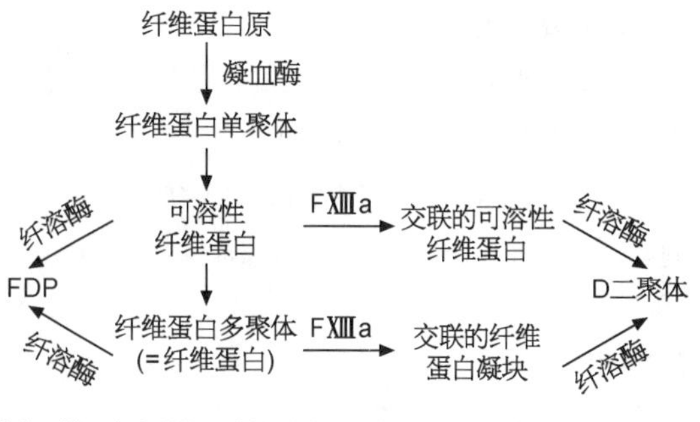

图 16.1-12 未交联的可溶性纤维蛋白或纤维蛋白聚合物被纤溶酶转化为未交联纤维蛋白降解产物(FDP)。交联的可溶性纤维蛋白或纤维蛋白多聚体被 FⅫa 降解为交联的纤维蛋白降解产物(如 YD、YY),可参见图 16.1-10

FDP 具有抗凝作用可抑制以下反应:① 纤维蛋白聚合,阻断纤维蛋白分子上的聚合位点,因此作为可溶性纤维蛋白的溶剂介质;② 血小板聚集,干扰纤维蛋白原与血小板结合。

纤溶导致以下物质解体：① 纤维蛋白原裂解成两个D碎片加E碎片因为纤维蛋白原分子结构对称由两侧的D结构域和中央的E结构域组成。该降解产物也被称为D二聚体；② 纤溶酶裂解交联纤维蛋白形成不同片段成分。循环中只有FDP可以被检测到而D二聚体不能；这些降解产物由交联Y碎片和D结构域组成，因此Y-D是血浆中可被检测到的最小交联单位(图16.1-10)。

16.1.6 纤溶

纤溶是必需生理机制。纤溶系统与凝血系统类似都需要酶原和辅因子功能的激活步骤。核心酶是纤溶酶原，是丝氨酸蛋白酶纤溶酶的前体。有两种主要途径激发纤溶激活：① 血栓形成，依赖纤维蛋白的步骤；② 活化血小板释放纤溶酶原激活物抑制物(PAI)。

纤维蛋白原在止血中的两个重要功能：在富纤维蛋白凝块实现其生理功能后降解富纤维蛋白凝块、限制血栓形成。

因此，依赖纤溶系统参与伤口愈合过程和血栓堵塞的血管再通。

纤溶激活过程中分为内源性途径通过接触激活和外源性途径通过纤溶酶原激活(图16.1-13)。

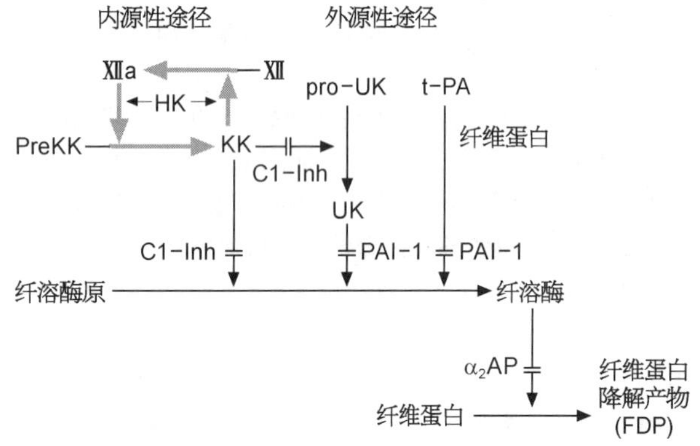

图16.1-13 纤溶激活瀑布。纤溶系统活化的内源性途径相当于血浆凝血系统的接触激活(参见图16.1-8)。KK，激肽释放酶；HK，高分子量激肽原；C1-Inh，C1酯酶抑制剂；pro-UK，尿激酶前体；t-PA，组织型纤溶酶原激活物；PAI-1，1型纤溶酶原激活物抑制物；α_2 AP，α_2抗纤溶酶

16.1.6.1 纤溶系统的组成

纤溶内源性激活途径包括所谓的接触激因子、Ⅻa因子、激肽释放酶原和高分子量激肽原(HK)(表16.1-3)。

表16.1-3 纤溶系统的组成物

蛋白质	缩写	分子量(kDa)	血浆浓度*
纤溶酶原	—	92	200(2 170)
组织型纤溶酶原激活物	t-PA	68	0.005(0.07)
尿激酶前体	pro-UK	54	0.002(0.04)
α_2抗纤溶酶	AP	70	70(1 000)
1型PAI	PAI-1	52	0.01(0.2)
2型PAI	PAI-2	60	0.005(0.08)

*数据以mg/L(nmol/L)表示

16.1.6.1.1 纤溶酶原：纤溶酶原由肝细胞合成，其原生形式在N末端有谷氨酸，因此也称为谷氨酸-纤溶酶原。纤溶酶激活谷氨酸-纤溶酶原后先形成N端赖氨酸的赖氨酸-纤溶酶原[22]。谷氨酸-纤溶酶原裂解成赖氨酸-纤溶酶原导致构造改变，使赖氨酸-纤溶酶原对纤溶酶原激活物更敏感。纤溶酶降解纤维蛋白增强谷氨酸-纤溶酶原与纤维蛋白的结合，因此加速溶栓过程(正反馈机制)。这一过程中，溶栓在纤维蛋白形成部位局部发生。纤溶酶原结合纤维蛋白、α_2抗纤溶酶、富含组氨酸的糖蛋白、血小板反应蛋白、四连接素及通过环状结构域结合细胞外基质。

16.1.6.1.2 组织型纤溶酶原激活物(t-PA)：内皮细胞是合成t-PA的主要场所。此外，t-PA也由间皮细胞、巨核细胞和单核细胞合成。血浆中，t-PA与1型纤溶酶原激活物抑制物(PAI-1)；因此游离t-PA浓度在血浆中仅占20%。t-PA的半衰期为4 min，与PAI-1类似。

纤维蛋白高亲和结合t-PA。当纤维蛋白被ⅩⅢa交联时，t-PA结合纤维蛋白能力受损。原因是纤维蛋白上的t-PA结合位点在以上情况时被占用或t-PA结合位点被α_2抗纤溶酶与纤维蛋白交联空间位阻阻断。

16.1.6.1.3 尿激酶：尿激酶与t-PA裂解纤溶酶原相同的位点。尿激酶被称为尿激酶型纤溶酶原激活物(u-PA)，由肾小管内皮细胞合成通过尿排泄清除。尿激酶也由单核细胞合成。内皮细胞能生产尿激酶前体前尿激酶。当内皮细胞激活，u-PA倾向于被分泌到外腔面而t-PA则为腔面。

尿激酶由前尿激酶生成，前尿激酶也被称为单链u-PA(scu-PA)。最小浓度的纤溶酶足以使单链分子转化为双链分子即双链u-PA(tcu-PA)，双链u-PA即为尿激酶。u-PA的半衰期为5～10 min。

16.1.6.2 纤溶激活

生理情况下，不断发生纤溶激活因为纤溶降解产物在静息情况下也能被检测到。内源性和外源性激活途径截然不同(图16.1-13)。

内源性激活途径：当纤维蛋白沉积在内皮细胞时，它们相互远离，内皮下结缔组织暴露引发接触激活过程[25]。

外源性激活途径：外源性激活途径中t-PA以基础速率持续分泌。在缺氧或神经体液刺激下，t-PA加速释放。甚至剧烈运动或静脉受压都能导致内皮细胞释放t-PA。谷氨酸-纤溶酶原(原生纤溶酶原)可自动催化或通过微量纤溶酶转化为赖氨酸-纤溶酶原，赖氨酸-纤溶酶原对纤维蛋白亲和力高，此外赖氨酸-纤溶酶原通过t-PA和纤维蛋白快速进一步转化。

尿激酶是外源性纤溶系统第二个重要激活物。因为仅有scu-PA可在血浆中被检测到，所以假设t-PA和前尿激酶在纤溶激活系统中互补。尽管尿激酶不与纤维蛋白结合，但在纤维蛋白存在时前尿激酶活化成尿激酶反应加快。基础纤溶中，t-PA产生少量纤溶酶；纤溶酶转化前尿激酶成为尿激酶。接触系统激活导致激肽释放酶生物合成，激肽释放酶是前尿激酶非常有效的激活物。当尿激酶与尿激酶受体结合其催化激活作用显著增加，尿激酶受体可在内皮细胞和单核细胞等多种细胞中检测到。尿激酶参与纤维蛋白凝块纤溶因为单核细胞渗入富含纤维蛋白凝块并有助于溶栓。

16.1.6.3 纤溶调节

纤溶调节具有以下三个特征：纤溶系统不断被激活导致

基础纤溶；超越基础纤溶时，纤溶系统仅能被缓慢激活；当纤溶抑制物被中和时，纤溶激活途径变得非常迅速且强烈。

与其他生物系统类似，纤溶系统受到的调节在生理情况下是动态稳定状态。纤溶不断激活与纤溶酶形成相关。纤溶调节受以下情况调节：① 先天性 α_2 抗纤溶酶缺乏患者临床表现为出血倾向；② 纤溶紊乱，如异常纤维蛋白原血症型血栓形成倾向导致血栓形成概率增高。

系统性检测可得出结论血浆凝血和纤溶不会全身性发生，两者均局部激活。许多机制和系统均参与纤溶调节：① t-PA 生物合成受调节；② 抑制物在血浆中循环引发纤溶抑制，有利于纤溶调节；③ 局部纤溶防止系统激活；④ 纤溶系统和血浆凝血系统激活、血小板聚集之间现有联系调节纤溶。

纤溶激活物局部浓度升高效果不佳，因为激活物被血流冲洗最终被肝脏和脾脏中单核巨噬系统从循环中清除。

t-PA 合成调节：t-PA 生物合成受昼夜节律和类固醇激素调节。刺激物影响 t-PA 的合成和活性：① 静脉注射乙酰胆碱可导致纤溶活性升高；② 肾上腺素使内皮细胞释放 t-PA；③ 缓激肽是接触激活阶段高分子量激肽原的裂解产物，具有血管扩张作用也可使内皮细胞释放 t-PA。

与以上刺激物相反，cAMP 导致内皮细胞 t-PA 合成下调。

纤溶激活调节：生理情况下，t-PA 是纤溶酶原的弱激活物，只要组成均不与纤维蛋白结合。甚至 t-PA 浓度升高 20～100 倍（如剧烈运动）也不能导致纤溶系统性激活。游离纤溶酶的形成不会导致纤溶，除非 t-PA 浓度升高 1 000～5 000 倍，如治疗情况下。因为机体为了防止血管内纤维蛋白形成，t-PA 和纤溶酶原快速结合纤维蛋白产物以便生成纤溶酶降解纤维蛋白。纤维蛋白降解产物通过抑制纤维蛋白聚合限制进一步纤维蛋白产物和血小板聚集（图 16.1-14）

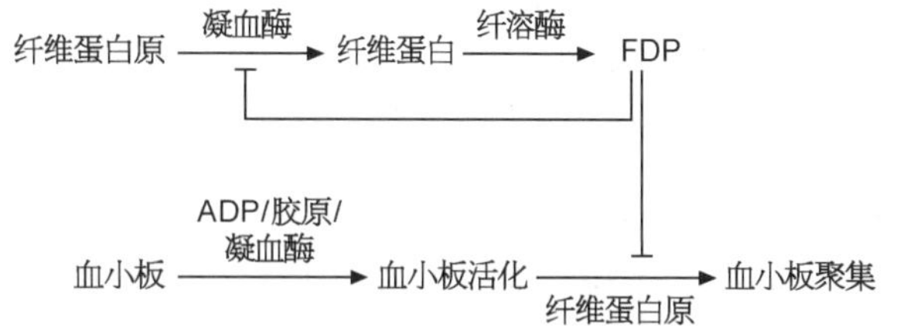

图 16.1-14 FDP 抑制纤维蛋白聚合和血小板聚集。FDP，纤维蛋白降解产物

PAI-1 也能调节纤溶激活。由于 PAI-1 分子与纤溶酶原激活物相反，因此可防止循环中纤溶酶原激活。PAI-1 浓度和局部纤溶抑制物与血小板纤维蛋白凝块接近可升高，因为血液中约 80%PAI-1 储存在血小板内，当血小板激活时释放。创口闭合所必需的血凝块降解时可被抑制。

16.1.6.4 纤溶抑制

许多抑制物参与纤溶系统抑制（表 16.1-4）。大部分抑制物都属于丝氨酸蛋白酶抑制物家族。

表 16.1-4 纤溶系统抑制物

纤溶蛋白	临床和实验室特征
α_2 抗纤溶酶（α_2 AP）	α_2 AP 是纤溶系统中最重要的抑制物。它每毫秒与游离纤溶酶结合。0.1 s 即可达到最大灭活程度的一半。α_2 AP 在肝脏合成且在血浆中浓度相对较高。它的半衰期为 2.6 天。α_2 AP 能与纤溶酶按 1∶1 比例高效地形成复合物。纤溶酶-α_2 AP 复合物（PAP）的半衰期是 0.5 天。α_2 AP 能通过 FⅩⅢa 被纤维蛋白交联、抑制纤溶酶及组织纤溶酶原对纤维蛋白的吸附。 当存在赖氨酸或 6-氨基己酸时，α_2 AP 和纤溶酶的交叉反应会大大减低。这主要是由于上述两种物质能与纤溶酶的赖氨酸结合位点 1 结合。纤溶系统的系统性活化（如溶栓治疗）会导致循环 PAP 的明显升高。PAP 水平可通过免疫化学的方法检测。
α_2 巨球蛋白（α_2 M）	α_2 M 相对缓慢地抑制多种纤溶系统组成物质（如纤溶酶、激肽释放酶、尿激酶和 t-PA）。单单 α_2 M 不足以完全抑制纤溶酶，它更像是一个备用抑制物。
纤溶酶原激活物抑制物 1（PAI-1）	纤溶酶原激活物抑制物 1 是最重要的纤溶酶原激活物抑制物。它能同时抑制 t-PA 和 tcu-PA，但不能抑制 scu-PA。PAI-1 是由内皮细胞产生和释放的。内皮型 PAI-1 主要存在于亚内皮。血液中约 80% 的 PAI-1 位于血小板。血液中的 PAI-1 是由巨核细胞合成的。激素、细胞因子和生长因子能刺激 PAI-1 的合成[26-27]。 PAI-1 是一类活动性分子，可与纤溶酶原激活物按 1∶1 比例形成复合物。在血浆中，PAI-1 通过结合玻连蛋白维持自身稳定[28]。与 t-PA 相比，PAI-1 的血浆浓度变化较大且存在昼夜变化。在生理条件下，PAI-1 通常以活性形式存在于血浆中，其血浆摩尔浓度高于 t-PA 和尿激酶。因此，并不需要纤溶活性的存在。但是，仍有小部分 t-PA（约 5%）的游离活性可在血浆中被检出。这主要是由于 PAI-1 对 t-PA 的抑制过慢。
纤溶酶原激活物抑制物 2（PAI-2）	在生理条件下，血浆中无法检出 PAI-2。但是，在怀孕期间 PAI-2 浓度明显升高。这是因为胎盘也可以合成 PAI-2。因此，PAI-2 主要是通过附着胎盘的方式在怀孕期间抑制纤维蛋白溶解。
C1 酯酶抑制剂（C1-Inh）	C1-Inh 抑制活化因子的接触性活化（FⅫa、FⅪa、激肽释放酶和纤溶酶）。
富组氨酸糖蛋白（HRGP）	与 6-氨基己酸类似，HRGP 对纤溶酶原上的赖氨酸结合位点 1 具有高度亲和力，进而阻断其活化。随着 HRGP 的浓度不断接近纤溶酶原的浓度，两者将在外周循环中形成复合物。只有约 50% 左右的纤溶酶原能够活化。

抑制物调节纤溶：抑制物调节纤溶发生在几个不同层次。血循环中只有约 50% 的纤溶酶原可转化为纤溶酶；剩余部分与富含组氨酸的糖蛋白结合仅能缓慢释放激活。

当纤溶激活发生在流体相时，纤溶酶被 α_2 抗纤溶酶（α_2 AP）快速抑制因为纤溶酶和 t-PA 极少结合纤维蛋白原。然而，当纤维蛋白存在时，纤溶系统组分间相互的亲和性发生改变。纤溶酶原和 t-PA 结合纤维蛋白产生极少量的纤溶酶。进一步，纤溶酶激活前尿激酶转化为尿激酶，触发进一步纤溶激活。ⅩⅢa 因子可使 α_2 AP 可与纤维蛋白结合，使其浓缩。α_2 AP 结合纤维蛋白是纤溶酶的有效抑制物有利于维持纤维蛋白凝块。

局部纤溶：α_2 AP 能部分抑制与纤维蛋白结合的纤溶酶，在纤维蛋白凝块处维持纤溶活性。另一方面，当 α_2 AP 通过ⅩⅢa 因子共价结合纤维蛋白，游离纤溶酶继续被抑制。

富纤维蛋白凝块降解时循环中释放的游离纤溶酶能被 α_2 AP 有效抑制，然后使纤溶持续集中在纤维蛋白凝块局部。此外，血小板在凝血过程中释放 PAI-1 介导局部纤溶。

不同调节系统可准确定位纤维蛋白凝块的纤溶及抑制纤

溶稳定凝块。由于这一机制，纤溶发生在局部且滞后，使一方面纤维蛋白发挥血管阻塞剂的作用和炎症反应的组分，另一方面再次缓慢分解。

t-PA释放和凝血瀑布激活：凝血酶促进内皮细胞释放t-PA。注射Ⅹa因子后循环中t-PA浓度可显著升高。t-PA与纤维蛋白结合后纤溶酶合成增强导致纤溶酶在底物附近合成（如纤溶达到特异性和局部性）。纤溶酶分解纤维蛋白成为纤维蛋白降解产物（FDP）。当高浓度纤溶酶存在时，也可使纤维蛋白原转化为FDP。

使用尿激酶或溶栓酶的经典溶栓治疗，倾向生成FDP。

网状内皮系统清除：纤溶系统的活化组分和酶抑制复合物在循环中以不同半衰期被网状内皮系统清除。当循环或肝脾功能受损时，纤溶活性持续升高常见于严重肝脏疾病。

16.1.6.5 纤溶系统失调

当纤溶系统激活物和抑制物间的平衡被打破，会发生血栓形成倾向或出血倾向。

出血倾向：严重肝病时，抑制物 α_2AP和富含组氨酸的糖蛋白下降。抑制物PAI-1显然不够补偿t-PA的促纤溶效果。原位肝移植时，大量纤溶亢进发生在无肝期。肝切除术后纤溶抑制物缺乏可解释这一发现。纤溶系统激活同样发生在富含促纤溶组分器官手术后，如肺和肝。

血栓形成倾向：纤溶系统接触激活降低导致血栓形成风险增加。因此，纯合子Ⅻ因子缺乏与血栓形成倾向相关[29]。

纤维蛋白缺乏时，t-PA仅能缓慢激活纤溶酶原。纤维蛋白存在时，其催化活性升高1 000倍，包括t-PA、纤溶酶原和纤维蛋白的三元复合物形成。当纤溶酶原或t-PA结合位点缺乏或突变缺陷时（如异常纤维蛋白原血症型血栓形成倾向）纤溶系统不能有效激活。这些患者血栓形成风险增加。

外伤后或术后可能由于组织损伤后细胞因子释放增加PAI-1合成增加介导纤溶活性下降。纤溶活性下降或可代表对新鲜止血血管闭塞组织分解的保护。同时，这也解释了术后静脉血栓发生率升高。

16.2 出血倾向概述

Hans D. Bruhn, Lothar Thomas

16.2.1 引言

止血功能异常会导致异常的出血倾向。可影响[1]：① 凝血系统，引起凝血异常；② 纤溶途径，导致纤溶亢进引起的出血性疾病；③ 血小板计数（血小板减少症）和血小板功能（血小板疾病），在这两种情况下，止血系统功能都可能出现失调导致出血倾向；④ 血管壁，导致血管性疾病和出血倾向。

出血性疾病的诊断调查必须排查引起出血倾向的各种可能原因。从鉴别诊断的角度来看，必须强调以下临床观察：① 局部或广泛出血（血肿、充血）合并凝血障碍；② 皮肤黏膜点状出血（紫癜）与血小板减少症和血小板疾病相关；③ 关节血肿通常与两种凝血疾病血友病A和血友病B合并发生，但在血小板减少症时罕见。

许多情况下，临床表现可提供引起出血倾向原因的重要信息，诊断调查给予鉴别诊断结论和最终诊断。鉴别诊断详情见表16.2-1。

表16.2-1 基于临床表现为出血倾向的鉴别诊断

临床特征	凝血障碍	血小板功能性和血管性病变
主要临床症状	充血、深部血肿、关节血肿、血尿、体腔出血	皮肤、浆膜、脑部发生紫癜；鼻出血；绝经和月经出血；消化道出血
浅表损伤出血	出血通常不会增多	出血明显
血肿、充血	出血面积较大、部位较深；单一出血灶	出血面积较小、部位较浅；多个出血灶
皮肤黏膜出血	少见	常见
关节腔出血	常见于严重的出血性疾病	少见
出血（如深部损伤、拔牙引起的出血）	迟发；持续期为几天；很难通过局部措施缓解	急发；持续较少几天；可通过局部措施缓解

临床表现有明显血倾向与针对性选择患者病史之间的相关性非常重要。详细询问出血病史应该提供是否有家族性出血倾向，大多为血友病，或是仅患者本人发病。患者近期是否有出血倾向也很重要，比如在药物的影响下会引起出血，但在过去没有发生过此类症状[2]。

16.2.2 血浆凝血系统疾病

先天性或后天性凝血因子合成障碍导致血肿、充血、关节血肿、深部血肿、血尿和腔内出血。

16.2.2.1 先天性凝血障碍

凝血障碍分为两型，Ⅰ型：完全或几乎完全基因缺失导致不合成凝血因子或低速率合成凝血因子。凝血功能试验和免疫化学检测显示相同程度减少。Ⅱ型：基因微小变化导致凝血因子缺乏或改变功能产生受影响的凝血因子变体。与功能测试相比免疫化学法可为低水平或可正常水平结果。

Ⅰ型和Ⅱ型在遗传模式上有所不同，但临床症状学相同（表16.2-2）。

表16.2-2 出血疾病的遗传模式

X连锁隐性遗传	常染色体显性遗传
血友病A、B	异常纤维蛋白原血症
Wiskott-Aldrich综合征	血管性血友病综合征
常染色体隐性遗传	常染色体隐性遗传
无纤维蛋白原血症	缺乏：
缺乏：	- 抗凝血酶
- FⅡ、Ⅴ、Ⅶ、Ⅹ、Ⅺ、Ⅻ、ⅩⅢ	- 蛋白C
- α_1 抗胰蛋白酶	- α_2 巨球蛋白
- α_2 抗纤溶酶	- C1酯酶抑制剂
Bernard-Soulier综合征	单独的δ储存池病
血小板无力症	Gray-platelet综合征
Hermansky-Pudlak综合征	毛细管扩张
Chediak-Higashi综合征	Rendu-Osler
	Ehlers-Danlos综合征
	单纯性紫癜

患病率：1/8 000人；血友病A、血友病B和血管性血友病占94%。

16.2.2.1.1 血友病 A 和 B 患者间必须区分[3]：Ⅷ因子蛋白缺乏或减少及凝血功能异常表现为Ⅷ因子蛋白浓度相对于凝血活性表现的较高。

血友病 A 和 B 是 X 连锁隐性遗传模式或自发。Ⅷ因子(血友病 A)或Ⅸ因子(血友病 B)缺如或活化因子缺乏活性导致的出血性疾病，表现为活化部分凝血活酶时间(APTT)延长合并凝血酶原时间(PT)正常、出血时间正常[4]。Ⅷ因子命名法和功能见表 16.2－3。

表 16.2－3　Ⅷ因子命名法和功能

FⅧ：C	低分子部分
	功能：凝血活性
	检测：凝固法(%活性)
	遗传：X 连锁
FⅧ：C 抗原	FⅧ：C 蛋白
	检测：免疫学方法
vWF	Ⅷ因子的高分子部分
	功能：正常出血时间
	正常血小板滞留试验
	正常瑞斯托霉素诱导的聚集＝瑞斯托霉素辅因子*
	遗传：常染色体
FⅧ R：抗原(vWF)	vWF 蛋白
	检测：免疫学方法

*瑞斯托霉素是一种在 vWF 存在下能够诱导血小板聚集的抗生素。它被用来测定 vWF 的部分重要功能

X 连锁血友病 A 发病率为 1/5 000 人男性。血友病 B 发病率比血友病 A 低 5 倍。

血友病 A：血友病 A 可由多种基因缺陷导致。*F8C* 基因缺陷是其中一种。

最常见的 *F8C* 基因突变是内含子 22 和内含子 1 倒位，分别发生在 50%和 30%的患者中。血友病 A 的 X 染色体遗传模式仅有男性发病，女性携带基因并传递给下一代。鉴别诊断上，血友病 A 必须和血管性血友病区分症状，血管性血友病导致血小板黏附和聚集障碍。

对单个因子进行分析(使用乏Ⅷ因子血浆)可检测Ⅷ因子(FⅧ：C)的凝血活性。血友病 A 可依据Ⅷ因子残余活性被分为不同严重程度(表 16.2－4)。表 16.2－5 概述了不同类型出血时预期 FⅧ：C 水平。

表 16.2－4　血友病 A、B 严重程度的分级

严重程度	FⅧ或 FⅨ活性
重度	<1%
中度	1%～4%
轻度	5%～25%
亚临床血友病	26%～50%

特异性治疗包括输入缺失凝血因子。Ⅷ因子目标浓度和疗程必须根据临床特征调整。总体上，剂量计算依据 1 单位Ⅷ因子浓度/kg 升高血浆Ⅷ因子 2%。在注射后Ⅷ因子立刻达到最高浓度。

表 16.2－5　血友病 A 和 B 在不同类型出血症状时所需治疗的最小预期值

出血类型	下次治疗前所需的最小预期值			
	初始%	持续时间	维持%	持续时间
关节出血、小血肿	5～15	1 天		
大血肿、轻微损伤、拔牙(1～2 颗)	20～30	1～2 天		
闭合骨折、小型外科手术、多颗拔牙	30～40	1 周	10～20	直到伤口完全愈合
口腔出血、消化道出血	50～80	至多 2 周		
头部外伤	50～80	2 周	50～60	4 周或更长
大型外科手术	>100	手术当天	30～40	直到伤口完全愈合
	50～80	第一周		

Ⅷ因子活性下降呈双指数状态，初始短半衰期为 4～6 h，第二阶段半衰期 14 h。平均半衰期 12 h。使用Ⅷ因子治疗剂量应该间隔 8～12 h。共识建议中，德国血友病协会建议血友病 A 出现关节血肿和肌肉出血的患者推荐平均初始计量 20～40 单位/kg，危及生命的重型患者推荐 50～70 单位/kg。维持治疗时每 8～12 h 使用一半初始剂量直到出血停止，可根据出血类型和治疗反应调整剂量。

一些学者提出，初始剂量需要基于公式(剂量需求＝A×G×F)计算，A 表示预期增加单位，G 表示体重(kg)，F 表示系数(血友病 A 为 0.6，血友病 B 为 1.0)。监测血浆Ⅷ因子或Ⅸ因子或 APTT 水平在治疗中是必需的。

女性基因携带检测：血友病患者(血友病 A)的女儿和育有个血友病儿子的母亲一定携带血友病基因。为了检测这些携带者，常使用功能法和免疫法结果的比值。女性基因携带者的 FⅧ：C/FⅧ R：Ag 比值或可下降到 0.5。分子生物学检测也能确诊。

血友病 B：血友病 B 是 X 连锁隐性遗传。血友病 B 的诊断基于 APTT 延长和单个因子检测。检测中使用乏Ⅸ因子血浆混合患者血浆并检测 APTT。

出血时，Ⅸ因子替代物采用与血友病 A 一样的剂量，但不同半衰期导致不同剂量间隔。血友病 B 预防性Ⅸ因子治疗包括每周使用 18 单位/kg Ⅸ因子。血友病 B 剂量计算经验公式为 1 单位Ⅸ因子浓度/kg 升高Ⅸ因子浓度 1%。注射后Ⅸ因子立刻达到最大浓度。与Ⅷ因子相反、Ⅸ因子有较长的半衰期(17 h)，因此剂量间隔为 12～24 h。

16.2.2.1.2 Ⅷ因子和Ⅸ因子抑制物：凝血因子特异性抑制物是高风险出血相关的罕见表现。

Ⅷ因子抗体：Ⅷ抗体以同种抗体和自身抗体的形式出现。严重血友病患者，Ⅷ因子同种抗体导致Ⅷ因子活性完全抑制；抗体浓度和Ⅷ因子活性对数呈线性相关。即使自身抗体在高水平情况下也不会完全抑制Ⅷ因子活性[5]。

血友病 A 患者Ⅷ因子可被同种抗体抑制，罕见被自身抗体抑制。抑制物形成风险是 20%～30%，这种类型的并发症可在平均治疗 10～15 天后发生[6]。抑制物在长时间治疗后发生的情况罕见。抑制物形成损害机体的有效止血能力，因为血浆Ⅷ因子浓度在输Ⅷ因子后不再升高。

临床相关Ⅷ因子自身抗体发病率为 1/100 万。患者的出

血风险大于80%。Ⅷ因子自身抗体可出现在妊娠期、类风湿关节炎、恶性肿瘤、药物因素、红斑狼疮和其他自身免疫疾病。

Ⅸ因子抗体：Ⅸ因子自身抗体以同种抗体和自身抗体形式出现。1%～4%的血友病B患者可检测到Ⅸ因子同种抗体。抑制物是寡克隆或多克隆IgG抗体。Ⅸ因子自身抗体较Ⅷ因子自身抗体罕见。发生率与妊娠、手术和自身免疫疾病相关。

血友病实验室检查：主要表现为单独APTT延长。通过混合患者血浆和正常血浆可鉴别Ⅷ因子或Ⅸ因子缺乏。检测Ⅷ因子和(或)Ⅸ抑制物时，稀释和未稀释患者样本与正常血浆混合，然后检测Ⅷ因子和(或)Ⅸ因子是否被患者血浆灭活。灭活50%正常Ⅷ因子活性被定义为1贝塞斯达(Bethesda)单位Ⅷ因子抑制物/mL(参见16.15)。

16.2.2.1.3 血管性血友病综合征(VWS)：VWS由vWF基因遗传学改变引起，导致vWF蛋白减少或质量缺陷。vWF蛋白的两种主要功能丢失导致出血倾向：Ⅷ因子结合和强化、结合血小板到血管内皮下基质。

鉴别诊断VWS和血友病见表16.2-6。

表16.2-6 血友病A和血管性血友病的鉴别诊断

标准	血友病A	血管性血友病
遗传	X连锁隐性遗传	常染色体显性遗传
发病率	10/10万男性	2/10万(中欧地区) 10/10 000(斯堪的纳维亚地区)
FⅧ活性	减低	减低或正常
FⅧ相关的聚集	正常	减低
出血时间	正常	延长
血小板聚集(瑞斯托霉素)	正常	减低
关节血肿	频繁	少见
深部血肿	常见	少见
血尿	常见	少见
CNS出血*	偶尔	少见
鼻出血、消化道出血	少见	少见

* CNS，中枢神经系统

16.2.2.1.4 罕见遗传性凝血因子缺陷：一般而言，内源性和外源性途径的所有凝血因子都有可能先天性下降，导致出血倾向[7]。这些缺陷包括：Ⅺ因子、激肽释放酶原(Fletcher因子)、高分子量激肽原(Fitzgerald特征)、Ⅶ因子、Ⅱ因子、Ⅹ因子、Ⅴ因子、纤维蛋白原、纤维蛋白原变体(异常纤维蛋白血症)、ⅩⅢ因子、α_2抗纤溶酶。

遗传性Ⅺ因子缺陷：这一罕见疾病的患病率为1/100万。Ⅺ因子缺陷是常染色体隐性遗传。出血倾向发生在外伤或术后。使用新鲜冰冻血浆时，必须考虑到Ⅺ因子的半衰期为60～80 h。

先天性无纤维蛋白原血症：这一罕见疾病的患病率为(1～2)/100万。携带者可在出生第一天发生脐带出血或静脉穿刺后继发出血。治疗方式为输入纤维蛋白酶原浓缩物，可升高纤维蛋白原浓度达500～1 000 mg/L。

遗传性ⅩⅢ因子缺陷：这一疾病的患病率为1/500万。主要临床指征包括伤口愈合障碍和脑出血。ⅩⅢ因子浓缩物可用于治疗。

16.2.2.1.5 血友病样疾病：Ⅱ因子、Ⅴ因子、Ⅶ因子和Ⅹ因子纯合子缺乏可导致血友病样的出血倾向。凝血酶原浓缩物可用于该疾病治疗，新鲜冰冻血浆可用于Ⅴ因子缺陷。

16.2.2.1.6 Ⅻ因子缺陷：许多病例中APTT显著延长可帮助正确诊断。随后单个因子检测显示Ⅻ因子缺陷。获得性Ⅻ因子缺陷通常基于肝损，包括药物损伤。

与其他因子缺乏相反，先天性Ⅻ因子缺乏并不意味出血倾向，反而会导致血栓形成。Hageman是首次被报道Ⅻ因子缺乏的患者。缺乏导致老年患者肺栓塞。纤溶途径活性升高被认为是Ⅻ因子缺乏患者血栓形成倾向的原因。

16.2.2.1.7 激肽释放酶原和HMWK缺乏：临床上，除非APTT有显著改变否则不会有出血倾向。

血浆激肽释放酶原：血浆激肽释放酶原缺乏可以被检测。也可用发色底物法检测通过激肽释放酶原激活物转化激肽释放酶原成为的激肽释放酶。激肽释放酶裂解显色三肽底物释放p硝基苯胺，p硝基苯胺可在405 nm处被检测到[8]。

高分子量激肽原(HMWK)：血浆HMWK缺乏难以准备。新的简易、可重复HMWK检测方法采用显色底物开发，底物与过量Ⅺ因子和Ⅻa因子在高岭土存在下一同孵育以便形成活化Ⅺa因子。Ⅺa因子形成使用显色底物谷氨酸-脯氨酸-精氨酸-p-硝基苯胺检测是首要选定检测项目[9]。

16.2.2.1.8 抑制物缺乏：α_2抗纤溶酶缺乏是常染色体阴性遗传血友病类型，缺乏或可导致严重出血倾向。

16.2.2.1.9 其他抑制物缺乏情况：抗凝血酶、肝素辅因子Ⅱ、蛋白C和蛋白S是常染色体显性遗传缺陷导致血栓形成倾向，由于抑制物缺乏(表16.1-2和图16.1-8)导致凝血激活中和不足。蛋白C纯合子缺乏可在新生儿出生后立即表现出暴发性紫癜。凝血因子浓缩物和新鲜冰冻血浆可用于治疗。

16.2.2.2 获得性凝血系统障碍

继发器质性疾病止血障碍见本章16.5～16.8。

16.2.2.2.1 维生素K缺乏和止血：当维生素K缺乏(如消化不良和吸收不良)时或当维生素K拮抗剂(香豆素)存在时，Ⅱ、Ⅶ、Ⅸ、Ⅹ因子，蛋白C和蛋白S合成不足。因此，没有羧基与谷氨酸结合在N端因子肽链上。维生素K缺乏的凝血状态表现为以Ⅱ、Ⅶ、Ⅸ和Ⅹ因子下降伴Ⅴ因子活性正常。蛋白C和蛋白S活性下降。

维生素K缺乏可见于全肠外营养、吸收障碍，比如吸收不良、胆道闭锁、胆瘘和抗生素诱导的肠道菌群变化。治疗方面，口服维生素K剂量10～20 mg；吸收障碍时，采用非肠道给药。罕见情况下，静脉给药维生素K可导致严重过敏反应。因此，考虑到有发生此类过敏的可能性，必须询问准确的病史。

口服或胃肠外维生素K给药起效时间为36 h或更长，起效后可测量临床相关止血改善情况。因此，凝血因子浓缩物胃肠外给药是维生素K缺乏诱导的凝血酶原时间延长导致的急性出血事件治疗首选方案。

16.2.2.2.2 香豆素和止血：香豆素阻断维生素K依赖的凝血因子Ⅱ、Ⅶ、Ⅸ和Ⅹ因子及蛋白C和蛋白S羧化。根据半衰期，Ⅶ因子和蛋白C首先下降，紧接着Ⅹ、Ⅸ和Ⅱ因子下降。Ⅴ因子维持正常。

抗生素可与香豆素有类似效果破坏形成维生素K的肠内

菌群，比如β-内酰胺类抗生素和(或)破坏维生素K环氧化物酶(先锋霉素族抗生素)，然后干扰维生素K依赖的凝血因子合成。肝脏维生素K环氧化物酶抑制物可像香豆素样抑制维生素K依赖的凝血因子合成。

香豆素治疗监测：香豆素治疗通常采用检测凝血酶原时间(PT)和计算INR值进行监测。PT治疗范围定义为标准的15%～30%。非风湿性心房颤动和长期静脉血栓预防的特定适应证时推荐35%～45%范围(低剂量口服抗凝)。

INR值：监测香豆素治疗使用INR值(见本章16.10和16.28)。

香豆素治疗后出血风险：总风险为2%～3%每年，脑出血风险为0.2%～0.4%。香豆素导致的出血倾向，口服维生素K只能缓慢纠正凝血指标。因此，推荐使用新鲜冰冻血浆和凝血酶原复合物浓缩物纠正。

16.2.2.2.3 肝素和止血：肝素治疗通过APTT监测。在治疗血栓过程中，治疗范围是APTT延长1.5～2.5倍。肝素可被氯化鱼精蛋白中和。

过量肝素导致出血倾向(如配合血栓、体外循环、心肺旁路和血液透析治疗)。色素性荨麻疹也可发生肝素浓度升高延长APTT。肝素诱导的血小板减少症的出血倾向和血栓形成(参见17.5)。

16.2.2.2.4 免疫介导的凝血障碍：抗体造成的免疫介导的凝血障碍(IgG或IgM)表现为两种不同的行为模式。抗体可以通过时间依赖反应(中和抑制物)灭活凝血因子或血小板膜，或者干扰凝血因子的一个阶段(干扰抑制物)，因此引起严重的血友病的临床症状(参见16.15)。

中和抑制物：血友病A、风湿性关节炎、红斑狼疮、溃疡性结肠炎、多肌炎、支气管哮喘、单克隆丙种球蛋白病、蕈样真菌病、天疱疮、大疱性皮炎、青霉素相关过敏性脉管炎和淋巴瘤患者中可见中和抑制物。

干扰抑制物：狼疮抗凝物：免疫球蛋白针对膜磷脂(如病毒或药物诱导组织损伤后)。这些干扰抑制物不会引起出血但通常可引起动脉或静脉血栓，女性患者中可导致自发性流产。

自身免疫疾病如系统性红斑狼疮、淋巴细胞增生性疾病和感染，可以发现狼疮抗凝物(见16.22)。

16.2.2.2.5 弥散性血管内凝血：弥散性血管内凝血(DIC)是获得性凝血疾病由于系统性血管内凝血系统活化伴随微循环血栓形成和继发性纤溶亢进。这一过程消耗大量凝血因子和血小板，伴随纤溶亢进，出血性疾病发作。在重要器官形成微血栓和出血倾向一同导致器官损伤和重要功能损害，如呼吸衰竭(急性呼吸窘迫综合征/肺休克)和肾衰竭。描述止血参数的特征变化见图16.2-1。

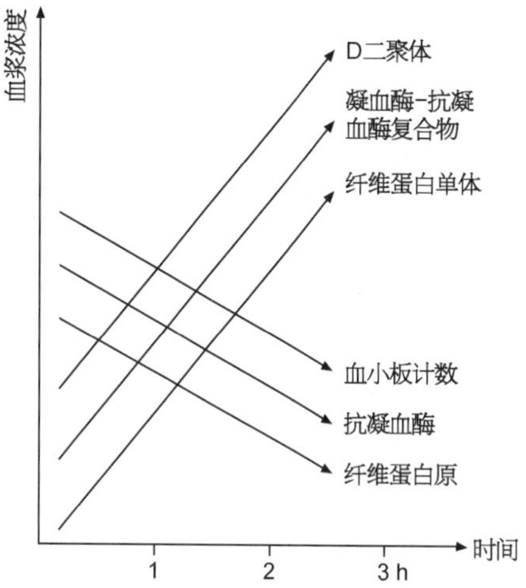

图16.2-1 严重凝血因子损耗时止血参数特征变化。凝血因子严重消耗常合并DIC。严重DIC时会出现图中的交叉现象。一方面，血小板计数、抗凝血酶和纤维蛋白原的血浆水平均明显减低；另一方面，凝血酶标志物(D二聚体、凝血酶-抗凝血酶复合物和纤维蛋白单体)水平明显升高

16.2.2.2.6 卡梅综合征：卡梅综合征是DIC的一种形式，慢性病程表现为小婴儿伴巨大血肿、血小板减少性紫癜和纤维蛋白原缺乏血症三联征。

16.2.2.2.7 华弗综合征：以病情进展迅猛为特征，90%的病例都能追溯到脑膜炎双链球菌引起的败血症。未经治疗，患者在几小时内死亡。治疗使用肝素、溶栓剂或抗生素，在极度肾上腺功能不全的情况下，甚至可以使用糖皮质激素。

16.2.2.2.8 暴发性紫癜：DIC的一种形式表现为对称性坏死累及四肢和躯干，发生在感染性疾病后，以同时伴高热、白细胞增多、循环失代偿和休克为特征。

16.2.3 血小板相关疾病

血小板疾病是血小板功能紊乱，可与轻度出血倾向相关。而止血功能可因血小板功能障碍的类型和其他叠加效应造成严重受损，伴发止血障碍。先天性和获得性血小板疾病截然不同。先天性血小板疾病(表16.2-7)罕见，但通常与严重的出血倾向相关(参见17.7)。获得性血小板疾病通常以轻度出血倾向为特征(表16.2-8)。

表16.2-7 先天性血小板疾病

疾病	临床和实验室检查
遗传性出血性毛细管扩张	Rendu-Osler病是一种常染色体显性遗传的疾病，其发病率为(1～2)/10万。这一疾病是由于*Endoglin*基因的染色体9q3突变引起的。Endoglin是一类表达于内皮细胞的能与转化生长因子β结合的细胞膜糖蛋白。扩张后错综复杂的静脉毛细血管可能会直接与无血液流动的动脉毛细血管相连。此外，血管周围还有单核细胞浸润。上述毛细血管扩张会影响皮肤和黏膜，导致内部脏器发生动静脉畸形(动脉瘤)。肺部和胃肠道出血可能会危及生命。鼻出血和血尿也较为常见。PT和APTT通常正常。慢性弥漫性血管内凝血及其对应的凝血参数变化只会在动静脉分流时(如肺部)出现。动静脉分流能引起右向左分流，导致呼吸困难、发绀和红细胞增多。鼻出血应立即由当地的五官科专家诊治。全身性雌激素治疗仍有争议。
巨大血管瘤	先天性巨大血管瘤(Kasabach-Merritt综合征)能引起弥漫性血管内凝血。
遗传性结缔组织病	基于血小板黏附障碍的遗传性出血体质常见于下列结缔组织疾病：Ⅳ型Ehlers-Danlos综合征、弹性假黄色瘤、成骨不全、Marfan综合征。
老年性紫癜	这类疾病是无血小板减少症的紫癜。瘀点常由于代谢原因见于充血、机械损伤后。老年性紫癜是一种皮肤病，其特征是明显的暗红色皮下瘀斑。但是瘀斑轮廓不清，多见于前臂和手部皮肤。这类疾病多累及老年人。但是，年轻人在长期接受类固醇治疗(哮喘、风湿性关节病)后也会出现类似症状。

续 表

疾病	临床和实验室检查
突发性血肿	这类疾病也被称为手指卒中。它通常发病于承受压力的手指部位，也可能自发性发病。PT 和 APTT 正常。血肿无需治疗，消退较快。
有毒药物和病原体引发的血管炎	有毒药物和感染通常引起紫癜。在这种情况下，必须为了进一步诊疗进行具体的用药史调查。
高球蛋白血性紫癜	单克隆丙种球蛋白病能导致血友病。当患者血小板计数正常时，瘀斑常见于下肢区域。
Henoch - Schönlein 紫癜	这类疾病是由于小动脉和毛细血管通透性增加、渗出和出血引起的急性变态反应性血管炎。它常发生于上呼吸道链球菌感染和病毒性疾病后。组织学上能够发现血管周围的中性粒细胞聚集和白细胞消融。外周循环和血管壁上可检出免疫复合物。由于这类疾病预后较好，通常采用对症的抗炎治疗或短期服用低剂量类固醇。
微血管病	微血管病包括 Moschcowitz 型血栓性微血管病和溶血性尿毒综合征。上述疾病均有内皮损伤。有可能会出现局部或全身弥漫性血管内凝血（在这种情况下，弥漫性血管内凝血是首要疾病而血管病是次要疾病）[12]。

表 16.2 - 8 获得性血小板疾病

疾病/障碍	临床和实验室检查
药物	许多药物（特别是阿司匹林和非甾体抗炎药）能干扰血小板功能并导致出血风险升高。乙酰水杨酸、双氯芬酸钠、青霉素类药物（除青霉素外）、氨苄青霉素、头孢噻肟、拉氧头孢、氯吡格雷、链激酶、丝裂霉素能引起出血时间延长和出血。
肾功能不全	尿毒症患者血小板活化不良及 vWF 的定量和定性改变可导致肾功能不全。
特发性血小板减少性紫癜（ITP）	纤维蛋白原受体 GPⅡb/Ⅲa 的自身抗体的形成能导致血小板减少症。
获得性储存池缺陷	血小板与外源性表面（血液透析、心肺机、人工心脏瓣膜）的接触、骨髓异常增生综合征和系统性红斑狼疮能引起这一缺陷。一般出血轻微。
单克隆丙种球蛋白病	单克隆免疫球蛋白沉积于血小板表面能抑制血小板功能。
巨大血小板	巨大血小板合并血小板减少症可见于骨髓异常增生综合征。血小板糖蛋白的结构性改变能导致自身抗体的形成。两者的结合能导致补体介导的溶解，进而使未成熟血小板的释放增加。

16.2.4 血管性出血倾向

血管性疾病引发出血倾向必须区分先天性和获得性血小板疾病。血管疾病的出血倾向源于血管壁边界形态改变，血管渗透性改变或血管脆性改变。诊断血管性出血倾向可表现为：出血时间延长伴凝血检查正常（PT、APTT）、正常血小板计数和功能、正常 vWF。

以下检测可用于鉴别血管性出血倾向和血小板诱导出血倾向。

出血时间：出血时间是初筛试验。检测时，采用无菌接种针指尖采血浸泡在无菌水（37℃）中，血液像线一样流入周围水中。线的断点代表出血时间。参考区间上限：4 min。

临床意义：出血时间包括血管壁的反应、血小板的数量和功能及血管性血友病因子的作用。

毛细血管脆性实验：患者上臂戴上血压带，加压高于患者舒张压 10 mmHg 5 min。移除血压带后肘窝处见清晰可见瘀斑则实验结果阳性[10]。

临床意义：当血小板的数量和功能正常且检测结果不指向血管性血友病综合征时，可考虑血管障碍。

16.2.5 止血障碍诊断试验

当怀疑出血倾向，有出血史的患者必须进行以下诊断试验[11]：一期止血试验（包括血小板激活、黏附和聚集）、凝血系统试验（重要家族史，指向先天性障碍）、药物史因为获得性出血倾向通常为药物诱导。

没有出血史情况下，第一步进行基础的诊断筛查试验。适用于术前准备：有出血史情况下，需要进一步诊断试验。适用于基础试验结果在参考区间内所有情况。重要基础和延伸诊断试验见表 16.2 - 9。

表 16.2 - 9 出血倾向的诊断试验[14,15]

项目	临床和实验室检查
一期止血的实验室项目	止血的主要障碍是血小板缺乏或血小板无法附着在血管受损部位。
- 血小板计数	血小板功能正常的情况下，当血小板计数低于 10×10^9/L 时可能会发生严重出血。如果血小板计数低于 5×10^9/L，需要进行血涂片镜检验证血常规分析仪的结果。血常规分析仪血小板计数偏低时应考虑 EDTA 引起的血小板减少症以避免误导临床诊疗。血小板减低患者的鉴别诊断应考虑：免疫性血小板减少症、非免疫性血小板减少症、微循环障碍如消耗性凝血病、弥漫性血管内凝血、微血管病、HELLP 综合征、血小板减少性紫癜、溶血性尿毒综合征。
- 出血时间	这一项目使用 Duke 法（耳垂）或 Ivy 法（前臂）。个体内和个体间差异巨大。当血小板计数在（10～100）$\times 10^9$/L 时，即使无血小板减少症存在时出血时间也会延长。60%～70%的血管性血友病综合征患者的出血时间正常。出血时间延长的先天性疾病包括：Bernard - Soulier 综合征、储存池疾病（Hemansky Pudlak）和 Wiskott - Aldrich 综合征。药物（阿司匹林、氯吡格雷、噻氯匹定、前列环素）、尿毒症、单克隆丙种球蛋白病和肝硬化可导致出血时间获得性升高。
- 血小板聚集试验	这一项目主要是用于检测血小板功能紊乱（主要是获得性的，先天性的较为罕见）。更多内容可参见 17.6。
- 流式细胞术	在机械计数之前，诊断性的血小板通过与荧光染料标记的抗体结合被检测。这些抗体包括活化相关膜蛋白 GPⅡb/Ⅲa、P 选择素或 CD63。除了检测血小板活化以外，流式细胞术还可用于检测受体缺乏，如血小板无力症（GPⅡb/Ⅲa 功能缺失）或 Bernard - Soulier 综合征（GPⅠb/Ⅸ/Ⅴ功能缺失）。
- PFA - 100	在流动状态下检测血小板功能。诊断血管性血友病综合征的敏感指标（参见 16.18.3.1）。

续 表

项目	临床和实验室检查
血浆凝血功能的实验室项目[14,15]	这些功能试验能检测单一因子(单一因子项目)或多个凝血因子(凝血筛选项目)的活性。这些项目能确定凝血因子的酶活性。特定因子的检测活性能反映出这一因子的血浆浓度。
- 凝血酶原时间(PT)	PT(快速法)是一个经典的筛选项目。它能检测外源性凝血途径和共同途径的因子缺乏(图 16.1-7)。PT 检测 FⅡ、FⅤ、FⅦ、FⅩ和纤维蛋白原的活性。PT 延长可能是由于上述因子的缺乏、抗凝治疗(维生素 K 拮抗剂、凝血酶原抑制剂)、肝脏合成受损、弥漫性血管内凝血和维生素 K 缺乏。这一项目也可作为功能性 FⅦa 试验的替代项目以监测 rFⅦa 治疗。
- 活化部分凝血活酶时间(APTT)	APTT 检测内源性凝血途径和共同途径的因子缺乏(图 16.1-7)。APTT 延长可见于: - 未分级肝素治疗或直接凝血酶抑制剂治疗(阿加曲班、水蛭素)。 - FⅧ缺乏(血友病 A、血管性血友病综合征)、FⅨ缺乏(血友病 B)和 FⅡ、FⅤ、FⅩ、FⅪ、FⅫ、HMWK 及激肽释放酶原的缺乏。 - 肝脏合成受损、弥漫性血管内凝血、维生素 K 缺乏、存在磷脂抗体(狼疮抗凝物)。
- PT 和 APTT 联合应用	这两个项目的结果能反映凝血系统总体功能的初步情况,筛选先天性和获得性疾病,在结果异常时提示进一步检查。 - 如果上述两个项目结果均正常时,应考虑除外 FⅧ缺乏和血管性血友病综合征。 - 异常的 PT 和 APTT 结果提示存在纤维蛋白合成受损(低纤维蛋白原血症、纤溶亢进、异常纤维蛋白原血症)、肝脏合成受损、弥漫性血管内凝血、维生素 K 缺乏、抗磷脂抗体、抗凝治疗和 FⅡ、FⅤ、FⅦ、FⅧ、FⅨ、FⅩ、FⅪ、FⅫ缺乏。 需要注意的是,所有检测 PT 和 APTT 的试剂均只能检测中度和重度因子缺乏,但各个厂商试剂之间对于轻度因子缺乏的检测灵敏度差异较大,如轻度 FⅧ和 FⅨ缺乏可能无法检出,但这些缺乏能导致高危条件(多发伤、外科手术)下发生出血性并发症。
- 凝血酶时间(TT)	TT 是用于评估共同途径和纤维蛋白聚合的经典项目。纤维蛋白是纤维蛋白形成凝血系统中唯一能检测的因子。TT 对凝血酶浓度的微小变化十分敏感。当纤维蛋白原浓度低于 0.5 g/L 时会影响 TT 结果。纤维蛋白原变异体(异常纤维蛋白原血症)也会有部分影响。
- 类凝血酶时间	这个项目与其他凝血酶样纤维蛋白形成酶的项目可用于监测纤维蛋白聚合,作为 TT 的补充项目。这一项目对纤维蛋白原变异体和其他直接抑制纤维蛋白聚合的物质(如纤维蛋白原降解产物)十分敏感。
- 纤维蛋白原	如果 PT 和 APTT 结果异常的话,可使用 Clauss 法直接检测纤维蛋白原浓度。使用衍生法检测的纤维蛋白原结果不可信。衍生法检测结果高于 Clauss 法结果(特别是在接受口服抗凝治疗的患者中),且各仪器间结果差异较大。
- 血浆混合试验	血浆混合试验是 APTT 的一个变种。它能对经由异构体或自身抗体(狼疮抗凝物、FⅧ抑制物)的血浆凝血抑制物进行一个初步、非特异性的评估。
- ⅩⅢ因子	对于有严重常染色隐性遗传出血疾病家族史的患者或有脐带出血、颅内出血病史的患者,应检测ⅩⅢ因子。外科术后第三天后发生出血的患者也应检测ⅩⅢ因子。
- 单一因子分析	怀疑某个凝血因子的先天性或获得性缺乏(见 16.15)。
- 血栓弹力图	血栓弹力图是检测血栓形成的动力学变化和凝块强度及稳定性的筛选项目。这一过程能够对纤维蛋白原浓度、血小板计数、纤维蛋白与血小板栓子间的相互作用提供一个总体的功能评估。它的另一个优点是相比其他凝血项目,血栓弹力图能直接反映纤溶亢进的过程。
- D 二聚体	D 二聚体是交联纤维蛋白被纤溶酶降解后的两种最终产物之一。正常的 D 二聚体结果可以除外静脉栓塞。

16.2.6 血浆凝血系统失调发现

血浆凝血系统失调发现见表 16.2-10[15]。

表 16.2-10 疑似凝血病的试验和发现(根据参考文献[15]改编)

疑似疾病	筛查项目	特殊项目	结果
血友病 A	PT		正常(N)
	APTT		延长(P)
		FⅧ功能试验	异常
		FⅨ功能试验	N
		vWF 延伸项目	N
		抑制物检测	阴性
		基因检测	阳性
血管性血友病综合征	PT		N
	APTT		N 到 P
	出血时间		N 到 P
	PFA100		P
		vWF 抗原	减低,N
		瑞斯托霉素辅因子	减低
		胶原结合活性	减低
		多聚体分析	异常
FⅦ缺乏(先天性)	PT		P
	APTT		N

续 表

疑似疾病	筛查项目	特殊项目	结果
FⅦ缺乏(先天性)		FⅦ	减低
		FⅡ(凝血酶原)	N
		FⅤ	N
		基因检测	阳性
弥漫性血管内凝血(DIC)	PT		P
	APTT		P
	血小板		减低
	纤维蛋白原		减低,N
		AT	减低
		D 二聚体	阳性
	白蛋白	FⅦ、FⅨ、FⅩ	N
稀释性凝血障碍	PT		P
	APTT		P
	血小板		减低
	纤维蛋白原	AT	减低
		D 二聚体	N、阳性
	白蛋白	FⅦ、FⅨ、FⅩ	减低
维生素 K 缺乏	PT		异常
	APTT	FⅤ	N
		FⅦ、Ⅱ、Ⅸ、Ⅹ	减低

16.2.7 纤溶治疗监测

动脉或静脉溶栓治疗激活物如尿激酶、链激酶或组织型纤溶酶原激活物激活血液中纤溶酶原形成纤溶酶[16]（表16.2-11～表16.2-13）。

表16.2-11 溶栓剂特点

标准	链激酶	尿激酶	t-PA	尿激酶原
半衰期(min)	20	15	5	4
抗原性	是	否	否	否
纤维蛋白特异性	否	否	是	是
系统性溶解影响	++++	+++	++	++
出血风险	++	++	++	++
成本	低	中	高	高

表16.2-12 纤溶治疗指征

下肢和骨盆静脉血栓
孤立性腓肠静脉血栓*
腋窝和锁骨下静脉血栓*
肺栓塞(有血气障碍或休克状态)
急性心肌梗死
外周动脉粥样硬化
血管成形术后局部溶解

*相关指征

表16.2-13 溶栓治疗禁忌证

出血性疾病
临床上明显出血
溶栓治疗前后10天内手术
腰椎、脏器、动脉、关节穿刺(10天)
脑部损伤或CNS手术(2个月)
肠溃疡
心内膜炎
急性胰腺炎
高血压(舒张压>110 mmHg；Ⅲ级视网膜病变)
主动脉瘤
怀孕
恶性肿瘤*
糖尿病视网膜病变(Ⅲ～Ⅳ级视网膜病变)*
肾结石*

*相关禁忌证；CNS，中枢神经系统

t-PA：t-PA优先激活与纤维蛋白结合的纤溶酶原，然后在合适剂量溶栓治疗中发挥局部纤溶活性。高剂量t-PA可导致系统性纤溶激活。

尿激酶和链激酶：尿激酶和链激酶在治疗时会导致纤溶酶原系统性激活并对凝血因子产生影响。纤维蛋白原、Ⅴ因子和Ⅷ因子及较少的Ⅱ因子、Ⅶ因子、Ⅸ因子、Ⅹ因子和激肽原被裂解。

尿激酶全身给药导致纤溶酶原转化为纤溶酶。链激酶给药导致链激酶-纤溶酶原复合物形成。通过催化水解活化修饰纤溶酶原构造形成纤溶酶。由此产生的纤溶酶导致纤维蛋白原减少与此同时纤维蛋白原降解产物增多。纤维蛋白原降解产物对凝血有抑制效果，因为它能干扰凝血酶和纤维蛋白原之间的反应。纤维蛋白原降解产物可导致凝血酶时间(TT)延长。APTT也可延长；一般来说也适用于PT，但延长并不明显[17]。

关于治疗导致的纤溶和(或)溶栓活性，TT具有最高的敏感性。因此，TT检测在纤溶和溶栓治疗检测中优先于其他所有检测。然而，APTT和PT也能提供治疗相关止血系统改变的重要信息。

监测溶栓治疗检验：以下检验应在溶栓治疗前和过程中进行。

- 全血细胞计数包括血小板计数、PT、APTT、纤溶酶原、血型鉴定和尿液分析。
- 治疗开始4 h后，然后每天2次监测TT、APTT，必要时检测纤维蛋白原和尿液分析。
- 肝素注射常同时应用在溶栓治疗中，因此出于对治疗原因的考虑，可能有必要区别肝素的作用单独评估溶栓活性。为此，可检测蛇毒凝血酶(巴曲酶)时间。两种酶都有凝血酶样效果，却不受肝素影响。因此，它们用于辅助鉴别由于溶栓导致的纤维蛋白降解产物升高和凝血酶抑制物如肝素和水蛭素等不会延长巴曲酶时间的情况中。此外，溶栓治疗，低纤维蛋白原浓度和异常纤维蛋白原血症巴曲酶时间可延长。

目前没有实验室检测(如TT和APTT也不能)可以预测溶栓治疗成功与否或提示即将发生出血。然而，TT不延长提示溶栓治疗中纤溶系统激活不充分，同时APTT延长超过2 min或PT延长超过60 s提示至少存在出血倾向。

以下情况，应进行进一步检测，① 纤溶酶原浓度检测：先天性或获得性纤溶酶原缺乏，可能是异常纤溶酶原血症；② 低剂量链激酶治疗情况下进行抗链激酶滴定检测，高剂量链激酶治疗时，抗链激酶滴的结果定通常易被掩盖。

局部出血原因：出血(如脑血管动脉粥样硬化造成)由于自身特点，不能被实验室检查发现但又可能导致接受溶栓治疗的患者特别是大于60岁的患者发生脑出血严重并发症。脑出血是心肌梗死急性溶栓主要并发症，特别是在同时使用溶栓剂和抗凝剂如肝素时易发生。

通常局部出血原因可使溶栓治疗(如胃溃疡、肾结石、恶性肿瘤、糖尿病视网膜病)变得复杂且不能被任何实验室检查检出。就这一点而言，开展治疗前的病史和临床分析来获得的信息比实验室检查更为重要。

溶栓治疗开始前，应该考虑以下几点：① 是否已使用血小板功能抑制物治疗(如阿司匹林、氯吡格雷)，因为这些药物在溶栓治疗中会显著升高出血风险；② 已知出血倾向患者。

溶栓治疗中指示可能有出血倾向：纤维蛋白原水平显著下降(≤0.5 g/L)、PT显著延长、APTT和TT显著延长。

16.2.8 香豆素治疗监测

香豆素衍生物，如维生素K拮抗剂，阻断凝血因子Ⅱ因子、Ⅶ因子、Ⅸ因子和Ⅹ因子在肝细胞合成中γ羧化。使这些因子与Ca^{2+}结合能力丧失，从而形成灭活功能因子(PIVKA、蛋白诱导维生素K缺乏)。

根据维生素K依赖的凝血因子半衰期，半衰期范围从Ⅶ因子6 h到Ⅱ因子70 h不等，由于抗凝效果导致血浆凝血能力下降。初次治疗到3～4天后才能达到足量和稳定的抗凝效果。

凝血抑制物蛋白 C 也是维生素 K 依赖蛋白下降迅速(与Ⅶ因子类似)因为其半衰期仅为(7 h)而凝血酶原(70 h)和Ⅹ因子(50 h)下降较慢。因此,在口服抗凝治疗最初的数天中,可发展成血液高凝状态,尤其在蛋白 C 缺乏的前提下,可发展成香豆素性坏死。

口服香豆素抗凝治疗临床指征见表 16.2－14,相应禁忌证见表 16.2－15。

表 16.2－14　口服香豆素抗凝治疗指征

深静脉血栓
肺栓塞
伴有心脏瓣膜畸形的血栓
急性心肌梗死
心室壁瘤
心肌病
心房颤动伴左心房扩大

表 16.2－15　口服抗凝治疗禁忌证

出血性疾病
胃、十二指肠溃疡
高血压(收缩压＞200 mmHg,舒张压＞120 mmHg)
近期发生卒中
涉及中枢神经系统的外科手术
怀孕
伴眼底出血的视网膜病变
失代偿性肝硬化
肾结石
心内膜炎
心包炎
缺乏耐心合作

治疗监测通常采用 PT 测定。PT 治疗范围定义为正常活动度的 15%～30%。PT 标准化和 PT 的可比性能通过数学转换成国际标准化比值(INR)。治疗范围见表 16.2－16。

表 16.2－16　治疗参考区间相关指征,基于多种 INR 区间定义

适应证	INR	PT(%)
静脉血栓的初步预防(如围手术期)	1.5～2.5	30～40
静脉血栓、人工心脏瓣膜(非风湿性心房颤动)的二级预防	2.0～3.0	25～35
心脏和动脉血栓(如机械心脏瓣膜)的预防	2.5～3.5	15～25

INR,国际标准化比值

PT 不适用于控制低剂量口服抗凝治疗效果。低剂量口服抗凝治疗的优势在于出血风险低于高剂量组。低剂量口服抗凝治疗指征包括:深静脉血栓二级预防、围手术期血栓形成、作为手术的一部分围手术期血栓预防、永久性中央静脉导管,以及非风湿性房颤,尤其是高龄患者,也可是某类型心脏瓣膜植入。

口服凝血酶抑制物:与口服香豆素的维生素 K 拮抗剂治疗相反,口服凝血酶拮抗剂与凝血酶介导的血栓形成和血栓栓塞的反应位点更特异(更多信息见 16.28)。

16.2.9 肝素治疗监测

普通肝素是包含不同链长的黏多糖混合物,这些黏多糖主要来源于猪的肠黏膜或者牛的肺。普通肝素分子量范围在3～30 kDa,而低分子肝素分子量分为在 1.5～12 kDa。普通肝素和低分子肝素主要区别在于半衰期、生物利用度和对血小板和脂肪分解的影响不同(表 16.2－17)。

表 16.2－17　肝素的特性

特征	未分级肝素	低分子肝素
分子量	15 kDa	4 kDa
范围	3～30 kDa	1.5～12 kDa
抗 FⅩa/Ⅱa 效果	1∶1	4∶1
半衰期*	2 h	4 h
血小板减少症	+	—/(+)
脂质溶解	+	—/(+)
骨质疏松症	+	?

*皮下注射

低分子肝素有以下有点:血管内皮高 t－PA 释放、血小板聚集不升高、不释放血小板因子 4、长期治疗发生骨质疏松症的概率低、肝素诱导血小板减少症发生率低。

普通肝素可显著加速灭活活化的凝血因子,尤其是Ⅹa 因子和凝血酶;以及通过与天然凝血抑制物抗凝血酶形成复合物(肝素-抗凝血酶复合物)。极低剂量肝素,与凝血酶抑制需要量相比,能抑制Ⅹa 因子。这是低剂量肝素用于血栓预防的机制。

高剂量肝素治疗(30 000～50 000 U/24 h)和低剂量肝素治疗或肝素预防使用约 15 000 U/24 h(上限可达 20 000 U/24 h或 25 000 U/24 h)。高剂量肝素治疗指征见表 16.2－18,低剂量肝素用于血栓预防见表 16.2－19。

表 16.2－18　高剂量肝素治疗指征

深静脉血栓
肺栓塞
急性心肌梗死
体外循环
弥漫性血管内凝血(DIC)
动脉血栓
冠状动脉旁路移植术后
球囊扩张术后

表 16.2－19　低剂量肝素血栓预防指征

外科手术
石膏固定术
心功能不全、心律失常
红细胞增多、真性红细胞增多症
局部麻痹

高剂量肝素治疗监测:采用 APTT 监测高剂量肝素治疗。在血栓治疗过程中,APTT 的治疗范围是延长 1.5～2.5 倍。另外,肝素效果也可通过凝血酶时间检查来监测。一些实验室检测两个相互平行的凝血酶时间,如一个低浓度凝血酶另一个高浓度凝血酶,从而测定较低和较高的肝素活性水平。

低剂量普通肝素预防监测:只要患者在开始治疗前没有出血倾向,低剂量肝素治疗通常不需要监测。当需要监测(如慢性肾功能不全患者)时,采用抗Ⅹa 因子活性进行治疗监测(参见 16.28)。

16.3 儿童止血

Lothar Thomas

16.3.1 血浆凝血因子

母体凝血因子不能穿过胎盘屏障。胎儿纤维蛋白原从胚胎5～6周开始合成，凝血能力从孕11周开始。孕19周起可测得胎儿血浆浓度但显著低于足月新生儿。足月新生儿的以下血浆凝血因子浓度仅约为成人的50%[1]：维生素K依赖Ⅱ因子、Ⅶ因子、Ⅸ因子和Ⅹ因子，以及接触因子Ⅺ、Ⅻ和激肽释放酶原。

出生6个月后，维生素依赖的因子浓度和接触因子升高至约80%并在整个儿童阶段维持这一水平。

纤维蛋白原、Ⅴ因子、Ⅷ因子、ⅩⅢ因子和血管性血友病因子(vWF)在新生儿和儿童期并不降低，与成人水平相当。

vWF及其高分子量多聚体在最初的2个月中升高然后逐步降低至成人水平。

新生儿纤维蛋白原形式与成人不同，其唾液酸含量高。纤维蛋白原浓度在出生时与成人相近，在出生后1周内升高，然后再次下降到成人水平。

在最初的6个月中凝血因子血浆浓度生理性下降导致以下后果[2]：由于维生素K依赖的因子下降，凝血酶原时间(PT)轻微延长；由于接触因子浓度下降，活化部分凝血活酶时间(APTT)延长。

16.3.2 血浆抑制物

出生1周内，抗凝血酶、蛋白C、蛋白S和肝素辅因子Ⅱ下降到成人杂合缺陷水平。儿童期和青春期时蛋白C浓度比成人水平低。

C1酯酶抑制物和α_2巨球蛋白在出生时与成人相当，并在6个月时升高至成人的150%和200%。在新生儿和儿童中，α_2巨球蛋白是比成人更有效的凝血酶抑制物，能补偿抗凝血酶缺乏[2]。

16.3.3 凝血酶形成

凝血酶与凝血因子和抑制物以类似方式下降。基于成人浓度为100%，凝血酶水平[1]：儿童为80%，足月新生儿为35%，早产儿为25%。

16.3.4 纤溶系统

新生儿纤溶酶原唾液酸含量高于成人。新生儿纤溶酶原水平为成人的50%[1]：纤溶酶原激活物抑制物升高，α_2抗纤溶酶浓度在出生时为成人值的80%。

16.3.5 参考区间

胎儿凝血因子参考区间见表16.3－1，儿童见表16.3－2。表格还比较了成人区间。

表16.3－1　凝血因子和凝血抑制物参考区间[2]

项目	FW19～23	FW24～29	FW30～38	新生儿	成人
PT(s)	32.5(19～45)	32.2(19～44)	22.6(16～30)	16.7(12～23.5)	13.5(11.4～14)
PT(INR)	6.4(1.7～11.1)	6.2(2.1～10.6)	3.0(1.5～5.0)	1.7(0.9～2.7)	1.1(0.8～1.2)
APTT(s)	169(83～250)	154(87～210)	105(76～128)	44.3(35～52)	33(25～39)
FⅠ(g/L)	0.85(0.57～1.5)	1.12(0.65～1.65)	1.35(1.25～1.65)	1.68(0.95～2.45)	2.76(1.70～4.05)
FⅠ Ag(g/L)	1.08(0.75～1.5)	1.93(1.56～2.4)	1.94(1.3～2.4)	2.65(1.86～3.6)	3.5(2.5～5.2)
FⅡ(%)	16.9(10～24)	19.9(11～30)	27.9(15～50)	43.5(27～64)	98.7(70～125)
FⅦ(%)	27.4(17～37)	33.8(18～48)	45.9(31～62)	52.5(28～78)	101(68～130)
FⅨ(%)	10.1(6～14)	9.9(5～14)	12.3(5～24)	31.8(15～50)	105(70～142)
FⅩ(%)	20.5(14～29)	24.9(16～35)	28(16～36)	39.6(21～65)	99.2(75～125)
FⅤ(%)	32.1(21～44)	36.8(25～50)	48.9(23～70)	89.9(50～140)	99.8(65～140)
FⅧ(%)	34.5(18～50)	35.5(20～55)	50.1(27～78)	94.3(38～150)	102(55～170)
FⅪ(%)	13.2(8～19)	12.1(6～22)	14.8(6～26)	37.2(13～62)	100(70～135)
FⅫ(%)	14.9(6～25)	22.7(6～40)	25.8(11～50)	69.8(25～105)	101(65～144)
激肽释放酶原(%)	12.8(8～19)	15.4(8～26)	18.1(8～28)	35.4(21～53)	99.8(65～135)
HMWK(%)	15.4(10～22)	19.3(10～26)	23.6(12～34)	38.9(28～53)	98.8(68～135)
抗凝血酶(%)	20.2(12～31)	30(20～39)	37.1(24～55)	59.4(42～80)	99.8(65～130)
肝素辅因子Ⅱ(%)	10.3(6～16)	12.9(5.5～20)	21.1(11～33)	52.1(19～99)	101(70～128)
TFPI(%)	21(16～29.2)	20.6(13.3～33.2)	20.7(10.4～31.5)	38.1(22.7～55.8)	73(50.9～90.1)
蛋白C Ag(%)	9.5(6～14)	12.1(8～16)	15.9(8～30)	32.5(21～47)	101(68～125)
蛋白C活性(%)	9.9(7～13)	10.4(8～13)	14.1(8～18)	28.2(14～42)	98.8(68～125)
总蛋白S(%)	15.1(11～21)	17.4(14～25)	21(15～30)	38.5(22～55)	99.6(72～118)
游离蛋白S(%)	21.7(13～32)	27.9(19～40)	27(18～40)	49.3(33～67)	98.7(72～128)

数值以均值(第2.5～第97.5百分位数)表示。PT，凝血酶原时间；APTT，活化部分凝血活酶时间；Ag，抗原决定簇；FW，胎儿周数；TFPI，组织因子途径抑制物

表 16.3-2 儿童 *vs.* 成人凝血检测参考区间[2]

项目	1～5 岁	6～10 岁	11～16 岁	成人
PT(s)	11(10.6～11.4)	11.1(10.1～12.1)	11.2(10.2～12)	12(11～14)
INR	1.0(0.96～1.04)	1.01(0.91～1.11)	1.02(0.83～1.10)	1.1(1.0～1.3)
APTT(s)	30(24～36)	31(26～36)	32(26～37)	33(27～40)
纤维蛋白原(g/L)	2.76(1.7～4.05)	2.79(1.57～4.0)	3.0(1.54～4.48)	2.78(1.56～4.0)
出血时间(min)	6.0(2.5～10)	7.0(2.5～13)	5.0(3.0～8.0)	4.0(1.0～7.0)
FⅡ(U/mL)	0.94(0.71～1.16)	0.88(0.67～1.07)	0.83(0.61～1.04)	1.08(0.70～1.46)
FⅤ(U/mL)	1.03(0.79～1.27)	0.90(0.63～1.16)	0.77(0.55～0.99)	1.06(0.62～1.50)
FⅦ(U/mL)	0.82(0.55～1.16)	0.85(0.52～1.20)	0.83(0.58～1.15)	1.05(0.67～1.43)
FⅧ(U/mL)	0.90(0.59～1.42)	0.95(0.58～1.32)	0.92(0.53～1.31)	0.99(0.50～1.49)
vWF(U/mL)	0.82(0.60～1.20)	0.95(0.44～1.44)	1.0(0.46～1.53)	0.92(0.50～1.58)
FⅨ(U/mL)	0.73(0.47～1.04)	0.75(0.63～0.89)	0.82(0.59～1.22)	1.09(0.55～1.63)
FⅩ(U/mL)	0.88(0.58～1.16)	0.75(0.55～1.01)	0.79(0.50～1.17)	1.06(0.70～1.52)
FⅪ(U/mL)	0.97(0.56～1.50)	0.86(0.52～1.20)	0.74(0.50～0.97)	0.97(0.67～1.27)
FⅫ(U/mL)	0.93(0.64～1.29)	0.92(0.60～1.40)	0.81(0.34～1.37)	1.08(0.52～1.64)
FXIII(U/mL)	1.13(0.69～1.56)	1.16(0.77～1.54)	1.02(0.60～1.43)	0.97(0.57～1.37)
抗凝血酶(U/mL)	1.11(0.82～1.39)	1.11(0.90～1.31)	1.05(0.77～1.32)	1.00(0.74～1.26)
蛋白 C(U/mL)	0.66(0.40～0.92)	0.69(0.45～0.93)	0.83(0.55～1.11)	0.96(0.64～1.28)
总蛋白 S(U/mL)	0.86(0.54～1.18)	0.78(0.41～1.14)	0.72(0.52～0.92)	0.81(0.60～1.13)
游离蛋白 S(U/mL)	0.45(0.21～0.69)	0.42(0.22～0.62)	0.38(0.26～0.55)	0.45(0.27～0.61)

数值以均值(第 2.5～第 97.5 百分位数)表示

16.3.6 诊断评估

病史中询问儿童的出血倾向尤为重要，因为他们的止血系统尚未面临重大挑战。出血类型有鉴别诊断意义：黏膜出血(牙龈、月经过多)、瘀点和鼻出血指向血小板减少症或血管性血友病，自发性深部肌肉出血和关节腔出血症、广泛性充血和血肿则指向因子缺乏(如血友病)。

症状的发作也具有意义[1]：

- 急性发作并持续数天提示获得性障碍。适用于维生素 K 缺乏、肝病和弥散性血管内凝血。肝病常见原因包括病毒性肝炎、缺氧性肝损伤、胆道闭锁和全肠外营养。许多情况下，肾病与血小板功能异常相关，吸收不良综合征能导致维生素 K 缺乏性出血。
- 尽管获得性止血障碍的发生率远高于先天性，但仍需要考虑先天性原因，因为通常在出生的最初第一周或第一个月发生。最常见的在刚出生或婴儿早期阶段发病的先天性出血性疾病是Ⅷ因子和Ⅸ因子缺乏。最常见的先天性出血疾病，血管性血友病，则在儿童期或成人期发病，反而在出生数周内罕见出血症状。

16.3.7 实验室诊断检查

出血疾病的儿童根据既往病史和临床症状需进行以下检查[3]。

全血细胞计数：全血细胞计数对血小板减少症和贫血具有诊断意义。贫血伴出血(如频繁流鼻血)指向一期止血障碍，而小细胞性贫血指向长期失血。贫血伴血小板减少症指向白血病、淋巴瘤或骨髓毒性损伤导致的巨核细胞损伤。

血涂片：血涂片可用于评估疑似血小板减少症或血小板病的血小板计数和血小板质量。使用 100 倍物镜，1 个血小板/视野估计血小板数量为 15×10^9/L。血小板凝块分析仪不能识别，但在显微镜下可以。Bernard-Soulier 综合征、May-Hegglin 综合征和大出血后都可见巨血小板。

PT 和 APTT：当相关凝血因子活性检测值下降至低于 40%时，PT 或 APTT 其中之一凝血时间延长。

血浆混合试验：当 PT 或 APTT 延长需进行血浆混合试验，使用患者血浆和等量正常人血浆混合。因此，任何因子缺乏都可被纠正。APTT 或 PT 凝血时间被纠正可指向因子缺乏。当凝血时间不能被纠正，可推测存在凝血因子抑制物。大部分儿童凝血因子抑制物不会导致出血倾向。

因子分析：依据家族史或血浆混合试验结果确定是否需要进行因子分析，然后采用改进的 PT 或 APTT 试验进行因子分析。当 APTT 血浆混合试验指向因子缺乏，以下操作很重要：分析样本Ⅷ因子、Ⅸ因子和Ⅺ因子缺失，因为这些因子缺乏与出血相关；检测Ⅻ因子、激肽释放酶原和高分子量激肽原。这些因子缺乏同样导致 APTT 延长但与出血无关。

纤维蛋白原：纤维蛋白原功能活性通过凝块形成来检测。罕见疾病异常纤维蛋白原血症时凝块形成减少，但免疫检测纤维蛋白原浓度正常。

一期止血实验室检查：血小板功能异常和血管性血友病需要以下检测来确定，出血时间(作为初筛试验，但诊断可靠性低)及血小板聚集试验(主要用于确定血管性血友病，当结果为阴性，需要进行进一步血小板功能检查）。

16.3.8 临床意义

大出血[4]：严重的先天性止血障碍在产前或产后已经表现出来。例如，脐带出血、血肿、消化道和罕见的颅内出血是Ⅱ因子、Ⅴ因子、Ⅶ因子、Ⅹ因子和ⅩⅢ因子缺乏和无纤维蛋白原血症的典型症状。

获得性出血源于儿童器质性病变，包括肝病、造血及淋巴系统疾病或严重感染。表 16.3-3 显示了有出血史的儿童结合病理结果鉴别诊断及其鉴别诊断意义。

表 16.3-3 有出血疾病史儿童的鉴别诊断[3]

PT	APTT	血小板	临床和实验室检查
正常(N)	N	N	上述检查结果提示血管性血友病(vWD)、FⅩⅢ缺乏、纤溶障碍或血小板功能障碍。 vWD：最常见的先天性出血疾病(1%～3%)。当同时存在 FⅧ缺乏时，APTT 也会延长。实验室检查包括瑞斯托霉素辅因子活性、FⅧ活性和 vWF 多聚体分析。上述检测结果在Ⅰ型 vWD 中是正常的(见 16.18)。 FⅩⅢ缺乏：常染色体显性遗传。杂合携带者约有 50%活性而纯合携带者无活性。典型的新生儿患者会有脐带出血或包皮环切术后出血延长。严重缺乏时，颅内出血发病率高达 30%(见 16.17)。 纤溶障碍：由于 α_2 抗纤溶酶和纤溶酶原活化物抑制物的缺乏或纤溶酶原活化物的过量造成的。优球蛋白时间(ELT)是纤溶酶原活性的一个指标。如果 ELT 缩短，应进行其他测试以明确个体参数(见 16.23 和 16.24)。
N	延长(P)	N	单独 APTT 延长是由于内源性途径因子缺乏、存在抑制物或标本被肝素污染。共同途径的因子(FⅤ、FⅩ、纤维蛋白原和凝血酶原)缺乏应被排除。当存在高分子量激肽原缺乏时，内源性途径因子缺乏不会导致出血且Ⅻ因子缺乏与血栓有关。 FⅧ缺乏：最常见的凝血因子缺乏(约 1/6 000 的发病率)。FⅧ缺乏时 X 染色遗传的。女性携带者因子活性明显减低。这一疾病是家族疾病，但在也会偶发于某些个体(见 16.15)。 FⅨ缺乏：发病率是 FⅧ缺乏的 1/6，也是 X 染色体遗传。FⅧ活性与 FⅨ活性多少与出血程度相关(见 16.15)。 与混合血浆相比，血友病根据活性分为以下 3 级：活性<1%为重度(经常自发性出血)，活性 1%～5%为中度(偶尔自发性出血)，活性>5%为轻度(仅在创伤后自发性出血)。 FⅪ缺乏：发病率为 1/10 万，常染色体显性遗传。比其他因子缺乏的情况要轻，仅在创伤后出血。与 FⅧ和 FⅨ缺乏一样，无深部自发出血和关节出血。此外，病情程度与 FⅪ活性无相关性。
P	N	N	除了共同途径的凝血因子以外，FⅦ是唯一与 PT 相关的因子。遗传性的 FⅦ缺乏非常罕见。因此，单独 PT 延长的儿童多见于获得性凝血疾病。除了罕见的抑制物以外，还有以下可能： - FⅦ是所有凝血因子中半衰期最短的。在急性合成障碍(肝脏衰竭)时，它会比其他因子浓度降低更快，进而影响 PT。 - 在许多实验室中，依赖维生素 K 的因子(Ⅱ、Ⅶ、Ⅸ和Ⅹ)对 PT 的检测方法对 PT 更为敏感。因此，轻度维生素 K 缺乏对 PT 延长的影响要早于 APTT 延长。
P	P	N	PT 和 APTT 延长可能是由于共同途径因子(FⅤ、FⅩ、凝血酶原、纤维蛋白原)缺乏、异常纤维蛋白原血症、内外源途径或共同途径的某个因子严重缺乏造成的。维生素 K 缺乏是最常见的原因。 维生素 K 缺乏：当维生素 K 缺乏时，FⅡ、FⅦ、FⅨ和 FⅩ上的 Ca^{2+} 结合位点无法合成。常见的案例是新生儿在出生后 2～7 天出血。维生素 K 缺乏的出血一般较为严重，涉及颅内、胃肠道和深部组织。 华法林中毒：超级华法林比人类药物的华法林强 100 倍。它们多被用作杀虫剂对付啮齿动物等小动物。如果儿童接触并意外吞食这种东西，它们会引起严重出血，只能通过大剂量维生素 K 和新鲜冰冻血浆治疗。
P	P	低	患有严重肝脏疾病、血液病或严重感染性疾病的儿童能发展成弥漫性血管内凝血。
N	N	低	存在瘀斑或黏膜出血提示急性免疫性血小板减少症(ITP)，也有 10%～15%患者为慢性 ITP。ITP 可于任何年龄发病，但好发于婴儿期和青少年期。很多情况下，ITP 发生于病毒感染之前。 血小板计数低于 100×10^9/L 的新生儿和早产儿都需要做进一步的检查。大多数其他新生儿是由于新生儿同种免疫性血小板减少症(NAIT)(表 15.11-8)。NAIT 多发生于首次怀孕，有 20%的颅内出血风险。这不适用于患有慢性 ITP 母亲的新生儿血小板减少症患者。

无症状儿童偶发 PT 和(或)APTT 延长原因：① 存在与出血无关抑制物；② 接触因子缺乏(如高分子量激肽原、激肽释放酶原或Ⅻ因子)，APTT 延长；③ 维生素 K 缺乏。英国国家健康与护理卓越研究所(NICE)推荐出生后 1 mg 鱼精蛋白肌内注射。研究显示[6]，在英国 315 万新生儿中就有 11 个患有维生素 K 缺乏出血(VKDB)。其中 6 个婴儿没有接受维生素 K 干预治疗，2 个患有晚期 VKDB 接受不完全口服干预，3 个患有晚期 VKDB 同时伴发肝病。

血栓形成[4]：儿童出现症状性血栓栓塞的发生率低于成人。发生率为 5.1/10 万新生儿，但 5%的患病新生儿会发生血栓[5]。儿童的先天性风险因素与成人相同。

16.4 妊娠期止血

Lothar Thomas

16.4.1 引言

成功的妊娠取决于胎盘的发育和维持。血管系统功能障碍、胎盘血管和止血系统异常或可导致一些妊娠病症，包括孕早期和中期流产、宫内生长受限、宫内死胎、先兆子痫和胎盘脱离。习惯性流产由染色体畸变(7%)、激素缺陷(孕酮、雌激素、糖尿病、甲状腺疾病)(15%)、未知原因(约 6%)和凝血或血小板缺陷(55%～62%)[1]。

正常妊娠中血浆浓度和蛋白活性参与凝血和纤溶变化。这些变化促进[2]：凝血增强(Ⅴ因子、纤维蛋白原，FⅧ：C 和血管性血友病因子)、抗凝减弱(抗凝血酶和蛋白 S 下降)、纤溶抑制(纤溶酶原激活抑制物 PAI-1 和 PAI-2 升高)。

总的止血平衡转向高凝状态，推测可能是为了预防生产中的出血并发症。因此孕妇有更高的促凝因子活性和纤维蛋白原浓度[2]。凝血系统激活随孕周持续升高，同时纤溶活性下降。

分娩时，血流通过肌肉收缩来止血、血管被凝血系统产生的栓子阻塞。分娩过程中消耗大量血小板、凝血因子和纤维蛋白原。

在婴儿诞生胎盘娩出后，纤溶活性再次升高，所有在孕期改变的止血过程在产后 4～6 周恢复正常。孕期血小板功能、凝血因子和纤溶组分见表 16.4－1。妊娠相关出凝血系统发病由以下原因导致：血小板减少症、凝血因子缺乏、静脉血栓或肺栓塞(主要病因)。

表 16.4－1 孕期促凝物、抑制物和纤溶激活物[3,4]

项目	临床和实验室检查
促凝物	Ⅶ因子、Ⅷ因子、Ⅹ因子和Ⅻ因子会升高至参考范围上限的 1.3 倍。Ⅱ因子(凝血酶原)、Ⅴ因子和Ⅸ因子轻度升高。怀孕期间Ⅺ因子会降低。
	FⅦ：最多可升高至参考范围上限的 1.7 倍，但这并不适用于其他依赖维生素 K 的凝血因子(FⅡ、FⅨ和 FⅩ)。
	FⅧ复合物：这一复合物的所有组成成分(FⅧ、vWF 和瑞斯托霉素辅因子)均会明显升高。但是，由于凝血酶对 FⅧ的选择性活化，vWF 抗原和 FⅧ凝血活性的比值会在最后 3 个月升高。明显升高的 FⅧ复合物水平和相应减低的 APTT 提示轻度血管性血友病。怀孕期间 FⅧ复合物水平的升高能减少血管性血友病患者的出血风险。但是，这些患者的出血时间依然延长[5]。
	纤维蛋白原：其浓度升高 30%～60%。考虑到血浆容量升高 40%，这一结果是怀孕期间循环纤维蛋白原含量的两倍。
	FⅫ：FⅫ的升高和减低均有报道。
抗凝物	蛋白 C 和蛋白 S 系统：蛋白 C 一般无变化，而总蛋白 S 和游离蛋白 S 水平由于抗原位点而明显降低。这主要是由于蛋白 S 减少而非 C4b 结合蛋白减少。产后 8 周仍可检出蛋白 S 水平减低。
	活化蛋白 C 抵抗：在怀孕期间连续升高。38%的孕期女性水平低于参考范围[3]。伴有蛋白 S 缺乏的孕期女性抗活化蛋白 C 水平升高[3]。
	抗凝血酶：正常怀孕期间无变化。
纤溶激活物	t－PA 和 u－PA：均会升高，但这是由于纤溶酶原激活物抑制物(PAI－1)的 8 倍升高造成的。纤溶能够改善和提高分娩及胎盘排出的速度。
	D 二聚体：D 二聚体水平升高提示纤维蛋白形成后发生纤溶。怀孕期间 D 二聚体水平连续升高。

16.4.2 血小板减少症

6%～15%的孕妇在孕晚期可出现血小板减少症，血小板减少症定义为血小板计数小于 150×10^9/L。轻度血小板减少症，血小板计数下限为 75×10^9/L。妊娠血小板减少症标准为[6]：无症状血小板减少症＞75×10^9/L、没有血小板减少症既往病史(需排除前次妊娠期)、血小板减少症发生在妊娠晚期、无胎儿或新生儿血小板减少症、产后自愈。

诊断有基础疾病的血小板减少症[6]：先兆子痫和 HELLP 综合征(约 20%的病例)、特发性血小板减少性紫癜(ITP)(5%的病例)。5%～40%的 ITP 母亲产下的新生儿血小板计数低于 150×10^9/L。

16.4.3 凝血因子缺乏

正常妊娠期间初筛试验：① 出血时间正常；② 凝血酶原时间(PT)：凝固时间缩短，国际标准化比值(INR)通常小于 0.9[1]；③ 活化部分凝血活酶时间(APTT)：凝固时间正常，在孕晚期有缩短趋势[2]。

妊娠期特殊检查：① 凝血酶活性增加指标：凝血酶原片段 F_{1+2}、凝血酶-抗凝血酶复合物、纤维蛋白肽 A、可溶性纤维蛋白水平升高；② 纤溶活性指标：组织型纤溶酶原激活物(t－PA)和尿激酶型纤溶酶原激活物(u－PA)升高。D 二聚体浓度持续升高至孕后期显著增高[4]；③ 凝血因子缺乏：遗传性 Ⅻ因子缺乏(患病率为 1/200 万孕妇)和纤维蛋白原缺乏(无纤维蛋白原血症、高纤维蛋白原血症、异常纤维蛋白原血症)与流产或早产相关[7]。

血友病 A 和 B 是 X 连锁隐性遗传病，异常Ⅷ因子和Ⅸ因子基因被正常等位基因补偿。有症状血友病 A 和 B 孕妇病例不基于纯合突变等位基因，但存在广泛莱昂化现象。

血管性血友病孕妇临床表现非常多样化。大部分病例无症状，除极端情况如手术。发生出血根据血小板类型(即黏膜出血、易瘀伤、产后出血增加)。可参见 16.18。

获得性抗Ⅷ因子抑制物患病率为 1/100 万，可导致严重出血。大部分病例中患者大于 50 岁(即孕妇患病更为罕见)。血浆混合实验用于诊断。

先兆子痫Ⅷ因子消耗量升高，指向凝血酶活性升高的标志物(凝血酶-抗凝血酶复合物和凝血酶原片段 F_{1+2})水平更高[8]。

16.4.4 静脉血栓栓塞

静脉血栓栓塞(VTE)是妊娠期和产后期主要发病和死亡原因。孕妇 VTE 风险事件比非孕妇高约 5 倍。妊娠相关 VTE 发生率范围为 1/2 000 至 1/1 000。每 1 000 次妊娠绝对数量患病率为[9]0.57 产前(静脉血栓 0.50，肺栓塞 0.07)、0.29 产后(静脉血栓 0.21，肺栓塞 0.08)。

孕产妇深静脉血栓长发于左腿。肺栓塞发生在约 16%的未治疗深静脉血栓孕妇，并且是孕产妇最常见死因。

由于产后时间较短，VTE 暂时风险比妊娠期高 3 倍、肺栓塞暂时风险高 8 倍[9]。VTE 风险确定包括：年龄大于 35 岁、剖腹产术、肥胖(大于 80 kg)、经产妇(超过 4 次妊娠)、深静脉血栓史。

携带有此类遗传性风险因子或有血栓家族史的先前特发性 VTE 妇女，可判断为妊娠期 VTE 高危风险(＞10%)；约 70%的妊娠 VTE 妇女有以上病史。尤其血栓史代表妊娠期 VTE 复发风险升高。先天性和获得性危险因子见表 16.4－2。然而，大部分杂合风险孕妇(如 FⅤ－Leiden 突变)并不会发生血栓事件。存在多个基因或获得性风险因子增加血栓事件发生风险[9,10]。习惯性流产妇女的出血倾向和血栓形成倾向原因见表 16.4－3。VTE 风险取决于遗传性疾病和抗磷脂综合征见表 16.4－4。疾病导致的妊娠期静脉血栓风险和遗传性血栓形成倾向比值比见表 16.4－5。

表 16.4－2 获得性和先天性妊娠期血栓疾病风险因子[7,9]

获得性	遗传性	共有/复合
－年龄	－Ⅴ因子基因	高同型半胱氨酸血症
－曾患有血栓	－凝血酶原 G20210A 突变	浓度升高：纤维蛋白原及 FⅤ：C
－肥胖	－MTHFR C677T 突变	异常纤维蛋白原血症
－固定	－抗凝血酶缺乏	合并获得性和遗传性因素
－创伤、外科手术	－蛋白 C 缺乏	多个获得性或多个遗传性因素
－妊娠及产褥期	－蛋白 S 缺乏	
－激素替代治疗	－PAI－1 多态性	
－抗磷脂综合征	－ⅩⅢ因子－Val34Leu 多态性	
－恶性疾病		
－骨髓增殖性疾病		

表 16.4-3 习惯性流产妇女的出血性疾病和血栓形成倾向[1]

出血性疾病(2%)
- 包括3例患有血小板功能障碍的孕期妇女、3例血管性血友病综合征、1例Ⅻ因子缺乏和3例 Osler-Weber-Rendu 综合征。

血栓出血倾向(90%),包括下列明确缺陷类型:
- 抗磷脂综合征 60%
- 黏性血小板综合征 20%
- NTHFR-C677T 突变 12%
- PAI-1 多态性 7.1%
- 蛋白S缺乏 3.7%;蛋白C缺乏 2%
- FⅤ-Leiden 突变 3.7%

抗凝血酶、肝素辅因子Ⅱ和 PAI-1 多态性各占 1%

表 16.4-4 不同缺陷导致妊娠合并静脉血栓栓塞(VTE)的风险[1,6,7,9,10]

项目	临床和实验室检查
活化蛋白C抵抗和FⅤ-Leiden	活化蛋白C(APC)抵抗是由于FⅤ-Leiden的存在引起的。欧洲国家中有2%~15%(均值5%)的人被诊断为这一疾病。杂合子携带者的VTE风险升高3~8倍,而罕见的纯合子携带者的VTE风险升高10~80倍。 在TREATS研究[11]中发现妊娠合并VTE的最高风险就是存在FⅤ-Leiden。特别是纯合子携带者发生VTE的风险是无携带者的34倍。VTE女性患者在孕期和产褥期时,APC抵抗发病率为40%~60%,FⅤ-Leiden的发病率为24%~36%[5]。假设1 500名怀孕女性中有1名发生血栓,则FⅤ-Leiden杂合子携带者的发病率升高约4倍(400名孕妇中有1例)。
凝血酶原G20210A突变	约有2%的正常人被诊断为此突变。6%的首次发生血栓栓塞事件患者发生此突变。凝血酶原G20210A突变的孕妇发生VTE的风险为4%~15%。假设1500名怀孕女性中有一名发生血栓,则200~300名孕妇中有1例是G20210A突变的携带者。
抗凝血酶(AT)缺乏	孕期和产褥期妇女发生VTE的风险取决于下列标准[5]: - 曾发生过VTE和有家族史:风险11%~40%。 - 未发生过VTE、无家族史、仅有轻度缺乏:AT 70%~85%;风险0.2%~0.4%。 - 未发生过VTE、有家族史、重度缺乏:AT低于60%;风险>10%。
MTHFR C677T突变	高加索人群发生轻度高同型半胱氨酸血症的比例是5%~15%。约有10%的人存在*MTHFR*基因C677T位点的多态性。发生先兆子痫的风险为1.3,发生低出生体重的风险为1.4。
蛋白C(PC)缺乏	孕期和产褥期妇女发生血栓的风险取决于下列标准[5]: - 曾发生过VTE和有家族史:风险2%~17%。 - 未发生过VTE、无家族史、PC活性低于75%;风险0.2%~0.8%。 - 未发生过VTE、有家族史、PC活性低于50%;风险2%。
蛋白S(PS)缺乏	孕期和产褥期妇女发生血栓的风险取决于下列标准[5]: - 曾发生过血栓栓塞和有家族史:风险0~22%。 - 未发生过血栓栓塞、无家族史、PS活性低于45%;风险0.06%。 - 未发生过血栓栓塞、有家族史、PS活性低于50%;风险7%。
抗磷脂综合征(APS)	APS定义为同时存在磷脂抗体滴度升高和临床表现(血小板减少症、流产、VTE和先兆子痫)。对于患有APS的孕期妇女发生下肢深静脉血栓发病率的研究数据较少。正常人中有1%~5%存在磷脂抗体,其中5%~15%的患者伴发VTE。 存在磷脂抗体的患者发生VTE的风险升高9倍,复发风险为22%~70%[6]。

表 16.4-5 遗传性血栓形成倾向导致妊娠期并发症的比值比(数据源于TREATS研究[11])

出血倾向	血栓	先兆子痫	胎盘早期剥离	生长迟缓	早期流产	晚期流产
FⅤ-Leiden(纯合子)	34(20~120)	1.9(0.4~7.9)	病例少	病例少	2.7(1.3~5.6)	病例少
FⅤ-Leiden(杂合子)	8.3(5.4~12.7)	2.2(1.5~3.3)	4.7(1.1~19.6)	2.7(0.6~12.1)	1.7(1.1~2.6)	2.1(1.1~3.9)
凝血酶原G20210A突变(纯合子)	26(1.2~558)	无数据	无数据	无数据	无数据	无数据
凝血酶原G20210A突变(杂合子)	6.8(2.5~18.8)	2.5(1.5~4.2)	7.7(3.0~19.8)	2.9(0.6~14)	2.5(1.2~5)	2.7(1.3~5.5)
MTHFR突变(纯合子)	0.7(0.2~2.5)	1.4(1.1~1.8)	1.5(0.4~5.4)	1.2(0.8~1.8)	1.4(0.8~2.6)	1.3(0.9~1.9)
抗凝血酶缺乏	4.7(1.3~17)	病例少	病例少	无数据	病例少	病例少
蛋白C缺乏	4.8(2.1~11)	病例少	病例少	无数据	病例少	3.1(0.2~39)
蛋白S缺乏	3.2(1.5~6)	2.8(0.8~11)	病例少	无数据	病例少	20(4~109)

数值以均数(2.5%位点~97.5%位点)表示

16.5 外伤、炎症和围手术期止血

Lothar Thomas

16.5.1 引言

凝血病是血液形成凝块能力受损的状态。凝血病起因为大手术、严重外伤、消化道或产科出血后大量输血导致的损伤部位大出血。凝血病的四个主要风险因子及其被确定的相对风险(RR):pH低于7.1(RR 12.3)、核心温度低于34℃(RR 8.7)、创伤严重度评分高于25(RR 7.7)、收缩压低于70 mmHg(RR 5.8)。

创伤凝血病是黏膜损伤、浆膜表面、创伤和血管通过部位非手术出血,血管出血得到控制后组织继续渗出的综合征。发生在血小板和凝血因子极度下降时[1]。

与非创伤部位失血过多的鉴别诊断包括[1]:先天性和获得性原因出血,由于抗凝物或血小板聚集抑制物导致出血,由于治疗血容量不足体温过低、酸中毒或大量输血导致出血,由于初始组织损伤或治疗导致弥散性血管内凝血(DIC)。早期和晚期DIC不同。早期与初始组织损伤相关,晚期由器官衰竭导致。

大量组织损伤后细胞组分和止血途径凝血因子相互作用的结果决定了机体是否有充足止血、出血或血栓形成的反应。大量出血是紧随严重创伤的第二大常见死亡原因。患者在出血、急救、血液稀释、凝血障碍和持续出血后死亡。

严重创伤后凝血障碍主要由以下风险因子引发:
- pH≤7.2。在这样的pH下,Ⅶa因子/TF复合物活性、Ⅹa因子/Ⅴa因子复合物和Ⅶa因子活性下降90%,与磷脂相互作用受损。
- 体温过低≤34℃。凝血因子活性下降,尤其是血管性血友病因子与血小板糖蛋白Ⅰb/Ⅸ复合物之间的相互作用减少。

- 收缩压小于 70 mmHg。
- 大量输血。当血液组分、红细胞、血小板和新鲜冰冻血浆以相等比例混合大量输注给创伤患者，导致血细胞比容、血小板计数和凝血因子活性低于正常输注。因此，大量输血患者凝血活性稀释降低不可避免，极易发生凝血病[1]。

16.5.2 术前诊断

最佳确定术前凝血状态和鉴别患者围手术期出血风险升高的方法是病例和实验室检查[2]（表 16.5－1）。

表 16.5－1 术前凝血检查[2]

项目	临床和实验室检查
PT、APTT	PT 和 APTT 是筛选项目，被称为标准实验室项目（SLT）。SLT 最初是用于提示凝血因子缺乏。正常结果无法排除术中或术后出血，也无法预测出血疾病[3]。因此，在许多国家，这些项目不用于无出血病史患者的术前检查。 对于患有出血疾病、有出血疾病史或明确临床适应证患者（如血友病、肝脏疾病、HELLP 综合征或白血病）应在术前进行 PT、APTT、INR、纤维蛋白原和血小板计数检测。
纤维蛋白原	体外循环术患者术前纤维蛋白原水平减低提示术中出血风险增加。术前纤维蛋白原低于参考范围（1.5～4.0 g/L）与主要出血相关[4]。 在产科，纤维蛋白原水平与产后出血量相关并且在血容量过低的治疗中逐步减低。孕期纤维蛋白原参考范围为 3.5～6.0 g/L，结果低于 3.0 g/L 时提示分娩和产后会出血大出血（＞1 500 mL）[5]。
纤维蛋白单体	术前纤维蛋白单体的检测能对择期手术患者术中大出血风险进行分级。其浓度低于 3 μg/L 对术中出血大于 500 mL 的排除诊断灵敏度为 92%，特异性为 95%[6]。
血小板功能	仅对有既往出血病史的患者推荐术前检测血小板功能。这种情况下，应进行包含血小板计数和大小的全血细胞计数检测和血小板功能检测。胶原－肾上腺素和胶原－ADP 刺激的 PFA－100 检测应作为术前评估的首选项目。

16.5.3 创伤和围手术期诊断

创伤或围手术期，出血或可由于凝血因子稀释降低或由于休克导致缺血组织释放组织因子造成大量消耗。由蛋白 C 激活造成纤溶亢进也可能是导致出血的主因。

16.5.3.1 创伤凝血病

创伤凝血病是黏膜损伤、浆膜表面损伤、创伤和血管通过部位的严重伤害、低体温症、酸中毒、血液稀释和偶见的经典弥散性血管内凝血等原因而导致的非手术出血综合征[1,7]。严重受伤患者出血凝血病情况增加。创伤急性凝血病 24 h 死亡率升高 8 倍，总死亡率升高 4 倍[7]。组织损伤导致灌注不足和纤溶亢进与创伤的严重程度相关。约 30%的严重创伤患者在进入急诊时都患有凝血障碍。重伤凝血障碍可存在多重原因并可由因子消耗和稀释凝血病、低体温症、酸中毒和纤溶亢进同时造成[7]。止血系统的主要影响包括低体温症≤34℃、pH≤7.2、游离钙≤0.9 mmol/L 和贫血（Hb≤100 g/L），这些都是实验室凝血检测不涉及的指标。

血管壁损伤通过释放组织因子激活血液凝血瀑布。因为纤溶系统也在同时被激活（尤其在纤溶酶原被 t－PA 激活时）为了维持止血平衡，重伤患者凝血因子和血小板急速下降。

16.5.3.2 稀释性凝血病

稀释性凝血病这一术语概括了在手术中出现的凝血障碍，未发病时损害凝血途径。凝血病有治疗血容量过低大量输血导致[8]。失血的严重程度和变化及血液稀释均基于血容量过低。失血≤750 mL（达到 15%血容量）不会造成重大改变。失血 15%～30%导致交感神经受到刺激伴心动过速和轻度低血压，失血＞40%发生出血性休克伴凝血障碍。

实验室检查：围手术期患者止血检查和结果见表 16.5－2。

表 16.5－2 围手术期患者诊断检测和结果[2,8,9]

项目	临床和实验室检查
纤维蛋白原	纤维蛋白原是在大出血中首先降低的凝血因子。其降低程度与血容量流失程度或用于治疗血容量过低的输血程度相当。每流失 1.5 倍的血容量，纤维蛋白原浓度减低 1 g/L。主动脉手术、体外循环术、肝脏移植或肝脏创伤均可导致纤维蛋白原进行性下降。因此，应定期检测纤维蛋白原浓度或凝血酶时间。文献报道表明纤维蛋白原浓度在大出血时应维持在 1.4 g/L 以上。如果血容量正常的情况下初始纤维蛋白原浓度≤3.0 g/L，那么在血细胞比容替代红细胞之前纤维蛋白原就会低于 1 g/L[10]。需要注意的是，用于治疗低血容量的血浆扩容剂（尤其是羟乙基淀粉）会干扰凝血酶、FⅧ和纤维蛋白原直接的交叉反应。这会抑制纤维蛋白形成、聚合及与纤维蛋白单体的交联[9]。
PT 和 APTT	PT 和 APTT 既不是围术期出血倾向的诊断性指标也不是止血治疗的唯一决定标准。PT 的延长与死亡率升高有关。血容量减低和红细胞流失会造成 70%凝血因子的丢失，但这并不会导致出血。剩余的 30%因子活性会导致 PT 和 APTT 延长至 1.5 倍参考范围均值。当延长超过 1.5 倍时，会发生出血情况且需要新鲜冰冻血浆或冷凝蛋白质的治疗。在失去 2 倍血容量后，凝血活性仅剩余 15%而 PT 和 APTT 的延长也会超过 1.5 倍。
血栓弹力图（TEG）	TEG 可被用于检测多发伤患者的凝血功能以指导凝血诊断和治疗。TEG 对体内凝血系统性变化（特别是创伤诱导的纤溶亢进）的诊断灵敏度和特异性为 74%～100%[7]。
血小板计数	稀释性血小板减少症常见于大量输血。它常晚于凝血因子发生并且以微血管出血为特征。当输血容量为 1.5 倍血容量时，血小板很少低于 100×10^9/L。当失去 2 倍血容量后，血小板会低于 50×10^9/L 并表现出血小板减少症的临床表现。更快速的血小板数量减低可能提示 DIC 发展风险。
血细胞比容（HCT）	HCT 每减低 0.15（15%），出血时间延长 60%。HCT 低于 0.20（20%）会损害止血，这主要是由于红细胞流变学特性改变造成的。血管壁附近的血小板流向中心并且更难被激活。

16.5.3.3 弥散性血管内凝血（DIC）

国际血栓和止血学会（ISTH）定义 DIC 为“由于不同原因导致血管内凝血激活，凝血因子局部内耗为特点的获得性综合征”。这种情况通常发生在微血管中能导致严重损伤和器官功能障碍。DIC 通常表现为出血，只有 5%～10%的病例表现为微血栓。败血症是 DIC 的最常见原因。组织因子上调激活凝血，导致纤维蛋白广泛沉积形成微血管血栓，可能导致器官功能障碍，如发展成肾功能不全和 ARDS、低血压和循环衰竭。凝血因子和血小板消耗导致出血倾向，伴血小板减少症、PT 和 APTT 延长、低纤维蛋白原血症和纤维蛋白降解产物水平升高，如 D 二聚体。由于抗凝血酶丢失，凝血功能丧失。

经典 DIC 包含以下步骤[11]：凝血系统激活和高凝状态、纤溶系统再次应答导致暂时凝血和纤溶标志物升高、纤溶酶原激活抑制物水平升高导致纤溶受损。

有以下后果：由于纤维蛋白过量形成导致血栓并发症、凝血因子（消耗性凝血病）和血小板消耗。出血主要发生在伤口和血管，但大量出血也有可能。

DIC 诊断相关实验室检测见表 16.5－3。ISTH/SSC 评分系统用于评估诊断实验室检测结果(表 16.5-4)。D二聚体浓度高于参考区间得1分,高于参考区间5倍得2分[11]。

表 16.5-3 败血症 DIC 患者止血检查[14]

项目	临床和实验室检查
PT	虽然 DIC 患者的 PT 结果应该异常,但仍有许多 PT 正常的案例。由于凝固时间正常或至多仅延长 50%并且只要 50%~75%患者 PT 延长,因此 PT 检测并不可靠。凝固时间正常与否取决于促进纤维蛋白形成的活化凝血因子(如 FⅩa)存在与否。
APTT	与 PT 类似,APTT 在暴发 DIC 时延长。但仅有 50%~60% DIC 患者存在 APTT 延长。
血栓弹力图	见 16.9.7。
纤维蛋白原	纤维蛋白原降低是迟发的、不可靠的 DIC 指征,这是因为纤维蛋白原可能在脓毒症患者中作为急性时相反应蛋白升高导致在发生 DIC 时正常。
纤维蛋白降解产物(FDP)	FDP 仅在 75%DIC 患者中升高。由于 FDP 提示纤维蛋白或纤维蛋白原降解,因此其只能作为纤溶酶存在的指征。
D二聚体	D二聚体比 FDP 的特异性更高,因为 D二聚体提示存在纤维蛋白降解产物。其诊断灵敏度为 93%。
凝血酶原碎片(F_{1+2})	F_{1+2}是 FⅩa 形成增多的标志物,也是 DIC 的早期指征。它对 DIC 存在的诊断灵敏度为 93%。
纤维蛋白肽 A	它是凝血酶形成增多的指征,也能早期提示 DIC(诊断灵敏度 88%)。但是,许多商品化试剂盒仍无法作为 DIC 可靠的标志物,因为它们缺少分析特异性。
抗凝血酶	89%DIC 患者的抗凝血酶结果低于参考范围下限。
血小板计数	在 DIC 时明显减低,但范围介于$(20\sim100)\times10^9$/L。

表 16.5-4 DIC 诊断程序[11]

步骤 1:风险评估:该患者是否患有某些与显性 DIC 相关的疾病?如果有,继续。如果没有,请勿使用此算法。

步骤 2:进行 PT、纤维蛋白原、血小板计数和 D二聚体抗原检测。

步骤 3:计算所有凝血项目结果的分数。

项目	结果数值	积分
血小板计数	$>100\times10^9$/L	0
	$(50\sim100)\times10^9$/L	1
	$<50\times10^9$/L	2
D二聚体抗原	正常	0
	轻度升高	1
	重度升高	2
PT	延长<3 s	0
	延长>3 s 但<6 s	1
	延长>6 s	2
纤维蛋白原	>1 g/L	0
	<1 g/L	1

积分评估:
- 总分≥5分,存在显性 DIC,每日重复评分
- 总分低于5分,提示(并非肯定)无显性 DIC,随后 1~2 天重复评分

治疗中最重要的是维持血小板计数高于5×10^9/L和阻止 PT 和 APTT 延长超过正常值的 1.5 倍,以及使用新鲜冰冻血浆后纤维蛋白原浓度下降至低于 1.5 g/L。

16.5.4 败血症

止血受系统性细菌和真菌感染影响,可以在多方面体现[12],包括:① 亚临床激活伴激活凝血途径标志物升高;② 暴发性 DIC 以出现血管内纤维蛋白形成和沉积在微血管中,多器官功能障碍综合征(MODS)、溶血性尿毒症综合征(HUS)、血栓性血小板减少性紫癜(TTP)和血管炎而告终。

系统性炎症中凝血激活可基于[13]:① 创伤、急性胰腺炎、蛇咬导致的全身炎症反应综合征。凝血激活被促炎细胞因子如 TNF-α、IL-6 和补体系统间接影响;② 微生物组分(脂多糖、内毒素)或细菌外毒素如葡萄球菌α溶血素介导的败血症。

临床征象以出血、血栓或两者结合为主。没有一种综合征(DIC、MODS、HUS、TTP、血管炎)是由特定原因或特定微生物病原菌引起的。综合征表现取决于患者情况,局部的严重创伤和毒性、败血症病原体进入的数量和位置及抗生素治疗。

败血症引起的促凝活性通常比重伤更为严重,因为促血栓形成体质的系统性。凝血酶不仅是血管内皮细胞产生巨噬细胞也可以激活。最终,无限量组织因子和凝血系统激活导致大量凝血因子消耗。

败血症 DIC 有以下特点[13]:① 败血症系统性炎症导致促炎细胞因子 TNF-α、IL-1 和 IL-6 产生协调,激活凝血因子并下调纤溶。导致血管内纤维蛋白形成和清除失平衡;② 抗凝能力下降导致过量纤维蛋白形成以及凝块因子和抗凝物质消耗,导致微血管血栓伴多组织缺血性损害(MODS)和皮肤坏死。

16.5.4.1 败血症凝血激活

组织因子(TF)激活外源性途径。TF 有活化单核巨噬细胞和内皮细胞合成。结合暴露的 TF,使Ⅶ因子活化(Ⅶa 因子)。TF/Ⅶa 因子复合物然后激活Ⅹ因子(Ⅹa 因子),由此凝血酶原转化为凝血酶(见 16.1.3.2)。

16.5.4.2 败血症抗凝途径

败血症抗凝机制受损[13]:① 粒细胞释放的弹性蛋白酶灭活抗凝血酶并快速清除循环中凝血酶-抗凝血酶(TAT)复合物;② 由于细胞因子血栓调节蛋白合成下降,导致蛋白 C 激活不足;③ 组织因子途径抑制物(TFPI)相对缺乏抑制Ⅶa/TF 复合物活性。

生理抗凝作用下降导致凝血酶破裂,导致增强纤维蛋白形成。

16.5.4.3 败血症中的纤溶

败血症时凝血酶生成也能启动纤溶,主要通过释放 t-PA 和 u-PA。内皮细胞是 t-PA 的主要来源。败血症启动纤溶活性增强通过以下过程明显减少[13]:① PAI-1 水平升高。PAI-1 与 t-PA 和 u-PA 形成稳定复合物导致纤溶下降;② α_2抗纤溶酶合成升高通过形成纤溶酶原-α_2-抗纤溶酶复合物灭活纤溶酶原。

16.6 肝病止血

Lothar Thomas

止血与肝功能密切相关[1,2],大部分凝血系统蛋白由肝实质细胞合成:

- 凝血系统抑制物通过反向调节建立凝血平衡,由肝实质细胞合成。抑制物包括抗凝血酶、蛋白 C、蛋白 S、纤溶酶原

激活抑制物(PAI-1)和 α_2 抗纤溶酶。

- 纤溶激活物(如 t-PA)从循环系统中清除。t-PA 半衰期在肝损时延长,导致纤溶升高伴出血倾向。不仅活化凝血和纤溶因子还有活化复合物和纤维蛋白原/纤维蛋白终产物都通过肝网状内皮系统清除。

血管性血友病因子(vWF)和 t-PA 由内皮细胞产生,尿型纤溶酶原激活物由肾细胞产生。

为了获得其生理功能,维生素 K 依赖的凝血因子Ⅱ、Ⅶ、Ⅸ和Ⅹ因子及抑制物 PC 和 PS 需要翻译后修饰。所有这些蛋白在其氨基酸末端区域都有大量谷氨酸残基必须通过维生素 K 依赖的羧化酶转化为 γ 谷氨酸。只有他们的羧化形式才能通过 Ca^{2+} 桥结合到磷脂表面,参与形成活化复合物如凝血酶原复合物。由于维生素 K 缺乏使 Ca^{2+} 结合位点缺失导致凝血能力下降。

肝病通常与以下止血问题相关:凝血因子生物合成下降、凝血因子消耗升高、异常凝血因子合成、凝血系统活性物质异常清除。

维生素 K 缺乏也可导致严重凝血疾病。不同肝病中观察到止血蛋白伴维生素 K 缺乏的情况见表 16.6-1。

表 16.6-1 肝病和维生素 K 缺乏凝血病[2,5]

疾病	临床和实验室检查
急性肝炎、毒性肝脏损伤	凝血功能障碍取决于实质细胞损伤程度。作为一条规则,由肝炎病毒引起的简单肝炎与任何出血疾病无关。疾病的严重因素与所有凝血因子的降低及 PT、APTT 延长有关。纤维蛋白原降低,许多病例可发展为 DIC,所有肝炎可有纤溶亢进。
- 筛选项目	筛选项目如 PT 和 APTT 的病理性结果是由于凝血酶原合成受损造成的。
- FⅦ	因为 FⅦ的半衰期仅有 7 h,随着 FⅨ和 FⅩ降低,PT 凝固时间在实质细胞明显受损后第一个延长。实质细胞受损后维生素 K 依赖的凝血因子(Ⅱ、Ⅶ、Ⅸ、Ⅹ)比其他因子明显减低。FⅡ是最后降低的因子。
- FⅧ	这一因子在严重实质损伤时降低。它的降低与白蛋白和胆碱酯酶的降低相关。FⅧ可在梗阻性黄疸和原发性胆汁肝硬化时升高。
- FⅪ和 FⅫ	这两个因子仅在伴有大量肝细胞减少的急性中毒性肝细胞坏死时降低。
- 抗凝血酶	轻度肝损伤时正常,梗阻性黄疸和高脂血症时升高。
- 蛋白 C	急性病毒性肝炎和慢性活动性肝炎时减低,慢性持续性肝炎时正常。
胆汁淤积性肝病	维生素 K 依赖的凝血因子减低,PT 延长,APTT 正常。FV 和抗凝血酶可以升高。
肝硬化	肝硬化可见多种止血障碍。止血蛋白的浓度随着肝细胞组织的丢失而降低。晚期肝硬化与纤溶活性升高有关。伴纤溶亢进的血管内凝血增加和血小板消耗增多会导致黏膜和软组织出血倾向。凝血系统活化引起的肝脏血液淤滞可能是门脉高压合并弥漫性血管内凝血的诱因之一。
- 凝血因子	维生素 K 依赖的凝血因子通常首先减低,其中 FⅦ最为敏感。随后是 FⅡ和 FⅩ。FⅨ不受影响。这些因子随着肝实质损伤的增多而进行性降低。值得注意的是,FV 与功能性肝实质丢失有关。这可以通过使用 FV 敏感的试剂进行 PT 检测发现。异常纤维蛋白原合成(异常纤维蛋白原血症)可能会发生于重度肝硬化。FⅧ:C 浓度通常不变,也可以升高,因为它不是由肝脏合成。
- 凝血抑制物	抗凝血酶(AT)降低。AT 降低程度明显大于凝血酶- AT 复合物升高的程度。因此,AT 水平轻度减低是由于消耗增加引起的[2]。PC 降低的程度与 FⅦ相当,而 PS 降低较晚。
- 纤溶蛋白	晚期肝硬化(特别是存在由于酒精相关肝硬化导致的肝脏淤血)时,t-PA 和 u-PA 的清除减少,导致纤溶亢进。t-PA、u-PA 和纤溶酶原升高,优球蛋白溶解时间高于正常。α_2 抗纤溶酶的减低有助于纤溶反应[3,4]。纤维蛋白/纤维蛋白原降解产物升高。这是由于纤溶酶活性升高导致纤维蛋白和纤维蛋白原降解增多。
- 血小板	门脉高压诱导的脾功能亢进和脾脏血小板池会导致血小板减少症(血小板低于 50×10^9/L)。但叶酸缺乏、酒精诱导的骨髓中毒性损伤或 DIC 也是血小板减少症的诱因。 血小板功能障碍会导致出血时间延长。血小板聚集的改变可能是基于纤维蛋白降解产物的生活或酒精、药物的直接影响。
维生素 K 缺乏 - 胆汁淤积	维生素 K 是脂溶性维生素。在维生素 K 缺乏时,肝脏内的维生素 K 依赖的凝血因子羧化是不可能的。患者的肝脏通常健康。导致维生素 K 缺乏的病因通常早于凝血缺陷几天到 2 周的时间。
- 胆管瘘 - 抗生素	胆盐是胃肠道吸收维生素 K 的必需品。胆管阻塞或胆管瘘会导致肠道胆汁酸缺失进而引起维生素 K 缺乏。维生素 K 是由肠道菌群产生的。抗生素治疗 2 周后会出现维生素 K 缺乏的症状。
- 营养缺乏	维生素 K 缺乏会导致维生素 K 依赖的止血因子合成减少:首先减低的是 FⅦ和 PC,随后是 FⅡ、FⅩ和 PS,最后是 FⅨ。维生素 K 缺乏会导致 PT 和 APTT 延长,但出血时间正常。
- 口服抗凝药	依赖维生素 K 因子的免疫学测定是独立于羧化作用的,因此能够鉴别维生素 K 缺乏和肝细胞相关的维生素 K 依赖的凝血因子减少。免疫学方法测定发现正常凝血因子浓度正常而维生素 K 依赖的因子活性减低提示维生素 K 缺乏。

不同严重程度的血浆止血障碍和血小板减少症导致促血栓形成和抗血栓形成因子失衡[5]。

16.7 肾病止血

Lothar Thomas

16.7.1 引言

肾功能下降患者可表现不仅为血浆凝血系统障碍还有血栓栓塞并发症。

由于原发止血缺陷导致血小板功能障碍和出血时间延长。凝血系统 PT(外源性途径)和 APTT(内源性途径)凝血时间可延长,因为Ⅱ因子、Ⅶ因子和Ⅹ因子下降。Ⅴ因子和Ⅷ因子正常,纤维蛋白原通常升高。肾病止血障碍见表 16.7-1。

表 16.7-1 肾病止血障碍[3]

疾病/条件	临床和实验室检查
肾病综合征[1]	肾病综合征患者发生外周静脉深部血栓、肾静脉血栓和肺栓塞等血栓栓塞疾病的风险明显高于发生出血的风险。
- 凝血因子	凝血酶原复合物中的 FⅩ、FⅨ、FⅦ、FⅡ通常正常。纤维蛋白原升高超过 6 g/L。FV、FⅧ和 FⅩⅢ也会升高。这些高分子量蛋白和纤维蛋白原的升高是由于肝脏代偿性增强蛋白质合成引起的。因此,血管内胶体渗透压降低导致的蛋白质丢失被抵消。
- 凝血抑制物	由于肾脏抗凝血酶(AT)丢失被增强的肾脏合成补偿,所以只有 30%患者的血浆 AT 活性减低。PC 升高,游离 PS 减低,α_2 巨球蛋白和肝素辅因子Ⅱ均升高。
- 纤溶蛋白	纤溶普遍被减弱。这是因为纤溶酶原对纤维蛋白的结合减少和 α_2 抗纤溶酶等纤溶抑制物的增加。
- 活化标志物	肾病综合征患者中可见纤溶酶对纤维蛋白形成和降解的增强[1]。一个研究[1]显示纤维蛋白肽和 D 二聚体分别升高至正常对照的 2.5 倍和 4.5 倍。

续 表

疾病/条件	临床和实验室检查
- 血小板	一些儿童和成人中血小板计数结果升高。血小板聚集试验显示与激活剂(如ADP、瑞斯托霉素和胶原)的高聚集性。这种高聚集性是由于肾病综合征的表现(低白蛋白血症、高胆固醇血症和高纤维蛋白原血症)和血管性血友病因子的升高造成的。
慢性肾病[2]	慢性肾病患者有轻度血小板减低、血小板功能改变(出血时间延长)和影响外源性和内源性途径的血浆凝血障碍。
- 血浆因子[5]	在许多病例中,慢性肾病患者均有血栓并发症。纤溶减低常合并FⅦ和FⅧ浓度升高及抗凝剂(如蛋白C)水平减低。血管内皮功能紊乱起到很重要的作用。它能引起PAI-1形成增多和抑制纤溶酶原合成。此外,它能减少血栓蛋白释放到外周和降低蛋白C系统的活化。在一些慢性肾病患者中,蛋白C系统被能直接拮抗PC和PS的抗磷脂抗体抑制。
- 血小板病	慢性肾病合并血小板病是由于:血小板的相关性血友病受体糖蛋白GPⅠb/Ⅴ/Ⅸ减少造成黏附障碍,纤维蛋白原受体GPⅡb/Ⅲa的构象改变造成聚集障碍。
溶血性尿毒综合征(HUS)[6]	HUS是急性肾衰竭合并非免疫性溶血性贫血和血小板减少症。腹泻相关的HUS是由能产生志贺毒素的细菌(*Shigella dysenteriae*,大肠埃希菌O157:H7)。腹泻相关的HUS的肾脏病变主要是肾小球内皮细胞肿胀、血管充血、血小板纤维蛋白血栓引起的血管闭塞、内皮下空间扩大基底膜的脱离和肾小球系膜扩张。微血栓会堵塞肾小球毛细管和动脉的血液流动。大肠杆菌O157:H7感染合并血栓凝血异常的发生一般早于HUS一段时间。 实验室特征:与DIC的鉴别诊断很简单,因为HUS患者的PT、APTT和纤维蛋白原均正常。血小板计数常低于100×10^9/L。微血管病变诱导的溶血会引起网织红细胞增多症。血涂片中可检出棘形红细胞和裂红细胞。乳酸脱氢酶和胆红素升高,结合珠蛋白减低。

16.7.2 肾病综合征

血栓栓塞并发症是肾病患者的主要威胁。发病率为35%。膜性肾小球病变和严重蛋白尿患者高风险最高[1]。常见事件包括深静脉血栓、肺栓塞、肾静脉血栓及外周动脉和冠状动脉血栓。

肾静脉血栓在大多情况下无症状,但可表现为侧翼疼痛、肉眼血尿或原因不明肾功能快速下降[2]。

16.7.3 慢性肾衰竭

慢性肾功能衰竭患者由于一期止血受损血小板功能异常通常有瘀斑、紫癜、鼻出血和出血点出血。创伤后严重出血,术后失血[2]。vWF功能异常、血栓素合成减少、存在尿毒症毒素和异常血小板颗粒导致出血时间延长。止血障碍可能与尿素升高相关[3]。服用血小板功能抑制药物(出血类固醇类消炎药、抗生素)可诱发出血[4]。

另一方面,尿毒症患者血栓栓塞事件发生率也增加,如心血管疾病、缺血脑卒中和动静脉瘘血栓形成。

16.7.4 肾移植

接受肾移植患者通过年龄配伍,比接受其他大手术患者高发深静脉血栓[2]。肾静脉血栓患病率为0.5%~4%,特别是移植后的第一个月。晚期时,当抑制物功能稳定,血栓形成可能与使用环孢素免疫抑制治疗相关。严重急性血管排异时,血栓形成广泛形成导致肾皮质中大量小梗死。血栓形成可能进一步侵入主要血管,最终发展为抑制物坏死。

16.8 肿瘤患者的凝血

Lothar Thomas

16.8.1 前言

恶性肿瘤的发病机制与血管系统紧密相连。以下两个过程广泛存在且特别重要[1]:新生血管形成(肿瘤血管生成)、凝血系统活化(异常凝血)。

肿瘤活化血管容纳血浆蛋白的能力缺损(漏出),难以维持血液流动(易瘀滞),且不能提供充分的抗血栓管腔表面(促进血管内血栓形式)[1]。

组织因子(TF)——恶性肿瘤中常过表达——通过其胞内结构域介导的信号传导在肿瘤的进展、转移、血管生成中发挥了重要作用。TF可涉及三种不同的成分:肿瘤细胞、间质(血管、成纤维细胞和炎症细胞)及循环血液。

因此,肿瘤性疾病可出现[1]:静脉血栓栓塞(VTE),包括深静脉血栓形成,以及肺栓塞、与弥散性血管内凝血相似的综合征。

超过90%的转移性肿瘤患者在其病程中至少可出现上述三种异常凝血表现中的一种。恶性肿瘤病程中除了以上自发性的凝血障碍,在肿瘤治疗(手术、化疗或放疗)中应预期到副肿瘤效应的增强,可能会导致临床表现的出现。不同于实体副肿瘤综合征主要导致VTE,骨髓增殖性肿瘤伴有几乎相同概率的血栓性和出血性并发症,一些案例甚至以两者同时存在为特征[2]。

16.8.2 肿瘤细胞促血凝机制

肿瘤组织本质上活化血液凝固,恶性转化所涉及的机制可能同样参与肿瘤细胞促凝因子的调控,如该理论可应用于骨髓增殖性肿瘤患者中*JAK2 V617F*突变表达和急性早幼粒细胞白血病患者中*PML-RARα*融合基因表达。这两种情况中,基因表达与促凝表型相关。

肿瘤细胞表达多种促凝蛋白和微粒[3]:

- TF,一种跨膜糖蛋白,正常血液凝固初始激活因子(图16.1-7),与FⅦa形成复合物,活化FⅩ并启动外源性途径(图16.8-1)。肿瘤患者中TF浓度可高达健康对照者的1 000倍。
- 癌症促凝物,一种可活化FⅩ的胱氨酸蛋白酶。
- 携带TF的微粒,肿瘤细胞、单核细胞、血小板及内皮细胞凋亡激活后释放的微小膜囊泡,在肿瘤的进展、转移和血管生成中起重要作用。
- 纤溶蛋白,如u-PA和t-PA,以及纤溶酶原激活抑制物1和2(PAI-1和PAI-2)。
- 细胞因子及血管内皮生长因子(VEGF)。细胞因子刺激纤溶抑制因子PAI-1的合成并下调血栓调节蛋白(TM)的表达。TM具有抗凝潜能,与凝血酶形成复合物活化抗凝蛋白C,从而抑制FⅤa和FⅧa。
- 肿瘤细胞表面表达黏附分子使其可与宿主细胞(内皮细胞、血小板)相互作用,促进血管壁局部凝血活化,启动血栓形成。

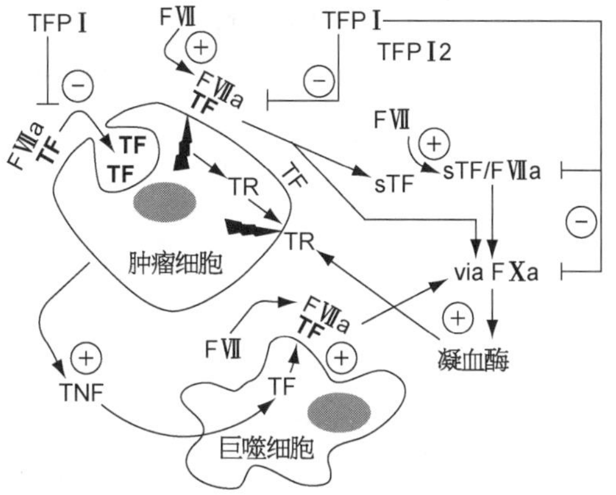

图 16.8－1 恶性肿瘤中组织因子(TF)介导的凝血活化。TF 由肿瘤细胞和循环巨噬细胞过度分泌,与 FⅦa 形成复合物(TF/FⅦa)。TF/FⅦa 通过蛋白酶解性活化 FⅩ导致凝血酶形成从而促进血液凝固。凝血系统活化可被组织因子途径抑制物(TFPⅠ)抑制。不同肿瘤 TF 合成和 TFPⅠ间关系存在差异,因此启动高凝状态的倾向也不同。肿瘤细胞通过增加凝血酶受体表达促进纤维蛋白形成(修订自参考文献[3])

16.8.3 癌症相关静脉血栓栓塞(VTE)

约 20%新发 VTE 病例与癌症相关,而 26%的病例为特发性 VTE[5]。活动性癌症患者中发生 VTE 的相关风险高达 7 倍。癌症诊断之初的数月(30～60 天)VTE 的发生率较高,随后发生率随时间延长而降低。在转移性癌症及快速进展癌症(以早期复发和死亡为证据)中 VTE 发生率较高。诊断时的转移分期是肿瘤诊断后一年内 VTE 发生的独立风险因子。黏液腺癌(肺癌、结肠癌、卵巢癌)较其他实体肿瘤具有更高的 VTE 发生率。血液系统恶性肿瘤(白血病、淋巴瘤、骨髓瘤)患者具有相对较高的 VTE 发生率。表 16.8－1 展示了基于最初癌症分期的 VTE 累积发生率。显示的数据来源于加利福尼亚癌症登记处和参考文献[4]。

表 16.8－1 不同癌症类型与分期中静脉血栓发生率[4]

肿瘤	累积(%)1 年	局部分期(%)	区域分期(%)	远处分期(%)
胰腺	5.3	4.3	5.3	19.7
脑	6.9			
AML	3.7			
胃	4.5	2.7	3.9	12.9
食管	3.6			
肾细胞	3.5	1.2	3.9	8.0
肺	2.4	1.1	2.3	5.2
卵巢	3.3	0.6	2.1	3.8
肝脏	1.7			
淋巴瘤	2.8	2.0	3.5	2.9
CLL	2.7			
ALL	2.6			
结肠	2.3	0.9	2.3	4.6
CML	1.5			
膀胱	1.5	0.7	2.7	7.6
尿道	1.6	0.9	1.6	6.2
前列腺	0.9			
乳腺	0.9	0.6	1.0	2.8
黑色素瘤	0.5	0.2	1.0	4.6

AML,急性髓系白血病;CML,慢性髓系白血病;ALL,急性淋巴细胞白血病;CLL,慢性淋巴细胞白血病

在慢性疾病(如肾功能不全、肝脏疾病、高血压、心脏疾病或精神疾病)共存的情况下,癌症相关 VTE 的发生率大大提高。

传统细胞毒性化疗(沙利度胺、来那度胺)与 VTE 风险增加相关,特别是当与大剂量地塞米松联合治疗多发性骨髓瘤时。抗血管生成治疗与动脉及静脉血栓风险增高均有关。

凝血级联的非特异性活化可由放疗、手术及异物(如静脉导管及静脉港)造成的血液淤滞、患者制动、肿瘤组织坏死联合炎症或感染所引起。

16.8.4 出血倾向

肿瘤相关出血倾向较 VTE 少见,且主要发生于骨髓增殖性肿瘤和转移性进展期实体肿瘤及接受放化疗者。原因为弥散性血管内凝血和血小板减少。

16.8.4.1 白血病

出血可持续发生于白血病明确临床诊断前数月[6]。最常见的诊断前表现为瘀点、紫癜、瘀斑,见于 40%～70%的初诊白血病。出血最常见于急性早幼粒细胞白血病。在慢性髓系或淋系白血病中出血是较常见的问题(表 16.8－3)。

16.8.4.2 实体肿瘤

在实体肿瘤中出血同样可以是一个严重问题[5]。实体肿瘤中血管内凝血可表现为低度弥散性血管内凝血(DIC)或伴大量出血与血栓的急性暴发性 DIC。急性暴发性 DIC 伴血小板减少时,出血通常同时累及 3 个不相关的部位。最常见的癌症为胰腺癌,支气管、前列腺、卵巢和胃肠道的黏液腺癌。

低度 DIC 临床表现为轻度至中度出血,通常为皮肤或黏膜。许多病例中,这些事件与化疗促发的血栓有关[6]。

16.8.5 血小板减少

癌症患者血小板减少可由于骨髓巨核细胞抑制、DIC、自身免疫性疾病化疗或因为脾肿大[7]。

骨髓抑制:几乎所有类型的白血病、进展期淋巴瘤、多发性骨髓瘤以及实体肿瘤骨髓转移中巨核细胞生成最终都是受抑的。

脾功能亢进:霍奇金淋巴瘤及其他伴有脾功能亢进的淋巴增殖性疾病可因血小板在脾脏中滞留导致血小板减少。

自身抗体:一小部分肿瘤患者,特别是患有淋巴增殖性疾病的,可出现抗血小板的抗体。针对供体 HLA 决定簇的同种免疫见于高达 50%的输注过血小板的患者。

化疗:末次化疗结束后 1～3 周血小板计数回升。然而,一些物质(如丝裂霉素和亚硝基脲类)具有延迟的巨核细胞生成抑制效应。

16.8.6 实验室检测

与肿瘤患者凝血障碍风险增加相关的实验室检测可鉴定

出高风险癌症患者。一些凝血试验被建议用于检测凝血级联反应的活化，包括D二聚体、凝血酶-抗凝血酶复合物、凝血酶原片段、凝血酶生成试验、PAI-1及血小板计数[1]。

VTE风险因素包括：

- 化疗前血小板计数≥350×10^9/L。如21.9%的门诊肿瘤患者血小板计数处于该水平，与血小板计数<200×10^9/L的患者相比具高达有3倍的VTE发生率，后者发生率为1.25%[8]。
- 白细胞计数≥10×10^9/L。
- CRP及D二聚体浓度(重要指标)升高。
- 化疗相关VTE风险模型如表16.8-2所示。患者化疗前的各项特征被赋予风险分数。积分≥3提示有化疗中VTE风险。

表16.8-2 化疗相关静脉血栓栓塞预测模型[9]

患者特征	风险评分
肿瘤部位	
- 极高风险(胃、胰腺)	2
- 高风险(肺、淋巴瘤、生殖系统、膀胱、睾丸)	1
化疗前血小板计数≥350×10^9/L	1
血红蛋白水平<100 g/L或使用促红细胞生成药物	1
化疗前白细胞计数≥10×10^9/L	1
体重指数≥35 kg/m^2	1

积分≥3提示有VTE风险

恶性疾病中凝血的临床和实验室检查列于表16.8-3。

表16.8-3 恶性疾病的凝血

肿瘤/治疗	临床与实验室检查
白血病[6]	急性白血病：出血可发生于诊断前。高达70%的患者在诊断时有瘀点。出血常见于以下急性白血病分型：早幼粒细胞白血病(FAB M3)、粒单核细胞性白血病(FAB M4)、粒细胞性白血病(FAB M1及M2)。血小板减少是最常见的出血原因。血小板计数通常低于10×10^9/L。除了常规每日检测血小板计数，尿液及粪便隐血试验检测潜在出血也很重要。 急性早幼粒细胞白血病(APL)[10,11]：APL的白血病细胞表达组织因子(TF)和癌症促凝物(CP)。这种类型的凝血异常有别于经典型DIC，以显著纤溶亢进为特征。临床表现包括严重出血及以下实验室检查：低纤维蛋白原、高纤维蛋白降解产物和D二聚体、低α_2抗纤溶酶和纤溶酶原浓度及高纤溶酶-α_2抗纤溶酶复合物浓度。与经典型DIC相比，蛋白C和抗凝血酶浓度只有轻度降低。Annexin Ⅱ表达于APL细胞膜上。Annexin Ⅱ是一种对纤溶酶原及t-PA具有高亲和力的蛋白。纤溶酶原和t-PA在白血病细胞表面上均增加，从而增强了纤溶酶活性。 慢性白血病：出血在慢性淋巴细胞白血病(CLL)及慢性髓系白血病(CML)中罕见。血小板计数降低不发生于终末期前。如果血小板计数低于50×10^9/L，尿液及粪便隐血试验应每日常规检测。CLL及CML有高VTE发生率。
骨髓增殖性肿瘤[6]	没有针对VTE或出血的有意义的实验室检测结果，即使在中度血小板增多或血小板高聚集性的患者中。
多发性骨髓瘤[12]	多发性骨髓瘤与高凝和VTE倾向有关。四种可能的高凝原因如下所述：① 免疫球蛋白(Ig)浓度增高抑制正常纤维蛋白结构形成，导致最优纤溶的干扰。正常情况下结合FⅩⅢ的位点被Ig占据，所产生的单薄的纤维蛋白束较正常纤维蛋白束更抵抗纤溶酶的纤溶作用。PT及爬虫酶时间延长；② 单克隆Ig可作用为抗磷脂和抗凝血因子抗体；③ 多发性骨髓瘤具有炎症效应，引起急性相蛋白(包括纤维蛋白原)和血管性血友病因子浓度升高；④ 1/4的患者因FⅧ浓度升高或蛋白C浓度降低出现获得性APC抵抗。巨核细胞生成受抑时出现血小板减少。 华氏巨球蛋白血症：出血风险显著高于多发性骨髓瘤，因为单克隆IgM结合至血小板，干扰了血小板聚集。
前列腺癌[13]	前列腺癌患者具有周期性高凝状态和出血倾向。有文献记录表现为静脉及动脉血栓的高凝。术后出血并不少见，DIC已被注意到发生于癌症的不同临床分期。然而，凝血活化(如凝血酶-抗凝血酶复合物)及纤溶(如纤溶酶-α_2-抗纤溶酶复合物)的检测结果是正常的。一项研究显示转移癌患者有增高的D二聚体[14]。
乳腺癌[15]	乳腺癌导致纤溶酶原激活物合成过多而促凝物质合成减少，使得VTE风险低于腺癌所预期的。患者可出现血小板增多。乳腺癌血栓发生率取决于肿瘤分期和治疗。Ⅰ/Ⅱ期发生率为2.1%，Ⅳ期发生率为17.6%。可手术的乳腺癌患者联合环磷酰胺、甲氨蝶呤或氟尿嘧啶等化疗，血栓发生率可增加至2.2%~2.6%，在转移性乳性癌中甚至增加至17.6%[16]。
其他实体肿瘤	结肠、膀胱、胃、肺、卵巢及胰腺癌均有VTE倾向。一些肿瘤也与血小板增多有关[6]。
肝癌转移	肝癌转移的患者具有出血倾向。原因为：① 维生素K依赖的凝血因子减少，特别在胆汁淤积时；② FⅩⅢ缺乏或功能障碍；③ 严重转移播散时凝血因子合成受损[6]。
造血干细胞移植(HSCT)[17]	HSCT是良、恶性血液系统疾病的一种治疗选择。早期清髓治疗阶段可见延迟的血小板减少。然而，血栓性并发症同样可以发生。如导管内血栓发生于4%~8%的患者，肝静脉血栓发生于约10%的异基因移植患者。微血管病(临床上类似于溶血性尿毒综合征或免疫性血小板减少症)可发生于2%~8%的接受大剂量化疗的肿瘤患者。
抗肿瘤治疗 - 细胞抑制治疗 - 顺铂 - 激素治疗 - 放疗 - 外科手术	多种系统性癌症治疗(如细胞毒性化疗)使个体易患VTE。 临床表现：增高的血栓栓塞倾向；实验室检查：凝血酶标志物、D二聚体、vWF及FⅧ增高。 可发生动脉血栓栓塞。 大剂量雌激素治疗与心血管疾病发病率相关。 围手术期血栓易患率较非肿瘤患者高2~4倍；然而，也有一些作者对此存疑。

16.9 血浆止血试验的预分析与方法学

Lothar Thomas

血浆凝血标本的预分析过程包括标本采集、运输及处理。许多分析前过程的改变可能会影响止血试验的检测结果，并干扰重要的诊断和治疗。这对于凝血试验集中检测但血液标本采集分散的医疗机构尤为重要。这种情况需要在标本离心和检测前做好血液标本采集、运输和储存的标准化[1]。

出血性疾病和静脉血栓栓塞性疾病的实验室诊断试验都为凝固法，而且有两种不同的类型[2]：传统的方法通常是基于发现试管中血块来检测凝固。第二种类型是通过免疫(抗原)方法或通过酶特异性合成底物释放试验(发色底物法)来确定个体的血浆凝血蛋白、抑制蛋白或纤溶活性蛋白的浓度。

16.9.1 血液标本的采集

采血针：采集肘静脉静脉血，理想的采血针为19~21号规格的采血针或蝶翼针。更小的采血针主要用于静脉受损的成人或儿童和新生儿[1]。使用直径较小的采血针(25号规格或更小),无论使用真空管系统或注射器,都可能会激活血小板或引起溶血。大于16号规格的采血针可能导致湍流而引起溶血。在使用蝶翼针采血系统并配套较小号规格的采血针时,由于静脉和抗凝剂之间的距离较长,可能会引起血小板的激活和血液凝固。

血液采集管:聚丙烯管或硅化玻璃管。

静脉穿刺:用于血浆基础上凝血试验血液标本的采集,应当通过静脉穿刺,直接将标本采集到含有适当添加剂的玻璃或塑料的真空管中。这一血液采集系统通常包括一个能连接到用于固定和穿刺标本收集容器的适配器的直针[1]。美国临床实验室标准化协会(CLSI)建议,用于PT、INR、APTT试验的已废弃的试管应当遗弃[1]。这同样适用于以下项目[3]:抗凝血酶、蛋白C以及凝血因子Ⅱ、Ⅴ、Ⅷ、Ⅸ、Ⅹ。

重要的是,在使用血液采集系统或注射器从血管通路装置采集用于凝血试验的血液标本时要避免输液的污染。输液应当在压脉前5 min停止。如果血液从生理盐水固定口(一个加盖的静脉注射口)采集,那么需要弃去由于导管和延长装置出现的两段空间死腔内的血液[4]。

重症监护的患者,血液可以从固定于桡动脉和锁骨下静脉的导管中采集。败血症患者动脉和静脉血的PT(INR)、APTT、纤维蛋白原及红细胞、白细胞、血小板计数检测结果没有差异。但在静脉血浆中,已明确AT活性降低和D二聚体浓度升高。这被认为是由于在毛细血管内微血栓的形成而造成的[5]。

不正确的静脉穿刺:使用静脉留置针或采血过快会导致组织凝血活酶释放或吸收,并伴随凝血系统的激活,在采血形成泡沫时也会导致类似结果。

静脉压缩时间太长:静脉压缩时间过长会导致纤溶系统局部激活。

16.9.2 血液与抗凝剂的比例

柠檬酸盐是标准的抗凝剂。为了抑制Ca^{2+}离子,在标本采集后立即将柠檬酸钠(0.109 mol/L或3.2%)与血液以1∶10(1+9)的比例混合。在复合物$C_{12}H_{10}Ca_3O_{14}\times 4H_2O$中,2个分子的柠檬酸盐可以结合3个$Ca^{2+}$。

柠檬酸盐抗凝血浆的比例错误[1]:如果血液采集管中没有填充满血液,那么血液与抗凝剂的比例低于9∶1,会导致凝血时间增加秒数。建议至少要采集满90%以上的容器体积。采血量对凝血结果的影响也取决于PT和APTT试剂。采血量不足90%时,会导致INR的延长[6]。

对于血细胞比容(HCT)大于0.55的患者,采集管中柠檬酸盐的浓度必须通过表16.9-1来调整。通常情况下,大部分HCT值在0.55~0.65(5 mL血液采集装置)的标本,可以减少0.10 mL的柠檬酸盐[1]。包含在血液收集装置中的柠檬酸溶液也会起作用。例如,当使用不同制造商的试剂检测PT时,凝固时间和INR的差异可分别达8.8%和10%[7]。试管间差异的原因主要归咎于由柠檬酸溶液中Mg^{2+}的污染所致。

表16.9-1 HCT大于0.55 L/L时柠檬酸盐体积修正表[1]

$C(mL)=(1.85\times10^{-3})\times(100-HCT\%)\times(V)$
C,残留在试管中的柠檬酸盐的体积;V,加入血液的体积(如果使用5 mL的试管,其体积为4.5 mL);1.85是一个考虑到柠檬酸盐体积、血液体积及柠檬酸盐浓度的常数

16.9.3 离心

为了处理适合于凝血试验检测的标本,血小板计数应该[1]:

- 低于200×10^9/L时,标本适用于检测PT/INR、APTT、抗凝血酶、蛋白S、蛋白C及血管性血友病因子。推荐以相对离心力(RCF)1 200 g~1 500 g离心10 min。
- 低于10×10^9/L(乏血小板血浆)时,标本适用于检测抗FⅩa和狼疮抗凝物。要求以RCF 1 500 g离心15 min。

离心后,吸样可以直接从标本采集管中进行,标本保存时,需将标本转移到其他容器保存。

16.9.4 血浆和血液的保存

柠檬酸盐抗凝血浆[1]:如下。

- PT:用于PT试验的标本可以在已离心或未离心的未开盖的试管中保存长达24 h。
- APTT:用于APTT试验的标本可以在已离心或未离心的未开盖的试管中保存最长4 h。含有普通肝素的标本应在室温下保存,并应在标本采集后的1 h内离心。
- 凝血酶时间、纤维蛋白原、AT、D二聚体、蛋白C、蛋白S、抗FⅩa、FⅤ:可以在室温下对已离心或未离心的标本进行保存,并在4 h内进行检测。
- INR:在接受香豆素口服抗凝治疗的情况下,室温下,柠檬酸盐抗凝血浆中的INR值可以稳定24 h[8]。
- 凝血因子Ⅱ、Ⅶ、Ⅸ、Ⅹ:在室温下可以稳定保存24 h[8]。
- 长期储存:血浆标本的长期储存,建议将样本管快速浸没在-70℃的液氮中冷冻。血浆标本直接运送至储存区域并保存于-20℃,会产生不同的结果。根据凝血试验的类型,与新鲜标本相比,冻融后的标本会产生不同的结果[9]。储存于-20℃的标本,PT检测值在2个月后下降15%,4个月后下降25%;而-70℃储存的速冻标本,4个月后仅下降15%。非速冻标本3个月内APTT值会延长最高达10%,而-70℃储存的速冻标本仅为5%。与新鲜标本相比,冻融标本的纤维蛋白原浓度会轻度升高。由于一些多变及不可预知的结果影响,PT和APTT应当使用新鲜标本检测[8]。

柠檬酸盐抗凝全血:如下。

- PT、APTT、凝血酶时间、纤维蛋白原、抗凝血酶、D二聚体[10]:室温情况下保存8 h和24 h后的平均变化百分比低于10%。考虑到个别标本的变化,所有的参数可以在储存8 h后检测,因为只有不到15%的标本显示个别的差异超过10%。APTT在储存24 h后变异超过10%(41%的标本)。抗凝血酶和纤维蛋白原在近似10%的标本中个体变异超过15%[10]。
- 血小板功能:为了明确在血小板聚集研究中血小板功能的情况,在采血后4 h内完成柠檬酸盐抗凝全血的检测,这是因为ADP等血小板激活剂的敏感性会降低。光学比浊法血小板试验以及凝血酶结合强度的检测可以使用用肝素抗凝(150 U/mL,抗凝剂与血液 1∶9 混合)保存 24 h 后的血液标本,这些标本可以使用活性没有任何损失的 ADP、花生四烯酸、TRAP-6、U46619 及肾上腺素作为激活剂,但不能使用胶原或瑞斯托霉素作为激活剂[11]。

16.9.5 溶血

美国临床实验室标准化协会[1]在其对 PT 和 APTT 的指南中指出,不应使用有可见溶血(≥0.3 g Hb/L 或≥0.1%溶血红细胞)的标本。据推测[12]:① 在红细胞溶解过程中,阴离子膜磷脂的暴露可以提供一个富含磷脂的表面以促进凝血反应,并因此缩短凝血时间。② 暴露的磷脂膜可以与促凝血活酶激酶竞争活化的 FⅦa,并延长凝血时间。

在一项 Hb 分别低于 0.3 g/L 和高于 7 g/L 的对照研究中[12],通过仪器凝固法检测,溶血仅将 PT 从 15.8 s ± 8.4 s 延长至 16.3 s ± 8.7 s,将 APTT 从 31.6 s ± 18 s 延长至 32.5 s ± 19 s。在另一项研究中[13],PT 检测值在 Hb 浓度为 0.5%的标本中会增加,APTT 和纤维蛋白原检测值在浓度为 0.9%的标本中会减少。

16.9.6 高脂血症和高胆红素血症

高胆红素血症、高脂血症和溶血对使用凝块检测的凝血试验并没有很大影响,但可以干扰光学检测法。为了减小血浆标本在光学法中的干扰,一些检测仪在 405 nm 和 570 nm 处都可以检测光的透射。由于在 570 nm 处光的透射受甘油三酯、胆红素和血红蛋白的影响更小,更改检测波长可以使检测结果更准确[14]。胆红素、血红蛋白和甘油三酯的光谱见图 16.9-1。在一项研究中[14],分光光度计检测结果与血块检测进行了比较。通过凝固法检测仪获得的结果不受标本中光学性质的影响,并被定义为 PT、APTT 和纤维蛋白原检测的参考方法。表 16.9-2 表明,在甘油三酯浓度高于 2.3 mmol/L (200 mg/dL)、胆红素浓度高于 85 μmol/L(5 mg/dL)及血红蛋白浓度高于 0.3 g/L 时,结果有明显差异。将分光光度计的波长从 405 nm 调整到 570 nm,会显著提高结果的可靠性。

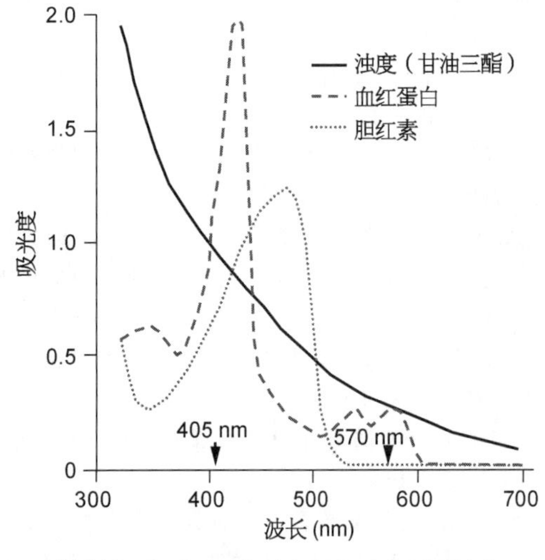

图 16.9-1 甘油三酯(浊度)、胆红素和血红蛋白的吸光光谱。根据参考文献[14]修订

表 16.9-2 405 nm 和 570 nm 处光学法肽底物检测与凝块检测法有效结果比较[14]

干扰物	PT		APTT		纤维蛋白原	
	405	570	405	570	405	570
甘油三酯>200 mg/dL	22	63	25	67	32	58
胆红素>5 mg/dL	32	91	55	93	64	93
血红蛋白>0.30 g/L	69	97	79	91	91	100

16.9.7 血浆止血试验的方法学

通过功能试验和浓度检测可以定量检测凝血因子和抑制剂的浓度。功能试验可以检测一个或多个凝血因子的活性,它具有反映相关凝血因子功能行为的优点。由于酶活性已被测定,检测环境的改变(离子强度、pH、温度、表面积)将对结果产生影响。以下将功能试验进行分类:经典的凝固试验(血块检测试验)、使用合成肽底物和分光光度法检测的试验(发色底物法检测)。

16.9.7.1 凝块检测方法

凝固试验检测的是从试剂与标本混合开始到凝固的时间。PT 试验的凝固过程是通过血浆标本与凝血活酶和 Ca^{2+} 一同孵育开始的。检测纤维蛋白凝块形成的时间(凝固时间)。凝固时间与相关凝血因子活性的下降有关。检测方法为仪器法,如记录凝固过程从开始到由于凝块形成,球在凝血仪中停止转动的时间(图 16.9-2)。正常人百分比结果根据标准人血浆检测的 PT 值绘制的标准曲线而得。

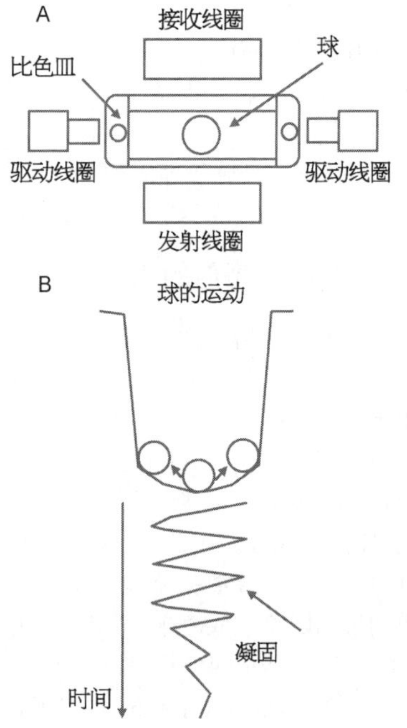

图 16.9-2 球凝固仪的原理。测量杯(A 图为俯视图)中的不锈钢球通过电磁作用保持运动。当纤维蛋白凝块(B)形成时,球的运动减少,且运动幅度减小直到停止

浊度试验:在凝固过程中,反应混合物随着凝块的形成变得越来越浑浊。黏附物质的增加是血块形成的标志,并且会降低通过比色皿的光量和增加散射光。检测结果通过透射光或散射光计算而得。

显色(酰胺水解)试验：用于这些试验的肽底物在裂解处用发色物质(如对硝基苯胺)标记一个短的肽链(2～4 个氨基酸)。可以选择肽序列来保证与相关凝血因子高结合的特异性。相比游离的发色物质，标记肽链的发色物质在短波长处有最大的吸光度。

止血的评估涉及一些血浆基础上的试验，包括对凝血因子浓度的筛查和检测(图 16.9－3)及血小板数量和功能的检测。常用于出血和血栓栓塞性事件诊断、干预和监测，常规检查包括：PT 用于评估外源性凝血途径(见 16.10)、APTT 用于评估内源性凝血途径(见 16.11)、凝血酶时间(TT)用于监测纤维蛋白的交联(见 16.12)、纤维蛋白原用于检测止血的完整性、对疑似凝固性过高或过低的患者使用内源性凝血酶生成能力进行评估以明确凝血酶数量(见 16.14)、血小板计数。

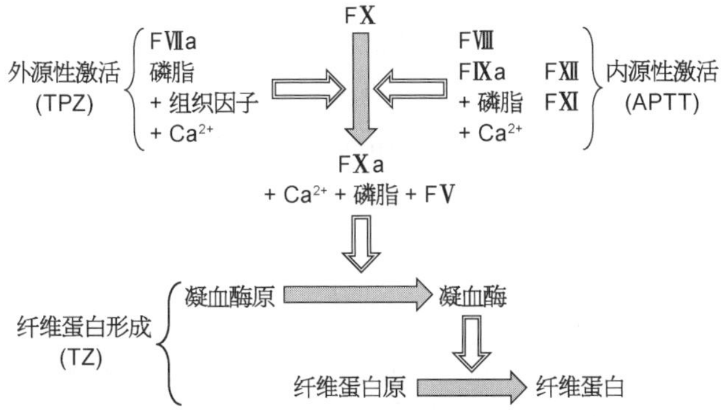

图 16.9－3 通过 PT、APTT 和凝血酶(TT)试验检测的凝血因子图示

类似于血栓弹力图(TEG)的综合性止血试验，可检测在血块形成过程中黏弹性的变化。相比常规试验，TEG 检测更适合于围手术期间的输血监测，因为它可以评估促凝蛋白及其天然抑制剂和血细胞之间复杂的相互作用[15]。

16.9.7.2 血栓弹力图(TEG)

适应证：包括[16]通过提供有关凝血状态及凝血功能障碍性质的特定信息指导围手术期血液制品的使用、创伤相关的凝血病、纤溶亢进的鉴别、高凝合并纤溶亢进、晚期弥散性血管内凝血、溶栓药物治疗。

TEG 可以补充常规检查(PT、APTT、血小板计数)，尤其在围手术期，可以提供凝血状态和凝血障碍类型的信息。

测定方法[15]：原理为，TEG 由两个每 5 min 以 ± 4°45′角来回摆动的加热样品杯组成，在每个样品杯中各包含一个悬挂着的悬垂丝。在血液凝固时，形成的血块使得样品杯和悬垂丝之间形成一个物理连接，将样品杯的扭矩力传递到悬垂丝。凝块形成的速度和弹性强度影响悬垂丝的运动幅度及振动范围。计算机软件产生定量参数和血块形成阶段的图形(表 16.9－3、图 16.9－4)。

标本要求：柠檬酸盐抗凝静脉全血(血液采集时，1 份 0.11 mol/L 柠檬酸钠溶液与 9 份血液混合)：3 mL。

参考区间：如下。

系统示例：凝固时间(R)100～200 s、血块形成时间(K)30～110 s、最大血块强度(MA)53～72 mm、在 MA 后 30 min 和 60 min 血块溶解小于 15%。

表 16.9－3 血栓弹力图四项参数的临床意义[15,17]

参数	评价
反应时间(R 时间)	R 时间是从试验开始到最初检测到凝块的时间间隔。根据 APTT，R 时间在凝血因子缺乏和存在抑制剂(通常为肝素)时会延长。在肝素酶杯中，凝血因子缺乏和肝素的影响是不同的。由于缺乏敏感性和特异性，R 时间不适合评估个体凝血因子或细胞止血成分的功能。
血栓形式时间(K 时间)和 α 角	K 时间是从 R 时间到距离横坐标 20 mm 振幅的时间间隔。测量 α 角是作为通过 K 时间起点和曲线形成中最陡峭部分的切线的斜率。这两个参数都取决于纤维蛋白原浓度并且表示高凝或低凝状态。高 K 时间和小的 α 角导致低功能的纤维蛋白原浓度和凝块硬度。在 DIC 早期阶段，R 时间缩短、K 时间缩短、α 角增大表明血栓形成活性增强。然而，弥散性血管内凝血和继发性纤溶亢进的初始阶段会导致 TEG 曲线更窄。
最大振幅(MA)	最大凝块硬度反映纤维蛋白原浓度和血小板功能，因此代表凝块最终的坚硬程度。凝血过程中，血小板功能不足或纤维蛋白原浓度下降会导致 MA 降低。
曲线聚合	通常，在达到 MA 后，TEG 曲线的振幅连续减小。TEG 曲线前部的早期聚合反映了更大的纤维蛋白溶解的活性。这种曲线见于 DIC、多发伤、羊水栓塞及接受纤溶治疗。由于伤口愈合及与凝血或血栓形成有关的过程，对 D 二聚体浓度升高的术后患者评估其曲线的聚合情况可能是及其重要的。在这些情况下，与纤溶亢进的区分是必不可少的。如果曲线的聚合是正常的，可以排除纤溶亢进；如果振幅减弱，D 二聚体因纤溶亢进而增高。

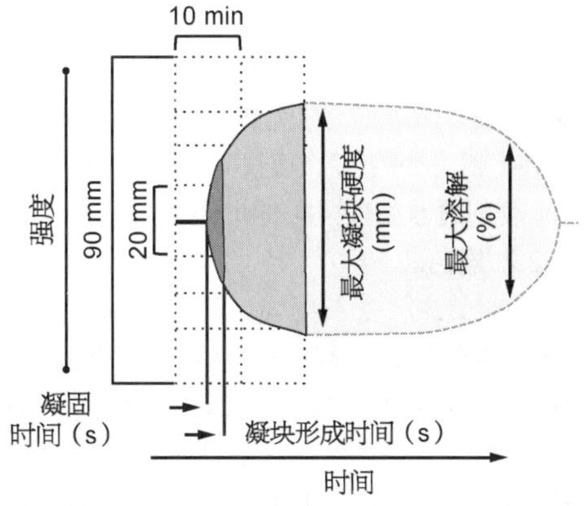

图 16.9－4 血栓弹力图的检测参数：凝固时间、血块形成时间、最大血块强度和血块溶解[17]

临床意义[16]：TEG 结果主要受血小板计数、纤维蛋白原浓度以及是否出现纤溶亢进的影响。纤溶亢进是创伤相关性凝血障碍中的一个重要问题，它除了需要输注血液和血液制品外，还可能需要抗纤维蛋白溶解疗法。然而，在实验室中，纤溶亢进的检测并不作为常规试验开展。

其他影响 TEG 的生物学因素包括 FⅩⅢ活性和受损的纤维蛋白聚合物，例如，通过 D 二聚体和凝血酶抑制剂。

由于高岭土可以激活内源性凝血系统，因此推荐血液病患者进行 TEG 检查[15]。

TEG 对明确凝血因子缺乏症、血管性血友病综合征和血小板抑制剂的影响并不敏感[17]。

16.10 凝血酶原时间(PT)

Lothar Thomas

PT 是外源性凝血途径的筛查试验。该试验对 FⅦ、FⅩ、FⅤ、FⅡ及纤维蛋白原的缺乏较为敏感(图 16.9－3)。由 PT 衍化而得的国际标准化比值(INR)被用于口服抗凝药物的疗效评估。

16.10.1 适应证

包括[1]：先天性或获得性 FⅦ、FⅩ、FⅤ、FⅡ及纤维蛋白原缺乏，口服抗凝药物治疗监测，诊断维生素 K 缺乏症（新生儿），血浆（新鲜冰冻血浆，凝血酶原复合物）替代疗法的监测，评估肝功能，评分系统的标准化。

16.10.2 测定方法

16.10.2.1 根据 Quick 或 Owren 的凝固试验

原理：在柠檬酸盐抗凝血浆中，凝血酶原转变为凝血酶是在加入组织凝血活酶和 Ca^{2+} 后启动的。纤维蛋白原通过生成的凝血酶转变为纤维蛋白，并检测纤维蛋白形成的时间（凝固时间）（见 16.9.7.1）。组织凝血活酶产自组织（兔脑、人类胎盘），它含有组织因子和作为活性成分的磷脂。PT 以秒表示或在 Quick 法中以正常值的百分比表示[2]。百分比值是通过检测用蒸馏水对健康个体的混合血浆做一系列梯度稀释而得。Quick 法中正常值的 50% 表示该标本的凝固时间与等体积蒸馏水混合的血浆标本的凝固时间相同。标本的凝固能力越差，凝固时间（PT）越长，以%表示的 Quick 法检测值越低。

根据 Quick 法和 Owren 法可以对 PT 进行区分[2]。Quick 法检测纤维蛋白原和因子Ⅱ、Ⅴ、Ⅶ和Ⅹ。由于它检测了 FⅤ，因此对诊断凝血因子缺乏症有优势。Owren 法 PT 检测仅检测因子Ⅱ、Ⅶ和Ⅹ。对于接受口服抗凝治疗的患者，Owren 法 PT 检测由于没有受到维生素 K 拮抗剂对 FⅤ的影响而存在优势。

16.10.2.2 显色法

原理（见 16.9.7.1）[3]：与凝固试验类似，显色法的反应在加入含有 Ca^{2+} 和凝血酶特异的发色底物的凝血活酶试剂后启动（图 16.10－1）。与纤维蛋白原相比，由于发色底物对凝血酶有更高的亲和力，因此一旦有凝血酶产生，发色底物就会率先裂解，并释放发色物质。用分光光度法对一个发色体（通常使用 p－NA）进行监测期间，当光密度达到某一设定的阈值时，这个时间点被定义为“凝固时间”。在发色底物被完全耗尽后，纤维蛋白原开始降解。由于生成的物质也会产生额外的光密度，纤维蛋白原的浓度（生成的纤维蛋白原）可以通过用双底物（发色原和纤维蛋白原）完全耗尽后的总吸光度减去增加的定量发色底物部分计算而得。

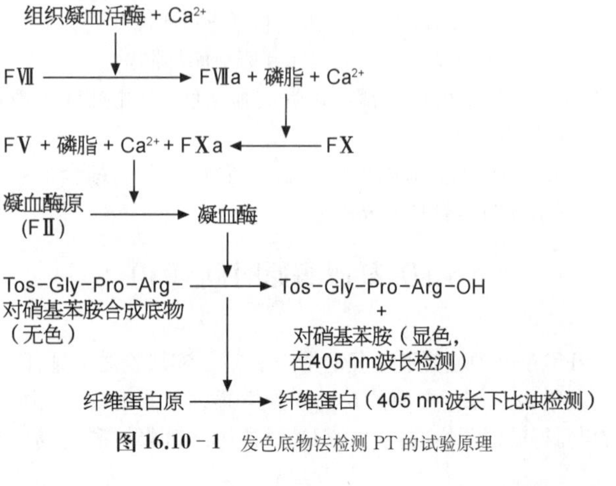

图 16.10－1 发色底物法检测 PT 的试验原理

16.10.2.3 毛细血管全血法

这种方法主要用于门诊及患者的自我监测。

原理[4]：使用由电池供电的激光光度计设备进行检测。将一滴毛细血管血滴加在已预热的试验垫区域，并让其扩散至结合有兔脑凝血活酶的铁氧化物颗粒试剂垫上，从而触发凝血级联反应。血液持续扩散至试剂垫并凝固。黏附物上铁氧化物颗粒的量取决于凝血系统的活性。位于设备试剂垫下方的电磁体以 2 Hz 的频率将铁氧化颗粒引发规律的脉动。通过反射光度法记录有规律的脉动图样。随着纤维蛋白物质的形成，铁氧化颗粒的运动受到抑制并最终停止。这会导致反射率降低，并被记录为凝血的开始。仪器设备的校准有制造商执行，并存储于设备中。

16.10.2.4 INR/ISI 模式

原理[5]：推荐使用国际标准化比值（INR）来实现 PT 检测值和 PT 用于维生素 K 拮抗剂抗凝治疗监测范围的国际标准化。凝血酶原时间比值通过表 16.10－1 中的公式计算。INR 可通过 ISI 和凝血酶原时间比值计算而得。

表 16.10－1 凝血酶原时间比值和国际标准化比值的计算

$$凝血酶原比值(PTR) = \frac{患者血浆的\ PT\ 值(s)}{正常人血浆的\ PT\ 值(s)}$$

$$INR = PTR^{ISI}$$

国际敏感指数（ISI）是一个制造商的凝血活酶与 WHO 参考凝血活酶（IRP47/60）之间的比值[1,5]。同一批的凝血活酶通常其 ISI 值接近 1[6]。敏感性较差的试剂，ISI 要高于 1。

结果的解释：PT 试验的凝固时间以 s 或以正常百分比表示。对于接受口服抗凝药物治疗的患者，PT 应该以国际标准化比值（INR）来表示。

16.10.3 标本

- 静脉柠檬酸盐抗凝血浆（血液采集时，1 份 0.11 mol/L 的柠檬酸钠溶液与 9 份血液混合）：1 mL。
- 毛细血管全血，通过使用含有柠檬酸钠的毛细管获得：0.025～0.1 mL。

16.10.4 参考区间（表 16.10－2）

表 16.10－2 PT 的参考区间

正常人的 80%～130%
INR：0.85～1.15
口服抗凝药物治疗：治疗范围见表 16.10－3

16.10.5 临床意义

PT 检测的是整个外源性凝血途径及纤维蛋白形成的最后一步（图 16.9－3）。PT 试验的检测，并没有纳入因子Ⅷ、Ⅸ、Ⅺ、Ⅻ、ⅩⅢ和高分子量的激肽原（HMWK）的因素。

PT 延长主要由以下原因引起：口服抗凝药（维生素 K 的拮抗剂）、因子缺乏症、异常纤维蛋白原血症和纤维蛋白（原）降解产物、凝血因子抗体、新的口服抗凝药。

除了 FⅨ，Quick 法 PT 试验取决于 4 个维生素 K 依赖的凝血因子中的 3 个（FⅡ、FⅦ和 FⅩ）。如果血小板计数、出血时间和凝血酶时间都正常,PT 的延长提示维生素 K 依赖的凝血因子或 FⅤ减少,它与 APTT 值无关。

外源性凝血途径通过检测 FⅦ,而其他因子Ⅹ、Ⅴ、Ⅱ和纤维蛋白原是外源性和内源性共同凝血途径的最终步骤。由于所有的这些凝血因子都由肝脏产生,因此 PT 是评价肝脏蛋白合成能力的良好指标。Owren 法的 PT 试验不能检测出 FⅤ缺乏症。

维生素 K 拮抗剂使四个凝血因子Ⅱ、Ⅶ、Ⅸ、Ⅹ及抑制剂蛋白 C 和蛋白 S 的合成功能改变。PT 是衡量因子Ⅱ、Ⅶ、Ⅹ活性的指标,也是监测预防血栓形成很好的指标(表 16.10-3)。

表 16.10-3 预防静脉血栓形成: INR 的目标值及其区间[7]

适应证	目标值	区间
一级预防(如围手术期)	2.5	2.0~3.0
二级预防		
- 非风湿性心房颤动	2.5	2.0~3.0
- 机械心脏瓣膜置换术	2.5	2.0~3.0
- 血栓形成的心脏瓣膜	3.0	2.5~3.5
- 栓塞性心脏瓣膜	3.5	3.0~4.0

PT 延长的止血障碍疾病罗列于表 16.10-4。

表 16.10-4 PT 延长的出血性疾病(参见表 16.2-10)

疾病/病因	临床和实验室检查
用维生素 K 拮抗药(香豆素疗法)治疗[8,9]	维生素 K 拮抗剂可以降低血栓形成的风险。如果 INR 维持在治疗范围内,出血的风险相对较低。如果患者的 INR 超出推荐的治疗区间,则出血的危险性增加,同时存在血栓形成的危险(维生素 K 缺乏症参见 16.6)。
肝脏疾病(可见 16.6)	除了抗凝血酶检测外,PT 是肝脏急性实质损伤时评估肝脏合成能力最敏感的参数之一。这主要涉及维生素 K 依赖的凝血因子,尤其是 FⅦ,由于其半衰期短,只有 7 h,因此是第一个让 PT 延长的标志物。因而,PT 凝固时间的延长要早于 APTT 的凝固时间。在严重慢性肝病中,非维生素 K 依赖的 FⅤ也很低。在胆汁淤积性肝病中,由于其常与维生素 K 缺乏相关,因此 PT 也会延长。虽然 PT 适用于急性肝衰竭的预测,但对肝硬化它没有定论,需要结合白蛋白和胆碱酯酶的降低进行联合评估。其他诸如维生素 K 缺乏或使用新鲜冰冻血浆替代疗法等情况在这方面很重要。然而,如果 PT 低于 65%,肝硬化患者的术后的死亡率非常高[10]。
创伤[11]	PT 是严重创伤患者最常使用的病理凝固试验。PT 延长与创伤的程度有关。凝血活性越低,发病率越高。PT 延长其参考范围上限的 1.5 倍表明有使用新鲜冰冻血浆替代治疗的必要性。
新生儿未成熟的止血系统	在出生后的最初几天,新生儿凝血酶原复合物的凝集因子和 AT 的合成都较低(PT 值为正常人的 30%~70%)。这表明其处于低水平的止血生理阶段,而因维生素 K 缺乏引起的 PT 值小于 10%会在出生后的第一周至第二周出现。
弥散性血管内凝血、消耗性凝血病、纤溶亢进	在多因素疾病中,PT 会因各种不同的原因下降。PT 试验几乎提供不了准确信息。对各凝血因子进行检测更为合适。
无纤维蛋白原血症、低纤维蛋白原血症、异常纤维蛋白原血症	PT 仅在纤维蛋白原浓度低于 0.6 g/L 时才会延长。凝血酶时间是异常纤维蛋白原血症更敏感的筛查试验。
先天性凝血酶原复合物因子缺乏	PT 延长首先提示存在一个或多个凝血酶复合物因子(FⅨa、FⅦa、FⅩa、FⅡa)的缺乏。在这种情况下,应对个别凝血因子检测检测。 获得性 FⅤ缺乏并不少见,如进展性肝硬化和肿瘤。只有残余 FⅤ活性低于 20%时才需要治疗。
FⅤ抑制剂	通常是获得性的,极为罕见。

续 表

疾病/病因	临床和实验室检查
新型口服抗凝药[12,13]	当使用 Quick 型 PT 试剂及已知的 ISI 时,PT 是有用的,因为它是可以确定服用利伐沙班患者的相关抗凝程度的一种容易获得的方法(参见 16.28)。对于达比加群酯,PT 相对不敏感,不适合用于监测。
狼疮抗凝物	直接抗磷脂的抑制物可以引起体外 PT 时间延长。
FⅩ缺乏	非常罕见,替代疗法通常无效。发生淀粉样变,可能合并其他凝血因子的缺乏。
血友病	在血友病 A、B 及血管性血友病综合征中,PT 常为正常。

16.10.6 注意事项

检测方法:不同制造商之间 PT 值缺乏可比性的根本原因是:凝血活酶试剂对因子Ⅱ、Ⅴ、Ⅹ和Ⅶ的敏感性不同,PIVKA(维生素 K 缺乏诱导蛋白)可能参与 PT 的检测,干扰正常凝血因子的活化。PIVKA 包括因子Ⅱ、Ⅶ、Ⅸ、Ⅹ的非 γ 羧化的前体蛋白,作为维生素 K 拮抗剂治疗的结果。

影响因素及干扰因素:可参见 16.9。

新的口服抗凝药:利伐沙班正常剂量给药可以延长 PT 的凝固时间。

稳定性:接受抗凝治疗的 INR,室温下保存时间最长为 6 h[14]。

试剂的不充分预热:PT 凝固时间会延长。

肝素:根据所使用的试剂,肝素(血浆浓度为 0.8~2 U/mL)可能会延长 PT 时间。

纤维蛋白原降解产物:通常在浓度>50 mg/L 时会延长 PT 时间。

PT 检测结果的可比性:即使使用不同的凝血酶原试剂,INR 值也有可比性。

药物:青霉素使 PT 缩短,这种情况在儿童中尤其重要。

高渗 NaCl 溶液:标本被高渗 NaCl 溶液污染会导致 PT 和 APTT 延长 10%以上[15]。

16.11 部分活化凝血活酶时间(APTT)

Lothar Thomas

部分凝血活酶试剂只含有磷脂,不存在含有凝血活酶的组织因子。APTT 是内源性凝血途径功能的筛查试验,它对 FⅨ、FⅧ、FⅩ、FⅤ、FⅡ和纤维蛋白原的缺乏敏感(图 16.9-3)。APTT 还对肝素或类似抗凝剂对凝血的影响较为敏感。

16.11.1 适应证

包括:先天性 FⅧ缺乏症(血友病 A)或先天性血管性血友病因子缺乏症(有时是 FⅧ缺乏症的病因)[1]、先天性 FⅨ缺乏症(血友病 B)、获得性 FⅧ、FⅨ和 FⅪ缺乏症、非经肠道抗凝药物给药的治疗监测(普通肝素、水蛭素、抗蛋白酶肽)、对既往或临床有出血倾向或血栓形成倾向做筛查试验、血浆混合试验中怀疑存在抑制物(狼疮抗凝物、FⅧ抑制物)。

一般情况下,APTT 主要用于外科手术前筛查和对肝素使用的监测。

16.11.2 检测方法

APTT 试剂仅部分包含从组织中提取的磷脂,但不包含组织因子[2]。因此，尽管其评价凝血因子的敏感性与PT试验不同，但它却可以评价除FⅦ以外所有的凝血因子。APTT试剂还含有在体外可以最大化活化接触因子的表面活化剂。试验制造商从凝血活酶、血小板和植物磷脂中提取部分凝血活酶和凝血活化磷脂。高岭土、鞣花酸、寅式盐或硅藻土可用作表面活化剂。

16.11.2.1 凝固法

原理[3]：将磷脂（脑磷脂）与表面活化剂（高岭土）作为部分凝血活酶加入已添加钙离子的柠檬酸盐抗凝血浆，37℃孵育几分钟，激活FⅫ和FⅪ。检测到的凝固时间（形成血块所需的秒数）用秒表示。凝固时间取决于内源性凝血途径中凝血因子的活性。

显色（酰胺水解）试验[4]：分光光度计的检测包括使用显色肽底物（参见16.9.7.1）。

16.11.3 标本要求

柠檬酸盐抗凝血浆（血液采集时，1份0.11 mol/L的柠檬酸钠溶液与9份血液混合）：1 mL。

16.11.4 参考区间

- 成人：大约26～36 s，取决于所使用的试剂。
- 胎儿、新生儿和儿童的参考区间见表16.3－2。

16.11.5 临床意义

APTT延长[1,5]：FⅪ、FⅨ和FⅧ下降至正常值的30%～40%，FⅡ、FⅤ和FⅩ下降至正常值的30%以下。

受损的纤维蛋白聚集物（异常纤维蛋白原血症）和纤维蛋白（原）降解产物（FDP）对凝固时间的影响很小。APTT仅在FDP浓度增高时延长。

APTT的检出限取决于所用的试剂。APTT也适用于肝素治疗和狼疮抗凝敏感性的治疗监测。

大约95%的先天性出血性疾病与APTT延长有关。一个凝血因子的活性如果没有下降至正常值的30%～40%，就不会导致APTT延长。因此，轻度的凝血因子缺乏往往不会被发现[1]。

如果血小板计数、出血时间及PT和凝血酶时间等凝血系统的筛查试验都正常，APTT延长提示存在血友病A或B，尤其在病史中其他相关数据也支持这一诊断时。FⅧ：C和FⅨ降低至正常值的40%以下时，可能与围手术期出血倾向的显著增加有关。因此，在这种情况APTT会延长。FⅧ：C是介导凝血活性的FⅧ的小分子部分。

与APTT延长相关的出血性疾病见表16.11－1。

表16.11－1 APTT延长的出血性疾病[1,5]

疾病/病因	临床和实验室检查
先天性凝血因子缺乏[5]（如血友病A、血友病B、血管性血友病综合征）	如果仅考虑制造商制定的参考区间，商业化的APTT试剂对凝血因子的轻度缺乏表现出不同的灵敏度。这对在围手术期可造成出血倾向的FⅧ：C、FⅨ和FⅪ的轻度缺乏尤其重要。血管性血友病综合征时，仅在FⅧ减少时才会出现APTT的延长。
因子Ⅷ、Ⅸ、Ⅺ、Ⅻ的先天性缺乏	出血情况增加。多数情况下，在术前检查中因APTT延长而偶然发现FⅫ先天性缺乏。在前激肽释放酶或HMWK不出现缺陷时，没有出血倾向。FⅫ的缺陷反而增加了血栓形成的倾向。
普通肝素治疗	APTT的延长取决于肝素的剂量。由于APTT受纤维蛋白（原）降解产物和纤维蛋白原浓度的影响较小，它比凝血酶时间更适合用于肝素的治疗监测。
皮下预防性注射肝素	APTT的延长并不明显，在静脉给药时，APTT的延长出现得较晚，但其延长取决于药物的剂量。在皮下注射后第二至第四小时达到峰值。
因子Ⅷ、Ⅸ、Ⅺ的抑制剂	血友病患者APTT的延长往往与某一凝血因子（血友病A患者通常为FⅧ）的抗体浓度相一致。
狼疮抗凝物（LA）[11]	通常在出现这些抗磷脂抗体时APTT仅轻度延长。将血小板提取物加入含有LA的血浆并孵育，可以中和LA的影响，并可以缩短延长的APTT。不同的试剂，其敏感性不同。
DIC、稀释性凝血功能障碍、消耗性凝血病、纤溶亢进	与PT类似，APTT在复杂性凝血障碍中不能提供确凿的信息，它只能表现出异常结果。由于存在高浓度的纤维蛋白（原）降解产物，凝固时间延长。
新型口服抗凝药[12]	APTT对达比加群敏感，呈现与药物剂量的曲线关系，在药物剂量高于100 μg/L时出现一个陡峭的增高，在药物剂量高于400 μg/L时呈现线性关系。接受达比加群每天150 μg/L的患者，其APTT延长1.5倍。相比达比加群，APTT对利伐沙班相对不敏感。每天接受利伐沙班20 mg的患者，其APTT延长1.5～2倍（见16.28.6）。
纤维蛋白原缺乏、异常纤维蛋白原血症	APTT延长仅见于病变严重时。凝血酶时间也延长。
新生儿	与PT类似，由于缺乏凝血酶原复合物因子，APTT在新生儿刚出生的几天会延长。

16.11.5.1 APTT延长时的附加试验

以下试验可用于鉴别：

- 凝血酶时间和蛇毒凝血酶时间可以鉴别肝素效应和低纤维蛋白血症或不良纤维蛋白血症。
- 血浆混合试验可以区分凝血因子缺乏和抗凝血因子抗体。将正常血浆加入患者血浆，能纠正APTT检测值到正常范围，表明凝血因子缺乏；如果APTT检测值仍然异常，则可能出现抗凝血因子抗体或狼疮抗凝物。
- 由于APTT比凝血酶时间（TT）受纤维蛋白（原）降解产物（FDP）的影响更小，因此在凝血酶时间正常时，没有必要检测标本中是否存在FDP。

16.11.5.2 监测肝素诱导的抗凝

静脉注射普通肝素增强了AT对因子Ⅻ、Ⅺ、Ⅸ、Ⅹ和Ⅱ的抑制作用，从而导致凝血系统中内源性凝血途径活性的降低。用普通肝素进行抗凝治疗时，血浆肝素浓度为0.2～0.5 U/mL时可使APTT基础值平均升高1.5～2.5倍[6]。该值<1.5，表明抗凝不足，血栓栓塞风险增加；该值>2.5，提示有出血危险。

APTT用于普通肝素监测治疗受限于以下原因[7]：

- 商业化的APTT试剂代表不同的检测系统，这些系统中，他们的部分凝血活酶的来源不同。因此，APTT作为治疗范围监测指标升高1.5～2.5倍的常规说明并不正确，可能会导致肝素剂量的不准确。
- APTT的检测值和肝素敏感性在急性反应期患者中低于正常对照组，这可能是因为急性反应时纤维蛋白原和FⅧ含量增加。尤其是FⅧ，它可以与肝素竞争结合肝素结合蛋白。
- 如果在采血后30 min内没有将肝素化的抗凝血浆检测APTT，那么APTT检测值会大大延长。延长1 h和90 min

检测，APTT 检测值会分别延长约 20%和 60%。

考虑到各种不确定因素，建议使用基于 FⅩa 的试验取代 APTT 来评估抗凝强度(见 16.28)。

由于低分子量肝素主要拮抗 FⅩa，因此存在低分子量肝素时，APTT 仅轻度延长(低分子量肝素抗凝血酶能力低)。

根据所使用的 APTT 试剂不同，重组水蛭素可以将凝固时间延长 17%～40%[8]。APTT 高于一定值时，将不再显示与水蛭素的线性剂量反应关系(平台效应)，因此药物过量不会被识别。

16.11.5.3 APTT 缩短时的实验室检测

APTT 缩短可能与采血不当(静脉受压过久)、标本处理不当(标本摇晃过重)或标本保存时间过久等分析前过程相关。因此，建议重新采集标本并进行检测。如果凝固时间仍然缩短，可能的原因为[9]：急性时相反应蛋白 FⅧ活性增加、血栓栓塞性事件的风险增加、多种生物影响因素(如妊娠、甲状腺功能亢进、糖尿病、恶性肿瘤、心肌梗死等)。

16.11.6 注意事项

参考区间：参考区间取决于各实验室使用的 APTT 试剂、方法、检测设备。如果可能，每个实验室应建立各自的 APTT 参考区间(至少 40 例健康人凝固时间的 2.5～97.5 可信区间)[7]。低于参考范围的值应当被关注，因为 APTT 缩短意味着高凝状态，同样也可能是因采血技术不当使血液标本过早地被激活。

APTT 试剂：试剂的性能取决于部分促凝血活酶和表面活化剂的种类与浓度[7]。胎盘组织中的磷脂、脑提取物和植物作为血小板因子 3 的替代物，而高岭土、鞣花酸和硅藻土作为表面激活剂。因此，任何 APTT 检测方法的检出限都取决于所使用的试剂。APTT 不仅作为凝血因子缺乏的临床敏感指标，而且也适用于肝素治疗监测或检测狼疮抑制物。

APTT 检测的性能：APTT 试剂的孵育时间必须要严格遵守规定。孵育时间过短，APTT 延长。

药物：青霉素和丙戊酸都会延长 APTT(儿童尤其重要)。重组的水蛭素也会延长 APTT 的凝固时间[10]。新型口服抗凝药：利伐沙班和达比加群都会延长 APTT，但达比加群更为显著。

稳定性：如果血浆未肝素化，那么 APTT 在 20℃可稳定 4 h。评估肝素的抗凝活性：需要在采血后 1 h 内检测[7]。

16.12 凝血酶时间(TT)

Lothar Thomas

TT 是纤维蛋白原/纤维蛋白交联的筛查试验。在所有血浆凝血系统中，TT 仅决定纤维蛋白原，而不是维持纤维蛋白稳定的 FⅩⅢ。

16.12.1 适应证

包括[1]：筛选有缺陷的纤维蛋白交联体和功能失调的凝血酶抑制剂、明确出血倾向、明确病理性 PT 和 APTT 结果(除外有缺陷的纤维蛋白交联体)、证实有血栓形成倾向的标本中没有肝素或水蛭素，以及溶栓治疗时评估纤维蛋白原、纤维蛋白(原)降解产物和(可能)肝素降低的总效应和达比加群的治疗监测。

16.12.2 测定方法

TT 是从患者血浆中加入标准量的凝血酶到形成纤维蛋白的时间。因此，遗传性血浆凝血酶形成障碍对纤维蛋白形成没有影响。TT 是纤维蛋白原浓度和抗凝血酶质量之间的函数关系[2]。

凝固法[3]：原理为，检测将一定量的凝血酶加入枸橼酸盐抗凝血浆后的凝固时间，以 s 表示。

16.12.3 标本要求

柠檬酸盐抗凝血浆(血液采集时，1 份 0.11 mol/L 的柠檬酸钠溶液与 9 份血液混合)：1 mL。

16.12.4 参考区间

大约 16～24 s，依据凝血酶活性和试剂盒说明书。

16.12.5 临床意义

TT 试验是一项在临床没有医嘱下的实验室额外补充检测[4,5]：① APTT 凝固时间延长，怀疑血浆中存在肝素、水蛭素等凝血酶抑制物；② 怀疑纤维蛋白原-纤维蛋白转化障碍。TT 延长见于低纤维蛋白原血症、异常纤维蛋白原血症、出现纤维蛋白(原)降解产物(FDP)和单克隆免疫球蛋白时。

如果血小板计数、出血时间、PT 正常，APTT 正常或轻度升高，TT 延长提示血浆中存在肝素或 FDP(如弥散性血管内凝血)。

TT 是衡量凝血酶诱导的纤维蛋白形成和纤维蛋白聚集(这是凝血过程的最后一步)，但是 TT 试验检测不出纤维蛋白的交联作用(如纤维蛋白链间由 FⅩⅢ形成的共价跨膜-连接结构)。

16.12.5.1 凝血酶时间延长的疾病

TT 延长见于(表 16.12-1)：

- 试验中，添加到患者血浆中的凝血酶的功能受到抑制(如肝素治疗或凝血酶抗体出现时)。在接受重组水蛭素治疗时，TT 平均延长 195%，最大延长可达 282%[6]。
- 由于存在 FDP 而发生纤维蛋白交联缺陷(如溶栓治疗时)。
- 纤维蛋白原浓度降低(低于 0.6 g/L)或异常纤维蛋白原血症(肝细胞严重损伤)。

表 16.12-1 凝血酶时间(TT)延长的出血性疾病[4]

疾病/病因	临床和实验室检查
	肝素存在时，TT 的检出限取决于凝血酶浓度、凝血酶质量和试剂的组成。若肝素浓度低于 0.2 U/mL，TT 反应相对不敏感。需要注意的是，低纤维蛋白原浓度或纤维蛋白(原)降解产物可以延长 TT，这类似于高浓度肝素的影响。相反，在肝素存在时，高纤维蛋白原浓度可以缩短 TT，这类似于低肝素浓度的影响。
普通肝素	从动脉或静脉留置管中采集血液时，留置管中的肝素是导致 TT 意外延长的常见原因。根据实验室研究结果，TT 和 APTT 延长而蛇毒凝血酶时间正常提示是肝素的作用，如治疗性肝素化。
	在一些罕见情况，在膀胱癌、乳腺癌和多发性骨髓瘤治疗时使用的循环硫酸乙酰肝素或硫酸皮肤素也可导致 TT 的延长。
	由于 TT 检测的是抗凝血酶活性，因此低分子肝素不会干扰检测。

续 表

疾病/病因	临床和实验室检查
新型口服抗凝药	TT对达比加群的抗凝血酶效应敏感。在治疗范围内，达比加群浓度大于600 μg/L与TT的延长存在线性关系。利伐沙班不能延长TT。
纤维蛋白(原)降解产物(FDP)	急性弥散性血管内溶血、溶血性尿毒症综合征、血栓性血小板减少性紫癜及伴有腹水的肝硬化等具有活化的纤维蛋白溶解和纤溶酶介导的FDP形成的疾病可以导致TT和蛇毒凝血酶时间延长。在并发低纤维蛋白原血症中，TT的延长较为显著。自身抗体(如系统性红斑狼疮)或单克隆免疫球蛋白也会干扰纤维蛋白的聚合。肾病综合征和淀粉样变性也导致TT的延长。 TT的延长与FDP浓度有很好的相关性。因此，它也可以用于纤溶治疗的监测。
低纤维蛋白原血症/无纤维蛋白原血症	纤维蛋白原低于0.6～0.8 g/L会导致TT延长。无纤维蛋白原血症非常罕见，在出生后不久就会出现出血。 获得性低纤维蛋白原血症发生在肝脏疾病。在许多情况下，形成的纤维蛋白原异常，可见交联缺陷。PT和APTT轻度延长，TT显著延长，见于异常纤维蛋白原血症。腹水时纤维蛋白原的丢失是肝硬化中形成低纤维蛋白原血症的主要原因之一。
凝血酶抗体	标本中存在凝血酶抗体，TT延长。通常，这些抗体是专门针对试剂中常用的牛凝血酶。在某些情况下，在使用含有牛凝血酶的纤维蛋白黏合剂后发生。抗人凝血酶的自身抗体也已知。

肝素治疗及通过链激酶或尿激酶溶栓治疗的最佳范围是使TT延长至参考区间上限的2～4倍。

严重感染(败血症)、肝病及大面积心肌梗死时，与APTT相比，TT是一个对肝素治疗监测更好的指标，这是因为APTT的延长不依赖于肝素(接触活性受损与前激肽释放酶缺乏高估了肝素的活性)[7]。

16.12.5.2 凝血酶时间缩短的疾病

TT缩短无临床相关性，很大程度上是纤维蛋白原浓度升高的指标。

16.12.6 注意事项

使用同一试剂和反应混合物，浊度检测法的TT值比机械检测法缩短。

不存在肝素时，高浓度的纤维蛋白原使TT延长；而存在肝素时，会使TT缩短并抑制肝素的检测，在标本冷冻后尤甚。

TT依赖所用凝血酶的浓度和类型。试验标本中的终浓度常为1 U/mL。

16.12.7 生理生化

在凝血酶对纤维蛋白原的影响下，水解纤维蛋白多肽A、B片段，形成纤维蛋白单体。这些纤维蛋白单体形成可溶性的聚合物。在凝血酶活化FⅧ的影响下，通过Ca^{2+}作用后产生交联反应，生成不溶性的跨膜-交联纤维蛋白(参见16.16)。

肝素(抗凝血酶作用)或FDP(浓度＞50 mg/L时是纤维蛋白交联体的抑制物)导致TT升高，呈浓度依赖关系。肝素的影响通过使用凝血酶样酶试验(如通过测定止血时间)来确认。

TT在凝血酶-纤维蛋白原间的相互作用缺乏和纤维蛋白单体交联缺陷之间没有差异，只有采用凝血酶样酶的检测方法作平行试验才能作出区分。

16.13 类凝血酶试验

Lothar Thomas

类凝血酶(蛇毒凝血酶)和凝血酶凝固酶是能凝固纤维蛋白原的酶：类凝血酶能从纤维蛋白原上解离纤维蛋白多肽A，凝血酶凝固酶是一种凝血酶原和葡萄球菌凝固酶组成的复合物，可以解离纤维蛋白多肽A、B。

两种凝血酶样酶都不受肝素的影响。

16.13.1 适应证

类凝血酶的检测适用于[1]：筛查受损的纤维蛋白交联体，在凝血酶时间延长时鉴别凝血酶抑制剂和纤维蛋白交联体缺陷，溶栓治疗时评估纤维蛋白原、纤维蛋白(原)降解产物和(可能)肝素减少的总效应，根据临床症状或患者的病史诊断出血倾向。

16.13.2 测定方法

原理：定量的类凝血酶酶或凝血酶凝固酶加入患者柠檬酸盐抗凝血浆，测定加入试剂到凝块形成之间的时间[2-4]。

16.13.3 标本要求

柠檬酸盐抗凝血浆(血液采集时，1份0.11 mol/L的柠檬酸钠溶液与9份血液混合)：1 mL。

16.13.4 参考区间

类凝血酶时间：成人16～20 s，新生儿16～24 s。

凝血酶凝固酶凝血时间：成人15～24 s。

16.13.5 临床意义

类凝血酶时间和凝血酶凝固酶凝血时间仅受纤维蛋白聚合减少的影响。

16.13.5.1 凝固时间延长

凝固时间延长的原因包括：① 与纤维蛋白单体形成可溶性复合物的纤维蛋白(原)降解产物(FDP)的抑制。FDP抑制纤维蛋白交联是剂量依赖的，使用类凝血酶试验得到的凝固时间与FDP浓度相关，但在浓度＞50 mg/L时才会出现；② 纤维蛋白原浓度下降；③ 异常纤维蛋白原血症。

以下情况凝固时间不会延长：肝素和水蛭素等凝血酶抑制剂，以及免疫球蛋白、青霉素、鱼精蛋白氯化物。

对纤维蛋白交联的抑制作用仅发生于高免疫球蛋白浓度时。凝血酶抑制剂可通过联合使用凝血酶时间测定和类凝血酶试验一起来诊断，但这很少用。

16.13.5.2 溶栓治疗中的凝固时间

在联合溶栓和肝素的治疗中，由于不存在肝素-抗凝血酶复合物的干扰，用巴曲酶和凝血酶凝固酶评估细胞溶解酶的活性要比肝素依赖的凝血酶时间更具特异性。

表16.13-1显示了在出血性疾病时，凝血酶凝固酶和巴曲酶与凝血酶时间的性能[2-4]。

表 16.13-1 凝血酶时间与巴曲酶和凝血酶凝固酶的比较[2,3,4]

病因	凝血酶时间	BT,TCT
抗凝血酶-肝素复合物	延长	正常
水蛭素	延长	正常
FDP(>50 mg/L)	延长	延长
异常纤维蛋白原血症	延长	延长
低纤维蛋白原血症	延长(<0.6 g/L)	延长(<1.2 g/L)
单克隆丙种球蛋白中纤维蛋白聚集抑制物	正常-延长	正常
高纤维蛋白原浓度	正常	延长
抗凝血酶抗体	延长	正常

BT,巴曲酶时间;TCT,凝血酶凝固酶时间

16.13.6 注意事项

与凝血酶时间相比,本试验使用类凝血酶反映纤维蛋白原浓度下降敏感性更高。通常,重症监护患者可出现纤维蛋白原浓度轻度或明显升高,而纤维蛋白原降解产物无明显升高。在这种情况下,类凝血酶试验会使凝固时间轻微延长,这可能会被误解为纤溶状态增强。

16.14 凝血酶生成试验

Lothar Thomas

16.14.1 引言

凝血酶的产生是凝血系统的基础组成部分。凝血酶生成试验(TGT)检测的是再钙化后血浆或全血中产生的活性凝血酶的量。原始的 TGT 在技术上很难执行,并且耗时。已经开发的基于灵敏显色或荧光肽底物的方法能够检测内源性凝血酶潜能(ETP)[1]。ETP 是血浆中促凝驱动剂(凝血酶形成)和抗凝驱动剂(凝血酶消耗)之间平衡作用产生的凝血酶的总量。促凝驱动剂包括 FⅫ及其下游的凝血因子,抗凝驱动剂以抗凝血酶(AT)和蛋白 C(PC)为代表[2]。

通过在 TGT 中检测 ETP,可以确定血浆或全血再钙化后形成的活性凝血酶的量。

16.14.2 适应证

TGT 的适应证包括[2]:对先天性抗凝血酶因子缺乏症患者的检测、对获得性促凝驱动剂和抗凝驱动剂都降低的凝血因子缺乏的患者进行检测(肝硬化、新生儿期)、对接受血栓预防药物治疗的患者进行管理、在 PT 和 APTT 结果不确定时。

16.14.3 测定方法

TGT 检测的是体外组织因子凝血活化后血浆标本产生凝血酶的能力。与仅测量凝血起始阶段的 PT 和 APTT 相反,TGT 检测的是起始和扩展阶段[3]。

在扩展阶段:大部分凝血酶的产生是通过因子Ⅴ、Ⅷ和Ⅺ的反馈机制(图 16.1-4 和图 16.1-7)。凝血酶的形成因抗凝途径而下降,且所有凝血酶活性都被血浆蛋白酶抑制剂抑制(终止阶段)。

16.14.3.1 自动校准凝血酶曲线(CAT)法

CAT 法依赖于一个低亲和力的荧光底物来连续监测血浆中的凝血酶活性[3]。

原理:每种 CAT 试验都需要对患者血浆进行两次荧光检测。在测量管中,将组织因子和合成的磷脂囊泡加入血浆,以启动凝血和凝血酶的形成。在校准管中,将已知量的底物转化活性(凝血酶校准物)加入血浆而不激活凝血。凝血酶校准物由 α_2 巨球蛋白结合的凝血酶组成,从而保护凝血酶免受血浆蛋白酶抑制剂的抑制。随后在两根管子中都加入 $CaCl_2$ 和荧光底物的混合物,并通过荧光计记录显色的荧光。测量管中的荧光由凝血开始后血浆中生成的凝血酶产生,并形成凝血酶生成曲线的基础。在校准管中,添加的凝血酶校准物以恒定的速度转化荧光底物。典型的凝血酶生成曲线见图 16.14-1。一个短的滞后阶段(启动)之后是凝血酶的大量增加(扩展),随后因主要抗凝血酶的抑制而消失(终止)。由 TGT 曲线衍生而得的参数是[3]:

- 凝血酶生成滞后时间(Tlag),被定义为凝血酶浓度达到峰值浓度 1/6 时所需要的时间,它与血浆凝固时间有很好的相关性。
- 凝血酶生成达峰时间(Tmax),是指直到凝血酶生成达到高峰的所需时间。
- 凝血酶生成峰高(Cmax),产生最大的凝血酶活性。
- 内源性凝血酶潜能(ETP),与曲线下面积(AUC)相同。ETP 表示在某一段时间内凝血酶的总酶活性,它通常被认为是出血/血栓形成风险最有预测性的参数。

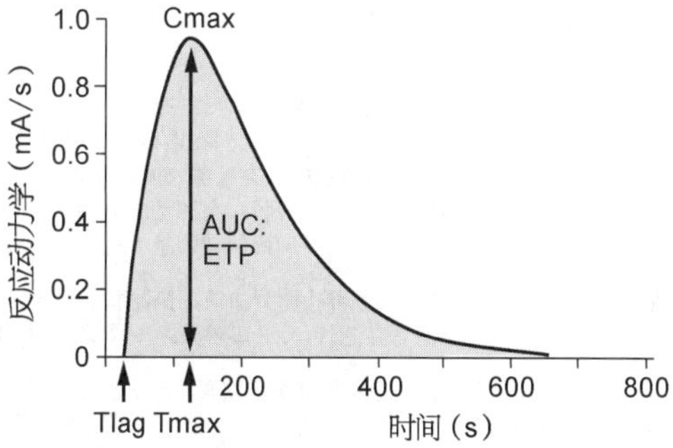

图 16.14-1 内源性凝血酶潜能(ETP)的检测参数。评估凝血酶的生成参数如 Tlag、Tmax、Cmax 和 AUC

尽管 ET 和峰高通常具有很好的相关性,但峰高有时是血浆凝血酶生成能力更敏感的指标,因为在凝血因子浓度增加的血浆中,相比 ETP,它更不容易饱和。当使用含有用于 PC 激活的血栓调节蛋白的修饰方法时,TGT 在检测抗凝方面特别敏感[4]。

延长的 Tlag 和 ETP/峰高的降低表明出现低凝(出血前)状态。反之亦然,Tlag 短和 ETP/峰值高表明高凝(血栓前)状态[2]。全血的检测方法也已经公布[5]。

16.14.4 标本要求

柠檬酸盐抗凝血浆、柠檬酸盐抗凝全血,具体取决于所使用的方法。

16.14.5 参考区间

取决于所使用的方法。

16.14.6 临床意义

凝血酶是一种多功能的蛋白酶，除了止血之外，还支持非止血机制，例如调节血管渗透性、血管张力、炎症及血管生成。

在由凝血酶介导的凝血系统的所有功能中，最重要的是纤维蛋白原-纤维蛋白的转化、因子Ⅴ、Ⅷ、Ⅺ、ⅩⅢ和蛋白C的活性以及血小板的活化。大量凝血酶被抗凝血酶灭活。

凝血酶不仅可以在凝血系统的增殖阶段增强其自身的形成(图16.1-7)，也可以通过以下方式进行自我抑制：凝血酶和PC与血管内皮的血栓调节蛋白结合，将PC激活为APC。在PS的参与下，APC使因子Ⅴa和Ⅷa失活，从而降低激活的凝血(图16.21-1)。

16.14.6.1 TGT与PT和APTT试验的比较

ETP的检测对于总体止血功能的指示要优于PT和APTT[2]。在PT和APTT这些试验中，一旦产生总凝血酶量的5%，血浆就开始凝结，从而剩下的95%未被检测到。此外，由于从凝血开始到血块形成的时间相对较短(10～30 s)，在血浆中运行的天然抗凝剂(抗凝血酶和PC)不能完全被活化，尤其是当它们需要肝素样物质(抗凝血酶)和血栓调节蛋白来激活时。这些物质位于内皮细胞上，而不是在血浆中。因此，PT和APTT试验不可能反映出产生的作为促凝驱动剂的凝血酶的总量及作为抗凝驱动剂的其抑制剂的总量。众所周知，PT和APTT试验适合于检测凝血因子的不足，但是它们不太适合检测发现抗凝因子的缺陷[2]。

16.14.6.2 ETP的临床意义

出血：在出血的情况下，如果使用乏血小板血浆，那么ETP与出血倾向和因子缺乏密切相关[6]。在FⅧ或FⅨ检测不到的血友病患者中，已报道在富血小板血浆中检测的ETP具有较高的区分轻度和中度出血趋势的能力[7]。

易栓症：对于有静脉血栓栓塞(VTE)风险、先天性血栓形成倾向(如AT、PC、FⅤ-Leiden突变的携带者)、凝血酶原G20210A突变及抗凝和促凝不平衡的患者，TGT是对高凝状态有价值的指标。许多流行病学的前瞻性和回顾性研究都描述了ETP和VTE风险之间显著的相关性[8]。这是指血栓的首次发生和复发。在获得性血栓形成倾向疾病中检测ETP，如在孕期[9]及糖尿病[10]，ETP也具有诊断和预后作用。

ETP改变的出凝血疾病见表16.14-1。

表16.14-1　内源性凝血酶潜能(ETP)变化时的出血性疾病

疾病/病因	临床和实验室检查
特发性血栓形成	凝血酶生成增加与第一次特发性静脉血栓形成的风险增加有关。例如，ETP值高于第90百分位点的个体，其发生首次特发性静脉血栓形成的风险增高1.7倍[11]。然而，如果在使用维生素K拮抗剂治疗后ETP的峰值(Cmax)>400 nmol，则高ETP还与血栓复发风险增加有关。ETP低的患者，其4年内复发的概率仅7%。而ETP高的患者，复发率为40%。在AUREC研究中[12]，ETP高于100%的患者其复发的风险比ETP低的患者要高出2倍。ETP>100%的患者复发的累积概率为14.6%，而低水平的患者仅为6.1%。
先天性血栓形成倾向	在FⅤ-Leiden突变的杂合子携带者G20210A等位基因的杂合子携带者，遗传性抗凝血酶缺乏患者和蛋白C、S缺乏的患者中检测ETP，其ETP要高于正常健康个体。然而ETP的检测不能代替血栓形成的筛查试验。TGT是目前用于确定高凝状态危险因素的影响及评估复发性血栓形成风险的试验。
恶性肿瘤[13]	恶性肿瘤与静脉血栓栓塞之间存在密切关联，它由肿瘤患者的高凝状态导致。微粒被认为是关键组成部分。从激活或凋亡后的正常细胞和(或)肿瘤细胞上可以脱落小膜泡。它们在血栓形成中被捕获，导致凝血酶生成，从而增强纤维蛋白的扩散。微粒促凝的性能是由像磷脂酰丝氨酸等阴离子磷脂的暴露，使质膜重塑后，在外侧小叶可接近，并在此提供凝固物的催化位点。在一项研究中[13]，检测了恶性肿瘤患者的TGT。当研究者仅添加组织因子(使结果依赖于磷脂)，内源性凝血酶潜能、Cmax、Tmax显著高于正常，而Tlag显著低于正常。这在胃肠肿瘤和转移性乳腺癌患者中尤为明显。这些结果表明，新确诊的肿瘤患者血浆中的促凝物活性可以通过较高的促凝磷脂和组织因子活性来解释。
急性心肌梗死(AMI)	在AMI时或这之后可检测到血液的高凝状态。例如，在AMI发生的当天，与参照群体相比，凝血酶生成的内源性凝血酶潜能(ETP)、Tlag和Tmax增加。一些患者在急性AMI事件发生6个月后，ETP仍持续升高[14]。
2型糖尿病	关于2型糖尿病患者静脉血栓栓塞发生率较高的问题已存在争议。一个原因是之前的研究调查是基于对单一促凝或抗凝因素的检测。在一项研究中，凝血酶在存在或不存在外源性组织因子、不存在磷脂时通过激活而产生，TGT的参数以以下形式出现：滞后时间越短，Tmax越长，导致ETP增加，但这只出现于血栓调节蛋白被加入检测试验时。当不存在组织因子和磷脂，在进行凝血酶生成试验时，促凝和抗凝之间的不平衡尤为明显[10]。
口服避孕药	口服避孕药女性的ETP高于对照组。例如，对照组的ETP(%)为104%±16%，口服避孕药女性的ETP为134%±24%[15]。

16.15 人凝血因子分析

Lothar Thomas

16.15.1 引言

在疑似遗传性缺陷病、获得性凝血因子减少或凝血因子单独增加时可检测人凝血因子。研究的重点是因子Ⅶ、Ⅷ、Ⅸ以及血管性血友病因子(vWF)。凝血酶原时间(PT)和部分活化凝血活酶时间(APTT)等筛查试验可提供线索，但仍需要检测人凝血因子做进一步的证实。

遗传性因子缺乏和获得性因子缺乏是有区别的。获得性因子缺乏是由于合成或周转缺乏，并且会在存在潜在疾病时表现出来。除FⅫ缺乏外，获得性因子缺乏往往涉及多种凝血因子。

因子Ⅷ、Ⅸ和vWF发挥着特殊作用，因为它们可能导致出血或静脉血栓形成。

16.15.2 适应证

- 出血时，怀疑先天性或获得性单个或数个凝血因子缺乏或缺陷。
- 明确PT、APTT、凝血酶时间等单个或多个筛查试验检测值异常的原因。
- 凝血因子制剂治疗的监测。
- 怀疑血栓性患者因子Ⅷ、Ⅸ和vWF遗传缺陷。

16.15.3 测定方法

因子活性主要通过类似于APTT或PT的一步法来检测，使用乏因子血浆。在许多情况下，因子抗原浓度也可通过免疫学方法来检测。

分子生物学技术可用于明确凝血因子相关基因的改变。

16.15.3.1 单个凝血因子的凝血活性分析

原理：因子Ⅱ(凝血酶原)、Ⅴ、Ⅶ、Ⅷ：C、Ⅸ、Ⅹ、Ⅺ、Ⅻ、前激肽释放酶(Fletcher因子)和高分子量激肽原(HMWK)的活性主要用所谓的一步测定法进行检测。该方法通过一个单一反应步骤测定纤维蛋白形成时间来对凝血因子活性进行评估，因为它们是APTT(因子Ⅷ：C、Ⅸ、Ⅺ、Ⅻ、前激肽释放酶或HMWK)或PT(因子Ⅱ、Ⅴ、Ⅶ、Ⅹ)整个反应中的一个变量。将稀释的患者血浆加入乏因子血浆中也是出于这个目的。该方法根据被检测因子对反应速度产生的唯一的决定作用进行调整[1]。在乏因子血浆中，残余的因子活性低于1%[2]。检测到的因子活性根据参考曲线由秒转化为百分比来表示。

因子活性检测也可以用特异性的发色法来进行检测[3]。主要用于检测FⅧ和FⅨ。在这些试验中，FⅩa凝血因子的活化速度主要通过裂解发色底物来进行检测。

16.15.3.2 蛋白浓度的检测

凝血因子蛋白浓度也可以通过免疫化学法进行检测(原理参见52.1.5)。

16.15.3.3 基因检测与突变谱

在DNA水平上的基因诊断通常有两种可能：一是直接基因组分析，在受影响的基因中识别出突变。二是间接基因组分析，标志物的特性如限制性片段长度多态性(RFLP)、短串联重复序列或可变数目串联重复序列(VNTR)，它们与受影响基因中的突变密切相关。

16.15.4 标本要求

柠檬酸盐抗凝血浆(血液采集时，1份0.11 mol/L的柠檬酸钠溶液与9份血液混合)：2 mL。

16.15.5 参考区间

凝固时间：FⅡ、FⅤ、FⅦ、FⅨ、FⅩ、FⅪ为正常人的70%～120%；FⅧ、FⅫ、HMWK、前激肽释放酶为正常人的70%～150%。

16.15.6 临床意义

罕见的遗传性出血性疾病，包括以下凝血因子的缺乏：纤维蛋白原、FⅡ、FⅤ、FⅧ、FⅦ、FⅩ、FⅪ和FⅩⅢ，以及先天性维生素K依赖的凝血因子缺乏[5]。

16.15.6.1 遗传因素缺陷

在先天性凝血因子缺乏症中，异常蛋白血症与蛋白缺乏症有本质区别。前者是以基因点突变导致的单个氨基酸改变为特征的(如血友病A)；而后者导致遗传信息改变，以至于基因信息不能被识别或异常的mRNA被立即分解。这两种形式都可以以纯合子或杂合子方式进行遗传。

纯合子型的因子缺乏，其凝血因子活性将极度下降，而杂合子型的因子活性为正常人的20%～50%。对于常染色体遗传编码的凝血因子，其两条染色体上的遗传信息必须正常表达才能保证活性正常。

只可通过免疫化学法(如免疫固定电泳)来鉴别异常蛋白血症与蛋白缺乏症。临床所观察到的出血倾向与残余的因子活性密切相关。遗传性因子缺乏症列于表16.15-1。

表16.15-1 与遗传性凝血因子缺乏相关的出血性疾病[4,5]

疾病/病因	临床和实验室检查
FⅦ缺乏[6]	FⅦ是一种维生素K依赖的糖蛋白，由406个氨基酸组成，分子量约为50 kDa。它以两种形式出现在血液循环，大部分作为单链无活性酶原，浓度为10 nm/L(0.5 mg/L)，另一小部分为10～110 pmol/L的活性双链形式。通过裂解第152号精氨酸和第153号异亮氨酸之间的单个肽链，产生具有1～152号氨基酸序列的轻链和153～406号氨基酸序列的重链，可以实现FⅦ由单链形式转变为双链形式的转化。 血管损伤可以导致FⅦ激活外源性凝血途径。与组织因子(TF)结合的FⅦ被活化以产生活性的丝氨酸蛋白酶FⅦa。TF-FⅦa复合物激活FⅩ和FⅨ以产生复杂的复合物(图16.1-7)。FⅦ最重要的生理性抑制剂是由内皮细胞和巨噬细胞合成的组织因子途径抑制剂(TFPI)，它可以迅速抑制凝血的外源性凝血途径。 FⅦ基因跨越12 kb，并由8个外显子组成。它位于13号染色体的长臂3区4带。迄今为止，已经确定该位点有63种多态性变异。其中一些变异对FⅦ的活性有影响。Ala294Val的错位突变是最常见的突变。 遗传性FⅦ缺乏是一种罕见的出血性疾病，患者出现大小不同的出血。在FⅦ活性低于1%时可能会发生严重出血。
FⅧ缺乏	FⅧ是一个依赖蛋白水解降解的分子量为330 kDa的糖蛋白。新生成的FⅧ受到许多翻译后的修饰。FⅧ包括3个A结构域，一个大的B结构域及2个C结构域。FⅧ通过裂解A1和A2及B和A3之间的连接而被激活。FⅧa是一个由A1、A2、A3-C1-C2结构域组成的三聚体(图16.18-4)。血浆中FⅧ与vWF形成大型复合物，浓度约为0.1 mg/L，半衰期为13 h。 FⅧ(与FⅤ类似)是凝血酶诱导的凝血活化的辅助因子。激活的FⅧ在活化的FⅨ存在下可以激活FⅩ(图16.1-7)。 FⅧ基因跨越186个碱基(kb)，包含26个外显子，位于X染色体长臂2区8带。确定突变的类型包括碱基序列的大量缺失、重排、小缺缺失和(或)插入小于100个碱基对、点突变。FⅧ基因中最常见的突变是在严重表型的患者中，有50%出现内含子22反转，5%出现内含子1倒位[7]。 遗传性FⅧ缺陷会导致血友病A，它是一种以活性FⅧ功能缺失为特征的混合型凝血功能障碍。遗传性FⅧ缺乏是最常见的出血原因。它影响男性人群的0.01%～0.02%。根据FⅧ活性，血友病A在临床上分为三个程度：重度，FⅧ活性<1%；中度，FⅧ活性1%～5%；轻度，FⅧ活性6%～40%。 实验室检查结果：PT正常，APTT延长，FⅧ活性降低。 治疗：重组FⅦa用于治疗先天性血友病和获得性因子Ⅷ、Ⅸ抑制物患者的出血并发症。基于凝血酶暴发的快速效应，出血通常在10～15 min内停止。FⅦa浓度比常规外源性途径[只有5%～15%的组织因子(TF)与FⅦa形成复合物]的活化高10倍。由于60%～70%释放的TF与FⅦa形成复合物，所以凝血作用显著增强。
抗因子Ⅷ抗体[8]	在血友病A患者接受FⅧ替代疗法期间，产生能够中和治疗效果的同种抗体(抑制剂)是最严重的并发症。这种抗体在5%～50%的患者中可检测到。在严重血友病中，大约有90%的抗体阳性病例；在轻中度血友病，比例为3%～13%。原因之一是由于FⅧ基因的缺陷，主要由基因缺失、终止突变、A2结构域的Arg593Cys突变及C结构域的Trp2229Cys突变引起的。假设这些缺陷引起FⅧ蛋白结构发生变化，从而使分子具有免疫原性。另一个原因是血红素氧化酶-1(HMOX1)的减少[9]。在HMOX1启动子中有许多(GT)*n*重复的患者，其HMOX1活性较低，抑制性抗体出现的概率上升2.21倍。

续 表

疾病/病因	临床和实验室检查
抗因子Ⅷ抗体[8]	根据 Nijmegen 修改的 Bethesda 法是抗 FⅧ抗体检测的标准方法。原则上，将患者血浆(或稀释液)与相同量的正常血浆混合，并孵育 2 h。正常血浆作为 FⅧ的来源，并且 2 h 的孵育可以使抗体能够抑制 FⅧ。在 Nijmegen 修改中，通过用咪唑对正常血浆缓冲至 pH 7.4 可以增加特异性低抗体的滴度，并使用 FⅧ缺陷的血浆稀释患者和对照混合血浆。此试验的灵敏度为每毫升 0～1Bethesda 单位(BU)；实验室间的变异为 30%～42%。BU 定义为可以中和正常血浆中 50%FⅧ的患者血浆中抗体的量。滴度高于 0.6 BU/mL 被认为是抗体(抑制剂)阳性。 滴度为 5 BU/mL 以下的患者，被归为低滴度者；高于 5 BU/mL 的患者被归为高滴度者。
FⅨ缺乏	FⅨ是一个含有 415 个氨基酸，分子量为 68 kDa 的糖蛋白。在合成过程及合成后，FⅨ前体受到各种翻译修饰，例如，在 N 末端区域 12 个谷氨酸残基的 N 糖基化、O 糖基化和 γ 羧化需要维生素 K 作为辅因子。成熟的 FⅨ由以下结构域组成：Gla 结构域、两个表皮生长因子(EGF)样结构域、连接序列、激活肽以及胰蛋白酶样催化亚基。血浆中 FⅨ的浓度为 4 mg/L，半衰期为 23 h。 在外源性凝血途径中，通过活化中的 FⅪa 或 FⅦa-组织因子复合物对裂解 FⅨ自身的活化肽而激活 FⅨ(图 16.1-7)。 FⅨ基因跨越 33 kb，包含 8 个外显子，位于 X 染色体长臂 2 区 7 带 1 亚带。在血友病 A 中也发现了大致相同类型的突变。 遗传性 FⅨ缺乏导致血友病 B(圣诞病)。约 20%的血友病是由于 FⅨ的缺乏导致。由于 FⅨ编码基因位于 X 染色体(与 FⅧ类似)，因此 FⅨ的缺乏主要影响男性人群。血友病 B 的临床症状像血友病 A。 实验室检查结果：PT 正常，APTT 延长，FⅨ活性降低。血友病 B 莱顿是血友病 B 的一组亚群，因为受累患者随着年龄增长，血友病消失。在儿童期，FⅨ活性低于 1%，此后随年龄增长，到青春期时达 20%～50%。这些患者 FⅨ基因的启动子序列存在突变。
FⅩ缺乏	FⅩ是由一个 42 kDa 的重链和一个 16 kDa 的轻链组成的分子量为 59 kDa 的维生素 K 依赖性糖蛋白。两条链通过二硫键连接在一起。重链含有催化结构域。FⅩ通过在活性中心所在的重链肽键处裂解而活化为 FⅩa。血浆中 FⅩ的浓度为 7～10 mg/L，半衰期为 40～45 h。 FⅩ沿着外源性和内源性凝血途径被活化，并且 FⅩa 启动凝血酶原转为凝血酶的转化(图 16.1-7)。 FⅩ基因跨越 27 kb，位于 13 号染色体长臂 3 区 4 带。外显子-内含子结构与 FⅦ和 FⅨ基因的结构相同。大量的氨基酸残基被突变修饰，并导致 FⅩ缺陷。 先天性 FⅩ缺陷的发病率为 1/500 000。在 FⅩ活性低于 1%时，会出现严重的出血症状，如脑出血(21%的患者)、胃肠出血(12%)及关节出血(33%)。在 FⅦ缺乏时，脑出血和关节出血比较少见[4]。
FⅪ缺乏	FⅪ是一个通过二硫键将两个相同的 83 kDa 的多肽链连接在一起的 160 kDa 的异源二聚体。每个 FⅪ单体被 FⅫa 裂解，产生一个 47 kDa 的重链和一个 35 kDa 的轻链。后者是活性丝氨酸蛋白酶的活性位点。FⅪ的裂解也可由凝血酶而非 FⅫa 发起。 在 HMWK 和带负电荷的表面存在时，FⅪ在体外通过 FⅫa 激活。 FⅪ基因位于 4 号染色体长臂。超过 150 个突变可以导致 FⅪ活性在不同程度上降低。 FⅪ缺乏症是一种罕见的常染色体遗传性凝血障碍，主要在犹太儿童中确诊(德系犹太人：纯合子携带者 0.2%～0.5%，杂合子携带者 8%～9%)。出血倾向见于创伤、手术、分娩或月经增多。活性低于 15%和为重度 FⅪ缺乏，活性 20%～70%为部分 FⅪ缺乏。

16.15.6.2 遗传性凝血因子增加

凝血因子活性增加，其基因型可能与静脉血栓栓塞(VTE)和动脉粥样硬化相关。这种情况下，因子Ⅷ、Ⅸ和 vWF 是很重要的。

vWF：vWF 由内皮细胞和巨噬细胞合成。在损伤时，vWF 会使血小板黏附到由于损伤而释放的血管壁胶原上。已经发现，vWF-FⅧ复合物浓度的增加与静脉血栓栓塞和动脉粥样硬化形成有关。A 型血和 B 型血群体，其患 VTE 的风险增加，这可能与他们体内 vWF-FⅧ复合物浓度增加 25%～30%相关[10]。

因子Ⅷ：血浆中 FⅧ含量高是 VTE 的一个危险因素。在莱顿血栓形成倾向的研究中，FⅧ超过 150 IU/dL 的患者，其 VTE 的风险增加 5 倍。在正常人群 FⅧ含量第 90 百分位以上(超过 294 IU/dL)的患者，其 30 个月内 VTE 复发的风险比 FⅧ低含量的患者高出 6.7 倍[11]。在许多情况下，如果排除 FⅤ-Leiden 突变的根本原因，FⅧ含量增加可能是对 APC 产生获得性抵抗的主要原因。

因子Ⅸ：FⅨa 在内源性凝血途径中维持凝血酶(即纤维蛋白)的形成起着重要作用。在一项研究中[12]，A 突变成 G 的变异编码的 FⅨ(rs 6048，F9 Malmö)与深静脉血栓形成有关。

16.15.6.3 获得性凝血因子缺乏

获得性凝血因子缺乏比遗传性凝血因子缺乏更常见，且常常数个凝血因子同时受累。与凝血因子缺乏相关的出血性疾病的原因列于表 16.15-2。

表 16.15-2 与获得性凝血因子缺乏相关的出血性疾病

疾病/病因	临床和实验室检查
维生素 K 缺乏	因子Ⅱ、Ⅶ、Ⅸ、Ⅹ(凝血酶原复合物)以及蛋白 C、S 水平下降。早期 FⅦ和蛋白 C 因半衰期短最先下降。维生素 K 缺乏的原因：香豆素治疗、维生素 K 摄入减少、抗生素治疗、维生素 K 吸收不良。
肝脏损伤(肝硬化、中毒性肝衰竭、缺血性肝炎)	许多情况下，开始时只有 FⅦ减少，特别是在肝脏轻度损伤时。随后，在严重的肝细胞损伤时，所有的凝血因子和抑制物通常都会降低。FⅧ亚基可显著升高。
弥散性血管内凝血	凝血因子的缺乏程度取决于弥散性血管内凝血所处阶段(高凝)、因子合成率和转化情况。FⅤ、抗凝血酶、纤维蛋白原受影响较重。
系统性纤维蛋白溶解亢进	在系统性纤维蛋白溶解时(如溶栓治疗时)，α_2 抗纤维蛋白溶酶、纤维蛋白溶酶原、纤维蛋白原及因子Ⅴ、Ⅷ、ⅩⅢ均降低。
消耗性凝血病 - 腹水 - 肾病综合征 - 淀粉样变性	以下列物质缺乏为特征： - 凝血酶原复合物因子、纤维蛋白原、抗凝血酶、纤维蛋白溶酶原。 - 抗凝血酶、FⅫ。 FⅩ、FⅨ、FⅪ和纤维蛋白溶酶原也可能受到影响。
药物 - 天冬酰胺酶治疗 - 含有 N-甲基硫化四氮唑(NMTT)或甲基噻二唑(MTD)侧链的头孢菌素 - 丙戊酸	药物可导致以下因子缺乏： - FⅨ、FⅩ、纤维蛋白原和 FⅧ缺乏。 - NMTT 头孢菌素(拉莫沙芬、头孢甲肟、头孢哌酮、头孢孟多、头孢替坦)和 MTD 头孢菌素(头孢唑酮、头孢唑啉)具有香豆素样的效果，可影响维生素 K 的代谢，但其作用无香豆素、苯丙羟基香豆素明显[13]。严重的低凝血酶原血症仍可出现于有潜在维生素 K 缺乏的患者。这些出血事件可通过补充维生素 K 来预防。 - 在某些情况下，接受丙戊酸治疗时会发生 FⅨ缺乏和(或)FⅧ复合物降低。

续 表

疾病/病因	临床和实验室检查
新生儿	出生后数日内可出现生理性的一过性凝血酶原复合物下降及其他因子的轻度下降。至8～12周时，那些仅用母乳喂养的婴儿可因缺乏维生素K而面临凝血酶原复合物缺乏的危险。
获得性凝血因子抑制剂[14]	凝血因子抑制物可在先前凝血正常的患者中自发发生。患者会产生自身抗体直接对抗其自身的凝血因子，就像自身免疫性疾病一样。对抗因子Ⅷ、Ⅴ、Ⅺ、Ⅻ或凝血酶的抑制剂是IgG类的免疫球蛋白。
- 获得性血友病A[15]	获得性血友病A是一种基于针对FⅧ的自身抗体发展的出血性疾病，每年的发病率为1.5/100万。它是自发针对凝血因子的自身抗体发生的最常见形式。这些自身抗体诱导先前凝血正常的患者发生自发性出血。高达50%的病例出现自身免疫性疾病、恶性肿瘤、淋巴增生性疾病及妊娠。根据不同的形式，可能会出现危及生命的出血、外伤引起的出血或没有出血倾向。在许多情况下，年龄较大的患者，出现并发症，并需要接受药物治疗，如血小板聚集抑制剂。 实验室检查：APTT延长无法解释时，使用血浆混合试验来证实抑制剂的存在。如果在混合血浆中存在抑制剂，即患者血浆以1∶1比例与正常血浆混合后，APTT仍显著延长。如果APTT延长得以纠正，表明凝血因子缺乏。

16.15.6.4 因子替代疗法和病情监测

先天性出血障碍，如血管性血友病、血友病A、血友病B以及少见的因子Ⅱ、Ⅶ、Ⅹ、Ⅺ、Ⅻ缺陷症，都需要因子替代治疗[16,17]。

获得性出血障碍，常以急性出血性并发症的形式出现，包括围手术期或术后、进行性肝脏疾病、酸碱电解质平衡紊乱、溶血性尿毒症综合征。

大手术前，凝血因子的活性应保持在60%以上，但对于非广泛性手术，结合局部止血措施，凝血因子活性保持在35%以上即可达到控制出血的目的。

对于已有因子缺乏的患者，如果手术前需要给予因子替代治疗，则必须对凝血因子的基础浓度进行检测，并在替代治疗后用一步法进行监测。对持续3h以上的手术或术中出现出血情况，都应进行凝血因子活性的监测。术后还需要对凝血因子活性进一步监测，在伤口完全愈合前，每天监测1～2次。

因子替代疗法的剂量应根据患者体重及该因子在体内的半衰期来决定(表16.15-3)。

表16.15-3 围手术期凝血因子缺乏患者所需因子的活性及监测[17]

因子	半衰期	所需活性/浓度		监测项目
		术中及术后	术后后期	
FⅠ	5～6 d	>1.5 g/L	>1.5 g/L	纤维蛋白原
FⅡ	2 d	>60%	>35%	PT、FⅡ
FⅤ	12～15 h	>60%	>35%	PT、FⅤ
FⅦ	2～5 h	>60%	>35%	PT、FⅦ
FⅧ	5～12 h	>60%	>35%	APTT、FⅧ
FⅨ	12～30 h	>60%	>35%	APTT、FⅨ
FⅩ	32 h	>60%	>35%	PT、FⅩ
FⅪ	10 h	>60%	—	APTT、FⅪ
FⅫ	1～3 d	>60%	—	APTT、FⅫ
FⅩⅢ	3～5 d	>60%	>60%	FⅩⅢ

PT，凝血酶原时间；APTT，活化部分凝血酶原时间

一个单位的凝血因子相当于1 mL健康献血者柠檬酸盐抗凝血浆中所含的凝血因子活性。WHO已有的参考物质包括：因子Ⅱ、Ⅶ、Ⅷ∶C、Ⅸ、Ⅹ。每千克体重给予一个单位的凝血因子能提高凝血活性1%。对于术后患者，术后8天之内凝血因子活性应保持在60%以上，此后的4～8天应保持在30%以上。

在进行因子替代疗法前，必须要检测抗凝血酶浓度(如对有肝脏实质损伤需手术治疗和术中需大量输血的患者)。这样做的原因是因为在抗凝血酶缺乏的状态下，使用促凝血物质的替代治疗有可能导致血栓形成或弥散性血管内凝血。

因子替代治疗制剂：① 新鲜冰冻血浆：溶解后，所有凝血因子的活性保持在70%(≥0.7 U)以上。对于严重因子缺乏的病例，该方法因受到补液容量的限制而难以达到治疗目的，大约每千克体重输入血浆1 mL仅能提高凝血因子活性1%；② PPSB：含有凝血酶原复合物(包括因子Ⅱ、Ⅶ、Ⅹ、Ⅸ及蛋白C和S)。肝实质损伤、维生素K缺乏所引起的凝血因子缺乏综合征常导致凝血酶原复合物的降低。在弥散性血管内凝血中也存在凝血酶原复合物活性的降低；③ 因子Ⅷ、Ⅸ、ⅩⅢ和蛋白C制剂。

16.15.7 注意事项

尽管被检测的血浆在检测前已被稀释，消除了被检测因子外的其他影响因素的影响，但是高浓度的肝素、自身抗体、纤维蛋白(原)降解产物及其他抑制性物质仍会导致因子活性假性降低。

因子活性假性增高可能由于血液采集或对已激活的血液标本的储存所致。这对FⅧ和其他内源性凝血途径中的因子的检测更是如此。

16.15.8 生理生化

几乎所有的凝血因子均由肝脏合成。获得性因子缺乏常由潜在的原发性疾病所致，或由于肝脏疾病合成障碍(几乎所有的肝脏疾病，尤其是中毒性肝功能衰竭、休克肝)及由于凝血因子半衰期的缩短引起的转化加速。转化(消耗的)加速的主要原因：血管内血栓形成和纤溶亢进引起的弥散性血管内凝血(消耗性凝血病)、纤维蛋白溶解加速(纤维蛋白溶酶血症)、蛋白水解酶的释放(如随着白细胞裂解而释放的粒细胞弹性蛋白酶等溶酶体酶)、因子异常丢失(如肾病综合征、渗出性肠病、渗出性腹水、严重失血)、异常表面吸收(如淀粉样病变时的淀粉样纤维、肿瘤细胞及内皮损伤区域)。

16.16 纤维蛋白原

Lothar Thomas

纤维蛋白原是凝血系统中浓度最高的血浆蛋白，在凝血系统中起着重要作用。凝血酶催化的纤维蛋白肽A和肽B的裂

解使纤维蛋白原转变为纤维蛋白,其自发地聚集并形成双链原纤丝,进而形成纤维蛋白支链,最后形成纤维蛋白凝块[1]。低纤维蛋白原浓度与出血相关,高纤维蛋白原与血栓形成相关。

16.16.1 适应证

- 患者术前出血,有出血病史或相关临床适应证(肝脏酶活性增高,HELLP 综合征)。
- 手术前后严重失血并大量输血者。
- 结合抗凝血酶、D 二聚体、PT、APTT 排除弥散性血管内凝血者。
- 明确先天性或获得性纤维蛋白原的缺损或缺乏(低纤维蛋白原血症、异常纤维蛋白原血症或无纤维蛋白原血症)。
- 溶栓的治疗监测(如安克洛酶或降纤酶治疗的监测)。
- 纤维蛋白原浓度升高作为动脉血栓形成的一个标志物。
- PT、APTT、TT 等筛查指标异常时。

16.16.2 测定方法

纤维蛋白原浓度可以用以下方法检测:根据 Clauss 的凝血酶凝固速率法、动态比浊法(常用于自动分析仪)、免疫化学法(用于异常纤维蛋白原血症的评价)、纤维蛋白原衍生法[结果与非高浓度纤维蛋白(原)降解产物标本的凝血酶凝固速率法相关性好]。

16.16.2.1 凝血酶凝固速率法

原理[2,3]:高浓度的凝血酶加入稀释血浆中,记录血块形成所需的时间。血浆的凝固时间与纤维蛋白原浓度成反比。所得到的凝固时间与正常血浆的凝固时间进行比较,正常血浆中纤维蛋白原的浓度已根据检测方法的参考物质进行校准。患者血浆用 0.02 mol/L 的巴比妥缓冲液以 1 : 10 进行稀释,在 37℃温浴 5 min,随后加入 0.1 mL 的凝血酶(100 NIH U/mL)启动凝血过程。

16.16.2.2 完全可凝固的纤维蛋白原检测

原理[4,5]:在明确的参考方法中,将凝血酶加入柠檬酸盐抗凝血浆中,在没有 Ca^{2+} 的情况下延长孵育时间,可以将所有的纤维蛋白原转化成纤维蛋白凝块。加入 ε 亮氨酸来抑制纤维蛋白凝块的纤溶酶溶解。通过从凝块上温和地表达血清及随后清洗凝块,可以去除截留在凝块内的可溶性蛋白质。在没有 Ca^{2+} 的情况下,凝块不稳定,在高浓度的尿素溶液中维持可溶性状态。通过 282 nm 吸光度的检测或通过使用 Folin 试剂检测酪氨酸的含量都可以检测纤维蛋白原浓度,并以 g/L 为单位。

16.16.2.3 动态比浊法

原理[6]:巴曲酶是一种来源于蝮蛇唾液中的具有凝血酶样作用的酶,能分解出纤维蛋白原上的 A 片段,导致纤维蛋白单体聚集、浊度增加。在选定的反应条件下,浊度的增加与纤维蛋白单体浓度呈线性相关,并可被 340 nm 或 405 nm 的紫外光检测到。同时,单位时间内的吸光度的增加与纤维蛋白原的浓度呈正比关系。用此方法进行测定时,患者的血浆标本无需稀释。

16.16.2.4 免疫化学法

原理[7]:免疫化学法可分为放射免疫扩散法、免疫比色法和免疫比浊法。这些方法都需要特异的抗纤维蛋白原的抗体。

16.16.2.5 纤维蛋白原衍生法

原理[8]:使用浊度法或散射比浊终点法检测 PT,总的浊度的增加与可凝固的纤维蛋白原浓度成正比。在 PT 检测时,当达到某一预设的光密度阈值时,增加的时间被定义为"凝固时间"。只有达到凝固时间后,纤维蛋白原才会被裂解。由于产生的产物也会导致额外的光密度,因此纤维蛋白原浓度(纤维蛋白原衍生法)可以根据浊度的差异(终点的浊度减去凝固时间的浊度)计算而得。

16.16.3 标本要求

柠檬酸盐抗凝血浆(血液采集时,1 份 0.11 mol/L 的柠檬酸钠溶液与 9 份血液混合):1 mL。

16.16.4 参考区间(表 16.16 - 1)

表 16.16 - 1 纤维蛋白原的参考区间[9]

年龄(年)	女性(g/L)	男性(g/L)
4~14	2.18~3.70	2.13~4.01
14~20	2.20~3.68	2.09~3.61
20~30	1.99~3.43	1.80~3.50
30~40	2.24~3.46	1.96~3.58
40~50	1.99~3.63	2.02~3.96
50~60	2.29~3.81	2.12~3.66

参考区间取第 5 和第 95 百分位数;根据凝血酶凝固速率法检测而得

16.16.5 临床意义

纤维蛋白原或凝血因子Ⅰ:是凝血级联反应最后一个酶(凝血酶)的反应底物,是纤溶系统反应最后一个酶(纤溶酶)的反应底物,属于急性时相反应蛋白家族成员,由肝脏合成。

止血是防止血液流失的生理过程,涉及血管壁、血小板及促凝和抗凝系统的相互作用。

纤维蛋白原有两个功能:① 在一期止血中,它通过连接活化的血小板在血小板聚集中起关键作用。在它们的膜上,血小板表达糖蛋白受体 GPⅡb/Ⅲa(整联蛋白 αⅡbβ3)。血浆中,受体与纤维蛋白原结合,并由血小板颗粒释放(图 16.1 - 5);② 在二期止血中充当纤维蛋白形成的激活剂。

与纤维蛋白浓度降低或升高有关的疾病和病症分别列于表 16.16 - 2 和表 16.16 - 3。

并非所有的血浆纤维蛋白原都具有凝固功能[5]。这是因为循环中的纤维蛋白原在结构和功能上表现出相当的异质性,部分是由于多重遗传因素影响,部分是包括凝血酶、纤溶酶和中性粒细胞弹性蛋白酶在内的许多酶的降解作用影响。因此,与检测总的纤维蛋白原的免疫方法相比(无论是否可凝固),诸如基于凝块形成检测功能性纤维蛋白原的 Clauss 等的检测法会产生不同的结果。这些检查不适合用于评估出血风险。然而,它们对于在异常纤维蛋白原血症中区分功能性的纤维蛋白原是有作用的。在低纤维蛋白原(低纤维蛋白原血症、无纤维蛋白原血症)和异常纤维蛋白原血症中,可凝固的纤维蛋白原浓度低,但在异常纤维蛋白原血症中,纤维蛋白原的浓度是正常的。

表 16.16-2 与纤维蛋白原浓度降低相关的疾病与状态

疾病/病因	临床和实验室检查
严重的肝脏疾病	与肝实质明显损耗(如肝硬化、毒蘑菇中毒)或肝灌注(如急性右心衰竭)受损相关的严重肝病可导致因肝细胞蛋白质合成减少而引起的纤维蛋白原减少或导致异常纤维蛋白原血症。
血管内凝血激活	血管内凝血活化时间的延长可导致凝血因子消耗并引起纤维蛋白原向纤维蛋白转化的增加。微循环可被纤维蛋白聚合物阻塞;通过纤维蛋白溶酶激活剂释放的纤溶酶可以增强纤维蛋白的溶解,并因此导致纤维蛋白(原)降解产物的形成。两种选择都导致纤维蛋白原显著降低。血管内凝血激活可发生在:休克(如脓毒症和出血、烧伤、多发伤)、溶血(如溶血性尿毒症综合征、疟疾、输血反应)、从肿瘤细胞中释放凝血激活剂(如化疗后)。 伴纤维蛋白原大量减少的纤溶亢进,见于转移癌、急性髓系白血病、产科并发症(如胎盘早剥、羊水栓塞、死胎滞留等)。 由于纤维蛋白可在弥散性血管内凝血(DIC)和纤溶亢进中快速消耗,如在 1 h 内消耗完,因此必须在短时间内进行监测。在急性期反应相关的 DIC 中(如存在术后并发症),有时可检测到假性正常的纤维蛋白原浓度。
溶栓治疗	纤维蛋白原的减少取决于剂量,一般取决于相关药物,如在接受链激酶和尿激酶治疗时纤维蛋白原浓度显著降低(低于 0.1 g/L),在接受 t-PA 和尿激酶原治疗时纤维蛋白原浓度适度降低。
纤维蛋白(原)降解产物	在使用如 Clauss 法的功能性纤维蛋白原检测中,纤维蛋白(原)降解产物在纤维蛋白凝块生成中充当聚合抑制物。凝固时间延长,并检测到假性低的纤维蛋白浓度。
血液稀释	如果纤维蛋白原浓度降至 0.6~1.0 g/L,出现出血可能是由于手术干预后血液稀释而导致。
降纤酶治疗	这些药物的治疗范围是 0.2~0.8 g/L。
消耗性凝血病	纤维蛋白原缺乏取决于疾病的严重程度(如腹水或血液稀释)。
天门冬酰胺酶治疗	通常伴有明显的纤维蛋白原缺乏症。
凝血酶抑制剂	根据 Clauss 法的功能性纤维蛋白原试验受直接凝血酶抑制剂(如阿加曲班、达比加群、重组水蛭素、地西卢定)的影响,导致凝血时间延长及假性低的纤维蛋白原浓度。
遗传性无纤维蛋白原血症[12]	这种非常罕见的不同严重程度的常染色体隐性出血倾向疾病可能会在出生时出现危及生命的脐带出血。随后会出现肌肉和关节出血、轻微伤后出血以及鼻出血。脑出血的风险很高。不能检测到纤维蛋白原。在许多情况下,父母或一级亲属的纤维蛋白原浓度会降低 50%。基因缺陷可出现在所有三种纤维蛋白原基因中;然而,突变常位于基因编码的 Aα 链。常见的突变类型包括由于产生终止密码子而导致多肽合成过早终止的无义突变。
遗传性低纤维蛋白原血症[11]	这种罕见的缺陷与轻度至中度的出血倾向有关。遗传通常是常染色体显性遗传。一些携带者在临床上无症状。在免疫化学检测中,纤维蛋白原浓度低于 1.5 g/L。在某些情况下,无纤维蛋白原血症和异常纤维蛋白原血症之间可能没有明确的区分。低纤维蛋白原血症与存在结构改变的纤维蛋白原分子相结合的情况成为低异常纤维蛋白原血症。 在纤维蛋白原变异体 Marburg Ⅰ的存在下,纯合子携带者中纤维蛋白原浓度明显较低,但杂合子携带者的纤维蛋白原浓度在参考区间内。在纤维蛋白原变异体 Marburg Ⅰ中,在 610 个正常蛋白质氨基酸的第 460 个后,发生无义突变,并导致 Aα 链合成的提前终止。 实验室检查结果:大多数患者中,PT、APTT、TT 都正常。
异常纤维蛋白原血症[11]	在异常纤维蛋白原血症的血循环中出现异常纤维蛋白原分子,而用免疫化学方法检测血浆纤维蛋白原浓度显示正常或轻度下降。异常纤维蛋白原血症被分为遗传性的和获得性的。
- 遗传性异常纤维蛋白原血症[14]	这种罕见疾病以常染色体显性方式遗传。已发现影响所有三种纤维蛋白原基因的突变超出 50 种。最主要的突变是引起氨基酸改变的碱基交换突变。移码突变、无义突变及缺失、插入、链扩增比较罕见。缺陷主要发生在局部: - 发生在纤维蛋白肽 A。纤维蛋白肽 A 的释放和纤维蛋白单体的形成受损。在 1/3 的病例中,这些缺陷的携带者在临床上无临床症状或出现轻度至中度的出血倾向。 - 发生在 γD 结构域。这个结构域是许多重要功能的位置。该结构域参与 D 二聚体的相互作用,是纤维蛋白单体聚合中的聚合位点,结合 Ca^{2+} 并参与经 FⅧa 的 γ 交联。 临床表现:异常纤维蛋白原血症的临床症状多种多样,从无症状到严重出血、流产、血栓形成和卒中频率增加。有研究显示 55%~60%的患者无症状,25%~30%的患者有轻度出血倾向,10%~20%的患者有血栓形成[15]。异常纤维蛋白原血症在慢性血栓栓塞性肺动脉高压患者中的发病率较高。它是急性肺栓塞的并发症,其特征为近端肺动脉因纤维物质出现持续性梗阻、肺血管阻力增加及有生命威胁的右心衰竭。在一项研究中[16],33 例患者中有 5 例由于杂合基因突变而导致异常纤维蛋白原血症。 实验室检查结果:功能检测法(Clauss 法)检测纤维蛋白原浓度降低;免疫化学法检测,浓度在参考区间内。凝血酶时间和蛇毒凝血酶时间都延长。
- 获得性异常纤维蛋白原血症	70%~80%的慢性肝炎和肝硬化患者、86%的肝功能衰竭患者及 8%的胆汁淤积性黄疸患者可确诊为异常纤维蛋白原血症[15]。实验室检查结果与遗传性异常纤维蛋白原血症相同。

表 16.16-3 与纤维蛋白原浓度升高相关的疾病与状态

疾病/病因	临床和实验室检查
急性期反应	纤维蛋白原是急性时相反应蛋白。在初始事件发生后,纤维蛋白原浓度在其 24~48 h 的相应时间内会升高,并在 4~5 天后达最大值,如在急性和慢性炎症、恶性肿瘤、创伤和烧伤时。与初始浓度相比,浓度可增加 2~3 倍,最高可达 10 g/L。同时发生的消耗性反应可被急性期的反应所掩盖,这意味着尽管已存在消耗性凝血病及纤溶亢进,但纤维蛋白原浓度仍表现正常。 由于手术、心肌梗死或放疗引起细胞死亡增加的情况下,纤维蛋白原浓度在 5~8 天达峰值,并在其半衰期 2.1~3.8 天内减少,随后在 2 周后返回参考区间值(对应于红细胞沉降率的过程)。 风湿性疾病和结缔组织疾病等慢性活动性炎症过程与持续性高纤维蛋白原血症有关,并导致血清蛋白电泳中 β 球蛋白带增加。
凝血酶抑制剂	功能试验如纤维蛋白原的检测受直接凝血酶抑制剂(如阿加曲班、达比加群、重组水蛭素、地西卢定、大剂量的普通肝素)的影响。结果表明,纤维蛋白原浓度过高。 凝血酶对纤维蛋白形成的抑制作用或由于这些抑制物引起的凝血酶延迟形成导致凝块的光密度增加,因此检测到一个假性增高的纤维蛋白原浓度[17]。
蛋白丢失	高纤维蛋白原血症可以弥补蛋白质的丢失,尤其是白蛋白,如肾病综合征、多发性骨髓瘤等高纤维蛋白原血症。
肝叶切除术	与成功肝叶切除术后第一天相比,急性期反应使纤维蛋白原浓度在 1 周内增加 1 倍。纤维蛋白原含量升高失败可能会导致并发症或死亡[18]。
基因决定的纤维蛋白原增加	流行病学研究,包括 Framingham、Göteborg、Northwick Park 心脏学研究表明,高纤维蛋白原浓度是动脉粥样硬化的独立危险因素,如心肌梗死和卒中。血浆纤维蛋白原浓度被认为是由遗传决定的[19]。

16.16.6 注意事项

测定方法[2,5]：通常，与参考方法相比，凝血酶速率法检测的纤维蛋白原浓度过低，而用衍生法检测的浓度较高。

- 可凝固的纤维蛋白原检测（Clauss 法）：虽然可凝固的纤维蛋白原检测用凝血酶作为酶来转换纤维蛋白原，但是由于标本预稀释（1∶10）及存在过量的凝血酶，它对肝素没有明显不良的影响。
- 纤维蛋白原衍生法检测：在存在纤维蛋白（原）降解产物（FDP）时，这种方法检测到的检测值要高于可凝固的纤维蛋白原检测值。FDP 可与纤维蛋白原纤维发生聚集，从而导致浊度的增加。取决于所使用的每种凝血活酶试剂的肝素依赖性，肝素可能对纤维蛋白原衍生法检测产生影响。通常，纤维蛋白原衍生法是基于 PT 的检测，而且只有当 PT 值≥正常人的 25%时结果才可靠。与 Clauss 法相比，这种方法在肝硬化、肾功能不全、弥散性血管内凝血、异常纤维蛋白原血症患者中的检测值较高。例如，在一项对异常纤维蛋白原血症患者的比较研究中[10]，Clauss 法检测的纤维蛋白原中位数为 0.40 g/L（0.30～2.07 g/L），衍生法为 2.41 g/L（0.97～4.87 g/L）。用 PT 衍生法检测的纤维蛋白原约高出 5 倍，如果存在异常纤维蛋白原血症也不会被检测到。
- 沉淀法：与 Ratnoff - Menzie 法相似，由于其他蛋白也有可能一同产生沉淀，该方法也可能出现假性纤维蛋白原升高。
- 免疫化学法：由于 FDP 与纤维蛋白原有抗原交叉性，因此在 FDP 存在时会引起假阳性。

稳定性：8 h 后，全血中的浓度会轻度增加，24 h 后随个体差异，平均的变化率为 15%[11]。室温下，血浆标本可保存长达 24 h。

16.16.7 生理生化

纤维蛋白原由肝脏合成，其分子量为 340 kDa。它是一个二聚体分子，在每个单聚体分子上含有三个不同的 45 nm 长的多肽链（Aα、Bβ、γ），它们通过二硫键连接。纤维蛋白原链被折叠成不同的结构区域，包括一个中心 E 结构域和两个通过卷曲螺旋连接的 D 结构域（图 16.16 - 1）。E 结构域由全部六条多肽链的 N 末端组成，而 D 结构域主要包含 Bβ 链和 γ 链的 C 末端[12]。凝血酶裂解 Aα 链和 Bβ 链以释放纤维蛋白肽 A 和 B。释放后，所得的纤维蛋白单体发生聚合，形成不溶性的纤维蛋白凝块。

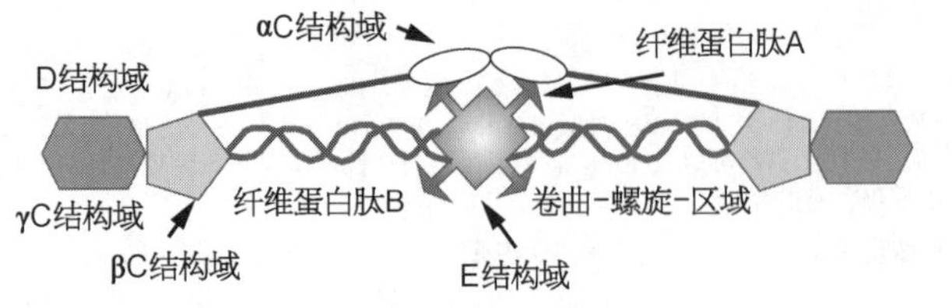

图 16.16 - 1 纤维蛋白原分子是由一个中央 E 结构域和两个末端 D 结构域组成的结构。每个 D 结构域通过结合臂（缠绕螺旋结构）与 E 结构域相连接。E 结构域包含所有 6 个链的氨基末端。两个 D 结构域都含有 Bβ 和 γ 链的羧基末端。纤维蛋白肽 A 和 B 是位于中央 E 结构域的 α 和 β 链的氨基末端。αA 链的羧基末端相对移动，远离 D 结构域，并与 E 结构域上方的小球状末端区域（αC 结构域）结合。图中未显示：D 结构域 γ 链的不同剪接的 C 末端区域参与结合血小板糖蛋白 GPⅡb/Ⅲa 并调节 FⅧ的活性。当纤维蛋白原通过凝血酶裂解 E 结构域中的纤维蛋白肽而转变为纤维蛋白时，纤维蛋白通过 DED 相互作用聚合

三条多肽链由单独的基因 *FGA*、*FGB* 和 *FGG* 编码。它们位于 4 号染色体长臂 3 区 1 带 3 亚带的 50 个碱基对区域（图 16.16 - 2）。

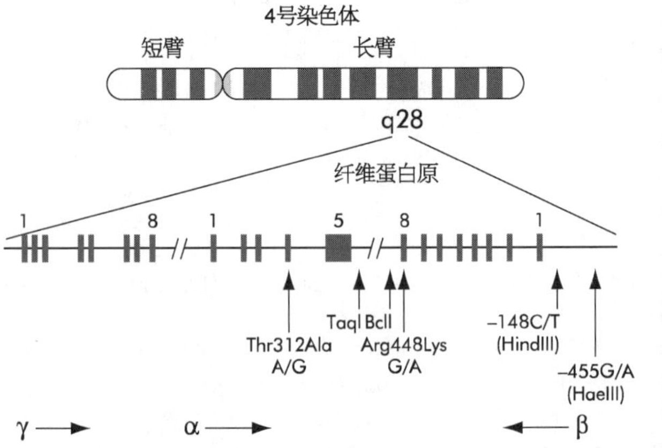

图 16.16 - 2 纤维蛋白原位于 4 号染色体（修改自参考文献[12]）。纤维蛋白原分子中，每个基因的 γ、α、β 链的第一个和最后一个外显子都被编号。水平箭头方向表示转入的方向；垂直箭头指向已知的多态性

血液中，纤维蛋白原以各种形式存在，分子量略有不同[13]。例如，纤维蛋白原部分包括可变结构的 γ 链，它被鉴定为具有作为 γA/γ 链的 A 链的异源二聚体。γ 链因 C 末端不同而与 γA 链表现出差异，因此它对纤维蛋白原的功能没有影响。γA/γ 链的出现可以调节凝血酶的功能、FⅧ的活性、纤维蛋白凝块的结构及清除血小板的结合位点。γA/γ 纤维蛋白原与动脉粥样硬化和 VTE 之间存在相关性。

作为急性时相反应蛋白，纤维蛋白原在炎症反应后 24～48 h 内浓度将明显升高。

肝实质严重损伤时，纤维蛋白原因合成障碍可出现明显的缺乏。通常情况下，消耗增加是纤维蛋白原缺乏常见的原因（如弥散性血管内凝血、消耗性凝血病、纤溶亢进）。

作为止血的有效成分，纤维蛋白原是凝血级联反应的底物。凝血过程活化后，凝血酶从纤维蛋白原上分解出纤维蛋白肽 A 和肽 B 两个片段，分子的残余部分聚集成纤维蛋白。随后，FⅫ催化纤维蛋白多聚体发生铰链反应，最后形成交联纤维蛋白凝块，协同其他病理生理过程，最终使血管闭塞，出血终止。

冷沉淀纤维蛋白原是一种在低温时出现沉淀的纤维蛋白原（参见 18.11）。

16.17 凝血因子ⅩⅢ

Lothar Thomas

凝血因子ⅩⅢ（FⅩⅢ）促进交联的纤维蛋白聚合体形成稳定的凝血凝块，在凝血系统的后期起着重要作用。FⅩⅢ由纤维蛋白和 Ca^{2+} 转化为有活性的转谷氨酰胺酶（FⅩⅢa）。FⅩⅢ可以稳定纤维蛋白并保护其不被纤溶[1]。先天性 FⅩⅢ缺乏症患者表现为严重但罕见的出血性疾病。PT、APTT 和 TT 试验无法检测出 FⅩⅢ缺乏，只可通过特殊的检测或血栓弹力图以明确。

16.17.1 适应证

包括出血原因的初步诊断、弥散性血管内凝血（消耗性凝血病）、创伤愈合的诊断、脐带出血与颅内出血。

16.17.2 测定方法

16.17.2.1 Kinetic UV 试验

原理[2]：FⅩⅢ是一种转谷氨酰胺酶原，被凝血酶激活后形成 FⅩⅢa。FⅩⅢa 通过一特异肽与甘氨酸乙酯结合并产生一个氨，后者经酶促反应可以对其进行测定，且与主反应同时进行。NADH 的减少量可以在波长 340 nm 处被动态测定（图 16.17－1）。检测前并不除去纤维蛋白原，因为检测过程只检测 FⅩⅢ，但必须防止因凝血酶作用而产生的纤维蛋白发生聚集，可通过加入聚集抑制剂蛋白使其保持在可溶状态。

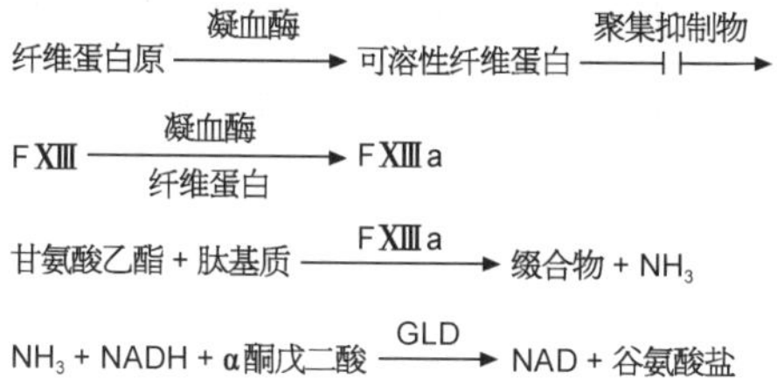

图 16.17－1 FⅩⅢ的测定原理

16.17.2.2 免疫学方法

原理：利用抗 FⅩⅢ亚基 A 的抗血清，通过 Laurell 免疫电泳法对 FⅩⅢ进行测定。

16.17.3 标本要求

柠檬酸钠血浆 1 mL（血液采集：1 份 0.11 mol/L 柠檬酸钠溶液与 9 份血液混合）。

16.17.4 参考区间

正常人 FⅩⅢ：70%～140%。

16.17.5 临床意义

血液循环中的 FⅩⅢ与纤维蛋白原结合是伤口愈合的关键。它介导血液凝固过程中形成的纤维蛋白聚合物的交联和稳定。另外，α_2 抗纤溶酶保护纤维蛋白在聚集过程中不被过快溶解，并促进结缔组织细胞迁移到稳定的纤维蛋白[3]。

16.17.5.1 FⅩⅢ缺乏

以下列举各种原因的缺乏[1]：① 先天性缺乏，脐带出血发生于 80%的先天性缺乏症；② FⅩⅢ的基因多态性导致缺乏，有报道称 FⅩⅢ亚基 A 存在 *Pro564leu* 和 *Tyr 204Phe* 基因多态性时，年轻妇女有失血性休克及反复妊娠失败的风险；③ 活动性缺乏（表 16.17－1）。

正常情况下，在 FⅩⅢ水平比正常水平下降至约 10%是不会有任何明显出血倾向的。

获得性 FⅩⅢ缺乏可能是由于组织受损后，消耗增加或由药物及 FⅩⅢ抗体所致（如系统性红斑狼疮或类风湿关节炎等自身免疫性疾病）。除了过敏性紫癜、急性发作的溃疡性肠炎和克罗恩病以外，FⅩⅢ缺乏往往都伴发于其他凝血功能障碍，单独发生的情况非常罕见。

表 16.17－1 凝血功能障碍与 FⅩⅢ缺乏

疾病/病因	临床和实验室检查
FⅩⅢ浓度	在健康个体中，3%～10%（0.03～0.1 IU/mL）的活性被认为足以预防出血。平均血浆 FⅩⅢ浓度为 21.6 mg/L[13]。
先天性 FⅩⅢ缺乏[14]	FⅩⅢ缺乏是常染色体隐性遗传。FⅩⅢ蛋白活性在纯合子患者中低于 5%，在杂合子患者中低于 10%。这些患者在手术等压力情况下有出血倾向。在新生儿中，先天性不足的发生率为 1/（300 万～500 万）。80%的病例发生脐带出血。FⅩⅢ缺乏症的其他表现包括头颅血肿、腹膜内和颅内出血。大多数病例与编码 FⅩⅢ－A 亚基的基因多态性有关。已经鉴定出许多导致错义、无义和剪接突变的 FⅩⅢ基因多态性。
FⅩⅢ抑制物	FⅩⅢ抑制物通常为 IgG 抗体且非常少见，见于下列患者[7,15]： - 接受 FⅩⅢ浓缩剂的先天性 FⅩⅢ乏症患者。 - 长期服用药物如异烟肼、青霉素、苯妥英钠、胺碘酮、普罗洛沙坦、环丙沙星等患者。异烟肼作为 FⅩⅢ的底物，并掺入到患有自身免疫性疾病如类风湿关节炎、系统性红斑狼疮和意义未明的单克隆免疫球蛋白病患者的纤维蛋白中。
早产儿	颅内出血是新生儿重症监护中的一个难点。婴儿呼吸窘迫综合征是血管内和血管外出血的诱发因素。这些儿童的所有凝血指标都低于成人（参考区间见 16.3），但是，FⅩⅢ明显下降。在一项研究中[16]，平均值为 37%。
自发性颅内出血（ICH）[17]	ICH 是一种危及生命的疾病，一年内死亡率达 62%。45～84 岁的年发病率为（20～60）/10 万，45 岁以下则约 10/10 万。在年轻患者中，自发 ICH 见于血管疾病、中毒、炎症、肿瘤、感染和血液病。后者分为先天性或获得性凝血因子缺陷，表现为数量减少或质量下降。凝血障碍危及生命的 ICH 主要由凝血酶原、FⅩ和 FⅩⅢ缺乏引起。对于大脑内皮止血而言，25%～60%的 FⅩⅢ活性是不够的。
过敏性紫癜（HSP）	HSP 是以皮肤、胃肠道、肾脏和关节为主的炎症性急性出血症。这种过敏性血管炎与胃肠道出血、呕吐和关节痛相关，并且在儿童中比在成人中更常见。某些患者的 FⅩⅢ浓度低于 50%[18]。
溃疡性结肠炎、克罗恩病	在活动期，FⅩⅢ活性与炎症标志物 C 反应蛋白浓度存在负相关性，往往低于 50%。这种下降不是由凝血激活引起的，而是由肠壁局部消耗引起的。FⅩⅢ活性与临床疾病活动度、红细胞沉降率、纤维蛋白原浓度和 CRP 水平呈负相关。在缓解期患者具有正常值。
弥散性血管内凝血（DIC）	在 DIC 时，由于凝血因子的消耗增加，可能发生 FⅩⅢ缺少。FⅩⅢ活性可降至基准水平的 25%。
纤维蛋白溶解治疗	纤溶酶对 FⅩⅢ的蛋白水解。
白血病	偶尔会发生 FⅩⅢ缺乏，特别是在急性早幼粒细胞白血病中。PMN 弹性蛋白酶破坏以无活性酶原形式存在的 FⅩⅢ。
天冬酰胺酶治疗	FⅩⅢ显著减少
肝病	在晚期肝病中，FⅩⅢ浓度低于正常，但至少有 50%。
恶性肿瘤	FⅩⅢ往往低于正常水平。
术后阶段	根据伤口面积的不同，FⅩⅢ在术后几天内会减少。食管切除后，FⅩⅢ呈现显著和长时间的下降[20]。冠状动脉旁路移植手术后 FⅩⅢ活性降低 30%～50%[21]。在选择性手术中，如果术后 FⅩⅢ活性低于 60%，术后出血风险增加 6.4 倍，如果纤维蛋白原浓度同时低于 1.5 g/L，术后出血风险增加 12 倍[22]。
烧伤	根据烧伤的程度，在最初几天内 FⅩⅢ活性可能低于 20%。用 FⅩⅢ浓缩物置换可减少失血，有利于皮肤移植的愈合。

手术后造成大量损失或血液稀释，可导致 FⅩⅢ水平下降。FⅩⅢ缺乏也见于在早幼粒细胞白血病、妇科肿瘤、弥漫性血管内凝血和严重肝脏疾病中[4,5]，这些患者的 FⅩⅢ的水平至少在 50%以上[6]。而在大型手术后，FⅩⅢ水平低至 10%～40%可能会导致危险的出血[7]。

FⅩⅢ缺乏的临床症状有脐带出血、颅内出血、外伤和大手术后的迟发性出血、钝伤后溢血、肌肉出血、关节血肿、伤口延迟愈合、自然流产[8]。

16.17.5.2 FⅩⅢ水平升高

FⅩⅢ水平升高可能与动脉粥样硬化的风险有关。有一种假说认为 FⅩⅢ水平升高可以加强纤维蛋白凝块，使它更耐剪切力和纤溶。一项研究表明[9]，FⅩⅢ活性最高的女性群组（采用免疫学方法检测结果升高 120%或 25.5 mg/L 以上）周围动脉疾病的风险升高了 2 倍有余，男性情况尚无研究结果。

16.17.6 评论和问题

标本内氨浓度高于 172 μmol/L（294 μg/dL）时可能影响 Kinetic UV 的检测结果，导致活性假性降低。如果有必要的话，可以检测氨的浓度，继而使用生理盐水稀释标本后复检。在标本内纤维蛋白原浓度极低（低于 0.8 g/L）或极高（高于 8 g/L）时，FⅩⅢ的检测结果可能假性降低。对于高纤维蛋白原浓度的标本，也可以使用生理盐水进行预稀释。

16.17.7 生理生化

FⅩⅢ属于谷氨酰胺酶家族（蛋白质-谷氨酰胺 γ 谷氨酰-ε-赖氨酰转移酶，EC 2.3.2.13），催化形成插入式的 ε-（γ 谷氨酰）-赖氨酸的二肽链。而由于 Ca^{2+} 的存在，防止了纤维蛋白凝块在弱碱性环境下的溶解。

FⅩⅢ以细胞蛋白和血浆蛋白的形式存在。血浆蛋白是由两个 83 kDa 大的相同球状亚基 A（FⅩⅢ-A）与两个 73 kDa 大的细长丝状亚基 B（FⅩⅢ-B），以非共价键结合的异聚体。FⅩⅢ-A 在血小板和单核巨噬细胞中合成，在血小板中的浓度大约是血浆的 100 倍。破坏的血小板释放 FⅩⅢ-A 入血，与由肝细胞释放的 FⅩⅢ-B 结合，后者转运和保护蛋白的功能[10]。整个 FⅩⅢ-A_2B_2 异聚体的分子量为 326 kDa。在血浆中，FⅩⅢ-A_2B_2 异聚体在凝血酶的催化下，水解 FⅩⅢ-A 亚基 N 末端的 Arg37-Gly38 肽键完成活化（图 16.17-2）。在 Ca^{2+} 存在的情况下，异源二聚体复合物离解，产生易变形的 FⅩⅢ-B_2 及有活性的 FⅩⅢ-A_2[11]。Ca^{2+} 使 FⅩⅢ-A 在活化过程中发生微小但重要的构象改变，暴露其潜在位点。活化的 FⅩⅢ-A_2 在原纤维横向交联前，通过在纤维蛋白 γ 相邻链羧基端部分之间，介导 ε 氨基（γ 谷氨酰）赖氨酸交联，从而形成稳定的原纤维。

纤维蛋白原的残留物 C 242-424 对 FⅩⅢ-A_2B_2 的活化起到主要调节作用。Glu396 是与活化的 FⅩⅢ-A_2 结合的关键氨基酸残基[11]。一旦纤维蛋白凝块形成，α_2 抗纤溶酶即参与预防凝块的过早纤溶。

FⅩⅢ是一种多功能蛋白，它除了在止血中的作用外，在怀孕过程中也是必不可少的。它在伤口愈合和血管生成中的作用已经非常明确。此外，FⅩⅢ在维持血管通透性中也起着重要作用，它还参与骨和软骨中细胞外基质的稳定和矿化[12]。

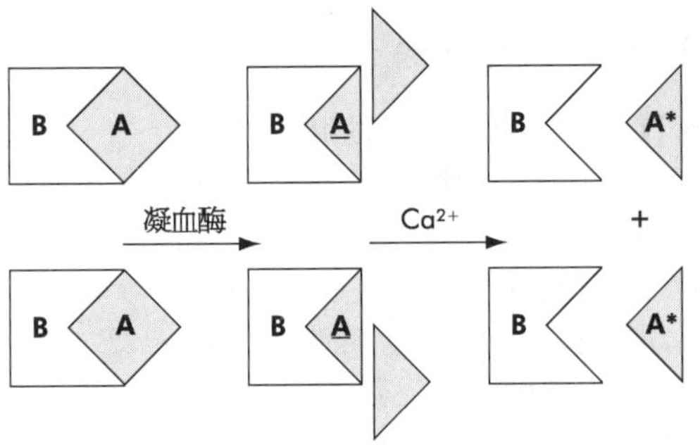

图 16.17-2 FⅩⅢ是由两个相同的球状 A 亚单位非共价结合到两个 FⅩⅢ-B 亚单位形成的异四聚体（FⅩⅢ-A_2B_2）。FⅩⅢ-A_2B_2 通过凝血酶的催化水解作用转化为活性形式。在钙离子的作用下，凝血酶解离 FⅩⅢ-A_2B_2 使产生的 FⅩⅢ-A_2 和 FⅩⅢ-B_2 变为游离状态。钙离子引起 FⅩⅢ-A_2 的构象变化使之成为有活性的转谷氨酰胺酶 A

16.18 血管性血友病因子

Reinhard Schneppenheim

16.18.1 引言

血管性血友病因子（vWF）在一期止血中起着关键作用，其主要功能有以下两点：① 介导血小板在损伤内皮下的黏附和聚集；② 保护 FⅧ因子不被循环中活化的蛋白 C 过早水解而破坏（图 16.18-1）。因此，间接地影响二期止血。

vWF 在内皮细胞和巨核细胞中合成并以多聚体的形式释放到血浆中。血浆中浓度约为 10 mg/L，它是最大可溶性血浆蛋白，分子量超过 20 000 kDa。它在一期止血中的主要功能是由巨大的多聚体介导的，因此由 vWF-特异的金属蛋白酶（ADAMTS-13）控制其功能亢进的风险。这种蛋白酶的缺失与血栓性血小板减少性紫癜（TTP）的临床表现有关。

16.18.2 适应证

包括诊断和监测先天性或获得性血管性血友病综合征（vWS）、诊断和监测遗传性和获得性血栓性血小板减少性紫癜、排除血友病 A。

16.18.3 筛查试验

由于 vWS 的高度变异性，因此没有一项确诊试验。

16.18.3.1 出血时间

采用 Ivy 法，并由米尔克改良[1]。

16.18.3.2 血小板功能分析仪（PFA-100）

原理：在高剪切力的环境下，vWF 对血小板的黏附和聚集扮演着重要角色。PFA-100 是一款在高剪切力条件下评估血小板功能的自动化设备[2]。PFA-100 通过毛细管吸取全血标本、涂有马腱 1 型胶原薄膜上的小孔及附加的血小板聚集激活剂完成检测，激活剂为腺苷二磷酸或是肾上腺素。血小板通过薄膜时黏附到胶原表面，被活化后发生聚集。随后形成一个稳定的血小板血栓子，逐渐封闭小孔。PFA-100 检测其完全封闭所需的时间，并报告“密合时间”。密合时间受 vWF 及血小板受体 GPⅠb 和 GPⅡb/Ⅲ影响。使用肾上腺素和腺苷二磷酸作为激活剂时，密合时间均延长是 vWS 的典型表现。

血小板计数：通过血液分析仪检测（参见 15.11）。

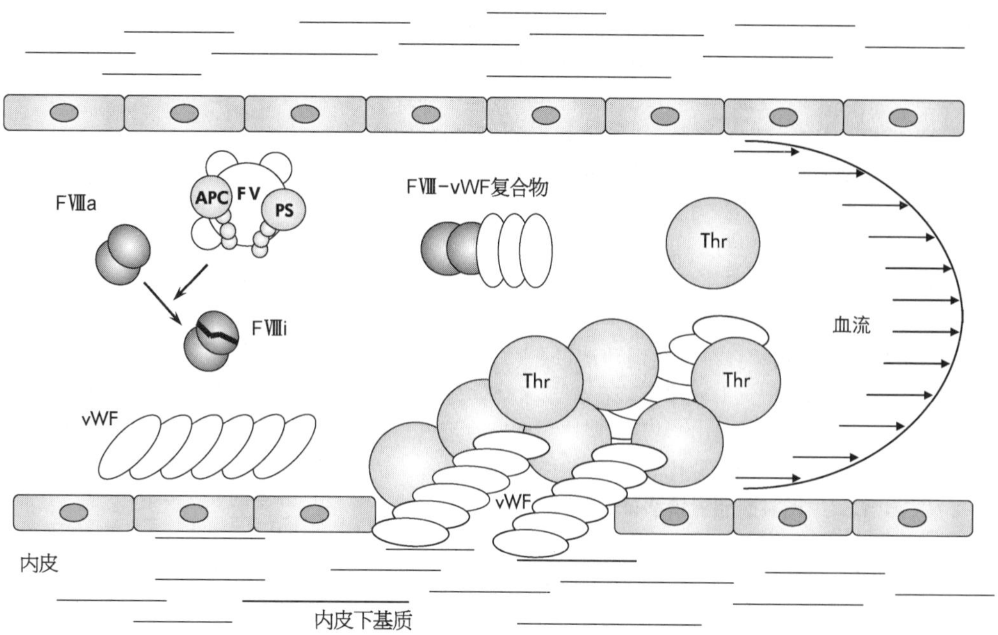

图 16.18-1 vWF 在止血中的作用。特别是在受损的血管壁强大的切变力作用下，高分子 vWF 通过受体 GPⅠb 与血小板可逆地结合，从而减慢它们的运动。这是血小板通过受体 GPⅡb/Ⅲa 与内皮细胞 vWF 和血小板聚集不可逆结合的先决条件。FⅧ单独结合 vWF 取决于 vWF 多聚体的大小并因此受到活化蛋白 C 复合物(FV，APC，PS)蛋白水解作用的保护。FⅧi，灭活的 FⅧ；Thr，血小板；APC，活化蛋白 C；PS，蛋白 S

16.18.4 特定检查

由于 vWS 的高度变异性，因此没有一项确诊试验[2]。

16.18.4.1 血管性血友病因子抗原(vWF：Ag)

原理：vWF：Ag 是针对 vWD 的一项基本定量检测项目。它检测循环血浆中 vWF 的数量而非功能。使用最广泛的方法是 ELISA。结果以 IU/L 或正常对照的百分比[3]。

16.18.4.2 FⅧ凝血活性(FⅧ：C)

原理：vWF 是 FⅧ的载体，使其不被蛋白水解酶降解。vWF 水平降低会导致 FⅧ数量和活性的下降。FⅧ的活性可以通过 APTT 检测来反映。FⅧ：C 与疾病的严重程度密切相关，并能预测出血风险，结果用 IU/L 或正常对照的百分比表示[4]。当检测出低水平的 FⅧ：C 及正常水平的 vWF：Ag 时，强烈提示 2N 型 vWD。

16.18.4.3 瑞斯托霉素辅因子活性(vWF：RC)

原理：这项检测是评估患者血浆使被福尔马林固定的血小板在 1 g/L 瑞斯托霉素诱导下发生凝集的能力。瑞斯托霉素是一种糖肽类抗生素，它能与 vWF 结合并诱导 vWF 活化及血小板聚集。聚集受限或不发生聚集则表明 vWF 的数量或功能缺陷，结果以 IU/L 或正常对照的百分比表示。

16.18.4.4 瑞斯托霉素诱导的血小板聚集(vWF：RIPA)

原理：RIPA 一种对血小板聚集功能进行检测的方法，使用患者的富血小板血浆及不同浓度的瑞斯托霉素(通常为 0.5～1.5 g/L)。血小板聚集功能的降低与 vWF 功能有关。结果以正常对照的百分比表示[2]。RIPA 试验中出现血小板聚集增强的结果，能特异性的提示 2B 型 vWD。

16.18.4.5 GPⅠba 结合力(vWF：GPⅠba)

原理：患者血浆中 vWF 与含有两个功能获得性突变的血小板 GPⅠbα 片段相结合。在没有瑞斯托霉素参与的情况下，这两个突变介导血小板受体的结构改变，使 vWF 能与 GPⅠbα 片段结合。用荧光免疫分析法检测结合的 vWF 量，结果以 IU/L 或正常对照的百分比表示[6]。

16.18.4.6 胶原结合力(vWF：CB)

原理：酶联免疫吸附试验检测 vWF 的胶原结合活性，结果以正常对照的百分比表示[7]。vWF 多聚体结构密切影响与胶原的结合力，故该试验主要用于检测高分子量 vWF，提示 2A 型和 2B 型 vWD[2]。

16.18.4.7 FⅧ结合力(vWF：F8BC)

这项试验用于检测 2N 型 vWD 患者血浆中 vWF 与 FⅧ结合能力的缺陷。

原理[2]：将患者血浆中的 vWF 捕获到一个微孔固相载体上，通过使用高浓度氯化物除去内源性 FⅧ，并添加已知浓度的纯化 FⅧ。分别检测固相载体上结合的 vWF 和 vWF-FⅧ复合物。vWF 与 FⅧ结合的特别少可提示 2N 型 vWD。结果以正常对照的百分比表示[8]。

16.18.4.8 多聚体检测

原理：血浆 vWF 多聚体分析可由十二烷基硫酸钠琼脂糖凝胶电泳进行检测，亦可由蛋白质印记法检测。各种类型和亚型的 vWF 均能被检测(图 16.18-2)[9,10]。

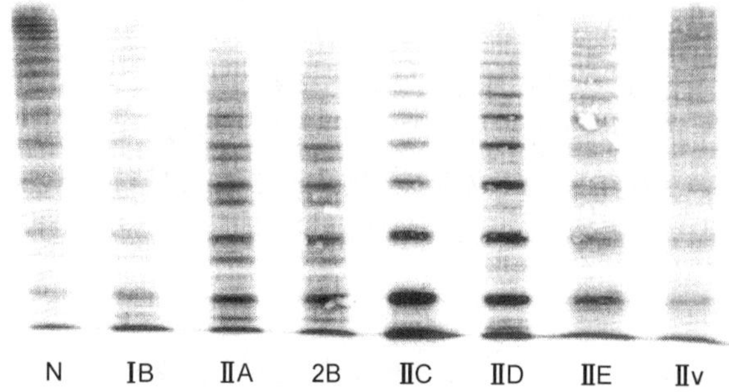

图 16.18-2 各种 vWF 亚型的多聚体分析(经允许转载自参考文献[1])。尽管用以前的方法定义单独亚型有各种功能和分子的缺陷，但根据目前有效的命名法，还是用罗马数字将多聚体鉴定指定分配为 2A 亚型

16.18.5 vWF 特异性蛋白酶 ADAMTS-13

ADAMTS-13(1 型血小板应答蛋白的解整联蛋白样金属

蛋白酶13)是一种金属蛋白酶，能够特异性切割vWF亚基的Tyr1605－Met1606肽键，分解成175 kDa和140 kDa的片段。ADAMTS－13基因突变或ADAMTS－13特异性抗体可导致严重的ADAMTS－13活性缺失(低于正常人水平的5%)，导致特异的血栓性微血管病变即血栓性血小板减少性紫癜(TTP)[10]。

16.18.5.1 ADAMTS－13抗原

使用免疫法检测，结果以μg/L表示。

16.18.5.2 ADAMTS－13活性

检测完整长度vWF的蛋白水解。原理为，将重组或血浆vWF与患者血浆一起孵育在变性缓冲液(尿素)及$BaCl_2$中，通过vWF：RCo、vWF：CB水平下降比例或多聚体分析检测出超大分子vWF多聚体，得出vWF多聚体的特异性蛋白水解结构。结果以正常对照的百分比表示[11]。

16.18.5.3 荧光共振能量转移(FRETS)

原理：以含有ADAMTS－13蛋白酶切位点的双荧光标记vWF片段作为底物。由ADAMTS－13裂解的片段量与双荧光的猝灭作用下降存在相关性。结果以正常对照的百分比表示。

16.18.5.4 抗ADAMTS－13抗体

原理：由血浆混合试验中，血浆ADAMTS－13活性的降低来确定中和性自身抗体，而使用ELISA检测非中和性自身抗体，结果以U/mL表示。

16.18.5.5 分子遗传学诊断

原理：使用聚合酶链式反应和突变分析检测特定的遗传性vWF缺陷[12]，使用多重连接依赖性探针扩增(MLPA)检测杂合子缺失和重复。检测特定的ADAMTS－13基因缺陷以区分遗传性和获得性血栓性血小板减少性紫癜[13]。

16.18.6 标本要求

- 柠檬酸盐血浆(采血时将1份0.11 mol/L柠檬酸钠溶液与9份血液混合)：2 mL。
- 富含血小板的柠檬酸血浆用于检测瑞斯托霉素诱导的血小板聚集(RIPA)。
- 使用富含血小板的柠檬酸血浆中的血小板检测vWF。
- 使用EDTA全血进行分子遗传学诊断白细胞的DNA：5 mL。

16.18.7 参考区间

浓度和功能：0.7～1.5 U/L(正常对照70%～150%)。

RIPA：聚集率(0.5 g瑞斯托霉素/L)＜20%。

多聚体：所有多聚体都可以检测出，未检测出异常电泳条带。

ADAMTS－13：＞正常对照45%。

16.18.8 临床意义

VWS诊断和鉴别诊断的有效检测方法见表16.18－1。

表16.18－1 VWS的临床试验

基础临床试验 - 出血时间 - PFA 100 - 血小板计数 - 活化部分凝血活酶时间 - FⅧ因子活性
进一步临床试验 - vWF抗原(vWF：AG) - 瑞斯托霉素辅因子活性 - GPⅠb结合力
有决定意义的临床试验 - 瑞斯托霉素诱导的血小板聚集(RIPA) - 胶原结合力(vWF：CB) - vWF多聚体分析 - 血栓性vWF分析 - FⅧ结合力 - 分子遗传分析

16.18.8.1 von Willebrand综合征

vWF数量和质量上的缺陷是获得性和遗传性vWS的病因。用前述方法进行确诊和分型对于治疗、预防及遗传咨询是必需的(表16.18－2)[14]。使用各种表型分析的方法总是可取的[15]。1型vWS的vWF浓度及功能下降程度不大，而3型vWS的vWF则完全缺失，分子分析中发现后者在vWF基因上存在截断突变(如无义和剪接突变)及次要和主要的缺失、插入与错义突变[16-18]。

表16.18－2 根据最新命名的血管性血友病分类及亚型一览表

类型及相对频率	严重性	vWF水平和功能	vWF多聚体分析
1(Ⅰ)：47%(25)	中度	两者均减少	正常
1(Ⅱ)：51%(25)	多变	/	/
2A(ⅡA，ⅡC，ⅡD，ⅡE，ⅡF，ⅡG，ⅡH)	多变	与vWF：Ag相关的血小板依赖性功能不成比例地降低	在2A和2B亚型中，大、中型多聚体缺失或相对减少，2M和2N型偶尔有异常电泳条带，多聚体分析正常
2B(ⅡB，Ⅰ New York)	多变	2B型对低浓度瑞斯托霉素亲和力增加，2M型血小板依赖性功能异常，2N型对FⅧ的亲和力降低	
2M(如Ⅰ Vicenca)	多变		
2N(诺曼底)	多变		
3(Ⅲ)非常罕见	重度	检测不出	无多聚体

对3型vWS的诊断应该不会有任何问题，但1型和2型的诊断就非常困难，诊断结果取决于特殊诊断程序的质量，关键的检测有vWF：RIPA、胶原结合力、FⅧ结合力和多聚体分析[15](图16.18－3)。商品化的激光免疫分析检测vWF GPⅠb结合力，不需要瑞斯托霉素，而且在低水平检测时更加准确。

大分子多聚体浓度相对降低提示vWS 2A或2B型[15]。两者只能由RIPA试验区分，2B型的突变体vWF与GPⅠb的亲和力较高，使低浓度的瑞斯托霉素(0.5 g/L)诱导血小板聚集。在多数2B型vWS病例中，检测到血小板减少症。

单纯GPⅠb结合力(2M型)或胶原结合力的缺陷通常很难鉴别[18,19]。

在低FⅧ水平的病例中，隐性遗传的2N型vWS(vWF与FⅧ的结合存在缺陷)可以表现为vWF：Ag、vWF：RCo和vWF：CB水平正常(纯合子或复合杂合突变)或vWF：Ag显著降低(vWF的无效等位基因的复合杂合突变)[8]。这是鉴别诊断血友病A的主要方法。在家族史不清，与纯化或重组FⅧ浓缩物反应不明显及女性血友病A的患者中，2N型VWD必须被除外[20]。

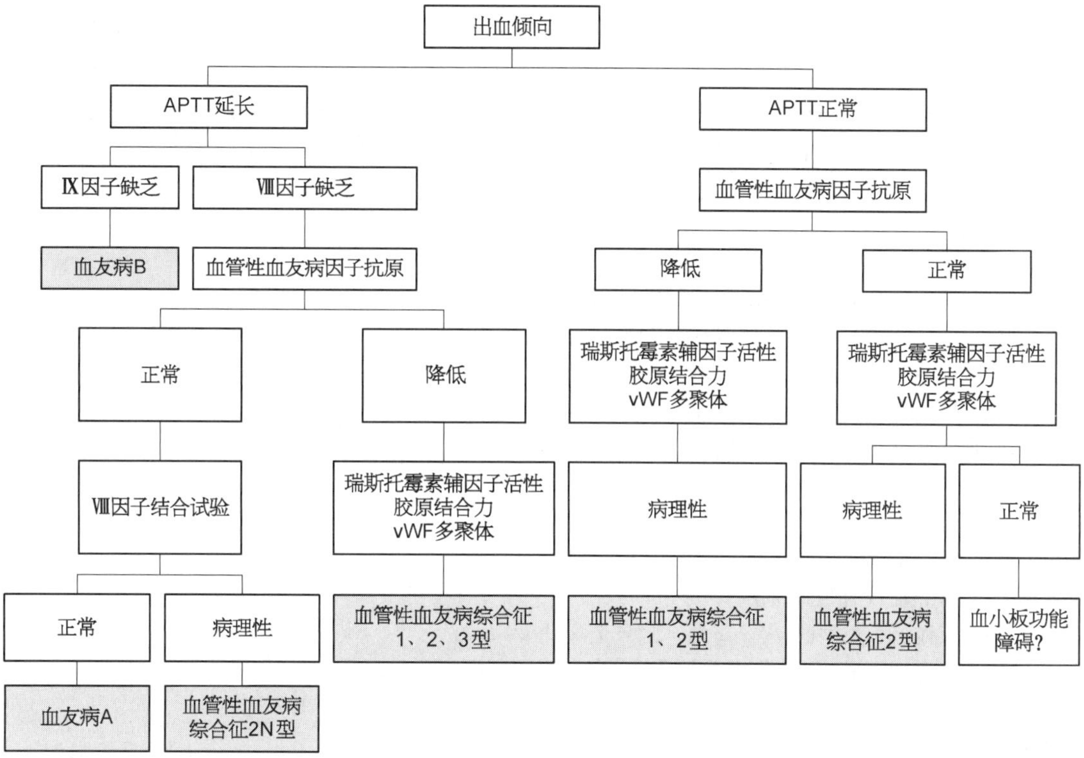

图 16.18-3 系统探讨 vWS 与血友病患者出血倾向的鉴别诊断方法

因为在许多病例中，表型-基因型相关性是明确的，所以分子研究可以绕开表型分析中遇到的问题。并且在许多不明确的病例中，可以通过基因分析获得诊断结果(图 16.18-4)[15,21]。

16.18.8.2 血栓性血小板减少性紫癜(TTP)

虽然检测到低浓度的 ADAMTS-13 见于各种疾病[22]，但<10%，甚至<5%的结果，对于 TTP 的诊断还是有特异性的。在遗传性疾病中，施用标准剂量的新鲜冷冻血浆可以预防 TTP 的发现[24]，证实了上述结论。浓度低于检测下限(<2%~5%，取决于检测方法)总是表示相应的倾向[15]。遗传性和获得性疾病选择不同的治疗方法非常重要。仅给予新鲜冷冻血浆足以用于治疗遗传性疾病(每 14 天进行一次预防)，而自身抗体介导的疾病只能通过重复血浆置换和免疫抑制治疗[25]。

16.18.9 注意事项

在个体间和个体内的显著变异性，可能增加 vWS 的诊断难度。此外，这里提到的诊断性检测方法只有一部分是常规实验室检查，而诸如多聚体分析和 FⅧ结合力等一些检测应仅适用于特殊实验室，因为方法的标准化和对结果的解释可能是有非常多的问题。在多数情况下，不同实验室进行特殊检测的结果不能直接比较。

1 型和 2 型 vWS 之间的鉴别尤其成问题，主要是由于缺乏多聚体分析的标准化方法。曾经放射自显影术是多聚体分析的金标准，如今几乎不再使用，并已被蛋白质印记法和非放射性可视化方法所取代。这些方法的关键点在于对超大多聚体的定量电泳及可视化，但这是大多数实验室无法实现的。替代的方法是检测大分子多聚体的缺失，这导致 vWD 2A 型的诊断率低。通过在高电流下使用标准化的蛋白质印迹法，所实现的 vWF 多聚体的定量电泳，可以在发光后可视化[10](图 16.18-4)。在这种情况下，vWS 2A 型的诊断率更高，达到约 50%[26]。在疑似病例中，vWF 基因的分子生物学分析可能有帮助。在这种情况下应该意识到，由于该基因的多态性以及 22 号染色体上假基因的存在，常规突变筛选方法或许不可靠[27]。

必须谨记 vWF 是一种急性时相反应蛋白。慢性炎症疾病尤其是风湿性疾病，血管炎，恶性疾病和移植后可显著升高(超过 10 U/L)。妊娠期和新生儿期通常也会观察到 vWF 水平升高。在后一种情况下，水平的升高可能掩盖先天性 vWD。

在自身免疫性疾病中发生的特定 vWF 抗体可能导致严重的后天性 vWD[21,28]。在先天性心脏缺陷、主动脉瓣狭窄及使用人造心脏时，vWF 水平会降低且大分子 vWF 多聚体会相对缺失[21,28]。在一些情况下，使用丙戊酸治疗期间会发现 vWF 水平降低[21]。

如果病史对出血事件是明确支持的，即使在初步诊断检查期间有正常结果的情况下也应进行进一步的诊断步骤和特殊的确诊试验(表 16.18-1)(根据图 16.18-3 鉴别诊断 vWS 的系统方法)。

ADAMTS-13：几种 ADAMTS-13 检测的发展改变了诊断的境况。似乎并非所有 ADAMTS-13 缺陷都能通过使用荧光共振能量转移来诊断，因为非常小的 vWF 底物缺乏重要的 ADAMTS-13 结合区域，这可能不一定在体外发挥作用，但在体内是起到非常重要作用的。

16.18.10 生理和病理

vWF 是一种黏附蛋白，与循环蛋白(FⅧ)、内皮下(胶原)的不溶性结构及细胞表面结构(血小板表面糖蛋白 GPⅠb，GPⅡb/Ⅲa)的位点相结合。在一级止血过程起到中介导血小板黏附到受损的内皮下和随后的血小板聚集的关键作用。这

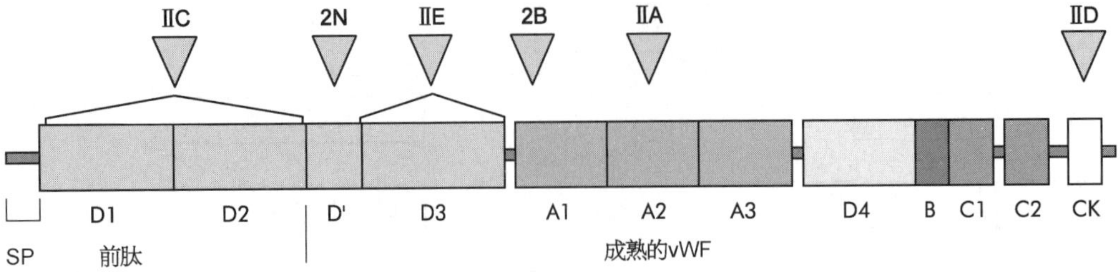

图 16.18-4 vWS各表型分子缺陷的定位(经允许转载自参考文献[14])。这种良好的表型-基因型相关性联系可用于vWS的高效遗传研究

一过程主要发生在典型的动脉系统和微循环的强剪切应力下(图16.18-1)。大分子vWF多聚体对此功能至关重要[29]。

第二个重要功能是其与FⅧ的结合,从而保护它免于过早被降解,如通过活化的蛋白C(图16.21-1)。在严重的vWS(3型)中,所有这些功能都会受到影响。故而,除了一级止血缺陷之外,由于FⅧ显著降低(低于0.05 U/L),导致二级止血也存在缺陷。为了进行适当的治疗,必须要考虑到这一点。在轻度vWS(1型)和vWF:Ag高于0.3 U/L的2A型,2B型和2M型时,二级止血仅有轻微损伤。

在各种其他(子)类型的vWS(2型)中,只是降低vWF的一些特定功能。特别是2N(诺曼底)型vWS非常有趣,因为这种类型仅仅表现为FⅧ:C的减少,这是由于患者的vWF与FⅧ受体结合能力受损;这种缺陷的临床表现与血友病A类似(假血友病)。

vWF的独立特定功能障碍可归因于vWF的不同功能区中的突变导致的缺陷(图16.18-4)。vWS的显著异质性可以通过vWF的多功能性、域结构及多种不同缺陷组合来解释[15,21]。

vWF的功能异常导致了血栓性血小板减少性紫癜的临床表现,即由于缺乏特异性vWF金属蛋白酶ADAMTS-13,导致持续存在超大分子的vWF多聚体引起的微血管血栓形成倾向,并且因此缺乏vWF大小调节[30,31,32]。这种疾病可以是常染色体隐性遗传或由自身抗体引起。因此,ADAMTS-13基因可能存在纯合或者复合杂合突变或特定的ADAMTS-13自身抗体,治疗后有着不同的效果[13,32]。

vWS和血栓性血小板减少性紫癜是vWF失调的两种相反表现,因此应当重视该因子在止血平衡中的关键作用。

16.19 易栓症和静脉血栓栓塞

Lothar Thomas

16.19.1 静脉血栓栓塞

静脉血栓栓塞(VTE)是指在错误的地方止血,并且是一种有时限的急性疾病。VTE(深静脉血栓和肺栓塞)可以在创伤和大手术后自发形成,或与恶性肿瘤及后续的固定相关。患有特发性VTE的患者复发的风险很高,如果不采用长期抗凝治疗,10年内复发率超过50%。

VTE与年龄相关,全年发病率从≤40岁时的1∶10 000增加到≥75岁时的近1%(表16.19-1)。超过70%的病例在60岁以上。平均每1 000人中有1人患VTE,其中20%发生血栓后综合征,1%死于肺栓塞[1]。无症状人群中VTE的发病率为每年0.1%~0.2%,每年复发的相对风险为2%~5%,女性产后发生率更高。根据一项研究[2],在首次登记分娩的1 687 930名妇女中,411名在产后前6周发生血栓事件,而1年后有38人在同一时间段发生血栓。

表 16.19-1 年龄相关及女性特异性静脉血栓形成风险

年龄	血栓形成风险
幼儿	每年1∶100 000
60岁以下的成年人	每年1∶1 000
≥75的成年人	每年1∶100
女性(生育年龄)	1∶10 000
女性(口服避孕药)	3~8/10 000
孕妇	5/10 000
女性(产褥期)	20/10 000

16.19.1.1 影响VTE进展的因素

VTE进展受以下因素的影响:

- 倾向性危险因素(促血栓形成性疾病)。这是指具有明确的遗传性风险,(如FⅤ-Leiden突变,凝血酶原G20210A基因突变,抗凝血酶、蛋白C、蛋白S缺陷,FⅧ增加和纤维蛋白原增加)和非遗传性危险(如抗磷脂综合征)。
- 环境危险因素会导致静脉血栓栓塞或增加处理因素的风险(表16.19-2)[4]。已患有VTE或恶性肿瘤患者的风险特别高。急性疾病卧床的患者和未接受预防性药物治疗或其他预防性护理的重症监护病房患者发生急性静脉血栓栓塞的风险较高(表16.19-3)[2]。根据一项荟萃分析,预防性抗凝可预防大约一半的血栓事件。

表 16.19-2 静脉血栓形成的危险因素

危险因素	危险等级
既往有深静脉血栓或肺栓塞史	高
血栓形成性止血缺陷	低至高
恶性疾病	中至高
高龄(60岁以上)	中
1级亲属中有VTE患者	中
慢性心力衰竭、心肌梗死后	中
超重(BMI>30 kg/m²)	中
急性感染,引起栓塞的炎性疾病	中
性激素治疗(口服避孕药,绝经后)	低(视具体药物而定)
性激素阻断(肿瘤治疗)	低至高(视具体药物而定)
血型A、B或AB	低
怀孕后期	低
肾病综合征	低
显性静脉曲张	低

表 16.19－3　没有血栓预防的急性血栓栓塞风险

风险分组	比例
重症监护患者	10%～80%
髋关节和膝关节手术	40%～60%
普通外科手术	15%～40%
内因性疾病	10%～20%

- 倾向性危险因素(血栓前疾病)与环境危险因素相结合[4]。杂合子 FV－Leiden 存在于约 5%的白种人中,将年轻女性的 VTE 发病率从每年 1/10 000 增加到(4～7)/10 000。如果一个 FV－Leiden 突变的女性肥胖,她的发病率会增加到 8～14/10 000。50 多岁的 FV－Leiden 突变女性,每年约有 1/4 000 的 VTE 风险,如果有绝经后使用雌激素加孕激素,则发病率增至约 1%,如果有血栓家族史则增至 3%。
- 正在进行长期抗凝治疗的患者,因创伤导致治疗中断或改变。急性静脉血栓栓塞并不需要全面的血栓形成诊断性研究,因为由遗传或获得性原因形成的静脉血栓栓塞症在治疗上没有区别。早期适当的治疗可以取得良好的治疗效果,但抗磷脂综合征是一个例外[5]。

16.19.1.2 VTE 的进程

VTE 是一种 5～8 年内复发率为 30%的慢性疾病。大约 5%的患者死于肺栓塞。复发率在血栓形成后的最初几周很高,之后明显下降[7]。肺栓塞患者的复发率较高,并会反复发作。先天性 VTE 患者的复发率高于急性 VTE 患者。除男性外,VTE 复发危险因素见(表 16.19－4)。

表 16.19－4　血栓形成复发的相对和绝对风险[3]

原因	复发的相对风险	每年绝对复发风险(%)
血栓病史	1	2
FV－Leiden 突变*	1.4	2.8
凝血酶原突变*	1.4	2.8
血型(非 O 型)	2	4
蛋白 C 缺乏*	2.5	5
蛋白 S 缺乏*	2.5	5
抗凝血酶缺乏*	2.5～5	5～10
抗磷脂综合征(获得性)	3.1～6.7	6.2～13.4

*杂合缺陷

16.19.2 易栓症

血栓形成是由于某些倾向性因素。这些因素可以是先天的,也可以是后天的,或者两者都有。血栓可以发生于静脉和动脉,而 VTE 与易栓症有关。大约有 15%的欧美人和 50%有静脉血栓倾向的人是通过实验室检测出。阳性家族史在 VTE 的风险评估中尤为重要,因为在家族中有 VTE 发病即代表血栓风险,他的亲属也可能有血栓形成(表 16.19－5)。

表 16.19－5　患者血栓或血栓形成:血栓的相关风险[3]

家庭中血栓形成的原因	亲属每年的风险
先天性蛋白 C、蛋白 S 或抗凝血酶缺乏症	1.5%～1.9%
FV－Leiden、凝血酶原突变,或 FⅧ活性增加	0.3%～0.5%

年龄:蛋白 C、蛋白 S 或抗凝血酶缺乏患者静脉血栓形成的中位数为 29 岁

16.19.2.1 遗传性易栓症

家族遗传性的易栓症可以通过血栓筛查来检测。大约 15%的人是有遗传性易栓症标志物的携带者。遗传性易栓症可能是由于[9]:抗凝减弱(例如抑制剂减少)或凝血因子合成过多(如 FⅧ)导致的凝血失调,或纤维蛋白溶解途径上的蛋白质活性绝对降低。

在没有 VTE 的成年人中,遗传性危险因素的存在是相对常见的,并且仅在与一种或几种其他危险因素相结合时才会导致 VTE。在儿童中,通常只有在存在 3 个或更多危险因素的同时才会发生 VTE。

在没有阳性家族史的情况下,对发现的遗传性危险因素评估是有问题的。在许多情况下,VTE 是由遗传缺陷和急性疾病相结合而引发的。此外,外源性因素可能会引发凝血,抗凝和纤维蛋白溶解之间的平衡短暂中断,如大型手术、创伤和口服避孕药引发具有易栓个体的 VTE。10%～20%的 VTE 患者有不止一种遗传性危险因素(表 16.19－6)。这种多危险因素的同时存在,在一定程度上解释了个体间和家族中,具有相同遗传缺陷者的不同易栓表现。

一个遗传性易栓症危险因素,只会在遇到获得性(环境)危险因素时导致 VTE。此外,在没有遗传性危险因素的情况下,不能必然排除血液高凝状态。

妊娠期易栓症见 16.4 和参考文献[10],新生儿的易栓症参见参考文献[11]。儿童易栓症参见参考文献[12]。

FⅧ活性:FⅧ活性增加是易栓症的危险因素。FⅧ是一种急性时相反应蛋白,在炎症中增加并受 *ABO* 基因调控。在 Leiden 易栓症患者的研究中,FⅧ浓度>150 IU/dL 的患者发生 VTE 的风险增加 5 倍(参见 16.15)。

16.19.2.2 无明确遗传原因的易栓症

除了表 16.19－7 中列出的遗传性易栓体质,还有许多其他先天性和获得性疾病与易栓症有关,如肝素辅因子和纤溶

表 16.19－6　在欧洲及北美血栓倾向危险因素的患病率和静脉血栓栓塞的风险[3,8]

患病率/相对风险(%)	抗凝血酶缺乏	蛋白 C 缺乏	蛋白 S 缺乏	FV－Leiden (杂合突变)	G201120A 突变	狼疮抗凝物阳性	Card 阳性	β2－GP 阳性
人群流行率	0.02	0.2	0.03～0.13	3～7	0.7～4	1～8	5	3.4
第一次 VTE 的相对风险	5～10	4～6.5	1～10	3～5	2～3	3～10	0.7	2.4
VTE 复发的相对风险	1.9～2.6	1.4～1.8	1.0～1.4	1.4	1.4	2～6	1～6	
动脉 VTE 的相对风险	1	1	1	1.3	0.9	10	1.5～10	
怀孕时 VTE 的相对风险	1.3～3.6	1.3～3.6	1.3～3.6	1.0～2.6	0.9～1.3	?	?	

表 16.19 - 7　遗传性易栓症[7,8]

易栓症病因	临床和实验室检查
Ⅴ因子(FⅤ)	活化的Ⅴ因子(FⅤa)是凝血酶原(FⅡ)转变为凝血酶的重要辅因子。FⅤa 被活化蛋白 C(APC)通过在氨基酸序列的 506 处裂解成两部分而失活(表 16.21 - 1)。
- Ⅴ因子基因突变(FⅤ - Leiden)	FⅤ编码基因包括 25 个外显子和 24 个内含子,它位于染色体 1 q23 - 24 的位置。单碱基取代鸟苷的 1 691 位的腺苷,将 FⅤ氨基酸从精氨酸转变为 506 位的谷氨酰胺(Arg506Gln)。该突变因子Ⅴ蛋白在体外具有正常的促凝功能,但对 APC 失活具有抵抗作用。因此,与 FⅤ野生型相比,APC 对活化的 FⅤ的灭活减慢了 10 倍。所以,FⅤ的突变对 APC 是抵抗的。这种突变在北欧人种中最为常见,被称为Ⅴ型莱顿因子。Ⅴ型莱顿因子携带者血栓并发症的风险增加,如复发性静脉血栓栓塞(VTE)、颅内静脉窦血栓形成、肾移植排斥反应、妊娠期静脉血栓形成和各种产科并发症。FⅤ - Leiden 基因突变的患病率变种很多,具体如下:约 7%的高加索人群和很少的亚洲和非洲人;高加索人群中 10%～25%的 VTE 患者;20%～60%患 VTE 的孕妇(杂合子突变有 8 倍的优势比,纯合子突变有 34 倍的优势比)。 服用低剂量雌激素(低于 50 μg)和促孕激素(第二代)的口服避孕药的女性血栓形成的风险增加 3～8 倍;服用第三代避孕药的风险再次增加 1.5～1.8 倍。口服避孕药仅包含低浓度的第一和第二代促孕激素的(如左炔诺孕酮)血栓形成率较低。必须考虑到,由于吸烟、超重和缺乏体育活动,口服避孕药导致血栓形成的风险进一步增加。
- 其他 FⅤ多态性	1 091 位的 FⅤ基因(G1091C)罕见的点突变会引起 306 位 FⅤ蛋白质的精氨酸替换为苏氨酸,这个变体称为 FⅤ剑桥。剑桥和其他突变如中国香港(Arg306Gly)和利物浦(Ile359Thr)在 VTE 的发病机制中不发挥重要作用,但在与其他风险同时发生时发挥重要作用。这也适用于 HR2 的多态性,外显子 13、16 和 25 FⅤ基因的不同碱基替换时。
- APC 表型抵抗	除了 FⅤa,APC 也解离 FⅧa。高浓度的 FⅧa 竞争 APC,导致 FⅤ灭活减少,因此形成高凝状态和血栓[16]。这可能是 FⅧ活性高于 150%的情况[17],同时可能适用于 FⅧ升高和蛋白 S 浓度降低的情况。如果 APC 抗性试验在没有使用乏Ⅴ因子血浆的情况下完成,由于 APC 的竞争作用,高Ⅷ因子活性会导致Ⅴ因子失活减少,因此,APC 试验中凝固发生的时间更短。
凝血酶原 20210	凝血酶原基因 G20210A 的转变是 VTE 的第二大独立危险因素。该突变位于该基因的 3′UTR,与凝血酶原血浆浓度的增加有关。这种转变导致 mRNA 处理的增强和翻译效率提高,从而增加凝血酶原的合成。与野生型相比,纯合子的凝血酶原浓度增加了 70%,杂合子增加了 30%。G20210A 的转变在普通人群中有 2%的患病率,在静脉血栓栓塞患者中有 6%～18%的检测率。6%～26%深静脉血栓形成的孕妇中可发现这种突变杂合的形式。大约 40%的纯合子的携带者是无症状的。从莱顿易栓症研究(LETS)获得的数据发现,凝血酶原 20210a 等位基因与增加第一次深静脉血栓的风险有关。在有临床症状的患者中经常发现附加的危险因素。受 FⅤ - Leiden 突变影响的同时,杂合子携带者血栓形成的风险从 2～3 倍增加到约 20 倍。凝血酶原 G20210A 携带者因基因转变导致发生的肺栓塞的风险高于 FⅤ - Leiden 突变的携带者。
- 其他凝血酶原多态性	A19911G 的转变与凝血酶原浓度的中度升高有关,同时会导致易栓症风险的轻度升高。C20209T 和 C20221T 转变为凝血酶的风险尚不清楚。
亚甲基四氢叶酸还原酶[7]	亚甲基四氢叶酸还原酶(MTHFR)催化 5,10 亚甲基四氢叶酸转化为甲基四氢叶酸,这种酶在游离甲基团的代谢中起重要作用。氨基酸同型半胱氨酸是这一过程中重要的中间产物。MTHFR 的轻度缺乏是有临床意义的,由于酶的变体对热不稳定会造成 50%活性降低。在许多情况下,核苷酸位置 677(C677T)或 1298(A1298C)的多态性是通过分子遗传学分析检测到的。这导致在 222 位的氨基酸丙氨酸被缬氨酸(C677T)取代,及(或)在 429 位的丙氨酸(A1298C)被谷氨酸取代。每个 1298 c 等位基因会导致同型半胱氨酸增加 3%,每个 677 t 等位基因导致同型半胱氨酸增加 6%。
- 亚甲基四氢叶酸还原酶 C677T 突变	10%的高加索人中可以发现 MTHFR 基因的纯合子突变变化。具有复合杂合或纯合 MTHFR 多态性的个体可能同型半胱氨酸增加,血栓形成风险增加 2～4 倍。
抗凝血酶(AT)	AT 是最重要的丝氨酸蛋白酶抑制剂。它是在凝固的不同阶段产生的。AT 抑制血浆凝血途径的三种丝氨酸蛋白酶,即 FⅩa、FⅨa 和凝血酶。*AT* 基因位于染色体 1q23 - 25 上,包含 7 个外显子和 6 个内含子。据记述有 180 种突变体。突变分析不是常规诊断的一部分,但对于Ⅰ型分化中Ⅱ型缺乏的患者可能很重要。
- 遗传性(AT)缺乏	先天性 AT 缺乏症分为Ⅰ型(合成减少)和Ⅱ型(蛋白质功能障碍)。功能障碍可能影响凝血酶(Ⅱ型 RS)的结合位点,肝素(Ⅱ型 HBS)的结合位点,或两者的结合位点(Ⅱ型 PE)。Ⅰ型缺乏症的发病率为每 5 000 人中有 1 例,Ⅱ型患者为每 600 人中有 1 例。AT 缺乏使Ⅰ型的 VTE 相对风险增加 20 倍,Ⅱ型增加 5～10 倍。一些作者报道称显著的 AT 缺乏时,活性低于 60%,血栓形成的风险增加约 30 倍[17]。高达 40%的 AT 缺乏的孕妇来自患有 VTE 症状的家庭。
蛋白 C(PC)和蛋白 S(PS)	PC 是一种依赖维生素 K 的丝氨酸蛋白酶,其通过蛋白水解切割 FⅤa 和 FⅧa 来抑制血浆凝固。在这个过程中,它需要带负电荷的磷脂,Ca^{2+} 和 PS 辅因子。PS 也是依赖维生素 K 的蛋白质,60%的 PS 在血浆中循环约与 C4b 结合蛋白结合,C4b 结合蛋白是补体途径的抑制剂。只有游离的 PS 能作为 PC 的辅助因子。PS 对活化 PC(APC)的辅助功能是在 Ca^{2+} 存在下增强 APC 与磷脂膜的结合,从而刺激 APC 的功能。
- 遗传性 PC 缺乏	遗传性 PC 缺乏分为Ⅰ型(PC 抗原和 PC 活性降低)和Ⅱ型(活性降低)。PC 基因 PROC 位于 2 号染色体的 2q13 - q14 位置。已有超过 160 种突变被描述为导致 PC 缺乏的病因。遗传性 PC 缺乏存在于 0.4%的普通人群和 2%～5%的静脉血栓形成病例中。PC 缺乏(PC 活性低于 50%～60%)通常与 VTE 风险增加 7～10 倍有关。纯合子携带者可能已经在新生儿期发展为暴发性紫癜。PC 缺乏主要影响年轻患者。服用口服避孕药的女性静脉血栓形成的可能性为 6.3,妊娠发病率的风险比 PC 浓度正常的孕妇高 4.8 倍[10]。
- 遗传性 PS 缺乏	遗传性 PS 缺乏分为三种亚型:Ⅰ型游离和结合 PS 抗原浓度都降低,Ⅱ型游离和结合 PS 抗原浓度降低但在参考区间内 PS 活性降低,Ⅲ型游离 PS 抗原浓度降低但总 PS 抗原水平在参考区间内。人类基因组包含 PS 基因 PROS Ⅰ和 PROS Ⅱ。已经描述了超过 130 种突变。大约 95%的遗传性 PS 缺乏患者与Ⅰ型和Ⅲ型相关且具有定量缺乏,而仅有 5%的患者具有定性缺陷(Ⅱ型)。PS 的参考区间取决于年龄,性别和激素的摄入量。因此,可靠的 PS 缺乏风险评估是困难的。遗传性 PS 缺乏的患病率在普通人群中为 0.7%～2.3%,在 VTE 患者中为 1%～7%。血栓形成的风险比正常人群高 4.8～11.5 倍,服用口服避孕药的女性增加 4.9 倍;怀孕期间血栓形成的可能性为 3.2。游离的 PS 浓度可用于鉴定血栓家庭中有 VTE 的个体。但是,明确合适的诊断切点很重要。例如,在一项研究中[18],PS 水平低于健康亲属的第 5 百分位数(41 IU/dL)或低于 2.5 百分位数(33 IU/dL)的亲属患第一次静脉血栓形成的风险较上四分位数的患者(>91 IU/dL)高。低于第 5 和第 2.5 百分位数的 VTE 年发病率分别为 1.20%和 1.81%;调整后的风险比分别为 5.6 和 11.3。该研究的目的是证明诊断 PS 缺乏的诊断切点通常定义得太高。
PAI - 1 基因多态性	在深静脉血栓形成患者中观察到由于组织纤溶酶原激活物(PA)释放减少或其抑制剂- 1(PAI - 1)水平升高导致的纤溶能力受损(表 16.25 - 2)。

酶原缺陷,纤维蛋白原异常血症,FⅫ缺乏,富含组氨酸糖蛋白增加,血栓调节蛋白突变,血小板 GPⅡb/Ⅲa 受体突变,纤维蛋白原、vWF 及 FⅦ增加,t - PA 的释放受损,t - PA 抑制剂增加等。目前,没有足够的证据表明这些疾病会增加易栓的倾向。

在一项研究中[13],调查凝血因子Ⅸ和Ⅻ与 VTE 风险的相关性。两种因子水平都升高会增加血栓形成的概率,OR 值分别为 1.4 和 2.0。

旅行(坐飞机或其他交通工具)途中会增加3倍发生VTE的风险,旅途中每隔2 h就会增加18%的风险。

16.19.2.3 抗磷脂综合征

抗磷脂综合征(APLS)的特点是:妊娠期VTE和其他并发症(参见16.22)、发现狼疮抗凝物(LA)和(或)抗心磷脂抗体(ACA)及抗β2糖蛋白(抗β2-GP)抗体的水平升高。

虽然不是必然,但LA、ACA和抗β2-GP可能与怀孕中的易栓症和其他症状有关。儿童在病毒感染时,可以见到的一过性的LA,但这不会出现血栓倾向。

实验室检查结果不能提示临床结果。实践表明,在检测出LA或ACA的无症状患者,发生APLS的风险并不高。在有血栓倾向的APLS患者中,2/3出现VTE,其中1/3发生动脉血栓,特别多是脑血栓。VTE有明显的复发倾向。除了存在LA且伴有严重的凝血酶原缺乏的患者外,虽然APTT持续时间延长,但没有出血倾向。

大约一半的APLS患者没有基础疾病(原发性APLS)。另一半患有自身免疫性疾病,如系统性红斑狼疮、单克隆丙种球蛋白病、感染(见于儿童)或药物反应。

16.19.2.4 围手术期的VTE预防

长期抗凝治疗的患者,如果因创伤导致抗凝治疗被中断且没有合理的桥接抗凝治疗,则存在VTE的风险[15]。

16.19.3 易栓症检测

明确的VTE风险因素包括蛋白C活性、FⅤ-Leiden突变、凝血酶基因突变(FⅡG20210A)、自身抗凝剂缺乏(抗凝血酶、蛋白C、蛋白S)、存在狼疮抗凝物(参见16.22)、FⅧ的浓度升高(参见16.15)。

16.19.4 适应证

易栓症的检查适用于:60岁以下反复发生血栓者、自发性血栓和非典型血栓形成(如静脉窦血栓、Budd-Chiari综合征、上肢自发性血栓)者、服用抗凝药物仍反复发作的静脉(或动脉)血栓者(APLS?)、有VTE家族史的无症状孕妇、反复流产者、VTE家族史阳性的儿童、在绝经后使用激素替代之前一级亲属确诊患有VTE且有易栓症遗传性风险的女性、在口服避孕药之前一级亲属确诊有血栓且有易栓症基因突变者[4]。

16.19.4.1 血栓栓塞事件的患者

大约一半的VTE患者可检测出基因中的风险因素,尤其是45岁前的青少年血栓形成或有阳性家族史的患者[4]。易栓症试验的最佳检测时间是在抗凝治疗中止后不久,PT结果刚刚恢复正常时。选择这个时间是因为在口服抗凝剂治疗的患者中,很难诊断蛋白C和蛋白S的缺乏(两种蛋白都依赖于维生素K),且AT活性会有轻度升高,而在肝素抗凝治疗的患者中,AT活性会有下降。在抗凝治疗中止后不久的检测结果可以作为不应中止抗凝治疗的依据。停用口服抗凝剂后D二聚体的检测是复发风险的非特异性标志物。

在紧急情况下,快速检测适用于新生儿暴发性紫癜,这种疾病是由于PC和PS的纯合子突变。在急性VTE中,对肝素抵抗(通常为其他原因导致)或有AT缺陷家族史的患者,建议检测抗凝血酶。

16.19.4.2 家族检查

建议对有症状的血栓性疾病患者的亲属进行检测。尤其适用于抗凝血酶和PC或PS缺乏的患者,但对于FⅤ-Leiden突变或凝血酶原基因突变的患者价值有限。在许多情况下,可以通过易栓症检测优化治疗方案的选择。另一方面,正常检测结果可以确定不存在一些缺陷,这对于心理上的安慰也有重要作用。

16.20 抗凝血酶

Lothar Thomas

抗凝血酶(AT)属于丝氨酸蛋白酶抑制剂家族,是凝血系统最重要的抑制剂。AT抑制内源途径的所有蛋白酶(特别是凝血酶FⅩa、FⅨa),并且在较小程度上抑制纤溶酶[1]。相反,肝素辅因子Ⅱ是一种相对特异性的凝血酶抑制剂。在肝素存在下,AT与凝血酶和FⅩa之间的反应急剧加速并有效抑制凝血。临床上,AT缺陷分为遗传性和获得性两种。AT在血栓栓塞的发病机制中具有重要意义。

16.20.1 适应证

包括疑似先天性AT缺陷,特别当存在血栓性疾病时;早产;疑似获得性AT缺乏(如术后、败血症和弥散性血管内凝血);AT替代疗法的监测;疑似肝素耐药。

16.20.2 检测方法

血浆AT活性主要由功能检测确定。如果活性降低,第二步则将AT缺陷通过免疫学方法,分为Ⅰ型(数量缺陷)和Ⅱ型(功能缺陷)。罕见的遗传性缺陷通过分子生物学方法检测。

16.20.2.1 发色(酰胺分解)底物法检测AT活性

原理[3,4]:发色底物法检测AT活性是在自动化平台上进行的,患者血浆与过量的凝血酶(FⅡa)或FⅩa一起孵育。在存在肝素的情况下,一部分激活的凝血酶或FⅩa被患者内源性的AT灭活。剩余的凝血酶或FⅩa的切割发色肽底物并释放发色物质。这种发色物的浓度与AT活性成比例,并在405 nm处通过分光光度法检测。使用人FⅡa检测容易受到肝素辅因子Ⅱ的干扰,特别是在肝素治疗的患者,而使用牛凝血酶检测则影响很小。FⅩa的检测不受肝素辅因子Ⅰ的影响,但容易受到直接FⅩa抑制剂,如利伐沙班的影响。

16.20.2.2 渐进活性检测

该检测是另一种发色底物法。检测中孵育时间延长到300 s,且不使用肝素。因此,AT活性检测独立于肝素结合位点,可以将AT功能缺陷区分为Ⅱ型RS(RS,反应位点)和Ⅱ型HBS(HBS,肝素结合位点)。

16.20.2.3 免疫化学分析

免疫化学用于检测AT蛋白的数量,而不是AT的功能。使用的方法是免疫电泳和免疫比浊法。

16.20.3 标本要求

柠檬酸盐血浆1 mL(血液采集时将1份0.11 mol/L柠檬酸钠溶液与9份血液混合)。

16.20.4 参考区间(表 16.20-1)

表 16.20-1 AT 变化后的止血疾病

AT 活性	年龄	正常对照的百分比
胎儿[5]	19～23 周	12～31(20)
	24～29 周	20～39(30)
	30～38 周	24～55(37)
新生儿[6]	1～30 天	40～100
婴幼儿[6]	30～180 天	55～130
儿童[6]	>6 个月	80～130
成年人[7]	18～90 年	80～130
AT 抗原	**年龄**	**IU/mL**
新生儿[8]	第 1 天	0.39～0.87(0.63)
	第 5 天	0.41～0.93(0.67)
儿童	第 30 天	0.48～1.08(0.78)
	第 90 天	0.73～1.21(0.97)
	第 180 天	0.84～1.24(1.04)
	1～16 岁	0.82～1.32(1.11)
成年人(IU/mL)[9]		0.74～1.26(1.00)
成年人(mg/L)[7]	18～90 岁	220～350

数值用第 2.5 百分位数和第 97.5 百分位数表示，括号中的数值为平均值。新生儿、婴儿和儿童的参考区间改编自参考文献[6]

16.20.5 临床意义

AT 是血浆中重要的抗凝物，是调节凝血系统的关键。没有 AT 就无法维持生命。

AT 的主要作用是[10]：抑制 FⅩa 来控制低水平的凝血酶形成、抑制凝血酶介导的纤维蛋白凝块形成，以及抑制外源途径(FⅦa-组织因子复合物)和内源途径(FⅨa、FⅪa 和 FⅫa)中的活性凝血因子，这些因子的抑制作用比凝血酶抑制 FⅩa 的效率低。

16.20.5.1 抗凝血酶增加

AT 缺乏与临床疾病相关，而 AT 增加却没有相关疾病。直接使用凝血酶抑制物如水蛭素和阿加曲班的治疗时，这些抑制物造成 AT 活性检测结果假性升高，但在 FⅩa 的检测中不会。

用维生素 K 拮抗剂如华法林或香豆素进行口服抗凝治疗时，可能导致 AT 活性增加。

16.20.5.2 抗凝血酶减少

50%～70%的 AT 活性表示抑制物缺乏，如果促凝物水平或促凝血因子活性增加，会引发拮抗不足，从而改变了止血系统的平衡。AT 缺陷可以是遗传性或获得性的。遗传性 AT 缺乏症呈现高凝状态，与静脉血栓栓塞症(VTE)风险增加有关。获得性 AT 缺乏的原因比遗传性缺陷更常见。AT 缺乏见表 16.20-2。

16.20.5.2.1 遗传性抗凝血酶缺乏症：先天性 AT 缺乏症分类如下[10]。

- Ⅰ型缺乏的特征是 AT 活性和抗原浓度均降低。通常两者都低于正常值的 70%[11]。没有报道过 AT 的纯合Ⅰ型缺乏。杂合 AT 缺乏流行率在总人群中为 0.02%～0.17%，在 VTE 患者中为 0.5%～4.9%。
- Ⅱ型缺乏是一种质量缺陷，导致产生功能下降的变异蛋白质。Ⅱ型可以进一步细分为三个亚型：① RS(反应位点)型，活性降低且抗原浓度正常的突变；② HBS(肝素结合位点)型，活性降低且抗原浓度正常的突变，这种类型表现出渐进性的活性(即活性随着孵育时间的延长而增加)。HBS 突变在普通人群中的流行率为 0.03%～0.04%，并且与杂合子携带者血栓形成风险较低有关；③ s1C-s4B 型。由 s1C-s4B 区域的基因突变引起的多效性缺陷，表现为 AT 活性和抗原水平的中度下降，活性比抗原浓度下降更明显。

更多关于遗传性 AT 缺乏的信息见图 16.20-1 和表 16.20-2、表 16.20-3。

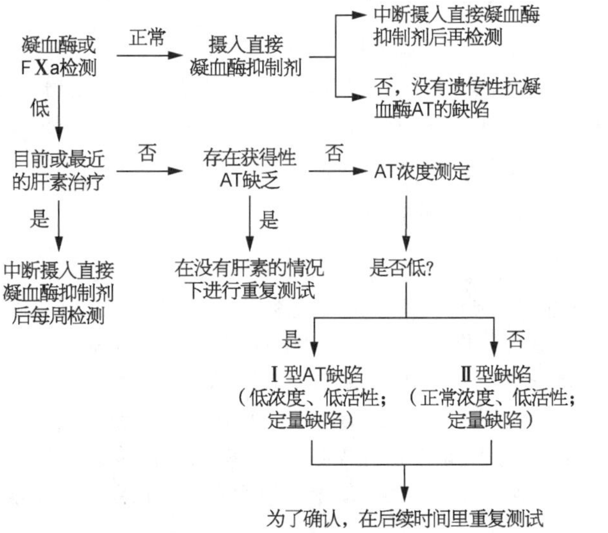

图 16.20-1 通过测定 AT 活性和 AT 抗原浓度来诊断和鉴别遗传性抗凝血酶(AT)缺乏的算法(经允许修改自参考文献[4])

表 16.20-2 AT 变化后的止血疾病

疾病/病因	临床和实验室检查
遗传性 AT 缺陷	杂合性 AT 缺乏症的患病率在普通人群中为 0.02%～0.17%，在 VTE 患者中为 0.5%～4.9%。为常染色体显性遗传，并具有不同的临床外显率。已经检测到超过 127 个导致 AT 缺陷的突变。这些突变大多数是个体的并且分布在整个基因上。然而，特定的突变(AT 剑桥Ⅱ，A384S)在西班牙和英国人群中发病率相对较高，与 VTE 风险增加 9 倍有关[15]。Ⅱ型 HBS 突变在普通人群中的发病率为 0.03%～0.04%，并且与低风险的血栓形成相关。 Ⅰ型 AT 缺陷主要由导致移码和提前终止密码子的插入和缺失引起。在许多情况下，Ⅱ型缺陷是由错义突变造成的。 先天性 AT 缺乏与血栓形成的风险显著相关。约有 67%的患者在 10～35 岁时发生第一次 VTE[17]。 AT 缺乏临床上主要表现在深静脉，髂静脉和股静脉的 VTE。其他部位包括下腔静脉、门静脉和肠系膜静脉。动脉血栓形成也偶尔发生。在 AT 剑桥Ⅱ(A384S)突变的情况下，心肌梗死的风险增加了 5.66 倍[18]。 实验室检查结果：大多数 AT 缺陷患者的 AT 活性约为 50%。先天性 AT 缺乏症的分类见表 16.20-3。为了诊断先天性 AT 缺乏症，需要在不同的时间间隔进行多次检测，因为 AT 可能在 VTE 急性期减少或在患者口服抗凝治疗时显著增加。

续 表

疾病/病因	临床和实验室检查
获得性 AT 缺陷	获得性 AT 缺乏症比遗传性更常见。因此,在考虑遗传性缺陷之前,排除获得性缺陷的所有原因是重要的[4]。
- 晚期肝实质损害(如肝硬化、毒性肝衰竭)	由于肝脏合成能力受限,导致 AT 合成减少。然而,由于促凝因子也以降低的速率合成,所以通常可以检测到总体水平降低的平衡止血。促凝血剂和抑制剂之间比例的变化可能诱发出血(促凝血剂减少)或血栓形成(抑制剂减少)的倾向,如食管静脉曲张血栓形成,随后因消化性溃疡出血[19]。蛋白 C 的浓度在肝病中随 AT 活性一起降低。
- 新生儿未成熟的止血系统	与凝血酶原复合物的所有凝血因子一样,AT 在出生的最初几天,生理性降低至 51%~75%的水平,并且在出生后一年达到成人水平。早产儿的水平甚至更低,这些婴儿已被证明有较高的死亡率和颅内出血的概率。AT 替代被推荐用于新生儿败血症、呼吸窘迫综合征或坏死性小肠结肠炎。
- 怀孕[21]	妊娠相关的 AT 缺乏定义为 AT 活性逐渐降低至正常值的 65%以下。除高血压妇女外,妊娠期 AT 活动并没有显著降低(孕 28~36 周略有下降)。在双胎妊娠中,分娩前 5 周内 AT 活性从生理学上的 102%±12%降至 86%±15%。在妊娠先兆子痫,HELLP 综合征和脂肪肝的妇女中观察到显著降低。AT 的减少是由于血管渗透性增加导致的血浆容量减少引起的,这可能导致肝脏的合成能力受损。
- 蛋白质消耗综合征	肾病综合征,渗出性胃肠病及急性大量失血,AT 流失到各种体腔中,可以在腹水和尿液中被检测到。肾病综合征的 VTE 发病率很高。AT 也可能在腹腔积液时流入腹水。
- 脓毒病	败血症中的许多症状和病理结果,如灌注障碍和器官衰竭,不是由白细胞介素的直接作用引起的,而是由于凝血级联的激活[22]。AT 充当控制各级凝血过程的天然抗凝剂。弥散性血管内凝血(DIC)消耗增加可导致活性降低至 50%以下。脓毒症患者 AT 活性降低至 50%以下是预后不良指标,诊断敏感性为 96%和特异性为 76%[23]。积极的研究报告显示用 AT 替代可以缩短 DIC 并减少器官功能障碍。
- 大手术	AT 在创伤后,发生一过性下降。然而,如果肝功能受损,血液流失并伴有因子Ⅱ、Ⅶ、Ⅸ和Ⅹ的丢失,则在施用 PPSB 之前通过替代治疗将 AT 活性增加至不低于 80%预防 DIC[24]。AT 治疗不推荐用于单纯血液稀释,因为促凝血剂和 AT 以相同比例被稀释。
- 肝素治疗	在静脉肝素治疗的初始阶段,AT 活性会一过性降低 20%~30%。即使使用治疗性肝素剂量,仍发生抗凝效果不足的原因可能是由于 AT 的活性不足。使用 AT 替代疗法可增强肝素的疗效,以致由于过度的肝素效应而产生出血风险。 采用普通肝素的长期治疗也可能导致 AT 的轻度下降,这可能是由于凝血酶-抗凝血酶复合物形成增加所导致。
- 雌激素治疗	AT 略有下降,同时因子Ⅱ、Ⅶ、Ⅸ和Ⅹ增加。
- 口服避孕药	在使用口服避孕药的女性中,VTE 年发病率为 4.3%,10 年发病率为 43%[25]。
- L 天冬酰胺酶治疗	据推测,L 天冬酰胺酶导致 AT 滞留在细胞内质网中,是由于蛋白质折叠障碍所致[10]。

表 16.20-3 文献中遗传性 AT 缺乏的实验室检查结果[10]

AT 缺乏类型	功能试验(凝血酶)	渐进性试验	AT 抗原
Ⅰ型	降低	降低	减少
Ⅱ型(反应位点)	降低	降低	正常
Ⅱ型(肝素结合位点)	降低	正常	正常
Ⅱ型(多效)	降低	降低	正常或低于正常

发色底物法检测 AT 活性的涉及肝素,并能区别所有类型的 AT 缺陷,然而,该检测不能从各种Ⅱ型缺陷中区分出Ⅱ型 HBS。该检测方法的一种改变,即渐进活性检测,活性结果与 HBS 无关。

16.20.5.2.2 获得性抗凝血酶减少:由于获得性 AT 缺陷与其他凝血系统疾病相关,因此其临床影响和原因尚不明确。尽管肾病综合征患者的血浆 AT 活性降低,但 AT 缺乏是否会导致血栓的发病率增加尚不清楚。AT 合成减少不会导致肝硬化患者血栓发病率增加。

16.20.6 抗凝血酶缺乏症和血栓形成

静脉血栓形成是 AT 缺乏患者常见的临床表现。血栓形成部位通常在深部静脉、髂静脉、股静脉和浅静脉。动脉血栓并不常见,但有过报道。欧洲前瞻性易栓症群组研究(EPCOT)研究中[12],分析 AT、PT、PS 或 FⅤ-Leiden 遗传缺陷者首次发生 VTE 的风险。在 5.7 年的研究过程中,4.5%的患者发生 VTE。AT 缺乏患者的年发病率最高(1.7%)。AT 缺乏患者较正常者,发生 VTE 的风险高 25~50 倍。

16.20.6.1 抗凝血酶治疗

使用 AT 治疗时,应维持 80%的 AT 活性。使用 1 U/kg AT 可以使血浆 AT 活性增加 1%~2%。补充 AT 的半衰期为 1.5~2.5 天,如使用肝素治疗或存在严重炎症反应时,半衰期缩短至 1 天以内。预先检测以下指标以确保补充治疗的效果:PT、APTT、AT 活性、血小板计数、纤维蛋白原、D 二聚体[13]。

16.20.7 注意事项

标本:只能在血浆中而不能在血清中检测 AT,因为凝血过程消耗约 30%的 AT。

检测方法:检测 AT 缺乏的方法对于确保患者的正确诊断和治疗是相当重要的。以下几点必须注意[3]:

- 使用检测人凝血酶的方法会受到肝素辅因子的干扰,导致结果假性偏高,特别是在肝素治疗的情况下。而针对 FⅩa 的检测不会受到影响。
- 使用检测凝血酶的方法时,直接凝血酶抑制剂如水蛭素和阿加曲班会导致 AT 活性的假性变高。
- 一些类型的遗传性 AT 缺乏不能通过凝血酶试验检测出(如汉密尔顿突变 A382T)及与Ⅱ型 HBS 相关的几个突变。
- 针对 FⅩa 的检测会受到直接 FⅩa 抑制剂,如利伐沙班的干扰,但不受肝素辅因子Ⅱ或直接凝血酶抑制剂的干扰[14]。
- 针对 FⅩa 的检测不能检测出所有变异的 AT,如斯德哥尔摩突变(G392D)和剑桥Ⅱ突变(A384S),前者可以通过凝血酶试验检测出,而后者不能。在检测 AT 缺乏时,FⅩa 的发色检测法比凝血酶试验具有更低的检测下限[3]。

参考区间:对于凝血酶和 FⅩa 检测的参考区间没有差异。

稳定性:环境温度(20℃)下,柠檬酸盐血液的变化为:8 h

后平均变化 −0.8%(−14.9%～+12.0%),以及 24 h 后为 3.1%(−6.3%～17.5%)。

16.20.8 病理生理学

AT是一种分子量为58 kDa的单链糖蛋白,属于丝氨酸蛋白酶抑制剂家族。在两步反应中,AT像底物一般先与蛋白酶结合,随后经蛋白水解切割,AT与位于蛋白酶活性中心的丝氨酸牢固结合(图16.20-2)。AT以大致相同的效率抑制凝血酶、FⅩa和FⅨa。FⅪa、FⅫa和激肽释放酶受到较小程度的抑制。所有的抑制反应都被肝素加速。尽管在肝素存在下与凝血酶和FⅩa的反应加速1 000～2 000倍,但AT与接触相因子的反应仅略微加快。在生理条件下,掺入内皮细胞膜表面的硫酸乙酰肝素蛋白聚糖对AT的结合能力产生加速作用[17]。AT的半衰期为65 h,比补充治疗用的AT长。

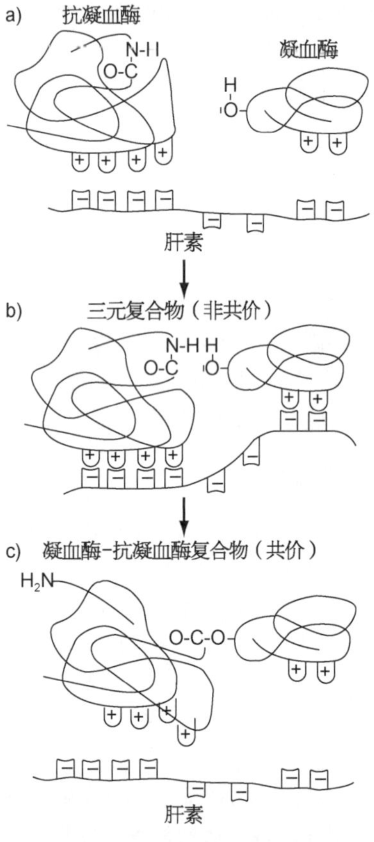

图16.20-2 凝血酶-抗凝血酶反应的催化作用(经允许修改自参考文献[2])。a). 凝血酶和抗凝血酶(AT)同时结合肝素分子,形成非共价三元复合物。b). 凝血酶活性位点中的丝氨酸(—OH)羟基与AT的反应活性位点肽键(—CONH—)紧密结合。肝素还可以诱导AT的构象变化,致使反应活性位点更易于受到蛋白水解的攻击。c). 凝血酶切割反应位点并被捕获在AT的共价复合物中。肝素分子从凝血酶-抗凝血酶复合物中释放出来,因此起催化剂的作用

在血管内凝血活化增强并伴有凝血酶释放增加的状态期间,AT的消耗速度比其生产速度更快。AT的减少及由凝血酶抑制物引起的凝血酶-抗凝血酶复合物浓度的增加,是纤维蛋白形成异常的指标。

AT的减少及由凝血酶抑制物引起的凝血酶-抗凝血酶复合物浓度的增加,是纤维蛋白形成异常的指标。在发生弥漫性血管内凝血(DIC)时,肝脏合成能力也常常受损。因此,AT合成功能的受损更加促进了DIC的进展。

除了凝血抑制物(AT、蛋白C)及活化和消耗指标(TAT、F_{1+2}、纤维蛋白单体、D二聚体)之外,对凝血平衡的评估还需要考虑凝血因子(如检测PT和APTT)。此外,为了了解体内AT的活性,必须考虑血液的实际pH,因为酸中毒时,抑制物的功能缺陷造成的影响会成比例地放大。例如,在体外最佳条件下检测出60%的AT活性,在体内pH为7.05时,实际仅10%的活性。如果酸中毒被纠正,AT活性可以恢复到60%。

16.21 蛋白C、蛋白S、活化蛋白C、FⅤ-Leiden突变及凝血酶原G20210A突变

Lothar Thomas

16.21.1 引言

环境危险因素和遗传性倾向在血栓形成发展中起着重要作用。遗传危险因素主要与止血系统有关,会引发静脉血栓栓塞事件(VTE)。一般来说,两种突变相关的遗传缺陷之间是有区别的[1]:天然抗凝物(抗凝血酶、蛋白C和蛋白S)功能缺失的突变及凝血因子Ⅴ(FⅤ-Leiden)和FⅡ(凝血酶原G20210A9)功能增加的突变。

遗传危险因素与VTE之间的关联可以分类为:① 强:抗凝血酶、蛋白S和蛋白C缺乏(VTE的风险增加5～10倍);② 中:FⅤ-Leiden或凝血酶原G20210A9突变(VTE的风险增加2～5倍);③ 弱:如FⅩⅢ的B亚基中的His95Arg置换(VTE的风险增加大约1.5倍)。

16.21.1.1 蛋白C

蛋白C(PC)和蛋白S是天然抗凝剂,在凝血系统调节中起着重要作用[2]。凝血酶在血栓调节蛋白作用下,激活PC(图16.21-1)。

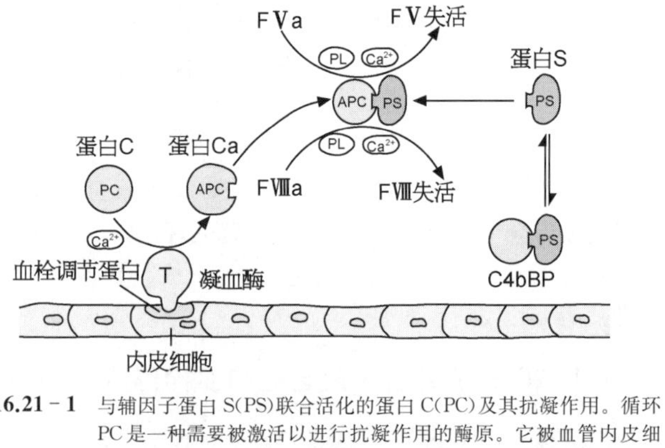

图16.21-1 与辅因子蛋白S(PS)联合活化的蛋白C(PC)及其抗凝作用。循环PC是一种需要被激活以进行抗凝作用的酶原。它被血管内皮细胞壁上的血栓调节蛋白-凝血酶复合物激活。通过磷脂酰丝氨酸与内皮细胞膜结合的活化PC(APC)导致蛋白水解,从而导致FⅤa和FⅧa的失活,抑制了凝血途径。PS增强了PC系统的活性。PC或PS的缺陷合成或功能缺陷会降低抗凝能力并导致血栓。FⅤ-Leiden是对抗PC途径的另一个缺陷。由于点突变的修饰作用,FⅤ分子不能被APC蛋白水解失活并维持其促凝活性。因此,PC系统的控制机制不再有效,并且增加血栓形成的风险

血栓调节蛋白(TM)是一种内皮细胞表面蛋白,与凝血酶结合后成为PC的有效激活剂。内皮细胞还表达PC受体,其通过Gla-域与PC结合,并将其呈递给凝血酶-TM复合物。凝血

酶在 Arg169 切割 PC 的活化肽域，从 α 链的 N 末端释放一个 12 个氨基酸组成的活性多肽。活化的 PC(APC)通过在特定位点切割膜结合的 FⅧa 和 FⅤa 来使之失活：① FⅤa 在 Arg506 处被切割，Arg506 是首选的切割位点，然而，要完全失活还需要在 Arg306 切割；② FⅧa 在 Arg336 和 Arg562 处被切割。

APC 的主要抑制物是蛋白 C 抑制剂，一种在肝脏合成的单链糖蛋白丝氨酸蛋白酶抑制剂[2]。该抑制剂与 APC 形成 1∶1 复合物后在活性位点 Arg354 处切割。

有关遗传缺陷和血栓形成风险的患病率见表 16.19－6。

16.21.1.2 蛋白 S

蛋白质 S(PS)以结合和游离的形式存在[2]。游离 PS 是 APC 的重要辅因子，增强了其与负电荷磷脂表面的亲和力。游离 PS 能够把 FⅩa 从其复合物中用 FⅤa 取代，使 APC 在 Arg506 处切割 FⅤa。在 FⅧa 失活的过程中，PS 同时刺激 APC 的活性。PS 是由 15 个外显子组成的 *PROS 1* 基因编码。游离 PS 是 APC 的唯一辅因子。PS 与补体 4b 结合蛋白(C4bBP)形成的复合物，不具有作为 APC 辅因子的活性作用。

16.21.1.3 活化蛋白 C 抵抗

APC 抵抗被定义为对激活 PC 不良的抗凝反应。

遗传性疾病：APC 抵抗是由 FⅤ因子中的单个点突变引起的，也称为 FⅤ－Leiden 突变，导致 APC 灭活 FⅤa 的能力不足。

获得性疾病：在没有 FⅤ－Leiden 突变的情况下，获得性 APC 抵抗可能存在于妊娠期间、使用口服避孕药、存在狼疮抗凝物、FⅧ浓度升高及多发性骨髓瘤的患者中。

16.21.1.4 FⅤ－Leiden

FⅤ可以作为 PS 的协同因子，参与降解 FⅩ酶复合物中的 FⅧ[4]。APC 抵抗的表型遗传背景是 FⅤ基因(G1691A 或 FⅤ－Leiden)中第 1691 位的单个 G 被 A 核苷酸取代，导致 Gln 取代 Arg 506。

16.21.1.5 凝血酶原 G20210A 突变

凝血酶基因突变是继发性易栓症的第二常见原因。该突变涉及凝血酶原基因 3′非翻译区的 20210 处核苷酸的单个碱基对置换(鸟嘌呤到腺嘌呤)。

杂合子携带者血浆凝血酶原水平较高，不伴随其他危险因素时，VTE 发生风险增加 2～5 倍。如伴随其他易栓因素，尤其是 FⅤ－Leiden 同时存在时，VTE 的风险大大增加。

16.21.2 适应证

- 复发性 VTE，尤其是有阳性家族史的 45 岁以下患者。
- 对止血性疾病的鉴别诊断研究，如 DIC、严重肝病、双香豆素性坏死、激素治疗(雌激素替代疗法、口服避孕药)或大型手术后。

16.21.3 检测方法

APC 抵抗的实验室评估包括[7]：① 鉴别 APC 抵抗的凝血功能检测；② 明确是 APC 抵抗后，进行 FⅤ－Leiden 的基因筛查；③ 如果筛查结果是阴性，则检测 PC 和 PS，并可能对基因 *PROS 1* 进行遗传分析。

16.21.3.1 活化蛋白 C 抵抗

针对 APC 抵抗的凝血功能检测是一种筛查试验，用于确定 FⅤ－Leiden 和 PC 途径的整体功能(PC 和 PS 活性)[8]。

原理：使用以 APTT 为基础的检测来确定蛋白 C 活性依赖性凝血时间(PCAT)。第二代 APTT 方法使用患者血浆与预稀释的乏 FⅤ血浆以 1∶4 混合。此方法对 FⅤ－Leiden 高度灵敏，也可用于正接受维生素 K 拮抗剂(香豆素)抗凝治疗的患者。

在有铜头蛇毒作为 PC 激活剂(PCAT 标本)，以及没有该激活剂(PCAT 0 标本)的情况下检测 APTT。正常血浆在 28～35 s 内在 APTT 检测中凝固。如果加入活化的 PC(APC)，则 APTT 凝固时间延长 2 倍或更长至 60～100 s。表明该血浆对 APC 敏感。患者血浆对 APC 的敏感性较低(凝血时间仅延长 1.5～1.7 倍；典型的 FⅤ－Leiden 杂合携带者)表明对 APC 有抵抗。

PCAT/PCAT 0 比率是通过将凝血时间转换为标准化比率(NR)得到的。NR 低于 0.80 的表示存在 FⅤ－Leiden。

该试验还能检测涉及因子之间的协作效应，因此也能发现 PC 缺陷。

16.21.3.2 蛋白 C(PC)

必须区分 PC 活性(功能检测)和 PC 抗原浓度(免疫化学检测)[2]。有些情况可能导致两种检测结果不一致。

凝血检测(功能检测)[9]：在凝血检测中，PC 的抗凝活性(即灭活 FⅧa 或 FⅤa 的能力)是检测对象。

原理为，大多数方法基于 APTT 试验，以铜头蛇毒作为酶，激活 PC，使活化的 FⅤa 和 FⅧa 被 APC 灭活，导致 APTT 延长，由于反应混合物中含有过量的所有凝血因子，凝血时间取决于 PC 活性，从而得出 PC 的抗凝活性。结果从凝血时间的标准曲线中得出并以正常对照的百分比表示。狼疮抗凝物和 FⅧ浓度超过 150%会干扰凝血检测。

发色底物法(功能检测)：用显色肽底物检测 PC 的酶活性。与凝血试验相反，磷脂结合结构域的改变，如口服抗凝药，不会影响检测结果。

原理为，PC 由 PC 激活剂(蛇毒)激活后，采用动力学方法，通过分光光度计测量显色底物的裂解。结果以正常对照的百分比表示。

酶免疫法：检测 PC 抗原的浓度。由于目前不需要区分 PC 的Ⅰ型和Ⅱ型缺陷，因此，在功能检测中发现的活性下降，可用酶免疫法加以确认。

原理为，针对 PC 的抗体结合在微量滴定孔的表面上，与血浆标本中的 PC 结合，随后，过氧化物酶标记的 PC 抗体再与免疫复合物上 PC 结合，在加入底物后检测与 PC 含量成比的结合过氧化物酶的量。结果以正常对照的百分比或 mg/L 表示。

16.21.3.3 蛋白 S(PS)

血浆中大约 60%的 PS 与 C4bBP 结合，而 40%以游离形式存在[10]。只有游离 PS 能作为 APC 的辅助因子，发挥其抗凝作用。应当使用功能检测以及免疫化学检测，功能检测作为筛查试验[2]。*PROS 1* 基因分析包括对所有 15 个外显子的序列突变。

凝血检测[11]：游离 PS 的功能活性(即作为 APC 辅因子降解 FⅤa 和 FⅧa 的能力)能延长凝血时间，并且可以通过 APTT、PT 或鲁塞尔蝰蛇毒时间(RVVT)的延长来检测。与使用凝固法检测 PC 相似，标本被稀释并与乏 PS 的血浆混合，在加入凝血激活剂和活化的 PC 后检测凝血时间。结果以正常对照的百分比表示。

酶免疫法：使用酶免疫法，可以检测总 PS 和游离 PS 的浓度。为了确定游离 PS 的比例，使用聚乙二醇沉淀结合的 PS，再检测上清液中剩余的 PS。更新的方法是使用针对 PS 与 C4bBP 结合区域的单克隆抗体，这样就不必沉淀标本中的结合 PS。

16.21.3.4 FⅤ-Leiden

分子遗传分析[11]：通过 PCR（DNA 聚合酶链式反应）扩增 FⅤ基因的外显子 10 的片段。FⅤ-Leiden 突变就位于该片段中。扩增的片段在两个位点被限制酶 MnⅡ 切割。突变导致限制性酶的两个相关位点之一的缺失，因此在凝胶电泳中可见更高分子量的 DNA 条带，证明此标本存在该缺陷。这种缺陷的杂合子和纯合子携带者之间只能通过使用这种方法来鉴别。

16.21.3.5 凝血酶原 G20210A 突变

分子遗传分析可区分纯合子和杂合子突变。

16.21.4 标本要求

- APC 抵抗、PC 和 PS：柠檬酸血浆 1 mL（血液采集时将 1 份 0.11 mol/L 柠檬酸钠溶液与 9 份血液混合）。
- FⅤ-Leiden 和凝血酶原 G20210A 突变的分子遗传分析：EDTA 血 3～5 mL。

16.21.5 参考区间（表 16.21-1）

表 16.21-1 PC 和 PS 的参考区间

PC 活性	70%～140%
PC 浓度	70%～140%（3～6 mg/L）
PS 活性	65%～140%
游离 PS 浓度	70%～140%
总 PS 浓度	70%～140%
排除 FⅤ-Leiden	APC 正常比值≥0.8

16.21.6 临床意义

凝血因子和抗凝血蛋白的遗传缺陷是 VTE 的主要危险因素（见 16.19）。

16.21.6.1 APC 抵抗

图 16.21-2 描述了疑似 APC 抵抗的诊断方法。以 APC 比率低于 0.80 为标准，评估结果如下[8]：① 所有患者均被诊断为 FⅤ-Leiden，相关的研究报道 100% 的诊断敏感性，特异性为 95%；另一项研究报道的特异性只有 72%；② 检测 PC 活化功能受损，诊断灵敏度为 82%～100%；③ PS 缺陷的诊断灵敏度为 87%～97%，特异性仅为 30%[10]。

凝血功能检测是 FⅤ-Leiden 和 PC 缺陷的筛查试验，而用于 PS 缺陷时是有问题的。该检测方法在临床上有助于检测缺陷以及评估 PC 途径的能力，从而在一定程度上预估 VTE 的风险。在缺乏 PS 的患者中，筛查试验是评估血栓事件风险的良好工具，但发现灰区或阳性结果时，应该行 FⅤ-Leiden 分子遗传分析。

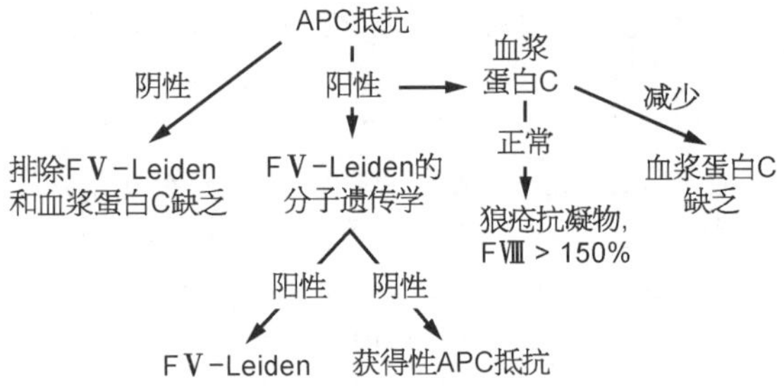

图 16.21-2 疑似 APC 抵抗的诊断方法

16.21.6.2 FⅤ-Leiden

FⅤ-Leiden 突变是 VTE 最常见的遗传危险因素之一。普通人群中杂合子携带者的患病率为 2%～15%。这种突变仅发生在高加索人及其在北美和南美的后裔。VTE 在青年女性中的年发病率为 1/10 000，并且在 FⅤ-Leiden 的女性杂合子携带者中增加到（4～7）/10 000。如果 FⅤ-Leiden 的年轻女性肥胖，年发病率将增加到（8～14）/10 000，如果其服用口服避孕药，年发病率可达到 34/10 000。杂合缺陷会导致两性 VTE 的概率增加 3～7 倍，纯合缺陷增加 50～100 倍。约有 25% 的 FⅤ-Leiden 家族成员在 45 岁之前遭受第一次 VTE 事件。

围手术期风险[13]：当患者接受预防性抗凝治疗时，FⅤ-Leiden 杂合子在普通外科手术后的 VTE 风险似乎不会增加，而血管手术后动脉血栓和心肌梗死的风险可能增加。在 FⅤ-Leiden 携带者中，手术后几个月内的需进行冠状动脉搭桥术的可能性增加。

激素替代[12]：50 岁以上女性 VTE 的年发病率为 4/10 000，如果这些女性绝经后服用雌激素和黄体酮，年发病率将增加到 10/10 000。在有家族性 VTE 病史的女性中，年发病率增加到 30/10 000。

16.21.6.3 蛋白 C 缺乏

在遗传性 PC 缺乏症中，两种类型的缺乏在临床上没有区别：Ⅰ型由于合成缺陷，蛋白浓度及活性均下降；而Ⅱ型存在功能不良的蛋白（即蛋白浓度在参考区间内，而活性显著降低）。

大多数 PC 缺陷的杂合子患者 PC 活性为 30%～65%[2]。缺陷的纯合子携带者几乎检测不到 PC 活性。迄今为止，在检测到的约 250 个突变中，绝大多数导致Ⅰ型缺陷。这些患者中约 70% 在基因 *PROC* 的编码区域有单一突变，导致 PC 中的氨基酸改变。对于获得性 PC 缺陷可见表 16.21-2。

表 16.21-2 获得性 PC 缺乏的疾病和病症[7,15]

疾病/病因	临床和实验室检查
维生素 K 缺乏，苯丙香豆素（香豆素）治疗	PC 和凝血酶原复合物一样，是维生素 K 依赖性因子。由于半衰期较短，在苯丙香豆素治疗的初期阶段，PC 和 FⅦ下降速度比凝血酶原复合物的其他因子快，导致短暂的高凝状态。当治疗停止时，PC 比其他因子晚回到正常区间的数值，这也引起了高凝状态。在治疗的初期阶段，或香豆素治疗停止过快时，患者可能发生血栓栓塞并发症或香豆素坏死，尤其是 PC 缺乏的患者。 实验室检查结果：在香豆素治疗过程中，PC 浓度降至 40%～50%，凝血活性甚至低于 1/4 至 1/3。这是因为无活性的异常凝血酶原蛋白也在免疫化学测定中被检测出，通过酰胺分解检测获得的结果通常在上述值之间。为了明确香豆素治疗下的血栓栓塞事件，应该检测 PC 活性。

续　表

疾病/病因	临床和实验室检查
肝脏疾病	急性肝炎、慢性活动性肝炎和肝硬化与PC活性低有关。肝炎患者的水平通常降低至60%,据报道肝硬化患者的水平降低至30%。如果情况好转,活性会再次增加[24]。
弥散性血管内凝血	PC活性和PC浓度的显著降低会发生在促进微循环中的血栓形成的过程中。
炎症	由于败血症或创伤而患上成人呼吸窘迫综合征(ARDS)的患者具有较低的蛋白S和C浓度和活性[16]。在一项涉及肺癌患者的研究中,活性的减少与肿瘤的分期相关,反之浓度保持在正常范围内[20]。这可能是由于切割了钙结合区的白细胞蛋白酶(弹性蛋白酶、组织蛋白酶G)使PC失活引起的。

16.21.6.4 蛋白S缺乏

PS缺陷分为三个亚型[2,7]:

- Ⅰ型:由于合成缺陷,抗原浓度及活性均降低。
- Ⅱ型:存在功能不良的蛋白(即抗原浓度在参考区间内,而活性显著降低)。
- Ⅲ型:游离PS的浓度由于C4bBP浓度升高而降低(即虽然游离PS抗原的活性和浓度降低,但抗原浓度在参考区间内)。这种类型与VTE之间的因果关系迄今尚未明确。

获得性PS缺乏症比遗传性更常见。此外,健康人的PS浓度和活性与遗传缺陷携带者有部分交叉。因此,PS参考值不适用于诊断遗传性缺陷。表16.21-3显示了遗传性PS缺陷的分类。

表16.21-3　根据游离PS和总PS活性及浓度分类PS缺陷[6]

分类	PS活性	游离PS	总PS
Ⅰ型	下降	下降	下降
Ⅱ型	下降	正常	正常
Ⅲ型	下降	下降	正常

遗传性PS缺陷[14]:Ⅰ型和Ⅱ型PS缺陷的95%病例PS活性降低。研究PS缺陷应包括功能检测和PS浓度的检测。研究[10]的PS结果列在表16.21-4中。只有PS低于45%的结果,提示由基因 *PROS 1* 中的突变所引起的疾病[11]。在这些情况下,应对 *PROS 1* 的15个外显子进行分子遗传分析。推荐使用积分诊断[10]。

表16.21-4　不同类型突变的蛋白S活性(%)比较[10]

	蛋白S活性		游离蛋白S活性	
	n	x±s	*n*	x±s
没有突变	44	58±16	42	63±19
错义突变	24	45±18	23	47±24
无义突变	9	25±6	9	29±22
大片段缺失	6	25±10	6	19±7

杂合的PC和PS缺陷表现出相同的临床特征。迄今为止只有发现零星几例纯合缺陷病例。在45岁以下的静脉血栓患者中,2%~3%的病例中发现Ⅰ型杂合性PS缺陷(参见16.19)。

获得性PS缺陷[13]:PS和PC一样,是维生素K依赖蛋白。因此,在口服抗凝剂时,会见到游离PS水平下降。但是,这种下降速度比PC慢且并不明显。

肝病导致PS水平的中度下降,而DIC时PS水平正常。急性呼吸窘迫综合征时游离PS的下降明显大于结合PS[16]。

雌激素导致PS释放减少,因此解释了为什么绝经前妇女比男性生理水平低(中位数约为80%)。激素治疗或口服避孕药的也会导致PS活性显著下降。

16.21.6.5 凝血酶原G20210A突变

凝血酶原G20210A突变在凝血酶原基因3′非翻译区的20210处核苷酸的单个碱基对置换(鸟嘌呤到腺嘌呤)。与具有野生型基因型的人相比,这种突变的携带者具有更活跃的内源性凝血酶。杂合子携带者凝血酶原增加30%,纯合子携带者增加70%[17]。这种突变与高凝状态有关,是遗传性易栓症的第二危险因素[18]。

高加索人群中的杂合子携带者:患病率为2%,有2~5倍的血栓形成风险(纯合子携带者为10倍),占VTE患者的20%。

凝血酶原G20210A突变的女性,口服抗凝血剂后,脑静脉窦血栓形成风险增加150倍,其他深静脉血栓形成风险增加16~59倍[16]。

然而,凝血酶原G20210A突变可能不是导致内源凝血酶活跃和VTE风险的唯一原因。凝血酶生成的增加可能与其他遗传和(或)环境因素有关[19]。

16.21.6.6 MTHFR-C677T突变

高加索人群中存在C677T位点的MTHFR基因多态性的纯合基因型。这种突变导致血浆中与饮食相关的同型半胱氨酸增加。高加索人群中的携带者:患病率为10%,有2~3倍的血栓风险,占VTE患者的15%~20%。

MTHFR C677T突变和接受激素抗凝治疗的高同型半胱氨酸血症的女性,患脑静脉窦血栓的风险增加20倍[20]。MTHFR-C677T突变与静脉血栓之间的关系尚有争议。

16.21.7 注意事项

APC抵抗的凝血检测:如下。

- 预分析:由于维生素K依赖凝血因子和蛋白S的降低,患者不应该接受口服抗凝治疗。APC抵抗试验是会存在假阳性的,要先将标本稀释后再加入乏FⅤ血浆,维生素K抑制剂就不会对检测造成干扰[21]。因为试剂含有肝素中和聚缩氨酸,所以如果血浆中肝素浓度低于1 IU/mL,是可以对肝素治疗的患者进行检测。
- 影响因素:存在狼疮抗凝物、凝血酶和FⅩa抑制剂和肝素浓度高于1 IU/mL的标本,即使将患者血浆稀释后再加入乏FⅤ血浆,还是会延长凝血时间,得出错误升高的APC结果,导致APC抵抗的漏诊。应该记住,如果患者服用阿加曲班(一种直接凝血酶抑制剂),无论他是否存在APC抵抗,都会导致意外延长的凝血时间结果[22]。在炎症和妊娠期间,患者的FⅧ水平升高,导致对APC的敏感性降低,从而得出缩短的凝血时间和假性APC抵抗。
- 稳定性:室温下可达8 h。在-70~-20℃冷冻,可获得更长期的稳定性[23]。

蛋白C[2]:FⅧ活性高于150%会缩短凝血时间,导致功能检测法的蛋白C活性结果假性偏低。患者的抗凝功能不影响检测结果。

发色底物法检测 PC，对狼疮抗凝物、高 FⅧ浓度和 FV-Leiden 不敏感。在其他蛋白水解酶如纤溶酶、激肽释放酶和凝血酶的情况下，使用对 APC 没有高度特异性的显色肽底物，可能会得到假性升高的 PC 结果，而且造成对某种类型的 PC 缺乏症不敏感。

蛋白 S：血小板会导致假性偏低的结果。因此，应该使用乏血小板血浆标本进行检测。

16.21.8 病理生理学

PC 是一种在肝脏中作为酶原合成的维生素 K 依赖性糖蛋白。成熟蛋白具有 62 kDa 的分子量，并由重链（41 kDa）和轻链（21 kDa）组成，两者通过 Cys141 和 Cys265 之间的二硫键连接。

循环血浆中 PC 是一种用于抗凝作用需要被激活的酶原。在 Ca^{2+} 存在的情况下，它被血管内皮细胞上的血栓调节蛋白-凝血酶复合物中结合的凝血酶激活（图 16.21-1）。APC 引起磷脂表面的蛋白水解，从而使 FVa 和 FⅧa 灭活。这一过程必须有 Ca^{2+} 的存在，并且被蛋白 S 加速。APC 受丝氨酸蛋白酶抑制剂 α_1 抗胰蛋白酶、α_2 抗纤溶酶、肝素刺激的 PC 抑制剂及 α_2 巨球蛋白的调节。

PS 具有 69 kDa 的分子量，在肝脏和血管内皮细胞中合成。与只有 8 h 的半衰期的 PC 相比，PS 的半衰期为 60 h。大约 40% 的 PS 以游离形式存在，另 60% 与 C4bBP 结合。游离 PS 作为 PC 的辅因子存在于血液循环中。

编码 PC（*PROC*）的基因位于 2q13 - q14 位置，含有 9 个外显子和 8 个内含子。编码 PS（*PROS1*）的基因位于 3q11.2 位置，含有 15 个外显子和 14 个内含子。

PC 或 PS 的合成缺陷或功能缺陷会引起抗凝血能力的降低而导致高凝状态，表现为静脉血栓栓塞事件的易感性增加。

FV 的变体 Leiden 是抵抗 PC 途径的另一种缺陷。在正常情况下，FV 在血液中循环并且没有显著的促凝或抗凝活性。然而，FⅩa 和凝血酶的促凝活性及 APC 的抗凝活性对 FV 有影响：

- 在血管损伤时，激活的凝血系统的促凝活性得到增强。在这种情况下，FⅩa 或凝血酶裂解 FV 中的三个精氨酸肽键，从而使 FV 分子中的 B 结构域脱离，并使 FV 变成活化的促凝血酶 FVa（图 16.21-3）。FVa 是 FⅩa 的重要辅因子，参与凝血酶原的激活。两种活化的凝血因子在磷脂表面形成凝血激原酶复合物（FⅨa、FⅧa、FⅩa、FⅡa）。

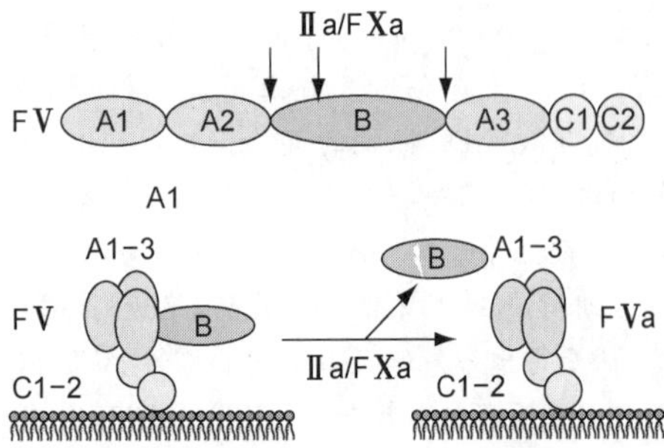

图 16.21-3 凝血酶（FⅡa）和（或）FⅩa 对 FV 的激活作用（经允许转载自参考文献[24]）。FV 包含三个 A 结构域，即两个 C 结构域和一个 B 结构域；切割位点用箭头标出（顶部）。如果与磷脂结合，则 FV 被活化成 FVa，结构域 B 是通过在结合位点 Arg 709、Arg 1018 和 Arg 1545（底部）的凝血酶或 FⅩa 的切割而分离得到的

- 然而，如果蛋白 C 途径被激活，则 FV 有着不同的去向。APC 在 Arg306 和 Arg506 处切割 FV 分子，通过蛋白水解降解 FV，起到调节凝血激原酶复合物的促凝活性。306 处的切割会导致 FV 活性完全丧失，而 506 处的切割保留了作为 FⅩa 辅助因子的作用。被 APC 切割的 FV 中间体与蛋白 S 形成抗凝复合物，裂解存在于 FⅩ酶复合物中的 FⅧ，灭活 FⅩ酶复合物。FⅩ酶复合物由结合到磷脂表面的 FⅨa 和 FⅧa 组成，它在 FⅩa 激活中高效地发挥作用，且不能被 APC 或 PC 调节。

16.22 抗磷脂综合征

Lothar Thomas

16.22.1 引言

抗磷脂综合征（APS）是一种以抗磷脂抗体浓度持续升高为特征的自身免疫性疾病。抗体是一类针对各种磷脂，包括磷脂结合血浆蛋白和（或）磷脂 蛋白复合物的异源自身抗体组[1]。动脉和静脉血栓形成是 APS 最常见和临床不良事件，据报道约 1/3 的 APS 患者有这种情况。APS 对妊娠期中孕妇和新生儿出现不良事件也起到重要影响，并与其他临床表现与综合征有着不同的相关性[2]。推荐用于诊断 APS 的检测包括：抗 β_2 糖蛋白 I IgG 和 IgM 抗体、抗心磷脂 IgG 和 IgM 抗体、通过一些体外磷脂依赖的凝血试验的延长来检测狼疮抗凝物。所有三种自身抗体统称为抗磷脂抗体（APA）。

APS 可以单独发病或合并其他自身免疫性疾病，特别合并系统性红斑狼疮。与 APS 相关的临床症状的机制和病理生理学是高度异质的。

除临床症状外，APS 诊断主要依靠实验室结果，其中 APA 的检测也是鉴别高凝状态所必需的。

16.22.2 适应证

包括静脉血栓栓塞（VTE）、动脉血栓（心肌梗死、卒中）、妊娠疾病、自身免疫性疾病（特别是系统性红斑狼疮）、不明原因的 APTT 延长、不明原因的血小板减少。

16.22.3 检测方法

2006 年在悉尼制订了诊断 APS 的分类标准[3]，在 2007 年由小组委员会详细修订[4]。官方标准的实验室检测包括两种诊断流程（表 16.22-1）[5]：① 凝血分析，基于凝血时间的延长间接识别 APA 的影响。延长凝血时间的 APA 也被称为狼疮抗凝物；② 免疫法（ELISA）直接检测抗 β_2 糖蛋白 I 和抗心磷脂抗体。

表 16.22-1 实验室检测狼疮抗凝物（LA）的最佳建议[4]

筛查
(1) 应该使用基于不同原理的两种检测。
(2) 稀释的鲁塞尔蝰蛇毒时间（dRVVT）应该是第一考虑的检测。
(3) 第二考虑的检测应该是敏感的 APTT（激活剂为低磷脂和二氧化硅）。
(4) 解释：筛查试验的凝血时间结果较阈值延长，则提示 LA 的可能。
血浆混合试验
(1) 理想情况下，混合试验的混合或正常血浆（PNP）应在室内准备。
(2) 应使用患者血浆与 PNP 以 1∶1 的比例混合后，30 min 内未预孵育。
(3) 解释：混合试验的凝血时间结果较阈值延长，则提示 LA 的可能。

续 表

确认试验 (1) 确认试验必须通过增加筛查试验的磷脂浓度来进行。 (2) 应使用双层或六边形(Ⅱ)相磷脂来增加磷脂的浓度。 (3) 如果百分比结果高于阈值,则确认 LA。
结果显示 结果应显示整个流程中患者和 PNP 混合的比例(筛选、混合和确认试验)。

16.22.3.1 狼疮抗凝物试验

LA 是针对磷脂和(或)磷脂-蛋白质复合物的抗体。它们在体外试验中,延长磷脂依赖的凝血时间的结果,但与出血倾向无关。狼疮抗凝物一词源自 1952 年,当时首次确认了系统性红斑狼疮患者的 APTT 结果延长。

LA 的确认应根据国际血栓与止血学会(ISTH)提出的三步法指南[6]:① 发现磷脂依赖的凝血筛查试验结果较阈值延长;② 血浆混合试验确认抑制物的存在,并排除凝血因子缺乏;③ 确认试验证实该抑制物是磷脂依赖的,而非某个凝血因子的直接抑制物。

因为没有对所有 LA 有足够敏感性的试验,所以指南建议采用两种不同的筛查方法检测狼疮抗凝物[4]。建议进行以下检测:一种是针对 FⅩ活性的试验(稀释的鲁塞尔蝰蛇毒时间),另一种是针对内源性凝血活性(APTT 和高岭土凝血时间)。

当凝血时间超过健康人群的第 99 百分位点时,怀疑有 LA。表 16.22-1 列出了实验室检测狼疮抗凝物的最佳建议。为了简化检测流程,Sidney 标准[4]建议将筛查和确认试验整合到一起,而不需要执行血浆混合试验。

稀释的鲁塞尔蝰蛇毒时间:原理为,试剂中的鲁塞尔蝰蛇毒液激活 FⅩ,在 FⅤ、Ca^{2+} 和磷脂存在下,引起凝血酶原激活。该试剂的高灵敏度是通过试剂中低磷脂浓度来实现的。

活化部分凝血活酶时间(APTT):原理参见 16.1。不同的商品化试剂因激活剂和磷脂的类型、组成及浓度不同而检测结果不同,推荐使用高岭土凝血时间(KCT)。高岭土由硅酸组成,其结晶表面带有大量的带负电荷,接触后血液后,内源凝血途径激活并使 FⅩ 被活化。由于 FⅧ活性可能在应激状态或妊娠期增加,导致凝血时间缩短,因此,针对 LA 检测还有更特异性的试剂。

血浆混合试验:与来自健康供体的正常混合血浆(PNP)以 1∶1 的比例混合后进行检测。检测应该在没有预先孵育的情况下,进行 PNP 当场制备(自制),并确保 PNP 中血小板少于 10×10^9/L,且所有凝血因子的活性约为 100%。对患者血浆进行凝血酶时间或抗 FⅩa 检测将有助于鉴定肝素或凝血因子特异性抑制物的存在[4]。

通过相应的凝血因子检测,排除凝血因子缺乏之后,血浆混合试验的凝血时间延长表明患者血浆中存在 LA,在许多情况下,几种凝血因子的同时减少表明存在 LA。

综合试验:综合试验流程中包括筛查和确认试验,通过在低(筛查)和高(确认)磷脂浓度下平行进行 dRVVT 或 APTT 两次试验。在 LA 存在的情况下,血浆标本的凝血时间应该在筛查试验中延长,在确认试验中正常。结果应通过计算 LA 比值(屏幕减去确认)或百分比修正来表示。

$$纠正\% = (筛查 - 确认)/筛查 \times 100\%$$

LA 的存在使得确认试验中凝血时间的趋于正常结果。凝血因子抑制物和普通肝素的存在可能会导致错误的阳性结果。

狼疮抗凝物检测的阈值:当其凝血时间长于至少 40 名 50 岁以下 PNP 患者的第 99 百分位点时,筛查试验和血浆混合试验的结果可能提示 LA。血浆混合试验中的切点值可以是以下公式得出的抑制物凝血活性(ICA)的值:

$$ICA = [(b - c)/a] \times 100\%$$

a、b、c 分别代表患者血浆、混合血浆和正常血浆的凝血时间结果。

LA 阳性的标本做确认试验得出的凝血时间结果,并不一定能缩短到正常对照区间内。因此建议在所有正常对照中进行确认试验,并以获得的凝血时间的平均值作为阈值,结果低于此阈值的患者血浆为 LA 阳性。

16.22.3.2 抗磷脂抗体(APA)

APA 是针对磷脂-蛋白复合物的抗体,并使用 ELISA 方法检测。抗 β_2糖蛋白Ⅰ和抗心磷脂抗体的结果应结合 LA 检测的结果一同解读。在一项前瞻性研究中表明 IgG 抗体检测的敏感性足以诊断 APS 相关的血栓形成,而 IgM 抗体的检测效果不佳。

抗 β_2糖蛋白Ⅰ抗体:β_2糖蛋白Ⅰ(β_2-GPI)是由 5 个结构域多肽链组成的 50 kDa 糖蛋白。它结合带负电的磷脂,而且是心磷脂的辅因子。体内 β_2-GPI 蛋白通过自身抗体二聚化后与细胞受体发生相互作用,受体结合的 APA 复合物诱导细胞内信号传导,导致内皮细胞、单核细胞和血小板的活性失去控制,从而解释了 APS 患者中的血栓形成倾向[5]。

抗 β_2-GPI 抗体主要针对结构域Ⅰ中的 Gly40-Arg43 氨基酸。任何不针对该结构域的 APA 与血栓形成之间没有发现相关性。

抗 β_2-GPI 抗体的检测:欧洲抗磷脂抗体论坛提出使用 ELISA 方法检测抗磷脂抗体是最低要求[10]。

抗心磷脂抗体(aCL):原理为,将稀释的血清加入心磷脂包被的牛或人血清管中并使其反应。检测目标是抗心磷脂抗体和结合白蛋白的 β_2-GPI 抗体。在试验过程中确定 ELISA 法检测 aCL 的方案[11]。

16.22.4 标本要求

狼疮抗凝物:乏血小板柠檬酸血浆 1 mL(血液采集时将 1 份 0.11 mol/L 柠檬酸钠溶液与 9 份血液混合)。

进行两次离心以确保血小板计数低于 10×10^9/L。应在抗凝治疗前或停用抗凝剂后的适当时间进行血液采集。

抗 β_2-GPI 和 aCL:血清或血浆 1 mL。

16.22.5 参考区间

狼疮抗凝物:使用当地参考区间。

抗 β_2-GPI、aCL:健康对照的第 99 百分位点[3]。

16.22.6 临床意义

APS 是一种血栓前状态,可以有以下临床表现[12]:① 静脉和动脉血栓形成,尤其是下肢深静脉和脑动脉;② 怀孕 12

周后不良妊娠结局；③ 多个血管床中的血块导致多器官衰竭，发生这种情况死亡率高，被称为灾难性 APS。

APA 是最常见的凝血系统获得性抑制物。它们可能引起静脉血栓栓塞症、肺栓塞、冠状动脉和脑血管血栓形成或没有临床症状。对于 APS 而言，血栓可以发生在任何血管区域，包括在不寻常的部位。与体内血栓形成的倾向相反，APS 在体外"矛盾地"导致磷脂依赖性试验如 APTT 的凝血时间延长。

首例 APS 是在系统性红斑狼疮患者中诊断的，后来也在其他自身免疫性疾病患者中诊断。这种综合征不依赖于潜在的疾病。

一般而言，慢性炎症是 APS 的主要致病特征，可能会激活凝血系统，从而导致血栓栓塞。

APS 会影响任何器官，包括肝脏、肺脏、心脏、大脑、肾脏、肾上腺、眼睛和皮肤。

悉尼会议对 APS 的临床标准列于表 16.22－2，相关疾病列于表 16.22－3。

表 16.22－2　抗磷脂综合征的临床标准[3]

(1) 血管血栓形成：在任何组织或器官中发生一次或多次动脉，静脉或小血管血栓形成的临床事件。血栓形成必须通过客观标准加以确认。对于组织病理学证实，血栓形成的血管壁应不存在明显的炎症迹象。

(2) 怀孕发病率

a. 通过超声记录胎儿形态或直接检查，见到胎儿形态正常或超过妊娠第 10 周后的一次或多次不明原因死亡。

b. 由于①根据标准定义的子痫或严重先兆子痫，或②有胎盘功能不全的特征，在妊娠第 34 周之前一次或数次早产形态正常的新生儿。

c. 排除孕妇解剖或激素异常以及父亲和母亲染色体原因，在妊娠第 10 周之前发生 3 次或更多不明原因的自然流产。

表 16.22－3　与抗磷脂综合征有关的疾病[20]

疾病/病因	临床和实验室检查
静脉血栓形成	有证据表明静脉血栓与 APA 试验阳性的次数有关。在一项研究中[20]，53 名妇女由于先兆子痫、子痫或胎盘功能不全，发生早期流产(至妊娠第 10 周前)或胎儿死亡或早产(至妊娠第 34 周前)。其中有 17 名妇女 LA、aCL 和抗 β_2－GPI 结果阳性，另有 36 人 aCL 或抗 β_2－GPI 结果阳性。有既往血栓史或所有 3 项检测均为阳性的患者，血栓形成的比值比为 122.5(16～957)，晚期妊娠并发症的比值比为 16.2(0.9～292)。在产后几年，复发性血栓形成的比值比为 57.5(2.7～1 160)。只有 aCL 或抗 β_2－GPI 阳性，且既往无血栓史的患者，APS 仅引起妊娠并发症，而没有血栓形成。
动脉血栓形成	已发现 LA 与 SLE(系统性红斑狼疮)患者及一般人群中的卒中发生有关。在一项抗磷脂抗体和卒中中的前瞻性研究中[21]，持续非心源性脑卒中患者在 30 天内检测 LA 和(或)aCL，与检测结果阴性的患者相比，阳性患者没有不同的预后。
妊娠疾病	人们认为通过 ELISA 检测出的抗心磷脂抗体可能与早期胎儿死亡(至妊娠第 10 周前)相关，其原理可能是通过诱导炎症机制。相比之下，抗 β_2－GPI 抗体可能通过诱导宫内胎盘血栓形成，对早产发挥更加突出的作用。
系统性红斑狼疮(SLE)	SLE 和狼疮样综合征与 APS 相关，而其他自身免疫性疾病与之相关性非常小(2%)。

16.22.6.1 静脉血栓栓塞

大约 0.9% 的普通人群是狼疮抗凝物(LA)阳性的，而 VTE 患者为 3.1%，两者比值为 3.6[13]。

16.22.6.2 动脉血栓栓塞

50 岁以下女性约有 0.7% 为 LA 阳性，而女性缺血性卒中患者为 17%，两者比值为 43.1。吸烟妇女的比值增至 87，使用口服避孕药者的比值增至 201[14]。

16.22.6.3 怀孕

大约 1% 的孕妇发生自发性流产，其中 10%～15% 为 APS 阳性患者[12]。在 LA 阳性的孕妇中，每年 VTE 年发生率为 1.46%，缺血性卒中发生率为 0.32%[15]。LA 阳性检测结果比 β_2－GPI 或 aCL 阳性，更能提示妊娠 12 周后血栓形成风险和妊娠不良结果。

16.22.6.4 抗磷脂综合征的诊断

APS 的诊断需结合临床表现和典型的实验室检查结果。如果满足至少一个临床标准和一项实验室 APA 检测指标，则满足 APS 的诊断。

考虑到阳性结果的非特异性，进行 APS 检测时，仅对患者按照以下证据进行分级的方法应该是可取的：

- 低：静脉或动脉血栓形成，老年患者。
- 中：在无症状个体中恰好发现 APTT 延长，反复自然性流产，年轻患者有可预测的血栓形成。
- 高：不明原因的急性深静脉血栓形成或 50 岁以下患者的动脉血栓形成，异常部位的血栓形成，妊娠晚期的流产，自身免疫性疾病(系统性红斑狼疮、类风湿关节炎、自身免疫性血小板减少症、自身免疫性溶血性贫血)[3]。

在炎症和感染等情况下，APA 只能是一过性阳性。因此，应在间隔≥12 周后，通过复检确定阳性结果。第二次检测结果为阴性，表明 APA 的存在是一过性的。

APS 的实验室检测标准见表 16.22－4。LA 和(或)抗 β_2－GPI 或 aCL 的阳性结果提供了 APS 介导的血栓形成的证据。无症状个体中 LA、抗 β_2－GPI 和 aCL 阳性(称为三重阳性患者)的第一次血栓事件的年发生率为 5.3%。

表 16.22－4　APS 的实验室检测标准

(1) 间隔≥12 周的 LA 重复检测的结果。

(2) 重复的高滴度(40 U/mL 以上)或 ELISA 法高于健康个体第 99 百分位点的 aCL 结果。以≥12 周的间隔进行重复检测。

(3) 重复的高滴度(40 U/mL 以上)或 ELISA 法高于健康个体第 99 百分位点的 β2－GPI 结果。以≥12 周的间隔进行重复检测。

5 年前已经经历临床事件的患者，不需要再接受 APS 的实验室检查。

16.22.6.4.1 LA 的实验室诊断意义：对于 LA 的检测，是通过其活性功能是干扰凝血级联反应中的磷脂依赖性步骤来实现的。高活性 LA 检测结果具有高度特异性，并与血栓栓塞事件和产科并发症有很强的相关性[5]。由于单项检测不能涵盖可能存在于 APS 中的所有 APA，因此必须使用不同的检测方法。

LA 活性以定量形式报告结果，可以区分抑制物活性的低和高。建议在停药后 1～2 周或 INR 低于 1.5 时对接受香豆素治疗的患者进行实验室检查。建议使用低分子量肝素(LMWH)终止香豆素的桥接，最后一次服用 LMWH 超过 12 h 后抽血检测 LA。或者如 INR 介于 1.5～3.0，可考虑将患者血浆和 PNP 1∶1 稀释后检测。

未出现 APS 临床表现的个体中，单独 LA 阳性率较高，如果结果呈弱阳性，或是老年患者，抑或是首次检测出 LA，均有假阳性的可能[16]。

16.22.6.4.2 抗 β_2 - GPI 的实验室诊断意义：抗 β_2 - GPI 抗体通常与其他 APA 一起检测，并与妊娠并发症密切相关。这些抗体浓度高的患者有高度血栓形成的风险。抗 β_2 - GPI 抗体主要在自身免疫性疾病患者中检测到[17]。在三项检测(LA，aCL 和抗 β_2 - GPI)结果均为阳性的患者，通常比两项结果阳性的患者有着更高浓度的抗 β_2 - GPI。

16.22.6.4.3 aCL 的实验室诊断意义：用于检测 aCL 抗体的商品化试剂，在诊断敏感性和特异性方面具有显著的差异。此外，aCL 检测的诊断灵敏度很高，而特异性较低。因此，应采用大于健康对照第 99 百分位点或高于 40 U/mL 的 IgG 或 IgM - aCL 抗体[3]的结果作为评估标准。aCL 抗体检测只能在有临床指征并参考 LA 的检测结果的情况下进行解释。根据追踪研究，aCL ELISA 阳性结果与首次发生深静脉血栓无关[18]。

16.22.7 评价和问题

狼疮抗凝物(LA)检测：由于市售试剂的差异，用于检测 LA 的各种方法中没有一个具有 100%的诊断灵敏度和特异性。例如，肝素和凝血因子抑制物的存在及凝血因子的缺乏均会导致假阳性结果。如果使用的血浆不是乏血小板的，则会得到假阴性结果。

血浆混合试验可能检测不到低浓度的 LA。

根据实验室间调查，在检测低浓度 LA 标本时，假阳性和假阴性结果的比率为 20%～25%[19]。

待检测血浆中的血小板应少于 10×10^9/L。

在 LA 检测之前，即使试剂含有肝素中和剂，也必须进行凝血酶时间或抗 FⅩa 检测以确定标本中是否有肝素的存在。

LA 检测必须在采血后 4 h 内进行，或者将标本在 - 70℃下快速冷冻。冷冻的血浆必须在 37℃下解冻[4]。

抗 β_2- GPI 检测：由于当 β_2- GPI 抗体加入 ELISA 孔中时，会与非致病性抗体优先结合形成新抗原，而较少与致病性抗体结合，所以 ELISA 检测的特异性可能会降低。抗 β_2 - GPI 检测的实验室间差异不像 aCL 那么大，对 APS 诊断的特异性较高[3]。

aCL 检测：IgM - aCL 易出现假阳性结果，尤其是在标本存在类风湿因子或冷球蛋白，结果为弱阳性时[3]。

16.23 纤溶酶原

Michael Kraus、Lothar Thomas

纤溶酶原是纤溶酶的无活性前体。纤溶酶原被组织型纤溶酶原激活物(t - PA)和尿激酶型纤溶酶原激活物(u - PA，也称尿激酶)等或接触凝血因子(FⅫa -高分子激肽原复合物)激活，在为患者治疗时，也使用外源性激活剂如链激酶。纤溶酶能分解纤维蛋白，并且在某些情况下还能分解纤维蛋白原，这就保证了血管和分泌道的通畅。纤溶酶的其他功能包括促进胶原酶的激活和参与细胞受精和迁移的作用。

16.23.1 适应证

包括疑似纤溶亢进(消耗增加)、溶栓治疗监测、疑似纤溶酶原缺陷、不明原因的血栓形成、疑似异常纤溶酶原血症。

16.23.2 检测方法

使用发色底物法检测活性[1]：原理为，通过链激酶的作用，将血浆标本中的纤溶酶原全部转化为纤溶酶原激活物(链激酶-纤溶酶复合物)，该复合物可以水解发色底物。使用分光光度法测得吸光度的增加与纤溶酶原活性成正比。

免疫化学法：免疫比浊法，免疫扩散法。

16.23.3 标本要求

柠檬酸血浆 1 mL(血液采集时将 1 份 0.11 mol/L 柠檬酸钠溶液与 9 份血液混合)。

16.23.4 参考区间

活性	75%～150%
	2.4～3.8 CTA U/mL*
浓度	0.06～0.25

* 与美国国家卫生研究院的纤溶酶原制剂对应

16.23.5 临床意义

16.23.5.1 纤溶酶原缺少

纤溶酶原缺陷导致对过度凝血活性的反应能力下降(即血栓形成的风险增加)，如溶栓治疗后或术后再闭塞的风险增加。纤溶酶原缺少的原因可能包括遗传缺陷、肝脏合成受损、消耗增加(如 DIC)、败血症或溶栓治疗(表 16.23 - 1)。

表 16.23 - 1　与改变纤溶酶原浓度相关的疾病和病症

疾病和病症	临床和实验室检查结果
遗传性缺陷和(或)缺少	遗传缺陷或缺乏很少见。遗传是常染色体显性遗传。受Ⅰ型缺乏影响的患者中约 25%(活性降低和抗原减少)患有静脉血栓栓塞并发症，直至 30 岁。脑血栓形成也有报道过。在少数病例中描述了Ⅱ型携带者(仅活性降低)[5]。
肝脏疾病	肝实质损伤时纤溶酶原浓度降低，如肝硬化或急性中毒性肝实质损伤。
腹水	腹水，特别是恶性腹水，含有纤溶酶原。当腹腔积液中的纤溶酶原浓度过低(<0.7 CTA U/mL)时，腹水输液后预计会出现凝血功能障碍[6]。
纤维蛋白溶解疗法	纤维蛋白溶解疗法导致的纤溶酶原浓度降低取决于剂量，其与链激酶，尿激酶和 t - PA 中升高的纤维蛋白亲和力相比，系统性不强，也不太明显[7]。

16.23.5.2 纤溶酶原增多

严重脓毒症、恶性肿瘤、组织缺氧和糖尿病可能导致纤溶酶原活性增加，导致出血风险增加，尤其是脓毒症[2]。

纤溶酶原活性受到较多因素的影响而波动，因此在检测纤溶亢进(后期)时，比 α_2 抗纤溶酶抑制物的敏感性差。这两个项目的结果均反应各自消耗的量，只能间接反映实际纤维蛋白溶解的活性，为此，纤溶酶- α_2 -抗纤维蛋白溶酶复合物(PAP)的检测更为适合。

16.23.6 评价和问题

发色法是最好的免疫化学方法，因为它是操作更简便，检测速度更快。除了罕见的Ⅱ型缺乏症外，活性和抗原检测之间通常有很好的相关性。

16.23.7 病理生理学

身体通过凝血和纤溶的平衡来避免出血和形成血栓。纤溶酶是纤维蛋白溶解的关键酶，分子量为 90 kDa，是由 t-PA 或 u-PA 激活(图 16.23-1)。

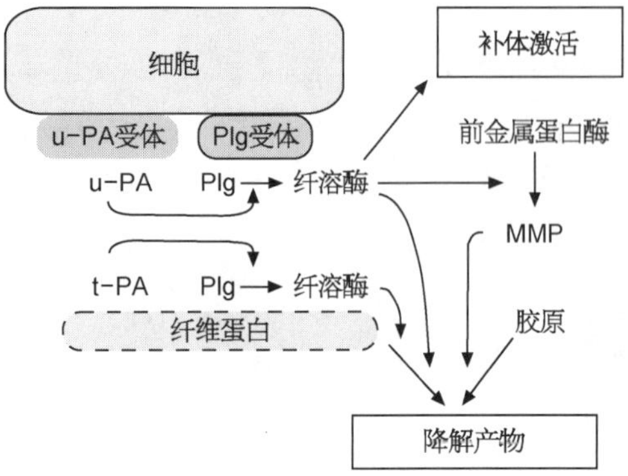

图 16.23-1 纤溶酶原-纤溶酶系统的激活和功能[4]。Plg，纤溶酶原；MMP，金属蛋白酶基质

由此形成的纤溶酶继而通过将单链纤溶酶原激活物蛋白水解切割成双链结构，来增加 t-PA 的活性及尿激酶对纤溶酶原的亲和力，这两种酶共同参与纤溶酶原的活化。t-PA 和尿激酶受纤溶酶原激活物抑制剂 PAI-1 和 PAI-2 调节。

纤溶酶原以其活性形式纤溶酶，通过蛋白水解纤维蛋白凝块，发挥维持止血平衡的重要作用。纤溶酶原激活物不仅支持这一过程，而且还将其特异性的定位于纤维蛋白。在异常情况下，纤溶酶的全身性播散可导致纤维蛋白原降解，从而增加出血风险[3]。

在血浆中，纤溶酶原按其糖基化水平和与对纤维蛋白亲和力的不同，发生在两种修饰。富含组氨酸的糖蛋白干扰纤溶酶原与纤维蛋白的结合，而循环中的纤溶酶被 α_2 抗纤溶酶灭活，纤溶酶通过 FⅩⅢa 与 α_2 抗纤溶酶结合，使得陈旧凝块免于被降解。由于结构相似性(即所谓的折叠区)，脂蛋白(a)可以竞争性抑制纤溶酶原与 t-PA 的结合(图 16.23-2)。

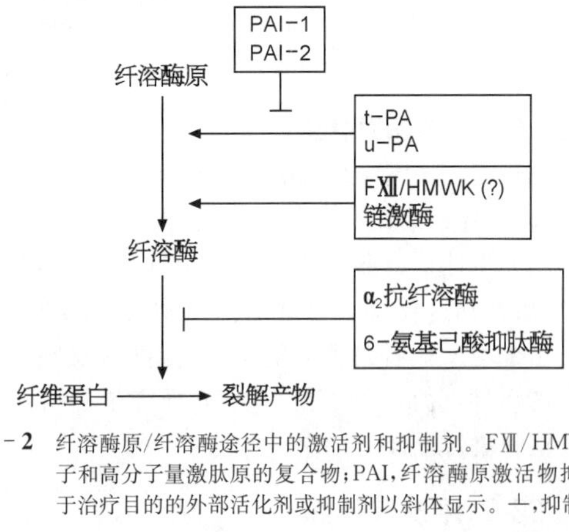

图 16.23-2 纤溶酶原/纤溶酶途径中的激活剂和抑制剂。FⅫ/HMWK，Ⅻa 因子和高分子量激肽原的复合物；PAI，纤溶酶原激活物抑制物。用于治疗目的的外部活化剂或抑制剂以斜体显示。⊣，抑制；→，激活

纤溶酶是一种相对非特异性的蛋白酶，参与细胞水平的多种机制，如受精、细胞迁移和巨噬细胞活化。这些过程被认为是由 u-PA 结合细胞受体介导的。纤溶酶还参与炎症退化过程，如在风湿性关节疾病中，它通过激活补体和激肽释放酶/激肽途径以及在组织退化中起关键作用的金属蛋白酶而发挥作用。

不与纤维蛋白或其他细胞外基质结合的纤溶酶迅速与其特异性抑制物 α_2 抗纤溶酶结合形成不可逆的共价复合物，纤溶酶-α_2抗纤溶酶复合物(PAP)的半衰期约为 12 h。

链激酶是一种从链球菌中提取的激活物，被用于临床治疗。与生理性激活物相反，链激酶本身不激活纤溶酶原，而是与纤溶酶原形成 1∶1 复合物。由于纤溶酶原的这种构型改变，发生了自身蛋白水解活化为纤溶酶。

通过给予 ε-氨基己酸(6-氨基己酸)，活化的纤溶酶可以从其底物(纤维蛋白)竞争性地被置换，并使纤溶酶更易受到 α_2抗纤溶酶的抑制。

从牛肺中提取的抑肽酶可以直接抑制纤溶酶。

16.24 α_2 抗纤维蛋白

Michael Kraus, Lothar Thomas

α_2抗纤溶酶是纤溶酶的最重要的生理性抑制物。α_2抗纤溶酶以游离形式存在或迅速地结合纤维蛋白凝块，并通过将纤溶酶转化成无活性的复合物(纤溶酶-α_2 抗纤溶酶复合物；PAP)而不可逆地抑制纤溶酶。另一方面，与受体或底物(如纤维蛋白)结合的纤溶酶不受 α_2抗纤溶酶的抑制。

16.24.1 适应证

包括疑似纤溶亢进(如弥散性血管内凝血或实施手术的器官富含纤溶酶原激活物)、溶栓治疗监测(出血风险增加)、疑似合成缺陷(肝脏损伤)、疑似先天性 α_2抗纤溶酶缺乏症。

16.24.2 检测方法

发色底物法检测活性[1]：原理为，将一定量的过量纤溶酶加入待测血浆标本，与标本中的 α_2抗纤溶酶等量形成纤溶酶-α_2 抗纤溶酶复合物，使用检测加入标本中的发色底物，得出剩余量的纤溶酶量。

免疫化学法：Laurell 电泳、免疫比浊法。

16.24.3 标本

柠檬酸血浆 1 mL(血液采集时将 1 份 0.11 mol/L 柠檬酸钠溶液与 9 份血液混合)。

16.24.4 参考区间

活性 80%～120%，浓度 0.06～0.10 g/L。

16.24.5 临床意义

血浆 α_2抗纤溶酶的浓度通常是稳定的，约为 1 μmol/L。因此，α_2抗纤溶解酶降低是比纤溶酶原活性变化更为敏感的反应纤溶亢进的生物标志物[2]。α_2抗纤溶解酶减少导致对纤维亢进的调节下降，从而导致全身性扩散的出血并发症。α_2抗纤维蛋白溶酶减少的原因可能包括遗传缺陷、肝脏合成受损、消耗增加(如 DIC 中可见)、富含纤溶酶原激活物的器官(肺、前

列腺、子宫)手术或溶栓治疗(表 16.24-1)。另外,α_2抗纤溶酶浓度会受激素的影响而波动。

表 16.24-1　与 α_2抗纤溶酶降低相关的疾病和病症

疾病和病症	临床与实验室检查
遗传性减少或缺陷	遗传性缺陷或缺乏是很少见的。迄今为止主要描述了Ⅰ型缺乏(活性和抗原降低)。遗传是常染色体隐性遗传。纯合子缺陷携带者即使出于微不足道的原因(拔牙)也会出现出血倾向增加、伤口愈合不良和血肿的情况。这可能是由于纤溶酶对纤维蛋白溶解缺乏保护作用;症状类似于FⅫ缺乏症。杂合子携带者的出血并发症不太明显。α_2抗纤溶酶浓度在35%~70%变化。
激素影响	在怀孕期间和月经周期的黄体期期间,α_2抗纤溶酶的浓度增加。但是,没有发现与口服避孕药有关。
淀粉样变性	系统性淀粉样变性患者经常出现可能与α_2抗纤溶酶降低相关的出血并发症。这被认为是由尿激酶活性升高诱导的消耗增加(纤溶亢进)引起的。还讨论了与蛋白质沉积物增加的联系[4]。
弥散性血管内凝血,炎症	从静脉血栓栓塞到出血性弥散性血管内凝血的转变是以与纤溶酶的络合作用导致的α_2抗纤溶酶的消耗增加为特征的。在炎症反应中,α_2抗纤溶酶可被白细胞酶(弹性蛋白酶)水解和(或)被释放的氧化剂灭活。
纤溶治疗	系统性纤溶酶原激活导致α_2抗纤溶酶的消耗。推荐使用监测尿激酶疗法来测定α_2抗纤溶酶[5]。

在伤口愈合不良或PT及APTT凝血时间正常,但出血时间异常时,应怀疑α_2抗纤溶酶缺乏[3]。

16.24.6 病理生理学

α_2抗纤溶酶的分子量为68 kDa,以两种形式存在于血浆中,一种以高亲和力结合于纤溶酶,而另一种以低亲和力存在[2]。前者占70%,后者占30%。α_2抗纤维蛋白溶酶的半衰期约为2.5天[2]。

α_2抗纤溶酶通过以下途径调节纤维蛋白溶解关键酶的活性:

- 在血液循环中与纤溶酶快速形成不可逆的复合物(纤溶酶-α_2抗纤溶酶复合物),从而阻止活化纤溶酶的全身性增强。
- 与纤维蛋白竞争结合纤溶酶原,从而减少在血块上被激活的纤溶酶原的量。
- 由FⅫa介导,形成与陈旧纤维蛋白凝块的共价键结合,防止纤溶酶降解凝块并强化伤口愈合。

16.25 纤溶酶原激活物、纤溶酶原激活物抑制物

Carola Wagner, Lothar Thomas

纤溶途径是指由纤溶酶原转化成有活性的纤溶酶的激活过程。纤溶酶将纤维蛋白降解为可溶的纤维蛋白降解产物(图 16.23-1),纤溶酶原的激活通过组织型PA(t-PA)和尿激酶型PA(u-PA)的生理性纤溶酶原激活物。PA水平被特定的纤溶酶激活物抑制物(PAI)特别是PAI-1所抑制,加上后续的α_2抗纤溶酶作用,两者共同抑制纤溶途径(图 16.25-1)。

纤溶系统的基本功能是维持血液循环。纤溶途径活性增加导致出血风险增加,活性降低导致血栓形成[1]。

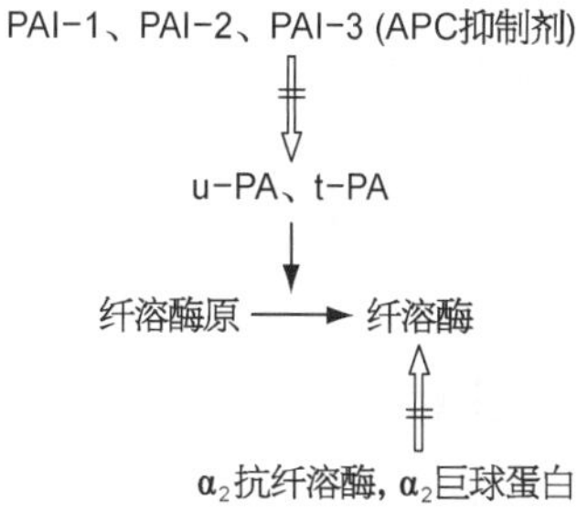

图 16.25-1　纤溶系统的组成部分(经允许修改自参考文献[1])。纤溶酶是通过纤溶酶原激活物u-PA和t-PA激活纤溶酶原形成的。该步骤可被纤溶酶原抑制物PAI-1、PAI-2和PAI-3抑制。PAI-3也被称为活化蛋白C抑制剂(APC抑制剂)。纤溶酶被α_2抗纤溶酶和α_2巨球蛋白抑制

16.25.1 适应证

- 在血栓性疾病(如急性心肌梗死、肺栓塞、静脉血栓形成或卒中)中疑似纤溶系统缺陷。
- 疑似遗传性或获得性缺陷导致血栓并发症(如高胰岛素血症、糖尿病、心血管疾病患者)。
- 对急性心肌梗死或外周动脉闭塞、高危妊娠、肿瘤、败血症和手术后血栓形成高风险的患者进行溶栓治疗无效。

16.25.2 检测方法

16.25.2.1 PA和t-PA的活性检测

在血浆中主要为t-PA的标本,其中有活性的游离PA通过将纤溶酶原转化为纤溶酶后,对发色底物的裂解得到纤溶酶活性,从而检测PA。t-PA介导的纤溶酶原激活需要加入催化剂(如用氰溴化物获得的纤维蛋白单体或纤维蛋白片段)。为了避免α_2抗纤溶酶的干扰,需要降低血浆pH,使之直接与纤溶酶形成复合物[2]。

16.25.2.2 t-PA抗原检测

尽管酶免疫法对t-PA的检测有特异性,但它会检测到游离形式的活性PA,以及与PAI-1结合形成复合物的无活性t-PA[3]。

16.25.2.3 PAI和PAI-1活性检测

血浆PAI-1活性通过抑制加入的PA后,残余PA激活纤溶酶原对底物显色后完成间接检测。t-PA和u-PA都可以用作目标酶。由于检测中5~15 min短暂孵育时间,只能检测最具的活性PAI(即PAI-1)。通过酸化反应混合物或氧化失活来消除α_2抗纤溶酶的影响[4]。

16.25.2.4 PAI-1抗原检测

各种酶免疫法可用于PAI-1抗原的免疫化学检测。根据所使用的单克隆抗体的不同,可检测PAI-1四种可能的存在形式(活化、待活化、与t-PA结合及与u-PA结合),并得到不同的结果[5]。

16.25.3 标本要求

静脉乏血小板柠檬酸血浆1 mL(血液采集时将1份0.11 mol/L柠檬酸钠溶液与9份血液混合)。

t-PA活性:为了避免t-PA在体位与其抑制物的反应,必需使用酸性柠檬酸盐溶液采集血浆(最终pH约为6.0)。

16.25.4 参考区间

由于缺乏标准化，参考区间取决于所使用的检测系统。因此，每个实验室应根据自身情况建立参考区间，或采用一些试剂盒中指定的参考区间。

16.25.5 临床意义

t-PA 和 PAI-1(纤溶系统中最重要的生理性调节物)的检测用于评估血液中纤维蛋白被溶解的能力。

由于 PAI-1 释放增加或 t-PA 不足，导致该系统的频繁异常，造成止血平衡的变化及血栓形成。虽然已经介绍了由于 PAI-1 缺少或 t-PA 过多导致出血风险增加的个别病例，但由于其发病率极低，因此在临床上的实际作用有限[6]。

16.25.5.1 遗传性缺陷

纤溶酶原激活物：目前还没有发现先天的纤溶酶原激活物缺陷[1]。

纤溶酶原激活物抑制物：到目前为止，已经发现了 10 种 PAI-1 的基因多态性，但其中仅有少数似乎影响血浆中抑制物的水平。PAI-1 的合成和表达功能，由位于转录起始位点上游 675bp 处的 PAI-1 基因的启动子区域处的单个鸟苷缺失/插入多态性(4G 或 5G)决定。两种多态性等位基因都可以结合转录激活因子，而 5G 等位基因还将阻止蛋白结合至重叠位点，从而通过空间位阻干扰激活物结合。在 4G/5G 多态性与 PAI-1 水平的相关性中，在 4G 等位基因携带者中存在较多深静脉血栓，心血管和代谢性疾病的患者，而在健康人群中相关性不明显。PAI-1 被认为在血栓性血管疾病中起着一定作用[7]。

4G/4G 基因型患者的 PAI 浓度比 5G/5G 基因型高 25%，并与深静脉血栓形成有相关性。目前认为在心血管疾病患者中，血浆甘油三酯浓度对 4G 等位基因的调节，影响 PAI-1 水平[8]。

PAI-1 4G 或 FⅧ 34 Leu 多态性的纯合子及两者复合的携带者与早期妊娠失败相关[9]。

16.25.5.2 获得性缺陷

见表 16.25-1 和表 16.25-2。

表 16.25-1 与 PA 和 PAI 浓度异常相关的疾病和病症

疾病或病症	临床与实验室检查
胰岛素抵抗	PAI-1 是造成胰岛素抵抗和代谢综合征的个体动脉粥样硬化形成的潜在因素。2 型糖尿病患者的动脉粥样斑块中的 PAI-1 浓度与非糖尿病患者的动脉粥样硬化斑块中的 PAI-1 浓度相比升高[10]。
糖尿病	糖尿病患者心血管和脑血管事件以及外周动脉闭塞性疾病的发病率比非糖尿病人群高 2~4 倍。PAI-1 被认为是这些患者的危险因素。许多细胞受到 IL-1、TNF-α 和胰岛素的刺激，产生更多的 PAI-1。血浆 PAI-1 浓度升高。PAI-1 的致动脉粥样硬化作用被认为是基于受刺激的细胞迁移和平滑肌血管内的细胞凋亡减少[11]。
深静脉血栓(DVT)	PAI-1 4G/5G 基因多态性有助于血栓形成疾病患者的表型行为。4G/4G 基因型提高了蛋白 C 缺乏患者的动脉血栓形成和肺栓塞的风险及 FV-Leiden 携带者脑窦血栓形成的风险。在一项研究中[7]，与健康个体相比，有症状的易栓症患者的 PAI-1 Ag 水平较高且与 4G/5G 多态性相关，这对 4G/4G 携带者有重大意义。
心肌梗死	急性心肌梗死和(或)复发性梗死的风险随着 PAI-1 浓度的增加而增加。通过血管造影术证实的心绞痛和冠心病患者中也发现了升高的 PAI-1 水平。然而，尚未阐明 PAI-1 水平升高是否是血管变化的原因或结果[8]。PAI-1 显示昼夜变化，在早晨的晚些时候水平较高。这与心肌梗死、卒中和心源性猝死的高发生率相关[12]。心肌梗死患者在溶栓治疗开始时 PAI-1 浓度增加可降低凝块溶解减少和再闭塞率增加的成功概率[13]。
肝脏疾病	由于肝脏清除率降低，肝功能损害可导致 PAI-1 升高。
应激反应	PAI-1 的作用与急性时相反应蛋白一致。在炎症、感染、恶性肿瘤、败血症和手术后，血浆 PAI-1 暂时增加。
高血压	肾素-血管紧张素-醛固酮(RAA)系统大大地促进了 PAI 和 t-PA 的上调。血管紧张素转换酶(ACE)有助于下调 t-PA 合成并同时增加 PAI-1 的形成。因此，ACE 抑制剂的使用由于 PAI-1 的减少和 t-PA 的增加而导致纤溶能力增强[13]。
生活方式	血浆 PAI-1 浓度受许多因素的影响(表 16.25-2)。体重减轻、戒烟、改善代谢状况和更多的体育锻炼会导致血浆 PAI-1 浓度降低[6]。
妊娠	在怀孕期间，除 PAI-1 外，PAI-2 会出现在循环中。从妊娠第 16~20 周开始可测量到浓度有显著变化。在妊娠第 34 周达到峰值，并导致 PAI 潜能值比正常值增加 2~3 倍。

表 16.25-2 影响 t-PA 和 PAI-1 的因素

纤溶增强(t-PA↓，PAI-1↑)	纤溶减弱(t-PA↑，PAI-1↓)
雌激素	年龄
体力活动	超重
ACE 抑制物	代谢综合征
	糖尿病
	甘油三酯升高
	高密度脂蛋白胆固醇升高
	高血压
	吸烟

16.25.6 评价与问题

血液采集：由于 PAI-1 释放有着显著的昼夜节律，在早晨的水平最高下午最低，因此 PAI-1 和 t-PA 的检测应在 8:00 至 10:00 之间采血。在采血前，患者应该休息至少 20 min，因为过多的体力活动可导致 t-PA 释放增加。

为了防止标本储存期间，血小板中的 PAI-1 释放，采血后立即将标本制备为乏血小板血浆(通过以 2 000×g 离心 15 min)并于 4℃下冻存。

结果报告：PAI-1 活性可以 t-PA 或 u-PA 抑制单位来表示(1 个 u-PA 抑制单位相当于 7.8 个 t-PA 抑制单位)。因为免疫化学法检测不同形式 t-PA 和 PAI-1 的特异性和敏感性存在显著差异，所以应当注明使用的检测系统。

16.25.7 病理生理学

纤溶系统的主要成分是纤溶酶原，它是一种无活性酶原，在转化为活性酶后，负责纤维蛋白及其他各种细胞外基质蛋白的降解。

已知两种生理 PA，其中 t-PA 主要存在于血液循环中，引起纤维蛋白凝块降解，u-PA 通过细胞组织受体降解细胞外基质蛋白，纤溶酶介导蛋白水解并活化其他蛋白酶和生长因子。

纤溶活性受到以下调节：① 纤溶酶与 α_2 抗纤溶酶形成不可逆的复合物；② 纤溶酶的激活一方面受 t-PA 和 u-PA 组成的复合物影响，另一方面 PAI-1 在这方面又起着最重要的作用(图 16.25-2)。

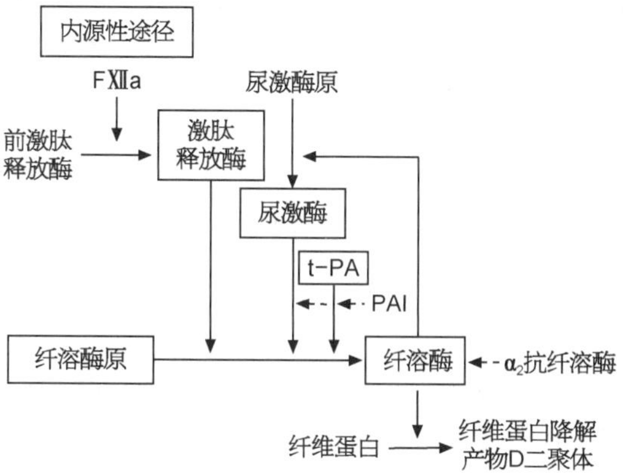

图 16.25-2 纤溶途径的激活物和抑制物。——→，激活；←---，抑制

血管内皮受到刺激后不断释放 t-PA(如静脉闭塞、剧烈的身体活动，或血管活性药物如儿茶酚胺或缓激肽)，几分钟内 t-PA 水平迅速升高，t-PA 在循环中的半衰期仅为 5 min，通过快速的肝脏清除率及与 PAI-1 形成复合物而快速失活。

与其他凝血酶不同的是，t-PA 不会以无活性的酶原被释放，而是直接作为活性蛋白酶释放。然而，它的活化并不充分，与血浆中游离循环的纤溶酶原的亲和力很低，除非存在纤维蛋白时才能被充分活化[1,6]。

PAI-1 是一种分子量为 52 kDa 的丝氨酸蛋白酶抑制剂，从血管内皮细胞以其活性形式释放到循环中，并且由于构象改变而转变为半衰期 30 min 的活性物质。相反，在血小板 α 颗粒中的 PAI-1 几乎全部以非活性形式存在，这些占了血液循环约 90%的 PAI-1。PAI-1 与蛋白 S 或玻璃黏连蛋白的结合稳定了血浆中 PAI-1 的活性相，然而，这不会使其对凝血酶或活化蛋白 C 的降解具有抗性。

16.26 纤维蛋白单体

Michael Kraus，Lothar Thomas

纤维蛋白单体也称可溶性纤维蛋白、脱-AA-纤维蛋白或纤维蛋白Ⅰ，是纤维蛋白原在凝血酶的裂解下，脱去纤维蛋白肽 A 而形成的(图 16.26-1)。纤维蛋白单体浓度的升高是凝血酶活性增强的标志(高凝状态)，同时也表示凝块形成的危险状况(血栓前状态)。

16.26.1 适应证

用于下列相关消耗性凝血病的检测：弥散性血管内凝血、全身炎症反应、脓毒症、重症感染性疾病、妊娠并发症、休克(如创伤性、心源性或感染性休克)、组织坏死(如多发性外伤、烧伤、急性胰腺炎、恶性肿瘤、免疫性溶血)、移植排斥。

识别血栓前状态(如深静脉血栓形成或肺栓塞的风险)：手术后(用或不用肝素预防)；遗传性免疫缺陷患者，如 FV-Leiden、抗凝血酶缺乏，抗凝治疗患者(如支架植入术后)血栓风险的监测。

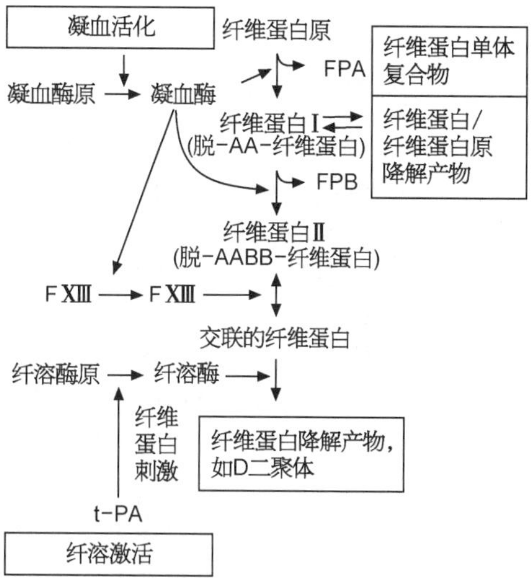

图 16.26-1 血管内凝血活化及反应性纤维蛋白溶解时可溶性纤维蛋白单体复合物、纤维蛋白(原)降解产物的形成。FPA，纤维蛋白肽 A；FPB，纤维蛋白肽 B

16.26.2 检测方法

16.26.2.1 凝集试验

原理：加入试剂使纤维蛋白单体或其疏水表面稳定，从而使可溶性纤维蛋白单体沉淀。凝集反应与标本中纤维蛋白单体的浓度有关，可用肉眼观察，也可用分光光度计检测。最古老的方法是用乙醇使可溶性纤维蛋白单体沉淀[1]。在血细胞凝集反应的检测中，表面载有纤维蛋白单体的红细胞被用作凝集成分[2]。

此外，纤维蛋白单体可被未包被的含有染料(蓝色葡聚糖)的乳胶颗粒所沉淀[3]。用硫酸鱼精蛋白[4]、瑞斯托霉素[5]或纺锤菌素[6]可使纤维蛋白单体直接沉淀。

16.26.2.2 功能试验

原理：功能试验是根据可溶性纤维蛋白单体复合物可激活组织型纤溶酶原激活物(t-PA)的特性。t-PA 激活纤溶酶原，使其转变成纤溶酶，纤溶酶可使发色底物结构发生改变并可通过分光光度计检测[7]。

16.26.2.3 免疫化学检测

原理：免疫化学检测是使用单克隆抗体识别特异的纤维蛋白原抗原决定簇。这些决定簇只有在纤维蛋白原转变成纤维蛋白时(从纤维蛋白原上裂解纤维蛋白肽，脱-A-新抗原决定簇)才会暴露出来，或只在结构改变后(t-PA 结合位点)才可被检测到[9]。在脱-A-新抗原决定簇的识别检测过程中，为了分解经此决定簇附着的纤维蛋白复合物，标本必须用离散剂(NaSCN)进行预处理[10]。

16.26.3 样本要求

乏血小板柠檬酸盐抗凝血浆(血液采集时将 1 份 0.11 mol/L 的柠檬酸钠溶液与 9 份静脉血混合)1 mL。

16.26.4 参考区间

血细胞凝集试验<15 mg/L[1]，功能试验<15 mg/L[8,11]，酶联免疫吸附试验<2 mg/L[9]。注意：每种方法都应参考试

剂说明书。

16.26.5 临床意义

纤维蛋白单体(FM)浓度升高提示凝血酶活性的增高,是血管内凝血活性持续增高(高凝状态)的直接指标[12]。如果这一过程是在局部触发,并且纤溶活性不足,可以导致局部血栓形成;相反,如果这一过程被扩大,可发生弥散性血管内凝血,接着可能发生消耗性凝血病[12]。

创伤、脓毒症及休克是引起高凝状态的重要原因。一项有关重症患者的研究显示[13],多器官功能衰竭的程度和死亡率与纤维蛋白单体的浓度直接相关。妊娠期也有血液高凝状态不断进展的特性。

可溶性纤维蛋白是不稳定的。当纤维蛋白与纤维蛋白原之比达到一定比例(1%~2%)时,纤维蛋白分子开始自发性地聚集。因此,纤维蛋白单体的检测是急性血栓形成风险的早期指标(如手术后深静脉血栓的形成)。纤维蛋白单体对下肢深静脉血栓形成的诊断灵敏度为91%,阴性预测值为94%[14]。

术前,ELISA法纤维蛋白单体浓度<3 mg/L(切点值≤2 mg/L),可以排除术中失血的诊断灵敏度为92%,阴性预测值为95%[15]。

16.26.6 注意事项

标本:在一些检测中,不推荐使用冷冻标本。血液标本采集与处理间的时间间隔,在一些检测中也有一定要求。要严格按照每一试剂盒的操作说明。

测定方法:一般来说,即使检测方法相似,其检测并没有相关性。参考范围和解释因试剂盒而异。

凝集反应对纤维蛋白原相对不敏感。高浓度的纤维蛋白或纤维蛋白(原)降解产物可通过插入到纤维蛋白分子中而抑制凝集。另外,这些检测相对也不够精确,在手工操作中主要靠操作者的经验。

功能试验和免疫化学检测都可提供准确的定量结果。在一定范围内,其结果与纤维蛋白原有关。这可能是因为高浓度的纤维蛋白原能使更多的纤维蛋白溶解,在高凝状态时,由于急性时相反应使纤维蛋白原升高,导致纤维蛋白生成增多。

据参考文献报道[9],脱-A-新抗原决定簇ELISA法是唯一一个与D二聚体有高相关性的检测方法。

16.26.7 生理生化

纤维蛋白原分子是一个由标记为Aα、Bβ和γ三条不同配对的多肽链组成的二聚体(图16.16-1)。作为凝血酶对纤维蛋白原作用的第一步,纤维蛋白肽A从两条Aα链上分裂出来(图16.26-1)。剩余的脱-AA-纤维蛋白,即纤维蛋白Ⅰ,能与下列物质形成可溶性复合物[16]:其本身的广泛聚集但未形成沉淀状态、纤溶酶诱导的纤维蛋白(原)降解产物、纤维蛋白原。

这些可溶性大分子复合物就是纤维蛋白单体,其生理半衰期为10 h。在形成纤维蛋白Ⅰ的过程中,其分子构型发生变化,暴露出α和γ链上的组织型纤溶酶原激活物(t-PA)的结合位点。其结果导致分子间的亲和力和纤溶酶原的活化率增加。纤维蛋白聚集促使其自身降解。

第二步,凝血酶从纤维蛋白Ⅰ上分解下纤维蛋白多肽B,生成所谓的脱-AABB-纤维蛋白,也就是我们所说的纤维蛋白Ⅱ(图16.26-1)。这种纤维蛋白最终通过物理力量交错聚集并沉淀。自发聚集的纤维蛋白Ⅱ在转肽酶因子ⅩⅢ的作用下在γ链之间形成类肽键结合得以稳定,并随后在α链之间同样形成结合。

在低凝血酶活性的情况下,可产生大量的可溶性纤维蛋白Ⅰ。与此相反,凝血酶活性的增加与纤维蛋白的形成有关,从能聚集的纤维蛋白Ⅱ到凝块的形成。

16.27 D二聚体

Lothar Thomas

D二聚体是交联纤维蛋白的部分降解产物,在三种酶的连续作用下形成(图16.27-1)[1]:首先,凝血酶将纤维蛋白原分裂产生纤维蛋白单体,纤维蛋白单体聚集并作为FⅩⅢa和纤溶酶聚集形成的模板。其次,凝血酶激活结合于纤维蛋白聚合物上的FⅩⅢ,产生有活性的转谷氨酰胺酶,即FⅩⅢa。FⅩⅢa催化聚合的纤维蛋白中D结构域之间的共价键的形成。最后,纤溶酶降解交联的纤维蛋白以释放纤维蛋白降解产物,并暴露D二聚体抗原。

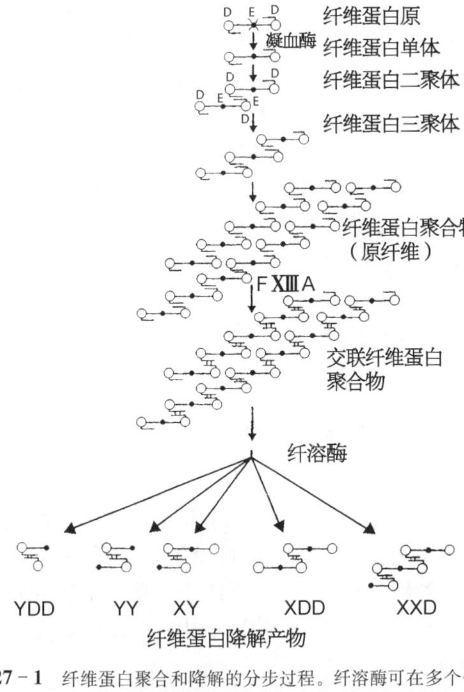

图16.27-1 纤维蛋白聚合和降解的分步过程。纤溶酶可在多个位点降解纤维蛋白,并释放纤维蛋白降解产物,随后暴露D二聚体抗原表位。最初的片段是高分子量复合物,然后进一步降解产生含有二聚体抗原的末端D二聚体-Y和D二聚体-X复合物

D二聚体是一种纤维蛋白降解产物,衍生于在掺入纤维蛋白凝胶前的可溶性纤维蛋白,以及由纤溶酶作用,凝块降解后的纤维蛋白凝块。

16.27.1 适应证

包括排除静脉血栓(VTE),尤其是深静脉血栓和肺栓塞;VTE复发的预测及危险分层;疑似弥散性血管内凝血时对凝

血活性物质的诊断和监测；怀疑先兆子痫。

16.27.2 检测方法

原理：D二聚体采用颗粒增强免疫比浊法检测凝血因子ⅩⅢa交联纤维蛋白的降解产物上的表位[2]。该试验利用针对存在于纤维蛋白的因子ⅩⅢa交联片段D结构域的表位的单克隆抗体。

16.27.3 样本要求

柠檬酸盐抗凝血浆（血液采集时将1份0.11 mol/L的柠檬酸钠溶液与9份静脉血混合）1 mL。

16.27.4 参考区间

50～500 μg/L。

16.27.5 临床意义

静脉血栓栓塞（VTE）包括深静脉血栓形成（DVT）和肺栓塞。基于症状和体征的DVT诊断是非特异性的。在D二聚体试验阴性的情况下，根据低或中等临床概率，DVT的诊断可以被安全地排除，在这种情况下，可以避免影像学检查[3]。D二聚体的浓度表示纤维蛋白形成增加的程度。根据年龄调整的D二聚体切点值[患者年龄（年）×10 μg/L]被推荐用于排除50岁以上患者的深静脉血栓形成[3]。

16.27.5.1 D二聚体试验阴性

D二聚体试验作为凝血活性的标志物，被用于疑似VTE患者，并作为临床诊断的诊断工具。只有极小部分循环纤维蛋白原需要转换成交联纤维蛋白，并产生一个可以检测到的D二聚体信号，称为诊断灵敏度[1]。临床症状和体征（Wells评分[4]）表明患者在临床上不像患有VTE，D聚体试验的正常值结果表明血管内凝血在临床上没有显著增加。

D二聚体的检测是唯一可以排除VTE的一项大规模实验室检查。建议对门诊患者使用以下程序[5]：

- Wells评分≤1，D二聚体浓度≤500 μg/L：无深静脉血栓形成。
- Wells评分≤1，D二聚体浓度>500 μg/L，超声检查阳性：深静脉血栓形成，并需治疗。
- Wells评分>1，超声检查阳性：深静脉血栓形成，并需治疗。
- Wells评分>1，超声检查阴性，D二聚体浓度>500 μg/L：需要进一步超声系列检查，检查结果阳性表明存在可治疗的深静脉血栓。
- Wells评分>1，超声检查阴性，D二聚体浓度<500 μg/L：无深静脉血栓形成。

在许多病例中，由于D二聚体的诊断特异性较低，住院患者D二聚体的检查不足以用于VTE的诊断。

16.27.5.2 D二聚体试验阳性

血浆中检测到D二聚体表明血液中纤维蛋白含量增加，降解为纤维蛋白片段发生在继发性纤溶过程中。D二聚体浓度的增加不能对纤维蛋白形成的部位和原因作出任何结论。

D二聚体的形成可能由以下原因造成：凝血系统被激活、从血管内纤维蛋白形成的凝块中释放凝血酶、从凝块中释放纤维蛋白复合物、从凝块或循环纤维蛋白复合物中释放纤维蛋白降解产物、外伤或血肿时释放血管外形成的纤维蛋白、区分急性或长期D二聚体抗原浓度的升高。

16.27.5.2.1 D二聚体浓度急性升高：D二聚体浓度急性升高对一些症状的鉴别诊断有重要意义（表16.27－1）。发生血栓栓塞时，D二聚体浓度的变化描述见表16.27－2。

表16.27－1 急性升高的D二聚体的鉴别诊断意义[6]

症状	升高的D二聚体	正常的D二聚体
腿部肿胀	深静脉血栓形成、丹毒、骨髓炎、脓肿、外伤、恶性肿瘤	淋巴水肿、心力衰竭
急性胸痛，呼吸困难	肺栓塞、主动脉瘤、主动脉夹层、肺炎	急性心肌梗死、失代偿性心功能不全
凝血酶原时间缩短	弥散性血管内凝血、急性肝功能衰竭	维生素K缺乏症、肝脏合成凝血酶缺陷、消耗性凝血病
血小板减少症	败血症、DIC、2型HIT	自身免疫性血小板减少、骨髓抑制、1型HIT

表16.27－2 血栓栓塞时D二聚体的浓度变化[6]

疾病/病因	临床和实验室检查
深静脉血栓形成	D二聚体浓度在参考区间内可以排除深静脉血栓。由于在许多情况和疾病下都可以形成D二聚体，因此D二聚体试验不能用于VTE的排除。根据研究，D二聚体的诊断灵敏度为90%～100%，诊断特异性为40%～80%[7]。如果临床上这种疾病的患者患病率很高，那么深静脉血栓的诊断特异性就高。D二聚体浓度与血栓形成的强度相关。 由于抗凝治疗可以降低D二聚体浓度，因此其不适用于排除抗凝剂治疗超过24 h的血栓形成患者。 抗凝治疗结束后D二聚体浓度升高提示血栓形成的持续风险。在抗凝治疗结束后4周应进行D二聚体的检测[6]。
肺栓塞	发生于血栓形成早期的肺栓塞可导致D二聚体浓度升高。后期由于血液高凝状态不再存在，因此D二聚体浓度会明显下降。D二聚体浓度与肺栓塞程度没有相关性。一项荟萃分析表明，用升高的D二聚体检测肺栓塞，总体的诊断灵敏度为95%，总体特异性为51%。D二聚体的阴性预测值（NPV）高于Wells评分的阴性预测值，两者联合使用可以提高NPV[12]。根据Christopher研究[13]，在临床患肺栓塞可能性高的患者中，D二聚体的假阴性率仅为5.3%。
弥散性血管内凝血（DIC）	D二聚体检测的一个重要方面是早期发现血液的高凝状态和DIC[14]，如肺癌并继发血液系统疾病[15]、大手术后、妊娠并发症和感染[16]。D二聚体抗原浓度正常可以排除DIC。D二聚体的检测是DIC评分的一部分（表16.5－3）。符合这些标准的患者预后不良[17]。
动脉血栓形成[18]	心血管疾病或动脉粥样硬化患者，其D二聚体浓度升高会增加心肌梗死或卒中的风险。然而，释放的D二聚体抗原量通常很小。
恶性肿瘤	许多情况下，卵巢癌、乳腺癌、肺癌等恶性肿瘤可以引起伤口愈合反应（即机体在肿瘤周围形成纤维蛋白网）。渐进性生长或转移扩散会导致纤维蛋白网结构的解体，并引起D二聚体释放的增加[19]。因此，D二聚体浓度的变化有助于评估预后。已有研究显示D二聚体和特异的肿瘤标志物（CEA、CA125、CA15－3）之间存在相关性[20]。
纤溶治疗	接受纤溶治疗的深静脉血栓形成患者的D二聚体浓度监测为治疗的成功提供了反馈。对于溶栓成功的病例，在溶栓治疗刚开始的两天，D二聚体浓度会增高基础值的2～3倍。而在溶栓不成功的病例中，不能观察到[21]。冠状动脉闭塞患者没有观察到这种结果。
心房颤动	房颤患者因血液高凝而呈现血浆D二聚体浓度升高的特点。如果血栓栓塞性事件发生，浓度将进一步升高。抗凝治疗可以降低D二聚体浓度[22]。

续 表

疾病/病因	临床和实验室检查
主动脉夹层	D二聚体的检测对急性冠脉综合征和主动脉夹层的鉴别诊断有重要意义。入院时,急性冠脉综合征的D二聚体浓度通常是正常的,而主动脉夹层则显著增高。D二聚体浓度与疾病的进展相关[23]。
静脉窦血栓形成	D二聚体抗原阈值对于排除静脉窦血栓形成似乎具有与排除深静脉血栓形成相同的阴性预测值。

几乎所有下肢深静脉血栓形成(DVT)的患者都可检测到D二聚体浓度的升高。大腿血栓形成的诊断灵敏度明显高于下肢血栓形成的诊断灵敏度。由于门诊患者可接受D二聚体的诊断特异性,而住院患者不接受,因此将D二聚体的异常值用于诊断下肢深静脉血栓形成是存在争议的。例如,在一项研究中[7],只有22%的非DVT住院患者,其D二聚体浓度低于切点值。这是因为住院患者经常会出现一些与纤维蛋白形成增加但没有血栓性事件的异常情况。

这些过程和情况包括败血症、肺炎、丹毒;转移性恶性肿瘤;肝硬化,特别是合并分流术;4周内接受过手术或发生外伤;抗凝治疗超过24 h;7天内接受过溶栓治疗。

16.27.5.2.2 D二聚体浓度长期升高:在以下情况及疾病时D二聚体浓度常发生长期升高[2],如妊娠;血管动脉瘤,尤其主动脉瘤;门腔静脉分流术;恶性疾病(如腺癌、骨髓增生性疾病);血管畸形,如血管瘤、卡梅综合征。

16.27.5.2.3 妊娠:妊娠时,D二聚体浓度的中位数增加6倍。推荐使用"中位数的倍数"(MoM)作为孕妇疑似VTE的参考指标[8]。

16.27.6 注意事项

检测方法:由于D二聚体的抗原存在于大小不同的纤维蛋白降解产物上,且所使用的抗体具有不同的决定簇特异性,因此不同的商业化试剂不能得到相同的检测结果。因而,用于排除VTE事件的通用的参考区间还未确定,因为:① 所用抗体的特异性不同;② 用于校准的抗原组成不同;③ 检测方法的不同,如酶免疫检测仅需要一个能结合交联降解产物的决定簇,而在凝集试验中,这种决定簇至少需要出现2次。

D二聚体以纤维蛋白原当量单位(FEU)来报告,表示为μg/L。由于检测方法和标准不同,一个切点值为150 μg FEU/L的试验不一定比切点值为500 μg FEU/L的试验更敏感。

床旁试验:用于排除深静脉血栓的阴性预测值>98%。诊断灵敏度为91%~91%,特异性为39%~64%[9]。

稳定性:柠檬酸盐抗凝血在20℃时,8 h和2 h后的平均增高率分别为1.9%(-14.5%~39.1%)和5.2%(-9.8%~47.8%)[10]。

16.27.7 生理生化

级联凝集反应的最后特征是由凝血酶介导,将纤维蛋白肽A和B从纤维蛋白原上分离下来。这就导致了纤维蛋白单体的形成。这些单体与纤维蛋白或纤维蛋白原形成原纤维。它们通过分子间的D结构域和DE结构域以非共价作用力结合在一起。原纤维受FⅧa的作用而稳定。交联纤维蛋白的形成发生凝集。

纤溶酶诱导的纤维蛋白(分子量340 kDa)裂解为一些高分子量的复合物:X片段(250 kDa)和Y片段(150 kDa),它们以D-E-D或D-E片段组成(图16.27-1)。除了形成这些含有不同比例的D二聚体的复合物外,进一步分解最终形成D二聚体(180 kDa);E片段与终产物D二聚体常常通过氢键相连(DD-E复合物,230 kDa)。D二聚体本身可进一步裂解,生理半衰期大约8 h。

16.28 抗栓治疗检测

Jan Kramer

16.28.1 前言

血栓形成的发病机制已由Virchow的三元论所叙述。根据这一理念,有3种一般因素导致血栓形成:内皮改变(血管损伤)、血液动力学改变(血液瘀滞或湍流)、血黏度增加(高球蛋白血症及缺水)。

血液高凝基本上由以下原因促成:抗凝物质缺乏、凝血活化物质过量、血小板聚集增加、纤溶功能异常。

抗栓治疗在心脑血管疾病及静脉血栓的初级及次级预防中起重要作用。

16.28.1.1 动脉与静脉血栓中的抗栓治疗

动脉粥样硬化前提下动脉血栓形成的基础是,在少量纤维蛋白存在的情况下由切应力诱导的血小板聚集。动脉粥样硬化斑块破裂导致强血栓形成脂质核心的暴露,这很可能导致了随后的血小板黏附、活化及聚集。因此,抗血小板治疗是动脉血栓抗栓治疗的主要焦点。

然后,抑制血浆凝固的抗凝同样也被用于瓣膜性或结构性心脏病中心脏动脉血栓及心源性血栓事件的预防。纤溶物质可用于快速恢复急性心肌梗死患者的血流,当经皮冠脉介入治疗不能立即进行时。同样的方法也可用于急性缺血性卒中或急性肺栓塞伴血流动力学不稳。

静脉血栓形成于低切应力。静脉血栓富含纤维蛋白,含有捕获的红细胞和较少量的血小板。尽管局部血小板活化导致整体凝血过程的集中(如在血管壁损伤部位),血浆凝固系统在静脉血栓栓塞的形成中起重要作用。鉴于纤维蛋白凝块形成的优势,抗凝药物是预防和治疗VTE的首选,而抗血小板治疗策略几乎没有作用。药物诱导纤溶仅在特殊情况下用于静脉系统血栓。

VTE是西方国家致病及致死的主要原因之一。超过半数的住院患者有VTE并发症风险[1]。因此,抗凝预防血栓形成被推荐于几乎每位住院患者以预防VTE[2,3]。预防性抗凝应同样被考虑用于存在血栓栓塞风险因素的门诊患者[3]。

治疗剂量的抗凝适应证包括深静脉血栓及心房颤动绝对心律不齐、急性心肌梗死、体外循环、弥散性血管内凝血、动脉血栓形成及栓塞、严重心衰、冠状动脉搭桥及心脏瓣膜或人造动脉置换术后状态[4]。选择充分抗凝的决定应始终考虑潜在禁忌证,并体现出血风险与患者获益的平衡,如可用CHADS积分和HAS-BLED积分评估心房颤动血栓栓塞事件和出血的风险(表16.28-1和表16.28-2)。

表 16.28-1 心房颤动血栓栓塞事件初始风险评估的 $CHADS_2$ 积分和 CHA_2DS_2-VASc 积分

$CHADS_2$	临床	积分
充血性心力衰竭(C)	结构性心脏病与心功能不全	1
高血压(H)	动脉压过高	1
年龄(A)	年龄>75 岁	1
糖尿病(D)	糖尿病	1
卒中(S)	卒中后状态和(或)短暂性脑缺血发作	2
CHA_2DS_2-VASc		*
充血性心力衰竭(C)	结构性心脏病与心功能不全或重度左心室收缩功能不全(射血分数<40%)	1
高血压(H)	动脉压过高	1
年龄(A)	年龄>75 岁	2
	年龄 65~74 岁	1
糖尿病(D)	糖尿病	1
卒中(S)	卒中后状态和(或)短暂性脑缺血发作	2
血管性疾病(V)	心肌梗死后状态、外周动脉阻塞性疾病、主动脉斑块	1
女性(F)	女性	1

* 1 分,临床相关非主要风险因素;2 分,主要风险因素

表 16.28-2 无论是否使用口服抗凝药心房颤动患者中出血风险的评估[8]

HAS-BLED	临床症状	积分
高血压(H)	收缩压>160 mmHg	1
异常肝肾功能(A)	(1) 透析、肾移植、肌酐>200 μmol/L (2) 慢性肝病、转氨酶和(或)胆汁淤积指标升高	每项各 1 分
卒中(S)		1
出血史或出血倾向(B)	出血后状态;出血(贫血)风险	1
INR 不稳定(L)	INR 控制不稳定	1
老年(E)	年龄>65 岁	1
药物(D)	(1) 药物如 NSAR,抗血栓形成如 ASS、氯吡格雷及其他 (2) 酒精/药物滥用	每项各 1 分

HAS-BLED≥3 分提示大出血风险

16.28.1.1.1 CHADS 积分:用于心房颤动血栓栓塞事件初始风险评估。

在没禁忌证时,$CHADS_2$≥2 分(血栓栓塞高发生率,如 $CHADS_2$ 积分=2 分为 4%/年;$CHADS_2$ 积分=4 分为 8.5%/年;$CHADS_2$ 积分=8 分为 18.2%/年)允许使用以 INR 目标值为 2.5(2.0~3.0)的治疗剂量的口服维生素 K 拮抗抗凝药。

然而,被分类为 $CHADS_2$ 积分=1 分(中度风险为 2.8%/年)和积分=0 分(低风险为 1.9%/年)的患者仍可具有临床血栓栓塞发生的风险。

另一种临床风险评估方法使用 CHA_2DS_2-VASc 积分[5]:年龄和卒中/短暂性脑缺血发作被认为是血栓栓塞风险增加的主要风险因素[6]:

- CHA_2DS_2-VASc 积分≥2 分(如 CHA_2DS_2-VASc 积分=2 分为 2.2%/年;CHA_2DS_2-VASc 积分=4 分为 4%/年;CHA_2DS_2-VASc 积分=7 分为 9.6%/年;CHA_2DS_2-VASc 积分=9 分为 15.2%/年)允许使用以 INR 目标值为 2.5(2.0~3.0)的治疗剂量的口服维生素 K 拮抗抗凝药。
- CHA_2DS_2-VASc 积分=1 分(卒中风险为 1.3%/年)需要个体化评估维生素 K 拮抗治疗和联合使用乙酰水杨酸(75~325 mg/d)的优先级。积分=1 分时,应考虑达比加群(2×110 mg/d)治疗,因其低颅内出血和大出血风险及与华法林相比等同的预防栓塞效果[7]。
- CHA_2DS_2-VASc 积分=0 分需要个体化权衡非药物治疗与 ASA 治疗(75~325 mg/d)的优先级,后者与出血风险相关。

16.28.1.1.2 HAS-BLED 积分:用于评估心房颤动口服抗凝治疗患者的出血风险[8]。

HAS-BLED 积分≥3 分提示大出血风险。维生素 K 拮抗剂抗凝和乙酰水杨酸治疗的适应证应严格审核。患者需严密监测。

只要适应证确认,HAS-BLED 积分=2 分(中度出血风险)或 HAS-BLED 积分=0 分或 1 分(无出血风险)的患者明确受益于口服抗凝。达比加群酯的应用应作为维生素 K 拮抗剂剂量调整治疗的备选方案:

- HAS-BLED 积分为 0~2 分时大剂量治疗(达比加群酯 2×150 mg/d),因为与华法林相比,预防栓塞效果增加,同时颅内出血发生率降低,大出血风险发生率相当。
- HAS-BLED 积分≥3 分时小剂量治疗(达比加群酯 2×110 mg/d),因为与华法林相比,预防栓塞效果及颅内出血和大出血发生率相当。

16.28.1.2 需要抗凝治疗的疾病

需要抗凝治疗的疾病可依据未接受抗凝治疗时预期血栓栓塞的风险(表 16.28-3)粗略地分成三类[9]:高(>7%/年)、中(4~7%/年)、低(<4%/年)。

表 16.28-3 未接受治疗性抗凝的围手术期血栓栓塞风险分层表及有高出血风险的外科手术列表(修改自参考文献[12])

血栓栓塞风险分层	
高	近期血栓栓塞风险 既往 4 周内血栓栓塞 复发性血栓栓塞 机械二尖瓣置换 机械主动脉瓣置换(旧型号) 机械瓣膜置换且既往 6 个月内栓塞 心房颤动既往血栓栓塞或 $CHADS_2$ 积分>4 分 严重血栓形成倾向:蛋白 C、蛋白 S 或抗凝血酶缺陷;抗磷脂综合征或多发血栓形成异常
中	机械主动脉瓣置换(双叶)且有 $CHADS_2$ 积分中 1 项风险因素 心房颤动、$CHADS_2$ 积分为 3 分或 4 分 既往 3~12 个月内血栓栓塞
低	机械主动脉瓣置换(双叶)且无 $CHADS_2$ 积分中的风险因素 $CHADS_2$ 积分为 0~2 分无既往卒中或 TIA >12 个月以前血栓栓塞
手术中出血风险	
高	神经外科手术 心脏手术 肾脏、前列腺及膀胱手术 骨科大手术 肿瘤大手术 血管大手术

TIA,短暂性脑缺血发作

为了帮助抗凝治疗强度与持续时间的决策制定，已有学者提出通过D二聚体抗原测定进行个体化抗凝监测的理念，旨在提高预防出血并发症和再发性血栓栓塞事件的可靠性[10]。根据这一理念，如已除外或不考虑其他原因（如血肿、积液、伤口愈合、妊娠或肝硬化），D二聚体抗原增加可作为VTE的风险指标。

抗凝治疗减量或终止后的持续低D二聚体浓度被认为是血栓栓塞事件复发低风险的提示。然而，数日内检测到D二聚体水平升高可能提示复发性血栓栓塞的相对高风险，因此，似乎需要持续抗凝。

血栓栓塞事件后的第一个月内的复发率高于较长时间后。治疗性抗凝适应证的不同使得相应的血栓栓塞事件风险评估也不同。因此，一种适应证和风险导向的方法被推荐于决定抗凝的持续时间[11]。此外，接受抗凝治疗者定期监测出血风险是明智的（表16.28－7）。

围手术期终止抗凝或明显出血时个体化风险调整的肝素桥接的决策只能依据充分的临床证据制定[12]。外科干预中的出血风险因患者相关因素（凝血功能障碍，也包括血小板功能抑制剂摄入；既往围手术期出血史）以及各种手术相关因素（如大范围创伤、紧急外科干预、大手术、外科医生实践知识不足，出血控制的可能性极小）而增加。围手术期高出血风险的患者口服抗凝必须停止。围手术期桥接应考虑高及中度血栓栓塞风险（表16.28－3）。

抗凝治疗监测是预防许多抗凝药物治疗并发症的重要方面。出血与复发性血栓栓塞仅能通过最优的抗凝药物剂量调整来预防。相比之下，预防性抗凝通常不需要任何监测。如果将适应证的局限性（如肾功能不全患者）考虑在内，即使是治疗性使用，新型口服抗凝药物的疗效也无需通过临床常规血凝检测进行监测。然而，当使用这些药物时，知晓监测在怀疑治疗不足或治疗过度中的可能性和局限性很重要。

16.28.1.3 抗栓药物

根据作用位点，抗栓药物分为血小板功能抑制剂、抗凝药物、纤溶药物。

16.28.2 血小板功能抑制剂

在受动脉粥样硬化改变影响的区域，血小板的黏附、活化及聚集可导致血管闭塞。为了预防这一情况的发生，血小板功能抑制剂类药物通过各种机制诱导血小板功能障碍。表16.28－4提供了每个血小板功能抑制剂的作用和临床意义及诊断监测信息。

表16.28－4 血小板功能抑制剂的作用方式、临床意义及监测

药物	临床和实验室检查
乙酰水杨酸(ASA)	作用模式：ASA的主要代谢产物水杨酸抑制血小板环氧化酶(COX)－1，导致前列腺素 G_2/H_2 合成受损。这导致血栓素合成酶合成血栓素 A_2 (TXA_2)降低(图16.28－1)。ASA通过乙酰化COX－1活性位点的丝氨酸残基不可逆地抑制COX－1。整个血小板生命周期(10天)内 TXA_2 合成均受到抑制。因此，血小板自我活化及间接血小板聚集均受损。低剂量时，ASA几乎没有系统性的前列腺素合成抑制作用，因为与无核的血小板不同，有核细胞能进行酶的生物合成，COX－1可以新生。因此内皮细胞的前列环素形成和相关血管舒张作用几乎不受影响。此外，ASA具有抗炎作用，通过抑制COX－2基因表达并阻滞NF－κB及C/EBPβ等转录因子。 临床意义：ASA最主要的用途为抑制血小板功能。ASA以50～300 mg/d的剂量口服。急性心肌梗死时，静脉单剂500 mg给药。ASA是缺血性动脉闭塞后的终生标准二级预防。心肌梗死及卒中后ASA可显著降低死亡率及复发率。具有中度及低度血栓栓塞风险[$CHADS_2$ 积分<2和(或)CHA_2DS_2－VASc<2]的心房颤动及瓣膜性或结构性心脏病同样适用于ASA治疗(表16.28－1)。尽管接受了血小板功能抑制剂治疗仍发生动脉粥样硬化血栓形成并发症称为"临床抵抗"。该抵抗由多种原因造成，从依从性不良、改变代谢的基因变异到药物相互作用[14]。 实验室检查：治疗监测的临床意义相对不明，尚未推荐临床常规开展[13]。
ADP受体拮抗剂 - 不可逆的P2Y12间接抑制： 噻吩吡啶类 噻氯匹定(口服) 氯吡格雷(口服) 普拉格雷(口服) - 可逆的P2Y12直接抑制： 坎格雷洛(静注) 替格瑞洛(口服)	作用模式：口服后，噻吩吡啶类通过肝脏内细胞色素酶－P450依赖的生物转化被转换为活性代谢产物。噻吩吡啶类的活性代谢产物特异性且不可逆的阻滞血小板的ADP受体亚型P2Y12(图16.28－1)。这抑制了APD诱导的血小板活化与聚集。至今已发现3种ADP受体亚型P2Y12、P2Y1及P2X1。两种协同受体P2Y12与P2Y1的共活化对于促发聚集是必要的。ADP结合于G蛋白偶联的P2Y12受体介导了腺苷酸环化酶的抑制。因此，cAMP形成减少，cAMP依赖的蛋白激酶A较血管扩张剂刺激磷蛋白磷酸化更少的底物。 替卡格雷(环戊基嘧啶)及坎格雷洛(ATP类似物)不在肝脏代谢，直接且可逆地阻滞P2Y12受体。 聚集抑制起效的滞后期取决于所接受的药物：噻氯匹定(数天)>氯吡格雷(数小时至数天，取决于负荷剂量)>替卡格雷(2～4 h)>普拉格雷(1 h)>坎格雷洛(数分钟)。 临床意义： - 氯吡格雷用作缺血性动脉闭塞(心肌梗死、缺血性卒中及周围动脉闭塞性疾病)后无时限的有效二级预防。氯吡格雷是预防动脉支架血栓形成的标准治疗，尤其是与ASA联用，后者同样用于急性冠脉综合征。联合治疗的时间取决于支架类型。通常氯吡格雷300～600 mg负荷剂量后，75 mg/d口服。 - 氯吡格雷较噻吩吡啶耐受性好。因检测方法而异，5%～44%接受氯吡格雷的患者可检测到血小板功能无下降或中度下降(氯吡格雷无反应)。氯吡格雷治疗低反应似乎与冠脉支架内血栓事件高发生率相关[15]。 - 与氯吡格雷相比，普拉格雷(批准用于急性冠脉综合征)起效更快且有10倍的聚集抑制能力和更小的个体间反应差异。与氯吡格雷相比支架内血栓形成发生率降低，然而出血倾向增加[16]。普拉格雷主要用于接受氯吡格雷治疗发生支架内血栓形成的患者。 - 与氯吡格雷相比，替格瑞洛(批准用于急性冠脉综合征)联合ASA降低复发性心血管事件发生率而不增加总体大出血发生率，且改进总体死亡率[17]。 - 一项涉及急性冠脉综合征患者的研究中，坎格雷洛出血风险较氯吡格雷更高，而在预防心血管事件方面不具优效性。 实验室检查：治疗监测的临床意义相对不明，尚未推荐临床常规开展[13]。
GPⅡb/Ⅲa受体拮抗剂： - 阿昔单抗(静注) - 依替巴肽(静注) - 替罗非班(静注)	作用模式：GPⅡb/Ⅲa受体拮抗剂阻断纤维蛋白原和(或)vWF结合于血小板膜表面GPⅡb/Ⅲa受体(α2β3－整合素)。这有效抑制了相邻活化血小板间的结合，进而抑制了聚集(图16.28－1)。 - 阿昔单抗是一种单克隆鼠-人嵌合抗体，阻滞GPⅡb/Ⅲa的活性形式。 - 依替巴肽是一种环状7肽；替罗非班是一种模拟纤维蛋白原RGD(精氨酸-甘氨酸-天冬氨酸)模体的小分子物质，阻滞GPⅡb/Ⅲa受体。 临床意义：GPⅡb/Ⅲa受体拮抗剂通过静脉输注给药，与肝素及ASA联合使用。可用于缺血性事件高风险的经皮冠脉介入治疗患者[19]。不建议在ST段抬高性心肌梗死(STEMI)患者中使用GPⅡb/Ⅲa抑制剂[20]。非ST段抬高性心肌梗死(NSTEMI)和(或)高风险患者(如肌钙蛋白阳性患者及糖尿病)尤其能从GPⅡb/Ⅲa抑制剂治疗中获益[21]。GPⅡb/Ⅲa抑制剂治疗中观察到出血风险增加及血小板减少、过敏反应等副作用。 实验室检查：建议监测血小板功能，因GPⅡb/Ⅲa抑制剂治疗范围窄。流式细胞术可能较聚集率检测更适合，但在常规临床实践中常无法获得。

在临床应用中注意技术信息是必要的

16.28.2.1 血小板抑制剂的作用位点及作用

如图16.28－1所示，胶原和血管性血友病因子（vWF）出现在内皮缺损部位，血小板膜上的糖蛋白（GP）Ⅰb/Ⅴ/Ⅸ（vWF受体，CD42b）和GPⅠa/Ⅱa（α2－/β1－整合素，胶原受体）诱导血小板拉链状黏附于内皮下基质，从而启动血小板活化。

膜翻转使得促凝磷脂从血小板内侧转位至外侧，大量介质和 Ca^{2+} 释放，GPⅡb/Ⅲa越来越多在膜表面表达（由内向外信号传导）。带负电荷的磷脂结合 Ca^{2+}。然后凝血因子同样可以结合到血小板表面（图16.1－5）。因此，少量凝血酶分子可在活化血小板表面局部促发血浆凝固。释放的介质募集了更多血小板并促发正反馈机制，因为释放的二磷酸腺苷结合至P2Y12受体和（或）血栓素 A_2（TXA_2）结合至血栓素受体（TXR），从而增强了血小板活化。

表达增加的GPⅡb/Ⅲa（α2b/β3－整合素，CD41a）导致血小板聚集，纤维蛋白原和vWF作为桥接分子连接相邻血小板上的2个GPⅡb/Ⅲa分子。

血小板活化中，环氧化酶（COX）－1负责将花生四烯酸合成为前列腺素，再经血栓素合成酶生成 TXA_2。乙酰水杨酸不可逆地灭活COX－1，因此间接抑制血小板聚集。由ADP受体拮抗剂引起的内源性途径活化减少同样具有间接抑制血小板聚集的作用。GPⅡb/Ⅲa受体拮抗剂通过有效抑制相邻血小板相互桥接而直接阻止聚集。

16.28.2.2 适应证

心血管事件（如心肌梗死、卒中及周围动脉闭塞性疾病）的治疗及初级和次级预防。

16.28.2.3 治疗

围手术期管理：围手术期血小板聚集抑制剂治疗增加出血风险[13]。

- 单药治疗：ASA增加50％手术出血并发症风险但不增加手术死亡率。作为初级预防的ASA可因为手术而停用。欧洲心脏病协会（ECS）建议一般情况作为次级预防的ASA围手术期不应停止。然而，对于眼内、椎管内及颅内手术，即使少量出血也可导致严重的致残率，因此暂时停用ASA似乎是必要的。
- 双药治疗：通常接受过冠脉支架的患者同时服用ASA和P2Y12抑制剂（如噻氯匹定、氯吡格雷）可导致围手术期严重问题。冠脉支架的患者必须终身服用ASA，并且至少服用6周（裸金属支架）或12个月（药物支架）P2Y12抑制剂。早期终止双药治疗支架内血栓风险增加90倍。择期手术应推迟至转为ASA单药治疗后。如果手术不能推迟，必须在危险期进行，建议围手术期血小板聚集双抑制药继续使用。如果血小板聚集双抑制药因手术而停用，P2Y12抑制剂应在术后尽快重新使用。

16.28.2.4 监测

血小板聚集抑制剂治疗患者的血小板功能监测日益被推荐。避免血小板活化至关重要，如因运输时间长。

金标准是根据Born的聚集率测定程序检测聚集过程中富血小板血浆透射光的改变。聚集模式见表16.28－5。

16.28.3 抗凝药物

抗凝药物分为直接和间接作用2种。苯丙香豆素及华法林通过减少凝血酶原复合物（因子Ⅱ、Ⅶ、Ⅸ及Ⅹ）的γ羧化间接抑制凝血。其他抗凝药物通过抑制FⅩa和（或）凝血酶（FⅡa）起作用。

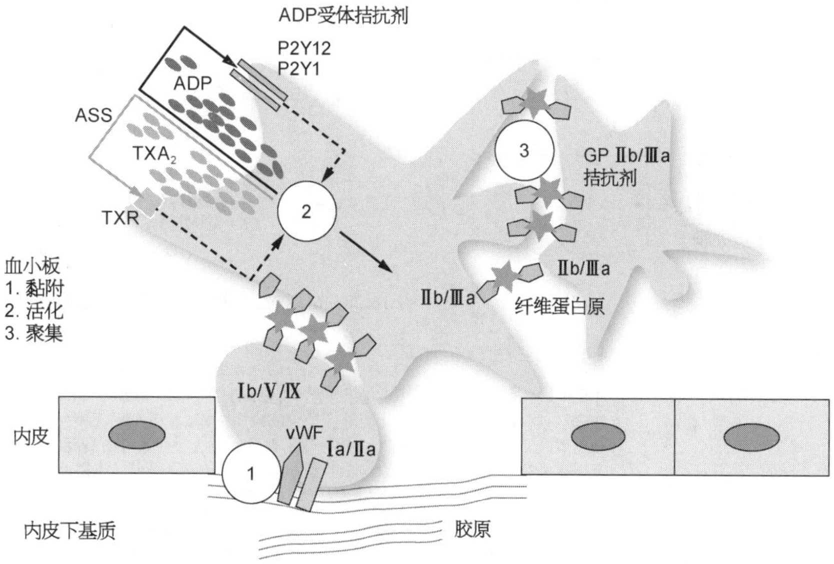

图16.28－1 血小板功能抑制剂作用位点。vWF出现在内皮缺损的部位。血小板膜上的糖蛋白（GP）Ⅰb/Ⅴ/Ⅸ及GPⅠa/Ⅱa促使血小板黏附至内皮下基质（1）。这促发了血小板活化（2）及最终导致它们聚集（3）

表16.28－5 血小板功能抑制剂作用下的典型聚集模式

血小板功能抑制剂	ADP	肾上腺素	胶原	瑞斯托霉素	花生四烯酸	胶原/肾上腺素	胶原/ADP	ADP/PGE1/Ca
阿司匹林	正常或↓	↓	正常或↓	正常	↓或↓↓	↑↑	正常	正常
氯吡格雷	↓或↓↓	正常	正常	正常	正常	正常	正常	↑或↑↑
GPⅡb/Ⅲa－RA	↓或↓↓	↓或↓↓	↓或↓↓	正常	↓或↓↓	↑↑	↑或↑↑	↑

ADP，二磷酸腺苷；Ca，钙；PGE，前列腺素；GP，糖蛋白；RA，受体拮抗剂；↓，降低；↓↓，显著降低；↑，延长；↑↑，显著延长

16.28.3.1 抗凝药物作用位点及作用

直接及间接作用抗凝药物的作用位点见图 16.28－2。每种抗凝药物的作用如下所述(图 16.28－3)：

- 抗凝血酶(AT)通过蛋白水解作用降解凝血酶及灭活丝氨酸蛋白酶来抑制凝血。与 AT 结合需要肝素一个特殊的五糖序列。肝素结合导致 AT 构象改变，从而使其对底物的灭活作用加快 100～1 000 倍。肝素立即被释放，自由活化更多 AT 分子。凝血酶被 AT 灭活需要一种分子间交联机制；肝素同时结合至凝血酶第二结合位点(外结合位点 2)时这一灭活过程被其间接增强。这一三重复合物需要肝素链长至少有 17 个单糖单位(分子量＞5 400 kDa)。因此，普通肝素通常具有相似的抗 FⅡa 和抗 FⅩa 活性。低分子肝素的抗 FⅩa 活性较其抗 FⅡa 活性强。通过其高度特异地结合至 AT，人工合成的五糖磺达肝癸间接地且选择性增强 AT 介导的 FⅩa 抑制作用约 300 倍。磺达肝癸无抗 FⅡa 活性。
- FⅩa 直接抑制剂直接结合至 FⅩa，从而在凝血增强阶段防止凝血酶形成。
- 凝血酶直接抑制剂(DTI)结合于凝血酶(FⅡa，纤维蛋白结合或游离)活性中心，间接阻断其与底物的相互作用。FⅡa 具有活性结合位点以及 2 个第二结合位点，即外结合位点 1(纤维蛋白原结合位点)和外结合位点 2(肝素结合位点)。自然情况下，双效 DTI 水蛭素不可逆地结合至外部位点 1 和活性结合位点。相反，人工合成的双效 DTI 比伐卢定及单效 DTI 阿加曲班和达比加群结合至活性结合位点是可逆的。

16.28.4 苯丙香豆素与华法林

维生素 K 拮抗剂苯丙香豆素与华法林抑制维生素 K 依赖凝血因子的肝脏合成。

适应证：深静脉血栓、肺栓塞、心房颤动及心脏瓣膜置换后的血栓预防。

治疗[13]：抗凝强度由 INR 值反映(表 16.28－6)。服用维生素 K 拮抗剂的患者，围手术期的肝素桥接已在临床实践中应用多年。

16.28.5 肝素

普通肝素(UFH)及低分子肝素(FH)有所区别。UFH 抑制凝血酶活性。FH 的抗 FⅩa 活性较其抗 FⅡa 的活性高。UFH 及 FH 的作用通过 AT 介导(图 16.28－3)。

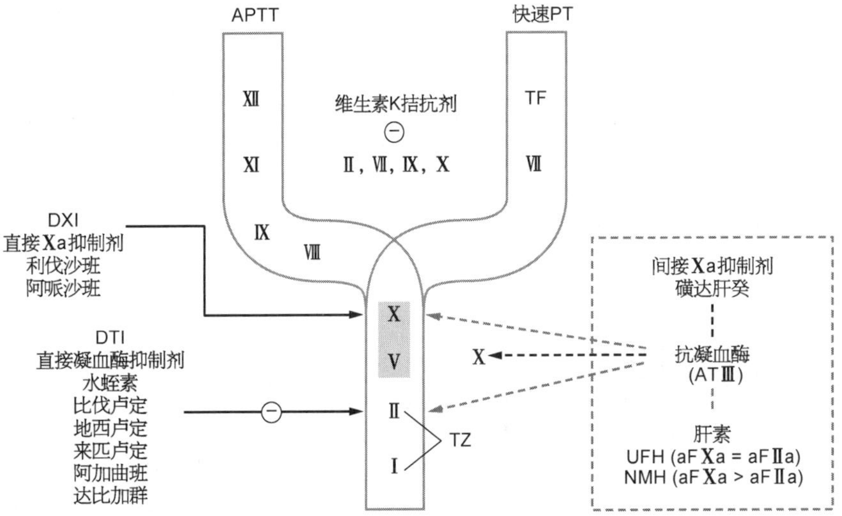

图 16.28－2 血凝系统中直接及间接作用抗凝药物的作用位点。维生素 K 拮抗剂抑制因子Ⅱ、Ⅶ、Ⅸ及Ⅹ的合成。磺达肝癸对整体凝血参数几乎无影响，因为仅游离 FⅩa 而非结合于凝血酶原酶复合物中的 FⅩa 被抑制

表 16.28－6 抗凝药物的作用模式、临床意义及监测

药物	临床与实验室检查
维生素 K 拮抗剂(香豆素类)[41] - 苯丙香豆素(口服) - 华法林(口服)	作用模式：香豆素类抑制环氧化维生素 K 还原酶复合物(VKORC)-1。该酶的抑制导致了维生素 K 依赖因子Ⅱ、Ⅶ、Ⅸ、Ⅹ和(或)抗凝系统(蛋白 C 及蛋白 S)的 γ 羧化的辅因子合成减少。γ 羧化受抑而无凝血活性因子(PIVKAS：维生素 K 缺乏诱导蛋白)形成。与凝血因子相比蛋白 C 及蛋白 S 较短的半衰期导致了香豆素类治疗开始时的高凝状态。因此，患者初始必须接受联合抗凝治疗，如肝素，以减少香豆素坏死风险。在血液中香豆素与白蛋白结合，因此分布容积小。药物代谢在肝脏通过细胞色素 P450 系统进行。代谢产物通过胆汁和肾脏清除。苯丙香豆素的半衰期为 7 天，华法林约 40 h。 临床意义：急性血栓形成或栓塞肝素治疗后的维持治疗或血栓栓塞(表 16.28－1)预防。除了监测，患者详细信息是成功治疗的决定因素。治疗初始前 2 天推荐剂量 5 mg(最多 10 mg)；如苯丙香豆素起始剂量，前 2 天 2 片/d(6 mg)，然后根据 INR 值进行剂量调整。与抑制代谢、增强抗凝的药物间存在相互作用。药物调整时，多重相互作用需要严密监测。代谢还受到遗传多态性的影响，如 *Cyt－P－450* 基因或 *VKORC－1* 基因。然而，至今治疗前药物基因评估尚未被推荐。与含有维生素 K 的食物间的相互作用有报道；然而规定饮食并不推荐，建议避免维生素 K 含量非常高的食物。维生素 K 摄入量低的患者可能会有不稳定的 INR 值。因此，INR 波动时推荐每日补充 100～200 μg 维生素 K。越高水平的抗凝导致越高的出血风险。在 INR 值高于 4.5 时出血并发症风险非常高。相对的，严密监测与妥善调整的香豆素类治疗患者(如临床研究中)的大出血风险(INR 2.0～3.0，年出血率 1.3%)仅比未治疗患者(年出血率 1%)高少许(约 0.3%)。建议定期评估适应证(表 16.28－3)及出血风险(表 16.28－2)。有出血风险时，暂时停用香豆素类；出血时，根据出血程度给予维生素 K 口服、PPSB 或 rFⅦa(不常用)。香豆素类可通过胎盘屏障，在妊娠的头 3 个月可导致香豆素胚胎缺陷。 实验室检查：需要检测 PT 并报告 INR 值。初始剂量后 3 天检测 INR，每周 1～2 次直到调整至稳态。目标 INR 取决于适应证。如患者接受香豆素类剂量稳定，INR 应至少每 3 周监测一次。持续 INR 监测，如选择培训过的患者使用毛细管血标本进行自我检测，可支持稳定的 INR 调整。口服抗凝的自我管理降低 40%～50%的血栓栓塞事件发生率及 30%～50%的死亡率[43]。

续 表

药物	临床与实验室检查
肝素 - 普通肝素(UFH)(静注、皮下注射)	作用模式：肝素来源于猪小肠黏膜。UFH 分子量 5～30 kDa。抗 FⅩa 活性与抗 FⅡa 活性基本相同(图 16.28-3)。UFH 的作用由抗凝血酶(AT)介导，AT 浓度低于 60%～70%时作用受限。UFH 由异质的肝素片段构成，具有不同的血浆蛋白结合行为，导致相对可变的药代动力学。因此，所需治疗剂量存在显著个体间差异。肝素分子通过降解和去硫酸化灭活，随后经尿液和粪便清除[42]。UFH 半衰期为剂量依赖，因为随着剂量逐渐增加其灭活逐渐饱和[30]。 临床意义：UFH 初始剂量 5 000～10 000 IU，APTT 应延长 1.5～2.5 倍。首次检测在治疗开始后 2 h 内，随后每日 1 次，以稳定调整为基础。UFH 血浆浓度 0.1～0.2 IU/mL 及 APTT 延长可预期。不希望的 PT 延长可发生于血浆浓度高于 0.8 IU/mL。对于抗 FⅩa 活性检测，肝素浓度 0.5～1.0 IU/mL 被认为是最优范围。 预防血栓形成：每日肝素剂量 10 000～15 000 IU 皮下注射给药，具有显著增高风险的患者可接受 30 000 IU，每日分 2～3 次给药。有风险的患者需要每日监测血浆抗 FⅩa 活性；血浆肝素水平 0.4～1.0 IU/mL 被认为是最优范围。出血风险尤其在较高剂量下增加；出血可用鱼精蛋白拮抗。2 型肝素诱导的血小板减少症(HIT)风险较低分子肝素高(见 17.5)。 实验室检查：治疗通过 APTT 进行监测。有血栓风险患者的预防治疗应通过抗 FⅩa 活性监测。如患者接受肝素治疗，建议定期监测血小板以及时发现 2 型 HIT。
- 低分子肝素(LMWH)(静注、皮下注射)	作用模式：LMWH 来源于 UFH 解聚或过滤。LMWH 分子量通常低于 8 kDa。抗 FⅩa 活性高于抗 FⅡa 活性(图 16.28-3)。LMWH 的作用由抗凝血酶(AT)介导，AT 浓度低于 60%～70%时作用受限。这些肝素的药代动力学较 UFH 稳定，因为仅少量与血浆蛋白结合。LMWH 从机体清除的方式同 UFH。清除前的灭活程度取决于其分子量(MW)。非常短的分子不被降解，以活性形式经肾脏排泄。LMWH 分子量越小，肾功能不全[GFR<30 mL/(min・1.73 m^2)]时积聚的风险越高。这可导致血浆抗 FⅩa 活性增加，与出血风险增加相关。除此以外，半衰期通常为 4 h。 临床意义：血栓形成预防或 VTE 预防和治疗。剂量取决于所用的制剂。肾功能不全[GFR<30 mL/(min・1.73 m^2)]患者推荐使用 UFH 或降低 50%LMWH 剂量，因为大部分 LMWH 有肾脏集聚风险。LMWH 较 UFH 的优势为非特异性结合减少。因此，副作用(2 型 HIT、骨质疏松症)不太可能发生。此外，出血时鱼精蛋白拮抗的效果仅 UFH 治疗时的 75%。 实验室检查：有风险患者(肾功能不全、超重或低体重、儿童)及妊娠期应检测抗 FⅩa 活性[30]。据报道最优抗 FⅩa 活性(如果药物治疗后 4 h 采血)在治疗应用中为 0.4～1.0 IU/mL，在预防应用中为 0.01～0.05 IU/mL[28]。如患者接受 LMWH，建议定期进行血小板监测及时发现 2 型 HIT。
间接 FⅩa 抑制剂 人工合成五糖 - 磺达肝癸(皮下注射)	作用模式：磺达肝癸是与肝素五糖相似的人工合成五糖，可结合 AT(图 16.28-3)。对常规凝血参数影响不大，因为磺达肝癸不一致凝血酶原复合物中的 FⅩa，而是以间接的方式抑制游离 FⅩa(图 16.28-2)。磺达肝癸作用受低 AT 浓度影响。 临床意义：深部及表浅静脉血栓或肺栓塞(除血流动力学不稳定的患者需要纤溶)的预防(有风险的患者；1×2.5 mg/d)和治疗(体重 51～99 kg 时，1×7.5 mg/d)。治疗应至少持续 5 日直到口服维生素 K 拮抗剂抗凝 INR 值达到 2～3。香豆素类口服抗凝应尽早开始(72 h 以内)。急性冠脉综合征治疗(1×2.5 mg/d)，如最初未进行经皮冠脉介入治疗。磺达肝癸不应用于 GFR<20 mL/(min・1.73 m^2)肾功能不全患者的预防，以及 GFR<30 mL/(min・1.73 m^2)肾功能不全患者的治疗。GFR 在 20～50 mL/(min・1.73 m^2)时预防剂量应减少至 1.5 mg/d。建议基于抗 FⅩa 活性的监测。尚无解救药物。 实验室检查：常规情况下，肾功能正常且体重在 51～99 kg 时并不需要监测，但是基本上可通过检测抗 FⅩa 活性(皮下注射给药后 3 h 采集标本)进行监测。需要使用磺达肝癸进行检测校准[44]。
直接 FⅩa 抑制剂(DXI) - 利伐沙班	作用模式：利伐沙班是高度选择性 FⅩa 直接抑制剂，口服给药后半衰期 7～11 h。 临床意义：批准用于 VTE 的预防和治疗、心房颤动中预防卒中和系统性血栓。VTE 预防剂量为 10 mg 每日 1 次，治疗剂量为 15 mg 每日 2 次。治疗剂量维持 3 周后减少至 20 mg 每日 1 次。服药 2～4 h 后达到峰值。每日剂量高达 15 mg 时具有线性药代动力学。每日服用 10 mg 达到约 125 μg/L 浓度的稳态。每日 1 次服用 20 mg 的患者中，2～4 h 后峰浓度为 215 μg/L，24 h 后谷浓度为 32 μg/L。半衰期取决于肾功能。GFR 15～29 mL/(min・1.73 m^2)时利伐沙班仅需谨慎使用，GFR<15 mL/(min・1.73 m^2)时禁用。尚无解救药物。因其血浆蛋白结合程度高，利伐沙班不能被透析。 实验室检查：抗凝活性可通过 PT 及抗 FⅩa 活性进行检测。
直接 FⅡa 抑制剂(DTI) - 二价、不可逆 DTI - 来匹卢定(静注)	作用模式：来匹卢定是从酵母细胞中获得的重组水蛭素。1 分子来匹卢定通过二价结合不可逆地抑制纤维蛋白结合的或游离的 FⅡa 分子(图 16.28-2)，覆盖凝血酶分子上的纤维蛋白原催化结合口袋，并与第二纤维蛋白原结合位点(外部位点 2)结合(图 16.28-3)。来匹卢定几乎完全通过肾脏排泄及代谢。半衰期为 80 min(无尿患者为 80～120 h)。 临床意义：批准用于 2 型肝素诱导的血小板减少症(HIT)的治疗。初始静注剂量为 0.4 mg/kg(不超过 110 kg)；随后持续输注 0.15 mg/(kg・h)2～10 天。40%的 2 型 HIT 患者中会形成抗水蛭素抗体(治疗>5 天)。这可能导致出血倾向增加，最主要是因为活性来匹卢定-抗水蛭素抗体复合物肾脏排泄延迟。GFR<60 mL/(min・1.73 m^2)的肾功能不全患者，注射剂量应减至 0.2 mg/kg，输注速率也减慢(GFR<60 mL/min：剂量减少至 50%；GFR<45 mL/min：剂量减少至 30%；GFR<30 mL/min：剂量减少至 15%)。GFR<15 mL/(min・1.73 m^2)时，来匹卢定禁用。尚无解救药物。过量时，来匹卢定可通过透析从体内清除。 实验室检查：来匹卢定延长 APTT、PT 及 TT。一般情况，输注速率剂量根据 APTT 调整。APTT 最初应在治疗开始后 4 h 检测，随后每日至少 1 次。肾功能下降或有出血风险的患者，可能需要更频繁的检测 APTT。APTT 目标区间为凝固时间延长 1.5～3 倍。如果第二次检测结果证实 APTT 升高且仍高于目标区间，输注暂停 2 h，之后输注速率降低 50%。如 4 h 后 APTT 复测提示低于目标区间，输注速率增加 20%，4 h 后再检测 APTT。最高输注速率为 0.21 mg/(kg・h)。治疗剂量时来匹卢定最优血浆浓度为 0.1～0.8 mg/L。水蛭素浓度与 APTT 间线性关系仅限于浓度不超过 0.4 mg/L。更高的血浆浓度时，APTT 给出的抗凝水平假性偏低。来匹卢定水平高于 2 mg/L 时出血风险增加。适用于定量检测的试验为蝰蛇毒凝血时间或蝰蛇毒发色底物法检测。血小板计数恢复正常前不应开始香豆素类治疗。血小板少于 100×10^9/L 时，来匹卢定应减量(计数低于 50×10^9/L 时，剂量减少 50%)。维生素 K 拮抗剂口服抗凝开始时，来匹卢定治疗应持续 4～5 日，以预防血栓形成。INR 值维持稳定在目标区间后来匹卢定应立刻停药。
- 地西卢定(皮下注射)	作用模式：地西卢定是一种高效、循环中游离、与凝块结合的凝血酶选择性抑制剂(图 16.28-2)。大部分地西卢定是肾脏代谢及排泄的。皮下注射给药后半衰期为 120 min。 临床意义：批准用于择期髋关节或膝关节置换手术患者腿部深静脉血栓的预防。剂量：2×15 mg/d 皮下注射(最多 12 天)。地西卢定禁用于严重肾功能不全[GFR<30 mL/(min・1.73 m^2)]及肝功能不全的患者。 实验室检查：轻度至中度肾功能障碍患者中检测 APTT。APTT 值不应超过 2 倍基础值。如需要，地西卢定可暂定直至 APTT 降低至 2 倍基础值以下，随后再从较低剂量恢复。

续 表

药物	临床与实验室检查
- 比伐卢定(静注)	作用模式：比伐卢定是凝血酶特异性直接抑制剂，结合于循环游离及凝块结合的凝血酶的催化中心及外部结合位点。比伐卢定与凝血酶的结合其作用是可逆的，因为凝血酶缓慢地切割比伐卢定的结合部位，导致凝血酶活性位点功能的恢复("自杀性抑制")。比伐卢定通过肾脏消除。肾功能正常时半衰期为 25 min。 临床意义：比伐卢定被批准用于 ST 段抬高心肌梗死(STEMI)患者接受初次经皮冠脉介入及不稳定型心绞痛/非 ST 段抬高心肌梗死(NSTEMI)患者干预中的治疗。 经皮冠脉介入中，比伐卢定初始给药剂量为 0.75 mg/kg，随后维持 1.75 mg/(kg·h)输注至治疗结束，最多不超过 4 h。根据特殊临床情况需要，之后可减量至 0.25 mg/(kg·h)再给药 4～12 h。GFR 30～59 mL/(min·1.73 m^2)时，输注速率应降低至 1.4 mg/kg/h，而剂量不变。比伐卢定禁用于严重肾功能不全[GFR<30 mL/(min·1.73 m^2)]的患者。比伐卢定解救药物不明，但可被透析。 实验室检查：活化凝血时间(ACT)可用于评估比伐卢定的有效性。注射 5 min 后平均 ACT 为 365 s±100 s。ACT 低于 225 s 需要再次注射 0.3 mg/kg。ACT 高于 225 s，只要输注剂量正确无需再监测。比伐卢定输注完成 2 h 后无需再进行 ACT 监测，动脉留置系统可拔出。除上述选择，基于蝰蛇毒方法的检测更适用于药物定量监测。
单价、可逆直接凝血酶抑制剂(DTI) - 阿加曲班(静注)	作用模式：阿加曲班是凝血酶的高度选择性抑制剂，可抑制循环游离的及纤维蛋白的凝血(图 16.28-2)。阿加曲班可逆性结合至凝血酶活性位点，阻止纤维蛋白原转化成纤维蛋白(图 16.28-3)。阿加曲班被认为在肝脏中代谢后经胆汁封闭随粪便排泄。半衰期约为 45 min。 临床意义：批准用于 2 型 HIT 治疗。初始剂量为 2 μg/(kg·min)[重症患者 0.5 μg/(kg·min)]。阿加曲班最高剂量为 10 μg/(kg·min)。禁忌：严重肝脏疾病。无特异性解救药。 实验室检查：APTT、ACT、TT 延长，INR 增高。阿加曲班治疗使用 APTT 检测。初始给药后 1～3 h 达到稳态。APTT 目标区间为 1.5～3.0 倍基础值和(或)超过 100 s，过量时输注需要暂停直到 APTT 回落至 1.5～3.0 倍的区间内(通常 2 h 内)。然后以之前一半的速率恢复输注，2 h 后再检测 APTT。ACT 也可用于大致监测。高浓度时，APTT 给出的抗凝水平假性偏低。阿加曲班浓度超过 2 mg/L 时出血风险增加；治疗范围为 300～700 μg/L。蝰蛇毒凝血时间或蝰蛇毒发色底物法检测基本可用于定量检测。阿加曲班与口服维生素 K 拮抗剂联合给药对于快速型 PT 检测的 INR 值有相加效应。INR 值取决于阿加曲班浓度与使用的凝血活酶的敏感性。一般情况，联合治疗 INR 值达到 4 时，阿加曲班[最高剂量 2 μg/(kg·min)]无需停药。
- 达比加群(口服)[23]	作用模式：达比加群酯是低分子原药，无药理活性。达比加群酯口服给药后被快速吸收，在血浆及肝脏中水解为达比加群。达比加群是竞争性、可逆性 DTI。达比加群抑制循环游离及纤维蛋白结合的凝血酶，以及凝血酶诱导的血小板聚集。达比加群酯是外排转运体 P 糖蛋白的底物。胺碘酮、奎尼丁、异搏定、酮康唑、克拉霉素是该转运体的抑制物。联合给药(至少酮康唑)是禁忌的。肾功能正常时半衰期为 12～17 h。 临床意义：达比加群被批准用于 VTE 的初级预防。剂量为 220 mg(2 粒 110 mg 胶囊)每日 1 次。术后初始剂量为 1 粒，1～4 h 内口服给药。GFR 30～50 mL/(min·1.73 m^2)、年龄>75 岁以及接受 P 糖蛋白抑制剂治疗的患者每日剂量应为 150 mg。心房颤动时，达比加群推荐剂量为 300 mg(150 mg 每日 2 次)。清晨给药 150 mg 后 2 h 左右达峰，平均浓度为 175 μg/L；夜晚给药 150 mg 后次日清晨达到谷浓度，平均为 91 μg/L。反复给药后，达比加群半衰期为 12～14 h。尚无达比加群解救药。达比加群可被透析。年龄>80 岁的患者因出血风险增加，每日剂量为 220 mg(100 mg 每日 2 次)。 实验室检查：根据需要检测(见 16.28.8.2)。APTT 延长取决于浓度，仅能用作定性评估。抗凝活性的定量相关性应建立于蝰蛇毒凝血时间检测。

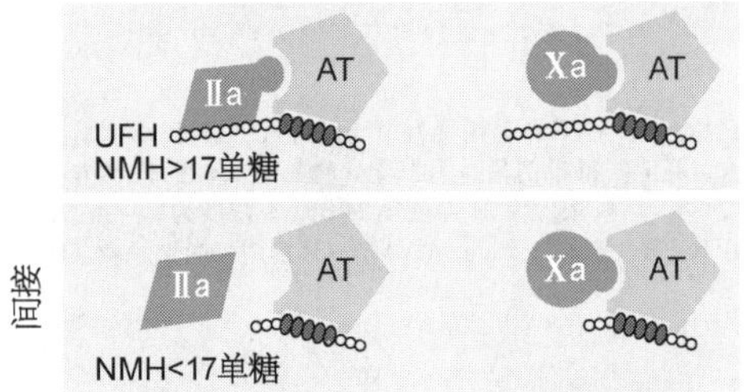

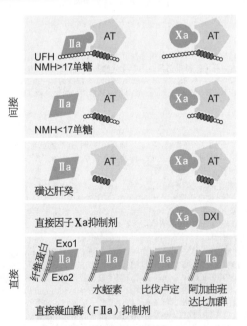

图 16.28-3 直接及间接作用抗凝药物的作用。抗凝血酶通过灭活丝氨酸蛋白酶及凝血酶蛋白水解作用抑制凝血。直接 FⅩa 抑制剂直接与 FⅩa 结合，从而在纤维蛋白凝块形成中阻止凝血酶的形成。直接凝血酶抑制剂结合于凝血酶活性中心

适应证：普通肝素用于心脏机械瓣膜患者在体外循环及重症监护中的血栓预防。低分子肝素用于血栓预防。

治疗：eGFR 低于 30 mL/(min·1.73 m^2)(老年患者中常见)时剂量必须调整。这些情况时，肝素效果必须通过抗 FⅩa 活性来监测(表 16.28-6)。磺达肝癸因其长半衰期(约 17 h)，每日一次皮下注射已足够。eGFR 低于 50 mL/(min·1.73 m^2)的患者，预防性使用剂量必须减低至每日 1.5 mg 皮下注射。只有在 GFR 降低时需要常规监测抗 FⅩa 活性。磺达肝癸几乎对凝血筛查试验没有影响(图 16.28-2)。如需要检测抗 FⅩa 活性，检测必须使用磺达肝癸校准。

16.28.6 新型口服抗凝药(NOAC)

NOAC 包括凝血酶抑制剂，如达比加群酯在体内水解后成为凝血酶直接抑制剂，以及 FⅩa 直接抑制剂利伐沙班、阿哌沙班及依度沙班。达比加群及利伐沙班是完成Ⅲ期研究后最早被批准用于特定适应证的。临床试验显示 NOAC 与维生素 K 拮抗剂(VKA)治疗效果相等甚至更优，且出血发生率更低。

一些患者接受 VKA 治疗时具有显著波动的 INR 值，部分因为依从性差，但许多情况是因为与其他处方药、非处方药及食物间的相互作用。所有因药物不良反应入院的 1/8 与苯丙香豆素或华法林相关。处方 NOAC 时应考虑肝肾功能(不全)、年龄、体重及与其他药物的相互作用。

适应证：心房颤动及深静脉血栓患者的血栓预防与治疗。

治疗：NOAC 是小分子药物，固定剂量给药。因在肾功能足够且没有服用其他相互作用的药物时，药效动力学及药代动力学可以可靠预测，监测仅在特殊情况时需要[23]。一些临床试验评估了 NOAC 在全髋置换术(THA)患者预防静脉血

栓(VTE)中的有效性和安全性。与依诺肝素相比,28～39 天的 NOAC 药物性预防在没有增加大出血的情况下,降低了 THA 患者症状性 VTE 相对危险度约 60%[24]。心房颤动患者使用每日一次 FⅩa 抑制剂依度沙班预防卒中或系统性血栓,效果与华法林相比非劣效,而出血发生率及心血管死亡显著降低[25]。

16.28.7 抗凝效果的监测方法

16.28.7.1 活化凝血时间(ACT)

适应证:检测肝素抗凝效果。

原理:全血标本加入至含有表面活化物的试管。凝血通过体外活化 FⅫ内源性途径激活。记录第一个凝块出现的时间[26]。活化物类型影响凝固时间(硅藻土 100～170 s;玻璃 110～190 s;高岭土 90～150 s)。没有抗凝治疗的患者,ACT 约为 107 s ± 13 s。对于各类干预措施(如体外循环)中监测肝素效果,肝素剂量调整至维持 ACT>400～600 s(使用肝素涂层系统时>250 s)以预防凝块形成。在体外膜氧合中,ACT 在 200 s 的范围内被认为是足够的。ACT 受多种因素影响而延长,如血小板减少[低于(30～50) × 10^9/L]及凝血因子缺乏(包括低纤维蛋白原血症)。

16.28.7.2 蝰蛇毒凝血时间(ECT)与蝰蛇毒发色底物法检测(ECA)

适应证:凝血酶直接抑制剂(重组水蛭素、水蛭素、比伐卢定、阿加曲班、达比加群)抗凝效果检测。

原理:凝血酶原由蝰蛇毒(来源于锯鳞蝰的蛇毒)活化。ECT 检测中,血浆纤维蛋白原由凝血酶原活化产物凝血酶原活化中间体及凝血酶原活化中间体- desF1 转化成纤维蛋白[27]。ECA 检测中,活化产物切割发色底物(图 16.28 - 4)。ECT 中,检测凝块出现所需要的时间。ECT 依赖于患者血浆中凝血酶原及纤维蛋白原的水平,而 ECA 非浓度依赖,因凝血酶原被添加入反应,发色底物被凝血酶原活化中间体的切割通过分光光度法检测。

凝血酶原活化中间体及凝血酶原活化中间体- desF1 被凝血酶直接抑制剂以浓度依赖的方式抑制。肝素不影响 ECA 及 ECT 检测。ECT 凝固时间和(或)ECA 反应时间与凝血酶直接抑制剂浓度具有线性相关性,可用于:明确底物特异性药物的治疗水平,区分不同并发症风险,抗凝不足时血栓栓塞发生与抗凝过量时出血。

16.28.7.3 抗 FⅡa(凝血酶)活性

适应证:普通肝素抗凝效果检测。

原理:肝素活化抗凝血酶(AT)形成肝素/AT 复合物(图 16.28 - 3)。AT 通过灭活丝氨酸蛋白酶及水解降解凝血酶(异常快速抑制凝血酶)抑制凝血。标本中添加已知过量的凝血酶使一部分凝血酶与肝素浓度成比例的失活。残余的未灭活的凝血酶切割将 p 硝基苯胺(p - NA)从发色底物上切割下来。肝素浓度根据分光光度法检测在 405 nm 波长处吸收光的增加进行计算,并以 IU/mL 为单位表示[29]。

$$\text{肝素- AT + 凝血酶} \longrightarrow \text{肝素- AT + 凝血酶}_{\text{残余}}\text{(TR)}$$

$$\text{酪氨酸-甘氨酸-脯氨酸-精氨酸- pNA} + H_2O \xrightarrow{TR} \text{酪氨酸-甘氨酸-脯氨酸-精氨酸- OH + p - NA}$$

16.28.7.4 抗 FⅩa 活性

适应证:低分子肝素抗凝效果评估。

原理:已知量的 FⅩa 被添加入检测标本;部分与 AT 结合被灭活,由肝素催化反应(图 16.28 - 5)。残余的未灭活的 FⅩa 将 p - NA 从发色底物上切割下来。肝素水平低于 0.1 IU/mL 无法被检测,因为血小板因子 4(PF4)与肝素结合。因此,硫酸葡聚糖被加入标本将肝素从 PF4 上释放出来。肝素浓度根据分光光度法检测在 405 nm 波长处吸收光的增加进行计算,并以 IU/mL 为单位表示。应根据 WHO 低分子肝素标准进行校准。如果用于检测达那肝素或磺达肝癸的抗 FⅩa 活性,可用这些抗凝药进行校准。

$$\text{肝素- PF4 + DS} \longrightarrow \text{游离肝素 + 葡聚糖 + PF4}$$

$$\text{FⅩa}_{\text{过量}} + \text{AT} \rightarrow \text{FⅩa - AT + FⅩa}_{\text{残余}}\text{(ⅩaR)}$$

$$\text{发色底物- pNA} \xrightarrow{\text{ⅩaR}} \text{三肽 + p - NA}$$

抗 FⅩa 活性检测用于有风险的患者(肾功能不全、超重或低体重、儿童)及妊娠期患者[29]。据报道最优抗 FⅩa 活性(如果药物治疗后 4 h 采血)在治疗应用中为 0.4～1.0 IU/mL,在

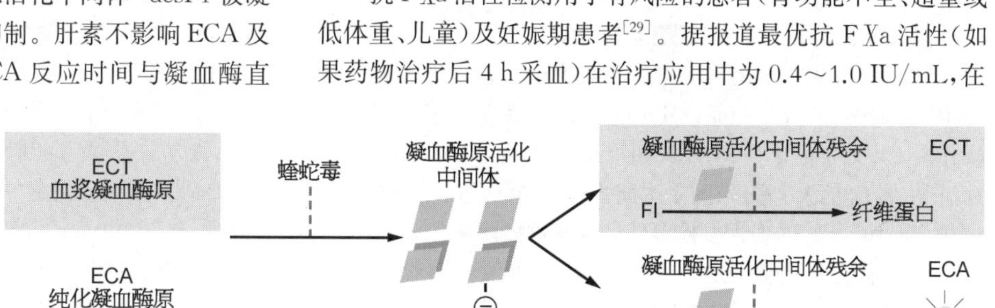

图 16.28 - 4 凝血酶直接抑制剂测定项目蝰蛇毒凝血时间(ECT)与蝰蛇毒发色底物法检测(ECA)。ECT 和 ECA 是凝血酶原活化中间体生产试验,用于检测直接凝血酶抑制剂(DTI)。蝰蛇毒活化凝血酶原生成凝血酶原活化中间体。DTI 特异性抑制凝血酶原活化中间体。ECT 中,其余未被抑制的残余凝血酶原活化中间体将纤维蛋白原(FI)转化为纤维蛋白,延长的凝固时间作为血浆样本中 DTI 浓度的应变量。在 ECA 的第 2 步,添加的发色底物被残余凝血酶原活化中间体所切割。释放的 p 硝基苯胺在 405 nm 波长处通过分光光度法检测

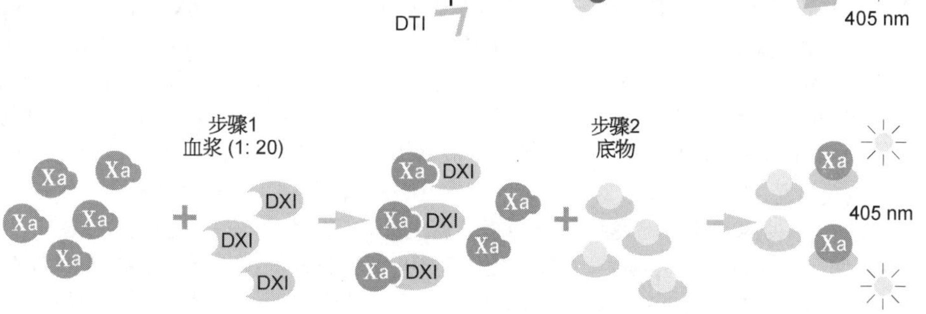

图 16.28 - 5 发色底物法检测 FⅩa 抑制剂(DXI)。试剂含有大量 FⅩa。第一步反应中稀释的患者血浆被加入试剂。血浆中 DXI 依其浓度抑制 FⅩa 分子。残余未被抑制的 FⅩa 切割第二步反应加入的发色底物。释放的 p 硝基苯胺吸光度通过分光光度法检测。该检测中存在的肝素及磺达肝癸抗 FⅩa 活性并不重要,因其活性被特定缓冲液所抑制

预防应用中为 0.01～0.05 IU/mL[29]。

16.28.7.5 凝血酶直接抑制剂浓度定量的凝血检测

适应证：怀疑凝血酶直接抑制剂(水蛭素、阿加曲班、达比加群)过高抗凝活性。

原理：Hemoclot 凝血酶抑制剂检测是基于已知含量的凝血酶被凝血酶抑制剂抑制的程度[30]。检测血浆被稀释，随后混合正常人血浆被加入。使用人 α 凝血酶促发血液凝固。时间流逝至凝块形成，与检测血浆中凝血酶抑制剂浓度呈正比。达比加群服药后 2 h 的参考区间为 50～300 μg/L。

16.28.8 抗凝药监测

一些抗凝药物必须接受持续实验室诊断监测，而其他仅在特殊患者或情况中需要监测。

16.28.8.1 苯丙香豆素与华法林

接受苯丙香豆素及华法林治疗的患者必须监测，因为进行剂量调整时出血和(或)复发性血栓栓塞风险存在个体间差异。使用 PT 计算所得的 INR 进行监测。INR 正常值为 1.0，治疗是目标值通常为 2～3，心脏机械瓣膜置换后为 2.5～3.5(表 16.28－6)。低出血风险的手术(牙科手术干预、心导管检查)可在治疗 INR 水平下进行。

大手术需要用短效抗凝药物进行桥接。桥接意味着有 5 倍之高出血风险。因为亚治疗 INR 在 4～7 天后达到，维生素 K 拮抗剂治疗如可能应暂时停用。使用低分子肝素进行桥接(如心房颤动中)的决策应依据 CHA_2DS_2－VASc 积分。重症监护及心脏机械瓣膜的患者需要普通肝素桥接。具有Ⅱ型肝素诱导血小板减少症风险的患者中使用阿加曲班(静脉注射)或达那肝素(皮下注射或静脉注射)抗凝也是一项备选方案。

16.28.8.2 肝素

抗 FⅡa(凝血酶)活性检测用于监测普通肝素治疗(表 16.28－6)。低分子肝素治疗中抗凝效果常规不需要使用抗 FⅩa 监测，但在 eGFR＜30 mL/(min・1.73 m^2)的老年患者中需要检测以调整剂量。然而，必须用所选药物相应的肝素进行定标。

16.28.8.3 新型口服抗凝药(NOAC)

NOAC 抗凝效果的实验室诊断监测推荐在以下情况时进行[23]：GRF＜50 mL/(min・1.73 m^2)的患者在手术或侵入性操作前 24 h 内服用了 NOAC、超重患者中鉴定治疗不足或治疗过度、肾功能恶化患者、围手术期管理、抗凝药过量解救、怀疑过量、NOAC 治疗时发生血栓事件患者并发症评估。

国际血栓与止血学会考虑以下检测作为口服抗凝药监测[23]：① 大部分实验室常规开展的凝血检测。这些检测的结果是半定量的，在急诊或其他临床情况应被考虑为抗凝过量、适当或不足的提示。② HPLC 串联质谱检测。定量及特异性检测 NOAC。

16.28.8.4 达比加群监测

APTT：试剂最易获得的 APTT 可用于检测达比加群的相关抗凝强度(如在急诊或紧急临床情况时)。APTT 对达比加群敏感，呈曲线浓度响应关系，低浓度时急剧上升，在达比加群水平＞400 μg/L 时呈线性。每日 2 次服用 150 mg 的患者中，APTT 比值峰值中位数约为对照的 2 倍，APTT 谷值中位数为治疗前基线值的 1.5 倍。APTT 增加＞2.5 倍可能提示抗凝治疗过度[23]。

PT：PT 对达比加群相对不敏感，≤100 μg/L 时 PT 通常在参考区间内。

凝血酶时间(TT)：TT 对达比加群抗栓效果敏感，超过治疗范围时呈线性浓度响应关系。TT 结果高度依赖于试剂批号和血凝分析仪。

蝰蛇毒凝血时间(ECT)：ECT 是与凝血酶直接抑制剂浓度呈定量响应关系的特异性检测。更多信息见 16.28－7。

16.28.8.5 利伐沙班监测

利伐沙班可通过检测 PT 及抗 FⅩa 活性进行监测。相较于 PT 检测，抗 FⅩa 活性检测对于利伐沙班及其他口服 FⅩa 抑制抗凝药的特异性更高已被普遍接受。

PT：当使用已知因子Ⅱ、Ⅶ、Ⅹ敏感度的快速 PT 检测试剂，PT 是有效的检测利伐沙班服用患者相对抗凝等级的现成方法。正常 PT 排除了临床有意义的利伐沙班抗凝。PT 显示对利伐沙班的充分反映。200 μg/L 浓度(相对应每日一次 20 mg)时 PT 延长 1.6 倍，400 μg/L 浓度时延长 2 倍，800 μg/L 浓度时延长 3 倍[31]。商品化凝血活酶的变异性可能是个问题。如，PT 比值(患者 PT/正常 PT)可十分明显地依赖于凝血活酶。还应注意 PT 是一项非特异性检测，易受其他疾病干扰。此外，INR 值不能用于评估，因为 INR 是为了维生素 K 拮抗剂服用患者进行标化的。

抗 FⅩa 检测：是监测 FⅩa 抑制剂抗凝效果的特异性检测。该检测显示了明确的剂量—反应关系。如使用利伐沙班作为定标品和质控品，抗 FⅩa 活性以 μg/L 为单位表示[32](见 16.28.8)。

16.28.9 纤溶与纤溶药物

溶栓治疗可在血栓栓塞事件有关的特殊情况下使用[33]。必被排除溶栓治疗禁忌证，且应用最新的技术信息。一般而言，需要对系统性溶栓治疗和局部溶栓(导管控制，通常在介入治疗时进行)进行区分。可获得的溶栓药物包括链激酶、尿激酶、rt－PA(如阿替普酶)及替奈普酶。因增加出血风险，纤溶治疗不推荐在深静脉血栓中使用。然而，因其血栓再通的优势，纤溶仍可在个别病例中应用。相反，系统性纤溶治疗是血流动力学不稳定的肺栓塞患者的治疗选择[34]。早期使用 rt－PA 纤溶(初始计量 10 mg/1～2 min；维持剂量 90 mg/2 h；总量不超过 100 mg)是标准治疗。

急性冠脉综合征和(或)急性心肌梗死时，如标准经皮冠脉介入治疗不能在 90 min 内进行时，应考虑使用纤溶治疗，如 rt－PA(症状出现 6 h 内；初始计量 15 mg；维持剂量 50 mg/30 min，随后 35 mg/60 min；总量不超过 100 mg；体重低于 65 kg 的患者需要调整剂量)。

急性缺血性卒中时，使用 rt－PA(0.9 mg/kg；总量不超过 90 mg；10%的计量作为初始计量，其余在 60 min 后输注)的系统性纤溶治疗应在症状出现后 3 h 内(最多不超过 4.5 h)开始，之后出血风险会增加[36,37]。急性缺血性卒中时局部基于导管的动脉内溶栓治疗仅在专门的中心针对有选择性的患者开展。局部动脉内溶栓治疗可考虑在急性肢体动脉缺血时进行,这种情况下系统性溶栓反而是不推荐的[38]。

整体凝血参数(如 APTT)以外的特殊纤溶治疗诊断监测并不需要。肺栓塞时,一旦 APTT 值低于 2 倍参考上限值时,rt-PA 治疗应立即联合静脉内肝素化。APTT 目标区间为 50～70 s(1.5～2.5 倍参考上限)。

急性冠脉综合征患者中,使用乙酰水杨酸的血小板功能抑制治疗可与 rt-PA 纤溶治疗同时开始。相反,接受 rt-PA 治疗 24 h 内的缺血性卒中患者使用乙酰水杨酸或静脉内肝素是禁忌的。

16.28.10 推荐的抗凝治疗时间

推荐的抗凝治疗时间取决于适应证。需要考虑的方面包括Ⅰ/Ⅱ级证据、强/弱建议及研究质量:卓越的研究质量(如 2 项 1 级证据的研究;随机对照研究)、良好的研究质量(如 1 项 1 级证据的研究)、中等的研究质量(如 2 级证据的研究;队列或结果研究)。

16.28.10.1 静脉血栓栓塞(VTE)

治疗性抗凝:VTE 中治疗性抗凝使用维生素 K 拮抗剂(VKA)和(或)低分子肝素(LMWH)(对于癌症患者)[11,39]。肺栓塞初始治疗时联合的 LMWH、普通肝素(UFH)或磺达肝癸直到 INR>2(推荐等级 1A)。静脉导管治疗(VCA)起始于治疗首日(1A)。静脉血栓或栓塞使用 VCA 的目标 INR 在 2.5 的范围内(2.0～3.0)。达比加群酯使用可能时见表 16.28-6。

终身抗凝治疗的患者应定期进行风险/获益评估(1C)。大块、血流动力学不稳定的肺栓塞应立即纤溶治疗(1B)。大多数情况下,如遵循指南,在实验室检测提示血栓倾向时不影响抗凝时间。

16.28.10.2 瓣膜或结构性心脏病

瓣膜或结构性心脏病患者接受 VCA 治疗时,目标 INR 在 2.5 的范围内(2.0～3.0);除外心脏机械瓣膜目标 INR 为 3.0(2.5～3.4)[40]。需要提供作为抗栓治疗适应证的证据。达比加群酯不允许在瓣膜性心房颤动中使用。

推荐的抗凝治疗时间见表 16.28-7 和表 16.28-8。

表 16.28-7 静脉血栓栓塞患者使用维生素 K 拮抗剂和(或)低分子肝素(癌症患者)抗栓治疗的推荐时间[11,39]

适应证	时间	建议
首次深静脉血栓		
- 具有短期风险因素(如手术)	3 个月	1A
- 特发性—远端(小腿)	3 个月	2B
- 特发性—近段(腘静脉、股静脉、盆腔静脉及下腔静脉),具有低出血风险及良好的监测	>3 个月 终生	1A 1A
- 活动性癌症初始 LMWH 后 LMWH 或 VKA 治疗	3～6 个月 终生	1A 1C
深静脉血栓复发		
- 特发性	终生	1A
首次肺栓塞		
- 继发于血栓并具有短期风险因素(如手术)	3 个月	1A
- 特发性并具有低出血风险及良好的监测	>3 个月 终生	1A 1A
- 活动性癌症初始 LMWH 后 LMWH 或 VKA 治疗	3～6 个月 终生	1A 1C
肺栓塞复发		
- 特发性	终生	1A

LMWH,低分子肝素;VKA,维生素 K 拮抗剂

表 16.28-8 瓣膜性或结构性心脏病使用维生素 K 拮抗剂抗栓治疗的推荐时间[40]

适应证	时间	建议
风湿性二尖瓣疾病		
- 伴心房颤动	终生	1A
- 伴栓塞、缺血性卒中或 TIA	终生	1A
- 超声心动图发现伴心房血栓	终生	1A
- 正常窦性心律、无左心房扩大、未抗凝	—	2C
二尖瓣脱垂		
- 无并发症(心房颤动、栓塞、缺血性卒中/TIA)、未抗凝	—	1C
二尖瓣环钙化		
- 对于不联合 VKA 的抗血小板药物治疗如并发栓塞、缺血性卒中	终生	1B
钙化性主动脉瓣疾病		
- 对于不联合 VKA 的抗血小板药物治疗如并发栓塞、缺血性卒中	终生	2C
- 对于不联合 VKA 的低剂量阿司匹林治疗在主动脉粥样硬化导致的缺血性卒中时	终生	1C
卵圆孔未闭患者		
- 对于不联合 VKA 的抗血小板药物治疗在出现不明原因缺血性卒中时	终生	1A
心脏机械瓣膜		
- 无并发症	终生	1A
- 对于具有额外血栓栓塞风险因素(如根据 CHA_2DS_2-VASc 积分)且无出血高风险(如根据 HAS-BLED 积分)的接受额外低剂量阿司匹林治疗的患者	终生	1B/2C
心脏生物瓣膜		
- 对于不联合 VKA 的低剂量阿司匹林治疗	终生	1B
- 具有额外血栓栓塞风险因素,如根据 CHA_2DS_2-VASc 积分	终生	1C
感染性心内膜炎		
- 无额外血栓栓塞风险因素,未抗凝	—	1B
充血性心力衰竭		
- 伴心房颤动	终生	1A
- 窦性心律、无并发症、未抗凝	—	2C
- 伴腔内血栓或室壁瘤	个体化	—
- 伴最严重的左心室功能受损	个体化	—

TIA,短暂性脑缺血发作;VKA,维生素 K 拮抗剂

(孙林 王冲 罗磊 孟志民 译,王蓓丽 审校)

17

血小板减少与血小板功能检测

17.1 血小板异常相关诊断

Andreas Greinacher

17.1.1 引言

血小板是一期止血的重要组成部分。它们可通过一系列步骤发挥止血功能，包括与内皮下基质的黏附、信号传导、活化、颗粒内容物的释放及促凝血膜磷脂的表达和聚集。许多蛋白质和酶也参与这一止血过程。

一期止血缺陷可能是由于血小板计数下降（血小板减少症）或血小板功能障碍（血小板缺陷病）所致，这些疾病常伴有出血倾向。

血小板计数或功能异常可能是获得性也可能是遗传性的。获得性的血小板减少症和血小板缺陷病相对遗传性的更常见。不过，遗传性的血小板减少症和血小板缺陷病为协助解释血小板功能提供了重要的生物学模型。

17.1.1.1 血小板减少症

血小板减少可能的原因包括生成受损、破坏过多、消耗增加及分布异常（表 15.11）。

生成受损：导致血小板生成受损的最常见原因是细胞毒性药物治疗，其次是肝脏疾病（通常与酒精有关）。在儿童患者中，临床上症状不明显的一过性血小板减少症常与巨核细胞生成时受麻疹或其他病毒感染有关。而 HIV 和 HCV 等病毒也可引起临床上明显的血小板减少。

极少数情况下，血小板减少症是由复杂的骨髓疾病如 Fanconi 贫血或代谢综合征引起的血小板生成受抑所致[1]。

破坏过多：在严重出血后接受大量输血而没有补充足够血小板的患者中，由于血小板破坏增加而有发生获得性血小板减少的风险。

消耗增加：由消耗增加引起的获得性血小板减少症包括消耗性凝血障碍（播散性血管内凝血）、免疫性血小板减少症和血栓性血小板减少性紫癜。

分布不均：在脾大的患者中，脾脏中阻滞（淤积）的血小板增加。

特殊形式：特殊形式的血小板减少症的一个例子就是肝素诱导性血小板减少症，它与血栓栓塞并发症的风险增加有关。

鉴定血小板减少症的诊断方法见图 17.1－1。

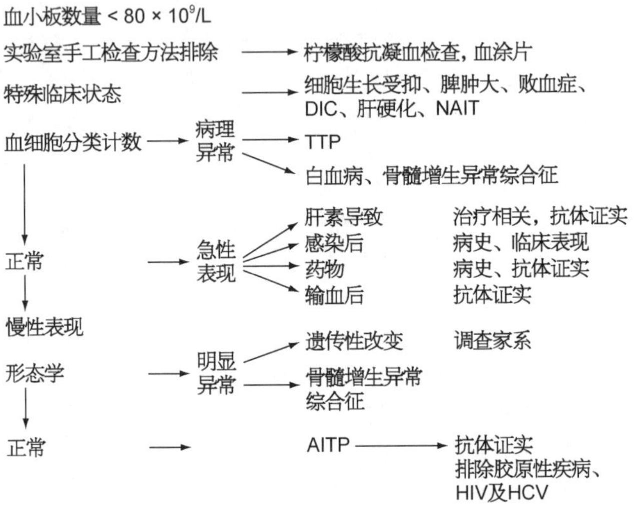

图 17.1－1 用于证实血小板减少的诊断方法

17.1.1.2 血小板缺陷病

血小板缺陷病的特征是无法用血小板数量减少来解释的出血倾向。

药物诱导：非甾体抗炎药，如乙酰水杨酸（ASA），以及其他抗血小板药物如氯吡格雷的应用是血小板缺陷病的最常见原因。

骨髓生成受损：血小板功能降低在骨髓增生异常综合征和白血病中很常见。这些疾病尤其影响血小板信号传递和（或）颗粒储存（储存池疾病）。

血浆蛋白的病理性升高：这是淀粉样变性和多发性骨髓瘤中血小板缺陷病发生的主要原因。血浆蛋白和一些具有重要功能的血小板受体结合，从而抑制了血小板的功能[2]。

原发性血小板增多症：这种疾病也可能与血小板缺陷病相关。受累患者尽管血小板数量病理性增加，但仍有出血倾向，这主要是由于血小板功能异常，存在信号传递或储存颗粒紊乱所致。

血小板计数正常的免疫性血小板缺陷病：虽然该类疾病很罕见，但可能与严重的出血性并发症有关，主要是由于抗体阻断了血小板表面重要受体的功能。

遗传性血小板减少和血小板缺陷病：这些疾病的特征是家族聚集性（主要形式）和具有终生症状（显性和隐性形式）[3]。

血小板糖蛋白点突变：某些血小板糖蛋白点突变与血小板同种抗原相关。一些大型的流行病学研究表明该类患者动脉血栓栓塞的风险略升高。目前尚无法评估个体病例的风险。

疑似血小板功能不全的鉴别诊断方法见图 17.1－2。

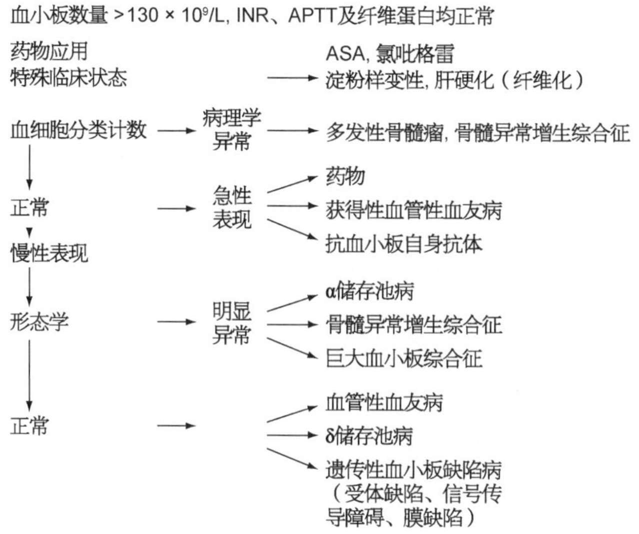

图 17.1-2 疑似血小板功能不全的鉴别诊断

17.1.2 适应证

血小板计数减少：发现血小板减少时往往需要进一步检查，因为它可能是某些严重疾病的首发症状。一旦排除了其他需要治疗的基础疾病，就要针对临床出血倾向进行重点筛查。

血小板缺陷病：当出血倾向不能用低血小板计数来解释时，都必须排除血小板功能缺陷。这也可能与血小板增多症和中度血小板减少症（血小板计数大于 50×10^9/L）有关。这些患者的整体凝血指标（PT、APTT 和纤维蛋白原）是正常的。如果患者情况良好，则应针对慢性血小板减少症和血小板功能缺陷进行诊断性筛查。如果患者症状危急，通常不太可能再去区分血小板计数是慢性改变还是急性发作。

鉴别诊断：当存在出血倾向而整体凝血参数正常的情况下，必须首先排除血管性血友病和纤溶亢进（肝病常见）。

17.1.3 检测方法

对于怀疑血小板减少症或血小板缺陷病的患者一般临床检测包括血小板计数、血小板体积、血小板分布曲线和血涂片中血小板形态观察。

17.1.4 样本要求

血小板基本参数测定一般使用 EDTA 抗凝血。任何异常的结果都应该使用柠檬酸抗凝血复核。采血后 4 h 内应制备血涂片进行形态学检查。

17.1.5 参考区间

血小板计数的参考区间取决于不同的血液分析仪，一般在（150～450）$\times 10^9$/L（表 15.11-1）。正常的血小板体积大约为 10 fL，这也依赖于所使用的方法学。正常血小板分布宽度是以半对数形式表示。在血涂片检查中，可以见到散在的血小板，颜色较深，约占红细胞大小的 1/5～1/3。

17.1.6 临床意义

综合评估血小板计数和形态学检查（血涂片）可提供以下信息：

- 血小板聚集提示存在假性血小板减少；如果伴有出血倾向则提示可能为 Montreal 血小板综合征。
- 存在大血小板（大小可能与红细胞一致）则提示巨大血小板综合征，如 Bernard - Soulier 综合征（隐性），*MYH - 9* 相关血小板减少症（显性）或Ⅱb 型血管性血友病。
- α 储存池疾病的特征是苍白的、染色不良的血小板（最极端的形式是灰色血小板综合征）。
- 在 Wiskott - Aldrich 综合征和巨核细胞性血小板减少症中可见到小的、染色不良的血小板。
- 如果血细胞分析仪检测血小板计数正常，但血涂片中血小板很少，则提示糖蛋白（GP）Ⅱb/Ⅲa 糖蛋白缺乏症（Glanzmann 血小板无力症），会使血小板无法黏附于载玻片。
- 在 *MYH - 9* 相关综合征中通常会见到典型的大血小板和粒细胞类杜勒小体。
- 伴有地中海贫血的 X 连锁血小板减少症中常有红细胞大小不一现象[3]。

针对血小板减少症和血小板疾病的决策导向性临床试验应该在专科实验室进行。为了确保一个检测方法的诊断有效性，必须根据临床标准和基本参数对血小板功能缺陷进行分类。

接下来的章节将对决策导向性临床试验在以下几类疾病中的应用进行阐述：免疫性血小板减少症、肝素诱导的血小板减少症、血小板缺陷病、遗传性血小板减少症和血小板缺陷病。

17.1.7 注意事项

假性血小板减少：假性血小板减少症导致血小板计数假性低下，可由以下原因引起：

- 血小板的体外聚集。这通常发生在 EDTA 抗凝血中，但也可以发生在柠檬酸盐抗凝血中。在使用 GPⅡb/Ⅲa 抑制剂治疗的患者中最为常见。
- 在白细胞周围形成血小板玫瑰花结。
- 异常大的血小板被血液分析仪计数为红细胞或白细胞。

假性血小板减少症通常伴有血小板体积增大和血小板分布曲线增宽，只有通过显微镜检查血涂片才能可靠地予以排除。在假性血小板减少症中，血涂片显示末梢边缘处有血小板聚集成团现象。

用于确定血小板的体积阈值取决于不同的血液分析仪。体积高于或低于这些阈值的血小板则不被记录。因此当血小板显著增大时体积会被低估而显著减小时会被高估。

血涂片：血液采集后应尽快制备用于形态学评估的血涂片。在 EDTA 中长期储存后，血小板会膨胀并变形。如果怀疑存在这种情况时，应使用柠檬酸钠抗凝血复做。

17.2 自身免疫性血小板减少症

Volker Kiefel

17.2.1 引言

抗血小板抗体可引起血小板破坏加快和血小板减少症。根据抗体的来源，免疫性血小板减少症可分为：自身免疫性血小板减少症、药物诱导的免疫性血小板减少症和同种免疫性血小板减少症。

自身免疫性血小板减少症（autoimmune thrombocytopenia，AITP）：可能是特发性或继发于其他疾病，最常见的是系统性红斑狼疮或其他自身免疫性疾病以及慢性淋巴细胞性白血病。慢性 AITP 和温抗体型溶血性贫血同时发生时称为 Evans 综合征。AITP 可根据其持续时间分为以下几类[1]：新诊断的 AITP(持续时间＜数月)、持续的 AITP(持续时间 2～12 个月)、慢性 AITP(持续时间＞12 个月)。

在获得血小板抗体检测结果之前，AITP 在临床上通常是排除性诊断。诊断理由包括以下几点：尽管巨核细胞生成水平正常或增多，但血小板减少；缺乏其他（非免疫）病因，如毒性物质影响造血或是脾肿大；大多数自身抗体与 GPⅡb/Ⅲa 和 GPⅠb/Ⅸ/Ⅴ糖蛋白复合物上的抗原决定簇均会发生同等的反应。

现已证明在一些周期性血小板减少症的女性患者中亦存在血小板自身抗体，这表明至少有一部分此类患者具有免疫学发病基础。

在大多数患者中，自身抗体诱导血小板减少，但并不会显著影响血小板功能。这解释了为什么特别是在年轻患者中，由于血小板计数减低引起的出血倾向通常是轻微的。同时，已有个案报道 GPⅡb/Ⅲa 自身抗体可引起严重的可逆性血小板疾病（大部分具有正常的血小板计数）。在一些患有获得性（抗体诱导的）血小板无力症的患者中，往往疾病会在血小板无力症期与免疫性血小板减少症期之间交替。

17.2.2 适应证

对于以下情况的血小板减少患者应进行抗血小板抗体检测以确诊是否为自身免疫性血小板减少症：怀疑为自身免疫导致的难治性血小板减少、疑似 AITP 的患者在侵入性治疗措施（脾切除术，免疫抑制剂治疗）前、与血液系统恶性肿瘤或实体瘤相关的血小板减少、骨髓或造血干细胞移植后血小板延迟回升、血小板减少伴溶血性贫血（疑诊 Evans 综合征）、血小板减少伴有 SLE 和类风湿关节炎或其他自身免疫性疾病、感染 HIV、周期性血小板减少及排除血管性血友病后的获得性血小板性出血倾向。

17.2.3 检测方法

要检测的物质包括以下两种：血清/血浆中的循环（游离）血小板抗体、与自体血小板结合的抗体。

游离的和已与细胞结合的血小板抗体可以通过以下两种方法确定：检测血小板上的免疫球蛋白总量（主要是 IgG），以及糖蛋白特异性测定，即仅检测与相应糖蛋白结合的那些免疫球蛋白。

17.2.3.1 膜结合抗体

用于测定自体血小板上糖蛋白特异性结合 IgG（GPPA IgG）的试验已被证明是测定膜结合自身抗体最可靠的诊断方法。大多数实验室采用单克隆抗体固定特异性血小板抗原法（monoclonal antibody immobilization of platelet antigen，MAIPA）[2,3]。此外，也可以通过抗球蛋白试验分析自体血小板的酸洗脱物来进行检测[4]。

17.2.3.2 游离血小板反应性抗体

血小板悬浮免疫荧光试验（platelet suspension immunofluorescence test，PSIFT）可用作筛选试验，检测血清或血浆中的游离血小板反应性抗体，而无需考虑其靶抗原[5]。由于 PSIFT 检测到的所有自身抗体需要和可以与血小板反应的其他抗体区分开来，故糖蛋白特异性方法也比较常用。

通过检测存在细胞结合抗体或抗 GPⅡb/Ⅲa 游离抗体以及功能试验进一步验证，获得性抗体相关性血小板无力症得以确诊。为此，还需要使用聚集仪检测激动剂诱导下抗体包被血小板的聚集[6]。

17.2.4 标本要求

- 检测游离血小板抗体使用血清和血浆，需要 10 mL 不含抗凝剂的全血。
- 检测细胞结合抗体需要 20～30 mL EDTA 抗凝血液。当血小板计数至少为 15×10^9/L 时才能进行测定。

17.2.5 参考区间

通常，定性分析用于分析游离和与细胞结合的抗体。正常情况下健康个体中无针对 GPⅡb/Ⅲa 或 GPⅠb/Ⅸ/Ⅴ的血小板自身抗体。

17.2.6 临床意义

许多特发性 AITP 患者仅根据临床标准即可进行诊断。

如果使用糖蛋白特异性检测法（如 MAIPA），GPPA IgG 测定对于自身免疫性血小板减少症的诊断灵敏度约为 50%。在我们自己的实验室中，该检测的诊断特异性超过 95%[3]。灵敏度和特异性之间的比对值可通过使用参考文献中描述的方法在免疫荧光测定中分析自体血小板的酸洗脱物得到[3]。相比较而言，抗血小板 GPⅡb/Ⅲa 和（或）GPⅠb/Ⅸ/Ⅴ的循环游离抗体的检测灵敏度仅为 10%左右。

在自体血小板上检测到自身抗体则高度提示存在 AITP。然而，阴性结果并不能排除 AITP。由于 GPPA IgG 的测定更具决定性，因此应始终尝试获取足够的 EDTA 血液样品。

在一系列具有周期性血小板减少症的女性患者中检测到针对血小板受体 GPⅡb/Ⅲa 或 GPⅠb/Ⅸ/Ⅴ的自身抗体证实了该病存在免疫学发病因素[7]。

在获得性血小板功能障碍且伴有与 Glanzmann 血小板无力症相同症状的患者中，现已证实存在细胞结合抗体，甚至可能存在抗 GPⅡb/Ⅲa 游离自身抗体，这为该类疾病的免疫学发病机制提供了证据。

因为真正的 Glanzmann 血小板无力症患者（由于突变导致血小板膜缺乏完整的 GPⅡb/Ⅲa 复合物）会在输血和妊娠后产生针对 GPⅡb/Ⅲa 的同种抗体，这种抗体就像针对任何健康个体血小板的自身抗体一样，影响血小板功能，故在诊断 AITP 时必须除外（真）Glanzmann 血小板无力症。Glanzmann 血小板无力症表现为：自体血小板缺乏完整的 GPⅡb/Ⅲa 复合物；如果存在游离的 GPⅡb/Ⅲa 同种抗体，则它们不与自体血小板发生反应。

17.2.7 注意事项

在检测游离血小板反应性抗体时，必须确保它们是血小板自身抗体而不是同种抗体（例如与自身免疫性血小板减少症无关的相对常见的 HLA-Ⅰ类抗体）。

即使证实存在针对 GPⅡb/Ⅲa 或 GPⅠb/Ⅸ/Ⅴ的抗体，如果它们可与自体血小板反应的话（例如在后期获得），那也仅证实这些抗体为自身抗体。

检测细胞结合自身抗体更加明确，通常可以帮助确诊。在正常个体或非免疫性血小板减少症患者中不太可能有阳性结果，但有一个重要的例外就是应用 GPⅡb/Ⅲa 受体拮抗剂（如阿昔单抗）治疗的患者。他们并不一定存在自身免疫性血小板减少症，但该类患者的血小板通常对于细胞结合的 GPⅡb/Ⅲa 特异性抗体呈阳性反应。因此，评估自身抗体检测结果时，明确患者是否服用阿昔单抗或任何其他 GPⅡb/Ⅲa 拮抗剂至关重要。

17.3 药物诱导的免疫性血小板减少症

Volker Kiefel

17.3.1 引言

药物诱导的免疫性血小板减少症是一种相对较常见的疾病。其中肝素诱导的血小板减少症是最常见的，而且与其他形式的血小板减少症不同的是血栓栓塞并发症的风险增加，将在单独章节中会对该病进行讨论。基于免疫学表现可将其他形式的药物诱导免疫性血小板减少症分类如下[1]：

- 由药物特异性抗体引起的药物诱导性免疫性血小板减少症。
- 由自身抗体介导的免疫性血小板减少症。
- 由 GPⅡb/Ⅲa 抑制剂诱导的免疫性血小板减少症。

在由药物特异性抗体引起的病例中，初次用药后通常会在多达 7 天后才会发生血小板减少症，而先前有过药物介导的免疫事件的患者无意中再次使用该药时可能会在数小时内迅速发生血小板减少。

在大多数病例中可以检测到相关抗体，血小板减少往往比较严重且伴有出血倾向。药物诱导的抗体通常不与半抗原反应，相反，它们仅在触发物质或其代谢物存在下才与糖蛋白特异性反应。这种反应机制的确切细节仍然未知。

药物依赖性抗体与自身抗体具有相似的糖蛋白特异性，大多数与 GPⅡb/Ⅲa 或 GPⅠb/Ⅸ/Ⅴ反应。与自身抗体不同，它们仅在药物存在下可逆地与血小板膜上的靶抗原结合。当通过洗涤之类的方法使悬浮液中药物的浓度降低时，可将抗体从抗原上解离下来。药物特异性抗体反应的体外研究表明，所需药物浓度显著高于正常治疗浓度。在药物诱导的免疫性溶血和免疫性中性粒细胞减少的病例中也发现具有不同蛋白特异性的药物特异性抗体。

在极少数情况下，临床上诊断为药物诱导的血小板减少症患者血清中的血小板自身抗体，可在不存在药物的情况下在体外与血小板发生反应。金化合物的摄入尤其会导致继发性自身免疫性血小板减少症。在这些病例中发现的抗体不能与经典的慢性 AITP 中的自身抗体进行血清学鉴别。这些金元素诱导的自身抗体中的很大一部分能与 GPV 上的抗原决定簇发生反应[2]。

GPⅡb/Ⅲa 抑制剂在心脏介入治疗中的应用越来越普遍。而免疫性血小板减少症与使用阿昔单抗密切相关，在初次用药和再次用药的患者中分别有约 1% 和 5% 的人发生血小板减少。一部分受累患者也会出现假性血小板减少症。使用替罗非班和依替巴肽后也会观察到急性免疫性血小板减少症。珍米洛非班和奥博非班与延迟型免疫性血小板减少症（用药后数天发生）有关。到目前为止，已发现多种物质与药物介导的免疫性血小板减少症有关[3]。

17.3.2 适应证

在所有药物相关性急性血小板减少症患者中均应进行血小板抗体检测。

药物介导的免疫性血小板减少症常表现为随着疾病康复，药物停用后血小板计数突然急速下降，或者是在意外再次服药后血小板计数再次降低。鉴于药物诱导的血小板减少症常伴严重的出血倾向，故通常很少发生故意再次服用相关药物的情况。

在我们的实验室中，现已证实多种物质与药物特异性抗体相关，详见表 17.3-1。在具备相应经验和检测方法的实验室中，可尝试对该类疾病做出诊断。不过，必须时刻保持警觉，因为任何物质都可能诱发免疫性血小板减少症。

在筛查病因不明的严重血小板减少症的可能诱因时，重要的一点是不能忽略食物和饮料中的某些成分和添加剂（如奎宁）可能是罪魁祸首。

17.3.3 检测方法

通常使用抗球蛋白试验来检测药物特异性血清抗体[4]。

由于它们能够在体外激活补体，所以也可以使用微量补体结合试验检测一些药物特异性抗体。

此外，还可以使用与 AITP 相同的一些检测方法来检测药物诱导的自身抗体。

17.3.3.1 药物特异性抗体检测

原理：用来自健康献血者的血小板与患者血清标本孵育，并预先向其中添加足够浓度的假定致病药物，随后进行检测。我们实验室通过酶免疫测定法，使用碱性磷酸酶标记的山羊抗 IgG 来检测结合抗体（图 17.3-1）。

除了待测反应混合物（血小板+患者血清+药物）之外，还必须准备无药物的混合物（血小板+患者血清）和含有来自健康个体血清的混合物（血小板+正常血清+药物）作为对照。

要确认存在药物特异性

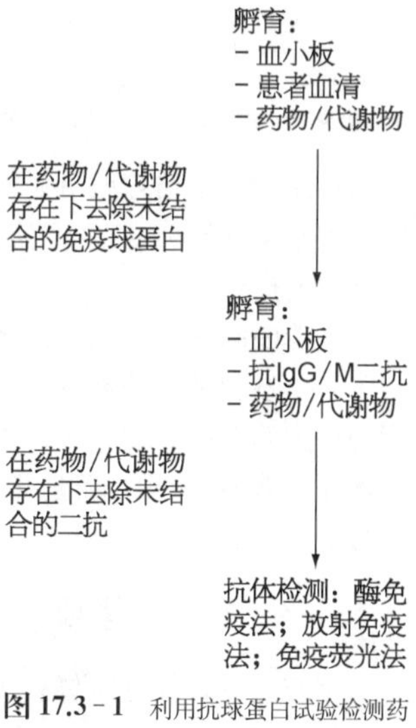

图 17.3-1 利用抗球蛋白试验检测药物特异性抗体的基本原理

抗体,在待检反应混合物必须是阳性的同时两个对照样品都必须为阴性。

17.3.3.2 自身抗体和 GPⅡb/Ⅲa 抑制剂相关抗体的检测

使用与 AITP 相同的方法检测自身抗体。如果使用糖蛋白特异性方法检测金元素诱导的 AITP,应该包括对抗 GPV 抗体的筛查。

17.3.4 标本要求

无抗凝剂的全血:10～20 mL。

EDTA 抗凝血:10 mL。

在使用 EDTA 抗凝血时,除了要分析药物诱导的自身免疫性血小板减少症之外,还必须筛查与应用 GPⅡb/Ⅲa 受体拮抗剂(抗自体血小板 GPⅡb/Ⅲa 抗体)相关的假性血小板计数减低现象。

17.3.5 参考区间

几乎所有上述用于检测自身抗体的方法均为半定量或定性试验。

17.3.6 临床意义

药物特异性抗体被认为是药物诱导的免疫性血小板减少症特有的(表 17.3-1)。而检测到自身抗体则既有可能是自身免疫性血小板减少症也可能是药物诱导的免疫性血小板减少症。特定药物的开始使用和停药与血小板减少症的发作与缓解之间的时间联系证实了药物与血小板减少症之间的因果关系。

表 17.3-1 可诱导药物特异性抗体和免疫性血小板减少症的药物

奎尼丁	布洛芬*
奎宁	诺米芬素*
甲氧苄啶/磺胺甲噁唑*	对乙酰氨基酚*
卡马西平	雷尼替丁
利福平	万古霉素
双氯芬酸	
依替巴肽	

内容基于本实验室观察结果。表中仅列出了可以证实相应抗体的物质。* 代表血小板减少症是由该物质的代谢物触发的

运用金元素治疗时可诱发自身免疫性血小板减少症,此外一些常可诱导药物特异性抗体生成的物质同时也会诱导自身抗体的产生。

在诊断阿昔单抗诱导的免疫性血小板减少症时,检测能与阿昔单抗包被血小板反应的抗体的临床意义尚存在争议,因为在大约 70%的健康个体中亦可检测到该抗体。由于这些抗体非常普遍,它们也不适用于预测阿昔单抗诱导的免疫血小板减少症。

17.3.7 注意事项

筛查药物特异性抗体在某种程度上说较为复杂,因为在某些情况下,与血小板发生反应的抗体是由药物的代谢物而不是由药物本身诱导产生的。

假如某种药物的代谢产物是通过肾脏排泄的,则服用该药的个体的尿样可以作为代谢物制剂在检测试验中使用[5]。

若患者已经产生了针对血小板相关抗原的同种抗体(如 HLA 抗体),则用于检测试验的血小板必须是抗原阴性的完整血小板。如果无法获得抗原阴性的血小板,则必须应用糖蛋白特异性检测法(如 MAIPA)。

针对一系列药物检测与其相关的药物特异性抗体时,使用阳性和阴性标准品进行验证试验尤为重要。

17.4 同种免疫性血小板减少症

Volker Kiefel

17.4.1 引言

血小板膜糖蛋白是遗传决定的,存在多种变异类型,在妊娠期间或输注血小板后针对这些蛋白会产生对应的抗体。在以下情况下血小板同种抗体会导致临床上相关的血小板减少症:新生儿同种免疫性血小板减少症、输血后紫癜、被动同种免疫性血小板减少症及移植后免疫性血小板减少症。

血小板同种抗体还会加速血小板减少症患者对外来输注血小板的清除,使血小板置换更加困难。

根据细胞和组织的分布差异,可将Ⅰ型抗原(除了血小板也在其他血细胞和组织细胞上表达)与Ⅱ型抗原(特异性表达在血小板和巨核细胞上)区分开来[1]。Ⅰ型抗原包括 ABH 抗原和 HLA-Ⅰ类抗原,而Ⅱ型抗原包括糖蛋白复合物 GPⅡb/Ⅲa($\alpha_{IIb}\beta3$ 整联蛋白)、GPⅠb/Ⅸ、GPⅠa/Ⅱa($\alpha_2\beta_1$ 整联蛋白)、GPIV 和 CD109[1]。

17.4.1.1 命名法

新发现的抗原使用该患者的姓氏缩写命名。综合分析后,同种抗原或抗原系统在 HPA(人血小板抗原)命名系统中被分配到一个数字代号。系统中最常见的等位基因被分配字母“a”,而较少出现的等位基因被分配字母“b”。

17.4.2 适应证

当有以下情况时,必须进行血小板特异性(同种)抗体检测:

- 所有病因学不明确的,不能用简单的血小板生成减少、脾中过度阻滞(淤积)或复杂性凝血障碍(如 DIC、TTP)来解释的血小板减少症。
- 血小板输注后发生发热性输血反应,并且输血未能获得与输注量相匹配的血小板计数升高的患者。
- 无明显的非免疫因素的新生儿血小板减少症。
- 急性输血后血小板减少症。

17.4.3 检测方法

17.4.3.1 血小板免疫荧光试验

原理:将来自健康个体的血小板固定在甲醛溶液中并与血清或洗脱液一起孵育,加入荧光标记的抗 IgG(抗 IgM、抗 IgA)抗体进行分析检测。免疫荧光检测血小板抗体存在两种技术:血小板黏附免疫荧光试验(platelet adhesion immunofluorescence test, PAIFT)[2]和血小板悬浮免疫荧光试验(platelet suspension immunofluorescence test，PSIFT)[3]。在 PSIFT 中，可通过荧光显微镜定性检测或使用流式细胞术半定量检测血小板结合抗体。

17.4.3.2 血小板 ELISA 法

原理：将血小板(通常为悬浮液)与患者血清一起孵育后进行检测。通过使用酶标记的抗 IgG(或 IgM、IgA)抗体与待检样本进行免疫致敏反应，从而检测与血小板结合的抗体[4]。

17.4.3.3 糖蛋白特异性酶免疫测定：MAIPA 法和免疫小珠测定法

大多数实验室采用实验室内部的 MAIPA 法或商品化的糖蛋白特异性测定方法来检测血小板抗体。

原理：MAIPA 法[5,6]和免疫小珠法[7]均是糖蛋白特异性检测法，均采用完整的血小板与待检血清一起孵育后进行检测。致敏的血小板被溶解，通过单克隆抗体将血小板膜上的单一糖蛋白或糖蛋白复合物捕获固定在不同的固相(例如微量滴定盘或免疫珠)上。通过酶标记的抗 IgG 检测与糖蛋白结合的人抗体。目前，大多数实验室使用 MAIPA 法来诊断血小板减少症患者。

17.4.3.4 血小板同种抗原检测

原理：使用分子生物学方法检测血小板同种抗原。包括用序列特异性引物(PCR-SSP)进行 PCR 或分析基因组 DNA PCR 产物的限制性片段长度多态性(PCR-RFLP)。当存在疑问或出于参照目的，血小板同种抗原还可以使用免疫学测定法加以验证。此时，同种异体抗体反应通常使用 MAIPA 法来确定。主要血小板抗原的基本分子生物学特征见表 17.4-1。

表 17.4-1 主要血小板同种抗原的分子生物学特性

抗原	氨基酸二态性	碱基
HPA-1a/-1b	GPⅢa：Leu33Pro	T176C
HPA-2a/-2b	GPⅠbα：Thr145Met	C482T
HPA-3a/-3b	GPⅡb：Ile843Ser	T2621G
HPA-4a/-4b	GPⅢa：Arg143Gln	G506A
HPA-5a/-5b	GPⅠa：Glu505Lys	G1600A
HPA-15a/-15b	CD109：Ser703Tyr	C2108A

17.4.4 样本要求

- 同种抗体的测定：血清 4 mL；怀疑输血后紫癜时还需要额外的 EDTA 抗凝血液用于测定 GPⅡb/Ⅲa 抗体和抗原(HPA-1)。
- 使用分子生物学方法进行抗原测定：约 1 mL 柠檬酸盐或 EDTA 抗凝血液。
- 同种异体免疫患者血小板输注之前进行交叉匹配试验：来自供体的 5～10 mL EDTA 抗凝血和来自患者(输血受体)的血清。
- 怀疑新生儿同种免疫性血小板减少症(neonatal alloimmune thrombocytopenia，NAIT)的病例：10 mL 母体 EDTA 抗凝血和 10 mL 母体未抗凝血(抗体检测、抗原测定)；10 mL 父本 EDTA 抗凝血(交叉配型、抗原测定)；0.5～1 mL 新生儿 EDTA 抗凝血(抗原测定、血小板计数)。

当使用血浆和血清样本筛查与血小板结合的非抗原特异性抗体时(如血小板抗球蛋白试验：PIFT、血小板 ELISA)，一些针对 HLA-Ⅰ抗原的常见同种抗体尤其会干扰血小板特异性抗体(如抗 HPA-1b)检测的特异性。如果反应孔中不能提供清晰的结果，则必须使用糖蛋白特异性检测(如 MAIPA)进行进一步测定。

血小板抗球蛋白试验可用于检测血小板输注前的免疫相容性。如果交叉配型试验为阳性，则必须确定血小板抗体的血清学特异性以选择相容的血小板供体。

17.4.5 参考区间

几乎所有用于测定同种抗原抗体的方法都是半定量或定性的。通常在未接受输血的个体或从未怀孕过的女性中不会出现同种抗体。

17.4.6 临床意义

可检测到血小板特异性抗体的血小板减少症相关疾病和临床症候群参见表 17.4-2。

表 17.4-2 血小板减少症中的血小板特异性同种抗体

疾病、症候群	发病机制、临床体征、发病率及诊断
新生儿同种免疫性血小板减少症(NAIT)	来自母体的针对血小板特异性同种抗原(GPⅡb/Ⅲa，Ⅰa/Ⅱa，Ⅰb/Ⅸ，Ⅳ)的免疫反应可引起胎儿/新生儿免疫性血小板减少症。在新生儿中发病率为 1：(1 000～2 000)。 实验室检查：检测母体血液样本中的抗体。
被动同种免疫性血小板减少症	由于输血血浆中的血小板特异性同种抗体引起输血反应，可导致血小板数量迅速减少，这种减少是可逆的。 实验室检查：检测供者血液中的抗体和患者中相应的同种异体抗原(罕见)。
输血后紫癜(post-transfusion purple，PTP)	输血反应伴有显著的免疫性血小板减少(血小板计数小于 10×10^9/L)和出血倾向，常发生在输血后 6～10 天(通常为输注红细胞浓缩物时)。该病十分罕见，常伴有针对 GPⅡb/Ⅲa 复合物上的同种异体抗原的强烈免疫反应，几乎全部发生在女性患者，初次免疫通常发生在怀孕期间。 实验室检查：总是可检测到血小板 GPⅡb/Ⅲa 特异性同种抗体(主要是抗 HPA-1a，抗 HPA-1b、3a、3b 相对少见)。同种异体抗体通常可在自体血小板的洗脱液中检测到。
移植后同种免疫性血小板减少	接受同种免疫供体的实体器官移植后，"过客淋巴细胞"转移至受体。如果接受者为抗原阳性，则可能发生抗体诱导的血小板减少(罕见)。
抗体诱导的血小板输注无效	血小板输注给具有血小板反应性抗体的患者会导致血小板数量升高不明显。所涉及的抗体通常是 HLA-Ⅰ类抗体，有 20%～50%的患者先前接受过输血(输注血制品中常常去除了白细胞，故发生率并不高)。接受输血的所有 HLA 免疫患者中约 20%也会产生血小板特异性同种抗体(主要是抗 HPA-5b、HPA-1b)。
具有血小板糖蛋白缺陷患者的同种免疫	血小板输注可导致 Glanzmann 血小板功能不全患者或具有 GPIV 缺陷[抗 Nak(a)]的东亚患者产生同种抗体(抗 GPⅡb/Ⅲa)。

17.4.6.1 新生儿同种免疫性血小板减少症(NAIT)

NAIT 由母体血小板特异性同种异体抗体触发，最常见的是抗 HPA-1，其次是抗 HPA-5b，其他抗体很少见(表 17.4-3)。尽管 HLA 抗体(见于 20%～30%的孕妇)也与血小板反应，但它们很少诱发胎儿/新生儿同种免疫性血小板减少症。为了排除疑似 NAIT 中存在抗低频同种抗原的抗体(表 17.4-4)，必须使用 MAIPA 测定法进行母体血清与父本血小板的血清学交叉配型。

表 17.4-3 主要血小板同种抗原的表型频率

抗原	表型频率*(比例)	(%)	基因频率	人群
HPA-1a	1 112/1 141	97.46	0.834	德国
	300/300	>99.66		日本
HPA-1b	146/474	30.8	0.116	德国
HPA-2a	473/474	99.8	0.94	德国
HPA-2b	56/474	11.8	0.06	德国
HPA-3a	491/570	86.14	0.61 6	德国
HPA-3b	358/569	62.92	0.383 8	德国
HPA-4a	300/300	>99.7	0.991 7	日本
	964/964	>99.9		德国
HPA-4b	5/300	1.7	0.008 3	日本
	0/964	<0.1		德国
HPA-5a	572/579	98.79	0.889	德国
HPA-5b	140/678	20.65	0.111	德国
HPA-15a[Gov(b)]	91/113	80.5	0.60	英国
HPA-15b[Gov(a)]	68/113	60.2	0.40	英国

*阳性比例与研究个体的数量相关

表 17.4-4 低频同种抗原

抗原二态性	表型频率	定位	氨基酸差异	碱基
HPA-6W, Tu(a), Ca(a)	1/150	GPⅢa	Arg489Gln	G1544A
HPA-7W, Mo(a)	1/450	GPⅢa	Pro407Ala	C1297G
HPA-8W, Sr(a)	0/794	GPⅢa	Arg636Cys	C1984T
HPA-9W, Max(a)	3/500	GPⅡb	Val837Met	G2602A
HPA-10W, La(a)	0/100	GPⅢa	Arg62Gln	G263A
HPA-11W, Gro(a)	0/400	GPⅢa	Arg633His	G1976A
HPA-12W, Iy(a)	1/253	GPⅠbβ	Gly15Glu	G119A
HPA-13W, Sit(a)	1/400	GPⅠa	Thr799Met	C2483T
HPA-14W, Oe(a)	0/600	GPⅢa	Del611Lys	DelAAG
HPA-16W, Duv(a)	0/100	GPⅢa	Ile140Thr	C497T
HPA-17W, Va(a)	0/>250	GPⅢa	Thr195Met	C622T

17.4.6.2 输血后紫癜

在输血后紫癜的所有病例中，可在患者血清中检测到针对 GPⅡb/Ⅲa 上同种抗原的高反应性抗体，最常见的是抗 HPA-1a 抗体(表 17.4-2)。(同种抗原阴性)自体血小板上的 GPⅡb/Ⅲa 通常结合了 IgG，当这些抗体被去除(洗脱)时，可以在洗脱液中检测到抗 HPA-1a。如果在输入含血浆血制品后立即出现血小板计数降低，通过检测血制品血浆或供者血液中的血小板特异性抗体，需要怀疑可能存在被动同种免疫性血小板减少症(表 17.4-2)。

17.4.7 注意事项

当使用血浆和血清样本筛查与血小板结合的非抗原特异性抗体时(如血小板抗球蛋白试验：PIFT、血小板 ELISA)，一些针对 HLA-Ⅰ抗原的常见同种抗体尤其会干扰血小板特异性抗体(如抗 HPA-1b)检测的特异性。如果反应孔中结果不明确，则必须使用糖蛋白特异性检测(如 MAIPA)进行进一步分析。

血小板抗球蛋白试验可用于检测血小板输注前的免疫相容性。如果交叉配型试验为阳性，则必须确定血小板抗体的血清学特异性以选择相容的血小板供体。

由于抗原滴度较低，血小板抗球蛋白(PIFT、血小板 ELISA)不能有效地检测出抗 HPA-5 系列抗原的抗体。由于患者血清中的抗体能与小鼠免疫球蛋白发生反应，应用单克隆抗体的糖蛋白特异性试验会产生假阳性结果。这种情况可以通过 MAIPA 法合理配置试验来避免[5]。GPⅡb/Ⅲa 上同种抗原的血清学分型偶尔会将 DNA 分型为杂合子的个体误鉴定为纯合子，这可能是由于基因突变导致某个糖蛋白不表达造成的。这种情况时应当使用血清学分型的结果来评估免疫状态。

17.5 肝素诱导的血小板减少症

Andreas Greinacher

17.5.1 引言

肝素诱导的血小板减少症(heparin-induced thrombocytopenia, HIT)也称为Ⅱ型 HIT，是由抗凝剂引起的一种血栓前状态，在肝素诱导的抗体作用下使血小板发生血管内活化。这导致血小板减少和凝血酶形成增加，受累患者发生动静脉闭塞的风险增加[1]。

HIT 可被视为既有临床症状又有抗体产生的临床病理性综合征。它通常发生在肝素治疗开始后第 5 天至第 14 天之间，此时免疫系统产生了足够量的抗体导致发病。但如果患者在之前 3 个月内曾接受过肝素治疗，则可能发病时间会提前。

血小板计数通常突然下降超过 50%。手术后(尤其是大手术)第 4~5 天通常会发生反应性血小板增多，在第 10 天至第 14 天达到高峰。这就是为什么血小板计数最高值常发生在肝素治疗后而不是治疗前，应该对比此最高值来评估术后患者血小板计数的相对减少情况。

血小板计数通常会降至(40~80)×10^9/L，而约 10%的患者血小板不低于 150×10^9/L，不到 10%的病例中可低于 20×10^9/L(这些病例中通常也存在消耗性凝血)。

矛盾的是，HIT 中罕见出血，而血管闭塞十分常见，可见于 50%~75%的病例。如果因此在随后的治疗中增加肝素剂量，则抗体依赖性血小板活化增强并且可能导致严重的血栓栓塞并发症。早期诊断和应用新型治疗方案显著降低了与 HIT 相关的并发症发生率(死亡率 6%~7%，截肢率 5%~6%)。

迟发性 HIT 是一种特殊情况。迟发性 HIT 患者在出院后几天内出现急性血栓栓塞并发症和血小板减少，并停用肝素治疗。患者体内存在高滴度的肝素诱导的自身抗体[2]。因此，为了明确是否为迟发性 HIT，应在接受肝素 14 天内出现急性血栓栓塞事件的所有患者中测定血小板计数。

血小板因子 4(PF4)是 HIT 抗体的主要靶抗原[3]。肝素与 PF4 的结合导致隐性抗原或自身抗原的暴露。在有症状的 HIT 患者中观察到的最常见的抗体为 IgG 型抗体。IgM 或 IgA 型抗 PF4/肝素抗体可能不具有临床意义。

17.5.2 适应证

早期确诊 HIT 的最佳方法是定期检测血小板计数，特别是在使用普通肝素(UFH)治疗期间。

对于无症状患者并无规定要筛查 HIT 抗体。体外检测 HIT 抗体的主要目的是除外 HIT 的临床拟诊。大约 85%的疑似 HIT 患者中，抗体检测阴性结果可以除外诊断。这一点十分重要，因为它也对接下来的治疗具有指导意义。必须在几周内立即进行 HIT 抗体的筛查才能保证检测的可靠性。因此，在观察到血小板计数下降后，必须尽快进行实验室筛查。

17.5.3 检测方法

17.5.3.1 功能试验

功能测定包括 5-羟色胺释放测定和肝素诱导的血小板活化测定(HIPA)。这些测定法可检测针对一系列抗原的 HIT 抗体(仅 IgG)。

原理：将来自健康供体的洗涤后血小板与来自患者的血清混合后加入低浓度(0.2 IU/mL)和高浓度(100 IU/mL)肝素一起温育。在 HIT 中，血小板通常仅在低浓度肝素下被激活，而高浓度时无激活。这种血小板活化可通过放射性 5-羟色胺释放测定试验或是如 HIPA 法此类可视化测定法进行检测。

使用富含血小板的血浆(富集法)的检测方法检测限低，不应用于检测 HIT 抗体[5]。

17.5.3.2 抗原检测

这些方法可检测患者血清中与 PF4-肝素复合物或聚乙烯硫酸盐复合物结合的抗体(IgG、IgA 和 IgM)，但与其他抗原结合的抗体无法检测。有多种商业化试剂可供选购，包括几种 ELISA 试剂盒及一种检测凝胶中染色的 PF4/肝素包被小球的凝胶检测系统试剂盒[5]。

17.5.4 标本要求

应使用血清(初始全血 5～10 mL)检测 HIT 抗体。若使用 EDTA 抗凝时必须严格排除假性血小板减少症。

17.5.5 参考区间

肝素治疗后血小板计数下降超过 50%时提示可能存在 HIT。在没有临床 HIT 症状的患者中也可以检测到肝素特异性抗体，所以必须始终结合临床信息对实验室检查结果进行综合评估。

17.5.6 临床意义

早期阶段筛查 HIT 的最简单方法是血小板计数。肝素治疗期间的检测频率取决于临床情况(表 17.5-1)[4]。

HIT 抗体的功能及抗原测定具有很好的标准化。尽管功能测定和抗原测定对于具有临床症状的 HIT 具有相似的高灵敏度，但在无症状患者中用抗原试验检测 HIT 抗体具有较低的检测限。因此，功能测定对于临床上有症状的 HIT 具有更高的阳性预测价值。为了达到最佳的准确性，在进行功能测定时应该结合抗原测定结果来加以确认，这样可以将假阴性的风险降至 5%以下。

表 17.5-1 血小板监测建议

不同风险组别患者	推荐建议
HIT 高危风险组(1%～5%)	接受大手术/矫形手术后使用普通肝素进行血栓预防的患者。肝素治疗的第 4 天至第 14 天至少每 2 天进行 1 次血小板计数[1](或直至停用肝素治疗)。 建议：所有接受治疗剂量普通肝素的患者每日进行血小板计数[2](从第 4 天到第 14 天)[1]。
HIT 中危风险组(0.1%～1.0%)	接受预防性普通肝素的内科或产科患者；大手术/矫形手术后使用低分子量肝素进行血栓预防的患者；手术后接受普通肝素导管冲洗的患者。 建议：从肝素治疗的第 4 天至第 14 天，至少每 2～3 天进行 1 次血小板计数[1](如果可能)[3]。
HIT 低危风险组(<0.1%)	接受预防性或治疗性低分子量肝素的内科或产科患者；接受普通肝素导管冲洗的患者；小型手术后接受预防性低分子量肝素治疗的患者。 建议：并不需要常规血小板计数监测[4,5]。 发生 HIT 的危险期为开始肝素治疗后 4 至 14 天[1]；肝素开始治疗后 4 天(包括第 4 天)最高血小板计数用作血小板计数的基线。 在过去 100 天内接受过肝素治疗的患者，应该在再次接触后 24 h 进行血小板计数以检测是否有“快速发作 HIT”，因为在循环中已经存在 HIT 抗体。 对于在肝素治疗过程中或治疗后不久发生血栓栓塞或发生与肝素相关的不正常临床事件(如肝素诱导的皮损或肝素推注后的急性全身反应)的患者，应立即检查血小板计数并与以前的血小板计数进行比较。 即使血小板计数仍然保持在 150×10^9/L 以上，但与基线相比下降超过 50%时即表明存在 HIT。HIT 中甚至轻微的血小板计数下降也可能和血栓性事件相关。

[1]肝素治疗第一天为 day0；[2]每天进行血细胞计数是有理由的，因为肝素治疗时本来就要采血进行 APTT 监测；[3]对于门诊患者而言监测血小板计数可能并不总是可行；[4]在换为低分子量肝素之前接受一剂或多剂普通肝素治疗的患者，应根据“中等风险”组的指导原则监测血小板计数；[5]在肝素治疗开始前，应检测患者的基线血小板数量

因为对于未知病例需要结合不同类型的试验以排除其他需要鉴别的诊断，对于医院来说可以使用抗原检测迅速排除疑似 HIT 病例，当 HIT 筛查试验阳性时制定治疗方案，并通过与参考实验室合作进行验证性诊断。

参考实验室应该能够提供至少一种敏感的功能检测和一种抗原检测试验。

HIT 的发病机制见图 17.5-1。

17.5.7 注意事项

功能检测对操作者的经验要求较高，它们的敏感性取决于所选的血小板供体。供体血小板不够敏感或是操作者技术上血小板清洗步骤不够规范会导致结果假阴性。

如果患者血清未被充分灭活，凝血酶可能会产生假阳性结果。

如果失活温度过高，免疫复合物会产生假阳性反应。

在使用富血小板的血浆进行检测时，来自危重症患者的血清可引发假阳性反应。在室间质评时，只有经验丰富的实验室才能在功能检测中得出可接受的结果，而即使是非专业实验室在抗原检测中也可以给出合格的结果[6]。

在敏感的抗原检测试验中若呈现弱或中等的反应结果则不能确诊 HIT。

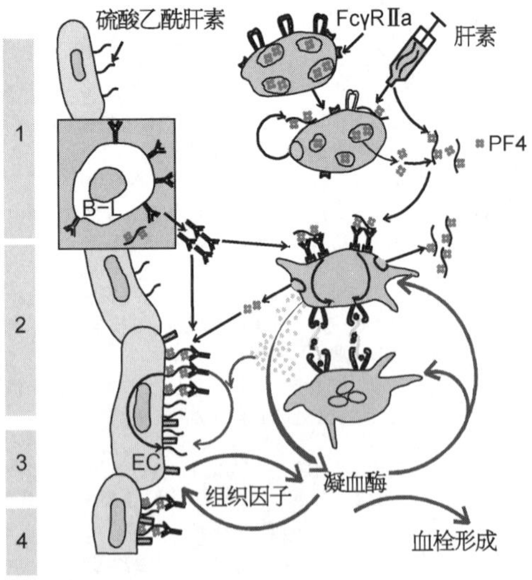

图 17.5-1 HIT 的发病机制。注射入体内的肝素与内皮细胞表面上的血小板因子 4(PF4)发生反应。特异性 IgG 抗体与这些缀合物反应形成免疫复合物，并和血小板表面上的 FcγⅡa 受体交联，导致血小板活化。激活的血小板引发一系列连锁反应激活凝血并导致凝血酶形成。
图左侧的数字表示目前可用的实验室检测所针对的病理生理阶段。PF4/肝素 ELISA 法可检测 HIT 抗体的形成，而功能试验如 HIPA 试验可证实抗体是否导致血小板活化。HIT 的相关检测都不能用来预测个体血栓形成的风险。可以通过测定凝血酶原片段 F_{1+2} 或凝血酶-抗凝血酶复合物来检测凝血酶形成的增加。而诸如 D 二聚体等项目可以用于识别已经发生的血栓栓塞并发症。1. PF4/肝素 ELISA；2. HIPA 检测；3. TAT；4. D 二聚体

17.6 血小板疾病的决策导向性试验

Andreas Greinacher

血小板缺陷性疾病的特征是具有出血倾向但凝血功能指标(PT、APTT、纤维蛋白原)均正常，主要是由于血小板功能受损所致。典型的临床症状包括皮肤黏膜血肿，拔牙后出血不止，以及手术后发生出血并发症。在女性中月经量过多并常导致缺铁性贫血是主要症状。

17.6.1 适应证

具有慢性出血倾向而凝血指标正常的患者应进行全面的血小板功能检查，若具有家族性症状尤其要特别注意。

在急性出血期间(围手术期)先不必进行全面扩展检查。在这种情况下，要优先考虑针对出血的对症治疗。

如果血涂片上的血小板形态正常，应首先排除药物影响、血管性血友病以及 FⅫ缺陷。如果血小板聚集也是正常的，需要排除纤溶亢进[1]。

17.6.2 标本要求

除出血时间外，使用新鲜的柠檬酸抗凝血进行血小板功能和形态学检查。流式细胞仪糖蛋白定量检测可以使用 EDTA 或柠檬酸抗凝血。基因检测使用 EDTA 抗凝血。现在已经可以使用血涂片来检测其中的血小板蛋白。

17.6.3 检测手段

可使用多种检测手段来评估血小板相关的止血功能[2,3]。

17.6.3.1 出血时间

原理：Ivy 法是测定出血时间的传统方法。首先对前臂下侧的皮肤进行清洁和消毒。待消毒剂完全干燥，在上臂放置一个血压袖带并充气至 40 mmHg，在整个过程中应保持这个压力。用带有两个 0.5 cm 刀片的弹簧式刺血器在皮肤上做两个 1 mm 深的切口。每隔 30 s 使用滤纸吸除血液而不接触伤口边缘，测量出血停止所需的时间。该出血时间的参考区间为 4.5～8 min。

临床意义：出血时间检测因其重复性差而备受诟病，而且其主观性很强，故并不常用。

17.6.3.2 体外出血时间

原理：在血小板功能分析仪(PFA 100)中，抽吸柠檬酸抗凝血并使其通过内壁有胶原或肾上腺素涂层的毛细管，测量毛细管闭塞所需的时间。

临床意义：PFA 100 血小板功能分析仪使用的毛细管、检测装置和检测方法均是标准化的。该方法简单易行，对检测某些原发止血障碍具有较高的灵敏度，但它不能鉴别抗血小板药物、血管性血友病及血小板缺陷病。此外，该方法并不能检测所有的血小板功能障碍。因此，当 PFA 100 试验结果正常时并不能排除血小板疾病。

注意事项：分析前因素和血液成分的含量对于 PFA 100 检测影响较大。已有证据表明当血细胞比容小于 0.35 或血小板计数小于 100×10^9/L 时会对结果产生影响。PFA 100 测试不能用于鉴别药物诱导的血小板缺陷和其他血小板功能障碍。

17.6.3.3 光电比浊法检测血小板聚集

原理：通过 Born 法检测血小板聚集是目前评估血小板功能使用最广泛的方法，① 使用柠檬酸抗凝血通过差速离心制备富含血小板血浆；② 在添加不同血小板激动剂后，监测富血小板血浆的光透射率随时间变化(即比浊法)来评估血小板聚集；③ 光透过率的增加与血小板聚集率成正比。

临床意义：对血小板功能相关的一系列参数进行评估，包括检测初始血小板形状变化、聚集反应的速度和最大聚集率。一些典型的血小板聚集检测结果见表 17.6-1。

- ADP 依赖性聚集：聚集不良可见于 ADP 受体缺陷、重型δ储存池疾病、信号转导障碍及服用某些药物(ASA，氯吡格雷)时。除了罕见的受体缺陷之外，可以通过添加高浓度的 ADP 来恢复正常聚集。
- 胶原诱导的聚集：在低浓度时，聚集率反映了花生四烯酸代谢及环加氧酶功能；在高浓度时，该聚集依赖于糖蛋白 GP Ⅰa/Ⅱa 和 GPIV。
- 瑞斯托霉素诱导的凝集：Bernard-Soulier 综合征无法产生凝集。Ⅱb 型血管性血友病和血小板型血管性血友病在低浓度瑞斯托霉素诱导下可聚集增加(瑞斯托霉素浓度低于 0.3 mg/mL)。当糖蛋白复合物Ⅱb/Ⅲa 功能缺陷时，血小板无法聚集或聚集率明显下降，但瑞斯托霉素仍可引发凝集。
- 肾上腺素诱导的聚集：当储存池疾病、信号转导障碍及服用抗血小板药物时聚集率降低。

表 17.6-1　血小板缺陷相关的典型血小板聚集结果

	ADP 5 mM	ADP 20 mM	胶原 0.1 μg/mL	胶原 4 μg/mL	肾上腺素 2 mM	肾上腺素 10 mM	瑞斯托霉素 0.3 mg/mL	瑞斯托霉素 1.5 mg/mL
GPⅡb/Ⅲa 缺陷(Glanzmann 血小板无力症)	0	0	0	0	0	0	0	N
GPⅠb/Ⅸ缺陷(巨血小板综合征)	N	N	N	N	N	N	0	0
ASA,氯吡格雷,环氧合酶缺乏症,信号转导障碍	R	R-N	R-N	N	R	R-N	0	N
δ储存池病(轻度)	R-N	N	R-N	N	R-N	N	0	N
δ储存池病(重度)	R	R-N	R	R-N	R	R-N	0	N
α储存池病	R	N	R	N	R	N	0	N
ADP 受体缺陷	0	0	R	N	R	N	0	N
胶原受体缺陷	N	N	R	R	N	N	0	N
Ⅱb 型血管性血友病	N	N	N	N	N	N	Pos.	N
血小板性血管性血友病	N	N	N	N	N	N	Pos.	N

0,无;N,正常;R,减低;Pos.,诱导聚集

注意事项：血小板聚集试验标准化程度不高，应遵循国际血栓与止血学会(ISTH)指南[4]。该方法在很大程度上受到血小板获取过程的影响。血液采集过程中的高剪切应力和温度的明显波动，特别是低温和长时间储存可能产生分析误差。测试应在采血后 4 h 内完成。在血小板计数较低时，血小板聚集仪也可能出现结果偏差，当低于$(40\sim80)\times10^9$/L 时，聚集检测就不再有意义。

如果血小板体积增大，则富含血小板的血浆必须使用自然沉降法来获取而不是差速离心法，以防止大量血小板聚集在红细胞组分中。所有试验同时也必须检测血小板正常对照样品。

17.6.3.4 阻抗法及荧光法检测血小板聚集

原理：在添加血小板激动剂(详见光电比浊法检测血小板聚集)后，用比浊法检测全血的电阻抗变化(参见凝集测量法)。样品中插入的导体测得的阻抗变化与血小板聚集成正比。有两种方法可用：Multiplate 系统检测法和荧光聚集仪法。当使用荧光聚集仪测定时，将血液样品与荧光素-荧光素酶试剂一起温育，血小板致密颗粒释放的 ATP 氧化该试剂产生化学发光反应。化学发光的强度与致密颗粒的数量成正比(如在δ储存池疾病中存在致密颗粒缺乏)。

临床意义：该方法无需制备富含血小板血浆，并且比凝集法能更好地标准化。与 PFA100 法不同，该方法可以使用任何激动剂，因而更简便易行且灵活机动。致密颗粒内容物的释放可以使用荧光测量法来分析。

注意事项：该方法必须在专业实验室进行。

17.6.3.5 VerifyNow 检测法

原理：VerifyNow 是一个快速床旁检测法，直接将柠檬酸抗凝全血中插入一个特殊的装置中检测血小板的活化。该系统最初是为了评估心导管实验室中的血小板功能而开发的。VerifyNowR 设备已通过验证用来检测依赖 ADP 的血小板活化。它可以用来检测 P2Y12 对 ADP 受体的作用(如 P2Y12 阻断剂氯吡格雷和普拉格雷的药效监测)。

临床意义：该设备易于使用，可用于初步评估抗血小板药物在体外激活时的效果。这些检测结果的临床相关性目前是一些前瞻性研究的主要方向。

注意事项：检测结果如何用于指导治疗尚未确定。

17.6.3.6 免疫荧光法

原理：用直接(或间接)荧光标记的单克隆抗体与固定在玻璃上或悬浮于溶液中的血小板孵育，洗涤后用显微镜评估免疫荧光。

临床意义：免疫荧光是评估膜结合和细胞内血小板蛋白的表达和分布的简单且敏感的方法。免疫荧光法对于检测 *MYH-9* 基因相关血小板减少症中的粒细胞包涵体特别有用。该方法的主要优点在于所需样本量较少，且血涂片较稳定易于保存，可在室温下保存几天，甚至可以邮寄。

MYH-9 基因相关的血小板疾病属于遗传性巨血小板疾病。*MYH-9* 基因编码肌球蛋重链ⅡA(NMMHCⅡA)，后者是一种细胞骨架收缩蛋白。*MYH-9* 基因中的几个突变会导致巨血小板减少症和白细胞内出现胞质包涵体，而骨髓中的巨核细胞数量正常[6]。

注意事项：固定在玻璃表面的血小板始终处于激活状态。为了染色细胞内结构，血小板膜必须透化处理。该方法尚未标准化，目前只能由专业实验室进行。

17.6.3.7 流式细胞术

原理：将全血或富含血小板的血浆与荧光标记的抗血小板蛋白单克隆抗体一起温育，通过流式细胞仪测量荧光信号强度。固定的血小板用于定量检测血小板蛋白。在一种改良方法中，将血小板与阿的平(mepacrine)一起温育，随后检测阿的平的固有荧光。荧光强度与致密颗粒中的阿的平的量成正比。流式细胞术也可用于检测血小板功能，即通过检测样本与血小板激动剂孵育后活化标记物的表达量来进行评估。

临床意义：流式细胞术是检测血小板膜蛋白数量显著缺乏和δ储存池病的理想方法。该方法可用相对较少的血液样本进行血小板功能检测，甚至在儿童中也适用。

注意事项：检测血小板糖蛋白轻微缺失或是评估血小板功能和激活时，对诸如样品制备等分析前因素要求极高，并且该检测只能由专业实验室进行。存在糖蛋白并不能排除蛋白质的功能缺陷[5]。

17.6.3.8 血小板内容物和代谢物释放

原理：将活化和未活化的血小板离心后检测释放的内容物及代谢物的浓度。可以使用 ELISA(PF4,β 血小板球蛋白)以及荧光素-荧光素酶法(ADP,ATP),或是通过在反应前加入放射性标记物质并检测其在释放物(5-羟色胺)及代谢物(血栓烷)中的含量来完成。

临床意义：这些方法标准化程度不高,只能由专业实验室进行[5]。更直接的方法有诸如测量尿中的血栓烷 A_2 代谢物(如 TXB_2)。亦可采用商业检测系统来完成检测。

17.6.3.9 血小板蛋白突变的遗传学检查

原理：这些检测使用标准化的分子生物学方法。用序列特异性扩增法(SSP-PCR)或限制性片段长度多态性聚合酶链反应(RFLP-PCR)检测单核苷酸多态性。这些方法均具有商品化及标准化的特点,并且可以实现自动化。

临床意义：使用分子生物学方法检查血小板相关基因可用于诊断同种免疫性血小板减少症,为致敏患者确定兼容的供体。

检测个体血小板糖蛋白多态性并不适用于评估个体心血管血栓栓塞并发症的风险。

遗传性血小板减少症和血小板缺陷病分别是由相应基因的特定突变引起的。通常只有测序整个受累基因才能确定是否存在遗传缺陷。尽管确定存在基因缺陷可协助证实诊断,但分子生物学检查在血小板减少症和血小板缺陷病的诊断中仅仅起着次要作用。

17.7 遗传性血小板性出血疾病

Andreas Greinacher

17.7.1 引言

编码血小板重要功能结构的一些基因发生突变会导致血小板功能障碍。其中的一些突变已经在遗传学水平上得到了证实,但是迄今为止很多涉及血小板功能的显性遗传性疾病仅在表型上有所描述。

遗传性血小板疾病分为以下两大类[1,2]:一类是遗传性血小板减少症,如巨核细胞生成障碍、血小板生成障碍而巨核细胞数量正常。另一类是遗传性血小板功能缺陷,如黏附蛋白受体缺陷、可溶性激动剂受体缺陷、储存颗粒缺陷、信号转导障碍、促凝磷脂缺陷或是存在多重缺陷。

由于血小板蛋白同时影响血小板形态和功能,因此有时很难清晰地区分血小板减少症和血小板缺陷病。

遗传性血小板减少症相对少见,而且可能会被漏诊[1]。遗传性的血小板减少症和血小板缺陷病概览可参见表 17.7-1。遗传性血小板异常与出血倾向相关。患者通常表现为血肿形成倾向增加。他们在手术期间和手术后也有发生严重出血性并发症的风险。临床症状的严重程度取决于特定的功能异常[3]。

表 17.7-1 遗传性血小板减少症和血小板缺陷病[1,2,4]

疾病	血小板计数	血小板体积	出血时间	其他异常	诱导血小板聚集异常	M 数量	诊断标准	遗传特性
无巨核细胞性								
- 范可尼贫血	↓或↓↓	N	+(+)	可能存在	ADP	↓或↓↓	染色体断裂试验	隐性
- 血小板减少伴桡骨缺失综合征	↓↓	N	++	桡骨缺如	ADP	↓或↓↓	骨髓组织学,桡骨缺失	隐性
- 无巨核细胞性血小板减少症	↓↓	N或↓	+(+)	ø	ø	↓↓	血小板生成素受体缺陷,骨髓组织学,巨核细胞培养	隐性
储存池病								
- α 储存池病	N或↓	N或++	++	ø	胶原、凝血酶、ADP	N	α 颗粒内容物定量,形态学	?
- δ 储存池病	N	N	+(+)	ø	ADP	N	血小板 ADP、ATP 定量	显性
- αδ 储存池病	N或↓	N或++	++(+)	ø	胶原、ADP	N	颗粒内容物定量,形态学	?
- Hermansky-Pudlak 综合征	N	N	++	白化病	ADP	N	ADP、ATP 定量,白化病证据,颗粒素检测	隐性
- Chediak-Higashi 综合征	N	N	++	白细胞异常、白化病	ADP、胶原	N	各系细胞内异常颗粒	隐性
已知的糖蛋白缺陷								
- Glanzmann 血小板无力症	N	N	+++	ø	除瑞斯托霉素外所有激动剂	N	糖蛋白定量及定性检测	隐性
- Bernard-Soulier 综合征	↓↓	+++	+++	ø	瑞斯托霉素	N	GPⅠb-Ⅸ复合物定量及定性检测	隐性
- 常染色体显性遗传血小板减少症	↓或↓↓	↓	++	ø	ø	N	家系筛查	显性
- GPVI 缺陷症	N	N	(+)	ø	胶原	N	GPVI 检测	?
- ADP 受体缺陷	N	N	++	ø	ADP、胶原	N	ADP 诱导的聚集试验	
X 连锁血小板减少症								
- Wiskott-Aldrich 综合征	↓或↓↓	N或↓	++	湿疹、免疫缺陷	ADP、胶原	N	血小板减少,淋巴细胞 CD43 减少,*WAS* 基因缺陷	X 连锁
- X 连锁血小板减少症	↓或↓↓	N或↓	N	ø	ø	N	家系筛查	X 连锁

续 表

疾病	血小板计数	血小板体积	出血时间	其他异常	诱导血小板聚集异常	M 数量	诊断标准	遗传特性
巨血小板减少症								
- May-Hegglin 畸形	↓↓	+++	N 或+	粒细胞中的纺锤形包涵体	N	N	血小板及粒细胞形态学，*MYH-9* 突变，家系筛查	显性
- Sebastian 血小板综合征	↓↓	+++(+)	N 或+	粒细胞包涵体	N	N	血小板及粒细胞形态学，*MYH-9* 突变，家系筛查	显性
- Fechtner 综合征	↓	+++	N 或++	粒细胞包涵体、Alport 综合征	N	N	血小板及粒细胞形态学，*MYH-9* 突变	显性
- Eckstein 综合征	↓↓	++	+	间质性肾炎	N	N	综合征特点，*MYH-9* 突变	显性
- Epstein 综合征	↓↓	++	++	间质性肾炎	ADP、胶原	N 或↓	肾炎，ADP、ATP 定量，血小板形态学，*MYH-9* 突变	显性
- Montreal 血小板综合征	↓↓	+++	++	∅	自发聚集	N	血小板形态学，血浆中纤维蛋白单体正常而血清中升高	显性
- 遗传性血小板减少症伴巨大血小板	↓↓	++	N 或+	∅	N	N	血小板形态学，家系筛查	大多数显性
- Enyeart 异常	↓↓	++	+或++	血小板膜包含体	∅	N	血小板形态学，家系筛查	显性可能
- Jacobsen/Paris-Trousseau 综合征	↓↓	++	+(+)	心脏疾病、腭裂	凝血酶	↓	形态学，巨大 α 颗粒	显性
血小板代谢疾病								
- 花生四烯酸释放障碍	N	N	+(+)	∅	ADP、凝血酶	N	花生四烯酸可诱导正常聚集，储存池正常	显性
- 环氧合酶缺乏症	N	N	+(+)	∅	ADP、胶原、花生四烯酸	N	储存池正常，聚集试验典型特点	显性
- 血栓素 A_2 受体	N	N	+(+)	∅	U46619	N	功能试验，突变筛查，血栓素 A_2 受体检测	显性
膜磷脂缺陷								
- Scott 综合征	N	N	++	伤口愈合受损	ADP、肾上腺素、胶原	N	刺激后凝血酶合成减少	显性
- Stormorken 综合征	N	N	++	∅	胶原	N	血小板促凝活性检测	显性

M，巨核细胞；N，正常；↓，减低；↓↓，明显减低；+，升高；++，明显升高；∅，不变；?，未知

伴巨大血小板的常染色体显性遗传性血小板减少症是一个特殊的病种，临床上出血倾向轻微，患者常常被误诊为自身免疫性血小板减少症。然而，鉴别此类患者也十分重要，可以避免不必要的过度检查和会产生明显副作用的无效治疗(如应用糖皮质激素及脾切除术)[1,3]。

17.7.2 适应证

如果患者从幼年时期即有症状或有家庭成员同时受累，则应该进行遗传性血小板减少症或血小板缺陷病的筛查。

17.7.3 检测方法

检测方法的选择取决于临床上怀疑是哪种诊断。

17.7.4 临床意义

血小板功能的遗传缺陷较为罕见，特别是隐性遗传模式。储存颗粒缺陷是最常见的遗传性血小板缺陷病。它们占先天性血小板功能缺陷的 10%～20%[5,6](参见表 17.7-1)。

最常见的遗传性血小板减少症是显性遗传性巨血小板减少症。这些疾病的确切发病率仍然未知。

切记不可以根据单次检查的结果来诊断遗传性血小板性出血疾病，应单独采取血液样本进行重复检测后才能确诊。也可以通过确定其他家庭成员是否存在相同的异常情况或通过多种方法同时确认存在某种异常而得以诊断。

(陈朴　译，王蓓丽　审校)

18

血浆蛋白

18.1 血浆蛋白的检测

Lothar Thomas

18.1.1 引言

血浆蛋白是指血浆和组织液中的蛋白质。标本类型有血清、血浆、尿液、脑脊液、唾液、羊膜液、抽出液(腹水、胸腔积液)和粪便。在生理条件下,这些蛋白在血浆和组织液中的分布处于一个稳定的状态[1]。该定义还包括了其他类型蛋白质,如免疫球蛋白、酶和凝血因子。

在功能上,血浆蛋白分为:① 转运蛋白,它们可以结合和运输难溶于水的物质,如白蛋白就是一种重要的转运蛋白;② 急性时相反应蛋白,与炎症有关,如C反应蛋白就是一种重要的急性时相反应蛋白;③ 免疫防御系统的蛋白质,如免疫球蛋白和补体因子;④ 通过细胞膜的改变而衍生出来的蛋白,如可溶性转铁蛋白受体;⑤ 凝血因子和血浆凝血抑制剂;⑥ 癌胚蛋白,它们是由肿瘤或胎儿期生理过程中产生的(如甲胎蛋白)。

表18.1-1列出了临床上具有重要诊断价值的血浆蛋白。

表18.1-1 有诊断意义的血浆蛋白[13]

血浆蛋白	诊断价值
白蛋白	白蛋白是一种结合和运输血液中许多物质如氨基酸、激素、药物和微量元素的蛋白质。在测定胶体渗透压、评价肝内蛋白的合成、缺乏蛋白饮食时,白蛋白的测定具有重要的临床意义。
C反应蛋白(CRP),血清淀粉样蛋白A(SAA),α_1酸性糖蛋白,结合珠蛋白(Hp)	这些蛋白属于急性时相反应蛋白。在炎症状态下(如组织损伤、微生物感染)血浆浓度上升。其上升的程度取决于组织损伤的严重程度、该蛋白的合成率和半衰期,因此受刺激后每种蛋白的变化情况也各不相同,Hp与血红蛋白形成的复合物具有保护功能,从而防止铁从肾流失。Hp-血红蛋白复合物是蛋白质和亚铁血红素中铁和氨基酸的来源,经由网状内皮系统催化。急性血管内溶血时Hp的浓度会降低。
α_1抗胰蛋白酶(α_1-AT),α_2巨球蛋白(α_2-M)	这些蛋白为蛋白酶抑制物。α_1-AT属于丝氨酸蛋白酶的一类抑制剂(serpins)。 α_1-AT:纯合子缺陷可能与成人肺气肿和儿童早期肝硬化有关。 α_2-M:抑制许多蛋白酶的活性,和C1酯酶抑制物一起调控激肽的形成。在与蛋白酶释放相关的条件下(如急性胰腺炎)发现α_2-M浓度降低。
C3、C4、C1酯酶抑制因子(C1INH)	这些蛋白为补体系统中的因子。 C3:为补体系统的中枢成分。C3裂解可导致过敏毒素反应、趋化、调理素及膜攻击复合物的形成,所有这些复合物在炎症过程中(如感染时)能起重要作用。 C4:补体激活经典途径中重要的活化物。C4缺乏是补体系统中最常见的遗传性缺陷。于系统性红斑狼疮时常见浓度下降。 C1INH:属于血清蛋白酶的一组抑制剂,其为Clr和C1s的抑制物。C1INH缺陷是补体系统中第二常见的基因缺陷,可导致经典途径非控制性激活。严重的可导致遗传性血管神经性水肿。
铜蓝蛋白(Cp)	Cp作为血浆铁氧化酶,对于组织中铁的运输和利用是十分重要的。在Cp的参与下,Fe^{2+}被氧化成Fe^{3+},在诊断Wilson病时,除了检测血清和尿中的铜之外,Cp也是一项重要的参数。
免疫球蛋白(Ig)	为体液免疫反应的效应器。它们结合特异的抗原形成免疫复合物。这些复合物引发机体的防御机制,如激活补体系统、激活吞噬细胞,从而导致消除抗原。Ig类型的测定在免疫缺陷状态的评估、高丙种球蛋白血症和过敏反应时有临床价值(参见第21章和第22章)。
脂蛋白(LP)	不溶于水的脂肪与蛋白质结合也称载脂蛋白,其结合形成水溶性的脂蛋白颗粒。下列这些脂蛋白能与脂蛋白颗粒结合形成:ApoA-Ⅰ、A-Ⅱ、A-Ⅳ、B100、B48、C-Ⅰ、C-Ⅱ、D、E、J。血清脂蛋白浓度改变可提示脂肪代谢的某种缺陷。
转甲状腺素蛋白(TTR),视黄醇结合蛋白(RBP)	TTR和RBP检测用于评估疑似营养不良的能量供应。 TTR:该蛋白具有55 kDa的分子量,可与视黄醇结合蛋白(RBP)结合,参考区间为220~450 mg/L。TTR是负急性时相反应蛋白,在炎症和缺乏蛋白质饮食时下降。TTR有助于营养不良的早期诊断,血浆浓度较低可以快速反应能量供应不足。但TTR不适合用于诊断和监测慢性营养不良,如神经性厌食症,因为其半衰期只有2天。TTR是评估治疗效果的良好指标,如肠内或肠外能量补充。TTR用于营养不良的评估的前提是CRP浓度正常,因为TTR是负急性时相反应蛋白[14]。 RBP:分子量为21 kDa,在血浆中结合TTR。与视黄醇结合导致RBP失去与TTR的结合能力。RBP的半衰期为12 h,正常血浆浓度为30~80 mg/L。甲亢、慢性肝脏疾病、维生素A和锌缺乏时RBP下降。酒精中毒和肾小球滤过率降低时上升。在评估营养不良时,RBP浓度降低表明相比蛋白质摄入不足,能量供应不足的可能性更大。RBP和TTR对能量供应的反馈几乎是完全相同的[14]。
转铁蛋白(Tf)	Tf是循环中的铁转运蛋白;基于其总铁结合力(TIBC)计算而来,通常是30%的转铁蛋白饱和带铁(转铁蛋白饱和度,TfS 30%)。在铁缺乏的情况下,Tf浓度升高,TfS低于16%。在铁过量的条件下,如血色病,TfS≥50%。在人群中,TfS≥50%的个体与较低值的个体相比,早期死亡风险增加(男性比值比为1.3,女性比值为1.5)[15]。Tf是一种负急性时相反应蛋白,其浓度在全身炎症状态时下降(另见7.5)。

18.1.2 血浆蛋白合成与分布

血浆蛋白的合成、分解代谢、细胞内液和细胞外液当中的分布和流失到"第三空间"(腹水、胸腔积液)或体外(蛋白尿)的情况决定了其在血清中的浓度[1]。血浆蛋白通常在以下几种情况中被检测：① 通过血清总蛋白的检测来判断正常、低或高蛋白血症；② 异常蛋白血症，血浆蛋白成分中的干扰物质。在这种情况下，血清蛋白电泳呈现不典型的模式(异常峰)；③ 特定临床问题下检测单一蛋白质(如疑似溶血性贫血时检测结合珠蛋白)。

18.1.3 血浆蛋白的合成

免疫球蛋白(Ig)是由浆细胞产生的免疫球蛋白，而非 Ig 蛋白主要在肝细胞中合成，下列情况除外：β_2 微球蛋白和转铁蛋白受体，是由细胞表面蛋白脱落而来，同样的补体因子 D(一种参与补体替代途径的激活的蛋白酶)是由脂肪细胞产生的。

如溶酶体蛋白和细胞膜蛋白，血浆蛋白是由粗面内质网核糖体产生。蛋白质合成的一般机制在所有的人体细胞中都是一样的。蛋白质的合成包括以下步骤：

- 转录[2]：细胞核中的 DNA 是遗传信息的载体，通过 RNA 聚合酶的作用把一个拷贝的 DNA 转录成 RNA 的形式。当插入的序列(或内含子)被清除后，信使核糖核酸(mRNA)产生。这种 mRNA 传递了从细胞核到细胞质的蛋白质合成的信息。转录的调控是通过结合特定 DNA 序列的调节蛋白(转录因子)实现的，来促进或抑制蛋白质合成。例如，如果发生急性时相反应，促炎细胞因子将与肝细胞质膜结合。这种信号诱导细胞核蛋白与细胞核上的 DNA 序列结合，从而导致急性时相反应蛋白如 C 反应蛋白升高。
- 翻译：mRNA 碱基序列转化为特定序列的氨基酸。翻译发生于 mRNA 所在的内质网的核糖体上。
- 蛋白质的合成：血浆蛋白的合成发生在内质网核糖体。核糖体是由核糖核酸和核仁产生的蛋白质组成。合成后，大多数蛋白在 N(氨基)末端会获得两个额外的肽，一个是疏水肽，一个是前肽。疏水肽由 15～30 个氨基酸组成，作为一个先导肽，通过其内腔的内质网膜引导这些蛋白质通过内质网内腔，蛋白质排出后先导肽则被消除。通过在内质网中形成二硫键，将肽折叠到最终的三级结构。某些蛋白质则从内质网的内腔传送到高尔基体的内腔以供分泌。前肽仍旧依附在蛋白质上，在高尔基体的囊内成熟或储藏于分泌腺的颗粒中，直到在蛋白分泌之前前肽立即被消除[3]。
- 协同翻译或翻译后蛋白质修饰：蛋白质修饰是从蛋白质通过内质网和高尔基体的内腔和潴泡开始。大多数血浆蛋白是糖蛋白，还有些是脂蛋白。
- 其他协同翻译或翻译后蛋白质修饰：碳原子 3 和 4 的氧化导致硫醚结合物和磷酸化的形成，如 α_2HS 糖蛋白和磷脂结合物。

18.1.4 糖蛋白

蛋白质的糖基化对于折叠成一个三级结构，以及它们的功能和降解是很重要的[4]。有两种类型的蛋白质糖基化——N 糖基化和 O 糖基化。

- N 糖基化类型：大多数蛋白质是通过氨基酸天冬酰胺和糖残基(主要由甘露醇组成)之间形成 N 键共价连接来实现糖基化。这一步始于内质网的内腔。在多个阶段发生的后续过程中，发生碳水化合物链的转化，其中末端位置通常与 N 乙酰神经氨酸结合，而半乳糖在末端前位置连接。
- O 糖基化的类型：一些血浆蛋白的糖残基是和氨基酸丝氨酸和苏氨酸 OH 基团连接。O 糖基化发生在高尔基体上。

糖蛋白的微观异质性：所有的糖蛋白都表现出异质性，因为它们来源于具有多种寡糖序列(糖链异质体)的群体。这种差异源于糖链数量的不同，不同的链长和由氨基酸骨架携带的不同末端替换。因此，每种糖蛋白可以以不同净电荷的形式出现。这在电泳中表现为微异质性。例如，在酸性 pH 下，酸性 α_1 糖蛋白存在 7 条等电聚焦的条带。IgG 的糖基化差异会对免疫调节产生影响[5]。

18.1.5 脂蛋白

脂蛋白是与脂质共价偶联的蛋白质(如在细胞膜中)。因此，脂肪酸可以作为氨基化合物与甘氨酸 N 末端结合，或者作为硫酯与半胱氨酸结合。血浆脂蛋白是脂质和蛋白质的非共价聚合物。

18.1.6 蛋白质释放入血浆

翻译修饰之后，分泌性血浆蛋白储存在与高尔基体分离的囊泡中。这些囊泡与细胞膜融合，蛋白质通过胞吐作用释放到血管外。前肽在这个过程中起着重要的作用。

18.1.7 血浆蛋白分布

血浆蛋白在血管和间质之间不断地双向再分布。经胞饮作用输送和内皮细胞间的连接来通过毛细血管壁[6]。分布取决于分子量。分子量越高，该蛋白质在血管内比例就越大(表 18.1－2)。大蛋白质如纤维蛋白原、α_2 巨球蛋白和 IgM 主要存在于血管外间隙中，并且只能通过内皮细胞的细胞间连接或通过胞饮作用有限地进入循环。然而，从组织反向进入血管则是通过淋巴管。肾小球滤过的血浆蛋白通过胞饮作用被近端小管的细胞重吸收，并在这些肾小管细胞中降解。

表 18.1－2　血浆蛋白在血管内和血管间隙中的分布[1]

蛋白	分子量(kDa)	血管内(%)
白蛋白	66	42
结合珠蛋白 1－1	85	50
触珠蛋白 2－2	160	75
IgA	160	41
IgG	144	44
IgM	971	77
α_2 巨球蛋白	720	92
转铁蛋白	80	32

从血管内转移到血管外间隙的血浆蛋白质的数量取决于不同的器官，肝脏中的水平高，但在脑中非常低，所以脑脊液中的蛋白质浓度比血浆中的低大约 300 倍。然而，在系统性疾病的情况下，血管渗透性会发生剧烈变化，并可能导致渗出增加产生积液或水肿。

18.1.8 血浆蛋白分解代谢

血浆蛋白降解发生在所有体细胞中(另见 18.2.7)。降解释放出的氨基酸可用于蛋白的重新合成，而必需氨基酸只能从食物中获取。去唾液酸在糖蛋白的分解中起了很重要的作用。完整的碳水化合物侧链可防止蛋白的降解[7]。通过膜结合或循环酶去除唾液酸和减少碳水化合物有利于溶酶体酶的胞饮作用和细胞内降解[8]。

参与蛋白质降解的重要器官和组织包括：① 肝细胞：由于肝血窦缺乏基底膜且内皮细胞中有明显的细胞内孔，血浆蛋白很容易通过而进入肝细胞；② 肾脏：低分子蛋白经肾小球滤过后，被小管细胞刷状缘通过胞饮作用摄入，并被溶酶体降解；③ 毛细血管内皮细胞：尽管这些细胞对血浆蛋白的胞饮作用非常小，但由于它们有很大的毛细血管床，因此它们对血浆蛋白的分解代谢具有很强的潜在性作用。

血浆蛋白的降解速率是不同的，可以用半衰期来描述(白蛋白 19 天，铜蓝蛋白 4 天，转铁蛋白 8 天，IgG 23 天，IgA 5 天和 IgM 5 天)。

衰老的蛋白质的降解是非酶促的，而是通过基于以下各种反应的翻译后修饰[9]：

- 糖基化。最常见的反应是葡萄糖或其他还原物质与蛋白质结合。糖的羰基和蛋白质的氨基缩合成席夫碱，通过分子重排迅速形成稳定的氨基酮(阿马多利重排)。进一步反应中包含氧化反应，阿马多利重排产物转化成晚期糖基化终产物(AGE)。糖化血红蛋白就是一种典型的阿马多利重排产物(图 3.6-1)。
- 由活性氧直接氧化形成晚期氧化蛋白产物(AOPP)。主要的 AOPP 包括来自甲硫氨酸氧化的甲硫氨酸亚砜和来自酪氨酸硝化的 3-硝基酪氨酸。
- 从异氰酸与氨基酸的结合，特别是赖氨酸残基的 ε-NH_2 基团的氨基甲酰化。由于尿素的自发解离或在 H_2O_2 存在下由髓过氧化物酶催化的硫氰酸盐反应形成异氰化物。

机体尽量维持血管内的总蛋白浓度在某一限定范围内的恒定水平。例如，在感染性疾病中，当急性时相反应蛋白和免疫球蛋白的浓度上升时，机体通过减少负急性时相反应蛋白(白蛋白、转甲状腺素蛋白、转铁蛋白、载脂蛋白)来作为补偿。在多发性骨髓瘤中，通过增加单克隆免疫球蛋白，来补偿多克隆免疫球蛋白合成的长时间抑制。

18.1.9 血浆蛋白质合成的修饰

血浆蛋白质的每日生理周转量约为 25 g，取决于可用于蛋白质合成的氨基酸池。而氨基酸池取决于多种变量。

血浆蛋白合成降低：遗传诱导，炎症、肝病(肝硬化、急性肝炎)、营养蛋白缺乏症、甲状腺功能减退症、吸收障碍综合征、酒精中毒、淋巴瘤、转移癌。

血浆蛋白合成增加：炎症、发热、甲状腺功能亢进、皮质醇增多、生长激素释放增加、蛋白丢失综合征、缺铁、免疫系统刺激和产生免疫球蛋白的浆细胞的克隆数量增加(多发性骨髓瘤)。

基因对血浆蛋白质合成的影响：临床上可能以蛋白质缺乏、蛋白质增加或蛋白质功能障碍的形式体现，如蛋白质可能不被合成(如遗传性 IgA 缺陷)、合成时有结构缺陷而不会从细胞中释放(如遗传性 α_1 抗胰蛋白酶缺乏)、分泌结构相似但功能无活性的变异体(如遗传性血管神经性水肿中的 C1 酯酶抑制剂)。

18.1.10 血浆蛋白的诊断意义

单次测定：在一些临床问题中，测定特定血浆蛋白的浓度或活性为疾病的诊断提供了重要帮助，如怀疑全身炎症时检测 CRP、血管内溶血时检测结合珠蛋白、肺气肿时检测 α_1 抗胰蛋白酶。

另外，为了排除某些疾病，血浆蛋白浓度是否正常也具有重要的鉴别诊断价值。

血浆蛋白谱：血浆蛋白谱对特定疾病具有鉴别诊断价值。

监测：在疾病进程中(急性症状)或治疗过程中，疾病进程中的血浆蛋白浓度及其变化可提示疾病的活跃度、严重程度和可能的并发症。此外，还具有指示痊愈时间点的重要预后意义。

18.1.11 适应证

血浆蛋白测定的重要适应证见表 18.1-3。

表 18.1-3 血浆蛋白测定的重要适应证

适应证	血浆蛋白
急性和慢性肝病、水肿	白蛋白
儿童早期肝硬化、成人肺气肿	α_1 抗胰蛋白酶
慢性酒精中毒	糖缺失转铁蛋白
遗传性血管性水肿、毛细血管渗漏综合征	C1 酯酶抑制剂
免疫复合物病	补体 C3、C4
急性时相反应	C 反应蛋白
- 病毒诱导	血清淀粉样蛋白 A
非病毒性急性肝炎、Wilson 病	铜蓝蛋白
溶血性疾病	结合珠蛋白、血红素结合蛋白
动脉粥样硬化风险	脂蛋白(a)、载脂蛋白 A-Ⅰ、载脂蛋白 B
乳糜微粒血症	载脂蛋白 C-Ⅱ
高脂蛋白血症Ⅲ型	载脂蛋白 E
GFR 为 30～80 mL/(min · 1.73 m^2)	胱抑素 C
重病患者或饥荒地区的蛋白质和能量营养状况	视黄醇结合球蛋白、转甲状腺素蛋白、白蛋白
过敏诊断	IgE
体液免疫缺陷	IgM、IgG、IgA
慢性、活动性、胆汁性或酒精性肝病	IgM、IgG、IgA
炎症和自身免疫性疾病的免疫激活程度	新蝶呤
储存铁降低(低铁蛋白)的铁转化率、血色素沉着病	转铁蛋白和(或)转铁蛋白饱和度

18.1.12 分析前阶段

由于血管内的血浆蛋白比例较高，在血液采集前或采集过程中可能会发生浓缩效应，将导致蛋白浓度假性升高。例如：在采血前如果让患者站立 15 min 以上，所测得的值高于卧位患者的值；血液采集过程中静脉闭塞达 3 min 以上。样本应在当天测定。若不能，在 −70℃深度冰冻不可行的情况下，4℃保存反而比 −20℃效果更好。20℃保存 36 h 后许多蛋白质受损被破坏，测定时蛋白的浓度假性下降。免疫比浊法测定蛋白血清和肝素锂血浆中的检测结果是具有可比性的[10]。

18.1.13 检测方法

原理：免疫化学方法用于检测血浆蛋白。为了测定未知的血浆蛋白浓度，使用定量的特异性抗体（参见 52.1.4.1）。确定所形成的免疫复合物是否可以以可溶形式被检测的关键因素除待测定的血浆蛋白的浓度外，还包括血浆蛋白与抗体浓度的比例（Heidelberger/Kendall 曲线，参考图 52.1－5）。

在抗体过量时，形成可溶性免疫复合物。免疫复合物浓度的测定采用散射比浊法或透射比浊法。

在免疫散射比浊法中，来自氦氖激光的光线通过比色杯并被免疫复合物分散，这个散射光然后通过透镜系统聚焦在探测器上。检测器的电信号与光散射强度成正比。血浆蛋白浓度值可以根据校准曲线通过光散射信号得出。动态散射比浊法检测血浆蛋白是间隔很短时间测量一次散射光的变化，而终点法则允许反应一段确定的时间后检测（如 15 min 或 30 min）。通过进一步添加血浆蛋白或抗体，观察是否符合 Heidelberger/Kendall 曲线的斜率。在这种情况下，如果继续添加血浆蛋白则测量信号增加或者如果添加抗体则不会引起测量信号变化。

在免疫透射比浊法中，通过将血浆蛋白添加至抗体和含催化剂的缓冲液中形成可溶性免疫复合物，根据限定反应时间原则进行动态检测。经过一段确定的时间后检测 334 nm 或 340 nm 波长处的吸收增加。

血浆蛋白质检测的校准物统一采用 BCR/IFCC/CAP RPPHS 参考物质（也称为 CRM 470，现称 ERM－DA470）。

如果特异性抗体与胶乳颗粒结合（胶乳增强检测法），免疫散射比浊法和免疫透射比浊法检测的检测上限（约 10 mg/L）可以增加 10～100 倍。

18.1.14 质量保证

自从采用了 BCR/IFCC/CAP RPPHS 参考物质，血浆蛋白测定的准确性已得到了提高[11]。表 18.1－4 列出了该参考物质中的血浆蛋白的参考值。ERM－DA472/IFCC 已被认证为 CRP 的参考物质，继承 ERM－DA470，也被称为 ERM－DA470k/IFCC，以同样的质量重制并加入 CRP 和 β_2 微球蛋白[12]。

表 18.1－4 ERM 参考物质中的血浆蛋白[12]

ERM－DA470/IFCC	
－ 白蛋白	结合珠蛋白
－ α_2 巨球蛋白	IgA
－ α_1 酸性糖蛋白	IgG
－ α_1 抗胰蛋白酶	IgM
－ C3c	转铁蛋白
－ C4	转甲状腺素蛋白
ERM－DA472/IFCC	
－ C 反应蛋白（CRP）	

18.2 总蛋白

Lothar Thomas

总蛋白（TP）测定基于以下前提：① 在测定方法中血清或血浆中每一种蛋白与其他蛋白都以相同的方式进行反应；② 所有的血浆蛋白都是纯多肽链，其分子量组分中含氮量约为 16%；③ 蛋白质是和牛血清白蛋白作比较，牛血清白蛋白在测定中作为校准品。

18.2.1 适应证

适合以下的症状、情况和疾病：炎症、蛋白尿、水肿、多尿、慢性肾病、慢性肝病、慢性腹泻、恶性肿瘤、传染病易感性增加、骨痛、部位不明的风湿症状、淋巴瘤、内出血和外出血、妊娠术前期和手术后期、单克隆丙种球蛋白血症、休克、烧伤、重症监护者、血红蛋白急性降低的观察。

18.2.2 检测方法

双缩脲比色法是测定血浆总蛋白的定量方法。用于尿液、脑脊液（CSF）和其他体液中总蛋白的测定方法有很多。最可靠的方法是通过酸沉淀蛋白后的双缩脲测定方法；脑脊液和尿液中总蛋白的测定方法还有染料结合法，特别是考马斯亮蓝法及散射光技术也已被应用。

双缩脲法：原理为，双缩脲反应的基础取决于蛋白中存在的肽键。蛋白质溶液在弱碱环境下和二价铜离子反应，铜离子和羧基上的氧原子、蛋白质肽键上的酰胺氮原子结合产生有色的络合物。这个反应的发生条件是含有至少两个肽键（三肽）。氨基酸和二肽不反应。所得到的紫色的深浅随着肽键的数量呈线性变化，因此在一定范围内产物颜色的深浅和蛋白质浓度相关。双缩脲试剂包括硫酸铜、酒石酸钾钠、碘化钾和氢氧化钠。在碱性环境中，二价铜离子在溶液中作为酒石酸盐复合物，碘化钾可以防止二价铜离子的自发还原。

双缩脲比色法目前还没有标准化，试剂组成的摩尔浓度经过了多种方法的修改，但双缩脲比色法仍被视为候选的参考方法[1]。牛血清白蛋白被推荐为总蛋白定量的校准品。在手工测定中，一份血清样本加入 50 份双缩脲试剂，室温孵育 30 min 后于 546 nm 下，测定样本与标准品，以双缩脲作空白对照，按吸光度计算蛋白浓度。

考马斯亮蓝法[2]：原理为，在微酸性缓冲液中，染料考马斯亮蓝 G250（CBB－G250）本身的最大吸收峰在 465 nm 处。CBB－G250 能与蛋白质迅速结合，形成蛋白质-染料复合物，此时的最大吸收峰变为 595 nm。此方法对低浓度蛋白质的测定有良好的线性相关性。主要适用于尿液和脑脊液中总蛋白的定量。

比浊法：原理为，脑脊液、尿液等蛋白质含量较少的体液中加入三氯乙酸，变性的蛋白质散射短波长的光，可测量的光散射信号与特定范围内的 TP 的浓度成比例。比浊法主要适用于脑脊液[3]和尿液[4]中总蛋白的定量。

18.2.3 标本要求

血清、血浆(肝素)、尿液、CSF、抽出液：1 mL。

18.2.4 参考区间(表 18.2－1)

表 18.2－1 总蛋白的参考区间(g/L)

血清/血浆	成人[5]	66～83	
	儿童[6]	女	男
	－1～30 天	42～62	41～63
	－31～182 天	44～66	47～67
	－183～365 天	56～79	55～70
	－1～18 岁	57～80	57～80
尿液	＜0.15		
CSF	0.2～0.4		
抽吸液	参见第 47 章		

该数值为第 2.5 和 97.5 百分位数

18.2.5 临床意义

本节仅限于血清和血浆中 TP 水平的临床解释。关于尿液中 TP 的评估参见 12.9，CSF 中 TP 参见第 46 章，血管外液中 TP 参见第 47 章。

血清总蛋白偏离参考区间提示存在异常蛋白血症或是水和电解质平衡紊乱导致的低蛋白血症或高蛋白血症的征兆。

从鉴别诊断而言，通过血清蛋白电泳和血细胞比容这两个附加项目的测定，可区分和鉴别某些症状。

电泳方面，异常蛋白血症患者伴血清蛋白电泳区带图形的异常迁移而血细胞比容无变化。

脱水和水中毒会导致血清蛋白质浓度相应地增加或减少，但血清蛋白电泳蛋白条带不会发生变化，而此时血细胞比容则是异常的。

18.2.5.1 低蛋白血症

低蛋白血症最常见的是原因是白蛋白减少，较少是因为抗体合成的干扰(表 18.2－2)。低蛋白血症典型的临床症状包括体腔内发生水肿和积液。低蛋白血症可能是由于：蛋白质合成障碍、蛋白质营养不良、蛋白质吸收障碍、蛋白质丢失综合征、稀释性低蛋白血症。

18.2.5.2 高蛋白血症

高蛋白血症比低蛋白血症罕见，这是由于一旦球蛋白增高，白蛋白会相应调节性减少。因此，在高球蛋白血症中，总蛋白浓度长时间保持在参考区间内。临床患者样本中大约 3.5％存在超过 80 g/L 的高蛋白血症。

只有明显的单克隆丙种球蛋白病、严重的慢性炎症和一些自身免疫性疾病(如自身免疫性肝炎)会引起明显的高蛋白血症(表 18.2－3)。

表 18.2－2 可能引起低蛋白血症的疾病和状况

疾病/状态	临床和实验室检查
合成障碍 －抗体缺陷综合征(ADS)	抗体合成发生障碍时，临床上可证实为先天性和短暂性 ADS。但是也有直到成人才发病(晚期表现型)的患者或继发于其他原发疾病。
－血白蛋白缺乏症	与家族性或者肾病综合征有关的罕见病症。家族性低白蛋白血症临床上更少见。
－严重肝脏损害	肝实质细胞受到严重损害的患者的总蛋白浓度为 40～50 g/L，例如病毒性肝炎的暴发期和中毒性肝损伤，白蛋白浓度下降到 15 g/L。肝硬化和急慢性肝炎患者，总蛋白浓度一般是正常的。
蛋白缺乏性营养不良：绝食、精神性的厌食、胃肠道肿瘤、营养不良导致的儿童生长发育障碍	营养不良造成低蛋白血症(包括饮食缺乏和不良饮食习惯)的主要原因是长期少量或没有动物性蛋白的饮食。总蛋白在几天内不会下降，但经过几星期后会减少，这是由于一开始可以得到血管外的白蛋白池的补充。当白蛋白下降至 2/3 时，总蛋白浓度会下降。蛋白质和热量的缺乏常会引起消瘦。恶性营养不良病和面粉相关的营养不良只和蛋白质缺乏有关。总蛋白不适用于作为早期营养不良的指标。
吸收障碍综合征	在慢性腹泻(乳糜泻、食物过敏、双糖酶缺乏症、黏稠物阻塞症、选择性 IgA 缺乏症)引起的肠道疾病中，由于蛋白质的吸收障碍和肠道蛋白质的丢失会引起低蛋白血症的进行性发展。在腹泻急性期，总蛋白浓度为 30～40 g/L。出现临床症状前往往血清蛋白含量已经降低了，偶尔还会发现无丙种球蛋白症患者。
蛋白质丢失综合征 －肾小球肾炎伴蛋白尿、肾病综合征	由于蛋白尿引起的低蛋白血症。然而，外源性蛋白丢失并不一定导致低蛋白血症。原因是不同患者可能存在个体化差异，有部分患者会发生代偿性的肝脏合成白蛋白的增加，而另一部分患者白蛋白的降解速率则会升高，如肾病综合征。
－渗出性肠病	在渗出性肠病(溃疡性结肠炎、克罗恩病、Ménétrier 综合征、结肠息肉病和憩室病、淋巴引流异常)中，蛋白质渗出至小肠，血清总蛋白的浓度约为 30～50 g/L。和肾病综合征相反蛋白质的丢失是非选择性的。因此，红细胞沉降率一般会保持正常或仅仅轻微升高。确证实验是通过注射静脉内 ^{51}Cr 标记的蛋白后，测定粪便中的放射性活性。在健康人的粪便中，不会测出超过 1％注射的白蛋白。
－皮肤病	烧伤、渗出性湿疹和大疱性皮肤病等引起总蛋白的丢失。症状和肠道蛋白丢失类似。在大疱性皮肤病中，大疱中蛋白质的组成和血清当中的基本相同。
－腹水、胸腔渗出液	在这些情况下可能会发生低蛋白血症，特别是渗出液反复渗出的时候。
－长期血透患者	总蛋白的减少是由于白蛋白的持续丢失。
假性低蛋白血症	输液治疗、多饮、妊娠及生理状况或治疗引起的血管内容积扩张有关，如在妊娠期会降低大约 50％。
出血性贫血	急性外部出血时，由于蛋白质和红细胞常一起丢失，TP 通常降低。出血 12～24 h 后，红细胞数开始下降，低于参考范围下限，48～72 h 后下降至最低，2～4 周后恢复正常。4～6 h 后总蛋白浓度开始低于参考下限，12～24 h 下降至最低，1～3 周后恢复至原来水平。溶血性贫血时，总蛋白不降低；急性内出血，如胃肠道出血，总蛋白仅轻微下降[7]。

表 18.2-3　可能引起高蛋白血症的疾病和状态

疾病/状态	临床和实验室检查
多发性骨髓瘤，Waldenström 巨球蛋白血症	这些疾病可以发生高蛋白血症。但是血清蛋白质浓度的升高相对出现较晚。在有针对性的实验室检测中，只有约 10% 的多发性骨髓瘤患者在做出诊断的同时伴有蛋白质浓度的升高（>80 g/L）。轻链骨髓瘤患者可伴有低于正常的总蛋白浓度。
慢性炎症性疾病	慢性炎症中的高蛋白血症是由于 γ 球蛋白的升高引起的，但 TP 浓度很少大于 90 g/L。这些疾病包括自身免疫性肝炎、活动性结节病、某些类型的肺结核病、某些脓毒症、梅毒、麻风、疟疾、淋巴肉芽肿、血吸虫、黑热病。
肝硬化	有些肝硬化患者在疾病的代偿期会发生总蛋白的升高，这是由于 γ 球蛋白升高的程度大于白蛋白代偿性降低的程度。在肝硬化的发展期，总蛋白会逐渐降低，在失代偿期，逐渐发生低蛋白血症，其标志着腹水和水肿的发生。
脱水引起的假性高蛋白血症	蛋白质数量不变的同时发生了水的丢失而引起的血浆容量的减少。红细胞压积经常也同时升高。引起脱水的原因有腹泻、呕吐、摄水量不足、出汗、尿崩症、急性肾功能衰竭多尿期。

18.2.6 注意事项

血液标本采集：样本采集时，患者应取仰卧位，因为采用直立体位总蛋白浓度可升高 10%，对于进行性水肿患者，这种差异更明显。静脉采血时止血带压迫静脉时间超过 3 min，总蛋白浓度可上升 10%。剧烈运动后，立即采血，总蛋白浓度可上升 12%。

血清或血浆样本都可用于测定总蛋白。由于纤维蛋白原的缘故，血浆平均总蛋白浓度高于血清（献血者中有 2.5 g/L 的差异，非住院患者 3.6 g/L，住院患者 4.6 g/L。伴 CRP>50 mg/L 的住院患者会有 6.6 g/L 的差异）[8]。患者采血时不必空腹。

检测方法：双缩脲试剂的配方有很多种。大致可分为两组[9]：① 低浓度 NaOH(0.1～0.2 mol/L) 和高浓度 $CuSO_4$ 溶液(10～30 mmol/L)；② 高浓度 NaOH(0.5～0.8 mol/L) 和低浓度 $CuSO_4$ 浓度(4～6 mmol/L)。这种配方试剂空白低，但线性范围最高只能达到 1.4 g/L。

双缩脲法与一些氨基酸、二肽和其他物质形成与 Cu 形成 5 元或 6 元环的配合物。这些复合物比肽类和蛋白质（粉红色）具有更高的最大吸收峰（蓝色）[10]。

干扰因素：如下。

- 输注溶液：含有蛋白质的输注溶液（如氧化聚明胶及通过尿素桥交联降解的明胶多肽）会和双缩脲试剂产生不同程度的反应，这取决于所用的双缩脲试剂。缩合葡萄糖如葡聚糖及糖溶液如葡萄糖、甘露糖、山梨醇、果糖，也会加深颜色反应，从而造成假性蛋白质浓度的升高。另外，葡聚糖会引起浊度的增加。羟乙基淀粉和合成物质如聚乙烯吡咯烷酮等并不参与反应[9]。
- 其他干扰物质：铵盐（存在于酶制剂中）会使蛋白质发生沉淀而使测定结果假性降低。三（羟甲基）氨基甲烷会引起总蛋白浓度的假性升高，因为它会同时与双缩脲试剂产生和蛋白质相似的显色反应。
- 溶血：0.8 g/L 的血红蛋白浓度引起 2% 蛋白质浓度升高[11]。如用牛血清白蛋白作为标准品，由于其中球蛋白参与双缩脲反应，所以每毫克血红蛋白会引起 2 mg 蛋白质浓度的升高。
- 脂血：明显的脂血血清标本增加了反应液的浊度会引起蛋白质浓度的假性升高。这些样本测定前需进行预处理，使之澄清。
- 胆红素：浓度大于 85 μmol/L(5 mg/dL) 可引起双缩脲反应中蛋白质浓度的假性上升，除非对样本进行空白测定（不加硫酸铜）。
- X 线造影剂：根据射线的组成不同，可引起蛋白质浓度的假性升高。
- 考马斯亮蓝法和光散射技术：双缩脲试剂和所有蛋白质的吸光系数基本上是相同的，但这不适用于考马斯亮蓝法[11]。用光散射技术时，与白蛋白相比，球蛋白的测定结果会偏低[12]。

稳定性：标本存放在密闭容器内，室温可保存 1 周，4℃ 可保存 1 个月，深度冷冻状态下可保存 1 年以上。

18.2.7 病理生理学

血浆 TP 有 100 多种已知结构的蛋白质组分组成。其中已知其生理功能的大约有 50 多种。白蛋白、α_1、α_2 和 β 球蛋白由肝实质细胞合成。γ 球蛋白即免疫球蛋白由浆细胞合成。蛋白质的半衰期短则几小时（如急性时相反应蛋白）长达 3 周（如 IgG 和白蛋白）。

肝脏对于蛋白质的合成有着重要的储备功能（白蛋白合成量的 3 倍，纤维蛋白原合成量的 6 倍）；同时，肝病发作时，翻译和转录作用通常不受影响[13]。

胰高血糖素和营养不良（由于营养成分缺乏或不良饮食习惯引起），特别是氨基酸色氨酸的缺乏，对蛋白质的合成有抑制作用。

糖皮质激素、生长激素、胰岛素和甲状腺激素对肝脏蛋白质的合成有一定的刺激作用。

肝细胞通过吞噬作用摄入蛋白质会造成肝源性蛋白质的降解。例如，去除位于碳水化合物侧链末端的 N 乙酰神经氨酸(NANA)，造成糖蛋白和肝细胞膜上去唾液酸糖蛋白受体的结合，随后糖蛋白通过胞饮作用而被内吞。

蛋白质降解有两条途径：一是酸性条件下，溶酶体中肽酶和蛋白酶的介导作用；二是中性环境下，细胞溶质中蛋白水解酶的作用。将要降解的蛋白质与存在于细胞质中的蛋白质泛素结合在一起，蛋白酶水解蛋白质形成多肽，最终变成氨基酸[14]。

肝脏蛋白质降解减少可能由以下原因引起：① 肝细胞上去唾液酸糖蛋白受体数量的减少。原因如上文所述，如在肝硬化患者常见此类情况。此类患者血浆中去唾液酸糖蛋白浓度会升高；② 蛋白质的唾液酸化作用（和 NANA 共价结合）增强，引起去唾液酸化的延迟，造成肝细胞摄入量的下降。增强的唾液酸化作用可以通过测定急性酒精性肝损害患者的 GGT 和原发性胆汁性肝硬化患者的 ALP 来体现。

非唾液酸化白蛋白降解原因尚不清楚。

血浆蛋白质的生理作用包括：维持胶体渗透压，作为脂类物质、代谢产物、激素和矿物质的载体；有些蛋白质还能起到活性酶的作用。

机体的许多异常变化会引起血浆蛋白质组分的改变（异

常蛋白血症)，但一般不会导致蛋白质浓度的异常。

血容量变化引起的 TP 浓度的变化，例如输液和严重的腹泻，可以通过同时测定血细胞比容和 TP 浓度加以区分。

血浆总蛋白浓度绝对变化是由于白蛋白的下降或免疫球蛋白浓度的升高或下降引起的。血清蛋白电泳时，α_1、α_2、β 球蛋白区带的变化不会导致明显的高蛋白血症或低蛋白血症。白蛋白浓度的绝对升高通常不会发生。

18.3 血清蛋白电泳

Lothar Thomas

血清蛋白电泳(serum protein electrophoresis, SPE)主要用于异常蛋白血症的诊断。根据血清蛋白的净电荷、等电点和分子量不同，在碱性 pH 的电场内被分离。基于医学诊断目的，蛋白被区分为：① 在醋酸纤维素介质上健康个体分为 6 条经典的区带：前白蛋白、白蛋白，以及 α_1、α_2、β 和 γ 球蛋白；② 在琼脂糖凝胶介质上健康个体可被分为 8～11 条区带；③ 使用毛细管电泳，最多可以在健康个体内分离 8 种蛋白质组分。

18.3.1 适应证

对下列患者疾病的诊断和监控：单克隆丙种球蛋白血症、急慢性炎症反应、蛋白质丢失综合征(肾、胃肠道、皮肤、渗出液和漏出液)、基于基础实验室检测结果的病理分析、红细胞沉降率升高、蛋白尿、血清总蛋白浓度升高或降低。

18.3.2 检测方法

醋酸纤维膜区带电泳[1,2]：原理为，在某些介质，尤其是醋酸纤维素膜上，血清蛋白的分区取决于电压、电内渗、分离缓冲液的 pH 和特定蛋白质的解离常数(pK 值)。样品在介质上相对于阴极和阳极的位置会影响和决定蛋白质的分离和分辨度。通常使用多样本的点样器来加样，通常置于阴极附近。蛋白质的分离在恒定电压(200～250 V)下进行，在 pH 8.2～8.6的分离缓冲液中分离时间约为 20 min。血清蛋白质向阳极迁移并分离成多个条带(区)包含白蛋白及 α_1、α_2、β 和 γ 球蛋白。区分出来的条带用蛋白质染料(Ponceau Red S, Amido Black 10B)染色；载体介质上的任何非特异性吸附的染料在洗脱液中被洗掉。染色后，蛋白质可通过电泳图上着色条带的特异性图案和这些条带的相对荧光强度来识别。通过光密度扫描透明后的醋酸纤维素载体进行电泳图定量测定。

从密度计自动打印出以下结果：每一蛋白质区带的光密度扫描结果(图 18.3-1)、百分率是代表每一蛋白质区带占整个电泳图的光密度的比例、相对于样品中总蛋白质浓度的单个条带的蛋白质浓度(单位为 g/L)。

琼脂糖凝胶电泳[3]：原理为，使用琼脂糖作为介质进行血清蛋白分离，原理与醋酸纤维素基本相同，但分离时间必须为 30～60 min。较高的电内渗可以更好地分离血清蛋白(图 18.3-2)。

琼脂糖凝胶电泳被广泛使用为分离蛋白质的基本方法。还可以通过其他技术对其进一步补充，使其能够更灵敏地分析蛋白质(例如通过免疫化学技术如免疫电泳、免疫固定电泳

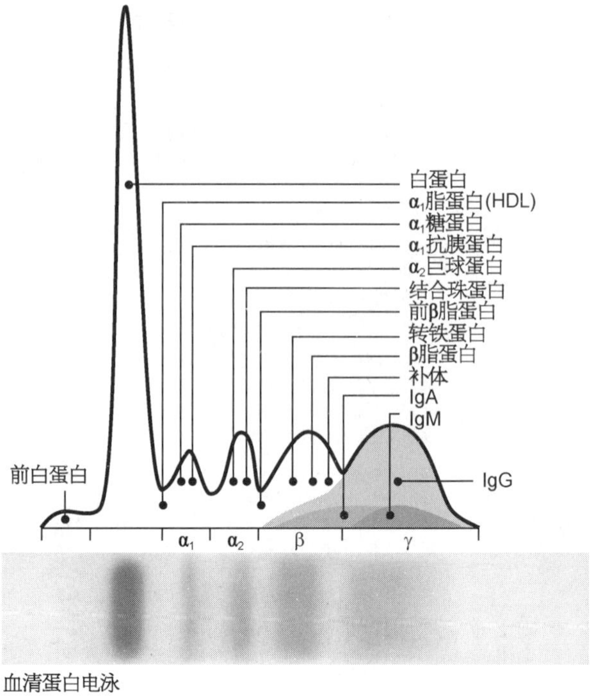

图 18.3-1 醋酸纤维素片上的区带电泳。显示了部分蛋白质条带和其中所含的蛋白质

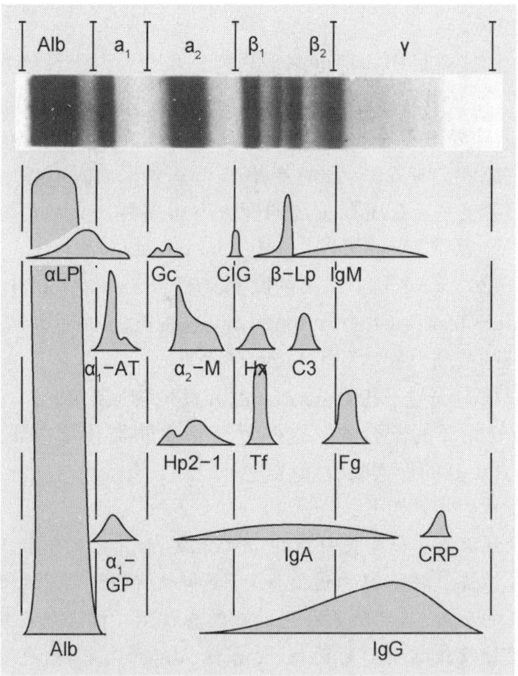

图 18.3-2 在琼脂糖凝胶电泳上分离血清蛋白质。Alb，白蛋白；αLP，α 脂蛋白；α_1-AT，α_1 抗胰蛋白酶；Gc，Gc 球蛋白；α_2-M，α_2 巨球蛋白；Hp2-1，结合珠蛋白 2-1 型；β-Lp，β 脂蛋白；Hx，血红素结合蛋白；C3，补体 3；Tf，转铁蛋白；Fg，纤维蛋白原

或通过酶法测定同工酶)。

毛细管电泳(Capillary zone electrophoresis, CZE)[4]：原理为，蛋白质的分离是在液体介质中一个窄孔径的毛细管(20～200 μm)中进行的，并对其施加了高压电势。在这个系统中，单个蛋白质的电内渗分离效果大于它们的电泳迁移率。分离发生在阴极方向上。在那里，蛋白质通过肽链的紫

外强度进行定量。在数据处理程序的帮助下，生成区域电泳类似的图谱，由以下 8 个部分组成：前白蛋白、白蛋白、α_1 酸性糖蛋白、α_2 球蛋白、血红素结合蛋白、转铁蛋白、补体和 γ 球蛋白。

18.3.3 标本要求

血清：1 mL。

18.3.4 参考区间(表 18.3－1)

表 18.3－1　血清蛋白电泳的参考区间

成人蛋白质和球蛋白占总蛋白质的百分比分布					
染色	白蛋白	α_1球蛋白	α_2球蛋白	β球蛋白	γ球蛋白
醋酸纤维素(酰胺黑)[2]	60.6～68.6	1.4～3.4	4.2～7.6	7.0～10.4	12.1～17.7
醋酸纤维素(丽春红)[5]	55.3～68.9	1.6～5.8	5.9～11.1	7.9～13.9	11.4～18.2
毛细管电泳[6]	53.1～66.4	3.2～5.7	7.5～12.4	9.0～13.7	10.3～19.6
数值为第 2.5 和第 97.5 百分位数					
白蛋白-球蛋白含量(g/L)[2]*					
区带	新生儿	婴儿<1 岁	儿童<6 岁	青少年	成人
白蛋白	32.7～45.3	35.7～51.3	33.1～52.2	40.0～52.5	35.2～50.4
α_1球蛋白	1.1～2.5	1.3～2.5	0.9～2.9	1.2～2.5	1.3～3.9
α_2球蛋白	2.6～5.7	3.8～10.8	4.3～9.5	4.3～8.6	5.4～9.3
β球蛋白	2.5～5.6	3.5～7.1	3.5～7.6	4.1～7.9	5.9～11.4
γ球蛋白	3.9～11.0	2.9～11.0	4.5～12.1	5.9～13.7	5.8～15.2
* 适用于醋酸纤维膜上丽春红染色的蛋白质条带					

18.3.5 临床意义

18.3.5.1 异常蛋白血症

异常蛋白血症是血清蛋白质组分质或量的变化，其与许多疾病密切相关。在电泳图中，通过白蛋白或蛋白质组分受损，并且表现出与疾病状态相关的增加或减少，可发现异常蛋白血症，这些蛋白质或蛋白质组分包括白蛋白、急性时相反应蛋白、转甲状腺素-转铁蛋白组和免疫球蛋白。

- 白蛋白：任何情况下白蛋白含量降低与球蛋白(α、β、γ)绝对值上升有关联，总蛋白通常保持在参考范围内。
- 急性时相反应蛋白：迁移在 α_1 球蛋白和 α_2 球蛋白间，急性炎症时可升高 50%～300%。急性肝炎、慢性活动性肝病和蛋白丢失综合征时降低。
- 转甲状腺素-转铁蛋白组：前白蛋白，也被称为转甲状腺素蛋白，迁移在白蛋白区带前；通常，50%～70%的转甲状腺素蛋白以和视黄醇结合蛋白的复合物的形式存在。空腹或重症监护导致的营养蛋白和总能量缺乏时，两种蛋白都会减少。

转铁蛋白在 β 球蛋白区带中迁移，在缺铁时升高，在蛋白质和能量缺乏状态下以及在任何急性和慢性炎症状况下降低(包括慢性疾病中贫血)。

转甲状腺素-转铁蛋白组的成员在急性和慢性炎症时下降，被称为负急性时相反应蛋白。

- 免疫球蛋白：这些蛋白质具有抗体功能，出现在 γ 球蛋白区，也有部分出现在 β 球蛋白区。免疫球蛋白的增高可被视为丙种球蛋白血症。
- 多克隆丙种球蛋白血症：是由于某些疾病激活了人体免疫系统，在电泳图形成一个宽底的 γ 球蛋白区带。
- 单克隆丙种球蛋白血症：单克隆在球蛋白带内形成一个狭窄的 M 带。M 蛋白是由单个浆细胞克隆产生过量的免疫球蛋白或免疫球蛋白片段引起的。临床上主要表现为多发性骨髓瘤或 Waldenström 巨球蛋白血症。M 蛋白位于 γ 球蛋白区带或 β 球蛋白区带中，并被称为 M 蛋白(M＝单克隆＝骨髓瘤＝电泳图中与白蛋白部分构成的 M 形)。
- 寡克隆丙种球蛋白血症：选择性增加一个或几个免疫球蛋白型或亚型和两条轻链。Ig 类或 Ig 亚类具有有限的抗体异质性。γ 球蛋白区域显示一条或几条条带(锯齿图案)。
- 单个蛋白质变化：除白蛋白、α_1 抗胰蛋白酶和 IgG 外，它们不能被醋酸纤维素电泳检测到，但可通过毛细管区带电泳更好地检测到。
- 其他条带：可能有一些条带偏离了正常的电泳图谱。这些出现在 SPE 中的频率约为 0.7%，并且是独立的，因此位于正常区带之间，或直接叠加在另一区带上。当它们的蛋白质浓度超过 2 g/L 时可被检测到。它们是由于血浆内蛋白浓度急剧增加或是电泳操作时存在某些错误而造成的。

18.3.5.2 临床相关

单凭 SPE 不能直接得出诊断，不过基于存在异常蛋白血症和电泳图谱(星座型)，可以得出以下的解释：按电泳图谱特征对某些疾病或疾病组分类、评估疾病的活动状况、监控疾病的进程。

由于单个血浆蛋白质定量测定的存在，SPE 的应用价值就大大降低了。主要用于单克隆丙种球蛋白的筛查。起初，表 18.3－2 列出的反应模式是通过 SPE 来区分的。因此，必须将具有 M 梯度和额外条带的异常蛋白血症与这些反应模式区分开来(表 18.3－3)。图 18.3－3 显示了典型异常蛋白血症的图谱。

表 18.3－2　血清蛋白电泳反应模式[7]

类型	反应模式				
	白蛋白	α_1球蛋白	α_2球蛋白	β球蛋白	γ球蛋白
急性炎症	↓	↑	↑	(↑)	0
慢性炎症反应和增生过程	↓	n	↑	n	↑
急性病毒性肝炎	↓	n	n	n	↑
肝硬化	↓↓	n	n	n	↑↑
阻塞性黄疸	↓	↑	↑	↑	↑
肾病综合征	↓↓	n	↑↑	↑	↓
恶性肿瘤	↓	↑	↑	↑	↑
γ球蛋白多发性骨髓瘤	↓	n	n	n	↑↑

表 18.3-3　具有 M 条带和其他组分(区带)或峰的异常蛋白血症[2]

疾病区带的位置和(或)原因	
前白蛋白区	如果血清保存了几周,则可能出现两条前白蛋白区带。 与白蛋白牢固结合的酸性物质(如水杨酸等药物代谢物)可能导致与快速迁移的白蛋白条带分离,其最终位置在前白蛋白区域内。 某些白蛋白同质异体型快速移动的白蛋白区带(双白蛋白血症)。
白蛋白区	缓慢迁移与杂合型白蛋白同质异形的白蛋白条带。 血清被重金属如铜污染后的迁移较慢的白蛋白区带。 过量青霉素非肠道治疗后的迁移较快的白蛋白区带。 明显的高胆红素血症,通常在阳极前部位置增长,而不是一条额外的区带。 单克隆免疫球蛋白(非常少,文献未达成共识)。
α_1 区	M 蛋白(非常少见或尚未发现)
α_2 区	明显的血管内溶血,由于结合珠蛋白-血红蛋白复合物的存在,在阴极端可能出现其他条带。 M 蛋白(非常少见)。
$\alpha_2\beta$ 间区	M 蛋白(少见)。 由于血管内或体外溶血(如因采血)而产生的游离血红蛋白;其他条带为淡红色。 如果血清样本不是放在支持介质的阴极端而导致蛋白变性时,可产生类似双 α 条带。 M 蛋白(单克隆免疫球蛋白或游离轻链)。
β 区	脂蛋白浓度异常升高(高胆固醇血症),β 区阴极端可能产生的一条额外区带。 第二常见的 M 蛋白位置是在 β 区内。通常该条带代表单克隆 IgA。
β-γ 间区	分离血浆时(肝素、EDTA、柠檬酸盐抗凝)因纤维蛋白原而造成的额外条带,如在透析患者和重症监护患者中。 瓦尔登斯特伦巨球蛋白血症中的 M 蛋白。在和单克隆丙种球蛋白血症相关的淋巴网状内皮细胞系统疾病中常见。 M 蛋白的第三常见位置是在 β～γ 之间的区域。
γ 区	M 蛋白最常见的部位,特别是在 IgG 型多发性骨髓瘤的病例中。在瓦尔登斯特伦巨球蛋白血症中,如果在介质的阴极端加样,那 M 蛋白出现在 g 区的阴极端甚至在点样处是经常的。 高浓度的免疫复合物可导致轻至中等强度的额外区带(如在免疫复合物病患者中,也见于肝硬化、心血管疾病和肿瘤患者)。 另外,在陈旧的血清样本中的免疫球蛋白降解产物和高浓度的血浆扩张剂也能引起额外的条带。此外,单克隆抗体治疗也可能导致微小的 M 蛋白。

18.3.6 注意事项[8]

标本要求:应该使用血清,因为血浆中的纤维蛋白原会导致在 β 球蛋白区内形成额外区带。

参考区间:SPE 没有标准化。丽春红染色的醋酸纤维薄膜电泳和 CZE 具有基本可比的参考区间。

毛细管电泳:CZE 相比醋酸纤维素薄膜电泳和琼脂糖凝胶电泳具有以下优点:极低的不精密度[4,6]、CZE 和免疫比浊法的白蛋白的定量检测结果非常相似[4]。

α_1 抗胰蛋白酶(AAT)缺乏:如果评估是基于较低的参考区间值(表 18.3-1),则不应将 CZE 用于 AAT 缺乏筛查。在一项研究中[9],以≤0.21 g/L 为切点,其中 86%的人是 ZZ 基因型,29%是 MZ 基因型(另见 18.5)。

溶血血清:在 γ 球蛋白区的阳极部分产生一个微小的峰。

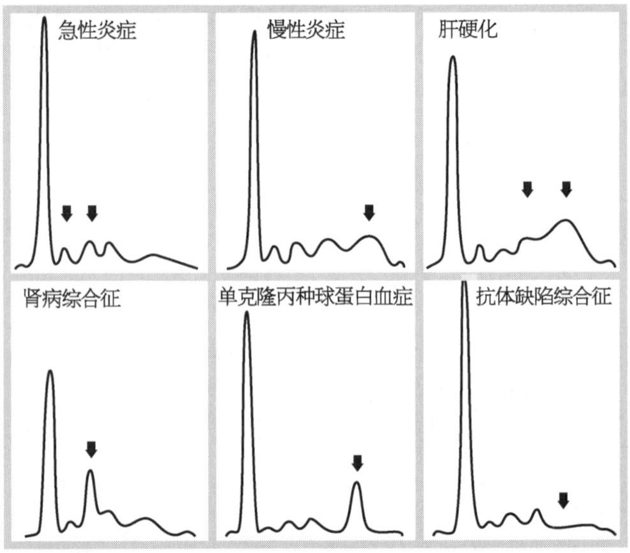

图 18.3-3　典型异常蛋白血症在醋酸纤维膜电泳中的扫描图谱[2]

CZE 和单克隆丙种球蛋白血症检测:CZE 比醋酸纤维素薄膜电泳(灵敏度 74%)和琼脂糖凝胶电泳(灵敏度 86%)在检测单克隆丙种球蛋白血症方面更敏感。不过与免疫固定电泳相比,诊断灵敏度仅为 95%[10]。

用 CZE 检测以下蛋白质的相关问题[11]:① 低浓度的单克隆 IgA(总 IgA 低于 3.2 g/L)。被 CZE 漏检的单克隆 IgA 迁移至 β 球蛋白区并且隐藏在 C3 或转铁蛋白区带下;② 低浓度的单克隆 IgM(总 IgM 低于 2.1 g/L);③ 血清游离轻链;④ 单克隆 IgD;⑤ 具有高等电点的单克隆 Ig 在 γ 球蛋白区的阴极部分迁移很容易在琼脂糖凝胶电泳中检测到,但在 CZE 中可能检测不到。

SPE 在单克隆丙种球蛋白血症中的特异性:血清蛋白电泳中 M 蛋白或低丙种球蛋白血症的存在可以诊断单克隆丙种球蛋白血症。然而,隐藏单克隆免疫蛋白的其他区带很少出现。实验室必须通过扩展分析(验证试验)来验证此类电泳图,并额外进行免疫固定电泳检测。一项研究显示[12],5 992 个 SPE 中有 13.2%必须进行验证试验。如果这样做,会检测到许多以 M 蛋白作为单克隆丙种球蛋白病的唯一评估标准时漏检的单克隆丙种球蛋白血症(表 18.3-4)。

表 18.3-4　异常血清蛋白电泳的验证试验(n=5 992)[13]

异常血清蛋白	验证例数	免疫固定电泳阳性数
总数	790(13.2%)	341(43%),包括 9 个游离轻链
M 蛋白	169	169(100%)
其他条带	206	112(54%),包括 4 个游离轻链
未知的其他条带	263	47(18%)
低丙种球蛋白血症(<5.5 g/L)	85	10(12%),包括 5 个游离轻链
β 区升高(16～19 g/L)	10	1(10%)
α_2 区升高(≥14 g/L)	48	2(4%)
宽或额外的 α_2 区	9	0

单克隆抗体治疗对 SPE 的干扰[13]:治疗使用的单克隆抗体包括人鼠嵌合免疫球蛋白如利妥昔单抗(美罗华)、司妥昔

单抗、英夫利昔单抗(瑞米凯德)、西妥昔单抗(爱必妥),以及人源抗体如曲妥珠单抗(赫赛汀)、韦伐单抗(阿瓦斯丁)、阿达木单抗(修美乐)。在治疗过程中,这些 IgG κ单克隆抗体浓度可以达到约 100 mg/L 或更高。它们可以通过免疫固定电泳和 CZE 进行检测,在 SPE 中可以在 γ 球蛋白区的中间部分迁移,而利妥昔单抗和曲妥珠单抗则在 γ 球蛋白区域的阴极区域迁移。

停止治疗约 3 个月(5 个半衰期)后,患者体内检测不到治疗性单克隆抗体。

稳定性:血清样本保存在密闭容器中,室温下可稳定 1 天,4℃可储藏 1 周。

质量保证:在实验室中,质控血清和人类血清是可比的,通过检测质控来控制日间精确度和准确度。

18.4 白蛋白

Lothar Thomas

白蛋白是有机体中最重要的结合和转运蛋白。其生理功能包括:

- 维持血管内胶体渗透压的平衡。
- 结合和运输代谢产物、金属离子、胆红素、游离脂肪酸、磷脂、氨基酸、激素(类固醇激素、甲状腺激素)、药物等。
- 通过水解白蛋白为外周组织提供一个氨基酸库。
- 血浆中主要的抗氧化剂。
- 结合和去除细胞再生过程中产生的物质。

白蛋白测定的临床意义:

- 在血清中用于血清异常蛋白血症的诊断。
- 在尿中用于早期肾损伤诊断,尤其是糖尿病和高血压(见 12.9)。
- 在脑脊液中用于检测血脑屏障功能障碍(见第 46 章)。

以下部分仅限于描述血清中白蛋白的重要性。

18.4.1 适应证

包括蛋白丢失(肾病综合征、烧伤、渗出性肠病)、水肿状态的诊断监测、老年人和住院患者的预后,以及多发伤患者和重症监护患者的死亡率、发展中国家营养状况指数。

18.4.2 检测方法

免疫散射比浊法或免疫透射比浊法、溴甲酚绿或溴甲酚紫法[1]。

18.4.3 标本要求

血清、肝素抗凝血:1 mL。

18.4.4 参考区间(表 18.4-1)

表 18.4-1 血清白蛋白的参考区间(g/L)[2]

成人	≤60 岁	35~53
	>60 岁	34~48
	>70 岁	33~47
	>80 岁	31~45
	>90 岁	30~45
儿童	新生儿	35~49
	1 岁	36~50
	2~20 岁	37~51

数值为第 2.5 和第 97.5 百分位数

18.4.5 临床意义

只有血清白蛋白浓度下降才有临床意义。基于白蛋白水平绝对升高的高白蛋白血症不会发生。低白蛋白血症可能是由以下原因引起的[3]:白蛋白合成减少(如肝功能异常)或低蛋白饮食、血管外部分的扩张(如毛细血管渗漏、脓毒症和休克)、丢失进入"第三空间"(如水肿、腹水和胸腔积液)、向外部丢失(如肾病综合征、烧伤和渗出性肠病)、急性时相反应(白蛋白合成调控下降,有利于急性时相反应蛋白上升。白蛋白是一种负急性时相反应蛋白)、妊娠期(血浆量增加了 40%)、先天性白蛋白合成缺陷。

血清白蛋白浓度也被视为全球性的粗略的个人健康和营养状况的指标。尤其适用于老年人和慢性患者。这并不令人意外,因为在许多临床疾病中白蛋白的浓度都会降低(表 18.4-2)。在大型流行病学研究中,白蛋白与许多健康相关因素有关。尽管这些研究的结果可能部分不一致,但它们确实表明社会人口、生活方式和疾病相关因素与低白蛋白血症相关[4]。

表 18.4-2 与低白蛋白血症相关的疾病和状态[2,3]

疾病/状态	临床和实验室检查
妊娠	由于在怀孕期间血浆容量平均增加 40%,血清白蛋白浓度持续下降。尽管白蛋白质量绝对增加 20%,但在妊娠末 1/3 期,白蛋白浓度比妊娠前 1/3 期低约 20%[5]。白蛋白代谢在妊娠期间升高,并随着妊娠的持续时间而增加。
急性时相反应	白蛋白是一种负急性时相反应蛋白,在急性反应期会代偿性降低。除了合成减少之外,以下其他机制也很重要:向间质间隙转移、血液稀释、分解代谢增加和由于急性时相反应蛋白浓度升高导致的血浆渗透压增加。通过血清蛋白电泳或 CRP 测定可以确定是否存在炎症导致的低白蛋白血症,肿瘤诱导的炎症反应也会引起低白蛋白血症。
多克隆和单克隆丙种球蛋白血症	慢性炎症伴多克隆丙种球蛋白血症会引起低白蛋白血症。这也适用于存在 M 蛋白的多发性骨髓瘤,与这种疾病相关的白蛋白下降表明预后不良。
肝硬化	肝硬化患者常存在低白蛋白血症。一方面,由于血浆免疫球蛋白浓度增加导致渗透压升高,另一方面白蛋白丢失进入第三空间,导致白蛋白降低。肝功能与白蛋白浓度无关。在这些患者中,酒精引起白蛋白合成急剧下降。在肝硬化中,白蛋白浓度与疾病的严重程度无关;然而白蛋白水平低于 30 g/L 表明预后不良。在急性肝损伤中,白蛋白浓度可能长时间保持正常水平,直到实质细胞严重受损时才会下降[6]。在肝硬化中,因为肝功能受损,白蛋白的功能活性显著降低。另外,白蛋白浓度的降低导致进一步的肝功能损害。这两个原因合并在一起会降低存活率[7]。
蛋白质营养不良	在老年患者和发展中国家人群的流行病学研究中,白蛋白和(或)视黄醇结合球蛋白和(或)转甲状腺素蛋白被用作蛋白营养缺乏症的指标。根据一项扎伊尔饥饿儿童的研究[8],白蛋白浓度<16 g/L 是濒死的最佳指标。
术后死亡率	除了各种心血管指标之外,白蛋白浓度低于 40 g/L 是 75 岁以上心脏手术患者死亡率增加的术前危险因素[9]。

续 表

疾病/状态	临床和实验室检查
急性损伤	急诊患者入院后白蛋白浓度低于 34 g/L 的死亡风险是高水平患者的 2.5 倍[10]。
HIV 感染	血清白蛋白是 HIV 病毒感染妇女生存的一个预测指标。白蛋白浓度低于 35 g/L 的女性患者比白蛋白浓度高于 42 g/L 的女性患者的医疗问题多 5 倍，且 3 年生存率明显较低[11]。
危重患者	低蛋白血症常见于重症患者。死亡的患者白蛋白浓度低于好转的患者，这就是为什么白蛋白是急性生理和慢性健康评估评分(APACHE Ⅲ)的标准之一。低白蛋白血症被认为是由分解代谢增加、合成减少和毛细血管渗漏引起的。另一个原因是半衰期的缩短，而这预示着白蛋白合成的速率增加。例如，在一项研究中，危重症患者的白蛋白血浆半衰期从正常约 19 天降至 11.8(10.8～12.9)天[12]。
无白蛋白血症	如果血清白蛋白浓度在 0.001～10 g/L 的范围内时，应怀疑有无白蛋白血症(MIM 103 600)或特发性低白蛋白血症。人群的发病率低于 1/100 万。无白蛋白血症是一种遗传性疾病。患病必须同时遗传父母双方的异常等位基因。总之，迄今为止已检测到白蛋白基因编码区和其内含子-外显子连接处的 13 个不同基因缺陷[13]。无白蛋白血症是一种异质性等位基因疾病，具有纯合子或复合杂合子遗传模式。最常见的原因是由于在核苷酸 c.228 - 229 和第 3 外显子第 91 和第 92 碱基处的纯合性 AT 缺失，即所谓的 Kaysei 突变[14]。 症状轻微，患者具有轻度水肿、乏力和由于脂质的运输功能失调导致的胆固醇和磷脂升高的高脂血症。γ 球蛋白的代偿性增加保持了血浆胶体渗透压的稳定。由于 LDL 胆固醇浓度升高，动脉粥样硬化可能会发生进展。

18.4.6 注意事项

与免疫散射比浊法和免疫透射比浊法相比，溴甲酚绿测定法结果偏高一些。但在肝素锂血浆中的浓度比血清中的浓度低约 10%[15]。

如果测试者不是处于仰卧状态或坐位至少 15 min，由于血液浓缩的原因，白蛋白浓度会有 5%～10%的上升。

18.4.7 病理生理学

白蛋白的分子量为 66.3 kDa，在肝脏中合成，是在这种大小的血浆蛋白中唯一没有碳水化合物链的。每天的合成速率范围是 150～250 mg/kg；这需要 12%～20%的肝脏合成蛋白质能力[16,17]。

白蛋白的功能域如图 18.4 - 1 所示。白蛋白的 N 末端部分是二价形式的过渡金属(如铁、钴、镍和铜)的结合位点。N 末端由天冬氨酸-丙氨酸-组氨酸序列组成，且不稳定。在低氧血症时(如在急性心肌梗死中)产生自由基并发生酸中毒。在这些条件下白蛋白被修饰(缺血修饰白蛋白，IMA)，并且结合的过渡金属被释放[18]。

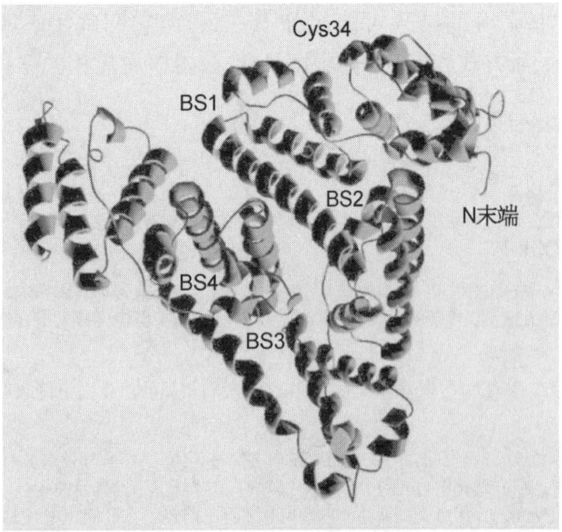

图 18.4 - 1 白蛋白结构和功能域

IMA 的浓度根据它在白蛋白钴结合试验中对钴的结合力来测定。IMA 比正常白蛋白结合的钴量更少。

除了结合金属，白蛋白还参与运输脂肪酸、作为抗氧化剂，并具有解毒能力。这些性质归因于半胱氨酸 34 的巯基残基(图 18.4 - 1)。在卒中、肝功能衰竭或自发性细菌性腹膜炎患者中，白蛋白治疗可改善临床症状。这种效应可能是由于白蛋白的抗氧化和解毒性质所致[7]。

白蛋白合成减少因素如下：肝细胞外液的血浆渗透压增加、可利用的氨基酸的减少、IL - 6 诱导的急性时相反应蛋白合成的刺激。

甲状腺素、糖皮质激素和合成代谢类固醇对白蛋白的合成会产生刺激作用。

人体中处于不断循环中的白蛋白池的含量为 3.5～5.0 g/kg，相当于体重 70 kg 的个体中含量为 250～350 g。其中 35%～40%位于血管外，大部分位于皮肤和肌肉中。肝脏本身只能储存大约 0.3 g。由肝细胞合成的白蛋白通过肝静脉进入循环。血管内到间质间隙循环的量约为每天合成的白蛋白量的 10 倍，再通过淋巴管回收。

和直立体位相比较，如果仰卧时间大于 30 min，白蛋白浓度会下降大约 15%。

白蛋白的半衰期为 19 天。每日通过扩散进入胃肠道约 15 g，通过肾脏排泄约 15 g。白蛋白的分解代谢和其他血浆蛋白一样，在许多组织中进行，尤其是通过毛细血管内皮细胞的连续胞饮作用。在低白蛋白血症时，虽然局部的分解代谢是正常的，但白蛋白总的分解代谢将降低。血浆白蛋白的浓度主要取决于它的分布状况，相对而言，白蛋白合成状况的影响因素要小得多。在被限制饮食至少 1 周后，白蛋白浓度才会低于正常参考下限。在蛋白质营养不良的状况下，水肿的程度和白蛋白浓度的关系不大。

白蛋白明显的向体外流失损失(如肾病综合征患者)会导致合成率增加。由于白蛋白的合成与胆碱酯酶的合成有关，白蛋白丢失的患者血清中胆碱酯酶的活性增加。不会发生白蛋白浓度的绝对值增加。白蛋白水平的升高常见于假性高白蛋白血症(如脱水)。

许多药物都能与白蛋白结合。因此，低蛋白血症可能与药物的游离药理活性部分的增加有关。与白蛋白结合非常牢固的药物有例如苯妥英和丙戊酸。在这些患者中，尽管药物剂量不变，但低蛋白血症可导致药物作用增强。白蛋白与药物的结合能力也可能发生改变，例如在肾功能不全的情况下，白蛋白对苯妥英和水杨酸的结合能力降低。

白蛋白遗传结构的变异可被血清蛋白电泳检测或意外发现(如在测定甲状腺激素时)。例如,在家族性白蛋白异常高甲状腺素血症中,FT_4正常的情况下总 T_4升高。根本原因是异常的白蛋白与 T_4的结合能力增加。

18.5 α_1 抗胰蛋白酶

Lothar Thomas

18.5.1 引言

α_1 抗胰蛋白酶(AAT)属于丝氨酸蛋白酶抑制剂家族,也称为丝氨酸蛋白酶抑制剂。这些抑制剂与丝氨酸蛋白酶如弹性蛋白酶、胰凝乳蛋白酶、胰蛋白酶和凝血酶形成不可逆的复合物并因此失活。因此,AAT 也被称为 α_1 蛋白酶抑制剂(α_1-Pi),由 *SERPINA1* 基因编码。已知有超过 100 种 AAT 遗传变体。AAT 缺乏症通常在慢性阻塞性肺疾病(COPD)、肝脏疾病或在某些国家对 AAT 缺乏症家族的新生儿筛查时发现。

大多数 AAT 缺乏患者遗传两个拷贝的 Pi*Z 等位基因。而杂合子个体则遗传 Pi*null(无效)等位基因中的一个,不编码 AAT,Pi*Z 等位基因杂合子和纯合子不能通过表型来区分。因此,Pi ZZ 和 Pi Znull 基因型的患者都归入蛋白 Z 表型[1]。

与 AAT 缺乏相反,AAT 升高没有临床意义。然而,在评估 AAT 缺乏时,必须考虑 AAT 升高的原因。

18.5.2 适应证

美国胸科学会/欧洲呼吸学会(ATS/ERS)建议出现以下列情况时检查 AAT 缺乏:COPD 患者、哮喘、无法解释的肝脏疾病和坏死性脂膜炎,存在持续的呼吸困难的患者,AAT 缺乏症患者的兄弟姐妹。

18.5.3 检测方法

AAT 缺乏症有 3 种诊断策略:① 血清 AAT 浓度的测定。如果浓度低于某个临界值,则认为是 AAT 缺乏的表型;② 通过 AAT 的表型来确定变异体模式。这种方法的缺点是不能鉴定 Pi*null 等位基因,因为在该变异体中蛋白质不合成;③ *SERPINA1* 基因分型[丝氨酸蛋白酶抑制剂,进化枝 A(α_1 抗蛋白酶、抗胰蛋白酶),成员 1]。

如果 AAT 浓度低于特定的临界值,一些实验室不会对 AAT 类型进行分类,而是立即对 AAT 进行基因分型。

AAT 浓度:血清蛋白电泳:位于 α_1 球蛋白区的蛋白当中,AAT 是一种主要被蛋白染料着色的蛋白质。在纯合 AAT 缺乏中,α_1 球蛋白区带可能显著减少或缺失。但正常的 α_1 球蛋白区带并不能排除 AAT 缺乏。放射免疫扩散、免疫散射比浊法、免疫透射比浊法原理见 52.1.5。

蛋白酶抑制剂(Pi)能力[3]:原理为,根据患者样本中的 AAT 浓度,向胰蛋白酶催化的反应中添加患者血清,来抑制先前添加的确定量的胰蛋白酶的活性。在反应中,残余活性的胰蛋白酶从添加的底物(苄基-精氨酸-对硝基苯胺或甲苯磺酰-甘氨酰-赖氨酸-4-硝基苯胺乙酸盐)中释放对硝基苯胺;在 405 nm 处通过分光光度法测量该反应产物吸光度的增加。Pi 的能力主要通过治疗方面来确定。

AAT 表型的分类:在 3.5~5.0 pH 梯度的聚丙烯酰胺凝胶中使用等电聚焦(isoelectric focusing,IEF)测定患者的 AAT 表型。AAT 的变异体(亚型)在 pH 梯度中的迁移,最终显示出不同的条带模式。在具有致病意义的 100 个 Pi 变异体中必不可少的 Z0(null)、ZZ 和 SZ,可以很容易被鉴别出来[4]。这些模式显示出不同迁移率的多个条带,反映出不同的 AAT 糖基化。结果解释受到标本放置时间和储存条件等人为因素的影响。

AAT 基因型的分类:从 EDTA 全血中提取基因组 DNA,PCR 后进行熔点分析。引物用于包含 Z 等位基因和 S 等位基因的基因[5]。大多数分子检测的商业化试剂都可以检测常见的 AAT 变异体 Pi*S 和 Pi*Z。然而还有 30 多种与 AAT 缺乏相关的变异体未被检测。

18.5.4 标本要求

- AAT 浓度(血清):1 mL。
- Pi 能力(柠檬酸盐血浆):2 mL。
- DNA 分析(EDTA 全血):5 mL。

18.5.5 参考区间

AAT 浓度[6]	0.9~1.8 g/L* (18~35 μmol/L)
α_1-Pi 能力[3]	1.4~2.4 kU/L

*数值为第 5 和第 95 百分位数。单位换算:mg/L×19.6=μmol/L

18.5.6 临床意义

AAT 主要由肝细胞合成,但也可由单核细胞、肺泡巨噬细胞和粒细胞合成。血清浓度取决于基因型。

18.5.6.1 AAT 浓度上升

在急性时相反应期间,AAT 浓度通常最多增加至 3 倍。在鳞状细胞癌和腺癌患者中 AAT 浓度>5 g/L。除肺结核之外,其他肺部疾病中不会出现这种程度的高浓度 AAT[7]。怀孕期间和服用口服避孕药时,也可能会出现 1~2 倍的浓度增加。

18.5.6.2 AAT 缺乏

AAT 等位基因是常染色体共显性遗传的。已经发现了 100 多种遗传变异。具有 6 个亚型 M1~M6 的 Pi*M 是正常等位基因,存在于超过 90%的正常人群中。正常亚型通过 DNA 中单个碱基的替换产生的不同的氨基酸来区分。PiMM 表型与正常的 ATT 浓度和抑制效力相关。

AAT 缺乏症的临床症状涉及肺、肝和皮肤。以下症状表明可能存在 AAT 缺乏症:无法解释的 COPD、肝炎病毒标志物阴性或非酒精性肝病、坏死性脂膜炎。

图 18.5-1 展示了诊断 AAT 缺乏症的流程[13]。

大多数患有 AAT 浓度降低和 COPD 或 AAT 缺乏引起的肝脏疾病的患者是纯合子 PiZ*、S 和 Z 等位基因(PiSZ)杂合子或是具有一个无效等位基因。

全球约有 340 万人(每 1 500~10 000 人中有 1 例,视人群而定)患有严重的 AAT 缺乏,1.16 亿人是 Pi*Z 等位基因或 Pi*S 等位基因的携带者,欧洲的发病率最高[8]。存在以下区别:

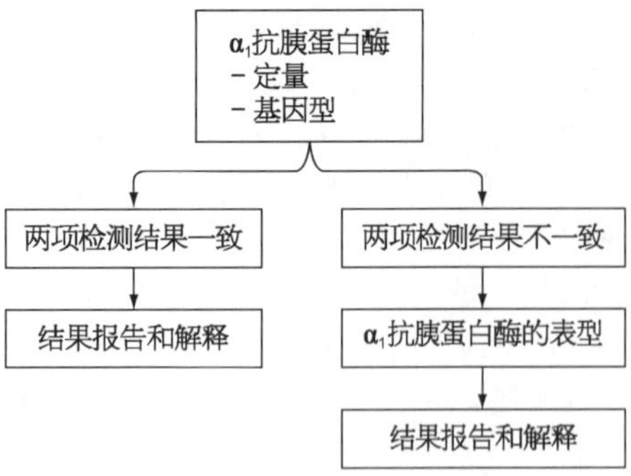

图 18.5-1 AAT 缺乏症的诊断法则(经允许转载自参考文献[13])。如果需要对 AAT 缺乏进行诊断性检测,实验室的第一步是定量检测 AAT,如果浓度低于 1.1 g/L,则进行基因分型。对于非 S 基因型和非 Z 基因型,AAT 浓度应高于 1.0 g/L。对于 Z/非 S 型和 S/非 Z 杂合型基因型,AAT 浓度应高于 0.70 g/L。对于 ZZ 基因型和 SS 基因型的预期浓度低于 1.0 g/L 和 0.70 g/L。如果定量检测和基因分型的结果不一致,则应进行表型分型以寻找罕见的变异体

- 由于纯合子(PiZZ)或杂合子(PiSZ)或无效等位基因导致严重 AAT 缺乏的患者在其生命的第三至第五个十年中患 COPD 的风险增加,而在老年时患慢性肝病的风险增加。
- 轻至中度 AAT 缺乏的患者 COPD 风险较低。这与 AAT 缺乏相关等位基因杂合子有关。例如 PiMZ(相比 PiMM 的 OR 值为 2.31)或 Pi*S 等位基因[9]。后者在许多欧洲人群中比 Pi*Z 等位基因更常见。一些选定的 AAT 变异体的特征列于表 18.5-1。

表 18.5-1 AAT 缺乏症和相关疾病

基因型	AAT(g/L)	COPD 风险	肝病风险
ZZ	≤0.30	非常高	高
ZZero	≤0.30	非常高	未知
MZ	≤1.0	可能升高	可能升高
MZero	≤1.0	未知	无风险
SZ	≤0.70	升高	可能升高
Zerozero	无法检出	非常高	无风险

许多患者检测不到 AAT 缺乏并且从出现初始症状至明确诊断之间的平均间隔时间为 8 年。诊断时患者平均年龄为 46 岁,并且因其症状至少已经向医生咨询了 3 次[8]。总体而言,仅有约 5%的 AAT 缺乏相关病例被确诊,因为许多患者没有症状而仅有 1%的 COPD 患者存在 AAT 缺乏[1]。

18.5.6.3 AAT 浓度的检测

确定 AAT 浓度的筛查切点是诊断 AAT 缺乏的一个重要标准。参考区间下限不应该用作筛选的切点,因为 PiMM 型和 ATT 缺乏相关基因型的蛋白质浓度会发生重叠。AAT 浓度超过 1.0 g/L 通常可以排除严重 AAT 缺乏症[8],但可能会漏诊一部分轻度 AAT 缺乏症患者,这部分患者也存在 COPD 的风险。例如,在一项瑞士的空气污染和成人肺部疾病的队列研究(SAPALDIA)中[9],AAT 浓度≤1.13 g/L 时,检测出了 95%的 AAT 变异体(包括所有有临床意义的变异体)。不同 AAT 浓度分类的亚组中患者的基因型分布见表 18.5-2。

表 18.5-2 AAT 浓度和 SERPINA1 基因变异体[9]

AAT(g/L)	变异体
1.03~1.13(包含 1.13)	86.5%含有 PIMM
0.93~1.03(包含 1.03)	53.5%含有 PIMM
0.83~0.93(包含 0.93)	54.9%含有 PIMS
0.73~0.83(包含 0.83)	76.4%含有 PIMZ

根据一项瑞典研究,1 639 名新生儿中有 1 名患者 ZZ 表型[10],而美国一项研究则为 1/5 097[11]。这些患儿的 AAT 浓度降至低于 PiMM 型平均水平的 35%,相当于低于 0.70 g/L。这同样也适用于 SZ、Szero 和 Zerozero 表型。

5%~7%的人群有与 AAT 浓度轻至中度降低(相当于 AAT 浓度<1.0 g/L)相关的缺乏相关或沉默等位基因(MZ,M0),见表 18.5-3。

AAT 浓度正常的新生儿胆汁淤积症的鉴别诊断不应排除肝脏疾病。这是由于罕见的杂合变异体导致的。因此,建议新生儿胆汁淤积并怀疑 AAT 缺乏时进行电泳分析 AAT 表型或基因型[12]。

AAT 缺乏相关等位基因的携带者中,AAT 的浓度仍然位于正常参考区间内的原因可能是由于炎症中蛋白的急性时相作用。这种情况可以通过伴随升高的 C 反应蛋白来区分。

AAT 浓度<1.0 g/L 时,使用 IFE 进行表型分型,而通过基因分型可以诊断出高达 22%的缺乏相关等位基因($M_{heerlen}$、$Q0_{amersfoort}$、$M_{würzburg}$、$Q0_{soest}$)携带者[14]。

使用高度纯化的 AAT 进行 AAT 缺乏症患者的替代治疗。治疗包括每周服用一次 60 mg/kg 的剂量。该剂量足以维持 0.3 g/L 的平均血清 AAT 浓度[15]。

表 18.5-3 AAT 缺乏的临床表现

疾病	临床和实验室检查
慢性阻塞性肺疾病(COPD)[16]	先天性 AAT 缺乏症的典型临床表现是成人严重全腺泡型肺气肿,早期以远端发病为主。也可见肺上叶弥漫分布。而支气管扩张无论伴或不伴肺气肿都不太常见[1]。AAT 缺乏诱导的 COPD 很少发生在 30 岁以前。发生 COPD 的风险比为 1.5~12,取决于杂合子或纯合子中是否存在 Z 等位基因。在正常人中,只有 1/100 具有 Z 等位基因。但是,在 COPD 患者中,存在 Z 等位基因的比例为 10%。 临床表现:呼吸困难是主要症状,但慢性咳嗽也很常见。吸烟者 COPD 通常始发于 60~80 岁,病变主要发生在肺部上部。相比之下,如果携带遗传 ZZ、Zzero 和 Zerozero,那么 AAT 缺乏的非吸烟者或轻度吸烟者在 40~50 岁期间就会患上 COPD。PiSZ 基因型的吸烟的个体患 COPD 的风险高,但通常低于 PiZZ 基因型的个体。这部分人群中 1%~3%会因为 AAT 缺乏而导致 COPD。大多数发生 COPD 的 AAT 缺乏症患者是吸烟者,大约 70%的人在 50 岁左右死亡。其中一些患者在儿童时期已经出现过肝脏疾病。严重的 AAT 缺乏患者如果既不吸烟也不接触有害吸入物质,也可能具有正常的预期寿命[17]。在 7 岁以下的儿童中,肺功能检查未发现肺部改变。根据一项研究[18],246 名住院 PiZZ 患者中,85%的吸烟者和 58%的非吸烟者患有 COPD。出现临床症状的中位年龄在吸烟者中为 40 岁,在非吸烟者中为 53 岁。吸烟者的死亡平均年龄为 53 岁,非吸烟者的平均年龄为 63.5 岁。 实验室检查:约有 10~15 个 AAT 变异体与 AAT 浓度低于 0.45 g/L 相关。Pi*Z 等位基因与 95%的病例相关。AAT 浓度≤0.30 g/L 几乎可以证实 ZZ 表型的存在。

续 表

疾病	临床和实验室检查
肝脏疾病	AAT 缺乏是最常见的先天性肝病。AAT 缺乏相关的肝损伤基于肝细胞内含体。ZZ 表型的纯合子携带者可合成 AAT，但不能从粗面内质网清除它。结果导致 AAT 聚集在携带有等位基因 Z、M_{malton} 和 S_{iijama} 的患者的肝细胞中，导致肝细胞坏死并可能导致肝硬化。 新生儿期：在此期间发生的所有肝脏疾病中约 35% 是由 AAT 缺乏引起的。ZZ 表型的纯合子携带者中有 10% 发生新生儿胆汁淤积并有多达 13% 的病例发展成肝硬化。18% 的 ZZ 表型新生儿在生命的前 6 个月内会出现肝脏疾病的证据；2 年后，25% 的这些婴儿的肝功能试验仍然会得出阳性结果（ALT、AST）[10]。这些肝功能异常者发生肝硬化的风险为 50%；25% 的儿童会在十年内死亡，2% 的儿童会较晚期出现肝硬化。与 ZZ 表型新生儿的肝病高发病率相比，儿童期和青春期肝病发生十分零散，原因可能是新生儿肝脏降解蛋白质聚集体的能力受损[19]。虽然这些婴儿的肝功能检查可能是正常的，但是由于纤维化，肝脏疾病可能会持续进展，并且可能仅在老年时才出现症状。 成人：严重 AAT 缺乏的患者中，约 20% 发生肝硬化，7% 发生肝细胞癌。在许多 ZZ 表型的成年人中，AAT 聚集体的沉淀和降解是平衡的，可能直到晚年才会发展成肝硬化。例如，20～50 岁的 PiZZ 个体中只有 2% 被诊断为肝硬化，而在 50 岁以上的患者中高达 19%[18]。有一项研究选取了在新生儿筛查项目中被确定携带基因型 PiZZ 和 PiSZ 的 30 岁人群，通过转氨酶和 GGT，研究了他们的肝功能。所有这些个体的酶活性都在正常范围内，但明显高于健康对照组的人群[20]。
脂膜炎	坏死性 AAT 缺乏性脂膜炎是一种罕见的脂膜炎，与表型 ZZ、SZ 和 SS 有关。1 000 个 AAT 缺乏症患者中有 1 人患有此病。该疾病首先涉及躯干和上肢[19]。它的特点是疼痛的皮肤结节和局部脂肪组织坏死。

18.5.7 注意事项

血液标本采集：当检测 AAT 浓度和胰蛋白酶抑制能力时，抗凝剂如缓冲柠檬酸盐、草酸钾、氟化钠或 EDTA 会导致 AAT 水平假性降低；而肝素则不会对任何一种方法产生干扰[21]。

检测方法：AAT 缺乏的患者的基因分型通过商业化的试剂仅能检测 Pi*Z 和 Pi*S 等位基因，而无法检测无效等位基因或其他罕见变异体。

参考区间：当确定 AAT 浓度切点时（低于该切点的结果需要进行进一步的基因分型和表型分型），注意必须将试剂制造商的因素考虑在内，因为各个制造商之间仍存在显著差异。在文献中报道的切点范围在 1.1 g/L 和 1.0 g/L 之间[8,9]。

18.5.8 病理生理学

AAT 是一种分子量为 51 kDa 的糖蛋白，在血浆和组织液中的浓度基本相等。除肝细胞外，其合成位点还包括肺泡巨噬细胞和单核细胞。每日合成率为 34 mg/kg，半衰期为 6～7 天。

AAT 属于丝氨酸蛋白酶抑制剂家族，包括[22]导致凝血系统释放蛋白酶失活的抗凝血酶（如凝血酶和 FⅩa）、控制补体系统活化的 C1 酯酶抑制剂及纤溶酶激活剂（PA）抑制剂（PAI）。PAI 抑制 PA，PA 将纤溶酶原转化为纤溶酶，从而激活纤维蛋白溶解。

AAT 也称为 α_1 蛋白酶抑制剂，抑制丝氨酸蛋白酶胰蛋白酶、胰凝乳蛋白酶及胰腺特异性多形核粒细胞弹性蛋白酶。弹性蛋白酶裂解结缔组织结构，如胶原蛋白和弹性蛋白。该步骤对于脓液的形成和炎症部位的液化是必需的。然而，在炎症部位周围的组织中，AAT 限制了弹性蛋白酶作用，以防止组织损伤变得太广泛。

丝氨酸蛋白酶抑制剂与其他蛋白酶抑制剂家族不同之处在于与结构急剧变化有关的复杂蛋白酶抑制方式（图 18.5－2）。例如，基因 *SERPINA1* 的突变导致蛋白质构象的改变，从而导致蛋白质仍然可以合成但不再分泌在内质网中。这导致构象障碍包括肝细胞中蛋白质聚集体的沉淀和肝细胞变性及 AAT 缺乏[22]。

AAT 主要作用于上皮细胞和浆液表面。AAT 缺乏患者肺气肿的发生是由弹性蛋白酶和 AAT 之间的不平衡引起的。不平衡是由于巨噬细胞和粒细胞释放的血小板活化因子激活

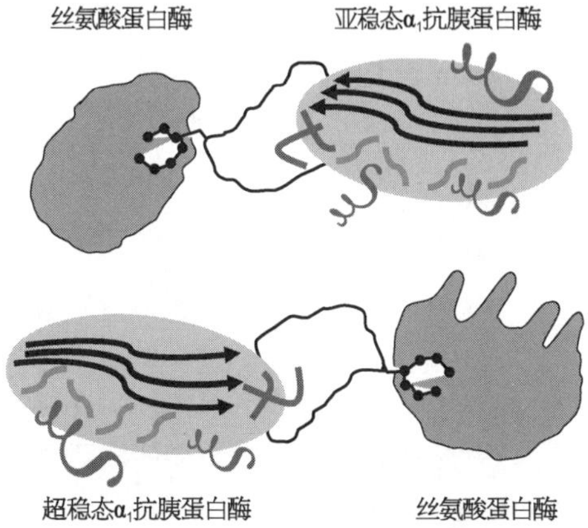

图 18.5－2 α_1 抗胰蛋白酶（AAT）导致丝氨酸蛋白酶失活[22]。粗体水平线表示 AAT 分子的折叠片状结构。丝氨酸蛋白酶失活的过程如下：
- AAT 具有维持分子亚稳态构象的反应性肽环，反应性肽环作为丝氨酸蛋白酶的假底物起作用。
- 丝氨酸蛋白酶的活性中心结合到反应性肽环上后，AAT 的亚稳态构象改变并且反应性环路像小鼠陷阱那样快速反向转动。因此，附着的丝氨酸蛋白酶被转移到 AAT 分子的另一侧，并且 AAT 分子变为超稳定状态。
- 转换了位置后丝氨酸蛋白酶/AAT 复合物的结构改变以丝氨酸蛋白酶失活和复合物被肝细胞受体识别的方式改变，并作为降解的前体加入

粒细胞；作为炎症介质，这种血小板活化因子可以刺激粒细胞释放过氧化物酶和弹性蛋白酶。

基因 *SERPINA1* 的突变体大部分对蛋白质表达和功能没有影响。然而，有几个等位基因编码的 AAT 在功能失调的情况下或是以低浓度存在于循环中。

基于它们的病理机制，疾病相关等位基因被分类为（表 18.5－4）[13]：

- 缺乏相关等位基因，如 Pi*Z。*Glu342Lys* 突变改变了 AAT 蛋白的蛋白质结构。这导致肝细胞内质网中分子的聚集和聚合，包括肝细胞包涵体的沉淀和形成。
- PiS 蛋白等位基因。*Glu264Val* 突变的蛋白质聚合，但被分泌后相对较快地从血液中消除；导致血清浓度仅为正常值的 60%。
- 无效等位基因；不产生转录子或者产生乱码或不稳定的 AAT，从而导致在从细胞分泌之前已经降解[23]。
- 功能失调的等位基因编码的 AAT 不与弹性蛋白酶结合，但与其他蛋白如抗凝血酶结合。

表 18.5-4 常见的 α_1 抗胰蛋白酶变异体的特征[25]

等位基因	突变的类型	细胞障碍缺陷	疾病相关性
正常等位基因	替换(1bp)	无	正常
缺乏相关等位基因			
- S	*Glu264Val*	细胞内降解	肺
- Z*	*Glu342Lys*	细胞内蓄积	肺、肝
- M_{malton}	*Phe52del* 或 *Phe51del*	细胞内蓄积	肺、肝
- S_{iijama}	*Ser53Phe*	细胞内蓄积	肺
- $M_{heerlen}$	*Pro63Leu*	细胞内降解	肺
- $M_{procida}$	*Leu41Pro*	细胞内降解	肺
- $M_{mineral\ springs}$	*Gly67Glu*	细胞内降解	肺
缺失相关等位基因			
- $Q0_{granin\ falls}$	*Tyr160X*	mRNA 缺失	肺
- $Q0_{ludwigshafen}$	*Ile92Asn*	蛋白缺失	肺、肝
- $Q0_{hong\ kong}$	*Leu318LeufsX17*	细胞内蓄积	肺
- $Q0_{isola\ di\ procida}$	外显子 2～5 中 17 kb 缺失	mRNA 缺失	肺
功能障碍相关等位基因			
- F	*Arg223Cys*	弹性蛋白酶抑制缺陷	肺
- Pittsburg	*Met358Arg*	抗凝血酶活化	易出血
- $M_{mineral\ springs}$	*Gly67Glu*	弹性蛋白酶抑制缺陷	肺
- Z*	*Glu342Lys*	弹性蛋白酶抑制缺陷	肺、肝

*有关抑制分叶核粒细胞的弹性蛋白酶活性的功能障碍

具有 PiSS 表型的个体始终产生足够的 AAT，因此不会表现出严重的 AAT 缺乏症，并且临床症状很少出现。

Pi*Z 等位基因的携带者的特征是 AAT 浓度降低和多形核粒细胞弹性蛋白酶抑制能力降低。这导致弹性蛋白酶活化不受限制和 COPD 的进展。AAT 的 Z 变异体具有不稳定的构象，导致几种 AAT 分子的聚合和肝细胞包涵体的形成。

因此，Pi*Z 等位基因携带者的肝脏疾病不是由于 AAT 缺陷，而是 AAT 异常聚合导致的。粗面内质网中 AAT 分子的β链构象改变，导致整个分子变得不稳定。结果，第二个 AAT 分子的肽链能够结合到第一分子的结构中形成二聚体(图 18.5-3)。整个过程可以复制，导致聚合物的形成，不再从内质网释放并且沉淀。由此产生的包涵体会被降解。肝细胞坏死的进展取决于 AAT 聚集和包涵体降解之间的平衡。聚集体形成随着温度升高而增加的事实解释了为什么具有发热的 ZZ 表型的新生儿相比不发烧的新生儿更常发生肝脏疾病。

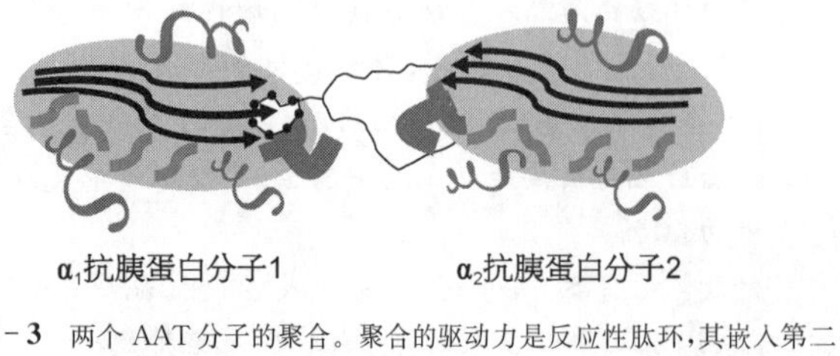

图 18.5-3 两个 AAT 分子的聚合。聚合的驱动力是反应性肽环，其嵌入第二 AAT 分子的β折叠结构中。*SERPINA1* 基因的突变改变了β折叠结构，促进 AAT 分子的反应环插入第二个分子片层结构中[24]。这导致 AAT 分子聚合

18.6 糖缺失转铁蛋白(CDT)和酒精滥用

Lothar Thomas

18.6.1 酒精

酒精摄取和重吸收：酒精是指乙醇(化学式为 CH_3CH_2OH)或乙醇的同义词。乙醇的分子量为 46 Da，密度为 0.79。如果存在其他醇类，则必须对其进行明确的鉴别和分析[1]。

酒精和酒精消耗量的计算公式见表 18.6-1：

表 18.6-1 酒精和酒精消耗量的计算公式

公式 1	饮料中的酒精含量(g/dL) = 度数(%) × 0.79。
公式 2	消耗的酒精(g) = 度数(%) × 0.79 × 体积(dL)。
公式 3	血液酒精(‰) = 酒精量(g)/kg × 0.7。
公式 4	消耗的酒精量(g) = 体重 × 0.7 × 血液酒精(‰)。
公式 5	血液酒精浓度(g/kg 或‰) = 血清酒精浓度(mmol/L) × 酒精分子量(46 Da) × 10^{-3} × 血清密度(1.026 g/kg) × 血清与血液的水分布系数(1.20)。 简化为： - 血液酒精(‰) = 血清酒精(mmol/L) × 37.36 × 10^{-3} - 血清酒精(mmol/L) = 血液酒精(‰)/37.36 × 10^{-3}

单位转换因子：mg/dL × 0.217 1 = mmol/L；mmol/L × 4.61 = mg/dL

- 饮料中所含酒精的量最常用体积百分比表示(%V)。体积百分比乘以乙醇的密度得出饮料中酒精的克数(表 18.6-1 中公式 1)。
- 以克计的酒精总量根据表 18.6-1 中公式 2 计算。
- 通过酒精消耗量计算血液酒精浓度需将体重的校正考虑进去。因为肌肉和大脑比骨骼和脂肪组织消耗更多的酒精。为了计算酒精量与体重的关系(体重 × 0.7 = 减重)，体重必须通过减少因子 0.7 来校正。校正后的体重乘以血液酒精浓度(‰)表示酒精消耗量(表 18.6-1 中公式 3)。
- 在饮酒后的几个小时内，血液酒精浓度可用于计算酒精消耗量(表 18.6-1 中公式 4)。
- 根据表 18.6-1 中的公式 5，血清酒精浓度(mmol/L)可以转换成血液酒精浓度(‰)。

饮酒前的食物摄入减少了胃肠道的酒精吸收。摄入热的含酒精饮料(热葡萄酒、格罗格酒、热潘趣酒)、酒精和糖(利口酒)及酒精和二氧化碳(香槟、长饮类)的组合后，酒精会加速起效。

在胃肠道吸收后，酒精通过门静脉输送到肝脏，并在大约 300×10^9 个肝细胞的细胞质和光面内质网中代谢。在空腹状态下消耗 0.5 L 啤酒和玉米杜松子酒(共 22 g 酒精)会导致血液酒精浓度升为 0.44‰，在 2～3.5 h 后再次降解。

18.6.1.1 酒精的代谢

肝细胞胞质中的乙醇脱氢酶将醇脱氢转化成乙醛，及通过光面内质网的过氧化物酶体中的 H_2O_2 依赖性过氧化物酶氧化成乙醛。乙醛可用于线粒体的能量生成(图 18.6-1)。酒精氧化导致 NADH 生成增加，这可能导致下列的代谢紊乱[2]：

- 高乳酸血症和代谢性酸中毒。
- 由于酸中毒导致尿酸排泄减少引起高尿酸血症。
- 随着α甘油磷酸生成的增加造成糖异生抑制，抑制三羧酸循环和脂肪酸氧化(图 18.6-1)。抑制脂肪酸氧化促进了肝脏的脂肪变性和与所有脂蛋白包括 HDL 增加相关的高脂血症。

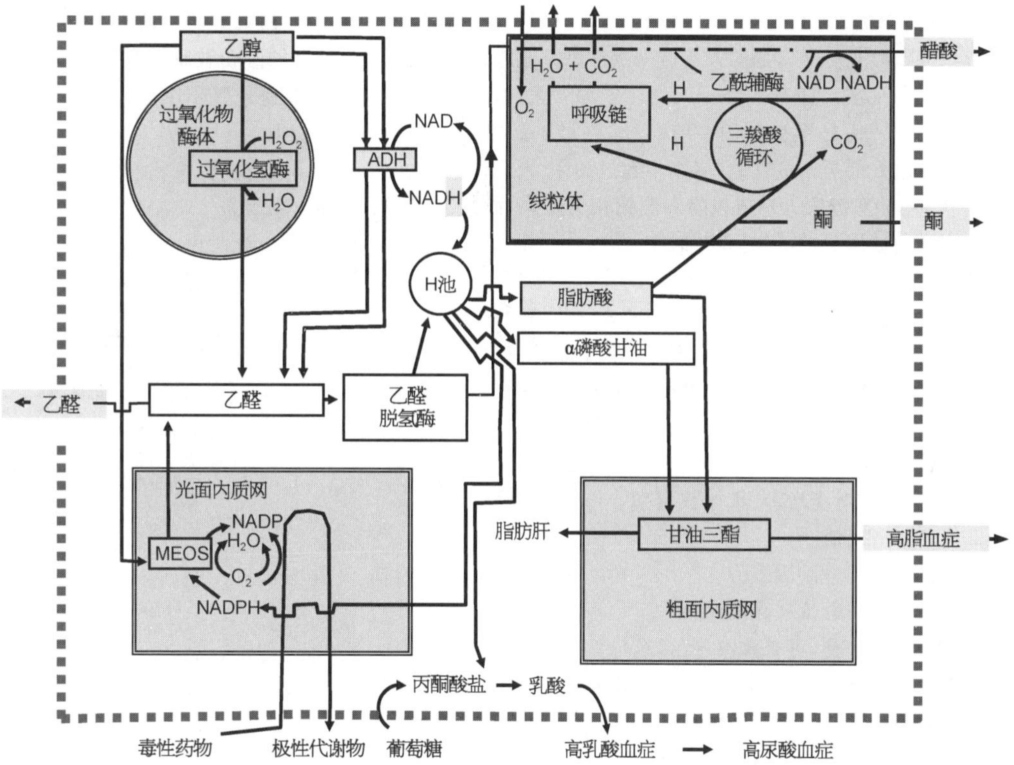

图 18.6-1 酒精在肝细胞中的两步代谢。第一步，乙醇脱氢酶(ADH)将乙醇氧化成乙醛，乙醛在第二步中降解为乙酸。最后，乙酸转化为乙酰-CoA(三羧酸循环、脂肪酸合成和胆固醇合成的起始产物)。如果血液酒精浓度超过0.5‰，则会激活另一种降解途径微粒体乙醇氧化系统(microsomal ethanol oxidizing system，MEOS)。该途径利用P-4502E1将醇氧化成乙醛。除了酒精，P-4502E1还可以氧化许多其他物质。该系统的活化随酒精摄入量的增加而增加，并导致酒精耐受性增加。这种酒精降解途径产生活性氧自由基(参见19.2)，其在肝损伤中起到一定的作用。乙醇的代谢通常导致NADH在细胞质中的积累，通过苹果酸脱氢酶介导的LD和苹果酸合成刺激的乳酸产生(图中未显示)。这两个反应均显著减少肝脏中的糖异生。渗入线粒体的乙醛抑制三羧酸循环，引起游离脂肪酸氧化减少，然后增加甘油三酯的生成。这导致高甘油三酯血症和脂肪肝的进展

每一种饮料的酒精量见表18.6-2，实验室检查的急性改变见表18.6-3。

表 18.6-2 每种饮料中的酒精净含量

饮料	酒精净含量
葡萄酒，11%，0.1 L	9 g
含汽葡萄酒，11%，0.1 L	9 g
啤酒，5%，0.25 L	10 g
混合啤酒，2.4%～5%，0.33 L	6～13 g
长饮类，38%，0.04 L	12 g
少量伏特加，38%，0.04 L	12 g

表 18.6-3 饮酒后实验室检查发生的急性改变

- 血液酒精浓度≥0.45‰时，由于酒精抑制肝脏糖异生导致低血糖症。
- 渗透压差增加，因为酒精会增加渗透压差。
- 增加阴离子间隙，因为酒精会导致酮症酸中毒。
- 乳酸酸中毒，因为在酒精性酮症酸中毒时，肝细胞对乳酸的摄取受到酮体的抑制。

18.6.1.2 酒精和药物

慢性酒精消耗会诱导微粒体乙醇氧化酶的合成[2]。例如，最重要的乙醇氧化酶细胞色素P-4502E1的活性增加5～10倍。该酶的诱导导致酒精耐受并且还影响药物代谢(图18.6-2)。例如，慢性饮酒者中甲氨基甲酸酯、戊巴比妥、普萘洛尔、安替比林、地西泮、华法林和利福平的清除率增加。细胞色素P-4502E1将许多外源物质和药物代谢成毒性代谢物。如果饮酒者摄入酒精后服用对乙酰氨基酚以减少醉酒症状，对乙酰氨基酚与乙醇竞争细胞色素P-4502E1，在酒精刺激下，细胞色素P-4502E1活性在这种情况下仍然很高，但血液酒精浓度已经降低。因此，对乙酰氨基酚与酒精之间的竞争减少，对乙酰氨基酚很快代谢形成毒性自由基。由于酒精也抑制还原型谷胱甘肽的合成，导致缺乏足够量的自由基清除剂。所以摄入2.5～4 g对乙酰氨基酚可能导致自由基引起的中毒性肝损伤。

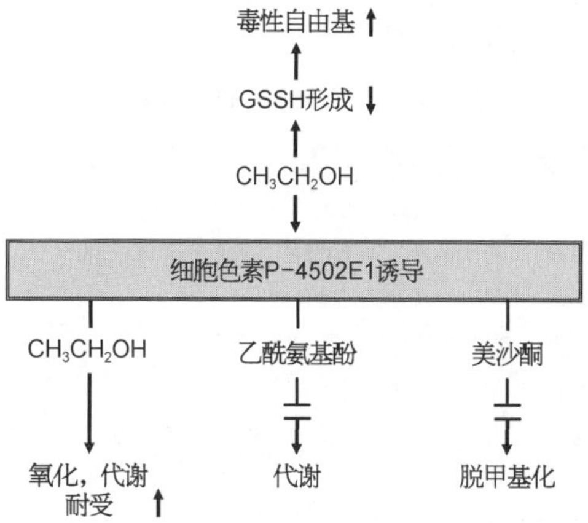

图 18.6-2 乙醇的生物化学作用。酒精消耗导致自由基形成增加和还原型谷胱甘肽(GSSH)合成减少。酒精消耗会增加细胞色素酶P-4502E1的活性，因此也会导致酒精耐受性增加。酒精消耗会抑制对乙酰氨基酚和美沙酮代谢

与慢性饮酒相反，偶尔饮酒既不会增加对细胞色素P-4502E1活性的刺激，也不会增加诸如美沙酮的药物与酒精竞争酶诱导的降解。药物成瘾者就是这样，如果在美沙酮滥用之前饮酒，则美沙酮在肝脏中的去甲基化减少，并且其在大脑中的浓度持续升高更长的时间。同时摄入酒精和巴比妥类或安定剂也会出现类似的增强效果。

18.6.1.3 酒精滥用

酗酒是欧洲和北美最严重的成瘾问题。许多国家每年人均酒精纯消耗量为5～10 L。

在美国，9%的成年人和13%的饮酒者符合酒精滥用的标

准[3]。约有10%的男性每天饮酒,21%的人平均每月饮酒60次(14 g乙醇)或更多,9%的人有过一次饮酒5瓶或以上,或至少每周饮酒一次。还有一部分人偶尔饮酒。大约3%的女性每天饮酒,6%每月至少饮酒60次,3%有过一次饮酒至少5瓶。大多数人低至中度饮酒(男性不超过30 g/天,女性不超过15 g/天)不会对健康人造成风险。酒精相关疾病、酒精成瘾和死亡率随着饮酒量的增加而增加。

饮酒的危害分为[4]:

- 风险性饮酒,与明显的健康危害相关的饮酒量。如男性每天消耗超过30 g的纯酒精(1.0 L啤酒)和女性超过20 g。
- 有害性饮酒,出现机体(酒精性肝炎)或精神方面(抑郁发作)障碍。
- 酒精成瘾,以下这些人满足标准:强制饮酒、饮酒自控力下降、酒精耐受增加、机体戒断综合征、忽视饮酒的进展、连续不断饮酒。

酗酒有以下危险因素[2]:

- 1%~4%的慢性胰腺炎病例。
- 胃肠黏膜损伤(再吸收障碍、出血)。
- 酒精性肝病(脂肪肝、肝炎、肝硬化),饮酒量低于40 g/d时肝硬化风险低,60 g/d时升高6倍,80 g/d时升高14倍,更高饮酒量时升高超过50倍[5]。
- 由于免疫系统功能障碍导致的细菌感染,它们是酒精对疾病易感性增加的重要原因。

慢性酒精滥用引起的疾病见表18.6-4。据法医调查,致命性酒精中毒的发生率高达7%,在其中检测到了2.5‰~5‰和2.5~3.5 g/kg的酒精浓度[6]。

表18.6-4 慢性酗酒诱发的疾病[8]

器官系统	疾病
肝	脂肪肝、肝炎、肝硬化
神经系统	黑视、震颤、痴呆、Wernicke脑病
心血管	高血压、心律失常
呼吸道	肺结核、肺炎、肋骨骨折
脂类代谢	高甘油三酯血症
生殖系统	男性:勃起功能障碍、性欲减退、精子功能减退 女性:月经不规律、生育力低下、继发性性征丧失
内分泌系统	假性库欣综合征、低血糖
胎儿	胎儿酒精综合征

有报道称每天适当的饮酒(酒精10~12 g/d)可降低心血管疾病的风险。在男性当中,相比不定期饮酒的人,每天适当的饮酒的人危险因素为0.65[7]。原因可能是因为HDL胆固醇增加,血栓形成倾向降低,对压力的敏感性和压力管理产生积极影响。相反,大量饮酒显著增加了急性心肌梗死的风险。

18.6.1.4 慢性酒精滥用的检测策略

检测策略分为直接和间接法[8]。直接法是鼓励患者自我报告[酒精使用障碍识别测试(AUDIT)及LAST]。间接法包括临床测试、间接问卷调查和实验室检查。现没有任何确切的临床症状、临床检查或实验室检测可以发现早期酒精滥用。

18.6.1.5 酒精滥用的实验室检查

检测酒精滥用的实验室检查应该用作个体慢性饮酒和指示急性饮酒(即复饮)的筛查标志物[9]。该筛查标志物应具有较高的诊断敏感性和特异性,并能区分偶尔饮酒和酗酒。此外,该标志物不应产生于非酒精诱导的组织损伤,特别是肝脏疾病中。

现有的标志物有助于检测过度饮酒,但并不能准确地鉴别出酗酒者。实验室检查可以得出酗酒的可能性,但必须结合病史、临床检查和直接的评估来判断。实验室检查中常见的酗酒标志物见表18.6-5。

表18.6-5 作为慢性酒精滥用标志物的实验室检测项目

参数	临床和实验室检查
乙醇	血液酒精浓度不能提供关于是否是偶尔饮酒还是慢性酒精滥用的信息。许多酗酒者在就诊前24 h内是不饮酒的,因此他们的症状无法与酒精联系起来。血液酒精浓度升高表明近期饮酒,可以通过酒精浓度与临床结果的联系来检测酒精耐受性来表明慢性酒精滥用。根据美国国家酗酒理事会(National Council on Alcoholism, NCA)的建议,如果检测出以下血液酒精含量,则应视为酗酒者: - 血液酒精浓度在1.5‰以上,没有明显的醉酒迹象。 - 任何时候血液酒精浓度超过3‰或日常体检中超过1‰。 根据血液酒精浓度对个人的酒精饱和度进行分类:0~0.5‰无酒精饱和;0.5‰~1.5‰轻度中毒;1.5‰~2.5‰中度中毒;2.5‰~3.5‰严重中毒;>3.5‰非常严重的酒精中毒。
γ谷氨酰转移酶(GGT)[8]	取决于饮酒量和饮酒持续时间,个体之间GGT上升的差异非常显著。在慢性酗酒者中,每日摄入40 g酒精就会导致GGT升高。在从不饮酒的个体中,为了达到相同的效果,每日需至少摄入60 g酒精持续5周。GGT很少在30岁以下的个体中升高,作为酒精滥用的标志物时,在女性当中的敏感性低于男性。人群中GGT水平的升高和渐进性积累与饮酒量增加有关。每天饮酒量大约40 g的人群中20%的男性和15%的女性GGT水平升高,而每天饮酒量超过60 g的人群中40%~50%的男性和30%的女性GGT水平升高。大约75%的酒精依赖者具有升高的GGT,诊断灵敏度为60%~90%。对于偶尔大量饮酒而不是慢性饮酒者的个体,GGT的诊断灵敏度为20%~50%。如果酒精摄入量很大,GGT也是慢性酒精滥用的标志。GGT有一个很严重的问题就是相关研究得出的诊断特异性很低为55%~100%。这是因为许多药物和肝脏疾病也导致GGT升高(参见1.9),GGT的半衰期为14~26天;戒酒后,4~5周后恢复到正常水平。
转氨酶[8]	急性饮酒摄入酒精3~4 g/kg,相当于血液酒精浓度3~5‰,急性饮酒可导致24~48 h内ALT和AST短暂升高。AST/ALT值高于1.5~2表明存在酒精引起的肝脏损伤。在慢性酒精滥用中,转氨酶升高的诊断灵敏度为15%~40%(ALT)和25%~60%(AST)。通常,升高程度为参考区间值上限的2~4倍。
平均红细胞体积(MCV)[8]	MCV的高低与饮酒频率和酒精摄入量相关。不过,发生巨红细胞血症的前提是每日摄入60 g酒精至少1个月。MCV的缺点是其诊断灵敏度低,为40%~50%;但其诊断特异性很高。正常MCV值意味着可以排除80%~90%慢性酒精滥用。MCV>94 fL对慢性酒精滥用的阳性预测值在男性和女性中为34.2%,单独在男性中为66.7%[10]。MCV<95 fL排除慢性酗酒的阴性预测值在男性和女性中为94.2%,单独在男性中92.0%[10]。所有酗酒者都是大细胞性贫血。慢性酒精滥用引起的MCV升高的原因是酒精抑制肠道吸收和肾小管对叶酸的重吸收并且损害叶酸依赖性的C1残基的中间代谢。C1残基,如甲酰基和羟甲基,来源于各种代谢过程,与四氢叶酸结合后转移到合适的受体上以合成各种物质(见第13章)。
CDT	参见18.6.2.5。

18.6.2 糖缺失转铁蛋白

转铁蛋白(Tf),即Fe^{3+}转运蛋白的结构通常由四个分支的每一个的末端具有唾液酸残基的两条分支碳水化合物链组成,如四唾液酸转铁蛋白是完整的Tf。每天长期连续摄入

60～80 g以上的纯酒精导致Tf糖基化缺陷。这导致缺乏一个或两个N聚糖(如二唾液酸Tf,单唾液酸Tf和无唾液酸Tf)的Tf亚型的增加(图18.6-3)。这些亚型与慢性酒精滥用相关,并且统称为糖缺失转铁蛋白(CDT)。CDT的定量测定可以用于诊断慢性酒精滥用。CDT是目前最好的间接性的生物标志物,因为与其他实验室指标相比,CDT的假阳性结果率最低。

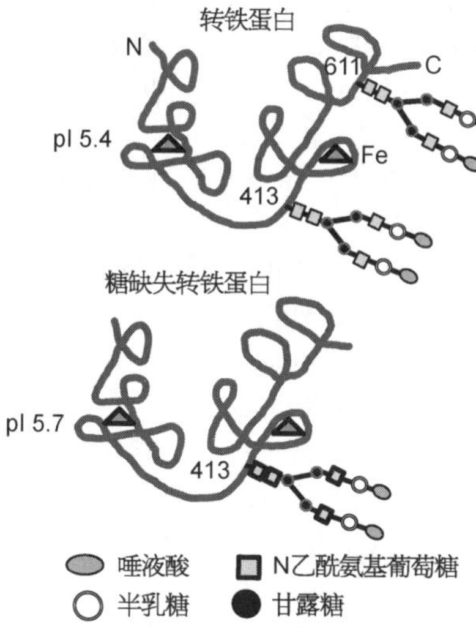

图18.6-3 转铁蛋白(顶部)和二唾液转铁蛋白(底部)的结构。转铁蛋白在每个分支末端具有两个带有唾液酸残基的分支碳水化合物链。所示的糖缺失转铁蛋白缺少一个碳水化合物链(聚糖)。该分子只有一个含两个唾液酸残基的碳水化合物链(二唾液酸转铁蛋白)

18.6.2.1 适应证

- 尽管检查呈阴性结果和(或)GGT水平正常,但仍有严重酗酒的可疑性。
- 严重酗酒的监测和治疗控制。
- 职业医学、法医学和交通医学方面关于慢性酒精滥用的证据,内科和外科的关注点。
- 酒精和药物诱导的血清GGT升高的鉴别。

18.6.2.2 检测方法

色谱和电泳:通常,色谱或电泳分析包括三个步骤:① 体外转铁蛋白结合 Fe^{3+} 位点的饱和(获得均一的转铁蛋白- Fe^{3+} 电荷);② CDT和Tf亚型的分离,使用高效液相色谱(HPLC)[11]、等电聚焦[12]、毛细管区带电泳和微柱色谱分离非CDT亚型;③ CDT亚型的定量(染色/密度测定、免疫测定、透射比浊法、散射比浊法、分子质量分析)。

结果以CDT浓度或总Tf中CDT的百分比(%CDT)来表示。

均相CDT免疫分析[13]:原理为,CDT免疫测定法基于应用特异性针对CDT亚型(缺乏一个或多个N聚糖)的单克隆抗体。在第二次免疫测定中同时测定Tf浓度。用单克隆抗CDT抗体包被的聚苯乙烯微粒和CDT包被的聚苯乙烯微粒凝集。样品中的CDT会抑制抗体包被的和CTD包被的微粒之间的反应。凝集的程度取决于样品中的CDT浓度。记录由散射比浊法测量的光散射的增加量,并基于同时测定的Tf计算CDT的百分比。

18.6.2.3 标本要求

血清:1 mL。

18.6.2.4 参考区间

色谱和电泳的绝对值,CDT浓度可以以任意单位表示,1 AU表示血清中约1 mg转铁蛋白。由于特异性的差异,不同的方法获得的结果不能相互转换。相对阈值(色谱法)为2.7%[14],相对阈值(免疫法)为2.5%[13]。

18.6.2.5 临床意义

18.6.2.5.1 CDT百分比与慢性酒精滥用:CDT是慢性酒精滥用有关的特异性最高的生物标志物。如果至少连续7天每天摄入50～80 g酒精,则血清CDT上升的概率很高。戒酒后CDT百分比降至正常参考时间内,大概需要一个半衰期约14天的时间[14]。如果酒精的摄入量稳定不变,那么CDT百分比只会轻微变化。纵向研究已经明确了,在戒酒期间CDT百分比相对于初始值会下降[16]。

CDT百分比诊断慢性酒精滥用的诊断敏感性为女性30%～50%,男性50%～70%[14]。

CDT百分比的诊断特异性>90%,显著高于GGT。因此,CDT百分比是目前是排除慢性酗酒的最佳生物标志物[14]。

18.6.2.5.2 性别相关性:已经发现CDT浓度(U/L,mg/L)与性别有关,而CDT百分比则无关[16]。

孕妇CDT浓度有上升的趋势,但是上升幅度不明显,因此并不会影响CDT的临床评估[17]。

18.6.2.5.3 CDT百分比检测的优势:在血清CDT浓度和Tf之间没有发现相关性[14]。推荐使用CDF占Tf的比例(CDT百分比)作为评估标准来修正由于电解质/水不平衡或Tf浓度增加/减少引起的偏差。与浓度相比,CDT百分比具有以下优点:

- 在饮酒正常和Tf浓度升高的个体中(如在缺铁的情况下),假阳性率低(诊断特异性高)[18]。
- 在由于急性或慢性感染、血色病和肿瘤疾病导致慢性酗酒而Tf浓度降低的个体中,假阴性率低(诊断灵敏度高)[14]。

18.6.2.5.4 GGT和CDT百分比:GGT活性和CDT百分比之间没有发现相关性。由于GGT的高诊断灵敏度和CDT的良好诊断特异性,CDT和GGT的联合测定是有意义的。

18.6.2.5.5 CDT百分比和MCV:CDT百分比和MCV之间未发现相关性。CDT百分比和MCV的联合测定没有意义,因为两者都具有良好的诊断特异性[14]。

18.6.2.6 注意事项

血液标本采集:静脉采血患者无需特殊准备;CDT不受食物摄入量或一天中的时间的影响。每日个体CDT波动为8%。

检测方法:在色谱和电泳方法中,Tf表型D导致CDT百分比假性升高,而Tf表型B导致CDT百分比假性降低。但在均相CDT免疫测定中情况并非如此,同时也不受肝病患者血清的干扰。

影响因素:CDT在很大程度上不受药物影响。双硫仑是一种用于治疗酒精依赖的醛脱氢酶抑制剂,不影响CDT。CDT百分比假阳性结果列于表18.6-6。

表 18.6-6 可能导致 CDT 结果假阳性的疾病和状态[14]

疾病/状态	临床和实验室检查
CDG 综合征	CDG 综合征即先天性糖化障碍，是没有酒精滥用的情况下 CDT 浓度升高的原因之一。它是涉及糖蛋白的碳水化合物结构合成的基因决定的广义疾病。患儿刚出生后就已经出现异常。已经发现了 CDG 综合征和慢性酒精滥用患者的血清中糖蛋白(Tf，α_1 抗胰蛋白酶和结合珠蛋白 β 链)的(不完全)碳水化合物结构存在明显的一致性。
转铁蛋白基因变异体[15]	Tf 亚型 TfC、TfD 和 TfB 的等位基因频率随着不同种族而改变。非洲黑种人、非洲裔美国人和澳大利亚土著居民除野生型 TfC 外，还携带高频率的 D 等位基因。然而，精确测量 CDT 的 D 变异体是困难的，因为二唾液酸化和三唾液酸化的 Tf 可能与 HPLC 中的四唾液酸化的 D 峰共洗脱或毛细管区带电泳(CZE)共迁移。已经有算法可以用来校正这些变异体的干扰。变异体存在的情况下，免疫法定量检测 CDT 百分比的结果偏低。野生型 Tf 中的 CDT 免疫测定/CDT 比率约为 2，而 CZE 中 B 杂合子和 D 杂合子基因型中仅约 1。因此，在法医调查中仅使用色谱法或电泳法来测定 CDT 是非常重要的。
慢性活动性肝炎	CDT 的诊断价值在晚期肝病中降低。
铁缺乏	在铁缺乏的情况下，Tf 和 CDT 浓度升高。铁替代价值降低。铁缺乏会降低正常饮酒时 CDT 的诊断特异性。
血色病	铁超负荷降低了 CDT 在酒精滥用中的诊断敏感性。肝脏铁含量与酗酒中 CDT 浓度的倒数及正常饮酒者中 Tf 与 CDT 之间显著相关。血色病患者的铁清除会导致 CDT 浓度增加。
分解代谢	精神障碍相关的分解代谢情况下，CDT 显著升高。
抗癫痫药物	已经明确了在女性中 CDT 绝对浓度和百分比有升高的趋势。然而目前尚不清楚这种趋势是否由抗癫痫药物直接诱导或由于抗癫痫药物导致的 Tf 浓度降低引起。

稳定性：血清中的 CDT 在室温下稳定 30 h，4℃为 7 天，在 -22℃下长达数月至数年；在室温下放置 3 天后 CDT 增加 25%。CDT 不受反复冻融的影响。

18.6.2.7 病理生理学

Tf 是由单个多肽链组成的糖蛋白，其含有 679 个氨基酸残基，并且在 413 位和 611 位携带两个 N 连接的碳水化合物链(图 18.6-3)。已知的 Tf 异质性原因有以下 3 种：

- 由于遗传多态性引起的氨基酸多肽链的结构的变化。通过淀粉凝胶电泳，野生型 TfC 可以与快速迁移型 TfB 和慢速的负极型 TfD 区分开来。所有的遗传变异体具有正常的铁结合能力。
- 铁的结合力。在四种亚型中，二铁转铁蛋白在 N 末端和 C 末端与铁结合，单铁转铁蛋白在 N 末端和 C 末端与铁结合，而脱铁转铁蛋白不与铁结合。N 末端具有显著的铁结合能力。
- 碳水化合物链。N 末端结构域中的两个寡糖链中分支结构不同，主要是双或三触角结构。每个触角都被唾液酸终止。

CDT 亚型主要有：唾液酸 Tf (<0.5%)、单唾液酸 Tf (<0.9%)、二唾液酸 Tf(<2.5%)、三唾液酸 Tf(4.5%~9.0%)、四唾液酸 Tf(64%~80%)、五唾液酸 Tf(12%~18%)、六唾液酸 Tf(1.0%~3.0%)和七唾液酸 Tf(<1.5%)。不同亚型的等电点取决于唾液酸残基的数量。

酒精引起的 CDT 浓度增加是由于酒精诱导的和(或)乙醛诱导的 Tf 的 N 碳水化合物链的合成缺陷，如在酗酒者血清中半乳糖基转移酶和 N 乙酰葡萄糖胺转移酶的活性较低。

18.7 铜蓝蛋白

Lothar Thomas

18.7.1 引言

铜蓝蛋白(Cp)在肝脏中合成，是一种急性时相反应蛋白，血清蛋白电泳中在 α_2 球蛋白带中迁移。肝细胞将 Cp 作为携带铜(Cu)的蛋白分泌进入循环。一个 Cp 分子结合 6 个 Cu 原子；血浆中 90%的铜以 Cp-Cu 复合物的形式存在，其作为向周围器官如脑和肾脏供应 Cu 的来源。

此外，Cp 的功能包括：铁氧化酶活性(调节铁和其他金属离子的氧化状态)，如 Cp 将 Fe^{2+} 氧化成 Fe^{3+}；抗氧化作用(影响血浆的氧化还原状态)，防止金属离子催化的细胞膜中脂质的氧化；一氧化氮(NO)的氧化及其对一氧化氮体内平衡的影响(参见 19.2)。

血清 Cp 浓度具有诊断相关的价值，浓度降低提示 Wilson 病和 Menkes 病。只是因为与尿 Cu 排泄相关血清 Cp 检测就被用于诊断 Wilson 病(参见 10.4)。

18.7.2 适应证

- 在所有可疑自身免疫性肝炎或非酒精性脂肪性肝病(non-alcoholic fatty liver disease, NAFLD)的儿童中排除 Wilson 病。5 岁以上儿童超声检测到的脂肪肝或有任何形式的急性肝衰竭，均需怀疑 Wilson 病[1,2]。
- 儿童期或青春期患者肝炎标志物阴性肝脏疾病(怀疑 Wilson 病)。
- 存在亚急性或慢性性质的锥体外、小脑或脑部症状的患者。最常见的初始症状是说话和吞咽困难(怀疑 Wilson 病)。
- 婴儿和小孩的结缔组织病的神经退行性症状和体征(怀疑 Menkes 病)。

18.7.3 检测方法

免疫法和免疫散射比浊法或免疫透射比浊法。

18.7.4 标本要求

血清：1 mL。

18.7.5 参考区间(表 18.7-1)

表 18.7-1 铜蓝蛋白的参考区间(g/L)

儿童[3]	
- 脐带血	0.05~0.33
- 第 1 天~4 个月	0.15~0.56
- 5~6 个月	0.26~0.83
- 7~18 个月	0.31~0.91
- 18~36 个月	0.32~0.90
- 4~9 岁	0.26~0.46
- 10~12 岁	0.25~0.45
- 女性 13~19 岁	0.22~0.50
- 男性 13~19 岁	0.15~0.37

续　表

成人[3]	
- 男性	0.22～0.40
- 女性	0.25～0.60
- 女性	0.27～0.66(口服避孕药)
- 女性	0.30～0.50(>50 岁,摄入雌激素); 小于 1.30(妊娠期)

18.7.6 临床意义

只有血清 Cp 浓度的降低与临床相关。但是,在评估 Cp 浓度时,必须考虑可能导致 Cp 增加和掩盖 Cp 浓度降低的疾病和状况。

18.7.6.1 Cp 浓度上升

作为炎症急性时相反应的一部分,特别是在细菌感染期间,血清中 Cp 水平可升高至参考区间上限的 3 倍。血清蛋白电泳显示 α_2 球蛋白部分增加。

绝经期间口服避孕药或雌激素的摄入导致血清 Cp 浓度增加 20%～30%,取决于摄入的剂量。怀孕期间 Cp 可升高 3 倍。

18.7.6.2 Cp 浓度下降

可能与血清 Cp 浓度降低相关的疾病包括 Wilson 病、营养性铜缺乏和 Menkes 病。

18.7.6.3 Wilson 病

Wilson 病是常染色体隐性遗传的先天性的铜代谢疾病。铜向胆汁中的排泄被延迟,并且 Cp 和 Cu 的结合受损。大多数患者主要表现为肝脏或神经精神症状。后者可能与有症状或无症状的肝脏紊乱相关。Wilson 基因 *ATP7B* 编码肝细胞中铜转运 ATP 酶存在缺陷。

已知存在 300 多种基因突变[4]:① 欧洲和北美的高加索人中,38%的 Wilson 病患者具有点突变 *His1069Gln* 或 *Gly1267Arg*;② 蒙古族中,错义突变 *Arg778Leu* 占主导地位。

ATP7B 突变分析未揭示基因型和表型之间的明确相关性。在一项研究中,57%的 Wilson 病患者两条染色体都被诊断出突变[5],而大约 15%的患者没有表现出突变;这归因于启动子区域中未检测到的突变和尚未分析的外显子。

ATP7B H1069Q 突变、神经症状的发生率和年龄之间存在关联。例如,对于 Wilson 病的 *H1069Q* 突变纯合子和杂合子或没有 *H1069Q* 突变的患者具有如下关系[6]:63%、43%和 15%的人群有神经症状,平均年龄分别为 20.9 岁、15.9 岁和 12.6 岁。

在另一项研究中[5],Wilson 病伴有神经症状的患者的年龄为 20.2 岁 ± 10.8 岁,伴有肝脏症状患者的年龄为 15.5 岁 ± 9.6 岁。神经症状的患者诊断该疾病的时长为 44.4 个月,而在肝病症状的患者为 14.4 个月。

Wilson 病的诊断:诊断依据是肝炎的临床症状和疾病的神经系统表现及实验室检查。在一项回顾性研究中[5],Wilson 病患者(伴有神经精神症状,出现角膜色素环)相关的诊断指标阳性率为(表 18.7-2)。在诊断 Wilson 病患者中发现 173 例同时患有胆汁淤积性肝病的患者,平均年龄 17 岁时主要表现为肝脏症状,平均年龄 24 岁则主要表现为神经症状。

表 18.7-2　Wilson 病患者相关指标的发生率[5]

相关指标	发生率(%)
血清游离铜高于 250 μg/L	86.6
铜蓝蛋白低于 0.2 g/L	88.2
尿铜排泄≥100 μg(1.6 μmol)/24 h	87.1
角膜色素环	92.7
肝脏中铜浓度≥250 μg/g 净重	66.3
慢性肝病的组织学标志	73.0

根据美国肝病研究协会(American Association for the Study of Liver Diseases, AASLD)的建议,Wilson 病相关的实验室检查见表 18.7-3,诊断法则见图 18.7-1[1]。实验室检测本身并不能提供诊断 Wilson 病的证据或排除 Wilson 病。在突变的基因诊断中,总的测序不覆盖整个基因。此外,肝脏 Cu 浓度在升高不明显的情况下结果也存在很多疑问[2]。

Wilson 病的临床表现:该疾病常涉及肝脏和神经系统。根据 AASLD 的建议,如果出现下列情况则需怀疑 Wilson 病[3]:儿童时期出现自身免疫性肝炎的临床表现、成人患有非典型自身免疫性肝炎或对皮质类固醇治疗反应不佳、患有非酒精性脂肪肝或检查结果指向这种疾病、伴有 Coombs 阴性溶血和低碱性磷酸酶的急性肝衰竭。

Wilson 病及其他与 Cp 水平降低相关的疾病见表 18.7-4。

表 18.7-3　根据 AASLD 实践指南的 Wilson 病诊断

证据	临床和实验室检查
血清铜蓝蛋白水平	AASLD 建议 3～55 岁之间不明原因肝病的患者检测 Cp。Cp 浓度<0.20 g/L 提示可能为 Wilson 病,必须通过进一步分析进行验证。在一项涉及 2 867 例肝病患者的研究中[5],5.9%的患者出现 Cp 浓度降低,但仅 1 例患有 Wilson 病。在另一项研究中[9],在怀疑肝脏疾病的情况下,临床医生采用"霰弹枪"法,即使对于年龄>55 岁的患者,也要求检测 Cp 及传染性肝炎和自身免疫性肝炎标志物。例如,5 023 例患者的 Cp 检测结果中 424 例 Cp 浓度<0.20 g/L,其中 8 例患者为 Wilson 病,416 例不是。Cp 阳性预测值为 8.4%,假阳性率为 98.1%。分析表明,疑似 Wilson 病需要更合理的鉴别方法,因为 Cp 水平降低还见于杂合 Cp 缺陷、肾脏 Cp 流失、渗出性胃肠病变(包括乳糜泻)、由于大面积烧伤导致的经皮肤丢失、严重肝功能不全、Menkes 病和遗传性铜蓝蛋白缺乏症。 由于 Cp 是一种急性时相反应蛋白,Wilson 病患者在炎症和感染的情况下也可以呈现正常浓度。此外,必须考虑口服避孕药和怀孕的情况。 在慢性、无症状阶段,Wilson 病患者中 5%的 Cp 水平低于正常水平,肝损伤患者中有 15%低于正常水平。在暴发性肝功能衰竭中,Cp 浓度可能高于之前的无症状阶段。
血清铜水平[1]	在血清中,超过 90%的铜与 Cp 结合。尽管 Wilson 病与铜超负荷有关,但血浆铜浓度根据 Cp 浓度的降低而降低。在慢性无临床症状阶段,铜浓度通常<11.8 μmol/L(60 μg/dL)。然而,在急性肝炎表现型和溶血情况下,尽管 Cp 浓度低,但是铜的水平较高且可能高于正常[2]。 游离 Cu:非 Cp 结合的 Cu 是诊断标准。游离铜的正常浓度<150 μg/L,而在 Wilson 病中>250 μg/L。游离 Cu 基于 Cu 浓度(μg/L)和 Cp 浓度(mg/L)计算而来。每 mg Cp 结合的 Cu 量为 3.15 μg。因此,游离 Cu 的浓度是血清 Cu 浓度与 3.15 倍 Cp 浓度之差,如 Cp = 200 mg/L,Cu = 830 μg/L。游离铜(μg/L) = 890 − 3.15 × 200 = 260。正确地执行 Cu 和 Cp 的检测方法很重要,否则可能会计算得出负值。

续 表

证据	临床和实验室检查
尿铜排泄	24 h 尿液中 Cu 的排泄反映了循环中未与 Cp 结合的 Cu。为了分析整个尿液收集的过程，必须测定肌酐和尿量。正常情况下，健康人尿中 Cu 排泄量<40 μg(0.63 μmol)/24 h。Cu 的含量应使用原子吸收光谱法检测。在出现临床症状的 Wilson 病患者中可以发现>100 μg(1.6 μmol)/24 h 的 Cu 排泄。然而，16%～23%的患者呈较低的水平[1]。因此，许多实验室已将 40 μg(0.63 μmol)/24 h 定义为阈值。在暴发性肝病过程中，可以检测到升高 10 倍的排泄率。将尿样收集在无铜容器中是非常重要的。胆汁淤积性和自身免疫性肝病中也可以发现铜排泄>100 μg(1.6 μmol)/24 h 的情况。 D-青霉胺试验[10]：这是在铜排泄低于 100 μg(1.6 μmol)/24 h 的儿童中进行的确认实验。首先，确定 24 h 尿液中的基础 Cu 排泄量。接着在接下来的 24 h 尿液收集之前口服 500 mg D-青霉胺，并且在 12 h 后的一半收集时间内再次口服给予相同剂量。超过 1 600 μg(25 μmol)/24 h 的尿 Cu 排泄量指向 Wilson 病[1]。Wilson 病的诊断灵敏度低于 100%[1]。在成人中[11]，该实验需进行适当修改。如果按照儿童的方法进行检测，则 Cu 排泄量增加 20 倍被认为是 Wilson 病的指征。
肝脏中铜的含量[1]	肝实质中的 Cu 浓度>250 μg/g 净重被认为是 Wilson 病的生化证据。肝脏的 Cu 含量通常<50 μg/g 肝脏净重；在未治疗的 Wilson 病中，通常为 250～3 000 μg/g 净重。然而，在胆汁淤积性肝病如原发性胆汁性肝硬化的情况下，结果还可以更高。在印度儿童肝硬化的患者中，最高达到了 6 000 μg/g 净重的水平。Cu 测定的主要问题是 Wilson 病后期肝脏中 Cu 的分布不均匀。在极端情况下，肝脏含有由不含铜的肝硬化损伤部分。如果 Cu 浓度为 70～250 μg/g 净重，则应进一步分析。
角膜色素环（KFC 环）	通过裂隙灯检测角膜后弹力层膜中的绿褐色环。27%～73%的患者在临床表现为孤立性肝脏型 Wilson 病时检测不出角膜色素环，但大多数表现出神经精神症状的患者会出现角膜色素环[12]。胆汁淤积性肝病患者也可能会出现角膜色素环。
遗传分析	受影响的基因 *ATP7B* 编码 Cu 转运蛋白 ATP7B。已知有超过 200 种不同的突变几乎覆盖了 *ATP7B* 整个编码区域。然而，这些突变中大多数是罕见的，只在个别患者中发现。此外，许多患者具有复合的杂合性，一个携带者的两种特性中的每一个都受到一个不同突变（如 *M769V* 与 *H1069Q* 组合）的影响。这意味着在实验室分析中将采用两种不同的多重 PCR 和 DNA 条带技术。因此，商品化的试剂可以同时检测四个欧洲范围内的共同突变 *M769V*、*W779X*、*H1069Q* 和 *P1134P-fs*[13]。

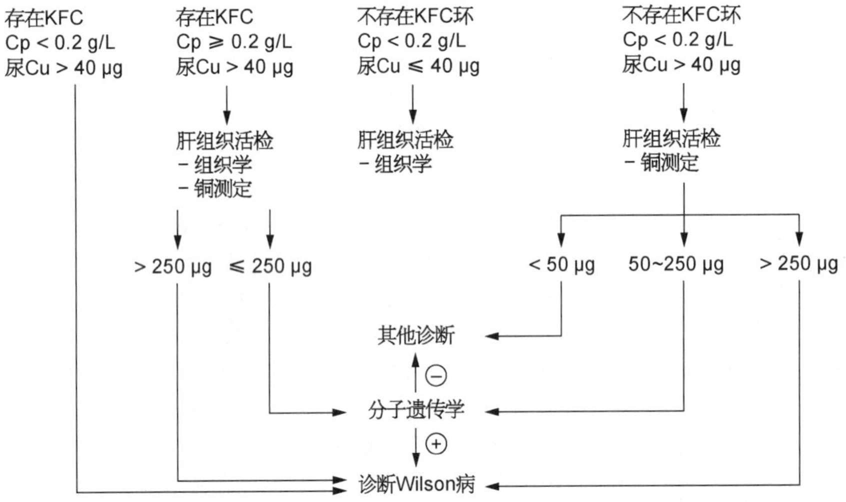

图 18.7-1 不明原因肝病患者 Wilson 病的诊断流程[1]。KFC，角膜色素环；Cp，铜蓝蛋白；尿 Cu，24 h 尿中铜排泄；肝脏组织检查中的铜含量以 μg/g 净重计

表 18.7-4 可能与 Cp 缺乏相关的疾病

疾病	临床及实验室检查
Wilson 病[1,4]	Wilson 病是一种常染色体隐性遗传的遗传性铜代谢功能障碍性疾病。估计全球患病率为 1∶(5 000～30 000)，而杂合子携带者的患病率约为 1∶90。患病个体通常是纯合子-母亲和父亲都携带一个 Wilson 病基因。 出现肝硬化、神经系统症状和角膜色素环的患者是典型的 Wilson 病，非常容易诊断。患者年龄在 5～40 岁。然而，肝脏受累的 Wilson 病患者中有 50%的诊断存在一定的挑战性，因为他们甚至不满足上述三项标准中的两项[14]。在这种情况下，诊断是基于肝脏疾病的临床症状、神经系统症状和实验室检查结果的分类来判断。 肝脏表现：肝 Wilson 病患者通常出现在儿童晚期或青春期。它们可以是无症状的，只出现肝脏扩大、转氨酶升高，或患有急性肝炎、暴发性肝功能衰竭、慢性进展性肝炎或巨结节型肝硬化。也可能会出现 Coombs 阴性溶血性贫血和急性肝衰竭。一些患者由于溶血而经历短暂的黄疸发作。在许多情况下，自身免疫性肝炎主要在儿童中被怀疑。大多数急性肝衰竭患者表现出特征性的检查结果（表 18.7-5）。 神经学表现：临床表现平均从生命的第二至第三个十年开始出现。临床表现包括肌张力障碍的运动异常、类似帕金森综合征、高张力和僵硬、舞蹈样或伪性硬化、震颤和发音障碍。
营养性铜缺乏	营养性铜缺乏导致的低色素小红细胞性贫血与缺铁性贫血相似。潜在的原因可能包括例如吸收不良或长时间的肠外营养。尽管人体当中营养性缺铜很少见，但在某些地区的绵羊中却很常见。
Menkes 病[15]	由于吸收的铜不会释放到循环中，染色体 Xq 13.3 上 *ATP7A* 基因的突变导致红细胞中铜的累积。这导致完全性铜缺乏。这种情况也被称为 Menkes 病。Menkes 病是具有神经退行性症状和结缔组织表现的多系统致死性疾病。正常的 *ATP7A* 基因编码细胞内铜向外排泄通道 ATP7A（铜转运 α 多肽）的合成。 临床上，幼儿出现智力迟钝、癫痫发作、喂食问题、皮肤松弛、关节松动、面部畸形和头发异常。通常，这些孩子不会活到 3 岁以上。 实验室检查：低血清 Cu 和 Cp 浓度。
遗传性 Cp 缺乏[3]	遗传性 Cp 缺乏症是一种常染色体隐性遗传疾病，迄今为止仅在少数家庭中被发现。身体没有 Cu 超负荷。缺陷是由染色体 3q25 上的 Cp 编码基因的突变造成的。患者可能会出现眼睑痉挛、视网膜变性、糖尿病或痴呆症。 实验室检查：通常血清 Cp 浓度低于 0.02 g/L，Cu 低于 90 μg/L(1.4 μmol/L)，尿 Cu 排泄量低于 50 μg(0.8 μmol)/24 h，肝组织 Cu 低于 50 μg/g 净重。

表 18.7-5　Wilson 病和急性肝衰竭患者的检查结果[1]

Coombs 阴性溶血性贫血
维生素 K 给药无法纠正的凝血缺陷
肾功能不全的快速进展
与嗜肝性病毒引起的急性肝炎有关的转氨酶相对平缓的上升(显著低于 2 000 U/L)
正常或偏低的碱性磷酸酶
男女比例为 2∶1

18.7.7 注意事项

检测方法：Cp 是一种不稳定的蛋白质，在血清或检测过程中很容易分解。免疫散射比浊法和免疫透射比浊法相比放射免疫法受到的影响较小[3]。应使用原子吸收法测定血清和尿铜的浓度。

稳定性：如果在 3～4 天内完成测定，可在 4℃储存。长期储存需深度冷冻[3]。

18.7.8 病理生理学

工业国家的人群每天通过上消化道摄入铜 5 mg。由于饮食中的许多成分富含铜，因此几乎没有铜缺乏症。铜在 4 h 内通过门脉循环被肝脏吸收，并且在 24 h 内 6%～8%铜与 Cp 结合出现在血浆当中。

Cp 是一种分子量为 132 kDa 的糖蛋白，其碳水化合物含量约为 9%。1 个 Cp 分子结合 6 个 Cu 原子。Cp 在肝细胞中生成 apo-Cp。Cu 原子在翻译后并入，随后与碳水化合物侧链结合。

Cu 原子与 apo-Cp 的结合通过 P1 型 ATP 酶(ATP7B)在细胞内发生，其使 Cu 保持还原态。与半衰期为 4 天的 Cp 相比，apo-Cp 的胞内和胞外半衰期只有几个小时。

体内铜的稳态是至关重要的，因为肝脏是消除肠内吸收的铜的唯一器官。这是通过排泄到胆汁中实现的。通常所有过量的铜摄入量都会排出体外，因此身体的铜储存池保持恒定不变[7]。铜不会经过肠肝循环，因为它以不可吸收的复合物的形式排入胆汁。

Cp 的生理功能包括：

- 由于其铁氧化酶活性，Cp 可以调节铁(Fe)的运输、可用性和氧化还原电势。例如，如果红细胞生成需要功能性铁，那么 Fe^{3+} 通过还原成 Fe^{2+} 从铁蛋白当中释放出来。然而，由于转运蛋白转铁蛋白只能结合 Fe^{3+}，因此 Fe^{2+} 立即被 Cp 氧化成 Fe^{3+}。此外，在与转铁蛋白结合之前，所有由肠黏膜再吸收的 Fe^{2+} 都被膜铁转运辅助蛋白或 Cp 氧化成 Fe^{3+}。
- 防止金属离子催化的膜脂过氧化作用。这种过氧化被认为是许多疾病如动脉粥样硬化或神经毒性的致病辅助因子。Cp 直接与超氧离子自由基(O_2^-)反应，或氧化 Fe^{2+} 或 Cu^{2+}，从而防止其对脂质过氧化的催化作用和细胞结构的破坏[3]。

矛盾的是，在不存在二价阳离子或在酸性 pH 条件下，Cp 从抗氧化剂变为氧化剂。例如，它被认为在单核细胞/巨噬细胞诱导的 LDL 氧化中发挥重要作用。因此，在单核细胞/巨噬细胞刺激下，越来越多的 Cp 合成可能会促进动脉粥样硬化。

肝细胞在人体的铜代谢中起着至关重要的作用。在铜与细胞内铜转运蛋白 ATP7B 结合之后，肝细胞通过介导下述过程来控制经 ATP7B 的铜吸收：使 Cu 与 Cp 的结合；在 Cp 被 Cu 饱和后，将 Cu 排泄到胆汁中。

在 Wilson 病中，Cu 转运蛋白 ATP7B 突变相关的功能障碍使细胞的 Cu 平衡受到干扰。这导致细胞内 Cu 积累。如果细胞质中的所有金属硫蛋白和 Cp 都饱和，那么游离铜就会具有毒性作用。这种毒性作用导致线粒体结构的变化、DNA 合成缺陷、蛋白质合成的改变及谷胱甘肽的减少。所有过程组合起来可能会导致肝细胞坏死和 Cu 释放。由于这些过程在大多数患者中都是缓慢进行，所以在许多情况下，该疾病的临床症状不明显。

在 Wilson 病中，肝脏可以生成 apo-Cp，但是 Cu 不会与 Cp 分子结合，并且主要积聚在肝细胞中，其次积聚在其他组织中。一般来说，在 5 岁以前不会观察到临床症状，通常在 15 岁左右发生进展。Wilson 病病程可以分为以下几个阶段[6]：

- Cu 的积累。铜在肝细胞的细胞质基质中广泛地累积。肝脏中的铜含量增加，而氨基转移酶通常正常或仅稍微升高。偶然可以在无临床症状的患者中检测到铜含量的升高。
- Cu 再分配。如果 Cu 在肝细胞的细胞质基质中已经积累到了临界阈值，则 Cu 会被再分配到溶酶体中。与此同时 Cu 也会释放到血浆中。在大多数患者中，再分配发生缓慢，因此，患者的临床症状仍不明显。在少数患者中，再分配发生的很快，大量的 Cu 被释放到血浆中。导致慢性活动性肝炎发生并可能发展为肝衰竭。肝炎或肝功能衰竭是由于大量铜释放到血浆当中导致的血管内溶血及毒性相关的肝细胞坏死引起的。从鉴别诊断的角度来看，重要的是要注意 Wilson 病引起的肝功能衰竭、与胆红素相关的 ALT 仅有轻微升高、AST/ALT 值>2 及 ALP 有下降的趋势[8]。
- 肝纤维化进展和肝外器官铜的累积。

在肝细胞中发生 Cu 再分配但临床症状不明显的患者中，早期的组织学发现门静脉肝细胞的形态学核变化和类似于酒精性脂肪肝中所见的脂肪变性。随后，肝纤维化进展为肝硬化。在肝外改变中，神经改变占主导地位。角膜色素环是该疾病的直观表现。脾肿大会导致一些患者有白细胞和血小板减少症。

18.8 结合珠蛋白/血红素结合蛋白

Lothar Thomas

18.8.1 引言

结合珠蛋白(haptoglobin, Hp)既是 α_2 糖蛋白，亦是急性时相反应蛋白，其与血红蛋白(hemoglobin, Hb)结合。Hb 富含铁，若内含铁释放则生成具有毒性的活性氧自由基。通过与游离 Hb 结合，Hp 阻止血管内溶血后铁从肾脏丢失和细胞的氧化损伤。此外，Hp 具有血管生成和抗炎作用。Hp 具有基因多态性，主要有三个不同结构的亚型：Hp1-1、Hp2-1 和 Hp2-2。Hp 亚型的分布在人群中存在显著差异。

血红素结合蛋白(hemopexin, Hx)对血红素衍生物具有高亲和力，能清除血浆中由 Hb 分解产生的血红素和珠蛋白。

Hx 仅在严重溶血时才发生反应(即无游离 Hp)。Hx 不是急性时相反应蛋白。

18.8.2 适应证

Hp：诊断和监测溶血性疾病的指标。

Hx：若血清 Hp 降至无法检测的水平，Hx 作为评价血管内溶血程度的指标。

18.8.3 检测方法

免疫检测法和免疫散射或透射比浊法，原理详见 18.1。

Hp 亚型检测：聚丙烯酰胺凝胶电泳，等电聚焦电泳。

18.8.4 标本要求

血清：1 mL。

18.8.5 参考区间

Hp 和 Hx 的参考区间见表 18.8－1。

表 18.8－1 Hp 和 Hx 的参考区间(g/L)

非表型依赖[1]*			亚型依赖[2]*	
－12 个月		0.02～3.0	成年人	
－10 岁	男性	0.08～1.72	－HP1－1	0.57～2.27
	女性	0.27～1.83	－HP2－1	0.44～1.83
－16 岁	男性	0.17～2.13	－HP2－2	0.38～1.50
	女性	0.38～2.05	Hx[3]	0.50～1.15
－25 岁	男性	0.34～2.27		
	女性	0.49～2.18		
－50 岁	男性	0.47～2.46		
	女性	0.59～2.37		
－70 岁	男性	0.46～2.66		
	女性	0.65～2.60		

*数值为第 5 和第 95 百分位数

18.8.6 临床意义

Hp 浓度升高或降低，以及 Hp 不同亚型均具有临床意义。其浓度降低提示体内溶血，而血清浓度升高与急性时相反应有关，见于炎症、感染和自身免疫性疾病。某些 Hp 亚型是系统性疾病的风险因素。

相比 Hp，Hx 更稳定地存在于血清中，唯有严重溶血性贫血时，Hx 水平才会发生变化，呈降低趋势。一般而言，若 Hp 水平降低至检测限以下，可检测 Hx。

Hx 水平升高在临床上极为少见，仅与黑色素瘤患者有临床相关性。

18.8.6.1 结合珠蛋白的临床意义

溶血反应：任何溶血性疾病，血清 Hp 水平取决于个体 Hp 亚型和破碎红细胞浓度。Hp 等位基因(*Hp1* 和 *Hp2*)频率存在全球性的差异[4]。例如，*Hp1* 分布频率从印度部分地区的 7%到西非部分地区的 70%。*Hp1* 在欧洲的分布频率为 31%～40%，在亚洲的分布频率为 20%～40%，在北美高加索人群的分布频率为 41%，在非裔美国人群的分布频率为 52%，在亚洲和东方人群的分布频率为 31%。

在德国南部 Hp 不同亚型的分布频率：Hp1－1 为 14%，Hp2－1 为 48%，Hp2－2 为 38%[5]。

由于 Hp 亚型与血清 Hp 浓度有关，因此 Hp 的参考区间非常宽泛。若无电泳分型或亚型特异性的参考区间，则无法发现轻度的慢性溶血，无法仅根据 Hp 浓度估计溶血反应的严重程度。

若进行性的炎性疾病造成 Hp 作为急性时相反应蛋白合成增加，尽管存在潜在的溶血性疾病，可能导致 Hp 浓度正常。这种情况下，C 反应蛋白(CRP)水平上升。因此，使用 Hp 诊断溶血时应同时检测 CRP(表 18.8－2)。

表 18.8－2 Hp 联合 CRP 评估溶血情况

Hp(g/L)	CRP(mg/L)	临床意义
<0.2	≤5	溶血反应、肝细胞疾病
<0.2	>5	溶血反应、急性时相反应
>0.2	>5	急性时相反应，可能存在轻度溶血反应
>0.2	≤5	正常

诊断和监测溶血性疾病的检测指标如表 18.8－3 所示。

表 18.8－3 诊断和监测溶血性疾病的检查

检查	临床和实验室检查
网织红细胞计数	网织红细胞增多见于溶血性贫血，甚至代偿性溶血。急性溶血发生后，网织红细胞计数于 24 h 内升高。与 Hp≤0.20 g/L 相比，网织红细胞对溶血反应的阳性预测值仅为 38%[16]。
结合珠蛋白	血管内溶血发生后，因 Hp－Hb 复合体半衰期仅为 8 min，Hp 浓度迅速降低。
血红素结合蛋白	只有血清中出现游离血红素时才可检测到 Hx 降低。Hx 半衰期为 7～8 h；因此，当溶血发生数小时后，Hx 才呈显著降低。
血红蛋白	血浆游离 Hb 浓度少于 20 mg/L。当红细胞中释放出约 15 g Hb(Hb 每日更迭的 2 倍)，则 Hp 的转运能力耗尽。血浆中出现游离 Hb，经肾脏排泄。浓度超过 0.3 g/L 时，Hb 肉眼可见；浓度超过 0.5 g/L 时，血浆呈黄或红色(不见于肌红蛋白血症)。严重的溶血性输血反应使血清变为红色，引发血红蛋白尿。
正铁白蛋白	正铁白蛋白是白蛋白和血红素的结合形式。其见于严重的血管内溶血，并在溶血后的 5 h 内可检测到，24 h 内保持阳性。正铁白蛋白与血清呈棕咖啡色有关，可由舒姆试验检测出[4]。
含铁血黄素	检测尿液中含铁血黄素是慢性溶血性贫血或急性溶血发作的较好筛选试验。检测尿沉渣中经普鲁士蓝染色呈蓝色的细胞团或细胞内颗粒。在急性溶血发生后 2～5 天可检测到上述现象。
胆红素	轻度黄疸是提示溶血性疾病的主要临床症状之一，也适用于因抗体引起的早期输血反应(如抗 D、c、S、Fya、K 抗体)。只有溶血率超过 5%(正常溶血率约为 1%)，胆红素才会升高。胆红素水平升高发生于溶血后的 6～12 h。除输血相关的快速反应(抗 A、抗 B)，总胆红素水平一般不超过 5 mg/dL(85 μmol/L)。
乳酸脱氢酶	乳酸脱氢酶活性升高见于阵发性溶血和溶血性输血反应期。在巨幼红细胞贫血中亦可见乳酸脱氢酶水平升高。
直接 Coombs 试验、间接 Coombs 试验、冷凝集素筛选试验、溶血素测定	直接 Coombs 试验检测结合红细胞的同种抗体(如输血反应和存在自身抗体)。一项涉及免疫性溶血患者的研究显示，造成溶血的原因：78%为温抗体，15%为冷凝集素，2%药物诱导的抗体，而双相溶血素不到 1%[17]。在自身免疫性溶血性贫血中，1%～6%的病例的直接 Coombs 试验呈阴性。假阳性结果是因体外补体激活造成(血液标本低温条件下储存，不包括使用 EDTA 抗凝血)。通过间接 Coombs 试验检测到游离抗体阳性提示严重溶血[17]。

续　表

检查	临床和实验室检查
外周血涂片	小球形红细胞症(遗传性球形红细胞增多症),椭圆形红细胞(遗传性椭圆形红细胞增多症),靶形红细胞(地中海贫血、HbC疾病),镰状红细胞(镰状红细胞贫血),嗜碱性点彩,豪焦小体(地中海贫血、镰状红细胞贫血)。
Heinz 小体检测	在存在G6PD缺陷、谷胱甘肽还原酶缺陷时呈阳性,同时血红蛋白病和氧化剂引起的毒性反应也呈阳性。
渗透脆性试验	减少:球形红细胞增多症、抗体诱导的溶血性贫血。 增加:靶形红细胞、低色素红细胞。
自身溶血试验	Ⅰ型:遗传性球形红细胞增多症、G6PD缺乏症。 Ⅱ型:丙酮酸激酶缺乏症、自身免疫性溶血性贫血。
检测 CD16b	阵发性睡眠性冷性血红蛋白尿中缺乏或降低。
DL 抗体	Donath-Landsteiner抗体引起的阵发性冷性血红蛋白尿。
血红蛋白电泳	对血红蛋白病(如地中海贫血、镰状红细胞贫血)定性和定量检测。
红细胞酶类	G6PD缺陷最为常见,其次依次为丙酮酸激酶缺陷、磷酸葡萄糖异构酶缺陷。

溶血性贫血的分类如表 18.8-4 所示。

表 18.8-4　溶血性贫血的分类[18]

遗传性溶血性贫血	获得性溶血性贫血
膜缺陷:球形红细胞增多症、椭圆形红细胞增多症、口形细胞增多症、棘形红细胞增多症	自身免疫性溶血性贫血:温抗体(如药物或感染引起)、冷抗体(如感染引起)、双相溶血素
酶缺陷(永久性溶血):如G6PD缺陷、丙酮酸激酶缺陷	溶血性输血反应
酶缺陷(特发性溶血):如蚕豆病、伯氨喹诱导的溶血伴G6PD缺陷	中毒性溶血性贫血:重金属、氧化剂
血红蛋白病:由于 - 生理性血红蛋白过多,如地中海贫血 HbA_2、HbF - 产生具有凝集趋势的异常血红蛋白、HbC、HbS(镰状红细胞性贫血) - 产生不稳定血红蛋白(Heinz小体阳性)	机械性溶血性贫血:行军性血红蛋白尿症、微血管病变、弥散性血管内凝血、溶血性尿毒症、膜缺陷(肝病引起的棘形红细胞增多症)
	感染诱导的溶血性贫血:由疟疾、神经氨酸酶引起(如细菌感染)
	红细胞无效生成:维生素 B_{12} 缺乏症、叶酸缺乏症、骨髓增生异常综合征
	阵发性睡眠性血红蛋白尿

溶血和疾病状态中 Hp 的生物学行为与不同亚型的关系如表 18.8-5 所示。

其他 Hp 降低的疾病和状态:急性和慢性肝病、吸收不良综合征、先天性 Hp 减少或缺乏症(如见于 30%尼日利亚黑种人和 1/1 000 高加索人)。

Hp 升高的疾病和状态:急性时相反应(如急性和慢性活动炎症、急性组织坏死、恶性肿瘤),肝内或肝外胆汁淤积、霍奇金病、肾病综合征、类风湿关节炎、缺铁性贫血,不明原因的重新合成(如多发性骨髓瘤、淀粉样变性)[6]。

18.8.6.2 Hx 的临床意义

严重溶血时,Hp 浓度降至检测限以下,但可检测到血清 Hx 浓度下降。仅当浓度超过 6 mg/L 时,其才能与血红素衍生物结合。

即便存在严重溶血,血清中 Hx 的浓度也可检测到[7]。Hx 和 Hp 在不同水平下发挥生理作用(首先 Hp 下降,随后 Hx 下降)。造成 Hp 和 Hx 不同生物学行为模式的原因如表 18.8-6 所示。

表 18.8-5　溶血和疾病状态下 Hp 及其不同亚型的关系

疾病	临床和实验室检查
血管内溶血	为检测溶血反应及区分其与非溶血性疾病,血浆 Hp≤0.2 g/L 时的诊断灵敏度为 83%,特异性为 96%[16]。每日 1%的血液溶血,以及衰老红细胞的生理性破坏,相当于 40 mL 红细胞或 15 g Hb 的溶血量,足以饱和 Hp 运输 Hb 的能力,导致血浆 Hp 彻底清除。如血管内溶血时红细胞寿命降至 55%(约 60 天)以下[19],则能达到该阶段。这种情况下,血清 Hp 水平将降至检测限以下。 血管内溶血占红细胞破坏总量的 10%~20%[19]。多数为血管外溶血,主要发生于脾脏。血管内与血管外溶血比例在溶血反应时变化明显。Hp 水平在免疫性溶血、微血管病性、机械损伤(心脏瓣膜置换)、药物诱导(G6PD 缺陷)和感染诱导(疟疾)的溶血中较低。 某些遗传性慢性溶血性贫血以及巨幼细胞性贫血和脾功能亢进仅在溶血危象时才出现 Hp 水平降低。
Hp相关的疾病	许多疾病与 Hp 等位基因有关。据报道,携带 Hp1-1 亚型个体易患慢性丙型肝炎、肝硬化和心血管疾病。携带 Hp2-1 亚型个体更易患卵巢癌和食管癌。Hp2-2 亚型通常与动脉粥样硬化性高血压、胃癌和肺癌有关[3]。其他文章列出更多的 Hp 亚型与相关的疾病[2]。下面简述 3 个例子。
- 脂肪肝	非酒精性脂肪肝病(NAFLD)是肝代谢综合征,患者以肥胖、血脂异常、糖尿病和胰岛素抵抗为特征。在发达国家,NAFLD 是肝功能异常和肝纤维化的根本原因。研究显示,携带 Hp2-2 亚型的患者的 NAFLD 发生率(比值比 11.7)高于携带其他亚型的患者,且铁蛋白浓度也较高[20]。铁蛋白浓度与 ALT 活性呈正相关。据推测,铁蛋白浓度因肝细胞损伤而升高,是胰岛素抵抗的风险因素,且影响 NAFLD 的进展。
- 糖尿病	如强壮心脏研究[21]显示,糖尿病和携带 Hp2-2 亚型患者的心肌梗死风险比携带 Hp1-1 亚型患者高几倍。这种情况被认为是由糖尿病患者 HbA1c 水平升高所致。此糖蛋白与 Hp2-2 亚型的结合能力,以及抗氧化功能小于 Hp1-1 亚型。未结合的游离 Hb 增加携带 Hp2-2 亚型个体的氧化应激反应,也增加心肌梗死的发生率。
- 乳糜泻	约 1%的欧洲和北美人患有乳糜泻。乳糜泻是由小麦蛋白或大麦和黑麦蛋白诱导的 T 细胞介导的慢性炎性自身免疫性疾病。HLA 抗原 DQ2 或 DQ8 影响 50%患者的疾病进展。Hp 单体型也在其中起作用。已证实携带 Hp1-1、Hp2-1 和 Hp2-2 亚型患者的严重吸收不良发生率:5.6%、49.1%和 45.3%[22]。

表 18.8-6　造成 Hp 和 Hx 不同生物学行为模式的原因

Hp	Hx	原因
↓	n	轻度溶血状态
n	↑	Hp 在地中海贫血(偶发)、出血性胰腺炎、体腔内出血时显著减少(如因炎症反应导致)
↑	↓	肾病综合征

n,正常;↑,升高;↓,降低

新生儿 Hx 浓度是成人的 20%,因此 Hx 不能作为评价新生儿期的溶血反应的标准[8]。

Hx 较 Hp 更适用于评价溶血程度,原因如下:① Hp 过于敏感,其浓度依赖于 Hp 亚型,且在轻中度溶血时就显著降低;② 作为急性时相反应蛋白,在炎症过程中 Hp 会升高,从而掩盖溶血反应;③ 即便在严重溶血的情况下,Hx 仍可被检测到。

无潜在溶血情况的 Hx 降低:慢性肝病、迟发性皮肤卟啉症、吸收不良综合征。

Hx 升高的疾病和状态:迅速生长的黑色素瘤导致 Hx 升高,升高水平与肿瘤生长相关。治疗有效时,Hx 水平回落至参考区间内[9]。

18.8.7 注意事项

检测方法：应用放射免疫扩散法检测时，Hp2－1 和 Hp2－2因聚合，其扩散率比 Hp1－1 慢。

参考区间：从出生后至 40 岁左右，体内 Hp 浓度持续升高。女性体内 Hp 浓度高于男性。

18.8.8 病理生理学

结合珠蛋白：*Hp* 基因存在两个等位基因，即 *Hp1* 和 *Hp2*，因此能组成三种 Hp 亚型：Hp1－1、Hp2－1 和 Hp2－2。由于基因漂移和自然选择的原因，三种亚型全球分布不同[10]。

Hp 是由四条多肽组成的糖蛋白，两条 α 轻链和两条 β 重链。α 链具有基因多态性，由上述两个等位基因编码。目前对于 β 链的基因多态性研究甚少。Hp 的分子结构如图 18.8－1 所示。Hp 与氧合血红蛋白、高铁血红蛋白、游离的血红蛋白 α 单链、α/β 链二聚体和不含血红素的血红蛋白 H 结合，而非脱氧血红蛋白、血红素、血红蛋白 H、游离的血红蛋白 β 单链或肌红蛋白。其生理功能是防止血红蛋白从肾脏丢失，导致铁的损失。原因在于 Hp－Hb 复合体不同于 Hb，因其分子量高，不经肾小球滤过[11]。Hp 主要由肝脏合成表达，部分由肺、肾、脾、胸腺和心脏产生。

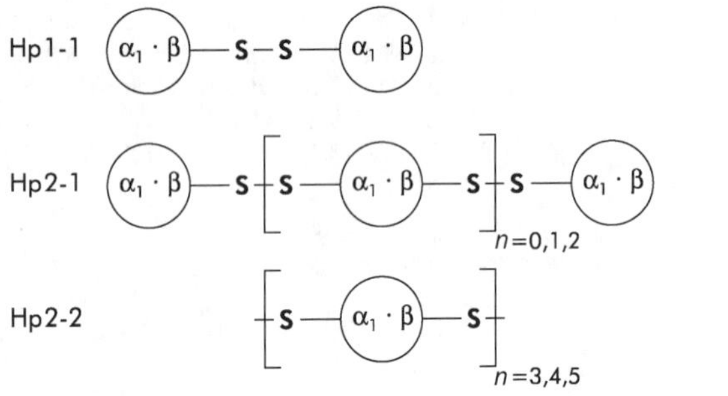

图 18.8－1 结合珠蛋白结构。Hp1－1 是最小的结合珠蛋白亚型，分子量为 86 kDa，具有 $\alpha_1\beta$ 二聚体结构。Hp2－2 由多个重复的 $\alpha_2\beta$ 单元组成，为最大的结合珠蛋白亚型，分子量为 170～900 kDa。杂合型 Hp2－1 中，其可变长度的 $\alpha_1\beta$ 聚合体两端侧接 $\alpha_2\beta$ 单元

任意红细胞生命周期的缩短都会导致溶血增加。溶血部位同时取决于溶血程度和红细胞破坏机制[15]。根据亚型，1.5 mg Hp 大约可结合血浆中 1 mg Hb。网状内皮系统每小时能清除 100 mL 血浆中 15 mg Hp－Hb 复合体。如果血管内 Hb 量多于肝脏产生 Hp 的量，则 Hp 浓度降低可作为溶血的检测指标。肝实质损伤，其合成能力降低，Hp 浓度降低将发生于早期。若同时合并炎症反应，Hp 作为急性时相反应蛋白发生反应，尽管存在轻度溶血，Hp 消耗被合成增加而补偿，因此血清浓度仍保持在参考区间内。

Hp 清除游离血红蛋白：血管内溶血将 Hb 从细胞内 O_2/CO_2的转运蛋白转变为有毒物质。游离 Hb 浓度升高将产生以下病理作用[10]：① 使亚铁血红素升高，亚铁血红素与内源性 H_2O_2反应产生自由基，从而导致组织氧化损伤，尤其对肾脏；② 提高 Hb 对 NO 的清除能力，NO 作为调控平滑肌松弛的分子信号、内皮细胞黏附分子表达及血小板活化和聚集。Hb 与 NO 结合是不可逆的，这将导致硝酸盐和高铁血红蛋白的生成。对 NO 的清除将限制其生物利用度，削弱 NO 的动态平衡。

通过与 Hp 结合以中和游离 Hb 的作用。Hp－Hb 复合体针对巨噬细胞表达的 CD163 受体，该受体用于内化复合物（如图 18.8－2）。在巨噬细胞中，Hb 内的珠蛋白在溶酶体中降解，而血红素被血红素加氧酶 1 降解成 Fe^{2+}、CO 和胆绿素。Fe^{2+}诱导脱铁铁蛋白合成，与 Fe^{2+} 结合。通过芬顿反应阻止 Fe^{2+}形成活性氧。

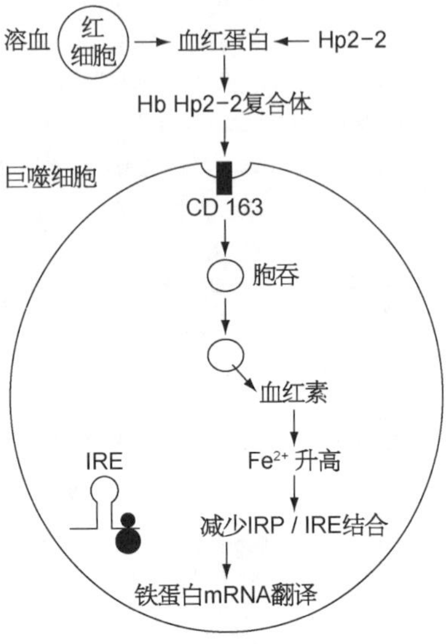

图 18.8－2 结合珠蛋白-血红蛋白复合体（Hp－Hb 复合体）对铁的利用[19]。Hp－Hb 复合体通过巨噬细胞受体 CD163 进入巨噬细胞。经胞吞和蛋白水解后，Hp－Hb 复合体在血红素加氧酶作用下，内含铁从血红素中释放出来。通过铁调节蛋白（iron regulatory protein，IRP）检测可变铁池中的铁，其与铁调节元件（IRE）结合形成铁蛋白，促进脱铁蛋白信使 RNA 翻译。最终脱铁蛋白合成增加，铁以铁蛋白的形式储存

严重溶血时，Hp－CD163 介导的清除机制耗尽，血浆中仍存在多余的游离 Hb。呈现以游离 Hb 导致细胞毒性损伤和 NO 生物利用度受损为特征的病理状态。血管内 NO 缺乏将导致一系列的临床后遗症，如平滑肌肌张力障碍、内皮功能障碍和血栓形成。50％的镰状细胞病患者因游离 Hb 持续存在伴随内皮功能障碍[12]。

炎症状态下，Hp 和 CD163 的合成受白细胞介素 6 上调，增加游离 Hb 清除的能力。Hp 不与 CD163 结合。游离 Hb 以低亲和力与 CD163 结合，因此其不被 H_2O_2氧化[13]。Hb 不被氧化，因其与 Hp 结合受到保护。与 Ca^{2+} 依赖性的高亲和力的 Hp－Hb 复合体相比，如果游离 Hb 浓度较高，则非氧化游离 Hb 的低亲和力结合是去除 Hb 的一种可能。

不同 Hp 亚型在游离 Hb 清除方面也存在差异，包括其对 CD163 作用亦是如此。Hp1－1 亚型对游离 Hb 介导的氧化的保护能力比 Hp2－2 更好。这就解释不同疾病与 Hp 单倍型的关系[14]。

Hx 和白蛋白对游离 Hb 的清除作用：当 Hp 结合力耗尽，血浆中出现游离 Hb。游离 Hb 被氧化成高铁血红蛋白，后被分解为血红素和珠蛋白，或者分解成血红素后被氧化。以上两种情况，血浆中存在有 Fe^{3+} 的血红素衍生物。Hx 以高亲和力与上述血红素衍生物结合，而白蛋白以低亲和力与其结

合(图 18.8-3)。只有 Hb 大量释放,白蛋白才参与结合过程,这种情况下,正铁白蛋白使血清呈现棕咖啡色。如 Hx 一样,白蛋白将血红素转运到网状内皮系统。在红细胞分解过程中,血红素因酶促作用直接从 Hb 内释放,则其主要消耗 Hx,而 Hp 不受影响(如出血性胰腺炎)。

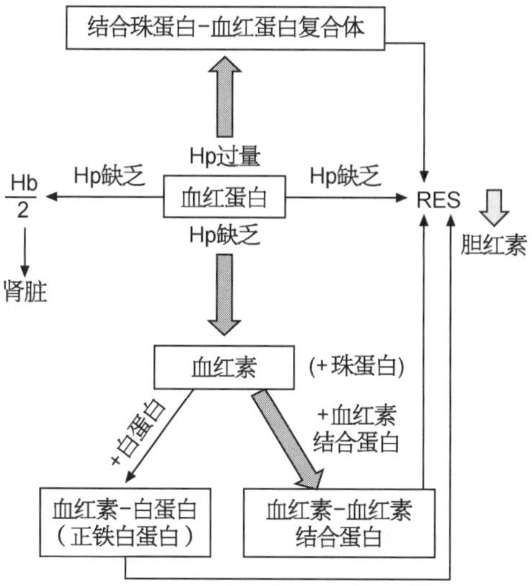

图 18.8-3 Hp 过量或缺乏时血管内血红蛋白和血红素的转运[5]。Hp 缺乏和肾脏排出游离血红蛋白尿时,血红素分子的 $\alpha_2\beta_2$ 四聚体分解成两条 αβ 二聚体(Hb/2)。RES,网状内皮系统

Hb 氧化为高铁血红蛋白,进一步由网状内皮系统实现降解。血浆中检测到高铁血红蛋白可作为大量溶血的标志。

血浆游离 Hb 以 5 mL/min 的清除率经肾小球滤过。Hb 在近端小管被重吸收,血红素铁从 Hb 内释放,以铁蛋白和含铁血黄素的形式储存,随后被重新利用。若因严重溶血导致肾小管上皮重吸收超负荷,则细胞变性、分离,并以含铁血黄素的上皮细胞出现在尿液中,被普鲁士蓝反应染色。因此血红蛋白尿作为严重急、慢性血管内溶血的有价值的指标。

大量溶血时,肾小管重吸收能力耗尽,则将发生血红蛋白尿。

血红素结合蛋白:Hx 分子量为 80 kDa,如同 Hp,也由肝脏合成。Hb 仅与 Hp 结合,游离血红素衍生物仅与 Hx 和白蛋白结合。

18.9 免疫球蛋白

Lothar Thomas

18.9.1 引言

具有免疫活性的个体具有获得性免疫系统,分为以下两个具有相互协同作用但发育独立的系统:

- 胸腺(thymus, T)淋巴细胞系统;其代表了一组与免疫调节及抗原清除有关的功能各异的细胞群。T 淋巴细胞系统主要负责细胞免疫。
- 法氏囊或骨髓(Bursa or bone marrow, B)淋巴系统;B 淋巴细胞在抗原刺激后分化为浆细胞,合成并分泌免疫球蛋白(Ig)。

免疫球蛋白是一组具有抗体功能的蛋白质(即具有抗原结合能力)。它们的合成基于免疫球蛋白与抗原结构发生结合的适应性反应。当机体产生与抗原结构相一致的抗体结合位点的抗体时,它们会发生反应。

免疫球蛋白具有以下生物功能学效应:与抗原形成免疫复合物使其容易被吞噬、与膜受体结合以激活免疫细胞、与血浆蛋白质反应(如补体成分,激活这些蛋白质以清除抗原)。

18.9.2 Ig 的结构和功能

Ig 分子的基本结构由 2 条相同的重链(H)和 2 条相同的轻链(L)组成(图 18.9-1)。由二硫键连接在一起。Ig 分子的轻链和重链的氨基酸末端形成可变区(V 区)。Ig 分子因可变区氨基酸序列不同,决定抗原特异性。在可变区内,氨基酸组成中存在较小或较大变异性的区域;后者也被称为高度可变区[1,2,3]。

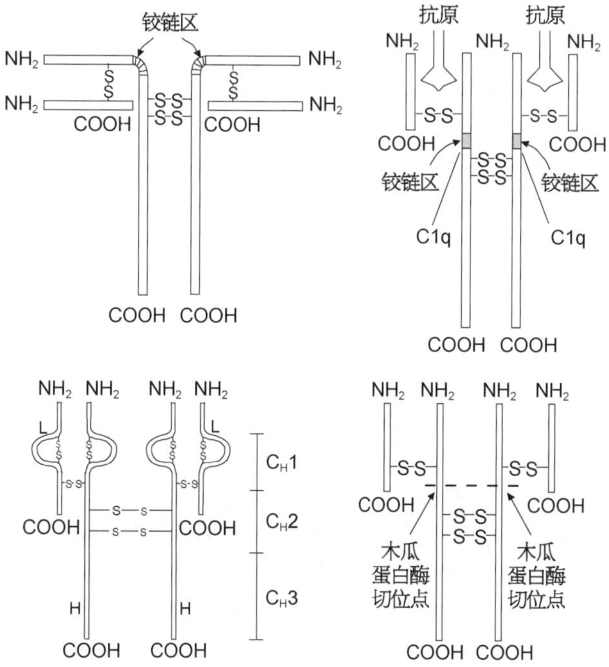

图 18.9-1 Ig 在溶液中的游离形式(T 形式,左上)和与抗原结合后的 V 形式(右上)。V 区和重链 $C_H1 \sim C_H3$ 区的位置(左下)及木瓜蛋白酶切位点(右下)[4]。C1q 是补体成分的结合位点。木瓜蛋白酶切除 IgG 分子的二硫键,产生具有抗原结合位点的 Fab 片段和由两个重链片段组成的 Fc 部分。

Ig 分子的重链由可变区和恒定区组成。两条多肽链均由一系列球型功能区组成,其中氨基酸序列具有同源性。

重链和轻链的 N 末端功能区含不同氨基酸序列,称为决定抗原特异性的可变区。V 区氨基酸 N 末端形成功能区,与抗原决定簇相匹配。抗原结合位点表面和抗原决定簇互补,通过空间结构间的互补达到特异性结合。这种互补性既包括物理空间的互补也可以是化学性质构成的互补。这种结合作用力包括范德华力、极性基团间的氢键和不同带电侧链之间的离子键。

重链恒定区具有一定的结构和抗原差异,可将 Ig 分为不同亚类,如 Ig 分子的功能区具有以下功能:

- C_H1 和 C_H2 之间存在铰链区,这个区域可以使 Ig 分子在溶液中从 T 形式转化成结合抗原后的 V 形式。
- C_H2 功能区和补体蛋白 C1q 结合,激活补体系统的经典途径。

- 第三功能区 C_H3 介导 Fc 片段与免疫细胞如粒细胞、单核细胞/巨噬细胞和抗原依赖性细胞毒性细胞(ADCC)的 Fc 受体的结合。
- C_H2 和 C_H3 的组合可组成额外的功能区与某些细胞结合,如粒细胞和自然杀伤(NK)细胞。

木瓜蛋白酶将 Ig 分子裂解成三个片段(图 18.9-1):两个相同的 Fab 片段,每个 Fab 段由一条完整的 L 链、可变区和一部分 H 链恒定区组成;一个片段由二硫键连接的两个重链的恒定区组成。由于该片段是晶体,也称为 Fc 片段(可结晶片段)。

18.9.2.1 轻链

轻链分为 κ 和 λ 两型。由于 B 细胞只能合成一种类型的 L 链,因此每个 Ig 分子只能包含 2 条 κ 轻链或 2 条 λ 轻链。L 链分子量约为 22 kDa,由氨基酸末端、可变区和羧基端恒定区组成。轻链通过两条链恒定区中的半胱氨酸分子之间的二硫键与重链连接。B 细胞产生的 κ 链是 λ 链的 2 倍。单克隆游离轻链或可在尿中检测到的本周蛋白,是一种由恶性 B 细胞增殖合成并分泌的轻链,不与重链结合。由于是半胱氨酸分子,它们易于形成二聚体。

多克隆游离轻链包括 κ 和 λ 型,在尿液样本(如感染相关患者)中可检出等量的 κ 和 λ 链。

18.9.2.2 重链

重链结构决定 Ig 的类型。Ig 类别之间的差异包括其氨基酸序列、分子量、碳水化合物、抗原性、同种异质性和电泳迁移率。由 Ig 两条相同的 H 链将 Ig 分为五大类,IgG-γ 链、IgA-α 链、IgM-μ 链、IgD-δ 链、IgE-ε 链。

18.9.2.3 J 链

J 链是连接两个同类型 Ig 的连接段。IgM 和 A 类的分子呈现多态性。IgM 多以五聚体而 IgA 多以二聚体形式存在。IgM 单体以及 IgA 单体分别通过单一 J 链连接。J 链是分子量为 15 kDa 的糖蛋白,并通过二硫键与重链羧基末端连接(图 18.9-2)。

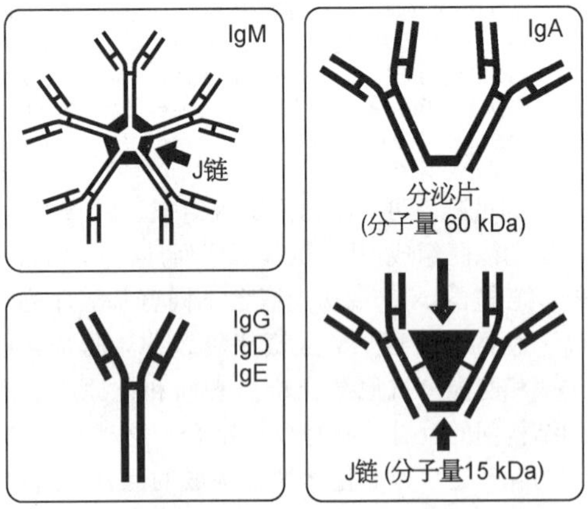

图 18.9-2 免疫球蛋白的结构[5]

18.9.2.4 分泌片

二聚体分泌型 IgA 由呼吸系统、泌尿生殖系统、胃肠道的浆细胞合成并释放入分泌物,分泌片可以保护 Ig 免受酶肽介导的降解作用(图 18.9-2)。分泌片是一种分子量约为 60 kDa 的糖蛋白。分泌片由上皮细胞合成,二聚体 IgA 穿透上皮层后与分泌片结合。当分泌型 IgA 缺乏时,可检测分泌片。

18.9.2.5 抗体异质性

抗体异质性可分为同种型、同种异型和独特型三类。

同种型变异:同种型变异具有相同的恒定区。同种型变异由不同的重链和轻链组成,存在于所有健康种属内。每一种族个体均有不同的基因编码合成。

同种异型变异:同种异型定义为一个物种内 Ig 等位基因诱导的变异。同种异型作为变异体通常发生在重链恒定区,如 Gm(基因标志)因子负责调控 IgG 的重链恒定区。已知有超过 25 种以上不同的 Gm 同种异型。同种异型变异通常是由 H 链氨基酸位置变换造成的。

独特型变异:独特型具有相同的可变区。独特型变异与抗原结合位点的多样性有关。由单一浆细胞合成的 Ig 通常是完全相同的(即由相同的独特型构成)。某种改变(如抗原结合位点可变区中氨基酸发生置换)可能导致独特型变异。即使属于相同的同种型和同种异型,这些抗体也不同。大部分单克隆成分(副蛋白)可能是独特型变异。

18.9.3 Ig 分类

健康人血清中 Ig 分为 IgG、IgA、IgM、IgD 和 IgE 五类,其浓度依次递减[1,2,3]。IgG 分为 IgG_1、IgG_2、IgG_3 和 IgG_4 四个亚类,IgA 分为 IgA_1 和 IgA_2,IgM 分为 IgM_1 和 IgM_2。不同 Ig 的特性见表 18.9-1。

表 18.9-1 Ig 类物理化学和生物学特性[1,2,3]

属性	IgG	IgA	IgM	IgD	IgE
分子量(kDa)	150	160	971	175	190
碳水化合物含量(%)	3	7	10	9	13
分子式	γ2 κ2	α2 κ2	(μ2 κ2)5	δ2 κ2	ε2 κ2
	γ2 λ2	α2 λ2	(μ2 λ2)5	δ2 λ2	ε2 λ2
合成率(mg·kg⁻¹·d⁻¹)	33	65	6~7	0.4	0.016
抗体效价	2	2	5	2	2
重链功能域数	4	4	5	4	5
重链同种型	4	2	2(?)	-	-
重链同种异型	25	2	1	-	-
血清浓度(g/L)	7~16	0.7~5.0	0.4~2.5	0.04~0.40	0.2*
半衰期(天)	7~21	6	5	2.8	2.5
补体激活**	+	-	+++	-	-
凝集能力	+	±	+++	-	-
胎盘转运	+	-	-	-	-
Fc 受体结合与巨噬细胞结合	+	-	+	-	±
Fc 受体与中性粒细胞结合	+	+	-	-	-
调理作用	+	-	+++	-	-
Ⅰ型变态反应	-	-	-	-	+++
Ⅲ型变态反应	+	-	+	-	-

*数据以 mg/L 表示;**经典途径

18.9.3.1 IgG 抗体

IgG 由分子量约 50 kDa 的两条相同的 H 链和分子量约 22 kDa 的两条相同的 L 链组成。初次感染时（初级免疫应答），机体产生的 IgG 通常是再次免疫应答抗体，即再次感染的重要抗体。IgG 总量中约一半存在于血浆中，另一半分布于体液中。血清蛋白电泳 IgG 存在于 γ 球蛋白区域。在标准条件下，IgG_2 和 IgG_4 向阳极泳动，IgG_1 和 IgG_3 向阴极泳动。胎儿 IgG 来源母体，在孕期前 20 周浓度约为成人的 10%。

该时期胎儿感染不会引起 IgG 升高。在孕期 22～29 周间，胎盘通透性显著升高，因此，此时胎儿 IgG 浓度与母体血 IgG 浓度相等。IgG_1、IgG_3 和 IgG_4 浓度也相等，而胎儿 IgG_2 浓度低于母体浓度。分娩后新生儿循环中母体的 IgG 浓度降低，半衰期为 30 天，到第 3 至第 4 个月残余浓度仅 3.5～4 g/L。胎儿体内逐渐开始合成 IgG，血清 IgG 浓度缓慢升高，第 1 年末浓度达 7～8 g/L，16 岁之前达到成人水平（图 18.9－3）[2]。

在免疫应答过程中 IgG 亚类的合成依赖于抗原特性、侵入部位和抗原暴露时间。抗体反应直接针对：① 蛋白质抗原，如细菌和病毒，由 IgG_1 和 IgG_3 介导并由 $CD4^+$ T 细胞诱导；② 多糖抗原（如包被荚膜的细菌：肺炎球菌、A 群链球菌和流感嗜血杆菌）大多由 IgG_2、部分由 IgG_1 介导，而非由 $CD4^+$ T 细胞诱导；③ 多价抗原如蛇毒、寄生虫、昆虫和食物成分为慢性抗原刺激，由 IgG_4 介导。IgG_4 抗体与 IgE 一样可以与肥大细胞表面受体结合；天然 DNA 以 IgG_1 和 IgG_3 自身抗体为介导。

IgG 亚类应答通过白介素调控，B 细胞亚群在组织器官中的数量也起着重要作用。如在健康人体中，B 细胞胞质以 IgG_1 和 IgG_2 居多，而在扁桃体 B 细胞内以 IgG_1 和 IgG_3 居多。

由于 IgG 分子 Fc 段与免疫细胞 Fc 受体结合，它在免疫反应中尤为重要。Fc 片段介导：① 巨噬细胞摄取结合了 IgG 的细菌。IgG 分子的 Fc 片段与巨噬细胞的 Fc 受体结合；细菌被巨噬细胞吞噬并合融为一体；② 根据上述机制清除含有 IgG 的免疫复合物；③ 通过效应细胞如单核/巨噬细胞、粒细胞和淋巴细胞进行的 ADCC。这些细胞表面具有与携带 IgG 靶细胞 Fc 片段结合功能的 Fc 受体。随后靶细胞被破坏。

IgG 降解代谢与血浆浓度成比例（即高浓度时代谢快，低浓度时代谢慢）。因此 IgG 合成率低时半衰期为 70 天，IgG 合成率高则缩短为 11 天。

18.9.3.2 IgM 抗体

IgM 以五聚体存在于血液循环中，分子量为 971 kDa，由 5 个单体组成，通过 5 个二硫键共价连接的连接片段（J 链）相连。循环中也存在少量的单体和六聚体。每个 μ 链包含 1 个 V 区和 4 个 C 区。

IgM 是初次免疫应答中的 Ig 也是非活化的 B 细胞上的抗原受体。在 B 细胞成熟期间，μ 链是在细胞质中最先可检出的 Ig 链。75%～80%的 IgM 位于血管内。在血清蛋白电泳中，IgM 迁移位置在 γ 球蛋白和 β 球蛋白之间。由于 μ 链存在细微差异，IgM 可分为 2 个亚类。IgM 分子的五聚体形式具有 10 个抗原结合位点，但由于空间位阻，其中仅 5 个可用于抗原结合。五聚体 IgM 可以通过 SH 基团裂解剂分裂成单体。

除了五聚体和单体 IgM 之外，具有分泌成分的分泌型 IgM 与 IgA 一样存在于体内分泌物中。IgM 在免疫应答中的重要作用是凝集病原体和激活经典补体途径。

母体 IgM 不通过胎盘屏障。健康胎儿和新生儿 IgM 浓度约为成人的 10%，由胎儿自身产生。

出生后，IgM 合成显著升高：4 个月达成人水平的 50%，8～15 岁达到成人水平（图 18.9－3）。从孕 20 周起，胎儿自身可合成大量的 IgM。宫内感染可能引起 IgM 浓度急剧升高，当脐血中 IgM>0.2 g/L 时表明有宫内感染。

IgM 包括天然抗体，如 ABO 血型同种凝集素、冷凝集素（抗 i，抗 I）、嗜异性抗体、盐水红细胞抗体及抗 IgG 的抗体（如类风湿因子）。

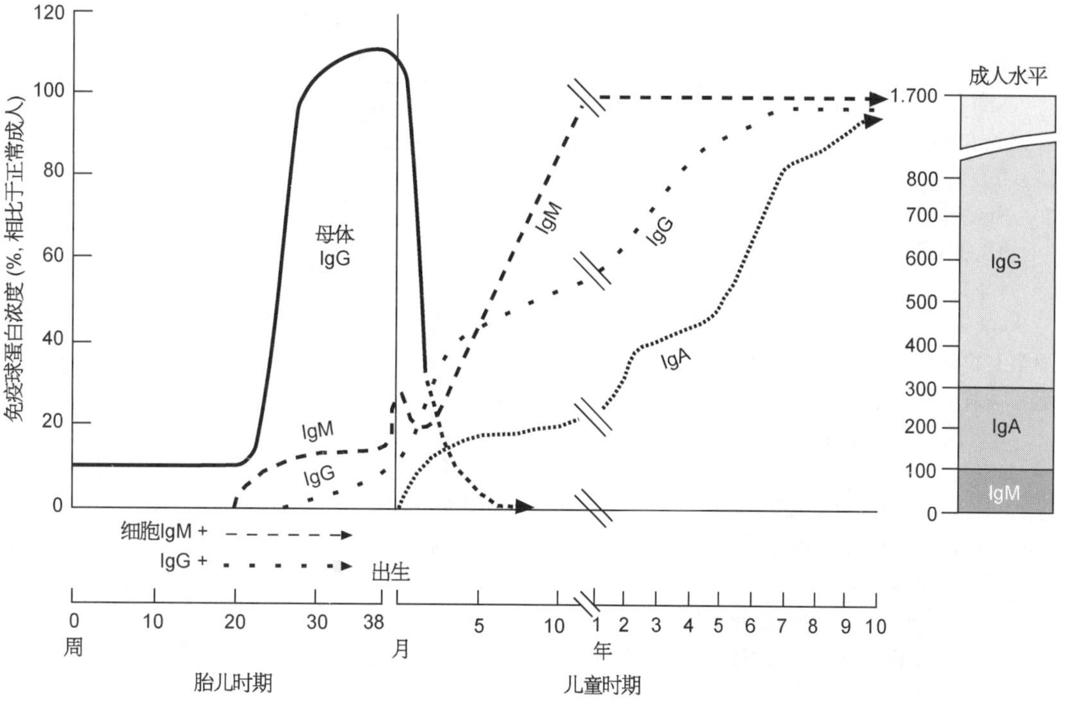

图 18.9－3 胎儿和儿童期免疫球蛋白血清水平变化过程

IgM 降解代谢与血清浓度无关。

18.9.3.3 IgA 抗体

IgA 以血清 IgA 和分泌型 IgA 出现。

18.9.3.3.1 血清 IgA：大约 90%的 IgA 以分子量 160 kDa 的单体形式存在，10%以多聚体形式存在。血清 IgA 易于形成复合物，特别是与白蛋白结合或与酶形成巨分子酶。约一半 IgA 在血管内，并分为两个亚类。两个 IgA 同种型比例 IgA_1 ∶ IgA_2 为 9∶1。在血清蛋白电泳中，IgA 的迁移位置在 β 球蛋白的阴极端和 γ 球蛋白的阳极端。

由于 IgA 不能通过胎盘屏障，所以不存在于胎儿血液中。出生后 IgA 合成初期较为缓慢，1 岁末时婴儿 IgA 浓度为成人水平的 25%，3.5 岁时约为 50%，16 岁时达成人水平(图 18.9－3)。IgA 功能尚未详尽了解。它通过旁路途径激活补体并具有特异性抗体功能。IgA 的降解代谢与血清浓度无关。

18.9.3.3.2 分泌型 IgA：这类 IgA 分子由两个 IgA 单体组成，通过 J 链连接，并具有分泌片(图 18.9－2)。分泌型 IgA 由位于黏膜固有层中的浆细胞产生。它是独立于血清 IgA 合成的。因此，血清 IgA 缺乏并不意味着分泌型 IgA 缺乏。机体分泌物中的 Ig 以分泌型 IgA 为主，如唾液、眼泪、初乳、鼻腔分泌液、气管支气管黏液、胃肠分泌液和母乳。新生儿和婴儿通过母乳获得 IgA，因此胃肠道感染时可产生被动免疫。分泌型 IgA 的主要功能是：与黏膜上微生物结合，激活补体旁路途径并激活炎症反应。在上皮细胞内，IgA 可以中和细胞内的微生物。在黏膜固有层中，IgA 结合抗原，以免疫复合物的形式分泌至黏膜表面，以防止循环中免疫复合物过量。分泌型 IgA 缺乏常见于黏膜感染、特应性反应和自身免疫性疾病。

18.9.3.4 IgD 抗体

IgD 含有较多的碳水化合物及低聚糖链。由于两个 δ 链仅通过二硫键结合在一起，并且由于铰链区中赖氨酸和谷氨酸的含量较多，所以该分子易于蛋白水解。

IgD 抗体与 IgM 抗体一起，作为抗原受体位于 B 细胞的细胞膜上。在脐带血中，有可能检测不到 IgD 水平或只能检测到极低浓度；2～5 岁时达成人水平。

IgD 在体内的分布与 IgM 相同。IgD 的确切功能未知，但这类 Ig 包括抗核抗体(ANA)、抗胰岛素抗体和抗青霉素的抗体。IgD 的血清水平越高，其降解代谢越慢(即 IgD 的血浆浓度与 IgD 降解代谢呈负相关)。

18.9.3.5 IgE 抗体

ε 重链像 IgM 的 μ 链一样具有 5 个功能区，分子量为 72 500 Da。IgE 通过结构域 Cε3 和 Cε4 与肥大细胞和嗜碱性粒细胞上的高亲和性受体 FcεRI结合。也可与单核细胞、淋巴细胞和嗜酸性粒细胞上的低亲和性受体 FcεRⅡ或 CD23 结合。

IgE 抗体也被称为反应素。它们在体内的分布与 IgA 相同，其降解代谢率高，半衰期为 2.5 天。由于 IgE 主要在呼吸道、胃肠道和淋巴结合成，因此血清 IgE 水平不代表机体实际 IgE 有效量。由于 IgE 对肥大细胞亲和性高，因此可与肥大细胞表面 IgE 受体相结合。

IgE 抗体介导Ⅰ型速发型超敏反应。多价抗原，如花粉或屋尘螨在入侵部位刺激 B 细胞合成特异性 IgE。这个过程由 $CD4^+$ T 细胞介导。特异性 IgE 通过 Fc 受体与被致敏的肥大细胞结合。多价抗原再次入侵时，与致敏的肥大细胞上的 IgE 抗体结合，细胞脱颗粒并释放炎症介质，引起如花粉过敏症、哮喘和特应性湿疹的症状。

18.9.4 定量测定特异性 Ig

IgG、IgA、IgM、IgD：免疫散射比浊、免疫透射比浊[6]。

IgE 免疫测定如酶、荧光或发光免疫测定。

IgG 亚型免疫测定主要使用单克隆抗体进行的免疫比浊法(参见 18.11)。

脐血中 IgM：采用乳胶凝集试验快速测定 IgM，用抗 IgM 包被乳胶颗粒。

分泌型 IgA：放射免疫扩散、免疫火箭电泳、放射免疫测定和酶免疫测定[7]。

通过放射性免疫扩散和含抗 IgA 抗血清的特殊平板检测唾液中分泌型 IgA 水平，测量水平应乘以 3.25 以补偿分子量。推荐使用二硫苏糖醇对唾液作预处理[8]。

18.9.4.1 标本要求

IgG、IgA、IgM、IgD、IgE：血清、体液 1 mL。

IgG 亚型：同 IgG。

分泌型 IgA：唾液、泪液、肠液和(或)粪便。

新生儿进行免疫球蛋白测定，应采集脐带血。

18.9.4.2 参考范围

血清 IgG、IgA 和 IgM 参考区间见表 18.9－2。血清 IgD 0.03～0.14 g/L[9]。血清 IgE＜0.24 mg/L (100 kU/L) (1 U IgE＝2.4 ng)。唾液分泌型 IgA[7] 0.08～0.20 g/L。

表 18.9－2 血清 IgG、IgA 和 IgM 的参考区间(g/L)[1]

年龄	IgG	IgA	IgM	
			男	女
新生儿	6.6～17.5	0.01～0.06	0.06～0.21	0.06～0.21
婴儿/儿童				
－1 个月	3.9～10.5			
－2 个月	2.5～6.8			
－3 个月	2.0～5.5	0.1～0.34	0.17～0.66	0.17～0.66
－4 个月	2.0～5.4			
－5 个月	2.2～6.0			
－6 个月	2.6～6.9	0.08～0.6	0.26～1.0	0.26～1.0
－7 个月	2.9～7.7			
－8 个月	3.2～8.4			
－9 个月	3.3～8.8	0.11～0.8	0.33～1.3	0.33～1.3
－10 个月	3.5～9.1			
－11 个月	3.5～9.3			
－12 个月	3.6～9.5	0.14～0.9	0.37～1.4	0.40～1.5
－2 岁	4.7～12.3	0.21～1.5	0.41～1.6	0.47～1.8
－4 岁	5.4～13.4	0.30～1.9	0.43～1.6	0.52～1.9
－6 岁	5.9～14.3	0.38～2.2	0.45～1.7	0.56～2.1
－8 岁	6.3～15.0	0.46～2.5	0.47～1.8	0.60～2.2
－10 岁	6.7～15.3	0.52～2.7	0.48～1.8	0.62～2.3
－12 岁	7.0～15.5	0.58～2.9	0.49～1.8	0.65～2.4
－14 岁	7.1～15.6	0.63～3.0	0.50～1.8	0.66～2.5

续 表

年龄	IgG	IgA	IgM	
			男	女
- 16 岁	7.2～15.6	0.67～3.1	0.50～1.9	0.68～2.6
- 18 岁	7.3～15.5	0.70～3.2	0.51～1.9	0.68～2.6
成人	7.0～16.0	0.70～5.0	0.40～2.3	0.40～2.8

数据为第 5 和第 95 百分位数

18.9.4.3 临床意义

血清 Ig 浓度变化可以分为[2]：

- 低丙种球蛋白血症与多种疾病相关。Ig 浓度的降低可能是由于合成减少、丢失的增加、高分解代谢或多因素合并引起。
- 多克隆丙种球蛋白血症可能是由于一种或多种 Ig 增加。引起多克隆丙种球蛋白血症的疾病较多，包括感染、慢性肝病、自身免疫性疾病。
- 单克隆丙种球蛋白血症特征为血清蛋白质电泳中 γ 球蛋白区出现狭窄带(M 带)。M 带是由于合成一类和一种 Ig 型的 B 细胞克隆过度增殖引起的。(参见第 22 章)。

18.9.4.3.1 低丙种球蛋白血症：如果出现低丙种球蛋白血症，应该通过检测 Ig 的类型及亚型来评估抗体缺陷的程度，进行相关抗体缺陷鉴别的详细的检查(参见第 21 章)。

抗体缺陷程度：Ig 可能有各种程度的缺陷：一种或全部 Ig 型或亚型的缺失或严重减少、一种 Ig 型或亚型与同年龄组健康人相比呈中度减少，以及某一种 Ig 型及某些亚型正常，但存在某些亚型无抗体反应，如针对肺炎球菌多糖抗体的 IgG_2 亚型存在选择性抗体合成缺陷。

Ig 在原发性免疫缺陷疾病中的作用参见第 21 章，而在继发性免疫缺陷疾病中的作用见表 18.9－3。

表 18.9－3 继发性免疫球蛋白缺乏的实验室检查

免疫缺陷	临床及实验室检查
恶性肿瘤	实体瘤达到深度进展期或终末期才会导致 Ig 的显著减少。
淋巴细胞性白血病	儿童急性淋巴细胞白血病患者，30%的患者 Ig 浓度相比同年龄组健康儿童显著降低。高达 50%的慢性淋巴细胞白血病患者 Ig 减少，尤其是 IgA 和 IgM。
胸腺瘤	5%～10%的患者抗体缺陷，可持续至肿瘤切除后。免疫球蛋白降水平降低至参考区间下限的一半。
多发性骨髓瘤、瓦尔登斯特伦巨球蛋白血症	大约 65%的多发性骨髓瘤患者存在抗体缺陷，血清蛋白电泳检测到存在 M 带。其潜在原因可能是部分轻链产生的抑制机制，尤其是在轻链骨髓瘤患者中多克隆 Ig 合成抑制。另一个原因，特别是在 IgG 骨髓瘤患者中，Ig 分解代谢加速。在瓦尔登斯特伦巨球蛋白血症患者中，多克隆产生的 Ig 浓度低于多发性骨髓瘤患者。
医源性起因	最主要的原因是皮质类固醇和细胞毒性药物如环磷酸腺苷、甲氨蝶呤、硫唑嘌呤、6－巯基嘌呤及放射治疗。
移植后免疫抑制治疗	移植后的第一个月，有一个再生障碍期，其间粒细胞、淋巴细胞及 Ig 显著减少。约从第 3 个月起(粒细胞和 T 淋巴细胞正常化后)抗体产生被激活，通常伴随着 IgM、IgG、IgA 依次过度升高。
蛋白丢失性肠病(如肠道淋巴管扩张症)	非选择性血浆蛋白丢失进入肠道。所有 Ig 受到影响。淋巴细胞加速进入肠道后，免疫反应性受损，因此淋巴细胞减少。
肾病综合征	大多数 IgG 是肾性丢失，IgM 可能增加。Ig 的减少很少引起临床表现。
烧伤	大面积烧伤，造成 Ig、淋巴细胞和粒细胞大量丢失。抗体生产和细胞免疫反应可能会严重受损。
病毒感染(如麻疹、风疹、EB 病毒感染)	麻疹病毒感染约 6 周免疫防御系统受损，包括细胞免疫和体液免疫，Ig 可能降低。风疹病毒感染期，Ig 降低。EB 病毒感染可能出现各种免疫缺陷综合征的症状。

在代谢亢进状态下，由于分解代谢过度引起血清 Ig 浓度降低。如甲状腺功能亢进症患者，可能与各型 Ig 降低有关。肌营养不良患者血清 Ig 由于半衰期缩短而降低。Ig 抗体本身很少引起 Ig 从循环中快速消除。

18.9.4.3.2 多克隆和寡克隆丙球蛋白血症：随着抗原进入机体，克隆选择的作用是激活与抗原有高亲和力的具有抗原受体 B 细胞。通常，抗原初次接触免疫系统后，某些 B 细胞不同程度地被激活，增殖并成熟为产生抗体的浆细胞系[2]。

复合抗原感染时(如微生物)，抗原加工并递呈给 B 细胞。T 细胞刺激 B 细胞克隆增殖并产生特异性抗体，导致多克隆免疫应答。

多克隆免疫反应：多克隆免疫应答导致血清 Ig 升高，包括一种或几种 Ig 型及其亚型。血清蛋白电泳检测结果出现 γ 区宽底状增高。

寡克隆免疫应答：寡克隆免疫反应源于 B 细胞克隆限制性激活，也称为限制性异源性。可能的原因包括：抗原的性质、免疫系统缺乏反应性或者接触抗原的组织缺少免疫活性细胞(如中枢神经系统)。

多克隆或寡克隆球蛋白血症的诊断：通过血清蛋白电泳对多克隆或寡克隆 Ig 增加的诊断进行初筛，并通过定量测定 Ig 型及亚型，或对于脑脊液样本进行等电聚焦和免疫固定电泳进行进一步鉴别诊断。

在引起高丙种球蛋白血症的疾病中，结合临床表现定量检测 Ig 及血清学分析和临床化学检查，有助于诊断、鉴别诊断及疾病的监测和预后。这些疾病包括：急性和慢性感染、肝脏疾病、中枢神经系统疾病、宫内及围产期感染、高丙种球蛋白血症的 Ig 检测。

适应证是有局限性的，借助 Ig 定量检测有助于高丙种球蛋白血症的鉴别诊断。通常在感染性疾病中出现一种或多种 Ig 类型的升高[2]。没有仅在某种疾病中发生的特异性 Ig 模式，并且其本身具有诊断价值。然而，Ig 类型可能是重要的补充检查，并且与临床表现相结合，有助于鉴别诊断，评估疾病进程和预后。

免疫球蛋白测定在高丙种球蛋白血症中的鉴别诊断价值：一种 Ig 类型单独多克隆增加或 Ig 类型中某一种 Ig 的显著增加对于鉴别诊断是有价值的。

IgM 单独升高：结合临床情况，特别是 IgM 单独升高持续数天提示病原体引起的原发性感染(初次免疫应答)。

在新生儿中，脐带血中 IgM 升高是子宫内感染的非特异性指标。

IgG 单独升高：对于 IgM 正常或轻度升高的急性感染性疾病，IgG 单独升高提示再次免疫应答。慢性感染主要引起 IgG 单独升高，而慢性活动性感染偶见 IgM 和(或)IgA 也升高。

IgA 单独升高：在肝脏疾病中，相对较高的 IgA 或 IgA 单独升高表明有毒性损害(如酒精、口服避孕药、抗抑郁药)。

Ig 模式：如果 2 种或 2 种以上 Ig 升高，Ig 模式并不确定。尽管在肝硬化中经常发现三种 Ig 升高，但是根据 Ig 模式判断慢性肝病病原学结论程度有限(表 18.9－4)。

表 18.9-4　肝脏疾病中 IgG、IgA、IgM 模式[10]

疾病	临床及实验室检查
甲肝	在疾病的第1周，IgM水平显著升高。第2周IgM降低，4周后恢复正常水平。疾病发作后约2周IgG开始升高，在第3～4周达峰值，第8周恢复正常水平。
乙肝、丙肝	疾病初期IgM和IgG升高。IgM浓度通常低于甲肝。IgM和IgG恢复正常水平比甲肝慢。IgG在6个月内恢复正常水平。IgA升高提示肝脏受损。
慢性持续性肝炎	由急性病毒性肝炎发展而来。除IgG升高外，可能还存在轻微至中度的IgM持续升高。
慢性活动性乙肝、丙型、自身免疫性肝炎	在肝炎中IgG升高，尤其伴随IgM下降，表明疾病转化为慢性。其特征是IgG单独升高。抗核抗体和平滑肌抗体通常为阳性。自身免疫性肝炎可能与IgG的过度升高有关，血清蛋白电泳中可见γ球蛋白>40%和假性M带。
慢性破坏性胆管炎、原发性胆汁性肝硬化	35岁以上的女性易感染。特征为Ig中IgM升高相对较明显，碱性磷酸酶升高且线粒体抗体阳性。
肝硬化	常见IgG、IgA和IgM升高。可能与发病机制相关。IgG相对大幅度升高表明肝炎后肝硬化。
酒精性肝病	脂肪肝、肝炎、纤维化和肝硬化是酒精引起慢性肝损害的组织病理学表现形式。酗酒且每天大量消耗酒精可发展为酒精性肝硬化。当肝脏组织从慢性肝炎到肝纤维化最后发展为肝硬化的实质性转变时，三类Ig浓度都会升高。而Ig类型(尤其是IgA)在酗酒与非酗酒之间无明显差别。

高丙球蛋白血症的监测：对于炎症患者的评估，Ig定量监测应该根据Ig模式。Ig的持续升高表明抗原持续刺激机体，而当感染恢复及细胞外抗原清除时，Ig会降低。IgG浓度可评估炎症过程的活性，特别是在病毒诱导的慢性肝病、慢性细菌感染、结缔组织病和其他自身免疫性疾病中。在中毒性肝损伤中，炎症程度与IgA浓度相关[10]。

在某些组织器官的感染性疾病中，Ig浓度尤其IgM浓度有预后价值。当IgM水平在一定时间内持续升高后出现下降趋势表明转化为慢性过程，而持续升高的IgG水平表明转化为慢性活动性过程。在某些感染中，如疏螺旋体病患者中，IgM抗体可以持续升高数年而没有任何临床症状。

产前获得性感染的筛查[11]：由于IgG可通过胎盘，新生儿具有与母体相同的IgG抗体模式。仅检测IgG抗体无法诊断新生儿感染，因为母体IgG抗体与胎儿感染时产生的抗体无法区分。

从孕20周起，胎儿能够产生IgM抗体，从30周起可以合成IgA。从这个时间点起，由于各种病毒(风疹、巨细胞、单纯疱疹、水痘、腮腺炎、麻疹、流感、乙型肝炎、细小病毒B19)、梅毒螺旋体或弓形虫导致宫内感染，可以在新生儿血液(脐血)中可以检测到IgM和(或)IgA浓度升高。据报道，新生儿感染的发病率达2%～4%[11]。

由于检测方法简单快速，脐血血清中的IgM浓度被认为是一个很好的筛查指标。浓度>0.20 g/L提示感染。

由于新生儿缺乏临床表现或仅表现出轻微的IgM升高，因此大部分宫内感染不易识别。

仅1/3新生儿IgM升高且有临床症状。诊断特异性低的原因是胎盘渗漏或脐带血被母血污染。如果IgA浓度也升高，并且在5天后做第二次检测，新生儿血液中的IgA和IgM水平显著降低(半衰期为5天)，则感染可能性低。

IgM的持续升高表明感染发生于宫内或围产期。在这种情况下，通过酶联免疫吸附试验(ELISA)可检测出感染特异性IgM或IgA抗体。

IgE升高：是特应性疾病的一个特征(见第23章)。非特应性疾病引起的与IgE升高有关的疾病如表18.9-5所示。

表 18.9-5　IgE 升高的非特应性疾病

疾病	临床及实验室检查
寄生虫感染	当感染蛔虫、棘球绦虫、蛲虫、犬弓蛔虫、血吸虫、美洲板口牙线虫、肝吸虫、钩虫、旋毛虫及肠毛细血管炎和肠道蝇蛆病时IgE可能会超过参考范围上限的10倍[12]。原则上，蠕虫感染(如线虫、绦虫和吸虫)可导致IgE升高，而原虫感染不升高(见第44章)。有效的抗寄生虫治疗后，IgE下降。
艾滋病、Wiskott-Aldrich综合征、Nezelof综合征、非霍奇金淋巴瘤	IgE合成受Th2细胞控制。伴有T细胞功能障碍的疾病，IgE合成增加，因此血清IgE浓度升高。另一方面，B细胞缺陷导致IgE水平降低，如B细胞系的非霍奇金淋巴瘤与血清IgE浓度降低有关，而T细胞系则升高。
恶性肿瘤	若恶性肿瘤组织中含有较多的合成IgE的B细胞可能会引起IgE浓度升高。该类恶性肿瘤包括耳鼻喉器官、支气管肺系统、胃肠道、肠系膜淋巴结和睾丸肿瘤。
高IgE综合征[13]	高IgE综合征，也被称为Job综合征，是非常罕见的原发性免疫缺陷。 临床表现：约80%的患者通常表现为中度到重度发痒和苔藓化的严重湿疹。此外，特征性表现包括脓肿和溃疡的慢性皮肤感染，主要由金黄色葡萄球菌引起。其他特征性症状包括关节伸缩性过度及额头突出、轻度前突、鼻阔、皮肤粗糙的面部特征。病情随年龄增长而发展。高IgE综合征与高度恶性非霍奇金淋巴瘤有关[14]。 实验室检查：IgE升高，高IgE综合征的判断值(mU/mL)，如下。 与患者年龄相关：15(1～28天)、150(1～6个月)、250(7～12个月)、650(1～3岁)、1 250(4～6岁)、3 300(1～10岁)、2 400(11～14岁)、2 000(>15岁)。嗜酸细胞计数>0.7×10^9/L。IgG、IgA和IgM正常。

寡克隆Ig升高：Ig升高并不常限于某些抗体群体的升高。尽管它们仍然是多克隆起源的(即以κ和λ轻链型呈现)，但是这些抗体可以属于一种或多种Ig型或仅属于一种Ig亚型。在醋酸纤维膜或更常见的琼脂糖上进行血清蛋白电泳，在γ区可见一条或多条明显的条带(锯齿形)。

导致血清寡克隆Ig升高的疾病见表18.9-6。脑脊液中的寡克隆Ig参见第46章。

表 18.9-6　寡克隆 IgG 升高的原因[15]

原因	临床及实验室检查
抗血型抗原的抗体	某些血型抗原，如A1或IH刺激限制性异源性抗体产生。这些天然抗体都是IgM型。
病毒感染	急性病毒感染期，寡克隆Ig升高通常由针对病毒表面抗原的抗体组成。
免疫抑制治疗	在器官移植后最初几周出现寡克隆Ig，这提示经免疫抑制治疗后Ig合成开始恢复。
自身免疫性疾病、寄生虫感染	同一抗原谱持续刺激免疫系统可引起B细胞克隆选择性增加，同时选择性地产生伴寡克隆Ig的抗体。
真菌感染	黏膜表面的免疫反应(如泌尿生殖道)可导致寡克隆Ig升高。
中枢神经系统疾病(CNS)	中枢神经系统的局部体液免疫应答引起限制性抗体的产生，尤其是IgG类(寡克隆IgG)主要是由于有限的免疫活性B细胞。寡克隆抗体模式可通过脑脊液样本而不是血清样本进行等电聚焦检测，是局部Ig合成的标志。这在中枢神经系统疾病中(如多发性硬化症)具有诊断价值。
免疫复合物	高浓度的免疫复合物如类风湿因子在电泳中可能出现寡克隆条带。

18.9.4.3.3 单克隆丙种球蛋白血症：参见第 22.3 章。

18.9.5 注意事项

标准化和质量保证参见 18.1.14。

检测方法：如下。

- 放射免疫扩散：这种方法相对抗干扰。需要注意的是抗原过量现象，可以通过边缘出现絮状沉淀来识别。聚集的 Ig 可造成浓度假性偏低，而 Ig 片段则造成假性升高。
- 免疫散射比浊法：光散射污染物会对这种方法造成干扰，包括微小凝块、离心不足的样本中的细胞、脑脊液蛋白质的微粒和微生物污染。事实上，对于冷冻后的样本或高脂样本，这些问题应予以注意。比浊法可精确地检测抗原过剩，并且比非乳胶颗粒增强的比浊法灵敏度高约 10 倍。
- 免疫透射比浊法：通常用临床化学分析仪来进行 Ig 的透射比浊测定，这种方法受样本中高吸光度物质的干扰，如高胆红素血症、溶血或脂血样本。抗原过量容易被忽视并可引起 Ig 水平假性偏低。

18.10 IgG 亚型

Lothar Thomas

18.10.1 引言

4 种 IgG 亚型(IgG_1、IgG_2、IgG_3、IgG_4)的功能是清除入侵的病原体及其产物。Ig 的结构与这些功能相关。Ig 具有以下功能结构：① 可变区的 Fab 段用于抗原检测；② 介导分子作用的 Fc 段。Fc 段与补体结合并与防御细胞，如中性粒细胞和单核/巨噬细胞表面的 Fcγ 受体反应。这导致 Ig 结合的抗原失活和(或)被清除。事实上 4 种 IgG 亚型不相同的 Fc 段导致它们功能各异[1]。

4 种 IgG 亚型具有以下不同的功能(表 18.10-1)[2]：

- 结合补体：结合补体 C1q 段，从而激活补体系统经典的经典途径，结合能力依次为 $IgG_1>IgG_3>IgG_2$。IgG_4 不与 C1q 结合，因此不能激活补体途径。
- 与防御细胞的 Fc 受体结合：IgG_1 和 IgG_3 比 IgG_2 和 IgG_4 的亲和力更高。
- 蛋白水解性顺序为 $IgG_2>IgG_1>IgG_4>IgG_3$。这影响血浆中的半衰期，IgG_3 半衰期比在其他亚类更短。
- 所有 IgG 亚型都可通过胎盘，其中 IgG_4 最容易通过，而 IgG_2 最不易通过。
- IgG_1 在 1～4 岁时达到成人血清水平；其他 Ig 亚型在这个年龄达到大约成人水平的 50%。最终可在青春期达成人水平。
- 针对多糖抗原(肺炎球菌、磷壁酸、右旋糖酐 HIB-PrP)的 IgG 抗体大多数但不是全是 IgG_2 亚型。
- 针对蛋白(破伤风毒素)和病毒抗原的 IgG 抗体主要是 IgG_1 和 IgG_3。

Ig 亚型在血清中的分布百分比为 IgG_1 60%～75%、IgG_2 15%～25%、IgG_3 3%～6%和 IgG_4 2%～6%。

表 18.10-1 IgG 亚型的物理化学和生物学属性

属性	IgG_1	IgG_2	IgG_3	IgG_4
分子量(kDa)	150	150	170	150
H 链的二硫键	2	4	11	2
κ/λ 值	2.4	1.1	1.4	8.0
Gm 同型体	4	1	13	2
总 IgG 占比(%)	70	20	6	4
半衰期(天)	21	20	7	21
补体结合	+++	+	+++	−
胎盘的透过性	+++	±	++	+
Fc 受体结合中性粒细胞、巨噬细胞	++	−	+	±
Fc 受体结合肥大细胞	−	−	−	+
与 SPA 反应性	+	+	−	+

SPA，金黄色葡萄球菌蛋白 A

每种 IgG 亚型的特异性抗体产生是具抗原依赖性的：T 细胞依赖性抗原如病毒抗原和细菌毒素诱导 IgG_1 和 IgG_3 免疫应答、T 细胞非依赖性抗原如流感嗜血杆菌和肺炎链球菌的多聚糖荚膜主要诱导 IgG_2 限制性免疫应答、变应原-特异性抗体(蜜蜂毒物)主要为 IgG_4。

18.10.2 适应证

包括：怀疑免疫系统有缺陷的易感患者、监测吸入性抗原的免疫治疗、疑似硬化性胰腺炎。

18.10.3 标本要求

血清、血浆(肝素、EDTA 抗凝)、体液(脑脊液、支气管肺泡灌洗液)：1 mL。

18.10.4 检测方法

免疫散射比浊和免疫透射比浊法。单克隆和高纯度化的多克隆抗体应用于每种检测方法。

18.10.5 参考范围(表 18.10-2)

表 18.10-2 IgG 亚型参考范围[2,3]

年龄(岁)	IgG_1	IgG_2	IgG_3	IgG_4
0.5～1	1.5～7.9 1.4～6.2	0.36～1.4 0.41～1.3	0.09～0.86 0.11～0.85	0.006～0.46 ≤0.008
1～1.5	3.2～9.2 1.7～6.5	0.26～1.5 0.40～1.4	0.12～0.88 0.12～0.87	0.007～0.37 0.12～0.87
1.5～2	2.6～7.8 2.2～7.2	0.42～2.2 0.50～1.8	0.11～0.97 0.14～0.91	0.017～0.75 ≤0.41
2～3	2.7～9.4 2.4～7.8	0.44～1.9 0.55～2.0	0.09～6.3 0.15～0.93	0.023～0.59 ≤0.69
3～4	2.8～13.7 2.7～8.1	0.44～3.0 0.65～2.2	0.13～0.84 0.16～0.96	0.05～1.14 0.01～0.94
4～6	3.8～11.7 3.0～8.4	0.73～2.9 0.70～2.6	0.13～0.75 0.17～0.97	0.013～1.57 0.02～1.20
6～9	4.2～9.9 3.5～9.1	0.63～3.5 0.85～3.3	0.17～0.88 0.20～1.04	0.01～1.20 0.03～1.60
9～12	3.6～11.2 3.7～9.3	0.89～3.6 1.0～4.0	0.23～0.83 0.22～1.09	0.052～1.56 0.04～1.90

续 表

年龄(岁)	IgG_1	IgG_2	IgG_3	IgG_4
12～18	3.9～10.0 3.7～9.1	1.02～4.5 1.1～4.9	0.12～1.02 0.24～1.16	0.061～1.86 0.05～2.0
>18[4]	4.1～10.1 3.82～9.29	1.7～7.9 2.42～7.0	0.11～0.85 0.22～1.76	0.03～2.0 0.04～0.87

数据以 g/L 表示。数值为第 2.5 和第 97.5 百分位数。参考区间高值由 Siemens 提供，低值由 Binding Site 提供

18.10.6 临床意义

18.10.6.1 IgG 亚型缺陷

IgG 亚型缺陷可见于一种或几种 IgG 亚型浓度低于同年龄的参考范围下限。儿童期，IgG 亚型缺陷男孩发病率是女孩的 3 倍。青春期发生改变，成人女性和男性发病比例为 2∶4。在儿童中，IgG_2 缺陷最常见，而在成人中 IgG_1 和 IgG_3 缺陷是最常见的[4]。

大多数 IgG 亚型缺陷患者常有呼吸道感染[5]。因此，IgG 亚型分析是对呼吸道易感人群的常规诊断检测项目。与 IgG 亚型缺陷相关的重要疾病见表 18.10－3。IgG 亚型缺陷可以单独发生也可以伴随其他免疫缺陷(IgA、IgM、IgG 或补体缺陷，T 细胞缺陷，毛细血管扩张性共济失调)。

表 18.10－3　通常与 IgG 亚型缺陷相关的疾病

反复的细菌感染 - 耳炎 - 肺炎 - 支气管综合征 - 脑膜炎
支气管扩张
内源性支气管哮喘
治疗耐受的支气管哮喘
IgA 缺陷
治疗耐受的癫痫
慢性肠道疾病
自身免疫性疾病
HIV 感染

更常见的是，某些 Gm 表现型与 IgG 亚型低浓度相关。G3 m(21)纯合子的个体 IgG_3 浓度很低[6]。G2 m(23)阴性个体不仅 IgG_2 浓度较低，而且在多聚糖(肺炎球菌)疫苗接种后，与此缺陷的杂合子携带者相比，接种反应较差[7]。偶见家族性发病。

在很多情况下，IgG 亚型浓度降低可能临床表现为感染性疾病(表 18.10－3)，也可能表现为在用类固醇、磺胺类和卡马西平治疗后复发[8,9]。

如 IgA 缺陷的病例，许多 IgG 亚型缺陷的患者表型是健康的。尤其在儿童中，经常存在 IgG_2 的暂时降低(成熟阶段延迟)[10]。表 18.10－4 列出了与 IgG 亚型缺陷相关的疾病。

在许多情况下，IgG 亚型缺陷的原因是免疫应答中的调节缺陷。在某些 IgG_2 缺陷的患者中出现干扰素合成受损[11]。已经发现 14 号染色体上的缺失，但是在编码 H 链恒定区的基因簇区域非常罕见[12]。

表 18.10－4　与 IgG 亚型缺陷相关的疾病

疾病	临床与实验室检查
IgG_1	由于这个亚型在总 IgG 中所占的比例最高，所以 IgG_1 缺陷的患者通常伴随总 IgG 缺乏。因此，在许多情况下，总 IgG 缺陷的患者应在主要抗体缺陷与各种常见变异型免疫缺陷病(common variable immunodeficiency disease，CVID)中作鉴别[17]。由于 IgG_1 约占 IgG 的 65%，IgG_1 缺陷导致电泳出现低丙种球蛋白血症。IgG_1 的降低通常伴随着 IgG_2 和 IgG_3 降低。变异型免疫缺陷综合征患者 IgG_1 和 IgG_2 浓度较低，继发性免疫缺陷可见于肾病综合征患者[13]。
IgG_2	IgG_2 缺陷可单独发生也可与 IgA 或 IgG_4 缺陷合并出现。某些 IgG_2 缺陷患者表现出对包裹荚膜的细菌如乙型流感嗜血杆菌、肺炎链球菌和其他呼吸道感染病原体感染的易感性增加[6,18]。然而，IgG_2 缺陷患者并不会出现反复呼吸道感染。自身免疫性疾病和自身免疫性血细胞减少患者也可出现 IgG_2 缺陷。
IgG_2+IgG_4	约 1/3 儿童 IgG_4 水平低或检测不到，同时伴有 IgG_2 缺陷。
IgG_2+IgA	1/5 的 IgA 缺陷患者伴随 IgG_2 缺陷。此类免疫缺陷患者容易发生包裹荚膜的细菌的败血症。IgA 缺陷的患者也有感染风险，虽然这些患者的 IgG_2 浓度正常，但是其对肺炎球菌多糖的免疫应答不充分[19]。
IgG_3	一般 IgG_3 单独缺陷或与 IgG_1 合并缺陷。IgG_3 对呼吸道病毒和卡他莫拉菌的免疫应答反应是显著的。IgG_3 被认为是最有效的中和病毒的抗体。在一项包括 6 580 例复发或严重感染患者的研究中，4.8%有 IgG_3 缺陷，其中 60%是 IgG_3 单独缺陷，36%的患者合并 IgG_1 下降[20]。主要临床诊断为反复上呼吸道感染、腹泻和支气管哮喘。
IgG_3+IgG_1	感染合并免疫缺陷在性质上更为严重，常常与阻塞性肺病相结合，有时会发展为支气管扩张。
IgG_4	选择性 IgG_4 缺陷几乎没有临床意义，因为在 5.6%的健康人群中可检测到该缺陷[13]。在感染患者中，IgG_4 缺陷合并 IgG 亚型缺陷，特别是 IgG_2 和(或)多糖特异性免疫应答缺陷[14]。

18.10.6.2 分析免疫缺陷特征的进一步检查

IgG 亚型缺陷主要被认为是免疫应答受损的指标[5,6]。此外，为了分析潜在的免疫缺陷的特征及其临床相关性，需要更详细的检查[13]。例如，在 IgG 亚型缺陷的患者中：蛋白质特异性抗体(破伤风、白喉)的合成通常不受影响；在某些患者中，多糖特异性抗体(如肺炎球菌抗原)的产生减少。天然获得的多糖抗体的检测对于识别真实的特异性免疫缺陷的患者作用有限。建议接种肺炎球菌疫苗。

肺炎球菌疫苗接种后免疫系统功能活性评估：如果在接种疫苗后 4～6 周，肺炎球菌抗体滴度升至>1 000 U/mL(ELISA，23 价疫苗作为抗原)或 5 种肺炎球菌血清型检测出显著的接种反应(>1 μg/mL，根据 WHO 标准 89SF 校准)，说明存在充分的肺炎球菌接种反应[14]。在大多数 IgG_2 亚型缺陷患者中可检测到适量的疫苗接种反应[15,16]。如果接种反应检测显示滴度<500 U/mL，则不存在对任何单一血清型的显著的接种反应。如果通过重复接种，确证效价<500 U/mL，则可诊断为相关的 IgG 亚型缺陷，包括多糖特异性免疫的缺陷。根据临床表现，这种疾病需要延长治疗(抗生素预防或免疫球蛋白替代疗法)。

18.10.6.3 IgG 亚型升高

IgG 亚型异常升高常见于慢性抗原刺激患者，如感染的患者(表 18.10－5)。

表 18.10－5　IgG 亚型升高

疾病	临床及实验室检查
HIV 感染	IgG_1 和 IgG_3 亚型多克隆升高较典型。
过敏性肺泡炎	过敏原特异性 IgG_2 抗体大量升高。
频繁的蜜蜂蜇伤	有研究显示被频繁蜜蜂蜇伤的养蜂人其免疫应答以 IgG_4 为主。
吸入性过敏反应的免疫治疗	经过 5 年的监测发现，患有花粉过敏和由屋尘螨引起的过敏的患者 IgG_4 浓度比起始浓度升高 50％[21]。这不适用于未经治疗的过敏患者。这些患者 IgG_4 的升高是由治疗后免疫调节引起的。同时也发现过敏原特异性 IgG_4/IgG_1 值持续升高。
酒精性硬化性胰腺炎	患者的 IgG_4 浓度为 1.36～11.5 g/L，而健康人群为 0.15～1.28 g/L[22]。这不适用于非酒精性胰腺炎和干燥综合征。
自身免疫性胰腺炎（autoimmune pancreatitis，AIP）[23]	AIP 是慢性胰腺炎的一种特殊类型。30％的患者还表现出自身免疫性疾病以外的临床症状。临床病理学认为 AIP 是与 IgG_4 相关的系统性硬化症。总 IgG(≥18 g/L)和 IgG_4（≥1.35 g/L)浓度升高是 AIP 的诊断标准，灵敏度分别为 42％～70％和 73％～90％[24]。然而，IgG_4 的敏感度因全球不同人群中而异。如韩国人群的诊断灵敏度为 73.3％，西班牙人群为 53.8％，法国和德国人群约 20％。

18.10.7 注意事项

各类 IgG 亚型的总和不应超过总 IgG 的 10％(合理性检查)，否则 IgG 亚型的异常分布应该进行两种参数(IgG 亚型和总 IgG)对照。

检测方法：如下。

- 免疫散射比浊法：光散射污染物会对这种方法造成干扰，包括微小凝块、离心不足的样本中的细胞、脑脊液蛋白质的微粒和微生物污染。事实上，对于冷冻后的样本或高脂样本，这些问题应予以注意。比浊法可精确地检测抗原过剩，并且比非乳胶颗粒增强的比浊法灵敏度高约 10 倍。
- 免疫透射比浊法：透射比浊法比免疫散射比浊法更容易受样本中高吸光度物质的干扰，如高胆红素血症、溶血或脂血样本。

IgG 亚型参考区间：儿童 IgG 亚型的参考区间与年龄相关。6 个月时 IgG_1 和 IgG_3 浓度约为成人水平的 50％，3 岁达成人水平。IgG_2 和 IgG_4 延迟产生，1 岁时浓度是成人水平的 25％，3 岁达 50％。

不同方法间亚型分析存在不同的结果。Siemens 和 Binding Site 的 IgG_1 和 IgG_2 的参考区间相似[25]，而 IgG_3 和 IgG_4 存在显著差异。这是由于 Binding Site 建立的标准基于 ERM－DA470k，而 Siemens 的标准基于 WHO 67/97，后又被 Sanquin M1590 取代。因此，不同检测方法应该使用相应厂商给出的参考区间。

18.11 冷球蛋白和冷纤维蛋白原

Lothar Thomas

18.11.1 引言

低温症患者需检测冷沉淀蛋白和冷凝集素。

冷沉淀蛋白：此类蛋白包括冷球蛋白、冷纤维蛋白原和含有纤连蛋白的复合物[1]。

冷球蛋白：冷球蛋白是免疫球蛋白复合物，在血清中沉淀或低于正常体温的温度下形成凝胶、油或结晶，并在重新加温后再溶解。除了某些具有类风湿因子活性的免疫球蛋白，冷沉淀物还包括白蛋白、纤连蛋白、补体成分 C1q、细菌和病毒(丙型肝炎病毒)。冷球蛋白的 3 种分类见表 18.11－1)。

表 18.11－1　冷球蛋白分类

类型	组分
Ⅰ	只含单克隆免疫球蛋白(Ig)
Ⅱ	单克隆 Ig(通常为 IgM κ 型)和多克隆 IgG 的混合物
Ⅲ	多克隆 Ig(通常为 IgM)和多克隆 IgG 的混合物

冷纤维蛋白原：冷纤维蛋白原是包含了纤维蛋白、纤维蛋白原和纤维蛋白降解产物(含白蛋白、免疫球蛋白和其他蛋白)在低温下不溶的蛋白质复合物。冷纤维蛋白原在 4℃ 与凝血酶形成凝块，在 37℃ 复融。

纤连蛋白复合物：纤维蛋白连接蛋白和 C 反应蛋白-白蛋白的复合物。没有病理生理意义。

冷凝集素：冷凝集素属于 IgM 类，并且能够通过补体激活(冷溶血素)凝集和裂解红细胞。

18.11.2 适应证

有以下症状和(或)病症/疾病时怀疑为冷球蛋白血症[2]：紫癜，由紫癜、虚弱和关节痛组成的综合征，神经系统疾病，肾小球肾炎，雷诺现象，关节炎，干燥综合征，慢性丙型肝炎。

疑似冷纤维蛋白原血症：存在以下症状和(或)病症时：皮肤局部缺血如紫癜、网状赘肉、瘀斑、溃疡、缺血性坏死和坏疽(罕见)。

18.11.3 检测方法

18.11.3.1 冷球蛋白和冷纤维蛋白原的检测方法

冷球蛋白和冷纤维蛋白原检测和鉴别。收集一管无抗凝剂全血和一管抗凝血，将两管在 37℃ 的水浴中孵育使细胞组分沉淀并形成凝结物，在 37℃ 条件下离心。

定量法：评估锥形管中冷沉淀物存在与否，并进行刻度测量(Nissl 管或 Wintrobe 管)。评估沉淀物与血清/血浆体积的比例(表 18.11－2)。

表 18.11－2　冷球蛋白的检测和鉴别[1]

(1) 将 10 mL 血液收集到预热的 EDTA 管和预热的血清管中。
(2) 在 37℃ 的水浴中使血液凝集。
(3) 在 37℃ 下离心获得血清。如可能的话，离心机在无样本的情况下运转预热 30 min。
(4) 使用预热移液管吸取血浆和血清，并分别转移到 Nissl 或 Wintrobe 管中以测定冷沉淀物比容。
(5) 试管 4℃ 孵育 7 天。
(6) 两管在 4℃ 下离心 15 min。
(7) 计算冷沉淀物比容。
(8) 冷球蛋白鉴定：从离心管中去除血清。沉淀物用冰冷的 0.9％NaCl 洗涤 3 次，然后在 37℃ 的少量 NaCl 中重新悬浮。
(9) 免疫固定电泳或 Western 印迹进行蛋白质测定。

步骤为，检测冷球蛋白需用预热的试管收集血清并维持在 37℃。将维持在 37℃ 的血浆转移至第二管以测定冷球蛋白和冷冻纤维蛋白原。样本 4℃ 孵育 1 周。冷球蛋白在血清中沉淀。冷纤维蛋白原和冷球蛋白在血浆中沉淀。血清和血浆管中相同量的沉淀物取决于冷球蛋白。血浆管中的沉淀为冷

纤维蛋白原，浓度通常>1 g/L，离心后浓度减低[3]。将试管内的内容物温热至37℃来测定冷纤维蛋白原。

如果在血浆和(或)血清管中检测到沉淀，则将试管离心。冷沉淀物的定量测定以%(沉淀物在管中总体积中的比例)作为比容单位，或者通过使用Biuret方法测定洗涤的沉淀物的蛋白质浓度来计算。血浆管中比容和(或)蛋白质浓度升高提示冷球蛋白和冷纤维蛋白原的混合物。

单克隆冷球蛋白(Ⅰ型)和冷纤维蛋白原在4℃下24 h内出现沉淀，混合型冷球蛋白(Ⅱ+Ⅲ型)通常需要超过72 h。沉淀物可以是絮状的、凝胶状的或结晶的。血液采集后血清中出现凝胶状沉淀通常为冷球蛋白血症Ⅰ型。

18.11.3.2 冷球蛋白鉴别

冷球蛋白可分为Ⅰ～Ⅲ型。冷球蛋白类型按发病机制(单克隆免疫复合物、大免疫复合物)进行分类，因此有助于解释临床症状。

步骤为，弃去血清沉淀管的上清液后，沉淀用冷生理盐水NaCl离心和重新悬浮洗涤3次。最后，将沉淀物溶解于温热的0.9%NaCl中进行进一步处理。使用特异性抗血清(如抗人血清、抗Ig/κ、抗Ig/λ、抗Ig/α链、抗Ig/μ链、抗Ig/γ链)经免疫固定电泳鉴定沉淀的组分。应将没有抗血清的泳道作为空白对照，以确保在冷凝胶的点样处不出现蛋白质沉淀。

18.11.4 标本要求

- 无添加剂的全血(冷球蛋白)：10 mL。
- EDTA、柠檬酸盐、草酸盐全血(冷纤维蛋白原血症)：10 mL。

18.11.5 参考范围

冷沉淀物比容[5]	<0.4%
冷球蛋白的蛋白浓度[4]	<80 mg/L
冷纤维蛋白原的蛋白浓度[4]	<60 mg/L

18.11.6 临床意义

冷球蛋白血症的发病率比冷纤维蛋白原血症的发病率高得多。例如谢菲尔德蛋白参考实验室在2004～2008年检测分析了887个冷球蛋白血症的样本[5]，结果共检测到188例冷球蛋白血症和5例冷纤维蛋白原血症。各类型的发病率列于表18.11-3。

表18.11-3 谢菲尔德蛋白质参考单位的冷球蛋白血症[5]

类型	病例	%	浓度(g/L)		
			均数	中位数	区间
Ⅰ	27	14.4	4.1	2.1	0.05～25
Ⅱ	42	22.3	2.5	0.95	0.13～15
Ⅲ	119	63.3	0.72	0.48	0.04～2
冷纤维蛋白原	5		2.6	0.79	0.15～7.9

冷球蛋白结果阴性并不能排除冷球蛋白血症，因为在许多情况下，样本处理不当会产生假阴性结果。C4的浓度是替代指标。低浓度提示冷球蛋白诱导的免疫复合物激活；浓度正常没有临床意义。16%～70%的慢性丙型肝炎和冷球蛋白血症患者的类风湿因子为阳性[6]。

18.11.6.1 冷球蛋白血症

在低温状态下免疫球蛋白出现沉淀与冷球蛋白诱导的疾病有关。少量的冷球蛋白生理性通过肝细胞特定的受体产生和消除。单核巨噬细胞清除肾小球中的冷球蛋白沉积物[7]。产量增加或清除减少导致冷球蛋白在器官中累积并发展与冷球蛋白相关的疾病。血管中冷球蛋白的沉淀引起血管炎的发展，尤其在皮肤、肾脏和周围神经系统中。冷球蛋白血症的临床表现取决于受累器官。

单克隆和混合型冷球蛋白血症间区别见表18.11-1。混合型占冷球蛋白血症的90%，单克隆型约占10%。大约95%的混合型继发于慢性丙型肝炎，其余类型具有基本性质。

18.11.6.1.1 单克隆冷球蛋白血症(Ⅰ型)：Ⅰ型冷球蛋白形成沉淀的温度(≤32℃)比混合冷球蛋白高。浓度范围介于60 mg/L和60 g/L之间。它们与恶性B细胞疾病如多发性骨髓瘤、Waldenström巨球蛋白血症、意义未明单克隆丙种球蛋白血症(MGUS)或B细胞淋巴增殖性疾病相关。

临床表现：伴有外周血管阻塞、紫癜或皮肤表现(雷诺现象)症状的高黏滞综合征。Ⅰ型很少与血管炎相关。如果冷球蛋白(通常是IgG_3)以结晶形式沉淀，则可出现关节症状。

实验室检查：在大多数情况下，冷沉淀物比容通常很高，蛋白质浓度>1 g/L。单克隆IgG或IgM阳性。类风湿因子阴性，补体间歇性减少。

18.11.6.1.2 混合型冷球蛋白血症(Ⅱ、Ⅲ型)：通常，混合冷球蛋白在≤23℃的温度下出现沉淀。混合冷球蛋白血症通常无临床症状，并与慢性丙型肝炎相关。非HCV相关的冷球蛋白血症可能继发于HIV感染、HBV感染和自身免疫性疾病如系统性红斑狼疮、干燥综合征和系统性硬化症。这些疾病的共同特征是慢性炎症、高抗原载量和B细胞系调节抗原驱动异常[8]。

混合冷球蛋白血症的临床表现包括典型的紫癜、疑虑和关节痛。与混合冷球蛋白相关的疾病和症状列于表18.11-4。

表18.11-4 与混合冷球蛋白血症有关的疾病和症状

疾病	临床及实验室检查
丙肝(HCV)[8]	约有90%的Ⅱ型混合冷球蛋白血症患者有HCV感染。冷球蛋白含有具有抗独特型活性的类风湿因子的IgM κ型抗体。Ⅲ型冷球蛋白更少见。丙型肝炎患者的冷球蛋白血症发病率为25%～30%，但这些患者中只有10%～15%的患者表现出严重程度不等的症状，程度从轻微到危及生命。冷球蛋白血症导致血管炎，累及皮肤、肾脏和周围神经的中小型血管。HCV核心蛋白和免疫球蛋白均匀分布在血管壁中。 病理生理学机制如下： 当通过Toll样受体结合HCV颗粒和HCV核心蛋白时，树突细胞释放B细胞活化因子(BAFF)。BAFF作为边缘区B细胞和V_H1-69^+ B1细胞的存活信号并保持高克隆扩增性。细胞合成大量具有类风湿因子(RF)活性的IgM。IgM-RF与HCV颗粒结合形成多分子免疫复合物的冷沉淀物。这些反过来又与C1q结合，从而介导与血管壁中C1q受体的结合。最后激活补体[11]。
紫癜	紫癜是最常见的症状，80%～90%的患者会发生。小腿、臀部和躯干表现较明显。大多患者之前都有感觉异常和疼痛。
雷诺现象	约1/3的患者有该症状。累及手、脚、嘴唇、外耳和鼻子。严重的患者会出现坏死和坏疽。

续 表

疾病	临床及实验室检查
肾病	多达40%的患者发生肾病。最常见的类型是膜增生性肾小球肾炎。这种急性肾病综合征与蛋白尿、血尿和高血压有关。
周围神经病变[5]	多达60%的患者患有运动感觉轴索病。由神经血管发生冷球蛋白沉积而引起的血流受损造成的。
关节痛	70%~80%的患者有关节痛，20%患有肌痛或纤维肌痛。
干燥综合征	5%~61%的干燥综合征患者伴随冷球蛋白血症，其中一半患有慢性HCV感染。

实验室检查：Ⅱ型类风湿因子阳性，补体持续减少。

18.11.6.1.3 热不溶性冷球蛋白血症：此类冷球蛋白血症其蛋白质沉淀的溶解需高于37℃，如在56℃下溶解。这种类型的冷球蛋白血症十分罕见，但已有研究表明与多发性骨髓瘤、干燥综合征和冷球蛋白-闭塞性膜增生性肾小球肾炎有关[7]。

18.11.6.2 冷纤维蛋白原血症

当EDTA抗凝血浆在37℃澄清，冷却至4℃时发生沉淀，则可诊断为冷纤维蛋白原血症。冷纤维蛋白原血症可分为原发性和继发性两种[3]。原发性很少见。据报道住院患者中无临床症状的继发性冷纤维蛋白原血症的发病率为13%。原发性冷纤维蛋白原血症通常在健康个体中自发发生，而继发性冷纤维蛋白原血症在恶性肿瘤、糖尿病、炎症、胶原血管疾病或活动性感染的情况下与潜在的慢性炎症相关。女性/男性比例为1.4∶1。

冷纤维蛋白原血症患者的主要临床症状是不耐冷、皮肤缺血如紫癜、网纹痣和肢端皮肤溃疡。这些患者生活在寒冷气候区，低温暴露时间与症状发作相关。

根据迄今为止报道的少数病例之一，原发性冷纤维蛋白原血症的实验室诊断结果包括冷沉淀物比容为5%和冷沉淀物的蛋白浓度为850 mg/L。必须将冷纤维蛋白原沉淀与肝素可沉淀部分分开，如果使用肝素血浆代替EDTA血浆，在低温下正常个体也可形成沉淀物[9]。

18.11.7 注意事项

温度控制[10]：温度控制在Ⅰ型冷球蛋白的分析前阶段尤其重要，因为这些冷球蛋白在较高温度下也可出现沉淀，并且浓度>5 g/L。高浓度的单克隆冷球蛋白易在较高温度下较早出现沉淀。对于Ⅲ型冷球蛋白在数天内缓慢沉淀，因此温度控制并不重要。

孵育时间：单克隆冷球蛋白在24 h内沉淀，而混合型需要较长时间，因此在4℃下至少3天，7天为推荐孵育时间。

冷沉淀物的洗涤：在蛋白质检测之前，冷沉淀物必须在低温下洗涤以去除其他血清蛋白质的污染。

18.12 β_2微球蛋白

Lothar Thomas

18.12.1 引言

β_2微球蛋白(β_2-M)是一种分子量为11.8 kDa的蛋白质，位于所有有核细胞的细胞膜上。它是MHC Ⅰ类抗原的轻链蛋白(图18.12-1)。其功能是稳定MHC Ⅰ类α链。由于它与α链非共价结合，并且不与细胞膜直接接触，因此它很容易从细胞中释放或被血浆中的游离β_2-M取代。

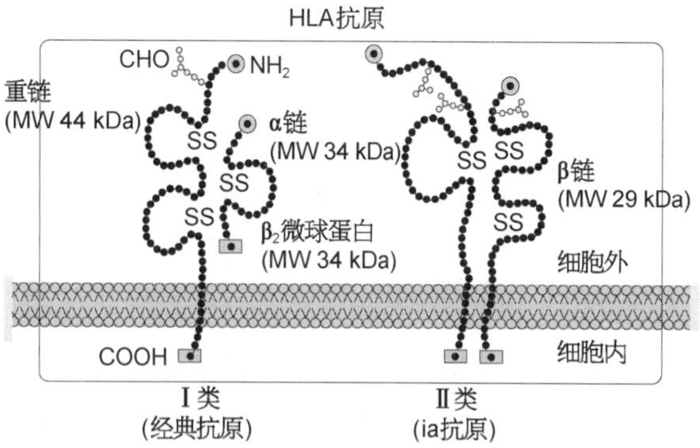

图18.12-1 有核细胞细胞膜上的HLA抗原。MHC Ⅰ类抗原由两条链组成，即重链和β_2微球蛋白。MHC Ⅱ类抗原由结合在细胞膜上的两条链组成。MW，分子量

在健康个体中，β_2-M以相对恒定的速率合成并在自然细胞再生过程中释放到体液中。β_2-M易被肾小球滤过和肾小管重吸收。血清浓度与合成和排泄率相关，并且在健康个体中相对稳定。

β_2-M在自身免疫性疾病、感染和某些恶性肿瘤中合成增加。由于β_2-M主要通过肾脏排泄，所以肾小球和肾小管功能障碍也会导致血清浓度和尿排泌发生变化。

18.12.2 适应证

包括：监测和评估淋巴瘤，尤其是非霍奇金淋巴瘤、霍奇金淋巴瘤和多发性骨髓瘤；评估肾小球滤过率，尤其是儿童；肾小管间质性肾损害的诊断和监测；透析患者中β_2-M的监测；肾移植后肾功能的评估和巨细胞病毒感染的早期检测；检测同种异体骨髓移植后的排斥反应；监测HIV感染患者的疾病进展；胎儿感染的诊断。

18.12.3 检测方法

免疫测定如免疫散射比浊法或免疫透射比浊法[1]。

18.12.4 标本要求

血清、血浆：1 mL。

留取随机尿并置于0.5 mL 2 mol/L NaOH的容器内，使尿液pH>6。取其中10 mL尿液样本送至临床实验室作为医学检查的一部分。

采集白天6~8 h的尿液标本。须监测尿液pH，如有必要可加入2 mol/L NaOH碱化尿液。在规定的时间内收集尿液用于检测肾小管的急性毒性损伤。

18.12.5 参考范围(表18.12-1)

表18.12-1 β_2-M参考范围

血清、血浆	0.8~2.4 mg/L(<60岁)[2]
	≤3.0 mg/L(>60岁)
	0.7~1.8 mg/L*[3]
脐血	2.5~4.5 mg/L[4]

续 表

随机尿	≤200 μg/g 肌酐[5]
	≤300 μg/L[5]
	≤200 μg/L* [3]
清除率	0.03～0.12 mL/min[6]
24 h尿	33～363 μg[6]

*粒子增强免疫分析。数值为第2.5和第97.5百分位数

18.12.6 临床意义

血清中$β_2$－M浓度及其在尿中的排泄量可为以下情况提供有价值的信息：① 临床上遇到特殊问题时；② 如果其他疾病可能影响$β_2$－M合成或排泄，应首先排除，如在没有淋巴样肿瘤存在的情况下评估肾小球滤过率，或在评估淋巴样肿瘤的治疗时应排除肾小管间质性肾病的存在。

在血清$β_2$－M浓度不变的情况下，尿中$β_2$－M浓度或尿排泌急剧升高提示肾小管损伤。在血清浓度＞6 mg/L和GFR正常时，超出肾小管重吸收能力，尿中$β_2$－M浓度不能用作肾小管损伤的指标[7]。在这种情况下，推荐检测$α_1$微球蛋白的排泌量(参见12.9.6.8.3)，因为尿中$α_1$微球蛋白比$β_2$－M更稳定。表18.12－2列出了在各种疾病中的$β_2$－M。

表18.12－2 各种疾病中的$β_2$－M

疾病	临床及实验室检查
恶性淋巴瘤 慢性淋巴细胞白血病(CLL)	在CLL中，$β_2$－M的增加是分阶段的。例如，在一项包括未治疗患者的研究中[8]，0级血清浓度为2.0～2.8 mg/L，Ⅰ、Ⅱ级为2.7～5.3 mg/L，Ⅲ、Ⅳ级为4.4～16.9 mg/L。在0级或Ⅰ级时病情稳定，CLL称为低级淋巴瘤，CLL属于其中之一，与$β_2$－M浓度相关，且通常不超过5 mg/L。未经治疗前$β_2$ M浓度是预后指标。据报道，若浓度＜3.0 mg/L，则完全缓解率为71%，若浓度高于9 mg/L，则只有36%[9]。
非霍奇金淋巴瘤(NHL)	在一项淋巴瘤患者的多中心研究中[10](除伯基特淋巴瘤外)，有36%的Ⅰ、Ⅱ级未治疗患者和61.8%Ⅲ、Ⅳ级患者血清$β_2$－M＞3.0 mg/L。在NHL预后不良的患者中，$β_2$－M浓度＜4.0 mg/L的患者生存时间明显高于此水平的患者。9.8%的Ⅰ、Ⅱ级患者及20.7%的Ⅲ、Ⅳ级缓解期患者，$β_2$－M浓度＞3.0 mg/L。
霍奇金淋巴瘤	$β_2$－M浓度随疾病分期上升。5%～32%的Ⅰ、Ⅱ级患者及43%～71%Ⅲ、Ⅵ级患者的$β_2$－M浓度＞3.0 mg/L。在完全缓解患者中，只有3.8%的Ⅰ、Ⅱ级患者和18.2%的Ⅲ、Ⅳ级患者的$β_2$－M浓度＞3.0 mg/L[10]。在患有霍奇金淋巴瘤的儿童中，$β_2$－M浓度、LD活性和ESR与淋巴瘤肿瘤负荷相关。在诊断时，60%的儿童$β_2$－M浓度升高(2.8 mg/L以上)。有B细胞症状的儿童比没有这些症状的儿童浓度更高。有效治疗后，浓度恢复正常[11]。
多发性骨髓瘤	在多发性骨髓瘤患者中，$β_2$－M是预后指标。例如，血清水平＜3 mg/L的患者平均生存时间为64个月，而浓度为3～5 mg/L的患者为29个月，而浓度超过5 mg/L的患者为11个月。1型和2型浆细胞性骨髓瘤及Marschalko型的患者一般浓度＜5 mg/L。冒烟型骨髓瘤的浓度＜3 mg/L[12]。
肾脏疾病 肾小球疾病	如果GFR降至80 mL/(min·1.73 m²)以下，$β_2$－M的血清浓度可能超过参考区间上限[13]。因为$β_2$－M浓度不依赖于肌肉质量，因此特别是在儿童中是评估GFR一项很好的指标。总体而言，$β_2$－M浓度在参考区间内可排除GFR在60 mL/(min·1.73 m²)以下。血清$β_2$－M浓度升高与GFR降低之间统计学有显著相关性[13]。表18.12－3列出了$β_2$－M和血清肌酐及菊粉清除率之间的关系。
肾小管间质疾病	根据血清$β_2$－M浓度，不可能区分肾小球和肾小管疾病，而检测尿液中的$β_2$－M排泄量可以鉴别。通过同时测定菊糖或肌酐清除率获得的$β_2$－M排泄分数(FE－$β_2$－M)，这是一个很好的标准，尤其是在儿童中。在一项研究中[14]，无论GFR如何，肾小管损伤患者的FE－$β_2$－M均高于肾小球损伤患者。同样，在GFR减少的病例中，可以可靠地区分额外的肾小管损伤。对于诊断肾小管间质疾病，尿$α_1$微球蛋白已被证明优于$β_2$－M。
重金属镉和汞引起的肾小管损伤	急性和慢性镉和汞中毒导致近端肾小管细胞坏死。在自发排尿的尿液样本中，$β_2$－M排泄＞200 μg/g肌酐是可较早预测上述重金属导致肾小管损伤的指标[4]。在暴露个体中$β_2$－M排泄的升高仅提示重金属诱导的损伤，必须通过测量重金属本身来确诊。血清镉浓度＞10 μg/L及随机尿样中尿排泄＞5 μg/g肌酐表明此类重金属积聚。相应的，汞在血液中浓度＞10 μg/L，尿液中＞40 μg/L。慢性铅中毒不会导致近端肾小管损伤，$β_2$－M排泄正常。
$β_2$－M淀粉样变性[15]	在ESRD中，血清$β_2$－M浓度由于无法通过透析将$β_2$－M从血液中去除而升高10～100倍。在这些患者中，$β_2$－M易积累成不溶性淀粉样蛋白聚合物，尤其是在关节结构中引起关节疾病或腕管综合征中。高达33%的血液透析患者在4年后发生血液透析相关的淀粉样变性。血清$β_2$－M浓度与透析相关性淀粉样变性的发生并不直接相关，但与透析持续时间和$β_2$－M淀粉样变性严重程度密切相关。在这些患者中已经发现了$β_2$－M升高浓度的变异型。是在赖氨酸58处切割的$β_2$－M，也缺乏赖氨酸(ΔK58－$β_2$－M)。
肾移植后巨细胞病毒感染	在肾移植受者中，$β_2$－M的测定有助于监测巨细胞病毒感染。13例病例中有11例在观察期发现$β_2$－M尿排泄增加超过3倍[16]。尿中排泄$β_2$－M的增加先于巨细胞病毒-直接早期抗原(CMV－IEA)的检出。
肾移植后的肾功能	移植后和肾功能恢复后，血清$β_2$－M浓度在几天内是正常的。即使原先无功能的肾脏在30天后才恢复功能，在最初的2～4天里血清$β_2$－M浓度明显下降[17]。 $β_2$－M浓度明显上升可先于临床诊断移植排斥反应2～7天，其上升较血清肌酐升高早1～3天[6]。$β_2$－M测定对于监测肾移植排斥反应的价值仍存在争议[16]。
孕期肾盂肾炎[18]	所有上尿路感染的孕妇(即在伴有肾小管间质损害的肾盂肾炎期间)$β_2$－M排泄＞300 μg/L。作为涉及不确定起源的侧腹疼痛和肾盂内存在扩张的肾盏系统的病例的鉴别诊断的一部分，如果$β_2$－M排泄正常，则可排除肾盂肾炎。
HIV感染监测	随访监测462名HIV阳性男性感染进程3年。在此期间，26%的患者出现AIDS临床症状，19%出现AIDS相关症状(AIDS－related complex，ARC)。证明$β_2$－M浓度是评估疾病进展的非常好的指标。$β_2$－M浓度＞5.0 mg/L的HIV阳性患者中有75%出现AIDS临床症状，3.1～5.0 mg/L水平的患者发病率为28%，而＜3.0 mg/L患者发病率为7%[19]。
同种异体骨髓移植	血清$β_2$－M浓度是监测急性和慢性排斥反应发作的良好指标。此外，在这些患者中，单纯疱疹、水痘带状疱疹病毒或巨细胞病毒感染的再激活也与$β_2$－M浓度升高有关[20]。
早产儿慢性肺病	慢性肺病是早产儿常见的并发症，并且在新生儿护理和出院后的发病率和死亡率中发挥着重要作用。假定慢性肺病是由肺创伤所致炎症反应引起的。而且，慢性肺病通常在绒毛膜羊膜炎感染的情况下发生。在0或2天龄时尿$β_2$－M排泄高于$10×10^4$ μg/g肌酐被认为是初期慢性肺病的预测指标[21]。
胎儿感染[22]	$β_2$－M浓度在5 mg/L以上时，可诊断为巨细胞病毒或弓形虫所致胎儿感染，诊断灵敏度为93.3%。

表 18.12-3　β_2-M和血清肌酐[23]及菊粉[24]清除率之间的关系

(1) 血清肌酐(x)与血清 β_2-M(y)的关系 y(mg/L) = 3.713x(mg/dL) − 2.049 y(mg/L) = 0.042x(μmol/L) − 2.049
(2) 血清 β_2-M(y)与菊粉清除率相关的 GFR(x)的关系 log$y$(mg/L) = −0.89 log x(mL/min) + 2.0

18.12.7 注意事项

稳定性：在 pH<6.0 的环境下，β_2-M在2 h内发生变性，即使在膀胱中也一样[6]。由于会发生降解，因此不能用免疫化学法检测。因此送检尿液样本不应是清晨第一次尿(通常pH<6.0)，而通常收集白天任意时间的随机尿。排尿后必须检查 pH，如有必要，应添加几滴 2n NaOH 进行碱化。

参考区间：儿童的血清浓度略高于青少年和成年人及 60 岁以上人群。

18.12.8 病理生理学

β_2-M是含100个氨基酸的肽。肽链通过氨基酸25和81之间的二硫键连接(半胱氨酸)[25]。

β_2-M是MHC Ⅰ类抗原的轻链蛋白(图 18.12-1)，因此位于所有有核细胞的膜上。它位于细胞膜的外部并且与MHC Ⅰ类抗原的重链非共价结合。因此，它可以自由地与在体液中的 β_2-M进行交换，其中超过98%以游离单体的形式存在。

MHC Ⅰ类抗原以及 β_2-M在免疫防御细胞(特别是淋巴细胞)细胞膜上的表达是经淋巴系统细胞因子刺激的。在与免疫系统激活相关的所有疾病如细菌感染、某些病毒感染和自身免疫性疾病(如类风湿关节炎)中 β_2-M产生增加。β_2-M的主要合成位点在淋巴细胞。体重70 kg的健康个体合成9 mg β_2-M/h。半衰期是40 min。肾脏是主要的清除部位，肾小球滤过约为210 μg/min。其中99.9%的 β_2-M在近端小管重吸收。

血清 β_2-M水平或 β_2-M排泄的变化是由合成增加、GFR减少或肾小管重吸收引起的。

由于淋巴系统是 β_2-M的主要合成部位，所有淋巴细胞增殖速率增加的疾病与血清浓度升高相关，尤其是多发性骨髓瘤、霍奇金淋巴瘤、慢性淋巴细胞性白血病和其他恶性非霍奇金淋巴瘤。在这些疾病中，β_2-M是监测疾病和评估治疗效果的良好指标。单克隆Ig水平和血清 β_2-M浓度在约70%的患者中成正比。尽管有明显的单克隆丙种球蛋白病，但部分患者 β_2-M浓度并未升高。这可以通过骨髓瘤患者肾功能的改变来解释[26]。具有细胞免疫应答明显激活的其他疾病：如某些自身免疫性疾病、传染性单核细胞增多症和移植排斥反应亦可导致血清 β_2-M升高[8]。

GFR的减少延长了 β_2-M的半衰期，血清水平呈指数增长，即与GFR呈负相关(这一相关性适用于整个过滤范围)。GFR下降至低于80 mL/(min·1.73 m^2)时可能出现血清浓度升高。有关血清肌酐异常与血清 β_2-M浓度之间相关性的报道各不相同。β_2-M用于评估GFR的价值有局限性[12]。

β_2-M被近端小管的刷状缘重吸收，然后分解代谢成氨基酸。肾小管损伤时 β_2-M排泄增加(例如，由细菌诱导的间质性肾炎、镉肾病和氨基糖苷诱导的肾小管坏死)。患有氨基糖苷类相关性肾毒性的患者在8 h尿液中尿排泄量>10 mg。

在镉暴露的个体中，暴露时间、血液中的镉浓度和 β_2-M排泄之间存在相关性。对于长期职业暴露于镉的个体，在约10年的暴露期后可预测 β_2-M排泄增加[3]。

巨细胞病毒感染患者因 $CD8^+$ T淋巴细胞的增加而导致血清 β_2-M浓度增加。

恶性淋巴瘤中的血清 β_2-M水平升高可能是由于细胞更新增加所致。另一个理论[26]是在恶性淋巴瘤中淋巴细胞的细胞膜携带的 β_2-M少于健康人。由MHC Ⅰ类抗原的α链缺陷被认为导致结合 β_2-M能力下降。由于完整的MHC Ⅰ类抗原结构是通过细胞毒性淋巴细胞识别变异细胞的先决条件，因此这些变异细胞因不被识别而增殖。

(吴文浩　黄斐　杨轶慧　陈闻达　译，潘柏申　审校)

19

炎症

19.1 炎症反应

Lothar Thomas

19.1.1 炎症的一般方面

炎症是免疫系统的复杂生物反应[1]，其主要作用为：用于维持组织的体内平衡、保护外来物质和防止微生物侵入、对于宿主自身干扰（如来自凋亡和受损细胞的物质），以及无论是作为先天免疫系统还是获得性免疫系统的一部分，炎症的作用都是破坏和消除有害物质，使受损组织得到修复和愈合，同时对本体的生理学损伤做到最小。

局部组织破坏导致组织结构损伤，从而诱导微循环事件响应促炎介质（如组胺、前列腺素、白细胞三烯、细胞因子和趋化因子）的局部释放，随后引起更高的血管通透性和白细胞募集升高[1]。白细胞和巨噬细胞进一步释放炎症介质并作为效应物去除炎症介质。

通过吞噬细胞有效除去入侵的抗原是促分解途径以恢复组织稳态的第一步。引发抗炎的内源性介质包括：脂质介质（如层黏连蛋白、消退素、保护素和脂氧素 A4）、肽和蛋白质（如黑皮质素、半乳糖凝集素和膜联蛋白 A1）。

内源性介质的作用为[2]：减少白细胞浸润，激活中性粒细胞凋亡，减少内皮细胞活化。

全身参与急性炎症反应被称为急性时相反应（acute-phase reaction，APR）。在 APR 期间，远离局部炎症部位的反应可以破坏机体平衡。

许多器官系统参与宿主防御过程保持机体的稳定，主要是通过系统激活炎性细胞因子[3]。

持续的炎症刺激（超过 3 个月），也被称为慢性炎症，对机体有害，是许多慢性疾病的易感因素。慢性炎症是疾病和死亡率的预测因子，即使在没有临床症状的情况下也是如此。这尤其适用于低级别全身炎症反应的个体，与其他人群相比，炎症反应标志物如 C 反应蛋白略有升高，如肥胖的白色脂肪组织分泌炎症介质，导致低度炎症，并增加患心血管疾病、脑卒中和 2 型糖尿病的长期风险[4]。

在严重创伤患者中，炎性状态和生存预后密切相关，如急性肺损伤（ALI）、成人呼吸窘迫综合征（ARDS）和多器官功能障碍综合征（MODS）及其相关并发症。

19.1.2 局部免疫防御

高等生物具有三道防线抵抗异种抗原与病原微生物：皮肤和黏膜起着第一道屏障的作用，先天免疫系统提供第二道防线，最后一道防线是抗原依赖性获得性免疫系统。

炎症反应：炎症反应是机体固有免疫对抗组织损伤的一种应答反应，在同一个患者体内，对于同一抗原的反应几乎相同（反应数量级与质量级）。因此再次接触该抗原后所触发的免疫反应也与初次相类似。

炎症刺激：炎症刺激包括细菌、病毒、寄生虫、过敏原、免疫复合物、机械力或手术对组织造成的损伤（心肌梗死、骨折、外部因子，红细胞剪切力、液体静压力、尿酸盐结晶及尿毒症）。

局部炎症反应症状：红、肿、热、痛及功能丧失。

19.1.3 炎症反应的过程

从微观角度来看，局部临床症状可包括[5]：微循环事件（微小动脉扩张、毛细血管和小静脉由血流量增加所导致血管通透性增加）、渗出液和血浆蛋白进入组织、白细胞募集并趋化至炎症病灶。

从病理生理的角度来看，局部炎症涉及了大量的细胞，细胞间和细胞内的生物学反应过程促进对外来抗原的吞噬，并招募细胞炎症反应。由不同的外来病原体触发的炎症反应是一个复杂、协调、精密调节的过程，并最终作用于炎症刺激物上，其中包含了可溶性炎症介质、免疫细胞和局部组织细胞之间的相互作用。如果局部炎症发展为 APR，则局部炎症受控于与 APR 相关的全身代谢反应变化[6]。炎症反应在不同人群中呈高度异质性。例如，一个个体可能会经历细菌腹腔感染形成一个包膜完整的脓肿，而另一个可能会发展弥漫性腹膜炎并引发多器官功能衰竭[5]。

局部炎症的作用：各种刺激通过以下机制触发细胞、细胞间和细胞内炎症反应：

- 补体系统、激肽系统和凝血级联系统的激活。上述系统激活后所产生的各种产物，如 C5a、缓激肽、凝血酶等造成炎症部位血管渗透性增加，白细胞的募集，并改变血管张力。同时这些可溶性介质诱导细胞反应，在局部造成巨噬细胞被激活并产生炎症介质，如 TNF-α、IL-1β 和趋化因子。趋化因子会募集白细胞，并在特定时间内趋化特定白细胞聚集在某一特定部位。
- 被激活的炎症细胞包括中性粒细胞、嗜酸性粒细胞、单核巨噬细胞、树突状细胞、肥大细胞、成纤维细胞、平滑肌细胞、血小板和淋巴细胞。细胞间作用包括：炎症细胞之间的相互作用，与血管内皮细胞之间的相互作用。炎症反应同时会诱导脂质介质(前列腺素)、活性氧、热休克蛋白、选择素等的产生。

- 各种炎症细胞间的交互作用的激活。是合成诸如细胞因子、趋化因子和黏附分子等新介质的先决条件,而这些炎症介质又会参与中性粒细胞、单核细胞、T细胞和树突状细胞在炎症反应中的作用。细胞内分泌炎性蛋白的过程依赖于转录因子调控下的特定DNA序列的转录。核因子κB(NF-κB)是一种促炎症因子,在调节DNA转录RNA并合成蛋白质的过程中起重要作用[7]。在非活化的细胞中,NF-κB在细胞包质中与抑制物κB(IκB)结合,从而防止NF-κB入核发挥作用。当一个细胞被激活(如通过TNF-α),导致IκB磷酸化降解。这使NF-κB进入细胞核,它结合到靶基因启动子区,从而启动炎症介质的合成(图19.1-1)。NF-κB的激活是正常免疫功能所必需的,但过度刺激可导致炎症和肿瘤发生[7]。

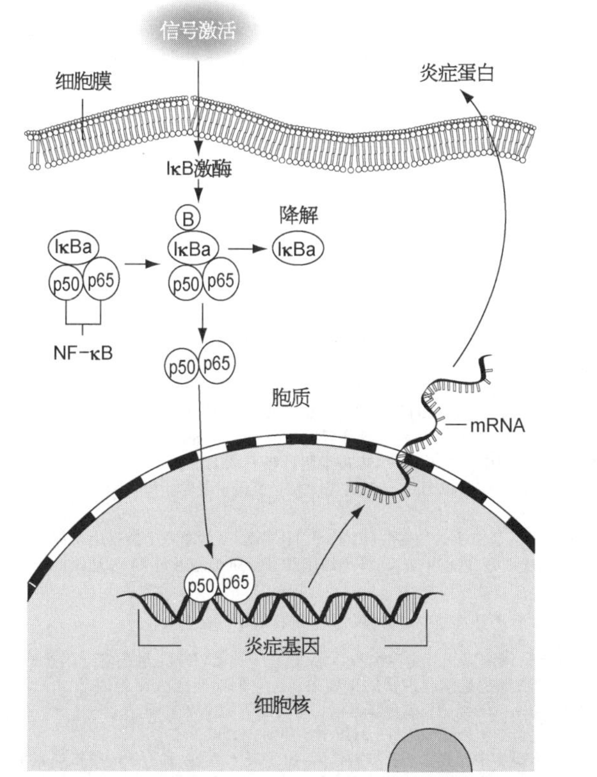

图19.1-1 NF-κB的激活通过IκB激酶的磷酸化和随后的抑制蛋白IκB的蛋白水解降解发生(修改自参考文献[7])。游离NF-κB是一种由50 kDa和65 kDa单位组成的异二聚体,激活后会迁移到细胞核与负责合成炎症蛋白如细胞因子、酶、黏附分子的基因启动子区域上的特定位点结合。p,蛋白质;mRNA,信使RNA

图19.1-2展现了脂多糖刺激单核细胞时产生的炎症级联反应。

19.1.4 炎症反应中的识别机制

大多数的外来抗原最初是由补体系统和炎症蛋白(C反应蛋白)参与介导内皮细胞或巨噬细胞上的模式识别受体识别的。更特异的识别(免疫识别)由细胞(T、B淋巴细胞)和体液(抗体)所介导的抗原依赖性的免疫系统完成。

19.1.4.1 补体系统介导的抗原识别

补体系统的替代途径被完整结构或变性的外来抗原分子

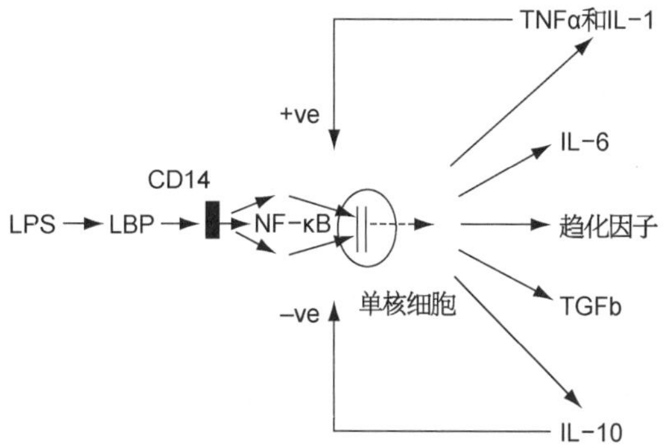

图19.1-2 脂多糖(LPS)激活促炎级联反应(修改自参考文献[8])。LPS通过与LPS结合蛋白(LBP)相互作用并与巨噬细胞上的CD14受体结合。激活NF-κB的信号通路,发生细胞因子基因的转录,随后大约在15 min内表达并分泌促炎细胞因子和趋化因子。此外,LPS也可激活下调炎症活性的抗炎细胞因子如IL-10和TGF-β。整个炎症反应受正反馈调节(+ve;-ve)。细胞因子产生的异常调节导致不成比例的炎症反应

所激活。这些抗原包括革兰阴性菌细胞壁的脂多糖(内毒素)、病毒的衣壳和变性的红细胞膜。其介导的炎症反应过程如下(见图24-1)[9]:

- 膜攻击复合物C5b-9的形成,并在细菌与细胞的脂质膜上打孔。膜攻击复合体对革兰阴性细菌特别有效。它是通过补体复合物C3b在靶细胞表面沉积并激活补体级联反应。介导巨噬细胞吞噬和消化与C3b结合的靶细胞。
- 产生过敏毒素C3a和C5a。这些复合物引起血管平滑肌收缩,血管通透性增加,肥大细胞脱颗粒。C5a可趋化和诱导中性粒细胞、巨噬细胞积聚在组织损伤部位。

19.1.4.2 免疫系统介导的抗原识别

免疫系统通过B细胞产生的抗体及巨噬细胞、T细胞和B细胞表面的特异性受体完成对外来抗原的识别。抗原与B细胞表面受体结合后,B细胞分化为浆细胞,并合成相应抗原的IgM和IgG抗体。从而介导免疫复合物形成,激活补体系统的经典通路并触发炎症反应。

热休克蛋白(heat shock proteins, HSP)的产生:HSP通常存在于细胞内,有些具有分子伴侣和蛋白酶功能[10]。分子伴侣蛋白是参与组装、折叠和稳定寡聚蛋白的蛋白质。HSP可根据其分子量(如60 kDa或70 kDa)对其进行分类。

HSP由坏死和受到压力(但不凋亡)的细胞释放到细胞外间质,他们通常占总蛋白的5%~10%。其浓度增加通常表明细胞受到损伤或非程序性细胞凋亡。HSP在细胞外间质有促炎作用。它们作为细胞间信号分子可诱导炎症介质的产生,并引发炎症反应。他们引起血管内皮细胞表达黏附分子或E选择素,如ICAM-1、VCAM-1和白细胞介素6(IL-6)。细菌所产生的HSP也能诱导炎症介质的产生。

巨噬细胞和树突状细胞摄取HSP后会产生促炎性细胞因子。这些细胞在细胞表面会同时呈现HSP和MHC Ⅰ类分子。它们被$CD4^+$ T细胞受体识别,激活细胞产生炎性细胞因子。图19.1-3标明了热休克蛋白表达的诱导与调控。

19.1.5 炎症介质

炎症介质可增强炎症反应。它们的作用是招募宿主防御机

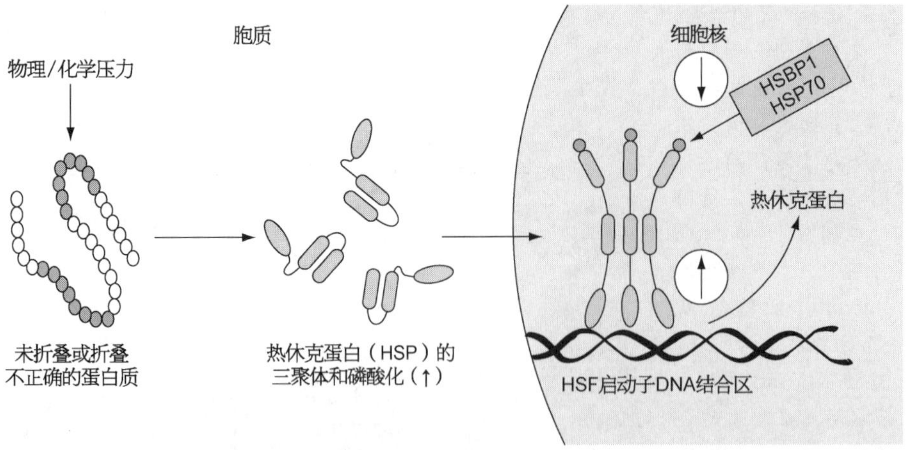

图 19.1－3 热休克蛋白（HSP）表达的诱导和调节（修改自参考文献[10]）。物理或化学应力诱导未折叠或折叠不正确的蛋白质合成。细胞质中的单体热休克因子形成三聚体，其被磷酸化并易位至细胞核。在细胞核中，它们与 HSP 启动子区域结合并诱导 HSP 的合成。HSP 通常在细胞破坏后释放，但也可以通过某些细胞如平滑肌细胞和胰岛细胞单独响应氧化应激而释放，此类方式并不需要破坏细胞

制中其他效应物参与炎症反应。炎症介质是由内源性脂类或肽产生的体液性物质，由活化的炎症细胞分泌，甚至可以通过入侵的细菌释放。最初的微小刺激可被促炎物质放大为强烈的免疫反应。

炎症介质的主要任务是将炎症细胞趋化至外来抗原或组织损伤的部位。炎症反应的主要炎症介质见表 19.1－1。磷脂水解生成促炎物质见图 19.1－4。不同前列腺素的合成见图 19.1－5。通过激活细胞膜上的受体介导类花生酸的合成见图 19.1－6。前列腺素的代谢产物及其功能见表 19.1－2。

表 19.1－1 炎症介质

炎症介质	功能
补体来源的炎症介质	补体片段 C4b、C2a 和 C3b 与外来复合物结合并促进巨噬细胞的调理作用。 片段 C3a、C4a 和 C5a 增加血管通透性并引起支气管和小静脉的平滑肌收缩。 C5a 是一种重要的化学引诱物，并诱导吞噬细胞在炎症部位聚集。
N 甲酰肽	细菌蛋白质合成所需要的 N 甲酰甲硫氨酸和 N 甲酰化的甲硫氨酰肽均能诱导白细胞。 这些化学引诱物，尤其是 N 甲酰化甲硫氨酰亮氨酰-苯丙氨酸（fMLP），可以通过白细胞表面受体发挥其生物功能学作用。N 甲酰化肽等化学引诱物也可以由线粒体合成，从而使受损的宿主细胞诱导白细胞聚集。
类花生酸[12]	炎症细胞的刺激可激活磷脂。这些酶广泛地存在于组织细胞中，特别是在炎症细胞中。图 19.1－4 标注了磷脂酶的水解点。磷脂酶 A_2 水解产生花生四烯酸和 1－O－烷基－2－硅酸－甘油磷酸胆碱（硅酸－PAF）。花生四烯酸随后通过下列酶代谢成为类花生酸（图 19.1－5）： - 环氧合酶（COX）：花生四烯酸通过 COX 途径代谢成前列腺素类（前列腺素、血栓素）。单核细胞和巨噬细胞可产生各种类型的前列腺素类，而其他类型的细胞仅合成一种主要的前列腺素类物质（如血小板合成血栓素，肥大细胞合成 PGD_2，内皮细胞合成 PGI_2）。 - 脂氧合酶（LOX）：花生四烯酸通过 LOX 途径代谢成白三烯和羟基二十碳四烯酸（HETE）。LXA_4 和 LXB_4 是最重要的脂氧合酶。它们是首先炎症部位的抗炎性脂质。 - 细胞色素 P450 环氧化酶（CYP）：花生四烯酸被代谢通过 CYP 途径转化为环氧二十碳四烯酸（EET）和 HETE。虽然类花生酸是由身体的每个细胞产生的，但是不同的细胞类型可表达特定花生酸类和类二十烷酸，如上皮细胞、内皮细胞、成纤维细胞和平滑肌细胞通过 COX 通路产生的类花生酸。来自骨髓的细胞优先通过 LOX 合成类花生酸。 类花生酸类具有很短的半衰期，从几秒到几分钟不等。类花生酸刺激免疫细胞主要通过 G 蛋白偶联受体进行信号传递。
细胞因子	细胞因子以自分泌、旁分泌和内分泌方式调节炎症细胞的生长、分化和功能。细胞因子分为白细胞介素（IL）、干扰素（IFN）、肿瘤坏死因子（TNF）、生长因子（GF）和集落刺激因子（CF）。T 辅助细胞（Th）、巨噬细胞和树突状细胞是细胞因子的重要来源。它们产生促炎细胞因子如 TNF－α、IL－1β、IL－6、TGF－β 和 IFN－γ 及抗炎细胞因子如 IL－4、IL－10 和 IL－13。Th 细胞负责免疫激活。分类如下： - Th1：此类淋巴细胞被巨噬细胞表面的抗原肽和 MHC Ⅱ分子激活产生促炎细胞因子（参见图 21.1－15 和图 21.1－16）。 - Th2：这些淋巴细胞产生抗炎细胞因子。炎性细胞因子是多功能的并且在炎症中起到激活和抑制作用，如 TGF－β 是一种有效的单核细胞化学吸引剂，并在伤口愈合中发挥作用；IFN－α 具有促炎和抗炎作用；IFN－γ 在胶原诱导的关节炎的早期阶段发挥促炎作用，并且在疾病的后期发挥抗炎作用；TNF－α 发挥促炎作用，同时也诱导抗炎性 IL－1 Ⅱ型诱饵受体的合成；IL－6 在早期阶段是促炎的，在晚期炎症阶段是抗炎的。
趋化因子[14]	趋化因子是在维持炎症反应中起重要作用的一大类蛋白质。尽管它们是多效的，它们的主要作用是作为化学引诱物。它们的分子量为 8～10 kDa。根据前两个半胱氨酸残基在保守四半胱氨酸拓扑结构中的位置，趋化因子超家族可划分为四类（C、CC、CXC 和 CXC_3），如 CXC 组具有两个由非保守氨基酸（X）分隔的保守半胱氨酸残基（C）。CC 趋化因子具有两个相邻的保守半胱氨酸残基。趋化因子由所有有核细胞产生。在慢性炎症中，上皮细胞和成纤维细胞是趋化因子产生的最重要细胞。主要的趋化因子家族见表 19.1－3。

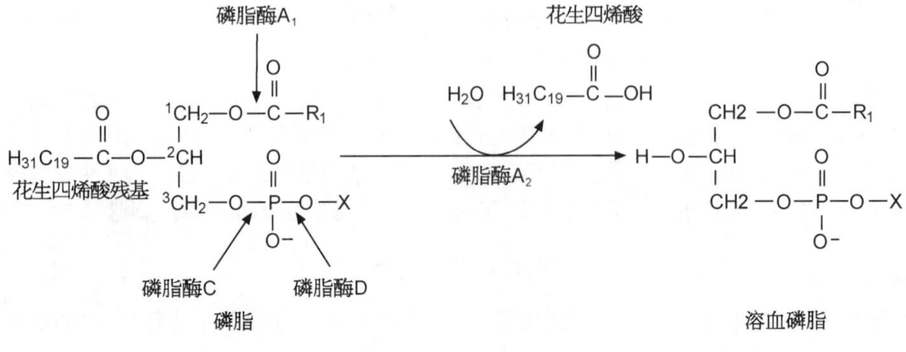

图 19.1－4 磷脂酶对磷脂的水解。由于磷脂酶 A_2 的作用，产生花生四烯酸和相应的溶血磷脂。残基 X 可以表示：肌醇（PI，磷脂酰肌醇）、胆碱（PC，磷脂酰胆碱）、乙醇胺（PE，磷酸乙醇胺）或丝氨酸（PS，磷脂酰丝氨酸）

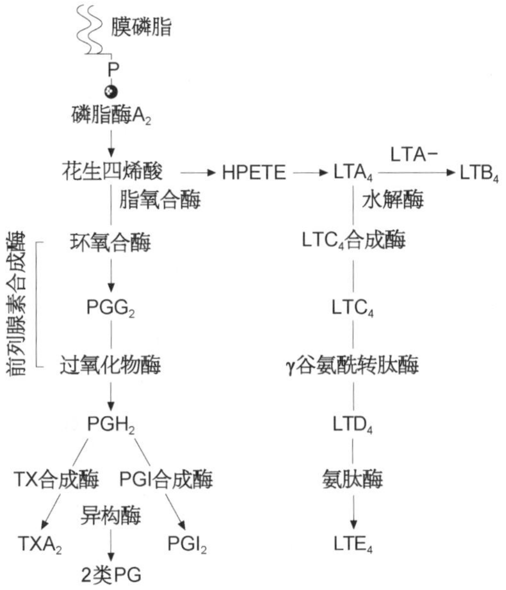

图 19.1－5 描述了环加氧酶和脂氧合酶途径[11]
（缩略语请参阅表 19.1－2）

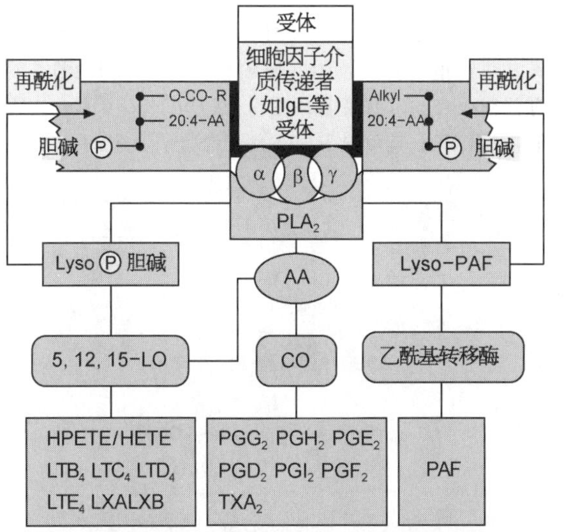

图 19.1－6 具有受体、G 蛋白（α、β、γ）和结合的磷脂酶 A_2（PLA_2）的细胞膜。该图描绘了通过脂氧合酶代谢途径合成 HPETE/HETE、白三烯（LT）和脂氧素（LX）；通过环加氧酶（CO）代谢途径合成前列腺素（PG）、血栓素 A_2（TXA_2）和前列环素（PGI_2）；以及通过溶血血小板活化因子（Lyso－PAF）和乙酰转移酶代谢途径合成 PAF。20∶4－AA，花生四烯酸；O－CO－R，酯键中的脂肪酸；Alkyl，醚键中的脂肪酸（获得 U.Tibes 许可）

表 19.1－2　类花生酸类物质的代谢产物及 PAF 的功能与作用

缩略语	名称	合成部位	功能
－ PGG_2、PGH_2	前列腺素 G_2、H_2	所有组织	收缩血液平滑肌、血管、眼睛、胃肠道和支气管
－ PGE_2	前列腺素 E_2	单核巨噬细胞、成纤维细胞、内皮细胞、肾上腺髓质细胞	抑制血管舒张，抑制支气管舒张，PMN 失活，下调激活的单核巨噬细胞和淋巴细胞
－ PGD_2	前列腺素 D_2	肥大细胞	在过敏和其他情况下刺激全身血管舒张和肺部动脉收缩
－ PGI_2	前列环素	参考 PGE_2	参考 PGE_2
－ TXA_2	血栓素 A_2	血小板、PMN、单核巨噬细胞、成纤维细胞、内皮细胞	血小板聚集，血管收缩
脂氧合酶化合物			
－ HETE、HPETE	参考表注	骨髓来源的细胞（红细胞除外）	激活并趋化 PMN
－ LTB_4、LTC_4、LTD_4、LTE_4	白三烯 B_4、C_4、D_4、E_4	PMN、单核巨噬细胞、肥大细胞、内皮细胞、血小板	内皮细胞和白细胞之间的受体形成配体，导致所有的白细胞亚群积聚在炎症部位
－ LXA_4、LXB_4	脂毒素 A_4、B_4	参考 LTB_4	抑制趋化性、黏附性、脱颗粒和 PMN 产生 H_2O_2
－ PAF	血小板活化因子	血小板、单核巨噬细胞、PMN、内皮细胞、NK 细胞	血小板和粒细胞聚集，血管扩张，血管通透性增加，释放前列腺素、维生素 E 和白三烯

HETE，羟基二十碳四烯酸；HPETE，羟基过氧化二十碳四烯酸；PMN，多形核中性粒细胞

19.1.6 炎症细胞

炎症介质招募炎症细胞积聚在组织损伤的部位，这是炎症反应的关键步骤[17]。趋化与募集起始于多形核中性粒细胞（PMN），其次是浸润的单核细胞（图 19.1－7）。

单核细胞的募集顺序如下：

- 被激活的中性粒细胞释放蛋白。这些诱导活化的单核细胞迁移到炎症部位的血管区域。此过程中 β_2 整合素和甲酰肽受体在其中发挥重要作用。
- 中性粒细胞调控趋化因子网络，并释放颗粒蛋白调节环境，促进单核细胞浸润。
- 聚集的中性粒细胞在炎症部位易于迅速凋亡，从而导致溶血磷脂酰胆碱释放。最终单核细胞通过 G2A 受体被捕获。

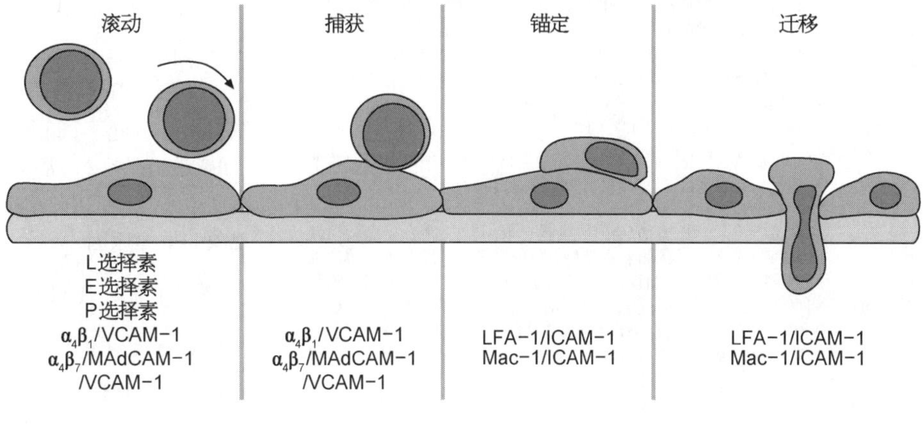

图 19.1－7 由黏附分子调节的白细胞和血管内皮之间的相互作用[18]。ICAM，细胞间质黏附分子；LFA，淋巴细胞功能相关分子；MAdCAM，黏膜细胞黏附分子；VCAM，血管细胞黏附分子

单核细胞的浸润过程如下：

- 血管内皮细胞表面的选择素(P选择素)和单核细胞表面的选择素(L选择素)使单核细胞黏附于血管壁，并在表面滚动。
- 当滚动速度减慢时，单核细胞可以感受到与内皮细胞结合的趋化因子如血小板活化因子(PAF)和白三烯B4，上述这些趋化因子可激活单核细胞(表19.1-3)。
- 单核细胞活化导致整合素的释放，并与血管壁的黏附分子(ICAM-1、VCAM-1)相互作用修复内皮细胞。
- 趋化因子诱导单核细胞骨架发生变化，导致跨膜迁移和浸润。

表19.1-3 各类趋化因子及对免疫细胞的作用

	CXC	CC	C	CXXXC
趋化因子	白细胞介素8 生长因子α、β、γ 干扰素诱导蛋白-10	单核细胞化学趋化蛋白-1(MCP-1)，嗜酸粒细胞活化趋化因子 RANTES(正常T细胞表达和分泌)	淋巴毒素	Fractalkine
化学引诱物	多形核中性粒细胞、T细胞	单核细胞、T细胞、嗜酸性粒细胞、嗜碱性粒细胞、树突状细胞	休眠T细胞	NK细胞

Fractalkine，一种CX3C基因序列炎症趋化因子

其他重要的炎症效应细胞(除中性粒细胞和单核细胞)为：① 血小板，通过血小板糖蛋白(GP)Ⅰb与血管性血友病因子和内皮下基质的相互作用募集到受损血管壁；② 树突状细胞在慢性炎症中起重要作用；③ 组织特异性肥大细胞和嗜碱性粒细胞在速发型过敏反应中发挥重要作用。

参与白细胞浸润的黏附分子见表19.1-4。

表19.1-4 参与募集白细胞的分子

选择素	选择素是包含有3种黏附蛋白分子的家族，有助于白细胞和血管内皮细胞之间发生交互作用。白细胞L选择素和内皮E选择素和P选择素识别携带特定碳水化合物的配体残基(如唾液酸Lewis X)。L选择素在大多数情况下永久表达于白细胞表面。通过细胞因子诱导血管内皮上E选择素的表达。P选择素储存在血管内皮细胞的颗粒中并在细胞表面表达响应介质的诱导炎症。GlyCAM 1和CD34是L选择素，P选择素糖蛋白配体1(PSGL-1)是P选择素的配体，E选择素配体1(ESL-1)是E选择素的配体。最重要的配体是黏膜细胞黏附分子-1(MAdCAM-1)，其具有两个N端结构域并与细胞间质黏附分子-1(ICAM-1)和血管细胞黏附分子-1(VCAM-1)同源，两者都是免疫球蛋白超家族的成员。白细胞L选择素能与配体MAdCAM-1结合。
整合素	整合素是在白细胞表面发现的蛋白质，可致沿着血管内皮滚动的白细胞稳定地黏附在血管壁上。它们的作用由趋化因子激发。整合素是由异二聚体α肽链和非肽共价结合到细胞上的β肽链膜作为异二聚体蛋白。识别15条α链和8条β链。重要的整合素包括淋巴细胞功能相关抗原(LFA)，非常晚出现抗原(VLA)，Mac-1(CD11b)和p150/95(CD11a/CD18)。 除了免疫球蛋白超家族黏附分子(ICAM、VCAM)，整联蛋白的其他配体包括胶原蛋白、层黏连蛋白和纤维蛋白原。
膜连蛋白	膜联蛋白超家族由13名成员组成，根据他们Ca^{2+}结合位点结构分类，使它们能够在外周附着在带负电荷的膜表面。膜联蛋白A1，也被称为膜联蛋白Ⅰ或脂皮素Ⅰ，是炎症反应的内源性调节剂。膜联蛋白A1通过减少白细胞浸润和激活中性粒细胞凋亡抑制中性粒细胞组织积聚。膜联蛋白A1通过调节单核细胞募集促进细胞凋亡而清除中性粒细胞，并通过诱导巨噬细胞重编程向解析表型促进组织稳态。

19.1.7 急性时相反应(APR)

炎症刺激导致广泛且深远的机体系统变化。此类变化统称为APR，APR所影响的器官和组织可能并不由炎症反应直接影响[3]。

全身的系统变化通过以下途径控制局部炎症反应(图19.1-8)[6]：

- 发热：体温升高会增加炎症细胞的酶促反应。由于它们会产生双刃剑式的破坏作用，正常体温不是这类反应发生的最佳温度。
- 白细胞增多：可生成大量吞噬细胞。
- 激素分泌增多导致机体从葡萄糖、游离脂肪酸和氨基酸中获取能量。
- 急性时相反应蛋白(APP)的合成及抑制白蛋白、转铁蛋白和脂蛋白(负急性时相反应蛋白)的合成。
- 生成铁调素增加巨噬细胞储存铁和抑制肠内铁的吸收，同时减少血红蛋白合成。铁的减少可抑制微生物的生长。
- 负相调节机制的启动。通过促肾上腺皮质激素引起的皮质醇的增加，调节和减少炎症的潜在破坏作用。
- APR是促炎和抗炎刺激之间的综合反应。炎症细胞产生的炎症因子介导了机体APR时的系统变化。相关的炎症因子可被划分为：① 促炎性细胞因子(TNF-α/β、IL-1、IL-6、TGF-β、IFN-γ)；② 抗炎细胞因子(IL-4、IL-10、IL-13)。

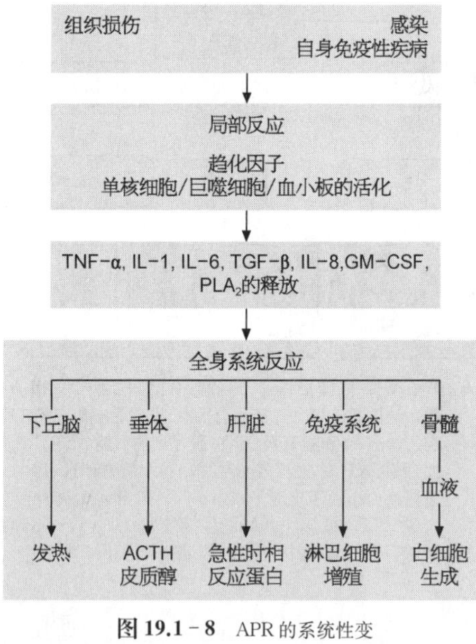

图19.1-8 APR的系统性变

APR是不尽相同的，如由不同病原引起的相同程度的组织损伤可引起不同程度的APR。在一个病例中同样的损伤(如感染)会导致正常炎症反应，而在另一个患者体内则可能会产生不良的反应。细胞因子产生的遗传多态性是导致这种现象的重要原因。

19.1.8 代偿性抗炎反应综合征

APR的目的是使整个机体在适当的炎症活化和负向调节机制之间取得适当的平衡[19]。在轻微的组织损伤灶中产生严

重的炎症反应反而会抑制组织损伤愈合，并对机体产生负面影响，从而导致 SIRS、脓毒症或 MODS。例如由抗原提呈细胞提呈抗原的性质和剂量及生成细胞因子的基因多态性决定了 APR 的过程。同时辅助性 T 细胞系统反应，也被称为辅助性 T 细胞(Th1/Th2)模式的影响也很重要。Th1 系统具有促炎作用而 Th2 系统负责抑制炎症反应(图 19.1－9)。如果上述系统失衡，这会给患者带来致命的后果。

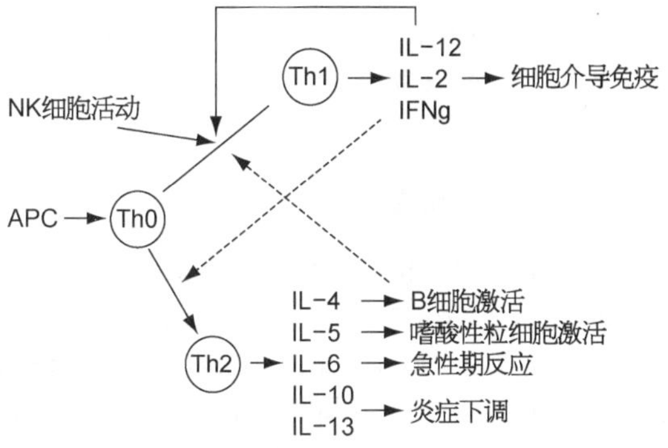

图 19.1－9 免疫介导的炎症反应中的 Th1/Th2 示意图(修改自参考文献[8])。抗原递呈细胞(APC)激活 Th0 细胞。抗原的性质和剂量及呈递位点决定了 Th2 细胞介导的抗炎反应激活的程度。实线表示激活效果，虚线表示抑制效果。NK 细胞，自然杀伤细胞

急性炎症的目的在于平衡 APR 与代偿性抗炎反应综合征(compensatory anti-inflammatory response syndrome，CARS)。负向调节 APR 的 CARS 包括：稀释在损伤区域扩散的促炎细胞因子，在大量间质液和体循环中被稀释；生成可溶性受体(如 TNF－α 和 IL－1β)。这些循环受体结合它们的配体，从而抑制靶细胞受体的结合。

19.1.9 急性时相反应蛋白

APP 是指在炎症过程中浓度增加(正相 APP)或下降(负相 APP)超过 25%的蛋白[20]。IL－6 是 APP 合成的主要刺激因子，该诱导模式在体外细胞培养中已被证实。APP 在肝细胞中合成。在 APR 的高峰期，大约 20%的肝脏蛋白质合成能力被用来生产 APP。

正相的 APP 由大约 30 个蛋白质家族组成。不同的蛋白增加的峰值浓度存在差异，血浆铜蓝蛋白浓度增加 0.5 倍，而 C 反应蛋白(CRP)浓度可增加 1 000 倍[21]。虽然 APP 通常在 APR 期间协同上升，但是不同蛋白的升高窗口期、达峰率和下降半衰期存在显著差异，因为不同蛋白质是单独调节的(表 19.1－5、图 19.1－10)。快速反应的 APP 如 CRP 浓度在感染后快速增高并在成功的治疗后迅速下降(图 19.1－11)。在无菌性炎症中，APR 中的升高是由组织损伤程度决定的(图 19.1－12)。

表 19.1－5 参考文献中 APP 的分类[22]

蛋白质	参考区间(g/L)	反应时间(h)	上升(正常值倍数)
C 反应蛋白	<0.005	6～10	10～1 000
淀粉样蛋白 A	<0.010	6～10	10～1 000
$α_1$ 抗胰凝乳蛋白酶	0.3～0.6	10	10
$α_1$ 酸性糖蛋白	0.5～1.4	24～48	2～3
$α_1$ 抗胰蛋白酶	1.9～3.5	24～48	2～3
结合珠蛋白	0.7～3.8	24～48	2～3
纤维蛋白原	2.0～4.5	24～48	2～3
C3	0.5～1.2	48～72	<2
C4	0.2～0.5	48～72	<2
铜蓝蛋白	0.15～0.60	48～72	<2

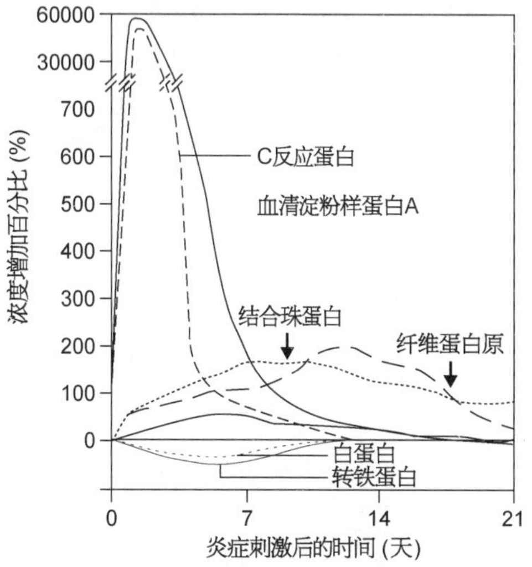

图 19.1－10 APR 中急性期蛋白浓度的相对变化(%)

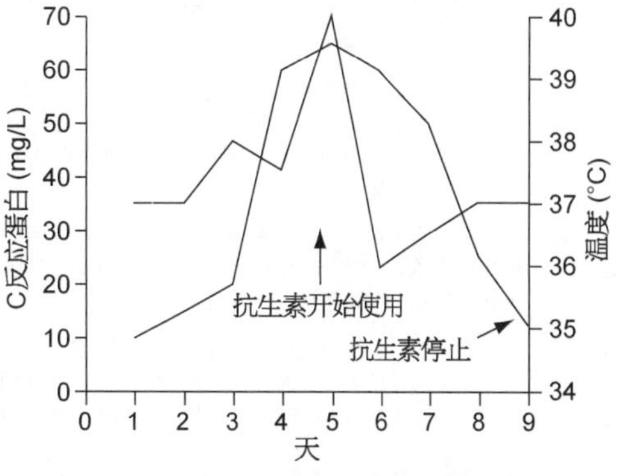

图 19.1－11 抗生素治疗阳性反应后细菌感染的免疫抑制患者的 CRP 和体温的时间曲线[6]

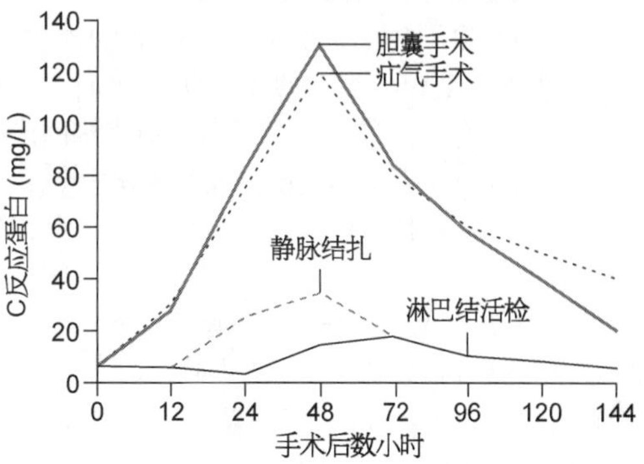

图 19.1－12 与外科手术干预程度相关的 CRP 增加[6]

机体在下列病理状态下，APP 和 APR 之间可能会出现失衡[6]：

— 纤维蛋白原：如果存在弥散性血管内凝血，其浓度可能在

急性时相期正常或减少。

- 结合珠蛋白(Hp):血管内溶血伴 APR。此外,20%的非裔美国人存在结合珠蛋白 α 链合成减少,此类人群在 APR 期其 Hp 浓度可能增高并不显著。
- α_1 抗胰蛋白酶:如果存在具有减少的合成的多态性,则蛋白质不会增加,或者不会与 APR 成比例地增加。人群中各种基因型比率,纯合子 ZZ 1∶2 080;杂合子 SZ 1∶1 160;两者结合 1∶750。
- 补体蛋白 C3:APR 和免疫复合物综合征结合时浓度不会增加。

炎症刺激的类型是决定 APP 活性的重要因素(表 19.1-6)[6]。

表 19.1-6 由各种炎症刺激引起的 APR

革兰阴性菌	革兰阴性菌如肠杆菌科引起的急性感染直接导致 APP 显著上升,是由于细菌内毒素直接激活巨噬细胞导致(CRP>100 mg/L)。 有效的抗生素治疗会导致 APP 浓度迅速下降(图 19.1-11)。
革兰阳性菌、寄生虫、真菌	革兰阳性菌、寄生虫和真菌引起的急性感染(脓毒症除外)导致 APP 中度上升(CRP<100 mg/L)。
病毒	病毒(如腺病毒)引起 APP 轻微升高(CRP<30 mg/L)。
手术干预	诸如手术干预后的无菌性炎症导致 APP 上升与组织损伤程度成正比(图 19.1-12)。钝器损伤、心肌梗死、枪伤和刺伤及伤口涉及更大程度的组织损伤如手术介入均会导致 APP 上升。APP 上升的反应时间较短(如 CRP)在 6 h 内升高至 10 mg/L 以上并在 48 h 后达到约 150 mg/L 的高峰。
恶性肿瘤	除非存在细菌感染,否则恶性疾病只会导致 APP 中度升高,因为上升的原因是由于转移性肿瘤灶的坏死而不是由细胞因子造成的(CRP<50 mg/L)。
局部炎症	阑尾炎或低度冠状动脉炎等局部感染仅使得某些 APP,如 CRP 或血清淀粉样蛋白 A 蛋白质的轻度升高且未超过参考区间(CRP<10 mg/L)。
慢性炎症	慢性炎症过程如结缔组织、风湿性疾病和自身免疫性疾病。APP 升高通常是轻度至中度(CRP<30 mg/L)。APP 持续升高表明炎症和疾病的可能增加。抗炎药物作用下 APP 下降反映了临床症状改善。
自身免疫反应	在某些自身免疫性疾病如系统性红斑狼疮、系统性红斑狼疮硬化和多肌炎,APR 升高不如预期的那么明显,并且经常仅发生在活性期(平均 CRP 水平高达 30 mg/L)。
激素影响	激素对 APP 的合成和血清水平具有以下作用[6]: - 皮质类固醇导致 α_1 酸性糖蛋白和触珠蛋白合成增加。 - 雄激素导致 α_1 酸性糖蛋白、α_1 抗胰蛋白酶和结合珠蛋白的增加。 - 雌激素刺激 α_1 抗胰蛋白酶和血浆铜蓝蛋白的增加。

19.1.9.1 急性时相反应蛋白的功能

在 APR 期间,除了血清淀粉样蛋白 A(SAA)外,大多数正相 APP 的血清浓度比 CRP 增加的要少得多。而负相 APP 的浓度则会下降。所有正相和负相 APP 都具有直接的或间接的促炎或抗炎作用。APP 具有以下病理及生理作用[21]:

- 结合外源性和内源性配体并促进它们从循环中去除以发挥调理作用。
- 血清淀粉样蛋白 A:由于含有 SAA 的物质可增加巨噬细胞的吞噬活性,因此 SAA 具有促炎作用。
- 结合珠蛋白和血红素结合蛋白:属于正相 APP,可抑制活性氧;结合珠蛋白还可以通过刺激血管生成促进伤口愈合。
- α_1 抗胰蛋白酶和 α_1 蛋白酶抑制剂:属于正相 APP,具有抑制蛋白水解酶活性的作用;α_1 抗胰蛋白酶同时可抑制超氧阴离子自由基的合成。
- 转甲状腺素蛋白,正相 APP,抑制单核细胞和内皮细胞合成 IL-1。
- 纤维蛋白原是一种正相 APP,介导炎症细胞(特别是血小板)与血管内皮细胞的结合,在伤口愈合中起重要作用。
- 转铁蛋白:负相 APP,APR 时浓度下降从而减少了对组织和入侵微生物的铁供应。
- 脂蛋白:属于负相 APP,包括通过花生四烯酸代谢和环氧合酶和脂氧合酶途径所涉及的类花生酸底物。
- 白蛋白:白蛋白类属于负相 APP,其合成受到促炎细胞因子的抑制。在 APR 期间白蛋白浓度下降的病理生理作用尚不清楚。

19.1.10 慢性炎症

在急性炎症中,适当的炎症反应导致炎症刺激物的清除,从而使组织得以修复和愈合。而慢性炎症是一个持续的过程,通常其 APR 可至少持续 3 个月或更多。急性和慢性炎症在造成组织损伤、参与的炎症细胞类型及促炎介质中都存在显著差异,如导致肺结核空泡形成和类风湿关节炎软骨破坏的溶解酶在急性炎症中并不会释放。即使在慢性炎症中,也存在差异。一方面,它可能是一个破坏性的过程,而另一方面,它可以与肺和肝纤维化情况下的胶原增加相关。慢性炎症也可是原发性的,而不一定是由急性反应造成的。

各种慢性炎症中 APP 的不同反应如下[6]:

- 在类风湿关节炎、银屑病关节炎和 Reiter 综合征中,CRP 升高表明持续的炎症过程,并反映炎症累及的组织量。在退行性炎症过程中,如骨关节炎,CRP 通常正常。
- 在诊断风湿性多肌痛时 CRP 会显著升高,而纤维肌痛则不会。
- CRP 浓度可在免疫复合物造成的血管炎中升高,如韦格纳肉芽肿、结节性多动脉炎,然而它不是代表炎症活动的一个直接的生物标志物。它只适用于调整皮质类固醇治疗的剂量,以尽量减少副作用。
- 在炎症性小肠疾病如活动性溃疡性结肠炎中,CRP 会显著增加,但在克罗恩病中 CRP 仅略有增加。由于增加程度差异并不显著,因此 CRP 不适合区分这两种疾病。然而,它可以用来区分炎症性肠病和肠易激综合征,在后者中 CRP 通常是正常的。

19.1.11 细胞介导的迟发性炎症反应

细胞介导的迟发性炎症反应,有时又被称为原发性慢性感染,是由巨噬细胞、淋巴细胞和持续病原体的浆细胞浸润所引起的。可能会出现如下症状:由胞内微生物如结核杆菌、梅毒螺旋体、酵母菌或细胞内寄生虫引起的持续性感染,由自身抗原引起的自身免疫反应,造成 T 细胞长期活化。

淋巴细胞聚集于巨噬细胞和上皮样细胞周围介导的炎症并导致肉芽肿形成,在病灶中可观察到存在 5~20 个细胞核的巨细胞,并有少量中性粒细胞存在。肉芽肿内存在 $CD4^+$ T 细胞提示为特异性 T 细胞介导的免疫反应。它们作为上皮样细胞存在于肉芽肿中。尽管含有很多细菌,但浸润的巨噬细胞因无法在肉芽肿性炎症中表达白细胞介素 2 受体(IL-2R、

CD25)，因为它们不能活化 T 细胞。

19.1.12 超敏反应

超敏反应是一种急性的伴有过敏反应症状的变态反应。3 种不同的抗原暴露导致 3 种不同的超敏反应的发病机制[23]：

- IgE 介导的速发型超敏反应(Gell - Coombs 分类 Ⅰ 型)。数周后再接触抗原或半抗原含 IgE 的肥大细胞会在数分钟内释放血管活性物质。这些细胞中的颗粒含有组胺和类胰蛋白酶。每个细胞有 100 000 个以上的 IgE 受体。IgE 与受体结合刺激肥大细胞脱颗粒。由于肥大细胞位于血管周围的皮肤、肺、肠等组织中，造成这些组织可迅速参与反应。除了释放引起毛细血管通透性增加、血管扩张和支气管收缩的血管活性物质如组胺外，淋巴细胞、单核细胞和多形核中性粒细胞也被化学引诱剂吸引，起到炎症反应的放大作用。同时还触发了 APR。
- 补体介导的超敏反应(Gell - Coombs Ⅲ型)。由免疫复合物激活补体系统，同时由活化的因子 C3a 和 C5a 介导肥大细胞释放血管活性物质促进炎症发生。
- 化学物质如水溶性 X 线造影剂可引起由 IgE 抗体或补体系统介导的过敏反应。

19.1.13 全身炎症反应综合征

美国胸科医师学会和重症监护医学会定义了全身炎症反应综合征(systemic inflammatory response syndrome, SIRS)、脓毒症、严重脓毒症、感染性休克和多器官功能障碍综合征(multiple organ dysfunction syndrome，MODS)[25]。明确了 SIRS 是一种由感染或非感染来源的引起的非特异性临床损害反应。SIRS 是非特异性的，并不总是与感染相关，并可由炎症、缺血、创伤、感染引起。诊断 SIRS 至少需要满足表 19.1 - 7。

表 19.1 - 7　SIRS 的诊断标准

发热超过 38℃(100.4℉)或低于 36℃(96.8℉)
心率超过 90 次/min
呼吸频率超过 20 次/min，呼吸或动脉 CO_2 ($PaCO_2$)低于 32 mmHg
白细胞>12×10⁹/L 或<4×10⁹/L 或未成熟细胞>10%

19.1.13.1 脓毒症和感染性休克

脓毒症和感染性休克是当今重症监护医学中的重要问题，往往发生于感染后[25,26]。

脓毒症：表 19.1 - 8 列出了脓毒症的常见症状和体征。SIRS 的诊断基于在感染的前提下满足至少两个标准。导致感染的最常见原因是细菌，但也可能是真菌、病毒或寄生虫。建议在抗生素治疗开始前进行血培养。

严重脓毒症：此类脓毒症被定义为脓毒症引起的器官功能障碍或组织灌注不足(低血压，尿量减少，血清乳酸盐增加)。

感染性休克：尽管给予静脉输液，此类脓毒症仍然会导致严重的脓毒症和持续性低血压。由于儿童相比较于成人有更高的血管紧张度，因此这一定义仅适用于处于失代偿期的儿童脓毒症休克。

SIRS 中的患病率和临床相关性：发达国家的发病率约为每年每 10 万人口有 120 例。在德国，脓毒症和感染性休克的医院死亡率每年为 6 万例[27]。在美国，住院人数的 2% 是由于脓毒症导致的，其中一半病例在加强监护病房接受治疗，并占据了加强监护病房 10% 的病例。脓毒症的死亡率为 20%～30%，脓毒症休克的死亡率为 30%～70%。脓毒症的危险因素包括有慢性病(慢性阻塞性肺病、恶性肿瘤、艾滋病)和使用免疫抑制剂。肺炎是脓毒症最常见的原因(约 50%)，其次是腹膜内和尿道感染。儿童和老年人的脓毒症发生率高于其他年龄组。急性器官功能障碍主要影响呼吸系统和心血管系统、脑(非局灶性脑病)和肾脏。

表 19.1 - 8　严重脓毒症和脓毒症性休克的症状和体征

脓毒症：除≥1 条以下标准外，还有证据或高度怀疑感染。
一般标准 - 发热>38℃(100.4℉)或温度低于 36℃(96.8℉)，心动过速(>90 次/min)。 - 呼吸频率>30/min。 - 在没有糖尿病的情况下，血糖>6.7 mmol/L(120 mg/dL)。 - >20 mL/(kg・24 h)的显著水肿。 - 脑功能恶化。
炎症的生物标志物 - 白细胞计数>12×10⁹/L 或<4×10⁹/L 或正常白细胞计数存在>10%未成熟细胞。 - CRP 高于参考上限值的两个标准差。 - 降钙素原高于参考上限值的两个标准差。
血液动力学测量 - 动脉血压收缩压<90 mmHg，平均血压<70 mmHg 或收缩压下降>40 mm/Hg 或血压低于相应年龄成人参考区间(不适用于新生儿和儿童)的 2 个标准差。 - 混合静脉血氧饱和度>70%(不适用于新生儿和儿童)。 - 心脏指数>3.5 L/(min・m²)(不适用于新生儿和儿童)。
器官功能障碍的参数 - FiO_2<300 的动脉缺氧。 - 急性少尿症；尿量<0.5 mL/(kg・h)。 - 血清肌酐升高>0.5 mg/dL(44 μmol/L)。 - APTT>60 s，INR>1.5。 - 血小板减少，<100×10⁹/L。 - 胆红素>68 μmol/L(4 mg/dL)。 - 肠梗阻的临床症状。
组织灌注减少的指标 - 毛细血管充盈减少或皮肤呈大理石纹。 - 乳酸盐浓度>3.0 mmol/L(27 mg/dL)。
严重脓毒症：脓毒症和器官功能障碍。
感染性休克：脓毒症和低血压(静脉补液无效)或高乳酸血症。

19.1.13.2 SIRS 的实验室发现

表 19.1 - 9 列出了在实验室中对临床疑似局部感染、SIRS 和脓毒症可进行的诊断试验。乳酸是判断预后的可靠指标。乳酸水平为 4 mmol/L 的脓毒症患者死亡率为 40%，2 mmol/L 的死亡率为 15%[29]。仅有 1/3 的临床 SIRS 病例血液培养阳性，而其他部位的培养在 1/3 的病例中病原微生物检查是阴性的。引起 SIRS 最常见的革兰阳性球菌是金黄色葡萄球菌和肺炎链球菌，最常见的革兰阴性病原体是大肠埃希菌、克雷伯菌属和假单胞菌属。

表 19.1 - 9　用于可疑的 SIRS 和脓毒症及疾病监测的实验室检测

血细胞计数及分类
凝血功能(PT、APTT)
血生化(钠、氯、钙、磷酸盐、葡萄糖、乳酸盐)
肾功能(肌酐、尿白蛋白)
肝功能(ALT、ALP、GGT、胆红素)
炎症标志物(CRP、PCT、IL - 6)
尿常规和尿培养
血培养
血气分析

可用于脓毒症预测的新技术如下：

- 使用气相色谱-飞行时间质谱(GC-TOF-MS)分析检测血中细菌的代谢产物如肉豆蔻酸[30]。
- 循环 micro-RNA 作为脓毒症的生物标志物[31]。micro-RNA 是一种小 RNA 分子(20～24 个核苷酸)，不编码蛋白质，但通过抑制靶基因的翻译或转录来调节基因表达。在感染、炎症和脓毒症等复杂疾病的发病过程中均可检测到异常的 microRNA 表达。利用微阵列和基于 PCR 方法检测单个或多种 micro-RNA(miR)谱，包括 miR-25、miR-133a、miR-146、miR-150 和 miR-223，可用于脓毒症的诊断及预后判断。

19.1.14 消炎药物的作用

19.1.14.1 非甾体抗炎药

普遍认为非甾体抗炎药(NSAID)通过抑制前列腺素合成来发挥其抗炎作用。但是，不同 NSAID 有不同的作用靶点：

- 吲哚美辛、非诺洛芬和布洛芬通过竞争性置换花生四烯酸，从底物结合位点抑制环氧合酶。
- 咪唑和达唑氧苯抑制环氧合酶，因此是预防血栓栓塞的潜在抗凝血剂。
- 乙酰水杨酸(ASA)通过不可逆乙酰化环氧合酶活性中心内的丝氨酸残基发挥作用。环氧合酶的这种不可逆抑制是使用低剂量 ASA 预防动脉粥样硬化的基础。环氧合酶是负责血小板中 TXA_2 合成和血管内皮中 PGI_2 合成的酶。研究表明，ASA 对血管内皮细胞的作用仅仅是短期的，因此对血小板的作用仅能持续 8～10 天。这是因为血管内皮细胞具有核并且能够快速再生新的环氧合酶，而血小板无细胞核且不能生成酶，这意味着 ASA 的作用在血小板寿命期间保持持续。TXA_2 对血小板具有促凝作用，对血管系统有血管收缩作用，而 PGI_2 则有相反的作用，因此 ASA 具有抗血栓作用。

19.1.14.2 糖皮质激素(GC)

糖皮质激素使用的药理学浓度大约为(皮质醇 0.5～1 mg/L)，在下列情况下可使用糖皮质激素[32]：炎症性疾病的治疗，器官移植后炎症反应和免疫反应的抑制，任何与促炎性细胞因子、趋化因子和黏附分子表达增加有关的疾病。

在药理学浓度下，糖皮质激素有如下作用：

- 抑制促炎细胞因子的释放并刺激抗炎细胞因子如 IL-10 的产生。总体而言，机体抑制 Th1 免疫应答和刺激 Th2 免疫应答来抑制炎症反应(图 19.1-9)[32]。
- 抑制炎症介质。糖皮质激素通过抑制环氧合酶 2 来减少类花生酸的产生，并加快白三烯分解代谢。通过抑制巨噬细胞、多形核中性粒细胞和内皮细胞中的诱导型一氧化氮合酶(iNOS)而降低一氧化氮(NO)的合成。
- 抑制细胞表面标志物表达。糖皮质激素下调内皮细胞上的表面标志物例如 CD14 内毒素受体和黏附分子 ELAM-1 和 ICAM-1 的表达。这可以防止多形核中性粒细胞与内皮结合并通过血管壁迁移到炎症灶。由于抑制 LFA-1 和 CD2 的表达，淋巴细胞的迁移速率也随之减慢。

糖皮质激素通过与热休克蛋白形成复合物并与细胞表面的糖皮质激素受体相结合发挥其生物功能学作用。受体变成二聚体并渗透核膜(图 19.1-13)。糖皮质激素的作用的概述见图 19.1-14。在生理浓度(皮质醇 50～200 μg/L)下，糖皮质激素(GC)诱导下列炎症反应[33]：

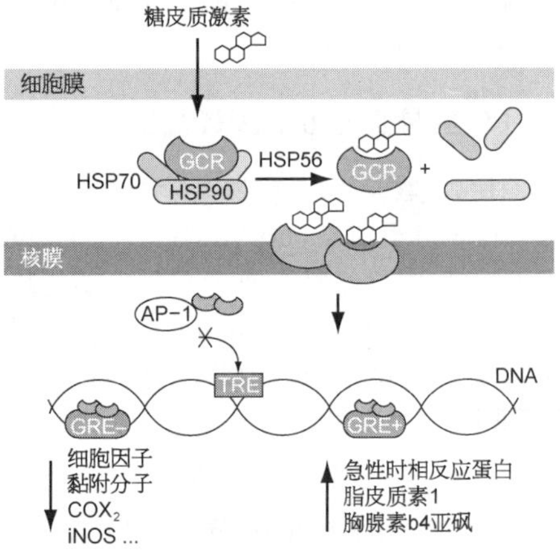

图 19.1-13 GC 对基因表达的调节(修改自参考文献[30])。GC 受体(GCR)与细胞质中的热休克蛋白(HSP)形成复合物。该复合物与 GC 之间的相互作用导致复合物的解离和受体的二聚化。受体被转运到细胞核中，在那里它与其他转录因子如 AP-1 反应，以防止与启动子基因(TRE)上的结合位点相互作用或结合特定的核苷酸序列。此类序列，也被称为糖皮质激素反应元件(GRE)，激活基因转录，随后合成促炎或抗炎介质或蛋白质

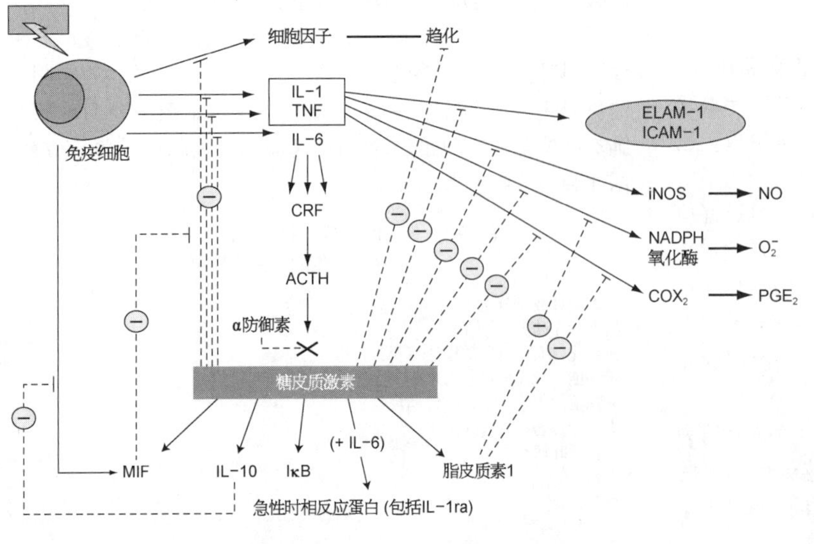

图 19.1-14 GC 的作用(修改自参考文献[30])。APR 刺激免疫细胞产生炎性细胞因子(IL-1、TNF)。细胞因子诱导促肾上腺皮质素释放因子(CRF)的释放。CRF 诱导 ACTH 的产生，其反过来刺激肾上腺皮质合成 GC。GC 发挥作用如下：抑制细胞因子和促炎介质如 NO、O_2^- 和前列腺素 E_2(PGE_2)的产生；抑制趋化性及黏附分子的表达(ELAM-1、ICAM-1)；促进脂皮质素、急性时相反应蛋白和 IL-1 受体拮抗剂(IL-1ra)的合成；和刺激抗炎细胞因子如 IL-10 及巨噬细胞移动抑制因子(MIF)和 NF-κB 的产生

- 促炎细胞因子(TNF-α、IL-1、IL-6)通过下丘脑-垂体-肾上腺轴刺激GC的产生,其继而促进肝脏中急性时相反应蛋白的合成。
- GC增加其靶细胞(如T细胞)上的细胞因子受体的表达,这使得靶细胞对细胞因子更敏感。
- GC对巨噬细胞迁移抑制因子(MIF)的释放具有刺激作用。它由脂多糖刺激的巨噬细胞释放并具有炎症作用。
- GC在淋巴细胞和嗜酸性粒细胞中诱导细胞凋亡,在单核细胞中诱导能力较低,但其并不能诱导中性粒细胞的凋亡。

由促炎细胞因子诱导的GC受体增加,导致GC可迅速触发炎症反应,但此类刺激作用也会迅速消失。

19.2 氧化应激

Lothar Thomas

19.2.1 前言

活性氧(reactive oxygen species, ROS)是细胞内分解代谢的终产物,该过程通常需要氧作为末端电子受体(氧化剂)[1-3]。在这个过程中,即使在健康的个体中,也会产生如超氧离子自由基(O_2^-·)、过氧化氢(H_2O_2)和羟自由基(HO·)等作为中间体的ROS。从O_2中去除电子导致超氧离子自由基(O_2^-·)形成,这是一种不稳定的并与其他超氧离子或含氧化合物反应的自由基。在正常条件下,ROS与抗氧化系统(超氧化物歧化酶、过氧化氢酶、谷胱甘肽和谷胱甘肽过氧化物酶、抗坏血酸、丙酮酸、类黄酮和类胡萝卜素)之间存在平衡,从而防止或限制氧化损伤[3]。

ROS是免疫防御、细胞生长调节和调控基因表达的重要组成部分。细胞抗氧化系统(抗氧化防御)抑制ROS的产生并保护细胞成分免受损害。

当ROS生成过多或抗氧化防御薄弱时,抗氧化系统将不再能补偿ROS产生时发生氧化应激反应。氧化应激的程度可以通过使用电子顺磁共振波谱检测O_2^-·或HO·的形成来确定。

除ROS之外,还存在含有氮原子的基团,如一氧化氮(NO·)。

ROS的不良副作用主要为NO·的失活,以及对细胞组分如DNA、细胞膜的脂质双层和线粒体和细胞膜中的蛋白质的氧化损伤。

19.2.2 自由基

自由基是一种化合物,它们的外层轨道上附着有一个未配对的(高活性的)电子[2]。此定义包括:氢原子、大多数金属离子(可存在多种状态)和氧分子(二元基,由于其含有的两个不同的电子处于不同的轨道上)。

自由基可以带有正电荷或负电荷。在化学符号后面标记一个点来表示为自由电子,并表示化合物是一个自由基,如A·、A^+·或者A^-·。

自由基存在于脂类、氨基酸、核苷酸中,特别是在氧化合物中。

自由基可由3种不同的方法形成[2]:① 共价键的断裂,A:B→A·+B·,是生物体内最少见的一种生成方式;② 单个电子附着于一个中性原子,A+e→A^-·,是常见的生物学事件;③ 从中性原子中丢失一个电子,A→A^+·+e,生物系统中罕见。

自由基,尤其是低分子量的自由基,是非常活泼的,因此其寿命很短。因为含有一个未配对的电子,它们通常是极为活泼亲电物质。它们常与电子密度增加的如氮原子(氮原子包含两个未成对的2s电子)或碳碳双键的多不饱和脂肪酸及磷脂相结合产生更多的自由基中间体[2]。

19.2.3 自由活性氧自由基的形成

氧自由基是特别重要的,因为它们导致所有其他自由基的产生[3]。重要的细胞内ROS包含O_2^-·和HO·。

19.2.3.1 超氧离子自由基

在生物系统中,氧主要通过各种反应参与细胞内自由基的产生,但最常见的是向分子氧中加入电子以产生超氧离子自由基[2]。

$$O_2 + e \longrightarrow O_2^- \cdot$$

细胞中的这种反应是由线粒体和内质网中电子传递链的电子外泄引起的。超氧离子自由基由多种反应形成(表19.2-1)。

- 氧合血红蛋白到高铁血红蛋白的非催化氧化:

$$Hb-Fe^{2+} + O_2 \longrightarrow Hb-Fe^{3+} + O_2^- \cdot$$

然后将产生的高铁血红蛋白还原成由高铁血红蛋白还原酶催化的氧合血红蛋白。

- 还原的过渡金属的自氧化还产生超氧化物离子自由基:

$$Fe^{2+} + O_2 \longrightarrow Fe^{3+} + O_2^- \cdot$$

表19.2-1 反应性氧物质的来源

- 来自线粒体、内质网的电子传递链的正常释放。
- 中性粒细胞、单核细胞/巨噬细胞和血管中的NADPH氧化酶反应。
- 内皮细胞。
- 由黄素氧化酶、黄嘌呤氧化酶和单胺氧化酶介导的反应。
- 花生四烯酸代谢。
- 硫醇如谷胱甘肽的自动氧化。
- 氧合血红蛋白和氧合肌红蛋白。

19.2.3.2 羟自由基

游离羟自由基是通过电离辐射的水解离生成氢原子和羟自由基产生的:

$$H_2O \longrightarrow H \cdot + HO \cdot$$

在Haber-Weiss反应中,超氧离子自由基通过以下反应生成[2]:

$$O_2^- \cdot + Fe^{3+} \longrightarrow O_2 + Fe^{2+}$$

$$Fe^{2+} + H_2O_2 \longrightarrow HO \cdot + OH^- + Fe^{3+}$$

总结:$O_2^- \cdot + H_2O_2 \xrightarrow{\text{铁催化剂}} HO \cdot + OH^- + O_2$

呼吸爆发是ROS形成的一个例子:呼吸爆发是在吞噬细胞如粒细胞和单核巨噬细胞中发生的反应。吞噬细胞通过产生HO·和HOCl摄取细菌并在细胞内破坏它们。该过程始于O_2的吸收和NADPH氧化酶的活化以产生O_2^-·。

$$2O_2 + NADPH \xrightarrow{\text{氧化酶}} 2O_2^- \cdot + NADP + H^+$$

随后的自发性或由超氧化物歧化酶(SOD)催化的歧化导致形成 H_2O_2。

$$2O_2^- \cdot + 2H^+ \xrightarrow{SOD} H_2O_2 + O_2$$

有效的氧化和抗菌物质如 HOCl 和 HO·由 H_2O_2 或 O_2^-·生成如下：

- 在 Cl^- 存在下，来自多形核中性粒细胞的髓过氧化物酶(MPO)产生 HOCl：

$$H_2O_2 + Cl^- + H^+ \xrightarrow{MPO} HOCl + H_2O$$

- HO·在芬顿反应或 Haber-Weiss 反应中独立于 MPO 形成：芬顿反应：$H_2O_2 + Fe^{2+} + HO\cdot + OH^- + Fe^{3+}$

Haber-Weiss 反应：$O_2^- \cdot + H_2O_2 \xrightarrow{催化剂} HO\cdot + OH^- + O_2$

19.2.3.3 ROS 的生理形成

ROS 是生理性产生的：

- 在线粒体呼吸期间，细胞每天消耗 10^{12} 个 O_2 分子，其中约 2%(2×10^{10} ROS)作为中间体以 O_2^-·、HO·和 H_2O_2 的形式进入循环。
- 在粒细胞和巨噬细胞活化期间，产生 O_2^-·和 HO·。
- 通过氧化酶(如黄嘌呤氧化酶、单胺氧化酶、L 氨基酸氧化酶、酪氨酸羟化酶和 NO 合成酶)的催化活性产生 O_2^-·和 H_2O_2。
- 最后通过芬顿反应生成(由铁催化的自由基生成)。

19.2.4 一氧化氮的形成

一氧化氮(NO·)是一种气体性质的、非常活跃的自由基，并且是生理和病理过程的重要介质。一氧化氮由一氧化氮合成酶(NOS)产生，催化 L 精氨酸向 L 瓜氨酸和一氧化氮的转化，该反应需要氧和 NADPH。为了转化，NOS 需要辅因子四氢生物蝶呤(BH_4)。

$$L精氨酸 + O_2 + NADPH \xrightarrow{NOS} NO\cdot + L瓜氨酸 + NADP$$

NOS 存在三种亚型[3]：

- 神经型 NOS(nNOS)。
- 免疫学诱导型 NOS(iNOS)。由于其在炎症组织中的高水平表达，iNOS 产生大量的 NO·，其在酸性条件下转化为亚硝酸盐过氧化物。炎性细胞因子如 TNF-α、IL-1 和 IFN-γ，由脂多糖、ROS 和组织缺氧诱导 iNOS 的合成。iNOS 主要由有核细胞产生[4]。
- 内皮 NOS(eNOS)。该同工酶存在于所有组织中，并且在激活后产生低浓度的 NO。由 eNOS 形成的 NO·具有血管保护作用。

eNOS 和 iNOS 的活性受 Ca^{2+} 浓度调控，如内皮细胞能够通过增加 NO 产生而立即对细胞外信号作出反应。在生理条件下，少量的通过 eNOS 和 nNOS 释放途径释放的 NO·，用于调节血压，用于神经传递，并用于对抗机体的病理状态[5]。

19.2.4.1 一氧化氮的生理效应

NO·具有重要的信号转导和机体保护功能[3]。由 eNOS 产生的 NO·具有血管保护作用。它抑制血小板聚集和平滑肌细胞的生长，并促进血管扩张，从而降低血压。NO·一般可预防内皮功能障碍。包括由保护性信号传导途径破坏引起的血管内皮功能性损伤。ROS 可能会引起 NOS 功能的失活，因为它们可以氧化辅因子 BH4，从而破坏 eNOS 的功能。

NO·可以通过细胞膜自由渗透并直接干预信号过程。少量的 NO·足以在细胞内激活鸟苷酸环化酶。鸟苷酸环化酶产生的环 GMP 激活蛋白激酶、磷酸二酯酶和离子通道，然后介导 NO·发挥的生理功能(图 19.2-1)[6]。

在组织损伤后的炎症反应中自由基形成的时间曲线见图 19.2-2。

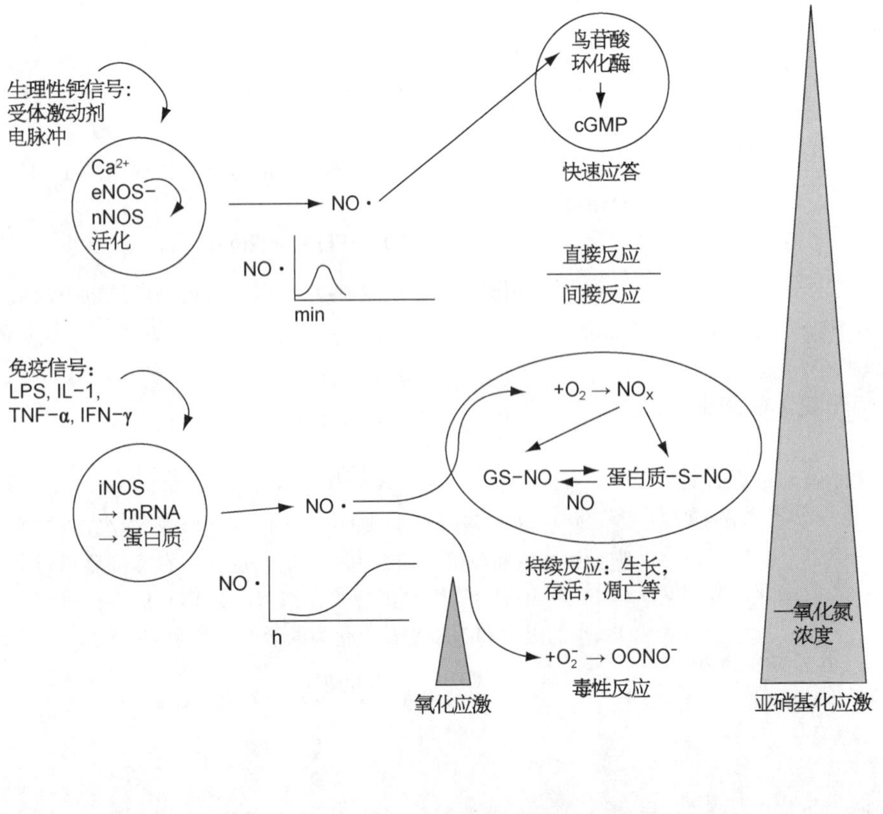

图 19.2-1 NO·合成和信号传输(经允许转载自参考文献[5])。NO·由 eNOS 或 nNOS 合成，或由炎性细胞因子诱导后由 iNOS 合成。Ca^{2+} 可以诱导 eNOS 和 iNOS 的产生，此类诱导反应具有直接性和时间快速的特点。产生的 NO 直接与鸟苷酸环化酶的血红素基团中的铁原子反应，形成环鸟苷酸(cGMP)，促进快速的跨细胞通讯。iNOS 仅由活化细胞合成。在厌氧条件下，NO·(主要由 iNOS 合成)迅速转化为反应性 NO 类物质(RNOS，在上图公式中表示为 NO_x)。并产生亚硝基谷胱甘肽(GS-NO·)，以及蛋白质-S-NO·化合物(通过蛋白质的巯醇基团)。亚硝化过程抑制许多蛋白质的活性，包括线粒体蛋白质和转录因子。在高浓度和氧化应激条件下，NO·也与 O_2^- 反应形成有毒过氧化物($OONO^-$)

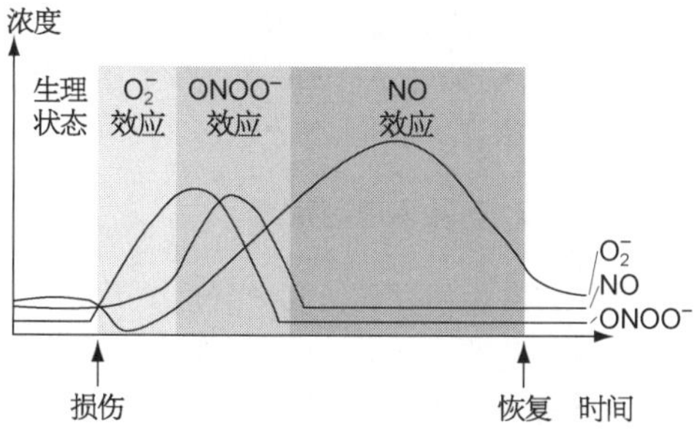

图 19.2－2 炎症反应期间自由基生成的时间特征
（经允许转载自参考文献[7]）

19.2.4.2 一氧化氮的副作用

由 NO·产生的毒性反应较为温和[4]。然而，由 iNOS 在氧化应激和（或）炎症的情况下产生的高浓度的 NO·具有细胞毒性作用，因为 NO·和 O_2^-·可以相互反应形成过氧化亚硝酸盐，ROS 中最具反应活性的化合物如下：NO·＋O_2^-·⟶$ONOO^-$。

过氧亚硝酸盐的生成是对机体产生损伤的，其原因如下：① NO·下降浓度导致血管不能充分扩张；② 麻黄碱在神经退行性疾病、类风湿关节炎和器官疾病中所起的作用。如锰超氧化物歧化酶（MnSOD）经酪氨酸不可逆转化为硝基酪氨酸而失活。MnSOD 通过与 H_2O 结合形成 H_2O_2 来中和 O_2^-·；③ 在氧化应激条件下，细胞中 α 甲基化 L 精氨酸代谢产物（不对称二甲基精氨酸，ADMA）的合成增加。ADMA 通过与 L 精氨酸竞争性结合抑制 eNOS。

19.2.5 抗氧化反应

自由基在身体的所有细胞中产生。然而，活细胞设法在 ROS 的合成和清除之间保持平衡，因此虽然它们的浓度从未降到零，但它维持在一个相对较低的水平。细胞含有以下用于中和 ROS 的抗氧化系统[2]：

- 一种线粒体锰依赖性超氧化物歧化酶（SOD）和一种胞质铜和锌依赖性 SOD，可将 O_2^-·转化为对细胞无毒的 H_2O_2，然而在 Fe^{2+} 和 Cu^+ 存在下转化为有毒 HO·。SOD 与锰和其他过渡金属离子（MnSOD、CuZnSOD）相关，并且定位于线粒体中以控制 ROS 的产生。大约 70% 的 SOD 活性定位于心脏，其中 90% 包含在心肌细胞中。

$$O_2^- \cdot + 2H^+ \xrightarrow{SOD} H_2O_2$$

- 谷胱甘肽过氧化物酶（GP）：在 H_2O_2 氧化金属离子之前，它被 GP 或过氧化氢酶转化成 H_2O。GP 的活性依赖硒，硒缺乏与氧化应激增加和扩张型心肌病（克山病）相关。

$$H_2O_2 + 2GSH \xrightarrow{GP} GSSG + 2H_2O$$

$$2H_2O_2 \xrightarrow{过氧化氢} 2H_2O + O_2$$

其中，GP，谷胱甘肽过氧化物酶；GSH，还原型谷胱甘肽；GSSG，氧化型谷胱甘肽。

- 金属结合蛋白。这些蛋白质结合过渡金属离子如铁和铜，并阻止它们与芬顿反应或 Haber－Weiss 反应中的 H_2O_2 反应并产生自由基。金属结合蛋白包括转铁蛋白、乳铁蛋白、铁蛋白、血红蛋白、肌红蛋白、金属硫蛋白和细胞色素氧化酶。
- 通常的抗氧化剂自由基清除剂包括胆红素、尿酸、类胡萝卜素、维生素 A、维生素 C、维生素 E、硫醇（R－SH）、铜、谷胱甘肽（GSH）、锰、硒和锌。

19.2.6 ROS 对组织的影响

ROS 在生物学上产生的过程见表 19.2－1。ROS 浓度的增加导致脂质，蛋白质和核酸的结构和功能改变（表 19.2－2）[2]。

表 19.2－2　活性氧的致病作用

ROS 的作用	生物学相关
脂类过氧化	ROS 在自动催化过程中氧化各种不饱和脂肪酸及磷脂，由此多不饱和脂肪酸和磷脂通过链式反应进行降解以形成脂质过氧化物。如果此类反应发生在对脂质过氧化非常敏感的细胞膜的脂质双层中，则会形成各种反应副产物。此类反应会导致膜损伤、渗透性和受体表达受损，并丧失与其他细胞的交互作用[1]。脂质过氧化导致产生多种相对稳定的分解产物，主要是烃（戊烷、乙烷、乙烯）、酮和 α,β-不饱和反应性醛，如丙二醛（MDA）、4－羟基－2－壬烯醛（HNE）、2－丙烯醛（丙烯醛）和异前列腺素，可以在血浆和尿液中测量上述物质作为氧化应激的间接指标。
蛋白质氧化	蛋白质的氧化损伤主要是由于它们的氨基酸和蛋白质结构的变化。它们可以通过 ROS 转化为羰基衍生物。硝基酪氨酸是过氧亚硝酸盐与蛋白质反应的产物。酶活性因氧化而丧失，蛋白质也更容易受到溶酶体蛋白水解降解的影响。糖蛋白的糖残基也被氧化为酮醛，并在与赖氨酸反应后转化成席夫碱。 MDA 是一种生理酮醛。由脂质过氧化作用产生的过量 MDA 是组织损伤的结果。MDA 与蛋白质的游离氨基结合，产生 MDA 修饰的蛋白质化合物并改变其生物学性质。MDA 和蛋白质之间反应与动脉粥样硬化具有高度相关性。MDA 修饰的蛋白质具有免疫原性并促进产生自身抗体。MDA－LDL 除氧化 LDL 外，还可介导炎症反应和致动脉粥样硬化过程，此类过程可能导致泡沫细胞生成并促进动脉粥样硬化斑块的形成。
DNA 损伤	DNA 的氧化损伤导致核碎裂和链缩短。这导致基因表达增加，DNA 修复增加，并且最终导致 DNA 复制周期中 DNA 缺陷的持续存在。具有高 DNA 复制率的组织中，如造血系统、小肠黏膜和腺上皮，持续病理性突变的数量增加。由 ROS 引起的突变数量也随着年龄增长而增加，尤其在线粒体中。研究表明线粒体与核 DNA 损伤的发生率与寿命之间存在负相关。增加 DNA 损伤概率因素，如由于过量的热量摄入、吸烟、污染和炎症导致的 ROS 负荷增加，会降低预期寿命。8－羟基－2 脱氧鸟苷的形成是 DNA 氧化损伤的指标，检测其在尿中的排泄量可反映评估 DNA 的修复率。
内皮功能障碍[3]	ROS 通过与脂质、蛋白质和细胞膜的 DNA 的氧化反应引起内皮细胞的直接损伤。这导致内皮细胞膨胀并从底部的基底膜脱落。包括组织因子在内的内皮底层结构和蛋白质暴露并产生高凝状态。此外，通过激活 NF－κB，ROS 刺激内皮细胞表达促炎细胞因子（IL－1、IL－6、TNF－α）和黏附分子（细胞间血管黏附分子－1、细胞间黏附分子－1）。
iNOS 激活	炎症反应可诱导 NO·合成酶被激活，并导致大量 NO·的合成。然而，O_2^-·的合成量也增加了，NO·可以作为自由基清除剂。O_2^-·和 NO·反应生成 N_2O_3 与过氧亚硝酸盐（$ONOO^-$）。炎症反应中 NO·和 O_2^-·产生的动力学决定了 ROS 对信号分子基因表达的影响，因此对于激活信号级联反应非常重要。在炎症过程中 NO·可介导以下几种反调节机制（图 19.2－2）[7]。 － 对炎症刺激的主要反应，首先产生 O_2^-·并中和基础合成的 NO·。O_2^-·发挥以下作用： － 刺激 iNOS 导致第二阶段 NO·合成增加。产生蛋白质攻击分子 N_2O_3 和过氧亚硝酸盐。蛋白质可以被亚硝基化，硝化的酪氨酸残基和产生的 S 亚硝基硫醇。这影响信号蛋白并改变生理信号转导。 － 在第三阶段，细胞中产生 ROS 酶的活性降低，释放的 O_2^-·减少，并且 NO·的合成占优势。此时将信号转导转变为对 NO·的作用。 总体而言，ROS 和 NO·产生的时间特征决定了参与炎症反应的细胞是否由于坏死或凋亡而死亡，或者由于基因表达的变化而恢复到之前的功能[5,7]。

19.2.7 氧化应激的生物标志物

用于测量氧化应激的单一可靠生物标志物并不存在，因为由于 ROS 和 NO・极度不稳定，直接测定困难并且不准确。

通常使用以下方法：① 测定 ROS：测定过氧化物、丙二醛和异前列腺素；② 评估机体抗氧化功能：总抗氧化能力和酶如超氧化物歧化酶，谷胱甘肽过氧化物酶，过氧化氢酶或抗氧化物质如维生素 E、维生素 C、还原型谷胱甘肽（GSH）和尿酸的浓度；③ 由于半衰期短，不能直接检测－NO・。使用的间接方法包括测定硝酸盐或亚硝基化酪氨酸残基（3－硝基酪氨酸）和不对称二甲基精氨酸（ADMA）形式的亚硝酸盐。

用于确定一些参数及原理见表 19.2－3。

19.2.8 氧化应激和疾病

氧化应激是许多疾病发病机制中的重要因素[2]。其中许多研究结果及观点仍存在争论，如活性氧自由基在动脉粥样化和糖尿病中的重要发现。病因学与 ROS 高度相关的疾病列于表 19.2－4 ROS 具有重要致病作用的疾病。

表 19.2－3 活性氧（ROS）的标志物

标志物	效应
ROS 的评估[8,9]	通过测量不同的生物标志物来量化氧化应激。这可以通过直接测量自由基、自由基损伤的氧化产物或单一及总抗氧化物的水平来完成。常用的标志物如下：脂质过氧化物（丙二醛、4－羟基－2′－壬烯醛和异前列烷）、氧化氨基酸残基（胱氨酸、甲硫氨酸亚砜、3－硝基酪氨酸和 3－氯酪氨酸）。 评估氧化应激的另一种方法是抗氧化物的检测。 ROS 攻击可导致抗氧化剂如维生素 E、维生素 C、还原型谷胱甘肽（GSH）和尿酸盐的耗竭。GSH 可被氧化为谷胱甘肽二硫化物（GSSG），或可形成谷胱甘肽化蛋白质（PSSG）。
－羟基过氧化物	羟基过氧化物（HP）是由多种生物分子（包括脂质、蛋白质、碳水化合物和核酸）中 ROS 氧化产生的氧化产物。向反应混合物中加入过氧化物酶引发过氧化合物中活性氧的释放，这导致添加的四甲基联苯胺改变颜色。在另一种测定中，使用过渡金属从过氧化合物释放氧自由基，并导致 N,N－二甲基对苯二胺改变颜色。
－MDA、4－HNE、丙烯醛[2]（硫代巴比妥酸反应性物质）	丙二醛（MDA）、4－羟基壬烯醛（4－HNE）和丙烯醛是酶促和非酶促脂质过氧化的终产物。这些有毒的醛类能与 ω－6 不饱和脂肪酸（亚油酸、亚麻酸和花生四烯酸）产生剧烈反应，并且是组织损伤的生物标志物。大量生成的 MDA 作为组织损伤和相关炎症过程的副产物也与蛋白质反应。脂质过氧化产物与硫代巴比妥酸（TBA）反应并被称为硫代巴比妥酸反应性物质（TBARS）。TBARS 形成可在 530～540 nm 处最大吸收光的有色化合物。MDA 和 4－HNE 可以直接通过 HPLC 或 TBA 加合物分光光度法测量。
异前列腺素	异前列腺素是花生四烯酸脂质过氧化的稳定终产物，同时也是酶衍生产物如前列腺素和白三烯的异构体。被认为由 64 种异构体组成的 F_2－异前列腺素是氧化应激的标志物，并且通常使用 ELISA 或 LC－MS/MS 来测量。这些方法主要测量 8－异－$PGF_{2\alpha}$ 的浓度。由于主要与样品制备有关的原因，ELISA 和 LC－MS/MS 不能检测尿中异前列腺素的含量。
抗氧化防御	由于个体抗氧化物谱的检测并不总是反映总抗氧化物的含量，所以必须确定多个抗氧化物检测谱。
－总抗氧化状态	总抗氧化状态（TAS）是用于测量血浆总体抗氧化能力的通用检测。抗氧化能力的贡献者包括：白蛋白（43%）、尿酸（33%）、抗坏血酸（9%）、α 生育酚（3%）、胆红素（2%）和其他物质（10%）。TAS 测定的原理基于等离子体补偿由 2,2′－连氮基－双（3－乙基苯并噻唑啉－6－磺酸）产生的自由基的能力。该检测很少在研究中使用。
－谷胱甘肽	ROS 反应导致抗氧化剂如维生素 E、维生素 C、尿酸和还原型谷胱甘肽（GSH）的减少。氧化型谷胱甘肽的检测是非常有用的。在 ROS 反应中，GSH 被氧化为谷胱甘肽二硫化物，并且可以与蛋白质结合形成谷胱甘肽加合物（PSSG）。GSH、GSSG 和 PSSG 及其比例的测量提供关于个体氧化状态的信息。由于这个参数在健康人群中差异很大，因此可能难以解释检测结果。
－抗氧化酶	谷胱甘肽过氧化物酶（GP）和超氧化物歧化酶的活性是抗氧化能力的指标，并且在 ROS 反应中降低。
NO 生成的评估	由于其半衰期短，NO・不能直接测定。但是可以通过测量亚硝酸盐、亚硝酰化酪氨酸残基和不对称二甲基－L－精氨酸（ADMA）来估计。
－血清和尿液中的亚硝酸盐和硝酸盐	检测血浆和尿液中的亚硝酸盐和硝酸盐被广泛作为 NO 形成的标志物。一旦生成，NO・会迅速氧化成硝酸盐。为了测定硝酸盐必须首先被还原为亚硝酸盐。然后 Griess－Ilosvay 试剂可用于测量蛋白质沉淀后上清液中的血清亚硝酸盐。亚硝酸盐与对氨基苯磺酸反应形成重氮苯磺酸，与 α 萘胺结合生成红色化合物。
－3－硝基酪氨酸	3－硝基酪氨酸（NO_2－Tyr）是用来检测来源于 NO 氧化产物的稳定生物标志物。通常使用免疫测定来确定氧化产物。使用 HPLC 和电化学检测或 GC－MS/MS 也可以进行有效的检测。
不对称二甲基－L 精氨酸（ADMA）[1]	在使用用邻苯二甲醛衍生化之后，再使用 HPLC 测定血浆 ADMA。没有高胆固醇血症的健康个体的参考值为（1.09±0.09）μmol/L。辛伐他汀引起改善性内皮依赖性血管舒张导致 ADMA 减少。

表 19.2－4 ROS 具有重要致病作用的疾病

组织缺氧	局部缺血发作后富含氧的血流再灌注增加了组织损伤。由血流减少引起的氧分压降低分别诱导由 ATP 和黄嘌呤脱氢酶产生次黄嘌呤和黄嘌呤氧化酶。富氧血流再灌注后，黄嘌呤氧化酶在催化次黄嘌呤或黄嘌呤向尿酸的转化过程中产生 O_2^-・。通过铁催化，O_2^-・最终转化为由铁催化的有毒 HO・。尽管黄嘌呤氧化酶在再灌注早期解释了氧化损伤，但 NADPH 氧化酶大量存在于活化的多形核中性粒细胞和单核细胞中，在再灌注损伤的后期发挥作用。
动脉粥样硬化	ROS 在动脉粥样硬化的发病机制中起重要作用。动脉粥样硬化（吸烟、糖尿病、高血压和高胆固醇血症）危险因素患者的冠状动脉血管内 ROS 浓度升高。ROS 促进动脉粥样硬化发展的机制包括：诱导内皮细胞凋亡，促进平滑肌细胞增殖和金属蛋白酶活化等。过氧化亚硝酸盐的产生也会导致 NO・耗尽，从而减少 NO・对血管舒张和抑制血小板聚集的影响。这导致血管收缩和血栓形成倾向增加。
糖尿病[17]	糖尿病并发症（微血管病变和大血管病变）与氧化应激之间存在密切关系。出于多种原因，糖尿病患者易发生氧化应激反应。在与糖尿病相关的高血糖症状下，葡萄糖（作为还原剂）与蛋白质的赖氨酸残基反应产生席夫碱。通过阿马多利重排将醛亚胺转化为酮胺（见图 3.6－1），并且进一步的反应导致形成晚期糖基化终产物（AGE）。AGE 与血管内皮细胞和平滑肌细胞上的特异性受体结合，发挥信号作用并引发微血管和大血管并发症。
肺部疾病[2]	ROS 在成人呼吸窘迫综合征（ARDS）、哮喘、肺气肿和 COPD 的发病机制中发挥重要作用。ARDS 可以在多次创伤或脓毒症后持续 12～48 h 的静止期后发生，其特征在于被激活的 PMN 渗入肺组织。这些 PMN 表现出高氧化代谢率，导致 ROS 的产生和肺部内皮细胞的损伤。吸烟者的 COPD 被认为是由于吸烟者肺泡中 PMN 和巨噬细胞存在增加引起的 ROS 与抗氧化剂之间不平衡的结果。

续 表

肝脏疾病[2]	四氯化碳(CCl_4)中毒：细胞色素 P450 系统对 CCl_4 的均裂解导致在下列反应中形成三氯甲基(CCl_3 •)： $CCl_4 \xrightarrow{P450} CCl_3\ \bullet + Cl\ \bullet$ CCl_3 • 与氧气反应形成三氯甲基过氧自由基(CCl_3O_2 •)：CCl_3 • + O_2 ⟶ CCl_3O_2 •。CCl_3 • 与大分子结合和 CCl_3O_2 • 对脂质过氧化会引起肝细胞损伤。 乙醇：酒精作为有害物质的一个可能原因是在乙醇氧化成乙醛过程中 NAD 还原为 NADH(图 18.6－1)，导致酒精诱导的 NAD 相对不足。NADH 抑制黄嘌呤脱氢酶，导致反应平衡移向黄嘌呤氧化酶(XO)，并因此嘌呤氧化形成 O_2^- •。根据以下反应方程会发生此类情况： 黄嘌呤 + $H_2O + O_2 \xrightarrow{XO}$ 尿酸 + $2O_2^-$ • + $2H^+$ O_2^- • 的合成可能会导致肝毒性 HO • 的产生。 血色病：在还原条件下，沉积在亚细胞结构中的铁离子催化 Haber 破坏细胞膜和肝细胞的细胞内膜。
神经退行性疾病[1,18]	氧化应激被认为与神经退行性疾病的发展有关。众所周知，中枢神经系统(CNS)不成比例地消耗体内氧气，中枢神经系统中的能量主要由线粒体呼吸链产生。另一方面，与其他器官相比，中枢神经系统含有相对少量的抗氧化酶，如超氧化物歧化酶、谷胱甘肽过氧化物酶和过氧化氢酶。 肌萎缩性侧索硬化症(ALS)：部分但不是全部 ALS 患者在编码胞质超氧化物歧化酶(Cu/Zn SOD)的基因中存在突变。 杂合子表现出少于 50%的正常 SOD 活性。ROS 产生量因此增加，大脑皮质中 3－硝基酪氨酸和过氧化亚硝酸盐的浓度同时也会增加。 阿尔茨海默病：ROS 被认为在该疾病的发病机制中起作用。它们由 β 淀粉样蛋白产生，并且由于缺乏抗氧化剂而减少它们的消除。通常在此类患者中可以在尿液中检测到硫代巴比妥酸反应物质(TBARS)浓度的增加。 帕金森病：特别是黑质中的脂质过氧化，被认为在这种疾病的发展中具有病因学作用。此类患者中丙二醛的血液浓度会增加而脑组织中的抗氧化酶活性会相应降低。
急性炎症[19]	在急性炎症中，PMN 和单核细胞迁移到组织损伤部位。这导致了病原体的吞噬并引发了许多独立的反应，包括呼吸爆发。同时释放 HO •、HOCl 和弹性蛋白酶等。在 PMN 过度刺激的情况下(如在脓毒症中)，酶和 HO 都不能被中和。由于抵抗感染防御机制，患者自身的组织会受到损伤。慢性炎症状态导致血管壁和炎症细胞上的黏附分子的表达以及促炎细胞因子的激活和氧化应激生物标志物如 F_2 异前列腺素的合成。
镰状细胞性贫血[3]	镰状红细胞症是一种以溶血性贫血、易感染性增加和血管闭塞性危象为特征的血红蛋白病。有证据支持使用 ROS 及其最终产物作为疾病活动的生物标志物。
腹部手术	腹腔镜和开放手术在 ROS 产生方面没有区别[20]。
心衰[21]	慢性心力衰竭是炎性细胞因子释放增加的慢性炎症。此类疾病可诱导 iNOS 生成并导致 NO • 的合成增加。同时促进有毒过氧化亚硝酸盐的增加，从而导致肌细胞损伤。

19.3 炎症诊断试验

Lothar Thomas

可以通过下列方法检测炎症(表 19.3－1)：体温测量，白细胞(WBC)分类与计数，红细胞沉降率(ESR)，血清蛋白电泳包括 α1、α2 和 γ 球蛋白的评估，急性时相反应蛋白(特别是 CRP 和 SAA)，炎性细胞因子(IL－1、IL－6、TNF－α)。

表 19.3－1　用于发现炎症的各种检测的诊断价值

检测项目	诊断灵敏度	诊断特异性	对炎症的作用	
			急性	慢性
CRP/SAA	极高	高	极高	中等程度
血清蛋白质电泳	高	低	中等程度	高
ESR	高	低	中等程度	中等程度
白细胞计数	高	低	高	中等程度
体温测量	高	低	高	低

19.3.1 体温测量

核心体温由腺垂体的温度中心调节。个体的正常体温处于体温调定点的范围内。高于这个值的温度被称为发热，而低于此温度点则被称为低温。在常规诊断中，儿童或成人的发热通常表现为直肠温度≥38.0℃(100.4℉)。正常体温为 37℃(98.6℉)[1,2]，波动范围为 ± 0.6℃(1.08℉)。直肠温度比口腔温度会高大约 0.6℃(1.08℉)。体温呈现日间变化，晚上的体温值会比在清晨略高一些。

19.3.1.1 发热

发热的特征为由于体温调定点的升高而引起的核心温度升高。调定点温度通常不会超过 41℃(105.8℉)。高于此温度表明发生极度高热。在成年人中，这种极端高热通常是由中枢神经系统疾病、药物引起的干扰或中暑所致。在儿童人群中，有时可遇见 40～41℃(104.0～105.8℉)的高热，这可能是由病毒感染引起。持续升温超过 41℃(105.8℉)会导致不可逆的脑损伤[2,3]。病因学：体温升高幅度可以为诊断引起发热的病因提供帮助[4]：

- 温度≤39℃(102.2℉)表明非细菌性疾病，如急性心肌梗死、急性肺栓塞、急性胰腺炎、消化道出血、血肿、静脉炎、无并发症的伤口感染、膀胱炎、胆囊炎、病毒性肝炎、气管支气管炎、骨髓炎、褥疮溃疡、深静脉血栓形成、瘤形成、抗生素导致的腹泻、系统性红斑狼疮或急性呼吸窘迫综合征。
- 温度＞39℃(102.2℉)表示存在感染，如肺炎、败血症或肾盂肾炎。

不明原因的发热：不明原因的发热典型特征是至少 3 周内温度＞38.3℃(100.9℉)但又未能给出准确的病因诊断。常见于重症监护室中患有创伤性脑损伤或神经系统疾病的患者，其中某一些患者是使用机械通气，或者发于有联合尿道、中央和外周导管的患者。其诊断检测方法包括间歇性葡萄球菌阳性血培养，10 万～20 万 CFU/mL 浓度的脓尿，或艰难梭菌造成的慢性水样便。CRP 值几乎每天波动，做出治疗决定非常困难，并且患者已经多次用抗生素治疗而没有成功[5]。参考文献中给出了一种儿童不明发热的诊断方法[6]。

遗传性周期性发热[7]：遗传性周期性发热包括家族性地中海热(FMF)、超免疫球蛋白血症 D(HIDS)和周期性发热综合征及肿瘤坏死因子受体相关周期性发热综合征(TRAPS)。

所有这三种疾病都被认为是由细胞因子平衡紊乱引起的。常见的特征是伴有胸膜炎、心包炎和(或)腹膜炎、关节痛和胸痛的复发性发热,最初在儿童时期或青春期早期发作。遗传学检查用于验证对此类疾病的诊断:诊断内容为检测 *MEFV* 基因突变用于诊断 FMF,*MVK* 基因突变用于诊断 HIDS 和 *TNFRSF1A* 基因突变用于诊断 TRAPS。

发热的临床特征:体温升高导致寒战、颤抖、寒冷/湿冷和苍白的皮肤,并同时伴有广泛的血管收缩。

发热类型:以下列出了不同类型发热的区别[8,9]。

- 间歇性发热:在一天内体温升高或降低 1~2℃(1.8~3.6℉),通常患者患有脓性疾病和结核病。
- 间歇性或败血性发热:温度从正常值或低于正常温度水平上升 2~3℃(3.6~5.4℉),通常伴随着寒战,然后再次下降;通常发生于患有肺炎、膀胱炎或疟疾的患者。
- 持续发烧:体温持续高涨,日间变化不超过±1℃(1.8℉)。这种发热类型以前称为稽留热,是与微生物感染相关的典型发热类型。
- 双相发热模式:发热期间一天或多天存在中断无发热;通常发生于患有霍奇金病、疏螺旋体病或疟疾的患者。

生物化学和生理学:下丘脑温度中心通过控制外周血管收缩和肌肉代谢来调节体温。发热是由热原体直接刺激温度调节中心所引发的结果,热原体为各种结构的生物化学物质,其大部分为微生物或外源物质(如药物)产生的物质。在激活单核细胞/巨噬细胞和其他炎症细胞后可大量产生内源性热原如细胞因子(如 TNF-α、IL-1、IL-6)和趋化因子如前列腺素 E1,此类促炎细胞因子在急性期反应的情况下诱发发热。体温升高对机体的保护机制如下[10]:激活在正常体温下正常活动的酶促反应,促进吞噬、细菌杀伤和免疫反应,增加能量供应。

19.3.2 红细胞沉降率(ESR)

19.3.2.1 适应证

ESR 为红细胞下沉的速率。在怀疑存在炎症反应的患者中可使用 ESR 作为筛查试验,同时也可以作为疾病监测的方法。

19.3.2.2 检测方法

检测流程[11]:Westergren 方法:柠檬酸化的血液样本被吸入玻璃或塑料移液器中,容器的刻度需达到 200 mm。移液管保持直立状态,1 h 后以 mm 为单位读出红细胞的沉降幅度。在一些测试中,也可以在 2 h 后进行结果判读。该方法的临床应用价值已经在导则中得到认可。

19.3.2.3 标本要求

柠檬酸盐抗凝血液(1.6 mL 血加 0.4 mL 3.8%柠檬酸钠溶液):2 mL。

19.3.2.4 参考区间

	<50 岁[12]	≥50 岁[12]
女性	≤20	≤30
男性	≤15	≤20

在 1 h 内检测值使用 mm 作为单位进行表示

19.3.2.5 临床意义

在炎症反应期间,急性时相反应蛋白、纤维蛋白原和免疫球蛋白的血浆浓度升高。然而,作为急性期反应的指标,ESR 响应缓慢。因此,通常在炎症反应开始 24 h 后 ESR 才开始升高,急性期反应完成后,ESR 下降,半衰期为 96~144 h。ESR 通常被认为是预示机体存在疾病的重要指标。这种观点是不正确的,原因如下:① 正常的 ESR 并不能排除非炎性器官疾病、器官功能障碍或肿瘤形成。例如,在一项基于 1 000 名无症状士兵的研究中[13],在 15 年内,每月进行一次 ESR 测量,10 人最终发生恶性肿瘤,但其 ESR 是正常的;② 对病史及临床和实验室检查结果相关性分析得出的结论为 ESR 升高仅可作为辅助诊断的指标。仅仅在少数情况下(少于 0.1%),ESR 成为疾病诊断的唯一线索[14]。

如果与疾病有任何关联(即在病史或临床实验室诊断相关数据发现升高的 ESR),则应监测患者 ESR 水平。大约 5% 的 ESR 升高的原因无法解释。在一项超过 9 000 名门诊患者的研究中,有 8%的患者存在 ESR 升高,其中 43 名患者无法确定造成其升高的原因。随访 10 年的 ESR 监测结果显示,74% 的患者自发恢复正常。另一项研究证实[13],无症状的年轻人(18~33 岁)伴有持续轻微 ESR 升高的患病风险比 ESR 正常患者高 5 倍。其中心肌梗死的发病风险最高。

与急性时相反应蛋白(如 CRP)的定量检测相比,ESR 还会随着免疫球蛋白、免疫复合物和其他蛋白浓度的增加而升高。因此,它涵盖了比 CRP 更广泛的疾病谱。

对于诊断慢性炎症性疾病,如 SLE、风湿性多肌痛和颞动脉炎(CRP 通常正常或仅稍微升高)及用于监测这些疾病的患者,ESR 是反应炎症过程的优秀标志物。且 ESR 由于其升高速率缓慢,诸如病毒感染等短暂性炎症性疾病仅会对 ESR 产生轻微影响。然而,在一项基于患有慢性炎症和恶性肿瘤患者的研究中[16],CRP 相比 ESR 略显优势。其对炎症反应的诊断切点为 ESR 31 mm/h 对应 CRP 15 mg/L。

必须记住,ESR 的作用是相当有限的,仅仅在只会导致中度或高蛋白血症并且对红细胞的体积和数量几乎没有影响的疾病中 ESR 才是一项可靠指标(表 19.3-2)。

表 19.3-2 ESR 的影响因素[14]

月经周期	ESR 在月经周期中上升,在经前期达到最大值,在月经期间下降。
激素避孕药	使用激素避孕药女性的 ESR 高于一般女性,原因为使用激素会导致纤维蛋白原浓度升高。
怀孕	从第 4 周开始持续上升并在产后第一周达到峰值,最高可达到 45 mm/h。
新生儿	由于高血细胞比容和低纤维蛋白原,新生儿 ESR 非常低。
高脂蛋白血症	乳糜微粒会导致 ESR 上升。
葡聚糖	由于葡聚糖吸附在红细胞膜上导致 ESR 上升。在 1 周内输注葡聚糖的情况下,在第一个小时内 ESR 的累积增加可能达到平均 75 mm。治疗结束后 11~15 天再次恢复正常值。
红细胞增多症	沉淀速度减慢,ESR 下降。
大红细胞症	红细胞的沉降加速,ESR 升高。
贫血	在红细胞计数减少的情况下,ESR 升高。然而,在缺铁性贫血的情况下,红细胞的减少并不对应于 ESR 的升高,因为缺铁贫伴随的小红细胞同时也会减慢 ESR。
红细胞异常	与正常红细胞双凹圆盘状的偏差(如在镰状细胞贫血症、刺状细胞病、多细胞增多症、口腔黏连症和棘红细胞增多症中所见)导致红细胞聚集所需的表面减少。这导致了 ESR 下降。

在没有炎症或贫血的情况下，50岁以上个体的ESR升高指示存在单克隆丙种球蛋白病。在单克隆免疫球蛋白浓度大于20 g/L时，ESR通常非常高(高于120 mm/h)。ESR正常并不能排除多发性骨髓瘤的存在，尤其对于部分单克隆免疫球蛋白低于10 g/L的患者，或者在轻链骨髓瘤中多克隆免疫球蛋白合成轻度降低的患者中。

19.3.2.6 注意事项

血液标本采集[11]：柠檬酸盐比例的增加会使ESR检测偏高，而比例不足则与ESR降低相关。必须注意要彻底混匀样品。

检测流程：ESR检测应在血液采集后2 h内开始。2 h的值不提供额外的信息。如果错过了读取1 h值的机会，则血液不能再次混匀并再次用于ESR检测。检测应该在室温下进行。在低于18℃的温度下，由于红细胞膜的改变，结果无参考价值。高于20～24℃的温度导致ESR上升；在27℃时，ESR约为20℃时的2倍[14]。

使用定量离心方法和光度计法可在3 min内测定ESR。使用这些方法获得的结果不同于使用Westergren方法获得的结果[18]，特别是在血液中存在单克隆免疫球蛋白的患者中[19]。

药物：诸如乙酰水杨酸、可的松、吲哚美辛和保泰松之类的抗炎药对红细胞沉降具有抑制作用。

19.3.2.7 生理生化

ESR基于红细胞的沉降和聚集。红细胞密度比血浆高6%～7%，因此红细胞由于重力而下沉到底部。同时，血浆升至试管顶部并减缓红细胞沉降。由于红细胞表面带负电荷(zeta电位)，一旦细胞间距离低于某一最小值相邻细胞就会相互排斥，并导致红细胞的漂浮。

血浆蛋白附着于红细胞表面。由于某些疾病中异常蛋白血症的存在，血浆蛋白可能会导致zeta电位降低，从而导致红细胞的聚集。

血浆蛋白如纤维性纤维蛋白原或五聚体IgM可黏附于两个红细胞之间。总体而言，血浆蛋白的这两种作用均促进红细胞聚集体的形成，这些大颗粒比单独的红细胞具有更快的沉降速率。每一种血浆蛋白对ESR的贡献度分别为：纤维蛋白原(55%)，α_2巨球蛋白(27%)，免疫球蛋白(11%)和白蛋白(7%)。

引起急性时相反应蛋白(如急性炎症)增加的疾病与免疫球蛋白(慢性炎症性疾病)的多克隆增加(包括单克隆丙种球蛋白病)密切相关的疾病会导致ESR升高。纤维蛋白原消耗的情况下存在ESR升高与炎症疾病不相符的情况(如当存在具有纤溶亢进和弥散性血管内凝血的脓毒症时)。

19.3.3 WBC分类计数

多形核粒细胞的数量增加或减少、核左移、未成熟粒细胞和骨髓细胞的数量增加可能是炎症反应的标志。

19.3.3.1 中性粒细胞减少症

除急性白血病和骨髓毒性外，中性粒细胞减少症主要是由革兰阴性菌感染引起的，尤其是存在脓毒症或感染性休克时。在严重感染的早期阶段，骨髓储存池也可以暂时耗尽。导致的中性粒细胞减少可与未成熟粒细胞前体包括早幼粒细胞(类白血病反应)的释放相关。如果患有感染的患者存在骨髓储备减少(如新生儿、老年人、酗酒者和免疫抑制个体)，此类情况也会发生[20]。

19.3.3.2 中性粒细胞增多症

中性粒细胞增多症发生在接触炎症刺激物的几分钟内。随后增加的中性粒细胞的半衰期约为10 h。中性粒细胞增多可能表明存在感染，但并非特异性结果。中性粒细胞增多也可由下列情况引起[20]：① 炎性刺激如胶原病、超敏反应、组织损伤、坏死和瘤形成；② 急性出血、溶血、醉酒和中毒；③ 代谢疾病，如痛风、尿毒症、酮症酸中毒和子痫；④ 癫痫发作；⑤ 骨髓增生性疾病。

急性化脓性细菌感染：通常会引起大于15×10^9/L的白细胞增多；其中超过80%的细胞是粒细胞。此外，急性化脓性细菌感染的外周血相特征存在核左移，有时核左移可能是唯一的迹象。约3/4的脓毒症患者存在有毒性肉芽肿的粒细胞，但这不是脓毒症的特异标识[21]。

组织坏死和无菌性炎症：粒细胞计数存在轻度至中度升高；而很少会看见核左移。慢性炎症：白细胞计数正常或轻度升高，常为单核细胞增多症。急性过敏反应，寄生虫病：白细胞计数正常或轻度升高，常伴有嗜酸性粒细胞增多。

病毒感染：白细胞计数正常，略微增加或减少。大多数情况下是淋巴细胞增多症。

19.3.4 血清蛋白电泳

蛋白电泳急性时相反应的最早征兆是由于α_1抗胰蛋白酶和α_1糖蛋白浓度增加引起的α_1球蛋白峰面积的增加。随后由于触珠蛋白和血浆铜蓝蛋白的合成增加，α_2球蛋白峰面积升高。纤维蛋白原和CRP位于β球蛋白峰，但由于血清纤维蛋白原被消耗且CRP浓度过低通常不被检测到，β球蛋白峰的面积不会改变。在第48～72 h内不会出现α球蛋白的显著变化[22]。慢性炎症与γ球蛋白增加相关，而慢性活动性炎症与α球蛋白和γ球蛋白升高相关。

19.4 C反应蛋白(CRP)

Lothar Thomas

C反应蛋白(CRP)是诊断炎症急性时相反应的经典生物标志物。血浆CRP浓度升高是由促炎细胞因子(如白细胞介素6)刺激所致。促炎细胞因子可引起急性全身性炎症，又称急性时相反应(也可参见图19.1-8)。急性时相反应蛋白CRP是固有免疫系统的组成部分。它在肝脏合成，通过循环到达组织损伤部位，或由局部活化的单核/巨噬细胞和成纤维细胞产生。

急性时相反应导致血清CRP水平升高，与炎症进程的严重程度相一致。炎症可由感染、无菌性组织损伤(手术)、恶性肿瘤(尤其是转移性肿瘤)、全身恶性疾病(霍奇金和非霍奇金淋巴瘤)及一些自身免疫性疾病引起。

高度、中度、轻度和低度炎症是有区别的。低度炎症与肥胖、糖尿病、动脉粥样硬化及心血管疾病有关[1]。低度炎症的CRP浓度较低，可存在数十年而无临床症状。因此，过去用于检测低度炎症CRP的方法又称为超敏CRP(hs-CRP)检测。本文将不再采用该名称，因为目前多数定量CRP检测能够检出低度炎症。

19.4.1 适应证

筛查急性时相反应并监测进程：① 发热，白细胞增多，怀疑存在感染；② 重症监护病房和新生儿科；③ 术后恢复期（特别是前6天）；④ 胎膜早破；⑤ 细胞毒性治疗相关的中性粒细胞减少，骨髓移植。

感染：病毒性和细菌性发热疾病的鉴别诊断（如脑膜炎或肺炎）、监测抗生素治疗的效果、发现结缔组织病患者的并发感染。

炎症过程的诊断：① 疑似急性器官疾病（如胆管炎、子宫附件炎、滑膜炎和深静脉血栓形成）的确诊；② 慢性炎性疾病（风湿、胃肠疾病、呼吸系统疾病）的确诊；③ 关节痛、肌痛和不典型背痛的鉴别诊断。

协助胃肠疾病的鉴别诊断：鉴别肠易激综合征与器质性疾病（炎症性肠综合征），协助鉴别溃疡性结肠炎与克罗恩病。

协助风湿性疾病的治疗管理：评估最佳的抗炎治疗（甾体或非甾体类），并确定最小有效剂量。

动脉粥样硬化患者的治疗管理：心血管疾病患者的风险分层、预测心肌梗死患者未来的心血管事件、不稳定型心绞痛的预后指标。

19.4.2 检测方法

原理：许多不同的分析方法可用于定量检测CRP。在常规诊断中，最常用的方法是颗粒增强免疫比浊法。这些检测方法的检出限低，测量范围广，可用于检测低度炎症和高度炎症患者的CRP浓度。

19.4.3 标本要求

血清或血浆：1 mL。

19.4.4 参考区间(表19.4-1)

表19.4-1 CRP的参考上限(mg/L)

成人和儿童	
- 中欧的推荐阈值[4]	≤5.0
- 北美、北欧的推荐阈值[1]	≤10.0
按年龄划分的阈值	
- 青年(20～24岁)[3]	<5.1(中位数0.63)
- 中年(45～63岁)[3]	<3.3(中位数0.74)
- 老年(65～72岁)[3]	<9.3(中位数1.58)
- 推荐阈值[4]	≤5.0
脐带血[3]	≤0.5(中位数0.16)
新生儿(3～7天)[3]	≤12(中位数1.2)

19.4.5 临床意义

19.4.5.1 CRP和全身性炎症

血清CRP水平升高表明存在疾病，并提示以下情况：① 微生物感染引起的急性和慢性炎症（细菌感染是CRP合成的最强刺激因素）；② 大手术、创伤或恶性肿瘤造成的急性组织损伤。即使是由大量吸烟和马拉松引起的组织损伤也会导致CRP轻度升高，提示病理改变；③ 自身免疫性疾病（如类风湿关节炎）和免疫复合物介导的疾病（如免疫性血管炎）所伴随的炎症。

CRP水平正常并不能排除轻微的局部炎症，机体可能存在非常微小的急性时相反应，如慢性自身免疫性疾病（非活动期系统性红斑狼疮、进行性系统性硬化症、皮肌炎和溃疡性结肠炎）。

单次CRP检测仅提示急性事件发生后的3天内出现炎症反应。在此类事件中，血浆CRP浓度在6 h后升高，48 h达到高峰，随后下降，半衰期为48 h[5]。与单次检测相比，每日进行检测可在监测炎症进展方面提供更多信息。原因如下：① CRP在参考区间内的个体内变异较大，变异系数为30%～60%[6]；② 参考区间非常宽。约25%的健康人CRP值低于1 mg/L，这意味着有些人的CRP浓度必须增加至少5倍才能超过参考区间的上限值。约14%的健康人CRP值≥10 mg/L，而这已提示存在炎症[7]。

许多情况下，CRP的升高先于临床症状的出现。因此，CRP水平必须根据临床情况来进行解释。

CRP高出参考区间上限值的程度反映了炎症活动的产物和发炎组织的量，并取决于肝脏的合成能力。只有根据临床情况，才有可能从CRP的升高来判断炎症过程在疾病中属于原发还是继发。例如，炎症在子宫附件炎和类风湿关节炎中为原发，而在术后并发症中为继发。

19.4.5.2 CRP与疾病活动度

CRP升高的程度反映了发炎组织的量，在急性炎症和感染中，CRP水平与炎症活动有良好的相关性。这种相关性在慢性感染中不常见，但是可用于一些重要疾病的治疗监测，如类风湿关节炎、克罗恩病和风湿性多肌痛。

根据CRP浓度，将炎症活动度分为以下几类：

- 低度炎症(>3～10 mg/L)：原因包括肥胖、2型糖尿病和动脉粥样硬化疾病。
- 轻度炎症(>10～40 mg/L)：原因包括局部脓肿、小手术和意外创伤、心肌梗死、深静脉血栓形成、稳定期风湿性疾病、转移性恶性肿瘤和单纯性病毒感染。
- 中度炎症(>40～100 mg/L)：包括严重炎性疾病，如化脓性膀胱炎、支气管炎、化脓性口腔感染、尿路感染和生殖器感染。这些感染需要治疗（如使用抗生素）。
- 高度炎症(>100 mg/L)：包括急性全身性细菌和真菌感染（脓毒症）及多处创伤或大手术后的严重组织损伤（图19.4-1）。

19.4.5.3 感染中的CRP

在疑似感染的病例中，综合评估患者的临床表现与CRP水平是非常重要的，因为像深静脉血栓形成和肺栓塞这样的非炎性事件也可能引起急性时相反应。

细菌内毒素是急性时相反应最有力的刺激因素。CRP水平在革兰阴性菌和金黄色葡萄球菌引起的脓毒症中可升至最高，有时可达500 mg/L以上。真菌引起的脓毒症也可使CRP浓度升高至100～200 mg/L。寄生虫感染引起的急性时相反应通常较轻微，CRP浓度一般不超过50 mg/L，很少超过100 mg/L。因此，连续CRP检测可用于检查高危外科患者的并发感染和细胞抑制治疗后的并发感染。

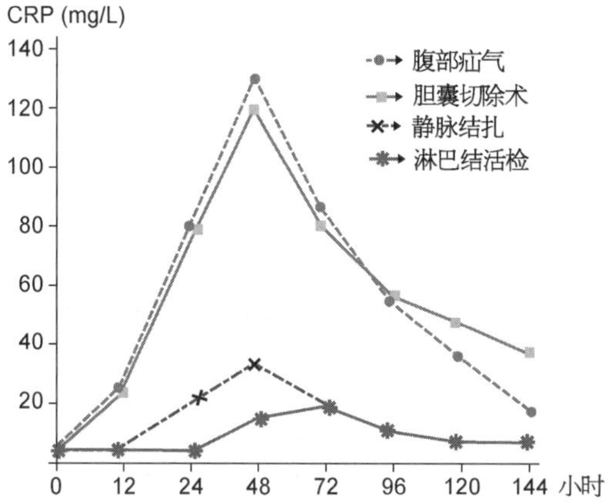

图 19.4－1 CRP 浓度的时间曲线与不同类型手术引起的组织损伤程度的关系

病毒和细菌感染通常可以根据 CRP 升高的程度加以鉴别，如在脑膜炎和呼吸道感染中，CRP 浓度>100 mg/L 提示细菌感染。病毒感染的 CRP 浓度中位数为 15 mg/L，很少>40 mg/L。

CRP 检测的价值在于它可以提示解剖学上的闭合性感染，这是常规微生物学诊断所无法做到的。CRP 上升和下降的快速反应时间使医师能够在细菌学检测结果出来之前做出诊断。

CRP 在轻度至高度炎症中的表现见表 19.4－2。一项研究显示，长期低水平 CRP 浓度(>3 至 10 mg/L)与细菌感染风险增加具有相关性，特别是革兰阴性菌感染[8]。

19.4.5.4 使用 CRP 进行治疗监测

使用 CRP 进行治疗监测时，重要的是注意血浆水平的变化滞后于炎症活动的变化约 12～24 h。不过，这一点又不是那么重要，因为临床症状的变化通常更慢。例如，对肾盂肾炎或细菌性膀胱炎进行抗生素治疗后，临床表现至少在 24～48 h 后才会改善，对类风湿关节炎进行抗炎治疗后，至少 4～6 周后才会改善。因此，在大多数炎性疾病的病例中，相比临床表现的改变，CRP 能够更早地用于治疗效果的评估。CRP 浓度持续升高通常提示治疗无效。

表 19.4－2　CRP 与轻度至重度炎症相关疾病

感染	细菌、寄生虫、病毒和真菌感染导致不同程度的 CRP 升高。升高幅度可被分为轻度升高(≤40 mg/L)、中度升高(40～100 mg/L)或明显升高(>100 mg/L)。在临床和微生物诊断困难但可能存在感染的情况下，CRP 检测可用于发现感染。CRP 浓度与感染的程度和强度相关，并且治疗成功后 3 天内 CRP 水平会下降。CRP 水平>40 mg/L 表示存在感染并可以排除存在非感染性炎症，但外伤性组织损伤和术后 1～5 天内除外。
- 细菌感染	细菌内毒素是单核细胞/巨噬细胞释放促炎细胞因子的最有力的刺激物，继而诱导急性时相反应蛋白的合成。因此，细菌感染与极高的 CRP 浓度密切相关。在对体温超过 38.2℃(100.8℉)的危重患者的研究中，CRP 浓度大于 87 mg/L 与感染相关，其诊断灵敏度为 93.4%，特异性为 100%[16]。在同一项研究中，脓毒症、严重脓毒症和感染性休克的 CRP 浓度分别为(152±82)mg/L、(203±109)mg/L 和(233±87)mg/L。通常与 CRP 浓度>100 mg/L 相关的感染包括肺炎、肾盂肾炎、脑膜炎、化脓性皮肤感染、化脓性关节炎、产褥感染和脓毒症。在急性支气管炎、支气管扩张症、结核病、附件炎(盆腔炎症)和性传播疾病(除了不复杂的衣原体和淋球菌感染之外)中常见的 CRP 浓度为 40～100 mg/L。
- 病毒感染	CRP 升高非常轻微，如在病毒性呼吸道感染中，CRP 浓度很少超过 40 mg/L。风疹感染第二天平均 CRP 水平约为 15 mg/L，肠病毒感染中约为 22 mg/L，巨细胞病毒和单纯疱疹病毒感染急性期约为 35 mg/L。在流感病毒 A 或 B 和肺炎支原体感染的急性期，CRP 浓度为 50～60 mg/L。在脑膜脑炎中，CRP 浓度很少超过 15 mg/L。
- 寄生虫感染	根据寄生虫的不同，寄生虫感染可能与轻度至中度 CRP 升高(低于 40 mg/L)有关。
- 真菌感染	局限性真菌感染与 CRP 升高无关。然而，严重中性粒细胞减少症患者的全身性真菌感染与 CRP 升高相关，与细菌性脓毒症(>100 mg/L)相似。
脓毒症	基于 CRP 值诊断脓毒症是困难的。例如，一项基于每日 CRP 检测的研究显示，按 CRP>50 mg/L 为诊断切点，其诊断敏感性为 98.5%，特异性为 75%，而以 79 mg/L 为切点，诊断敏感性为 71.8%特异性为 66.6%。如果 CRP 仅测量一次，在存在其他的临床证据支持的情况下，CRP>10 mg/L 的水平高度提示脓毒症。以≤154 mg/L 为切点，对排除严重脓毒症的阴性预测值仅为 63.5%。以下根据 ACCP/SCCM 共识会议标准将炎症严重程度与 CRP 平均值相关联并分类：全身炎症反应综合征中 CRP 平均浓度为 70 mg/L；脓毒症为 98 mg/L；严重脓毒症为 145 mg/L；感染性休克为 173 mg/L。重症监护患者脓毒症或肺炎的 CRP 升高与死亡率增加无关。在手术和创伤患者中，CRP>130 mg/L 表示存在脓毒症，诊断灵敏度为 85%，特异性为 83%。全肺切除后无并发症患者通常 CRP 峰浓度水平在第 3～6 天出现，并在第 12 天时<50 mg/L。在第 12 天后>100 mg/L 的值表示存在脓毒症，诊断灵敏度为 100%，特异性为 94.8%。使用 CRP 诊断脓毒症的主要缺点是其升高期延后，因为治疗通常需要在脓毒症发作的 6 h 内开始。
- 新生儿脓毒症	新生儿脓毒症的诊断是新生儿重症监护病房常见的难题。在最初的 48 h 内，通常很难区分新生儿炎症的起因是传染性还是非传染性的。脐带血中正常的 CRP 浓度低于健康成年人的血清浓度。急性时相反应在新生儿和脐带血中同样有效，并且感染时循环外周血 CRP 水平升高。然而，CRP 作为新生儿脓毒症的诊断标志物仍然存在问题，因为尽管其诊断特异性高(90%～96%)，但其灵敏度较低(33%～44%)。因此，它作为标记物的作用限于排除脓毒症。胎儿窒息、窘迫、休克、脑出血或胎粪吸入等病理可能都会导致无脓毒症时 CRP 水平升高至 70 mg/L。
- 羊膜腔感染综合征(amniotic infection syndrome，AIS)	怀孕胎儿羊膜破裂的孕妇有细菌感染羊膜和胎盘(绒毛膜羊膜炎)的风险，并有延伸到子宫肌肉组织和胎儿的危险。在这种情况下，感染的发病率为 0.5%～25%，但在妊娠 28～30 周时，可能高达 20%。诊断标准是羊膜早破、发热、胎儿和母体心动过速、白细胞增多和子宫压痛。由于在产后急性时相反应中发现的 CRP 值与在 AIS 中发现的 CRP 值之间存在明显重叠，因此 CRP 作为 AIS 的预测指标存在争议。然而，在一项研究中，如果使用大于 20 mg/L 的母体 CRP 值作为 AIS 的诊断标准，诊断敏感性为 25.8%，特异性为 75.4%，阴性预测值为 99%，阳性预测值为 47%。因此，一个"阳性"的检测结果只能诊断一半患有 AIS 的母亲。产后第一天，CRP 在 AIS 存在的情况下上升 2～3 倍，高于与分娩相关的正常急性时相反应。
- 儿童发热	在儿童中，尽管发热通常是由病毒感染引起的，但这很难与细菌感染(如中耳炎、支气管炎、扁桃体炎和膀胱炎)区分开来，并且导致不必要地使用抗生素。研究表明，对于已经生病超过 12 h 的儿童，CRP 水平大于 40 mg/L 对诊断细菌感染具有 79%的诊断灵敏度和 90%的特异性。另一方面，大于 30 mm/h 的 ESR 显示出 91%的灵敏度和 89%的特异性。在另一项研究中，CRP 水平低于 40 mg/L 可以用于准确排除严重的细菌感染。
- 脑膜炎	患有脑膜炎的儿童通常要经历腰椎穿刺，大多数细菌感染的情况下都呈现出典型的症状。然而，对于显微镜缺乏证据表明感染及存在轻度的脑脊液细胞增多的患者，血清 CRP 是一种有用的辅助诊断手段。成人和儿童的 CRP 值>20 mg/L 高度提示细菌感染，而>100 mg/L 的水平有诊断意义。病毒性脑膜炎与 19 mg/L 的阈值有关。结核性脑膜炎通常与 20～50 mg/L 范围内的 CRP 水平相关。
肺炎	欧洲抵抗社区获得性 LRTI 抗药性的基因组学(GRACE)联盟研究了如何区分急性支气管炎和肺炎。这种鉴别很重要，因为肺炎需要抗生素治疗，而支气管炎则不需要。评分用于将患者的肺炎风险分为低、中或高(表 19.4－4)。在 2 820 名急性咳嗽患者中，有 5%的患者通过胸部 X 线摄影来诊断肺炎。体征和症状有助于正确识别 26%的患者为低风险(<2.5%)或高(>20%)；74%被确定为中风险。在 CRP 值>30 mg/L 时，低、中、高风险人群中肺炎患者的比例分别为 0.7%、4%和 18%。在肺炎患者中，分别有 85%、74%、58%和 34%的患者 CRP 浓度>20 mg/L、>30 mg/L、>50 mg/L 和>100 mg/L。38%的患者 CRP 浓度≤20 mg/L。阈值>30 mg/L 的 CRP 添加至得分使得中度风险组中 48%的患者被重新归类为低风险，3%为高风险(表 19.4－4)。

续　表

阑尾炎	使用≥10 mg/L 作为切点值，CRP 的诊断灵敏度为 68.2%，特异性为 75.1%。与之相比，白细胞计数≥6.3×10^9/L 的灵敏度与特异性则分别为 87.2%和 63%。
生殖器感染	无并发症的衣原体和淋球菌感染不会导致 CRP 水平升高。然而，延伸到急性或慢性盆腔炎的盆腔器官会导致急性时相反应。附件炎患者中的 81%CRP 水平升高，52%白细胞增多。因此 CRP 检测是对这类患者进行治疗监测的有效指标。
怀孕和分娩	分娩前参考上限值从孕前的 8～10 mg/L 增加至 18 mg/L。阴道分娩后 24 hCRP 浓度上升至 60 mg/L，并在 48 h 后恢复至平均值 25 mg/L。剖宫产术后 24 h、48 h 和 72 h 的平均 CRP 浓度分别为 64 mg/L，149 mg/L 和 113 mg/L。
术后期	所有手术干预都会引起与组织损伤程度大致成比例的急性时相反应。在没有并发症的情况下，CRP 在 6 h 内升高超过 10 mg/L，在 48 h 后达到极少数高于 150 mg/L 的峰值，此后在 7～10 天内下降至基线值。术后并发症（如感染、组织坏死、血肿和血栓形成，取决于发生时间）导致在 48 h 后 CRP 水平持续升高或继发性升高。术后升高超过第 6 天或超过 75 mg/L 的 CRP 水平始终提示存在并发症。在许多情况下，相比较于临床复杂病理诊断，CRP 会提前 24 h 升高。应通过每日 CRP 检测来监测具有感染风险的患者（如在切除部分结肠后高达 10%的患者）。在这种情况下，单次测量的价值不大。CRP 可作为诊断深静脉血栓形成的有用辅助手段。在一项研究中，CRP 检测的诊断灵敏度为 100%，特异性为 52%[32]。
急性胰腺炎	急性胰腺炎在最初 24 h 内导致 CRP 升高，但在没有并发症的情况下，其浓度在第一周结束时下降。第 3～5 天出现峰值表明存在并发症如间质性水肿性胰腺炎、无菌性坏死或感染性坏死。如果在症状发作 48 h 内 CRP 浓度超过 150 mg/L，则可能出现急性坏死性胰腺炎（诊断敏感性和特异性＞80%，诊断准确性为 86%）。
急性心肌梗死（AMI）	AMI 通常与 CRP 升高有关，通常在疼痛发作后几小时内发生，并且通常在第三天或第四天达到峰值并且在 7～10 天内再次回到正常值。存在指示性症状时 CRP 升高是 AMI 的敏感指标，在 50 例 AMI 患者中 49 例都会存在升高和在有着显著 Q 波 ECG 改变的患者中 100%存在升高。10 天后 CRP 水平＞50 mg/L 提示存在并发症且提示预后不良。
脑卒中	脑卒中后 0～8 h、8～16 h 和 16～24 h CRP 浓度分别为 6～12 mg/L、10～22 mg/L 和 18～35 mg/L。首个 24 h 内 CRP 升高与 1 年死亡率呈正相关，并可能反映血管风险状况[34]。
恶性肿瘤	发热和急性时相反应是恶性肿瘤的共同特征。这是由于细胞因子从肿瘤本身、浸润的单核细胞/巨噬细胞或伴随的坏死组织中释放出来。升高的 CRP 水平提示预后不良并且经常表明转移性扩散。在已经检测的肿瘤疾病谱中 CRP 浓度范围为 8～328 mg/L。研究表明 CRP 对于良性和恶性结直肠肿瘤是有用的（尽管是非特异性的）生物标志物。在术前分期中，Dukes D 分期的结直肠癌可根据正常的癌胚抗原（CEA）和 CRP 值被排除，其诊断灵敏度为 53%，特异性为 93%，阴性预测值为 93%。相反，Dukes C 和 D 期结直肠癌根据 CRP 和 CEA 浓度升高的基础进行诊断，其灵敏度为 40%，特异性为 92%，阳性预测值为 92%。年龄＞45 岁，基线 CRP 浓度大于 3 mg/L 的患者发生结直肠癌的风险高于 CRP 浓度较低的患者 2.5 倍（比值比 2.5）。在释放 IL－6 的恶性淋巴疾病中，特别是多发性骨髓瘤和霍奇金病，如果排除感染，CRP 水平与预后和肿瘤扩散相关。因此，在无症状霍奇金病中，CRP 浓度低于 20 mg/L，而在症状出现时，CRP 浓度会在 150 mg/L 左右。CRP 检测在恶性疾病中是有价值的，可用于监测肿瘤进展和对治疗的反应及用于诊断感染性并发症。在一项研究中，局限性前列腺癌或良性前列腺肥大男性（通常低于 10 mg/L）的 CRP 水平无显著差异，但骨转移男性患者的 CRP 水平显著升高。
风湿性疾病	风湿性疾病伴有关节或软组织症状，如关节痛、背痛和肌痛。但是，这些症状通常也可能是由于局部或心理因素造成的。最重要的鉴别之一是区分器质性和非器质性病变。发现急性时相反应蛋白升高证实了器质性疾病的存在，但由于轻微的局部疾病和某些形式的结缔组织疾病不引起显著的急性时相反应，所以即便在参考范围内也并不能排除。在某些情况下，如强直性脊柱炎，血清 CRP 可能在出现明显疾病临床症状之前就升高。
- 类风湿关节炎	＞90%患有这种疾病的成人发现 CRP 浓度升高，并且在确定的疾病中，水平与严重程度有关。浓度≤50 mg/L 与轻度炎症相关，＞100 mg/L 表示疾病程度更严重。不幸的是，在疾病开始发作时进行检测对于预后或死亡率几乎没有预测价值。在 CRP 治疗后得到控制的患者中，影像学表明其疾病进展持续降低。正常的 CRP 水平很少出现。CRP 浓度相比临床症状或其他检测指标如 ESR、类风湿因子或可溶性免疫复合物，与影像学确定的关节损伤更加密切相关。休息、镇痛药和非甾体抗炎药对 CRP 水平影响不大，而疾病缓解药如柳氮磺胺吡啶和 D－青霉胺如果随后出现临床反应，会导致 CRP 下降。如果患者对药物有反应，CRP 浓度的下降通常先于临床症状的改善约 6 周，并且早于影像学改善约 6 个月[39]。
- 青少年慢性关节炎	活动性广泛炎症与 CRP 浓度增加相关，而在轻度或局部疾病中，CRP 正常或仅稍微升高。患有淀粉样变性的患者在出现严重并发症之前，往往会维持数年的高 CRP 水平。因此 CRP 水平的降低是一个重要的治疗目标。在这方面，CRP 比 ESR 更有用[40]。
- 系统性红斑狼疮	CRP 水平通常低于 15 mg/L，但可以在 1～70 mg/L 的范围内。大于 15 mg/L 的数值与伴随发热高度相关。患者的浓度大于 60 mg/L 通常表示并发感染[41]。
- 强直性脊柱炎	背痛是一种非常常见的临床症状，CRP 浓度升高是强直性脊柱炎等器质性疾病的强烈指征。在已确诊的疾病中，CRP 通常在明确临床症状出现之前就已升高，但对 CRP 或 ESR 与疾病活动之间的关系没有共识。
- 牛皮癣性关节病 - Reiter 综合征	在这两种情况下，都存在滑膜或结缔组织的炎症。CRP 浓度与疾病活动成比例地升高。
- 结晶性关节病	在痛风中，CRP 浓度通常中度升高，而在假性痛风中它们通常是正常的[43]。
- 骨性关节炎	因为这种情况主要是退行性的而不是炎症性的，所以 CRP 是正常的。
- 风湿性多肌痛	这是一种老年人疾病，其特征在于伴有弥漫性全身症状如抑郁和不适的肩胛带和髋带的晨僵和疼痛。CRP 和 ESR 均显著升高，但并不总是平行升高，并且对诊断该疾病非常有用。未经治疗，约 30%的患者会发生颅内动脉炎，对视力有严重的风险。如对皮质类固醇治疗有效 CRP 迅速下降至正常水平，因此其检测广泛用于监测和疗效评估。ESR 变化则相对较慢。在一项关于风湿性多肌痛中血清 CRP 的前瞻性系列研究中，在接受泼尼松龙治疗后第 3 天 CRP 浓度从初始浓度 10～140 mg/L（中位数 40 mg/L）降为均值 20 mg/L，并在第 7 天显著降低。
- 系统性血管炎	在免疫性血管炎、结节性多动脉炎和韦格纳肉芽肿病中，临床评估可能很困难。已经证明 CRP 的检测对于最小化皮质类固醇的有效剂量是有用的。
- 结缔组织病	系统性红斑狼疮、多肌炎和系统性硬化症的共同点是，即使在活动性疾病中，急性时相反应也是非常小的，并且 CRP 浓度通常低于 15 mg/L。这一特点可用于将这些疾病与其他风湿性疾病区分开来，并在发热的情况下区分并发感染和病情加重。虽然在后两种情况下 CRP 值有相当大的重叠，但 CRP 浓度大于 100 mg/L 是强烈提示细菌感染的指标。
炎症性肠病	活动性克罗恩病常伴有 CRP 浓度升高。轻度疾病中位 CRP 水平为 4 mg/L，中度疾病中位 CRP 水平为 15 mg/L，重度疾病中位 CRP 水平为 85 mg/L。在溃疡性结肠炎中，轻中度疾病中位 CRP 浓度为 3 mg/L，重度疾病中位 CRP 浓度为 12 mg/L（范围 2～33 mg/L）。肠易激综合征是一种功能性疾病，与炎症无关，因此不会引起 CRP 升高。因此，CRP 水平持续升高不会怀疑是肠易激综合征并需要进一步检查。在炎症性肠病中疾病活性的检测具有临床意义，通常使用如克罗恩病活动指数（CDAI）、哈维－布拉德肖指数（HBI）或范希斯指数（VHI）等评分来进行，其使用临床数据和实验室检查结果（ESR、血清白蛋白）相结合。VHI 值＜100 与非活动性疾病相关，而 100～150 表示轻度炎症，150～210 表示中等炎症，＞210 表示严重炎性活性。在一项研究中 59%的患者 CRP 浓度超过 20 mg/L，CRP 与 VHI 显著相关。CRP 临界值 21.6 mg/L 与 VHI 值≥150 有关。

续 表

A 型淀粉样变性	这种类型的淀粉样变性的原纤维来源于急性时相反应蛋白血清淀粉样蛋白 A 蛋白(SAA)的水解降解。它们沉积在血管的基膜和肝脏和脾脏的血窦中。肾小球和肾小管也经常受到影响。这种疾病是由持续的急性时相反应引起前体蛋白 SAA 水平升高引起的。通常情况下,这些患者已经存在 10 年以上的活动性感染。最常见的易感疾病是幼年型类风湿关节炎、慢性化脓、骨髓炎、结核和麻风。一旦发病,疾病不可避免地会最终导致死亡,但通过降低血清 SAA 浓度可以减缓疾病进展速度。测量 SAA 很困难,但 CRP 水平与其变化平行,因此可用于监测抗生素或抗炎药物的治疗。
免疫功能受损患者(如急性白血病)	白血病和中性粒细胞减少症患者的发热可能由感染、潜在的疾病过程或输血引起的。如果发热发作后 48 hCRP 浓度低于 40 mg/L,可排除感染,而高于 100 mg/L 的水平即使在没有细菌学证实的情况下也应该用抗生素治疗。如果治疗后水平不低于 100 mg/L,则必须假定治疗没有发生应答,需要改变治疗方案。这适用于任何细胞抑制治疗后患有中性粒细胞减少症的患者,包括患有其他形式恶性肿瘤的患者。
骨髓移植	正在接受骨髓移植的患者特别容易感染,可能会迅速进展至不明原因的脓毒症。在这种情况下,移植物抗宿主反应的临床特征很难与感染区分开来。在这种情况下所见的最高 CRP 值很少超过 40 mg/L,而高于此值的强烈提示感染;超过 100 mg/L 的 CRP 浓度仅在感染中见到[52]。
使用红细胞生成刺激剂(ESA)	ESA 用于治疗慢性血液透析患者的贫血。ESA 的效应在炎症的存在下将受到影响,这意味着必须使用更高的剂量。CRP 浓度似乎是达到更高 ESA 剂量要求的以达到相当的血红蛋白水平独立预测因子。在一项研究中,CRP 浓度≥32 mg/L 的患者需要比 CRP 水平较低的患者更高的 ESA 剂量,以在 3 个月内升高到相同的血红蛋白水平。

表 19.4-4 诊断急性咳嗽患者肺炎的风险分层

评分标准	得分	风险种类
无流涕	1	得分为 0 分,无肺炎风险
呼吸困难	1	
囊泡呼吸减弱	1	得分 1～2 分,为肺炎的中级风险
捻发音	1	
脉搏>100 次/min	1	得 3 分,肺炎高风险
体温大于 37.8℃	1	
CRP>30 mg/L	1	

连续检测 CRP 可用于下列情况的治疗监测:优化急性感染的抗生素治疗、在尚无微生物学诊断的情况下优化高危患者的抗生素治疗、CRP 恢复正常时停止抗生素治疗、对临床难以评估的各种风湿性疾病选择合适的抗炎治疗、抗炎药物剂量的控制、预测并发症的发生(如风湿性多肌痛患者中巨细胞动脉炎的发生)。

19.4.5.5 CRP 模式与治疗效果

观察到以下四种模式:

- 单纯感染:使用抗生素后,CRP 急剧下降或呈指数下降。下降的强度取决于 CRP 的半衰期。该模式见于局灶性感染或菌血症。
- 化脓性感染:从使用抗生素到 CRP 下降之间有一段时间的延迟。在化脓性渗出、化脓性支气管炎、第三间隙积脓和抗生素剂量不足时可观察到该模式。必须寻找持续感染的根源。
- 混合感染:进行抗生素治疗后 CRP 浓度没有下降或继续上升。原因有抗生素选择错误、手术并发症或严重的非感染性疾病。
- 复发感染:CRP 呈双峰型,先下降,再上升。这提示同一部位发生原致病微生物的重复感染,或者出现新的感染。

19.4.5.6 低度炎症

在欧洲和北美,2/3 的 45 岁以上人群 CRP 值低于 3 mg/L,少于 5%的人 CRP 值高于 10 mg/L,其余人的 CRP 值在 3 mg/L 至 10 mg/L 之间[9]。根据美国疾病控制和预防中心与美国心脏协会发表的一项声明,除了经典的危险因素以外,CRP 检测也有助于心血管疾病的风险分层。下面详细说明心血管风险的 CRP 阈值(图 19.4-2)[10]:低于 1.0 mg/L 为低危,1.0～3.0 mg/L 为中危(正常),高于 3.0 mg/L 为高危。

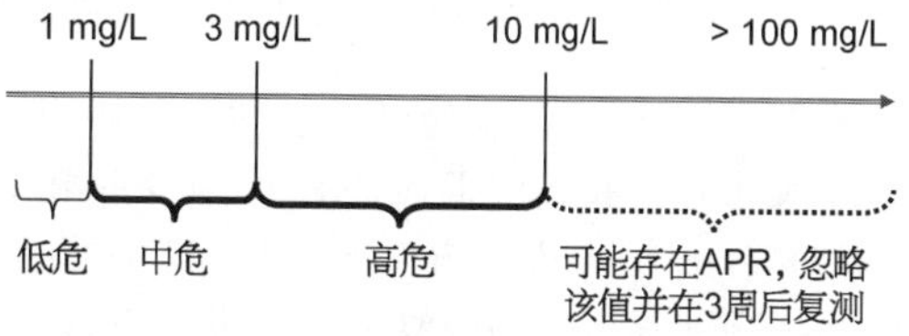

图 19.4-2 表面健康个体心血管风险与 CRP 浓度的关系[10]。APR,急性时相反应

这项建议的依据如下:① 炎症在动脉粥样硬化的发生发展过程中起着重要作用;② 人口研究表明,基础 CRP 值与未来的冠状动脉事件之间存在着独立的关系[2];③ 血清 CRP 对诊断代谢综合征或 2 型糖尿病患者有一定的价值;④ 低度炎症与心血管疾病、代谢综合征、2 型糖尿病及血管内皮功能障碍具有相关性[11]。

低度炎症中 CRP 与身体质量指数的相关性见表 19.4-3。

表 19.4-3 在低度炎症相关疾病中 CRP 的特性

动脉粥样硬化	动脉粥样硬化是一种以引起炎症反应的病理性脂质沉积物为特征的血管壁疾病。巨噬细胞摄取并积累低密度脂蛋白(LDL),经过酶或氧化修饰后的 LDL(oxLDL)被内皮细胞上的 LOX-1(凝集素样氧化 LDL 受体 1)清道夫受体吸收。oxLDL 具有促炎症特性,并刺激 IL-6 的合成,从而激活 CRP 的合成:发生在肝细胞、平滑肌细胞、内皮细胞、血管壁巨噬细胞和动脉粥样硬化斑块中。CRP 通过上调 LOX-1 受体增强 oxLDL 的作用。
心血管疾病(CVD)	冠状动脉粥样硬化是导致心血管疾病的根本原因。这个过程在生命的早期便已经开始,并且缓慢地进行,几十年来一直保持无临床症状。随着疾病进展,动脉粥样硬化与参考区间内 CRP 浓度的轻度升高相关。CRP 的检测建议用于:表面健康人群中的心血管风险分层、心血管疾病患者的二级预防、治疗干预(普伐他汀治疗减少的事实)。 CRP 水平显示它除了降低 LDL 胆固醇的能力,还具有抗炎作用。
风险分层(一级预防)	根据美国预防服务工作组的推荐声明,升高的 CRP 水平独立于 Framingham 风险因素,可以预测 CVD 风险升高。超过一次 CRP 水平超过 3 mg/L 的患者冠状动脉事件的相对风险为 1.58(置信区间 1.37～1.83)。

续 表

二级预防	CRP 是冠脉事件或血运重建术后短期和长期风险的预测指标，可预测不稳定型心绞痛和急性心肌梗死患者的新发冠状动脉事件。短期随访：在一项针对严重不稳定型心绞痛但无心肌梗死病史的研究中，入院时 CRP 水平大于 3 mg/L 与复发性心绞痛、心肌梗死和心血管疾病发病率增加及死亡相关。另一项研究证实，入院时不稳定型心绞痛和 CRP 水平超过 3 mg/L 的患者在住院期间缺血事件的数量增加，而低水平患者没有。其他研究表明，无论肌钙蛋白水平是正常的还是升高的，心血管疾病患者入院时 CRP 水平超过 5 mg/L 都与预后不良有关。来自心肌梗死溶栓治疗Ⅱa（TIMI Ⅱa）研究的数据显示，入院时 CRP 明显升高（中位数 15.5 mg/L）是一项可靠的预测因子，可用于预测不稳定型心绞痛和非 Q 波心肌梗死患者 14 天的死亡率。长期随访：在对不稳定型心绞痛患者进行为期 3 个月的随访研究中，CRP 水平＞3 mg/L 对预测进一步心脏事件的阳性预测值（PPV）为 24%；当 CRP 切点值＞10 mg/L 时，这一比例增加到 44%。阴性预测值分别为 96%和 92%。Fragmin 冠状动脉疾病不稳定期（FRISC）研究监测了不稳定型心绞痛患者 37 个月，并显示肌钙蛋白 T 浓度（＞0.6 μg/L）和 CRP 水平（＞10 mg/L）最高组死亡率为 16%，而最低组为 0%。
CRP 升高患者的干预（三级预防）	三级预防涉及对已发生的疾病的治疗，目的是防止恶化。例如，用于治疗 CVD 的阿司匹林或 HMG - CoA 还原酶抑制剂（他汀类药物）具有抗炎作用。在医师健康研究中，CRP 值超过 3 mg/L 的健康男性用阿司匹林治疗可使心肌梗死风险降低 60%。另一项研究表明，在胆固醇平均水平的个体中使用 HMG - CoA 还原酶抑制剂降低了发病率和死亡率。普伐他汀长期干预治疗缺血性疾病（LIPID）研究显示，普伐他汀治疗可使总胆固醇轻度升高的男性和女性的心血管疾病死亡率降低 24%。
支架植入	对于药物洗脱支架患者，术后 3.9 年中支架血栓形成、死亡、心肌梗死、心肌梗死死亡或重复血运重建的风险取决于支架置入前的 CRP 水平。与低水平 CRP 水平相比，CRP 水平＞3 mg/L 的患者风险增加：支架内血栓形成（风险比 3.86）、死亡（风险比 1.61）、心肌梗死（风险比 1.63）和因心肌梗死死亡（风险比 1.61）。
死亡率	在 MONICA/KORA 奥格斯堡队列研究中，年龄在 25～74 岁且 CRP 水平＞3 mg/L 的男性在 7.1 年内死亡风险为 1 mg/L 水平的 2 倍。
胰岛素抵抗	在一项研究调查非糖尿病成人胰岛素抵抗的 10 种替代指标的关联性研究中，胰岛素抵抗和体重指数（BMI）≥30 kg/m² 的个体胰岛素抵抗发生率最高（76.2%）。BMI＜25 kg/m² 且 CRP＜1 mg/L 的患者仅有 6.6%的患病率。
2 型糖尿病	在 MONICA/KORA Augsburg 队列研究中，CRP 水平高于 2.91 mg/L 的 25～74 岁男性在 7.1 年内发生 2 型糖尿病的风险比≤0.67 mg/L 的患者水平高 2.7 倍。在妇女健康倡议的观察性研究中，对 5 年以上没有糖尿病或心血管疾病的 50～79 岁的绝经后妇女进行了 5.9 年的糖尿病监测。研究开始时 CRP 水平大于 3 mg/L 的女性比 CRP 水平低于 1 mg/L 的女性患糖尿病的可能性高 3.46 倍。CRP 浓度大于 3 mg/L 的 2 型糖尿病患者死于心脏原因的可能性是 CRP 浓度较低的患者的 1.72 倍。然而，CRP 水平超过 3 mg/L 且体力活跃的糖尿病患者 4 年死亡率低于久坐者。
哮喘	CRP 水平＞2.21 mg/L 与呼吸系统症状和非过敏性哮喘有关，但与过敏性哮喘无关，比值比为 3.57。
胱抑素 C 升高	在 3 期或 4 期肾病的情况下，与血清胱抑素 C 正常的患者相比，胱抑素 C 升高的患者患有低血红蛋白、高尿酸、高磷酸盐和高纤维蛋白原的患病率及 CRP 水平更高。在 6.5%的正常胱抑素 C 和 22.5%的胱抑素 C 升高的患者中发现 CRP 水平超过 10 mg/L。
激素避孕药	大多数激素避孕药含有雌激素和孕激素的组合。最常用的雌激素是乙炔雌二醇（ethinyl estradiol，EE）；第二代药物中最常用的孕激素是左炔诺孕酮，而孕激素如诺孕酯、去氧孕烯或孕二烯酮用于较新的第三代药物。为了降低血栓栓塞事件的风险，只批准了含有 15～35 μg EE 的低剂量制剂（“微粒剂”）。激素避孕药可以影响心脏功能、血脂和碳水化合物代谢和止血功能，并对血管壁有直接作用。在存在其他危险因素的情况下，含雌激素和孕激素的避孕药可能会增加心血管疾病的风险。较新的第三代药物是为了减少副作用（特别是心血管和血栓栓塞）而开发的。在一项研究中，研究了第二代和第三代药物对 CRP 和血脂谱的影响。使用第三代药物的健康女性的 CRP 浓度是对照组的 3 倍，CRP 高于 3 mg/L 的频率比对照组更高（表 19.4 - 5）。这些研究结果表明，使用激素避孕药的表观健康的妇女可能有心血管风险。

评估低度炎症患者的心血管风险时，应考虑以下因素[12]：

- 在表面健康的个体中，CRP 的个体内日间变异为 46%，而胆固醇仅为 9%。这意味着对不同日期采集的样本进行 CRP 检测可出现高达 84%的差异，个体可能被归到高一级的风险类别。大型研究可减弱并平衡这种背景差异，但在个体水平，这一点是非常重要的。例如在美国，27.5%的 20 岁以上妇女 CRP 水平为 3～10 mg/L[13]。
- 非炎性刺激因素会影响较低的 CRP 浓度，如遗传因素[13]、体力活动、高蛋白质摄入、饮酒、抑郁综合征、慢性疲劳综合征，特别是肥胖（图 19.4 - 3）[7]。

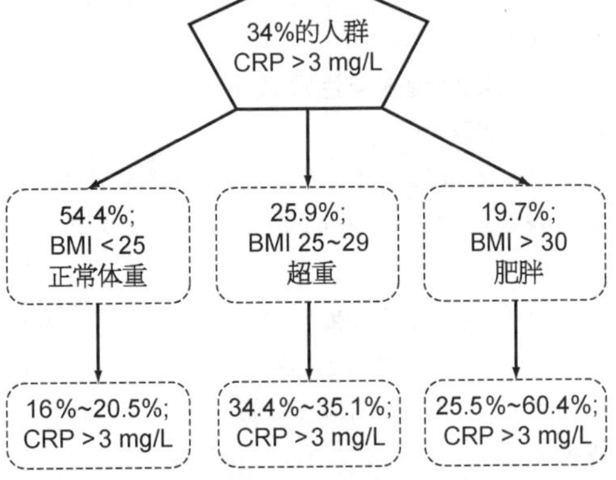

图 19.4 - 3 美国人群 CRP 浓度与体重指数（BMI）之间的关系。34%具有正常 BMI 指数的个体 CRP 水平＞3 mg/L。这一比例随着 BMI 的增加而增加，并且在肥胖个体中最大。数据源于参考文献[14]。BMI 以 kg/m² 表示

19.4.6 注意事项

标本要求：血清和毛细血管血液的 CRP 值范围为 5～173 mg/L[75]。

检测方法：高浓度类风湿因子干扰 CRP 检测，得出假阳性结果，因为类风湿因子可以与 CRP 结合形成 CRP/抗 CRP 复合物。

参考区间：在一项成年人群的大型研究中，得出的切点值如下[76]：第 5 百分位数从 25～34 岁男性的 0.12 mg/L 到 65～74 岁女性的 0.43 mg/L，第 95 百分位数从 25～34 岁男性的 4.9 mg/L 到 55～74 岁女性的 15.5 mg/L。

美国成年女性的参考区间为，24.5%CRP 浓度低于 1 mg/L，29.7%浓度为 1～3 mg/L，31.8%浓度为 3～10 mg/L，14%浓度高于 10 mg/L[13]。

儿童和青年的参考区间[77]为，平均值为 1.6 mg/L；中位数为 0.4 mg/L。CRP 浓度随年龄而增加。16～19 岁女性的浓度高于同龄男性。墨西哥人的浓度高于美国黑种人或白种人。

CRP 值高于 3 mg/L 的患病率：在脂质水平位于推荐范围内的个体中，CRP 值升高所占的比例在 28.8%到 35.3%之间波动，取决于脂质水平[14]。

生物学变异[78]：CRP 浓度受年龄影响。5～13 岁个体的平均值为 0.21 mg/L，而在 50～75 岁人群中，男性的这一数值

增加至 0.86 mg/L，女性增加至 0.75 mg/L。

个体内变异：6 个月内，CRP 水平可在 0.1 mg/L 到 10 mg/L之间波动[6]。

体重指数(BMI)：严重超重的个体，其 CRP 值高于 BMI 正常的个体。

激素疗法：接受雌激素和孕激素治疗的妇女，其 CRP 浓度比未接受治疗的妇女高 2 倍。口服避孕药对 CRP 和血脂的影响见表 19.4-5。

表 19.4-5 激素避孕药(hC)对 CRP 和脂质的影响

CRP(mg/L)	0.5(0.2～1.15)	1.04(0.4～3.5)	2.7(1.8～4.1)
甘油三酯(mg/dL)	60(48～79)	89(67～145)	96(71～114)
LDL 胆固醇酯(mg/dL)	86(69～117)	96(81～111)	72(63～86)

吸烟：吸烟可使 29～75 岁男性的 CRP 浓度增加 16%～52%。

CRP 作为心血管风险的指标：应间隔 2 周采集血液样本进行 CRP 检测。如果发现 CRP 值高于 10 mg/L，应进行重复检测，如果该检测结果得到确认，则应开始寻找轻度至中度炎症的病因[10]。

19.4.7 生理生化

CRP 是五肽家族的成员。该分子由五个相连的单体组成(图 19.4-4)，各单体由 206 个氨基酸组成，围绕一个中心呈对称排列[79]。分子量为 118 kDa。CRP 是一种非糖基化蛋白，其编码基因位于染色体 1q21-q23。两个 Ca^{2+} 与蛋白质链结合，是配体结合位点的组成部分。肺炎球菌 c 多糖是典型的配体。肺炎球菌 c 多糖的磷酸胆碱残基是 Ca^{2+} 介导下与 CRP 结合的主要决定簇。Ca^{2+} 存在时，CRP 还与组蛋白、染色质、纤维连接蛋白、层黏连蛋白、氧化 LDL 及其他含磷酸胆碱的多糖结合[80]。

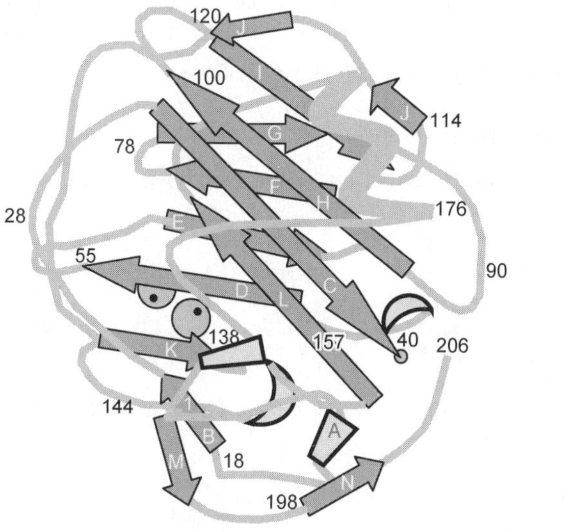

图 19.4-4 CRP 单体的带状图(经允许转载自参考文献[79])：β 链的显示为箭头，螺旋结构以线表示，环状结构用结来表示。β 链使用字母 A～N 标记并对关键氨基酸编号。两个结合的 Ca^{2+} 离子使用球面表示

肝细胞在 IL-6 的控制下合成 CRP，但 CRP 的合成和分泌也受 IL-1 和 TNF-α 的影响。受 IL-6 诱导后，肝脏合成 CRP，在急性时相反应的最高点，肝脏可能有多达 20%的蛋白质合成能力转向 CRP 合成。正常合成速率为 1～10 mg/d，在急性炎症时可增加到 1 g/d 以上。外科创伤患者的血浆 CRP 倍增时间为 8～10 h。在没有 IL-6 刺激的情况下，合成速率可在 2～4 h 内恢复正常，但术后患者血液中的 CRP 半衰期为 24～48 h；这反映的并不是 CRP 在血液中的半衰期，而是非感染性炎症的消退。CRP 的生物半衰期约为 19 h，但一旦与配体结合，其清除速度可能更快。

CRP 的功能包括发现、清除和消灭凋亡的组织细胞及其产物，如 DNA，这些产物可能具有毒性或致敏性。CRP 还可提供一种非适应性防御机制，通过调理入侵微生物的吞噬来实现。CRP 仅在脂质双层的正常结构被破坏后才与细胞结合，使内部磷脂暴露。

一旦与这些内源性或外源性配体之一结合，CRP 即可激活一系列生物系统，通过以下过程清除配体：

- 补体通过经典途径被激活，组织、血液和脾脏中的巨噬细胞持续清除 CRP-配体复合物。巨噬细胞识别沉积在这些复合物表面的 C3b。此外，过敏毒素和趋化因子的产生也导致炎症和巨噬细胞活化。
- CRP 与吞噬细胞上的高亲和力和低亲和力受体(如 CD32)结合，从而暴露在细胞表面，使细胞能够与配体直接接触，激活补体并启动吞噬作用。
- 脾巨噬细胞清除循环系统中 CRP 包被的配体和物质。
- CRP 与 T 细胞、B 细胞和裸细胞上的 IgG FcR 相结合，并活化自然杀伤细胞(NK 细胞)。
- 炎症病灶部位中性粒细胞的细胞膜所结合的 CRP 被蛋白酶裂解，生成小的促吞噬肽样片段，这些片段可活化巨噬细胞，抑制中性粒细胞功能。
- CRP 与可溶性和颗粒性配体交联，从而沉淀并定位于局部组织。
- 血管壁中的 CRP 在动脉粥样硬化的发生发展过程中起主导作用。它能上调黏附分子的表达，激活补体，诱导巨噬细胞表达组织因子(图 19.4-5)[80]。

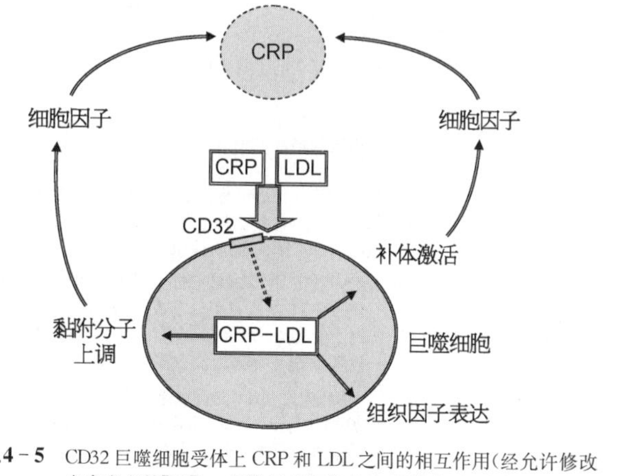

图 19.4-5 CD32 巨噬细胞受体上 CRP 和 LDL 之间的相互作用(经允许修改自参考文献[80])。刺激巨噬细胞产生黏附分子，并合成组织因子及表达补体受体。这导致促炎细胞因子和 CRP 的合成增加

基础血浆 CRP 水平取决于 CRP 基因的遗传多态性。单体型相关单核苷酸多态性(single nucleotide polymorphisms,

SNP)的等位基因频率在各种族间存在显著差异。例如，在白种人中，rs3093068、rs1130846 和 rs1417938 与较高的 CRP 浓度相关，而 rs1205 和 rs1800947 与较低的 CRP 水平相关[81]。但是，这些变异与绝经后妇女患糖尿病的风险增加并无显著相关性[82]。

五聚体 CRP 存在于血浆中，而单体 CRP 在组织和血管壁中表达。据推测，这两种形式的 CRP 对内皮细胞有不同的生物活性。CRP 主要通过 Fc 受体 CD 32(FcRⅡ)发挥作用，上调 LOX-1 受体，促进内皮细胞摄取 oxLDL。相反，单体 CRP 可抑制内皮细胞对 oxLDL 的摄取，并且不依赖 LOX-1、CD32 或 CD16[83]。

19.5 降钙素原

Lothar Thomas

CALC-1 基因编码降钙素原和降钙素基因相关肽。在健康个体中，降钙素原(PCT)由甲状腺 C 细胞及肺和胰腺中的神经内分泌细胞产生。PCT 持续裂解可生成 3 种分子：含 32 个氨基酸的降钙素、含 21 个氨基酸的下钙素、含 57 个氨基酸的氨基末端。

体内所有的实质器官和分化细胞均可在细菌毒素和炎症介质的刺激下产生 PCT。全身细菌感染时，血浆 PCT 浓度在几个小时内升高，但局部细菌感染、病毒感染和细菌定植不会导致 PCT 升高。

19.5.1 适应证

PCT 反映了感染的严重程度，是研究最多的用于患者风险分层的生物标志物[1]，其作用如下：诊断脓毒症、指导全身细菌感染中的抗生素使用、确定呼吸道感染患者是否应使用抗生素、感染的预后指标。

19.5.2 检测方法

免疫发光法(ILMA)[2]：原理为，将含 PCT 的样本在包被 PCT 单克隆抗体的试管中孵育。去除未结合物质后，用吖啶酯标记的单克隆二抗对固相结合的 PCT 抗体免疫复合物进行标记。下一步加入 NaOH 和 H_2O_2，产生光信号，其强度与样本的 PCT 浓度相一致。

半定量固相免疫测定法[3]：原理为，该检测为半定量一步法固相免疫测定。将多克隆羊抗降钙素抗体固化为固相，以单克隆金标鼠抗降钙素抗体作为可溶相示踪物。对样本进行检测时，样本的血清使示踪物溶解，然后进入测试区。PCT 抗体免疫复合物被固化且与示踪物结合后可见。浓度为 0.5 μg/L 时显示红线。未结合的示踪物进入质控区，显示第二条暗红色线，表示阳性。通过与参考标度比较，将 PCT 水平分为＜0.5 μg/L、0.5～2 μg/L、2～10 μg/L 及＞10 μg/L。

19.5.3 标本要求

血浆(EDTA、柠檬酸盐、肝素)或血清：1 mL。

19.5.4 参考区间

成年人和儿童：≤0.02 μg/L[3]。

19.5.5 临床意义

任何对身体的损伤，无论是炎症、创伤，还是化学刺激都会刺激促炎细胞因子的产生。PCT 正常水平低于 0.5 μg/L。

在严重的全身性炎症反应，特别是由细菌引起的炎症中，机体会发起强烈的免疫反应，引发许多变化，如可用作炎症和感染生物标志物的蛋白质合成。PCT 水平可能升高至≥0.5 μg/L。与 CRP 和 IL-6 不同，无菌性炎症过程(如结缔组织和风湿性疾病)、术后炎症和许多发热状况下 PCT 浓度不增加至≥0.5 μg/L，除非发生细菌重叠感染。

19.5.5.1 感染中的 PCT

在全身性细菌感染中，血浆 PCT 迅速升高。并且如果炎症不受控制，不使用抗生素疗法或未使用正确的抗生素，则会持续升高。PCT 在病毒感染(如病毒性脑膜炎)中不会升高，并且在全身性真菌感染中仅发生轻度升高。PCT 并不适用于区分全身炎症反应综合征中的脓毒症(表 19.5-1)。

表 19.5-1 PCT 在炎症疾病鉴别诊断中的应用

术后	在并不复杂的手术术后，3～4 天内 PCT 将保持在或低于 0.5 μg/L 的范围内并随后迅速下降。持续升高或升高 PCT 水平提示存在全身感染的风险[1]。
局部感染	在严重的局部感染(肺气肿，脓肿)中，PCT 不会升高，或者可能仅略低于 0.5 μg/L[1]。
脓毒症	相比较于其他感染标志物如 WBC 计数或 CRP，PCT 作为诊断脓毒症的生物标志物更为可靠。当 PCT 浓度为 0.5～1.0 μg/L 时兼顾了诊断敏感度与特异性。高危患者通常 PCT 浓度＞1～2 μg/L，浓度＞10 μg/L 表明远离感染部位的器官衰竭。PCT 作为脓毒症诊断试验的三项系统评价和 Meta 分析结果如下：与 CRP 相比，PCT 具有更高的诊断灵敏度和特异性，可区分系统性细菌感染和非细菌性感染。 炎症：PCT 和 CRP 的诊断灵敏度分别为 88%和 75%，而相应的诊断特异性分别为 81%和 67%。 - 使用 PCT 的研究中危重成人和术后患者的脓毒症诊断的比值比为 15.7，而使用 CRP 的研究中比值比只有 5.4。感染患者的 PCT 浓度平均高于无感染患者的 16 倍。研究中脓毒症的 CRP 临界值范围为 39 mg/L 至 180 mg/L。 - PCT 不能可靠区分脓毒症和 SIRS 造成的非传染性感染，因此不适合在重症监护等环境中广泛使用。 与 CRP 相比，PCT 的优点是 PCT 具有更高的特异性和更快的动力学特性，并且受类固醇治疗的影响更小[1]。严重感染导致 PCT 水平显著增加(＞10 μg/L，偶尔可高达＞1 000 μg/L)，而无并发症的脓毒症导致 PCT 水平仅略有升高。因此，在脓毒症中，PCT 浓度反映了多器官功能障碍综合征的进展。入院第一天的按 6 μg/L 作为切点值可预测患者死亡风险，诊断灵敏度为 87.5%，而脓毒性休克患者的特异性为 45%[5]。
危重患者的死亡风险	PCT 水平日常变化的动态监测和绝对峰值水平是可用于预测患者 90 天死亡率增加的指标。在一项研究中，危重病患者的死亡率在 PCT≥1.0 μg/L 时为 24.9%，在 PCT≥5 μg/L 时为 33.5%。PCT 一天内升高≥1.0 μg/L 是死亡的独立风险因子[23]。
呼吸机相关性肺炎	PCT 可以用作生物标志物来鉴别呼吸机相关性肺炎。在通气开始后，PCT 水平＞0.5 μg/L 是最强的肺炎及不良事件发生的预测指标[24]。

续 表

重症监护环境中的抗生素监测	在重症监护环境中限制抗生素治疗的持续时间有助于减少细菌对抗生素产生耐药性。PRORATA(使用降钙素原减少重症监护病房患者接触抗生素)随机多中心研究表明 PCT 可用于指导危重症患者使用抗生素。研究建议在抗生素治疗前和抗生素治疗期间每日测量 PCT 浓度,并且当 PCT 浓度≤0.5 μg/L 时停止治疗。PCT 监测组患者的非治疗天数显著多于对照组(PCT 监测组为 14.3±9.1;对比对照组为 11.6±8.2),其差异具有可比性。当临床诊断为脓毒症后,必须立即开始使用抗生素,即使在确定相关病原体及其对应抗生素的灵敏度已知之前。为了确定使用抗生素治疗的适宜性,一项研究通过 4 天内每天监测脓毒症患者 PCT 浓度与抗生素疗效的相关性。在治疗第 2 天和第 3 天之间,使用合适的抗生素治疗与 PCT 减少 36%相关,并且发现是患者生存的独立风险因子。在接受不适当抗生素的患者中,PCT 在同时期内上升了 30%。第 1 天的 PCT 浓度并不能预测生存率,但 PCT 较高的患者预后相比 PCT 较低患者更差。
急性胰腺炎	急性胰腺炎最常见的死亡原因是感染造成的胰腺坏死。虽然感染率低于 10%,但感染的诊断非常重要,因为在这些病例中可能需要手术干预。PCT 与 IL-8 比 CRP 能更好地诊断感染性坏死。PCT 浓度≥1.8 μg/L 可区分感染性坏死和水肿性胰腺炎,诊断灵敏度为 94%,特异性为 91%,准确度为 92%。
尿路感染(urinary tract infection, UTI)	发热性尿路感染尤其在儿科是一个常见问题。肾盂肾炎必须与下尿路感染区分诊断,因为它会导致慢性肾功能不全和高血压。PCT 可用于区分尿路感染与肾盂肾炎并估计肾盂肾炎的肾脏病变的严重程度。在 UTI 或肾盂肾炎患儿中其浓度分布如下: - 在 UTI 中,WBC 计数为(10.939±0.834)×10^9/L,CRP 为(30.3±7.6)mg/L,PCT 为(0.38±0.19)μg/L。 - 在肾盂肾炎中,WBC 计数为(17.429±0.994)×10^9/L,CRP 为(120.8±8.9)mg/L,PCT 为(5.16±2.33)μg/L。 - 入院时测定的 CRP 诊断肾脏损害的灵敏度为 100%,特异性为 26.1%,而 PCT 的灵敏度仅为 70.3%,特异性为 82.6%。 根据 Meta 分析,PCT 阈值为 0.5~0.6 μg/L 时可以区分肾盂肾炎和 UTI,比值比为 14.25(4.7~43.2)。
器官移植后不明原因的发热	PCT 可用于区分不明原因发热患者的移植排斥和感染。成功的肝移植后,PCT 会增加至(5.2±1.23)μg/L,并在第一周内恢复正常。即使在没有移植物抗宿主病的情况下,局部伤口感染也与 PCT 升高相关。在一项研究中,全身感染患者 PCT 浓度≥0.8~41 μg/L。
下呼吸道感染(lower respiratory tract infections, LRTI)	LRTI 是在北半球造成抗生素使用的最常见原因。LRTI 的疾病范围从急性支气管炎和慢性阻塞性肺病(COPD)的急性恶化到急性且危及生命的社区获得性肺炎(CAP)。尽管大多数这些感染是病毒造成的,但约 75%的患者会使用抗生素。ProHOSP 研究检查了入院时 PCT 测量是否可用于筛选出患有细菌感染的患者并限制这些患者的抗生素治疗。研究结果表明,对于 PCT>0.25 μg/L 的患者,建议使用抗生素治疗,PCT>0.50 μg/L 时急需使用抗生素治疗。在 15%的患者根据 PCT≤0.25 μg/L 的诊断标准选择不需要使用抗生素。在细菌感染的患者中,第 3、5 和第 7 天的 PCT 监测使抗生素治疗的持续时间减少 8.7 天至 5.7 天,只要 PCT 降至≤0.25 μg/L,抗生素相关副作用的比例从 28.1%下降到 19.8%。在一项 Meta 分析中,研究了 PCT 预测在不同致病特征的肺炎患者死亡率的准确性。PCT 水平升高是 CAP 死亡的危险因素(风险比 4.38,95%置信区间 2.98~6.43),特别是处于低 CURB-65 评分组的患者。使用 PCT 常用的诊断切点 0.5 μg/L 时其诊断灵敏度较低,不足以确定死亡风险高的患者。然而,功能灵敏度<0.1 μg/L 的 PCT 检测对于预测临床 CAP 中的死亡率是非常有必要的。

由于低血压、手术干预或肠麻痹导致的肠屏障功能减弱,PCT 可能出现暂时性升高。在上述情况下,PCT 在 24 h 内再次下降。

在接触细菌内毒素后,PCT 在 2~4 h 内在血清中达到可测量的水平,并且在 6~8 h 达到峰值。相反,血清 CRP 仅在 12 h 后升高并且在 24~48 h 达到峰值。尽管在 2~3 天内 PCT 浓度增加并回到阈值以下,CRP 仍然升高 3~7 天。图 19.5-1 显示了 PCT 与其他炎症标志物相比升高的时间过程。

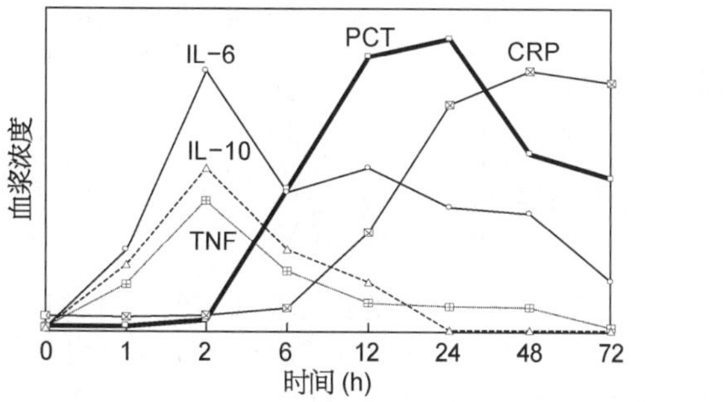

图 19.5-1 手术创伤后肿瘤坏死因子(TNF)、白细胞介素、CRP 和降钙素原(PCT)浓度增加的时间曲线。经允许转载自参考文献[3]

19.5.5.2 细菌感染与其他全身炎性疾病的区别

在未知病因的炎症疾病中,PCT 提示临床医生可能存在的细菌性病因。在非细菌性疾病(术后炎症、病毒感染、自身免疫性疾病、移植排斥反应)中通常 PCT 浓度较低(<0.5 μg/L 或很少 0.5~2 μg/L)。

在非细菌性炎性疾病过程中,由于继发性细菌感染、脓毒症或器官功能障碍,PCT 浓度可能升高。同样重要的是,多发性创伤、烧伤、大面积手术或长时间循环性休克可导致 PCT 升高而并不存在感染。

用于区分细菌感染和其他非感染性炎症病因时,PCT 是一种比 CRP 更有用的生物标志物(图 19.5-2),作为区分炎症的传染性和非感染性病因学的工具[5]。

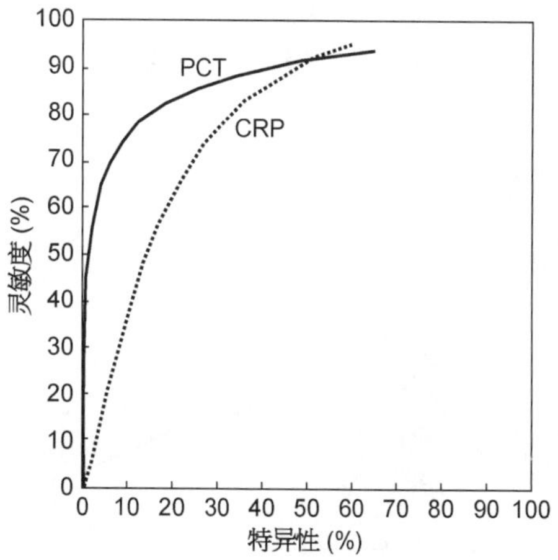

图 19.5-2 PCT 和 CRP 的受试者操作特征(ROC)曲线,作为区分炎症感染性和非感染性病因的诊断工具。经允许转载自参考文献[5]

19.5.5.3 监测感染高危人群

PCT 被用作监测 CRP 升高人群的炎症反应和治疗效果的生物标志物。在脓毒症中,PCT 水平与疾病严重性和死亡率密切相关。如果初始浓度升高,应每天监测 PCT 水平。PCT 持续升高表明预后不良。疾病过程中 PCT 浓度的模式提供了有关炎症严重程度的信息。PCT 被用作指导治疗和不良预后指标的生物标志物。

由于半衰期短,PCT 是监测脓毒症过程的有效指标。因此它用于监测危重患者的感染。PCT 具有很高的阴性预测值。低水平可以高度排除全身细菌感染。由于 PCT 不会因局部炎症和轻微感染而升高,所以它相比 CRP、体温测量或 WBC 计数,是更好的诊断工具[4]。

19.5.5.4 儿童感染

健康儿童的 PCT 水平<0.5 μg/L,在病毒感染,非感染性炎症,压力情况和局灶性细菌感染期间略有增加(0.5~2 μg/L)。在全身性细菌感染中,PCT 增加>2 μg/L,可达到高达 50~100 μg/L 的浓度。

大约 20%的儿童因发烧而进入急诊室,临床检查未能发现发烧的原因[7]。虽然绝大多数这些儿童患有病毒感染,但 10%~20%,特别是 3 岁以下儿童,可能有未被认识到的严重细菌感染,如肾盂肾炎,肺炎,骨髓炎或细菌性脑膜炎。WBC 计数和 CRP 测量具有相当的诊断特异性,灵敏度仅为 70%~86%[8]。PCT 的额外确定增加了阳性似然比。在严重细菌感染中,WBC>15×10^9/L,CRP>50 mg/L,PCT>2 μg/L 时,阳性似然比为 10.6[9]。

19.5.5.5 新生儿感染

细菌感染是新生儿发病和死亡的主要原因,尤其是早产儿。新生儿感染很难通过单纯的医学检查进行诊断,因为其临床症状(低血糖、呼吸窘迫综合征)可能是非特异性的,或者如果感染发生在分娩前不久或仍处于早期,则可能完全无症状。血和脑脊液(CSF)培养常为阴性,需要长达 24 h 的检测时间。在这种情况下,是否开始或停止抗生素治疗往往难以决定。尽管 PCT 是成年人及儿童脓毒症的指标,但在怀疑新生儿脓毒症时并不推荐使用,原因包括以下几点:① 出生后几天内 PCT 呈生理性升高(图 19.5-3);② 在足月新生儿中,PCT 在出生后 48 h 内可高达 20 μg/L[10],48~72 h 后恢复正常[11];③ 在早产儿中,PCT 值较低,可能需要 72~96 h 才能恢复到参考区间内[6]。

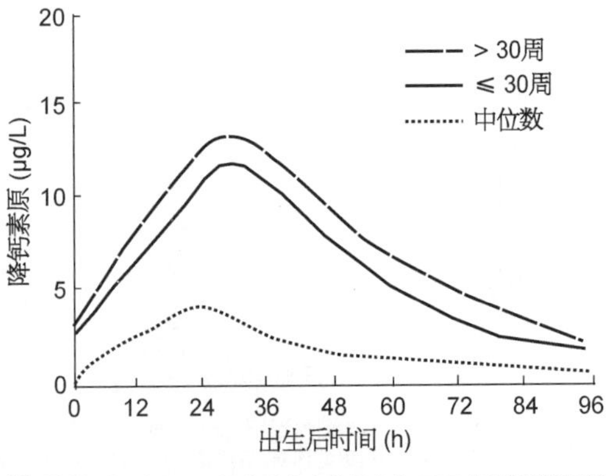

图 19.5-3 妊娠 30 周前后出生的新生儿 PCT 值的诺谟图(经允许转载自参考文献[6])。显示了没有脓毒症的新生儿 PCT 水平的时间曲线

由于上述原因的存在,怀疑新生儿脓毒症时应检测 IL-6 浓度。

19.5.5.6 与病情不相符的 PCT 水平

尽管无细菌感染却出现 PCT 升高,或者尽管有明显细菌感染但 PCT 水平较低的疾病及情况列于表 19.5-2。

19.5.6 注意事项

参考区间:在健康个体中,血浆 PCT 浓度的范围是 0.005~0.05 μg/L。但是,临床研究表明,排除脓毒症的临界值为<0.5 μg/L。

表 19.5-2 与相应疾病或病症不相符 PCT 水平的情况[1]

无细菌感染的 PCT 升高
- 新生儿期
- 急性呼吸窘迫综合征
- 全身性真菌感染(PCT 水平可变)
- 严重创伤
- 大手术后
- 严重灼伤和中暑
- 肺炎
- 产生降钙素的肿瘤(甲状腺髓样癌、类癌、小细胞肺癌)
- 用抗胸腺细胞球蛋白治疗
与细菌感染不相符的 PCT 轻度升高
- 非常早期的感染
- 高度局部感染(脓肿)
- 亚急性心内膜炎

稳定性:室温下,全血中的 PCT 在 6 h 后下降 9%,24 h 后下降 13%。4℃条件下,PCT 浓度在前 6 h 内不发生显著下降,24 h 后下降 7%。重复冷冻(-20℃)和解冻样本不会导致 PCT 浓度下降[12]。

19.5.7 生理生化

PCT 是一种分子量为 13 kDa 的蛋白质,第 60~91 位为人降钙素(hCT,32 个氨基酸)氨基酸序列(图 19.5-4)[13,14]。PCT 未被糖基化,在血浆中,两个氨基酸的 N 末端被二肽基肽酶 4(DPP4,CD26)裂解,二肽基肽酶存在于肾、上皮和内皮细胞中。PCT 的其他片段也可在血浆中检出。PCT 以两种形式存在(PCT-Ⅰ和 PCT-Ⅱ),可通过 8 个 C 末端氨基酸进行区分。PCT-Ⅰ是脓毒症患者血浆中的主要形式。两种形式的 PCT 均可通过商品化的试剂盒进行检测。

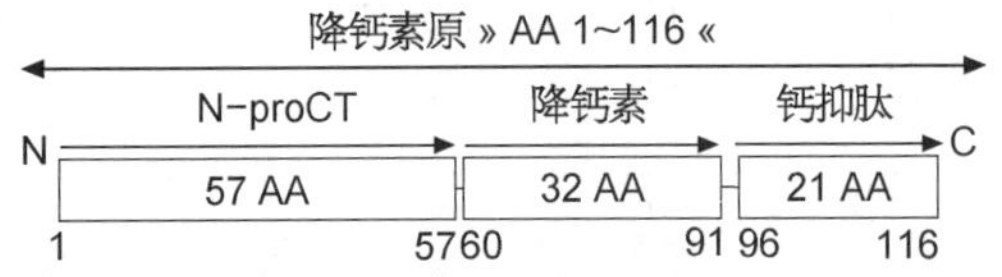

图 19.5-4 降钙素原(氨基酸序列 1~116)。降钙素序列(氨基酸序列 60~91)位于 N-proCT 肽与抗钙素中间,N-proCT 肽位于降钙素原的 N 末端,抗钙素则位于降钙素原的 C 末端。在细菌感染中可以看到升高的降钙素原片段的血浆浓度,而不是降钙素。二肽基肽酶 4 可从 N 末端切割两个氨基酸。AA,氨基酸

内毒素是 PCT 合成的强力刺激因素,促炎细胞因子如 TNF-α 和 IL-6 也可诱导 PCT 合成,但程度稍弱。发生感染和炎症时,多种体细胞合成 PCT,但大部分 PCT 由肝脏合成[15]。PCT 在血浆中的半衰期为 25~35 h,严重肾功能不全但未导致 PCT 聚积时可延长 30%~40%[16]。

用透过率约 0.2 的 PMSF 1200 膜进行血液滤过可清除 PCT[17]。在正常的滤过液流速下(<1~2 L/h),对血浆水平的影响较小,使用高通量系统和其他膜时可观察到血浆浓度下降。

PCT 的生物学功能尚未完全阐明。该蛋白质在健康个体中可能没有任何测量效用,但是它与脓毒症患者的死亡率增加具有相关性。微生物感染一般会引起 *CALC-1* 基因表达增多,随后身体各组织释放降钙素-1 前体。细菌感染时,血清 PCT 浓度可从测量范围(0.005 μg/L)以下升高至 1 000 μg/L。这样的升高与疾病严重程度及死亡率具有相关性。

19.6 血清淀粉样蛋白 A

Lothar Thomas

血清淀粉样蛋白 A(SAA)是一种急性时相反应蛋白,与血浆高密度脂蛋白(HDL)结合。SAA 同 CRP 也由肝脏合成,作为急性时相反应的一部分,其对 IL－6 的刺激产生反应。SAA 也是沉积于器官的反应性淀粉样蛋白的前体。SAA 不仅用于诊断因病毒或细菌感染引起的炎症,还用于诊断因非微生物感染引起的低度炎症。

19.6.1 适应证

包括病毒感染的炎症指标、移植排斥反应的生物标志物、淀粉样变患者的检测指标、预测心血管事件。

19.6.2 检测方法

酶联免疫检测法[1],胶乳增强免疫散射或透射比浊法[2]或表面增强激光解吸/电离(SELDI)蛋白芯片技术[3]。

19.6.3 标本要求

血清、血浆:1 mL。

19.6.4 参考区间(表 19.6－1)[4]

表 19.6－1 血清淀粉样蛋白 A 的阈值

成人和儿童	<10(20)
－ 青年人(20～24 岁)	<14.8(中位数 2.3)
－ 中年人(45～63 岁)	<5.7(中位数 2.5)
－ 老年人(65～72 岁)	<19.3(中位数 3.7)
脐带血	≤3.0(中位数 0.76)
新生儿(3～7 天)	≤10.6(中位数 1.5)

数值以 mg/L 表示;阈值由 27～80 个个体组成的小人群决定

19.6.5 临床意义

SAA 是用于评估急性时相反应(acute phase response,APR)的高敏标志物(敏感性与 CRP 相当)。炎症反应开始后 8 h 升高,但早于 CRP 超过参考区间上限。CRP 在正常个体的中位数与参考区间值的差异约为 10 倍,而 SAA 的上述因子仅为 5 倍。因此在轻度感染中(如许多病毒感染),SAA 较 CRP 更易升高[5]。在感染中,SAA 的升高比 CRP 更显著(表 19.6－2)。

表 19.6－2 病毒感染中 SAA 和 CRP 的比较[4]

感染	SAA(mg/L)	CRP(mg/L)
甲型肝炎病毒	95(13～222)	<10(<10～40)
乙型肝炎病毒	73(68～73)	
巨细胞病毒	147(87～783)	28(<10～115)
水痘-带状疱疹	236(11～1 105)	<10(<10～78)
单核细胞增多	265(145～1 001)	32(17～73)
甲型流感病毒	980(59～1 620)	85(18～132)

中位值和范围(括号内)源于 52 位患者

长期升高的 SAA(如类风湿关节炎/结核病或麻风病患者)将导致淀粉样蛋白 A(AA)原纤维合成和继发性淀粉样变[6]。

19.6.5.1 感染性疾病中的 SAA

SAA 较 CRP 是能更敏感的提示轻度炎症的指标,因此 SAA 在感染的诊断和鉴别诊断方面优于 CRP。当 CRP 超过 100 mg/L 时,在细菌感染中 SAA 和 CRP 呈正相关,且 SAA 的浓度比 CRP 高 10～15 倍[7]。由表 19.6－3 可见,尤其在轻度 APR 时,检测 SAA 比 CRP 能更有效地区分正常和疾病状态。

表 19.6－3 炎症疾病中的 SAA

疾病/状态	临床和实验室检查
病毒感染	在病毒感染中,如柯萨奇 B 病毒、埃可病毒 30、腮腺炎病毒、巨细胞病毒和 2 型单纯疱疹病毒引起的脑膜炎,CRP 浓度通常<10 mg/L[10]。在副流感病毒和呼吸道合胞病毒感染中 CRP 浓度<7 mg/L[11],由轮状病毒引起的胃肠炎 CRP 浓度<17 mg/L[12],在 A 型和 B 型流感病毒感染中,CRP 浓度高达 41 mg/L[13]。SAA 在上述病毒感染中普遍较高,其是炎症及进展的敏感性指标。
普通感冒	约 2/3 的普通感冒患者 SAA 升高,而不到 50%的患者 CRP 升高[14]。
自身免疫性疾病	在自身免疫性疾病中,如非活动性系统性红斑狼疮和溃疡性结肠炎,CRP 和 SAA 都不升高[15]。
恶性肿瘤	在恶性肿瘤中,SAA 浓度通常高于 CRP,适用于监测化疗期间的炎症反应。这情况已证实发生于结直肠癌中[16]。
移植排斥	SAA 是用于识别移植排斥的敏感指标。对肾移植者的研究中,97%的排斥发生与 SAA 升高相关。在不可逆的排斥反应中 SAA 平均浓度为(690 ± 29)mg/L,而在可逆性排斥反应中 SAA 平均浓度为(271 ± 31)mg/L[17]。基于 SAA 和尿新蝶呤联合检测的结果图能可靠地区分移植排斥和感染[18]。
心血管疾病	排除其他炎症因素,SAA≥10 mg/L,如同 CRP≥3 mg/L 可预测心血管疾病的进展[19]。
严重急性呼吸综合征(SARS)	SARS 是由 SARS 冠状病毒引起的呼吸系统疾病。检测 SAA 用于区分 SARS 和非 SARS。在 SARS 患者中,SAA 浓度高于参考区间上限 40 倍,而非 SARS 患者则高出 85 倍[3]。然而两组患者 SAA 存在显著重叠。部分研究者认为 SELDI 蛋白芯片技术是用于区分 SARS 和其他呼吸系统疾病的潜在工具[20],而其他研究者则不同意该观点[3]。

长期升高的 SAA(如类风湿关节炎、结核病或麻风病患者)是 AA 淀粉样原纤维合成的先决条件,其用于诊断继发性淀粉样变[16]。

19.6.6 注意事项

检测方法:使用 1997 年制备的 SAA 参考品进行仪器校准。

19.6.7 生理生化

SAA 是载脂蛋白的多基因产物,分子量约 12 kDa。血清中存在 SAA1 和 SAA2 两种亚型,两者 93%的结构相同。SAA1 是急性时相反应的主要异构体。SAA1 与 SAA2 比值约为 3∶1,且在急性时相反应期间保持稳定[8]。SAA 和 CRP 的启动子基因对 IL－6 具有高度敏感性,而 SAA 启动子基因对 IL－1β 的刺激较 CRP 更敏感。

如同 CRP,SAA 主要由肝细胞合成。SAA 被分泌后,与 HDL、LDL 和 VLDL 结合,尤其易与 HDL3 结合。在急性时相反应期间,血浆 SAA 浓度增加 100～1 000 倍,因此 SAA 进入 HDL 颗粒的量增加(图 19.6－1)。

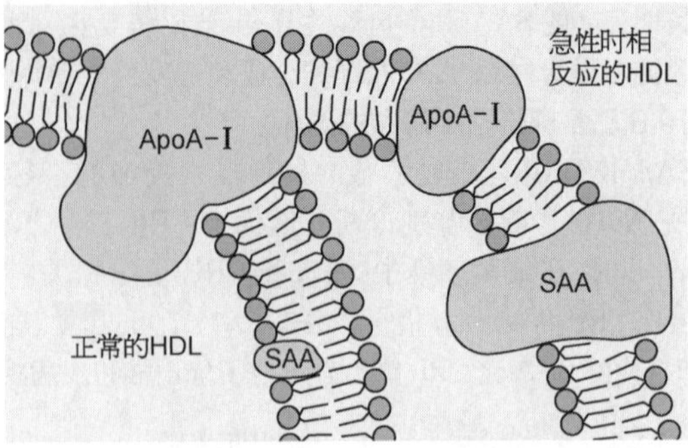

图 19.6-1 正常个体和急性时相反应患者中 HDL 颗粒脂质双层的 SAA 和 ApoA-Ⅰ之间的关系(经允许转载自参考文献[9])

SSA 的生理意义仍未明[9]。巨噬细胞对与 SAA 结合的 HDL 的亲和力高于对 HDL 本身。

摄入 SAA 与 HDL 颗粒的巨噬细胞在肝细胞中被分解。在急性时相反应期间,上述分解代谢减少。这表明在急性时相反应期间 SAA 的升高是因其合成增加和分解降低所致[5]。

组织中 SAA 是原纤维的主要组分,构成淀粉样蛋白 A 沉积物。

19.7 多形核中性粒细胞

Gertrud M. Hänsch

19.7.1 引言

多形核中性粒细胞(PMN)在清除病原体中起着重要的作用。它们能同时在先天非特异性、非适应性细胞免疫应答和适应性免疫中起多方面的影响作用。它们是细菌感染一线防御屏障之一,随后将细菌杀死。它们也在寄生虫、病毒和肿瘤中起到防御作用[1]。

PMN 可释放 NET 进入体循环,NET 的结构组成包括去浓缩染色质、组蛋白和许多抗菌物质(如髓过氧化物酶、弹性蛋白酶),帮助清除病原体防止传播[2]。NET 能诱捕细胞外细菌并杀死部分细菌,但并不能杀死所有的细菌。

中性粒细胞蛋白如髓过氧化物酶(MPO)和蛋白酶-3 在自身免疫疾病的进展中有着重要作用。这些蛋白是病理性免疫反应中的自身抗原[3]。MPO 是免疫学血管炎中的自身抗原,与 MPO-ANCA 有关。

异常的粒细胞功能通常表现为频繁、周期性或者难治愈性的细菌感染,有时是普通或常见的非致病性微生物导致的感染(表 19.7-1)。因此,在其他免疫缺陷原因如抗体缺陷或补体缺陷及排除时,可以检测粒细胞功能。

表 19.7-1 多形核中性粒细胞缺陷时的微生物

常见	常见	少见
葡萄球菌	黏质沙雷菌	变形杆菌
克雷伯菌	白念珠菌	沙门菌
大肠埃希菌	假单胞菌	链球菌
	曲霉	

因为 PMN 功能受到许多抗生素影响(表 19.7-2),粒细胞功能的检测应在非治疗期进行。以下参数可被检测:粒细胞计数、形态学和受体表达;粒细胞功能如趋化性、吞噬作用和氧自由基生成;遗传缺陷和遗传多态性。

表 19.7-2 抗生素对中性粒细胞的影响

PMN 功能	增加	减少	不影响	不影响
趋化作用	甲氧苄啶/磺胺甲噁唑 克林霉素? 头孢噻肟 亚胺培南 红霉素	金霉素 庆大霉素 呋喃妥英 强力霉素 米诺环素 红霉素? 利福平 夫西地酸	喹诺酮 克林霉素	
黏附作用	亚胺培南 氧四环素? 利福平	黏菌素 多黏菌素 B 奎宁 氯喹	盘尼西林 G 萘夫西林 头孢噻吩 杆菌肽 四环素? 米诺环素 强力霉素 氯霉素	红霉素 洁霉素 新霉素 链霉素 乙酰螺旋霉素 氟胞嘧啶 伯氨喹 替硝唑 磺胺异噁唑
吞噬作用	甲氟哌酸 阿洛西林 氨曲南 头孢磺啶 头孢曲松钠 克林霉素 亚胺培南? 螺旋霉素 替卡西林	呋喃妥因 利福平 氯霉素 阿米卡星 庆大霉素 四环素 氯喹	盘尼西林 氨苄西林 双氯西林 新霉素 链霉素 洁霉素 红霉素 甲氧苄啶/磺胺甲噁唑	亚胺培南? 喹诺酮
氧自由基生成	甲氧苄啶/磺胺甲噁唑? 克林霉素 头孢噻肟 头孢曲松钠 依诺沙星 诺氟沙星 异烟肼 氯法齐明	金霉素 两性霉素 B 阿莫西林 四环素 强力霉素 甲氧苄啶/磺胺甲噁唑 克林霉素 夫西地酸 利福平 异烟肼 红霉素 妥布霉素	亚胺培南 喹诺酮 头孢氨苄 盘尼西林 氯霉素 链霉素 头孢羟唑 甲硝哒唑	

?,存在争议,数据矛盾

这些检测能确诊或排除中性粒细胞缺乏症、PMN 缺陷及重要的功能缺陷。如果结果提示异常,应在几周后复查,必要时家庭成员也需进行检测。如果 PMN 的异常可以确诊,之后需要进一步的检测来确定是何种类型的缺陷。诊断的流程图已展示在图 19.7-1。

19.7.2 适应证

包括感染的易感性增加、难治性感染、周期性的普通细菌或非致病性微生物感染、严重的牙周炎、伤口难以愈合。

19.7.3 粒细胞计数和形态学

如果血液粒细胞计数结果低于参考范围下限,就称为中性粒细胞减少症。许多原因可引起,如感染(细小病毒)、药物(化疗、抗生素)或异常中性粒细胞发育。分子基因方面的缺陷已在先天性中性粒细胞减少症中有所叙述。*ELA2* 基因突变可出现在周期性中性粒细胞减少症中,*Hax1* 基因突变可出

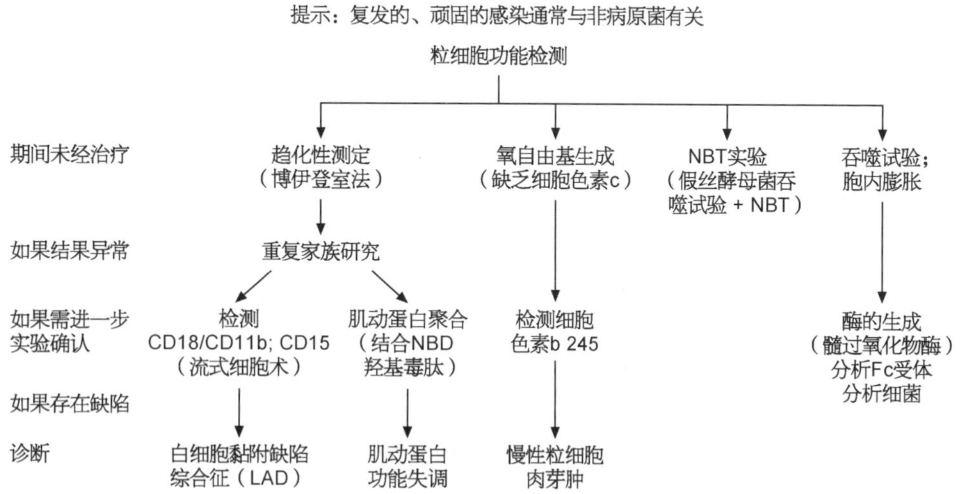

图 19.7－1 诊断 PMN 功能缺陷的步骤，修改自参考文献[10]。NBT，硝基氮蓝四唑

现在科斯特曼病中，*WAS* 基因突变可出现在 X 相关中性粒细胞减少症中。虽然基因缺陷和中性粒细胞减少症之间的关系尚未建立，但各自突变的证明使结果更可靠[4]。

粒细胞形态学改变可通过普通血涂片染色镜检发现。缺乏继发性特异性颗粒与感染易感性增加有关，这是由于缺乏转录因子 C/EBPε 导致的，并引起趋化性降低和氧自由基生成减少[4]。

19.7.4 多形核中性粒细胞功能检测

许多体外检测方法可以评估 PMN 的功能，有些方法使用全血，有些则使用分离后的细胞。许多方法可用于分离 PMN，如密度梯度沉降、离心或低渗溶解红细胞。尽管会出现单核细胞和淋巴细胞的污染，但这并不影响快速功能检测方法。

19.7.4.1 检测自发迁移和趋化性

博伊登室法[5,6]：原则为，在这个方法中，分离出的粒细胞会迁移穿过一个合适孔径大小的滤膜达到特定的趋化因子处。这些发生在一个小室（博伊登室），中间由滤膜隔开（孔径 3 μm）成两部分。趋化因子置于下部，粒细胞（1×10^9/L）置于上部。酵母活化的血浆可作为趋化因子，其中的肽 f－Met－Leu－Phe（甲酰甲硫氨酸-亮氨酸-苯丙氨酸）或者白介素 8 是补体 5a 的来源。

小室在 37℃ 中孵育 2～3 h，使细胞迁移穿过滤膜。然后将滤膜取走，将细胞固定染色并用显微镜镜检。对粒细胞趋化作用进行评估时，必须同时检测健康对照的粒细胞。

显微镜分析时，以下标准可用于评估趋化性：① 计数滤膜中不同水平表面细胞的数量。每个水平的细胞数量根据离顶部的距离进行绘制。计算曲线下面积并作为趋化指数；② 最大粒细胞迁移距离。在这个方法中，也称作前沿方法，将视野可见 5 个粒细胞的最远迁移距离算作最大粒细胞迁移距离；③ 到达底层滤膜的粒细胞数量。

分析评估：检测患者标本可评估以下功能：PMN 的自发迁移能力、PMN 的趋化活性、在血清中产生趋化活性的能力。

医学评估：见表 19.7－3。低水平的自发迁移和（或）趋化运动表明粒细胞黏附能力缺乏。流式细胞术可检测 CD11/CD18 黏附蛋白。如果这些蛋白表达正常，可进一步检测 CD15、肌动蛋白聚合物、补体受体和膜信号通路是否存在缺陷。

表 19.7－3 粒细胞自发迁移和趋化运动的医学评估

表现	疾病
细胞自发迁移抑制	细胞骨架缺陷，肌动蛋白功能失调，黏附蛋白缺陷
趋化性抑制	细胞骨架缺陷，肌动蛋白功能失调，黏附蛋白缺陷
C5a 介导的趋化作用抑制，自发迁移功能正常	趋化作用相关受体缺陷
趋化性被自身血清抑制（包括对照细胞），C5a 和对照血清的趋化作用正常	血清抑制剂/药物
酵母聚糖治疗后的患者血清中缺乏趋化活性	补体缺陷

19.7.4.2 细胞吞噬和细胞内杀伤作用检测

许多方法可用来检测细胞吞噬作用（内化细菌）和细胞内杀伤作用[7,8]。

细胞吞噬和杀伤检测：原则为，放射性元素标记的血清抵抗的细菌（如大肠埃希菌）可通过与血清共孵育促进它的调理作用，之后加入分离的 PMN 中使其被细胞吞噬。20 min 后，使用超声波刺激细胞释放细胞吞噬的细菌。细胞吞噬率可由用作细胞吞噬的细菌数和被细胞吞噬的细菌数计算而得。细胞内杀伤可通过计数细胞释放的细菌在 20 h 后形成的菌落数来评估。这个方法的优点是细胞吞噬和杀伤可在一个方法中同时检测。缺点是即使使用低水平的放射性元素标记，成本仍然较高。

细胞吞噬也可用荧光素（FITC）-标记的细菌通过显微镜或流式细胞仪进行检测。肝素抗凝的血液可用于这个方法，成本低，分离方法可去除人工制品的影响。固定的 FITC 标记的细菌已商品化，能促进检测方法的标准化。缺点是细菌的杀伤作用不能同时被检测。

在所有的功能性实验中，患者 PMN 和健康人的 PMN 需同时进行检测。如果检测的是患者体内分离到的细菌，那它们在患者体内的防御机制也能同时被检测。这种检测具有重要意义，因为之前叙述的细菌变异体尽管能被吞噬，但无法杀死。

分析评估：细胞吞噬的细菌数与被吞噬但未被杀死的细菌数的比值。

参考区间：80%～90%。

硝基四唑氮蓝（NBT）试验：原理为，这个检测方法能同时检测 PMN 的细胞吞噬能力和它们产生氧自由基的能力[9]。分离的 PMN 与白念珠菌、血清和染料硝基四唑氮蓝共同孵育。如果产生了氧自由基，染料会减少并在PMN中产生蓝色沉淀。光学显微镜可用于检测细胞内白念珠菌或者蓝色着色。同时也需要进行空白实验，用缓冲液取代患者血清。

分析评估：计数PMN细胞内白念珠菌数（细胞吞噬）和蓝色着色的PMN数（细胞吞噬和氧自由基生成）。

参考区间：如下。

试验	细胞吞噬的PMN(%)	生成氧自由基的PMN(%)
自发细胞吞噬	60～80	40～60
刺激后细胞吞噬	80～100	80～100

医学评价：参见表19.7－4。

表19.7－4 细胞吞噬和细胞内杀伤的医学评价

PMN来源	与血清混合的细菌来源	吞噬作用	杀伤作用	注释
患者	患者	+ + −	+ − −	正常结果。 杀伤缺陷、细菌抵抗。 若调理作用正常，则是吞噬作用缺陷。
患者	对照	+ + −	+ − −	正常结果。 杀伤缺陷、细菌抵抗。 若调理作用正常，则是吞噬作用缺陷。
对照	患者	+ + −	+ − −	正常结果。 对照细胞缺陷、实验错误或者细菌抵抗。 对照细胞缺陷、实验错误或者对照血清调理作用缺陷。
对照	对照	+ + −	+ − −	正常结果。 对照细胞缺陷、实验错误或者细菌抵抗。 对照细胞缺陷、实验错误或者对照血清调理作用缺陷。

19.7.4.3 细胞吞噬或杀伤缺陷的进一步分析

细胞吞噬减少时的额外的检查包括检测免疫球蛋白(Fc)受体或者肌动蛋白聚合物。细胞内杀伤存在缺陷时，检测氧自由基的生成就显得十分重要。

19.7.4.4 检测氧自由基

许多方法能快速简单地检测PMN在受到刺激后生成氧自由基的能力。根据实验室设备的不同，可用荧光或者发光法检测。

细胞色素c法[10]：如下。

原理：分离的粒细胞悬浮于细胞色素c溶液中并用PMA（佛波酯-12-豆蔻酸-13-醋酸盐）刺激而产生氧自由基，与受体激活无关。自由基产生能减少细胞色素c，用光度计检测吸光度的变化。氧自由基产生的量可由吸光度的改变和细胞色素c吸收系数的改变计算而来。

分析评估：患者PMN产生氧自由基的能力与对照组试验同时进行。记录单位时间内每100万个细胞细胞色素c减少的量(nmol水平)。

参考区间：5～15 nmol/10^6 PMN。

医学评价：减少或缺失氧自由基产物提示酶级联的缺陷导致分子氧减少。这些酶或者辅酶能被检测并用于评价粒细胞功能。

19.7.5 标本要求

同时采集患者和健康对照的新鲜全血（肝素，50 IU/mL），尽可能减少保存时间。

19.7.6 临床意义

PMN功能异常增加了感染的易感性。表19.7－1罗列了PMN功能异常时检测到的微生物。PMN缺陷十分少见（小于1∶200 000），主要影响婴儿和青少年；同时会出现许多遗传性异常。在这些案例中，家族调查能辅助诊断。PMN缺陷能成为首要或次要的其他疾病的病因或与特定的基础疾病相关，尽管在分子水平这些联系并不十分清晰[11,12]（表19.7－5）。

表19.7－5 PMN功能障碍

主要的粒细胞障碍
趋化性缺陷* 白细胞黏附缺陷综合征(leukocyte adhesion deficiency，LAD) - LAD Ⅰ(CD18/CD11缺陷) - LAD Ⅱ(CD15缺陷) 懒惰白细胞综合征（不明病因） 肌动蛋白功能失调？ - 肌动蛋白聚合缺陷？ 触发缺陷？ - 受体缺陷？信号转导缺陷？
杀菌功能失调 - 慢性肉芽肿病(chronic granulomatous disease，CGD) - 氧自由基生成缺陷：葡萄糖-6-磷酸脱氢酶缺乏、细胞色素b缺乏、NADPH氧化酶缺乏 - 髓过氧化物酶缺乏（抗感染作用很少受到影响） - 环状核中性粒细胞（弹性蛋白酶缺乏） - 特异性颗粒缺乏 - CD16缺乏（感染风险可能升高） - 灰色血小板综合征(α贮存池病变)
在其他疾病中粒细胞功能异常
- Chediak-Higashi综合征 - 糖原贮积病Ⅰb型 - 21-三体综合征 - 糖尿病 - 甘露糖苷贮积病 - 高丙种球蛋白血症E(Job综合征) - Schwachman-Diamond综合征 - Gorlin-Goltz综合征
短时继发粒细胞功能异常
- 感染（如甲型流感病毒、HIV） - 免疫抑制或抗生素治疗 - 创伤、烧伤 - 营养不良、维生素C缺乏 - 酒精中毒 - 肿瘤 - 自身免疫性抗体
粒细胞功能下降
- 新生儿（直到大约6个月） - 年老(>80岁)

*有时伴有吞噬功能障碍

PMN的功能异常可能在成年前也不表现出来，尤其是仍存在少量功能的情况下。

当评估检查结果时，将药物的影响纳入考虑是十分必要的。尤其是抗生素会影响中性粒细胞的趋化性、吞噬作用、黏附和氧自由基生成[13,14]（表19.7－2）。

19.7.7 注意事项

PMN仅在血液或分离单细胞情况下处于短暂的激活状

态。长时间在体外(2～6 h)会导致有些复杂的活动(如趋化性迁移)快速减少。因此当确诊 PMN 功能下降时,必须确认血液或分离的细胞是否存储时间过长。分离条件、温度、介质和缓冲液也会影响 PMN 的功能,因此这些条件必须保持稳定及持续监控。

脂多糖(LPS)污染尤其需要避免,因为即使是非常低的浓度,也能抑制 PMN 功能和表面受体的表达。

19.7.8 生理生化

约 5%的 PMN 外周血循环中以半衰期为 6～8 h 存在,或附着于血管内皮作为边缘池。剩余的细胞储存于骨髓内,如需要可快速释放入血(如释放至感染处)导致白细胞增多。

PMN 具有趋化性、噬菌作用和杀菌作用来抵御微生物感染(图 19.7-2)。

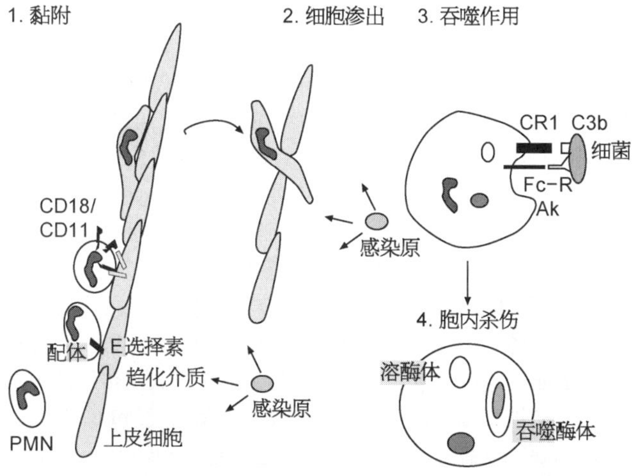

图 19.7-2 PMN 针对感染的浸润作用。1. 炎症区域的介质刺激上皮细胞表达黏附分子(选择素),结合于 PMN 上的配体。这类结合使得 β_2 整合素(CD18/CD11)和上皮细胞配体相互作用,促使 PMN 黏附。2. PMN 受来源于感染部位的化学物质吸引,迁移至最高浓度的趋化物质处。3. 在感染处,PMN 通过免疫球蛋白受体(Fc-R)和补体 C3(CR1)结合在包被有抗体(Ab)和补体(C3b)的细菌并进行吞噬。4. 细菌在胞内液泡中被杀死,液泡中混有 PMN 的颗粒(溶酶体)

19.7.8.1 趋化性和组织粒细胞浸润

能否有效地抵御感染绝大部分依赖于 PMN 的外周血迁移至感染处的能力。这需要[15-17]:PMN 的变形能力和功能可使它们积极在血液中迁移而不是被动地在血液中被运送,以及识别感染病灶的能力。

血管内皮自身的改变对 PMN 的迁移穿过血管壁来说是必需的。炎症处释放的介质(如组织因子)通过内皮细胞刺激黏附分子(选择素)的表达。PMN 可通过表面糖蛋白识别选择素并结合。这可以使 PMN 与内皮细胞(不稳定地)黏附,激活 PMN 的黏附蛋白(即 β_2整合素)。

整合素是异二聚体血浆膜表面受体,每个由一个 α 和一个 β 链非共价键结合。每条链需要正常受体表达并与相关配体结合。白细胞黏附相关的主要整合素是白细胞黏附血管内皮的 β_2整合素,通常含有 α 链 CD18:CD11a/CD18(LFA-1)、CD11b/CD18(MAC-1)和 CD11c/CD18(gp150,95)。CD11b/CD18 是一类可结合激活的补体 C3(iC3b)的互补受体(CR3)。

PMN 与内皮细胞接触可导致 PMN 增殖并主动迁移至内皮细胞之间,穿过组织到达炎症处。这种指向性的移动是由趋化性造成的,与自发性的迁移(未受刺激的白细胞的随机迁移)和化学增活现象(白细胞在化学物质刺激下的随机运动)不同。

感染处产生的可溶性介质能引起趋化现象,称作趋化刺激。主要的趋化刺激物是过敏毒素 C5a、细菌产生的甲酰化肽化学引诱物[在实验中,使用相似的 N-甲酰甲硫氨酰-亮氨酰-苯基丙氨酰(f-Met-Leu-Phe)人工合成肽]、白三烯 B4(LTB4)、血小板激活因子(PAF)、白介素 8 和转化生长因子β。其他因子包括神经肽和基质蛋白碎片[15-17]。

粒细胞受体:粒细胞受体可传递信号并引起黏附、变形和迁移作用的增强。在感染处释放的趋化因子扩散后与粒细胞受体结合。当趋化因子浓度达到最高时,趋化性受体发生极化,决定趋化迁移的方向。因为最高浓度的趋化因子常出现在感染处,细胞会迁移至此处(白细胞浸润)(图 19.7-2)。

目前所有已知的趋化因子受体与 G 蛋白相关,可传递趋化信号至细胞。磷脂酰肌醇-3 激酶(PI3K)和 p38 MAP 激酶是重要的信号分子,最终控制细胞骨架动力学,从而产生细胞运动[18,19]。

19.7.8.2 白细胞黏附缺陷(LAD)综合征

白细胞黏附缺陷可分为两种亚型:LAD Ⅰ和 LAD Ⅱ。

LAD Ⅰ是由常染色体隐性遗传导致的 β_2 链缺陷(CD18),也会导致 CD11 表达减少。临床上较严重的病例,可表现为在粒细胞受体上检测不到 CD11/CD18,在不太严重的比例中,可检测到 3%～10%正常表达量的 CD11/18 表达。细胞黏附缺陷是明显的临床表现[20]。

LAD Ⅱ是由异常岩藻糖基化引起的,可影响包括 E 选择素的多种配体。因此,粒细胞与上皮细胞无法结合。这导致整合素反应下降,减少粒细胞黏附,最终减少粒细胞迁移出血管。患有 LAD Ⅱ的儿童除了感染风险增加外,也会有其他严重的症状[21]。岩藻糖基化缺陷可通过流式细胞术检测 CD15(Sialyl Lewis X 抗原)。

19.7.8.3 其他趋化作用异常

分子原因尚未评估的其他趋化性和迁移性障碍已有报道。LAD Ⅰ的变异体已被确认(有些作者称为 LAD Ⅲ)可减少 β_2 整合素的结合能力[22]。懒惰白细胞综合征是另一种独立的缺陷,仅在少数个案中报道,特点是 PMN 迁移受损[23]。

PMN 趋化性缺陷常与其他疾病有关(表 19.7-5):

- 21-三体综合征的儿童、青年牙周炎和坏疽性脓皮病的患者白细胞趋化性会降低。这与信号传递缺陷有关。
- 中性特异性颗粒缺乏(SGD)的特点是趋化性减少。SGD 是由一种转录因子缺陷引起(CCAA/增强子结合蛋白 ε),它与多种分化缺陷有关,导致粒细胞蛋白合成缺陷。除了趋化作用缺陷,粒细胞也会表现出其他功能缺陷(如细菌杀伤作用减少及受体表达减少)[4,24]。

19.7.8.4 细胞吞噬作用

微生物感染会产生化学引诱物,能促进 PMN 浸润组织。在组织中,PMN 可以实现它们最重要功能:细胞吞噬作用和细胞内杀伤外源有机物。细胞吞噬作用的先决条件是具有识别和结合微生物的能力。病原体相关分子模式(PAMP)是最重要的细菌上的识别结构。它们与多种细菌有关,包括脂多糖、脂磷壁酸、鞭毛蛋白等。这些 PAMP 可被模型识别受体如 Toll 样受体家族和 LPS 受体 CD14 识别[17,25]。

细菌识别作用可被调理作用增强，包括结合细菌内源性蛋白，因此可被粒细胞的特异性受体识别。比如，纤连蛋白与调理作用提高了对金黄色葡萄球菌和链球菌的识别[26]。

调理作用可在细菌表面结合特异性 IgG 抗体或者活化的补体产物 C3b 和 iC3b 后得到增强。C3b 可被补体受体 CR1 识别，iC3b 可被 CR3(CD11b/CD18)识别。同时被 C3b/iC3b 和 IgG 结合的颗粒最优先被吞噬。

特异性的 IgG 受体存在于粒细胞表面。这些受体被称作 Fc 受体(FcγR)，因为它们可以结合抗体的稳定片段(Fc 区域)。

粒细胞表达不同类型的 FcγR：FcγRⅡ(CD32)、FcγRⅢ(CD16)和(随后活化)高亲和力 Fc 受体 FcγRⅠ(CD64)[27]。

尽管 Fc 受体功能存在一些重复，受体的结合能力和亲和力也不尽相同，可能优先结合单分子结构的 IgG、IgG 聚合物或者特定的 IgG 亚群。同种异型的 CD32 和 CD16 也有所报道。比如同种异型 CD32 在 131 位点发生点突变，可能被精氨酸或者组氨酸所取代(FcγRⅡa－R131 和 FcγRⅡa－H131)。

变异体结合 IgG_2 的能力也已经有所报道，FcγRⅡa－H131 具有较强的结合能力，但 FcγRⅡa－R131 结合能力较弱。因为荚膜内的细菌(B 族链球菌、乙型流感嗜血杆菌、乙型脑膜炎奈瑟菌和 K1 阳性大肠埃希菌)能主要刺激 IgG_2 产生，异型 FcγⅡ能在这些细菌的吞噬作用中起到主要作用。事实上，研究表明带有 FcγⅡa－R131 的患者有较高风险患脑膜炎[28]。

现已知有两种异型 CD16：异型 FcγRⅢa 出现在自然杀伤细胞(NK)及巨噬细胞的完整的膜转运蛋白上，异型 FcγRⅢb 通过糖基磷脂酰肌醇(GPI)结合在粒细胞上。FcγRⅢ与 IgG 聚合体结合，尤其是对 IgG_1 和 IgG_3，具有高度亲和力。基于氨基酸替代的 CD16 多态性(NA1/NA2 多态性)也与不同程度的噬菌作用效率有关，但对于免疫系统的作用尚不明确，尤其是 CD16 缺陷相对比较常见但可能并不会导致感染风险的增加[28-32]。

细菌与 PMN 结合后诱导产生级联细胞内信号传导，信号传导的质量和数量取决于 PAMP 的识别。PMN 活化可产生伪足，将细菌包围装入由细胞膜(吞噬体)形成的囊泡中吞入粒细胞。细胞吞噬作用增加了细胞的氧需求量以及糖代谢，与分子氧含量的减少有关(图 19.7－3)。细胞吞噬作用仅在细胞具有充足活力及细胞骨架完好时发生。这也就是细胞吞噬作用异常常与趋化性异常相关的原因。

19.7.8.5 杀菌活性

趋化作用和吞噬作用的最终目的是细胞内杀死细菌。需氧与不需氧机制是可以区分的。摄入的细菌被包裹在一个膜囊泡中(吞噬体)，其中融合了嗜天青颗粒(溶酶体)形成吞噬溶酶体。这可引起溶酶体酶释放。同时，随着分子氧的减少，氧自由基逐步形成。这个反应就是氧化爆发或者呼吸爆发，对胞内杀伤病原体来说至关重要(图 19.7－3)。氧自由基也能出现在细胞周围，但会被血清蛋白如血浆铜蓝蛋白灭活。过量产生氧自由基会引起组织损伤并产生局部炎症。

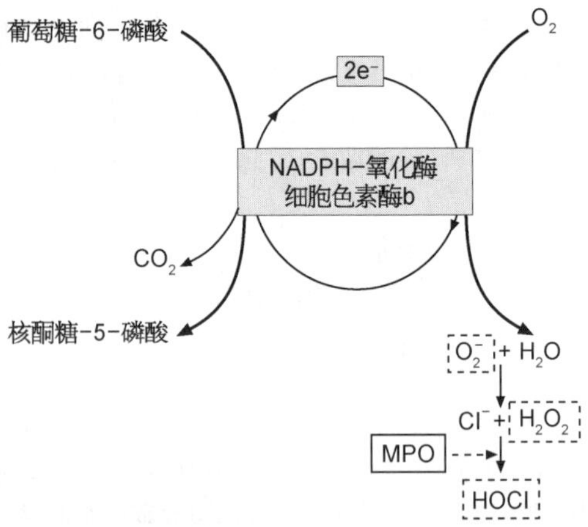

图 19.7－3 粒细胞中氧自由基生成。葡萄糖-6-磷酸在细胞膜内被代谢为核酮糖-5-磷酸。CO_2 及游离电子通过 NADPH 依赖的氧化酶释放入分子氧和辅酶细胞色素 b。这会导致 O_2^- 生成，在存在水和 Cl^- 的情况下，被进一步还原成 H_2O_2，之后再生成次氯酸(HOCl)。O_2^-、H_2O_2 和 HOCl 对大多数细菌具有毒性

在酶级联反应中的缺陷会导致氧自由基生成减少(发病率 1/200 000)，并表现为反复的细菌感染，常与细胞浸润和肉芽肿形成有关。临床症状表现为慢性肉芽肿病(CGD)。该缺陷可影响胞液中细胞色素 b 亚基 $p22_{phox}$ 或 $gp91_{phox}$ 或因子 $p47_{phox}$ 或 NADPH 氧化酶 $p67_{phox}$。细胞色素缺陷更为常见[33]。

PMN 分泌的杀菌物质的报道近几年有所增长。

这应用于：① NO 的生成，具有杀菌作用和血管活化作用；② 抗菌蛋白质和肽，如细菌/浸润-增加蛋白(BPI)、防卫素和 cathelin。这些天然抗生素的效能和作用方式与传统抗生素相同，它们抵御细菌的作用难以评估；③ 防卫素和 Cathelin－LL37 的缺陷及患有中性粒细胞缺乏的患者(Kostmann 综合征)会增加感染风险，即使使用粒细胞集落刺激因子(G－CSF)后粒细胞数量增加，感染的风险依然存在。

19.7.8.6 髓过氧化物酶(MPO)

MPO 是一种阳离子、含亚铁血红素、糖基化的酶，存在于中性粒细胞的嗜天青颗粒中。PMN 含有 MPO/HOCl 系统可对细菌和真菌产生胞内杀伤作用(图 19.7－3)。MPO 参与中性粒细胞的先天性免疫和获得性免疫[34](表 19.7－6)。

表 19.7－6 MPO 参与的 PMN 的先天性和获得性免疫[34]

通过胞内功能(产生 HOCl)和胞外功能(释放 NET)清除微生物。
PMN 在淋巴结内释放 MPO 可能抑制树突状细胞激活，因此抑制适应性 T 细胞的反应，间接减少器官损伤。
HOCl 能使外部活化的 PMN 生成并释放 MPO，导致显著的组织损伤。
释放包含 MPO 的 NET 会导致针对 MPO 的自身免疫性疾病，随后发展成 ANCA。

MPO 缺乏尽管相对常见(大约 1∶2 000)，但临床上较少被发现，可能的原因是可被其他机制所补偿。因为氧自由基的产生比趋化性更不易受破坏并且受外部因素的影响较小，所以在继发性或暂时性疾病中不太常见。

(戴谦　黄斐　孟志民　陈闻达　译，郭奕明　审校)

20

细胞因子和细胞因子受体

20.1 细胞因子的定义、分类、结构和功能

Lothar Thomas

细胞因子网络由细胞因子、细胞膜上的细胞因子受体及信号传导系统组成，并将细胞因子信息传递到细胞中心（主要指细胞核）。

20.1.1 细胞因子

细胞因子这一术语来源于希腊单词“cyto”（细胞）和“kinesis”（移动），意思是“在细胞间移动”[1]。细胞因子是由100～200个氨基酸组成的调控蛋白，许多类型的细胞均可产生，包括造血细胞和非造血细胞。细胞因子包括T淋巴细胞、B淋巴细胞（淋巴因子）和单核细胞（单核因子）分泌的调节蛋白，以及干扰素和造血集落刺激因子。它们作为信使，可在相同的细胞（内分泌）或通过循环在远处的靶细胞（旁分泌）上产生特定的信号[2]。

细胞因子可发挥激素样作用，通常仅在细胞受到刺激时分泌。它们具有许多功能特征，包括能够作用于许多不同的细胞（多效性），并在其活性之外模拟其他细胞因子[2]。细胞因子是参与调节炎症、免疫防御、组织修复、心脏和血管收缩、维持机体功能及激活细胞凋亡和细胞死亡的调节蛋白。

根据细胞因子首次描述的生物学功能（表20.1－1）及其结构特征（表20.1－2）进行分类：第一类细胞因子由四个α螺旋构成的四螺旋束结构，按上—上—下—下拓扑排列。四螺旋结构的细胞因子优先作用于造血、天然和适应性免疫方面。第二类细胞因子为折叠片状结构。这些细胞因子优先调节细胞的生长和分化，但也参与免疫调控（IL－1和TNF－α）。TNF－α家族的细胞因子具有β果冻卷状结构β－jelly－roll（环状或圆柱状结构的细胞因子），通常以三聚体形式存在。IL－1家族的蛋白质具有β三叶草结构。仅有少数细胞因子的结构分类具有超过20%～30%的同源性。

表20.1－1　细胞因子功能学分类[1]

干扰素（IFN）	干扰素由病毒感染的细胞产生并能保护免受同源和异源病毒的感染。它们在免疫调节中也起着重要作用。干扰素分为Ⅰ型干扰素（IFN－α、IFN－β、IFN－γ、IFN－ω）和Ⅱ型干扰素（IFN－γ）。IFN－α具有20个变异体。 Ⅰ型干扰素为抗病毒细胞因子，Ⅱ型干扰素具有免疫调节活性。Ⅱ型干扰素曾被称为巨噬细胞活化因子，因为它们也能活化巨噬细胞。所有的干扰素都能够激活MHC Ⅰ类分子。
白介素（IL）	白介素可作为白细胞之间的介质，已知有超过30种白介素。它们的功能包括刺激、合成更多的白介素及作为其他介质启动细胞增殖和酶的表达。
肿瘤坏死因子（TNF）	用BCG和脂多糖处理后释放到血浆中的肿瘤坏死因子，最初是因为它们有引起肿瘤坏死的能力而命名。TNF－α是这个家族最重要的因子。其他成员包括CD30L、CD40L、CD95L、FS7相关表面抗原配体（FasL）、TNF相关凋亡诱导配体（TRAIL）、神经生长因子（NGF）和淋巴毒素（$LT\alpha_1/\beta_2$）。它们的功能是抗肿瘤活性（TNF－α），诱导细胞凋亡（FasL，TRAIL，TNF－α），免疫调节（CD40L，TNF－α），调节淋巴结发育（$LT\alpha_1/\beta_2$）。 肿瘤坏死因子具有折叠片状结构。
集落刺激因子（CSF）	集落刺激因子调节造血系统前体细胞在骨髓中的增殖和分化。它们分化成粒-巨噬细胞集落刺激因子（GM－CSF），粒细胞集落刺激因子（G－CSF）和巨噬细胞集落刺激因子（M－CSF），如GM－CSF能够刺激单核细胞产生IL。
生长因子（GF）	生长因子是影响非造血细胞生长的细胞因子。已知的生长因子包括表皮生长因子（EGF）、胰岛素生长因子（IGF）、血小板衍生生长因子（PDGF）、血管内皮生长因子（VEGF）。
趋化因子	趋化因子对粒细胞和单核细胞具有趋化作用。它们包含超过50种已知蛋白质，根据相关半胱氨酸的位置及前两个半胱氨酸分子之间氨基酸表达和数量，可分为C、CC、CXC和CX3C家族（参见表19.1和表19.1－3）。

表20.1－2　基于细胞因子结构特征的分类[2]

四螺旋束结构细胞因子	IL－2，IL－3，IL－4，IL－5，IL－6，IL－7，IL－9，IL－11，IL－15，GM－CSF，G－CSF，M－CSF，睫状神经营养因子（CNTF），白血病抑制因子（LIF），制瘤素M，新神经营养素－1（NNT－1），心脏生长抑制素－1（CT－1），促红细胞生成素，hGH，催乳素。 异二聚体细胞因子：IL－12，IL－23，IL－27，心肌营养素样细胞因子/细胞因子样因子－1（CLC/CLF1）。这些细胞因子中部分（IFN－γ，IL－5，M－CSF）形成二聚体。
IL－6家族	IL－6，IL－11，IL－27，LIF，抑瘤素M，CT－1，CNTF，CLC。它们都以gp130作为信号转导器。
IL－10家族	IL－10，IL－19，IL－20，IL－22，IL－24，IL－26。
IL－12家族	包含异二聚体四螺旋细胞因子IL－12，IL－23，IL－27。

续 表

干扰素	Ⅰ型：IFN-α,IFN-β,IFN-τ,IFN-ω,IFN-ζ。 Ⅱ型：IFN-γ。
TNF-α家族	TNF-α,淋巴毒素,神经生长因子(NGF),血管内皮生长抑制剂(VEGI)。
IL-1家族	IL-1α,IL-1β,IL-1-Ra,IL-18。

20.1.2 细胞因子受体

细胞因子受体至少由三部分组成(参见图 15.10-6)[1,3]：

- 细胞外结构域：为细胞因子提供结合位点，并对特定配体具有特异性。
- 跨膜区：横跨质膜的磷脂双分子层。
- 细胞内结构域：负责信号转导，具有酶活性并能结合其他分子，从而将信号传递到细胞内部以响应细胞因子配体。

细胞因子通过受体作用于靶细胞。所有的细胞因子受体都是1型膜蛋白。配体结合受体蛋白的胞外部分，并且通过受体蛋白的二聚化或多聚化，产生具有功能的活性受体。该受体通过信号转导途径将信息传递到细胞中(如细胞核)。一些细胞因子受体具有死亡结构域或是诱饵受体，这意味着它们能结合细胞因子但不会传递信号。因此循环中的细胞因子被清除，不再起作用。

类似于细胞因子的结构分类，它们的受体也能被分成不同的类别。

Ⅰ类细胞因子受体：可结合四螺旋结构细胞因子的受体。受体复合物按以下任一种方式形成：

- 受体由单一蛋白质组成(如IL-6家族中的gp130)。Ⅰ类受体通常结合配体后形成异源二聚体。受体蛋白的胞内结构域触发信号转导级联。
- 受体复合物由单个蛋白质(α亚基)组成，在结合细胞因子后，与另一个蛋白质单元(β亚基)结合。β亚基负责信号转导。一些细胞因子(IL-2、IL-7、IL-4、IL-9、IL-15和IL-21)具有共同的γ链(γc)，而不是通过α、β亚基。Ⅰ类受体的配体，四螺旋结构细胞因子组成一个大组。因此，许多这样的细胞因子具有相似的功能活性也不足为奇。

Ⅱ类细胞因子受体：属于干扰素受体家族的受体。相对于含有两种胞外结构域，且每种结构域中有100个氨基酸的Ⅰ类受体，Ⅱ类受体仅含有一个由210个氨基酸组成的结构域。

Ⅲ类细胞因子受体：第Ⅲ类受体结合TNF-α家族的细胞因子。它们由两种蛋白质(p55，p75)组成，它们作为三聚体独立地结合配体并触发细胞内信号。Ⅲ类受体存在于多种细胞上，并且它们的活性部分重叠。p55受体主要传递炎症信号，而p75受体传递对T细胞增殖重要的信号。

Ⅳ类细胞因子受体：这些受体可结合IL-1家族的细胞因子。他们有三个免疫球蛋白样结构域。同时有两种受体类型：IL-1-RⅠ和IL-1-RⅡ。IL-1-RⅠ借助共同受体(IL-1受体辅助蛋白，IL-RacP)将IL-1信号传递到细胞中。IL-1-RⅡ是一个诱饵受体。它将IL-RacP募集到非信号复合物中。因此，共同受体从信号通路中分离，IL-1作用受到限制。

IL-1受体与在单核细胞、树突状细胞和内皮细胞上表达的Toll样受体(TLR)有关。TLR通过结合细菌结构(脂多糖、细菌DNA、鞭毛蛋白)被激活并形成细胞因子。

细胞因子受体的表达：细胞因子受体在组织中的分布和密度决定细胞因子作用的特异性。单个组织只有有限的受体谱能作为细胞因子的目标。如同细胞因子的产生，受体密度也受到机制调节。受体通常不是结构性表达，而是在受到相应刺激后才出现在细胞膜上。一些细胞因子如IL-2可以诱导自身(自体)受体的表达。但是，受体也可以通过异源性细胞因子表达，如IL-1也可诱导IL-2R的表达。

20.1.2.1 可溶性细胞因子受体(sCR)

除膜结合受体外，还有sCR(sIL-2R、sIL-4R、sIL-6R)。它们可通过以下方式产生：① 通过脱落(即限制细胞外膜结合蛋白的水解)，细胞结合的受体因此变成可溶性蛋白质并出现在循环中；② 通过独立合成(mRNA可变剪接)，直接将sCR分泌到循环中。

从根本上来说，sCR发挥功能是通过与细胞结合表面受体竞争结合游离细胞因子[2]。因此，sCR阻止其配体与特异性膜受体结合产生信号，造成细胞因子活性抑制。然而也有例外，当受体结合的细胞因子被带到远处位置时，它能增强而不是抑制其配体的活性。可溶性IL-6受体(sIL-6R)可与存在信号转导亚基的配体发生相互作用，由此产生信号(即sIL-6R和gp130)。可溶性受体还可以与细胞膜结合的受体竞争细胞因子，从而作为拮抗剂发挥作用，如sIL-4R。sCR可因细胞活化而产生，因此与免疫介导的疾病活性相关。

20.1.3 信号转导

大约30%的细胞因子通过四种Janus激酶(JAK)或七种信号转导物和转录激活因子(STAT)进行信号传导。细胞内的Ⅰ类和Ⅱ类受体与Janus激酶相关。JAK是酪氨酸激酶。在结合细胞因子后，JAK通过受体蛋白的二聚化而被激活，并且细胞内受体蛋白结构域中的JAK和酪氨酸残基都被磷酸化。磷酸化受体成为STAT因子的对接位点，在二聚化和转移到细胞核中后，诱导细胞因子特异性基因表达(图20.1-1)。Ⅰ类和Ⅱ类受体通过STAT3转导信号。

20.1.4 细胞因子的功能

细胞因子在细胞分化、调控和协调免疫系统中发挥重要作用[1,2]。

细胞分化：细胞因子作为胚胎发育的调节蛋白。它们防止过早分化，从而保持干细胞的多潜能性。例如，它们调节造血干细胞向成熟血细胞的增殖和分化(图20.1-2)。以同样的方式，神经元干细胞和胚系细胞的分化在胚胎发育期间也会受到调节。

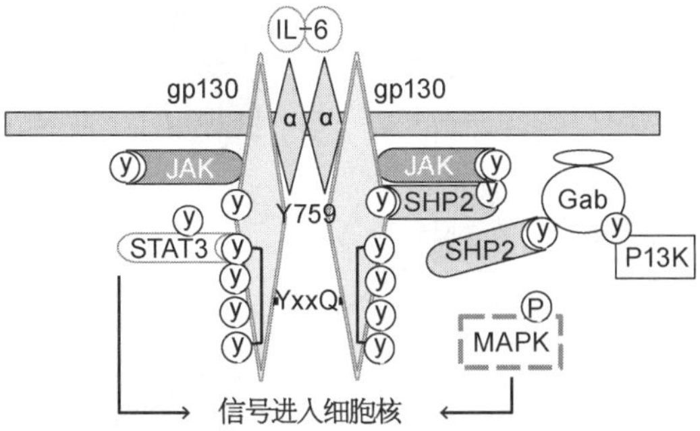

图 20.1-1 IL-6 信号转导受体复合物由受体蛋白质 IL-6Rα 和信号转导蛋白 gp130 组成(修改自参考文献[4])。在靶细胞上,IL-6 首先结合 IL-6R 的 α 链。然后 IL-6-IL-6Rα 复合物与两个 gp130 分子结合并诱导信号传导,这主要通过激活两种信号传导途径 JAK/STAT 和 SHP2/Gab/MAPK。在每种情况下,通过激活区域 YYxxQ 和 Y759 后激活 gp130。产生的信号复合物通过使自身 JAK(酪氨酸激酶)和 gp130 胞质结构域的酪氨酸(y)发生磷酸化而激活

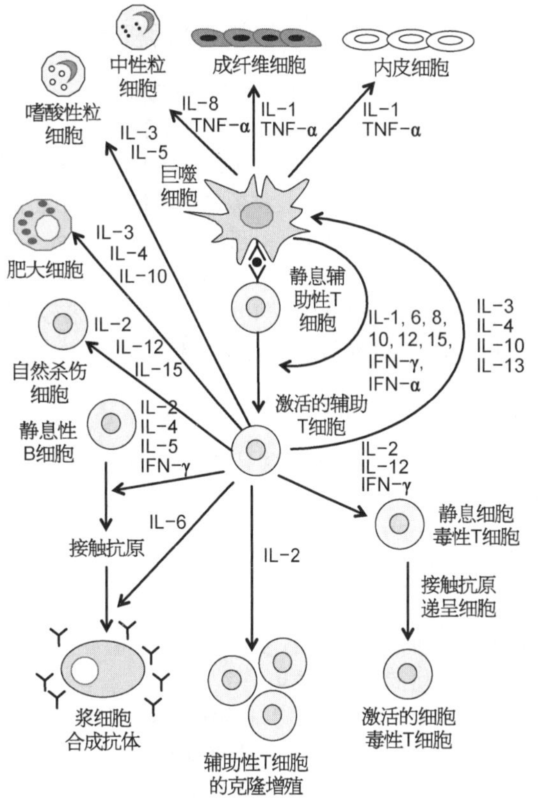

图 20.1-3 细胞因子在先天性免疫和适应性免疫中的功能(修改自参考文献[1])。通过巨噬细胞 MHC 复合物将抗原提呈给静止的辅助性 T(Th)细胞后,Th 细胞的抗原特异性 T 细胞受体被激活。Th 细胞产生许多细胞因子,从而激活适应性免疫

免疫系统的协调:当人体受到炎症危害时,细胞因子作为免疫系统细胞之间的介质,协调先天性和适应性免疫反应(图 20.1-3),如必须谨慎调节炎症反应以防止不必要的组织损伤或全身性炎症表现(全身炎症反应综合征,SIRS)。

细胞因子通常在受到刺激后会短暂分泌,并在局部起作用。它们可以在分泌细胞中或同类型细胞中以自分泌方式起作用,但也可以旁分泌的方式刺激其他类型的细胞。

多效性:细胞因子对不同的细胞有不同的作用。这种现象被称为多效性。例如,IL-6 刺激肝细胞上 CRP 的合成并抑制肝杀菌肽的合成;对于造血细胞,它作为分化因子起作用,对于神经元细胞,它则是增殖因子。

冗余性:多种细胞因子可以在靶细胞上触发相同的反应,从而相互替换发挥作用。这种现象被称为冗余。这种现象的原因之一是由于不同的细胞因子使用相同的受体。例如,CRP 的合成可以被 IL-6、抑瘤素和 IL-11 激活。IL-1 和 TNF-α 也是冗余的细胞因子。它们共有许多功能,刺激更多细胞因子的产生,引起发热,并诱导成纤维细胞的增殖。

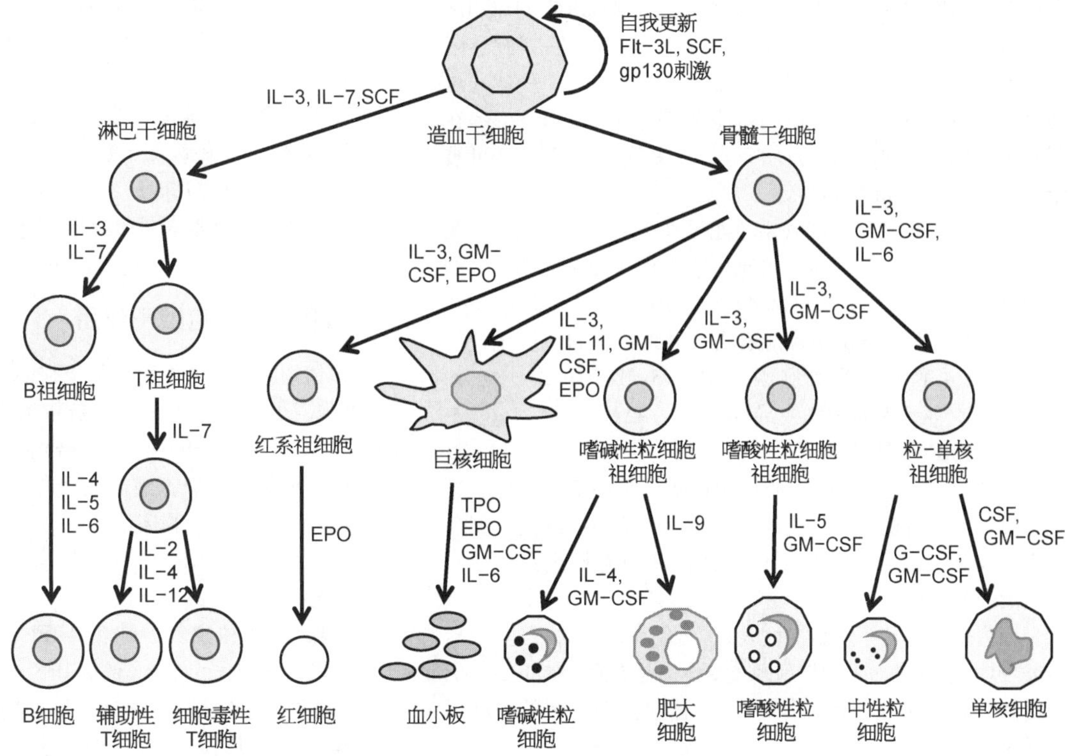

图 20.1-2 细胞因子调控造血功能(修改自参考文献[1])。造血细胞系的增殖源于多潜能干细胞。细胞因子调控其分化。Flt-3L,Flt-3 配体;SCF,干细胞因子;gp130,糖蛋白 130;GM-CSF,粒-巨噬细胞集落刺激因子;G-CSF,粒细胞集落刺激因子;EPO,促红细胞生成素,TPO,血小板生成素

20.1.5 细胞因子的合成和作用机制

某些细胞类型在受到刺激后会产生细胞因子[1-2]。通过抗原可产生刺激；并且抗原刺激的免疫细胞可产生活化的细胞因子。例如，需要激活T辅助细胞分泌IL-2，这对免疫系统的细胞具有刺激作用。通过抗原和单核细胞产生的促炎细胞因子TNF-α、IL-1和IL-6可激活T辅助细胞。关键的促炎细胞因子是TNF-α，因为它不仅促进IL-1和IL-6的合成，而且还抑制IL-4和IL-10，从而放大促炎信号，导致由巨噬细胞和粒细胞介导的T细胞活化（图20.1-3）。

20.1.6 细胞因子网络

在病理条件下，多种细胞因子可同时产生，总体上它们具有一定的协同作用或拮抗作用[1-2]。这些效应诱导新的细胞因子的产生或上调/下调现有细胞因子的产生。通常细胞因子会级联发生。例如，细胞因子如TNF-α或IL-1在炎症反应过程中诱导产生更多的细胞因子。以下是细胞因子网络中发生的基本机制：协同或拮抗作用、受体效应、可溶性受体的产生。

20.1.6.1 协同和拮抗作用

存在多种细胞因子时能引起协同作用，导致信号放大。例如：① 尽管IFN-γ和IL-2分别刺激TNF-α时，仅能引起其少量表达，而共同刺激时，能引起TNF-α显著表达；② 尽管IL-4和IL-5都能引起B细胞中的IgE类别转换，但它们联合作用有更显著的效应。

细胞因子产生的负调节可以抑制某些细胞因子的合成，如IL-10减少组织因子的产生和单核细胞中IL-1的合成。IFN-γ可抑制IL-4诱导的IgE类别转换，但同时能促进IgG_2类免疫球蛋白的合成。

在生理学上，也会产生细胞因子特异性拮抗剂。IL-1系统由两种结构不同的分子IL-1α和IL-1β组成，它们与IL-R1受体结合。IL-1受体拮抗剂（IL-1Ra）是另一种配体。IL-1Ra与IL-1R的结合不引起信号激活。IL-1受体通过结合IL-1Ra被抑制，并暂时不能进行信号传导。IL-1Ra在限制炎症反应中起作用。另一个IL-1家族成员IL-18可被结合蛋白（IL-18bp）抑制。

是否产生Th1或Th2细胞亚群及产生了哪些细胞因子取决于抗原提呈细胞（APC）将抗原递给静止T细胞（Th0）。如果产生Th1应答，IL-12刺激产生细胞因子IL-2，IFN-γ和TNF-α，且细胞介导的免疫应答占主导地位。如果产生Th2应答，IL-4刺激产生细胞因子IL-5，IL-6，IL-10和IL-13，且体液免疫应答占主导（图20.1-4）。

20.1.6.2 受体效应

受体的表达：细胞因子的作用仅限于某些细胞群体。这是通过调节各自受体的表达而发生的。由于某些细胞类型仅具有或仅能表达某些细胞因子的受体，所以它们也只对这些细胞因子起反应。

因为受体通常不是结构性表达，而仅在刺激时表达，根据所处环境，细胞表面上的细胞因子受体谱是有限的，如IL-2R仅由活化的T细胞合成，而IL-2受体仅在IL-1的刺激下表达[1,2]。

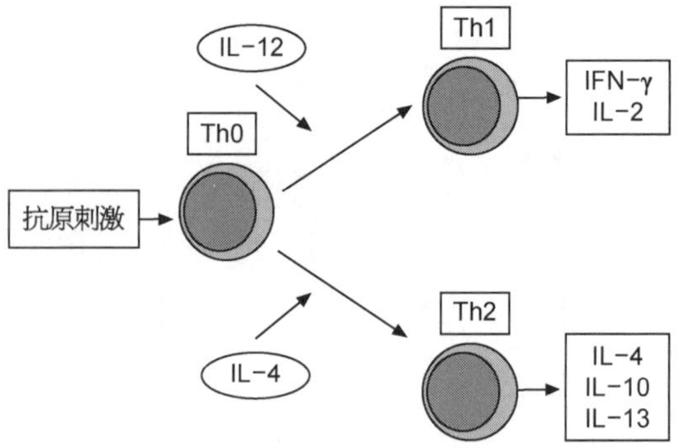

图 20.1-4 在IL-4和IL-12的影响下的辅助性T细胞亚群（Th1和Th2）

不同的细胞因子使用相同的受体：由于几种细胞因子能使用相同的受体类型，在受体水平上，细胞表面会形成细胞因子信号网络。受体具有不同的配体结合亚基，如IL-3和IL-5受体的β亚基相同，因此两种细胞因子都可以与任一受体结合。

信号转导的影响：细胞因子与其受体结合后，启动信号转导。根据情况，存在以下信号：

- 多种细胞因子可以引起相同的应答。在炎症期间会产生许多细胞因子，并且许多细胞因子的信号转导集中在少数细胞内信号分子上。由于都是四螺旋结构的细胞因子，干扰素和IL-10家族的细胞因子都通过JAK和STAT分子进行信号转导，因此产生的应答较为一致。
- 同一种细胞因子可以在不同的靶细胞中引发不同的应答。例如，TNF-α信号可以引发炎症反应或细胞凋亡。IL-1在不同细胞类型中具有许多功能。

脱落：脱落在细胞因子网络中具有以下作用。

- 细胞触发细胞特异性信号的能力降低。
- 受体结合的细胞因子被转运至体内的其他位置并发挥作用。结合可溶性受体的细胞因子能够与细胞膜结合的细胞因子竞争。
- 可溶性受体/细胞因子复合物能结合带有不完全受体的新靶细胞，从而变成完全受体。这种信号模式被称为反向信号。例如，通过脱落产生IL-6R可溶性的α亚基，与结合细胞的gp130形成新的受体，从而放大了IL-6潜在的信号谱。

20.1.7 细胞因子作用

评估细胞因子的作用是基于它们对机体组织的生物学效应，细胞因子刺激后，机体将释放指示分子到血浆中（表20.1-3）。然而，这种分子的诱导和特异性细胞因子的产生之间没有明确的相关性。细胞因子能诱导产生下述指示分子（生物标志物），并提供以下临床信息：

- C反应蛋白（CRP）：CRP升高表明由炎症细胞因子引起的急性期反应。
- 新蝶呤：其浓度增加时表明IFN-γ合成，是细胞免疫系统激活的标志。因此，评估IFN-γ的疗效对于监测患者病毒感染、移植和肿瘤是一个有效的参数。
- 降钙素原（PCT）：TNF-α的全身作用诱导这种炎症标志

物产生。由于TNF-α的全身性作用仅限于如内毒素侵入的情况(特别是细菌脓毒症),因此PCT是脓毒症标志物。

- E选择素:E选择素的血浆浓度可检测细胞因子诱导的内皮活化。SIRS、血管炎和心力衰竭中可见到高浓度的E选择素。
- 可溶性IL-2受体(sIL-2R):sIL-2R的血浆水平是细胞因子诱导T细胞活化的标志。其水平升高是结节病活动性指标,并且适合监测T细胞恶性肿瘤的治疗和进展(急性T细胞白血病)。

表20.1-3　30种人类细胞因子的特征和功能

白介素	名称	来源(选择)	靶细胞(选择)	功能
IL-1	内源性致热原、淋巴细胞激活因子	M、G、E、F	所有体细胞	IL-1是关键促炎介质,同TNF-α一起引起局部和全身性免疫反应。 两种激动剂IL-1α和IL-1β通过由3种蛋白质组成的相同受体(IL-1R)进行信号转导。拮抗剂IL-Ra可阻断受体的信号传导[7]。
IL-2	T细胞生长因子	T	T、NK、B、M	IL-2对白细胞具有多效性调节作用,是主要的T细胞生长因子[8]。由3个亚基形成的受体进行信号转导(参考20.5)。
IL-3	肥大细胞生长因子、集落刺激因子	T、Mo、F	骨髓中祖细胞	IL-3是造血生长因子,激活骨髓中前体细胞的增殖和分化。IL-3受体由配体特异性α亚基和非活性β亚基组成,当β亚基与α亚基结合时,会为IL-3提供高亲和力受体[9]。
IL-4	B细胞刺激因子	T、Bas、Mo	B、T、F、Bas	IL-4刺激Th2细胞产生IL-4、IL-5、IL-6、IL-10和IL-13,并调节针对IgE抗体产生的免疫应答。IL-12是Th1/Th2模式中的重要细胞因子(图20.1-4)并在过敏反应形成中发挥关键作用[10]。 IL-6和IL-13具有协同作用。IL-4和IL-13共享用于信号转导的共同受体IL-4Rα。这个受体与不同的亚基联系在一起。
IL-5	分化因子 - B细胞 - 嗜酸性粒细胞	T、Bas、Mo	Eos、Bas、B	IL-5是嗜酸性粒细胞的造血生长因子和分化因子[11]。它们通过化学诱导物如f-Met-Leu-Phe激活并进行迁移和脱颗粒。由α亚基和β亚基组成的IL-5R进行信号转导。
IL-6	B细胞和肝细胞刺激因子	M、G、T、F、Endo	肝细胞、B、M、T	IL-6是一种常见的多潜能细胞因子,参与T细胞的早期激活、B细胞的分化,调节急性期应答和造血功能(参见20.2)。
IL-7	淋巴细胞生成素1	T、F、K 胸腺上皮细胞	T、B	IL-7由非骨髓相关基质细胞和上皮细胞产生。作为多效性细胞因子,它的关键作用是调节T细胞和B细胞的发育及T细胞的稳态[12]。IL-7受体α链与淋巴细胞上异源二聚化的γc蛋白形成新受体进行信号转导。信号通过γc蛋白产生。细胞因子IL-2、IL-4、IL-9、IL-15和IL-21也通过γc蛋白产生信号。
IL-8	中性粒细胞激活蛋白、趋化因子	M、G、Endo、T、E、K	N、(T)	IL-8是中性粒细胞和淋巴细胞有效的趋化细胞因子。许多细胞都能产生IL-8,特别是受到IL-1和TNF-α刺激时。信号转导通过两种受体产生,IL-8R-A和IL-8R-B(另见20.3)。
IL-9	肥大细胞因子、T细胞生长因子Ⅲ	T	骨髓祖细胞、T	IL-9细胞因子参与Th2细胞免疫应答(参见21章),并由活化的CD4$^+$ T细胞产生[13]。IL-9促进肥大细胞的增殖和分化,并刺激活化的T细胞在体液免疫应答中激活B细胞。IL-9受体复合物由蛋白质IL-9R和γc组成。
IL-10	细胞因子合成抑制因子	M、T、B、E、Mo	T、B、M	IL-10具有抗炎性质。它能下调IL-1、TNF-α、C-X-C和C-C趋化因子家族的表达[14]。发生全身性免疫活化(如脓毒症)时,它会下调促炎细胞因子的表达。IL-10可结合单个高亲和力受体蛋白。
IL-11	脂肪形成抑制因子	F	B、Meg、M	IL-11与IL-6具有相似的功能,因此被称作IL-6型细胞因子。它能与IL-3、IL-4、IL-7、IL-12和IL-13协同作用刺激造血前体细胞的增殖和分化。IL-11由胃肠道和肺的上皮细胞产生,并调节这些上皮细胞的正常生长。IL-11、IL-6和抑瘤素都将gp130蛋白作为共同受体亚基[15]。
IL-12	NK细胞刺激因子	树突状细胞	T、NK	IL-12通过吞噬了病原体活化的巨噬细胞激活。IL-12诱导IFN-γ及T细胞和NK细胞中其他细胞因子的产生。IL-12促进NK细胞的增殖及细胞毒性T细胞和NK/淋巴因子激活杀伤细胞的裂解。IL-12是Th1/Th2模式的关键细胞因子(图20.1-4)。IL-12激活抗原刺激的Th0细胞向Th1细胞分化。它们能产生IL-2、IFN-γ和TNF-α并激活细胞介导的免疫反应。IL-12通过高亲和力受体IL-12R进行信号转导,IL-12R是由亚基β1和β2组成的异源二聚体,它们共表达是与IL-12结合所必需的[16]。
IL-13	P600	T	B、M	IL-13与IL-4具有相似的功能,因为它们都与IL-4Rα的α链结合。
IL-14	高分子量的B细胞生长因子	T、B	B	IL-14由生发T细胞、树突状细胞和恶性B细胞产生。它诱导B细胞增殖,抑制抗体分泌并促进记忆B细胞的产生。
IL-15	无	E、K、M	T、NK	IL-15是多效性细胞因子,与IL-2有许多共有的功能。IL-15激活NK细胞增殖,细胞毒性和细胞因子的产生,并调节NK细胞和巨噬细胞之间的相互作用。它对感染期间天然免疫和适应性免疫之间的联系有着关键作用[17]。 IL-15的失调与类风湿关节炎等自身免疫性疾病的发生有关。对于信号转导,尽管IL-15与IL-R15α的结合亲和力比IL-2对IL-R2α的结合亲和力高1 000倍,但IL-15与受体亚基IL-R15α结合,类似于IL-2Rα的结合。
IL-16	淋巴细胞趋化因子	T、Mz、F、Eos	T	IL-16是由CD8$^+$ T细胞、CD4$^+$ T细胞、肥大细胞、嗜酸性粒细胞和支气管上皮细胞产生的促炎细胞因子[18]。IL-16诱导CD4$^+$ T细胞的迁移,增加细胞内Ca^{2+}和1,4,5-三磷酸的浓度并诱导促炎细胞因子的产生。
IL-17	无	T、F	F、E、Endo	IL-17是由活化T细胞产生的5种细胞因子的家族[19]。原型是IL-17A。IL-17家族在骨、软骨、肺、脑、肾和小肠等组织中发挥作用,且在这些组织的稳态中有作用,而与免疫系统无关。IL-17受体是IL-17R、IL-17RH1和IL-17R1。

续 表

白介素	名称	来源(选择)	靶细胞(选择)	功能
IL-18	干扰素-γ诱导因子	M、B、树突状细胞	T、NK	IL-18由树突状细胞、肠细胞和角质细胞组成性表达。它能诱导IFN-γ的合成,其主要由NK细胞和辅助性T细胞产生。IL-18是IFN-γ合成的弱刺激剂。然而,IL-12存在时,IFN-γ可大量产生。该受体由两个IL-1R家族分子组成。
IL-19	无	M	E、M、K	IL-19是IL-10家族的细胞因子,此家族还包括IL-20、IL-22、IL-24和IL-26。IL-19由脂多糖或GM-CSF活化单核细胞/巨噬细胞,上皮细胞和内皮细胞后产生。信号转导通过与IL-20和IL-24共有的受体IL-20R产生。IL-19对内皮细胞具有促有丝分裂活性和趋化性,并对这些细胞具有抗炎作用[20]。
IL-20	无	M	E、M、K	IL-20是IL-10家族的细胞因子。与IL-10R相比,IL-20在炎症形成过程中及通过角质细胞和上皮细胞上的异源二聚体受体发生信号转导时,由活化的角质细胞和单核细胞产生。受体数量在银屑病中显著上调[21]。
IL-21	无	T	B、NK	IL-21由活化的CD4⁺ T细胞和NK细胞产生。后者通过产生IL-21进行自我调节。IL-21也由霍奇金淋巴瘤中的癌细胞产生。IL-21抑制IgE抗体的合成并能控制过敏反应。同时它也参与病毒感染的协调性应答。
IL-22	IL-10相关的T细胞衍生的诱导因子	T、Mast	E、M、K、T	IL-22属于IL-10家族,该家族还包括IL-19、IL-20、IL-24和IL-26。这些细胞能有效介导炎症反应。IL-22R1和IL-10R2组成受体发生IL-22信号转导。
IL-23	IL-12亚基p40和IL-6 G-CSF相关因子复合物	M、D	T	这种异二聚体细胞因子由两个亚基组成:IL-12共有的p40和IL-23α亚基相同的p19组成。IL-23是感染中重要的抗炎细胞因子。它上调金属蛋白酶(MMP9)的表达,促血管生成并减少CD8⁺ T细胞在炎症部位的浸润。IL-23可与IL-6和TGF-β1一起,刺激CD4⁺ T细胞分化成新的亚群,即Th17细胞[22]。
IL-24	MDA-7(黑色素瘤分化相关基因7)、ST16(肿瘤生成抑制物-16)	Meg、B、T、M骨髓中的祖细胞	E、M、K、癌细胞	IL-24是IL-10家族的细胞因子。它由活化的单核细胞、巨噬细胞和TH2细胞产生。信号转导通过两种异二聚体受体IL-20R1/IL-20R2和IL-22R1/IL20R2产生。IL-24通过快速诱导转录因子STAT1和STAT3来调节细胞的增殖和生存。IL-24在伤口愈合,恶性疾病和牛皮癣中发挥作用[23]。
IL-25	IL-17家族的细胞因子			IL-25由Th2细胞和肥大细胞分泌,也称IL-17E。它可以诱导核因子κB活化并刺激IL-8的产生。IL-25和IL-17B都通过IL-17RB受体发出信号。IL-25诱导IL-4、IL-5和IL-13的合成,这些白介素均刺激嗜酸性粒细胞的增殖。IL-25参与调节肠道免疫并可能在炎症性肠病中发挥作用[24]。
IL-26	AK-155	T	T	IL-26是IL-10家族的细胞因子。它由疱疹病毒转化的T细胞表达,而不是主要由受刺激的T细胞表达。IL-26通过两种蛋白IL-20受体1和IL-10受体2发出信号。IL-26能加快IL-10和IL-8的分泌并刺激上皮细胞上CD54的表达[25]。
IL-27	无	M、D	T	IL-27是IL-12家族成员,是具有促炎和免疫抑制特性的异二聚体蛋白。它由蛋白亚基IL-27B和IL-27-p28组成,且IL-27B由Epstein-Barr病毒诱导基因3编码。IL-27由抗原提呈细胞产生,并参与调控B细胞和T细胞的活性。两个亚基IL-27R和gp130组成的受体使信号开始转导[26]。
IL-28A,IL-28B	干扰素λ-2、干扰素λ-3	M	多种细胞类型	IL-28具有两种异构体,并在病毒的免疫防御中起作用。由于IL-28受体由IL-28受体α链和IL-10受体β链组成,因此IL-28是IL-10家族的细胞因子。两者都属于干扰素-γ家族,与IL-29非常相似[27]。
IL-29	干扰素λ-1	M	多种细胞类型	IL-29是IFN-γ家族的成员,与1型干扰素具有相似性,是一种有效的抗病毒细胞因子。IL-29由树突状细胞和单核细胞分泌,可对病毒感染和Toll样受体的刺激作出应答。IL-29R受体由蛋白质IL-28Rα和IL-10Rβ组成,且几乎所有的非血液细胞可表达[27]。
IL-30				异二聚体细胞因子由蛋白质EB13和P28组成。该蛋白质的基因在HGNC准则中称作IL-27。

T,T淋巴细胞;B,B淋巴细胞;G,粒细胞;N,中性粒细胞;Bas,嗜碱性粒细胞;Eos,嗜酸性粒细胞;F,成纤维细胞;M,巨噬细胞;Meg,巨核细胞;Mast,肥大细胞;Mo,单核细胞;NK,自然杀伤细胞;E,上皮细胞;Endo,内皮细胞;K,角质形成细胞;D,树突状细胞

20.1.8 细胞因子的诊断价值

由于细胞因子的多效性和冗余性,测定广谱的细胞因子在临床诊断中没有任何意义。单个细胞因子的诊断价值限于具体问题,特别是诊断炎症反应。表20.1-4提供了一个检测细胞因子的诊断指征的概述。

20.1.8.1 适应证

包括评估全身炎症活动、感染和创伤相关的病因、移植排斥反应、免疫过程和自身免疫性疾病;重症医疗监护的预后标志(IL-6、IL-8、IL-10)。

20.1.8.2 标本要求

血浆、血清、脑脊液和其他血管外体液:1 mL。

表20.1-4 细胞因子和细胞因子受体检测的指征[28]

细胞因子	疾病	注意事项
IL-6		
-血浆,血清	新生儿脓毒症	用于早期诊断和预后的准确参数。1 h内上升。抗生素治疗成功后10 h下降。
-血浆,血清	成人重症监护	诊断全身性炎症的形成。与降钙素原一起,是诊断SIRS和脓毒症的标志物。抗生素治疗成功后迅速下降。不能鉴别SIRS和脓毒症。
-血浆,血清	创伤	创伤性脑损伤、软组织损伤和创伤的前2~48 h内临床进展(通气持续时间、肺炎发生率、死亡率)的预后参数。
-血浆,血清	心力衰竭	可检测外周缺氧,是预后标志物。成功的机械心脏支持系统与其水平下降有关。

续 表

细胞因子	疾病	注意事项
IL-8		
- 尿液	肾移植	缺血/再灌注引起的器官损伤的指标。
- 血浆,血清	新生儿脓毒症	尽管此参数大都已被IL-6生物标志物替代,但也用作新生儿脓毒症的早期诊断。
- 血浆,血清	脓毒症,成人多发伤	尽管此参数大都已被IL-6生物标志物替代,但也用于检测全身性炎症。
- 支气管肺泡灌洗液	脓毒症,多发伤	成人呼吸窘迫综合征(ARDS)的预后标准,在肺炎中也会升高。
IL-10		
- 血浆,血清	心脏搭桥手术	手术4～24 h后临床进展(发病率、感染、通气持续时间)的预后标志。
- 血浆,血清	脓毒症,多发伤,术后并发症	检测免疫抑制,是感染的风险标志物。
TNF-α		
- BAL	脓毒症,多发伤	ARDS进展的预后指标。
- CSF	多发性硬化症(MS),脑膜炎	MS活动的标志,在细菌性脑膜炎中升高。
可溶性TNF-α受体1		
- 血浆,血清	多发性硬化症	活动期MS升高,在用类固醇治疗期间降低。
- 血浆,血清	心力衰竭,脓毒症	与心力衰竭的程度相关,随着治疗成功而降低。sTNF-αR2升高与死亡风险相关。即使在肌酐水平正常的患者中,也是发生急性肾衰竭的独立预测因子。
sIL-2-R		
- 血浆,血清	结节病	疾病活动期标志,无疾病特异性。

20.1.8.3 检测方法

免疫分析如酶联免疫分析(ELISA)。

20.1.8.4 临床意义

细胞因子可在皮摩尔浓度范围内发挥生物学效应。它们在血液和其他体液中的生物半衰期很短,大多数细胞因子具有几分钟的半衰期(有部分例外,如IL-12)[5]。半衰期短是由于结合了细胞膜受体、血浆蛋白和可溶性受体,以及肾脏的蛋白水解能力减弱或消失。此外,在刺激后细胞因子通常仅产生几个小时,且作用是局部的,并非全身性的。

已明确可对血浆或血清及脑脊液中的细胞因子水平进行分析。确定支气管肺泡灌洗液中的细胞因子浓度,需要恒定的灌洗量。

在常规诊断中,仅在重症监护和移植中检测细胞因子。重症监护中的一个主要挑战是早期发现局部炎症(感染或创伤诱发)至SIRS的进展。这一过程伴随着血浆中促炎性细胞因子TNF-α、IL-1、IL-6和IL-8水平的升高。

高浓度的IL-6和IL-8与SIRS相关,持续高浓度表明其预后差。能够早期诊断器官移植后的免疫相关并发症,IL-6、IFN-γ和TNF-α的分析用以检测排斥反应。诊断灵敏度为90%～95%,特异性为40%～60%。

20.1.8.5 注意事项

血液标本采集：在血液凝固及接触注射器材料后,免疫细胞的激活增加了细胞因子浓度。因此建议检测血浆中细胞因子水平(肝素化、EDTA抗凝血)。

应在4 h内分离血浆与血细胞。在此之前,样品应该冷藏。一些检测受抗凝剂(特别是EDTA)的影响。一般而言,必须遵循检测厂家的说明。

检测方法：不同厂家的检测结果对于相同的细胞因子通常会得到不同的结果,尽管它们是根据国际细胞因子标准(NIH/WHO标准)进行校准的。这种变化是由于检测试剂盒中不同抗体的表位特异性和亲和性差异。

许多细胞因子仅作为二聚体或三聚体发挥生物学活性。然而,一些ELISA测定也检测生物非活性单体或蛋白裂解产物。这对于诊断并不是问题,因为生物活性细胞因子的体内半衰期很短,细胞因子经常无法准确检测。然而,在细胞因子短暂释放之后,仍可检测存到时间较长的裂解产物,因此检测结果提供了过去数小时甚至数天内细胞因子释放的信息。这类研究已经很全面,尤其是检测TNF-α[6]。

由于免疫检测的检出限小于10 pg/mL,有时甚至小于1 pg/mL,因此即使在健康人的血浆或血清中也可检测到细胞因子浓度。

溶血：IL-8与红细胞的Duffy受体结合。溶血导致大量IL-8的释放引起血浆或血清中IL-8水平假性升高。

稳定性：采血后4 h内应进行检测。血清或血浆中的细胞因子储存于-70℃可稳定保存数年。

20.2 白细胞介素6(IL-6)

Lothar Thomas

20.2.1 IL-6的生物活性

IL-6是糖基化蛋白质,分子量为21～28 kDa,所有IL-6型细胞因子都具有典型的四螺旋束结构。IL-6基因位于染色体7p21上,含有糖皮质激素反应元件。由于相关疾病病因及糖皮质激素治疗引起的糖皮质激素浓度升高,抑制了IL-6和CRP的产生。

多种免疫细胞和非免疫细胞均可分泌IL-6,尤其是单核细胞/巨噬细胞、树突状细胞、淋巴细胞、内皮细胞、成纤维细胞和肌肉细胞[1]。IL-6可靶向作用多种细胞类型并引起多种应答,通常这被称作促炎或抗炎。它的一个关键功能是调控急性期反应。然而,IL-6还有其他活性(表20.2-1)。例如,IL-6是免疫系统中的主要参与者,参与免疫细胞的成熟、T细胞的激活及B细胞中免疫球蛋白的生成。IL-6通过诱导IL-2的产生和IL-2受体的表达激活促分裂原刺激T细胞,并与IL-2协同促进T细胞分化为细胞毒性淋巴细胞。它还刺激内皮细胞产生趋化因子和黏附分子,从而将白细胞募集到炎症部位[1]。

IL-6是参与T细胞分化的关键细胞因子。它与TGF-β共同调控两种重要的$CD4^+$ T细胞群：调节性T细胞(Treg)和辅助性T细胞17(Th17)(图20.2-1)[2]。Th17细胞是效应性$CD4^+$ T细胞发生应答的一个亚群。这群细胞分泌促炎性细胞因子,包括IL-17A,并有助于诱导各种炎性疾病,包括自身免疫性疾病。

表 20.2-1 IL-6 的活化功能[1]

激活细胞和调节系统
下丘脑-垂体-肾上腺轴(发热,激素释放)
免疫细胞(用于 T 细胞的增殖、分化及 B 细胞产生抗体)
巨核细胞产生血小板
造血(图 20.1-2)
内皮细胞
神经元细胞的分化
角质形成细胞的增殖
心肌肥厚
破骨细胞

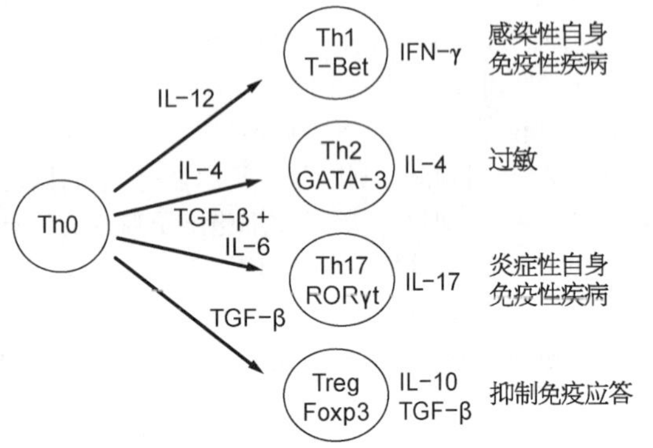

图 20.2-1 细胞因子激活幼稚的辅助性 T 细胞(Th0)向不同 CD4⁺ T 细胞亚群转化[2]。Treg,调节性 T 细胞;Foxp3,调节 Treg 细胞的主要调节因子;GATA-3,促进 Th2 细胞发育且是产生 IL-4、IL-5 和 IL-13 的转录因子;RORγt,调控基因表达 IL-17;T-Bet,是转录因子,调控 Th1 细胞基因产生 IFN-γ

Treg 细胞调节免疫应答,而且这些细胞的异常会引起自身免疫性疾病。T 细胞受体诱导 $Foxp3^+ CD4^+$ T 细胞向 Treg 细胞发展,TGF-β 可诱导这一过程。IL-6 能明显抑制 Treg 的形成。IL-6 通过 STAT3 信号转导使 Th17 细胞增多,抑制了 Treg 形成[2]。

20.2.2 IL-6 受体

介导 IL-6 活性受体复合物的组成(图 20.1-1)[3]:IL-6R,IL-6 结合Ⅰ型跨膜糖蛋白(gp80;CD126);Ⅰ型跨膜信号转导蛋白 gp 130(CD130)。

在靶细胞上,IL-6 首先结合 IL-6R。IL-6 和 IL-6R 复合物随后结合两分子 gp130 引起信号转导。这包括激活 JAK/STAT、ERK 和 PI3K 信号转导途径。IL-6 的信号转导可分为:

- 经典信号转导:细胞表达 IL-6R 和 gp130 都用于信号转导。只有少数细胞表达膜结合的 IL-6R(巨噬细胞、中性粒细胞、肝细胞)。
- 反式信号转导:细胞仅表达 gp130 并被 IL-6/sIL-6R 复合物激活。几乎所有的有核细胞(巨噬细胞、中性粒细胞和肝细胞除外)都使用反式信号转导模式。约 70%分泌的 IL-6 与可溶性 IL-6R 结合。其余的 30%在血液中短暂存在或与膜受体结合。可溶性 IL-6R 的产生极大地拓宽了细胞能够响应 IL-6 信号的范围。

根据 IL-6 信号是否通过膜结合受体或可溶性受体,产生抗炎或促炎效应(表 20.2-2)[3]。

表 20.2-2 IL-6 受体(IL-6R)的抗炎和促炎活性[3]

STAT3 的激活导致:	激活免疫系统导致:
- 肠内皮细胞增殖	- 募集单核细胞
- 抑制上皮细胞凋亡	- 抑制 T 细胞凋亡
	- 抑制 Treg 发展

20.2.3 适应证

包括:创伤、SIRS、脓毒症和危重患者的诊断和预后参数,疑似早发细菌感染、发生创伤性脑损伤后、监测 ARDS 和机械通气。

20.2.4 检测方法

免疫分析,主要是 ELISA。

20.2.5 标本要求

血浆、血清、脑脊液、支气管肺泡灌洗液:0.5~1 mL。

20.2.6 参考区间

血浆:小于 10 ng/L。

20.2.7 临床意义

IL-6 是炎症的早期标志物(表 20.2-3)。在出现临床症状(如发热)之前的 24~48 h 即可检测到其水平升高。在炎症的早期阶段,IL-6 检测更优于其他炎症标志物,如白细胞计数、CRP 和降钙素原。

表 20.2-3 IL-6 在疾病和不同状态中的特性

手术[5]	手术创伤和麻醉引起短暂性的免疫抑制,可导致术后感染。已发现 IL-6 浓度在术后患者手术应激时成比例增加。例如,开腹胆囊切除术和开腹结直肠切除术术后 IL-6 水平比腹腔镜术后更高。生存率取决于第 1 天 IL-6 水平。主动脉瘤破裂术生存期患者术后血浆 IL-6 水平中位数为 122 ng/L,死亡患者中位数水平为 543 ng/L。
创伤	通过损伤严重度评分(injury severity score, ISS)评估组织损伤越大,IL-6 水平增加越多。创伤后,IL-6 水平比 CRP 水平提前 12 h 升高。在一项研究中,创伤患者在创伤后 4 h 根据其 ISS 分为不同组,并且在创伤后 6 h 检测其 IL-6 水平,4 个 ISS 组分为下列 IL-6 平均水平:ISS 低于 9,150 ng/L;ISS 9~17,约 200 ng/L;ISS 18~30,约 650 ng/L;ISS 高于 32,约为 1 000 ng/L[6]。在另一项研究中[7],IL-6 在第一天达到峰值,在第 4 天达到最低点,在第 10 天降至基线值。患有迟发性多器官衰竭(MOF)的患者 IL-6 水平会再次升高。与没有 MOF 的患者(61.9 ng/L)相比,患有多发性创伤和 MOF 的患者在第 2 天 IL-6 水平(145 ng/L)显著升高[8]。
危重患者[5]	重症监护病房(ICU)患者是具有各种急性和慢性疾病的异质性组群。后者可能与 IL-6-IL6R 轴失调有关。危重患者通常具有升高的 IL-6 水平,其升高程度取决于患者的炎症状态。如果患有 SIRS、脓毒症或 MODS,则 IL-6 水平升高。IL-6 的水平是预后标志。 脓毒症患者的 IL-6 水平高于 SIRS 患者,脓毒性休克患者的 IL-6 水平极高。在一项研究中,SIRS 患者前 8 h 内 IL-6 平均水平为 98 ng/L,脓毒症患者为 382 ng/L,严重脓毒症患者为 520 ng/L。非存活患者中,IL-6 水平在 110~1 004 ng/L 范围内(中值 283 ng/L)。高于 1 000 ng/L 是脓毒症相关死亡率高的指标[10]。IL-6 通常不用于区分 SIRS 和脓毒症。ICU 入住时间延长的患者血液中 IL-6 水平显著高于 ICU 入住时间未延长的患者[11]。

续 表

可疑细菌感染发作	新生儿脓毒症是新生儿发病和死亡的主要原因之一。产前或产期来源的大多数感染发生在前 48 h(早发)。48 h 后发生的感染通常是由产后采集病原体引起的(迟发性)。约 1/5 的低体重新生儿至少出现一次培养阳性的迟发性脓毒症[12]。早期感染可以通过在前 48 h 内连续检测 IL－6 进行诊断。临界值取决于所使用的检测试剂盒品牌。研究发现在临界值为 133 ng/L 和 135 ng/L 时,脓毒症的诊断灵敏度分别为 81%和 93%,特异性分别为 96%和 86%[13]。其他研究报道产后第 1 天的诊断灵敏度为 69%,特异性为 36%,临界值为 70 ng/L,以及产后第二天诊断灵敏度为 92%,特异性为 96%,临界值为 50 ng/L[14]。 其他标志物作为怀疑性诊断的灵敏度和特异性(平均值):未成熟/成熟粒细胞比例≥25%:灵敏度为 76%,特异性为 69%。CD64 抗原活化的粒细胞:灵敏度为 95%～97%,特异性为 88%～90%[15]。C 反应蛋白≥10 mg/L:灵敏度为 45%,特异性为 76%。
急性呼吸窘迫综合征(ARDS)	ARDS 患者血浆及支气管肺泡灌洗(BAL)液中 IL－6 水平升高。此外,机械通气导致炎性细胞因子释放增加及细菌流入,从而引起全身炎症。在 ARDS 和机械通气下,血浆和 BAL 液中的 IL－6 水平持续升高。支气管肺泡灌洗液中 IL－6 水平高于血浆,呼吸性 ARDS 患者高于心肺水肿患者。而在心肺水肿患者血浆中,IL－6 水平仅轻度升高,在 ARDS 中,IL－6 中位数水平为 500 ng/L,在 BAL 中会升高 3～5 倍[16]。
创伤性脑损伤[5]	严重创伤性脑损伤和缺血性卒中与血浆中 IL－6 浓度升高有关。IL－6 水平与损伤的严重程度相关。由于脑脊液(CSF)中 IL－6 浓度高于血浆中浓度,所以能够区分炎症。 脑脊液中 IL－6 水平检测是早期诊断脑室造瘘术相关感染(VAI)和早期开始治疗的良好标志物。发生 VAI 的患者在诊断前一天 IL－6 血清水平显著高于未发生 VAI 的患者。VAI＞2 700 ng/L 可预测 VAI,诊断灵敏度为 73.7%,特异性为 91.4%,阳性预测值为 91.4%[17]。
低水平炎症	IL－6 在肥胖症中是低水平慢性炎症的介质。由于内脏脂肪比皮下脂肪能产生更多的 IL－6,所以臀围大的肥胖个体具有高的 IL－6 水平。升高的 IL－6 水平也与胰岛素抵抗相关,但不总是与 2 型糖尿病有关,因为瘦的 2 型糖尿病患者 IL－6 水平没有升高[18]。
恶性肿瘤[19]	约 20%的恶性肿瘤发生与感染或炎症有关。IL－6 是一种促癌细胞因子,因为它激活了上皮细胞致癌转录因子核因子 κB 和 STAT3。IL－6 刺激结肠癌和肝细胞肝癌。IL－6 在癌症患者中调控炎症和肿瘤形成,使其成为癌症辅助治疗的有力靶标。

在全身性感染中,免疫细胞如单核细胞、巨噬细胞和树突状细胞通过它们的 Toll 样受体检测革兰阳性菌的分子结构(病原体相关分子模式,PAMP)和脂多糖。TNF－α 介导免疫细胞产生 IL－6。IL－6 在 1 h 后升高且可升高至 48 h(图 20.2－2)。

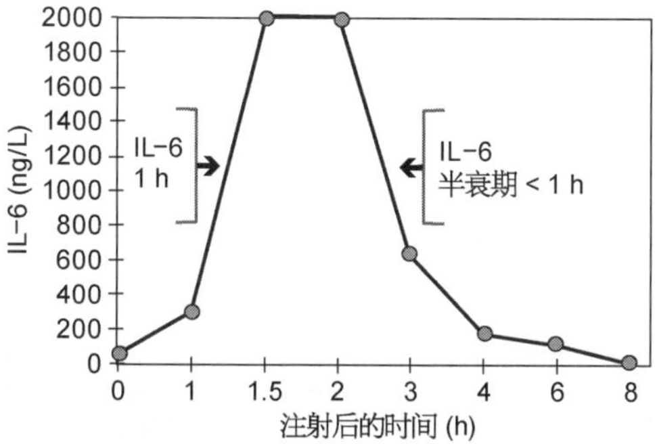

图 20.2－2 注射脂多糖后炎性刺激引起 IL－6 的增加和减少

非免疫细胞如内皮细胞、角质形成细胞和成纤维细胞也直接受到非感染性因素(如缺氧)的刺激,并导致长时间(24～72 h)产生 IL－6。因此,感染性或非感染性因素也可造成 IL－6 水平升高。升高的 IL－6 及持续低下的 TNF－α 水平提示缺氧和非感染因素,而不是感染因素[4]。

虽然组织损伤(术后)引起 IL－6 水平快速下降,伴非炎症性并发症,但持续高水平 IL－6 提示有感染性并发症。IL－6 的浓度和应答取决于炎症发生的原因和严重程度。炎症过程中 IL－6 浓度的相对变化具有诊断意义。

20.2.7.1 急性炎症

由于抗炎性细胞因子的释放是分阶段,IL－6 释放水平受个体间差异的影响很大,所以在确定急性炎症的病因和严重程度中,IL－6 没有明确的阈值。因此,IL－6 主要在个人监测中具有重要意义。然而,一般人群也适用下列近似阈值:浓度＜10 ng/L 排除急性炎症,浓度≤150 ng/L 由于发生局部感染如肾盂肾炎、肺炎或脓肿,浓度＞150 ng/L 指示全身炎症(SIRS、脓毒症),以及浓度≥1 000 ng/L 是高风险性严重脓毒症患者的特征,尤其是升高水平持续时间超过 3 天。

除在 SIRS 和脓毒症中、新生儿脓毒症和创伤后极高的 IL－6 水平外,连续检测比单次检测能获取更多信息。这与不良预后有关。

20.2.7.2 新生儿脓毒症

新生儿脓毒症中一个有价值的指标是脐带血中 IL－6 浓度明显升高。同样患有疑似 SIRS 和脓毒症的危重儿童中 IL－6 血浆浓度也有升高。CRP 水平升高直至 24～36 h 后才能被明确检测到。通常检测 IL－6 比其他炎症标志物能够保证更早干预。

20.2.7.3 慢性炎症

由于 IL－6 相对于能维持长时间升高的间接炎症标志物如 CRP 的优势不大,其对于活动期的慢性炎症诊断意义不明显。

20.2.7.4 非炎症性 IL－6 应答

仅 IL－6 水平升高表明非免疫细胞的活化,尤其是升高水平持续数日。这是由细菌及其产物(LPS)和内皮细胞及角质细胞之间的直接相互作用引起的。组织缺氧和创伤也会导致非免疫细胞释放 IL－6。因此,IL－6 浓度是评估 SIRS 中器官损伤程度和外周缺氧的良好指标。这也是在危重病中检测 IL－6 的原因。

与 IL－6 水平升高相关的其他病症包括妊娠和卵巢过度刺激综合征(OHSS)。在妊娠期间,IL－6 在妊娠早期和中期持续升高。血浆中的平均浓度为 50 ng/L,在羊水中 IL－6 浓度高至 100 倍。OHSS 中血浆水平高于 100 ng/L,在腹膜液或腹水中 IL－6 高至 20～50 倍。

20.2.8 注意事项

检测方法:引起不同厂商检测结果差异的原因是 IL－6 可以以单体、二聚体或多聚体形式存在或与其他蛋白质如 CRP 或可溶性 IL－6 受体结合。对于检测方法是否能仅检测未结合的 IL－6 或是 IL－6 上的某个组分(如果可以的话,具体是哪个组分),目前仍有疑问。

影响因素:抗体治疗(OKT 3,ATG)导致 IL－6 水平升高,引起假阳性结果。手术后第 2～3 天也可见浓度升高,但无明显临床意义。

稳定性：应在 4 h 内分离血浆和细胞。如果在 − 20℃（推荐温度）下储存，则稳定保存 1 天；如果储存在 − 70℃下，则稳定保存 1 周。该储存建议同样适用于其他体液样本。

20.3 白细胞介素 8(IL − 8)

Lothar Thomas

IL − 8 是一种小分子蛋白（8.4 kDa），由巨噬细胞、内皮细胞和中性粒细胞产生。它属于 CXC 趋化因子家族，且通过两种细胞膜受体 CXCR1 和 CXCR2 传递信号。IL − 8 是中性粒细胞特异性趋化因子，参与血管生成、细胞增殖和细胞凋亡。白细胞组织浸润、肿瘤相关巨噬细胞和癌细胞中可检测到表达量增加的 IL − 8 及其受体。

IL − 8 调控类似于 IL − 6，在内毒素侵入 1～3 h 内分泌，并立即结合位于中性粒细胞上的两种不同高亲和力的 IL − 8 受体。其半衰期少于 4 h。

由于 97％ IL − 8 与细胞受体结合，血浆中只有少部分是游离型 IL − 8。趋化因子结合和非 IL − 8 特异性受体增强了细胞相关性。它们位于各种细胞类型上，如 Duffy 抗原相关的趋化因子受体（DARC）。DARC 结合的 IL − 8 对中性粒细胞没有生物学活性，但可通过病原体或由于被其他细胞因子取代而再次释放 IL − 8。大约 85％的 IL − 8 在血液中与红细胞结合。

溶血显著影响血浆中 IL − 8 的浓度。溶血产物决定血液中 IL − 8 的总浓度。

20.3.1 适应证

包括疑似早发细菌感染，创伤、SIRS 和脓毒症的预后参数，BAL 水平对于创伤或烧伤后早期诊断急性呼吸窘迫综合征（ARDS）的预后意义。

20.3.2 检测方法

免疫分析，主要是 ELISA。

20.3.3 标本要求

- 血浆：0.1～1 mL。
- EDTA 血液：0.05～1 mL。在实验室中通过将 0.05 mL 全血与 0.05 mL 溶血溶液混合来制备溶血产物。
- 支气管肺泡灌洗液（BALF）：5 mL。

20.3.4 参考区间

血浆≤10 ng/L。

EDTA 抗凝血（溶血产物）≤200 ng/L。

20.3.5 临床意义

IL − 8 是免疫细胞活化的标志，并提示各种病因的急性反应期。同 IL − 6 水平升高一样，IL − 8 水平升高在鉴别诊断方面几乎没有诊断价值。除新生儿脓毒症和 ARDS 早期 BAL 液中 IL − 8 水平升高的情况外，连续检测比单次检测能获取更多信息。

IL − 8 水平升高与未升高或仅轻度升高的 TNF − α、高水平的 IL − 6 一起出现时，表明非免疫细胞的活化，特别是持续数天升高。这可能是由于组织缺氧或恶性肿瘤。

IL − 8 对活动期的慢性炎症、甲状腺疾病及慢性肝病等器质性疾病的诊断意义不明显。表 20.3 − 1 列举了检测 IL − 8 在疾病和不同病症中可能的诊断价值。

表 20.3 − 1　IL − 8 在疾病和不同状态中的特性

可疑细菌感染发作	通过检测 IL − 8 水平来诊断新生儿脓毒症取决于该参数是在血浆中还是在洗涤剂裂解的全血（DLWB）中进行检测。在健康的新生儿中，DLWB 水平比相应的血浆水平高出 280 倍。一项研究调查了早发性细菌感染（early-onset bacterial infection，EOBI）新生儿血浆中 IL − 8 水平与 DLWB 中 IL − 8 水平的相关性[2]。血浆和 DLWB 中的临界值分别≥60 ng/L 和≥18 000 ng/L。 比较： - 血浆：6 h 后诊断灵敏度为 71％，特异性为 90％，24 h 后灵敏度为 32％，特异性为 99％。 - DLWB：6 h 后诊断灵敏度为 97％，特异性为 95％，24 h 后灵敏度为 70％，特异性为 92％。 - 因此对检测溶血的全血标本结果更可靠，即使是在 EOBI 发生 24 h 后。 另一项研究评估了血浆 IL − 8 相对于血浆 IL − 6 的意义[4]。脐带血检测结果如下： - IL − 8 临界值水平≥90 ng/L：诊断灵敏度为 87％，特异性为 94％。 - IL − 6 临界值水平≥80 ng/L：诊断灵敏度为 96％，特异性为 95％。
创伤、SIRS、儿童和成人脓毒症	一般而言，诊断等同于对 IL − 6 的描述，在这些情况下也会检测 IL − 6 水平。
ARDS	诊断与应用 IL − 6 的描述类似，见表 20.2 − 3。
慢性阻塞性肺病（COPD）	COPD 的特征是气道慢性阻塞、多形核粒细胞黏膜浸润和细菌定植。患者先天免疫系统标志物浓度升高，如 IL − 8。与对照组相比，COPD 患者的平均 IL − 8 水平为 17ng/L，平均血浆浓度为 5 ng/L[5]。
甲状腺疾病	甲状腺肿大、自身免疫性甲状腺疾病和甲状腺癌患者的血浆 IL − 8 浓度比健康对照组高。57.1％甲状腺肿患者、56.3％自身免疫性甲状腺疾病患者、62.5％甲状腺癌患者中血浆 IL − 8 浓度高于 7 ng/L。40％甲状腺癌患者处于早期阶段，82％处于疾病的晚期阶段[6]。
慢性肝病	慢性肝病患者血浆 IL − 8 水平升高，特别是终末期肝硬化。胆汁淤积性疾病患者表现出血清 IL − 8 浓度升高。慢性肝病患者循环系统中 IL − 8 浓度升高决于疾病的严重程度和病因。IL − 8 在慢性肝病的形成中起作用。IL − 8 可能与原发性胆汁性肝硬化患者的多形核粒细胞浸润有关。在非胆汁淤积性肝硬化中，IL − 8 浓度与肝巨噬细胞积聚有关。在肝硬化中，与健康对照相比，IL − 8 水平升高，其升高程度根据病因而不同：病毒类疾病升高 2 倍，胆管/自身免疫性疾病升高 5 倍，酒精性疾病升高 7 倍[7]。
肺癌	前列腺癌、肺癌、结直肠癌和卵巢癌前瞻性筛查试验（PLCO）研究了 10 年发展为肺癌的风险与 IL − 8 浓度的函数关系[8]。基于 IL − 8 水平，将个体分成 4 组。与 IL − 8 水平最低组相比（小于 13.1 ng/L），IL − 8 水平最高组（大于 23.3 ng/L）的吸烟者癌症风险最高（8.01％）。优势比为 1.49。

20.3.6 注意事项

检测方法：如果检测血浆或血清中 IL − 8 的浓度，轻度溶血会导致其水平升高。并且，在血浆中检测 IL − 8 水平时，其与血细胞比容呈正相关，但在溶血标本则无相关性[3]。

稳定性：应在 4 h 内分离血浆和细胞。如果在 − 20℃（推荐温度）下储存，则稳定保存 1 天；如果在 − 70℃下储存，则稳定保存 1 周。该储存建议同样适用于其他体液样本。

20.4 肿瘤坏死因子- α(TNF - α)

Lothar Thomas

20.4.1 引言

TNF - α 是细胞因子超家族成员，在细胞生存、分化、凋亡和炎症反应中有明确作用[1-2]。TNF - α 是由 233 个氨基酸组成的单体 2 型跨膜前蛋白（tmTNF），分子量为 26 kDa。tmTNF 的胞质尾部被 TNF - α 转换酶(TACE)（一种金属蛋白酶）剪切，并释放分子量大小为 17 kDa 的可溶性循环细胞因子(sTNF)。信号转导时，sTNF 和 tmTNF 单体必须聚集成三个组分，形成同源三聚体[2]。编码 TNF - α 的基因位于 6p21.1 和 6p21.3 之间的染色体 6 上的 MHC 基因区内。

免疫细胞，特别是巨噬细胞，还有树突状细胞、NK 细胞、T 细胞和 B 细胞、小胶质细胞、星形胶质细胞和一些神经元细胞在激活后产生 TNF - α 的两种分子形式（sTNF 和 tmTNF）。两种形式都具有生物活性，它们在血液中的比例取决于细胞类型、活化状态和引起 TNF - α 产生的刺激。

TNF - α 在免疫、炎症、细胞增殖和凋亡中发挥多种功能。

20.4.2 TNF - α 受体

TNF 家族的受体是由两个相同的亚基组成的跨膜蛋白[1,2]。TNF - α(sTNF 和 tmTNF)与两种结构相关但功能不同的受体(TNFR)——TNFR1(p55；CD120a)和 TNFR2(p75；CD120b)相互作用(图 20.4 - 1)[2]。这些受体的三聚体结构与激活的 TNF - α 三聚体结构相似。TNFR1 和 TNFR2 富含半胱氨酸的细胞外结构域，为 1 型跨膜糖蛋白，其可被蛋白水解剪切以产生具有天然 TNF - α 拮抗剂功能的可溶性受体片段[2]。

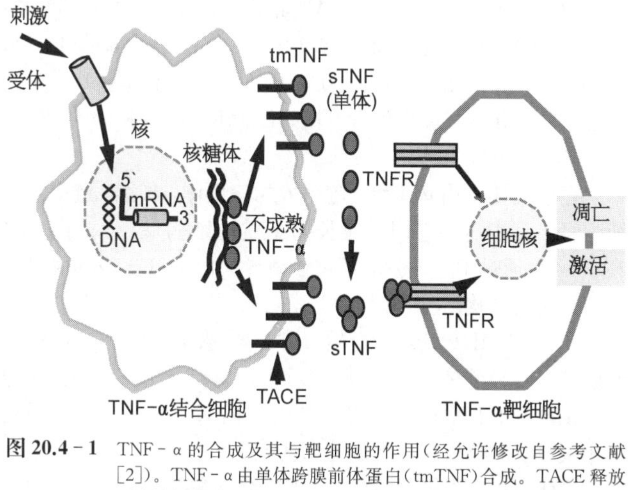

图 20.4 - 1 TNF - α 的合成及其与靶细胞的作用(经允许修改自参考文献[2])。TNF - α 由单体跨膜前体蛋白(tmTNF)合成。TACE 释放可溶性细胞因子(sTNF)剪切细胞质尾部。为了展现它们的生物学功能，sTNF 和 tmTNF 单体必须首先形成异源三聚体。sTNF 和 tmTNF 与不同类型的异源三聚体跨膜受体(TNFR)相互作用以诱导凋亡或细胞活化和生存

TNFR1 由除红细胞外的几乎所有的体细胞结构性表达，包含有 60 个氨基酸组成的细胞质序列（称为死亡结构域），其将该受体与两种不同信号通路中的任一种偶联。sTNF 会优先结合 TNFR1。

TNFR2 通常可被诱导，且可由内皮细胞、免疫细胞和一些神经元群产生。通过该受体的信号激活促炎症信号和生存信号。TNFR2 不具有死亡结构域，因此不激活凋亡诱导的半胱天冬酶。TmTNF 优先结合 TNFR2。

主要信号通路引起核因子 κB 激活，随后促炎性细胞因子和抗凋亡基因转录，然而会通过一个不同的信号通路激活半胱氨酸蛋白酶(caspase)8 和 3(程序性细胞死亡)导致凋亡[2]。

20.4.3 适应证

包括脓毒症和创伤病例中的全身炎症反应综合征(SIRS)、慢性炎症过程中的活动期诊断(如类风湿关节炎)、多发性硬化症(在脑脊液中检测)、细菌性脑膜炎与其他形式的脑膜炎鉴别(脑脊液中检测)。

20.4.4 检测方法

ELISA 或发光免疫检测。这些检测使用两种抗体能够针对 TNF - α 的不同表位。商业化测试仅检测生物活性 TNF - α(sTNF)及定量总 TNF - α(sTNF 和 tmTNF)。

20.4.5 标本要求

肝素化或 EDTA 血浆、血清：1 mL。CSF：0.5 mL。

20.4.6 参考区间

总 TNF - α(血浆)≤20 ng/L。

生物活性 TNF - α(sTNF)(血浆)≤5 ng/L。

20.4.7 临床意义

局部 TNF - α 介导的信号转导是免疫系统正常发育和行使功能所必需的[1]。

如果全身释放大量 TNF - α 则激活中性粒细胞，诱导其他炎性细胞因子的释放，并改变内皮细胞的抗凝血性质。产生过量的 TNF - α 会导致严重的炎症反应、组织损伤和休克。

慢性轻度增加的 TNF - α 促进慢性炎症、发热、贫血和神经系统疾病的发生。在心力衰竭患者中，升高的 TNF - α 浓度表征具有显著的恶病质和相当差的预后[3]。升高的 TNF - α 浓度不能得到任何鉴别诊断结论，但仅仅是各种病因造成炎症反应的标志。

急性激活时，TNF - α 仅在短时间内(<6 h)分泌。如果被激活的肥大细胞分泌时，它会立即释放。血浆半衰期<5 min。如果检测具有生物活性的 TNF - α 同源单体时(sTNF)，则它一定是在最后 4～6 h 内生成。tmTNF 在 24 h 后通常仍可检测到。用不同检测方法测定两种标志物(sTNF，tmTNF)由此提供不同信息：

- sTNF 增加，表明全身炎症反应刚刚发生或正在发生。
- 仅 tmTNF 增加表明，在过去 1～2 天发生了炎症反应。

与 TNF - α 浓度升高相关的疾病和病症见表 20.4 - 1。在用甲氨蝶呤治疗期间评估炎症活性时，IL - 8 相对于其他炎症标志物的特性见表 20.4 - 2。

表 20.4－1　TNF－α在疾病和不同状态中的特性

新生儿脓毒症	一项研究比较了新生儿脓毒症中 IL－6 与 TNF－α 的检测[6]。对血浆 TNF－α 浓度(＞70 ng/L)的阳性检测结果，特异性为 94％时，诊断灵敏度为 73％。IL－6 阳性检测结果(＞500 ng/L)的诊断灵敏度为 80％，特异性为 78％。
创伤、SIRS、儿童和成年脓毒症	TNF－α 是进行脓毒症或内毒素血症实验后出现在循环中的第一种细胞因子。45 min 后检测到其浓度显著升高，且临床症状出现后的 90 min 达到峰值。其他细胞因子如 IL－6 或 IL－8 在循环不久后出现。当 TNF－α 检测阈值为 4.5 ng/L 时，脓毒症中 TNF－α 浓度为(98.5±92.1)ng/L[7]。在另一项腹腔内脓毒症和内毒素症患者峰值水平为 2.7 μg/L 的研究中发现脓毒症发作时 TNF－α 浓度稳定在(147±41)ng/L。在致死性患者接下来的 12 天内，TNF－α 水平降至 75 ng/L 以下，而在生存患者中浓度高于 160 ng/L。作者将这种下降归因于无反应性免疫状态的形成[8]。
HIV 感染	与健康对照相比，血清阳性 HIV 患者 TNF－α 浓度升高。无症状患者 TNF－α 水平为 10～21 ng/L，艾滋病患者水平为 14～50 ng/L(该数值为第 25 和第 75 百分数)[9]。
移植排斥	在肾移植受者中，有必要辨别因顺铂 A(CsA)毒性引起的急性移植排斥反应。使用无并发症病程第 95 百分位作为阈值，TNF－α 检测到对 CsA 毒性移植排斥反应的灵敏度为 40％～60％，特异性为 89％[10]。 胰腺移植后 10 天内出现急性排斥反应的患者血浆 TNF－α 水平为 323～997 ng/L，无排斥情况下浓度可达 41 ng/L。TNF－α 水平增加比 α 淀粉酶的下降会提前两天发生[11]。
多发性硬化症	与健康对照相比，慢性进行性多发性硬化症患者脑脊液中 TNF－α浓度升高。血浆水平与疾病活动期及随后 24 个月的神经系统疾病呈正相关[2]。
脑膜炎	基于脑脊液中 TNF－α 的浓度，化脓性细菌性脑膜炎可以与非细菌性脑膜炎及结核分枝杆菌或伯氏疏螺旋体引起的脑膜炎进行区分。阈值 67 ng/L(对照组的中位数＋2SD)用以区分化脓性脑膜炎[12]。
炎症性关节炎的治疗[13]	炎症性关节炎包括类风湿关节炎(RA)，强直性脊柱炎(AS)和关节炎(PsA)。这些疾病的促炎机制与疾病过程中早期进行性的关节破坏有关。TNF－α 在炎症级联中起主要作用。三种 TNF 的靶标药物主要对 RA、AS 和 PsA 进行生物学管理： － 依那西普是一种二聚体融合蛋白，由人 p75 TNF 受体胞外部分连接人 IgG1 的 Fc 区组成。 － 英夫利昔单抗是一种嵌合型人-鼠单克隆抗体，与 TNF 结合并由人恒定区和鼠可变区组成。 － 阿达木单抗是对 TNF 特异的重组人单克隆抗体。如果红细胞沉降率和 CRP 对治疗的疗效评估不一致，用 IL－6 和 TNF－α 可以更好地评估用甲氨蝶呤治疗类风湿关节炎期间的炎症活动情况(表 20.4－2)[14]。

表 20.4－2　用甲氨蝶呤治疗类风湿关节炎(RA)之前和治疗期间 TNF－α 及其他炎性标志物水平[14]

TNF－α(ng/L)	7.5±2.8	24.0±67.1	16.0±37.2	14.7±39.5	19.2±51.1
IL－6(ng/L)	8.0±3.8	9.7±11.3	35.4±64.1	11.0±12.4	30.7±41.6
类风湿因子(IU/mL)	7.8±2.3	107±169	128±166	61±78	120±155
红细胞沉降率(mm/h)	10±8	23±21	35±24	25±25	34±24
CRP(mg/L)	1.3±0.3	4±8	19±27	3±4	16±21

数值表示为$\bar{x}\pm s$

20.4.8 注意事项

检测方法：存在可溶性 TNF－α 受体时对各种检测方法测定 TNF－α 的能力有不同的影响。抗原性 TNF－α 浓度在可溶性受体存在时将受到抗体性质和抗原表位(即接近或远离受体结合位点)的影响。如果检测抗体和捕获抗体都能识别受体结合位点以外的抗原表位，那么也将检测总 TNF－α 是否与其可溶性受体形成复合物。另一方面，如果一种或两种抗体与受体结合位点相互作用，则抗体和受体将竞争性结合 TNF－α[4]。

稳定性：如果在－70℃下储存，脑脊液中可稳定保存 5 年，如果分别在－20℃和 4℃下储存，则可分别稳定保存 190 天和 90 天[5]。

20.5 可溶性 IL－2 受体 α(sIL－2Rα)

Lothar Thomas

20.5.1 白细胞介素 2(IL－2)

IL－2 是 T 细胞活化的标志。它主要由活化的 $CD4^+$ T 细胞产生(图 20.1－4)，但也可通过未受刺激的 $CD8^+$ T 细胞、树突状细胞和胸腺细胞产生。IL－2 是一种具有免疫调节活性的细胞因子，对维持免疫功能非常重要。它以自分泌($CD4^+$ T 细胞)和旁分泌方式($CD8^+$ T 细胞、B 细胞、NK 细胞、淋巴因子活化细胞、中性粒细胞、单核细胞、γ/δT 细胞)刺激抗原特异性 T 细胞的增殖和扩增。这也会引起更多细胞因子的产生。

IL－2 在促进维持自我耐受的调节性 T 细胞($CD4^+$ $CD25^+$ Treg)的生存中也起重要作用。IL－2 作用缺失会减低 IL－2 对 Treg 细胞的支持作用，导致 T 细胞和 B 细胞增殖及自身抗体形成的免疫增强作用[1]。IL－2 通过 IL－2R 激活 Treg 细胞。

20.5.2 膜结合白细胞介素 2 受体(IL－2R)

IL－2R 位于淋巴细胞(活化的 T 细胞，NK 细胞)、单核细胞和嗜酸性粒细胞的细胞膜上[2]。该受体由特有的信号转导亚基 β 链(IL2Rβ；CD122；MW75kDa)、γ 链(IL2Rγ；CD132；MW64kDa)和可变表达的 α 链(IL2Rα；CD25；MW55kDa)组成，调节对 IL－2 的亲和力。IL－2R 的 β 亚基和 γ 亚基属于造血超家族。IL－15R 也包含 β 链，IL－4R、IL－7R、IL－9R 和 IL－15R 也包含 γ 链。

完全受体是由 α、β 和 γ 链组成的三聚体。β 和 γ 链由淋巴细胞组成型表达。它们具有长的胞质内结构域。α 链同 IL－2Rα 一样，通过 IL－2 激活后可被诱导。由于 IL－2Rα 仅具有短的胞质内结构域，因此不参与信号转导。

IL－2 与 IL2－Rα 结合后，IL2－Rα 会与 β 链和 γ 链结合形成信号转导受体。IL－2R 展示于图 20.5－1。受体亚基经寡聚化后开始信号转导。受体链的胞内部分与各种细胞质蛋白相关，包括 JAK 家族的酪氨酸激酶。

受体亚基的寡聚化使这些调节酶变得极为接近，通过调节性自身酪氨酸激酶及 IL－2Rβ 和 IL－2Rα 胞质结构域的磷酸化激活信号转导复合物[2]。

血液中仅有 5％未激活的 T 细胞表达 IL－2Rα。然而，抗原或促有丝分裂原刺激会导致该受体在 4～8 h 后表达，且在 48～96 h 后 T 细胞能表达 30 000～60 000 个 IL－2Rα。这些表达的受体在激活后的 10～21 天内会逐渐减少 80％～90％[3]。

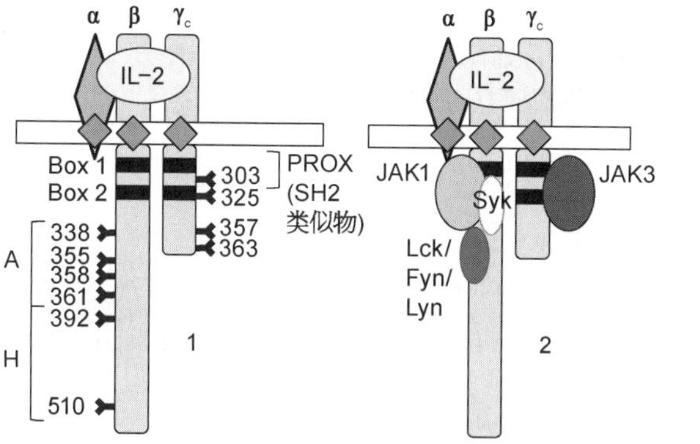

图 20.5－1 IL－2 受体的信号模式(修改自参考文献[2])。在 3 条肽链 α、β 和 γ 中,后两条链有结构域,可延伸到细胞质,且在 IL－2 与 γ 链结合后传递信号。通过 JAK 激酶磷酸化使酪氨酸残基标记 Y(见左图)。该酪氨酸激酶和受体相关的信号转导体显示在右图。Syk、Lck、Fyn 和 Lyn 是激酶

20.5.3 可溶性白细胞介素 2 受体 α(sIL－2Rα)

sIL－2Rα(CD25)从细胞表达的受体中酶切裂解,是一种分子量为 45 kDa 的单体。sIL－2Rα 的脱落与其在细胞表面表达的水平成正比。它由肾脏排出并分解代谢,半衰期为 0.62 h。当肾功能不全时,sIL－2Rα 血浆浓度增加[3]。

sIL－2Rα 在 T 细胞刺激相关疾病中具有极高的诊断价值。sIL－2Rα 相对于 IL－2Rβ 和 IL－2Rγ 的一个优点在于其对 IL－2R 的特异性[4]。

20.5.3.1 适应证

包括监测器官移植(早期发现排斥反应或感染等并发症)、评估结节病和自身免疫疾病的活动期、评估淋巴组织增生性疾病(T 细胞和 B 细胞肿瘤)的活动期。

20.5.3.2 检测方法

酶联免疫分析。夹心酶免疫分析应用两种针对 IL－2Rα 的单克隆抗体。

20.5.4 标本要求

肝素化血浆、血清:1 mL。脑脊液:0.5 mL。

20.5.4.1 参考区间

- 血浆/血清:112～502 U/mL[3]。
- 脑脊液(细胞学正常标本):≤10 U/mL[5],1 U 等同于 3.3 pg。

20.5.4.2 临床意义

sIL－2Rα 浓度升高表明活细胞介导的免疫应答。血浆/血清中 sIL－2Rα 水平的检测对于诊断某些疾病活性期具有价值。移植排斥反应、自身免疫性疾病、肿瘤形成、感染、IL－2 治疗及终末期肾病均可见 sIL－2Rα 水平显著升高(表 20.5－1)[3]。

表 20.5－1 sIL－2Rα 水平升高的原因[3]

排斥反应	感染
- 骨髓、心脏、肝脏、肾脏	- HIV/艾滋病、风疹、传染性单核细胞增多症、肺结核、脓毒症
肿瘤	**自身免疫性疾病**
- 急性骨髓性白血病 - 间变性大细胞淋巴瘤 - 成人 T 细胞白血病 - 慢性淋巴性白血病 - 慢性粒细胞白血病 - 皮肤 T 细胞淋巴瘤 - 蕈样霉菌病 - 多毛细胞白血病 - 霍奇金淋巴瘤 - 非霍奇金淋巴瘤 - 外周 T 细胞淋巴瘤	-结节病 - 再生障碍性贫血 - 白塞综合征 - 克罗恩病 - 巨细胞动脉炎 - 幼年型类风湿关节炎 - 川崎综合征 - 多发性硬化症 - 风湿性多肌痛 - 类风湿关节炎 - 硬皮病 - 干燥综合征 - 系统性红斑狼疮 - 血管炎 - 韦格纳肉芽肿病

用 IL－2 进行体内治疗晚期肾脏疾病

sIL－2Rα 浓度升高不能作为任何鉴别诊断的依据。它仅仅是各种原因造成细胞免疫激活的标志。sIL－2Rα 是临床诊断有价值的标志物:

- 对于非侵入性诊断活动期的结节病患者,它比血管紧张素转化酶更可靠(参见 1.5)。
- 作为器官移植术后并发症(感染、排斥)的早期预警信号,尽管它不能提供关于并发症类型的任何信息。
- 是监测 IL－2R 阳性 T 细胞瘤形成的良好参数(监测复发)。单次检测仅在有限的范围内有用,通常只有连续检测才能获取更多信息。表 20.5－2 显示的是 IL－2R 在所选疾病和不同状态中的特性。

表 20.5－2 sIL－2Rα 在疾病和不同状态中的特性

结节病	结节病是一种慢性肉芽肿病,疾病特点为肺泡中淋巴细胞和巨噬细胞积聚,同时伴有非干酪性上皮细胞肉芽肿,超过 90%的病例表现在肺部。诊断靠经支气管活检术和支气管肺泡灌洗(BAL)。结节病患者的 BAL 液中淋巴细胞计数高于 20%,$CD4^+/CD8^+$ T 细胞值高于 3(5)。仅靠 BAL 不能诊断结节病[7]。 临床上,结节病分为急性起病和亚急性起病过程。若不进行治疗,这两种疾病多年后都会导致下呼吸道微结构变形。急性结节病的特点是急性发作、低热、盗汗、疲劳和疲惫。全身性炎症伴 T 细胞反应和肺泡中淋巴细胞和单核巨噬细胞的积聚。它们均产生 sIL－2Rα,其血浆浓度是疾病活动期的指标。在急性结节病中,sIL－2Rα 中位数浓度为 1 000～2 000 U/mL,表明需要治疗。高于 1 400 U/mL 的水平提示还有其他肺部表型[8]。 需要治疗的非急性结节病患者 sIL－2Rα 浓度也会升高,但与急性结节病发病程度不同。在一项研究中,sIL－2Rα 中位数浓度约 1 000 U/mL[8]。 眼睛是结节病表现的潜在主要和(或)呈现部位,其临床表现很容易被忽视。在患有结节病的葡萄膜炎患者中,sIL－2Rα 是比血管紧张素转化酶(ACE)更好的结节病标志物。sIL－2Rα(阈值>639 U/L)诊断特异性为 94%,灵敏度为 98%。ACE(>82 U/L,使用三肽合成底物 FAPGG)诊断的相应值分别为 99.5%和 22%[9]。ACE 的检测参见章节 1.5.2。
急性移植排斥反应	急性移植排斥反应(如肾脏和肝脏移植后)与 sIL－2Rα(CD25)的增加有关。在一项肝移植受体的研究中,所有患者移植后 20 天内的 sIL－2Rα 水平升高[10]。然而,急性排斥反应患者的浓度高于无排斥反应但有细菌和病毒感染的患者。sIL－2Rα 浓度基线的变化(ΔsIL－2Rα)是检测移植排斥反应的最佳标准[10]。 用抗 IL－2R 抗体及人-小鼠嵌合单克隆抗 CD25 抗体(巴利昔单抗)或人源化单克隆抗 CD－25 抗体(达利珠单抗)治疗可通过降低 IL－2 的作用来减少急性排斥的发生率。抗体影响 sIL－2Rα 的检测。

续 表

淋巴组织增生性疾病	与健康人相比，淋巴组织增生患者(表 20.5 - 1)sIL - 2Rα 浓度升高。毛细胞白血病(48 000 U/mL)和急性 T 细胞白血病(69 000 U/mL)患者的浓度最高。侵袭性非霍奇金淋巴瘤患者的浓度也比健康人高 10 倍。在 174 例霍奇金淋巴瘤患者中，其浓度为 1 842 ± 129 U/mL，而健康对照组为 420 ± 10 U/mL[12]。 治疗前 sIL - 2Rα 的浓度是肿瘤负荷的标准，在疾病过程中其逐渐增加表明预后不良，而其减少是治疗反应的标志。根据一项研究表明[13]，sIL - 2Rα 浓度高于 1 500 U/mL 的成人霍奇金淋巴瘤复发风险为 16.4%，而低浓度患者仅为 1.5%。
恶性肿瘤	与淋巴组织增生性疾病相比，在大多数实体瘤中 sIL - 2Rα 浓度升高仅见于肿瘤晚期[4]。
自身免疫性疾病	在自身免疫性疾病中，sIL - 2Rα 升高取决于免疫学活性。例如，已报道下列疾病中 sIL - 2Rα 浓度：活动期系统性红斑狼疮(1 709 ± 855)U/mL，健康对照(252 ± 66)U/mL[14]；韦格纳肉芽肿 2 500 U/mL，健康对照组低于 500 U/mL[15]；格雷夫斯眼病的 946 U/mL，健康对照组低于 650 U/mL[16]。类风湿关节炎中也可见到其水平升高，尽管在这些疾病中的诊断价值是存疑的，因为 sIL - 2Rα 缺乏足够的特异性和敏感性来评估活动期疾病。此外，sIL - 2Rα 浓度与金盐、甲氨蝶呤或柳氮磺吡啶治疗后的疾病活性无相关性[17]。
多发性硬化症(MS)	在活动期疾病或复发疾病的患者中，血浆/血清中 sIL - 2Rα 浓度升高，而脑脊液(CSF)中却会出现不一致结果。一些研究中也发现即使在慢性进展期疾病中其水平也可升高，而另一些研究却未发现其升高[18]。
中枢神经系统参与的急性淋巴细胞白血病(ALL)	在 ALL 中，如果 CSF 中 sIL - 2Rα 浓度高于 10 U/mL(诊断特异性 89.6%，灵敏度为 89.5%)，则疾病可能涉及中枢神经系统。一项研究表明[5]，CSF sIL2 - R 在含细胞标本中的平均水平为(162 ± 248)U/mL，而在无细胞标本中的平均值为(11 ± 45)U/mL。

20.5.4.3 注意事项

检测方法：所有试验均检测 IL - 2R 的 α 链，无论它们为 sIL - 2R 或 sIL - 2Rα。用不同商业化试剂盒得到的结果具有足够的可比性。

参考区间：儿童 6 岁以下，sIL - 2Rα 浓度高于成年人，直至 17 岁时明显下降，此后达到成人水平[6]。老年人 sIL - 2Rα 浓度水平比年轻人高。

稳定性：如果在 - 20℃(推荐温度)下储存，则稳定保存 1 天。

(杨文静　陈闻达　译，郭奕明　审校)

21

免疫系统

Lothar Thomas

21.1 固有免疫与适应性免疫应答

21.1.1 危害物引发的免疫反应

人体免疫系统最主要的作用是通过识别外来危害物，进行适当的防护反应以确保自身机体免受伤害。危害物可以是任何能引起组织损伤或应激的物质。它可以是内源性物质也可以是外来的病原体。如果机体不能有效地控制这类危害物，那么它将会激活免疫细胞，引发机体的免疫反应。能引发免疫反应的激活物包括有[1]：

- 外源性微生物上的病原体相关分子模式(PAMP)。
- 内源性分子，又可称之为警报素，它是当机体受到炎症、创伤、局部缺血、出血或自身免疫反应后由细胞所分泌的一种物质。

PAMP 和警报素属于损伤相关分子模式(DAMP)的一类。如果免疫系统已经被激活，那么机体对于 DAMP 的主要反应是产生炎症。DAMP 产生的效果受到免疫细胞上模式识别受体(PRR)的调控，PRP 的作用是识别警报素以及 PAMP。PAMP 是病原体上天然存在的结构，但它不存在于人体中。PRP 会刺激细胞分泌炎症介质(细胞因子、趋化因子)，并且进一步影响组织和器官的功能。

机体的防御系统主要由固有免疫和适应性免疫(获得性免疫)组成。固有免疫系统能识别 DAMP，激活免疫细胞，并且预先形成炎症蛋白并介导适应性免疫。该过程最终会导致促炎因子以及炎症抑制因子的产生。而促炎反应和抑炎反应的过程影响了整个免疫反应，并最终决定机体是逐渐恢复还是走向死亡。固有免疫系统在几小时内就会快速反应，然而适应性免疫系统则需要几天时间才能对未知的抗原物质产生反应。原因在于免疫细胞对于抗原特异性位点的筛选以及细胞克隆扩增需要一定时间。

机体整个免疫防御系统包含有三层结构：天然屏障、固有免疫系统的模式识别受体、适应性免疫系统的特异性免疫识别系统。

21.1.2 天然免疫屏障

一系列结构性物质可以保护机体免受病原体的危害。它们分别是皮肤、黏膜、唾液和泪液，另外还包括大量的化学物质，如低 pH 的胃液等。

21.1.2.1 肠黏膜免疫

肠黏膜所覆盖的面积可达几百平方米，是人体皮肤面积的 200 倍[2]。它们是微生物和病原体侵入人体最主要的入口，这些病原体每年能在全球范围内杀死 1 000 万例年龄低于 5 周岁的儿童。而造成这些死亡的主要原因是腹泻性疾病。

机体的黏膜层主要通过产生分泌型 IgA(secretory IgA, sIgA)来抵御病原体。在肠道内部每平方米大约存在 10^{10} 个 sIgA 的浆细胞，而所有淋巴结、脾脏和骨髓中浆细胞的总数仅为 2.5×10^{10} 个。人体内大约 80%分泌免疫球蛋白的浆细胞位于肠道内，并在固有层上分泌免疫球蛋白。以成人而言，每天大约有 3 g 的 sIgA 被分泌到肠腔内。

肠黏膜免疫系统展现了人体中最为强健的抗原产生机制，每年有超过 1 000 kg 的食物通过肠道，它是对抗各类抗原和病原体的前线防御系统。在肠道中，黏膜免疫的诱导和调节主要发生在派尔斑和肠系膜淋巴结[与肠道相关的淋巴组织(GALT)]。

黏膜免疫系统通过两种机制确保了防御系统的体内稳态：

- 通过将抗原和病原体结合到免疫复合物上来限制其与上皮接触以及黏膜入侵。
- 免疫抑制作用，或者也被称为“口服免疫耐受”，这是经由肠道诱导引发的。调节性 T 细胞(Treg)位于肠系膜淋巴结内。Treg 主要由树突状细胞激活，树突状细胞会将饮食抗原和病原体抗原递呈给 Treg 细胞。Treg 通过下调免疫系统来诱导黏膜对这些物质的耐受性。新生儿期对于感染和食物过敏都是至关重要的，因为此时黏膜和免疫调节系统发育尚不完善。

21.1.2.2 呼吸道的黏膜免疫系统

直径小于 5 μm 的细小颗粒可以到达呼吸道的下段。在那里，它们会遇到机体的天然屏障，包括表面活性蛋白(SP)和固有免疫反应产生的可溶性成分，如溶菌酶、脂溶蛋白(LPS)-结合蛋白、纤维蛋白、乳糖蛋白、防御素、补体和 sIgA[3]。

SP 是胶原凝集素家族的一类，含有丰富的凝集素和胶原。SP 会通过扮演调理素及刺激肺泡巨噬细胞，激活吞噬作用来保护机体免受微生物的侵害。低浓度的 SP 会刺激淋巴细胞增殖，而高浓度 SP 则会抑制淋巴细胞增殖。SP(SP-A 和 SP-D)会刺激巨噬细胞分泌细胞因子。另外，SP 不仅可以抵御微生物病原体；它还能结合花粉和螨虫过敏原。

β防御素是低分子量的带正电荷多肽，具有广泛的抗菌活性，可以对抗细菌、真菌、衣原体和病毒。它们是微生物刺激

Toll 样受体(TLR)后由上皮细胞产生的。

21.1.3 固有免疫

固有免疫对细胞损伤或入侵病原体的快速反应是为了尽量减少损伤并帮助修复机体。有害物质和病原体被迅速发现并有效地销毁。大量分子、细胞和化学机制都参与了机体灭活和去除危害物的过程。

21.1.3.1 免疫识别

损伤相关分子模式(DAMP)[1]：DAMP 包括 PAMP 和警报素(表 21.1-1)。DAMP 通过 PRR 被免疫系统识别(表 21.1-2)。在脊椎动物和无脊椎动物分离之前，该部分免疫系统就已经发育完全。因此，它具有高度保守的结构，能够识别病原体的分子抗原模式，但并无足够的差异来区分单个抗原。许多微生物会表达能被免疫系统 PRR 所识别的 PAMP。PRR 位于免疫细胞上，如巨噬细胞、树突状细胞、粒细胞和淋巴细胞。

表 21.1-1 DAMP[1]

来源	分类	列证
外源性	微生物(微生物及其产物)	革兰阴性和革兰阳性菌、脂多糖、脂肽、脂磷壁酸、细菌 DNA、单链 RNA
	非微生物	过敏原、外来物质、有毒物质
内源性	应激分子(警报素)	细胞死亡产物、高迁移力组蛋白 1、热休克蛋白、S100 蛋白、DNA、RNA、腺苷、高 ADP/ATP 值率、纤维蛋白原、尿酸结晶

表 21.1-2 模式识别受体介导细胞内信号传导并启动炎症反应

受体家族	分布
TLR	跨膜蛋白
晚期糖基化终产物受体	跨膜蛋白
核苷酸结合结构域，富含亮氨酸重复序列的蛋白质	胞质
视黄酸诱导型基因 I 样受体(视黄酸诱导型基因 I，*RIG-I*；黑色素瘤分化相关基因 5，*MDA5*)	胞质

PAMP：PAMP 包括真菌 1,3-葡聚糖、细菌脂多糖类(LPS)、肽聚糖、磷酸甘醇、脂磷壁酸、甘露聚糖、双链 RNA 和细菌 DNA 等结构。某些病原体群体的特征是特定类型的 PAMP，因此在全球范围都可被识别，比如[3]：① 革兰阴性细菌在细胞壁内含有 LPS。LPS 与巨噬细胞上相应的 CD14 受体和 Toll 样受体 4(TLR 4)结合后会触发一个信号级联，促使巨噬细胞分泌细胞因子，进而刺激免疫系统；② 革兰阳性细菌含有脂磷壁酸；③ 真菌含有甘露糖。

警报素：警报素是一类在炎症、感染和压力刺激下产生的危险信号(表 21.1-1)。

21.1.3.2 炎症感受器

在免疫识别中，炎症感受器是信号分子，同时也是激活 DAMP 的受体。

PRR：这些蛋白质作为受体表达在树突状细胞、巨噬细胞和 B 细胞表面或以游离的形式存在。PRR 结合位点包括依赖 Ca^{2+} 的凝集素、富含亮氨酸的多肽和富含胱氨酸的多肽。PRR 会刺激巨噬细胞的内吞作用，并触发信号传导，从而引发炎症。其结果是，免疫系统可以通过数量相对较少的不同受体捕获并攻击所有种属的微生物。

调理素[3]：这些蛋白质能吸引微生物病原体并与之结合，如甘露糖蛋白(MBP)是由肝脏产生的急性时相反应蛋白。MBP 是依赖 Ca^{2+} 的凝集素受体，它能与细菌、真菌、寄生虫及某些病毒富含甘露糖的糖类蛋白位点结合。MBP 是人类血液中的一种调理素。它加速了对富含甘露糖蛋白质的吞噬作用并激活了补体系统的经典途径和旁路途径。

胞吞受体[3]：这种受体是一种甘露糖结合蛋白，在缺乏调理素的情况下，它能促进微生物进入巨噬细胞、树突状细胞甚至是内皮细胞。这就是肺孢子虫如何被吞并入肺泡巨噬细胞的过程。艾滋病患者对肺孢子虫病的易感性被认为就是由于艾滋病病毒引起的甘露糖结合受体的受损而引发的。

Toll 样受体(TLR)[4]：TLR 是在免疫细胞的细胞膜上发现的。它们能识别微生物成分，激活细胞核中的信号传输，并诱导参与炎症反应的基因表达。TLR 在 20 世纪末被发现，在果蝇中，它们是宿主抵御真菌感染所必需的受体。哺乳动物的 TLR 受体组有 11 个成员；在人类中，TLR 10 在功能上最为重要。就像细胞因子受体一样，TLR 具有胞外和胞内区域。胞内区域与 IL-1 家族类似。但是胞外区域则不尽相同。在 IL-1R 中，主要是免疫球蛋白类似物，而在 TLR 中，主要由大量的亮氨酸残基(LLR)组成。

TLR 可以识别出病原体的保守结构，因此它们能识别诸多微生物成分，如脂蛋白、肽聚糖、革兰阳性细菌中的脂磷壁酸、革兰阴性细菌中的脂多糖、锥虫属物种的糖基磷脂酰肌醇锚定蛋白和表皮葡萄球菌的酚溶性调节蛋白。在与微生物成分接触后，位于巨噬细胞上的 TLR 会诱导基因表达，从而产生炎性细胞因子(IL-1、IL-8)和共刺激分子。在由 TLR 激活的炎症细胞因子和共刺激分子的作用下，巨噬细胞将抗原递呈给 T 辅助细胞，这样就能将固有免疫与适应性免疫系统结合起来(图 21.1-1)。

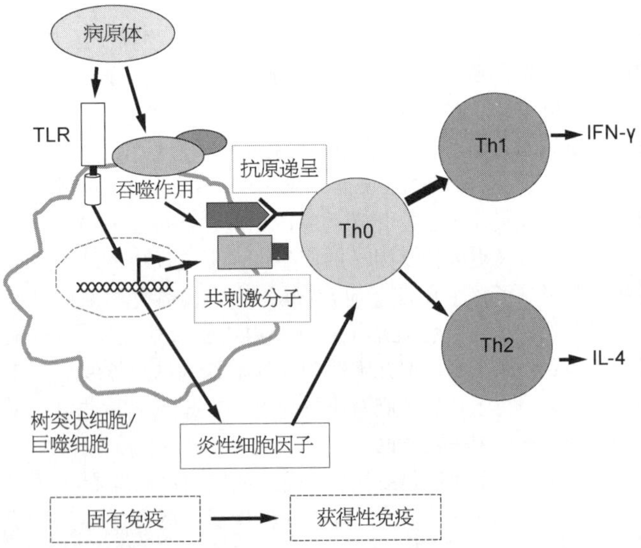

图 21.1-1 树突状细胞和巨噬细胞通过 TLR 识别病原体(修改自参考文献[4])。TLR 识别病原体并诱导共刺激分子和炎性细胞因子的表达。然后将抗原与共刺激分子一起呈递给初始的 Th 细胞(Th0)。这样，固有免疫系统就包含了宿主防御中的适应性免疫系统

TLR 并不总是直接结合抗原。当 TLR 被 LPS 激活时，LPS 必须与 LPS 结合蛋白(一种急性时相反应蛋白)结合。

共刺激分子：巨噬细胞和树突状细胞细胞膜上的TLR受到刺激后会促使其表达B7共刺激分子(CD80和CD86)。共刺激分子提供额外的信号(与TLR信号一起)是T细胞激活的必要条件[5]。

21.1.4 固有免疫反应

固有或先天免疫系统对所有入侵的病原体的应答都是一样的，不管它们入侵的部位或频繁程度如何。固有免疫反应的细胞部分包括吞噬细胞(巨噬细胞、中性粒细胞、树突状细胞)、分泌炎症因子的细胞(嗜碱性粒细胞、嗜酸性粒细胞、肥大细胞)和自然杀伤细胞(NK细胞)。分子部分包括急性时相反应蛋白、补体系统、细胞因子和趋化因子。固有免疫系统识别与病原体相关的常见结构或分子模式，与“自体”抗原有显著差异[6]。激活的细胞和固有免疫反应的分子将重要的激活信号传递给适应性免疫系统。固有免疫反应具有以下特点：抗原识别是由基因决定的、PAMP是由免疫细胞上预先确定的受体来检测的、病原体防御中预先抗原致敏并非必须，以及因为宿主防御反应与免疫记忆无关，不管宿主暴露在抗原下多少次，它总是一样的。

固有免疫系统的细胞首先到达组织损伤的区域。这个区域的PO_2通常是下降的。中性粒细胞是第一个到达病变或受伤部位的，之后是单核细胞。由于PMN的线粒体很少，并且主要是从无氧糖酵解中获得大部分能量，所以尽管在缺氧条件下，它们仍能执行免疫识别和防御功能[7]。

21.1.4.1 巨噬细胞

在组织中95%以上的巨噬细胞来自造血系统的单核细胞，其余的则来自组织内的单核细胞。循环单核细胞在未进入组织前，它的半衰期通常为3天。在炎症反应中，骨髓中的单核细胞增多，循环单核细胞的半衰期减少，巨噬细胞聚集在受累组织中。在几乎所有的组织中都发现了巨噬细胞，它们通常以组织特异性的形式存在(如结缔组织中的组织细胞、肝脏中的Kupffer细胞、肺中的肺泡巨噬细胞、中央神经系统的小神经胶质细胞及骨骼中的破骨细胞)。

巨噬细胞除了吞噬作用外，还具有很多其他功能，从抗原呈递、抗菌和抗肿瘤活性，到分泌各类调节性物质如酶、前列腺素和细胞因子。

巨噬细胞表达一系列受体：

- 识别像甘露糖这样的碳水化合物。由于甘露糖不存在于脊椎动物细胞表面，但表达于微生物细胞表面，因而对这些糖的识别使巨噬细胞能够区分自体和非自体的抗原物质。
- 识别磷脂酰丝氨酸。细胞程序性死亡(凋亡)表达磷脂，并被巨噬细胞清除。另一方面，坏死组织中的细胞会释放一些物质例如热休克蛋白，它将巨噬细胞纳入宿主防御系统内，作为炎症反应的一部分(参照19.1)。
- 识别补体因子和免疫球蛋白。补体因子和抗体通过包裹微生物，加速巨噬细胞对于它们的吞噬作用。补体激活后(参见第24章)，C3b与微生物细胞表面结合。巨噬细胞有C3b受体，与C3b结合后被激活。在缺乏C3b的情况下，巨噬细胞会被表面包裹了IgG、IgA或IgM的微生物激活。包裹着C3b或抗菌抗体的细菌由巨噬细胞表面的Fc受体介导通过膜拉链式机制被巨噬细胞吞噬(图21.1-2)。在巨噬细胞内，病原体受到一系列机制的攻击，包括活性氧类(羟基阴离子、过氧化物)、次氯酸、NO及溶菌酶和阳离子蛋白等抗菌物质。

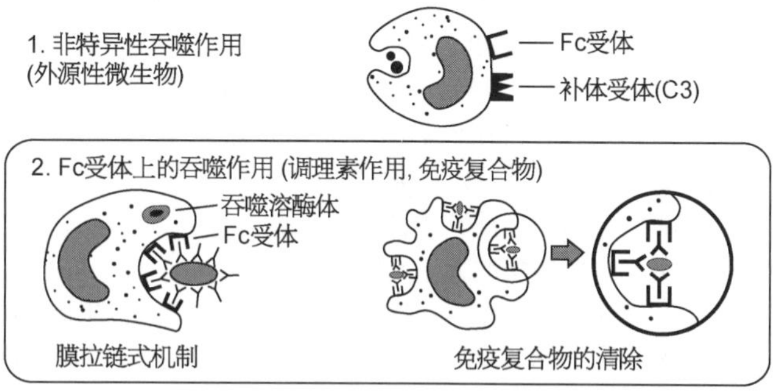

图21.1-2 巨噬细胞对微生物的非特异性吞噬作用。微生物被C3b或免疫球蛋白包被，并被膜拉链式机制中的巨噬细胞表面补体或Fc受体吞噬

简单来说，巨噬细胞的作用是获取一种病原体，将其加工成小的抗原物质，并将其呈现给适应性免疫系统的T细胞从而引发免疫反应(图21.1-3)。通过T细胞对这些抗原的识别可以触发免疫反应。然后，巨噬细胞功能由T细胞进行调控。T细胞产生的干扰素(IFN-γ)是典型的用于活化巨噬细胞的因子。

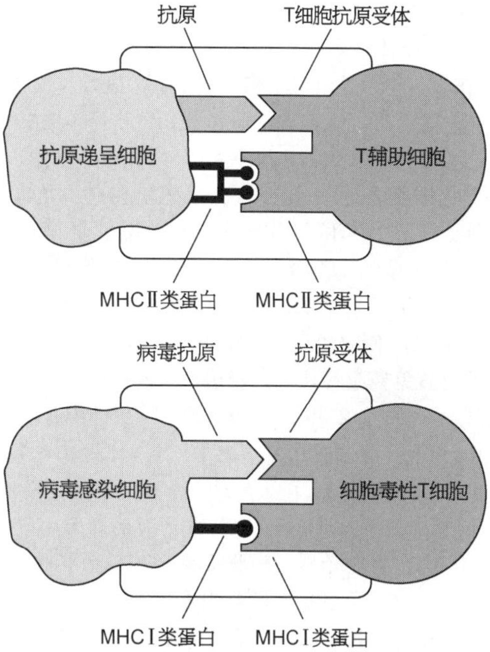

图21.1-3 抗原递呈给T细胞。上图：由抗原呈递细胞(树突状细胞/巨噬细胞)呈递抗原(肽)。抗原通过MHCⅡ类分子呈递给T辅助细胞。下图：抗原呈递细胞(树突状细胞/巨噬细胞)呈递抗原(肽)。抗原通过MHCⅠ类分子呈递给细胞毒性T细胞

IFN-γ激活的巨噬细胞会分泌[6]：

- IL-12和TNF-α。IL-12是巨噬细胞分泌的最重要的细胞因子，因为它能调节Th1细胞的免疫反应。T细胞分泌IFN-γ的量会由IFN-γ和IL-12来共同平衡，以此来刺激巨噬细胞表达B7家族的共刺激分子，它在巨噬细胞模式识别受体识别PAMP的过程中具有重要作用。

- IL－1 和 IL－10。IL－1 影响 Th1 细胞的免疫反应，而 IL－10 影响 Th2 细胞的免疫反应[图 20.1－4 在(IL－4 和 IL－12)的影响下 T 辅助细胞的亚群(Th1 和 Th2)的变化]。IL－1 刺激免疫反应，而 IL－10 抑制免疫反应。因此，IL－10 能减少 B7 共刺激分子、TNF－α 和巨噬细胞抑制因子(MIF)的产生。

巨噬细胞功能可以总结如下：增强 T 细胞应答，由 T 细胞免疫应答的产物(细胞因子)来调节巨噬细胞自身的功能。

因此，巨噬细胞在决定免疫应答的程度上起着重要的作用。

在固有免疫应答中，对中性粒细胞的功能可参考 19.7。

21.1.4.2 树突状细胞(DC)

DC 是在骨髓中产生的，由骨髓或淋巴细胞谱系衍生而来。由于大量的细胞质外延扩展，它们有一个典型的星形结构。这意味着它们有一个巨大的细胞表面，使得它们能够与周围的细胞建立高度的联系。这样，一个 DC 就可以激活 100～3 000 个 T 细胞。抗原被细胞胞吞作用所吸收。组织间液被摄入细胞后，通过从特殊通道排出多余的水来将抗原物质进行富集。

树突状细胞存在于[8]：

- 鳞状上皮和上皮基底层中的朗格汉斯细胞。
- 心脏、肺、肝和其他器官的间质细胞。
- 在输入淋巴管的覆盖下(隐蔽细胞)。
- 在富含 T 细胞的淋巴组织中的并指状细胞。
- 淋巴组织中的滤泡细胞。这与之前所提到的 DC 不同，这类 DC 细胞功能更近似于记忆性 B 细胞。
- DC 在生物体内具有战略定位，它可以确保入侵的病原体能被机体识别。它们不断吸收来自细胞外环境中的抗原，并通过它们寻找致病抗原模式(如微生物病原体)。

树突状细胞表达一系列的抗原识别受体，例如：① 甘露糖受体、LPS 受体和 Toll 样受体，以识别真菌的甘露聚糖、革兰阴性细菌的 LPS 及革兰阳性细菌中的脂磷壁酸；② 诸如 FCγRⅡ(CD32)、FcγRⅠ(CD64)、FcεRⅠ和 C3bi 补体(CD11b)等受体，使对免疫复合物的内吞作用更有效。

为了激活免疫应答，DC 会表达：

- 高浓度的抗原呈递分子，如 MHCⅠ和 MHCⅡ分子及 CD1a 分子。就像在巨噬细胞中一样，抗原在内部进行过处理后，在细胞表面同 MHC 分子一起呈现为短肽。MHCⅡ分子将短肽递呈给 T 辅助细胞表面的 T 细胞受体，而 MHCⅡ分子则向细胞毒性 T 细胞的受体递呈抗原(图 21.1－3)DC 在启动时特别有效，比如，它可以有效激活从未与抗原接触过的幼稚 T 细胞，使之活化。
- B7 家族和细胞间黏附分子的共刺激分子：ICAM－1(CD54)、ICAM－3(CD50)和淋巴细胞功能相关抗原，如 LFA－3(CD58)、B7－1(CD80)和 B7－2(CD86)。

固有免疫反应机制和适应性免疫反应机制是由这种协同作用产生的。DC 也可以转移到局部淋巴结，并在那里触发适应性免疫应答。总的来说，DC 是固有免疫和适应性免疫之间重要的桥梁。

21.1.4.3 自然杀伤细胞(NK)

NK 细胞是一种重要的淋巴细胞，它在针对感染和恶性肿瘤的固有免疫反应中起着重要作用。它们占循环淋巴细胞的 10%～20%，外周血涂片中，其形态是一类典型的含有大颗粒的淋巴细胞(LGL)。它们被称为自然杀伤细胞是因它们能够在不预先致敏及未接受靶细胞 MHC 抗原的情况下将靶细胞裂解[9]。

由于其细胞表面缺乏 T 细胞和 B 细胞受体，NK 细胞可以与 T 细胞和 B 淋巴细胞区分开来。它们的表型被认为是 $CD56^+CD3^-$。CD56 是一种神经元细胞黏附分子(NCAM)。其他在 NK 细胞亚群中存在的表面受体包括 FcRγⅢ(CD16)、IL－2 受体、c－kit 受体、CD7、CD2 和 CD8。

NK 细胞功能(靶细胞识别，杀伤活性)是通过激活和抑制细胞表面受体复杂的相互作用来调节的。激活受体包括 $β_2$ 整合蛋白、CD2 和属于免疫球蛋白超家族的受体，它们是由分子量定义的(如 NKp46 或 NKp30)。抑制性 MHCⅠ受体有一种分子结构，它要么是凝集素类[杀伤细胞凝集素类受体(KLR)]，要么是免疫球蛋白类[杀伤细胞免疫球蛋白类受体(KIR)](图 21.1－4)。KLR 和 KIR 在确定靶细胞的过程中起着至关重要的作用[10]。

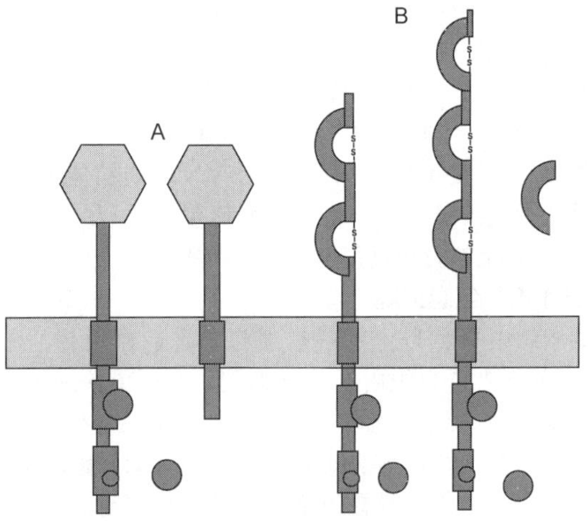

图 21.1－4　抑制性 NK 细胞受体结构(经允许转载自参考文献[10])。A 为凝集素样受体；B 为免疫球蛋白样受体。该分子包含具有用于信号传递的磷酸化位点的基于细胞内免疫受体的抑制基序(ITIM)

关于 NK 细胞如何运作的理论表明，KLR 和(或)KIR 可以与生物体中的任何细胞结合，一旦 NK 细胞与靶细胞结合，就开始发挥作用。如果他们在靶细胞上发现特定的 MHC 结构，他们结合后，靶细胞会释放一个抑制信号，靶细胞就得以逃脱。如果没有 MHC 结构，抑制就不会发生，之后靶细胞将被裂解(图 21.1－5)。在受病毒感染的细胞和肿瘤细胞中，MHC 分子受到下调，使这些细胞更容易被 NK 细胞分解。

- NK 细胞通过下列机制摧毁感染和恶性细胞：通过 IgG 受体(FcγR)识别被 IgG 包裹的细胞，并使用抗体依赖的细胞毒机制破坏。
- 杀伤细胞激活受体识别靶细胞的结构。在没有接受到抑制受体信号的情况下，NK 细胞中的细胞毒性颗粒内容物会被释放出来。穿孔素在靶细胞膜上进行打孔，然后颗粒中的细胞毒性酶类物质会被注入至靶细胞内部，随即靶细胞的内容物将被溶解。

21.1.4.4 补体系统

早期阶段的固有免疫应答经常涉及三种补体系统的其

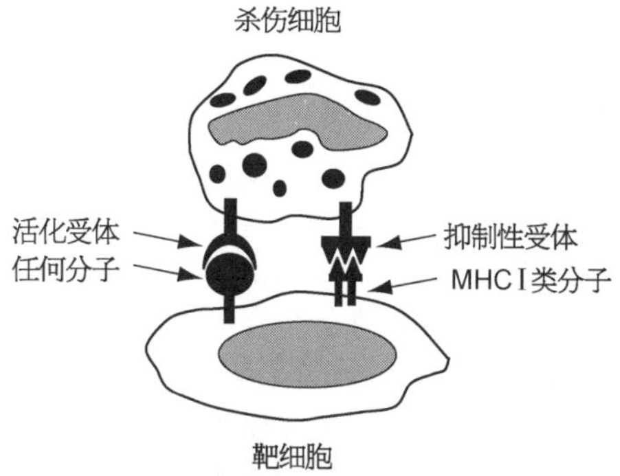

图 21.1－5　激活和抑制性 NK 细胞受体及其与靶细胞的相互作用。杀伤激活受体结合靶细胞上的表面分子，并且杀伤抑制受体结合靶细胞上的 MHCⅠ类分子。如果通过抑制性受体从靶细胞接收到信号，则靶细胞逃脱裂解。如果没有收到信号或者如果 MHCⅠ类分子下调（如在肿瘤细胞或病毒感染的细胞中），则靶细胞被裂解

中一类（参见第 24 章）。以下是 3 种补体途径：经典途径（由免疫复合物激活）、旁路途径（由微生物细胞壁激活）、凝集素通路（由甘露糖结合蛋白和微生物糖类物质之间的相互作用激活）。

这些途径的激活促进了以下物质的产生：① 补体成分 C3 的片段 C3b 分子。C3b 储存在病原体的表面，是补体激活发生的位置。它通过巨噬细胞或树突状细胞来启动对病原体的吞噬，这些细胞有 C3b 受体；② 片段 C3a、C4a 和 C5a 促使肥大细胞释放炎症介质。C5a 也充当中性粒细胞的趋化剂；③ 攻膜复合物，由 C5b、C6、C7、C8 和 C9 组成。它能穿透靶细胞的细胞膜，导致细胞破坏。

21.1.4.5 细胞因子

除了补体系统和急性时相反应蛋白，细胞因子也是固有免疫中的可溶因子。细胞因子由炎症细胞分泌并组成一个复杂网络来调节免疫系统的各组成部分（参见第 20 章）。

对微生物病原体的固有免疫应答参见图 21.1－6。

21.1.5 适应性免疫应答

适应性免疫系统的基本特征是学习、获得记忆及获得抗原特异性的能力。该系统对一系列环境抗原提供有效的反应，并具有以下特点：拥有大量不同种类的体细胞抗原受体、高抗原特异性、根据免疫记忆对先前遇到的抗原产生快速免疫应答的能力。

在适应性免疫应答中，病原体及其产物主要是由固有免疫的组成部分，如抗原呈递细胞（APC），主要是巨噬细胞、树突状细胞和 B 细胞进行处理。由此产生的多肽，其大小使之能够与抗原呈递细胞（APC）细胞质中的 MHC 分子相结合，形成肽－MHC 复合体（pMHC）。

pMHC 被转运到细胞质膜，通过 T 细胞受体（TCR）被适应性免疫中的 T 淋巴细胞（T 细胞）识别。由于 TCR 的活性很低，在微环境中，TCR 和 pMHC 的浓度必须足够高，才能允许 T 细胞激活。APC 和 T 细胞之间的相互作用是被称为微域的特殊结构所促进，这种结构可以将受体和配体结合在一起，也可以通过协同受体来实现。

以下的受体和配体起到了辅助作用：T 细胞膜上的 CD4/CD8 分子与 APC 上的 MHCⅡ和 MHCⅠ分子相互作用、T 细胞上的 CD28 分子与 APC 上的 CD80/CD86 配体发生反应、激活的 T 细胞上表达 CD40L（CD154），它与 APC 中的 CD40 分子发生反应。

在协同受体的支持下，TCR 和 pMHC 在它们的微域相互作用并激活免疫系统。

TCR 库包括 10^{12}～10^{15} 个可能的受体。这些受体包括结合自身多肽/MHC 复合物的受体，理论上可以破坏人体自身的组织。为了防止这种自我反应（自身免疫反应），骨髓中产生的淋巴细胞在胸腺中接受指引和筛选，因此原则上不会发生自身免疫反应。因为这种选择不是绝对正确的，少量的自反应性 T 细胞会逃逸到外周组织。然而，对于大多数人，它们是无害的，因为自身多肽/MHC 复合物没有达到引起自身免疫反应所需的临界浓度。尽管如此，一些自我攻击性的 T 细胞（被称为驱动细胞）可能会触发自身免疫反应。Treg 和 NK 细胞抵消了驱动细胞的活性。

抗原介导的 T 细胞和 B 细胞激活，以及由 T 细胞分泌的细胞因子引起的刺激诱导分化：① 幼稚 T 细胞（Th0）可以分

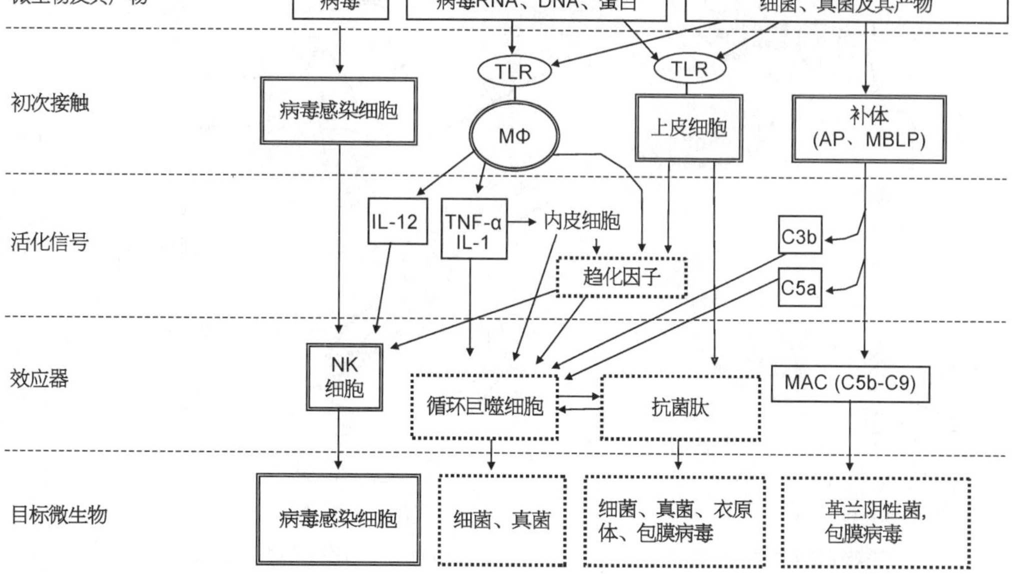

图 21.1－6　固有免疫：初次接触微生物和微生物产物后的应答（修改自参考文献[3]）。AP，替代补体途径；IL－1，白细胞介素 1；MAC，攻膜复合物；MBLP，甘露糖结合凝集素途径；Mϕ，巨噬细胞；TNF－α，肿瘤坏死因子 α；TLR，Toll 样受体

化为T辅助细胞(Th1),具有抑制免疫反应能力的Th2细胞,或者Treg细胞。为了确保免疫反应的有效性,这些细胞会被刺激增殖(克隆选择理论)[3];② B细胞分泌的抗体;③ 巨噬细胞的活化;④ 激活T细胞、B细胞和巨噬细胞与固有免疫的效应分子协同作用以消灭病原体。

T细胞和B细胞是在与基质细胞、干细胞因子和集落刺激因子的相互作用下,由胎儿肝脏和骨髓中的原始干细胞分化产生的。淋巴细胞发育的初始阶段不依赖于抗原。然而,一旦淋巴细胞表达成熟的抗原受体,它们的生存和分化就需要抗原的存在[5]。

T细胞、B细胞、Treg和NK细胞都来源于一个共同的前体细胞。从这个前体细胞,可以发展为前B细胞(未成熟B细胞)、前T细胞(未成熟T细胞)。

21.1.5.1 T细胞系统

T细胞调节对病原体和肿瘤细胞的适应性免疫应答,并检测由MHC分子递呈的病原体。T细胞抗原受体在传统αβT细胞上能识别出与MHCⅠ或MHCⅡ分子结合的多肽片段。每一个发育的T细胞都表达了一个独特的T细胞受体,并产生了自身MHC限制和自我耐受T细胞库,这是胸腺中多步骤选择过程的结果。幼稚T细胞由骨髓中的干细胞发展而来,迁移到胸腺,变成胸腺细胞。

胸腺选择发生在下列步骤中(图21.1-7)[11]:

- 第一阶段的选择是由特殊的胸腺皮质上皮细胞介导的,这些上皮细胞与MHC蛋白一起提供自身多肽类物质(神经垂体家族的激素、速激肽蛋白家族和胰岛素超家族)。胸腺T细胞受体(TCR)识别来自这些自身多肽类物质以及MHC抗原的氨基酸。TCR对自身抗原反应弱的胸腺细胞会接收一个成熟信号逐步在外周分化为功能性T细胞(阳性选择)。相反地,那些TCR对自身抗原反应强烈的胸腺细胞会接收到死亡信号(阴性选择)。不能阻止强自身反应T细胞进入外周细胞池是自身免疫性疾病的主要原因之一。为了启动信号传导,由抗原激活的TCR扫描多种MHCⅠ和MHCⅡ协同受体以期找到一个启动激酶Lck信号相关联的受体。该激酶会磷酸化免疫受体酪氨酸激活基序(ITAM)并激活ZAP 70上的酪氨酸。与MHCⅠ限制性TCR(0.9 s)相比,MHCⅡ限制性TCR需要较短的抗原保留时间(0.2 s)来启动阴性选择,因为与CD8相比,大多数CD4共同受体与Lck相关。
- 借由皮质上皮细胞,T细胞会经过进一步的阳性选择。在这一过程中,胸腺内的树突状细胞和巨噬细会对T细胞进行抗原特异性测试。为了通过这一选择步骤,TCR必须具有相应的抗原特异性。然而,由于TCR基因的随机重排,T细胞具有相应的TCR的概率很低。如果它拥有匹配的TCR,那么触发T细胞凋亡的信号会被关闭,作为功能性的$CD3^+CD4^+$ T细胞及$CD3^+CD8^+$ T细胞会被释放到外周循环中,并随之转移到淋巴结内。在这一阶段,有超过95%的T细胞没有进行选择,不能达到其应有的功能,进而发生凋亡。

通过胸腺的一小部分T细胞拥有γ/δ受体。这些细胞只在胸腺中停留一小段时间,其主要在胸腺外的其他地方发挥作用(如在肠道相关的免疫系统中)。像NK细胞一样,它们有细胞毒性作用,可以通过释放穿孔素和溶解酶来裂解靶细胞。

T细胞系统的个体发展如下:$CD3^+$ T细胞从妊娠第10周就可检测到,而$CD4^+$ T细胞和$CD8^+$ T细胞则在妊娠14周出现。

幼稚T细胞[12]:在青春期之前,胸腺供给机体的是幼稚T细胞(Th0细胞)。即使在青春期结束之后,由于胸腺内幼稚T细胞的扩张,幼稚T细胞池的大小仍然保持稳定。幼稚T细胞可以分泌IL-2,但缺乏分泌,如IFN-γ和IL-4等经典效应细胞因子的能力。另外,因为它们在激活的过程中没有接受过克隆选择,所以它们拥有一个高度分化能力的T细胞受体库。

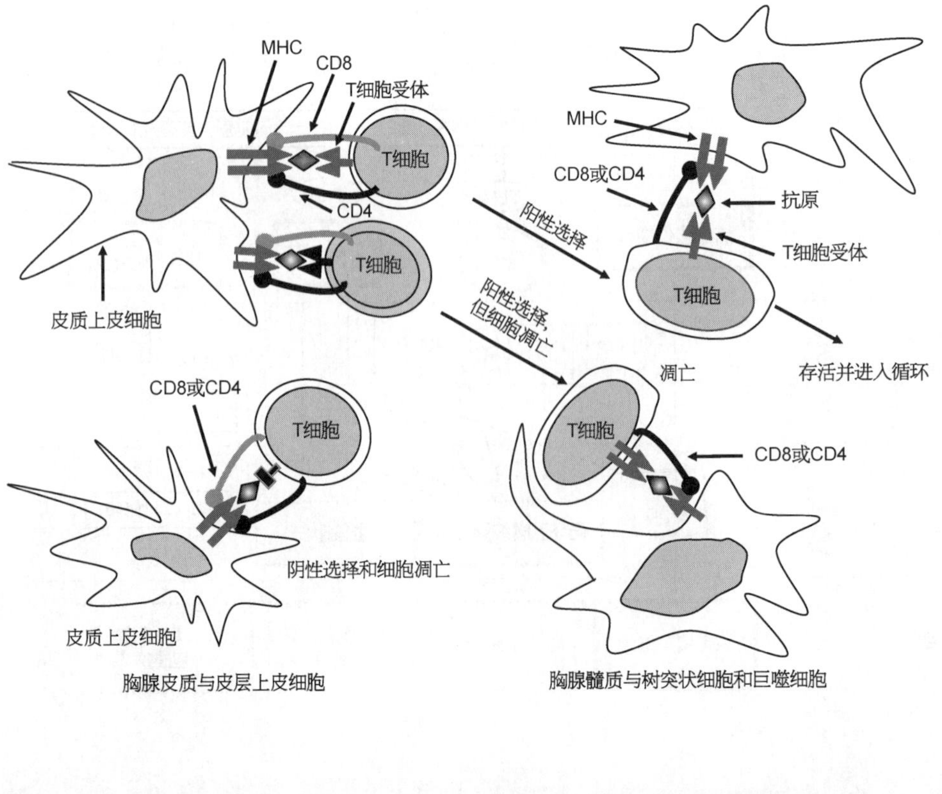

图21.1-7 从骨髓迁移到胸腺的T细胞选择。幼稚T细胞的T细胞受体由MHC分子CD3、CD4以及α/β链(CD4细胞)或CD3、CD8和α/β链(CD8细胞)组成。T细胞的选择发生在胸腺的皮质(图的左侧)和髓质(图的右侧)中

- 阴性选择(左下):T细胞的受体对自身(MHC)抗原具有不同的结合亲和力,由皮质胸腺上皮细胞对T细胞进行选择。许多这些细胞对自身肽和自身MHC分子具有高亲和力且为自体反应性。在与胸腺髓质中的巨噬细胞或树突状细胞相互作用后,这些自体反应细胞发生凋亡
- 阳性选择:测试对自身肽和自身MHC分子具有弱亲和力的T细胞与胸腺髓质中的外源抗原的反应性,并且如果它们具有所需的特异性,它们就能避免发生细胞凋亡

在成人中存在着两种幼稚T细胞：一种在胸腺内休眠，另一种是在外周增殖扩散。膜表面分子CD31（PECAM-1）可用于分辨$CD31^{+\ thymic}$的幼稚T细胞与$CD31^{-\ central}CD4^{+}$ T细胞。

$CD31^{+\ thymic}$ T细胞数量减少的个体对主要免疫反应的应答可能较低。而$CD31^{-\ central}$的幼稚$CD4^{+}$ T细胞数量增加的个体可能更容易发生自身免疫疾病。

21.1.5.2 B细胞系统

在整个生命发育过程中，B细胞（B淋巴细胞）主要是由造血干细胞产生的。成熟B细胞能识别并有助于消灭病原体。它们可以分泌免疫球蛋白，递呈抗原，上调共刺激分子，产生活性氧和细胞因子，并表达Toll样受体[10,13]。

B细胞是在骨髓中产生的。对于B细胞的发育来说，转录因子，如PU.1、E2A和双链复合蛋白5（PAX5）是必需的。在祖B细胞中成功重组重链免疫球蛋白基因段，使它们分化成前B细胞，表达μH（IgM重链）（图21.1-8）。对于这一阶段的B细胞而言，克隆增殖和对Ig轻链基因片段的重新排列是可以实现的。细胞膜上表达IgM的自身反应性B细胞会被选中并被灭活消除。存活下来的$B220^{+}$ IgM^{+}幼稚B细胞离开骨髓并迁移到脾脏，在那里它们经历过渡阶段并进一步成熟。

所有的B细胞都要经历过渡阶段T1（图21.1-8）：

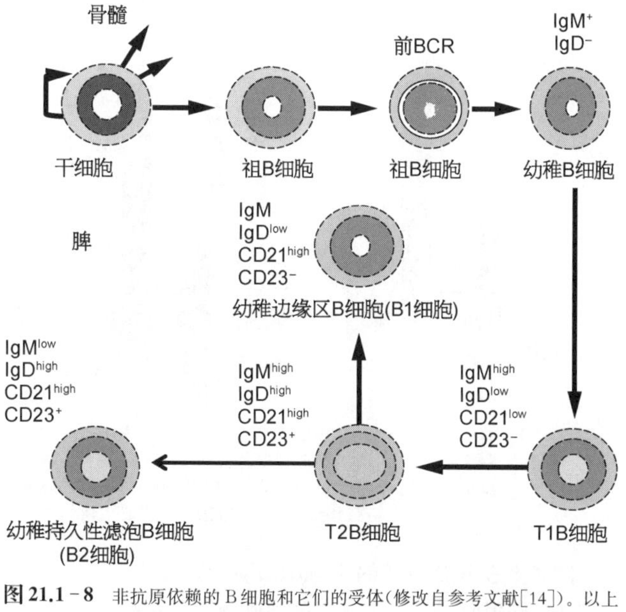

图21.1-8 非抗原依赖的B细胞和它们的受体（修改自参考文献[14]）。以上描绘的是B细胞谱系在骨髓中的发展。幼稚的、未成熟的B细胞经历脾脏中的过渡阶段分化为T1和T2并进一步成熟。少数B细胞迁移到脾脏的边缘区域，在那里它们变成幼稚的边缘区B细胞（B1细胞）。大部分B细胞迁移到脾脏滤泡，在那里它们变成持久的幼稚滤泡B细胞（B2细胞）

在T1阶段的B细胞有很大一部分转移到脾脏的动脉淋巴滤泡内，在那里它们获得CD23和IgD分子，并进一步分化为T2阶段B细胞。它们变成长期存活的滤泡B细胞，在脾脏和周围淋巴结之间循环，直至死亡（半衰期4.5个月）或遇到抗原，并进一步分化。这些B细胞，也称为F0 B细胞或B2细胞，表面分子为IgM^{low}，IgD^{high}，$CD21^{high}$，$CD23^{high}$。B2细胞是一类产生抗体的细胞，它占脾细胞的80%～90%。

T1阶段B细胞中的一小部分转移到脾脏的边缘区（marginal zone，MZ），并停留在那里成为MZ B细胞。它们表达的分子表型为IgM^{high}、IgD^{low}、$CD21^{high}$及$CD23^{low}$。这些细胞，也称为B1细胞，对抗原反应迅速，在免疫反应中与巨噬细胞和树突状细胞相互作用。它们表达CD80、CD86、CD40和CD44等活化膜标志物，并且其表达的共刺激分子b7-1和b7-2比B2细胞更强。虽然B1细胞不会再进入循环，但它们会在与病原体接触后转移到周围淋巴结，从而激活免疫防御。B1细胞有超过54周的半衰期。它们能分泌IgM抗体，表达CD5和CD11。与B2细胞相比，B1细胞明显减少了受体的选择性，主要产生所谓的"天然抗体"。天然抗体是能识别多种抗原的多聚体活性IgM抗体，具有较高的补体结合能力但抗原亲和力和选择性较低。天然血型抗体抗A和抗B就是由B1细胞产生的。

B细胞经过程序化的发展，有以下几个阶段（图21.1-9）：在祖B细胞阶段对重链基因进行重新排列；在前B细胞阶段的克隆性增殖；在未成熟B细胞阶段轻链基因的排列形成并产生IgM；与抗原接触后产生抗体，免疫球蛋白转换也同步开始。

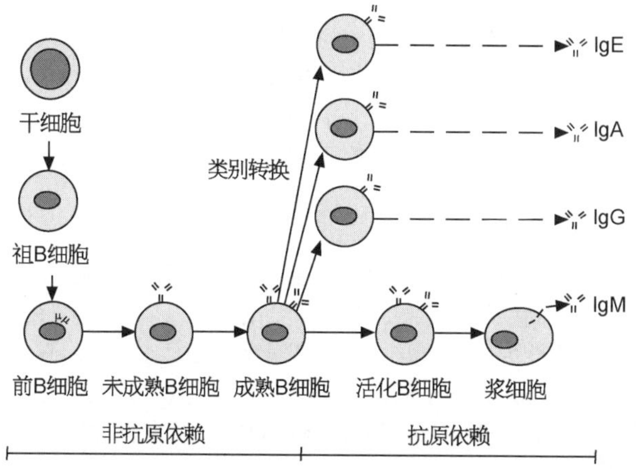

图21.1-9 B2细胞和抗原接触后免疫球蛋白的类别转换重组

有三种机制促成了B细胞系统池的多样化：

- VDJ复合物（也称为体细胞复合物），一种以变量（V）、多样性（D）和连接（J）三种方式将基因片段组合在B细胞内形成抗原受体的机制。
- 体细胞的高频突变。这涉及B细胞抗原受体可变域VDJ序列突变导致抗原特异性的增加。
- 类别转换重组。这一过程使重链的可变域（V_H）与不同的重链恒定区域（C_H）在抗原结合位点得以表达。这就使得不同类型的Ig类型（IgG、IgA、IgE）的产生（图21.1-9）。因此，固有免疫系统可以在不改变抗原特异性的情况下，以多种方式消除Ig结合的抗原。

B和T细胞VDJ的重组发生在胸腺和骨髓中，而B细胞的进一步分化主要发生在次级淋巴器官的生发中心（脾脏、淋巴结）。在淋巴结中与抗原二次接触后，VDJ序列发生突变，从而提升了抗原特异性。这一过程被称为体细胞高频突变。

此外，被激活的B细胞亚类分化为记忆细胞，这主要发生在次级淋巴组织如派尔斑中。大多数浆细胞的寿命只有几天，但有些可以在骨髓中存活更久。

21.1.5.3 抗原

免疫细胞通过抗原的结构进行特异性识别。小抗原（半抗原)不会引起免疫反应。糖类物质通常缺乏免疫源性,必须与载体结合才能引起免疫反应。

T细胞和B细胞的细胞膜受体结合位点有600～1 700平方埃,它只能结合抗原复合物的小部分位点。这些小的部分被称为"表位"。因此,复杂的分子都具有特异的表位。

抗体的抗原结合位点和T细胞受体的MHC肽复合物与抗原结构互补。互补的抗体和受体结构是以非共价形式结合的。只有在互补的分子结构相对接近的情况下才会出现抗原识别。对于小抗原,结合位点可能是一个口袋或裂口,但在大多数情况下,它主要表现为凹凸不平的表面[5]。

T细胞受体只识别线性多肽类物质。这些多肽是在经过抗原呈递细胞(如巨噬细胞和树突细胞)加工处理后形成的。

抗体,不管是游离的还是与B细胞结合的,均只识别一小部分复杂的抗原,被称为抗原表位,比如在天然蛋白质结构中存在的抗原。抗原表位可以很容易地结合B细胞受体的抗原口袋或相应受体结合位点,这些抗原位点在多克隆免疫反应中占主导地位。

通常不能被有效识别的隐蔽抗原,在被巨噬细胞或树突状细胞抗原处理后变得更容易被识别。抗原的表达方式也很重要。在处理后,树突状细胞只以一种形式递呈抗原,只有很少的抗原决定簇提供给T细胞,而B细胞的抗原呈递则会导致T细胞免疫反应中产生更大的多样性[14]。

21.1.5.4 抗原受体

适应性免疫的抗原识别涉及抗原表位和B细胞及T细胞受体之间的特异性相互作用。B细胞在T细胞的帮助下,识别可溶性蛋白和非蛋白类(细菌多糖)抗原。T细胞只识别与MHC分子结合的抗原(如通过细胞)。抗原识别的差异很重要,因为它可以确保可溶性抗原和细胞结合抗原能被有效消除[15]。

每个T细胞和B细胞受体都有一个抗原识别单位和一个信号传递单位。抗原识别单位有10^{12}～10^{15}个可变区域。免疫系统的多样性是通过随机重组淋巴细胞发育早期阶段的400个基因而形成的[5]。

B细胞受体:编码B细胞受体(BCR)的基因位于三条染色体上[5]。

- 重链的IgH簇位于第3号染色体上。这个簇包含了变量(V)、常量(C)、多样性(D)和免疫球蛋白连接(J)区域的基因片段。
- kappa轻链的IgK簇位于第2号染色体上。
- lambda轻链的IgL簇位于第22号染色体上。
- B细胞受体的结构请参考图21.1-10。抗原识别和B细胞的抗原递呈功能在免疫反应中起着至关重要的作用。在BCR被抗原激活与CD40等共刺激分子结合后,B细胞成为强有力的抗原呈递细胞。它们像树突状细胞和巨噬细胞一样处理结合的抗原类物质,并将抗原与MHCⅡ蛋白质一起递呈给T细胞。它们可以激活$CD4^+$ T细胞和$CD8^+$ T细胞并产生细胞因子。

T细胞受体:T细胞受体(TCR)基因以类似于B细胞受体基因的方式排列,也包含V、C、D和J基因片段。编码T细胞识别单位的基因位于三条染色体上[2]。① TCRA/D位于14号染色体上,编码α链;② TCRB位于7号染色体上,对δ链进行编码;③ TCRG位于7号染色体上,对β链进行编码。

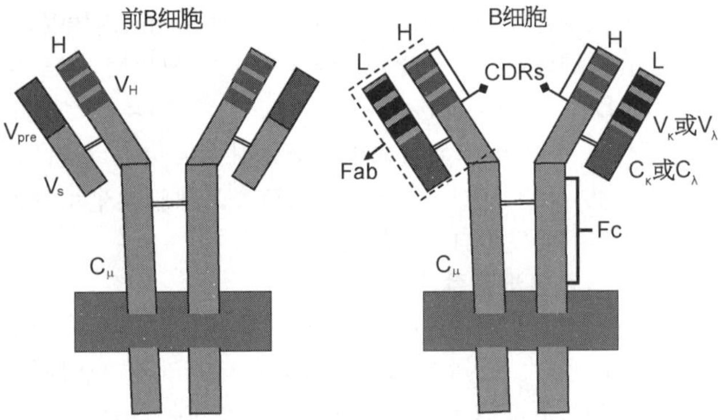

图21.1-10 成熟和未成熟B细胞受体(BCR)的结构(经允许转载自参考文献[15])。前B细胞表达识别单元的原始版本。由两个重链(H)组成,每个重链具有恒定区($C_μ$)、可变区(V_H)和可替代轻链(V_s)。在成熟的B细胞中,替代轻链被具有恒定区(C_k)和可变区(V_k)的kappa或lambda轻链取代。H链和L链的可变区含有三个与抗原结合的高变互补决定区(CDR)。成熟的IgM分子作为B细胞受体,单独或与具有相同特异性的IgD受体组合

每个位点包含多个V、D和J基因,但没有一个是D段。每个淋巴细胞都利用这些基因片段的不同组合来创造相应的抗原受体基因,从而产生高度的多样性。T细胞受体的结构请参照图21.1-11。

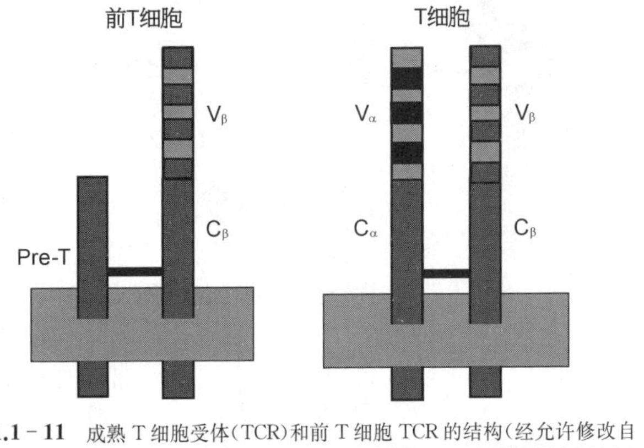

图21.1-11 成熟T细胞受体(TCR)和前T细胞TCR的结构(经允许修改自参考文献[5])。前T细胞TCR和成熟TCR由具有恒定区($C_β$)和可变区($V_β$)的α链和β链组成。前T细胞的α链(左)在成熟细胞(右)中被具有恒定区($C_α$)和可变区($V_α$)的链置换

21.1.5.5 抗原依赖的T细胞识别

在细胞表面的抗原依赖性T细胞受体(TCR)与CD3分子的复合物有关,当TCR结合抗原时,这些分子会将信号传递到细胞内部[16]。这个复合物由CD3γ分子、CD3δ分子及两个CD3ε分子和一个二硫化物τ链的二聚体组成(图21.1-12)。当它与抗原MHC复合物结合时,TCR内部发生交叉连接启动信号传输。受体的积聚导致CD3复合物部分细胞质酪氨酸残基的磷酸化。由此触发的信号启动了细胞核中各种基因序列的转录。这会导致细胞增殖和细胞因子的产生。

B细胞抗原识别单位也与两个信号分子,Igα(CD79a)和Igβ(CD79b)有关,在抗原结合的情况下将激活信号传输到细胞中。

共刺激信号:TCR的抗原识别与高度的免疫混乱有关。因此,需要第二个激活信号来防止淋巴细胞的不恰当反应。

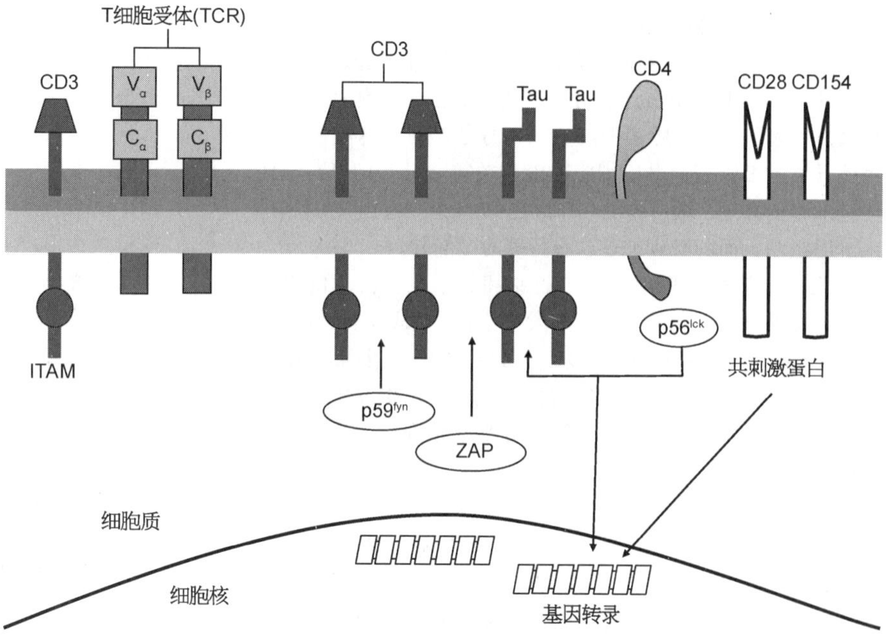

图 21.1-12 CD4⁺ T 辅助细胞的TCR激活，其由抗原识别单元、所有T细胞共有的CD3分子、CD4分子、τ链转导分子和共刺激蛋白CD28和CD154组成(修改自参考文献[16])。细胞毒性T细胞具有CD8分子而无CD4分子。CD3带有细胞质免疫受体酪氨酸的活化基序(ITAM)，其主要由蛋白激酶如 p56lck、p59fyn 和 ZAP-70 磷酸化。在激活的初始阶段，p56lck 也与CD4或CD8结合。抗原结合触发信号传递进细胞核启动基因转录，随后引起淋巴细胞增殖和分化

这主要通过共刺激信号来实现，这些信号来自邻近细胞表面的配体和TCR之间的接触，或者由受到细胞因子刺激的TCR产生。以下是淋巴细胞分子与共刺激的配体反应(图21.1-12)[17]。

- CD28与抗原呈递树突状细胞的B7分子结合，或CD28与细胞毒性T淋巴细胞CTLA-4结合。在这类情况下，T细胞的增殖和分化及IL-2的合成都被激活了。
- CD154的配体CD40(B细胞表达)。CD40被抗原激活后CD4⁺ T细胞表达的CD154封闭，从而刺激B细胞蛋白激酶启动抗体类别交换。当编码CD154的基因出现缺陷时，开关就失效了。这会引发X连锁高IgM综合征，该疾病的特征是IgG、IgA、IgE显著减少，而IgM的水平则保持正常或者升高。
- 刺激信号也由细胞因子如TNF-α、IL-1和IL-6提供。在缺乏共刺激的情况下，抗原结合不会激活T细胞，而是导致T细胞失去活力并引发细胞凋亡。

抑制信号：IL-10和TGF-β产生的信号可以调节免疫反应。CTLA-4和B7的结合或IgG与B细胞Fcγ受体的结合也会产生抑制作用。

21.1.5.6 不依赖T细胞的免疫识别

有些抗原由B细胞直接识别，并不需要T细胞的参与。包括多糖、聚合鞭毛和微生物DNA，特别是胞嘧啶鸟嘌呤二核苷序列，它的两侧5′是嘌呤且3′是嘧啶。当它们与B细胞受体结合时，这些抗原就会被细胞吸收，并被加工成短肽。这些肽类物质和MHCⅡ分子共同表达在细胞表面，并被相邻的Th2辅助细胞识别。辅助细胞被激活并表达共刺激分子，如CD40配体(CD154)。当辅助T细胞上的CD154在B细胞上与CD40结合时，产生的信号会促使抗体产生以触发免疫应答。

克隆选择：通过抗原激活的B细胞、CD4⁺ T细胞和CD8⁺ T细胞，会进一步产生克隆选择。每种抗原只能被几千个淋巴细胞识别。在CD4⁺ T细胞激活B细胞后，会产生一个信号，促使B细胞启动体细胞高频突变和免疫球蛋白类别转换。大量具有不同特异性的抗体均是由淋巴细胞产生的，但是每一个B细胞都只能表达一种潜在的特异性抗体[16]。这种类型的B细胞经筛选后参与免疫反应，并通过克隆增殖产生一组细胞，且它们都产生相同的抗体。大多数免疫反应中会产生许多不同的克隆体，微生物感染通常会引发多克隆免疫反应。

记忆T细胞和B细胞：当一种从未被抗原(幼稚淋巴细胞)激活过的淋巴细胞第一次遇到抗原时，产生的免疫反应包括产生记忆T细胞和B细胞，以及效应T细胞和B细胞。如果同样的抗原再次被发现，所产生的第二次免疫反应就会更快更有效。比初次免疫系统产生更多的淋巴细胞，更高的抗体浓度以及具有更高的特异性和活性的抗体。

21.1.5.7 免疫应答的过程

适应性免疫应答是一个复杂的过程，淋巴细胞在体内不停循环，检测抗原，以此来激活免疫反应。T细胞和B细胞每次循环需要大约30 min。因此抗原识别和免疫反应会发生在不同的地点[16]：

- 对于在血液中循环的抗原，免疫反应会发生在脾脏中。
- 当抗原进入呼吸道或黏膜时，免疫反应会发生在局部淋巴结或支气管淋巴组织中。
- 对内部的抗原和吸入的病原体的反应出现在腺样体和腭侧扁桃体中。
- 肠道的抗原被特殊的上皮细胞所吸收，这些细胞穿过上皮细胞将抗原转移到派尔斑上。

通过黏液进入机体的抗原会激活黏膜相关组织中的淋巴细胞。在黏液表面主要的淋巴细胞是CD8⁺ α/β T细胞，它是一类包含有大颗粒的淋巴细胞。这些细胞的一个既定功能是分泌IgA，而T细胞与γ/δ受体在宿主防御中有直接的作用。例如，如果在派尔斑中产生了免疫反应，那么激活的淋巴细胞会进入血液，并进入肠道黏膜层，在那里分泌大量的IgA。然而，在某一个黏液位置(如鼻腔内)引发的反应，也可以诱导其

他未暴露于病原体的黏液组织分泌 IgA。

血液中的淋巴细胞通过特殊的毛细管微静脉进入淋巴结中。这一环是由黏附分子介导的,例如在淋巴细胞上表达选择素。L选择素与静脉内的内皮黏附分子结合。这种相互作用诱导淋巴细胞表达淋巴细胞功能相关抗原(LFA-1),从而促进细胞的黏附。在下一步中,淋巴细胞会穿过内皮细胞进入淋巴组织。而脾脏则缺乏这些特殊的微静脉。

免疫反应是在诸如脾脏、淋巴结和派尔斑等次生淋巴器官的生发器官中引发的。这些生发中心由一组卵泡状细胞组成,其中 $CD4^+$ T细胞递呈抗原,B细胞增殖,产生浆细胞前体,免疫球蛋白发生类别转换,记忆细胞分离。生发中心提供了适宜的环境把所有相关的细胞成分都联系到一起来优化抗体反应[16]。

21.1.5.8 抗原加工递呈

T细胞能识别由抗原呈递细胞通过 MHCⅠ和 MHCⅡ分子的方式呈现的多肽类物质(图 21.1-13):

- $CD8^+$ T细胞,也被称为细胞毒性或杀伤细胞,可以识别与 MHCⅠ分子结合的多肽。这些分子可以递呈在细胞质中合成的多肽,并且在几乎所有有核细胞内都存在。这些抗原主要是自身多肽类物质或来自首次感染病毒的细胞。$CD8^+$ T细胞产生诸如 Fas 配体、穿孔素和丝氨酸酯酶这样的细胞毒性分子来破坏靶细胞。因为 $CD8^+$ T细胞专门清除细胞质中产生的抗原,所以它们在攻击感染病毒的细胞方面特别有效。
- $CD4^+$ T细胞,也被称为T辅助细胞,识别与 MHCⅡ分子结合的多肽。这些分子递呈细胞囊泡释放的多肽,如核内体。它们含有从环境中吸收的外源性多肽,主要由中性粒细胞和巨噬细胞处理。抗原通过酸性水解酶,如核酸酶、蛋白酶、脂肪酶和糖苷酶在内多囊泡中裂解成多肽。在核内体中,多肽与 MHCⅡ分子结合,并被转移到细胞表面。

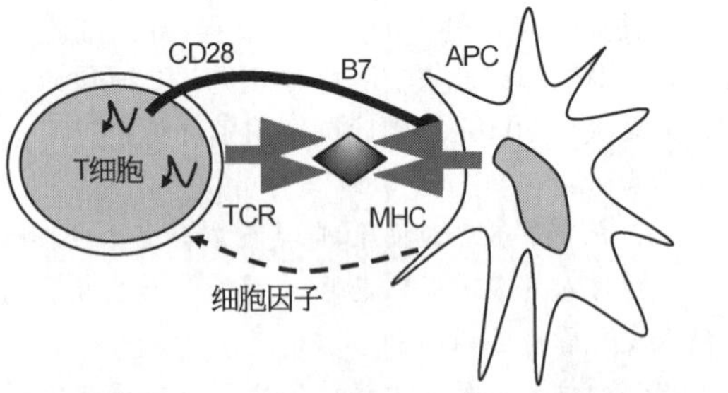

图 21.1-13 抗原呈递的简化模型。抗原呈递细胞(APC)通过 MHC 分子将抗原呈递给T细胞受体(TCR)。APC 通过 B7 分子将共刺激信号传递至 CD28 分子以激活淋巴细胞。此外,还需要细胞因子的共刺激反应。免疫激活总是需要两个信号,抗原呈递和共刺激。如果后者没有发生,T细胞就会无力化并被去除

经典T辅助细胞:细胞因子对免疫反应的类型产生重要的影响,使之能最优地消除病原体。$CD4^+$ T细胞是分泌细胞因子的辅助细胞,可以分化为 Th1 和 Th2 细胞。根据经典T辅助细胞[18]:

- Th1 细胞通过细胞毒性 $CD8^+$ T细胞和巨噬细胞激活细胞介导的免疫反应。它们分泌 IL-2、IFN-γ 和 TNF-β。通过产生 IL-2 和 IFN-γ,它们会刺激细胞毒性 $CD8^+$ T细胞来杀死感染病毒的细胞(图 21.1-14),激活巨噬细胞来杀死细胞内的病原体(图 21.1-15),并刺激B细胞产生抗体。由巨噬细胞产生的 IL-12 是 Th1 细胞反应的主要刺激因子。
- Th2 细胞刺激B细胞后会促使其分泌某种细胞因子,具体模式由 IL-4、IL-5、IL-6 和 IL-13 主导。抗原物质通过树突细胞递呈给 Th2 细胞(图 21.1-16)。Th2 细胞可以促使 IgG 及 IgE 抗体的产生,但是产生的 IgG 抗体几乎不能与补体结合。在过敏反应中,IgE 抗体的产生是由 IL-4 诱导的 Th1/Th2 新平衡,该平衡更倾向 Th2 细胞。

由 Th 细胞分泌的细胞因子具有调节免疫反应的作用。比如,Th1 细胞分泌的 IFN-γ 可以抑制 Th2 细胞的免疫反应,而 Th2 细胞分泌的 IL-10 可以通过减弱巨噬细胞功能来抑制 Th1 的反应。Th 细胞的免疫反应请参见图 21.1-17。

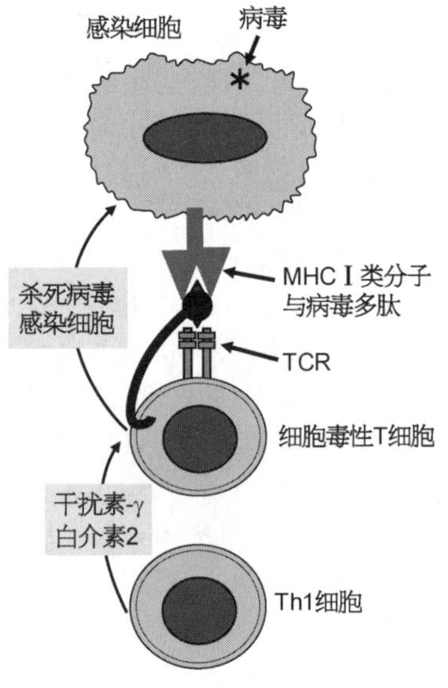

图 21.1-14 Th1 细胞介导的免疫反应(经允许后修改自参考文献[16])。通过分泌干扰素-γ(IFN-γ)和白介素 2(IL-2),Th1 细胞通过激活细胞毒性T细胞杀死病毒

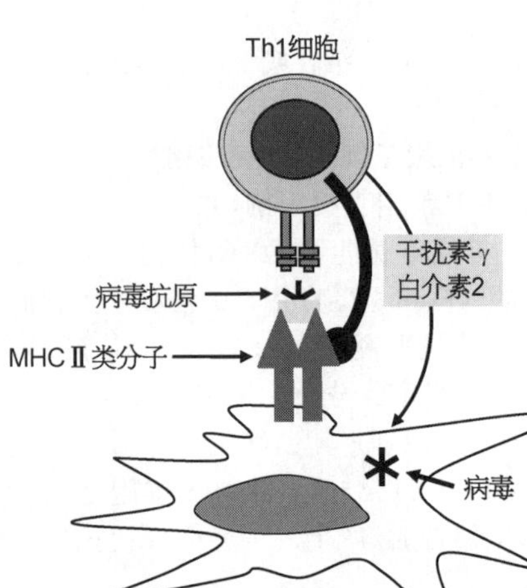

图 21.1-15 Th1 细胞介导的免疫反应(修改自参考文献[16])。Th1 细胞分泌干扰素-γ(IFN-γ)和白介素 2(IL-2)可激活巨噬细胞对病毒的杀伤作用

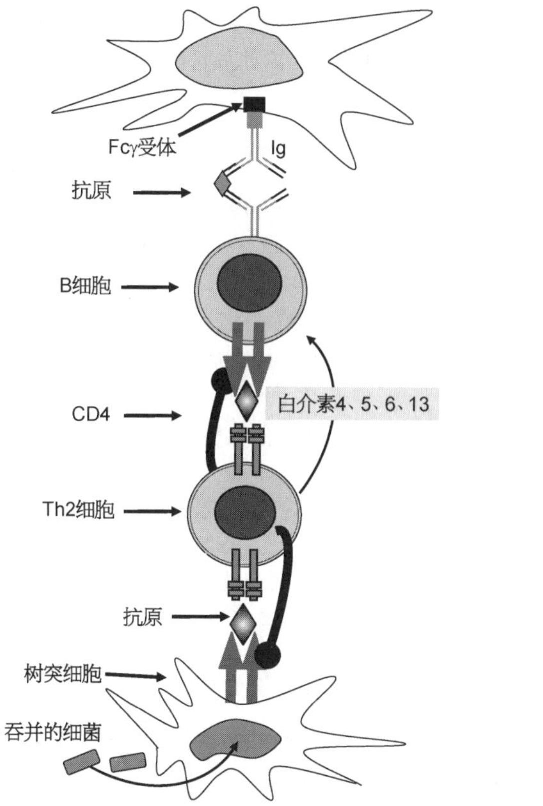

图 21.1-16 Th2 细胞介导的免疫反应。抗原由树突状细胞提供。Th2 细胞将抗原传递给 B 细胞，并通过分泌白介素 4(IL-4)、IL-5、IL-6 和 IL-13 刺激 B 细胞产生抗体。B 细胞还与次级淋巴器官(淋巴结、脾脏、派尔斑)生发中心以免疫复合物形式呈递的抗原直接反应

调节性 T 细胞(Treg)[19]：Treg 细胞是 $CD4^+CD25^+$ T 细胞，在胸腺和外周淋巴细胞中产生，在外周血液中占 $CD4^+$ T 细胞的 5%～10%，在骨髓中占到 20%。Treg 细胞表达正常的 α/β T 细胞受体模式，并表达 IL-2 受体(CD25)、细胞毒性 T 淋巴细胞相关抗原 4(CTLA-4)、糖皮质诱导的 TNF 受体家族相关基因(GITR)和转录调控因子 Foxp3。该调控因子是 Treg 发育和功能的最主要基因。Treg 细胞对自身多肽类物质有很高的亲和力。

Treg 的功能有：① 通过抑制存在于外周的自反应 T 细胞来维持机体的耐受力。Treg 细胞也可以在接触抗原后从正常的 $CD4^+$ T 细胞中进一步分化而来；② 下调免疫反应(图 20.2-1)，Treg 的生成受到 IL-2 的调控。

21.1.6 感染中的免疫应答

病原体进入宿主的过程引发了许多可溶性分子(如补体、C 反应蛋白和抗菌肽)与宿主病原体分子感受器间的相互作用。固有免疫细胞(如中性粒细胞、巨噬细胞和树突状细胞)表达相关感受器及 PRR。PRR 是一种进化保守的生殖细胞编码受体，它能识别病原体产生的标志性分子，即 PAMP。

PRR 包括以下家族[20]：TLR(检测细菌过程中的必需物质)、NOD 样受体(NLR，检测细菌过程中的重要物质)、RIG-I 样受体(RLR，检测病毒过程中的重要物质)、C 型凝集素受体(CLR，检测分枝杆菌和真菌过程中的必需物质)、DNA 识别分子(检测病毒过程中的重要物质)。

由固有免疫引发的反应结果是：杀死病原体或抑制它们的复制、通过激活 B 细胞和 T 细胞来激活病原体特异性适应性免疫。

PRR 能在细胞的各个不同的部分识别 PAMP，如细胞质、细胞表面和胞内囊泡。

21.1.6.1 细菌感染识别

根据细胞壁的结构和细菌组成成分，细菌被分为革兰阳性菌或革兰阴性菌。革兰阳性细菌的细胞壁有厚厚的肽聚糖，革兰阴性细菌的细胞壁含有脂多糖(LPS)，也称为内毒素。肽聚糖层是由 TLR2 识别的。LPS 是一类强免疫源性 PAMP，同时也是毒力因子，它可以通过 TLR4 识别。革兰阳性菌或革兰阴性菌都有一个共同的配体，即鞭毛蛋白，能被 TLR5 识别[20]。

21.1.6.2 分枝杆菌感染识别

分枝杆菌易感染免疫缺陷的个体和儿童。分枝杆菌的细胞壁由多糖和脂质混合而成，含有很高的分枝菌酸。分枝杆菌寄生于溶酶体中，在巨噬细胞中缓慢复制，并保持休眠状态，从而逃避宿主的免疫防御。分枝菌酸是 TLR2 的配体，酯化 α,α-D-海藻糖的 6′号位，形成海藻糖二霉菌酸酯(TDM)。仅 TLR2 不足以激活免疫系统，其主要通过结合巨噬细胞的清道夫受体协同发挥作用。该受体通过 TLR2 将 TDM 识别并引入到巨噬细胞内，进一步诱发免疫反应[20]。

在大多数感染结核分枝杆菌的个体中，IL-12 可以激活免疫反应在早期控制感染，并防止二次感染。在某些个体中，会发生受感染的巨噬细胞 B7 分子表达能力不足导致抗原递呈能力降低并减少共刺激分子表达，最后引起对分枝杆菌的

图 21.1-17 Th1 和 Th2 细胞的发育和功能。在细胞因子的刺激下，Th1 和 Th2 细胞从 Th 细胞(Th0)发展而来。Th0 由前体细胞(ThP)产生。Th1 和 Th2 细胞在关键细胞因子的影响下发育；IL-4 促进 Th2 细胞的形成，而 IL-12 和干扰素-γ(IFN-γ)促进 Th1 细胞的形成。在感染中，巨噬细胞释放 IL-12 并刺激自然杀伤(NK)细胞产生 IFN-γ 促进 Th1 细胞的形成

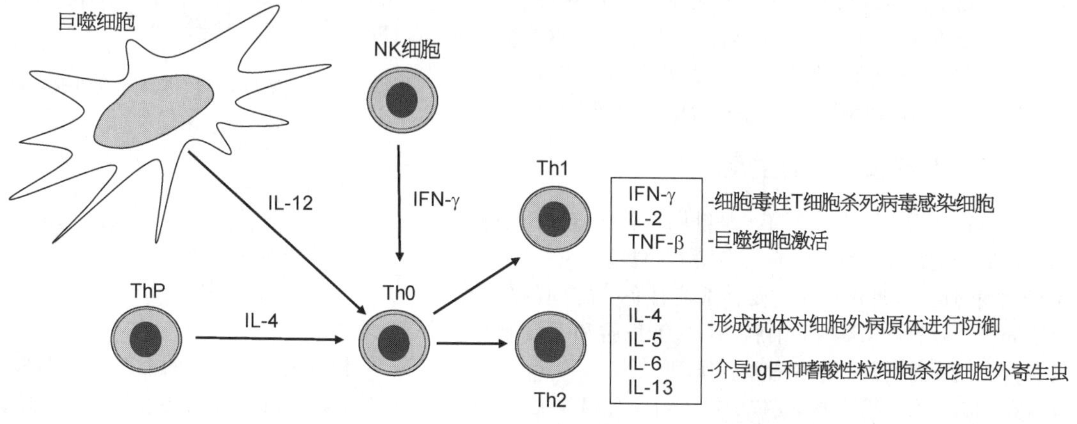

免疫应答下降,导致疾病进一步发展[21]。

21.1.6.3 病毒感染识别

病毒分子,如基因组DNA、RNA或在病毒感染细胞中产生的双链RNA,通过宿主的固有免疫细胞表达的PRR进行识别。PRR启动炎症性的固有免疫应答和适应性免疫应答。TLR受体的功能与PRR类似且能识别保守的PAMP,PAMP可以调节固有免疫反应。Ⅰ型干扰素(INF-β和多个INF-α分子)可以同时介导固有和适应性免疫应答。Ⅰ型干扰素调节[22]:

- 树突状细胞的成熟,通过增加CD80、CD86和CD40等共刺激分子的表达。
- 通过MHCⅠ的抗原递呈,除了经典的内源性抗原递呈,还促进病毒抗原的交叉递呈。
- 诱导抗原特异性$CD8^+$ T细胞反应和趋化因子,这能激活并招募淋巴细胞和单核细胞迁移至炎症部位。
- 上调效应分子,其可以直接影响机体抗病毒状态下的蛋白质合成、细胞生长和生存。

21.1.6.4 寄生虫感染识别

寄生虫的表面及排泄/分泌的产物中都含有丰富的糖蛋白[23]。对这些糖种类的识别是由糖结合蛋白(C型凝集素)所介导的,这些受体表达在固有免疫系统细胞(巨噬细胞、树突状细胞、上皮细胞)上。C型凝集素、警报素和白介素启动$CD4^+$ Th2细胞的细胞因子反应。患者会有很高的Th2细胞,低Th1细胞并存在嗜酸性细胞增多症。IL-10和IgG4浓度很高,但是IgE的增加相对较轻[24]。在不受控的炎症反应区域会形成肉芽肿,例如在血吸虫病中,对嵌入组织中的病原体虫卵,机体会发生强烈的免疫反应。在这类病例中,主要是Th1免疫反应,并伴有肝脾肿大和淋巴结炎。IgG4浓度是正常的,而IgE的浓度则显著增加。对寄生虫有抵抗能力的人会维持Th1/Th2的自然平衡来彻底杀死入侵的寄生虫。在这种情况下,IgG4/IgE值不会快速升高到先前所描述的那种程度。

21.1.6.5 真菌感染识别

真菌细胞壁由聚糖和糖蛋白混合而成。这三种主要成分是葡聚糖(β葡萄糖)、n乙酰氨基葡萄糖(壳多糖)和甘露糖。这三种成分在细胞壁中相互融合,壳多糖主要存在于胞浆膜附近,而甘露糖主要存在于外细胞壁[25]。β-1,3葡聚糖形成了细胞壁的主要结构支架。组织中的许多受体都能识别出β葡聚糖和三种清道夫受体家族——CD36、CD5和SCARF1。中性粒细胞的跨膜受体有一种特异性β-1,3葡聚糖分子。受体参与导致了信号级联的激活,这会引起细胞吞噬作用、呼吸爆发和细胞因子/趋化因子基因激活。真菌是补体系统的激活剂,由于C3b和iC3b在真菌表面的沉积作用以及C3a和C5a产生引起的炎症细胞激活,最终会引发调理素作用[25]。

21.1.7 移植物抗宿主反应

移植物抗宿主反应(GVHD)是继同种异体造血干细胞移植(HSCT)后发病率和死亡率排名第二的疾病。它属于一种免疫相关的疾病,是由供体和受体适应性免疫之间的复杂作用引起的。供者的$CD4^+$ T细胞,$CD8^+$ T细胞和B细胞在急性和慢性免疫排斥疾病中起着重要作用[26]。

在HSCT的早期阶段,受损的供体组织会释放细胞因子,引发细胞因子风暴,释放出大量的附着分子、共刺激分子、MHC抗原和趋化因子。这些危险信号激活了目标组织,包括抗原呈递细胞在内(APC)。

下一步,T细胞受体和共刺激分子被激活,并与APC发生接触。这就导致了同种反应性T细胞的增殖和分化。激活的T细胞会迁移至GVHD的目标组织(胃、肝、皮肤、肺),在那里它们会招募效应白细胞(单核细胞/巨噬细胞、细胞毒性T细胞、NK细胞、颗粒性白细胞)。

这就导致了目标组织被破坏。在这个效应阶段,T细胞引发的组织破坏会进一步加剧炎症损伤组织。

21.2 免疫缺陷

先天、后天或医源性免疫缺陷患者的数量在不断增加。原因包括:人口向老龄化方向的转变、肿瘤生存率的改善、扩大骨髓移植的适应证并增加移植的使用、器官移植后的存活率提高了(在实体腹部器官移植后的5年生存率超过80%)、为感染HIV的患者改进抗反转录病毒治疗并极大地延长了生存期。

所有这一切的结果就是发生病原体感染的事件逐渐增多(表21.2-1)。

表21.2-1 典型的肺部病原体与不同类型的免疫缺陷有关[1]

	中性粒细胞缺乏	T细胞缺陷	抗体缺乏综合征
举例	再生障碍性贫血(化疗后最低点)	AIDS、器官移植、恶性淋巴瘤	无丙种球蛋白血症、多发性骨髓瘤、B-CLL
病原体	金黄色葡萄球菌 铜绿假单胞菌 曲霉菌属 其他革兰阴性病原体	肺孢子虫 结核分枝杆菌 新型隐球菌 军团菌属 巨细胞病毒	肺炎链球菌和其他革兰阳性球菌、流感嗜血杆菌、奈瑟球菌

AIDS,获得性免疫缺陷综合征;B-CLL,慢性淋巴细胞白血病

21.2.1 原发性免疫缺陷病

原发性免疫缺陷(PID)是由遗传或基因因素引起的,现在已报道超过300多种不同的缺陷。原发性免疫缺陷病的国际免疫联盟专家委员会已将PID划分为9组[1](表21.2-2)。这些疾病可能会影响免疫反应的一个或多个组成部分,包括T细胞、B细胞、自然杀伤(NK)细胞、巨噬细胞、树突状细胞、免疫球蛋白和补体蛋白。

表21.2-2 原发性免疫缺陷病的主要分组[1]

联合免疫缺陷病
联合免疫缺陷相关或综合征特征
主要的抗体缺陷病
免疫失调性疾病
吞噬细胞数量和功能或两者的先天性缺陷
固有免疫缺陷病
自身炎症疾病
补体缺陷症

根据免疫反应的四个部分,可以将PID分为T细胞缺陷、B细胞缺陷、吞噬细胞缺陷和补体缺陷。大多数的PID都是单

基因疾病，并且表现为孟德尔遗传。例如，布鲁顿疾病只会影响男性，因为它是一种伴X染色体疾病。伴X染色体遗传的PID会影响所有携带该基因的男性，而常染色体显性或共显性免疫缺陷则会影响到所有的后代。然而，大部分的原发性免疫缺陷疾病是常染色体隐性，因此其外显率要低得多[2]。

PID通常在儿童幼年期发病，但也可能在青春期和成年期出现，表现为反复或持续的感染。主要的问题通常与自身免疫性疾病或自体抗体的存在有关[2]。据估计有0.2%的人患有原发性免疫缺陷，另外有3%～5%的人患有自身免疫性疾病。两者之间的差异可以通过潜在的完全或不完整的初级或次级免疫缺陷来进行解释。带有自身免疫性倾向的PID在表21.2-3中列出。自身免疫性疾病在特定PID中的流行率见表21.2-4。

表21.2-3 原发性免疫缺陷与自体免疫易感性的关系[2]

单基因免疫缺陷病
T细胞和(或)胸腺或额外胸腺耐受性诱导缺陷 - 免疫失调、多(种)内分泌疾病、肠病、X染色体性联遗传综合征(IPEX) - 自身免疫性多内分泌病-念珠菌病-外胚层营养障碍(APECED)
补体缺陷症 - C1q、C1r/s、C4、C2、MBL、纤维胶凝蛋白 - C4A和(或)C4B的部分缺陷
B细胞和免疫球蛋白缺陷 - CD40、CD40L突变，活化诱导的胞嘧啶脱氨酶(AID)
涉及多个细胞亚群的基因缺陷 - Wiskott-Aldrich综合征(WAS)、X染色体性联无丙种球蛋白血症(XLA)、核因子κB(NEMO)、嘌呤核苷磷酸化酶(PNP)
多基因免疫缺陷
T细胞和(或)胸腺或额外胸腺耐受性诱导缺陷 - Omenn综合征，自身免疫性淋巴增殖综合征(ALPS)
原发性低丙种球蛋白血症 - 选择性IgA缺陷症、选择性IgG亚类缺陷症 - 常见变异性免疫缺陷综合征(CVID)

表21.2-4 提示免疫缺陷的临床症状和发现[13]

免疫缺陷家族史阳性
每年发生8次或更多次的化脓性中耳炎
每年2次或更多次严重的鼻窦炎发作
每年2次或更多次肺炎发作
抗生素治疗超过2个月无效
活疫苗引起的并发症(卡介苗、脊髓灰质炎)
未能在婴儿期茁壮成长(与腹泻无关)
复发性深部皮肤或器官脓肿
2种或更多内脏感染(脑膜炎、骨髓炎、化脓性关节炎、脓胸、败血症)
1岁后持续的皮肤和黏膜念珠菌感染
慢性移植物抗宿主病(如婴儿早期不明原因的红斑)
非典型分枝杆菌复发性全身感染(超过单纯的颈部淋巴结炎发病率)

所有PID(除了分泌型IgA缺乏症)的总发病率据估计为1/10 000。PID患者[3]50%缺乏丙种球蛋白，20%存在复合型T-B细胞缺乏症，10%单独缺乏T细胞，18%缺乏细胞吞噬能力，20%存在补体缺陷症。

每个人的发病率存在显著差异，从分泌型IgA缺乏症的发病率1/(330～700)到严重复合型免疫缺陷病的1/500 000。在儿童中，男性(m)在同年龄组中受到的影响是女性(f)的5倍，而相应的m∶f比例则为1∶1.4。

21.2.1.1 原发性T细胞缺乏

70%～90%的外周淋巴细胞是T细胞，5%～10%是B细胞，1%～10%是自然杀伤细胞(NK细胞)。由于大多数外周淋巴细胞都是T细胞，淋巴细胞减少症最常见的原因是T细胞数量减少，而且可能与免疫缺陷有关。

抗原CD3表达在所有T细胞表面并与抗原受体相关联(图21.1-12)。CD3的功能性细胞是：① $CD3^+CD4^+$ T细胞，在与抗原接触后会产生细胞因子。细胞因子对于巨噬细胞和B细胞的激活及抗体的产生是很重要的；② $CD3^+CD8^+$ T细胞，负责杀死异常宿主细胞(病毒感染细胞、恶性细胞、细胞介导的同种异体移植物)。

T细胞的缺乏在基因层面是多样性的，影响适应性免疫的各个组成部分，主要原因是由于T细胞库的发育过程中出现了紊乱。这些异常包括：胸腺无法发育或缺乏激活所需要的环境、外周T细胞异常、T细胞与T细胞或T细胞与环境之间的信号传递障碍、缺乏共刺激分子。

大约10%的原发性免疫缺陷是由特定T细胞免疫缺陷引起的，这常与对胞内微生物感染的易感性有关，包括如分枝杆菌、沙门菌、李斯特菌、弓形体病，以及病毒感染、真菌感染和原虫感染等[4]。另一方面，通常不具有致病性的微生物，如分枝杆菌疫苗株(BCG)和由机会性病原体如肺孢子虫病引起的感染，可能在某些情况下引发严重的T细胞免疫缺陷。

有T细胞缺陷的患者会导致恶性肿瘤的发生率增加。这是由以下几个因素引起的[5]：

- 免疫应答的下降减少了对自由DNA的检测和破坏，后者也促进了恶性淋巴瘤的发展。
- 减少了对病毒的清除，如疱疹病毒、乙肝病毒、丙肝病毒、人类T细胞淋巴病毒、卡波西肉瘤相关病毒和人乳头瘤病毒。这些病毒促成了感染淋巴细胞的永生化和转变，导致了全世界10%～15%的肿瘤。
- 不能消除病毒会引发慢性炎症导致细胞增殖。这导致细胞快速分裂的风险增加，从而导致致癌基因突变。

21.2.1.2 原发性B细胞缺乏

B细胞分化的最后阶段是能够产生免疫球蛋白的浆细胞。它们由B淋巴细胞分化产生，这些淋巴细胞来源于造血干细胞。B细胞受体基因的重排过程中经历一系列分化。这就导致了B细胞表面的μ链和轻链(kappa或lambda)的表达，从而产生了一个幼稚B细胞。幼稚B细胞离开骨髓，进入到B细胞池。当它接触抗原后会引发进一步的分化最终导致免疫球蛋白的分泌[6]。在与抗原特异性T细胞相互作用后，B细胞首先会分泌IgM，而后进行类别转换以产生高亲和力的IgG、IgA或IgE抗体(图21.1-9)。最初产生的IgM抗体在血液循环中与入侵的病原体结合并激活补体。高亲和力IgG、IgA和IgE抗体是通过类别转换产生的。这些保护机制使机体免受病原体的进一步传播和二次感染。

21.2.1.3 原发性抗体缺乏

主要的抗体缺乏症包括个别Ig类、Ig子类和特异性抗体产生和功能方面的不足。它们要么是单一性缺乏，要么是多个组合性的缺乏。抗体缺乏症是根据年龄以及特定的参考区间来进行诊断的[7]。原发性抗体缺乏症约占原发性免疫缺陷的 50%。尽管它在任何年龄段都可能发生，但它在儿童时期和 30 岁左右中最为普遍。

原发性抗体缺乏症是一种异质性疾病，包含有多种发病机制。对它们的分类展示在表 21.2-3 中。

患有体液免疫缺陷的患者，往往对荚膜细菌感染的敏感性较高，如乙型流感嗜血杆菌和肺炎链球菌。患有 B 细胞缺陷的患者通常在 7～9 个月大的时候开始发生感染，因为此时胎盘抗体不再提供免疫保护。病毒和真菌感染在抗体缺乏症的患者中通常不会引发很严重的问题，除了 XLA 患者，他们易感染肠道病毒，这可能会引起慢性脑脊膜炎。此外，如果能在实质器官发生损伤（支气管扩张、肺炎）前诊断出抗体缺乏，通过适当的干预，幼儿就不会出现器官发育障碍等问题[8]。免疫蛋白替代疗法使许多患者能够过上正常的生活。

抗体缺陷分化的诊断方法见图 21.2-1、图 21.2-2、图 21.2-3、图 21.2-4。

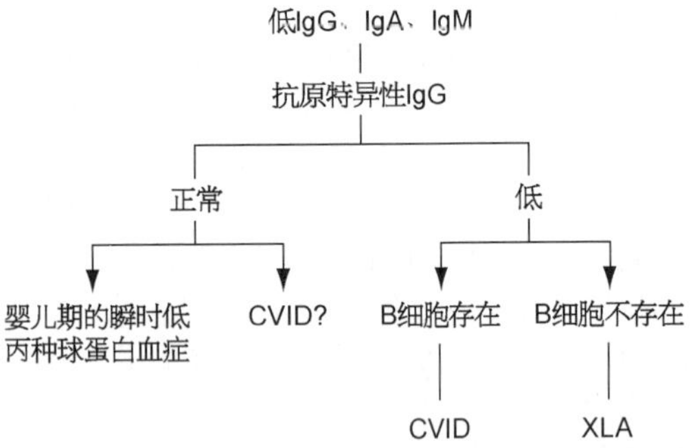

图 21.2-1 低免疫球蛋白浓度情况下抗体缺陷症的分类（经允许修改自参考文献[22]）。CVID，常见变异性免疫缺陷综合征

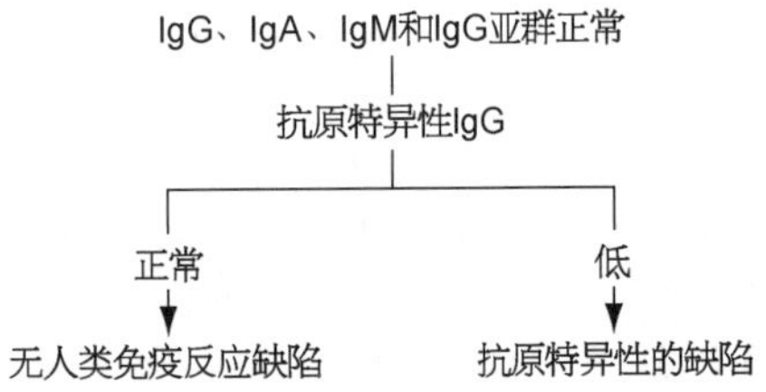

图 21.2-2 正常免疫球蛋白浓度情况下抗体缺陷症的分类（修改自参考文献[22]）

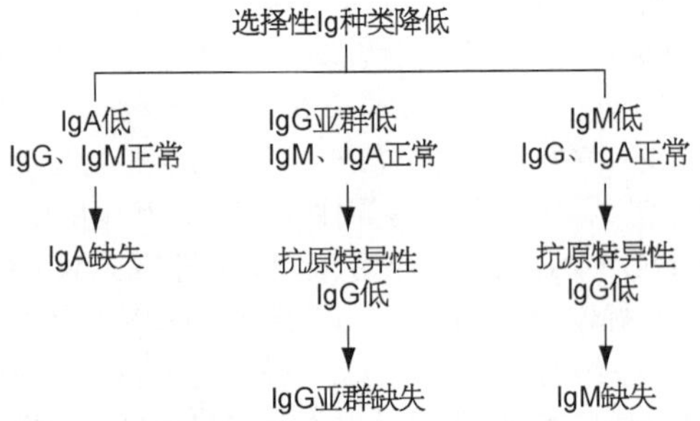

图 21.2-3 选择性免疫球蛋白减少情况下抗体缺陷的分类（修改自参考文献[22]）

21.2.1.4 联合免疫缺陷

同时影响 T 细胞和 B 细胞系统的免疫缺陷被称为联合免疫缺陷病。它们可以只表现为轻微的免疫缺陷也可以表现为严重的联合免疫缺陷综合征（SCID）。SCID 是一种先天性的

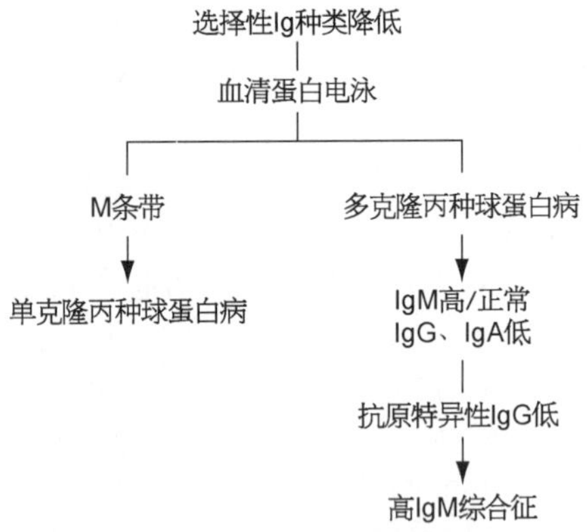

图 21.2-4 选择性免疫球蛋白增加情况下抗体缺陷的分类（修改自参考文献[22]）

异质性疾病，其特征是 T 细胞、B 细胞和自然杀伤细胞（NK 细胞）的免疫应答受到严重损伤[9]。

21.2.1.5 吞噬系统缺陷

吞噬系统缺陷病可能是由于巨噬细胞和树突状细胞的功能缺陷造成的（如迁移和附着能力的缺陷或缺乏抗微生物活性）[10]。患者通常都很年轻，容易感染真菌和正常的非致病菌。在一些情况下，某些病原体可以辅助诊断吞噬系统缺陷病。例如，在慢性肉芽肿病中过氧化物酶阳性菌感染（布鲁菌、李斯特菌、巴斯德菌和曲霉）十分典型，而分枝杆菌感染则表明了 IFN-γ/IL-12 通路的紊乱（IFN-γ 激活巨噬细胞，随即巨噬细胞通过 IL-12 激活 Th1 细胞）。

21.2.1.6 免疫缺陷综合征

在免疫缺陷综合征中，与免疫缺陷非直接相关的临床特征是十分显著的[11]。患者可能会出现感染或其他的免疫症状。各类的器官也可能受到影响。患者可能会出现骨骼、胃肠、神经系统或皮肤发育障碍等疾病。原因包括染色体异常、代谢紊乱或畸胎。综合性免疫缺陷的一些经典例子表现为共济失调毛细血管扩张、Wiskott-Aldrich 综合征及 Nijmegen 断裂综合征。

21.2.1.7 补体缺陷

补体系统的作用（通过经典、旁路以及凝集素途径来行使调理素作用，趋向作用及杀菌作用）是由连续激活的补体产物和补体蛋白来调节的。补体缺陷可能与严重的细菌感染有关。关于补体缺陷的更多信息可参考第 24 章。

21.2.2 继发性免疫缺陷

当个体的健康免疫系统受到有害影响时会发生继发性（获得性）免疫缺陷。获得性免疫缺陷是由疾病或不当的治疗而继发产生的，其患病人数远远超过原发性免疫缺陷的患者[12]。病因方面，病毒感染（特别是 HIV）、免疫抑制治疗、恶性肿瘤、代谢紊乱、蛋白缺乏综合征和多发伤最为突出。

在接受免疫抑制药物治疗的移植患者中，Epstein-Barr 病毒引起的巨细胞病毒感染或淋巴增殖性疾病是严重免疫抑制的体现。另外，真菌感染与免疫功能低下患者的高发病率和死亡率有关[13]。

血清中低免疫球蛋白水平相关的感染在继发性免疫缺陷症中相对少见，除了恶性疾病中罕见的低丙种球蛋白血症，由于药物治疗或肾病综合征引起的感染相对少见。免疫抑制

剂、抗风湿类药物或抗惊厥药物在临床使用过程中会诱发 IgA 和 IgG 缺乏，发生淋巴组织增生性疾病时，IgG 水平降低。治疗的剂量和持续时间是治疗相关抗体缺陷的重要影响因素[7]。

21.2.3 免疫缺陷疾病的评估

先天性免疫缺陷症状可参见表 21.2－5[14]。这些症状会有助于患者全面的病史解读和逐步的诊断策略(图 21.2－5)。

表 21.2－5 B 细胞表型诊断 B 细胞缺乏[15]

细胞表型	细胞种类	介绍
IgM^{+} IgD^{+} $CD27^{-}$	幼稚 B 细胞	
IgM^{+} IgD^{+} $CD27^{+}$	边缘区 B 细胞	在伴有肉芽肿性疾病的 CVID 中下降。
IgD^{-} $CD27^{+}$	(类别转换)记忆 B 细胞	通常在 CVID 中下降，与 IgG 浓度密切相关。
$CD38^{high}$ IgM^{high}	过度 B 细胞	在 CVID 中常有轻度降低，在伴有淋巴结肿大的 CVID 中升高。
$CD21^{low}$ $CD38^{low}$，($CD19^{+++}$)	活化 B 细胞	在 CVID 伴有自身免疫性疾病/脾肿大时升高。
$CD38^{+++}$ IgM^{-}	(类别转换)浆母细胞	在 CVID 中降低，在 CVID 伴血细胞减少症是则完全消失。
IgD^{-} $CD27^{+}$	类别转换记忆 B 细胞和 $CD38^{+++}$ IgM^{-} 类别转换浆母细胞存在密切相关性。	

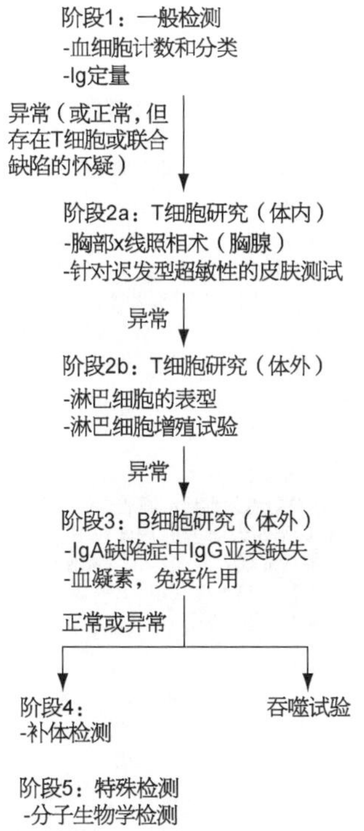

图 21.2－5 免疫缺陷诊断步骤(修改自参考文献[9])。如果步骤 1、2a、2b、3 和 4(补体检测)中的检测结果是正常的，可以排除 95％以上的先天性免疫缺陷

21.2.3.1 病史

患者的病史和临床表现可以有效地提示免疫缺陷疾病，这与患者的年龄无关(表 21.2－4)[9]。

新生儿和婴儿感染的易感性增加或发育障碍。所涉及的病原体谱系提供了重要依据。感染非致病菌或重复严重感染某些特定病原体具有重要意义。频繁的病毒和真菌感染可能是由于单一的 T 细胞缺陷或 T 细胞和 B 细胞联合缺陷引发的。细菌反复感染可能是由于 B 细胞，粒细胞及补体缺乏或常见变异性免疫缺陷综合征(common variable immunodeficiency syndrome，CVID)引发的。

- 免疫系统失调的征兆(如肉芽肿、自身免疫疾病、反复发热、淋巴组织增生、炎症性肠道疾病、异常湿疹)。
- 显著的家族史(如传染病易感性、免疫缺陷、特应性疾病、不明原因的死亡)。
- 泌尿道和呼吸道畸形、囊性纤维化、纤毛运动障碍、脑脊液瘘、神经孢子感染[12]。
- HIV 感染。
- 恶性疾病，特别是年长者，包括 B 细胞系统疾病。值得注意的是，慢性淋巴细胞白血病、霍奇金病和多发性骨髓瘤，患者体内正常的免疫球蛋白都存在显著降低。

21.2.3.2 实验室检查

诊断基于(图 21.2－5)[14]。基础筛查检测、外周血细胞的免疫表型、记忆抗原的免疫反应、分子学分析。

基础筛查检测：全血细胞数量检测和分类；定量检测 IgG、IgA、IgM、IgE；如果可以的话，对 IgG 的亚类进行确定；使用免疫固定电泳检测成人中存在可疑浆细胞的人群。

免疫表性分析：为了区分主要的淋巴细胞亚群、T 细胞、B 细胞、NK 细胞及评估免疫系统中 $CD4^{+}$ T 细胞和 $CD8^{+}$ T 细胞的激活状态，使用下列细胞表面标记[14]：CD45、CD3、CD4、CD8、CD19、CD16、CD56 和 HLADR。B 细胞的缺陷比 T 细胞的缺陷更常见。如果怀疑 B 细胞缺乏，可以参见表 21.2－5，用于疾病的进一步诊断分类。这个概要包含了主要的 B 细胞亚群。

免疫分型分析可以评估淋巴细胞的数量和百分比分布。

抗原的体外和体内功能性测定：在基础筛查检测之后，对 PID 和继发性免疫缺陷的进一步诊断可能需要功能性体外试验或使用蛋白(如破伤风类毒素)多糖(肺炎球菌多糖)或新抗原(森林脑炎)作为记忆抗原测试免疫系统的免疫功能。

分子分析：对与 PID 相关的基因鉴定提供了全新的前景。在对患者进行家族史、临床检查和实验室检测后，分析候选基因以进行最终诊断。基于此，创建了免疫缺陷的新诊断标准[1]。它们可以分为以下几个类别[16]：

- 明确诊断：明确诊断的患者被认为有超过 98％的可能性，在 20 年内他们仍会得到相同的诊断。在一些病症中，特定缺乏的 mRNA 和(或)蛋白质可能在某些情况下出现瞬时表达或者维持在低水平的情况。
- 大概率诊断：大概率诊断的患者是那些符合部分疾病所有临床和实验室特征的患者，但他们没有相关已报道基因，mRNA 或蛋白质异常的患者。他们被认为有超过 85％的可能性。
- 可能诊断：有可能诊断的患者是那些具有某种特定疾病的临床特征和实验室检查结果但并不完全符合的患者。

21.2.4 临床和实验室检查

免疫缺陷患者的检测和临床实验室结果可见表 21.2－6。

原发性免疫缺陷(主要是 T 细胞)：见表 21.2－7 及图 21.2－6 至图 21.2－9。

表 21.2-6 对疑似免疫缺陷疾病的评估和检测

检测	临床和实验室检查
全血细胞计数(CBC)	CBC 包括个体白细胞各组分的绝对计数、血涂片中的细胞形态及血小板计数。在细胞计数时,对婴儿、儿童和成人使用不同的参考区间是非常重要的。如果检测结果异常的情况持续存在并与疾病相关,那么白细胞减少症,淋巴细胞减少症,中性粒细胞减少症和血小板减少症可能是免疫缺陷病的首要表现。在患者患有 SCID,先天性中性粒细胞减少症或 Wiskott-Aldrich 综合征[14]的情况下,其体内的细胞可能存在明显下降。淋巴细胞减少:18 个月以下婴儿的淋巴细胞计数最低阈值为 4.5×10^9/L,19~36 个月的儿童为 3.0×10^9/L,3 岁以上的儿童为 1.5×10^9/L。在成人中,最低阈值为 1.0×10^9/L[19,20]。如果存在淋巴细胞减少症,应进行进一步的检测以明确是否存在 T 细胞和 B 细胞缺陷。多达 90%的严重 SCID[13]儿童会出现淋巴细胞减少症。淋巴细胞减少症也常见于 CVID 中。淋巴细胞亚群的确定在此类情况下十分重要。淋巴细胞增多症:淋巴细胞增多症可能表明存在 Omenn 综合征或其他原发性免疫缺陷如白细胞黏附缺陷(LAD)和高 IgE 综合征。嗜酸性粒细胞增多:与疾病的易感性增高相关的嗜酸性粒细胞增多症可能提示存在潜在的免疫缺陷疾病(如高 IgE 综合征、Omenn 综合征、免疫调节异常、多内分泌疾病、肠病、X 染色体性联遗传综合征)[14]。血小板:小血小板通常见于 Wiskott-Aldrich 综合征中,Hellell-Jolly 小体常见于先天性无脾症。
免疫球蛋白(Ig)[18]	在疑似 B 细胞缺陷或联合免疫缺陷的情况下,应确定 IgG、IgA、IgM 和异凝集素。有关评估结果,请参阅图 21.2-1 至图 21.2-4。
IgG、IgA、IgM	通过定量测定 IgM、IgG 和 IgA 可以获得关于抗体产生的基本信息。结果必须根据年龄调整后的 Ig 值进行评估(参见 18.9)。通常,正常的 IgA 水平提示正常的体液免疫应答,IgA 水平检测不出表明存在原发性免疫缺陷。低丙种球蛋白血症不能证明存在免疫缺陷;只有在不产生特异性抗体时才能提示存在免疫缺陷。在腹泻患者中,确定血清白蛋白水平以检查胃肠道蛋白质丢失是很重要的。除选择性免疫缺陷外,IgG 水平低至 4 g/L 时,也可维持有效的体液免疫应答。全部 Ig 类别的减少可能是 X 染色体性联无丙种球蛋白血症、短暂性低丙种球蛋白血症、常见变异性免疫缺陷综合征、常染色体隐性 B 细胞缺陷及 T 和 B 细胞缺乏[14]的结果。升高的 Ig 浓度也可能提示免疫缺陷(如 Omenn 综合征、IPEX 综合征)。短暂性低丙种球蛋白血症:婴儿期低 IgG 浓度通常是由于短暂性低丙种球蛋白血症引起的。这通过年龄校正后得到正常 IgA 水平和 IgG 亚类水平降低得以进一步确认[21]。XLA:6 个月以上的患儿 IgG 水平低于 1 g/L,检测不到 IgM 和 IgA,并且缺乏特异性抗体应答。高 IgM 综合征:该综合征的特征为 IgM 水平升高(或偶尔正常)和缺乏其他 Ig 类型。
IgG 亚类	尽管 IgG 浓度正常,IgG 亚类缺乏症仍可能存在,因为 IgG 是 IgG1(61%)、IgG2(30%)、IgG3(5%)和 IgG4(4%)的组合(参见 18.10)。对蛋白质抗原的免疫应答通常涉及 IgG1 抗体,而对多糖抗原的应答则涉及 IgG2 亚类。鉴于 IgG 亚类参考区间较宽,不同测定方法相关的变异性,以及儿童 IgG 短暂轻度降低都会影响测定结果,因此 IgG 亚类测定的价值仍存有争议[23]。虽然 IgA 缺陷与 IgG2 缺陷之间存在相关性,并且与 IgG2 缺陷时多糖抗原(肺炎链球菌、流感嗜血杆菌)的免疫应答受损相关,但 IgA 缺陷不是诊断疾病时的首选。根据一些作者的说法,IgG 亚类的测定只与选择性 IgA 缺乏症有关,因为它与 IgG2 和 IgG4 缺乏有关[14]。
特异性抗体[18]	特异性体液免疫应答可通过测定特定抗体的浓度来确定,可以使用包括破伤风、白喉毒素、百日咳或流感嗜血杆菌多糖抗原的特异性抗体来评估。如果滴度较低,则应使用所提及的抗原进行免疫接种。在免疫接种之前以及 2~3 周后采集血液样品以确定抗体滴度。抗体滴度增加≥4 倍表明患者成功地完成了免疫接种且其免疫应答功能正常[16]。
血型抗原抗 A 和抗 B	抗 ABO 血型抗原的天然 IgM 抗体由具有正常体液应答的新生儿分泌产生。根据血型的不同,70%的儿童在一岁后会有抗体滴度阳性。在成人中,效价通常大于 1∶8。但是,请注意,血型为 AB 的个体没有任何天然抗体。
记忆抗原皮试实验	只有在流式细胞术显示正常的 T 细胞计数和 T 细胞分布时才应该进行此项检测。皮试用于通过评估迟发型超敏反应来检查 T 细胞的功能。使用 Multitest Merieux 或皮内注射抗原如破伤风毒素、白念珠菌提取物、白喉毒素、腮腺炎病毒提取物和结核菌素进行测试。T 细胞抗原反应在注射后最晚 48 h 内至少会出现 5 mm 的硬结[22]。无应答者可能存在细胞免疫缺陷,免疫无效,或正在服用皮质类固醇。
淋巴细胞免疫表型	使用流式细胞术定量测定淋巴细胞亚群。T 细胞($CD3^+$)、MHCⅠ限制性细胞毒性 T 细胞($CD8^+$)、MHCⅡ限制性 T 辅助细胞($CD4^+$)、B 细胞($CD19^+$、$CD20^+$)和 NK 细胞($CD56^+$)。成人 T 细胞计数为:$CD3^+$ (0.5~1.8) $\times10^9$/L;$CD4^+$ (0.3~1.3) $\times10^9$/L;$CD8^+$ (0.1~1.0) $\times10^9$/L;CD19(0.06~0.4)$\times10^9$/L。在儿童中,$CD4^+$ 和 $CD19^+$ 细胞计数会从出生第一个月起到 3 岁持续下降,从大约成人值的 2 倍下降到至成人正常水平。1 岁以下儿童 $CD4^+$ T 细胞的第 5 百分位数为 1.5×10^9/L。$CD8^+$ T 细胞表现则相反,出生时水平较低,直到 3 岁时才达到成人水平。因此,CD4/CD8 值在幼儿时期较高,从出生时的平均 2.2 降至 3 岁时的约 1.6[19]。NK 细胞($CD56^+$)在出生时较高,也持续下降,并在 7 岁时达到成人值[19]。淋巴细胞百分比分布为 T 细胞 60%~80%,B 细胞 15%~20%,NK 细胞 5%~10%。
B 细胞	B 细胞缺陷不包括婴儿期的短暂性低丙种球蛋白血症和造成原发性低丙种球蛋白血症的其他原因。B 细胞的缺失支持男性个体中 XLA 的诊断。如果 B 细胞比例低于 2%,则必须进行 BTK 突变检测,B 细胞受体异常或细胞内信号传递异常的检测。XLA:这种缺陷表现为男性生命的头几个月缺乏 B 细胞和正常的 Ig 浓度。胸腺肿瘤:没有成熟的 B 细胞,Ig 减少。
T 细胞[16]	一系列检测方法诸如淋巴细胞增殖试验和淋巴细胞转化试验用于确定 T 细胞功能。来自患者的淋巴细胞通过丝裂原 A(ConA)、植物凝集素(PHA)和美洲商陆抗原(PWA)等促细胞分裂剂来增殖并合成 DNA。通过掺入放射性标记的胸苷(增殖测试)或将淋巴细胞转化为原始细胞(转化测试)来监测刺激程度。这些测试仅评估细胞的刺激潜力,但不评估它们的效应器功能或失调。淋巴细胞增殖试验和淋巴细胞转化试验也可有限程度地评估抗原识别功能。可以使用 PWA 测试 T 细胞依赖性的 B 细胞应答,并且可以使用 EB 病毒抗原[6]测试 T 细胞非依赖的 B 细胞功能。细胞因子测定对于评估 T 细胞功能也有用。这些可以使用流式细胞术在细胞内进行,或使用免疫测定法在培养上清液中进行(参见第 20 章)。缺乏或有限的增殖反应表明 T 细胞或联合免疫缺陷。
吞噬和补体功能障碍	参见 19.7 和第 24 章。

表 21.2-7 原发性免疫缺陷(主要是 T 细胞)

免疫缺陷	临床和实验室检查
DiGeorge 异常(DGA)[25,26]	最初被认为是孤立性胸腺发育不全的 DiGeorge 异常(OMIM 188400)现在被定义为 22q11 染色体缺失相关疾病的一员。该类疾病被称为 CATCH 22 综合征(CATCH:心脏异常、异常相貌、胸腺发育不全、腭裂和低钙血症)。它是由 DiGeorge 染色体区域中特定 DNA 序列的微缺失引起的。DGA 很少有家族性,尽管报道了一些家族病例。它在男女两性中均有影响,德国的发病率为 10/100 000,澳大利亚为 1/66 000。然而,由于越来越多的病例正在使用分子生物学方法进行检测,DGA/腭心面综合征的估计发病率可能高达 1/3 000[26]。 临床症状:在胚胎发育的早期阶段,第三和第四咽囊的异常发育导致胸腺和甲状旁腺的发育不全。在同一时间发展的其他组织也可能受到影响,导致血管异常(右主动脉弓)、食管闭锁、先天性心脏缺陷、裂隙悬雍垂、器官过距、下颌发育不良、带有缺口耳褶的低位耳、短人中和上肢异常。DGA 患儿在围产期常伴有甲状旁腺功能减退,易感性上升更为明显。通常,与该综合征有关的心脏异常十分严重,使之也成为临床诊断依据。许多患者会表现出智力迟钝。该疾病诊断应使用磁共振断层扫描测量胸腺。一些患者在生命的后期会出现持续性病毒或真菌感染或反复低血钙性手足抽搐症。DGA 的严重程度表现各不相同。在许多患者中,出生前几年表现为免疫缺陷,而年龄稍大的患者则可能表现为自身免疫性疾病。 实验室结果:轻度淋巴细胞减少症;$CD3^+$ T 细胞减少程度不同或完全缺失;$CD4^+$ T 细胞完全不存在或以小于 0.4×10^9/L 的浓度存在;B 细胞发生代偿性增加;NK 细胞则正常。对植物凝集素的增殖反应很弱(指数低于 10)并且对抗原缺乏增殖反应。低钙血症通常发生在出生后的头 2 周。

续 表

免疫缺陷	临床和实验室检查
DiGeorge 异常(DGA)[25,26]	明确诊断[24]：圆锥动脉干缺损(动脉干、法洛四联症、主动脉弧离断或异常右侧锁骨下动脉),经过 3 周治疗后,低钙血症仍持续存在超过 3 周,染色体 22q11.2 缺失。 可能诊断[24]：低于 1.5×10^9/L 的 $CD3^+$ T 细胞和染色体 22q11.2 缺失。 可能诊断[24]：低于 1.5×10^9/L 的 $CD3^+$ T 细胞和以下症状之一,如心脏缺陷、经过 3 周治疗后,低钙血症仍持续存在超过 3 周、异常相貌、腭畸形。
严重联合免疫缺陷综合征(SCID)[4]	SCID 包括一组罕见的早发性单基因疾病和 T 细胞发育的深度阻滞,伴有或没有异常 B 细胞分化异常。这可能是网状发育不全的结果,其中髓系和淋巴系细胞谱系受到影响,或者仅影响淋巴细胞(表 21.2-11)。SCID 新生儿中的发病率为 1/100 000。一旦母体抗体停止抗感染,患有该病的儿童通常在出生后的一年内就可以诊断出来。大约 25%的患者由于母体的嵌合现象而具有轻度的移植物抗宿主反应。这被认为是由于缺乏同种异体反应性 T 细胞而产生的[27]。阐明 SCID 发病机制的一个难点是不同的临床现象可能是由同一基因中的不同突变产生,并且相似的表型也可能由不同基因的突变引起。 临床表现：所有反复感染的儿童都应考虑是否患有 SCID。它与扁桃体萎缩和不可触及的周围淋巴结有关。由于感染导致的次级临床症状包括肝脾肿大、皮肤浸润和发热。影像学表现包括缺少胸腺影、不常见的间质性肺炎。其他遗传综合征通常与 SCID 一起发生,如染色体异常(21-三体综合征、范可尼贫血)、多器官功能障碍(短肢侏儒症、部分白化病、软骨毛发发育不全)或代谢紊乱。 实验室检查结果：淋巴细胞减少症,淋巴细胞数量低于 1×10^9/L。使用流式细胞术测定淋巴细胞亚群能提供与潜在缺陷相关的重要信息。T 细胞功能测试(淋巴细胞增殖测定,淋巴细胞转化测定和细胞因子生成)与淋巴细胞计数广泛相关。 明确诊断[24]：2 岁以下的男性或女性患者：① 会与从胎盘获得的母体 T 细胞发生反应;② 淋巴细胞计数低于 3×10^9/L,$CD3^+$ T 细胞低于 20%,以及 IL-2 受体 γ 链突变,JAK3 突变,重组激活基因(*RAG1* 或 *RAG2*)突变,IL-7Rα 突变,腺苷脱氨酶(ADA)活性低于健康对照组的 2%或两种 ADA 基因突变(图 21.2-6)。 可能诊断[24]：2 岁以下的男性或女性患者：① 淋巴细胞计数低于 3×10^9/L,$CD3^+$ T 细胞少于 20%,对有丝分裂原的增殖反应低于健康对照组的 10%;② 血液中存在母体 T 细胞。
X 染色体性联 SCID(XSCID),γ 链缺陷[27,29]	XSCID(OMIM 300400)是 SCID 最常见的变种,约占病例的 50%。它是由染色体 Xq13 上的一个基因突变引起的,该基因同时也编码 T 淋巴细胞上 IL-2 受体的 γ 链(γc)。γ 链也是细胞因子受体 IL-4R、IL-7R、IL-9R 和 IL-15R 重要的组成部分(图 21.2-7)。由于 γ 链的胞质结构域不能激活 JAK-STAT(信号转导和转录激活因子)信号通路,所以细胞信号通路被破坏。尽管 B 细胞是正常的,但它们无法经历从 IgM 到 IgG 的同种型转换。由于 IL-7 作为胸腺细胞刺激性细胞因子和 IL-2 作为成熟 T 细胞的刺激因子的效力因受体缺陷而显著降低,因此产生的 T 细胞数量很少。如果没有成功的骨髓移植,病情将会是致命的。 实验室检查结果：由于淋巴细胞亚群明显改变,XSCID 也被称为 T-NK-B+SICD。淋巴细胞计数低于 1×10^9/L,T 细胞低于 1%,B 细胞比例为 60%~80%,NK 细胞少于 1%。存在低丙种球蛋白血症。 临床发现：在出生后的第 2 个月和第 7 个月之间,不能正常发育,伴有持续性腹泻,呼吸道症状和鹅口疮。感染细菌、卡氏肺囊虫和分枝杆菌。 明确诊断[24]：男性或女性患者：① 会与从胎盘获得的母体 T 细胞发生反应;$CD3^+$ T 细胞少于 10%;CD16/56 NK 细胞少于 2%和 B 细胞比例超过 75%;② 编码 γ 链的基因突变;在淋巴细胞的 Northern 印迹分析中没有 γ 链 mRNA;淋巴细胞系中缺乏 γ 链表达;母亲表亲,叔叔或侄子患有 SCID。 可能诊断[24]：男性或女性患者：① $CD3^+$ T 细胞少于 10%;CD16/56 NK 细胞少于 2%和 B 细胞比例超过 75%;② 还有以下情况：在出生后的第一年未能正常发育;血清 IgG 和 IgA 的体内浓度相较当下年龄的正常幼童至少低于正常值 2 个 SD;伴有持续性腹泻、鹅口疮或尿路感染。 可能诊断[10]：男性或女性患者：① 外周循环 B 细胞比例超过 40%;② 还有以下情况：会与从胎盘获得的母体 T 细胞发生反应;母亲表亲,叔叔或侄子患有 SCID。
白介素 2 受体 α(IL-2Rα)缺陷[30]	IL-2 受体是由两种结构性表达的亚基 IL-2β(CD122)和 IL-2γ(CD132)和可变表达的亚基 IL-2Rα(CD45)组成的多聚体复合物(图 21.2-7)。取决于三条链中的表达情况,IL-2 可以拥有较低或较高的亲和力。在这三个亚基中,IL-2Rα 是受调控最厉害的。 胸腺的一个重要功能是调节三阴性 T 细胞($CD3^-$、$CD4^-$ 和 $CD5^-$)。这些细胞表达 bcl-2 蛋白,其保护它们免于程序性细胞死亡(细胞凋亡)。IL-2Rα 链的存在对细胞选择很重要。缺乏 IL-2Rα 的细胞表达高水平的 bcl,使其能够逃避细胞凋亡。与 $CD25^+$ $CD4^+$ T 细胞不同,它们不抑制自我耐受。CD25 缺陷的表型与其他形式的 SCID 显著不同,并具有广泛的组织淋巴细胞浸润。 临床发现：IL-2Rα 缺乏症的发病率非常低。它与细菌、病毒和真菌感染的易感性有关。出生第三年后会有腹泻、脾肿大、淋巴结肿大、肺炎和牙龈炎。 实验室检查结果：$CD3^+$ T 细胞和 $CD4^+$ T 细胞减少,T 细胞功能降低。IgG 轻度升高,IgM 正常,IgA 降低。
CD3 缺乏症[31]	成熟 T 淋巴细胞通过含有 CD3 分子(TCR)/CD3 复合物的多聚体复合物的 T 细胞受体(TCR)识别抗原(见图 21.1-12)。TCR 首先在胸腺中的 T 细胞发育期间表达。CD3ε 和 CD3τ 是 TCR 的重要信号分子。这些分子中的遗传缺陷会导致信号缺陷并强烈影响早期 T 细胞分化。 临床表现：CD3 缺陷的发生率非常低。临床症状在出生后的 3 年内出现且表现各异,从严重的 SCID 到轻微的免疫缺陷均存在。CD3γ 缺陷死亡率很高。 实验室检查结果：轻度淋巴细胞减少,缺乏 $CD3^+$ T 细胞,$CD4^+$ T 细胞和 $CD8^+$ T 细胞正常或轻度减少。IgG、IgA 和 IgM 是正常的。
干扰素-γ 缺乏症[32]	IFN-γ 是 NK 细胞和 T 细胞分泌的多效性细胞因子,通过 IFN-γ 受体传递其作用。IFN-γ 受体 1(IFNGr-1)由 4 种基因编码。IFNGR-1 基因突变是隐性的,可以是纯合子或复合杂合子。IFN-γ 是巨噬细胞最重要的激活剂之一,其在免疫细胞的活化和分枝杆菌感染的发病中起重要作用。 临床表现：患有此免疫缺陷的患者会存在复发性结核分枝杆菌感染和难以治疗的非典型分枝杆菌感染。在患有 IL-12 受体 β1 分子缺陷的患者中可见类似但较温和的症状。 实验室检查结果：细胞免疫应答的减弱(但仍然存在)刺激可能表明 IFNGR-1 缺乏。基因测序和基因转移能提供明确的诊断。
JAK3 缺陷型 SCID[33]	JAK3 是非受体蛋白细胞内酪氨酸激酶的 Janus 激酶家族的成员。与 STAT(信号转导和转录激活因子)蛋白一样,JAK 是细胞因子受体用于将信号传递到细胞中的系统的一部分(图 20.1-1)。由 JAK3 缺陷引起的 SCID 是由染色体 19p13.1 上 JAK 基因的突变引起的。遗传模式是常染色体隐性遗传。 临床表现：与 JAK3 缺陷 SCID 相关的临床表现与 XSCID 相似。出生 3 个月时会出现症状,最常见的是反复发作的严重呼吸道感染,不能发育和腹泻。 实验室检查结果：缺少 T 细胞和 NK 细胞,B 细胞数正常;在 XSCID 中的其他发现类似。

续 表

免疫缺陷	临床和实验室检查
ZAP-70 缺陷[34,35]	ZAP-70 是细胞质酪氨酸激酶家族的成员，并且在抗原受体传递信号到细胞的过程中发挥重要作用(图 21.2-7)。该家族包括位于 T 细胞和 NK 细胞中的 ZAP-70 和由 B 淋巴细胞和血小板表达的 Syk。ZAP 基因中的突变导致产生无活性功能和不稳定的 ZAP 蛋白。 临床发现：ZAP 缺陷非常罕见。3 个月以上的患儿会有细菌、病毒和真菌感染。卡氏肺囊虫引起的机会性感染也很常见。这些感染与 XSCID 中发生的感染一样严重。胸腺的大小正常，淋巴结可触及。 实验室检查结果：淋巴细胞计数正常，淋巴细胞亚群 $CD4^+$ T 细胞、NK 细胞(CD56)和 B 细胞正常；$CD8^+$ T 细胞减少。$CD8^+$ T 细胞计数在幼儿时期最低，然后逐渐增加。响应有丝分裂原和抗原的淋巴细胞增殖减少。特定抗体(如破伤风接种后)不能产生。异凝集素滴度显著降低(0 至小于 1∶1)。IgG、IgA 和 IgM 的浓度正常。
Wiskott-Aldrich 综合征(WAS)[36]	WAS(OMIM 301000)是由 Wiskott-Aldrich 综合征蛋白(WASP)缺陷引起的 X 染色体性联隐性综合征。突变的 *WASP* 基因位于染色体 Xp11.22-11.2384 上，并存在于淋巴细胞和巨核细胞中。有缺陷的 WASP(501 个氨基酸的肽)缺乏疏水性跨膜结构域(图 21.2-7)。WAS 蛋白的作用是调节信号传导和造血细胞的重组。 临床表现：湿疹、血小板减少性紫癜伴形态正常的巨核细胞。患者在童年时期会有出血症状(如在包皮环切术或自发性鼻出血后)。在出生后的第一年，患者出现过敏性皮炎，并且出现荚膜菌诸如肺炎链球菌引起的反复感染，上述细菌会引起肺炎、中耳炎、脑膜炎和脓毒症。随后会发展为自身免疫性疾病，如血管炎和自身免疫性血小板减少症。40%～72%的高加索 WAS 患者和 22%的日本 WAS 患者会发生自身免疫性疾病。肿瘤发病率为 13%～22%。 实验室检查结果：血小板减少症(微血栓)，低异凝血素滴度，IgM 下降，IgA 和 IgE 升高，IgG 正常或轻度降低。T 细胞计数略有下降，促分裂原刺激的淋巴细胞增殖减少。 明确诊断[24]：先天性微血小板减少症和血小板计数小于 70×10^9/L 的男性患者，另存在以下至少一项：*WASP* 基因突变；在淋巴细胞的 Northern 印迹分析中缺乏 WASP mRNA；在淋巴细胞中缺乏 WASP；母亲表兄妹，叔叔或侄子患有微血小板减少症。 可能诊断[24]：先天性微血小板减少症和血小板计数低于 70×10^9/L 的男性患者，另存在以下至少一项：湿疹、对多糖抗原的异常免疫反应、细菌或病毒反复感染、自身免疫性疾病、白血病、淋巴瘤或脑肿瘤。 可能诊断[24]：先天性微血小板减少症和血小板计数低于 70×10^9/L 的男性患者，或者由于血小板减少而进行了脾切除的男性患者，另存在以下至少一项：湿疹、异常免疫反应多糖抗原、细菌和病毒反复感染、自身免疫性疾病、白血病、淋巴瘤或脑肿瘤。
由于 RAG 淋巴细胞突变引起的 SCID[36]	B 细胞和 T 细胞的抗原受体由作为编码淋巴细胞受体特异性 V(D)J 复合物的基因编码。DNA 修复蛋白参与重组过程。淋巴细胞特异性 V(D)J 重组基因，重组酶活化基因 1 和 2(*RAG1* 和 *RAG2*)中的天然突变导致原发性免疫缺陷。在 Omenn 综合征中，则为部分缺陷。 临床表现：出生 3～6 个月时的机会性和真菌感染，难治性念珠菌病，SCID 中所描述的细菌感染。由移植物抗宿主反应引起的非感染性并发症(如输血后)。用活病毒或细菌疫苗进行免疫可导致致命的反应。扁桃体和淋巴结不存在。 实验室检查结果：外周血中缺乏成熟 B 细胞和 T 细胞，但 NK 细胞数正常。免疫球蛋白检测不到，无血清抗体。
Omenn 综合征[36]	与 SCID 相反，*RAG* 突变患者至少有一个错义突变，这使他们能够保留一些残余的 RAG 活性。在遗传和生物化学术语中，Omenn 综合征是 SCID 的一种形式，由其中维持部分 V(D)J 重组活性的 RAG 基因突变引起。 临床发现：Omenn 综合征出现在婴儿早期，伴有与移植物抗宿主反应相似的严重渗出性红皮病，肝、脾肿大，淋巴结病和慢性腹泻。 实验室检查结果：蛋白通过皮肤和肠损失而引起的低蛋白血症，血清 IgE 升高，嗜酸粒细胞增多。T 细胞计数异常并有活化标志物如 CD45R0、HLA-DR、CD25、CD30、CD70 和 CD95 的共表达。
由于 Artemis 基因产物引起的 SCID[2]	Artemis 是金属-β-内酰胺酶超家族的 DNA V(D)J 重组修复因子，其主要修复已被 RAG1 和 RAG2 切割的双链 DNA。Artemis 中的缺陷导致双链 DNA 被 RAG1 和 RAG2 的基因产物切割后无法修复，造成 T 细胞种系编码抗原受体的基因无法重排。该缺陷会导致 $T^- B^- NK^+$ SCID，也称为 Athabascan SCID。
由于嘌呤核苷磷酸化酶(PNP)缺乏引起的 SCID[28]	PNP 和腺苷脱氨酶(ADA)是嘌呤代谢中的重要酶。这些酶的缺陷会导致 SCID 的发展。PNP 催化肌苷，脱氧肌苷，鸟苷和脱氧鸟苷的磷酸化，同时形成鸟嘌呤或次黄嘌呤和核糖-1-磷酸或 2′-脱氧核糖-1-磷酸(图 21.2-6)。通过这种方式，在有毒嘌呤去磷酸化和将之降解为尿酸之间建立了平衡。由于缺乏嘌呤补救途径次黄嘌呤-鸟嘌呤磷酸核糖转移酶(HGPRT)会引起具有正常免疫功能的 Lesh-Nyhan 综合征，PNP 缺乏症所缺乏的产物不会导致免疫缺陷。在 PNP 反应的四个底物(肌苷、脱氧肌苷、鸟苷和脱氧鸟苷)中，只有脱氧鸟苷可被替代，因为它能被脱氧鸟苷激酶磷酸化。因此，脱氧鸟苷是唯一一个可以在 PNP 缺乏症中介导毒性作用并导致淋巴异常。 临床发现：PNP 缺陷是一种罕见的常染色体隐性缺陷，占所有 SCID 病例的 4%。基因产物中存在各种突变，导致 PNP 活性不同程度的降低。患者通常有一系列症状，包括反复感染(罕见病原体)、神经异常和自身免疫性疾病。患有 PNP 缺乏症的儿童在出生后第一年出现临床症状：无法正常发育、呼吸道感染、鹅口疮和慢性腹泻。 实验室检查结果：血清尿酸低于 119 μmol/L(2 mg/dL)，尽管在一些家族中仅略有降低。然而，近端肾小管疾病(Fanconi 综合征)和黄嘌呤氧化酶缺乏症也可见尿酸显著下降。血液和尿液中肌苷和脱氧肌苷的浓度增加，洗涤红细胞溶血产物中 PNP 活性降低，红细胞中三磷酸鸟苷浓度为正常值的 10%左右。患者贫血，$CD3^+$ T 细胞计数和体外淋巴细胞功能下降。
由于腺苷脱氨酶(ADA)缺乏引起的 SCID[37]	ADA 是一种分子量为 41 kDa 的单体含锌酶。它是染色体 20 上由 12 个外显子组成的 32 kb 基因编码的。ADA 将腺苷和 2′-脱氧腺苷转化为肌苷和脱氧肌苷。尽管对于细胞存活不是必需的，但 ADA 能减少细胞周期中产生的具有细胞毒性的 DNA 降解产物，在免疫应答过程中会积聚在胸腺，骨髓和淋巴细胞中。进一步的有害之处在于未转化的腺苷和 2′-脱氧腺苷会抑制 S-腺苷高半胱氨酸水解酶，累积的 S-腺苷高半胱氨酸反过来抑制 S-腺苷甲硫氨酸依赖的细胞甲基化反应(图 21.2-6)。这些和其他机制导致淋巴器官中嘌呤代谢障碍对免疫细胞造成损伤。ADA 缺陷是遗传异质性的，已知有 60 多个基因突变。大多数患者是异等位基因的。 临床发现：ADA 缺乏症的发病率为 1/(20 万～100 万)。15%～20%的患者被诊断时为 1 岁至 8 岁。其他在 8～16 个月之间患者会反复病发呼吸道感染。这些感染不是由机会性病原体引起的，通常不会严重到需要入院。大多数患有 ADA 缺乏的 SCID 患者年龄较大或为成人。胸腺，淋巴结和扁桃体不存在。通常，成年人经常由于慢性肺功能不全患病时间长达十年至数十年。与其他 SCID 患者相比，ADA 患者发生 CNS 损伤的风险更高。 实验室检查结果：出生以来的淋巴细胞减少症，常低于 0.5×10^9/L，循环 T 细胞，B 细胞和 NK 细胞减少或不存在。IgG、IgA 和 IgM 缺乏，缺乏特异性抗体。体外：响应促有丝分裂刺激的淋巴细胞增殖减少，对用召回抗原刺激的淋巴细胞应答减少。氨基转移酶升高多见。洗涤过的红细胞裂解液中 ADA 活性低于正常值的 1%。这需要 5 mL EDTA 血液样品。

续 表

免疫缺陷	临床和实验室检查
共济失调毛细血管扩张(Ataxia-telangiectasia, AT)[38,39](Louis-Bar 综合征)	AT 是染色体 11q22 上 *ATM* 基因突变引起的常染色体隐性遗传疾病。*ATM* 基因编码同名的丝氨酸/苏氨酸激酶。ATM 蛋白在下一个复制周期开始之前磷酸化,参与修复受损 DNA 的 p53 和其他蛋白。对于 $CD4^+$ T 细胞,$CD8^+$ T 细胞和 B 细胞的抗原受体合成及这些细胞的正常成熟,V(D)J 重排是必需的。AT 与淋巴细胞计数没有显著变化时的一般功能缺陷有关。患者具有正常的固有免疫应答并且没有显著的 NK 细胞异常。缺少胸腺是一个特征;如果胸腺存在,那么 Hassall 小体不存在。DNA 修复障碍不仅限于免疫细胞,还会不同程度地影响全身细胞,特别是小脑、脑干、脊髓和周围神经的实质细胞。 临床表现:AT 是一种与一系列先天性异常有关的先天性疾病,其中免疫缺陷症是最突出的疾病之一。受影响的儿童由于共济失调一旦开始行走就会频繁跌倒,这一现象非常显著。许多人在 10 岁以前只能坐轮椅。免疫缺陷症状包括上呼吸道感染,如咽后鼻炎、中耳炎和咽后部黏液堆积。其他先天性异常包括 4～8 岁时发生的结膜、鼻或耳的毛细血管扩张。AT 患者患恶性肿瘤(主要是血液学)的风险为 40%,最常见的是恶性 B 细胞淋巴瘤。少部分患者有性腺功能减退。患者对电离辐射的敏感性增加。有些患者直到出生后的第二个十年才被诊断出来。 实验室检查结果:2 岁以上儿童血清甲胎蛋白浓度<10 μg/L,随后随着年龄增长而持续升高。这被认为是肝源性的。在没有肝病的情况下,氨基转移酶也可能升高。CEA 升高也会发生。 免疫球蛋白:通常非常低的 IgA 和 IgE;IgG 减少,特别是 IgG_2 下降明显。 淋巴细胞计数:B 细胞正常,$CD3^+$ T 细胞减少,$CD4^+$ T 细胞减少,$CD8^+$ T 细胞正常,NK 细胞情况各不相同。 淋巴细胞功能:响应有丝分裂刺激而减少增殖和转化。对诸如破伤风毒素和 EBV 感染的自体 B 细胞的抗原的反应(细胞因子产生,转化)降低或不存在。 放射敏感性测试:对于尚未表现出完整临床表现的疑似 AT 的幼儿,该测试的诊断敏感性和特异性大于 95%。它通过用 1Gy 辐射强度在体外照射来自患者的淋巴母细胞系来测量辐射敏感性。在 AT 患者中,这会导致 DNA 链断裂增加。 明确诊断[24]:进行性小脑共济失调,辐射诱导的 DNA 链断裂在放射敏感性测试中增加,在 ATM 基因的两个等位基因中发生突变。 可能的诊断[24]:进行性小脑共济失调和以下 3 种情况:眼部或面部毛细血管扩张症,血清 IgA 低于正常年龄至少 2 SD,α_1 胎儿蛋白至少高于预期浓度 2 SD,在放射敏感性测试中辐射诱导的 DNA 链断裂增加。 可能的诊断[24]:进行性小脑共济失调和上述发现之一。
Nijmegen 断裂综合征(NBS)[29]	NBS(OMIM 2511260)是由染色体 8q21 上的 *NBS1* 基因突变引起的常染色体隐性疾病。NBS 与 Louis-Bar 综合征类似,因为它还涉及 7 号和 14 号染色体的重排,对电离辐射的超敏反应和免疫缺陷。然而,NBS 没有共济失调和毛细血管扩张的症状。 临床表现:患者身材矮小,小头畸形,鸟样貌。免疫缺陷表现为支气管肺炎、尿路感染、复发性乳突炎、鼻窦炎和中耳炎。约 40%的患者会发展为恶性疾病。 实验室检查结果:α_1 甲胎蛋白正常;IgA、IgG_2 和 IgG_4 下降;$CD3^+$ T 细胞和 $CD4^+$ T 细胞减少;$CD8^+$ T 细胞正常;响应有丝分裂刺激的淋巴细胞增殖减少。
MHC Ⅰ 缺陷症[39]	MHC Ⅰ 抗原缺陷很少见,它们引起的免疫缺陷并不像 SCID 那样严重。这些患者的血清含有正常量的 MHC Ⅰ 蛋白和正常浓度的 β_2 微球蛋白。$CD8^+$ T 细胞缺乏,而 $CD4^+$ T 细胞计数正常。在染色体 6 上的 MHC 基因座中的两个基因中存在突变。基因 *TAP1* 和 *TAP2* 都编码运输肽抗原的分子。肽类抗原从细胞质通过高尔基体的膜进行运输,它们与 MHC Ⅰ 分子的 α 链与 β_2 微球蛋白结合(图 18.12-1)。然后复合物通过细胞质移动到细胞膜,在那里它被递呈给免疫细胞。如果 MHC Ⅰ 分子有缺陷,则复合物在到达细胞表面之前会在细胞质中崩解。
MHC Ⅱ 缺陷症[39]	已确定的会导致 MHC Ⅱ 分子表达降低的四种不同的基因缺陷: - 染色体 1q 上的基因突变,编码 RFX5 的一个亚单位 RFX5,它与 MHC Ⅱ 启动子的 X-box 基序结合。 - 染色体 13q 上编码 RFX 复合物(RFXAP)的 36 kDa 亚基的基因,其结合 MHC Ⅱ 启动子的 X-box 基序。 - 编码 RFX 复合物第三个亚基(RFXANK)的基因突变。 - 染色体 16p13 上编码 MHC Ⅱ 反式作用子的基因突变。该分子作为非 DNA 结合共激活因子控制 MHC Ⅱ 分子的细胞特异性和诱导性。 MHC Ⅱ 分子缺陷导致胸腺中 T 细胞选择异常,其特征在于存在正常量的功能失调性 T 细胞和 B 细胞(T^+ B^+ SCID)。所有骨髓衍生细胞都不能表达 MHC Ⅱ 分子(DR,DP,DQ)和 HLA-DM。 临床发现:这种缺陷通常影响北非和地中海来源的个体。受影响的儿童在生命的头 6 个月通常会发生严重感染(假单胞菌属、巨细胞病毒和隐孢子虫)。经常出现严重腹泻、肺炎和脓毒症。总的来说,症状往往不如 SCID 那样严重。分枝杆菌感染通常不会发生,如果患者接受未照射的血液制品,患者不会发生移植物抗宿主疾病。 实验室检查结果:$CD4^+$ T 细胞数量下降,$CD8^+$ T 细胞正常或增加,MHC Ⅱ 抗原 HLA-DP,DQ 和 DR 在 B 细胞及单核细胞上无法检测到。 明确诊断[24]:B 淋巴细胞和单核细胞表达 HLA-DR 和 HLA-DP(低于正常的 5%)的男性或女性。*CIITA*、*RFX-B*、*RFX-5* 或 *RFX-AP* 其中一个基因发生突变。 可能诊断[24]:除 B 淋巴细胞和单核细胞外,HLA-DR 和 HLA-DP 表达减少的男性或女性(低于正常的 5%)但不包含以下情况:未成年,机会性感染,持续性病毒感染;正常 T 细胞计数和 B 细胞计数;对有丝分裂原的正常增殖反应。 可能诊断[24]:除 B 淋巴细胞和单核细胞外,HLA-DR 和 HLA-DP 表达降低(正常低于正常值 5%)的男性或女性及下列之一:低丙种球蛋白血症;对有丝分裂原有正常增殖反应但对特异性抗原产生反应的 T 细胞无法正常增殖;$CD4^+$ T 细胞计数减少;在混合淋巴细胞培养物中存在单核细胞刺激 T 细胞缺陷。
X 染色体性联增生性疾病[41](XLP,Duncan 病)	X 染色体性联增生性疾病是罕见的免疫缺陷症,其特征为暴发性传染性单核细胞增多症,异常丙种球蛋白血症和淋巴瘤。受感染的患者对 EBV 感染也有不适当的免疫反应,其特征在于受 EBV 感染的 B 细胞不受控制的增殖以及 $CD8^+$ T 细胞和巨噬细胞的异常增殖。这通常与噬血细胞性淋巴组织细胞增生症有关。在分子基础上,XLP 由编码信号激活分子(SLAM)相关蛋白 SAP(SLAM 相关蛋白)的 Src 同源 2 结构域基因 1A(*SH2D1A*)中的突变引起的。 实验室检查结果:DNA 测序是诊断 XLP 的金标准。
IL-2 诱导型 T 细胞激酶缺陷症[41]	IL-2 诱导型 T 细胞激酶(ITK)缺陷的特征在于严重的 EBV 引起的免疫失调。患者表现出不受控制的 EBV 感染和与淋巴组织细胞增多症一致的特征。ITK 是一种细胞质非受体相关酪氨酸激酶,由胸腺细胞、成熟 T 细胞、NK 细胞和肥大细胞表达。ITK 在这些细胞上的抗原受体激活作用下表达且需要磷脂酶 C 诱导。ITK 缺陷是由于错义或无义的胚系突变造成的。 实验室检查结果:ITK 缺陷患者 $CD45RA^+$ T 细胞数量显著减少。

续 表

免疫缺陷	临床和实验室检查
疣状表皮发育不良[41]	疣状表皮发育不良(EV)是一种罕见的皮肤病,其特征在于对特定 HPV(人乳头状瘤病毒)类型的易感性增加。它开始于儿童时期的多形性皮肤病变,包括花斑糠疹等类似斑状病变和扁平疣状丘疹。大约 75%的患者在 *EVER1* 和 *EVER2* 基因中有突变。这些基因在内质网和角质形成编码蛋白质。EVER 蛋白修饰离子通道。 实验室检查结果:T 淋巴细胞计数和 CD4⁺ T 细胞计数下降。T 细胞对促细胞分裂素的反应降低;对普通皮肤抗原无法应答;对 EV 特定 HPV 类型的细胞介导的免疫应答存在缺陷。
WHIM 综合征[41]	WHIM 综合征的特征是疣、低丙种球蛋白血症、感染和先天性骨髓粒细胞缺乏症(骨髓中成熟粒细胞的滞留)。该疾病呈常染色体显性遗传。由于 HPV 感染,患者会出现肛门生殖道的疣和尖锐湿疣。已确定在编码趋化因子受体 CXCR4 的 *CXCR4* 基因存在突变。该受体是 G 蛋白偶联受体超家族的成员,其选择性结合基质细胞衍生因子 CXCL12。已确定的 *CXCR4* 突变包括 3 个无义突变和移码突变。 实验室检查结果:中性粒细胞减少伴骨髓中细胞的粒细胞滞留;B 细胞淋巴细胞减少症,特别是 CD27⁺ 记忆细胞;具有正常 CD4/CD8 值的 T 细胞淋巴细胞减少症;保持对促细胞分裂素的增殖反应;丙种球蛋白血症。
DOCK 8 缺陷症[41]	DOCK 8 属于 DOCK 180 超家族,并且是 Rho 家族 GTP 酶的交换因子,其在细胞表面受体下游的信号转导途径中起作用。DOCK 8 基因中的突变降低了 DOCK 8 蛋白的表达。患者易发生特别是由疱疹病毒引起的皮肤病毒感染,并且会增加恶性肿瘤的易感性。 实验室检查结果:淋巴细胞计数减少,由于 CD4⁺ T 细胞和 CD8⁺ 同时减少,所以 CD4/CD8 值正常;轻度至中度嗜酸粒细胞增多。
慢性皮肤黏膜念珠菌病(CMC)	CMC 是指以念珠菌属(*Candida* spp.)的慢性皮肤和黏膜感染为特征的一组罕见病症。常染色体显性遗传型(OMIM 114580)比常染色体隐性遗传型(OMIM 21250)更常见。CMC 可能与自身免疫性多内分泌疾病-念珠菌病-外胚层发育不良有关。患者淋巴细胞计数正常[4]。
高 IgE 综合征[8]	高免疫球蛋白 E 综合征也称为 Job 综合征,由编码相同名称蛋白质的 *STAT3* 基因突变引起。STAT 蛋白在 IL-6 受体信号转导过程中被 Janus 激酶(JAK)磷酸化。高 IgE 综合征的患病率约为 1/100 万。患者会出现由金黄色葡萄球菌、肺炎链球菌和流感嗜血杆菌引起的复发性细菌感染(特别是呼吸道)。 实验室检查结果:IgE 升高,受抗原激活的单核细胞对 IFN-γ 反应性有限。

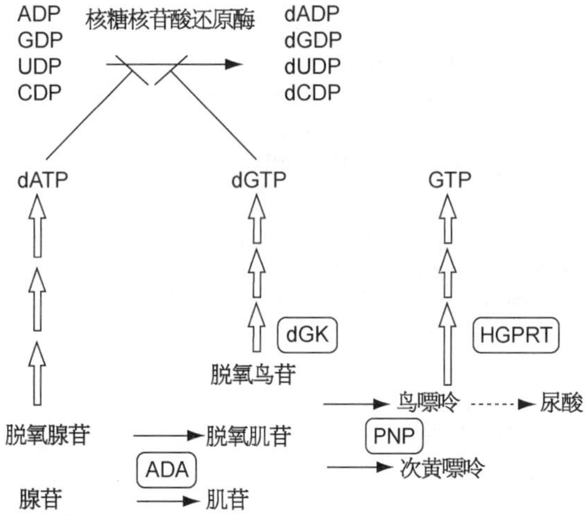

图 21.2-6 嘌呤降解和恢复(修改自参考文献[28])。三种嘌呤回收途径由酶腺苷脱氨酶(ADA)、嘌呤核苷磷酸化酶(PNP)和次黄嘌呤鸟嘌呤磷酸核糖转移酶(HGPRT)催化。在四种底物中,只有脱氧鸟苷被脱氧鸟苷激酶(dGK)磷酸化为脱氧鸟苷三磷酸(dGPT)。dGPT 和 dATP 通过抑制核糖核苷酸还原酶阻止核苷酸(ADP等)从头合成脱氧核苷酸(dAPD 等)。PNP 不足导致:① 脱氧鸟苷与磷酸化 dGPT 堆积;② 缺乏鸟嘌呤和尿酸合成,由于缺乏鸟嘌呤作为 HGPRT 的底物,因嘌呤合成增加而产生。ADP、GDP、UDP 和 CDP 是核苷酸;dADP 等是相应的脱氧核苷酸

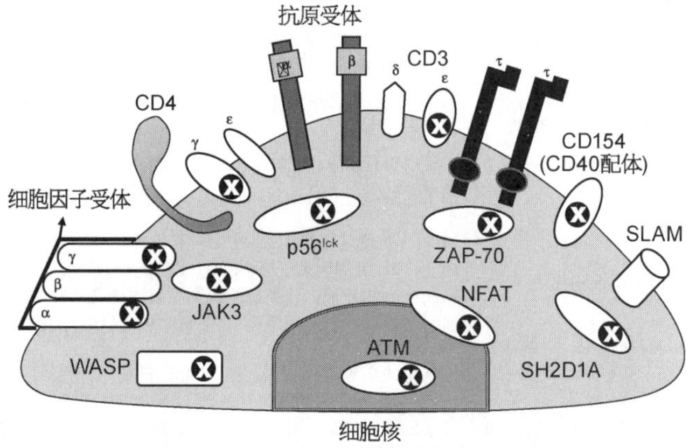

图 21.2-7 活化的 CD4⁺ T 细胞与抗原和细胞因子受体[2]。用 X 标记的蛋白质是已知先天性免疫缺陷的突变体。抗原受体分子是 α、β、γ、δ、ε、τ。细胞受体分子是 α、β、γ。ZAP-70,ζ 链相关蛋白 70;WASP,Wiskott-Aldrich 综合征蛋白;JAK3,Janus 激酶 3;p56lck,蛋白激酶;CD154,共刺激分子;SLAM,信号传导淋巴细胞活化分子;SH2D1A,SLAM 相关蛋白;NFAT,活化的 T 细胞的核因子;ATM,共济失调电转化突变

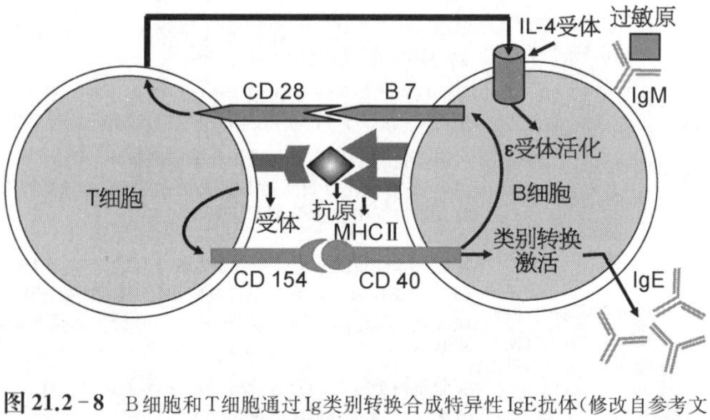

图 21.2-8 B 细胞和 T 细胞通过 Ig 类别转换合成特异性 IgE 抗体(修改自参考文献[33])。B 细胞通过 MHCⅡ 分子向 T 细胞抗原受体提供过敏原。T 细胞表达 CD154 分子(CD40 配体),其与 B 细胞的 CD40 分子相互作用。B 细胞反过来表达 B7 分子,它与 T 细胞的 CD28 分子相互作用并以共刺激方式起作用。T 细胞通过分泌 IL-4 反应,IL-4 激活 B 细胞进行同型 IgE 合成。如果 CD154 表达不足,则不会发生该同型转换

活化的 CD4⁺ T 细胞与抗原和细胞因子受体见图 21.2-7。

B 细胞和 T 细胞通过 Ig 类别转换合成特异性 IgE 抗体(图 21.2-8)。

巨噬细胞产生的白细胞介素 12 与 T 细胞和 NK 细胞上的相应受体结合,刺激它们分泌 IFN-γ(图 21.2-9)。

原发性抗体缺陷:见表 21.2-8 及图 21.2-1 至图 21.2-4。

SCID 的发病率和遗传:见表 21.2-9。

吞噬作用缺陷:见表 21.2-10。

继发性(获得性)免疫缺陷:见表 21.2-11 和表 21.2-12。

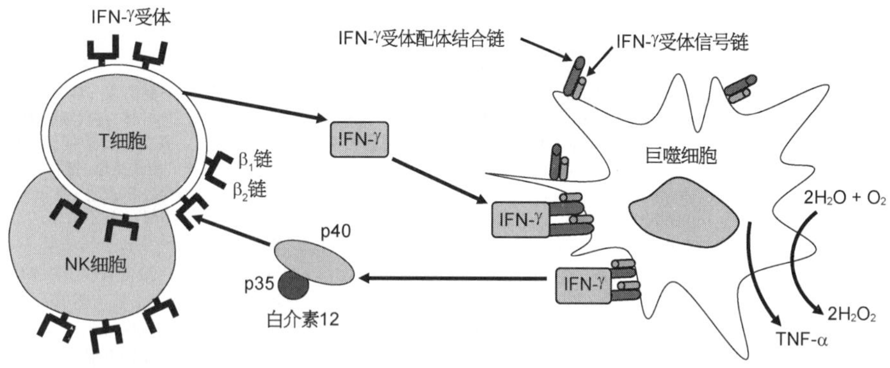

图 21.2－9 巨噬细胞产生的白细胞介素 12(p35 和 p40 的二聚体)与 T 细胞和 NK 细胞上的相应受体结合,刺激它们分泌 IFN－γ(修改自参考文献[48])。巨噬细胞结合 IFN－γ,导致 IFN－γ 受体链的交联。这导致巨噬细胞活化和 H_2O_2 和 TNF－α 的产生

表 21.2－8 抗体应答中的主要缺陷:临床和实验室检查

免疫缺陷症	临床和实验室检查
XLA[40,42]	XLA(也称布鲁顿无丙种球蛋白血症)的主要缺陷是外周血和器官中缺少 B 细胞。淋巴结和扁桃体发育不良,淋巴结缺乏生发中心和滤泡。黏液层固有层中没有浆细胞。在患有 XLA 的患者中,B 细胞成熟存在障碍(图 21.1－8):祖 B 细胞至前 B 细胞;前 B 细胞至未成熟 B 细胞;未成熟的 B 细胞至成熟 B 细胞。这些分化障碍存在于不同的位置和时期。XLA 的分子基础是位于染色体 Xq21.3 上的基因 *BTK* 遗传缺陷。该基因编码 BTK 蛋白质,该蛋白质是将来自抗原受体的信号传递到细胞中的细胞质酪氨酸激酶家族的成员。B 细胞表面受体如 IgM、IL－5R、IL－6R、CD38 和 FcRε 的交联通过酪氨酸磷酸化诱导 BTK 蛋白的活化。BTX 蛋白表达限于造血细胞和 B 细胞,即从 CD34 的祖 B 细胞阶段到成熟 B 细胞。现已有超过 500 个 *BTX* 基因的突变,其中 1/3 是错义突变。 临床发现:6 个月内反复发作的细菌性感染。呼吸道感染最为常见(60%),其次是肠胃炎(35%),脓皮病(25%),关节炎(20%),脑膜脑炎(16%),败血症(10%),慢性结膜炎(8%)和骨髓炎(3%)。流感嗜血菌和肺炎链球菌通常也参与感染过程。由于细胞免疫应答是完好的,分枝杆菌、病毒和真菌感染的风险不会增加。然而,肠道病毒、埃可病毒或柯萨奇病毒的慢性感染可能会发展为脑膜脑炎和皮肌炎,并且可能发生由肠道病毒和解脲支原体引起的关节感染。慢性胃肠道和肺部感染是这些患者面临的主要问题。 实验室检查结果:血清 IgG、IgA 和 IgM 浓度下降;不存在同种凝集素;缺乏 B 细胞。 明确诊断[24]:外周 CD19 细胞低于 2%的男性,除此之外还有以下情况:*BTK* 基因突变;在 Northern 印迹分析中,在中性粒细胞和单核细胞中检测不到 BTK mRNA;在单核细胞和血小板中检测不到 BTK 蛋白;母亲表亲、叔叔和侄子的 B 淋巴细胞低于 2%。 可能诊断[24]:外周 CD19 细胞低于 2%的男性,并包含以下所有情况:出生 5 年内开始的反复细菌性感染;血清 IgG、IgA 和 IgM 在同年龄情况下低于正常值 2 SD;存在同种凝集素和(或)对疫苗的反应差;排除了造成低丙种球蛋白血症的其他原因。 可能诊断[24]:外周 CD19 细胞低于 2%的男性,其中其他原因的低丙种球蛋白血症已被排除,并且存在以下情况之一:出生 5 年内开始的反复细菌性感染;血清 IgG、IgA 和 IgM 在同年龄情况下低于正常值 2 SD;存在同种凝集素。
常见变异性免疫缺陷综合征(CVID)[43,44]	CVID 也称为获得性低丙种球蛋白血症,成人低丙种球蛋白血症或异常丙种球蛋白血症,是一组异质性疾病。尽管 B 细胞和 T 细胞免疫反应都受到影响,但这些疾病主要表现为低丙种球蛋白血症。术语“变量”描述发病年龄(幼儿、青春期、成年早期)及低丙种球蛋白血症的性质和严重性。CVID 是临床上最常见的原发性免疫缺陷(患病率为 1/25 000)。CVID 的免疫病理学: - B 细胞系统:尽管循环 B 细胞的数量正常,但免疫球蛋白分泌受损。从这些患者体外刺激 B 细胞显示仅分泌 IgM 或仅分泌 IgM 和 IgG。一些人则是在 CD40 信号传导途径中有缺陷,另一些则是可变免疫球蛋白基因的高频突变受到限制,这导致了抗体多样性减少。 - 许多患者淋巴细胞减少,这主要是由于 $CD4^+$ T 细胞计数降低而 $CD8^+$ T 细胞计数正常而导致的。所观察到的 T 细胞异常可能是细胞因子失调引起的附带现象。 患者可能存在以下基因突变: - *TNFRSF13B*(*TACI*),其编码 TNF 受体超家族的蛋白质 13B。 - *TNFRSF13C*(*BAFF－R*),其编码 TNF 受体超家族的蛋白质 13C。 - CD19,其编码诱导性共刺激分子蛋白质 ICOS。 除低丙种球蛋白血症外,这些突变患者的功能性抗体反应会降低,对细菌感染的易感性增加,并且恶性肿瘤易感性也会增加,特别是淋巴瘤和胃癌。 来自患有 *TNFRSF13B*(*TACI*)突变患者的 B 细胞的 TACI 蛋白与其配体增殖诱导配体(APRIL)接触后无法产生进一步反应,不产生 IgG 和 IgA,这意味着免疫球蛋白类别转换无法发生。DNA 重排,也称为类别转换重组(CSR),通常发生在产生免疫球蛋白的 B 细胞中。CSR 将免疫球蛋白同型从 IgM 改变为 IgG、IgE 或 IgA,同时保持抗原特异性。CSR 的激活需要两个信号(图 21.2－8): - 第一个信号由细胞因子传递,会对特定的 Ig 重链基因进行转录。如果在 TNF 受体家族中有突变,这一步骤不会发生或不能有效进行,并且可能会出现 CVID 的临床表现。 - 通过 B 细胞上的 CD40 与活化 T 细胞上的 CD40 配体相互作用,在 T 细胞依赖性抗原的情况下递送第二信号。 临床表现:症状出现的平均年龄为 25 岁,而就医时的平均年龄为 28 岁。临床症状是反复呼吸道感染、中耳炎、慢性鼻窦炎和肺炎。所涉及的病原体与 XLA 描述的相同。约 50%的患者患有胃肠道疾病,伴有慢性腹泻、吸收不良、乳糖不耐症和渗出性胃肠病。耶尔森菌属或弯曲杆菌属(*Campylobacter* spp.)的双重感染并不少见,并且贾第鞭毛虫也会引起胃肠道症状。胃肠道结节性淋巴增生也很常见,高达 30%的患者有肝脾肿大。约 10%的患者发生肉芽肿性肺纤维化,另有 10%患者发生自身免疫性疾病,最常见的是自身免疫性血小板减少症伴自身免疫性溶血性贫血和中性粒细胞减少症。肉芽肿性疾病也相对常见,特别是肝脏中的窦周肉芽肿,可导致碱性磷酸酶升高。患者患恶性疾病的风险也会升高,特别是淋巴瘤。这些患者的 20 年生存率为 65%,而一般年龄匹配人群的生存率为 93%。CVID 患儿的症状和发现与成人相似[44]。 实验室检查结果:CVID 患者不能针对疫苗接种产生特异性抗体,并且 IgG、IgA 水平降低,并且通常还伴有 IgM 水平下降。 可能诊断[24]:男性或女性血清 IgG 和 IgA 水平显著下降(同年龄段低于正常值至少 2 SD)并包含以下所有情况:出生 2 年内发生免疫缺陷、存在同种凝血素(抗 AB 血型抗体)并对疫苗接种反应差、排除造成低丙种球蛋白血症的其他原因。 可能的诊断[24]:男性或女性血清 IgG、IgA 和 IgM 显著降低(同年龄段低于正常值至少 2 SD)并包含以下所有情况:出生 2 年内发生免疫缺陷、存在同种凝血素并对疫苗接种反应差、排除造成低丙种球蛋白血症的其他原因。
高 IgM 免疫缺陷症(HIM)[40,45]	HIM 是一组特征为免疫球蛋白类别转换重组(CSR)和(或)体细胞高频突变(SHM)受损的分子缺陷疾病。现已有报道 3 种形式的 HIM:X 性联形式(XHIM)、常染色体隐性形式(ARHIM)和与少汗性外胚层发育异常的 X 性联形式。

续 表

<table>
<tr><th>免疫缺陷症</th><th>临床和实验室检查</th></tr>
<tr><td>高 IgM 免疫缺陷症(HIM)[40,45]</td><td>XHIM[46]：这是最常见的形式，由编码 CD40 配体的 CD40L 基因的突变引起。CD40 配体是来自 TNF 超家族的 2 型细胞膜糖蛋白。CD40L(CD154)由 CD4⁺ T 细胞瞬时表达，并与表达 CD40 的 B 细胞，巨噬细胞和树突状细胞相互作用。CD40L 调节 B 细胞中免疫球蛋白的产生和类别转换。CD40 和 CD154 是细胞因子/细胞因子受体家族的成员。在免疫反应期间，静息 B 细胞上的 CD40 受体通过 CD154 配体接收信号(图 21.2-8)。该信号有许多可能的效应。如果 B 细胞抗原受体被占用并交联，带有 Fas 配体的活化 T 细胞(CD95)刺激 B 细胞增殖并产生抗体。如果抗原受体未被占据，则这些相互作用会导致 B 细胞凋亡。从免疫球蛋白类 IgM 转变为体液免疫应答中的 IgE(图 21.2-8)由 T 细胞到 B 细胞的信号触发。T 细胞通过 CD40 触发 B 细胞产生转换因子。HIM 的分子基础是 CD40L 的缺陷表达，这意味着 CD40 和 CD40L(CD154)之间无法接触。因此，类别转换不会发生，由此导致血浆细胞中 IgM 产生占主导地位。

XHIM 只影响男性，而 ARHIM 影响两种性别。ARHIM 与编码活化诱导胞苷脱氨酶基因中的突变有关。少汗性外胚层发育不良的 X 性联形式的 HIM 与 CD4⁺ T 细胞中 NF-κB 必需修饰基因(NEMO)中的突变相关，这减弱了 B 细胞转换能力。

临床表现：上呼吸道和下呼吸道的细菌和病毒感染及间质性肺病，最常见于卡氏肺囊虫相关疾病。临床症状通常在出生后第 8 个月以反复感染的形式表现，同时患病幼儿无法正常发育。75%的患者在 20 岁前会出现肝脏疾病。80%的患者在 25 岁后死亡。在 XHIM 中，淋巴结缺乏生发中心。ARHIM 的临床症状与 XHIM 相似。然而，ARHIM 患者表现出淋巴组织和扁桃体肥大，但没有脾肿大。

实验室检查结果：慢性，偶发性或分叶核中性白细胞减少症；50%的患者转氨酶升高；5%～30%的患者患有由细小病毒 B19 引起的贫血。XHIM 中的免疫球蛋白浓度(平均值和范围，g/L)：IgG 1.58(0～6.5)，IgA 0.17(0～1.23)，IgM 3.88(0.2～20)。53%的患者 IgM 浓度<3 g/L，这种浓度往往随着年龄增长而增加。抗原暴露后，患者产生 IgM 抗体，但 IgE 抗体水平低。ARHIM 中的 IgM 浓度通常高于 XHIM。

明确诊断[24]：男性或女性患者的 IgG 浓度至少低于同年龄 2 SD，并且存在以下情况之一：CD40L 基因突变；母亲表兄弟姐妹、叔叔或侄子确诊 XHIM。

可能诊断[24]：男性或女性患者的 IgG 浓度至少低于同年龄 2 SD，和并存在以下所有情况：① T 细胞计数正常和 T 细胞响应有丝分裂原增殖正常；② B 细胞计数正常或轻微增加，但检测不到的特异性 IgG 抗体；③ 存在以下一种或多种感染或并发症：出生后 5 年内反复细菌感染；出生后第一年内发生卡氏肺孢子虫感染；中性粒细胞减少；隐孢子虫性腹泻；硬化性胆管炎；细小病毒 B19 诱导再生障碍性贫血；④ 在标记 CD40 的 CD4⁺ T 细胞上无法发现 CD154。

可能的诊断[24]：IgG 浓度低于同年龄正常值至少 2 SD 的男性或女性，B 细胞和 T 细胞计数正常，以及以下一项或多项：IgM 浓度超过同年龄段 2 SD。出生后第一年感染卡氏肺囊虫。病毒 B19 诱导再生障碍性贫血。隐孢子虫腹泻。严重的肝脏疾病(硬化性胆管炎)。</td></tr>
<tr><td>选择性 IgA 缺陷[47]</td><td>选择性 IgA 缺陷是最常见的免疫缺陷，发生率为 1/500。在这种疾病中，由于不明原因，B 细胞无法从 IgA 转换至 IgG，但是外周 B 细胞计数正常。B 细胞共表达 IgA、IgM 和 IgD 但无法转化成分泌 IgA 的浆细胞。以下情况可能会发生 IgA 缺乏症：
- 孤立性的：两个亚类 IgA1 和 IgA2 均显著降低(尽管也有一些报道描述了仅减少一个亚类的情况)。
- 伴有 IgG4 或者 IgG2 和 IgG4 合并缺少。
- 共济失调毛细血管扩张。
- 染色体异常(如 18 号染色体；18q 综合征，环状 18 号染色体)。
- 在药物治疗过程中(如用 D-青霉胺、苯妥英、柳氮磺胺吡啶或羟氯喹)。

临床发现：大多数具有选择性 IgA 缺乏症的个体并无症状。那些存在症状的人主要会出现鼻窦感染和胃肠道受累，形成结节性淋巴样增生和贾第虫病。选择性 IgA 缺陷和特应性皮炎之间有明确的关系。自身免疫性疾病如系统性红斑狼疮、内分泌病、慢性肝炎、克罗恩病、溃疡性结肠炎、溶血性疾病和关节炎也有增加的倾向。IgA 和 IgG 联合缺陷的复发性肺部感染比单独 IgA 缺乏更严重。选择性 IgA 缺乏症患者接受血液制品有产生抗 IgA 抗体的风险；部分 IgA 缺乏症并非如此。

实验室检查结果：完全 IgA 缺乏时，血清浓度低于 7 mg/L；在部分 IgA 缺乏症中，低于正常年龄平均值 2 SD，但≥7 mg/L。

明确诊断[10]：4 岁以上的男性或女性，血清 IgA 浓度低于 7 mg/L，血清 IgM 和 IgG 水平正常，会造成低丙种球蛋白血症的其他原因已被排除。这些人有正常的 IgG 疫苗反应。

可能诊断[10]：4 岁以上的男性或女性，血清 IgA 浓度低于正常年龄调整后的平均值以及正常血清 IgM 和 IgG 水平超过 2 SD，其他原因的低丙种球蛋白血症已被排除。这些人有正常的 IgG 疫苗反应。</td></tr>
<tr><td>暂时性低丙种球蛋白血症[47]</td><td>当经胎盘转移的母体免疫球蛋白被分解代谢时，婴儿的血清免疫球蛋白水平通常在 2～4 个月龄时达到最低点。在一些儿童中，这种生理性低丙种球蛋白血症可能特别明显且延长。这种称为短暂性低丙种球蛋白血症的病症是一种自我限制性病症，可在 18～36 个月的时间内自愈。必须跟踪患有该病的儿童，以排除 CVID 等原发性免疫缺陷的存在。

临床发现：存在免疫球蛋白延迟合成的儿童通常伴有上呼吸道感染和中耳炎。但肺部受累不常见。

实验室检查结果：血清 IgM 浓度正常或升高，而 IgG 和 IgA 浓度降低。外周 B 细胞计数和 B 细胞受体正常。对蛋白质抗原的免疫应答正常，而对病毒抗原的应答可能会减弱。</td></tr>
</table>

表 21.2-9 严重联合免疫缺陷(SCID)的发病率和遗传

疾病	发病率(%)	缺陷细胞	遗传	分子损伤/缺陷
网状组织发育不全	低于 1%	白细胞 血小板 T、B 和 NK 细胞	常染色体隐性(AR)	不明
淋巴细胞缺乏症	20%	T、B 细胞	AR	RAG1/RAG2 或 DCLRE1C(Artemis)
T 细胞缺乏症	50%	T、NK 细胞	伴 X 染色体	IL-R2-γ 链
	10%	T、NK 细胞	AR	JAK 激酶
	1%	T 细胞	AR	IL-7Rα
	低于 1%	T 细胞	AR	CD45
	低于 1%	T 细胞	AR	CD3δCD3ε
腺苷脱氨酶(ADA)缺乏症	10%～20%	T、B 和 NK 细胞	AR	腺苷脱氨酶缺乏
嘌呤核苷酸磷酸缺乏症	低于 1%	T 细胞进行性损失	AR	嘌呤核苷酸磷酸缺乏

表 21.2－10　原发性吞噬缺陷

免疫缺陷症	临床和实验室检查
先天性中性粒细胞减少症	先天性中性粒细胞减少症是以中性粒细胞(PMN)生命周期异常为特征的一组疾病。在严重中性粒细胞减少症中，PMN计数低于 0.5×10^9/L，可导致严重的细菌感染。
周期性中性粒细胞减少症[48]	周期性中性粒细胞减少症是一种常染色体显性疾病，其中周期性造血作用导致反复发作的中性粒细胞减少症。这些中性粒细胞减少间期通常为每21天一次，持续3～6天。然而，在大约30%的患者中，周期从14天到36天不等。在中性粒细胞减少症患者中已经鉴定出在PMN中编码弹性蛋白酶的 *ELA2* 基因中存在突变。这些突变会影响酶的催化位点，导致抑制剂无法与弹性蛋白酶结合并因此失活。这些PMN杀死病原体的能力因此受到损害，但中性粒细胞计数是正常的。 临床发现：患者通常无症状，但在中性粒细胞减少期可能会出现口疮性溃疡、牙龈炎、口腔炎和蜂窝组织炎。由于存在梭状芽孢杆菌感染的高风险，必须积极调查腹痛的原因。 实验室检查结果：非常严重的中性粒细胞减少，PMN计数在每个周期的3～6天内达到最低点 0.2×10^9/L。
严重先天性中性粒细胞减少症[48]	X染色体性联中性粒细胞减少症与Kostmann综合征之间存在区别： - X染色体性联中性粒细胞减少症患者在编码WAS蛋白的 *WAS* 基因中存在缺陷。WAS蛋白参与膜受体信号转导。 - Kostmann综合征患者 *HAX1* 基因存在缺陷，该基因编码相同名称的蛋白质。HAX1蛋白在调节细胞凋亡中发挥作用。 严重的先天性中性粒细胞减少症在出生后的第一年发生，其原因主要是由于早幼粒细胞未能成熟为中幼粒细胞而导致。 临床发现：金黄色葡萄球菌和铜绿假单胞菌的细菌感染导致并发症，如直肠周围脓肿、口腔炎、腹膜炎和脑膜炎。该疾病也与骨髓增生异常综合征风险增加有关。 实验室检查结果：PMN计数低于 0.5×10^9/L，单核细胞和淋巴细胞绝对计数常常增加。
Shwachman-Diamond综合征[48]	Schwachman-Diamond综合征是一种常染色体隐性遗传疾病，以中性粒细胞减少症(周期性或间歇性)、骨髓功能障碍、胰腺外分泌功能不全、骨骼异常和反复感染为特征。感染从出生后的第一年开始，涉及鼻窦、肺、骨骼、尿道和皮肤。10%～25%的患者患有全血细胞减少症。
白细胞黏附能力缺陷(leukocyte adhesion deficiency，LAD)	LAD分为两个亚型：LAD Ⅰ和LAD Ⅱ。LAD Ⅰ是由PMN上缺乏 β_2 整合素黏附分子引起的。LAD Ⅱ是岩藻糖基化的缺陷，其影响PMN与血管内皮细胞上E选择素的相互作用(见图19.7－2和19.7)。 LAD Ⅰ是一种常染色体隐性遗传疾病，由于缺少PMN上的 β_2 整合素分子。三种 β_2 整合素分子具有不同的α链，但是具有共同的β链(CD18)。编码CD18的基因中的突变引起 β_2 整合素分子的丢失和临床症状。缺乏 β_2 整合素分子的PMN无法聚集并且不能黏附到血管内皮。临床特征包括口腔和生殖器黏膜感染及呼吸道和胃肠道感染。感染病原体包括肠杆菌科、金黄色葡萄球菌和念珠菌。 LAD Ⅱ是碳水化合物岩藻糖基化的缺陷引发的。多种碳水化合物中α－1，2－岩藻糖、α－1，3岩藻糖和α－1，6岩藻糖基团的损失导致PMN黏附力降低。临床特征包括发育迟缓、异常相貌和神经缺陷。 明确诊断[24]：中性粒细胞CD18减少的男性或女性患者(低于正常值的5%)和至少下列情况之一：在 β_2 整合素中的突变、白细胞中 β_2 整合素mRNA缺失、岩藻糖基化表面分子的证据或血型路易斯寡糖抗原(CD15)。 可能的诊断[24]：中性粒细胞CD18减少的男性或女性患者(低于正常值的5%)及以下所有情况：复发或持续的细菌或真菌感染、白细胞增多大于 25×10^9/L、脐带延迟分离和(或)伤口愈合不良。 可能的诊断[24]：白细胞增多大于 25×10^9/L的儿童和以下其中一种——复发细菌感染、严重深层感染、感染部位无脓液。
白细胞信号缺陷[48]	病原体的存在刺激巨噬细胞和树突状细胞产生IL－12，从而触发T细胞和NK细胞分泌IFN－γ(图21.2－9)。IFN－γ－IL－12轴对抗细胞内病原体如分枝杆菌、沙门菌和李斯特菌尤其重要。配体结合位点的基因突变或IFN－γ受体信号传导或编码IL－12受体基因突变会导致对病原体易感性增加，抗性降低。 临床发现：白细胞信号传导缺陷的特征是儿童早期开始的严重感染。主要特征是非典型分枝杆菌的播散性感染，接种疫苗后导致致命的BCG感染及不能形成肉芽肿。
慢性肉芽肿病(chronic granulomatous disease，CGD)[48]	慢性肉芽肿疾病的特征在于细胞内细菌杀伤的缺陷。正常粒细胞对病原体的反应是吞噬作用，然后是活性氧诱导的细胞内破坏(参见19.7)。这是通过NADPH还原酶产生羟基自由基和 H_2O_2 发生的(参见19.2)。CGD由膜结合吞噬细胞氧化酶(phox)组分的基因突变引起。膜结合分子gp91phox和p22phox与信号传导中的细胞质分子p47phox和p67phox相互作用(图21.2－10)。最后葡萄糖－6－磷酸脱氢酶被激活并产生NADPH(参见19.7)。 慢性肉芽肿疾病的特征在于过氧化物酶阳性细菌如伯克霍尔德菌(假单胞菌)、金黄色葡萄球菌、诺卡菌和黏质沙雷菌及真菌如曲霉菌的反复感染。过氧化物酶会破坏PMN产生的 H_2O_2。 临床表现：尽管采取积极的抗生素治疗，但仍存在软组织，肺和其他器官的复发或持续感染。伴X染色体形式的CGD患儿(60%～70%的患者)比常染色体隐性突变患儿受到的影响更严重。 明确诊断[27]：男性或女性患者有异常硝基蓝四唑(NBT)或呼吸爆发试验异常(少于正常的5%)和以下其中一种(参见19.7)：在gp91、p22、p47或p67phox中存在突变，在Northern印迹分析中没有这些基因的mRNA，存在NBT或呼吸爆发异常的外表兄弟姐妹、叔叔或侄子。 可能诊断[27]：NBT或呼吸爆发测试异常的男性或女性患者(少于正常的5%)和以下情况之一： - 由葡萄球菌、黏质沙雷菌、假丝酵母或曲霉菌引起的深部感染(肝、直肠周围、肺脓肿、附件炎、骨髓炎)。 - 呼吸道、胃肠道和泌尿生殖道中的弥漫性肉芽肿。 - 发展迟缓、肝脾肿大和淋巴结肿大。 鉴别诊断[27]：LAD，结节病，高IgE综合征。
髓过氧化物酶(MPO)缺乏症[49]	PMN具有不同的颗粒亚群。亲水微粒包含溶酶体酶及MPO。该酶催化 H_2O_2 和氯离子形成次氯酸(HOCl)。HOCl能杀死被摄入细胞内的病原体。 尽管如此，MPO缺乏的患者通常感染频率不会上升。在MPO缺乏的患有糖尿病的患者中，主要观察到由金黄色葡萄球菌、肠杆菌科和念珠菌引起的皮肤、黏膜和肺部感染(参考19.7)。
Chediak-Higashi综合征(CHS)[48]	Chediak-Higashi综合征是所有含颗粒细胞的常染色体隐性遗传疾病。*LYST* 是该综合征中的突变基因，编码参与液泡形成及发挥作用的相关蛋白，以及在粒细胞中转运蛋白的蛋白类物质。突变的 *LYST* 会编码有缺陷的蛋白质，由此粒细胞缺乏弹性蛋白酶和组织蛋白酶G。虽然在感染过程中白细胞仍会升高，但粒细胞穿孔慢于正常细胞，粒细胞功能也明显减弱。 临床表现：金黄色葡萄球菌和β溶血性链球菌反复感染，周围神经缺陷(眼球震颤和神经病变)，轻度智力低下。 实验室检查结果：轻度中性粒细胞减少；由于嗜天青颗粒与特定颗粒的异常融合，粒细胞会含有巨大颗粒；免疫球蛋白水平正常。

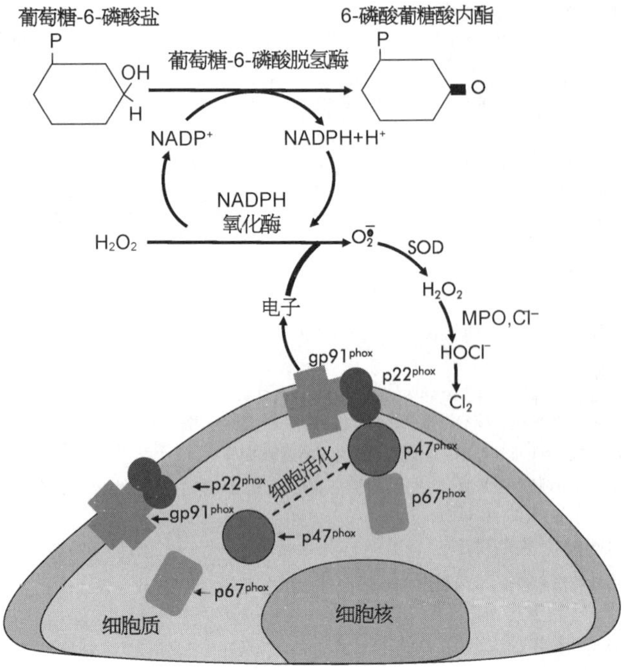

图 21.2-10 吞噬细胞产生用于杀死细菌的 Cl_2。膜结合的吞噬细胞氧化酶(phox)蛋白,91 kDa 糖蛋白 $gp91^{phox}$ 和 22 kDa 蛋白 $p22^{phox}$ 与细胞质蛋白 $p47^{phox}$ 和 $p67^{phox}$ 在信号传递中相互作用以激活葡萄糖-6-磷酸脱氢酶。该酶催化葡萄糖-6-磷酸氧化成 6-磷酸葡糖酸内酯并产生 NADPH 和 H^+。NADPH 氧化酶催化 H_2O_2 转化为 O_2 自由基,然后通过超氧化物歧化酶(SOD)将其转化为 H_2O_2。中性粒细胞髓过氧化物酶(MPO)将 H_2O_2 转化为 HOCl,从中形成 Cl_2。如果编码 phox 蛋白的基因中存在突变,那么会导致信号无法传递至粒细胞内部,该过程不起作用

表 21.2-11 继发性(获得性)免疫缺陷

免疫缺陷症	临床和实验室结果
HIV 感染[50]	HI 病毒也可以感染巨噬细胞和树突状细胞,其通过 CD4 分子进入 T 辅助细胞($CD4^+$ T 细胞)。像其他病毒感染一样,这会诱导细胞毒性 $CD8^+$ T 细胞的增殖和抗体的产生。原发感染集中在淋巴结中,由于高度病毒复制和突变率,通常不能阻止其进一步扩散,这使得免疫识别复杂化并产生高病毒载量。随着 $CD4^+$ T 细胞的破坏增加,免疫应答减弱。该疾病具有周期性或持续的进行性过程。 实验室检查结果:测定 $CD3^+$ T 细胞、$CD4^+$ T 细胞、$CD8^+$ T 细胞、B 细胞(CD19)和 NK 细胞(CD19、CD56)的数量,并检测 $CD8^+$ T 细胞,Th1 细胞并确定 Th2 细胞以评估疾病的进程。不同阶段的实验室检查结果: - 急性感染:HIV 抗体阴性;高病毒载量;$CD4^+$ T 细胞高于 0.5×10^9/L;$CD8^+$ T 细胞高于 0.8×10^9/L;成年人免疫球蛋白正常;儿童低丙种球蛋白血症(尤其是早产儿)。 - 潜伏期:HIV 抗体阳性,低病毒载量,$CD4^+$ T 细胞高于 0.5×10^9/L,$CD8^+$ T 细胞高于 0.8×10^9/L,高免疫球蛋白血症。 - 淋巴结肿大和进展期:HIV 抗体阳性,低病毒载量,$CD4^+$ T 细胞低于 0.5×10^9/L,$CD8^+$ T 细胞高于 0.8×10^9/L,高免疫球蛋白血症。 - AIDS 相关复合物:HIV 抗体阳性;高病毒载量;$CD4^+$ T 细胞$(0.2 \sim 0.4) \times 10^9$/L;$CD8^+$ T 细胞低于 0.8×10^9/L;尽管存在高球蛋白血症,但由于 B 细胞缺陷,对荚膜细菌的免疫应答降低。 - AIDS:HIV 抗体阳性;非常高的病毒载量;$CD4^+$ T 细胞低于 0.2×10^9/L;$CD8^+$ T 细胞低于 0.8×10^9/L;尽管存在高球蛋白血症,但由于 B 细胞缺陷,对荚膜细菌的免疫应答降低。
EB 病毒感染[51]	在免疫活性个体中,EBV 感染可能无症状或可能会导致传染性单核细胞增多症,伴随 NK 细胞和 $CD8^+$ T 细胞升高。它与低丙种球蛋白血症有关,在大多数情况下这是暂时性的,但偶尔也会转化为永久性的。XLP 患者中约有一半发展为严重的疾病,1/3 发生严重低丙种球蛋白血症,1/4 发展为恶性淋巴瘤。XLP 中的免疫学发现显示 CD4/CD8 值逆转;IgA 或 IgM 升高;IgG_1 或 IgG_3 减少;针对衣壳抗原和早期抗原的特异性抗体滴度升高;在男性中针对 EBNA(Epstein-Barr 核抗原)的抗体滴度下降。在 EBV 感染的妇女中,所有 EBV 抗体滴度都很低。
巨细胞病毒感染	$CD4^+$ T 细胞和 B 细胞的瞬时减少,可能会存在低丙种球蛋白血症。
糖皮质激素(GC)	通过抑制 T 细胞、B 细胞和单核细胞/巨噬细胞中产生细胞因子相关基因的转录,GC 对这些细胞具有免疫抑制作用。结果 IL-1β、IL-2、IL-3、IL-4、IL-5、IL-6、IL-8、RANTES(调节活化,正常 T 细胞表达和分泌;IL-8 超家族)、IL-11、TNF-α、巨噬细胞趋化蛋白(MCP-1、MCP-3、MCP-4),巨噬细胞炎症蛋白 1α 和嗜酸细胞活化趋化因子被抑制[52]。GC 通过淋巴细胞和单核细胞/巨噬细胞细胞质中的糖皮质激素受体发挥其作用。它们的作用模式如图 19.1-14。 GC 治疗会导致低丙种球蛋白血症。例如,在哮喘患者中,使用泼尼松剂量为 20~250 mg/d 的短期 GC 治疗(平均持续时间 8 天)可导致 IgG 减少 20%,IgA 减少 17%,开始治疗后的 2~4 周内 IgM 水平不变[53]。长期糖皮质激素治疗会增加低丙种球蛋白血症的风险。例如,每天接受泼尼松剂量超过 5 mg 超过 2 年的患者中有 12%出现低丙种球蛋白血症,IgG 水平仅为 3.2~6.0 g/L。但是,这些患者的感染数量并没有增加[54]。
青霉胺[51]	用这种抗风湿药治疗 5 年后,大约 5%的患者表现出 IgA 和 IgG 浓度降低 5%~30%。
柳氮磺胺吡啶[51]	柳氮磺胺吡啶用于治疗炎症性肠病和关节疾病,对 T 细胞和 B 细胞功能有轻度抑制作用。当用于治疗 1~10 年的关节炎时,分别显示 2.9%、1.7%和 4.9%患者的 IgA、IgG 和 IgM 缺陷[55]。但是,患者并未表现出对感染的易感性。
抗癫痫药[51]	苯妥英:治疗 3~4 个月后,会导致 IgA 选择性降低约 10%。大约 5%的患者发生完全但可逆的 IgA 缺陷。会发生全丙球蛋白减少症伴有 B 细胞减少和偶尔的感染。 卡马西平:B 细胞、T 细胞计数减少,IgG 降低。
肾病综合征(nephrotic syndrome,NS)	先天性 NS:这种情况的新生儿血清 IgG 小于 1 g/L,几乎检测不到 IgA、IgM 正常或升高(1.5 g/L 或更高)。在一名患有先天性肾病综合征的婴儿中,测量尿 IgG 排泄量为 0.01~0.065 g/L[56]。低丙种球蛋白血症是由于羊水中蛋白质的丢失造成的。然而,静脉内 Ig 替代治疗后随后几周 Ig 水平的下降不能仅由肾损伤来解释。其他机制也必定发挥作用,如 T 细胞紊乱可能导致 IgG 分泌 B 细胞的产生减少。正常或增加的 IgM 水平表明合成的代偿性增加。肾病综合征患儿细菌感染的风险会上升,特别是肺炎链球菌、β 溶血性链球菌和肠杆菌科[51]。 成人 NS:大约 20%的 NS 成人会发生严重的细菌感染,主要是革兰阴性细菌。复发性感染的风险因素包括 IgG 浓度低于 6 g/L,血清肌酐浓度高于 176 μmol/L(2 mg/dL)[57]。具有最小变化病灶和局灶性肾小球硬化的患者被认为 IgG 的减少比其他形式的 NS 患者更严重[57]。

续 表

免疫缺陷症	临床和实验室结果
透析	血液透析患者的免疫球蛋白水平正常。文献中有关这些患者在破伤风或白喉毒素或肺炎球菌疫苗的免疫刺激后，其抗体应答方面存在矛盾的报道[57]。
与胃肠疾病有关的免疫缺陷	在蛋白质丢失胃肠道疾病中，所有蛋白质均损失的程度相同。原发性或继发性淋巴管扩张症、肠旋转不良、海绵状血管瘤、克罗恩病、腹腔疾病或慢性肠假性梗阻可导致蛋白质丢失性肠病。在许多情况下，它不会导致低丙种球蛋白血症或对细菌感染的易感性上升[51]。 肠淋巴管扩张症：这可以作为原发性疾病或继发于淋巴瘤，放射诱导的血管炎或缩窄性心包炎的病症。患有此病的患者存在淋巴细胞减少症和低丙球蛋白血症的，原因在于细胞和 Ig 丢失到肠道中。它们可能表现为淋巴细胞对有丝分裂和抗原刺激的增殖反应减弱。也可能会存在细菌的反复感染[51]。 克罗恩病：低丙种球蛋白血症和增加的感染易感性很少见。
恶性疾病	恶性疾病，特别是淋巴系统的恶性疾病与由于 T 细胞和 B 细胞免疫应答受损导致的免疫缺陷有关。
慢性淋巴细胞白血病(CLL)	CLL 的特征在于 $CD5^+$ B 细胞的克隆性扩增。由于 $CD5^+$ B 细胞分泌的 Ig 异常，这种 B 细胞增殖导致继发性低丙种球蛋白血症。CLL 患者感染的发病率增加，特别是由于荚膜细菌引起的感染。对于血清 IgG 低于 3 g/L 的 CLL 患者，建议静脉注射免疫球蛋白，因为这些患者的感染风险最高[58]。
多发性骨髓瘤	由于骨髓瘤细胞对浆细胞的替代增加，Ig 的多克隆合成减少。由此产生的免疫缺陷与 CD8、CD11b 和 Leu8 阳性 T 细胞增加有关[59]。

表 21.2－12　自身免疫性疾病在原发性免疫缺陷病中的患病率

自身免疫性疾病	IPEX	APECED	ALPS	X 染色体性联 CD40 缺乏症	AID	CVID	IgA 缺乏症	WAS	NEMO	XLA
SLE						1～3	0～1			
血管炎		2～3				1～2		20～29		
干燥综合征		12				1～10	0～1			
类风湿关节炎			4	11	3	1～4	3～5	20～29	3	15～20
银屑病							3～4			
肉样瘤							2～4			
AIH	30	2	20～39	2～3	3	2～3	2～3	15～36	1	
AIT	14		23～34		3	3～8	0.5			
AIN			18～19	>60		1		25		
1 型糖尿病	73	2～20			3					
自身免疫性甲状腺疾病	16～28	2～11				1～3	3～7			
自身免疫性甲状旁腺功能减退		76～93								
addison 病		70～100								
肾小球肾炎			3～14				1	4		
自身免疫性肝炎		20		6～20	7	1	1			
炎症性结肠炎				2		6～10	0～1	9	21	
乳糜泻						0～1	1～4			
自身免疫性肠病	97	10			3					
恶性贫血		13～15				1～9	1～2			
秃头		32～37				2～4				
白癜风		8～13				0～13	1～4			
其他自身免疫性疾病	62									
吉兰-巴雷综合征			1～3							

AIH，自身免疫性溶血性贫血；AIT，自身免疫性血小板减少症；AIN，自身免疫性中性粒细胞减少症；IPEX，免疫调节异常、多发性内分泌疾病、肠病、X 染色体性联综合征；APECED，自身免疫性多内分泌疾病-念珠菌病-外胚层营养不良；ALPS，自身免疫淋巴增殖综合征；AID，获得性免疫缺陷综合征；CVID，常见变异性免疫缺陷综合征；WAS，Wiskott-Aldrich 综合征；NEMO，核因子 κ 关键调控因子；XLA，X 染色体性联无丙种球蛋白血症

PID 中自身免疫性疾病的患病率见表 21.2－12。

在鉴别诊断中也必须考虑与免疫异常相关的遗传综合征。这些综合征在这里没有列出，但在参考文献中有所描述[17]。

（朱捷　姜惠琴　译，王蓓丽　审校）

22

单克隆浆细胞增生性疾病

Lothar Thomas

22.1 浆细胞增生

浆细胞增生表现为γ球蛋白组分(丙种球蛋白病)中血清免疫球蛋白(Ig)或Ig片段增加。丙种球蛋白病由多克隆、寡克隆或单克隆Ig增多引起。

多克隆细胞增生:大分子抗原刺激后引起异质性B淋巴细胞克隆群增殖与分化,产生多克隆免疫球蛋白的浆细胞。电泳图谱的特征是出现宽的γ球蛋白峰。

寡克隆细胞增生:一些情况下,免疫刺激仅产生限制性表达免疫球蛋白的有限数量克隆。电泳图谱特征是出现多个散在的γ球蛋白组分条带。

单克隆细胞增生:刺激仅限于单个克隆浆细胞增殖。电泳图谱特征是在γ球蛋白或β球蛋白组分中出现单克隆M带。

浆细胞是B细胞分化的终末阶段。通过编码重链和轻链的V、D、J片段基因重排,B细胞形成具有产生抗体的能力。骨髓中由幼稚B细胞克隆产生的所有细胞都有相同的VDJ片段序列。此克隆细胞随后迁移至淋巴结,与抗原初次接触后,发育为分泌IgM的B细胞。在淋巴结再次与抗原接触后,VDJ序列出现突变,从而提高了抗原的特异性[1]。该过程称为体细胞突变。

B细胞发生体细胞突变包括以下两种:一种是多数经类别转换成为分泌IgA和IgG浆细胞。它们离开淋巴结生发中心回到骨髓成为寿命较长的浆细胞。另一种是少数发展为记忆细胞(产生IgM的淋巴浆细胞),停留在淋巴结。

单克隆浆细胞增生性疾病,细胞克隆发展经淋巴结生发中心,完成体细胞突变和类别转换(图22-1)的B细胞;完成转化的B细胞从淋巴结迁移到骨髓,在骨髓产生异常浆细胞克隆。通过黏附分子的表达促进向骨髓归巢,例如转化B细胞表面的神经细胞黏附分子CD56(NCAM)、多配体蛋白聚糖CD138(syndecan)和血小板内皮细胞黏附分子-1 CD31(PECAM-1)。

华氏巨球蛋白血症(WM)的特征是存在发生体细胞突变但未经类别转换的淋巴浆细胞。这些细胞分泌单克隆IgM。

IL-6和IL-1β是单克隆浆细胞增生性疾病中重要的致病因子(图22-2)。IL-1β由异常浆细胞产生,具有较强的破骨细胞活化因子(OAF)活性。另外,IL-1β刺激异常浆细胞上黏附分子的表达,并激活骨髓基质细胞分泌IL-6[2]。IL-6促进异常浆细胞克隆增殖;IL-6浓度与浆细胞标记指数之间存在高度相关性。

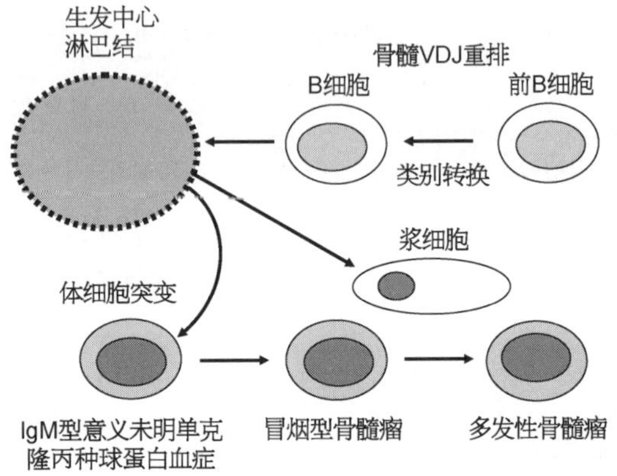

图22-1 B细胞成熟(修改自参考文献[3])。多发性骨髓瘤中异常细胞克隆发生在淋巴结生发中心、体细胞突变和类别转换后成为浆细胞的B细胞。华氏巨球蛋白血症(WM)的特征是存在发生体细胞突变但未经类别转换的淋巴浆细胞

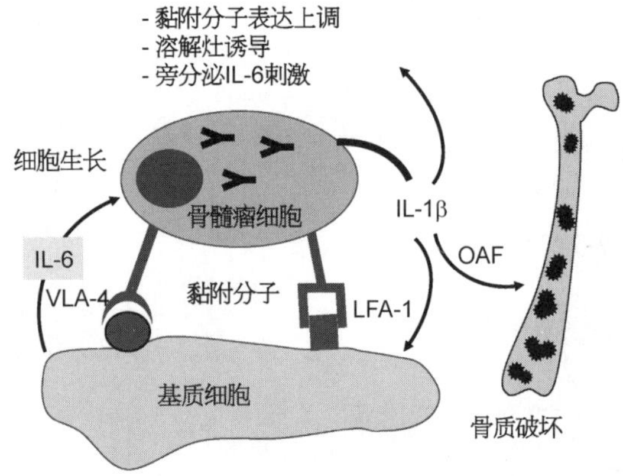

图22-2 非典型浆细胞(如骨髓瘤细胞)通过黏附分子与骨髓基质细胞结合[4]。基质细胞产生的IL-6刺激骨髓瘤生长。骨髓瘤细胞产生IL-1β,具有破骨细胞活化(OAF)等作用。黏附分子:VLA,晚期活化抗原;LFA,淋巴细胞功能相关抗原

单克隆浆细胞增生性疾病包括一组疾病,范围从良性的意义未明单克隆丙种球蛋白血症,到冒烟型骨髓瘤,再到致命性多发性骨髓瘤和轻链淀粉样变性(表22-1)。确定单克隆丙种球蛋白是所有疾病的诊断、治疗和预后的关键标准[5]。

表 22-1 单克隆丙种球蛋白病的分类

恶性单克隆丙种球蛋白病 - 多发性骨髓瘤 - 浆细胞瘤 - 浆细胞白血病 - 华氏巨球蛋白血症
单克隆丙种球蛋白病前期病变 - 意义未明单克隆丙种球蛋白血症 - 冒烟型骨髓瘤 - 原发性淀粉样变性 - 轻链沉积病 - POEMS 综合征(多发性神经病、器官肿大、内分泌疾病、单克隆丙种球蛋白病、皮肤病变)

22.2 多克隆丙种球蛋白病

产生 Ig 的 B 细胞呈高度专一性。每种 B 细胞克隆产生一种免疫球蛋白类、亚类、同种异型和轻链类型的蛋白。即每个克隆合成具有相同抗体特异性的 Ig 分子。

疾病状态时(如感染、肝脏疾病、自身免疫性疾病),广泛的抗原释放诱导众多不同的细胞克隆产生抗体。产生大量不同一级结构、功能和物理化学性质的特异性抗体分子,具有相同/不同的 Ig 类和轻链类型。血清蛋白质组成异常(异常蛋白血症)的特征为血清蛋白电泳(免疫反应群)的 γ 球蛋白区呈现一个宽底广谱峰。多克隆丙种球蛋白病,通常见于感染、急慢性炎症、肝脏疾病、自身免疫性疾病和系统性恶性肿瘤。

22.3 单克隆丙种球蛋白病

单克隆丙种球蛋白病是以单个肿瘤性浆细胞克隆增殖为特征的浆细胞血液疾病。

与多克隆丙种球蛋白病中 γ 球蛋白成分的反应性、异质性增加不同,浆细胞或淋巴浆细胞的异常增生导致单克隆蛋白(M 蛋白)过度合成结构完整的免疫球蛋白、游离轻链或识别抗原和结构的游离重链。因单克隆形式产生,所以 M 蛋白含有一种类型和轻链的完整 Ig、含有一种轻链 kappa(κ)或 lambda(λ)、含有一种重链(α、γ、μ、δ 或 ε)。

单克隆 Ig 与多克隆 Ig 具有相同的结构,根据结构分为生理性 Ig 类别和类型,进一步分为 IgG、IgA、IgM、IgD 和 IgE 及 κ 型和 λ 型轻链。M 蛋白均一性表现为血清蛋白电泳上呈窄峰(称 M 带或 M 峰)。M 带出现在多克隆 Ig 常见区域内,即 γ 和 β 区内。M 蛋白也称副蛋白。

血清免疫固定电泳上的 M 蛋白类型:含有一类轻链一类重链的 Ig(如 IgG-κ、IgA-λ)、含有一种类型(κ 或 λ)的游离轻链、单克隆 Ig 和游离轻链的组合。游离重(H)链(如 α、γ、μ 链或 Fc 片段)、不同种 M 蛋白(如双克隆、三克隆或多克隆丙种球蛋白病)。

恶性和单克隆丙种球蛋白病前期的区别参考(表 22-1)。

22.4 单克隆丙种球蛋白的检测

单克隆免疫蛋白(M 蛋白)的检测目标:单克隆丙种球蛋白病、免疫学特征和克隆性鉴定、M 蛋白的定量测定。

用于诊断单克隆浆细胞增生性疾病的筛查试验见表 22-2,临床意义见表 22-3。表 22-4 列出了 Mayo 诊所 1 877 例明确浆细胞增生性疾病患者的筛查试验灵敏度/筛查模板[6]。

表 22-2 单克隆浆细胞增生性疾病诊断筛查模板

疾病	SPE	IFES	FLCS	UPE/IFEU
多发性骨髓瘤	是		是	
华氏巨球蛋白血症	是		是	
冒烟型骨髓瘤	是		是	
MGUS	是		是	
浆细胞瘤	是	是	是	是
POEMS	是	是	是	是
淀粉样变性	是	是	是	是
LCDD	是	是	是	是

SPE,血清蛋白电泳;IFES,血清免疫固定电泳;FLCS,血清游离轻链;UPE,尿蛋白电泳;IFEU,尿免疫固定电泳;MGUS,意义未明单克隆丙种球蛋白血症;POEMS,多发性神经病、器官肿大、内分泌疾病、单克隆丙种球蛋白病、皮肤病变;LCDD,轻链沉积病

表 22-3 单克隆丙种球蛋白病的诊断和监测方法

试验	诊断意义
血清蛋白电泳(SPE)	- 单克隆丙种球蛋白病的筛查试验,M 蛋白定量和监测 - 轻链骨髓瘤疑似抗体缺乏的筛查试验
血清游离轻链(FL)	- 与 SPE 联合使用的筛查试验 - 轻链骨髓瘤,淀粉样变性,非分泌型骨髓瘤 - 单克隆浆细胞增生性疾病的治疗监测 - 骨髓移植后复发的检测
血清免疫固定电泳(IFE)	- M 蛋白分类和分型(金标准);单克隆丙种球蛋白病的筛查试验 - SPE 中 M 带单克隆(分类和分型)确定 - 可疑轻链、IgD 或 IgE 骨髓瘤 - 骨髓移植后复发的检测 - 单克隆、双克隆和寡克隆丙种球蛋白病的鉴别诊断
免疫削减法和 CZE*	- 适应证同血清 IFE
免疫球蛋白 κ/λ 比**	鉴别 SPE 中有问题的 M 带 - 单克隆浆细胞增生性疾病病程和治疗的监测
定量测定 Ig 类	- 确定抗体缺乏
尿蛋白电泳(UPE)	定量浓缩尿液中单克隆游离轻链(本周蛋白)
尿 IFE	检测尿液中的本周蛋白和 M 蛋白

*CZE,毛细管区带电泳;**使用游离轻链的检测后,几乎无相关性

表 22-4 单克隆丙种球蛋白病检测的诊断准确性和方法组合[6]

诊断	N	SPE, FLC, UPE IFES, IFEU	SPE, IFES, IFEU	SPE, IFES, FLC	SPE, FLC	IFES	SPE	FLCS
所有患者	1 877	98.6	97.0	97.4	94.3	87.0	79.0	74.3
多发性骨髓瘤	467	100	89.7	100	100	94.4	87.6	96.8
华氏巨球蛋白血症	26	100	100	100	100	100	100	73.1
冒烟型骨髓瘤	191	100	100	100	99.5	98.4	94.2	81.2
MGUS	524	100	100	97.1	88.7	92.8	81.9	42.4
浆细胞瘤(PL)	29	89.7	89.7	89.7	86.2	72.4	72.4	55.2

续 表

诊断	N	SPE, FLC, UPE IFES, IFEU	SPE, IFES, IFEU	SPE, IFES, FLC	SPE, FLC	IFES	SPE	FLCS
POEMS	31	96.8	96.8	96.8	74.2	96.8	74.2	9.7
髓外 PL	10	20.0	20.0	10.0	10.0	10.0	10.0	10.0
原发性淀粉样变性	581	98.1	94.2	97.1	96.2	73.8	65.9	88.3
LCDD	18	83.3	77.8	77.8	77.8	55.6	55.6	77.8

SPE，血清蛋白电泳；IFES，血清免疫固定电泳；IFEU，尿液免疫固定电泳；FLCS，血清游离轻链；UPE，尿蛋白电泳；MGUS，意义未明单克隆丙种球蛋白血症；POEMS，多发性神经病、器官肿大、内分泌疾病、单克隆丙种球蛋白病、皮肤病变；LCDD，轻链沉积病

22.4.1 需实验室检测的结果

根据临床和实验室相关发现来推测异常浆细胞增生。

临床症状：成人(40～50 岁以上)有不明原因背痛、溶骨性病变、骨质减少、虚弱、疲劳、不明原因贫血、肾功能衰竭、肾病综合征、反复细菌感染、不明原因感觉运动周围神经病变、感觉异常、明显体重减轻和自发性骨折。

实验室检查：血清蛋白电泳发现 M 带或低丙种球蛋白血症、轻链蛋白尿、高钙血症、不明原因的红细胞沉降率增加、高蛋白血症或低蛋白血症、肾病性蛋白尿。

22.4.2 血清蛋白电泳(SPE)

适应证：SPE 是单克隆丙种球蛋白病的一项筛查试验，因 M 带通常见于 IgG/IgA 多发性骨髓瘤及华氏巨球蛋白血症。免疫固定电泳(IFE)用于确认单克隆性。如将 SPE 作为单克隆丙种球蛋白病的筛查试验，应同时检测血清游离轻链。因 SPE 不记录 α_2 区触珠蛋白增加或 β 区转铁蛋白/C3 增加的弱 M 带。另外，由于标本应用的自身聚集作用，一些 M 蛋白(如 IgM)不能在 SPE 中分离。因此，一项研究发现 13.2%患者在 SPE 中出现这种或类似的异常[7](图 18.3－4)。对这些病例加做血清 IFE，可在 43%标本中识别出异常——即 M 蛋白。即使 SPE 阴性，也应进行血清游离轻链或尿 IFE 检测，因为 SPE 通常不能检测到轻链型、IgD、IgE 骨髓瘤、非分泌型骨髓瘤或淀粉样变性的 M 带。通常轻链骨髓瘤和其他病例继发性抗体缺陷的 SPE 表现为低丙种球蛋白血症。

M 蛋白浓度可根据 SPE 结果 M 带的比例和总蛋白浓度计算。对 M 蛋白定量测定而言，SPE 比免疫散射/透射比浊法检测更可靠，因为借助于染料反应，M 蛋白可独立于抗原-抗体结合进行定量测定。

测定方法：血清蛋白在醋酸纤维素或琼脂糖凝胶介质中按各自的等电点分离(见 18.3)。

关于检测限，血清 M 蛋白浓度大于 2 g/L 可检测到的 M 带，根据电泳图中 M 带的位置和多克隆 Ig 浓度进行检测。可能会漏检低浓度 M 蛋白(尤其是 IgD、IgE 或游离轻链)。百分比形式报告结果时可能出现 M 带，但百分比结果在参考区间范围内的情况。SPE 与其他电泳诊断灵敏度的比较可参阅 18.3。

标本：血清 1 mL。

评价：血清醋酸纤维蛋白电泳结果中 M 蛋白表现为浓集的离散条带，密度扫描图中表现为一窄峰(图 22－3)。M 带通常位于 γ 组分，依次为 β 区域，而 α_2 区域少见。M 带的电泳迁移率无法确定 M 蛋白质类别。

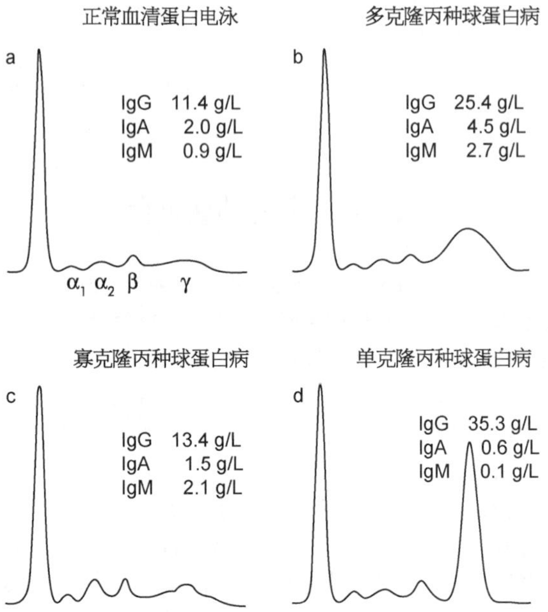

图 22－3 醋酸纤维膜电泳分离后的血清蛋白组分。a. 正常对照血清的血清蛋白电泳；b. 多克隆免疫球蛋白病中 γ 球蛋白组分宽泛增加；c. 寡克隆丙种球蛋白病中 γ 球蛋白组分呈锯片模式；d. 窄峰提示单克隆免疫球蛋白增加(M 带)

γ 球蛋白组分的基底增宽，有时 β 和 γ 组分间形成 β－γ 桥，见于多克隆丙种球蛋白病(图 22－3)。

寡克隆丙种球蛋白病的特征是在 SPE 中存在多个不连续条带，而密度扫描图结果显示 γ 球蛋白组分呈不规则模式(图 22－3)。

单克隆丙种球蛋白病的检测频率见表 22－4。

注意事项：为正确识别 M 蛋白，直接目测评估电泳胶片更有效。密度扫描结果没有直接评估醋酸纤维膜或琼脂糖凝胶条带敏感，特异性也低。表 22－5 罗列了技术因素导致的假象及所谓的"假"M 带。

表 22－5 血清蛋白电泳中可出现的假 M 带列表[8]

假 M 带	病例
α_2 组分	肾病综合征、α_2 高巨球蛋白血症、严重急性期反应，高脂蛋白血症(如 Fredrickson Ⅲ型和Ⅳ型)
α_2－β 中间区	触珠蛋白-血红蛋白复合物
β 球蛋白带	转铁蛋白升高、C3 升高、游离血红蛋白
β－γ 中间区	纤维蛋白原(血浆电泳)、样本被细菌污染
γ 组分	类风湿因子、尿毒症血清、高浓度溶菌酶

M 带计算时重点考虑总蛋白浓度是否出现异常(如使用血浆扩容剂后的假性升高)。

如果忽视冷球蛋白血症的存在，可能会出现假阴性结果，这也适用于免疫固定电泳和毛细管区带电泳。

22.4.3 尿蛋白电泳

适应证：尿液排泄的单克隆游离轻链定量测定(本周蛋白，BJP)。

测定方法：原理为，SPE 检测前，需使用浓缩剂将尿液浓缩约 200 倍至最终尿蛋白浓度约 20～80 g/L[8]。经电泳、蛋白质染色后，进行电泳图密度评估。BJP 不像 SPE 那样出现一个清晰的 M 带；也可能同时存在两个 BJP 带。

标本：晨尿或 24 h 尿液(添加 1 g 叠氮钠作为稳定剂，以防止细菌降解 BJP)100 mL。

参考区间：浓缩尿电泳浓度测定：≤50 mg/L 或≤75 mg/24 h[9]。

评价：M 带提示存在 BJP 及单克隆 Ig，通过免疫固定电泳进行分类和分型。

22.4.4 免疫固定电泳(IFE)

血清 IFE：IFE 是检测血清和尿液 M 蛋白的金标准。

适应证：IFE 作为一种定性方法，对识别单克隆丙种球蛋白病的灵敏度是 SPE 的 5～10 倍。也用于 SPE 中 M 带的确认，并对 M 蛋白进行分类和分型。此外还可鉴别单克隆、双克隆和寡克隆丙种球蛋白病。

测定方法：原理为，蛋白质根据所带电荷进行分离，并通过单价抗血清免疫沉淀进行鉴定。使用的载体是琼脂糖凝胶。电泳后，沿涌动轴将含抗血清的纸条加载到凝胶上。所得到的抗原-抗体复合物黏附于凝胶内的孔隙结构，冲洗去除未沉淀的蛋白质并使用考马斯蓝染色。高度纯化的单价抗血清与 γ/α/μ 重链及 κ/λ 轻链的恒定区进行结合，以此获得沉淀(表 22-6)。检测限为 0.2～0.6 g/L[10]。

表 22-6 免疫固定电泳沉淀 M 蛋白的抗血清

抗血清	可观察到的免疫球蛋白
抗人血清	IgG、IgA 和 IgM 作为结构完整的 Ig；IgD、IgE 很少。κ 型和 λ 型轻链。游离的 γ、α、μ 重链。
三价抗人 IgG、IgA、IgM	同抗人血清，非 IgD 或 IgE。
重链特异性的单价抗血清(如 IgG/γ 链、IgA/α 链、IgM/μ 链)	M 蛋白和游离重链分类；针对免疫球蛋白 Fc 片段的抗血清；不能检测轻链。
轻链特异性的单价抗血清如 L 链 κ 型和 L 链 λ 型	结合轻链的免疫球蛋白分型；抗血清针对轻链的外部抗原决定簇。
轻链特异性的单价抗血清：游离 L 链 κ 型和游离 L 链 λ 型	血清和尿液游离轻链分型；抗血清针对轻链的内部抗原决定簇，其在完整的免疫球蛋白分子中未组装。

未列出特殊的抗血清。用于免疫固定电泳的抗血清必须高度纯化

标本：血清 1 mL。

评价：根据条带类型做出下列诊断性解释。

- 一种或多种重链及两种轻链抗血清均呈弥散状沉淀提示多克隆丙种球蛋白病(图 22-4)。
- 弥漫性 IgG、IgA 或 IgM 沉淀中的密集染色条带伴有相应密集染色的 κ 或 λ 沉淀提示有 M 蛋白存在(图 22-4)。
- 两条轻链抗血清之一形成窄峰沉淀提示游离单克隆轻链。
- 重链丙种球蛋白病的特征是一条重链抗血清出现密集、均匀染色的沉淀物，而轻链抗血清未见沉淀发生。

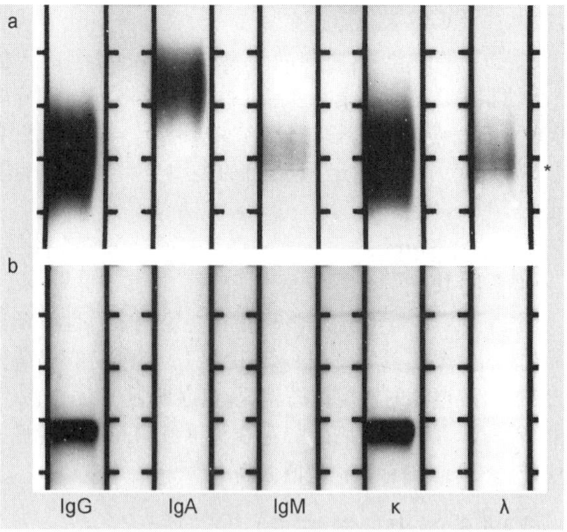

图 22-4 多克隆(a)和单克隆(b)丙种球蛋白病的免疫固定电泳示例。多克隆免疫球蛋白病中可检测到弥散状的免疫沉淀区。κ 链 IgG 型单克隆丙种球蛋白病(b)，IgG 重链区和 κ 轻链区可见密集窄峰状免疫沉淀

- 寡克隆丙种球蛋白病的特征是存在至少三条窄带：重链和两条轻链的沉淀中存在离散的条带，或含重链和轻链抗血清的沉淀物中出现多条条带。

注意事项：为避免结果误判，请务必注意以下几点：

- 如检测到游离轻链，需要使用 IgD 和 IgE 抗血清检查是否存在窄峰沉淀，以确保 IgD 和 IgE 型骨髓瘤未被漏检。
- 因抗原过量超过条带中心区域(抗原浓度最高区域)时，无免疫沉淀产生，须考虑前带现象引起的类似双克隆丙种球蛋白病的电泳假象。为避免前带现象，应以不同稀释度重复 IFE 检测。
- 患者血清中的免疫复合物(如 IgM)聚集，停留在加样点并形成窄峰沉淀条带时，通过其与两条轻链抗血清反应，可识别为假条带。
- 多个 M 蛋白或巨 M 蛋白可导致：① 由于存在两种或以上的浆细胞克隆；② 由于不同程度的 Ig 聚合(如单体 IgA、二聚体 IgA、折叠形式的二聚体 IgA、与血清蛋白质形成复合物以及自聚体)。如此，检测前应在血清中加入巯基乙醇(终浓度 0.5%～1%)，Ig 聚合形式会转化成单分子 Ig。
- 重链抗血清，特别是 ε 链，及 λ 链已证实与纤维蛋白原具有交叉反应[11]。

22.4.4.1 尿免疫固定电泳

适应证：检测尿中单克隆游离轻链(本周蛋白，BJP)。

测定方法：原理为，同血清 IFE。首先使用浓缩器将尿液浓缩约 100 倍，达到 1～10 g/L 的终浓度。

标本：晨尿或 24 h 尿液(添加 1 g 叠氮钠来稳定，以防止细菌降解 BJP)：100 mL。

评价：尿液检测限为 100 mg/L 左右，相当于 200 mg/24 h 尿。理论上可在浓缩 100 倍的尿液中检测到 1 mg 的 BJP。约 75%多发性骨髓瘤患者 BJ 蛋白尿。

22.4.5 免疫削减法(IS)和毛细管区带电泳(CZE)

SPE 或 CZE 检测到 M 带时，可采用 IFE 类似的方法联合

免疫削减法及CZE来进行血清M蛋白分类和分型(参阅18.3)。

测定方法：原理为，将样品与IgG，IgA，IgM，κ或λ抗体包被的琼脂糖珠进行孵育。沉淀后，CZE法将每一份分离的上清液与未处理样品进行比较(参阅18.3)。根据与相应抗体温育后沉淀的消失鉴定M蛋白的类型与类别。检测限为0.5 g/L[12]。

标本：血清1 mL。

评价：同IFE。

注意事项：定量检测血清M蛋白是监测多发性骨髓瘤疾病活动性的重要工具。使用CZE检测M蛋白定量与高分辨率琼脂糖凝胶电泳的密度扫描相比，存在明显偏倚[13]。① 密度测定法对弱M带(<20 g/L)存在检测值偏高；② CZE法对强M带(>20 g/L)存在检测值偏高。

22.4.6 游离轻链(FLC)

FLC产生的生物学[14,15]：免疫球蛋白游离轻链是免疫球蛋白合成的副产物，健康个体循环中只有少量释放。为了保证完整免疫球蛋白的正确装配，轻链的合成速度比重链高40%。多余的FLC释放到循环由肾脏排泄。浆细胞产生完整κ型约为λ型的2倍，而血清κ/λ比为1∶1.81。κFLC分子量为22.5 kDa，血浆半衰期为2～4 h。λFLC以二聚体形式存在，分子量为45 kDa，半衰期为3～6 h。淋巴系统通常每天产生500 mg FLC。肾小球滤过后在近端小管分解代谢。FLC通过清道夫受体非特异性结合进行重吸收。该系统非常高效，每天最多可重吸收30 g FLC。

多克隆FLC：正常个体中免疫球蛋白和轻链合成是多克隆的，每天只有1～10 mg FLC排泄到尿液。炎症/感染或慢性肾脏疾病(CKD)可导致血清多克隆FLC浓度比正常高许多倍。炎症/感染不会影响血清κ/λ值，仍在0.26～1.65参考区间内。CKD状态时，随肾小球滤过率(GFR)下降血清FLC浓度增加，4期CKD时达正常5倍以上。随GFR继续下降，累及网状内皮系统，通过胞饮作用消除FLC。由于胞饮作用与分子量无关，因此从健康个体到5期CKD患者，血清κ/λ值的平均值从0.58增长到1.19。CKD κ/λ值的参考区间变为0.37～3.1。

单克隆FLC：浆细胞克隆产生的单克隆FLC引起κ/λ值的改变。单克隆细胞产生κ型FLC会使该比值升高，而如果产生λ型FLC则使比值降低。浆细胞疾病时，产生单克隆FLC可高达100倍，超过肾小管的重吸收能力。单克隆FLC对近端肾小管细胞具有毒性作用并阻断葡萄糖、氨基酸和磷酸盐的转运。近端小管中单克隆FLC的过度内吞触发一系列可导致肾小管细胞毒性、肾小管间质性肾炎和骨髓瘤肾(骨髓瘤管型肾病)的炎症反应。如果FLC的尿排泄量每天增加至2 g以上，则存在急性肾衰竭的风险。肾损伤的模式取决于单克隆FLC的结构特征，特别是可变(V)结构域的特征，及诸如原尿pH、尿素浓度和局部组织蛋白水解等因素。

用于FLC测定的抗血清：理想情况下，应使用FLC特异抗血清进行FLC测定，且特异性抗体不会识别重链免疫球蛋白链结合的轻链。FLC抗血清只能识别免疫球蛋白轻链恒定区中隐藏的内部抗原决定簇(图22-5)。这些决定簇位于免疫球蛋白的轻链和重链之间，并且只有在轻链与重链分开时才能与抗体反应。

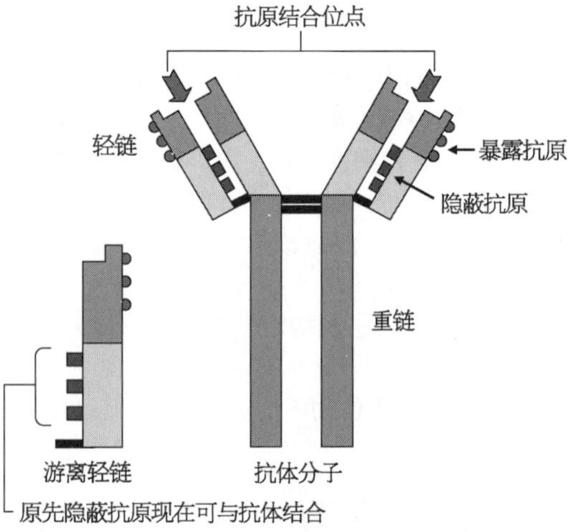

图22-5 具两条相同重链和两条相同轻链的免疫球蛋白(Ig)分子(右)。左侧为游离轻链。抗Ig分子抗体仅能与轻链的外部抗原决定簇(●)结合；当存在游离轻链时，抗体也可以与内部抗原决定簇(■)反应

不能区分FLC和免疫球蛋白结合轻链的抗血清可识别外部和内部隐蔽抗原决定簇，因此除FLC之外还需要检测免疫球蛋白(图22-5)。

22.4.6.1 血清游离轻链

适应证[5]：① 联合SPE或IFE筛查单克隆浆细胞增生性疾病；② 单克隆浆细胞增生性疾病的预后指标；③ 寡分泌型浆细胞增生性疾病患者的定量监测，包括淀粉样变性、寡分泌型骨髓瘤和非分泌型骨髓瘤患者；④ 确定治疗完全缓解。

根据国际骨髓瘤工作组指南推荐的血清FLC检测的适应证见表22-7[5]。

表22-7 血清游离轻链检测的适应证[5]

联合免疫固定电泳进行筛查
作为基础水平进行预后判断 - 意义未明的单克隆免疫球蛋白血症 - 冒烟型骨髓瘤 - 活动性(有症状)骨髓瘤 - 浆细胞瘤 - AL(原发性)淀粉样变性
血液学反应评价 - AL淀粉样变性 - 非分泌型骨髓瘤 - 多发性骨髓瘤完全缓解 - 轻链沉积病

测定方法：原理为，乳胶增强免疫分析。将患者标本与抗血清(固定于胶乳颗粒上的游离κ链或λ链多克隆或单克隆抗体)孵育，并使用透射比浊法或散射比浊法检测免疫复合物的形成。抗血清和免疫球蛋白轻链结合的反应可忽略不计[5]。确定FLC κ和λ浓度并计算κ/λ值。由于检测包含多克隆FLC，所以κ/λ值较FLC浓度(非单克隆FLC特异)更具诊断意义。

标本：血清1 mL。

参考区间：见表22-8。

表 22 - 8 血清游离轻链(FLC)的参考区间

检测	参考区间
κ - FLC*[16]	3.3～19.4 mg/L
κ - FLC**	6.7～22.4 mg/L
λ - FLC*[15]	5.7～26.3 mg/L
λ - FLC**	8.3～27.0 mg/L
κ/λ 比*[15]	0.26～1.65
κ/λ 比**	0.26～1.65
CKD 患者 κ/λ 比*[17]	0.37～3.1
CKD 患者 κ/λ 比**	0.37～3.1

*结合位点；**西门子

临床意义：κ/λ 值＞1.65 的患者提示 κFLC 增多，推测产生单克隆 κFLC 有关。比值＜0.26 的患者提示 λFLC 过量，推测产生单克隆 λFLC 相关。各种检测单克隆丙种球蛋白病的试验诊断灵敏度见表 22 - 4。血清 FLC 测定的诊断特异性 96%～98.5%。CKD 患者的参考区间不同(表 22 - 8)[6]。

约 1/3 MGUS 患者、70%冒烟型骨髓瘤患者和 90%以上多发性骨髓瘤患者出现血清 FLC 改变，表明增生的浆细胞群产生克隆性 FLC。

注意事项：血清 FLC 检测限为：血清蛋白电泳 0.5～2 g/L，免疫固定电泳 0.15～0.5 g/L，免疫测定约 1 mg/L。

多克隆 FLC 抗血清检测方法的稀释线性比单克隆抗血清检测方法低，如 κFLC 过量的标本初始稀释会出现结果低估，而用最高稀释倍数时则高出 15%～43%[18]。同时比较两种检测时对于 κFLC 显示 81%的一致性，λFLC 则为 74%。5%患者标本结果不一致。一些患者中单克隆抗体不能检测到 FLC[19]。

22.4.6.2 尿游离轻链

尿液中的单克隆 FLC 也称为本周蛋白。不推荐尿液 FLC 免疫分析法作为单克隆浆细胞增生性疾病患者的监测或疗效评价。因为约 75%患者出现 FLC 浓度高估，血清和尿液 FLC 结果无相关性[5]。

尿液多克隆 FLC 浓度与血清多克隆 FLC 浓度相关。然而单克隆 FLC 却并非如此。这反映了肾脏对单克隆和多克隆 FLC 的处理方式不同。近端小管 FLC 的重吸收由受体内吞作用介导。决定因素包括肾脏疾病、受体对单克隆和多克隆 FLC 亲和力的差异等[17]。

22.4.7 免疫球蛋白类别的定量测定

商用抗血清适用于透射免疫比浊法和散射免疫比浊法检测正常免疫球蛋白。然而，如果用于 M 蛋白定量，可能会有差异。使用抗血清检测单克隆 IgM 浓度比 SPE 和总蛋白计算 M 带浓度高 10～20 g/L。IgG 和 IgA 浓度也略高[8]，原因不明。因此应使用 SPE 来确定绝对 M 蛋白浓度。如果历次使用相同方法和相同抗血清，透射免疫比浊法和散射免疫比浊法也可用于监测 M 蛋白随时间的浓度变化。

22.5 单克隆丙种球蛋白病的分类

2003 年国际骨髓瘤工作组(IMWG)制订了单克隆丙种球蛋白病诊断标准，且进行如下分类[21]：意义未明的单克隆丙种球蛋白血症(MGUS)、冒烟型骨髓瘤、活动性(有症状)多发性骨髓瘤、非分泌型骨髓瘤、骨孤立性浆细胞瘤、髓外浆细胞瘤、多发性孤立性浆细胞瘤(±复发性)、浆细胞白血病。

单克隆丙种球蛋白病的频率分布见图 22 - 6，而 M 蛋白的频率分布见图 22 - 7。根据 2003 年报告，使用 CRAB 表现(高钙血症、肾功能损害、贫血和溶骨性病变)区分活动性(有症状)单克隆浆细胞增生性疾病(特别是多发性骨髓瘤)和无症状型骨髓瘤(表 22 - 9)。无症状单克隆浆细胞疾病、MGUS 和冒烟型(无症状)多发性骨髓瘤(SMM)鉴别见表 22 - 10[21]。

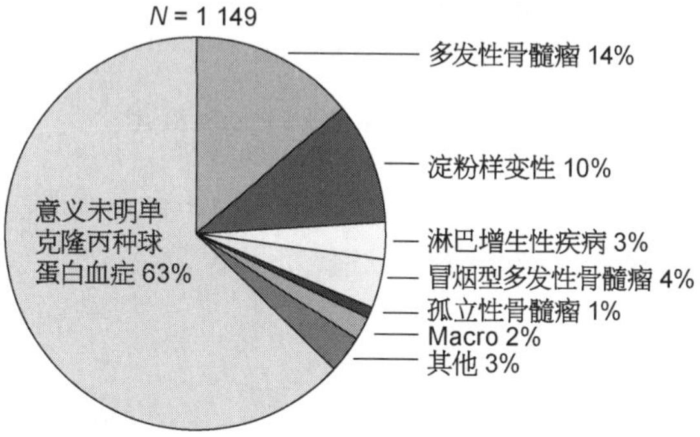

图 22 - 6 罗切斯特梅奥诊所单克隆丙种球蛋白病的频率分布

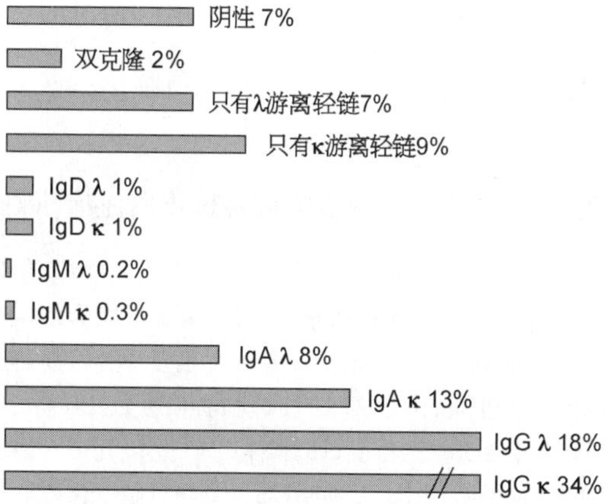

图 22 - 7 1 027 例多发性骨髓瘤患者的单克隆免疫球蛋白类型[20]

表 22 - 9 CRAB 表现[21]

- 血清钙高于参考区间上限 0.25 mmol/L 或＞2.75 mmol/L
- 血清肌酐＞2.0 mg/dL(178 μmol/L)
- 血红蛋白低于参考区间下限 20 g/L 或＜100 g/L
- 溶骨性病变、骨质疏松或骨折

表 22 - 10 单克隆丙种球蛋白病的分类标准(2003 年导则)[21]

单克隆丙种球蛋白病	临床表现	标准
非 IgM 型(MGUS)	无症状	- M 蛋白＜30 g/L - 骨髓单克隆浆细胞＜10% - 无 CRAB 表现
IgM 型 MGUS		- M 蛋白＜30 g/L - 淋巴浆细胞骨髓浸润＜10% - 无 CRAB 表现

续 表

单克隆丙种球蛋白病	临床表现	标准
冒烟型骨髓瘤(SMM);另见2014年修订标准(表22-12)	无症状	- M蛋白≥30 g/L和(或)骨髓单克隆浆细胞≥10% - 无CRAB表现
多发性骨髓瘤(MM);另见2014年修订标准(表22-12)	有症状	- M蛋白≥30 g/L - 骨髓浆细胞≥10% - 有CRAB表现

CRAB表现:高钙血症、肾衰竭、贫血和浆细胞增生引起的溶骨性病变

根据严重终末器官损害的临床表现(CRAB表现),2014年更新了冒烟型骨髓瘤和多发性骨髓瘤的疾病概念。原因是近年治疗方案有了较大改进,患者通过早期治疗以防止器官损伤。因此,CRAB标准不再适合,IMWG修订了多发性骨髓瘤和冒烟型骨髓瘤的标准(表22-11)。

表22-11 20年内MGUS进展为活动性(有症状)MM的风险[23]

风险组别(风险因素数量)	相对风险(%)	绝对风险(%)	绝对风险(%)*
低危(0)	1	5	2
低到中危(1)	5.4	21	10
中到高危(2)	10.1	37	18
高危(3)	20.8	58	27

风险组0:血清M蛋白<15 g/L、正常FLC比(0.26~1.65)、单克隆IgG
风险组1:符合以下标准之一:M蛋白≥15 g/L、FLC比<0.26或>1.65、非IgG型M蛋白
风险组2:符合风险组1的两个标准
风险组3:符合风险组1的所有标准

*考虑平均预期寿命

22.5.1 意义未明单克隆丙种球蛋白血症(MGUS)

50岁以上群体MGUS占3%~4%;该病发病率随年龄增加,且非洲裔美国人高于高加索人。MGUS进展为活动性(有症状)骨髓瘤或其他单克隆浆细胞增生性疾病(淀粉样变性、华氏巨球蛋白血症、淋巴瘤)的风险每年约为1%[23]。一项1960—1994年1 384例MGUS个体的研究确定了进展至下列疾病的相对风险(相比无MGUS个体的风险倍数)[24]:多发性骨髓瘤(25)、IgM骨髓瘤(2.4)、原发性淀粉样变性(8.4)、华氏巨球蛋白血症(46)、骨浆细胞瘤(8.5)、慢性淋巴细胞白血病(0.9)。

风险取决于M蛋白类别和M带浓度,如单克隆IgA或IgM患者的进展风险是IgG患者的2倍;M带>15 g/L患者进展风险是0.5 g/L患者的2倍,而M带>25 g/L时为4.6倍。

肿瘤门诊中超过50%单克隆丙种球蛋白病患者为MGUS,15%~20%患多发性骨髓瘤或冒烟型骨髓瘤。一项研究[24]发现63.5%个体M蛋白浓度<10 g/L,而≥20 g/L仅占4.5%;轻链蛋白尿检出率为21.5%。M蛋白类别分别为IgG 68.9%、IgM 17.2%、IgA 10.8%和双克隆3%。尿轻链有κ链62%和λ链39.9%。MGUS进展为冒烟型骨髓瘤与年龄无关,且不会因MGUS持续时间而增加。MGUS风险分层模型见表22-11。轻链(FLC)比值异常及FLC比值异常的程度可作为MGUS进展风险的预示[25]。

22.5.2 冒烟型骨髓瘤(SMM)

冒烟型骨髓瘤是MGUS和多发性骨髓瘤的过渡阶段。前5年中疾病进展的风险每年约10%,随后5年降至3%,此后每年下降1%。SMM约占所有多发性骨髓瘤患者的14%。

SMM是临床定义的疾病,但生物学上存在异质性[22],包括:进展与MGUS相似非常低的患者、诊断2年内发生器官损伤的患者。

总体而言,15年内发展为活动性(有症状)骨髓瘤的累积概率超过70%。识别那些诊断2~3年后有进展风险的患者很重要。持续监测对于这些患者至关重要。SMM进展见图22-8。SMM进展为多发性骨髓瘤的风险见表22-11。SMM诊断标准见表22-12。

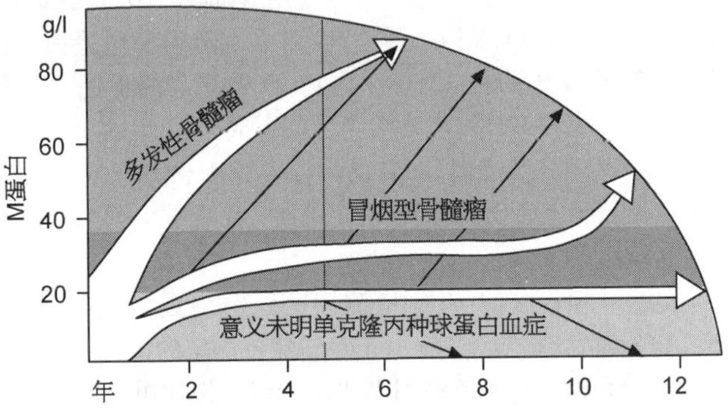

图22-8 单克隆丙种球蛋白病的病程

表22-12 国际骨髓瘤工作组多发性骨髓瘤和冒烟型骨髓瘤诊断修订标准(2014年)[22]

多发性骨髓瘤诊断标准
骨髓单克隆浆细胞≥10%/活检证明有浆细胞瘤/1项或多项符合以下骨髓瘤诊断标准:
骨髓瘤诊断标准 浆细胞增生性疾病引起的终末器官损伤,尤其是 - 高钙血症:血清钙高于正常上限0.25 mmol/L(1 mg/dL)或>2.75 mmol/L(>11 mg/dL)。 - 肾功能损害:肌酐清除率<40 mL/min或血清肌酐>177 μmol/L(>2 mg/dL)。 - 贫血:血红蛋白低于正常值下限20 g/L或<100 g/L。 - 溶骨性病变:X线片、CT或PET-CT显示一处或多处溶骨性病变。
1项或多项指标异常: - 骨髓单克隆浆细胞比例≥60%。 - 受累/非受累血清游离轻链比≥100。受累游离轻链必须≥100 mg/L。 - MRI检查发现1处以上骨质破坏。
冒烟型骨髓瘤诊断标准(必须符合2项): - 血清单克隆M蛋白(IgG或IgA)≥30 g/L或24 h尿单克隆蛋白≥500 mg和(或)骨髓单克隆浆细胞比例10%~60%。 - 无骨髓瘤相关事件或淀粉样变性。

22.5.3 多发性骨髓瘤(MM)

MM是一类以骨髓瘤相关事件(CRAB表现)和生物学标志物为表现的恶性肿瘤(表22-11)。肿瘤性浆细胞克隆在骨髓中增殖并通过骨播散,导致骨破坏、疼痛和骨折。根据英国和斯堪的纳维亚进行的研究,普通人群发病率为50/100万。临床表现中位年龄为70岁。约15%病例发生在60岁以下,40岁以下不到2%。非洲裔加勒比人发病率高于高加索人。大部分为原发,但小部分为MGUS进展而来。修订的MM诊

断标准见表 22-12。

临床症状：MM 症状见表 22-13。CRAB 表现是骨髓瘤相关器官功能障碍的基本标准(表 22-9)。

表 22-13　活动性(有症状)多发性骨髓瘤的临床症状和表现

临床症状	患病率(%)
骨痛	55
骨质溶解	45
功能下降	40
虚弱、疲劳	40
易感染	22
厌食	20
胃肠疾病	19
体重减轻	17
皮肤异常	10
神经系统疾病	10
发热	10
出血性体质	10
病理性表现	**患病率(%)**
ESR>30 mm/h	70
ESR>90 mm/h	32
血清游离轻链	90
红细胞计数<4×10^{12}/L	50
Hb 水平<120 g/L	46
总蛋白>80 g/L	40
肌酐>133 μmol/L(1.5 mg/dL)	30
血小板计数<50×10^9/L	8
自发性骨折	18
白细胞计数低于 4×10^9/L	18

续　表

病理性表现	患病率(%)
白细胞计数 10×10^9/L	12
血清钙	
- <2.25 mmol/L	17
- ≥2.75 mmol/L	20

22.5.4 诊断性检查

检测到 M 蛋白后需要怀疑 MM，相应的检查程序包括：全身状况评估、确认诊断、评估肿瘤负荷和预后、评估骨髓瘤相关组织损伤、特殊检测确认特定临床问题。

22.5.4.1 评估全身状况的基本检测

全血细胞计数、肌酐、Na^+、K^+、Ca^{2+}、白蛋白、尿酸、血沉、血清蛋白电泳、IgG、IgA 和 IgM 定量测定。

骨骼有症状区域影像学检查。

22.5.4.2 疾病确诊的检测方法

实验室检测：免疫固定电泳(血清和尿液如可能)或血清蛋白电泳和血清 FLC 定量测定。

骨髓穿刺[26]：骨髓涂片通常评估骨髓浆细胞比例。骨髓有核细胞中浆细胞比例≥10%和浆细胞异型性提示多发性骨髓瘤(图 22-9)。然而约 25%骨髓瘤患者诊断时浆细胞比例低于 10%。浆细胞在骨髓内并非均匀分布，浆细胞比例完全依赖特定穿刺部位。这也是评估浆细胞形态非常重要的原因。浆细胞存在多种亚型。

中轴骨骼的影像学研究。45%病例出现特征性的溶骨性病变，10%孤立性骨质疏松和 60%其他骨骼异常合并骨质疏松。

表 22-14 用于 MGUS、冒烟型骨髓瘤和多发性骨髓瘤的诊断和鉴别临床实践的推荐标准。

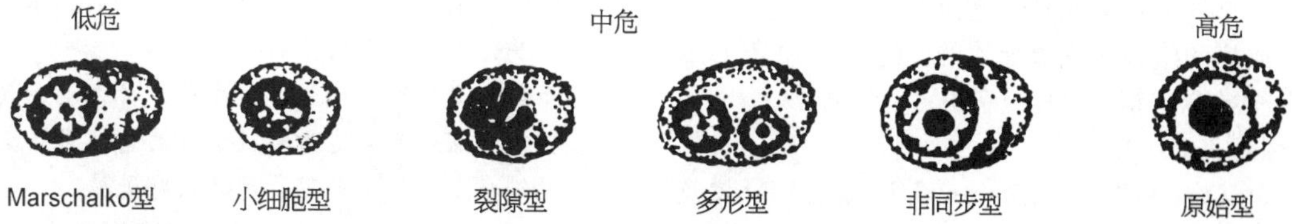

图 22-9　骨髓瘤细胞的形态学类型。根据组织活检和(或)穿刺的主要细胞类型进行分类。这 6 种类型预后级别可以分为：低危、中危和高危[26]

表 22-14　诊断和鉴别单克隆浆细胞增生性疾病的生物标志物[22]

生物标志物	疾病进展
骨髓浆细胞(BMPC)	多发性骨髓瘤(MM)：骨髓单克隆浆细胞比例≥60%，无论是否存有 CRAB 症状，这些患者需要治疗。只有 3%～5%的 MM 患者与单克隆 BPMC 低于 10%相关。在这些患者中，MM 诊断需要重复骨髓活检显示浆细胞比例≥10%，或者影像学(CT 或 MRI)指导的活检显示骨骼或髓外病变(浆细胞瘤)。 冒烟型骨髓瘤：骨髓单克隆浆细胞比例 10%～60%。只有 3%患者 BMPC≥60%，且 95%患者 2 年内进展为 MM[28]。浆细胞绝对增多症对冒烟型骨髓瘤的转化率仍未知。 MGUS：骨髓单克隆浆细胞低于 60%。 其他浆细胞增生性疾病：尽管骨髓单克隆浆细胞低于 10%，AL 淀粉样变性、POEMS 综合征、单克隆和丙种球蛋白病相关增生性肾小球肾炎的患者可能具有 CRAB 样表现。
血清游离轻链(FLC)	异常 FLC 比及 FLC 比异常程度可预测 MGUS、冒烟型骨髓瘤、AL 淀粉样变性和孤立性浆细胞瘤的进展风险。 多发性骨髓瘤：约 90%患者 FLC 比出现异常。 冒烟型骨髓瘤：FLC 比大于 100(受累/未受累 FLC)是疾病出现短期进展的预示指标。为减少错误，建议 FLC 水平至少达 100 mg/L。2～3 年内进展为 MM 的风险为 60%～95%。 MGUS：约 1/3 患者 FLC 比存在异常。

续 表

生物标志物	疾病进展
磁共振成像	MGUS：1 处以上的局灶性病变与进展风险显著增加有关。
CRAB 表现	CRAB 即靶器官损害表现的术语。用于诊断 MM 的 CRAB 表现是浆细胞疾病本身引起的。 MM 溶骨性病变：CT 或 PET-CT 显示 1 处或多处溶骨性骨质破坏(≥5 mm)。 MM 肾功能衰竭：使用 MDRD 或 CKD-EPI 公式估算的 GFR 低于 40 mL/(min·1.73 m²)。只有轻链管型肾病(根据典型的生物学变化，或根据高水平 FLC 受累大于 1 500 mg/L 的推测诊断)引起的肾衰竭作为骨髓瘤相关事件。如血清受累 FLC 水平低于 500 mg/L，建议对疑似管型肾病患者进行肾活检。 高钙血症：MM 尚未明确时，必须排除其他原因，如甲状旁腺功能亢进症。 贫血：MM 尚未明确时，必须排除其他原因，如感染性贫血、炎症和慢性肝病。
今后发展方向	以下为进一步检查的标记：
- 单克隆血清蛋白水平	目前数据不足以将单克隆蛋白增加作为骨髓瘤相关事件。 冒烟型骨髓瘤：半年连续 2 次血清单克隆蛋白检查浓度增加 10%以上与 65%疾病进展率相关[29]。
- 多参数流式细胞术	免疫分型用于鉴别 MM 与 MGUS。使用单克隆抗体标记的流式细胞术检测抗原的表达。与预后评估相比，浆细胞免疫分型在鉴别诊断中的价值更大。 正常浆细胞：CD138、CD19 和 CD38 阳性；CD56 阴性。 异常浆细胞：通过检测 2 种或多种表面抗原(CD19、$CD27^{-/lo}$、$CD28^{+}$、$CD38^{+/lo}$、$CD45^{-}$、$CD56^{+}$、$CD81^{-/lo}$、$CD117^{+}$)和(或)单型轻链表达。如果怀疑存在单克隆细胞群(例如，诊断非分泌型或低分泌型骨髓瘤)，则研究胞质内轻链表达。通过有 κ 或 λ 轻链限制性表达证实骨髓浆细胞的克隆性。κ/λ 值大于 4 或低于 1 表明存在单克隆浆细胞。 多发性骨髓瘤：超过 95%骨髓浆细胞呈克隆性。 冒烟型骨髓瘤：免疫表型与 MM 相同的患者进展风险更高。 MGUS：存在较多比例的多克隆浆细胞。
- 特异的遗传学异常	冒烟型骨髓瘤：特殊细胞遗传学异常，特别是 t(4;14)、1q 扩增和 17p 缺失与疾病进展高风险相关。
- 细胞遗传学异常	染色体 14q32-t(14q32)的 del(13q14)、Ig 重链(IgH)易位和不同染色体的数目增加(如染色体 3,5,7 和 9 三倍体)是单克隆浆细胞增生性疾病的早期细胞遗传学异常。其他分子变化如 MYC 失调和 RAS 突变是恶性转化和疾病进展期的特征[30]。一项 351 例 SMM 患者的研究中，43.9%出现三倍体，36.2% Ig 重链易位，4% 三倍体及 IgH 易位，15.1%无异常[31]。t(4;14)(高危)患者向症状性 MM 平均过渡时间为 28 个月，三倍体(中等风险)为 34 个月，t(11;14)、MAF 易位或其他 IgH 易位(标准风险)为 55 个月。

22.5.4.3 评估骨髓瘤相关的组织损伤

全血细胞计数：1/2 MM 患者患有轻至中度贫血(Hb 约 100 g/L)，约 20% Hb 水平低于 80 g/L[27]。WBC 通常正常，10%～15%有血小板减少症，血小板计数低于 100×10^9/L。不到 15%病例白细胞分类可见浆细胞且仅见于疾病进展期。

血沉(ESR)：2/3 MM 患者 ESR 超过 50 mm/h，这是由于高丙种球蛋白血症和缗钱状现象导致的。约 10%患者 ESR 低于 20 mm/h，这在轻链型骨髓瘤患者中特别常见[27]。

血清肌酐：见表 22-12。

血清钙：若血清钙水平超过 2.75 mmol/L，提示 MM 累及骨骼。

CRP：其预后意义结论不一[27]。

LD：5%～11% MM 患者 LD 活性增加。数值升高与预后不良有关[27]。

定量测定非同种型免疫球蛋白：非单克隆免疫球蛋白浓度降低提示体液免疫下降。

22.6 多发性骨髓瘤的管理指南和疗效评价标准

需要管理标准和统一疗效标准以充分评估多发性骨髓瘤治疗的临床效果[32-35]。根据国际骨髓瘤工作组的意见，对冒烟型骨髓瘤患者亦应开始治疗[22]。应监测治疗患者的疗效反应。治疗后，每月对患者进行监测；而在随访或维持期间，监测频率可降至每 2～3 个月。

22.6.1 骨髓瘤管理的实验室检查

除了临床评估，下列生化标志物也较为重要：

- 全血细胞计数、eGFR、血清钙、白蛋白和 LD。
- M 蛋白定量(电泳和散射比浊法检测 IgA 单克隆蛋白)，需注意 IgG 和罕见的 IgM 骨髓瘤病例，散射比浊法可能会高估单克隆蛋白量。
- 血清游离轻链(FLC)。受累 FLC 增加与血清 FLC 比改变提示疾病进展。这对轻链逃逸的患者同样适用，此类患者重链水平的变化并不能反映疾病进展。
- 24 h 尿单克隆蛋白可见于轻链骨髓瘤和尿 M 带阳性患者，以及疑似肾淀粉样变性或轻链逃逸的患者中。

22.6.2 国际骨髓瘤工作组统一的疗效评价标准

标准见表 22-15[33]。工作组另制订了使用血清 FLC 评估疗效评价的新标准(表 22-16)。

表 22-15 多发性骨髓瘤疗效评价的国际骨髓瘤工作组标准[27]

疗效评价	疗效评价标准(必须含 2 项标准)
严格完全缓解(sCR)	CR 定义如下： - 正常血清 FLC 比例。和 - 免疫组化或免疫荧光检测骨髓无克隆性细胞。
完全缓解(CR)	- 血清和尿液免疫固定电泳阴性。和 - 任何软组织无浆细胞瘤。和 - 骨髓浆细胞比例少于 5%。

续 表

疗效评价	疗效评价标准(必须含2项标准)
非常好的部分缓解(VGPR)	- 免疫固定电泳测得血清和尿M蛋白,但血清蛋白电泳阴性。或 - 血清M蛋白下降≥90%及24 h尿M蛋白水平<100 mg。
部分缓解(PR)	- 血清M蛋白下降≥50%,24 h尿M蛋白下降≥90%或低于200 mg。 - 如血清和尿M蛋白不可测量,则受累和未受累FLC水平间差异降低≥50%以取代M蛋白标准。 - 如血清和尿M蛋白不可测量,血清FLC也不可测量,如基线骨髓浆细胞比例≥30%,则浆细胞减少≥50%以取代M蛋白标准。 - 除了以上罗列标准外,如有基线结果,则软组织浆细胞瘤的大小也须减少≥50%。
疾病稳定(SD)	不符合CR、VGPR、PR或进展性疾病的标准。

表22-16 使用FLC分析评估单克隆浆细胞增生性疾病疗效评价的骨髓瘤工作组标准[5]

疾病	最小可测量	部分缓解(PR)	完全缓解(CR)	严格完全缓解(sCR)	进展
MM(血清或尿未测得M蛋白)	iFLC≥100 mg/L及FLC比异常	dFLC减少50%	未定义	FLC比正常及IFE和骨髓CR	dFLC增加50%
MM(血清或尿测得M蛋白)	不推荐FLC检测	不推荐FLC检测	不推荐FLC检测	FLC比正常及IFE和骨髓CR	不推荐FLC检测
AL(血清或尿未测得M蛋白)	iFLC≥100 mg/L	iFLC减少50%	FLC比正常及IFE和骨髓CR	未定义	iFLC增加50%>100 mg/L
AL(血清或尿测得M蛋白)	未定义	未定义	未定义	未定义	未定义

M蛋白:MM血清>10 g/L及尿液>200 mg/L;AL,24 h尿>100 mg。iFLC,受累FLC(κ为κ型,λ为λ型浆细胞增生性疾病);dFLC,iFLC和多克隆FLC之间的差异

可测量病灶的定义:除完全缓解外,所有疗效评价类别和亚类的标准仅适用于多发性骨髓瘤或冒烟型多发性骨髓瘤患者,两种疾病的诊断标准见表22-12。

完全缓解的治疗标准(CR)[33]:疗效评价标准适用于3次测量中出现1次异常的患者。需要注意,不符合上述可测量病灶标准的患者只能评估为严格CR,并且不能评估任何其他疗效评价类别。

干细胞移植:进行干细胞移植的骨髓瘤患者,移植后2个月通过FLC检测进行疾病疗效评价不能排除复发,对无病生存率也无提示作用[36]。

平台期轻链逃逸(LEPP):骨髓瘤广泛治疗可导致浆细胞克隆的生物学行为改变。治疗过程时由于浆细胞恶性转化增加,免疫球蛋白的产生从完整的免疫球蛋白转变为FLC,导致1~2个月内FLC从平台期转变为急剧增加。因此,建议在整个疾病过程中监测血清FLC[37]。

22.6.3 多发性骨髓瘤的神经系统病变

8%~37%多发性骨髓瘤(MM)患者出现神经病变。尽管神经疾病是MM公认的特定临床表现,但与MGUS关系仍存争议。MM最常见的神经系统并发症是压迫性神经根病和周围神经病[3]。压迫性神经根病的发病率为5%。脑脊液和血清中存在相同类型的单克隆条带可诊断颅内骨髓瘤。

2/3远端脱髓鞘性对称性神经病患者存在IgM单克隆丙种球蛋白病。单克隆IgM抗体对MAG(髓磷脂相关糖蛋白)具有反应性。高滴度抗MAG抗体通常与慢性、进展过程缓慢的主要感觉性脱髓鞘神经病相关(表25.7-7)。预期寿命而言,通常抗MAG抗体患者预后良好。

6%~8% IgM单克隆丙种球蛋白病患者,单克隆IgM具有抗硫苷脂抗体的反应性。抗硫苷脂抗体主要与感觉性轴突神经病有关,但也可能与感觉运动脱髓鞘神经病有关。

POEMS综合征(多发性神经病、器官肿大、内分泌疾病、M蛋白和皮肤异常)可能与骨硬化性骨髓瘤相关。主要的临床特征是慢性进行性神经病(表22-20)。

22.6.4 多发性骨髓瘤管型肾病

约50%确诊MM患者伴发肾脏疾病。多达10%患者有严重急性肾脏疾病需要透析;90%骨髓瘤肾。大多数透析患者仍依赖透析,预后较差。大多数在1年内死亡[15]。

从实验室诊断角度而言,70% MM患者确诊时存在蛋白尿,50%血清肌酐升高,20%血清肌酐水平≥177 μmol/L(2 mg/dL)[38]。95% MM和完整单克隆免疫球蛋白的患者存在单克隆血清FLC。FLC浓度>1 000 mg/L患者(10%~15% IgG或IgA骨髓瘤患者)出现肾损伤的风险增加。

MM患者肾脏疾病是FLC浓度升高的结果。FLC对近端小管有毒性作用并引起近端肾小管损伤、管型肾病或两者皆有。

骨髓瘤肾(也称为管型肾病)的病理基础是FLC沉淀在远端肾单位的管腔中而引起管内阻塞,这也导致了间质炎症和纤维化。骨髓瘤肾的特征是远端小管中存在致密、光滑、层状管型。管型周围有多核巨细胞合胞体,可用单克隆抗体HAM56证实。管型形成与尿FLC排泄量相关。多发性骨髓瘤出现其他表现前,肾毒性单克隆FLC在非常早期阶段就引起肾损伤。FLC也可以液滴形式出现在管状细胞,导致细胞萎缩。

MM相关的其他两种肾损伤了解甚少:近端肾小管病(急性肾小管坏死)、无典型急性肾小管间质性肾炎形态特征相同的管型的肾小管间质炎性过程。

22.6.5 肾脏意义的单克隆丙种球蛋白病(MGRS)

MGRS指由非恶性B细胞克隆分泌的单克隆免疫球蛋白引起所有肾脏病变的组合[39]。MRGS患者不符合多发性骨髓瘤/B细胞增殖标准,血液学病变通常与意义未明的单克隆丙种球蛋白病一致(表22-17)。肾脏病理学包括[39]:纤维状沉积的MGRS病变、具微管结构的MGRS病变、MGRS病变伴晶体沉积、MGRS病变伴颗粒状(无序)沉积。

纤维状沉积的MGRS病变[39]:如下。

- IgG相关淀粉样变性:美国此类型占肾淀粉样变性病例80%以上。淀粉样变性大部分病例源于单克隆免疫球蛋白轻链片段,很少来自免疫球蛋白重链片段。超微结构下见淀粉样蛋白沉积物呈随机排列的无分支纤维,沉积物可见于肾小球膜、肾小球基底膜、血管、间质和(或)管状基底膜。

表 22-17　肾脏意义的单克隆丙种球蛋白病(MGRS)[40]

MGRS	实验室表现
淀粉样变性	淀粉样变性是由错误折叠的前体蛋白积累引起的全身性疾病。这种蛋白质不稳定且会自身聚集形成淀粉样纤维。这些纤维沉积在肝脏、心脏、肾脏、胃肠道和自主神经系统。全身性轻链淀粉样变性(AL)是最常见的淀粉样变性类型。第二常见是转甲状腺素蛋白(TTR)即前白蛋白错误折叠引起。TTRA 可由 TTR 或老年人野生型 TTR 沉积引起。重链突变(AH 淀粉样变性)、轻链及重链突变(ALH 淀粉样变性)、纤维蛋白原、载脂蛋白 A1 和 A2 及溶菌酶的突变也可引起淀粉样变性。
- AL(AH 和 ALH)淀粉样变性	通常 AL、AH 和 ALH 与产生单克隆 λFLC、单克隆 H 链或完整免疫球蛋白的小浆细胞克隆相关。AL 中 λ-FLC 的产生与成熟浆细胞克隆或潜在 B 细胞淋巴增殖性疾病有关。AL 发病率为每年每 100 万人中 10 例。 临床表现：约 60%患者为男性，多数 60 岁以上。40 岁以下患者仅占 1%。疲劳和体重减轻是主要特征。约 15%患者会在乳头线以上出现紫癜；25%以上肝肿大但无脾肿大。淀粉样试验包括皮下脂肪抽吸和骨髓活检。腹部脂肪抽吸可检测出 70%～80%淀粉样变患者，联合检测骨髓活检和脂肪抽吸可检测出 90%患者。 心脏是否受累是淀粉样变患者预后的一个显著影响因素，可使用以下标准分类[41]：λFLC 和 κFLC 浓度差≥180 mg/L、cTnT≥0.025 μg/L、NT-proBNP≥1 800 ng/L。通过积分对患者进行评估，每达到一项标准就积 1 分。积分意义为：① 0 分：Ⅰ期疾病，平均生存期 94.1 个月；② 1 分：Ⅱ期疾病，平均生存期 40.3 个月；③ 2 分：Ⅲ期疾病，平均生存期 14 个月；④ 3 分：Ⅳ期疾病，平均生存期 5.8 个月。 实验室检查：大多数患者有肾蛋白尿，有些患者肌酐升高。β_2 微球蛋白是一个预后标志物。 2/3 患者 SPE 和血清 IFE 可检测到单克隆丙种球蛋白病。83% AL 患者尿 IFE 阳性，91%血清 FLC 比异常，99%联合血清 FLC 和 IFE 阳性[5]。血清中检测到的单克隆免疫蛋白分布如下：游离 λ 链 34%，IgGλ 16%，IgAλ 8%，IgGκ 4%，游离 κ 链 3%，IgM 2%，无 M 蛋白 33%[42]。只有 12%患者 M 带>15 g/L。骨髓浆细胞的比例通常较低。AL 治疗见参考文献[43]。 干细胞移植后，较高的基线 FLC 比与存活率较低相关。血清 FLC 浓度>100 mg/L 患者，FLC 降低 50%认为治疗有效，FLC 升高 50%认为疾病进展[5]。
单克隆免疫球蛋白沉积病(MIDD)	MIDD 单克隆丙种球蛋白病有时归因于多发性骨髓瘤(MM)。MM 通常分泌更多 κ 型轻链。最常见的 MIDD 是轻链沉积病(LCDD)。根据定义，轻链沉淀物为非淀粉样蛋白，沉积于肾小球基底膜上。65% LCDD 病例与 MM 有关。96%患者出现肾脏受累。LCDD 诊断根据组织学结果。 实验室检查：19 例 LCDD 患者中仅 12 例 IFE 阳性，而 FLC 检测 15 例阳性例[16]。
Ⅰ型冷球蛋白血症	Ⅰ型冷球蛋白血症是一种血液含有大量低温下沉淀的单克隆免疫球蛋白(mIg)的疾病。可发生在任一产生完整 mIg 相关的疾病(MM、华氏巨球蛋白血症、MGUS 和 B 细胞淋巴增殖性疾病等)。如果冷球蛋白是 mIgG，肾脏受累很常见，如是 mIgM 则很少见。冷球蛋白血症呈现为具突发性肾病综合征、急性肾衰竭或严重高血压的慢性肾小球疾病。组织学表现包括伴有血栓和单克隆冷球蛋白沉积的膜增生性肾小球肾炎。
Ⅱ型冷球蛋白血症	Ⅱ型冷球蛋白血症是混合型冷球蛋白血症，血液含有与多克隆 Ig 相关的具类风湿因子活性的 mIG(通常为 IgM κ 型)。肾脏表现与Ⅰ型冷球蛋白血症相同，但肾小球沉积物含单克隆 Ig、多克隆 Ig 和补体成分。
免疫类固醇性肾小球病(ITG)	肾小球性肾炎以 mIg、补体有序的管状沉积为特征。肾外表现不常见。一半病例归因慢性淋巴细胞性白血病或小 B 细胞淋巴细胞性淋巴瘤。临床表现：慢性肾病和高血压。 实验室检查：蛋白尿(通常肾性)、血尿。
增生性肾小球肾炎伴单克隆免疫球蛋白沉积(PGNMID)	PGNMID 是一种局限于肾小球的慢性肾脏疾病。其特征是在肾小球(非肾小球基底膜)无序 mIg 沉积，通常是 IgG3κ 型。PGNMID 与免疫复合物性肾小球肾炎类似。 实验室检查：1/3 病例血清和尿液检测到 FLC，骨髓单克隆浆细胞比例少于 10%。
获得性 Fanconi 综合征(FS)	获得性 FS 的特征是 κ-FLC 结晶包裹体沉积在近端肾小管细胞的内溶酶内。单克隆浆细胞的细胞质中也发现类似内含物。FS 导致 MGUS 和 κ 型小型多发性骨髓瘤更复杂化。FS 导致近端肾小管功能障碍并且通常伴骨痛型骨软化。 实验室检查：肌酐、低磷酸盐血症和低尿酸血症中度升高。

- 非淀粉样纤维丝肾小球肾炎(FGN)：特征是单型 IgG(主要为 IgG_4 和 IgG_1)肾小球沉积物。光学显微镜下典型表现为系膜细胞增生、肾小球基底膜增生和刚果红染色阴性的肾小球沉积物。

微管结构的 MGRS 病变[39]：如下。

- 免疫类固醇性肾小球病：具不同空心微管的肾小球沉积疾病。临床病理诊断缺乏冷球蛋白血症性肾小球肾炎或狼疮性肾炎的情况下，呈平行有序排列的免疫球蛋白沉积。肾小球损伤存在两种模式，分别是膜性肾小球肾炎(上皮下间隙出现沉积物)和膜增生性肾小球肾炎(内皮下区域出现沉积物)。
- Ⅰ型冷球蛋白血症性肾小球肾炎：该类型肾小球肾炎表现为膜增生性或毛细血管内增生性肾小球肾炎和腔内大体积免疫蛋白沉积物(透明血栓)。晶体性冷球蛋白血症中，单克隆 Ig 有序沉积在肾小球内皮细胞胞质的胞内外晶体、系膜细胞和(或)肾小球内皮下空间和血管腔内(见 18.11)。

MGRS 病变伴晶体沉积[39]：轻链(LC)近端肾小管病变：曾称为 LC Fanconi 综合征。特征是近端肾小管细胞中存在杆状或菱形的高嗜酸性 PAS 阴性晶体。LC 近端肾小管病变伴晶体沉积患者不一定具完全或部分 Fanconi 综合征。

MGRS 病变伴颗粒状(无序)沉积[39]：如下。

- Randall 型(MIDD)单克隆免疫球蛋白沉积病：根据沉积物 κ 轻链、λ 轻链或重链组成分类。特征是微管状基底膜增厚及结节性系膜硬化伴不同程度的肾小管萎缩、间质纤维化和炎症。
- 增生性肾小球肾炎单克隆 IgG 沉积物：表现为膜增生性或毛细血管内增生性肾小球肾炎，可有膜性特征，纯系膜增生性肾小球肾炎不常见。与 Randall 型不同，沉积物局限于肾小球并含有完整的单克隆免疫球蛋白。
- C3 肾小球肾病伴单克隆免疫球蛋白血症：包括 2 种病理学类型：C3 肾小球肾炎和致密物沉积病。这两类都是补体调节蛋白的功能抑制或突变引起的补体旁路途径的失调引起。肾小球病变表现为系膜增生性、膜增生性或毛细血管内增生性肾小球肾炎。

22.6.5.1 MGRS的实验室检查

MGRS患者可出现肾功能不全或单纯性蛋白尿。推荐检测免疫固定电泳(IFE)和游离轻链。血清和(或)尿液IFE可检测到少量单克隆免疫蛋白和截短的单克隆重链。

22.7 华氏巨球蛋白血症

华氏巨球蛋白血症(WM)是在特定成熟阶段向浆细胞转化的B细胞克隆增生,产生单克隆IgM(mIgM)(图21.1-9)。B细胞表达泛B细胞标记CD19、CD20、CD22、CD79和FMC7但不表达CD10和CD23;仅15%~20%病例表达CD5。骨髓涂片显示深蓝色细胞质、淋巴样细胞核的淋巴浆细胞弥漫性增生。

WM的发病率约为20%,与MM和毛细胞白血病的发病率相似。患者中位年龄65岁。WM可以发生在B淋巴细胞再循环的任何位置。mIgM特殊性质表决定其临床特点[44],包括:

- IgM免疫球蛋白是不对称大分子,80%在血管内可形成多聚体。血浆IgM升高导致血液高黏滞度,鼻子、牙龈及偶尔来自胃肠道的慢性出血。大多数高黏滞症患者M带>40 g/L。
- IgM分子可形成多聚体,并含大量碳水化合物组分使其能结合水,导致渗透压增加、血流阻力增加及微循环受损。
- IgM分子具有高结合能力。它们与血小板和凝血因子结合,导致出血时间和凝血时间延长。
- IgM抗体可表现为冷球蛋白、冷凝集素或自身抗体(见18.1)。约10%单克隆IgM患者中,表现为冷凝集素并与红细胞抗原反应产生轻度血管外溶血。冷凝集素滴度通常>1∶1 000,累及蛋白通常是IgM κ。

WM的临床和实验室结果多变,取决于患者IgM不同特性的主导作用(表22-18)。

表22-18 华氏巨球蛋白血症的临床症状和实验室结果

临床症状	病理发现
最初症状:疲劳、体重减轻、易感染(30%) 随后: - 肝肿大(70%) - 肝脾肿大(20%~50%) - 淋巴结病(30%~50%) - 出血倾向(40%~60%) - 多发性神经病(25%) - 水肿(17%) - 周围循环障碍(40%) - 视网膜疾病 - 皮肤浸润(17%) - Mikulicz综合征 - 胃肠道症状,如腹泻和吸收不良(20%)	- SPE:M带通常>10 g/L - 血清IFE:IgM单克隆丙种球蛋白病,κ型比λ型更常见(4/1) - 70%病例中可检测到血清FLC - ESR:显著加快 - 总蛋白:通常升高 - 冷凝集素检测:通常为阳性 - 冷球蛋白:通常可检测到 - 出血和凝血时间:延长 - 血细胞计数:贫血、假性血小板减少症 - 血黏度:升高 - 骨骼X线:无溶骨性病变 - 骨髓细胞学和组织学:弥漫性和有时局部浸润的浆细胞样细胞(小细胞,通常有裸核;以及大细胞),细胞核含有一个或多个核仁 - 组织肥大细胞和浆细胞(有时)增生

22.7.1 华氏巨球蛋白血症的形式

WM是一个独特的临床病理学疾病,包括伴有淋巴浆细胞淋巴瘤、骨髓浸润和单克隆IgM合成的患者(表22-19)[44]。

表22-19 华氏巨球蛋白血症(WM)分类和相关症状[44]

疾病	mIgM[1]	BM浸润[2]	mIgM症状	肿瘤浸润的症状[3]
有症状WM	+	+	+	+
无症状WM	+	+	−	−
IgM相关疾病[4]	+	−(b)	+	−
MGUS	+	−(b)	−	−

[1] MGUS中血清mIgM水平很少超过30 g/L;[2] 骨髓(BM)浸润确诊的WM患者;无BM浸润的MGUS患者。一些患者表现出BM浸润的非确诊形态学证据。需进一步检测如免疫分型或分子生物学检查(如需要PCR检测);[3] 症状包括血细胞减少症或器官肿大(淋巴结、肝脏和脾脏);[4] 这些疾病包括有症状冷球蛋白血症、原发性淀粉样变性和自身免疫现象,如冷凝集素疾病和周围神经病变。

有症状WM:大多数WM患者IgM升高,表现出单克隆IgM或肿瘤浸润的临床表现,因此归类为有症状WM。

IgM MGUS:IgM MGUS患者无症状,其实验室检查结果与WM一致,未见骨髓浸润。这是最常见的单克隆IgM。患者骨髓流式细胞可检测到B细胞,但形态学上未见浸润表现。IgM型MGUS患者发生WM的相对风险是IgG或IgA型MGUS患者发展为多发性骨髓瘤相对风险的2倍[45]。

IgM相关疾病:该疾病具有MW相同的临床和实验室诊断结果,但无淋巴浆细胞骨髓浸润。患者常常患冷凝集素病、冷球蛋白、淀粉样变性或周围神经病。

22.8 重链(H链)疾病

重链病是罕见的单克隆浆细胞增生性疾病,特征是成熟浆细胞或淋巴浆细胞浸润某些器官。目前已报道有3种免疫球蛋白类别的重链疾病。α重链病最常见且有最独特表现;γ和μ重链病临床表现和组织病理学特征多变。

重链病可认为是非霍奇金淋巴瘤的变异型[46]:α重链病是黏膜相关淋巴结组织的结外边缘区淋巴瘤,γ重链病是一种淋巴浆细胞样非霍奇金淋巴瘤,μ重链病是一种小淋巴细胞非霍奇金淋巴瘤或慢性淋巴细胞白血病。

α链蛋白:基本分子量为29~34 kDa。多肽组分长度约为正常α链的1/2~2/3。α链蛋白属于α1亚类;除轻链外,无V区(图18.9-1),且氨基末端的氨基酸序列可变。

γ链蛋白:基本分子量为27~49 kDa。多肽组分可变,但约为正常α链长度的1/2~2/3。γ重链蛋白的V区起始段正常但存在截短或中断。CH1区缺失,多肽从铰链或CH2区开始(图18.9-1)。

μ链蛋白:基本分子量为26~158 kDa。来源于μ链片段的聚合。这些片段中大部分V区缺失,恒定区通常正常(图18.9-1)。

22.9 克隆浆细胞的发现

见表22-20。

表 22 - 20 克隆性浆细胞增生性疾病的发现(PCPD)

PCPD	临床和实验室检查
意义未明单克隆丙种球蛋白血症(MGUS)	MGUS 是无症状性克隆性浆细胞增生性疾病，疾病稳定期不定，每年约 1%的风险进展为多发性骨髓瘤。 来自 Mayo 诊所 241 名 24～38 岁的 MGUS 患者监测发现[46]： M 带浓度中位数为 17 g/L(3～32 g/L)；IgG 73%，IgM 14%，IgA 11%，双克隆 2%，κ 链 62%和 λ 链 38%。约 6%患者有本周蛋白尿，但仅一位 24 h 尿浓度>1 g。与基线水平相比，仅 2%显示血清多克隆 Ig 水平降低，且骨髓浆细胞平均比例 3%。 1/3 MGUS 患者血清 FLC 比异常。这是 MGUS 进展的独立危险因素。如果 M 带不含 IgG 或>15 g/L，则风险更高。一项 20 年以上疾病进展的危险因素研究显示[45]：① FLC>0.25 或<4；② M 带≥15 g/L；③ M 带不包含 mIgG。 如果全部 3 项均符合(高风险 MGUS)，进展风险为 58%，如果符合 2 项(高中度风险)则为 37%，若仅符合 1 项(低中度风险)则为 21%。而这些标准均不符合，进展风险为 2%(标准风险)。 监测[46]：根据初步检查结果，应对 MGUS 进行如下监测： - 中等风险 MGUS：每年 SPE 和血清 FLC 测定。 - 高风险 MGUS 中，应进行骨骼影像学检查以寻找骨病灶。IgM MGUS 推荐腹部 CT 来查找华氏巨球蛋白血症或淋巴增生性疾病的证据。如果检测结果阴性，则应每 3 个月重复 SPE 和 FLC 测定，或者如果发现结果稳定，则每 6 个月重复一次。 MGUS 通常是一个独立事件，但也可伴发于其他老年人好发疾病，如[47]： - 约 7%非霍奇金淋巴瘤或慢性淋巴细胞白血病患者存在单克隆丙种球蛋白病。 - 约 16%毛细胞白血病患者存在单克隆丙种球蛋白病。 - 约 56%单克隆 IgM 患者有 MGUS；一组 MGUS 患者随访 7 年，17%发展为淋巴系统恶性疾病，9%发展为华氏巨球蛋白血症。 - 约 10%感觉运动性周围神经病患者有 MGUS；一半病例 M 蛋白是 mIgM，与髓鞘相关糖蛋白结合。 - 约 3%艾滋病患者存在单克隆丙种球蛋白病。 器官移植受者有可检测到单克隆丙种球蛋白病；肝脏或肾脏移植后发生率为 13%～30%，骨髓移植后发生率为 10%～20%。 - 单克隆丙种球蛋白病在风湿性疾病，如类风湿关节炎、风湿性多肌痛或重症肌无力患者中并不罕见。 - 慢性肝病与单克隆丙种球蛋白病有关。231 例丙型肝炎病毒(HCV)患者有 11%发生这种情况，但只有一例 HCV 阴性患者。
冒烟型骨髓瘤(SMM)	SMM 是国际骨髓瘤工作组定义的一种无症状性浆细胞疾病，表现为血清 M 蛋白≥30 g/L 和(或)骨髓浆细胞≥10%，无终末器官损伤(无 CRAB 表现)[21]。每年进展率为 10%。估测流行率范围每年 15%～44%。如果将血清 FLC 比率≥100 定义为高危 SMM，则前 2 年内发展为多发性骨髓瘤的风险为 72%[22](见表 22 - 12)。
多发性骨髓瘤(MM)	MM 是克隆性 B 细胞疾病，其中单一肿瘤性浆细胞克隆产生 M 蛋白并引起临床症状(CRAB 特征)。
- IgG 骨髓瘤 IgA 骨髓瘤[21]	平均约 80%病例 SPE 检查可发现 M 带。联合血清 IFE 和 FLC 检查约 100% MM 出现 M 带[5]。超过 95% MM 患者血清 FLC 比异常。仅 15%～20% MM 病出现 FLC 增加且 FLC 比异常，这些患者为轻链骨髓瘤。 M 带≥30 g/L 且出现 CRAB 表现通常提示 MM。但必须指出根据 MM 诊断标准，一个大型研究发现[20]，诊断时仅 57%患者 M 带≥30 g/L，仅 28%具有高钙血症>2.55 mmol/L(10.2 mg/dL)，仅 72%患者 Hb 水平<120 g/L。仅 30%患者出现多克隆 Ig 类别减少，这也可发生于 MGUS 中[20]。 基础血清 FLC 比是新修订 MM 诊断的一项预后指标。一项 94 位患者的研究发现[49]，κ 型 MM 患者的中位 κ/λ 值为 3.57，而 λ 型 MM 患者 λ/κ 值 45.09。如果 FLC 比例低于中位数，5 年生存率为 82%，如果高于中位数则为 30%。FLC 比也与血清肌酐、LD 活性及浆细胞骨髓浸润程度有关。 最高 FLC 浓度与肌酐值>177 μmol/L(2 mg/dL)、LD 升高、β_2 微球蛋白水平>3.5 mg/dL 及轻链骨髓瘤有关。 见修订后的国际骨髓瘤工作组诊断标准(表 22 - 12)。
- IgD 骨髓瘤[50]	IgD 骨髓瘤约占全部 MM 3%。虽然临床症状与 IgG 或 IgA 型骨髓瘤的临床症状相似，但症状出现时进一步进展。这些患者中 10%～20%存在淀粉样变性。 实验室检查：出现症状表现时，96%患者有 FLCλ 型蛋白尿[51]。κIgD 分子罕见是由于内质网中分子组装的阻断及分泌前细胞内分解代谢增加所致。SPE 和 IFE 电泳模式结果与轻链骨髓瘤存在较多相似。SPEM 带(如存在)浓度不高且很少超过 20 g/L。M 蛋白常见于 λ 型，而 κ/λ 比约为 0.6。所有具有临床症状的患者均排泄 λ 轻链，其中 50%排泄>1 g/24 h。所有病例均排泄 λ 轻链且不与重链抗血清发生沉淀时，诊断轻链骨髓瘤之前应进行 IgD 定量测定。 无法检测到 M 蛋白或仅出现窄带或低丙种球蛋白血症的原因[52]：① mIgD 浓度低未能检测到；② mIgD 合成后降解。Fc 片段和 Fab 片段之间的长铰链区，该分子合成后易发生降解，电泳上 mIgD 表现为弥散条带结果。 如果使用抗 FLC 抗血清进行 IFE，由于 FLC 抗体滴度低，无沉淀或呈弱带。在无单克隆免疫球蛋白存在时，一旦证实血清 FLC 或 FLC 蛋白尿，诊断轻链骨髓瘤之前应使用抗 IgD 和 IgE 的抗血清进行 IFE。因 IgD 比 IgG 更快地迁移到阳极，并且隐藏于转铁蛋白带或 C3 带的 β 球蛋白组分中，该组分会使电泳结果出现疑问。IgD 骨髓瘤会出现严重的肾损伤，mIgD 也会经尿液排出，且尿液 IgD 检测率通常比血清中高得多。因此，若怀疑 IgD 骨髓瘤，都应进行血清和尿液检查。需要特别注意抗原过量现象。 疾病诊断时，50%患者血清肌酐>177 μmol/L(2 mg/dL)，超过 1/3 患有高钙血症，>40%患者 Hb 水平<100 g/L。
- IgE 骨髓瘤[53]	临床表现：IgE 骨髓瘤占所有 MM 0.1%。IgE 骨髓瘤患者年龄和临床特征与其他类型多发性骨髓瘤非常相似。IgE 骨髓瘤进展为浆细胞白血病的发生率显著增高(18%，相对于≤2%)。与其他骨髓瘤相比，因单克隆丙种球蛋白病通常在诊断时已明显进展，IgE 骨髓瘤的预后较差。但也有 IgE 型 MGUS 病例。 实验室检查：71% M 带位于 γ 球蛋白组分。83%病例存在抗体缺陷综合征。使用血清 IFE 与特异性抗 IgE 血清检测单克隆 IgE。κ/λ 型轻链比为 5：2，约 70%病例血清 FLC 和尿液 FLC 阳性。
- IgM 骨髓瘤	IgM 骨髓瘤非常罕见。通过 MM 浆细胞形态学、免疫表型结果和溶骨性骨病变可与华氏巨球蛋白血症(WM)进行鉴别。仅 5%WM 患者出现溶骨性骨病变；WM 与 IgM 骨髓瘤相比，肾功能衰竭发生率低，一旦发生则为肾小球来源[54]。
- 轻链骨髓瘤	尿液中出现 κ 或 λ 型单克隆游离轻链(FLC)称为本周蛋白尿(BJPU)。仅产生 FLC 的多发性骨髓瘤也称为本周骨髓瘤，具有一定的临床症状和发现。所有 MM 患者中 10%～20%仅产生单克隆 FLC。 实验室检查：如果大量浆细胞克隆产生的 FLC 数量足够多，因为其向阳极迁移减少，可在血清 SPE 或 IFE 被当作 M 蛋白检测到，轻链骨髓瘤的可能性很高。同样低丙种球蛋白血症患者可以检测到 BJP 排泄。1 027 名骨髓瘤患者的研究发现[49]，9%患者仅产生 κ 型 FLC，7%仅产生 λ 型 FLC 单克隆成分。42%患者血清中检测到单克隆 FLC，38%患者 BJP 排泄>2 g/24 h。87%患者可见多克隆 Ig 合成减少，35%血清肌酐>2 mg/dL(177 μmol/L)。诊断时，所有患者血清 FLC 浓度升高且 κ/λ 值异常。血清 FLC 和 BJP 排泄之间具有一定相关性。38%轻链骨髓瘤患者血清蛋白电泳上可以检测到血清 FLC 的 M 带，50%具有低丙种球蛋白血症(<7 g/L)，87%出现一个或多个 Ig 类别多克隆的合成减少，93%存在 BJP 排泄。一项研究发现[55]，99%患者化疗后血清 FLC 降低，95%显示 BJP 排泄减少。使用血清 FLC 正常作为完全缓解的标准时，仅 11%患者达到治疗完全缓解。以 BJP 排泄作标准时，比例增加到 32%。

续 表

PCPD	临床和实验室检查
骨孤立性浆细胞瘤[56]	由于单克隆浆细胞浸润，3%～5%骨髓瘤患者出现孤立性骨损伤。大多数是男性患者，平均年龄比多发性骨髓瘤患者小10岁。 临床表现：最常见的症状是骨损伤部位疼痛，最常见于椎体(频率递减顺序：胸椎、腰椎、骶骨和颈椎)。长骨也会受到影响。孤立性脊椎骨髓瘤患者也可出现神经根压迫症状。患者无终末器官损伤(CRAB表现)。 实验室检查：70%患者血清SPE和IFE显示弱M带或单克隆条带。约一半患者血清FLC比异常。骨髓单克隆浆细胞比例<10%。异常FLC比与MM高进展相关。因此，诊断时FLC比正常，5年内进展率为26%，如异常比则5年内进展率为44%[5]。
髓外骨髓瘤(EM)[56]	约3%单克隆浆细胞增生性疾病表现为髓外骨髓瘤(EM)。患者平均年龄为60岁，高达75%患者为男性。 临床表现：EM可以出现在身体的任何部位，但90%发生于头颈部，主要受累部位是上呼吸道(鼻腔、副鼻窦、咽和喉)。肿瘤局限于黏膜下层，伴有鼻涕、鼻出血、鼻塞、鹅口疮和声音嘶哑等症状。诊断标准如下：髓外浆细胞瘤、骨髓浆细胞比例正常和浆细胞形态正常、无溶骨性病变的影像学证据。 实验室检查：约10%患者SPE出现弱M带、IFE中单克隆条带和血清FLC。实验室联合检测可在约20%病例检测到M蛋白。
非分泌型骨髓瘤	非分泌性骨髓瘤的特征为血清和尿液缺乏可检测的M蛋白。浆细胞无法分泌免疫球蛋白、合成能力有限或者免疫球蛋白细胞内外的降解增加。非分泌性骨髓瘤占所有骨髓瘤1%～5%。85%病例可使用免疫组织化学技术在细胞内检测到单克隆Ig。其余为真正的非合成型。无终末器官损伤(CRAB表现)。 实验室检查：许多情况下血清IFE可检测到少量单克隆Ig(如28名患者中有6名)。单克隆条带呈微弱和弥散状，且含有FLC。尽管血清FLC浓度>200 mg/L，28名患者中9名未见免疫沉淀。70%患者免疫比浊法显示血清FLC增高和异常κ/λ值。IFE诊断敏感度低的原因可能是涂片引起FLC聚合趋势不一致性，或电泳无法发现沉淀[57]。血清FLC测定是诊断非分泌性骨髓瘤最可靠的方法。75%患者M蛋白是λ型。多克隆Ig减少比MM更明显。
浆细胞白血病(PCL)	浆细胞白血病占所有骨髓瘤2%～4%。特征性发现包括外周血白细胞分类浆细胞比例≥20%和(或)细胞计数超过2×10^9/L。约60% PCL为原发性，诊断时为白血病阶段。约40%由MM继发而来。 临床表现：PCL比MM临床表现更具进展性。髓外产生浆细胞的部位有肝脏、脾脏和淋巴结。与继发性PCL不同，原发性PCL主要影响年轻人。这些患者具更高的肝脾肿大和淋巴结肿大倾向、血小板计数更高、溶骨病灶更少以及生存时间更长。 实验室检查：SPE出现M带(原发性PCL比继发性小)及异常血清FLC比。诊断时超过一半患者Hb水平<100 g/L，血小板减少<100×10^9/L，血清钙>2.75 mmol/L(11 mg/dL)及肌酐水平>177 μmol/L(2 mg/dL)[57]。
POEMS综合征[58,22]	POEMS综合征是一种多发性神经病的单克隆浆细胞增生性疾病。 - 3个主要标准中的任何1个：硬化性骨病变、Castleman综合征、血管内皮生长因子(VEGF)水平升高。 - 6个次要标准中的任何1个：器官肿大(脾肿大、肝肿大或淋巴结肿大)，血管外容量超负荷(水肿、胸膜积液或腹水)，内分泌疾病(肾上腺、甲状腺、垂体、性腺、甲状旁腺、胰腺)，皮肤变化(色素沉着过度、多毛症、肾小球血管瘤、多血症、手足心病、潮红、白色指甲)，乳头水肿，血小板增多症/红细胞增多症。慢性炎症性脱髓鞘性多发性神经病(CIDP)与吉兰-巴雷综合征症状相同，但进展更快。 实验室检查：低浓度单克隆Ig，几乎全是λ型。无骨髓浆细胞增生的证据。缺乏MM实验室诊断特征(CRAB)。VEGF浓度升高(1 500～2 500 ng/L)。
重链病[59]	重链病(HCD)是一组单克隆浆细胞增生性疾病，特征是恶性B细胞克隆产生重链而无相应轻链产生。可能累及3个Ig类：α-HCD、γ-HCD和μ-HCD。大多数HCD产生蛋白质包含具正常羧基末端的重链Fc片段。部分可变区、铰链区和C1区缺乏(图18.9-1)。α和μ重链是分子量为29～35或55 kDa的单体；γ重链以多聚物存在。 实验室检查：根据免疫学证据诊断HCD，该分子缺乏相关轻链时具有重链抗原性。使用IFE方法检测未能检测出1/3 γ-HCD病例，1/2 α-HCD病例及2/3 μ-HCD病例。此外，α-HCD蛋白极易形成聚合物，SPE不显示M带，产生相对宽带，如α-HCD出现α_2延伸到β区域。特征为：① 由于γ-HCD蛋白分子量小，可在尿液中以单体出现；② 2/3检测到μ-HCD蛋白时，还可检测到κFLC；③ 某些HCD病例也可检测到mIgG或mIgM；④ 多克隆Ig可能会减少或偶尔增加。
- α-HCD	该疾病发生于地中海地区、中非、南非、中美洲、南美洲的人群。大多数患者年龄为20～30岁。疾病主要影响全部肠道或近端一半的IgA分泌系统。A期特征是淋巴浆细胞浸润伴固有层绒毛萎缩，C期特征是肠溃疡性淋巴细胞肿瘤，B期为过渡阶段。临床特征包括慢性腹泻、腹痛、体重减轻、吸收不良和蛋白质丢失性肠病。α-HCD单纯呼吸道表现非常罕见。 实验室检查：轻度贫血、低钾血症、低钙血症、低镁血症、低白蛋白血症、肠道同工酶增加导致碱性磷酸酶活性增加。寄生虫感染常见。仅约50%病例SPE发现异常。
- γ-HCD	一般γ-HCD发生在60岁以内，但偶见儿童患病的报道。约20%患者有发烧。γ-HCD分为以下类型： - 57%～66% γ-HCD患者存在弥散性淋巴组织增生性疾病。常见症状包括淋巴结肿大(56%～62%)、脾肿大(38%～52%)和肝肿大(8%～37%)和局部增生性疾病(25%)。患者出现甲状腺、扁桃体或口咽部的髓外浆细胞瘤。 - 无增殖性疾病(9%～17%)。据报道这些患者有自身免疫性疾病，如类风湿关节炎、自身免疫性溶血性贫血、血管炎或红斑狼疮。 实验室检查：正色素正常细胞性贫血。60%～86%患者SPE检测出现M带，最常见β_1-β_2区域。确诊患者M带值范围4～39 g/L。15%患者出现双克隆丙种球蛋白病。65%患者γ-HCD蛋白为IgG_1。
- μ-HCD	μ-HCD是一种罕见疾病，记录约有50例病例。诊断中位年龄为58岁(范围15～80岁)。患者表现为淋巴浆细胞样淋巴增殖性疾病合并慢性淋巴细胞性白血病、淋巴瘤、WM或骨髓瘤的临床特征。约10%病例出现脾肿大、肝肿大及溶骨性骨病变和骨质疏松症。 实验室检查：1/3病例SPE检测到M带；10%患者出现双克隆丙种球蛋白病，40%患出现低丙种球蛋白血症。50%以上患者存在本周蛋白尿。然而尿液中发现μ链<10%。
华氏巨球蛋白血症(WM)[60]	WM特征是B细胞增殖和mIgM产生。疾病广泛定义包括IgM型MGUS、淋巴瘤、原发性淀粉样变性、慢性淋巴细胞白血病和WM[44]。术语"IgM相关病症"用于描述具WM临床症状但无骨髓浸润的患者(表22-19)。WM是一种罕见疾病，每年发生率为2.5/100万(白种人女性)和6.1/100万(白种人男性)。发病率随年龄增加，<45岁人群每100万人中0.1人，而>75岁人群每100万人中36.3人。 临床表现[61,62]：临床表现与单克隆IgM特异性和骨髓浸润有关。恶性B细胞参与整个淋巴系统循环及疾病过程。临床结果见表22-18： - 高黏滞综合征。由于分子量大，mIgM主要累及血管内。导致渗透压和血管内容量增加，血流减慢。mIgM水平>30 g/L时发生高黏滞综合征，但归因于IgM与血小板和血浆蛋白的相互作用。患者表现为慢性鼻出血及较少见的消化道出血。其他表现包括头痛、耳鸣、头晕、共济失调以及视觉和听觉干扰。 - 单克隆IgM作为自身抗体与神经糖蛋白和糖脂反应产生脱髓鞘作用，所以引起神经系统疾病，如周围神经病。 - 恶性浆细胞浸润引起斑丘疹病变(Schnitzler综合征)的荨麻疹。 - 溶骨性病变(5%)较少见。肾脏受累也较MM少见。

续 表

PCPD	临床和实验室检查
华氏巨球蛋白血症(WM)[60]	实验室检查：SPE 和 IFE 检查时 mIgM 总是迁移至 γ 球蛋白区域。一些患者中由于 mIgM 为冷球蛋白，因此血液样本应 37℃储存并分离血清。电泳前必须溶解任何血清沉淀。所有 WM 患者血清 SPE 和 IFE 可检测到 mIgM。>70%病例血清中也可检测到单克隆 FLC。本周蛋白尿常见，但 24 h 尿很少>1 g。虽然多克隆 Ig 合成可能会减少，但通常不会像 MM 出现显著降低。大多数患者呈轻至中度贫血。 无症状 WM 患者每 3～6 个月检查一次 IgM 浓度，IgM 型 MGUS 患者每 3 个月检查一次 IgM 浓度，如果结果保持稳定，则每年检测一次 IgM 浓度[60]。 有症状患者的治疗方案包括烷化剂、嘌呤类似物和抗 CD20 利妥昔单抗及自体和异体干细胞移植。采用推荐预后评分系统优化 WM 患者治疗。① 年龄>65 岁；② Hb≤115 g/L；③ 血小板计数≤100×10^9/L；④ β_2 微球蛋白>3.0 mg/L；⑤ M 蛋白>70 g/L。 临床意义：患者 5 年生存率，65 岁及以下出现 1 个危险因素风险为 87%(低风险)，65 岁以上或出现 2 个危险因素风险为 68%(中等风险)，2 个以上危险因素风险为 36%(高风险)。
淀粉样变性	见表 22 - 17。

（吴蕙　朱建锋　译，王蓓丽　审校）

23

特应性与过敏

Harald Renz

23.1 超敏反应

术语“免疫系统的超敏反应”涵盖临床上以不同疾病形式表现的各种病理免疫反应。在大多数情况下，库姆斯和盖尔对于这些反应类型提出的分类方法仍然是有效的。表 23 - 1 列出了与这些反应类型相关的主要病理特征和一些典型的临床表现。

表 23 - 1　超敏反应

类型	发病机制	临床表现举例
Ⅰ型	IgE 升高，效应细胞（如肥大细胞、嗜酸性粒细胞和嗜碱性粒细胞）释放介质（速发型反应）	过敏性鼻炎 过敏性结膜炎 过敏性哮喘
Ⅱ型	抗体介导的细胞毒性反应	自身免疫性溶血性贫血 特发性血小板减少性紫癜 粒细胞缺乏症
Ⅲ型	针对可溶性抗原和变应原的 IgG 抗体，补体激活所形成的免疫复合物	过敏性肺泡炎
Ⅳ型	T 细胞介导的抗 APC* 上变应原和抗原的反应，非抗体依赖性（迟发型反应）	接触性变态反应 结核菌素反应

* APC，抗原提呈细胞

本章节将着重讨论：IgE 介导的速发型超敏反应（Ⅰ型）、由于促沉淀血清抗体导致外源变应性肺泡炎的超敏反应（Ⅲ型）、通过Ⅳ型反应发挥其作用的物质（如触发变态反应的药物）。

显然，库姆斯和盖尔的分类方法尽管现在仅是普通方案，但仍然保留着其教育价值。这是一个简化的分类方法，已不再代表当今人类对复杂的免疫调节过程的认知。出于这些原因，随后的诊断步骤的介绍将尽可能地集中在临床实例或变应原分组上。

23.1.1 特应性疾病

术语特应症描述了个体在生存期间发生 IgE 介导的变态反应的遗传易感性（表 23 - 2）。此定义并不能反映出个体自身将会表达的特应性表型，疾病发生的时间阶段，或 IgE 介导的免疫应答所针对的变应原类型。遗传风险主要取决于父母的变态反应表型。母体的过敏情况起着决定性的作用，因为它标志着可能存在的母-胎相互作用，从而影响后代特应性的发展。各种程度的遗传风险在表 23 - 3 中作了总结。

表 23 - 2　变态反应学常用术语

术语	解释
特应症	引起变态反应病（Ⅰ型）的遗传易感性
致敏作用	变应原特异性 IgE 抗体引起的免疫系统激活
变态反应病	变态反应性致敏作用引起的临床症状

表 23 - 3　特应症遗传风险

特应性背景	遗传风险(%)
父母均健康	15～25
父母中一方患有特应性疾病	30～40
父母双方均有特应性疾病	50～80
父母双方均表现出严重特应性疾病症状，且出现脐带血 IgE 水平升高的情况	～80

大量流行病学调查显示，过去数十年中过敏性疾病的发生率显著增高，尤其是在西欧、北美和日本这些工业化国家。而事实上，这些国家确实约有 20% 的人口患有过敏性疾病。

一般来说，变态反应会影响任何器官，产生不同的临床症状。然而，以下三种特征性临床表现能够加以定义，它们在大多数疾病表现中具有代表意义：

- 过敏性鼻-结膜炎。它是最常见的过敏性疾病，发生率约为 15%。它通常是“递升现象”的先驱症状，“step-up 现象”指变态反应蔓延至下呼吸道引起过敏性支气管哮喘。
- 过敏性支气管哮喘。在许多病例中，这是一种严重的慢性进展疾病，发生率约为 5%。
- 特应性皮炎，也称神经性皮炎或内源性湿疹。它是特应症在皮肤组织上的表现。

另外，其他各种临床表现（如慢性鼻窦炎、耳炎，以及胃肠疾病如口腔炎、胃炎、肠炎、疝气和便秘）也会出现。变态反应还可能引起荨麻疹、血管神经性水肿和偏头痛。

这些临床表现的复杂性提示，鉴别诊断及相关病史和体内、体外的实验室检查对于过敏性疾病的诊断及病因研究十分重要。

变态反应最严重的临床表现是过敏性休克，患者在数分钟内即面临致命风险。传统的过敏原是昆虫毒液，但有时食物中的组分也会导致此类剧烈反应。

过去数十年间过敏性疾病和哮喘发生率显著提升的原因解释归功于卫生学假说。这一假设的基础理论如下：即在产前和产后期间对变应原的接触在儿童免疫应答系统的发育中起了关键作用，进而提高了对这些变应原的耐受。耐受性的提高需要长期、高水平地与微生物抗原接触，其优先表现在呼吸道和胃肠道中。

该卫生学假设的基础是过去数十年间人类接触微生物的模式发生了显著变化[1]。低水平接触的儿童无法形成足够的耐受性，进而使得对环境中无害抗原的过度或错误免疫应答系统得到进一步发展。这一假说得到流行病学研究的支持，这些研究明确了过敏率低于正常人群的亚群。这些亚人群包括以下儿童：有年长的同胞、在刚出生一年里接受过日托照料、在东德区域出生或曾经生活过、患有反复呼吸道感染（特别是小病毒感染）、居住在农场。

卫生学假说已得到实验数据和流行病学证据的支持，然而与分子领域的关联尚未被证实。然而，很明显的是，环境暴露与过敏和哮喘的发生发展有很大关系。多态性和（如总 IgE 和变应原特异 IgE，支气管高反应性和特应性皮炎的）过敏表型间的关联已经有过报道。

在生命的不同阶段，变应原表型可呈现不同的表达方式，图 23 - 1 展示了这一年龄依赖关系。与食物相关的变态反应在生命早期（如婴幼儿期）起着十分重要的作用。临床表现主要集中在特应性皮炎和胃肠道症状。食物相关性变态反应的发病率随年龄增长而递减，而空气中变应原的致病力却随之升高。这也关乎疾病所累及器官的不同，引起上下呼吸道的自身损害。在许多这样的病例中，过敏性鼻炎是支气管哮喘的前驱症状。

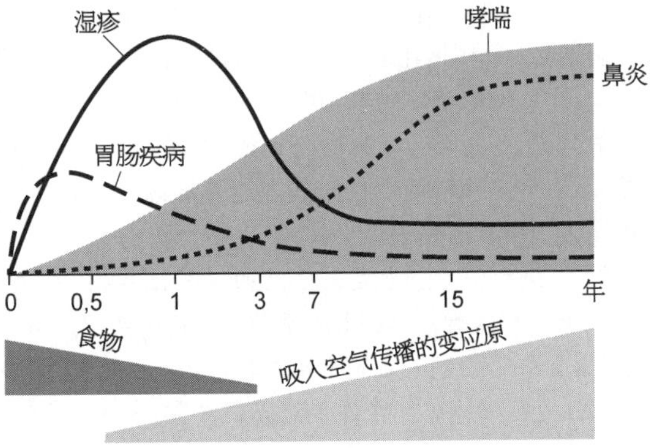

图 23 - 1 生命不同阶段的变应原表型表达

23.1.2 变应原

根据分子学和免疫反应特性对相关变应原进行分类已取得极大的进步。越来越多的变应原已得到鉴定、分类和纯化。这些都是当今用于过敏症诊断和治疗的首要条件。因此，必须将那些氨基酸序列已完全确定且其 T 细胞和 B 细胞表位也已知的变应原和这些特性尚未确定的变应原进行区分。

由于变应原种类繁多复杂，需采用新的变应原命名方法，即以变应原种属拉丁名的前三个字母表示。举例来说，屋尘螨的拉丁名为 *Dermatophagoides pteronyssinus*，故可用 Der p 表示。房屋粉尘细螨的主要变应原后面可用阿拉伯数字标记（如 Der p1、Der p2、Der p3）表 23 - 4 总结了最重要的一些变应原。

表 23 - 4 重要变应原分类

类别	举例
室内变应原	屋尘螨
	猫
	狗
室外变应原	树花粉
	草和谷物花粉
	药草、野草
真菌	链格孢属
	枝孢属
	曲霉属真菌
食物	鸡蛋清
	牛乳
	花生
	海产品
昆虫毒液	蜜蜂
	黄蜂
乳胶	手套
药物	青霉素
	造影剂
	局部麻醉剂

除了对变应原进行分类，变应原的标准化也显得越发重要。这主要是为了确保质量，是诊断和治疗过敏症所不可缺少的要素。免疫学会国际联合会（International Union of Immunological Societies，IUIS）变应原命名委员会应与 WHO 一起编定变应原术语并作必要的补充。需要注意的是，变应原用于诊断时应尽可能提高其纯度。为了保证体内和体外诊断试验之间以及同一厂商不同批次试剂之间的可比性，变应原定量方法必须遵循相关的国际标准。这也适用于各种体外诊断程序。引入 IgE - WHO 标准后，不同厂商的试剂检测结果间的可比性得到了显著改善。检测的诊断特异性主要取决于变应原提取物的来源、纯度和定量。

23.1.2.1 诊断方法

德国变态反应学和临床免疫学学会已经发表了关于体外过敏检测的立场文件，全领域描述了过敏症的诊断[2]。以下信息是该指南的精简版。

家庭和个人过敏史：这是任何诊断工作的起点。其目的是为了缩小引起变态反应的变应原。鉴于此，需要进行详细的分析以确定临床症状和变应原接触之间的关联性。此外，过敏情况记录、花粉计数和室内变应原分析等也是重要的辅助诊断方法。

变态反应的致敏检测：这是诊断的第二步（图 23 - 2）。变态反应的致敏意味着免疫系统和相应的变应原之间发生了相互作用，并且已经发生了针对变应原的特异性免疫应答，合成了变应原特异性 IgE 抗体。这些抗体可通过皮肤划痕试验直接进行体内检测。

15～20 min 内发生的阳性速发型反应与致敏作用间存在病理生理学相关性。细胞结合 IgE（数月至数年）比血浆 IgE（2～3 天）具有更长的半寿期。这是皮肤反应试验结果与

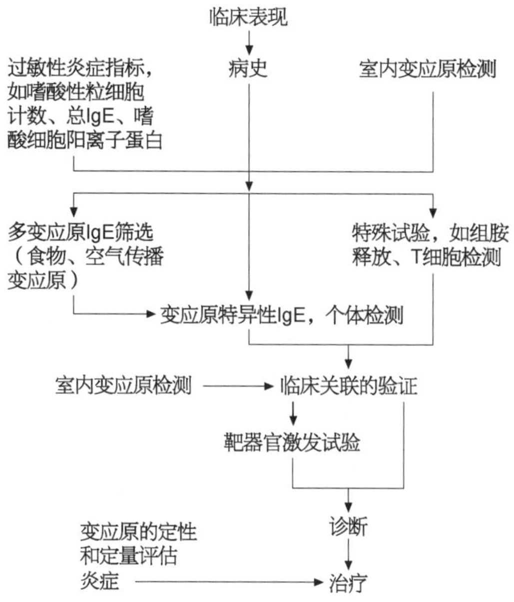

图 23－2 变应原的诊断方法

血清变应原特异性抗体定量检测结果可能存在不一致的原因之一。

总 IgE 水平升高的检测结果对特应性疾病而言，灵敏度和特异性都不高。因此，总 IgE 检测结果不适用于过敏症的筛查，脐带血 IgE 水平升高除外。该试验诊断灵敏度较差，但相对而言临床特异性较好。

23.1.2.2 潜在变应原的管理和预测

多变应原特异性 IgE 筛查试验对此十分有用。它们常用于与食物有关的变应原和最重要的吸入性变应原的检测。在解释这些检测结果时，必须始终考虑多项检测中的各个变应原成分。阴性结果则可排除某项变应原特异性试验中其所包含的变应原。某项特异性 IgE 抗体的检测可在得到阳性筛查结果之后或与筛查试验并行开展。

在某些情况下，细胞试验（如组胺释放和淋巴细胞刺激试验）是体外诊断十分有价值的辅助诊断。

相反，变应原特异性 IgG 抗体的测定在过敏症研究中仅起很小的作用，并显示与疾病进程的相关性较差。另外，变应原特异性 IgG/IgG_4抗体的保护作用仍未得出定论。

23.1.2.3 致敏作用的诊断

变应原的致敏作用不一定是导致临床症状的原因，最好通过激发试验来确定。在与食物有关的过敏症研究中尤其如此，以住院患者为研究对象的双盲安慰剂对照激发试验已将其本身定为金标准。针对各类变应原和靶器官的有价值且部分标准化的激发试验步骤已经有了记录。总之，这种激发试验应限由经验丰富的临床医师进行，因为其有可能引发过敏性休克。

23.1.2.4 过敏性炎症

靶器官中的反应导致过敏性炎症的发展，其以效应细胞（包括嗜酸性粒细胞）的强烈激活作用为特征。因此外周血中的嗜酸性粒细胞增多是过敏性炎症应答中的典型特征。但是，嗜酸性粒细胞增多症的检测却不适合作为变应原筛查试验。

嗜酸性粒细胞激活后产生的大量可溶性产物能够被检测到，包括嗜酸性粒细胞阳离子蛋白（ECP）和嗜酸性粒细胞蛋白X（EPX）。这些介质可能适用于评估过敏性炎症的疾病进程，特别是特应性皮炎和支气管哮喘。这些指标的个体间表现对于评估结果是十分重要的。

23.1.2.5 外源性过敏性肺泡炎

外源性过敏性肺泡炎是由Ⅲ型变态反应引起的。由于抗原抗体复合物的形成，抗原特异性 IgG 抗体起了决定性作用。在此过程中，补体片段通过补体激活（特别是经典途径）产生，并参与炎症反应的发展。从病理形态学方面来说，该反应与炎症性坏死的进程相关。

触发性变应原主要见于含有机颗粒的粉尘，由于长期接触和吸入，会激活免疫系统，引起肺损伤。大部分肺泡炎病例均是职业病。大部分尘埃颗粒，因其直径较小，可达支气管系统的最末端分支，因此这种疾病往往表现为狭小气道的损伤和肺泡炎。

23.2 总 IgE

23.2.1 适应证

- 诊断特应症：检测新生儿脐带血总 IgE（因其诊断灵敏度低，不能用于筛查试验）。
- 诊断过敏症：婴儿期特应性皮炎与脂溢性皮炎的鉴别诊断；过敏性支气管哮喘、慢性鼻炎及窦炎的鉴别诊断。
- 辅助评估特异性 IgE 效价。
- 变态反应的进一步诊断：与特异性 IgE 抗体筛选试验同步进行，作为针对某种会引起疾病的疑似变应原成分鉴别诊断的一部分，如急性复发性和慢性荨麻疹、复发性血管性水肿（Quincke 病）、胃肠症状（如胃炎、肠炎）、不明原因的皮疹和疑似药物引发的变态反应。
- 对肺部嗜酸性粒细胞浸润、变态反应性曲霉病、变态反应性肺泡炎（如农夫肺及养鸽者病）、Wegener 肉芽肿和 Churg-Strauss 血管炎这些变态反应的进一步诊断。
- 与嗜酸性粒细胞增多症或不明原因发热（药物引起的发热）有关的疾病。
- 疑似血源性不明原因的嗜酸性粒细胞增多却未探查到寄生虫的罕见寄生虫病，如丝虫病、毛线虫病、毛细线虫病和热带嗜酸粒细胞增多症；也可用于疗效监测。
- 先天性免疫缺陷综合征：先天性 T 细胞缺陷综合征、高 IgE 综合征、Wiskott-Aldrich 综合征。
- 获得性免疫缺陷综合征（HIV 感染）、移植物抗宿主反应及严重烧伤。

23.2.2 检测方法

采用酶、荧光、化学发光或放射性标记的竞争性或免疫测定法。

23.2.3 标本要求

血清、分泌物：1～2 mL。

23.2.4 阈值

总 IgE 阈值

新生儿	低于 2.1
1 岁	40
2 岁	100
3 岁	150
4 岁	190
5 岁	150
6 岁	150
16 岁	120
成人	100

数据单位为 μg/L；采用 95 百分位点；2.4 μg/L = 1 U/mL，依据参考文献设定阈值[3]

23.2.5 临床意义

23.2.5.1 脐带血总 IgE

结果解释仅能在明确排除母体血液污染脐带血的情况下才可进行。脐带血 IgE 升高至≥2.1 μg/L(0.9 U/mL)即与特应症的发生风险相关。另一方面，低值也并不能排除将来发生特应症的风险。鉴于此，不推荐进行脐带血 IgE 筛查试验，但对具有特应症风险的人群(如那些有特应症家族史的新生儿)可进行该项筛查。具体参见表 18.9 - 5。

23.2.5.2 总 IgE 升高作为管理变态反应的一部分

目前所见 IgE 的最高值发生在特应性皮炎患者中，浓度可达几万 U/mL。在 IgE 值极高的情况下，进行鉴别诊断时必须排除细胞免疫缺陷的可能。通常，总 IgE 值较高见于花粉较多的季节，即变应原接触期间。慢性变应原接触与总 IgE 水平之间存在一定的关联。然而，总 IgE 升高并不能证实潜在的过敏性致敏作用，其只能通过合适的体外和体内诊断试验来验证。

许多特应症患者的总 IgE 水平正常，尤其是轻度或季节性症状患者。因此，个体正常 IgE 值并不能排除其特应症的存在。

23.2.5.3 合并免疫缺陷的 IgE 升高

一些先天性免疫缺陷，尤其是细胞免疫系统的免疫缺陷，可能与总 IgE 升高有关。用于诊断免疫缺陷的体液免疫系统的筛查试验包括测定总 IgE、IgG 及其亚型、IgA 及其亚类、IgM 和 IgD。

在 HIV 感染病程中，尤其是 $CD4^+$ T 细胞显著损耗的晚期阶段，会出现与特应性疾病类似的症状，有时与过高的 IgE 水平相关。

与免疫激活和皮肤损害有关的疾病也常常与总 IgE 升高有关，这些疾病包括移植物抗宿主反应及严重皮肤灼伤相关的病症。

23.2.6 注意事项

检测方法：脐带血总 IgE 检测方法的检测下限必须＜0.35 U/mL。

参考范围：重要的是要注意检测值的大范围波动。妊娠第 11 周即可检测到 IgE 的生成。约 50%的新生儿脐带血中可检测到 IgE。健康人群在生命早期的 IgE 水平最高。

影响因素：包括生活方式和生活条件在内的许多因素均对 IgE 水平有一定影响。主动和被动吸烟者 IgE 水平可能会升高。

23.3 变应原特异性 IgE

特异性 IgE 抗体的检测提示变态反应性致敏作用的存在，后者可能并不总是与临床症状相关联。为评估变态反应性致敏作用的临床意义，需了解病史与临床表现间的关联，器官特异性激发试验或许也需要进行。

23.3.1 适应证

- 致敏作用发生时疑似 IgE 介导的速发型反应的检测。
- 皮肤反应异常所致无法进行皮试(如湿疹、皮炎、人工荨麻疹和系统性糖皮质激素治疗)。
- 抗变应原治疗中断者不宜进行。

23.3.2 检测方法

采用酶、荧光、化学发光或放射性标记的竞争性或免疫测定法[4-13]。

23.3.3 标本

血清：1～2 mL。

23.3.4 临床意义

解释变应原特异性 IgE 检测结果时，必须考虑下列因素：

- 通过大多数变应原的临床灵敏度和特异性的比较，将各种检测变应原的方法进行分类。若结果存在差异，则主要是因用于抗体检测的变应原提取物间的差异造成的。
- 特异性 IgE 抗体的定量检测必须根据 WHO 标准进行校准。
- 特异性 IgE 抗体检测与阳性皮试结果之间没有必要的联系。肥大细胞结合的 IgE(2～3 天)比血清 IgE(数月至数年)具有更长的半寿期。因此，花粉季节结束后花粉过敏的个体仍可呈现阳性皮试的结果，而接触变应原后 IgE 抗体可能迅速下降。
- 特异性 IgE 抗体水平可能与症状的严重程度和临床表现无直接关联。在严重特应性皮炎和严重变态反应性疾病未得到适当治疗的患者中发现其变应原特异性 IgE 抗体水平较高。
- 治疗期间(包括脱敏治疗)并非必须使特异性 IgE 抗体水平下降。此外，特异性 IgE 抗体的下降并不证明治疗的成功。

23.3.4.1 特异性 IgE 抗体筛查试验

许多筛查试验可用于检测食物和吸入性变应原的特异性 IgE 抗体。阳性筛查试验仅提示针对一种或多种变应原的变态反应性致敏作用的存在。随后必须对其进行详细分析，以缩小和确定引起致敏的变应原。目前，应该用定量检测方法来替代试剂条的筛查试验。对于阳性筛查试验的解释，必须了解每个试验的精确变应原成分。在筛查试验中使用的混合物的例子参见表 23 - 5。

表 23-5 筛查试验中的混合变应原

变应原类型	成分(举例)
食物	鸡蛋蛋白、牛奶蛋白、小麦、花生、黄豆
吸入变应原	牧草、白桦、艾属植物、猫、狗、屋尘螨、枝孢属

23.3.4.2 重组变应原

大多数变应原是糖基化蛋白质。近年来,许多主要与临床相关变应原的蛋白质组分已经实现分子水平的分类。这些成分能够以重组形式用于常规变态反应的诊断。

必须要区分以下成分:主要变应原(使超过 50%的变态反应患者致敏的成分)、次要变应原(使少于 50%的变态反应患者致敏的成分)。

序列比对揭示了各种变应原成分之间的分子关系,并确定了一小部分重要的蛋白质家族。对蛋白质家族成员的致敏常常会引起交叉过敏。

对每个蛋白质家族致敏的临床意义各不相同。选取了以下蛋白质家族来举例并说明这一观点:

- 贮藏蛋白质(表 23-6):其主要见于种子中,对植物生长很重要。因为它们通常性质稳定且耐热,所以即使存在于食物中经过烹饪,它们仍会引起反应。
- 发病机制相关蛋白家族 10(PR-10)(表 23-7):这些蛋白质遇热易分解,因此它们能够与熟食相融合。对这些成分的反应往往与口腔变态反应综合征有关,而且致敏作用通常与水果和蔬菜之间的交叉反应有关,尤其是在北欧。
- 非特异性脂质转运蛋白(表 23-8)。这些蛋白质耐热并能够抵抗酶促降解反应。即使食物煮熟后也会发生反应。对非特异性脂质转运蛋白的致敏通常与严重的全身反应以及口腔变态反应综合征有关。
- 抑制蛋白(表 23-9)。抑制蛋白是肌动蛋白结合蛋白,即使在远缘植物物种属间也表现出显著的同源性和交叉反应性。它们通常被认为是植物和其他食物中的次要变应原。尽管对抑制蛋白的致敏很少引发临床症状,但也有报道描述过例外情况。抑制蛋白的致敏是对多种花粉和食物变应原的变态反应的风险因素。

表 23-6 贮藏蛋白质家族

贮藏蛋白	特性
花生(Ara h 1,2,3,6,7) 大豆(Gly m 5,6) 榛子(Cor a 9) 小麦(Tri a 19)(醇溶蛋白)	- 稳定 - 耐热 - 烹饪后不失活

表 23-7 发病机制相关蛋白家族 10 的家族成员

PR-10 蛋白	PR-10 蛋白特性
桦木(bet v 1) 花生(Ara h 8) 大豆(Gly m 4) 榛子(Cor a 1) 苹果(Mal d 1) 猕猴桃(Act d 8) 桃子(Pru p 1) 胡萝卜(Dau c 1)	- 对热敏感 - 烹饪后易吸收 - 口腔变态反应综合征 - 北欧地区的水果和蔬菜

表 23-8 非特异性脂质转运蛋白的蛋白家族

非特异性脂质转运蛋白	特性
花生(Ara h 9) 榛子(Cor a 8) 桃子(Pru p 3) 野草(艾属)(Art v 3) 草(墙草属)(Par j 2)	- 耐热且抗酶促降解 - 不因烹饪而失活 - 常与重度全身反应相关 - 口腔变态反应综合征

表 23-9 抑制蛋白的蛋白家族

抑制蛋白	特性
桦木(Bet v 2) 胶乳(Hev b 8) 草(Phl p 12) 桃子(Pru p 4)	- 广泛分布的肌动蛋白结合蛋白 - 次要变应原 - 鲜少与临床症状相关 - 多种致敏的常见原因

从临床角度出发,应按不同成分进行体外检测,以预警患者潜在的交叉反应,同时根据个体致敏谱对变态反应的严重程度和风险水平进行评估。

基于变应原成分的体外检测已经越来越普遍,并正取代使用完全提取物(天然变应原)的诊断检测[14]。

23.3.4.3 花粉变态反应

在选择变应原检测花粉相关变态反应中的特异性 IgE 抗体时,应注意不同种类的花粉可能会在不同季节引起症状。由于气候条件的变化,常会出现波动。引起变态反应的几种主要花粉也取决于地理因素,如表 23-10 所列。因此,海拔较高的山地的花粉季节不同于低洼地区的花粉季节。因此,在选择花粉变应原时,必须考虑地域、季节、气候及个体情况[15]。表中所示的主要花粉列表仅与大陆性气候区有关。

表 23-10 变态反应所涉及的主要花粉

季节	种类	主要花粉
春天	树	榛子(欧榛)
		桤木(灰桤木)
		桦木(疣皮桦)
		灰(欧洲白蜡树)
夏初	草	梯牧草(猫尾草)
		黑麦草(多年生黑麦草)
		肯塔基蓝草(草地早熟禾)
		果树草(鸭茅)
	谷物	黑麦
夏末	药草/野草	艾属植物(艾草)
		豚草属植物(豚草)

23.3.4.4 食物变应原

食物引起的变态反应所致的临床表现有多种,最常见的临床表现及靶器官参见表 23-11,而最重要的食物变应原如表 23-12。约有 40% IgE 介导的食物变态反应是由鸡蛋蛋白及牛奶引起的。过去几年间,花生引起的变态反应越来越受到人们的重视。

许多食物与其他物质间存在变态反应性交叉反应。对牛肉过敏的患者可能会对其他牛奶制品及小牛肉过敏。多种交叉反应也存在于海鲜过敏(如新鲜淡水及海水鱼、贝类及甲壳类动物)的患者中(见表 23-13)。

表 23-11 食物变态反应的相关症状

器官	临床表现
全身	过敏性休克
皮肤	特应性皮炎、荨麻疹
呼吸道	鼻-结膜炎、喉水肿、哮喘
消化道	腹痛、恶心、呕吐、便秘、腹泻
其他	中耳炎、关节炎、偏头痛

表 23-12 主要的食物变应原

种类	主要变应原/成分
鸡蛋蛋白	卵清蛋白、卵黏蛋白、伴白蛋白、溶菌酶
牛奶	酪蛋白、乳白蛋白、乳球蛋白
大豆	—
坚果	榛子、胡桃、巴西坚果、花生(去壳)
海鲜	新鲜淡水鱼、海水鱼
谷物	小麦、黑麦
蔬菜	土豆、芹菜、西红柿、豌豆、豆类
染料	酒石黄(E 102)
防腐剂	山梨酸(E 200-E 203) 安息香酸(E 210-E 213)

表 23-13 动物源性食物变应原间的交叉反应

动物	食物
牛肉	所有的牛奶制品、小牛肉
家禽(鸡)	鸡蛋、鸡肉、野鸡、鹌鹑、山鹑
海水鱼	鳕、黑线鳕、鲭、海鲈、鲱、沙丁鱼、比目鱼、鲑鱼、金枪鱼
淡水鱼	鳟鱼、梭子鱼、鲤鱼、鳗鱼
贝类	牡蛎、蛤、蜗牛、章鱼
甲壳类动物	螃蟹、淡水龙虾、对虾、明虾、龙虾

花粉过敏者对某项食物也容易过敏，尤其是在花粉季节，会出现Ⅰ型变态反应症状。其原因是花粉与其他植物组织中的某些变态反应性激发蛋白相似，且不同植物间存在相近的家族关系。该现象的例子包括“芹菜-胡萝卜-艾属植物”综合征及不同种类的去核果实之间相近的家族关系(表 23-14)。

表 23-14 花粉和食物间的交叉变态反应

花粉	食物
春季花粉	去核果实(李子、樱桃)、胡萝卜、土豆、猕猴桃、芒果、咖喱、茴芹、薄荷油
谷物	面粉
草类	芹菜、欧芹、咖喱、百里香、大豆、花生
艾属植物	芹菜、胡萝卜
药草	香料、草药茶(茴香、甘菊)

食物过敏者的临床表现、皮试结果和特异性 IgE 检测结果之间的一致性较差，主要是由于许多食物变应原的不稳定性所致。因此，实现 IgE 介导的致敏作用最可靠的检测方法是采用天然食物进行皮肤划痕试验。对住院患者进行双盲、安慰剂对照的食物激发试验是验证潜在食物变态反应的金标准[15]。

23.3.4.5 室内变应原

最重要的室内变应原是屋尘中及来自室内饲养动物身上的各种螨。表 23-15 总结了一些有代表性的物质。在这种情况下，要切记详细的病史是靶向 IgE 抗体检测的基础。

表 23-15 主要室内变应原

种类	典型代表
螨	屋尘螨
	粉尘螨
	微角尘螨
蟑螂	德国小蠊
动物	狗(家犬)
	猫(家猫)
	荷兰猪(Caia porcellus)
	马(Equus caballus)
霉	链格孢属、枝孢属、曲霉属真菌、青霉菌、毛霉菌

23.3.4.6 昆虫毒液

表 23-16 列出了欧洲和北美的一些最重要的与变态反应相关的昆虫种类。昆虫毒液引起的变态反应的检测主要依靠阳性皮试结果、特异性 IgE 抗体的检测，甚至可能采用昆虫叮咬刺激试验。

表 23-16 昆虫毒液变应原

种属	欧洲	美国
蜂属	蜜蜂	蜜蜂
黄胡蜂属	黄蜂	小黄蜂
长黄胡蜂属	黄蜂	大黄蜂
胡蜂属	大黄蜂	欧洲大黄蜂
长脚蜂属	黄蜂	黄蜂

特异性脱敏疗法是一种治疗手段，但特异性 IgE 抗体下降或特异性 IgG 抗体升高并不足以说明脱敏治疗的成功。

23.3.4.7 蜂毒变应原

蜂毒的主要变应原是磷脂酶 A2(Api m 1)。它也包含透明质酸酶(Api m 2)。许多但不是所有对蜂毒过敏的个体都能够采用 Api m 1 成分诊断来识别；如有疑问，还应检测 Api m 2 抗体的阳性情况。

23.3.4.8 黄蜂毒变应原

主要的黄蜂毒变应原是磷脂酶 A1(Ves v 1)。黄蜂毒变应原也包括透明质酸酶(Ves v 2)，但其被认为是次要变应原。Ves v 1 和 Ves v 5 的联用是最合理和有效的诊断方法。

双阳性：如果患者对蜜蜂和黄蜂的毒液检测呈阳性，那么必须要弄清楚这表明两种毒液是引起致敏作用的真正物质或仅仅是无临床意义的交叉反应所致。在大多数情况下，这归咎于对具有相同结构的交叉反应性碳水化合物决定簇(crossreactive carbohydrate determinants，CCD)的非特异反应性，其存在于蜜蜂和黄蜂的毒液变应原。这些 CCD 所诱生的 IgE 抗体可导致体外检测中无临床意义的双阳性结果。商品化试剂盒可鉴定这些抗 CCD 抗体。

23.3.4.9 胶乳

为诊断胶乳过敏反应，需考虑以下因素：

- 人们很早就知道胶乳是一种变应原，最初发现其与Ⅳ型反应及特应性皮炎有关。过去几年里，曾报道其与几种休克相关疾病有关，尤其是它作为一种黏合剂用于腹部及其他一些主要外科手术时。手术手套上被吸收的胶乳颗粒被认为是激发变态反应性疾病的变应原。多种蛋白(14 kDa及21 kDa)已被证实是变应原。脊柱裂和泌尿生殖道畸形的患者经历了多次外科手术或导管插入治疗后对胶乳起变态反应的风险较高。致敏作用与外科手术的次数有关。特应症及特殊职业者(如手术室工作人员及橡胶厂工人)也处于高风险状态。
- 胶乳引起的变态反应的诊断依靠特异性IgE抗体的检测，阳性速发型皮肤反应和激发试验(如爆破气球)。约有20%的过敏者表现出临床症状。
- 鳄梨、猕猴桃和香蕉之间存在交叉反应。
- 皮试阴性或特异性IgE抗体试验阴性结果的阴性预测值接近100%。

23.3.4.10 微生物抗原

微生物抗原也可激发特异性IgE抗体。例如，特应性皮炎患者中就有相当一部分产生抗金黄色葡萄球菌肠毒素的IgE抗体。这些抗体的检测结果与疾病的严重程度、总IgE水平和产肠毒素的金黄色葡萄球菌菌落的定殖情况相关[16]。这些抗体对于鼻息肉病也可能具有诊断意义。诊断试验可用于抗细菌肠毒素的特异性IgE，包括葡萄球菌肠毒素(SE)A、SEB、SEC、SED和TSST1。

23.3.4.11 职业性变应原

准确询问病史对职业性变态反应的诊断十分重要。详细了解工作环境中可能或潜在的变应原是诊断的先决条件[17,18]。

目前较难解决的是那些引起变态反应的低分子量化学结构物质如半抗原(即它们只有与大分子蛋白结合后才具有变应原性)。这类半抗原不能直接用于皮肤试验。在测定这类物质(如异氰酸盐)的特异性IgE抗体时，半抗原必须与人血清白蛋白等大分子偶联。连接后的半抗原也可用于特异性IgE抗体的测定。

本章没有列出所有可能的变应原种类及其与特定职业或行业分支的联系。

这里仅描述这类抗原的一些典型例子：经典变应原(如来源于家畜、花粉及各种尘螨和昆虫)、食物(包括药草和香料)、实验室动物和酶(淀粉酶、蛋白酶)、异氰酸盐、碱性胺化合物如peparacin。

未检测到相应的IgE抗体并不能排除职业性变态反应的存在。其他反应类型(如IgG介导的机制和非免疫学相互作用)也必须考虑在内，完善排除诊断。

23.3.4.12 药物变态反应

药物引起的变态反应的临床表现可以是多方面的，范围从包括过敏性休克在内的Ⅰ型变态反应到假性变态反应，再到自身免疫反应(血管炎)。因此，相关病史对于这类变态反应的诊断也特别重要。

多种免疫反应的存在可能是临床症状多样性的可能原因，需进行多种特异性试验[19-24]。经典的速发型反应需要通过皮肤试验及特异性IgE抗体的检测进行诊断。其他免疫学机制需要自身抗体和淋巴细胞转化试验以检测T淋巴细胞介导的免疫反应。

值得注意的是，药物代谢产物也可能激发反应，或某些药物仅能与蛋白形成复合物后才具有致敏作用。如此看来，阴性血清学检测结果的诊断价值就存在一定局限。

常见的与Ⅰ型变态反应有关的药物包括青霉素、造影剂和局部麻醉剂。此外，青霉素过敏患者还可能与氨苄西林和阿莫西林之间产生交叉反应。

特异性IgE抗体检测失败可能是由于末次药物摄入和检测之间的时间间隔较长所致(可能原因如，IgE抗体在没有变应原存在的情况下被相对快速地清除)。这是IgE检测方法诊断灵敏度低的另一个原因。

特异性抗体的检测只能提示以往发生过过敏症状，但未必与临床症状相关。

23.4 变应原诱导的介质释放

这些生物检测都可测定机体在接触变应原后细胞内释放的组胺和白细胞三烯。

23.4.1 适应证

- 速发型变态反应的诊断。可作为其他诊断流程的补充，尤其是结果不明或可疑时。
- 非IgE介导的速发型假性变态反应的诊断。
- 药物试验(如阿司匹林、药物添加剂、非激素类抗炎药、天然食物及未商品化的个体特异性变应原)。

23.4.2 检测方法

23.4.2.1 变应原诱导组胺释放

原理：该试验主要检测外周血中嗜碱性粒细胞释放的组胺。变应原特异性IgE抗体可与嗜碱性粒细胞表面的高亲和性IgE受体结合。这类由于接触变应原后产生的变应原特异性抗体之间可发生交叉反应，从而导致效应细胞释放介质。患者的白细胞(包括嗜碱性粒细胞)可通过葡聚糖沉淀法从肝素抗凝血中分离。之后，白细胞、阳性对照(抗人IgE)和阴性对照共同与疑似变应原孵育。释放至细胞上清液中的组胺得以进行测定。结果以最大组胺释放百分率表示。

23.4.2.2 变应原诱导的白三烯(LT)释放

变态反应过程中有许多不同细胞能释放白三烯，包括嗜碱性粒细胞、嗜酸性粒细胞、单核细胞和巨噬细胞。作为IgE介导的变态反应(嗜碱性粒细胞)及假性变态反应(嗜碱/嗜酸性粒细胞、单核细胞)的一部分，白三烯在相关变应原刺激后即被释放。

原理：患者的白细胞(包括嗜碱性粒细胞)可通过葡聚糖沉淀法从肝素抗凝血中分离，再与白介素3一起预培养以提高检测灵敏度。之后，白细胞、阳性对照(抗人IgE)和阴性对照共同与疑似变应原一起培养。试验结果阳性时，白三烯(尤其是LTC4、LTD4和LTE4)通过IgE介导的或其他机制从细胞中释放。如果采用具有相近灵敏度和特异性的识别 LTC4、LTD4 和 LTE4 的单克隆抗体，那么 ELISA 能够对释放的白三烯进行定量测定[25]。

23.4.2.3 嗜碱性粒细胞活化试验(basophil activation test，BAT)

原理：BAT 检测基于外周血标本中嗜碱性粒细胞的反应性与体内的有临床意义的效应细胞(如肥大细胞和嗜碱性粒细胞)的反应性之间存在关联。

嗜碱性粒细胞的活化使用流式细胞术进行检测。嗜碱性粒细胞通过以下组合标志物来鉴定：CCR3 或 CD123 阳性/HLA－DR 阴性或 IgE 阳性/CD203c 阳性。其中，唯一真正特异的标志物是 CD203c。第二步，对活化标志物的上调进行定量测定。标志物 CD63 已被证明在这一实验用途中特别高效。已形成的 CD63 存在于细胞内并在激活后被转运至细胞表面。CD203c 也具有同样的作用；然而，它已被认为是嗜碱性粒细胞表面上的一个特异性标志物并且能迅速应答活化上调。解释检测结果时必须考虑这些因素。

BAT 应最晚在临床反应后 6～12 个月内完成。患者在检测前 24 h 内不应服用抗组胺药或糖皮质激素。

这一检测的主要问题是无应答结果的比例相对较高(5%～10%)。因此，必须为 IgE 介导的反应设置阳性对照(如抗 IgE 或抗 IgE 受体抗体)。

在诊断对神经肌肉阻滞剂(麻醉)产生的变态反应时，BAT 充当皮肤试验后的二线试验。值得注意的是，就可能的交叉反应而言，这一检测在诊断灵敏度相当低的情况下具有较高的诊断特异性。

在对 β－内酰胺抗生素产生变态反应的诊断中，IgE 测定和 BAT 的检测结果在诊断灵敏度和特异性方面水平相当。当病史、皮试结果和 IgE 测定之间存在差异时，BAT 的结果具有特别的价值，但它在诊断对非类固醇抗炎药物的变态反应中则无作用。

23.4.3 标本

肝素抗凝血：10 mL。

23.4.4 参考范围

变应原诱导的组胺释放：每个实验室必须通过合适的阳性对照和阴性对照来制定各自的参考范围。

白三烯类产物：非变态反应性的健康者基础值为 154 ± 8.3 pg/mL($\bar{x} \pm s$)。

23.4.5 临床意义

两种方法中的一种出现阳性结果对于潜在致敏作用的预后具有很大价值，这也可能存在一定的临床相关性。但是，必须始终掌握与病史和临床表现的关联性。

阳性结果并不一定表示存在 IgE 介导的反应。其他一些非 IgE 介导的反应也可引起介质释放。特别是白三烯检测，它不仅可反应嗜碱性粒细胞反应，还可反映其他免疫应答中可能参与病理生理过程的效应细胞的反应。然而一般来说，设定合理的阴性和阳性对照可减少假阴性结果。

细胞试验还可用于假性变态反应的检测并可应用于许多非常规试剂和物质。

23.4.6 注意事项

检测方法：组胺和白三烯释放试验对实验人员和技术都具有较高的要求。工作人员必须要经过实验操作和结果分析的训练。因此，这类试验并不是诊断变态反应的首选方法。而在进一步诊断评估中，尤其是当其他试验结果、病史、临床表现和体内试验结果两两间相关性较差的时候，该类试验的作用则得以突显。

由于这类试验的不精密度较高，因此须同时设定阳性及阴性对照。而由于操作复杂，许多因素都可能引起干扰，贯穿从细胞分离到受损介质测定中的各个步骤。

23.5 嗜酸性粒细胞阳离子蛋白

除局部淋巴细胞浸润外(尤其是高度活化的 $CD4^+$ T 细胞)，嗜酸性粒细胞在变态反应的免疫发病机制中起着十分重要的作用。嗜酸性粒细胞是变态反应性炎症中最重要的炎症细胞；其可存在于上、下呼吸道黏膜，也可从支气管灌洗液中检出。细胞产物，如嗜酸性粒细胞阳离子蛋白(ECP)，可在特应性皮炎患者的皮肤组织中发现。这些细胞的基本特性是释放介质，产生细胞毒性效应，在炎症反应造成组织损伤中占主导地位。

越来越多的证据表明，这些介质的定量检测或许能够评估变态反应性疾病靶器官内发生炎症反应的程度和范围。ECP 是这些细胞毒性蛋白的一种典型。

23.5.1 检测方法

全血标本可在标准条件下(20℃ ± 1℃，1 h)凝固。这诱导了预活化的嗜酸性粒细胞释放 ECP，但机制尚不完全明了。ECP 也能在其他生物体液(如灌洗液)中进行测定。血清或灌洗液中的 ECP 可通过免疫学方法进行测定。

23.5.2 标本

标准条件下凝固的血清、其他体液：1 mL。

23.5.3 参考范围

成人≥15 μg/L(荧光免疫测定)。

23.5.4 临床意义

由于只有在血液凝固开始时预活化的嗜酸性粒细胞才释放 ECP，因此 ECP 检测可用于外周血中细胞活化程度的评估。这可能不一定与靶器官(如皮肤、肺或鼻部)内的活化程度相关；同样地，与外周血中嗜酸性粒细胞的数量也无关联。

不同个体间的 ECP 基础差异值较大。因此，ECP 检测仅对一些严重变态反应性疾病的患者有意义。

就疾病进程而言，只有长期评估才能提供有价值的信息。ECP 检测因此可用于疾病活动性以及某类患者疗效的监测[26]。在 ECP 浓度降低时也可用于脱敏治疗的监测。

23.5.5 注意事项

ECP检测的主要难点是在标准条件下收集血液标本。应关注温度及时间的波动。使用不同的采血设备也会对试验结果产生干扰。

23.6 室内变应原的测定

接触变应原的程度对变态反应性致敏作用及出现相关临床症状的风险有较大关联。在治疗变态反应性疾病时，首先应截断与变应原的接触。

因此，对接触性变应原进行定量和定性评估十分重要。近几年，变应原及其成分（或称主要变应原）已被人们更好地了解，因而得以制备单克隆抗体以进行检测。目前能够通过免疫学方法来定量检测各种标本中的变应原[27]。因此，这些试验为最重要的室内变应原中特定环境变应原的分析奠定了基础。

23.6.1 适应证

包括对接触重要室内变应原过敏者如哮喘、常年过敏性鼻炎和特应性湿疹患者进行变应原的定量检测；对变应原的清除及避免进行监测；变态反应性疾病的免疫学及流行病学相关领域的研究；变应原提取物的质量控制及标准化。

23.6.2 检测方法

使用针对主要变应原的单克隆抗体进行ELISA检测。

23.6.3 标本

粉尘样本（如取自褥垫、枕头、地毯和室内装饰用家具）。

23.6.4 参考范围（表23-17）

表23-17 室内变应原评价

变应原	抗原	评价
屋尘螨	Der p 1	<400 ng/g 灰尘 = 最小变应原接触量
粉螨	Der f 1	400～2 000 ng/g 灰尘 = 有意义的接触量
		2 000～10 000 ng/g 灰尘 = 高接触量
		>10 000 ng/g 灰尘 = 极高接触量
猫	Fel d 1	<400 ng/g 灰尘 = 最小变应原接触量
		400～2 000 ng/g 灰尘 = 有意义的接触量
		2 000～8 000 ng/g 灰尘 = 高接触量
		>8 000 ng/g 灰尘 = 极高接触量
蟑螂	Bla g 1	>2 单位/g = 处于致敏风险中
狗	Can f 1	>10 μg/g = 处于致敏风险中

23.6.5 临床意义

表23-17列举了检测重要室内变应原时应考虑的因素。此处所示的参考范围在目前仅可作为变态反应性致敏作用的进展或速发型变态反应发生风险的参考。样本收集的标准化（如使用真空吸尘器打扫褥垫10 min）是使试验结果间具有可比性的一个必要前提。

详细的标准化流程文件尚未建立。在样本可用于ELISA检测之前提取变应原是十分必要的，为此，不同厂商所推荐的实验流程也各不相同。在提取变应原之前，必须分析样本以确定浓度。

23.7 变应原特异性IgG

Ⅰ型反应：变应原特异性IgG抗体测定在速发型变态反应的诊断评估中的作用较小。虽然这些抗体检测可提示免疫致敏作用的存在，但其与临床症状并无关联。此外，这些抗体与疾病发展的关系也尚不明确。

IgG_4抗体在变态反应性疾病的发病机制中起一定作用，因为控制及调节它们的免疫机制与IgE抗体的相关机制类似。关于变应原特异性IgG_4抗体在临床上是否比与其相应的IgE抗体更灵敏和特异，还没有足够确凿的数据说明这一问题。

在脱敏治疗期间，尤其对昆虫毒液过敏的患者来说，IgE抗体水平降低常常伴随相应IgG抗体水平升高。另外，IgG抗体检测仅能作为脱敏治疗成功的一个判断依据；不可单就其浓度升高就武断认为该项治疗成功。

23.7.1 检测方法

奥克托洛尼双扩散、免疫电泳、电免疫扩散、被动血凝试验及免疫荧光测定。

23.7.2 标本

血清：2～3 mL。

23.7.3 临床意义

变应原特异性IgG抗体检测能够为变态反应性致敏作用的诊断提供依据但其临床意义不大。通过重复测定和评估IgG抗体模式可加强其诊断价值。

抗原成分对于试验的诊断效率非常重要。如果变应原的制备过程未包含关键的抗原决定簇，则不会出现阳性结果。这就是为何选择抗原如此重要的原因。

23.7.3.1 外源性变态反应性肺泡炎

外源性变态反应性肺泡炎表现为肺泡及肺实质炎症，而在支气管哮喘中，变态反应发生在气道[27]。外源性变态反应性肺泡炎对易感个体而言是长期的抗原刺激反应。3～5 μm大小的吸入颗粒须能够到达支气管或肺泡，从而启动免疫反应，是这类疾病发展的先决条件。与该过程相关的免疫反应相关性是Ⅲ型变态反应。

该过程中最关键的是变应原特异性IgG抗体的合成，其与抗原形成免疫复合物，从而激活补体引起补体级联放大效应。若存在活化的补体因子，这种抗原-抗体复合物可被巨噬细胞吞噬，而巨噬细胞正是炎症反应发展的主要参与者。

此外，特异性淋巴细胞受到刺激且可在支气管肺泡灌洗液中检出。这些细胞主要是$CD8^+$ T细胞和NK细胞，与变应

性哮喘中观察到的 $CD4^+$ T 细胞相背。

由于有机粉尘中存在许多有害的抗原，并且长期接触变应原是变态反应性致敏发展的先决条件，因此许多临床变态反应性疾病的诊断都基于职业性疾病背景。外源性变态反应性肺泡炎的触发病因范围也相应较宽(表 23-18)。

表 23-18 外源性变态反应性肺泡炎的选择性变应原：临床表现的发生和类型

变应原	发生	疾病
细菌		
- 糖多孢菌属	霉草	农夫肺
- Thermolatent 细菌	空调系统	增湿器肺
- 高温放线菌属	霉糖罐	蔗尘沉着病
- 枯草杆菌	衣物清洁剂酶	清洁剂工人肺
- 灰霉菌	葡萄	葡萄酒酿造者肺
动物来源蛋白质		
- 鸟粪	鸽子、鸡、虎皮鹦鹉	养鸟者肺
- 鱼食	鱼	鱼食工人肺
霉菌		
- 曲霉属真菌	发霉的谷物 发霉的果实	麦芽酿造者肺 果园工人肺
- 乳酪青霉	发霉的奶酪	奶酪制造者肺
化学试剂		
- 异氰酸盐	化工作业	异氰酸盐肺
- 硫酸铜	葡萄园	葡萄园工人肺

外源性变态反应性肺泡炎是一种慢性疾病，炎症发病过程最初是可逆的，但在慢性病程中，其可能会进一步进展(如肺纤维化)。

德国变应原及免疫相关研究会的"外源性变态反应性肺泡炎"工作组已为该疾病制订了诊断标准。为确诊疾病诊断，必须满足以下三条标准：确定或可能的变应原接触史、呼吸系统或全身性症状、抗原特异性致敏的检测。

此外，还必须满足以下四条标准中的一条：肺功能受损的客观依据、胸部 X 线检查结果异常、吸入性激发试验阳性、支气管肺泡灌洗结果阳性。

这些标准说明抗原特异性致敏(变应原特异性 IgG)的检测对这类疾病的诊断评估十分有意义。然而，与此同时，同步检测变应原特异性 IgE 抗体和特异性 IgG 抗体仅能反映相应的致敏作用。这些结果间的临床意义必须通过进一步的检测分析来确定。

(曹旻璐 徐世骥 译，王蓓丽 审校)

24

补体系统

Lothar Thomas

24.1 补体系统的功能

补体系统由大约 30 种蛋白组成，不包括细胞表面受体和调控蛋白，占血清球蛋白的 15%。补体系统是先天免疫的一个组成部分(参见 21.1.4)和抗体介导的免疫防御效应器。补体系统具有高度保守的结构，可以识别分子抗原并清除病原体。补体系统通过三条途径激活。激活后，补体成分发生一系列相互作用以产生效应分子。这一系列的相互作用称为补体途径。补体系统通过以下功能单元发挥其作用并进行自我控制(图 24－1)[1]。

- 补体成分 C1、C2、C3、C4 激活经典途径。
- 补体成分 C3、B 因子、D 因子和备解素激活旁路途径。
- 补体成分激活的凝集素途径。
- 经典、旁路或凝集素途径激活膜攻击复合物 C5～C9。
- 系统中具有自限作用的抑制剂和调控蛋白(如 H 因子、I 因子)。
- 细胞膜补体受体(CR)。这类受体介导免疫复合物与细胞的结合。
- 膜结合的免疫复合物被更快地吞噬且更好地清除，从而抑制它们在循环中沉淀并诱导免疫复合物疾病。

病原体的类型决定了免疫防御中哪种补体激活途径占优势[1]：

- 经典途径由针对某种分子抗原的天然 IgM 抗体或与病原体接触后立即产生的 IgG 抗体激活。

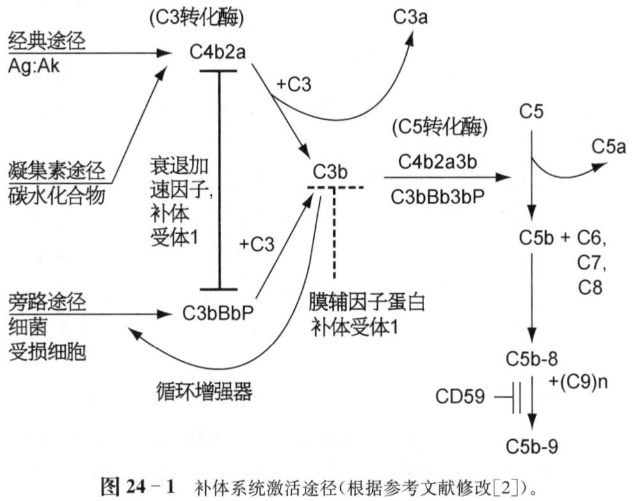

图 24－1 补体系统激活途径(根据参考文献修改[2])。缩写和详情请参见表 24－1

表 24－1　补体系统组分[1,3]

组分	分子量(kDa)	浓度(mg/L)	功能
经典途径			
C1q	400	70	与活性表面结合并形成活化的 C1，切割 C4 和 C2。
C1r	190	35	
C1s	85	30	
C4	205	600	C5 转化酶的一部分(图 24－1)被切割后产生过敏毒素 C4a。
C2	117	25	C2a 是 C5 转化酶的催化片段。
旁路途径			
C3	185	1300	C3b 片段与活性表面结合，是 C5 转化酶的一部分；C3a 片段是过敏毒素。C3bi 是由 I 因子灭活的 C3b。
B 因子	95	20	C5 转化酶的一部分。
D 因子	23	1	激活 C3 到 C3b。D 因子是唯一的在循环中以活性形式存在的补体成分。切割 B 因子。
膜攻击复合物 C5b－C9			
C5	190	160	C5b 片段是膜攻击复合物(MAC)启动成分。
C6	120	65	MAC 的组分之一。
C7	110	55	将 C5b－C7 复合物锚定到细胞膜上。
C8	155	55	结合 C5b－C7 形成跨膜通道。
C9	79	200	聚合以扩大跨膜通道。
调节蛋白			可参见表 24－11 和表 24－12。
C1－INH	105	180	抑制 C1q 和 C1r 的合成和蛋白水解活性。抑制血浆激肽释放酶和Ⅻa 因子。
C4bp	＞500	300	调节液相中经典途径的补体活化。结合 C4，是 I 因子的辅因子，两者共同降解经典途径的 C3 转化酶 C4b2a。
CD59	20	—	被称为反应性裂解膜抑制剂(MIRL)，也称为同源限制因子 20(HRF－20)或保护素。结合 C8 的 α 单元和 C9b 抑制 C8 和 C9 加入形成膜攻击复合物。
补体受体 1(CR1)			CR1 是 I 因子的辅因子并抑制经典和旁路途径 C3 转化酶的活化。
DAF	83	—	衰退加速因子(DAF，CD55)抑制形成并加速 C3 和 C5 转化酶的衰变，从而抑制 C3 在表面活化和沉积。
D 因子			在循环中以活性形式存在并将 C3 转换为其活性形式 C3b。
H 因子	150	500	调节液相和细胞表面的经典途径的补体活化，并且是 I 因子的辅因子。与 B 因子竞争性结合 C3b。H 因子破坏 C3 转化酶。它主要表达在宿主细胞的表面上，少量表达于微生物细胞的表面，使得宿主细胞上补体活性降低。

续 表

组分	分子量(kDa)	浓度(mg/L)	功能
I因子	88	35	灭活经典途径 C3 转化酶 C4b2a 和旁路转化酶 C3bBb。
P因子(备解素)	220	25	稳定旁路途径转化酶 C3bBb。由于备解素优先附着于微生物而不是宿主细胞,因此其功能与 H 因子类似。
MCP	45/65		膜辅因子蛋白(MCP,CD46)是 I 因子介导的经典和旁路途径转化酶失活的辅因子。
S蛋白	80	150	阻止 C5b～C7 插入细胞膜。
AI	—	—	灭活过敏毒素 C3a、C4a、C5a。

- 旁路途径直接识别细菌、真菌或受损细胞。
- 凝集素途径识别外源性糖类结构并募集特异性丝氨酸蛋白酶以激活补体组分 C4。

补体系统的最终产物和主要效应物是末端裂解复合物 C5b-C9,也称为膜攻击复合物,导致病原体直接破坏。

补体系统的成分通过蛋白水解活化,从而形成新的组分。C3、C4 和 C5 的 N 末端蛋白水解产生肽,可导致通过与炎症细胞受体结合而趋化、释放炎症细胞颗粒中的酶、合成炎性细胞因子、结合血管细胞的受体改变血管通透性。

除补体成分外,补体系统还包含血细胞上的受体(表 24-1)。调控蛋白可调节不必要的活化。这些蛋白质主要调节 C3 转化酶和 C5 转化酶及膜攻击复合物的形成(图 24-1)。

补体系统的主要功能是保护身体抵抗传染性病原体并预防自身免疫性疾病。

补体成分和(或)调控蛋白的遗传缺陷可能导致反复感染、自身免疫性疾病或血管神经性水肿。

免疫复合物疾病导致低补体血症,也是这种疾病的诊断标志。

只有补体蛋白减少或补体功能降低才具有临床意义。这可能是由于补体系统的激活、遗传缺陷或一种或几种补体成分的降解增加引起。

补体缺陷可通过以下检测诊断:补体途径激活后补体因子显著减少(如 C3 和 C4),补体途径激活后产生补体效应分子(如 C3a、C4a 和 C5a),补体抑制剂如 C1-INH。

方法学上,补体系统的功能状态测定:通过测定补体的溶血活性(CH_{50} 试验,AP_{50} 试验)、通过补体激活酶免疫试验测定补体活性、免疫化学法(在大多数情况下,C3 和 C4 用于定量检测)。

24.2 适应证

CH_{50}、AP_{50}、C3、C4:如下。

- 怀疑免疫复合物疾病:系统性红斑狼疮(SLE)、全身性血管炎、肾小球肾炎、冷球蛋白血症;测定和监测免疫复合物性疾病的活动。
- 怀疑遗传性补体缺陷:复发性感染,尤其是奈瑟菌属和肺炎链球菌;自身免疫性疾病常合并 C4、C2、C3 和 C1 酯酶抑制剂(C1-INH)缺陷。

C1-INH:怀疑遗传性血管神经性水肿。

24.3 检测方法

可以测定经典(CH_{50})和旁路途径(AP_{50})的功能活性。两种试验均大致反映膜攻击复合物 C5～C9 的作用[4]。患者血清是补体来源,羊红细胞作为指示系统。使用人血清作为正常对照和灭活的患者血清作为空白对照(在 56℃ 灭活 30 min)。50 是指血清稀释到一定程度后 50%的血细胞发生溶血。

24.3.1 CH_{50} 试验

原理:与一定数量抗体包被的绵羊红细胞与几何稀释法稀释的血清共同孵育。C3 转化酶和膜攻击复合物可激活红细胞溶血。随后,将试剂混合物离心并测定上清液中血红蛋白浓度来测定溶血程度。在半对数图中,将血清稀释度的倒数值作为纵坐标,吸光度作为横坐标,根据测定方法得到相应的单位。

24.3.2 AP_{50} 试验

原理:测定方法与 CH_{50} 相似,但采用的是致敏兔红细胞,经典途径 C3 转化酶的形成被阻断。该激活途径是钙依赖性的,如果 AP_{50} 反应中不含有钙,则被抑制。

如同测定单独的凝血因子一样,可以使用缺陷血浆(即应用其中不存在待分析的补体成分的血浆)进行单独的补体成分的活性分析。将一定体积的缺陷血浆与递增体积的患者血浆一起温育。

24.3.3 补体激活酶免疫试验(complement activation enzyme,CAE)

原理:使用免疫复合物包被的微孔板来测定经典补体活性。加入患者样本后,样本中所含的 C1q 与免疫复合物结合,补体系统被激活,并促进 C9 合成。使用酶标记的抗 C9 单克隆抗体测定 C9 的浓度[5]。

24.3.4 免疫化学测定

原理:免疫扩散、免疫散射比浊法和免疫透射比浊法测定单独的补体组分的浓度。使用商业化试剂,可以常规测定 C3 或 C3c、C4、C1q、C1-INH 和 B 因子(C3 激活剂)。

C3c 是由于 I 因子作用于不稳定的 C3b 而形成的稳定的 C3 片段。C3c 的浓度是 C3 转换的标志,并且在血液采集的几小时内产生。

24.3.4.1 C1-INH 的活性

使用酶免疫测定或分光光度法来进行测定[6]。

酶免疫分析:患者的样本与生物素化的 C1s 一起预温育。产生的 C1-INH-C1s 复合物与抗生物素包被的微孔结合。然后用辣根过氧化物酶结合的抗人 C1-INH 抗体检测 C1-INH。

分光光度测定:患者的样本与过量的 C1 酯酶抑制剂和底物甲氧羰基-赖氨酰-(ε-苄氧羰基)-甘氨酰-L-精氨酰-对硝基苯胺共同孵育。裂解的对硝基苯胺的量与样本中 C1-INH 的浓度成反比。

24.3.5 细胞结合补体成分的测定

直接抗球蛋白试验(Coombs 试验)：抗红细胞抗体将补体，尤其是 C3 与红细胞表面结合，并且抗体分离后，补体可继续留在红细胞表面。这一特性在红细胞 IgM 抗体中尤为明显。因此，直接 Coombs 试验中，在不存在 IgM 的情况下，检测红细胞与 C3b 的结合是典型的冷凝集实验。

24.3.6 补体受体的测定

使用荧光标记的单克隆抗体、间接免疫荧光或流式细胞术测定血细胞上补体受体 CR1(CD35)、CR2(CD21)、CR3α 链(CD11b)和 CR3β 链(CD18)。

24.4 样本要求

EDTA 抗凝血浆(分离血浆前，血样本需存放于 4～8℃)：3 mL。

可用于检测 C3c、C1q 和 C1 - INH 浓度的血清：1 mL。

24.5 参考范围

参见表 24 - 2。

表 24 - 2 补体的参考范围

活性测定[7]		
- CH_{50}	19.5～60.0 U/mL	
- C1	1.15～4.0×10^{13} eff.mol/mL[1)]	
- C2	1.75～9.0×10^{11} eff.mol/mL	
- C4	0.70～3.6×10^{13} eff.mol/mL	
- C4	12.0～60.0 U/mL	
- CAE[4]	<60 U/mL	
- C1 - INH	70%～130%	
蛋白浓度(g/L)		
C1q	0.05～0.25[2)]	
C1 - INH	0.15～0.35[2)]	
B 因子(C3 激活剂)	0.10～0.40[2)]	
	C3[6][3)]	C4[6][3)]
新生儿	0.58～1.08	0.070～0.235
儿童：3 月	0.67～1.23	0.090～0.305
6 月	0.74～1.38	0.100～0.350
9 月	0.78～1.44	0.115～0.390
12 月	0.80～1.50	0.120～0.400
2～10 岁	0.80～1.50	0.125～0.425
12～18 岁	0.85～1.60	0.140～0.430
成人：20 岁	0.82～1.60	0.150～0.430
30 岁	0.84～1.60	0.160～0.460
40～70 岁	0.90～1.70	0.180～0.490

1) eff.mol/mL，每毫升有效分子；2) 放射免疫扩散，数据由西门子诊断公司提供；3) 数值取第 5 和第 95 百分位数

24.6 临床意义

临床上进行补体检测主要有以下几个目的：① 如果存在低补体血症，检测补体系统是否激活；② 确定是经典途径或旁路途径的激活，具鉴别诊断价值；③ 缺乏补体调节蛋白导致的溶血。

评估补体系统的常规检测包括 CH_{50} 或 CAE 和(或)C3 和(或)C3c、C4、B 因子和 C1 - INH 的蛋白浓度。

24.6.1 补体检测的结果解释

补体系统激活的检测可基于：C3 和(或)C3c 和 C4 的血浆水平降低、功能性试验 CH_{50} 和 AP_{50} 减低，以及出现补体片段如 C4d、C4a、C1r、C1s(经典途径)及 Ba、Bb(旁路途径)和 C3a、C3bi、C3dg、C3d(经典途径和旁路途径)。补体片段的测定并非常规检测。

检测结果见表 24 - 3(提示 C3 转化酶是经典还是旁路被激活的)。

表 24 - 3 C3 转化酶的激活途径

C3 转化酶经典途径激活
- C3 和(或)C3c、C4 及 C1q 降低。
- C4 和 C2 降低。
- C4、C3 和(或)C3c 在 B 因子水平正常的情况下降低。
C3 转化酶旁路途径激活
- C3 和(或)C3c 减少，C4 正常(许多非免疫性疾病也可出现这种模式)。
- C4 和 C2 浓度正常，C3 和(或)C3c 降低。
- C3 和(或)C3c 降低，B 因子也降低。

24.6.1.1 功能性试验 CH_{50} 和 AP_{50}

CH_{50} 测定反映经典途径中 C3 转化酶和膜攻击复合物的形成情况，即可全面评估 C1～C8(本试验中，绵羊红细胞的裂解不需要 C9)。

通常，CH_{50} 是用于诊断补体活性低下相关疾病的筛选实验。由于 CH_{50} 缺乏提示 C3 和 C4 浓度变化所必需的分析灵敏度，因此它对疾病监测的作用不大[9]。CH_{50} 和 AP_{50} 的联合检测见表 24 - 4。

表 24 - 4 联合检测的结果及解释[3]

补体激活途径	AP_{50}	CH_{50}	缺陷
旁路途径缺陷	R	N	备解素、B、H 因子
经典途径缺陷	N	R	C2
末端裂解复合物缺陷	R	R	C6
采样错误	R	R	人为错误

R，降低；N，正常

24.6.1.2 C3 和(或)C3c 和 C4

为了发现补体系统的缺陷，初次测定补体系统时，除了检测 CH_{50} 外，还应测定以下补体成分的蛋白浓度。

C3：虽然 C3 蛋白浓度测定作为检测补体激活的常规指标，但 C3 不是敏感的参数，只有它在消耗速率超过合成速率才出现下降。然而，上述情况非常罕见，因为在补体激活的许

多情况下，会出现C3产生增加的急性时相反应[8]。C3减少的疾病包括SLE活动期和膜增生性肾小球肾炎。

C4：关于C3水平下降用于检测补体激活的作用也适用于C4。然而，在自身免疫性溶血性贫血（AIHA）和遗传性血管神经性水肿（HAE）中，C3通常正常，而C4降低。遗传性C4缺陷与自身免疫性疾病（尤其是SLE）的高发病率有关[9]。

C3和（或）C3c和C4的联合测定结果解释见表24－5。

表24－5　联合检测的结果及解释[3]

补体激活途径	C3	C4	疾病
经典途径缺陷	N	R	SLE、冷球蛋白血症
	R	R	C1－INH缺陷型SLE和肾炎、HUVS
旁路途径缺陷	R	N	细菌感染 肾炎因子 H因子缺陷

SLE，系统性红斑狼疮；HUVS，低补体成分荨麻疹血管炎综合征；N，正常；R，降低

B因子：B因子也称为C3激活因子，在怀疑B因子因遗传因素缺陷及鉴别C3转化酶的激活途径时测定。

C1酯酶抑制剂（C1－INH）：对疑似皮肤、胃肠道和气管复发性血管神经性水肿患者，测定C1－INH有一定价值。

24.6.2 高补体血症

许多补体成分，尤其是C3、C4和C1－INH属急性时相反应蛋白。在急性时相反应期，它们不仅在肝脏中而且在巨噬细胞中都可合成。补体浓度升高的主要原因包括全身性感染性疾病、非感染性慢性炎症性疾病如类风湿关节炎和生理状况如妊娠。补体水平升高对于上述疾病的诊断没有特别价值。然而，如果在活动性免疫复合物疾病的情况下，补体激活，CH_{50}降低或补体成分浓度下降，若测定结果正常，应怀疑补体成分合成增加。

C反应蛋白（CRP）是个有用的指标。如果CRP升高，则存在急性时相反应，补体活性或补体浓度通常不能作为免疫复合物疾病的标志。

补体成分C5a在败血症中起关键作用。在弥漫性补体激活中，例如在败血症中，高浓度的C5a通过抑制中性粒细胞的活性下调这些细胞的C5a受体，从而使其不能充分响应C5a。通过单克隆抗体中和C5a可改善败血症[10]。

24.6.3 低补体血症

补体系统的激活途径根据疾病而不同（表24－6）。

表24－6　低补体血症的激活途径[11,16]

疾病	激活途径	
	旁路途径	经典途径
细菌性败血症		
－ 革兰阴性	3	1
－ 肺炎球菌	2	2
病毒性疾病		
－ 登革热		3
－ 乙型肝炎		2
散发性隐球菌病	2	
疟疾	1	2
锥虫病	2	2
风湿性疾病		
－ 活动性SLE	1	3
－ 类风湿关节炎*		2
－ 血清病		1
－ 血管炎		2
血液病		
－ 输血反应		3
－ 透析相关的中性粒细胞减少症	2	
肾脏疾病		
－ MPGN（含C3 Nef）**	3	
－ 链球菌性肾炎	2	
多方面原因		
－ 遗传性血管神经性水肿		4
－ C3灭活剂缺陷	4	
－ 荨麻疹		1

1. 有报道；2. 偶尔；3. 有时；4. 经常；*伴有关节积液；**膜增生性肾小球肾炎

低补体血症可由以下疾病引起：免疫复合物疾病导致补体消耗增加（表24－7）、与免疫复合物形成增加无关的全身或器官疾病中补体成分的蛋白水解增加（表24－8）、遗传性补体缺乏症（表24－9）。

表24－7　免疫复合物相关的低补体血症[12]

疾病	临床及实验室检查
系统性红斑狼疮（SLE）	SLE的特征是B细胞的多克隆刺激、出现多特异性抗体及补体激活免疫复合物（IC）。在健康人群中，80%的IC与红细胞和B细胞的CR1受体结合，因此在主要血液中循环。这使它们远离血管壁并防止它们附着到血管壁或细小的末端血管或基底膜血管。在SLE中，IC清除很少，这是由于： － 红细胞缺乏CR1受体。某些患者也缺乏C4。由于IC清除不佳，它们结合至血管壁或在基底膜上沉淀。此现象激活补体系统并发挥炎症破坏作用[22]。 － 某些患者缺乏C4。C4可使IC溶解，防止沉淀[14]。 实验室检查：大多肾脏受累的SLE患者都会出现低补体血症，而这些疾病的肾外表现较少。经典途径的C3转化酶激活，而CH_{50}、C3和（或）C3c和C4可降低。推荐测定C3和（或）C3c作为疾病监测指标，因为SLE从非活动期转变为活动期时，这些补体成分的减少比C4的减少更常见。泼尼松和环磷酰胺治疗有效时，C3和C4可正常。
药物诱导的红斑狼疮（LE）	某些治疗药物可引起类SLE综合征（如肼苯哒嗪、异烟肼和青霉胺）。正常剂量下，它们抑制C4与其活性结合位点的共价结合。C4a受到的影响比C4b更强。这导致C4a相对缺乏，随后免疫复合物清除减少。普鲁卡因胺代谢成羟胺后发挥相同的作用[22]。C3和（或）C3c或C4的浓度很少下降。

续 表

疾病	临床及实验室检查
原发性干燥综合征(PSS)	PSS是类风湿关节炎后第二大最常见的自身免疫性疾病,发病率为0.4%。自身抗体主要针对分子量为52 kDa的干燥综合征抗原A(SSA)/Ro和分子量为60 kDa的干燥综合征抗原B(SSB)/La,它们都是核糖核蛋白的组分。核糖核蛋白在细胞凋亡、病毒感染或其他病理生理事件中递呈给免疫系统。对Ro和La的抗体反应受MHCⅡ单倍型(HLA)DR3(DRB1*0301)和DR15(DRB1*1501)调节,它们是PSS的独立危险因素。低水平的C3和(或)C3c或C4是预后不良的标志,如严重的疾病表现、淋巴瘤和过早死亡[23]。
肾小球性肾病	大多数类型的肾小球肾炎与肾小球免疫蛋白沉积有关。形成免疫复合物(其中涉及肾小球或非肾小球抗原)而引起的损伤是由于补体激活。通过抑制补体活化,可以减少或防止这种损伤。补体激活的条件包括[2]: - 自身抗体的形成。肾小球具有自身抗体的靶向表位。免疫复合物沉积在肾小球上皮细胞上诱导补体激活,导致膜性肾病伴蛋白尿的发生。 - 补体也可以通过循环免疫复合物来激活,此类免疫复合物不能在主要血循环中稳定存在并且可被肾小球捕获。这种机制在狼疮性肾炎中起着关键作用。 - 补体激活的调节不足。这种情况可发生于1型膜增生性肾小球肾炎(MPGN)。自身抗体C3肾炎因子(C3 Nef)可以与C3转化酶结合并使此酶稳定。这导致C3在如肾脏的系膜毛细血管结构的表面上沉积。在急性期,C3的浓度降低。
- 膜增生性肾小球肾炎(MPGN)	1型MPGN:这些患者可能有终末补体途径的肾炎因子。它通过结合备解素而激活末端补体途径,同时稳定旁路途径转化酶C3bBbP并产生C5b的结合位点(图24-1)。C3和(或)C3c和C4减少。 2型MPGN:这种类型与C3肾炎因子有关。该因子与初始C3转化酶C3(H_2O)Bb结合(图24-1),使其稳定并导致C3消耗。由此,细胞结合C3转化酶的形成不会发生,并且末端补体途径不被激活。 3型MPGN:可能与C3和(或)C3c减少有关,与C4减少关系较小。一般不认为是免疫复合物疾病。
- 感染后肾小球肾炎(GN)	在β溶血性链球菌、化脓性链球菌感染后的几天至几周内,可出现内皮系膜性GN,而在脑膜炎奈瑟菌和肺炎链球菌感染后,经历潜伏期0.5~3.5周后,也可以出现。在GN的活动期,C3和(或)C3c减少,C4减少较少见。C3低补体血症在3~4个月后恢复正常[24]。此类肾小球肾炎的前驱症状和临床表现常与IgA肾病(伯杰氏病)相似,但后者与低补体血症无关。
- 慢性活动性感染中的肾小球肾炎(GN)	慢性细菌感染,如心内膜炎、软组织、肺部感染或肝脓肿及病毒感染如丙型肝炎可能与循环免疫复合物、C3和C4水平降低、GN及血管炎有关。慢性螺旋体和寄生虫感染也可引起这些症状。严重的GN、血管炎和补体减少仅见于乙型肝炎。
溶血性尿毒症综合征(HUS)、血栓性血小板减少性紫癜(TTP)	HUS和TTP分别是微血管病性溶血性贫血综合征和血小板减少症综合征,这两者都与器官微循环闭塞有关。在肾功能不全的儿童中称为HUS,而在有神经系统症状的成年人中,这种情况被称为TTP。 尽管这两种疾病的临床表现不同,在组织学上它们呈现相同的血管病变(即扩大的内皮下间隙和血管内血小板聚集)。血小板的消耗和红细胞的破坏导致血小板减少和贫血。80%~90%的患者具有自发性退化的急性症状。这些病症可能是由大肠埃希菌产生的*E. coli*毒素及药物或其他疾病引起的[25]。 实验室检查:大约73%的HUS或TTP患者C3浓度降低。23%的患者亲属也是如此。这些C3水平降低的亲属发生HUS或TTP的风险比C3水平正常的亲属高17倍,比一般人群高28倍[25]。
非典型HUS(aHUS)	aHUS是一种以急性肾功能衰竭、血管内溶血和血小板减少为特征的血栓性微血管病。HUS的大多数病例是由参与编码活化蛋白C(APC)功能的蛋白基因突变或针对APC调节蛋白的自身抗体引起的(图16.1-7)。这些突变可影响有助于降解细胞表面C3b的蛋白、APC抑制剂,如H因子(最常见)、I因子、MCP和血栓调节蛋白或驱动C3中APC(激活突变)的蛋白或B因子[15]。旁路途径失调的主要原因是C3转化酶的主要调节B因子(D254G和K325N)的突变。突变蛋白形成C3的高亲和力结合位点,导致C3转化酶功能亢进,抵制H因子的衰变(图24-6)。这导致C3在肾小球细胞上的沉积增加及膜攻击复合物C5b-C9的形成[26]。约50%的aHUS患者为家族性疾病(外显率约为50%),其他病例可导致感染发生(如怀孕、感染、手术)并可能增加补体活性。
类风湿关节炎	C3、C4和CH_{50}的测定对类风湿关节炎的诊断没有价值,因此很少检测到低补体血症[16]。在青少年活动性多关节类风湿关节炎中最常见的是水平降低,其中C4a和Bb的升高与疾病活动相关[27]。
冷球蛋白血症	Ⅰ型、Ⅱ型和Ⅲ型冷球蛋白血症中的免疫复合物激活经典途径的C3转化酶;CH_{50}、C3和(或)C3c和C4降低。
遗传性免疫球蛋白缺乏症	大约20%的遗传性IgA缺陷患者也有纯合C4a缺陷。也有C4a、IgG亚型和IgA的联合缺陷的报道[28]。
Graves病、甲状腺炎	出现含免疫复合物的甲状腺球蛋白、免疫复合物疾病、C3和(或)C3c、C4和CH_{50}降低。
肝病	在肝脏疾病中,补体激活是常见的,但C3、C4或CH_{50}很少检测到变化。在肝硬化失代偿期,C3、C4、CH_{50}和AP_{50}降低。与感染风险增加及死亡率增加有关[29]。
空回肠旁路术	可能发生免疫复合物介导的关节炎、溶血,C3和(或)C3c和C4可能降低。
恶性肿瘤化疗	在治疗霍奇金病和淋巴母细胞性白血病化疗中,可能出现免疫复合物和C3和(或)C3c和C4的水平降低。
艾滋病	HIV通过C1q与受感染细胞的GP41跨膜蛋白结合激活补体经典途径。在AIDS患者中,低补体血症(基于C3、C4或CH_{50}测定)可能是由于HIV诱导的补体激活或由机会性感染引起的[30]。
多发性骨髓瘤	合成单克隆抗体的B细胞恶性变可导致抗独特型抗体的产生,后者结合单克隆抗体形成免疫复合物。如果C1激活,则会增加C1-INH、C4和C2的消耗。C3和(或)C3c由于C3转化酶的产生受损而并不降低。

表24-8 由于消耗增加、合成丧失或缺乏导致补体水平下降[12]

疾病/原因	临床及实验室检查
栓塞	自发性栓塞或使用导管引起的动脉粥样栓塞主要激活旁路途径的C3转化酶。在事件中或此后仅发生短暂的低补体血症。受影响的患者可能出现多种症状,如血管炎样症状、暂时性皮疹、肾功能衰竭、消化道出血、嗜酸性粒细胞增多和血小板减少症。
败血症	全身感染性疾病导致补体水平升高,但败血症综合征激活经典途径C3转化酶。激活是由于C1-INH发生蛋白水解引起的。C5a合成增加,导致中性粒细胞趋化聚集[10]。
急性胰腺炎	胰蛋白酶将无活性的补体成分转化为其活性形式,从而激活C3转化酶。C3和(或)C3c和C4减少。在几天内,浓度又恢复正常。
肝衰竭	在暴发性肝炎中,C3和C4的产生减少,但C1q水平正常。
营养不良	严重营养不良(包括营养摄入不足和饮食结构不当),特别是在儿童中,导致C3和C1q减少,而C4正常。

续 表

疾病/原因	临床及实验室检查
肾病综合征	C3 和(或)C3c 和 C4 正常,而 B 因子、C1q、C2、C8 和 C9 可减少。
心肌梗死	有报道 C3 和(或)C3c 和 C4 轻度降低。
烧伤	烧伤超过体表面积 25%可导致补体水平降低。
体外循环	由于人工心肺机的尼龙格和人工充氧的血激活 C3 转化酶,C3 和(或)C3c 和 C4 轻度降低。
体内诊断试剂	X 线造影剂可能导致 C3 水平轻度下降。血管造影剂及非离子型 X 线造影剂可激活旁路途径 C3 转化酶。肝素-鱼精蛋白复合物激活经典途径的 C3 转化酶,而菊粉激活旁路途径的 C3 转化酶。
疟疾	在疟疾中,溶血期间 C3 和(或)C3c 和 C4 降低是多因素的。
单纯疱疹感染	由于旁路途径 C3 转化酶的激活,C3 和(或)C3c 降低而 C4 正常。
卟啉症	红细胞生成原卟啉症患者暴露阳光后,由于旁路途径 C3 转化酶激活,可导致 C3 和(或)C3c 浓度降低。

表 24-9 遗传性补体缺乏症[31]

缺陷	临床及实验室检查
C1q,C1r,C1s C1q、C1r、C1s	此类成分缺陷不会导致感染易感性增加。但是自身免疫性疾病的发病率很高,尤其是类狼疮样症状。
C2	C2 缺陷是最常见的补体缺陷。虽然此类缺陷通常无临床意义,但缺陷人群的感染发生率高于正常人群,尤其是在劳累或压力增加时。
C3	C3 缺陷是一个主要缺陷,它是三条补体途径的交点,且 C3 是补体的主要调理素。C3 缺陷个体通常会发生频繁感染高级病原体如肺炎链球菌、脑膜炎奈瑟球菌和肠杆菌科。他们通常也有自身免疫性疾病,尤其是肾小球肾炎。约 50%的遗传性 C3 缺陷或经典激活途径成分缺乏(C1、C2 和 C4)出现 SLE 或类 SLE 样疾病[27]。
C4[14]	C4 以两种主要形式或同种型(C4a 和 C4b)存在。它们由 MHC 复合体内的 C4A 和 C4B 基因编码,其生物化学特性和功能不同。两种蛋白都参与溶解免疫复合物(IC)并预防免疫沉淀。C4a 的硫醚键优先转移至 IC 氨基上,而 C4b 更易于与碳水化合物表面上的羟基结合。遗传性 C4 缺陷(C4*QO)易患 SLE。 - 由于高加索人 HLA-B8,DR3 单倍体上 C4A 和 21-羟化酶 A(21-OHA)基因大量缺失,超过 50%的患有狼疮的白种人患者发生 C4a 杂合缺陷。 - 13%~15%的 SLE 白种人患者和 2%的对照组发生纯合缺陷 C4A。C4B 的部分或完全缺失也是风险因素。 - C4A 和 C4B 两个无效等位基因纯合子导致总 C4 缺陷(尽管罕见)与 80%以上的 SLE 有关。
C5~C9	C5、C6、C7、C8 或 C9 缺陷的人群自身免疫性疾病患病率和奈瑟菌感染率比一般人群高。感染性发作或脓毒症一般只在这些患者的儿童期发生。C6 缺陷在黑种人中比在白种人中更常见。C9 缺陷在日本人群中很常见。
备解素	备解素由 X 染色体上的基因编码。在 1 型备解素缺乏症(最常见的遗传型)中,个体不能分泌该蛋白。2 型是备解素分泌发生点突变导致不具有功能活性,而 3 型的功能活性下降。备解素缺陷的个体脑膜炎奈瑟球菌和自身免疫性疾病的发病率增加。
H 因子	C3 的调控蛋白。据报道 H 因子缺乏与溶血性尿毒症综合征有关(表 24-7)。
补体受体	CR1(CD35):细胞表面 C3b 和 C3bi 的受体,促进吞噬作用并调节 C3 降解。SLE 患者属红细胞 CR1 缺陷。这是一种易患免疫复合疾病的遗传缺陷。所有患有免疫复合物疾病的患者都有获得性红细胞 CR1 缺陷;当免疫复合物被巨噬细胞从红细胞中清除时,受体很可能被消除[31]。 CR2(CD21):抗原抗体反应激活补体,且 C3 裂解产物沉积在微生物的表面上。某些片段,如 C3d,被 B 细胞上的 CR2 受体识别。抗原和 C3d 同时附着于细菌表面,B 细胞通过抗原受体和 CR2 识别双重分子抗原。CR2 介导的信号对于 B 细胞激活十分重要。在 SLE 患者中发现 B 细胞 CR2 表达减少。在感染 HIV 的个体中可见到 CR2 表达的下降[29]。 CR3:CR3 是由 CD11b 和 CD18 组成的异二聚体。感染部位的内皮 CD18 受体上调。CD18 缺陷或缺失可防止中性粒细胞(PMN)迁移至感染部位,导致局部化脓性感染。然而由于 PMN 不能从血管中迁移出来,因此白细胞升高[3]。
补体调节蛋白 CD55、CD46、CD59	CD55、CD46 和 CD59 是糖基磷脂酰肌醇(GPI)锚定膜蛋白。红细胞免受补体系统的攻击,CD55 和 CD59 可防止溶血。相关的补体调节蛋白是[15,32](图 24-6): - 衰变加速因子(DAF,CD55)加速细胞表面结合 C3 转化酶的衰变,从而限制 C5 转化酶的形成和膜攻击复合物的形成。 - 促进 C3 转化酶衰变的膜辅因子蛋白(MCP、CD46)。与可溶性 I 因子共价结合时,CD46 也使 C3b 失活为 iC3b,由此阻止 C3 转化酶的重新形成;红细胞不表达 CD46。 - CD59 阻止 C8 与红细胞膜上的 C9 相互作用,从而阻止膜攻击复合物的形成:CD59 缺陷与明显的溶血有关。 GPI 锚定膜蛋白由 X 染色体编码,称为磷脂酰肌醇聚糖 A(PIGA)。糖脂部分将十几种蛋白质锚定在血细胞的细胞表面上[15]。
- 阵发性睡眠性血红蛋白尿(PNH)	PNH 是一种罕见的获得性溶血性贫血,其由造血干细胞的扩增导致 GPI 严重缺陷或缺失而造成[15]。PIGA 体细胞突变引起 PNH 患者 GPI 锚定蛋白缺失:通常是由小片段的插入/缺失导致移码,但也可以是终止密码子或抑制剪接的点突变引起的[32]。PNH 的特征是体细胞突变的造血干细胞的克隆增殖。由这些细胞产生的红细胞缺乏 CD55 或 CD59,由于补体的缓慢持续激活的状态导致 PNH 患者红细胞发生慢性补体介导的溶血。但是阵发性溶血与在炎症状态或手术中可能发生的补体活性增加相一致[15]。由于 CD55 和 CD59 缺陷,补体沉积在细胞上不会失活,从而发生补体介导的裂解。根据表面蛋白的缺失程度,PNH 分类如下:1 型,蛋白表达正常;2 型,表达减少;3 型,无表达。2 型 PNH 通常表现为伴有血细胞减少、发育不全,3 型为溶血性疾病。PNH 患者有两类红细胞克隆,正常克隆和 PNH 克隆。PNH 通常与其他骨髓疾病如骨髓增生异常综合征和再生障碍性贫血相关,并且患者急性骨髓性白血病的风险增加。PNH 患者还经常有静脉血栓形成。 实验室检查:使用针对 GPI 蛋白如 CD46、CD55 和 CD59[33]的单克隆抗体通过流式细胞术进行诊断。主要检测分析白细胞,因为红细胞可能因体内或体外溶血而丢失,或者血液可能已经通过输血稀释。
- 甘露糖结合凝集素(MBL)多态性	多达 5%的人口有一定程度的 MBL 缺陷。受累个体一般都是健康的,但在儿童中,低水平可能与细菌感染的风险增加有关,特别是在 6 个月龄当被动母体保护丧失且婴儿自身的免疫系统尚未能产生足够免疫球蛋白时。携带 MBL 多态性的骨髓移植患者也存在细菌感染增加的风险[3]。

24.6.3.1 免疫复合物疾病

低补体血症是发生免疫复合物疾病或评估疾病活动的重要标志。在解释与临床相关的低补体血症时，须牢记以下几点[12]：有许多非免疫性疾病也会导致低补体血症；免疫复合物疾病补体活性可正常（即急性期反应导致补体成分增加）。

24.6.3.2 消耗增加、补体合成缺失或缺陷导致低补体血症

多系统疾病可出现补体水平下降，并且与免疫复合物血管炎的临床症状类似。此外，除免疫复合物疾病之外，非免疫诱导疾病也可能存在补体水平降低，并且由于低补体血症，可模拟免疫复合体疾病的激活。

由于营养不良、严重的肝脏疾病、胰腺炎或肾病综合征，补体缺乏的个体也可能会出现类免疫复合物疾病样症状。

24.6.3.3 遗传性补体缺陷

大多数补体成分由常染色体基因编码，并且在大多数情况下杂合缺陷无临床意义。即使个体仅合成正常量一半的补体成分，补体水平也是足够的。因此大多数补体缺陷是常染色体隐性遗传。相反，两种常染色体基因的缺陷可导致补体组分严重缺陷或完全缺失引起疾病。

补体激活的经典途径（C1 蛋白、C2）的早期作用组分的缺乏通常不会引起严重感染，因为这些补体组分不出现于旁路途径和凝集素途径（图 24 - 1）。这些患者可能频繁发生感染，这与抗体产生缺陷患者的情况相似，因为它们早在婴儿期就发生，并且通常由奈瑟球菌和肺炎链球菌引起。然而，它们严重程度比抗体缺陷低。

大多数缺陷发生在补体激活的经典途径中。旁路途径发生异常较少，并且与凝集素途径缺陷相关的疾病不同。新生儿和频繁感染的婴儿应怀疑有缺陷。

补体成分缺陷：临床相关的遗传性补体缺陷很少见。例如，在瑞士 4 000 名新兵的人口调查中未发现遗传性补体缺陷。在一项日本献血者的研究中，1 000 名健康人中有 1 人存在隐匿缺陷，在大多数情况下缺乏 C9。大约 50%的遗传性 C3 缺陷或经典途径（C1、C4 和 C2）中成分缺乏，临床表现为 SLE 或 SLE 样症状（表 24 - 7）。最常见的与 SLE 相关的缺陷是 C4A，是 C4 的两种同种型之一。C4 由染色体 6 上的 MHC 区域中的两个不同的基因座编码。纯合 C4A 缺陷的 SLE 患病率在白人中为 10%～20%，在黑种人中为 1.7%～5.1%。由于 C4A 和 21 -羟化酶基因在 HLA - B8，D3 单倍型上的大量缺失，SLE 白种人患者中杂合 C4A 缺陷的发生率>50%。大约 80%的 SLE 患者具有罕见的纯合 C4A 和 C4B 缺陷[13]。对于 C4A 或 C4B 杂合性缺陷的患者，C4 的免疫化学测定结果不一定降低，因为会发生其他同种型的补偿性增加，例如在 C4A 缺乏的情况下 C4B 增加。只能通过使用分别测定 C4 同种型的酶免疫测定法来诊断[14]。

补体调节蛋白的缺陷：阵发性睡眠性血红蛋白尿症（PNH）患者由于缺失补体调节蛋白 CD59 和 CD55 而易发生溶血[15]。

24.6.4 C1 酯酶抑制剂（C1 - INH）

C1 - INH 是丝氨酸蛋白酶抑制剂家族（serpines）的糖蛋白，在肝细胞中合成。C1 - INH 调控[15]（图 24 - 2）：① C1 和活化的 C1 的自发激活和活化的 C1。C1 - INH 功能性缺陷导致经典途径的活化并降低血清中 C4 水平；② 凝血系统接触相的活化蛋白酶，包括 Hageman 因子（Ⅻa 因子）、前激肽释放酶、Ⅺ因子和高分子量激肽原。

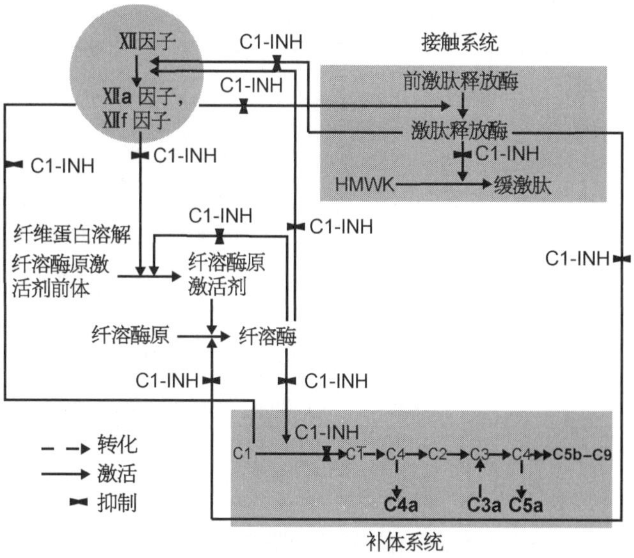

图 24 - 2 C1 - INH 在调节纤维蛋白溶解、补体系统的经典途径和缓激肽系统中的作用（经允许转载自参考文献[17]）

C1 - INH 并非对补体系统产生抑制作用，而是对激发遗传性血管神经性水肿（HAE）的激肽释放酶系统有至关重要的作用，因为 C1 - INH 是激肽释放酶和血浆Ⅻa 因子的主要抑制剂，因此是激肽释放酶系统活化的重要调节剂。在急性 HAE 攻击期，激肽释放酶不被 C1 - INH 充分抑制。最后导致激肽释放酶-激肽系统被激活，并且缓激肽的产生增加，增加了血管通透性并因此促进了水肿的发展。

C1 - INH 缺陷导致补体经典途径激活失控。这反过来导致 C2 和 C4 的消耗增加，但没有产生有效的 C3 转化酶，因此不消耗 C3。

排除其他原因引起的 C4 缺陷，C4 浓度降低而 C3 正常则提示 C1 - INH 缺陷。

判断先天性或获得性 C1 - INH 缺乏症的标准是临床症状及 C1 - INH 活性≤正常值的 25%。然而，C1 - INH 的活性可能因遗传状态不同有所变化。对此的解释是存在 C1s - C1r - C1 - INH 复合物或抗 C1 - INH 自身抗体。区分如下：遗传性血管性水肿（HAE）由于 C1 - INH 合成受损，获得性血管性水肿（AAE）由于 C1 - INH 分解代谢增加所致。

C1 - INH 缺陷的研究发现见表 24 - 10。

24.6.5 毛细血管渗漏综合征

在全身性炎症反应过程中，非遗传性 C1 - INH 缺陷的患者可表现出 C1 - INH 缺陷（图 24 - 2）。该缺陷被认为是造成毛细血管渗漏综合征的原因之一[17]。这种综合征可能出现于感染性休克、白细胞介素 2 治疗、严重烧伤和骨髓移植后。临床表现可能包括全身性水肿、腹水、肾前性肾功能衰竭和难治性低血容量性休克。

表 24 - 10 C1 - INH 缺陷相关研究

血管神经性水肿	临床及实验室检查
遗传性血管神经性水肿[30]	HAE 的发病率为 1∶50 000，是一种常染色体全身性疾病。编码 C1 - INH 蛋白的基因 *C1 - INH* 位于 11 号染色体的长臂 q12 - q13.1 上。C1 - INH 在肝脏的成纤维细胞、巨核细胞、单核细胞和胎盘中产生。有 200 多个已知的基因突变体。HAE 分为两种类型。 Ⅰ型 HAE：该类型患者具有 *C1 - INH* 基因的正常表达和一个异常缺失的基因。蛋白水平和 C1 - INH 活性降低。Ⅰ型占 HAE 的 85%。 Ⅱ型 HAE：该类型患者具有一个正常基因和一个编码功能失调的 C1 - INH 的异常基因。原因是点突变。Ⅱ型占 HAE 的 15%。 临床表现：反复发作的血管性水肿(皮下或黏膜肿胀)、胃肠道症状(腹痛、循环相关症状、呕吐、腹泻)、喉部及其他器官水肿[15]。HAE 不同于荨麻疹，其临床症状在 24 h 内通常不会消退，而会持续 2～5 天。病变部位苍白但不痒。创伤、压力、情绪、月经、排卵和传染病可能会引发疾病发作。大约 30% 的患者每年发作超过 12 次，其余的发作较少。在 0.1%～2.2% 的患者中 ACE 抑制剂可引起复发性血管性水肿。 Ⅰ型实验室检查：C1 - INH 蛋白浓度范围为正常的 0～50%，通常为参考区间下限 0.15 g/L 的 20% 左右。在疾病急性发作期，血清浓度可能较低，但在静止阶段，它不是急性发作的标志。C1 - INH 活性通常低于正常值的 25%。由于 C1 - INH 的不足，C1 会发生激活失控。因此，C4、C2 和 CH_{50} 降低，而 C3 浓度通常正常，很少降低。 Ⅱ型实验室检查：C1 - INH 蛋白浓度正常或升高。C1 - INH 的功能测定通常为活性显著降低，可降至 0.09 C1 - INH/mL(参考区间 0.8～1.25)。CH_{50}、C2 和 C4 也减少。Ⅲ型与Ⅱ型 HAE 不同。在Ⅲ型中，非功能性 C1 - INH 蛋白与白蛋白结合。Ⅲ型 C1 - INH 在电泳前可通过使用还原性物质从白蛋白上切割[31]，与Ⅱ型蛋白质不同，后者也是非功能性的。在受累个体中，女性的血浆 C1 - INH 水平在大多数情况下正常。
获得性血管神经性水肿[34,35]	通常 AAE 患者的 C1 - INH 合成正常，但会加速分解代谢蛋白质。通常没有家族史，且 AAE 患者的发病年龄大于 HAE 患者。某些患者具有自身抗体或 B 细胞疾病，伴或不伴单克隆抗体的合成或恶性淋巴瘤。这些患者常因血管性水肿而就诊。恶性浆细胞或淋巴瘤细胞表面结合有 C1q，导致 C1 - INH 的补体活化和消耗。AAE 发展过程中另一个重要的病理生理机制是抗 C1 - INH 抗体与 C1 - INH 及其结合蛋白酶(C1q 或 C1r)复合物相互作用，导致分子量为 110 kDa 的 C1 - INH 分子降解成分子量为 96～98 kDa 的蛋白质。这导致补体系统和激肽释放酶-激肽系统的激活增加，同时缓激肽的产生增加。 实验室检查：AAE 的特征是 C1、C4、C3 缺陷，非功能性 C1 - INH 的浓度正常或减少。

24.6.6 C3 肾炎因子

C3 肾炎因子是结合并稳定旁路途径 C3 转化酶的 IgG 型自身抗体。它促进 C3 的活化及其在表面上的沉积并导致 C3 的消耗。Ⅱ型膜性增生性肾小球肾炎是与 C3 肾炎因子相关的典型疾病(表 24 - 7)[3]。不影响下肢的局部性脂肪营养不良也与 C3 肾炎因子有关。

24.7 注意事项

血液标本采集：测定补体功能活性和 C1 - INH 及免疫化学测定 C3 和 C4，应采用 EDTA(1.5～2.0 mg/mL 全血)作为抗凝剂。在凝血过程中，由于丝氨酸蛋白酶的激活，C1 - INH 被消耗。由于 EDTA 血浆中补体不会被激活，因此血浆中的 C4 比血清中更稳定。必须在 1 h 内将血浆与红细胞分离以防止补体系统在体外激活[18]。

在全血和血清中，C3 转化成无活性片段 C3c 和 C3dg，可以在免疫化学分析中与抗体发生交叉反应。测定 C3 应使用 EDTA 抗凝血浆，而测定 C3c 则应使用血清，检测 C3c 应在血液采集后 23～48 h 或在 37℃孵育 1 h 后，因为此时所有的 C3 才全部转化为 C3c。

低温保存后，血清或肝素化血浆中补体经典途径在体外活化。结果导致 CH_{50} 和 C4 水平降低。EDTA 血浆(低温或 37℃)或血清样本 37℃保存不会引起浓度变化。在 SLE、慢性肝脏和肾脏疾病患者及 41%～89% 丙型肝炎感染患者的样本中会发生低温依赖性补体激活[19]。

检测方法：CH_{50} 仅在经典途径补体活性显著降低或补体成分减少 50% 以上时才出现下降。原因是正常情况下存在明显过剩的补体成分。

免疫透射比浊法和免疫散射比浊法测定 C3 时，重要的是注意用于标准化的参考材料(如人血清蛋白参比物 RPPHS/CRM470)含有 C3c。商业化试剂盒检测到的 C3c 是在采血后数小时 C3 裂解产生的。如果在采血后不久检测，C3c 结果假性偏低，因为 C3 尚未全部转化为 C3c。因此，由于新鲜患者血清中存在残留 C3，结果会比存放过的血清浓度低。

稳定性：对于 CH_{50} 测定，若采血当天完成检测，则血浆可在室温下储存；否则，可在 - 20℃储存数天或在 - 70℃长期保存。对于蛋白质浓度(如 C3c)测定，可以邮寄血清样本。

24.8 病理生理学

补体系统在先天性免疫应答中的作用相对独立，又依赖于相应的免疫系统的效应分子(如特异性抗体)调节抗原。

补体系统与激肽和细胞因子一起通过共同激发炎症反应参与对病原体的先天免疫应答。这些功能通过激活 C3 和 C5 产生的效应分子而实现。

补体系统的主要生物学功能包括[1,7,8]：

- 通过 C3b 与靶细胞结合的调理和吞噬作用。免疫复合物- C3b 与巨噬细胞和粒细胞上的特定 C3b 受体结合，从而促进对抗体吸附的感染原的吞噬和蛋白水解降解作用。
- 通过产生过敏毒素 C3a 和 C5a 和激活炎症细胞上 C5a 的趋化作用引发炎症反应。过敏毒素引起肥大细胞释放组胺。组胺通过诱导血管平滑肌收缩导致血管通透性增加。由此，更多的补体成分、抗体和炎症细胞可以迁移到血管外间隙。
- C5b - C9 攻膜复合物插入到致病细胞和细菌的细胞膜中。通过形成跨膜通道对靶细胞进行渗透裂解。
- C3 片段结合到靶细胞加速免疫应答。
- 通过溶解大分子免疫聚合物，抑制 IC 形成及 IC 与巨噬细胞结合，然后吞噬 IC，从而清除细胞表面的免疫复合物。
- C1q 与细胞表面结合经通过经典途径清除凋亡细胞。
- C1s 和 C3d -激肽释放酶复合物引起骨髓储存池释放中性粒细胞。此外，C1s 激活血小板、凝血、纤维蛋白溶解系统和激肽系统。

补体成分在肝脏及炎症部位的单核巨噬细胞中合成。补体成分以无活性形式分泌。在健康人中有持续低浓度的补体激活(休眠时激活),因为D因子作为唯一以活性形式分泌的蛋白,它不断将C3转化为活化形式C3b。因此,C3每日转化约为总C3的一半。补体成分的血浆浓度为3～4 g/L,其中C3约占30%。

C3是补体系统的主要成分,因为它被补体系统产生的C3转化酶转化为活化形式C3b。

有两种C3转化酶:通过经典和凝集素途径产生的C4b2a和通过旁路途径活化的转化酶C3bBb(图24-3)。转化酶诱导膜攻击复合物C5b-C9形成。补充系统的组成部分列于表24-1。

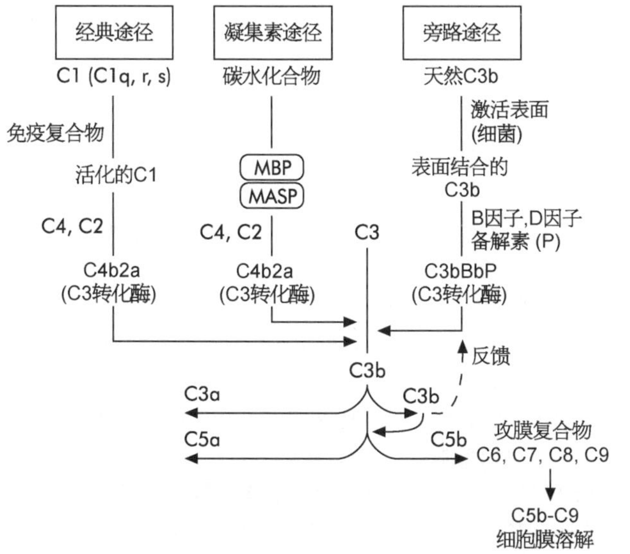

图 24-3 补体系统的经典途径、凝集素途径和旁路途径。经典途径通过补体蛋白C1q与免疫复合物结合被激活。凝集素途径通过细菌细胞壁的碳水化合物分子与甘露糖结合蛋白(MBP)的结合被激活。激活MBL相关的丝氨酸蛋白酶(MASP)。复合物MASP能够剪切C4和C2,因此,C3被C4b2a转化酶剪切。旁路途径被诸如细菌细胞壁的表面激活

24.8.1 经典途径激活形成C3转化酶

补体系统的经典途径被含有IgM、IgG_1、IgG_2或IgG_3的免疫复合物激活,也可被蛋白水解酶、肝素和病毒激活[20]。激活后引起补体成分C1、C4和C2的蛋白依次水解,C3转化酶形成(图24-4)。

C1由一个C1q分子和两个C1r和C1s分子组成。这个复合体的完整性需要Ca^{2+}。激活过程从郁金香型C1q结合到几种免疫球蛋白的Fc区开始。然后,C1r和C1s被结合并激活,激活的C1s裂解C4和C2。

C4被切割成小片段C4a和大片段C4b。后者附着于免疫复合物。下一步C2结合到免疫复合物-C4b。随后活化的C1s介导C2裂解成大片段C2a和小片段C2b。C2a保持与C4b结合并形成C4b2a复合物(即经典途径的C3转化酶)。C3转化酶的半衰期为3 min。C3转化酶将C3裂解成小片段C3a和大片段C3b。C3转化酶的底物特异性通过酶包围C3b而被修饰。最后产生C5转化酶,剪切C5形成C5b-C9膜攻击复合物,裂解抗原。

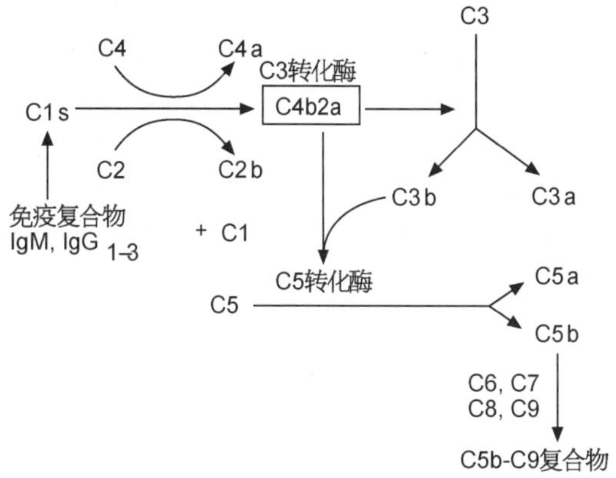

图 24-4 补体经典途径的活化和膜攻击复合物的形成(修改自参考文献[20])

24.8.2 凝集素途径

动物凝集素如甘露糖结合蛋白或甘露聚糖结合蛋白(MBP)识别细菌表面的甘露糖或N乙酰葡糖胺。MBP是胶原凝集素家族的一员,是一组Ca^{2+}依赖性凝集素[21]。胶原凝集素的结构和功能类似于C1q。MBP与丝氨酸蛋白酶MASP相关。MBP与甘露糖结合后,MBP-MASP复合物活化C2和C4,并且形成C3转化酶C4b2a(图24-3)。

24.8.3 旁路途径激活形成C3转化酶

补体系统的旁路途径可以被以下因素激活[20]:① 聚合的免疫球蛋白、真菌、细菌、病毒和多聚糖;② 自我激活,尤其是在血浆中,存在活化表面时,连续产生少量的C3b,可激活旁路途径。正常经典和旁路途径的持续低度激活时产生少量C3b。

补体系统的替代途径由C3和B因子、D因子和P(备解素)组成(图24-5)。在血浆中,少量C3持续地裂解为C3b样

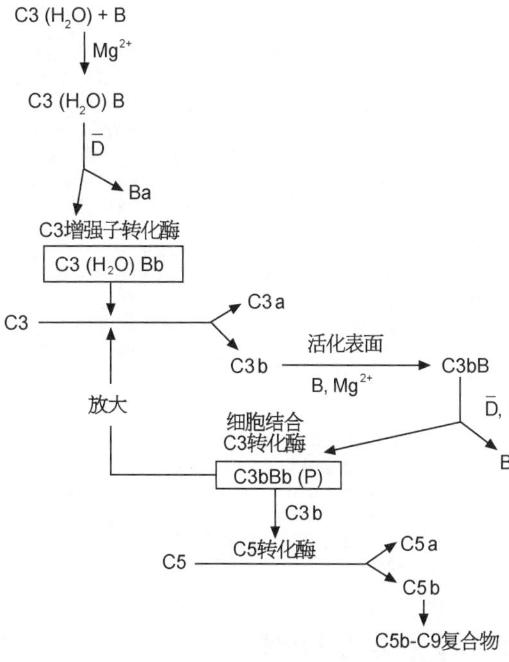

图 24-5 旁路途径的活化和膜攻击复合物的形成(修改自参考文献[21])

分子 C3(H_2O)。Mg^{2+} 依赖性 B 因子与该分子结合。D 因子与 B 因子结合,从而被激活(D)。活化的 D 因子随即裂解 B 因子切割 Ba 片段,留下 C3(H_2O)Bb 片段,也称为起始转化酶。起始转化酶形成亚稳态 C3b,与活化表面结合。活化的 C3b 结合 B 因子,使其被 D 因子裂解。产生细胞结合的 C3bBb 转化酶。该细胞结合的转化酶形成需要稳定的 P 因子(备解素)。该因子受到抑制因子尤其是 H 和 I 因子的抑制。如果表面活化,C3bBb 复合物的稳定性和半衰期显著延长。

如果足量的 C3b 在补体活化过程中在转化酶附近形成,转化酶改变其构型,转化成 C5 转化酶,并通过裂解 C5 导致 C5b－C9 膜攻击复合物的形成。

24.8.4 膜攻击复合物

末端裂解序列,也称为膜攻击复合物,由补体成分 C5b、C6、C7、C8 和 C9 组成。C5b 形成后,C6 和 C7 黏附连接形成 C5b－C7 复合物。由于 C7 疏水基团暴露在外,可使该复合物附着到靶细胞膜上。随后,C8 和其他几种 C9 分子与此复合物结合。C5b－C9 复合物在靶细胞的膜上形成跨膜通道,通过渗透裂解破坏靶细胞。

24.8.5 补体系统的调节器

补体激活受到循环和细胞膜结合蛋白的严格调节(表 24－11 及图 24－6)。调节是平衡的,以便病原体被有效破坏,同时保护自身细胞和组织免受破坏。控制蛋白质作用于 C3 转化酶和 C5 转化酶,抑制补体系统的生物学功能及 C5a 的形成,C5a 是中性粒细胞功能的关键激活因子,并且是形成膜攻击复合物的重要蛋白质。

表 24－11　控制蛋白对补体系统的调节

调节	机制
C1 激活	这一步激活受 C1 酯酶抑制剂(C1－INH)控制。该蛋白质抑制 C1r 裂解 C1s 的蛋白水解活性。也可抑制 C4 和 C2 的裂解。
转化酶 － 经典 C4b2a － 旁路 C3bBb	转化酶的调节由 5 种控制蛋白完成,其中 3 种是 I 因子的辅因子,这种蛋白可抑制两种转化酶。以下控制蛋白作用于转化酶: － C4bp:C4b 结合蛋白作为 I 因子的辅因子,并通过与 C4b 结合加速 C2a 的裂解而使 C4b2a 转化酶失活。缩短了半衰期(正常 3 min)。释放的 C4b－C4bp 复合物是 I 因子的底物。 － H 因子:是 I 因子的辅因子并与 C3bBb 转化酶结合,同时释放 C3b－H 复合物,后者是 I 因子的底物。这导致 90 s 的半衰期明显缩短。 － CR1:是血细胞的补体受体,也被认为是 I 因子的辅因子。C3b 被补体受体结合并被 I 因子裂解为无活性片段 C3c 和 C3dg。 － DAF(衰变加速因子):组织细胞膜的蛋白质。它阻止细胞结合 C3 转化酶形成,促进其衰变,从而保护细胞免于补体攻击。
C5b－C9 膜攻击复合物	已知有以下控制蛋白: － S 蛋白(玻璃体结合蛋白):溶液中,S 蛋白与 C5b－C7 结合防止复合物穿透细胞膜。 － HRF(同源限制因子):阻止跨膜通道的形成。 － 18 kDa 蛋白(CD59):是一种细胞膜蛋白,可调节膜攻击复合物的穿透作用,以这种方式使 C5b－C7 包被的红细胞不被溶解。

24.8.6 补体激活产物

补体激活后,无活性补体组分产生有生物活性的裂解产

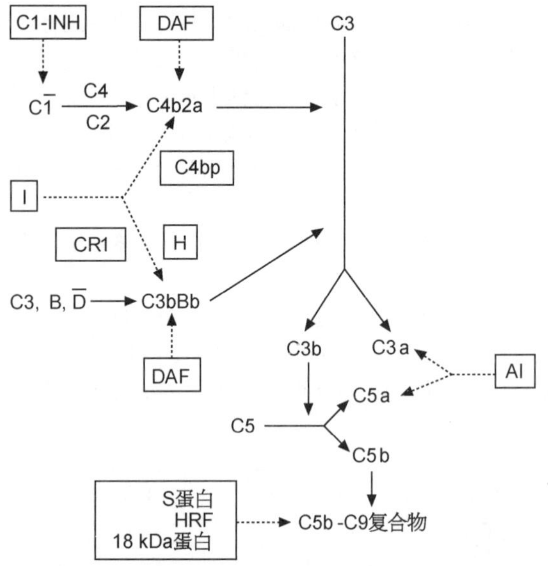

图 24－6　控制蛋白对经典途径(顶部)和旁路途径(底部)的调节(修改自参考文献[21])。控制蛋白用框表示。AI,过敏毒素灭活因子。详解见表 24－8

物或片段。这些产物包括 C3a 和 C5a,也称为过敏毒素,以及 C3e,其功能所知甚少。

C3a 分子量 9.1 kDa,可诱导:肥大细胞和嗜碱性粒细胞脱颗粒释放组胺、单核细胞释放白细胞介素 1、平滑肌收缩、血管通透性增加、抑制抗体反应。

C5a 分子量为 11.2 kDa,可诱导:对中性粒细胞和嗜酸性粒细胞及单核细胞趋化作用(C5a 与特殊细胞受体结合后,刺激这些细胞并迁移至炎症部位)、单核细胞释放白细胞介素 1、肥大细胞释放组胺、平滑肌收缩及血管通透性增加。

C4a 的分子量为 9 kDa,特性类似于 C3a 和 C5a。

C3e 的分子量为 10 kDa,在炎症反应中增加介质蛋白的皮肤血管通透性,动员骨髓中白细胞并激活粒细胞。

24.8.7 补体受体

巨噬细胞和粒细胞由于它们的补体受体与补体片段结合,因此参与防御病原体或消除免疫复合物[21]。补体受体还可以作为补体片段的结合位点,这些补体片段在休眠时激活产生并被 I 因子灭活(表 24－12)。

表 24－12　血细胞膜上的控制蛋白

蛋白	功能
CR1	红细胞、粒细胞和单核细胞受体。CR1 是 I 因子的辅因子并结合 C3bBb,可通过 I 因子灭活。
CR2	B 细胞受体,结合 C3b,引起 B 细胞增殖。
CR3	粒细胞和单核细胞上的受体,结合 C3bi,激活这些细胞可吞噬 C3bi 包被的颗粒。CR3 与黏附蛋白 Mac－1 相同。
DAF(衰变加速因子)	阻止旁路 C3bBb 转化酶在细胞表面的聚集,加速其衰变。
HRF(同源限制因子)	阻止膜攻击复合物形成跨膜通道。
CD18	调节膜攻击复合物的插入。

CR1 受体是位于中性粒细胞、嗜酸性粒细胞、红细胞、单核细胞、树突状细胞和某些 T 和 B 细胞上的糖蛋白。CR1 与 C3b、C4b 和包被有这些片段的颗粒结合。这种补体受体的

已知功能包括：结合低度激活时产生的C3b，以便通过I因子转化成C3d和C3dg；促进免疫复合物和包被有C3b和C4b颗粒的吞噬作用；由于C3b和C4b结合导致巨噬细胞的活化释放白细胞介素1，因此可直接参与适应性免疫防御。后者激活T细胞。

CR2受体分布于B细胞和淋巴器官的滤泡树突状细胞上，可结合C3d和EB病毒。C3d的结合可引起B细胞增殖。

CR3受体属于黏附蛋白，分布于中性粒细胞和嗜酸性粒细胞及单核细胞上。该受体结合C3bi（被I因子灭活的C3b），在体外没有溶血活性，上述细胞可激活粒细胞和单核细胞吞噬包被有C3bi的颗粒。

补体激活过程中产生的片段在消除免疫复合物中起重要作用。在体内，抗原-抗体反应是一个持续的过程，形成适当大小的免疫复合物可引起该复合物沉淀。如果这些复合物没有被清除，它们会沉积在组织中，引起炎症反应。补体片段与免疫复合物的结合导致这些复合物被标记并被血细胞的补体受体（CR）结合。携带CR1的细胞，例如转运免疫复合物至肝脏和脾脏中的网状内皮系统，从而有助于其消除。

在补体成分缺陷的个体中免疫复合物的消除受损，其通常与免疫复合物疾病有关，可诊断为自身免疫性疾病。

（杨轶慧　陈闻达　译，郭奕明　审校）

25

自身免疫和自身抗体测试

25.1 疾病诊断中的自身抗体

Rudolf Gruber，Lothar Thomas

25.1.1 引言

全身和器官特异性自身免疫性疾病在人群中的发病率为3%～5%。这类常见疾病如1型糖尿病、类风湿关节炎和自身免疫性甲状腺疾病，以及少见疾病如结缔组织病、免疫介导的胃肠道炎性疾病(萎缩性胃炎、乳糜泻、克罗恩病和溃疡性结肠炎)或中枢及外周神经系统疾病(如自身免疫性神经病变)。

有证据表明，自身免疫性疾病的发病率在过去几十年中有所增加，尽管诊断方法的改进使得它们能够更早和更频繁地被检测到[1]。

自身免疫性疾病的发病机制复杂而且主要是多因素的。少数以自身免疫表现为主的综合征可归因于单一突变。目前的讨论表明，自身免疫性疾病是三种主要机制相互作用的结果：环境触发、免疫耐受失败、慢性炎症的发展和持续。

遗传易感性可能会导致免疫平衡的破坏，疾病发展必须超过易感突变的阈值。调节性和免疫性途径中的多重突变与各种自身免疫性疾病相关，尽管每个单独突变的相关风险较小(图25.1-1)[2,3]。

自身免疫性疾病在不同患者中可能有不同的病程。此外，患者的疾病活动情况可能会发生改变，包括急性恶化、部分或完全缓解、复发或慢性进行性疾病阶段。

狭义上，自身免疫是对自身抗原的特异性免疫应答(如Graves病中针对TSH受体的自身抗体或重症肌无力中针对乙酰胆碱受体的自身抗体)。广义上，认为是由自身反应性T细胞和巨噬细胞引起活动性组织破坏的慢性炎性疾病，没有任何典型的自身抗体证据也被认为是自身免疫性疾病，如强直性脊柱炎或反应性关节炎。启动和维持炎症过程的触发因素通常不是自身抗原，而是环境因素，如乳糜泻中的麦醇溶蛋白。

25.1.2 自身免疫的发病机制

自主反应性是免疫系统的正常功能，包括识别不同形式自身的能力。多年来人们认为免疫系统唯一的基本功能是区分自身和异物。然而目前认为免疫应答主要是由第二个区别

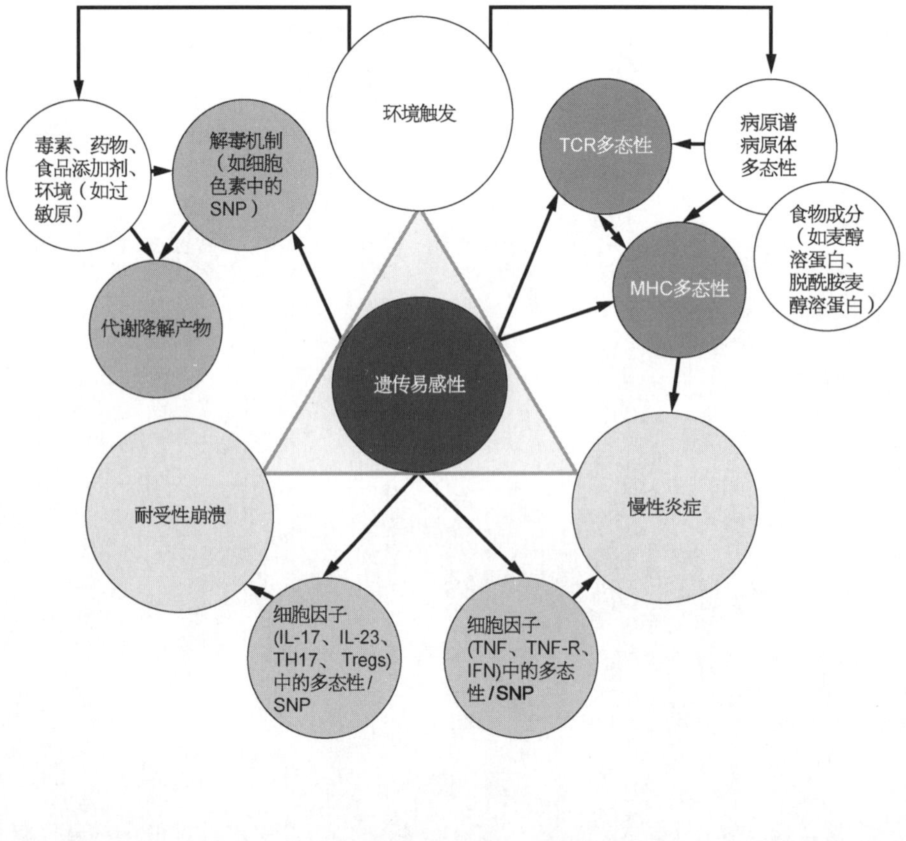

图25.1-1 自身免疫性疾病发生的多种因素。目前的讨论表明，自身免疫性疾病是三种主要机制相互作用的结果：① 环境触发；② 免疫耐受失败；③ 慢性炎症的发展和持续。遗传易感性可能会导致免疫平衡的破坏。疾病发展必须超过易感突变的阈值。调节性和免疫性途径中的多重突变与各种自身免疫性疾病相关，尽管每个单独突变的相关风险较小[2,3]

所决定，即区别危险和非危险物质[4,5]。免疫系统的挑战可能会导致多种疾病（表 25.1－1）。免疫系统由细胞和体液成分组成，包括先天性免疫和获得性免疫（表 25.1－2）。

表 25.1－1　免疫系统的挑战

	异物	自身
危险	微生物（如细菌、病毒、真菌、寄生虫）	肿瘤细胞
非危险	妊娠相关、饮食、肠道菌群、过敏原	自身抗原（自身免疫）

表 25.1－2　免疫系统的要素

	先天的/非特异性的	后天获得的/特异性的
细胞	粒细胞	T 细胞
	巨噬细胞	B 细胞
	NK 细胞	
体液	补体	自身抗体
	细胞因子	
	防御素	

为了防止自身免疫应答过度，在 T 细胞中诱导对自身蛋白质的中枢和外周耐受性[6]。中枢选择发生在胎儿和婴儿胸腺中，其中自身多肽与自身 MHC 复合物一起由胸腺细胞呈递。未成熟的胸腺 T 细胞通过其 T 细胞受体识别自身肽（参见 21.1.5.1）。在这个过程中，对自身蛋白质具有高亲和力并能引发自身免疫应答的 T 细胞将被消除。对所呈递的多肽没有亲和力的 T 细胞也从胸腺中被清除，仅留下那些对多肽具有中等亲和力的 T 细胞。目前尚未完全了解为什么非反应性 T 细胞也会凋亡。

在离开胸腺后，T 细胞进入循环并迁移到次级免疫器官中。外周耐受诱导又提供了额外的保护机制，识别自身多肽的循环 T 细胞与抗原呈递细胞表面上的 MHC 分子结合在一起，通过细胞凋亡被清除。

一个人的 MHC 等位基因（即 HLA 基因）和各种自身免疫性疾病（表 25.1－3）之间存在着关联。一些 HLA 等位基因大大增加了患特定自身免疫性疾病的风险。强直性脊柱炎（Bekhterev 病）在 HLA－B27 阳性个体中的相对危险最高。这些个体比 HLA－B27 阴性个体发生强直性脊柱炎的可能性增加了 80 倍。强直性脊柱炎患者中约 95%为 HLA－B27 阳性。尽管有 8%的德国人具有 HLA－B27 等位基因，但是这些人中只有一小部分患有强直性脊柱炎。

表 25.1－3　HLA 与自身免疫性疾病的关联（节选）

疾病	HLA	相对危险度(RR)(1)
与 MHCⅠ类相关（HLA－A、－B、－C）		
－ 强直性脊柱炎	B27	>85
－ Reiter 综合征	B27	40
－ 反应性关节炎	B27	20
－ 银屑病关节炎	B27，B38	10
－ 急性前葡萄膜炎	B27	10
与 MHCⅡ类相关（HLA－DR、－DP、－DQ）		
－ 系统性红斑狼疮	DR3，B8	5
－ 干燥综合征	DR3	10

续　表

疾病	HLA	相对危险度(RR)(1)
－ 硬皮病（高加索人）	DR3	15
－ 疱疹性天疱疮	DR4	14
－ Graves 病	DR3，B8	3
－ 桥本甲状腺炎（萎缩性）	DR4，DR5	3
－ 青少年类风湿关节炎	DR8	10
－ 肺出血-肾炎综合征	DR2	15
与 MHC 复合体相关		
－ 类风湿关节炎	共享表位(2)（如 DRB1*0101，*0102，*0401，*0404；以前也归入 DR4）	15
－ 1 型糖尿病	DQA1*0501/DQB1*02（也简称为 DQ2） DQA1*0301/DQB1*0302（DQ8） （之前也被描述为与 HLA－DR3/4 关联）	50
－ 乳糜泻(3)	DQA1*0501/DQB1*02（DQ2） DQA1*0301/DQB1*0302（DQ8）	50

(1) 与没有等位基因的个体相比，这些等位基因的存在与疾病风险增加数倍相关。近似数据（显著差异取决于研究和患者人群）。(2) 共享表位是指 HLA 分子中可能存在不同 HLA 亚群的肽序列。(3) 除了常与 HLA 相关外，乳糜泻患者发展为 1 型糖尿病的临床风险也显著增加

负责从生理性到病理性自身免疫疾病转变的机制尚未完全建立。然而，在自身免疫性疾病患者中已经描述了免疫系统不同成分中的许多异常，如关于调节性 $CD4^+$ $CD25^+$ T 细胞异常的讨论很多（参见 21.1.5.8）。这些 T 细胞的一个重要任务是维持自身免疫耐受。

25.1.3 自身免疫的临床特征

临床上，自身免疫病根据受累器官或器官系统进行分类。一类是系统性自身免疫性疾病，如累及多个器官系统的系统性红斑狼疮（SLE），另一类自身免疫性疾病局限于单一器官，如只累及甲状腺的桥本病。大多数自身免疫性疾病的表现处于这两者之间（即疾病主要表现在单个器官系统中，但也影响其他器官）（表 25.1－4）。

表 25.1－4　自身免疫性疾病（节选）

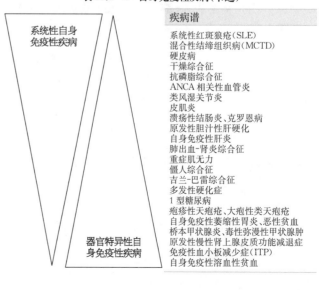

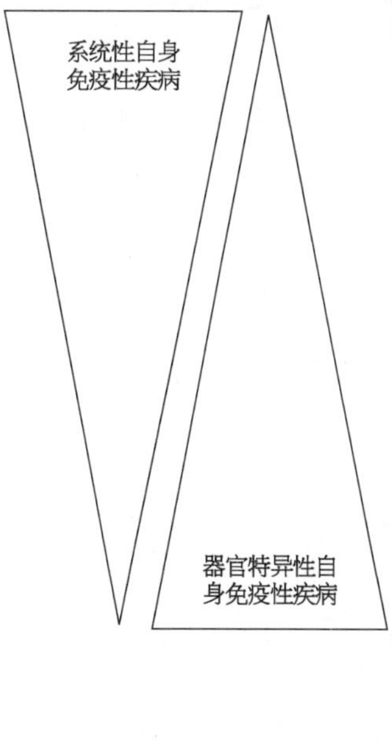

疾病谱
系统性红斑狼疮（SLE）
混合性结缔组织病（MCTD）
硬皮病
干燥综合征
抗磷脂综合征
ANCA 相关性血管炎
类风湿关节炎
皮肌炎
溃疡性结肠炎、克罗恩病
原发性胆汁性肝硬化
自身免疫性肝炎
肺出血-肾炎综合征
重症肌无力
僵人综合征
吉兰-巴雷综合征
多发性硬化症
1 型糖尿病
疱疹性天疱疮、大疱性类天疱疮
自身免疫性萎缩性胃炎、恶性贫血
桥本甲状腺炎、毒性弥漫性甲状腺肿
原发性慢性肾上腺皮质功能减退症
免疫性血小板减少症（ITP）
自身免疫性溶血性贫血

除了这些相对明确的自身免疫性疾病外，还有一些炎性疾病、感染及恶性肿瘤与自身免疫现象和自身抗体相关。一种有趣的典型疾病是乳糜泻，外源性抗原麦醇溶蛋白或谷蛋白被认为是病理性免疫反应的触发因素，而这实际上是一种过敏反应。在随后的免疫应答期间，能针对该酶（组织谷氨酰胺转移酶）产生特定的自身抗体使麦醇溶蛋白脱氨基。因此，针对“非自我”的过敏反应之后是针对“自我”的自身免疫反应。有趣的是，对谷氨酰胺酶的免疫应答导致疱疹样皮炎或Duhring病，可能是由于自身耐受失败的结果。

25.1.4 自身免疫性疾病的实验室检查

一般实验室检查包括确定活动度、器官受累程度及药物副作用（表25.1-5）。根据表现的不同，在进行鉴别诊断时，必须考虑各种原因，尤其是感染。这可能需要大量的实验室检查。

疾病特异性自身抗体的滴度（如SLE病例中的抗dsDNA抗体或韦格纳肉芽肿病例中的抗PR3抗体）很少与自身免疫疾病的预后、严重程度和治疗反应相关。因此，疾病和治疗监测主要集中于测量炎症指标。

另外，在一些病例中需检测炎症标志物，如细胞因子（如IL-6，特别是在儿科）或降钙素原可以帮助区分是疾病发作，还是合并细菌感染。

25.1.4.1 自身抗体的检测

原则上，人体内的所有大分子结构都可以作为自身抗原[7]。自身抗体谱包括核酸（DNA、RNA）、蛋白质（结构蛋白、受体、细胞内酶）、糖蛋白（$β_2$糖蛋白Ⅰ）、磷脂（心磷脂）、鞘糖脂（神经节苷脂）。

特异性针对这些抗原的自身抗体可以在血清、体液和组织中被检测到。诊断相关的血清抗体是IgG，有时是IgA类抗体。IgM类自身抗体诊断意义通常很小，因为它们是非特异性的，也常可以在健康个体中发现，它们代表的是生理性的自身反应性。

适应证：怀疑系统性自身免疫性疾病（如无法用感染解释的炎症反应）；系统性疾病的鉴别诊断，特别是这类疾病与药物过敏或副肿瘤疾病的鉴别诊断；炎症性器官疾病的诊断和鉴别诊断，如胃、肠、肝、肌肉、大疱性皮肤病、内分泌系统疾病以及中枢和外周神经系统疾病；自身免疫性疾病的预后评估（如结缔组织病和肌炎）。

主要系统性自身免疫性疾病中的重要自身抗体列于表25.1-6。器官特异性自身免疫疾病中的自身抗体列于表25.1-7。

表25.1-5 可疑系统性自身免疫性疾病的实验室检查

特殊检查		自身抗体（如ANA、类风湿因子、ACPA/抗CCP、ANCA）
		基因检测（如强直性脊柱炎需检测HLA-B27）
鉴别诊断		常见感染（病毒、细菌）
		代谢性疾病
		慢性炎症性疾病（发热综合征）
		免疫缺陷
		副肿瘤综合征
疾病活动度、病程（炎症标志物）		C反应蛋白
		红细胞沉降率
		血细胞分类技术
		血清蛋白电泳
		降钙素原
		IL-6
累及器官/效果/药物副作用	肾脏	肌酐（GFR）、胱抑素C、尿液形态、白蛋白排泄量
	肝脏	转氨酶（ALT、AST）、γ-GT、ALP、胆红素
	胰腺	脂肪酶、淀粉酶
	肌肉	肌酸激酶（CK）
	内分泌器官	激素（如TSH）
	肺/心脏	血气分析、N末端B型脑钠肽前体
	骨髓、血液	血细胞计数、LD、触珠蛋白
	凝血系统	血小板、APTT、PT
	免疫系统	使用生物制剂之前进行γ干扰素释放试验以排除结核
		接受抗CD20抗体治疗中的B细胞
综合性检查		基因检测（如乳糜泻检测 *HLA-DQ2/8*，椎关节病变检测 *HLA-B27*，类风湿关节炎检测 *HLA-DR4*）
		更进一步的检查请参考个体化系统性自身免疫性疾病章节

表25.1-6 系统性自身免疫性疾病中的自身抗体[7,23]

疾病	特异性自身抗体	结果阳性率	诊断相关	次要的自身抗体（作为次要检查）
类风湿关节炎	ACPA、抗CCP 类风湿因子	60%～80% 60%～80%	美国风湿病学会（ACR）标准	ANA、SSA、RA 33%
系统性红斑狼疮（SLE）	ANA dsDNA抗体 Sm抗体	>95% 40%～90% <10% 高加索人，其他种族超过30%	很敏感 高度特异 高度特异	核小体抗体（80%） SSA/Ro抗体，60 kDa（约60%） 组蛋白抗体（30%） 胰核糖体抗体（10%） PCNA（5%～10%）
亚急性皮肤型LE	ANA SSA/Ro抗体	>95% 75%		SSB/La抗体（25%～35%） 心磷脂抗体、狼疮抗凝剂（25%～50%）
新生儿LE	ANA SSA/Ro抗体	>95% >95%	与先天性心脏传导阻滞相关	SSB/La抗体（40%）

续 表

疾病	特异性自身抗体	结果阳性率	诊断相关	次要的自身抗体(作为次要检查)
药物诱导 LE	ANA 组蛋白抗体	60%～100%	诊断标准	ssDNA，若强阳性
混合性结缔组织病(MCTD)	ANA U1－nRNP 抗体	>95% 100%	诊断标准	
系统性硬皮病(SS)	ANA RNA 聚合酶抗体 Scl－70 抗体 PMScl 抗体	>95% 5%～22% 20%～40% 5%	阳性关联 弥漫型干燥综合征(SS) SS(肌肉、关节) 重叠综合征 25%	
CREST 综合征	着丝点抗体	>80%	区分 SS 和原发性雷诺征	
多发性肌炎/皮肌炎(P/D)	ANA t－RNA 合成酶：JO－1 抗体 更多的 t－RNA 合成酶 抗 SRP	<80% 46% <3% 5%	核仁荧光 抗合成酶综合征 这些自身抗体具有高度特异性	Mi－2 抗体(28%在 D，9%在 P) Ku 抗体 抗 PM－Scl 抗体
干燥综合征	ANA SSA/Ro 抗体(60 kDa) SSB/La 抗体	80% 80%～95% 40%～80%		SSA/Ro 抗体(52 kDa)60% 类风湿因子 70%
抗磷脂综合征(APS)	心磷脂抗体 β_2 糖蛋白 I 抗体	>95% >95%	通过自身体抗明确该疾病	ANA(SLE 中继发 APS)
韦格纳肉芽肿	c－ANCA PR3－ANCA	80%～95% >85%	通过自身体抗明确该疾病	p－ANCA 或 MPO－ANCA 很罕见
显微镜下多血管炎	p－ANCA MPO－ANCA	80%～95% >85%	通过自身体抗明确该疾病	c－ANCA 或 PR3－ANCA 很罕见
Churg－Strauss 综合征	p－ANCA MPO－ANCA	45% 45%		
肺出血-肾炎综合征	抗 GBM	100%	通过自身体抗明确该疾病	

表 25.1－7　器官特异性自身免疫疾病中的自身抗体[7,23]

器官	疾病	自身抗体	抗原
肠	溃疡性结肠炎	a－ANCA	多形核粒细胞
		GAB	杯状细胞
	克罗恩病	PAB	胰腺外分泌细胞
		ASCA	酿酒酵母
	乳糜泻	麦醇溶蛋白抗体	脱酰胺的麦醇溶蛋白
		EMA	小肠黏膜的内膜
		htTG 抗体	人类组织转谷氨酰胺酶
内分泌器官	多腺体综合征	针对肾上腺皮质、甲状腺、胰腺的抗体、ANA、ASMA	见各个器官
皮肤	皮肌炎	Mi－2 抗体	解旋酶/ATP 酶结构域的蛋白质
	疱疹样皮炎	麦醇溶蛋白抗体	麦醇溶蛋白
	大疱性类天疱疮	BMZ 抗体	基底膜区域
		BPAG1 抗体	大疱性类天疱疮抗原 1(BPAG1)
		BPAG2 抗体	大疱性类天疱疮抗原 2(BPAG2)
	寻常型天疱疮	桥粒芯蛋白抗体 ICS 抗体	表皮细胞间质的桥粒抗原(ICS)
	亚急性皮肤 SLE	SSA/Ro60 抗体	核糖核蛋白
		SSB/La 抗体	SSA/Ro－RNP 颗粒
心脏	扩张型心肌病		β 肾上腺素受体
肝脏	自身免疫性肝炎	肌动蛋白抗体 SMA(ASMA)	平滑肌
		LKM－1 抗体	内质网(细胞色素 P450)
		SLA 抗体	可溶性肝脏抗原
		LC－1 抗体	抗肝细胞胞浆抗原 1 型(LC－1)
		ANA	肝细胞核

续 表

器官	疾病	自身抗体	抗原
肝脏	原发性胆汁性肝硬化	AMA-M2	线粒体丙酮酸脱氢酶
		Sp100 抗体	ANA(核点型、Sp100)
		CENP	ANA(抗着丝点抗体、CENP-A,B,D)
		Gp210、核纤层蛋白 B 受体	ANA(核膜荧光)
	原发性硬化性胆管炎	a-ANCA	粒细胞(微管蛋白 5、DNA 相关的乳铁蛋白)
肺	肺综合征：肺出血-肾炎综合征	GBM 抗体	肾小球/肺泡基底膜
	ANCA 相关	p-ANCA	粒细胞髓过氧化物酶(MPO)
	肉芽肿性多血管炎(韦格纳肉芽肿)	c-ANCA	粒细胞丝氨酸蛋白酶 3(PR3)
胃	慢性萎缩性胃炎、恶性贫血、索性脊髓变性	壁细胞抗体(H^+-K^+-ATP 酶)	壁细胞(IFT)H^+-K^+-ATP 酶(免疫测定)
		内因子抗体	内因子
肌肉	肌无力	乙酰胆碱受体(AchR)抗体	
	伴有胸腺瘤的重症肌无力	肌联蛋白(Titin)抗体	
	Lambert-Eaton 重症肌无力综合征	钙离子通道(VGCC)抗体	
	炎症性特发性肌病*	Jo-1 抗体、PL-7 抗体、PL-12 抗体、EJ 抗体、OJ 抗体	氨酰-tRNA 合成酶
		SRP 抗体	细胞质抗信号识别颗粒
	皮肌炎*	Mi-2 抗体	核抗原
	多发性肌炎、皮肌炎*	PM-Scl 抗体	由 16 个核仁蛋白组成的复合物
	肌炎/硬皮病重叠综合征*	Ku 抗体	DNA 结合蛋白
		SSB/La 抗体	磷蛋白抗原
		SSA/Ro 抗体	核糖核蛋白
		U1-U3-RNP 抗体	核的核糖核蛋白颗粒
肾上腺	多腺体自身免疫综合征/艾迪生病	肾上腺皮质抗体(21-羟化酶抗体)	肾上腺皮质(IFT)21-羟化酶(免疫测定)
肾脏	肺综合征：肺出血-肾炎综合征(抗 GBM 肾炎)	GBM 抗体	肾小球基底膜
	3 型 RPGM(由血管炎引起)	ANCA	粒细胞
胰腺	1 型糖尿病	ICA	
		GADA、GAD65A	胰岛细胞细胞质谷氨酸脱羧酶 胰岛细胞蛋白 IA-2
		IA-2 抗体	
		锌转运蛋白 8	
外周、中枢神经系统	吉兰-巴雷综合征	抗 GM1、抗 GD1	
	Miller-Fisher 综合征	抗 GQ1b	
	IgM 副蛋白血症性神经病	抗 MAG	
	僵人综合征	GADA、GAD65A	
	副肿瘤性神经综合征边缘脑炎	抗 Hu、抗 Yo、抗 Ri、抗 VGKC、抗 AMBAR	
	抗磷脂综合征	抗磷脂抗体、抗 β_2-GPI 抗体	
甲状腺	甲状腺炎	TPO 抗体	甲状腺过氧化物酶(TPO)
		TG 抗体	甲状腺球蛋白(TG)
	Graves 病	TR 抗体	TSH 受体(TR)

测定方法：通常通过间接免疫荧光法(indirect immunofluorescence test,IFT)进行自身抗体的筛查。如果检测到自身抗体，则用免疫分析法确定其特异性：酶免疫分析(ELISA、EIA)，发光法、化学发光或电化学发光测定，蛋白质印迹(Western blotting)，点/线蛋白质印迹，阵列技术(激光/微球阵列)，免疫电泳(目前已很少使用)，RIA(用于检测抗 dsDNA 的 FARR 法，其余情况已很少使用)。

注意：IFT 的缺点是特异性低。在缺乏相应临床表现的情况下，该检测经常会产生假阳性结果。

如果使用一组特定自身抗原的免疫分析作为筛选试验，因为是测定了针对分析中所使用抗原的特异性抗体，因此诊断特异性更好，阳性预测值将更高。阴性预测值通常低于 IFT，因为不包括罕见的自身抗原，因此在免疫测定中不可检测。为排除假阴性，应同时使用几种方法进行临床诊断，如肺出血-肾炎综合征或 ANCA 相关性血管炎[7]。最常被要求的诊断性自身抗体是：抗核抗体、抗磷脂抗体、类风湿因子、抗环瓜氨酸蛋白/肽抗体(ACPA、抗 CCP)。

25.1.5 系统性自身免疫性疾病

系统性自身免疫性疾病分为以下几类：

- 自身免疫性关节炎：类风湿关节炎、脊椎关节病。
- 结缔组织疾病：系统性红斑狼疮、系统性硬皮病、干燥综合征、多发性肌炎/皮肌炎、混合性结缔组织病和 Sharp 综合征、抗磷脂综合征、ANCA 相关性血管炎、Goodpasture 综合征/肺肾综合征。

系统性自身免疫性疾病常见的致病原理是丧失对自身结构的天然免疫耐受性。相关机制的活化导致免疫反应性炎症，伴各种器官功能的损伤。如果有几个器官伴有炎症或缺血，同时伴有明显的全身症状，则应考虑系统性自身免疫性疾病。

在大多数情况下，疾病起初的症状是非特异性的，如关节痛、肌肉痛、体重减轻或盗汗。要做出明确的诊断，必须具备以下条件[8]：主要临床症状(如多发性关节炎)、特征性实验室检查结果(如自身抗体，表 25.1－7)、高分辨率成像发现典型病变(如关节超声下的特征性侵蚀)。

25.1.5.1 自身免疫性关节炎

自身免疫性关节炎通常被归类为系统性自身免疫性疾病，主要影响关节，因此表现出一定的器官特异性。另一方面，尤其需要把类风湿关节炎(RA)当作全身性疾病，因为除了风湿性结节等典型皮肤受累表现外，还可导致浆膜炎(如胸膜)和肺纤维化。此外，RA 与心血管疾病发病率和死亡率的风险明显增加有关，可能是由于高度的慢性炎症活动。

脊椎关节炎与典型的自身免疫性疾病不同，因为没有特征性的自身抗体，尤其是不存在诊断相关性，这一点尚未得到鉴定。因为类风湿因子阴性，所以原先被称作血清阴性脊椎关节病。

25.1.5.1.1 实验室检查：常规实验室检查所包含的项目见表 25.1－5，用于确定活动度、器官受累范围和药物副作用。对于鉴别诊断，除 RA 之外，还必须根据临床表现考虑其他一系列关节炎的原因(表 25.1－8)，包括结缔组织病，这可能需要全面的实验室检查[9]。

表 25.1－8 关节炎谱系疾病的实验室检查

疾病	临床表现	实验室检查
类风湿关节炎(RA)	参见 25.1.5.2	ACPA/抗 CCP 及 RF(参见 25.3 和 25.4)
脊柱关节病(SPA)[16]	- 强直性脊柱炎(Bechterew 病)。 - 反应性关节炎和 Reiter 综合征。 - 肠病性关节炎。 - 银屑病性关节炎。 - 未分化型脊柱关节病。 - 幼年脊柱关节病(幼年特发性关节炎亚组)。	炎症标志物：ESR 和 CRP HLA－B27：SpA 与 HLA－B27 变量关联
强直性脊柱炎 (Bechterew 病)	主要症状是腰骶部炎性疼痛，伴有晨僵，发病通常在青春期后期或成年早期。25%～35%的患者伴有肩关节炎、髋关节炎及骶髂关节炎，30%的患者伴其他部位的关节炎(通常不对称性)。强直性脊柱炎也可表现为关节病，特别是影响跟腱、股骨及骨盆内的附着点(转子、坐骨、髂嵴)。此外，患者可能由于韧带骨赘形成、椎间盘间隙骨化而导致脊柱活动受限。这种疾病的病程非常多变，从轻度僵硬到椎体完全融合，伴有上身活动受限，关节外最常见的并发症是急性单侧前葡萄膜炎。5%～10%的患者伴慢性炎症性肠病。在极少数情况下，强直性脊柱炎可能会损伤肺、主动脉或心脏。	HLA－B27 频率：95% 急性炎症标志物(CRP、ESR)通常明显升高，尤其在发作期间
肠病性关节炎	约有 30%的克罗恩病和溃疡性结肠炎患者有关节受累。有 1/5 的患者在长期患病后出现无症状性骶髂关节炎，10%患有伴有脊柱关节炎。然而，外周关节炎很少导致受累关节变形。	HLA－B27(高度关联)
银屑病性关节炎	10%～20%的银屑病患者有关节炎。银屑病的皮肤表现通常先于关节受累，但也可能在关节表现后几年才发生或者无皮肤表现。该病主要涉及外周关节。在 20%～40%的病例中，骶髂关节也受到影响。脊柱炎表现为韧带骨赘(骨质增生起源于韧带内侧)和脊柱关节旁赘生物。	HLA－B27 频率：60%～70%
未分化型脊柱关节病	脊椎关节病最常见的诊断类型。患者变现为炎性背痛，伴或不伴寡关节炎。有脊柱活动受限的病史或限制性呼吸困难，往往是唯一的临床症状。	HLA－B27 频率：70%
幼年附着点炎 (脊柱关节病)	这种少年特发性关节炎亚群是未分化型脊柱关节病的一种形式。30%～40%的患者会发展成骶髂关节炎。	HLA－B27 频率：80%
反应性关节炎，Reiter 综合征(HLA－B27 相关)常见病原体： - 沙眼衣原体 - 支原体、解脲支原体 - 肠道致病性病原体、弯曲杆菌、耶尔森菌 - 沙门菌和志贺菌少见	最常见且非对称性的寡关节炎，受累关节少于六个。关节炎倾向于下肢关节，特别是膝关节和踝关节。受影响的患者有更严重和更持久的临床症状。 Reiter 综合征：关节炎、尿道炎和结膜炎三联症。后者出现在 30%～60%的病例中，影响双眼并早于关节炎出现。 反应性关节炎通常在感染后 4 周内开始。反应性关节炎的发病率是(5～14)/10 万。通常由于胃肠道症状很轻微，患者经常否认，且不会提及相关病史。大约 75%的反应性关节炎患者肌肉骨骼疼痛会超过 1 年，其中 30%的患者在 6 年后仍然会持续疼痛。两者并存的问题通常只会持续 3～5 个月，约 15%的患者会出现慢性症状。肠致病性反应性关节炎的所有病原体的一个共同特征是可在细胞内增殖并且可能在肠黏膜、淋巴结、肝、脾的细胞或滑膜成纤维细胞中持续数月。	反应性关节炎、Reiter 综合征：HLA－B27 频率 40%～50% 血清学：高滴度的特异性 IgA 抗体表明近期感染 CRP、ESR 升高，中性粒细胞增多 滑膜液：炎症性滑膜炎，但未检出病原体。 粪便筛查的价值有待商榷，因为病原体通常不再可检测。 宫颈涂片/尿道涂片：首选检测衣原体和(或)支原体/解脲支原体(培养，最好使用 PCR)
其他由肠道致病性病原体引起的反应性关节炎	肠道感染艰难梭菌、布鲁菌、蓝氏贾第鞭毛虫和 *Tropheryma whippeli* 后可能发生炎症性关节炎。 艰难梭菌引起假膜性结肠炎，但也导致 20%的患者发生抗生素相关性腹泻而无结肠炎。艰难梭菌相关性关节炎有相当一部分引起未分化型关节炎。 蓝氏贾第鞭毛虫引起世界范围的肠道感染，可导致关节炎，特别是儿童。35%的健康人唾液中可通过分子诊断检测技术检测到 *Tropheryma whippeli*，但病原体并不常规定植于小肠，病原体能引起 Whipple 病，这是一种伴关节炎的腹泻病，主要影响 45～50 岁的男性。	与 HLA－B27 弱相关或不相关 粪便中可检测的病原体(艰难梭菌、蓝氏贾第虫)或十二指肠液中可检测的病原体(*T. Whippeli*) 血清学可检测布鲁菌的特异性抗体

续 表

疾病	临床表现	实验室检查
作为反应性关节炎罕见原因的其他细菌	梅毒螺旋体和布鲁菌已被认为是反应性关节炎的病原体。淋球菌和分枝杆菌可引起感染性关节炎以及反应性关节炎。膀胱癌患者接受卡介苗(BCG)的免疫治疗后，反应性关节炎是一种罕见但严重的并发症。	血清学：病原体检测通常是不可能的，或许能通过血液培养检测布鲁菌。
链球菌性关节炎[24]：风湿热和反应性关节炎	由于病程不同，链球菌性关节炎可分为两个部分：急性风湿热和链球菌反应性关节炎。已经有提议认为，这两种疾病都是由于链球菌M蛋白抗体与心脏瓣膜内皮和滑膜细胞发生交叉反应的分子模拟所致。	抗链球菌溶血素O(ASL，ASO)、抗DNA酶B：灵敏度为80%，特异性低。滴度极高或明显增加表明急性感染。应进行咽拭子培养以检测化脓性链球菌。
莱姆关节炎	莱姆病(Lyme disease)是由蜱传播伯氏疏螺旋体引起的。该病可引起多系统的症状，主要包括皮肤、神经系统、肌肉和关节，也仅在病原体传播时才产生。莱姆关节炎是莱姆病罕见(绝对不常见)的表现。这种疾病可分为三个临床阶段，但可能会发生重叠。此外，患者可以在没有任何症状的情况下经历一个或多个这些阶段，以至于该病仅在晚期才会有临床表现。所有莱姆关节炎患者中只有约1/3记得被蜱咬伤。第一阶段表现为迁徙性红斑，第二阶段早期的风湿症状通常呈一过性和迁移性，有时可出现严重的关节痛和肌痛，可持续几个小时到几天。关节肿胀在这个阶段很少见到。 经典莱姆关节炎常见于第三阶段，感染后平均6个月发生关节炎。莱姆关节炎通常是一种反复发作性单关节炎或少关节炎，主要累及下肢区域的大关节。在大多数患者中，病程中仅有一个膝关节受累。然而，与第二阶段类似，患者可能只有严重的关节痛，没有明显的滑膜炎。类风湿关节炎中的小血管对称性受累情况在本病中是罕见的。	通过ELISA检测伯氏疏螺旋体的IgG抗体来诊断莱姆关节炎，并通过蛋白质印迹来证实，结果显示两条以上条带表明是明显的阳性反应。在疾病后期IgM通常再次转为阴性。 炎症指标(如ESR和CRP)通常仅轻度升高或者根本不升高。
化脓性关节炎(单关节炎)	化脓性关节炎通常是由隐性菌血症引起。滑膜对细菌定植非常敏感，化脓性关节炎通常由革兰阳性菌引起，仅约10%的化脓性关节炎是由于革兰阴性菌引起的。致病菌来源于胃肠道或泌尿生殖道，主要的致病菌包括(美国，2 407例病例[25])：金黄色葡萄球菌44.3%，化脓性链球菌7.6%，肺炎链球菌6.5%，流感嗜血杆菌4.2%，大肠埃希菌3.8%。 化脓性关节炎最重要的风险因素是既往关节疾病史，高达47%的化脓性关节炎患者先前就有关节疾病。通常只有一个关节受到影响，特别是膝关节。患者会出现发热及关节红、肿、热、痛。	当怀疑是化脓性关节炎时，必须进行关节抽吸。利用滑膜液培养或血液培养来检测病原体(约15%的病原体只能从血培养中得到鉴别)。滑膜液的革兰染色敏感性低(化脓性关节炎革兰阳性的阳性率为70%，革兰阴性的阳性率为40%～50%)。白细胞计数>50×10^9/L，粒细胞>95%。
淋球菌性关节痛	淋病奈瑟菌引起播散性感染，导致在感染后几天内出现不对称多发性疼痛，并出现皮疹。该病分两个阶段：菌血期和伴化脓性关节炎的关节期；许多患者都会经历这两个阶段，在菌血症阶段，患者通常有高热，有时伴有抽搐、皮疹和多发性疼痛，有时还伴有腱鞘炎。通常伴有膝盖、肘关节和远端关节疼痛，中轴骨一般不受影响。超过40%以上的患者不会出现发烧，淋球菌性关节炎的发病率根据地区和年龄组的不同有着显著不同。在英国是0.06%，在法国是1.6%，但在美国，是健康年轻人化脓性关节炎的最常见病因。	滑膜液(synovial fluid，SF)白细胞计数>40×10^9/L，粒细胞超过80%。在培养阳性的SF中，革兰染色显示少于40%的胞内和胞外双球菌。PCR的诊断灵敏度约80%。虽然大多数患者否认存在局部泌尿生殖道、直肠或咽部症状，70%～80%的患者或其性伴侣的涂片培养或PCR检测阳性。另外有30%的患者存在淋病奈瑟菌及衣原体同时阳性。
由分枝杆菌引起的关节炎	分枝杆菌性骨髓炎和关节炎的病原体是结核分枝杆菌定植(如存在肺和骨中)。骨关节结核感染的主要部位是脊柱(40%)，其次是髋关节和膝关节。最常见的症状是疼痛和局部肿胀，而发烧和体重减轻则较为罕见。 应对抽出物进行组织学检查(诊断灵敏度为94%)。滑膜液显示有轻度至中度白细胞增多，中性粒细胞为主。	为了确定一个人是否对结核分枝杆菌存在免疫应答，可以通过γ干扰素释放试验来明确(参见42.12.4.2)。诊断敏感性高，但新发/活动期感染的特异性较低，因为潜伏感染的个体通常也会检测到阳性。
病毒性关节炎[26]	关节炎病毒可引起急性或慢性关节炎。它们会直接感染关节，或通过反应性或自身免疫反应导致关节炎症和(或)损伤。病毒性关节炎通常具有自限性，不会导致永久性关节损伤。尽管如此，如果没有其他原因，应尽可能明确诊断，而不是为了更确定地排除可能导致关节破坏的任何原因。 这些病毒可分为关节炎虫媒病毒和地方性病毒，前者通过媒介传播(通常是蚊子)，在德国与旅行疾病有关；后者通过体液传播。	一般通过对特定抗体的血清学检测来进行诊断，很少通过PCR或直接病毒培养来进行，后者通常仅用于科学研究或特定的流行病学调查。
- 细小病毒B19	细小病毒B19相关性关节病最常见的表现是急性起病的对称性周围关节受累、一过性皮疹、肌痛和发热。关节痛主要涉及手腕、膝关节和踝关节，并在一些患者中可能持续很长时间。	血清学，尤其是检测特异性抗IgM抗体。
- HCV	HCV相关性关节病是丙型肝炎的常见肝外表现，影响多达20%的HCV感染者。该疾病以两种形式进展：多个小关节的对称性受累，类似于类风湿关节炎，但不具有侵蚀性；或是与冷球蛋白血症相关的单关节/少关节炎。	HCV抗体、HCV RNA。仅有一半患者的CRP和ESR水平升高。RF可能阳性，特别是在冷球蛋白存在的情况下。
- HBV	乙型肝炎病毒感染的关节炎往往先于肝炎黄疸发病之前数周，可能是急性HBV感染的唯一表现。表现为免疫复合物沉积引起的多发性小关节炎。	特定的血清学：检测HBsAg和HBV-DNA。
- 风疹	约有一半的急性风疹感染患者在出现皮疹的一周内有关节痛或关节炎。关节炎是对称的，影响手指、肘关节、膝关节和手腕。关节症状通常在一周内缓解，但也可能持续超过1年。	血清学(风疹IgM抗体)。CRP和ESR通常不会升高。
- 反转录病毒(HIV，HTLV-1)	关节痛在急性HIV感染者中很常见，并且能发生在感染的任何阶段，通常以下肢非糜烂性少关节炎的形式出现。 人类T淋巴细胞白血病病毒Ⅰ型感染通常与关节病有关，临床上与类风湿关节炎非常相似。患者通常是生活或曾居住在有地方性HTLV-1感染地区的老年妇女。该病发病急剧，伴膝关节、肩关节、腕关节等大关节的症状。	血清学(HIV/HTLV-1抗体)。病毒检测(PCR)。
- 基孔肯雅热病毒(虫媒病毒)	主要发生在非洲、南亚和东南亚，潜伏期为6～12天，会引起关节炎和淋巴结肿大。	血清学、RT-PCR。

续 表

疾病	临床表现	实验室检查
- 罗斯河病毒(虫媒病毒)	主要发生在澳大利亚,潜伏期为5～15天,会引起流行性多发性关节炎、慢性关节炎和肾小球肾炎。	血清学。
- 登革热病毒(虫媒病毒)	主要发生在亚洲、中南美洲,潜伏期为4～7天,常伴有严重的关节痛(断骨热),已知会引起登革出血热。	血清学、RT-PCR。
- 罕见引起关节炎的其他病毒	ECHO病毒、柯萨奇病毒、腺病毒、巨细胞病毒、Epstein Barr病毒、单纯疱疹病毒1+2、水痘-带状疱疹病毒。	血清学。
- 其他病因/关节炎的鉴别诊断	关节炎的鉴别诊断中必须包括痛风、假性痛风、血色沉着病和结节病。	
- 痛风	痛风是一种嘌呤代谢紊乱性疾病,会导致血液中尿酸水平升高、外周关节和组织中尿酸盐晶体沉积。急性症状包括突发严重疼痛和明显的炎症迹象,通常发生在单一关节,常见的是大脚趾关节(足痛风),参考5.4。	诊断依赖于检测滑膜液中的特定晶体(痛风中的尿酸晶体、假性痛风中的焦磷酸钙)。此外,滑膜液分析可能显示炎性标志物升高。参考第49章。 在血液中(CRP、ESR升高)。 在痛风发作期间,血清和滑膜液尿酸不一定会升高。
- 假性痛风	假性痛风(软骨钙质沉着病)是一种与痛风类似的关节疾病,但本质上具有不同的病理机制。虽然痛风是由尿酸盐晶体沉积引起的,但在假性痛风中,软骨的退化是由焦磷酸钙沉积引起的。该疾病主要影响大关节(通常首先累及膝盖)。	
- 血色沉着病	遗传性血色沉着病(Hereditary hemochromatosis,HH)是影响胰腺、肝脏(肝硬化)、心脏和皮肤(青铜色糖尿病)的铁超负荷的遗传性疾病。50%～75%的HH患者有关节受累。HH发生在疾病的早期,主要症状是关节痛。35～65岁人群中30%患者的初发症状是关节受累。 有两种不同的特征性表现形式:第一种形式表现为慢性退行性关节改变,有运动相关性关节痛的典型临床表现,第二种形式为软骨关节病,占HH相关性关节病的5%～30%,可引起急性炎性假性痛风发作。	铁蛋白升高、转铁蛋白饱和度升高。通过筛选基因突变来确诊(参见7.1.7.1)。
- 急性结节病-Löfgren综合征	Löfgren综合征的三个特征是:① 关节炎,主要涉及踝关节,但也可能是膝关节和肘关节;② 结节性红斑;③ 双侧肺门淋巴结肿大。此外,还包括非特异性的一般症状,如发热、疲劳、肌痛和咳嗽。	CRP、ESR和血管紧张素转换酶通常非特异性升高。sIL-2受体和新蝶呤升高(T细胞和单核细胞活化的标记)。

伴关节积液的许多类型关节炎中,一个重要步骤就是抽吸关节积液用于滑膜液分析。病原体的检测对诊治关节炎至关重要,尤其是化脓性关节炎(参见49.5.4)。粒细胞尿酸晶体的存在是痛风的特征,焦磷酸钙晶体的存在是假性痛风的特征。

25.1.5.2 类风湿性关节炎

RA,既往称之为原发性慢性多发性关节炎(primary chronic polyarthritis,PCP),是一种主要影响关节的慢性多发性、炎症性、系统性疾病。系统性血管炎可伴有严重的影响生存的脏器疾病。例如,与正常人群相比,RA患者慢性心力衰竭的发病率增加了2倍,心脏病发病率增加了40%,死亡率增加了2.2倍[10]。大约30%的患者1年内会发生骨和软骨损坏,在诊断后2年内发生的概率是70%。超过50%的患者在诊断后5年内不能再工作。

RA在一般人群中的患病率为0.5%～1%,是最常见的炎症性关节病。受该病影响的女性比男性多2～3倍。通常在40～60岁之间才被确诊,早期诊断较为困难,因为最初的症状是非特异性的,且实验室结果在疾病早期阶段并非十分确定。然而,早期诊断至关重要,因为早期治疗可以对这种慢性破坏性疾病的进展产生积极影响[11]。

2/3的患者在大关节受累之前,临床症状首先出现在手部和足部关节(掌指关节、近端指间关节和跖趾关节)。大多数情况下,关节受到的影响是对称的,尽管RA也可以变现为非典型性:

- 多肌痛发作:患者通常年龄较大,肩部和骨盆带伴有僵硬。
- 复发性发作:患者有反复发作性疼痛及一个或几个关节红肿,持续1～2天,之后疼痛可呈持续性
- 全身发作:初始症状不是局灶性的,而是关节外症状和一般症状(如疲劳、体重减轻、抑郁、发热)。
- 单关节炎发作:患者以膝关节、肩关节、肘关节或踝关节单独持续疼痛起病。

RA是根据美国风湿病学会(ACR)的分类标准进行治疗研究的(表25.1-9)。实际上,即使RA存在,也不能全部满足这些标准。这种分类标准不适合用于诊断,特别是在RA早期阶段。没有达到诊断要求的患者应该在晚期重新评估[11]。

表25.1-9 2010年美国风湿病学会/欧洲抗风湿病联盟对风湿性关节炎的分类标准[27]

标准		得分
A. 关节受累	1个大关节	0
	2～10个大关节	1
	1～3个小关节(伴有或不伴有大关节受累)	2
	4～10个小关节(伴有或不伴有大关节受累)	3
	>10个关节(至少1个小关节受累)	5
B. 血清学	分类至少需要1项试验结果	
	RF和ACPA均阴性	0
	RF和ACPA低滴度阳性	2
	RF和ACPA高滴度阳性	3
C. 急性期反应物	分类至少需要1项试验结果	
	CRP和ESR均正常	0
	CRP和ESR异常	1
D. 症状持续时间	<6周	0
	≥6周	1

至少一个关节明确表现为滑膜炎,并且4个方面的总评分达到6分或更高(可能为10分),才能确定为RA。

虽然6分以下的患者不能分类为RA,但他们的状态可以重新评估,并且随着时间的推移可能满足标准。

目标人群(谁应该接受评估?):针对以下患者:至少有1个关节明确表现为滑膜炎(肿胀)、滑膜炎无法用其他原因解释。

25.1.5.2.1 实验室检查：RA的特异性检测包括筛查抗瓜氨酸蛋白质/肽类抗体(ACPA、抗CCP抗体)和RF。更多的自身抗体已被描述，但在常规诊断中获得的重要性不大。用于探测共有表位的HLA分型对于疾病预后是重要的，已在许多诊疗研究中得到了实施。然而，并未纳入常规诊断中。当怀疑脊椎关节病时，建议筛查HLA-B27。

25.1.5.3 类风湿关节炎的特殊形式

少年特发性关节炎(Juvenile idiopathic arthritis，JIA)[12]：JIA是一种16岁前起病的异质性类风湿关节病，通常在2～3岁起病。幼年时期就会有累及下肢的少关节炎，通常影响学习行走。80%的患者是女孩。RF和(或)ACPA在40%～50%多发性JIA患儿中为阳性。少关节炎儿童中75%～85%可以发现ANA，这与发展为葡萄膜炎的风险较高有关[13]。JIA的患病率为每千名儿童0.07～4.01，并视地理区域而定[14]。

成人类风湿关节炎：该病60岁以后急剧发展，伴有广泛的炎症反应并快速进展，早期有肌痛症状。CRP明显升高，伴慢性贫血，RF很少阳性，ACPA阳性多于RF。

Felty综合征：以关节炎、白细胞减少及某些情况下的脾肿大为三大特征。1%RA患者有关节外表现。RF浓度高，75%～100%的病例中ANA阳性，粒细胞减少到2×10^9/L以下，HLA DR4阳性。

Still病[15]：伴有以下症状的相对患病率：关节痛(100%)、发热(97%)、关节炎(94%)、咽痛(92%)、皮疹(88%)、肌痛(84%)、体重减轻(74%)、淋巴结肿大(63%)、脾肿大(52%)和肝肿大(42%)。

诊断试验结果如下：ESR升高(99%)、粒细胞增多(92%)、风湿病血清学阴性(92%)、血清白蛋白低于3.5 g/dL(81%)、转氨酶升高(73%)、血红蛋白低于100 g/L(68%)和高铁蛋白，一般高于1 000 μg/L。

主要标准是：高热超过39℃、关节痛或关节炎、RF阴性、ANA阴性。

鉴别诊断包括其他关节炎如脊柱关节病(包括反应性关节炎)、莱姆病和化脓性关节炎(表25.1-8)。

25.1.5.4 脊柱关节病(SpA)

脊柱关节病包括以下疾病[16]：强直性脊柱炎(Bechterew病)、反应性关节炎和Reiter综合征、银屑病性关节炎、肠病性关节炎、未分化的SpA。

SpA(希腊语为脊柱关节发炎)，人群患病率为0.5%～2%。SpA单独影响中轴骨骼，以腰背部深部疼痛和(或)表明骶髂关节炎的臀部疼痛为特征。患者有晨僵和脊柱活动受限，最终也会影响到胸椎和颈椎。大约1/4患者有前葡萄膜炎的骨骼外表现。这种疾病起病后进展缓慢，男性和女性均受累。SpA在不同程度上与HLA-B27有关。

对于脊椎关节病和引发关节炎的进一步诊断试验参见表25.1-8。

25.1.5.5 系统性红斑狼疮(SLE)

SLE在严重程度和器官临床表现方面可能存在个体差异。西方国家每10万人中有10～50人患病。最常见的症状是关节痛或关节炎，发病率为60%～90%，其次是皮肤和黏膜异常，同时伴有内脏(肾、心、肺、肌肉)和中枢神经系统受累。SLE通常发生在15～30岁之间，女性的发病率比男性多10倍。

从初诊到确诊SLE通常需要1～2年时间。美国风湿病学会的SLE分类标准见表25.1-10。只有大约50%的患者在疾病的早期阶段符合这些标准，而其他患者即使起病10年也达不到该标准。因此，该标准不用作诊断工具，而是对患病人群进行科学标准化并为治疗性研究进行分类[17,18]。

表25.1-10 1982年修订的系统性红斑狼疮分类标准(美国风湿病学会*)[17,18]

1. 颊部皮疹(固定红斑遍及颧骨隆起)
2. 盘状红斑(红斑隆起)
3. 光敏感(对阳光产生不寻常反应而导致的皮疹)
4. 口腔溃疡(口腔或鼻咽溃疡)
5. 关节炎(非侵蚀性关节炎，累及2个或以上外周关节)
6. 浆膜炎(胸膜炎或心包炎)
7. 肾脏疾病(蛋白尿≥0.5 g/24 h或管型：红细胞、血红蛋白、颗粒或混合管型)
8. 神经障碍(癫痫或精神病)
9. 血液疾病(溶血性贫血伴网织红细胞增多症，或2次及以上出现白细胞减少<4×10^9/L，或2次及以上出现淋巴细胞减少<1.5×10^9/L，或在没有滥用药物的情况下血小板减少<100×10^9/L)
10. 免疫学疾病(特异性自身抗体)
11. 抗核抗体(滴度异常)

*建议的分类基于11个标准。为了在临床研究中识别患者，如果在任何观察间隔期间连续或同时存在11种标准中的任何4种或更多种，则应说这个人患有系统性红斑狼疮

25.1.5.5.1 实验室检查：多达50%的患者存在以下一般表现，如ESR和CRP轻度升高、贫血、淋巴细胞减少和血小板减少。

通过检测自身抗体，特别是ANA及其特异性亚型ENA和抗dsDNA，能确诊或排除SLE的诊断。ANA、抗Sm、抗dsDNA和抗磷脂抗体是ACR标准的一部分，抗磷脂抗体提示继发性抗磷脂综合征。不再使用LE细胞试验进行诊断，因为与ANA相比，LE细胞难以系统地检测并且具有相当低的诊断敏感性和特异性。

25.1.5.6 干燥综合征

这是一种以外分泌腺分泌减少为特点的自身免疫性炎症。根据修订后的欧洲分类标准，必须满足以下6条标准中的4条才能诊断为干燥综合征[19]：眼睛持续干涩或异物感至少3个月。口腔症状：每天口干超过3个月，唾液腺反复或频繁肿胀。眼部症状：基础泪液分泌试验阳性，孟加拉红染色试验阳性。组织病理学病灶评分>1(如唇腺活检)。唾液腺受累的客观证据定义为腮腺造影异常、异常唾液显像或非刺激唾液流速异常(15 min内少于1.5 mL)。血清中存在抗SSA和(或)抗SSB自身抗体。

伴有其他自身免疫性疾病的患者中，存在1、2组症状及3～5组症状中的2个，则表明是继发性干燥综合征，前提是这些症状不能归因于其他疾病，如非霍奇金淋巴瘤、AIDS、结节病或者骨髓移植。

25.1.5.6.1 实验室检查：在95%的病例中IFT法检测ANA阳性，呈斑点状。自身抗体的特异性参见25.2。

25.1.5.7 系统性硬皮病

系统性硬皮病又称为硬化症，是一种影响皮肤的炎症性

纤维化多器官疾病,但也可能累及其他器官,较少见于运动系统、心脏和肾脏。其主要标准是[20]:ANA 阳性。超过 95%的患者存在指端硬化。超过 90%的患者有雷诺现象。

不符合这 3 项标准的患者可能患有不同的疾病(嗜酸性筋膜炎、嗜酸性肌痛综合征)。最常见的临床表现是皮肤纤维化和手指和脚趾的循环障碍。

系统性硬皮病的特殊形式包括:① 伴有弥漫性皮肤受累(包括躯干和肘关节近端)的系统性硬皮病;② 涉及面部、肘关节及膝关节远端区域的局限性硬皮病。这种形式可称为 CREST 综合征(即 C,cutaneous calcinosis,皮肤钙质沉积;R,Raynaud's phenomenon,雷诺现象;E,esophageal dysmotility,食管动力障碍;S,sclerodactyly,指端硬化;T,teleangiectasia,毛细管扩张);③ 无皮肤硬化性硬皮病。单症状或少症状性系统性硬皮病,无皮肤受累,但 ANA 阳性。

25.1.5.7.1 实验室检查:IFT 中约有 90%的患者 ANA 试验阳性(通常是核仁型 ANA)。CREST 综合征最具特征性的抗体是抗着丝点抗体。自身抗体的特异性参见 25.2。

25.1.5.8 多发性肌炎和皮肌炎

多发性肌炎(PM)和皮肌炎(DM)是自身免疫性肌炎的罕见形式。PM 只累及肌肉,而 DM 同时累及肌肉和皮肤。根据 Bohan 和 Peter 提出的以下标准进行诊断[20,21]:① 肩部和骨盆带肌肉对称性肌无力达数周至数月;② 组织学显示肌纤维坏死、吞噬和再生;③ 血清酶(CK、AST、LD)升高;④ 特征性的肌电图表现;⑤ 皮肌炎的典型皮疹。

临床意义:满足 4 个标准;明确诊断 PM。符合 3 个标准加上 DM 典型皮疹;确诊为 DM。

特殊形式:① 抗信号识别颗粒(signal recognition particle,SRP)综合征。抗 SRP 综合征是一种急性或亚急性发作形式的多发性肌炎,伴有严重的肌肉坏死和轻度炎症,其特征在于抗 SRP 抗体阳性;② 多发性肌炎/硬皮病重叠综合征。以 PM 和系统性硬皮病症状为特征;③ 抗合成酶综合征(最常见的是抗 Jo-1 综合征):肌炎的自身免疫形式,存在于 25%诊断为成人肌炎的患者中并与间质性肺病(通常是肺纤维化)相关。

25.1.5.8.1 实验室检查:CK 的增加是骨骼肌受损的标志。在 PM/DM 早期阶段和慢性 PM 阶段,酶水平可能不会升高。约 50%的 PM/DM 患者出现肌炎相关性和(或)肌炎特异性抗体。检测到的抗体被认为是 ANA,尽管在细胞质中发现了一些相应的抗原[22]。

与 PM/DM 诊断或排除有关的自身抗体见第 25.2 章节抗核抗体。

25.1.5.9 混合性结缔组织病

混合性结缔组织病(mixed connective tissue disease,MCTD)是指以 SLE、系统性硬皮病和 DM/PM[22] 为临床特征的抗 U1-nRNP 阳性结缔组织病,也被称为夏普综合征。MCTD 也可能包括多发性肌炎和系统性硬皮病的重叠综合征,以系统性硬皮病和 PM/DM 的症状和(或)抗体为特征。

MCTD 的一个重要特征是累及血管内膜和中层的全身性增生性血管病变,导致血管收缩。

夏普提出的 MCTD 标准:① 存在抗 U1-nRNP 抗体,同时至少存在 2 种以下疾病:SLE、系统性硬皮病、肌炎、类风湿关节炎;② 至少存在 3 种以下症状:雷诺现象、手肿胀、硬皮病、近端肌肉无力、滑膜炎。

25.1.5.9.1 实验室检查:通常能在 MCTD 中用 IFT 检测出高滴度 ANA,并根据存在高滴度的 U1-RNP 自身抗体进行诊断,因此该结果阴性可排除 MCTD。在 MCTD 中产生额外的 SLE 或系统性硬皮病自身抗体是不太可能的。在疾病缓解期间,抗 U1-nRNP 抗体水平能显著下降。

25.1.5.10 其他系统性自身免疫性疾病

临床表现、病理生理学和实验室检查结果:抗磷脂综合征参见 25.5,ANCA 相关性血管炎和肺肾综合征(Goodpasture 综合征)参见 25.9。

25.2 抗核抗体

Rudolf Gruber,Lothar Thomas

抗核抗体(antinuclear antibodies,ANA),先前也被称为抗核因子(antinuclear factors,ANF),是一组与细胞核内含物结合的自身抗体。在健康个体中,免疫系统不会产生核抗原的抗体。ANA 检测针对以下靶结构的自身抗体(表 25.2-1):核染色质或核染色质相关蛋白(如 dsDNA、核小体和组蛋白)、浆和核基质的蛋白质(如 Sm、U1-RNP、SSA/Ro、SSB/La 或 SP100)、核膜(如核纤层蛋白 B 受体、gp210)、核(如 Scl-70)、着丝点(如 CENP-A、-B、-C),经常与细胞质成分结合的抗体在此也被命名,尽管不是真正意义上的 ANA。

表 25.2-1 HEp-2 细胞中的免疫荧光模型、相关抗原和疾病[11]

免疫荧光模型	抗原	相关疾病
细胞核模型(核荧光模型)		
- 均质型核荧光	dsDNA	SLE;其他罕见的自身免疫性疾病,如自身免疫性肝炎、原发性干燥综合征
	ssDNA	药物诱发的 SLE(高滴度)、SLE、各种其他疾病;非疾病特异性
	核小体(染色质)	SLE(高度特异性)
	组蛋白 H1、H2A、H2B、H3、H4	药物诱发的 SLE(高滴度)、SLE 及其他
	DNA-组蛋白复合物	
- 细斑点型核荧光	SSA/Ro	原发性干燥综合征、SLE、类风湿关节炎、混合性结缔组织病、新生儿狼疮
	SSB/La	原发性干燥综合征(pSS)、SLE、其他罕见疾病(如自身免疫性肝炎)
	Sm	SLE(高度特异性)
	Mi-2	皮肌炎
	Ku	重叠综合征(硬皮病/皮肌炎)、SLE、pSS
- 粗斑点型核荧光	U1-RNP	MCTD、罕见 SLE、系统性硬皮病
	Sm	SLE(高度特异性)
	Scl-70(DNA 拓扑异构酶Ⅰ)	硬皮病

续 表

免疫荧光模型	抗原	相关疾病
- 核仁圆环型	Scl-70(DNA拓扑异构酶Ⅰ)	硬皮病
- 核仁均质型	核蛋白复合物如PM-Scl、To/Th	肌炎/硬皮病重叠综合征,硬皮病,多发性肌炎,皮肌炎
- 核仁团块型	纤维蛋白(U3-RNP相关蛋白)	硬皮病
- 核仁颗粒型	RNA聚合酶Ⅰ、Ⅱ、Ⅲ	硬皮病(弥漫型)
- 核点型	NOR-90	硬皮病
- 在有丝分裂的不同阶段的非均相核染色	PCNA(增殖细胞核抗原)	SLE(高度特异性)
	PCNA样(抗原不明)	已经被描述与恶性疾病相关
- 核少点型[1]	P80螺旋蛋白	原发性胆汁性肝硬化(PBC)、硬皮病罕见
- 核点型[1]	SP100蛋白	原发性胆汁性肝硬化
- 着丝点型[1]	CENP-A、-B、-C	CREST综合征、PBC
	CENP-F(动粒蛋白)	已经被描述与恶性疾病相关
- 核膜型[1]	核纤层蛋白B受体、gp210	原发性胆汁性肝硬化(高度特异性)
细胞质模型		
- 细斑点(细颗粒)型	氨酰-tRNA合成酶、如Jo-1(组氨酰-tRNA合成酶)、PL-7、PL-12	多发性肌炎、Jo-1综合征
- 粗斑点型	线粒体	原发性胆汁性肝硬化
- 核周型	高尔基体	SLE、类风湿关节炎、原发性干燥综合征
- 纤维型	细胞骨架(角蛋白、波形蛋白、结蛋白、神经丝)	没有相关的特定疾病
	肌动蛋白(特别是F肌动蛋白)	自身免疫性肝炎

[1] HEp-2细胞中的免疫荧光模型通常非常典型,因此通常不需要通过免疫分析来区分

ANA可以识别出一组自身免疫性疾病,是重要的诊断和分类标准。在进行鉴别诊断时,必须考虑ANA的滴度或浓度及其不同的特异性(靶结构)。这些抗体对不同疾病的诊断敏感性和特异性可能有着显著变化[1]。

25.2.1 适应证

怀疑结缔组织疾病:系统性红斑狼疮(SLE)、干燥综合征、硬皮病(包括CREST综合征)、混合性结缔组织疾病(MCTD、夏普综合征)、多发性肌炎/皮肌炎、药物诱发的红斑狼疮、用TNF-α阻断剂治疗、疑似自身免疫性肝炎、少年特发性关节炎。

25.2.2 检测方法

根据建议和指南,如美国风湿病学会(American College of Rheumatology,ACR)制订的指南[2],ANA试验应该利用HEp2细胞的间接免疫荧光检测(IFT)进行筛查。结果阳性应随后进行免疫分析以进行区分(图25.2-1)。

25.2.2.1 间接免疫荧光检测(IFT)

IFT使用固定在载玻片上的HEp-2细胞。HEp-2是最初来源于喉癌上皮细胞的细胞系。该细胞系表达几乎所有的ANA抗原,其水平允许以高灵敏度检测大多数ANA,只有SSA/Ro抗原低水平表达。因此,一些制造商提供具有SSA过度表达的转基因细胞,尽管也没有明确的证据表明这具有额外的诊断优势。IFT显示相关的患者血清中是否含有ANA,如果有的话,滴度水平如何(血清稀释度)。根据荧光模型及相关的细胞结构,在某种程度上可以推断出与ANA结合的抗原。由于一些特异性ANA与某种疾病高度相关,一些荧光模型(如着丝点型、核点型和少核点型的抗体)可能为潜在的疾病提供线索。也有其他荧光模型被描述(如斑点或均质的核荧光),但是不能明确相关的靶结构。许多细胞质靶结构,如核糖体、溶酶体、高尔基体、肌动蛋白、波形蛋白和Jo-1,可以根据荧光模式推测,但通常不能明确指定,应根据疑似自身抗体的临床相关性作出区分。

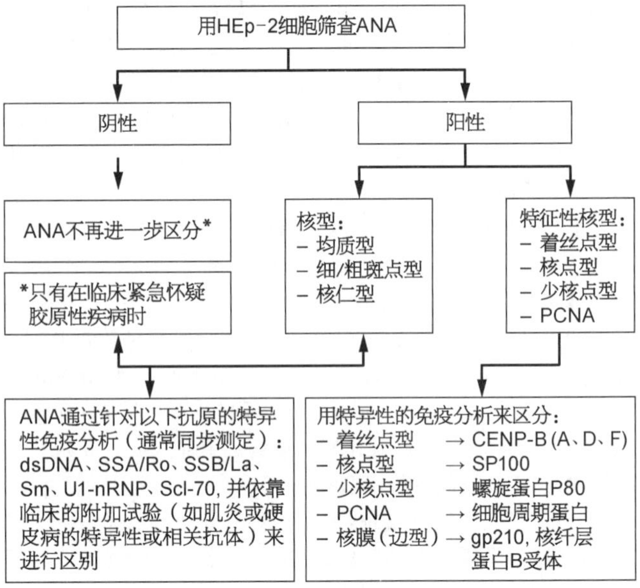

图25.2-1 阴性和阳性抗核抗体结果的评估。* 用HEp2细胞进行免疫荧光筛查并根据反应和荧光模型进行下一个步骤

25.2.2.2 ANA的区别

当ANA滴度升高时,用特异性抗原对ANA进行特异性区分(表25.2-2)。

根据这种区分的原始方法,从离体细胞核的盐水提取液中得到的一组抗原通常被定义为可提取性核抗原(ENA)[3]。这种天然的核提取物主要含有Sm、RNP、SSA和SSB抗原。这些抗原在IFT中表现为斑点型。

该分析法是以高度纯化的天然抗原为基础,这些抗原正日益被基因生产的重组抗原所取代。重组抗原的优点是容易获得,并且能更好地标准化。

以下免疫分析法被用于检测ANA特异性:酶免疫测定(ELISA、EIA),发光、化学发光或电化学发光测定,蛋白质印迹,点/线蛋白质印迹,阵列技术(激光/珠阵列),RIA(针对抗dsDNA的FARR测定,否则很少使用)。

IFT筛查试验和免疫分析发常规检测的均是IgG自身抗体。没有足够的证据表明ANA/ENA在IgM和IgA中的诊断价值。

表 25.2-2 系统性自身免疫性疾病中的自身抗体和靶抗原，特别是结缔组织病

自身抗体	相关疾病	临床和实验室检查
ANA	结缔组织病(包括肌炎、药物诱发的 SLE)、自身免疫性肝炎、少年特发性关节炎	ANA：用于描述针对细胞核成分的非器官特异性抗体组的一般术语。广义而言，还包括针对细胞质抗原的抗体。通过使用 HEp-2 细胞或细胞裂解液或确定核抗原的组合作为底物来检测抗体。如果为阳性反应，建议使用特异性抗原进行鉴别。
ENA	结缔组织病(包括肌炎、药物诱发的 SLE)	ENA：涵盖某些 ANA 的术语，其抗原通过盐水提取从细胞裂解物中获得。更具体地说，是 SSA/Ro、SSB/La、U1-RNP、Sm 和 Scl-70，尽管通常还包括其他抗原(如 PM/Scl、Jo-1、CENP)。抗 dsDNA 抗体最初不包括在内，因为 DNA 不溶解在盐水提取物中。这些纯化过程越来越多地被重组蛋白/DNA 的使用所取代。实验室 ENA 检测的指令通常意味着针对特定单一抗原的自身抗体进行检测，目的为了 ANA 鉴别或 ANA 分析，包括抗 dsDNA 抗体。
与鉴别诊断相关的自身抗体：在结缔组织疾病的诊断或使用 IFT 鉴别阳性 ANA 结果时，应对自身抗体进行排序。		
- dsDNA[12]	系统性红斑狼疮(SLE)	核的天然双链 DNA 抗体针对天然双链 DNA 螺旋的磷酸核糖骨架，是 SLE 11 个分类标准中的一个。 测定方法：抗体筛选和监测通常使用酶免疫测定法进行。这些测定通常也检测低亲和力的抗体。传统 ELISA 已经非常敏感，但是特异性不够。相比之下，新型 ELISA 变得更加特异。然而，放射免疫测定(Farr 测定)仍然是金标准。利用绿蝇短膜虫作为基质的 IFT 仅能检测到高亲和力、高滴度的 dsDNA 抗体，因此该方法对 SLE 的诊断灵敏度低，特异性高。该方法是半定量的，并且与所有 IFT 一样，靠主观评估，这限制了其监测的适用性。 临床意义：当活性大于 70 U/L 时，Farr 分析对 SLE 的诊断特异性为 95%。肾脏受累的活动性 SLE 的诊断灵敏度为 90%，非活动性 SLE 的诊断灵敏度为 60%。一些酶免疫测定法也检测低亲和力的抗体，并且在干燥综合征、系统性硬化症和自身免疫性肝炎中也可能为阳性。滴度(浓度)上升与 SLE 的活动度及其器官的临床表现(如肾小球肾炎)相关。
- 核小体抗体(核染色质抗体)	系统性红斑狼疮	核小体是染色质的结构亚基。核小体自身抗体主要针对 dsDNA 和组蛋白。 测定方法：在 IFT 法测定 ANA 中，抗核小体抗体产生的荧光模型是均质型。可用免疫分析进行特异性检测。 临床意义：约 70%的 SLE 患者具有针对核小体的自身抗体。分离的核小体抗体在 ELISA 中反应的重要性存在着争议。抗核小体抗体可以在抗 dsDNA 抗体之前被检测到，因此是非常早期诊断 SLE 的潜在标志物。
- SSA/Ro		这些自身抗体通常称作 SSA。Ro 是一个较老的术语。在来自细胞提取物的抗原制备中，SSA 复合物由 60 kDa 和 52 kDa 的蛋白组成。通过重组抗原，已经显示这两种蛋白质属于不同的蛋白质家族。 连同低分子量 RNA 和 SSA60 形成 hY 核糖核蛋白颗粒(h，人类；Y，细胞质)。Ro52 已被认为是具有泛素连接酶功能的 TRIM21 蛋白质[分子内含有 RING/Bbox/卷曲螺旋(RBCC)三种结构域蛋白家族(TRIM)][13]。由于这两种抗体的临床关联也不同，有些作者不再认为 Ro52 是 SSA 的亚单位。
- SSA60	- 干燥综合征 - SLE - 亚急性皮肤型 LE - SLE/SS 重叠 - ANA 阴性型 SLE	测定方法：在 ANA IFT 中，SSA 抗体产生细斑点型核荧光。SSA60 具有物种特异性，并且 10%的抗 SSA/Ro 阳性血清不与啮齿动物器官的提取物发生反应，这是对大鼠肝脏切片用于 ANA 检测时，对先前描述的 ANA-IFA 阴性 SLE 的一种解释。需使用重组抗原进行特异性免疫测定。 干燥综合征中的临床意义：95%的患者存在抗-SSA。 SLE 中的临床意义：与新生儿 LE 中的先天性心脏传导阻滞高度相关。可能是由抗 SSA 和抗 SSB 穿过胎盘引起的。当从母亲那里获得的自身抗体基本上被消除时，皮肤疾病(眶周环状水肿、盘状皮损)、脾肿大、血小板减少症和溶血性贫血在出生后几周内发生并在 6 个月时消失。新生儿先天性完全心脏传导阻滞的发病率为 1/2 万。在>90%的母亲中可检测到抗 SSA60。与 C2 补体纯合子缺陷相关，临床表现与 LE 相似，特别是亚急性皮肤型 LE 和抗 SSA60 检测的相关性。年龄较大的 SLE 患者更常出现抗 SSA60 阳性，特别是同时存在抗 SSB 自身抗体。通常是轻度型 SLE。
- Ro52/TRIM21	肌炎、干燥综合征、SLE、间质性肺病/纤维化、罕见的自身免疫性肝炎、RA、其他无临床相关的结缔组织病	Ro52 或许代表了最具免疫原性的人类蛋白之一。Ro52 抗体经常与其他更具特异性的自身抗体相关。分离的抗 Ro52 自身抗体的重要性存在着争议，虽然用改良过的方法进行的新研究显示似乎与各种免疫疾病明显相关[13]。尽管如此，因其与先天性心脏传导阻滞有关，必须特别报告给孕妇。
- SSB/La	干燥综合征(SS)、罕见性 SLE	SSB/La 自身抗体通常被称为(抗)SSB。La 是一个更老的术语。SSB 是一种磷蛋白(分子量为 48 kDa)，是 RNA 聚合酶Ⅲ的转录终止因子，位于细胞核和细胞质中。SSB 抗体几乎总是与 SSA60 抗体一起出现。在 HEp-2 细胞的 ANA IFT 检测中，抗 SSB 抗体产生细斑点型核荧光。需使用重组蛋白进行特异性免疫测定。 干燥综合征患者中有 40%～70%存在抗 SSB，SLE 患者中很罕见。
- U1-nRNP(也称 U1-RNP、U1-snRNP 或 RNP；U1 小核核糖核蛋白)	混合性结缔组织病(MCTD、夏普综合征)罕见性 SLE、系统性硬皮病(伴有关节和肌肉受累)	U1-nRNP 抗体结合的复合体由一个被称为 U1(富含尿苷)的 RNA 成分组成，其与七种或更多种 D 蛋白(MW 12～68 kDa)形成复合物。 测定方法：在 ANA IFT 中，U1-RNP 抗体产生粗斑点型核荧光模型。可使用重组蛋白进行特异性免疫测定。 临床意义：MCTD 患者总是抗 U1-nRNP 阳性，因为该标志物是 MCTD 疾病定义的一部分。
- Sm	系统性红斑狼疮	抗 Sm 主要与 D 蛋白的 D1、D2、D3 起反应，很少与剪接体中的 U1-nRNP 颗粒的 E、F 或 G 蛋白起反应。因此，抗 Sm 抗体通常也会与天然 U1-nRNP 制剂反应。 测定方法：在 ANA IFT 中，抗 U1-nRNP 和抗 Sm 抗体产生粗斑点型核荧光模型。抗 Sm 也能产生细斑点型核荧光。对于特异性检测，可使用天然抗原进行免疫分析。 临床意义：虽然抗 Sm 抗体对 SLE 具有高度特异性(>95%)，但仅发生在 10%～30%的 SLE 患者中。
- PCNA	系统性红斑狼疮	增殖细胞核抗原(PCNA)是一种分子量为 35 kDa 的蛋白质。PCNA 也被称为细胞周期蛋白。在有丝分裂的 S 期，是 DNA 合成酶复合物的一部分。 测定方法：在 ANA IFT 检测中，PCNA 抗体产生特征性的荧光模型，由于细胞在有丝分裂期染色非常不均匀。一些细胞几乎全是负染色，另一些细胞显示出清晰的细颗粒染色模型，而另一些则显示出粗颗粒模型。有时很难将这些模型与 PCNA 样模型区分开来，这种模型是由非特征性自身抗体产生的，并可能与肿瘤相关。可使用免疫测定进行 PCNA 抗体的特异性检测。 临床意义：虽然 PCNA 抗体在 SLE 中很少见(2%～5%)，但具有高度特异性(>95%)。

续 表

自身抗体	相关疾病	临床和实验室检查
硬皮病相关自身抗体[14]		
- Scl-70	弥漫性系统性硬皮病	Scl-70与DNA拓扑异构酶Ⅰ相同。它是一种核酶，通过破坏和重新连接DNA双螺旋内的单链DNA链，从DNA链中引入或去除超螺旋圈。 测定方法：在ANA IFT检测中，抗Scl-70抗体产生混合性粗斑点核型，并且在一些细胞中产生核仁模型，通常也有细胞浆荧光产生。可使用免疫测定进行特异性检测。 临床意义：抗Scl-70抗体可见于弥漫性系统性硬皮病，早期累及内脏器官并有肺纤维化。目前在高加索人中占20%～40%，在美国黑种人中占37%，在亚洲人中占76%。
- 着丝点蛋白(CENP)	CREST综合征、PBC	着丝点蛋白抗体可与以下几种蛋白质反应，但最常见的是CENP-B： - CENP-A，一种与组蛋白3相关的蛋白质，分子量为17 kDa。 - CENP-B，一种DNA结合蛋白(分子量为80 kDa)。 - CENP-C，在动粒组装中起作用的染色体成分，分子量为140 kDa。 - CENP-D，一种类似动力蛋白的驱动蛋白，分子量为50 kDa。 - CENP-E，一种类似动力蛋白的驱动蛋白，分子量为312 kDa。 - CENP-F，分裂素(染色体的基质蛋白)。 测定方法：在HEp-2细胞的ANA IFT检测中，CENP抗体产生着丝点型荧光模型。可使用免疫测定进行特异性检测。 临床意义：抗着丝点抗体特异性存在于系统性硬皮病和原发性胆汁性肝硬化(PBC)中。最常见于CREST综合征(55%～80%)，很少见于弥漫性(3%～12%)和全身性(10%～40%)疾病中。已有CENP-F抗体与恶性疾病相关的报道。
- RNA聚合酶Ⅲ(RNAP)	寻常型弥漫性硬皮病，常累及肾脏和心脏	RNAP是由8～14种分子量在10～220 kDa之间的蛋白质组成的多蛋白复合物。根据细胞中的位置不同RNAP可以将其分成三类，可以在HEp-2细胞上引起核仁和胞浆荧光的混合模型。5%～22%的硬皮病患者中存在抗RNAP Ⅲ，并且具有高度特异性。可使用放射免疫沉淀、蛋白质印迹或重组RNAP-Ⅲ片段的ELISA法进行特异性检测。
- 纤维蛋白=U3 RNP=Scl-34	寻常型弥漫性硬皮病，常累及肺、肌肉、心脏及胃肠道	具有34 kDa分子量的纤维蛋白，并且是核仁U3-RNP复合物的主要组分。针对纤维蛋白的自身抗体在HEp-2细胞上产生核仁颗粒型荧光模型。对于自身抗体的特异性常规检测，可使用重组纤维蛋白的线性印迹法检测。在2%～5%的硬皮病患者中可见到纤维蛋白抗体，并且具有高度特异性。
- To(Th)，PM-Scl，Ku，U1-RNP		见本表中与肌炎相关的自身抗体。
肌炎特异性自身抗体(特异性>98%)[15]		
- 氨酰-tRNA合成酶	多发性肌炎/皮肌炎、抗合成酶综合征、Jo-1综合征	这些是细胞质氨酰-tRNA合成酶的抗体，是一组20种不同的酶，可将特定的氨基酸连接在tRNA的3′末端。对于每个氨基酸，存在一个或几个氨酰-tRNA合成酶。 Jo-1抗体是该组中最常见的(针对组氨酰-tRNA合成酶)。也有针对苏氨酸-tRNA合成酶(PL-7)和丙氨酸-tRNA合成酶(PL-12)的自身抗体。 测定方法：在HEp-2细胞的ANA IFT检测中，这些抗体产生胞浆细斑点型荧光(核糖体模型)。可使用免疫测定进行特异性检测。 临床意义：15%～45%的自身免疫性肌炎患者，尤其是多发性肌炎患者中可以发现Jo-1抗体。Jo-1综合征通常存在Jo-1抗体，而其他肌炎相关的自身抗体(抗U1-RNP、抗Mi-2)比较罕见。PL-7和PL-12抗体在多发性肌炎中相当少见，发生率均为2%～3%。
组氨酰-tRNA合成酶(Jo-1)	患病率20%～30%	
苏氨酸-tRNA合成酶(PL-7)	患病率2%～3%	
丙氨酸-tRNA合成酶(PL-12)	患病率2%～3%	
甘氨酸-tRNA合成酶(EJ)	患病率1%～2%	
异亮氨酸-tRNA合成酶(OJ)	患病率1%～2%	
-抗SRP(信号识别粒子)	4%	测定方法：可使用免疫测定进行特异性检测。 临床意义：严重急性多发性肌炎伴坏死性肌病，无关节、肺及皮肤受累。
- Mi-2	皮肌炎、多发性肌炎罕见	抗Mi-2针对的是一组至少含6种核蛋白，包括240 kDa的解旋酶。 测定方法：在ANA IFT检测中，抗Mi-2产生细斑点的核荧光模型。可使用免疫测定进行特异性检测。 临床意义：5%～31%的成人和10%～15%的皮肌炎患儿中可发现抗Mi-2，特异性>95%。一旦出现临床症状，就可以检测到抗Mi-2。含有抗Mi-2的皮肌炎患者比含有抗Jo-1的患者具有更好的预后。在多发性肌炎中很少见到抗Mi-2。
肌炎相关的自身抗体[16]		
- Ku[17]	多发性肌炎/皮肌炎重叠综合征、干燥综合征1%～7%	Ku是由一个70 kDa和一个80 kDa亚基组成的异二聚体蛋白质，对受损DNA具有很高的结合亲和力。Ku是首次这个发现蛋白质的日本患者的第一个名字。Ku位于细胞核和核仁中。 测定方法：在HEp-2细胞的ANA IFT检测中，抗Ku抗体产生胞浆网状颗粒荧光模型。可使用免疫测定进行特异性检测。 临床意义：在20%的上述自身免疫性疾病患者中可检测到Ku抗体。
- PM-Scl	多发性肌炎/硬皮病重叠综合征、系统性硬皮病的患病率8%～12%	PM-Scl复合物由多达16种核仁蛋白组成。 测定方法：在ANA IFT检测中，PM-Scl抗体产生核仁型荧光。可使用免疫测定进行特异性检测。 临床意义：约25%的多发性肌炎/硬皮病重叠综合征患者可发现PM-Scl抗体。

续 表

自身抗体	相关疾病	临床和实验室检查
- U1 - snRNP	患病率 4%～17%	重叠综合征伴混合性结缔组织病。
- SSA/Ro60	患病率 5%～10%	重叠综合征伴干燥综合征。
- SSA/Ro52	患病率 25%	常见于与其他肌炎抗体相关的肌炎中。
相关性较低的抗原(抗 DNA 抗体和 ENA,由于与疾病的相关性不明确或疾病相关性低,在结缔组织病的基本检查中几乎没有相关性,但可能被要求用来鉴别阳性 ANA 结果)。		
- ssDNA[18]	没有明确临床关联的阳性 ANA 和阴性 ENA、双链 DNA	测定方法:IFT,均质型,用免疫分析来鉴别。 临床意义:高滴度的抗 ssDNA 抗体主要见于药物诱导的 LE。由于特异性低,几乎没有诊断意义。ssDNA 抗体可见于许多疾病,而不仅仅是风湿性疾病,也可存在于感染或健康人中。
- 组蛋白[19]	药物诱发的 SLE、类风湿关节炎、SLE、Felty 综合征	组蛋白是一组碱性蛋白,根据色谱结果分别命名为 H1、H2A、H2B、H3 和 H4,与 dsDNA 一起形成核小体。 测定方法:IFT,均质型,用免疫分析来鉴别。 临床意义:特别是在药物诱导的 LE 中可以发现高滴度的抗组蛋白抗体。约 85%的 Felty 综合征患者抗组蛋白抗体阳性。即便在临床症状出现之前,也可检测到抗体,并且在治疗后能持续多年。由于其低特异性,几乎没有诊断意义。抗组蛋白抗体见于许多疾病,不仅是风湿性疾病,也可在感染时短暂存在或存在于健康人中。
- To/Th	SLE、雷诺综合征	To 和 Th 抗原是 RNAse 颗粒中的内切核糖核酸酶。To/Th 抗体在 IFT 中产生的是均质核仁的荧光模型。对于特异性检测,可使用具有重组 Th40/Rpp38 蛋白质的蛋白质印迹法,没有商业化的分析方法。
细胞质抗原		
- 核糖体 P 蛋白[20]	SLE	核糖体 P 蛋白(RPP)是核糖体复合物中 60S 亚基的磷蛋白,可区别为 P0(38 kDa)、P1(19 kDa)和 P2(17 kDa)蛋白质。可以通过蛋白质印迹分析法来检测 RPP 抗体。存在于约 20%的 SLE 患者中。
- Jo - 1	多发性肌炎、Jo - 1 综合征	参见氨酰- tRNA 合成酶。
- 线粒体	原发性胆汁性肝硬化	参见关于肝脏自身免疫性疾病的章节。
- 高尔基体	非特异性	没有诊断意义,存在于 SLE、类风湿关节炎、原发性干燥综合征中。
- 细胞骨架	无相关特异性疾病	针对角蛋白、波形蛋白、结蛋白和神经丝的抗体,没有诊断意义。
- 细胞骨架	自身免疫性肝炎	抗肌动蛋白:参见关于肝脏自身免疫性疾病的章节。

25.2.3 标本要求

血清、血浆:1 mL。

25.2.4 阈值

间接免疫荧光检测(IFT):当使用 HEp - 2 细胞时,血清的起始滴度为 1∶80 或 1∶100 的稀释度,儿童中起始稀释度为 1∶40。当使用肝脏切片(大鼠、小鼠)时,滴度通常也起始于较低的稀释度。在解释滴度时,应考虑患者的年龄和性别以及荧光模式,ANA 滴度≥1∶320 通常被解释为阳性。然而,在年轻人中,低至 1∶80 或 1∶100 的滴度必须被解释为弱阳性,并且在儿童中甚至低至 1∶40 的滴度也可表明自身免疫性疾病。老年人(>60 岁)经常存在滴度≥1∶320 却无相关性疾病。

免疫测定:阈值是由制造商规定的并且是非标准化的,因此方法学间不能进行比较。WHO 出版的定量标准仅针对抗 dsDNA 抗体。

25.2.5 临床意义

除了符合 ANA 检测适应证的自身免疫性疾病之外,ANA 还会出现在其他自身免疫性疾病或感染中,而且也会出现在健康个体中,ANA 在这些疾病中没有病理意义。多种药物可以诱导 ANA 产生(药物诱导的 LE),但这种产生通常是短暂的并且没有 LE 的临床表现。在接受 TNF - α 抑制剂的患者中高达 30%的患者会出现高滴度的 ANA,通常对特定抗原没有明显的反应。各种疾病中 ANA 的阳性率见表 25.2 - 3[4]。

表 25.2 - 3 ANA 阳性率和疾病的关联[4]

疾病		阳性率(%)
ANA 检测的适应证		
- SLE		95～100
	活动性	80～100
	非活动性	100
- 药物诱导的 LE		10～50
- 盘状 LE		20～80
- 亚急性皮肤型 LE		100
- 混合性结缔组织病(夏普综合征)		85～98
- 进行性系统性硬皮病		95～100
- CREST 综合征		95～100
- 多发性肌炎/皮肌炎		63～78
- 干燥综合征		50～70
- 少年特发性关节炎		约 15
- 自身免疫性慢性活动性肝炎		25～33
ANA 作为次要结果		
- 结节性多动脉炎		18～25
- 类风湿关节炎		15～40
- Felty 综合征		30～60
- 银屑病性关节炎		24～67
- 其他风湿性疾病		<5
- 纤维性肺泡炎		约 33
- 重症肌无力		40～60
- 与健康人群的比较:	<40 岁	0～2
	41～60 岁	0～5
	<60 岁	5～20

ANA检测不是一项针对自身免疫性疾病的筛查试验，这一点经常被错误地假设。只有在临床怀疑存在相应的自身免疫性疾病时才会要求检测ANA，相关疾病见表25.1－7。患者偶然检测到ANA滴度升高可能会造成心理上的压力，从而要求排查风湿性疾病。偶然检测到ANA滴度升高的阳性预测值小于5%。然而，在某些情况下，ANA可能会先于疾病临床发作多年。因此，ANA的阳性结果不应该被忽视，应该予以监测。

25.2.5.1 ANA阳性

如果ANA确定是特异性、高滴度、高亲和力的IgG型抗体，则具有特别的诊断意义。

显著升高的滴度(≥1∶1 000)主要见于系统性自身免疫性疾病，如结缔组织病、自身免疫性肝炎和少年特发性少关节炎、少年特发性关节炎亚群[5]，或TNF－α抑制剂治疗后。滴度或抗体浓度越高，存在自身免疫性疾病的可能性越高。根据规定的标准，即使偶然测得ANA阳性都应该全面检查患者的病史，进行临床调查以便进一步的诊断和随访检查。

在健康人群中，根据年龄、性别和滴度，ANA阳性率在3%到30%之间。荧光模型主要是均匀型或斑点型，监测期间滴度通常保持不变。例如，初始高ANA滴度的个体在4年后仍显示相同的高滴度结果，并且初始低ANA滴度(1∶80或1∶100)的个体在相同期间内显示出下降趋势，有时会达到不可检出的水平[6]。各种出版物指出，根据模型和对某些抗原的反应性，尤其是针对DSF70(致密斑点型)的反应性，可以区分出不相关的ANA[7]。

仅分析IFT滴度≥1∶320时，诊断特异性达95%。

ANA IFT的诊断敏感性[8]：SLE为95%，硬皮病(系统性硬皮病)为85%，干燥综合征为75%。

某些免疫荧光模型可归因于已确定抗体的特异性，并因此可帮助缩小鉴别诊断的范围(表25.2－1)。当ANA滴度≥1∶320时，或者如果临床上高度怀疑时，即使滴度低至1∶100或ANA筛查阴性，也应该区分抗体的特异性。了解荧光模型不会用特定的免疫分析来代替抗体的特异性检测。在结缔组织疾病中，免疫反应通常针对的是多种抗原而不是单一抗原，这在SLE中特别明显(表25.2－4)。自身免疫性肝病中的ANA滴度见表25.8－4。

表25.2－4 系统性自身免疫性疾病中抗体的阳性率(%)[4,21]

自身抗体	SLE	干燥综合征	硬皮病	混合性结缔组织病
ANA	95	85	95	100
dsDNA	50	<5	—	5
SSA/Ro	50	85	5	—
SSB/La	15	60	—	—
Sm	10	—	—	—
U1－nRNP	15	—	—	100
Scl－70	—	—	30	—
PCNA	5	—	—	—
着丝点	—	—	35	—

25.2.5.2 ANA阴性

ANA阴性可排除SLE的诊断，其诊断特异性超过95%。既往ANA阴性SLE的概念是基于对大鼠肝切片的ANA检测。不管怎样，如果ANA检测为阴性，但仍高度怀疑SLE，则必须通过免疫分析进行特异性抗体检测。

免疫抑制剂和糖皮质激素治疗对ANA滴度影响不大，尽管在个别病例中可能会出现假阴性。此外，在血液采集之前不应该进行血浆置换或免疫球蛋白治疗。

25.2.6 注意事项

间接免疫荧光检测(IFT)：许多抗体的特异性导致了核、核仁和胞浆的荧光模式，但只有少数是完全抗原特异性的。如果HEp－2细胞被用作基质，应该能显示出足够的有丝分裂阶段。在分裂中期，染色体更容易接触到自身抗体。

患者通常具有针对几种抗原的自身抗体，一些抗原被掩盖。例如，在低血清稀释度下，斑点荧光模型可以被均质荧光型所掩盖，并且仅在较高稀释度时才会变得明显。

当荧光模型为非均质型时(如斑点型)，ANA滴度通常被解释为更高。这是由于非均质的荧光染色模型图案具有较高的对比度，可能会被误解为较高的亮度。

由于ANA IFT尚未标准化，因此由不同实验室确定的ANA滴度只有中等可比性。为了实现可比性，有各种举措旨在建立一般标准[1]。在监测滴度时，医生应该意识到，滴度水平的变化并不重要(包括1∶100及以下)，因为可能仅仅是由于判读不准确。

作为ANA筛查的免疫测定：用作筛选试验的免疫分析通常使用的是HEp－2细胞的核裂解物或重组抗原特异性的混合物。各种制造商的免疫测定阈值大都接近于IFT 1∶100滴度的检测限。使用核裂解物的检测提供了高度自动化的优点，但缺乏特异性[2]。

假如试验用明确的重组抗原混合物进行筛选，则只能检测到针对混合物中所含抗原的自身抗体。通常，罕见抗体(如PM－Sc1)对应的抗原不包括在试验中，因此不能被检测到。然而，假阳性结果的数量低于使用核裂解物检测系统或IFT产生的结果。

标本要求：在常规诊断中来自滑膜液或脑脊液的分析没有意义。

免疫分析，特别是多重分析，通常要求不超过10～20 μL的样本来鉴定出10个以上，以及未来数百个抗体的特异性。这对于只能被收集非常少量样品(如在儿科和小动物医学)的情况下特别有用。

稳定性：在室温下1天，在4～8℃下10天，在－20℃下几年。因为抗体和自身抗体是非常稳定的蛋白质，规定的时间段经常被超时多次而没有丧失活性，尽管这种情况普遍没有得到验证。

25.2.7 病理生理学

只要使用足够灵敏的方法和广泛的自身抗原，大多数人都可以检测到低浓度、低亲和力的ANA。关于ANA的生理意义有好几种理论，可能需要与坏死细胞释放的成分结合，使其更好地被巨噬细胞识别和消除(调理作用)。

自身免疫性疾病在病因学上是多因素的，被认为是由对病原体的异常免疫反应引起的(如遗传易感人群中利用分子模拟机制),这随后导致了从 IgM 到 IgG 的同型转换及 ANA 的亲和力成熟的免疫应答。究竟 ANA 是否可以在体内与其抗原结合是令人怀疑的,因为抗原位于细胞内而无法接近。没有确凿的数据表明 ANA 参与了相关疾病的发病机制。ANA 与自身免疫性疾病发病机制之间的强烈关联只能从 SLE 母亲的患先天性心脏传导阻滞的患儿中得到证实,其中发现抗 SSA/Ro 抗体是该病的直接原因[9]。ANA 与疾病之间因果关系的证据也存在于抗 dsDNA 抗体中,抗 dsDNA 抗体通过免疫复合物的形成和沉积可导致 SLE 中的肾衰竭[10]。ANA 和特定的自身抗体反应为疾病的诊断提供了有价值的信息。然而,由于几乎没有证据表明它们对病理生理学的影响,所以在大多数情况下可能仅仅被看作是一种附带现象。

25.3 类风湿因子

Rudolf Gruber、Lothar Thomas

25.3.1 引言

类风湿因子(rheumatoid factors,RF)是与 IgG 分子的 Fc 部分结合的自身抗体(图 25.3-1)。经典 RF 属于 IgM 亚型,在类风湿关节炎(RA)患者中最常见。在健康人及 RF 血清水平升高相关疾病的患者中(如类风湿关节炎、干燥综合征和丙型肝炎相关冷球蛋白血症),RF 致病 B 细胞占循环淋巴细胞池的 1%~2%。

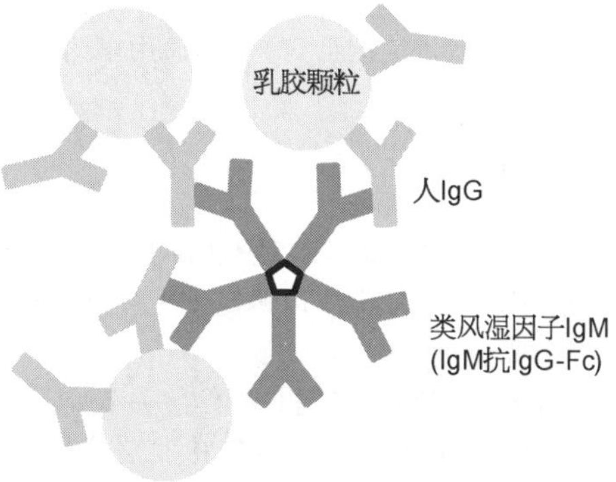

图 25.3-1 胶乳增强免疫分析法测定类风湿因子的原理。RF 结合吸附在与乳胶颗粒结合的人 IgG 抗体的 Fc 部分,产生抗原-抗体反应导致形成大的免疫复合物,并通过浊度法或散射比浊法来进行量化,测得的浊度或散射光与 RF 浓度成正比

RF 的合成被认为是由具有许多抗原的空间排列,并且被 IgG 包被的微生物触发的[1]。在很长一段时间内,RF 是诊断 RA 的重要生物标志物。事实上确实很重要,临床诊断 RA 无 RF 证据时被称为血清阴性 RA,RF 是唯一被列为美国风湿病学会建立的 RA 分类标准(ACR 标准)主要的实验室参数标准。随着抗环瓜氨酸蛋白/肽抗体的出现,该指标被认为具有相似的诊断敏感性和更显著的诊断特异性,已被列入 ACR 最新版本的标准中,RF 已变得不那么重要[2,3]。

25.3.2 适应证

主要适应证:类风湿关节炎、混合型冷球蛋白血症(Ⅱ型)。

其他适应证:非特异性关节炎、血管炎、浆膜炎、结缔组织病(疑似干燥综合征)。

25.3.3 检测方法

免疫比浊法和免疫透射比浊法:原理参见 52.1.8。

酶免疫分析、发光免疫分析:原理参见 52.1.8。

乳胶凝集试验:原理为,结合胶乳颗粒的人 IgG 分子作为抗原,参见 52.1.6。

Waaler-Rose 试验:原理为,用动物(通常是兔子)的抗 IgG 包被的红细胞与标本中的类风湿因子直接发生红细胞凝集反应,参见 52.1.6。

25.3.4 标本

血清、血浆、滑膜腔积液:1 mL。

25.3.5 参考范围

取决于试剂和分析制造商,与国际参考物质相关的参考范围通常为 10~20 kU/L[4]。用于检测的试验必须具备超过 95%的诊断特异性[5]。

25.3.6 临床意义

RF 在感染性疾病中呈一过性,特别是在病毒性感染和病毒性肝炎中。与 ANA 类似,RF 阳性率随着年龄的增长而增加,没有任何临床意义。在类风湿和非类风湿性疾病中可发现低水平的 RF(表 25.3-1)。

表 25.3-1 类风湿因子在风湿性疾病和其他疾病中的阳性率[5,6]

疾病	阳性率(%)
类风湿关节炎	70~90
系统性红斑狼疮	15~35
干燥综合征	75~95
混合性结缔组织病	50~60
系统性硬皮病	20~30
原发性混合型冷球蛋白血症Ⅱ型*	100*
系统性血管炎(如结节性全动脉炎、韦格纳肉芽肿病)	5~20
慢性结节病	5~30
慢性肝病(如慢性活动性肝炎、原发性胆汁性肝硬化)	15~70
慢性炎性肺病(如肺纤维化、硅肺、石棉肺)	10~50
亚急性细菌性心内膜炎	25~65
其他细菌感染(如分枝杆菌、螺旋体、布鲁菌、沙门菌)	5~60
寄生虫感染(如锥虫、疟原虫、血吸虫、旋毛虫)	20~90
病毒感染和疫苗接种(如 EBV、CMV、HIV、肝炎、流感、风疹)	15~65
肿瘤,特别是放化疗后	5~25
健康人<50 岁	<5
健康人>70 岁	10~25

*单克隆 IgM 类风湿因子

25.3.6.1 类风湿性关节炎(RA)

RA 是一种病因不明的疾病,以炎症性关节炎为特征,与 MHCⅡ类抗原相关。在 70%~90%的 RA 患者中能够发现

RF。RF 常在临床症状出现前几年被检测到，RF 阳性的健康人发展为 RA 的风险比 RF 阴性的人高 5～40 倍[5]。RF 高滴度在快速进展的关节破坏性患者及伴有类风湿结节、多发性神经病、血管炎、浆膜炎或干燥综合征等关节外表现的患者中很常见。

尽管抗炎治疗后 RF 滴度通常会下降，但与疾病活动度并无绝对的相关性。

RF 检查在诊断类风湿性疾病中是有用的，因为需要鉴别诊断的疾病患者与健康人群相比往往不伴 PF 阳性率明显升高，例如银屑病性关节炎、强直性脊柱炎、痛风、反应性关节炎、风湿性多肌痛和关节炎等[6]。RF 是 ACR 标准中的一个重要指标，因此至少所有参与治疗研究的 RA 患者都必须检测。

25.3.6.2 混合型冷球蛋白血症Ⅱ型和Ⅲ型

40%～60%的丙型肝炎感染患者会发生冷球蛋白血症，女性多于男性(参见 18.11)。在所有情况下都伴有 RF 活性，几乎都是单克隆 IgMκ 型，在 4℃时容易沉淀[1]。IgM RF 与来自这些患者血清冷沉淀中的多克隆 IgG 结合。由于单克隆 RF 并非一直具备与典型 RA 特异性相同的 RF，因此可能不会总是与兔 IgG 发生可检测的反应(Waaler - Rose 试验)。

25.3.6.3 IgG 和 IgA 型类风湿因子

对于各类特异性类风湿因子检测的诊断价值尚未达成共识。IgA 型 RF 比 IgM 型 RF 更具特异性，与抗 CCP 抗体的价值相当，但诊断灵敏度仅为 50%～60%。即使在测量所有类别的 RF 时，约有 10%的 RA 患者仍保持血清阴性。所有三种类别的 RF 阳性结果被认为对 RA 具有特异性。在个别案例中，IgA 型 RF 和 IgG 型 RF 的升高已被认为在类风湿患者关节侵蚀的进展中具有预后价值。RA 关节外表现被认为与 IgA 型 RF 有关[7,8]。

25.3.7 注意事项

检测方法：免疫比浊法、免疫透射比浊法[9,10]：通常用包被有人 IgG 的乳胶颗粒，利用乳胶增强分析来检测 RF，大多数分析只检测 IgM 型 RF，因为其五聚体形状能使得其与胶乳颗粒充分凝集。透射比浊法被用于临床化学分析仪，必须记住的是，与 ELISA 相比，这种方法更易受到非特异性反应的影响。由于浊度与 RF 浓度成正比，可进行定量检测(单位为 kU/L)。

ELISA 试验主要被用于检测 IgG 和 IgA 型 RF。

滑膜液中 RF 的检测：在 RA 中，大部分(滑膜液)检测结果与血清结果相符[11]。由于滑膜液中基质效应导致的假阳性比血清中假阴性的可能性更高，所以血清阴性而滑膜液阳性时不能作出有效说明。因此滑膜液 RF 检测不太可能成为常规诊断的一部分。

干扰：RF 在实验室中是一种技术问题，因其能干扰特异性抗体的免疫分析(参见表 52.1 - 4)。

25.4 抗瓜氨酸肽/蛋白抗体

Rudolf Gruber，Lothar Thomas

25.4.1 引言

抗瓜氨酸蛋白/肽抗原抗体(ACPA)是针对自身瓜氨酸蛋白质和肽的抗体。采用免疫分析方法检测 ACPA 环瓜氨酸肽(CCP)。

ACPA 存在于类风湿关节炎患者中，与类风湿因子(RF)相比，由于其诊断特异性更高，因此诊断类风湿关节炎(RA)更有用[1]。ACPA 是继 RF 后的第二个列入 ACR 标准的用于 RA 诊断的生物标志物。

瓜氨酸是一种修饰氨基酸，是必需氨基酸精氨酸的酶促脱氨基过程产生的副产物(即带正电荷的氨基水解成中性氧基团)(图 25.4 - 1)。肽和蛋白质中的精氨酸由四种已知的肽酰精氨酸脱亚氨酶(PAD1～4)催化下脱去氨基，表现出组织特异性分布。PAD 也被称为 PADI。

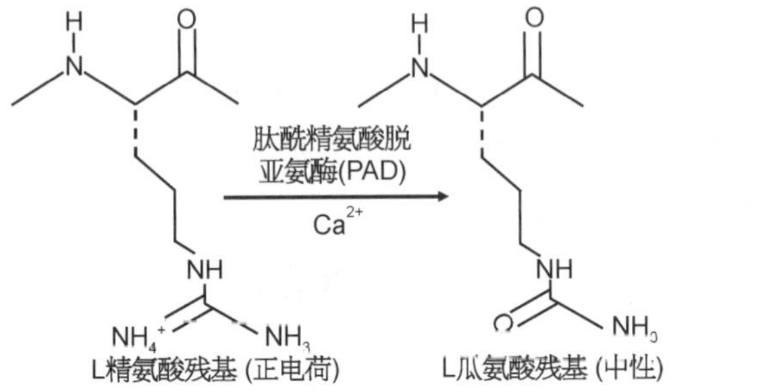

图 25.4 - 1 通过肽酰精氨酸脱亚氨酶(PAD)去除肽的精氨酸残基

瓜氨酸肽(CP)是精氨酸残基转化为瓜氨酸残基的肽和蛋白质。CP 对 RA 诊断的突破是刺激通过使用三维结构的人造环瓜氨酸肽(CCP)作为抗原[2]，与先前使用的纯化或线性 CP 相比，在特异性超过 95%的情况下，增加了对 RA 中自身抗体免疫分析的诊断灵敏度。抗 CCP 抗体术语已经确定。

目前对于瓜氨酸蛋白质的测定还有其他方法，例如使用突变瓜氨酸波形蛋白作为靶抗原的测定法(抗 MCV ELISA)或具有类似效果的肽类。因此，应使用通用术语 ACPA(抗瓜氨酸肽抗体)。

25.4.2 适应证

疑似[3]：类风湿关节炎、血清阴性(RF 阴性)类风湿关节炎、未分化的关节炎、早期 RA 以确定 RA 特异性治疗的适应证(如 TNF - α 抑制剂)。

此外，使用类风湿因子鉴别非特异性关节炎、结合其他标准作为 RA 预后评估的标志物、少年特发性关节炎(一组 RF 阳性多发性关节炎)的预后参数。

25.4.3 检测方法

使用环瓜氨酸肽(抗 CCP)或瓜氨酸蛋白如抗 MCV 的 ELISA 方法。

25.4.4 标本要求

血清、血浆：1 mL。

25.4.5 参考区间

取决于商业化检测试剂的生产厂商。

25.4.6 临床意义

与 IgM 型 RF 相比，ACPA 对 RA 具有高度特异性(>95%)以及相似的灵敏度(约 75%)，因此是比 IgM 型 RF 更好的诊断标志物[4]。同时也适用于老年发病的 RA[5]。在少年特发性关节炎中，ACPA 主要存在于 RF 阳性多发性关节炎组中，因此提供不了额外的诊断价值。与 RF 阳性一样，ACPA 的存在与严重疾病相关，因此是一个重要的预后因素[6]。ACPA 在不同疾病中的阳性率见表 25.4-1[7]。

表 25.4-1　ACPA 在疾病中的阳性率[7]

疾病	病例数	阳性率(%)
类风湿关节炎	2 958	71
- 早期 RA(<1 年)	2 126	57
- 青少年慢性关节炎	696	6
系统性红斑狼疮	817	6
干燥综合征	625	5
多发性皮肌炎/皮肌炎	195	2
系统性血管炎	74	4
系统性硬化症	317	6
银屑病性关节炎	381	8
其他类型的脊柱关节炎	161	2
莱姆病	86	5
反应性及病毒性关节炎	109	4
风湿性多肌痛	109	2
骨关节炎和其他非炎症性类风湿疾病	178	5
无关节炎的感染性疾病	679	2
健康人(包括老人)	3 949	0.5

结合 ACPA 和 IgM-RF 检测可以更准确地诊断 RA。存在 RA 风险的研究人群中，ACPA 和 IgM 型 RF 对 RA 的阳性预测值(PPV)为 61%，阴性预测值(NPV)为 92%。当两种生物标志物均为阳性时，PPV 增加至 98%；当两者均为阴性时，NPV 为 92.5%。因此这两项联合检测显著增加 PPV，联合检测 ACPA 和 IgA 型 RF 也具备更高的诊断特异性(从 82%～90%增加到 98%)[8,9]。

RA 早期阶段，可以采用具有 40%～70%诊断灵敏度的 ACPA 进行检测，有时阳性甚至在临床症状出现 10 年之前[10]，由于 ACPA 诊断特异性高，因此建议无相应临床症状的 ACPA 阳性患者必须随访。尽管一些研究报道接受免疫抑制剂治疗患者的 ACPA 滴度会下降，但没有明确的证据表明应使用抗体滴度来监测疾病活动。

RA 在严重程度上可能会有很大差异。下列标准用于评估关节侵蚀的程度并由此提出了预后的建议[7]：受影响的关节数量、早期放射影像学异常、高度的炎症活动性，并通过检测 CRP 和 IL-6 或 ESR 来评估、RF 浓度、ACPA 阳性。

当使用 Sharp 评分来评估放射影像学关节损伤时，ACPA 阳性患者在 5 年内发展为关节损伤的风险要高于 ACPA 阴性患者[11]。

25.4.7 注意事项

检测方法：ACPA 可以使用标准化的第一代商品化 ELISA(抗 CCP-1，即第一代)来检测。使用抗 CCP-1 检测获得了大量数据，使用抗 CCP-2 检测在保持相同的特异性的情况下提高了诊断灵敏度。尽管所有可售的抗 CCP 试验都含有同样高标准的肽类，但各种研究显示批内变异是 0.5%～19%，批间变异是 0.4%～22%。当诊断特异性定为 98.5%时，不同的 RA 检测灵敏度从 41%到 74%不等，大多数假阳性见于病毒性感染中[12]。其他 ACPA 检测(如抗 MCV)相对于抗 CCP-2 检测的诊断优势无法证明，因为比较研究的结果也各不相同[13]。

标本要求：该检测所需的标本量可低至 100 μL，即使在只有很少检测体积的情况下(如在儿科中)也可以使用该检测。

测定滑膜液中的 ACPA 几乎不会增加 RA 的诊断敏感性，并且由于技术问题(试验未得到验证，基质效应)，不作为常规诊断检验的一部分。

稳定性：室温下可放置 10 天，4～8℃下可存放 4 周，-20℃可稳定数年。

25.4.8 病理生理学

RA 的发病机制归因于细胞免疫系统的异常应答。然而，联合 RF、IgG 的自身抗体及高特异性的 ACPA，以及用利妥昔单抗进行 B 细胞清除疗法均表明体液免疫在 RA 的发病机制中也起着重要作用。

生理上，只有少数蛋白质能利用 PAD 酶进行瓜氨酸化(如波形蛋白、丝聚蛋白、纤维蛋白、α 烯醇化酶)，在某些情况下，瓜氨酸化可能会被增强。例如，在表皮细胞分化晚期丝聚蛋白会被瓜氨酸化，纤维蛋白在 RA 的关节炎期会被瓜氨酸化。此外，在炎性滑膜中会产生针对 CP 的抗体，并且关节腔中针对 CP 的 IgG 抗体浓度比滑膜液或血清中要高出几倍[14]。已被证实在 RA 患者的关节中抗原会刺激 B 细胞产生针对 CP 的 IgG 抗体，这仅局限于发炎关节而不累及整个系统。

证据表明瓜氨酸化异常可能在 RA 中起作用，如 *PADI 4* 基因中的单核苷酸多态性(SNP)能形成更稳定的 mRNA，从而酶的活性更高，并与 RA 相关[15]。自身修饰假说也与 ACPA 的形成有关。在 RA 中，发现了针对 PAD 4 酶的自身抗体。最近描述的其他具有诊断潜力的自身抗体也是直接针对"自身修饰"的，它们直接针对氨基甲酰化蛋白质，并被称为抗-氨基甲酰化蛋白(抗 CarbP)[16]。

与乳糜泻类似，与某些 HLA 等位基因的关联同样也是过度免疫应答中的主要因素。在 RA 中，与共同表位具有高度相关性，HLA-DR 中的肽序列出现在以前称为 HLA-DR4 的等位基因中，现在被称为 HLA-DR*0401、0404，以及 HLA-DR*0101。已被证实瓜氨酸化肽由具有共同表位的细胞呈递时能诱导特别强的 T 细胞应答[17]。异常应答被触发或至少被外部触发放大。吸烟是 RA 的主要风险因素。共同表位携带者具有更高的 RA 发生风险，而且吸烟大大增加了这种风险[18]。

25.5 抗磷脂抗体

Richard Mauerer，Rudolf Gruber

25.5.1 引言

抗磷脂(aPL)抗体是一类与抗磷脂综合征(antiphospholipid syndrome，APS)诊断相关的自身抗体的通用术语。尽管 APS(参见 16.22)是一种罕见的自身免疫性疾病，但是由于临床表现的广泛性，常用于鉴别诊断。

通常存在典型的血栓栓塞和(或)妊娠相关疾病，合并抗磷脂抗体持续升高。严重程度各有不同，可以是没有任何临床表现而仅存在自身抗体；也可以是急性暴发性、高死亡率、多发严重血栓形成的恶性APS。

APS的诊断标准包括通过免疫检测来确定存在抗心磷脂(aCL)抗体和(或)抗β_2糖蛋白Ⅰ抗体(抗β_2-GPI)；和(或)通过凝血检测来确定狼疮抗凝物的存在[1]。aPL阳性也是美国风湿病学会(ACR)[2]和系统性红斑狼疮国际合作组织(SLICC)制订的标准修订后SLE[3]诊断标准之一。由于没有单一的检测方法可以检测到所有相关抗体，所以推荐采用联合检测(图25.5-1)。

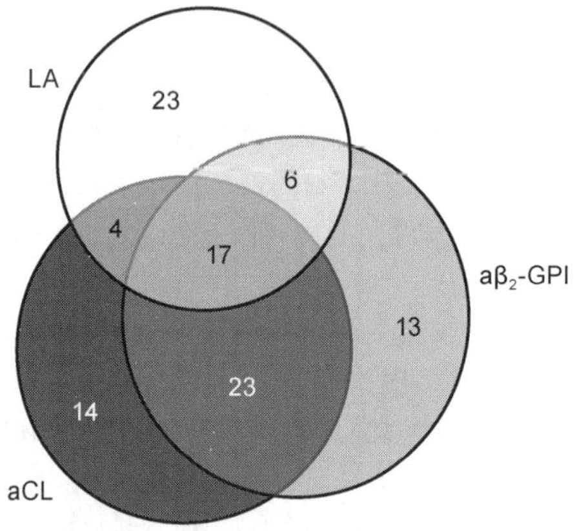

图25.5-1 在385例患者中不同aPL抗体单独或同时阳性的概率(LA，狼疮抗凝物；aCL，抗心磷脂抗体；aβ_2-GPI，抗β_2糖蛋白Ⅰ抗体)[7]

25.5.2 适应证[4]

包括自发性静脉或动脉血栓形成(特别是年轻患者，年龄<50岁)、非典型性的血栓形成、晚期流产(妊娠10周后)、自身免疫性疾病(SLE、类风湿关节炎、自身免疫性血小板减少症、自身免疫性溶血)患者血栓形成或存在妊娠相关的并发症、在没有相应临床症状的情况下APTT延长。

25.5.3 检测方法

aPL抗体中的aCL和抗β_2-GPI采用免疫分析方法进行检测，通常是ELISA方法。APS中的aCL抗体通常仅在β_2糖蛋白Ⅰ存在的情况下发生结合。因此，目前使用的测定方法中含有人或牛β_2糖蛋白Ⅰ。为了证明抗β_2-GPI抗体的存在，使用完整的人β_2-GPI分子。含有不完整或非人β_2-GPI分子的检测方法具有较低的诊断灵敏度[5]。

针对狼疮抗凝物的凝血检测参见16.22。

25.5.4 标本要求

血清、血浆：1 mL。

25.5.5 阈值

根据悉尼分类，只有抗体滴度超过一定阈值才可以被纳入APS标准[1]：① 抗心磷脂抗体[IgG和(或)IgM]：超过40 GPL U/mL或MPL U/mL或超过健康人群的第99百分位(GPL U为IgG磷脂单位，MPL U为IgM磷脂单位)；② 抗β_2糖蛋白Ⅰ抗体[IgG和(或)IgM]：高于第99百分位。然而，低滴度不能排除APS的诊断。抗磷脂抗体专家组指出，"抗磷脂抗体低滴度阳性的重要性取决于特定临床表现患者的整体风险情况"。

25.5.6 临床意义

没有单一的实验室检测可以为APS诊断提供足够的信息(图25.5-1)。所以，必须综合多个检测结果(aCL、抗β_2-GPI和狼疮抗凝物)进行评估。以下共识有助于解释实验室结果(表25.5-1)[6]：① 相较aCL和(或)抗β_2-GPI，存在狼疮抗凝物与血栓形成的高风险更相关；② ACL检测比抗β_2-GPI检测更灵敏，但特异性略低；③ 针对APS的特异性抗体随抗体滴度升高而检出率也会随之增加；④ IgG抗体比IgM抗体更具特异性。

表25.5-1 关于高风险抗磷脂谱的专家共识[15]

① 如果根据共识指南进行检测，与其他aPL检测相比，狼疮抗凝物(LA)检测阳性是aPL相关疾病更好的预示指标。
② ELISA检测aCL和抗β_2-GPI与aPL相关临床事件的特异性随着滴度和IgG亚型的增加而增加。
③ 与2种或单一aPL阳性相比，3种aPL阳性(LA检测、aCL和抗β_2-GPI)与临床疾病更相关。
④ 在感染和其他非APS情况下，一过性aPL阳性很常见，因此关注自身免疫性aPL的持续存在(最新Sapporo APS分类标准中推荐至少间隔12周)对于诊断目的至关重要(值得注意的是，感染相关的APL是否具有致病性尚不明确，如果12周后消失，就可以明确诊断为感染相关性APL)。
⑤ aPL阳性患者的血栓风险会随着血栓危险指数的增加而增加(与普通人群的风险相似)。

表25.5-2 aPL抗体在血栓形成和流产中的潜在作用。关于APS检查中常规使用的分析方法，目前没有一致的指南。狼疮抗凝物和IgG-aCL目前被作为是最基本的检测组合。但是，这种方法也不太可能检测到所有的aPL抗体。另一个常用且更全面的检测组合包括狼疮抗凝血物及aCL和抗β_2-GPI抗体，两者都为IgG和IgM型。然而，与此同时，较高的诊断灵敏度会导致假阳性结果的风险增加。低滴度的aCL，在极少数情况下也可以是抗β_2-GPI，尤其是IgM型，也会在感染(丙型肝炎、疟疾、艾滋病、梅毒)、血液系统疾病(白血病、淋巴瘤)或酒精性肝硬化中发现[7]。虽然与APS相关的aCL通常随时间推移而慢慢地转阴，但APS疾病期产生的自身抗体通常会持续存在。因此，12周内抗体检测结果在两个不同的情况下都显示阳性[1]才符合APS的实验室诊断标准。

表25.5-2 aPL抗体在血栓形成和流产中的潜在作用[10,11,12]

血栓风险
① 抑制蛋白质C的抗凝作用。
② 凝血酶的生成增加。
③ 纤溶改变。
④ 抗凝膜联蛋白Ⅴ屏障的破坏。
⑤ 促凝血剂激活内皮细胞、单核细胞和血小板。
⑥ 补体激活。
流产风险
① 胎盘血管中血栓形成。
② 促进局部炎症反应。
③ 抑制滋养细胞增殖分化，诱导细胞凋亡。
④ 补体激活。

有些患者通过临床表现诊断为 APS，尽管通过一般方法未检测到 aPL 抗体。这种现象被命名为血清阴性 APS[6]。在这群患者中，明确推荐检测 aCL 和抗 β_2-GPI IgA 亚型[5]。在个别情况下，检测其他 aPL 抗体如抗磷脂酰乙醇胺、抗磷脂酰丝氨酸和抗凝血酶原也可能是有用的。由于关于这个专题的文献有限，所以并不推荐这些抗体作为常规检测，而是当解释结果有困难时使用[9]。由于所有提及的检测可能只是暂时阴性，所以如果当实验室检测结果阴性而临床依旧怀疑 APS 时，重复这些标准化检测（狼疮抗凝剂、aCL、抗 β_2-GPI）也是有意义的。

25.5.7 注意事项

标本：一些检测可以使用乏血小板血浆（血小板计数低于 10×10^9/L）代替血清[5]。这种血浆必须通过 2 500×g 离心 2 次，并且使用塑料吸管将乏血小板上清液转移到塑料管中。不建议以过滤等方式代替离心[4]。一些检测在使用血浆时需要特殊的抗凝剂（即必须采用专用管抽血）。

检测方法：APS 中 aPL 检测存在的一个问题是不同测定方法之间的可比性差（图 25.5-2）。实验室间调查显示存在明显的室间差异和方法间差异。以上可能导致患者在一次检测中结果阳性，而在另一次检测中阴性[10,11]。

这不仅是由于方法之间的差异，比如有时不同的检测方法之间结果差异很大，而且还由于阳性结果判断的阈值不同。然而，有一项研究[4]发现，至少对于明显的阳性和阴性样本，实验室之间是高度一致的。例如，IgG aCL 检测的诊断灵敏度为 94%，特异性为 96%；IgG 抗 β_2-GPI 检测的诊断灵敏度为 90%，特异性为 98%。然而，对于低滴度的样本，预期灵敏度和特异性将显著降低。目前关于 aCL 和抗 β_2-GPI 检测的指南建议[5]能在多大程度上弥补这个问题仍有待观察。

免疫分析中，溶血和脂血样本会干扰检测。加热会激活血清（56℃ 30 min）可导致 aCL IgM[5]结果假阳性。高滴度的类风湿因子也可导致 aCL 和抗 β_2-GPI 滴度假阳性。

稳定性[5]：血清 2～8℃，2～3 天；血浆 2～8℃，24 h。

25.5.8 病理生理学

多项动物研究显示 aPL 与血栓栓塞事件的发生以及妊娠相关并发症之间存在直接的病理生理关系。抗 β_2-GPI 抗体在这里扮演了一个重要的角色，这与观察到 β_2-GPI 依赖性狼疮抗凝物与血栓栓塞之间良好相关性是一致的。然而，病理生理机制并未被充分理解，尽管有许多假说，但只有部分通过体内实验被验证。表 25.5-2 中的作用机制会导致栓塞和习惯性流产。因此，已证实是各种临床表现是通过不同的机制所决定。此外，正在讨论与血栓并发症相关的第二个假设。这一假设提示，aPL 抗体是引发血栓前状态的首要危险因素；然而，血栓形成需要其他危险因素并存（如感染）[12,13,14]。

25.6 炎性肌病

Lothar Thomas

炎性肌病是一组异质性疾病，其病因和临床表现各不相同。需要鉴别两组主要的肌病：特发性炎性肌病和继发性肌病。

大多数在神经科就诊的病例都是由免疫介导的。

继发性肌病发生在传染病、内分泌失调、代谢紊乱、免疫性疾病、血管疾病、血液疾病和恶性肿瘤。这些类别的肌肉表现包括病原体引起的肌炎、坏死性肌病或血管炎相关的肌病[1]。

25.6.1 特发性炎性肌病

自身免疫是肌炎的重要机制，更确切的说法是特发性炎性肌病（idiopathic inflammatory myopathies，IIM）。症状是肌无力，有时伴有疼痛，通常但不一定为对称性和位于近端，仅限于躯干、颈部和四肢[2,3]。这些症状伴有肌肉损伤的迹象包括 CK、AST 和 LD 酶升高。主要的炎性特发性炎性肌病（IIM）包括：多肌炎（PM）、皮肌炎（DM）、包涵体肌炎（IBM）及自身免疫性心脏病。

1/3 的 IIM 患者患有肌炎重叠综合征。其特征在于有肌炎的典型临床表现或者其他自身免疫系统性疾病（如 SLE 系统性硬化症、慢性多发性关节炎或 Sjögren 综合征的临床表现）。

流行病学：IIM 的发病率约为 60/100 万，高加索人的发病率为 1.9～7.7/100 万。IIM 最常见的形式是 DM，其次是 IBM 和 PM。IBM 一般占 IIM 病例的 10%，而老年患者中 IIM 病例占 25%。DM 和 PM 在女性中的发生率比男性多 2～3 倍；在童年时期，男女性发病率大致相同。青少年 DM 是最常见的，其次是青少年 PM、重叠性肌炎和包涵体肌炎[4]。女性肌炎重叠综合征发病率比男性多 5～10 倍。

25.6.2 自身抗体

由于临床症状存在显著的异质性，自身抗体的测定是 IIM 诊断和鉴别诊断的重要标准[3]。在 60%～80%的 PM 或 DM 患者中发现针对细胞内抗原的自身抗体。这些患者中约有一半患者已确定存在自身抗体（几乎完全属于肌炎），其他患者

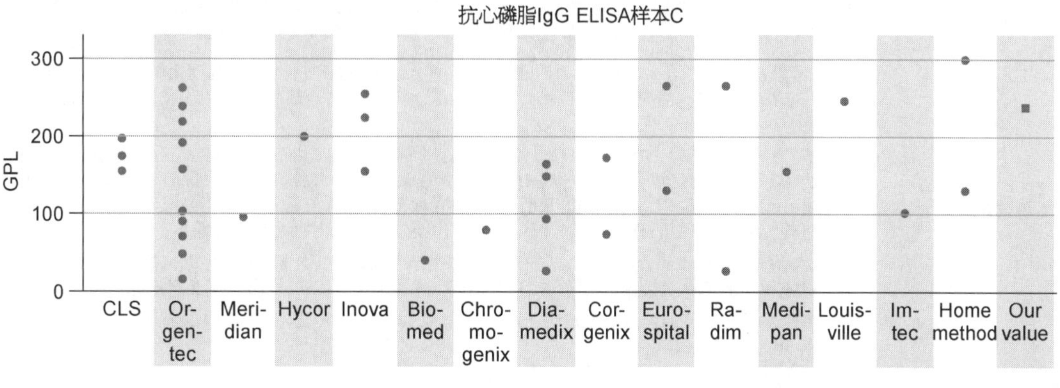

图 25.5-2 抗心磷脂 IgG ELISA：不同厂商或实验室检测阳性样品数据的实验室间比较（参考值为我们实验室值）。（经允许修订转载自参考文献[7]）

经常出现在重叠综合征中，并且主要与其他疾病相关[2,3]。在肌炎中确定的自身抗体的模式是：肌炎特异性抗体、不仅限于肌炎中发现的与肌炎相关的抗体。

25.6.2.1 肌炎特异性自身抗体

25.6.2.1.1 抗合成酶：最常见的肌炎特异性自身抗体是抗合成酶抗体。这类抗体直接作用于氨酰-tRNA合成酶，均可催化特定氨基酸与其同源tRNA的连接。在20种氨酰-tRNA合成酶中已经报道有5种为自身抗体，但在所有合成酶抗体中，抗组氨酸-tRNA合成酶(Jo-1)抗体在肌炎中是最为常见的(表25.6-1)。合成酶在大小和主要结构上差别很大，并且在免疫学上是不同的。

表25.6-1 炎症性特发性肌病中自身抗体的频率

名字	抗原	抗体频率(%)
肌炎特异性自身抗体		
- Jo-1	组氨酰-tRNA合成酶	25～30
- PL-7	苏氨酰-tRNA合成酶	<3
- PL-12	丙氨酰-tRNA合成酶	<3
- EJ	异亮氨酰-tRNA合成酶	<2
- OJ	甘氨酰-tRNA合成酶	<2
- KS	天冬酰胺酰合成酶	<2
- Ha	酪氨酰合成酶	<2
- ZO	苯丙氨酰合成酶	<2
- Total	氨酰基-tRNA合成酶	30～40
- SRP	信号识别粒子	4～5
- Mi-2	SNF2家族的解旋酶	8～12
肌炎相关的自身抗体		
- PM-Scl	外切核酸酶复合物	8～15
- U1-RNP	U1小核核糖核蛋白	12
- U2-RNP	U2小核核糖核蛋白	<3
- Ku	DNA依赖性蛋白激酶的组分	1～7

个别患者通常只有一种合成酶的自身抗体[2]。在约20%的PM或DM患者中可发现抗Jo-1抗体。不同地区肌炎患者中其他合成酶抗体的阳性率存在差异[5]。

25.6.2.1.2 抗SRP抗体：抗SRP抗体与SRP反应，SRP是一种RNA蛋白复合物，与新合成的蛋白质结合并将其引导至内质网进行转位。抗SRP自身抗体沉淀抗原特异性的7SL RNA。抗SRP阳性大多见于PM，DM少见。抗SRP抗体阳性患者的肌炎更可能表现为急性起病、症状严重并且对治疗有抵抗性[5]。

25.6.2.1.3 抗Mi-2抗体：这种自身抗体的靶标是核抗原。该抗体几乎只存在于DM患者中。

25.6.2.2 肌炎相关自身抗体

这些抗体也称为肌炎重叠自身抗体，与重叠综合征有关[5]，肌炎是其中的一部分。由于血管损伤是DM和硬皮病的共同特征，相对常见的是肌炎性硬皮病重叠综合征。与该综合征有关的自身抗体包括抗U1-RNP、抗U2-RNP、抗Ku抗体。抗PM-Scl抗体主要与该综合征有关[2]。IIM中肌炎相关抗体的阳性率见表25.6-1。

25.6.3 临床表现

25.6.3.1 特发性炎性肌病

IIM是一组异质性复杂肌肉疾病，其病因不明。这些疾病的特征是进行性肌肉无力和损伤并累及其他器官。IIM是特发性的，病因未知。它被认为属于自身免疫性疾病，自体反应性淋巴细胞和针对骨骼来源抗原的自身抗体是造成这组疾病中肌肉纤维损伤和肌肉无力的原因。IIM包括PM、DM和IBM。患有这些病症的患者经常存在多系统性表现，包括皮肤、心脏、肺部和胃肠道受累。由于临床表现差异很大，仅将IIM分类为DM、PM或IBM是不够的。有些患者可能没有肌无力，其他患者可能主要有肺或皮肤症状。少年DM患儿可能有不同程度的肌肉疾病、皮肤表现和内脏器官受累(表25.6-2、表25.6-3)。

表25.6-2 特发性炎性肌病[3,7,9,10]

疾病	临床表现和实验室检查
皮肌炎(DM)	临床表现：DM的特点是伴有皮肤潮红，可能先于肌无力出现。这是一种急性重症，面部、躯干和四肢都有着色性红斑(丁香病)。红斑尤其好发于眼睑、脸颊和颈前三角。特别是在儿童和青少年DM中会发现皮下钙化。某些病例中可涉及累及咽部和食管下部的器官。 病理生理学[7]：疾病的初始期是由补体的激活和膜攻击复合物(MAC)形成介导的内膜毛细血管的内皮细胞的损伤，MAC会引起内皮细胞的溶解，毛细血管的破坏和肌肉缺血。结果导致毛细血管数量减少，而其余血管的内腔扩张以补偿缺血的状态。补体激活触发促炎性细胞因子，从而激活免疫系统。组织学显示为炎症细胞浸润的周围间质炎症。 实验室检查：在急性期，CK上升高达50倍，在极少数情况下可能水平正常。在20%～40%的病例中可发现抗合成酶抗体；在80%～90%的病例中属于抗Jo-1抗体。
多肌炎(PM)	PM病程呈亚急性，通常影响身体两侧的骨骼肌，几乎多见于成年人。没有皮肤炎症表现。主要表现为近端手臂和腿部肌肉无力。肌萎缩显著，但在性质上通常是不对称的。渐进性肌肉无力导致吞咽、说话、坐姿起立及爬楼梯均变得困难。
重叠综合征	1/3 IIM患者有重叠综合征。主要与DM协同发生。重叠综合征包括进行性系统性硬化症和夏普综合征。除了DM或PM的症状外，综合征的临床表现还可能包括SLE、系统性硬化症或干燥综合征。重叠综合征的一个临床分支是抗合成酶综合征，其中Jo-1综合征是一个独特的分支。 抗合成酶综合征(ASSD)：ASSD是一种以关节炎、肌炎和间质性肺病为特征的自身免疫性疾病。患者具有抗合成酶抗体，伴多肌炎、多发性肌炎(关节痛、关节炎、腱鞘炎)和纤维化肺泡炎的临床多器官疾病。手部皲裂和角质化(机械手)是最常见的。这种疾病好发于春季，伴有发热、白细胞增多和弥漫性手足水肿。具有抗合成酶综合征的白种人患者通常具有HLA等位基因 *DRB1*0301*、*DQA1*0501*。根据报道显示24%的患者将孤立性关节炎视为目前的主要特征[9]。抗Jo-1是ASSD中最常能检测到的抗体。 Jo-1综合征：抗Jo-1的患者与其他抗合成酶抗体的患者不同。该病通常为亚急性发作。患者通常患有近端肌肉无力并伴有劳力性呼吸困难，并且经常患有干咳、吞咽困难、关节炎、干燥综合征和雷诺现象。疾病预后由肺部受累程度决定。 实验室检查：抗PM-Scl、抗Ku或抗U1-RNP抗体，抗Jo-1或其他抗合成酶抗体，或抗Mi-2、抗SRP为阳性(表25.6-4)。此外，伴CK和CRP升高及白细胞增多。

续 表

疾病	临床表现和实验室检查
包涵体肌炎(IBM)	临床表现：IBM 不同于 DM 和 PM，因为它从 60 岁开始缓慢并逐渐发展，影响近端和远端肌肉，有时不对称。跌倒和绊倒通常是 IBM 的第一个明显症状。患者没有炎性皮肤病，但表现出对皮质类固醇和其他免疫抑制治疗的相对抗性。 病理生理学：就病理生理学而言，IBM 是一种单独的慢性炎性肌病。组织病理学上，肌细胞具有特征性改变的泛素或 β 淀粉样蛋白的空泡，电子显微镜可见到细胞质或核内包涵体中的微管细丝。炎性浸润物中包含高比例的 $CD8^+$ T 细胞。与 HLA - DR3 有显著的相关性。 实验室检查：CK 轻度升高。肌肉特异性自身抗体阴性。
坏死性肌炎(NM)[7]	在急性或亚急性发作阶段，由于巨噬细胞引起的肌纤维坏死，患者具有中重度肌无力。无 T 细胞浸润或其他在 DM 和 PM 中可见到的组织学特征。该疾病是多因素引起的。一些患者可能伴有癌症、病毒感染(HIV)或是接受他汀类药物治疗。他汀类药物可引起毒性和自身免疫性肌病(表 1.8 - 5)。 实验室检查：CK 显著升高，一些患者体内可检测到信号识别颗粒(SRP)的抗体。

表 25.6 - 3　特发性炎性肌病中的肌肉特异性自身抗体

疾病	临床表现和实验室检查
抗合成酶自身抗体	氨酰基- tRNA 合成酶(ARS)是催化氨基酸与其相应转运 RNA(tRNA)的特异性结合酶。 25%～30%的 IIM 患者和高达 95%的抗合成酶综合征和特发性间质性肺炎患者中发现抗 Jo - 1 抗体。抗 Jo - 1 阴性但抗 PL - 12、抗 KS 或抗 Jo 阳性的患者也经常患有特发性间质性肺炎。与抗 Jo - 1 相比，抗 PL - 7 的患者也有间质性肺炎，但肌肉症状较轻，CK 水平较低。抗 Jo - 1 水平与 CK 升高之间的相关性在诊断中具备中等参考价值，但其在随访期间的价值更高。 在幼年性肌炎患儿中，抗合成酶抗体的发生率为 2.6%，明显低于成人。
抗信号识别颗粒(SRP)自身抗体	SRP 自身抗原是由 54 kDa 和 72 kDa 多肽组成的核糖核蛋白复合物。细胞质 SRP 识别分泌蛋白或细胞质蛋白并调节它们到内质网的转运。大约 5%的 IIM 患者抗 SRP 阳性。他们经常出现急性严重肌病和吞咽困难，伴 CK 明显升高。抗 SRP 阳性患者特发性间质性肺炎的发病率似乎较低，但是 40%的有心脏受累。患者通常有肌纤维坏死和肌内膜纤维化，但没有炎症细胞浸润。IIM 患儿的抗 SRP 抗体较少见(约 2%)。如果在患有肌病的儿童中检测到抗 SRP，通常不会有额外的肌肉受累[8]。
抗 Mi - 2 自身抗体	Mi - 2 是核解旋酶蛋白，是核基体重塑脱乙酰酶(NuRD)复合体的一部分，其在基因转录中发挥作用。 在 9%的 IIM 患者和 20%的 DM 患者中出现抗 Mi - 2 抗体阳性。青少年 DM 或青少年肌炎重叠综合征的阳性率在 4%～10%。在具有显著皮肤损伤的 DM 患者中，主要存在抗 Mi - 2 阳性。抗 Mi - 2 患者有轻度肌肉受累，同时发生特发性间质性肺炎的风险较低。
抗 CADM140	这些抗体的抗原是黑素瘤分化相关基因 5(*MAD5*)。MAD5 参与先天免疫防御病毒。患有抗 CADM140 抗体的患者具有 DM 的皮肤症状，但没有临床上显著的肌肉受累。然而它们有发生特发性间质性肺病的风险。
抗 p155/140 自身抗体	13%～21%的 DM 成人中发现抗 p155/140 自身抗体，患者有明显的皮肤受累和恶性肿瘤风险增加。这些抗体阳性在排除恶性相关性肌炎方面具有较高的特异性。

IIM 与癌症风险增加相关，其风险比如下：皮肌炎 2.4～3.8、多肌炎 1.8 和 IIM 1.6。

25.6.4 实验室检测

伴肌肉症状的患者主要应接受以下检查：血细胞计数和分类计数、炎症标志物(如 C 反应蛋白、ESR)、肌酶如肌酸激酶、血清肌红蛋白(对于 IIM 具有 90%诊断灵敏度，但特异性较低)、抗 CCP 或类风湿因子来鉴别类风湿关节炎、核心抗体(ANA)(因为在 40%～80%患者中发现 ANA 升高，这取决于肌病的临床分类)，以及器官特异性实验室检查，包括肾脏功能(肌酐)、肝损伤(ALT)、器官损伤(LD)、乳酸和 TSH 以鉴别代谢和内分泌性肌病。

特殊检测：见表 25.6 - 3 和表 25.6 - 4。

表 25.6 - 4　IIM 中肌肉相关自身抗体[1]

抗体	临床和实验室证据
抗 Ku	具有这些自身抗体的患者通常与 IIM 和系统性硬化症的症状有重叠(30%～55%)。
抗 U1 - RNP	48%～73%的抗体高滴度患者具有与混合性结缔组织病(MCTD、夏普综合征)重叠的症状。约 25%的 SLE 患者这些自身抗体为低滴度。滴度高的患者常有硬皮病和(或)肌炎。
抗 PM - Scl	此抗体阳性的患者中约有 50%患有肌炎。大约 80%的患者在病程中出现典型的硬皮病皮肤改变及雷诺现象。

25.7 神经系统疾病中的自身抗体

Lothar Thomas

神经系统疾病可以由血管性、炎症性、退化性、代谢性或遗传性原因所引起[1]。有些疾病和针对神经元抗原的自身抗体相关，特别是肿瘤。在某些情况下，自身抗体直接导致疾病，例如重症肌无力中的抗乙酰胆碱受体抗体，而在其他神经疾病中只是一种偶发症状(表 25.7 - 1)：神经疾病和神经肌肉疾病、神经系统副肿瘤综合征(PNS)、脱髓鞘神经病变、精神障碍和精神病。

表 25.7 - 1　中枢神经系统疾病的相关免疫标志物[1]

疾病	免疫标志物
神经疾病(如 GBS)	神经节苷脂抗体(GM1、GM2、GD1a、GD1b、GQ1b)、MAG
神经肌肉疾病(如重症肌无力)	AChR、VGKC、VGCC、GAD
神经系统副肿瘤综合征	ANNA - 1、ANNA - 2、PCA - 1、Ma2、ampiphysin、CRMP5
脱髓鞘神经病变(MS、NMO)	寡克隆条带、抗水通道蛋白- 4 抗体
精神障碍和精神病	NMDAR、AMPAR

GBS，吉兰-巴雷综合征；AChR，乙酰胆碱受体；VG，电压门控通道；GAD，谷氨酸脱羧酶；ANNA，抗神经元核抗体；PCA，浦肯野细胞胞质抗体；CRMP5，坍塌反应调节蛋白 5；MS，多发性硬化症；NMO，视神经脊髓炎；NMDAR，N-甲基- D-天冬氨酸受体；AMPAR，α-氨基- 3 -羟基- 5 -甲基- 4 -异唑酸受体

25.7.1 抗神经元抗体

抗神经元抗体可根据不同靶抗原进行分类[1]：神经元胞外抗原、与恶性疾病密切相关的神经元胞内抗原、与肿瘤无关的神经元胞内抗原、中枢神经系统(CNS)的不同结构。

25.7.1.1 抗神经元胞外抗原抗体

这类自身抗体包括抗水通道蛋白和抗乙酰胆碱受体抗体。属于该类的抗体针对的抗原包括 VGKC、NMDA、AMPA、γ 氨基丁酸 B 受体($GABA_B$)和甘氨酸受体(表 25.7－2)[1]。这些抗体多数是在鞘内合成的，可以直接抗神经元细胞表面抗原。多肽抗原的表位定位于细胞表面或突触末端，其功能是参与突触传递。它们也可能是不同亚基组成的受体，这些亚基构成谷氨酸等天然底物或药物的结合位点。抗受体亚基的自身抗体会干扰受体信号的转导，影响突触传递。

表 25.7－2　神经元胞外抗原和谷氨酸受体抗体[1-3]

抗体	临床表现与实验室检查
电压门控钾离子通道抗体(抗 VGKC 抗体)	VGKC 是细胞膜上敏感的钾离子跨膜通道，由四个相同的跨膜亚基围绕中央孔形成复合体。VGKC 对细胞膜电位的变化非常敏感。当钠离子通道开放时，钠离子和钙离子会进入细胞内，此时胞内积聚了正电荷，产生动作电位。这就激活了 VGKC，钾离子转至胞外，由此减少正电荷，终止动作点位。 抗 VGKC 抗体：该自身抗体的靶点是 VGKC 复合体的组成部分，比如富亮氨酸胶质瘤失活 1(LGI1)和接触蛋白相关样蛋白 2(CASPR2)的抗体。抗体的靶点包括： - 由 LGI1、CASPR 和接触蛋白 2 组成的 VGKC 复合体。 - LGI1：由突触前末梢分泌的该类糖蛋白是复合体的主要成分，占到了 70%。LGI1 的受体是突触后分泌的去整合素及金属蛋白酶结构域蛋白 22 和 23(ADAM22/23)。 - CASPR：该类膜蛋白具有较大的胞外结构域。它是一种细胞黏附分子，对 VGKC 复合体的定位至关重要，VGKC 复合体中约有 20%是 CASPR。 - 接触蛋白 2：该类蛋白有一个较大的胞外结构域，由突触和胶质细胞表达。它和 CASPR2 直接反应，连接突触和胶质膜。VGKC 复合体中约有 10%是接触蛋白 2。 临床表现[2]：抗 VGKC 抗体引起的神经系统表现包括：大脑皮质(认知功能障碍 71%、癫痫 58%、幻觉 10%)、下丘脑 38%、锥体外系 21%、自主神经系统 33%、周围神经系统 25%。 适应证：疑似非副肿瘤性边缘叶脑炎(limbic encephalitis，LE)患者需根据是否存在癫痫发作、疑似神经肌强直、马方综合征，来决定是否要进行抗 VGKC 抗体的检测。 实验室检查：常用免疫沉淀法检测抗 VGKC 抗体。从兔脑中提取的 VGKC 标有 ^{125}J α－树突毒素，和抗 VGKC 抗体结合形成可沉淀的免疫复合物。VGKC 复合物也可以通过放射免疫法检测。抗 LGI1、CASPR 2 和接触蛋白 2 抗体还可通过细胞的方法检测。血清中抗 VGKC 抗体的浓度要高于脑脊液[3]，在脑脊液(CSF)中并不一定能检测到。90%患有 LE 和马方综合征的患者存在抗 VGKC 抗体。
电压门控钙离子通道抗体(抗 VGCC 抗体)[4]	VGCC 由一个 α_1 和一个 β 亚基组成，其中 α_1 亚基有三个亚单位，β 亚基有四个亚单位。α_1 亚基决定了离子通道的类型，β 亚基具有辅助功能。α_1 亚基引导离子进入细胞膜，形成了离子流的动力学。 临床表现：抗 VGCC 突触前 P/Q 型抗体减少乙酰胆碱的释放，导致肌肉无力及神经肌肉疾病的自主症状，也被称为 Lambert－Eaton 肌无力综合征(LEMS)。 抗 VGCC 抗体：这是一类与神经细胞或肌细胞的膜钙离子通道结合的 IgG 型自身抗体。突触前神经细胞的胞膜去极化导致钙离子进入胞内，乙酰胆碱释放到突触间隙中。VGCC 结合抗体后会受到抑制，导致蛋白结构发生改变，钙离子进入胞内的功能退化。运动终板上的神经递质释放通道(抗 VGCC 抗体 P/Q 型)和自主神经突触上神经递质的释放通道(抗 VGCC 抗体 N 型)，可通过抗 α_1 亚基的相关抗体来检测。 实验室检查：P/Q 通道对海蛇神经毒芋螺毒素敏感。用 ^{125}J－树突毒素来标记浦肯野细胞中提取的 VGCC 通道。抗 VGCC 抗体结合 ^{125}J－树突毒素，形成免疫复合物沉淀。约有 95%LEMS 患者无论是否患有小细胞肺癌(SCLC)，都会有抗 P/Q 抗体。约有 40%的患者存在抗 N 抗体。虽然不认为这些抗体是导致 LEMS 的病理因素，但能够增加 SCLC 的潜在风险。在 SCLC 伴 LEMS 时可检测到抗 P/Q 抗体，而在支气管肿瘤、乳腺癌、卵巢癌伴副肿瘤性脑脊髓炎时较少出现或者浓度较低。抗体浓度和 LEMS 的严重程度不相关。
抗谷氨酸受体抗体[1]	谷氨酸是中枢神经系统的兴奋性氨基酸递质，参与大脑的多种功能，如感知、学习、运动和发育。作为一种神经递质，谷氨酸和其突触后受体(GluR)结合，通过两个神经末梢之间的突触介导神经脉冲。中枢神经系统中约有 50%的突触传递是有谷氨酸介导的，通过定位于突触前和突触后膜上的肌肉收缩型受体(iGluR)和代谢型受体(mGluR)进行传递。iGluR 有两个亚型，根据与 N－甲基－D－天冬氨酸(NMDA)或 α－氨基－3－羟基－5－甲基－4－异噁唑酸(AMPA)的亲和力不同来命名。两种受体均为离子通道，在谷氨酸的刺激下，钠离子可通过此通道流动及完成胞膜的去极化。受体活性的改变会引起神经毒性，造成严重的神经元损伤，特别是在多动症时。抗 NMDA 和 AMPA 敏感的 iGluR 抗体就会造成上述伤害。
- 抗 NMDAR 抗体	NMDA 受体：该受体以选择性激动剂 N－甲基－D－天冬氨酸(NMDA)命名。它是由四个亚基组成的铁离子通道，每个亚基分子量为 100 kDa。两个 NR1 单位形成甘氨酸的结合位点，两个 NR2 单位结合谷氨酸。NMDAR 的激活使得更多的钙离子进入胞内，引发后续一连串改变。 抗 NMDAR 抗体：该抗体抑制 GABA 能神经元突触前的受体，减少 GABA 的释放，从而抑制突触后谷氨酸的传输。这就导致大脑不同部位(海马回和小脑)的谷氨酸被过度稀释，产生极大的兴奋作用。存在这些抗体的患者通常是儿童且没有边缘性脑炎典型的症状。这类患者都在精神科病房治疗。 适应证：以精神错乱起病，随后有癫痫发作和运动障碍的脑炎患者应检测抗 NMDAR 抗体，常伴发卵巢畸胎瘤及其他肿瘤(如 SCLC、乳腺癌、霍奇金淋巴瘤)。 实验室检查：抗 NMDAR 抗体在血清中的浓度要高于脑脊液，但其在脑脊液中的浓度仍比脑脊液总 IgG 高出 300～400 倍。
- 抗 GLUR3 抗体	这类抗体和 Rasmussen 脑炎有关，该疾病的特点包括进行性局灶性癫痫、偏瘫、单侧脑萎缩。
- 抗 $GABA_B$ 受体抗体	GABABR：谷氨酸脱羧酶(GAD)催化神经递质 γ 氨基丁酸(GABA)的合成。在大脑和脊髓中，GABA 能系统对神经元活动有着重要的调节作用[5]。GABA 通过收缩型受体 $GABA_A$ 和代谢型受体 $GABA_B$ 发挥作用。在细胞水平上，$GABA_B$ 受体通过膜的超极化来抑制 GABA 的作用。突触后 $GABA_B$ 受体激活钾离子通道，γ 氨基丁酸对其有抑制作用。$GABA_B$ 受体以异二聚体形式存在，由 GABR1 和 GABR2 两种亚基组成。 适应证：伴早发性癫痫的边缘性脑炎。 临床表现：边缘性脑炎时，抑制 $GABA_B$ 受体 B1 亚基的抗体与癫痫和认知障碍有关。半数患者有恶性肿瘤，通常为 SCLC。其他相关抗体包括抗 GAD 抗体。 实验室研究：基于细胞技术，在 HEK－293 细胞上转染 GABA 受体的 B1 和 B2 亚基。
抗甘氨酸受体抗体(抗 GlyR 抗体)	甘氨酸是脑干和脊髓中一种重要的抑制性神经递质。甘氨酸受体属于配体门控离子通道家族，介导化学信号传导。甘氨酸和其受体结合后会显著增加氯离子的转运，引起细胞膜的超极化。受体若发生突变会导致遗传性惊跳病，临床表现为儿童肌张力增加。 抗 GlyR 抗体：该抗体可触发伴有强直与肌阵挛的进行性脑脊髓炎(progressive encephalomyelitis，PERM)。

抗体滴度与疾病分期有关，提示了免疫介导的病理过程。这类患者中的大多数都无肿瘤疾病。

25.7.1.2 抗神经元胞内抗原的抗体

这类抗神经元抗体可以根据有无潜在的副肿瘤综合征来分类[1]。

25.7.1.3 副肿瘤抗体

副肿瘤综合征存在的抗体可分为两类：一类是抗胞内神经元蛋白的抗体，另一类是抗胞外（表面）蛋白的抗体。抗胞内神经元蛋白的抗体也被称为经典型副肿瘤抗体（PNA）或肿瘤神经抗体，一般都表明有潜在的肿瘤发生[1]。PNA 包括（表 25.7－3）：抗神经元抗体 1 型（ANNA－1），即抗 Hu 抗体；抗神经元抗体 2 型（ANNA－2），即抗 Ri 抗体；抗 amphysin 抗体；抗坍塌反应调节蛋白 5 抗体（抗 CRMP5 抗体）；抗浦肯野细胞抗体 1 型（抗 PCA－1 抗体），即抗 Yo 抗体；抗副肿瘤神经元抗原 Ma2 抗体（抗 Ma2 抗体）；抗 recoverin 抗体。

表 25.7－3　抗神经胞内抗原的副肿瘤抗体[1,6,7]

抗体	临床与实验室检查
抗 Hu 抗体（ANNA－1）	抗 Hu 抗体针对的是中枢神经系统和外周神经系统神经元、视网膜、肾上腺皮质、肿瘤细胞核物质。与抗 Hu 抗体相关的 CNS 综合征包括副瘤性脑脊髓炎（PEM）、副瘤性小脑变性（PCD）、边缘性脑炎（LE）和脑干脑炎。LE 患者通常都超过 40 岁、有吸烟史。 实验室检查：该抗体对副肿瘤综合征（PNS）高度敏感，在周围神经病中也有表现。抗 Hu 抗体阳性的 LE 患者中，约有 70%患有小细胞肺癌。只有 50%的 LE 和 PNS 患者可检测到抗 Hu 抗体。无肿瘤的患者抗 Hu 抗体阳性率只有 2%。未合并 PNS 的肿瘤患者抗 Hu 抗体发生率为 16%。然而这些患者的抗 Hu 抗体滴度都很低，PNS 患者中则明显升高，如果 PNS 患者接受抑制细胞生长的治疗，抗体仍会存在但滴度很低。抗 Hu 抗体通常和抗 amphysin 抗体、抗 CRMP5 抗体和抗 Ri 抗体同时存在。
抗 Ri 抗体（ANNA－2）	这类抗体针对的是周围神经元分子量 55 kDa 和 80 kDa 的核内抗原。抗体常见于 SCLC 和乳腺癌伴发眼阵挛-肌阵挛综合征和共济失调的患者，LE 时很少见。非肿瘤患者抗 Ri 抗体的阳性率为 3%。肿瘤患者不伴 PNS 抗 amphysin 抗体的发生率为 4%。抗 Ri 抗体一般和抗 amphysin 抗体、抗 CRMP5 抗体和抗 Hu 抗体同时存在。
ANNA－3	这类抗体很罕见，在少数家族中和 SCLC 相关。用免疫荧光法检测该抗体时，会在浦肯野细胞和足细胞的细胞核观察到强阳性荧光。
抗 CV2/CRMP5 抗体	该抗体的靶抗原是 CRMP5（坍塌反应调节蛋白 5），也被称为 CV2，是少突细胞、某些外周感觉神经元、Schwann 细胞和 SCLC 细胞胞质内一种分子量 66 000 Da 的磷蛋白。抗 CRMP5 抗体是副肿瘤中第二常见的抗体，这类抗体在临床表现、肿瘤疾病的相关程度与 ANNA－1 相似，和 80%的 SCLC 有关。外周神经病变和多动性障碍，特别是舞蹈症中该抗体较为常见。无肿瘤患者抗 CRMP5 抗体的阳性率为 4%，不伴有 PNS 的肿瘤患者该抗体的发生率为 9%。伴有 PNS 的肿瘤患者当抗 CRMP5 抗体阳性时，生存时间要长于 ANNA－1 阳性。PNS 患者如果同时这两种抗体阳性，则中位生存时间为 18 个月。
抗浦肯野细胞抗体［PCA－1（YO）］	抗 PCA－1 抗体的靶抗原位于浦肯野细胞胞质内，分子量为 34 kDa 和 62 kDa，与核糖体、内质网、高尔基体囊泡结合。该抗体具有高度的同质性，与性别和某些类型的肿瘤密切相关。卵巢癌或乳腺癌伴副肿瘤性小脑变性的女性患者几乎都有抗 PCA－1 抗体阳性。无肿瘤患者的抗 PCA－1 抗体阳性率为 2%，不伴有 PNS 肿瘤患者该抗体的发生率为 1%。该抗体在鞘内合成，因此脑脊液中的浓度要高于血清，若需检测则应采集脑脊液标本。而 ANNA－1、ANNA－2 和抗 PCA－1 抗体正相反。
抗 Tr 抗体	这类抗体几乎只会出现在副肿瘤性小脑变性和霍奇金病的男性患者中。用免疫荧光法检测该抗体时，会在浦肯野细胞的近端树突处观察到细小的斑点型荧光。
抗 amphysin 抗体	抗 amphysin 抗体的靶抗原分子量为 128 kDa，主要位于颗粒层的突触前末端。小脑的颗粒层中有许许多多这样的末端。74%抗 amphysin 蛋白抗体阳性的患者会同时出现其他副肿瘤抗体，如 ANNA－1、ANNA－2、抗浦肯野细胞抗体或抗 CRMP5 抗体。副肿瘤综合征和抗 amphysin 抗体阳性患者患有的恶性肿瘤中，SCLC 的发生率最高，达 86%。最常见的神经系统表现为神经病变，其次是脑病。抗 amphysin 抗体还可出现在僵人综合征、肌阵挛和脑脊髓炎。 抗 amphysin 抗体往往还会出现在不伴副肿瘤综合征的肿瘤患者中，但是较少出现在无肿瘤患者中。无肿瘤患者的抗 amphysin 抗体阳性率为 5%，而不伴 PNS 的肿瘤患者抗 amphysin 抗体发生率为 1%。
抗 Ma2 抗体（也称抗 Ta 抗体）	抗 Ma 抗体会和 Ma1、Ma2、Ma3 蛋白反应，还会和一些肿瘤抗原产生交叉反应。最常见的副肿瘤相关性抗体是抗 Ma2 抗体。这类抗体的靶抗原分子量 41 kDa，位于神经元核仁，在核仁和细胞质内不常见。用免疫荧光法检测抗 Ma2 抗体时，可以在小脑的浦肯野细胞内观察到单个的点状荧光。 患者主要是 40 岁以下的男性。和抗 Ma2 抗体相关的肿瘤包括精原细胞瘤、睾丸生殖细胞肿瘤、乳腺癌。无肿瘤患者抗 Ma2 抗体阳性的发生率为 4%。在不伴 PNS 的肿瘤患者中一般无抗 Ma2 抗体。这类患者一般伴有 LE，出现幻觉、记忆力丧失和癫痫发作的临床症状。
抗神经胶质细胞核抗体（抗 SOX－1 抗体）	抗神经胶质细胞核抗体（AGNA）针对的是 Y 染色体 box－1 区（SOX－1），靶抗原位于小脑 Bergmann 胶质细胞的细胞核。SOX－1 基因属于 DNA 结合转录因子家族，SOX－1 根据基因编码分成 A 到 H 不同亚组。抗 SOX－1 抗体可单独出现在神经系统疾病或恶性肿瘤中，是一种非副肿瘤抗体，和抗 VGCC 抗体同时出现可高度提示 SCLC。抗 SOX－1 抗体在 VGCC 引起的副肿瘤性 LEMS 中发生率为 64%，高于先天性 LEMS 或仅患 SCLC 的情况，后两者发生率只为 22%。先天性和肿瘤性 LEMS 通过临床症状很难区分，所以用抗 SOX－1 抗体鉴别至关重要[1]。
抗 Zic4 抗体	抗原是锌指蛋白 Zic1 到 Zic5。*Zic4* 基因在小脑中表达，对临床有重要意义的就是抗 Zic4 抗体。这类抗体与小脑颗粒区的核发生反应，较少单独出现。超过 80%的抗 Zic4 抗体阳性患者存在 SCLC 相关性 PNS（同时存在 ANNA－1 和 CRMP－5），约 92%是 SCLC。最常见的临床表现是小脑功能障碍。

PNA 通常为 IgG 型，在正常人中很罕见。PNS 患者的脑脊液中 PNA 一般都呈高滴度。虽然 PNA 滴度的高低和疾病严重程度无相关性，但伴神经系统症状肿瘤患者中的抗体阳性率要高于无神经系统症状的肿瘤患者。

低滴度的 PNA 也会出现在不伴神经系统症状的肿瘤患者中。仅有 PNA 而缺乏神经系统症状就不能诊断为 PNS。

虽然 PNA 可作为 PNS 的敏感标志物，但也只在 50%的 PNS 患者中可检测到。16%的不伴神经系统症状的肿瘤患者也可检测到 PNA。

25.7.1.4 抗胞内抗原的非副肿瘤抗体

包括抗 GAD 抗体、抗腺苷酸激酶 5 抗体和抗 MOG 抗体（表 25.7－4）。

25.7.2 神经肌肉抗体介导的疾病

神经肌肉疾病会影响到控制肌肉行动的神经。神经元发出控制肌肉的信号。大多数引起肌肉无力的疾病可能导致抽搐、痉挛、疼痛和关节问题，这些疾病是由神经肌肉传递障碍引起的，并和自身抗体相关（表 25.7－5）。相关自身抗体的类型可参见图 25.7－1。

表 25.7-4 抗胞内抗原的非副肿瘤抗体[1,6,7]

抗体	临床与实验室检查
抗 GAD 抗体	谷氨酸脱羧酶(GAD)：胞质酶 GAD 催化谷氨酸脱羧形成 γ 氨基丁酸，γ 氨基丁酸是 CNS 主要的抑制性递质。GAD 主要由中枢 GABA 能神经元和胰腺 β 细胞合成[8]。该酶具有两种异构体，分别是膜相关 GAD65 和可溶性 GAD67，两者的区别在于氨基末端区域不同。GAD65 附着于 GABA 能神经元突触囊泡的内表面。 抗 GAD65 抗体：这类抗体在正常人群中的阳性率为 1%，在神经系统疾病患者中为 5%。抗 GAD65 抗体的抗原谱在 CNS 疾病和 1 型糖尿病中是不同的，因为 1 型糖尿病的抗 GAD65 抗体不和脑部的 GABA 能神经元反应。 适应证：在僵人综合征(SPS)患者中，80%的血清、78%的脑脊液存在该抗体。该疾病的临床表现还包括小脑共济失调、颞叶性癫痫、肌阵挛和非副肿瘤性 LE。LE 好发于年轻女性，临床表现以颞叶性癫痫为主，一般不患有恶性肿瘤。虽然抗 GAD65 抗体不是副肿瘤性疾病的标志物，但是该抗体阳性的患者应该进行肿瘤筛查，因为在一些肿瘤如肺癌、肾癌、胰腺癌和胸腺肿瘤中发现该抗体会升高。 实验室检查：RIA 和 ELISA 方法都可以检测抗 GAD65 抗体。检测的参考区间上限为 100～150 U/L。僵人综合征、GAD 相关 LE、小脑共济失调和癫痫的检测结果一般大于 1 000 U/L。在非选择性的炎症性、自身免疫性神经系统疾病患者中，抗 GAD65 抗体的阳性率仅 0.48%[9]。
抗腺苷酸激酶 5 抗体	可以在未患恶性肿瘤的 LEMS 患者中检测到该酶的抗体。
抗 MOG 抗体	髓鞘少突胶质细胞糖蛋白(MOG)表达于 CNS 的髓鞘外层。急性播散性脑脊髓炎(ADEM)发作时，抗 MOG 抗体会引起髓鞘病变，但该抗体的滴度和疾病的严重程度无关，在病程中会下降。最高滴度一般出现在 ADEM 发病期的患儿[10]。

表 25.7-5 免疫介导的肌肉疾病中的自身抗体

抗体	临床和实验室检查
抗 AQP4/NMO 抗体	水通道蛋白通道：在水平衡中起重要作用，当细胞外渗透压变化时，能够做出快速反应改变细胞体积(图 8.6-6)。已知 AQP4 亚型超过 10 种，其中 7 种定位于肾单位的不同部位。水通道蛋白亚型 4(AQP4)在 CNS 中广泛存在，主要是在星形胶质细胞的细胞膜上。 实验室检查：在视神经脊髓炎(NMO)中，亦称作 Devic 综合征，抗 AQP4/NMO 的 IgG 抗体的诊断灵敏度为 73%，特异性为 91%[11]。抗 NMO 抗体可协助鉴别 NMO 和多发性硬化症，尤其是在疾病的早期阶段。
抗 AChR 抗体	乙酰胆碱受体(AChR)：烟碱型 AChR 是配体门控离子通道的原型，由一个蛋白质亚基组成五聚体，有两个乙酰胆碱(ACh)的结合位点。当乙酰胆碱结合到这些位点上时，受体就会发生构象改变，孔隙打开，允许钠离子沿梯度进入细胞内。当打开足够的孔隙时，细胞内的钠离子浓度就会上升，正电荷进入细胞，导致膜去极化，从而产生动作电位。 抗 AChR 抗体：抗 AChR 抗体浓度(nmol/L)分级如下：1～10 为低浓度、10～100 为中浓度、100 以上为高浓度[29]。个体间的抗体浓度和临床症状的严重程度无相关性，但用于个体监测时具有相关性，特别是在血浆置换治疗中。重症肌无力危象时抗 AChR 抗体浓度会高于 1 000 nmol/L。血浆置换和大剂量免疫球蛋白治疗后，该抗体会快速降低。 如果是进行长期的免疫抑制治疗，就需要监测抗 AChR 抗体浓度。抗 AChR 抗体水平的下降与 IgG 的下降相一致，半衰期约为 20 天。若抗体浓度变化达 20%及以上，就会改变 Osserman 评分[13]。Osserman 评分：Ⅰ型，眼肌型重症肌无力；Ⅱa 型，轻度全身型重症肌无力；Ⅱb 型，中重度全身型重症肌无力；Ⅲ型，全身型伴眼肌型重症肌无力；Ⅳ型，需做气管切开。年轻患者中Ⅱa 型和Ⅱb 型多见，单纯表现为眼肌型的一般都是老年患者。
抗 Musk 抗体[14]	肌肉特异性酪氨酸激酶(MuSK)：MuSK 是运动终板上组成聚集蛋白受体的蛋白质。AChR 和其他蛋白质聚集在突触，聚集蛋白通过信号转导途径进行活化。抑制 MuSK 会导致 AChR 被阻断，突触后膜发生破裂。 抗 MuSK 抗体：这是一类高亲和力的 IgG 抗体，对抗 AChR 抗体阴性的重症肌无力有着较高的诊断灵敏度。抗 MuSK 阳性的患者进行免疫抑制或者血浆置换治疗后，抗体浓度会降低。大多数患者的临床症状和抗 MuSK 抗体浓度有相关性。
抗连接素抗体[15]	连接素是人体内已知的最大的蛋白质，分子量为 3 000 kDa，占横纹肌蛋白总量的 10%。重症肌无力和胸腺增生患者中抗连接素抗体不常见。如果在低于 60 岁的患者血清中测得该抗体，则通常提示有胸腺瘤存在。迟发型肌无力患者一般不伴胸腺瘤，年龄一般在 60 岁以上。胸腺肌样细胞和横纹肌细胞含有连接素和连接素- mRNA，所以副肿瘤性重症肌无力会出现抗连接素抗体。事实上早发型重症肌无力伴胸腺增生不会出现抗连接素抗体，原因可以这样理解，在胸腺瘤中，对连接素有阳选反应的 T 细胞出现，触发了抗连接素抗体的产生，后者的直接靶抗原就是连接素上一个分子量为 30 kDa 的区域，也就是 MGT-30(重症肌无力胸腺瘤特异性 30 kDa 抗原)。

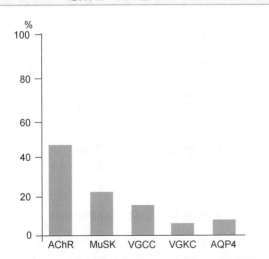

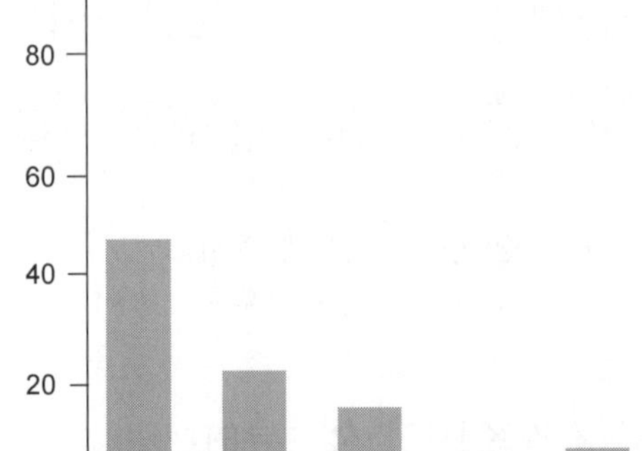

图 25.7-1 抗体介导的肌肉疾病中各类自身抗体的发生率。AChR，抗乙酰胆碱受体抗体；VGCC，抗电压门控钙离子通道抗体；AQP4，抗水通道蛋白抗体；MuSK，抗肌肉特异性酪氨酸激酶抗体；VGKC，抗电压门控钾离子通道抗体

25.7.2.1 神经肌肉传递

每个肌纤维仅由一个轴突分支供应，并仅有一个神经肌肉接点。交界处的突触前神经末梢和突触后肌膜只相隔 50 nm 的距离。神经末梢富含大量的突触小泡。每个囊泡含有 5 000～10 000 个 ACh 分子。当神经电脉冲进入运动神经末梢时，神经末梢上的电压门控钙离子通道打开，允许钙离子进入。运动神经末梢释放 ACh 后，ACh 穿过突触间隙，和肌膜上的 AChR 结合。这导致 Na^{+}、K^{+}、Ca^{2+} 和 Mg^{2+} 的渗透性迅速增加。ACh 传递在神经肌肉接头处的主要作用就是触发骨骼肌的收缩。

电压门控通道在兴奋性细胞中发挥特有作用。门控钙离子内流发生去极化，电压门控钙离子通道的跨膜电位变化又引发钙离子调节的细胞内机制，包括神经递质的释放、肌肉收缩、基因表达和细胞分化[16]。

25.7.2.2 神经肌肉接头疾病

抗体介导的神经肌肉接头疾病具体描述参见表 25.7-5，每种疾病都有一个特异性配体门控受体、电压门控离子通道或相关蛋白的自身抗体[17]。除了突触后 AChR 的自身抗体(如重症肌无力),还有干扰运动神经末梢释放乙酰胆碱的自身抗体(如 LEMS),抗电压门控钙离子通道的自身抗体尤为重要。

25.7.2.3 LEMS

ACh 由神经末梢突触囊泡所释放,用于产生神经冲动,当 ACh 减少时就会引起突触前神经肌肉传递障碍为特征的 LEMS。正常情况下,突触前神经肌肉传递这一过程需要电压门控钙离子通道打开,允许钙离子进入神经末梢,而 LEMS 时,这些通道会被自身抗体封闭。虽然在静息期仍有足够的乙酰胆碱释放到突触缝隙中,但在肌肉活动时会造成肌无力[13]。

LEMS 是一种自身抗体介导的自身免疫性疾病,靶抗原为运动神经末梢上的 P/Q 型 α1a 电压门控钙离子通道(VGCC)。LEMS 是一种副肿瘤性肌无力综合征,通常伴发 SCLC。SCLC 伴 LEMS 时,肿瘤来源的 VGCC 刺激抗 VGCC 自身抗体的产生。大约 40%的患者是不伴恶性肿瘤的。有研究者认为 SCLC 的蛋白质为自身抗体的合成提供了抗原刺激。而个别不伴肺癌的 LEMS 患者中,抗 VGCC 自身抗体的产生机制仍有待研究。有个别 SCLC 细胞由神经嵴细胞发育而来,形成神经多肽。SCLC 细胞也有钙离子通道,自身抗体会阻断其电压门控钙离子通道[18]。

临床表现:1%的肌无力综合征为 LEMS,3%的 SCLC 发展为 LEMS。最常见的首发症状是近端肌无力,下肢肌肉最常受累。患者主述行走乏力,特别是走楼梯时。进一步发展为运动迟缓、水平复视、上睑下垂和吞咽困难。自主神经功能紊乱常以口干起病。

实验室检查:免疫沉淀法通过^{125}J-芋螺毒素标记的 MVIIC-VGCC 检测抗 VGCC 自身抗体,有 85%的患者可测得该抗体。

25.7.2.4 视神经脊髓炎

视神经脊髓炎(NMO),亦称 Devic 综合征,是一种 CNS 的炎症性脱髓鞘疾病,主要变病发生在视神经和脊髓[19,20]。该疾病会导致失明和(或)瘫痪。长节段横贯性脊髓炎会影响超过三节椎体节段。视神经炎、横贯性脊髓炎的发作可以间隔几年。NMO 可表现为单次发病或反复发作。反复发作通常在女性中更多见。

实验室检查:抗 AQP4 抗体检测的诊断灵敏度为 99%,特异性为 90%。抗 AQP4 抗体浓度会随病程进展而升高,甚至在疾病初期还未有临床症状时就出现了。抗 AQP4 抗体还会出现在 SLE、干燥综合征和重症肌无力。脑脊液中淋巴细胞或中性粒细胞会增多。

25.7.2.5 重症肌无力

烟碱型 AChR 属于神经递质门控离子通道超家族[21]。ACh 属于神经肌肉互相作用的递质,储存于运动神经末梢的突触中,因神经冲动被释放到突触裂隙中。ACh 激活肌膜上的 AChR,导致离子通道打开,运动终板去极化。AChR 是一种分子量为 300 kDa 的糖蛋白。

重症肌无力是肌肉烟碱型 P/Q 型 AChR 的自身抗体引起的,导致膜去极化减少,肌肉动作减弱[21]。

临床表现[22]:重症肌无力的患病率为(40~50)/100 万。早发型主要见于 20~30 岁的女性,而晚发型更常见于 50 岁以上的男性。症状包括骨骼肌无力、眼肌型重症肌无力导致的复视、上睑下垂、咽部肌无力导致的咀嚼困难、上臂抬起困难及四肢肌无力导致的爬楼困难。大多数患者在症状初发 2 年后才得到临床诊断。有些患者最初诊断为精神病。大多数重症肌无力患者都有胸腺异常,其中 15%为胸腺瘤[23]。重症肌无力有多种不同的形式:全身型重症肌无力、眼肌型重症肌无力。

新生儿重症肌无力。抗 AChR 抗体可穿过胎盘进入胎儿循环,重症肌无力母亲产下的新生儿中,12%~20%出现吞咽困难等肌无力症状,但是新生儿的症状通常在出生后的前 6 个月内就会消失,抗体浓度也会下降。

副肿瘤型重症肌无力。重症肌无力通常和胸腺增生有关,副肿瘤型则伴有胸腺瘤。

先天型肌无力。该疾病不是自身免疫导致的,因此自身抗体呈阴性。

重症肌无力相关的自身抗体有[23]:抗乙酰胆碱受体抗体(抗 AChR 抗体)、抗肌肉特异性酪氨酸激酶抗体(抗 MuSK 抗体)、抗 ryanodine 受体抗体、抗连接素抗体。

图 25.7-2 描述了重症肌无力自身抗体检测的流程,各抗体的阳性率见表 25.7-6。

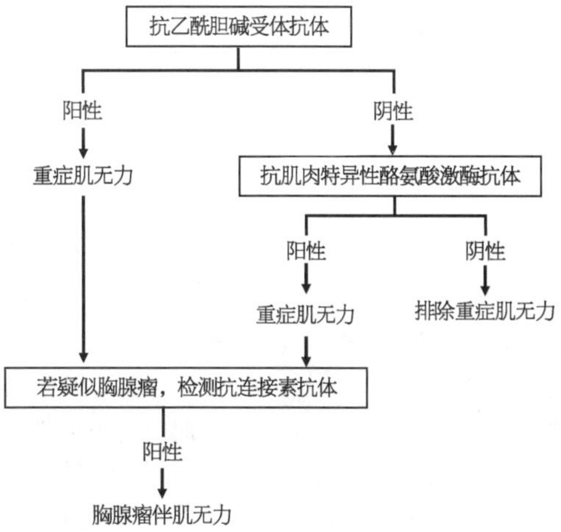

图 25.7-2 疑似重症肌无力的抗体检测

表 25.7-6 重症肌无力中各类抗体阳性率

重症肌无力	抗 AChR	抗 MuSK	抗 Titin	抗 RR
全身型	80~90		60~80①	15
眼肌型	50		90②	
伴胸腺瘤	80~90		75~95	50~70
血清阴性		70		15③

抗 RR,抗 ryanodine 受体抗体;①年龄≥40 岁;②年龄≥60 岁;③年龄≥50 岁

25.7.2.5.1 抗 AChR 抗体:该抗体可以用放射免疫法在血清中检测到。参考区间上限是 0.25 nmol/L,浓度大于 0.4 nmol/L 就表示存在重症肌无力[24]。抗 AChR 抗体结果阳性可诊断为重症肌无力;但阴性结果并不能排除,因为有 10%~20%的患者,尤其是青少年患者,血清反应呈阴性。然而,2/3 抗 AChR 抗体阳性的患者同时伴抗 MuSK 抗体阳性。

25.7.2.5.2 抗 MuSK 抗体:把^{125}J 标记的 MuSK 作为抗原,通过免疫沉淀法可以检测 MuSK 的抗体[25]。参考区间上限为 0.05 nmol/L。抗 AChR 抗体阴性的重症肌无力患者通常抗 MuSK 抗体浓度大于 1 nmol/L[14]。

25.7.2.5.3 抗连接素抗体：胸腺瘤伴肌无力患者除了有抗AChR抗体外，还常有抗肌肉蛋白连接素和抗ryanodine的自身抗体存在[15]。当影像学检查无法确诊胸腺瘤时，可检测该抗体。

25.7.3 副肿瘤综合征

副肿瘤综合征（PNS）的定义是潜在肿瘤引起的神经系统综合征。许多PNS和肿瘤表达的抗神经抗原抗体（肿瘤神经抗体）有关，表明这些PNS是由免疫介导的。肿瘤神经抗体的检测对肿瘤诊断有提示作用，可用于判断是否有副肿瘤综合征的存在。然而，PNS也可能肿瘤神经抗体阴性，该抗体阳性也不一定就有神经综合征[6]。

PNS的诊断标准见表25.7－7。PNS分为如下几类：典型性PNS（神经综合征和肿瘤及肿瘤神经抗体相关，表25.7－3）、非典型PNS（可检测到肿瘤神经抗体但不伴恶性肿瘤，或者伴肿瘤性神经综合征但肿瘤神经抗体阴性）。

表25.7－7 副肿瘤综合征的诊断标准

确诊PNS
① 一般在神经系统疾病诊断后5年内出现典型综合征和肿瘤。
② 在非持续免疫肿瘤治疗后，非典型综合征可以治愈或者显著缓解，前提是该综合征不易自发缓解。
③ 有肿瘤神经抗体（特征明显或不明显）存在的非典型综合征和肿瘤，一般会在5年后诊断出神经系统疾病。
④ 神经综合征（典型或非典型）的最大特点就是存在肿瘤神经抗体（抗Hu抗体、抗Yo抗体、抗CV2抗体、抗Ma2抗体或抗amphiphysin抗体），但不伴肿瘤。
疑似PNS
① 典型综合征，无肿瘤神经抗体且没有肿瘤，但有潜在肿瘤的高风险。
② 神经综合征（典型或非典型）的部分特征是存在肿瘤神经抗体但没有肿瘤。
③ 非典型综合征，无肿瘤神经抗体，但在诊断2年后出现肿瘤。

25.7.3.1 副肿瘤综合征相关疾病

PNS是非肿瘤转移引起的一组异质性疾病，可以影响到神经系统的任何部分，从大脑皮质到神经肌肉接头和肌肉都有可能发生[26]。肿瘤神经抗体也被称为副肿瘤抗体（PNA），这是一种抗神经元胞内抗原的抗体，和恶性肿瘤有一定程度的相关性。所有这类抗体也可见于无PNS的肿瘤患者，尤其是小细胞肺癌、存在典型副肿瘤抗体或肿瘤神经抗体。因此，即使有肿瘤神经抗体存在，也需要对其他神经系统的病因进行鉴别诊断。

大多数PNS的患病率远低于1%，除了以下情况[15]：重症肌无力在胸腺瘤中的发生率是10%～15%，LEMS在小细胞肺癌中的发生率是3%，副肿瘤性周围神经病变在恶性单克隆丙种球蛋白病中的发病率是10%。

疑似PNS的诊断见图25.7－3：典型性PNS的特点；无法用常规神经学检查或实验室检查来诊断的亚急性神经系统症状；肿瘤患者的神经症状无法用原发性肿瘤、肿瘤部位和转移扩散，或细胞毒治疗来解释。

PNS的病史、症状和疾病进展一般如下：大多数PNS患者之前不知道自己患有肿瘤；PNS可以急性或亚急性发作，病情稳定前的进展可以数周到数月。

25.7.4 多发性神经综合征的相关抗体

免疫介导的多发性神经病的评估具有一定的难度，需要细致考虑，因为这些神经病的表现多种多样。常见的主诉包括末梢麻木、刺痛和疼痛、虚弱。该疾病的诊断主要基于综合征的临床、电生理和免疫学特征。多发性神经病相关的抗体是一类靶抗原为糖蛋白的自身抗体，这些糖蛋白具有受体或离子通道的功能[28]。

免疫介导的多发性神经病包括：特发性免疫神经病（表25.7－8）、副蛋白血症神经病（和抗髓鞘相关糖蛋白抗体有关）、冷球蛋白血症神经病（与冷球蛋白的存在有关）。

表25.7－8 特发性免疫神经病的分类

特发性免疫神经病
急性
－ 急性炎症性脱髓鞘多发性神经病（AIDP）。
－ 急性运动轴索神经病（AMAN）。
－ 急性运动和感觉轴突神经病（AMSAM）。
局部性
－ Miller－Fisher综合征。
－ 眼外肌麻痹和抗GQ1自身抗体。
亚急性
－ 亚急性炎症性脱髓鞘多发性神经病。
慢性
－ 慢性炎症性脱髓鞘多发性神经病（CIDP）。
－ 慢性感觉神经病。
－ 慢性复发性神经病。

免疫介导的神经病相关抗体的检测见表25.7－9。与诊断相关性的是抗神经节苷脂抗体，其结构见图25.7－4。

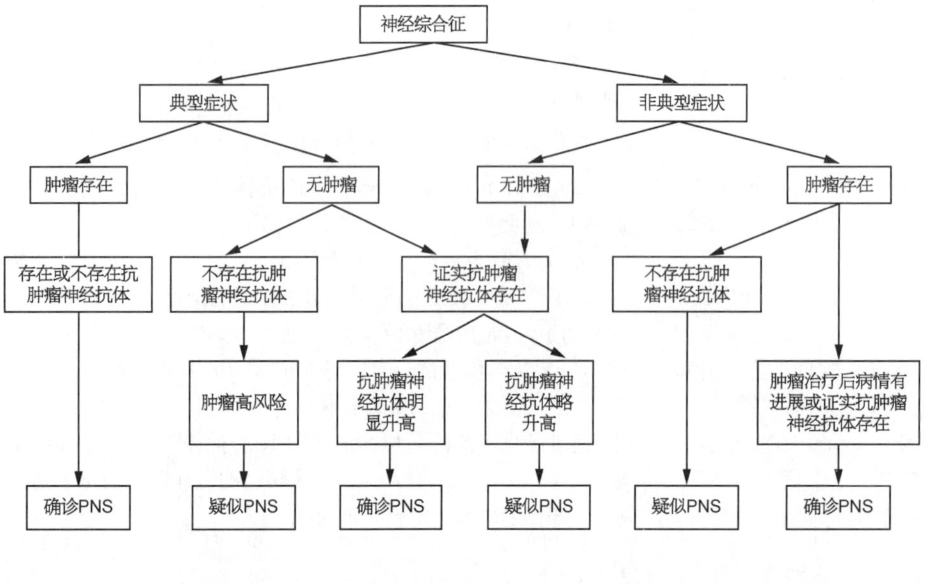

图25.7－3 疑似副肿瘤综合征的诊断流程[6]

表 25.7-9 免疫介导的多发性神经病相关抗体

抗体	临床和实验室检查
抗神经节苷脂 IgG 抗体[33,34]	神经节苷脂：神经节苷脂是由神经酰胺(N乙酰神经鞘氨醇)和一个或多个己糖连接组成的鞘糖脂。疏水性神经酰胺嵌于脂质膜中，亲水性碳水化合物的结构暴露在胞外，在质膜上作为抗体的靶点。所有抑制的神经病变相关抗体都是针对这种胞外碳水化合物结构的。神经节苷脂就是一组由唾液酸连接到低聚糖核心而构成的鞘糖脂，其合成通过糖基转移酶和唾液酸转移酶一步步加入单糖(图 25.7-4)[29]。在质膜内，神经节苷脂与跨膜受体和信号转导的分子相互作用。在抗神经节苷脂 IgG 抗体的作用下，轴突和神经系统 Schwann 细胞内形成神经节苷脂复合物，导致功能障碍。 神经节苷脂 G1 系列包括 GM1、GD1a、GD1b 和 GT1b。这些神经节苷脂在唾液酸的数量和位置上有所不同，M、D、T 分别代表了单、双和三唾液酰基。因此 GD1a 和 GD1b 都是双唾液酸神经节苷脂。GM1b 为单唾液酸四己糖神经节苷脂，和 GM1a 相比，其唾液酰基附着于半乳糖末端。GQ1b 和 GM1 相对应，但又有不同，GQ1b 有两个 N 乙酰神经氨酸分子分别和两个半乳糖分子结合。LM1 为唾液酰基新乳糖四唑基神经酰胺，也被称为唾液酸化副红细胞糖苷脂。唾液酸化乳糖副红细胞糖苷脂(SGPG)及其高级同系物 SGLPG 都和 LM1 有着相似的结构[29]。和感觉后角细胞相比，脊髓的前角细胞含有更多的 GM1 和 GD1a。眼部肌肉的运动神经富含 GQ1b。 抗神经节苷脂抗体：这类抗体属于 IgG 类，见于 60%的急性免疫介导的多发性神经病，也被称为吉兰-巴雷综合征(GBS)。抗体在疾病急性期升高，因此可作为 GBS 的标志物。Miller-Fisher 综合征变异自 GBS，抗 GQ1b 抗体对该疾病具有特异性。GBS 患者的血清还能和两个不同的神经节苷脂组成的复合物产生反应，而和单独的神经节苷脂却不反应，因为两个不同的神经节苷脂相互作用会形成新的抗原表位。 血清抗神经节苷脂抗体可分为三种[32]： - 针对 GQ1b 和(或)GT1a 的特异性抗体，但不和抗神经节苷脂复合物(ganglioside complex,GC)反应。 - 抗体识别的位点位于神经节-N-四糖结构末端残基上，由[Galβ1-3GalNAc]和[NeuAcα2-8 NeuAcα2-3Galβ1-3GalNAc]组合形成，类似于 GC(如 GQ1b/GM1、GQ1b/GD1b、GT1a/GM1、GT1a/GD1b)的抗体。 - 抗体识别的位点位于末端残基上，由[NeuAcα2-3Galβ1-3GalNAc]和[NeuAcα2-8 NeuAcα2-3Galβ1-3GalNAc]组合形成，类似于 GQ1b/GD1a、GT1a/GD1a、GQ1b/GT1b、GT1a/GT1b 的抗体。 实验室检查：抗神经节苷脂 IgG 抗体通常采用固相酶免疫的 ELISA 法检测，可以定量检测。患者样本中的神经节苷脂含量是对比健康对照人群而确定的。半定量检测可以通过蛋白质印迹法。
抗神经节苷脂 IgM 抗体	抗神经节苷脂 IgM 抗体(抗 GM1 抗体、抗 GM2 抗体、抗 GD1a 抗体、抗 GD1b 抗体、抗 GQ1b 抗体)和抗硫脂抗体都和多灶性运动神经病(multifocal motor neuropathy,MMN)有关。 实验室检查：多数情况下采用固相酶免法检测，可以定量检测。患者样本中的神经节苷脂含量是对比健康对照人群而确定的。可通过蛋白质印迹法对抗 GM1 抗体进行半定量检测。
抗髓鞘相关糖蛋白抗体(抗 MAG 抗体)	髓鞘相关糖蛋白(MAG)：蛋白分子量为 110 kDa，属于 SIGLEC(唾液酸结合免疫球蛋白类凝集素)蛋白质家族。MAG 是外周神经髓磷脂的成分之一，约含 30%的碳水化合物。MAG 抗原是一种硫酸化葡糖醛酸，可产生其他糖类化合物，如硫酸葡糖醛酸副红细胞糖苷脂(SGPG)和髓鞘蛋白 P0 和 P22。 抗 MAG 抗体：IgM 抗体存在于脱髓鞘性感觉神经病和 IgM 副蛋白血症中。原因未明 IgM 单克隆丙种球蛋白血症(IgM-MGUS)患者中，50%存在抗 MAG 抗体和 MAG 的结合。复合物导致周围神经髓鞘的变化，包括髓鞘板层加宽和继发性脱髓鞘病变。抗 MAG 抗体常见于 IgM-MGUS，华氏巨球蛋白血症和其他 B 细胞淋巴瘤中亦可见。 实验室检查：抗体检测可采用以下方法[31]：① 蛋白质印迹法(抗原为人脑 MAG)：诊断敏感度 72.5%，特异性 100%；② MAG-EIA(抗原为人脑 MAG)：诊断敏感度 97.5%，特异性 80.0%；③ IFA(抗原为猴外周神经)：诊断敏感度 92.5%，特异性 94.3%。EIA 为低滴度、蛋白质印迹法为阴性的患者可能是不伴脱髓鞘的其他自身免疫性神经病变。用 MAG 的 HNK-1 碳水化合物表位也同样有效[27]。IFA 的正常值是低于 1∶640，ELISA 的参考值是小于 1 000 U/mL。但是有调查发现，许多实验室使用的阈值会更高(如 IFA 使用的是 1∶5 000，ELISA 使用的是 1∶3 200[27])。
冷球蛋白	冷球蛋白的检测详见 18.11。超过 86%的混合性冷球蛋白血症与多发性神经病有关。

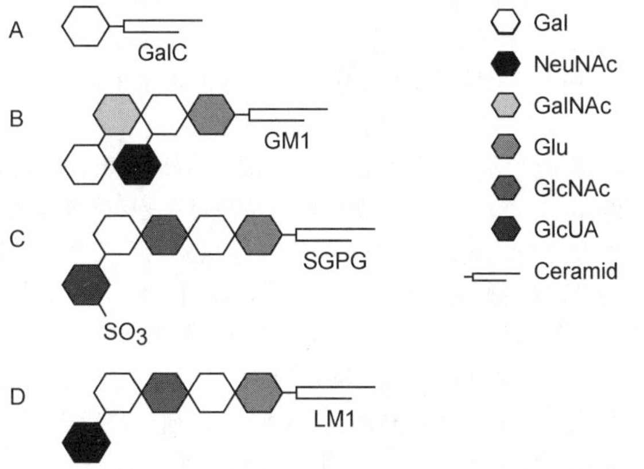

图 25.7-4 神经节苷脂的结构(经允许修改自参考文献[29])。它的结构中都含有神经酰胺，其糖苷化反应是通过羟基和寡糖连接，携带一个或多个分子的 N 乙酰神经氨酸(唾液酸)。最简单的结构是半乳糖脑苷脂(A)；硫脂类就是半乳糖神经酰胺(B)在半乳糖的第三个 C 原子发生硫酸化。神经节苷脂是一个大家族，其中唾液酸和半乳糖(C)或乳糖(D)结合，LM1 神经节苷脂亦如此。Gal，半乳糖；GalNAc，N 乙酰氨基半乳糖；Glu，葡萄糖；GlcNAc，N 乙酰葡萄糖胺；NeuNAc，N 乙酰神经氨酸；GlcUA，葡萄糖醛酸；Ceramid，神经酰胺

25.7.4.1 吉兰-巴雷综合征

GBS 是一种急性、自限性、运动性多发性神经病，常在感染后出现。每年发病率为(1～2)/10 万人，是欧洲和北美洲最常见的多发性神经病，占 85%～90%。急性期死亡率为 3.5%～12%，20%的患者会有后遗症。

GBS 代表着免疫介导的多发性神经病的原型。在 GBS 中，机体在不存在任何其他自身免疫病的情况下，开始对自身主要的健康脊髓神经根进行自身免疫攻击。炎症导致的神经节脱髓鞘会引起腿部开始发病的上行性麻痹。这种情况有时由上呼吸道或胃肠道感染引起。主要的病原菌包括巨细胞病毒、EB 病毒、肺炎支原体和空肠弯曲菌。这些细菌都有和周围神经系统结构相似的成分。

有些 GBS 是由于原发性运动轴索变性(急性运动轴索性神经病，AMAN)或者伴感觉轴索变性(急性运动感觉轴索性神经病，AMSAM)，先前无脱髓鞘。特发性免疫性中性粒细胞减少症在欧洲大陆不同区域的患病率都不一样(表 25.7-10)。

表 25.7-10 重要的急性特发性免疫性神经病

亚型	特征
急性炎症性脱髓鞘性多发性神经病(AIDP)	典型的运动性多发性神经病，是欧洲和北美洲最常见的类型
急性运动轴索性神经病(AMAN)	原发性轴索 GBS，是中国和日本的常见类型
急性运动感觉轴索性神经病(AMSAN)	原发性轴索 GBS 伴感觉轴索受累，是中国和日本的常见类型
Miller-Fisher 综合征	眼肌瘫痪、共济失调、腱反射消失

临床表现：GBS在发病初期很难诊断，因为患者的症状通常都不够典型，在明显症状出现前只表现为虚弱、颈部或背部疼痛[33]。后续会出现四肢瘫痪，还可能有呼吸肌、面部肌、延髓肌无力。根据定义，就是两个及以上的四肢在4周内进展为肌无力。感觉症状通常都较轻微。急性期后是多变的高峰期，随后是自然缓解期。

25.7.4.1.1 抗神经节苷脂抗体：抗神经节苷脂抗体主要是IgG型，约60%处于GBS急性期的患者都存在该抗体，这是疾病特征之一。GBS患者的血清抗体可分为以下几类：抗GM1抗体(40%)、抗GD1a抗体(20%)、抗GalNAc-GD1a和抗Asialo-GM-1抗体(17%)[34]。

解读[32]：抗GM1或GalNAc-GD1a的IgG抗体和急性运动轴索型神经病密切相关。抗GD1a/GD1b和GD1b/GT1b的复合抗体和需辅助通气的重症GBS密切相关。抗GM1/GalNAc-GD1a IgG抗体阳性的GBS的临床特点和急性运动传导阻滞神经病(AMBCN)相类似。参见表25.7-11。

表25.7-11 GBS和MFS中的抗神经节苷脂抗体

抗体的靶抗原	疾病	发生率(%)	指示
GD1a/GD1b	GBS	7	严重GBS
GD1b/GT1b	GBS	6	严重GBS
GM1/GalNAc-GD1a	GBS	4	AMCBN
GQ1b和GSC	MFS	41	疑似感觉功能障碍
	GBS伴随OP	28	
GQ1b/GD1a和GSC	MFS	6	疑似感觉功能障碍
	GBS伴随OP	19	

MFS，Miller-Fisher综合征；OP，眼肌麻痹；AMCBN，急性运动传导阻滞神经病

脑脊液：细胞计数正常或轻度升高(高达50个细胞/μL，主要是淋巴细胞和单核细胞)。总蛋白最初正常，后期升高，Q_{Alb}可能高达50×10^{-3}，但无寡克隆条带。

25.7.4.2 Miller-Fisher综合征(MFS)

MFS的特点是眼肌麻痹急性发作、共济失调和腱反射消失，是最常见的GBS变异形式。该综合征还包括颅神经受累，并可合并GBS。每年发病率大约为0.09/100 000，占GBS的5%～10%。MFS患者在疾病的急性期就存在抗GQ1b IgG抗体。许多抗GQ1b IgG抗体滴度升高的患者都是呼吸道感染后继发神经症状。

Bickerstaff脑干脑炎时抗GQ1b IgG抗体可呈阳性。这些患者会出现眼肌麻痹、腱反射消失或减退、意识受损，其中意识受损在MFS中不常见[29]。

25.7.4.3 多灶性运动神经病(MMN)

MMN是一种多灶性脱髓鞘性多发性神经病，其特点主要是远端起病、缓慢渐进、不对称性无力。80%的患者由上肢远端开始无力。该疾病的诊断取决于一个或多个不易受压的神经部位存在运动传导持续性阻滞。MMN累及至少两个运动神经达1个月以上。该疾病主要影响手臂，肌腱反射减弱或消失。可存在轻度感觉障碍或无感觉障碍。颅神经不受累。MMN病程缓慢，可持续数年[35,36]。

25.7.4.3.1 实验室检查：脑脊液总蛋白轻度升高，但不高于1 g/L[36]。75%～80%的患者出现高滴度的抗GM-1 IgM抗体。另外，10%～15%的患者存在和GalNAc-GD1a神经节苷脂结合的IgM抗体。IgM抗体可能是多克隆抗体或单克隆抗体。10%～20%的MMN患者血清免疫固定电泳结果显示存在IgM单克隆蛋白[28]。

25.7.4.4 慢性炎症性脱髓鞘性多发性神经病(CIDP)

CIDP是一种慢性神经病变，特点为持续2个多月的进行性无力、感觉丧失、腱反射消失或减弱。在神经肌肉诊断中心或依据神经病的临床表现，CIDP中约有20%的患者在最初无法做出诊断。多发性神经病变的特点是对称性近端、远端的感觉和运动神经出现多发性神经根病变，是一种累及周围神经鞘的自身免疫性疾病。发病机制中，T细胞的调节被认为起到重要作用。CIDP的病程呈慢性进行性或交替性复发缓解。

糖尿病和1型腓骨肌萎缩症(CMT1)也有类似的非炎症性症状。CIDP和CMT1在总人口中发病率分别是5/100 000和10/100 000[39]。抗体检测在CIDP中的价值较小。

脑脊液：83%～95%患者的总蛋白约为450 mg/L，细胞计数为10/μL(蛋白细胞分离现象)。蛋白细胞分离现象也会发生在糖尿病周围神经病变和GBS中[40]。

25.7.4.5 副蛋白血症性脱髓鞘性神经病(PDN)

IgM PDN[39]：PDN中最常见的类型是脱髓鞘性神经病，且不伴有神经系统症状。神经病变定义为脱髓鞘是否满足慢性炎症性脱髓鞘性神经病(CIDP)的电生理学标准。如果脱髓鞘的细微特征不符合这些标准，则应进一步检查证实免疫介导脱髓鞘的证据。IgM MGUS患者往往会发展成副蛋白血症性脱髓鞘性神经病(PDN)。大多数IgM PDN患者具有获得性对称性脱髓鞘的临床表型，主要特征为远端受累、慢性(超过6个月)、缓慢进展、对称性，主要表现是感觉障碍、共济失调、无力症状相对轻度或没有，常伴震颤[39]。

IgG和IgA PDN患者通常是近端、远端的运动和感觉神经减退，在临床表现和电生理学上都和CIDP有区别。

如果是多发性骨髓瘤，神经病变的病因存在异质性(淀粉样变性、代谢性或毒性损伤、神经根压迫)。

欧洲神经病学协会的指南中建议[39]：PDN患者应进行恶性浆细胞病的检查。如果副蛋白是免疫球蛋白(IgM)，那这类神经病变很可能是副蛋白引起的，可通过血清或活检来检测抗体，其临床表型为慢性远端神经病变。IgM PDN患者主要表现为远端感觉障碍，伴潜在的远端运动障碍，通常存在抗髓鞘相关糖蛋白抗体。有时IgM PDN是对免疫治疗的反应。IgG和IgA PDN和CIDP的鉴别诊断可以通过临床表现、电生理学和治疗疗效来区分。对孤立性浆细胞瘤，可给予局部放疗、手术切除、美法仑单药或联合糖皮质激素进行治疗，需考虑血液肿瘤学的建议。

25.7.4.5.1 实验室检查：50%的IgM PDN患者血清能检测到高滴度的抗MAG抗体(1∶6 400以上)，κ轻链比λ轻链更常见。IgM PDN患者如果抗MAG抗体呈阴性结果，那么还需要检测其他神经抗原的抗体，如GQ1b、GM1、GD1a、GD1b、SPG和硫脂[39]。75%～86%患者脑脊液分析结果中显示总蛋白升高[39]。

25.7.4.6 CONAMAD综合征

慢性共济失调神经病伴眼肌麻痹、IgM单克隆丙种球蛋

白病、冷凝集素和二唾液酸神经节苷脂(抗 GD1b 和抗 GQ1b IgM 抗体)抗体综合征(CONAMAD)是一种罕见的神经病。CONAMAD综合征和Miller - Fisher综合征的慢性症状相似，同时有脱髓鞘和轴突的电生理学症状。伴严重共济失调、严重功能受损，但运动强度仍相对保留[40]。

25.7.4.7 POEMS

POEMS是疾病首字母的缩写，分别代表多发性神经病变、脏器肿大、内分泌疾病、M蛋白和皮肤改变，以上症状并不一定需要全部出现。该综合征也被称为骨硬化骨髓瘤。神经病变是该综合征的主要特征，往往在骨硬化骨髓瘤之前就可诊断。POEMS患者通常是 λ 轻链型 IgG 或 IgA 单克隆丙种球蛋白病[41]，副蛋白浓度一般低于 2 g/L。一半的患者同时伴有血小板增多症和真红细胞增多症。血管内皮生长因子浓度的检测对疾病诊断有一定作用。

25.7.4.8 淀粉样变性

原发性淀粉样变性可出现在 10%的多发性骨髓瘤患者中，主要是 λ 轻链型 IgG。约 20%的患者有轴突神经病变[40]。

25.7.5 边缘叶脑炎(LE)

LE 的特点是急性或亚急性发作、短期记忆丧失、易怒、幻觉和精神症状[42]。LE 的发病和内侧颞叶炎症相关。LE 的发病机制可能是[42]：① 病毒引起：单纯疱疹病毒性脑炎是病毒性脑炎的典型形式；② 根据胞内神经抗原的抗体和其他细胞表面抗原的抗体相关的自身免疫性病因分类。前者包括 ANNA - 1(Hu)、CRMP5、Ma2 和 amphysin，后者包括 VGKC、NMDAR、AMPAR 及类似 GAD 的其他抗原(表 25.7 - 12)。

表 25.7 - 12　自身免疫性脑炎和脑脊髓膜炎

抗体	临床和实验室检查
LE	LE 的临床表现和内侧颞叶的炎症有关。LE 根据自身抗体的不同分成两大类：一类与胞内神经元抗原抗体有关，另一类与细胞表面抗原相关[42]。 LE 在其他疾病中的临床表现也可能和自身抗体或副肿瘤性疾病无关，比如病毒性脑炎(HSV - 1、EBV)、梅毒、Wernicke 脑病、局部肿瘤、胶质瘤和器官移植患者。
- 抗电压门控钾离子通道复合抗体(抗 VGKC 抗体)相关性 LE	在欧洲、北美洲和澳大利亚，与抗 VGKC 抗体相关的 LE 经常被诊断出来。高水平抗体在英国的发生率大约为(1～2)/100 万。其中有 67%是 LE，11%是神经性肌强直，5%是马方综合征，4%是癫痫，11%无法归类[43]。出现急性或亚急性临床症状的患者，表现为记忆力丧失、意识模糊、颞叶相关的癫痫发作和精神症状。患者年龄在 40 岁以上，男女比例为 2∶1。根据英国的研究发现，3%的脑炎患者存在抗 VGKC 抗体复合物[44]。脑炎和抗 VGKC 抗体阳性的患儿会有持续癫痫状态及局限性癫痫。抗 VGKC 抗体并非直接针对抗原 LGI1 和 CASPR2[45]。 高水平抗 VGKC 抗体也可见于 9%对癫痫药物抵抗的癫痫患者及面-臂肌张力障碍发作的患者中。 实验室检查：在治疗癫痫之前，59%的患者血钠浓度为 115～130 mmol/L。抗 VGKC 抗体的水平通常≥400 pmol/L(正常值≤100 pmol/L)，很多时候甚至超过 1 000 pmol/L，但 100～130 pmol/L 也可见。儿童中抗体浓度都高于 100 pmol/L(对照组≤20 pmol/L)[45]。
- 马方综合征[46]	马方综合征是一种罕见疾病，表现为广泛的神经系统受累，包括周围神经系统(神经性肌强直)、自主神经系统(多汗、严重便秘、尿失禁、心律失常)和中枢神经系统(严重失眠、幻觉、短期记忆受损和癫痫)。许多患者都有潜在的肿瘤，如胸腺瘤、肺癌、睾丸癌和淋巴瘤，这表明该疾病具有副肿瘤性。 实验室检查：血清 CK 升高，抗 VGKC 抗体高于 100 pmol/L，有些患者的脑脊液中存在单克隆条带。
- 抗 AMPA - GluR3 抗体(抗 AMPAR 抗体)相关的自身免疫性 LE	AMPA -(氨基- 3 -羟基- 5 -甲基- 4 -异唑酸-)亚型的兴奋性氨基酸受体在多数 CNS 兴奋性突触处介导快速突触传递[47]。AMPA 受体亚基包括 GluR1、GluR2 和 GluR3。谷氨酸受体抗体的抗 AMPPAR 抗体存在于 25%～30%不同类型的癫痫患者中。当这些或其他类型的自身免疫抗体在癫痫患者体内出现，并且当这些自身免疫抗体可能诱发或加重癫痫发作和(或)癫痫伴认知、精神、行为障碍时，癫痫就被称为自身免疫性癫痫。抗 AMBAR 抗体诱导的病理效应：启动 AMBA 受体，通过胞吐作用和(或)通过补体激活杀伤神经元，导致多种脑损伤[48]。抗 GLuR1/2 抗体相关的 LE 通常为副肿瘤性[49]。
- 抗 $GABA_B$ 受体抗体相关的 LE	患者有 LE 的临床表现，但表现为早发性癫痫，这可能是该疾病的主要症状。抗 $GABA_B$ 受体抗体是 LE 合并 SCLC 最常见的抗体。存在抗 GAD 抗体的患者，同时存在抗 $GABA_BR$ 抗体的可能性较低，该抗体仅见于恶性疾病[50]。
- 抗GAD 抗体相关的自身免疫性 LE[42]	新发的颞叶癫痫，特别是难治性的、伴有记忆丧失、行为或精神症状时，应该怀疑是自身免疫性 LE。MR - FLAIR 下颞叶信号增强、低钠血症、甲状腺功能障碍和(或)神经系统表现均和小脑功能障碍有关，可通过抗神经元抗体筛查自身免疫性 LE，包括谷氨酸脱羧酶抗体(抗 GAD 抗体)。 实验室检查：血清抗 GAD 抗体浓度通常高于 1 000 U/L。因该抗体在鞘内合成，所以脑脊液中也可以检测到，可显示寡克隆条带。
- 非 LE 相关病因	除 LE 外，还有些综合征表现为 CNS 弥漫性受累、特征性皮质下功能障碍，这与离子通道、受体和其他突触蛋白的特异性抗体有关。
- NMDAR 脑炎[52]	抗 N -甲基- D -天冬氨酸(NMDA)受体抗体相关的自身免疫性脑炎对脑区的影响比单纯的边缘系统更多，因此不属于边缘性脑炎。NMDA 受体是大脑中有助于控制神经电活动的一种蛋白质，因此这些受体的抗体很可能会直接引起疾病发生[51]。早期阶段的特点表现为精神病、健忘、意识模糊，随后表现为运动受限、自主神经系统紊乱、通气不足、意识障碍。有些患者伴有恶性肿瘤。英国一项脑炎研究的结果表明，4%的患者有 NMDAR 脑炎。引起脑炎的肿瘤大多是卵巢畸胎瘤，但也有相当比例的患者没有查出肿瘤。大脑内的抗 NMDAR 抗体和畸胎瘤的 NMDA 受体有交叉反应。 实验室检查：脑脊液淋巴细胞中度增多(中位数为 32 个/ μL，范围为 5～480 个/ μL)。血清中抗 NMDAR 抗体浓度高于脑脊液(约 10 倍)。当脑脊液内总 IgG 正常，可检测到鞘内合成的抗 NMDAR 抗体。
- 神经性肌强直[53]	神经性肌强直，亦称 Isaac 综合征，是一种表现为运动活性的外周神经过度兴奋综合征。临床表现包括痉挛、震颤和抽搐。病因涉及遗传、自身免疫和副肿瘤因素的相互作用。该疾病可合并自身免疫性疾病，如重症肌无力或恶性肿瘤，如 SCLC、恶性淋巴瘤和胸腺瘤。 实验室检查：抗 VGKC 抗体浓度为 100～400 pmol/L。
僵人综合征(SPS)[54]	SPS 是一种罕见的慢性脑脊髓炎，患病率为(1～2)/100 万，特点为渐进性肌肉僵硬、强直和痉挛，也可影响到腋窝肌肉、限制手臂摆动，导致姿势僵硬。女性比男性更易受到影响。临床症状发生在 30～70 岁之间。SPS 通常和自身免疫多腺性综合征(甲状腺炎、1 型糖尿病)和其他疾病(银屑病、恶性贫血、白癜风、结缔组织病、重症肌无力)有关。少数患者是副肿瘤型 SPS。根据临床和实验室检查结果，可将 SPS 分为三型：

续 表

抗体	临床和实验室检查
	- 自身免疫型：占55%～60%。可能的自身免疫性疾病包括1型糖尿病、Graves病或甲状腺功能减退、恶性贫血、癫痫，可检测到GAD、胰岛细胞抗体、壁细胞抗体或甲状腺过氧化物酶抗体。 - 副肿瘤型：占0～5%。可能的相关疾病：乳腺癌、霍奇金淋巴瘤、结肠癌、肺癌，抗GAD抗体为阴性，但抗amphiphysin抗体、抗平滑肌抗体、抗核抗体可能阳性。 - 特发性：无临床相关性，无自身抗体。 实验室检查：60%～80%的SPS患者血清和脑脊液中存在抗谷氨酸脱羧酶(GAD65)抗体，70%抗GAD抗体阳性的SPS患者会出现抗GABAR抗体，还可检测到抗amphiphysin抗体。主要靶抗原是CNS的抑制性突触。脑脊液中抗GAD抗体的滴度要比血清中低50倍。
进行性脑脊髓炎(PERM)	伴僵硬或肌阵挛的PERM属于僵人综合征的一种疾病。临床表现包括肌肉僵直和僵硬、各类刺激引起的剧烈抽搐，以及伴有动眼神经功能障碍的脑干损伤[55]。 实验室检查：抗GlyR抗体阳性[6]。

临床表现[42]：当临床特征提示LE时，还需要进行的检查项目包括磁共振和脑电图。一旦脑脊液分析排除了病毒原因(HSV PCR和CSF血清学检查)，临床医生就必须确定自身免疫性因素或是否为副肿瘤性。

25.7.5.1 实验室检查

脑脊液(CSF)显示淋巴细胞轻度或中度增多，总蛋白升高，有时会出现IgG升高及CSF/血清值升高，还会出现寡克隆条带和特异性抗体[42](表25.7-11)。

25.8 肝脏疾病中的自身抗体

Rudolf Gruber、Stefan Borgmann

25.8.1 引言

除了临床指征之外，肝病患者中肝功能检测和其他自身抗体测定有助于确定该疾病是否由自身免疫性肝病引起。原发性自身免疫性肝病有三种主要形式：自身免疫性肝炎(AIH)、原发性胆汁性肝硬化(PBC)、原发性硬化性胆管炎(PSC)。

这三种疾病可根据临床症状和特异性的自身抗体进行鉴别诊断。因此抗体检测对诊断起着至关重要的作用。

根据检测到的自身抗体，AIH可以分为[1]：Ⅰ型[ANA阳性和(或)ASMA阳性和(或)抗SLA/LP抗体阳性]、Ⅱ型(抗LKM-1抗体阳性)。

90%～95%的PBC患者存在抗线粒体抗体(AMA)，有时伴有特定ANA核型如核点型/SP100、核膜型/gp210和核纤层蛋白B受体型(LBR)。不存在自身抗体的情况极罕见。一些作者将AMA阴性的PBC称为自身免疫性胆管炎(AIC)[2]。大约80%的PSC患者被发现存在p-ANCA，但这些并不是疾病的特征。

AIH、PBC和PSC的重叠综合征偶尔也会发生。大约10%的AIH患者存在重叠综合征，诸如AIH伴PBC或AIH伴PSC，以上这些都很明确。AIH/PBC重叠综合征有两种类型：AIH伴AIC(AMA阴性的PBC)和AIH伴PBC。儿童和青少年更常见的是AIH/PSC重叠综合征，只有少数关于PSC/PBC重叠综合征的病例报告。重叠综合征很难诊断，主要通过检测相关抗体以及组织学来鉴定。

所描述的抗体也可能是继发性的，特别是在系统性自身免疫性疾病中。例如，25%～50%的SLE患者在其一生中会出现肝酶升高。在这些患者中，70%符合自身免疫性肝病的诊断标准，但只有20%出现相应的组织学变化。SLE患者自身免疫性肝病的患病率为5%[3]。

此外，自身免疫性肝病与其他自身免疫性疾病之间存在相关性：自身免疫性肝病伴自身免疫性甲状腺炎、PBS伴CREST综合征、PSC伴溃疡性结肠炎。

在病毒性肝炎中也存在继发性抗体。超过50%的HCV感染者存在自身抗体，通常是具有冷球蛋白活性的类风湿因子。在5%～10%的病例中，这些抗体以高滴度形式存在且经常引发临床症状。2%～5%感染HCV的患者存在抗LKM-1抗体，抗LKM-1抗体对Ⅱ型AIH具有高度特异性；因此，抗LKM-1抗体阳性的患者应进行HCV检测[4]。

与先前想法不同是，HCV感染引发的抗LKM-1抗体对干扰素-α等免疫刺激物的疗效没有负面影响[5]。

自身免疫性疾病通常伴随一系列典型症状。然而，在肝脏自身免疫性疾病中，以下三联征现象并非同时出现，这对疾病的理解提出了挑战：女性高发、自身抗体阳性、免疫抑制剂治疗效果良好。例如，PBC具有女性高发和自身抗体高度特异性的特点，但对免疫抑制剂治疗反应不佳或完全无反应。相比之下，PSC则是男性高发且没有特异性自身抗体。

25.8.2 自身免疫性肝病的基本实验室检查

肝功能检测：氨基转移酶(ALT、AST)、胆汁淤积指标(GGT、ALP)[6,7]。

由于自身免疫性肝病的异质性，所有肝功能异常患者也必须考虑自身免疫性肝病。

肝炎的鉴别诊断：见表25.8-1。根据可能的病因，自身免疫性肝病检查中应遵循以下步骤[6,7]：① 评估临床症状和肝酶，尤其是用药史和饮酒史；② 慢性病毒性肝炎检测(HBsAg、抗HCV)；③ 血色素沉着症、Wilson病和α_1抗胰蛋白酶缺乏症检测；④ 通过检测胆固醇、甘油三酯和HbA1c用于鉴别非酒精性脂肪性肝炎(NASH)，以上情况可能是由于糖尿病或高脂血症控制不佳所引起；⑤ 血清蛋白电泳。在许多慢性肝脏疾病中，常出现高丙种球蛋白血症。后者是AIH的显著特征，而在PBC中较少见，PSC中通常罕见；⑥ 免疫球蛋白检测(表18.9-4)。

表25.8-1 疑似肝脏疾病的鉴别诊断[1]

肝脏疾病	常规诊断检测	特异性实验室检查	注释
所有形式	AST、ALT、ALP、GGT		用药史
中毒性(酒精性)	血清酒精检测、MCV、CDT	尿液中氨、乙基葡萄糖苷酸含量(乙醇的代谢产物)	用药史：通常采用排除法进行诊断

续 表

肝脏疾病	常规诊断检测	特异性实验室检查	注释
中毒性（药物）	参见表 41－6	药物遗传学检测	通常采用排除法进行诊断
病毒	HAV、HBV、HCV、HDV(IgG 和 IgM)血清学指标	HBV/HCV定量 PCR 检测和可能的基因分型	通过实验室检查明确诊断
血友病	铁蛋白、转铁蛋白饱和度	*HFE* 基因检测	通过实验室检查明确诊断
α_1抗胰蛋白酶缺乏症	α_1抗胰蛋白酶定量检测	α_1－AT 亚型(蛋白化学法或基因检测)	通过实验室检查明确诊断
Wilson 病	血浆铜蓝蛋白、血清游离铜、尿铜	基因检查	通过实验室检查明确诊断
NASH(非酒精性脂肪肝)	甘油三酯、胆固醇、HDL、LDL、葡萄糖、HbA1c	组织学	检查糖尿病、肥胖、血脂异常
自身免疫性肝病	90%通过自身抗体明确诊断;10%如果与组织学一致则排除诊断	参见 25.8.2	比例：10%～20%的慢性肝炎患者

人类白细胞抗原[8]：所有三种自身免疫性肝病都被发现与 HLA 相关，尽管相关性很弱，因此不作为肝病的常规诊断。在欧洲人群中，AIH 与单倍体型 HLA－B8、DR3 或 DR4 相关，而在日本只与 DR4 相关，在南美与 DR13 相关。其与 PBC 和 PSC 相关性更弱。

25.8.3 自身免疫性肝病的自身抗体

抗体的免疫荧光检测(IFT)作为鉴别自身免疫性肝病的一种方法(图 25.8－1)。主要自身抗体见表 25.8－2。由于临床表现常常不明显、存在重叠综合征、疾病的严重程度和治疗结果不同，应该进行下列检测作为初步诊断[9,10]。

- 更全面的常规检测项目(ANA、ASMA、抗 LKM－1 抗体和 AMA，至少通过 IFT 检测，采用 ELISA 或蛋白质印迹法进行进一步检测，以及通过 ELISA 或蛋白质印迹法进行抗 SLA 检测)。
- 如果以上这些检测未检测到自身抗体，则应进行抗 LC1 抗体检测。尽管抗 LC1 抗体通常与抗 LKM－1 抗体同时出现，但在极少数情况下，也可能单独出现，尤其是在儿童Ⅱ型 AIH 患者中。
- 抗 ASGPR 抗体、抗 LMA 抗体和抗 LSP 抗体几乎没有额外的诊断价值。高度怀疑 PSC 患者应接受 p－ANCA 检测。

表 25.8－2 自身免疫性肝病的诊断标准[1,9]

标准	AIH	PBC	PSC
自身抗体(AIH 和PBC诊断所需的抗体)	Ⅰ型(SLA/LP抗体、ANA、ASMA) Ⅱ型(抗 LKM 抗体)	AMA(IFT)、AMA－M2、PBC 特异的 ANA 核型(核点型/sp100，核膜型/gp210，着丝点型/CENP)	p－ANCA；有时被定义为非典型性 ANCA(a－ANCA)
特殊模式		AMA 阴性的 PBC(自身免疫性胆管炎)，PBC 特异的 ANA 通常阳性	IgG_4相关性胆管炎；小胆管 PSC(胆管造影正常，小胆管典型组织学异常)
ERCP 检查	无特异性	无特异性	特异性
肝组织活检	门静脉周围肝炎＋/－纤维化	非化脓性胆管炎和纤维化	胆管炎、胆管缺失
γ球蛋白升高	是	否	否
免疫球蛋白水平升高	IgG	IgM	否(IgG_4，同上)
HLA 相关性	B8、DR3、DR4	DR8	B8、DR3

疾病特异性诊断检测：在原发性自身免疫性肝病中，AIH 和 PBC 的实验室诊断检测是必不可少的。相反，PSC 的诊断主要基于特征性内镜逆行性胰胆管造影术。自身抗体检测的主要意义在于预测治疗效果。AIH 必须立即采用免疫抑制剂治疗，而这种治疗在 PBC 中不太成功，甚至禁忌在病毒性肝炎中使用。在特异性抗体可供使用以前，AIH 通常只能通过排除诊断。目前，超过 90%的 AIH 患者可以检测到诊断性自身抗体。

肝脏自身抗体滴度的预后价值是有争议的[11]，它与免疫抑制剂治疗成功与否并无关系。例如，尽管 ANA 和 ASMA 的浓度在 AIH 疾病中通常降低，但也可以像抗 SLA/LP 抗体或抗 LKM 抗体一样保持不变，他们并没有提供与疾病活动性

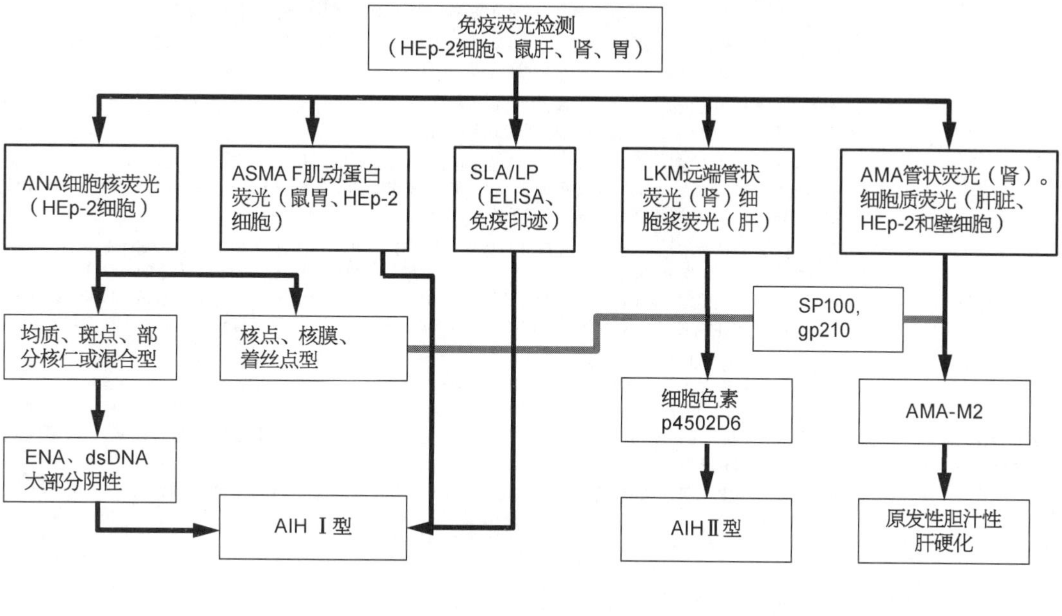

图 25.8－1 通过自身抗体的免疫荧光检测(IFT)鉴别自身免疫性肝病的诊断方法。ANA，抗核抗体；ASMA，抗平滑肌抗体；SLA/LP，抗可溶性肝抗原/肝胰抗原抗体；LKM，抗肝/肾微粒体抗体；AMA，抗线粒体抗体；ENA，可提取性核抗原抗体；AIH，自身免疫性肝炎

相关的任何信息。自身抗体在移植后即使没有复发迹象，也经常持续存在。

自身抗体阴性不能排除自身免疫性肝病（如 AMA 阴性的 PBC）。相反，自身抗体可能出现在非自身免疫性肝病中（如存在于肝外自身免疫性疾病或感染时）。进一步信息参见表 25.8-3、表 25.8-4、表 25.8-5。

25.8.3.1 检测方法

主要的检测方法是组织切片 IFT 检测，通常来自大鼠（肝脏、肾脏、胃）和 HEp-2 细胞。IFT 可以检测 ANA、ASMA、LKM-1 和 AMA（图 25.8-1、图 25.8-2）。

年轻人中，低于 1∶80 或 1∶100 的滴度被判定为弱阳性。在儿童中，即使 1∶40 的滴度也能提示自身免疫性疾病。50 岁以上的个体即使滴度≥1∶320，可能也无疾病相关性。

根据分析制造商，IFT 可采用不同的血清稀释度，其中 1∶80 和 1∶100 的滴度在实际操作上被归类为同一稀释度。由于方法学差异，一个滴度水平的变化被认为没有意义。

表 25.8-3 慢性肝病中自身抗体的阳性率[1,9]

诊断	ANA	ASMA	抗 SLA/SP 抗体	抗 LKM 抗体	ANCA	AMA
AIH	50	50	25	10	50	10*
PBC	50	10	—	—	<5	95
PSC	25	15	—	—	80	—
中毒性肝炎	10	10	—	—	<5	—
乙型肝炎	5	10	—	—	<5	—
丙型肝炎	10	15	—	<5	<5	—
丁型肝炎	5	10	—	10	<5	—
遗传性血友病	—	<5	—	—	—	—
Wilson 病	—	—	—	—	—	—
α_1-AT 缺乏	—	—	—	—	—	—

有些百分比在各项研究之间差异很大，仅作为一种参考；* AIH/PBC 重叠综合征；AIH，自身免疫性肝炎；PBC，原发性胆汁性肝硬化；PSC，原发性硬化性胆管炎

表 25.8-4 与自身免疫性肝病高度相关的自身抗体[7,9]

自身抗体	临床与实验室检查
AIH（Ⅰ型）中的抗核抗体（ANA）	通常在包被人上皮细胞（HEp-2 细胞）的显微镜载片上可以检测到 ANA。一般滴度≥1∶100 被认为是阳性，检测结果滴度>1∶320 被认为是明显阳性。以上解释可以通过患者的年龄来标准化，因为 ANA 的生理含量随着年龄增长而增加。≥50 岁的健康个体的 ANA 滴度可能超过 1∶320，但没有任何病理学意义。然而在儿童中，即使 ANA 滴度低至 1∶32 也必须被解释为病理性。尤其是青少年慢性多发性关节炎，患儿 ANA 通常为阳性。 ANA 在 40%～50%的 AIH 患者中表现为阳性，因此作为Ⅰ型 AIH 最具特征性的血清学标志物。荧光染色核型可能会有所不同：通常是均质或斑点型，核仁型很少见。相比之下，特定的其他核型与 PBC 有关，可以有助于排除 AIH。 由于在 AIH 中发现的 ANA 很少与已知抗原相关，因此使用 ELISA 或蛋白质印迹的额外检查无法提供任何有用的信息。在罕见情况下，AIH 中的 ANA 与已知抗原相关，通常是 SSA。实际有多达 50%的 SLE 患者存在肝酶一过性升高[4]，以此来鉴别诊断非常复杂，ANA 阳性筛查结果应该与 AIH 和 SLE 相一致。已知的可提取性核抗原（ENA）抗体和 dsDNA 抗体的阳性结果将提示存在结缔组织病（如 SLE），与 AIH 的诊断相矛盾，因此在这种情况下用 ELISA 或蛋白质印迹进一步检测有助于鉴别诊断。由于 ANA 在 5%～10%的丙型肝炎患者中也存在阳性，解释这些患者的 ANA 结果将更加复杂，由于 ANA 是感染而产生的，因此并不是肝酶升高的原因，并且在 20%～50%的 PSC 患者中通常滴度较低。
PBC 中的抗核抗体	PBC 最特异的抗体是 AMA-M2，超过 50%的 PBC 患者 ANA 也为阳性。荧光染色模型可以区分 PBC 的 ANA 核型及重叠综合征中含有 PBC 和另一种自身免疫性疾病的特征性 ANA 核型。 PBC 特异性 ANA 核型包括核点、核少点、核膜型，有时可能存在着丝点型。这些染色模型通常由 sp100（核点型）、coilin（核少点型）和核纤层蛋白 B 受体或 gp210（核膜型）自身抗体产生。然而，既然染色模型与靶抗原之间不存在百分百的对应关系，因此如有疑义，则应进一步采用 ELISA 或蛋白质印迹进行检测。 后续的并发症发现一些抗体，特别是针对着丝粒的抗体，不仅在 PBC 中，而且在 CREST 综合征（一种硬皮病的亚型）中也会出现。一些硬皮病患者也可能存在 sp100 和 coilin p80 的抗体。因此，虽然所提及的染色模型是由 PBC 特异性 ANA 引起的，但是这些模型的存在也可能提示 PBC/硬皮病重叠综合征。 PBC 和硬皮病患者中也存在 coilin p80 抗体。相比较而言，核少点型的特异性较低。 相反，即使没有检测到 AMA，临床症状和生物化学的标志物也能支持 PBC 的诊断。这些患者中的大多数具有上述提到的 PBC 特异性 ANA。在这些病例中，PBC 的存在可以通过 PBC 特异性 ANA 阳性进行血清学方面的证实。 除上述核染色模式外，患者也可能存在 AIH/PBC 重叠综合征。尽管临床和（或）组织学结果提示 PBC 但未检测到 AMA，也可能产生非 PBC 特异性 ANA 模式。以上这种情况，患者可能患有 AIH 和自身免疫性胆管炎的重叠综合征。
抗平滑肌抗体（ASMA）（Ⅰ型 AIH）	ASMA 与肌细胞微丝的肌动蛋白反应。在 IFT 中，ASMA 主要见于大鼠胃切片中，但也可与肝及肾血管的平滑肌细胞及 HEp-2 细胞结合。迄今为止，还没有令人满意的有用的 ELISA 试剂。 因为在不同的肝脏疾病中（如 10%～15%的丙型肝炎患者）它们以低滴度（1∶100）存在，所以 ASMA 本身特异性较低。相反，ASMA 对 F 肌动蛋白（多聚合的肌动蛋白）出现高效价（>1∶320）或同时存在的 ASMA、ANA 和肝酶升高对于Ⅰ型 AIH 是非常特异的。仅仅存在高滴度的 ASMA，没有检测到 ANA 或抗 SLA 抗体，这种情况在Ⅰ型 AIH 中很罕见。
抗可溶性肝抗原/肝胰抗原抗体（抗 SLA/LP 抗体）	抗 SLA/LP 抗体对于Ⅰ型 AIH 具有高度特异性。抗 SLA/LP 抗体直接针对的是 O-磷酰基-tRNA 酶：硒代半胱氨酰-tRNA 合成酶（SepSecS），其将磷酰基-tRNA（Sec）转化为硒代半胱氨酰-tRNA（Sec）。该酶由 422 个氨基酸组成，其中酶的氨基酸 371～409（催化活性中心）与自身抗体结合。采用免疫测定或蛋白质印迹法对这些抗体进行检测。在 ANA 阴性或 ASMA 阴性患者中也能发现抗 SLA/LP 抗体。抗 SLA/LP 抗体和抗 LKM 抗体同时阳性的情况从未被报道过。以上这种自身抗体可明确鉴别 AIH 与病毒性肝炎[5,6]。
抗肝/肾微粒体抗体（抗 LKM 抗体）	抗 LKM 抗体对于Ⅱ型 AIH 具有高度特异性。抗 LKM 抗体与微粒体蛋白结合。在 IFT 中，抗体产生弥漫性肝细胞胞质荧光染色。在肾脏切片上它们产生广泛的细胞荧光染色，仅保留了肾小球和远端小管。总体来说，有三种不同类型的抗 LKM 抗体，这几乎不能通过 IFT 加以区分，并且只有抗 LKM-1 抗体对于Ⅱ型 AIH 是特异的。IFT 的阳性结果需要进一步确认。这可以通过含有细胞色素 p450 同工酶 2D6（抗 LKM-1 抗体的抗原）的蛋白质印迹或 ELISA 来完成。抗 LKM-1 抗体在 4%的成人和 20%的 AIH 患儿中存在，但在 2%～5%的丙型肝炎患者中也存在阳性。 抗 LKM-2 抗体可见于利尿剂氯噻苯氧酸诱导的肝炎。靶抗原是用于代谢利尿剂的细胞色素 P4502C9。氯噻苯氧酸仅被临时批准使用过（如在法国和美国），之后在病例报告中指出了该药物与肝炎有关，所以在 1982 年被停用了。因此，预计不会再有抗 LKM-2 抗体阳性患者。10%～20%的慢性丁型肝炎患者存在抗 LKM-3 抗体阳性。

续 表

自身抗体	临床与实验室检查
抗 LC-1 抗体（Ⅱ型 AIH）	抗 LC-1 抗体对于Ⅱ型 AIH 具有特异性，可通过大鼠肝切片上的特征性荧光图谱来鉴别。氨基转移酶环化脱氢酶（FTCD）被认为是其靶抗原，目前已有特异性免疫测定法（ELISA，蛋白质印迹）可用于检测。抗 LC-1 抗体通常与抗 LKM-1 抗体同时出现，特别在儿童中，抗 LC-1 抗体是Ⅱ型 AIH 的唯一的自身抗体[2]。
抗线粒体抗体（AMA）	在 IFT 中，AMA 产生粗颗粒的胞质荧光模型。IFT 检测到的 AMA 可能是针对线粒体内膜（M1、M2、M5a 和 M7）和外膜（M3、M4、M5b、M6、M8、M9）的不同自身抗原，但只有 AMA-M2 对于 PBC 存在特异性。 AMA-M2 针对位于线粒体内膜上的含氧（-酮）酸脱氢酶复合物的三种蛋白质：丙酮酸脱氢酶（PDH）、酮戊二酸脱氢酶（酮酸脱氢酶，OADC）和支链酮酸脱氢酶（BCKD）。这些靶抗原被分成亚单位，AMA-M2 识别这三种抗原所有的 E2 亚单位。AMA-M2 对 PDH E2 亚单位亲和力最高，是 95%的 PBC 患者都含有的自身抗体。40%～80%的 PBC 患者具有针对 OADC-E2 和 BCKD-E2 抗原的自身抗体。因此，大多数患者对含氧（-酮-）酸脱氢酶复合物的几种成分都存在自身抗体。 根据 Berg 分类，抗原 PDH-E2、OADC-E2 和 BCKD-E2 与所谓的 M2 自身抗体表位相一致[7]（表 25.8-6）。IFT AMA 阳性需要通过 ELISA 或蛋白质印迹试验来确认。 在梅毒、异烟肼诱发的肝炎和 venocuran 诱发的假性狼疮中，AMA 的 IFT 也可能呈阳性。而且，AMA IFT 的诊断灵敏度相对较低。约有 10%甚至大于 30%的 PBC 患者（多项研究之间差异很大）IFT 中 AMA 阴性而蛋白质印迹结果阳性[8]。如果临床高度怀疑，即使患者 AMA IFT 检测阴性，也应该进行 AMA-M2 免疫检测。
抗中性粒细胞胞质抗体（ANCA）	通过 IFT 检测 ANCA（基质主要由乙醇固定，通常再加以福尔马林固定的中性粒细胞制剂）。ANCA 以胞质（c-ANCA）和核周（p-ANCA）的荧光染色模型加以区分。超过 90%的 c-ANCA 针对的是丝氨酸蛋白酶 3。c-ANCA 对韦格纳肉芽肿具有高度特异性。血管炎相关 p-ANCA 针对的是髓过氧化物酶，在罕见病例中也有存在针对丝氨酸蛋白酶 3 的。 与血管炎相关的 p-ANCA 不同的是，PSC 相关的 ANCA 不产生颗粒状的细胞浆荧光染色模型，仅产生不典型的斑点型的荧光模型或在福尔马林固定的中性粒细胞上根本没有荧光。因此，这些 ANCA 被称为 a-ANCA（非典型 ANCA），或者被某些作者称为 x-ANCA。约 80%的 PSC 患者中可发现 a-ANCA，在 75%的溃疡性结肠炎患者中也可发现（80%的 PSC 患者存在炎症性肠病，通常为溃疡性结肠炎），在克罗恩病患者中的发生率明显较低。多项研究显示 AIH 中的 a-ANCA 阳性率很高[9]。 已发表的数据显示在自身免疫性肝炎、PSC 和溃疡性结肠炎中的 a-ANCA 特异性自身抗原与 DNA 相关的乳铁蛋白、人 β 微管蛋白 5 亚型和微生物蛋白质 FtsZ 相关（见 25.9）。

表 25.8-5　与自身免疫性肝病相关性较低的自身抗体[7,9]

自身抗体	临床与实验室检查
去唾液酸糖蛋白受体（ASGPR）抗体	ASGPR 可能是肝脏特异性蛋白的一个组成部分。ASGPR 调节肝细胞摄入糖基化蛋白质。在一些早期出版物中，抗 ASGPR 抗体被列入与诊断相关，以上结果无法得到证实。抗 ASGPR 抗体没有足够的诊断特异性和敏感性以期得到进一步使用，因此不再作为常规检测。通过 RIA 或 ELISA 方法可以检测到该抗体。
肝特异性蛋白（LSP）抗体	通过 IFT 在肝切片上可以检测到抗 LSP 抗体。一些反应性或许可以用 ASGPR 抗体来解释。很难明确属性，相关性较低。
肝膜抗原（LMA）抗体	IFT 有时在肝细胞膜上呈现出明显的线性荧光染色。同样，这种反应性很难明确属性，而且相关性低。
肝微粒体（LM）抗体	由药物双肼苯哒嗪诱导的肝炎可通过 IFT 在大鼠肝切片上出现抗 LM 抗体阳性，仅在肝脏靠近中央小叶区的肝细胞能被染色。抗原不明确，反应性难以确定，且相关性低。

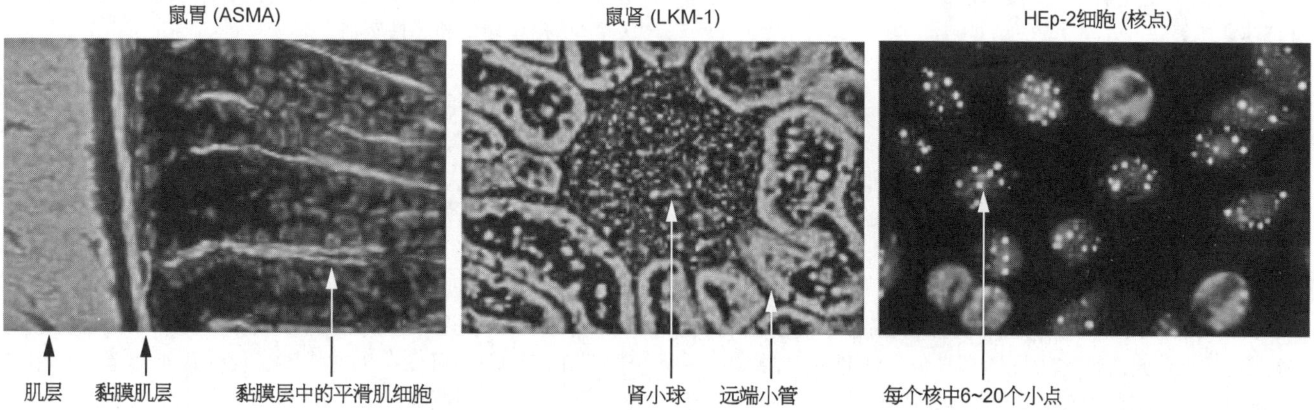

图 25.8-2　通过对自身抗体的免疫荧光检测鉴别自身免疫性肝病（照片由 Euroimmun 提供）。特殊的荧光染色模型举例。ASMA，抗平滑肌抗体；LKM，抗肝/肾微粒体抗体

由于 IFT 筛选无法检测到抗 SLA/LP 抗体，所以采用酶免疫法或蛋白质印迹分析。

确认实验：基于 IFT 获得的荧光模型，通常可以确定自身抗体靶向针对的是哪一种细胞结构。抗 ASMA 抗体、抗 LKM-1 抗体和 AMA 的荧光模型相对比较有特征，因此能提示 AIH 或 PBC。然而有些情况下，荧光模型并不能清晰地归属于某特异性抗体（怀疑 AMA 或抗 LKM-1 抗体）。在这种情况下，必须针对抗 LKM-1 抗体和 AMA 的相关抗原进行进一步特异性检测。

25.8.3.1.1 抗 LKM-1 抗体：通过采用细胞色素 p450 2D6 作为抗原的酶免疫测定或蛋白质印迹法来确认抗 LKM-1 抗体的存在。

25.8.3.1.2 AMA：通过采用丙酮酸脱氢酶（PDH）-E2 作为抗原（AMA-M2）的酶免疫测定或蛋白质印迹法能确认这

些抗体。为了提高检测限，在一些测定中增加了两个额外的表位即支链α酮酸脱氢酶和氧代戊二酸脱氢酶，部分以重组蛋白的形式存在。然而总体而言，与 PDH－E2 相比这些蛋白质较少作为自身抗原。

在检测中通过加入 PBC 特异性 ANA 抗原（gp210 和 SP100），可进一步提高抗体检测的诊断灵敏度，而不会减少其特异性（图 25.8－3）。

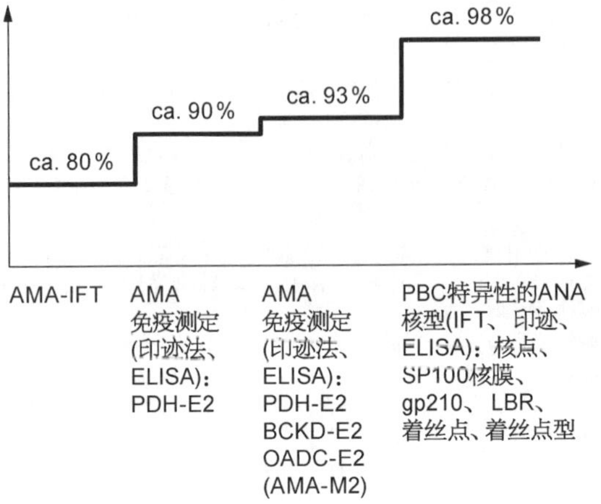

图 25.8－3 基于特异性自身抗体诊断的 PBC 患者比例。通过综合所有抗体和方法，PBC 患者几乎 100％都能被诊断

ELISA 中的抗 SLA/LP 抗体对 AIH 具有高度特异性，但治疗效果需要通过蛋白质印迹法来确认。极少数情况下，由于存在嗜异性抗体（如由病毒感染引起），免疫测定会产生假阳性结果。特别是对于低 ELISA 滴度，应进行中期随访监测和第二次确认实验（来自不同生产商的 ELISA 或蛋白质印迹方法）。基于各种研究报告，免疫测定（ELISA，蛋白质印迹法）与 IFT 相比检出限更好，因此使用这些检测方法随访 IFT 阴性的不明确病例是有意义的。图 25.8－4 中会出现特有的自身抗体印迹线。

25.8.4 自身免疫性肝炎

以往，AIH 是一种排除性诊断，现今 90％的病例通过自身抗体、相关临床表现和组织学可以明确诊断[12]。

发病率和患病率：在欧洲，AIH 每年的发病率为（0.1～1.9）/10 万，每年的患病率为（2.2～17）/10 万[8]。

25.8.4.1 AIH 的临床表现

大约 80％的 AIH 患者为女性。该病通常起病隐匿，仅在慢性期被诊断，因此被称为慢性自身免疫性肝炎。在 10％～25％的病例中，AIH 表现为急性肝炎，但很少呈暴发性[13]。经 ERCP 能发现不典型病例，可用于排除其他肝病，如 PSC。AIH 通常具有典型的组织学特征，包括碎片状坏死及门脉和小叶存在炎细胞浸润。

浸润程度提示炎症程度。结合纤维化或肝硬化程度及实验室和临床参数，可以建立肝炎评分[14]。

AIH 可以根据检测到的自身抗体靶抗原分为 1 型和 2 型。以上两种类型女性居多[12]。

25.8.4.1.1 AIH Ⅰ型：AIH Ⅰ型显示以下抗体模型：ANA 和（或）ASMA 和抗 SLA/LP 抗体阳性。以上模型作为最常见的类型（80％）通常发生在年轻女性。该病起病早，病情发展严重，对免疫抑制剂治疗效果良好。大约 20％的患者是急性发作，类似于病毒性肝炎。

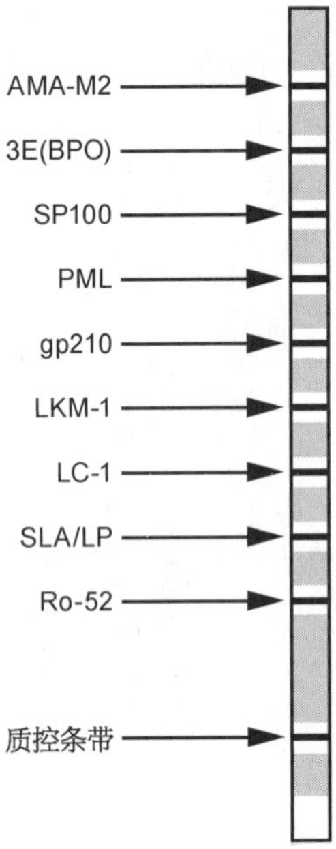

图 25.8－4 通过蛋白质印迹法测定特征性的自身抗体用于鉴别自身免疫性肝病。AMA－M2，AMA 的主要抗原，丙酮酸脱氢酶的 E2 亚基（PDH－E2）；3E（BPO）：含有 AMA－M2 主要靶抗原 E2 成分的重组蛋白（支链酮脱氢酶 E2、丙酮酸脱氢酶 E2、含氧酸脱氢酶 E2）；SP100，ANA 核点型的特异性抗原；PML，早幼粒白细胞弹性蛋白酶；gp210，ANA 核膜型的主要抗原；LKM－1，肝肾微粒体抗原；LC－1，肝细胞胞质抗原；SLA/LP，可溶性肝抗原/肝胰抗原；Ro－52，Ro 52 kDa 抗原

25.8.4.1.2 AIH Ⅱ型：AIH Ⅱ型中抗 LKM 抗体阳性。该病通常在儿童时期起病，第二次发病高峰在 35～65 岁。Ⅰ型的病程较差，当明确诊断时已经有一半患者存在肝硬化。Ⅱ型与Ⅰ型相比，多伴有肝外自身免疫综合征，如甲状腺炎、关节炎、神经病变和恶性贫血。

一些作者以抗 SLA 抗体存在为特征定义了Ⅲ型。然而，由于这是与Ⅰ型相比唯一的主要区别，所以这种分型并未确定，随之就摒弃了。

25.8.5 原发性胆汁性肝硬化

PBC 根据以下 3 个标准来诊断[15]：胆汁淤积相关的指标升高（ALP 持续升高超过 6 个月）、AMA 阳性、组织学特征。

专家共识建议 3 项标准满足其中 2 项，即可明确诊断 PBC。由于 AMA 可以在出现临床表现的几年乃至数十年前被检测到[16,17]，因此 60％以上的 PBC 病例在无症状阶段即可被确诊。相比之下，1965 年至 1972 年间的一项研究队列显示，只有 4％的患者在初次诊断时没有临床症状[18]。

PBC 的特征为小叶间和间隔胆管中出现慢性进行性炎症，慢性炎症可导致不可逆的损伤。毛细胆管破坏和胆汁酸聚积会引起持续胆汁淤积，从而导致肝实质细胞持续性坏死。随后肝脏结构重建最终导致肝硬化的发生发展。

PBC 在临床和组织学上与慢性移植物抗宿主病（graft-versus-host disease，GVHD）相似。有趣的是，AMA 有时也同时出现在 GVHD 中。

由于大多数 PBC 患者为女性，因此推测 PBC 是由于潜在的 GVHD 引起。孕妇中，胎儿细胞会定期转移到母体循环中，特别是在孕晚期。采用敏感的方法几乎在所有孕妇中可以检测到，有些病例甚至在末次怀孕的 10 年之后仍存在。

这种现象被称为微嵌合体，类似于干细胞移植后的情况。然而，由于肝脏中的胎儿细胞不仅在 PBC 患者中被发现，而且在健康女性中也存在，因此胎儿细胞的存在基本上不能作为女性 PBC 的诊断依据[19]。

发病率与患病率：在英国，PBC 每年的发病率为 3.1/10 万，患病率为 25.1/10 万。在北美，每年发病率为 2.7/10 万，患病率为 42.1/10 万。在亚洲，每年发病率低至 0.4/10 万左右，患病率为 2/10 万。

年龄与性别依赖性：基于不同的研究组，女性/男性比例范围为(6～22)：1。梅奥诊所一项历时 20 年、基于 10 万人的研究发现，女性的年发病率为 4.5/10 万，男性发病率为 0.7/10 万[8]。该病的确诊年龄通常在 45～65 岁，最年轻的女性患者只有 15 岁。

家族相关性与遗传倾向：与普通人群相比，疾病易感性如下：同卵双胞胎＞异卵双胞胎＞一级亲属[20]。

一项 PBC 的大型全基因组相关性研究(GWAS)不仅能够确认与已知 HLA 的关联，而且还发现与某些单核苷酸多态性(SNP)和多个基因位点的等位基因存在相当大的关联[21]。

25.8.5.1 PBC 的临床表现

PBC 具有以下临床阶段：

- 无症状期，可持续 20 年以上。在这一阶段，ALP 和 GGT 升高，伴有转氨酶活性正常或轻微升高。
- 有症状期。主要症状是疲劳、乏力和瘙痒，特别是在夜间，不存在长期的胆红素升高。瘙痒原因未知。胆汁酸的血清浓度比正常高出数倍，其他通过胆汁排出的致瘙痒物质在皮肤中积聚。
- 终末期，可持续数月到 2 年。症状包括黄疸、严重瘙痒、伴有腹水的肝硬化和肝功能衰竭。

25.8.5.2 抗线粒体抗体

前面已提及九种不同的 AMA 亚型(M1～M9)，其中只有高度特异性的 AMA－M2 与 PBC 的诊断检测相关。AMA－M2 可针对三种主要抗原：丙酮酸脱氢酶(PDH)、支链 α 酮酸脱氢酶(BCKD)、氧戊二酸脱氢酶(OCKD)。AMA－M4、AMA－M8 和 AMA－M9 可能没有任何额外的诊断价值[22]。

除 AMA 外，特定的 ANA 也可以提示 PBC 的存在。包括针对 SP100 抗原的 ANA 在 IFT 中显示核点型，抗 gp210 抗体在 IFT 中显示核膜型。这些 ANA 可以单独以自身抗体的形式出现或与 AMA 结合的形式出现。

如果使用几种含有所有已知自身抗原的方法，则可在 90%～95%的 PBC 患者中检测到 AMA。PBC 特异性 ANA 可在 50%左右的 AMA 阴性患者中检测到，其余 PBC 患者中，仅 2%～5%不能通过自身抗体明确诊断[23,24]。AMA 阴性 PBC 的临床表现也被称为自身免疫性胆管炎。参考图 25.8－3、图 25.8－4 和表 25.8－6。

表 25.8－6 AMA 分类、PBC 特异性 ANA 及在 PBC 中的阳性率[1,15,22,24]

标准	M 分类(旧的命名)	新的命名	MW(kDa)	患病率	临床意义
明确相关的自身抗体	M2a	PDH－E2	74	95%	AMA－M2，诊断灵敏度和特异性最高
	M2d	PDH－E1α	41	41%～66%	
	M2e	PDH－E1β	36	5%	
	M2c	Protein X	52	95%	
		BCKD－E2	50	53%～55%	AMA－M2，诊断灵敏度和特异性最高
		OADC－E1	110	＜5%	
		OADC－E3	55	38%	
以前命名的 AMA 亚型(目前该分类几乎没有相关性)	M1			＜5%	抗心磷脂抗体；非特异性(如活动性梅毒中 100%阳性)
	M2	同上			AMA－M2(诊断灵敏度和特异性最高)
	M3			＜5%	假性狼疮
	M4			50%	PBC，其他价值很小
	M5a/b			＜5%	结缔组织病
	M6			＜5%	肝炎
	M7			＜5%	心肌炎
	M8			50%	PBC，价值很小
	M9			80%	PBC，价值很小
PBC 特异性 ANA 核型	IFT	免疫测定	MW(kDa)	患病率	临床意义
	核点型	SP100	100	30%	对于 PBC 具有高度特异性，硬皮病中也很普遍
	核少点型	Coilin p80	80	15%	普遍存在于 PBC 和硬皮病，但也没有特定的临床相关性
	核膜型	Gp210	210	25%	对于 PBC 具有高度特异性
	核纤层蛋白 B 受体型			＜5%	
	着丝点型	CENP		30%	对 CREST 和 PBC 具有高度特异性

25.8.6 原发性硬化性胆管炎

原发性硬化性胆管炎(PSC)的特征是肝内和肝外胆管的纤维化和硬化性炎症[25]。胆管渐渐变窄并堵塞,小胆管最终完全消失。ERCP可见近端胆管局部扩张,并出现特征性的"串珠"表现。

在挪威,年发病率为1.3/10万,年患病率为8.5/10万。大约70%为男性。诊断的平均年龄为39岁。然而,PSC通常与AIH合并为重叠综合征。在儿童中,被诊断慢性肝病诱因的情况越来越多。大约75%的PSC患者伴有炎症性肠病,87%患有溃疡性结肠炎,而克罗恩病很少出现在PSC患者中。

临床表现多种多样。患者最初无症状,但随着疾病发展,可能会由于急性胆管炎而出现疲劳、体重减轻、瘙痒和反复发热。

鉴别诊断时,PSC必须与IgG_4相关性胆管炎进行区分。IgG_4相关的PSC可能在临床和组织学上与PSC相同。IgG_4相关性胆管炎直到2003年才被定义为IgG_4相关的自身免疫性疾病之一。自身免疫性胰腺炎是其主要的临床表现之一,在70%~100%的病例中伴有胆管炎。约75%的患者血清IgG_4升高。IgG_4阳性浆细胞浸润作为组织学最终诊断的特征性表现。鉴别这两种疾病非常重要,因为与经典PSC不同的是IgG_4相关的PSC对类固醇激素治疗有效[26]。

25.8.6.1 实验室结果

早期无症状期,只有ALP和GGT升高,转氨酶可能轻度升高。疾病进展期,ALP水平可升高至20倍,转氨酶升高至参考范围上限的5倍。约50%的患者在诊断时胆红素轻度升高,随后持续升高。胆汁酸浓度比参考范围上限高数倍(表47.4-1)。

鉴别诊断时必须考虑所有形式的胆汁淤积。与AIH和PBC相比,PSC特异性诊断是基于ERCP所获得的特征图像。检测核周抗中性粒细胞胞质抗体(ANCA)是有价值的。

与溃疡性结肠炎相同,多达80%的PSC患者可以发现ANCA。与血管炎相关的p-ANCA不同,在PSC中发现的ANCA在乙醇固定的中性粒细胞上不会产生颗粒型的胞质染色模型,而是不典型的弱荧光模型或是根本没有荧光。所以这些ANCA被命名为a-ANCA(非典型ANCA)[27]。

25.9 ANCA相关性血管炎和肺肾综合征

Stefan Borgmann, Rudolf Gruber

25.9.1 引言

与ANCA相关的四种自身免疫性疾病主要影响的靶器官是肺和肾脏,包括:原发性小血管炎(SVV)如韦格纳肉芽肿、显微镜下多血管炎(MPA)、Churg-Strauss综合征(CSS)、Goodpasture综合征(GPS)。

虽然SVV、MPA和CSS是原发性血管炎,GPS则直接损伤肺和肾小球基底膜。因此,可根据致病性进行人为分组。由于存在系统性重叠,如果独立描述疾病,可能会忽略这些重叠性疾病。

25.9.2 血管炎

血管炎是一种破坏或损伤血管功能的炎症过程。此外,许多类型的血管炎与肾小球损伤有关,损伤通常决定了疾病的临床进程。

血管炎的特征是全身症状,诸如疲劳、发热和体重减轻。临床表现根据血管累及的模式而有所不同。例如,小血管受累的表现为可触及的紫癜、多神经炎、表层巩膜炎、咯血或轻微血尿。中等血管受累会导致心脏、肾脏、肠道或四肢栓塞,或导致脑损伤。大血管受累可表现为主动脉弓综合征或血栓性静脉闭塞。

25.9.2.1 分类

血管炎可以是原发性或继发于其他潜在疾病(继发性血管炎)。继发性血管炎可发生于结缔组织病(SLE、Sjögren综合征)、类风湿关节炎、感染(乙肝和丙肝、HIV)及使用毒品(可卡因)和药物后(表25.9-1)。

表25.9-1 诊断血管炎和肺肾综合征的实验室检查

检查	疾病/条件
病因学	
- ANCA	ANCA相关性血管炎
- 抗GBM抗体	Goodpasture综合征
原发性vs.继发性血管炎/鉴别	
- 补体减少	补体缺陷
- 乙肝抗原(HBV DNA)	典型性结节性多动脉炎
- 丙肝抗原(HCV RNA)	混合型冷球蛋白血症
- 冷球蛋白	冷球蛋白血症(常见于丙肝感染)
- 抗心磷脂抗体	抗磷脂综合征
- 嗜酸性粒细胞,IgE升高	Churg-Strauss综合征
活动性参数	
- ESR,C反应蛋白	普通血管炎
- 白细胞增多、血小板增多	普通血管炎
- 补体水平下降	免疫复合物型血管炎(如SLE)
- ANCA滴度变化(尤其在免疫分析中)	尤其是PR3阳性的ANCA相关性血管炎
器官累及	
- 血尿	肾小球性肾炎
- 蛋白尿	肾小球性肾炎
- 肌酐升高	肾小球性肾炎

血管炎根据致病性和组织学(肉芽肿性血管炎、白细胞破碎性血管炎、伴有肾小球新月体形成的血管炎)或免疫病理学标准(免疫复合物型血管炎与寡免疫性血管炎)进行分类。与免疫复合物型血管炎不同的是,寡免疫模式与炎症部位的免疫沉积无关。寡免疫性血管炎包括:韦格纳肉芽肿、显微镜下多血管炎和Churg-Strauss综合征等。通过对IgG免疫荧光染色的少量证据显示,寡免疫性血管炎是超敏反应有关的血管炎形式。免疫复合物型血管炎见于SLE和Schoenlein-Henoch紫癜。

美国风湿病学会(ACR)分类标准提供了风湿性疾病的诊

断标准。针对韦格纳肉芽肿和 Churg－Strauss 综合征的 ACR 诊断标准见表 25.9－2。ACR 与欧洲风湿病联盟(EULAR)协作不断评估这些标准,同时不断更新内容使其更实用[1]。

表 25.9－2 肉芽肿性多血管炎的 ACR 标准*[1]

疾病	评判标准
GMP 当 4 个评判标准中至少 2 个符合即可诊断 GMP。符合 2 个或更多标准,其诊断灵敏度和特异性分别达到 88.2%和 92.0%。关于疾病的命名,请参阅正文。	① 鼻腔或口腔炎症:疼痛或无痛性口腔溃疡或鼻腔溢液,脓性或血性。 ② 胸片异常:结节浸润或空洞。 ③ 尿沉渣:轻微血尿(每高倍视野>5 个红细胞)或红细胞管型。 ④ 肉芽肿性炎症活检:动脉壁或血管周围或血管外区域(动脉或小动脉)出现肉芽肿性炎症的组织学异常。
CSS 符合 4～6 条标准即可诊断 CSS。符合 4 条或更多标准,其诊断灵敏度和特异性分别达到 85%和 99.7%。	① 哮喘。 ② 嗜酸细胞增多>10%。 ③ 单一或多发性神经病变。 ④ 肺部浸润(非固定位置)。 ⑤ 鼻旁窦异常。 ⑥ 血管外嗜酸性粒细胞增多。

* 肉芽肿性多血管炎(GMP;韦格纳肉芽肿病)和 Churg－Strauss 综合征(CSS)

相反,Chapel Hill 共识会议确定了不同类型的原发性血管炎的分类标准(表 25.9－3)[2]。这种分类的核心主要包含了炎症血管的直径。分类的主要意义在于首次将传统的结节性多动脉炎划分为中等血管结节性动脉炎和显微镜下多血管炎(microscopic polyangiitis,MPA),尤其是小血管。由于 p－ANCA 仅出现在 MPA 中,因此该分类会影响实验室诊断检测。临床症状由于受影响血管的大小而各有不同[3]:大血管炎症主要导致静脉血栓形成和动脉狭窄,中血管受累导致出血、梗塞和动脉狭窄,小血管炎症引起巩膜外层炎、听力下降、出血性鼻炎、眩晕、咯血、眼睑痉挛、轻微血尿、神经炎、可触及的紫癜和心包炎[3]。

表 25.9－3 Chapel Hill 共识会议血管炎命名[2]

血管炎	疾病命名
大血管	巨细胞动脉炎(颞动脉炎) Takayasu 动脉炎
中等血管	结节性多动脉炎(经典结节性多动脉炎)川崎病
小血管	韦格纳肉芽肿 Churg－Strauss 综合征 显微镜下多动脉炎 过敏性紫癜 特发性冷球蛋白血症 皮肤白细胞分裂性血管炎

25.9.2.2 临床表现与实验室检查

ANCA 相关性血管炎 SVV、MPA 和 CSS 是寡免疫模式[4,5]。在这些血管炎中,很少或基本没有原位免疫沉积。因此,与免疫复合性血管炎(结节性多动脉炎)和结缔组织病性血管炎(系统性红斑狼疮)不同的是,这些疾病与外周补体水平的下降无关。这三种疾病全部的临床表现通常包括上呼吸道、肺和肾的受累。由于起初症状通常非常不典型,一般情况下常常被误解为感染或肿瘤。ANCA 相关性血管炎的临床表现见表 25.9－4。

表 25.9－4 ANCA 相关性血管炎

疾病	临床表现和实验室检查
肉芽肿性多血管炎(韦格纳肉芽肿病,WG)	疾病以韦格纳三联症为特征,包括上呼吸道或下呼吸道的坏死性肉芽肿、局灶节段性肾小球肾炎,以及在一些情况下肾小球肉芽肿进展及动静脉弥漫性局灶性坏死性血管炎。WG 由 Chapel Hill 共识会议定义为累及呼吸道的肉芽肿性炎症和影响中小型血管的坏死性血管炎[2]。该疾病可分为两个阶段:初始期和广泛期[4]。在最初阶段,该疾病仅限于眼睛或 ENT 区域的肉芽肿性炎症。可能在持续不同时间后,进入血管炎广泛期并累及各种器官,其预后程度通常由肾脏受累程度决定。韦格纳肉芽肿最近被重新命名为肉芽肿性多血管炎[5]。
显微镜下多血管炎(MPA)	根据 1992 年 Chapel Hill 共识会议,MPA 是一种主要累及小血管的血管炎。与 GMP 不同之处在于活检无肉芽肿,而与结节性多动脉炎的差异在于活检无免疫复合物。由于两者在临床症状上极为相似,很难或不可能区分 MPA 和 GMP[6]。 MPA 主要特征为肾脏受累,通常表现为局灶性坏死性肾小球肾炎,其决定了预后情况。与 WG 相比,MPA 通常仅影响肾脏。此外,患者经常患有非特异性风湿病、周围神经病和肺肾综合征。
Churg－Strauss 综合征(CSS)	CSS 是一种累及中小血管的嗜酸性肉芽肿坏死性血管炎[2]。疾病通常与支气管哮喘有关,其特征是在外周血中嗜酸性粒细胞超过 10%。CSS 有三个阶段。前驱期持续数年,患者经常患有 ENT 的过敏反应(过敏性鼻炎、鼻息肉病、支气管哮喘),偶尔也会出现皮肤过敏。随后是第二阶段,出现血液和组织嗜酸性粒细胞增多及血清 IgE 升高。第三阶段是 CSS 广泛期,出现了明显的肾脏受累,神经病变可能发展到四肢,肺部以非空洞性结节形式存在。预后通常取决于心脏累及的程度。ANCA,通常是针对 MPO 的 p－ANCA,仅有一半的 CSS 患者中会出现阳性。

实验室检查:与诊断相关的实验室检查、血管炎活动性和(或)器官累及的情况见表 25.9－1。根据疾病发展阶段,CRP 或肌酐水平(如果肾脏受累)升高。尿沉渣中红细胞或红细胞管型的存在是肾小球损伤的征兆。

除了实验室检查外,应通过组织活检和免疫组织学来确诊。组织标本必须取自病理异常区域。

25.9.3 抗中性粒细胞胞质抗体(ANCA)

ANCA 作为原发性小血管炎(SVV)的特异性标志物[6]。SVV 可呈超急性进展,并在一天内导致透析依赖。c－ANCA 阳性或滴度异常增加应立即向主管医生报告。由于 c－ANCA 相关性血管炎和 Goodpasture 综合征存在严重的潜在风险,抗 PR3 抗体、抗 MPO 抗体和抗 GBM 抗体的检测应作为急诊检测项目。

由于临床表现通常并不明显,所有 3 种自身抗体检测必须采用同一样本。各种蛋白质印迹法均可适用。

25.9.3.1 适应证

疑似原发性小血管炎(SVV):肉芽肿性多血管炎(韦格纳肉芽肿)、显微镜下多血管炎(MPA)、Churg－Strauss 综合征、肺肾综合征。

还有其他检测 ANCA 相关性血管炎的适应证,如原发性硬化性胆管炎和溃疡性结肠炎。

25.9.3.2 检测方法

免疫学方法的靶抗原是髓过氧化物酶(MPO)和 PR3。国际上推荐建议使用乙醇固定的人中性粒细胞的 IFT 作为 ANCA 筛查方法(最低要求的推荐)。然而,为了进行最佳筛选,建议将 IFT 和免疫检测联合使用来检测蛋白酶 3 和髓过氧化物酶抗体[7,8]。IFT 筛查为阴性的血清，PR3 或 MPO 免疫检测中阳性反应低于 5%。如果用两种免疫学方法筛查，则可能超过 10%的阳性血清被解释成假阴性。

免疫荧光分析(IFT)：在 IFT 中使用乙醇和福尔马林固定中性粒细胞，可以检测到以下不同的荧光模式：

- 典型的 c-ANCA 在乙醇和福尔马林固定的中性粒细胞中产生相同的模式，细胞质以弥漫性粗颗粒荧光染色的形式出现并且在核叶之间有重染。
- 非典型的 c-ANCA 在乙醇固定的中性粒细胞中通常呈弥漫性细颗粒模式，没有核叶间的重染，在福尔马林固定的中性粒细胞中通常为阴性。
- 典型的 p-ANCA 在乙醇固定的中性粒细胞上显示核周荧光，在福尔马林固定的中性粒细胞中与典型的 c-ANCA 相同呈胞质颗粒荧光模式。
- 非典型 p-ANCA 在乙醇固定的中性粒细胞上显示核周荧光，在福尔马林固定的中性粒细胞上通常为阴性。

为了能解释乙醇固定的中性粒细胞上 p-ANCA 的核周荧光模式，重要的是要了解这种模式是由自身抗原从嗜天青颗粒移位到核周区域而引起的固定伪影。实际上，c-ANCA 和 p-ANCA 的抗原都包含在嗜天青颗粒中。福尔马林固定的中性粒细胞胞质颗粒样荧光模式取决于原本的定位。

非典型 p-ANCA 通常被称为 a-ANCA(a 代表非典型)，或者一些作者称为 x-ANCA。总体来说，a-ANCA 术语似乎更合适，因为这些自身抗体与血管炎无关，并且 p-ANCA 结果可能会误导临床医生。鉴于这一事实，作者与各种文献一致认为非典型 ANCA(p-或 c-ANCA)应该一直被称为 a-ANCA[9]，允许临床医生从命名中判断是否存在原发性血管炎。

免疫分析：EIA、ELISA、化学发光检测、磁珠测定、蛋白质印迹。这些方法采用从粒细胞提取物中纯化或重组的抗原蛋白酶 3(PR3)和 MPO。

25.9.3.3 样本要求

血清、血浆：1 mL。

25.9.3.4 阈值

IFT≥1∶10 阳性。

免疫分析：未标准化，根据试剂盒制造商提供的说明书。

25.9.3.5 临床意义

ANCA 检测是用于 ANCA 相关性血管炎疑似病例的公认检测方法。然而，阴性检测结果并不排除 ANCA 相关性血管炎的存在。特别是在疾病低活动期，ANCA 可能为阴性。在一项纳入 222 例活检确诊肉芽肿性血管炎(韦格纳肉芽肿病)患者的研究中，96%的患者出现了活动性全身性疾病，但只有 67%的患者在疾病初始阶段 ANCA 阳性。达到缓解期后，ANCA 阳性患者的比例下降了 50%[10]。

ANCA 高滴度与疾病活动度有关。这适用于抗蛋白酶 3 抗体而不适用于抗 MPO 抗体。滴度升高可能在血管炎恶化前数周或数月发生(9～106 天，平均 49 天)[11]。除非伴随 ANCA 升高，否则很少复发。然而，单纯滴度升高而不伴随症状恶化并不能作为强化免疫抑制治疗的依据。ANCA 阴性但活检确诊韦格纳肉芽肿的患者预后较好。

ANCA 检测也适用于原发性血管炎的治疗监测。应用类固醇或环磷酰胺进行免疫抑制治疗成功后，会伴滴度的下降或 ANCA 检测阴性。在患者 ANCA 结果完全转阴之前终止免疫抑制治疗会增加在随后 3～6 个月内血管炎复发的风险。缓解期存在持续或间歇性 ANCA 滴度升高的患者复发风险似乎更高[12,13]。

更多相关信息请参阅表 25.9-5、表 25.9-6。

表 25.9-5 抗蛋白酶 3 抗体和抗髓过氧化物酶抗体的阳性率[19]

疾病	c-ANCA (IFT)	蛋白酶 3 抗体(IA)	p-ANCA (IFT)	MPO 抗体(IA)
(1) 韦格纳肉芽肿病	64	67	21	24
(2) 显微镜下多血管炎	23	27	58	58
(3) Churg-Strauss 综合征	33	33	33	33
出现以上 1～3 项者	5	11	19	9
健康对照组	2	1	4	4

IA，免疫测定；MPO，髓过氧化物酶；IFT 免疫荧光检测

表 25.9-6 基于荧光模型和免疫测定的 ANCA 结果解释[7,8]

抗体	乙醇固定的中性粒细胞	福尔马林固定的中性粒细胞	HEp-2 细胞	ELISA 结果	解释
诊断特异性的图谱					
- c-ANCA	胞质颗粒	胞质颗粒	无相关	PR3(90%)或 MPO(10%)明确阳性	血清学上怀疑肉芽肿伴多血管炎，罕见病例为显微镜下多血管炎或 Churg-Strauss 综合征。
- p-ANCA	核/核周	胞质颗粒	阴性	MPO(90%)或 PR3(10%)明确阳性	血清学高度怀疑显微镜下多血管炎、Churg-Strauss 综合征或罕见病例出现肉芽肿性多血管炎
- a-ANCA	胞质弥漫型	阴性	阴性	MPO 和 PR3 阴性	无 ANCA 相关性血管炎(显微镜下多血管炎、Churg-Strauss 综合征或肉芽肿性多血管炎)指征。无特殊疾病的特定指征；可能存在于慢性炎症性肠病、PSC、AIH 及其他自身免疫疾病或慢性感染或无疾病相关。
诊断非特异性的图谱					
- c-ANCA	胞质颗粒	胞质颗粒	无相关性	PR3 和 MPO 阴性或灰区反应	可能存在于经治疗、无活动或复发性肉芽肿伴多血管炎、显微镜下多血管炎或 Churg-Strauss 综合征；鉴别诊断必须考虑慢性感染、炎症性肠病或其他自身免疫性疾病。

续 表

抗体	乙醇固定的中性粒细胞	福尔马林固定的中性粒细胞	HEp-2 细胞	ELISA 结果	解释
- c-ANCA(非典型性)	胞质细颗粒无核叶间重染	阴性	阴性或胞质荧光	PR3 和 MPO 阴性或灰区反应性	无 ANCA 相关性血管炎指征。特定疾病的非特异性指标提示;可能存在慢性炎症性肠病、PSC、AIH 及其他自身免疫疾病或慢性感染或无相关疾病。
- p-ANCA	核/核周	胞质颗粒	阴性或胞质荧光	PR3 和 MPO 阴性或灰区反应性	可能存在于经治疗、无活动或复发性显微镜下多血管炎或 Churg-Strauss 综合征;或罕见的肉芽肿性多血管炎;鉴别诊断必须考虑慢性感染、炎症性肠病或其他自身免疫性疾病。
- 抗 PR3 或抗 MPO 抗体	阴性	阴性	无相关性	PR3 或 MPO 明显阳性	提示血管炎(进一步的活检或后续检查)
- 疑似 p-ANCA	核/核周	阴性	核	PR3 和 MPO 阴性	ANA 或 ANA 和 a-ANCA(如有必要,可通过 ANA 进行鉴别诊断)
- 疑似 p-ANCA	核/核周	胞质颗粒	核	MPO(或少数 PR3)阳性	ANA 和 p-ANCA(怀疑血管炎)

ANCA,抗中性粒细胞胞质抗体;p,核周;c,胞质;a,非典型的;PR3,蛋白酶 3;MPO,髓过氧化物酶。
国际共识声明[7,8]推荐:① 使用乙醇固定的中性粒细胞;不需要对福尔马林固定的中性粒细胞进行额外检查以区分 MPO 特异性 p-ANCA;② 通过 ELISA 测定抗 PR3 和抗 MPO 抗体

25.9.3.6 注意事项

除典型的血管炎相关 ANCA 模式外(表 25.9-5),通常还有 p-ANCA 和非典型 c-ANCA 变现,因为它们与血管炎无关,最好称为 a-ANCA。

a-ANCA 常见于溃疡性结肠炎、原发性硬化性胆管炎或自身免疫性肝炎患者(超过 80%),在克罗恩病、类风湿关节炎、慢性炎症性疾病和结缔组织病(红斑狼疮)中比较少见[15]。在这些疾病中提及的一些其他自身抗原,包括杀菌/通透性增加蛋白通常在 IFT 乙醇固定的中性粒细胞中产生胞质颗粒模型,与中性粒细胞弹性蛋白酶、天青杀素和组织蛋白酶 G 一样。已公布的主要是针对自身免疫性肝炎、PSC 和溃疡性结肠炎的 α-ANCA 特异性自身抗原、DNA 相关乳铁蛋白[16]、人 5 型 β 微管蛋白和微生物蛋白 FtsZ[17]。

如果 p-ANCA 和 a-ANCA 与 ANA 并存,由于荧光覆盖,IFT 通常是不确定的。在这种情况下,应补充免疫测定法。

免疫分析:在超过 90%的病例中,抗 PR3 抗体在 IFT 中显示的是 c-ANCA 模式,但也可能出现 p-ANCA,而抗 MPO 抗体在超过 90%的病例中显示核周型(p-ANCA),但也可以显示 c-ANCA 模型。商品化的 ANCA 检测试剂间的诊断灵敏度(22%~80%)和特异性(90%~100%)存在显著差异[18,19]。

稳定性:室温下稳定 1 天,在 4~8℃下稳定 10 天。长期储存(年)建议用聚丙烯管-20℃储存。

25.9.4 Goodpasture 综合征

Goodpasture 综合征(GPS)是一组与快速进展性肾小球肾炎合并进行性肺部疾病的复合型临床症状。后者可以持续数月表现为轻度症状(轻度呼吸困难),但随后快速恶化,肺部出血并出现咯血。吸烟者尤其容易出现肺部出血。由于存在肾小球基底膜自身抗体[14],所以 GPS 会出现肾和肺功能障碍。如果不及时治疗,这种疾病通常是致命的,大多数患者即使在免疫抑制剂治疗和血浆置换治疗后也不得不进行长期血液透析。GPS 相对罕见,年发病率为(1~5)/100 万,存在两个高峰发病年龄(18~30 岁和 50~65 岁)。诊断的中位年龄为 59 岁,44%的患者为女性[14]。

25.9.4.1 实验室检查

血清肌酐和 K^+ 升高,血气分析(PO_2↓,PCO_2↑,pH↓),抗 GBM 阳性。肺出血后,可在支气管肺泡灌洗液中检测到噬铁细胞。

尽管存在 HLA 相关性,但只有个别情况下,HLA 分型才具有诊断意义。HLA DRB1*1501 在 GPS 患者中的阳性率比正常人群高 3.5 倍。HLA DRB1*04 和 HLA DRB1*03 也在 GPS 患者中的阳性率更高。相比之下,HLA DRB1*07 和 HLA DRB1*01 较少见,因此似乎对 GPS 疾病进展具有一定的保护作用。

25.9.4.2 抗肾小球基底膜抗体

抗肾小球基底膜抗体(抗 GBM 抗体)可以通过免疫测定和 IFT 来检测,免疫测定采用猴肾冰冻切片。由于 IgG 沉积物很常见,即使用正常血清也可以看到典型的抗 GBM 抗体的线性荧光模型。

由于临床情况有时会急性恶化,应电话通知负责医生阳性初步结果。据报道,最初抗体高滴度与永久依赖血液透析的风险增加有关。近一半的 GBS 患者被发现存在 ANCA,通常是针对髓过氧化物酶的 p-ANCA[14]。

即使对专科医生来说,准确的诊断需要经验,检查结果也可能不总是决定性的。用尿素预处理肾切片可以得到更好的结果。由于疾病的严重程度和积极治疗的必要性,免疫检测和 IFT 应始终平行检测。如果抗 GBM 抗体结果不一致,则必须根据临床表现和进一步的诊断检测进行评估。

25.9.5 病理生理学

ANCA 相关性血管炎的发病机制仍不明确。然而,总结目前的临床观察和实验数据,可以推测其中大部分涉及与多血管炎相关的肉芽肿。

人们普遍认为,中性粒细胞最初被细胞因子激活并黏附于内皮细胞。血浆中的 ANCA 与细胞膜中的 PR3 结合并激活中性粒细胞,促使 PR3 从嗜天青颗粒进一步转移进入细胞膜。ANCA 与膜结合的 PR3 持续结合导致中性粒细胞的进一步活化,最终导致其呼吸爆发并释放蛋白水解酶,以致内皮

损伤。

细胞膜上表达 PR3(mPR3)的中性粒细胞的比例因人而异,可能由遗传决定。由于活化诱导的颗粒 PR3 移位到细胞膜并不增加比例,因此只有 mPR3 阳性中性粒细胞膜上的 PR3 数量增加,而 mPR3 阳性中性粒细胞的数量不增加。这种移位需要一定量的 HLA 抗原和糖蛋白 NB1(CD177)[20,21]。SVV 患者的中性粒细胞中 mPR3 阳性细胞的百分比高于健康人群。

尽管中性粒细胞引起血管炎,发生 ANCA 的病例与中性粒细胞减少症关联。由于炎症介质在中性粒细胞减少症中的程度有限,由此产生的血管炎应该是轻度的。与这一假设一致的是,如果存在血管炎,其仅限于皮肤。在中性粒细胞减少症中,ANCA 引发血管炎的原因包括使用药物(丙基硫氧嘧啶、甲巯咪唑、米诺环素)、滥用可卡因或存在其他自身免疫性疾病(Felty 综合征、自身免疫性肝炎、干燥综合征)[22]。

中性粒细胞的初始启动可能是由感染引起的。SVV 患者的鼻腔金黄色葡萄球菌携带率高于健康人群。除此之外,金黄色葡萄球菌携带似乎与疾病复发率高度相关[23]。研究表明[24]首先存在感染,导致产生针对微生物的抗体。然后,由于未知的原因,针对微生物抗体的抗原结合区产生(独特型)抗体。最后,独特型抗体与 PR3 发生交叉反应,因此 PR3 - ANCA 的发展最终归因于感染。然而,相对于健康对照组和 MPO - ANCA 阳性患者,PR3 - ANCA 阳性患者表现对补体 PR3 的反应性降低,而不像预期那样增加,这对进一步解释发病机制毫无帮助[25]。

观察到存在 PR3 -及 MPO - ANCA 相关性血管炎的患者具有抗细菌黏附素 FimH 的抗体,表明由革兰阴性细菌引起的感染可能参与发病机制。相比较,缓解期患者不存在任何抗 FimH 抗体。反之,FimH 与存在于中性粒细胞和内皮细胞上的 LAMP - 2 部分相同。同 PR3 和 MPO 一样,LAMP - 2 存在于中性粒细胞嗜天青颗粒中,但也从那里转运到细胞膜并返回。通过与膜 LAMP - 2 结合,抗体可以绕过中性粒细胞直接产生细胞毒性。LAMP - 2 抗体不仅与血管炎相关,在动物试验中,注射抗 LAMP - 2 抗体还能引起寡免疫性血管炎[26]。

图 25.9 - 1 显示了 ANCA 相关性血管炎的发病机制。SVV 的第一个遗传关联之一是发现 α_1 抗胰蛋白酶的 PI*Z 等位基因在 α_1 抗胰蛋白酶缺乏患者中比在正常人群中的发生率更高。α_1 抗胰蛋白酶是 PR3 的生理抑制剂。大约 25%的 PI*Z 纯合子携带者在儿童期出现肝硬化,并且在成年期间几乎均发展为肺气肿。该缺陷等位基因的杂合子携带者在 SVV 患者中比例过高。然而,这种等位基因本身的表达不太可能是一个危险因素,因为尽管该等位基因携带者的频率比普通人群中高出 100 倍,但是在一般人群中高达 95%患者没有该等位基因。因此,很可能不是 α_1 抗胰蛋白酶本身,而是位于 PI*Z 基因附近的未知蛋白基因参与发病机制。该假设得到以下事实的支持:与正常对照不同,SVV 患者在包括 α_1 抗胰蛋白酶基因[27]的丝氨酸蛋白酶抑制剂基因簇中显示连锁不平衡。然而,在丝氨酸蛋白酶抑制剂基因簇中没有发现任何与蛋白质相关的迹象[28]。除了 PI*Z 等位基因外,S 等位基因也被认为参与了 SVV 的发展[29]。

某些 MHCⅡ类抗原可以促进或减少 GPS 的发展。诊断该疾病的必要条件是发现能够攻击肾小球和肺泡基底膜的 IgG 自身抗体。基底膜基本上由Ⅳ型胶原蛋白组成(图 25.9 - 2),它由螺旋胶原区域和非胶原区域(NC1)组成。NCl 反过来又是由亚基的六聚体结构组成的。α3NCl,α4NCl 和 α5NCl 各自的一个亚基形成 α345NCl 结构域,其中两个域形成 NCl 六聚体。

每个 α345NCl 结构域具有连接相关结构域的硫亚胺键。GP 自身抗体结合 α3NCl 亚基,疾病晚期,α5NCl 亚基的抗体也可能出现。如果 α3NCl 亚基存在于交联六聚体中,则 GP 自身抗体不能与其结合。在非交联的六聚体中,自身抗体能够

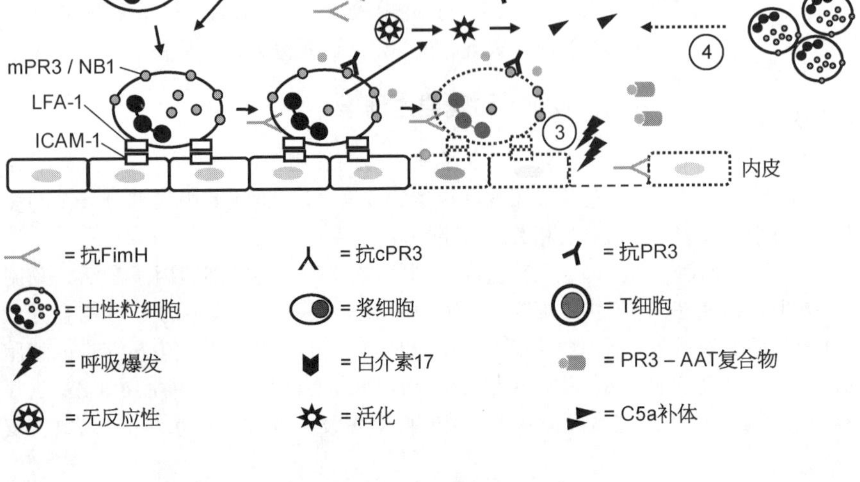

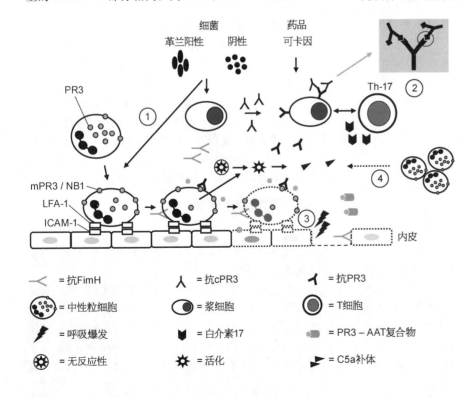

图 25.9 - 1 ANCA 相关性血管炎的发病机制。血管炎是由蛋白水解酶的释放和黏附于内皮细胞的中性粒细胞的呼吸爆发引起的。已被证实血管炎是由于药物(丙基硫氧嘧啶、米诺环素、肼苯哒嗪)、可卡因或感染引发的。由于感染,细胞因子被释放,激活中性粒细胞(PMN)。以上会导致 LFA - 1(①)的表达,其与 ICAM - 1 的结合会黏附内皮细胞。感染还导致特异性抗体的形成,其可变区识别与 PMN 的蛋白酶 3(抗 cPR3)片段互补的肽链。对于这些抗原结合 Fab 区域,形成新的抗体(抗独特型的抗体,灰区插入)(②),随后又结合 PMN(抗 PR3)的膜结合蛋白酶 3,其与 CD177(NB1)同时存在于细胞膜的脂筏中。这种结构的形成导致 PR3 从嗜天青颗粒转移进入 PMN 细胞膜。抗 PR3 抗体的进一步结合诱导蛋白水解酶释放到细胞环境及诱导呼吸释放 O_2^-、OH^- 和 $HOCl^-$,引起内皮损伤。③ 从 PMN 释放前期未知的物质也会导致补体激活。在这个过程中,产生补体因子 C5a,进一步吸引了 PMN。④ 维持炎症反应并最终发展为免疫性的血管炎(即无抗原-抗体复合物沉积的炎症反应)。游离的 PR3 最终与 α1 抗胰蛋白酶结合,从而失活。由于感染革兰阴性细菌,寡免疫性血管炎也随之进展。这是由于形成抗细菌黏附分子 FimH 的抗体,与肾小球内部组分发生交叉反应,并提示与已知 LAMP - 2 抗体的结合同源性

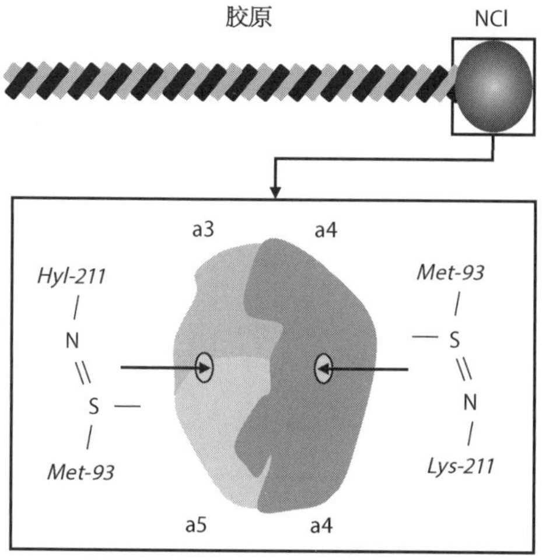

图 25.9-2 基底膜由Ⅳ型胶原蛋白组成。由胶原和非胶原(NCl)区组成。NCI结构域由六个亚单位组成,这些亚单位由硫亚胺键交联。健康个体中,这种交联可防止 Goodpasture 自身抗体与 α3NCl 亚基结合

首先将六聚体解离成亚基,然后与 α3NCl 亚基结合。然而,如果硫亚胺键已经形成,则不能诱导解离并且不能与抗体结合[30]。动物试验表明,细胞介导的免疫系统也可能参与 GPS 的发病机制并提供治疗靶点[31]。

几乎一半的 GPS 患者都有针对 MPO 抗原的 ANCA,并且一些患者存在肺部受累。由于一些患者在呼吸道受累时排除了显微多血管炎,所以这些患者中针对 MPO 的 ANCA 的发展更应该被视为 GPS 的次要表现。

两种抗体阳性的患者整体预后良好的观点无法得到证实。相反,这些患者通常年龄较大,因此透析依赖风险增加[14]。

25.10 糖尿病中的自身免疫标志物

Lothar Thomas

25.10.1 前言

1 型糖尿病(T1D)是一种慢性自身免疫性疾病,其对 β 细胞自身抗原的耐受性受损。这导致 T 细胞介导的胰岛中胰岛素分泌细胞的破坏,并且通常与 T1D 易感基因有关[1,2]。定义不明确的环境因素也起作用。主要的致病因素是炎症和胰岛中分泌胰岛素的 β 细胞(也称为胰岛细胞)损伤。炎症是淋巴细胞侵袭的结果,导致胰岛细胞破坏,引起胰岛素不足和高血糖。胰岛细胞的破坏是自身反应性 $CD4^+$ T 辅助细胞,$CD8^+$ T 细胞毒性细胞和幼稚 B 细胞的相互作用的结果。

当幼稚 B 细胞通过 T 细胞膜上的 IgM 和 IgD 接触胰岛细胞的免疫原性结构时,产生对胰岛细胞的自身抗体。由 $CD4^+$ T 辅助细胞触发,发生类别转换并产生 IgG 自身抗体。

除了胰岛素和羧肽酶 H 以外,在 T1D 中产生抗自身抗体的胰岛素分泌 β 细胞上的所有自身抗原都是胰岛细胞细胞质和胰岛细胞抗体(ICA)的一部分。ICA 的发展需要破坏胰岛细胞[3]。ICA 被认为不太可能是 T1D 的原因。然而,他们提供的证据表明胰岛细胞结构被认为是外来的并导致了免疫反应[4]。患有 T1D 的患者通常会对胰岛细胞胞质的许多抗原产生自身抗体(胰岛细胞胞质抗体,ICA)。检测到抗体的 ICA 和自身抗原的证据由来已久(表 25.10-1)。除下列抗体外,所有其他抗体都难以测量和(或)没有足够的敏感性或特异性来保证其日常使用[3]:胰岛细胞抗体(ICA)、谷氨酸脱羧酶抗体(GADA)、胰岛素瘤相关抗原 2 抗体(IA-2A)、胰岛素自身抗体(IAA)、锌转运蛋白 8(ZnT8)自身抗体(ZnT8A)。

表 25.10-1 糖尿病中临床相关的自身抗体[2]

自身抗体	病理生理学
谷氨酸脱羧酶抗体(GADA)[14]	GAD 酶催化谷氨酸转化为抑制性神经递质 γ 氨基丁酸(GABA)。GAD 的最高浓度出现在中枢神经系统中。GAD 是一种细胞内酶。在人体中已知 GAD 的两种亚型:① GAD65(分子量 65 kDa),自身免疫反应针对这种蛋白质;② 分子量为 67 kDa 的 GAD67。GAD67 与 GAD65 的交叉反应率很低。只有 GAD65A 的检测与 T1D 的常规诊断测试相关。 临床诊断为 T1D 后,GADA 比 ICA 更持久。因此,当怀疑成人潜在自身免疫性糖尿病(LADA)时,与 ICA 相比更倾向于检测 GADA。除了 T1D 外,GADA 在僵人综合征中也呈阳性(表 25.7-4)。
胰岛素瘤相关抗原 2 抗体(IA-2A)	通过筛选胰岛素瘤表达文库检测 IA-2A 与 1 型糖尿病患者血清的反应性。IA-2 作为一种跨膜蛋白,是酪氨酸激酶家族的成员,其自身反应性表位位于 C 端区域,因此定位于细胞内。对 IA-2A(ICA512)C 端结构的自身反应称为 ICA512 自身抗体(ICA512A)。在 T1D 发病时,相较 ICA 或 GADA,IA-2A 更不常见。
胰岛素自身抗体(IAA)	除胰岛素外,大多数自身抗原对 β 细胞不具有特异性。胰岛素被认为是 T1D 的主要靶抗原,胰岛素耐受性的丧失或未能产生对胰岛素的耐受性被认为是 β 细胞自身免疫性的触发因素并最终导致 β 细胞的破坏。理论上,胸腺胰岛素表达不足使 $CD4^+$ T 细胞和 $CD8^+$ T 细胞的胰岛素反应性克隆离开胸腺,并与预先受损的 β 细胞的胰岛素发生反应。IAA 在新发 T1D 儿童中比成人更常见。一旦外源性注射胰岛素超过 10 天,IAA 的测定就不再有用了,因为外源性胰岛素注射会触发多克隆抗体的形成,而这些抗体与 IAA 无法区分。但如果抗体是 IAA,抗体的浓度通常较高。
细胞质胰岛细胞抗体(ICA)[9,14]	ICA 是与胰岛细胞反应的 IgG 型自身抗体。它们针对唾液酸糖结合物(一类胰岛素瘤相关的自身抗原)和抗 GAD。ICA 测定的优点在于可同时检测几种抗原的自身抗体。必须使用 O 型血人群的胰腺组织进行测定,因为其他物种组织的检测灵敏度和特异性显著降低。ICA 测定的缺点是仅得到半定量结果。
锌转运蛋白 8(ZnT8)自身抗体	胰岛素储存在胰岛细胞分泌囊泡中,其中 6 个胰岛素分子与 2 个 Zn^{2+} 形成固态六聚体。这种晶体结构在 pH 5.5 下渗透稳定,直到分泌。Zn^{2+} 由 ZnT8 转运体(见 10.10)运输,ZnT8 转运体是 SLC30 家族的成员。ZnT8 转运体仅存在于人胰腺中,是胰岛细胞分泌胰岛素的关键蛋白质。ZnT8A 可以预测 T1D。

GADA、IA-2A 和 IAA 统称为生化自身抗体[3]。

25.10.2 适应证

包括:预测进展为 T1D[5]、儿童或超重成人发生急性酮症酸中毒型糖尿病、在消瘦患者中发生非酮症糖尿病、筛查 T1D 患者的高危亲属(推荐使用 GADA 和 IA-2)[3]。

25.10.3 检测方法

ICA 免疫荧光试验(IFT):在 O 型血供者的胰腺未固定冰冻切片上检测到 ICA。在与患者血清孵育和洗涤步骤之后,将切片与针对人 IgGFc 组分的荧光素异硫氰酸酯标记的第二抗体孵育,其并在荧光显微镜下进行分析。ICA 通常染色胰

岛细胞的细胞质。为了确定抗体滴度，将血清在磷酸盐缓冲盐水(PBS)中进行几何稀释。为了比较结果，通过与标准曲线比较，将滴度转化为青少年糖尿病基金会(JDF)单位。使用国际上可获得的参考血清为每个胰腺产生标准曲线。

生化自身抗体测定：已经特异性鉴定和克隆了胰岛细胞自身抗原(重组抗原)以测定 GADA、IA-2A 和 IAA。对于 RIA，使用体外转录/翻译产生的[^{35}S]-甲硫氨酸标记的 GAD65 或 IA-2 或生物化学分离的^{125}I 标记的 GAD65、IA-2 或胰岛素。在酶免疫测定中，自身抗体与固相结合的 GAD65、IA-2 或胰岛素结合。或者，自身抗体在液相中与生物素化的 GAD65 或 IA-2 结合，随后结合到链霉亲和素包被的微量滴定板上。大多数分析还包括内部阳性和阴性标准血清。国际研讨会(糖尿病抗体标准化计划)已经建立了用于证明 GADA 和 IA-2A 的参考血清，以便在使用不同测定时对抗体滴度进行标准化定量[5]。

测定 ZnT8A：可采用放射免疫沉淀测定法(RIPA)或酶联免疫测定法。

25.10.4 标本要求

血清：1 mL。

25.10.5 参考区间(表 25.10-2)

表 25.10-2 阳性结果的阈值

自身抗体	阳性结果
ICA	每单位≥10 JDF[2]
GADA	每单位>1 GAD[16]
IA-2A	>1.0 kU/L[16]
IAA	胰岛素结合≥0.4[8]
ZnT8A	放射性沉淀试验呈阳性

25.10.6 临床意义

T1D 通常在临床前期即出现 ICA 和生化抗体 IAA、GADA、IA-2A 和 ZnT8A。ICA 和生化抗体在 T1D 中的诊断敏感性和特异性见表 25.10-3。

表 25.10-3 胰岛细胞自身抗体诊断 T1D 的准确性

自身抗体	灵敏度(%)	特异性(%)	临床与实验室检查
ICA	70～100	>99	在 70%～80%的新发 T1D 患者中发现 ICA，在 T1D 诊断后，ICA 阳性率下降，只有 5%的 T1D 患者在 10 年后仍保持 ICA 阳性。糖尿病预防试验 1 的数据表明[8]，1 型糖尿病患者的非糖尿病 ICA 阳性亲属的一期胰岛素反应降低，其发生 T1D 的 5 年风险为 60%，10 年风险为 90%。
GADA	70～80	97～98	在新发 T1D 患者中，GADA 的发生频率与 ICA 大致相同。然而，由于 GADA 的持续时间长于 ICA，因此当长期糖尿病患者怀疑 LADA 时，GADA 的检测比 ICA 更为可取。
IA-2A	60	97～98	在新发 T1D 患者中，IA-2A 的发病率低于 ICA 或 GADA，因此 GADA 是诊断 T1D 的首选标志物。

续 表

自身抗体	灵敏度(%)	特异性(%)	临床与实验室检查
IAA	60	95	与年龄较大的儿童和成人相比，T1D 儿童的 IAA 更常见。随着患者年龄的增长，IAA 的诊断敏感性降低。
ZnT8A	63		在一组新发 T1D 的年轻患者中，ZnT8A 阳性率为 63%，GADA 阳性率为 72%，IA-2A 阳性率为 68%，IAA 阳性率为 55%。在一组 ICA 和生化胰岛细胞抗体双阴性的 T1D 患者中，ZnT8A 阳性率为 26%[17]。T1D 发病后，ZnT8A 迅速下降。在具有一种标准生化自身抗体的三联体 NHS 亲属中[18]，ZnT8A 确定了糖尿病风险较高的亚群。ZnT8A 能够独立于 ICA、年龄和 HLA 类型来预测糖尿病。ZnT8A 应包括在 T1D 预测和预防研究中。

25.10.6.1 自身抗体诊断 T1D

在所有可用的代谢检测仍然正常的早期阶段，自身抗体是识别糖尿病高危人群的最重要标志物。自身抗体本身不足以预测 T1D，因为健康个体也可以是自身抗体阳性的(表 25.10-4)。

表 25.10-4 有家族性糖尿病易感性(左侧)的儿童与无家族性糖尿病易感性(右侧)的健康儿童中自身抗体的阳性率[12]

自身抗体	自身抗体的阳性率(%)	
	一级亲属	健康学龄儿童
GADA	4.6～7.0	0.3～3.0
IA-2A	2.1～5.3	0.1～2.4
IAA	2.5～3.7	1.5～3.9
至少 1 个自身抗体	10.7～12.5	1.0～9.4
2～3 个自身抗体	2.0～6.2	0.1～0.8

25.10.6.2 血清转化和进展为 T1D 的风险

分别在美国(年轻人的糖尿病自身免疫研究，DAISY)、芬兰(T1D 预测和预防，DIPP)和德国(BABYDIAB 和 BABYDIET)[7]开展的三项前瞻性研究，将数据合并以确定高危儿童(HLA-DR/DQ 基因型及两个或以上 T1D 一级亲属)进展至 T1D 的比例。每 1～3 年对 13 377 名儿童进行一次测试，历时 15 年。结果见表 25.10-5。

表 25.10-5 来自 DAISY、BABYDIAB、BABYDIET 和 DIPP 研究的观察结果[4,7]

血清阳转到 T1D 发作的时间间隔从几周到 18 年不等。
15 年来，只有 7.9%的研究人群产生了胰岛细胞自身抗体，这其中 55%的个体表达多种自身抗体。
自身抗体的数量能够预测 T1D 的发展，其中具有 1 个自身抗体的儿童为 10%，而存在多个自身抗体的儿童几乎为 100%[与没有抗体的儿童相比，进展为糖尿病的风险比率分别为 395.6(多个自身抗体)和 52.7(单个自身抗体)]。
与 IAA/GADA 或 IA-2/GADA 的组合相比，IAA/IA-2 的组合进展至 T1D 的风险更高。
进展至 T1D 的儿童中 0.2%为胰岛细胞自身抗体阴性。
年龄越小，T1D 血清转阳的进展更快。

大约 85%新诊断为 T1D 的患者没有任何 T1D 一级亲属，并且约有 20%的 T1D 患者只有一种胰岛细胞自身抗体。然

而,在1%～2%进展至T1D的低风险健康个体中发现针对GAD65、胰岛素、IA-2或ZnT8的单一自身抗体。由于人群中T1D发生率低(0.3%),仅有一种自身抗体的个体对T1D进展的阳性预测值非常低[5]。儿童进展为T1D的先决条件是遗传风险和多种自身抗体的存在[7]。通过糖尿病预防试验1(表25.10-6)[8],更高的ICA滴度和更高的GADA浓度是T1D更有力的预测因子,比低滴度和低浓度更有效。

表25.10-6　不同自身抗体类型进展为1型糖尿病的风险[8]

与糖尿病相关的自身抗体	阳性预测值
ICA阳性	2.8
ICA与另一个自身抗体阳性	17.9
GADA阳性	2.3
GADA与另一个自身抗体阳性	13.9
IAA	无预测性
4种自身抗体阳性	50.0
3种自身抗体阳性	40.3
2种自身抗体阳性	16.1
1种自身抗体阳性	3.1
无自身抗体阳性	0.5

一些新诊断的T1D患者没有自身抗体,如在一项研究中,5.8%的患者GADA、IA-2A和IAA阴性,72%的患者对两种或更多种自身抗体阳性。当添加ZnT8A时,阴性率低至1.8%,阳性率提高至82%[10]。

针对1型糖尿病患者亲属的筛查,1型糖尿病TrialNet自然史研究建议对GADA和IA-2A进行检测,因为两种检测方法都可以轻松实现自动化。然后对这些自身抗体阳性的个体另外测试ICA和IAA[3]。

自身抗体可以在儿童时期发展。在BABYDIAB研究中,11%糖尿病父母的孩子在2岁时对单一自身抗体阳性,3.5%已经有多种自身抗体。在5岁时有50%的儿童患有糖尿病,到10岁时患有糖尿病的比例超过75%[11,12]。

为了早期确定糖尿病高风险儿童,应该在2～3岁时开始筛查ICA、GADA和IAA。如果只发现一种自身抗体,应每年进行一次随访以检测多种自身抗体的血清转化。第二次筛查(IA-2A和GADA)在大约10岁时进行。在抗体阳性病例中,通过HLA分型和葡萄糖耐量试验可以进一步增加阳性预测值。

25.10.6.3 糖尿病鉴别诊断中的自身抗体

胰岛自身抗体在鉴别成人隐匿性自身免疫性糖尿病(LADA)和T2D中很重要(图25.10-1)。临床上,LADA是成人发病的非胰岛素依赖型糖尿病如T2D,但在实验室检测中,由于存在胰岛细胞自身抗体,可表现为类似T1D。LADA的特点是GADA和(或)ICA阳性[13]。这些抗体的存在表明缺乏胰岛素和(或)需要胰岛素。

25.10.7 注意事项

ICA:来自不同供体的胰腺组织在ICA的检测限和特异

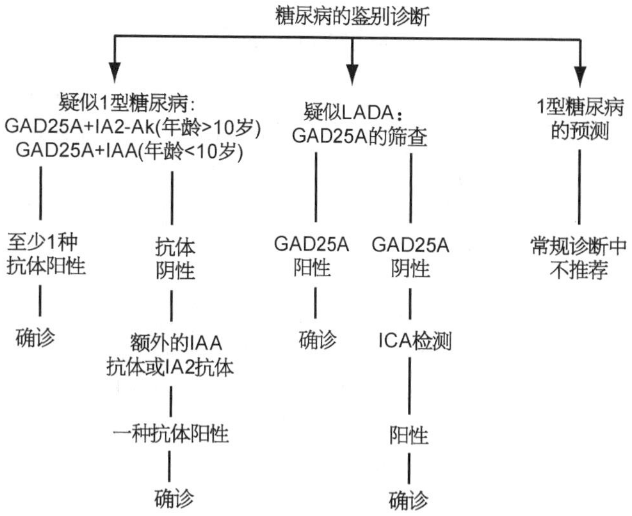

图25.10-1　自身抗体在糖尿病鉴别诊断中的应用。GADA,谷氨酸脱羧酶抗体;IA-2A,酪氨酸磷酸酶(IA2)抗体;IAA,胰岛素自身抗体;ICA,细胞质胰岛细胞抗体;LADA,成人隐匿性自身免疫性糖尿病[16]

性方面可以显著不同。

GADA:由于可用的GAD65A和IA-2A ELISA与RIA相比具有较低的检测限,所以预计会出现假阴性结果[4]。分析不精确度的CV接近5%[3]。

IAA:由于患者血液中的胰岛素浓度高,免疫测定中未标记和标记的胰岛素之间的竞争可能受到损害,导致较少的标记胰岛素与抗体结合。IAA测得的值假性偏低。因此,应该收集空腹血样用于测定IAA。IAA分析不精确度的CV为20%～25%[3]。

阈值[3]:在ICA测试中,阳性被定义为最小样品稀释度为2时的胰岛荧光。在生化抗体测定中,阳性被定义为超过普通人群第99百分位的信号。

25.11 胃肠疾病中的抗体

Wilma Höchtlen-Vollmar, Lothar Thomas, Rudolf Gruber

广谱的胃肠疾病中可检测到循环自身抗体(表25.11-1)。

表25.11-1　胃肠疾病中的诊断抗体

疾病	抗体
慢性萎缩性胃炎A型	壁细胞抗体(APCA)
	内在因子抗体(IFA)
溃疡性结肠炎、克罗恩病	抗胰腺腺泡细胞抗体(APAB)
	抗酿酒酵母菌抗体(ASCA)
	杯状细胞抗体(GAB)
	非典型抗中性粒细胞胞质抗体(非典型p-ANCA和非典型c-ANCA)
乳糜泻	组织转谷氨酰胺酶抗体(tTGA)
	肌内膜抗体(EMA)
	脱酰胺麦醇溶蛋白(肽)抗体(DG(P)A)
自身免疫性胰腺炎	IgG_4
	抗碳酸酐酶Ⅱ抗体
	抗乳铁蛋白抗体

25.11.1 慢性萎缩性胃炎A型

慢性萎缩性胃炎A型是一种自身免疫性疾病，其特点是会损伤胃体和胃底。黏膜中淋巴细胞浸润并缺乏主细胞和壁细胞。后者由于高浓度的 H^+-K^+-ATP 酶而产生胃酸。此外，壁细胞产生可结合维生素 B_{12} 的内因子，使得维生素在回肠中被重新吸收(见13.3)。

慢性萎缩性胃炎A型的特征是[1]：胃体和胃底萎缩，血清中存在壁细胞和(或)内因子抗体，胃酸缺乏或高胃酸血症，20%～40%患者缺铁，15%～20%患者会出现维生素 B_{12} 缺乏症、神经性疾病和大细胞高色素贫血且与疾病的持续时间有关，多达10%的患者有类癌或胃腺癌，与自身免疫性内分泌疾病如1型糖尿病、桥本病、格雷夫斯病有关。这些内分泌疾病的发病率增加3～5倍。

A型自身免疫性胃炎是一种常见的自身免疫性疾病，发病率为2%[2]。A型必须与B型相鉴别，B型是由于感染幽门螺杆菌而引起的胃窦损伤。

然而，根据现有资料，A型也被认为与幽门螺杆菌慢性感染有关，因为胃自身抗体水平与幽门螺杆菌抗体之间呈正相关[1]。

25.11.1.1 抗壁细胞抗体

相对较大的壁细胞存在于主细胞之间的胃黏膜上[3]。抗壁细胞自身抗体(APCA)针对 H^+-K^+-ATP 酶，该酶主要负责产生盐酸。主要的靶抗原是 H^+-K^+-ATP 酶上分子量为60～90 kDa的高度糖基化的β亚基及约100 kDa的α亚基。APCA也许并不具备直接致病的作用[3]。

检测方法：如下。

- 间接免疫荧光测定法(IFT)：使用猴胃的冰冻切片。APCA产生壁细胞的粗糙网状细胞质荧光模式，而抗线粒体抗体(AMA)产生更均匀、更精细的染色模式。通过与甘氨酸尿素缓冲溶液预温育可以确切区分，这减弱了AMA反应性。滴度>1∶10是病理性的。APCA属于IgG类。对于啮齿类动物的胃(大鼠和小鼠胃不那么明显)的反应性可能在AMA存在下对APCA产生假阳性反应。
- 酶免疫测定(ELISA)：使用来自猴胃黏膜或重组 H^+-K^+-ATP 酶的高度纯化的 H^+-K^+-ATP 酶半定量或定量检测IgG APCA。ELISA显示更好的检测限度。它们被用于早期检测APCA[2]。

样本：血清、血浆1 mL。

临床意义：90%的慢性萎缩性胃炎患者APCA阳性，伴或不伴有恶性贫血，但在萎缩性胃炎或恶性贫血的个体中12%为APCA阳性[2,3]。健康人群的患病率随着年龄的增加而增加，从30岁时的2.5%到80岁的12%。在自身免疫性胃炎的年轻患者中也会发生APCA阳性，但不如内因子抗体那样常见。

患有其他胃部自身免疫性疾病的患者可见APCA水平的升高。在1型糖尿病中，10%～15%的儿童和15%～25%的成人可检测到APCA。大约22%的Graves病患者和32%～40%的桥本病患者APCA为阳性。20%～30%的自身免疫性胃炎患者的亲属中也发现抗体，这表明其具有遗传倾向性。

APCA的存在预示着可能发生自身免疫性胃炎和恶性贫血。在患有萎缩性胃炎的自身免疫性甲状腺疾病的患者中，发现APCA水平逐渐升高，达到峰值水平，然后随着壁细胞的渐进性破坏和靶抗原的消失，APCA水平会再次下降[4]。

稳定性：4℃状态下约14天。

25.11.1.2 内在因子抗体

内因子抗体(IFA)被认为是慢性萎缩性胃炎[3]中的特异性抗体。内因子(IF)是一种对蛋白水解有抵抗性的57 kDa糖蛋白。它与维生素 B_{12} 结合，然后IF-维生素 B_{12} 复合物迁移到回肠远端，被特定受体吸收(图13.3-4)。

慢性萎缩性胃炎患者血清中存在两种类型的IF自身抗体：一是1型抗体与IF的维生素 B_{12} 结合位点结合并阻止维生素 B_{12} 的结合(阻断性抗体)。二是2型抗体与IF或维生素 B_{12}-IF复合物结合，但不取代或阻止维生素 B_{12} 的结合(结合抗体)。然而，两种抗体类型具有相同的致病作用：阻止回肠中维生素 B_{12} 的重吸收。

检测方法：用 ^{57}Co 标记的维生素 B_{12} 进行放射免疫测定，用于测定1型IFA。

IF包被到固相(如管壁)。首先将管子与患者血清一起孵育，然后加入 ^{57}Co 标记的维生素 B_{12} 示踪剂。1型IFA阻止示踪剂与IF结合，导致与正常血清相比结合的放射性较少。结合放射性的量越低，患者样品中1型IFA的浓度越高。

IF和 ^{57}Co 标记的维生素 B_{12} 复合物进行放射性免疫沉淀以测定2型IFA。

患者血清与放射性标记的IF-B_{12} 复合物孵育，形成免疫复合物。在沉淀物中测量放射性的量。患者血清中2型IFA浓度越高，沉淀物中的放射性越强。

免疫分析(尤其是ELISA)使用来自猪胃黏膜或重组人内因子抗原的高度纯化的IF定量检测IgG类IFA，但是无法区分1型和2型IFA。

样本要求：血清、血浆1 mL。

临床意义：IFA对自身免疫性胃炎和相关的维生素 B_{12} 缺乏综合征具有高度特异性(表25.11-2)。40%～70%的病例中可检测到IFA阳性，诊断灵敏度取决于所使用的试剂盒。1型IFA可见于70%的恶性贫血患者，2型IFA为35%～40%，常伴随抗1型抗体阳性。由于常规不再使用放射性同位素的检测方法，且区分1型和2型IFA几乎没有诊断价值，因此通常使用酶免疫测定法测量IFA。竞争性放射免疫测定的另一个缺点是以治疗为目的的补充维生素 B_{12} 会导致假阳性结果。IFA和APCA在诊断灵敏度方面相互补充。大约96%的恶性贫血患者至少有一种抗体阳性，因此应始终对两种自身抗体进行检测。

表25.11-2 维生素 B_{12} 水平和内因子抗体阳性率

维生素 B_{12}(pmol/L)	比例	%
201～600	2/254	0.82
151～200	4/65	6.2
100～150	4/23	17.4
<100	9/13	69.2

稳定性：4℃状态下约14天。

25.11.2 炎症性肠病

克罗恩病和溃疡性结肠炎是两个临床表现不一致的炎症性肠病[6]。尽管克罗恩病可以影响从口腔到肛门的任何黏膜部分，但在溃疡性结肠炎中，炎症反应仅限于结肠和直肠。慢性炎症性肠病的发病率为每年(5～10)/10万。这两种疾病可能有额外的肠道症状，如葡萄膜炎、关节炎、原发性硬化性胆管炎、结节性红斑和脓皮病。临床症状包括腹痛、压痛、腹泻和体重减轻。结合内镜检查、小肠活检和放射学检查，溃疡性结肠炎和克罗恩病通常可根据症状进行有效鉴别。然而，在约10%的炎性肠病患者中无法做到有效鉴别。这种同时具有克罗恩病和溃疡性结肠炎特征的病症被称为不确定结肠炎，但通常可以随着疾病的进展作出明确的诊断。

炎症性肠病的病因尚不清楚。它被认为涉及自身免疫机制，特别是对于克罗恩病，被认为是正常微生物群、食物抗原和病原体的耐受性和免疫力之间失衡导致的[7]。

诊断和鉴别诊断有关的抗体见表25.11-3。

表25.11-3 溃疡性结肠炎和克罗恩病中的诊断性自身抗体

抗体
胰腺腺泡细胞抗体(PAB)
抗酿酒酵母抗体(ASCA)
杯状细胞抗体(GAB)
非典型抗中性粒细胞胞质抗体(非典型p-ANCA和非典型c-ANCA)

25.11.2.1 胰腺腺泡细胞表面抗体

胰腺腺泡细胞表面抗体(PABA)靶向外分泌胰腺。主要抗原是透明带如含蛋白质域1(CUZD 1)和糖蛋白2(GP 2)。CUZD 1是一种由胰腺上皮细胞表达并参与细胞间相互作用的蛋白质。GP 2是在胰腺细胞的酶原颗粒中发现的78 kDa大小的蛋白质，颗粒释放GP 2后可在分泌导管中发现。克罗恩病患者在肠细胞和派尔斑块中表达CUZD 1和GP 2[8]。

样本要求：血清、血浆1 mL。

检测方法：如下。

- 间接免疫荧光测定法(IFT)：该测定使用猴胰腺的低温切片部分。可检测到以下抗体：① 亚型1 PABA(抗CUZD 1)，胰腺腺泡细胞的细胞质呈现网状至颗粒状荧光模式；② 亚型2 PABA(抗GP 2)，在腺泡腔内产生点状荧光模式。
- 免疫分析：测定抗GP 2抗体和抗CUZD 1抗体。重组的CUZD 1和GP 2被用作抗原。

临床意义：39%的克罗恩病患者存在PABA，而其他疾病(如2%的溃疡性结肠炎患者)很少出现PABA。通常属于IgG类，有时属于IgA类。1∶32和更高的PABA滴度对克罗恩病具有高度特异性[9]。

稳定性：4℃状态下约14天。

25.11.2.2 抗酿酒酵母抗体

寡聚甘露糖是酿酒酵母(酿酒酵母)和其他微生物的一部分。因此不清楚抗酿酒酵母抗体(ASCA)是否实际上针对酿酒酵母，或是否与具有类似甘露糖结构的其他未知微生物具有交叉反应。由于克罗恩病患者的肠黏膜通透性增加，人们认为过量的抗原将暴露于人体的免疫系统[10]。因此较之于健康个体，克罗恩病患者对抗微生物抗原的抗体阳性率更高，如发现克罗恩病患者对来自大肠埃希菌的OmpC、来自铜绿假单胞菌的I 2和来自共生细菌的CBir1鞭毛蛋白具有高水平的抗体。检测到的抗体的数量和浓度与疾病的严重程度相关[7]。

检测方法：① 免疫分析，使用来自酿酒酵母细胞壁的纯化甘露聚糖作为抗原进行检测。涉及IgG和IgA两个抗体；② IFT：酿酒酵母的涂片被用作抗原。

样本要求：血清、血浆1 mL。

临床意义：ASCA的检测未能做到标准化。由于研究是在各种商业和自建实验室中进行的，关于克罗恩病中ASCA的诊断敏感性和特异性的数据差别很大。

ASCA在克罗恩病患者中占39%～72%，溃疡性结肠炎占5%～15%，健康对照组占3%，其他疾病占11%。诊断灵敏度为39%～61%，特异性为86%～95%，阳性预测值为54%～92%[12]。确定IgA抗体比确定IgG抗体更重要。ASCA在克罗恩病患者的一级亲属中有20%～25%的阳性率，并被认为具有预测价值。ASCA的血清水平和疾病活动度之间没有相关性[3]。

稳定性：4℃状态下约14天。

25.11.2.3 杯状细胞抗体

杯状细胞抗体GABA是黏蛋白产生的，杯状细胞存在于整个肠道。它们的主要定位(结肠和直肠)与疾病变现的部位相关。黏蛋白是靶抗原[3,13]。

样本：血清、血浆1 mL。

检测方法：采用IFT对先前未暴露于细菌或其他抗原的人胎儿组织，或来自人类肠细胞培养物的杯状细胞进行检测。啮齿类动物的组织显示非特异性荧光。杯状细胞中GABA会产生液滴状或者云雾状的荧光图像。GABA属于IgA和(或)IgG，以IgA类抗体为主。滴度范围在1∶10和1∶100之间。

临床意义：GABA被认为对溃疡性结肠炎具有特异性，尽管其阳性率很低，通常为15%～28%。GABA阳性也可见于溃疡性结肠炎患者的一级亲属中。

稳定性：4℃状态下约14天。

25.11.2.4 非典型ANCA

在炎症性肠病中发现的抗中性粒细胞胞质抗体(ANCA)通常分为非典型的p-ANCA和不常见的非典型c-ANCA。根据共识声明，非典型ANCA必须与典型ANCA区分开来。虽然典型的p-ANCA的特征是核周荧光的染色模式，在乙醇固定的中性粒细胞上有核延伸，但非典型的p-ANCA会出现核周边宽而非均匀的边缘样染色。非典型c-ANCA产生细胞质染色，没有小叶间强化。

非典型的p-ANCA和c-ANCA通常不会在福尔马林染色的中性粒细胞上发现荧光。约95%血管炎患者血清中(预想为典型的p-ANCA)，经福尔马林染色的中性粒细胞上显示出颗粒细胞质荧光模式，而来自溃疡性结肠炎患者的96%血清样品则为阴性[14]。

典型的p-ANCA通常针对髓过氧化物酶，这是一种细胞质抗原。许多研究已经探索了溃疡性结肠炎和克罗恩病中p-

ANCA 的潜在靶抗原。结果相异且并不一致。具有争议的包括丝氨酸蛋白酶组织蛋白酶 G 和弹性蛋白酶、水解酶葡糖苷酸酶、铁结合蛋白乳铁蛋白、抗生素蛋白 BPI(杀菌通透性增加蛋白质)、细胞质蛋白质烯醇酶和过氧化氢酶，以及转录因子和高迁移率非组蛋白(HMG)-1 和 HMG-2[11]。研究表明，与慢性炎症性肠病(溃疡性结肠炎 67%，克罗恩病 7%，健康个体少于 2%)或原发性硬化性胆管炎(70%)相关的 p-ANCA 以 DNA 复合粒细胞抗原为靶标，此类抗原包括乳铁蛋白和天青杀素[15]。人类β微管蛋白同位型 5 和微生物蛋白 FtsZ 也被认为是这些非典型 p-ANCA 的靶抗原[16]。

样本：血清、血浆 1 mL。

检测方法：IFA 检测人类经过乙醇和福尔马林染色的中性粒细胞。初始稀释 1∶10，结合 IgG。1 mol/L $MgSO_4$ 处理的乙醇固定的中性粒细胞与乳铁蛋白重组后，检测 DNA 相关 ANCA。

由于种族差异和非标准检测，溃疡性结肠炎的诊断灵敏度为 50%～67%，特异性为 65%～92%，阳性预测值为 54%～93%。6%～16%的克罗恩病患者 a-ANCA 阳性[11]。原发性硬化性胆管炎和自身免疫性肝炎及在高达 3%的健康对照中也会出现 a-ANCA 阳性(参见 25.9)，a-ANCA 的诊断特异性较低。

根据所使用的底物及读片人的经验和偏差，差异是可预见的，特别是在评估 a-ANCA 时。例如，对于福尔马林染色的中性粒细胞上 a-ANCA 的读片结果显示，观察者间的一致率仅为 74.1%[17]。

既往 ANCA 阴性的血清中，55%的溃疡性结肠炎患者、20%的 PSC 患者及仅 1%的克罗恩病患者，在乳铁蛋白重建的乙醇染色的中性粒细胞上检测到 ANCA 阳性。因此该底物使得 a-ANCA 检测对溃疡性结肠炎的诊断敏感性从 72%增加到 87%，并且将 PSC 的诊断灵敏度从 42%增加到 54%[15]。

仅在小部分患有炎性肠病的患者中使用免疫学方法测定乳铁蛋白、BPI、弹性蛋白酶和组织蛋白酶 G 的抗体为阳性，在溃疡性结肠炎和克罗恩病中抗乳铁蛋白抗体阳性率分别为 10%和 5%，抗 BPI 抗体 10%的阳性率分别为 10%和 7%。一些炎症性肠病患者，特别是溃疡性结肠炎，也具有低浓度的抗蛋白酶 3 和髓过氧化物酶抗体[17]。

ASCA 和 a-ANCA 的联合检测可用于鉴别溃疡性结肠炎与克罗恩病，尤其针对不确定性结肠炎患者，据报道其最初占炎症性肠病病例的 5%～23%，并且年发病率为 2.4/10 万。这些患者中，高达 80%随后被归类为溃疡性结肠炎或克罗恩病。

研究表明[18,19]：① ANCA 阳性和 ASCA 阴性诊断溃疡性结肠炎的敏感性为 30%～56%，特异性为 94%～97%，阳性预测值为 77%～96%；② ANCA 阴性和 ASCA 阳性诊断克罗恩病的灵敏度为 44%～58%，特异性为 81%～97%，阳性预测值为 75%～93%。

1 年后能确诊的不确定结肠炎患者[18,19]：ANCA 阳性和 ASCA 阴性组合可诊断 64%的溃疡性结肠炎，ANCA 阴性和 ASCA 阳性组合可诊断 80%的克罗恩病。

然而，由于 48.5%的不确定结肠炎患者 ANCA 和 ASCA 阴性，因此在这些患者中应用联合自身抗体检测值是存疑的[19]。

稳定性：4℃状态下约 14 天。

25.11.3 乳糜泻

乳糜泻(麸质过敏性肠病)是一类已明确致病因素的自身免疫性疾病，表现为全身性疾病，由于对摄取的谷蛋白和相关谷醇溶蛋白(小麦、大麦或黑麦的谷蛋白)的免疫应答的增加而发生的疾病。受影响的个体通常具有遗传学特征(HLA-DQ2 或 DQ8 阳性)，并且通常伴随乳糜泻特异性抗体阳性[20,21,22]。

无麸质饮食后，乳糜泻通常会缓解，再次进食麸质后会导致疾病复发。

麸质敏感性肠病与组织学异常有关，需要通过小肠活检检查。乳糜泻的组织学特性根据 Marsh-Oberhuber 分类进行分期，其中Ⅲ期高级乳糜泻的特征在于隐窝增生、绒毛萎缩以及淋巴细胞浸润上皮。这些组织学特征并不限于乳糜泻，也可见于牛奶过敏、羔羊肉和热带口炎性腹泻。此外，组织学异常的分布模式不一致[22]。

组织学的异常会导致吸收表面积减少(吸收不良)、继发性双糖缺乏(乳糖不耐症)和伴有脂肪泻的继发性胰腺功能不全。典型的口炎性腹泻，临床上的典型表现为吸收障碍综合征，显著的体重减轻、肌肉萎缩和蛋白质缺乏水肿较少见的，而该疾病常变现为单或寡症状。在幼儿中，乳糜泻主要表现为腹泻等腹部症状，且伴有发育停滞和生长不良；而在成年人中，乳糜泻不仅表现为腹部症状，还有贫血(铁、维生素 B_{12} 和叶酸缺乏症)、骨质疏松症(维生素 D 和钙缺乏症)或神经精神症状(硫胺素、维生素 B_{12}、钙和镁缺乏症)。也有非吸收不良引起的非典型乳糜泻形式，包括疱疹样皮炎(杜林病)、麸质神经病、关节病和内分泌紊乱(青春期延迟、闭经、不育)。另外，在乳糜泻中转氨酶和胰酶可能会升高。

基于抗体筛查的研究表明，乳糜泻的发生率占到人口的 0.5%～1%，德国乳糜泻临床诊断患病率为 0.05%，第一个发病高峰发生在 9 个月和 2 岁之间(即在服用含麸质饮食后 3～6 个月)；40 岁左右将出现第二个发病高峰。

自身抗体检测对乳糜泻的诊断非常重要。必须指出的是关于影响检测结果的因素主要取决于分析前因素(即研究的患者队列、疾病阶段、年龄、免疫状态以及最重要的是摄取麸质的量)。

适应证：实验室检测结果不仅适用于疑似乳糜泻的诊断，也适用于与乳糜泻相关的自身免疫性和遗传性疾病，以及乳糜泻患者的亲属(表 25.11-4)。

表 25.11-4　乳糜泻患病率增加的疾病和遗传易感性[21,22]

疾病	患病率(%)
自身免疫疾病	
- 糖尿病 1 型	4～10
- 自身免疫性甲状腺炎	4～5
- Sjögren 综合征	4～12
- 自身免疫性肝炎	3～6
- 艾迪生病	5

续 表

疾病	患病率(%)
遗传综合征	
- 21-三体综合征	5～10
- Ullrich-Turner 综合征	8
- 威廉斯综合征	8
- 选择性 IgA 缺乏	7～10
乳糜泻患者的亲属	
- 单纯性双胞胎	75
- 一级亲属	5

以下抗体对乳糜泻检测具有高诊断灵敏度和特异性：组织转谷氨酰胺酶抗体(tTGA)、肌内膜抗体(EMA)、脱酰胺麦醇溶蛋白和麦醇溶蛋白肽抗体(DGPA)。

以下抗体与临床相关性存疑：Actin 抗体(AA)。

由于灵敏度和特异性不足，以下检测方法已被淘汰：粪便中的组织转谷氨酰胺酶抗体(tTGA)[23]、Reticulin 抗体[3]、天然麦醇溶蛋白(AGA)的抗体。

25.11.3.1 组织转谷氨酰胺酶抗体

组织转谷氨酰胺酶(tTG)存在于所有组织中，特别是肠道 Ca^{2+} 依赖性细胞质酶，其由受损的细胞所释放。tTG 的主要功能是谷氨酰胺侧链与溶素的不可逆交联。在赖氨酸残基缺失的情况下，谷氨酰胺侧链被脱氨(即通过麦醇溶蛋白)产生谷氨酸。麦醇溶蛋白的脱酰胺改变了电荷，使得通过 MHC 复合物更有效的递呈，这导致乳糜泻患者中 T 细胞应答的增加[24]。也有人认为脱酰胺谷蛋白肽与转谷氨酰胺酶发生交联，诱导对 tTG 或新抗原发生的自身免疫反应[25]。

tTG 的三种相关同源序列的同工酶在麸质敏感性疾病的发病机制中起作用：① 组织转谷氨酰胺酶(tTG1 或 tTG2)在乳糜泻发病机制中的作用；② 表皮转谷氨酰胺酶(eTG 或 eTG3)在疱疹样皮炎的发病机制中的作用；③ 谷氨酰胺转氨酶(TG6)在麸质共济失调发病机制中的作用[25]。

检测方法：使用重组或纯化的人组织 tTG 作为抗原进行免疫测定。选用 IgA 和 IgG 类抗体。大多数商业试剂盒使用人类 tTG 作为抗原。不应再使用豚鼠 tTG，因为其诊断灵敏度和特异性较低[26]。结果应进行定量用于疾病监测。由于缺乏国际标准，结果以相关单位进行报告。

样本要求：血清、血浆 1 mL。

临床意义：在 20 个实验室之间的比较中，检测 IgA 类抗 tTG 抗体(tTGA IgA)的诊断灵敏度为 96%～100%[27]。tTGA IgA 相关的综述中报道，tTGA IgA 的诊断特异性为 98.7%，敏感性为 93.8%。针对 2 岁以下乳糜泻患儿，tTGA IgA 的诊断敏感性为 93%，2 岁以上的儿童为 99%[28]。

许多研究者报道，在 tTGA IgA 低水平的其他自身免疫性疾病患者和一过性低 tTGA IgA 的患者中，既不与乳糜泻有关，也不与抗肌内膜抗体或 HLADQ2 和(或)DQ8 阳性感染相关(EBV)[29,30]。在血清高 IgA 水平下，可能出现低抗体滴度的 tTGA IgA 的非特异性升高[31]。

高浓度的 tTGA IgA Ab 与组织学异常的严重程度相关[22]。tTGA IgA 水平大于测定生产商诊断阈值的 10 倍提示乳糜泻并应伴随有相应的特征性组织学异常[31]。如果患者保持无麸质饮食，tTGA IgA 水平应该在 9～12 个月时开始下降[3]，并且伴有组织学异常的消退。在乳糜泻临床表现出现之前 tTGA IgA 可能存在多年，因此其具有预测价值。

在不缺乏 IgA 的患者中，IgG 类抗 tTG Ab(tTGA IgG)的诊断敏感性显著低于 tTGA IgA。分离的 tTGA IgG 在无 IgA 缺乏的患者中与诊断相关性尚不清楚。tTGA IgG 的水平与 IgA 缺乏的患者相关，其诊断敏感性为 82%[29,30]。具体可参考表 25.11-5 和表 25.11-6。

表 25.11-5 抗麦胶蛋白抗体敏感性和特异性的多中心研究[34]

ELISA	敏感度	特异性	特异性 95%时的灵敏度
IgA			
- 麦醇溶蛋白抗体(天然)	79%	80%	54%
- 麦醇溶蛋白(脱氨)* 抗体	88%	89%	83%
- 转谷氨酰胺酶抗体	96%	96%	96%
IgG			
- 麦醇溶蛋白(天然)抗体	11%	79%	31%
- 麦醇溶蛋白(脱氨)* 抗体	95%	95%	94%
- 转谷氨酰胺酶抗体	82%	87%	62%

根据活检证实的麸质敏感性疾病患者的 181 份血清进行测试评估，从活检证实的疾病对照组中得到 220 份血清[36]。* 代表麦醇溶蛋白类似融合蛋白

表 25.11-6 针对 6 岁以下儿童乳糜泻的诊断抗体[35]

ELISA	敏感度	特异性	PPV(%)	NPV(%)
IgA				
- 麦醇溶蛋白(天然)抗体	45.3	96.4	95.6	50.5
- 麦醇溶蛋白(脱氨)抗体	45.3	100	100	51.4
- 内膜抗体	77.9	100	100	72.4
- 转谷氨酰胺酶抗体	77.9	100	100	72.4
- 肌动蛋白抗体	77.9	83.6	89.2	68.7
IgG				
- 麦醇溶蛋白(天然)抗体	50.5	74.6	77.4	46.6
- 麦醇溶蛋白(脱氨)抗体	60	100	100	59.1
- 转谷氨酰胺酶抗体	54.7	100	100	56.1

tTGA IgA 和 tTGA IgG 也可在唾液或粪便中检测到，但与血液中的抗体相比敏感性较低[3]。

在疱疹样皮炎中也发现显著升高的 tTGA 水平。表皮 tTG 和组织 tTG 之间有高度的序列同源性。

稳定性：4℃状态下约 14 天。

25.11.3.2 内膜抗体(EMA)

乳糜泻的首次诊断性筛查试验是检测以组织转谷氨酰胺酶作为靶抗原的肌内膜抗体[24]。肌内膜是一种纤细的、精致的结缔组织层，围绕着单个肌纤维。肌内膜自身抗体见于多种组织类型。

检测方法：IFT 使用猴肝的冰冻切片或猴食道或人脐带组织的冰冻切片作为底物。选用 IgA 和 IgG 类抗体。滴度>

1∶10即认为是病理性的。猴肝脏的冰冻切片可观察到小叶内血窦的丝状荧光染色；在食管切片上，黏膜与肌层黏膜平滑肌细胞之间的结缔组织层被染色。

样本要求：血清、血浆：1 mL。

临床意义：Meta分析显示猴食道EMA诊断乳糜泻的敏感性为93%，特异性为99%。在同时测定tTGA IgA和EMA IgA的18项研究中，8项研究显示（44%）tTGA IgA更为敏感，10项研究显示EMA IgA更为敏感；5项研究中两者具有同等的敏感性；4项研究中的特异性一致[24]。但考虑到EMA的检测属于IFT，结果易受到观察者经验的影响。此外，作为半定量方法，EMA不适用于疾病监测。然而，ESPGHAN乳糜泻的评估显示，通过ELISA方法检测EMA为阳性的结果可提升tTGA IgA的阳性预测值[37]。

与tTGA IgA一样，EMA IgA与肠黏膜绒毛萎缩的程度和无麸质饮食的下降程度相关性良好。在肠黏膜显示出任何组织学异常之前，低滴度的EMA即可预示乳糜泻的进展。EMA IgG的特异性不如EMA IgA。在乳糜泻和选择性IgA缺乏的患者中EMA IgG的阳性率为76%[33]。

EMA也存在于疱疹样皮炎中。其诊断灵敏度为65%至78%，甚至在严重绒毛萎缩时为100%[38]。

稳定性：4℃状态下约14天。

25.11.3.3 脱酰胺麦醇溶蛋白和麦醇溶蛋白肽抗体（抗DGPA）

麸质是在各种谷物中发现的储存蛋白质（黏合素）。在小麦中，它们被称为麦醇溶蛋白（谷醇溶蛋白部分）。它包含50种不同的蛋白质，分子量为16～40 kDa。根据电泳迁移率的不同，麦醇溶蛋白被分成α、β、γ、ω麦醇溶蛋白。早前用于检测天然麦醇溶蛋白抗体的分析大多检测的是IgG类抗体，在健康个体和没有乳糜泻的患者中也可检测到。免疫原性的一个关键因素是转谷氨酰胺酶对麦醇溶蛋白的去酰胺化及它们通过MHC复合物的表达。该测定法针对乳糜泻特异性的脱酰胺麦醇溶蛋白肽的抗体。

检测方法：用脱酰胺合成麦醇溶蛋白肽作为抗原的酶免疫测定法；检测IgG和IgA抗体。

样本：血清、血浆1 mL。

临床意义：DGPA具有比天然麦醇溶蛋白抗体更高的诊断灵敏度和特异性。因此后者不再推荐用于癫痫敏感性疾病的主要检测。DGP IgG比DGP IgA具有更高的特异性。在来自不同生产商的四种测定的比较中，DPGA IgG的诊断灵敏度在76.7%和86%之间，特异性在97.3%和99.2%之间，灵敏度与特异性相反[38]。然而，与使用三个制造商的测定法的DPGA IgG相比，DPGA IgA显示出较低的诊断灵敏度[39]。DPGA IgG和DPGA IgA的抗体浓度越高，发生乳糜泻的可能性越高。IgA抗体的预测能力比IgG低[40]。

DGPA IgG在乏IgA的乳糜泻患者中的诊断灵敏度为88.2%，与乏IgA患者的患病率相当。因此，在IgA缺乏患者的诊断测试中，DGPA IgG应优于tTGA IgG[33]。参考表25.11-5、表25.11-6。

普遍认为DGPA IgG和tTGA IgA可用于监测无麸质饮食的依从性。尽管一些作者认为IgG和IgA类的乳糜泻特异性抗体同样适合[28,40]，但其他人更偏向于将IgA抗体应用于监测[41]。但是，必须考虑到无论测定方法如何，抗体浓度将缓慢降低。因此，测试应以3到6个月的间隔重复进行。

许多研究调查了不同抗体和抗体组合对乳糜泻诊断的适用性。特别需要指出的是，这些研究比较了DGPA IgG和tTGA IgA，因为两种测定都具有高灵敏度和特异性。

稳定性：4℃状态下约14天。

25.11.3.4 乳糜泻的遗传基础

除了自身抗体的测定外，易感性检测变得越来越重要（参见ESPHGAN标准）。

如果HLA-DQ2和（或）HLA-DQ8（基因型HLADQA1*0501/DQB1*0201，HLADQA1*0301/DQB1*0302）为阴性，则不存在乳糜泻的遗传易感性[42]。因此，疾病发生的可能性很小。然而，HLA-DQ2和HLA-DQ8在约30%的人群中为阳性，但由于1%的低发生率，仅有3%～4%的HLA-DQ2和（或）HLA-DQ8携带者会发生乳糜泻。HLA-DQ2纯合的患者发生乳糜泻的可能性是杂合子个体的5倍，并且该疾病的治疗难度更大。

25.11.3.5 什么时候应用哪项检测

tTGA IgA vs. DGPA IgG：大多数研究发现tTGA IgA是乳糜泻中出现频率最高的抗体，尽管在2岁以下的儿童中DGPA IgG的阳性率也相近。在一项研究中，DGPA IgG在无IgA缺乏的2岁以下儿童中的诊断敏感性为96.4%，与tTGA IgA的敏感性相类似，而10岁以上儿童中仅有62.5%为DGPA IgG阳性，tTGA IgA的阳性率为81.3%[30]。联合tTGA IgA和DGPA IgG检测也可应用于IgA缺乏的患者。各种研究报告此组合的诊断灵敏度更高，尤其是针对低龄儿童[34,40]。

ESPHGAN标准：2012年推出了欧洲儿科胃肠病肝病学和营养学会（ESPGHAN）的新指南[43]，包含国际专家对儿童和青少年乳糜泻诊断的建议。定义了两个患者组，需要不同的诊断方法：具有乳糜泻症状的儿童和乳糜泻高危的无症状儿童。

根据建议[43]，对于tTGA IgA滴度大于参照区间上限10倍的具有症状的儿童，无需进行小肠活检，符合以下标准：通过肌内膜抗体和HLA-DQ2/8验证tTGA IgA阳性（图25.11-1）。

高危组中（例如，具有家族性倾向的个体或与乳糜泻高度相关的疾病）[43]提示进行HLA分析。HLA-DQ2/8阴性的个体不需要进一步乳糜泻特异性抗体的检测（图25.11-2）。

有症状儿童的诊断策略[37,43]：根据tTGA IgA和总IgA结果（或者测定tTGA IgA和DGPA IgG）（图25.11-1），① tTG IgA阴性且血清IgA水平在参考范围内的患者不大可能患有乳糜泻；② tTG IgA水平低于测定上限参考区间值10倍的患者应接受小肠活检内镜检查；③ tTG IgA为阳性，且大于测定上限参考区间值10倍的患者应接受EMA IgA和HLA-DQ2/8检测。如果这些检查结果为阳性，则在诊断乳糜泻之前，应该与父母讨论省略活检的选择及其意义。

高危无症状儿童的诊断策略[37,43]：根据HLA-DQ2和DQ8的检测结果（图25.11-2），① HLA-DQ2/DQ8阴性，不再进行血清学检测；HLA-DQ2/DQ8阳性，测定tTG IgA和血清IgA水平；② TTGA IgA和IgA在参考范围内，以2年为

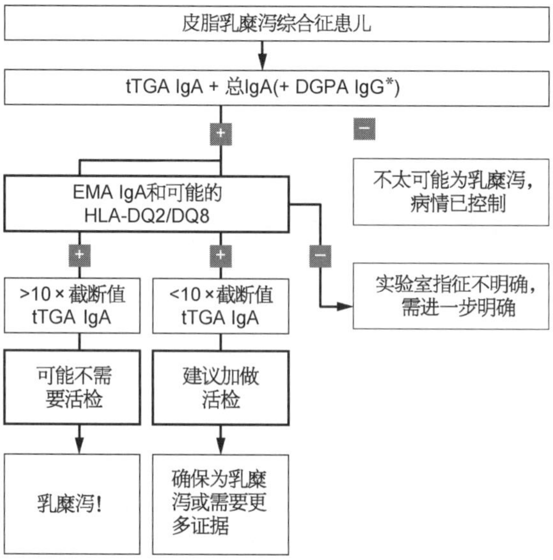

图 25.11 - 1　欧洲儿科胃肠病学和营养学会(ESPGHAN)关于儿童乳糜泻诊断的建议。*特别是在 2 岁以下的儿童中，敏感度提升；尚未定义可等价于抗 tTGA IgA 水平的抗 DGPA IgG 的阈值。tTGA IgA，抗组织转谷氨酰胺酶的 IgA 类抗体；DGPA IgG，抗脱酰胺麦醇溶蛋白肽的 IgG 类抗体

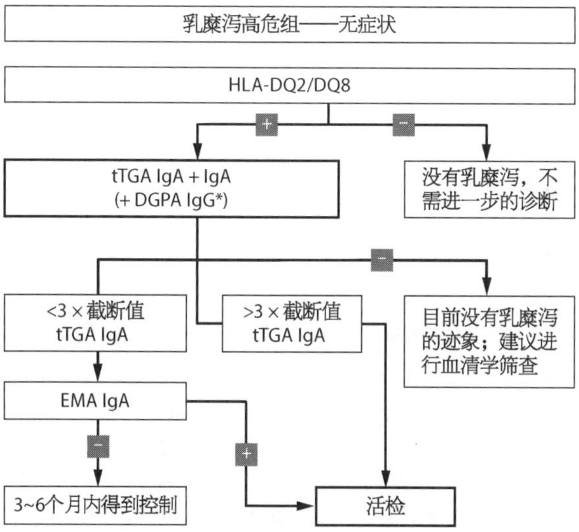

图 25.11 - 2　ESPGHAN 关于诊断高危人群乳糜泻的建议。*特别是在 2 岁以下的儿童中，敏感度提升；尚未定义可等价于抗 tTGA IgA 水平的抗 DGPA IgG 的阈值。tTGA IgA，抗组织转谷氨酰胺酶的 IgA 类抗体；DGPA IgG，抗脱酰胺麦醇溶蛋白肽的 IgG 类抗体

间隔进一步进行随访检查；tTGA IgA 大于参考区间上限的 3 倍及血清 IgA 水平在参考区间内，应行小肠活检内镜检查；tTGA IgA 升高但低于参考区间上限参考区间值的 3 倍和血清 IgA 水平在参考区间内，确定 EMA IgA 的状态；如果 EMA IgA 阳性，则应进行小肠活检。如果 EMA IgA 为阴性，则应在 3 至 6 个月的间隔内进行随访检查。

乳糜泻在成人中的诊断方法：活检被认为基本适用于诊断成人乳糜泻。tTG IgA 与 DGPA IgG 的组合也被认为有助于识别这些乏 IgA 的患者。

25.11.4 自身免疫性胰腺炎

自身免疫性胰腺炎(AIP)是一种罕见的疾病，占慢性胰腺炎的 5%～10%[45]。临床上，其特征通常是反复或持续数月的腹痛，以及出现阻塞性黄疸的症状。与 IgG_4 胆管病一样，AIP 是与 IgG_4 相关的硬化性疾病，这两种疾病经常一起发生。

影像显示胰管和胆管狭窄及实质肿胀，类似于在胰腺导管腺癌中观察到的特征。AIP 对类固醇治疗反应良好，这有助于将其与胰腺癌区分开来。主要的组织病理学特征是 IgG_4 阳性淋巴浆细胞浸润。

AIP 的血清学通常表现为 IgG 和 IgG_4 浓度升高。IgG_4 升高在区分 AIP 和胰腺癌方面特别有用。在一项研究中，约 60%的 AIP 患者 IgG_4 升高超过 2.20 g/L，这常常与额外的胰腺病变如硬化性胆管炎和胆囊炎相关。

25.11.4.1 自身免疫性胰腺炎中的抗体

AIP 中已经发现许多自身抗体，虽然特异性并不好。除了 ANA、ASMA 和类风湿因子外，还包括胰腺腺泡细胞抗体(10%)[3]、乳铁蛋白抗体(73%)[47]、Ⅱ型碳酸酐酶抗体(54%)[47]、胰腺分泌胰蛋白酶抑制剂(PSTI)抗体(40%)[3]。据报告约 94%的 AIP 患者具有抗幽门螺杆菌血纤维蛋白溶酶原结合蛋白的抗体，该抗体支持幽门螺杆菌刺激自身免疫过程的假说。另外，碳水化合物酶和幽门螺杆菌之间也有同源性。然而，目前还没有可用于证明幽门螺杆菌血纤维蛋白溶酶原结合蛋白抗体的商业化检测试剂。因此，建议对疑似 AIP 的患者进行乳铁蛋白抗体和Ⅱ型碳酸酐酶抗体与 IgG_4 的联合检测。

(苏曦　赵瀛　郇升超　周佳烨　姜惠琴　译，郭玮　审校)

26

免疫遗传学：人类白细胞抗原(HLA)系统

Christian Seidl, Erhard Seifried

26.1 HLA系统的遗传原则和免疫功能

26.1.1 前言

人类白细胞抗原(HLA)系统对应人类主要组织相容性复合物(MHC)，包括一组在外源性(非自身)和内源性(自身)免疫区分过程中起关键作用的基因。对此抗原系统的最初描述基于1930年代Peter Gorer和George Schnell对小鼠的研究，当时他们已经认识到小鼠H-2系统在移植医学中的重要性[1,2]。

1958年Jean Dausset在多次输血患者的血清中发现了首个人类抗原复合物，当时命名为Mac，即现在的HLA-A2[3]。随后Jon van Rood发现了更多的抗原类型如4a和4b，分别对应现在的Bw4和Bw6。

HLA系统特殊的抗原多态性很早就得到了认识，首个国际协作组在1964年成立于美国北卡罗来纳州达勒姆，来自世界各地的众多实验室采用标准化血清和细胞样本对HLA系统的各个方面进行分析。截至目前出版的13次国际协作组数据为HLA定型及其临床相关功能定义的标准化分析步骤提供了重要基础[4]。

解构HLA分子结构及其肽类提呈规则使得我们更深入理解了HLA分子复合物、其提呈的肽及T细胞受体之间的相互作用[5,6,7,8,9]。HLA分子在呈递胞外或胞内肽类并诱导特异性T细胞反应方面的功能对特异性免疫反应的调控至关重要。HLA分子的这种免疫功能在识别自身或非自身结构过程中具有关键作用，Peter Doherty和Rolf Zinkernagel将其定义为MHC限制性[10]。

随着直接分析基因编码多态性的分子遗传学方法日益成熟，序列分析和HLA区域编码基因的研究方兴未艾。不同于血清学技术，分子遗传学方法可以检测出不同HLA等位基因之间的细微区别，已经在移植诊断和自身免疫性疾病风险评估领域展现价值。

26.1.2 HLA分子的结构和功能

HLA分子的主要功能是向T细胞提呈抗原肽[6,7]，同时肽类片段结合于HLA结合槽也是细胞表面形成稳定HLA异源二聚体的主要前提。这种高度复杂的肽类结合机制涉及胞内合成及肽类向HLA分子的装载。肽类包括自身和非自身结构，分别发生于细菌或病毒感染后。由于自身反应性T细胞已在胸腺成熟阶段被清除(阴性选择)或T细胞激活缺乏必要的辅助刺激信号(外周失能)，HLA分子提呈自身肽类通常不会导致T细胞激活。一旦HLA分子将非自身肽类表达于抗原提呈细胞，T细胞就会被激活并清除所有经HLA分子表达这些非自身肽类的机体细胞。

HLA-Ⅰ类分子主要激活细胞毒性$CD8^+$ T细胞，而HLA-Ⅱ类分子主要激活$CD4^+$辅助T细胞或炎症$CD4^+$ T细胞。这是HLA分子参与T细胞介导免疫反应调控的重要功能基础。

- 由于T细胞通过CD4和(或)CD8分子特异性结合膜表面HLA分子，它们只能识别由相应HLA分子提呈的非自身肽类，无法直接识别游离抗原。这种膜结合抗原识别模式也可将活化T细胞的效应功能指向表达非自身抗原的靶细胞。
- HLA分子及其提呈的抗原决定了T细胞反应的类型。胞外抗原(如细菌)主要由HLA-Ⅱ类分子提呈，胞质来源的胞内抗原(如病毒)主要由HLA-Ⅰ类分子提呈，因此非自身抗原可以被实现完全不同功能的T细胞群体所识别。
- 针对非自身蛋白的免疫反应主要依赖于HLA分子通过抗原结合槽结合肽类片段(如该非自身蛋白的片段)并在细胞表面将其提呈给T细胞，但不同HLA等位基因对非自身蛋白肽段的结合力与提呈方式存在差异，因此HLA分子能够调控针对特定抗原的免疫反应。
- 针对自身抗原和(或)HLA的T细胞在胸腺中通过阴性选择被清除，而识别自身HLA提呈的非自身肽类的T细胞则通过阳性选择增殖并成为成熟T细胞。胸腺依赖的T细胞选择需要HLA分子、肽类和未成熟T细胞之间的直接接触，该选择过程受到不同HLA等位基因提呈肽段给T细胞能力差异的影响。
- 自然杀伤细胞(NK细胞)是一种谱系上原始的细胞毒性T细胞，无T细胞受体，因此发挥功能也无HLA限制性。但NK细胞上的杀伤细胞免疫球蛋白样受体(KIR)同时具有激活和抑制功能，其抑制功能通过具有长胞内结构域(DL)的KIR受体与HLA-Ⅰ类分子α_1螺旋上的结合模序介导，已知的3个结合模序为：HLA-C1(丝氨酸77/门冬酰胺80)、HLA-C2(门冬酰胺77/赖氨酸80)、HLA-Bw4(氨基酸77-83)，其他可能的结合位点包括HLA-A3和A11。

细胞表面表达的 HLA-Ⅰ类分子可保护细胞不被 NK 细胞破坏，但在病毒感染或肿瘤情况下细胞表面 HLA-Ⅰ类分子表达下降或缺失时，NK 细胞会将其清除。

26.1.3 HLA 系统的遗传学

HLA 系统基因位于 6 号染色体短臂(6p21.1-6p21.3)，包含 3 800 000 对碱基，可分为Ⅰ类、Ⅱ类和Ⅲ类区域(图 26-1)。

26.1.3.1 HLA-Ⅰ类区域

HLA-Ⅰ类区域的近端粒部分含有经典移植抗原 HLA-A、HLA-B、HLA-C 的基因座，它们表达于所有有核细胞(表 26-1)。上述位点的基因产物是一种称为 α 重链的多肽，与 15 号染色体长臂(15q21-15q22)编码的另一种多肽 β_2 微球蛋白结合后，形成具有功能的 HLA 分子。此外，HLA-Ⅰ类基因座还表达 HLA-E、HLA-F、HLA-G 和 HLA-H 的 α 重链。

表 26-1　HLA-Ⅰ类和Ⅱ类抗原的表达

HLA	组织中的表达
Ⅰ类	所有有核细胞、血小板及一小部分红细胞*
Ⅱ类	B 细胞 巨噬细胞/单核细胞 树突状细胞 胸腺上皮细胞 可被 γ 干扰素或肿瘤坏死因子 α 诱导表达 HLA 的细胞类型： - 活化 T 细胞 - 小肠上皮细胞 - 血管内皮细胞 - 成纤维细胞 - 滑膜细胞 - 多种其他组织

*红细胞上的 Bg 抗原系统(Bennett-Goodspeed)分别对应 HLA-B7(Bg^a)、HLA-B17(Bg^b)、HLA-A18(Bg^c)

这些 HLA 基因只表达于部分组织中，通过与 NK 细胞受体相互作用引发特定的免疫调控。HLA-G 表达于侵入子宫壁的胎盘细胞，它们不表达经典 HLA-Ⅰ类分子，因而无法被识别为非自身抗原，但不同于其他不表达 HLA-Ⅰ类分子的细胞如肿瘤细胞，由于 HLA-G 作为配体结合了 NK 细胞抑制性受体 ILT-2，它们也免受 NK 细胞清除，因此 HLA-G 分子可能在母亲免疫系统对半同种胎儿产生耐受过程中起关键作用[11]。另一种 HLA-Ⅰ类分子 HLA-E 主要与其他 HLA-Ⅰ类分子的前导肽结合，前导肽/HLA-E 复合物是整合于膜表面 CD94 复合物中的 NK 细胞受体 NKG2A 的配体，NKG2A 具有抑制功能，可阻止 NK 细胞激活细胞毒性，从而使表达 HLA-E 的细胞免受清除。

MIC 是另一组 HLA-Ⅰ类区域的基因，位于 HLA-B 和 HLA-C 基因座之间。它们的结构特征与经典 HLA-Ⅰ类基因之间鲜有共同点，调控模式也不同。5 个 MIC 基因中 MICA 和 MICB 能够表达，MICC/D/E 是假基因。与经典 HLA-Ⅰ类基因不同，它们在成纤维细胞和上皮细胞中表达，尤其是肠上皮细胞。

细胞窘迫(如紫外线照射、热休克、氧化应激、致癌原、疱疹病毒/结核分枝杆菌/大肠埃希菌感染)可诱导细胞表达 MHC 分子于其表面。MIC 分子是 NK 细胞受体 NKG2D 的配体，目前共发现了 50 余个 MICA 和 5 个 MICB 等位基因。MIC 表达上调后结合更多的 NKG2D 受体，可导致 NK 细胞活化，因此 NK 细胞能够清除表达 MHC-Ⅰ类分子的细胞[12]。

HFE 基因座是 HLA-Ⅰ类区域上另一个有趣的位点。HFE 基因表达产物也是类似 HLA-Ⅰ类分子的 α 链，其上的点突变可导致遗传性血色病[13](参见表 7.1-4)。

除了可表达功能完整的 HLA 分子的 HLA-Ⅰ类基因座，还有许多基因座是不表达的假基因或基因片段(如 HLA-J、

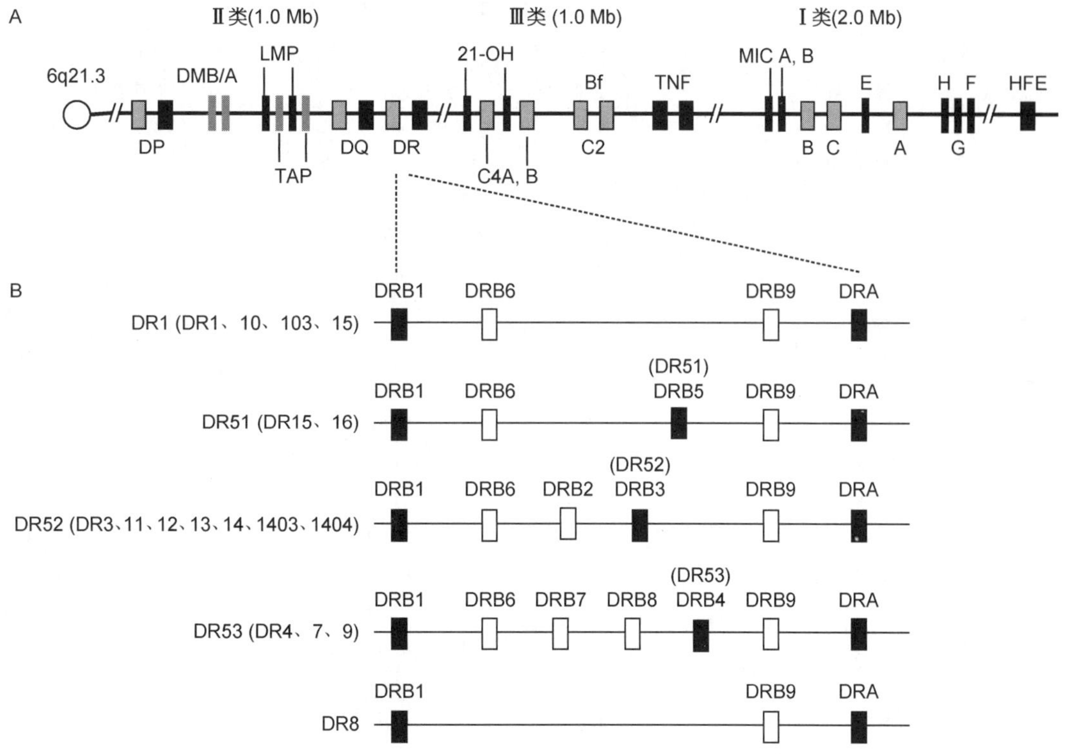

图 26-1　主要组织相容性复合物的基因组结构[13]。图中总结了主要 HLA-Ⅰ、Ⅱ、Ⅲ类基因的定位。HLA-DR 区域的一个独特特征是 DRA 基因旁有不同数目的 DRB 基因表达。图中以黑色三角表示表达的基因，空心三角表示假基因。DR1 组：DR1、DR10、DR103、(DR15)。DR51 组：DR15、DR16、(DR1)。DR52 组：DR3、DR11、DR12、DR13、DR14、DR1403、DR1404。DR53 组：DR4、DR7、DR9。DR8 组：DR8

HLA-K、HLA-L)。

26.1.3.2 HLA-Ⅱ类区域

HLA-Ⅱ类区域(曾被称为 HLA-D)包括 HLA-DR、HLA-DQ 和 HLA-DP 三个亚区,每个亚区包括至少一个有功能的α(A)基因和β(B)基因,分别编码 HLA-Ⅱ类分子(DR、DQ、DP)的α和β多肽链。与 HLA-Ⅰ类分子相比,HLA-Ⅱ类分子在组织中的表达范围大大缩小(表 26-1)。HLA-Ⅱ类分子组成性表达于抗原提呈细胞如 B 细胞、单核细胞、巨噬细胞、树突状细胞及部分表皮和内皮细胞,而在大多数细胞中 HLA-Ⅱ类分子的表达可被诱导产生(如γ干扰素或白细胞介素 4 的刺激)。

在 HLA-DR 区域,染色体上 HLA-DRB 基因的数量不是恒定的,而是取决于单倍群(图 26-1)。所有个体都有 HLA-DRB1 基因,它和 HLA-DRA 基因一起编码了 HLA-DR1 到 DR18 的特异性。HLA-DRB3 基因存在于表达 DR11、DR12、DR13、DR14、DR1403、DR1404、DR17 和 DR18 的单倍型个体,它和 HLA-DRA 基因一起编码了 HLA-DR52 特异性。HLA-DRB4 基因存在于表达 DR4、DR7 和 DR9 的单倍型个体,它和 HLA-DRA 基因一起编码了 HLA-DR53 特异性。HLA-DRB5 基因存在于表达 DR15 和 DR16 的单倍型个体,也存在于极少一部分表达 DR1 的单倍型个体,它和 HLA-DRA 基因一起编码了 HLA-DR51 特异性。HLA-DRB1、HLA-DRB3、HLA-DRB4 和 HLA-DRB5 是仅有的能够表达β链的 HLA-DRB 基因,其余均为假基因。HLA-DRB1 基因座具有很强的多态性,HLA-DRB3、HLA-DRB4、HLA-DRB5 的多态性均低于 HLA-DRB1。

HLA-DQ 区域包括两个α链和两个β链基因:HLA-DQA1、HLA-DQB1、HLA-DQA2 和 HLA-DQB2,以及一个缩短的β链基因 HLA-DQB3。只有 HLA-DQA1 和 HLA-DQB1 能够表达功能正常的肽链组成 HLA-DQ 分子,其余基因座为假基因。HLA-DQA1 和 HLA-DQB1 都有很强的多态性,HLA-DQ 抗原的血清型主要取决于β链。HLA-DP 区域包括 4 个基因座,其中两个α链基因 HLA-DPA1 和 HLA-DPA2,两个β链基因 HLA-DPB1 和 HLA-DPB2。和 HLA-DQ 区域类似,只有 HLA-DPA1 和 HLA-DPB1 能够表达基因产物组成 HLA-DP 分子,HLA-DPA2 和 HLA-DPB2 为假基因。

HLA-Ⅱ类区域中位于 HLA-DR、DQ 和 DP 相邻区域的基因座被称为 DOB、DNA、DMA 和 DMB,其中 DMA 和 DMB 基因分别表达α和β多肽链。它们组成一种膜蛋白,被认为在抗原处理时 HLA-Ⅱ类分子和抗原肽的胞内结合过程中起到关键作用[14]。

抗原处理过程中具有重要功能的 TAP(抗原处理相关转运体)基因也位于 HLA-Ⅱ类区域。TAP1 和 TAP2 基因产物组成一种异源二聚体膜蛋白,将处理后的抗原肽向内质网转运。

26.1.3.3 HLA-Ⅲ类区域

HLA-Ⅱ类和 HLA-Ⅰ类区域之间有许多功能多样的基因,该区域被称为 HLA-Ⅲ类区域,其基因产物在结构和功能上都与 HLA-Ⅰ类和Ⅱ类分子不同,但其中有一些可能在免疫反应中具有功能,如补体因子 C2、C4 和 BF 的基因,以及肿瘤坏死因子α、淋巴毒素α/β、热休克蛋白 70 的基因,在 C4A 和 C4B 基因之间有编码 C21 羟化酶的基因,C21-B 基因座上的纯合删除或重复突变可导致先天性肾上腺皮质增生症(肾上腺生殖器综合征)。

26.1.3.4 HLA 多态性

HLA-Ⅰ类区域的 HLA-A、HLA-B、HLA-C 基因座及大部分 HLA-Ⅱ类基因座都具有高度多态性(表 26-2 和表 26-3)。

表 26-2 HLA-Ⅰ类等位基因[1]

HLA-A		HLA-B		HLA-C	
血清型[2]	等位基因[3]	血清型[2]	等位基因[3]	血清型[2]	等位基因[3]
A1	A*01:01-01:85	B7	B*07:02-07:124	Cw1	C*01:02-01:51
A2	A*02:10-02:301N	B8	B*08:01-08:69	Cw2	C*02:02-02:47
A3	A*03:01-03:117	B13	B*13:01-13:46	Cw3	C*03:02-03:108
A11	A*11:01-11:93	B14	B*14:01-14:21	Cw4	C*04:01-04:84
A23(9)	A*23:01-23:36	B15	B*15:01-15:221	Cw5	C*05:01-05:53
A24(9)	A*24:02-24:171	B18	B*18:01-18:59	Cw6	C*06:02-06:58
A25(10)	A*25:01-25:16	B27	B*27:01-27:79	Cw7	C*07:01-07:171
A26(10)	A*26:01-26:65	B35	B*35:01-35:160	Cw8	C*08:01-08:46
A29(19)	A*29:01-29:28	B37	B*37:01-37:28	-	C*12:02-12:51
A30(19)	A*30:01-30:51	B38(16)	B*38:01-38:27	-	C*14:02-14:29
A31(19)	A*31:01-31:49	B39(16)	B*39:01-39:63	-	C*15:02-15:48
A32(19)	A*32:01-32:31	B40	B*40:01-40:162	-	C*16:01-16:32
A33(19)	A*33:01-33:42	B41	B*41:01-41:18	-	C*17:01-17:08
A34(10)	A*34:01-34:09	B42	B*42:01-42:16	-	C*18:01-18:04
A36	A*36:01-36:05	B44	B*44:02-44:127		
A43	A*43:01	B45(12)	B*45:01-45:13		
A66(10)	A*66:01-66:16	B46	B*46:01-46:27		

续 表

HLA - A		HLA - B		HLA - C	
血清型[2]	等位基因[3]	血清型[2]	等位基因[3]	血清型[2]	等位基因[3]
A68(29)	A*68：01 - 68：72	B47	B*47：01 - 47：08		
A69(28)	A*69：01	B48	B*48：01 - 48：25		
A74(19)	A*74：01 - 74：15	B49(21)	B*49：01 - 49：16		
A80	A*80：01 - 80：02	B50(21)	B*50：01 - 50：13		
		B51(5)	B*51：01 - 51：109		
		B52(5)	B*52：01 - 52：23		
		B53	B*53：01 - 53：24		
		B54(22)	B*54：01 - 54：24		
		B55(22)	B*55：01 - 55：49		
		B56(22)	B*56：01 - 56：31		
		B57(17)	B*57：01 - 57：43		
		B58(17)	B*58：01 - 58：33		
		B59	B*59：01 - 59：05		
		B67	B*67：01 - 67：03		
		B73	B*73：01 - 73：02		
		B78	B*78：01 - 78：07		
		B81	B*81：01 - 81：05		
		-	B*82：01 - 82：03		
			B*83：01		

血清组：B14(B64,B65),B15[B70(71/72),B75,B62;B63],B40(B60,B61)

Bw4 表位包括：B5,B5102,B5103,B13,B17,B27,B37,B38(16),B44(12),B47,B49(21),B51(5),B52(5),B53,B57(17),B58(17),B59,B63(15),B77(15), A9,A23(9),A24(9),A2403,A25(10),A32(19)

Bw6 表位包括：B7,B703,B8,B14,B18,B22,B2708,B35,B39(16),B3901,B3902,B40,B4005,B41,B42,B45(12),B46,B48,B50(21),B54(22),B55(22),B56(22),B60(40),B61(40),B62(15),B64(14),B65(14),B67,B70,B71(70),B72(70),B73,B75(15),B76(15),B78,B81.

[1] 表格中数据截至 2011 年 3 月；[2] HLA 血清型与血清组；[3] 分子生物学分型(仅显示前两位分组)

表 26 - 3　HLA - Ⅱ类等位基因(DRB1)[1]

HLA - DR		HLA - DQ		HLA - DP	
血清型[2]	等位基因[3]	血清型[2]	等位基因[3]	血清型[2]	等位基因[3]
DR1	DRB1*01：01 - 01：34	DQ5(1)	DQB1*05：01 - 05：11	DPw1	DPB1*01：01
DR15(2)	DRB1*15：01 - 15：52	DQ6(1)	DQB1*06：01 - 06：43	DPw2	DPB1*02：01,02：02
DR16(2)	DRB1*16：01 - 16：18	DQ2	DQB1*02：01 - 02：06	DPw3	DPB1*03：01
DR3	DRB1*03：01 - 03：60	DQ3	DQB1*03：01 - 03：36	DPw4	DPB1*04：01,04：02
DR4	DRB1*04：01 - 04：95	DQ7(3)	DQB1*03：01	DPw5	DPB1*05：01
DR11(5)	DRB1*11：01 - 11：102	DQ8(3)	DQB1*03：02	DPw6	DPB1*06：01
DR12(5)	DRB1*12：01 - 12：26	DQ9(3)	DQB1*03：03	-	DPB1*08：01 - DPB1*132：01
DR13(6)	DRB1*13：01 - 13：113N	DQ4	DQB1*04：01 - 04：08		
DR14(6)	DRB1*14：01 - 14：109				
DR7	DRB1*07：01 - 07：21				
DR8	DRB1*08：01 - 08：42				
DR9	DRB1*09：01 - 09：11				
DR10	DRB1*10：01 - 10：03				
	DRB2*01：01				
DR52	DRB3*01：01 - 01：14				
	DRB3*02：01 - 02：25				
	DRB3*03：01 - 03：03				
DR53	DRB4*01：01 - 01：08				
	DRB4*02：01N - 03：01N				
DR51	DRB5*01：01：01 - 01：02				
	DRB5*01：03 - 01：06				

[1] 表格中数据截至 2011 年 3 月；[2] 血清组 DR3 包括 DR17、18；[3] HLA - DP 血清型(DPw1～DPw6)有 130 多个等位基因能够通过分子生物学方法测定

对单个HLA基因座在DNA水平的基因组序列差异进行分子遗传学分析可以发现HLA系统存在显著多态性。以往常用的血清学抗原分型方法目前只用于造血干细胞移植时组织配型试验的辅助分析，如排除分子生物学方法无法确定的无效等位基因[15]。为了区分分子遗传学和常规血清学方法，命名系统规定了基因座名称后星号(*)隔开的数字编码前两位代表主要组和(或)型，后续位数代表亚组和(或)亚型，还有其他位数特指等位基因之间不导致氨基酸序列改变、内含子或不表达(无效等位基因)的序列差异(表26-4)。

表26-4 HLA血清型和分子生物学分型命名规则修订版，以HLA-DR13和(或)不表达(N)或差异表达(L、S、Q)等位基因目录为例

血清型	基因座(A、B、C、DR、DQ)		抗原(1、2、3、4等)		
HLA-DR13	DR		13		
分子生物学类型	**基因座**	**主要等位基因群**	**等位基因亚群(氨基酸变异)**	**序列变异**	**非编码序列变异**
HLA-DRB1*1301	DRB1*	13	：01		
HLA-DRB1*13：01：02	DRB1*	13	：01	：02	
HLA-DRB1*13：01：01：02	DRB1*	13	：01	：01	：02
表达差异			无效(N)等位基因，不表达		
HLA-A*24：09N	A*	24	：09N		
表达差异			无效(N)等位基因，不表达		
			低(L)等位基因，表达降低		
HLA-A*30：14L	A*	30	：14L		
			分泌(S)等位基因，表达为可溶性抗原		
HLA-B*44：02：01：02S	B*	44	：02	：01	：02S
			疑问(Q)等位基因，存在导致表达丧失或降低的突变，但尚未被证实，故存在疑问		
HLA-A*32：11Q	A*	32	11Q		

HLA命名报告：http://hla.alleles.org/nomenclature/naming.html

随着已知等位基因数量的稳步增加，命名规则中增加了比号(：)来区隔不同的位数区域(如HLA-A*0101写作HLA-A*01：01)。此外，HLA-C基因座等位基因的分子生物学命名(如Cw*0103写作C*01：03)中去除了"w"(最初代表协作组)，但在血清学命名(抗原命名，如HLA-Cw3)中保留以区别补体系统。

HLA分子以共显性方式遗传和表达，个体在每个HLA基因座上都有不超过2个等位基因。HLA表型指HLA等位基因表达的整体情况，反映了父源和母源染色体上每个HLA基因座的等位基因遗传构成(图26-2)。HLA单倍型指多个HLA基因座(如HLA-A、HLA-B、HLA-DRB1)上HLA等位基因的构成情况，HLA基因型包括2个单倍型。

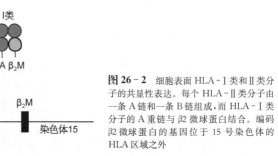

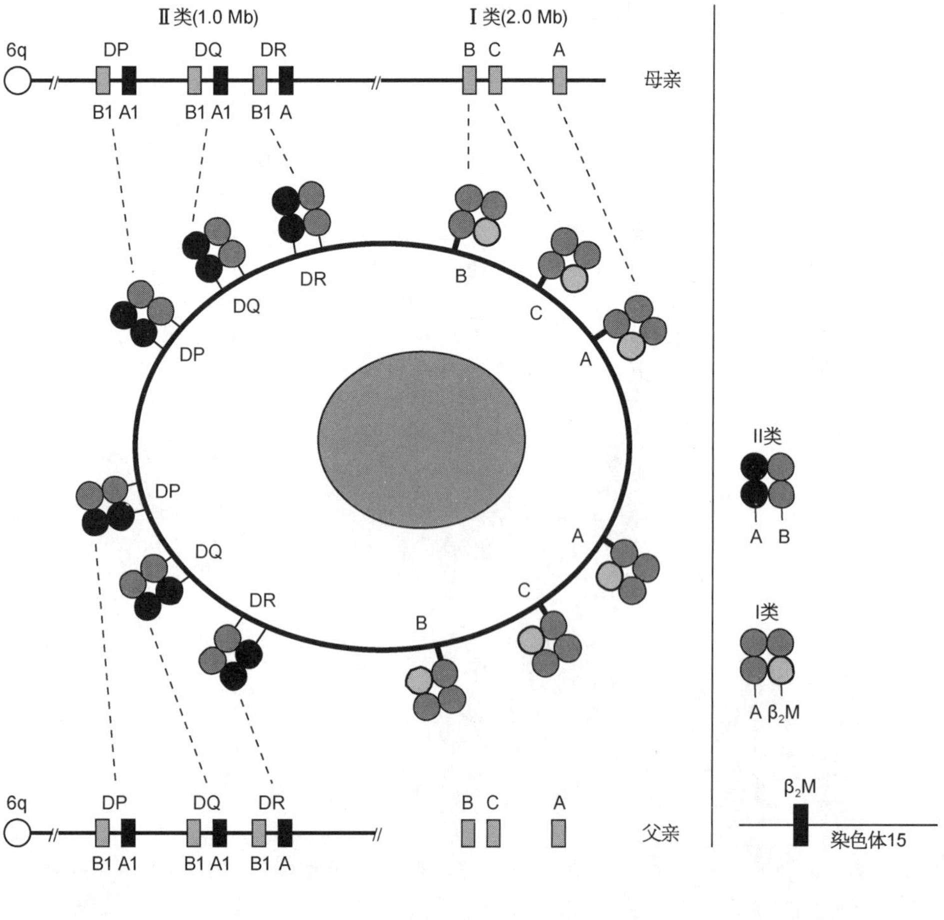

图26-2 细胞表面HLA-Ⅰ类和Ⅱ类分子的共显性表达。每个HLA-Ⅱ类分子由一条A链和一条B链组成，而HLA-Ⅰ类分子的A重链与β2微球蛋白结合。编码β2微球蛋白的基因位于15号染色体的HLA区域之外

HLA系统的基因重组率低于3%[16,17]。家系中父母HLA单倍型遗传给子女的过程遵循孟德尔原理(图26-3)。由于每个个体存在2种HLA单倍型(可能来自父母的单倍型总数不多于4种，其中父母各2种)，父母每方随机遗传1种单倍型给子女。由于每个子女分别遗传自父亲和母亲各1种单倍型，同胞兄弟姐妹之间有25%的概率拥有完全相同的全部2种单倍型。

拥有相同HLA基因型的同胞兄弟姐妹具有相同的HLA表型，即最大的HLA系统免疫一致性。父母各自仅有一种单倍型与子女相同，因此为HLA半相合。在器官移植中，HLA一致具有优势但并非必须，HLA基因型相同的同胞兄弟姐妹在造血干细胞移植时是最理想的供体/受体组合。

不同HLA基因座上通常存在许多不同的等位基因，这导致人群中大量可能的等位基因组合，因此无亲缘关系的个体之间通常具有不同的HLA表型。

HLA系统的另一个特征是特定人群中某些HLA表型的比率高于其他表型，而且不同HLA基因座之间存在显著的连锁不平衡(即某个基因座上的等位基因与另一个基因座上的相应等位基因共同出现的概率高于根据单倍型频率所预测的理论概率)，两种HLA单倍型共同出现的实际观察概率对比预测理论概率的偏离值被定义为Δ值，表示两种HLA单倍型之间连锁不平衡的程度[18]。

不同HLA单倍型之间连锁不平衡的分布情况也取决于特定人群(如欧洲人或东方人)，这造成特定人群之间单倍型频率，即特定HLA单倍型组合的发生可能存在差异。这种HLA单倍型频率差异最可能的原因是某种HLA单倍型在提呈病原体时的偏好被自然选择的结果。但是这种人群特异性HLA抗原频率的差异也可影响疾病关联程度及寻找非亲缘HLA相合造血干细胞或血小板供者的可能性。

26.1.4 HLA-Ⅰ类和Ⅱ类分子的分子结构

晶体学测定为HLA-Ⅰ类和Ⅱ类分子提供了准确的结构与相应功能的分析结果(图26-4)[5,8]。

HLA-Ⅰ类分子由一条45 kDa的糖基化多肽重链(α链)非共价结合于分子量12 kDa的β_2微球蛋白所构成(图18.12-1)。HLA-Ⅰ类分子的α链包含3个胞外结构域，自氨基端开始分别为α_1、α_2、α_3结构域，另有一个跨膜区(TM)和一个胞质区(ZP)，HLA-Ⅰ类基因的内含子/外显子区结构组织方式与此类似。每个胞外结构域大约有90个氨基酸，α_2和α_3结构域中分别有一处二硫键用于稳定一个包含63个(α_2)和86个(α_3)氨基酸的袢环结构。α_3结构域中的β折叠结构和β_2微球蛋白一样，都与免疫球蛋白恒定区高度同源。β_2微球蛋白也具有一处二硫键，用于连接α_2和α_3结构域，以稳定该异源二聚体膜蛋白的三级结构。在此构象状态下，β_2微球蛋白完全位于胞外，导致HLA-Ⅰ类分子仅通过α链锚定于细胞表面。α链上的α_3结构域是T细胞受体中CD8分子的主要结合位点。

α_1和α_2结构域则提供了HLA分子的抗原肽结合槽和T细胞受体的接触位点。抗原肽结合槽底部由8个反向平行的β折叠股组成平台结构，上覆2个反向平行的α螺旋形成结合槽的边沿。HLA-Ⅰ类分子抗原肽结合槽两端相对较近，只能容纳8～11个氨基酸长度的短肽片段(以9个氨基酸为主)。大多数HLA等位基因的氨基酸变异位点都在抗原肽结合槽中，结合槽内有一系列袋状和不规则结构可与抗原肽的氨基酸残基相互作用。因此HLA等位基因变异引起的抗原肽结合槽内氨基酸序列变化可导致HLA结合抗原肽能力的改变，从而影响抗原肽提呈方式和免疫反应的性质。

这种HLA抗原肽结合槽和抗原肽(MHC限制性)之间的简单相互作用代表了免疫反应基因调控中的基本结构机制。

HLA-Ⅱ类分子也由一条α重链(30～35 kDa)和一条β轻链(26～29 kDa)非共价结合形成异源二聚体结构[4]。HLA-Ⅱ类分子重链和轻链之间分子量的差异主要由不同的糖基化模式造成。每条链有2个胞外结构域(α_1、α_2和β_1、β_2)、一个跨膜区、一个胞质区，其基因结构中也存在上述分区。类似HLA-Ⅰ类分子中的α_3结构域和β_2微球蛋白，HLA-Ⅱ类分子中结合于膜上的α_2和β_2结构域也起到了稳定异源二聚体构象的作用，这两个结构域的结构都类似免疫球蛋白恒定区。

与HLA-Ⅰ类分子不同，HLA-Ⅱ类分子的β_1和β_2结构域都参与了和T细胞受体中CD4分子的结合。HLA-Ⅱ类分

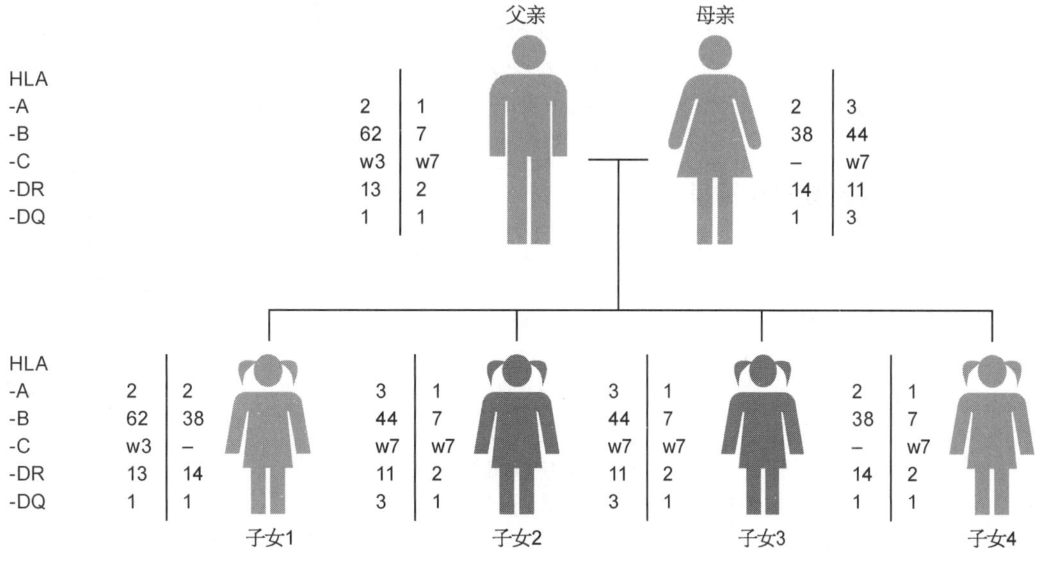

图26-3 家系中的HLA单倍型分离。父母共有4种不同的单倍型遗传给子女，因此两个子女HLA同型(遗传了同样的HLA区域)的概率为25%，图中为子女2和3。子女HLA半相合(子女4与子女2和3)的概率为50%，完全不同(子女1与子女2和3)的概率为25%

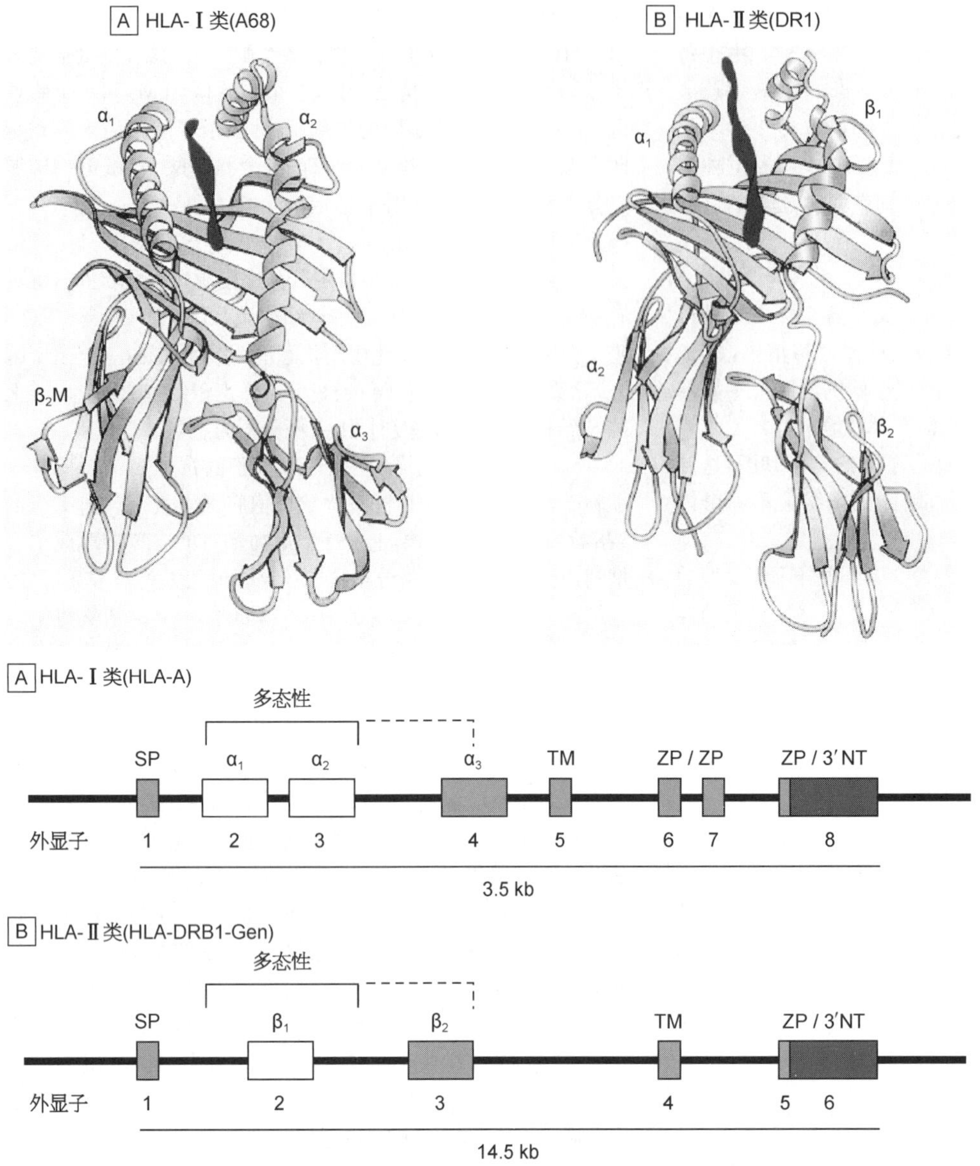

图 26-4 HLA-Ⅰ类(A. HLA-A68)和Ⅱ类(B. HLA-DR1)分子结构和基因构象。A. 多肽(深灰)结合于两个C螺旋和抗原肽结合槽底部β折叠结构之间。尽管HLA-Ⅰ类(α_1、α_2、α_3、β_2微球蛋白)和Ⅱ类(α_1、α_2、β_1、β_2)分子结构域组织存在差异，其分子结构则非常相似[10]。HLA-Ⅰ类分子结合8～11个氨基酸的肽段，其氨基端和羧基端均深埋于抗原肽结合槽中。
与此不同的是，HLA-Ⅱ类分子结合12～25个氨基酸的肽段，两端均突出抗原肽结合槽外。由于抗原肽是与特殊序列模式结合，特定位置存在的特定氨基酸对结合必不可少。这些位置取决于HLA分子间的等位基因序列差异[5]。B. HLA-Ⅰ类和Ⅱ类基因的外显子/内含子结构。SP，信号肽；TM，跨膜区；ZP，胞质区；3′NT，3′非翻译区

子的抗原肽结合槽由α_1和β_1结构域组成，形态与HLA-Ⅰ类分子相似，也由β折叠结构上覆2个α螺旋形成。但与HLA-Ⅰ类分子不同的是，HLA-Ⅱ类分子的抗原肽结合槽两端不封闭，可以结合较长的肽段(11～25个氨基酸)，而肽段的末端可从结合槽两端伸出。和HLA-Ⅰ类分子一样，大多数HLA-Ⅱ类分子等位基因引起的氨基酸序列变异也在抗原肽结合槽中。

26.1.5 抗原处理和提呈

HLA分子与抗原肽的结合是HLA异源二聚体稳定形成的先决条件，结合过程自胞内HLA分子形成时就已开始。HLA-Ⅰ类和Ⅱ类分子都采用了一种非常复杂的机制来达成这个目的，该机制可以根据不同HLA分子的结合能力来产生长度不同的肽段，产生的肽段可以进入HLA分子的抗原肽结合槽。该机制还可以将不同HLA类别的抗原处理过程分隔在细胞内不同区域进行[13,14]。由于这个复杂的胞内机制包括内源性和外源性抗原肽的处理和后续提呈，HLA分子对胞内外空间起到重要的持续监测作用。

胞内大多数主要由HLA-Ⅰ类分子提呈的胞质和核蛋白通过胞质中多种具有催化功能的蛋白酶复合物进行酶促降解，这些复合物称为蛋白酶体。蛋白酶体产生的肽段通过ATP依赖性主动转运经TAP1/2异源二聚体进入内质网(ER)，在内质网中肽段被装载到HLA分子上，随后HLA-肽段复合物被转运至细胞膜进行表达。由于蛋白质降解在蛋白酶体进行且肽段转运通过TAP分子，HLA-Ⅰ类分子提呈的肽类大部分来自细胞质，这解释了为何大多数病毒抗原和许多肿瘤抗原都由HLA-Ⅰ类分子提呈。

在巨噬细胞和树突状细胞中，胞外蛋白质也可以通过一种特殊的细胞内吞机制进入胞质，从而经HLA-Ⅰ类分子提呈。

与HLA-Ⅰ类分子不同，HLA-Ⅱ类分子主要结合通过细胞内吞进入细胞胞外蛋白的肽段。当胞外蛋白由内体被转运到溶酶体内时，会被多种蛋白酶所降解，因此HLA-Ⅱ类分子与肽段的结合主要发生在溶酶体内，仅有一小部分在内体中。

类似于HLA-Ⅰ类分子，只有那些能够最大程度稳定

HLA 异源二聚体的肽段才能进入 HLA－Ⅱ类分子的抗原肽结合槽。结合了抗原肽的 HLA－Ⅱ类分子随后被表达于细胞表面，将结合的肽段提呈给 T 细胞。除了主要处理和提呈胞外抗原肽以外，HLA－Ⅱ类分子还能够提呈进入内体处理流程的胞质蛋白。

HLA－Ⅰ类和Ⅱ类分子交叉提呈胞外和胞内抗原肽的能力为机体防御多种形式的病原体提供了额外的保护，也提示抗原处理和提呈在免疫反应控制方面的特殊意义。

26.1.6 可溶性 HLA 抗原

相比已经得到阐明的膜表面 HLA 分子，我们对可溶性 HLA－Ⅰ类(sHLA－Ⅰ)或Ⅱ类(sHLA－Ⅱ)抗原的功能仍所知甚少。除了蛋白降解和膜表面脱落之外，可溶性 HLA 抗原还通过 RNA 转录本的选择性剪切生成[19,20]。

多项研究指出可溶性 HLA 抗原具有免疫调控作用[21]。已经发现可溶性 HLA－Ⅱ类抗原可干扰 HIV－1 感染，还可能引起自身反应性 T 细胞失能或诱导 T 细胞凋亡，从而可能在自身免疫性疾病中诱导耐受。与此类似，可溶性 HLA－Ⅰ类抗原可诱导自身反应性细胞毒性 T 细胞凋亡。血清可溶性 HLA－Ⅰ类抗原水平升高与移植物抗宿主病[22]和器官移植后急性排斥反应的发生[23-25]有关。可溶性 HLA－Ⅰ类抗原可结合 NK 细胞受体，从而抑制其杀伤活性[26,27]。多种自身免疫性疾病中都发现可溶性 HLA 抗原的变化[28]，但可溶性 HLA 抗原的临床诊断意义尚未明确。

26.1.7 HLA 与药物不良反应预警(阿巴卡韦诱发的超敏综合征)

首次采用核苷反转录酶抑制剂阿巴卡韦抑制 HIV 病毒复制的患者中有高达 5% 可发生严重的免疫性超敏反应[29,30]。症状一般在治疗开始后数日到 6 周内出现，如不终止治疗可危及生命。这种约在 5% 患者中发生的不良反应称为阿巴卡韦诱发的超敏综合征，该综合征无体外诊断试验，但和 HLA－B*5701 等位基因存在很强相关性。

根据目前资料，如 HLA－B*57：01 检测为阴性，可排除免疫性超敏反应的诊断，因为这种阿巴卡韦诱发的超敏反应只发生在该等位基因携带者中。HLA－B*57：01 检测阳性者禁用阿巴卡韦，因此在首次诊断或换用包含阿巴卡韦的治疗方案前都应该进行 HLA－B*57：01 检测。

26.2 HLA 分子在自身免疫性疾病实验室诊断中的应用

26.2.1 引言

自身免疫反应的原因复杂，尚未完全明确，但多数情况下有环境和遗传因素的参与。有趣的是，一部分自身免疫性疾病与特定 HLA 等位基因存在明确相关性(表 26－5)。自身免疫性疾病中存在对自身反应性 T 细胞的长期刺激，导致其持续清除携带自身抗原的细胞直到引起组织损伤。

表 26－5 HLA 分型与部分疾病的相关性

疾病	HLA 类型	相对危险度
风湿/皮肤疾病		
- 强直性脊柱炎(Bekhterev 综合征)	HLA－B27	87.4
- 尿道-眼-关节炎综合征(Reiter 关节炎)	HLA－B27	37.0
- 急性虹膜睫状体炎	HLA－B27	10.4
- 志贺菌关节炎	HLA－B27	20.7
- 沙门菌关节炎	HLA－B27	17.6
- 耶尔森菌关节炎	HLA－B27	17.6
- 淋球菌关节炎	HLA－B27	13.9
- 幼年型慢性多关节炎	HLA－B27	3.2
- 幼年型寡关节炎	HLA－DR8	9.9
	HLA－DPB1*0201	6.0
- 类风湿关节炎	HLA－DR4	4.2
	HLA－DRB1*0401/*0404/*0408	6～14
	HLA－DRB1*0101/*0102	1～2
	HLA－DRB1*1001	
	HLA－DRB1*1402	1～2
- Felty 综合征	HLA－DR4	
- 银屑病关节炎	HLA－B27	4.0
- 寻常型银屑病	HLA－B13	4.7
	HLA－B17	4.7
	HLA－Cw6	13.3
- 白塞病	HLA－B51	3.8
- 疱疹样皮炎	HLA－DR3	15.4
	HLA－B8	8.7
- 干燥综合征	HLA－DR3	9.7
- 寻常型天疱疮	HLA－DR4	
	HLA－DRB1*0402	14.4
- 系统性红斑狼疮	HLA－DR3	5.8
	HLA－B8	2.8
- 干燥综合征	HLA－DR3	9.7
内分泌疾病		
- 1 型糖尿病	HLA－DR3	3.3
	HLA－DQB*0201	2.4
	HLA－DR4	6.4
	HLA－DQB1*0302	9.5
	HLA－DR2	0.19
	HLA－DRB1*1501	
	HLA－DRB5*0101	
	HLA－DQB1*0602	0.15
- 原发性慢性肾上腺皮质功能不全(Addison 病)	HLA－DR3	6.3
	HLA－DQ2	
	HLA－DQB1*0201－DQA1*0501	
	HLA－DQ8	
	HLA－DQB1*0302－DQA1*0301	
	HLA－B8	3.9
- 桥本甲状腺炎	HLA－DR11	3.2

续 表

疾病	HLA 类型	相对危险度
- 产后甲状腺炎	HLA - DR4	5.3
- 亚急性甲状腺炎	HLA - B35	13.7
胃肠疾病		
- 乳糜泻(麸质肠病)	HLA - DR3	10.8
	HLA - DQB1*0201	
	HLA - DQA1*0501	
	HLA - DR7,11	6～10
	HLA - DR7 - DQB1*0201	
	HLA - DR11 - DQA1*0501	
- 遗传性血色病	HFE 基因突变 C282Y	387
肺-肾疾病		
- 特发性膜性肾小球肾炎	HLA - DR3	12.0
- IgA 肾病	HLA - DR4	4.0
- Goodpasture 综合征	HLA - DR2	15.9
- 金制剂引起的肾损伤	HLA - A1	9.0
	HLA - B8	14.0
	HLA - A1 + B8 + DR3	28.9
- 慢性外源性过敏性肺泡炎	HLA - DR6	16.5
神经系统疾病		
- 多发性硬化症	HLA - DR2	4.1
	HLA - DRB1*1501	
	HLA - DRB5*0101	
	HLA - DQB1*0602	
- 视神经炎	HLA - DR2	2.4
- 重症肌无力	HLA - DR3	2.5
	HLA - B8	3.4
- 发作性睡病	HLA - DR2	169
	HLA - DRB1*15	
	HLA - DQB1*0602 - DQA1*0102	
其他疾病		
- 鸟枪弹样脉络膜视网膜病变	HLA - A29	109
- 疟疾	HLA - B53	0.61
	HLA - DRB1*1302 - DQB1*0501	
- 斑秃	HLA - DR4 + HLA - DR11	6.1
	HLA - DQB1*0301	

HLA 分子通过多种机制导致自身反应性 T 细胞的出现：

- 胸腺 T 细胞发育过程中对自身反应性 T 细胞的阴性选择不足。自身反应性 T 细胞通常在胸腺发育过程中通过与 HLA 分子和自身抗原接触而被清除(图 21.1 - 7)。但是 HLA 等位基因引起的分子结构改变可能降低 T 细胞与 HLA 分子的亲和力，从而导致自身抗原肽提呈不充分。
- HLA 抗原肽结合槽部位的等位基因特异性改变及所引起的肽段选择偏好变化可能导致对某些入侵病原体肽段的提呈，这些病原体肽段和特定 HLA 的组合可能影响正常情况下抑制自身免疫的调节性 T 细胞活性。
- 病原体和 HLA 分子在结构上的相似性可能导致感染引起的自身免疫性疾病，该机制称为分子模拟。
- 膜表面表达的 HLA 分子的变化可能改变 Th1 和 Th2 细胞及其分泌的细胞因子之间的平衡。事实上 HLA 分子基因启动子区域保守序列中存在一些等位基因特异性的差异，可能影响转录效率，如在 HLA - DRB1 和 DQB1 等位基因中。除了 HLA 分子的功能，某些自身免疫性疾病也可由疾病相关 HLA 分型和致病基因之间的连锁不平衡所造成，如 HLA - A3 与血色病。

26.2.2 疾病关联评价的统计学方法

疾病关联是通过比较某个等位基因在患者和健康对照中的频率来计算的[31]。这种方法采用基于四格或多格表的卡方检验对某一等位基因阳性的患者和对照进行比较。计算时需要准备一个包含各等位基因在患者和对照中的绝对频数的四格表。

	患者组	对照组	总共
等位基因阳性	a	c	$a+c$
等位基因阴性	b	d	$b+d$
总共	$a+b$	$c+d$	$N=a+b+c+d$

卡方检验假设实际频数和预期值之间的差异没有关联。每格中的频数值不能小于 5，总频数值应大于 50。四格表情况下该检验的自由度为 1，卡方值根据以下公式计算：

$$X^2=\frac{(a\times d-b\times c)^2\times N}{(a+b)(c+d)(a+c)(b+d)}$$

$$N=a+b+c+d; FG=1$$

a，患者组中具有等位基因的例数；b，患者组中不具有等位基因的例数；c，对照组中具有等位基因的例数；d，对照组中不具有等位基因的例数；N，患者组与对照组的总例数

如总数小于 50，推荐使用 Yates 校正将卡方值趋于保守，公式如下：

$$X^2=\frac{(a\times d-b\times c-N/2)^2\times N}{(a+b)(c+d)(a+c)(b+d)}$$

$$N=a+b+c+d; FG=1$$

卡方值可根据显著性水平分类(p 指概率值)，以下分类用于未校正 p 值：

$3.84<p<6.64$(51 654%水平)：可能显著
$6.64<p<10.83$(1%水平)：显著
$10.83<p$(0.1%水平)：非常显著

对于随机发生显著性偏离的可能性(Ⅰ类错误)，需要根据比较次数对 p 值进行校正，公式如下[p_u，未校正 p 值；p_c，校正 p 值；n，比较次数(如现有 HLA - DRB1 等位基因的数量)]：

$$p_c=1-(1-p_u)^n$$

相关性强度是通过计算相对危险度(RR)和(或)比值比(OR)的 5%～95%置信区间来评价[32,33]。相对危险度指与不

携带某个疾病相关等位基因(如 HLA-DRB1*04)的个体比较，携带该等位基因的个体发生相关疾病的危险度。相对危险度根据 Woolf 公式计算[34]：

$$RR = \frac{a \times d}{b \times c}$$

病因分值(EF，即归因危险度 AR)或预防分值(PF)是另两个用于估计人群中某因素对疾病遗传风险贡献度的计算指标[34]。EF 值从小于 0.0 到不大于 0.99，指遗传因素对相应疾病的贡献度；PF 值从 1.0 到 0.0，指 HLA 抗原对相应疾病的预防效应。除了计算 EF 和 PF 值估计相关性强度，阳性预测值(PPV)和(或)阴性预测值(NPV)可在分析两个或两个以上基因座时使用，公式如下[35]：

$$EF = \frac{RR-1}{RR} \times Fp \qquad (RR>1)$$

$$PF = \frac{(1-RR) \times Fp}{RR \times (1-Fp) + Fp} \times Fp \qquad (RR<1)$$

$$Fp = 患者组中具有等位基因病例的频率 = \frac{a}{(a+b)}$$

$$PPV = \frac{a}{(a+b)};NPV = \frac{d}{(c+d)}$$

26.2.3 HFE 基因在遗传性血色病中的诊断价值

HFE1 基因位于 6 号染色体上的主要组织相容性复合物中，基因克隆和序列分析证明 HFE1 上的基因突变与 1 型遗传性血色病的发生有关[36]。这种 HLA-A3/B7 相关疾病可导致体内铁过载[37]。遗传性血色病患者中 70%～90%存在 HFE 基因纯合点突变。HFE 基因编码 282 号氨基酸位点的序列中发生了鸟嘌呤到腺嘌呤的单碱基转换，导致 282 号密码子编码的半胱氨酸变为酪氨酸(C282Y)，此突变造成 HFE 蛋白与 β_2 微球蛋白解离，使完整的 HFE 蛋白无法表达于膜表面。另两个与疾病有关的点突变是 H63D(核苷酸序列 187 位鸟嘌呤颠换为胞嘧啶，氨基酸序列 63 位组氨酸变为门冬氨酸)和 S65C(核苷酸序列 193 位腺嘌呤颠换为胸腺嘧啶，氨基酸序列 65 位丝氨酸变为半胱氨酸)，这两个突变的携带者可导致疾病风险增加，尤其是在另一条染色体上同时存在 C282Y 突变时。除了一系列其他 *HFE* 突变外，E168X(168 位密码子，谷氨酸变为终止密码子)也具有临床相关性，其终止密码子的产生可导致 HFE 蛋白合成过早中断，失去基因的功能性表达(无效等位基因)。

E168X 和另一染色体上的 C282Y、H63D 或 S65C 突变共存(复合杂合子)也增加了疾病风险[38]。E168X 纯合突变携带者尚未被发现。*HFE* 基因突变检测可通过 PCR 扩增相应 *HFE* 基因区域，随后采用限制性酶切或序列特异性寡核苷酸杂交来确定序列变异位点。

26.3 HLA 系统与移植

26.3.1 器官移植

实体器官移植是治疗严重器官功能不全的必要措施。移植的决定性标准除了 ABO 血型相容性，根据移植器官的种类，还包括 HLA 系统的组织相容性(表 26-6)。影响植入物存活的因素包括 ABO 血型系统天然同种抗体所致超急性排斥反应的预防，也包括避免在已经存在 HLA 同种抗体或 HLA 等位基因部分配合的情况下进行移植(移植协作组研究)。

表 26-6 肾脏移植后平均器官生存期

供者 HLA 相容性	器官生存期(年)*
HLA 相合同胞	28.4
单倍体相合父母	16.1
死亡捐献者供肾[54]	13.6
HLA(A、B、DR)相合尸体供肾	17.0
抗原全不相合尸体供肾	11.3

*移植协作研究数据，K-15103-0711，K-21103-0711

肾脏移植提供了令人信服的证据指出，尽管免疫抑制治疗进展很快，但器官移植中仍需考虑到 HLA 系统。HLA 相合同胞供者来源肾脏的生存期显著高于父母来源的半相合或无关供者来源的 HLA 相容肾脏，这种移植物存活上的差异在长期随访中尤为显著。组织相容性评价中使用低分辨 HLA 分型，即报告中仅检测到 HLA-A、HLA-B 和 HLA-DRB1 基因座的前两位水平(如 HLA-DRB1*01)。为改善组织相容性，尤其是已经存在 HLA 抗体的情况下，欧洲器官移植基金会分型顾问委员会(TTAC)推荐在分配供者器官时加测 HLA-C 和 HLA-DQB1 等位基因。

HLA 分型采用分子生物学方法，患者的分析结果应采用重新采集的血液样本进行二次确认。如首次分析的组织分型结果中在器官分配相关基因座仅见一个等位基因(疑似纯合子)，应进行家系分析或进一步分子生物学分析(如高分辨分型)。

HLA 相容性在肾脏移植和肾胰联合移植中具有至关重要的作用。心脏、肺或小肠移植受体若已致敏，器官分配过程中应考虑到 HLA 抗体特异性。HLA 相容性在其他实体器官移植和(或)未致敏的心脏或肺移植中重要性较低，因为心脏或肺移植时最重要的是缺血时间，其间进行 HLA 等位基因检测将延长缺血时间。

除了匹配供(活体供者或尸体器官)受体 HLA 等位基因外，对已有 HLA 同种抗体的检测是预防急慢性排异反应的另一重要方面。与已经存在的 ABO 血型抗体类似，HLA 同种抗体可以导致急性或超急性排斥反应。为避免这种严重并发症，等待移植的患者需要定期检测 HLA 抗体(每隔 120～180 天)。

HLA 抗体检测采用血清学方法如淋巴细胞毒试验(LCT)、ELISA 固相法、Luminex 微球法及流式细胞术。已致敏的患者一般采用 LCT 或固相法确定抗体特异性。

HLA 抗体检测结果记录在跨地区移植组织(如欧洲器官移植基金会)的中心数据库中，在分配器官时根据器官类型用于配型参考。HLA 抗体阳性患者血清样本在不同国家的移植实验室之间可以全天转运以用于白细胞血清学交叉配型，相应的 HLA 抗体阴性受体血清样本则保存于地区实验室中。这些用于保证血清样本进行诊断试验和器官相容性评估的精细物流程序使得直接选择 HLA 匹配的器官受体成为可能，从而大大提高了移植物生存期。

26.3.2 造血干细胞移植

造血干细胞移植对供受体之间的免疫配型提出了特殊的挑战，它一般作为治疗的最后步骤，包括完全去除病变（白血病）骨髓并以来自供者的健康造血干细胞移植物替代，最终产生免疫和造血系统被替代的嵌合体患者。因此植入的新免疫系统必须尽最大可能与受体相匹配，以防止发生严重甚至致命的排异反应（表 26－7）。

表 26－7　首次同种异体造血干细胞移植前高级分子生物学 HLA 分型适应证

适应证与分期
白血病 - 急性髓系白血病（AML）：首次及非首次完全缓解 - 急性淋巴细胞白血病（ALL）：首次及非首次完全缓解 - 慢性髓系白血病（CML）：首次及非首次完全缓解 - 骨髓增生异常综合征（MDS）及由其转变而来的急性白血病 - 骨髓增殖综合征（MPS） - 慢性淋巴细胞白血病（CLL）
淋巴增殖性疾病 - 浆细胞病：多发性骨髓瘤等 - 霍奇金病 - 非霍奇金淋巴瘤
实体肿瘤 - 神经母细胞瘤 - 软组织肿瘤 - 乳腺癌 - 尤因肉瘤 - 肾癌 - 黑色素瘤 - 其他实体肿瘤
非肿瘤性疾病 - 骨髓造血障碍：重型再生障碍性贫血等 - 血红蛋白病：地中海贫血和其他原发性免疫缺陷症 - 先天性代谢缺陷症
其他 - 自身免疫性疾病

根据德国造血干细胞移植登记系统（DRST）

与实体器官移植中移植物排斥由受体免疫系统（宿主抗移植物反应，HVG）介导相反，造血干细胞移植物可被受体抗原所激活，产生移植物抗宿主反应（GVH）。除了移植物抗宿主反应，造血干细胞移植也存在宿主抗移植物反应，但由于患者一般接受了强烈的预处理治疗以去除自身造血组织，其程度较轻。在移植物抗宿主反应中，患者的体内结构如肠道、皮肤、黏膜和肝脏会受到植入的同种异体免疫系统攻击，取决于攻击强度的差异，可导致器官衰竭，也可因黏膜损伤造成严重的渗出性炎症性肠病和继发感染。

但中等程度的移植物抗宿主反应也可见于 HLA 匹配者，此时这种反应其实是有益的，因为反应程度临床可控，而且可以通过植入的免疫细胞对患者残留白血病细胞的攻击（移植物抗白血病反应，GVL）而降低疾病复发风险。

HLA 系统的显著多态性对选择 HLA 匹配的造血干细胞供者提出了特殊要求，理想供者是 HLA 基因型匹配个体，根据遗传规则在患者同胞兄弟姐妹中有 25%概率可以找到。为确定基因型，患者的父母和同胞兄弟姐妹都需要进行检测。如果核心家庭中未找到基因型匹配供者，其他亲属（如叔伯姨姑、表兄妹等）也可以进行检测，但发现 HLA 匹配供者的概率很低。所以如果核心家庭中缺少供者，寻找 HLA 匹配供者的方向会马上扩展到非亲缘志愿捐献者中。

免疫遗传学供者选择和造血干细胞移植不良反应治疗方面的进展使得目前无论是 HLA 基因型匹配的同胞或其他亲缘供者还是非亲缘供者都能实现较好的移植效果。

需要注意的是，非亲缘供者的配型仅限于本人 HLA 表型，并未检测其家系成员，因此对 HLA 分型精度要求更高以保证相容性。实际操作中对非亲缘造血干细胞供者的 HLA－A、B、C、DRB1 和 DQB1 基因座都要进行高分辨（4 位，如 HLA－A*02：01、03：01）分子生物学分型[39]。这种情况下需要采用复杂而精细的分子生物学方法（如测序、延长杂交或扩增技术）来区分众多 HLA 多态性。

临床对 HLA 以上 5 个基因座相容性的评价基于所分析等位基因的 10/10 匹配度（每个 HLA 基因座有两个等位基因），有时还需要对 HLA－Ⅰ类等位基因结构（尤其是 HLA－C）及 NK 细胞受体（KIR）进行补充分析[40,41]。这时在 NK 细胞/T 细胞介导免疫反应基础上的 HLA 结构错配可导致干细胞移植后生存的获益[42,43]。

目前全世界已经登记的造血干细胞捐献志愿者有 1 700 万人，其中德国有 400 多万人。在没有亲缘供者的造血系统疾病患者中有 80%～90%可以在世界骨髓库（BMDW）和德国骨髓库（ZKRD）中找到 HLA 匹配的非亲缘供者。根据疾病类型、分期和年龄，白血病的治愈率（5 年无复发）可以达到 30%～90%，血红蛋白病（如 β 地中海贫血的纯合子患者）等遗传性血液病的治疗成功率可达 90%以上。原发性免疫缺陷病（如重症联合免疫缺陷，SCID）患者也可实现类似的生存率，尤其是在还未发生严重感染时就进行造血干细胞移植的患者中。

26.3.3 输血医学中的应用

在输血医学中，HLA 系统分型在输血不良反应的鉴别和细胞成分的应用方面具有重要价值。这种情况下，我们注意的焦点是含有残留白细胞的血液成分在输注之后产生的同种免疫问题，这些残留白细胞在采用全血分离离心的血液成分（如红细胞、血小板、血浆）生产过程中无法完全去除。

血液细胞成分（红细胞和血小板）生产过程中白细胞滤除方法以及相应过滤系统的使用已经显著降低了同种免疫发生率，一般认为白细胞含量至少要达到 5×10^6（免疫原性白细胞载量浓度，CILL）才会产生细胞毒性抗体。

现代白细胞滤除系统或单采技术可将血细胞产品中的残留白细胞降至 5×10^6 以下，从而显著低于免疫原性白细胞载量浓度。但既往已经致敏的患者在输注血小板后可能导致 HLA 抗体再次出现[44,45]。

除了人类中性粒细胞抗体（HNA），HLA 抗体也可导致免疫性输血相关急性肺损伤（TRALI）。为控制这种严重甚至致命的不良反应，德国输血工作组发布了推荐指南，其上级联邦机构 Paul Ehrlich 研究所则发布了针对献血者的操作流程，通过询问病史和诊断试验来预防含有 HLA 或 HNA 抗体的血液制品用于输注。

26.3.3.1 血小板输注

除了血型抗原(特别是 ABH 系统血型抗原)和人类血小板抗原(HPA)，血小板表面还表达 HLA－Ⅰ类抗原。由于 ABO 抗原含量低，ABO 不相容的血小板输注(如 A 输注给 O)很少造成血小板恢复时间的减少。一般不会发生急性和溶血性输血反应，不需要红细胞交叉配型。但是血小板悬液中可能残留少量红细胞，选择输注血型时如条件允许应考虑到 RhD 抗原。

HLA－Ⅰ类抗体和 HPA 抗体的同种免疫具有临床意义[46]，可导致输注后血小板计数升高显著低于预期，即输注无效。血小板输注无效多见于反复输注血小板的患者，并可在相当长的一段时间里(如化疗或造血干细胞移植后)反复发生，此外也容易发生在有妊娠史的女性患者中。

血小板输注无效的定义是输注血小板后连续(至少 2 次)发生无法达到预期血小板计数增幅的情况，通过计算校正增加值 CCI 来评价，公式如下：

$$\text{CCI} = \frac{\text{血小板计数的增长}(\times 10^9/\text{L}) \times \text{体表面积}}{\text{血小板输注数量}(\times 10^{11})}$$

输注 1 h 后 CCI 低于 $5\times 10^9/\text{L}$ 可认为存在输注无效。

血小板输注无效的鉴别诊断需要考虑免疫性因素如 HLA 或 HPA 同种抗体，也需要考虑非免疫性因素如发热、脓毒症、抗生素治疗、弥散性血管内凝血、脾肿大等。如检测出 HLA 和(或)HPA 抗体，应寻找 HLA 和(或)HPA 匹配的血小板供者，为此数个输血医学部门已经登记了大量进行了 HLA 和(或)HPA 分型的潜在血小板供者。白细胞血清学交叉配型可用于评价输注成功与否，尤其是在无 HLA 匹配供者的情况下。

26.3.3.2 中性粒细胞输注

由于供者可以使用粒细胞生长因子(G－CSF，粒细胞集落刺激因子，非格司亭)预处理并在单采产品中得到显著增加的中性粒细胞成分，目前中性粒细胞输注的重要性有所增加[47,48]。中性粒细胞输注的指征包括重度中性粒细胞缺乏($<0.5\times 10^9/\text{L}$)患者发生感染进展时，或用于粒细胞缺乏患者存在危及生命的细菌或真菌感染风险时的预防性治疗，罕见的先天性中性粒细胞功能障碍患者在发生感染进展时也可从中性粒细胞输注中获益[49]。

粒细胞制品一般含有较多的红细胞，因此应 ABO 和 Rh 相容输注，并需要预先进行红细胞血清学交叉配型。输注前也需要进行白细胞交叉配型和白细胞抗体检测。白细胞相容性检测的目的是避免非溶血性发热性输血反应、肺部反应和输注无效。粒细胞制品在输注前必须以 30 Gy 的平均剂量进行辐照处理。

粒细胞输注无效的原因包括 HLA 抗原和粒细胞特异性抗原同种致敏，也包括发热、脓毒症、脾肿大等非免疫性因素。输注后 4～8 h 粒细胞计数增幅是否达到每千克体重($1.5\sim 3.5)\times 10^8$ 可作为输注无效的判断阈值，增幅低于 $5\times 10^8/\text{L}$ 提示免疫性输注无效，尤其是在患者临床无明显非免疫性因素时。

26.3.3.3 非溶血性发热性输血反应(FNHTR)

非溶血性发热性输血反应是由受者体内针对细胞性血液成分(血小板、红细胞和白细胞制品)中残留白细胞产生的抗体及血液制品储存过程中释放的细胞因子所引起。临床症状包括发热、寒战、中度呼吸困难，鉴别诊断需除外溶血性输血反应，需检测 HLA、HPA(血小板)、HNA(粒细胞)同种抗体。

26.4 检测方法

HLA 分型可采用血清学或分子生物学方法。血清学分型的基础是 Paul Terasaki(寺崎)发明的淋巴细胞毒试验，通过抗体(抗血清)来检测 HLA 抗原，这种方法反过来也可以用于检测 HLA 特异性抗体。由于其相对方便且稳定，目前用于临床 HLA 特异性抗体检测，也是白细胞血清学交叉配型的标准方法。

用于检测 HLA－Ⅰ类和Ⅱ类等位基因的血清学方法由于检出率低且很难获得足够的抗血清用于分型，目前已逐渐被分子生物学方法取代。检测 HLA－Ⅰ类等位基因的分子生物学方法目前用于大规模常规诊断。分子生物学方法的应用也降低了细胞学分型方法的重要性，混合淋巴细胞培养在组织相容性评价中已经完全被 HLA－Ⅰ类等位基因的高分辨分子遗传学分析所取代。以下将对主要的血清学和分子生物学试验方法进行介绍。

26.4.1 微量淋巴细胞毒试验用于 HLA 血清学分型

原理：微量淋巴细胞毒试验(标准 NIH 方法)是基于 HLA 特异性抗体所引起的补体介导的淋巴细胞溶解[50]。抗体只有在相应抗原存在的情况下才能结合到淋巴细胞膜上。微量淋巴细胞毒试验依赖于补体(补体介导细胞毒试验)，是 HLA－Ⅰ类和Ⅱ类等位基因血清学分型及 HLA 抗体检测的基础，补体成分被 IgG(IgG_1、IgG_2、IgG_3)和 IgM 免疫复合物激活，随后在 HLA 特异性抗体作用下介导淋巴细胞毒，而特定染料(如伊红、吖啶橙、溴乙啶)可进入被破坏细胞的细胞膜。

采用免疫磁珠(IMB)和荧光染料可以对 HLA－Ⅰ类(T 细胞)和Ⅱ类(B 细胞)进行快速、清晰和特异性的分型。聚苯乙烯材质的免疫磁珠表面包被有单克隆 CD2 抗体，所用的抗血清主要来自多克隆人类血清，也有数种单克隆抗血清可供使用。

26.4.1.1 适应证

HLA 相关自身免疫性疾病、器官移植、造血干细胞移植、血小板输注无效、造血干细胞供者检测、法医学调查。

26.4.1.2 标本要求

来自抗凝(肝素、柠檬酸类抗凝剂 ACD 或 CPDA)外周全血的淋巴细胞。常温运输，采集后 3 日内送检，到检后 24 h 内处理，样本量根据细胞计数而定，至少 5 mL。

26.4.1.3 检测方法

将寺崎微孔板(72 孔)用油包被，每孔加入 1 μL 抗血清，根据所需判定的 HLA 抗原种类选择抗血清。采用密度梯度离心或免疫磁珠分离待分析的淋巴细胞，每孔加入 1 μL 细胞悬液(约 2 000 个淋巴细胞)，需注意确保抗血清和细胞悬液在微孔中充分混匀。室温孵育 30 min，加入 5 μL 补体，继续室温孵育 60 min，加入 5 μL 染液(伊红或荧光素溶液)，如使用伊红则需另加入 5 μL 福尔马林终止反应。显微镜下判读结果。

26.4.2 HLA 分子生物学分型

HLA 分子生物学分型是采用聚合酶链式反应(PCR)扩增基因组 DNA,随后直接检测待分析 HLA 基因座上的等位基因或基因群的序列差异。由于 HLA 分子的结构差异,对其多态性位点的分析在 HLA-Ⅰ类分子中通常涉及外显子 2 和 3 区域(也可包括 1 和 4),在 HLA-Ⅱ类分子中通常涉及外显子 2 区域(也可包括 1、3、4)。常规检测中一般采用序列特异性寡核苷酸(SSO)或序列特异性引物(SSP)法,而高分辨(4 位)HLA 分型则采用直接测序(测序分型,SBT)的方法。

26.4.2.1 序列特异性寡核苷酸(SSO)法

原理:采用人工合成的短 DNA 探针(寡核苷酸)进行杂交,检测等位基因或基因群特异性序列变异。寡核苷酸探针的选取基于特定等位基因或基因群之间的核苷酸差异。

26.4.2.1.1 适应证:HLA 相关自身免疫性疾病、器官移植、血小板输注无效、造血干细胞供者检测、法医学调查。

26.4.2.1.2 标本要求:EDTA 抗凝外周静脉全血(根据细胞活力与数量,至少约 1 mL),以及所有适合 DNA 纯化的有核细胞类型包括组织样本。常温下储存和运输。

26.4.2.1.3 检测方法:从组织或外周全血分离基因组 DNA,采用基因座特异性 PCR 扩增,扩增时使用生物素标记的 5′端修饰引物用于指示反应。DNA 变性为单链后,采用印渍技术将扩增后的 DNA 片段分开转移至硝酸纤维素膜或尼龙膜上,使用不同的寡核苷酸探针进行杂交,确定 HLA 基因型。

另一种反向杂交方法是印渍技术的逆向应用,将不同的寡核苷酸探针对分离转移至尼龙膜或 ELISA 板的反应孔中,液相芯片技术中还可将探针与微粒(微球或 Luminex 微珠)结合,该微粒可通过不同的荧光发射波长而被流式细胞仪(Luminex 分析仪)所识别。经典的反向印渍技术进一步将探针紧密铺于微孔板的反应孔中,每孔可包含单个探针或数个探针的组合(所谓马赛克探针)。

随后加入基因座特异性的待检 DNA 扩增片段,寡核苷酸探针和目标 DNA 序列之间通过互补结合实现杂交,后续洗涤步骤可增加检测特异性。杂交的检测基于一种显色反应,DNA 杂交后加入连接了链霉亲和素的碱性磷酸酶,链霉亲和素可与硝酸纤维或印渍上的生物素标记 DNA 片段结合,与显色底物(BCIP/NBT)共孵育后形成一种紫棕色沉淀。如使用 FITC 标记的 SSO 探针,后续显色反应采用连接了辣根过氧化物酶的 FITC 特异性抗体片段,通过 ELISA 读板仪或斑点图片处理仪读取结果。

此类 HLA 分型所需时间从数日(印渍法)到数小时(反向印渍法)不等,取决于分型格式和分辨率(2 位或 4 位)。这种 SSO 法特别适合自动化,可以实现高样本通量。但在急诊检测如器官移植时,SSO 法不如 SSP 法。

生物学影响因素和干扰因素:DNA 样本被蛋白质或外源性 DNA 污染。DNA 样本被 PCR 抑制物如血红蛋白、肝素、乙醇污染,干扰 PCR 进行。洗涤条件不理想或待测序列同源性过高可导致寡核苷酸交叉反应。

26.4.2.2 序列特异性引物(SSP)法

原理:本方法基于采用序列特异性引物对 HLA 特异性基因区域进行 PCR 扩增。引物所针对的目标序列包括一个等位基因或基因群特异性的多态性序列位置。检测原理是只有在无错配时这对引物才能都完成 PCR 反应,尤其是 3′端引物。因此只有当引物与目标序列完全匹配时才能得到扩增产物。如待测等位基因序列不存在,引物由于错配而无法结合,也就得不到扩增产物。

26.4.2.2.1 适应证:HLA 相关自身免疫性疾病、器官移植(包括值班期间的急诊分型)、血小板输注无效、造血干细胞供者检测、法医学调查。

26.4.2.2.2 标本要求:EDTA 抗凝外周静脉全血(根据细胞活力与数量,至少约 1 mL),以及所有适合 DNA 纯化的有核细胞类型包括组织样本。常温下储存和运输。

26.4.2.2.3 检测方法:分离基因组 DNA,每个 PCR 反应体系中加入 50～200 μg DNA。HLA 分型所需 PCR 反应体系数量根据分型的分辨率(2 位或 4 位)和分析的基因座数量而定。但所选择的引物对必须能够使所有 PCR 反应在同一温度条件下进行。扩增的 DNA 片段通过琼脂糖区带电泳进行鉴定。成功的扩增可以产生固定长度的 DNA 片段,显示为条带。若无扩增反应,则不显示条带。因此,扩增反应的内对照是在每个 PCR 反应体系中同时扩增一个非多态性基因区域如人类生长因子基因。

生物学影响因素和干扰因素:DNA 样本被蛋白质或外源性 DNA 污染。DNA 样本被 PCR 抑制物如血红蛋白、肝素、乙醇污染,干扰 PCR 进行。引物错配可导致序列同源或退火温度不足。

26.4.2.3 直接测序分型法

原理:对基因组 DNA 进行 HLA 基因座特异性扩增,得到的 PCR 片段进行测序。该反应基于 Sanger 发明的 ddNTP(双脱氧核糖核苷酸)链终止反应。

26.4.2.3.1 适应证:造血干细胞移植前的高分辨 HLA 分型,与 HLA 亚型有关的自身免疫性疾病危险评估。

26.4.2.3.2 标本要求:EDTA 抗凝外周静脉全血(根据细胞活力与数量,至少约 1 mL),以及所有适合 DNA 纯化的有核细胞类型包括组织样本。常温下储存和运输。

26.4.2.3.3 检测方法:测序采用 PCR 进行,使用荧光素标记的链终止核苷酸(双脱氧核糖核苷酸:双脱氧腺苷、双脱氧鸟苷、双脱氧胞苷、双脱氧胸苷)。双脱氧核糖核苷酸(ddNTP)是人工合成的 DNA 核苷酸,用于 Sanger 发明的 DNA 测序反应。特定技术用于将每种 ddNTP 标记上不同的荧光染料。测序反应终止后,采用聚丙烯酰胺或毛细管凝胶电泳将得到的荧光标记片段根据其长度分离。一般采用自动化计算机辅助评价系统读取荧光发射,确定测序反应得到的碱基序列。最后通过将获得的序列与数据库中存储的序列进行比较,确定 HLA 等位基因。

生物学影响因素和干扰因素:DNA 样本被蛋白质或外源性 DNA 污染。DNA 样本被 PCR 抑制物如血红蛋白、肝素、乙醇污染,干扰 PCR 进行。引物错配可导致序列同源或退火温度不足。

26.4.3 HLA 抗体检测和白细胞血清学交叉配型

体内可能形成的针对 HLA-Ⅰ类和Ⅱ类分子的 HLA

抗体通常为 IgG 抗体。抗原暴露早期可短暂出现 IgM 抗体。HLA 抗体多见于妊娠、输血和移植过程中。区分 HLA 特异性抗体和自身抗体在诊断试验中非常重要，因为自身抗体结合自体（即患者的）细胞和供者淋巴细胞后可导致抗体检测或交叉配型结果阳性，此类抗体在器官移植中并无临床意义。

典型的自身抗体属于 IgM 类，是一种天然产生或在特定疾病中出现的淋巴细胞毒素[51]。使用二硫苏糖醇（DTT）破坏其五聚体结构可导致细胞毒活性的丧失。HLA 特异性 IgG 同种抗体并不受 DTT 处理的影响。因此若怀疑存在自身抗体，患者除与另一个体（如尸体供者）进行交叉配型外，还需要进行自体交叉配型。

以下标准提示存在自身抗体[52]：HLA 抗体筛选弱阳性且无法区分特异性、DDT 筛选提示存在 IgM 抗体、患者血清中检出自身抗体后，建议至少每年检测一次该患者血清中的自身抗体。

因此区分 IgM 自身抗体和 HLA 特异性 IgM 同种抗体也是可能的。HLA 特异性 IgM 同种抗体在自体交叉配型中为阴性，并应在抗体鉴定中显示 HLA 特异性。

IgG 类 HLA－Ⅰ类和Ⅱ类抗体具有临床意义[53]。患者移植前已致敏，对器官移植预后具有不良影响（移植协作研究）。

26.4.3.1 微量淋巴细胞毒试验用于 HLA 抗体检测

原理：微量淋巴细胞毒试验基于 HLA 特异性抗体（抗血清）引起的补体介导的淋巴细胞溶解，可参考 HLA 分型的相应方法。

26.4.3.1.1 适应证：器官移植、血小板输注无效、部分相合的造血干细胞移植供者检测、输血事件如非溶血性发热性输血反应、中性粒细胞输注。

26.4.3.1.2 标本要求：血清。采样后常温运输不超过 5 天，否则需在－20℃以下运输，接收样本后 24 h 内处理。可在－25℃以下保存数年。根据所用方法需要 5 mL 血清样本。鉴于需要将抗体阳性血清样品寄往不同国家的多个实验室以及器官移植网络（如欧洲器官移植基金会）中的欧洲移植中心的特殊性，处于器官移植等待名单中的患者需要采集至少 10 mL 血清。

26.4.3.1.3 检测方法：参考标准微量淋巴细胞毒试验。但此方法使用来自不同已知 HLA 表型者的淋巴细胞悬液来检测抗体反应性（所谓细胞谱）。该细胞谱通常包含 50 个不同个体，或是从注册供者中采集血样新制，或是以低温冻存方式储存的细胞。来自慢性淋巴细胞白血病患者的淋巴细胞悬液可以作为健康供者淋巴细胞的替代物。

生物学影响因素和干扰因素：补体活性、抗血清特异性与交叉反应性质、自身抗体。

26.4.3.2 ELISA 用于 HLA 抗体检测

原理：常用方法中采用可溶性 HLA 抗原，通过酶/底物反应检测患者血清中的 HLA－Ⅰ类和Ⅱ类抗体。与微量淋巴细胞毒试验不同的是，可以在不同的检测体系中区分 IgG 和 IgM 抗体，而不受两者补体结合能力不同的影响。

26.4.3.2.1 适应证：同血清学检测。

26.4.3.2.2 标本要求：同血清学检测。

26.4.3.2.3 检测方法：根据不同的商业化检测试剂盒，抗体筛选常使用不同可溶性抗原的混合物以区分抗体阳性和阴性样本。抗体鉴定中，将来自数个个体的不同 HLA－Ⅰ类和Ⅱ类抗原提取物加入 ELISA 反应板的孔中，加入含有特异性 HLA 抗体的患者血清可导致抗原复合物的形成，而结合的抗 HLA 抗体（IgG 或 IgM）可通过结合酶的抗人 IgG 或 IgM 抗体来显示。如采用碱性磷酸酶和四唑硝基蓝（5－溴－4－氯－3－吲哚基磷酸盐，BCIP）可导致易于识别的显色反应（蓝色，630 nm）。

生物学影响因素与干扰因素：重要的方面包括可溶性抗原构象、抗原特异性及抗体交叉反应性的缺失。

26.4.3.3 微粒法（Luminex 微珠）用于 HLA 抗体检测

原理：与 ELISA 类比，此方法基于极小的聚苯乙烯微粒作为固相反应表面，称为微珠。微珠上标记有两种荧光染料（红色与红外），可在不同光谱区域发射。通过将两种染料以 10 种不同浓度水平进行组合，可以得到 100 种不同的红色与红外荧光强度特征。每种荧光强度特征代表了一组微珠，构成了不同检测组合的基础。基于微珠（Luminex）的检测方法除了 HLA 抗体的检测和鉴定，也用于 HLA 分型。

微珠表面包被有可溶性 HLA 抗原，可检测患者血清中的 HLA－Ⅰ类和（或）Ⅱ类抗体。

此方法采用具有不同色彩发射谱的微珠，可在同一试验体系（孔）中分析多达 100 个不同的指标。因此既适用于筛选也适用于鉴定。尤其是 Luminex 技术能通过单抗原反应体系来确定抗体特异性，即每种不同的荧光强度微珠上只有一种特异性 HLA 抗原。此方法除了检测 HLA－A、B、C、DR 和 DQ 抗体，还能检测 HLA－DP 抗体和 HLA－Ⅱ类抗原 α 链（DRA、DQA、DPA）抗体，已越来越多地被用于区分器官移植中针对不可接受抗原的抗体（具有移植禁忌证）以及危险因素（导致适应性免疫抑制）。

26.4.3.3.1 适应证：同血清学抗体检测。敏感性特别高的单抗原检测可用于以下适应证：活体移植（劈肝、肾）、具有显著多特异性抗体特征的致敏患者。移植后可用于检测潜在的移植物特异性抗体。

26.4.3.3.2 检测方法：商业化固相法检测试剂盒（基于微粒的筛选与鉴定试剂盒）可用于区分 HLA－Ⅰ类和（或）Ⅱ类抗体，加入补体 C1q 可检测特异性补体结合能力，检测到的各特异性抗体的平均荧光强度（MFI）可用于评价临床意义，此评价的标准较为复杂，既要考虑致敏史也要考虑天然抗体的发生。由于不可接受抗原在移植中的价值越来越大，目前已经发布了基于固相法和淋巴细胞毒试验所定义的不可接受抗原指南和推荐。

26.5 HLA 抗体的统计学评价原则

抗体筛选和抗体鉴定的评价遵循统计学原则，以确定抗体特异性。首先需要建立四格表，显示血清反应和抗原特异性之间的关系，如真阳性（a）、假阳性（b）、假阴性（c）和真阴性（d）反应。确定的 HLA 特异性需要通过计算卡方值和相关性系数 r 来判断显著性。

血清反应	抗原阳性	抗原阴性	总和
阳性	a	c	$a+c$
阴性	b	d	$b+d$
总和	$a+b$	$c+d$	$N=a+b+c+d$

$$X^2=\frac{(a\times d-b\times c-N/2)^2}{(a+b)(c+d)(a+c)(b+d)}$$

相关系数：$r=\sqrt{(X^2/N)}$

如卡方值(X^2)>3.84，提示存在阳性显著性水平($p<0.05$)，r 值>0.85 提示存在阳性相关性。

血清对某种 HLA 特异性的反应强度可以通过强度指数(SI)来评价。多特异性血清可通过计算纳入指数(Ii)来评价该血清的总 HLA 特异性中某种 HLA 特异性的比例。

$$\text{强度指数(SI)}:\frac{\text{阳性结果 8 分反应的数量}(a_{Score8})}{\text{阳性反应的数量}(a+c)}\times 100\%$$

$$\text{纳入指数(Ii)}=[a/(a+b)]\times 100(\%)$$

阳性反应的总数可被表达为细胞谱中(使用的不同个体来源淋巴细胞数量)的百分比，称为群体反应性(PRA)。

$$\text{群体反应性(PRA)}=[(a+c)/N]\times 100(\%)$$

该数值可用于评价在任何无亲缘关系个体(如尸体供者)中进行血清学交叉配型时得到阳性结果的可能性，但必须在该随机细胞谱反映了相应种族人群(如欧洲人)中频率的前提下。

26.6 白细胞血清学交叉配型

原理为，基于微量淋巴细胞毒试验。当存在淋巴细胞抗体和补体时，相应受体血清能够与供者淋巴细胞悬液发生反应，导致淋巴细胞膜的细胞毒性损伤。

26.6.1 适应证

器官移植(尤其是肾)或部分 HLA 不合的骨髓移植、接受 HLA 相合血小板的血小板输注无效患者、中性粒细胞输注。

26.6.2 标本要求

受体血清和分离自肝素抗凝外周血的供者淋巴细胞各 10 mL。尸体供者的淋巴细胞可自 3～5 cm^3 脾脏或 2～3 个淋巴结中分离。

26.6.3 检测方法

交叉配型采用未分选淋巴细胞(T 和 B 细胞)和(或)分选的 T 和(或)B 淋巴细胞进行，淋巴细胞来自外周血或脾脏/淋巴结(器官移植中的尸体供者)。未激活的 T 细胞表达 HLA-Ⅰ类抗原，而 B 细胞组成性表达 HLA-Ⅰ类和Ⅱ类抗原。因此，用未分选淋巴细胞可以同时检测 HLA-Ⅰ类和Ⅱ类抗体。需要注意的是，血液中 B 细胞比例远远低于脾脏和淋巴结。除了采用未分选淋巴细胞进行交叉配型，分别采用 T 细胞和 B 细胞可以区分 HLA-Ⅰ类和Ⅱ类抗体。

标准孵育时间 30 min，后续 45～60 min，均为室温。孵育时血清中的抗体与细胞表面的抗原结合，如结合了足够多的抗体且抗体属于相应免疫球蛋白类型(IgM、IgG_1、IgG_3)，补体被激活而破坏细胞膜。因此孵育时间非常重要，如果孵育时间过长，结合的抗原-抗体复合物可自细胞膜上解离或被内化进入细胞。

生物学影响因素与干扰因素：交叉配型中的重要步骤是将相关血清与二硫苏糖醇混合以除外 IgM 自身抗体。

26.7 免疫遗传学相关网站

HLA 命名系统及对现有等位基因和基因座的概述：

- Anthony Nolan Bone Marrow Thrust：www.anthonynolan.org.uk/HIG/index.html。
- IMGT/HLA database：www.ebi.ac.uk/imgt/hla/。
- dbMHC database：www.ncbi.nlm.nih.gov/gv/mhc。

器官移植与造血干细胞移植指南-实验室认证标准：

- Deutsche Gesellschaft für Immungenetik (DGI)：www.immungenetik.de。
- European Federation for Immunogenetics(EFI)：www.efiweb.org。
- Deutsche Transplantationsgesellschaft(DTG)：www.d-t-g-online.de。
- Deutsche Gesellschaft für Hämatologie und Onkologie (DGHO)：www.dgho.de。
- International Histocompatibility Working Group：www.ihwg.org。

输血医学指南及血液治疗推荐：

- Deutsche Gesellschaft für Transfusionsmedizin und Immunhämatologie(DGTI)：www.dgti.de。

器官移植的分配和临床预后：

- Eurotransplant(ET)：www.eurotransplant.nl。
- Collaborative Transplant Study(CTS)：www.ctstransplant.org。

骨髓和造血干细胞数据库及供者检索：

- Zentrales Knochenmarkspenderregister Deutschland(ZKRD)：www.zkrd.de。
- Bone Marrow Donor World Wide Registry(BMDW)：www.bmdw.org。

(吴擘𫖮 译，张春燕 审校)

27

血型抗原与抗体

Volker Kretschmer，Tobias Legler

27.1 血型抗原

血型抗原是基因编码的、血液组分上的特定化学结构，不表达此类抗原的免疫功能正常个体可将其识别为外来物而引起免疫反应。

27.1.1 抗原与表位

抗原是基于针对其所产生的抗体而定义的，而表位代表了能够被抗体所识别的最小单位，单个血型抗原包括一个到多个表位。一个细胞上的抗原位点数量不等，取决于抗原类型，如红细胞上有 2 000～4 000 个 LW(Landsteiner－Wiener)血型系统抗原，ABO 血型系统抗原则多达 100 万个[1]。胎儿期不同血型抗原的发育也差异很大(表 27－1)，直到出生后 1～2 年才发育成熟。

表 27－1　新生儿红细胞上的血型抗原

减弱	增强
A，B，H，I	I
Le^a，Le^b	M，N，S，s
Lu^a，Lu^b	LW
Yt^a	
Vel	

化学结构：血型抗原的化学结构由碳水化合物或蛋白质分子组成，前者包括糖蛋白(结合于蛋白质的糖类)和糖脂(结合于脂质的糖类)。

基因：基因位于单一基因座或相应染色体上紧密连锁的多个基因座，因此基因交换事件非常罕见，抗原的遗传模式也就非常严格。血型抗原所属的各多态性系统在遗传学上相互独立，是相应等位基因的直接(蛋白抗原)或间接(糖类抗原)产物。大多数这类基因在相应染色体对上存在两个等位基因，以纯合子或杂合子形式存在于相应单倍型中，其调控抗原表达的形式为显/隐形或共显性。蛋白抗原的合成一般只涉及相应基因上的一小部分，而糖类抗原的合成常需要多个基因参与。大多数血型系统是蛋白抗原，而多数最重要血型系统的抗原一级结构已经被几乎完全阐明。

血清学上已知的红细胞抗原超过 500 种[2]。ISBT(国际输血协会)工作组发布的命名系统中包括 30 个遗传学上独立的人类血型系统及其下属的 236 种不同抗原[3,4]。

频率：不同血型抗原在人群中的频率差异很大，其分布取决于地理位置和种族差异。

存在方式：除了存在于红细胞上(狭义的血型抗原)，血型抗原还存在于：白细胞(ABO、HLA、粒细胞特异性抗原)、血小板[ABO、HLA、血小板特异性抗原(HPA)]、结合于血浆因子(免疫球蛋白的 Am、Gm、Km 抗原)、可溶性血型抗原(Lewis、Chido/Rodgers)。

此外，部分血型抗原还可在其他体细胞或体液中检出。本章仅限于探讨红细胞上发现的抗原(表 27－2)。

表 27－2　红细胞血型抗原的生物学功能
(修订自参考文献[4])

血型系统	最重要的抗原及其频率(%)	可能的血型数目*	携带该抗原的分子功能
ABO	A(42)，A_1(27)，B(11)，H(67)	>20	
I	I(>99.9)，i(>99.9)	>2	
	i(>99.9)		
Lewis	Le^a(22)，Le^b(72)	5	幽门螺杆菌结合位点
P	P_1(80)，P(>99.9)，p(<0.1)，Pk(0.1)	4	大肠埃希菌、细小病毒 B19 结合位点
Rh	D(85)，C(70)，E(30)，c(80)，e(98)	>50	结构蛋白、铵离子转运
Kell	K(9)，k(99.8)，Kp^a(2)，Kp^b(>99.9)，Js^a(<1)，Js^b(>99.9)	>20	内肽酶
Duffy	Fy^a(67)，Fy^b(80.5)，Fy3(>99.9)，Fy4(<0.1)	6	IL－8 结合位点、疟原虫受体(Fy^a/Fy^b)
Kidd	Jk^a(76.9)，Jk^b(72.5)，Jk3(>99.9)	3	尿素转运
MNS	M(78)，N(72)，S(55)，s(89)，U(>99.9)，En^a(99.9)	38	结构蛋白、疟原虫受体
Lutheran	Lu^a(7.7)，Lu^b(92.3)	18	受体(黏附分子)
Xg	Xg^{a*}(男性 67，女性 89)	1	
Diego	Di^a(<0.01)，Di^b(>99.9)，Wr^a(0.08)，Wr^b(>99.9)	4	结构蛋白(带 3 蛋白)、氯离子和碳酸氢根离子转运
Cartwright	Yt^a(99.7)，Yt^b(8.1)	2	乙酰胆碱酯酶
Dombrock	Do^a(66.7)，Do^b(82.8)	5	ADP 核糖基转移酶
Colton	Co^a(99.8)，Co^b(8.5)	3	水分子转运
Vel	Vel(>99.9)	1	
Bg	Bg^a(2)，Bg^b(2)，Bg^c(1)	>3	HLA

*包括变异型

27.1.2 免疫反应

免疫反应包括多种不同的类型，如致敏及随后的抗体合成、免疫抑制、移植物排斥、抗体存在情况下的体液免疫反应等。在涉及红细胞抗原的前提下，只有红细胞抗体的合成和检测对于相应抗原-抗体反应的预防才是重要的。

27.1.3 血型的临床意义

血型抗原的生物学功能：血型抗原的生物学功能包括维持细胞完整性及参与细胞成熟和存活过程。血型抗原是人类个体差异的表现之一。某些血型抗原所在的膜蛋白参与了多种生物学功能，如物质转运（阴离子、水、尿素、Rh 蛋白）、细胞因子受体或黏附分子、酶、补体激活与调控。

血型抗原与疾病：某些血型系统与疾病相关，如特定疾病的易感性或抗性；血液系统疾病时血型抗原的变化，以减弱为主。

这些变化的临床意义仍然未明。

许多肿瘤中可以发现 A 和（或）B 抗原表达降低，同时其前体分子表达升高，这种现象常与肿瘤恶性程度的升高同时出现[5]。

输血：输血中血型抗原的重要性主要与针对血型抗原的抗体有关。此外部分血型抗原在某些器官移植中也起到作用。

27.2 血型抗体、凝集素

27.2.1 定义

不同的血型抗原是由血型抗体来定义的。血型抗体包括同种抗体、自身抗体、异质性抗体，其命名（特异性）基于其针对的血型抗原。

同种抗体：个体暴露于外来血型抗原时可产生同种抗体。外来血型抗原的暴露可以发生在妊娠或输血时接受的红细胞（100 μL 以上，即 10^9 个红细胞），产生免疫抗体；也可以发生在肠道细菌定植、食物摄入、感染或疫苗接种时接受的微生物类血型抗原（泛抗原），产生天然抗体。免疫抗体的最佳反应温度一般是 37℃（温抗体）。红细胞抗体的产生风险在输注红细胞悬液的手术患者中为 1%～5%[6,7]，在反复输血的先天性贫血（如镰状细胞贫血）患者中为 1%～13%，而在骨髓增生异常综合征患者中可高达 30%[8]。如果受血者已对红细胞上某些抗原致敏，其产生额外红细胞抗体的风险可增加 20 倍[9]。大多数天然抗体在温度较低时结合牢固，当温度超过 30℃时常与抗原解离（冷抗体）。

自身抗体：红细胞抗原自身抗体不仅针对患者自身抗原，也针对人群中频率很高的血型抗原。自身免疫性溶血性贫血的临床症状取决于自身抗体的最佳反应温度。

异质性抗体：针对红细胞抗原的异质性抗体是来自其他物种的血型抗体。异质性抗体通过免疫动物得到，过去一般作为试剂血清使用，目前则主要用于抗球蛋白试剂。

凝集素：抗体和凝集素之间必须作出区分。凝集素是可以特异性结合血型抗原的糖类结合分子，主要来源于植物，可用于鉴定多种血型抗原（表 27-3）。

表 27-3 凝集素

特异性	来源	反应抗原
抗 A_1	双花扁豆	A_1（Tn，Cad）
抗 A/N	贝壳花	A 和 N
抗 N/T	禾豆	N 和 T*
抗 T	花生	T*
抗 Tn	南欧丹参/快乐鼠尾草	Tn*
抗 Cad/Sd	灰白益母草	Cad 和 Sd
抗 H	欧洲百脉根	A_2、A_2B、A_3等，O，B
抗 H	欧洲荆豆	A_2、A_2B、A_3等，O，B
抗 A	罗马蜗牛	A

*参见 27.4.15（隐蔽抗原）

27.2.2 血型抗体的结构与功能

血型抗体主要是免疫球蛋白 IgG 和 IgM，少数为 IgA。除了少数自身免疫性溶血患者中，人类产生的血型抗体为多克隆性，通常针对同一抗原的多个表位（单特异性），且包含分属不同免疫球蛋白类和亚类的抗体。人源或动物源性（异质性抗体）试剂血清也不例外。

与多克隆抗体不同，单克隆抗体不仅是单特异性，而且仅针对单一表位。通过筛选合适的克隆，可以得到远远优于多克隆性抗血清的单克隆抗体作为血型试剂，其特异性、纯度、强度和反应速度均较好[10]。

27.2.2.1 IgG 血型抗体

妊娠和输血所产生的同种抗体（免疫抗体）及大部分自身免疫性溶血中的自身抗体都是 IgG 抗体，且多为 IgG_1 亚类，少数为 IgG_3。此类抗体能激活补体，且形成免疫复合物后对巨噬细胞上相应受体有高亲和力。IgG_2 抗体激活补体能力显著降低，而 IgG_4 抗体完全不能激活补体且无法结合巨噬细胞。

激活补体的先决条件是至少两个 IgG 分子在相邻位置结合，因此血型抗体对补体的激活很大程度上取决于抗原特异性。当抗原之间距离太远，无法形成簇或结合多个抗体时，补体激活就不能发生。

红细胞上形成的免疫复合物随后与巨噬细胞上的 Fc 和（或）C3b 受体结合，被吞噬后迅速在血管外清除（血管外溶血）。补体级联的激活可导致血管内细胞破坏（血管内溶血）。IgG_3 的溶血活性最强，IgG_1 次之。只有 IgG 抗体（尤其是 IgG_1）才能通过胎盘屏障。

IgG 抗体生成后，机体会形成相应的免疫记忆。即使抗体无法再被检测到，机体再次接触到相同抗原时也可导致促进效应。因此只要检出过 IgG 血型抗体，患者终生在需要输血时都必须考虑到该抗体。

27.2.2.2 IgM 血型抗体

对血型抗原初次致敏后，机体会产生 IgM 抗体，但很少能够检测到。如果致敏强度足够，随后 3 周到 3 月内会产生 IgG 抗体，并对这些抗原产生免疫记忆。

血型样抗原如微生物或食物中的泛抗原致敏后一般只产生 IgM 抗体。这些天然抗体通常在较低温度下有活性。异常情况下，IgM 抗体可在更高的速率生成，并导致冷抗体型自身免疫性溶血。

并非所有 IgM 血型抗体都能激活补体，其激活补体的能力同样取决于抗原特异性和温度域等因素。IgM 抗体不能直接结合巨噬细胞。因此只有那些在 30℃以上仍能结合红细胞且能激活补体的 IgM 抗体才有临床意义[11]。由于 IgM 抗体不存在促进效应，只需要在能够检出时将其纳入考量。

27.2.3 血清学反应性

不同的血型抗体在基础血清学方法中具有不同的反应性，作为试剂使用时也是如此。基于血清学反应性，血型抗体可分为如下种类：凝集抗体（凝集素或完全抗体）、黏附抗体（不完全抗体）、封闭抗体、补体激活抗体、溶血抗体（溶血素）、酶反应性抗体和 Coombs 抗体。

尽管这些定义主要是历史沿革，互相之间的界定也不是非常清晰，也并不能总是反映抗体的免疫学特性，但在临床实验室中仍然具有实用性。此外，血型抗体也可按照其最佳反应温度来分类，包括温抗体（37℃）和冷抗体（较低温度）。抗原-抗体复合物所引起的凝集反应必须与假凝集进行区分。

27.2.3.1 凝集抗体（完全抗体）

完全抗体与红细胞上相应抗原结合后，即使在非常简单的实验介质如生理盐水中也可导致红细胞发生肉眼可见的凝集，显微镜下可见红细胞团块。在生理盐水介质中，红细胞表面带有负电荷，互相排斥而保持相当的距离，因此通常只有较大的 IgM 抗体能够在红细胞之间建立桥接，从而导致凝集。

由于 IgM 血型抗体多表现为冷反应性，凝集试验通常在室温下进行。

由于红细胞表面负电荷主要由血型抗原所在的糖蛋白和糖脂所造成，高效价 IgG 抗体（如 Rh 抗体或温抗体）也可在生理盐水介质中导致凝集反应。较高的抗体负荷可显著降低表面负电荷，从而缩短红细胞间的距离，直到较小的二价 IgG 分子就能够建立桥接。因此能够在凝集试验中检出的事实并不能自然推导出抗体的免疫球蛋白类型。

凝集试验的免疫血液学价值在于血型鉴定、异常增高的冷凝集素的检测及不规则抗体检测。不建议将凝集试验用于抗体筛选或交叉配型（除检测 ABO 抗体外），因为检出的冷凝激素无临床意义，可导致进行并不需要的诊断试验，并妨碍临床有意义抗体的检出。

27.2.3.2 黏附抗体与封闭抗体

血清学上所指的不完全抗体在结构上和免疫学上都是完整的抗体。它们在盐水介质中通常能结合红细胞，但由于其较小、数量少且亲和力低，无法形成凝集或稳定的凝集。有时它们可以阻止同时或随后加入的具有相同特异性的凝集素产生凝集反应。

不完全抗体的检测需要借助特定反应介质，如右旋糖酐和白蛋白可降低红细胞表面负电荷，白蛋白和蛋白酶可降低红细胞表面水膜的表面张力，低离子强度溶液（LISS）可提高抗体亲和力，蛋白酶可改善抗体的空间位阻。检测到的抗体通常是温性 IgG 抗体，如采用合适介质和（或）实验方法也可检测到低效价或低亲和力的 IgM 抗体。由于完全抗体也可在这种情况下被检测到，甚至反应强度更高，因此阳性实验结果一般不能得出 IgG 抗体存在的结论。

只能在抗球蛋白试验中检测出的抗体也被称为不完全抗体，但不属于黏附抗体。

27.2.3.3 补体激活抗体与溶血

一些血型抗体能够激活补体级联：部分激活至 C3b（如抗 K）、完全激活称溶血素（如抗 A）。

补体激活一般可以在抗球蛋白试验中检出，若完全激活也可通过溶血试验检出。

由于不同溶血素具有不同的最佳反应温度，溶血试验包括：单相冷溶血素试验（同种溶血素、冷自身溶血素）、双相冷溶血素试验（D－L 溶血素）、温溶血素试验（温自身溶血素）。

如果仅使用酶处理红细胞能在体外试验中发生溶血，可以认为存在不完全溶血素，但酶处理红细胞一般也能增加试验敏感性。

上述溶血试验中一项阳性并不能得出抗体性质的结论，因为强的冷溶血素也可在温溶血素试验中呈现较弱的阳性结果，反之亦然。

最佳反应结果（反应强度、效价）和抗体免疫球蛋白类型等发现对于诊断具有决定意义。

只有在使用含有足量补体的新鲜血清或加入新鲜 AB 型血清补充补体成分的情况下，补体激活和（或）溶血的检测才能实现。某些免疫反应只有通过补体激活试验来发现，如 Lewis 抗体等低亲和力同种抗体、罕见的冷同种抗体（双相冷溶血素）、药物相关抗体。这些抗体有时和红细胞结合不充分或不够强，在抗球蛋白试验的洗涤过程中会被洗脱，但这在无需洗涤红细胞的凝胶离心法中不会造成问题。由于低亲和力抗体在凝胶离心法中更容易被直接检出，补体激活试验这种间接方法的重要性逐渐降低，这也支持了在血型抗体诊断试验中采用柠檬酸和 EDTA 作为抗凝剂。

27.2.3.4 酶反应性抗体

超过 70％的血型抗体可以在酶法试验中检出。大多数冷抗体在加入蛋白酶或使用酶处理红细胞时反应强度显著提高，超过 4 倍稀释效价（表 27－4）。

表 27－4　酶对血型抗原的作用

减弱	增强
Fy^a，Fy^b；K，k；Xg^a MN(S)	Rh（尤其是 E）；Jk^a，Jk^b；Kn^a，Kp^b，LKE，Lu^a，Le^a，P_1，Co^a，Co^b，LW
Pr，In^a，In^b	I，i；Gd；T，Tn，Tk；EL，En^a

5％～15％针对重要（Rh 为主）和次重要（Lewis、P）血型抗原的抗体只能在酶法试验中检出。这些“单纯酶反应性抗体”的临床意义通常被认为较低，但在高敏感性的固相法试验中约半数此类抗体可被识别为 IgG 抗体。由于酶法试验阳性结果中存在较多非特异性凝集和临床无意义冷抗体（如抗 I、抗 IH、抗 H），不推荐常规检测中使用。在 37℃条件下进行的酶法试验对于特定人群同种免疫的早期检测有一定价值，包括存在产生抗体风险的妊娠女性和反复输血患者[12]。

酶法试验对于血型抗体的鉴定是不可或缺的。酶法的特殊价值在于通过使用特定的酶处理红细胞，可以去除多种血型抗原(表 27-4)，从而在两步酶法试验中使得相应抗体无法再产生反应。在一步酶法试验中，快速的抗体结合可部分阻止酶对抗原的破坏，从而仍然能够检测出酶敏感性抗原的抗体。

27.2.3.5 Coombs 抗体

Coombs 抗体指直接或间接抗球蛋白试验(Coombs 试验)中可检测到的不完全抗体，多数为 IgG。

直接抗球蛋白试验用于检测患者和对照红细胞上的免疫球蛋白和补体成分。

间接抗球蛋白试验检测血清/血浆中的免疫球蛋白，前提是这些免疫球蛋白能够在体外结合待检红细胞。如该免疫反应在体外能够激活补体，含有抗补体成分抗体的抗人球蛋白试剂也能检测出红细胞上的补体成分。

由于 Coombs 试验使用的多特异性抗球蛋白血清通常不仅含有抗人 IgG 的抗体[也可抗人 IgM 和(或)IgA]，也含有抗补体成分特别是 C3d 的抗体，抗球蛋白试验阳性本身并不能证明存在抗体，尤其是 IgG 抗体。Coombs 试验阳性具有很强的临床意义，因其能够直接或间接(通过补体激活)检测临床上重要的免疫抗体，特异性优于其他血凝试验如凝集试验及其增强试验。这是由于良性冷抗体所引起的临床无意义补体激活在体外不能发生。补体 C1 诱导的补体激活(经典途径)能够通过结合钙离子(柠檬酸钠)或更有效的同时结合镁离子(EDTA)来阻断。因此通过使用 EDTA 或柠檬酸抗凝血来进行直接抗球蛋白试验可以排除体外发生补体成分附着于患者红细胞的可能性。

间接抗球蛋白试验中应避免冷孵育来防止良性冷抗体的检出，临床有意义的冷抗体要么在 30℃以上产生凝集，要么可以激活补体而被检出。

不规则抗体：尽管从免疫学角度这个名词毫无意义，将血型抗体分为规则与不规则有其应用价值。

- 规则抗体指针对 ABO 血型系统抗原规则出现的抗 A 或抗 B 抗体。
- 不规则抗体包括所有其他血型抗体，包括弱 ABO 表型中不规则出现的 ABO 抗体。该定义不涉及抗体的血清学反应类型，也与抗体是免疫抗体或天然抗体无关。

27.2.3.6 假凝集

假凝集是非特异性非免疫性的红细胞凝块形成，可干扰血凝试验。显微镜下的典型表现是红细胞缗钱(像一串硬币)形成，但是镜检在区分凝集类型方面并不可靠，尤其是检验人员经验不足时。凝胶离心试验特别容易受干扰因素影响，在间接抗球蛋白试验中占 1%～2%，酶法试验中占 2%～4%。假凝集团块将凝胶柱顶部覆盖，或者大分子堵塞了凝胶中的通道，都可以阻碍红细胞沉降，造成假阳性。

假凝集的原因多样(表 27-5)。假凝集常见于大出血患者输注大量液体扩容或存在凝血功能异常(食管静脉曲张出血)时，这种临床情况下的干扰尤其棘手，因诊断问题可妨碍紧急输血。临床医师应尽可能在大量扩容之前采集血液样本或从其他静脉通路采集。

表 27-5 假凝集的原因

血浆扩容剂(右旋糖酐、HES*)
凝血障碍、血样凝固不充分
高纤维蛋白原血症、纤维蛋白降解产物、纤溶药物
异常蛋白血症、单克隆免疫球蛋白、冷球蛋白血症
急性时相反应蛋白增加，如 α_1 糖蛋白、α_2 巨球蛋白、α_1 抗胰蛋白酶、铜蓝蛋白和 IgM
药物，如大剂量肝素、硫酸鱼精蛋白
游离血红蛋白、胆固醇、胆红素增高
类风湿因子
白细胞增多症、白细胞酶
脐带华通胶(透明质酸酶)

* HES，羟乙基淀粉

27.2.4 血型抗体在输血中的意义

不同的血型抗体在输血中具有不同意义，主要取决于以下因素：抗体频率(表 27-6)、抗体所针对的红细胞抗原频率、抗体的溶血活性(包括巨噬细胞结合能力、最佳反应温度、补体激活能力)、抗体浓度、抗体通过胎盘的能力及相应抗原在胎儿红细胞上的表达水平、常规方法对抗体和相应抗原的检测能力、抗体对免疫血液学检测的干扰(尤其是冷抗体和自身抗体)。

表 27-6 红细胞不规则抗体频率[13]*

血型系统特异性	血清数量	抗原特异性/数量
Rhesus**	32	D 11；E 7；C 1；Cw 1；C，D 5；c，E 2；c，C^w 1；D，E 1；C，D，E 3；
Kell	6	K 4；K，Jk^a 2
Kidd	5	Jk^a 2；Jk^b 1，Jk^a，K 2
Duffy	3	Fy^a 2，Fy^a，C，D，E 1
MNSs	2	S 2
Lewis	23	Le^a 19，Le^b 3，Le^{ab} 1
P	12	P_1 12
AAB***	5	温自身抗体 5

* 采用凝集离心法、酶法和间接抗球蛋白试验对 3 000 例患者进行的调查；** 1例合并抗 Fya；*** AAB= 自身抗体

27.2.4.1 输血造成的免疫

导致初次免疫的外源性红细胞寿命很少会缩短，因为抗体产生所需时间通常大于正常红细胞寿命(3 个月)。

但是血型抗体的存在可造成以下危险性和对后续输血的不利后果：

- 由于需要进行抗体鉴定，可延误紧急输血。
- 没有足够的相容性红细胞成分(供应问题)，尤其是同时存在多种抗体(混合抗体)或抗体针对高频抗原时。
- 若输血时抗体浓度低而未能检出，输血后由于促进效应导致抗体浓度升高时可造成迟发性溶血性输血反应[14,15]。约 1/3 的不规则抗体在 1 年后无法检出，5 年后高达 50% 无法检出[16]。
- 若由于工作人员或方法学失误导致抗体未被检出，或在急诊情况下不进行检测，或缺乏相应试剂无法检测时，可造成急性溶血性输血反应。

27.2.4.2 妊娠造成的免疫

妊娠过程中，针对胎儿红细胞抗原的 IgG 抗体通过胎盘

达到足够剂量可导致胎儿和新生儿溶血病。胎儿血型抗原对母体的致敏最可能发生在孕晚期、分娩中及妊娠时进行侵入性操作后。因此妊娠过程中产生的抗体中约 1/3 直到孕晚期才能被检出[17,18]。

27.2.4.3 自身抗体的意义

患者体内异常的自身抗体或异常高浓度的自身抗体可造成自身红细胞和输入红细胞的溶血，但绝不是所有的自身抗体都可导致溶血。不完全温自身抗体(IgG)在极少数情况下可造成母婴不相容，但前提是其在母体中已被证明存在溶血活性。

27.2.4.4 血液成分的相容性

输血相容的标准是血液制品中不存在受血者体内已有抗体或已致敏的足量相应抗原(主侧相容性)，也不存在针对受血者抗原的足量抗体(次侧相容性)。献血者和受血者之间的相容性并不要求两者血型一致。关于红细胞输血中需要考虑的红细胞不规则抗体参见表 27-24。

27.3 糖类分子抗原血型系统

ABO、H、Ii、Lewis 和 P 血型系统的抗原是由糖类分子构成的。糖类分子通过基因编码的糖基转移酶被按顺序添加到共同或非常类似的前体分子上形成糖蛋白或糖脂，因此这些血型系统在很多方面是紧密联系的。

27.3.1 ABH(O)系统

结构与抗原：数种基因编码的糖基转移酶在红细胞膜上按顺序合成 2 型糖链结构。首先合成 i 链(i 抗原)作为前体分子，i 抗原是由一种乙酰葡萄糖胺转移酶结合 N 乙酰半乳糖胺并激活一种半乳糖基转移酶使糖链形成支链而成。*H* 基因编码的一种岩藻糖基转移酶在部分糖链前体分子的末端半乳糖分子上添加一个岩藻糖。

后续 A 和 B 抗原的合成在前体分子 H 的基础上进行，同样由糖基转移酶介导(图 27-1)。*B* 基因编码一种半乳糖基转移酶，在 H 抗原上添加一个半乳糖，B 型红细胞上相当一部分 H 抗原并未结合半乳糖。*A* 基因编码一种 N 乙酰半乳糖胺转移酶，以类似方式在前体糖链上添加一个 N 乙酰半乳糖胺。

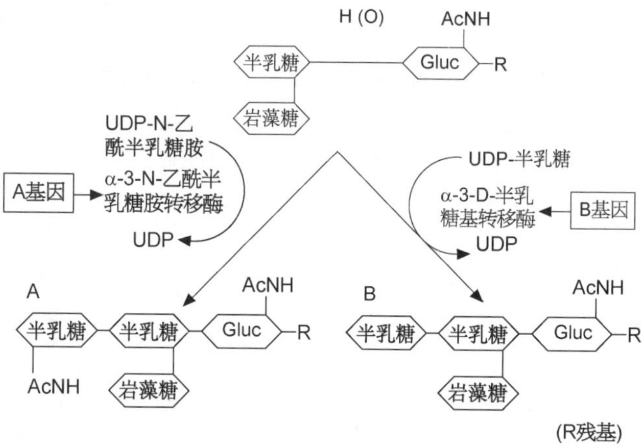

图 27-1 血型抗原 A 和 B 的生物合成。Gluc，N 乙酰半乳糖胺

糖基转移酶基因突变在 ABO 血型系统中产生了大量异质性和稀有表型[20]。

分泌型：在岩藻糖基转移酶基因 *FUT2* 的 Se 等位基因携带者的多种体液里存在可溶性 ABH 抗原。而 Se 等位基因纯合子的体液里不存在可溶性 ABH 抗原，称为非分泌型。

27.3.1.1 A 与 B 表型

A_1 与 A_2 表型：A_2 等位基因携带者的糖基转移酶比 A_1 个体多 21 个氨基酸，活性显著降低。A_2 抗原合成过程中，支链分子形成较少，红细胞表面的 N 乙酰半乳糖胺也随之减少(每个红细胞上约 290 000 个)，而 H 抗原仍能被检测到。A_1 个体的每个红细胞上有高达 100 万个 N 乙酰半乳糖胺分子。

弱 A 表型：其他 A 亚型也存在类似 A_2 的情况。A_3 和 A_x 亚型的突变可导致糖基转移酶活性的进一步降低，造成红细胞上 A 抗原进一步减少，而 H 抗原相应增多。A 亚型的血清学区分困难，同时并不总能够清晰界定。

类孟买型：极为罕见的类孟买血型 A_h 和 B_h 分别类似很弱的 A 和 B 亚型。*H* 基因上的突变导致 H 前体分子显著减少，而所有这些仅存的 H 位点都被 A 或 B 抗原表位所覆盖，因此无法检出 H 抗原。

B 表型：B 亚型较 A 亚型稀有得多。B_3 亚型由一个基因突变导致的氨基酸替换造成，其近羧基端的 352 位精氨酸被色氨酸所取代。

额外 A 抗原与 B 抗原：如下。

- B(A)或 A_1(B)现象：由于合成 A_1 和 B 分子的两种糖基转移酶在 353 个氨基酸中仅有 4 个不同，难免偶尔出现错误合成。少量 A 特异性糖基可能被错误添加到 B 型末端，反之亦然。这类抗原只有使用高亲和力的单克隆抗体才能检测出来，相应的血型被称为 B(A)或 A_1(B)现象[21]。该现象在血型鉴定或输血中都没有意义，常规试剂已经进行了相应调整以避免检出此类少量抗原。
- 额外 B 抗原：细菌感染(如炎症性肠病、结肠癌中所见)偶尔可在 A 型个体的红细胞表面产生额外 B 抗原，这是由于细菌产生的去乙酰化酶部分去除了 A 与 B 血型之间差异所在的乙酰残基。这些获得性 B 样抗原有时在导致血型鉴定错误或提示特定疾病中具有诊断意义。

27.3.1.2 O 血型

O 型个体中，*O* 基因通常(白种人中约 96%)合成一种显著缩短而无活性的糖基转移酶蛋白。因此 O 型的特征性抗原仍为 H。少数个体(约 4%)为 O^2，表现为正常长度的糖基转移酶分子，但由于另一处突变而无活性。采用分子遗传学方法进行血型鉴定时需要考虑这些变异型，同时也发现了其他变异型。

27.3.1.3 新生儿的 ABH(O)血型

在胎儿期，这些糖类抗原的合成显著慢于其他位于结构蛋白成分上的血型抗原。糖类抗原的合成直到 2 周岁才能完成。因此，新生儿的红细胞(脐带血细胞)上 I、H、A、B 等抗原均显著少于成人(表 27-7)。

表 27-7 红细胞上的 ABO 抗原分子密度

抗原	细胞	抗原数量
A	A_1	800 000～1 200 000
	A_2	160 000～440 000
	A_3	40 000～118 000
	A_x	1 400～10 300
	A_{end}	1 100～4 400
	A_m	200～1 900
	A_1 cord	250 000～370 000
	A_1B	420 000～850 000
	A_2B	120 000
B	B	610 000～830 000
	A_1B	310 000～560 000
H	O 型脐血细胞	290 000～350 000
	O	1 600 000～1 900 000

27.3.1.4 孟买型

非常罕见的 h 等位基因纯合子 hh 中，尽管存在 A 和(或) B 等位基因及其编码的相应糖基转移酶，形成 A 和 B 抗原的糖基没有前体分子 H 可供结合。

h 基因只能合成一种无活性的酶，无法在 I 抗原上添加岩藻糖，孟买型(Oh)个体的红细胞上无法检出 H、A、B 抗原中的任何一种。

合成 H 抗原的岩藻糖基转移酶基因上还有几种突变也可以导致该酶无活性，造成 H 抗原缺失[22]。

27.3.1.5 嵌合体

如骨髓移植的供者和受者 ABO 不合，移植后短期可见两群 ABO 血型不同的红细胞共存。该现象在 ABO 不合的输血后更为常见，如患者在 ABO 血型未确定的情况下急诊输注了 O 型红细胞。

ABO 血型鉴定中可以通过抗原和抗体鉴定结果不符或混合视野凝集发现该现象。最重要的 ABH 亚型概述参见表 27-8。

表 27-8 最重要的 ABH 亚型

表型	红细胞反应				血清		唾液分泌型	高加索人种表型频率**
	抗 A	抗 B	抗 AB	抗 H	正常	不规则		
A_1	＋＋＋＋	－	＋＋＋＋	－	抗 B	－	A，H	A_1 34%，A_1B 3%
A_2	＋＋＋	－	＋＋＋	＋＋＋	抗 B	抗 A_1	A，H	A_2 10%，A_2B 1%
A_3	＋＋MF	－	＋＋MF	＋＋＋	抗 B	抗 A_1	A，H	每 200 个 A 型中 1～2 个
A_{end}	±MF	－	±MF	＋＋＋＋	抗 B	抗 A_1	H	每 150 000 个 A 型中 2 个
A_{finn}	±MF	－	±MF	＋＋＋＋	抗 B			每 6 000 个 A 型中 1 个
A_{bantu}	±MF	－	±MF	＋＋＋＋	抗 B	抗 A_1	H	南非 A 型中占 4%
A_x	±/－	－	＋＋	＋＋＋＋	抗 B	抗 A_1	(A_x)，H	每 40 000～80 000 个 A 型中 1 个
A_m(A_y)	－	－	－(±)	＋＋＋＋	抗 B	抗 A_1	A，H	每 150 000 个 A 型中 1 个
A_{el}	放散	－	－	＋＋＋＋	抗 B	抗 A_1	H	非常罕见
B	－	＋＋＋＋	＋＋＋＋	＋	抗 A	－	B，H	9%～12%
B_3	－	MF	MF	＋	抗 A	－	B，H	每 350 000 个 B 型中 3 个
B_x	－	±	±	＋	抗 A	(抗 B)	(B)，H	罕见
B_m	－	±	±	＋	抗 A	－	B，H	罕见
B_{el}	－	放散	－	＋	抗 A	抗 B	H	罕见
B_w	－	－	－	＋	抗 A			非常罕见
B_v	－	－	－	＋	抗 A			非常罕见
(类 B)	－	－*	－	＋	抗 A	(抗 B)		每 500 000 个中国人中 46 个

*用兔红细胞吸收抗 B；**无特别说明为欧洲人。MF，混合视野凝集

27.3.1.6 同种凝集素和同种溶血素

合成：ABH(O)血型系统的特点之一在于，在免疫系统完好的情况下，ABO 天然抗体(同种凝集素)在出生后第一年就开始合成并持续终生。

抗 A、抗 B 及抗 AB 抗体是由细菌抗原(如大肠埃希菌)诱导产生的，这些细菌的表面结构和 ABO 糖类抗原几乎相同。在此过程中，只有那些不与个体自身红细胞反应的抗体才能被生成(表 27-9)。

特性：这些抗体属于冷抗体，但温度域可超过 37℃，主要为 IgM 类抗体。抗 A 抗体的浓度一般高于抗 B。IgG 抗体也存在，特别是 O 型个体中，女性多于男性。O 型个体还产生抗

表 27-9 ABO 血型：规则与不规则抗体的分布与检测

血型	频率*(%)	抗体		
		规则	不规则	频率
A_1	32.5	抗 B	无	
A_2	9.4	抗 B	抗 A_1	1%～2%
A_3	0.1	抗 B	抗 A_1	15%～20%
A_1B	3.1	无	无	
A_2B	1.1	无	抗 A_1	22%～26%
B	11.0	抗 A	无	
O	42.8	抗 A，抗 B，抗 AB	无	

*德国人群

AB抗体，其无法区分糖链末端上的半乳糖与N乙酰半乳糖胺，因此既能结合A抗原也能结合B抗原。ABO抗体效价在5～10岁时达到顶峰，然后随着年龄增长迅速降低。IgM和IgG抗体都能够完全激活补体级联，属于同种溶血素。同种凝集素和同种溶血素在多种弱A和弱B变异型、额外A和B抗原及孟买和类孟买型中也作为规则抗体出现。

27.3.1.7 ABO不规则抗体

弱A抗原(多见于AB型，而非A型)中A抗原决定簇表达减少，可产生针对A抗原的IgM类不规则冷抗体(表27-9)。这些抗体通常无临床意义。

同样的规律也见于A_1型中的抗H抗体。孟买型中的抗H是一种具有强烈溶血活性且温度域广的抗体，类似抗A或抗B。ABO系统中其他无临床意义的冷抗体包括抗IH和抗IA，这些抗体仅在两种相应抗原都存在的情况下才能结合红细胞。极少数情况下，ABO抗体还以无害的冷自身抗体形式存在。

特性：ABO抗体在盐水介质中低温情况下反应最强，但在37℃时仍能被检出。由于这个特性，规则与不规则ABO抗体不是在抗体筛选时而是在ABO血型反定型时被检出。它们激活补体的能力可在同种溶血素试验中检测。区分IgM与IgG抗体可通过可溶性AB物质中和IgM抗体来检测(AB中和试验)。

27.3.1.8 ABH(O)血型系统的重要性

ABH(O)血型系统与疾病：ABH(O)血型系统与某些疾病存在关联。这些关联的原因尚不明确，也没有实践意义。

- A、B、H抗原减弱(如白血病、霍奇金病、淋巴瘤)。
- A、B抗原表达降低伴H抗原表达升高，常见于肿瘤细胞，并与恶性程度显著升高有关[5]。
- A型个体患胃癌的可能性比O型个体高20%。A型个体在肠道和唾液腺肿瘤中也较为多见。多种肿瘤表达A抗原样结构，也许可以解释在A型中更容易逃避免疫防御。患有这些肿瘤的分泌型个体能产生更多的可溶性A抗原，血型鉴定时如果不洗涤待检红细胞可能会造成干扰。
- O型个体，尤其是非分泌型，发生胃十二指肠溃疡的概率高20%，且更易发生消化道出血。可能的解释是非分泌型个体IgA分泌减少，而O型个体血管性血友病因子和FⅧ：C均显著降低，因此制订血管性血友病因子正常参考值范围时必须考虑ABO血型因素。
- A型个体更容易发生血栓栓塞事件。
- 特定ABO血型个体易患某些感染，因为病原体表达类似血型抗原时，机体对其产生的免疫反应会减弱。这发生在O型个体遭遇鼠疫耶尔森菌(H抗原)、A型个体遭遇水痘(A抗原)、B型个体遭遇沙门菌属和志贺菌属(B抗原)时。

27.3.1.9 输血

ABH(O)血型系统在输血中的特殊重要性基于：① 抗原决定簇的高免疫原性和抗原性；② ABO抗体在生理状况下存在，具有高效价、宽温度域、强活性与补体激活能力(体外与体内都能破坏红细胞)。

高效价抗体见于自身免疫性溶血、酒精性肝硬化、慢性活动性肝炎、妊娠、疫苗接种及感染后。

ABO主侧不合：输注ABO不相容红细胞后可发生危及生命的急性输血反应，表现为血管内溶血。

ABO次侧不合：导致ABO抗体的被动转移，只有输注大量血浆或血浆中抗体效价很高时(溶血素的同种凝集效价超过100)才会发生临床需要关注的溶血。

新生儿溶血病：IgG类ABO抗体是新生儿溶血病的最常见病因。不过由于新生儿红细胞上抗原位点相对较少，而且内皮细胞上的ABO抗原可以吸收部分抗体，严重的溶血是很罕见的。溶血多见于O型母亲的A型孩子，抗AB抗体的浓度可能与此有关。

27.3.1.10 ABH(O)血型系统与移植

ABO血型系统在不同器官移植中的重要性有差异。肾脏和心脏移植中可能发生超急性排斥反应，取决于抗体效价[23,24]。至少在成人和大龄儿童中，ABO不合的肝移植明显预后较差，因此仅限于急诊进行[25]。9周岁以下儿童中，ABO不合对于心脏和肝脏移植的意义有限[26]。尽管ABO不合的异基因骨髓移植是可行的，但ABO不合本身是一个不良危险因素[27]。

27.3.2 I血型系统

结构与抗原：I抗原与i抗原并不是互斥的，因为i是I的生物合成前体，两种抗原一般同时存在但表达水平不同。两者之间的主要差异在于糖链中是否存在支链，i抗原的糖链尚未产生分支。胎儿和新生儿红细胞上以i抗原为主，而成人红细胞上则为表达水平不等的I抗原。成人中i表型的概率约为1/10 000。

27.3.2.1 抗体

抗I：几乎所有人在婴儿期之后体内都存在低浓度抗I抗体(0℃时最大效价64)，这是一种天然冷自身抗体(IgM)，温度域狭窄，没有临床意义。通常同时针对其他糖类血型抗原，如抗HI、抗IA、抗IB、抗IP_1，带有两种相应抗原的红细胞对其检出能力最强。

在冷抗体型自身免疫性溶血(冷凝集素综合征)中检出的异常高浓度冷自身抗体大多数具有抗I特异性。此时的抗I具有较宽的温度域(30℃以上)，可以激活补体达到产生临床意义的程度，为冷溶血素。

抗i：抗i特异性抗体很少见，通常为自身抗体(IgM冷抗体)。抗i多见于传染性单核细胞增多症、酒精性肝硬化、网状细胞增多症和髓系白血病中。

检测：Ii血型系统的抗体通常在低温时反应最强，其在盐水介质中的最佳反应温度为0～4℃。冷抗体型自身免疫性溶血的典型表现包括在30℃以上检出凝集抗体、室温下发生体外红细胞破坏及直接抗球蛋白试验中补体成分阳性。

临床意义：如下。

- 抗原：不成熟红细胞上i抗原增多，I抗原减少。该现象不仅出现在新生儿的正常生理过程中，在溶血性贫血和其他伴有红系增生的血液病患者中也可出现。
- 抗体：天然冷抗体有时会显著干扰输血前的免疫血液学试验。但这些冷自身抗体并无临床意义，除非出现类似冷凝集素综合征或冷抗体型自身免疫性溶血中的异常高浓度(参见 27.5.3.3)。

27.3.3 Lewis 血型系统

结构与抗原：Lewis 血型系统(Le^a、Le^b)具有以下特征。

- 包含可溶性非互斥的糖鞘脂抗原，自血浆中继发性吸附于红细胞上。Le^a 血型物质在出生后 2 周到 6 个月才开始分泌，Le^b 则更晚。因此胎儿红细胞上一般没有 Lewis 抗原，高达 80%的儿童在 1 岁以内出现 Le^a 阳性。
- 遗传的 Lewis 表型在 1 岁之前无法被检测出来。红细胞储存过程中，Lewis 抗原容易再次丢失，这也解释了为何储存时间较长的红细胞上很难检测 Lewis 抗原。
- Lewis 表型作为非直接基因编码产物，由三个独立的基因(*Le*、*Se*、*H*)所决定。*Le* 编码的岩藻糖基转移酶在 1 型糖链上添加一个岩藻糖分子。非分泌型(sese)中每条糖链上只添加一个岩藻糖分子，形成 Le^a 抗原[Le(a+b−)]。当 *H* 基因存在时，分泌型(Se)中的每条糖链会再添加一个岩藻糖分子，形成 Le^b 抗原[Le(a−b+)]。*Le* 基因缺失(lele)时则总是产生 Le(a−b−)。
- ABO 表型对 Lewis 抗原的表达有影响，两个血型系统具有共同的前体分子。因此 A_1 型个体中 Le^a 和 Le^b 的表达可能减弱。

Lewis 抗原的不同基因和对应表型参见表 27－10。Lewis 抗原中 Le^a 和 Le^b 具有现实重要性，而 Le^c 和 Le^d 仅有理论探讨价值。整个 Lewis 抗原系统中存在 7 种由不同基因座调控的岩藻糖基转移酶，表 27－10 仅是这个复杂系统的一个简化版本，以供实践参考。

表 27－10 Lewis 血型系统：基因与表型

基因			表型		唾液中血型物质
Lewis	Hh	分泌型	红细胞	频率	
LeLe/Lele	*HH/Hh*	*SeSe/Sese*	Le(a−b+)	70%～72%	Le^b (Le^a)*
LeLe/Lele	*HH/Hh*	*sese*	Le(a+b−)	19%～22%	Le^a
lele	*HH/Hh*	*SeSe/Sese*	Le(a−b−)	4%～11%	−*
lele	*HH/Hh*	*sese*	Le(a−b−)		−
Lele/Lele	*hh*	*SeSe/Sese*	Le(a+b−)	很罕见	Le^a
LeLe/Lele	*hh*	*sese*	Le(a+b−)	很罕见	Le^a
lele	*hh*	*SeSe/Sese*	Le(a−b−)	很罕见	−
lele	*hh*	*sese*	Le(a−b−)	很罕见	−

*对应于 ABO 血型的 ABH 物质

27.3.3.1 抗体

Lewis 血型抗体通常是天然冷抗体，属于 IgM 类，可伴有部分 IgG 成分，可激活补体。当其在 30℃以上仍具反应性、在间接抗球蛋白试验中能被检出或者体外具有溶血活性时才具有临床意义(溶血性输血反应)。

由于 Lewis 抗原不在胎儿红细胞上表达，即使 IgG 类 Lewis 抗体也不能导致新生儿溶血病。

抗 Le^a：最重要和最常见的 Lewis 抗体。携带此抗体者具有 Le(a−b−)表型。

抗 Le^b：临床意义罕见。携带此抗体者多具有 Le(a−b−)表型，极少数具有 Le(a+b−)表型。因此，抗 Le^b 抗体有时可与抗 Le^a 抗体同时存在。抗 Le^b 抗体的反应性也受到 ABO 血型影响，根据其最佳反应性，可进一步分为抗 Le^{bH} 和抗 Le^{bL} 特异性：

- 抗 Le^{bH} 几乎仅见于 A_1B 和 A_1 个体，主要与 O 型 Le^b 细胞反应。可被 H 物质中和[Le(a−b−)分泌型个体的唾液]。
- 抗 Le^{bL} 更为罕见，无 ABO 血型偏好，和所有 ABO 血型具有相同的反应程度。

抗 Le^c 和抗 Le^d：这些抗体无临床意义，因其极为罕见且为冷抗体。与 Le(a−b−)表型红细胞反应。

检测：Lewis 抗体在 4℃下的酶法和室温下的凝胶离心法中反应最佳。可被 Le^a 和 Le^b 物质中和。由于能够激活补体，采用新鲜血清样本更易被检出。由于抗原在储存中不稳定，试剂红细胞不宜过老，检测前应使用盐水洗涤以去除已溶解的抗原。

临床意义：Le(a−b−)表型男性存在较高的冠心病风险，该表型发生干燥综合征的概率也较高。

Lewis 系统在移植中的意义有争议。细胞毒性 Lewis 抗体被认为类似 HLA 抗体，可显著缩短移植物(肾脏)生存期[28]。

总体而言，Lewis 血型系统在输血中的重要性容易被高估。

27.3.4 P 血型系统

结构与抗原：P 血型系统的抗原是由糖链末端的半乳糖和 N－乙酰半乳糖胺上添加乳糖神经酰胺而成。

P 血型系统的抗原包括 P、P^k、P_1 和 p，表型包括 P_1、P_2、P_1^k、P_2^k 和 p。至少两个不同的基因编码了这些抗原和表型(表 27－11)。

表 27－11 P 血型系统

表型	频率 %	与抗体反应				抗体	
		−P_1	−P	−P^k	−PP_1P^k	特异性	意义
P_1	70～80	+	+	−	+	−	−
P_2	20～25	−	+	−	+	P_1	罕见情况下导致溶血性输血反应
p	*	−	−	−	−	Tj^a = P，P_1，P^k	溶血性输血反应/新生儿溶血病
P_1^k	*	+	−	+	+	P	溶血性输血反应/阵发性冷性血红蛋白尿
P_2^k	*	−	−	+	+	P	溶血性输血反应/阵发性冷性血红蛋白尿

P_1 是最常见表型。胎儿红细胞上已存在 P_1 抗原，但仍很弱。成人中该抗原的遗传表达各异，包括 P_1^s(强 P_1)、P_1 和 P_1^w(弱 P_1)。该抗原是储存条件下最不稳定的抗原之一。

27.3.4.1 抗体

抗 P_1：采用非常敏感的技术可以在绝大部分 P_2 表型个体中检出具有抗 P_1 特异性的天然冷抗体(几乎全是没有补体结合能力的 IgM 抗体)。很罕见的情况下，这些抗体在 37℃时仍具反应性(仍为 IgM 抗体，但有补体结合能力)，可导致溶血性输血反应。只有在间接抗球蛋白试验中能够被检出，才需要在输血时考虑抗 P_1 抗体。抗 P_1 抗体无法通过胎盘，因此不会引起新生儿溶血病。

抗 P 和抗 Tj^a（抗 P、抗 P_1、抗 P^k）：这些抗体非常罕见，因为几乎所有人都携带这些抗原（表 27－11）。在产生这些抗体的罕见个体中，由于抗原的广泛性，同种免疫一般在儿童早期就已发生。尽管这些抗体是天然冷同种抗体（IgM），但由于温度域宽且能激活补体，故具有显著溶血活性。此外，这些抗体和 IgG 抗体一样，能够导致新生儿溶血病甚至流产。抗 P 抗体还是阵发性冷性血红蛋白尿症中的双相自身溶血素。

检测：如下。

- 抗 P_1：该抗体在 4～22℃酶法试验中反应最佳，可被 P_1 物质中和。在间接抗球蛋白试验中检出具有一定临床意义。但该抗体的检出很大程度上取决于试剂红细胞的质量和抗原表达。在验证该抗体的存在以及排除其对其他更重要抗体检测的干扰时建议使用 P_1 物质中和。
- 抗 P、抗 Tj^a：这些抗体在酶法试验中反应最佳，具有较宽的温度域。在间接抗球蛋白试验中，如抗球蛋白血清中含有抗补体成分可被检出。有时也可在溶血试验中检出，尤其是使用酶处理红细胞时（双相冷自身溶血素）。

临床意义：P 样结构在某些肿瘤细胞和多种微生物（如大肠埃希菌）上都存在。大肠埃希菌及其毒素更易与 P_1 和 P_2 抗原结合，这解释了为何 P_1 表型个体更易患泌尿道感染。此外，P 抗原还是细小病毒 B19 的受体。

P 血型系统在输血中的意义相对较小。常见的抗 P_1 抗体多数情况下无临床意义，另一方面由于 P_1 的抗原频率相对较高且反应性较强，该抗体可干扰 ABO 反定型、抗体筛选和交叉配血。与此相反，具有溶血活性的抗体（抗 P、抗 Tj^a）作为同种抗体或自身抗体均极为罕见。

27.4 蛋白抗原血型系统

大多数红细胞血型抗原系统是基于结构蛋白成分的蛋白质多态性。与糖类抗原血型系统不同，它们是基因的直接产物。

27.4.1 Rh 血型系统

结构与抗原：最重要的蛋白血型系统是 Rh 血型系统。位于 1 号染色体上的 RH 基因座包括两个基因，调控了 Rh 系统 5 个最重要抗原 D、C、c、E、e 的表达[4]：*RHD* 基因编码 RhD 蛋白，*RHCE* 基因编码 RhCE 蛋白，C、c、E、e 抗原位于 RhCE 蛋白上。

Rh 分子是由 416 个氨基酸组成的跨膜蛋白，以曲折构象跨膜 12 次（图 27－2）。

- RhD 和 RhCE 蛋白之间约有 31～35 个氨基酸替换的差异。大多数情况下 RhD 阴性的欧洲人存在 *RHD* 基因缺失，也就没有 RhD 蛋白[Rh(D)因子]。
- C 特异性蛋白和 c 特异性蛋白之间存在 4 个氨基酸的差异，但 C/c 特异性似乎仅由一个氨基酸所决定（103 位丝氨酸为 C、脯氨酸为 c）。
- E/e 多态性由一个氨基酸替换所决定（226 位脯氨酸为 E、丙氨酸为 e）。

Rh 系统表位的形成取决于红细胞膜上蛋白质襻环间的构象和空间位阻。如 285 位的半胱氨酸残基在抗体结合过程中起到重要作用[29]。

除了 5 个主要抗原，Rh 系统还有 40 多个其他抗原，分别由 *RH* 基因的位置效应（顺式或反式）、抑制基因、Rh 亚基因座（卫星抗原）和基因复合体效应（复合抗原）所决定。

Rh 抗原有三个命名系统，每个命名系统考虑不同方面且在相应应用领域具有不同优势（表 27－12）。在德国，常规实验室操作中 Fisher-Race 命名法颇有价值。

5 种最重要 Rh 血型抗原 C、c、D、E、e 的存在情况一般可总结为 Rh 基因型和血清学表型。在不进行家系检测的情况下，真实的单倍型（基因型）仅能按一定可能性进行推测（表 27－13）。

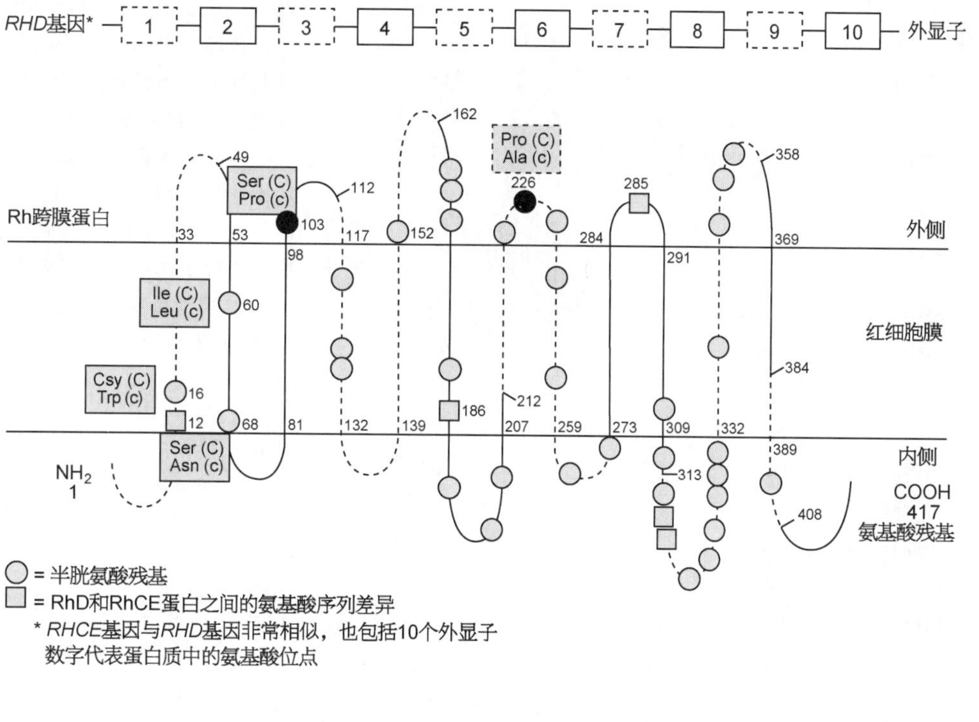

图 27－2 Rh 跨膜蛋白及 *RH* 基因上对应外显子

表 27 - 12 Rh 血型系统抗原*

Rosenfield	Fisher - Race	Wiener	频率
RH 1	D	Rh_o	85
RH 2	C	rh'	70
RH 3	E	rh''	30
RH 4	c	hr'	80
RH 5	e	hr''	98
RH 6	ce(f) f	hr	64
RH 7	Ce	rhi	70
RH 8	C^w	rh^{w1}	1
RH 9	C^x	rh^x	<1
RH 10	$C(ce^s)$ ce^s	rh^v hr^v	<1
RH 11	E^w	rh^{w2} rh_2^w	<1
RH 12	G	rh^G	85
RH 17		H_{ro}	>99
RH 18		$Hr(Hr^s)$	>99
RH 19		hr^s	98
RH 20	$VS(e^s)$ e^s,VS	VS,e^s	<1
RH 21	C^G		70
RH 22	CE		<1
RH 23	D^w		<1
RH 26	类 c		80
RH 27	cE		30
RH 28		hr^H	<1
RH 29	RH(总 Rh′)	rh_m	>99
RH 30	D^{Cor} (Go^a)		<1
RH 31		hr^B	98
RH 32		R^N	<1
RH 33	Har		<1
RH 34	Bas	Hr^B	>99
RH 35			<1
RH 36	Be^a		<1
RH 37	Evans		<1
RH 39	类 C		>99
RH 40	Tar		<1
RH 41	类 Ce		70
RH 42	Ce^s Cce^s		<1
RH 43	Crawford		<1
RH 44	Non		>99.9
RH 45	Riv		<1
RH 46	Sec		>99.9
RH 47	Dav		>99.9
RH 48	JAL		<1
RH 49	STEM		
RH 50	FPTT		
RH 51	MAR		

* Rosenfield、Fisher-Race、Wiener 命名法。欧洲人群

表 27 - 13 Rh 表型和基因型频率*

表型		基因型		
Rh 基因型	%	Fisher - Race	Wiener	%
CcDee	35	CDe/cde	R^1/r	32.7
		CDe/cDe	R^1/R^0	2.2
		cDe/Cde	R^0/r'	0.05
CCDee	18.5	CDe/CDe	R^1/R^1	17.7
		CDe/Cde	R^1/r'	0.8
CcDEe	13.4	CDe/cDE	R^1/R^2	11.9
		CDe/cdE	R^1/r''	1.0
		cDE/Cde	R^2/r'	0.3
		CDE/cde	R^z/r	0.2
		CDE/cDe	R^z/R^0	0.01
ccDEe	11.7	cDE/cde	R^2/r	11.0
		cDE/cDe	R^2/R^0	0.7
		cDe/cdE	R^0/r''	0.06
ccDEE	2.3	cDE/cDE	R^2/R^2	2.0
		cDE/cdE	R^2/r''	0.3
ccddee	15.1	cde/cde	r/r	15.1
ccddEe	0.9	cdE/cde	r''/r	0.9
Ccddee	0.8	Cde/cde	r'/r	0.8

* Rosenfield、Fisher-Race、Wiener 命名法

27.4.1.1 Rh 因子 D、弱 D、部分 D 及 DEL

免疫原性：RhD 抗原的免疫原性仅次于 A 和 B 抗原，约为其他主要 Rh 血型抗原的 20 倍，这是由于所谓的 D 阴性(d)并非指 D 抗原的另一种多态性形式，而是完全缺失。输注了 D 阳性红细胞的 D 阴性受血者约 50%可产生抗 D 特异性抗体。由于含有红细胞，输注血小板后也可产生 RhD 致敏，但输注血浆后不会产生。

对其他主要 Rh 抗原 C、c、E、e 而言，单个抗原的致敏概率低于 1%，而在 RhD 阳性和阴性受血者之间并无差异。

抗原剂量：每个红细胞上有 1 万到 3 万个 D 抗原，抗原数量及其免疫原性和抗原性取决于基因剂量(纯合子或杂合子)和 Rh 表型(Rh 基因型)。但是常规血清学方法的正常偏移范围已经覆盖了很大一部分纯合子和杂合子之间差异，因此无法检测抗原剂量，也就无法得出基因型。

表位：完整的 D 抗原至少包含 9 个表位(表 27 - 14)。使用单克隆抗体可进一步界定 30 个左右的亚表位。尽管单克隆抗 D 试剂与特定表位之间的反应性对其产品说明和审批很重要，但表位的分类在常规实验室工作中不需要考虑。

表 27 - 14 D 变异型细胞上的 D 表位[33]

表位	Ⅱ	Ⅲ	Ⅳa	Ⅳb	Va	Ⅵ	Ⅶ	DFR	HMi	HMii	DBT	RoHar
1	+	+	−	−	−	−	+	+	−	+	−	−
2	+	+	−	−	+	−	+	+/−	+/−	+	−	−
3	+	+	−	−	+	+	+	+	+/−	+	−	−
4	−	+	+	−	+	+	+	+	+	+	−	−
5	+	+	+	+	−	−	+	+/−	+/−	+/−	−	+/−

续 表

表位	Ⅱ	Ⅲ	Ⅳa	Ⅳb	Ⅴa	Ⅵ	Ⅶ	DFR	HMi	HMii	DBT	RoHar
6/7	+	+	+	+	+	−	+	+/−	+	+/−	+/−	+/−
8	+	+	+	+	+	−	−	−	−	+/−	+	+
9	−	+	−	−	+	+	+	+	*/−	+	−	−

27.4.1.2 弱 D

在少于1%的个体中，细胞上的D抗原表达显著减少，为D变异型。这些弱反应性D变异型过去被称为D^u，并根据D抗原减弱的程度被随意地分为低级别和高级别D^u。大多数情况下，另一单倍型（反式效应）上C基因座的位置效应（基因型CDe/Cde）是D抗原表达降低的原因。如使用合适的单克隆抗D试剂，大多数被归为D^u的抗原决定簇和正常D抗原并无区别，因此D^u这个定义仅存历史意义。

目前临床最重要的D变异型分类方法是将其分为弱D和部分D。

弱D表型个体绝大多数表达所有D表位，但单克隆抗体结合可能很弱，其编码序列与正常RHD基因也存在差异[4]。目前还未发现最常见的弱D表型1、2、3个体对正常D阳性红细胞产生同种免疫。因此不需要把弱D个体标记为Rh阴性并输注RhD阴性血。

具有其他罕见弱D类型的妊娠女性则需要另作考虑。弱D表型女性存在对RhD阳性胎儿产生抗D抗体的风险。因此推荐此类女性和RhD阴性女性一样使用Rh免疫球蛋白（RhIG）进行预防。

弱D2红细胞上的抗原表达数量极少（约500个），且相对较常见，约占所有弱D个体的18%。由于弱D2可导致RhD阴性受血者产生抗D抗体，抗D试剂应能够将其检测出来，尤其是献血者检测中。

使用同时含有IgG和IgM抗体的抗D试剂时，样本中的阻断抗体可能造成类似D抗原减弱的结果。

为避免与作为特异性抗原的D^w混淆，D^w目前不再指代弱D。

27.4.1.3 部分 D

与弱D不同，更少见的部分D表型（嵌合D）以D抗原上单个或多个表位的丢失为特征（表27-14）。D抗原的表达总数可以减少或增加。

使用IgG类单克隆抗血清，可以根据红细胞上的抗原数量和表位区分出六种不同的D抗原（Ⅱ～Ⅶ）。除此之外，也存在更罕见的部分D变异型。

其中D^{VI}最常见（0.02%～0.03%），也最具临床意义的。由于D^{VI}上D表位数量最少，此类D变异型个体较其他变异型更易对D抗原致敏，更准确地说是对丢失的D表位致敏；与此同时，和D阴性个体相比，致敏可能性却也显著降低。此时产生的抗体和抗D并不能区分，但并不与致敏个体自身红细胞反应。当D阳性个体产生同种抗D抗体时需要考虑部分D变异型。D^{VI}受血者视为RhD阴性，而献血者视为阳性，尽管弱D变异型的免疫原性低于正常D抗原。

27.4.1.4 DEL

RhD阴性的定义是基于红细胞与抗D在多种凝集试验，包括抗球蛋白试验中的反应。但是这些试验方法可能无法检测出那些表达极少量D抗原的D变异型，这些D变异型只能通过抗D的吸收放散试验来检出。这些在亚洲人中相对多见的表型被统称为DEL变异型[30]。尽管这种极弱的D变异型免疫原性很低，仍有个别的致敏病例报道[31,32]。DEL变异型在欧洲极为罕见，作为献血者视为RhD阴性，然而这个问题仍存在争议。因此许多血液捐献机构采用分子遗传学方法检测RhD阴性献血者，将DEL红细胞视为RhD阳性。

27.4.1.5 其他 D 抗原

类似于D抗原，其他Rh系统主要抗原上也发现了量和质的差异，这些差异由位置效应或基因突变所致（C^w、C^u、E^u、E^w等）。除了C^w之外，这些变异型在输血中没有意义。

相应单倍型基因复合体所编码的复合抗原cE、Ce、ce、CE的意义极其有限。相应抗体只与以复合物形式表达两种抗原的红细胞反应。与此不同的是G抗体，其不仅与同时表达C和D抗原的红细胞反应，也能与分别表达C或D抗原的红细胞反应。

27.4.1.6 Rh 缺失表型

多种极其罕见的Rh缺失表型是由不表达、功能上无活性或活性很低的基因（-D-、•D•、---/---）所编码。Rh_{null}缺失型也可由Rh基因座外的另一个抑制或调控基因所导致。Rh_{null}个体表现为红细胞形态异常（口型红细胞增多症）和溶血性贫血。

Rh_{null}个体同时缺失LW（Landsteiner-Wiener）抗原。该抗原并不由Rh系统编码，但其在红细胞上的表达需要Rh抗原[34]。D阳性红细胞上的LW抗原多于D阴性红细胞。LW抗原在新生儿红细胞上的表达也更强。

27.4.2 Rh 抗体

Rh抗体多为IgG类温性免疫抗体，以IgG_1和IgG_3为主。可能由于抗原间隔较远，每个IgG分子只能结合1个抗原，Rh抗体一般不激活补体。简单的血清学方法无法区分抗体溶血活性的差异。因此输血时如存在Rh抗体，一般采用相应抗原阴性红细胞。罕见的天然Rh抗体主要为IgG，但多数为冷反应性，无临床意义。

27.4.2.1 抗 D

抗D仍然是最常见和最重要的Rh抗体。RhD致敏可以追溯到Rh免疫球蛋白预防治疗时代之前的妊娠、Rh免疫球蛋白预防失败或未进行预防、输注RhD阳性红细胞。有时D变异型个体可产生抗D，该抗体的溶血活性与Rh阴性个体中所见并无差异。约1/3病例中，抗D和抗C同时出现，更少见情况下（约2%），抗D和抗E或者两者同时出现。此外自身抗体有时可以表现为抗D特异性。

27.4.2.2 抗 E

抗E是仅次于抗D的最常见Rh抗体。抗E反应性几乎总是呈现显著剂量效应。在CCDee表型中可存在潜在抗c致敏，此时（CCDee合并抗E）应输注Rh同型血制品。在没有既往输血和妊娠的情况下，抗E比其他Rh抗体更多见。

27.4.2.3 抗 c、抗 c 抗 E、抗 cE、抗 ce

从临床角度来看，抗c是仅次于抗D的最重要Rh抗体。

抗 c 相对多见于迟发性溶血性输血反应。抗 c 仅次于抗 D 和抗 A，是新生儿溶血病的第三常见病因。

抗 c 浓度在致敏后通常迅速降低。常见的剂量效应可干扰此抗体的检测。如需要输血的患者检出抗 c，相对较高的 c 抗原频率(80%)可导致相容性血液的供应问题。

如携带抗 c 者的 Rh 表型为 CCDee，抗 c 常伴有抗 E。这种混合抗体有时可掩盖针对复合抗原的抗 cE 或抗 ce。在具有这种表型的育龄女性和需要长期间断输血的患者中，需要使用 Rh 同型或特定*基因型红细胞。尤其是已经检出抗 c 时，强烈建议采用此法。

*注：特定 Rh 基因型指输入的红细胞上不存在受血者没有的 Rh 血型抗原。Rh 基因型相容性输血则可带有任何受血者未产生相应抗体的 Rh 抗原。

27.4.2.4 抗 C、抗 C^w

抗 C 很少单独存在。输入红细胞上是否同时携带 D 抗原与致敏无关。多数抗 C 血清也含有抗 C^w 成分。

如携带抗 C 者的 Rh 表型为 ccDEE，可以认为同时存在 e 抗原致敏，需要使用 Rh 同型献血者来源的血液。抗 C 常无法检出，但在增强效应后可导致迟发性输血反应，另一方面其多与抗 D、抗 G 同时被检出。

单独的抗 C^w 见于 C^w 阴性或携带 CC、Cc、cc 表型者，可无既往输血或妊娠。

27.4.2.5 抗 e、抗 C 抗 e、抗 Ce

抗 e 同种抗体所幸非常罕见，因其抗原频率高(98%)、免疫原性低，可产生严重的血液供应问题。在 ccDEE 表型者中，需要考虑到抗 C、抗 ce 和抗 Ce 共存的可能性，应使用 Rh 同型献血者来源的血液。除了 e 抗原的检出能力，其多态性意味着抗 e 有时可作为同种抗体存在。

更多时候抗 e 是一种温自身抗体，但很少呈现清晰的特异性。多数情况下这种温自身抗体与携带 E 抗原的细胞反应较弱，尤其是 EE 纯合子。EE 纯合子红细胞可用于吸收抗 e。

27.4.2.6 抗 G

抗 G 作为伴随抗体，常被抗 C、抗 D 混合抗体所掩盖。与针对复合抗原的抗体不同，抗 G 不仅可以与表达来自不同单倍型 C 和 D 抗原的细胞如 cDE/Cde 反应，也可以与仅携带 C 或 D 抗原的细胞如 Ccdee、ccDee 反应。

和复合抗体不同，使用仅携带一种抗原(C 或 D)的红细胞吸收抗 G 可取得同样的良好效果。这解释了为何在抗 G 存在的情况下，尽管父亲和孩子都没有 C 抗原，母亲却似乎产生了抗 C 和抗 D。若产前检查中发现抗 G 但没有抗 D，推荐使用 Rh 免疫球蛋白预防治疗[4]。

27.4.2.7 抗 LW(Landsteiner - Wiener)

抗 LW 同种抗体非常罕见，更多时候它是一种良性自身抗体，可在抗 D 免疫产生前或同时产生。抗 LW 不是 Rh 抗体，但表现类似 Rh 抗体。抗 LW 与 Rh_{null} 细胞不反应，而与 RhD 阳性细胞反应最强。因此较弱的抗 LW 表现类似抗 D，而较强的抗 LW 反应类似偏好 D 阳性细胞的自身抗体。但是 RhD 阴性细胞可完全吸收抗 LW。

27.4.2.8 Rh 抗体的检测

Rh 抗体反应类似不完全抗体。在低离子溶液(LISS)中特别容易结合，反应中使用酶(木瓜蛋白酶、菠萝蛋白酶、无花果蛋白酶)或酶处理红细胞时也是。因此酶法试验和使用 LISS 技术的间接抗球蛋白试验是检测 Rh 抗体的最敏感方法。

采用常规试管法时，10%～15%的 Rh 抗体仅能在酶法中检出，其中 80%是抗 E。由于这些抗体临床意义有限，是否有必要在抗体筛选试验中加入酶法以检出这些仅与酶处理红细胞反应的抗体仍存在争议。这些仅在酶法中检出的抗体约半数可在更敏感方法如凝胶离心法和固相技术中鉴定为 IgG 抗体，因此在使用这些方法时不需要进行额外的酶法检测。

但是进行传统手工实验时，在抗体筛选中加入 37℃ 酶法检测至少在部分患者中(如妊娠妇女、反复输血患者、发生输血反应者)有助于尽早发现初次免疫。

27.4.2.9 Rh 抗体的临床意义

由于 Rh 抗体为免疫抗体，且在急性/迟发性溶血性输血反应和新生儿溶血病中具有溶血活性，Rh 血型系统在输血中具有重要意义。

27.4.3 Kell 血型系统

结构与抗原：Kell 血型系统的抗原结构是由不同染色体上的两个基因座决定的。一个较小的糖蛋白(37 kDa)由 X 染色体上的基因 *Xk* 编码，该糖蛋白基本是 Kell 血型抗原的基本物质，称为 Kx 蛋白[35]。

极为罕见的 Mcleod 表型中 Kx 蛋白不表达，Kell 抗原表达很弱。Kx 蛋白的表达受到 7 号染色体上特异性的 *Kell* 基因(19 个外显子)所调控。这些抗原及高频的旁 Kell 抗原 K12、13、14、18、19、22 位于一个由 732 个氨基酸组成的糖蛋白(93 kDa)上，其中跨膜区 20 个氨基酸、胞内 46 个，其余大部分均位于胞外。该基因调控了 Kell 系统 24 个频率最高和最低的抗原，其中 4～5 个是互斥的(表 27 - 15)。

表 27 - 15 Kell 血型系统最重要的抗原

名称	缩写	ISBT*	标记方式**	频率(%)
Kell	K	KEL1	K pos.	9
Cellano	k	KEL2	k pos.	99.8
Penny	Kp^a	KEL3	Kp^a pos.	2.0
Rautenberg	Kp^b	KEL4	Kp^b pos.	>99.9
Levay	Kp^c	KEL5	Kp^c pos.	<0.1
Sutter	Js^a	KEL6	Js^a pos.	<1.0
Matthews	Js^b	KEL7	Js^b pos.	>99.9

* ISBT(国际输血协会)数字命名法[3]；** 根据德国医学会指南[37]

最重要的两个抗原 K(甲硫氨酸)和 k(苏氨酸)仅在 193 位有一个氨基酸替换的差异。

每种 Kell 抗原特异性因纯合或杂合差异，在红细胞上有 3 000～6 000 个抗原结合位点。在极为罕见的 K_0 表型中，*Kell* 基因缺失，Kell 抗原无表达而多数基本的 Kx 物质可以被检出。由于 Kell 抗原结构主要由表位的空间位阻所决定，其中二硫键起到重要作用，因此可以使用二硫苏糖醇破坏 Kell 抗原，人工制备 K_0 细胞用于实验目的。但这种处理也会破坏其他高频抗原，特别是 Yt^a 和 LW。

类似 Rh 系统，Kell 血型系统也存在位置效应(顺式效应)，见于 Kp^a 和 k 之间及 Kp^a 和 Js^a 之间，可造成后两种抗原减弱。

Kell 抗原(K、KEL1)具有高免疫原性。输注 K 阳性血液后，高达 10%的 K 阴性个体可产生抗 K。德国建议所有 K 阴性的育龄女性避免输注 K 阳性血液。

27.4.3.1 抗体

Kell 系统的抗体主要是免疫抗体，几乎全为 IgG_1，常可激活补体，但仅到 C3b。因此大多数 Kell 抗体具有溶血活性，可导致溶血性输血反应和新生儿溶血病。

27.4.3.1.1 抗 K：抗 K 是 Rh 系统以外最常见的红细胞不规则抗体(表 27-6)。诊断很少出现问题。由于抗原频率低，不会出现血液供应问题。抗 K 仅在少数情况下导致新生儿溶血病，但通常病情较重，且会出现红系造血抑制[4]。罕见情况下，可以检测到一过性的天然冷抗体(IgM)性质抗 K。某些病原体如大肠埃希菌、链球菌属或弯曲菌属感染可造成致敏。

抗 K 有时也可为自身抗体。如此时抗原表达显著减少，可能导致结果的误判。

27.4.3.1.2 抗 k、抗 Kp^b、抗 Js^b：由于这些抗原的人群分布，极少有人会发生致敏，因此这些抗体极为罕见。这些抗体的存在造成了一些严重的输血相关问题，首先它们的检测很困难，由于相应抗原的高频表达，这些抗体和几乎所有试剂红细胞反应，可掩盖其他抗体，其次抗原的高频分布也可导致血液供应问题。

作为诊断评估的一部分，在有相应试剂血清的前提下，患者红细胞上的抗原检测可能是最有用的。由于抗体理论上存在溶血活性，输血时应考虑到这些抗体。

这种情况下巨大的血液供应问题只能通过全国乃至国际层面的协调来处理，包括使用特殊血库中的冷冻红细胞、使用家庭成员捐献的血液及采用自体血液治疗。

27.4.3.1.3 抗 Kp^a、抗 Js^a：这些抗体的特征和致病性与其他 Kell 系统抗体大致相同。由于白种人里抗原频率低，这些抗体极为罕见，不会造成主要的输血相关问题。

27.4.3.1.4 抗 KEL11、14、18、19、22：由于相应抗原频率超过 99.9%，这些抗体极为罕见。其性质与抗 k 类似，但并不总是具有溶血活性。

27.4.3.1.5 检测：Kell 系统抗体通常不呈现剂量效应。在试管法中，采用白蛋白技术的间接抗球蛋白试验检出率最高。LISS 技术有时检测抗 K 效果不佳，但在凝胶离心法和固相技术中不成问题。Kell 系统抗体在酶法检测中通常仅有天然 IgM 抗体才反应。

27.4.3.1.6 临床意义：Mcleod 表型红细胞寿命较短，且为棘形红细胞。由于相应基因位于 X 染色体上的相邻位置，此表型者常伴有慢性肉芽肿病。

27.4.4 Duffy 血型系统

结构与抗原：位于 1 号染色体上的两个共显性等位基因决定了两个最重要的抗原 Fy^a 和 Fy^b(表 27-16)。这些互斥的抗原在结构上是由 338 个氨基酸组成的跨膜糖蛋白，Fy^a 和 Fy^b 仅在 42 位上有一个氨基酸替换(甘氨酸/门冬酰胺)。每个红细胞上约有 17 000 个 Fy^a 和 Fy^b 抗原。Fy^a 的免疫原性显著强于 Fy^b，接近 Rh 抗原 c 和 E 的水平，约在 1%的受血者中产生抗体。两种抗原都对蛋白酶(除胰蛋白酶外)非常敏感，因此在储存中(尤其是低 pH 下)不稳定。

表 27-16　白种人中最重要的 Duffy 抗原

抗原	频率(%)	基因型*	频率(%)
Fy(a+)	67	Fy^a/Fy^a	19.5
Fy(b+)	80.5	Fy^a/Fy^b	47.5
		Fy^b/Fy^b	27

* 与表型相同

第三个等位基因 Fy 在白种人中罕见，但见于 68%的黑种人，其编码 Fy(a-b-)表型。

第四个等位基因 *Fyx* 编码一种非常弱的 Fy^b 抗原。该抗原并无应用价值，只能使用高效价抗体或分子遗传学方法才能将其检出。

27.4.4.1 抗体

Duffy 系统抗体多为 IgG 类(IgG_1)免疫抗体，半数可激活补体成分。不同特异性的 Duffy 抗体可导致严重的急性和迟发性溶血性输血反应，极少数情况下也能导致新生儿溶血病。

27.4.4.1.1 抗 Fy^a：这是最常见的 Duffy 系统抗体。常见于 Fy(a-b+)表型，罕见情况下也见于 Fy(a-b-)表型。抗 Fy^a 有时也可以天然抗体形式出现(IgM)，具有部分剂量效应。

27.4.4.1.2 抗 Fy^b：该抗体较抗 Fy^a 罕见，常伴有其他抗体。产生此抗体者具有 Fy(a+b-)表型。

27.4.4.1.3 抗 Fy3、Fy4、Fy5：这些抗体过于罕见，因此不具有临床意义。它们针对的是耐受酶处理的抗原。抗 Fy3 和抗 Fy5 与 Fy^a 和 Fy^b 阳性红细胞反应程度相同，见于 Fy(a-b-)表型个体。抗 Fy3 与白种人和黑种人脐血细胞反应程度不同，而且与抗 Fy5 不同，与 Rh_{null} 细胞的反应并不减弱。抗 Fy4 与 Fy(a-b-)及大部分 Fy(a+b-)细胞的反应程度和 Fy(a-b+)细胞相同。

27.4.4.1.4 检测：检测这些抗体的最佳方法是采用直接抗球蛋白试验(白蛋白或 LISS 技术)，这种方法中几乎不存在剂量效应。酶法，尤其是采用酶处理红细胞的两步酶法，并不适合用于直接检测抗 Fy^a 和抗 Fy^b，但可用于区分混合抗体。大多数 Duffy 抗体相对较难放散，并很难在放散液中检出。

27.4.4.1.5 临床意义：Duffy 抗原 Fy^a 和 Fy^b 是诺氏疟原虫和间日疟原虫的结合位点，这解释了为何缺乏这些抗原决定簇的 Fy(a-b-)表型个体对此类病原体存在抗性。

27.4.5 Kidd 血型系统

结构与抗原：位于 18 号染色体上的两个共显性等位基因 Jk^a 和 Jk^b，以及一个静止基因 *Jk* 编码了 Kidd 血型系统的三种抗原(Jk^a、Jk^b、Jk3)和四种表型(表 27-17)。Jk(a-b-)表型极为罕见。Kidd 血型系统多态性与 Kidd 糖蛋白上 280 位的一个氨基酸多态性(门冬氨酸/门冬酰胺)有关。

表 27－17　Kidd 抗原

抗原	频率	基因型*	频率
Jk(a+)	76.9	Jk^a/Jk^a	27.5
Jk(b+)	72.5	Jk^a/Jk^b	49.4
		Jk^b/Jk^b	23.1

*与表型相同

HUT11 基因编码红细胞上的尿素转运蛋白，其多肽链由 389 个氨基酸组成，其中跨膜区包含 10 个氨基酸。*HUT11* 基因表达产物也称为 HUT11 蛋白，与 Kidd 糖蛋白完全一致[36]。每个红细胞上有 14 000～18 000 个该抗原。免疫原性弱于 Fy^a。Jk 样结构也存在于奇异变形虫和粪肠球菌等微生物上。

27.4.5.1 抗体

Jk(a－b＋)表型个体产生抗 Jk^a 的概率显著高于 Jk(a＋b－)表型个体产生抗 Jk^b 的概率。Kidd 抗体多数是能够激活补体的免疫抗体(IgG_3)，能够在体外造成酶处理红细胞溶血。有时体外检测到的 Kidd 抗体反应与体内溶血反应的严重程度不符。Kidd 抗体的检测困难，原因包括：存在显著剂量效应；常与其他抗体共存(混合抗体)；由于浓度低，常只能通过其结合补体至红细胞表面来间接检测，或采用固相技术检测；通常只能在出现后几天到几周内检出[16]。

约有半数迟发性溶血性反应是由 Kidd 抗体所致。有时可造成新生儿溶血病。抗 Jk^a 可作为具有不同程度溶血活性的自身抗体或药物抗体(α 甲基多巴或氯磺丙脲所致)存在。罕见情况下也可以发现天然 IgM 类 Kidd 抗体。

27.4.5.1.1　检测：抗体检测可采用间接抗球蛋白试验(LISS、酶法、凝集离心、固相技术)，其中固相技术的敏感性最高，主要用于输血反应评估及输血后出现直接抗球蛋白试验阳性者。由于存在显著剂量效应且抗原在储存期间不稳定，建议使用较新鲜的纯合子红细胞。

27.4.5.1.2　临床意义：Kidd 血型系统的意义在于其抗体。Kidd 抗原所在蛋白控制了红细胞的尿素转运功能。

27.4.6 MNS 血型系统

基本结构：MNS 血型系统的主要多态性位于两个富含唾液酸并部分组成红细胞膜的跨膜糖蛋白 GPA(血型糖蛋白 A)和 GPB 上。每个红细胞上的糖蛋白分子数量不等，约有 1 000 000 个 GPA(131 个氨基酸，其中跨膜区 23 个氨基酸)和 250 000 个 GPB(72 个氨基酸)。

MN 抗原：两个共显性抗原 M 和 N 位于 GPA 上，仅存在两个氨基酸替换的差异(1 位丝氨酸/亮氨酸、5 位甘氨酸/谷氨酸)。此外，2～4 位氨基酸上结合有神经氨酸分子，是许多抗 M 和抗 N 抗体所针对表位的重要组成部分，也是该抗原对唾液酸敏感的原因。

GPB 的前五个氨基酸序列与 N 抗原型的 GPA 完全一致，这个 GPB 上的抗原被称为‘N’。因此抗 N 抗体也能与 M 纯合子细胞反应，但由于细胞上的 GPB 分子少得多，该反应显著减弱并能通过调整实验试剂和流程来预防。

GPA 缺失与稀有表型 En(a－) M－N－‘N’＋有关。同时 GPB 上的改变可导致 En(a－)细胞表达 N－‘N’－以及弱 M＋抗原决定簇。此时 En(a－)个体可产生针对不同高频抗原的抗体如抗 En^a 和抗 Wr^b。

Ss 抗原：两个共显性抗原 S 和 s 由 *GYPB* 基因上的等位基因编码，位于编码 MN 抗原的 *GYPA* 基因附近。位于 GPB 上的这些抗原之间仅有一个氨基酸的差异(29 位甲硫氨酸/苏氨酸)。S 抗原对酶敏感，而 s 抗原则不敏感。

U 抗原：编码 Ss 抗原的基因座编码了另一个抗原 U。U 位于 GPB 上，是 Ss 合成的前体物质。该抗原决定簇的缺失仅见于 0.2%的黑种人，表型为 S－s－。

其他变异型：MNS 血型系统中还包括许多稀有变异型，其抗原主要位于 GPB 上。由于无临床意义，在此不做细述。

频率：MNS 血型系统中最重要的抗原和表型参见表 27－18。

表 27－18　MNS 血型系统的抗原和表型

抗原					高加索人种表型*	频率(%)
M	N	S	s	U		
+	−				M+N−	28
+	+				M+N+	50
−	+				M−N+	22
		+	−	+	S+s−U+	11
		+	+	+	S+s+U+	44
		−	+	+	S−s+U+	45
		−	−	−	S−s−U−	0**
		−	−	(+)	S−s−U+	0**

*与表型相同；**罕见于黑种人个体

Gerbich：Gerbich 血型系统中的高频和低频抗原均位于血型糖蛋白 GPC 和 GPD 上，由另一个基因座调控。

27.4.6.1 抗体

除了都存在显著剂量效应以及通常不能激活补体之外，多种 MNS 血型抗体之间在血清学反应性方面缺乏共性。

MNS 血型抗体表现为有临床意义的温性免疫抗体(IgG)的概率从低到高为抗 N、抗 M、抗 S、抗 s。这些抗体表现为天然冷性 IgM 抗体，既不能造成溶血性输血反应也不能引起新生儿溶血病的概率则与此相反(最常见为抗 N)。

罕见的针对高频抗原 En^a、Wr^b 和 U 的抗体主要是免疫抗体，能够导致溶血性输血反应和新生儿溶血病。它们还可以作为具有溶血活性的自身抗体存在。

27.4.6.1.1　抗 M、抗 N：抗 M 是 MNS 血型系统最常见的抗体。主要作为天然冷抗体存在，儿童中常伴发于细菌感染。50%～80%的抗 M 血清中除了 IgM 抗体外还含有 IgG 成分。抗 M 是溶血性输血反应或新生儿溶血病的罕见病因。

有时 M 抗原阳性个体中也能产生抗 M 同种抗体，此时抗体所针对的是该 M 抗原携带个体所缺乏的 M^A 表位。抗 M 自身抗体罕见。抗 M 仅在当前可检出且在 30℃以上具有反应性和(或)间接抗球蛋白试验阳性时才具有临床意义。

抗 N 罕见得多，且几乎全为 IgM 冷抗体。具有溶血活性的抗 N 几乎仅见于 S－s－表型个体。类似抗 M，N 抗原阳性个体在罕见情况下也能产生抗 N 同种抗体(抗 N^A)。

27.4.6.1.2 抗S、抗s、抗U：较为少见的抗S、抗s、抗U多为免疫抗体(IgG)，具有较大临床意义。

27.4.6.1.3 抗Gerbich：抗Ge多为IgG抗体，可导致溶血性输血反应，但不引起新生儿溶血病。抗Ge也可以温自身抗体形式存在。

27.4.6.1.4 检测：抗M和抗N通过凝胶离心法在间接抗球蛋白试验中最易检出，作为冷抗体在室温下反应最强，具有剂量效应。在酶法，尤其是两步酶法中，这些抗体不反应或反应很弱，因此酶法可用于混合抗体中的区分。

抗S、抗s、抗U在间接抗球蛋白试验中最易检出。由于相应抗原不能被酶破坏，酶法可用于特定情况下的鉴定。其活性可通过低温孵育得到增强，即使是IgG抗体也是如此，具有诊断价值。另一方面，抗体筛选和交叉配血中应仅检测那些具有临床意义的抗体，如具有温反应性或Coombs试验中有活性。

27.4.6.1.5 临床意义：血型糖蛋白A和B对维持细胞结构具有重要作用，并且是恶性疟原虫入侵的结合位点。因此具有异常GPA或GPB表型的个体对这些微生物具有不同程度的抗性。

27.4.7 Lutheran 血型系统

结构与抗原：*Lutheran* 基因位于19号染色体。其抗原结构类似免疫球蛋白，Lutheran血型系统也是免疫球蛋白超家族的成员。该系统包括18个抗原(Lu1～9、11～14、16～20)，最重要的是由两个共显性等位基因编码的Lu^a(Lu1)和Lu^b(Lu2)，参见表27-19。Lutheran抗原在胎儿红细胞上表达减弱。

表27-19 最重要的Lutheran血型抗原

抗原	频率(%)	基因型*	频率(%)
Lu(a+)	7.7	*Lua/Lua*	1.5
Lu(b+)	92.3	*Lua/Lub*	6.2
		Lub/Lub	92.3

*与表型相同

Lutheran抗原(Lu1～3)与类Lutheran抗原(Lu4～20)分别位于分子量78 kDa和85 kDa的两个糖蛋白上。每个细胞上的抗原数量从1 500～4 000不等。

极为罕见的Lu(a-b-)表型(Lu_{null})是由另一个基因所造成的，该基因不仅抑制Lutheran血型系统抗原的表达，也能抑制其他血型系统抗原如P_1的表达。

27.4.7.1 抗体

Lutheran血型抗体非常罕见。

27.4.7.1.1 抗Lu^a：抗Lu^a抗体检出率如此低的主要原因是抗体筛选和交叉配血中使用的试剂红细胞上很少具有相应抗原。抗Lu^a多数为天然冷抗体，临床意义不大。交叉配血中呈现阴性反应的红细胞制品一般认为可以安全输注，不会引起溶血性输血反应(表27-24)。

27.4.7.1.2 抗Lu^b：抗Lu^b罕见，常为IgG，特定情况下能够激活补体，但极少引起溶血性输血反应。由于抗原频率高，抗Lu^b可导致明显的血液供应问题。紧急临床情况下，可以适当放宽输注非相容性红细胞的指征。

27.4.7.1.3 检测：抗Lu^a主要通过凝集试验检测(包括一步酶法)，而抗Lu^b主要通过间接抗球蛋白试验检测。由于Lu^b阴性试剂红细胞很难获取，可以使用脐血红细胞代替(表27-1)。

27.4.7.1.4 临床意义：Lutheran糖蛋白属于免疫球蛋白超家族(IgSF)，免疫球蛋白超家族是一群具有重要的信号转导受体功能的免疫球蛋白样黏附分子[36]。抗Lu^b抗体可造成诊断与血液供应问题。

27.4.8 Xg 血型系统

抗原：Xg^a抗原是一种对蛋白酶敏感、免疫原性弱的抗原(唾液酸糖蛋白)，由X染色体编码，未发现其互斥抗原。该抗原见于67%男性和89%女性。新生儿红细胞上该抗原表达显著减弱。

27.4.8.1 抗体

抗Xg^a特异性抗体非常罕见，通常为免疫抗体(IgG)，具有补体结合能力，在使用多特异性抗球蛋白血清的间接抗球蛋白试验中最易检出。多数情况下被认为无临床意义，但抗Xg^a特异性的自身抗体可导致严重的自身免疫性溶血。

27.4.9 Diego/Wright 血型系统

抗原：Di^a(<0.01%)/Di^b(>99.9%)及Wr^a(0.08%)/Wr^b(>99.9%)血型抗原都由17号染色体上的两个共显性等位基因编码，都位于带3蛋白上。Wr^b抗原的表达似乎也需要血型糖蛋白A，这解释了其与MNS血型系统和En^a抗原的关系。

由于欧洲人几乎全都携带Di^b抗原，Diego抗原在欧洲并无实际应用价值。该抗原所在蛋白质具有转运氯离子和碳酸氢根的作用。

27.4.9.1 抗体

Diego血型抗体极为罕见。可通过间接抗球蛋白试验检测。只有抗Di^a具有溶血活性。

Wright血型抗体重要性更高。抗Wr^a特异性抗体见于1%～3%的患者血清，多为针对"天然"抗原而非红细胞的免疫所造成。由于Wr^a抗原频率很低，这些抗体经常被漏检。

严重的溶血性输血反应也可零星发生在这些天然抗体中。有时也可能造成新生儿溶血病，在新生儿溶血病病因不明或致病抗体无法检出时，需考虑到抗Wr^a的可能性，对父亲的红细胞进行检测。

含有温自身抗体的血清有时也可伴有抗Wr^a或抗Wr^b特异性的抗体。总的来说，该特异性的抗体在免疫系统极为活跃导致自身红细胞清除加快时似乎更容易出现。

稀有表型En(a-)个体正常情况下会产生抗Wr^b特异性的同种抗体。

Wright血型抗体几乎总是能通过间接抗球蛋白试验毫无困难地检出。

27.4.9.2 临床意义

Wr^b抗原也是恶性疟原虫受体，该病原体的入侵能被抗Wr^b抗体所抑制。

27.4.10 Cartwright 血型系统

抗原：Yt^a(99.7%)和Yt^b(8.1%)这对互斥共显性抗原位

于乙酰胆碱酯酶上，由 *ACHE* 基因编码。

27.4.10.1 抗 Yt[a]

此抗体相对多见，具有温反应性。多数情况下为 IgG 抗体(IgG_4)，可在间接抗球蛋白试验中检出，蛋白酶可增强其反应。此抗体仅具部分临床意义。由于输血中可造成血液供应问题，建议测定红细胞寿命(抗体不影响红细胞寿命者可输注 Yt^a 阳性红细胞)。尽管抗 Yt^a 可通过胎盘，由于胎儿红细胞上 Yt^a 抗原表达很低(表 27-1)，并不会造成新生儿溶血病。由于缺乏 Yt^a 抗原阴性的试剂红细胞，建议在此抗体的诊断评价中采用脐血红细胞。

27.4.10.2 抗 Yt[b]

Yt^b 抗原的免疫原性弱，在胎儿红细胞上正常表达。因此抗 Yt^b 罕见，通常无临床意义。通过直接抗球蛋白试验检出。

Cartwright 血型抗体的调查，特别是抗 Yt^b，容易受到其常伴有其他抗体的干扰。

27.4.11 Dombrock 血型系统

抗原：Dombrock 血型抗原位于糖基磷脂酰肌醇(GPI)分子上，后者在红细胞磷脂双分子层上锚定了一组蛋白质。在阵发性睡眠性血红蛋白尿症中，该分子的合成受损。此血型系统中最重要的抗原是共显性遗传的互斥抗原表位 Do^a (66.7%)和 Do^b (82.8%)，免疫原性弱。

27.4.11.1 抗体

Dombrock 系统相应血型抗体罕见，多与其他针对红细胞的抗体共存。其为免疫抗体(IgG)，无结合补体能力，通过间接抗球蛋白试验检出，采用酶处理红细胞可增强反应。可导致溶血性输血反应，尽管该抗原在新生儿红细胞上已发育完全，目前尚未有引起新生儿溶血病报道。

27.4.12 Colton 血型系统

抗原：Colton 抗原位于水通道蛋白分子上，大量存在于红细胞上(每个细胞 120 000～160 000 个)，具有水转运功能。共显性遗传抗原 Co^a (CO1、99.8%)和 Co^b (CO2、8.5%)的编码基因位于 7 号染色体，罕见情况下(<0.01%)可发生缺失，如 Co(a-b-)或 CO3。

27.4.12.1 抗体

抗 Co^b 特异性抗体相对常见，但由于抗原频率低很少在抗体筛选时被检测到。作为免疫抗体(IgG)，个别情况下具有补体结合能力，通过间接抗球蛋白试验检出，采用酶处理红细胞可增强反应。输血时无需考虑此抗体，但原则上存在临床意义，因为抗 Co^b 曾被报道与迟发性输血反应和(或)红细胞寿命缩短有关。

27.4.13 Vel 血型系统

抗原：Vel 抗原是一种高频抗原(>99.9%)，免疫原性相对较强，个体差异很大，在新生儿红细胞上表达很少。

27.4.13.1 抗体

尽管抗 Vel 特异性抗体(主要是具有强补体激活能力的 IgM)罕见，但可造成严重的输血相关问题。由于其溶血活性，这些抗体应被纳入考虑，但却导致了严重的血液供应问题。由于并非所有抗体都能导致红细胞清除加速，可测定交叉配血阳性的红细胞寿命，未缩短者可予输注。

抗 Vel 可通过酶法和使用多特异性抗球蛋白血清(结合补体)的间接抗球蛋白试验检出。

总体而言，如待检血清能与几乎所有试剂红细胞发生反应(强度各异)但几乎不与脐血红细胞反应，应考虑存在抗 Vel 的可能。如携带该抗体者无 Vel 抗原，基本可以证实存在此抗体。抗 Vel 很难吸收或放散。

27.4.14 Bg 血型系统

抗原：多种 HLA 抗原的表达在红细胞(尤其是年轻红细胞)上具有显著个体差异，这些抗原在红细胞上被称为 Bg 抗原。Bg^a 对应 HLA-B7，Bg^b 对应 HLA-B17，而 Bg^c 对应 HLA-A28(与 HLA-A2 存在交叉反应)。采用高度敏感的试验方法如凝胶离心法，可在红细胞上检出更多的 HLA 抗原。这些抗原在红细胞上检出的频率远远低于相应 HLA 抗原频率。HLA 抗原可使用氯喹进行放散。

27.4.14.1 抗体

只有高效价 HLA 抗体能通过血清学方法检测为 Bg 抗体。目前为止，仅有少数几例新生儿溶血病和罕见的溶血性输血反应被认为与这些抗体有关。它们通常在间接抗球蛋白试验中表现为针对低频抗原的抗体，无法确定特异性。采用混合血小板吸收血清样本，后续对放散液的检测与同比例生理盐水稀释的血清进行对比，可以至少推断出 HLA 抗体，其特异性可通过淋巴细胞毒试验检测。

27.4.15 隐蔽抗原

发生：多种酶可以去除红细胞表面结构，显露其下层正常情况下接触不到的结构，即隐蔽抗原。最重要的隐蔽抗原是 T 抗原。由于隐蔽抗原在自然界中广泛存在，人类通过多种渠道接触到它们并产生无临床意义的天然抗 T 特异性冷抗体。这就是为何几乎所有成人血清都能凝集暴露隐蔽抗原的处理后红细胞。这类凝集反应被称为多凝集反应。

意义：如隐蔽抗原在异常情况下在体内被暴露出来(如细菌感染时细菌产生的酶)，已存在的抗体可导致红细胞清除加速。

此外，试剂血清可能被抗 T 污染，如红细胞上的 T 抗原在体内或体外暴露时(血液样本存在细菌污染，最常见于样本通过邮寄方式送达实验室)可导致抗原鉴定错误。

罕见情况下，红细胞表面覆盖结构(Tn、HEMPAS、NOR)生物合成受损也可导致隐蔽抗原暴露。HEMPAS(伴酸化血清试验阳性的遗传性幼红细胞多核症，Ⅱ型 CDA)是一种与红细胞生成异常性贫血有关的先天性疾病。

隐蔽抗原的检测和分型可通过凝集试验进行，目前已有多种商业化凝集素试剂盒(表 27-3)。

27.5 免疫性溶血

定义与发病机制：免疫性溶血指免疫原因导致的红细胞破坏和(或)清除加快。其原因通常为抗原-抗体反应，伴或不伴有补体系统的激活。

免疫性溶血存在三种不同的致病机制：

- 抗原-抗体反应引起补体经典途径激活(极少数情况下可为替代途径激活)，导致血管内溶血。多数病例中为IgM抗体。
- 结合了IgG抗体的红细胞与巨噬细胞(以脾脏为主)上的Fc受体结合，导致被吞噬并扣留于细胞内(血管外溶血)。
- 抗原-抗体反应引起红细胞表面补体级联部分激活至C3。结合了C3b的红细胞与巨噬细胞(尤其是肝脏Kupffer细胞)上的C3b受体结合，导致被吞噬并扣留于细胞内。但这种血管外溶血机制并不十分有效，特别是当C3b被竞争性灭活为C3dg时，红细胞与C3b受体的结合可发生解离，从而使一半以上的红细胞可以回归循环，表现为接近正常寿命。另一方面，如果红细胞同时结合了巨噬细胞上的Fc受体，其清除将会显著加快。

血管内溶血通常起病急且临床症状重，血清和尿中出现游离血红蛋白。这些表现仅在最严重的血管外溶血中才会出现。

如果刺激下的红系增生不足以代偿溶血过程，即可出现临床可见的溶血性贫血。但免疫血液学所发现的免疫性溶血表现常可不伴任何溶血和(或)贫血的临床体征和症状，称为血清学免疫性溶血。这种情况下所见抗体为非致病性，但可能发生变化，因此需要在较长时间间隔下进行适当的随访检测。

根据抗体的致病机制和反应性，可将免疫性溶血分为不同类型。

27.5.1 同种免疫性溶血

同种免疫性溶血由同种抗体造成，可导致抗体所针对的红细胞清除加速。

临床上，同种免疫性溶血表现为溶血性输血反应或胎儿与新生儿溶血病。

溶血性输血反应：急性或迟发性溶血性输血反应(主侧反应)可发生于患者已对某些血型抗原致敏，而随后输注含有相应血型抗原的红细胞时。

急性溶血性输血反应也可见于患者输注含有血浆的血液成分后，血浆中含有针对受血者血型抗原的抗体(次侧反应)，但更罕见且临床病程轻得多。溶血性输血反应的发生率为0.02‰~0.2‰(以血液制品单位计算)[37]。

27.5.1.1 急性溶血性输血反应

急性溶血性输血反应中，具有溶血活性的同种抗体(罕见情况下可为自身抗体)在输血时已经存在，并且具有足够高的浓度。这些抗体几乎总是能通过操作正确的常规方法检出，包括血型鉴定、抗体筛选和交叉配血。因此急性溶血性输血反应多由输血准备过程中的物流或组织错误所造成，也可由免疫血液学检测中的操作失误所造成。由于ABO抗体具有高溶血活性，输血中的ABO错配特别危险。很大一部分导致致命后果的急性溶血性输血反应是由ABO抗体所引起的，这类情况也被称为溶血性输血事件。

27.5.1.2 迟发性溶血性输血反应

如果受血者已对某些血型抗原致敏，随后通过输血暴露于相应抗原后3~14天会出现具有溶血活性的抗体合成显著增加(促进效应)。

迟发性溶血性输血反应多由Rh抗体(主要是抗c)和Kidd血型抗体(多为抗Jk[a])造成。这种反应是无法避免的输血并发症，但极少会致命。通过仔细记录患者所有检测过的IgG抗体(包括急诊和孕产检记录)，即使不再能够被检出也在每次输血时考虑其存在，能够降低这类并发症的发生率。由于女性可能在妊娠时被致敏，发生这类并发症的风险更大。

根据既往统计报告，约2/3的溶血性输血反应具有迟发性病程。但在引入更敏感的抗体检测方法如凝胶离心和固相技术后，目前已显著减少。

输血后数天到数周出现迟发性溶血性输血反应的典型免疫血液学表现但无临床症状或溶血的现象则增加了2~4倍[14,15]。这些迟发性血清学输血反应在采用更为敏感的抗体检测方法时更容易被发现。

诊断试验：溶血性输血反应的诊断性调查(参见27.6.5)。

27.5.2 新生儿溶血病(HDN)

发病机制：新生儿溶血病(HDN)又称胎儿与新生儿溶血病(HDFN)，是由母体来源的具有溶血活性的针对胎儿/新生儿血型抗原的同种抗体(罕见情况下可为自身抗体)在妊娠期间通过胎盘所致。这些抗体通常为IgG_1抗体(罕见情况下为IgG_3)，在妊娠相对早期通过胎盘，蓄积于胎儿血液中。这些IgG抗体所结合的胎儿/新生儿红细胞被网状内皮清除的速率加快。

临床症状：完整的临床症状包括贫血伴网织红细胞和幼红细胞增多、黄疸、胎儿水肿综合征。黄疸在出生后才达到顶峰，因此时母体对胆红素的代谢已不存在，而新生儿的肝脏尚未发育成熟，无法将胆红素葡萄糖醛酸化后通过胆道系统排泄。非结合胆红素浓度升高可导致核黄疸及脑损伤风险增加，因非结合胆红素具有脂溶性，可以通过血脑屏障。胎儿水肿综合征是由缺氧和低白蛋白血症引起的广泛水潴留，可导致心力衰竭猝死。

27.5.2.1 产前血液诊断试验

产前检查包括：

- 所有妊娠女性在孕早期都应进行血型鉴定和抗体筛选。此时建议使用酶法等很敏感的方法来尽早发现免疫状况。
- 孕24至27周期间复查抗体筛选。
- 如抗体筛选阳性，需要对该可能导致新生儿溶血病的抗体进行进一步检测(特异性、免疫球蛋白类型、效价)。常规监测抗体变化和效价时使用第一次或前次样本作为效价对照，孕30周前每4周监测一次，孕30周后或抗体效价增高则每2周一次。
- 如检出抗体，对父亲的血型抗原进行检测。若检出抗D而父亲为Rh(D)阳性，建议对Rh(D)因子进行分子遗传学检测，因这是唯一可以确定RHD合子型(杂合或纯合)的方法[38,39]。

注释：通过凝胶离心法或流式细胞术确定IgG亚类并定量可以为评价不规则抗体溶血活性提供前期资料。另一方面，单个核细胞抗体依赖细胞介导的细胞毒(ADCC)试验等生物学测试尽管其结果与体内溶血活性具有较好的相关性，但由于标准化问题和试验方法复杂，作用有限[40]。

27.5.2.2 孕期存在红细胞不规则抗体的处理

如产前检查发现可能导致新生儿溶血病(HDN)的红细胞不规则抗体,需要进行完整的新生儿产前诊断评价。进行侵入性操作时需要避免损伤血管和将胎儿红细胞带入母体循环,可能造成致敏和(或)促进效应。

首先应进行非侵入性检查:

- 胎儿贫血可通过多普勒超声测定胎儿大脑中动脉血液流速来诊断[41]。
- 如母体抗体所针对的Rh血型抗原在父亲中为杂合子,可通过母亲的血液来判断胎儿血型[42,43]。可从血浆中分离游离DNA(cfDNA),采用分子生物学方法检测等位基因特异性核苷酸多态性。
- 胎儿的其他血型系统抗原也可在专业实验室中通过自羊水中分离胎儿DNA的方法,根据母亲的血液来确定。
- 孕18周后可进行脐带穿刺取血直接检测细胞计数和血型抗原。如多普勒超声提示可能存在胎儿贫血,计划进行宫内输血时应考虑此侵入性检查。

27.5.2.3 产后诊断试验

当新生儿出现无法解释的贫血,同时分娩过程中有产程延长或手取胎盘时,需要判断是否存在胎母输血综合征,此时标准剂量的抗D不足以实现Rh免疫球蛋白(RhIG)预防的目的。罕见的胎母输血综合征指超过30 mL的胎儿血液进入母体循环,此时母亲血样中可检出超过5‰的胎儿红细胞。

检查是否存在胎母输血综合征的方法包括:① Kleihauer-Betke试验:与HbF不同,HbA能够在酸性环境(pH 3.3)下从酒精处理的成人红细胞中去除。由于含有HbF,进入母体循环的胎儿红细胞能够在显微镜下伊红染色后与成人红细胞(血影细胞)区分开,并进行半定量分析;② 流式细胞术定量检测母亲血样中的D阳性胎儿红细胞。标记有荧光二抗(如鼠抗人IgG)的IgG抗D可与D阳性的胎儿红细胞结合。

另一方面,此时Rh免疫球蛋白预防治疗(尤其是产后抗D预防治疗)的常规产后监测已不需要,因采用敏感检测方法常仍能检出残留的抗D。

27.5.2.4 新生儿产后诊断试验

需进行以下检查:

- 母亲为Rh(D)阴性:ABO血型鉴定、Rh因子鉴定、直接抗球蛋白试验。
- 母亲为O型:血型鉴定、直接抗球蛋白试验。
- 母亲在妊娠期未进行抗体筛选:直接抗球蛋白试验。
- 母亲存在能导致新生儿溶血病的红细胞不规则抗体:直接抗球蛋白试验及其效价、胎儿红细胞相应抗原检测、抗体筛选与鉴定(合适情况下包括效价)。
- 疑似新生儿溶血病:直接抗球蛋白试验、全血细胞计数及分类、网织红细胞计数、胆红素测定。胆红素水平与新生儿年龄和成熟度相关,可用于决定开始光疗和(或)换血的最佳时机。
- 新生儿出现贫血、溶血或不明原因的黄疸:直接抗球蛋白试验、母亲和新生儿血清抗体筛选、除外ABO不相容(见下文)。
- 新生儿出现直接抗球蛋白试验阳性:所有用于检测和(或)鉴定该抗体的检查。

抗体鉴定试验:新生儿和(或)母亲血清抗体筛选,如果抗体筛选阴性,检测父亲红细胞抗原,如果抗体筛选阳性,进行抗体鉴定和定量;新生儿红细胞放散液抗体筛选和鉴定,可能情况下检测父亲红细胞抗原;除外ABO不相容。

注释:由于产前RhIG预防治疗和敏感技术如凝胶离心法的应用,Rh阴性母亲的Rh(D)阳性新生儿相对常见直接抗球蛋白试验阳性,此时该阳性结果并无临床意义,无需进一步诊断试验,除非出现特殊或不常见的临床表现。

当需要鉴别女性体内抗D是来自RhIG预防治疗还是存在活动性免疫(如RhIG预防失败)时,检测抗体效价可以提供有价值的信息。RhIG预防性治疗导致的抗D效价从不会大于8倍(试管法间接抗球蛋白试验)或32倍(凝胶离心法),但外源性抗体可被持续6个月检出。

27.5.2.4.1 ABO不相容:如下。

发生:新生儿溶血病最常见于(约1%)ABO不相容时。但此时疾病病程通常较为温和,黄疸可持续数周,需要换血的重症病例罕见(0.02%~0.03%)[44]。这是由于胎儿/新生儿红细胞上的ABO抗原数量相对较少且分支少,因此抗体主要与内皮上的或可溶性ABO抗原结合。所以ABO不相容通常发生在足月或过期产新生儿中。相应的IgG抗体并非在妊娠或输血后产生,因此ABO不相容可发生于初次妊娠时。ABO不相容的常见形式是母亲O型,新生儿A型(B型较少见)。从鉴别诊断角度,如新生儿出现明显贫血和红系增生或胎儿水肿时,需考虑严重的胎母输血综合征。

诊断试验:不需要进行新生儿溶血病的产前母婴诊断试验,除非病史中有不寻常表现。诊断依靠临床表现和相应的血液免疫学发现,这些发现包括:发现球形红细胞;发现母婴之间特定的血型组合,或父母之间(A_1、A_1B、B);凝胶离心法直接抗球蛋白试验阳性,且为IgG类;高效价IgG抗A抗体,AB中和试验中超过32倍;使用相应ABO抗原的Rh(D)阴性细胞通过间接抗球蛋白试验在血清和放散液(酸放散液)中同时检出致病性ABO抗体,也可包括抗AB。

免疫血液学发现和临床表现的关联性很低。自从采用更敏感的方法如凝胶离心或固相技术后,即使在没有任何新生儿溶血病临床证据时,实验室里也常发现ABO不相容的免疫血液学表现。另一方面,如血清和放散液中未检出相应抗体,则可除外临床有意义的ABO不相容。检测溶血素没有意义。

母亲的血型鉴定中如发现混合视野凝集,可考虑存在显著的胎母输血。

输血:输血时使用与新生儿Rh同型的O型红细胞。如母亲血清中检出抗D(即使由RhIG预防性治疗所致),则使用Rh(D)阴性红细胞。母亲的血清/血浆样本在产后4周以内可用于交叉配血。

27.5.2.4.2 Rh不相容:发生:由于产前和产后Rh免疫球蛋白预防治疗的应用,抗D引起的新生儿溶血病(HDN)已变得罕见(<0.11%)。但需要治疗的严重新生儿溶血病仍最多见于抗D,而非其他血型不相容。RhD致敏通常由先前妊娠中RhIG预防失败或未进行预防(特别是移民)所致。因此,Rh不相容通常不影响第一胎。Rh新生儿溶血病也可由其他Rh

抗体所引起，尤其是抗c，罕见情况下也可为抗E、抗C，此时的新生儿溶血病一般较为温和。

27.5.2.4.3 诊断试验：必需的试验如下。

- 母亲存在Rh抗体时需对父亲进行Rh基因分型。这在一定可信程度上可以预测新生儿是否会遗传相应抗原。
- 如父亲为Rh(D)阳性，可以通过分子遗传学方法检测母亲血清样本来确定胎儿血型。部分作者甚至建议对所有Rh阴性母亲进行基因分型。
- 如存在其他可导致新生儿溶血病的抗体，且父亲的相应血型抗原为杂合子时，也建议进行分子遗传学检测。
- 必须定期监测Rh抗体浓度。抗体浓度仅与溶血活性(亚类)存在有限关联，但抗体效价低于16倍(常规试管法)或64倍(凝胶离心法)时，通常溶血较为温和，不需要进行提前分娩。

由于抗体效价测定结果存在方法学差异，主要原因包括试剂细胞年龄和抗原性的差异及血清移液过程中抗体遗留效应，推荐采用以下方法：

- 与同一患者前次血清样本(-25℃以下冻存)进行平行稀释。
- 采用已知抗体浓度的抗D血清(自抗D免疫球蛋白稀释)进行平行稀释，以计算患者血清样本中的抗D浓度。以抗D浓度大于10 μg/mL作为界值，在试管法间接抗球蛋白试验中的相应效价为32倍及以上。
- 在可能情况下尽量使用相同方法和抗原性类似的试剂细胞(如cDE/cDE)。为保证试验结果的可比性和临床评价，应尽量在同一实验室内采用不要过于敏感的常用标准方法(如使用白蛋白技术的试管法间接抗球蛋白试验)进行对照检测。检测高效价(>1 000倍)样本时建议每次稀释时都更换移液器头，以避免遗留效应。如使用敏感的凝胶离心法，评价结果时应注意其得到的效价通常都要高出两个倍比稀释浓度。
- 效价增加达到两个倍比稀释浓度和(或)倍比稀释的凝集强度积分增加值达到10以上考虑为有意义。

注释：如新生儿红细胞已被IgG抗D包被，由于所有结合位点已被占据，在Rh定型过程中加入的抗D血清可能无法与细胞结合。此时Rh血型鉴定可能得出Rh阴性或弱D的错误结果。

输血：交叉配血时应使用母亲的血清/血浆而非新生儿的血清。随后根据母亲和新生儿的ABO血型组合来选择所输注的血液。交叉配血结果应保存，如使用同一供者来源的血液进行小剂量输注(婴儿单位)，4周以内不需要再次进行交叉配血。

ABO和Rh系统以外的不相容：罕见情况下，ABO和Rh系统之外的抗体也能够引起新生儿溶血病。也有严重临床病程的散发报道。这种情况下，母亲通常在既往输血中被致敏，抗K抗体扮演了特别重要的角色，随后依次为抗Jk^a、抗Fy^a、抗S，以及非常罕见的抗k、抗s和抗Fy^b。但理论上几乎所有针对胎儿血型抗原的IgG抗体都可导致新生儿溶血病。

特别需要注意的是，如果出现病因不明的新生儿溶血，直接抗球蛋白试验阳性而抗体筛选阴性时，需要考虑到抗体可能针对所谓个人抗原的稀有抗原。此时必须检测父亲的红细胞。检测前需要用AB血型物质中和或相应的试剂细胞吸收母亲和(或)新生儿血清中的ABO抗体，也可以用新生儿红细胞放散液作为替代来进行检测。

27.5.3 自身免疫性溶血

定义与分类：自身免疫性溶血是主要由自身抗体引起的溶血，伴或不伴有补体激活。根据致病自身抗体的体内表现模式，可以将自身免疫性溶血分为三类。这些表现模式也可以在体外观察到，主要表现为温度反应性的差异。自身免疫性溶血可由以下抗体所导致：温自身抗体、单相冷自身抗体、双相冷溶血素。

如自身免疫性溶血与另一种疾病同时发生，被称为症状性或继发性自身免疫性溶血。

如完善诊断评价后未发现原发疾病，自身免疫性溶血被称为特发性。

如包括免疫血液学改变在内的所有症状在6个月以内消失，这类自身免疫性溶血被认为是急性可逆的，反之则为慢性不可逆的。

如出现明显的溶血和贫血症状，称为自身免疫性溶血性贫血。

27.5.3.1 温自身抗体

不完全温自身抗体(多数为IgG类)，伴或不伴有部分补体激活能力，通过27.4中描述的发病机制导致血管外溶血速率加快。

发生：70%～80%的自身免疫性溶血病例由温自身抗体所造成，如在可能发生继发性自身免疫性溶血的疾病患者中出现溶血，合适的免疫血液学调查可以发现其中超过半数为继发性。急性可逆型自身免疫性溶血见于巨细胞病毒、EB病毒及耶尔森菌属感染患者，而慢性不可逆型主要见于造血系统增生性疾病(如慢性淋巴细胞白血病、霍奇金病)和自身免疫性疾病(如系统性红斑狼疮)。免疫血液学诊断试验无法区分自身免疫性溶血的各种临床类型。

临床症状：临床表现多样，轻症者表现为贫血和明显溶血征象，重症者可出现黄疸和贫血代偿征象，最严重的情况下溶血性贫血可失代偿导致心源性休克。根据疾病病程和红细胞破坏场所，可出现脾脏和(或)肝脏肿大。

有时患者主要表现为自身免疫性溶血的并发症如胆石症、血栓，或副作用如持续性虚弱、上腹部不适。自身免疫性溶血常在调查其继发表现如红细胞沉降率增高时被意外诊断。

Evans综合征同时伴有自身免疫性血小板减少症，代表了一种预后不良的特殊类型自身免疫性溶血。

27.5.3.1.1 免疫学表现：试管法直接抗球蛋白试验是诊断温抗体型自身免疫性溶血性贫血的金标准[45]，诊断特异性最高(阳性试验结果和临床发生明显自身免疫性溶血性贫血之间具有最高的关联度)。但是该试验阳性仅见于98%～99%的自身免疫性溶血患者[11,46]。直接抗球蛋白试验(试管法)在Coombs阴性自身免疫性溶血中可为阴性，因红细胞上包被的IgG自身抗体过少、IgG自身抗体亲和力过低(容易解离)或自身抗体类型为IgG和(或)IgM。如采用更敏感的凝胶离心或固相法进行直接抗球蛋白试验，Coombs阴性自身免疫性溶血相对罕见。因此在病因未明的溶血性贫血或怀疑免疫性溶血性贫血时，应采用多种不同方法和具有不同特异性（抗 IgG、抗 IgA、抗 IgM、抗 C3d）的抗球蛋白试剂来进行直接抗球蛋白试验[45]。

在超过 75%的病例中，红细胞包被有 IgG（仅包被 IgG 的约 1/3），而包被有 C3d 的比例与之类似（不伴 IgG 的情况罕见）。超过 90%的患者为 IgG_1，另有低于 5%的患者为 IgG_3，这些抗体通常总是与临床明显的溶血有关。

采用抗体放散技术常可在仅有补体结合的患者中发现 IgG 抗体。补体激活更多见于具有复杂特异性或针对 Rh 系统以外抗原的自身抗体中，也更多见于温性和冷性混合型自身免疫性溶血中。某些仅检出补体的患者中所发现的温溶血素主要为 IgM。

少数情况下自身抗体可为 IgA 类，不具有补体结合能力。常与 IgG 和（或）补体同时存在，IgA 可见于 20%的自身免疫性溶血患者，而 IgM 约为 8%[46]。

抗体的类型和补体结合能力并不能提示溶血的严重程度。但同时结合有 IgG 和补体的患者更容易出现明显的溶血，而仅结合补体的患者溶血程度较轻。病程中免疫血液学表现可发生变化。对特定患者而言，疾病的临床表现和红细胞表面包被类型与程度存在关联。

在试管法间接抗球蛋白试验中，仅有 1/3 患者的血清中不存在过量的游离自身抗体。酶法试验对自身抗体检测的敏感性约为 60%。血清中检出 Coombs 抗体常与明显溶血有关，因此具有较大临床意义。但在采用凝胶离心或固相法等更敏感技术时，检出游离抗体的临床价值降低，尤其是使用固相技术时常常检出无临床意义的自身抗体。

自身抗体特异性：约 75%的温自身抗体无明确特异性，因此不仅与患者红细胞反应，也与所有正常供者红细胞反应（抗 nl 指抗正常红细胞）。采用非常罕见的试剂红细胞如 Rh_{null}、D、En(a−)、Wr(b−)可至少检出部分特异性，在此前提下发现半数患者的自身抗体针对的是 Rh 复合体（不与 D 或 Rh_{null} 细胞反应），而 1/3 患者针对的是高频抗原如 En^a 和（或）Wr^b。然而这类差异并无临床意义。

更为重要的是，约 30%的温自身抗体表现为特定的 Rh 特异性，尤其是抗 e。但总体而言，这类抗体并非抗 nl 与抗 e 的混合抗体，该发现只是基于非特异性 Rh 自身抗体与 e 细胞反应较强。这种类似抗 e 的抗体无法用 EE 细胞进行吸收。血清中抗体和放散抗体的特异性常常甚至并不一致。

特异性 Rh 自身抗体确实存在，但很罕见（<5%）。如果患者不表达相应抗原或抗原表达受疾病影响而被抑制时，这类自身抗体无法与 Rh 同种抗体进行区分，除非进行吸收试验。

温自身抗体也可表现为其他特异性，如抗 Ge、Jk^a、K1、K4、K5、K13、Xg^a、LW 和 U。

特别是采用敏感的方法学技术时，红细胞上结合的温自身抗体和（或）IgG 分子相对常见，不仅见于多种疾病，也见于正常献血者，而无任何溶血征象（血清学免疫性溶血）。因此临床诊断自身免疫性溶血通常并不仅依赖于免疫血液学发现。但无论如何，大多数自身免疫性溶血病例并非因临床医师特别要求进行相应检测而发现，而是在输血前免疫血液学检测中出现了异常结果。

温自身抗体导致的免疫血液学检测异常结果包括：

- ABO 血型鉴定极少出现异常结果。如患者红细胞上结合的抗体数量很大，检测中又使用了未洗涤的患者红细胞（以血清为介质），ABO 定型试剂可出现假阳性结果。但此问题很容易通过反定型结果、自身对照阳性或抗球蛋白试验阳性得以发现。
- Rh 血型鉴定可出现假阳性结果，尤其是使用增强介质时，但可以通过自身对照或抗球蛋白试验阳性得以发现。其他任何血型系统抗原鉴定也是如此，尤其是采用间接抗球蛋白试验时。如在 ABO/Rh 抗原鉴定时遇到这些问题，首先需要除外冷凝集素的影响。
- 抗体筛选试验中，当血清存在游离自身抗体时，自身对照和试剂细胞的间接抗球蛋白试验均为阳性。交叉配血试验也是如此。

血型抗原鉴定中出现的这些问题可以通过在盐水介质中采用单克隆试验试剂及在红细胞表面仅包被有补体的患者中使用 IgG 单特异性而非多特异性抗球蛋白血清得到部分解决。放散抗体后可暴露完整的抗原，但这种方法仅能部分成功且耗时较长，其应用仅限于专业实验室。

27.5.3.1.2 诊断试验：如怀疑存在自身免疫性溶血，为明确之前提到的发现，需进行以下检测：① 采用酶法和间接抗球蛋白试验对患者血清进行抗体筛选，需包含自身对照；② 采用至少两种针对 IgG 和 C3d 的多特异性抗球蛋白试剂进行直接抗球蛋白试验（凝胶离心或固相法），如检测阴性但临床怀疑自身免疫性溶血，需加做单特异性抗 IgA 和抗 IgM。

如采用凝胶离心和固相法等敏感技术进行的直接抗球蛋白试验阳性，但无溶血和（或）原因未明贫血等临床提示需要进行试管法检测时，推荐以下步骤：① 盐水介质中采用成人和新生儿红细胞进行冷凝集素试验，鉴别冷凝集素自身免疫性溶血，检测混合型自身免疫性溶血；② 患者红细胞的酸放散液进行抗体筛选（凝胶离心或固相法）；③ 采用酶处理试剂红细胞分别在 37℃、22℃和双相温度下进行溶血试验。

如有证据提示存在温自身抗体，需加做以下检测：

- 血清抗体鉴定试验，除外同种抗体，采用一种或多种试剂细胞进行效价测定，采用稀释血清进行抗体鉴定，以确定混合抗体并用于监测。
- 以不同抗原谱的试剂细胞对血清抗体进行吸收放散，区分同种与自身抗体。如患者红细胞上仅包被有补体和（或）弱 IgG 成分，自身吸收为好；如患者红细胞上包被了大量免疫球蛋白，需要将自身抗体放散后再进行自身吸收。
- 若同时存在冷凝集素，按后文方法进行检测。
- 采用单特异性抗球蛋白试剂（抗 IgG、抗 IgA、抗 IgM、抗 C3d）在直接抗球蛋白试验中确定红细胞上的球蛋白。如患者红细胞上仅包被有补体成分，需使用 EDTA 或柠檬酸抗凝血样进行对照试验，试管法效价测定用于检测，如有明显前带现象提示存在良性温自身抗体。
- 对放散的自身抗体类型进行鉴定，以更好地区分同种抗体，必要时效价测定。

- 温溶血素试验，至少需在红细胞上仅包被有补体成分的患者中进行，必要时效价测定。

最好能确定自身抗体的IgG亚类，并对红细胞上包被的球蛋白进行定量(凝胶离心试验或流式细胞术)。这样可以更好地评价免疫血液学发现的临床意义，尤其是用于监测[47]。

输血：如间接抗球蛋白试验中检出大量自身抗体(包括一些不那么敏感但临床意义更大的检测方法如白蛋白试管法)，输血必须仅限于危及生命的急性指征，因在自身抗体存在的情况下相容性输血很难实现。此外常规情况下很难对自身抗体与同种抗体进行区分，而每次输血总是能增加一些激活自身免疫性溶血的风险。需要考虑同种抗体的存在，这也适用于针对低频抗原(如抗E、抗K)的特异性自身抗体。不需要考虑具有表观Rh特异性(如抗e)的常见自身抗体。即使在血清中没有大量自身抗体的情况下，鉴于激活自身免疫的风险，也应该限制输血的适应证。

注释：在使用了敏感方法学技术(尤其是固相法)的情况下，在没有溶血性贫血的患者中相对较多检出临床无意义的温同种抗体。此时应使用稀释的患者血清或血浆(1份血清/血浆+1～2份生理盐水)或试管法间接抗球蛋白试验来进行交叉配血。尽管这些方法的敏感性较低，交叉配血结果阴性仍说明相关的急性输血反应风险很低。

27.5.3.2 冷凝集素和单相冷溶血素

致病机制：冷凝集素属于IgM类，在几乎所有个体出生后第一年就以低浓度产生。但仅当它们能够在30℃以上凝集红细胞时才具有临床意义，此时可在生理条件下激活补体并导致红细胞明显破坏(冷溶血素)。

异常情况下，这些冷凝集素具有较高浓度和(或)较宽温度域。当暴露于寒冷环境时，它们可以凝集患者的红细胞，从而导致躯体暴露于寒冷环境部分(肢端)的小血管中血液流速减慢，引起缺氧和紫绀(手足发绀)。同时完整的补体级联在红细胞表面被激活，可引起急性血管内溶血。

如果包被有C3b的红细胞在补体因子被灭活为C3dg之前没有在肝脏被吞噬，即可重新进入循环并最终呈现几乎正常的寿命。此外红细胞上结合的被灭活补体成分可抑制后续补体激活，从而保护这些红细胞免受冷抗体的反复攻击。

发生：10%～20%的自身免疫性溶血患者属于冷凝集素综合征的一部分，其中半数为特发性(冷凝集素病)。具有急性可逆病程的症状性冷凝集素综合征见于支原体和EB病毒感染，具有慢性不可逆病程者则见于淋巴增殖性疾病(如恶性淋巴瘤、华氏巨球蛋白血症)和多种恶性肿瘤(如胃癌)。

临床症状：通常贫血程度较轻，而溶血征象相对明显。由于需要暴露于寒冷环境，症状随季节变化。患者通常因循环问题(手足发绀)或寒冷暴露后的血红蛋白尿就诊于内科。另一个常常导致入院的诊断是肿瘤性贫血和血沉升高。

免疫血液学表现：包括：① 冷凝集素效价在0℃时异常升高(>64)；② 患者红细胞表面存在补体包被(使用多特异性抗球蛋白试剂和抗C3d进行的直接抗球蛋白试验阳性)；③ 至少在使用酶处理红细胞时检出冷溶血素。罕见情况下冷凝集素效价在0℃时处于界限值，但30℃以上仍存在明显凝集，尤其是在白蛋白增强介质中。冷凝集素的特异性几乎总是抗I，罕见情况下为抗i(常见于传染性单核细胞增多症)，更罕见的是抗Pr或抗Gd。抗体特异性鉴定的临床意义不大。IgA类的抗Pr抗体不导致溶血。

27.5.3.2.1 冷自身抗体的实验室表现：冷凝集素增加对临床实验室检测的影响远大于温自身抗体，尤其是免疫血液学检测：

- 外周血和骨髓涂片制备困难，除非对样本加温。
- 柠檬酸和EDTA抗凝血样发生凝结(凝集)。
- 血液分析仪进行血细胞计数时出现异常结果。
- 血沉出现不同程度加快，取决于环境温度及血液从采集到进入血沉管的时间间隔。
- 进行ABO和Rh血型鉴定时，若实验未严格在37℃下进行，所有检测(包括自身对照、Rh对照)都会产生不同程度的阳性结果；抗体效价非常高的情况下，患者红细胞、血清、所有检测试剂及检测材料和设备都必须预先加温至37℃。
- 抗体筛选和交叉配血中，即使进行严格的加温孵育，所有检测(包括自身对照)仍可能出现阳性结果。

为检测同种抗体，需要排除冷自身抗体的影响。可采用以下方法：

- 通常需要对所有实验样本和试剂进行预温，严格在37℃下进行实验，并使用适当预温的生理盐水作为洗涤溶液，可足以排除冷自身抗体的影响。
- 此外在间接抗球蛋白试验中可能需要使用抗IgG而非多特异性抗球蛋白试剂，以除外补体结合所造成的干扰。
- 部分病例中可能需要使用患者红细胞对其血清中的冷抗体进行吸收。
- 使用二硫苏糖醇或6-巯基乙醇破坏抗体的方法仅限于专业实验室。
- 采用多特异性Coombs血清进行间接抗球蛋白试验血型抗原鉴定时可产生假阳性结果，可通过换用抗IgG抗球蛋白血清来避免。

注释：采用凝胶离心法进行抗原检测时，如果患者的红细胞在离心之前就发生了自身凝集，则会产生假阳性结果。

27.5.3.2.2 诊断试验：冷凝集素所致自身免疫性溶血的诊断需要将血样(血清管或EDTA抗凝管)保温并在37℃保存。但血样在采集和运输过程中仍处于常规环境下，此时需要在水浴中将其再次加温至37℃，自然沉降后在温度降低前分离血清和(或)血浆。建议进行以下检测：

- 直接抗球蛋白试验，使用至少两种多特异性抗球蛋白试剂，EDTA抗凝患者血样经温生理盐水洗涤得到红细胞。如条件允许，后续检验采用单克隆球蛋白试剂(抗IgG、抗C3d)并测定效价。
- 冷凝集素试验，使用血清或EDTA抗凝血浆，如条件允许，测定冷凝集素效价与温度域。
- 如冷凝集素效价升高，使用未处理和酶处理红细胞进行单相冷溶血素试验，如条件允许，使用血清测定效价。
- 如直接抗球蛋白试验阳性但冷凝集素效价为界限值，需测定冷凝集素的温度域。
- 抗体特异性鉴定，参考表27-20[49]。

表 27-20 冷自身抗体特异性鉴定及案例[49]*

特异性	成人红细胞			未处理脐血红细胞
	未处理	蛋白酶处理	唾液酸酶处理	
抗 I	1 000	4 000	4 000	128**
抗 i	128	8 000	4 000	16 000**
抗 Pr	1 000	<8	<8	1 000**
抗 Gd	1 000	1 000	<8	1 000**

*指效价；**酶处理脐血红细胞的反应与酶处理成人红细胞类似

注释：解释免疫血液学结果时需要注意，温性自身免疫性溶血中也常可发现冷凝集素水平升高。相应内容应记录在输血相关医学文书中。

输血：涉及 ABO 血型和任何同种抗体的相容性红细胞发放所需的免疫血液学试验请见前文。一般来说，冷自身抗体的存在并不对输血造成限制，但输血前需要将血液预温至 37℃。

27.5.3.3 混合型自身免疫性溶血

约 8%的自身免疫性溶血患者中除了通常的 IgG 类温自身抗体，还存在可凝集红细胞的冷自身抗体（IgM 类，主要为抗 I 特异性），其在 0℃时效价仅略有升高，但具有较宽温度域，能够激活补体。患者红细胞上存在 IgG 和补体成分。常表现为显著贫血，但针对温抗体型自身免疫性溶血的标准治疗也有较好疗效。

27.5.3.4 D-L 型双相冷溶血素

寒冷暴露后，低温状态下以低浓度可逆性结合于红细胞的不完全自身抗体在复温过程中强烈激活补体系统直至 C9，从而引起血管内溶血。

发生：D-L 型自身免疫性溶血性贫血非常罕见，在自身免疫性溶血患者中少于 2%。几乎全部表现为年幼儿童急性上呼吸道病毒感染后发生的急性可逆性病程。儿童自身免疫性溶血中双相冷溶血素致病的概率略高[50]。

溶血素试验阳性的鉴别诊断存在一定难度（见 27.6.1.5）。以往双相冷溶血素多见于晚期梅毒患者的慢性溶血。罕见情况下也可见于老年人中的特发性慢性抗体。

临床症状：多数 D-L 型自身免疫性溶血患者临床表现为急性重症溶血性贫血，伴有寒战、发热、恶心、腹部不适和血红蛋白尿。

免疫血液学表现：患者红细胞上常无法检测到自身抗体，仅见补体成分。因此常规方法通常无法从患者红细胞上将自身抗体放散下来。抗体检测通过两阶段孵育的溶血试验实现，这也是称其为双相冷溶血素的原因。有时在酶法试验中表现为不完全抗体，而间接抗球蛋白试验中的检出更为罕见。通常表现为抗 P 特异性（抗 $P_1 + P^k + p$ 或抗 Tj^a）。具有抗 I（HI）、抗 i 和抗 Pr 特异性的双相冷溶血素也有散在报道。

27.5.3.4.1 诊断试验：血液样本（血清管或 EDTA 抗凝管）应保温并于 37℃保存，以避免自身抗体发生自身吸收。血样的自发性溶血是特征性发现。对于血型鉴定、抗体筛选、交叉配血等免疫血液学试验的干扰通常少于温抗体型自身免疫性溶血。但在自动洗涤过程中（如试管法间接抗球蛋白试验），可能发生未察觉的溶血，从而导致检测样本在洗涤过程中丢失。

如临床怀疑自身免疫性溶血（如溶血尿毒综合征、血红蛋白尿），建议进行以下诊断试验：

- 将试剂红细胞与患者 EDTA 抗凝血浆在 4℃孵育 30 min，以 4℃冷盐水洗涤后进行试管法直接抗球蛋白试验，或在冷孵育后直接进行凝胶离心法试验（较佳）。如使用抗 IgG 抗球蛋白血清，更容易直接检出 IgG 自身抗体，抗 C3d 血清则用于检测患者红细胞在体内所结合的补体。但该试验只有在无冷凝集素干扰时才有价值，反之则可尝试提高孵育温度来检测 IgG 抗体，但较高的孵育温度会降低患者红细胞上检出补体以外 IgG 成分的概率。
- 如直接抗球蛋白试验阳性，但患者红细胞上仅检出补体成分，或者临床怀疑 D-L 型自身免疫性溶血（即使直接抗球蛋白试验阴性）时，都应使用未处理和酶处理红细胞进行双相冷溶血素试验。

输血：即使未考虑抗体特异性而使用了抗原阳性红细胞制品，由于血液制品接受了预温，通常不会造成问题。

27.5.3.5 唾液酸诱发的溶血

细菌感染（肺炎链球菌或大肠埃希菌）时，细菌来源的唾液酸酶（神经氨酸酶）或蛋白酶可造成红细胞上的隐蔽抗原暴露，而个体在儿童早期就已对这些抗原产生了天然抗体。然而这种情况下有时会发生的红细胞清除加速更可能是由酶对红细胞的破坏而非抗原抗体反应所致。

如使用不含有抗 T 的单克隆检测试剂，发现上述问题的概率会降低。但当患者红细胞在含有 AB 血清的对照试验中发生凝集或红细胞上仅检出补体成分时，需要考虑该情况。

凝集素易于检出相应的红细胞异常。若细菌感染病程中出现不明原因的贫血，尤其是发生在儿童中，需要考虑此种类型溶血的可能性。

27.5.4 药物性溶血

治疗药物所致免疫性溶血的人群发生率约为 1/100 万，占免疫性溶血（不包括同种免疫性溶血）的 12%[46,51,52]。过去 20 年里致病的药物数量已经增加到了 125 种以上[51]。

发病机制：尽管确切的发病机制尚不清楚，目前已知的机制至少有 3 种[46,51]。

- 自身免疫机制：某些药物（如 α 甲基多巴和氟达拉滨）能诱导产生不完全温自身抗体，这些抗体与温抗体型自身免疫性溶血中的自身抗体并无差异。
- 吸附机制（半抗原机制）：某些药物（如青霉素类和头孢菌素类）以半抗原形式共价结合至红细胞膜上，针对这些药物或其代谢物的抗体能够结合被这些药物包被的红细胞。
- 免疫复合物（新抗原）机制：大多数导致免疫性溶血的药物可能通过这种机制导致溶血。根据此假说，药物及其代谢物（磺胺类和非甾体抗炎药）非共价结合至红细胞膜蛋白上，形成可导致抗体生成的免疫原性结构，称为新抗原。这些药物与红细胞结合疏松，可通过洗涤从红细胞上移除。抗体通过其 Fab 段结合到红细胞膜上，部分具有特定血型特异性。这种形成的免疫复合物通常能激活补体。

除此之外,部分药物如顺铂和β-内酰胺酶抑制剂可通过改变红细胞膜造成非免疫性吸附免疫球蛋白,从而导致直接抗球蛋白试验阳性。多数情况下无临床意义,但也有零星报道可诱发溶血性贫血[51]。

由于许多药物能够同时通过不同机制导致抗体的产生,也有模型整合了以上3种发病机制[51]。表27-21中包含了一些目前仍在德国使用的药物。

表27-21 可诱发免疫性溶血的治疗药物*

药物	机制
4-氨基水杨酸	IC
两性霉素	IC
氨苄西林	IC/DA
卡托普利	AI
卡比马唑	IC/DA/AI
卡铂	DA/IC/AI
头孢菌素类	
- 一代	NPA/DA
- 二代	IC/DA/AI
- 三代	IC/DA/AI
氯丙嗪	AI/IC
西咪替丁	AI
克拉屈滨	AI
环孢菌素	AI/IC
双氯芬酸	AI/IC/DA
红霉素	DA
氟达拉滨	AI
氟尿嘧啶	IC
肼屈嗪	DA
氢氯噻嗪	IC/DA/AI
布洛芬	AI
胰岛素	DA
异烟肼	DA/IC
干扰素	AI
酮康唑	AI
左旋多巴	AI
甲氟喹	IC/DA
马法兰	IC
6-巯基嘌呤	DA
甲氨蝶呤	IC
α甲基多巴	AIα
对乙酰氨基酚	IC
青霉素类	DA
哌拉西林	DA/IC/AI
普鲁卡因胺	AI
雷尼替丁	DA/IC
利福平	IC
链霉素	AI/DA/IC
磺胺类	IC
磺酰脲	IC
他克莫司	AI
四环素	DA/IC
噻嗪类	IC
硫喷妥钠	IC
氨苯蝶啶	IC

*引自参考文献[51]。缩略词:AI,自身免疫;DA,药物吸附;IC,免疫复合物;NPA,非特异性蛋白吸附

27.5.4.1 自身免疫机制所致药物性溶血

发生:根据药物剂量,服用α甲基多巴的患者中多达15%可产生红细胞自身抗体,但仅有0.5%~1%的患者发生免疫性溶血。α甲基多巴一度成为造成药物性溶血的最主要原因。由于该药物作为降压药使用的减少,目前这类药物性溶血已经很罕见,并主要由细胞生长抑制药物氟达拉滨所引起。临床症状和抗体一般在停药后1~2月内消失。

临床症状:临床症状与温抗体型自身免疫性溶血相同,但病程一般缓和得多。

27.5.4.1.1 免疫血液学表现:抗体为不完全温抗体(IgG),几乎均针对Rh结构且无补体激活能力。

患者红细胞上附着有IgG抗体,罕见情况下也伴有补体。该抗体能够从患者红细胞上放散下来,并在没有药物的情况下在放散液中被检出。

27.5.4.1.2 诊断试验:参见诊断温抗体型自身免疫性溶血的相关内容(参见27.5.3.1.1)。总体而言,如果检出IgG类温自身抗体,必须考虑药物性溶血的可能性,并通过病史确认或排除。

输血:同温抗体型自身免疫性溶血。

27.5.4.2 吸附机制所致药物性溶血

发生:头孢菌素类和青霉素衍生物可与红细胞上的蛋白质结合,该吸附过程完全是非特异性的,无任何临床意义。但约有3%接受大剂量静脉头孢菌素或青霉素的患者可产生针对红细胞上所结合药物的特异性抗体。这些抗体多数为IgM类,无溶血活性。一小部分药物(如头孢替坦、头孢曲松、哌拉西林)在高剂量情况下可导致IgG抗体的产生和血管外免疫性溶血。这些抗体和青霉素过敏之间并无关联,因青霉素过敏是由IgE抗体引起的。

临床症状:通常为轻症血管外溶血,停药后数小时内可逆。

27.5.4.2.1 免疫血液学表现:只有相应药物及其代谢物存在(摄入体内或体外实验中添加)的情况下才能检出不完全抗体。通常不激活补体,因此患者红细胞上仅附着有IgG。只有添加了相应药物或将相应药物结合到试剂红细胞上后,才能在放散液中检出抗体。

27.5.4.2.2 诊断试验:推荐以下试验流程。

- 使用患者血清进行间接抗球蛋白试验和(或)酶法(凝胶离心法)抗体筛选时,需要预先将试剂红细胞用相应药物处理。自身对照试验很可能阳性。
- 如药物剂型为已溶解形式如滴剂、安瓿等,应尽量在实验中使用,并根据大剂量应用时的血浆浓度作相应调整。

进行红细胞吸附时，推荐使用 pH 9.6 的巴比妥缓冲液(40 mg/mL)。吸附头孢噻吩需要使用酸性磷酸缓冲液(30 mg/mL，pH 6.0)以避免非特异性球蛋白结合。

- 直接抗球蛋白试验需要使用至少两种多特异性抗球蛋白试剂，在可能的情况下使用单特异性血清以检出患者红细胞上结合的 IgG。
- 以上文所述方法对试剂红细胞进行药物处理，采用患者红细胞的酸放散液进行抗体筛选。

输血：只要能够将同种抗体与药物性抗体区分开来纳入考虑，血液制品的输注就不会造成问题。

27.5.4.3 免疫复合物机制所致药物性溶血

发生：大量治疗药物可以这种方式导致免疫性溶血，但报道的病例数量不多。表 27－21 仅列举了最重要的一些药物。由于相应抗体的检测极少成功，因此除了临床明确的病例之外，此型免疫性溶血的发生概率可能高于免疫血液学者所报道的数量。

临床症状：免疫复合物机制所致药物性溶血常表现为危及生命的急性血管内溶血，多达半数患者可出现急性肾功能衰竭。此型免疫性溶血的典型表现为患者以往曾接受过相应药物治疗，或者在一段停药期后再次开始治疗。溶血的严重程度主要依赖于药物剂量。临床症状在停药后可迅速消退。

27.5.4.3.1 免疫血液学表现：此型中强烈的溶血活性是由于免疫复合物与红细胞结合疏松，从而使少量免疫复合物能够在许多红细胞表面激活补体。因此直接抗球蛋白试验或放散试验很少能在红细胞上检出免疫球蛋白[IgG 和(或)IgM]，通常仅能检出补体。在暴发型溶血病例中，由于受累红细胞被迅速清除，直接抗球蛋白试验甚至可表现为阴性结果。仅当药物或其代谢物存在时才能检出抗体。

27.5.4.3.2 诊断试验：诊断试验包括 27.5.3.2 中描述的检验项目。但是在对血清/血浆或放散液进行实验时，需要在其中加入不同浓度的致病药物或其代谢物，若试验过程中涉及洗涤样本(如试管法直接抗球蛋白试验或固相法)，需要在洗涤溶液中也加入药物。药物处理方法见 27.6.1.5.4。此型免疫性溶血的诊断试验中需要进行溶血试验，并加入药物或其代谢物(参见 27.6.1.5.4)。

在不同试验方法中加入药物代谢物可能对抗体的检出具有决定作用。在安全和符合伦理的前提下，应要求患者的某个亲属服用该药物，随后 1 h 和 6 h 分别采集血样(不少于 1 h)，以获得含有药物代谢物的血清。服药后 6～12 h 的尿液样本也可使用，但需要添加高张盐水溶液将尿液调整至等张。

注释：怀疑药物性溶血必须基于临床判断。关于药物剂量和用药持续时间，以及最初出现溶血征象的详细信息对于免疫血液学诊断至关重要。这可以缩小致病药物的筛查范围，以便进行集中检测。

实验室中如发现以下表现，需考虑药物性溶血可能：免疫血液学表现符合自身免疫性溶血；仅有直接抗球蛋白试验阳性；抗体筛选首先发现所有试剂细胞及自身对照均呈阳性，随后(停药后)仅有自身对照呈阳性。

临床医师在停用疑似致病药物后(诊断性停药)，即使发现溶血不再发生也应继续进行诊断性调查，因为患者常同时摄入含有不同组分的多种药物，真正的致病物质仍不清楚。免疫血液学调查的优势在于，如果诊断试验成功得出了阳性结果，可明确致病物质，并发现患者无法耐受的大量其他药物。药物性溶血的靶向诊断试验仅能在专业实验室中进行。无论如何，致病抗体常常无法检出，这也是为何完整的治疗药物病史是最重要的诊断工具。

输血：参见 27.5.3.2。

27.6 免疫血液学方法

27.6.1 试管法与玻片法

本节讨论的试验方法是基本的免疫血液学方法，通常手工进行。多数较新的日常方法也源于这些基本操作(参见 27.6.2)。

27.6.1.1 凝集试验

原理：抗体在生理盐水溶液中能造成肉眼可见的红细胞凝集。根据采用已知抗原还是已知抗体作为检验指标，凝集试验可以用于检测凝集抗体(完全抗体，多为冷抗体)或凝集抗原。

试剂抗体可用于检测红细胞上的相应抗原，而抗原谱已知的试剂红细胞可用于检测血清或血浆中的抗体。

材料：血清、血浆和(或)含有抗体的检测试剂，试剂红细胞或生理盐水稀释的患者红细胞(根据血清量的差异，红细胞浓度为 2%～10%)，单样本或多样本玻片、玻璃试管或微孔板，可能需要水浴箱、温箱或孵育器及离心机、荧光光源。

检测流程：加入 1～3 滴(1 滴约为 50 μL)检测试剂或血清，1 滴试剂红细胞或患者红细胞，混合后以相应抗体的最佳反应温度孵育 5～120 min，试管法和微孔板试验中，如条件允许，采用低速离心 15～30 s(1 000 r/min，相当于 120 g)，在荧光光源前肉眼观察凝集结果。在此过程中，通过轻轻振摇试管使得离心所致的松散凝集溶解而不破坏特异性凝集是很重要的，需要靠近光源观察。

显微镜下观察仅限于特殊情况(如混合视野凝集)，并应由有经验的检验人员进行，存在可能的误读风险。

注释：如下。

- 有利因素：温度范围理想、红细胞上抗原密度高、红细胞浓度低、血清量多和(或)抗体含量高(抗体检测时加入 2～3 滴血清)、pH 范围理想(主要在 6.5～7.0)、试剂充分混匀。
- 不利因素：红细胞上抗原脱落、存在阻断抗体、试剂红细胞较旧、孵育时间过短或过长(一般以 30～60 min 之间最为理想)。
- 抗原检测：应按检测试剂生产商的推荐进行。总体而言，将柠檬酸或 EDTA 抗凝血样在稀释液中进行洗涤后尽可能新鲜配制 2%～5%红细胞悬液可以获得最佳检测效果。红细胞悬液和检测抗体试剂比例通常为 1∶1，并选择较短的孵育时间(5～15 min)。
- 抗体检测：血清与试剂红细胞悬液的比例通常为 2∶1(抗体过量)，并选择较长的孵育时间(15～120 min)以增加敏感性。

应用范围：如下。

- 抗原检测：采用凝集血清、凝集素和(或)单克隆试剂可用于 ABO、Rh、MN 系统血型鉴定，也可用于检测其他血型抗原如 Le^a、Le^b、P_1 或隐蔽抗原。不断增加的单克隆检测抗体种类意味着越来越多的抗原(如 Jk^a、Jk^b、K)能够使用凝集试验进行快速而简便的鉴定。
- 对照：为除外假凝集、多凝集和自身凝集，需要采用相同检验方法以检测抗体介质或 AB 型血清进行自身红细胞对照试验，此外，除了 ABO 和 Rh 血型鉴定，需要定期使用相应抗原阳性(最好是纯合子)和阴性试剂红细胞对检测抗体进行质检，分别作为阳性对照和阴性对照。
- 抗体检测：ABO 反定型、ABO 交叉配血、冷凝集素检测(冷凝集素试验和冷凝集素效价)、冷凝集素的温度域测定。

27.6.1.1.1 侧流免疫法：侧流免疫法是一种特殊的血型鉴定方法。这种玻片法试验中，试条上具有检测不同血型抗原的单克隆抗体，10%的红细胞悬液与试条反应数分钟后就可产生特异性抗原抗体反应而结合于试条上，用数滴稀释液将未结合的红细胞洗去，5 min 内即可以红色条带清晰显示红细胞发生结合的阳性结果。由于其为特异性结合，非特异性干扰因素和自身抗体不会导致错误结果，因此采用这种方法进行 ABO 血型鉴定时不再需要检测同种凝集素(反定型)。这种试验方法特别适用于急诊情况下进行 ABO 和 Rh 血型鉴定。

27.6.1.2 增强试验

原理：抗体在增强介质作用下可导致肉眼可见的红细胞凝集。根据采用已知抗原(试剂红细胞)还是已知抗体(试剂血清)作为检验指标，增强试验可以用于检测不完全抗体(多为温抗体)或抗原。增强试验对于凝集抗体的检出限通常高于普通凝集试验。

材料：牛血清白蛋白(20%～30%溶液或聚合物)、改良低离子强度溶液(LISS)、酶(如菠萝蛋白酶、木瓜蛋白酶、唾液酸酶)、聚凝胺、胶体(参见 27.6.1.1)。

检测流程：增强试验通常为一步法试验(除木瓜蛋白酶和唾液酸酶外)。首先，红细胞和血清/血浆以类似凝集试验(参见 27.6.1.1)中进行混合，随后孵育前在反应体系中加入增强介质(1～4 滴)。

- 白蛋白法：凝集试验体系中加入两滴白蛋白，随后 37℃孵育 30 min。后续试验步骤参见 27.6.1.1。
- LISS 法：根据溶液的离子强度，在凝集试验体系中加入 2～4 滴 LISS 溶液，随后孵育 5～30 min。后续试验步骤参见 27.6.1.1。
- 一步酶法：凝集试验体系中加入 1～2 滴酶溶液(通常为菠萝蛋白酶)，随后根据所用酶的活性，37℃孵育 10～30 min(通常为 15 min)，需注意不同批次的酶活性可能不同。后续试验步骤参见 27.6.1.1。由于常见的冷抗体在酶法试验中多表现为非常宽的温度域，因此仅在特殊情况下需要采用低温孵育。
- 两步酶法：常规情况下，仅在使用商业化生产的酶处理试剂红细胞时才推荐本法。对用于凝集试验(增强试验)的试剂红细胞进行酶处理取决于其用途，并需要密切监测。如用于破坏蛋白酶敏感抗原(如 Fy^a/Fy^b)用于混合抗体鉴定时，酶处理过程需要比暴露 T 抗原用于凝集素试验对照时更为温和，并且需要使用相应试剂血清(如抗 Duffy)验证抗原破坏情况，同时使用凝集素或 AB 型血清(含有抗 T)除外 T 抗原暴露所致多凝集。由于不同的商业化酶制剂产品之间活性存在差异，无法对红细胞酶处理过程进行统一建议。商业化酶试剂对红细胞进行温和预处理可以采用两份压积红细胞和一份酶试剂，混合后 37℃水浴 1 min，随后立即用冷生理盐水洗涤红细胞 3 次，在酶处理红细胞用于检测前必须按上文所述对其处理效果进行评价。类似凝集试验，两步酶法试验也在 37℃进行(参见 27.6.1.1)。
- 聚凝胺法：聚凝胺法因过于复杂已不再使用，特别是其分析敏感性不及凝胶离心法等现代技术。

注释：影响因素可参见 27.6.1.1。特殊的干扰因素包括：未遵循确切的剂量比、直接在红细胞中加入增强介质、试剂加入前的即刻温度与试验所需孵育温度存在显著差异(尤其是试剂温度过低，如直接从冰箱中取出)。

应用范围：如下。

- 抗原检测：自单克隆抗体试剂投入应用以来，白蛋白法不再用于抗原检测(如 Rh 定型)。
- 抗体检测：采用以下方法，① 白蛋白法：用于冷抗体检测和温度域鉴定的补充试验。此外白蛋白法和 LISS 法仅用于间接抗球蛋白试验；② 一步和两步酶法：37℃下对 Rh 抗体的检测敏感性特别高，推荐作为常规抗体筛选的补充。由于非特异性反应率相对较高，不应轻易使用酶法，且必须同时进行合适的对照试验。
- 对照：通常需要采用相同试验方法同时进行阳性、阴性和自身对照试验。需用于，① 抗原检测：对照需尽量包含抗原阳性的杂合子(阳性对照)和抗原阴性的纯合子试剂红细胞(阴性对照)与试剂抗体混合，以及患者红细胞与试剂血清或 AB 型血清混合(自身对照)；② 抗体检测：所有用于检测抗体的试验方法中(包括交叉配血)，需使用稀释的试剂抗体对抗原阳性和阴性的试剂红细胞进行验证。自身对照采用患者血清和红细胞以相同试验方法进行。

27.6.1.3 直接抗球蛋白试验

原理：抗球蛋白抗体(血清)能够凝集包被有相应球蛋白的红细胞。根据抗球蛋白血清的特异性(多特异性或单特异性)可将红细胞上结合的球蛋白进一步分为 IgG、IgA、IgM、C3d、C4d。使用 EDTA 或柠檬酸抗凝血样可以抑制由冷自身抗体等造成的体外补体活化。实验前对红细胞进行彻底洗涤可以去除可溶性和非特异性吸附的球蛋白，从而检出体内特异性结合于红细胞上的免疫球蛋白和补体因子。

材料：红细胞可自血凝块获取，EDTA 或柠檬酸抗凝血样更佳，用生理盐水或磷酸缓冲液洗涤 4～6 次，用生理盐水配制成 2%～3%的红细胞悬液。至少两种多特异性抗球蛋白试剂(至少包含抗 IgG 和抗 C3d 特异性)、单特异性抗球蛋白试剂(至少需要抗 IgG 和抗 C3d)、试管或玻片、离心机、荧光光源。

检测流程：如下。

- 筛选试验：直接抗球蛋白试验需要使用至少两种未经稀释的多特异性抗球蛋白试剂，1 滴红细胞悬液中加入 1～2

滴抗球蛋白试剂，室温孵育 15 min，120 g 离心 15～30 s，在光源上判读结果（参见 27.6.1.1）。室温静置 1 h 后再次离心判读结果可以提高本试验的分析敏感性。

- 分型试验：直接抗球蛋白试验阳性样本可使用单特异性抗球蛋白试剂进一步分型。
- 对照：通常需要同时进行阳性和阴性对照检测。阳性对照采用包被有抗体的试剂红细胞（Coombs 对照细胞）与多特异性抗球蛋白试剂和（或）抗 IgG 混合，阴性对照采用未经处理的试剂红细胞。

注释：方法学问题：增加孵育时间可能显著提高红细胞上补体的检出率。第二次判读结果后使用生理盐水进行单次洗涤（包括 1 000 g 离心 2 min）可增强反应并防止出现前带现象。使用加入 EDTA 和牛白蛋白的磷酸缓冲洗涤液（pH 7.0）可防止结合松散的特异性抗体被洗脱，也可防止补体的非特异性活化。试管法显著优于玻片法，因其包含离心过程。红细胞洗涤不充分或患者血清中免疫球蛋白浓度过高对试验具有不利影响。

应用范围：直接抗球蛋白试验对以下临床情况具有诊断价值：输血反应调查、自身免疫性溶血、新生儿溶血病、药物性溶血、血型鉴定和抗体筛选及交叉配血时自身对照阳性。

直接抗球蛋白试验阳性的鉴别诊断：直接抗球蛋白试验阳性时需要考虑以下可能性：母亲在产前接受了 Rh 免疫球蛋白预防性治疗，而新生儿为 Rh 阳性；无溶血活性的良性温自身抗体；红细胞膜修饰（药物，如头孢菌素类）导致的非特异性球蛋白吸附；高丙种球蛋白血症或副蛋白血症引起的非特异性免疫球蛋白吸附；良性冷自身抗体（如冷却后的血凝块）所致体外补体活化；抗球蛋白试剂中含有抗 T，隐蔽抗原暴露导致的多凝集。

27.6.1.4 间接抗球蛋白试验

原理：间接抗球蛋白试验用于检测血清中能够在体外与红细胞特异性结合的抗体。所使用的多特异性抗球蛋白试剂不仅可以直接检测体外结合于红细胞上的抗体（IgG、IgM），还可以通过抗体对补体的活化（C3d）来检测。通过使用具有特定抗体特异性的试剂（试剂血清），间接抗球蛋白试验可以实现抗原检测的特异性和敏感性。

材料：多特异性抗球蛋白试剂（抗 IgG、抗 C3c、抗 C3d，Coombs 血清）、洗涤用离心机、洗液（生理盐水、磷酸缓冲盐溶液）及选用步骤所需的其他材料（参见 27.6.1.1 和 27.6.1.2）。

检测流程：试管法间接抗球蛋白试验前需要进行凝集试验和增强试验（通常为 37℃白蛋白法或 LISS 法，图 27－3），通常不需要在间接抗球蛋白试验前进行离心判读。孵育后对样本进行充分洗涤，以吸取或倾析法弃去上清，得到细胞扣。随后加入 1～2 滴抗球蛋白血清，低速离心（120 g）15～30 s 后在光源下仔细判读结果。充分洗涤的要求包括至少洗涤 3 次，每次使用 3 mL 洗液，每次洗涤后彻底弃去洗液并将红细胞充分重悬。间接抗球蛋白试验阴性时需要使用抗体包被的实际细胞进行 Coombs 对照试验，如使用的试剂红细胞（1 滴）包被有大量抗体，对照试验无需离心即可在 5 min 内出现阳性结果，如试剂红细胞包被抗体量不多，低速离心（120 g）15～30 s 后即可观察结果。

对照：每批次试管法试验中必须同时进行对照试验，参见 27.6.1.1。由于洗涤过程存在敏感性的差异，对照试验非常重要。

注释：影响因素参见 27.6.1.1。在间接抗球蛋白试验中，IgM 抗体和结合较弱的补体活化抗体仅能通过补体的检测而被间接检出。体外补体活化仅发生于使用血清（非抗凝血）而非血浆时。

应用范围：如下。

- 抗原检测：使用盐水试管法间接抗球蛋白试验能够可靠的检测大部分红细胞抗原（Fy^a、Fy^b、K、k、S、s、Jk^a、Jk^b）、稀有抗原（Lu^a、Wr^a、Kp^a）、高频抗原（Co^a、Js^b、Kp^b）及弱变异抗原（弱 D、D^{VI}）。但目前本法已越来越多地被凝胶离心和固相法所取代（参见 27.6.2.1）。如在这些更为敏感的方法中出现直接抗球蛋白试验和（或）自身对照阳性，有时可在后续抗原鉴定中使用敏感性较低的试管法，需注意的是仅在自身对照阴性时结果才有意义。
- 抗体检测：试管法中最敏感的是白蛋白增强技术（37℃孵育 30 min）。它能够在交叉配血和抗体筛选（使用了含有相应抗原的试剂细胞）中可靠地检出可能引起急性溶血性输血反应的临床重要不规则抗体。此外，非特异性凝集（假凝集）和无临床意义的自身抗体导致的干扰罕见。

LISS 试管法试验对 Rh 抗体更为敏感，但有时可能漏检抗 K。它适用于急诊情况下的交叉配血，因其抗体结合迅速且孵育时间短（5～10 min）。

试管法在抗体检测中的应用已经大量被更为敏感的凝胶离心和固相法所取代（参见 27.6.2）。但这些新技术更容易受到非特异性干扰因素、冷抗体和无临床意义的温自身抗体的影响，白蛋白法间接抗球蛋白试验依然是评价上述方法所检出抗体临床意义的最终参比方法，同时也仍然是抗体效价测定的标准试验方法（参见 27.6.1.2）。

使用酶处理红细胞的方法通常更为敏感，但也更易受到干扰因素影响。此外这种方法也无法检出针对酶敏感抗原的抗体（表 27－4）。因此使用酶处理红细胞或加入酶的方法只能作为补充试验技术[53]。

27.6.1.5 溶血试验

原理：在补体存在的情况下，多种抗体能够破坏携带相应血型抗原的酶处理或未处理红细胞。不同抗体的最佳反应 pH 和温度存在差异。

部分同种抗体（ABO 抗体、部分 Lewis 和 Kidd 抗体）具有

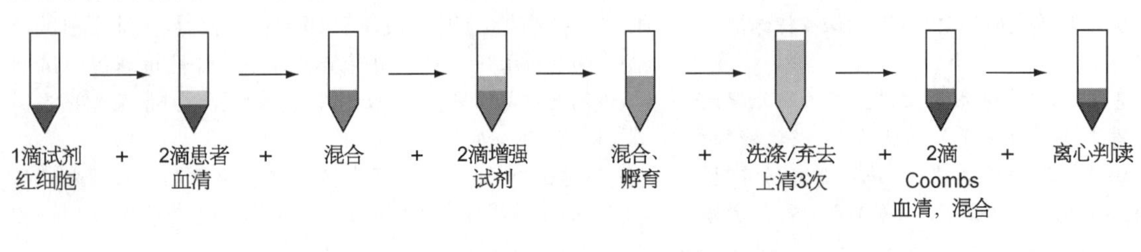

图 27－3 用于血清抗体检测的试管法间接抗球蛋白试验操作

体外溶血活性。由于体外和体内溶血活性之间并不存在明确的关联(除了ABO抗体),溶血试验对同种抗体不具有诊断价值。与此相反,在血型鉴定、抗体筛选和交叉配血试验中发生溶血可能造成结果解释错误,将阳性结果判读为阴性。

因此,上述试验中应注意选择实验条件,使得抗原抗体反应呈现为凝集反应。

确认血液成分不含有溶血素时应使用同种凝集素浓度,而非同种溶血素效价。溶血试验的变异度,特别是血清补体活性的差异所导致者,意味着溶血试验无法保证得到可靠的结果。另一方面,同种溶血素效价与同种凝集素效价之间存在密切关联(参见27.3.1.1)。

材料:患者血清、0.1 mol/L盐酸溶液、0.1 mol/L氢氧化钠溶液、新鲜或新鲜冰冻AB型血清、菠萝蛋白酶、新鲜O型Rh阴性和P_1阳性试剂红细胞、新鲜A型试剂细胞(可能的话)、含有自身溶血素的对照血清(最好为含有同种溶血素的O型血清)、生理盐水或磷酸缓冲溶液、治疗药物(如提示)及巴比妥缓冲液(参见27.6.1.5.4)、pH计。

注释:患者血清的溶血补体活性通常未知,而在免疫性溶血时可能显著降低。因此通常推荐加入新鲜AB型血清作为补体的来源。

由于不同类型免疫性溶血相关的自身溶血素无特异性反应,有时只能通过比较不同方法之间的差异来确认特异性。

基于得到最强阳性结果的检测方法可以确认溶血素的类型,因此检测自身溶血素的不同方法应在同样试验材料(包括试剂细胞)的基础上同时进行。

由于双相冷溶血素与P_{1s}细胞反应最强,所使用的试剂细胞应包含此抗原特异性。

有时双相和单相冷溶血素的差异只能通过其免疫球蛋白类型来判断,可使用二硫苏糖醇预处理血清或者采用亲和层析法吸收其中的抗体。

只需要在一种溶血素试验方法中进行阳性对照检测。

27.6.1.5.1 温溶血素:检测方法如下。

准备:将试剂红细胞充分洗涤(如500 μL压积红细胞每次洗涤需用10 mL生理盐水,共洗涤3次)后分为两份。一份压积红细胞与等量菠萝蛋白酶混合,37℃孵育5 min,随后用冷生理盐水(4℃)洗涤3次。酶处理红细胞与未处理红细胞均用生理盐水或磷酸缓冲溶液按1∶1重悬为50%红细胞悬液,只能在制备当天用于实验,并且不能存在自发溶血,如发生自发溶血则需降低菠萝蛋白酶浓度或减少酶处理时间。

患者血清与AB型血清以1∶1混合,使用0.1 mol/L盐酸溶液和0.1 mol/L氢氧化钠溶液,将混合血清的pH小心调整为6.5(酸碱溶液可自玻璃试管管壁流下)。

方法:两个Coombs管中分别加入100 μL血清(AB型血清和患者血清以1∶1混合,pH调节至6.5),以及20 μL酶处理或未处理红细胞悬液,40℃水浴孵育60 min。每隔15 min及孵育结束时都需要彻底振荡试管,随后1 000 g离心2 min,在一张白纸前观察上清是否存在溶血(无需振荡),需要与相应阴性对照比较。

对照:阴性对照采用两份混合血清(AB型血清和患者血清以1∶1混合,pH调节至6.5)在56℃孵育15 min灭活补体,随后分别加入酶处理和未处理红细胞。需要同时采用含有自身溶血素的对照血清和酶处理红细胞反应作为阳性对照。

如无法获得含有自身溶血素的对照血清,可使用含有同种溶血素的O型血清与未处理A型红细胞作为阳性对照,这样至少可以评价试验中所使用AB型血清的补体活性。

27.6.1.5.2 冷溶血素:试验准备和反应体系参见27.6.1.5.1。试管在37℃温水浴中孵育20 s,其间进行振荡,随后室温(22℃)孵育2 h。阳性对照可采用含有自身溶血素的血清和未处理红细胞进行。其他方法学细节参见27.6.1.5.1。

27.6.1.5.3 双相冷溶血素:D-L溶血素。

准备:同27.6.1.5.1,但血清pH需调至7.4。

方法:与27.6.1.5.1中相同,除以下几点:试管首先在冰水中孵育30 min,随后迅速转移至40℃水浴中,充分振荡后孵育60 min,在孵育过程中需要按时振荡试管(参见27.6.1.5.1)。

27.6.1.5.4 药物性溶血素:如下。

准备:静脉注射或肌内注射药物制剂分别以未稀释和稀释形式加入反应体系中(如分别以1∶5和1∶10磷酸缓冲溶液稀释),口服药物制剂以滴剂形式,片剂需要用研钵粉碎后分别用磷酸缓冲溶液溶解,必要时加热。若药物不溶解,可使用巴比妥缓冲液(pH 7.5)。最终的药物浓度应对应体内浓度,对多数药物而言大约1 mg/mL,可能需要以磷酸缓冲溶液进一步稀释以避免药物直接毒性效应导致的溶血(阴性对照)。未溶解的残留药物过滤去除。

酶处理和未处理红细胞与合适浓度的药物溶液在37℃孵育30~60 min,其间按时振荡。随后用pH 7.4的磷酸缓冲溶液洗涤3次,配制成50%悬液用于试验。

AB型血清和患者血清的混合物pH调整至7.0~7.4。

方法:溶血试验的操作同温溶血素检测(参见27.6.1.5.1),加入20 μL药物溶液或使用药物包被的红细胞。如临床强烈怀疑药物性免疫性溶血但试验结果阴性,可使用50 μL来自应用相应药物的健康志愿者的血清或等张尿液替代药物溶液进行检测(参见27.5.3.3)。

对照:除了27.6.1.5.1中所列出的对照,药物必须以同样方法仅与AB型血清而非患者血清进行试验,以检测药物对红细胞的直接毒性作用。如这些阴性对照出现阳性结果,则需要降低药物浓度。

27.6.1.5.5 溶血素效价测定:溶血素效价测定可用于除外前带现象,该现象可由血清抗补体活性(如冻存后)而造成。此外,不同方法所测定的效价之间进行比较有助于确定溶血素试验的最佳反应条件及其特异性。

每个试管中加入100 μL新鲜AB型血清(pH根据所用试验方法进行调整),随后进行等比稀释,在第一管中加入100 μL患者血清(pH已调整的),充分混合后移出100 μL混合血清加入第二管,后续同前。余下方法学细节参见27.6.1.5.1到27.6.1.5.4)。

27.6.2 适用于自动化检测的试验方法

自1960年代以来,采用连续流程以LISS、聚凝胺和(或)酶法联合多聚物对血型和抗体筛选进行自动化检测成为可能[54,55]。这些流程并不适合医院实验室使用,且可检出大量无法鉴定和临床无意义抗体。

新的方法采用卡或微孔板，更为可靠，所需后续检验更少，且对临床有意义抗体的检出限相比经典手工方法更高。这些方法也可手工进行(参见27.6.6)。

27.6.2.1 微柱凝集法

原理：本法使用塑料卡进行，每卡包含6个或8个微柱，每个微柱的上半部为反应腔，用于加入样本和试剂并进行孵育，孵育过程中的抗体结合、凝集和增强反应均发生于反应腔内。反应腔下部逐渐缩窄为含有琼脂糖凝胶的毛细管，凝胶卡中含有中性凝胶(中性卡)或注有特定试剂抗体(针对血型抗体或抗球蛋白)的凝胶。后续在特殊离心机中进行标准化离心(特定时间和离心力)，发生凝集的红细胞根据其凝集程度或早或晚被凝胶拘留(凝胶过滤)，而未凝集的红细胞则通过凝胶层，沉积于毛细管底部。

中性凝胶卡用于抗原检测。在此过程中，反应腔中加入试剂抗体和待检红细胞，随后进行孵育和离心。

若凝胶中含有试剂抗体(如抗A、抗B、抗Rh抗体或抗K)，抗原阳性的红细胞在离心过程中发生凝集并被拘留于凝胶中(图27-4)。

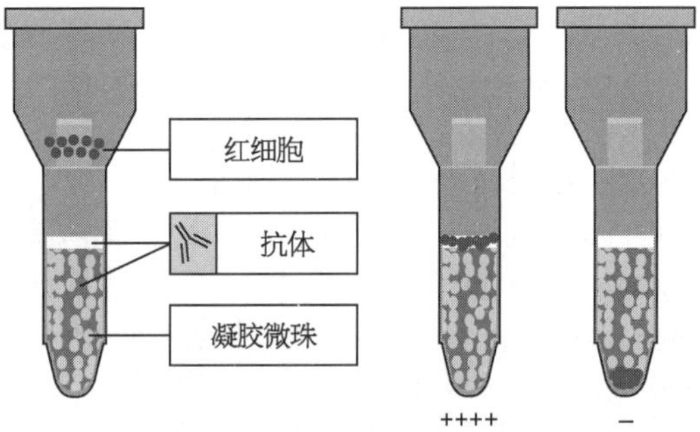

图27-4 凝胶离心法原理。图中左侧微柱里含有结合于凝胶的抗体，显示了离心之前的待检红细胞；中间微柱显示了离心后阳性反应；右侧微柱显示了阴性反应

若凝胶中含有抗球蛋白血清(Coombs卡或AHG卡)，结合有不完全抗体和(或)补体的红细胞在离心过程中发生凝集并被拘留于凝胶中。未结合的抗体和其他血浆成分与试验无关，因其在此离心速度下穿过凝胶层的速度过于缓慢。因此试验过程中不需要洗涤红细胞，而洗涤过程在间接抗球蛋白试验中原本是必不可少的。但血红蛋白分子、纤维蛋白凝块和较大的脂质颗粒如果在孵育过程中穿过凝胶层，可能将凝胶毛细管堵塞并造成红细胞被拘留于凝胶中，导致假阳性或不清晰的试验结果。

反应腔内发生的强凝集(包括非特异性反应)表现为凝胶层表面的红线，而由凝胶中试剂抗体或抗球蛋白血清所导致的反应表现为凝胶层表面以下的红线。随着反应强度的减弱，越小的凝块穿过凝胶层越深，并广泛分布于凝胶柱内。非常弱的凝集反应只能通过红细胞沉积边缘不清晰和(或)带有拖尾来发现。这些凝集反应可以维持至少12～16 h的稳定，因此不需要立即判读结果。

目前，众多制造商生产了各种具有不同形状、试剂抗体顺序和凝胶基质(葡聚糖、聚丙烯酰胺、玻璃珠)的凝胶离心试验卡，这些会反过来影响凝胶的密度和透明度。因此需要使用不同的细胞浓度和稀释液，而且反应结果中凝集的位置和大小都有所差异。此外不同制造商所使用的抗球蛋白试剂存在差异(部分由于其中的抗C3d成分)，导致凝胶卡对补体活化抗体的检出能力不同(尤其是无临床意义的冷抗体)。较高的抗C3d含量对于同种抗体的检测(间接抗球蛋白试验)来说并不总是有益的，尤其是使用血浆时。

材料：由于多种商业化试剂卡的存在，这里只能作一些总体评价。试验需按照制造商的说明进行。试验材料包括：① 患者血清、患者红细胞，以及用LISS、生理盐水或菠萝蛋白酶稀释的试剂红细胞(0.6%～5%，按制造商要求)；② 含试剂抗体卡、中性卡、含多特异性或单特异性抗球蛋白试剂卡、抗IgG卡、预配制稀释液(LISS、菠萝蛋白酶)；③ 可调节吸样器、孵育器、用于标准化卡式离心的特制离心机。

应用范围：抗原检测最简单的方法是使用分离介质中已含有试剂抗体的卡。

抗原检测也可以在中性卡或Coombs卡中使用单独的试剂抗体来进行，在反应腔内加入待检红细胞和试剂抗体。最有可能使用到这种方法的情况是需要检测的抗原无相应现成凝胶卡可用，但又需要凝胶离心法的高检出能力(如稀有抗原或部分抗原)。可能需要进行恰当的预实验和方法调整，以排除前带现象和其他干扰抗体[56]。

抗体检测：中性卡可用于ABO反定型中检测ABO抗体，如添加酶或使用酶处理红细胞，也可用于检测和鉴定酶反应性抗体。

用于检测和鉴定间接抗球蛋白试验中的抗体时，通常使用含有多特异性抗球蛋白血清的卡。

用于检测和鉴定具有补体活化能力的宽温度域冷自身抗体中混有的输血相关同种抗体时，需使用仅含有抗IgG的卡。试剂的预温和试验混合物的孵育需要在37℃进行，以避免离心前冷抗体就对红细胞产生凝集。

使用多种单特异性Coombs血清(抗IgG、IgA、IgM、C3c、C3d)可用于直接抗球蛋白试验对红细胞上结合球蛋白的分型。

检测流程：抗原检测推荐三种不同的方法。

- 最简单的方法是使用已含有相关单克隆试剂抗体的卡。以LISS配制的红细胞悬液加入反应腔，随后无需孵育，直接将卡在专用离心机中离心，在光源背景下肉眼观察卡的正反两面判读结果。此法可用于ABO、Rh和MN血型抗原鉴定。
- 特别在使用人源性抗体(多克隆)时，红细胞必须用酶预处理。将未洗涤的压积红细胞加入木瓜蛋白酶中，室温下孵育10 min，将10 μL该溶液加入含有相应试剂抗体的凝胶卡反应腔内，后续步骤同前述方法。此法可用于ABO、Rh、Kell、Lutheran、Lewis、Kidd血型系统抗原鉴定。
- 如使用单独的试剂抗体，完全抗体(IgM)可使用中性卡，不完全抗体(IgG)可使用Coombs卡。以LISS配制的红细胞悬液(如50 μL)和试剂抗体(如25 μL)加入凝胶卡的反应腔内，在试剂抗体的适宜温度下孵育15 min，离心判读结果。使用中性卡的直接凝集试剂抗体中可能需要加入辅助介质来产生足够强的凝集反应。

酶法：将试剂红细胞、待检血清/血浆和菠萝蛋白酶溶液顺序加入中性凝胶卡的反应腔内，37℃孵育 15 min 后离心。与抗体筛选不同，本实验不应在室温下进行，室温孵育仅用于提高对于目标冷抗体（如 Lewis 抗体）的检出和鉴定能力。

使用木瓜蛋白酶处理的红细胞可进一步提高酶法的敏感性，此时不需要再额外加入菠萝蛋白酶。木瓜蛋白酶处理红细胞的试剂和具体方法可自生产商获取。酶处理的新鲜红细胞可以在特殊保存溶液中储存 4 周。

间接抗球蛋白试验：使用 Coombs 试验卡。试验步骤同酶法，但无需加入菠萝蛋白酶。可通过将血清/血浆量加倍和（或）延长孵育时间来提高试验的检出限。如作为交叉配血的一部分，供者红细胞必须用凝胶卡制造商所提供的稀释液配制，用生理盐水洗涤供者红细胞一次可减少非特异性反应并提高试验检出限。试管法间接抗球蛋白试验中用于确认阴性结果的 Coombs 对照在本试验中不需要，因为不同于试管法，凝胶法不会由于洗涤不充分或免疫球蛋白过量而产生假阴性结果。

直接抗球蛋白试验：将 50 μL 合适的红细胞悬液加入含有多特异性或单特异性抗球蛋白血清的凝胶卡反应腔内，随后直接离心。需要检测补体结合能力时，使用中性凝胶卡加入不同的多特异性和单特异性抗球蛋白试剂（每孔 50 μL），随后室温离心至少 15 min，可提高试验敏感性。

对照为，在凝胶离心法抗体筛选试验中，推荐在每批次离心样本中加入自身对照。但如果使用 3 个试剂细胞来进行抗体筛选，自身对照通常因凝胶卡上无空余位置而被省略。如直接抗球蛋白试验作为血型鉴定的一部分，可无需自身对照。此外，也可在抗体筛选结果为阳性后再进行自身对照试验。

由于容易导致干扰的洗涤过程被省略，每日进行一次阳性和阴性对照试验足以用于确认检出限和试验特异性。

注释：方法学上重要的方面包括凝胶卡的运输和贮存，血清、试剂和孵育温度，加样过程中试剂的加入顺序和位置，以及离心的速度和时间。

未使用的凝胶卡必须在凝胶层上存有一层液体，否则出现非特异性反应的概率很大[13]。

红细胞必须首先被加入反应腔，并避免血清过早进入凝胶层。否则可能出现 27.6.1.1 和 27.6.1.2 中描述的技术问题。

对离心要求的精确符合可影响检出限和特异性。离心不足可导致假阳性结果增加，而过度离心对检出限存在负面影响。如凝胶卡在离心过程中未能严格保持水平，红细胞沉积可出现侧边缘不清和（或）侧面红细胞拖尾。因此试验时必须完全去除封闭凝胶柱的金属箔，或者将其整理妥帖（未使用的凝胶柱）。

总的来说，所有试验中都可以使用未洗涤的红细胞。若出现非特异性或弱反应，对红细胞进行洗涤可提高分析特异性和敏感性。因此在复查可疑的阳性交叉配血试验时，建议对供者红细胞进行洗涤。使用较高浓度的红细胞悬液时（尤其是使用玻璃珠的方法），也可导致非特异性阳性结果的发生率增高。

凝胶离心法的检出限较试管法显著提高[13,57-59]，结果判读更快也更为客观，而且可一天后进行二次判读。其所需试剂和样本材料较少，不容易造成浪费。试验过程简便且可自动化。在血型抗原鉴定中，混合血样和混合视野凝集容易检出。

试验结果应从卡的正反两面均进行判读。

凝胶离心法的缺陷主要取决于所选择的实验条件。高检出限及检出临床无意义的干扰性冷抗体可以通过避免 37℃以下孵育及实验前至少将血样和试剂预温至室温来规避[13]。在室温下进行抗体筛选或在双相温度下进行血型鉴定的建议并无意义[60]，因其不仅降低了对临床有意义的同种抗体的检测敏感性，也可导致临床无意义冷抗体的检出及原本无需进行的费时后续检测。

由于其高检出限，凝胶离心法常可检出无法确定特异性或虽有明确特异性但临床意义存疑的抗体。在对于这些抗体的临床意义有疑问的情况下，急诊输血决策应基于白蛋白法间接抗球蛋白试验（试管法）的结果。根据多年使用试管法的经验，采用白蛋白法间接抗球蛋白试验无法检出的抗体不太可能导致严重的急性输血反应。IgG 亚类分析可用于此类抗体临床意义的评估。

使用凝胶离心法时，抗体筛选中同时进行的自身对照常出现阳性结果，此时直接抗球蛋白试验通常提示患者红细胞上结合有 IgG。只有当患者出现溶血体征和（或）病因不明贫血，或其他发现提示存在红细胞同种、自身和（或）药物抗体时，上述发现才具有临床意义。若无免疫性溶血和（或）病因不明贫血的进一步临床证据，当反应较弱（<2+）或试管法直接抗球蛋白试验阴性时通常无需进行后续免疫血液学试验。

抗体筛选应采用来自三个供者的试剂红细胞进行，通过纳入相应抗原纯合子和（或）表达低频抗原如 C^w 和 Lu^a 的试剂细胞，可以更易检出具有剂量效应或针对稀有抗原的抗体。

由于凝胶离心法的高检出限，采用其进行抗原鉴定常出现无意义的假阳性结果，可为 IgG 结合（直接抗球蛋白试验阳性）或有近期输血史（混合视野凝集）。可通过使用敏感性较低的试管法来规避此问题。

试剂细胞通常来自试剂卡生产商。若使用其他生产商或来自血液制品的自制试剂红细胞，需首先使用凝胶卡生产商提供的重悬介质（稀释液）进行重新配制。

27.6.2.2 微量板法

微量板可用于普通凝集试验（参见 27.6.1.1）或固相免疫法。

使用微量板的普通凝集试验用于血型鉴定（抗原、同种凝集素）和凝集抗体检测（反定型），参见图 27－5。

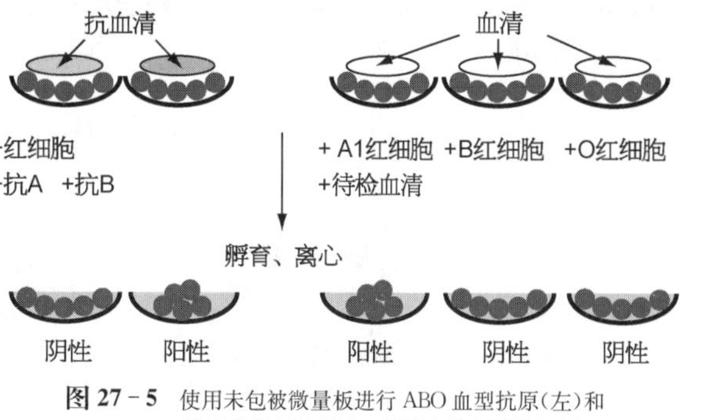

图 27－5 使用未包被微量板进行 ABO 血型抗原（左）和 ABO 抗体（右）鉴定。图示个体血型为 B 型

固相免疫法中，微量板上可牢固结合细胞或抗体，形成微孔的包被。包括三种不同的基本方法：使用指示红细胞的方法、使用蛋白A包被微量板的方法、红细胞磁化技术。

使用单克隆试剂抗体，可在同一微量板上以同样实验条件同时进行如ABO和Rh抗原鉴定。这些试验方法为自动化提供了条件，可用于处理大批量样本。

27.6.2.2.1 固相免疫法：如下。

使用指示红细胞的方法：本法包括三种具体使用方式。① 微量板的孔中已包被有血型抗原鉴定所需抗体（抗A、抗B、抗D等），可以结合表达相应抗原的患者红细胞（图27-6，左图），未结合的红细胞通过洗涤去除；② 微量板的孔中已包被有红细胞膜用于抗体筛选、抗体鉴定和反定型（图27-6，右图），可结合患者血清/血浆中针对相应抗原的抗体，未结合的球蛋白通过洗涤去除（图27-7）；③ 检测者需用单层红细胞铺于微量板反应孔中（使用可溶性试剂抗体进行交叉配血和抗原鉴定），余下步骤同前。

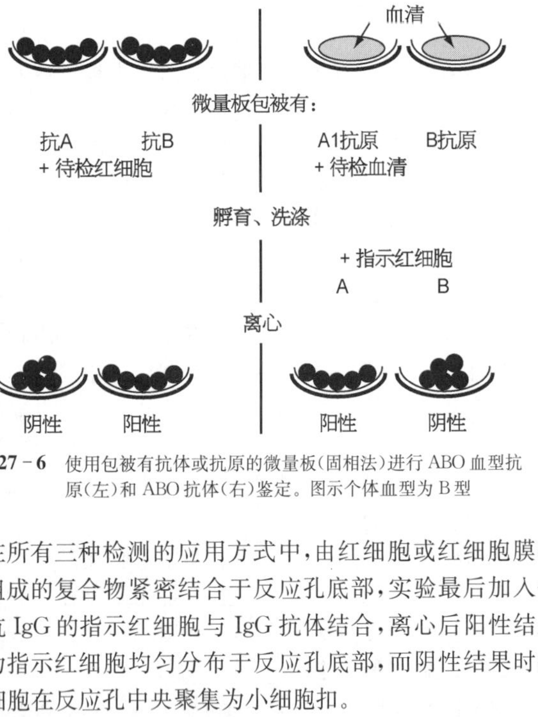

图27-6 使用包被有抗体或抗原的微量板（固相法）进行ABO血型抗原（左）和ABO抗体（右）鉴定。图示个体血型为B型

在所有三种检测的应用方式中，由红细胞或红细胞膜和抗体组成的复合物紧密结合于反应孔底部，实验最后加入包被有抗IgG的指示红细胞与IgG抗体结合，离心后阳性结果显示为指示红细胞均匀分布于反应孔底部，而阴性结果时指示红细胞在反应孔中央聚集为小细胞扣。

- 材料：患者血清或血浆、用于包被试剂细胞或供者细胞用于交叉配血或抗原鉴定的微量板，以及相应可溶性试剂抗体、试剂抗体、试剂细胞和供者细胞、包被有干试剂红细胞膜的微量板用于抗体筛选和可能的同种凝集素检测、包被有试剂抗体的微量板用于抗原鉴定、LISS溶液、结合抗IgG的指示红细胞、孵育器、微量板离心机、洗板仪、用于判读结果的荧光光源。
- 方法：使用空白微量板时，每孔中首先加入1%～3%生理盐水红细胞悬液50 μL，190 g离心5 min后即完成红细胞包被。所有试验体系中均加入两滴（约100 μL）LISS溶液和一滴（约50 μL）患者血清，至少37℃孵育15 min，弃去或吸除上清，用生理盐水洗板6次。随后每孔中加入50 μL指示红细胞，立即370 g离心3 min，在荧光光源上判读结果。
- 注释：① 用于抗体筛选和鉴定时，使用预先包被有红细胞的试剂板具有明显的优点。红细胞包被微量板的制备较为复杂，红细胞中的血红蛋白可影响试验结果的可靠评价；② 使用预先包被有红细胞膜的试剂板对于IgG抗体的检测敏感度大大优于试管法（约3～5倍效价稀释），在直接抗球蛋白试验中的敏感度甚至优于凝胶离心法（约1倍效价稀释）[61]。该方法甚至可能比其他固相免疫法更为敏感[62]；③ 与其他固相免疫法和试管法不同，使用预先包被有红细胞膜的试剂板无法检出IgA、IgM抗体和补体活化。这对于涉及ABO抗体的交叉配血会造成问题，因此需要进行额外的试验以确保ABO相容（参见27.6.7）。由于此类固相免疫法有时无法检出具有明确临床意义的抗体（如数种具有补体活化能力的IgM类抗Fy^a抗体），不推荐其作为输血患者免疫血液学检查的唯一方法[61]。但另一方面，此方法对于抗Jk的检测能力显著优于其他方法；④ 临床无意义同种抗体和自身抗体与所有试剂细胞都发生反应，常规方法无法鉴定，而在固相免疫法中甚至比凝胶离心法更易检出（参见27.6.2.1）；⑤ 对于输血患者的血液免疫学检查，固相免疫法的另一个缺陷是自身对照结果无法直接进行比较，需要进行大量额外工作，因此常被省略；⑥ 无论怎样，固相免疫法目前已广泛应用于日常检查，特别是自动化检验流程大大减少了工作量，如果操作正确且流程可控，可以获得可靠的结果。

使用蛋白A包被微量板的方法：包被有蛋白A的微量板可选择性（非特异性）结合IgG（图27-8）。携带有不规则抗体

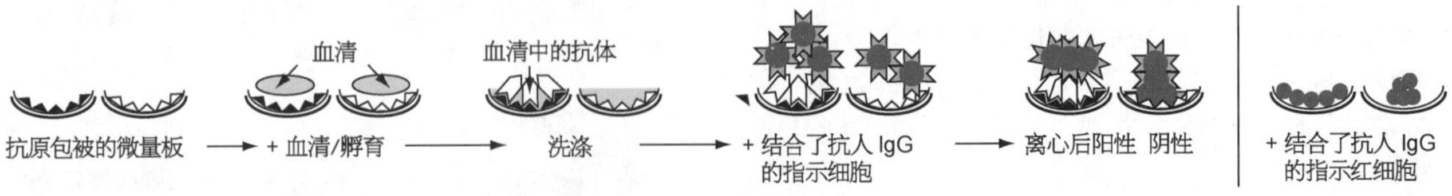

图27-7 使用包被有红细胞/红细胞膜的微量板（固相法）进行红细胞不规则抗体鉴定

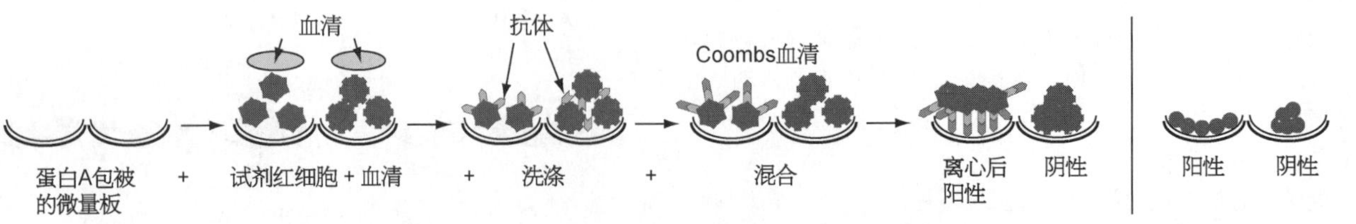

图27-8 使用包被有蛋白A的试剂板进行红细胞不规则抗体鉴定

(IgG、IgA、IgM)和 C3d 的试剂红细胞与抗球蛋白血清(IgG类)结合并通过其非特异性结合于蛋白 A。

- 材料：患者血清和红细胞、包被有蛋白 A 的试剂板、阿氏液保存的木瓜蛋白酶处理或未处理试剂红细胞及供者红细胞、LISS 溶液、抗球蛋白血清(含有单克隆抗 C3d 和抗 C3b 的改良多特异性抗球蛋白)或改良抗 IgG、磷酸缓冲液、振荡器、孵育器、洗板仪、微量板离心机、荧光光源。
- 方法：首先在反应孔中加入 50 μL 血清/血浆、50 μL 以 LISS 溶液配制的 1% 试剂或供者红细胞悬液(患者红细胞作为自身对照)，也可使用阿氏液保存的木瓜蛋白酶处理红细胞，混合后 37℃ 孵育 20 min。随后将反应板以 1 500 g 离心 3 min，以磷酸缓冲液洗涤 5 次。加入 100 μL 抗人球蛋白血清，使用振荡器(高速 2～3 min)将红细胞充分重悬。最后将反应板以 370 g 离心 3 min，抗球蛋白包被的红细胞均匀结合于反应孔中的蛋白 A，而未包被的红细胞在孔底部聚集。在荧光光源前判读结果，阳性反应为均匀分布的红细胞，而阴性反应为红细胞扣(图 27 - 8)。
- 注释：① 固相免疫法是一种高度敏感的方法，用于红细胞抗体的检测和鉴定。根据使用的抗球蛋白血清种类，可以检测合并 C3d 的 IgG、IgA 和 IgM 抗体或者单独存在的上述抗体；② 使用木瓜蛋白酶处理红细胞可增加对 Rh 抗体的检出限，但非特异性结果数量也会增加；③ 若使用木瓜蛋白酶处理红细胞，本方法必须与另一种检测方法联合使用，以避免漏检针对酶敏感抗原的抗体(表 27 - 4)；④ 如进行自动化检测，血型抗原鉴定需采用普通凝集试验和增强试验，可使用预先包被干试剂抗体的微量板或需要后续加入全部试剂的空白微量板。

红细胞磁化技术：红细胞磁化技术涉及利用磁力将红细胞吸引至反应孔底部，从而无需离心过程。在红细胞悬液中加入氯化铁溶液对红细胞进行磁化，磁力将与干试剂抗体孵育后的患者红细胞(抗原检测)或与患者血清/血浆孵育后的试剂红细胞(反定型)吸引至反应孔底部。最终振荡过程后，凝集的红细胞在反应孔中形成中心细胞扣，而未凝集的红细胞均匀分布于反应孔底部。

包被抗 IgG 和预先磁化的试剂红细胞(抗体筛选)或加入氯化铁的供者/患者红细胞(交叉配血、稀有抗原检测)的微量板可用于不规则抗体检测(包括抗体筛选和交叉配血)和稀有抗原鉴定。首先在反应孔中加入高密度溶液，随后依次加入稀释液(筛选溶液)、患者血清/血浆和试剂红细胞。高密度溶液的作用是避免患者样本中的 IgG 抗体和抗 IgG 之间发生反应。孵育结束后，磁场的作用将红细胞吸引至微量板底部，此时阴性反应显示为未凝集的红细胞在反应孔底部聚集成细胞扣。结果呈现如图 27 - 8。

类似其他基于微量板的试验方法，使用红细胞磁化技术的方法也可以自动化进行。此方法的另一个优势是无需离心，因此技术依赖性较低。其初步研究呈现良好的前景[63-65]。

27.6.3 血型鉴定与抗体筛选

血型鉴定通常包括 ABO 抗原和 RhD 因子鉴定，用于检测红细胞不规则抗体的抗体筛选常与其联用。

在可能造成出血并发症并可能需要输血的侵入性与外科操作前，相关负责实验室必须报告血型和当前抗体筛选结果。此外，血型和抗体筛选也是产前和产后母婴免疫血液学监测的组成部分(参见 27.5.2.3)。

所有血液供者必须进行 ABO 血型、Rh 基因型和 Kell 抗原检测，并在全血和红细胞产品标签上注明。此外，献血者必须定期进行抗体筛选，以保证含有血浆的血液制品中不存在输血相关的红细胞不规则抗体。

27.6.3.1 ABO 血型鉴定

检测范围：完整的 ABO 血型鉴定包括使用抗 A 和抗 B 试剂抗体分别鉴定 ABO 抗原，以及使用 A_1、A_2、B 和 O 型试剂红细胞检测相应 ABO 抗体。自单克隆试剂抗体投入使用以来，已不再需要使用抗 AB 进行检测[37]。抗 AB 血清曾用于检测弱 ABO 亚型，目前使用的单克隆抗 A 和抗 B 检测敏感性更高。

使用单克隆抗体进行 ABO 血型鉴定时，不需要使用 A_2 试剂细胞进行检测。

方法：室温下的凝集试验，包括手工试管或玻片法、凝胶离心法、微量板法或固相免疫法。

结果解读：ABO 血型鉴定的标准包括：试剂抗体和试剂细胞产生明确的凝集反应，无额外阳性结果，ABO 抗原检测结果和同种凝集素检测结果相符(正反定型相符)。如不符合上述要求，需要进行后续试验明确。对照试验(自身对照、Rh 对照)和抗体筛选结果也需纳入考虑。

还需要注意以下几点：

- 血型鉴定错误通常是由血液样本/患者信息弄混或工作人员失误所致。技术错误和结果错误解读是例外。一些非常规发现可造成血型鉴定困难(表 27 - 22)。
- 需注意核对个体和待检样本的身份，可能的话应使用独立采集的第二管血样确认结果(验证试验)。手工血型鉴定的结果必须由两人进行判读(双人对照原则)。所有可能造成样本/患者身份弄混、结果记录/转录错误或判读错误的步骤都需要进行复核。
- 表 27 - 22 中许多标注*的问题可以很大程度上通过使用单克隆试剂抗体来避免。

表 27 - 22　血型鉴定相关问题*

弱抗原
- 新生儿与未成熟婴儿*
- 造血增生*
- 弱 ABO 表型、弱 D、部分 D*
- 恶性肿瘤相关的血清高浓度可溶性 A 抗原
附加抗原*
嵌合体
骨髓移植后
孟买及类孟买血型
既往输入了不同血型的血液
多凝集*(参见 27.3.4)
同种凝集素缺失或减少
- 新生儿与未成熟婴儿
- 先天性或获得性抗体缺陷综合征
- 高龄
- 大量失血
不规则 ABO 抗体(弱表型中)
不规则同种或自身抗体(尤其是冷抗体)
假凝集(参见 27.2.3)

*使用单克隆试剂抗体时较为少见

- 在试管法或玻片法中，如使用未洗涤的患者红细胞，高浓度可溶性抗原可能中和试剂抗体。

嵌合体和ABO不相容输血史（两群细胞）在显微镜下很容易识别，由于同时存在凝集和不凝集的细胞，可见混合视野凝集（尤其是使用凝胶离心法时）。

孟买和类孟买血型的存在可以通过后续使用抗H的检验（阴性）进行相对快速的确认。

如未检出同种凝集素，可考虑延长试管法的孵育和离心时间或使用分析敏感性较高的凝胶离心法。ABO血型的确定也可以使用二次抗原检测（抗A、抗B）而非反定型，此时自身对照必须为阴性，以避免自身凝集（假凝集或自身抗体）导致将血型错误定为AB型。

通过预温血样和试剂，并在37℃下进行试验，可以在大多数情况下将冷抗体这一干扰因素去除（更多方法参见27.5.2.2）。

使用单克隆实验试剂时假凝集少见，因其试验过程中所需胶体辅助试剂较少。若非使用单克隆试剂，大多数情况下洗涤细胞是有帮助的。使用新的血样（柠檬酸或EDTA抗凝血为佳）常可避免此问题，因此时原先的干扰因素常已被清除或不再使用（如某种静脉溶液或药物）。

27.6.3.2 Rh血型鉴定

检测范围：常规血型检测中唯一需要包含的Rh血型抗原是Rh(D)因子。凝集试验中未检出Rh因子的情况下不需要测定Rh血型抗原C/E（使用抗CDE）或Rh基因型。仅在献血者、育龄女性、慢性输血患者和存在红细胞不规则抗体的受血者中需要进行Rh基因型检测。

红细胞制品的标签上必须注明其Rh基因型，以便快速将相容性血液制品提供给存在Rh抗体的受血者。

根据目前的德国指南要求，每种不同的Rh血型抗原必须使用两种不同的试剂抗体进行检测，并进行自身对照试验[37]。Rh(D)的检测必须使用不同细胞克隆来源的单克隆试剂抗体[10]。鉴于目前使用的单克隆Rh试剂质量很高，一般没有必要对患者的CcEe抗原进行重复检测，只有当存在或需要考虑存在相应抗体及在献血者中需要进行重复检测。

方法：使用单克隆抗体或多克隆凝集试剂血清可在室温短暂孵育后进行试管法、玻片法或微量板法的普通凝集试验。凝集试验中应选择不与D^{VI}系列抗原反应的IgM抗D试剂[10]。如选用多克隆不完全试剂血清，需要进行37℃孵育15～30 min的增强试验，具体需遵制造商说明进行。凝胶离心法在检测部分D抗原方面有一定价值，可以选用已含有抗体的卡或在中性卡中另加入试剂抗体。

对照：自身对照试验中（Rh对照介质），待检红细胞必须在相同试验条件下使用试剂抗体的介质进行检测。

注释：除了ABO和Rh抗原检测共有的问题外，多种弱D变异型也可导致诊断困难和输血相关问题。这些抗原曾被称为D^u抗原，目前使用单克隆试剂抗体能够更敏感、更特异地对其进行检测并进一步分型[10]。

但在常规情况下，受血者检测方面唯一需要注意的是尽可能将弱D类型标注为Rh(D)阳性、将D^{VI}标注为Rh(D)阴性，以便对输血患者进行合适的处理。因此应使用不识别D^{VI}系列抗原的单克隆试剂抗体。此时常规情况下不对D^{VI}、极弱的弱D类型和D阴性进行区分是可以接受的，因进一步对其区分需要更为复杂的实验。

对于献血者的检测应包括进一步实验，如使用多克隆抗D或可识别D^{VI}的抗D（如抗D^{blend}）进行间接抗球蛋白试验，以检出极弱的弱D类型和D^{VI}，但没有必要使用特殊的单克隆试剂抗体对其进一步区分。

多种在27.6.3.1中描述的问题及解决方法也适用于Rh血型鉴定。

结果解读：患者中的检测范围与结果解读与献血者中不同。由于操作的原因，以及母体被极弱的新生儿弱D或D^{VI}红细胞免疫的风险极低，新生儿Rh血型鉴定不需要按献血者处理。

患者和新生儿中使用两种不识别D^{VI}的单克隆抗D试剂进行Rh(D)血型鉴定的结果解读如下：

(1) Rh(D)阳性，要求两种抗D试剂抗体在试验中均呈现明确的阳性结果（≥2+）且自身对照阴性。

(2) Rh(D)阴性，要求两种抗D试剂抗体在试验中均呈现明确的阴性结果，不需考虑自身对照结果。

(3) 若两种抗D试剂抗体在试验中均呈现很弱的阳性结果（<2+）或结果不一致且自身对照阴性，考虑原因为非特异性阳性反应和自身抗体时，推荐进一步检测如使用多克隆抗D或抗D^{blend}等不完全抗体试剂进行间接抗球蛋白试验，并包含自身对照和阳性/阴性对照。结果解读如下：① Rh(D)阴性，要求间接抗球蛋白试验阴性且阳性/阴性对照结果正确。此模式可以用凝集试验中的非特异性反应来解释，也可见于抗原频率1∶60 000[66]且只能被IgM抗D检出的RH27，携带此Rh血型抗原的受血者接受Rh(D)阳性血液后不会被致敏；② Rh(弱D)阳性，要求间接抗球蛋白试验阴性、自身对照阴性且阳性/阴性对照结果正确。由于使用不识别D^{VI}的单克隆抗体进行的直接凝集试验已经至少是弱阳性，所以试验结果可以排除D^{VI}的可能性。

(4) 如(3)中所述，若抗D试剂和自身对照均阳性，需要进一步试验，解读如下：① Rh(D)阳性，要求间接抗球蛋白试验阳性且同时进行的自身对照阴性。提示原先凝集试验中自身对照阳性结果为非特异性；② 抗D试剂的间接抗球蛋白试验和同时进行的自身对照均阳性时，无法确定Rh(D)抗原结果。此反应模式提示存在自身抗体，患者应接受Rh阴性血液制品。使用抗IgG作为抗球蛋白血清可能得到明确的结果，前提是自身抗体具有补体活化能力；③ 原则上抗D^{blend}也可以作为单克隆抗D的补充。抗D^{blend}是由单克隆IgM和IgG抗D混合而成，其中的IgM抗D在直接凝集试验中与D阳性细胞反应，但不识别D^{VI}，而在后续的间接抗球蛋白试验中，其中的IgG抗D可检出D^{VI}。但是，如果凝集试验中使用了未洗涤的待检红细胞，从而在试验体系中存在类似增强试验的蛋白介质，第一阶段的直接凝集试验中就可能检出D^{VI}，导致结果解读错误。

多克隆的完全抗D试剂也可以作为不识别D^{VI}的单克隆抗D的复检试验试剂，但会使得结果解读更为困难。

所有未显示明确阳性或阴性的结果都应该使用抗D^{blend}或多克隆抗球蛋白血清进行间接抗球蛋白试验的进一步检测。

如果除了不识别D^{VI}的单克隆完全抗-D试剂之外，还使用多克隆不完全抗D试剂进行检测，结果解读如下：

(1) 对照结果正确的情况下，两种抗D试剂在直接凝集试验中结果不一致或出现弱阳性结果：① Rh(D)阴性，要求间接抗球蛋白试验阴性，而无论哪种抗D试剂在直接凝集试验中阳性；② Rh(弱D)阳性，要求单克隆抗D试剂在直接凝集试验中阳性，间接抗球蛋白试验阳性且对照试验结果正确，这种情况下已除外D^{VI}；③ 作为受血者定为Rh(D)阴性，作为献血者定为Rh(D)阳性，要求完全或单克隆抗D在直接凝集试验中阴性，而多克隆血清在间接抗球蛋白试验阳性，提示为D^{VI}；④ 作为受血者定为Rh(D)阴性，作为献血者定为Rh(D)阳性，要求单克隆完全抗D在直接凝集试验中阴性，而间接抗球蛋白试验阳性，提示为D^{VI}。

(2) 自身对照阳性：结果解读同使用两种单克隆抗D试剂的情况(见前)。

通过使用两种单克隆试验试剂可以减少Rh阴性结果的报告数，从而避免给许多患者输注本无必要的Rh阴性血液制品。

献血者的Rh(D)鉴定：即使使用两种抗D试剂均显示阴性结果，一般也需要进行后续试验(如使用可检出D^{VI}的IgG抗D试剂进行间接抗球蛋白试验，或使用合适的RHD基因PCR检测方法除外弱D变异型)。若间接抗球蛋白试验阳性且自身对照阴性，该献血者来源的血液需标记为Rh阳性，而在急诊信息卡和献血者卡上应注明其作为受血者为Rh阴性而作为献血者为Rh阳性。

27.6.3.3 确证试验

采用抗A、抗B和抗D的ABD检测适用于使用新采集血样进行的血型确证试验或身份确认(如血液制品)。相关临床实验室可使用人力耗费最少的方法(如微量板法)进行确证试验。检测患者血样时需要进行自身对照(如使用Rh对照介质)。尽可能使用新采集血样进行确证试验来确认急诊信息卡上标注的血型。

27.6.3.4 急诊检测

即使在急诊情况下，也应该完成ABO和Rh(D)血型鉴定，并包括反定型，除非相关实验室已经存有该患者血型结果的可靠记录。在完整的血型鉴定完成之前，必须输注通用型血液制品[67]。侧流免疫法可以作为急诊血型鉴定的替代方法(参见27.6.1.1.1)，该方法结果可靠且速度比其他方法快得多。

27.6.3.5 新生儿检测

新生儿和婴儿的血型检测无法得到明确结果，因此其血型检测结果必须标明为初步结果。使用单克隆抗体进行的血型抗原检测还是相对可靠的，尤其是联合使用敏感检测方法如凝胶离心法时。

如输注非通用型血液制品，应使用来自不同制造商的血型试剂进行两次检测来确认受血者血型。

27.6.3.6 床旁检测

床旁检测，也称ABO身份检测，仅用于确认患者已知的ABO血型。其目的是用于在即将输血前发现患者和(或)血液制品身份标注中的潜在错误，以防止ABO不相容输血所导致的可怕并发症。此试验无法替代实验室中的血型鉴定，因其敏感性较低且更易受干扰因素影响，必须严格限制仅在患者床旁使用。

尽管并不强制要求进行额外的Rh(D)检测，目前已有的单克隆试验试剂具有反应强而快速的特点，意味着至少应该在育龄女性受血者中考虑进行检测。只有在自体输血情况下需要对血液制品进行床旁检测，但在其他类型的输血中也可以帮助缺乏经验的人员评价患者血型结果。

27.6.4 其他血型抗原

根据目前的德国指南要求，在有相应试验抗体的情况下，所有检测的抗原都应该采用两种试验试剂并包含自身对照、阳性对照(抗原阳性的试剂细胞，杂合子为佳)和阴性对照(抗原阴性的试剂细胞)[37]。具体试验方法需根据试剂制造商的要求。采用来自柠檬酸或EDTA抗凝血样的新鲜洗涤红细胞可以获得更可靠的结果。检测结果的评价应考虑到既往输血史的影响。

目前市场上的试剂抗体(尤其是单克隆抗体)除Rh基因型外还可以检测K、k、Fy^a、Fy^b等抗原，且结果可靠程度极高，因此在受血者中已不再需要进行重复检测。

27.6.5 抗体筛选

抗体筛选具有高检出限，用于检测临床有意义或有潜在意义的ABO系统以外的红细胞同种和自身抗体。仅使用来自2～3名供者的试剂细胞通常无法用于检测针对低频抗原如Co^b、Wr^a、Lu^a、Kp^a、Bg^a或所谓“个体”抗原的抗体，因此抗体筛选无法替代交叉配血。应选择合适的实验条件(包括孵育温度)以保证抗体筛选过程中不检出无关冷抗体。

检测范围：抗体筛选总是包括间接抗球蛋白试验或其衍生方法，额外试验如酶法也具有一定作用。使用2～3个试剂细胞时，细胞上至少应具有以下抗原：C、C^w、c、D、E、e、K、k、Fy^a、Fy^b、Jk^a、Jk^b、Le^a、Le^b、M、N、S、s和P_1[37]。细胞上也具有其他高频抗原如f、Xg^a、Kp^b、Js^b、Lu^b、H和I。

决定不同试剂细胞上的抗原分布时应考虑到Rh、Kidd、MNSs、Fy(罕见)抗体的剂量效应，因此上述抗原应尽可能采用纯合子。为此，需要使用来自3名供者的试剂细胞。

如试管法间接抗球蛋白试验阴性，必须用抗体包被的红细胞进行Coombs对照试验。

当血型鉴定包含直接抗球蛋白试验或交叉配血包含自身对照时，抗体筛选中可省略自身对照试验。否则，需要在抗体筛选阳性时进行自身对照试验(或至少在抗体鉴定时进行)。

鉴于试管法中洗涤过程的敏感性，每个实验批次都应进行对照试验以确定其检出限和特异性。在自动化方法或无需洗涤细胞的方法中，只需要在每个班次甚至每个工作日进行一次阳性和阴性对照。

检测重复频率：对于采用当前血样进行交叉配血的红细胞输血而言，受血者最近的抗体筛选应在2～4周以内。时间间隔短于2～4周时不需要考虑输血后原发免疫过程所新产生的不规则抗体，而再次免疫导致促进效应时其抗体浓度即使在较不敏感的交叉配血试验中也能够被可靠地检出。

但作为一种预防性手段，目前的德国指南建议如患者在近3个月内输注了红细胞或怀孕,需要在3天后重新采血复查抗体筛选[37]。另一方面,在常规省略交叉配血的再次输血时(血型鉴定+抗体筛选),必须在3天后复查抗体筛选。

在Rh阴性女性中进行产前监测时,应在孕24周至27周间复查抗体筛选。

在献血者中,应至少每隔2年复查抗体筛选,妊娠和输血后也需要进行复查。

材料/方法：使用试管法或进行输血反应后续调查时,推荐使用不抗凝血样(血清),因其中结合松散的抗体可被洗涤过程去除,只能通过补体活化(C3d结合)被检出。使用高度敏感的方法如凝胶离心法或固相法时,柠檬酸或EDTA抗凝血样也可以达到所需的分析敏感性水平(例外情况参见27.5.2)。

基本方法包括试管法、凝胶离心法或固相免疫法在37℃进行孵育的间接抗球蛋白试验(白蛋白或LISS增强法)。试管法、凝胶离心法或固相免疫法在37℃进行的一步酶法可以作为基本方法的补充。尽管两步酶法更为敏感,但常常出现非特异性阳性结果。

弱反应试剂抗体和相应抗原的杂合子试剂细胞用于阳性对照试验。如无商业化试剂,应将试剂抗体用AB型血清稀释至效价4～8。不含抗体的试剂用于阴性对照试验。

结果解读：如下。

- 抗体筛选阴性：抗体筛选阴性,要求所有试验结果阴性,阳性和阴性对照结果正确,且Coombs对照(仅在试管法中)结果明确阳性。抗体筛选阴性可除外最重要的一些红细胞不规则抗体(不包括ABO血型抗体)。但抗体筛选通常无法检测针对稀有抗原(抗原频率低于9%)的抗体,因为这些抗原(除C^{w}外)通常在试剂细胞上不表达。
- 抗体筛选阴性,Coombs对照阴性：若试管法Coombs对照试验始终为阴性结果,提示间接抗球蛋白试验操作有误。① 大部分情况是由于自动化洗涤不充分(如省略洗涤次数、洗涤溶液量不足、上清未完全去除、红细胞重悬不充分);② 全自动化检测时偶尔会漏加抗球蛋白血清。自动化洗涤时必须检查每个步骤,必要时手工洗涤。若血样凝结不充分,试验中形成的血凝块可能干扰洗涤过程;③ 此时需使用完全凝结的血样(必要时在每毫升血样中加入1滴凝血酶,37℃孵育5 min,随后离心分离血清)或柠檬酸/EDTA抗凝血样复查抗体筛选。
- 抗体筛选阴性,阳性对照阴性：此结果提示存在抗体筛选方法学错误的可能或试验敏感性不足(如试剂细胞质量差)。需使用新鲜制备的对照样品和新鲜试剂(可能的话)复查抗体筛选。
- 抗体筛选阳性：此结果需要进行后续试验,若结果有临床意义,应书面告知主管医师和患者(血型鉴定记录或孕产妇记录中应注明抗体)。其信息应包括抗体的特异性和临床意义,如为妊娠过程中发现,还需注明抗体效价。

必须在任何可能造成需要输血的出血并发症的侵入性诊断操作或外科手术前完成对抗体筛选阳性样本的明确诊断。结果解读如下：① 酶法阳性且酶法自身对照阳性：多数情况下为非特异性反应或无临床意义的良性冷抗体,不需要进行后续实验;② 一个或多个试剂细胞酶法阳性,且酶法和间接抗球蛋白试验自身对照阳性：此结果提示自身抗体(冷自身抗体)存在的可能性,如有输血史也可能为同种抗体。需要进行后续实验,包括酶法抗体鉴定、冷凝集素试验、直接抗球蛋白试验;③ 一个或多个试剂细胞间接抗球蛋白试验阳性,且酶法和间接抗球蛋白试验自身对照阳性：此结果提示自身抗体(温自身抗体)存在的可能性,如有输血史也可能为同种抗体。

需要进行以下后续试验：① 采用出现阳性抗体筛选结果的方法进行抗体鉴定,进行直接抗球蛋白试验和冷凝集素试验(可能),对患者红细胞上结合的抗体进行放散;② 间接抗球蛋白试验阳性,和(或)一个或多个试剂细胞酶法阳性,且自身对照阴性：此结果提示同种抗体存在的可能性,需要采用出现阳性结果的方法进行抗体鉴定;③ 仅出现酶法自身对照阳性：无意义;④ 仅出现间接抗球蛋白试验自身对照阳性：此结果提示免疫性溶血(自身抗体、药物性抗体、输血后同种抗体)的可能性;⑤ 使用凝胶离心法时,反应强度不高于2+的阳性结果是相对常见而无临床意义的发现(参见27.6.2.1)。

27.6.6 血型鉴定和抗体筛选的自动化

血型鉴定、抗体筛选和交叉配血的自动化已经取得了很大进展,主要归功于自动移液和读卡设备的改进、用于分析和记录结果的计算机软硬件的发展及各试验流程的改进。一个重要的先决条件是抗凝血样(柠檬酸和EDTA抗凝血样)的使用,方法学上的高检出限允许使用血浆代替血清用于抗体检测。

自动化检测大大提高了安全性。条形码读码器的应用提高了样本和试剂识别的可靠性,降低了弄混检测试剂的风险,尤其杜绝了工作人员失误。对既往结果的电子读取以及自动化比较与判读降低了异常结果的风险(如样本错误或判读错误)。血液制品的ABO相容性可进行自动化确认(电子交叉配血)。自动化检测流程的应用也保证了试验能够按照差异最小化的明确标准步骤进行(如移液量、移液顺序、孵育温度、孵育时间),任何显著的异常都可以通过移液检测、容量检测和血凝块检测来发现。此外,自动化检测对提高质控水平(材料监测、对批次和步骤的完整记录)具有重要价值,还可以通过相应算法将质控结果纳入结果判读过程中,从而避免方法学问题对检测结果的影响。

对实验反应的自动化判读有助于区分可信与可疑结果,可信结果无需人工检视,可疑结果必须进行人工检视并可能需要复检(自动化或手工)与后续试验。检测报告可通过自动化试验设备给出,也可采用相应算法对不同检测结果(包括对照)进行内部对比后由实验室信息系统给出。双相数据传输界面一方面将检测项目申请发送给自动化检测设备,另一方面将结果在线发送至实验室信息系统(LIS)、献血者信息系统(DIS)和医院信息系统(HIS)。通过这种方式,涉及患者数据和血型结果的工作人员错误可得到避免,而血液制品的信息也可以得到可靠标记。一旦从自动化设备向LIS、DIS和HIS进行电子传输的检验结果被证实是可靠的,就不再需要对免疫血液学检测结果和上述信息系统中贮存的数据进行人工对比了。

高分辨率CCD照相机的使用大幅提高了结果判读的准确性,但试验结果判读的可靠性在不同流程之间仍存在差异,例如微量板法中仍需保留人工检视，这是由于在微量板法中区分阴阳性凝集试验结果和识别混合视野细胞群的难度大大高于凝胶离心法，而且微量板法离心和振荡过程中的细微流程差异可对结果造成显著影响。检出限的问题在某些血型抗原(如K和e)鉴定过程中尤为常见。当检测结果需要进行人工判读、自动读取的结果需要经常进行校正或由用户来确认时，有必要设置二次读取(类似手工检测时)，此时传送至LIS的结果必须与微量板图像进行直接比对。为保证仅有相应资质人员才能修改结果，需要设置密码保护及不同权限。

凝胶离心法能够可靠地用于区分明确的阳性结果、明确的阴性结果和有疑问的阳性结果，特别是当凝胶卡从两面进行读取时。因此仅有系统中有疑问的阳性结果才需要人工检视，但其比例仍相当高(可达10%)，可仅限于对传输至LIS的上述结果进行二次读取。采用此法对结果进行人工检视后，以自动化设备检测的献血者血型鉴定中仅有1%以下需要进行后续试验，这个数字在患者样本中可由于患者相关问题和采血过程中的问题而大幅升高。血样充分抗凝是很重要的，这也是患者样本中常出现的问题。

由于试剂(尤其是试剂细胞)的不稳定性，最好进行低温储存。由于某些抗原如Jk、Fy、MNSs、Le和P_1在储存过程中极不稳定并可部分溶解，未低温储存的细胞可能需要每日更换。这种情况下，每班次必须进行阳性和阴性对照，以确定试剂细胞质量和检测流程的特异性与敏感性，但需要使用针对储存中不稳定抗原的试剂抗体。此外，移液前应将细胞悬液充分混匀。自动化设备中未用完的试剂可用于第二天的手工流程如急诊检测，使用前必须用生理盐水再次洗涤试剂细胞。

医院实验室需要具备一个合适的安全系统，以防自动化设备故障(表27-23)。此系统必须包括合适的备用检测流程。若设备故障时需采用手工检测，应选择与自动化设备相同的方法。

表27-23　使用自动化血型分析仪的安全事项

- 具有故障处理流程。
- 包括解决方案的具体错误说明文件。
- 可显示试验中的报告和结果，具有自动数据储存功能。
- 具有保证分析在中断后能继续进行的存储系统。
- 通过加密网络链接(热线)进行远程维护。
- 备用设备。
- 分析中断时可手工重启。
- 操作步骤与手工试验相同。
- 经过特殊培训的团队主管(故障排除、简单修理)。
- 制造商可在12～24 h内提供现场服务。

尽管自动化检测流程的应用可减少工作人员或有资质的工作人员数量，仍需要配备专业人员解决检测问题，并进行简单的常见设备维修如替换针头、活塞、管材和密封件等。自动化检测还可以通过减少试剂和耗材用量(试管、吸管、手套、纸张)，并重复使用未用完的试剂来降低免疫血液学实验的成本。

献血者的常规血型鉴定已成功应用自动化技术多年，其样本可在不需插入急诊要求的情况下顺序处理。同理，在样本数量满足经济要求的情况下，中心实验室也完全可以使用自动化设备检测。目前自动化设备在许多医院实验室中也具有使用价值。但是应注意组织工作流程，以使尽可能多的样本能够进行顺序处理。急诊样本和不同的试验性质仍然是主要问题，特别是急诊检验，可采用手工检测或使用急诊专用的备用自动化设备进行检测。

27.6.7 交叉配血

交叉配血用于在输血前确认红细胞的相容性(血清学相容性试验)，其可检测献血者和受血者之间存在的临床有意义的血型不相容。与抗体筛选不同，交叉配血还可以检测ABO主侧不合及针对稀有抗原(个体抗原)的抗体。

由于红细胞制品中血浆含量很少，且献血者血液中几乎不存在红细胞不规则抗体，交叉配血仅限于检查受血者血清和献血者红细胞之间的相容性(主侧交叉配血)。

交叉配血的操作简单快速，难免存在错误与干扰的可能。交叉配血的检测范围和复杂性与抗体筛选相比应进行适当限制，此外用于交叉配血的献血者红细胞质量不如用于抗体筛选的试剂红细胞，也对交叉配血的检出限有所影响。因此交叉配血通常不能替代抗体筛选，只能作为其补充。

检测范围：交叉配血使用间接抗球蛋白试验进行主侧交叉配血，包括自身对照。和抗体筛选一样，同时进行的阳性和阴性对照也必须使用相同试验方法(参见27.6.5)。根据所使用的不同方法，这些对照必须每批次(试管法)、每班次(自动化流程)或每日(手工凝胶离心法)进行。

不推荐使用酶法或其他敏感试验方法，这些方法易受干扰因素影响，产生的大多数非特异性结果可能对紧急输血造成延误。

试管法间接抗球蛋白试验阴性时，需进行Coombs对照。

交叉配血不检测ABO次侧不合。某些固相法试验(参见27.6.2.2.1)仅能检测IgG类抗体，因此常连ABO主侧不合也无法检出。这种情况有时在凝胶离心法中也可发生，原因包括孵育时间过短、使用血浆而非血清及抗球蛋白试剂总缺乏抗C3d成分。因此，建议在交叉配血中包含对患者血样的ABO(使用抗A、抗B)或ABD确证试验，也可以使用微量板凝集试验对交叉配血进行复检，或者进行电子交叉配血。

除了血液制品生产方进行的检测，只有在交叉配血阳性时仍不得不进行输注的情况下(如自身抗体)才需要对血液制品进行额外检测。

患者血样：血样要求如下。① 试管法：不超过3天(考虑补体活性)的不抗凝血样(血清)。新生儿和急诊输血时也可以采用柠檬酸或EDTA抗凝血样。急诊输血时，由于本地血样常见的凝血不充分所致问题，柠檬酸或EDTA抗凝血样可能更为理想；② 凝胶离心法：不抗凝血样、柠檬酸或EDTA抗凝血样；③ 微量板法：柠檬酸或EDTA抗凝血样。

供者红细胞：供者红细胞必须以相应检测方法所需特定溶液进行配制。检测前用生理盐水洗涤红细胞可提高检测方法的检出限和特异性。理想状态下，所使用的红细胞应从该红细胞制品中一段新鲜密封的管路中获取，由于某些血型抗原的不稳定性及细菌污染风险，不建议反复或长时间使用这些红细胞悬液。独立的样品管可能增加识别错误的风险，如该独立样品管储存时间过长或经过反复使用也可能造成红细胞质量(抗原性)的下降。独立样本管一般不在无菌条件下制备，其中添加的稳定剂功能不如红细胞悬液中所添加的溶液。

而且反复进行交叉配血意味着反复自冷藏环境中取出及反复使用非无菌滴管，两者均会对独立样品管中的红细胞质量造成不良影响。

但独立样品管有利于自动化交叉配血。此外，如果患者血样和独立样品管集中于实验室，储存于院外血库中的红细胞制品也可以在实验室中进行交叉配血。对独立样品管和血液制品进行关联时需要格外注意，最好使用条形码。必须限制独立样品管脱离冷藏的时间。如使用 CPD－A 作为稳定剂，独立样品管的使用时间可延长至 5 周。

取自血液制品管路的血样转移至特殊保存剂或稳定剂溶液中(如阿氏液)并正确标签，可使用 8～14 天。

方法：通常采用凝胶离心法(孵育 15 min)进行交叉配血，红细胞必须用试剂卡制造商推荐的溶液进行重悬。由于此方法易受无害冷凝集素的影响，试验中的细胞悬液、受血者血浆和试剂都必须保证至少处于室温水平。

采用白蛋白增强技术的间接抗球蛋白试验(试管法，孵育 30 min)仍然是可考虑且具有足够敏感性的方法。由于其不易受到非特异性因素和无关自身抗体的影响，可用于更敏感方法多出现阳性结果而相应同种抗体无法得到鉴定的病例。

结果解读：交叉配血的结果必须记录在附于每袋血液制品的表格上，其中还记录了患者所有相关个人信息、血液制品编号及进行交叉配血试验的工作人员签名。如条件允许，该表格应始终附于每袋红细胞制品，直到输血结束。

交叉配血阴性：操作正确的交叉配血试验出现阴性结果提示对照试验结果符合预期(参见 27.6.5)。阴性结果也可出现在 ABO 次侧不合时。如在已知存在 ABO 次侧不合时仍输注相应血液制品(如 AB 型受血者输注了 A 型悬浮红细胞)，应在所附表格上进行记录，这是为了明确该输注并不是由于血库或实验室错误所致。

交叉配血阴性，当前抗体筛选阴性：若当前抗体筛选阴性，且除外样本识别错误，发生免疫介导的急性溶血性输血反应的可能性很低。但未发现的初次免疫反应所致迟发性溶血性输血反应不能除外(参见 27.5.1.1)。若既往任何时间点曾检出输血相关红细胞不规则抗体，患者终生都需要考虑到这些抗体而选择抗原阴性红细胞悬液输注。必须使用相应检测试剂进行抗原检测。既往检出的抗 Le、MN、P_1、H 和 I 等针对常见抗原的天然抗体，若目前无法检出则无需考虑。即使目前可以检出，其存在也不能妨碍急诊抢救输血，故应忽略。参见图 27－9、表 27－24。

交叉配血阴性，无当前抗体筛选结果：若无当前抗体筛选可供参考，交叉配血的低检出限可能导致潜在的不相容被漏检。

交叉配血阴性，抗体筛选阳性：交叉配血的低检出限可能导致潜在的不相容被漏检(如由于剂量效应)，因此采用含有抗体的患者血清通过交叉配血来选取红细胞制品的方法并不够可靠。应尽量鉴定出抗体特异性，并使用已进行相应抗原检测的红细胞制品来确认相容性。仅有交叉配血阴性的红细胞制品可有保留地用于临床，但仅限于急诊情况，应告知主管医师并在血液制品所附表格上记录如下信息：由于存在未确定特异性的抗体，该血液制品的相容性不确定，仅限于紧急抢救时输注。

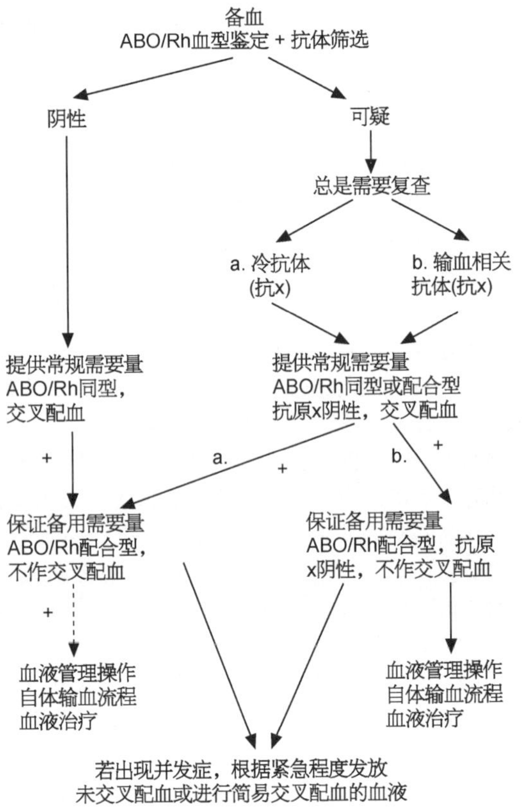

图 27－9 存在出血风险的择期手术中的血液供应

表 27－24 输血中需要考虑的红细胞不规则抗体[19]

血型系统	抗体	输血要求
ABH	抗 A_1 及 A_1 与 A_1B 型中的抗 HI	37℃交叉配血阴性
Rh	抗 D,C,c,E,e	抗原阴性*
	抗 C^w	交叉配血阴性
Kell	抗 K,k	抗原阴性*
	抗 Kp^a	交叉配血阴性
Kidd	抗 Jk^a,Jk^b	抗原阴性*
MNS	抗 M,37℃有活性,抗 S,s,U	抗原阴性*
	抗 M,37℃无活性,抗 N	37℃交叉配血阴性
Duffy	抗 Fy^a,Fy^b	抗原阴性*
P	抗 P_1	37℃交叉配血阴性
Lewis	抗 Le^a,Le^b	37℃交叉配血阴性
Lutheran	抗 Lu^a	37℃交叉配血阴性
Diego	抗 Wr^a	交叉配血阴性

*抗原阴性且交叉配血阴性

Coombs 对照与阳性/阴性对照结果不符：参见抗体筛选(参见 27.6.5)。

交叉配血阳性：若交叉配血结果阳性，除急诊情况外，供给该患者的所有存在疑问的红细胞制品都应暂停发放。即使交叉配血结果为阴性的血液制品也可能不相容，因阴性结果可由剂量效应和(或)贮存相关的红细胞质量下降造成。此外，将与同一患者进行交叉配血的红细胞制品弄混的风险很高。因此，总的来说相合的血制品必须确认无误(抗体鉴定、抗原检测)。当采用高敏感性方法如凝胶离心法检出的抗体无法鉴定特异性时，急诊情况下可以输注采用白蛋白增强技术的间接抗球蛋白试验进行交叉配血阴性的红细胞制品。

交叉配血阳性，抗体筛选阴性：该结果的可能原因如下：ABO 主侧不合；抗体筛选和交叉配血使用了不同的血样（样本弄混、药物相关效应）；抗体筛选和交叉配血使用了不同的方法（采用结果阳性的方法进行后续试验）；不规则抗 A_1，需要确认献血者红细胞的 A 表型，采用相应试验方法对受血者血清进行反定型；献血者红细胞自身凝集，需要采用相应试验方法对献血者红细胞和 AB 型血清进行自身对照试验；针对稀有红细胞抗原的抗体。

自身对照阳性：当自身对照阳性，而除阳性对照外的其他所有试验结果均为阴性，若患者近 4 周内未接受过输血，在急诊情况下可以进行输血。同时需要调查 27.5.4 中列举的病因。

交叉配血阳性时的输血：在一些需要进行抢救输血的病例中，当来不及进行抗体检测和（或）无法获得相容性血液制品时，即使交叉配血阳性的血液也需要进行输注。当所有治疗手段均已尝试过，为防止血液携氧不足所导致的损伤，可以考虑输注交叉配血不相容的红细胞。即使临床有意义的抗体也并不总是会造成严重的溶血性输血反应。但需要注意以下几点：必须排除 ABO 不相容、输血时必须采取所有的预防性措施、应尽量咨询输血医学专家意见。

注释：根据目前德国指南要求，正在接受输血或过去 3 个月内接受过输血的患者中，考虑到促进效应的风险，交叉配血结果的有效期最多为 3 天（采血日期加 3 天）[37]。这些患者如需后续输血，已备好的血液制品必须使用新的血样再次进行交叉配血。若除外过去 3 个月内的输血或妊娠史，交叉配血结果的有效期可延长至 7 天。

27.6.7.1 快速与急诊交叉配血

快速交叉配血应能够检出 ABO 主侧不合及高浓度的有临床意义的红细胞不规则抗体。急诊情况下，若由于时间不足不得不推迟进行抗体筛选，可考虑进行快速交叉配血。建议采用包括自身对照的凝胶离心法间接抗球蛋白试验（37℃孵育 5～10 min）进行。若抗体筛选阴性，不需要再采用标准方法复查交叉配血，但抗体筛选应使用最早的血样进行。

27.6.7.2 电子交叉配血

电子交叉配血指对受血者的血型（ABO 和 Rh 因子）和待交叉配血的红细胞制品血型进行自动比对。为实现此目的，患者和红细胞制品的血型信息必须以可访问形式正确贮存于自动化血型仪或实验室的信息系统中。理想状态下，此比对过程中还应包括患者所有时间点所检出的有临床意义的抗体。电子交叉配血时无需同时进行 ABO 确证试验，至少当 ABO 确证试验已在同一血样上进行过时（如入院时）。电子交叉配血对于急诊情况下的未交叉配血的血制品输注特别有用处。

27.6.7.3 次侧交叉配血

次侧交叉配血用于与含有血浆成分的血液制品有关的输血反应调查。采用献血者血浆和受血者红细胞进行凝胶离心法间接抗球蛋白试验。

27.6.7.4 无需交叉配血

当采用三个试剂细胞以凝胶离心或固相法进行抗体筛选，且采用电子交叉配血、直接凝集试验或对受血者和献血者血样的 ABO 血型进行定期检测以保证 ABO 相容性时，发生溶血性输血反应的风险极低[68]，这意味着可以安全地直接输血，而不进行完整的交叉配血（间接抗球蛋白试验）。这在不少国家（如美国、英国、荷兰）已经成为普遍接受的操作多年[69]。但在德国，完整的交叉配血仍是强制的[37]。只有在急诊抢救输血时才能毫不犹豫地免去交叉配血，并限于特定情况。

27.6.8 抗体鉴定

当抗体筛选阳性、交叉配血阳性、反定型存在额外阳性或出现无法解释的溶血性输血反应时，怀疑存在红细胞不规则抗体，需要进行进一步检查以检测和鉴定所怀疑的抗体。

用于抗体鉴定的实验方法与抗体筛选相同，但可能需要扩大检测范围、优化检测流程或调节孵育温度（如怀疑冷抗体时）。

有时可能需要证明阳性试验结果是由抗体和特异性免疫反应所造成。此过程涉及试验结果的重复性和免疫球蛋白类型的检出能力。总体而言，必须考虑存在混合抗体的可能性，并通过检测更多的试剂细胞以及通过吸收放散试验尝试分离和鉴定有疑问的各种抗体。

以下方法在抗体鉴定时具有一定价值。

- 在最佳试验条件下重复结果（如洗涤试剂细胞、采用完全凝固血样中的血清进行检测），对血样、试剂和其他材料进行预温，延长孵育时间。
- 使用一套或多套试剂谱细胞（每套含 8～15 个试剂红细胞），在最佳试验条件下采用产生阳性结果的方法进行检测。鉴定时不应仅限于反应最强的试验方法，将可产生较弱抗体反应的试验方法包括在内，则有助于检出混合抗体和存在剂量效应的抗体。所需谱细胞的数量取决于阳性反应测试细胞的数量及隐藏在阳性反应细胞后面的额外抗原，如果这些抗原在无反应的细胞上表达不足（可能是同质的）。
- 存在冷抗体干扰时，需将血样、试剂和其他材料（包括洗涤溶液）在 37℃下进行预温，并保证试验严格在 37℃下进行。
- 怀疑存在宽温度域冷抗体时，可采用单纯抗 IgG 的抗球蛋白血清或使用受补体激活或 IgM 抗体影响较小的试验方法（如固相法）来除外温抗体。
- 使用补体灭活血清，或使用二硫苏糖醇或 6-巯基乙醇破坏 IgM 抗体，或扩大使用试验方法的范围（如凝胶离心法、固相法）。
- 若未确定反应可能涉及特异性冷抗体，试验需在室温下进行以确定有疑问的冷抗体。但涉及输血时，排除温抗体更为重要。
- 怀疑存在特异性抗体时，应选择针对相应抗体的最佳试验条件。举例来说，检测抗 M 时需酸化血清至 pH 6.5，检测抗 S 和抗 s 时需在室温下进行（即使是间接抗球蛋白试验），检测 Rh 抗体时采用酶法，检测 Kidd 抗体时采用固相法。
- 对抗体携带者进行抗原检测。携带抗体者通常没有该抗体所针对的抗原，此规则的例外见于抗 M、抗 N、抗 e、抗 D（罕见）及输血后。如所涉及的抗体针对高频抗原如抗 k 或抗 P_1，则抗体携带者缺失这些抗原具有较高的预测价值，反之亦然。上述原则也适用于抗 Le^a、抗 Le^b，此时几乎所有个体均为 Le(a－b－)表型(参见 27.3.3)。

- 采用福尔马林溶液处理的兔红细胞对抗 I、抗 HI、抗 P 等冷抗体进行吸收。
- 当存在高浓度或宽温度域冷抗体时，若之前提到的方法效果不佳，可采用冷自身吸收来鉴定温抗体。
- 使用亲和色谱法对 IgG 抗体进行吸收放散试验，以排除高效价冷自身抗体。
- 采用可溶性抗原中和 IgM 抗体，如使用 AB 血型物质中和抗 A、抗 B，使用 P 血型物质中和抗 P_1，使用 Le(ab)血型物质中和抗 Le^a 和抗 Le^b。
- 对酶敏感抗原(表 27－4)进行蛋白酶破坏。
- 使用 A_1、A_2 和 O 型脐血细胞。A_1 细胞不与抗 H 和抗 HI 反应，A_2 细胞与上述抗体的反应显著弱于 O 细胞。脐血细胞与抗 H、抗 HI、抗 I 和其他高频抗体的反应强度都显著减弱(表 27－1)。
- 使用具有推测特异性(如抗体携带者没有的抗原)的试剂抗体与待检抗体和同一组献血者红细胞悬液进行平行交叉配血。
- 采用稀释的血清进行检测，以区分混合抗体及识别剂量效应。
- 对高频抗原的抗体(广反应谱)进行吸收放散试验以鉴定混合抗体和自身抗体。如无法通过抗原检测等方法获得关于抗体特异性的信息，推荐使用表达以下抗原组合的细胞(K 抗原阴性)：CCDee、ccDEE、ccddee，抗原 Fy^a、Fy^b、Jk^a、Jk^b 纯合子。
- 存在温自身抗体时，若患者红细胞上几乎没有免疫球蛋白结合(如仅补体抗球蛋白试验阳性)，可较为容易地进行自身吸收。若已结合了大量免疫球蛋白，吸收前需要将自身抗体由患者红细胞上仔细放散下来。
- 采用凝胶离心法或流式细胞术检测抗体亚类(IgG_{1-4})，以评价同种抗体和自身抗体的临床意义。

27.6.9 抗体效价测定

抗体效价测定的价值有限，仅是一种检测抗体浓度的可靠临床应用方法。进行等比稀释后，一个稀释效价的升高对应着抗体浓度增加 1 倍。另一方面，由于试剂细胞之间抗原性的差异及手工移液精确性相对较低，可造成方法学变异度，故至少出现两个效价梯度的变化才能认为效价之间存在显著差异(即使是在同一实验室内按标准要求检测)。采用各效价梯度的反应强度累加总分时(反应强度积分从 0～4 分)，积分差异达到 10 分才能认为效价之间存在差异。由于方法学上的差异，不同实验室之间的抗体效价结果在标明具体方法的情况下至多也只能达成趋势性结论。

因此，至少在妊娠监测过程中，应该使用标准方法并和患者先前的血样进行平行稀释，同时使用已知抗体浓度的标准样本作为对照。这样可以对不同实验室的结果进行直接比较，最后一个阳性反应的稀释倍数即为抗体效价。根据国际操作规范，抗体效价以该稀释倍数的倒数表示(如稀释倍数为 1∶32，抗体效价即为 32)。

应用范围：妊娠期间监测以评估新生儿溶血病风险。仅根据效价数值无法对抗体的活性和体内效应作出明确预测，需要结合其他因素分析。但抗体效价的系列检测有助于决定后续诊断和治疗方法。

冷抗体型自身免疫性溶血的诊断需要检出异常的冷凝集素效价(>64)，且患者红细胞上检出补体成分。

弱血型抗原(如 A_x、DEL)可通过吸收试验及相应抗体的后续效价测定来进行检测。若红细胞上存在相应抗原，抗体血清被抗原阳性细胞吸收后，其中的抗体效价显著低于被抗原阴性细胞吸收后。

自身抗体效价监测有限适用于临床病程评价。自身溶血素效价测定具有特殊的诊断价值(参见 27.6.1.5)。

27.6.9.1 冷凝集素试验与冷凝集素效价

由于冷凝激素无前带现象，冷凝激素效价测定仅在至少一种冷凝激素筛查试验强阳性时才有用。

材料：患者血清、成人 O 型或与患者同型的试剂红细胞、5%脐血红细胞生理盐水悬液。

冷凝集素试验：试管法需用两个试管，分别加入两滴(100 μL)患者血清与一滴(50 μL)红细胞悬液(一个试管用成人红细胞，另一个用脐血红细胞)。在冰箱中 4℃孵育 2～4 h，取出后不进行振荡或加热，立即在荧光光源上读取结果。只有当至少其中一管出现很强凝集反应时才可能出现冷凝集素效价升高。

若 ABO 反定型、抗体筛选和(或)抗体鉴定时怀疑存在特异性冷抗体如抗 H、抗 HI 或抗 P_1，后续试验所选择的相应抗原阴性/阳性细胞应为成人红细胞。若同时存在不规则温抗体，所选择的试剂细胞应无相应抗原，以避免对冷凝集素试验造成干扰。

确定冷凝集素的温度域可在不同水浴的孵育温度下(4℃、20℃、30℃和 37℃)同时进行冷凝集素试验。

冷凝集素效价：方法同冷凝集素筛查试验。首先用 100 μL 患者血清在 100 μL 生理盐水溶液中进行等比稀释(两套)，每次稀释时都必须更换移液器头，若无法根据已有结果大致预测效价，可先准备到 1∶1 000 稀释倍数，将移液器头留置于最后一管中以备效价超出，需要后续稀释可能。随后每管中分别加入 50 μL 成人或脐血红细胞生理盐水悬液，置于 4～8℃冰箱的冰水(融化中的冰)中孵育 2～6 h。

结果判读如前所述。由于温度升高后凝集会开始消散，结果应从后(最高稀释倍数)开始读取，最后一管呈现明确阳性结果的稀释倍数即为效价。冷凝集素效价以使用成人红细胞的试验系列或两者之间更高者为准，超过 64 为升高。若冷凝集素具有抗 I 特异性，使用成人红细胞的试验系列所得效价至少比使用脐血红细胞者高出两个稀释倍数(表 27－20)。

27.6.9.2 同种抗体

同种抗体效价测定通常仅用于妊娠期监测。采用间接抗球蛋白试验(白蛋白增强试管法)的抗 D 效价测定是仅有的已确定临床相关阈值的方法，故推荐此方法用于同种抗体效价测定。

材料：患者血清样本(可能的情况下包括既往样本)；新鲜的抗原阳性试剂细胞(首选纯合子)用生理盐水配制为 5%悬

液，如抗 D 效价测定可选用 O 型 ccDDEE(R_2R_2)红细胞；标准对照血清如用于 Rh 免疫球蛋白预防的抗 D，用磷酸缓冲液按大约 1∶10 稀释(50 IU/mL)，对应白蛋白增强的间接抗球蛋白试验中大约效价 1 000，以 200 μL 分装冻存；间接抗球蛋白试验试剂。

试验步骤与结果解读：用生理盐水将患者血清进行等比稀释。将患者既往检查所用血清和对照血清也进行平行稀释。

加入试剂红细胞和白蛋白后，37℃孵育 30～45 min，余下步骤和结果判读参见 27.6.1.4。使用凝胶离心法进行效价测定时，患者血清需先在试管中进行稀释。

余下步骤参见 27.6.2.1。大多数抗体(Rh 抗体)在凝胶离心法中的效价比白蛋白增强试管法高 2～4 个稀释梯度。

对照血清的目标效价在标准品制备后随时进行重复检测。其检测效价必须在目标效价上下一个稀释梯度的范围内，否则需要重新进行所有稀释步骤。

与早前样本比较，效价升高两个稀释梯度(或反应强度总分升高 10 分)为有显著变化。以抗 D 为例，抗体浓度可按以下公式计算：

X(IU/mL) = 患者血清效价/质控血清效价 × 质控血清 IU

27.6.9.3 溶血素效价

参见 27.6.1.5。

27.6.9.4 直接抗球蛋白试验效价

红细胞上免疫球蛋白和(或)补体结合的程度可通过将抗球蛋白试剂在生理盐水中等比稀释后进行直接抗球蛋白试验来检测。

这些抗球蛋白效价在单个病例中可能与临床病程有关，但总体上无法反映溶血的严重程度。出现前带现象提示存在良性温自身抗体。

27.6.10 特殊免疫血液学方法

27.6.10.1 中和试验

原理：采用可溶性血型物质(如 AB、P、Sd^a 和 Lewis 血型物质)可沉淀具有相应特异性的 IgM 抗体，导致了这些抗体的中和。通过这种方法，具有不同特异性的抗体或具有相同特异性的 IgG 抗体(如 AB 中和试验里的抗 A)更易检出。此外，若相应血型物质能够中和疑似抗体，该抗体的特异性可得到确认。这对于 Lewis 和 P_1 抗体可能特别有用，由于试剂细胞储存时间所致质量下降或抗体浓度较低，这些抗体可能只与一部分抗原阳性试剂细胞反应。

AB 中和试验及效价：一份患者血清(如 50 μL)中加入一份 AB 血型物质，2～8℃孵育 60 min。此混合物随后可用于间接抗球蛋白试验交叉配血或效价测定(生理盐水稀释)，若后续检测采用凝胶离心法，混合血清需要在中和后进行高速离心(如血细胞比容离心机中 16 000 g 离心 3 min)，取上清液用于后续检测。

应用范围：使用母亲血清和父亲红细胞进行交叉配血可用于检测由针对稀有父源抗原的抗体所致的母婴血型不合。父亲 ABO 血型同型试剂红细胞用于对照，这些红细胞必须在充分中和 ABO 抗体后呈现阴性反应。

若怀疑存在母婴 ABO 血型不合，需使用母亲血清以间接抗球蛋白试验测定效价。AB 中和试验测定的效价低于 32 可基本除外 ABO 血型不合。另一方面，较高的效价也不一定与 ABO 血型不合有关，但效价高于 1 000 时其可能性显著增加。

P 或 Lewis 血型物质中和试验：与 AB 中和试验相同，患者血清中加入相应血型物质，随后进行孵育。同时采用不含有血型物质的生理盐水按同样方法进行试验，以除外加入试剂的稀释效应对中和试验结果的影响。样本量取决于后续检测类型(抗体筛选、抗体鉴定、交叉配血)。若后续检测采用凝胶离心法，试验前需去除所形成的免疫复合物(参见 AB 中和试验)。

应用范围：确定反应不充分的 P_1 和 Lewis 抗体特异性。在稀释对照保持阳性结果的情况下可对这些抗体进行中和。

在混合抗体中对产生干扰的 P_1 和 Lewis 抗体进行中和，以便鉴定更具临床意义的免疫抗体。

27.6.10.2 吸收试验

原理：红细胞可结合针对其上抗原的抗体，从而自血清中将这些抗体去除。吸收效果与抗原过量情况和抗体结合条件是否理想有关。因此，不同的抗体可由含相应抗原的红细胞在特定条件下(如冷抗体在低温下、温抗体在 37℃、酶反应性抗体在酶作用下)进行吸收。

常规免疫吸附可用于分离 IgG 抗体，以便在没有冷抗体干扰的情况下对从吸附柱上放散下来的临床有意义 IgG 抗体进行鉴定。

应用范围：用于去除血清中的抗体：抗体特异性鉴定；分离混合抗体；去除干扰抗体(冷抗体、冷或温自身抗体)，以便检出吸收液中更具临床意义的抗体；区分诱导产生的抗体和非特异性反应，后者通常无法通过吸收去除；检测弱抗原或被封闭的抗原；通过吸收及随后的放散对抗体进行分离。

同种抗体吸收：材料为，含有抗体的患者血清、充分洗涤的压积试剂红细胞(以柠檬酸或 EDTA 抗凝血样为佳，如 1 mL 压积红细胞用 10 mL 生理盐水洗涤 3 次)、LISS 或菠萝蛋白酶溶液。试剂红细胞上应具有干扰抗体或已知抗体所结合的抗原，而不具有将在吸收液中留存并进行鉴定的抗体所结合的抗原。具有体外溶血活性的血清需在吸收前于 56℃孵育 15 min 灭活。

试验步骤为，一份血清与两份压积红细胞充分混合并孵育(每 15 min 充分混合)，可加入半份到两份菠萝蛋白酶溶液或 LISS。孵育温度取决于所吸收抗体的最佳反应温度，冷抗体于 4～20℃孵育 1 h，温抗体于 37℃孵育 30～60 min，未确定抗体先于 37℃孵育 30～60 min 再于 20℃以下孵育 1 h。随后 2 500 rpm(1 500 g)离心 5 min 后收集吸收液(上清液)。

吸收对照如下，使用与吸收所用相同的新鲜试剂红细胞并采用符合抗体反应性的试验方法对吸收液进行检测。若此对照结果为阴性，提示吸收成功；若对照结果阳性，需使用吸收液和新鲜细胞进行重复吸收。

可能需要进行一系列连续的吸收步骤。某些情况下，只有使用酶处理红细胞(酶反应性抗体)或加入菠萝蛋白酶或 LISS 才能进行成功吸收。但由于特别高浓度的菠萝蛋白酶或 LISS 可造成非特异性反应，后续试验中必须考虑到这些添加成分的使用。

冷抗体吸收：冷抗体如抗 I、抗 HI、抗 H 和抗 P 可使用福尔马林处理的兔红细胞进行吸收。

- 冷自身抗体吸：① 材料：患者血清、37℃充分洗涤的患者压积红细胞；② 试验步骤：反应体系与同种抗体吸收相同。对于针对蛋白酶耐受抗原的抗体（尤其是高效价者），可使用酶处理红细胞。4℃孵育 1 h 后在低温离心机（4℃）中 2 500 r/min（1 500 g）离心。余下步骤与同种抗体吸收相同。
- 温自身抗体吸收：当患者红细胞为 IgG 包被时自身吸收相对效果不佳，此时需先轻柔放散红细胞上的自身抗体并避免溶血。① 材料：患者血清、轻柔放散后充分洗涤的患者压积红细胞；② 试验步骤：与温同种抗体吸收相同。但由于少量 IgG 即使在放散后仍可能存留于红细胞上，使用患者红细胞进行的对照试验常无法得到完全阴性结果。

血浆蛋白抗体吸收：一些与几乎所有试剂红细胞反应的高效价低亲和力（HTLA）抗体是针对血浆蛋白（如补体因子、抗 Chido、抗 Rogers）的抗体。可通过将血清与含补体的新鲜 AB 型血清（至少来自四个不同个体的混合血浆）共同孵育将这些抗体吸收。患者血清与 AB 型血清以 1∶1 混合，室温孵育 1 h。此时即使血清呈现阴性反应，也不能除外稀释作用所致，因此仅当同时进行的生理盐水对照（以生理盐水替代 AB 型血清）仍呈现阳性时，才能认为吸收成功。

27.6.10.3 放散试验

27.6.10.3.1 原理：通过中和结合力、改变或破坏抗原结构，或改变抗体三级结构等方法可以将结合的抗体放散下来。通过这种方式放散得到的抗体，在一定限制条件下可以与血清抗体同样的方法进行检测。

27.6.10.3.2 方法：放散方法很多，对其进行详细描述超出了本章的范畴。如对这些方法的细节感兴趣，读者可以参阅免疫血液学专业文献[11,53]。根据不同的适应证，以下具体介绍一些放散试验方法。

- 热放散：在热作用下，遵循物质作用定律的稳定结合状态可向解离状态发生转变。根据相应抗体的不同最佳结合温度，这些抗体可在 37～45℃（冷抗体）或 50～60℃（温抗体）进行放散。此温度下抗原和抗体结构的改变微乎其微。
- 半抗原放散：通过加入过量的水溶性抗原（药物、AB 血型物质），细胞上结合的相应抗体可从结合位点上被置换下来。这些方法目前已很少使用。
- 冻融放散：通过冻融过程可破坏细胞膜，由于抗原和离子浓度的变化，抗体自膜上解离下来。该放散液为溶血性。
- 超声放散：高频超声波产生的切变力和热效应可将抗体解离下来。
- 酸放散：酸化介质可诱导电荷变化（阳离子状态）及蛋白三级结构的改变，从而使抗体结合松散。但当 pH 足够低且反应时间足够长时，酸也可以破坏细胞膜，放散液的溶血活性程度取决于酸化程度。
- 有机溶剂放散：酒精、乙醚、二甲苯和氯仿可降低溶液表面张力，从而导致抗体解离。高浓度下，它们可破坏抗原结构并导致抗体三级结构发生可逆性改变。这些方法对放散高浓度抗体特别有效，但对某些抗体（如 Duffy 和 Lewis 抗体）可具有破坏作用，导致放散液中无法保证其检出。有机溶剂放散液通常是溶血性的。
- 氯喹放散：二磷酸氯喹可中和氨基酸上具有对应电荷的基团，从而导致抗原-抗体结合的解离。在此过程中，抗原未发生或仅发生轻微变性。此法不能去除补体成分。由于氯喹始终与放散下来的抗体结合并无法进行中和，氯喹放散得到的 IgG 抗体不宜进行后续抗体鉴定。此外，氯喹处理可选择性破坏（新生）红细胞上不同程度表达的 HLA 抗原[53]。

27.6.10.3.3 放散方法选择：常规情况下，即使是专业实验室也需要至少 3 种不同的放散方法。首先需要建立一种常规方法用于尽可能有效地放散最重要的抗体，并需要与后续检测方法相对应。出现明显溶血的放散液不宜用于凝胶离心法的直接检测，必须先在试管中与试剂红细胞进行孵育，然后洗涤一遍，用稀释液重悬的红细胞才能使用凝胶离心法进行直接抗球蛋白试验。出现溶血的放散液也可以用试管法或固相法进行检测。

需要的第二种放散方法（如热放散）用于对抗体进行特别轻柔的放散，目的在于不改变抗体结构并保留其补体结合能力。若此第二种方法无法保持细胞膜完整性或无法满意地将抗体放散下来，可能需要采用第三种方法。此方法（如氯喹放散或改良酸放散）用于红细胞抗原检测和温自身抗体吸收。

27.6.10.3.4 通用注意事项：如下。

- 放散前需充分洗涤红细胞并转移至新试管中，以避免带入血清抗体。
- 吸收及后续红细胞洗涤过程中的试验条件必须保证洗涤过程中的充分重悬，否则可能带入血清抗体。
- 若后续需要放散冷抗体，必须用合适的冷溶液洗涤红细胞。
- 有机溶剂在开盖后使用应不超过 4 周或剩余体积小于 1/4 时，因贮存过程中 pH 的降低可导致放散液产生非特异性反应。
- 放散液制备后性状变化很快，应尽快检测。蛋白质的沉淀可导致假凝集，检测前进行高速离心可去除沉淀物。
- 放散液只有在蛋白溶液中冻存时才能保持较长时间的稳定，如使用血清稀释放散液或加入终浓度 6%的牛白蛋白。放散试验对于试验方法的变化非常敏感，因此应严格遵守技术推荐要求。

27.6.10.3.5 热放散：材料为充分洗涤的压积红细胞（如使用 10 mL 以上生理盐水对 1 mL 红细胞进行 5～6 次洗涤）、不含抗体的 AB 型血清或 6%牛白蛋白溶液、振荡水浴箱、预温的离心杯（充满温水为佳）。

试验步骤：等量压积红细胞和 AB 型血清或牛白蛋白溶液在振荡水浴中孵育。放散温抗体需 56℃孵育 5 min，放散冷抗体需 37℃孵育 30～60 min，每隔 15 min 进行振荡。

最后一次充分振荡后不进行冷却，使用适当的预温离心杯直接离心（如 1 000 g 离心 3 min）。收集上清液（放散液）。

注释：此过程特别适合放散 ABO 抗体和大多数 IgM 抗体。

27.6.10.3.6 乙醚放散：材料为，充分洗涤的压积红细胞、乙醚、水浴箱、喷水抽气泵、真空泵(若可能)。

试验步骤为，压积红细胞与等量生理盐水和两份乙醚在橡胶或软木塞密封的玻璃管中混合，剧烈振荡 1 min。小心打开塞子(正压)，高速离心(2 000 g)10 min，所形成三个液层中的上两层(乙醚、细胞碎片)用喷水抽气泵吸出，最下层含有血红蛋白为放散液，移至新试管中。37℃孵育 15 min 使残留乙醚挥发。反复高速离心，去除沉淀蛋白质和细胞残骸。经验指出，乙醚放散液若离心前在冰箱中保存 6～12 h 可减少非特异性凝集的发生。为加快乙醚放散液的制备速度，在最后的 10 min 离心前可使用真空泵吸除乙醚，从而省略 37℃孵育步骤(挥发乙醚)[70]。

注释：乙醚放散对大部分高浓度温同种和温自身抗体特别有效。只有抗 S、抗 s、抗 Fy^a、抗 Fy^b(有时)及部分冷抗体(如 Lewis 抗体)使用乙醚放散效果不佳和(或)在后续试验中无法检出。

27.6.10.3.7 酸放散：酸放散联合后续凝胶离心法检测特别适用于检测红细胞上结合的同种和自身抗体。此法可用于检测婴儿红细胞上的抗 A 抗体，即使在非常轻微的 O/A 不合病例中也可以使用。

本章描述一种简单但效果很好的方法，其改良版本可用于获取基本完好的红细胞。

材料：压积红细胞、含有浓缩洗液的商业化放散试剂盒、酸放散溶液、缓冲溶液。

放散液制备(按试剂盒生产商的说明进行)：压积红细胞用生理盐水充分洗涤 1 次，用专用洗液洗涤 4 次。将 20 滴压积红细胞(约 1 mL)移入另一试管，加入 20 滴放散溶液，将试管密封，仔细混合 4 次，60 s 后以 1 500 g 高速离心 5 min。随后立刻收集上清液，加入约 20 滴缓冲溶液中和，同时振摇直到溶液变为蓝色。

由于可能出现蛋白质沉淀，检测前应将放散液再进行一次高速离心。

红细胞收集：若需要在放散抗体后尽可能保持红细胞的完整性，可在试验方法不变的基础上采用减少放散溶液用量(每 20 滴压积红细胞加入 12 滴放散溶液)的方法。移去上清液后，立刻用洗液对红细胞进行充分洗涤，直到上清液无色为止。

27.6.10.3.8 氯喹放散：此法是对红细胞最为轻柔的放散方法。

材料：充分洗涤的压积红细胞、20%磷酸氯喹溶液。

试验步骤：一份压积红细胞(如 0.2 mL)与四份氯喹溶液混合，室温孵育 30 min，每隔 15 min 进行充分混合。最后用生理盐水洗涤 4 次。

注释：若红细胞需用于抗原检测，孵育后取出 20 μL 红细胞，用生理盐水洗涤 4 次。采用多特异性抗球蛋白试剂检测残余免疫球蛋白结合情况，仅在抗球蛋白试验阴性时抗原检测才是可靠的。若抗球蛋白试验结果阳性，红细胞与氯喹的孵育时间需延长至最多 120 min。

27.6.10.3.9 放散试验的适应证：如下。

- 直接抗球蛋白试验阳性：区分同种和自身抗体，并鉴定抗体特异性(参见 27.6.1.3)。
- 直接抗球蛋白试验阳性且有既往红细胞输注史：检测低浓度同种抗体和(或)迟发性溶血性或血清性输血反应(参见 27.6.1.1)。
- 仅在直接抗球蛋白试验中检出补体结合：检测被掩盖的抗体。
- Coombs 阴性免疫性溶血：检测低浓度自身抗体。
- 溶血性输血反应调查。
- 红细胞包被有抗体时(多为自身抗体)出现抗原鉴定困难：轻柔放散后改善抗原鉴定。
- 吸收自身抗体以检出或排除吸收液中的同种抗体。
- 对吸收-放散的同种抗体进行鉴定，尤其用于混合抗体检测。
- 吸收特定试剂抗体后检测弱抗原。

27.6.10.4 隐蔽抗原和多凝集的检测

材料：生理盐水配制的 5%红细胞悬液、商业化凝集素试剂盒。

试验步骤：试管中分别加入两滴凝集素和一滴红细胞悬液，室温孵育 5 min 后 200 g 离心 20～30 s，在荧光光源上判读结果。结果解读参见表 27 - 3。

27.6.11 分子遗传学血型鉴定

分子生物学技术可用于不同血型抗原基因的鉴定，根据相应的单核苷酸多态性预测血型表型。分子遗传学检测基于大样本的基因型-表型相关性研究及部分稀有表型样本研究。

以下情况可使用分子遗传学技术进行血型鉴定[4,71]：

- 母亲产生免疫或存在新生儿溶血病风险时的胎儿血型抗原分析，尽可能采用母亲血液中的胎儿 DNA 进行检测[71,72]。在因非妊娠相关原因接受侵入性操作的 Rh(D)阴性孕妇中，可采用绒毛活检或羊水穿刺样本分析和预测抗 D 所致新生儿溶血病风险。
- 有既往输血史但血型抗原未明的患者血型鉴定(如输血史不完整时)[73]。
- 自身免疫性或同种免疫性溶血患者的血型抗原鉴定。由于免疫性溶血性贫血中存在的自身凝集、抗球蛋白试验阳性和可能正进行输血等情况，患者的抗原模式常难以进行可靠鉴定。
- 血清反应有疑问或弱血清反应者的血型抗原检测[74]。RHD 基因分型可用于检测献血者中的 DEL、D 嵌合体及极弱的 D 变异型。D 变异型孕妇中，对弱 D 抗原的基因分型能提供致敏风险和是否需要接受 RhD 免疫球蛋白预防治疗方面的信息。对血清型 Fy(a－b－)患者可进行基因分型检测是否存在 FY*B－33 或 FY*X 等位基因。
- 对不存在抗血清或相应抗血清过于昂贵的血型抗原进行鉴定。
- 对孕妇、备孕女性及发生抗 D 免疫女性的配偶进行 RHD 合子型鉴定。
- 对试剂细胞(如用于抗体鉴定)的血清学试验结果进行验证。
- 当分子遗传学检测成本低于血清学方法时，可用于献血者中稀有抗原或抗原组合的鉴定。
- 父权鉴定及其他法医学鉴定。

27.7 备血

备血的目的包括：确认输注的红细胞为ABO相容(主侧相容)；避免无谓致敏，尤其是Rh(D)致敏；对于临床有意义或可能有意义的红细胞抗体，具有足够的敏感性将其检出；存在相应抗体时，能够可靠地鉴定患者和献血者红细胞上的抗原。

总的来说，血型实验室必须确保在合理的时间段内提供配合型血液制品供输注(图27-9)[75]。关于血液制品相容性的更多信息参见27.2.4。

27.7.1 常规病例

基本原则包括，任何可能与需要输血的出血并发症有关的侵入性或外科操作前，负责的实验室都需要给出正确的血型鉴定和抗体筛选结果。应尽量在入院当天开始进行检测。

若抗体筛选阴性，应准备足够数量的相容性红细胞单位(德国要求进行交叉配血)以满足择期手术和(或)输血治疗预计所需。

交叉配血应尽量在手术或输血前一天重新采集血样进行。每个新血样都应进行ABO或ABD确证试验以核实身份。

27.7.2 抗体筛选阳性病例

抗体筛选阳性必须进行后续检测。与可能需要输血的出血并发症风险有关的择期手术必须推迟，直到后续检测完成。

不规则抗体：若存在有临床意义的不规则抗体，需对红细胞单位进行交叉配血，所准备的单位数量不仅要覆盖常规预计需要，还要考虑到可能出现的出血并发症所需。这需要通过对红细胞进行合适的抗原检测而非交叉配血来进行准备，可在医院下属血库或区域血液中心完成(表27-24)。

未明确的不规则抗体，不相容性输血：首先必须确定抗体是冷抗体还是温抗体，并注意以下问题：

- 冷抗体最多仅需要在择期手术或输血治疗时考虑。
- 温抗体特异性无法确定是自体输血操作的强指征之一。
- 异体红细胞输注应仅限于抢救时。
- 存在未明确的同种抗体时，必须尝试用患者血清交叉配血的方法筛选相容性红细胞单位。此时推荐采用白蛋白增强的间接抗球蛋白试验(37℃试管法)，阴性的话通常没有急性溶血性输血反应风险。
- 若仅存在自身抗体，通过交叉配血筛选相容性红细胞单位是没有意义的。
- 若需要在未进行后续抗体检测或交叉配血不合的情况下进行输血，需要在血液制品所附表格上注明此次输血为相容性未明，需要按相容性未明输血的相应指南处理患者。

27.7.3 紧急输血

紧急输血时的备血取决于可用时间和已知的免疫血液学结果。

择期手术中的出血并发症：这些病例已有血型鉴定和抗体筛选结果。

- 抗体筛选阴性时，可毫不犹豫地发放后续未经交叉配血或仅经快速交叉配血(取决于出血并发症的紧急程度)的红细胞单位。此法也适用于患者存在抗体，而有已经抗原检测的血液备用时。
- 急诊情况下应忽略冷抗体和(或)罕有溶血活性的抗体如抗 P_1、抗 Le^a、抗 Le^b 和抗M。
- 若相容性血液单位数量不足和(或)无法在可用时间内供应，可采用上文存在未明确不规则抗体时的处理方案。

急诊入院：急诊入院患者的血液供应需要遵循(表27-25)。若交叉配血和(或)抗体筛选中发现潜在抗体，可采用上文存在未明确不规则抗体时的处理方案。

表27-25 急诊入院患者的急诊与大量输血流程

立即需要输血： - 采集血样用于全血细胞计数、凝血功能、电解质、肌酐、ABO和Rh血型鉴定、抗体筛选、交叉配血。 - 未进行交叉配血的O型(Rh阴性为佳)红细胞4～6单位、AB型新鲜冰冻血浆。 - 对患者血样进行ABO床旁检测。
约10 min内需要输血： - 常规ABO和Rh血型鉴定。 - 未进行交叉配血的ABO/Rh同型或配合型红细胞4～6单位。 - ABO同型新鲜冰冻血浆。 - 对患者血样进行ABO床旁检测。
约30 min内需要输血： - 不超过10单位ABO/Rh同型或配合型红细胞，进行快速或急诊交叉配血：采用间接抗球蛋白试验(凝胶离心法)进行；主侧交叉配血，包括自身对照，根据紧急程度37℃孵育5～10 min。 - ABO同型新鲜冰冻血浆。 - 对患者血样进行ABO床旁检测。
约45 min内需要输血： - 不超过10单位ABO/Rh同型或配合型红细胞，进行标准交叉配血(凝胶离心法)。 - ABO同型新鲜冰冻血浆。 - 对患者血样进行ABO床旁检测。
1 h内不需要输血： - 对受血者进行标准抗体筛选试验，尽量采用首个血样的血清/血浆。 - 其他操作流程参照约45 min内需要输血的情况。

27.8 输血反应调查

无法通过输血反应的类型或严重程度来推导其病因。因此，输血反应调查应遵循明确流程进行(表27-26)。首先必须除外溶血，尤其是血管内溶血。必须寻找患者或样本辨识错误、输注不相容血液单位及存在输血前未检出的红细胞不相容等证据。即使在急诊输血情况下，后续输血前也应除外血管内溶血和ABO血型不合。细菌污染的可能性也需要考虑。若输血反应的原因仍然未明，则需要进行进一步调查。若输注的红细胞单位中含有 10^8 以上白细胞或输注的是血小板时，可筛查白细胞抗体，尤其是HLA抗体。随着细胞性血液制品制备过程中广泛采用白细胞去除技术，这种类型的输血反应已越来越罕见。此外怀疑输血相关急性肺损伤(TRALI综合征)的患者应检测HLA和粒细胞特异性抗体，尤其是输注来自女性献血者的含血浆血液制品后发生的病例。这些输血反应调查需要在专业实验室中进行。

表 27-26 输血反应调查

1. 保存输血反应涉及的血液单位、样品管及输血前患者血样。
2. 对患者血样和血制品进行细菌学培养(需氧菌+厌氧菌)。
3. 采集输血后患者血样,进行溶血指标(EDTA/柠檬酸抗凝血样或不抗凝血样)和免疫血液学(不抗凝血样或 EDTA/柠檬酸抗凝血样)检测。
4. 血制品及输血后患者血样(EDTA/柠檬酸抗凝血样)离心后检测上清液中游离血红蛋白水平,评价溶血程度**。
5. 复查血制品(若血制品已无法获得,可检测样品管)和患者(输血前后血样)的 ABO/Rh 血型**;血浆和血小板的血型复查可检测相应同种凝集素。
6. 尽量采用增强技术在最佳条件下复查输血前后患者血样和血制品中红细胞的主侧交叉配血*;含有血浆的血制品也可以采用上述方法进行次侧交叉配血。
7. 采用高敏感性技术(凝胶离心法)和多种多特异性 Coombs 血清对输血后患者血样(柠檬酸/EDTA 抗凝血样)进行直接抗球蛋白试验*。
8. 采用增强技术在最佳条件下复查输血前后患者血样(不抗凝血样)和献血者血浆(如可能)的抗体。筛选*;若出现溶血,1 周后复查。
9. 如出现不规则抗体,对输血前患者血样和血液制品的相应血型抗原进行鉴定。
10. 如有溶血征象或上述 1~8 项中任一出现异常结果,需进行进一步试验以检出红细胞抗体。
11. 若上述 2~8 项均阴性,需筛查 HLA 抗体,可能的话包括献血者血浆。
12. 若怀疑输血相关急性肺损伤,需筛查 HLA 特异性和粒细胞特异性抗体。
13. 若上述 2~8 及 11 项均阴性,需检测 IgA 水平。

*一般在进一步输血之前;**紧急情况下

免疫血液学随访检测试验的检测范围和方法学优化程度应高于输血前诊断试验。在输血反应调查中使用凝胶离心法或固相法等敏感方法是很重要的。方法学优化包括:以血清替代血浆、充分洗涤献血者红细胞、延长孵育时间、孵育完成后进行过程中判读。必须同时使用患者输血前后血样进行检测,一方面输血前血样可能属于另一名患者(识别错误),另一方面输血前样本中被忽略的抗体可能与输入的红细胞结合,而无法在输血后样本中被检出。

若溶血相关生化指标提示存在溶血,但免疫血液学检测或用输入的血液成分发生的溶血无法解释时,需要进行进一步检测如抗体鉴定或抗体放散等。此外这些患者应在一周后随访,此时抗体浓度应由于促进效应而升高。

含有血浆的血液制品所引起的输血反应中应排除次侧不相容。

由于血液单位存在二次细菌污染风险,只有当输血结束后即刻在无菌条件下接种培养瓶的情况下,血液单位的培养才有价值。培养应在接种后数小时内提示单一菌种的优势生长,而患者输血后血样中也应培养出同一种细菌。

27.9 质控

每个进行血清学血型鉴定的实验室都必须定期实施质控,参加内部和外部质量对照,并记录相应结果[37]。

原因:免疫血液学需要进行内部和外部质控的原因包括:结果无法进行临床验证、免疫血液学方法为非定量、使用的生物试剂变异性高且储存稳定性差、管理部门对试剂的控制有限、试剂与方法需要匹配、存在大量潜在的方法学错误和患者特异性干扰因素。

目标:免疫血液学质控的目标包括:通过外部质控(实验室间调查)确认检测方法具有足够的敏感性与特异性、对所使用的试剂进行定期内部检查、对所使用的仪器进行定期内部检查、通过内部质控(过程质控)对试验操作准确性和试验敏感性及特异性进行持续监测、通过内部质控发现患者特异性干扰因素并进行分类。

27.9.1 内部质控

内部质控包括过程质控、试剂质控和仪器质控。

过程质控:各试验方法的过程质控(试验质控)参见 27.6。包括阳性、阴性对照和自身对照试验。在检测抗体的试管法试验中必须进行这些对照(即使在急诊检测时)。在凝胶离心法和大部分自动化检测过程中,只需要进行自身对照。对于凝胶离心法而言,阳性和阴性对照每日进行一次即可。

试剂质控:所有患者样本、试剂卡、试剂细胞和其他试剂必须在使用前即刻进行检视,以确认其种类且未见异常(溶血、浑浊、沉淀):① 每个工作日必须使用阳性和阴性对照品以相同方法对用于抗体检测(抗体筛选、交叉配血)的试剂卡和试剂进行检查。若使用自动化仪器,对试剂细胞的相应质控必须至少每班进行一次;② 每个新批次启用时必须进行批次质控;③ 每日必须对已打开的未缓冲洗液的 pH 进行检测(目标值不低于 6.5)。

每日使用的所有其他试剂应在同样条件下(质控场所)按标准流程至少每周检查一次,以采用相同试验方法为佳。若发现异常需重复检测,确认异常结果后使用同一批次的新样本重复检测。

根据是单一样本异常还是整批异常,必须弃去所涉及的试剂。偶尔使用的试剂(如鉴定稀有抗原的试剂抗体)可在所使用的试验中进行质控(通过阳性和阴性对照)。

试剂反应性质控:每周一次的试剂质控包括对试剂的检测限和特异性进行检查。由于多种血型抗原在贮存中具有不稳定性,推荐使用针对相应抗原的试剂抗体来检查试剂细胞。

仪器质控:免疫血液学所要求的仪器质控与实验室中进行的其他仪器特异性质控并无差异,部分也是按制造商要求进行。故在此不再作详细描述。

27.9.2 外部质控

外部质控主要建立在规则参加(每年至少 2 次,建议 4 次)实验室间调查的基础上。实验室间调查包括对特定实验室的所有检测指标和目标值进行核查。

作为免疫血液学实验室,上述要求适用于 ABO 和 Rh 血型鉴定,包括表型和弱变异型;适用于抗体筛选、鉴定和定量;还适用于自身抗体检测。若抗体筛选和交叉配血使用不同方法,必须分别进行检查。

实验室间调查的分析必须使用编码检材在常规条件下进行。

此外,所有存在疑问的免疫血液学案例都应送往参比实验室作进一步检测。

(吴擘题 译,张春燕 审校)

28 肿瘤标志物

28.1 恶性疾病

Lothar Thomas

28.1.1 流行病学

在工业化国家中，癌症是继心血管疾病之后第二位常见死因。在美国和德国每年分别约有53万例和21万例患者死于约150种不同类型的癌症。每年癌症新诊断的病例数约是癌症死亡病例数的1.5倍。在西方发达国家，1/3的人在其一生中会得癌症，而1/4的人死于癌症。

随着年龄的增长，癌症的发病率急剧上升。20岁人群的发病率为每100万人中1～2例，而80岁人群的发病率可达每1 000人中20例(表28.1－1)。

表28.1－1 英国常见癌症在不同年龄的发病率

癌症	发病率*							
	男性				女性			
	20岁	40岁	60岁	80岁	20岁	40岁	60岁	80岁
前列腺癌	<0.1	0.2	60	500	—	—	—	—
口腔/咽癌	<0.1	0.2	2	10	<0.1	<0.1	0.2	8
食管癌	<0.1	1.0	10	70	<0.1	1.0	8	50
胃癌	<0.1	4.0	70	200	<0.1	2.0	15	100
结肠癌	0.7	9.0	90	300	0.7	9.0	90	200
肝癌	<0.1	0.6	3	10	<0.1	0.3	1	6
胰腺癌	<0.1	1.0	20	90	<0.1	1.0	10	70
肺癌	0.2	10.0	100	300	0.2	7.0	70	70
皮肤癌	0.6	10.0	100	300	0.6	10.0	70	150
乳腺癌	<0.1	0.2	1	4	0.5	70.0	100	200
膀胱癌	0.6	8.0	90	150	<0.1	1.0	10	60
白血病	2.0	2.0	10	30	2.0	20	8	20
NHL	1.0	3.0	10	20	0.8	2.0	8	15
卵巢癌	—	—	—	—	1.0	10	50	50
宫颈癌	—	—	—	—	0.5	20	20	15

*每100万人中例数。NHL，非霍奇金淋巴瘤

各种类型癌症的发病率在不同的人群中有显著差异[1]。例如，皮肤癌在澳大利亚昆士兰的发病率及食管癌在伊朗某些地区的发病率超过20%。环境因素、饮食习惯、行为/生活方式、社会经济状况和宗教等都在癌症的发病中起作用。全世界最常见癌症类型的发病率见表28.1－2；德国癌症的百分比分布见表28.1－3。

表28.1－2 最常见癌症的发病率*

癌症	西欧	日本	美国	其他	总计
胃癌	113	75	22	471	682
肺癌	169	18	103	300	591
乳腺癌	142	12	105	282	541
结肠癌	143	18	111	234	506
宫颈癌	34	10	16	400	460
白血病和淋巴瘤	72	10	58	257	397
口腔/咽癌	35	3	26	275	393
食管癌	20	6	8	261	296
肝癌	18	11	5	225	259
前列腺癌	63	2	63	69	197
其他	335	42	233	969	1 600

*值代表每1 000人每年(113指11 3000)

表28.1－3 德国常见的癌症类型[2]

男性	%	女性	%
肺癌	19.5	乳腺癌	20.5
皮肤癌	9.2	皮肤癌	17.1
前列腺癌	8.1	结肠癌	9.2
胃癌	5.9	胃癌	5.0
结肠癌	5.9	子宫癌	4.4
膀胱癌	4.9	直肠癌	4.2
直肠癌	3.9	肺癌	4.0
胰腺癌	2.1	卵巢癌	3.6
泌尿生殖系统癌症	2.1	胆囊癌	3.0
淋巴癌	2.1	宫颈癌	2.8

28.1.2 恶性肿瘤的分类

肿瘤是根据由国际抗癌联盟(Union International Contre le Cancer，UICC)在1968年提出并于1986年补充后的TNM系统来进行分期的[3]。基于TNM系统，癌症的临床分期在患者术前或治疗前进行，并按以下内容进行评估(表28.1－4)：T指原发性肿瘤的大小及是否侵犯周围组织；N指所涉及的附近(局域)淋巴结；M指远端转移(已转移的肿瘤)。

G类型(阶段)指肿瘤分化的程度，通常采用以下肿瘤分级：G1，分化良好，类似于正常细胞；G2，中等分化；G3，分化不良；G4，未分化；GX，分化程度无法评估。

表 28.1-4 TMN 肿瘤分期系统[3]

T = 原发性肿瘤
T_1 = 小肿瘤，没有侵犯周围组织
T_2 = 中等大小肿瘤，几乎未侵犯周围组织
T_3 = 大肿瘤，明显侵犯周围组织
T_4 = 特大肿瘤，广泛侵犯周围组织
T_X = 肿瘤无法评估
N = 淋巴结转移
N_0 = 无淋巴结转移
N_1 = 局部淋巴结转移
N_2 = 肿瘤转移程度介于 N1 和 N3 之间
N_3 = 多部位或更远处的淋巴结转移
N_X = 淋巴结受累情况无法评估
M = 远处转移
M_0 = 未发现转移
M_1 = 出现远处转移
M_X = 转移无法评估

28.1.3 转移扩散

肿瘤的实际恶性程度取决于转移扩散的能力。关于结肠癌的调查显示：若肿瘤仍局限于肠壁，患者术后的预期寿命不会缩短。若肿瘤有局部淋巴结转移，仅 1/3 的患者能达到预期寿命。若肿瘤出现转移，患者 5 年存活率极低。

肿瘤进一步转移的能力受到组织类型、受影响器官的定位和肿瘤大小的影响。原发性肿瘤的转移倾向如下：前列腺癌，早期骨转移；卵巢癌，形成恶性腹水；乳腺癌，多发性转移（骨、肺、脑）；小细胞性肺癌，多发性转移（骨、肺、脑）；结肠癌、胃癌、胰腺癌，主要为肝转移；黑色素瘤，主要为脑、肝、肺和卵巢转移。

血清中肿瘤标志物和某些酶的检测有助于转移性肿瘤的诊断和病程监测[4]。酶检测在骨、肝脏转移的病例中尤其重要，如 ALP 对单处骨转移的诊断灵敏度为 20%，而对多发性骨转移的诊断灵敏度为 70%。

2/3 的恶性肝肿瘤是由癌症转移所致，1/3 为原发性肝细胞癌。除 GGT、ALP、LD 等酶外，AFP 是诊断原发性肝细胞癌的关键标志物，而 CEA 是肝转移的首选诊断标志物。在出现肝转移的胰腺癌、肺癌、结直肠癌和乳腺癌患者中血清 CEA 浓度升高的发生率分别为 80%、71%、71% 和 54%。CEA 浓度超过 20 μg/L 在转移性肝癌中的阳性预测值显著高于在原发性肝细胞癌中的阳性预测值。

28.1.4 肿瘤标志物

28.1.4.1 定义

肿瘤标志物是在血液和其他体液中循环的大分子物质。它们的出现及浓度的变化与恶性肿瘤的生长有关。肿瘤标志物有糖类或脂质成分，表达于肿瘤细胞内或肿瘤细胞上。它们也可被其他细胞诱导而合成。它们作为循环分子释放到血液和其他体液中。肿瘤细胞形成的标志物可能是癌胚抗原、可用单克隆抗体检测到的糖类表位、酶类、同工酶、致癌产物和受体[5]。

28.1.4.2 肿瘤标志物分类

包括肿瘤胚胎和肿瘤胎盘抗原（如 CEA、AFP、hCG）、可用单克隆抗体检测到的糖类表位（如 CA19-9、CA125、CA15-3）、分化和增殖抗原（如 NSE、PSA、β_2 微球蛋白）、异位产生的激素（如肺癌中的 ACTH、甲状腺癌中的降钙素）、异位产生的蛋白（如多发性骨髓瘤中的单克隆免疫球蛋白或游离的单克隆轻链）。

临床重要的肿瘤标志物见表 28.1-5。

表 28.1-5 临床重要的肿瘤标志物

肿瘤标志物	临床意义	生化特性
AFP	睾丸生殖细胞癌，肝细胞癌	糖蛋白，70 kDa，碳水化合物占 4%
CA125	卵巢癌	糖蛋白，200 kDa，碳水化合物占 25%，单克隆抗体 OC125
CA15-3	乳腺癌	乳脂肪球膜黏蛋白家族的糖蛋白，300 kDa
CA19-9	胰腺癌，胆管癌	糖脂，36 kDa，Lewis-α 血型决定簇的半抗原
CA72-4	胃癌，卵巢癌	黏蛋白样糖蛋白 TAG 72 400 kDa
CEA	结直肠癌，乳腺癌	糖蛋白，180 kDa，碳水化合物占 45%～60%
CYFRA21-1	非小细胞肺癌	细胞角蛋白 19 片段，30 kDa
hCG	胚胎细胞癌，滋养层细胞肿瘤	糖蛋白激素，2 个亚单位，α/β 链，14/24 kDa
NSE	小细胞肺癌，神经内分泌肿瘤	糖酵解酶，烯醇酶异构体，87 kDa
Pro-GRP	非小细胞肺癌	胃泌素前肽
PSA	前列腺癌	糖蛋白，33 kDa，激肽释放酶相关的丝氨酸蛋白酶
SCC	鳞状细胞癌	糖蛋白，42 kDa，肿瘤抗原-4 同种抗原
S100	恶性黑色素瘤，神经损伤，神经退行性疾病	中枢神经系统中的钙结合蛋白，21 kDa

28.1.4.3 影响肿瘤标志物浓度变化的因素

血液和其他体液中肿瘤标志物浓度和（或）浓度变化受到以下变量的影响[6]：

- 产生肿瘤标志物的细胞总量（如质量、肿瘤扩散及分级）。
- 肿瘤标志物的合成速度。
- 肿瘤标志物从肿瘤细胞或细胞表面释放的速度。
- 肿瘤标志物的表达：如果个别肿瘤不表达肿瘤标志物，则该肿瘤标志物浓度不会升高。
- 非分泌型肿瘤：肿瘤细胞能表达肿瘤标志物，但并不释放入体液中。
- 肿瘤的血供：如果肿瘤血供较差，释放入循环的肿瘤标志物则会减少。
- 肿瘤组织坏死的程度：在接受细胞毒素治疗和放射治疗的患者中，大量肿瘤细胞溶解引起肿瘤标志物浓度的升高超出与肿瘤大小应有的比例。
- 肿瘤标志物的分解速度：如果机体出现排泄障碍（如肾功能衰竭、肝功能不全或胆汁淤积），肿瘤标志物浓度将会升高。
- 抗体的影响：抗体的存在可能生成免疫复合物，其清除速度取决于复合物大小。

28.1.5 适应证

包括筛查（限于前列腺癌、卵巢癌和胰腺癌）、高危人群（肝硬化、生殖细胞肿瘤和甲状腺癌）、未知的原发癌、应用于肿瘤的初步诊断、用于治疗约数日或数周后的基线检测、鉴别诊断(如不明确是肝癌还是肺癌)、应用于预后、肿瘤治疗的监测和评估。

28.1.6 参考区间

阈值是健康个体或良性疾病患者肿瘤标志物的参考区间上限值,用第 95 或第 97.5 百分位表示。在肿瘤存在的情况下,参考区间上限在疾病发展的过程中没有意义。

28.1.7 临床意义

即使肿瘤标志物浓度在参考范围以内,也并不能完全排除恶性肿瘤的可能。肿瘤标志物浓度远高于参考区间表明存在肿瘤[5,6,7,8]。

28.1.7.1 肿瘤标志物筛查

所有的肿瘤标志物都生理性存在于血液中,但由于它们的释放和清除各不相同且具有个体差异,每个个体都有属于自己的基线水平。健康人的基线值与非恶性疾病和(或)癌症患者的基线值相重叠。因此,通常不推荐使用肿瘤标志物进行筛查,并且应限于少数诊断。此外,肿瘤标志物不适于监测高危患者或监控具有家族聚集类肿瘤的患者(如家族性结肠息肉、绝经后卵巢癌)[5]。

存在未知的原发癌的情况下,欧洲肿瘤内科学会(ESMO)指南和美国国家综合癌症网络(NCCN)指南推荐检测肿瘤标志物以寻找原发癌部位[9]:应在患纵隔肿瘤的女性患者中检测 hCG(绒毛膜癌)和 AFP(卵巢生殖细胞肿瘤),应在患有腹股沟淋巴结或腹膜疾病的女性中检测 CA125(卵巢癌);应在男性中检测 AFP 和 hCG(睾丸生殖细胞肿瘤)和 PSA(前列腺癌)。

28.1.7.2 肿瘤标志物在鉴别诊断中的重要性

在影像学提示肿瘤存在的前提下,肿瘤标志物可以为鉴别诊断提供更多详细的信息[5]:

- 肝脏中的良性结节可能是由转移性或原发性肿瘤(肝细胞癌、胆管细胞癌)所致。如果生殖细胞肿瘤已被排除,则 AFP 浓度超过 1 000 μg/L 提示肝细胞癌可能性高。腺癌(结肠癌、乳腺癌)发生肝转移时 CEA 水平可高于 50 μg/L。
- 用影像学技术检测到的不清晰的肺部肿瘤可能是良性肿瘤或另一种原发性肿瘤转移,抑或是肺癌。ProGRP 浓度高于 500 ng/L 提示小细胞肺癌。
- HER-2 水平≥80 μg/L 提示乳腺癌。
- S100 浓度高于 1 μg/L 可能与转移性恶性黑色素瘤有关。

28.1.7.3 原发性肿瘤治疗前检测肿瘤标志物

在初步诊断为恶性肿瘤之后,开始治疗前确定体内释放的肿瘤标志物的浓度是很重要的。要从大量可能的标志物中选择一个有用的标志物。检测几种标志物通常来说益处不大。有用的肿瘤标志物列于图 28.1-1 和表 28.1-6。

以下是肿瘤标志物的释放模式:① 初次诊断时表达的肿瘤标志物很可能也是后续的随访标志物,并可作为治疗后监测的基线值;② 预测是可能的,高浓度的肿瘤标志物表明存在以前未检测到的远处转移。它们除了可以预测病程,也有助于治疗决策(手术、保守或激进治疗)的制订;③ 在生殖细胞肿瘤中必须检测 hCG、AFP 和 LD 酶,因为肿瘤分期需要用到这些结果。

器官/肿瘤	CEA	AFP	CA 19-9	CA 72-4	CA 125	CA 15-3	NSE	Pro GRP	SCC	CYFRA 21-1	hCG	PSA	降钙素	hTG	S100
结肠	□		■												
胰腺	■		□												
胃	■		■	□											
食管	□								□						
肝脏(HCC)		□													
胆管			□												
乳腺	□					□									
卵巢				■	□										
子宫	■								□						
绒毛膜											□				
小细胞肺癌							□	□							
非小细胞肺癌	■									□					
生殖细胞		□									□				
前列腺									■			□			
膀胱										■					
甲状腺	■													□	
C 细胞	■												□		
耳鼻喉	■									□					
黑色素瘤															□

图 28.1-1 肿瘤标志物的联合应用[5]。矩形的位置表示肿瘤标志物在相关肿瘤中有重要意义。黑色矩形表示肿瘤标志物是相关肿瘤的次要标志物。hTG,人甲状腺球蛋白;HCC,肝细胞癌

表 28.1-6 肿瘤标志物检测意义[5]

肿瘤标志物	筛查	诊断	随访	预后
CEA	C细胞肿瘤	C细胞肿瘤	结肠癌、乳腺癌、肺癌、C细胞	
AFP	高危人群	生殖细胞，HCC	生殖细胞，肝细胞癌(HCC)	
CA19-9		胰腺癌	胰腺癌，胆管	胃癌，肠癌
CA72-4			胃，卵巢黏液性癌	
CA125			卵巢浆液性癌	卵巢浆液性癌
CA15-3			乳腺癌	乳腺癌
NSE		小细胞肺癌	小细胞肺神经母细胞瘤	肺
ProGRP		小细胞肺癌	小细胞肺癌	
SCC			宫颈癌，耳鼻喉肿瘤，食管	
CYFRA21-1		非小细胞肺癌	非小细胞肺癌，膀胱	
hCG	高危人群	生殖细胞、滋养细胞肿瘤	生殖细胞、滋养细胞肿瘤	生殖细胞、滋养细胞肿瘤
PSA	前列腺癌	前列腺癌	前列腺癌	
降钙素	C细胞肿瘤	C细胞肿瘤	C细胞肿瘤	C细胞肿瘤
hTG			分化型甲状腺癌	
S100			恶性黑色素瘤	恶性黑色素瘤

28.1.7.4 治疗后效果的监测

手术和(或)放化疗后肿瘤标志物的模式可以为治疗后效果提供信息(表 28.1-6)。如果患者在 1 个月后对治疗完全应答，则大多数肿瘤标志物至少下降了 4 个半衰期，回到基线水平(表 28.1-7)。一般来说，以下情况适用：浓度持续下降表明治疗是有效的；浓度稳定表明疾病稳定；浓度持续升高表明无应答，需要改变治疗策略；在人为干预肿瘤和(或)放化疗后的第一天，肿瘤标志物浓度会升高。

表 28.1-7 肿瘤标志物的生物半衰期*和参考区间上限

肿瘤标志物	半衰期(d)	参考区间上限
AFP	2～8	9 U/mL
CA125	5	35 U/mL
CA19-9	4～8	37 U/mL
CA15-3	5～7	25 U/mL
CA72-4	3～7	4 U/mL
CEA	2～8	3 μg/L
CYFRA 21-1	1	2 μg/L
hCG	½～1½	2 U/L
NSE	1	10(20) U/L
PSA	2～3	4 μg/L
SCC	1	1.5 μg/L

*肿瘤标志物由胆汁和(或)肾脏排泄至基线浓度的一半

无复发间期，缓解：手术的目的是要将肿瘤完全切除(R0 切除)，使术前高浓度的肿瘤标志物恢复到基线水平。基线水平应低于健康对照组的第 95 百分位，甚至在中位数区间内。在此范围内仅随方法学变化的结果表明无复发间隔，但不能排除疾病有临床进展。

肿瘤残留和随后的肿瘤进展：肿瘤标志物浓度高于健康对照组的第 95 百分位是肿瘤切除后残留的特征。短时间后，可以观察到标志物浓度连续且剧烈的增高。

28.1.7.5 初次治疗后的肿瘤标志物随访

在初次治疗(手术、化疗或放疗)1 个月后的随访中，肿瘤标志物是患者个体基线水平的重要指标。在这一期间检测的肿瘤标志物浓度是患者随后几年监测的个体标准值。监测期间肿瘤标志物百分比增加是复发的敏感参数，需要进行进一步的调查(临床症状、影像学技术)，如 CEA 或 CA15-3 升高 100%是肿瘤的特异性标准，表明复发或出现转移或其他肿瘤[5]。

初次治疗后监测仅参考个体基线值，与肿瘤标志物的参考区间上限值无关。如果治疗前的肿瘤标志物浓度在参考区间内，也需进行浓度的监测。

28.1.7.6 肿瘤标志物随访

为了在出现临床症状前发现肿瘤复发或进展，应在限定的时间间隔内进行肿瘤标志物检测。表面上已切除全部肿瘤的根治性手术后肿瘤标志物浓度升高提示肿瘤复发或远端转移。然而，随着提前期的延长，可选择的治疗手段会有所减少。

提前期：治疗后的提前期在肿瘤复发的早期检测中起着重要作用。它是指肿瘤标志物的首次升高与根据临床或影像学检测到肿瘤复发和(或)转移之间的时间间隔。做出以下区别：① 阳性提前期指的是在出现临床症状或影像学提示肿瘤存在之前，肿瘤标志物出现升高(4～26 个月)；② 阴性提前期指的是在标志物浓度升高之前做出临床诊断。在这种情况下，肿瘤标志物的高诊断灵敏度和高阳性预测值对临床没有帮助。

提前期取决于样本采集时间。为了进行有效的随访，必须每隔 6～8 周进行取样。

无瘤期和随后的肿瘤进展：无复发期之后肿瘤标志物起初会缓慢且持续的升高。几次间隔采样检测到的浓度升高可以保持在参考区间内，并且与高于参考区间上限的浓度一样重要。

浓度持续升高表明疾病进展。如果某次发现浓度升高但不伴随临床症状，即使显著升高也不应采取任何侵入性或治疗性措施。这种浓度升高应通过短期随访分析来验证。

癌症和肿瘤标志物的实际应用见表 28.1-8。

28.1.8 注意事项

检测方法：肿瘤标志物的浓度取决于所使用的试剂盒。即使使用相同的方法学和相同的抗体，不同厂商试剂盒的检测结果是不同的。因此，试剂厂商必须连同结果明确说明。

个体内变异：癌症患者肿瘤标志物的个体内变异较健康人高，健康个体和肿瘤患者 CEA 的个体内变异分别为 8.4%和 19.3%，CA15-3 分别为 6.0%和 17.3%[16]。

表 28.1-8 癌症中的肿瘤标志物

癌症	临床和实验室检查
乳腺癌	乳腺癌是迄今为止影响全世界女性最常见的癌症，每年约有100万例新病例被确诊。虽然新的辅助治疗可改善患者预后，但25%～30%的淋巴结阴性女性患者和50%～60%的淋巴结阳性女性患者发生复发或转移。 雌激素受体(ER)和孕激素受体(PR)：ER和PR检测被推荐用于预测乳腺癌患者对激素治疗的应答情况及选择相应的患者。在ER阳性的患者中，5年的辅助他莫昔芬治疗可使乳腺癌死亡率降低31%。然而，ER阴性肿瘤患者不从他莫昔芬中受益，但可以通过手术和放疗进行治疗。 *HER-2*基因：*HER-2*检测被推荐用于所有浸润性乳腺癌患者。测定HER-2的主要目的是筛选出可接受曲妥珠单抗治疗的患者。 *BRCA1*和*BRCA2*基因：*BRCA1*和*BRCA2*基因突变检测可用于识别高风险发生家族性乳腺癌或卵巢癌女性患者。对于这些具有*BRCA1*和*BRCA2*基因突变的患者，应在25～30岁进行筛查。 *CEA*、*CA15-3*：其他类似于CA15-3检测相同抗原(即MUC-1)的血清检测包括CA549、MCA、TAG12、CAm26、CAm29和CA 27.29。所有这些标志物可能在乳腺癌的情况下释放到血液中，但没有主要的诊断意义。在乳腺癌诊断时，有15%～35%的患者CA15-3和CEA值高于参考区间上限，浓度与肿瘤分期相关。治疗前两种标志物的值是无复发间期和存活的独立预后参数。 完成第一阶段治疗(手术/化疗或放疗)4周后测定随访相关基线值[5]。虽然在70%的病例中CEA和(或)CA15-3的升高表明有远端转移的发生，但这不适用于局部淋巴结转移或继发性肿瘤。肿瘤标志物的浓度高于个体基线值1倍时，几乎总是表明存在肿瘤[5]。
卵巢癌(OC)	全球每年新确诊20万例卵巢癌女性，其中约12万例死于该病。OC死亡率升高的一个关键因素是缺乏或未能发现疾病特异性的早期症状。表面上皮肿瘤在组织学上分为两种亚型：Ⅰ型肿瘤(低度恶性)和Ⅱ型肿瘤(高度恶性)[13]。 CA125：迄今为止，用于检测卵巢癌最佳的血清标志物是CA125。筛查OC的建议：① 在盆腔肿瘤女性，尤其是绝经后妇女中，用于鉴别恶性肿瘤和良性肿瘤；② 结合超声检查诊断女性卵巢癌遗传综合征。 无论哪种情况，如果CA125水平高于35 U/mL，则需进一步查明原因。50%～60%的Ⅰ期上皮性卵巢癌患者CA125水平高于35 U/mL，90%的Ⅱ期上皮性卵巢癌患者CA125水平高于35 U/mL，超过90% Ⅲ期或Ⅳ期上皮性卵巢癌患者CA125水平高于35 U/mL。CA125有助于评估对化疗的反应。应在治疗开始前的2周内、治疗期间每隔2～4周以及治疗结束后每隔2～3周检测患者样本。如果治疗过程中CA125浓度下降50%，且最新检测的样本结果与超过28天前的样本结果相比降低了75%，则认为治疗成功。CA125浓度也可以提供预后信息。术前浓度>65 U/mL患者的5年死亡率是低浓度的6.37倍。化疗期间或化疗后CA125半衰期<20天的患者中位生存期为28个月，而CA125半衰期>20天的患者中位生存期为19个月。
睾丸生殖细胞肿瘤	睾丸生殖细胞肿瘤大约占男性恶性肿瘤的1%，但它是15至35岁之间最常见的恶性肿瘤。约95%的恶性睾丸肿瘤起源于生殖细胞；剩下5%是淋巴瘤、Sertoli-Leydig细胞瘤和间皮瘤。青少年和成年人的生殖细胞肿瘤分为两种亚型：精原细胞瘤(SGTC)和非精原细胞性睾丸生殖细胞癌(NSGCT)。根据一项合作研究[14]，65%的肿瘤是NSGCT，36%是精原细胞瘤。 血清肿瘤标志物在诊断、分期、鉴别、预后及评估治疗反应和复发中起到重要作用。经证实的标志物包括AFP、hCG和LD酶。在NSGCT中，至少有一种上述标志物升高。 诊断睾丸生殖细胞肿瘤：一项合作研究[14]的结果如下： - 77%的精原细胞瘤患者是Ⅰ期肿瘤，21%的患者hCG升高。hCG水平通常低于300 U/L，而浓度高于1 000 U/L在多数情况下与NSGCT有关。40%～60%的病例LD升高。 - 52%的NSGCT患者是Ⅰ期肿瘤，血清标志物水平升高(44%的病例hCG和AFP同时升高；26%的病例AFP单独升高；9%的病例hCG单独升高)，40%～60%的病例LD升高。 预后：根据不同的预后标志物可分为三个亚组： - 好：LD<参考区间上限值的1.5倍，AFP<1 000 μg/L，hCG<5 000 U/L。 - 中：LD为参考范围上限值的1.5～10倍，AFP 1 000～10 000 μg/L，hCG 5 000～50 000 U/L。 - 差：LD>参考范围上限值得10倍，AFP>10 000 μg/L，hCG>50 000 U/L。 睾丸切除术：治愈80%～85%的Ⅰ期精原细胞瘤病例和70%的NSGCT病例。 化疗：前两个周期的化疗后，肿瘤标志物的半衰期是结局的预后因素。hCG和AFP的半衰期分别为1.5天和5天。hCG的半衰期超过3.5天、AFP半衰期超过7天则表明预后不良。 随访：根治性治疗后，低风险患者应在术后前6个月内每1～2周进行检测。复发通常发生在治疗后的第一年，很少发生在第二年。
结直肠癌(CRC)	CRC是全球第三大常见癌症，据估计全球每年发病100万例，死亡50万例。40%～50%的患者虽然进行了可能的根治性手术，仍发生转移。 诊断：由于CEA缺乏诊断灵敏度和特异性，故不推荐作为健康个体的筛查指标。在初步诊断为CRC时，CEA在高达20%的Dukes A期患者，20%～40%的Dukes B期患者，40%～60%的Dukes C期患者及60%～95%的Dukes D期患者中升高。术前CEA水平可结合其他结果用于手术治疗计划。 预后：如果术前CEA水平超过5 μg/L，应对是否存在远端转移进行诊断性检查。 随访：对于Ⅱ期或Ⅲ期CRC患者，至少应在诊断后的3年内每3个月检测术后CEA水平。在CRC随访期间，CEA与先前值相比至少增加30%被认为是浓度升高(没有临床指征)。但这种性质的升高必须在1个月内确认。每月升高15%～20%持续至少3个月也应当干预。对于接受全身治疗的局部进展或转移性结直肠癌患者，应每1～3个月测定一次CEA。与个体基线值相比CEA浓度升高超过30%可证实疾病的进展性质。在CRC中不推荐CEA以外的肿瘤标志物作为常规检测。根治性手术后接受强化随访的患者后具有5年生存优势。
胰腺癌	在胰腺癌中，肿瘤倍增时间为0.5～3.5个月。推荐所有患有上腹痛2～3周的45岁以上患者检测肿瘤标志物。CA19-9是首选的标志物。其对胰腺癌的诊断灵敏度为70%～80%，与分化程度无关。标志物浓度与肿瘤质量之间没有相关性。在胰腺癌中，CA19-9浓度高于1 000 U/mL表明淋巴结受累，超过10 000 U/mL的值表明有血源性扩散。 可手术切除肿瘤的患者CA19-9浓度低于不可手术切除患者。在同一分期的肿瘤患者组中，CA19-9水平较低的患者中位生存时间明显更长。完成一线治疗之后，CA19-9对疾病进展的诊断灵敏度为80%～90%。
肝细胞癌(HCC)	除了更灵敏的影像学技术外，在众多肿瘤标志物中甲胎蛋白(AFP)是HCC的首选标志物。小病灶(直径小于1～2 cm)的AFP通常是阴性的。影像学初步诊断为HCC时，60%～70%的患者AFP水平升高(30%>1 000 μg/L，20%>10 000 μg/L)。 肝占位性病变时，AFP大于1 000 μg/L具有诊断意义。建议肝纤维化/肝硬化患者每3个月进行一次AFP检测以早期发现HCC。
胃癌	因为CA72-4的诊断灵敏度和特异性高于CEA和CA19-9，故推荐CA72-4用于胃癌的监测和随访。但同时检测另外两种标志物能显著提高诊断灵敏度。初次诊断为胃癌时CA72-4浓度高于6 μg/L的患者死亡风险比低浓度患者高4.2倍。 初步诊断时上述三种标志物均为阳性的病例中，其中一种标志物升高则100%提示治疗后疾病复发。

续 表

癌症	临床和实验室检查
肺癌	全球每年肺癌发病率为135万,其中死亡人数为118万。死亡率高是由于80%的肿瘤直到局部或全身扩散才被诊断出来。肺癌的组织学分类如下:小细胞肺癌(SCLC),比例为20%~25%;非小细胞肺癌(NSCLC)。这个类型还包括鳞状细胞癌、腺癌和大细胞癌,该类型代表除SCLC以外的所有其他肺癌。只有20%的Ⅲ期NSCLC患者和5%的Ⅳ期NSCLC患者的生存期为1年或更长。 诊断:根据临床情况推荐使用的肿瘤标志物有NSE、CEA、SCCA、CYFRA21-1和ProGRP。在存在未知来源的肺部结节的情况下,ProGRP及NSE浓度升高提示SCLC并可排除NSCLC。高SCCA浓度提示NSCLC(鳞状细胞癌)。所有组织学类型的肺癌均可释放CYFRA21-1和CEA[15]。 手术后:生理半衰期标志物浓度下降表明干预成功。浓度下降缓慢和(或)无法正常化则表明手术未成功。 随访:以下标志物在复发监测中具有70%~85%的灵敏度和几乎100%的特异性:应用于NSCLC的CYFRA21-1,SCLC中的NSE和ProGRP以及鳞状细胞癌中的SCCA。这些标志物浓度升高可以比临床症状和影像学发现早2~15个月提示复发。
前列腺癌	前列腺癌是男性第二大常见癌症,但仅占癌症死亡率的5.85%。前列腺癌的最佳管理方案是在疾病的每个阶段检测PSA。更多信息可参见28.17。

影响因素:以下内容需注意。

- 若从采血到血清分离的间隔时间>60 min,NSE从血小板中释放导致血清NSE浓度升高;游离PSA采血到血清分离的间隔时间不应超过3 h。
- 若皮肤接触样品杯内部可使SCC浓度升高。若样本被唾液污染,将使SCCA、CA19-9浓度升高,CEA也会轻度升高。
- 溶血时由于红细胞和血小板释放NSE,NSE浓度升高。黄疸的血清样本会引起PSA的检测值升高。
- 药物,如高浓度的二价或三价金属离子、嘌呤类、吲哚、胍类(硝酸异山梨醇,盐酸维拉帕米)、维生素C、顺铂、丝裂霉素、雌二醇和表柔比星可引起PSA水平的假性升高。
- 为诊断或治疗目的在免疫闪烁显像诊断或免疫治疗中接受鼠免疫球蛋白的患者体内会产生人抗鼠IgG抗体(HAMA)。这引起使用单克隆抗鼠抗体的检测系统可能产生假阳性信号。这些嗜异性抗免疫球蛋白抗体也可出现于接受活细胞疗法的患者体内,从而使肿瘤标志物水平假性升高。
- 年龄;年龄影响肿瘤标志物水平。例如一项研究报道[17],通过常规检测66~99岁健康个体的CA19-9、CEA、CA72-4、CA15-3、AFP和PSA,发现40%的个体至少有一种肿瘤标志物浓度升高。
- 肾功能不全或胆汁淤积患者由于排泄减少可导致肿瘤标志物升高。在这种情况下,肿瘤标志物水平的持续升高是其特征。
- 根据吸烟量,CEA可达到10 μg/L,极少数情况下甚至达到20 μg/L。

28.2 癌基因、抑癌基因、微小核糖核酸

Lothar Thomas

28.2.1 致癌基因

根据美国癌症协会的估计,每2名男性和3名女性中就有1位会发生癌症[1]。癌症是一种基因组疾病。迄今为止已检测到70种生殖细胞系突变引起的癌基因异常和342种体细胞突变相关的致癌基因。不同癌症之间的区别很大,癌症不仅仅是癌症。细胞变成癌细胞很大程度上是因为其基因突变。该变化导致癌细胞表型的形成,包括:细胞分裂增加、细胞分化减少、抑制凋亡。

发生癌症时,三组基因及其编码的蛋白质可以发生突变:癌基因、抑癌基因、修复基因。

这三组基因在健康人体细胞中起着调节增殖和分化的作用。癌基因促进细胞生长,而抑癌基因则作用相反。如果癌基因和抑癌基因的相互作用失去平衡,细胞会失去生长节律并进入不受控制的生长阶段[2]。修复基因在发生遗传损害时发挥作用。在多数情况下,它们能发现并修复损伤。如果无法修复损伤,细胞会收到一个信号,并启动细胞凋亡过程诱导细胞死亡。这可以防止遗传损伤在细胞分裂过程中传递。

基因及其功能的特征由碱基(核苷酸)序列决定。基因的碱基序列(突变)的变化会引起缺陷并以多种方式影响细胞。一些基因缺陷会引起蛋白质合成的增加,而某些基因改变则会造成相反效果。也有部分突变不会对蛋白质合成产生影响。

大约90%的癌症是由生命过程中偶然发生的DNA突变引起的,尤其是在老年期。散发性突变也称为体细胞或获得性突变。它们可能由环境因素诱发,如暴露于毒素或辐射。遗传性突变也被称为种系突变,是5%~10%癌症发生的主要原因。癌症本身不会遗传,具有遗传特性的是肿瘤易感性。与自发性癌症相反,种系突变中的遗传损伤存在于精子或卵细胞中。通过生殖细胞传递的基因缺陷不会立即引起癌症的发生,因为体内存在着来自健康父/母的基因。然而,如果这种基因在生命过程中受到损伤,就有可能会引起肿瘤。

癌症是由年轻的、具有遗传缺陷的细胞发育而来。当损伤不能被修复,细胞凋亡不再发生时,癌症就会出现,尤其是涉及细胞分裂或细胞凋亡的基因受损时。在恶性转化期间,新兴的克隆必然会通过逃避原癌基因常见的调控机制来对抗机体的抗肿瘤效应。随后,肿瘤细胞可以从癌基因的功能中获益。

肿瘤生成的例子[3]:

- 原癌基因如*Myc*诱导细胞增殖。然而,包括如ARF/MDM2/p53等信号通路凋亡机制"内在的防护",抵消了由Myc介导的有丝分裂刺激并抑制转化。为了促进*Myc*驱动的肿瘤发生,会出现p53突变或*BCL-2*过度表达引起的基因功能丧失。
- 癌基因如*BCL-2*是有效的细胞凋亡抑制分子,但对诱导细胞增殖效果差。因此,它们不足以驱动肿瘤发生。驱动细胞增殖的癌基因(*Myc*,*Ras*)协同*BCL-2*抑制细胞凋亡作用,两者联合能促进肿瘤发生。
- 某些癌基因如*BCR-ABL*可激活细胞内信号传导途径,同时诱导细胞增殖并抑制凋亡,从而导致转化。

28.2.2 原癌基因

原癌基因是维持正常细胞生理功能，保持稳态所必需的正常基因[4]。它们存在于所有细胞中并编码负责细胞增殖、分裂和分化的蛋白质合成。这些蛋白质的正常功能是刺激细胞分裂，驱动细胞分化并阻止细胞凋亡。

28.2.3 癌基因

癌基因是原癌基因的突变。通常，它们占据主导地位，并抵消原癌基因的功能。癌基因促进负责产生细胞调节蛋白的原癌基因的表达，引起细胞分裂增加、分化减少和抑制凋亡。这最终导致细胞转化和细胞失控[5]。

癌基因激活基于多种机制：上调正常基因的表达、稳定性增强或功能改变的突变蛋白的表达、由于错误或突变结合蛋白的相互作用而改变了正常基因产物的亚细胞定位。

通过转化或激活能使原癌基因成为癌基因的分子变化包括点突变、缺失、插入激活、扩增和易位。费城染色体是染色体易位的一个经典例子，其中 9 号染色体和 22 号染色体末端发生交换。22 号染色体末端含有 *BCR* 基因和 9 号染色体片段携带的 *ABL1* 基因融合。当这两个染色体片段融合时，形成了新的基因 *BCR－ABL*，由于其携带 *ABL1* 基因，可编码具有高酪氨酸激酶活性的蛋白质。ABL1 蛋白的异常表达激活了参与细胞周期调控的其他蛋白，从而刺激细胞分裂。因此，费城染色体与慢性髓系白血病及其他形式白血病的发生相关。

突变是引起癌症的常见原因。在 17 种不同类型癌症中，使用高通量癌基因突变分析技术检测 1 000 个样本，结果如下[6]：分析了 17 个癌基因，其中 14 个基因至少被检测出一种突变；298 例样本至少携带一种突变。

常见的原癌基因和癌基因及其临床意义见表 28.2－1。常见的癌基因编码蛋白功能分组见表 28.2－2。

表 28.2－1　常见的原癌基因和癌基因及临床意义[5]

原癌基因/癌基因	临床和实验室检查
BRCA[11]	BReast CAncer 抗原是肿瘤抑制基因。携带 *BRCA* 突变的妇女患乳腺癌风险增高，应尽早筛查。如果携带突变，那么 *BRCA* 基因(*BRCA1* 或 *BRCA2*)中的一个 *BRCA* 拷贝会被破坏，BRCA 被灭活并可能形成癌症。携带 *BRCA1* 和 *BRCA2* 突变的肿瘤细胞多见双链断裂。在具有 *BRCA* 活性的正常细胞中，DNA 损伤会被多聚 ADP－核糖聚合酶(PARP)修复，从而维持细胞功能。PARP 是参与修复单链 DNA 断裂的酶。PARP 抑制剂用于治疗由 *BRCA* 突变和双链断裂引起的肿瘤。它们抑制双链断裂的修复，从而诱导肿瘤细胞凋亡。
BCR－ABL	慢性粒细胞白血病(CML)患者可携带 *BCR－ABL* 融合基因(*BCR* 为裂点簇区，*ABL* 为 Abelson 小鼠白血病病毒癌基因)。修饰的基因编码酪氨酸激酶。针对该蛋白(伊马替尼、达沙替尼、尼罗替尼)的药物在 CML 治疗中有效。
β联蛋白	Wnt 家族属于分泌型糖蛋白，可抑制β联蛋白磷酸化。后者参与调节细胞黏附和信号通路的激活。β联蛋白的活性由腺瘤性结肠息肉(APC)蛋白控制。在家族性腺瘤息肉病中，APC 基因突变会抑制磷酸化，影响β联蛋白降解。血浆中的游离β联蛋白会转移到细胞核中，从而激活细胞增殖。
cyclin D1，cyclin E1	这两种原癌基因分别由基因 *CCND1* 和 *CCNE1* 编码。通常蛋白质在细胞周期的不同阶段影响细胞增殖，该过程取决于细胞接收到的信号。如果原癌基因表达比平常更强烈或是表达不充分，均有可能引起肿瘤发生。
C－erbB－2	*c－erbB－2* 癌基因突变会编码具有持续活性的胞质结构域的内皮生长因子受体(EGFR)的截短形式。即使没有 EGFR 存在，表达这种癌基因的细胞会表现出持续接收信号，不断增殖。Barrett 癌症患者(c－erbB－2 阳性肿瘤)的预后明显低于阴性肿瘤患者[12]。
EGFR，VEGF	由于 *EGFR* 基因缺失导致的内皮生长因子受体(EGFR)的配体结合结构域缺陷，引起无配体结合的受体连续刺激。激活的受体磷酸化受体细胞内结构域中的酪氨酸，为细胞质蛋白提供相互作用位点。这些相互作用以各种方式调节细胞内信号。在 EGFR 家族的其他三个成员(ERBB2、ERBB3 和 ERBB4)及 HER－2/neu 信号受体和 KIT 信号受体的激酶结构域中又发现了激活性突变。血管内皮生长因子(VEGF)在低氧依赖的基因转录控制中起重要作用。VEGF 活性由酪氨酸激酶受体 VEGFR1(FLT1)、VEGFR2(FLK1－KDR)和 VEGFR3(FLT4)介导。VEGF 刺激多种癌症中的血管生成。
HER－2/neu	HER－2/neu 也被称为 c－erb－B2。是属于生长因子受体家族的 185 kDa 糖蛋白。它由 17 号染色体长臂上的基因表达。受体家族包括 HER－1 至 HER－4，其中 HER－1 与表皮生长因子受体(EGFR)相同。HER－2 相比其他亚型更易形成异二聚体。二聚体形式相比受体的天然配体形式能更强烈地触发细胞内信号级联传导，从而促进细胞增殖。
Myc[12]	原癌基因 *Myc* 介导细胞增殖，但这常被触发细胞凋亡的内在抑制机制所抵制。因此，*Myc* 需要通过遗传或表观遗传效应(如 *BCL－2* 过度表达)来抑制细胞凋亡并诱导肿瘤发生。通过食物、生长因子或促有丝分裂刺激物激活的信号通路直接将磷酸化级联反应的信号传递给 Myc。*Myc* 基因表达失调见于 50%以上的恶性肿瘤。通过细胞质磷酸化级联激活生长因子受体复合物，诱导细胞核中的早期和延迟应答基因。早期应答基因包括 *Myc* 原癌基因，其编码调节细胞核中蛋白质的基因。诱导过度表达的突变阻止细胞进入 G0 失活期，使细胞持续增殖。在多数病例中，*Myc* 和 *Bcl－2* 协同作用引起细胞癌变。
p53[13]	p53 是能与核蛋白特异性结合的 DNA 序列，抑制细胞有丝分裂失控，促进细胞在受应激事件后凋亡。由于丝氨酸 13 的磷酸化导致 p53 浓度在 DNA 损伤中增加，从而防止 p53 与 MDM2 之间的相互作用。基因 *MDM2* 编码核定位的 E3 泛素连接酶(*MDM2* 癌基因)。MDM2 蛋白可促进靶向抑癌蛋白(如 p53)的肿瘤形成，使蛋白酶体降解。DNA 损伤后，P53 抑制细胞增殖失败是促进肿瘤生成的基因，这使突变细胞存活并生长。癌基因，如腺病毒 *EIA* 癌基因，可以诱导 p53 形成，促进细胞凋亡和细胞提早衰老。半数以上的人类癌症中可以检测到抑癌基因 TP53 的异常。该基因突变可见于多种肿瘤，如乳腺癌、肺癌和结肠癌。
PI3K 和 AKT[14]	细胞通过 PI3K－AKT 信号传导途径来应答细胞因子、G 蛋白偶联受体配体、生长因子和细胞应激。参与细胞增殖和抑制凋亡的蛋白被激活。PI3K 催化磷脂酰肌醇－3，4－二膦酸(PIP2)磷酸化生成磷脂酰肌醇－3，4，5－三膦酸(PIP3)。PIP3 与 PH 结构域结合将 Akt 蛋白激酶成员锚定到细胞膜上并磷酸化。PIK3 与癌症的发展密切相关，AKT 是癌基因。
Ras(Rat sarcoma)[14]	大约 30%肿瘤发生与 Ras 蛋白突变有关。这些蛋白质是由 K－Ras、H－Ras 和 N－Ras 基因编码的小单体 GTP 酶。当与 GTP 结合时，野生型 GTP 酶改变构象，并通过 GTP 转化为 GDP 而失活。致癌 Ras 蛋白仍然与 GTP 结合，具有活性并与效应蛋白 PIeK 和 Raf 结合。突变 Ras 和 PIK3CA 可能在 PI3K 途径激活相互作用。在结直肠癌中 Ras/Raf/Mek/Erk 和 PI3k 信号通路突变较常见[15]。这些蛋白是细胞质信号传感器。12、13 或 61 密码子点突变将 *Ras* 基因转化为 *Ras* 癌基因，引起 Ras 蛋白中的氨基酸改变。*Ras* 癌基因在结肠癌和胰腺癌的形成中发挥重要作用。90%胰腺癌患者中可检测到该基因 12 密码子点突变。
c－SRC[12]	*c－SRC* 基因与劳斯肉瘤病毒的 *v－SRC* 基因相似。已知这种原癌基因在调节胚胎发育和细胞生长中发挥作用。*c－SRC* 的突变可能参与结肠癌的恶性转化。

表 28.2-2 癌蛋白功能分组[16]

细胞信号转导 - 生长因子(PDGF,Wnt) - 生长因子受体(酪氨酸激酶受体 ErbB,Her-2/Neu) - 膜结合配体受体(E钙黏蛋白)
细胞质信号分子 - 酪氨酸激酶(Abl,Src) - 丝氨酸/苏氨酸激酶(Bcr,Mos Pim 1) - 磷酸酶(PTEN) - 适配蛋白(Bcl-1,Crk) - 膜相关 G 蛋白(Ras) - 小 G 蛋白(Dbl,vav)调节分子 磷脂衍生物,第二信使(PI3K,PTEN)
基因转录 - 转录激活因子(Myc,Jun,Myb,Rel) - 转录抑制因子(WT1,Evil,PML-RARα) - 辅助因素(CBP,Bmil,MLL)
蛋白质生物合成(EF1α)
细胞周期(cyclin D,cyclin E,CDK4)
细胞凋亡(Bcl-2)

28.2.4 抑癌基因

抑癌基因可减慢细胞分裂,修复 DNA 缺陷并诱导细胞凋亡。抑癌基因主要包括 *TP53*、*BRCA1*、*BRCA2*、*APC* 和 *RB1*。癌基因和抑癌基因之间的一个重要区别是:癌基因是由原癌基因的活化(开启)引起,抑癌基因则是失活(关闭)[2]会引起癌症。表 28.2-3 列出了恶性肿瘤中常见癌基因和抑癌基因。

表 28.2-3 恶性肿瘤中的癌基因和抑癌基因

癌症类型	癌基因
乳腺癌	*HER-2/neu*,*p53*,*BRCA*
慢性粒细胞性白血病	*BCR-ABL*
胃肠道间质瘤	*KIT*,*PDGFRA*
结肠癌	β-*catenin*,*cyclin D1*,*Kras*,*Src*
胰腺癌	*K-ras*,*Krasv*,*cyclin D1*
食管癌	*cyclin D1*,*Src*
膀胱癌	*Ras*
视网膜母细胞瘤	*RB1*
黑色素瘤	*B-Raf*,*MITF*
鳞状细胞癌	*cyclin D1*
鼻咽癌	*cyclin D1*
家族性腺瘤性息肉病	β-*catenin*

28.2.5 癌症治疗中的分子靶向方案

已研发攻击癌基因,如蛋白质 HER-2/neu[7] 的药物,通过减少细胞增殖延长患者生存期,如乳腺癌。表 28.2-4 介绍了常见的靶向药物和治疗方案。通过诱导肿瘤抑癌基因治疗癌症较为困难,因为这涉及向肿瘤细胞中转入新的 DNA。

表 28.2-4 癌基因的靶向药物[7]

癌基因/原癌基因	癌症类型	药物	方案
ERBB2	乳腺癌	曲妥珠单抗	组合
BCR/ABL	慢性粒细胞性白血病	伊马替尼	单一疗法
C-Kit	胃肠道间质瘤	伊马替尼	单一疗法
EGFR	非小细胞肺癌	吉非替尼,厄洛替尼	单一疗法
EGFR	头颈部肿瘤,结直肠癌	西妥昔单抗	组合
EGFR	胰腺癌	厄洛替尼	组合
VEGF	乳腺癌、肾癌、结直肠癌	贝伐单抗	组合
VEGFR,*PDGFR*,*LT3*	肾癌	索拉非尼	单一疗法

治疗方案包括:单药方案(单一疗法)或联合用药方案;联用细胞毒性药物(组合);血小板衍生生长因子(PDGFR)

28.2.6 检测方法

在多种情况下,会使用 PCR 分析技术,该技术可同时分析大量基因。

28.2.7 基因突变的原因

致癌物质可导致原癌基因转化致癌基因,已经定义三类诱导机制(化学物质、病毒和辐射)。

化学物质:化学致癌物最重要的来源是烟雾的吸入。它是一种化学物质(亚硝胺、多环芳烃、苯类)的组合并引起细胞损伤。烟草烟雾引起的女性癌症病例超过 5%,男性超过 20%。例如,烟草烟雾主要会引起肺癌、胰腺癌、膀胱癌和食管癌。此外,烟草烟雾和酒精的混合被认为是引起口腔、咽喉、喉部和食管肿瘤的主要原因。除烟草烟雾外,食物中的霉菌毒素(黄曲霉毒素)和亚硝胺是主要致癌物质。

病毒:在癌病毒特异性作用下可以形成肿瘤细胞。有两种类型的癌病毒:

- 携带基因组 DNA 的病毒(乳头瘤病毒、腺病毒)。由癌病毒 DNA(也称为肿瘤抗原/T 抗原)编码的蛋白与其他细胞蛋白相互作用,后者主要是肿瘤抑制型蛋白。两者之间的互作用干扰了蛋白质的正常功能(如细胞稳态)。
- 携带基因组 RNA 的病毒,也称反转录病毒。它们在鸟类,猫和老鼠中很常见,在人类中罕见。人类反转录病毒,如人 T 淋巴细胞病毒(HTLV)和人免疫缺陷病毒(HIV)。被反转录病毒感染的细胞,其基因组 RNA 通过反转录酶转化为 DNA 并整合到宿主细胞的基因组中。宿主与病毒之间的 DNA 交换(转导)可引起宿主细胞增殖失控,并因此引发肿瘤形成。

辐射:放射性污染会导致 DNA 链断裂,尤其是在白血病的发生中。长期暴露在阳光下会诱发黑色素瘤的发展。

28.2.8 微小核糖核酸(miRNA)

miRNA 是一类保守的、长度为 19 至 25 个核糖核苷酸、小、单链、非编码的 RNA。它们存在于植物、动物和人类基因组中。在哺乳动物中,它们占基因组的 1%~3%[8]。RNA 聚合酶Ⅱ从 DNA 螺旋中转录生成初级前体 miRNA,将其转运到细胞质中并转化为 miRNA。每个 miRNA 名称都包含一个特定的前缀(人是 hsa)和一个单独的数字后缀。

miRNA 在调控细胞分化,细胞周期进程和凋亡中发挥重要作用。它们通过诱导信使 RNA(mRNA)降解并抑制翻译后水平的翻译下调其靶基因。

miRNA 的表达可以在癌症中增加或减少。如果相关靶 mRNA 由肿瘤抑制基因或癌基因编码,则 miRNA 表达的失调对肿瘤发生具有影响。

一般来说,miRNA 表达失调引起的失控和恶性肿瘤发展有关。同时,和恶性改变相关的 miRNA 可作为监测癌症发生、转移过程及治疗的生物标志物和表型特征[9]。肿瘤相关 miRNA 作为癌症潜在生物标志物的总结可见参考文献[10]。

miRNA 检测:可以通过 Northern 印迹、原位杂交方法、基于杂交的微阵列平台和定量反转录酶-聚合酶链式反应(RT-PCR)等技术,检测血清和血浆标本中组织来源的 miRNA。

28.3 循环肿瘤细胞

Lothar Thomas

28.3.1 引言

在原发性肿瘤(如乳腺癌、肺癌或前列腺癌)的形成和生长初期,细胞从肿瘤中脱落,然后在血液中循环。肿瘤患者的预后主要取决于原发部位肿瘤细胞向远处器官(肝、肺、脑和骨髓)的血源性扩散及随后这些细胞在新的微环境中的生长情况。

原发性肿瘤完全切除后循环肿瘤细胞(CTC)和微转移灶可在引起明显转移前保持数年的休眠状态。来源于这种转移灶的 CTC 可通过血液再循环并可定植于其他远端器官,引起继发性转移[1]。

即使通过高分辨率成像技术,也无法检测微小残留病灶(即存在 CTC 和微转移灶)。然而,可通过敏感且特异的方法检测骨髓、淋巴结或血液循环中的 CTC。尤其是骨髓,可能是 CTC 主要的归巢器官和储藏器官,使 CTC 可以重新进入循环。

28.3.2 适应证

评估转移性肿瘤的预后和病程及其对治疗的反应。最常用于转移性肿瘤的评估。

28.3.3 检测方法

通过细胞大小和上皮癌特异性标志物的表达可以区分 CTC 与周围的造血细胞。CTC 的特点:有细胞核、直径>5 μm、细胞角蛋白(CK)的细胞质表达为阳性、白细胞抗原 CD45 的表达为阴性。

CTC 检测策略[2,3]:如下。

- 富集:CTC 富集法以磁性纳米粒子的应用为基础。这些纳米粒子被载有抗 EpCAM 抗体的生物素类似物的聚合物层包被,可与样本中的 CTC 结合。在对细胞进行分类和计数之前,它们被免疫磁性富集。该方法的回收率为 93%,检出限为 7.5 mL 血中 1 个 CTC。富集后,CTC 部分通常仍含有相当数量的白细胞,并且需要通过能够将肿瘤细胞与正常血细胞区分的方法,在单细胞水平上识别 CTC。
- 识别:通常用抗上皮细胞黏附分子(EpCAM)抗体进行 CTC 的阳性选择。通过 CK(阳性标志物)、常见的白细胞抗原 CD45(阴性标志物)和一种核染料(4,6-二脒基-2-苯基吲哚,DAPI)对 CTC 荧光染色。通过荧光显微镜进行多色图像分析,将 CTC 定义为 $CK^+/CD45^-/DAPI^+$ 细胞[2]。

28.3.4 标本要求

EDTA 抗凝血:20 mL。

28.3.5 阈值

在 7.5 mL 血液中检测到≥5 个 CTC 的乳腺癌患者的中位无进展生存期短于那些 CTC 数量较低的患者[4]。

28.3.6 临床意义

血液中 CTC 的检测是早期和转移性乳腺癌患者的预后因子。一项 Meta 分析[5]表明,外周血中存在 CTC 与早期和转移性乳腺癌预后较差显著相关(表 28.3-1)。

表 28.3-1 循环肿瘤细胞在乳腺癌中的预后价值[5]

生存期(S)	早期癌	转移性癌
无病生存期(DFS)	2.86(2.19~3.75)	
无进展生存期(PFS)		1.78(1.52~2.09)
总生存期(OS)	2.78(2.22~3.48)	2.33(2.09~2.60)

CTC 最实际的应用价值是监测转移性癌症患者。在这方面已经得到证实,有 50%~70%的乳腺癌、结肠癌和前列腺癌患者的 CTC 水平升高。此外,开始新一轮的全身性治疗前 CTC 水平升高的患者相比低于切点值的患者预后更差。全身治疗过程中 CTC 持续升高或 CTC 水平上升强烈表明患者正在接受治疗的方案无效[6]。

各种国内和国际研究已经证明了在转移性乳腺癌中早期检测 CTC 可用于确定全身化疗的疗效并测试新使用的治疗策略,如抗 HER-2 药物[7]。

28.4 甲胎蛋白(AFP)

Rolf Lamerz

AFP 是少数被推荐可以用于恶性疾病筛查的肿瘤标志物之一,并可用于治疗监测和随访。

28.4.1 适应证

包括疑为肝细胞癌(如肝硬化患者)、生殖细胞肿瘤(睾丸、卵巢、外生殖器)的诊断和鉴别诊断、AFP 阳性生殖细胞肿瘤或原发性肝细胞癌患者的治疗监测和随访(如手术后或放化疗期间或之后)。

28.4.2 检测方法

免疫方法如用酶标记、荧光标记或发光标记的酶联免疫和免疫测定。与多克隆抗体相比，单克隆抗体通常是测定中的主要抗体。

28.4.3 标本要求

血清、胸膜渗出液、腹水、脑脊液：1 mL。

28.4.4 参考区间

血清/血浆<10 μg/L(大约 7 IU/mL)*(* 1 岁以上)。

28.4.5 临床意义

AFP 的测定对于筛查和监测疑似发生原发性肝癌或生殖细胞肿瘤的高危人群具有重要意义。

28.4.5.1 非恶性疾病

AFP 可在良恶性疾病中升高(表 28.4-1)[1,2]。

表 28.4-1 血清 AFP 浓度升高

生理情况： - 小于 1 岁的儿童：出生时 AFP 平均约为 70 mg/L，第 2～3 周约为 0.5～4 mg/L，10 个月后<20 μg/L。儿童期肝脏和胆道疾病中可观察到 AFP 水平升高，偏离上述值。 - 妊娠妇女：从妊娠第十周开始，AFP 水平的升高与孕龄有关；孕龄第 32～36 周可达到峰值 400～500 μg/L，随后逐渐降低直到分娩(降至最高 250 μg/L 的水平)。分娩后，AFP 以约 4 天的生理半衰期降低。水平升高见于胎儿神经管缺陷、胎儿窘迫综合征和胎儿宫内死亡。
良性肝脏疾病：急性病毒性肝炎、酒精性肝炎、慢性肝炎和肝硬化。急性肝炎多伴有 AFP 短暂性升高，慢性肝炎常为持续性异常低值，多<500 μg/L，高值少见(1%)。
恶性疾病：胃肠道疾病和其他肿瘤：高达 21%的胃癌、结直肠癌、胆管癌、胰腺癌和肺癌患者出现 AFP 浓度升高，并常伴有肝转移。AFP 值通常<500 μg/L，很少高于该值(4%)。
肝细胞癌(HCC)：诊断 HCC 时约 40%的病例 AFP 无异常，60%的病例异常升高；后者中的水平：>100 μg/L 占 50%；>1 mg/L 占 32%；>10 mg/L 约 20%(胆管癌时 AFP 多正常，作为鉴别诊断的一部分)。可出现极高的 AFP 水平，高达 10 g/L。AFP 浓度与肿瘤大小、生长速度、分期及恶性程度无关。AFP>2 mg/L 通常表明存在 HCC。
生殖细胞肿瘤(睾丸、卵巢、性腺外)：出现异常 AFP 浓度取决于肿瘤类型。升高程度往往低于肝细胞癌。单纯精原细胞癌、无性细胞瘤、皮样囊肿和成熟畸胎瘤及单纯绒毛膜癌通常为 AFP 阴性，而卵黄囊肿瘤(内胚胎层窦肿瘤)通常为 AFP 阳性。胚胎癌时 AFP 表达不一，MTU 的 AFP 阳性率为 70%，MTI 的阳性率高达 50%，而复合性肿瘤的阳性率居于两者之间。hCG 可作为次选的肿瘤标志物。

28.4.5.1.1 肝硬化：肝硬化患者在疾病过程中 AFP 常表现为较低的异常水平并伴有持续或短暂的升高。AFP 阳性率为 10%～62%[2]。17%的患者平均浓度为 15～100 μg/L，20%的患者>500 μg/L，1%的患者>500 μg/L。长期研究显示，AFP 升高的肝硬化患者发生肝细胞癌的风险更高[3]。

28.4.5.1.2 病毒性肝炎：AFP 浓度升高可见于在急性和慢性病毒性活动性肝炎，在急性病毒性肝炎中 AFP 升高是短暂的。异常值的总体比例为 31%，但其中只有 1%高于 500 μg/L[2]。在急性病毒性肝炎中，可以观察到 AFP 和转氨酶活性峰值(坏死阶段)间存在一定关系。转氨酶达到峰值的 2 周后，AFP 浓度也达到最高(再生阶段)。6～8 周后 AFP 恢复到正常值。在暴发性病毒性肝炎中，AFP 升高与预后良好有关(再生)。AFP 升高与低白蛋白水平、基因型 1b 慢性丙型肝炎及晚期纤维化患者显著相关，且预后较差[4]。

28.4.5.1.3 其他肝脏疾病：AFP 升高在中毒性肝病、非嗜肝病毒引起的肝炎、胆道闭锁、胆汁淤积、遗传性肝硬化和伴肝脏受累的代谢性疾病中很少见。

28.4.5.2 肝细胞癌(HCC)

在欧洲、北美和日本，原发性肝细胞癌主要发生于已有肝硬化的人群中。与低发区域相比，在高发区域[亚洲和非洲：男性发病率为(30～40)/100 000，女性为(10～14)/100 000]，原发性肝细胞癌较常发生于 40 岁以下的人群。在欧洲、北美和加拿大，男性发病率为(2～8)/100 000，而女性发病率为(1～4)/100 000。原发性肝细胞癌好发于男性(男/女比为 1.4～3)，而且总体发病率在上升[5]。

由于影像学技术的改进，可在肿瘤较小的时候初步诊断为 HCC，而诊断为肝癌时仅有 60%的患者血清 AFP 水平升高。约 20%的病例 AFP 水平>10 mg/L，最高可达 10 g/L，32%的病例 AFP>1 mg/L，约 50%的病例 AFP>100 μg/L。

5%～10%经组织学证实、肿瘤大小和程度明显不等的原发性肝细胞癌表达正常的 AFP 浓度。在罕见的肝细胞胚胎瘤中，AFP 可正常或升高，而胆管细胞癌时 AFP 正常。

虽然肿瘤的大小、生长速度、分期或恶性程度与 AFP 浓度、其他生物标志物或疾病的临床表现并不相关，但肿瘤的 AFP 含量与肿瘤内未分化细胞的增加具有相关性[6]。

AFP 测定有助于监测具有风险的患者(肝硬化、HBsAg 携带者)及原发性肝细胞癌的早期检测[7]。AFP 阳性的肝脏疾病患者发展为肝细胞癌的概率较高，且在 5 年的随访中预后较差[3]。

根据 2010 年美国临床生物化学学会(NACB)[8]出版的肿瘤标志物(TM)指南，AFP 是目前唯一被推荐用于肝细胞癌临床应用的标志物，对于肝癌高危患者(肝硬化、慢性乙/丙型肝炎)应检测 AFP 进行筛查，同时每 6 个月进行一次超声检查。AFP 浓度>20 μg/L 应被视为可疑，即使超声结果为阴性，也应进行进一步检查。

对于有肝细胞癌风险的患者，血清 AFP 的持续升高可以与超声联合应用以帮助早期发现，当肿瘤大小<1 cm 和(或)1～2 cm时，应通过 CT/MR 成像技术进行检查并可考虑活检。如果病灶>2 cm，AFP>200 μg/L 且超声表现为肝细胞癌的典型特征，则没有必要进行活检。

对于肝癌治疗的监测和随访，推荐在肝切除或肝移植术或消融治疗和姑息治疗后的 2 年内每 3 个月检测一次 AFP，之后每 6 个月评估一次疾病状态以监测复发。

28.4.5.3 生殖细胞肿瘤

睾丸、卵巢或外生殖腺(骶尾的、纵隔的、颅内的)生殖细胞肿瘤中的 AFP 合成可追溯到胎儿中基于 AFP 合成细胞分布的类卵黄囊内胚胎层结构[9]。AFP 的合成受组织学分级的影响，特别是在睾丸生殖细胞瘤[男性发病率为每年(4～6)/10 万]中和联合改良疗法(顺铂、博来霉素、依托泊苷)时。

除了三种常见的组织学命名法(UK、USA、WHO)[10]，Teilum[9]组织学分级中也包括 AFP 和 hCG 两种肿瘤标志物。根据这种分类，原始生殖细胞可能发展成生殖细胞瘤(精原细胞瘤、无性细胞瘤，AFP 通常为阴性)和胚胎癌(AF/hCG 阴性或阳性)。这些生殖细胞可能处于下列的分化类型：胚胎外的(滋养层绒毛膜癌,AFP阴性/hCG阳性;或卵黄囊内胚层窦肿瘤,AFP阳性/hCG阴性)及胚胎的(成熟/未成熟畸胎瘤,AFP/hCG阴性)。

基于此,可以得出以下结论(图28.4-1)：单纯精原细胞瘤,无性细胞瘤和分化畸胎瘤AFP一般为阴性;单纯卵黄囊肿瘤AFP一般为阳性;胚胎癌和混合瘤AFP可阳性,也可阴性,这取决于存在的内胚层结构数量。

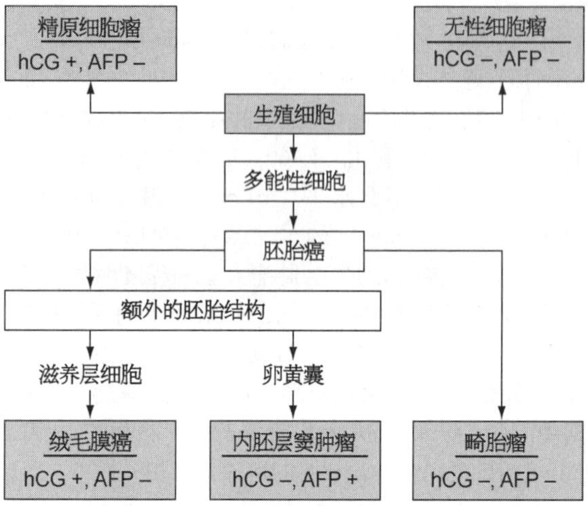

图28.4-1 通过检测AFP和hCG鉴别诊断生殖细胞肿瘤。混合瘤如畸胎瘤+精原细胞瘤或精原细胞瘤伴其他胚胎癌不包括在内

AFP在睾丸非精原细胞瘤中的诊断灵敏度为50%~80%。例如,在70%~72%的未分化的恶性畸胎瘤(MTU)患者、60%~64%的恶性畸胎瘤(MTI)患者和64%的卵黄囊肿瘤或混合瘤患者中可见AFP升高[11],但130例精原细胞瘤患者无一升高。在53%的MTU病例、16%的MTI病例和26%的混合瘤病例中发现AFP>1 000 μg/L[12]。

恶性畸胎瘤和混合瘤中AFP升高的比例与临床分期有关：Ⅰ期为76%,Ⅱ~Ⅲ期为63%,Ⅳ期为81%。AFP对单纯精原细胞瘤和健康个体的诊断特异性为100%。根据其他研究[13],AFP和hCG联合检测对于肿瘤复发和部分反应的诊断灵敏度为86%,特异性为100%,阳性预测值和阴性预测值分别为100%和87%。在腹膜后淋巴结切除术中,使用AFP和hCG联合检测可使对Ⅰ期和Ⅱ期的分期误差从50%降低至15%以下[11]。

根据2008年美国临床生物化学学会(NACB)[14]和国际生殖细胞癌合作组织[15]的肿瘤标志物临床应用指南,对于分期和风险分层需要强制检测hCG、AFP和LD酶。如果治疗前就升高,AFP、hCG和(或)LD应每周监测,直到浓度在参考区间内。只要有可能,应确定标志物的半衰期。治疗后标志物水平超过参考区间上限表明有残留病灶,应通过其他方法予以确认或排除。即使在治疗前标志物水平没有升高,还是建议使用AFP、hCG和LD进行连续监测,因为标志物的表达可以在治疗期间改变。

脑脊液(CSF)的AFP检测：脑脊液中AFP和hCG的检测对于颅内生殖细胞肿瘤的诊断和监测是有价值的[16]。在这些病例中,血清AFP水平通常不升高。

28.4.5.4 其他肿瘤

在非肝脏来源的胃肠肿瘤中AFP浓度很少升高,仅占21%(胃癌、结肠癌、胆管癌和胰腺癌)。在非胃肠肿瘤(如肺癌,常伴有肝转移)中很少发现AFP浓度升高[2]。升高的AFP浓度主要位于<500 μg/L的范围内,仅发现约4%的病例AFP浓度>500 μg/L。

28.4.5.5 AFP的临床病程监测

随着肿瘤的生长速度增快,未经治疗的肿瘤(肝癌、生殖细胞癌)早期AFP浓度升高缓慢,随后呈指数上升。在原发性肝细胞癌中,AFP浓度可达100~1 000 mg/L或更高。AFP的上升,特别是临近晚期时并不一定与肿瘤的生长相关,反而可以不相称地增高,这是由于肝脏代谢混乱(肝衰竭)引起的。然而,在未经治疗的病例中也观察到临近晚期时AFP浓度下降(坏死)。

28.4.5.5.1 手术缩小肿瘤或肿瘤切除：在由一种或多种细胞类型组成的肿瘤中,其中一种肿瘤类型产生肿瘤标志物,AFP浓度下降反映了被切除的肿瘤组织数量。而在肿瘤完全切除的病例中,频繁出现AFP浓度(半衰期<5天)由于手术处理肿瘤而发生短暂的术后升高,然后再下降到参考区间内(表28.4-2)。

表28.4-2 治疗期间AFP的浓度

AFP浓度下降
术后：AFP相对快速下降,与5天内的下降率有关(生物半衰期),表明肿瘤完全切除。病程监测发现下降速度明显降低则表明：分解代谢障碍?伴随肝脏疾病?一个小的残余肿瘤?指示需要病程监测。
放疗/化疗：AFP迅速下降至正常值,表明产生肿瘤标志物的细胞已经完全消失,但并不一定包括整个肿瘤。在混合细胞组成的肿瘤中,其他类型的肿瘤细胞的AFP下降模式可能一致或不一致。因此应检测其他肿瘤标志物(如hCG)。注意在治疗期间不产生肿瘤标志物的肿瘤细胞类型的模式和(或)细胞类型的改变。肿瘤标志物结果阴性不排除进行性疾病。
AFP浓度持续和(或)进一步升高
术后或放化疗期间(后)：如果怀疑存在残留肿瘤和(或)转移灶,应检测AFP。治疗过程中AFP浓度的逐渐升高表明肿瘤对治疗没有应答。
AFP浓度反复升高
术后或放化疗期间(后)：如果怀疑肿瘤复发和(或)转移,应检测AFP。首次检测到极小的AFP升高后,需要进一步监测(间隔至少14天后进行第一次检查)。AFP浓度升高提示肿瘤复发和(或)转移比其他方法提前数周至数月(提前期为1~6个月)。

25.4.5.5.2 放疗和化疗：由于肿瘤细胞急性破坏和肿瘤溶解综合征引起的AFP释放,AFP的浓度可出现短暂的升高。

AFP浓度的变化同样取决于肿瘤的组成。相同细胞组成的肿瘤(肝细胞癌)普遍具有合成AFP的能力,血清中AFP浓度下降反映了整个肿瘤的情况。

28.4.5.5.3 AFP对治疗的反应：在不同细胞群组成的肿瘤中(睾丸混合瘤),AFP浓度下降仅反应产生标志物的细胞类型的应答,这可能与其他细胞类型不同。这就是为什么对混合细胞性肿瘤的监测要使用多种肿瘤标志物的原因(如睾丸肿瘤使用AFP和hCG)。另外,在睾丸肿瘤中,尽管两种肿瘤标志物(hAFP和hCG)有可能同时正常化,但随后通过其他方法(如CT和X线)可发现残留肿瘤和(或)疾病进展。这个现象偶见于接受化疗中的患者,是由于组织学类型的转变引起的(如转变为分化良好的、肿瘤标志物阴性的畸胎瘤)。

一般认为,一种或多种肿瘤标志物浓度升高与肿瘤对治疗无反应有关,而且通常在用其他方法提前1～6个月提示疾病进展,因此可能需要调整治疗方案。

28.4.5.5.4 AFP的预后意义:为了监测目的建议测定AFP和hCG的半衰期[17],如果所测得的生物半衰期在生理范围内(小于5天),则是预后良好的标志。

经2个化疗周期后,血浆AFP半衰期>7天或hCG半衰期>3天的患者比那些肿瘤标志物清除率正常的患者生存率显著更低。建议这类高危人群接受更积极的化疗[18,19]。

国际生殖细胞肿瘤合作小组发布了国际生殖细胞分类方案共识,其中纳入了转移性生殖细胞肿瘤基于预后因素的分期[15]。对于非精原细胞瘤,包括:① 原发性睾丸癌、腹膜后或纵隔肿瘤不伴有转移或伴有非肺内转移的三个预后组(好、中、差);② 三组中标志物的区间为AFP(<1 000、1 000～10 000、>10 000 μg/L),hCG(<5 000、5 000～50 000、>50 000 IU/L)和LD(<1.5倍、>1.5～10倍、>10倍参考区间上限)。无进展生存率或总生存率为:预后好,89/92%;中,75/80%;差,41/48%[15]。

2 253例肝移植患者(分层为<20、20～399、≥400 μg/L)的治疗前AFP水平是移植后预后生存期的预测指标[20]。

晚期肝癌患者AFP对局部放化疗的早期应答与无进展生存期和总生存期的显著改善有关[21]。AFP早期应答(治疗2～4周后浓度相较基线值下降超过20%)可预测晚期肝癌患者接受抗血管生成系统治疗的疗效。

与不应答的患者相比,AFP应答的患者中位无进展生存期和中位总生存期较长,AFP应答仍然是更好的无进展生存期和中位总生存期重要的独立预测因子[22]。

28.4.6 注意事项

检测方法:根据所采用的免疫测定法,检测限为0.1～1 μg/L。目前已有一种WHO标准物质用于校准检测方法(AFP 72/225)。报告结果建议使用国际单位(1 IU = 1.21 ng)。

参考区间:从妊娠第十周起,孕妇血清AFP水平随孕周升高而升高。血清AFP峰值出现在妊娠第32周至第36周(最高400～500 μg/L)之间;出生前浓度为40～250 μg/L,分娩时开始下降,然后以半衰期为3.8天±0.9天的速度进一步下降直至正常[23]。

新生儿平均脐带血清AFP浓度为70 mg/L,然后以4.0天±1.8天的半衰期开始生理性下降,2～3周后到达500～4 000 μg/L的范围内,最终在出生约10个月后达到成人水平[23]。

稳定性:冰箱保存样本可稳定1周;据报道[25],-30℃可贮存更长时间[24]。

28.4.7 病理生理学

人AFP是一种分子量约为70 kDa的糖蛋白(含4%碳水化合物),电泳位于α_1条带[26]。

在胎儿期间,AFP在胃肠道、肝、卵黄囊中合成,并释放入胎儿血或其他体液中。AFP经胚胎途径到达母亲血液取决于孕期和胎盘屏障的组成。

在怀孕第13～15周,胎儿血清AFP浓度达到最高,为300～400 mg/L,而这时羊水(在孕期第16周左右最高可达35 mg/L)与母亲血液(孕期第32周和第36周峰值可达500 μg/L)中的AFP浓度明显较低。

关于胎儿期AFP可能的生理作用还有争论,包括了保护胎儿免受母亲雌激素或免疫组织排斥的影响,而且在怀孕后期白蛋白浓度升高前可作为白蛋白的替代品。

出生后,脐带血中AFP的平均水平为70 mg/L。随后的几周内AFP浓度以半衰期约4天的速度逐渐下降,但个体变化较大。因而,直到出生10个月后才会达到<15 μg/L的正常成人水平。

在成人期,在良性肝病和肝脏再生过程中可出现AFP水平持续升高或短暂升高。AFP高浓度异常与原发性肝癌或睾丸、卵巢、外生殖腺部位生殖细胞肿瘤的进展有关。

检测到血清中的AFP水平与胎儿期间观察到的AFP水平相当,是由于负责AFP合成的基因组(通常在出生时被抑制)受到抑制。

在原发性肝细胞癌中,某些肝细胞前体或持续的肝细胞破坏所引起的不可逆变化被认为导致了AFP的合成;而在生殖细胞肿瘤中,AFP的合成能力则来自卵黄囊上皮(内胚层窦结构)。

28.5 胃肠道癌抗原(CA19-9)

Rolf Lamerz

CA19-9在鉴别诊断胰腺癌和其他消化道肿瘤中具有最高的诊断灵敏度和特异性。此外,CA19-9检测的主要诊断意义在于对胰腺、肝胆和胃癌患者的治疗监测。

28.5.1 适应证

绝对适应证:疑有胰腺癌、肝癌、胆管癌或胃癌;上述癌症患者病情监测和随访。

相对适应证:结直肠癌(CEA之后的次选肿瘤标志物)和卵巢癌(CA125之后的次选肿瘤标志物)的诊断和病情监测。

28.5.2 检测方法

免疫分析法[1]或使用相同的抗CA19-9单克隆抗体作为捕获和检测抗体的酶联免疫测定(ELISA)。检测通常须2次短时间的孵育和洗涤步骤,测定范围为5～1 000 U/mL。

28.5.3 标本要求

血清、血浆、胸膜渗出液、腹水:1 mL。

28.5.4 参考区间

血清、血浆:≤37 U/mL[1]。

28.5.5 临床意义

CA19-9可在良性和恶性疾病中升高(表28.5-1)。

表 28.5-1 CA19-9 在良性和恶性疾病中的诊断灵敏度

疾病	灵敏度*(%)	应用评价
良性疾病		
胃肠道	3~4	除急性和活动性肝-胆-胰腺系统疾病外,许多良性疾病时 CA19-9 不升高。在 10%~30%的肝-胆-胰腺病例中,急性病变和病情加重时 CA19-9 可短暂升高。这种升高通常<100 U/mL,很少极高(胆汁淤积),在临床症状好转的情况下趋于正常化。有必要进行监测,至少间隔 2 周。
胆囊结石	22	
胆囊炎,阻塞性黄疸	20	
中毒性肝炎/慢性活动性肝炎性肝炎	14~33	
肝硬化	16~19	
肝细胞坏死	60	
急性胰腺炎	5	
- 慢性活动性胰腺炎	15~50	
- 慢性非活动性胰腺炎	0~6	
恶性疾病		
胰腺导管癌	70~95	肿瘤产生的 CA19-9(未经治疗)指数升高至>1 000,通常可高达 100 000 U/mL。主要见于排泄性胰腺癌,诊断特异性为 72%~90%,灵敏度与肿瘤分期和大小有关。亦见于肝胆系统癌和胃癌。肿瘤切除后 2~4 周恢复正常。肿瘤复发或转移时通常早期表现为再度或持续增高(1~6 个月)。CA19-9 水平升高表明无应答。
原发性肝癌	22~49	
胆管癌	55~79	
胃癌	26~60	
- Ⅰ~Ⅳ期	30~70	
结直肠癌	18~58	
- Dukes A~D	5~70	
胃肠道癌伴肝转移	80	
肺癌	7~42	
乳腺癌	10	
卵巢癌	15~30	
- 黏蛋白型	50	
泌尿道癌	13	

*阈值为 37~40 U/mL

28.5.5.1 良性疾病

若以 37 U/mL 作为阈值,20%~30%的胆囊炎、胆管炎、肝硬化、囊肿性纤维化和大量肝细胞坏死病例出现 CA19-9 异常的频率相对较高。在良性梗阻性黄疸中浓度通常>1 000 U/mL。在发生包括脾、肝、胰和支气管囊肿、良性多囊性腹膜间皮瘤、肺纤维化、憩室炎、良性肾积水和脓性肾病的其他良性疾病时,CA19-9 浓度可出现轻微升高或比较少见的明显升高[2]。

在 0~6%的慢性非活动性胰腺炎病例中出现 CA19-9 升高,而急性胰腺炎和慢性胰腺炎的急性期患者中有 15%~20%的病例升高,通常<100 U/mL,但有时也高达 500 U/mL[3]。

为了更好地鉴别胰腺癌与良性疾病同时节约成本,建议以切点值为 100 U/mL 的 CA19-9 作为有体重下降和腹部疼痛患者的初次检查,而不是超声检查。采用此法诊断癌症的诊断灵敏度为 62%,特异性为 97%[4,5]。

28.5.5.2 胰腺癌

在胰腺分泌性导管腺癌中(年发病率为 8/100 000 人),CA19-9 的诊断灵敏度为 70%~95%,特异性为 72%~90%,最高水平可达>100 000 U/mL[1,3,6,7,8,9,10]。

根据 22~30 个胰腺癌的系统性研究发现,CA19-9(切点为 35~40 U/mL)的中位诊断灵敏度和特异性分别为 79%(70%~90%)和 82%(68%~91%),诊断灵敏度和特异性分别为 59%~85%和 60%~100%[11,12]。CEA 的诊断灵敏度大约仅是 CA19-9 的一半[7]。

胰腺癌的发病率是胰腺炎的 58%,CA19-9 的切点值为 50 U/mL 时,诊断灵敏度和特异性分别为 81%和 94%,阳性和阴性预测值分别为 95%和 78%[3,9]。

CA19-9 水平及异常水平的发生率与以下几点有关:① 肿瘤位置(切点 37 U/mL;胰头 82%,体、尾 57%);② 肿瘤范围(切点值 120 U/mL):T2/3 33%,T+N1 71%,TN+M1 85%;③ 肿瘤直径(切点值 37 U/mL):<3 cm 57%,3~6 cm 80%,>6 cm 100%;④ 是否可切除,有无转移,但与组织学分化无关[9]。

对胰腺癌患者的研究证实了治疗前 CA19-9 浓度的预后价值,以及它在治疗结果的评估和监测(无论是否使用影像学技术)中起到的重要作用[7,8,10]。

- 在 142 例胰腺导管内乳头状黏液性肿瘤(IPMN)患者中,约 74%的侵袭性 IPMN 患者 CA19-9 水平升高,而仅有 14%的非侵袭性肿瘤患者 CA19-9 水平升高。假设切点为 37 U/mL,CA19-9 的诊断特异性为 85.9%,阴性预测值为 85.9%,阳性预测值为 74%,准确性为 81.7%[13]。
- 同样,IPMN 患者术后复发率为 12.6%,复发组平均术后生存期为 17 个月,无复发组为 41.4 个月。复发的独立危险因素是浸润癌,浸润癌主要位于胰头且基线 CA19-9 浓度高于 38 U/mL[14]。
- 在其他 IPMN 患者中,手术干预后 CA19-9 的浓度>37 U/mL 与疾病晚期相关。结果表明 CA19-9 水平对恶性或侵袭性 IPMN 和术后生存期有良好的预测价值。若浓度>63.6 U/mL,表明术后预后差且会出现特异性复发[15]。

28.5.5.3 肝癌和胆管癌

CA19-9 对肝细胞和肝胆管细胞癌的诊断灵敏度为 22%~51%,而对胆道系统癌症为 55%~79%[3]。

CA19-9 切点为 100 U/mL 时用于鉴别胆管癌不伴原发性硬化性胆管炎(PSC)、良性肝病和胆道梗阻患者,诊断灵敏度为 53%,特异性分别为 76%(肝病)和 92%(胆道梗阻)[16]。

切点为 100 U/mL 用于鉴别 PSC 和胆管癌伴 PSC 时的诊断灵敏度和特异性分别为 75%和 80%[17]。此外,King's College 评分通过测定 CA19-9 和 CEA(40×CEA+CA19-9≥400)来判断同样的问题[18];然而,评分准确性还存在争议。

28.5.5.4 胃癌

CA19-9 对胃癌的诊断灵敏度为 26%~60%,与肿瘤分期有关。CA19-9 和 CEA 的联合应用使诊断灵敏度增加 2 倍。此外,除了肿瘤侵入深度、肝转移、腹膜扩散与肿瘤分期以外,CA19-9 和 CEA 的联合测定还是生存期的独立预后因素[19]。

28.5.5.5 结直肠癌(CRC)

CA19-9 对结直肠癌的诊断灵敏度为 18%~58%,与肿瘤分期有显著相关(Dukes A 0%~7%,B 17%,C 47%,D 75%)[1,3]。与 CEA(诊断灵敏度 38%~58%,Dukes D 65%~94%)相比,CA19-9 阳性率仅为一半(18%~31%,Dukes D 29%~59%)。此外,除了肿瘤 Dukes 分期以外,术前 CA19-9(切点>60 U/mL)也是术后生存期的预测因子[20]。

28.5.5.6 其他肿瘤

据报道肺癌(7%～42%)和乳腺癌(10%)中 CA19-9 的诊断灵敏度较低[1,2,6]。卵巢癌中的诊断灵敏度为 15%～38%,其中黏液型通常为 68%～88%,非黏液型为 25%～29%;子宫癌中的诊断灵敏度为 13%[3,21,22]。

28.5.5.7 监测疾病进程

间隔至少 14 天后进行监测期间观察到的结果包括: 如有良性疾病,表现为一过性升高或持续性低浓度,通常<200 U/mL;未经治疗的恶性疾病表现为逐步增高,可高达>1 000 U/mL。

胰腺癌、肝胆癌、胃癌和结直肠癌时,CA19-9 的值通常与外科治疗、化疗、放疗有关的临床病程存在很好的相关性[3],提前期长达 7 个月[23]。临床病程可以是: 完全手术切除术(Ⅰ期)后的 2～4 周内恢复正常水平(<15 U/mL);姑息治疗仅使浓度短暂且轻微地下降,不能达到正常水平;肿瘤复发、转移和(或)病情进展会使 CA19-9 再次升高或进一步升高[3]。

随访期间通过 CA19-9 监测,可以观察到临床疾病过程的变化,并具有以下准确度[3]: 胃癌,诊断灵敏度为 38%～70%,特异性为 89%～91%,准确度为 83%;结直肠癌,诊断灵敏度为 53%～73%,特异性为 91%～94%,准确度为 80%。

治疗前 CA19-9 水平升高预示预后不良;术前水平>1 000 U/mL 对于区分预后良好与预后不良最有用。术后标志物下降是总生存率的最佳预测指标。CA19-9 水平为 200 U/mL 和(或)辅助放化疗后水平>90 或 180 U/mL 表明预后不良。

对 7 项关于胰腺癌患者的研究(2 项术后,3 项放化疗后和 2 项化疗后)进行回顾后发现,对于不同的 CA19-9 治疗前阈值(分别是介于 200 U/mL 和 680 U/mL 之间及 958 U/mL 和 1 212 U/mL 之间),低于中位数水平的患者的中位生存期(9.5～22 个月)长于高于中位数水平的患者(4.4～8.0 个月)[26]。

在另外 3 项化疗研究中,治疗应答者的中位总生存期(10.6～23 个月)长于不应答者(4.1～8 个月),取决于应答的定义(CA19-9 降低)是≥75%还是≥50%,抑或是轻微降低[26]。

在 8 项治疗应答定义(CA19-9 降低)为≥15%～25%、≥50%或≥75%的化疗研究中,应答者的中位总体生存期(4.7～13.8 个月)长于不应答者(2.9～8.1 个月)[26]。

一项涉及 115 名胰腺癌患者的多中心化疗研究在一个时变协变量模型中对 CA19-9 至少进行 3 次动态监测,多变量分析得出以下结论[27]: 开始治疗后 CA19-9 动力学(Log CA19-9)是进展时间(风险比 1.45)和总生存期(风险比 1.38)的重要预测指标。

28.5.6 注意事项

检测方法: 尽管使用相同的抗体和检测方法,不同厂商试剂测得到的 CA19-9 值可比性一般。批内变异为 3%～13%,批间变异为 4%～16%。因此,在一系列的监测中,应始终使用相同的检测方法。

参考区间: 从大量健康献血者中得到 CA19-9 的参考区间上限值为 37 U/mL($\bar{x}=8.4\pm7.4$ U/mL)[1]。CA19-9 值与年龄或吸烟无关,但女性偏高。

健康个体和罕见的 Lewis(a-b-)血型人群(占人群的 3%～7%)检测不到 CA19-9 升高,可能是由于这种基因型人群普遍缺乏一种唾液酸转移酶,该酶对 CA19-9 表位和岩藻糖化前体链的表达很重要。

在 Lewis 和分泌者基因型的高加索人群中,正常个体血清 CA19-9 浓度存在生物学变异[28]。CA19-9 的参考区间上限值在 8 U/mL(Le/le;Se/Se)和 51 U/mL(Le/Le;se/se)之间。

在月经和妊娠期间,15%的非妊娠妇女和 10%的妊娠妇女 CA19-9 可分别轻度上升至 70 U/mL 和 120 U/mL,与孕龄无关[2]。

关于胸腔积液和腹水,良恶性疾病的腹水 CA19-9 水平(诊断灵敏度为 50%,特异性为 100%)存在显著差异,切点值与血清相当(30 U/mL)[29]。

以良恶性疾病在内镜胆管引流术前后的标志物水平为基础,在 61%的良性病例和 86%的恶性病例中阻塞性黄疸[30]与 CA19-9 升高(切点值为 37 U/mL)有关。胆道引流后,50%的恶性病例和几乎所有的良性病例 CA19-9 降低。以 90 U/mL 为切点值可以提高胆道引流术后 CA19-9 在恶性和良性情况下升高的诊断准确性(临床灵敏度为 61%,特异性为 95%)。

稳定性: 血清 CA19-9 可在 4℃稳定 24 h;72 h 后标志物浓度可升高 5%。如 4℃储存于含有分离胶的样本管中,24 h 内可升高 4%,72 h 后可升高 21%[31]。

干扰因素: 免疫分析法中 CA19-9 假阳性可能是由于患者经干细胞抽提疗法或经单克隆抗体(鼠或兔)注射后抗体合成导致的。CA19-9 作为一种血型抗原表位,是许多黏膜细胞及其分泌产物(如胎粪、粪便)的正常成分。因此,必须采取特殊预防措施以避免分泌物污染。事实上,即使在健康个体中,如在乳汁、痰液、唾液、支气管分泌物、精液、宫颈黏液、胃分泌物、羊水、尿液和卵巢囊肿液中 CA19-9 浓度可高达 100 000 U/mL 或以上[3]。

28.5.7 病理生理学

1979 年首次报道作用于人结直肠癌细胞株的单克隆抗体(1116NS-19-9)[32]。随着进一步分离,该 36 kDa 的抗原分子被命名为 CA19-9 或 GICA(胃肠道癌抗原)。

CA19-9 的化学结构是一个单唾液酸神经节苷脂(糖脂)。具体地说,它是乳酸-N-岩藻五糖Ⅱ的唾液酸衍生物,是一种人类 Lewis-a 血型抗原的半抗原[33]。由于神经氨酸被整合到 CA19-9 表位中,CA19-9 的免疫化学检测受神经氨酸酶干扰[34]。

CA19-9 主要在结直肠癌(59%)、胃癌(89%)、胰腺癌(86%)中被检测到,在肝癌、胆道癌、肺癌、乳腺癌和黏液性卵巢癌中较为少见[35]。另外,CA19-9 作为高分子量黏蛋白(大于 10^6 kDa),可在血液中被测定[36]。

CA19-9(唾液酸 Le^a)如 Lex、唾液酸-Lex 和 Ley 一样起源于 Lewis 血型系统(Le^a、Le^b),并可能以糖脂或包含了岩藻糖和神经氨酸的黏蛋白形式存在。

作为血型抗原 Lea 的正常成分,循环中极高浓度的 CA19-9 是分泌物中的生理现象。血清和相关体液的 CA19-9 浓度超过 30～40 U/mL 的参考区间时被认为是异常的。浓度升高是肿瘤的特征。

指南: 美国 NACB 不建议通过检测 CA19-9 诊断胰腺

癌。但如果用于诊断目的，则应结合其他形式的检查如 CT、MR 或内镜超声波(EUS)来评估标志物。适当解释 CA19－9 结果可指导进一步的有创检查，如内镜逆行胰胆管造影术(ERCP)、腹腔镜检查或 EUS 细针抽吸，也可与其他风险分层程序[37]一起应用。

根据 ASCO 2006 年对胃肠道癌症推荐使用的肿瘤标志物的更新，对于接受积极治疗的局部晚期或转移性胰腺癌患者，可以每 1～3 个月进行一次 CA19－9 检测。CA19－9 浓度连续升高提示疾病进展，但应结合其他检查进行确认[38]。

根据美国国家综合癌症网络(NCCN)，CA19－9 浓度可用于区分胰腺癌和胰腺炎性病变。在非转移性疾病中，建议将 CA19－9 用作术前基线值并在手术切除后的 2 年内每 3～6 个月结合 CT 采用相同的检测方法进行连续监测[39]。

28.6 CA125

Rolf Lamerz

CA125 的主要用途是协助诊断卵巢癌、评估疗效和监测病程；还可作为 CA19－9 之后胰腺癌诊断的次选标志物。由于对其他恶性疾病的临床敏感度和特异性较低，故不能推荐应用于其他恶性疾病。

28.6.1 适应证

绝对适应证：怀疑卵巢癌，监测卵巢癌的治疗过程。

相对适应证：在疑为胰腺癌病例中作为 CA19－9 之后的次选标志物。

28.6.2 检测方法

免疫分析法：单克隆抗体 M11 是捕获抗体，而 OC125 是示踪抗体。根据所使用的检测试剂，检测限范围为 0.5～5 U/mL[1-3]。

28.6.3 标本要求

血清、血浆、腹水、脑脊液：1 mL。

28.6.4 参考区间

血清、血浆：0～35 U/mL*[3] 或 0～65 U/mL**[3]。

* 健康人的 99% 置信区间。** 健康人和良性疾病患者的 99.8% 置信区间。

28.6.5 临床意义

CA125 可在良性和恶性疾病中升高(表 28.6－1)。

28.6.5.1 良性疾病

CA125 浓度升高(阈值>65 U/mL)可见于：急性子宫附件炎(17%～25%)、子宫内膜异位相关囊肿、骨盆炎性疾病、腹膜炎(59%)、肠梗阻、良性胃肠道疾病(2%～8%)、急性胰腺炎(25%～36%)、胆石症(7%)、胆囊炎(23%)、急性和慢性活动性肝炎(2%～5%)、慢性肝脏疾病(57%)、肝硬化(35%～64%)、无肝硬化黄疸(21%～35%)、肝肉芽肿(47%)、自身免疫性疾病(7%)、心肾功能不全(11%)及子宫内膜异位症(30%>35 U/mL)。CA125 浓度升高也可见于良性附件肿瘤、Meigs 综合征、子宫肌瘤、心包炎、胸膜炎、腹水、静脉闭塞性疾病及骨髓移植后[3-5]。

表 28.6－1 CA125 在良恶性疾病中的诊断灵敏度

疾病	诊断灵敏度*(%)		评价
	>35*	>65*	
良性疾病			
总体		2	仅极少数病例(附件、肝脏、胰腺)CA125 轻度增高，病情好转时恢复正常。间隔至少 2 周监测一次。
附件炎(急性)		17～25	
子宫内膜炎	30		
腹膜炎		59	
急性胰腺炎		36	
胆囊炎/胆管炎		7～23	
急性肝炎		2	
慢性肝病		36～64	
肾功能不全			
附件肿瘤			
平滑肌瘤			
恶性疾病			
恶性卵巢癌	30		CA125 是卵巢癌最重要的肿瘤标志物。健康人的诊断特异性为 99%，附件疾病为 83%，良性卵巢肿瘤 92%。90% 的卵巢癌患者的 CA125 与病程相关；可提早 1～8 个月。肿瘤完全切除后 2～3 周恢复正常。仅 1%～4% 的缓解期患者升高，而 80% 的进展期患者升高。水平正常不能排除微小残留肿瘤(<1 cm)，水平>65 U/mL 提示残留癌组织>2 cm。CA125 水平升高表明治疗无效。
原发性卵巢癌	82～83	74～78	
－上皮型		79	
－浆液型		81～98	
－未分化型	57～75		
－内皮型	60		
－黏蛋白型	45～67		
乳腺癌	12	8～13	
宫颈癌		5	
子宫癌			
－子宫体癌		20	
宫颈癌	13		
子宫内膜癌	9～25		
胰腺癌	9～79		
肝转移		70	
肝细胞癌	5	77	
结直肠癌	20～40		
胃癌	40		
肺癌	30～57		

*阈值水平(U/mL)

28.6.5.2 卵巢癌

28.6.5.2.1 浓度升高的发生率：原发性卵巢癌的发生率为每年 15/100 000 女性，CA125 的诊断灵敏度最高为 82%～96%(切点为 35 U/mL)和 74%～78%(切点为 65 U/mL)。最高浓度>5 000 U/mL [2-4,6-9]。

卵巢癌的早期筛查是根据症状(腹部紧张度、排尿率和腹痛)，结合经腹部或阴道超声及使用肿瘤标志物(主要是 CA125)进行的。筛查由以下人员协助完成：包括有家族倾向的患者(遗传性卵巢癌综合征、Lynch 综合征)；对高风险患者进行遗传咨询和检测(BRCA1/2、MLH1、MSH2)；对绝经后妇女进行检查[10,11]，对于该组女性，英国卵巢癌筛查合作组(UKCTOCS)提供了迄今为止最有价值的数据[12]。

28.6.5.2.2 UKCTOCS 研究结果：在 UKCTOCS 研究中，

将 202 638 名年龄为 50～74 岁的绝经后妇女随机分配到未经治疗的对照组(n = 101 359)、每年行 CA125 筛查(经卵巢癌风险测算解释)并结合阴道超声扫描作为二线检查(多模式筛查,MMS;n = 50 640)组和每年只进行阴道超声(USS)扫描筛查的第二筛查组(n = 50 639)。筛查结果异常的女性会进行重复测试。重复筛查持续异常的女性会接受临床评估,并在适当情况下进行手术。

总体而言,MMS 组和 USS 组中分别有 8.7%和 12%的女性需要进行重复测试,分别有 0.3%和 3.9%需要临床评估,并有 0.2%和 1.8%的女性进行了手术治疗。在 MMS 组和 USS 组中分别筛查出 42 例和 45 例原发性卵巢癌和输卵管癌,包括 28 列交界性肿瘤。在 58 例中有 28 例(48.3%)为Ⅰ/Ⅱ期,组间肿瘤分期的分布无差异,13 例妇女在筛查后的一年内被查出原发性卵巢癌。

MMS 组中所有原发性卵巢癌和输卵管癌的诊断灵敏度、特异性和阳性预测值分别为 89.4%、99.8%和 43.3%;阴道超声组分别为 84.9%、98.2%和 5.3%。对于原发性浸润性上皮性卵巢癌和输卵管癌,MMS 组的诊断灵敏度、特异性和阳性预测值分别为 89.5%、99.8%和 35.1%,超声组分别为 75%、98.3%和 2.8%。对于所有卵巢癌和输卵管癌,两个筛查组之间的诊断特异性存在显著差异,灵敏度无明显差异。

检测到Ⅰ/Ⅱ期癌症的百分比(MMS 组为 47.1%,超声组为 50%),明显更高的阳性预测值(35.1% vs. 2.8%)具有特殊意义,因此 MMS 组筛查到的癌症患者中需要进一步干预的数量较少(2.9∶1 vs. 35.2∶1)。

在 PLCO 癌症筛查随机对照试验中,将干预组(n = 39 105,进行 6 年的 CA125 年度筛查和 4 年的经阴道超声检查)与常规护理对照组(n = 39 111)进行对比。参加试验的女性年龄为 55～74 岁。参与者的随访时间最长为 13 年。在相关组中分别有 212 名和 176 名妇女在筛查的过程中检测到卵巢癌。卵巢癌造成两组分别有 118 人和 100 人死亡。此外,对许多假阳性结果的诊断评估与并发症有关。然而,筛查并没有降低卵巢癌的死亡率[13]。

28.6.5.2.3 CA125 浓度与肿瘤质量的相关性:结合 15 项研究的数据后发现[13],有 49/96(50%)的 FIGO Ⅰ期患者、55/61(90%)的Ⅱ期患者、199/216(92%)的Ⅲ期患者和 77/82(94%)的Ⅳ期患者 CA125 浓度升高超过 35 U/mL。

根据 12 项不同研究的数据[13],CA125 水平升高可见于 254/317(80%)的浆液型、35/51(69%)的黏液型、39/52(75%)的子宫内膜型、28/36(78%)的透明细胞型和 56/64(88%)的未分化型肿瘤。

28.6.5.2.4 术前 CA125 测定:卵巢上皮癌的术前 CA125 水平具有预后意义。临床早期常频繁出现轻微的增高,预示肿瘤体积小、治疗效果佳和复发率低。相反,术前 CA125 水平高多表明疾病正在继续发展且化疗效果差[14]。

28.6.5.2.5 CA125 与疾病进程的关系:外科手术和化疗后,87%～94%的卵巢癌病例血清 CA125 浓度与疾病进程有很好的相关性[2,6-9]。某些病例中,在疾病初期的 1～7 个月即可发现增高[7,8]。

肿瘤彻底切除后的 7 天内 CA125 指数下降到最初水平的 75%～90%,随后在 1～3 个月内恢复正常水平[8](半衰期为 4.8～6.4 天)。因此,仅在 1%～4%的明显无肿瘤的患者中检测到 CA125 异常[4,6]。然而,尽管经过彻底治疗后 CA125 水平达到正常,但在第二次外科手术时发现 50%的患者有残余肿瘤组织,通常直径<1 cm,因此 CA125 水平正常并不能就此推测患者没有肿瘤[4,7,8,15]。在化疗过程中 CA125 处于正常水平的患者也是如此[8]。

另一方面,外科手术 1～3 个月后患者 CA125 水平增高或持续增高说明仍然存在直径>1～2 cm 的残留肿瘤。因此对这些病例,没有必要再次行剖腹术以决定进一步的细胞抑制治疗[15]。

Ⅲ期/Ⅳ期的卵巢癌患者在首次化疗后测定 CA125 的半衰期是预测生存期的一个非常重要的指标。半衰期不到 20 天说明预后较好,20～40 天说明一般,超过 40 天说明预后较差。两年存活率分别为 76%、48%和 0%[16]。这也适用于化疗后 1 个月 CA125 的测定[17]。

肿瘤复发或疾病临床进展时,74%～89%的病例 CA125 浓度>65 U/mL[4]。外科手术和首次化疗 3 个月后的 CA125 水平被认为是判断肿瘤疗效的一个关键预测因子[8]。

CA125 与其他标志物联合使用可以获得更高的诊断灵敏度和特异性,同时可以获得更可靠的信息以便早期诊断、预后判断、治疗和复发监测[18]。这些标志物中 HE4(乳清酸性蛋白人附睾蛋白 4)似乎是最好的选择。HE4 和 CA125 联合应用于不同卵巢恶性肿瘤风险指数(ROMA)的绝经前和绝经后患者可以显著提高检测上皮性卵巢癌的灵敏度[19]。这一结论在一项前瞻性研究中还存在争议,该研究对单独使用 CA125 和多种标记物联合使用进行了比较[20]。

28.6.5.2.6 首次化疗后的缓解标准:如下[21],① 随访时前两次检测的 CA125 值升高,第三次随访水平下降,随后 28 天内第四个随访样本结果比前一次降低 50%;② 最后一次样本如上所述,在三次随访检测中下降 75%;③ 开始治疗前 CA125 高于参考范围上限值 2 倍的情况下(妇科癌症合作组,GCIG)[22],治疗后浓度在 20 天内下降至少 50%或者更多。

28.6.5.2.7 首次治疗后 CA125 的监测:完成初始治疗后监测 CA125 的目的是要在 CA125 升高到疾病开始进展 1～15 个月之前(中位数 3～4 个月)的这段时间检测到疾病的复发或转移。在一线化疗期间 CA125 浓度升高到参考上限 2 倍以上被认为是复发的预测指标,其诊断灵敏度为 84%,假阳性率低于 2%[23]。同时包括确认高于基线(标志物最小值)2 倍的 CA125 水平,其灵敏度为 94%,特异性为 100%[24]。GCIG 采纳了这两个定义来确定一线化疗后的进展。

在一项研究中(RC OVO5/EORTC 55955)[25],应用了上述规则之一来验证基于 CA125(早期)升高的早期复发治疗与 4.8 个月(延迟)后的二线化疗相比较的结局。症状和临床结果建议,根据铂类一线化疗后 CA125 恢复正常和临床检查判断为完全缓解的复发性卵巢癌患者每 3 个月进行一次 CA125 检测。在这项研究中,患者被随机分成了 264 例早期组和 264 例延迟组。平均随访随机 56.9 个月期间,出现 370 例死亡(早期组 186 例,延迟组 184 例),没有证据表明早期和晚期治疗的总生存率存在差异。随机分组的中位生存期为25.7个月（早期治疗）和27.1个月（延迟治疗）。研究结果无法证明单独根据CA125升高进行早期复发治疗的患者具有更高的生存率。因此，没有证据表明一线治疗后完全缓解的卵巢癌患者在后续随访中常规检测CA125是有价值的。然而，这项研究的诸多细节还存在问题，无法对结果进行很好的评估。

美国的一项研究对74名上皮性卵巢癌初次治疗后因为疾病复发再次进行细胞抑制术的患者进行了分析。由于患者的CA125高于基线值2倍，结合CT检查后怀疑复发，故而接受了二线化疗。最佳干预组的首次CA125升高与外科手术之间间隔5.3周[微小残留病（MRD）≤0.5 cm，$n=41$]，因此显著短于不理想干预组的16.4周（MRD＞0.5 cm，$n=33$）（风险比为1.03）；更有意义的是两组的中位总体生存率分别为47和23个月[28]。

28.6.5.2.8 指南建议：根据NACB关于卵巢癌[27]和欧盟肿瘤标志物组织（EGTM）的建议[28]，CA125不推荐用于筛查无症状妇女，但对于能通过早期干预获益的卵巢癌遗传综合征患者而言，推荐早期检测CA125并结合阴道超声检查。此外，推荐将CA125作为辅助诊断检测，用以区分良恶性盆腔肿瘤，尤其是在绝经后妇女中。

CA125测定也可用于监测化疗。第一次采样应在治疗前2周内进行，随后在治疗过程中每2～4周进行一次采样，之后每隔2～3周进行一次采样，应始终使用同一家厂商的CA125试剂盒，并排除接受抗CA125抗体治疗的患者。

只有在初始浓度升高时才建议在随访期间测定CA125。到目前为止，尚未确定有效的随访间隔期定义。因此，患者应该2～4个月进行监测并持续2年，随后可以逐步减少。

由于术前和术后CA125水平都具有预后意义，同时建议在初次治疗期间检测CA125。标志物浓度持续升高提示预后不良。

尽管存在其他可供选择的卵巢癌标志物，推荐将CA125作为浆液性卵巢癌的唯一标志物。

28.6.5.3 其他妇科癌症

以下是已报道的CA125诊断灵敏度：乳腺癌8%～13%（切点为35/65 U/mL）[2,6]；宫颈癌13%～54%（切点为35 U/mL）[9,29]；子宫内膜癌9%～41%（切点为35 U/mL），其中Ⅰ/Ⅱ期仅在伴有子宫外扩散时CA125水平增高，Ⅲ/Ⅳ期诊断灵敏度为55%～86%[30]，在输卵管癌中也是如此。

28.6.5.4 胃肠道癌

据报道CA125的诊断灵敏度为：胰腺癌45%～79%（切点为35 U/mL）[2,5]、肝转移70%（切点为65 U/mL）、肝肿瘤40%～77%（切点为35/65 U/mL）、胆管癌46%（切点为35 U/mL）、结直肠癌20%～39%（切点为35 U/mL）[2,5]、胃癌39%（切点为35 U/mL）。CA125浓度与肿瘤分期有很好的相关性，尤其是胰腺癌[5]。

28.6.5.5 其他癌症

据观察，肺癌时CA125浓度＞35 U/mL的检出率为30%～57%[2]，肺和胸膜转移，腹膜和胸膜间皮瘤及非霍奇金淋巴瘤也是如此。

28.6.6 注意事项

检测方法：尽管使用相同的单克隆抗体和相似的检测技术，不同生产商的试剂盒相关性一般或较差。

肿瘤患者血清中CA125水平可能极高，为避免高剂量Hook效应，CA125水平＞350～400 U/mL时应使用血清1∶10稀释后重复测定。

经OC125放射免疫疗法的患者血清中常有人抗鼠CA125抗体（HAMA），这可能会使CA125水平假性增高或降低。可用CA125-Ⅱ试验（表位不同的捕获抗体M11）或类似的非均相测定和两步法（中间洗涤步骤）排除。

参考区间：健康男性献血者的平均浓度为（8.0±9.4）U/mL，女性献血者平均浓度为（9.9±8.0）U/mL，两组总体平均浓度为（8.7±8.9）U/mL[3]。

参考人群的CA125值呈对数正态分布，不同性别有明显差异（女性略高），而年龄差异在男女性中都较小（随年龄增高，CA125水平轻度下降），与吸烟习惯无关[3]。

非妊娠女性在月经期CA125水平偶尔会轻度增高[31]。一些妊娠妇女的CA125可能出现增高，特别在妊娠第一阶段（16～268 U/mL）会高于第二阶段（12～25 U/mL）或第三阶段（17～44 U/mL）[32]。这是由于羊水和血清的CA125有显著的浓度梯度差异，羊水CA125水平在孕期第7～12周为8 800～82 000 U/mL，在孕期第13～25周为640～3 400 U/mL，在孕期第33～42周为640～3 400 U/mL，而新生儿脐血CA125为10～50 U/mL，尿液中为15～33 U/mL。

稳定性：4℃储存24 h后标志物浓度可升高6%；72 h后升高8%。如4℃储存于含分离胶的样本管内，24 h内标志物浓度升高6%，72 h后升高20%[33]。NACB建议[27]4℃环境下可以暂时储存血清样本（1～5天）；-20℃环境下可以储存更久（2周至3个月），-70℃环境下可以长期储存。

其他体液：因为CA125是一个高分子糖脂或糖蛋白，因此临床有效的检测只能在血清/血浆或体液中进行，如胸膜渗出物/渗出液、脑脊液、腹水和某些分泌物。

CA125检测水平如下：健康妇女宫颈分泌物中为14 200～15 300 U/mL；非恶性病变的卵巢液中平均为24 600 U/mL；浆液型卵巢囊腺瘤液中为50～371 000 U/mL，黏液型卵巢囊腺瘤液为845～116 000 U/mL；浆液型恶性上皮性卵巢癌中＜50～73 200 U/mL，黏液型恶性上皮性卵巢癌中为1 130～113 000 U/mL[34]。

28.6.7 病理生理学

1981年首次报道有关单克隆抗体OC125，它直接针对上皮性卵巢肿瘤类型，一种浆液性囊腺癌[35]。该抗体与人类卵巢癌上皮细胞和来自卵巢癌患者腹水中肿瘤细胞反应，但是不与胎儿或成人卵巢组织及其他成人正常组织如子宫、乳房、输卵管、皮肤、肺、肝、脾、肾脏反应，也不与非卵巢来源的癌组织结合。

该抗体与良性和交界性浆液性卵巢肿瘤的组织反应，在浆液性腺癌、子宫内膜样、透明细胞和未分化非黏液型卵巢癌中83%为阳性[36]。OC125也与下列组织反应[37]：输卵管、子宫内膜和宫颈管内膜（蜕膜）的正常和癌变上皮细胞；胎儿组织的体腔上皮(米勒管上皮)样本;来自腹膜、胸膜和心包的壁细胞和上皮细胞。

因此,CA125 被认为是女性生殖道上皮表面的一种正常成分。

来自肿瘤、乳汁和患者血清中高度纯化和解聚的蛋白分子量为 200×10^3 kDa。CA125 的生化特性及与 CA19－9 明确不同的特点决定了 OC125 结合决定簇是一种独立的蛋白-碳水化合物相关、构型依赖性抗原决定簇[38]。

最新调查发现在染色体 19p13.3－p13.2 上 CA125 作为黏蛋白 MUC16 的分子克隆[39]。此外在国际研讨会(TD 1)中,通过对比分析研究了许多抗体及其相关性,之后会公布[40]。

28.7 CA72－4

Rolf Lamerz

CA72－4(TAG－72)属于肿瘤相关糖蛋白(TAG)组,是监测胃癌患者病程和疗效的首选肿瘤标志物,为了提高诊断灵敏度,可与次选标志物(CEA 或 CA19－9)联合使用。此外,CA72－4 对卵巢癌有一定指示作用,可作为仅次于 CA125 的次选标志物辅助检测,对于黏蛋白型卵巢癌有较高的诊断灵敏度。

28.7.1 适应证

绝对适应证:监测胃癌患者病程和疗效的首选肿瘤标志物,CA19－9 或 CEA 可作为次选标志物。

相对适应证:黏蛋白型卵巢癌的次选肿瘤标志物。

28.7.2 检测方法

使用两种单克隆抗体的免疫测定法[1],包括结合于固相的捕获抗体 CC49 及检测 TAG－72 结合部分的检测/示踪抗体 B72.3。

28.7.3 标本要求

血清、血浆、脑脊液、胸膜渗出液、腹水:1 mL。

28.7.4 参考区间

血清/血浆:≤6 U/mL[1-7]。

28.7.5 临床意义

CA72－4 可以在良性和恶性疾病中升高(表 28.7－1)。

表 28.7－1 CA72－4 在良、恶性疾病中的诊断灵敏度

疾病	诊断灵敏度(%)*	评价
良性疾病		
总体	2～11	良性疾病时 CA72－4 常轻度或一过性增高。病愈后恢复正常。
肝硬化	4	
胰腺炎	3	
肺病	17～19	
风湿性疾病	21	
妇科疾病	0～10	
卵巢病	3～4	
卵巢囊肿	25	
恶性疾病		
食管癌	4～25	恶性疾病治疗前 CA72－4 逐渐增高,增高与肿瘤质量、分期及转移部位有关。CA72－4 不适用于筛查,但可用于监测治疗效果和转移性胃癌的病程(首选标志物;CEA 或 CA19－9 为次选标志物)。
胰腺癌	0～35	
胆道癌	35～52	
胃癌	28～80	
－Ⅰ期	0～20	
－Ⅱ期	13～25	
－Ⅲ期	41～50	
－Ⅳ期	58	
－复发	50～70	
－NED	0～4	
结肠癌	20～43	
－Dukes A	3～10	
－Dukes B	30～40	
－Dukes C	22～53	
－Dukes D	55～70	
－复发	78	
乳腺癌	24	
卵巢癌	47～80	
－浆液性	36～59	
－黏蛋白型	25～43	
宫颈癌	14	
子宫内膜癌	54	

*阈值>3～4 U/mL。NED,没有残留病灶的证据

28.7.5.1 良性疾病

多种良性疾病患者(2%～11%)出现血清 CA72－4 浓度升高[1,2]:胰腺炎(3%)[3]、肝硬化(4%)[3]、肺病(17%～19%)[3]、风湿性疾病(21%)[3]、妇科疾病(0～10%)[3,5]、卵巢良性肿瘤(腺瘤,囊肿 3%～4%)[5]、卵巢囊肿(25%)[3]、乳腺疾病(10%)、良性胃肠道疾病(5%)[3]。然而总的来说,相对于其他肿瘤标志物(CEA、CA19－9),CA72－4 在良性疾病中的高诊断特异性值得关注[1-7]。

28.7.5.2 胃癌

28.7.5.2.1 CA72－4 浓度上升的发生率:良性胃肠道病例中的诊断特异性>95%,诊断灵敏度为 28%～80%,通常在 40%～46%左右[1-3,5,7],CA72－4 的诊断灵敏度通常显著高于 CA19－9(平均为 32%左右)和 CEA(20%～24%)。

28.7.5.2.2 浓度与疾病扩散的相关性:CA72－4(切点为 6 U/mL)与 CA19－9(切点为 37 U/mL)、CEA(切点为 5 μg/L)相比,在肿瘤不同分期时阳性率分别为:11%/33%/0%(ⅠA 期)、20%/20%/13%(ⅠB 期)、13%/6%/19%(Ⅱ)、46%/42%/25%(ⅢA)、41%/28%/21%(ⅢB)、58%/42%/37%(Ⅳ)和 56%/32%/11%(肿瘤复发期)[5]。

其他调查发现[7],CA72－4(切点为 4 U/mL)、CA19－9(切点为 37 U/mL)、CEA(切点为 5 μg/L)的阳性率分别为:0/25%/13%(Ⅰ期)、25%/13%/25%(Ⅱ期)、50%/41%/23%(Ⅲ期)、57%/50%/50%(Ⅳ期)、4%/4%/13%(无残留肿瘤证

据，NED)、61%/77%/31%(肿瘤复发期)。

CA72-4与淋巴结转移有相关性，但与浆膜浸润不相关[5]。

手术后的CA72-4水平在1～2周内下降到正常，而在NED病例中仍处于参考区间内，70%的肿瘤复发病例中CA72-4浓度会在临床发现之前或同时升高(CA19-9为50%、CEA仅20%)。CA72-4和CA19-9联合检测的诊断灵敏度从42%升高到57%，而和CEA联合检测的诊断灵敏度只升高到51%[5]。

在一项针对可手术的胃癌患者的研究中，将CA72-4与CA19-9和CEA进行比较，所有标志物浓度均升高的患者3年累计生存率明显较低。然而，年龄、肿瘤分期和CA72-4水平在多变量分析种可以提供预后信息。术前血清CA72-4水平升高的患者死亡风险比标志物浓度较低的患者高4.2倍[6]。在另一项调查[7]中，167例胃癌手术切除患者的多因素分析显示除了淋巴结受累(相对风险3.2)以外，术前CEA、CA19-9或CA72-4阳性是血源性复发的独立危险因素，相对风险为4.82。

另一项对95名胃癌患者术前CEA、CA19-9、CA72-4和AFP的研究显示，临床灵敏度分别为41%、32.6%、24.2%和8.4%。CEA阳性在胃癌伴肝转移病例中最多见，CA19-9阳性在伴淋巴结、腹膜和浆膜受累的病例中最多见，CA72-4阳性在淋巴结、腹膜和肝受累的病例中最多见。血清CEA、CA19-9、CA72-4和AFP浓度升高与3年累计生存率较低具有相关性。在多因素分析中，年龄、肿瘤分期和CA72-4是唯一的独立预后因素。CA72-4阳性的胃癌患者死亡率增加3.8倍[8]。

在另一项研究中，对52名术前血清CEA、CA19-9和CA72-4(切点分别为10 μg/L、60 U/ml、6 U/mL)浓度升高的胃癌患者进行评估。诊断灵敏度分别为35%、52%和58%。三种标志物同时使用时诊断灵敏度提高到75%。关于三种标志物对非转移患者的预后价值，没有一种标志物具有意义。在转移性患者的单因素分析中，只有高浓度CA19-9和性别是预后差的指标；而结果表明，经性别校正后，CA19-9和CA72-4都是独立预后因素[9]。

在一项关于66例胃癌患者(27例Ⅰ～Ⅱ期，39例Ⅲ～Ⅳ期)术前CEA(大于5 μg/L)、CA199(大于37 μg/L)和CA72-4(大于4 μg/L)的前瞻性研究中，Ⅰ～Ⅱ期/Ⅲ～Ⅳ期患者的阳性率分别为0/5、7/12和0/28。这些标志物的血清水平与组织学类型或胃癌的肿瘤分级无关，但CA72-4对预示晚期疾病具有最高的预测价值[10]。

一项关于146例Ⅰ～Ⅳ期胃癌患者(40%的患者2年累计生存率较低)术前血清CEA、CA19-9、CA72-4、CA242和hCGβ(切点分别为5 μg/L、37 U/mL、6 U/mL、20 U/mL、2 pmol/L)的研究结果如下：肿瘤标志物总体阳性率分别为18%、31%、34%、34%和36%，除了CA19-9所有标志物的浓度与分期存在显著相关性。在单因素分析中，除CEA之外所有标志物都可作为预后因素。而在多因素分析中，肿瘤分期与预后相关性最高，然后是肿瘤病史，只有hCGβ和CA72-4可以作为独立预测因素[11]。

28.7.5.3 结直肠癌

CA72-4浓度升高的发生率：已有报道结直肠癌中CA72-4的诊断灵敏度为20%～41%[2,5]。与CEA相比(切点为5 μg/L)，CA72-4阳性率与肿瘤Dukes临床分期有关，分别为3%～29%(A)、30%～31%(B)、22%～53%(C)、55%～70%(D)，总体阳性率为43%，对良性结肠疾病的临床特异性为98%[3,5]。

CA72-4与病程的相关性：肿瘤完全切除后，肿瘤标志物浓度18天内下降，但姑息手术后肿瘤标志物浓度不下降。长期监测期间，CA72-4浓度因出现残留肿瘤而保持升高或进一步升高，常在78%的肿瘤复发[5]和(或)39%的局部复发及52%的远处复发出现临床征象前[12]增高。

CA72-4与CEA联合检测，用于建立初步诊断的诊断灵敏度可从43%增加到60%，用于术后肿瘤复发早期检测或同时检测的诊断灵敏度从78%增加到87%[5]。

在一项研究中[13]，对所有分期的结直肠癌患者进行了多因素分析，肿瘤分期是最强的预后因素，其次是肿瘤位置，术前血清标志物hCGβ、CA72-4和CEA可以作为独立预后因素。

28.7.5.4 其他肿瘤

在35%～52%的胆管癌、17%～35%的胰腺癌[3,5,12]及4%～25%的食管癌[2]患者中可见CA72-4水平升高；然而在这些病例中，CA19-9可能显著优于CA72-4。

在一项关于160名胰腺癌患者(包括所有分期)CEA、CA19-9、CA242、CA72-4和hCGβ预后价值的研究中，CA19-9(切点为37 U/mL)在所有标志物中阳性率最高(87%)。在单因素分析中，分期、肿瘤位置和大小、治愈率，以及肿瘤标志物CEA、CA72-4和hCGβ都是预后因素。在多变量分析中，单独评估并经肿瘤分期校正后，所有标志物都可传达显著的独立预后信息。最强的预后因子是hCGβ，其次是CA72-4和肿瘤分期[14]。

在对各种恶性和非恶性病因患者心包液CEA、CA19-9、CA72-4、SCCA和NSE的研究发现，CA72-4是最强的判别因子，其次是CEA。在29例积液中有21例(72%)非恶性，8例恶性；CA72-4阳性仅出现在1例非恶性积液中(4%)；因此推荐CA72-4用于评估细胞学不明确的心包积液[15]。

28.7.5.5 卵巢癌

据报道，卵巢癌中CA72-4的诊断灵敏度为47%～80%[3-5]，Ⅲ～Ⅳ期诊断灵敏度(56%)高于Ⅰ～Ⅱ期(10%)，在黏蛋白型卵巢癌中CA72-4的诊断灵敏度高于CA125[4]。

CA72-4对于良性卵巢疾病的诊断特异性为97%，CA125为85%。在肿瘤复发的情况下，接受第二次探查手术的患者中有40%标志物CA72-4升高，60%标志物CA125升高，而在NED病例中CA72-4浓度没有升高，但30%的病例CA125升高。肿瘤标志物的联合应用可以将初步诊断的诊断灵敏度从60%(单独使用CA125)提高到73%，检测肿瘤复发的诊断灵敏度从60%提高到67%。

在患有浆液性和黏液性卵巢癌的患者中，欲使对卵巢良性疾病的诊断特异性达到95%，肿瘤标志物CA72-4(切点为6.8 U/mL)、CA125Ⅱ(切点为160 U/mL)、癌相关血清抗原(CASA)(切点为6.5 U/mL)和CYFRA21-1(切点为2.4 μg/L)的总体阳性率分别为[4]：47%、47%、31%和44%，浆液性和黏液性腺癌初步诊断时的阳性率分别为 36%、50%、50%、33% 及 43%、21%、21%、36%。

肿瘤标志物的联合应用如下：① 建立初步诊断时 CA125 和 CA72-4 联合应用使诊断灵敏度提高最明显，从单个标志物的 47%增加到联合应用时的 58%；② 在浆液性和黏液性卵巢癌中，CA72-4 和 CASA 联合应用可分别使诊断灵敏度从单独应用时的 36%/50%增加到 61%、从 21%/43%增加到 47%。

尽管如此，CA125 仍然被认为是卵巢癌的首选肿瘤标志物，而 CA72-4 被认为不如 CA125[16,17]。

28.7.5.6 其他妇科癌症

在 24%的乳腺癌患者中发现 CA72-4 升高[3]，在宫颈癌患者中为 14%，在子宫内膜癌患者中为 54%[5]。

28.7.6 注意事项

参考区间：在健康个体的血清中，商业化 CA72-4 试剂的检测浓度约为 1～3 U/mL。据报道，参考区间上限为 3～6 U/mL。

稳定性：在稳定性方面还没有特殊问题的相关报道。4℃可临时储存 1 周；否则应低于-25℃冷冻保存。

28.7.7 病理生理学

有关制备单克隆抗体 B72.3 的报道已经发表，它可直接针对作为抗原的乳腺癌转移灶的膜富集提取物[18]。该抗体与黏蛋白样、高分子量、肿瘤相关的糖蛋白复合物(分子量大于 100 万 Da)TAG-72 上的决定簇(CA72-4)进行反应[19]。

B72.3 可与下列组织发生反应：高达 84%的乳腺癌[20]、高于 90%的结肠癌[21]、高达 96%的非小细胞肺癌[22]、高达 100%的上皮性卵巢癌[23]、少数子宫内膜癌[24]、胰腺癌[25]、胃癌[26]、前列腺癌[27]，以及其他癌症和胎儿组织如结肠癌、胃癌和食管癌。相反，正常成人包括肝脏、脾脏、心脏、乳房、子宫、肺脏、骨髓、结肠、胃、淋巴结和肾脏在内的组织无法染色[18]。因此，TAG-72 被认为是一种泛癌及癌周抗原。

单克隆抗体 B72.3 已经成功地改善了乳腺肿块[28]细针穿刺液和其他体液(腹水、胸腔积液)的细胞学结果的鉴别诊断，如鉴别肺腺癌和恶性间皮瘤[29]。另外，单克隆抗体 B72.3 和 CC49 标记^{125}I、^{131}I 和^{111}In 已在早期被应用于放射免疫显像技术中。它们甚至被用于结肠癌、卵巢癌和乳腺癌患者在外科手术时抗体导向反射性定位肿瘤[31]。

人的癌细胞株(LS-174T)中纯化的 TAG-72 产生一种阻抗软骨素酶并与血型相关的寡聚糖类的大分子蛋白。因而 TAG-72 被认为是一种类蛋白分子[32]。在免疫亲和技术纯化的针对 TAG-72 的第二代单克隆抗体的制备过程中获得了 28 种不同的单克隆抗体(直肠癌 CC 系列)。在这些抗体中有几种比 B72.3 具有更高的结合常数，特别是 CC49[33]。免疫组织学的观点认为 CC49 与肿瘤组织的亲和力与 B72.3 类似或更佳。用单克隆抗体 CC49 对 TAG-72 的免疫亲和纯化得到一种相似的大分子量的具有 40 kDa 蛋白成分的黏蛋白，和两种高纯化的高分子量的 TAG-72 形式。根据报道，B72.3 抗原决定簇已被确定为一种 sialyl-Tn 抗原(NeuAc$_a$[2-6]GalNAc$_a$-0-Ser)，而二代单克隆抗体 CC49 的决定簇被确定为唾液酸-寡糖类多羟糖醇(2c 片段)[34,35]。

28.8 CA15-3

Rolf Lamerz

CA15-3 是监测转移性乳腺癌患者病程的有用标志物。由于 CA15-3 检测对于局部病变的诊断灵敏度太低，而且在良性乳腺疾病和其他器官的癌症中也有相当数量的患者 CA15-3 水平升高，因此并不适于作为筛查或初步诊断的指标。

28.8.1 适应证

乳腺癌患者治疗效果和病情监测。

28.8.2 检测方法

使用两种单克隆抗体 115D8 和 DF3 的免疫测定和酶免疫测定法。捕获抗体 115D8 结合于固相，而检测/示踪抗体 DF3 测定与捕获抗体结合的 CA15-3。检测限低于 1 U/mL[1]。相似的抗体(Ma 552、Ma 695)在两种不同的全自动分析平台检测显示出良好的相关性[2]。

28.8.3 标本要求

血清、血浆、脑脊液、胸腔积液、腹水：1 mL。

28.8.4 参考区间

血清/血浆中为 25～40 U/mL[3,4,5]。

28.8.5 临床意义

CA15-3 在良性和恶性疾病中都可升高(表 28.8-1)。

表 28.8-1 CA15-3 在良性和恶性疾病中的诊断灵敏度

疾病	诊断灵敏度*(%)	评估
良性疾病		
总体	3.3	良性疾病常伴有轻度或一过性短暂升高，病愈后恢复正常。
肾功能不全**	20	
肝病	5	
肺病	13～15	
乳腺	4～25	
- 乳腺病	3～11	
- 纤维瘤	7.7	
恶性疾病		
乳腺癌		恶性疾病治疗前逐渐直到指数升高，程度与肿瘤质量、分期及转移部位有关。CA15-3 不适用于筛检或诊断目的，但可用于监测转移性乳腺癌(首选标志物)和卵巢癌(作为 CA125 之后的二线标志物)的治疗效果和病情。CA15-3 不断增高提示治疗无效。
- 术前	19～22	
- M0	32	
- 淋巴结阴性	16～22	
- 淋巴结阳性	38～54	
- 转移	54～91	
- NED	6	
- 疾病进展	高达 100	
- Ⅰ期	4～16	
- Ⅱ期	13～54	
- Ⅲ期	65	

续 表

疾病	诊断灵敏度*(%)	评估
- Ⅳ期	54~91	
- T ½	14~23	
- T ¾	27~86	
- 皮肤转移	37	
- 结缔组织转移	47~83	
- 骨转移	32~75	
- 肝转移	45	
卵巢转移	39~71	
子宫内膜转移	14~26	
子宫癌	9	
肺癌	10~71	
胃癌	10~61	
胰腺癌	10~61	
肝癌	10~61	

*阈值水平为25~50 U/mL;**透析患者. NED,无残余疾病的证据

28.8.5.1 良性疾病

血清CA15-3浓度升高可见于下列患者:

- 依赖透析的肾功能不全患者(20%>30% U/mL)[6]、HIV感染患者(根据时期超过50%的患者>18 U/mL)[9]、慢性肝炎患者(5%)[7]、支气管疾病患者(15%)[7]。
- 各种良性疾病(3.3%>40 U/mL),如肝病、胰腺疾病、风湿病和结核病[4]。
- 良性乳腺疾病(4%>25 U/mL)[8]、肌瘤病(3%~11%>28 U/mL)[5]、纤维腺瘤(7.7%)和其他胸腔良性疾病(25%>30 U/mL)。
- 4.7%的良性疾病患者CA15-3水平>50 U/mL;其中8.9%的患者有乳腺疾病,12.5%有肺部疾病。

28.8.5.2 乳腺癌

28.8.5.2.1 CA15-3的诊断灵敏度与肿瘤分期:对乳腺癌的诊断灵敏度为,术前在19%~22%(切点为28 U/mL)[5,8],M_0期为32%(切点为50 U/mL)。对淋巴结阴性病例的诊断灵敏度为16%(切点为25 U/mL),对淋巴结阳性病例的诊断灵敏度为54%[9]。转移性乳腺癌为54%~91%(切点分别为25 U/mL、28 U/mL、50 U/mL)[2-5,9-11]。

治疗后CA15-3浓度升高见于以下患者:无残留病灶(NED)中仅5.9%、有完全/部分疗效的患者中为29%、所有疾病稳定或疾病进展的病例中高达100%(切点为40 U/mL)[12]。

28.8.5.2.2 CA15-3与肿瘤大小的相关性:CA15-3阳性率与肿瘤质量有关:Ⅰ期为4%~16%,Ⅱ期为13%~54%,Ⅲ期为65%,Ⅳ期为54%~91%[14];T½期为14%~23%[3],T¾期为27%~86%[3,9];淋巴结阴性病例为22%,淋巴结阳性病例为38%[8]。

局部肿瘤复发病例中CA15-3的诊断灵敏度较低,仅21%(切点为35 U/mL;中位数为45 U/mL)[13]。

在转移性疾病中,血清CA15-3浓度取决于转移位置。皮肤转移时诊断灵敏度低(中位数为25 U/mL[9],36.5%的病例>50 U/mL),结缔组织转移时诊断灵敏度为40%[8]和(或)47%~83%[11]。发生骨转移时CA15-3水平较高,32%~75%>27 U/mL[11],61%>35 U/mL[13],在肺和内脏转移之间没有显著差异[8]。肝转移(中位数为54 U/mL)[13]及出现多发性转移(中位数为93 U/mL)时[9]所测得的CA15-3浓度最高;肝转移时45.5%的病例>50 U/mL[9],64%>35 U/mL[13]。

28.8.5.2.3 CA15-3与病程的相关性:在为期13~40个月的监测期间,CA15-3检测肿瘤复发的诊断灵敏度为45%~77%,特异性为94%~98%,阳性预测值为41%~92%(提早时间为3~18个月)[14]。

接受治疗的转移病例中,若病情进展或治疗有效,CA15-3浓度相应升高或降低≥25%,病情进展时从75%降到94%,治疗有效时从72%升至93%[14,15]。

28.8.5.2.4 CA15-3与其他肿瘤标志物的比较:除CA15-3作为*MUC1*基因首选标志物之外,CEA曾是乳腺癌中第一个且仍然十分重要的标志物,而其他标志物如细胞角蛋白(TPA、TPS和CYFRA21-1)和可溶性癌蛋白(c-erbB-2)意义有限[15]。

在乳腺癌中,CA15-3优于CEA[10,15]。CA15-3和CEA联合应用可显著提高检测肿瘤复发的诊断敏感度,从单独使用CA15-3的41%和单独使用CEA的40%升高到联合使用后的56%。联合使用CA15-3和CEA可在临床症状或放射性检查之前2~18个月(平均5.2个月)提示复发,诊断灵敏度为40%~60%。

监测转移的诊断灵敏度为60%~80%,当特异性提高至95%时,对于肝转移的诊断灵敏度(85%~90%)高于骨转移(65%~75%)[15]。

28.8.5.2.5 CA15-3作为诊断/预测指标:CA15-3(切点为30 U/mL)是乳腺癌的独立预后指标。术前浓度升高的患者5年生存率和总体生存率分别为44%和67%,低浓度患者分别为65%和83%[16]。

在一项前瞻性研究中发现了相似的结果(术前浓度升高的患者5年无病生存率/总体生存率为45%,术前浓度正常的患者为86%;切点为30 U/mL)。肿瘤分期和CA15-3是两项最强的生存预测指标[17]。

另一项研究中[18]对初次肿瘤切除术后平均随访69个月的患者进行了评估,统计学证据表明术前CA15-3(切点为31 U/mL)是淋巴结阴性乳腺癌患者的预后指标。此外,雌激素受体阳性的晚期乳腺癌患者疾病首次复发时CA15-3水平升高(切点为35 U/mL: 70% vs. 46%)[19]。

有研究人员发现在乳腺癌初次转移之前及初次转移时CA15-3动力学分析具有很高的预后价值(提前时间,首次CA15-3异常升高和确诊之间的时间段)[20]。

在一项关于联合使用血清CEA和CA15-3的研究中,对1 046例初诊时无转移的乳腺癌妇女进行无病存活率和因病死亡的调查,单因素分析发现术前血清标志物水平升高与早期复发(CA15-3)和因病死亡(CEA和CA15-3)有关[21]。通过比较术前和术后的结果发现,发现术后标志物水平下降。在CEA水平降低超过33%的患者中,单因素分析显示复发和死亡风险显著增高。在多因素分析中,这种CEA水平的降低被证明是一项独立预后因子。

在740名Ⅰ～Ⅲ期乳腺癌患者中，手术前CA15-3和CEA水平升高分别占总病例的12.4%和10.7%。肿瘤大小超过5 cm、淋巴结转移(≥4)和疾病晚期都与较高的术前标志物水平相关。与术前标志物正常相比，CA15-3和CEA水平升高与较差的无病生存率和总体生存率有显著的相关性[22]。在多因素分析中，年龄低于35岁、肿瘤大小超过2 cm、淋巴结转移、雌激素受体表达、术前CA15-3和CEA升高都是无病生存率的独立预后因子。

一项研究对2 062名原发性区域性肿瘤患者的治疗前CEA(切点为5 μg/L)和CA15-3(切点为30 U/mL)浓度行前瞻性评估，分别有12.7%和19.6%的患者两种标志物升高，有28%的患者一种或两种标志物同时升高。肿瘤标志物的升高与肿瘤大小和淋巴结转移有相关性[23]。肿瘤大小、雌激素受体和CEA是总体、淋巴结阳性和淋巴结阴性患者的独立预后因子。所有CEA高于7.5 μg/L的患者在随访期间复发。使用这两种肿瘤标志物可以区别T1淋巴结阴性患者的风险组：一种或两种肿瘤标志物升高的患者中有56.3%复发，而T1淋巴结阴性且肿瘤标志物未升高的患者中只有9.4%复发。

28.8.5.2.6 复发预测：在一项乳腺癌复发的研究中，在3 953名患者无复发生存期(RFS)期间进行一次或标志物连续检测。CA15-3高于30 U/mL或高于初次值50%的异常结果和升高的ALP是分析中需要考虑的标准。在RFS期间，720例(20%)复发，在此之前274例(35%)出现CA15-3异常以，35例(4%)出现ALP升高[24]。30%的CA15-3异常(风险比1.30)患者和4%的ALP异常患者复发风险增高。一种(风险比2.40)或两种(风险比4.69)生物标志物异常的患者复发风险最高。ALP更好地预测肝脏复发，而CA15-3更好地预测乳腺癌复发。

对427名乳腺癌患者在乳房切除术后随访中进行肿瘤标志物(CA15-3和CEA)的测定，这些患者是通过常规的放射检查(胸部X线、骨显像或肝脏超声图像)获得模棱两可的结果而怀疑疾病。在35个月的随访期间，221例患者共发现332例模棱两可的结果，对于指示转移性疾病还是良性疾病，其阳性预测值分别为69%和83%，阴性预测值分别为98%和91%。临床症状对预测转移性疾病没有帮助(诊断灵敏度、特异性和准确性为60%、53%和54%)[25]。

对89位女性乳腺癌患者进行了CA15-3检测与现代成像技术(^{18}F-FDG-PET/CT)的联合调查，这些患者治疗后CA15-3升高，但传统影像学阴性。在89例患者中，有40例检出胸壁、内乳淋巴结、肺、肝和骨骼中有肿瘤沉积。其中23例患者是孤立性小病灶，接受了根治性治疗。这23例患者中有7例病情完全缓解并持续1年以上[26]。

28.8.5.2.7 复发的预测与治疗：在对68例乳腺癌远端转移患者的研究中发现，接受化疗(抢救治疗)时标志物CEA或CA15-3会显著升高(肿瘤标志物导向治疗)或仅在放射学确认转移后进行治疗(传统治疗)的结果如下：第一组的前导时间显著长于第二组(17.3个月 vs. 2.9个月)，抢救治疗或乳腺切除后更好的生存曲线(抢救治疗后36个月，生存者为28%比9%；乳房切除后84个月，生存者为42%比19%)[27]。

通过标志物连续监测法来确定77位转移性乳腺癌患者的肿瘤标志物动力学如CEA和CA15-3与影像学相关的化疗有效性之间的关系。在化疗刚开始、20～30天后和40～60天后进行标志物的检测并在基于标志物升高或降低≥25%的生化进展或应答的严格定义下结合影像学评估化疗有效性[28]。约70%的病例显示，肿瘤标志物动力学和化疗期间的影像学结果之间具有相关性。通过使用肿瘤标志物动力学没有发现1个月后出现相关治疗反应。有40%的患者在2个月后可以确认化疗对其有效或无效，70%的患者大约在3个月后可以得到确认。

28.8.5.3 其他恶性疾病

在39%～71%的卵巢癌[3,8,10]、14%～26%的子宫内膜癌[3,8]、9.1%的子宫癌、10%～71%的肺癌[5,10]，以及10%～61%的胃、胰、肝细胞癌患者中可见CA15-3浓度上升[10]。

28.8.6 注意事项

检测方法：尽管使用的抗体相同，检测方法也类似，但使用不同厂商试剂盒的结果有差异。因此，监测时应使用相同的试剂和样本类型(血清或肝素抗凝血)，结果报告时要予以注明。

不同厂商试剂盒的对照显示，虽然相关系数相对较好(r>0.93)，但在线性回归中的斜率差异较大，特别在CA15-3浓度>50～200 U/mL时，血清样本比肝素化血浆的变异更大[1]。

参考区间：健康人群的血清CA15-3平均浓度为10～17 U/mL左右，与性别无关[3,4]；不同研究的参考区间上限分别为25 U/mL[8,9]、27 U/mL[11]、28 U/mL[5]或40 U/mL[4,12]。4%～7%的哺乳期妇女血清CA15-3浓度>25 U/mL[3]，8%的孕妇>30 U/mL但羊水中浓度未升高。

应注意的是，G-CSF皮下给药治疗的乳腺癌患者放化疗后白细胞减少可引起CA15-3假阳性[29]。

MUC1 568 A/G基因多态性显著影响CA15-3浓度，包括基因型为AA、AG和GG的健康妇女和良性或恶性疾病的女性[30]。

稳定性：可在4℃稳定存放24 h；72 h后升高3%。如4℃储存于含有分离胶的样本管中，24 h以内标志物可升高2%，72 h后可升高18%[31]。

28.8.7 病理生理学

CA15-3是一种300 kDa的大分子量糖类抗原，属于乳脂肪球黏蛋白家族。可使用两种单克隆抗体检测CA15-3，结合于固相的单克隆抗体MAb 115D8与乳脂肪球抗原MAM-6a结合，然后单克隆抗体MAb DF3作为标记抗体与人乳腺癌细胞的膜片段结合。

115D8抗体是从针对乳房变异抗原的一组单克隆抗体中筛选出的。它识别位于人乳脂肪球膜上糖蛋白的抗原决定簇(MAM-6抗原上的MAM-6a)[32]。这个糖基化的抗原最初从母乳中分离(分子量>400 kDa)；而MAM-6a抗原决定簇位于抗原的碳水化合物链上[32]。

在免疫组织化学上，MAM-6a被定义为一种上皮顶点、正常管道和小泡结构上的上皮膜标志物，这种抗原在乳腺癌细胞的细胞质中分布均匀[32]。

MAb DF3 是针对膜抗原 DF3 的一种单克隆抗体，定位于人乳腺癌细胞，分子量为 300～400 kDa[33]。该抗原也被认为是恶性乳腺上皮细胞的分化抗原，是乳脂肪球膜抗原黏蛋白家族的高分子糖蛋白之一[34]。

用免疫组织化学方法可在人乳腺病变细胞及纤维腺瘤细胞的表面和细胞质测出 DF3 抗原[35]。乳腺癌中 DF3 的表达与细胞核分级、组织学分级和雌激素受体状态有关[36]。另外，在 95%的良性、处于良性边缘的卵巢疾病患者、卵巢恶性肿瘤和卵巢癌细胞株的表面都可用免疫组织化学检测出 DF3[37]。

很多研究已经报道了 MUC1 分子作为染色体 1q21－24[38]（更多信息见参考文献[39]）中 *MUC1* 基因产生的高分子量Ⅰ型跨膜糖蛋白的发生和意义。该分子包含 69 个氨基酸的细胞质部分和重度糖基化的细胞外结构域，其含有 20 个氨基酸的高度保守序列以及五个潜在的 O－连接糖基化位点的肽重复序列。自由循环的脱落 MUC1 糖蛋白含有短碳水化合物侧链和暴露于其肽核心的重复表位，与免疫系统接触并能够引发体液或细胞免疫应答。抗 MUC－1 抗体针对重复结构域的表位，主要针对 PDTRP 序列。在国际研讨会中对许多商业化生产和（或）在科学实验室中开发的单克隆抗 MUC1 抗体进行了分析比较[40]。

指南：欧洲肿瘤标志物组织（EGTM）建议转移性乳腺癌患者每次化疗前确定 CA15－3 水平。激素治疗的患者应至少每 3 个月检测一次。肿瘤标志物浓度比前一次结果升高至少 25%具有重要意义，建议在一个月以内再次采集血样进行检测加以确认。同样，血清水平降低 50%以上可以认为治疗有效[41]。

美国临床生物化学学会（NACB）专家组指出，CA15－3（类似于 CEA）与影像学和临床检查相结合可用于监测晚期乳腺癌患者的化疗效果。这一标志物可能对无价值疾病的患者特别有帮助。在这些患者中，连续两次 CA15－3 水平都升高超过 30%，可能表明疾病进展，导致治疗停止并改变治疗方案或使患者进入临床试验[42]。

28.9 降钙素（CT）

Lothar Thomas

CT 是甲状腺滤泡旁 C 细胞分泌的肽类激素。它是散发性和家族性甲状腺髓样癌特异且敏感的肿瘤标志物。除了甲状旁腺激素（PTH）和骨化三醇（1，25－二羟胆钙化醇）外，CT 是第三种钙调节激素。PTH 和骨化三醇促使血钙浓度升高，CT 则是降低血钙浓度。

28.9.1 适应证

CT 基线值测定[1]：虽然 CT 不是甲状腺髓样癌的特异性标志物，但常规检测 CT 对结节性甲状腺疾病患者的术前评估是一个有用的工具；适用于具有遗传性甲状腺髓样癌或多发性内分泌肿瘤家族史的患者。适用于确诊甲状腺髓样癌患者的术后监测及随访。

五肽促胃液素刺激试验：适用于 CT 水平超出参考区间但不代表真正病态（灰区）的患者及疑似散发性甲状腺髓样癌的患者适用于 CT 浓度在参考区间内的疑似遗传性甲状腺髓样癌患者。

28.9.2 测定方法

基于酶或荧光标记的免疫分析法[2,3]。所有试验均检测成熟型 CT。商业化检测采用第 2 代国际 WHO 校准品 89/260 进行校准。

五肽促胃液素刺激试验：原理为，五肽促胃液素给药后，MTC 或 C 细胞增生的患者 CT 水平相较于升高至基线值 3 倍的正常个体表现出更明显的升高[4]。

步骤为，用留置导管采集 5 mL 血液（基线浓度），每千克体重 0.5 μg 五肽促胃液素静脉注射给药，注射五肽促胃液素 2 min 和 5 min 后采集另外两份血液样本。

28.9.3 标本

血清或血浆（肝素或 EDTA）：1 mL。

28.9.4 参考区间（表 28.9－1）

表 28.9－1 阈值以下发生 MTC 的可能性很小[2,5,6]

成年人的 CT 基线值：低于 10 ng/L（灰区 10～100 ng/L） 注：方法学和性别特异性的切点很重要
6 个月以下儿童的 CT 基线值：低于 40 ng/L[7]
3 岁以下儿童：低于 15 ng/L[7]
五肽促胃液素刺激试验：低于 30 ng/L[4]

28.9.5 临床意义

甲状腺髓样癌是一种 C 细胞的恶性肿瘤，占甲状腺肿瘤的 5%～10%。70%～80%的甲状腺髓样癌病例为散发型，在甲状腺结节性疾病中患病率约为 0.6%。剩下的 20%～30%分布在三种家族型中：多发性内分泌腺瘤 2a 型（MEN 2a）、多发性内分泌腺瘤 2b 型（MEN 2b）、与 MEN 无关的遗传型。还存在争议的是 C 细胞增生的癌前病变性质也与 CT 水平升高有关。

甲状腺髓样癌释放 CT，并偶尔释放其他蛋白质如 CEA、NSE、血清素、嗜铬粒蛋白、生长抑素、P 物质、阿黑皮素衍生物及胃泌素释放肽[4]。然而，CT 浓度超过 100 ng/L 时才适用于作为甲状腺髓样癌的特异性标志物，因为除了 C 细胞增生，肺和胰腺内分泌肿瘤、自身免疫性甲状腺疾病、高胃泌素血症及假性甲状旁腺功能减退症 1A 型也可以使血清 CT 浓度升高。

影响因素也起着重要的作用（表 28.9－2）。男性水平高于女性。研究发现，慢性肾病会引起基线 CT 值大幅增加[2]；一些作者将五肽促胃液素刺激试验筛查 MTC 的切点值下限从 100 ng/L 提高到 400 ng/L[8]。

表 28.9－3 展示了诊断、术后和随访期间的 CT 水平及有关分子遗传学分析的结论。

上消化道内分泌活性肿瘤（食管、胃、十二指肠、胰腺）也能够分泌 CT。5 位上消化道肿瘤患者的 CT 浓度分布为 42～7 460 ng/L；5 位患者都发生了肝转移并在 1.2～27.2 个月内死亡[9]。

表 28.9-2 非甲状腺髓样癌(MTC)引起降钙素(CT)升高[1,2]

疾病/影响因素	临床和实验室检查结果
慢性酒精中毒	非 MTC 慢性酒精中毒患者即使停止摄入酒精几个星期,其 CT 水平仍可处于灰区内。
吸烟[6]	健康吸烟者的 CT 浓度超出 10 ng/L 的可能性高于非吸烟者。
口服摄入钙	口服摄入钙后 CT 水平升高约 2 小时。吸收性高钙尿症患者相较于健康人升高更明显。
质子泵抑制剂(PPI)	根据试验,6%~32%服用奥美拉唑、泮托拉唑、兰索拉唑或其他 PPI 的患者 CT 值升高。
鲑鱼降钙素	根据试验,鲑鱼降钙素治疗后可以引起可检测的或升高的值。
全身性细菌感染(sepsis)	根据试验,由于降钙素原发生相应变化,CT 浓度升高。
慢性肾脏病(CKD)	根据试验和适用的切点值,在 9.8%~24.4%的 2~4 期 CKD 患者及在 1.6%~71.4%的 5 期 CKD 患者中检测到 CT 浓度增高[2]。
桥本甲状腺炎	根据试验,1%~3%的病例中出现 CT 浓度略有增高。
C 细胞增生	男性 C 细胞增生较女性更常见。多数情况下,它与自身免疫性甲状腺炎、高胃泌素血症或甲状旁腺功能亢进有关。CT 浓度在灰区或更高。

表 28.9-3 血清降钙素在甲状腺髓样癌中的意义

自身抗体	临床和实验室检查结果
筛查	CT 浓度低于 10 ng/L 或低于厂商检测特异性和性别特异性切点时的阴性预测值很高,大概率可以排除 MTC。有报道在微肿瘤(直径小于 1 cm)和广泛性 MTC 患者中,CT 水平低于切点值[10]。然而,部分遗传性 MTC 患者的 CT 水平低于切点值,部分非 MTC 患者的 CT 水平落在灰区内。如果临床上排除其他内分泌肿瘤及表 28.9-2 中提到的生物学影响因素,CT 浓度在 10~100 ng/L 时主要鉴别诊断 MTC 和 C 细胞增生[1]。据报道[14],基线 CT 浓度在 20~50 ng/L 时诊断甲状腺结节性疾病患者存在 MTC 的阳性预测值为 8%,浓度在 51~100 ng/L 时为 25%,浓度超过 100 ng/L 时为 100%。如果 CT 浓度升高且伴有相应的临床症状,建议行甲状腺全切除术。 如果肿瘤没有扩散到甲状腺外,通过甲状腺全切术及中央淋巴结清除术完全治愈的机会很大。因此,早期诊断 MTC 很重要。MTC 比乳头状甲状腺癌和甲状腺髓样癌更具侵袭性且更难治疗。一些国家推荐甲状腺结节患者进行 MTC 筛查。
五肽促胃液素刺激试验	如果基线 CT 水平为 10~100 ng/L,需要检测五肽促胃液素刺激试验的 CT 水平。刺激后 CT 值>100 ng/L 的患者建议行甲状腺切除术[12]。CT 浓度高于 100 ng/L 表明患者同时存在 MTC 和 C 细胞增生,这种共存在 100~200 ng/L 浓度范围尤为常见[13]。男性 MTC 和 C 细胞增生的共存较女性更明显。一项研究的术后结果表明,82% CT 浓度>100 ng/L 的男性患者伴有 C 细胞增生,80%CT 浓度>100 ng/L 的女性患者诊断为 MTC[14]。CT 浓度>1 000 ng/L 时诊断 MTC 的阳性预测值总是 100%[11]。
术后降钙素水平	术后几小时内 CT 明显降低。当浓度下降到低于切点值或检测限,并且五肽促胃液素刺激试验呈阴性时就认为患者已被治愈。这种情况下,每 6 个月需检测基线 CT 浓度,每 2~5 年需进行一次五肽促胃液素刺激试验。 持续升高的术后 CT 浓度表明肿瘤残留或存在转移灶。CT 浓度和肿块大小存在相关性。CT 浓度<1 000 ng/L 时,与肿瘤的明确联系不能通过传统的成像方法确定。在这些案例中,选择性静脉插管进行血液采样连同血清 CT 检测证明了其价值。基于浓度梯度,这种方法既能够定位在颈部和(或)上纵隔肿瘤组织,又能够检测肝转移[15]。
分子遗传学分析	进行分子遗传学分析: - 主要是由于大多数具有相应家族史的个体 CT 浓度低于切点值,从而没有被筛查出。由于是常染色体显性遗传,50%的家庭成员没有受到遗传影响,不需要定期生化检测及相应分子遗传学分析。如果确定了是基因携带者,有两种选择:一是不考虑五肽促胃液素刺激试验结果,最好在 6 岁左右行预防性甲状腺切除术;或是每年进行五肽促胃液素刺激试验,如果结果是病态的,就需要手术[16]。 - 检测到 MTC。在这种情况下,区分散发型和遗传型很重要。检测患者 RET 原癌基因中 14 个点突变之一。迄今为止已检测到密码子 634、768、790、791、804、891 突变。密码子 634 突变在欧洲很常见。临床通常出现在 10 岁以下的患者,一般不超过 20 岁[17]。其他突变与年龄增长有关。 分子遗传学分析显现出五肽促胃液素刺激试验的缺陷[18]。五肽促胃液素刺激试验可能出现假阴性和假阳性结果。一些孩子由于检测到 RET 原癌基因中的典型突变而进行甲状腺切除术,证实存在微小癌,但他们的五肽促胃液素刺激试验结果是假阴性的。另一方面,MEN2 家庭成员分子遗传学分析没有检测到突变,但由于五肽促胃液素刺激试验结果异常(五肽促胃液素刺激试验假阳性)而被迫接受手术。C 细胞增生组织学上不是 C 细胞肿瘤的初期阶段,造成五肽促胃液素刺激试验出现假阳性结果。例如,当对所有甲状腺冷结节病例进行常规 CT 检测并进行五肽促胃液素刺激试验时,这种情况就会发生在桥本甲状腺炎患者身上[19]。 由于检测到种系 RET 突变,3%~5%的疑似散发性 MTC 患者最终被定义为家族型 MTC[16]。 当出现 CT 升高时,有两种术前分子遗传学分析指征[1]:切除范围(保证残留的甲状腺无 C 细胞残余)及检测到伴有癌前病变的 C 细胞肿瘤。

28.9.6 注意事项

测定方法:不同厂商的 CT 免疫测定的检测质量存在差异。一些试验也测定全身性细菌感染患者的降钙素原。五肽促胃液素刺激试验的 CT 切点浓度也有相当大的差异[2]。

参考区间:因为不可能指定适用于所有检测的具体切点值,一般采用厂商的切点值。一项好的检测会为男性和女性定义不同的切点值。

稳定性:20℃储存超过 2~3 h 或 4~8℃储存超过 6 h 会使 CT 浓度降低;储存时间超过 12 h 会使 CT 浓度降低 23%。在-40℃储存数日后,对结果没有影响[2]。

28.9.7 病理生理学

CT 是一种分子量为 3.5 kDa 的多肽,由 32 个氨基酸组成,1 号位和 7 号位之间有一个二硫键,为加一个羧基末端的脯氨酰胺基。降钙素原裂解成 N-ProCT、CT 和钙抑肽,CT 是降钙素原氨基酸序列 60~91 的部分(图 28.9-1)。

降钙素基因编码另一种被称为降钙素基因相关肽的肽(CGRP)。CT 和 CGRP 的表达具有组织特异性;CT 主要在 C 细胞中表达,CGRP 几乎仅存在于周围神经系统中。

CT 的生理意义是对钙离子的短期调节。由于 CT 对具有特异性 CT 受体的破骨细胞存在抑制作用,血浆中 CT 升高会引起钙离

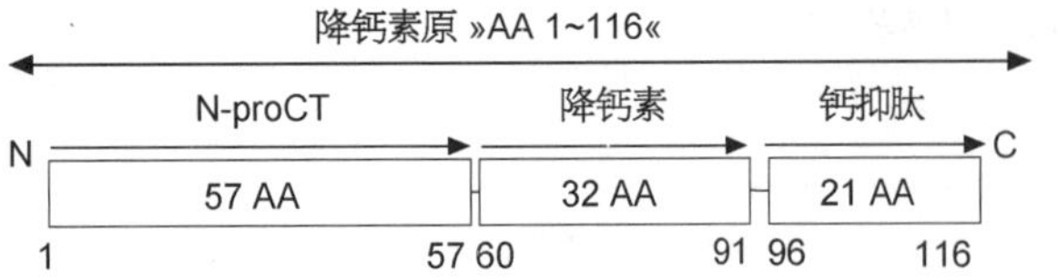

图 28.9 - 1 降钙素原(氨基酸 1～116)。降钙素序列(氨基酸 60～91)位于 N - ProCT 肽 N 端和钙抑肽 C 端的两侧。细菌感染时,血浆降钙素原片段升高,而不是降钙素。二肽基肽酶 4 将两种氨基酸从 N 端切开。AA,氨基酸

子显著减少。除了钙离子外,胃肠激素(如促胃液素和儿茶酚胺)对 CT 的分泌也有刺激作用。在所有情况下,这些影响只持续很短的一段时间;相反,血浆钙离子持续升高不会导致 CT 增加。甲状腺髓样癌患者 CT 升高对血浆钙离子或骨代谢不产生影响。

MTC 由来自神经嵴的滤泡旁 C 细胞发展而来。

28.10 癌胚抗原(CEA)

Peter Nollau, Christoph Wagener, Rolf Lamerz

28.10.1 适应证

结直肠癌术后监测时检测肿瘤进展或复发——肝肿瘤的鉴别诊断。

28.10.2 测定方法

免疫分析法(ELISA)。校准:第一代国际参比制剂(73/601),100 IU/Amp。

28.10.3 标本

血清或血浆 1 mL。

28.10.4 参考区间

血清/血浆* 1.5～3.0 μg/L(*见厂商说明)。

28.10.5 临床意义

癌胚抗原(CEA)升高见于良性及恶性疾病中(表 28.10 - 1)。

表 28.10 - 1 血清 CEA 在恶性及非恶性疾病中的浓度

疾病	临床和实验室检查结果
非恶性疾病	CEA 升高在炎症性肝病中最为常见。CEA 检测对活动性酒精性肝硬化的诊断特异性达到 30%。CEA 升高与胰腺炎、炎性肠病(如溃疡性结肠炎、憩室炎)和炎症性肺部疾病有关。一般来说 CEA 水平不超过参考区间上限值的 4 倍。
恶性疾病	当 CEA 浓度超过参考区间上限值的 4 倍时可能存在恶性肿瘤。如果监测过程中浓度升高或 CEA 水平高于参考区间上限值的 8 倍时,恶性疾病的概率很高。
结直肠癌	由于 CEA 的诊断灵敏度和特异性有限加上考虑到结直肠癌的发病率,CEA 检测不适用于筛查目的。在结直肠癌中,根据不同肿瘤分期 CEA 阳性率如下:Dukes A:0～20%;Dukes B:40%～60%;Dukes C:60%～80%;Dukes D:80%～85%。Dukes A 期患者的 CEA 浓度不会超过参考区间上限值的 4 倍。15%～20%的 Dukes B、C 期患者及 60%～70%的 Dukes D 期患者可出现在这种范围内的 CEA 浓度。 术后监测:如果术前升高的 CEA 浓度在肿瘤切除后不能立即达到稳定水平并进一步升高,说明存在肿瘤残留。如果 CEA 检测用于在术后监测中诊断局部肿瘤复发和(或)其他转移灶,无论术前 CEA 水平是否升高,术后前两年每 2～3 个月都需要进行 CEA 检测。如果怀疑 CEA 升高,应当以更短的时间间隔检测。在诊断肿瘤进展方面,CEA 升高的阳性预测值在 65%～84%范围内,阴性预测值在 85%～90%范围内。

28.10.5.1 良性疾病

老年人和吸烟人群血清 CEA 浓度中位数高于年轻人和非吸烟人群[1]。在非恶性状况下,CEA 增高主要见于以下疾病:炎症性肝脏疾病、酒精性肝硬化、胰腺炎、炎症性胃肠道疾病例如溃疡性结肠炎和憩室炎、炎症性肺部疾病[2,3]。

28.10.5.2 癌症患者的 CEA

与非恶性状况不同,由于恶性疾病中肿瘤呈进行性生长,血清 CEA 浓度逐步升高。因此,除了针对切点水平(水平评估),应根据连续测定中观察到的差异对试验结果进行纵向评估。

CEA 的诊断灵敏度取决于肿瘤分期和范围。CEA 的阳性率和水平随肿瘤负荷增加。

在恶性肿瘤中,CEA 对结直肠癌和甲状腺髓样癌的诊断灵敏度最高[2,3]。在结直肠癌中,根据不同肿瘤分期 CEA 阳性率如下:Dukes A 0～20%;Dukes B 40%～60%;Dukes C 60%～80%;Dukes D 80%～85%[4]。

只有 10%的非转移性乳腺癌患者会出现血清 CEA 水平升高,一般来说,他们的 CEA 浓度不会超过参考上限值的 5 倍。CEA 对于转移性乳腺癌的诊断灵敏度在 50%～60%范围内;其中的 25%患者 CEA 浓度会超过参考上限值的 5 倍[5]。对于胃癌、胰腺癌、肺癌、卵巢癌和宫颈癌,CEA 浓度仅在晚期升高,CEA 阳性率在 50%～70%范围内[6]。此外,血清 CEA 水平在膀胱癌、肝癌、肾癌、黑色素瘤和淋巴瘤中的阳性率不同。

28.10.5.3 CEA 鉴别癌症

CEA 对于鉴别诊断原发性消化道癌的价值有限,因为在不同的癌症中 CEA 结果类似。

对于通常在晚期被发现的胰腺癌,检测 CA19 - 9 优于 CEA。

在肝肿瘤的鉴别诊断中,CEA 可作为影像学技术的辅助手段,尤其是考虑连续检测时。在少数良性肝病和大约 6%的肝细胞癌患者中发现血清 CEA 水平超过参考区间上限值的 8～10 倍。相比之下,50%～60%发生肝转移的消化道癌及胰腺癌患者 CEA 水平在上述范围内[7,8]。

对于通常在晚期被发现的胰腺癌,检测 CA19 - 9 优于检测 CEA(诊断灵敏度 33%～77%、特异性 64%～100%、切点值 2.5～5.0 μg/L)[9]。

28.10.5.4 结直肠癌的预后

血清 CEA 检测可以用于结直肠癌的预后评估及切除术后残留肿瘤的诊断。术前 CEA 浓度在明确的肿瘤分期(TNM 分期)中也具有预后价值[9]。许多研究表明,术前血清 CEA 水平高的肿瘤与预后不良有关。根据迄今为止的资料,术前 CEA 是否能为结直肠癌患者(尤其是那些 Dukes B 期患者)提供预后资料还有待阐明。因此,CEA 可能有助于发现这部分能从辅助化疗中获益的侵袭性疾病患者[10]。然而必须指出的是,目前还没有研究表明仅根据术前 CEA 水平升高就能判断是否能从辅助化疗中获益。

CEA 水平升高是否仅由原发肿瘤和(或)由远处转移引起的这个问题能通过术后随访时连续 CEA 检测(肿瘤切除术后每 6～8 周进行检测)来解答。CEA 浓度未降到参考区间而后进一步升高表明高概率残留肿瘤。CEA 检测对肝转移切除术

后的转移性结直肠癌具有预后价值，许多研究表明，高术前CEA浓度与预后不良有关[11]。

28.10.5.5 结直肠癌的术后监测

对于结直肠癌，原发肿瘤切除术后检测血清CEA是诊断局部或远处肿瘤复发的最敏感的无创性方法。对于每位患者，个体基线CEA浓度是明确的。如果CEA持续升高超过2个月，有可能发生肿瘤复发。

动力学(斜率分析)有助于鉴别局部复发和远处转移。斜率分析表明局部复发时CEA中位数每10天增加0.24 μg/L，远处转移时每10天增加1.7 μg/L。一般来说CEA每10天增加>1 μg/L提示远处转移[12]。

根据升高的定义及相关参考，CEA升高对于结直肠癌的阳性预测值在65%～84%范围内。阴性预测值在85%～95%范围内。因此，稳定的CEA浓度相对高概率地排除复发[13,14,15]。

根据回顾性和前瞻性研究等meta分析，强化原发肿瘤根治性手术术后随访与5年生存率显著提高(高达9%)有关。这种情况下，定期检测CEA是一项重要的诊断依据。早期发现和肝转移手术的技术改进最有可能使强化随访时(将CEA浓度考虑在内)的5年生存率提高。

超过1/3的接受原发肿瘤姑息性手术的患者发生肝转移，约1/4的这部分患者可手术切除，切除成功后可获得21%～48%的5年生存率[11]。

基于这种情况，各肿瘤协会推荐至少在诊断结直肠癌后的3年内，每2～3个月进行术后CEA检测。特别是对于Dukes B和C期患者，为了早期发现并手术治疗肝转移和孤立性肺转移，建议强化随访。CEA先前检测值增加30%具有重要意义[16,17]。然而应当指出，术后CEA检测的实际效益尚未得到明确证实，有待相关随机前瞻性研究进行证实。如果有更有效的治疗方案，CEA检测的诊断效益将会增加。

对术前CEA浓度低于5 μg/L的结直肠癌患者是否需要进行术后CEA监测存在争议并/或被否定。

在一项涉及186例Ⅰ～Ⅲ期结直肠癌患者(146例初始非分泌型，术前初始CEA水平正常；40例分泌型，高水平表达)的研究[18]中，检出22例复发性大肠癌患者(16例非分泌型及6例分泌型)，检出率相应分别为50%和66%。同样，在954例结直肠癌患者中有272例出现复发性疾病。63%出现复发性疾病的患者术前CEA值正常。60%术前CEA正常但出现复发性疾病的患者随访过程中CEA值升高，最后一次检测在被诊断出现复发性疾病前的3个月内进行[19]。

在一项针对533例接受根治性切除术结直肠癌患者的回顾性分析[20]中，术前CEA超过5 μg/L而术后CEA水平下降60%的患者5年生存率为83%。除了浸润深度(风险比2.2)和淋巴结转移(风险比3.0)，CEA下降率(风险比3.0)也是生存不良的独立预后因素。

在一项关于早期(Ⅰ期和ⅡA期)和晚期(ⅡB期和Ⅲ期)结直肠癌患者术后监测的分析中，抢救率相同(36%～37%)。早期和晚期患者二次手术后的中位生存时间分别为51.2和35.8个月。早期和晚期患者出现首次复发无显著差异，而早期患者更少出现多次复发(早期与晚期分别为3.6%和28.6%)。首次发现早期和晚期患者复发的方法无显著差异，其中CEA最优(分别为29.1%和37.4%)，接着是CT(分别为23.6%和26.4%)、胸片(分别为7.3%和12.1%)和结肠镜检查(分别为12.7%和8.8%)[21]。

在化疗期间连续监测血清CEA水平的晚期结直肠癌患者中，除了常见的CEA升高患者以外，670例中有78例出现一过性CEA升高。与CEA升高的患者不同，一过性CEA升高患者有更好的影像学客观缓解率(11% vs. 73%)、中位无进展生存期(3.1个月 vs. 8.3个月)和总生存期(10.9个月 vs. 17.7个月)。一过性CEA升高是肿瘤应答和生存期的独立预测因素及独立预后因素[22]。

对1 099例行根治性手术随访过程中发生异时性肝转移(20%～40%)患者的研究发现，术前CEA浓度超过5 μg/L(比值比1.519)、浸润深度(比值比2.3)、淋巴结转移(比值比2.0)和血管侵袭(比值比1.9)是独立危险因素和强化随访的指标[23]。

28.10.5.6 非小细胞肺癌(NSCLC)的监测

193例Ⅰ期NSCLC腺癌患者术前CEA超过5 μg/L、CYFRA 21-1超过2.8 μg/L的阳性率分别为27.8%和7.8%，5年总生存率为79.3%，中位随访时间为35.5个月[24]。术前CEA升高的患者无复发生存期更短、复发更早且被认为是辅助化疗的理想人选。

一项关于晚期接受常规化疗的NSCLC患者血清CEA(切点5 μg/L)和CYFRA 21-1(切点3.2 μg/L)浓度降低的预测和预后价值的前瞻性研究在第二疗程化疗后有以下结果：

- 影像学客观缓解率为44%。
- CEA和CYFRA 21-1的缓解率(与基线水平相比下降超过20%)分别为38%和61%(中位生存期为9个月，其中CEA缓解的患者为13个月，CYFRA 21-1缓解的患者为11个月，而CEA、CYFRA 21-1未缓解的患者分别为8个月和6个月)[25]。
- 多因素分析中，机体功能、LD酶活性，以及CEA、CYFRA 21-1缓解被证实是生存期的独立预测因素，CEA和CYFRA 21-1也许是监测化疗疗效可靠的替代标志物。

在105例经吉非替尼治疗缓解率为27.8%、中位生存期为9.3个月的NSCLC患者中，无吸烟史或基线CEA高于5 μg/L的患者更易对吉非替尼敏感。多因素分析表明良好的机体功能和CEA升高是吉非替尼疗效的独立预后因素及独立预测因素[26]。

28.10.5.7 乳腺癌的监测

在一项对于2 062例原发性局部乳腺癌患者基线CEA(切点5 μg/L)和CA15-3(切点30 U/mL)的前瞻性评估中，分别在12.7%和19.6%的患者中发现CEA、CA15-3浓度升高，28%的患者单一肿瘤标志物或两者同时升高。每种肿瘤标志物升高与更大的肿瘤大小及淋巴结转移有关[27]。在该人群中，肿瘤大小、雌激素受体表达和CEA是独立预后因素。所有CEA浓度超过7.5 μg/L的患者在随访过程中出现复发。同时使用两种肿瘤标志物能鉴别T1淋巴结阴性患者的风险组：单一肿瘤标志物或两者同时升高时复发率为56.3%，而两种标志物都未升高的淋巴结阴性患者复发率仅为9.4%。

根据欧洲肿瘤标志物小组(EGTM)推荐的肿瘤标志物，

CA15－3和CEA不适用于乳腺癌的早期筛查但有助于早期发现远处转移。另外，乳腺癌术前两种标志物升高同时结合其他预后因素与预后差有关[28]。

血清学检测两种标志物被推荐用于乳腺癌患者复发的早期检测，但如果在采取治疗后发现转移扩散，便不能表明疾病迹象。

此外，CEA和CA15－3应在每次化疗前测定，对于治疗监测则是3个月。标志物升高超过先前测定值的25％且第二控制值超过参考区间具有重要意义，应在1个月内核实。

一种稳定、经验证的标志物升高表明疾病进展，而一种经验证的标志物升高超过50％表明肿瘤反应。

28.10.6 注意事项

标本要求：在一些分析中，血清和血浆CEA浓度检测不同。应遵循厂商关于选择标本及处理标本的说明。

参考区间：血清或血浆CEA水平中位数及分布取决于年龄和吸烟习惯。CEA浓度不服从正态分布，因此第95百分位数被定义为参考区间上限。

测定方法：CEA携带特异性和交叉反应性抗原决定簇。交叉反应性抗原决定簇存在于比如正常血浆中的抗原上[29]。CEA检测不应受交叉反应抗原的影响。尽管不同CEA测定的总体相关性很好，在某些样本中可以观察到不同的结果。当进行连续CEA测定时，必须考虑到这一点。

在为了治疗或诊断目的接受鼠免疫球蛋白的患者甚至是健康人血清中，可能存在可以干扰基于鼠单克隆抗体检测的抗鼠Ig抗体[30]。

稳定性：4℃最少可保存24 h。由于特定检测可能受样本中蛋白质含量的影响，厂商对样本稳定性的建议有很大差异。因此，应遵循厂商的说明。

28.10.7 病理生理学

CEA是一种糖蛋白，碳水化合物含量约为50％。从结直肠癌细胞或培养的人结肠癌细胞中分离出的CEA分子量约为180 kDa[31]。

根据对CEA家族蛋白的重新命名，CEA被归类为CEACAM5(癌胚抗原相关细胞黏附分子)[32]。CEA由一个细胞外N端免疫球蛋白类可变区结构域和另外六个细胞外免疫球蛋白类恒定区结构域组成。

CEA通过磷脂酰肌醇固定在细胞膜，它可以借助磷脂酶从膜结合形式转换成可溶性形式。CEA的降解主要发生在肝脏，可能导致非恶性肝病患者血清CEA浓度升高。血清CEA半衰期为2～8天。

CEA是结直肠黏膜正常的组成部分，此外，CEA也见于其他上皮细胞如阴道上皮细胞和腺体组织如胃小凹、汗腺中[31]。最高的组织CEA浓度见于原发性结直肠癌及其肝转移灶，浓度可以超过正常结肠黏膜的500倍。

CEA在其他肿瘤如胃癌、乳腺癌和肺癌中也有表达。在后者的组织中，浓度显著低于结直肠癌[33]。

CEA的基因编码来源于一个基因家族，该家族包括了至少17个具有高度结构同源性的转录活性基因[31]。由于不同基因产物的结构同源性，针对CEA的单克隆和多克隆抗体可能会与CEA家族其他蛋白发生交叉反应。粒细胞、巨噬细胞和胆管之间有交叉反应抗原，但CEA没有。因此，用于特异性检测CEA的单克隆抗体不应与来自这些细胞或组织的产物发生交叉反应[34]。

利用表达CEA和CEA家族其他蛋白的转染细胞可以发现，CEA与自身结合的方式为亲同性结合，与家族中其他蛋白的结合方式为异嗜性结合[31]。CEA单体的分子间连接是由不同的结构域调节的[35]。由于在结肠和其他上皮细胞中，CEA家族蛋白位于细胞的顶端，因此CEA蛋白作为糖蛋白，不具有分子黏附功能。CEA和CEA家族其他蛋白可能参与了多糖—蛋白质复合物的形成或细菌定植的调控，并在阻止病原体进入方面发挥了作用[36]。

28.11 CYFRA 21－1

Lothar Thomas

28.11.1 细胞角蛋白19

上皮细胞角蛋白是由20个分子量和等电点不同的多肽构成的家族。所有上皮细胞均表达细胞角蛋白家族，是上皮细胞分化的有用标志物。在正常上皮细胞的恶性转化过程中，细胞角蛋白模式通常保持不变。因此，在单层上皮细胞中也能发现癌组织中最丰富的细胞角蛋白-细胞角蛋白7、8、18、19[1]。

细胞角蛋白19是一种分子量为40 kDa的酸性亚基。角蛋白表达于包括肺癌在内的几种上皮性肿瘤的细胞质中。N端和C端区域蛋白水解后，由于细胞溶解和肿瘤坏死，细胞角蛋白19片段在血液中溶解并释放。

细胞角蛋白19片段存在于全身，但主要在肺中产生。它们主要通过肾脏排泄。因此，肾功能不全可导致血清浓度升高。细胞角蛋白19片段被称为CYFRA 21－1，是一种新的细胞标志物[1]。

28.11.2 适应证

包括肺癌的鉴别诊断、预后、术后监测、随访及复发检测[欧洲肿瘤标志物小组(ETG)及美国临床生物化学学会(NACB)推荐][2]；肺癌及不明病因肺部圆形病变的鉴别诊断[3]；肺癌中与其他肿瘤标志物的联合应用(表28.11－1)[3]；膀胱癌的监测[4]。

表28.11－1 肺癌中CYFRA与其他肿瘤标志物的联合应用[3]

组织学	治疗前	监测
未知	CYFRA 21－1	术后：取决于组织学
	NSE、CEA	未行手术：取决于肿瘤标志物结果
小细胞癌(SCLC)	NSE、CYFRA 21－1	NSE和CYFRA 21－1
非小细胞癌(NSCLC)		
－腺癌	CYFRA 21－1、CEA	CYFRA 21－1和(或)CEA
－鳞状细胞癌	CYFRA 21－1	CYFRA 21－1
－大细胞癌	CYFRA 21－1、CEA	CYFRA 21－1和(或)CEA

28.11.3 测定方法

酶免疫分析法、放射免疫分析法。所有 CYFRA 21－1 测定使用两种专门针对细胞角蛋白片段 19 的鼠单克隆抗体 BM 21－1和 KS 19－1[5]。然而，不同厂商生产的试剂盒得到的结果中度相关。

28.11.4 标本

血清、胸膜渗出物：1 mL。

28.11.5 参考区间

95％的健康对照者 CYFRA 21－1 水平＜2.0 μg/L[6]。95％的肺部良性疾病患者 CYFRA 21－1 水平＜3.3 μg/L[6]。

28.11.6 临床意义

细胞角蛋白 19 不是器官特异性的。因此，CYFRA 21－1 不仅在肺癌中升高，也在其他实体肿瘤中升高（表 28.11－2）。CYFRA 21－1 浓度升高也可见于良性疾病。因此，这样的患者有不同的切点（表 28.11－3）。

表 28.11－2　CYFRA 21－1 在恶性疾病中的诊断灵敏度[3]

器官恶性疾病	诊断灵敏度（％）*
耳鼻喉（ENT）	17
结肠	21
胰腺	34
胃	22
肝	16
乳腺	26
卵巢，浆液型	33
卵巢，黏液型	36
宫颈	37、41
前列腺	16
膀胱，浅表型	15
膀胱、肌肉，侵袭型	52
肺，总体	46～61
肺，SCLC	16～52
肺，NSCLC	40～64
－鳞状细胞癌	52～79
－腺癌	42～54
－大细胞型	44～65

*与诊断相关参考队列相比诊断特异性为 95％时的决定水平

表 28.11－3　健康个体和良性疾病的 CYFRA 21－1 切点[2]

队列	切点（μg/L）
健康个体	1.7
肺部疾病患者	3.3
胃肠道疾病患者	6.9
妇科疾病患者	3.1
泌尿系统疾病患者	2.4
肾功能不全患者	5.2

切点以第 95 分位数表示

28.11.6.1 良性疾病

大多情况下，健康个体的血清 CYFRA 21－1 水平低于 1.5 μg/L。CYFRA 21－1 浓度高于 10 μg/L 在极少数情况下与良性疾病有关（＜1％）。良性疾病的 CYFRA 21－1 浓度在表 28.11－4 中列出。

表 28.11－4　CYFRA 21－1 在良性疾病中的表达

疾病	临床和实验室检查结果
肺部疾病	约 95％的良性肺部肿瘤、慢性支气管炎、慢性阻塞性肺病、支气管哮喘、肺炎、结节病、肺结核和肺气肿患者 CYFRA 21－1 浓度低于定义为 3.3 μg/L 的切点值[7]。
胃肠道疾病	80％的急慢性肝炎、肝硬化、胰腺炎、胆管炎、胃炎、克罗恩病、溃疡性结肠炎和结肠息肉患者 CYFRA 21－1 浓度低于 3 μg/L。在一些情况下，水平可以更高，此时切点值为 6.9 μg/L。在胆汁淤积性疾病中，出现非胆汁淤积引起的升高[7]。
妇科疾病	假设诊断特异性为 95％，下列恶性疾病的切点值为 3.1 μg/L：子宫内膜异位症、卵巢囊肿、附件炎、卵巢良性肿瘤、泌尿系统良性疾病如尿路感染、肾囊肿、肾和输尿管结石及膀胱良性肿瘤[6]。
肾功能不全	肾功能不全患者平均 CYFRA 21－1 水平升高，独立于透析治疗和肾功能不全的分期。仅 67％的患者浓度低于 3 μg/L；很少发现浓度高达 10 μg/L[8]。

28.11.6.2 肺癌

CYFRA 21－1 是 NSCLC，尤其是鳞状细胞癌（SCC）最敏感的肿瘤标志物（表 28.11－5）。尽管没有 Meta 分析，该标志物的诊断价值已被众多研究证实[9]。例如，如果不能活检，推荐使用该标志物进行 NSCLC 的诊断和肺癌的鉴别诊断。此外，CYFRA 21－1 检测应用于早期和晚期 NSCLC 的预后[10]。浓度大于 3.3 μg/L 对于 NSCLC 患者具有 59％的诊断灵敏度和 94％的诊断特异性[11]。CYFRA 21－1 对于小细胞肺癌（SCLC）的诊断灵敏度据报道为 46％～61％，对于肺部良性疾病的诊断特异性为 95％[12]。图 28.11－1 展示了鉴别小细胞肺癌与肺部良性疾病的各种肿瘤标志物的比较。

表 28.11－5　CYFRA 21－1 在非小细胞肺癌（NSCLC）中的表达

疾病	临床和实验室检查结果
非小细胞肺癌的初步诊断	诊断灵敏度为 40％～64％。标志物与肿瘤浸润深度（T1 为 15％；T2 为 49％；T3 为 68％；T4 为 55％）及肿瘤分期（Ⅰ期为 29％；Ⅱ期为 56％；Ⅲ期为 63％；Ⅳ期为 63％）有很好的相关性[6]。
－病因不明的肺圆形病变[3]	在一些情况下由于各种原因，无法获得病因不明的肺圆形病变的组织学资料。联合检测作为 NSCLC 一线标志物的 CYFRA 21－1 和作为 SCLC 标志性参数的 NSE 可能有用，并对诊断具有指导意义。 肺部良性疾病患者不太可能出现 CYFRA 水平＞10 μg/L 及 NSE 浓度＞20 μg/L。例如，其他原发性肿瘤（如结肠癌、乳腺癌、胃癌和睾丸癌）的肺转移与 CYFRA 21－1 和 NSE 浓度相对较低（均＜30 μg/L）有关。CYFRA 21－1 水平＞30 μg/L 出现在不明病因的肺圆形病变时，提示很可能存在原发性肺癌，但 NSCLC 和 SCLC 之间没有区别。然而如果 NSE 水平＞70 μg/L，很可能存在 SCLC（图 28.11－1）。

续 表

疾病	临床和实验室检查结果
- 鳞状细胞癌	CYFRA 21-1的诊断灵敏度为52%～79%，而SCC和CEA的诊断灵敏度分别仅为30%和20%。没有一种可能的肿瘤标志物组合能提供任何诊断灵敏度的显著累积增加而不伴有特异性的大量丧失。
- 腺癌，大细胞癌	腺癌中诊断灵敏度为42%～54%，大细胞癌中诊断灵敏度为44%～65%。CYFRA 21-1是领先的标志物。在这些肿瘤中，与CEA联合检测引起约10%的显著累积增加。
NSCLC的预后	在NSCLC中，相对于ⅢB期肿瘤CYFRA 21-1是Ⅰ～ⅢA期肿瘤的良好预后标志物，但不适用于CEA。CYFRA 21-1浓度>3.3 μg/L相较于较低浓度的相对死亡风险为2.1，而ⅢB期、Ⅳ期与Ⅰ～ⅢA期相比，相对死亡风险为2.1。 预后最好的患者(Ⅰ～ⅢA期且CYFRA 21-1<3.3 μg/L)的2年生存率为60%，而ⅢB期、Ⅳ期及CYFRA 21-1水平>3.3 μg/L的患者2年生存率低于10%[13]。
NSCLC的病程监测[2]	CYFRA 21-1已被证实是肺癌患者疗效监控和监测敏感且特异的标志物。由于半衰期短，且在根治性治疗后的几天内浓度显著降低，可以在第一次治疗(手术)后很快完成(大约48 h)治疗的有效性估计。 根据对NSCLC监测的随访研究，所有治疗前CYFRA 21-1水平阳性的患者在肿瘤复发时或肿瘤复发至多15个月前再次出现CYFRA 21-1表达[14]。在肿瘤复发时，约50%原先CYFRA 21-1阴性的患者变为阳性。 因此，在原先表达细胞角蛋白-19片段的肿瘤行根治性手术(R0切除术)之后，能够避免在随访期间进行昂贵的侵入性诊断程序，直到CYFRA 21-1增加表明原发性疾病发生进展。

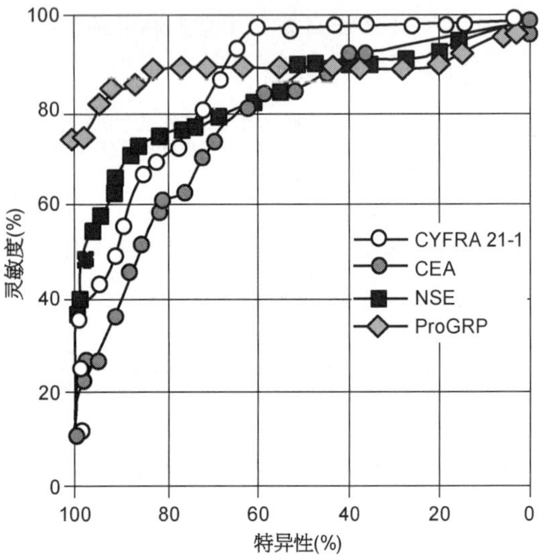

图28.11-1 鉴别小细胞肺癌与肺部良性疾病的肿瘤标志物的比较(修改自参考文献[9])。展示了受试者工作特征(ROC)

28.11.6.3 膀胱癌

膀胱癌是泌尿生殖道中第二常见的恶性肿瘤，尿路上皮细胞癌占近90%。根据临床表现，70%～80%的患者为浅表性癌(Ta、T1)，而其余患者为肌层浸润性膀胱癌(T2～T4)或转移性癌。肌层浸润性或转移性肿瘤的早期诊断对预后有重要意义。

考虑到膀胱癌的所有分期，CYFRA 21-1和其他肿瘤标志物的诊断灵敏度并不令人满意。只考虑到肌层浸润性癌，这一情况将有所不同：CYFRA 21-1的诊断灵敏度更高，增加到52%～56%(TPA 39%～42%、TPS 31%)。表28.11-6展示了一项研究[15]的数据和阳性率。

表28.11-6 CYFRA 21-1用于诊断膀胱癌[15]

分期	CYFRA 21-1(μg/L)	阳性率(%)
无癌症或早期浸润性癌	1.43±0.75	2.4
肌层浸润性癌	2.14±2.57	12.9
淋巴结阳性/转移性癌	18.6±17.7	100

值以 $\bar{x}\pm s$ 表示

CYFRA 21-1的诊断灵敏度在0期为4%～16%，在Ⅳ期为71%～73%[16]。由于CYFRA 21-1的高诊断灵敏度，它可用于检测复发性肌层浸润性癌。

28.11.6.4 胸膜渗出物中的CYFRA 21-1

恶性来源的胸膜渗出物的CYFRA 21-1浓度高于它在良性起源的胸膜渗出物中的浓度。原发性肺癌和其他原发癌的肺转移之间没有区别[17]。如果切点为20.9 μg/L，对肺癌的诊断特异性为71%，阳性预测值为82%。

28.11.7 评论和问题

测定方法：虽然目前可用的测定采用的是与最初描述和测试相同的抗体(BM 21-1和KS 19-1)，不能总是假定CYFRA 21-1测定将提供可比的检测结果。

影响因素：CYFRA 21-1浓度不依赖于生理因素如年龄、性别和吸烟习惯[18]。也不表现出对月经周期的依赖[8]。

妊娠期间，CYFRA 21-1水平的中位数约为1.4 μg/L，直到妊娠第39周均在参考区间内(<2.0 μg/L)。在妊娠第39至第40周期间，CYFRA 21-1出现显著增加(中位数3.4 μg/L)，可能是作为正常妊娠或早产一部分的子宫收缩引起[19]。

长期正压通气行气管插管后或由于任何包含细胞角蛋白富集组织的损伤(巨大的创伤、手术)，CYFRA 21-1水平可立即出现明显升高。

稳定性：室温下，CYFRA 21-1在全血中可稳定长达一周；尽管如此，通常建议尽早分离血清。-20℃或-80℃条件下，CYFRA 21-1在血清中可稳定数年。

干扰因素：唾液污染样本可能导致CYFRA 21-1水平假性升高[8]。溶血、黄疸和高脂血症不会干扰CYFRA 21-1的检测。

生物半衰期：生物半衰期为2～5 h。一般来说，应在2～3天后进行术后监控检测。

28.11.8 病理生理学

细胞骨架是纤维网络，影响细胞在人体环境中的形态[3]。它维持细胞的结构完整性，将胞质内细胞器固定在细胞膜上。以下结构组成细胞的细胞骨架[1]：直径为60埃的纤维、直径为150埃的纤维、肌球蛋白微管(250埃)、由化学异源亚基组成的纤维丝中间系统。

亚基结构定义了5种主要类型的中间丝[1]：角蛋白丝(见于上皮细胞和上皮来源的细胞中)、结蛋白丝(见于平滑肌和心肌细胞中)、波形蛋白丝(见于间充质细胞和间充质来源的细胞中)、神经丝(见于神经元)、胶质丝(见于所有类型的神经胶质细胞中)。

细胞角蛋白与肌动蛋白丝和微管一起形成上皮细胞细胞骨架的蛋白质[20]。像波形蛋白和结蛋白一样，细胞角蛋白早已在组织病理学中被确定为中间丝，用于区分生理组织和异常组织。

与不溶性细胞角蛋白相比，细胞角蛋白片段是可溶的，因此可以在血清中检测到。

尽管细胞角蛋白19被认为不是器官特异性的或肿瘤特异性的，但它具有在体内的分布模式比其他细胞角蛋白更具限制性的特征。它主要存在于肺组织，尤其是恶性肺癌。这为CYFRA 21－1的临床相关性及其作为肺癌所谓的通用标志物的高度重要性提供了基础。

个别细胞角蛋白某种组合的出现具有组织特征[20]：① 多层上皮，如鳞状细胞上皮，以细胞角蛋白1～6和9～17为特征；② 单层柱状上皮限定为细胞角蛋白8和18；③ 腺上皮以细胞角蛋白7、19和20为特征。

一个个体两种或更多细胞角蛋白多肽独立的分化组合由每种上皮细胞表达。酸性Ⅰ型角蛋白(细胞角蛋白9～20)和碱性Ⅱ型角蛋白(细胞角蛋白1～8)多肽总是以这种1∶1比例结合的二聚体存在。

两个二聚体形成四聚体复合物，四聚体聚合成原丝。然后八根原丝形成中间丝。细胞角蛋白的二级结构由α螺旋中间部分即所谓的棒状结构域组成，其在Ⅰ型和Ⅱ型细胞角蛋白及氨基末端头和羧基末端尾的异二聚化中具有重要作用。

分子量为36 kDa的细胞角蛋白19是最小的细胞角蛋白。细胞角蛋白片段19浓度升高存在于恶性疾病中，尤其是NSCLC中。

28.12 脱γ羧基凝血酶原(DCP)

Rolf Lamerz

DCP也称为维生素K缺乏/拮抗剂Ⅱ(PIVKA Ⅱ)诱导的蛋白质，是由于肝脏缺乏羧化作用产生的一种异常的非功能性凝血酶原。在肝细胞癌(HCC)中，DCP诱导细胞增殖和迁移并刺激血管生成因子。DCP是慢性肝炎和肝硬化患者以及怀疑为HCC或HCC患者的肿瘤标志物，用于治疗监测和随访[1-3]。

28.12.1 适应证

怀疑肝细胞癌(如肝硬化患者)；对原发性肝细胞癌患者进行治疗监测和随访(如手术后)，尤其是在治愈性消融治疗或动脉化疗栓塞术(TACE)后。

28.12.2 测定方法

评估如PIVKA－Ⅱ试剂盒[4]和电化学发光免疫分析法[5]和液相结合测定[6]等免疫分析法[7]。一些测定采用任意单位(AU)，其他以ng/mL为单位检测浓度。适用于液相结合测定的转换因子为1 mAU相当于0.019 ng。Asserachrom PIVKA－Ⅱ(monoAb P1－2－B9)是另一种以ng/mL检测DCP的EIA。

28.12.3 标本

血浆、血清、胸膜渗出物、腹水：1 mL。

28.11.4 参考区间

上限为40 mAU/mL(0.8 ng/mL)。商品化试剂盒(Eitest PIVKA－Ⅱ、Picolumi PIVKA－Ⅱ)为40 mAU/mL，(LiBASys)为0.8 ng/mL[4-6]。

28.12.5 临床意义

DCP检测适用于可能发生HCC的危险人群(慢性乙型肝炎和丙型肝炎以及肝硬化)的筛查、监控及术后监测，以便及早识别复发，尤其是在消融治疗或TACE后[8-11]。

28.12.5.1 DCP的灵敏度和特异性

在一篇对1983年至1991年间使用各种方法检测750例HCC患者DCP的11篇出版物进行总结汇总的综述[12]中，诊断灵敏度为66%，但对小于3 cm的肿瘤敏感性仅为18%。最敏感的免疫分析法的切点为0.1 AU/mL，相当于100 ng/mL。

比较HCC患者和肝硬化患者的DCP、AFP，显示出诊断灵敏度分别为28%～89%和47%～68%，诊断特异性分别为87%～96%和82%～97%[13-17]。

此外，后续涉及78～734例在13～48个月随访期间的肝硬化患者的研究中，35例中的14例检测到早期HCC，DCP诊断灵敏度为23%～57%，AFP为14%～54%；DCP诊断特异性(对于最大的研究[18])为90%，AFP为62%[18-20]。

28.12.5.2 组织病理学评估

在111例HCC患者切除标本的组织病理学分析中，发现38例AFP－L3阳性(切点＞10 μg/L)患者及63例DCP阳性患者。

与AFP－L3阴性的HCC相比，AFP－L3阳性的HCC以浸润性生长型和低分化型为特征。

DCP阳性的HCC患者发生浸润生长、血管浸润和肝内转移的频率显著高于DCP阴性的HCC。

在AFP－L3阳性和DCP阳性的HCC中，低分化生长型的频率比在AFP－L3或DCP任一阳性的HCC和AFP－L3、DCP同时阴性的HCC中要高。

总之，AFP－L3与中度分化至低分化的HCC进展有关，而DCP是血管浸润的有用标志物[21]。

组织中DCP的表达和血清DCP浓度反映了HCC的恶性潜能，因此可能是小HCC预后的有用标志[22]。血清DCP也可来自除HCC组织以外的其他来源[23]。血清DCP升高的根源不仅在于HCC组织，也在于非癌组织。HCC病变本身似乎影响周围非癌组织产生DCP[24]。

血清和组织DCP浓度与HCC和非HCC组织中的DCP表达水平相关[25]。升高的组织和血清DCP浓度均提示预后不良。在多变量分析中，整个肝组织中的 DCP 表达联合肝内转移是重要的预后因素。

28.12.5.3 筛查肝细胞癌

已进行了许多临床研究来确定 DCP 在筛查 HCC 中的价值[1,8,14,15,17,19,20]。在患有慢性肝病的患者中，与 AFP 相比血清 DCP 浓度没有升高，因此对 HCC 具有高度特异性，但诊断灵敏度不同。尤其在小 HCC 中灵敏度相当低，例如对小于 2 cm 和 3 cm 的 HCC 诊断灵敏度分别为 35% 和 39.3%，对所有 HCC 诊断灵敏度为 60%[26]。因此，采用其他补充性肿瘤标志物如 AFP 和 AFP－L3[15,17,19]。

根据一项新研究[27]，对于检测 HCC，DCP(切点 150 mAU/mL)比 AFP(切点 20 μg/L；灵敏度 59%)和 AFP－L3(切点 10%；灵敏度 42%)更敏感，特异性分别为 70%、90%和 97%。

在 HALT－C 试验随机分组的 1 031 例患者中，对 39 例 HCC 病例(24 例早期)和 77 例对照组从 HCC 诊断前 12 个月(－12 个月)至 HCC 诊断时间(0 个月)的血清进行病例对照研究，分析血清 AFP(切点 150 μg/L)和 DCP(切点 40 mAU/mL)浓度，结果如下[28]：

- 0 个月时 DCP(切点 40 mAU/mL)的诊断灵敏度为 74%，特异性为 86%；0 个月时 DCP(切点 150 mAU/mL)的诊断灵敏度为 43%，特异性为 100%。
- 0 个月时 AFP(切点 20 μg/L)的诊断灵敏度为 61%，特异性为 81%；0 个月时 AFP(切点 200 μg/L)的诊断灵敏度为 43%，特异性为 94%。
- －12 个月时低切点 DCP 的诊断灵敏度和特异性分别为 43%和 94%；AFP 的诊断灵敏度和特异性分别为 47%和 75%。
- 联合两种标志物使 0 个月和－12 个月的诊断灵敏度分别增加到 91%和 73%；但特异性分别降低到 74%和 71%。

日本以共识为基础的临床实践指南建议 HCC 筛查定期进行 DCP、AFP 和 AFP－L3 的联合检测，尤其是对于小 HCC 肿瘤[29]。

28.12.5.4 DCP 在选择肝移植受体中的应用

除了现有的标准外，DCP 被推荐作为活体肝移植(LDLT)中扩展受体选择标准的变量，尤其在日本人群中。DCP 和 AFP 浓度升高与血管浸润阳性和晚期肿瘤分期的发生率显著相关，是 HCC 患者移植后预后不良很强的独立因素，如 DCP≤300 mAU/mL 及肿瘤直径≤5 cm 的患者无病生存率相比高值患者显著提高[30]。除了米兰标准外，DCP 高于 100 mAU/mL 及 AFP 高于 200 μg/L 被证实是 LDLT 后预后不良的可靠预测指标[31]。根据一项不同的多变量分析，只有高浓度的 DCP 被认为是 LDLT 后 HCC 复发的独立危险因素[32]。

28.12.5.5 DCP 在各种治疗中的作用

在一项前瞻性研究范围内对术前 AFP 和 DCP 倍增时间进行的多变量分析中，与涉及肝切除术前 HCC 患者的 19 个临床因素相比，AFP 倍增时间≤30 天且 DCP≤16 天的患者无病生存率和总生存率显著更低。因此，AFP 和 DCP 被证实是预测术后早期复发和预后不良的有用工具[33]。

在被诊断为早期 HCC 并接受不同类型治愈性治疗(肝切除术或局部区域热消融)的患者中，治疗前 AFP－L3 升高，尤其是 DCP 升高与生存率降低显著相关，因此仅在采用 LTA 治疗的患者中具有高预后价值[34]。

在一项对诊断为 Child－Pugh A 期肝硬化、进行肝脏手术或射频消融(RFA)、最大肿瘤直径≤3 cm 且肿瘤数目≤3 的 HCC 患者的回顾性分析中，两种治疗方法的 3 年和 5 年生存率分别为 90.3%/79.0%和 87.4%/74.8%。然而，切除组 1 年和 3 年的肿瘤无复发生存率(83.1%/51.0%)高于 RFA 组(82.7%/41.8%)。

多因素分析将凝血酶原时间≥80%(风险比 2.72)作为切除组患者生存率的独立预后因素，DCP<100 AU/mL(风险比 5.49)和血小板计数≥100×10^9/L(风险比 1.26)作为 RFA 组的独立预后因素。

由于高 DCP 水平反映了 HCC 肿瘤的生物学侵袭性和进展，因此推荐这些患者行手术切除而不是 RFA[35]。

28.12.5.6 功能、相关性和预后

维生素 K 缺乏/拮抗剂Ⅱ诱导的蛋白质 DCP 是凝血酶原形成过程中的异常羧化产物。DCP 是 HCC 细胞系的自体丝裂原[36]。这导致异常凝血酶原的形成，它的 N 端 10 个谷氨酸残基未羧化，无凝血活性。

然而，DCP 在 HCC 中具有不同的生物学作用，通过沿着 Met－Janus 激酶 1 信号转导通路和转录激活因子 3(STAT3)信号通路刺激 HCC 细胞系的细胞增殖，DCP 起着自分泌/旁分泌生长刺激因子的作用[36]。如同细胞增殖标志物 PCNA 和 HCC 组织中 DCP 过表达之间的相关性所表明的那样，DCP 被认为能够诱导人脐静脉内皮细胞(HUVEC)增殖和迁移[36,37]。因此，除作为生长刺激因子之外，DCP 也促进了血管生成因子如 EGF－R、VEGF 和 MMP－2 的基因表达。

DCP 被认为是肿瘤快速进展和预后不良的预后生物标志物和预测因子[8,38]。它被用作 HCC 患者的病理和预后指标，反映 HCC 的侵袭作用似乎优于 AFP。同时测定血清和组织 DCP 浓度对于预测 HCC 患者的预后甚至比单独测定血清 DCP 更有帮助。

血清 DCP 阳性、AFP 阴性的患者表现出更高的肝癌发病率、明显的肿瘤边缘、直径超过 3 cm 的大肿瘤、结节较少或中至低分化 HCC 的发生率较高[39]。DCP 与 HCC 分期的相关性比 AFP 好。

DCP 阳性患者的肝内转移、门静脉肿瘤侵犯、肝静脉血栓形成和包膜浸润的频率较 DCP 阴性患者高[8-11]，生存率较 DCP 阴性患者低[40]。因此，DCP 被认为是门静脉侵犯和肝内转移的标志物[41]。

一项研究显示，DCP 和 AFP－L3 同时升高的 HCC 患者出现浸润性生长、血管浸润和肝内转移的频率比 DCP 阴性患者高[42]。因此，DCP 和 AFP－L3 组合可能是诊断和鉴别诊断 HCC 特别有效的标志物。

其他研究调查了 DCP 作为复发性 HCC 治愈性治疗后指标的价值。血清 DCP 阳性与临床病理因素如血管浸润、肝内转移、肿瘤大小和 TNM 分期、肿瘤复发及肿瘤复发频率显著相关，其总生存率和无病生存率低[24]。

在一项前瞻性研究中，与阴性结果相比，DCP 升高与门静脉侵犯(PVI)的相关性更高，并且是发生 PVI 最有用的易

感临床标志物[10]。DCP 也可以作为肿瘤<3 cm 的小 HCC 的预后指标。高 DCP 浓度与 HCC 复发风险较高和总生存率较低有关[43]。

28.12.5.7 采用 DCP 和其他肿瘤标志物进行监测

DCP 与 AFP 一样是治愈性治疗后监测 HCC 清除和检测 HCC 复发的良好标志物。然而，DCP 和 AFP 之间存在差异：① DCP 和 AFP 之间既没有正相关性也没有负相关性；30%的 AFP 阴性患者 DCP 呈阳性；② 与 AFP 相比，DCP 是一种特异的 HCC 标志物，因为在其他肝脏疾病中浓度升高的发生率较低；③ 血浆 DCP 的半衰期(40～72 h)比 AFP(5～7 天)短。因此，DCP 反映短时间内的 HCC 治疗效果。

在一项研究中，联合检测 DCP 和 AFP 并不比单独检测 DCP 好[12]，但另一项研究认为 DCP 和 AFP 联合检测比单独检测 DCP 有用[40]。此外，同时测定 DCP 和 AFP－L3 也被推荐用于更有效地早期诊断 HCC[19]。

在一项研究中，检测 144 例 HCC 患者、47 例慢性乙型肝炎和丙型肝炎患者及 49 例肝硬化患者的 DCP(切点 84 mAU/mL)、AFP(切点 25 ng/mL)和 AFP－L3(切点 10%)。所有三种标志物的浓度在 HCC 中显著更高，具有以下诊断灵敏度、特异性和阳性预测值：DCP 为 87%、85%和 86.8%，AFP 为 69%、87%和 69.8%，AFP－L3 为 56%、90%和 56.1%。

由于标记率更好，DCP 被证明是 HCC 最好的生物标志物，与肿瘤大小直接相关，非 HCC 疾病中浓度正常[43]。

在 AFP 升高至 20～200 μg/L 的 HCC 患者中，AFP－L3 和 DCP 是高度特异性生物标志物(诊断特异性分别为 86.6% 和 90.2%)；在 29 例 AFP 水平<20 μg/L 的 HCC 患者中，13 例 AFP－L3 或 DCP 浓度升高。AFP－L3 和 DCP 同时阳性的患者 1 年和 2 年累积生存率显著低于整体[44]。

一项关于组织学证实为 HCC 患者的 AFP－L3(切点 10%)、DCP(切点 200 mAU/mL)和 AFP(切点 25 μg/L)的前瞻性研究[45]显示三者诊断灵敏度分别为 61.6%、72.7%、67.7%，联合检测所有三种标志物的诊断灵敏度为 85.9%。不同 AFP－L3 和 AFP 浓度下门静脉侵犯存在显著差异，而 DCP 与转移显著相关。

一项关于接受肝切除术、伴有或不伴有微血管浸润(MVI)的 HCC 患者的回顾性研究[46]采用单因素和多因素分析得到以下结果：年龄小于 65 岁、DCP≥200 mAU/mL、术前肿瘤大小≥5 cm 及低分化癌是 MVI 的独立预测因子。当年龄、DCP 和肿瘤大小纳入术前综合指数评分时，总分与 MVI 的程度和肝切除术后的存活率表现出显著的相关性。

28.12.6 注意事项

长期黄疸、维生素 K 缺乏导致的肝内胆汁淤积及华法林(双香豆素)或抗生素的使用可能会影响 DCP 浓度[47]。

依赖维生素 K 依赖性 γ 谷氨酰羧化酶的存在，凝血酶原分子在肝脏中合成。凝血酶原前体 N 端有 10 个谷氨酰胺残基，通过 γ 谷氨酰羧化酶的酶活性转化为 γ 羧基谷氨酸(Gla)残基。所有这些谷氨酰胺残基必须在凝血酶获得凝血活性之前转化为 Gla。翻译后获得该功能。

在 DCP 中，并非所有 10 个谷氨酸残基都转化为 Gla 残基。相反，有些仍然是谷氨酸残基。据报道，HCC 组织中维生素 K 和 γ 谷氨酰羧化酶显著降低[36]。

与肝细胞生长因子类似，DCP 能与细胞表面受体 Met 结合引起 HCC 细胞增殖[36]。Met－Janus 激酶 1/STAT3 信号通路可能是 DCP 诱导细胞增殖的主要信号通路。

类似于维生素 K 对 HCC 细胞系恶性生长的剂量依赖性抑制作用，加入维生素 K 引起 HCC 细胞系的 DCP 分泌显著降低[48]。

基于 DCP 在 HCC 组织周围刺激血管生成的潜力，采用人脐静脉内皮细胞(HUVEC)研究其对 HCC 恶行的另一项生物学作用[37]。根据这些研究，DCP 刺激 HUVEC 的 DNA 合成和迁移活性，但不刺激正常凝血酶原。DCP 与激酶结构域受体(KDR)，也称为血管内皮生长因子受体(VEGF－R)结合，并刺激 KDR 磷脂酶 C(PLC－γ)和促分裂原活化的蛋白激酶(MAPK)信号通路，导致 DNA 合成和细胞迁移增强[44]。

在体外证实 DCP 具有刺激 HUVEC 细胞增殖和侵袭活性并诱导 HUVEC 细胞和 HCC 细胞中 EGFR、VEGF、TGF－α、bFGF 过表达和分泌的潜力[49]。

28.13 人绒毛膜促性腺激素(hCG)

Lothar Thomas

28.13.1 引言

hCG 是多种形式的异二聚体糖蛋白激素，由非共价结合的 α 和 β 亚基组成。hCG 由胎盘滋养层细胞以及非滋养层组织如垂体和肿瘤细胞产生。另外，hCG 在各组织中不同程度糖基化，生成一系列多样的高糖基化到低糖基化变异体。

整分子 hCG、高糖基化 hCG 和游离 β 亚基是健康组织和肿瘤产生的 hCG 形式(图 28.13－1)[1]。

整分子 hCG：整分子 hCG 是妊娠和滋养细胞疾病血清和血浆中的主要形式。

高糖基化 hCG：高糖基化 hCG 主要在绒毛膜癌和睾丸癌中形成。高糖基化 hCG 的测定在常规临床诊断中意义不大，并且根据用于整分子 hCG 测定的商业检测不同程度上决定。

游离 β 亚基：游离 β 亚基的分泌主要与非妊娠恶性肿瘤(生殖细胞肿瘤)相关。

存在于与肿瘤相关的巨噬细胞中或存在于血清中的蛋白酶降解整分子 hCG 和高糖基化 hCG(图 28.13－1)，最初生成代谢产物如裂口(切割的)hCG 和裂口高度糖基化 hCG(hCGn)。裂口 hCG 迅速解离成游离裂口 β 亚基(hCGβn)和游离 α 亚基。C 端肽从游离裂口 β 亚基被切割，并且进一步降解生成 hCGβ 核心片段(hCGβcf)。所有这些变体可以存在于血清和尿液中，并且理想的 hCG 肿瘤标志物测定将检测所有这些形式。通过特异性检测 hCG 游离 β 亚基(hCGβ)，可以最有效地检测到仅产生这种形式 hCG 的肿瘤。

表 28.13－1 显示了与特定 hCG 形式主要相关的个体疾病和状态[2]。

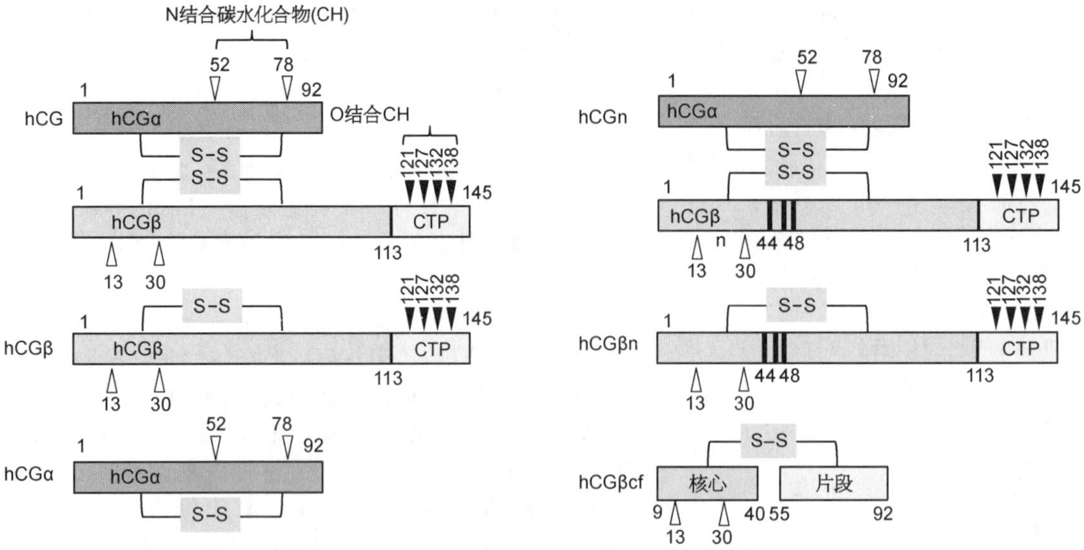

图 28.13-1 国际临床化学联合会关于 hCG 的结构和命名(修改自参考文献[1])。hCGβ, hCGβ 链;hCGα, hCGα 链;hCGn, 裂口 hCG; hCGβn, 裂口 hCGβ; hCGβcf, hCG-β 核心片段;CH,碳水化合物链;CTP,羧基末端肽

表 28.13-1 与特定 hCG 形式主要相关的疾病和状态[2]

疾病/状态	hCG 形式
妊娠	具有不同程度糖基化的整分子 hCG。然而在妊娠的前几周,β核心片段(hCGβcf)是 hCG 的主要形式,并出现在尿液中。因此,检测尿液中 HCGβ 是可行的。
妊娠滋养细胞疾病	整分子 hCG、hCGβ、裂口 hCG 和裂口 hCGβ、高糖基化 hCG。
睾丸生殖细胞肿瘤	主要是 hCGβ 和整分子 hCG。1/3 的非滋养细胞肿瘤患者仅分泌 hCGβ。
21-三体综合征	hCGβ。

28.13.2 适应证

肿瘤标志物整分子 hCG 和 hCGβ 用于诊断、随访和监测治疗。

绝对适应证:生殖细胞肿瘤,如女性葡萄胎和绒毛膜癌、男性睾丸癌、性腺外生殖细胞肿瘤。

相对适应证:生殖细胞肿瘤风险增加的患者,包括隐睾症,睾丸癌患者的健康、同卵双生双胞胎,治疗后完全缓解的睾丸癌患者由于对侧继发性肿瘤发生的风险增加,非滋养细胞实体瘤,未知来源原发肿瘤的腹水和胸膜渗出物的检测。

妊娠期间的适应证(见 38.3):妊娠的早期诊断、自然流产的诊断、染色体非整倍体的产前诊断(如 21-三体综合征)。

28.13.3 检测方法

通常有三种不同类型的免疫分析法可用于 hCG 检测:① 仅整分子二聚体 hCG 分子,由 α 和 β 亚基组成的异源二聚体(hCG 整分子);② 仅游离 β 亚基(hCGβ);③ 整分子 hCG 加 hCGβ(总 hCG,也称为 β-hCG)。这些免疫分析法还检测不同程度的裂口 hCG、裂口游离 hCGβ 和 β 核心片段,如经常使用的商业 β-hCG 免疫测定对裂口 hCG、hCGβ、裂口 hCGβ 和 β 核心片段的交叉反应性分别为 96%、120%、92% 和 35%[3]。

血清中的定量测定:基于竞争或免疫测定原理的免疫分析法。可用的商业测定用于确定[4]:

- 总 hCG:这些测定使用直接针对 hCG 分子 α 亚基表位的单克隆抗体(如抗体 2119)作为捕获抗体。直接针对 β 亚基表位的标记抗体如抗体 4001 用作示踪剂。检测整分子 hCG、裂口 hCG、高糖基化 hCG 和游离 β 亚基。
- 游离 β 亚基(hCGβ):在该测定中,捕获和示踪抗体仅直接针对 β 链表位。

对于采用 hCG 作为肿瘤标志物,检测系统必须同时识别整分子 hCG 和 hCGβ,因为睾丸癌的某些亚型,尤其是精原细胞瘤和罕见的绒毛膜癌,可能仅分泌游离的 β 链而不是整分子 hCG。因此,必须采用 β-hCG 测定法,或者,如果仅检测整分子 hCG,可以使用两种单独的测定来特异性检测 hCG 和 hCGβ。在许多情况下,β-hCG 测定会检测 hCGβ,但并不总是具有令人满意的检测限。

28.13.4 标本

血清/血浆 1 mL。脑脊液 0.5 mL。尿液(妊娠中诊断,见 38.3)。

28.13.5 参考区间(表 28.13-2)

表 28.13-2 hCG 的参考区间[5,6]

女性		男性	
	总 hCG(β-hCG)	整分子 hCG	<5 IU/L(15 pmol/L)
- 绝经前	<5 IU/L(15 pmol/L)	hCGβ	<0.5 IU/L(2 pmol/L)
		β-hCG	<5.05 IU/L(17 pmol/L)
- 绝经后	<10 IU/L(30 pmol/L)		

28.13.6 临床意义

如果排除妊娠,β-hCG 或 hCGβ 检测水平高于切点值表明高度确定存在恶性肿瘤。这包括同样能分泌整分子 hCG 和 hCGβ 的非滋养细胞肿瘤,但在程度上较滋养细胞肿瘤小。表 28.13-3 显示了恶性疾病中 hCG 值升高的发生率[7]。

表 28.13-3 恶性疾病中 β-hCG 和 hCGβ 升高的发生率(%)[8]

睾丸非精原细胞性生殖细胞肿瘤	48～86
精原细胞瘤	10～22
睾丸或胎盘绒毛膜癌	100
葡萄胎	97
小肠肿瘤	13
结肠癌	0～37
肝癌	17～21
肺癌	0～36
胰腺癌	
腺癌	11～80
胰岛细胞癌	22～50
胃癌	0～52
卵巢癌,上皮	18～41
乳腺癌	7～25
肾癌	10

28.13.6.1 睾丸生殖细胞肿瘤

睾丸癌是 20～40 岁男性最常见的恶性肿瘤。发病率为每年 10 万男性中出现 4～8 个新病例。睾丸癌的临床症状可能包括局部硬块或重度肿胀及轻微疼痛或腹股沟隐痛。约 95%的睾丸癌是生殖细胞肿瘤,大部分包括几种不同的组织学类型(即精原细胞瘤、非精原细胞瘤和混合肿瘤)。混合肿瘤由精原细胞成分和非精原细胞成分组成,由于它们的生物学行为归入非精原细胞瘤癌中。它们也被称为睾丸非精原细胞性生殖细胞癌(NSGCT)。精原细胞癌和非精原细胞癌的发病率大致相同(表 28.13-4)[9]。非精原细胞癌还包括滋养层细胞肿瘤如绒毛膜癌、胎盘滋养层细胞癌和上皮样滋养层细胞癌。

表 28.13-4 睾丸肿瘤亚型的发病率*[9]

癌症	发病率(%)
精原细胞瘤	55.4
胚胎癌	13.5
畸胎癌	11.5
绒毛膜癌	12
卵黄囊瘤	1.2
畸胎瘤	3.7
胚胎癌+精原细胞瘤	8.9
畸胎瘤+精原细胞瘤	2.6
绒毛膜癌+精原细胞瘤	0.2
混合性畸胎瘤+精原细胞瘤	1.2

*英国睾丸肿瘤研究小组

28.13.6.1.1 性腺外生殖细胞肿瘤:性腺外生殖细胞肿瘤占生殖细胞肿瘤的 2%～6%,位于纵隔、肺、骶髂区、腹膜后和垂体。在一项分析中,65%的肿瘤位于纵隔[10]。

28.13.6.1.2 生殖细胞肿瘤的标志物:精原细胞癌和非精原细胞癌表达可以在血清中被检测到的特异性标志物。最重要的标志物是 AFP、hCG 和 LD 酶。单纯精原细胞瘤不表达 AFP。在非精原细胞性生殖细胞肿瘤中,约 50%的病例血清 hCG 水平升高,60%的病例血清 hCG 水平升高,而 90%的病例上述任一标志物升高[6]。

这些标志物对鉴别诊断有重要意义(表 28.13-5):

- hCG 在精原细胞(20%～30%)和非精原细胞癌(绒毛膜癌超过 90%)中形成。在包含绒毛状癌成分和合体滋养层巨细胞的混合肿瘤中也可以出现浓度升高[12]。滋养细胞分化型畸胎瘤(WHO:绒毛膜癌+/-畸胎瘤或其他非精原细胞癌)常产生 hCG,而分化型畸胎瘤(WHO:皮样囊肿、畸胎瘤)和卵黄囊肿瘤从不合成 hCG。非滋养细胞肿瘤主要分泌 hCGβ。
- 单纯精原细胞瘤不表达 AFP,而 90%～95%的卵黄囊肿瘤、20%的畸胎瘤和 10%的胚胎癌表达 AFP。
- 半数精原细胞癌和非精原细胞癌患者的 LD 酶水平升高。

表 28.13-5 根据参考文献[11]生殖细胞肿瘤的组织学分类

肿瘤类型	β-hCG 和 hCGβ	AFP
原位癌	-	-
精原细胞瘤*	±	-
非精原细胞瘤		
- 胚胎癌(40%)	+	+
- 卵黄囊肿瘤(5%)	-	+
- 多胚瘤(30%)	+	+
- 滋养细胞肿瘤(绒毛膜癌、胎盘滋养细胞肿瘤)	+	+
畸胎瘤(5%)		
- 成熟畸胎瘤	-	-
- 皮样囊肿	-	-
- 未成熟畸胎瘤	-	-
- 畸胎瘤,恶变	+	+
混合形式**	+	+

*精原细胞瘤:经典精原细胞瘤、具有高有丝分裂指数的精原细胞瘤、有合体滋养层细胞成分的精原细胞瘤、精母细胞性精原细胞瘤;**畸胎癌(胚胎癌和畸胎瘤)、绒毛膜癌混合其他生殖细胞肿瘤、其他混合肿瘤如混合生殖肿瘤、生殖细胞瘤(生殖细胞肿瘤)

在快速生长的肿瘤中,hCG 值可能在几天内增加 1 倍。在完全去除分泌 hCG 的肿瘤后,血清 hCG 浓度下降,其半衰期为 1～3 天。

以下机构发表了肿瘤标志物在睾丸癌中的应用指南:国际生殖细胞癌协作小组[13]、欧洲生殖细胞癌共识小组[14]、美国临床肿瘤学会[15]。他们对使用肿瘤标志物的建议见表 28.13-6。

表 28.13-7 描述了睾丸癌中 hCG 的模式。

预后:根据国际生殖细胞共识小组,有关睾丸癌预后分期的标准见表 28.13-8。

监测:① 术后:在睾丸切除术的术后病程中 hCG 和(或)AFP 持续或连续升高表明肿瘤不局限于睾丸,随后的腹膜后淋巴清扫术不应受限于手术区域;② 化疗:在化疗期间,血清 hCG 浓度短暂升高很常见,在肿块发生坏死并释放肿瘤标志物时可能发生。

表 28.13-6　血清肿瘤标志物在成年男性生殖细胞肿瘤(GCT)中的应用*

标志物的应用	建议
筛查	因为没有证据支持任何一项血液检查对 GCT 进行筛查,不建议筛查无症状成年男性。
诊断	专家组建议所有怀疑患有睾丸 GCT 的患者睾丸切除术前抽血检测血清 AFP 和 hCG,以帮助明确诊断并解释睾丸切除术后水平。但是,专家组建议不要根据血清肿瘤标志物检测结果来指导是否需要行睾丸切除术。在正常范围内的浓度不排除睾丸肿瘤或诊断需要行睾丸切除术。
原发灶不明癌(CUP)	因为缺乏证据支持,专家组建议不要根据血清肿瘤标志物结果来指导 CUP 和不明组织学肿瘤患者的治疗。对于未分化中期癌症患者,即使血清 hCG 和 AFP 浓度在正常范围内,也应考虑采用化疗方案治疗弥漫性 GCT。
非精原细胞性生殖细胞肿瘤(NSGCT)	专家组建议所有睾丸 NSGCT 患者在睾丸切除术后及任何后续治疗之前检测睾丸切除术后、任何后续治疗前的血清 AFP、hCG 和 LD。睾丸切除术后血清肿瘤标志物升高的幅度用于风险分层和治疗选择,但必须适当解释。可能需要连续血清肿瘤标志物检测来确定血清肿瘤标志物水平是升高还是下降,如果是下降,是否接近该标志物的生物半衰期。
- 化疗和(或)额外手术前的分期和预后	专家组建议患有纵隔或腹膜后 NSGCT 的患者在腹膜后淋巴结清扫术(RPLND)前及化疗开始前检测血清 AFP 和 hCG,以对风险进行分层并指导治疗。 专家组建议临床Ⅰ期或Ⅱ期 NSGCT 患者在 RPLND 前测定血清 AFP 和 hCG;那些浓度升高的患者肿瘤超出了ⅠA 或ⅠB 期,需要采用类似于Ⅲ期患者所接受的全身治疗方案。 专家组建议Ⅱ/Ⅲ期睾丸 NSGCT 患者在化疗之前检测血清 AFP 和 hCG。标志物升高幅度指导化疗方案选择和治疗持续时间。
- 治疗后监测缓解或进展	专家组建议在每个化疗周期开始时检测 AFP 和 hCG,并在化疗结束时再次检测。然而专家组认为,在血清肿瘤标志物检测结果已知之前,没有任何迹象可以延缓化疗。化疗期间 AFP 和(或)hCG 水平的升高通常意味着疾病进展并需要改变治疗方案。然而化疗引起的肿瘤溶解,尤其在第一个周期期间,可能导致血清肿瘤标志物水平的短暂升高,而这种升高并不代表治疗失败。对化疗后血清肿瘤标志物水平恢复正常且残留肿块可切除的患者切除所有残余病灶。治疗期间标志物水平下降缓慢表示治疗失败的风险较高,但并不表明需要改变治疗方案。化疗后标志物水平缓慢下降但仍高于参考范围并不表明需要额外的化疗;在血清肿瘤标志物水平正常化之前不需延缓切除残留肿块。
- 推测的最终治疗方案后	专家组建议采用 NSGCT 的最终治疗方案后,每次随访时都要检测 AFP 和 hCG,不管分期采用的间隔是否在可用的不受控连续所在的范围内:第一年每 1 到 2 个月、第二年每 2 到 4 个月、第三年和第四年每 3～6 个月、第五年每 6 个月,此后每年一次。专家组还建议在治疗结束后的前 10 年内应继续进行监测。
精原细胞瘤	
- 用于腹膜后淋巴结清扫术(RPLND)、放疗或化疗前的分期和预后	虽然缺乏直接证据来确定检测血清肿瘤标志物浓度是否改善这些患者的生存率或其它健康状况,但专家组建议睾丸纯精原细胞瘤和睾丸切除术前 hCG 水平升高的患者检测睾丸切除术前血清 hCG 和(或)LD 浓度。然而,专家组建议不要使用睾丸切除术后 hCG 或 LD 来分期或预测淋巴结转移和(或)转移患者的预后。
- 预测对治疗的反应或从治疗中获益	专家组建议不要使用肿瘤标志物水平指导精原细胞瘤的治疗决策。缺乏证据表明基于肿瘤标志物水平选择疗法会产生更好的结果。
- 治疗期间或治疗后监测缓解或进展	专家组建议不要使用肿瘤标志物来监测治疗期间精原细胞瘤缓解或进展。然而,当精原细胞瘤治疗结束时应检测血清 hCG 和 AFP。上升的浓度通常表明疾病进展并需要补救治疗(通常为化疗)。
- 经很可能是最佳治疗方案治疗后	专家组建议在以下连续的时间范围内采用不同的随访间隔:第一年每 2～4 个月、第二年每 3～4 个月、第三和第四年每 4～6 个月,此后每年一次。治疗结束后的前 10 年应继续进行监测。

*美国临床肿瘤临床实践指南[15]

表 28.13-7　睾丸癌中血清标志物的特性[8]

疾病	临床和实验室检查结果
精原细胞瘤	精原细胞瘤占睾丸生殖细胞肿瘤的 30%～50%。10%～20%的患者出现 β-hCG 和(或)hCGβ 浓度升高。β-hCG 水平通常低于 2 000 IU/L。在约 1/3 的标志物阳性精原细胞瘤中发现 hCGβ 水平升高[16]。在一项研究[17]中,hCGβ 的特异性检测使得标志物阳性精原细胞瘤的发生率从 17%增加到 57%,标志物阳性精原细胞瘤复发的发生率从 32%增加到 59%。 β-hCG 水平>5 000 IU/L 或 hCGβ 升高时应怀疑存在混合肿瘤,且最不可能出现存在纯精原细胞瘤,无关组织学分类。这与有关睾丸切除术和放疗或腹膜后淋巴结清除术和(或)化疗的治疗决策有关。 精母细胞性精原细胞瘤在睾丸癌中所占的比例不到 1%,并且转移倾向较低。诊断的中位年龄为 48 岁。免疫组织化学研究表明,精母细胞性精原细胞瘤患者的人胎盘碱性磷酸酶(PLAP)为阴性[18]。在 58.5%的经典精原细胞瘤病例中,血清 PLAP 浓度升高[19]。
非精原细胞癌	在未分化畸胎瘤型非精原细胞瘤(WHO: 胚胎癌)和中间型非精原细胞瘤(WHO: 胚胎癌伴畸胎瘤、畸胎瘤)中,hCG 的阳性率分别为 60%和 57%。检测到高达 1 000 IU/L 的 β-hCG 水平。血清 β-hCG 浓度升高的发生率取决于肿瘤分期(Ⅰ期 45%,Ⅱ期 55%,Ⅲ期 84%),然而血清中的绝对值并不适用[20]。据报道,10%～33%的睾丸切除术前病例出现假阴性标志物结果。此外根据免疫组织学调查,相较原发瘤,转移瘤可能更少合成标志物。因此,睾丸切除术后正常化的 hCG 和 AFP 可能被误认为是完全切除肿瘤的表现。 约 6%的畸胎瘤发生脑转移,导致高血清 β-hCG 浓度(10 000 IU/L 以上),高值比低值显著出现得更频繁。额外测定脑脊液中的 β-hCG 可以更可靠地检测脑转移。
脑垂体生殖细胞瘤[21]	鉴别诊断必须考虑儿童和年轻人鞍上病变时存在的脑垂体生殖细胞瘤。在许多情况下,脑垂体生殖细胞瘤必须与下颌结节性垂体炎区分。脑脊液(CSF)hCG 检测在诊断中很有用。使用能够检测尽可能多 hCG 形式的测定很重要,尤其是 hCGβ。根据几位作者,CSF 中 β-hCG 的阈值≥50 IU/L。其他作者建议在血清和 CSF 中检测 β-hCG,并提出 CSF/血清比值≥2 作为脑垂体生殖细胞瘤存在的指标。在一项研究[21]中,3 名诊断为脑垂体生殖细胞瘤的患者脑脊液中由检测完整 hCG 和 hCGβ 的测定检测到 hCG 浓度高于 0.7 IU/L。
绒毛膜癌[22]	睾丸绒毛膜癌非常罕见,在睾丸癌中所占比例不到 1%。根据免疫组化调查,肿瘤由增生性合体滋养层细胞和细胞滋养层细胞组成。它是一种高度恶性的癌症,主要作为混合肿瘤的一种成分。在许多情况下(83%),患者的多发转移主要位于肺、脑和肝脏。男性绒毛膜癌的预后不良。血清 hCG 浓度可升高至数百万 IU/L,并与肿瘤质量相关。约 100 万个肿瘤细胞将产生 10 IU/L 的血浆 hCG 浓度。

表 28.13-8 诊断和治疗生殖细胞癌：预后组的分类*

预后	非精原细胞瘤	精原细胞瘤
良好(患者比例56%、5年生存率90%)	睾丸或性腺外腹膜后肿瘤和低标志物水平 AFP<1 000 μg/L 且β-hCG<5 000 IU/L 且LD<1.5×参考区间上限值 且无非肺部内脏转移	任意原发部位 任意标志物水平 无非肺部内脏转移
中等(患者比例28%，5年生存率80%)	睾丸或性腺外腹膜后肿瘤和中等标志物水平 AFP 1 000～10 000 μg/L 和(或)β-hCG 5 000～50 000 U/L 和(或)LD(1.5～10)×参考区间上限值 且不存在非肺部内脏转移	任意原发部位 且存在非肺内脏转移灶(肝、中枢神经系统、骨骼、肠) 任意标志物水平
差(患者比例16%，5年生存率50%)	原发性纵隔生殖细胞肿瘤伴或不伴有其他危险因素 睾丸或原发性腹膜后肿瘤及存在非肺部内脏转移灶(肝、中枢神经系统、骨、肠) 和(或)高标志物水平 AFP>10 000 μg/L 和(或)β-hCG>50 000 U/L 和(或)LD>10×参考区间上限值	

*欧洲对生殖细胞癌诊断和治疗的共识[13]

28.13.6.2 胎盘滋养细胞肿瘤

组织学分化程度在完全性葡萄胎、无胚胎的部分性葡萄胎、侵蚀性葡萄胎和绒膜上皮癌之间。2 000例妊娠中有1例为完全性葡萄胎，20万例妊娠中有1例为侵蚀性葡萄胎。大部分完全性葡萄胎临床大多表现为妊娠中期迟发性流产，而部分性葡萄胎可能以妊娠早期自然流产的形式为临床特征。据估计葡萄胎恶变的风险为3%～15%[22]。40%～50%的绒膜上皮癌起源于葡萄胎。

滋养细胞肿瘤的FIGO分期和分类见表28.13-9。

表 28.13-9 滋养细胞肿瘤的FIGO分期和分类[23]

FIGO解剖学分期
Ⅱ期：肿瘤局限于子宫
Ⅱ期：GTN(葡萄胎后滋养细胞肿瘤)扩散至子宫外，但局限于生殖器结构
Ⅲ期：GTN扩散至肺部，伴或不伴生殖道受累
Ⅳ期：所有其他转移部位

由FIGO改编的修改后WHO预后评分系统

得分	0	1	2～3	4
年龄	<40	≥40	>40	
前次妊娠	葡萄胎	流产	期限	
指示妊娠的间隔月份	<4	4～<7	7～<13	≥13
治疗前血清hCG(IU/L)	$<10^3$	10^3～$<10^4$	10^4～$<10^5$	$\geq 10^5$
最大肿瘤大小(包括子宫)		3～<5 cm	≥5 cm	
转移部位	肺	脾、肾	胃肠道	脑、肝
转移数量	0	1～4	5～8	>8
先前化疗失败			单一药物	2种或以上药物

GTN，妊娠滋养细胞肿瘤

28.13.6.2.1 hCG在滋养细胞肿瘤中的合成：几乎所有滋养细胞肿瘤都合成hCG[24]。滋养细胞肿瘤中hCG浓度升高，尽管迟发性或自发流产或异位妊娠患者具有显著更低的血清hCG值，仍难以区分。只有当延迟或自发性流产后hCG值未下降时才会怀疑潜在的葡萄胎或滋养细胞肿瘤[25]。最好的应用是结合超声检查评估hCG水平[8]。

绒毛膜癌hCGβ与整分子hCG比值的平均值最高[26]，完全性葡萄胎相较部分性葡萄胎具有更高的hCG浓度(高达100万IU/L)。在葡萄胎患者中，hCG值在12周内下降至正常水平；半衰期大约延长至4天(如产生于子宫肌层、子宫血管和肺中的残留组织)。稳定升高或增加的hCG水平表明组织增生或潜在的恶性转化，这种进展可能比发生临床表现早几周至几个月出现[27]。

术后必须每周检测hCG，直到水平hCG正常化后3周，然后每月检测直到6个月。经过这段时间后，约80%的患者无病。在约20%的患者中，16%存在局部残留肿瘤，4%存在转移，有必要化疗。化疗期间可能经常观察到hCG短暂升高[28]。在完全缓解的情况下，hCG监测应每隔3～6个月进行一次，为期5年。

28.13.7 注意事项

hCG标准化：各hCG分子已被国际标准化超过25年[29]：hCG见第三WHO国际标准(IS)75/537和第四WHO IS 75/589，hCGβ见第一国际参比制剂(IRP)75/537，hCGα见第一IRP 75/569。测定结果被规定为生物学单位(IU/L)。

新WHO参考试剂[1]包括整分子hCG、hCGn、hCGα、hCGβ、hCGβn和hCGβcf的6种安瓿制剂。结果被规定为浓度单位(nmol/L)。IU到pmol和μg的转换见表28.13-10。使用WHO参考试剂测试了12种用于识别整分子hCG和hCGβ的商业化β-hCG测定。识别hCGβ的能力显著不同(CV 37%)[30]。多数测定高估了hCGβ。

表 28.13-10 hCG的转换[6]

分子	MW(kDa)	μg/IU	pmol/IU
整分子hCG	37.5	0.11	2.9
hCGβ	23.5	1.0	43
hCGα	12.0	1.0	83

生殖细胞肿瘤中的hCG检测：存在生殖细胞肿瘤时，不仅应通过只能识别整分子hCG或总hCG(β-hCG)的测定来确定hCG，还应采用对hCGβ具有高检测限的测定。对于作为唯一测试的β-hCG测定(以IU/L检测)，参考区间上限值为5.05 IU/L(17 pmol/L)。然而如果癌症主要表达hCGβ，例如在早期精原细胞瘤中就是这种情况，基于这种高切点许多癌症将不会被检测到。根据一项研究[17]，理论上42%的标志物阳性精原细胞瘤和8%的非精原细胞瘤睾丸癌会由于β-hCG测定而被漏诊。

参考区间：与LH相似，hCG在绝经期间增加。在绝经后妇女中，脑垂体已被确定为hCG的来源；60岁以上男性的值较年轻男性更高(表28.13-11)[6]。

表 28.13-11 男性hCG的参考区间[6]

分子	<60岁	≥60岁
hCG	0.7(2.0)	2.1(6.1)
hCGβ	0.04(2.0)	0.05(2.1)

数据以IU/L(pmol/L)表示

高剂量钩状效应：在免疫测定中，高剂量钩效应可能导致假性低hCG水平。厂商规定超过40万～200万IU/L的值可能会出现高剂量钩效应。根据一项研究[31]，该值几乎可以翻番至80万～360万IU/L。

肾功能不全：在一些患有肾功能不全需要透析的绝经后女性中，在不存在肿瘤的情况下血清hCG水平可以升高至正常值的10倍[32]。

稳定性：血清中β-hCG在21℃或40℃条件下，6天后的回收率分别为94%±3.1%和94%±8.3%[33]。

类似糖蛋白激素LH、FSH和TSH一样，hCG由α链和β链组成。LH、FSH、TSH和hCG的α亚基几乎相同。仅部分β链序列彼此类似。图28.13-1中所示的hCG代谢物无生物活性。hCG和LH的β链在前115个氨基末端氨基酸的区域中是80%同源的。这解释了这两种激素相似的生物学特性。hCG分子具有非常高的碳水化合物含量，占其分子量的30%。

尽管α亚基由单个基因编码，但β亚基存在6个编码基因。葡萄胎、绒毛膜癌和非精原细胞瘤胎盘和肿瘤组织中的滋养层细胞主要分泌整分子hCG和少量的hCGβ。由于hCG基因的普遍分布，许多非滋养细胞恶性肿瘤通常能够分泌hCGβ，而很少释放整分子hCG[34]。

hCG碳水化合物部分及其代谢产物的改变影响肝脏对其的降解，因此影响半衰期。hCG的生物活性还取决于糖基化程度。去唾液酸hCG已被证明对人TSH受体发挥拮抗作用[35]。

一般认为，睾丸生殖细胞肿瘤(TGCT)是由成熟过程中受到抑制的生殖细胞产生的[9]。成人TGCT被认为是在胚胎发育过程中开始的，由原始生殖细胞迁移到胚胎生殖嵴期间或在到达生殖腺后发生改变引起的。这个过程大概是由进一步细胞分裂之前和细胞到达生殖腺之前的*KIT*基因突变造成。*KIT*编码酪氨酸激酶受体。非侵入性阶段也被称为未经分类的管内生殖细胞肿瘤(IGCNU)或进展为TGCT之前的原位癌。IGCNU可在青春期发育成精原细胞癌或非精原细胞癌。

28.14 表皮生长因子受体2(HER-2)基因

Lothar Thomas

28.14.1 定义

HER-2(neu)是一种具有胞内酪氨酸激酶活性的跨膜糖蛋白受体。该受体在20%～25%的侵袭性原发性乳腺癌和胃癌中过表达。

*ERBB2*基因[v-erb-b2红白血病病毒癌基因同源物2，神经/胶质母细胞瘤衍生癌基因同源物(鸟类)]编码蛋白质HER-2/neu。*HER-2*位于染色体17q21上。该基因产物是一种属于酪氨酸激酶受体家族的跨膜糖蛋白，在调节细胞生长、分化和存活中发挥重要作用。某些实体癌(乳腺癌、胃癌)的肿瘤细胞在细胞表面比正常细胞或其他肿瘤表达更多的受体。HER-2/neu的过表达在乳腺癌和胃癌的治疗和预后中发挥重要作用。主要在组织中分析HER-2的过表达，并在组织中[通过免疫组化或通过荧光原位杂交(FISH)扩增分析]和血清中测定相应的糖蛋白。

HER-2/neu单独阳性、淋巴结转移、肿瘤侵袭性生长或乳腺癌发生转移与较高的疾病复发率及死亡率有关。

28.14.1.1 肿瘤组织中检测HER-2/neu

进行以下检测[1]：

- 主要通过免疫组化。使用抗体检测细胞膜中的HER-2糖蛋白。取决于染色程度，0/1+表示阴性状态，3+表示阳性状态。
- 在中间状态(2+)下，采用荧光原位杂交(FISH)检测组织中的基因扩增。用标记DNA探针测量*HER-2*基因的过表达或正常状态。如果肿瘤组织和17号染色体中每个肿瘤细胞HER-2拷贝数的比值≥2，则认为*HER-2*基因过表达。

28.14.1.2 血清中检测HER-2/neu

HER-2/neu的胞外结构域(ECD)从细胞膜生理性脱落并释放至循环。可溶性ECD，也称为HER-2/neu-shed抗原，可在血清中被检测到，并且与只能作为一过性检测的组织分析相反，能在疾病过程中随时检测。尽管只检测了ECD，但该参数的诊断名称是HER-2/neu。

与在乳腺癌中一样，HER-2受体也在胃癌中过表达，但与乳腺癌不同，仅在局灶表达。转移性胃癌中的血清HER-2/neu浓度低于乳腺癌。迄今尚未发现血清HER-2/neu的测定在胃癌中发挥作用。

本节仅讨论血清HER-2/neu。

28.14.2 适应证

应检测转移性乳腺癌患者血清中的HER-2/neu。

28.14.3 测定方法

免疫测定：原理为，采用直接化学发光法进行两步夹心免疫测定。该方法使用吖啶酯标记的鼠抗体TA-1和荧光素标记的单克隆鼠抗体NB-3。两种抗体都与HER-2/neu胞外结构域上的相应表位反应。抗荧光素捕获抗体并结合顺磁颗粒。样品中HER-2/neu的量与测量到的相对光单位之间存在线性关系。

28.14.4 标本

血清：1 mL。

28.14.5 参考区间(表28.14-1)

表28.14-1 不同年龄和性别健康对照的HER-2/neu[2] (μg/L)

性别	年龄(年)	中位数	第5百分位数	第95百分位数
女性	<35	9.1	5.9	12.5
	35～45	10.0	6.1	15.0
	45～55	11.1	8.4	15.1
	≥55	11.4	7.6	15.7
男性	<35	12.9	9.6	16.0
	35～45	13.1	8.9	18.2
	45～55	12.6	9.1	19.2
	≥55	13.1	9.4	16.8

28.14.6 临床意义

糖蛋白 HER-2/neu 既不是器官特异性的也不是肿瘤特异性的。然而，与肿瘤标志物如CEA不同，血清中明显升高提示侵袭性和转移性乳腺癌。

28.14.6.1 健康个体的 HER-2/neu

同性别间 HER-2/neu 具有生理性差异。随着年龄的增加，浓度略有上升(表 28.14-1)；绝经后女性(中位数 12.4 μg/L)的值略高于绝经前女性(中位数 10.9 μg/L)[2]。

28.14.6.2 非转移性癌的 HER-2/neu

大多数结直肠癌、胃癌、肝癌、胰腺癌、卵巢癌、膀胱癌、肾癌和肺癌患者的 HER-2/neu 水平与健康个体相当。然而在乳腺癌和消化道癌中，第 95 百分位增加到 30 μg/L[3]。

28.14.6.3 乳腺癌患者的 HER-2/neu

在乳腺癌的治疗中，除了 CA15-3 和 CEA 之外，检测血清 HER-2/neu 水平也很重要。在 HER-2/neu 水平高于 30 μg/L的患者中[2]：① 对于组织 HER-2/neu 状态为阴性的患者，应进行组织状态监测，并应采用敏感的影像技术检查远处转移；② 对于组织 HER-2/neu 状态为阳性的患者，应采用敏感的影像技术检查远处转移。

在完成初次治疗(手术后或辅助化疗后)3～4 周后，联合检测 HER-2/neu、CA15-3 和 CEA。

- 作为随访的相关基线参数。随访过程中 CA15-3 和 CEA 浓度升高表明转移和(或)更少见的继发性癌症。如果影像学证实存在转移、原发肿瘤中的 HER-2/neu 状态为阴性，且血清 HER-2/neu 浓度较初次治疗后基线水平增加超过 50%，应检测转移组织中的 HER-2/neu 状态。
- 用于提示对 HER-2/neu 阴性原发性肿瘤使用曲妥珠单抗治疗。如果转移组织的评估显示 HER-2/neu 阳性状态，可以使用曲妥珠单抗治疗。应在开始治疗前检测血清 CA 15-3、CEA 和 HER-2/neu 浓度，然后每 3 周检测一次用于治疗监测。

当存在来源不明的原发肿瘤时，HER-2/neu 浓度≥50 μg/L大概率提示乳腺癌。

28.14.6.3.1 原发性肿瘤：在乳腺癌中，HER-2/neu 与 CA15-3 和 CEA 一样，与在 pT 3/4 显示峰值的肿瘤大小相关，但与淋巴结状态无关[2,4]。组织学肿瘤分级与 HER-2/neu 浓度之间无相关性，也与激素受体状态无关。然而，HER-2/neu 浓度与 CA15-3 和 CEA 水平相关。

在 20%～25%的浸润性乳腺癌患者和 30%～70%的转移性癌患者中，免疫组化确定 HER-2/neu 状态为阳性[5,6]。组织 HER-2/neu 状态与血清 HER-2/neu 浓度呈正相关，尤其在免疫组化评分 3+的患者中。考虑到免疫组化 HER-2/neu 状态，50%的 HER-2/neu 3+肿瘤和 42%的 HER-2/neu 0-2+肿瘤释放 HER-2/neu>40 μg/L[3]。在 1/3 的患者中，HER-2/neu 水平>15 μg/L 与 HER-2/neu 组织结果阳性相关，但在 15%的案例中显示出假阳性结果。几乎所有血清水平超过 30 μg/L 的患者肿瘤组织中的 HER-2/neu 状态为阳性[7]，浓度超过 40 μg/L 提示转移性乳腺癌[2,3]。伴有远处转移患者与健康个体的 HER-2/neu 水平无差异。

28.14.6.3.2 无复发生存率：无复发乳腺癌患者与无活动性肿瘤女性的 HER-2/neu 浓度相当[2]。

然而，组织 HER-2/neu 状态影响 3 年后的无复发生存率。根据一项研究[2]，免疫组化评分为 0、1+和 2+的患者3年无复发生存率为 87.1%～96%，评分为 3+的患者仅为 71.2%。

血清 HER-2/neu 水平也有预后价值。例如，浓度低于 15 μg/L 的患者 3 年后无复发生存率为 88.1%，高浓度的患者仅为 71.4%。

28.14.6.3.3 随访和治疗监测：内分泌治疗是激素受体阳性 HER-2/neu 阴性转移性乳腺癌推荐的系统性治疗方案。组织 HER-2/neu 状态为阴性的患者可出现升高的血清 HER-2/neu 浓度。根据一项研究[8]，69 例原发肿瘤组织 HER-2/neu 状态为阴性的患者中的 29 例发生了这一现象。初始状态为阳性的患者平均浓度为 225 μg/L(峰值 14 000 μg/L)，而原发肿瘤组织状态为阴性的患者平均值为 27.3 μg/L(峰值 200 μg/L)。

28.14.6.3.4 基于曲妥珠单抗的治疗：增高的 HER-2/neu 浓度与进行性转移性疾病和对化疗的不良反应有关[9]。此外，升高的血清 HER-2/neu 浓度表明对激素治疗反应差[10]。

曲妥珠单抗是针对 HER-2/neu 胞外结构域的人源化单克隆抗体。曲妥珠单抗单一治疗根据 HER-2/neu 状态能达到 12%～30%的缓解率。曲妥珠单抗与其他化学治疗剂如紫杉醇、多西他赛、长春瑞滨和铂盐的联合治疗产生协同效应，使得缓解率提高、疾病进展减少、生存期延长。根据一项研究[11]，血清 HER-2/neu 浓度下降是肿瘤缓解、缓解持续时间和进展时间的预测指标(表 28.14-2)。

表 28.14-2　曲妥珠单抗治疗后 HER-2/neu 水平和临床结局[11]

从基线到随访的水平变化	总缓解率(%)	中位缓解持续时间(天)	进展时间	中位总生存期(天)
降低>20%	58.3	403	334	1 023
降低≤20%	25.0	245	173	519

免疫组化评分 3+及荧光原位杂交-扩增出 HER-2/neu 的乳腺癌患者

28.14.7 注意事项

据推测炎症、感染和肝脏疾病，尤其是在肝转移的情况下，可能与 HER-2/neu 轻度升高有关。

28.14.8 病理生理学

人表皮生长因子受体 2 原癌基因(*HER-2/neu*，或 *ERBB2*)编码跨膜受体，基于其胞内酪氨酸激酶活性参与细胞信号转导。受体 HER-2/neu 介导生长因子信号，供细胞增殖、分化和存活。

该受体是一种 185 kDa 的糖蛋白，包含一个胞外配体结合域(ECD)、一个跨膜片段和胞内酪氨酸激酶活性。生长因子与 ECD 的结合导致两种受体异二聚化、胞内结构域信号传导及磷酸化增强。

20%～30%的乳腺癌患者中的肿瘤细胞显示胞外结构域

Erb-2 含量增加,引起细胞膜上 HER-2 受体的表达增加,因此脱落增加。该结构域的分裂被认为增强了胞内酪氨酸激酶的磷酸化,并因此增强了对细胞的信号转导[12]。*ERBB2* 过表达的生物学效应包括 DNA 合成增加、细胞分裂速度加快和转移潜能提高。

血管内皮生长因子(VEGF)是最有效的内皮有丝分裂原之一,并在血管生成中起重要作用。缺氧和转化生长因子及肿瘤抑制基因如 *ras* 或 *src* 的失活刺激 VEGF 合成。HER-2/neu 在乳腺癌细胞中的过表达与 RNA 水平上 VEGF 和相应蛋白质的表达增加相关。

乳腺癌细胞暴露于 HER-2/neu 抗体或曲妥珠单抗可减少过量的 VEGF 形成,尤其是在过表达 HER-2/neu 的细胞中。因此得出的结论是,VEGF 合成依赖于 HER-2/neu,并且可以被曲妥珠单抗抑制。该结论支持采用联合疗法治疗过表达 HER-2/neu 的乳腺癌[13]。

28.15 神经元特异性烯醇化酶(NSE,γ烯醇化酶)

Rolf Lamerz

NSE 有助于监测神经内分泌肿瘤患者,尤其是小细胞肺癌和神经母细胞瘤患者的治疗转归和疾病进程。

由于低诊断灵敏度和特异性,它不适合作为筛查试验或初步诊断的辅助手段。

28.15.1 适应证

监测神经内分泌肿瘤和 APUD 瘤患者的治疗转归和疾病进程。

绝对适应证:小细胞肺癌(SCLC)、神经母细胞瘤。

相对适应证:甲状腺髓样癌。

28.15.2 检测方法

商业可用的有:① 双抗体竞争法。样品中含有的 NSE 和标记的 NSE(示踪剂)竞争结合于固相的抗体(在许多情况下为多克隆抗 NSE)。与酶标记的第二抗体共同孵育后,产生免疫复合物进行检测。检出限为 2 μg/L;② 免疫测定法。抗 NSE 单克隆抗体包被的磁珠与样品和标记的抗 NSE 单克隆抗体一起孵育。检测与磁珠结合并被抗体标记的 NSE 量。检出限为 0.5 μg/L。

28.15.3 标本

血清、脑脊液、胸膜渗出物:1 mL。

28.15.4 参考区间(表 28.15-1)

表 28.15-1 NSE 的参考区间(μg/L)

成年人	血清[1-4]	≤10 或≤20	
	脑脊液[5]	0~3.7	
儿童[1]	血清	≤1 岁	≤25
		1~8 岁	≤20
	脑脊液[6]	1~8 岁	≤4.8

28.15.5 临床意义

NSE 可在良性和恶性疾病中升高(表 28.15-2)。

表 28.15-2 NSE 在良性和恶性疾病中的诊断灵敏度

疾病	灵敏度(%)*	评估
良性疾病		
肺病	5~14	良性疾病更可能与缓解后正常化的标志物浓度轻度或短暂升高有关。
肺外疾病	11	
神经管缺陷	50	
尿毒症	?	
恶性疾病		
肺癌		未经治疗恶性疾病的肿瘤质量、肿瘤分期和转移灶定位与 NSE 逐渐指数增长有关。NSE 不适用于筛查或诊断目的,但对监测治疗转归和小细胞肺癌(一线标志物)、神经母细胞瘤和 APUD 瘤的进程是有价值的。
小细胞肺癌	60~87	
- 局限性病变	39~59	
- 广泛性病变	83~87	
非小细胞肺癌	7~25	
- 大细胞	30~38	
- 腺癌	18~30	
- 鳞状细胞癌	13~30	
非肺癌	22	
- 非转移性	11	
- 转移性	41	
CNS 原发性肿瘤	14	
APUD 瘤	34	
甲状腺癌	15	
神经母细胞瘤	62	
转移性精原细胞瘤	73	
非转移性精原细胞瘤	15	
淋巴瘤/白血病	8	
乳腺癌	29	
肾癌	50	

*决策水平>10~20 μg/L,取决于检测试剂盒

28.15.5.1 良性疾病

血清 NSE 水平升高见于患有以下疾病的患者:① 良性肺部疾病(5%>12 μg/L)[3,7];② 脑部疾病,尤其是脑血管性脑膜炎、播散性脑炎、脊髓小脑变性、脑缺血和梗塞、脑内血肿、蛛网膜下出血、头部损伤、炎症性脑病、器质性惊厥性障碍、吉兰-巴雷综合征、精神分裂症和克雅病患者的脑脊液中[5,6]。

在一项关于 59 例心脏骤停后持续性昏迷患者和 118 例心脏骤停后苏醒患者的 NSE 差异的前瞻性队列研究[8]中,80 μg/L 的切点使得诊断灵敏度为 63%,特异性为 100%,阳性预测值为 100%,阴性预测值为 84%,阴性似然比为 37%。NSE 被推荐为不典型特征和神经系统检查结果的重要辅助手段。

癫痫发作和晕厥患者与正常对照组相比的鉴别诊断显示,给定切点为 11.5 μg/L 时,仅在癫痫发作组中,血清 NSE 水平显著升高(14.97 μg/L±7.57 μg/L),而其他两组浓度正常[9]。

一项将唾液和血清 NSE 作为神经元损伤指标的研究涉

及50名缺血性卒中患者和75名性别和年龄匹配的高危人群(高血压、2型糖尿病和缺血性心脏病)及25名性别和年龄匹配的健康对照。卒中患者的唾液和血清NSE水平显著高于其他两组。最佳的唾液NSE切点为3.7 μg/L,显示出80%的准确度[10]。

采用相同的检测,在11%～14%的非恶性疾病及尿毒症患者和50%伴胎儿神经管缺陷的妊娠中发现升高超过12.5 μg/l的NSE水平(在这些病例中,2%的NSE水平超过25 μg/L)[1]。

28.15.5.2 肺癌

28.15.5.2.1 NSE值升高的发生率:在恶性肺部疾病中,诊断灵敏度[1,2,3,7,11,12]:非小细胞肺癌(NSCLC)中为7%～25%(4%超过25 μg/L),大细胞肺癌(LCLC)中为30%～38%(9%超过25 μg/L),腺癌中为18%～30%(2%超过25 μg/L),鳞状细胞癌中为13%～30%(3%超过25 μg/L)。

根据参考区间上限值,升高的NSE水平见于60%～81%(超过11 μg/L)[3,11]和(或)69%～77%(超过12.5 μg/L)[12]的SCLC中。在这些病例中,局限性病变和广泛性病变患者的浓度依赖性患病率分别为39%～67%(超过12.5 μg/L)和86%～88%[7,13]。

采用相同的商业化检测,升高的NSE水平(>12.5 μg/L)见于73%的SCLC患者(42%超过25 μg/L),其中35%为局限性病变患者,65%为广泛性病变患者[3]。如果切点值升至25 μg/L,在其他疾病(如APUD瘤和LCLC)的存在下,最多只有10%的值将高于该水平。因此,25 μg/L的切点值可更好地从非恶性肺部病变鉴别出肺癌及从NSCLC中鉴别出SCLC[1]。

28.15.5.2.2 NSE与其他肿瘤标志物的比较:在良性和恶性肺疾病中的NSE(切点超过11.0～12.5 μg/L)和CEA(切点超过5.5～10 μg/L)的比较测定表明,与CEA 29%～69%的诊断灵敏度相比,NSE的诊断灵敏度为60%～93%。良性疾病的诊断特异性可比(NSE 91%～95%、CEA 82%～93%),但在NSCLC中NSE显著更高(NSE 58%～93%、CEA 25%～68%)[14]。根据一项多中心研究[15],NSE是SCLC的主要肿瘤标志物,诊断灵敏度:NSE 77%、CYFRA 21-1 36%、鳞状细胞癌抗原(SCCA)32%、CEA 28%。

除了诊断灵敏度为75%、特异性为93%的NSE作为从良性肺部疾病中鉴别出SCLC(切点17 μg/L)的标志物以外,以下标志物可用于诊断SCLC:嗜铬粒蛋白A(CgA)(切点值为65 μg/L,诊断灵敏度为66%,特异性为62%)、ProGRP(切点值为53 ng/L,诊断灵敏度为80%,特异性为96%[16])、ProGRP被发现是NSEut的一种附加标志物(诊断SCLC方面比NSE更特异)。

SCLC与NSCLC和良性肺部疾病的NSE(切点7.5 μg/L)和ProGRP(切点49 ng/L)的一项比较,ProGRP的诊断灵敏度和特异性以及阳性和阴性预测值如下[17]:SCLC与NSCLC中分别为64.9%、96.5%、93.7%、77.4%,SCLC与良性肺部疾病分别为64.9%、93.2%、91.4%、79.6%。

一般来说,ProGRP的多数值都优于NSE。然而,NSE对于鉴别局限性病变和广泛性病变的诊断灵敏度(20.3% vs. 77.8%)高于ProGRP(56.5% vs. 77.8%)[17]。

根据一项涉及155例未经证实怀疑为肺癌的患者和647例肺癌患者(182例鳞状细胞癌,205例腺癌,19例LCLC,175例SCLC和66例NSCLC患者)肿瘤标志物ProGRP、CEA、SCCA、CA 125、CYFRA 21-1和NSE的前瞻性研究,浓度增高见于5.3%的良性疾病中,除CA 125(21.3%)[18]。肿瘤标志物与组织学类型和肿瘤侵犯范围有关,腺癌中的血清CEA和CA125、鳞状细胞癌中的SCCA和CYFRA 21-1及SCLC中的ProGRP和NSE显著更高。SCCA水平超过2 μg/L的患者经常为NSCLC,而SCC低于2 μg/L、ProGRP高于100 ng/L且NSE高于35 μg/L的患者均为SCLC患者。在NSCLC和SCLC的鉴别诊断中,诊断灵敏度分别为76.7%和79.5%,特异性分别为97.2%和99.6%,阳性预测值分别为98.6%和98.6%,阴性预测值分别为60.7%和92.9%[18]。

NSE在良性和恶性疾病中的诊断灵敏度和特异性见表28.15-2。

28.15.5.2.3 NSE和疾病的扩散:尽管NSE与临床分期(即疾病程度)有很好的相关性,但它与转移灶定位和(或)脑转移无关[11,15]。

28.15.5.2.4 化疗期间NSE的模式:化疗过程中,由于肿瘤细胞溶解,在第一次治疗周期后的24～72 h,肿瘤缓解的情况下发生一过性NSE升高[11,14]。随后,升高的治疗前血清水平在一周内迅速下降或在第一次治疗周期结束时降低[7,11,12]。相反,治疗失败与持续升高或间歇性下降的NSE水平相关,NSE水平不恢复正常。

正常水平见于80%～96%的缓解病例中,而肿瘤复发的特征在于升高的NSE水平[7,11,12,14]。在其中一些情况下,提前1～4个月出现升高,通常呈指数增长,倍增时间为10～94天且与生存期相关。

在一般的临床实践中,NSE作为监测SCLC患者病程和治疗的唯一预后因子和活性标志物很有用,显然优于LD酶;诊断灵敏度93%,阳性预测值92%[14,15,19]。

28.15.5.2.5 NSE作为预后和预测标志物:除分期外,SCLC患者铂类化疗治疗前NSE水平和治疗诱导的最低NSE水平是进展时间和总生存率的独立预后因子[20]。在SCLC中,治疗前NSE(切点7.5 μg/L)作为预后因子明显优于LD酶和ProGRP(阈值49 ng/L)[17]。

在NSCLC中,治疗前CYFRA 21-1(切点3.6 μg/L)具有较高的预后价值。然而,治疗前NSE浓度(切点12.5 μg/L)升高可能反映SCLC肿瘤异质性和未知的神经内分泌分化,是SCLC转归不良的重要预测指标[21]。

28.15.5.3 神经母细胞瘤

62%的神经母细胞瘤患儿血清NSE水平超过30 μg/L[23]。根据分期,中位水平从13 μg/L(Ⅰ期)、23 μg/L(Ⅱ期)、40 μg/L(Ⅲ期)升高至214 μg/L(Ⅳ期)和40 μg/L(IV期)[4]。

肾母细胞瘤患儿的升高的水平较低(20%超过30 μg/L),中位水平从16.6 μg/L(Ⅰ期)、18 μg/L(Ⅱ期)、29 μg/L(Ⅲ期)至47 μg/L(Ⅳ期)。约64%的患者水平超过25 μg/L。当浓度达到≥100 μg/L时能与神经母细胞瘤更好地鉴别,尽管只有50%的神经母细胞瘤患者浓度高于此水平[22,23]。

在神经母细胞瘤中，NSE 升高的水平、NSE 异常值的发生率以及肿瘤分期与无病生存率呈负相关[4]。

在对 196 例神经母细胞瘤患者肿瘤标志物香草基扁桃酸(VMA)和高香草酸(HVA)、NSE 和 LD 酶的分析中，VMA/HVA 临床中的诊断灵敏度为 75%，NSE 为 90%，LD 为 81%。异常结果的发生率在复发或进展时较低[血清 VMA/HVA 为 40%和(或)尿 VMA/HVA 为 54%，血清 NSE 为 61%，血清 LD 为 48%]。与局部复发相比，所有标志物对转移的诊断灵敏度更高。NSE 最佳，能够检测到 42%的局部复发、77%的局部复发合并转移复发和 69%的转移复发[24]。通过单独监测肿瘤标志物不能可靠地检测神经母细胞瘤的复发或进展。因此，神经母细胞瘤患者的随访必须包括临床评估和影像学检查(超声、CT、MR、MIBG 闪烁扫描)。

28.15.5.4 APUD 瘤

APUD 瘤是神经内分泌肿瘤，如胃泌素瘤、舒血管肠肽瘤、胰岛瘤和类癌，起源于 APUD(胺前体摄取和脱羧)细胞。APUD 细胞能够摄取并脱羧胺和(或)其前体。在总共 34%的 APUD 瘤中发现升高的血清 NSE(超过 12.5 μg/L)[3,25]，其中仅 11%～15%见于甲状腺髓样癌中[27]，与降钙素相反，NSE 与甲状腺髓样癌肿瘤范围无任何临床关系。此外，升高的血清浓度见于 39%的胃肠道类癌和 56%的胃肠道非类癌性神经内分泌肿瘤中[26]。

28.15.5.5 精原细胞瘤

据报道临床上 68%～73%的转移性精原细胞瘤患者的血清 NSE 水平显著升高，平均水平为 40.3 μg/L[27,28]。

仅有 15%的睾丸转移性非精原细胞性生殖细胞肿瘤患者具有异常 NSE 浓度。与疾病进程有良好的相关性。

28.15.5.6 其他肿瘤

非肺部恶性疾病可以表现出升高的 NSE 水平，并具有以下发生率：在所有分期的癌中为 22%(5%超过 25 μg/L)，其中 41%与远处转移相关，11%与远处转移无关(14%超过 25 μg/L)；在淋巴瘤或白血病中为 8%(1%超过 25 μg/L)，主要是 T 细胞白血病[29]；原发性脑肿瘤(4%超过 25 μg/L)[3]。

脑肿瘤如神经胶质瘤、脑膜瘤、神经纤维瘤和神经瘤仅偶尔与升高的血清值有关。在原发性脑肿瘤或脑转移[5]、恶性黑色素瘤[30]及嗜铬细胞瘤[31]的脑脊液中可能出现 NSE 升高。

在 14%局限于器官的肾癌和 46%的转移性肾癌中观察到升高的 NSE 浓度，这些浓度与作为独立预后因子的肿瘤分级有关[32]。

升高的 NSE 水平也报道于乳腺癌(29%超过 10 μg/L)[2]、上皮性肿瘤(38%)及更罕见的非上皮性肿瘤(5%)[3]中。

28.15.6 注意事项

测定方法：来自不同厂商的 NSE 检测试剂盒不能提供可比的结果。因此，应始终采用相同的检测进行监测并在结果报告中明确说明。

参考区间：健康个体的血清中不同厂商 NSE 检测的参考水平上限为 6～17 μg/L[2,3,4,7,26,28,32]。

据报道，脑脊液(CSF)的参考区间为 0～6.8 μg/L[6]或 10.8 ± 4.5 μg/L[5]，与性别或年龄无关。CSF/血浆值为 1.04 ± 0.8，因为对 NSE 来说无血脑屏障[5,6]。

干扰因子：由于大量 NSE 从红细胞中释放，溶血可能导致更高的值[33,34]。因为 NSE 可能从血小板释放，这同样适用于未充分离心的血浆[33]。脂血或黄疸的血清不干扰 NSE 测定。

稳定性：血清和血浆样品在 2～8℃可储存长达 72 h，长时间储存需要低于 -18℃的温度。

28.15.7 病理生理学

烯醇化酶(EC 4.2.1.11)是糖酵解的 11 种酶之一并将 2-磷酸甘油酸转化为磷酸烯醇式丙酮酸[35,36]。该酶以二聚体的形式由 3 种可能的非物种特异性亚基中的 2 种(α、β、γ，亚基分子量为 39 kDa)组成，具有不同的免疫学、生物化学和器官特异性特性。

有五种可能的组合(αα、ββ、γγ、αγ、αβ)，它们分别由不同的细胞合成：① γ 亚基由肠、肺和内分泌器官如甲状腺、胰腺、脑垂体中的神经细胞和神经内分泌细胞(APUD 细胞)合成；② αα 烯醇化酶(也称为非神经元烯醇化酶)由普遍存在于体内的胶质细胞和其他细胞合成；③ ββ 烯醇化酶由肌细胞，心脏 αβ、横纹肌 ββ[37]。

在脑中，γ 烯醇化酶以同源和异源杂合二聚体形式出现[35]。由于其主要出现在神经元和神经外胚层组织之外，如在恶性肿瘤中，将 NSE 称为 γ 烯醇化酶(通常代表 γγ 和 αγ 二聚体形式)更好。

通过采用具有不同特异性或不同免疫组化固定方法的各种多克隆和单克隆抗血清，NSE 也能在非神经元和非神经外胚层组织中被检测到[2]。

在一项国际研讨会中，由四个工作组对 12 个 NSE 单克隆抗体进行了评估和比较分析。结果已发表在 Lit.中[38]。

28.16 胃泌素释放肽前体(proGRP)

Lothar Thomas

28.16.1 引言

proGRP 是小细胞肺癌(SCLC)的一种肿瘤标志物及胃泌素释放肽(GRP)的前体，GRP 是一种广泛分布于胃肠道、神经系统和肺道的胃肠激素。GRP 也由小细胞肺癌(SCLC)细胞产生，因此有助于 SCLC 的诊断。然而由于标本中 GRP 的稳定性差，在常规临床诊断中其不适用于作为 SCLC 的肿瘤标志物。

GRP 基因编码三种类型的 proGRP，分别具有 115、118 和 125 个氨基酸。proGRP 类型由信号肽、天然 GRP(1～27)、切割位点(残基 28～30)、恒定区(残基 31～98)及可变剪接产生的可变羧基末端区组成。proGRP 残基 31～98 是一种比 GRP 更稳定的分子，用于 SCLC[1]患者的诊断、预后预测、随访和治疗监测[1]。

28.16.2 适应证

包括怀疑肺癌、肺癌的鉴别诊断、病因不明的肺圆形病变、SCLC的随访和治疗监测、甲状腺髓样癌的随访和治疗监测。

28.16.3 检测方法

微孔测定板上的竞争法ELISA，使用抗proGRP 31～98单克隆抗体[2]。

自动化检测（如两步夹心法）。采用包被有能够捕获proGRP 31～98 C端一侧的两种单克隆抗体的顺磁微粒进行分析物捕获：3G2（proGRP 84～88的氨基酸）和2B10（proGRP 71～75的氨基酸）。采用吖啶标记的鼠单克隆抗体结合物完成proGRP分析物微粒复合物的检测。鼠单克隆抗体3D6－2可以捕获蛋白质的N端一侧（proGRP 40～60的氨基酸）。将反应混合物暴露于含有碱性过氧化物的机载触发试剂，引起与proGRP浓度成比例的光生成[3]。

28.16.4 标本

根据检测试剂盒厂商的说明书采用血清、肝素抗凝血浆或EDTA血浆：1 mL。

28.16.5 参考区间（表28.16－1）

表28.16－1　proGRP的切点值

检测	切点(ng/L)
竞争法ELISA[2]	
－健康个体(第95百分位数)[4]	≤22
－良性肺部疾病	≤45(50)
－SCLC[2,5,6]	>45(50)
自动化检测[3]	
－健康个体(第95百分位数)	≤35
－良性肺部疾病	≤45
－良性胃肠道疾病	≤95
－良性泌尿系统疾病	≤103
－肺癌特异性(100%)	≥150

28.16.6 临床意义

proGRP可在良性和恶性疾病中升高（表28.16－2）。

表28.16－2　健康个体和恶性肿瘤患者的proGRP[6]

队列	中位数	第95百分位数	范围
健康个体	10.3	22	1.0～30
良性肺部疾病	18.0	54	1.0～81
良性泌尿系统疾病	31.5	103	1.0～139
肾功能不全	68.0	313	2.0～340
良性前列腺增生	36.3	88	3.7～96
良性妇科疾病	10.6	23	1.0～33
良性胃肠道疾病	20.4	52	2.7～130
良性乳腺疾病	23.9	39	8.2～45
自身免疫性疾病	22.3	52	7.4～57
感染	31.3	119	9.4～119
结直肠癌	12.9	54	1.0～101
胰腺癌	11.7	26	1.0～55
胃癌	12.3	38	1.0～58
肝细胞癌	12.2	48	1.7～82
乳腺癌	15.2	47	1.4～64
卵巢癌	12.5	35	1.0～240
前列腺癌	29.0	58	5.7～93
膀胱癌	29.1	44	4.1～48
肾细胞癌	27.5	52	2.3～72
甲状腺癌	27.7	17 939	≤21 655
NSCLC	19.0	53	≤14 400
SCLC	182.0	7 519	≤31 000

数据以ng/L表示；NSCLC，非小细胞肺癌；SCLC，小细胞肺癌

28.16.6.1 健康个体的proGRP

据研究，健康个体的proGRP浓度可高达75 ng/L[7]，而其他研究未发现浓度超过50 ng/L[5]。

28.16.6.2 良性疾病中的proGRP

约10%的良性疾病患者proGRP水平超过50 ng/L[5]。这些患者主要患有肺部疾病、胃肠道疾病和肾功能不全（表28.16－2）。在肾功能受损的患者中检测到高达350 ng/L的水平[8]。在患有良性胃肠道疾病、泌尿系统疾病和伴有CRP显著增加的感染患者中观察到高达140 ng/L的proGRP水平。良性乳腺和肺部疾病中可检测到高达80 ng/L的水平。

28.16.6.3 除肺癌外恶性疾病中的proGRP

在不包括肺癌的恶性疾病中发现升高的proGRP与肿瘤分期不相关（表28.16－2）。例如，这适用于小细胞神经内分泌肿瘤如食管癌或前列腺癌[9]。在甲状腺髓样癌中，proGRP升高可能特别明显[10]。

28.16.6.4 小细胞肺癌中的proGRP

SCLC是一种快速生长的侵袭性肿瘤，并且在许多情况下，出现症状的患者已有淋巴结或外周器官转移。该肿瘤显示出良好的化疗和放疗反应，这被认为是由于SCLC的神经内分泌分化。SCLC的预后和治疗与非小细胞肺癌（NSCLC）的预后和治疗不同。因此，能够鉴别诊断、疾病进程评估和治疗监测的肿瘤标志物的可用性对肺癌的监测和随访非常重要。敏感的肿瘤标志物有[5]：NSCLC中的CYFRA 21－1、CEA和SCCA，SCLC中的NSE和proGRP。

除proGRP外的肿瘤标志物具有以下缺点[5]：① 缺乏肿瘤特异性，因为在其他恶性肿瘤中也可见肺癌中出现的异常值；② 在随访和治疗监测中缺乏诊断灵敏度，需要使用两个或更多的肿瘤标志物；③ 肿瘤组织学类型与肿瘤标志物之间没有明确的相关性，如CEA浓度明显升高见于腺癌，CYFRA 21－1浓度明显升高见于鳞状细胞癌，但是两种肿瘤标志物在其他组织学类型和SCLC中也会升高。

NSE是小细胞肺癌诊断、预后、随访和治疗监测中的重要肿瘤标志物，但其缺点是对局限性病变的诊断灵敏度低

(10%～20%)。

28.16.6.4.1 proGRP 在 SCLC 诊断中的应用：浓度约 150 ng/L 时，proGRP 对 SCLC 的诊断灵敏度为 100%。根据一项研究[5]，73%的 SCLC 患者 proGRP 水平超过 50 ng/L，其中 65%患有局限性病变(LD)，78%患有广泛性病变(ED)。所有患者的 proGRP 浓度为 598 ng/L±1 448 ng/L(LD 为 286 ng/L±423 ng/L，ED 为 799 ng/L±1 809 ng/L)。

在一项不同的研究[6]中，切点为 49 ng/L 时 proGRP 对 LD 患者的诊断灵敏度为 79.7%，NSE 为 57.8%。ROC 分析(表 28.16－1)显示了 proGRP 相较于其他肺癌肿瘤标志物的优势。

根据一项 Meta 分析[11]，proGRP 对 SCLC 的诊断灵敏度为 72%，特异性为 93%。一般来说，proGRP 释放与肿瘤分期无关。在 LD 期与 ED 期检测到的 proGRP 具有相似的高灵敏度。

28.16.6.4.2 肺圆形病变的鉴别诊断：NSCLC 中 proGRP 升高的发生率如下：切点为 35 ng/L 时约为 14%[12]，切点为>50 ng/L 时约为 30%[5]。

在区分 SCLC 和 NSCLC 时 proGRP 的诊断灵敏度为 78.4%，特异性为 95%，而 NSE 的诊断灵敏度仅为 48.6%[13]。

约 80%的 233 例 SCLC 患者及 8.1%的 421 例 NSCLC 患者出现超过 46 ng/L 的 proGRP 浓度[13]。NSCLC 患者组织学上患有腺癌、鳞状细胞癌或大细胞肺癌中的一种。据推测，这些癌症释放 proGRP 是由于神经内分泌分化导致的。

非 NSCLC 肿瘤的肺转移可引起低程度的 proGRP 释放，浓度低于 100 ng/L [7]。

28.16.6.4.3 随访及治疗监测：NSE、CYFRA 21－1 和 proGRP 在化疗期间显著降低。proGRP 对化疗的反应更为敏感，持续降低，而其他标志物在参考区间内或附近波动。proGRP 水平升高的患者缓解率高于 NSE 升高的患者[6]。在复发性 SCLC 患者中，proGRP 检测复发的诊断灵敏度为 74%，NSE 为 32%，CEA 为 56%[15]。值得注意的是，所有首次肿瘤诊断时 proGRP 升高的患者也在复发时出现 proGRP 释放增加(NSE 中出现 12%的假阴性结果，CEA 中出现 6%)。

在肺癌患者随访期间，增高的标志物值见于[16]：51%的 SCLC 患者 proGRP 升高，仅有 25.5%的 SCLC 患者 NSE 升高；8.6%的 NSCLC 患者 proGRP 升高，55.7%的 NSCLC 患者 CYFRA 21－1 升高。proGRP 和 NSE 的同时检测具有累加效应，诊断灵敏度为 79%。

28.16.7 注意事项

标本：一些分析表明根据标本不同 proGRP 存在显著差异。例如，在参考文献[3]中描述的免疫测定中，血浆浓度高出血清浓度 103%(中位数)，SCLC 患者 proGRP 的相对水平高于良性疾病患者[17]。因此，遵循厂商关于标本的说明很重要。

检测方法：proGRP 在血清中表达非常低的水平(ng/L)；因此，个体内变异很高。所以不应高估低于健康对照第 95 百分位数以下的 proGRP 水平升高的情况。

28.17 前列腺特异性抗原(PSA)

Axel Semjonow，Rolf Lamerz

28.17.1 前列腺癌的诊断及预后生物标志物

前列腺特异性抗原(prostate-specific antigen，PSA，酶命名法 3.4.21.77)是前列腺癌诊断标志物之一，但其在人群早期筛查检测中的价值仍存有争议。直肠指检提示异常时，PSA 升高是支持前列腺活检明确组织学诊断的重要依据。由于大部分前列腺癌起源于前列腺外周区[1]，故常于此处行经直肠超声定向活检。在前列腺癌中，PSA 水平显著升高提示存在淋巴结及骨转移。PSA 水平轻度升高不可单独用于评价疑似前列腺癌的侵袭性或大小。PSA 在恶性肿瘤切除术后的监测过程中具有特殊意义，肿瘤残留在 PSA 血清水平低于检出下限时极为罕见。

免疫法检测到的总 PSA 含不同组分(图 28.17－1)。

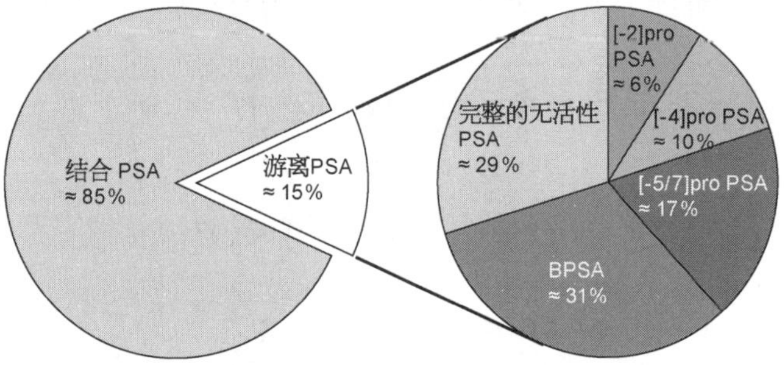

图 28.17－1 免疫法检测总 PSA 包含复杂的结合 PSA 及游离 PSA 组分。游离 PSA 由图中所示的几种亚基组成

28.17.1.1 PSA 的衍生形式

尽管筛查性研究已提示采用总 PSA(tPSA)是有效的[2,3]，但其用于人群早期筛查检测的利弊仍处在热烈争议中[4]。明确的是，tPSA 的检测性能仍需从以下几个方面进行改进[5]：年龄特异性参考区间、tPSA 随时间的变化(PSA 速率)、tPSA 水平与前列腺体积之比(PSA 密度)、游离 PSA 百分比(即游离与总 PSA 比值，是预测晚期前列腺癌的指标)、结合 PSA(即检测血清中有多少 PSA 与 α_1 蛋白酶抑制剂及 α_1 抗糜蛋白酶结合)、血清前列腺特异性抗原同源异构体 2(如[－2]proPSA)、前列腺健康指数(prostate health index，PHi)。

检测 PSA 衍生形式可提高 tPSA 检测对前列腺癌的特异性[3]。

表 28.17－1 PSA 及其衍生形式的参考区间

PSA	界值
总 PSA	≤3～4 μg/L
结合 PSA	≤4 μg/L
游离 PSA/总 PSA	0.15～0.25(%)
前列腺健康指数	<25(%)

28.17.2 适应证

总 PSA(tPSA)：对于直肠指检正常的无症状男性，告知

PSA 检测的益处及风险并进行筛查，有助于前列腺癌的早期检出；存在前列腺相关症状时，如诊断前列腺癌将改变治疗方式；对确诊前列腺癌的患者，如 tPSA 水平改变将导致治疗变动；监测前列腺炎患者的抗生素治疗反应。

游离 PSA：对于直肠指检正常且 tPSA 水平介于 2～4 至 10～20 μg/L 间的男性，基于风险决定重复活检的指征。

[-2]proPSA 与 PHi：检测 tPSA 水平在 2～10 μg/L 间的男性有无前列腺癌。

结合 PSA(cPSA)：适应证类似 tPSA。

28.17.3 检测方法

总 PSA：竞争免疫分析法、夹心免疫分析法、酶联免疫分析法。校准：WHO 96/670 参考制剂(国际一级标准)。PSA 的 90：10 参考制剂含 500 μg/L 的 tPSA，fPSA/tPSA 值为 0.10。

游离 PSA：免疫分析法(如夹心免疫分析法)采用对游离 PSA 高度特异的单克隆抗体，联合可同时识别游离及结合形式 PSA 的二抗。

结合 PSA：结合 PSA 的检测方法类似 tPSA，另含预孵育步骤，利用抗游离 PSA 特异的单抗阻断游离 PSA，令其不被检测到。

[-2]proPSA：运用单克隆抗体及酶联免疫分析法检测游离 PSA 的异构体。

28.17.4 标本要求

血清、血浆(根据试剂盒，遵厂商说明书)，特殊情况下可采用脑脊液、胸腔积液或腹水：1 mL。

28.17.5 参考区间(表 28.17-1)

就市售商品化检测方法的结果进行比较后提示存在有明显差异，参见图 28.17-2、图 28.17-3。

28.17.6 临床意义

在良性前列腺增生、前列腺癌和急性前列腺炎中 tPSA 水平增高。良性前列腺增生的患病率远高于前列腺癌。

利用 tPSA 进行人群筛查尚存争议[4,7,8]。PSA 筛查前列腺癌除需定义最佳筛查时间间隔及 tPSA 界值外，是否需对临床意义较为次要的癌症进行筛查也有待探讨[2]，因为有许多前列腺癌患者死于其他病因。

仅采用直肠指检不足以早期发现前列腺癌。要求接受 PSA 筛查的男性应在得到 PSA 结果前获悉检测的利弊[9,10]。

28.17.6.1 tPSA 用于发现前列腺癌

采用 tPSA 广泛筛查前列腺癌可令转移性前列腺癌的诊断率及前列腺癌的死亡率显著降低。

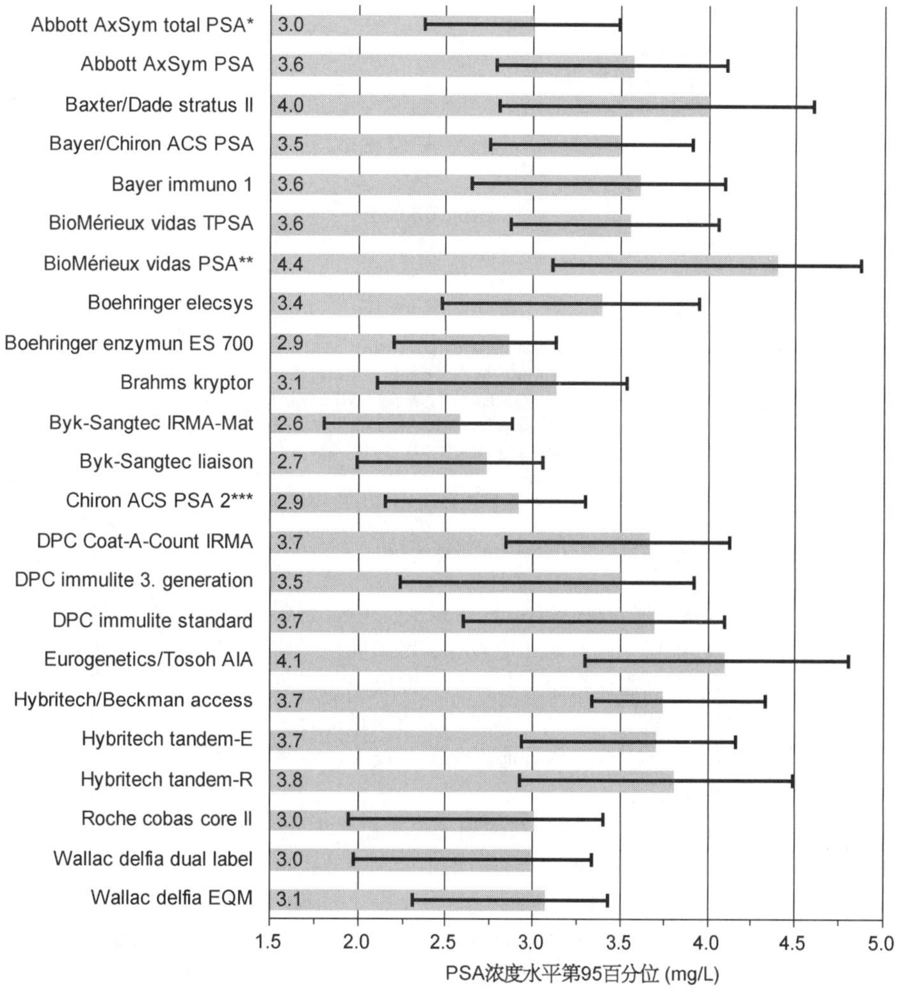

图 28.17-2 比较自 1999 年起的 tPSA 检测(经许可引用自参考文献[6])：589 名无临床前列腺癌征象个体(37～80 岁)的血清 PSA 水平。采用 23 种不同方法检测等分样品中的 tPSA 水平。横条为覆盖 95%个体 tPSA 水平的浓度范围；线段为第 5 至第 95 百分位

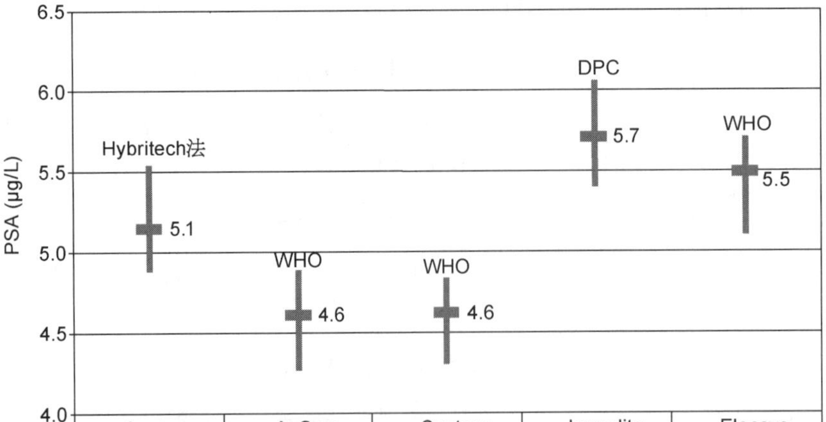

	Access	AxSym	Centaur	Immulite	Elecsys
置信区间	5.54 4.88	4.89 4.26	4.84 4.30	6.06 5.40	5.71 5.0
– 中位数	5.14	4.6	4.61	5.7	5.48

图 28.17 – 3 比较自 2006 年起的 tPSA 检测：596 名患者的血清 PSA 水平。WHO：参照厂商说明书，采用 WHO 96/670 参考制剂（国际一级标准）重新校准检测方法。水平线为中位数；垂直线为 95%置信区间(CI)

28.17.6.1.1 tPSA 与直肠指检：PSA 水平正常的情况下，只有小部分前列腺癌可仅根据直肠指检(DRE)疑似癌症来发现(图 28.17 – 4)。若 PSA 水平与 DRE 均异常，则很可能存在有前列腺癌。DRE 依赖操作者的经验和技能，故取决于操作者本身。即使由经验丰富的操作者来执行，DRE 的诊断灵敏度也低于 PSA 升高。但若 DRE 发现疑似癌症，则必须行前列腺活检，无关乎 tPSA 水平高低。

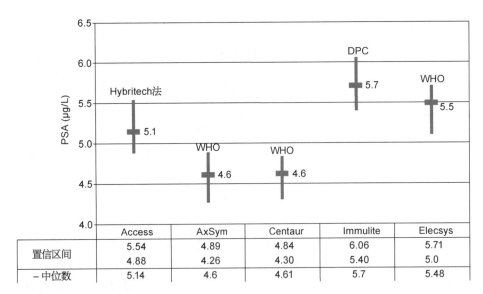

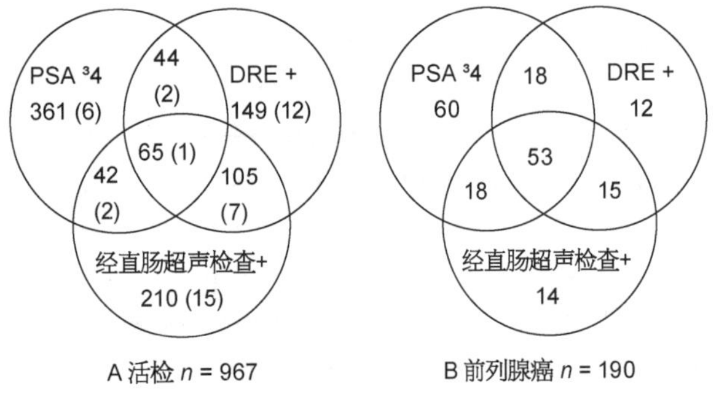

图 28.17 – 4 DRE、TRUS 与 PSA 的比较(经许可引用自参考文献[4])。A. Venn 图描绘了含 4 800 名男性的早期前列腺癌诊断随机化试验研究中 967 名接受活检个体的适应证分布情况。数字表示经 DRE、TRUS 或 PSA≥4 μg/L(Hybritech 法)提示需活检的人数。括号中的数字为须接受活检以明确前列腺癌的平均人数。B. 190 例确诊前列腺癌男性中异常检查结果的分布。
解读举例：① 967 名男性中有 44 人 PSA 水平>4 μg/L 且 DRE 结果异常；② 这 44 名男性中有 18 人经组织学证实前列腺癌(即平均每 2 名男性中有 1 人须行活检明确前列腺癌)

28.17.6.1.2 PSA 与前列腺体积比(PSA 密度)：PSA 密度是血清 tPSA 水平(μg/L)与经直肠超声检查确定的前列腺体积(cm^3)之比。恶性前列腺癌组织与等体积良性组织相比可导致血清 tPSA 水平升高。理想情况下，该比值可帮助区分良性前列腺增生与前列腺癌患者，尽管前列腺体积较大的患者可能会发生前列腺癌漏诊[11,12]。

经直肠超声检查确定前列腺体积依赖于检测操作者，结果可能呈明显差异。即便是前列腺直径检测中的小误差也可导致前列腺体积的评估不准确[13]。

28.17.6.1.3 PSA 随时间的变化(PSA 速率)：tPSA 水平随时间的变化已经过研究。PSA 速率的概念基于 2 年内 3 次 tPSA 检测结果，根据以下公式计算其速率：

½[(第 2 次 PSA 结果 – 第 1 次 PSA 结果 = 第 1 次与第 2 次检测的时间间隔) + (第 3 次 PSA 结果 – 第 2 次 PSA 结果 = 第 2 次与第 3 次检测的时间间隔)]

巴尔的摩衰老追踪研究中包含 54 名监测达 17 年的患者，在前列腺癌确诊前的 9 年中，后续患病与未患病男性间经年龄校正的 PSA 水平变化速率存在显著差异。将界值设为每年 0.75 μg/L 时，PSA 速率用于检测早期前列腺癌的灵敏度为 72%，特异性为 95%，证明其较 tPSA 单次检测更有帮助[14]。

推荐在 2 年内连续采样检测 3 次，而非进行短期监测(间隔 3～6 个月)。基于 3 个血清样品所计算的 PSA 速率优于仅基于 2 个样品的计算结果。一项研究显示 265 名无前列腺癌证据的男性中有 12.5%经 2 年观察 PSA 速率>0.75 μg/L 每年。需特别注意，批内变异可能大于 PSA 年增量[16]。采用更低的 PSA 速率界值(如每年 0.3 μg/L)可能加剧这一问题[17]。由于相同样品经不同检测方法所获得的结果之间存在显著差异，所以在连续采集 PSA 水平进行计算期间不可改变检测方法[18]。

28.17.6.1.4 PSA 倍增时间：区别于 PSA 速率，PSA 倍增时间特指 tPSA 水平升高 1 倍所需时间[19]：

倍增时间 = log 2 × 时间/log 第 2 次 PSA 结果 – log 第 1 次 PSA 结果。

与 PSA 速率相比，PSA 倍增时间在理论上更具优势，因其不受 PSA 基线水平及检测方法的影响(表 28.17 – 2)。但不可改变检测方法。

连续 tPSA 检测通常会为前列腺癌的诊断提供额外信息，但需细致解读其结果。对欧洲前列腺癌筛查研究队列中 1 689 名接受过前列腺活检的男性进行评估后发现，经组织学确诊前列腺癌的患者平均 PSA 倍增时间为 5.1 年，略短于活检结果阴性男性 6.1 年的平均倍增时间[20]。一项纳入 2 742 例男性的随访研究结果不支持基于 PSA 速率计算结果判断活检指征[21]。但鼓励用于活检的临床决策评估：PSA 突然升高可能提示前列腺炎，引发后续诊断加以明确。若无前列腺炎证据，可适当行活检。

表 28.17-2 PSA 速率与 PSA 倍增时间的比较

指标	患者 A	患者 B
增长/年(μg/L)	4.0→4.8	10.0→10.8
增长速率(μg/L/年)	0.8	0.8
倍增时间(年)	3.8	9.0

28.17.6.1.5 年龄特异性参考区间：PSA 水平随年龄增加而升高。一项纳入 2119 名健康男性的前瞻性研究发现 tPSA 水平与年龄及前列腺体积相关[22]。建议采用年龄特异性 PSA 参考区间来提高癌症在年轻男性诊断中的灵敏度与老年男性诊断中的特异性。采用 Tandem－R 方法所制订的年龄特异性参考区间对≤50 岁男性为 0～2.5 μg/L,对＞70 岁男性为 0～6.5 μg/L。该结果得到其他研究小组的证实,但参考区间略有偏移。

其他研究人员者对非年龄相关的界值 4 μg/L 与年龄相关的界值进行了比较[23]。例如在一项纳入 6 630 例男性的研究中,对 1 167 例 PSA≥4 μg/L 和(或)DRE 怀疑癌症的男性进行了活检。有 264 例诊断为前列腺癌(8%)。对 50～59 岁男性,经年龄校正的 PSA 界值会导致活检数量升高 45%,肿瘤检出率预计提高 15%。在＞60 岁组别中,导致活检数量降低 15%,漏诊 8%肿瘤患者。在＞70 岁组别中,导致活检数量降低 44%,漏诊 47%肿瘤患者。年龄特异性 PSA 界值会造成年轻人群活检数量上升及老年人群肿瘤漏诊数量上升。前列腺体积对 PSA 水平的影响大于年龄。采用年龄特异性 PSA 参考区间极为关键,尤其对于经过高度选择的患者群体(例如主诉有排尿梗阻表现的男性)。只有少数实验室采用年龄特异性界值。我们反对未经事先验证就将先前由 Tandem－R 方法所确定的参考区间应用于其他检测方法。

28.17.6.2 游离 PSA(fPSA)

循环血中的 PSA 可与蛋白酶抑制剂相结合或作为非结合形式的游离分子(fPSA)[24]。fPSA 占 tPSA 的 10%～30%。70%～90%的 PSA 结合于 α_1 抗糜蛋白酶,一小部分结合于 α_2 巨球蛋白(图 28.17－1)。由于 PSA 分子与 α_2 巨球蛋白相比较小,其表位被完全遮盖,难以利用市售 PSA 检测法进行检测[25]。在良性前列腺增生患者中,fPSA 较 tPSA 相对升高。

单独检测 fPSA 不会产生任何诊断效益。fPSA/tPSA 值可帮助区分前列腺癌与良性前列腺疾病[26,27]。

需注意在极低与极高 tPSA 水平时检测 fPSA/tPSA 值的结果可能具有误导性。fPSA/tPSA 值仅适用于 tPSA 水平重叠程度最高的良性前列腺疾病与局限性前列腺癌患者。该范围为 2～4 μg/L 至 10～20 μg/L,取决于 tPSA 检测方法。

回顾性研究结果显示对于 fPSA/tPSA 值采用适当的界值可避免 20%～60%的阴性前列腺活检。在一项纳入 tPSA 水平(Hybritech 法)为 4～10 μg/L 男性的研究中,采用 fPSA/tPSA 值≤25%界值可检出 95%的前列腺癌,同时避免 20%的非必要活检。在 tPSA 4～10 μg/L 范围内,其他研究人员也报告采用 fPSA/tPSA 值≤0.20 可提高前列腺癌检出并避免 29%的非必要活检。采用不同厂商的检测方法均获得与之类似的结果[28]。

fPSA/tPSA 值的诊断灵敏度与特异性受前列腺体积影响[29]。利用 fPSA/tPSA 值区分前列腺癌与良性前列腺增生仅在前列腺体积小于 40～60 cm^3 时才有显著作用。fPSA/tPSA 值不可用于排除前列腺癌,但能帮助诊断前列腺癌高风险男性。

需注意前列腺炎也可造成 fPSA/tPSA 值降低,令其疑似前列腺癌。

28.17.6.2.1 tPSA 水平＜4 μg /L 时的 fPSA/tPSA 值：tPSA 在正常 2.6～4 μg/L 水平的男性有 20%可在 3～5 年内发展为临床可检测到的前列腺癌[30]。一项纳入 1 0523 名男性的欧洲筛查研究显示所有前列腺癌患者中有一半 tPSA 水平＜4 μg/L,虽局限于器官内但具有更强的侵袭性[31]。基于这一低 tPSA 水平,又对直肠指检正常的男性进行了研究[27]。通过 fPSA/tPSA 值提高了 tPSA 水平为 2.5 μg/L 与 2.6～4 μg/L(Hybritech 法)男性中的前列腺癌检出率。采用 0.27 界值可检出 90%的前列腺癌患者,其中 81%为器官局限性。在一项采用不同 PSA 检测方法的研究中[28] tPSA 值为 3～4 μg/L 水平,fPSA/tPSA 值采用 0.19 对前列腺癌检出的灵敏度可达 90%。

与 tPSA 一样,fPSA/tPSA 值的界值根据所用的检测方法而变化。在所有研究中,经组织病理学证实的前列腺疾病诊断是制定有效 fPSA/tPSA 值参考区间的先决条件。实验室只能采用已定义有参考区间的方法来检测确定游离 PSA 与总 PSA 比值。

分析前,血清需于采样后 3 h 内分离制备用于检测游离及总 PSA 水平[32]。

28.17.6.3 [－2]proPSA 与前列腺健康指数

由于 tPSA 诊断特异性差,用于前列腺癌早期检测的临床价值受到质疑。proPSA 异构体[－2]proPSA(p2PSA)及其衍生物检测令 tPSA 水平在 2～10 μg/L 范围内男性前列腺癌的诊断得到了改善。检测[－2]proPSA/游离 PSA 值(%[－2]proPSA)与 PHi 较 tPSA 与 fPSA/tPSA 值(%fPSA)能更好地区分前列腺癌与非前列腺癌[33]。PHi 计算公式如下：

$$\mathrm{PHi} = \mathrm{p}[-2]\mathrm{proPSA}/\mathrm{fPSA} \times \sqrt{\mathrm{tPSA}}$$

%[－2]proPSA 与 PHi 的界值分别取 2.5%与 1.06%时,诊断灵敏度为 90%[35]。PHi 在参考文献 35 中的界值与之更为相近,且在参考文献[35]与[36]中,PHi 分别取 24.9%与 21.1%时,诊断灵敏度为 90%。

在两项关于前列腺癌诊断数据的 Meta 分析中：① %[－2]proPSA 与 PHi 的诊断灵敏度为 90%,而%[－2]proPSA 总特异性为 32.5%(95%CI 30.6%～34.5%),PHi 总特异性为 31.6%(95%CI 29.2%～34.0%)[37]；② %[－2]proPSA 的诊断灵敏度为 86%(95%CI 84%～87%),PHi 的诊断灵敏度为 85%(95%CI 83%～86%),而两者特异性为 45%(95%CI 44%～47%)[33]。

结论[38]：美国食品药品管理局(FDA)已批准 PHi 检测范围在 4～10 μg/L 内。PHi 用于前列腺癌及其高级别类型的预测较活检更具优势。采用 PHi 或[－2]proPSA 在保持 90%诊断灵敏度的同时减少了 15%的非必要活检。在治疗结局方面,对于诊断后中位随访达 4.3 年的队列,PHi 基线及随访数值均可预测经重复活检划入高风险组的人群。PHi 与%[-2]proPSA 高值提示 Gleason 评分≥7,在侵袭性癌症中更多见。PHi 值与年龄及种族无关。解释结果时,必须考虑到经由不同最佳界值判断阳阴性结果所导致的异质性,关于最适水平建有共识。PHi 水平升高与检出率升高相关,当 PHi 值在<25、25～34.9、35～54.9、≥55 水平时,前列腺癌检出率分别为 11%、18.1%、32.7%、52.1%[36]。

28.17.6.4 结合 PSA(cPSA)

PSA 以游离 PSA(fPSA)与结合 PSA 的不同形式存在。70%～90%的 PSA 与 α_1 糜蛋白酶结合。此外有小部分与 α_2 巨球蛋白结合。tPSA 中有 10%～30%不与蛋白结合,称为 fPSA。经计算所获得的 fPSA 是 tPSA 与 cPSA 间的差值,理论上应等于检测所得的 fPSA[40]。由于在大多数前列腺癌中血清 cPSA 较 fPSA 更多,故 cPSA 对于癌症检出可能具有更高的预测价值[24]。

关于 tPSA 范围的各类研究结果(2.5～6.0 μg/L[41],2.0～10 μg/L[42]与 2.5～4 μg/L[43])表明 cPSA 优于 tPSA 但不优于 fPSA/tPSA 值。在 tPSA 2～20 μg/L 的较广范围内,cPSA 与 tPSA 未发现显著差异,但 PSA 不同形式的比值优于单独采用单一指标。对 tPSA 2.5～10 μg/L 及 4.0～10 μg/L 范围所进行的研究得出了类似结果。

在两项研究中,与 cPSA 或 tPSA 相比,采用这些比值提高了前列腺癌的检出[41,44]。

28.17.6.5 tPSA 与肿瘤各期

大部分研究发现 PSA 高于 10～20 μg/L 时,局限性前列腺癌的可能性显著降低[22,26],当 PSA 超过 50 μg/L 时可排除局限性肿瘤。

但肿瘤各期的 PSA 水平在很大程度上存在重叠,已发现单用 PSA 预测患者最终病理分期并不可靠。但部分研究结合其他各类术前指标如直肠指检及前列腺多点活检的分化程度已证明 PSA 可显著提高对肿瘤病理分期的预测能力。

28.17.6.6 根治性前列腺切除术后的 tPSA 水平

手术切除前列腺后的 tPSA 清除半衰期为 1.5～2 天,fPSA 为数小时。根治性前列腺切除术后数周,血清 tPSA 应低于检测下限[45]。前列腺根治切除术后如血清 tPSA 持续存在则提示前列腺组织残留,tPSA 升高则是肿瘤残余的可靠证据。tPSA 水平低于检测下限时,极少出现前列腺癌复发。故当 tPSA 水平低于检测下限时,影像学检查在根治性前列腺切除术后随访期间的作用较为有限。

利用超敏 PSA 分析方法检测癌症残留:超敏或高敏 tPSA 的检测下限<0.1 μg/L。超敏方法可较常规方法(检测下限 0.2 μg/L)更早检测到 PSA 复发。多数与传统方法进行比较的研究项目周期约为 1 年[46]。多数研究未能明确达到何种程度的灵敏度可增加无法经常规检测结果所证实的升高。研究报告超敏方法中假阳性升高所占的比例提示这一现象相对较普遍。例如,采用检测下限为 0.06 μg/L 的检测时,20%患者检出的 tPSA 水平无法利用常规检测方法进一步监测。tPSA 水平<0.1 μg/L 也可能来自其他前列腺组织。在接受根治性前列腺切除术的男性中,这类血清低 tPSA 水平难以解释,因为无肿瘤残余的情况下,少量残余良性前列腺组织或尿道周围腺体也可导致 tPSA 检出[47]。此外,PSA 与激肽释放酶家族分子形式的交叉反应可能导致假阳性升高[48]。

根治性前列腺切除术后超敏 tPSA 检测结果的临床意义:目前尚未明确针对肿瘤残留进行超敏检测以便更早采用辅助治疗(如术后放疗或抗雄激素治疗)能否改善患者生活质量甚至延长生存。但事实上,根治性前列腺切除术后 tPSA 水平升高的患者需额外承受巨大的精神压力。

采用超敏 PSA 检测方法提前造成患者压力是否能通过辅助治疗获益,目前尚无结论。

超敏方法检测范围内的假阳性结果占比较大。因此,在将超敏法 PSA 检测结果告知患者前,必须进行详细的患者告知;或者根本就不该向患者传达处于最低检测水平的 PSA 结果[47,49]。

28.17.6.7 放疗后的 tPSA 水平

许多病例在前列腺放射治疗过程中或治疗后可立刻观察到 tPSA 升高。tPSA 水平在 0.5 μg/L 至 4 μg/L 之间认为是放射治疗后完全缓解的证据。

美国肿瘤放射治疗学会(ASTRO)1999 年的一项共识声明废除基线概念,并将放疗后连续 3 次 tPSA 升高超过基线定义为放疗失败[50]。根据目前有效的 ASTRO2006 年建议,治疗失败定义为放疗后 tPSA 较基线升高 2 μg/L[51]。

约每 3 名患者中有 1 人在治疗后 2～5 年时可显现出一过性的 tPSA 升高超过 0.4 μg/L(PSA 反弹),但并无疾病进展迹象,这一现象仍有待解释[52]。

28.17.6.8 抗雄激素治疗期间的 tPSA 水平

抗雄激素治疗前的 tPSA 水平无法准确预测疾病进展。经抗雄激素治疗后,tPSA 无法反映疾病状态,因 tPSA 的产生除抗雄激素治疗对前列腺癌的影响外可能直接受到激素的调控。tPSA 升高与疾病临床进展的中位间隔为(7±5)个月。

以下抗雄激素治疗下的 tPSA 水平变化形式提示预后良好。① 1 个月内下降超过 80%;② 3～6 个月内下降超过 90%;③ 6 个月内降低至正常;④ 降低至正常,不限时;⑤ 降低至 1 μg/L 以下,不限时。

接受抗雄激素治疗患者中发生远处转移者(2.5 个月)的中位 tPSA 倍增时间明显短于未发生转移者(7.5 个月)[53]。总之,tPSA 提示了哪些患者对抗雄激素治疗反应良好,可提示反应持续时间,并较临床表现更早提示出疾病进展。

28.17.7 注意事项

检测方法:商品化检测试剂中有检测多种 tPSA 及一种结合 PSA 的方法[18]。除此之外,有多种检测 fPSA 从而检测[-2]proPSA 的检测方法。评估医师需了解实验室检测方法及相应参考区间[54]。缺少这些信息,PSA 将失去其诊断和预后价值,导致前列腺肿瘤漏诊或进行不必要的前列腺活检。

检测限:关于根治性前列腺切除术后监测所采用的生物学相关 tPSA 水平尚未达成普遍共识[47]。厂商通过稀释血清 PSA 来确定检测限及变异系数高于 20%或稀释呈非线性的浓度水平。检测下限对根治性前列腺切除术后患者来说具有重要的临床意义。

高剂量钩状效应：在 tPSA 极高水平下，经夹心法检测可能获得错误的低值结果(常在正常范围内)。厂商说明书中会就未观察到高剂量钩状效应的最高浓度进行详细说明。

超敏 tPSA 检测方法：就 tPSA 检测的超敏定义尚未达成共识。尽管过去检测限为 0.2 μg/L 的方法被称为高敏检测方法，但超敏特指目前检测限小于 0.1 μg/L 的方法。许多市售检测方法的结果达到了这一标准甚至更低。

手术切除前列腺后超敏 PSA 水平的临床意义尚未明确[47]。应避免在根治性前列腺切除术后因告知患者超敏 PSA 检测结果而令其产生不必要的情绪压力。这些信息必须应患者要求且经解释检测准确性及临床意义后方可进行传达[49]。

PSA 试纸条检测：多利用血清或全血进行 tPSA 半定量检测。这些方法在诊断灵敏度、特异性及结果判断准确性方面均尚未达到临床要求[55]。

参考区间：参考区间取决于所用的商品化试剂，必须针对各检测方法单独进行定义并在报告中标明。德国泌尿外科学会的多学科 S3 指南[56]、欧洲肿瘤标志物组织[10]、美国临床生物化学学会[7]及世界卫生组织[54]均强调了这类信息的必要性。对所有检测方法混用≤4.0 μg/L 的参考上限会导致不必要的前列腺活检或前列腺癌漏诊。

最早经 Hybritech(Tandem－R)法定义的参考上限为 4.0 μg/L。它源自 207 名 40 岁以上前列腺临床表现健康的男性 tPSA 结果 97%的分布水平。Hybritech 法参考区间的有效性已经大部分人群筛选工作得到了证实。但基于人口筛查及其他研究的近期结果表明，可检出的前列腺癌在低 PSA 水平男性中仍有相对较高的发生率[27,57]。

影响因素：生物学与分析学变异：tPSA 的个体变异约为 20%。免疫分析方法的分析学变异低于 5%[58]。

昼夜节律：无。

前列腺按摩：按摩可使 PSA 水平升高，以 fPSA 尤为明显，tPSA 轻度升高[59]。DRE 所导致的 tPSA 升高很少达到有临床意义的程度。但为了以防万一，应在 DRE 前或几天后采血进行 tPSA 检测。DRE 后立即采血可导致 fPSA 水平假性升高，可能由此误诊前列腺癌。急性尿潴留、前列腺活检或其他前列腺按摩后 tPSA 升高可持续数周，应在 1～2 个月后再行检查。

肝功能障碍：急性(但非慢性)肝功能障碍可能会诱发 PSA 水平升高。

肾功能障碍：肾功能不全或透析不会造成血清 tPSA 水平任何变化。

药物：没有药物引起 PSA 水平升高的证据。GnRH 类似物或抗雄激素可导致 PSA 明显降低，5α 还原酶抑制剂可导致 PSA 水平降低平均约 50%，但根据服用时间差别巨大。他汀类药物也可令 PSA 降低 15%～20%[60]。

人抗小鼠抗体(human anti-mouse antibodies，HAMA)：可能干扰检测，导致假性升高或降低。血清 HAMA 水平可利用特定的免疫检测方法来确定。

稳定性：tPSA 与结合 PSA 可以全血形式于室温下储存至少 8 h 不降解；在相同条件下，fPSA 水平约每小时下降 1%。例如在含有 7 μg/L tPSA 与 2 μg/L fPSA 的全血样品中，fPSA/tPSA 值在 12 h 内从 29%下降到 26%。如血清样品储存于 23℃或 4℃下，24 h 内比值仅下降至 28%。因此，用于 fPSA 检测的样品应以血清形式进行储存，并在 24 h 内检测或冻存。采血后全血中[2]proPSA 升高相对较快，故应在 3 h 内离心[46]。

28.17.8 病理生理学

大多数前列腺癌起源于前列腺外周区，位于移行区中的极为少见。因此，经直肠超声引导下的活检有助于诊断前列腺癌(图 28.17－5)。

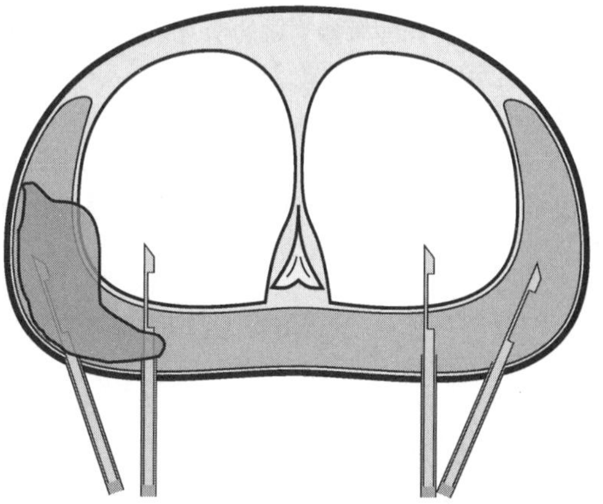

图 28.17－5 大多数前列腺癌起源于前列腺外周区(灰色)，位于移行区(白色)中的极为少见。经直肠超声引导的外周区活检提高了前列腺癌诊断的准确性

PSA 经腺泡上皮细胞及前列腺导管上皮合成并释放进入前列腺导管系统(图 28.17－6)。fPSA 分子量约 33 kDa，为单链糖蛋白。

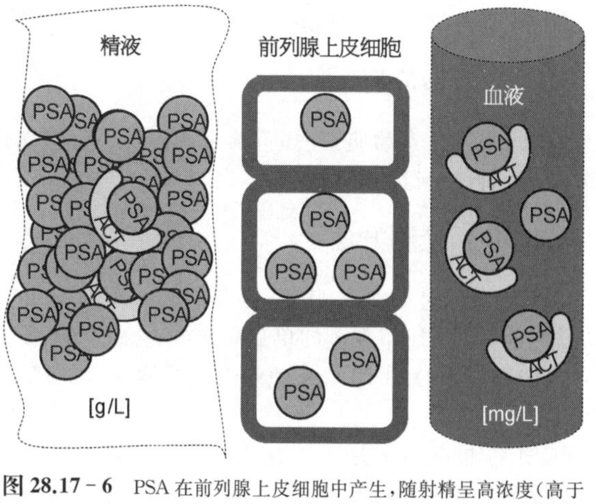

图 28.17－6 PSA 在前列腺上皮细胞中产生，随射精呈高浓度(高于 1 g/L)释放入精液。在外周血中，PSA 在 μg/L 范围内，检测其常与 α_1 抗糜蛋白酶(ACT)相结合

PSA 是人前列腺液中的激肽释放酶样丝氨酸蛋白酶，学称人激肽释放酶 3(hK3)。经释放的 PSA 无活性前体形式在细胞外经人激肽释放酶 2(hK2)的胰蛋白酶样活性活化，令 244 个氨基酸的 proPSA 形式短片段裂解，生成 237 个氨基酸的成熟活性 PSA 分子。

PSA 裂解精囊形成的凝胶状蛋白，被认为能诱导精液液化并提高精子活力。

通常来说，PSA 以低浓度存在于血清中，只在前列腺癌、良性前列腺增生、急性前列腺炎或后续前列腺活检时升高其血浆浓度会升高。

超敏 PSA 免疫分析法及灵敏免疫组织化学技术的发展已证明 PSA 是非前列腺特异的。例如在男性和女性尿道及肛门周围腺体、正常子宫内膜、乳腺及肿瘤组织中已利用免疫组织化学方法检测到了 PSA。

在女性血清和乳腺癌细胞的胞质中也发现了低水平 PSA，主要以 fPSA 形式存在。同时在与孕酮受体相关(但与雌激素受体无关)的乳腺癌中发现了 PSA，且此类患者预后较好。

据假设，具有类固醇激素受体的所有组织均能合成 PSA，PSA 的酶促活性形式参与调节组织的生长[48]。

据假设，PSA 的功能包括抑制细胞生长、抗肿瘤生成或抗血管生成、诱导细胞凋亡。恶性前列腺组织较良性组织的 PSA 生成更少支持这些假设。但这些发现并不影响临床诊疗中对 PSA 水平超过 0.1 μg/L 时的解读。

28.18 S100 蛋白

Lothar Thomas

28.18.1 引言

S100 蛋白是约为 10.5 kDa 的二聚体低分子量蛋白(单体)，属于 Ca^{2+} 结合蛋白多基因家族。因其在 100%饱和硫酸铵溶液中溶解度高，故命名为 S100。α 亚单位与 β 亚单位的各种组合形式构成了这一蛋白家族的异质性，包括异构体 S100B(ββ)、S100A(αα)和 S100A1(αβ)。S100B 由中枢神经系统的星形胶质细胞、少突胶质细胞及外周血 Schwann 细胞产生。在黑色素细胞、脂肪细胞及软骨细胞中可神经外合成。S100B 由以上细胞主动分泌并于细胞损伤时释放。

28.18.2 适应证

包括恶性黑色素瘤鉴别诊断、预后、治疗监测；创伤性脑损伤，卒中，神经退行性疾病。

28.18.3 检测方法

S100 检测同时识别 S100A1B(αβ)及 S100B(ββ)。许多检测方法含有针对 S100β 亚基的单克隆或多克隆抗体。常通过电化学发光检测法(ECLIA)或免疫发光检测法(ILMA)进行检测[1]。

ECLIA：根据夹心法原理，在第一步中样品中的 S100 结合生物素化抗体和钌标记抗体，从而形成免疫复合物。在第二步中，免疫复合物与添加到反应混合物中的抗生蛋白链菌素包被的微粒相结合。与微粒结合的免疫复合物通过生物素和链霉抗生物素蛋白的相互作用与固相连接，从而诱导电化学发光并经光电倍增管进行检测。

ILMA：在该免疫分析法中，两种 S100 单克隆抗体结合顺磁颗粒。经异氨基苯二酰肼衍生物标记的示踪抗体被用于免疫检测。

28.18.4 标本要求

血清：1 mL。

28.18.5 参考区间

血清：成人≤0.100 μg/L，3～18 岁的儿童≤0.16 μg/L，小于 3 岁的儿童≤0.20 μg/L。

如果使用商业化验进行检测，95%的健康对照组的浓度低于指定的参考时间间隔。根据所用方法的不同，可能会发生变化。

28.18.6 临床意义

健康个体的血清 S100 中位浓度为 0.041 μg/L；第 95 百分位是 0.096 μg/L；第 100 百分位是 0.144 μg/L。其浓度不受性别或年龄影响[4]。S100B 在 S100 检测中十分重要，具有重要的诊断价值。

在一项研究中，除恶性黑色素瘤外，仅 2%良性疾病患者和 1%恶性疾病患者的 S100 值轻度升高，多为 0.5 μg/L 水平(表 28.18-1)。许多良性疾病 S100 水平在健康个体范围内。肝硬化和肾功能不全时据报告可高达 0.7 μg/L。

表 28.18-1 健康人群与患者的 S100 值(μg/L)[5]

个人/患者	中位数	范围	第 95 百分位
健康人	0.041	0.001～0.144	0.096
良性疾病			
胃肠道疾病	0.051	0.015～0.223	0.161
妇科疾病	0.057	0.028～0.105	0.100
呼吸系统疾病	0.050	0.016～0.186	0.147
乳腺疾病	0.037	0.010～0.084	0.072
泌尿系统疾病	0.036	0.001～0.115	0.088
前列腺增生	0.045	0.011～0.110	0.102
自身免疫病	0.030	0.001～0.388	0.373
感染性疾病	0.052	0.018～1.960	1.069
恶性肿瘤			
肺癌	0.020	0.001～0.301	0.062
结肠癌	0.022	0.001～0.534	0.064
乳腺疾病	0.049	0.003～0.193	0.163
卵巢癌	0.042	0.006～0.106	0.091
宫颈癌/子宫内膜癌	0.032	0.002～0.236	0.187
胃癌	0.035	0.001～0.373	0.350
肝细胞肝癌	0.059	0.022～0.462	0.320
前列腺癌	0.044	0.013～0.256	0.184
胰腺癌	0.046	0.001～0.171	0.129
膀胱癌	0.036	0.001～0.156	0.156

在急性创伤性脑损伤、神经变性和颅内外血管损伤(缺血性及出血性卒中)中会检测到 S100 水平升高[6](表 28.18.2、图 28.18-1)。

除了脑损伤外，S100 水平>0.5 μg/L 时对恶性黑色素瘤的诊断灵敏度高(表 28.18-2)。

表 28.18－2　与血清 S100 水平升高相关的疾病

疾病	临床与实验室检查
良性疾病	良性胃肠道疾病、泌尿生殖道疾病、肺部疾病和自身免疫性疾病、肝硬化和肾功能不全及妇科疾病可导致 S100 水平轻度升高，其浓度>0.1 μg/L[2]。在极少数情况下，浓度可达 0.5 μg/L。严重的细菌感染如脓毒症和缺血伴随血管损伤（心肌梗死、脑缺血）可导致其升高至 2.0 μg/L。
恶性肿瘤	实体瘤（恶性黑色素瘤除外）很少引起 S100 水平升高[8]。个别情况下最高浓度仅达 0.6 μg/L。在淋巴组织增生性疾病、肺癌和胃癌[8]患者中偶尔检测其达到 1.0 μg/L 以上。
恶性黑色素瘤	S100 与诊断：在恶性黑色素瘤中，血清 S100 水平升高程度取决于肿瘤所处分期。例如，Ⅰ/Ⅱ期患者 S100 水平的中位数与健康对照组之间无差异，仅 10%患者水平高于界值 0.100 μg/L。相比之下，Ⅲ期患者中有 4%～20%升高，而远处转移患者中有 30%～90%水平升高[9]。Ⅲ期及Ⅳ期 S100 水平的中位数为 6.25 μg/L，观察到最高可>90 μg/L[6]，尤其存在有肝脏和（或）骨骼转移时。皮肤转移时较少升高[10,11]。S100 还与疾病活动性相关（即出现疾病症状时），建议对Ⅰ/Ⅱ期肿瘤患者于术前检测 S100 浓度[11,12]。 预后：S100 是临床Ⅱ/Ⅲ期患者无进展期及生存期的独立预后因子[13]。基线高水平组的观察/预期死亡率明显较高。如 S100>0.6 μg/L 提示相对风险增加 5 倍，不受临床分期影响[14]。Ⅳ期患者 S100 与 LD 酶活性相关。S100 的临床相关性与 TNM 分期无关。 随访：在疾病进展研究中发现，S100 水平升高与远处转移的发生相关且在疾病进展前 5～23 周即可预测远处转移，尤其对于Ⅲ期患者[15,16]。在 Breslow 厚度>1 mm 的黑色素瘤病变中，瑞士及德国指南建议每 3～6 个月检测一次 S100 浓度。 治疗监测：在Ⅳ期患者中，治疗中检测 S100（例如，在全身治疗之前和之后）可评估肿瘤活性。Ⅳ期转移性患者对治疗反应不佳可导致 S100 升高，呈锯片样波动，短期下降后呈更为显著的升高。治疗有效可令 S100 浓度下降，甚至低于检出下限[17,18]。
创伤性脑损伤（traumatic brain injury，TBI）[17]	TBI 是<45 岁人群中最常见的意外事故相关致死原因。2/3 的多发性创伤患者伴有严重脑外伤。在德国，每年有 27 万伤者患有 TBI，但 10 人中有 9 人为轻度。在外科急诊室中识别初期阶段的轻度颅内损伤患者非常重要，否则将导致严重后果。根据文献研究[19]，S100 浓度>0.10 μg/L 可区分轻度 TBI 与无 TBI 患者，诊断灵敏度为 94%（88%～98%），特异性为 44%（30%～58%）。研究发现 TBI 患者入院时的 S100 水平与 6 个月后的格拉斯哥昏迷评分（GCS）及预后评分（GOS）间存在关联[20]。 实验室检查结果：S100 或许可帮助提示儿科 TBI 患者。基于 S100 浓度>0.16 μg/L 与 GCS 评分 12～14 分（轻度 TBI）相关，头颅 CT 异常患儿的平均血清 S100 水平为 0.64 μg/L（范围 0.164～3.22 μg/L），CT 扫描结果正常的患儿 S100 水平为 0.50 μg/L（范围 0.06～6.66 μg/L）[21]。
卒中[22]	卒中可分为缺血性或出血性的，缺血性卒中约占 85%。缺血性卒中主要由颅内血栓形成或其他颅内栓塞所引起。颅内血栓形成主要源于动脉粥样硬化，而其他颅内栓塞常由心肌梗死、二尖瓣狭窄、心内膜炎、心房纤颤、扩张型心肌病或充血性心力衰竭所引起。 出血性卒中分为脑出血或蛛网膜下腔出血。脑出血源于脑血管脆弱，多数情况下由高血压所引起。蛛网膜下腔出血发生在脑外，血液流入脑脊液中。这两类出血的常见原因相类似，包括高血压、血管畸形、药物滥用及外伤。 需就症状持续不足 24 h 的局灶性神经功能缺损与被称为“小卒中”的短暂性脑缺血发作（transient ischemic attack，TIA）进行区分。 实验室检查结果：血清 S100 浓度在卒中后 72 h 内显著升高，峰值水平出现在 24～72 h 内。就像在急性创伤中一样，缺血性及出血性卒中时的 S100 水平与根据美国国家卫生研究院卒中量表（NIHSS）中 CT 所见脑损伤临床严重程度及临床症状、短期预后和长期缓解相关[22,23,24]。仅有部分 TIA 患者出现 S100 水平升高。在一项研究中[20]，TIA 患者 S100 水平为 0.01～0.73 μg/L，卒中患者 S100 水平为 0.08～6.73 μg/L。在心脏手术后卒中患者中，S100 的血清水平与梗死脑组织大小及临床结局相关。例如心脏手术 48 h 后，S100>0.5 μg/L 的患者中 2 年死亡率为 78%，S100 浓度≤0.5 μg/L 的患者中 2 年死亡率仅为 18%[25]。
神经退行性疾病	神经退行性疾病、自身免疫性疾病及精神疾病患者的血清 S100 水平与健康人相当。阿尔茨海默病、克雅病、晚期多发性硬化症、吉兰-巴雷综合征、细菌性颅内感染及各种精神障碍也有报告见脑脊液 S100 浓度的升高。在这些情况下，确定脑脊液及血清 S100 水平以评价脑脊液/血清值非常重要，因为在生理情况下脑脊液中的 S100 水平比血清高 20 倍。

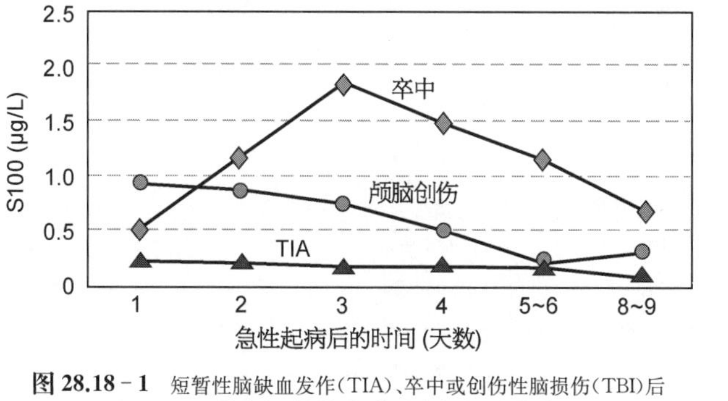

图 28.18－1　短暂性脑缺血发作（TIA）、卒中或创伤性脑损伤（TBI）后 S100 的浓度时间曲线（修改自参考文献[1]）

28.18.7 注意事项

标本：应采用血清，除非试剂厂商另行注明。

检测方法：商品化检测方法具有不同的检测限，不可交换互用，除非其界值适用性经过验证。

稳定性：在 15～25℃下最多 8 h，4～8℃时最多 2 天，－20℃时最多 3 个月。

28.18.8 病理生理学

S100 蛋白属于分子量约 13 kDa 的 S100/钙调蛋白/小清蛋白/肌钙蛋白 C 超家族。它们被认为是通过 Ca^{2+} 调节生物活性的 Ca^{2+} 传感器分子。一些 S100 蛋白质与 Ca^{2+} 和 Zn^{2+} 相结合。S100 家族包含至少 25 种蛋白质。Ca^{2+} 与 S100B 的结合诱导构象发生较大变化，使疏水残基暴露并与其他蛋白质相互作用，从而发挥生物活性。S100B 与 S100 家族的其他成员共同位于星形胶质细胞的细胞质和细胞核中，调节细胞骨架结构和细胞增殖[7]。

S100B 的作用依赖于其浓度。在纳摩尔水平，S100B 在神经元成熟和神经胶质细胞增殖期间对神经元细胞具有神经营养活性。在微摩尔水平，S100B 则可能具有有害作用，因为它可刺激促炎细胞因子表达并诱导神经元细胞凋亡。此外，S100B 与晚期糖基化终产物（RAGE）的受体相互作用，导致活性氧化物增多、细胞色素 C 释放及半胱天冬酶级联激活。半胱天冬酶是在程序性细胞凋亡过程中行使生理功能的半胱氨酸蛋白酶。

S100B 可与肿瘤抑制基因 p53 相互作用，通过蛋白激酶 C 的作用抑制 p53 磷酸化。这可完全抑制 p53 寡聚化，阻断 p53 参与细胞周期调控、DNA 修复与诱导细胞凋亡。

S100B 以高浓度存在于中枢神经系统的星形胶质细胞中，而由周围神经系统的 Schwann 细胞、软骨细胞、脂肪细胞和朗格汉斯细胞产生的量较少。

S100A 由恶性黑色素瘤细胞表达，其浓度与浸润深度和肿瘤大小相关。

S100 的半衰期约为 30 min。

28.19 鳞状细胞癌抗原

Rolf Lamerz

鳞状细胞癌抗原(squamous cell carcinoma antigen，SCCA)是从宫颈鳞状细胞癌盐水提取物中鉴定出的 TA－4 亚组分。鳞状细胞癌患者的 SCCA 升高，水平与肿瘤负荷相一致，有助于肿瘤复发的早期发现及癌症患者的监测。

28.19.1 适应证

适用于宫颈、肺、食管、肛门及头颈部鳞状细胞癌患者的病程与治疗反应监测。

28.19.2 检测方法

双抗体放射免疫分析(RIA)：RIA 的检测限为 1 μg/L。

免疫分析法(IMA)[1-3]：采用针对 SCCA 不同表位的两种单克隆鼠抗体的固相夹心检测法[1-3]。检测限：0.3 μg/L[2]。IMA 因检测限更佳而优于 RIA。

28.19.3 标本要求

血清、血浆、脑脊液、胸腔积液、腹水：1 mL。

28.19.4 参考区间

RIA≤3.0 μg/L[4-7]。IMA≤2.0 μg/L[2]。

28.19.5 临床意义

SCCA 在良恶性疾病中均可升高(表 28.19－1)。

表 28.19－1　SCCA 在良性和恶性疾病中的诊断灵敏度

疾病	灵敏度	评估
良性疾病		
总体情况	3.3	良性疾病标志物浓度多为轻度或短暂升高，缓解后可恢复正常。对肾功能不全与皮肤病需加以注意。
肾功能不全	20～70	
肝脏疾病	6～10	
胰腺疾病	10	
肺部疾病	0～40	
妇科疾病	3～37	
子宫肌瘤	8	
银屑病	83	
湿疹	80	
恶性肿瘤		
宫颈癌		SCCA 对于宫颈及肺部鳞状细胞癌、耳鼻喉区肿瘤、食管癌及肛管癌是最佳的肿瘤标志物；它与分期、临床表现及肿瘤复发相关。对筛查或诊断目的无效，但对治疗检测、疾病病程及检测肿瘤复发具有价值。
－原发性	45～85	
－复发	66～84	
－缓解/无疾病迹象	0～33	
－鳞状细胞癌	70～80	
－腺鳞癌	56	
－腺癌	0～23	
－CIN Ⅰ～Ⅲ	0～25	
－0 期	0～18	
－Ⅰa 期	9	
－Ⅰb 期	27～60	
－Ⅱ期	44～83	
－Ⅲ期	55～83	
－Ⅳ期	67～100	
子宫内膜癌	8～36	
子宫癌	30	
卵巢癌	4～25	
外阴癌	19～42	
阴道癌	17	
乳腺癌	0～19	
肺癌	18～27	
鳞状细胞癌	39～78	
－T1	46	
－T2	73	
－T3	94	
－N0	68	
－N1	74	
－N2	89	
－M0	75	
－M1	100	
－Ⅰ期	27～53	
－Ⅱ期	31～72	
－Ⅲ期	60～88	
－Ⅳ期	71～100	
－局限性	22	
－广泛性	73	
－非小细胞癌	33～61	
－小细胞癌	4～18	
－大细胞癌	18	
腺癌	15～42	
头颈部癌	34～78	
食管癌	30～39	
－Ⅰ期	27	
－Ⅱ期	40	
－Ⅲ期	61	
肛管癌	76	
结肠癌	20	
胰腺癌	20	

28.19.5.1 良性疾病

在 6%～10%的肝硬化患者[1,5]、30%～64%的胰腺炎患者、78%的血液透析患者、44%的非血液透析患者中发现浓度升高＞2～3 μg/L[1]。在肾功能不全患者中，SCCA 升高与肌酐水平升高相关[1,5,8]。

在良性肺部疾病(慢性支气管炎、COPD、肺结核)中，

SCCA 升高率为 0～40%[3,5,7-9]，特发性肺纤维化患者体内的SCCA产生自大量转化型肺泡上皮细胞，与原纤维化表达TGFβ呈正相关[10]。

SCCA与过敏性疾病存在关联，是评价疾病严重度的预测因子，例如可用于由粉尘螨所引起的过敏性鼻炎[11]。

有3%～37%的良性妇科疾病患者可出现SCCA水平升高[8,12]，尤其在3%～8%子宫平滑肌瘤患者中也会出现升高[1]。

在21%的耳鼻喉疾病患者中可出现升高；其中良性肿瘤发生率(46%)高于其他疾病(5%)[8]。

在良性皮肤疾病如牛皮癣中可发现血清SCCA浓度升高(发生率83%)，与受影响的皮肤表面积、天疱疮、湿疹(发生率80%)及其他带炎性组分的疾病相关[13]。研究还报告了一种由T淋巴细胞介导针对银屑病中SCCA蛋白家族(SCCA、精氨酸酶1、烯醇酶1、角蛋白10)产生体液自身免疫应答的自身免疫性疾病[14]。

28.19.5.2 宫颈癌

28.19.5.2.1 SCCA升高的发生率：SCCA浓度升高在宫颈原发性鳞状细胞癌时发生率最高，为45%～83%。在复发性宫颈鳞癌中的发生率为66%～84%[1,6,8,15,16]。在缓解期及无疾病迹象(no evidence of disease，NED)的情况下，升高的比率为0～33%，平均7%[12]。

这些数据主要适用于子宫颈鳞状细胞癌(70%～80%)，其次宫颈腺鳞癌(56%)[1]或宫颈腺癌(0～23%)[1,6]。诊断特异性在献血者中为96%，在良性生殖系统疾病患者中为97%，在完全缓解患者中为97%，对Ⅰ～Ⅲ级宫颈上皮内瘤变(CIN)为93%[6]。

28.19.5.2.2 SCCA水平与疾病传播之间的关联：在宫颈鳞状细胞癌中，血清SCCA水平与疾病程度相关。例如，根据FIGO分类，SCCA阳性率随FIGO分类各肿瘤分期分别为0～25%(0期，CIN Ⅰ～Ⅲ)、9%(Ⅰa期)、27%～60%(Ⅰb期)，44%～83%(Ⅱ期)，55%～84%(Ⅲ期)到67%～100%(Ⅳ期)[1,6,15-17]。

此外，血清SCCA水平与淋巴结状态及临床结果相关[6,10,15]，但与分化程度、年龄及其他实验室结果无关[12]。鳞状细胞癌中SCCA水平(100%)较非鳞状细胞癌(83%)或小细胞癌(73%)更高。

28.19.5.2.3 SCCA水平与疾病病程的关联：血清SCCA水平的变化与疾病病程有良好的相关性[1,15,16,18]。根治性手术或放疗后，血清SCCA水平在2～7天内回落至正常，半衰期<24 h[6]。

回落至正常者突然升高或升高者突然下降，提示疾病局部或播散性进展，可提前1～14个月出现(平均2.2～3.3个月)[6,16,18]。

血清SCCA检测结果可导致小部分患者(14%)早期检出复发，但无法提高其生存率。因此，并不推荐在接受原发肿瘤治疗后常规监测SCCA，即使对早期SCC患者(ⅠB～ⅡA期)也不做推荐[19]。

28.19.5.2.4 SCCA的预后意义：高于30 μg/L与肿瘤迅速复发及较短生存相关。宫颈癌患者SCCA水平异常持续2～6周后，肿瘤复发率最高(92%)[6]。

据一项研究表明，治疗前SCCA水平升高、肿瘤大小及血管浸润是淋巴结转移的独立预测因子[15]。此外在5项不同标记物的比较中，只有初期SCCA水平与生存相关。SCCA水平高于1.9 μg/L的淋巴结阴性宫颈癌患者肿瘤复发风险较其他升高3倍[15]。

根据纳入ⅠB期至ⅡB期宫颈鳞状细胞癌患者的不同研究显示，联合检测治疗前SCCA(界值1.5 μg/L)及CA125(界值35 mU/L)水平对淋巴结状态及预后评估具有意义[20]。

28.19.5.2.5 SCCA与其他肿瘤标志物的比较：对于宫颈鳞状细胞癌，CEA的诊断灵敏度不如SCCA(例如对早期诊断，SCCA的灵敏度为60%～74%，而CEA为31%～34%，对肿瘤复发的灵敏度分别为70%～73%与50%～51%)。反映治疗反应的灵敏度为2.7%与14%，对诊断肿瘤远处转移的灵敏度为56%与89%[1,16]。对于CA125，研究发现其诊断灵敏度仅<35%[12]。

28.19.5.3 其他妇科癌症

关于SCCA已有报告的各类诊断灵敏度包括：乳腺癌0～10%[1,16]、子宫内膜癌8%～30%[6,16]、子宫癌30%[1]、卵巢癌4%～20%[1,6,16]、外阴癌19%～42%[6]及阴道癌17%[12]。

对1360例乳腺癌组织芯片的SCCA免疫组织化学分析显示其在Ⅰ～Ⅲ级中的表达呈0.3%、2.5%、9.4%递增，在TNM分期Ⅰ～Ⅲ期中呈2.5%、3.1%、8.6%递增，与雌/孕激素受体双阴性肿瘤和较短的总体存活期及无复发生存期相关[21]。

28.19.5.4 肺癌

28.19.5.4.1 SCCA水平升高的发生率：最常出现SCCA升高的疾病是肺鳞状细胞癌(39%～78%)[2,3,5,7,8,9]，其对肺癌的总体诊断灵敏度为27%[1]。具体来说，非小细胞肺癌为33%～61%[8,9]，大细胞肺癌为18%，小细胞肺癌为4%～18%，腺癌为15%～42%[3,7,9]。

28.19.5.4.2 SCCA水平与疾病播散间的关联：SCCA水平与疾病播散程度相关，其诊断灵敏度随分期呈阶段性、依赖性增加，自27%～53%(Ⅰ期)、31%～72%(Ⅱ期)、60%～88%(Ⅲ期)至71%～100%(Ⅳ期)[2,3,7]，对于局限性及播散性疾病的灵敏度分别为22%和73%[3,7,9]。除此以外，还与T分期及M分期相关[3]。

28.19.5.4.3 SCCA水平与病程之间的关联：在根治性肿瘤切除术后2天内，血清SCCA水平降至参考区间内；但在存在肿瘤残余的病例中仅轻微下降，以再次升高提示肿瘤复发，通常可提前4～5个月出现[3,9]。

28.19.5.4.4 SCCA与其他肿瘤标志物的联合应用：根据欧洲一项多中心研究显示[22]，对于不同组织学及临床分期的肺癌患者、肺部良性疾病患者及健康成人检测肿瘤标志物CYFRA 21-1、CEA、SCCA及NSE。发现CYFRA 21-1是单一肿瘤标志物中最灵敏的。CYFRA 21-1对肺部良性疾病的诊断特异性为95%，对肺癌整体的灵敏度为46%，相比之下CEA、SCCA和NSE的诊断灵敏度分别为32%、25%和28%。考虑到不同组织学类型，SCC中CYFRA 21-1、CEA和SCCA的灵敏度分别为58%、23%和32%。

CYFRA 21-1和CEA对腺癌的诊断灵敏度分别为42%和44%，而SCCA和NSE则低于15%。

NSE是SCLC中最灵敏的标志物(77%)，可与特异性更高的 ProGRP 联合应用。

28.19.5.5 头颈部恶性肿瘤

在头颈部恶性肿瘤中，SCCA 的诊断灵敏度为 34%～78%[2,5,8,9,23]平均来说，灵敏度随 TNM 分期及临床分期升高而增加。不同肿瘤中对上颌窦病变为 49%，口腔病变为 34%，舌部病变为 23%，喉部病变为 19%，咽部病变为 11%～33%。SCCA 检测肿瘤复发的灵敏度为 60%～75% [7]。

取 1.5 μg/L 为界值时，SCCA 的诊断灵敏度按分期（Tis，T1～T4）自 50%升高至 85%[23]。治疗后的 SCCA 水平是无病生存及总体生存最重要的预后因素。

28.19.5.6 食管癌

SCCA 对食管癌的平均诊断灵敏度为 30%～39%，根据分期逐步升高，分别为 0～27%（Ⅰ期）、20%～40%（Ⅱ期）、39%～61%（Ⅲ期）至 45%～50%（Ⅳ期）[2,7,9,24,25]。

成功进行治疗后，可发现 SCCA 水平下降至参考区间内。存在残余肿瘤时，其水平呈持续高并进一步增加，并随着肿瘤的复发再次升高[9]。正常 SCCA 水平还提示肿瘤为局限性且预后良好，而 SCCA 水平升高更可能提示疾病播散及不良预后[24]。

28.19.5.7 泌尿生殖系统肿瘤

在阴茎及尿道转移性鳞状细胞癌患者中可检测到 SCCA 水平升高（45%）[26]。

28.19.5.8 其他肿瘤

在结肠癌和胰腺癌中发现 SCCA 水平升高的比例为 20%。

此外在罕见的肛管癌中也已有报告 SCCA 水平升高，其诊断灵敏度为 76%，特异性为 86%[4]。皮肤鳞状细胞癌中也发现有 SCCA 升高 [27]。

28.19.5.9 SCCA 与良性肝脏疾病及肝细胞癌

研究显示，肝硬化患者的平均 SCCA 浓度（0.41 μg/L）在正常范围内，低于单个结节＜3 cm 的早期肝细胞癌（HCC）（1.6 μg/L）及病灶较大或多灶性的较晚期 HCC（2.2 μg/L）。相反，免疫组织化学分析显示 SCCA 水平与结节大小呈线性反比关系，在肝硬化活检组织中表达最弱（264 μm^2），早期 HCC 最强（1 163 μm^2），较晚期 HCC 中稍弱（626 μm^2），组织 SCCA 表达与血清水平间无统计学关联 [28]。

此外，在良性慢性肝病患者中也发现了 SCCA－IgM 免疫复合物水平升高，在 HCC 患者中升高最为明显[28,29]。在 188 例慢性肝炎患者中有 63 例（33%）可检测到 SCCA－IgM 复合物，但在对照组 100 例中均未检测到 SCCA－IgM 复合物[30]。在纤维化进展的患者中可观察到 SCCA－IgM 水平明显随时间增加（每年 117 U/mL ± 200 U/mL），但在无纤维化表现的患者中则无这种增加表现（每年 8.8 U/mL ± 31 U/mL）。总之，监测 SCCA－IgM 水平可能是识别具有高肝硬化发展风险的慢性肝炎患者的有效方法。

根据治疗结果，对接受 PEG－干扰素及利巴韦林治疗的 HCV 肝硬化患者于治疗前、治疗后及随访 6 个月、12 个月时进行 SCCA－IgM 复合物的纵向评估。持续病毒学应答（SVR）患者与无应答（NR）患者呈以下结果：SVR 与 NR 患者的基础血清水平无显著差异（451.2 AU/mL）。SVR 患者在治疗结束时、6 个月及 12 个月随访时 SCCA－IgM 复合物血清中位数水平均呈显著下降，分别为 186.8 AU/mL，96.8 AU/mL 和 52.4 AU/mL。NR 患者中 SCCA－IgM 无明显改变[31]。

对于 *SCCA－1*（*SERPINB3*），已鉴定出于反应中心（Gly351A1a）中呈单个位点（rs3180227）突变的变异体（SCCA－PD）。在 45 例慢性肝炎患者、53 例肝硬化患者及 50 例 HCC 患者中进行了这一多态性研究。在肝硬化患者中发现 SCCA－PD 变异体的比例（45.3%）高于慢性肝炎患者及健康对照组（各 24%），而 HCC 患者居中（36%）。

携带 SCCA－PD 的患者血清 SCCA－IgM 复合物水平低于野生型患者，在肝硬化患者中的血清 SCCA－IgM 复合物水平间差异具有统计学意义（117.45 U/mL ± 54.45 U/mL 比 268.52 U/mL ± 341.27 U/mL）[32]。

28.19.6 评价与问题

检测方法：甘油三酯≤4.0 mmol/L（350 mg/dL），胆红素≤274 μmol/L（16 mg/dL）与血红蛋白≤10 g/L 情况下对免疫检测无干扰。

在肾功能不全情况下，SCCA 水平与血清肌酐水平相关[1,5,8]。

由于 SCCA 可出现在汗液、唾液及其他体液中，因此必须避免移液过程中的污染（佩戴防护手套，防止唾沫飞溅）。

带有人抗鼠抗体的患者可能会对免疫检测结果呈阳性或阴性干扰。

参考区间：根据一项纳入献血人员的研究[3]，男性 SCCA 水平的第 95 百分位为 3.3 μg/L，女性为 5.0 μg/L。怀孕女性水平未见上升[12,33]。羊水中水平升高，为（26 ± 11）μg/L（孕 14～16 周）、91 ± 29（孕 17～20 周）、670 ± 390 μg/L（孕 30～40 周）[33]。

稳定性：在 4℃下可临时储存 1 周；否则需冷冻于－25℃以下。

28.19.7 病理生理学

早在 1977 年，首份报告已提到在宫颈鳞状细胞癌的盐水提取物中鉴定出 TA－4 抗原[34]。采用针对该抗原的多克隆免抗血清进行吸附后，可通过直接免疫荧光方法对分化的宫颈鳞状细胞癌细胞进行胞质染色。已从宫颈癌肝脏转移肿瘤组织中对 SCCA 进行了分离纯化，它是 TA－4 抗原的 14 个分解组分之一，为 0.6%的碳水化合物组分，分子量 42 kDa。

免疫组化显示 65%的宫颈大细胞非鳞状细胞癌及 100%的宫颈大细胞鳞状细胞癌中可检测到 TA－4，但在宫颈小细胞非鳞状细胞癌中则检测不到[35]。在亚细胞结构上，TA－4 位于胞质中，故考虑其为结构蛋白，是鳞状细胞癌的分化指标。

此外，在上呼吸消化道中的正常细胞、异形细胞及恶性鳞状细胞组织中均发现有 TA－4，在正常鳞状细胞上皮表层及高度分化的鳞状细胞癌中高表达。但在口腔异形上皮病灶或低分化鳞状细胞癌中则检测不到 TA－4[36]。

通过免疫荧光发现 TA－4 抗原定位于正常类鳞状上皮及鳞状细胞癌的张力原纤维上。经鉴定为 48 kDa 的蛋白，被归为与鳞状上皮细胞分化相关的正常细胞组分。

最近有更多免疫组织化学研究采用针对 TA－4 的强反应性单克隆抗体（MAb21），发现癌巢中的大部分细胞及宫颈非肿瘤鳞状上皮的中层表达有 TA－4[37]。

在克隆鉴定出 SCCA 抗原 cDNA 后，发现其与丝氨酸蛋白酶抑制剂家族(serpins)有紧密的氨基酸同源性(390 个氨基酸)[38]。从正常基因组 DNA 中克隆 SCCA 基因时在染色体 18q21.3 位置处可检测到两个非常相似的基因 *SCCA1* 与 *SCCA2* 及其他密切相关的 serpins。它们编码了以下具有 92%相同氨基酸序列的 45 kDa 大小的蛋白质[39]：*SCCA1* 编码正常细胞及部分恶性鳞状细胞中的一种中性形式蛋白酶抑制剂。*SCCA2* 编码主要在恶性上皮细胞胞质及肿瘤患者血清中所检测到的一种酸性形式蛋白酶抑制剂。

这两种蛋白的区别如下：① 反应部分环状结构。SCCA1 是溶酶体半胱氨酸蛋白酶组织蛋白酶 K、L 及 S 的有效抑制剂，而 SCCA2(leupin)抑制糜蛋白酶样丝氨酸蛋白酶[40]；② SCCA1 抑制凋亡，这可能提示其生物学功能[41]。

利用蛋白印迹法(Western blotting)进行精细的蛋白组学、免疫细胞化学及免疫组织化学研究以分析 SCCA1 与 SCCA2 在角质形成细胞及子宫鳞状细胞癌细胞系中的表达水平，表明两种蛋白均与胞质羰基还原酶结合[42]。

针对 SCCA1 及 SCCA2 已开发有特异性单克隆抗体及检出限约为 0.2 μg/L 的 ELISA 方法(尚未上市)。与之前已上市的单克隆 ELISA 方法相比，新开发的检测方法可检测两种蛋白，且 SCCA2 检测限高于 SCCA1[43]。

28.20 甲状腺球蛋白

Lothar Thomas

28.20.1 引言

甲状腺球蛋白(Tg)是储存在甲状腺滤泡胶体中的巨大的糖蛋白。它在甲状腺激素合成过程中起着激素原的作用(见 30.1)。Tg 由正常甲状腺细胞及高度分化的甲状腺癌细胞产生。Tg 仅在甲状腺中合成，这令 Tg 作为器官特异性肿瘤标志物在分化型甲状腺癌(DTC)中具有很高的诊断价值。

甲状腺癌包括分化较好的乳头状癌及滤泡状癌与分化较差的髓样癌及未分化癌。甲状腺癌中分化型约占 90%(乳头状癌 70%～80%，滤泡状癌 10%～20%)，髓样癌占 2%～5%(见 28.9)。

北欧的甲状腺癌发病率存在区域差异，在英国每 10 万人中分别有 2.3 名女性、0.9 名男性患病，在奥地利则为 10.8 名女性、4.4 名男性。

28.20.2 适应证

包括对分化型甲状腺癌经全甲状腺切除手术及放射性碘治疗后进行监测、破坏性甲状腺炎、人为甲状腺毒症、不明原因的新生儿甲状腺功能减退症(怀疑甲状腺缺失或发育不良)。

28.20.3 检测方法

主要有放射免疫分析法(RIA)[1]、免疫分析法(IMA)[2]、ELISA 法[3]。采用 CRM 457 标准品进行校准。

以下提高 Tg 检测方法对甲状腺癌外科手术或放射性碘去甲状腺治疗后残余病灶诊断灵敏度的原理在于内源性和外源性刺激试验。

内源性刺激实验：原理为，在去甲状腺治疗后，患者在采血前接受 4 周甲状腺激素治疗以抑制任何残留甲状腺组织释放 Tg。停止甲状腺激素治疗会导致受到抑制的 TSH 水平升高超过 30 IU/L，从而刺激 Tg 产生。采用高度灵敏的 Tg 检测方法(功能灵敏度达 0.1 μg/L)。尽管甲状腺激素抑制了 Tg 的产生，但这些检测方法仍能检测到低水平的 Tg 释放。

外源性刺激实验：原理为，Tg 的产生受外源性添加 TSH 的刺激。连续 2 天经肌内注射 0.9 mg 重组 TSH(rTHS)。于首次注射后第 5 天采集血液。

28.20.4 标本要求

血清、血浆：1 mL。

28.20.5 参考区间

血清/血浆：0.1～1(2) μg/L [4]。

甲状腺功能正常个体、TSH 正常、不吸烟、无可及或可见甲状腺、无甲状腺癌家族史、不伴甲状腺球蛋白或甲状腺过氧化物酶抗体升高。

28.20.6 临床意义

DTC 是一种相对惰性、发病率低、病死率低的癌症。患者多伴有无痛性甲状腺结节或颈部淋巴结肿大。部分病例以远处转移为疾病首要临床表现。DTC 有两种组织学类型：一是主要发生在碘缺乏地区的滤泡样癌，大部分经血行转移。二是乳头状癌，是碘供应充足地区最常见的类型，主要经淋巴转移。

乳头样癌的 10 年生存率为 93%，滤泡样癌为 85%[5]。5%～23%的患者会发生远处转移，是导致死亡最常见的原因，令患者 10 年生存率降低至 25%～48%[5]。

DTC 占儿童所有癌症中的 1.5%～3%，儿童年发病率为(0.5～1.5)/100 万。大多数病例于青春期被诊断。在诊断时，疾病进展常快于成人。例如确诊儿童中有 20%～60%存在肿瘤转移播散，40%～80%累及颈部淋巴结，20%有肺部转移[6]。

28.20.6.1 Tg 在分化型甲状腺癌中的表达

Tg 水平在非肿瘤性甲状腺疾病中亦可升高(表 28.20－1)。

表 28.20－1　非肿瘤性甲状腺疾病中的血清 Tg 水平[21]

疾病	临床与实验室检查
甲状腺功能正常的甲状腺肿大	在甲状腺功能正常的甲状腺肿大中，Tg 水平升高程度不一。在弥漫性甲状腺肿中，血浆 Tg 常或多或少地受到甲状腺激素的抑制，而结节性甲状腺肿常不受此类抑制。由于弥漫性甲状腺肿对激素治疗的反应常表现为体积缩小，而结节性甲状腺肿治疗反应差，因此各路专家均赞成基于 Tg 抑制效果来调整激素治疗决策。但在临床实践中，这种统计学的纠正手段对于个别病例而言并不非常可靠。因此，并不建议以此作为 Tg 检测的适应证。
结节性甲状腺肿	大部分结节性甲状腺肿病例的 Tg 值可呈现显著波动而甲状腺素抑制效应较差。热结节和冷结节均可能导致 Tg 升高；不可基于 Tg 检测结果诊断肿瘤。
Graves 病	Graves 病活动期 Tg 水平升高呈不同程度，有时可达极高水平；经治疗后回归正常。有人建议将 Tg 作为停用抗甲状腺药物治疗前评估免疫反应的预测指标。根据一些规模较小的研究显示，Tg 水平降低也可预测缓解[22]。但有两类情况限制了 Tg 检测在这类情况下的应用：这种疾病中常出现 Tg 自身抗体；并非所有患者在活动期均出现 Tg 升高，Tg 水平正常也不能排除短期内复发。 除免疫反应外，Graves 病的甲状腺结节可能导致 Tg 水平升高。

续 表

疾病	临床与实验室检查
功能自主性腺瘤	Tg 水平变化较大且时有升高，Tg 在这种情况下的诊断价值较小。
甲状腺功能缺失	Tg 水平对于先天性甲状腺功能减退症的鉴别诊断具有一定价值。低或无水平的血清 Tg 浓度提示甲状腺功能缺失或不足，但必须经甲状腺闪烁成像确认。
人为甲状腺毒症	在故意或意外摄入过量甲状腺素的情况下，Tg 检测可提供重要的附加信息。可发现 T3 和(或)T4 显著升高而 Tg 降低或无法测出。相反，甲状腺功能亢进症可检出 Tg 升高。
de Quervain 甲状腺炎(巨细胞甲状腺炎、肉芽肿性甲状腺炎)	这种破坏性模式的甲状腺炎常因 Tg 自滤泡向外弥散及甲状腺细胞因炎症破坏而导致 Tg 水平升高及轻度甲状腺功能亢进。但该发现对临床实践意义有限，因为可基于其他指标及典型的临床表现来确诊。对于个别非典型症状病例，Tg 检测可能具有诊断价值。

28.20.6.1.1 甲状腺癌的诊断：细针抽吸是评估甲状腺结节或颈部淋巴结肿大的基本诊断方法。良性滤泡性腺瘤与滤泡状癌可能较难区分，相比之下乳头状癌更易经细胞学确诊。明确血管浸润和(或)包膜浸润是诊断滤泡状癌的先决条件，只能基于组织样品[7]。

鉴于 Tg 可由甲状腺滤泡正常或恶性细胞产生且在结节性甲状腺肿中亦可升高，因此对于从流行地区的大量良性结节患者中检出少量癌症患者缺乏诊断价值。当体内仍存有甲状腺时，Tg 检测对于侦测肿瘤并无意义。据某研究根据术前 Tg 水平≥400 μg/L 区分良恶性结节显示[8]，提示恶性结节的风险比为 2.36。

当甲状腺结节细针抽吸活检(FNAB)无法得到确定的病理结果时，Tg 检测被认为是目前检测 DTC 复发的血清标志物。在一项连续性纳入 861 例甲状腺切除术患者的回顾性研究中[9]，297 例患者 FNAB 结果不确定，其中 68 例在手术前检测过血清 Tg 水平。在这些患者中排除髓样癌、未分化癌或淋巴瘤后，TG≥75 μg/L 较最终病理结果对 DTC 的诊断灵敏度为 81%。

根据美国甲状腺管理指南，不建议于 DTC 手术治疗前常规检测血清 Tg，因为并无证据表明术前 Tg 水平是术后监测及随访的重要预测因素[10]。

DTC 经治疗后一般预后良好，治愈率高。20%～30%的甲状腺乳头状癌患者可发生局部或远处复发。携带 *BRAF* V600E 突变的这类癌症患者肿瘤更具侵袭性、治疗结果较差[11]。故重要的是在治疗前确认突变的存在并区分高风险于低风险患者[12]。对于 *BRAF* V600E 突变情况，可参见表 28.20－2。

表 28.20－2 *BRAF* V600E 突变状态[12]

BRAF 基因(原癌基因 *B－RAF*)编码丝/苏氨酸蛋白激酶家族蛋白 B－Raf。
该蛋白对从细胞表面受体向细胞核内 DNA 传递信号的 MAPK/ERK 信号传导通路发挥调节作用。所合成蛋白可引起细胞分裂或代谢变化等改变。
MAPK/ERK 信号传导通路中的蛋白包括丝裂原活化蛋白激酶(MAPK)，过去称为细胞外调节蛋白激酶(ERK)。信号转导通过将磷酸基团连接到信号链中的相邻蛋白上来加以实现。
逾 30 种 *BRAF* 基因突变体与人类癌症相关。在 90%的病例中，第 1796 位核苷酸处的胸腺嘧啶被腺嘌呤所取代。这导致在第 600 位密码子的缬氨酸(V)被谷氨酰胺(E)所取代(V600E)。蛋白激酶活化片段中的氨基酸替代可导致蛋白激酶组成性的永久激活。在乳头状甲状腺癌中的 *BRAF* 突变发生率约为 35%。

28.20.6.1.2 甲状腺癌的治疗监测：血清 Tg 水平反映了甲状腺组织的质量、癌症情况下残留的健康组织与肿瘤组织、TSG 受体激活的程度、甲状腺组织的损伤。

因此，在甲状腺损伤(细针抽吸、放射性碘治疗)或甲状腺外科切除术后 4～6 周内不应采血检测 Tg 水平[13]。

经手术治疗后，正常的甲状腺残留物可能会残留并产生少量 Tg，在停用甲状腺激素或 rTSH 刺激后可升高[14]。在甲状腺切除术后予放射性碘治疗以消除所有甲状腺残留组织的情况下，Tg 检测对甲状腺组织缺如的诊断特异性最高。此时检出任何 Tg 均提示存在肿瘤性甲状腺病变。建议经 rTSH 刺激或停用甲状腺激素后进行颈部超声检查、^{131}I 全身显像及 Tg 检测，以提高诊断灵敏度。经放射性碘治疗 3～6 个月后监测治疗结果。

低风险患者的治疗监测：满足以下各项情况的患者复发风险低于 1%，无需进行^{131}I 全身扫描[15]：TNM 分期为 pT1－2 pN0 M0、在经放射性碘治疗(24 h 后)的^{131}I 摄取低于 2%且无残留甲状腺组织含碘显像。切除术后 3～5 天经^{131}I 全身显像检测于甲状腺部位外未见可疑储存病灶、在无 Tg 抗体存在的情况下，Tg 水平经内/外源性刺激后低于 2 μg/L。

高风险患者的治疗监测：满足以下各项情况的患者复发风险较低，无需进行^{131}I 全身扫描[14]：临床表现和(或)成像技术无法证明存在局部区域复发或转移，或接受甲状腺激素治疗的患者在无 Tg 抗体或影响 Tg 回收因素存在的情况下，Tg 低于 2 μg/L，或在内/外源性刺激下，随访 Tg 低于 2 μg/L。

这两类患者占甲状腺癌患者总数≥80%，且可通过刺激后 Tg 检测及颈部超声检查进行监测。

28.20.6.1.3 随访：在随访期间，应减少甲状腺激素剂量令 TSH 位于参考区间范围内。但若甲状腺激素治疗情况下的 Tg 浓度低于检测下限则无法排除疾病持续或复发。在 TSH 刺激下(如在完全去除甲状腺后进行^{131}I 全身显像时)无法检出 Tg 提示疾病完全并持续缓解[14]。因此，Tg 检测应在较低检测范围内具有高度准确性且功能灵敏度低于 1 μg/L。

TSH 刺激下的 Tg 水平是预后分类的决定性参数。接受左旋甲状腺素治疗的患者如 Tg 水平反复低于 1 μg/L，应经 TSH 刺激后检测 Tg 加以验证。

高达 20%的无临床复发表现患者基线 Tg 水平低于 1 μg/L，但经内/外源性刺激后≥2 μg/L。这类患者中 1/3 在疾病后续进程中出现 Tg 水平升高，经成像检测提示疾病持续或复发。余 2/3 患者无复发，在进一步刺激试验中表现为 Tg 水平下降[14]。但在 TSH 刺激下 Tg 升至 2～4 μg/L 的患者中，进行高剂量^{131}I 全身扫描有助于疾病诊断及治疗决策[15]。

一项研究[16]调查了 DTC 患者及远处转移患者的生存情况。10 年及 15 年生存率分别为 70.6%与 64.9%。独立的生存预测因子包括年龄较小、颈部淋巴结外科切除术后，以及发现转移时 Tg 水平经 rTSH 刺激仍低于 400 μg/L。

高敏 Tg 检测方法：功能灵敏度为 0.1 μg/L 的高敏 Tg 检测方法可用于甲状腺激素治疗期间的疾病持续或复发检测。功能灵敏度为 0.2～0.3 μg/L 的检测方法据报告可得出最为理想的诊断灵敏度及特异性组合[17]。一项研究[18]显示接受甲状腺治疗(即甲状腺切除术加放射性碘)后 6 个月于甲状腺激素治疗情况下采用高敏方法检测血清 Tg。Tg 无法测出提示疾病复发风险低。当随访期间 Tg 转为可检出时，在后续 3～6

个月期间评估 Tg 水平斜率可帮助准确区分 DTC 复发与未复发的患者。

TENIS 综合征：Tg 高水平或出现升高而^{131}I 全身扫描呈阴性的 DTC 患者被定义为 TENIS 综合征。当血清 Tg 水平超过 2～10 μg/L 时应采用所有新近诊断手段，且当无转移病灶可进行手术干预时，应考虑进行经验性的高剂量放射性碘治疗[19]。在另一项研究中[20]，^{131}I 全身扫描阴性且 Tg 升高的患者中 44%的 Tg 水平呈自发降低。若成像技术未就剩余患者提示转移，则推荐对 rTSH 刺激下 Tg 高于 5 μg/L 或停用甲状腺激素后 Tg 高于 10 μg/L 的高风险患者进行放射性碘治疗。

DTC 存在情况下，即使在刺激下也无法检测到 Tg。

若 DTC 摄碘及 Tg 产生减少可造成此种情况，如在极低分化肿瘤中，可导致极高 TSH 水平。

28.20.6.2 Tg 在非肿瘤性甲状腺疾病中

非肿瘤性甲状腺疾病中的 Tg 水平见表 28.20－1。

28.20.7 评价与问题

检测方法：IMA 与 ELISA 较 RIA 更敏感，孵育时间更短。这些检测方法根据国际参考物质 CRM 457 进行校准。但由于 DTC 患者体内 Tg 分子的异质性，国际合作研究显示高达 40%～60%的商品化检测方法间存在差异，可导致抗体特异性不同并产生结果偏差[4]。

在伴有 Tg 自身抗体的患者中，对质谱法(Tg－MS)、两种 Tg RIA 检测方法及两种免疫检测方法进行比较后显示结果如下[23]：在 TgAb 阴性样品中，所有检测方法的诊断灵敏度及特异性分别为 100%及 74%～100%。在 TgAb 阳性样品中，所有免疫检测方法较 Tg－MS(常见界值 0.5 μg/L)相比，均对 Tg 呈现出方法依赖性的低估，范围自 41%～86%。结论：Tg 免疫检测方法仍然是 TgAb 阴性患者进行 Tg 检测的首选方法。在经免疫检测方法无法检出 Tg 的 TgAb 阳性患者中，有 20%可经 Tg－MS 检出 Tg。

检测限：IMA 与 ELISA 方法的检测限约为 0.01～0.02 μg/L(定义为零值定标品检测结果的平均值＋2SD)。

功能灵敏度：IMA 与 ELISA 方法中为 0.06～0.10 μg/L(定义为批间变异系数为 20%时的最低 Tg 水平)。

高剂量钩状效应：Tg 水平高于 1 000 μg/L 时可导致错误的低值结果，尤其在采用 IMA 方法时。因此样品应以 1∶9 进行稀释后检测。

干扰因素：嗜异性抗体：高达 3%的患者样本含有嗜异性抗体，可能导致 Tg 低于 1 μg/L 的假性减低。它们可导致 IMA 方法检测呈假阴性结果，导致 RIA 等竞争性方法检测呈假阳性结果。在嗜异性抗体阻断管中孵育样品可减少嗜异性抗体干扰。

甲状腺球蛋白(Tg)抗体：这类抗体是 Tg 检测中最大的干扰因素。存在于逾 10%的人群中。

尤其它们会干扰 IMA 方法导致错误的低值结果。故应在检测 Tg 水平前分析样品中的 Tg 抗体。Tg 抗体通常在去甲状腺治疗后 1 年内消失。Tg 抗体持续存在可能提示肿瘤持续存在或复发。Tg 抗体水平高低与检测干扰的程度无关。

Tg 抗体检测出阳性后常进行 Tg 回收检测。利用 Tg 结果明确样品中存在 Tg 抗体干扰的程序如下：向患者样品中加入已知量的 Tg。超出 100 ± 30%回收范围的结果表明存在 Tg 检测干扰。在这种情况下的 Tg 检测结果不可作为参考。

稳定性：在 20℃可稳定 48 h，在 4～8℃可稳定 1 周。

28.20.8 病理生理学

人 Tg 是由两个相同亚基所组成的分子量为 670 kDa 的二聚糖蛋白。它由甲状腺滤泡细胞产生。Tg 含有 20 个天冬酰胺连接形成的分支寡糖链，与肽段残基一样可被磷酸化或硫酸化，有助于分子的变异性。另外，不同量的碘与蛋白质中的酪氨酸残基相结合。碘摄取取决于碘对机体的供应、碘向滤泡中的分布及甲状腺过氧化物酶的催化活性(参见 30.1)。Tg 为甲状腺激素的合成提供基质，在不同程度上受翻译后碘化作用，并作为甲状腺激素在滤泡胶体中的储存媒介。

甲状腺癌会产生具有额外的复杂抗原特性的 Tg，特别是来源于滤泡细胞的甲状腺癌。寡糖链分支与健康个体不同，且碘化减少。由于参考制剂的制备基于健康滤泡，所以采用各种商品化检测方法检测 DTC 患者的 Tg 水平在某些情况下会显示有差异。

由于 TSH 受体影响 Tg 基因转录及 Tg 合成，故在 TSH 刺激下，去甲状腺治疗检测残余 Tg 活性的诊断灵敏度最高。

根据美国甲状腺协会指南，仅在细针抽吸活检结果不确定时才应考虑明确分子标记(BRAF、RAS、RET－PC、Pax8－PPARg 或 galactin 3)[10]。

(杨静　周琰　张爱伦　沈若坚　姜惠琴　译，郭玮　审校)

29

副肿瘤综合征的实验室检测

Lothar Thomas

29.1 引言

副肿瘤综合征是一类与恶性疾病相关的临床疾病，与原发性或转移性肿瘤产生的生理效应无直接关系。副肿瘤综合征的程度和原发肿瘤的大小无关，其症状可能与肿瘤分泌的生物活性物质，或肿瘤应答相关[1]。副肿瘤综合征有时会出现在恶性肿瘤确诊前，或在有效治疗后再次消失[1,2]。

副肿瘤综合征可能是由于：由非内分泌肿瘤分泌的异位激素，或由正常情况下不分泌激素的内分泌腺合成的激素；生物活性肽：如生长因子、酶或与生理激素具有相似结构的肽类；生物无活性肽：与生理激素和生长因子竞争结合共同的受体；由肿瘤抗原诱导的自身抗体。

临床上副肿瘤综合征的表现可以影响许多器官和组织，例如：① 内分泌系统：导致内分泌功能亢进，如异位 ACTH 释放，ADH 异常分泌综合征或肿瘤性高钙血症；② 造血系统：导致贫血、红细胞增多或血小板减少症；③ 凝血系统：包括血栓形成或出血性疾病；④ 中枢神经系统的副肿瘤效应：包括对脑、周围神经或肌肉的作用(参见 25.7.1.3)；⑤ 肝脏：包括肝肿大、黄疸等肝功能紊乱。

副肿瘤综合征通常与肿瘤同时出现，但在肿瘤确诊前可能已经存在，因此可作为早期诊断恶性肿瘤的标志物。与其他恶性肿瘤相比，副肿瘤综合征在小细胞肺癌和乳腺癌中更常见。一些副肿瘤综合征第一次会出现在恶性肿瘤治疗过程中。然而，其症状通常在手术，放疗或化疗后缓解。

由于副肿瘤综合征可能比恶性肿瘤本身对肿瘤患者的生活质量和总生存率有更重要的影响，所以及时诊断和治疗是至关重要的。副肿瘤综合征的一个重要特征是可能导致癌症的诊断延迟。

成人癌症患者中副肿瘤综合征的发生率为 7%～15%，在儿童中则罕见[3]。

29.2 副肿瘤性矿物质和电解质代谢紊乱

恶性疾病发展过程中，由副肿瘤综合征引起的矿物质和电解质代谢紊乱多伴有高钙血症、低磷血症、低镁血症、低钠血症和低钾血症，这些症状通常和小细胞肺癌引起的异位激素分泌相关(表 29－1)[4,5]。

表 29－1　副肿瘤性钙和电解质代谢紊乱[4]

高钙血症	20%～40%恶性肿瘤患者在疾病过程中发生高钙血症，这可能取决于疾病的阶段、肿瘤的部位及是否存在转移。 实体肿瘤：高钙血症常见于乳腺癌、肺癌、胆管癌、头颈部鳞状细胞癌。严重的高钙血症通常特异性地见于肾细胞癌和非小细胞肺癌。 血液病：高钙血症常见于淋巴瘤和多发性骨髓瘤，多为中度高钙血症。 在儿童恶性肿瘤中，高钙血症的发生率为 0.4%～0.7%。多数见于恶性肾横纹肌瘤和转移性肾癌。 此外，副肿瘤性高钙血症还可见于肾肉瘤、白血病、神经母细胞瘤和嗜铬细胞瘤。 约 80%的副肿瘤性高钙血症是由恶性疾病骨转移导致的肿瘤相关性钙吸收引起的。20%的实体肿瘤和高血钙症患者没有骨转移。在这类病例中，体液因子是主要的病因： - 甲状旁腺相关肽(PTHrP)，除多发性骨髓瘤外，PTHrP 升高在实体肿瘤中相比血液系统疾病中更为常见。根据不同的检测方法，在肿瘤相关性高钙血症患者中 53%～98%检测到 PTHrP 浓度升高。 - 溶骨性前列腺素，尤其是前列腺素 E。这些多见于肺癌、肾癌和卵巢癌患者。 - 细胞因子和生长因子，如 IL－1、TNF－α、集落刺激因子或淋巴毒素，它们可以通过刺激破骨细胞活性促进骨吸收。
低磷血症	多见于间质瘤、前列腺癌、多发性骨髓瘤和致癌性骨软化症。其特征性实验室检查结果包括低磷血症、高尿磷症和血清 25 羟基维生素 D 浓度降低。
低镁血症	肿瘤患者发生低镁血症通常被认为是因迅速增殖的肿瘤细胞对镁的需求增加所致。但还是要考虑到非副肿瘤综合征引起的低镁血症，如使用顺铂化疗或氨基糖苷类治疗造成肾小管对镁的重吸收减少。
低钠血症	有 1%～2%的恶性肿瘤患者会发生抗利尿激素异常分泌综合征(SIADH)。通常表现为低钠、高血容量、肾性钠丢失及临床水中毒症状。如能排除引起相似临床症状的疾病(如肾病、肾上腺皮质功能不全和甲状旁腺功能减退)，即可确诊 SIADH。SIADH 常伴有血清渗透压减低，尿 Na^+ 浓度≥20 mmol/L，通常≥100 mmol/L。 异位分泌抗利尿激素(ADH)多见于小细胞肺癌(SCLC)，罕见于胰腺癌、胸腺肿瘤、肝癌和淋巴瘤。通常 ADH 和神经垂体转运蛋白、催产素共同分泌，因为它们都剪切自共同的前体分子。尽管在多达 50%的 SCLC 患者伴有 ADH 升高，但只有 5%的患者会出现 SIADH 症状。 SIADH 实验室检查结果：血清 Na^+ 低于 134 mmol/L，血浆渗透压低于 275 mmol/L，尿渗透压高于 500 mmol/L，尿 Na^+ 浓度高于 20 mmol/L，无肾上腺功能缺陷，没有容量不足表现。
低钾血症[4]	超过 75%的肿瘤患者在疾病发展过程中会出现低钾血症。造成低钾血症的原因是多方面的：包括钾摄入不足、肾性和肾外钾丢失、细胞内液和细胞外液间钾平衡的紊乱等。副肿瘤性 ACTH 分泌也会引起低钾血症。
高钾血症[4]	假性高血钾症是指 K^+ 测定值和实际值之间的差异超过 0.4 mmol/L，通常是红细胞内 K^+ 释放引起了，这类情况多见于血栓形成、慢性骨髓增殖性疾病和高红细胞白血病。

29.3 副肿瘤性糖代谢紊乱

低血糖：间充质、上皮细胞和造血器官起源的肿瘤如肝细胞癌、纤维肉瘤、间皮瘤、血管外皮细胞瘤和肾上腺皮质癌都可引起低血糖。这种临床现象也被称为非胰岛细胞瘤诱导的低血糖症(NICTH)。NICTH 的典型代谢特征如下：① 通过抑制肝糖原分解和糖原异生，降低葡萄糖合成；② 通过减少血浆游离脂肪酸，抑制脂肪分解作用；③ 增加肌肉和肿瘤自身的葡萄糖消耗。在直径为 13 cm、血管化的肝细胞癌中，检测到血清葡萄糖浓度为 1.54 mmol/L(28 mg/dL)，而 C 肽水平低于检出下限，伴血清胰岛素水平轻度升高至 35 mIU/L[6]。

临床症状是神经性低血糖及智力下降、头痛、注意力不集中、疲劳，部分遗忘症，癫痫发作，局灶性神经功能缺陷和晕厥发作。

肿瘤诱导低血糖的原因可能是它引起“大”胰岛素样生长因子Ⅱ(IGF-Ⅱ)的分泌增加。IGF-Ⅱ可以直接或间接通过尚不确定的生化机制刺激细胞胰岛素受体，引起 NICTH 的代谢特征[7]。

高血糖：副肿瘤性异位 ACTH 分泌(如小细胞肺癌)可以导致高血糖症，因为 ACTH 是胰岛素拮抗剂。高血糖也可能发生于释放生长激素或生长激素释放激素的肿瘤，如小细胞肺癌、胰腺肿瘤或类癌。

29.4 副肿瘤性贫血和红细胞增多症

恶性实体肿瘤和血液系统肿瘤患者中常伴有贫血症状，红细胞增多症则相对罕见。

29.4.1 贫血

恶性贫血[8]：大约 80%的恶性肿瘤和几乎所有无法治愈的肿瘤患者均会出现贫血。这是引起肿瘤患者死亡的主要原因之一。贫血可能是由于肿瘤本身或治疗引起的。血红蛋白(Hb)水平的下降通常比较缓慢，仅在疾病终末期或接受细胞毒性药物治疗期间，并且促红细胞生成刺激剂(ESA)或储存的血液不能及时代偿 Hb 的消耗时，血红蛋白浓度才会低于80～90 g/L。在贫血的情况下，应注意直接机制与间接机制的区别(表 29-2)。贫血的间接机制本质上是由副肿瘤引起的。

表 29-2 恶性肿瘤患者中贫血的直接和副肿瘤性机制[8]

直接原因
急性或慢性肿瘤外失血 - 胃肠道肿瘤 - 泌尿生殖系统肿瘤 - 宫颈和阴道肿瘤 - 头颈部肿瘤
瘤内出血 - 肉瘤 - 大黑色素瘤、肝癌、卵巢肿瘤、肾上腺皮质肿瘤
造血骨髓受累 - 白血病 - 淋巴瘤 - 多发性骨髓瘤 - 实体肿瘤(乳腺癌和前列腺癌)

续 表

副肿瘤性机制
抗体介导的溶血性贫血 - 温抗体型 - 冷抗体型
微血管溶血性贫血
肿瘤性贫血(铁调素和细胞因子分泌增加)

恶性肿瘤性贫血的潜在病理生理学因素：① 由炎症因子，尤其是铁调素的促凋亡作用抑制了促红细胞生成素的抗细胞凋亡效应造成无效红细胞生成；细胞因子的效应越大，贫血越严重(参见 7.6)；② 红细胞寿命缩短至正常的 2/3；③ 少见原因：肿瘤细胞浸润骨髓导致红细胞生成前体细胞被替代并诱导骨髓纤维化。由于血窦基质的改变，导致不成熟的红细胞和白细胞被释放到循环中。

29.4.1.1 实验室结果

约 80%是正细胞正色素性贫血，血清铁蛋白正常或升高，转铁蛋白饱和度降低，血清铁降低，血清铁调素升高。当红细胞分布宽度增加并出现异型红细胞时，可通过血细胞计数鉴别白血病增多症。

29.4.2 温抗体型自身免疫性溶血性贫血(warm autoantibody hemolytic anemia，AIHA)

约有 20%的 AIHA 病例与恶性疾病有关，最常见的是慢性淋巴细胞性贫血，非霍奇金淋巴瘤，偶见于分泌黏蛋白的腺癌，如卵巢癌。

29.4.2.1 实验室结果

抗 IgG 或补体的直接抗球蛋白试验(Coombs)阳性，血清触珠蛋白减少和网织红细胞增多。

29.4.3 冷抗体型自身免疫性溶血性贫血

冷抗体型自身免疫性溶贫发生率比温抗体介导的 AIHA 低。常见于淋巴组织增生性疾病患者，特别是 Waldenström 巨球蛋白血症或非霍奇金淋巴瘤。此过程由 IgM 型自身抗体参与，引起红细胞凝集。冷抗体型自身免疫性溶贫在数年内进展缓慢。

29.4.3.1 实验室检查结果

冷抗体多在全血计数仪显示平均红细胞血红蛋白浓度(MCHC)升高时被首先发现。直接抗球蛋白试验 C3d 抗血清阳性，少部分为 C3b 阳性。由于它与红细胞分离，无法再检测到 IgM。补体片段 C3d 是红细胞结合 C3b 的蛋白水解降解结果。

29.4.4 微血管病性溶血性贫血(microangiopathic hemolytic anemia，MAHA)

MAHA 似乎与恶性肿瘤引起的凝血系统促凝血活化有关。促凝血蛋白活化因子 X，诱导纤维蛋白原激活并形成微血栓(参见 16.8.3)。总体而言，MAHA 很少见，但在分泌黏蛋白的肿瘤(卵巢癌、胃肠道腺癌)中更常见。

29.4.4.1 实验室检查结果

血小板减少症、MCV 降低、有细胞碎片，以及轻度消耗性凝血障碍引起的纤维蛋白单体和D二聚体水平升高。

29.4.5 副肿瘤性红细胞增多症

促红细胞生成素(EPO)诱导的红细胞增多症已在肾细胞癌、肝细胞癌和小脑血管母细胞瘤[9]患者中得到证实。这些肿瘤细胞会异位分泌EPO。在肾母细胞瘤患儿中,已报道异位分泌EPO(但没有红细胞增多症)。这可能是因为分泌的EPO仅有免疫反应性而无生物活性[10]。

10%～33%的肾细胞癌患者可伴有EPO浓度升高,但只有≤8%的患者会发生红细胞增多症。贫血比红细胞增多症更为常见[11]。缺铁性贫血(40～120 U/L)患者中EPO浓度通常在参考范围内,很少会超过这个范围。

29.5 副肿瘤性止血功能障碍

止血功能障碍是癌症患者常见的问题,尤其是高凝状态和血栓形成。实体瘤更易发生血栓,而血液系统肿瘤更倾向于出血。另请参阅第16.8节。

29.5.1 高凝状态和血栓形成

凝血因子中升高最显著的是纤维蛋白原、FⅤ、FⅧ:C、FⅨ和FⅩ。许多播散性恶性肿瘤患者中伴有纤维蛋白原和血小板分解代谢增加。血管内凝血可能是轻微的,仅仅通过实验室检查才发现,例如D二聚体水平升高、纤维蛋白原降解产物(如纤维蛋白肽A或B)增加及纤维蛋白水平降低。临床上,血管内凝血可以表现为局部血栓形成或血栓栓塞,或是出血和血栓相关的系统性(播散性)血管内凝血事件[12]。

29.5.2 出血

在白血病中,出血可能发生于临床确诊前几个月。早期常表现为瘀点、瘀斑和紫癜。40%～70%的急性白血病患者在诊断时伴有上述表现。40%的白血病患者死于出血,出血是白血病常见死亡原因,仅次于感染[12]。血小板减少症是急性白血病和慢性白血病终末期危及生命的最常见原因。

血液系统肿瘤中出现的止血功能障碍见表29-3。

表29-3 血液系统肿瘤的止血功能障碍[12]

白血病	临床和实验室结果
急性白血病	任何类型的急性白血病都可能出现出血,但在急性早幼粒细胞白血病(FAB M3)、急性粒单核细胞性白血病(FAB M4)和急性粒细胞白血病(FAB M1和M2)中更为常见。 凝血功能障碍:肝浸润导致维生素K依赖性凝血因子Ⅱ、Ⅶ、Ⅸ和Ⅹ,以及FⅤ、FⅧ:C、FⅪ、FⅫ、FⅩⅢ、蛋白S、蛋白C和抗凝血酶的合成受损。 血小板减少症:血小板计数>10×10⁹/L时通常不会出血,<5×10⁹/L时会出现出血。在疾病缓解期,如果血小板计数<50×10⁹/L,应每日监测尿液中红细胞和粪潜血试验。血小板计数<5×10⁹/L时需要接受血小板替代疗法。 血小板功能:急性白血病中罕见血小板功能障碍。 弥散性血管内凝血(DIC):高达50%的急性白血病患者在病程中会并发DIC。DIC发生率在下述疾病中递减:早幼粒细胞白血病(FAB M3),急性粒单核细胞白血病(FAB M4),急性成髓细胞性白血病(FAB M1,M2)和急性淋巴细胞白血病。
慢性白血病	慢性粒细胞和慢性淋巴细胞白血病中,出血并不严重,而局部或弥漫性血栓和血栓栓塞事件十分常见。 凝血障碍:与急性白血病一样,伴有肝浸润的慢性白血病不仅可能与维生素K依赖性凝血因子减少有关,也与其他凝血因子有关。许多慢性淋巴细胞白血病患者的凝血酶原时间延长。 获得性凝血障碍,通常是Ⅱ型von Willebrand综合征,也很常见。表29-4中列出了会发生该综合征的血液系统肿瘤。可能原因是体内有vWF抑制剂或vWF被蛋白水解。 血小板减少症:疾病早期阶段较少发生,慢性粒细胞和慢性淋巴细胞白血病通常血小板计数>50×10⁹/L。然而,在慢性淋巴细胞性白血病终末期,血小板减少症是一个严重的问题。 血小板功能:血小板功能障碍见于30%的慢性粒细胞白血病、50%的骨髓纤维化和70%的真性红细胞增多症患者。 DIC:粒细胞和淋巴细胞可将促凝因子释放到循环中。暴发型DIC在慢性白血病中较急性白血病少见,但在慢性粒细胞白血病中较慢性淋巴细胞性白血病中更常见。
多发性骨髓瘤	单克隆丙种球蛋白血症的患者由于止血障碍会发生出血或血栓形成,其中出血频率更高。出血可见于15%的IgG型MM、40%IgA型MM和约60%的Waldenström巨球蛋白血症及IgM型MM患者。 凝血障碍:单克隆免疫球蛋白与凝血因子结合并抑制其功能(如FⅧ:C)。表29-5中列出了单克隆免疫球蛋白对凝血因子的特异性抑制作用。在50%以上有症状的单克隆丙种球蛋白病患者中,凝血酶时间或止血时间是评价纤维蛋白聚合功能的有效指标。 血小板减少症:轻度血小板减少症在有症状的单克隆丙种球蛋白病中更为常见。 血小板增多症:这是一个次要标准,主要标准包括克隆性浆细胞紊乱和多神经根神经病[19]。 血小板功能:血小板功能障碍比血小板减少症更多见。约80%的多发性骨髓瘤患者血小板聚集功能受损。但是,血小板聚集受损与出血时间之间的相关性很弱。 DIC:不常见于有症状的单克隆丙种球蛋白病。
实体瘤和自身免疫性血小板减少症(AIT)	自身免疫性血小板减少症(autoimmune thrombocytopenia,AIT)与实体瘤相关,尤其是肺癌和乳腺癌。AIT在前列腺癌中很少见,但多见于肾细胞癌和卵巢癌。约50%的患者与癌症同时出现血小板减少症,约25%发生在癌症前,约25%出现在治疗期间。 实验室检查结果:在一项对AIT患者的回顾性研究中[20]:血小板减少早于癌症确诊的17例患者中,有9例血小板计数≤20×10⁹/L。血小板减少同时确诊癌症的35例患者中,有22例血小板计数≤20×10⁹/L,其余血小板计数≤10×10⁹/L。在治疗过程中发生AIT的患者中,血小板计数均≤20×10⁹/L。只有少数患者在肿瘤切除或化疗后发生AIT。部分患者同时有抗红细胞的抗体。
骨髓增生综合征	骨髓增生性疾病常伴有血小板增多症,因此更容易发生血栓。然而,在个别患者中,血小板计数和血小板聚集增加与血栓事件的实际风险相关性很低。

表 29-4 伴获得性血管性血友病综合征的血液肿瘤[12]

- 慢性髓细胞性白血病
- 慢性淋巴细胞性白血病
- 毛细胞白血病
- 骨髓发育不良综合征
- 多发性骨髓瘤
- 真性红细胞增多症
- 特发性血小板增多症
- 骨髓纤维化

表 29-5 单克隆免疫球蛋白对凝血的特异性抑制作用[12]

IgG	Ⅱ、Ⅶ、Ⅹ因子，凝血酶
IgM、IgA	Ⅴ、Ⅷ：C 因子
总体	抑制纤维蛋白单体聚合成稳定的纤维蛋白块

29.5.3 实体瘤

在实体瘤中，由于肿瘤促凝血物质的释放和(或)血小板增多症的存在，静脉血栓形成和静脉血栓栓塞很常见。一般血栓发生率为 15%。恶性肿瘤患者术后发生深静脉血栓的概率要高于非肿瘤患者。在恶性消化道肿瘤的情况下，术后血栓或血栓栓塞事件的发生率可高达 40%。实体瘤患者出血的发生与弥散性血管内凝血的发展和纤维蛋白溶解的初级活化有关。

在肿瘤诊断后的 2 年内，约 3%的肺癌患者出现静脉血栓栓塞(VTE)[14]。肺癌患者 VTE 的每年发病率为每 1 000 人 40～100 例，而普通人群为每 1 000 人 1～2 例。与小细胞肺癌(SCLC)相比，非小细胞肺癌(NSCLC)的 VTE 风险更高；与鳞状细胞癌相比，腺癌的 VTE 风险更高[15]。

与实体瘤有关的止血障碍见表 29-6。

表 29-6 实体肿瘤患者的止血障碍

高凝状态和血栓形成	与血栓形成相关的实体肿瘤[14]：肺癌(27.9%)、胰腺癌(18.4%)，胃癌(17%)、结肠癌(15.7%)、子宫及卵巢癌(7.2%)和前列腺癌(7.1%)。 肿瘤来源的促凝物质激活凝血的两条途径[14]： - 组织因子：在胸膜间皮瘤和卵巢癌中，Ⅶ因子和脂质依赖性辅助因子激活Ⅹ因子。 - Ⅹ因子激活(肿瘤促凝物质)：该因子是由胚胎组织如绒毛膜细胞和恶性肿瘤细胞产生的一种半胱氨酸蛋白酶。肿瘤促凝物质是由产生黏液的腺癌、结肠癌、胃癌、乳腺癌、阴道鳞状细胞癌、肾细胞癌、肝细胞癌、黑色素瘤和肉瘤分泌。
出血	在实体瘤患者中，出血是 DIC 的表现之一，可见于轻度或暴发性病程。发生危及生命的出血症状的暴发性 DIC，通常见于肺癌、胃癌、胆囊癌、结肠癌、乳腺癌、卵巢癌和恶性黑色素瘤。通过肿瘤诱导增加尿激酶型纤溶酶原激活物(u-PA)而激活纤维蛋白溶解系统的现象在乳腺癌、前列腺癌、胰腺癌及结直肠癌中更多见[15]。

29.6 副肿瘤性激素分泌

副肿瘤性内分泌综合征是由恶性肿瘤异位分泌激素引起的。这些肿瘤释放的激素会引起远离肿瘤部位的内分泌功能亢进并引发相应症状[16](表 29-7)。

表 29-7 副肿瘤性激素分泌[16]

ACTH	50%的异位 ACTH 综合征是由小细胞肺癌(SCLC)引起的，其他会引起该综合征的疾病包括：支气管类癌、胸腺瘤、甲状腺髓样癌、嗜铬细胞瘤和肾母细胞瘤(见于超过 20%的儿童期肿瘤，成人中罕见)。异位 ACTH 分泌，以及罕见的异位促肾上腺皮质激素释放因子(CRF)分泌会引起库欣综合征。据报道，1.6%～4.5%的 SCLC 病例中会伴有异位 ACTH 分泌，但在多达 30%～50%的 SCLC 患者中会出现库欣综合征相关的生化指标异常。然而，库欣综合征在癌症患者中很容易被忽视，因为恶病质通常会掩盖库欣征的表现。 实验室检查：大剂量地塞米松抑制试验，血清 ACTH 大于 15 ng/L，皮质醇浓度不受抑制(表 34-4)，24 h 尿游离皮质醇水平升高，低钾血症和高血糖[15]。
ADH	由于肾性钠丢失(参见 8.6)，ADH 分泌失调(SIADH)导致钠血症性血容量不足。也称为 Schwartz-Bartter 综合征，它是由异位 ADH 分泌引起，见于 10%～45%的 SCLC 病例，1%的其他类型肺癌(鳞状细胞癌)，还可见于十二指肠癌、胰腺癌和胸腺瘤。 实验室检查结果[15]：低钠血症(低于 134 mmol/L)，血浆渗透压下降(低于 275 mosm/kg)，尿钠排泄增加(超过 20 mmol/L)，尿渗透压相对于血浆渗透压异常升高(大于 500 mosm/kg)。排除甲状腺功能减退症，肾上腺功能不全或容量减少。
PTHrP	PTHrP 由肺癌及其他实体瘤产生并引起肿瘤相关的高钙血症(参见 6.5)。
GH，GHRH	生长激素(GH)及其释放激素(GHRH)可由胰腺癌合成，导致肢端肥大症和高血糖症。
hCG	多种肿瘤中可产生人绒毛膜促性腺激素(hGC)或 hCG 片段。一般认为约 18%的恶性肿瘤患者会发生 hCG 或 hCG 片段生成增加。通常因浓度太低而没有任何生物效应。但是，在肺大细胞癌、胃癌和肾细胞癌患者血清中可产生足够高浓度的 hCG 或 hCG 片段，引起成年男性乳房发育症。在青春期男性中，肝母细胞瘤通过分泌 hCG 刺激睾丸 Leydig 细胞产生睾酮而导致性早熟。
血管活化肠多肽(VIP)	VIP 的异位分泌会引起如水样腹泻、低钾血症和胃酸缺乏症(WDHA)等症状。在成人中，多种肿瘤可出现 WDHA 综合征，主要见于胰腺来源的 VIP 瘤。在儿童中，WDHA 综合征分泌 VIP 多与神经嵴肿瘤(神经节细胞瘤和神经节母细胞瘤)相关。有关 VIP 的更多信息可参见 14.4.5。

29.7 副肿瘤性神经系统综合征

副肿瘤性神经系统综合征(PNS)是一类非癌症局部效应或转移引起，而是自身免疫机制介导的神经系统功能障碍[17]。大多数副肿瘤性神经系统疾病的发生率远低于 1%，主要与小细胞肺癌相关[15](参见 25.7)。

PNS 是由具有诊断或潜在致病作用的神经元自身抗体引起的。副肿瘤性神经系统疾病包括：边缘脑炎、重症肌无力(发生于 10%～15%的胸腺瘤患者)、Lambert-Eaton 肌无力综合征(LEMS，在小细胞肺癌中发病率为 3%)、副肿瘤性周围神经病变(在有症状的单克隆球蛋白病中发病率为 10%)。

适应证为，PNS 可能见于癌症患者：结合临床体征和症状(内分泌、神经、免疫、皮肤、代谢、体质和血液学)、亚急性神经系统症状无法通过常规神经系统或实验室检查来确诊、同时伴有癌症和转移无法解释的神经系统症状。

与 PNS 相关的自身抗体命名法(表 29-8)：① 根据 Posner 设定的原始命名法[18]，使用索引患者姓名的前两个字母(如 Hu 代表 Hull，Ma 代表 Margaret，Yo 代表 Young)命名；② 根据免疫荧光检测中的免疫组化表型命名(如神经元抗核抗体 1 命名为 ANNA-1)。

表 29-8 副肿瘤性神经系统综合征相关的神经元抗体[21,22]

抗体	抗原(kDa)	基因	免疫组化	肿瘤	疾病
抗 Hu(ANNA-1)	35～40	*HuD*,*uC*,*Hel-N1*	中枢神经系统及周围神经系统的神经元、视网膜、肾上腺皮质	70%的 SCLC(70%)、神经母细胞瘤、前列腺癌	副肿瘤性 - 脑脊髓炎 - 感觉神经病变、自主神经功能紊乱
抗 Yo(PCA-1)	34,62	*CDR 34* *CDR 62*	浦肯野细胞质	卵巢癌、乳腺癌、肺癌	副肿瘤性小脑退化
抗 Ri	55,80	*Nova*	周围神经系统神经元的核	乳腺、输卵管、膀胱癌、SCLC	共济失调伴或不伴眼阵挛-肌阵挛
抗 CRMP5(抗 CV2)	66	*CRMP5*(*POP66*)	少突胶质细胞、神经元细胞质	SCLC、胸腺瘤	脑脊髓炎、小脑变性、舞蹈病、感觉神经病变
抗 amphysin	128	*Amphysin*	突触前神经末梢	乳腺癌、SCLC	僵人综合征、脑脊髓炎
抗 Ma2	41.5	*Ma2*	神经元(核)	睾丸癌	边缘脑炎
抗 recoverin	23,65,145,205	*Recoverin*	视网膜感光细胞,神经节细胞	SCLC、黑色素瘤、妇科肿瘤	肿瘤、黑色素瘤相关的视网膜病
抗 titin	3,000	*Titin*	Titin	胸腺瘤	重症肌无力

抗体的免疫组化术语见括号内。SCLC,小细胞肺癌

临床与实验室结果：副肿瘤性疾病的整体病史、症状和病程如下：

- 大多数副肿瘤性疾病发生在癌症患者诊断前。
- 副肿瘤性疾病通常急性或亚急性起病,病程持续数周或数月,随后疾病稳定。神经症状会引起多种并发症。
- 一些神经系统综合征(如 LEMS)是副肿瘤性神经疾病的特征,易被怀疑为恶性疾病。
- 在中枢神经系统受累的情况下,病理学实验室检查包括：轻度细胞增多,脑脊液(CSF)中 IgG 和寡克隆带增加,CSF 和血清中出现抗神经元抗原自身抗体。CSF 中的抗体滴度高于血清提示其在 CSF 中产生。

生物化学和生理学：PNS 由自身免疫过程介导。肿瘤表达的抗原通常仅在中枢神经系统中产生。尽管肿瘤抗原与神经元抗原相同,但免疫系统仍将其识别为外来物并发起免疫应答。然而,这只有在反应性 T 细胞和抗神经元抗体能够穿过血脑屏障的情况下才可能实现。

在所有抗神经元抗体阳性的副肿瘤综合征患者中,证实存在肿瘤神经元抗原。即使在没有自身抗体形成或副肿瘤性神经疾病的情况下,如小细胞肺癌等肿瘤,也存在肿瘤神经元抗原。

29.8 肺癌中的副肿瘤综合征

大多数伴副肿瘤综合征(PNS)的肺癌患者都会有相应症状。PNS 在肺癌中的表现见表 29-9、表 29-10。

表 29-9 肺癌相关副肿瘤综合征[23]

内分泌	神经	骨	肾	代谢
SIADH	亚急性感觉神经病变	肥厚性骨病	肾小球肾炎	乳酸性酸中毒
非转移性高钙血症	多发性单神经炎	杵状指	肾病综合征	低尿酸血症
库欣综合征	假性肠梗阻			
男性乳房发育症	Lambert-Eaton 综合征			
高钙血症	脑脊髓炎			
LH、FSH 水平升高	坏死性脊髓病			
甲状腺功能亢进症	癌症相关的视网膜病			
类癌综合征				

表 29-10 肺癌相关的内分泌副肿瘤综合征[1,23]

异位分泌	临床和实验室结果
ACTH	库欣综合征可由小细胞肺癌(SCLC)异位分泌或异常生成 ACTH 引起。1%～5%的 SCLC 患者伴有库欣综合征,广泛期患者为主。超过 50%的肺癌患者血清中可检测到 ACTH 升高。
ADH	1%～5%肺癌患者的症状和 SIADH 有关(参见 8.6)。ADH 水平升高可以解释排出水负荷的能力受损。80%接受细胞毒性化疗的患者,症状可在 3 周内缓解。
PTHrP	肺癌细胞释放的 PTHrP 水平增加会引起骨吸收增加(参见 6.5)。2%～6%的患者表现出高钙血症,8%～12%的患者在整个疾程中均伴有高钙血症。

(周琰　姜惠琴　译,郭玮　审校)

30

甲状腺功能异常

Lothar Thomas

30.1 甲状腺生理功能

甲状腺激素影响细胞内多种生理生化活动。该激素遍及全身，主要调节基础代谢率并影响各类食物的代谢。甲状腺激素调控细胞的生长分化，在肝脏、心脏、肾脏、骨骼、胃肠道系统和中枢神经系统中尤为活跃。每种组织都有其独特的应答模式。甲状腺激素在其他激素活化或药物代谢等中间代谢过程中发挥作用。由于甲状腺激素影响基础代谢及刺激呼吸，所以它是恒温动物体内产热的主要调控因素。甲状腺激素通过核受体长期影响细胞功能，并通过核外结合蛋白延长作用时间[1]。

30.1.1 下丘脑-垂体-甲状腺轴

下丘脑-垂体-甲状腺轴是调控甲状腺激素分泌的经典系统[2,3]（图 30.1-1）。上述激素包括：下丘脑来源的促甲状腺激素释放激素（TRH）、垂体来源的促甲状腺激素（TSH）。由甲状腺对 TSH 应答后分泌的四碘甲状腺原氨酸（甲状腺素，T4）、三碘甲腺原氨酸（T3）和反式三碘甲腺原氨酸（rT3）。

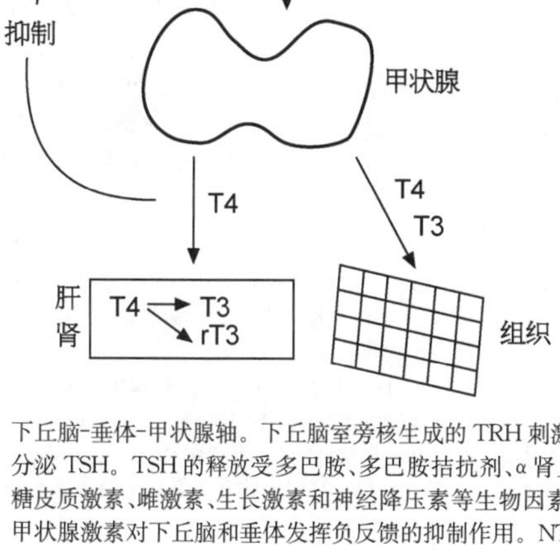

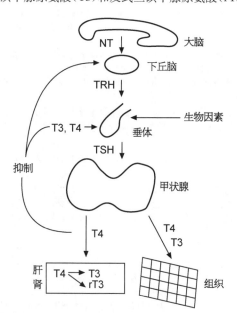

图 30.1-1 下丘脑-垂体-甲状腺轴。下丘脑室旁核生成的 TRH 刺激垂体产生并分泌 TSH。TSH 的释放受多巴胺、多巴胺拮抗剂、α 肾上腺素物质、糖皮质激素、雌激素、生长激素和神经降压素等生物因素影响。循环甲状腺激素对下丘脑和垂体发挥负反馈的抑制作用。NT，神经递质

下丘脑 TRH 脉冲式和非脉冲式的分泌会引起垂体释放 TSH，TSH 反过来刺激甲状腺释放激素原 T4 进入外周循环。在外周循环中，T4 会转变为有生物活性的 T3 和无生物活性的 rT3。T3 和 T4 的负反馈抑制控制 TRH 和 TSH 的分泌。

外周循环中，所有 T4 由甲状腺直接分泌，而外周循环中仅有 20%的 T3 由甲状腺直接分泌，其余 80%由 T4 单向碘化反应转化为 T3。大部分游离 T4 和 T3 与血浆蛋白结合，如甲状腺素结合球蛋白（TBG）、甲状腺素结合前白蛋白（转甲状腺素蛋白）和白蛋白。仅有约 0.03%的 T4 和 0.3%的 T3 以游离形式存在（FT4 与 FT3）。只有 FT4 和 FT3 存在生物活性。

血清甲状腺激素水平通常因下丘脑 TRH 和垂体 TSH 的负反馈抑制，维持在较窄的范围内。游离甲状腺激素在下丘脑室旁核细胞生成，后者是 T4 单向碘化反应转化成 T3 的场所。若细胞内 T3 减少，TRH 将被释放入下丘脑垂体循环，刺激腺垂体促甲状腺细胞生成 TSH。血浆 TSH 水平升高，甲状腺应答并释放 T4 和 T3。随后，甲状腺激素水平升高引起负反馈作用抑制 TRH 和 TSH 的分泌。

上述反馈调控机制依赖于甲状腺激素受体，该受体能与 TRH 和 TSH 亚基因的启动子结合，并调控其表达。在配体 T3 存在的情况下，甲状腺激素受体介导配体依赖的基因转录抑制。在 T3 缺乏的情况下，转录速率不是简单地降至基线，而是发生非配体依赖的过表达。这将导致 TSH 不成比例地升高，TSH 和 T3 或 FT4 水平呈对数线性关系（图 30.1-2）。

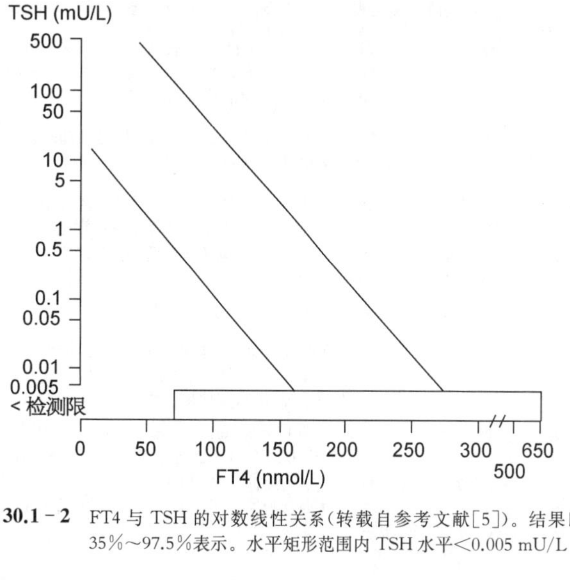

图 30.1-2 FT4 与 TSH 的对数线性关系（转载自参考文献[5]）。结果以 35%～97.5%表示。水平矩形范围内 TSH 水平<0.005 mU/L

如上述体系，血清甲状腺激素的轻度降低会导致TSH呈指数级升高，而甲状腺激素轻度升高会导致TSH急剧下降。这就是TSH在诊断甲状腺功能紊乱时比甲状腺激素更为敏感的原因。早期TSH检测可发现临床上尚未明确的T4和T3的轻微变化。

当T4、T3水平位于参考区间内，若TSH浓度升高，提示亚临床或潜在甲状腺功能减退；若TSH浓度降低，提示亚临床或潜在甲状腺功能亢进。

下丘脑-垂体-甲状腺轴反馈的速度相对较慢。例如，接受L-甲状腺素治疗的甲状腺功能减退患者，TSH从较高水平降至正常需要4～6周。甲状腺功能亢进患者经治疗后数月，TSH才从低水平恢复至参考区范围内。上述情况及其他甲状腺因素，如危重疾病、药物使用、T4和T3蛋白结合异常或异常蛋白血症会导致TSH和T3、T4的水平不一致。

30.1.2 甲状腺疾病

甲状腺疾病是全球第二大常见的内分泌疾病，仅次于糖尿病。例如，女性甲状腺功能亢进的患病率为2%，而甲状腺功能减退的患病率为1%。男性患病率比女性低5～10倍。

引起甲状腺功能亢进和甲状腺功能减退的原因可分为以下几点：自身抗体导致的甲状腺疾病或甲状腺功能紊乱、垂体功能紊乱或系统性疾病导致甲状腺受累、下丘脑-垂体-甲状腺轴的功能紊乱导致甲状腺受累。

根据临床症状，甲状腺功能紊乱被命名为[4]：① 亚临床型：即疾病存在而无明显症状，表示处于疾病发展早期；TSH分泌已发生改变，但游离T4(FT4)或游离T3(FT3)仍处于正常水平。② 临床型：甲状腺功能紊乱严重；TSH分泌已发生改变，游离T4或游离T3超出参考区间。

甲状腺肿和甲状腺结节在普通人群中十分常见，患病率为20%～36%。多数病例是由饮食中缺乏碘导致甲状腺的碘含量低(参见10.11)而引起的。TSH通过调节旁分泌和自分泌生长因子合成的代偿性增加引起甲状腺肿。在德国，10%～20%的甲状腺肿和甲状腺结节有自主功能，占所有甲状腺功能亢进病例的一半[6]。由克隆性变异引起的甲状腺结节是另一组甲状腺疾病。两种疾病发病率随着年龄的增加而增加，60岁以上人群中约50%可以通过超声检测到结节，而其中大多为良性。对于结节直径>1 cm的病例，必须通过检测TSH、降钙素水平及细针穿刺活检来排除自主功能性结节和甲状腺髓样癌。

除非及时治疗，否则由碘缺乏或其他原因引起的产妇甲状腺功能减退可导致新生儿先天性甲状腺功能减退(克汀病)。许多国家检测TSH用于强制性筛查新生儿甲状腺功能减退。

甲状腺功能紊乱可能是对生理状态、原发性甲状腺疾病、系统性非甲状腺疾病或下丘脑-垂体-甲状腺轴功能障碍的适应性反应。

甲状腺肿的适应性生理反应见于儿童、老年人和女性妊娠期间(表30.1-1)。

系统性疾病中的反应性甲状腺功能减退通常是由下丘脑-垂体-甲状腺轴的功能障碍引起的(表30.1-2)。

表30.1-1 甲状腺功能和生理学状态

状态	临床与实验室检查结果
新生儿	妊娠第12周起，胎儿体内就可检测到TSH、T4和T3。随着孕龄的增加，T4和T3(以及FT4和FT3)水平不断升高。妊娠第26～28周，胎儿对外源性TSH的反应与成年人相似。由于T4脱碘酶活性非常低，T4向T3的转化率较低，脐带血中T3水平极低。从妊娠30周到出生后第1个月，脱碘酶活性增加10倍[7]。T4水平在出生后24 h达到峰值。 足月儿出生后24 h内，TSH会骤增至>40 mU/L，随后持续下降。产后第3天，只有10%的新生儿TSH仍>5 mU/L。出生后第3天，足月儿TSH>40 mU/L的可能性为0.027%，低出生体重婴儿的可能性为0.10%，出生体重<1 500 g婴儿的可能性为0.38%[7]。世界卫生组织关于新生儿碘供应充足的标准是TSH<5 mU/L，尿碘≥100 μg/L[8]。 早产儿的甲状腺激素水平需4～8周才能达到与足月儿一致。约85%的病例出现T4水平短暂下降。短暂低甲状腺素血症(脐带血T4水平≤孕龄校正的第10百分位数)是最常见的早产儿甲状腺功能异常，其特征为TSH水平在8～20 mU/L[9]。妊娠不足30周的婴儿甲状腺功能减退与神经发育异常、智力低下及癫痫发作增加有关。低甲状腺素血症的危险因素包括菌血症、气管内细菌培养、持续性动脉导管未闭、缺氧，以及使用氨茶碱、地塞米松、咖啡因、二乙酰吗啡和多巴胺[10]。足月新生儿的T4水平约为成年人的2倍。T4水平取决于出生体重，早产儿约为足月儿的一半[7]
儿童	幼儿体内T4的日循环量(5～6 μg/kg)显著高于大龄儿童。成年人体内T4日循环量为1.5 μg/kg。血清甲状腺球蛋白浓度在出生后6个月达到成年人水平。甲状腺重量每年增加1 g，15岁时达到成年人重量15～20 g。FT3水平以每年约0.1 pmol/L的速率持续下降，从出生时的平均水平6.3 ng/L(8.3 pmol/L)降至20岁时的平均水平5.3 ng/L(6.3 pmol/L)[11]。
青少年	TSH、FT4和FT3水平在运动，尤其是长时间的剧烈活动时发生改变。其变化主要与代谢需求升高有关。与基线相比，约60%的滑冰者TSH水平升高，10%～20%的滑冰者FT4、FT3水平升高[12]。
老年人	甲状腺功能障碍在65岁以上的个体中更为常见[13]。在美国，65岁以上的个体中，11%的人患有甲状腺功能减退，2.5%的人患有甲状腺功能亢进。在欧洲大陆，老年人的甲状腺功能亢进比甲状腺功能减退更常见。上述差异是由碘供给不同造成的。甲状腺功能亢进和TSH降低在碘缺乏地区更常见，而甲状腺功能减退和TSH升高在碘充足地区更常见。目前认为老年人的甲状腺功能障碍由以下原因导致[14]：① 由年龄导致的神经调节改变，引起TRH合成和释放减少；② TSH水平处于正常范围下限，TSH生物活性下降；③ 反馈抑制机制对FT4和FT3水平更加敏感。 总而言之，TSH和FT3处于正常范围的下限，FT4正常，rT3升高。
孕妇[15]	妊娠对甲状腺功能和甲状腺有重要的影响。在碘充足的国家，孕妇的腺体增大10%，而在碘缺乏地区，孕妇的腺体增大20%～40%。孕妇的日常碘需求和T4、T3生成增加50%。碘化物的肾小球滤过率在妊娠早期升高，导致肾脏碘化物清除率升高及碘需求升高。若碘摄入量无法满足上述需求，则导致碘相对缺乏，引起TSH分泌增加、甲状腺球蛋白浓度增加、T3与T4比值增加，最终导致母亲和胎儿的甲状腺肿。 糖蛋白HCG与TSH具有相同的α亚基。妊娠早期，HCG持续升高。去唾液酸化或去糖基化的HCG具有较弱的TSH活性，在甲状腺滤泡中作为激动剂。HCG水平在妊娠第10周左右达到高峰，此时TSH开始降低，T4水平升高。雌激素升高引起TBG浓度在16～20周增加1倍。这导致T4水平升高，T3水平略微升高，FT4水平降低。由于HCG的影响，FT4水平减少伴随TSH水平减少而非增加。妊娠早期，暂时性甲状腺功能亢进状态通常是由HCG分泌过多引起。妊娠中期及晚期，FT4和FT3水平持续下降(FT3水平降低约20%，FT4水平降低约40%)。然而甲状腺激素水平通常维持在参考区间内(尽管属于临界值)。

续 表

状态	临床与实验室检查结果
孕妇[15]	妊娠期间应联合 TSH 和 FT4 监测甲状腺功能。由于 TSH 水平平均下降 1～1.5 mU/L，因此 FT4 通常有助于确定是否存在疑似的垂体功能障碍。 - 妊娠期间吸烟将发生以下改变[16]：与非吸烟者相比，吸烟者血清 TSH 中位水平较低，分别为妊娠早期队列：1.02 *vs.* 1.17 mU/L；妊娠晚期：1.72 *vs.* 1.90 mU/L，FT3 水平较高，分别为妊娠早期队列：5.1 *vs.* 4.9 pmol/L 妊娠晚期队列：4.4 *vs.* 4.1 pmol/L。在这两个队列中，吸烟者和非吸烟者血清 FT4 水平相似。 - 亚临床甲状腺功能减退和甲状腺自身抗体与早产相关[17]。 - 一项基于瑞士研究[18]和美国研究[19]的甲状腺激素和 TSH 水平参见表 30.1－5。回顾数据见参考文献[20]。 美国甲状腺协会临床指南详细讨论了妊娠和产后甲状腺疾病的诊断评估[21]。

表 30.1－2　非甲状腺疾病的适应性反应[22]

疾病	临床与实验室检查结果
非甲状腺疾病(NTI)，低 T3 综合征	在急性和严重疾病期间，下丘脑-垂体-甲状腺轴会发生变化。最一致的变化是血清 T3 和 FT3 水平降低，rT3 水平升高。在危重症中，T4 和 FT4 水平也可能下降。甲状腺激素浓度降低时，TSH 水平持续正常或下降提示下丘脑-垂体-甲状腺轴定点调节发生重大变化。甲状腺激素水平异常，而无甲状腺疾病的证据，且随患者康复异常消失，此类疾病统称为 NTI 或低 T3 综合征[22]。 实验室检查结果：在危重症患者中，T4 降至＜40 μg/L(51 nmol/L)与约 50%的死亡风险相关，降至＜20 μg/L(26 nmol/L)与预后不良有关。虽然 TSH 水平通常不会降至＜0.05 mU/L，但与 T3 和 T4 相比不够低[24]。在 TSH 降低的情况下，使用第三代检测方法鉴别 NTI 与通常 TSH＜0.01 mU/L 的甲状腺功能亢进。高 TSH 水平增加甲状腺功能减退的可能性，但在 NTI 中也可能发生，尤其在恢复期。高 T3 与 T4 比值、低甲状腺激素结合率及低 rT3 水平更常见于甲状腺功能减退而非 NTI，反之亦然[23]。
肝脏疾病[25]	急性肝炎：T4、FT4 和 TBG 水平升高。疾病发作时，T3 和 FT3 水平下降，而 rT3 水平升高。 肝硬化：在代偿性肝硬化中，TBG 浓度升高，但随失代偿而下降。随失代偿进展，TBG 合成进一步降低，T4 和 T3 水平降低。FT4 水平通常正常，而 FT3 水平较低。
肾衰竭[26]	甲状腺功能减退与肾小球滤过率(GFR)降低、游离水分泌减少及血清 Na^+ 浓度降低有关。甲状腺激素水平增加会导致肾血浆流量和 GFR 增加。 - 急性肾衰竭：上述患者甲状腺激素结果与 NTI 患者相似；但 T3 水平减少不伴 rT3 水平升高。 - 慢性肾脏病(CKD)：与正常人群相比，CKD 患者甲状腺偏大，甲状腺肿患病率增加。TSH 水平通常正常或轻度升高，但 TSH 对 TRH 的反应减弱。FT3 水平下降是 CKD 最常见的甲状腺功能异常。主要是慢性代谢性酸中毒造成 T4 向 T3 外周转换受损。由于肝素诱导 T4 蛋白结合受到抑制，FT4 水平在血透期间增加。CKD 患者常发生亚临床甲状腺功能减退。一项研究表明，GFR＞90 mL/(min・1.73 m^2)的患者甲状腺功能减退的患病率为 7%，而 GFR＜60 mL/(min・1.73 m^2)的甲状腺功能减退的患病率为 17.9%[27]。女性及甲状腺抗体滴度升高患者的甲状腺功能减退患病率高于男性。CKD 患者甲状腺功能亢进的患病率与正常人群相同(约 1%)。
糖尿病	控制良好的糖尿病患者的 TSH、FT3 和 FT4 水平正常。低 T3 综合征发生于严重酮症酸中毒的糖尿病患者。
肢端肥大症[22]	TSH 水平正常/降低，但 TSH 对 TRH 的应答减弱。生长激素(GH)过量会诱导肝脏 D2 脱碘酶活性增加，引起 T4 水平正常、T3 水平轻度升高及 rT3 水平降低。
库欣综合征[22]	已证实皮质醇增多症患者和健康个体在服用糖皮质激素后，TRH 诱导 TSH 释放的功效下降。垂体依赖的皮质醇增多症患者和皮质醇性肾上腺腺瘤患者 TSH 水平降低。T3 水平下降，T4 水平略有下降，而 FT4 水平正常。在皮质醇增多期中，T4 水平相对正常可能是由于糖皮质激素抑制了 T4 向 T3 转化，并且通过改变其寡糖链的翻译后加工，增加了 TSH 的生物学活性。
艾迪生病[22]	停用氢化可的松 2 天可提高 TSH 水平。
Sheehan 综合征[22]	未经治疗的患者 FT4 水平降低，TSH 水平升高。上述患者 TSH 异常升高的原因是唾液酸化作用增强导致 TSH 生物活性降低。
精神疾病[22]	TSH 在重度抑郁症中轻度升高[28]或对 TRH 应答减弱。急性精神疾病患者入院时 T4 水平可能升高。由于 T4 代谢变化，创伤后应激的患者 T3 和 FT3 水平可能会升高。
神经障碍[22]	在某些神经疾病中，检测患者甲状腺功能可判别丘脑和下丘脑是否累及。嗜睡症患者的 TSH 水平在参考区间内降低，T3 和 T4 水平正常。在亨廷顿病中，TSH、T3 和 T4 水平在参考区间内升高；而在帕金森病中，上述激素水平正常。
中枢性甲状腺功能减退[29]	中枢性甲状腺功能减退可分为继发性或三发性。继发性甲状腺功能减退由垂体疾病引起，而三发性甲状腺功能减退由下丘脑疾病引起。原因包括创伤、肿瘤、放射治疗、浸润性疾病如结节病和淀粉样变性，以及垂体炎症。超过 50%发病原因是肿瘤。其他原因包括：TRH 受体基因或 TSH 基因的非活化突变、药物如贝沙罗汀(bexarotene，用于治疗淋巴瘤)抑制 TSH 分泌。 实验室检查结果：FT4 水平下降，TSH 水平从低于正常到轻度升高。一项研究表明，35%的病例 TSH 水平下降，41%的病例正常，25%的病例升高[28]。TSH 水平正常或轻度升高是 β 链唾液酸化增加导致 TSH 生物活性降低的结果。异常的 TSH 在免疫测定中显示出正常的免疫反应性。根据 TSH 夜间降低情况，只能识别轻度中枢性甲状腺功能减退。通过检测甲状腺过氧化物酶抗体(thyroid peroxidase antibody，TPOAb)，可区分中枢性甲状腺功能减退与原发性甲状腺功能减退(通常为自身免疫性疾病)(表 30.1－3)，该抗体在自身免疫性甲状腺功能减退中通常为阳性，或者进行 TRH 试验时 TSH 异常降低刺激提示垂体功能减退。
垂体腺瘤(促甲状腺素瘤)	约 72%的垂体肿瘤仅产生 TSH，16%的肿瘤也同时产生 GH，另有 11%的肿瘤也产生催乳素。约 90%的腺瘤是巨催乳素瘤，71%提示向鞍区延伸或渗入周围组织[30]。有放射碘治疗或甲状腺切除史患者，大腺瘤和肿瘤浸润的发生率较高。 临床表现：取决于腺瘤的大小、是否分泌激素，以及分泌哪些激素。若肿瘤仅过量分泌 TSH，其临床表现为甲状腺功能亢进和弥漫性甲状腺肿；若同时分泌 GH，其临床表现为肢端肥大症；若也分泌催乳素，其临床表现为女性闭经及男性勃起功能障碍。目前认为甲状腺肿的形成是由于生成的 TSH 分子生物活性高于正常。 实验室检查结果：TSH、FT4 和 FT3 基础值升高。在 TRH 试验中对 TSH 无反应。排除自身抗体对依赖于免疫法检测的 T4 十分重要，嗜异性抗体和抗鼠抗体会造成 T4 水平假性升高，同时也干扰依赖于免疫法检测的 TSH。
甲状腺激素抵抗(RTH)[31]	甲状腺激素抵抗是一种罕见的常染色体遗传综合征，引起终末器官对甲状腺激素的反应力降低。甲状腺激素受体(TR)β 基因的突变导致 RTH。已发现 300 个家族中约 122 个不同的突变。RTH 发病为每 40 000 例新生儿中发现 1 例。突变位于 T3 结合位点的功能相关结构域。上述位点的突变将造成 T3 无法抑制 TSH 分泌，且外周组织对 T3 的代谢效应具有抗性。这种常染色体隐性疾病的表型表现为家族内和家族间的变异。广泛 RTH(GRTH)和局部 RTH(PRTH)的鉴别方式，不代表单独的个例。GRTH 影响所有甲状腺敏感组织，而 PRTH 以选择性垂体抵抗和局部外周抵抗 T3 为特征。临床症状包括神经症状(活跃过度、注意力缺陷)、甲状腺肿、心动过速和骨成熟延迟。TRH 受体 α 基因突变的功能也已经描述。

续 表

疾病	临床与实验室检查结果
甲状腺激素抵抗(RTH)[31]	FT3 和 FT4 由单羧酸(MCT)转运蛋白经细胞膜主动转运。尤其是 *MCT8*(*SLC16A2*)基因突变可引起以男孩认知障碍和语言能力受限为特征的综合征。 实验室检查结果：在 RTH 中,FT4 和 FT3 水平升高,而 TSH 水平正常或轻度升高(通常<10 mU/L);在 TRH 试验中存在明显的 TSH 应答。伴随 *MCT8* 基因突变,TSH 水平正常或轻度升高,FT4 水平低于正常值,FT3 水平明显升高,rT3 水平降低。
肝素治疗	肝素抑制 T4 与其结合蛋白的结合。因此,接受肝素治疗的严重非甲状腺疾病患者,FT4 水平升高不能准确反映代谢情况。在这种情况下,应根据临床症状(如 T4、TSH、TRH 测试或 TBG)进一步检查。末次服用肝素至少 24 h 后采集血液进行甲状腺激素检测。

表 30.1-3　与甲状腺功能亢进、甲状腺功能减退和正常甲状腺功能相关的原发性甲状腺疾病

疾病	临床与实验室检查结果
原发性甲状腺功能亢进[32]	甲状腺功能亢进可根据病因、临床表现、预后和治疗效果分为 12 种疾病亚型。 一项丹麦研究[33]显示,年总标准化发病率为 81.6/10 万。甲状腺功能亢进可分为：44.1%为多结节性毒性甲状腺肿、37.6%为 Graves 病、5.5%为孤立性中毒性腺瘤、5.4%为混合型甲亢、2.3%为亚急性甲状腺炎、2.2%为产后甲状腺功能异常、0.8%为胺碘酮相关甲状腺功能亢进、0.7%为甲状腺放射后甲状腺功能亢进,以及 0.8%为锂相关甲状腺功能亢进。甲状腺功能亢进是骨质疏松和骨折的危险因素。 甲状腺功能亢进以甲状腺激素合成和分泌增加的超代谢状态为特征。甲状腺功能亢进可由以下原因引起：① 甲状腺合成及自主分泌 T4、T3 的激活;② 因自身免疫、感染、机械或化学损伤造成甲状腺过量释放储存的 T4 和 T3;③ 甲状腺产生多余的 T4 和 T3(卵巢甲状腺瘤、转移性分化型甲状腺癌)或过量使用甲状腺激素(人为的甲状腺毒症)。 甲状腺功能亢进的主要亚型为自身免疫性甲状腺功能亢进(Graves 病)、毒性多结节性甲状腺肿和亚临床甲状腺功能亢进。总体而言,碘缺乏地区的甲状腺功能亢进比碘充足地区更普遍。 临床和亚临床型甲状腺毒的症状和体征相似,但程度不同： - 亚临床甲状腺功能亢进：患者无症状;TSH、FT4 和 FT3 处于参考区间较低水平。 - 临床甲状腺功能亢进：患者表现出典型的甲状腺功能亢进症状;TSH 水平降低、FT3 或 FT4 水平升高或两者均升高。 - 甲状腺毒症危象：明显甲状腺功能亢进症状;TSH 水平降低、FT3 和 FT4 水平显著升高。 实验室检查结果：TSH 检测最敏感;无垂体腺瘤的情况下,TSH 水平正常可用于排除甲状腺功能亢进。临床甲状腺功能亢进患者,FT3 和 FT4 水平通常升高,TSH 低于 0.01 mU/L 或无法检测。轻度甲状腺功能亢进患者,TSH 低于 0.01 mU/L,FT4 水平正常,但 FT3 水平升高。
- 自身免疫性甲状腺功能亢进(Basedow 病、Graves 病)	自身免疫性甲状腺功能亢进是一种 T 细胞介导的原因不明的免疫反应,以直接产生针对 TR 的抗体为特征。上述抗体刺激甲状腺滤泡细胞,促进甲状腺激素分泌增加和甲状腺肿。79%的自身免疫性甲状腺功能亢进有遗传倾向,21%归咎于环境。A1、B8 和 DR3 是常见的单倍型[34]。性别、年龄、吸烟、碘摄入量和药物也起到一定作用。伴内分泌眼病的自身免疫性甲状腺功能亢进称为 Graves 病。 根据地区的不同,自身免疫性甲状腺功能亢进的发病率在普通人群中是(15～100)/10 万人,且女性发病率较男性高 5～10 倍[31]。发病率随年龄增长而增加,儿童时期低,青春期出现高峰。在成年人中,Graves 病在 20～50 岁的发病率最高。在所有甲状腺功能亢进病例中,Graves 病占 37.6%。 临床表现：临床症状的严重程度由甲状腺激素过量程度及相关代谢状态决定。决定临床症状的另外两个因素是年龄和现用药物。老年人的超代谢状态比年轻人少得多。α 肾上腺素能药物和镇静剂会掩盖代谢亢进症状。该疾病的典型症状包括心动过速、出汗过多、紧张、腹泻、甲状腺弥漫性扩大、体重减轻、月经过少和停止排卵、肌病、眼病及偶发性焦虑。 实验室检查结果：TSH 低于 0.01 mU/L、FT3 和(或)FT4 水平升高,约 95%的病例 TRAb 高于参考区间,大多患者 TgAb 和 TPOAb 升高。
- 毒性多结节性甲状腺肿(toxic multinodular goiter,TMNG)、Plummer 病[35]	甲状腺肿的发病率取决于居住地区的碘充足程度、人群易感性及甲状腺肿定义。在全球不同地区,TMNG 是位居前两位的甲状腺毒的病因。TMNG 是甲状腺肿演变过程的最后阶段,并且在具有自主功能的结节性甲状腺病中发展缓慢。碘缺乏地区和老年人 TMNG 的发病率较高。其临床症状通常比自身免疫性甲状腺功能亢进轻。TMNG 占所有甲状腺功能亢进病例的 44.1%。 发生：90%以上的 TMNG 病例由碘缺乏引起。全球超过 15%的人群生活在碘缺乏地区,且 4%～5%的人群患有缺碘性甲状腺肿[36]。根据尿碘排泄量,地方性甲状腺肿的严重程度可分为三个等级(表 30.1-6)。碘缺乏和甲状腺肿素会引起下丘脑-垂体-甲状腺轴正常调定点的改变,并刺激甲状腺肿。上述甲状腺肿主要是由腺体体积增加而非甲状腺细胞数量增加引起。甲状腺滤泡细胞单克隆增生导致毒性结节。上述细胞具有较强的碘摄取和激素生成能力,且不依赖 TSH。自主性激素生成是由调节滤泡细胞活性的基因发生体细胞激活突变引起的,如 G 蛋白偶联受体突变。例如,Gsα 蛋白基因突变引起蛋白的慢性活化(图 6.2-4),导致 cAMP 通路的持续活化及非 TSH 依赖的滤泡生长伴功能亢进。由于甲状腺激素生成进行性增加,亚临床甲状腺功能亢进可能会在数年内发展为临床甲状腺功能亢进。 实验室检查结果：对 TMNG 的诊断在很大程度上依赖临床,并由实验室检查结果支持。通常患者无症状。其 TSH 水平降低,FT3 和 FT4 水平正常。
- 混合性甲状腺功能亢进	混合性甲状腺功能亢进是指经核素影像证实的 TMNG,且伴 TSH 受体抗体(TRAb)升高。混合性甲状腺功能亢进占所有甲状腺功能亢进的 5.4%。
- 孤立性毒性腺瘤(solitary toxic adenoma,STA)	STA 是一种毒性结节,表现为 TcO_4^- 摄取增加,而外周组织摄取较少或缺乏。核素检查显示约 5%的孤立结节功能亢进;这种结节被称为自主性毒性腺瘤。这些患者中只有 25%为年轻者,且属于甲状腺功能亢进。直径小于 2.5 cm 的患者几乎甲状腺功能都处于正常。在缺乏 TSH 和 TRAb 的情况下,孤立结节生成甲状腺激素。TRH 受体基因突变和(或)刺激性 G 蛋白 α 亚基的基因突变的激活,造成 cAMP 通路不受控制的信号传递。这引起刺激细胞获得增殖和生长优势,同时甲状腺激素的生成增加。STA 占所有甲状腺功能亢进的 5.7%。
- 亚急性甲状腺炎(subacute thyroiditis,SAT)	SAT(又称 De Quervain 甲状腺炎)是甲状腺疼痛的最常见原因。高发于 40～50 岁,女性发病率比男性高 4 倍。该疾病以软性甲状腺肿为特征,主要由于甲状腺激素从受损滤泡中释放出来,半数以上的患者会伴随暂时性甲状腺功能亢进。通常无碘摄入过量(胺碘酮、造影剂)或服用潜在可能累及甲状腺的药物(胺碘酮、锂、细胞因子)的病史。该疾病多由病毒性感染后引起,常见于柯萨奇病毒感染。SAT 常由上呼吸道的病毒感染引起,起初表现为部分甲状腺的疼痛,随后几天散播至腺体的其他部分。组织学上,其特征为多核巨细胞、粒细胞和淋巴细胞的浸润。甲状腺功能亢进的症状是短时性的。SAT 的诊断需至少满足以下三项标准中的两项：低或无 TcO_4^- 摄取、无甲状腺结节、红细胞沉降率(ESR)升高或颈部疼痛。SAT 占所有甲状腺功能亢进的 2.3%。 实验室检查结果：ESR 高于 50 mm/h(通常高于 100 mm/h)、轻度白细胞增多和贫血、与 HLA-B35 有关、FT4 水平不高于参考区间上限的 2 倍、TSH 水平低。抗 TPOAb 和抗 TgAb 可能略有升高。
- 产后甲状腺功能亢进	产后甲状腺功能亢进是指在分娩一年内发生的临床甲状腺功能亢进。根据定义,TSH 受体抗体(TRAb)阴性或无法检测到的病例为产后甲状腺功能亢进。若 TRAb 阳性或在妊娠前 TRAb 为阳性,则诊断为自身免疫性甲状腺功能亢进。产后甲状腺功能亢进占所有甲状腺功能亢进的 2.2%。

续 表

疾病	临床与实验室检查结果
- 胺碘酮相关的甲状腺功能亢进	胺碘酮相关的甲状腺功能亢进发生在治疗开始 1 年内，占所有甲状腺功能亢进的 0.8%。
- 放射性碘相关的甲状腺功能亢进	暂时性甲状腺功能亢进发生在放射性碘治疗甲状腺肿的一个月内，占所有甲状腺功能亢进的 0.7%。
- 锂相关的甲状腺功能亢进	治疗后不久或 12 个月内发生的临床甲状腺功能亢进，占所有甲状腺功能亢进的 0.7%。
- 操作性甲状腺炎	甲状腺处理(甲状腺或甲状旁腺手术)后发生的暂时性甲状腺功能亢进，占所有甲状腺功能亢进的 0.7%。
甲状腺危象[37]	甲状腺毒症是指某些原因造成甲状腺激素水平过高。甲状腺危象是甲状腺毒症的极端表现。在甲状腺危象的病例中，引起甲状腺毒症的最主要原因是 Graves 病，但也可能发生于见于孤立性毒性腺瘤或毒性多结节性甲状腺肿的病例中。年轻女性中甲状腺毒症和甲状腺危象发生率最高。造成甲状腺危象的甲状腺毒症的罕见原因包括高分泌型甲状腺癌、促甲状腺素分泌性垂体腺瘤、卵巢甲状腺瘤/畸胎瘤和 HCG 分泌性葡萄胎。其特征性的临床症状是心动过速、体温过高和高热不耐症、烦躁不安、震颤和体重减轻。 实验室检查结果：TSH 低于 0.01 mU/L；TSH 水平正常可排除甲状腺危象。T3、FT3 和 T4、FT4 水平升高。其他指标包括轻度白细胞增多，CRP 水平升高和轻度高血糖；超过 50%的病例中，氨基转移酶、CK 和 ALP 水平升高。
妊娠和产后甲状腺疾病	在美国，约 4%的女性产前检查曾被诊断为甲状腺功能减退，0.4%为临床甲状腺功能亢进，0.6%为亚临床甲状腺功能亢进[38]。 (1) 甲状腺功能减退[32,39]：原发性妊娠期甲状腺功能减退定义为妊娠期间 TSH 水平升高。通常妊娠早期>2.5 mU/L，妊娠中期>3.0 mU/L 被认为异常。若 TSH>2.5 mU/L，则检测 FT4 鉴别亚临床甲状腺功能减退或是临床甲状腺功能减退。约 50%的亚临床甲状腺功能减退和 80%的临床甲状腺功能减退的孕妇体内存在甲状腺自身抗体。妊娠期未治疗的甲状腺功能减退与先兆子痫、早产和流产有关。一项观察性研究发现，妊娠期患有自身免疫性甲状腺炎和未确诊的甲状腺功能减退，其子女 8 岁时的平均智商低 7 点；子女智商分数低于 85 的概率也增加 4 倍[38]。 (2) 甲状腺功能亢进[31,39]： 1) 妊娠期甲状腺功能亢进：妊娠期最常见的甲状腺毒是妊娠期甲状腺功能亢进综合征，也定义为暂时性甲状腺功能亢进。根据地域，1%～3%孕妇确诊发生该疾病，其继发于 HCG 水平升高。暂时性甲状腺功能亢进仅发生于妊娠的前半妊娠期，可能与妊娠剧吐妊娠相关，每 1 000 例孕妇中发生 0.5～10 例。实验室检查发现 FT4 水平升高且 TSH 抑制。 2) Graves 病：妊娠期最常见的自身免疫性甲状腺功能亢进，发生于 0.1%～1%的妊娠期妇女。该疾病可初发或是既往甲状腺功能亢进的复发。然而，初发的自身免疫性甲状腺功能亢进极少见于妊娠期。无论妊娠期甲状腺功能亢进是新发，还是经手术、药物或放疗治疗的既往自身免疫性甲状腺功能亢进，TRAb 始终存在于孕妇体内。该抗体能穿过胎盘，增加胎儿暂时性甲状腺功能亢进的风险，并持续至出生后前 6 个月，直至母体抗体被清除。TRAb 在胎儿甲状腺开始产生激素前的妊娠 10～12 周并不重要。随着胎儿甲状腺开始分泌激素，甲状腺受到抗体刺激逐渐肿大，胎儿最终出现甲状腺功能亢进。妊娠晚期，孕妇体内 TRAb 水平升高提示新生儿甲状腺功能亢进。TSH 分泌在新生儿期受抑，随着 TRAb 不断被清除，新生儿甲状腺功能亢进被继发性甲状腺功能减退所替代，直至 TSH 分泌恢复正常。 造成甲状腺毒的非自身免疫性原因：包括毒性多结节性甲状腺肿、毒性腺瘤和人为甲状腺毒。 实验室检查结果：妊娠早期出现 TSH 抑制(TSH 低于 0.1 mU/L)时，病史和体格检查很重要。所有患者都应检测 FT4 水平(和 FT3 水平)。参考区间见表 30.1－5。TRAb 有助于诊断 Graves 病。对结节性甲状腺肿的患者，检测 T3 有助于评估 T3 中毒综合征的可能性。
临床甲状腺功能减退	原发性甲状腺功能减退约占所有病例的 99%，可能与甲状腺肿相关或不相关。大多数甲状腺功能减退病例是碘缺乏、自身免疫性、医源性或先天性原因所致。活跃的甲状腺组织减少可能由于炎症、手术、放疗或甲状腺素治疗。全球范围内，碘缺乏是甲状腺功能减退最常见的原因。在碘充足的地区，自身免疫性甲状腺炎是最常见的原因。甲状腺功能减退的发病率随年龄增加而增加，在德国，60 岁以上人群发病率约为 1%。
先天性甲状腺功能减退[39]	新生儿甲状腺功能减退的发病率为 1/4 000，女性与男性的比例为 2∶1。若不经治疗，可导致新生儿智力低下和发育异常。由于需尽快开始甲状腺激素治疗，因此需在刚出生的几天内完成诊断。85%的先天性甲状腺功能减退由甲状腺发育不全引起，15%的病例有中枢性病因(下丘脑-垂体)。在大多数甲状腺发育不全(45%～60%)的病例中甲状腺异位，而在 15%～35%的病例中无甲状腺。新生儿甲状腺功能减退筛查的目的是在早期对轻度、中度和重度先天性甲状腺功能减退进行诊断。TSH 检测是最敏感的指标。应对早产和低出生体重儿、患病或已进入重症监护病房的新生儿及双胞胎进行筛查。 通过新生儿筛查发现的约 90%的病例仍可正常发育。只要在出生后前 2 周开始使用剂量为 15～19 μg/(kg・d)的 L-甲状腺素治疗，中度和重度患者日后的成长并无差异。中度和重度病例的后续发展没有差异，前提是在生命的前 2 周开始治疗，L-甲状腺素替代疗法的剂量为 15～19 μg/(kg・d)。尽管接受治疗，但疗效不佳的原因包括初始治疗延迟、初始剂量不足、依从性差及社会经济条件不利。
甲状腺炎[39,40]	甲状腺炎是甲状腺体的炎症反应，具有多种病因，并与甲状腺功能正常、降低和升高有关。甲状腺炎的鉴别主要基于临床情况、症状发作速度、家族史及是否存在前驱症状和颈部疼痛。甲状腺炎的临床分类主要基于症状的发作和持续时间，包括急性、亚急性、慢性和产后类型。当活化的细胞毒性 T 细胞破坏甲状腺滤泡细胞时，部分患者发生甲状腺功能亢进，导致 T3 和 T4 不受控制地释放入外周循环中。该过程较短暂，仅持续 3～6 周，甲状腺激素储存耗尽时停止。临床可观察到三个阶段：在甲状腺炎早期阶段(3～6 周)，FT4 水平升高且 TSH 受抑；随后是甲状腺功能减退阶段(持续多达 6 个月)，伴 FT4 水平下降和 TSH 水平升高；1 年后甲状腺功能恢复正常。10%～15%的患者存在持续性甲状腺功能减退。
- 化脓性甲状腺炎	化脓性甲状腺炎是急性感染引起的一种罕见的甲状腺炎，以细菌感染最为常见。在年轻人中，化脓性甲状腺炎与第四鳃裂的瘘管有关，第四鳃裂将口咽部与甲状腺相连。常见病原体包括葡萄球菌、链球菌和肺炎球菌。感染也经血液或淋巴管传播到甲状腺。化脓性甲状腺炎主要影响既有甲状腺疾病的患者和免疫功能低下的患者。患者通常表现为急性颈部疼痛(单侧、前方)、发热、吞咽困难和发声困难。 实验室检查结果：ESR 水平升高、白细胞核左移增多。炎症反应可能导致甲状腺功能亢进，使储存的甲状腺激素进入循环。
- 亚急性淋巴细胞性甲状腺炎	此类甲状腺炎属于自身免疫性甲状腺疾病谱的一种，占所有甲状腺功能亢进病例的 1%～25%。 淋巴细胞性甲状腺炎具有与桥本甲状腺炎类似的组织病理特征，但其组织中淋巴细胞生发中心较少，且少见或无纤维化。50%～60%的患者有较小的甲状腺肿，有些患者有轻度甲状腺功能亢进，通常只持续几个月。 实验室检查结果：FT4 或 FT3 水平轻度升高；60%的患者有低度的抗甲状腺过氧化物酶(TPO)和甲状腺球蛋白(Tg)的抗体；与 HLA-DR3 和 HLA-DR5 相关。

续　表

疾病	临床与实验室检查结果
- 桥本甲状腺炎[41]	桥本甲状腺炎即慢性淋巴细胞性甲状腺炎，是以甲状腺肿、腺体淋巴细胞浸润和不同程度的甲状腺功能减退为特征的甲状腺炎症性疾病。桥本甲状腺炎是一种自身免疫性疾病，以直接应答针对 TPO 和 Tg 的细胞和体液免疫为特征，外周循环中抗 TPO(TPOAb)和 Tg 抗体(TgAb)滴度增加。 桥本甲状腺炎的经典表型是具有硬橡胶样甲状腺肿，伴高滴度 TPOAb 和 TgAb。以此为原型存在多种变异型： - 甲状腺肿的桥本甲状腺炎属于肥大型，常见于儿童和青少年。甲状腺肿的特征不仅有淋巴细胞浸润，还包括由细胞毒性 T 细胞破坏的甲状腺滤泡的再生。 - 在某些患者中，甲状腺萎缩是因破坏性疾病伴严重甲状腺功能减退的作用结果。其与结缔组织替代甲状腺组织、硬橡胶样甲状腺肿及高 TPOAb、TgAb 水平有关。 - 在甲状腺功能减退的患者中，甲状腺功能异常是由抗 TSH 受体的抗体引起，其阻断 TSH 作用而非破坏甲状腺组织。 疾病早期阶段以常漏诊的甲状腺轻度淋巴细胞浸润为特征。在此阶段，患者的甲状腺功能正常。尤其对 40 岁以上的女性，随之而来的是致密的淋巴细胞浸润和日益加重的甲状腺炎。最终阶段以纤维化和浆细胞浸润为特征。晚期的临床表现以甲状腺功能减退为特征。 实验室检查结果：TSH、FT4 和 FT3 水平取决于疾病分期。临床症状通常与 TSH 水平升高，以及 FT4、FT3 水平处于参考区间低值或轻度降低相关。TPOAb 和 TgAb 的水平(表 30.5－2)升高；与 HLA－DR3 相关。
- 产后甲状腺炎[39]	产后甲状腺炎与 TPOAb 和 TgAb 存在、淋巴细胞异常、补体活化、IgG1 水平增加、自然杀伤细胞活性增加及特异性 HLA 单倍型(DR3、DR4、DR5)相关的自身免疫性疾病[39]。妊娠早期，33%～50%出现 TPOAb 和 TgAb 升高的孕妇会发生产后甲状腺炎，与甲状腺抗体水平在参考区间内的孕妇相比，其产后甲状腺炎的相对风险为 10～59 倍。产后甲状腺炎的患病率约为 8.1%(范围为 1.1%～16.7%)，但 1 型糖尿病患者的患病率为 25%，慢性病毒性肝炎患者的患病率为 25%，系统性红斑狼疮患者的患病率为 14%，有 Graves 病既往史患者的患病率为 44%。 典型产后甲状腺炎始于分娩后 1～6 个月的暂时性甲状腺功能亢进。随后甲状腺功能减退阶段长达 1 年，并在症状出现后的 9～12 个月内甲状腺功能恢复正常(图 30.1－3)。少部分女性发展为永久性甲状腺功能减退。大多数女性在产后甲状腺炎的甲状腺毒阶段无症状，这提示甲状腺激素增长幅度低。一些女性伴有易怒、高温不耐、疲惫和心悸等症状。上述症状在产后甲状腺炎的甲状腺功能减退阶段较为常见。 症状包括冷不耐受、皮肤干燥、缺乏活力、注意力不集中及疼痛。10%～15%的女性在分娩后会发生产后抑郁[42]。 实验室检查结果：最有成本效益的筛查项目是检测 TSH。若 TSH 异常，检测 FT4 用于提示甲状腺功能亢进或减退的程度。在 TSH 降低的女性中，需检测 TSH 受体抗体以排除新发 Graves 病[42]。发生产后抑郁症的女性需检测 TSH、FT4 和 TPO－Ab[39]。
甲状腺癌	甲状腺癌占新诊断癌症病例的 1.6%(20 岁以下个体为 3.6%)。女性与男性的比例是 3∶1。根据肿瘤细胞的来源对甲状腺癌进行分类(参见 28.20)： - 大部分甲状腺癌起源于甲状腺滤泡上皮细胞的分化型甲状腺癌。其中乳头状瘤约占 85%，滤泡组织型占 10%。这些肿瘤细胞嗜碘、分泌甲状腺球蛋白并对 TSH 有应答[43]。Tg>75 μg/L 是上述肿瘤的特征。20%～30%的乳头状甲状腺癌患者会复发，患者携带 *BRAF* V600E 突变的肿瘤具有更强的侵袭性。 - 未分化肿瘤(髓样和未分化型)[44]。甲状腺髓样癌(medullary thyroid cancer，MTC)也被称为 C 细胞癌，占所有恶性甲状腺肿瘤的 3%～10%。约 75%为散发型，其余 25%为家族型，部分见于 A 型多发性内分泌瘤(MEN 2A；MTC、甲状旁腺功能亢进、嗜铬细胞瘤)；2B 型多发性内分泌瘤(MTC、嗜铬细胞瘤、黏膜神经瘤、神经节瘤、马方综合征状态)，或未累及器官的家族性 MTC。MTC 中的 C 细胞产生降钙素，在某些病例中通过五肽促胃液素刺激试验中的血清降钙素水平升高(参见 28.9)鉴别 C 细胞是否由增生向微癌转化。

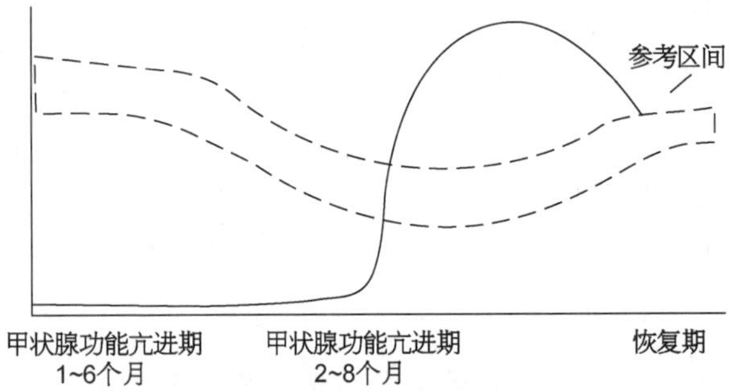

图 30.1－3　产后甲状腺炎 T4 与 T3(虚线)、TSH(实线)的经典模式(经允许修改自参考文献[53])

原发性临床甲状腺疾病(甲状腺功能亢进和甲状腺功能减退)在全球均可见。其发病率取决于许多因素，其中最重要的是碘摄入量不足。在碘供应量高的地区，甲状腺功能减退比甲状腺功能亢进更常见，而甲状腺功能亢进在轻度和中度碘供应区占主导。原发性甲状腺功能亢进和甲状腺功能减退根据病因、临床表现、预后和疗效可分为不同亚型(表 30.1－3)。

临床甲状腺功能紊乱即存在临床症状的疾病。亚临床疾病是从生化角度定义，缺乏临床症状(表 30.1－4)。

孕妇 TSH 和甲状腺激素的参考区间见表 30.1－5。

尿碘排泄量用于评估地方性甲状腺肿的等级(表 30.1－6)。

表 30.1－4　亚临床甲状腺疾病

状态	临床与实验室检查结果
亚临床甲状腺功能亢进[4]	亚临床甲状腺功能亢进是一种 TSH 逐步减少导致甲状腺过度激活的疾病。TSH 水平低于参考区间，而 FT4 和 FT3 水平正常。亚临床甲状腺功能亢进可分为两类：由毒性多结节性甲状腺肿、孤立性毒性结节或 Graves 病等疾病引起的内源性疾病及有意或无意的甲状腺激素治疗引起的外源性疾病。 约 75%的患者血清 TSH 为 0.1～0.4 mU/L，其余的低于 0.1 mU/L[45]。 亚临床甲状腺功能亢进的患病率取决于碘摄入量、性别和年龄，在正常人群中大约低于 2%。 由于下丘脑-垂体-甲状腺轴的调定点改变，某些健康老年人的 TSH 水平可能偏低却无甲状腺疾病。在某些人群中，TSH 水平暂时偏低，但在一段时间内可能恢复正常。伴有孤立性自主结节和多结节性甲状腺肿的患者可能发生持续性或进展性的亚临床甲状腺功能亢进，而 Graves 病患者可能恢复正常。毒性多结节性甲状腺肿和孤立性自主结节是最常见的因老龄化导致亚临床甲状腺功能亢进的原因，而 Graves 病是年轻患者中最为常见的导致亚临床甲状腺功能亢进的原因。亚临床甲状腺功能亢进与髋骨及其他骨折风险增加相关，尤其是 TSH 水平低于 0.10 mU/L 和内源性亚临床甲状腺功能亢进的患者[46]。

续 表

状态	临床与实验室检查结果
亚临床甲状腺功能减退(subclinical hypothyroidism, SCH)[47]	SCH被定义为血清TSH水平升高,伴循环FT4和FT3水平在参考区间内的一种疾病状态。SCH的发病率和患病率为4%~10%,在女性中更为常见,随年龄的增加而升高。SCH在碘充足地区和白种高加索人群中更常见。在70岁以上的美国人口中,高达15%的人TSH水平升高。SCH与成年人甲状腺肿有一定关联,但其与儿童的关联更强。 根据血清TSH浓度,SCH一般分为两类:TSH水平轻度升高(4.0~10.0 mU/L),约占90%的SCH病例;TSH水平升高更严重(>10.0 mU/L) 检测FT4对于排除临床甲状腺功能减退是必要的。 为建立确切的诊断切点,需重复检测,每次检测最好间隔2~3个月,因为许多情况下会出现暂时TSH升高: - 昼夜节律:SCH患者TSH变化程度低于甲状腺功能正常者,但TSH水平升高的程度增加。 - TSH水平可能升高:见于睡眠不规律、剧烈运动、抑郁症患者和夜班工作者(夜间TSH的高峰可能延迟)。 - 停用L-甲状腺素治疗或严重非甲状腺疾病恢复期,以及锂或胺碘酮等多种药物治疗期间,无痛性甲状腺炎患者TSH水平可能升高。 病因学上,多数情况下,持续性SCH由自身免疫性甲状腺炎引起,小部分由TSH受体功能丧失性生殖突变所致。由于慢性自身免疫性甲状腺炎是SCH最常见的原因,所以检测TPO-Ab和(或)Tg-Ab可作为明确的病因学诊断。 以TSH水平≥10 mU/L为代表的SCH患者发生冠心病事件风险增加[48]。检测甲状腺抗体有助于预测其向临床甲状腺功能减退的进展,但尚未明确甲状腺自身免疫性疾病是影响冠心病发生的独立风险因素[49]。即使在无症状的情况下,推荐年龄偏小(<65~70岁)且TSH>10 mU/L的患者使用L-甲状腺素治疗。对临床症状为甲状腺功能减退的年轻SCH患者(TSH<10 mU/L),应考虑使用L-甲状腺素治疗。TSH水平升高≤10 mU/L的年龄偏大的个体(>80~85岁)需仔细观察和随访,通常避免激素治疗。接受L-甲状腺素治疗后2个月应重新检测TSH水平,当TSH不在0.4~2.5 mU/L内时需调整剂量[47]。

表30.1-5 孕妇TSH(mU/L)和甲状腺激素的参考区间

参数	妊娠早期	妊娠中期	妊娠晚期
促甲状腺激素(mU/L)[18]	0.088~2.83	0.200~2.79	0.307~2.90
FT4[18]	8.18~14.20 (10.53~14.20)	7.40~12.18 (9.53~15.68)	6.70~10.57 (8.63~13.61)
FT3[18]	2.29~4.04 (3.52~6.22)	2.21~3.75 (3.41~5.78)	2.16~3.63 (3.33~5.59)
TSH(mU/L)[19]	0.13~4.15	0.36~3.77	
FT4[19]	7.9~13.8 (10.16~17.76)	7.1~12.6 (9.13~16.21)	

TSH以mU/L为单位,FT4和FT3以ng/L(pmol/L)为单位,参考文献[18]的结果以第2.5百分位数和第97.5百分位数表示,参考文献[19]的结果以第5百分位数和第98百分位数表示

表30.1-6 地方性甲状腺肿的严重程度[54]

分级	地方性甲状腺肿人群
Ⅰ	24 h尿碘排泄>44.6 nmol/mmol肌酐;智力发育正常
Ⅱ	24 h尿碘排泄22.3~44.6 nmol/mmol肌酐;有甲状腺功能减退风险,无克汀病风险
Ⅲ	24 h尿碘排泄<22.3 nmol/mmol肌酐;有地方性克汀病的重大风险

甲状腺疾病的诊断基于下丘脑-垂体-甲状腺轴的敏感性。甲状腺疾病通常表现为血清TSH变化和以下特点:① 甲状腺生成过量FT4或FT4向T3的外周转化增加,血清FT3和(或)FT4升高(甲状腺功能亢进);② 甲状腺游离T4生成减少,血清FT4和(或)FT4降低(甲状腺功能减退);③ 严重系统性非甲状腺疾病中FT4向T3(低T3综合征)的外周转化不足,血清FT4水平正常,而FT3水平下降或处于正常范围内的低水平。

特殊情况如下:① 甲状腺功能亢进的危重患者尽管FT4水平明显升高,但因低T3综合征,FT3水平可能不会显著升高;② T4向T3的转化可能增加,而甲状腺的T4生成正常或减少;血清FT4水平低或处于正常范围内低水平,FT3正常或接近参考区间上限。这种情况可能在甲状腺功能亢进后暂时发生。由于T4脱碘酶的持续活化,T4向T3的转化增加持续(高转换性甲状腺毒症)。

30.1.3 甲状腺疾病的诊断

对于大多数患者,依赖适当的实验室检测项目用于诊断,旨在确定或排除甲状腺疾病或甲状腺功能异常。检测项目的选择取决于临床问题。必须区分旨在评估的方法[50]:甲状腺功能、甲状腺疾病的分类、下丘脑-垂体-甲状腺轴、评估甲状腺功能的实验室检测项目、T4(通常测定FT4)、T3(测定总T3,或FT3更为常见)。

评价甲状腺疾病的实验室检测项目:自身抗体:甲状腺过氧化酶抗体、甲状腺球蛋白抗体、抗TSH受体抗体、炎症标志物(如CRP)。

评估下丘脑-垂体-甲状腺轴的实验室检测项目:TSH、促甲状腺激素释放激素(TRH检测)。

不同临床疾病的推荐诊断方法如图30.1-4~图30.1-7所示[51]。

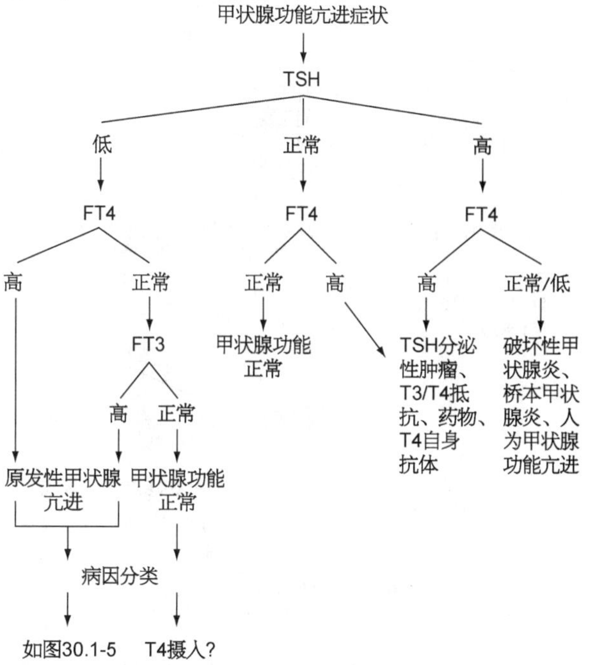

图30.1-4 疑似甲状腺功能亢进的实验室诊断
(经允许转载自参考文献[51])

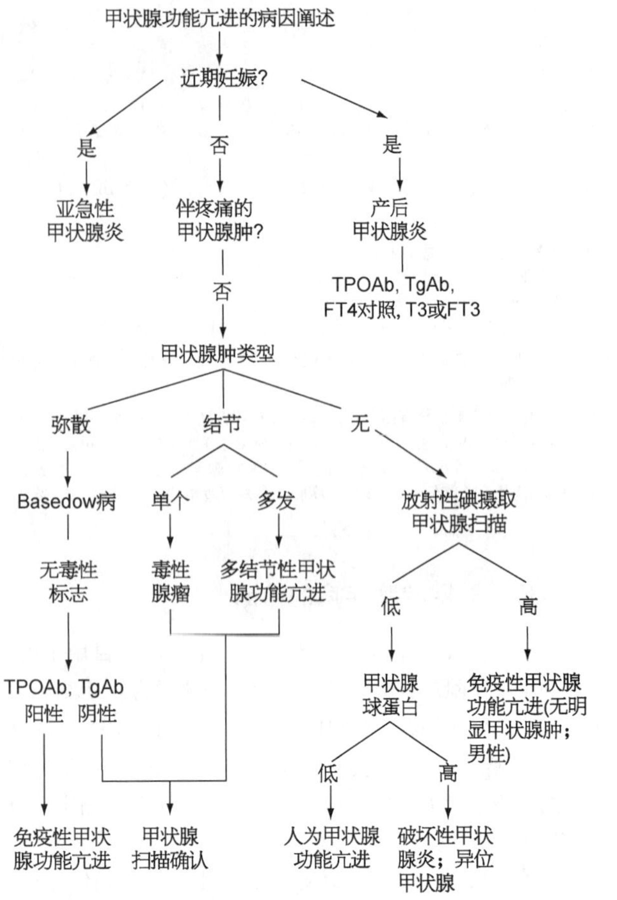

图 30.1-5 原发性甲状腺功能亢进的病因阐述
(经允许转载自参考文献[51])

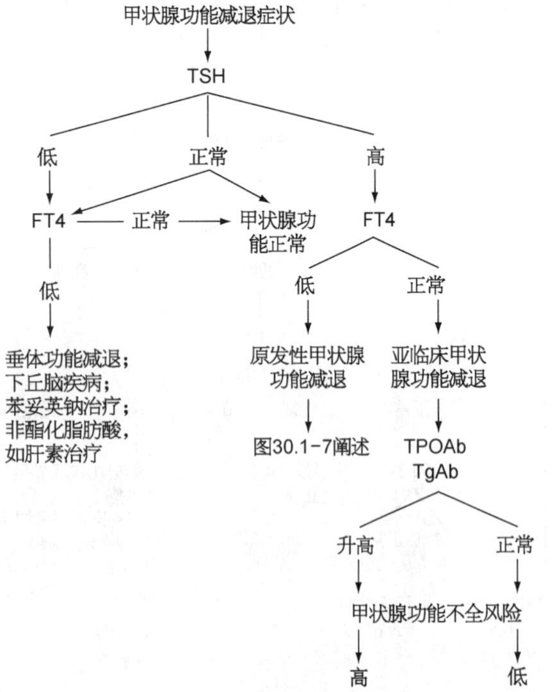

图 30.1-6 疑似甲状腺功能减退的实验室诊断
(经允许转载自参考文献[51])

德国内分泌学会对甲状腺疾病的建议列于表 30.1-6。

甲状腺功能正常、甲状腺功能亢进和甲状腺功能减退,上

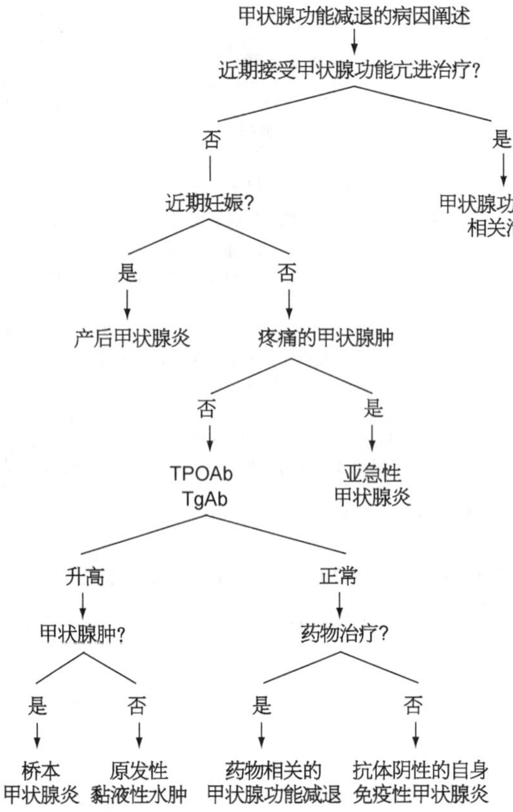

图 30.1-7 原发性甲状腺功能减退的病因阐述
(经允许转载自参考文献[51])

述术语描述甲状腺激素对外周组织的生物学效应,但无法描述甲状腺的功能状态。

诊断甲状腺疾病和功能障碍时,遵循相关国家和国际学会与组织的建议是十分重要的(表 30.1-7)。

表 30.1-7 疑似甲状腺疾病的初筛[53]

疾病	推荐
功能正常甲状腺肿	甲状腺超声 检测 TSH 和 FT4、T3(FT3)确定甲状腺功能正常状态
自主性甲状腺肿	检测 TSH 和 FT4、T3(FT3)确认代谢状态 若 TSH 水平≤0.4 mU/L,则检测 FT4 和 T3(FT3)确认或排除甲状腺功能亢进症 甲状腺超声,通过 TcO_4^- 进行甲状腺闪烁成像
自身免疫性甲状腺功能亢进症	检测 FT4 和 T3(FT3)确认甲状腺功能亢进 甲状腺超声 抗甲状腺治疗开始前检测 GGT、ALT 和全血细胞计数
甲状腺功能减退症和自身免疫性甲状腺炎	检测 TSH 和 FT4 若 TSH 水平>4 mU/L,则检测 FT4 确认或排除甲状腺功能减退症 甲状腺超声

30.1.4 应用 TSH 和 FT4 的诊断方法

检测 TSH 在评估甲状腺功能方面起到关键作用。患者随访依赖于此项检测结果。TSH 是用于排除甲状腺功能障碍的筛查试验。

若 TSH 水平超出参考区间,检测 FT4 有助于明确诊断。TSH 和 FT4 之间通常存在反比关系,结果解释如下[3,4,46]。

– TSH 水平升高伴 FT4 水平降低可确诊由甲状腺衰竭引

起甲状腺功能减退。

- TSH 水平升高，而 FT4 水平正常或处于参考区间的较低水平表明患者处于原发性甲状腺功能减退发展的早期阶段。
- TSH 水平正常或低于正常值，同时 FT4 水平低于正常值提示患者为继发于 TSH 分泌减少的甲状腺功能减退：上述结果提示垂体功能减退，患者需要进一步检查下丘脑-垂体-甲状腺轴。
- TSH 水平降低至 0.01 mU/L 以下，且 FT4 水平升高，提示甲状腺功能亢进。
- 患者 TSH 水平下降，而 FT4 处于参考区间内。在上述情况下，T3(FT3)水平升高可确诊为由 T3 分泌增加引起的甲状腺功能亢进。

30.1.5 TSH 与 FT4 不一致

住院患者中，因非甲状腺疾病或干扰 T4 与 T3 代谢及 TSH 分泌的药物等，仅依据 TSH 结果作出诊断会引起误诊，导致结果混淆。

TSH 水平与甲状腺激素不一致发生于以下情况。

- 亚临床甲状腺疾病中 TSH 水平异常而 FT4 水平正常。
- 若甲状腺激素蛋白结合异常。在这种情况下，TSH 水平正常且 T4(T3 少见)水平超出参考区间；取决于检测方法，FT4 和 FT3 水平通常正常。
- 接受 L-甲状腺素治疗的初期或剂量调整的甲状腺功能减退患者。下丘脑-垂体-甲状腺轴新平衡的建立需 8 周，FT4 变化早于 TSH 几周。
- 甲状腺功能亢进治疗后；FT4 比 TSH 先恢复正常。
- 有不稳定性甲状腺疾病的患者。FT4 变化比 TSH 更快。
- 老年人；与年轻个体相比，常见 TSH 水平轻度升高或降低，而 FT4 和 T3 水平正常(FT3)。
- T4 至 T3 的转化被胺碘酮、丙硫氧嘧啶、地塞米松、含碘造影剂等药物破坏，或者被普萘洛尔较小程度破坏。
- 使用肝素的患者；非酯化游离脂肪酸释放导致 FT4 和 FT3 水平升高。

30.2 促甲状腺激素

若下丘脑和腺垂体功能正常，则血清 TSH 水平反映了组织中甲状腺激素的可用性。TSH 的分泌随血清 FT4 水平的变化呈对数变化(图 30.1-2)。因此，血清 FT4 水平在参考区间内的变化将引起血清 TSH 升高或降低，甚至超出参考区间[1]。TSH 在血液中的循环形式不同于垂体 TSH。

30.2.1 适应证

包括：提供高灵敏度的免疫测定法(检测限<0.01 mU/L)，从各种形式的甲状腺功能亢进中区分出甲状腺功能正常[2]；筛查原发性甲状腺功能亢进；发现亚临床甲状腺功能亢进或亚临床甲状腺功能减退(与 FT4 联合)；监测甲状腺功能亢进治疗引起的甲状腺功能减退，在最初几个月中，与 FT4 联合检测；发现甲状腺激素抵抗(与 FT4 联合)；筛查新生儿甲状腺功能减退；筛查原发性甲状腺功能减退；评估非甲状腺疾病中的甲状腺功能(与 FT4 联合)。

TRH 检测：疑似并发甲状腺疾病的个体(严重非甲状腺疾病的患者)、疑似亚临床甲状腺功能减退或甲状腺功能亢进的个体、下丘脑或垂体疾病。

30.2.2 检测方法

免疫测定[3]：目前使用有双位点(夹心)免疫检测法(酶、荧光、发光或免疫法)。上述检测方法使用世界卫生组织(WHO)第二次国际参考制品 IRP 80/558 进行校准。四代 TSH 检测法存在不同检测限(表 30.2-1)。大多实验室选用第三代检测方法。

表 30.2-1 各代 TSH 测定法的命名

代	检测限
Ⅰ	<0.5
Ⅱ	<0.1
Ⅲ	<0.01
Ⅳ	<0.001

检测结果以 mU/L 表示

新生儿 TSH 筛查：出生后 1～2 日内，从足跟毛细血管处采集血液标本于滤纸片上。干燥 1 h 后，将滤纸片送至实验室检测。洗脱后在 3～8 mm 的滤纸盘上检测 TSH。虽然先天性甲状腺功能减退时 TSH 浓度通常>15～20 mU/L，但分析检测限应<5 mU/L。

TRH 检测：目前存在三种检验方法。

- 静脉：成人给予 200 μg(400 μg)TRH，儿童根据体重给予 7 μg/kg。给药 30 min 后，采血检测 TSH 以评价对于刺激的应答程度。
- 鼻腔：鼻腔内给予 2 mg TRH，给药后 2 h 内可采血检测 TSH，随后达到平台期。
- 口服：给予 40 mg TRH，TRH 刺激后 3～4 h 采血。

无论使用哪种 TRH 检测方法，给予 TRH 前需采血以确定基础 TSH 水平。TRH 检测的诊断评估见表 30.2-2。

表 30.2-2 TRH 检测的诊断评估

TSH 应答	诊断评估
升高<2 mU/L	TSH 无应答结合：① FT4 和 FT3 水平正常，且外周代谢状态平衡的临床甲状腺功能正常，可提示许多不同甲状腺疾病(如与甲状腺自主激素生成相关的垂体甲状腺反馈回路疾病；Graves 病早期，甲状腺激素治疗)。② FT4 和 FT3 水平升高提示临床甲状腺功能亢进或合理的 L-甲状腺素治疗。③ FT4 和 FT3 水平下降提示继发性甲状腺功能减退。
升高 2～25 mU/L(口服 TRH 后可达 30 mU/L)	TSH 水平适当升高。若 FT4 和 FT3 水平处于参考区间内，则排除垂体甲状腺反馈回路的功能紊乱。
升高超过 25 mU/L(口服 TRH 后可达 30 mU/L)	TSH 过度应答结合：① FT4 和 FT3 水平正常提示潜在甲状腺功能减退、碘利用异常、极度营养性碘缺乏症和慢性甲状腺炎早期；② FT4(和 FT3)水平降低，提示甲状腺功能减退。

30.2.3 标本要求

血清 1 mL。1 份血滴滤纸片(新生儿 TSH 筛查)。

30.2.4 参考区间

在碘摄入充足的人群中，20～59 岁成年人血清 TSH 的参考区间是 0.45～4.5 mU/L。年龄、性别、种族、碘摄入量、体质指数、生殖状态和 TSH 检测方法是影响 TSH 参考区间的独立因素。TSH 参考区间需考虑个体年龄，但通常以 TSH 水平≥7.5 mU/L 为升高，提示亚临床甲状腺功能减退。女性 TSH 显著高于男性[7]（表 30.2－3）。

表 30.2－3　TSH 的参考区间

胎儿	
妊娠周数	
- 19～27	4.1±1.4
- 28～38	6.9±2.4
- 36～42	4.2±1.5
结果以 mU/L 表示；值以 $\bar{x}\pm s$ 表示	
儿童[4]	
- 1～3 天	5.2～14.6
- 1～4 周	0.4～16.1
- 2～12 月	0.6～8.1
- 2～6 岁	0.5～4.5
- 7～11 岁	0.7～4.1
- 12～19 岁	0.5～3.6
结果以 mU/L 表示；值以第 2.5 和 97.5 百分位数表示	
成年人	
- 0.40～4.2[5]	
- 0.30～3.6[6]	
结果以 mU/L 表示；值以第 2.5 和 97.5 百分位数表示	

30.2.5 临床意义

30.2.5.1 TSH 降低

血清 TSH 水平是评估 T4 和 T3 生物学效应的敏感指标。目前指南推荐采用检测限低于 0.01 mU/L 的检测方法。采用推荐方法检测的结果是非常准确的，能可靠地评估 0.10 mU/L 的 TSH 阈值。该阈值提示临床需采取进一步的甲状腺功能亢进检查。

在无甲状腺功能亢进或减退相关临床症状的门诊患者中，若 TSH 水平处于参考区间内，则无须进一步检查。

TSH 水平为 0.01～0.39 mU/L 可能提示亚临床甲状腺功能亢进，由于 TSH 低值通常是短暂的，尤其在 0.1～0.4 mU/L 的范围内，因此需同时检测 FT4 和 FT3。部分健康老年人血清 TSH 水平较低，但无明确的甲状腺疾病。在这些个体中，血清 TSH 水平降低可能是由于下丘脑-垂体-甲状腺轴的调定点随年龄而变化[1]。除亚临床甲状腺功能亢进外，血清 TSH 水平降低的原因见表 30.2－4。

表 30.2－4　与亚临床甲状腺功能亢进无关的低 TSH 原因

妊娠早期结束。
严重的非甲状腺疾病，使用高剂量糖皮质激素或多巴胺治疗。
无明显甲状腺疾病的老年人。
部分黑种人个体，由于普通人群中 TSH 水平分布存在种族差异。
吸烟者。
血清 TSH 水平低于参考区间，但对个体而言仍为正常水平，主要由于参考区间仅包含 95%或 97.5%的普通人群。

TSH 在甲状腺疾病和非甲状腺疾病中的表现见表 30.2－5。TSH 和 T4 之间的关系见图 30.2－1。

表 30.2－5　甲状腺疾病与非甲状腺疾病中的 TSH

疾病/状态	临床与实验室检查结果
甲状腺功能亢进症	TSH 水平低于 0.01 mU/L 提示甲状腺功能亢进，主要由自身免疫性甲状腺功能亢进、毒性多结节性甲状腺肿、毒性腺瘤或产后甲状腺炎引起。
结节性甲状腺疾病	结节性甲状腺疾病是 TSH 受抑制、伴 FT4 和 FT3 水平正常的主要原因。甲状腺结节的患病率随年龄增长而增加，根据区域不同，经超声发现的结节为 10%～50%不等。约 10%的患者为热结节、10%的患者为温结节，两者均有功能亢进。一项研究[14]显示多数可检测到 TSH(＞0.01～0.39 mU/L)且 FT4 和 FT3 水平正常的结节性甲状腺疾病患者为热结节。血清 TSH 水平是甲状腺结节患者发生甲状腺恶性肿瘤的预测因子。TSH 水平≤0.4 mU/L 时，甲状腺癌发生风险适中。当 TSH 水平达到 0.9 mU/L，风险开始增加，在 TSH 水平超过 5.5 mU/L 时达到峰值[15]。TSH 水平低于 0.06 mU/L 时恶性肿瘤可能性为 16%，TSH 水平在 0.40～1.39 mU/L 范围内恶性肿瘤的可能性为 25%，TSH 水平在 1.40～4.99 mU/L 范围内恶性肿瘤的可能性为 35%，TSH 水平≥5.0 mU/L 时恶性肿瘤的可能性为 52%[16]。
甲状腺功能减退症	即使无临床症状，TSH 水平超过 20 mU/L 是甲状腺功能减退的明确指标。若需要明确 TSH 水平升高的原因，需进一步检测 FT4。TSH 临界或轻度降低的情况下，检测 TPOAb、TgAb 和血脂极为重要，因为上述指标在自身免疫性甲状腺功能减退中经常升高。
- 亚临床甲状腺功能减退症[17]	亚临床甲状腺功能减退症定义为血清 TSH 水平升高而 FT4 和 FT3 水平在参考区间内(表 30.1－4)。
- 先天性甲状腺功能减退症[18]	新生儿筛查中采集的毛细血管血液中 TSH 水平≥40 mU/L 作为开始治疗的生化标准。同时检测静脉血作为对照样本。若新生儿筛查 TSH＜40 mU/L，则在获得静脉样本中 TSH 检测结果前不应开始治疗。若发生下列情况，则开始 LT4 治疗：① FT4 水平低于年龄校正后静脉血的参考区间；② TSH 水平＞20 mU/L，即使 FT4 水平在参考区间内。 若出生后第 21 天静脉血中的 TSH 水平≥6～20 mU/L，婴儿健康；且 FT4 水平也在参考区间内，则推荐：影像学检查，以明确诊断；留观，并与亲属沟通，可能需要采血复测。 在治疗开始后的 1～2 周进行初次监测，并在最终一次 LT4 给药 4 h 后检测 FT4 或 T4 及 TSH。TSH 水平应该在年龄校正后的参考区间内，且 FT4 和 T4 水平应该处于参考区间的上限附近。仅基于 FT4 水平单独升高的结果，不应减少 LT4 的剂量。 随访检测：上述项目需要每 2 周检测一次，直至 TSH 正常，此后每 1～3 个月检测一次直至 1 岁，每 2～4 个月检测一次直至发育完成。
垂体腺瘤	TSH 分泌型腺瘤占所有垂体腺瘤的 1.1%。TSH 水平升高或正常伴 FT4 和 FT3 水平升高是重要的诊断标准，但其通常发生于相对较晚期。上述检查结果变化明显时，通常已存在巨大腺瘤[19]。
流产、新生儿死亡	母体 TSH 水平升高似乎与流产、胎儿死亡或新生儿死亡的风险增加有关。一项研究显示，流产女性 TSH 和 FT4 平均水平分别为 1.48 mU/L 和 9.82 pmol/L，相比无流产女性为分别 1.11 mU/L 和 9.58 pmol/L。

续 表

疾病/状态	临床与实验室检查结果
病态肥胖	在发达国家，肥胖相当普遍。在美国，23.9%的人 BMI≥30 kg/m²，其中5%有病态肥胖(BMI≥40 kg/m²)。相当比例的病态肥胖个体患有亚临床甲状腺功能减退。相比正常体重对照组 TSH 水平为(1.2±0.46)mU/L，FT3 水平为(3.41±0.54)ng/L，病态肥胖者 TSH 水平为(1.8±0.83)mU/L，FT3 水平为(3.08±0.47)ng/L[21]。
治疗中的 TSH	放射性碘治疗6个月后 TSH 水平正常提示治疗成功[22]。良性的单发或多发自主性甲状腺疾病(不包括地方性甲状腺肿)术后使用 L-甲状腺素治疗 Graves 病的目标是 TSH 水平达到 0.5～2.0 mU/L；甲状腺炎治疗后 TSH 水平维持在参考区间内[23]。 美国临床生物化学学会规定甲状腺功能减退患者经 L-甲状腺素治疗后的目标 TSH 水平为 0.5～2.0 mU/L[24]。在接受 L-甲状腺素治疗的甲状腺功能减退女性中，雌激素治疗导致 TSH 平均水平从(0.9±1.1)增加至(3.2±3.1)mU/L，FT4 水平下降。上述改变主要由于雌激素诱导的甲状腺结合球蛋白增加[25]。 临床或亚临床甲状腺功能减退的孕妇应接受 L-甲状腺素治疗，使其 TSH 水平保持在 0.5～2.5 mU/L。 已知锂具有甲状腺拮抗作用，锂治疗与 TSH 升高、40%～50%的甲状腺肿患病率相关[26]。
甲状腺激素用药过度和用药不足	在65岁以上的患者中，甲状腺激素使用过度和不足的发生率极高。TSH 水平<0.45 mU/L 时被认为偏低(提示补充过度)，>4.5 mU/L 时被认为偏高(提示补充不足)，339例患者中有43%甲状腺功能处于正常范围，41% TSH 偏低，16% TSH 偏高[27]。体重低与补充过度(低 TSH)显著相关。每减重 10 kg，比值比(OR)增加 1.65 倍。肾衰竭患者 TSH 水平低的可能性较低，糖尿病与 TSH 水平低和高都有关。 一项有亚临床或临床甲状腺功能减退的孕妇妊娠早期研究中，51%的人甲状腺功能处于正常范围，30%的人 TSH 水平低于 0.40 mU/L(提示过度补充)，19%的人 TSH 水平高于 4.0 mU/L(提示补充不足)[28]。
他汀类治疗	他汀类药物用于降低低密度脂蛋白胆固醇(LDL)，但也降低甲状腺功能和形态正常个体的 TSH 水平。服用他汀类药物的患者发生假性甲状腺功能减退的比值比为 3.6[29]。
巨TSH分子[30]	0.6%的样本中 TSH 与 IgG 结合，上述标本 TSH>10 mU/L 而 FT4 在参考区间内。

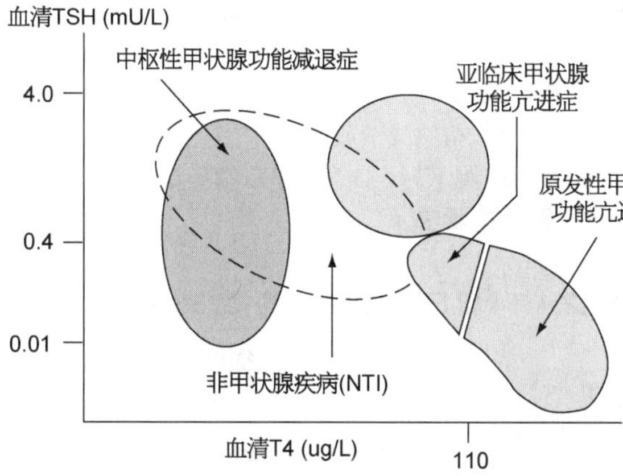

图 30.2-1 健康个体(圆)与原发性和亚临床甲状腺功能亢进症、中枢性甲状腺功能减退症及非甲状腺疾病(NTI)患者 T4 和 TSH 之间的关系(经允许转载自参考文献[8])。由于结果重叠，无法使用 T4、TSH 或两者的组合以鉴别上述疾病。仅原发性甲状腺功能亢进有明确定义

第三代 TSH 检测法的检测限为<0.01 mU/L，其可用于[9]：区分亚临床甲状腺功能亢进(TSH≥0.01 mU/L)和明显甲状腺功能亢进(TSH<0.01 mU/L)、准确检测 TSH 分泌性垂体瘤(TSH≥0.01 mU/L)、监测抑制治疗(TSH<0.01 mU/L)、区分非甲状腺疾病(TSH≥0.01～0.39 mU/L)和明显甲状腺功能亢进(TSH<0.01 mU/L)、糖皮质激素和胺碘酮及多巴胺受体激动剂治疗期间的检测(TSH≥0.01 mU/L)。

30.2.5.2 TSH 升高

亚临床甲状腺功能减退症定义为 TSH 水平升高(4.5～19.9 mU/L)而 FT4 水平正常。存在甲状腺抗体预示亚临床型发展为临床甲状腺功能减退症的风险。亚临床甲状腺功能减退与冠心病风险增加有关，尤其 TSH 水平≥10 mU/L。甲状腺功能减退症定义为 TSH 水平升高，FT4 水平降低。甲状腺功能减退症与血脂异常有关，尤其是总胆固醇和低密度脂蛋白胆固醇增加。

30.2.6 注意事项

检测 TSH 需要有相应的质量标准；主要质量标准见表 30.2-6。

表 30.2-6 TSH 检测的质量标准(转载自参考文献[10])

功能灵敏度(TSH 最低检测浓度≤0.01 mU/L 时，变异系数≤20%)。
与糖蛋白如 HCG、FSH 和 LH 的交叉反应<0.01%(尽可能<0.001%)。
患者血清稀释曲线与标准曲线的平行度(偏差±10%)。
精确检测添加至患者血清的标准物质(回收率±10%)。
检测 WHO 或 MRC 参考物质，预期值为±5%。
TSH 水平高达 300 mU/L 时无钩状效应。
不受嗜异性抗体的干扰。

检测方法：与抗小鼠抗体反应的嗜异性抗体，通过在捕获抗体和检测抗体之间形成连接而干扰双位点(夹心)免疫检测法，造成 TSH 水平假性升高。常通过添加另一物种的血清来消除嗜异性抗体的干扰。例如，使用小鼠抗体，则加入牛血清，其含有可结合并能阻断嗜异性小鼠抗体的抗体。

另一种方法是制造嵌合抗体。这是一种具有小鼠来源的可变区(抗原结合片段，Fab)和人源 Fc 片段的人抗体。这可防止 Fc 段与抗鼠抗体的直接结合。上述方法可减少 TSH 的错误结果。

一项 16 种商业化免疫检测方法的比较研究中，13 种检测的平均值在总均值的 10%以内。基于总均值的数学校准能消除检测特异性的偏移。对 TSH 水平为 0.016 mU/L 的样本，6 家厂商未报道结果或变异系数超过 20%[11]。

参考试剂：在 WHO 支持下生产了人重组 TSH 参考试剂 rTSH 94/674。每瓶包含 6.70 mU rTSH，用于校准 TSH。

影响因素：TSH 水平在凌晨 2 点到 4 点到达高峰，下午 4 点到晚上 8 点到达低谷[12]。不足 1 月龄的婴儿和 Sheehan 综合征患者 TSH 不存在昼夜节律变化。缺乏睡眠和短期内甲状腺功能减退症未治疗会影响夜间 TSH 激增。使用甲状腺

素或 T3 治疗甲状腺功能减退症不会影响 TSH 昼夜节律[7]。

稳定性：血清可在 4℃或 18～22℃保存 4 天，若超低温冻存可保存更久[13]。

30.3 甲状腺激素

30.3.1 引言

检测 TSH 是诊断甲状腺功能紊乱的主要手段。TSH 水平能评估组织中 T3 的生物学效应，而 T4 和 T3 水平是甲状腺分泌功能的指标。甲状腺功能亢进症的特征是 T4 和(或)T3 分泌过多，而甲状腺功能减退症是由这些激素缺乏引起的。亚临床甲状腺功能亢进或甲状腺功能减退时，TSH 水平异常降低或升高，而 T4 或 T3 水平仍处于参考区间内。

T4 和 T3 以游离(未结合)激素的形式循环于血浆中，或与以下结合蛋白结合：TBG、甲状腺素运载蛋白(亦称甲状腺素结合前白蛋白)和白蛋白。蛋白质结合和未结合形式统称为“总”激素(T4，T3)，而未结合的激素被称为“游离”激素(FT4 和 FT3)。游离激素是生物活性形式，与甲状腺功能密切相关。

T3 的代谢动力学与 T4 不同，与 T4 相比，它对 TBG 的亲和力低 10～15 倍。因此，仅 0.02%～0.03%的 T4 以游离形式存在，而 0.2%～0.3%的 T3 以游离形式存在。约 75%的 T4 与 TBG 结合，10%～20%分别与甲状腺素运载蛋白和白蛋白结合。T3 的结合方式类似，但其与甲状腺素运载蛋白结合的比例更少。每种激素与脂蛋白的结合少于 5%。若 TBG 浓度发生改变，则会发生由结合到游离激素的暂时变化。然而，由于下丘脑-垂体-甲状腺轴的固定调定点，游离激素水平会迅速恢复到先前值。当游离激素被代谢时，结合的激素因非共价结合，立即从结合蛋白解离。当血清在体外稀释时也会发生解离，导致游离激素水平下降[1]。

由于下丘脑和外周组织中两种甲状腺激素的作用在分子水平上仅由核 T3 受体介导，因此 T4 被认为是 T3 的激素前体。外周中所有的 T4 和仅 15%～20%的 T3 由甲状腺分泌。其余 T3 在肝脏、肾脏和其他外周器官中由 T4 产生。

T3 的日产量约为 T4 的一半，血清 FT3 水平比 FT4 低 3～4 倍(5 fmol/L *vs*. 20 fmol/L)。外周组织中的 1 型脱碘酶和下丘脑-垂体系统中的 2 型脱碘酶催化 T4 向 T3 的转化。由于 2 型脱碘酶的米氏常数比 1 型脱碘酶低 1 000 倍，因此可以假设垂体中每个细胞的 T4 向 T3 转化多于外周组织。循环 T4 的半衰期为 6.7 天，而 T3 的半衰期仅为 0.75 天。T3 有昼夜节律，但 T4 没有[2]。

鉴于游离激素具有生物活性，检测 FT4 和 FT3 通常用于评估甲状腺功能。

30.3.2 游离 T4(FT4)和总 T4(T4)

外周几乎所有循环 T4 由甲状腺分泌。

30.3.2.1 适应证

游离甲状腺素：怀疑原发性甲状腺功能亢进或甲状腺功能减退时(还需检测 TSH)、疑似甲状腺疾病的重症患者(与 TSH 检测联用)、TSH 水平升高或降低怀疑亚临床甲状腺功能减退或甲状腺功能亢进、下丘脑-垂体-甲状腺轴失调的情况下、甲状腺功能亢进治疗初期后(治疗后的数周至数月内 TSH 分泌受抑制)、监测 L-甲状腺素治疗的剂量。

总甲状腺素(T4)：TSH 与 FT4 结果不一致。

30.3.2.2 检测方法

血清 T4 和 T3 水平不仅反映激素生成，也反映甲状腺激素结合蛋白的浓度。结合蛋白升高的情况下，T4 和 T3 水平通常升高，而 FT4 和 FT3 水平保持正常。

T4：检测原理为，酶、发光和荧光标记的竞争性免疫检测法。在异源竞争法检测中，样本中的 T4 和标记 T4(如酶标 T4)竞争结合试剂中有限的抗 T4 抗体。患者样本中 T4 水平越高，与抗体结合的酶标 T4 就越少。患者 T4 抗体复合物和酶标 T4 抗体复合物与固相二抗结合。加入底物以检测酶活性。与固相结合的酶标 T4 与样本中 T4 水平成反比。其与 T3 的检测原理相同。

FT4：检测原理为，一步模拟免疫检测法。在此方法中，化学修饰的 T4 类似物取代标记 T4 作为竞争分子。T4 类似物以高亲和力与 T4 抗体结合，但天然血清 T4 与血清结合蛋白亲和力较低[5]。

平衡透析法，超滤：在此方法中，FT4 与蛋白结合的 T4 分离，随后使用免疫法检测滤液或透析液中的 FT4。

免疫法直接检测 FT4：分为竞争法和非竞争法。

30.3.2.3 标本要求

血清：1 mL。

30.3.2.4 T4 和 FT4 的参考区间(表 30.3-1)

表 30.3-1　T4 和 FT4 的参考区间

成人[24]				
- T4	56～123 μg/L(72～158 nmol/L)*			
- FT4	9.9～16.2 ng/L(12.7～20.8 pmol/L)*			
*值取第 2.5 和 97.5 百分位数				
儿童				
年龄	T4*[3]		FT4**[4]	
	(μg/L)	(nmol/L)	(ng/L)	(pmol/L)
脐带	60～131	77～167	6.6～27	8.5～35
1～2 天	107～258	138～332	8.3～31	10.7～40
3～30 天	78～197	100～254	4.8～23	6.2～30
2～12 月龄	54～138	69～178	8.5～18	10.9～23
2～6 岁	53～123	68～158	9～17	11.6～22
7～11 岁	60～111	77～143	9～17	11.6～22
12～19 岁	49～107	63～138	9～16	11.6～21

* 值取第 5 和 95 百分位数；** 值取第 2.5 和 97.5 百分位数。换算：ng/L×1.287 = pmol/L；μg/L×1.287 = nmol/L

30.3.2.5 临床意义

FT4 是评估甲状腺激素分泌的基本参数，它比 FT3 更直接反映甲状腺的激素生成水平。FT4 和 T4 的临床评估见表 30.3-2。

表 30.3-2 FT4 和 T4 水平的评估

FT4 或 T4	诊断解释
参考区间	- 健康的甲状腺。 - 地方性碘缺乏性甲状腺肿伴外周甲状腺功能正常。 - 甲状腺抑制治疗(参考区间上限)。 - 甲状腺激素替代疗法。 - 亚临床甲状腺功能亢进(如局灶性或播散性自主性甲状腺疾病的早期阶段,偶见于自身免疫性甲状腺功能亢进症)。 - 单纯 T3 甲状腺功能亢进(如自身免疫性甲状腺功能亢进症中甲状腺自主功能早期)。 - 亚临床甲状腺功能减退。
升高	甲状腺功能亢进 - 自主性功能性腺瘤、毒性多结节性甲状腺肿。 - Graves 病。 - 亚急性甲状腺炎或桥本甲状腺炎初期可能。 - 人为甲状腺功能亢进。 - 甲状腺抑制疗法(最后一次甲状腺素给药后 24 h 内采血)。 - 含碘术前用药可能(如含碘的造影剂或药物)。 - 罕见,垂体瘤。
降低	甲状腺功能减退 - 原发性(甲状腺性)甲状腺功能减退(如慢性甲状腺炎、甲状腺肿切除术或放射性碘治疗后的医源性甲状腺功能减退)。 - 甲状腺拮抗剂类药物治疗。 - 先天性甲状腺功能减退。 - 严重碘缺乏。 - 继发性(中枢性)甲状腺功能减退。

由于 FT4 不受个体间和个体内结合蛋白浓度的影响,因此它比 T4 具有更高的诊断价值。FT4 代表血清 T4 的代谢反应、当前激素的生成(甲状腺分泌、甲状腺外 T4 向 T3 转化)和消除(血管外转运、代谢、肾脏消除)。例如,FT4 在参考区间界值处时鉴别甲状腺相关和非甲状腺性升高的能力比 T4 更好,这是 T4 检测仅在部分患者中所必需的原因,以区分甲状腺相关和非甲状腺的升高。

除非 TSH 也受抑制(<0.01 mU/L),否则不能通过 FT4 和(或)FT3 升高诊断原发性甲状腺功能亢进症。除非 TSH 显著升高,否则不能通过低 FT4 诊断亚临床甲状腺功能减退症。TSH 水平显著升高且 FT4 水平降低提示甲状腺功能减退。

若非甲状腺疾病(NTI)患者的 FT4 与 TSH 水平存在不一致,则应检测 T4 以确定是否存在甲状腺疾病。若 FT4 和 T4 表现相似,则发生甲状腺疾病可能性更高。FT4 和 T4 之间的不一致通常由 NTI 引起[6]。与 FT4 和 T4 水平变化相关的疾病和情况见表 30.3-3。

30.3.2.6 注意事项

检测方法:比较 9 家商品化的免疫检测试剂与基于平衡透析法-同位素稀释-质谱(ED-ID-MS)的候选参考检测程序(cRMP)检测 FT4 和 FT3 的结果。对于 FT4(FT3),2(4)次检测的平均偏差高达 -42%(-30%)。重新校准至 cRMP 消除检测特定偏移后,约有一半制造商将内部质量控制目标匹配到 5%以内;然而,发现了批内检测的不稳定[14]。

与平衡透析相比,血清样本的稀释会引起多数免疫测定中 FT4 结果降低。稀释倍数为 10 时,检测值降低 20%~80%[15]。

表 30.3-3 与 FT4 和(或)T4 变化相关的疾病和情况

疾病/情况	临床和实验室检查结果
使用激素类避孕药[7]	甲状腺形态正常的女性使用激素类避孕药后 T4 和 T3 比未使用的女性高,而 FT3 更低。FT4 和 TSH 水平保持不变。这主要是由肝脏 TBG 合成增加所致。
绝经后雌激素治疗[8]	甲状腺功能正常的女性,在雌激素治疗的 12 周内,血清 T4 水平从(80±9) μg/L[(103±12) nmol/L]升至(104±15) μg/L[(134±19) nmol/L][8]。TBG 水平从(20.3±3.5) mg/L 增加至(31.3±3.2) mg/L。甲状腺功能减退女性的 T4 和 TBG 也有类似升高,这表明在接受甲状腺素治疗的甲状腺功能减退症女性患者中,雌激素治疗可能会增加对甲状腺素的需求。
妊娠[9]	FT4 水平随妊娠进程而降低。使用同位素稀释 LC/MS/MS 检测 FT4 时,非妊娠女性的 $\bar{x}\pm s$ 为(9.3±2.5)ng/L,妊娠早期为(11.3±2.3)ng/L,妊娠中期为(9.2±3.0)ng/L,妊娠晚期为(8.6±2.1)ng/L。使用免疫法检测相同样本的 FT4 时,妊娠早期为(10.5±2.2)ng/L,妊娠中期为(8.8±1.7)ng/L,妊娠晚期为(8.9±1.7)ng/L。
早产儿暂时性低甲状腺素血症[10]	暂时性低甲状腺素血症常见于早产儿。妊娠第 30 周前出生的婴儿 T4 水平低于 65 μg/L(84 nmol/L)的发生率几近 50%,而其他早产儿为 25%。FT4 水平也降低,但降低程度与 T4 不同。FT4 水平与健康成年人相当,显著高于先天性甲状腺功能减退症患者。尽管如此,早产儿 FT4 平均水平仅为足月儿的一半。暂时性低甲状腺素血症在出生 4~8 周内自发消退。
早产儿暂时性甲状腺功能减退症[10]	碘缺乏可能导致早产儿发生以低 FT4 和高 TSH 为特征的暂时性甲状腺功能减退症。在比利时,暂时性甲状腺功能减退症的发病率约为 20%,而在美国和日本为 1/50 000。尽管他们脐带血的激素水平可能正常,但这些婴儿在出生后前 2 周内会发生甲状腺功能减退症伴 TSH 水平升高。尿碘排泄量和甲状腺碘储量低。甲状腺功能减退对碘补充有反应,通常在 2~3 个月内恢复。在暴露于过量碘后,碘缺乏地区的足月婴儿也会发生短暂性甲状腺功能减退症。
监测 L-甲状腺素替代治疗	使用 L-甲状腺素替代治疗期间,血清 FT4 水平高于基于 TSH 水平预期的 FT4 浓度。这被认为是由甲状腺缺乏 T3 分泌引起的。 T4 和 FT4 水平高度依赖药物摄入和采血的间隔。每天服用 150~200 mg L-甲状腺素治疗的甲状腺疾病患者,T4 和 FT4 水平在 1~4 h 内增加 20%,9 h 后恢复到初始水平。血清 TSH 和 FT3 水平保持不变[6]。采血应与最后一次给药间隔至少 12 h,优选 24 h。 一项研究显示,接受替代治疗的多结节性甲状腺肿患者血清 FT4 水平约为 15 ng/L(19.3 pmol/L)。幽门螺杆菌性胃炎患者需增加 20%~30%的每天甲状腺素剂量才能达到相同的 FT4 水平[11]。
急性肝炎	由于外周 T4 向 T3 的转化减少,血清 FT4 水平增加。
药物相关作用	肝素、苯妥英、苯巴比妥和卡马西平通过置换结合蛋白中的 T4 从而提高 FT4 水平。
酮症酸中毒	由于酮体能置换结合蛋白中的 T4,FT4 水平在糖尿病酮症酸中毒和禁食时升高。
胺碘酮	胺碘酮是一种抗心律失常药物,每千克含有 370 g 的碘。胺碘酮治疗初期,碘对甲状腺的抑制作用可引起 FT4 水平下降和 TSH 暂时升高。治疗期间,胺碘酮对脱碘酶活性和甲状腺 TSH 受体的抑制作用,导致 FT4 升高、FT3 降低、rT3 升高,TSH 升高至 20 mU/L。长期治疗期间,TSH 水平恢复正常或受轻度抑制。在这种情况下,典型的实验室检查结果:TSH 正常或轻度抑制、FT4 比参考区间上限高 20%~30%、FT3 轻度下降或处于参考区间的较低水平[12]。
TSH 未受抑制的 FT4 水平升高	这种情况见于危重症患者、TSH 分泌性肿瘤、甲状腺激素抵抗或因存在 T4 抗体引起的免疫检测干扰。
家族性异常白蛋白血症性高甲状腺素血症(FDH)	FDH 是一种常染色体显性疾病,以血清白蛋白对 T4 亲和力增加为特征。白蛋白具有低亲和力和高携带 T4 的能力。在 FDH 中,30%~40%的血清 T4 与白蛋白结合。若使用一步免疫法检测,则 T4 和 FT4 水平升高;若使用两步免疫法检测,则 FT4 和 FT3 水平正常[13]。

个体差异：在一年中，个体 FT4 水平在 ± 25%之间变化，而 TSH 水平在 ± 50%之间变化。这是 TRH 分泌的垂体调定点的季节性变化所致[16]。

针对 T4 的自身抗体：甲状腺激素自身抗体直接针对 T4 和 T3，干扰 1.2%病例的 FT4 和 FT3 检测[17]。自身抗体干扰竞争性固相免疫检测法，上述检测时样本内 FT4 与标记 T4 水平之间呈反比。

不存在干扰的情况下，标本内 T4 和试剂内标记 T4 与固相上有限的 T4 特异抗体竞争性结合。然而存在自身抗体时，部分 T4 和标记 T4 可与自身抗体结合而非固相。这会引起检测信号假性偏低，造成标本内 T4 的检测结果偏高。

稳定性：血清和血浆标本在室温(22℃)保存 24～48 h；超低温冻存可达 1 年以上。

30.3.3 总 T3(T3)，游离 T3(FT3)

约 80%的循环 T3 是由 T4 的外周转化生成，仅 20%由甲状腺直接分泌。在血浆中，T3 主要与 TBG 结合，并以较低亲和力与甲状腺素运载蛋白结合。FT3 的代谢活性是 FT4 的 5 倍，而 rT3 的代谢活性不到 FT4 的 5%。

30.3.3.1 适应证

适应证包括：鉴别 FT4 水平正常、TSH 受抑制的 T3 甲状腺毒症的患者；鉴别 TSH 受抑制，FT4 和 FT3 水平正常的亚临床甲状腺功能亢进患者，这些患者发生临床甲状腺功能亢进的风险增加；对于非甲状腺疾病患者，T3 水平降低，FT3 水平降低幅度较小；在甲状腺功能亢进的危重症患者中，T3 和 FT3 水平可轻度升高、正常或下降；Graves 病患者治疗的预后评估；治疗前高 T3 或 FT3 水平提示高复发率；评估原发性甲状腺功能减退的严重程度；评估 T3 替代疗法。

30.3.3.2 检测方法

参见 T4 或 FT4 的检测方法。

30.3.3.3 标本要求

血清：1 mL。

30.3.3.4 参考区间(表 30.3-4)

表 30.3-4 T3 和 FT3 的参考区间

成人[24]				
- T3	0.78～1.82 μg/L(1.2～2.8 nmol/L)*			
- FT3	2.5～4.4 ng/L(3.9～6.7 pmol/L)*			
*值取第 2.5 和 97.5 百分位数；使用商品化试剂盒检测				
儿童[4]				
年龄	T3		FT3	
	(μg/L)	(nmol/L)	(ng/L)	(pmol/L)
- 0～3 天	1.0～2.9	1.5～4.5	1.9～7.9	3.0～12.1
- 4～30 天	0.6～2.4	0.9～3.7	1.9～5.3	3.0～8.1
- 2～12 月龄	0.8～2.8	1.2～4.3	1.6～6.4	2.4～9.8
- 2～6 岁	0.8～2.5	1.3～3.9	1.9～5.9	3.0～9.1
- 7～11 岁	0.9～2.2	1.4～3.4	2.7～5.1	4.1～7.9
- 12～19 岁	0.8～2.1	1.3～3.3	2.3～5.6	3.5～5.0

*值取第 5 和 95 百分位数。使用商品化试剂盒检测。换算：ng/L × 1.54 = pmol/L；μg/L × 1.54 = nmol/L

30.3.3.5 临床意义

血清中约 99.8%的 T3 与蛋白质结合，仅 0.2%～0.3%以游离活性形式存在。由于 T3 与蛋白结合的亲和力较 T4 低 10 倍，检测 T3 和 FT3 具有相似的诊断价值[18]。

然而，由于其蛋白质结合的亲和力比 T4 低 10 倍，因此蛋白质结合力的变化对 T3 的影响较小。因此，相比 FT4 与 T4 检测有同等的重要性，FT3 检测却没有 T3 重要。

仅检测 FT3 而不是 T3 的优势有限，检测 T3 和 FT3 被证实在确认甲状腺分泌性功能中同样可靠。

T3 和 FT3 水平反映组织中 T4 向 T3 的转化，而在较小程度上反映了甲状腺分泌 T3 的能力，上述分泌功能仅占甲状腺功能正常人群的 20%。对自身免疫性甲状腺功能亢进而言并非如此。在 Graves 病中，无论甲状腺毒症是由 T3 还是由 T3 和 T4 共同引起的，(33 ± 6)%的 T3 由甲状腺分泌[19]。

在下列情况中，T4 向 T3 的转化率可能降低，造成 T3 和 FT3 水平降低：① 在危重疾病、非甲状腺疾病或低 T3 综合征中，主要由于脱碘酶的抑制；② 糖皮质激素、普萘洛尔和胺碘酮等药物的影响；③ 在老年人中，可能漏诊轻度甲状腺功能亢进。

在碘缺乏症中，可发生 T3 和 FT3 代偿性增加。由于通过增加 T4 分泌并随后转化为 T3，T3 和 FT3 水平维持在参考区间内的较低水平，因此，T3 和 FT3 对诊断甲状腺功能减退的价值有限。

T3 或 FT3 检测与下列情况具有临床相关性：① 检测单 T3 分泌过多(T3 甲状腺毒症)，占所有甲状腺功能亢进病例的 10%；② 甲状腺功能亢进的早期，尤其有自主功能的情况下；③ 由于 T3 水平升高为早期症状，可诊断复发性甲状腺功能亢进；④ 排除因 L-甲状腺素治疗引起的人为甲状腺功能亢进。

当个体的 BMI＞25 kg/m² 时，FT3 水平升高与个体进行性向心性脂肪堆积有关。FT4 与 FT3 比值也与腰围、血压、空腹血糖、胆固醇和 HDL 胆固醇浓度相关[20]。

T3 与 FT3 水平的临床意义见表 30.3-5。

表 30.3-5 T3 和 FT3 水平的临床意义[21]

T3 或 FT3	诊断解释
参考区间内	甲状腺功能正常。 亚临床甲状腺功能亢进症。 因甲状腺和甲状腺外 T4 向 T3 转化的代偿性升高，引起甲状腺功能减退。 遵循 L-T3 抑制治疗。 在碘缺乏症中，FT4 水平接近参考区间内的较低水平，而 FT3(或 T3)水平升高或接近参考区间内的较高水平。
升高	甲状腺功能亢进症(常见)，伴 T4 相关的 FT3 或 T3 水平不成比例地升高。 5%～10%的甲状腺功能亢进症，仅 T3 和 FT3 水平升高。 激素结合能力障碍(仅 T3 升高，FT3 正常)。 使用含有 T3 的激素制剂。 FT3 或 T3 水平升高可能是甲状腺功能亢进症复发的早期征兆。 FT3 或 T3 水平降低反映了甲状腺功能亢进症治疗的早期疗效。 在疑似非甲状腺疾病中，伴 TSH 抑制的 FT3 或 T3 升高表明甲状腺功能亢进的可能性更大。 胺碘酮治疗期间 FT3 或 T3 水平异常升高提示胺碘酮诱发的甲状腺功能亢进症。 在先天性甲状腺肿中，甲状腺球蛋白合成缺陷可能引起 FT3 或 T3 水平升高。 FT3 或 T3 水平升高常见于 TSH 分泌型垂体瘤。 多结节性甲状腺肿和碘摄入过量诱发的甲状腺功能亢进症最先出现 FT3 或 T3 水平升高。

续 表

T3 或 FT3	诊断解释
	在没有甲状腺功能亢进临床症状的情况下，经常可见甲状腺激素抵抗引起 FT3 或 T3 升高。 使用甲状腺抑制治疗期间即使 T3 过量，T4 水平亦可能减少。
降低	甲状腺功能减退症；隐匿甲状腺功能减退症中 FT3 或 T3 水平代偿性升高。 长期甲状腺拮抗剂治疗。 慢性严重疾病患者和老年人，T4 向 T3 的转化减少；即低 T3 综合征或非甲状腺疾病。在这些情况下，rT3 水平通常升高。

30.3.3.5.1 低 T3 综合征：因下丘脑-垂体-甲状腺轴各水平的变化，评估危重症患者的甲状腺功能十分复杂。疾病进程出现 T3 减低和脉冲式 TSH 释放减少，rT3 水平增加。上述情况被称为正常甲状腺功能病态综合征或非甲状腺疾病或低 T3 综合征[22]。由于催化 T4 向 T3 转换的 5′脱碘酶受抑制，低 T3 综合征是非甲状腺疾病最常见的表现。一项研究表明，低 T3 综合征在慢性肾病（CKD）中非常普遍[22]。此外，即使 TSH 水平正常，血清 T3 水平也与 CKD 的严重程度相关（表 30.3－6）。

表 30.3－6　慢性肾病中低 T3 的患病率[22]

eGFR mL/（min・1.73 m^2）	患病率（%）
≥90	8.2
≥60 但＜90	10.9
≥30 但＜60	20.8
≥15 但＜30	60.6
＜15	78.6

30.3.3.5.2 T3 与 FT3 用于治疗监测：若使用甲状腺素治疗甲状腺肿期间或甲状腺术后怀疑甲状腺激素过量，除检测 TSH 外，还可检测 FT3。

使用 L-甲状腺素治疗甲状腺功能减退症初期，FT3 平均水平低于 FT4。当增加甲状腺素剂量时，若 TSH 降至参考区间的较低水平，则检测 FT3 在防止剂量过量方面十分重要。FT3 水平应保持在参考区间内。

甲状腺功能亢进症在药物抑制治疗初期，因 T3 生成的代偿性增加，FT3 水平升高（每个分子中的碘原子比 T4 少 1 个）。采血需与最后一次给药间隔至少 12 h，最佳为 24 h。

30.3.3.6 注意事项

参考区间：根据研究，老年人 FT3 和 T3 水平比年轻人低 10%～50%。这较低的检测值是由于 T4 向 T3 的转化减少，主要见于60岁以上的男性；在女性中，从70岁开始水平逐渐降低。

检测方法：参见 T4 和 FT4 的检测方法及参考文献[14]。

昼夜节律：如 TSH，FT3 也有昼夜节律。然而，其峰值和谷值比 TSH 晚 0.5～2.5 h[2]。

30.3.4 反式三碘甲腺原氨酸（rT3）

当对活性甲状腺激素的需求减少时，人体可通过促进 T4 单脱碘作用使 3，3′，5′-三碘甲腺原氨酸（rT3）失活，调节 T4 向 T3 的生物转化（图 30.3－1）。血浆 rT3 水平间接反映组织中 T4 向 T3 的转化。它也用于间接检测甲状腺激素代谢为二碘甲腺原氨酸的情况。

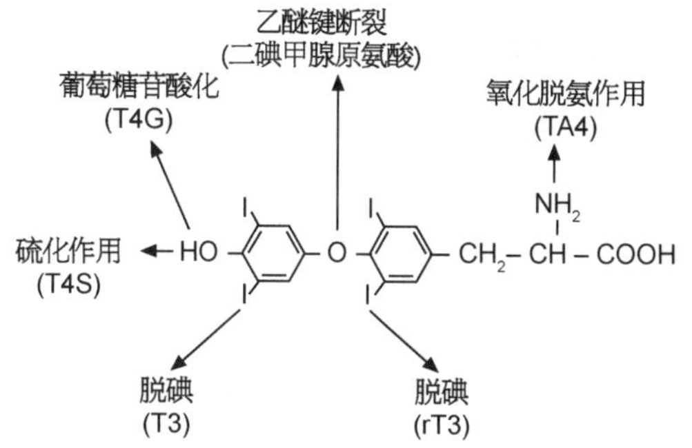

图 30.3－1　甲状腺激素的代谢途径[3]。TA4，T4 的乙酸代谢物；rT3，反式三碘甲腺原氨酸

30.3.4.1 适应证

明确 FT4、T3 或 FT3 异常低值的原因。

30.3.4.2 检测方法

放射免疫检测法。

30.3.4.3 标本要求

血清：1 mL。

30.3.4.4 参考区间

0.10～0.30 μg/L，或 0.15～0.50 nmol/L（换算：μg/L × 1.54＝nmol/L）。

30.3.4.5 临床意义

在严重的非甲状腺疾病中，FT3 水平降低，而 rT3 以相似的程度升高。低 T3 综合征见于新生儿期、危重症成年人（表 30.1－2）、禁食和低糖类摄入期、肝病，以及受多种药物影响，如皮质类固醇、抗心律失常药和 β 受体阻滞剂。T4 水平下降仅见于非常严重的非甲状腺疾病，FT4 水平可长期正常甚至升高。因此，rT3 被认为是 T4 脱碘的调节剂[23]。

T3 与 rT3 比值在鉴别严重非甲状腺疾病的临床恶化和监测治疗效果中有重要价值。目前检测 rT3 未纳入甲状腺常规检查。

30.4 甲状腺素结合球蛋白

甲状腺素结合球蛋白（TBG）是甲状腺激素最重要的血浆转运蛋白。TBG 是一种分子量为 54 kDa 的糖蛋白，由 395 个氨基酸和 4 个天冬酰胺连接的寡糖链组成。目前已知糖类组分不影响免疫原性及与 T4 的结合。TBG 基因位于 X 染色体的长臂，由 5 个外显子组成。

除了作为 T4 和 T3 的储存和转运蛋白，并能抑制肾脏对其的清除，对于 TBG 的生理学作用知之甚少[1]。

30.4.1 适应证

包括血清 TSH 与 T4 和（或）FT4 水平之间无法解释的不一致、血清 T4 和 FT4 水平之间无法解释的不一致、血清 T4 水平显著升高或降低、疑似先天性 TBG 缺乏症。

30.4.2 检测方法

放射免疫检测或酶免疫检测方法。

30.4.3 标本要求

血清：1 mL。

30.4.4 参考区间

13～30 mg/L(220～510 nmol/L)。换算：mg/L × 17 = nmol/L。

30.4.5 临床意义

若TSH与T4或FT4之间不一致，则需检测TBG来评估甲状腺功能。此时，使用T4与TBG比值作为评估标准(表30.4－1)。妊娠期间或口服雌激素避孕药后肝脏合成TBG增加。

表30.4－1 使用T4/TBG值评估甲状腺功能

T4/TBG值	功能状态
4.3 ± 1.2	甲状腺功能正常
1.1 ± 0.9	甲状腺功能减退
11.2 ± 3.6	甲状腺功能亢进

结果以 $\bar{x} \pm s$ 表示

先天性TBG病包括部分或完全TBG缺陷和TBG过剩。已在日本家庭中发现由第352位密码子的核苷酸缺失造成的完全缺陷。TBG分子被截短并保留于内质网中。日本人群中TBG缺陷的发病率约为0.09%[2]。

30.5 甲状腺自身抗体

30.5.1 自身免疫性甲状腺疾病

甲状腺的自身免疫性内分泌疾病可导致腺体功能低下或过度活跃，并与其他内分泌腺如肾上腺、胰岛细胞和卵巢的自身免疫性疾病相关。最常见的自身免疫性内分泌疾病是1型糖尿病(T1D)和自身免疫性甲状腺疾病(autoimmune thyroid diseases，AITD)。这两种疾病以T细胞浸润靶器官，产生自身抗体，造成器官功能障碍和破坏为特征。通常，患者会同时患一种以上的自身免疫性内分泌疾病。上述情况称为多腺体自身免疫综合征。T1D和AITD是最常见的相关疾病。超过20%的T1D患者有甲状腺自身抗体，其中半数患者发生AITD。反之，2.3%的AITD患儿有胰岛细胞自身抗体[1]。

T1D和AITD与特定HLA的相关性：① Graves病与DR3呈正相关，但与DR5呈负相关；② DR3单倍型中，Graves病与DQA1*0501正相关，与DQB1*0201连锁不平衡；③ 桥本甲状腺炎与HLA DQB1*301呈正相关。

自身免疫性甲状腺疾病以甲状腺功能亢进或功能减退为特征，该疾病是由遗传因素、碘摄入不足、妊娠、放疗、病毒感染、手术、侵入性疾病或自身免疫所引起。AITD包括自身免疫性甲状腺功能亢进(Graves病)和自身免疫性甲状腺功能减退(桥本甲状腺炎)。

根据对文献系统性回顾，每10万人中AITD的发病率[2]：① 据报道，每年每10万人中自身免疫性甲状腺功能减退发病率在2.2(男性)到498.4(女性)。② 据报道，每年每10万人中自身免疫性甲状腺功能亢进发病率在0.70(黑种人男性)到99(高加索女性)。

每1 000名男性中甲状腺功能减退的患病率中介于0～7.8，在女性中介于2.0～19.4[2]。

涉及甲状腺自身免疫性疾病的三种重要抗原是：Tg(针对其生成TgAb)、TPO(针对其生成TPOAb)及TR(针对其生成TRAb)。

在健康人和自身免疫性甲状腺疾病患者中，自身抗体的流行程度呈地域差异。TgAb和TPOAb的不同检测限和切点值(30～100 kU/L)可以解释上述差异。一项临床研究表明，男性AITD的患病率为0.2%，女性患病率为2%，而基于TgAb和TPOAb检测的亚临床AITD的患病率比其高10倍[3]。

其他研究显示，尽管98% TgAb阳性的血清样本中TPOAb也为阳性，但仅65% TPOAb阳性的血清样本中TgAb水平升高[4]。因此，检测分化型甲状腺癌患者Tg时，需对样本进行TgAb筛查(参见28.20)。

健康人群中存在低水平的TgAb和TPOAb。然而上述自身抗体是一组针对广谱抗原具有低亲和力的天然抗体。

诊断流程见图30.5－1和图30.5－2。

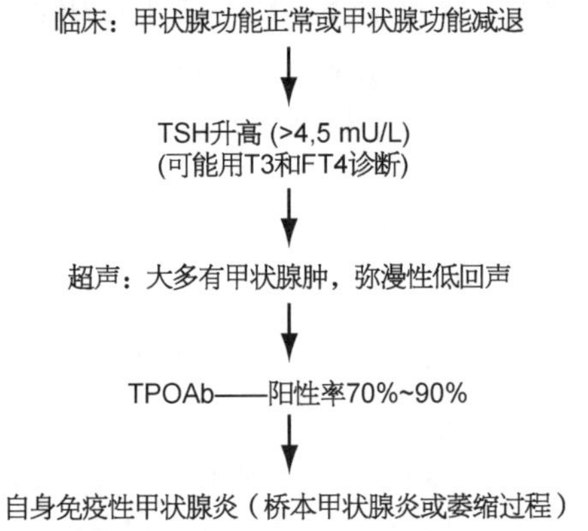

图30.5－1 自身免疫性甲状腺炎的诊断(经允许转载自参考文献[3])。根据不同实验室，TSH参考区间上限在3.6～4.5 mU/L

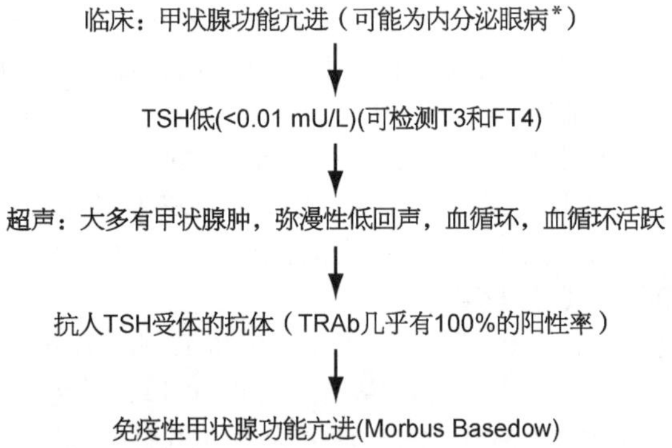

图30.5－2 Graves病的诊断(经允许转载自参考文献[4])。*提示自身免疫性甲状腺功能亢进

30.5.2 甲状腺球蛋白抗体(TgAb)

甲状腺球蛋白(Tg)是由两个亚基组成的水溶性糖蛋白，每个亚基的分子量均为300 kDa(参见28.20)。它是甲状腺激素生物合成中最重要的前体。Tg分子的134个酪氨酸残基中，不到1/5被碘化。Tg合成后存储于甲状腺滤泡。TSH刺激Tg释放入循环，半衰期为3～65 h，随后消除[3]。

每个Tg亚基有两个自身抗原表位。产生的自身抗体主要由 IgG 组成。在桥本甲状腺炎中，主要自身抗体是 IgG_2，而在 Graves 病、甲状腺癌和非甲状腺毒性甲状腺肿中，主要自身抗体类型是 IgG_4。

30.5.2.1 适应证

分化型甲状腺癌患者血清中筛查 Tg，以及疑似自身免疫性甲状腺炎，TPOAb 阴性。

30.5.2.2 检测方法

免疫测定：酶免疫测定(EIA)、化学发光免疫分析(ICMA)或免疫测量分析(IMA)使用医学研究委员会(medical research council，MRC)参考品 65/93 进行校准，每个安瓿瓶有 1 000 个 MRC 单位。

30.5.2.3 标本要求

血清：1 mL。

30.5.2.4 参考区间

根据不同的商品化检测方法，最高可达 60 kU/L[4] 或 100 kU/L[5]。

30.5.2.5 临床意义

一项针对丹麦人群的研究[4]显示，检测切点值为 60 kU/L，60～65 岁男性 TgAb 的阳性率为 7.7%；18～22 岁女性中，TgAb 的阳性率为 9.1%，并在 60～65 岁时增至 20%。在碘摄入量充足的地区，除非存在甲状腺癌，TgAb 升高而 TPOAb 正常很少为功能性甲状腺疾病。

30.5.2.5.1 分化型甲状腺癌：Tg 水平用于监测治疗后的分化型甲状腺癌[4]。然而，这些患者中 15%～30%存在 TgAb 水平升高。若使用免疫法检测 Tg(参见 28.20)，则 TgAb 会干扰 Tg 的检测，导致结果假性偏低。在这些患者中，由转移性病灶残留引起的 Tg 水平升高可能会被忽视。

30.5.2.5.2 自身免疫性甲状腺炎：在 12%～30%的自身免疫性甲状腺功能亢进患者和 60%～80%的自身免疫性甲状腺炎患者中检测到 TgAb 水平升高(表 30.5－1)[6]。因其发生率远低于 TPOAb，TgAb 检测对自身免疫性甲状腺炎的诊断和监测作用较小。尽管自身免疫性甲状腺炎中单 TgAb 阳性率约为 6%，仍有一些研究者强调不能忽略 TgAb 检测[7]。

表 30.5－1 不同疾病中的甲状腺球蛋白抗体*

疾病	百分比(%)
桥本甲状腺炎	60～80
自身免疫性甲状腺功能亢进症	30
亚急性甲状腺炎	10～20
地方性甲状腺肿	7～14
分化型甲状腺癌	2～45
原发性慢性肾上腺皮质功能减退症	87
1 型糖尿病(高加索人)	50
肺结节病	27
白癜风	1.5
反复流产的女性	23
老年女性	32

*使用 RIA 或 ELISA 检测

30.5.2.6 注意事项

在检出 TgAb 的分化型甲状腺癌患者中，需监测和确定每个待检测 Tg 标本中的 TgAb。TgAb 水平和抗原模式不能用于确定 Tg 对免疫检测的干扰[5]。

30.5.3 甲状腺过氧化物酶抗体(TPOAb)

甲状腺过氧化物酶(TPO)是一种膜结合血红蛋白，分子量约为 100 kDa，能催化滤泡细胞顶端膜上的甲状腺激素合成，在滤泡细胞中 TPO 以二硫键连接的二聚体酶形式存在。在甲状腺激素合成中，TPO 参与酪氨酸残基的碘化和两个酪氨酸残基与甲状腺球蛋白的氧化偶联。激素合成的启动需要碘化物和 H_2O_2。TPO 的功能详见参考文献[8]。在胰蛋白酶处理甲状腺微粒体后，可以纯化 TPO。之前，微粒体被用作抗原来检测 TPOAb，这是其在较早的文献中被称为"微粒体抗体"的原因。

在自身免疫性甲状腺疾病中，TPOAb 主要与 TPO 的 A 和 B (IDR－A 和 IDR－B)两个免疫支配区(IDR)反应。然而，某些抗体会与上述区域外的抗原决定簇结合。约半数的 TPO 抗体与 IDR－B 结合，其余与 IDR－A 或 IDR 外的抗原反应。健康人群的相应分布未知。已知 IDR－A 和 IDR－B 与禁止的有害反应相关，而非 A 和非 B 区域是天然抗原库的一部分。

30.5.3.1 适应证

推荐的适应证包括[4]：病因未明的 TSH 水平升高、病因未明的甲状腺肿、评估疑似多腺体自身免疫性疾病、评估已确诊的自身免疫性甲状腺疾病病例的家族、使用影响甲状腺的药物(如锂盐、胺碘酮、干扰素－α 和 IL－2)治疗期间甲状腺功能减退进展的风险评估、21－三体综合征中甲状腺功能减退进展的风险评估、发生妊娠期功能性甲状腺疾病和产后甲状腺炎的风险评估、体外受精前亚临床甲状腺功能减退的筛查、治疗亚临床甲状腺功能减退症前。

30.5.3.2 检测方法

免疫测定：EIA、ICMA 或 IMA 使用 MRC 参考品 65/93 进行校准，每个安瓿瓶有 1 000 个 MRC 单位。

30.5.3.3 标本要求

血清：1 mL。

30.5.3.4 参考区间

根据不同的商品化检测方法，可达 60 kU/L[4] 或 100 kU/L[5]。

30.5.3.5 临床意义

当切点值为 60 kU/L，丹麦人群中 60～65 岁男性中 TPOAb 的阳性率为 11.3%，18～22 岁女性中阳性率为 12.3%，60～65 岁女性为 29.7%[4]。甲状腺功能正常的献血者阳性率为 5.8%，自身免疫性甲状腺炎患者的阳性率在 98%以上[4]。TPO 是甲状腺免疫应答启动的主要抗原。TPOAb 水平升高的患者发生潜伏或明显甲状腺功能减退的风险显著增加。

仅在有 HLA－DR3 或 HLA－DR5 的人群中发现高水平的 TPOAb(>2 000 kU/L)，与自身免疫性甲状腺疾病相关的单倍型相同[9]。表 30.5－2 描述了 TPOAb 在不同甲状腺疾病中的表现。

30.5.3.6 注意事项

检测方法：比较八种使用同位素、酶和发光示踪剂和高纯度 TPO 重组体的 TPOAb 检测试剂盒，结果显示对照血清阳性结果约 6%。大多检测方法表现出良好的诊断性能[10]。

表 30.5-2 甲状腺疾病中的甲状腺过氧化物酶抗体(TPOAb)

疾病	临床与实验室检查结果
Graves 病	根据文献,45%~80%的患者初次检查发现 TPOAb 水平升高。
亚临床甲状腺功能减退(subclinical hypothyroidism, SH)[11]	SH 在成年人中的患病率为 4%~10%。根据美国第三次国家健康和营养调查显示,4.3%的美国人患有 SH(TSH 参考区间为 0.39~4.9 mU/L)。在总人群中,18.5%的女性和 8.6%的男性体内 TPOAb 阳性。TPO 抗体升高的发生率与甲状腺功能减退显著相关,且随年龄增长而增长,该抗体在女性中高于男性,在白种人中高于黑种人。TPOAb 升高的发生率显著高于 TSH 升高。 随着年龄增长,甲状腺会发生结构上的变化。腺体的重量、滤泡大小和胶质量都减少。纤维化增加,伴有淋巴细胞浸润。FT4 水平并未因上述改变而减少,但其半衰期在 70 岁后从 6.7 天增加到 9.3 天。TPOAb 的阳性率也随着年龄增长而增长,但大多数 TPOAb 升高的老年患者,其 TSH 水平不升高。另外,40%~70%TSH 升高的老年患者体内 TPOAb 水平也升高。与年龄相关的 TPOAb 升高归咎于疾病而非年龄本身。80 岁以后,TPOAb 阳性率会再次下降。 肾衰竭患者的亚临床甲状腺功能减退发病率较高,且 TPOAb 水平高于肾脏健康个体。因此,GFR 低于 60 mL/(min·1.73 m^2)的患者 TPOAb 水平为(510±2 741) kU/L,而 GFR 高于 90 mL/(min·1.73 m^2)的患者 TPOAb 水平仅为(96±402) kU/L[12]。
甲状腺功能减退[11]	甲状腺功能减退是一种相对常见的疾病,影响 3%~10%的 18 岁以上女性。甲状腺功能减退的危险因素包括女性、TPOAb 阳性和慢性丙型肝炎感染(干扰素 α 治疗期间,甲状腺功能减退的患病率为 7%~39%)。 自身免疫性甲状腺炎(桥本甲状腺炎)在女性中更常见(比例为 9∶1),主要发生于 40~60 岁,与 HLA-DR3、HLA-DR4 及 HLA-DR5 相关。TSH 水平升高,而 FT4 和 FT3 在参考区间内。超过 70%的病例出现 TPOAb 水平升高,40%~70%出现 Tg-Ab 水平升高。一般来说,自身免疫性甲状腺炎的 TPOAb 和 TSH 的初始水平越高,进展越快。超过 90%的自身免疫性甲状腺功能减退患者 TPOAb 水平升高。对疑似自身免疫性甲状腺炎患者推荐以下方法进行鉴别[6]: - 甲状腺功能正常的甲状腺肿患者需检测 TPOAb 水平。TPOAb 水平高(≥2 000 kU/L)提示存在慢性免疫性甲状腺炎。 - 亚临床甲状腺炎患者需检测 TPOAb 水平,用于确定可发展为低 FT4 甲状腺功能减退的病例。年度体检期发现 TPOAb 水平上升提示疾病进展。 - 若 FT4 水平下降,则需调查甲状腺肿的病因。碘缺乏是其中一个可能的原因。但碘充足地区的患者需考虑原发性甲状腺功能减退或成年后发生的 TSH 受体非活化突变。上述情况下,TPOAb 水平正常。 桥本甲状腺炎是儿童和青少年最常见的甲状腺疾病,常与多腺体综合征或乳糜泻有关。一项研究[13]显示撒丁岛乳糜泻患儿的自身免疫性甲状腺炎的患病率为 10.5%,平均发病年龄为 10 岁。自身免疫性甲状腺炎儿童的乳糜泻发作时,尽管无麸质饮食,其 TPOAb 仍持续升高 2~9 年。 大多数接受治疗的桥本甲状腺炎患者血清中 TPOAb 水平下降。治疗前患者 TPOAb 平均水平为(4 779±4 099)kU/L,治疗 3 个月后平均下降 8%,1 年后下降为 45%,五年后下降为 70%。然而 5 年后,仅有 20%的患者 TPOAb 水平正常(低于 100 kU/L)[14]。
妊娠[14]	在美国缅因州,12 000 名妊娠 17 周的女性检测甲状腺功能标志物。2.3%的女性 TSH 水平大于 6 mU/L,70%的 TSH 水平升高的女性伴 TPOAb 水平升高,而对照组中仅有 11%升高。在一项 14 148 名孕妇检测 14 项甲状腺功能研究综述中,TPOAb 或 TgAb 升高的发生率为 10.8%。在一项丹麦研究中,32%的 1 型糖尿病孕妇检出 TPOAb[15]。TPOAb、TgAb 与男性和女性生育能力的关系复杂,尚未完全阐明。
亚临床甲状腺功能减退[16]	TPOAb 阳性的女性中,SH 会增加妊娠并发症的风险。据报道,TPOAb 阳性,且 TSH 水平为 2.5~5.0 mU/L 的女性流产率为 6.1%,而 TSH 水平低于 2.5 mU/L 的女性流产率为 3.6%。 妊娠早期接受 L 甲状腺素治疗被认为可降低流产和早产的发生率。
自发性流产与甲状腺自身抗体[16]	据报道,17%~31%的孕妇会发生自发性妊娠终止或流产。前瞻性研究表明,TPOAb 或 TgAb 阳性女性发生流产的风险分别是阴性女性的 2 倍(17% *vs.* 8.4%)或 4 倍(13.3% *vs.* 3.3%)。
早产与甲状腺自身抗体[16]	前瞻性研究显示,TPOAb 或 TgAb 阳性患者的早产风险分别为阴性患者的 2 倍(16% *vs.* 8%)或 3 倍(26.8% *vs.* 8.0%)。
产后甲状腺炎[16,17]	产后甲状腺炎的患病率约为 10%。这是一种自身免疫性疾病,发生于高易感性的孕妇。检测 TSH、FT4 和 TPOAb 用于诊断和监测该疾病。其与 TPOAb 和 TgAb 的存在、淋巴细胞异常、补体活化、IgG1 水平升高、自然杀伤细胞活性升高及特异性 HLA 单倍型有关。妊娠早期 TPOAb 阳性女性产后甲状腺炎的风险是 TPOAb 阴性女性的 27 倍。在产后甲状腺炎伴 TPOAb 阳性的女性中,需排除自身免疫性甲状腺功能亢进。甲状腺肿、眼病及 TSH 受体抗体增多提示发生自身免疫性甲状腺功能亢进的可能性高于产后甲状腺炎。
胺碘酮治疗	接受胺碘酮治疗的患者中,有 14%~18%发生甲状腺功能减退或亢进会发生进展。上述情况发生于甲状腺功能表面正常或既有甲状腺疾病的患者。治疗前存在 TPOAb 提示发生胺碘酮诱发甲状腺功能紊乱的风险增加[18]。

30.5.4 TSH 受体抗体(TRAb)

TSH 受体抗体是自身抗体,能与甲状腺滤泡细胞表面的 TSH 受体(TR)结合。自身抗体(如 TRAb)就像激动剂,与 TR 结合后,其能激活腺苷酸环化酶,从而模拟 TSH 功能。它们通过过度刺激滤泡细胞生成 T4 和 T3 而导致甲状腺功能亢进和甲状腺肿大。这些自身抗体主要属于 IgG1 亚类。

30.5.4.1 适应证

包括甲状腺功能亢进症的鉴别(Graves 病、多结节性甲状腺功能亢进症、混合性甲状腺功能亢进症),Graves 病治疗后的随访(水平降低提示病情缓解),有 Graves 病病史的孕妇进行随访,判断是否存在阻断性抗体时评估甲状腺功能减退,评估内分泌眼病。

30.5.4.2 检测方法

原理:基于 TRAb 抑制标记的 TSH 与纯化或重组 TSH 受体结合的能力检测 TRAb。使用 NIBSC 标准 MRC 90/672 校准检测方法。NIBSC 新标准(08/204)已经完成评估[19]。可商品化购买人重组 TSHR 的第二代检测方法[20]和使用单克隆 TSHR 刺激 M22 抗体的第三代检测方法。

第三代自动化检测方法操作如下[21]:试剂包括猪 TSHR、小鼠单克隆捕获抗体和针对 TSH 的钌标记单克隆信号抗体(M22)。捕获抗体结合试剂中 TSHR 的 C 末端。加入链霉亲和素包被的微粒和钌标记的 M22 后,基于标本中 TRAb 抑制 M22 结合的能力,检测患者标本中的 TRAb。通过生物素与链霉亲和素的相互作用,整个复合物与微粒包被的固相结合。

30.5.4.3 标本要求

血清:1 mL。

30.5.4.4 参考区间

根据不同检测方法,切点值分别为 1.5 U/L、1.75 U/L、1.8 U/L 或 2.0 U/L。

30.5.4.5 临床意义

TRAb 比针对其他膜受体的自身抗体更常见。TRAb 具有致病性，而其他甲状腺自身抗体(TPOAb，TgAb)则无致病性，同时其具有刺激性。

30.5.4.5.1 自身免疫性甲状腺功能亢进：TRAb 检测在原发性甲状腺功能亢进症的鉴别诊断中具有重要意义。经抗甲状腺药物治疗后，TRAb 水平在数月至数年内趋于下降。对于高活性或疾病复发的患者，建议采用明确的消融治疗。早期识别复发率高的患者和易获得长期缓解的患者十分重要。自身免疫性甲状腺功能亢进且 TRAb 值>10 U/L 的患者复发风险很高[22]。

30.5.4.5.2 毒性多结节性甲状腺肿：经典的毒性多结节性甲状腺肿(toxic multinodular goiter，TMNG)是一种多结节性甲状腺肿的并发症，其甲状腺激素水平升高是由自主性结节分泌引起的。在 TMNG 中 TRAb 通常为阴性。部分患者会发展为自身免疫性甲状腺功能亢进(混合性甲状腺功能亢进)，这可以通过检测 TRAb 来鉴别诊断。一项研究中显示，17%的 TMNG 患者可检出 TRAb[23]。在无毒性甲状腺肿的自身免疫性甲状腺功能减退患者中，检测结果与健康对照组相近。

30.5.4.5.3 妊娠和自身免疫性甲状腺功能亢进：约 0.1%的孕妇有自身免疫性甲状腺功能亢进或已接受相关治疗，其中 2%～10%的孕妇存在 TRAb，该抗体穿过胎盘并造成胎儿或新生儿甲状腺功能亢进。若孕妇体内可检出 TRAb，则胎儿或新生儿体内也可检出[16]。

近期接受放射性碘治疗或手术的自身免疫性甲状腺功能亢进的孕妇需在妊娠第 24～28 周检测 TRAb。检测结果超过参考上限 3 倍提示需密切监测胎儿情况并与围产期医师密切合作。潜在甲状腺功能亢进的表现包括心率大于 170 次/min 持续超过 10 min 的心动过速、宫内发育迟缓、胎儿甲状腺肿、骨成熟加速、充血性心力衰竭和胎儿水肿。

30.5.4.5.4 Graves 病：Graves 病是最常见的器官特异性内分泌疾病之一。TRAb 是导致疾病发作和持续的主要原因，TRAb 检测可用于鉴别 Graves 病与其他甲状腺功能亢进症。以 1.75 U/L 作为切点值，Graves 病的诊断灵敏度为 90%，特异性为 99%，阳性预测值为 98%，阴性预测值为 94%[21]。

TRAb 是 Graves 眼病的独立危险因素，有助于预测疾病的严重程度和预后。一项关于 Graves 眼病治疗的研究[24]中，患者每 3 个月检测 TRAb，持续 12～24 个月。若 TRAb 水平连续低于 5.7 U/L、2.6 U/L、1.5 U/L、1.5 U/L、1.5 U/L 和 1.5 U/L，则患者轻度病程的可能性高出 2.6～15.6 倍。若 TRAb 水平连续高于 8.8 U/L、5.1 U/L、4.8 U/L、2.8 U/L 和 2.8 U/L，则患者的重度病程风险增加 8.7～31.1 倍。

30.5.4.6 注意事项

在 Graves 病患者的诊断和随访中，第三代 TRAb 检测与第二代检测相比无优势。第二代和第三代检测方法均表现出较高的方法间差异，这可能会引起错误的结果解释，尤其是在新发 Graves 病的孕妇随访中。对于这组人群，推荐使用第二代检测方法[19]，直至知晓 NIBSC 标准校准的结果。

30.5.5 T4 和 T3 抗体

若 TSH 与 FT4 或 FT3 水平存在不一致，且临床症状与甲状腺激素水平不符合，应考虑是否存在 T4 或 T3 自身抗体。检测阳性率取决于免疫检测方法，有研究报道标本中的阳性检出率为 0.05%[25]。

30.6 甲状腺功能的生理与生化

30.6.1 甲状腺激素合成

甲状腺利用饮食摄入或甲状腺激素代谢获得的碘生成 T4 和 T3[1]。每天至少需要 100 μg 碘化物。碘离子通过血液运输到甲状腺，甲状腺激素合成步骤如下(图 30.6-1)：

- 通过钠碘转运体主动摄取碘离子，穿过基底外侧细胞膜进入甲状腺滤泡细胞。碘离子在甲状腺滤泡细胞的细胞质中浓缩 30～40 倍，随后通过离子转运蛋白穿过顶端细胞膜释放到甲状腺滤泡胶体中。
- 碘离子氧化成碘和未成熟甲状腺球蛋白分子中的酪氨酸残基的碘化，其含有 134 个酪氨酸残基(碘化)。这通过细胞外方式进行，TPO 催化涉及 H_2O_2 生成系统的反应。然后碘经过一系列生物化学反应，生成反应中间产物包括 3-单碘酪氨酸(MIT)和二碘酪氨酸(DIT)。
- T4 在甲状腺球蛋白分子中由 2 个 DIT 分子偶联生成，而 T3 由 MIT 和 DIT 偶联或由 1,5′-脱碘酶催化 T4 的 5′-单脱碘生成，上述过程发生于甲状腺、垂体、肝脏和肾脏中。甲状腺产生的 T4 和 T3 仍附着于成熟的甲状腺球蛋白分子，甲状腺球蛋白分子被包装入囊泡并转运至甲状腺滤泡胶体中。T3 和 T4 以空间左旋的代谢活性形式(LT3 和 LT4)储存在甲状腺滤泡中。

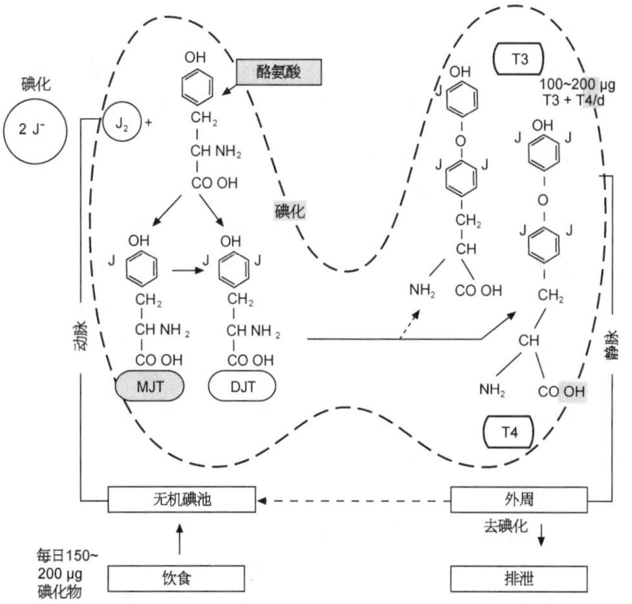

图 30.6-1 甲状腺碘代谢和激素合成。碘离子被氧化为碘，与酪氨酸结合产生 3-单碘酪氨酸(MIT)和 3,5-二碘酪氨酸(DIT)。上述激素前体随后生成 T3 和 T4

T4 和 T3(加上少量甲状腺球蛋白)通过逆向内吞进入甲状腺滤泡细胞周围的毛细血管，释放入循环。每天约有 10 μg T3 和 100 μg T4 被释放到循环中。T3 的生物半衰期为 19 h，而 T4 半衰期为 190 h。每天通过 T4 向 T3 的转化可生成约 25 μg T3。当有代谢活性的 LT4 转化为 LT3 时，外周组织中也会产生无活性的 rT3。

外周循环的甲状腺激素中，99.5％会与转运蛋白结合。T3 和 T4 结合具有以下优点：甲状腺激素通过肾脏仅最小限度损失、存在大型甲状腺激素池以保持恒定激素水平，甚至可供应给所有组织。

药物和其他激素也影响甲状腺激素合成和亲和力。因此，在无甲状腺功能障碍的情况下，血液中总甲状腺激素浓度(尤其是 T4)也会发生变化。约 0.3％的 T3 以 FT3 形式出现，0.03％的 T4 以 FT4 形式出现。

30.6.2 甲状腺激素在组织中的功能

为发挥激素对组织的作用，甲状腺激素首先需与细胞激素受体结合[2]。受体位于细胞膜上、线粒体中、细胞核中，以细胞质结合蛋白形式存在(图 30.6－2)。肝细胞中约 15％的 T3 与细胞膜结合，10％～15％与线粒体结合，50％与细胞质结合蛋白结合。这些蛋白被认为是 T4 和 T3 的储备场所，调控可用于细胞核和线粒体的激素。

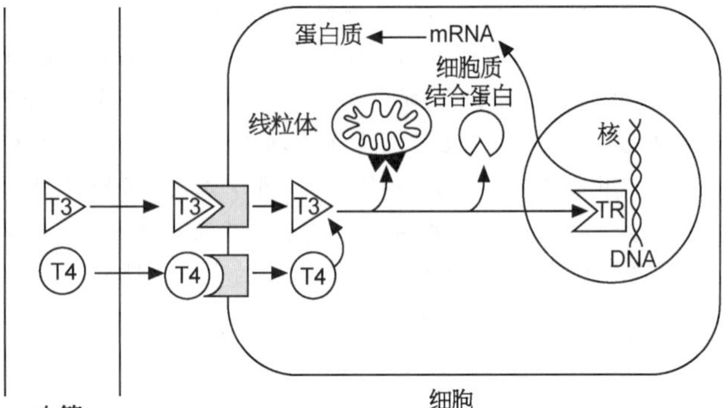

图 30.6－2 T3 和 T4 在细胞膜、线粒体、细胞质结合蛋白与核受体(TR)上的细胞结合位点(经允许转载自参考文献[8])

为使甲状腺激素在核受体上发挥其生物学功能，首先需将 T4 转化为 T3。T4 到 T3 的转化发生于以下情况[3]。

- 在外周组织中，由 1 型 5′-脱碘酶催化(D1)催化。在自身免疫性甲状腺功能亢进症中，因 TSH 受体刺激或甲状腺刺激免疫球蛋白，T3 和 T4 的相对比例增加。这部分是促进了生成 T3 的碘化酪氨酸偶联反应，部分是甲状腺中 D1 的活化，这导致甲状腺内 T4 向 T3 转化增加。在非甲状腺疾病中，D1 活性降低，导致 T3 水平较低(低 T3 综合征)。
- 在大脑中，由 2 型 5′-脱碘酶(D2)催化。D2 的功能是在特定组织如中枢神经系统中维持恒定的 T3 水平，即便在碘缺乏或甲状腺功能减退的情况下。
- 在皮肤和胎盘中，由 3 型 5′-脱碘酶(D3)催化。这种脱碘酶将 T4 转化为无活性的 rT3。妊娠期间，甲状腺激素的代谢通过 T4 向 rT3 的降解增加而改变。

甲状腺激素对靶细胞的作用是通过将 T4 和 T3 转运进入细胞质，以及随后由 5′-脱碘酶催化的 T4 向 T3 转化介导的。T3 入核并与甲状腺激素受体结合(图 30.6－3)。甲状腺激素受体作为核转录因子。与 T3 结合后，调节细胞核中的基因转录，从而介导 T3 的作业，见图 30.6－3。

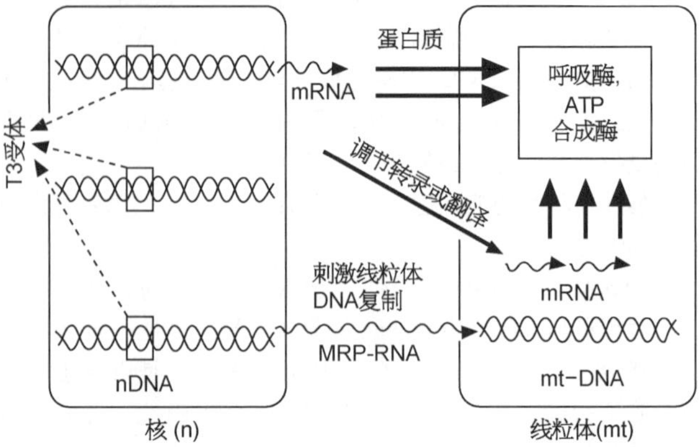

图 30.6－3 通过核受体调节线粒体酶的诱导作用(经允许转载自参考文献[8])。T3 与核受体结合导致：① 直接通过 mRNA 进行蛋白合成。② 通过调节转录或翻译间接进行蛋白质合成。③ 通过 MRP－RNA 刺激线粒体 DNA(mt－DNA)。核糖核酸酶(RNase)MRP－RNA 是 RNase MRP 酶复合物的 RNA 亚基，参与多种细胞 RNA 处理

甲状腺激素受体具有中心 DNA 结合结构域和 T3 结合位点，并与靶基因的甲状腺反应元件(thyroid response element, TRE)结合[4]。TRE 位于基因的调控区域，控制由 T3 调控的基因转录。自身免疫性甲状腺功能亢进症中碱性磷酸酶升高是反映 T3 影响转录调节的临床标志：这是 T3 对肝脏和骨骼作用的结果。T3 对基因转录的影响见图 30.6－4。

甲状腺激素受体由位于第 3 号和第 17 号染色体上的 TR－α 和 TR－β 基因调控。已知有超过 30 种的 TR－β 突变。上述突变将造成 TR 无法有效地结合 T3，导致甲状腺激素抵抗综合征。这会引起通过 T3 生理性激活的基因转录减少。

30.6.3 甲状腺激素代谢

从数量上而言，T4 是甲状腺滤泡细胞的主要合成产物，T3 是外周组织中甲状腺激素的代谢活性形式[3,5]。代谢活化和失活过程中最重要的反应是环脱碘反应(图 30.6－5)。如具有代谢活性的 T3 主要通过外周组织中 T4 的外环脱碘作用产生。内环脱碘使 T3 和 T4 失活。

甲状腺激素在下列反应中失活：① 内环脱碘反应(如多种脱碘酶使 T3 内环脱碘生成 3,3′-二碘甲腺原氨酸，脱碘酶是整合膜蛋白，其以硫醇作为辅因子，且含硒代半胱氨酸残基)。② 通过磺基转移酶酯化硫酸盐的酚羟基。硫化作用(如磺基与甲状腺激素的酚羟基缀合)加速脱碘酶对各种碘化甲腺原氨酸的脱碘作用，并引起不可逆的激素失活。③ 通过尿苷二磷酸葡萄糖醛酸基转移酶醚化葡萄糖醛酸的酚羟基。葡萄糖醛酸化形式的甲状腺激素在胆汁或粪便中排泄，是肠肝循环的中间产物。

30.6.4 下丘脑-垂体-甲状腺系统

下丘脑和腺垂体控制循环 FT4 和 FT3 水平[6]。当 FT3 或 FT4 接触室旁核(FT4 通过 2 型 5′-脱碘酶转化为 FT3)，细

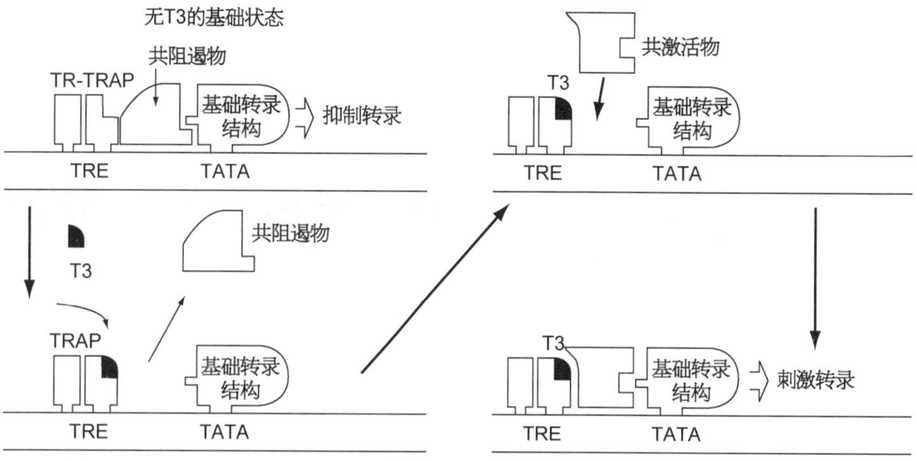

图 30.6-4 T3 对基因转录的影响(经允许转载自参考文献[6])。TR 与 TR 配体(辅助)蛋白(TRAP)形成异二聚体。在正常状态下,当 TR-TRAP 异二聚体在无 T3 的情况下与 TRE 结合时,由于共阻遏物与 TR-TRAP 复合物及基础转录结构结合,基因转录失活。基础转录结构与 TATA 盒结合。左下和右上:与 T3 结合后,共阻遏物脱离 TR-TRAP 复合物,共激活物与 TR-TRAP 复合物结合。右下:共激活物随后与基础转录结构相互作用而激活基因转录

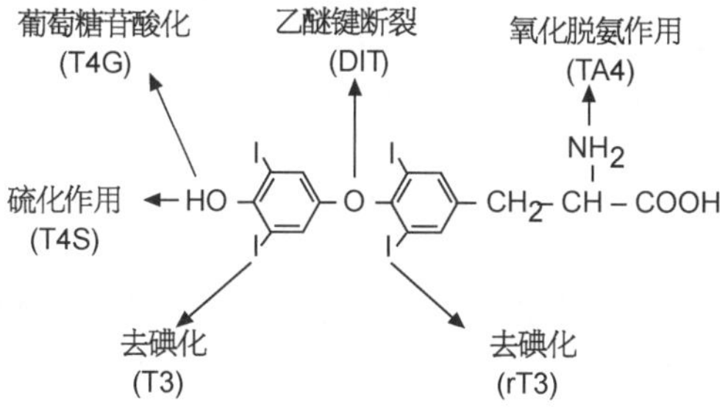

图 30.6-5 甲状腺激素的代谢途径[3]。G,葡萄糖苷酸;S,硫酸盐;TA4,T4 的乙酸代谢物;DIT,二碘甲腺原氨酸;rT3,反式三碘甲腺原氨酸

胞内 FT3 水平增加,引起下丘脑-垂体-甲状腺轴 TRH 分泌减少。TRH 是一种三肽酰胺(pGlu-His-ProNH2),可调节 TSH 的合成、释放和生物活性。促垂体 TRH 神经元将 TRH 分泌到正中隆起外部区域的毛细血管周围,以传递到腺垂体的促甲状腺激素细胞。在基础条件下,促垂体 TRH 神经元的活性受 TSH 的负反馈调节,以确保稳定循环甲状腺水平。然而甲状腺激素负反馈调节的调定点受其他激素和神经元输入信号对促垂体 TRH 神经元的影响。

在 TRH 与其受体结合后,TSH 从腺垂体促甲状腺激素细胞释放。Ca^{2+} 流入细胞内,这引起钙-磷脂酰级联反应激活。最终,TSH 的 α 和 β 亚基合成并发生糖基化,分泌 TSH。糖基化对 TSH 的生物活性非常重要。

释放到循环中的 TSH 与甲状腺滤泡的 TSH 受体结合。在甲状腺滤泡中,TSH 与受体的作用由 TSH 受体(TSHR)-G 蛋白偶联合成胞内环腺苷一磷酸介导(图 6.2-4)。

TSH 与其受体结合导致:① cAMP 级联调节,对甲状腺滤泡细胞的生长和甲状腺激素分泌有积极作用。② 磷脂酶 C 二酰甘油级联调节,其需 5～10 倍的 TSH 活化浓度。该途径生成细胞内信号肌醇 1,4,5-三磷酸(1,4,5 PIP3)和二酰甘油,对碘化和激素合成十分重要。

30.6.5 TSH 的生物化学

TSH 分子量约为 28 kDa,但因 α 链和 β 链翻译后糖基化和唾液酸化程度不同,其循环形式多样且分子量较高,这又决定了半衰期和生物学活性[7]。α 链的唾液酸化作用增加 TSH 的生物活性,而 β 链的唾液酸化作用则降低其活性。傍晚检测到 TSH 的最低水平;随后夜间持续上升,并在深夜达到峰值。睡眠期间 TSH 水平再降低。TSH 分泌部分呈基础(非脉冲),部分呈脉冲[8]。相对分布容积,每天基础分泌量为(12.5±1.1)mU/L,每天脉冲分泌量为(18.1±1.7)mU/L。

亚临床甲状腺功能减退症[9]:TSH 水平升高和亚临床甲状腺功能减退症是年轻人心血管疾病的危险因素,如低密度脂蛋白胆固醇(LDL)升高和高血压。在 65 岁以上的个体中,血清 TSH 水平升高,而未表现出疾病的其他临床体征和症状,这种情况下的 TSH 水平升高是否与年轻患者具有相同的临床和代谢意义仍然存疑。一种可能性是无论血清 FT4 水平如何,2 型脱碘酶活性变化都会导致 TSH 水平升高。2 型脱碘酶会引起大部分血清 FT3 升高,这也解释了与年龄相关的 TSH 水平升高和血清 FT3 水平降低的原因。

30.6.6 TSH 受体的生化特征

TSH 受体对控制甲状腺生长和调节激素合成具有重要作用[7]。TSH 受体基因突变可导致受体活性升高或降低。P162A 和 I167N 突变与功能丧失有关;受体保持失活状态。另外,导致受体持续活化的突变与功能增强有关。TSH 受体功能获得性突变会产生毒性腺瘤或多结节性甲状腺肿。TSH 受体功能缺失的胚系突变与甲状腺功能减退和 TSH 抵抗有关。

(郭奕超　周琰　译,郭玮　审校)

31

肾素-血管紧张素-醛固酮系统

Lothar Thomas

31.1 高血压

全球范围内约10亿人受高血压(血压≥140/90 mmHg)的影响。高血压与心脑血管和肾脏不良事件的风险增加有关。长期持续高血压将导致冠心病、心力衰竭、脑卒中和终末期肾病。血压控制不佳是全球疾病死亡的首要原因,早期干预将降低高血压的发病率及由高血压引起的长期不良后果[1]。

许多国家的临床指南声明治疗目标:血压≤140/90 mmHg,慢性肾病或糖尿病患者需要更强化的治疗,推荐治疗目标小于130/80 mmHg。1999—2000年美国国家健康和营养调查发现,仅31%的高血压患者血压控制在<140/90 mmHg[2]。NHANES Ⅲ数据表明,BMI小于25 kg/m^2的人群高血压发生率约为15%,发生率随BMI的增长而逐步增加,BMI超过30 kg/m^2的人群高血压发生率约为40%[3]。

抗高血压早期治疗为患者提供心理和临床方面的益处(如降低心血管疾病的发生风险)。肾素-血管紧张素-醛固酮系统(RAAS)的异常是造成高血压的主要原因。

31.2 肾素-血管紧张素-醛固酮系统功能

肾素-血管紧张素-醛固酮系统(RAAS)(图31-1)对调节水钠潴留、细胞外液容量(参见8.1)和控制血压起着重要的作用。

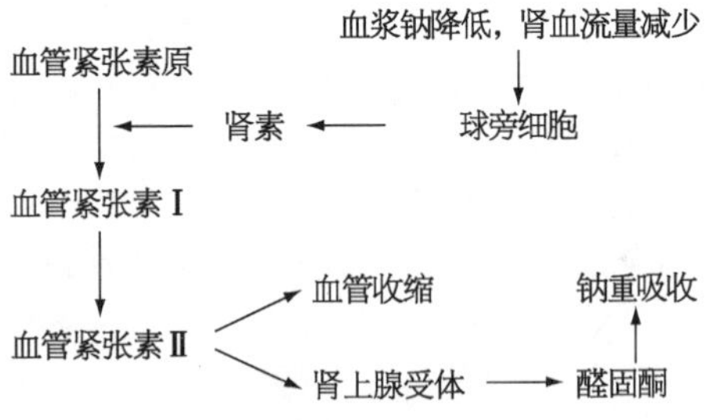

图31-1 肾素-血管紧张素-醛固酮系统

肾素[3]基因的表达将导致肾球旁细胞合成肾素原、上述细胞分泌和活化肾素、肝脏产生血管紧张素原并释放入外周血循环、通过肾素酶生成无活性的十肽血管紧张素Ⅰ、通过血浆和组织中的血管紧张素Ⅰ转化酶(ACE)催化有活性的八肽血管紧张素Ⅱ生成。

血管紧张素Ⅱ介导以下作用:① 选择性与G蛋白偶联的1型血管紧张素Ⅱ受体或2型血管紧张素Ⅱ受体结合引起血管收缩。血管紧张素Ⅱ与1型血管紧张素Ⅱ受体结合发挥血管收缩作用,与2型血管紧张素Ⅱ受体结合发挥血管舒张作用。② 刺激醛固酮生成,从而增加水钠的潴留。肾上腺对血管紧张素Ⅱ的反应仅需几分钟,使醛固酮前体快速转化为醛固酮。

肾素活化是RAAS系统的限速步骤,因为级联反应的其他组分通常过量存在。

肾球旁细胞合成和释放肾素取决于:入球小动脉的灌注压力及动脉血压、致密斑的远端Na^+浓度及氯化钠摄入、交感神经系统及其激活。

血管紧张素Ⅱ对肾素分泌产生负反馈。ACE抑制剂或1型血管紧张素Ⅱ受体拮抗剂抑制级联反应,导致血管紧张素Ⅱ生成减少而肾素生成增加。

RAAS系统不受控地活化或过度激活(无论系统还是局部)导致血管紧张素Ⅱ生成增加,造成水钠潴留、血压升高及通过激活转化生长因子β致炎性血管肥大和器官纤维化。编码肾素(REN)、血管紧张素原(AGT)、血管紧张素Ⅰ转化酶(ACE)、1型血管紧张素Ⅱ受体(AGTR1)和醛固酮合酶(CYP11B2)基因突变也是造成血管紧张素Ⅱ生成增加的原因。

31.2.1 醛固酮

醛固酮由肾小球的肾上腺皮质生成,通过盐皮质激素调节机体的电解质和体液平衡[4]。RAAS系统生成的血管紧张素Ⅱ,胞外K^+浓度和ACTH联合调节肾上腺醛固酮的合成。此过程中,每种激动剂的作用根据即刻的Na^+和K^+浓度而改变。醛固酮的生物合成对血清K^+浓度的微小变化敏感。K^+浓度升高,醛固酮分泌增加,从而维持K^+动态平衡。胞外K^+浓度和血管紧张素Ⅱ的作用是协同的。醛固酮分泌还受心房钠尿肽、5-羟色胺和肾上腺皮质素影响。ACTH刺激肾血流量,通过与肾小球的肾上腺皮质中G蛋白偶联受体直接作用,适度促进醛固酮合成。

醛固酮经胆固醇经系列羟化和氧化作用合成(图31-2)。合成途径的最终步骤,以18-羟脱氧皮质酮或皮质酮和18-羟皮质酮为中间体,将11-脱氧皮质酮转化为醛固酮。参与系列合成反应的酶大多是细胞色素P450超家族的成员。

醛固酮的生理作用由细胞的盐皮质激素受体(MR)介导,尤其在肾集合管细胞中。该受体属于核受体蛋白超家族,由N末端域、DNA结合域和C末端配体结合结域构成。醛固酮与

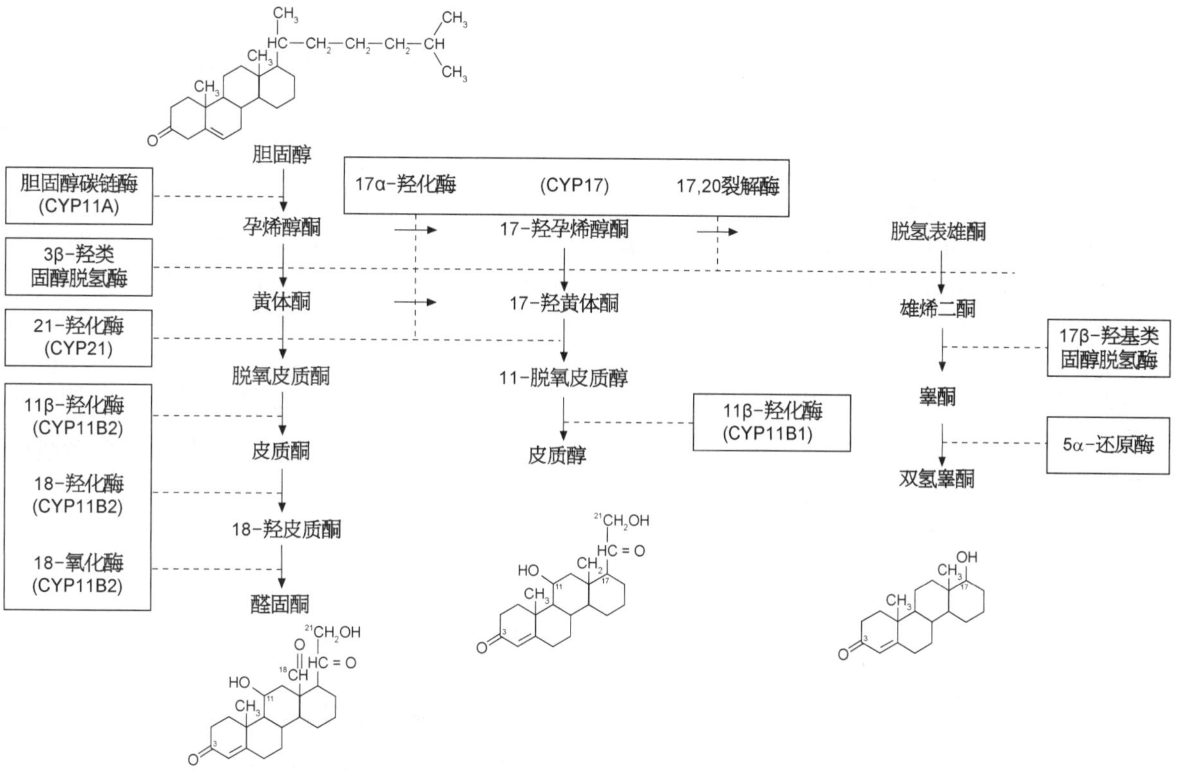

图 31-2 同其他肾上腺类固醇，醛固酮由胆固醇合成。催化合成反应的酶以斜体表示。虚线箭头表示由每种相应的酶催化的生物转化。AS，醛固酮合酶（醛固酮 P450 酶，CYP11B2）。右下部分描绘类固醇分子式的生物学重要位置

受体结构域结合诱导 MR 构象变化。MR 从热休克蛋白解离、二聚化、转入细胞核，与负责醛固酮的激素反应基因元件结合，并激活基因转录。

在上皮细胞中，醛固酮调节 Na^+ 的重吸收，同时影响水、K^+ 和 H^+ 的跨膜运输。电化学梯度允许 Na^+ 通过阿米洛利敏感的上皮 Na^+ 通道（ENaC）从腔内进入上皮细胞。细胞质中，Na^+ 通过 Na^+-K^+-ATP 酶主动穿过上皮细胞基底膜进入血液，同时刺激 K^+ 分泌；水随 Na^+ 转运（图 8.8-2）[4]。

醛固酮对 Na^+ 重吸收是通过诱导 α、β 和 γ 亚基表达来调节 ENaC 活性，尽管增加质膜中的通道数能实现主要效果。

31.3 RAAS 紊乱的疾病

RAAS 在 Na^+ 和 K^+ 动态平衡调控细胞外液容量，以及血压调节方面起着主要作用。RAAS 紊乱的疾病分为盐皮质激素增多症和盐皮质激素缺乏症（表 31-1）。前者通常与醛固酮增多有关，后者与醛固酮减少有关。

表 31-1 RAAS 紊乱的疾病

醛固酮增多症
Ⅰ. 原发性醛固酮增多症，以肾上腺皮质自主分泌醛固酮为特征，需区分以下两种亚型： - 腺瘤或罕见的肾上腺皮质癌（Conn 综合征） - 单侧或双侧肾上腺增生（特发性醛固酮增多症）
Ⅱ. 单纯的高血压 - 糖皮质激素可治的醛固酮增多症 - Ⅱ型家族性醛固酮增多症 - 明显的盐皮质激素过量 - Liddle 综合征
Ⅲ. 伴高血压的继发性醛固酮增多症，肾上腺外的信号刺激肾素，继而刺激醛固酮 - 恶性高血压、分泌肾素的肿瘤、肾血管性高血压 - 水肿（与心力衰竭、肝硬化、肾病综合征相关）
Ⅳ. 不伴高血压的继发性醛固酮增多症 - 钠流失的肾脏疾病、肾小管酸中毒、Bartter 综合征 - 因容量或钠耗竭导致的生理性醛固酮增多症（使用利尿剂和泻药，或多汗、呕吐或腹泻）
醛固酮减少症
假性醛固酮增多症 孤立性低醛固酮症： - 因 18 羟化酶缺乏导致的原发性高血压性醛固酮减少症 - 继发性低肾素性醛固酮减少症

盐皮质激素增多可分为：① 原发性 RAAS 紊乱的疾病（原发性醛固酮增多症）：由肾上腺腺瘤或肾上腺增生导致醛固酮自主分泌而引起；② 继发性 RAAS 紊乱的疾病：肾素分泌的肿瘤或全身性疾病，如肾动脉狭窄、两肾动脉硬化或肾脏和心脏疾病。

盐皮质激素缺乏可能是由于下丘脑-垂体-肾上腺轴缺陷、孤立性低醛固酮症、靶器官对醛固酮的应答降低（如假性醛固酮减少症）。

31.3.1 原发性醛固酮增多症

原发性醛固酮增多症（primary aldosteronism，PA）是最常见的继发性高血压，占高血压人群的 5%～15%，其中仅 4.3% 的高血压患者在初诊时就确定为 PA。PA 是醛固酮分泌异常过高的一组疾病，独立于 RAAS 调节，且不受钠负荷的抑制。异常分泌醛固酮将导致心血管受损、血浆肾素受抑、高血压、

钠潴留及长期严重的钾排泄致低血钾[5]。常见以下两种形式的 PA：

- 单侧醛固酮分泌过量导致醛固酮瘤(APA)可通过肾上腺切除。
- 因球状带增生的双侧肾上腺增生(BAH)，也称为特发性醛固酮增多症，可用盐皮质激素受体拮抗剂治疗。

罕见的 PA 亚型包括：肾上腺皮质癌、Ⅱ型家族性醛固酮增多症、异位醛固酮生成、单侧原发性肾上腺皮质增生、糖皮质激素可治的醛固酮增多症。

APA 引起的高血压可通过手术治疗，而 BAH 引发的高血压只能用盐皮质激素受体拮抗剂治疗，因此对 PA 的鉴别诊断极为重要。PA 患者的心血管事件发生率高于原发性高血压患者。美国内分泌协会对 PA 诊断和治疗的临床实践指南建议[5]如下。

- PA 发生率较高的患者(如中度或重度高血压、顽固性高血压、高血压伴自发性或利尿剂诱发的低钾血症、高血压伴肾上腺意外瘤)。
- 检测血浆醛固酮与肾素比值(ARR)。这是目前筛查 PA 最可靠的手段。ARR 阳性的患者应接受其他确认试验，用于确定或排除诊断。
- 所有 PA 患者应进行肾上腺计算机断层扫描(CT)作为亚型初筛的手段，以排除肾上腺皮质癌。
- 通过肾上腺静脉采血(AVS)试验用于鉴别单侧和双侧 PA。
- 双侧肾上腺增生的 PA 患者，或无法及不愿行手术患者应接受盐皮质激素受体拮抗剂治疗。

31.3.2 继发性醛固酮增多症

继发性醛固酮增多，又称继发性醛固酮增多症，发生于有效血容量低的状态，这种状态会激活 RAAS。由此引起的醛固酮水平升高将刺激肾脏对 Na^+ 的远端重吸收，以恢复血容量[6]。这种保 Na^+ 的作用伴排 K^+ 的增加。低血钠和血容量不足将增加肾素释放，醛固酮和肾素浓度同时升高是继发性醛固酮增多症的特征。醛固酮增多症将导致高钾血症，但其也见于低钾血症。

31.4 RAAS 相关疾病的实验室检查

诊断和鉴别诊断 RAAS 相关疾病的生物学标志物包括 Na^+、K^+、肾素、醛固酮、ARR、18-羟皮质酮(18-OHB)和 18-羟皮质醇(18-OHF)。

ARR 是筛查醛固酮增多症最可靠的手段。适应证包括：高血压和疑似 PA 患者(ARR 升高)及高血压和疑似继发性醛固酮增多症患者(ARR 正常)。

ARR 升高的患者应通过功能学试验做进一步确认。

检测盐皮质激素代谢途径中的类固醇激素，上述激素几乎无盐皮质激素活性，如血浆 18-OHB 和尿液 18-OHF，两者在 PA 中将显著升高。

31.5 肾素

肾素是由无活性的肾素原合成(图 31-3)。肾素原具有掩盖活化位点的前片段，阻止血管紧张素原与底物肾素结合。肾素原的前片段经水解后转化为肾素。肾球旁细胞是唯一生成肾素的部位。肾素原不仅由肾脏产生，肾上腺、卵巢、睾丸、胎盘和视网膜也能产生。球旁细胞不仅分泌肾素原和肾素，也是肾素原转化为肾素的场所[7]。

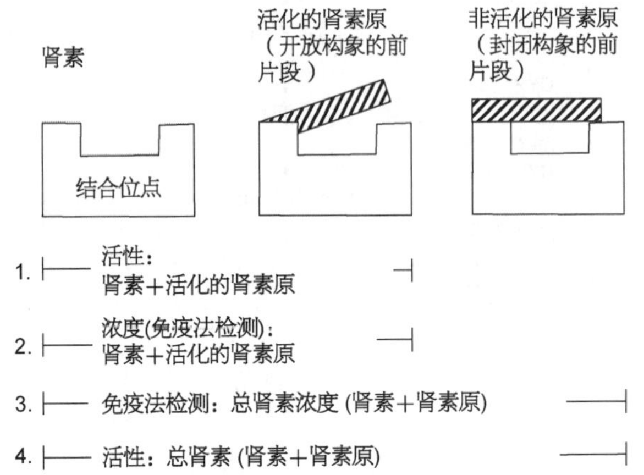

图 31-3 不同构象的肾素和肾素原，以及不同活性检测和免疫法检测的特征(转载自参考文献[7])。方法 1 和方法 2 用于常规的临床诊断

肾素原的血浆浓度约为肾素的 10 倍。肾素原存在两种不同的构象(图 31-3)。超过 98%的肾素原处于封闭构象，其前片段掩盖血管紧张素原的结合位点；此构象的分子不具有酶促活性。血浆中仅 2%的肾素原处于开放构象，无前片段掩盖活性部位。此构象能与血管紧张素原结合，具有酶促活性(活化的肾素原)[7]。

检测肾素前，需要阻止肾素原解折叠和水解成肾素的前处理条件(表 31-2)。

表 31-2 肾素活性检测或免疫法检测：参见参考文献[7]

低温和低 pH 将促进肾素原前片段的解折叠和水解
在生理 pH 和 37℃的条件时将促进肾素原前片段的再折叠
冷激活活化的肾素原，激活率约 5%
若血浆置于室温，则肾素原在 8 h 内自发活化，或于 37℃下孵育，则肾素原在 6 h 内自发活化
对血浆标本处理的建议：血液标本应在采集后 30 min 内离心(最好在 10 min 内完成)，若不能即刻检测，分离血浆应迅速冻存。检测前应迅速平衡冻存血浆，而血浆仅能冻存一次

在使用肾素抑制剂治疗的患者中，免疫法检测肾素可能导致假性结果，主要由于肾素抑制剂与有活性位点的开放构象的肾素原结合，阻止前片段的再折叠。因此，使用免疫法检测肾素原的结果将假性升高[7]。

检测开放构象的肾素原是一个难题，尤其对诊断低肾素水平的疾病，如 PA。

31.5.1 适应证

高血压患者合并疑似 PA、疑似肾动脉狭窄。

31.5.2 检测方法

不同构象的肾素和肾素原的活性检测和免疫法检测(图31-3)：血浆肾素活性检测、免疫法检测血浆肾素浓度、通过胰蛋白酶诱导水解前片段检测总肾素(肾素和肾素原)转化为肾素原活性、利用两种针对肾素和肾素原的不同抗体使用免疫法检测总肾素浓度(肾素和肾素原)或经胰蛋白酶诱导水解前片段或经肾素抑制剂将肾素原转化为开放构象后使用免疫法检测肾素。

检测血浆肾素常见的方法：肾素活性检测仍作为金标准，免疫法检测肾素浓度，上述两种方法提供不同的临床信息。

活性检测仅测定肾素的活性，而免疫法同时检测活化和抑制状态的肾素(被肾素抑制剂抑制)。如果存在于开放构象，则两种检测方法均能识别肾素原。

31.5.2.1 血浆肾素活性检测

肾素活性是指由血管紧张素原在血浆肾素作用下催化生成血管紧张素Ⅰ；肾素活性与血浆血管紧张素Ⅱ生成浓度呈线性。血浆血管紧张素原水平通常在一级肾素酶促反应的范围内，由恒定肾素催化的血管紧张素Ⅰ浓度与血管紧张素原浓度呈线性[7]。

31.5.2.1.1 检测特异性[7]：如下。

肾素检测：检测开放构象的肾素和肾素原(图31-3，方法1)。利用内源性或外源性底物检测。

总肾素检测：检测肾素和肾素原，包括封闭和开放构象(图31-3，方法4)。肾素原被活化为肾素后进行活性检测。转化方法包括酸化pH至3.3或胰蛋白酶4℃短暂孵育。

肾素原检测：通过总肾素活性值减去肾素活性值计算而得。

31.5.2.1.2 内源性底物检测[7]：在传统的肾素检测中，向血浆内加入血管紧张素酶抑制剂和ACE抑制剂，防止37℃孵育时血管紧张素原浓度变化的影响。利用患者标本内的血管紧张素原进行内源性底物检测(图31-3，方法1)。

31.5.2.1.3 外源性底物检测[7]：在外源性底物检测中，向试剂中添加羊血管紧张素原使得血管紧张素浓度增加，以克服患者标本中血管紧张素原浓度变化的影响。

31.5.2.1.4 血浆血管紧张素原浓度变化对底物检测的影响[7]：底物测定的结果不仅取决于肾素活性，也受标本中血管紧张素原浓度的影响。雌激素给药及糖皮质激素过量的情况下，血管紧张素原在妊娠妇女中升高，而在肝脏疾病中降低。血管紧张素原的升高也会导致血管紧张素Ⅱ的生成增加，从而对肾素产生负反馈作用，造成肾素活性被低估。这也见于高肾素活性患者，在分析前肾素水解血管紧张素原，使其浓度降低，以至于分析过程中仅留下少量底物。

31.5.2.1.5 血浆肾素活性检测原理：该检测主要包括两个步骤。首先，在血浆中肾素产生的血管紧张素Ⅰ经37℃孵育作用于内源性血管紧张素原。向标本中加入血管紧张素酶抑制剂和ACE抑制剂，防止血管紧张素Ⅰ的降解及其向血管紧张素Ⅱ的转化。使用放射免疫法检测血管紧张素Ⅰ的浓度[7]。其也可以通过在线固相萃取的液相色谱串联质谱进行定量[8]。酶活性以每mL(或L)血浆中每小时产生血管紧张素Ⅰ的ng(或μg)数表示，以每升血浆中每小时pmol或nmol浓度表示也很常见。影响肾素活性检测的分析前因素见表31-2。

31.5.2.2 使用免疫法检测血浆肾素浓度

商品化的免疫法检测[9]用于以下内容。

- 开放构象的肾素和肾素原(活化的肾素原，如图31-3中的方法2)。使用双抗体夹心免疫法检测。当肾素前片段缺失或肾素原处于开放构象时，检测抗体与活化位点附近的区域结合，但前片段处于封闭构象时活化位点被掩盖(图31-3)[7]。由于抗体与肾素原和肾素分子的共有区域结合，因此使用相同的捕获抗体检测两者。按照国际标准68/356进行校准，其中1U通常相当于0.6μg活性肾素。功能灵敏度取决于检测方法，通常处于参考区间下限附近，介于2～4mU/L。检测限为1ng/L(相当于1.7mU/L)[10]。检测结果以mU/L、ng/L或nmol/L表示。
- 总肾素(肾素加肾素原，包括封闭和开放构象)。使用免疫法检测未经处理标本中的总肾素浓度。检测抗体分别与肾素和肾素原分子的共有区域结合，此区域远离活化位点和前片段。

影响因素：为检测肾素，在标本制备和检测过程中，需防止血浆肾素原不经意地从封闭构象转化为开放构象。据报道，在22℃下进行免疫反应24h，转化率为5%，但在37℃下进行免疫反应6h，则不会发生转化[7]。

31.5.3 标本要求

EDTA抗凝血浆：2mL。

保证标本在30min内离心，最好在10min内完成；如果不能即刻检测，建议冻存血浆。

31.5.4 参考区间(表31-3)

表31-3 肾素的参考区间

血浆肾素活性(PRA)
a) 如图31-3[7]中的方法1：1.5(0.7～2.2) ng/(mL·h)(数值以中位数和第2.5和第97.5百分位数表示)
b) XLS-MS/MS[8]：0.12～1.75 nmol/(L·h)(数值以第2.5和第97.5百分位数表示)
肾素浓度(免疫法检测)
a) 如图31-3[7]中的方法2：23(3～116) mU/L
肾素加肾素原浓度(免疫法检测)
b) 如图31-3[7]中的方法3：202(123～344)mU/L(数值以第2.5和第97.5百分位数表示)

肾素浓度换算：1 pmol/L = 1.296 ng/L；1 ng/L = 1.7 mU/L。肾素加肾素原换算：1 ng/(mL·h)PRA = 12 mU/L肾素 = 7.6 ng/L肾素。用商品化的自动免疫法检测[5]

31.6 醛固酮

醛固酮是重要的天然盐皮质激素。在肾小球的肾上腺皮质内经系列羟化和氧化作用由胆固醇转化而成(图31-2)。合成途径的最终步骤将11-脱氧皮质酮(DOC)转化为醛固酮，需要通过中间体转化为18-羟脱氧皮质酮或皮质酮和18-OHB[11]。醛固酮以异构体形式存在于血清中，由C11和C18之间形成环状半缩醛，如图31-4。醛固酮代谢相关的P450

酶(醛固酮合酶,CYP11B2)催化醛固酮生物合成途径的最后三步(11β-羟化、18-羟化和18-氧化)。该酶由基因 *CYP11B1* 编码。

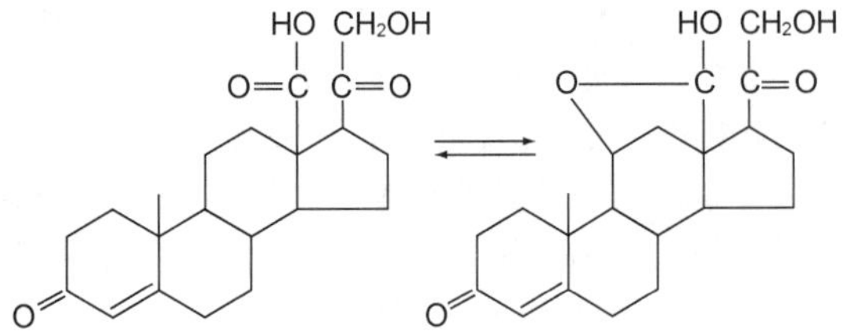

图 31-4 血浆中醛固酮的异构体

醛固酮以醛固酮-18-葡糖苷酸、四氢醛固酮和游离醛固酮的形式排泄至尿液。醛固酮的C18键在肝脏和肾脏中被葡萄糖醛酸化。仅0.2%的排泄醛固酮以游离形式分泌。剩余醛固酮通过减少环A在肝脏中转化成四氢醛固酮,随后C3键被葡萄糖醛酸化(图31-5)。

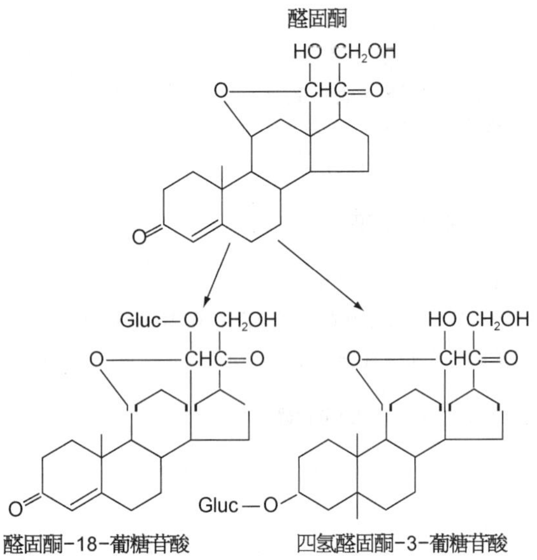

图 31-5 从结合醛固酮到醛固酮-18-葡糖苷酸和四氢醛固酮-3-葡糖苷酸。两种形式通过肾脏排泄

31.6.1 适应证

疑似盐皮质激素增多[12],如难治性高血压;检测ARR;高血压合并持续性、自发性或利尿剂诱导的低钾血症,尤其血清钠升高的情况下;疑似盐皮质激素缺乏(如非肾衰竭引起的高钾血症)。

31.6.2 检测方法

高效液相色谱串联质谱:作为检测醛固酮的参考方法,其原理和详细检测步骤参见参考文献[13]。

免疫法检测:使用放射免疫检测法和非放射性示踪剂检测法。

尿液醛固酮检测:尿液中主要的醛固酮代谢物是四氢醛固酮-3-葡糖苷酸和醛固酮-18-葡糖苷酸。然而在大多数情况下,检测游离醛固酮,其仅占醛固酮总代谢物的0.2%。为检测游离醛固酮,尿液标本需进行酸化水解,加入缓冲液,随后使用气相色谱质谱分析。

31.6.3 标本要求

血清或血浆(卧位或坐位采集血液):1 mL。24 h尿液(中性)。

31.6.4 参考区间

血浆醛固酮和尿液中各形式醛固酮的参考区间见表31-4。

表 31-4 醛固酮参考区间

血浆和血清醛固酮		
成人(免疫法检测)[14]		
- 卧位	29~145 ng/L	80~400 pmol/L
- 坐位	65~285 ng/L	180~790 pmol/L
成人(参考方法)[13]		
- 坐位	<25~229 ng/L	<69.4~635 pmol/L
新生儿和儿童(卧位)[14]		
年龄	ng/L	pmol/L
出生 12 h	343~1 253	950~3 470
出生 24 h	217~10 540	600~2 920
出生 2 天	191~1123	531~3 110
出生 3 天	90~913	250~2 531
出生 4 天	83~921	231~2 250
出生 5 天	72~831	200~2 310
出生 6~31 天	69~812	190~2 250
出生 1~12 个月	69~552	190~1 531
1~2 岁	61~495	170~1 310
2~6 岁	40~271	110~750
6~14 岁	31~148	85~410
尿醛固酮		
总醛固酮[15]		
- 成人	3~19 μg/24 h(8~51 nmol/24 h) 1.5~20 μg/g 肌酐	
- 儿童 4~10 岁	1~8 μg/24 h(3~22 nmol/24 h) 4~22 μg/g 肌酐	
- 新生儿	0.5~5 μg/24 h(1~14 nmol/24 h) 20~140 μg/g 肌酐	
游离醛固酮(成人)[16] 0.1~0.4 μg/24 h		
醛固酮-18-葡糖苷酸(成人)[17] 3.5~17.5 μg/24 h(6.3~32 nmol/24 h)		
四氢醛固酮-3-葡糖苷酸[18] 10~70 μg/24 h(28~190) nmol/24 h		

醛固酮换算:ng/L×2.77=pmol/L;μg/L×2.77=nmol/L

31.7 18-OHF

18-OHF被称为混合类固醇激素,具有皮质醇和醛固酮的结构特征(图31-2)。大部分18-OHF经醛固酮合成酶由11-脱氧皮质醇合成,少量18-OHF由11β-羟化酶合成。由于醛固酮合酶的表达仅限于肾小球的肾上腺皮质区域,且皮质醇合成所需的17α-羟化酶和11β-羟化酶存在于束状带,因此18－OHF生成的浓度极低[19]。

31.7.1 适应证

鉴别诊断PA及其亚型。

31.7.2 检测方法

使用液相色谱串联质谱(LC－MS/MS)[20]。

31.7.3 标本要求

采集24 h尿液,冻存标本直至检测。

31.7.4 参考区间

尿液标本：28～485 nmol/L[20]。

31.7.5 临床意义

在糖皮质激素可治的醛固酮增多症中,18－OHF合成显著增加[19]。

31.8 18－OHB

18－OHB是醛固酮生物合成过程中的中间前体,来源于醛固酮合酶对皮质酮的转化(图31－2)。尽管少量18－OHB由11β-羟化酶合成,其对盐皮质激素受体具有低亲和力。

31.8.1 适应证

鉴别诊断APA与双侧肾上腺增生症。

31.8.2 检测方法

使用放射免疫法[16]、高效液相色谱或气相色谱串联质谱。

31.8.3 标本要求

肝素抗凝和EDTA抗凝血浆：1 mL。

尿液标本：采集24 h尿液(中性),直接将标本送至实验室或量取体积后取样装入10 mL容器中。

31.8.4 参考区间

血浆：115～550 ng/L(317～1.418 pmol/L)。尿液：1.5～6.5 μg/24 h[21]。

31.8.5 临床意义

APA患者一般于晨起8点卧位18－OHB大于1 000 ng/L,而特发性醛固酮增多症患者18－OHB通常小于1 000 ng/L[7,22]。

31.9 高血压与盐皮质激素

无论是原发性还是继发性高血压,RAAS参与两者的病理生理过程。PA的发病率随着高血压的严重程度增加而增加,从1级高血压的2%到难治性高血压的20%。高血压等级对应于下列收缩压和舒张压值：1级,140～159/90～99 mmHg;2级,160～179/100～109 mmHg;3级,≥180/110 mmHg。

盐皮质激素相关的高血压病因汇总于表31－5。盐皮质激素相关的高血压检测适应证见表31－6。

表31－5 盐皮质激素相关的高血压疾病[22]

肾素产生的病因 - 肾素瘤 - 恶性高血压 - 肾动脉狭窄
醛固酮产生的病因 - 原发性醛固酮增多症(Conn综合征) - 1型、2型和3型家族性醛固酮增多症
盐皮质激素产生的病因不伴醛固酮过量 - 表观盐皮质激素过多综合征 - Liddle综合征 - 脱氧皮质酮分泌瘤 - 异位ACTH生成 - 先天性肾上腺综合征
具有盐皮质激素效应的药物 - 甘珀酸治疗,甘草
糖皮质激素可治的醛固酮增多症

表31－6 盐皮质激素相关的高血压筛查适应证[23]

血压高于160/100 mmHg,尤其50岁以下
抵抗性或难治性高血压(服用3种以上的降压药物治疗,但血压仍高于目标值)
低钾血症,无论治疗与否
肾上腺意外瘤和高血压
早发高血压家族史(年龄<20岁)或心脑血管事件(年龄<40岁)
PA患者的一级亲属

31.9.1 筛查试验

对选择适用于醛固酮增多症诊断的一线试验仍存在分歧。因昼夜节律和体位变化,单独检测血浆醛固酮水平的价值有限。此外,利尿剂、钙通道阻滞剂和米诺地尔等抗高血压药物将导致血浆醛固酮水平升高,而ACE抑制剂和β受体阻滞剂使血浆醛固酮水平降低[12]。24 h尿醛固酮分泌检测仅限临床医师使用,其检测结果受药物和不正确的标本采集等因素影响。血液采集应在上午8:00～10:00完成,在患者保持立位2～4 h后进行采集。即便患者以坐位状态采血,采血前仍应坐位或卧位保持10～15 min。由于低钾血症抑制醛固酮分泌,患者血清K^+水平正常。筛查试验前需停止服用的药物如下(表31－7)。

表31－7 筛查盐皮质激素诱发的高血压前需停止服用的药物[23]

2周前：β受体阻滞剂、ACE抑制剂、血管紧张素受体阻滞剂、肾素抑制剂、二氢吡啶类钙拮抗剂、中枢α_2拮抗剂。
4周前：螺内酯、依普利酮、阿米洛利、氨苯蝶啶、袢利尿剂。
无法停药：因医疗原因不能停药,至少应停用螺内酯和依普利酮。 直接肾素抑制剂、阿米洛利、外周α受体阻滞剂(多沙唑嗪)和除二氢哌啶类(维拉帕米)外的钙拮抗剂可继续服用。
药物影响：服用ACE抑制剂或血管紧张素受体阻滞剂治疗时,肾素活性低于1 ng/(mL·h)高度提示PA。
氨氯地平和厄贝沙坦将导致1.8%和23.5%的假阴性结果。
即使肾素分泌受β受体阻滞剂和中枢α_2拮抗剂(均为肾上腺素能抑制剂)抑制,醛固酮分泌也受抑制,且ARR保持相对不受影响。

ARR：ARR 是用于鉴别疑似 PA 诱发的高血压与原发性高血压的最佳筛查试验。筛查试验受服用药物、昼夜节律和体位变化因素的影响较小，能在任意情况下使用。采血前，K^+ 水平应处于正常。ARR 对 PA 的诊断敏感性为 64%～100%，特异性为 87%～100%[24]。ARR 的影响因素包括药物、激素避孕药物、抗抑郁药物、低钾血症及盐的摄入量。不同研究显示，正常人 ARR 值介于 3.3～21，其中血浆肾素醛固酮以 ng/dL 为单位，血浆肾素活性以 ng/(mL·h)为单位。若血浆醛固酮以 pmol/L 为单位，肾素活性以 pmol/(mL·h)为单位，则比值介于 750～900[12]。根据检测方法的特点，使用不同肾素浓度的判断水平[25]。当肾素浓度极低时，临床必须谨慎解释 ARR，因为上述结果可能是假阳性。

31.9.2 ARR 阳性结果的再确认和 PA 分型

ARR 阳性结果的再确认：大多数实验室中，ARR 阳性提示醛固酮自主分泌，其可经下列试验再确认：① 生理盐水静脉输注试验或氟氢可的松抑制试验(表 31－8)，如醛固酮瘤。② 18－OHF 和 18－OHB 在 PA 患者中显著升高。

表 31－8　PA 的确认试验和分型[7,12]

试验	临床和实验室检查
氟氢可的松抑制试验	在氟氢可的松抑制试验中，检测血浆醛固酮对保 Na^+ 类固醇的反应。氟氢可的松试验作为金标准，是诊断 PA 最敏感的功能试验。 方法：连续 4 天患者每 6 h 服用 0.1 mg 氟氢可的松，同时口服 KCl 缓释片(每隔 6 h，剂量足以维持血浆 K^+，每天检测血浆 K^+ 4 次，结果接近 4.0 mmol/L)。应给患者补充 NaCl 缓释片，每次 30 mmol(1.75 g 食盐)，每天 3 次和足量的膳食盐，保证尿 Na^+ 排泄率至少维持在每千克体重 3 mmol 的量，每天超过 200 mmol。第四天，采集坐位患者上午 10 点的血液标本用于检测醛固酮和肾素，采集上午 7 点和 10 点的血液标本用于检测血浆皮质醇。 临床意义：第四天坐位血浆醛固酮水平大于 60 ng/L(166 pmol/L)用于确诊 PA，同时血浆肾素受抑小于 1 ng/(mL·h)，且上午 10 点的皮质醇水平低于上午 7 点(排除 ACTH 效应的混淆)。
口服生理盐水负荷试验，生理盐水输注试验	氯化钠负荷试验抑制醛固酮合成，但腺瘤除外。 *口服盐水负荷试验：* 连续 3 天，患者每天氯化钠的摄入量应超过 200 mmol/d(约 6 g/d)，可通过 24 h 尿中 Na^+ 的量验证。患者应补充足量的 KCl 缓释片，保证血浆 K^+ 维持在正常范围内。第三天早晨开始采集 24 h 尿，用于检测尿醛固酮。 临床意义：若醛固酮－18－葡萄糖醛酸苷排泄率低于 10 μg/24 h，患者患 PA 的可能性不大。若排泄率大于 12 μg/24 h，则可确诊 PA。 *生理盐水输注试验[32]：* 患者从上午 8:00～9:30 起 4 h 内输注 2 L 生理盐水。输注生理盐水前后采集血液标本用于检测醛固酮和 K^+。输液期间，定期监测患者心率和血压。 临床意义：4 h 后血浆醛固酮浓度大于 50 ng/L(139 pmol/L)用于诊断 PA；低水平的醛固酮则可排除诊断。 禁忌证：生理盐水负荷试验不适用于药物不可控制的恶性高血压、肾衰竭、心力衰竭、心律失常和严重低钾血症的患者。在肾衰竭患者中，醛固酮排泄率受损。
卡托普利抑制试验	正常情况下，卡托普利抑制醛固酮分泌。 方法：患者保持坐位或立位至少 1 h 后口服 25～50 mg 卡托普利。采集患者血液标本检测血浆肾素和醛固酮，以及基线、抑制 1 h 或 2 h 后的皮质醇，在此期间患者保持坐位。 临床意义：正常情况下，血浆醛固酮被卡托普利抑制(抑制率超过 30%)。在 PA 患者中，血浆醛固酮仍升高，且肾素处于抑制状态。而肾上腺腺瘤与特发性醛固酮增多症(idiopathic hyperaldosteronism，IHA)患者不同，IHA 患者偶见醛固酮降低。
肾上腺静脉采血(adrenal venous sampling，AVS)[26]	在 PA 患者中，肾上腺静脉采血用于确认或排除单侧病变，以及评估单侧肾上腺切除术成功与否。 原理：肾上腺静脉采血的标准程序基于肾上腺静脉中醛固酮水平的比较，经皮质醇标准化，用于明确是否存在不对称的醛固酮分泌。基于偏侧比的计算，能用于区分 APA 或 BAH。 方法：经皮股静脉完成肾上腺静脉插管，通过注射非离子型造影剂定位导管尖端的位置。分别采集肾上腺静脉和下腔静脉的血液标本用于检测醛固酮和皮质醇。左肾上腺标本通常从靠近肾上腺静脉交界处的膈下静脉获取。多变的解剖结构和窄小的口径是右肾静脉插管困难的原因。为评估选择性，采集下腔静脉或外周静脉血的血液标本。计算醛固酮(ng/dL)和皮质醇(μg/dL)的比值。下腔静脉和外周静脉血中比值约为 1。肾上腺静脉中比值高于 1.1 提示标本的选择性。膈下静脉血流入左肾上腺静脉的稀释作用由皮质醇校准的右侧肾上腺静脉醛固酮水平补偿。为此，左侧静脉的醛固酮与皮质醇比值除右侧静脉的醛固酮与皮质醇比值以获得醛固酮比值。研发质谱方法检测肾上腺和外周静脉的类固醇用于区分 PA 的亚型。APA 患者的 AVS 实验中，LC－MS/MS 检测类固醇的醛固酮偏侧比值高于免疫学检测[26]。 临床解释：大多 APA 患者高侧的经皮质醇校正后醛固酮与低侧(患侧：健侧)的比值≥4。比值低于 4 提示双侧醛固酮分泌。健侧的皮质醇校正后醛固酮与下腔静脉的比值总低于 1。据报道，AVS 的选择性为 85%～95%。

PA 分型：肾上腺静脉采血试验可用于鉴别诊断单侧 APA 和 BAH 的两种 PA 亚型(表 31－8)。鉴别单侧和双侧的异常对于提示是否进行手术干预至关重要，对腺瘤、单侧增生、肾上腺癌、异位 ACTH、肾素瘤和 11－脱氧皮质酮分泌瘤患者进行单侧肾上腺切除术后能纠正 30%～60%高血压患者的 K^+ 水平。在双侧特发性醛固酮增多症和糖皮质激素可治的醛固酮增多症中，单侧和双侧肾上腺切除术很难纠正高血压，需要用保守方法治疗。

疑似盐皮质激素相关病因诱发的高血压的诊断流程见图 31－6。

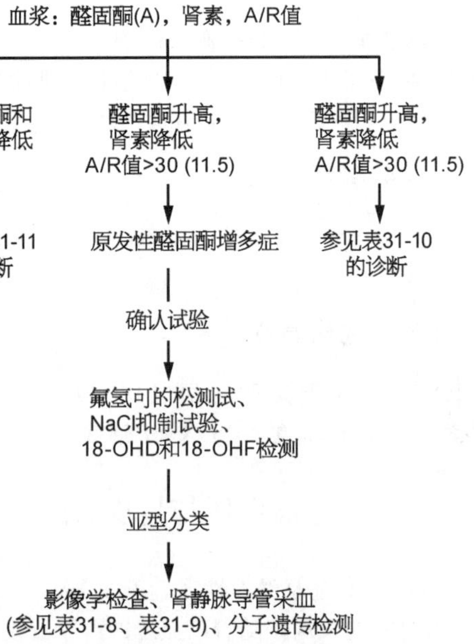

图 31－6　疑似 PA 的诊断方法和可能的诊断(经允许转载自参考文献[22])。ARR 阳性必须进行确认试验。使用生理盐水输注或氟氢可的松抑制动态试验，检测 18－OHB 或 18－OHF，以及影像学用于确认醛固酮的分泌来源

31.10 盐皮质激素过量

31.10.1 PA

PA又称Conn综合征，其以醛固酮自主分泌为特征，具有高血压、代谢性碱中毒和低钾血症三联征。不同形式的PA见表31－9。

31.10.2 继发性醛固酮增多症

继发性醛固酮增多症(secondary hyperaldosteronism, sHA)常见于正常血压和高血压患者，主要因低血容量和低钠血症，刺激肾素释放，导致蛋白水解酶水解血管紧张素原生成血管紧张素Ⅰ[6]。在水肿患者中，水和Na^+以消耗K^+为代价被储存。这也见于妊娠状态，尽管无K^+丢失，醛固酮的作用被妊娠激素掩盖。在慢性肾病中，sHA抵消高钾血症。sHA在肾动脉狭窄、利尿剂滥用或肾素瘤中最为常见[6]。不同形式的sHA如表31－10所示。

31.10.3 假性醛固酮增多症

假性醛固酮增多症以高血压、低钾性碱中毒、低醛固酮和肾素受抑为特征[27]，其中包括Liddle综合征、库欣综合征、先天性肾上腺皮质增生和11β-羟类固醇脱氢酶缺乏症(表31－11)。

表31－9 PA、盐皮质激素过量和高血压[7,23]

病因	临床和实验室检查
原发性醛固酮增多症(PA)	PA占所有高血压的10%，是继发性高血压最常见的病因之一。PA的发病率随高血压的严重程度增加而升高，由1级高血压的2%上升到难治性高血压的20%。9%～37%伴高血压的PA患者发生低钾血症。因为钠离子平衡和RAAS之间的联系，PA与异常的高醛固酮和低肾素有关。当检测肾素活性时，筛选试验ARR>30用于提示PA。使用特定厂商的检测试剂盒(直接肾素浓度以mU/L表示，醛固酮浓度以ng/L表示)确定ARR，阈值≥11.5用于： (1) 区分血压正常的PA患者的敏感度为97.1%，特异性为89.9%。 (2) 区分伴原发性高血压的PA患者的敏感度为97.1%，特异性为84.1%。 为防止假阳性的结果，除ARR外，某些研究者使用正式的醛固酮阈值>150 ng/L(416 pmol/L)用于诊断PA。然而，几项研究显示PA患者的醛固酮浓度为70～160 ng/L(250～440 pmol/L)，同时ARR升高[5]。确诊PA功能试验如表31－8所示。
- 醛固酮瘤(APA)	醛固酮瘤与中至重度高血压相关，占恶性继发性高血压的2/3。肿瘤直径>2.5 cm具有高度的恶性倾向。上述患者通常不到40岁。 实验室检查：1/3病例的血清K^+降低，伴碱中毒。上述疾病患者ARR升高。建议使用其他标志物代替ARR。研究报道[19]，APA、BAH和原发性高血压(essential hypertension, EH)患者24 h尿排泄的18－OHF分别为(725±451) nmol、(102±68) nmol和(88±76) nmol。通过检测血清18－OHB鉴别APA。研究显示，APA、BAH和EH患者血清18－OHB(静息)分别为1 090(792～1 324)ng/L、654(513～835)ng/L和567(462～695)ng/L[19]。通过肾上腺静脉采血测量醛固酮和皮质醇来定位腺瘤及区分单侧和双侧腺瘤(表31－8)。
- 特发性醛固酮增多症(IHA)，双侧肾上腺增生(BAH)	单侧肾上腺增生与APA在生化方面极为相似。肾上腺静脉插管的结果与APA类似，但通常醛固酮水平较低(表31－8)。 BAH较单侧肾上腺增生更为常见。BAH与中至重度高血压有关，且大多见于新诊断的PA。患者通常>40岁。增生可以是平滑的微结节或大结节。无手术治疗指征。BAH使用盐皮质激素受体拮抗剂进行保守治疗。 实验室检查：血钾正常、碱中毒、醛固酮升高、肾素降低及18－OHF正常。研究显示[19]，通过测量24 h尿标本中18－OHF明确区分APA和BAH。APA患者的尿18－OHF排泄量为407(290～435) μg/24 h，而BAH仅为160(106～258) μg/24 h(数值以中位数、第25和第75百分位数表示)。
- Ⅰ型家族性醛固酮增多症(FH－Ⅰ)，糖皮质激素可治的醛固酮增多症(GRA)[23]	Ⅰ型家族性醛固酮增多症，也称糖皮质激素可治的醛固酮增多症，其醛固酮分泌被地塞米松抑制。GRA是一种常染色体显性遗传的盐皮质激素高血压，占所有PA不超过1%，能被小剂量糖皮质激素纠正。醛固酮轻微生成增多，受ACTH而非RAAS的调节。上述患者的临床表现多变。一些患者血压正常，部分患者有早期高血压伴醛固酮升高和低肾素。FH－Ⅰ在患恶性顽固性高血压或有早期卒中家族史的青年中的发病率高。 FH－Ⅰ是由高度同源的11β-羟基酶和醛固酮合成酶基因间发生不等交换，产生嵌合基因复制引起，即嵌合基因是11β-羟基酶基因(通常表达于生成皮质醇的肾上腺皮质束带)和醛固酮合酶基因的3′编码序列(通常表达于生成醛固酮的透明带)的融合。基因融合导致嵌合型束状带基因的异位过表达，受ACTH的调控。 实验室检查：低钾血症、醛固酮水平正常或升高、肾素降低，醛固酮与肾素比值升高、血浆醛固酮被地塞米松抑制至40 ng/L以下。18－OHF水平比正常高10～20倍，如759(476～1167) μg/24 h[19]。
- Ⅱ型家族性醛固酮增多症(FH－Ⅱ)	FH－Ⅱ是一种家族遗传性疾病。与FH－Ⅰ不同，醛固酮无法被地塞米松抑制。约7%的PA为FH－Ⅱ。上述患者的后代患有腺瘤或特发性醛固酮增多症。
- Ⅲ型家族性醛固酮增多症(FH－Ⅲ)	FH－Ⅲ特征是儿童期患有重度高血压，致严重的脏器损伤。肾上腺显著增大，表现为束状带弥漫性增生和球状带萎缩。 实验室检查：低钾血症、醛固酮显著升高，肾上腺皮质类固醇显著增加(10～1 000倍)。地塞米松试验中醛固酮反常升高。

表31－10 sHA、盐皮质激素过量和高血压

病因	临床和实验室检查
继发性醛固酮增多症[6]	继发性醛固酮增多症发生于低有效动脉血容量，激活RAAS导致醛固酮增加，促进远端肾小管对Na^+重吸收，恢复正常血量。Na^+保留将引起K^+排泄增加。肾功能正常情况下，即便血清K^+减少，K^+丢失是因醛固酮增多造成。 实验室检查：继发性醛固酮增多症导致低钾血症和高醛固酮水平。
- 妊娠[6]	妊娠期间，继发性醛固酮增多症维持血容量扩增。首先，血管扩张导致血压降低、心输出量增加、非渗透性的刺激口渴及RAAS激活。妊娠8周的肾素水平比妊娠前高出2倍，妊娠20周的肾素水平比妊娠前高出4倍。血浆醛固酮水平从基线的(62±11) ng/L增加至妊娠8周的(164±47) ng/L，最后三个月稳定至峰值(594±139) ng/L[32]。醛固酮浓度与孕酮和雌二醇水平呈直接相关。醛固酮增多症对血压和K^+平衡的作用可被其他激素和血流动力学机制补偿。 实验室检查：醛固酮和肾素轻中度升高。

续 表

病因	临床和实验室检查
- 原发性高血压	原发性高血压患者长期使用利尿剂导致 Na^+ 缺乏，将发生明显的继发性醛固酮增多症。部分醛固酮与肾素比值升高的原发性高血压患者，因 *CYP11B2* 双等位基因多态性形成功能获得突变导致醛固酮合成酶（*CYP11B2*）活性增加。此基因多态性将预测原发性高血压患者醛固酮与肾素比值的升高。
- 恶性高血压[6]	此类患者的 Na^+ 和血容量减少，且大多情况下细胞外液减少程度与高血压之间存在反比关系。尽管醛固酮显著增多，但仍有肾脏 Na^+ 和水的损失。因血管紧张素Ⅱ抑制肾素分泌的短调节轴不再有效，将导致血容量减少、肾缺血及肾素和醛固酮分泌增加等恶性循环。 实验室检查：低钾血症、高肾素和醛固酮。
- 肾动脉狭窄[34,35]	肾动脉狭窄定义为因动脉粥样硬化造成一或两条肾动脉或其分支的狭窄。医保人群发病率为 0.5%，慢性肾病患者发病率为 5.5%。动脉粥样硬化性肾动脉狭窄是继发性高血压的常见病因。 肾缺血性高血压是因一或两条肾动脉或者其部分分支本身或压迫性狭窄，以及纤维肌性发育不良造成。高血压发病相对迅速，且对高血压药物有抗药性。肾动脉狭窄患者的慢性肾病（肾动脉狭窄患者发病率为 25%而无肾动脉狭窄患者发病率为 2%）、冠状动脉疾病（肾动脉狭窄患者发病率为 67% *vs.* 无肾动脉狭窄患者发病率为 25%）、卒中（肾动脉狭窄患者发病率为 37% *vs.* 无肾动脉狭窄患者发病率为 12%）和外周血管疾病（肾动脉狭窄患者发病率为 56% *vs.* 无肾动脉狭窄患者发病率为 13%）的发病率增加。患者发病年龄超过 50 岁，血压高于 160/100 mmHg[35]。 单侧肾动脉狭窄：单侧肾动脉狭窄处 Na^+ 的潴留取决于无狭窄处的肾功能。后者血管紧张素Ⅱ生成增加导致血管收缩，造成肾小球滤过率降低，近端 Na^+ 重吸收减少。这导致压力性利尿，输送至远曲小管的 Na^+ 增加，尿 Na^+ 排泄增加。因此，非肾动脉狭窄的利尿反应对 Na^+ 供应变化不足。对肾动脉狭窄，远端狭窄的压力持续减少，持续刺激肾素的分泌。 双侧肾动脉狭窄：起初，肾灌注量减少导致肾素分泌增加，与单侧动脉狭窄类似。肾素分泌增加导致 Na^+ 潴留，血容量增加，恢复正常后狭窄灌注，因此肾素释放减少。 实验室检查：低钾血症见于 10%～20%的患者。基线血浆醛固酮仅中度升高，肾素仍可能正常。卡托普利抑制试验 1 h 后，肾素活性增加 (4.2±0.6)倍，而在原发性高血压中肾素活性仅增加 0.3 倍[36]。卡托普利抑制试验的诊断敏感性为 100%，特异性为 78%[34]。
- 慢性肾脏疾病[6]	慢性肾脏疾病患者可能发生轻度醛固酮增多伴高血压，尤其在终末阶段。醛固酮增多症是因 Na^+ 排泄减少或高钾血症激活 RAAS 引起，这是醛固酮释放的动力，且始于肾小球滤过率低于 20 mL/(min · 1.73 m^2)。由于醛固酮会造成患者肠道对 K^+ 排泄的增加，因此上述患者不会发生高钾血症，若同时，限制饮食中的 K^+。
- 肾素瘤[6]	肾素瘤会导致原发性高血压，这是一种罕见高血压，见于肾脏肿瘤，如肾细胞癌，血管外皮细胞瘤和维尔姆斯瘤。继发性高血压见于卵巢支持细胞瘤或嗜铬细胞瘤。此类肿瘤中，儿茶酚胺分泌的增加将刺激球旁细胞分泌肾素。 实验室检查：由于肾素瘤和肾素原分泌瘤，高肾素原与肾素比有助于鉴别恶性肿瘤和原发性高血压。然而，肾素水平普遍较高，且高于 50 ng/(mL · h)[6]。患者存在相对恒定的低钾血症，且低于 2.0 mmol/L。
- 结节性多动脉炎	上述患者因肾动脉狭窄伴连续性肾缺血引起肾素分泌增加导致高血压。肾球旁细胞的肾素分泌细胞增生。 实验室检查：低钾血症、肾素和醛固酮轻度升高。
- Bartter 综合征[37]	此罕见的先天性疾病以高尿酸性醛固酮增多、代谢性碱中毒和低钾血症为特征。Bartter 综合征通常在 25 岁前出现临床症状，如肌无力和多尿。尽管醛固酮增多，但无高血压。 实验室检查：低钾血症、代谢性碱中毒、低镁血症、低钠血症、低氯血症、高血压、高醛固酮血症、低钙血症和血小板异常聚集。
- 医源性继发性醛固酮过多症[6]	使用和切除胃肠组织的外科手术可导致继发性醛固酮增多症。如在结肠切除术中，若切除超过一半的结肠，将导致肠内 Na^+ 丢失。回肠造口术存在高气孔相关的 Na^+ 丢失，导致醛固酮增多症有关的 Na^+ 耗竭，和随机尿中 Na^+ 排泄小于 20 mmol/L。在行膀胱切除术和输尿管结扎术患者中也有类似的情况。
- 环孢菌素治疗[6]	根据使用的剂量不同，环孢素治疗可引起肾毒性、肾血流量减少、肾小球滤过率和肾 Na^+ 排泄减少。如此导致肾入球小动脉收缩，血管阻力增加和血压升高。由于 Na^+ 的肾排泄减少，RAAS 被激活。

31.11 盐皮质激素缺乏

盐皮质激素缺乏是由于醛固酮合成缺乏或作用降低。通常，99.5%滤过的 Na^+ 在肾脏在盐皮质激素的作用下重吸收，若醛固酮作用降低，仅 98.5%的 Na^+ 被重吸收。这样每天将损失约 1 mol Na^+，相当于约 28 g 的氯化钠。慢性 Na^+ 丢失将造成细胞外液减少及低钠血症。血浆渗透压降低，细胞内水含量增加，造成细胞外低渗性脱水。由于醛固酮依赖的 Na^+ 转运伴随 K^+ 的交换，肾脏对 K^+ 的排泄减少，导致高钾血症。K^+ 和 H^+ 排泄均不足，而造成高钾血症。其他电解质的交换也是如此，Mg^{2+} 类似于 K^+。

盐皮质激素缺乏见于因醛固酮合成减少的下列原发性疾病：肾上腺功能不全（艾迪生病）；中枢性疾病（ACTH 缺乏症）；醛固酮生物合成酶缺乏，如 18-羟化酶缺陷或醛固酮合酶缺乏（醛固酮 P450 酶，*CYP11B2*）（图 31-2）。

盐皮质激素缺乏是一种常见的继发性缺陷，由于靶器官对醛固酮的反应降低，如假性醛固酮减少症。

31.11.1 原发性醛固酮减少症

实验室检查结果提示低钠、高钾及高镁血症、代谢性酸中毒、伴醛固酮显著降低，以及肾素明显升高。

原发性肾上腺功能不全诱发的醛固酮减少症：实验室检查结果提示皮质醇和醛固酮减少，且肾素升高。肾素的纠正可作为监测肾上腺功能不全治疗的敏感性标志物。

18-羟化酶缺乏的Ⅰ型醛固酮合成酶缺乏症：实验室检查结果提示醛固酮减少，肾素升高，以及皮质酮、11-脱氧皮质酮和 18-OHB 降低。通过检测 ACTH 进一步确认皮质醇合成途径是否完整。

18-氧化酶缺乏的Ⅱ型醛固酮合成酶缺乏症：实验室结果提示，醛固酮相关的 18-OHB 升高和（或）尿 18-羟四氢醛固酮与四氢醛固酮排泄比增加[27]。该疾病可通过分子遗传学来确诊。该缺乏症的患者有低醛固酮、高钾血症、肾盐损失和代谢性酸中毒。

除 18-OHB 浓度不同外，18-OHB 与醛固酮的比值在醛固酮合酶缺乏症的鉴别诊断中也极为重要。Ⅰ型的比值小于

10，而Ⅱ型的比值大于100。

31.11.2 继发性醛固酮减少症

继发性盐皮质激素缺乏症与低肾素和低醛固酮水平有关，常见于Liddle综合征、先天性肾上腺增生、盐皮质激素过量综合征和甘草滥用(表31－11)。

表31－11 非醛固酮盐皮质激素引发的高血压[23,26]

病因	临床和实验室检查
盐皮质激素过多不伴醛固酮增多	盐皮质激素过多不伴醛固酮增多是由于11－脱氧皮质酮合成醛固酮途径中皮质类固醇生成增加(图31－2)。尽管皮质类固醇仅有微量的盐皮质激素效应，但若大量生成，将对患者产生临床影响。
先天性肾上腺皮质增生症(11β羟化酶缺陷)[26]	先天性肾上腺皮质增生症是因皮质醇合成缺陷所致，每15 000个新生儿中发生1例。这在白种人中更为普遍。主要原因在于： (1) 11β－羟化酶(P450c11β)催化11－脱氧皮质醇转化为皮质醇，11－脱氧皮质酮转化为皮质酮，皮质酮转化为18羟皮质酮，但其无醛固酮合酶的活性。在欧洲人群中，11β－羟化酶缺陷占先天性肾上腺增生的5%～8%，在中东穆斯林和犹太人中占AGS病例的15%。该疾病为常染色体隐性遗传。11β－羟化酶缺陷将导致糖皮质激素产生减少(11－脱氧皮质醇无法转化为皮质醇)和邻近区域的代谢产物过度生成(图31－2)。随着11－脱氧皮质酮、11－脱氧皮质醇、17－羟孕酮、孕酮和性激素堆积的增加，血浆肾素被抑制，且ACTH升高导致双侧肾上腺增生。11－脱氧皮质酮具有盐皮质激素效应，因此患者将发生盐潴留(罕见高钠血症)、高血压、低钾血症和碱中毒等症状。高血压仅发生于儿童期后期和青春期；男性性早熟，女性男性化。 (2) 21－羟化酶缺陷(P450c21)是造成90%～95%先天性肾上腺增生症的原因。在盐皮质激素和糖皮质激素的生物合成过程中，此酶具有21－羟化的作用催化孕酮转化为11－脱氧皮质酮及17－羟孕酮转化为11－脱氧皮质醇(图31－2)。
17α－羟化酶缺陷[26]	17α－羟化酶(P450c17)羟化孕烯醇酮和孕酮生成17－羟孕烯醇酮和17－羟孕酮(图31－2)。该酶缺陷将导致皮质醇、脱氢表雄酮、雄烯二酮及其下游产物的合成减少，盐皮质激素轴中17α－羟化酶(过量孕烯醇酮、孕酮)及其代谢物过量合成，包括脱氧皮质酮、皮质酮、18－羟化代谢物和醛固酮。降低的皮质醇水平导致ACTH分泌增加和肾上腺增生；醛固酮增多抑制肾素并导致盐分潴留和高血压。性类固醇的缺乏会导致成年期身材矮小、骨骼成熟迟缓和骨质疏松症。男性典型症状为低雄激素及缺乏或减少男性特征；女性可能有月经不调或闭经。 实验室检查：高钾血症、肾素降低、醛固酮升高、ACTH升高及11－脱氧皮质酮升高。
醛固酮合成酶(AS)缺乏	醛固酮合成酶(P450c11AS)催化醛固酮合成的最终步骤。11－脱氧皮质酮转化为醛固酮需三个催化酶：11β－羟化酶、18－羟化酶和18－甲基氧化酶(图31－2中的ASⅠ)。AS能催化涉及醛固酮合成的三个反应。*CYP11B2*基因突变将导致AS活性丧失和醛固酮的生成。
异位ACTH综合征	肺癌、胰腺癌、前肠类癌和胸腺癌可分泌ACTH。皮质醇生成与高血压和低钾血症的严重程度直接相关。盐皮质激素作用是由高皮质醇而非由11β－羟化酶抑制引起的。 实验室检查：ACTH升高，24 h尿液中皮质醇分泌增加，低钾血症。
Liddle综合征	这是一种罕见的常染色体显性遗传病，有早显性高血压和心脏病。该疾病由肾集合管上皮Na^+通道(ENaC)突变造成(图8.8－2)。ENaC由α、β和γ三个亚基组成。由于阿米洛利敏感的ENaC的β亚基突变，Na^+的重吸收增加，外周容量增加导致的高血压。 实验室检查：低钾血症、低肾素和醛固酮(假性醛固酮增多症)。

续 表

病因	临床和实验室检查
表观盐皮质激素过多综合征(AME)	11β－羟类固醇脱氢酶(11β－HSD2)的两种同工酶介导皮质醇转化为可的松，皮质甾酮转化为11－脱氧皮质酮。两种酶都具有氧化酶和还原酶的活性。AME是一种11β－HSD2缺陷的常染色体隐性遗传病。AME和服用甘草使皮质醇与盐皮质激素受体结合，该受体通常由醛固酮激活。由于血清皮质醇浓度是醛固酮的10～100倍，即便醛固酮受抑制，也会产生盐皮质激素的效应。患儿可能存在高血压、胎儿宫内发育迟缓、脑血管发作、肾性尿崩症和横纹肌溶解症，以及因低钾血症导致肾髓质钙化症。 实验室检查：低钾性碱中毒、低肾素、低醛固酮。
家族性糖皮质激素抵抗综合征(FGR)	FGR是因糖皮质激素受体α亚型突变造成。该疾病患者携带纯合型错义突变或杂合型缺失。患者对糖皮质激素有抵抗性，导致ACTH分泌增加，伴皮质醇、盐皮质激素和性激素增加。临床症状包括高血压、乏力和多种雄激素过多症的症状。 实验室检查：高钾血症、醛固酮升高、肾素下降及ACTH和皮质醇升高。

31.11.3 假性醛固酮减少症

假性醛固酮减少症是一组因亨利袢或远端小管缺陷的遗传性或获得性疾病。继发性假性醛固酮增多症主要见于肾脏疾病，如糖尿病性肾病和镇痛剂肾病。

紊乱：以低尿钾、高血钾、高钾血症为先天特征；Ⅰ型假性醛固酮减少症以阿米洛利敏感的ENaC功能异常为特征(图8.8－2)；Ⅱ型假性醛固酮减少症以氯离子重吸收增加而非K^+排泄[28](参见8.8)为特征；肾电解质排泄。

临床指征：儿童期发病、生长发育落后和低血压。

实验室检查结果：肾高氯化钠排泄，高钾血症，醛固酮和肾素显著增加。

31.12 注意事项

检测方法：用于计算ARR的肾素检测应足够敏感，肾素活性检测可低至0.2～0.3 ng/(mL·h)；肾素浓度检测的功能灵敏度至少为2 mU/L[5]。

肾素活性：在肾素水平较低的患者中，血浆肾素活性检测无法确保足够的敏感性。一项研究建议采取两步法：一般情况下，进行1.5 h短暂的酶促反应，仅当PRA低于0.2 ng/(mL·h)时，延长反应时间至18 h[29]。

肾素浓度：不同商品化试剂的检测结果不具有可比性。因此，肾素活性[ng/(mL·h)]换算为肾素浓度(ng/L或mU/L)的转换系数也不同。在某个商品化检测中，1 ng/(mL·h)的肾素活性直接换算为12 mU/L(7.6 ng/L)的肾素浓度[25]。

标本稳定性：测定血浆肾素活性时，标本经孵育后其中的血管紧张素Ⅰ降解活性快速降解。一项研究显示，多数患者标本的钙浓度都处于正常水平，提示送检至实验室的是血清或肝素标本而非EDTA抗凝的血浆标本[38]。

31.13 病理生理学

RAAS在维持血压及平衡水、Na^+和K^+代谢中起着重要的作用(图 31－7)。血容量、血压和肾灌注量下降将刺激肾球旁细胞释放肾素。肾素将肝脏产生的血管紧张素原转化为血管紧张素Ⅰ。肺 ACE 水解血管紧张素Ⅰ生成血管紧张素Ⅱ,并通过血管收缩和刺激肾上腺皮质产生醛固酮引起血压的升高。醛固酮的升高造成水钠潴留,细胞外液增加。这对肾素过度分泌无进一步刺激,肾素分泌恢复正常;负反馈机制。

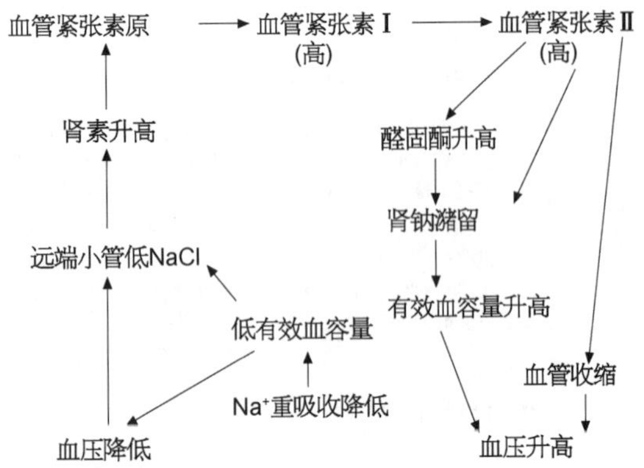

图 31－7 氯化钠(食盐)摄入减少时 RAAS 在维持血压及 Na^+ 平衡中的作用。肾合成肾素;随后反应中产生血管紧张素Ⅱ,其通过小动脉血管收缩和醛固酮刺激钠潴留,引起血压升高

血 Na^+ 降低、K^+ 升高及 ACTH 能刺激醛固酮的分泌。

醛固酮代谢快,生物半衰期仅 31 min。醛固酮主要在肝脏进行代谢,被转化为四氢醛固酮(约 40%),其次在肾脏进行代谢被转化为醛固酮－18－葡糖苷酸(约 10%)。0.2%～0.5% 醛固酮以游离形式排泄至尿液。

醛固酮与 MR 结合,该受体属于类固醇受体超级家族。在组织中,MR 与 11β－HSD2 酶共表达,其可将皮质醇代谢为可的松。皮质醇是 MR 的另一个潜在配体,其和醛固酮与受体竞争性结合。两者对受体具有相同的亲和力,但皮质醇的组织浓度至少是醛固酮的 10 倍,而血浆浓度是醛固酮的 100 倍,因此皮质醇能抑制醛固酮与受体结合,MR 免于与醛固酮结合。然而当皮质醇经 11β－HSD2 代谢为非活化可的松时,则醛固酮能与受体自由结合。11β－HSD2 的失活突变将导致表观盐皮质激素过量综合征。

肾素原在外周血循环中的浓度比肾素高 10 倍。虽然多种组织能产生肾素原,只有肾球旁细胞能控制储存囊泡中肾素原的释放。肾素原和肾素对肾素原受体具有高亲和力。肾素与受体结合后其活性增加 5 倍。游离肾素原,通常无酶活性,其通过与受体结合而活化,并与游离肾素具有相同活性。

RAAS 途径的蛋白突变检测对探究 APA 的成因起着重要作用。发现约 1/3 的腺瘤患者存在编码细胞特异性 K^+ 通道的 *KCNJ5* 基因突变。同时发现 ATP 酶基因突变,该基因编码 APA 患者的 Na^+－K^+－ATP 酶的 α 亚基[31]。RAAS 遗传因素概况如表 31－12。

表 31－12 RAAS 遗传因素及其引发的疾病[30]

蛋白	疾病	基因	位点
醛固酮合成酶(P45c11Aldo)	Ⅰ型家族性醛固酮过多症:GRA,糖皮质激素可治的醛固酮增多症,11β 羟化酶启动子融合基因 *CYP11B1*	*CYP11B2*	8q24.3
醛固酮合成酶(P450c11Aldo),18 羟化酶	Ⅰ型醛固酮合酶缺乏症(旧称Ⅰ型 CMO 缺乏症)	*CYP11B2*	8q24.3
醛固酮合成酶(P450c11Aldo),18 氧化酶	Ⅱ型醛固酮合酶缺乏症(旧称Ⅱ型 CMO 缺乏症)	*CYP11B2*	8q24.3
盐皮质激素受体	Ⅰ型假性醛固酮减少症	*MLR*	4q31.1
Ⅱ型 11β－羟类固醇脱氢酶	盐皮质激素过多综合征	*HSD11B2*	16q22
上皮 Na^+ 通道,β 亚基	Liddle 综合征,PHA1	*SCNN1B*	16p13－p12
上皮 Na^+ 通道,γ 亚基	Liddle 综合征,PHA1	*SCNN1G*	16p13－p12
NaK2C1 协同转运蛋白	1 型 Bartter 综合征	*SLC12A1*	15q15－q21.1
钾通道,ROMK	2 型 Bartter 综合征	*KCNJ1*	11q24
氯通道 B	3 型 Bartter 综合征	*CLCNKB*	1p36
血管紧张素原	原发性高血压、CAD、先兆子痫	*AGT*	1q42－q43
肾素		*REN*	1q32
血管紧张素转化酶	糖尿病肾病、心脏肥大、CAD	*DCP1*,*ACE*	17q23

(黄斐 陈方俊 译,郭玮 审校)

32

嗜铬细胞瘤、肾上腺外副神经节瘤和神经母细胞瘤

Lothar Thomas

32.1 引言

嗜铬细胞瘤和肾上腺外副神经节瘤是由肾上腺和肾上腺外嗜铬细胞引起的神经内分泌肿瘤。2004 年世界卫生组织定义如下：嗜铬细胞瘤是一种肾上腺副神经节瘤，约 85%的嗜铬细胞瘤发生于肾上腺髓质；肾上腺外副神经节瘤是与交感神经或副交感神经副神经节密切相关的肿瘤。嗜铬细胞瘤和肾上腺外副神经节瘤来源于肠系膜下动脉和主动脉分叉处的嗜铬组织。肾上腺外副交感神经副神经节瘤常发于颈部和头部[1]。

约 70%的嗜铬细胞瘤和肾上腺外副神经节瘤属于散发，30%属于遗传。嗜铬细胞瘤和肾上腺外副神经节瘤(交感神经)产生、储存、代谢和分泌儿茶酚胺及其代谢物。约 20%的头颈部副神经节瘤也产生儿茶酚胺。若出现临床症状，则认为副神经节瘤有生理功能。仅 5%的头颈部肾上腺外副神经节瘤发挥功能。影像学检查(CT 或 MRI)可发现 85%肾上腺(嗜铬细胞瘤)内的副神经节瘤和 10%腹部和骨盆副神经节瘤[2]。

嗜铬细胞瘤和肾上腺外副神经节瘤起源于神经嵴细胞。通过对嗜铬蛋白 A(CgA)免疫染色证实肿瘤的神经内分泌起源。功能性副神经节瘤产生儿茶酚胺，又称嗜铬细胞瘤。“嗜铬”指儿茶酚胺氧化后与铬盐沉积生成棕黑色物质。

神经母细胞瘤来源于交感神经系统的神经母细胞，常见于 5 岁以下的儿童。2～3 岁儿童的发病率最高。大部分患者因疾病自发缓解而未被诊断[3]。

流行病学：每年美国有 500～1 600 人患嗜铬细胞瘤和肾上腺外副神经节瘤，其发病率为(1∶6 500)～(1∶2 500)[1]。10%～20%的副神经节瘤发生于儿童期，平均年龄为 11 岁。成人嗜铬细胞瘤和肾上腺外副神经节瘤发生率为 24%～27%，儿童中约 40%的肿瘤发生与基因突变相关。迄今为止，已确认 10 个肿瘤基因[2]。儿茶酚胺的释放具有节律性，伴随头痛、心悸、出汗、苍白和高血压，仅适用于 50%副神经节瘤引起的高血压；其余患者伴有阵发性高血压或正常血压。在儿童高血压病例中，副神经节瘤占 1.7%[4]。根据世界卫生组织的标准，嗜铬细胞瘤或肾上腺外副神经节瘤的局部浸润不是判断肿瘤恶性程度的标准，仅在发生转移性播散才是判断肿瘤恶性程度的标准。

32.2 嗜铬细胞瘤和肾上腺外副神经节瘤

嗜铬细胞瘤和肾上腺外副神经节瘤由分泌儿茶酚胺的嗜铬组织演化而来[2,4]，具有散发性，是肿瘤易感基因突变的结果。据报道，副神经节瘤患者的生殖细胞突变频率为 27%～32%，其为常染色体显性遗传。

已知与肿瘤相关的生殖细胞基因突变如下。2 型多发性内分泌腺瘤的原癌基因 *RET*、Von Hippel - Lindau 综合征的 *VHL* 基因、1 型神经纤维瘤的 *NF1* 基因，以及琥珀酸脱氢酶(SDH)基因，其由 A、B、C 和 D(*SDHA*、*SDHB*、*SDHC* 和 *SDHD*)四个亚基组成。SDH 是线粒体电传递复合物(复合物Ⅱ，琥珀酸-泛醌氧化还原酶)的组成部分，催化三羧酸循环中琥珀酸氧化成延胡索酸[5]。蛋白复合物中的 A 和 B 亚基是酶催化核心，而 C 和 D 亚基是将复合物锚定到线粒体内膜上。*SDHA* 突变会引起代谢性神经退行性疾病，如利氏病、迟发性视神经萎缩、共济失调和肌病，而 *SDHB*、*SDHC* 和 *SDHD* 突变易引起副神经节瘤。

- 琥珀酸脱氢酶复合体装配因子 2(SDHAF2)。
- 琥珀酸脱氢酶复合物，即黄素蛋白 A(SDHA)。
- 跨膜蛋白 127(TMEM127)。

不同类型的嗜铬细胞瘤和肾上腺外副神经节瘤的临床特征见表 32-1，遗传性副神经节瘤的临床特征见表 32-2。患者根据表型特征、家族史或突变检测诊断为上述遗传性疾病，通过影像学和实验室检查随访，以协助肿瘤的早期筛查，如有必要，能够作为手术治疗的指征[6]。

临床症状：嗜铬细胞瘤和肾上腺外副神经节瘤分泌儿茶酚胺，并引发多种临床症状。除持续性高血压外，以阵发性高血压、出汗和心动过速的典型三联征为主。高血压症状首次出现于 20 岁之前[7]。2 型 MEN、NF-1 和脑视网膜血管瘤病也可能存在。偶发的肾上腺肿块是另一个诊断标准。确诊时散发性副神经节瘤通常比遗传性副神经节瘤大，分泌较多儿茶

表 32-1　嗜铬细胞瘤和肾上腺外副神经节瘤的特征[1]

肿瘤和临床特征	散发性	SDHB	MEN、VHL、NF-1
恶变率	10%～36%	高(>50%)	少于 5%
原发肿瘤常见部位	肾上腺	肾上腺外	肾上腺
生化表型	去甲肾上腺素	去甲肾上腺素、多巴胺	去甲肾上腺素、多巴胺
转移灶	骨、淋巴结、肝、肺	骨、淋巴结、肝、肺	骨、淋巴结
预后不良因素	发病年龄低、肿瘤灶大、去甲肾上腺素高	发病年龄低、肿瘤灶大、去甲肾上腺素和多巴胺高	肿瘤灶大

SDHB，琥珀酸脱氢酶 B 突变；MEN，多发性内分泌肿瘤；VHL，von Hippel - Lindau 综合征(脑视网膜血管瘤病)；NF-1，神经纤维瘤病 1 型

表 32-2 遗传性嗜铬细胞瘤和肾上腺外副神经节瘤[1]

嗜铬细胞瘤和肾上腺外副神经节瘤	肿瘤类型
肾上腺外副神经节瘤综合征	
- SDHD	头颈部肾上腺外副神经节瘤
	嗜铬细胞瘤
- SDHB	头颈部肾上腺外副神经节瘤
	嗜铬细胞瘤
	肾上腺外副神经节瘤
	肾细胞癌
MEN2	
- 2A 型	甲状腺髓样癌
	嗜铬细胞瘤
- 2B 型	甲状旁腺功能亢进症
	苔藓样淀粉样变
- FMTC	甲状腺髓样癌
	嗜铬细胞瘤
	多发性神经瘤
	马方综合征
	家族性甲状腺髓样癌
脑视网膜血管瘤病	
- 2A 型	视网膜和中枢神经系统血管母细胞瘤
	嗜铬细胞瘤
- 2B 型	内淋巴囊肿瘤
	附睾囊腺瘤
	肾囊肿和肾细胞癌
- 2C 型	视网膜和中枢神经系统血管母细胞瘤
	胰腺囊肿和胰腺癌
	嗜铬细胞瘤
	内淋巴囊肿瘤
	附睾囊腺瘤
神经纤维瘤病(NF-1)	多发性神经纤维瘤
	咖啡牛奶斑(cafe au lait spots)
	嗜铬细胞瘤

酚胺，伴严重的临床症状。小肿块或意外瘤的患者将表现出非典型症状或无症状。

32.3 神经母细胞瘤

神经母细胞瘤是神经嵴的胚胎肿瘤。主要发生于幼儿期(中位年龄 17 个月)，10 岁以上的发病率不到 10%。儿童期神经母细胞瘤约占恶性肿瘤的 7%。大多数儿童有可触及的腹部肿块，以及多种其他症状，如乏力、食欲不振、虚弱和发热。由于上述肿瘤起源于交感神经系统，通常发生于肾上腺髓质和脊旁神经节，分泌儿茶酚胺及代谢物。儿茶酚胺及其代谢物检测是神经母细胞瘤诊断的生化基础[8]。

神经母细胞瘤可以是散发的，也可以是遗传的。在遗传性肿瘤中，存在两个主要突变[9]：① 间变性淋巴瘤激酶癌基因的酪氨酸激酶域激活突变是造成大多数遗传性疾病的原因；② 同源框基因功能丧失性变异，先天性巨结肠、先天性中枢性低通气综合征或两者均有。

32.4 儿茶酚胺代谢

功能性嗜铬细胞瘤和肾上腺外副神经节瘤生成的儿茶酚胺，包括以下生物胺：① 多巴胺、去甲肾上腺素(NE)和肾上腺素(E)；② 代谢物 3-甲氧酪胺(3-MT)、甲氧基去甲肾上腺素(NMN)、甲氧基肾上腺素(MN)、高香草酸(HVA)和香草扁桃酸(VMA)。

多巴胺、肾上腺素和去甲肾上腺素代谢途径(图 32-1)如下：① 儿茶酚-O-甲基转移酶(COMT)催化苯环 C3 位羟基的甲基化，使多巴胺转化为 3-MT，NE 转化为 NMN，E 转化为 MN；② 线粒体单胺氧化酶的脱氨作用，使 3-MT 转化为 HVA，NMN 和 MN 转化为 VMA。

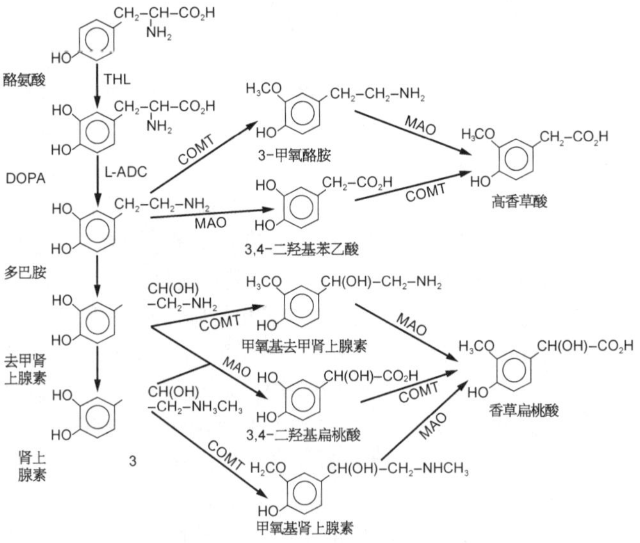

图 32-1 儿茶酚胺代谢(转载自参考文献[10])。COMT，儿茶酚-O-甲基转移酶；MAO，单胺氧化酶；THL，酪氨酸羟化酶；DOPA，多巴脱羧酶；DBH，多巴胺 β 羟化酶；PNMT，苯乙醇胺-N-甲基转移酶

随着代谢物释放入外周循环后，NMN、MN 和 3-MT 被转化为硫酸酯和葡糖苷酸，以游离和结合形式存在于血液和尿液中。尿液中仅 3% NMN 和 MN 以游离形式存在，其余为结合形式。但在嗜铬细胞瘤患者中，游离儿茶酚胺的比例较高，且 NMN 会不成比例地增加。

嗜铬细胞瘤和肾上腺外副神经节瘤主要产生的儿茶酚胺类物质是 E 和 NE，尽管某些肿瘤也产生大量的多巴胺。E 和 NE 间歇性释放，半衰期短。因此，血浆或随机尿儿茶酚胺的浓度存在波动。

32.5 诊断嗜铬细胞瘤和肾上腺外副神经节瘤的实验室检查

传统生化检查包括尿和血浆儿茶酚胺、尿甲氧基肾上腺素类物质(包括 NMN 和 MN)和 VMA。血浆游离甲氧基肾上腺素类物质或尿液中游离甲氧基肾上腺素类物质(分别为 NE

和E)是诊断嗜铬细胞瘤和副神经节瘤的敏感指标,其阴性结果可作为排除诊断的依据[6,11]。

为区分疾病的遗传性,也建议检测3-MT水平[4]。CgA亦是一种等效而非特异性的生物标志物(参见14.4.7)。

血浆游离NMN和MN较其他检测的性能优势在于[10]:① 嗜铬细胞瘤和肾上腺外副神经节瘤细胞内具有高浓度的COMT,其即刻代谢儿茶酚胺类物质。因此,导致上述疾病持续地向外周循环中释放NMN、MN和3-MT。NE和E因从囊泡中间歇性释放而不同;② NMN、MN和3-MT的半衰期较NE和E长。

NMN和MN以游离和硫酸盐结合形式存在于血浆和尿液中。在血浆检测中,主要针对游离甲氧基肾上腺素类物质。在尿液检测中,甲氧基肾上腺素类物质经酸化水解步骤,从高浓度硫酸盐结合代谢物转化为游离形式后进行检测[12]。

神经母细胞瘤的确诊试验:VMA、HVA和多巴胺是目前成熟用于诊断神经母细胞瘤的试验。VMA和HVA主要用于疾病筛查。

血浆游离NMN和MN:通过HPLC联合电化学或同位素稀释液相色谱/串联质谱(ID-LC-MS/MS)进行检测。① HPLC联合电化学检测[13]:原理是阳离子交换柱配合氨甲醇进行柱洗脱用于提取血浆甲氧基肾上腺素类物质。洗脱液干燥后,将其溶解在反相柱的流动相中,注入HPLC进行分离。使用电化学检测NMN和MN。② LC-MS/MS[12,13]:原理是首先通过异丙醇、阳离子交换柱或其他商品化试剂去除标本中干扰检测的血浆蛋白。随后使用液相色谱分离、质谱法定量检测甲氧基肾上腺素类物质。

免疫学检测法[15]:测定血浆游离甲氧基肾上腺素类物质,首先通过酸沉淀去除干扰蛋白,随后将MN和NMN酰化为衍生物。酰化的MN和NMN与固相载体上一定数量的抗体位点竞争结合(兔抗MN或兔抗NMN)。当反应达到平衡,未结合的抗原抗体复合物被洗去。酰化的MN和NMN与固相载体结合,形成免疫复合物,使用四甲基联苯胺标记的抗兔IgG抗体检测。与MN和NMN免疫复合物结合的二抗量与标本中两者的浓度成反比。

尿液中分馏的甲氧基肾上腺素类物质:尿MN和NMN的检测与血浆不同,检测前需将结合形MN和NMN去偶联,随后检测游离MN和NMN。

尿香草扁桃酸和高香草酸:原理是首先使用乙酸乙酯对尿酸化沉淀后提取到两种苯酚羧酸;随后使用二乙氨基甲基纤维素进行洗涤。经预洗涤,通过HPLC洗脱分离后进行安培信号检测。该方法的优势是能同时检测VMA和HVA[16]。

32.6 标本要求

肝素抗凝血浆:2 mL。

收集24 h成人尿液标本或儿童随机尿标本(参见32.9)。

32.7 参考区间

参见表32-3~表32-6。

表32-3 血浆儿茶酚胺类物质的参考区间[17]

儿茶酚胺类物质	参考区间(nmol/L)
游离甲氧基肾上腺素	0.06~0.31
游离甲氧基去甲肾上腺素	0.10~0.61
游离甲氧酪胺	0.006~0.090
肾上腺素	0.02~0.45
去甲肾上腺素	0.47~2.95
多巴胺	0.013~0.379

数值为第2.5和97.5百分位

表32-4 尿液儿茶酚胺类物质的参考区间[17]

儿茶酚胺类物质	参考区间(μmol/24 h)
游离甲氧基肾上腺素	0.22~1.32
游离甲氧基去甲肾上腺素	0.70~2.64
肾上腺素	0~0.11
去甲肾上腺素	0.09~0.47
多巴胺	0.39~2.63

数值为第2.5和97.5百分位

表32-5 甲氧基肾上腺素类物质分泌的参考区间*[8]

总甲氧基去甲肾上腺素		总甲氧基肾上腺素	
年龄	参考区间	年龄	参考区间
≤3个月	0.590~1.520	≤6个月	0.050~0.400
4~6个月	0.270~1.270	7~9个月	0.060~0.240
7~12个月	0.190~0.870	10~12个月	0.050~0.410
1~3岁	0.010~0.480	1~3岁	0.010~0.240
3~5岁	0.010~0.460	3~5岁	0.010~0.360
5~11岁	≤0.330	5~8岁	≤0.300
>11岁	0.020~0.190	≥8岁	≤0.190

*表示随机尿标本。结果以mmol/mol肌酐表示。数值是第2.5和第97.5百分位

表32-6 随机尿标本VMA和HVA的参考区间上限[18]

年龄	VMA	HVA
0~1岁	11(18.8)	20(32.6)
2~4岁	6(11.0)	14(22.0)
5~9岁	5(8.3)	9(15.1)
10~19岁	5(8.3)	8(12.8)
超过19岁	3(5.5)	5(7.6)

VMA,香草扁桃酸;HVA,高香草酸。结果以mmol/mol肌酐(mg/g肌酐)表示。数值是第95个百分位数

32.8 临床意义

嗜铬细胞瘤和肾上腺外副神经节瘤的实验室检查高度依赖于儿茶酚胺的分泌、使用的检查项目及患者准备。

VMW和HVA用于神经母细胞瘤的筛查试验。分子遗传学检测也在疾病诊断中也起着重要作用。

32.8.1 嗜铬细胞瘤和肾上腺副神经节瘤

32.8.1.1 结果的临床意义

血浆游离MN和NMN是诊断嗜铬细胞瘤和肾上腺外副

神经节瘤最为敏感的儿茶酚胺类物质。一个及以上指标浓度大于4倍参考区间上限[NMN大于2.19 nmol/L(即400 ng/L),MN大于1.20 nmol/L(即236 ng/L)]对嗜铬细胞瘤和肾上腺外副神经节瘤的诊断敏感性为100%。两个指标均正常即可排除肿瘤的可能,只有临床或影像学高度怀疑才需进一步检查[19]。由于血浆游离甲氧基肾上腺素类物质的诊断特异性高于尿液中游离甲氧基肾上腺素类物质,加之其他器官也可能分泌结合的甲氧基肾上腺素类物质,因此血浆标本优于尿液标本。诊断嗜铬细胞瘤和肾上腺外副神经节瘤的演示如图32-2所示[16]。不同实验室检查项目的诊断敏感性和特异性如表32-7所示。

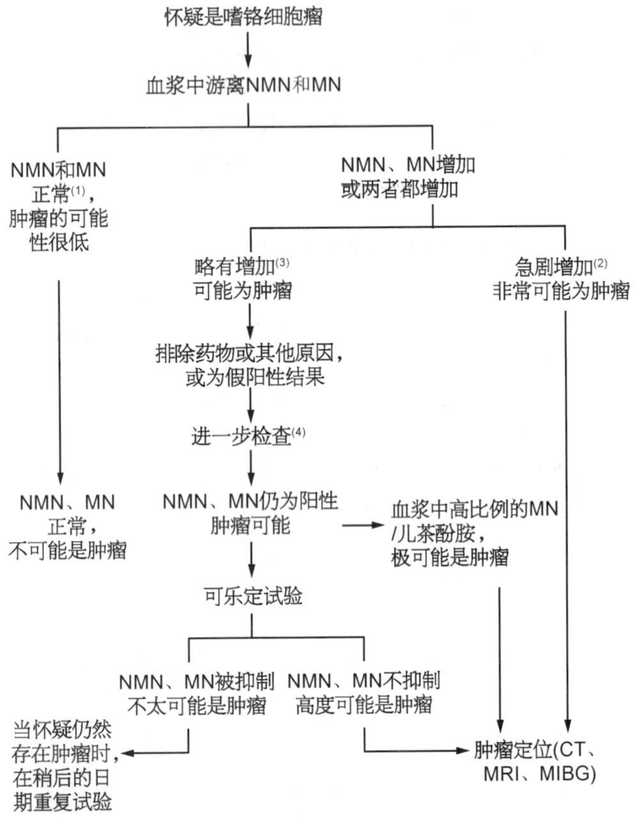

图32-2 嗜铬细胞瘤和肾上腺旁腺瘤的生化诊断(修改自参考文献[79])。(1) 血浆甲氧基去甲肾上腺素(NMN)<0.61 nmol/L(112 ng/L),血浆甲氧基肾上腺素(MN)<0.31 nmol/L(61 ng/L);(2) 血浆NMN>2.19 nmol/L(400 ng/L),血浆MN>1.20 nmol/L(236 ng/L);(3) 血浆NMN和血浆MN在1~2之间(边界);(4) 重复测定血浆和(或)尿液中的NMN和MN。MIBG,^{131}I标记的甲碘苯胍闪烁扫描术

表32-7 实验室检查对嗜铬细胞瘤和肾上腺副神经节瘤的诊断敏感性和特异性[1,20]

检查项目	敏感性		特异性	
	儿童	成人	儿童	成人
血浆游离MN和NMN	100	99	94	89
血浆游离甲氧基肾上腺素类物质	92	84	91	81
尿甲氧基肾上腺素类物质	100	97	95	69
尿去甲肾上腺素和肾上腺素	100	86	83	88
血浆总甲氧基肾上腺素类物质		74		93
尿香草扁桃酸		64		95

32.8.1.2 临床决策水平的研究

初次评估检查结果时面临难点,即血浆游离NMN或MN轻中度升高,且介于参考区间上限和4倍参考区间上限之间[19]。在这种情况下,需区分假阳性和真阳性结果。20%~30%嗜铬细胞瘤或肾上腺外副神经节瘤患者,尤其在遗传性综合征或肾上腺髓质偶发瘤患者中,会表现出临界升高。上述患者通常血压正常,且无症状。个别散发性嗜铬细胞瘤的病例会表现临床症状,但甲氧基肾上腺素类物质的水平正常。通常患者肿瘤直径低于1 cm,且仅因为患者有已知遗传倾向而发现。

嗜铬细胞瘤和肾上腺外副神经节瘤发病率低,但实验室检查需求大,因此假阳性结果显著超过真阳性结果。据此,临床对临界值通常不会深究。研究表明,高达72%的病例在初次检查中游离NMN和MN呈临界升高,但上述结果未经复检。例如,10个肾上腺肿块和生物标志物临界升高的病例中,只有3名患者接受了复检[21]。

血浆游离MN和NMN临界升高,常见于服用药物如三环类抗抑郁药、苯氧卞胺和β受体阻滞剂。研究发现,药物造成41%血浆NMN结果假阳性和45%尿NMN结果假阳性[19]。交感肾上腺活化(如采血前)是造成结果假阳性的另一个原因。

游离NMN和MN临界升高的病例建议采用以下方法鉴别(图32-2):停止服用干扰测试的药物、在几周内复检、检测尿液中游离甲氧基肾上腺素类物质、可乐定抑制试验检测游离NMN和MN。

32.8.1.3 可乐定抑制试验

可乐定激活大脑α_2肾上腺素能受体抑制交感神经末梢释放NE[19]。口服可乐定3 h后,血浆NE受抑制表示交感神经活动增加,而浓度稳定则表示存在自主神经分泌。由于血浆中76% NMN源于NE,因此试验中仅检测NE。

判断标准:① 可乐定的正常应答:血浆NE降低或降至小于基础值的50%;② 血浆NE或NMN水平不降反升,则特异性地提示嗜铬细胞瘤[19]。

研究检测以下疾病状态的NMN[17]:① 疑似嗜铬细胞瘤患者中,基线NMN水平为(2.98±1.69) nmol/L,可乐定抑制试验后降低为(1.03±0.79) nmol/L;② 确诊嗜铬细胞瘤患者中,基线NMN水平为(11.14±9.85) nmol/L,可乐定抑制试验后降低为(10.71±11.29) nmol/L。

可乐定抑制试验的诊断灵敏度为97%,特异性为100%[2]。可乐定抑制试验的步骤如表32-8所示。

表32-8 可乐定抑制试验

试验方案:试验前一晚禁食,早晨开始试验;插入静脉留置针,患者于卧位休息20 min后采集10 mL肝素抗凝血
口服可乐定给药(对60~80 kg的患者给予0.3 mg的药物)
服用可乐定后,患者保持卧位休息3 h;重复从静脉留置针中采血
临床解释:可乐定的正常应答:血浆NE降低或降至小于基础值的50%

32.8.1.4 分子遗传的研究

约30%分泌儿茶酚胺的肿瘤有遗传基础,均由生殖细胞突变引起。符合以下一项或多项标准的患者建议行分子遗传学检测[2]:肾上腺外副神经节瘤患者、双侧肾上腺嗜铬细胞瘤

患者、有嗜铬细胞瘤或肾上腺外副神经节瘤家族史的单侧嗜铬细胞瘤患者、45岁以下的单侧嗜铬细胞瘤患者、嗜铬细胞瘤或肾上腺外副神经节瘤其中一种综合征有关的临床症状。

携带已知突变的家族成员需定期随访是否患嗜铬细胞瘤或肾上腺外副神经节瘤。并非所有嗜铬细胞瘤和肾上腺外副神经节瘤的致病基因为已知，上述患者的一级亲属应筛查生化指标(如检测24 h尿液中游离甲氧基肾上腺素类物质)。对患病风险高但无症状的患者仅在嗜铬细胞瘤或肾上腺外副神经节瘤的家族成员携带已知突变时，应进行基因检测[2]。

为选择合适的基因检测，判断规则中需评估和包含以下信息[1]：儿茶酚胺分泌的生化标志谱，使用CT、磁共振成像或^{131}I间位碘苯甲基胍闪烁成像技术定位原发性肿瘤灶(约95%的肿瘤定位于肾上腺和腹部)，家族史，与其他疾病相关性。

32.8.1.5 儿茶酚胺分泌的生化标志谱

与MEN-2和NF-1相关的嗜铬细胞瘤和肾上腺外副神经节瘤通常分泌E，与VHL相关的肿瘤通常分泌NE，与SDHB相关的嗜铬细胞瘤和肾上腺外副神经节瘤通常分泌多巴胺和NE。

继发于嗜铬细胞瘤或肾上腺外副神经节瘤的恶性疾病患者中，几乎50%携带*SDHB*突变，且2/3与*SDHB*突变相关的嗜铬细胞瘤或肾上腺副神经节瘤将发生转移。70%～80%的患者对长春新碱、环磷酰胺和达卡巴嗪等化疗药物的治疗有反应[2]。

检测血浆和尿液中NMN、MNT和3-MT有利于鉴别缺乏明确临床症状的遗传性嗜铬细胞瘤或肾上腺外副神经节瘤，作为进一步分子遗传检测的证据基础。例如，基于*RET*癌基因检测对鉴别分泌MN为主的肿瘤是必要的。游离MN、NMN和3-MT升高提示存在*VHL*、*SDHS*和*SDHB*基因的突变。

生化标志物的变化形式与基因突变的关系：① 根据MN升高的浓度(提示E生成增加)区分患者是携带*MEN2*或*NF1*基因，还是携带*VHL*、*SDHB*或*SDHD*突变[4]；② 携带*VHL*突变的患者通常表现为NMN升高(提示NE生成增加)。70%携带*SDHB*和*SDHD*突变患者有3-MT升高(提示多巴胺生成增加)的特征[4]；③ 联合NMN和MN两个检测能鉴别99%病例是携带*MEN2*或*NF1*基因还是*VHL*、*SDHB*或*SDHD*突变[4]；④ 3-MT升高能鉴别其余78%的病例是携带*SDHB*或*SDHD*突变还是*VHL*突变[4]。

与其他疾病的关系：携带*MEN* 2B患者发生嗜铬细胞瘤的风险约50%，而发生甲状腺髓样癌(medullary thyroid cancer，MTC)的风险为100%(参见28.9)。嗜铬细胞瘤可发生于家族性MTC中，起病通常晚于MTC。携带*MEN* 2A患者常发生多发性双侧MTC，有50%发展为嗜铬细胞瘤的风险。*MEN* 2A患者也有20%～35%发生甲状旁腺功能亢进的风险。

32.8.2 神经母细胞瘤

诊断神经母细胞瘤可使用包括尿VMA、HVA和多巴胺检测，以及少见的NE、E、NMN和MN检测。VMA和HVA的诊断敏感性取决于疾病进程(表32-9)[22-24]。VMA和HVA对Ⅲ期及以上的肿瘤具有足够敏感度，因此会漏检早期阶段的疾病和小病灶肿块。肿瘤块超过5 g时，肾脏对VMA和HVA的排泄增加。

表32-9 香草扁桃酸、高香草酸铁蛋白和神经元特异性烯醇化酶在神经母细胞瘤中的诊断作用

诊断敏感度(%)			
分期(Evans)	尿香草扁桃酸+高香草酸[22]	血清转铁蛋白[23]	血清神经元特异性烯醇化酶[24]
Ⅰ	66	20	20
Ⅱ	63	12	11
Ⅲ	78	48	17
Ⅳ	90	60	100
ⅣS			25

从儿童筛查试验中获得结果

诊断神经母细胞瘤时，VMA排泄检测优于多巴胺分泌检测。一项纳入249名儿童的研究中，20名患者确诊为神经母细胞瘤，同时计算VMA与肌酐比值和多巴胺与肌酐比值[25]。由接受者操作特征曲线(ROC曲线)发现VMA与肌酐比值的曲线下面积为0.96(诊断敏感度为95%，特异性为86%)，而多巴胺与肌酐比值仅为0.72。

诊断时不仅需要考虑疾病分期，同时也需要考虑患者年龄。若筛查年龄层较小的儿童，Ⅰ/Ⅱ期神经母细胞瘤伴高生物标志物的人数较多。诊断灵敏度相对99%的特异性[26]，如表32-9所示。需要进一步筛查的高值样本数量为2.36%[27]。

神经母细胞瘤的基因型及其临床表现均具有异质性[25]。神经母细胞瘤中发现的主要基因变异：① 超二倍体或近三倍体，大多神经母细胞瘤存在二倍体核型；② 1号染色体短臂末端(从1p36.1到1p36.3)和14号染色体长臂(14q)的杂合性丢失；③ *MYCN*原癌基因扩增；④ 酪氨酸激酶受体(RTK)的表达。

根据细胞遗传学和分子学研究(核型、*MYCN*扩增、RTK表达)及神经母细胞瘤细胞DNA含量，遗传学分为推断存在3种不同的神经母细胞瘤亚型，每种亚型有不同的预后。

根据神经母细胞瘤的治疗反应和预后进行分类，如表32-10所示。2型和3型的神经母细胞瘤患者通常超过1岁。2型肿瘤患者治疗之初的反应良好。然而，约半数患者在6～12个月内快速进展，5年生存率仅为40%～50%。3型神经母细胞瘤患者(*MYCN*原癌基因扩增，3期或4期，1～5岁)的预后最差。

表32-10 神经母细胞瘤的生物学和临床亚型

特征	1型	2型	3型
*MYCN*原癌基因	正常	正常	扩增(>10拷贝数)
DNA多倍体	超二倍体，近三倍体	近二倍体或近四倍体	近二倍体或近四倍体
染色体17q获得	罕见	常见	常见
染色体1p LOH	罕见	±当前	常见
染色体11q LOH	罕见	常见	罕见
trkA表达	高	低或缺乏	低或缺乏
trkB表达	截断	低或缺乏	高(全长)

续 表

特征	1型	2型	3型
trkC 表达	高	低或缺乏	低或缺乏
年龄(岁)	通常<1岁	通常≥1岁	通常1～5岁
分期	通常1,2,45	通常3,4	通常3,4
5年生存率	95%	40%～50%	25%

LOH,杂合性丢失;trk,酪氨酸激酶受体

根据 Brodeur 研究,基因和组织病理分析将神经母细胞瘤分为3类[28],主要基于3种常见、与预后相关的遗传变异(*MYCN* 扩增、1p 缺失和17q获得)。

- 1型:肿瘤无上述3种遗传变异,有良好的预后。
- 2型:肿瘤仅存在17q获得,或同时存在17q获得和1p缺失。上述肿瘤具有侵袭性,预后较差。
- 3型:肿瘤存在上述三种遗传变异,且进展迅速。与2型相比,常见于年幼儿童,其与较短生存时间有关[29]。

神经母细胞瘤的其他预后指标包括肿瘤细胞因子和实验室检查结果(表32-11)[30]。

表32-11 神经母细胞瘤:预后因素[30]

参数	预后差
肿瘤细胞特征	
- *MYCN* 原癌基因	超过10个拷贝数
- 染色体17q	获得(DNA拷贝数增加)
- 染色体1p36	杂合性丢失
- 染色体11q14-22	杂合性丢失
- trkA	缺乏或低表达
- trkB	高表达
- trkC	缺乏或低表达
- 端粒酶	活性增加或高表达
- CD44	低表达
- Shimada 组织学分型	不良的 Shimada 组织学分型
生化标志物	
- 血清 LD	>1 500 U/L
- 血清 NSE	>100 μg/L
- 血清铁蛋白	>142 μg/L
- 尿 VMA 与 HVA 比值	<1.0

32.9 注意事项

分析前因素:造成检测结果假阳性的常见原因是不恰当的采血状态,与交感神经肾上腺系统的激活有关,尤其处于坐位而非卧位采血[14]。采血前12～14 h,患者需禁止摄入咖啡和其他含咖啡因的食物,避免吸烟或剧烈体力活动。采血前5天需停止服用药物,如三环类抗抑郁药、对乙酰氨基酚、苯氧苯扎明、β受体阻滞剂和利尿剂。

血液标本采集:在静脉导管插入30 min后,患者应处于卧位休息状态采集血液标本。使用含肝素抗凝的采血管采集5～10 mL血液标本。采集后标本需立即送至实验室,即刻离心,或者在离心前将血液标本置于4℃保存6 h[31]。

尿液采集或随机尿标本:尿游离甲氧基肾上腺素类物质:若标本在1周内完成检测,则不需要酸化防止降解[31]。

检测方法:HPLC联合电化学法和LC-MS/MS检测血浆游离NMN和MN能得到可比的结果。免疫学方法检测NMN也能得到可比的结果,但检测MN得到的结果偏低[30]。因此,不推荐免疫学方法作为检测血浆游离甲氧基肾上腺素类物质的首选[11]。

转换系数:将nmol/L单位转换为ng/L单位,对NMN乘以183,对NE乘以169,对MN乘以197,对E乘以183。

标本稳定性:尿儿茶酚胺类物质:pH酸化至2～3,置于4～8℃,稳定保存2周。

尿液游离甲氧基肾上腺素类物质:若标本在1周内完成检测或冻存,则标本无须保留[31]。

血浆游离NMN和MN:使用HPLC联合电化学检测,标本置于4℃保存3天或-20℃长期保存[30]。为使用LC-MS/MS检测,标本置于室温保存24 h,或者置于10℃或4℃保存7天[33]。

32.10 生理与生化

儿茶酚胺于肾上腺髓质、大脑和交感神经末梢合成。E主要于肾上腺髓质合成,而NE主要于交感神经末梢合成[19,34]。但血浆中存在多达23%的NE代谢产物NMN和91%的E代谢产物MN来源于肾上腺髓质(图32-1)[34]。

嗜铬细胞瘤的生化标志物诊断中,假阳性结果仍然是一个问题[19]。

- 嗜铬细胞瘤患者MN的相对增加幅度大于儿茶酚胺,而因交感肾上腺系统活化而导致假阳性结果的患者通常儿茶酚胺的增加幅度大于肾上腺素。两者的差异是由嗜铬细胞瘤持续合成游离MN并释放至外周循环所致。
- 肾上腺髓质对维持循环中MN和NMN水平正常有巨大作用,此作用亦与儿茶酚胺的释放无关。在交感肾上腺激活时,血浆游离MN的增加可忽略不计,NMN的增加小于母体胺的增加。

这解释了血浆NMN或MN升高,但NE或E正常或轻度升高的患者比NE或E高度升高,伴NMN或MN轻度升高的患者更有患嗜铬细胞瘤可能的原因。

在到达效应细胞前,大部分释放入血的NE以天然形式被神经末梢和颗粒吸收。使用慢性三环类抗抑郁药检测游离NMN,易产生假阳性结果是由于药物抑制NE的再摄取[19]。

苯氧苄胺是一种非特异性的α肾上腺素受体阻滞剂,通常用于治疗嗜铬细胞瘤患者,其是通过削弱抑制NE和E的反馈以增加儿茶酚胺的释放[19]。

(黄斐 陈方俊 译,郭玮 审校)

33

垂体功能

Lothar Thomas

33.1 引言

垂体腺是一个重约 0.6 g，位于垂体窝的内分泌器官。垂体窝位于鼻梁后，脑底部下方，接近视神经[1]。腺垂体占总体积的 80%。垂体内不同的细胞间隔分泌特定不同的激素，以响应来自下丘脑、垂体内和外周的激素信号(图 33－1)。腺垂体与靶器官通过以下四个轴进行信息交流[2]。

- 垂体-甲状腺轴(参见第 30 章)，释放的激素是 TSH。
- 垂体-肾上腺皮质轴(参见第 34 章)，释放的激素是促肾上腺皮质激素(ACTH)。
- 垂体-生殖轴(参见第 35 章)，释放的激素是 LH 和 FSH。
- 垂体生长轴(参见第 37 章)，释放的激素是 GH。

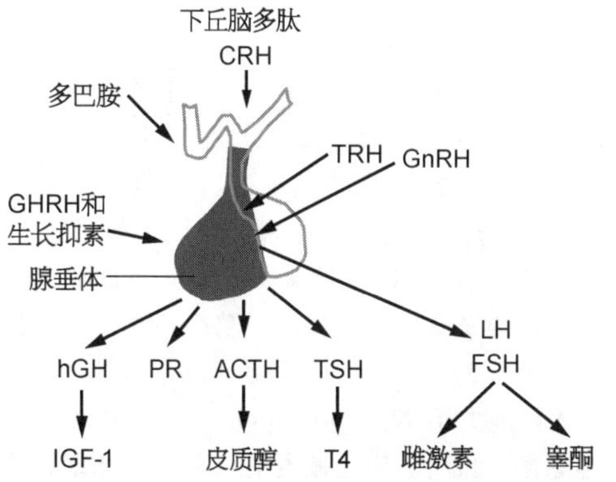

图 33－1 下丘脑多肽对腺垂体激素分泌的调节和对靶器官的调控。GHRH，生长激素释放激素；CRH，促肾上腺皮质激素释放激素；TRH，促甲状腺激素释放激素；GnRH，促性腺激素释放激素；ACTH，促肾上腺皮质激素；IGF－1，胰岛素样生长因子 1；PR，催乳素；FSH，促卵泡激素；TSH，促甲状腺激素；T4，甲状腺素

催乳素是另一个重要的腺垂体激素，催乳素分泌紊乱主要干扰的是患者的生殖功能(参见第 36 章)。

腺垂体与其靶器官通过连续或间歇性信号交换进行交流。连续的信号对激素分泌进行缓慢调控，而间歇性信号则导致激素的脉冲式分泌，从而出现激素浓度的快速大幅度变化。在物种、年龄和环境的基础上，体内的调节系统会进行稳态自我平衡的调节[3]。

垂体最常见的病变是良性增生(称为腺瘤或良性肿瘤生长)[1]。这会导致：① 腺体分泌过多的激素；② 抑制激素的产生；③ 无应答功能(激素的产生不受调控)。

33.2 垂体腺瘤

垂体瘤的发生率约占原发性颅内肿瘤的 15%。良性单克隆腺瘤生长发育时，特定类型的垂体细胞增殖并分泌相对应的激素使其血中的浓度升高。腺瘤的每年发病率是(30～40)/100 万，且该病具有一定误诊率。相关的内分泌实验室检查包括释放激素的测定和功能试验，以确定是否存在垂体功能不足或亢进。除了临床症状和激素检测技术，这些功能试验也能提供重要的诊断信息。垂体腺瘤分为功能性和无功能性。大约 40%的肿瘤具有内分泌活性[4]。

33.2.1 无功能性腺瘤

完全或部分腺垂体功能减退的诊断依赖于临床症状和实验室结果，确认存在因部分功能丧失而导致的相应靶器官调控紊乱[5]。当存在占位性病变时，生长系统和生殖系统最先受到影响。因此，女性的早期症状多为月经异常和月经不调，男性表现为性欲减退、阳痿。继发性肾上腺皮质功能不全和继发性甲状腺功能减退的症状较晚出现。患无功能性垂体腺瘤时，复合性的部分功能减退较单项激素缺乏(如 ACTH、GH、FSH 或 LH)更常见。如果存在某一个轴的功能缺失，其他轴也应进行相关激素检测。

33.2.2 功能性腺瘤

常见的具有内分泌功能的腺瘤包括[4]：① 约 40%的腺瘤分泌催乳素，女性患者绝大多数表现为微腺瘤，男性患者表现为大腺瘤；② 约 30%的腺瘤分泌促性腺激素或是非功能性肿瘤，主要表现为大且生长缓慢的腺瘤；③ 约 20%的腺瘤分泌生长激素，大多数肿瘤为大腺瘤中的中等大小；④ 10%的腺瘤分泌 ACTH，大多数肿瘤为微腺瘤；⑤ 不到 1%的腺瘤分泌 TSH，表现为大而生长缓慢的腺瘤。

腺瘤的临床症状是由激素分泌过量(如催乳素瘤、肢端肥大症、库欣综合征、甲状腺功能亢进)或肿瘤较大压迫周围组织导致的(垂体功能减退、视力障碍、颅神经麻痹、头痛)。无功能性腺瘤不释放额外的垂体激素。

33.3 垂体-甲状腺轴分泌的激素

功能性腺瘤：腺瘤导致 TSH 和 FT4 水平升高。

无功能性腺瘤[6]：垂体功能减退时，垂体相关激素的分泌减少。从临床症状上很难区分中央型甲状腺功能减退（也称为继发性甲状腺功能减退）和原发性甲状腺功能减退。

实验室检查：继发性甲状腺功能减退时需要检测 TSH 和 FT4（而非 FT3），FT4 水平降低，TSH 降低或在正常范围下限。如果结果不明确，则可进行 TRH 刺激试验（参见 30.2.2）。正常情况下，TSH 应增加 1.5～45 mU/L 或增长 2.8～23 倍，但继发性甲状腺功能减退患者不增加[3]。

33.4 垂体-生殖轴分泌的激素

功能性腺瘤：必须注意区分促性腺腺瘤的患者是男性还是女性。多达 40%的患者 TRH 刺激试验结果为血清促性腺激素水平升高。

女性功能性腺瘤[7]：在不应用激素型避孕药的情况下，若存在正常的排卵周期可以排除腺瘤。腺瘤或卵巢功能早衰均能导致促性腺激素水平升高。腺瘤导致激素水平升高的情况一般不会出现在 50 岁以上的女性身上。但不可能仅通过测定促性腺激素的水平来区分这是腺瘤来源还是正常的绝经后促性腺细胞来源。

男性功能性腺瘤[7]：在男性中，若存在血清 FSH 浓度升高合并有垂体腺瘤这一情况，则通常提示腺瘤为促性腺激素腺瘤。若血清 FSH 浓度正常，LH 与睾酮水平升高，则表明该腺瘤为少见的完整分泌 LH 的腺瘤。如果 FSH 和 LH 水平正常，TRH 刺激试验阳性也提示该腺瘤可能是促性腺来源。

男性无功能性腺瘤[7]：性腺功能减退症最初表现为性欲减退，最终会导致肌肉萎缩、疲劳、睾丸退化、面部和身体的毛发减少、骨质疏松和男性乳房发育。在老年男性中，迟发性性功能减退和继发性性腺功能减退是很难区分的（如垂体大腺瘤）。

实验室检查：建议检测睾酮（最好是游离睾酮）。早晨血液样本中血清睾酮值小于 3.0 μg/L（10.4 nmol/L）或游离睾酮值小于 70 ng/L（0.25 nmol/L）表明性腺功能减退。当检测结果在 120 ng/L 这一临界值左右时，临床症状是鉴别诊断的一个重要参考因素。促性腺激素释放激素（GnRH）试验是用来区分 LOH 和继发性性腺功能减退的。若 LH 的增加超过 25 mU/L 则可以排除继发性性腺功能减退[4]。

绝经前妇女的无功能性腺瘤：在不应用激素型避孕药的情况下，若存在正常的排卵周期，可以排除性腺功能减退[7]。50 岁以上的女性若出现 FSH、LH 和雌二醇水平的明显下降，表明可能存在无功能的垂体腺瘤。因为在正常情况下，FSH 和 LH 水平在绝经后会有所升高。

33.5 垂体-生长轴分泌的激素

功能性腺瘤：垂体腺瘤分泌过多的生长激素（GH）会引起肢端肥大症。可以通过检测 IGF－1 和 GH 来诊断肢端肥大症。1/3 的 GH 分泌型肿瘤患者会同时发生高催乳素血症。肢端肥大症患者血清 GH 水平≥0.4 μg/L，IGF－1 和 GH 浓度升高，或可通过口服葡萄糖抑制试验测定 GH 浓度来确诊该病。详细情况参见 35.6.8.1。70%～80%的肢端肥大症患者在给予促甲状腺素释放激素刺激后会出现 GH 上升。TRH 试验可有效评估手术后残留病理组织的情况。

33.6 垂体-肾上腺皮质轴分泌的激素

功能性腺瘤：库欣综合征是一种由垂体 ACTH 过度分泌（通常占 70%）或异位 ACTH 分泌（约占 10%）导致的糖皮质激素过度分泌综合征。诊断时存在的问题包括[4]：① 鉴别诊断垂体腺瘤分泌 ACTH 与异位分泌的 ACTH 及其异位来源。② 鉴别诊断库欣综合征与肥胖、抑郁症和酗酒。这些疾病之间的临床症状和实验室检查结果可能类似。

肾上腺皮质功能不全（艾迪生病）的非典型症状包括体能下降、疲劳、警惕性下降、恶心、呕吐和疼痛。遭遇压力时，人体对皮质醇需求增加，在紧急情况下，这可能诱发急性肾上腺皮质功能不全，导致休克的发生并危及生命。

无功能性腺瘤：可以通过采集早晨 8 点的血清样本进行相关激素的检测来诊断肾上腺皮质功能减退。若多次检测皮质醇水平均小于 80～110 nmol/L（3～4 μg/dL），则一般可以确诊该病。若浓度大于 470～500 nmol/L（17～18.1 μg/dL）则可以明确排除肾上腺皮质功能减退的可能性。如果数值介于两者之间，则可进行胰岛素低血糖试验、ACTH 兴奋试验或甲吡酮试验（表 33－1）。

表 33－1　评价垂体轴及其靶器官的功能性试验

试验	临床与实验室检查
胰岛素诱发的低血糖试验（IIHT）[9]	适应证：评价下丘脑-垂体轴功能及靶器官的试验。 原理：胰岛素诱发的低血糖是针对下丘脑-垂体轴的一个强烈、非特异性的刺激。在健康人中，足够程度的低血糖会导致 ACTH、GH、TSH、FSH 和 LH 的释放。这项试验的优点之一是可以同时评价垂体相关的 4 个轴的功能。若存在腺垂体功能减退、内分泌轴调节紊乱或器官激素分泌障碍等情况，则可以观察到相应的激素升高水平不足。这项试验主要检测的是皮质醇，但根据临床需求也可检测垂体激素。 试验方法：静脉快速注射常规（短效）胰岛素 0.15 U/kg（儿童 0.05 U/kg）。高度怀疑肾上腺皮质功能不全患者，只需 0.1 U/kg。在糖耐量异常的患者（库欣综合征、肢端肥大症、肥胖症）中，可能需要更大剂量（0.2 U/kg 体重）。在糖尿病患者中，皮质醇和 GH 分泌的反馈调节因代谢紊乱而常年受到干扰，因而胰岛素低血糖试验在这些患者中价值较小。胰岛素注射前和注射后 15 min、30 min、45 min、90 min 和 120 min 分别采血进行血糖监测，并测定 ACTH、皮质醇、GH、TSH、FSH 和 LH。多数患者会有出汗、震颤和饥饿症状。如果出现低血糖的神经系统症状如精神错乱和定向障碍，应静脉注射葡萄糖以终止试验。此试验在患有心脑血管疾病和癫痫患者中禁用。腺垂体功能不全的患者有发生严重低血糖反应的风险，因为腺垂体激素水平的不足抵消了胰岛素的兴奋作用。因此施行本试验时须严密监测。 说明：只有当出现足够程度的低血糖，如血糖水平<2.0 mmol/L（36 mg/d）或低于基础血糖浓度 50%时，方可用本试验结果进行疾病评估。血浆皮质醇升高至≥500 nmol/L（8 μg/dL）是正常反应。如果没有升高到这一水平，表明下丘脑-垂体-肾上腺轴功能障碍或其他轴存在问题，需要进一步的检测。胰岛素低血糖试验结果阴性可排除下丘脑垂体轴功能紊乱及靶器官的继发性功能不全。

续 表

试验	临床与实验室检查
美替拉酮兴奋试验[10]	适应证：继发性肾上腺皮质功能减退。 原理：美替拉酮抑制肾上腺 11β-羟化酶，从而抑制了 11-脱氧皮质醇转化为皮质醇这一肾上腺类固醇激素合成的最后一步(图 34－2)。11-脱氧皮质醇不具备糖皮质激素的生物活性，因此不会抑制 ACTH 的合成。当给正常人服用美替拉酮时，血清皮质醇的下降会刺激 ACTH 的产生。而酶的作用被阻断，导致 11-脱氧皮质醇浓度不断积聚。肾上腺皮质功能减退患者应用美替拉酮时，11-脱氧皮质醇水平不增加。 方法：晚上 11:00 进食夜宵同时口服美替拉酮 30 mg/kg 体重(2.5～3 g)。次日晨 8:00 采血测定 11-脱氧皮质醇。 说明：本试验用于评价垂体的储备功能。11-羟化类固醇对垂体的反馈抑制强度不如皮质醇，故正常情况下垂体分泌 ACTH 的水平应适当增加。应用美替拉酮后，血浆 11-脱氧皮质醇浓度＞180 nmol/L(70 μg/L)提示整个下丘脑-垂体-肾上腺系统功能正常。临床上，美替拉酮试验与胰岛素耐量试验应用价值相似，而美替拉酮试验对患者来说危险性与不良反应更少。 美替拉酮应用后的异常反应常提示存在原发性或继发性肾上腺皮质功能减退，但无法对两者进行鉴别诊断。 在继发库欣综合征的病例中，11-脱氧皮质醇水平正常或升高，而在原发库欣综合征或大部分异位 ACTH 综合征患者中，由于存在自主肾上腺皮质肿瘤，11-脱氧皮质醇的水平并未增加。 在大的功能性肾上腺肿瘤中，由于美替拉酮的作用，11-脱氧皮质醇而非皮质醇合成增加，这一结果与中枢性库欣综合征相似。 苯妥英可以加速美替拉酮的代谢因而导致 11β-羟化酶抑制不充分。正因如此，服用苯妥英的患者也应测定血浆皮质醇。清晨皮质醇水平＜280 nmol/L(100 μg/L)被认为是充分抑制的证据。 由于美替拉酮试验在基础皮质醇浓度低的患者中可诱发急性肾上腺皮质功能减退，因此这一试验只能在住院患者中进行。
促肾上腺皮质激素释放激素试验（CRH 试验）[10]	适应证：肾上腺功能减退进行病因诊断和定位。CRH 是由 41 个氨基酸组成的多肽，CRH 在下丘脑室旁核的神经元中合成，输送到正中隆起处的毛细血管丛。最后，CRH 通过腺垂体的门脉系统到达促肾上腺皮质激素分泌细胞，刺激促肾上腺皮质激素的产生。CRH 会被皮质醇抑制，当存在原发性肾上腺皮质功能不全时，血浆 CRH 的基础水平升高。原理：根据 ACTH 和皮质醇对 CRH 的反应模式鉴别诊断原发性、继发性和下丘脑性肾上腺皮质功能减退。 方法：CRH 给药前应先休息 2 h。在此期间，健康人的血清皮质醇显著降低。血清皮质醇初始水平越低，CRH 诱导的 ACTH 和皮质醇升高越明显。以 1 μg/kg 剂量缓慢静注 CRH，并于注射前及注射后的 15 min、30 min、60 min、90 min 和 120 min 采集血标本检测皮质醇和促肾上腺皮质激素浓度。注射 CRH 后偶尔会出现短暂的潮热感。试验必须在清醒的患者中进行，因为 ACTH 和皮质醇对 CRH 的反应在睡眠状态时可下降。 说明：应用 CRH 后，当皮质醇浓度最高峰在 514～615 nmol/L(18.6～22.3 μg/dL)时可基本排除肾上腺皮质功能减退，而当浓度小于 349～420 nmol/L(12.6～15.2 μg/dL)时表明存在肾上腺皮质功能减退的可能性非常高。 根据 ACTH 和皮质醇对 CRH 的应答模式能鉴别诊断原发性、继发性和三发性肾上腺皮质功能减退[10]。原发性肾上腺皮质功能不全：ACTH 基础值较高，在应用 CRH 后 ACTH 升高并最终缓慢降低至基础值。继发性肾上腺皮质功能不全：ACTH 基础值较低，在应用 CRH 后无应答。在这种情况下，须再行 CRH-赖氨酸血管升压素试验和过夜 8 mg 地塞米松试验，以使最终诊断准确性接近 100%。 下丘脑导致的肾上腺皮质功能不全：ACTH 基础水平低，CRH 刺激后 ACTH 有反应或延迟反应。ACTH 基础水平高且 CRH 刺激后不升高提示存在异位 ACTH 综合征，但也可见于垂体大腺瘤。 外源性糖皮质激素治疗引起的下丘脑-垂体-肾上腺系统抑制与激素应用的剂量及治疗持续时间关系不大。因此，药物对该轴的抑制程度无法预计。当患者的糖皮质激素治疗中断时，应进行 CRH 试验(必要时需进行多次重复试验)[8]。在这种情况下，不宜行 ACTH 兴奋试验，因为内源性皮质醇产生被外源性糖皮质激素抑制主要是由于垂体 ACTH 分泌被抑制。
垂体兴奋试验(各类激素兴奋试验)	适应证：评价各个垂体轴和靶器官功能的完整性。该试验仅用于影像学无法明确诊断的疾病，如创伤、退行性过程、Sheehan 综合征、空蝶鞍综合征、炎性病变(垂体炎、肺结核、梅毒、脑炎)、组织细胞增多症 X、肿瘤(如颅咽管瘤、垂体腺瘤、错构瘤、下丘脑星形细胞瘤、异位松果体瘤)或先天性疾病(如 Kallmann 综合征、Prader－Willi 综合征、LMBB 综合征)。 方法：试验前须静息 2 h，使体内皮质醇水平迅速下降。患者于仰卧位进行试验最佳，8:00 a.m. 进食少量早餐后，插入静脉导管；10:00 a.m. 静脉注射下列释放激素。 人 CRH 100 μg；全长自然 GHRH(1－44)100 μg；TRH 200 μg；LHRH 25 μg(女性)和 100 μg(男性)。 上述物质以任何顺序每间隔 30 s 注射一种。 血样采集：为测定 ACTH(通常不是必需的)、皮质醇、LH、TSH、FSH、催乳素和 GH，血样在下述时间采集：试验前第 120 min、60 min 和试验后第 0 min、15 min、30 min、45 min 和 60 min；即在上午 8:00、9:00、10:00、10:15、10:30、10:45 和 11:00 各时间点采血。 严重的不良反应：无法预料；偶尔有一过性热感、头晕、尿意及短暂的潮红。 说明：5 位健康男性与女性个体的垂体激素的变化如图 33－2 和图 33－3 所示。试验结果可明确地显示出基础与兴奋后的垂体激素水平是否落在正常参考范围内。单个或多个垂体功能的轻度受损或全垂体功能减退均可被检测到。 在全垂体兴奋试验中观察到的激素反应与用单种释放激素进行的个别兴奋试验发现的激素反应不同。在全垂体兴奋试验中，TSH 的升高明显高于单个 TRH 试验中 TSH 升高的水平。全垂体兴奋试验在诊断垂体功能亢进方面几乎没有作用，因为可能会发生个别释放激素的非特异反应。例如，TRH 在肢端肥大症患者中通常会刺激 GH 分泌；而在下丘脑-垂体库欣综合征患者中也会刺激 ACTH 和皮质醇分泌。
赖氨酸升压素试验(LVP 试验)[10]	适应证：库欣综合征、垂体功能不全的鉴别诊断。原理：升压素(如 CRH)能刺激 ACTH 的分泌，因为下丘脑室旁核中的某些产生升压素的神经元突入正中隆起，在那里释放血管升压素并通过腺垂体的门脉系统到达促肾上腺皮质素细胞。 试验方案：在 50 mL 的 0.9% NaCl 溶液中加入 5 U 赖氨酸或 8－精氨酸升压素，在 60 min 内完成静脉输注。在注射前 10 min、注射开始时及注射后 15 min、30 min、45 min、60 min 和 90 min 分别进行血样采集，以测定血清皮质醇和 ACTH 水平。值得注意的不良反应包括：血管收缩导致的面色苍白、血压轻微升高(高血压和冠心病患者禁用该试验)、便意和腹痛(通常可耐受)。 解释：赖氨酸或 8－精氨酸升压素给药后，大多数继发性库欣综合征患者血浆的 ACTH 和皮质醇水平明显升高。相反，在原发性库欣综合征中，ACTH 和皮质醇不升高。在使用赖氨酸或 8－精氨酸升压素刺激后，仍然保持较低的 ACTH 和皮质醇水平或 ACTH 不增加，表明垂体 ACTH 缺乏。然而，由于 ACTH 对升压素刺激后的反应具有广泛的个体差异性，若存在较弱的 ACTH 反应，则既不能确认也不能排除垂体功能不全。在这种情况下，还应进行 ACTH 刺激试验和美替拉酮试验。在原发性肾上腺皮质功能不全时，有时在升压素给药后能观察到 ACTH 升高；然而，在胰岛素低血糖试验中不能观察到这种升高反应。

续 表

试验	临床与实验室检查
ACTH 试验[10,11]	适应证：ACTH 试验是慢性肾上腺功能不全的患者的诊断性试验。可以用于检测因 21-羟化酶、11β-羟化酶或 3β-羟类固醇脱氢酶(3β-HSD)缺乏而导致的杂合子或非典型先天性肾上腺增生症。 试验原理：静脉注射 0.25 mg ACTH 后检测血清皮质醇。 1 h ACTH 试验：静脉注射 0.25 mg 合成的 ACTH 1-24，分别在注射前、注射后 30 min 和 60 min 采集血样，用于测定血清皮质醇浓度。为了区分原发性和继发性肾上腺皮质功能不全，可能需要额外检测该个体基础的 ACTH 水平。ACTH 试验对诊断近期出现的继发性肾上腺皮质功能不全不敏感。在这种情况下选择的功能试验是胰岛素诱导的低血糖试验和美替拉酮试验。 8 h 输注试验：在 500 mL 0.9% NaCl 溶液中溶解 50 U(0.50 mg)合成的 ACTH 1-24，8 h 内完成静脉输注给药。在给药开始的第 0 h、4 h、6 h 和 8 h 分别采集血样，用于测定血浆皮质醇。8 h 输注试验能产生类似的皮质醇反应，除血清皮质醇之外，尿游离皮质醇也应被纳入诊断标准。 试验说明：当 ACTH 注射后 60 min 血清皮质醇峰值>20 μg/dL(550 nmol/L)可排除肾上腺功能不全。诊断标准着重于皮质醇的最高浓度，而非较初始基线浓度的增加水平。这意味着该试验可以独立于最初的基线皮质醇水平进行，因此可以在白天的任何时间进行测试。在皮质醇增加不足的情况下，能根据皮质醇水平区分原发性和继发性肾上腺皮质功能不全。当存在垂体或下丘脑疾病影响 ACTH 合成这一情况时，肾上腺会丧失对外源刺激做出反应的能力。只有在 ACTH 重复刺激几天后才会发生。通过测定刺激试验前的 ACTH 基础浓度能更容易地进行鉴别诊断。在原发性肾上腺皮质功能减退症中，ACTH 升高，而在继发性类型中，ACTH 降低。在皮质醇增加处于临界的情况下，可能存在部分垂体功能不全。在这种情况下，剩余的 ACTH 分泌足以防止肾上腺萎缩。因此，在 ACTH 刺激后这部分患者也可出现皮质醇水平升高。这些患者面临着垂体 ACTH 分泌储备不足及应激状态时皮质醇增加不足的风险。在这种情况下，应进行进一步的刺激试验，如胰岛素诱导低血糖试验或美替拉酮试验。同时测定血浆醛固酮浓度作为额外的诊断标准。在原发性肾上腺皮质功能不全患者中，肾上腺皮质被破坏，导致 ACTH 刺激后醛固酮浓度不增加。相反，在继发性肾上腺功能不全中，肾素-血管紧张素-醛固酮系统分泌保持完整；醛固酮浓度升至 50 ng/L 以上(133 pmol/L)。
地塞米松试验[12]	适应证：皮质醇增多时区分库欣综合征与假库欣状态。 原理：在健康个体中，地塞米松通过负反馈机制抑制 ACTH 的分泌，从而抑制内源性类固醇的产生。在库欣综合征中，皮质醇的释放不能被每 24 h 2 mg 剂量的地塞米松抑制；在偶发瘤中，不能被每 24 h 1 mg 的地塞米松抑制。地塞米松本身不作为血清和尿液中皮质醇测定的一部分。在大多数下丘脑-垂体库欣综合征患者中，使用 8 mg 地塞米松可以达到抑制作用，偶尔需要更高的剂量。而肾上腺肿瘤或异位 ACTH 产生的患者则不能起到抑制作用。 试验方法： - 隔夜 2 mg 地塞米松试验：在晚上 11:00 口服 2 mg(1 mg)地塞米松。第二天早上 8:00，采集血样用于测定皮质醇。在西方国家，试验通常仅使用 1 mg 地塞米松进行。 - 标准 2 mg 地塞米松试验：每隔 6 h 口服 0.5 mg 地塞米松 1 次，持续共 48 h。在第一次服用地塞米松后采集 24 h 尿液，测定尿游离皮质醇或 48 h 后的血浆皮质醇。 - 过夜 8 mg 地塞米松试验：晚上 11:00 口服 8 mg 地塞米松。第二天早上 8:00 采集血样测定皮质醇浓度。 试验说明：给予 2 mg 地塞米松后血清皮质醇浓度<3 μg/dL(83 nmol/L)。给予 1 mg 地塞米松后血清皮质醇浓度<5 μg/dL(138 nmol/L)。过夜或标准试验排除库欣综合征的诊断敏感性为 100%，特异性为 88%[13]。
GHRH-精氨酸试验[14]	适应证：怀疑存在生长激素(GH)缺乏的患者。临床上，该试验被认为是胰岛素诱导低血糖试验的最佳替代方案。 原理：生长激素释放激素(GHRH)刺激垂体释放 GH，精氨酸抑制生长抑素的分泌。 试验方法：在<30 s 的时间内输注 0.1 μg/kg 体重的 GHRH，接着在 500 mL 0.9% NaCl 溶液中溶解入 0.5 g/kg 体重的精氨酸(最多 30 g)，30 min 内完成输注。患者进行该试验时必须禁食。据报道，约 20%的患者(最常见的是年龄较大的儿童)会出现一过性潮红这一不良反应。 血样采集：在 GHRH 给药之前以及输注后 15 min、30 min、45 min、60 min 和 90 min 后采集血样用于 GH 测定。 试验说明：GH 在 GHRH-精氨酸试验刺激下达到的水平高于其他功能试验中的 GH 水平。在长期缺乏下丘脑分泌的 GHRH 刺激的情况下，正常垂体不能在单次试验中分泌足够的 GH。为此，建议反复多日输注 GHRH，并于输注前后进行该试验(例如，每天皮下注射 1 μg/kg 体重的 GHRH，持续 5 天)。在一项研究中，成年人对生长激素(GHRH)和精氨酸(Arg)的反应程度与年龄和血浆 IGF-I 水平相关[14]。GHRH 和精氨酸刺激后 GH 峰值与体重指数及腹围均有相关性。
GnRH 试验	适应证：评估孕激素阴性的绝经前妇女闭经的严重程度。区分男性下丘脑和垂体性腺功能减退症。 原理：促性腺激素释放激素(GnRH)刺激垂体释放 LH 和 FSH。 试验方法：女性：静脉推注 25 μg GnRH 并采集血样，第 30 min 再次采集血样，对采集的样本进行 FSH 和 LH 的测定。男性：静脉内推注 100 μg GnRH 并采集血液样品。在第 25 min 和 45 min 再次采集血样。对采集的样本进行 FSH 和 LH 的测定。 试验说明：女性：处于生育期的正常女性 LH 基线值增加 2~8 倍，FSH 基线值增加 2~3 倍。若 LH 缺乏或 LH 增加不明显则表明下丘脑-垂体功能障碍。在正常青春期儿童中，相应激素的浓度应较基线增加 2 倍。男性：LH 相对于基线浓度至少增加 3 倍并且 FSH 增加至少 1.5 倍表明存在中枢性性腺功能减退症。一般而言，GnRH 试验适用于：① 区分因下丘脑原因引起的性腺功能减退还是垂体引起的性腺功能减退，后者没有 LH 和 FSH 的升高[15]；② 区分个体青春期性发育延迟(可检测到的 FSH 和 LH 升高)和低促性腺激素性性腺功能减退(FSH 和 LH 未检测到升高)[16]。 诊断高雄激素血症相关的卵巢功能衰竭；LH 过度升高且基线 LH 水平存在异常升高。 诊断儿童是否为性早熟，即在女孩 8 岁前及在男孩 9 岁前出现第二性征。在中枢性性早熟的女孩中，基础和刺激后的 LH 都高于正常水平，基础 FSH 也高于正常水平，而刺激后的 FSH 浓度变化情况与同龄女孩类似[17]。

33.7 催乳素型垂体腺瘤

催乳素分泌呈脉动式，分泌受到多巴胺的抑制(参见第 36 章)。病理高催乳素血症能抑制下丘脑脉冲式释放促性腺激素释放激素(GnRH)，并进而抑制垂体分泌促性腺激素。临床症状表现为女性月经紊乱、闭经，男性性欲减退、阳痿。催乳素瘤的发病率男性约为 1∶2 800，女性约为 1∶1 050[4]。

33.8 功能试验

在诊断下丘脑、垂体及靶器官疾病时，需要评估垂体的各部分功能和靶器官的内分泌功能。仅仅对血清中某一激素进行检测在诊断和鉴别诊断时具有一定局限性。因此，功能试验

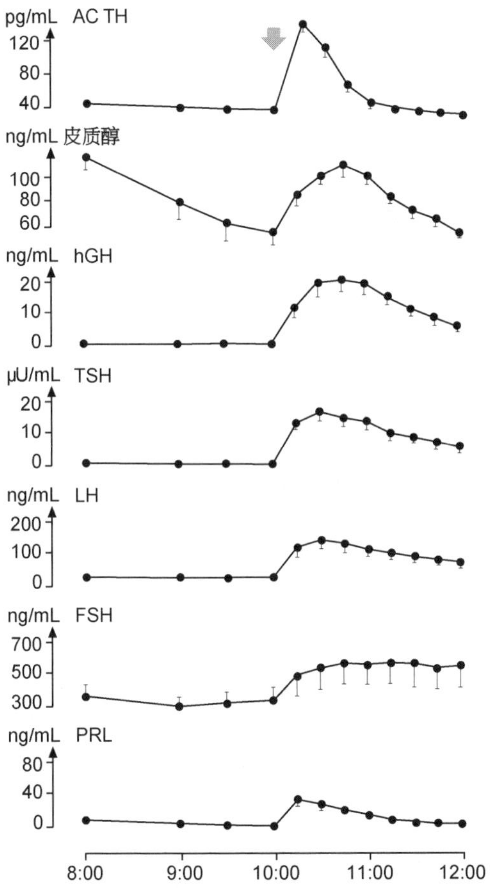

图 33－2 全垂体兴奋试验。对健康男性个体注射 4 种释放激素及注射后体内发生的内分泌反应。PRL，催乳素；GH，人生长激素。休息时间为 8:00～10:00 a.m.。10:00 a.m.注射释放激素[5]

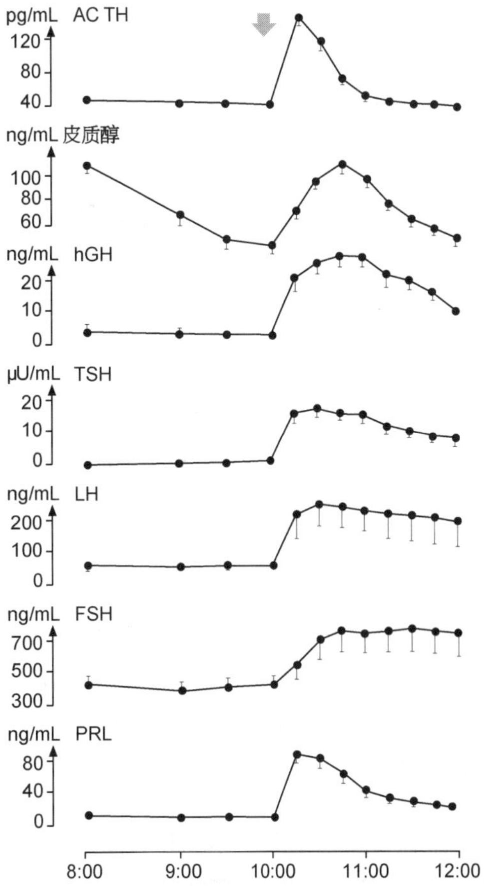

图 33－3 全垂体兴奋试验。对健康女性个体注射 4 种释放激素及注射后体内发生的内分泌反应。PRL，催乳素；GH，人生长激素。休息时间为 8:00～10:00 a.m.。10:00 a.m. 注射释放激素[5]

是内分泌系统疾病诊断中的一个重要组成部分。应由有经验的内分泌学家对各项试验的适应证、具体操作及结果解读进行综合分析判断。表 33－1、图 33－2 和图 33－3 综合归纳了各项用于检查垂体内分泌功能的临床试验。

33.9 肾上腺皮质类固醇生物合成

肾上腺皮质类固醇激素对人体至关重要，其生物合成的维持和调节受下丘脑-垂体-肾上腺皮质轴控制。27 个含碳胆固醇分子是 5 种类固醇激素的前体[8]（参见图 34－2）：① 糖皮质激素（如皮质醇、皮质酮）21 个碳，在肾上腺皮质合成；② 盐皮质激素（如醛固酮、去氧皮质酮），21 个碳，在肾上腺皮质合成；③ 雄激素类，19 个碳，雄激素前体脱氢表雄酮（DHEA）和雄烯二酮是由肾上腺皮质合成，睾酮由睾丸产生；④ 雌激素，18 个碳（参见图37－1），由卵巢生成；⑤ 孕酮，21 个碳（参见图 37－1），由黄体生成。

类固醇激素是由胆固醇作为前体转化而来：① 通过改变四个稠环内的键：其中三个为环己烷（C6）环，一个环戊烷（C5）；② 通过改变碳原子中单键和双键的位置；③ 通过在类固醇骨干和侧链的位置进行氧化和还原反应。

由胆固醇生物合成至类固醇激素分为以下四步：合成胆固醇前体、皮质醇、性激素和醛固酮（参见图 34－2）[8]。

第一步：胆固醇前体。① 胆固醇通过侧链裂解转化为孕烯醇酮：关键酶碳链裂解酶（P450scc），ACTH 存在刺激作用；② 孕烯醇酮转化为孕酮：关键酶是 3β-羟类固醇脱氢酶；孕烯醇酮是所有类固醇的前体；③ 孕酮羟化为 17α-羟孕酮：关键酶 17-羟化酶（P450c17）由 *CYP17A1* 基因编码；17α-羟孕酮是合成皮质醇和醛固酮的前体；④ 17α-羟孕酮转换为雄烯二酮和脱氢表雄酮；关键酶 3β-羟类固醇脱氢酶（P450c17）也具有 17,20 裂合酶活性；雄烯二酮是雌激素、睾酮和雌二醇的前体。

第二步：从 17α-羟孕酮合成皮质醇。① 17α-羟孕酮转换为 11-脱氧皮质醇：关键酶 21-羟化酶（P450c21）是 *CYP21A2* 基因的产物；② 11-脱氧皮质醇转换为皮质醇：关键酶 11-羟化酶由 *CYP11B1* 基因编码。

第三步：雄烯二酮转化为性激素。即雄烯二酮转化为雌酮或睾酮。

第四步：孕酮转化为醛固酮。① 孕酮转换为 11-去氧皮质酮：关键酶 21-羟化酶（P450c21）由 *CYP21A2* 基因编码；② 11-去氧皮质酮转换为皮质酮：关键酶 11-羟化酶，由 *CYP11B2* 基因编码；③ 皮质酮转化为醛固酮，关键酶醛固酮合成酶 *CYP11B2* 编码。

（吴悦　程子韵　译，郭玮　审校）

34
垂体-肾上腺轴功能紊乱

Lothar Thomas

34.1 垂体-肾上腺轴

下丘脑-垂体肾上腺轴是经典的神经内分泌系统，能够通过大脑控制肾上腺糖皮质激素的分泌[1]。

34.1.1 腺垂体的促肾上腺皮质细胞

腺垂体的促肾上腺皮质细胞通过阿片-促黑素细胞皮质素原（POMC）的蛋白质水解加工产生 ACTH。促肾上腺皮质细胞由刺激性下丘脑因子控制（图 34-1）。其中最有效的是促肾上腺皮质激素释放激素（CRH）。CRH 刺激 *POMC* 基因的表达并通过 G 蛋白偶联的 CRH 受体-1 增加 ACTH 分泌。

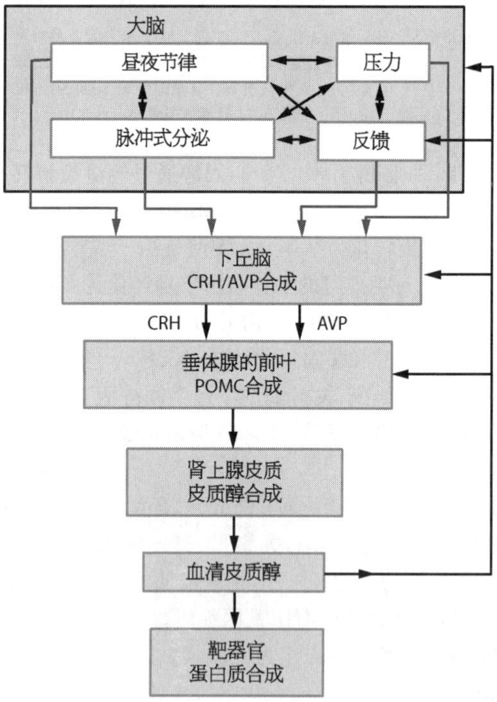

图 34-1 下丘脑-垂体-肾上腺皮质轴（HPA）是一种神经内分泌轴，能控制大脑肾上腺皮质糖皮质激素分泌。通过从下丘脑释放的促肾上腺皮质激素释放激素（CRH）分泌调节腺垂体的 ACTH 合成。肾上腺糖皮质激素的产生对垂体 ACTH 存在负反馈调节。精氨酸升压素（AVP）和催产素是 ACTH 的弱兴奋剂，但是它们增强了 CRH 的作用。CRH 能结合腺垂体促肾上腺皮质细胞上的受体，导致 ACTH 和其他促黑素皮质素（POMC）相关肽的释放。糖皮质激素反馈调节抑制下丘脑的 CRH 分泌。大脑通过其糖皮质激素受体和高亲和力的盐皮质激素受体对反馈抑制作出最敏感的反应。反馈抑制也发生在垂体前叶，因为腺垂体也含有糖皮质激素受体

与需要 ACTH 持续刺激的肾上腺皮质细胞不同，腺垂体的促肾上腺皮质细胞不需要通过 CRH 连续刺激。血管紧张素/升压素（AVP）和催产素也通过 V1b 血管升压素受体（也称为 V3 受体[1]）轻微刺激 ACTH 分泌。

34.1.2 肾上腺皮质

肾上腺皮质束状带的细胞受 ACTH 刺激合成并分泌糖皮质激素。ACTH 与 G 蛋白偶联的黑皮质素 2 受体结合产生肾上腺类固醇。ACTH 对肾上腺皮质的营养支持起着重要作用。慢性 ACTH 缺乏引起肾上腺细胞凋亡和皮质分泌能力的丧失。另外，又刺激束状带增生，导致肾上腺体积增大，细胞数量和分泌活性增加。

糖皮质激素分泌依赖于ACTH 浓度和肾上腺神经的刺激。皮质醇是响应 ACTH 刺激分泌的主要糖皮质激素[1]。肾上腺皮质类固醇的合成途径见图 34-2。

34.1.3 糖皮质激素受体

糖皮质激素受体具有双重作用模式：① 作为与糖皮质激素应答元件结合的转录因子，针对核和线粒体 DNA；② 作为其他转录因子的调节剂。

在组织中存在两种受体介导肾上腺皮质糖皮质激素[1]：① 低容量但更高亲和力的盐皮质激素受体（MR 或Ⅰ型）；② 低亲和力但更高容量的糖皮质激素受体（GR 或Ⅱ型）。

MR 仅存在于醛固酮靶组织（肾、结肠、大脑某些区域），而 GR 则广泛分布于周围组织和大脑区域。皮质醇与 MR 受体的结合生理上受到 11β-羟类固醇脱氢酶 2 型的抑制作用，该酶将皮质醇和皮质酮转化为无活性的 11-脱氢形式[1]（图 34-2）。

34.1.4 糖皮质激素的负反馈调节

糖皮质激素负反馈发生在脑、下丘脑和垂体，分别称为慢反馈、快速反馈和中度反馈[1]。

慢反馈：这种模式反映的是数天至数周长期暴露于糖皮质激素这一情况，基础水平和受到刺激后的下丘脑-垂体活性均受到影响。血浆中糖皮质激素水平较高（库欣综合征，免疫抑制剂糖皮质激素治疗）可抑制 ACTH 并降低其对肾上腺皮质的细胞凋亡作用。根据持续时间和糖皮质激素暴露水平的增加，肾功能不全可能需要 1 年时间才能逆转[1]。

快速反馈：这种模式反映了应激性诱导的 CRH 神经元在

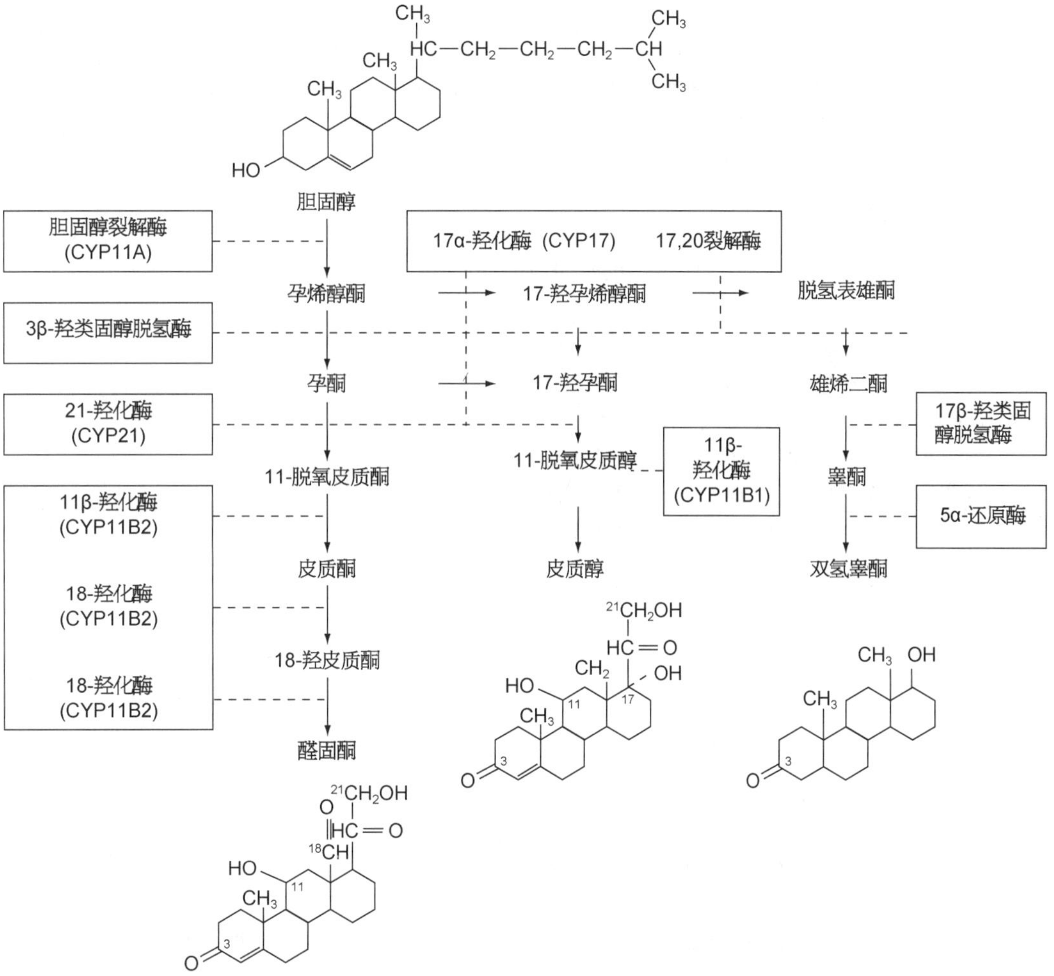

图 34-2 肾上腺皮质类固醇的生物合成。该图展示了醛固酮、皮质醇和睾酮的合成途径。21-羟化酶缺陷阻止醛固酮和皮质醇的合成及如 17-OH-孕烯醇酮(雄激素合成前体)的合成[40]

数秒钟内的激活。快速反馈取决于糖皮质激素合成的速率,不需要蛋白质合成。ACTH 由垂体分泌,以响应受体信号水平的神经元活性。

中度反馈:该模式也称为延迟反馈,发生在 30 min 到数小时,并且可以刺激影响肾上腺或下丘脑对刺激反应。反应需要合成新的蛋白质。在下丘脑水平,CRH 和血管升压素神经元对糖皮质激素浓度的变化反应敏感。

34.1.5 下丘脑-垂体-肾上腺皮质的昼夜节律

在没有压力的情况下,血浆糖皮质激素水平根据昼夜节律而变化。血浆糖皮质激素浓度在醒来后 2~4 h 内达到高峰,在入睡后 2~4 h 内达到最低点。在正常日常活动的情况下,糖皮质激素浓度在清晨达到峰值,晚上 11:00 左右达到最低点。峰值水平是由下丘脑和垂体分泌增多且肾上腺皮质对 ACTH 的敏感性增加导致。在浓度水平处于最低点时没有发生下丘脑-垂体-肾上腺皮质刺激。在昼夜节律的最低点时,糖皮质激素浓度在 4~6 h 内处于较低水平,这一点是十分重要的,因其可以避免糖皮质激素过量对周围组织产生影响[1]。食物摄入会增加下丘脑-垂体-肾上腺皮质的活动,导致糖皮质激素水平的升高。

在健康个体中,昼夜节律的周期改变、睡眠缺失和衰老会对下丘脑-垂体-肾上腺的活动产生影响。病理状态时会改变糖皮质激素的昼夜节律(如库欣综合征中的自主糖皮质激素分泌)。

34.1.6 糖皮质激素的生理作用

糖皮质激素对葡萄糖代谢有显著影响。胰岛素的作用被糖皮质激素所抑制,从而导致高血糖和胰岛素抵抗。糖皮质激素激活脂肪组织中的脂肪分解,并通过抑制蛋白质合成和激活蛋白质水解,对肌肉产生分解代谢作用。糖皮质激素还可作用于心血管系统,影响心肌收缩、血管紧张度及血压情况。

34.2 肾上腺皮质功能减退的诊断

肾上腺功能不全时,肾上腺不能产生足够的类固醇激素(主要是皮质醇)。肾上腺皮质功能不全的鉴别诊断分为以下几点[2]:① 原发性功能不全:肾上腺分泌功能受损,下丘脑和垂体功能完整。② 继发性功能不全:ACTH 刺激作用降低导致肾上腺分泌减少。③ 下丘脑性功能不全:CRH 分泌受到干扰。

34.2.1 基础皮质醇

清晨(7:00~9:00)皮质醇分泌达到高峰,皮质醇水平高于 18 ng/dL(500 nmol/L)时可以认为肾上腺皮质储备功能良好[2]。肾上腺皮质功能不全时,血清皮质醇浓度低于 3~

4 μg/dL(80～110 nmol/L)。中等皮质醇水平(4～14 μg/dL，100～500 nmol/L)的患者需要进一步的功能测试来判断是否存在肾上腺皮质功能不全。一项研究表明[3]，若将上限和下限定为 7.9 mg/dL(285 nmol/L)和 2.7 mg/dL(98 nmol/L)可以减少需要进行功能测试的人数。

34.2.2 ACTH 试验

如果基础皮质醇水平落在参考区间边缘，可进行 ACTH 试验(图 34-3)。该试验能评估肾上腺的应激能力和肾上腺糖皮质激素储备功能(表 33-1)。该试验通过药物使得 ACTH 浓度升高，超过生理峰值约 1 000 倍[2]。进行 ACTH 试验后，皮质醇没有增加或水平较低表明存在原发性肾上腺皮质功能不全。在新近发生的继发性肾上腺皮质功能不全患者中，ACTH 试验结果可能正常。由于其不甚满意的敏感性，在垂体手术后的 2 周内不使用 ACTH 试验来评估下丘脑-垂体-肾上腺系统的功能。在这种情况下，CRH 试验或甲吡酮试验更为有用(表 33-1)[3]。图 34-4 展示了疑似皮质醇减少的危重症患者诊断的阈值，该方法已被用于诊断危重症患者的肾上腺皮质功能不全[4]。

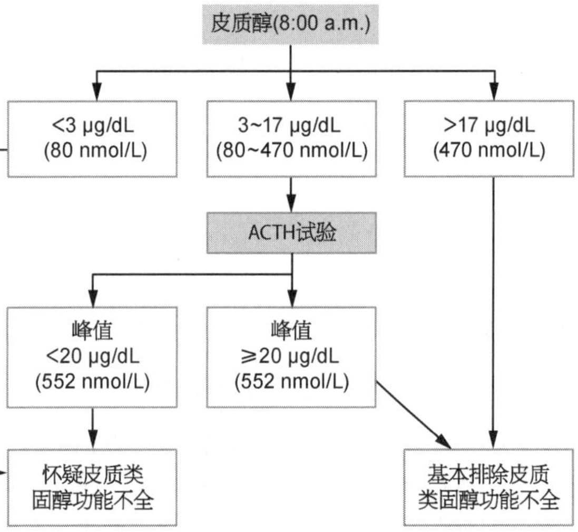

图 34-3 疑似肾上腺皮质功能不全的诊断方法

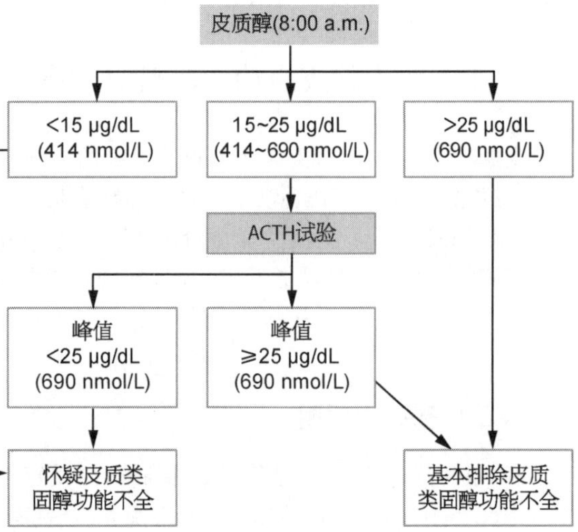

图 34-4 重症患者疑似肾上腺皮质功能不全的诊断方法[4]

34.2.3 基础 ACTH

在 ACTH 试验时，若肾上腺没有产生足够的刺激，即皮质醇≤18 μg/dL(500 nmol/L)，则需要测定血清 ACTH 以区分原发性和继发性肾上腺皮质功能不全(图 34-5)。

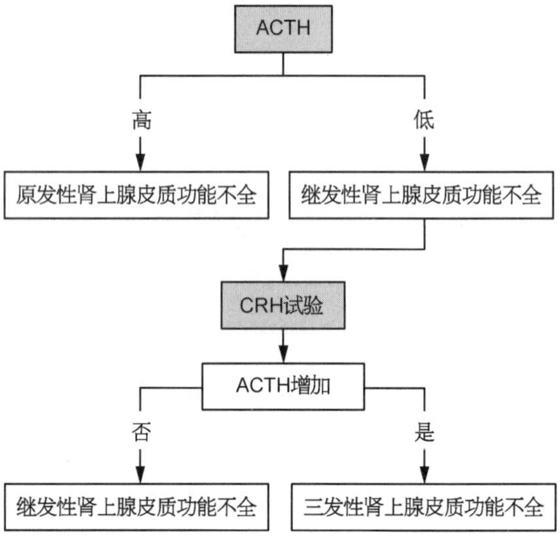

图 34-5 鉴别原发性、继发性和三发性肾上腺皮质功能不全的诊断方法

34.2.4 CRH 试验、胰岛素低血糖试验

如果 ACTH 水平降低，则必须考虑是否为继发性或三发性肾上腺皮质功能不全。CRH 试验或胰岛素低血糖试验可以用来明确诊断(图 34-5)。CRH 试验中，ACTH 增加不足提示继发性肾上腺皮质功能不全。CRH 试验中，ACTH 充分升高表明三发性肾上腺皮质功能不全。如果患者接受了糖皮质激素治疗，则必须在进行功能试验前至少 24 h 停用激素药物[4]。

34.2.5 功能试验的解读

肾上腺皮质功能不全的功能试验临床评估见表 34-1。

34.3 皮质醇增多症的诊断

在 ACTH 的调控下，糖皮质激素以相对较高的含量从肾上腺皮质的束状带分泌。在原发性皮质醇增多症中，肾上腺分泌功能增强，下丘脑和垂体完整。继发性皮质醇增多是由垂体促肾上腺皮质激素细胞瘤引起的，并引起库欣综合征。

34.3.1 基础皮质醇

于清晨 7:00～9:00 分泌峰值时采集血样，当皮质醇水平高于 18 μg/dL(500 nmol/L)[2] 时，肾上腺皮质储备功能正常。亚临床皮质醇增多症和库欣综合征的一个共同特征是夜间皮质醇无明显降低。静卧患者中皮质醇水平大于 5 μg/dL(138 nmol/L)时，应该进行进一步的功能试验，如 1 mg 或 2 mg 地塞米松试验或游离尿皮质醇测定，以排除存在皮质醇增多症的存在(表 34-1)。

表 34 - 1　皮质醇、ACTH 及在垂体-肾上腺皮质轴紊乱时功能试验中的皮质醇[6]

疾病	血浆皮质醇（基础）	血浆 ACTH（基础）	尿游离皮质醇	地塞米松试验		CRH 试验	LVP 试验	美替拉酮测试	ACTH 试验	胰岛素-低血糖试验
				2 mg	8 mg					
库欣综合征	↑	↑	↑～↑↑	↑	↓	↑～↑↑	↑～↑↑	↑～↑↑	↑↑	Ø
自主肾上腺肿瘤	↑	↓	↑～↑↑	Ø	Ø	Ø	Ø	Ø	Ø～↑	Ø
异位 ACTH 综合征	↑	↑	↑～↑↑	Ø	Ø	Ø	Ø	Ø	-	Ø
垂体功能减退症	↓	↓	-	-	-	Ø	Ø	Ø	Ø～↑	Ø
孤立性 ACTH 缺陷	↓	↓	-	-	-	Ø	Ø	Ø	Ø～↑	Ø
继发性肾上腺功能不全	↓	↓	-	-	-	↑	↑	Ø	Ø～↑	Ø
原发性肾上腺皮质功能不全	↓	↑	-	-	-	↑	↑	↑	Ø	↑

血浆皮质醇、尿游离皮质醇和血浆 ACTH 的符号描述：↑，升高；↑～↑↑，升高到强烈升高；↓，减少。功能试验的符号描述：Ø，无反应；↑，皮质醇增加；↑↑，皮质醇明显增加；↓，皮质醇减少，在 8 mg 地塞米松试验中皮质醇抑制作用。-，结果阴性

34.3.2 地塞米松试验

该试验通过糖皮质激素负反馈的敏感性来鉴别诊断皮质醇增多症患者是库欣综合征还是伪库欣状态（表 33 - 1）。

1 mg 地塞米松试验：一则共识声明中建议，在服用 1 mg 地塞米松后血浆皮质醇浓度大于 1.8 μg/dL（50 nmol/L）的患者需要进一步评估[5]。该试验诊断灵敏度为 95%～98%，诊断特异性低。

过夜 2 mg 地塞米松抑制试验：皮质醇小于 3 μg/dL（83 nmol/L）可以基本排除皮质醇增多症。

过夜 8 mg 地塞米松抑制试验：该试验必须在住院患者中进行。采集患者夜间 12 点的血样，检测皮质醇和 ACTH。之后立刻口服 8 mg 地塞米松。如果次日早 8:00 的血清皮质醇浓度小于 5 μg/dL（138 nmol/L），基本排除皮质醇增多症。若皮质醇浓度更高且在 2 mg 地塞米松抑制试验中没有抑制状态，很可能表明存在皮质醇增多症。

- *在午夜服用地塞米松前的 ACTH 浓度和服用 8 mg 地塞米松后第二天早上的皮质醇浓度将表明存在哪种类型的皮质醇增多症（图 34 - 6）：① ACTH 浓度升高提示库欣综合征，而低浓度或正常浓度提示存在肾上腺肿瘤；② 地塞米松试验中皮质醇被抑制提示库欣综合征，而皮质醇抑制缺乏则提示异位 ACTH 综合征或肾上腺肿瘤的存在。*

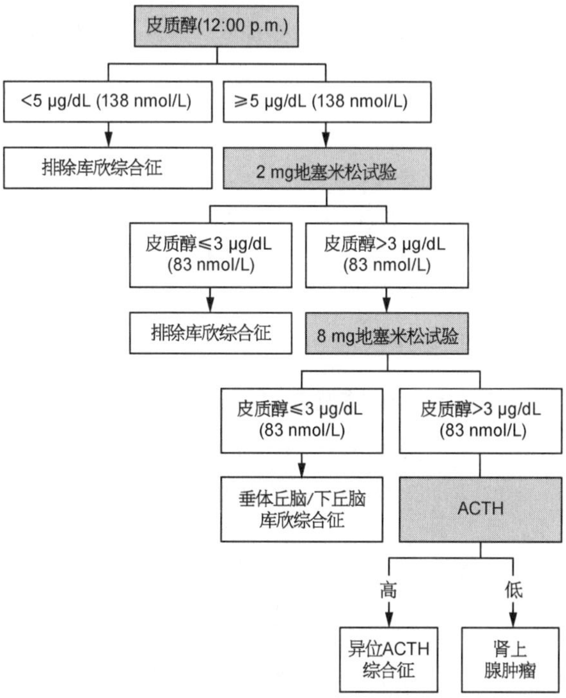

图 34 - 6　疑似库欣综合征的诊断方法

34.3.3 尿游离皮质醇

24 h 尿液中的游离皮质醇测定是诊断皮质醇增多症的主要依据。轻度的库欣综合征通常存在夜间皮质醇分泌量少量增加。由于 24 h 内大部分皮质醇排泄通常在凌晨 4 点到下午 4 点，需要收集足量的尿液标本才能发现皮质醇微量的增加，且必须同时测定尿肌酐来验证该结果[6]。

34.3.4 功能试验的解读

参见表 34 - 1 及临床评估皮质醇增多症的功能试验。

34.4 皮质醇

血液中约 80% 的 17-羟皮质类固醇为皮质醇。大约 90% 的皮质醇与皮质醇结合球蛋白（CBG）结合，7% 与白蛋白结合，其余以游离皮质醇形式存在。CBG 的浓度变化也会改变血浆中的总皮质醇水平。只有游离的皮质醇具有生物活性，可以在血清/血浆、尿液和唾液中进行检测。为了诊断下丘脑-垂体-肾上腺轴紊乱，可以选择检测总皮质醇（在此称为皮质醇）。

34.4.1 适应证

皮质醇：① 诊断高皮质醇血症和低皮质醇血症；② 高皮质醇和低皮质醇的鉴别诊断可作为许多功能试验的标志。

游离皮质醇：用于疑似库欣综合征，特别是类固醇结合球蛋白浓度改变的患者，也见于与肥胖、妊娠、雌激素治疗、使用激素避孕药、甲状腺功能减退症、神经性厌食症、空腹、多发性骨髓瘤和肾病综合征的鉴别诊断。

34.4.2 检测方法

皮质醇：可用高压液相色谱（HPLC）结合分光光度法或荧光测定法进行测定[7]。

现已有用液相色谱串联质谱（LC - MS/MS）定量测定总

血清皮质醇的测量程序[8]。

免疫测定可采用直接测定法，其不需要从血清/血浆中提取皮质醇。在免疫学测定之前，皮质醇通过水杨酸、8-苯胺-1-萘酚磺酸、低 pH 环境或加热等方法从结合蛋白中释放，单克隆或多克隆抗体直接针对皮质醇 21-半琥珀酸酯或皮质醇 3-羧基-甲基肟的蛋白质缀合物。

游离皮质醇：血清/血浆中游离皮质醇的测定在技术上要求非常高，因此，一般优先在唾液或尿中测定游离皮质醇。

唾液中的游离皮质醇：可用测定皮质醇的免疫测定法进行测定，因为皮质醇仅以游离形式存在于唾液中。

尿液中的游离皮质醇可用 HPLC 或免疫分析法测定。须先提取皮质醇，因为在尿液中存在大量的皮质醇代谢物和皮质醇缀合物。皮质醇的水溶性比这些物质低，因此可以用二氯甲烷或乙酸乙酯进行萃取。将提取物蒸发并溶解在缓冲液中，随后测定皮质醇。

34.4.3 样本

- 血清，肝素抗凝血浆：1 mL。
- 唾液收集：将纱布放入口腔中约 5 min：0.1～1 mL。
- 24 h 尿液：在收集期间的尿液储存期间需要适宜温度以防止由细菌生长导致 pH>7.5：5～10 mL。

34.4.4 参考区间

皮质醇的参考区间参见表 34-2。

表 34-2 皮质醇的参考区间

血浆/血清皮质醇：由于昼夜节律，参考区间只适用于 24 h 内的某一特定时间			
早产儿[9]		第 24 周	4.0～27(110～744)
		第 25 周	3.6～24(100～671)
		第 26 周	3.3～22(90～605)
		第 27 周	2.9～20(81～545)
		第 28 周	2.6～19(73～491)
		第 29 周	2.4～16(66～443)
儿童[10]	8:00 a.m.	5 天	0.6～20(17～550)
		2～12 月	2.4～23(66～630)
		2～15 岁	2.5～23(69～630)
		16～18 岁	2.4～29(66～800)

续 表

成人[11]	8:00 a.m.	5～25(138～690)
	午夜	最高 5(最高 138)
唾液中的游离皮质醇[12]		
- 成人	8:00 a.m.	0.20～1.7(5.4～45.7)
	11:00 p.m.	<0.23(<6.4)
单位是 μg/dL(nmol/L)；转换公式：μg/dL×27.6＝nmol/L		
尿游离皮质醇：成人		
- HPLC[7]	<62 μg/24 h(170 nmol/24 h)	
- LC-MS/MS[8]	<60 μg/24 h(165 nmol/24 h)	
- 免疫法*	17～68 μg/24 h(47～188 nmol/24 h)	
- 免疫法** 提取后	20～71 μg/24 h(55～196 nmol/24 h)	
换算公式：μg×2.76＝nmol；临界值取第 97.5 百分位点。* Test 1；** Test 2		

34.4.5 临床意义

仅测定基础皮质醇水平对临床价值有限，除个体差异大之外，还受到间歇性分泌及外源性刺激，如食物摄入、肥胖、身体和精神压力等影响。ACTH 脉冲式分泌也可能导致皮质醇水平显著变化[13]。

如果患者有严重的全身疾病或疼痛引起的应激等情况，即使处在昼夜节律的最低点时，皮质醇浓度也可能出现较高的情况。夜间最低点的皮质醇浓度随着年龄的增长呈线性增加，在 80 多岁时接近参考区间上限[14]。随着年龄的增长，清晨皮质醇分泌的峰值可能会提前 2 h 出现，这些都是在采集血样时必须考虑的问题。

若白天出现过重大身体和精神压力，可能会持续影响皮质醇分泌至深夜，导致对夜间最低点的皮质醇水平产生误判[15]。而在严重的精神或全身性疾病情况下，皮质醇的昼夜节律也可能消失[16]。

34.4.5.1 皮质醇增多症

在皮质醇增多症患者中必须对假性库欣状态(表 34-3)和库欣综合征(表 34-4)进行区分，当患者同时伴有高血压、肥胖、2 型糖尿病及长期使用外源性皮质类固醇治疗时，出现假性库欣状态的概率会增加。库欣综合征的病因见图 34-7。

表 34-3 与假性库欣状态相关的情况

疾病/症状	临床及实验室检查结果
肥胖	大约 15%的肥胖个体基础皮质醇水平升高且在地塞米松试验中表现为抑制不足，但唾液和尿液中游离皮质醇浓度正常。
慢性酗酒	酒精中毒患者基础皮质醇水平升高且地塞米松试验抑制不足。戒酒 4 周后，数值恢复正常。
妊娠[22]	胎盘所产生雌激素增加能刺激肝脏中合成皮质醇结合球蛋白(CBG)并增加血清中总血浆皮质醇浓度。妊娠初期皮质醇水平约 15 μg/dL(414 nmol/L)，在妊娠第 15 周增加，中位数浓度为 25 μg/dL(690 nmo/L)，妊娠第 25 周增加至 35 μg/dL(966 nmol/L)，妊娠终期为 40 μg/dL(1 104 nmol/L)。血浆和尿液中的游离皮质醇也不断增加，并与总皮质醇一样达到与库欣综合征相似的水平。ACTH 也与皮质醇平行增加。激素增加的原因包括胎盘合成 CRH 的增加及皮质醇反馈抑制的逐渐减弱。妊娠期间发生库欣综合征较为罕见。但是如果存在库欣综合征且未经治疗，胎儿死亡率可高达 20%，还可能导致母亲发生高血压、血糖升高和先兆子痫。
雌激素治疗	雌激素会导致 CBG 浓度增加。由于皮质醇测定包括游离形式和结合形式，因此基础皮质醇水平为 33～60 μg/dL(1 100～1 660 nmol/L)并不罕见。然而，尿液和唾液中的游离皮质醇浓度是正常的。
内源性抑郁症	通常情况下，基础皮质醇水平升高且地塞米松试验时表现出抑制不足。当疾病处于缓解期时，皮质醇浓度恢复正常[16]。
神经性厌食症	患者的皮质醇变化情况通常类似于中枢性的库欣综合征，但没有临床表现[16]。

续 表

疾病/症状	临床及实验室检查结果
危重症患者[23]	所有类型的危重症及严重创伤都会导致皮质醇的昼夜差异消失。在疾病的早期阶段，由于 CRH 和 ACTH 的释放或皮质醇反馈抑制的破坏，皮质醇水平增加。因为 CBG 的浓度升高，所以在疾病的慢性期，皮质醇浓度依然保持升高水平。然而，在一些患者中，皮质醇水平与疾病严重及应激程度不成正比。临界值可参见图 34-4[4]。在一项关于脓毒症患者的研究中，ACTH 试验中皮质醇水平未超过 9 μg/dL(250 nmol/L)的患者全部死亡，而皮质醇水平升高的患者仅为 26%[24]。
肝硬化[25]	肝硬化时血浆蛋白的合成下降。超过 90%的皮质醇与 CBG 和白蛋白结合。儿童 A～C 级肝硬化患者的 CBG、白蛋白和皮质醇水平持续下降。在一项肝硬化研究中，低白蛋白(≤25 g/L)或低 CBG(≤35 mg/L)的患者平均皮质醇浓度仅为 10.5 μg/dL(289.9 nmol/L)，而蛋白浓度接近正常的患者皮质醇水平为 15.0 μg/dL(414 nmol/L)。然而，两组患者血清和唾液中的游离皮质醇水平相似。

表 34-4　皮质醇增多症和库欣综合征[6]

疾病	临床表现和实验室检查结果
库欣综合征	库欣综合征的特征是全身系统一系列并发症，包括腹部肥胖、高血压、葡萄糖耐量受损、血脂异常和血栓形成、心血管事件风险增加[26]。 内源性库欣综合征：内源性皮质醇增多通常是由库欣综合征导致的。这是由垂体促肾上腺皮质激素细胞的肿瘤引起的，少数情况下是由异位 ACTH 或 CRH 合成所引起的促肾上腺皮质细胞增生引起的。 不依赖 ACTH 的库欣综合征占 15%，其中 50%由肾上腺腺瘤引起，50%由肾上腺癌引起。双侧肾上腺增生很少见。在日本，肾上腺库欣综合征 5 年患病率约为 0.7/10 万；在西班牙，ACTH 依赖性库欣综合征的患病率为 3.9/10 万。然而，亚临床库欣综合征的发病率远高于临床上已明确诊断的患者，发病率约为 2%[27]。
- 垂体腺瘤	库欣综合征的最常见形式是由产生 ACTH 的微腺瘤(≤10 mm)或垂体的大腺瘤(>10 mm)引起的。约 5%具有激素活性垂体腺瘤分泌 ACTH。约 85%的库欣综合征病例是 ACTH 依赖性的。 垂体腺瘤的典型特征是它们所合成的 ACTH 被内源性皮质醇水平升高和外源性糖皮质激素不充分抑制，在 CRH 的刺激后 ACTH 分泌会增加。在下丘脑-垂体库欣综合征中，皮质醇分泌可分为两种不同类型。在一些患者中可观察到明显的超脉冲现象，而在其他患者中，脉冲式分泌的幅度与健康个体类似。
- 异位 ACTH 合成	75%的病例为小细胞肺癌(SCLC)导致的异位 ACTH 合成。由于以下原因，库欣综合征临床特征通常并不明显。 (1) 阿黑皮素原(POMC)的裂解通常不完全，导致片段的生物活性降低或无活性片段，通常不能通过免疫测定检测到。 (2) 由于小细胞肺癌进展迅速，因此库欣综合征的征兆通常在临床上并不明显。伴有库欣综合征所有症状的病程通常较缓慢，与肺、胸腺和胰腺的类癌瘤及甲状腺髓样癌和嗜铬细胞瘤相关。ACTH 的分泌常显著升高。除约 50%的肺类癌瘤患者外，ACTH 分泌不受地塞米松或 CRH 给药的影响。
- 肾上腺皮质增生	微小结节性肾上腺皮质增生的病例罕见，有时认为自身抗体能够刺激类固醇激素合成。皮质醇分泌不受 CRH、ACTH 或地塞米松的影响。
肾上腺皮质肿瘤[28]	50 岁以上人群中肾上腺皮质肿瘤发病率为 3%。但恶性肿瘤非常罕见，年发病率为(1～2)/100 万。约 60%的恶性肿瘤会产生肾上腺皮质类固醇，并且大多数导致库欣综合征快速发展，伴或不伴男性化。皮质醇分泌不受 CRH、ACTH 或地塞米松的影响。 恶性肿瘤也经常分泌与雄激素(DHEA，雄烯二酮)分泌相关的合成皮质醇的前体(如 11-脱氧皮质醇和 17α-羟皮质酮)。
偶发瘤[29]	偶发瘤是能够自主产生糖皮质激素的小肾上腺肿块，没有库欣综合征的特定体征和症状。尸检发现率为 1%～8.7%。所有偶发瘤患者都应该进行激素测定，观察是否存在分泌过多的情况。这些患者最常见的是下丘脑-垂体-肾上腺轴紊乱。平均有 9%的偶发瘤患者观察到亚临床的糖皮质激素自主分泌。可进行的实验室检测包括 24 h 尿游离皮质醇的测定、午夜血清皮质醇浓度的测定及 1 mg 地塞米松试验，其诊断皮质醇增多症的诊断灵敏度为 98%，特异性为 80%～98%，行 1 mg 地塞米松试验时，若皮质醇浓度大于 5 μg/dL(138 nmol/L)可诊断为亚临床皮质醇增多症。
广泛糖皮质激素抵抗[30]	这种家族性疾病的特征是对组织中所有糖皮质激素受体及垂体和下丘脑对糖皮质激素的广泛抵抗。糖皮质激素的负反馈调节消失，将导致皮质醇、雄激素和盐皮质激素的无节制分泌。库欣综合征的临床症状不明显，但存在明显的雄激素过多。ACTH 水平正常或轻微升高，游离皮质醇的排泄量增加高达 200 倍，脱氧皮质酮升高 2～5 倍。
外源性库欣综合征[31]	在长时间摄入高剂量的糖皮质激素(GC)后，会进行性地出现库欣综合征。这些患者发生感染的概率很高。早晨皮质醇水平和 ACTH 浓度低。用于治疗的 GC(如泼尼松)在免疫测定中显示出高交叉反应性，但地塞米松除外。
经蝶窦手术(TSS)[32]	TSS 是治疗垂体腺瘤的有效方法。然而，其并发症包括继发性肾上腺皮质功能不全。术后第 5 天的皮质醇水平大于 14 μg/dL(392 nmol/L)表明促肾上腺皮质激素系统是完整的，此时可以停止糖皮质激素治疗。浓度低于 4 μg/dL(111 nmol/L)提示存在继发性肾上腺皮质功能不全。若浓度介于中间则存在不确定性，提示接下来的几周内需要多次进行胰岛素诱导的低血糖试验。
甲吡酮治疗[33]	甲吡酮是一种用于治疗库欣综合征的药物。可抑制 11β-脱氧皮质醇的 11β-羟基化。血清皮质醇或 24 h 尿游离皮质醇可在几天内下降到正常范围。

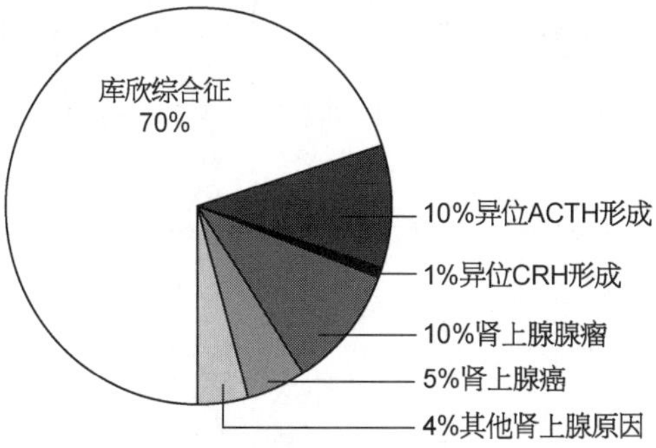

图 34-7　内源性库欣综合征的病因[26]。约 70%的库欣综合征病例与肾上腺皮质大结节性增生和纤维性骨营养不良综合征相关

唾液中的游离皮质醇[18]：唾液中的皮质醇与血浆中具有生物活性的游离皮质醇密切相关，并且与唾液水平无关。与血浆皮质醇不同，唾液皮质醇浓度不受皮质醇结合球蛋白浓度变化的影响。唾液皮质醇测定也适用于功能试验。若晚上(如晚上 11:00)唾液皮质醇浓度升高，则可能疑似患有皮质醇增多症。

尿液中的游离皮质醇：如果能准确收集 24 h 尿液[19]，那尿中游离皮质醇的检测是诊断皮质醇增多症的可靠方法。在库欣综合征患者中，尿游离皮质醇升高，但在肥胖人群或雌激素浓度升高的患者中无此现象。当尿游离皮质醇的临界值为 55 μg(153 nmol)/24 h 时，库欣综合征的诊断灵敏度和特异性分别为 100%和 73%。当尿游离皮质醇的临界值为 100 μg(273 nmol)/24 h 时，诊断灵敏度和特异性均为 94%[20]。

游离皮质醇检测的问题[6]如下。

- 轻度库欣综合征通常升高不明显，但是从下午4:00到凌晨4:00皮质醇分泌较多，仅仅检测24 h尿液样本可能无法识别，必须同时检测尿肌酐来验证尿液的收集情况。
- 肾功能和液体摄入量是皮质醇排泄相关的重要因素。摄入液体过多会导致肾小球滤过的皮质醇增加，肾代谢滤过的皮质醇减少，导致尿皮质醇排泄增加。例如，当日常液体摄入量约为5 L时，约76%的个体能观察到尿游离皮质醇排泄增加[21]。
- 如果患者肾功能不全，那么，即使存在库欣综合征，皮质醇分泌增加，皮质醇排泄量也可能正常。假性库欣综合征状态下，如内源性抑郁症、酒精中毒和饮食失调，皮质醇分泌也会增加。

34.4.5.2 肾上腺皮质功能减退

与ACTH试验相比，白天随机采集的血样中的皮质醇浓度是否具有皮质醇减少症的诊断价值这一点很重要，因为在门诊患者中通常不可能进行ACTH试验。根据一项研究[17]，皮质醇水平大于15 μg/dL(420 nmol/L)或低于5.1 μg/dL(142 nmol/L)时，排除肾上腺皮质功能减退诊断的敏感性和特异性与ACTH确诊试验相似。

与肾上腺皮质功能减退相关的疾病见表34-5。

表34-5 肾上腺皮质功能减退[2,34,35]

疾病	临床症状和实验室检查结果
肾上腺皮质功能不全	肾上腺皮质功能不全的临床症状是非特异性的，通常仅在疾病相对较晚的阶段被识别。应区分原发性、继发性和三发性肾上腺皮质功能不全。
- 原发性肾上腺皮质功能不全(艾迪生病)	原发性肾上腺皮质功能不全的发生率为(93～140)/100万，白种人发病率为(4.7～6.2)/100万[34]。在工业化国家，80%以上的原发性肾上腺皮质功能不全是由自身免疫性肾上腺炎引起的，其中约40%的病例是以孤立性疾病的形式发生的，约60%的病例与自身免疫性多腺体综合征(APS)有关。 在21-羟化酶缺乏引起的先天性肾上腺增生患者中，最常见的是新生儿期急性肾上腺功能不全(盐皮质激素缺乏)或男性化。 肾上腺炎和APS在女性中比男性更常见。APS是MEN 1型和2型的组分。1型具有常染色体隐性遗传模式，并由*AIRE*基因突变引起，除了肾上腺皮质功能不全，还具有儿童时期的甲状旁腺功能减退症和皮肤黏膜念珠菌病的特征。MEN 2型与肾上腺皮质功能不全、自身免疫性甲状腺疾病、1型糖尿病和其他器官特异性自身免疫疾病有关。大多数成人形式(2型)多腺体综合征的患者有抗21-羟化酶的抗体。 由甲状腺炎引起的甲状腺功能减退症是一种常见疾病。然而，甲状腺功能减退症患者可能有其他潜在的自身免疫性内分泌疾病，例如，需注意排除艾迪生病，尤其是在儿童时期就开始有甲状腺功能减退[36]。 原发性肾上腺皮质功能不全的其他原因包括：肾上腺出血、感染(结核分枝杆菌、隐球菌、组织胞浆菌、弓形虫、肺囊虫、巨细胞病毒)、双侧肾上腺转移性疾病、药物(如甲地孕酮、酮康唑、甲吡酮、米非司酮、氨基米特酰亚胺、依托咪酯，这些药物抑制皮质类固醇代谢)。 在原发性肾上腺皮质功能不全时，皮质激素分泌减少，而下丘脑-垂体储备分泌功能完整。该病的临床症状如下。 (1) 糖皮质激素缺乏症包括厌食症、体能受损、肌痛、关节痛、恶心、腹痛和直立性低血压。 (2) 盐皮质激素缺乏症包括低血压、血容量不足、体位调节异常和盐消耗。 (3) 雄激素缺乏症包括女性腋下和阴毛脱落、皮肤干燥、抑郁症和性欲减退。 (4) 由于ACTH(POMC)的促进作用，β-促脂素增加、黑素细胞产生黑色素，使得皮肤和黏膜色素沉着[37]。 实验室检查结果(表33-1)：清晨皮质醇<3.6 μg/dL(100 nmol/L)，ACTH升高。ACTH试验中皮质醇增加但<18 μg/dL(500 nmol/L)。有抗21-羟化酶的抗体。 糖皮质激素缺乏症导致低血糖、高钙血症、轻度TSH升高、贫血、嗜酸性粒细胞增多和淋巴细胞增多。 原发性肾上腺皮质功能不全的盐皮质激素缺乏导致低钠血症和高钾血症。
继发性肾上腺皮质功能不全	继发性肾上腺皮质功能不全(ACTH分泌不足)和三发性肾上腺皮质功能不全(CRH分泌不足)会出现低ACTH水平，继而导致对肾上腺皮质的刺激减少。由于肾上腺皮质萎缩，皮质醇分泌减少。继发性肾上腺皮质功能不全的患病率为400/100万，每年的发病率为20/100万。临床症状与原发性肾上腺皮质功能减退时所见的糖皮质激素不足的症状相同，但是不存在皮肤色素沉着。医源性病例可能因使用糖皮质激素治疗(这一人群的发病率为0.5%～2%)而发生。 实验室检查结果：低皮质醇和较低的ACTH浓度。在继发性肾上腺皮质功能不全患者中，盐皮质激素水平通常正常。重要的功能试验包括ACTH试验，其次是胰岛素诱导低血糖试验和CRH试验(表33-1)。在ACTH试验或胰岛素诱导低血糖试验(金标准)中，皮质醇浓度增加至18 μg/dL以上(500 nmol/L)。
- 腺垂体功能不全	完全或部分腺垂体功能不全可表现出GH、FSH、LH、催乳素和TSH缺乏时的临床症状。可由垂体腺瘤、创伤性脑损伤、蛛网膜下腔出血、手术和放疗等原因引起(参见第33章)。
- *PROP1*突变[37]	*PROP1*基因突变导致单个或多个腺垂体激素缺乏的比例较高。该基因位于5q染色体上，编码226个氨基酸的转录因子。这个转录因子PROP1(PIT-1的前体)负责腺垂体中另一种转录因子的表达。腺垂体PIT-1依赖性细胞合成GH、TSH、催乳素、FSH、LH和ACTH。 生理和激素表型是可变的，这种疾病很少在生病的第一年被诊断出来。常见的是GH和TSH缺陷，而ACTH缺陷更可能在后期被诊断。通常，这种缺陷只是局部的。*PROP1*基因突变是欧洲人种隐性遗传多发性垂体激素缺乏的最常见原因。大多数患有*PROP1*突变的患者在儿童晚期患有生长障碍。
Sheehan综合征[38]	该疾病在发展中国家垂体功能减退的患者中常见，由分娩时的产后出血导致。常常在数年后才能做出诊断。早期症状是由催乳素缺乏导致的无法泌乳。
用糖皮质激素进行药物治疗[39]	糖皮质激素治疗可抑制下丘脑-垂体-肾上腺轴和肾上腺皮质分泌，导致垂体促肾上腺皮质细胞萎缩(三发性肾上腺皮质功能不全)。这种情况可能发生在持续数日接受每日20～30 mg泼尼松剂量治疗的患者身上[正常日剂量10～25 mg氢化可的松(皮质醇)]。在最后一次给药后24 h应采集血液来测定内源性皮质醇的产生。
监测肾上腺皮质功能不全的治疗[39]	足够的剂量： - 糖皮质激素：不能使用生化测定进行检查。 - 盐皮质激素：钠和钾处于正常范围，并且血压正常。 - 雄激素：女性清晨的脱氢表雄酮水平为25～50 mg；DHEAS浓度在正常范围内。

34.4.5.3 注意事项

干扰因素：用于测定皮质醇的免疫法可能与其他皮质类固醇有交叉反应性。11-脱氧皮质醇和皮质酮的交叉反应率为1%～5%，泼尼松龙交叉反应率为20%以上[7]。后者在组织中转化为泼尼松。在使用泼尼松龙治疗的患者中，其不能通过免疫法来检测皮质醇。对正在用甲吡酮治疗垂体腺瘤的患者也不能通过免疫法来检测皮质醇，因为高浓度的11-去氧皮质醇会导致皮质醇假性增高。

生物影响因素：不应在餐后采集血样，因为午餐摄入1 h后皮质醇平均增加90%，晚餐摄入1 h后皮质醇平均增加50%[41]。

稳定性：在22℃或4℃下保存4天。

34.5 促肾上腺皮质激素

通过对糖蛋白阿片-促黑素细胞皮质素原(POMC)的蛋白水解切割生成促肾上腺皮质激素(ACTH)和相关肽[42]。POMC具有32的分子量，并且被垂体中的激素原转化酶1切割成N末端糖肽(N-POC)、连接肽(JP)、ACTH和称为β脂营养素的C末端片段(βLPH)(图34-8)。除了ACTH，ACTH前体POMC和proACTH在循环中的浓度大约是ACTH的5倍。血浆浓度如下[42]：POMC 5～33 pmol/L，proACTH 5～33 pmol/L，N-POC 5.6～16.8 pmol/L，β-LPH 2.5～6.7 pmol/L，ACTH 0.9～11.3 pmol/L，β内啡肽 ≤1.7 pmol/L。

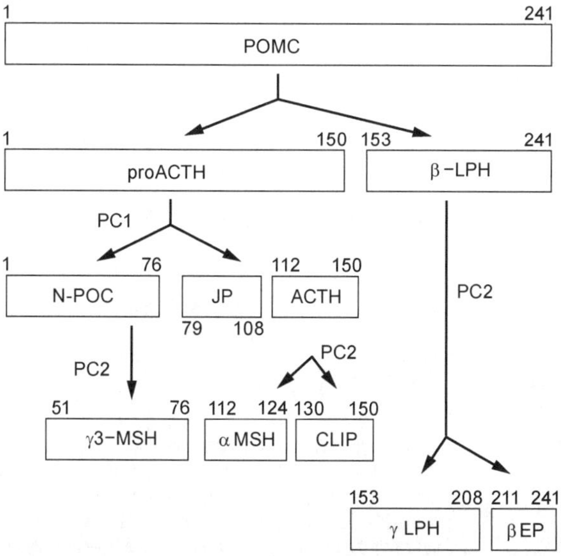

图34-8 通过激素原转化酶1(PC1)和激素原转化酶2(PC2)加工处理的POMC(经允许修改自参考文献[42])。图中数字指各自的氨基酸序列。β-LPH，β促脂解素；N-POC，N端的阿黑皮素原；JP，连接肽；γ3-MSH，γ3-促黑素细胞激素，αMSH，α促黑素细胞激素；CLIP，促皮质素样中间叶肽；γLPH，γ促脂解素；βEP，β内啡肽

氨基酸1～18负责ACTH的生物活性，而氨基酸19～39影响其半衰期。ACTH的半衰期为8～14 min，取决于它是通过免疫法还是生化法来确定。如果通过免疫测定确定半衰期较短。与ACTH相比，POMC相对不活跃，而pro-ACTH活性较ACTH相仿。然而，不知道两者是否都与ACTH受体结合(MC-2R)。在小细胞肺癌中，异位ACTH综合征患者可见ACTH前体。如果这些ACTH前体仅在高浓度水平或在循环中被裂解为ACTH时[42]才能刺激皮质醇合成。

34.5.1 适应证

- 皮质醇增多症的鉴别诊断：只有进行了皮质醇测定和(或)相应的功能测试才能确定诊断。
- 肾上腺皮质功能不全的鉴别诊断。
- 在已知患有肿瘤的情况下，若产生低钾血症和代谢性碱中毒等情况，应怀疑异位ACTH分泌；小细胞肺癌时，即使没有皮质醇过多相关的临床症状也应怀疑。
- 对垂体依赖性库欣综合征患者手术治疗后的随访。

34.5.2 检测方法

免疫测定法[42]：两种位点免疫测定依赖于两种抗体结合ACTH的不同表位。一种抗体与固相结合；另一个在溶液中游离，并用酶或发光标记物进行标记。一种抗体针对ACTH 1～39的氨基末端(如氨基酸1～17)，而另一种针对羧基末端区(如氨基酸34～39)。因此，免疫测定法仅检测完整的ACTH分子。检测限为0.6～9 ng/L(0.12～2 pmol/L)。

放射免疫分析[43]：通常使用针对抗分子N末端区域的表位的多克隆抗体，检测完整的ACTH和具有生物活性食物ACTH片段及部分POMC。检测限为10～20 ng/L(2.2～4.4 pmol/L)。放射免疫测定不适用于测量低ACTH浓度。

34.5.3 样本

EDTA抗凝血浆，肝素锂抗凝血浆：1 mL。

34.5.4 参考区间

成人[44]			
清晨	8:00～9:00 a.m.	5～60	(1.1～13.3)
晚上	半夜	<10	(2.2)

单位为ng/L(pmol/L)。换算：ng/L×0.220 2 = pmol/L

34.5.5 临床意义

在皮质醇增多的患者中，低ACTH血浆水平提示存在肾上腺皮质肿瘤，而正常水平或水平升高则提示为垂体原因或存在异位ACTH综合征。ACTH测定不能用于区分继发性库欣综合征和异位ACTH综合征，因为这两种情况下的ACTH浓度相似。

ACTH测定不适用于诊断艾迪生病。但在肾上腺皮质功能不全时，ACTH水平升高提示潜在的肾上腺原因，而ACTH浓度正常或降低提示为垂体原因。

表34-6列出了ACTH水平异常的疾病和综合征。

表34-6 与ACTH水平异常有关的疾病和综合征[46]

疾病/综合征	临床表现与实验室检查结果
下丘脑-垂体库欣综合征	血浆ACTH水平在参考区间上限或稍微升高。然而，这种ACTH水平在皮质醇水平升高时是异常的，因为皮质醇通常会抑制ACTH分泌。因此，针对ACTH水平的解读应参考相应的皮质醇水平。ACTH水平不直接影响诊断。
由肾上腺皮质肿瘤引起的库欣综合征	血浆ACTH可被抑制到无法被检测出。皮质醇增多伴ACTH缺乏证明了肾上腺肿瘤自主产生类固醇。
异位ACTH综合征	在ACTH依赖性库欣综合征中有10%～20%为由非垂体肿瘤异位分泌ACTH。ACTH水平可能显著升高，但不能用于区分异位ACTH综合征与垂体库欣综合征。超过50%的病例是由小细胞肺癌引起的。其次常见的肿瘤为胰腺的恶性胰岛细胞瘤、胸腺瘤，每种约占10%。

续 表

疾病/综合征	临床表现与实验室检查结果
原发性肾上腺皮质功能不全	ACTH水平显著升高。虽然足量的替代物可使ACTH水平降低，但它们不一定会降至参考区间内。因此，ACTH测定不适合监测治疗的情况。
继发性肾上腺皮质功能不全	低皮质醇和低ACTH水平的证明存在继发性或三发性肾上腺皮质功能不全。这些可以通过CRH试验来鉴别。
三发性肾上腺皮质功能不全	如果在CRH试验中ACTH分泌的刺激性反应正常，考虑到低皮质醇水平和低ACTH水平，可以推测原发缺陷不是局限于腺垂体的促肾上腺皮质细胞内，而是位于产生CRH的下丘脑的神经元(三发性：下丘脑引起的肾上腺皮质功能不全)。

34.5.6 注意事项

生物影响因素：ACTH分泌呈脉冲式；女性平均24 h内脉冲式频率为10次，男性为18次，女性平均峰值为10.3 ng/L(2.3 pmol/L)，男性为16.8 ng/L(3.7 pmol/L)[44]。

这种脉冲式分泌与昼夜节律叠加导致分泌最高峰在上午6点到8点。

血样采集：血样采集应使用含EDTA或肝素的塑料管，因为ACTH能强烈吸附在玻璃表面。样品采集后4 h内应进行全血离心。

测定方法：使用单克隆抗体的免疫测定法比竞争性结合测定法(如放射免疫测定法)对ACTH具有更高的分析特异性。

然而，免疫测定法不适用于测量在异位ACTH综合征时高浓度的ACTH相关肽。对于ACTH相关肽，放射免疫测定似乎是所有测定中最不具特异性的，因为该测定依赖于检测ACTH N末端区域上存在的单个表位[42]。

标准化：目前市面上检测试剂盒的检测结果之间不完全具有可比性。

通常，检测试剂盒针对以下参考之一进行了标准化[42]：① 英国国家生物标准和控制研究所，MRC 74/555；6.2 U每25 μg ACTH 1～39；② 美国国家激素和垂体计划(巴尔的摩)，4.71 U每50 μg ACTH 1～39。

稳定性：血浆应在4 h内与血细胞分离。在4℃下储存24 h或22℃下储存19 h后，ACTH浓度降低超过10%[45]。

34.6 肾上腺酶缺乏引起高雄激素症状

先天性肾上腺增生症(CAH)是由肾上腺类固醇合成缺陷引起的一组疾病(图34-2)。CAH可分为以下类型：① 经典型：在婴儿期存在醛固酮生物合成(盐消耗型)的严重缺陷和醛固酮正常合成(单纯男性化型)。② 非经典型：轻度紊乱可能无临床症状。肾上腺酶缺乏导致高雄激素症状的出现比经典型更晚。女性青春期前后发生的雄激素过高可能是继发于21-羟化酶缺乏。

肾上腺增生的临床症状直接源于盐皮质激素或糖皮质激素合成缺乏或肾上腺雄激素分泌过度。盐皮质激素缺乏导致体内盐经肾脏丢失，雄激素过量导致女性男性化，糖皮质激素缺乏会导致许多临床后果[47]。

绝大多数导致高雄激素症状的缺陷酶包括以下几种。

- 在90%的病例中是21-羟化酶(*CYP21A2*突变)。21-羟化酶属于细胞色素P450酶的一种，将17α-羟孕酮(17α-OHP)转化为11-脱氧皮质醇，孕酮转化为11-脱氧皮质酮。由于11-脱氧皮质醇和11-脱氧皮质酮分别是皮质醇和醛固酮的前体，酶活性的丧失导致这两种皮质激素缺乏和17α-OHP的积累，17α-OHP是诊断该酶缺乏的最重要的内分泌生化标志物。
- 在5%～8%的病例中是11β-羟化酶(*CYP11A1*突变)。这导致11-脱氧皮质酮和11-脱氧皮质醇(具有弱盐皮质激素活性的类固醇前体)累积。由于雄烯二酮的过度生成及睾酮转化的增强而发生严重的男性化。
- 少于5%的病例有3β-羟类固醇脱氢酶缺乏(*HSD3B2*突变)。皮质醇和醛固酮的合成途径被破坏，随后类固醇前体向雄激素合成转移。
- 在众多已知病例中，仅有125例是17α-羟化酶缺乏(*CYP17A1*突变)。在这种罕见的缺陷中，皮质醇和肾上腺雄激素的产生减少，类固醇前体转向醛固酮合成。17α-羟化酶缺陷几乎均在青春期或之后表现出来。

雄激素化：通常雄激素化与一系列临床表现相关，包括多毛症、脱发和痤疮等。内分泌腺分泌5种雄激素：脱氢表雄酮(DHEA)、硫酸脱氢表雄酮(DHEAS)、雄烯二酮、睾酮和雄烯二醇(参见图37-1)。

雄烯二醇可以与雄激素受体结合，也可以与雌激素受体结合。

与皮质类固醇合成相关酶缺乏引起雄性化有关的疾病和诊断性研究见表34-7。

表34-7 先天性肾上腺皮质增生症(CAH)的相关酶缺乏

酶缺乏	临床和实验室检查结果
先天性肾上腺皮质增生症(CAH)，肾上腺异位综合征(AGS)	CAH或AGS是一组常染色体隐性遗传病，男女皆可发病，疾病的发生与合成醛固酮或皮质醇的酶缺乏相关。两种激素的合成不足会刺激肾上腺皮质发生代偿性增生，合成皮质醇和醛固酮的前体由于酶的缺乏而出现蓄积。这些前体物质主要通过其他的代谢途径转化为雄激素。CAH/AGS的发病率为1/(1.6万～2万)。根据受影响的酶的不同，临床特征可能会有所不同。通常CAH分为经典型和非经典型。前者在出生后不久即发病，而后者直到童年后才出现。经典的CAH可分为耗盐型和男性化型(AGS)，这是由盐皮质激素/糖皮质激素产生不足或肾上腺雄激素产生过多所致。
- 21-羟化酶缺乏[58]	约90%的CAH病例是由编码21-羟化酶的细胞色素P450基因21家族A亚族多肽2(*CYP21A2*)基因的突变引起的。根据突变的严重程度，21-羟化酶缺乏可导致糖皮质激素和盐皮质激素缺乏，进而导致皮质醇和醛固酮缺乏。皮质醇缺乏引起反馈抑制消失，进而导致ACTH释放增加，肾上腺皮质增生，以及合成受阻环节附近的其他类固醇产生增加(图34-2)。孕酮和17α-羟孕酮(17α-OHP)浓度升高，转向雄激素合成，导致脱氢表雄酮和雄烯二酮的合成增加，进而转化为雄激素[58]。临床症状与糖皮质激素和盐皮质激素缺乏或雄激素过多相关。存在轻度男性化的患者往往皮质醇合成量不足，而醛固酮产生足够，这意味着患者体内钠离子能保持平衡状态。 临床表现：无论在男性还是女性中，雄激素过量会导致加速生长和骨骺板提前闭合，最终导致身高偏低。在女性中，雄激素过量引起多毛症、痤疮、月经异常、阴蒂肥大，在严重情况下还会出现外生殖器男性化。

续 表

酶缺乏	临床和实验室检查结果
- 21-羟化酶缺乏[58]	21-羟化酶缺乏可在幼儿期导致患儿出现休克、低钠血症和高钾血症。因此，为了降低发病率和死亡率，需要在发生全面的肾上腺危象之前诊断新生儿盐代谢失调。在没有严重盐耗综合征的情况下，具有 CAH 的男婴在出生时不会表现出明显的症状，而患有该疾病的女孩可以通过其外生殖器识别。 实验室检查结果[50]：在疑似 CAH 的情况下，首先判断 Na^+ 和 K^+ 的情况。血清 Na^+ 浓度在 130～135 mmol/L，K^+ 水平在 5.5～6.5 mmol/L。免疫法测定 17α－OHP 通常使用滤纸上的血斑进行检测。筛查方法在新生儿中的阳性预测值较低(仅约 1%)。内分泌学家经常面临假阳性结果，并需要进一步检查以确诊。如果使用 LC－MS/MS 进行筛选，约 40% 初次结果阳性的患儿体内 17α－OHP 检测浓度正常。从原则上看，一方面，通过计算 17α－OHP 与 21－脱氧皮质醇/皮质醇的比例可以将阳性预测值增加至 100%[48]。另一方面，通过分子生物学对血斑进行研究也仅仅将阳性预测值增加到 18%[50]。在确定的 17α－OHP 升高的无症状患者中，进行 ACTH 试验可以区分经典型 CAH 和非经典型 CAH(表 34－8)。 经典型 CAH 患者可使用氢化可的松及氟氢可的松进行治疗。可测定 17α－OHP、雄烯二酮、睾酮和肾素用于监测病情进展。在给予氢化可的松之前，清晨收集的血液样品中的相应浓度应该是：17α－OHP<40 nmol、睾酮<0.8 nmol/L 且肾素在参考区间内[59]。
- 3β－羟类固醇脱氢酶(3β－HSD)缺乏	孕烯醇酮无法转化为孕酮，导致皮质醇和醛固酮的合成受阻，由合成类固醇激素转向合成雄激素 DHEA，导致该激素的血浆浓度显著增加(参见图 37－1)。患有 3β－HSD 缺乏的 CAH 患者通常在很小的年纪死亡。症状较轻的患者会出现女性多囊卵巢综合征。 实验室检查结果：确定 17－羟孕烯醇酮与 17α－OHP 的比例。这在 ACTH 刺激试验中特别有用。
- 11β－羟化酶缺乏	皮质酮合成被抑制，导致 11－脱氧皮质酮(DOC)的累积(图 34－2)。DOC 具有盐皮质激素效应并可导致高血压。随着先天性肾上腺性腺综合征的发展，雄激素也过量产生。尽管醛固酮缺乏，DOC 的升高可防止发生盐消耗综合征。
- 17α－羟化酶缺乏	这是一种较罕见的疾病。皮质醇和雄激素的合成减少伴随着醛固酮合成增加，导致高钠血症、低钾血症和高血压(图 34－2)。由于性腺中的睾酮和雌激素合成也被破坏，女性患者表现为性发育不成熟，而遗传学意义上的男性(XY 核型)患者则具有女性表型。

34.7 17α－羟孕酮

CAH 的初步检测初步是进行 17α－羟孕酮(17α－OHP)免疫测定。17α－OHP 是在肾上腺合成的一种孕激素(分子量为 330 Da)。在月经周期时，其浓度与 LH 同步升高，在排卵期达到峰值。17α－OHP 由 17α－羟化酶催化的孕酮经羟基化生成。21－羟化酶缺乏时会出现 17α－OHP 累积(图 34－2)，因此是用于诊断该病症的主要生物标志物。

34.7.1 适应证

可用于新生儿筛查和实验室诊断先天性肾上腺皮质增生症。

34.7.2 测定方法

通过测量时间分辨免疫荧光测定法(TRIFA)进行免疫测定及通过液相色谱串联质谱 LC－MS/MS(金标准)测定[48]。

34.7.3 样本要求

滤纸上的血迹。血清：1 mL。

34.7.4 参考区间

17α－OHP 的参考区间参见表 34－8。

表 34－8 17α－OHP 的参考区间

新生儿、妊娠>36 周(滤纸上的血迹)[48]		
- 时间分辨免疫荧光测定法(TRFIA)		17.6(<7.5～56.7)
- LC－MS/MS		2.10(<1.1～9.7)
数据单位为 nmol/L。数值取第 5 和第 95 百分位点		
血清[49]		
- 儿童		0.03～0.9
- 男性		不高于 0.15
- 女性	卵泡期	0.6～3.0
	中间期	3.0～7.5
	黄体期	3.0～15
	绝经后	≤2.1

数据单位为 nmol/L。换算：nmol/L×330＝ng/L

34.7.5 临床意义

17α－OHP 水平中度升高的婴儿需要进行多次检测，多次结果水平持续升高的婴儿需要儿科内分泌专家对其进行诊断(表 34－7)。

诊断 CAH 的金标准是 ACTH 刺激试验[50]。该试验采用 0.125～0.25 mg ACTH 的药理剂量，能最大限度刺激肾上腺皮质(表 34－9)。如果发现女性生理期、新生儿筛查中 17α－OHP 水平显著升高和(或)任一性别已经出现电解质异常，则应立即开始治疗，而不必等待 ACTH 刺激试验的结果[50]。

表 34－9 ACTH 刺激试验是诊断有临床症状的新生儿 CAH 的金标准[50]

适应证：用于 17α－OHP 筛查试验结果异常且第二次确诊试验阳性，但患者临床表现为正常的疑似案例。用于区别经典型和非经典型 CAH。
原理：在经典型 CAH 患者中，ACTH 刺激肾上腺 17α－OHP 的合成。
测试方案：采集血样获得基础值，静脉注射给予 0.125～0.25 mg ACTH，60 min 后再次采血。
结果解释：17α－OHP 水平为 15～100 μg/L(45～300 nmol/L)表明存在非经典型 CAH，较高的水平表明存在经典型 CAH。

34.7.6 注意事项

血样采集：17α－OHP 分泌呈现昼夜节律且与女性月经周期相关。在成年女性中，应在上午 8:00—9:00 及在卵泡期采集血样。

新生儿筛查预测价值不佳：CAH 筛查试验呈现大量假阳性是由于 17α－OHP 浓度在出生时高，而在出生 2 天内急剧下降。然而，在患有 CAH 的新生儿中，17α－OHP 浓度持续增加。女性新生儿 17α－OHP 水平低于男性新生儿。早产儿和压力下出生的健康新生儿 17α－OHP 水平也会升高。

稳定性：在 22℃和 4℃下可稳定 4 天。

34.8 17－OH 孕烯醇酮

17－OH 孕烯醇酮是孕烯醇酮经 17α－羟化酶催化在 C17α

位羟基化而产生的(图 37－1)。它的分子量为 332 Da，是合成 DHEA 的前体。

34.8.1 适应证

在存在多毛症和怀疑 CAH 的情况下，适应证为：诊断为 3β－羟类固醇脱氢酶(3β－HSD)缺乏、诊断为 17α－羟化酶缺乏。

34.8.2 检测方法

放射免疫分析法。

34.8.3 样本

血浆：1 mL。

34.8.4 参考区间

17－OH 孕烯醇酮的参考区间参见表 34－10。

表 34－10 17－OH 孕烯醇酮的参考区间[51]

年龄	男性	女性
早产 26～28 天	12～98	12～98
早产 29～36 天	3.5～89	3.5～89
1～5 个月	2.3～31	2.3～31
6～12 个月	2.2～19.8	2.2～19.8
1～2 岁	0.35～7.1	0.35～7.2
3～6 岁	＜2.77	＜2.77
7～9 岁	＜1.88	＜2.13
10～12 岁	＜3.93	＜3.99
13～15 岁	0.35～4.65	＜4.08
16～17 岁	0.32～4.78	＜2.24

单位为 μg/L。换算：μg/L×3.026＝nmol/L

34.8.5 临床意义

17－OH 孕烯醇酮与 17α－OHP 的比值可用于诊断 3β－HSD 缺乏导致的 CAH(表 34－11)。

表 34－11 测定 17－OH 孕烯醇酮与 17α－OHP 比值的临床意义

适应证：怀疑 3β－HSD 缺乏导致的 CAH。
原理：因为 3β－HSD 酶的缺乏，ACTH 刺激 17－OH 孕烯醇酮的合成，而 17α－OHP 的合成受阻。
试验方案：在 ACTH 试验的前一天晚上，对体重小于 50 kg 的患者予以口服 1 mg 地塞米松，对体重为 50～70 kg 的患者予以口服 1.5 mg 地塞米松，对体重超过 70 kg 的患者予以口服 2 mg 地塞米松。第二天早晨采集血液以测定基础 17－OH 孕烯醇酮和 17α－OHP 水平。静脉注射 0.25 mg ACTH，60 min 后再次采集血液，测定两种激素。
临床意义：17－OH 孕烯醇酮与 17α－OHP 的比值： (1) 健康个体在 ACTH 刺激之前和之后的比值几乎相同。 (2) 3β－HSD 酶缺乏患者在 ACTH 刺激后的比值≥2.0[52]。

34.9 11－脱氧皮质酮

11－脱氧皮质酮(DOC)，也称脱氧皮质酮或 21－羟孕酮，是由肾上腺产生的类固醇激素，具有盐皮质激素活性，是醛固酮合成的前体。11－脱氧皮质酮是由孕酮经 21－羟化酶催化，在肾上腺束状带中产生(图 31－2)。11－脱氧皮质酮具有弱盐皮质激素活性，无糖皮质激素活性。加入 11－羟基后可产生糖皮质激素活性，对 C18 进一步羟基化则产生盐皮质激素醛固酮。反应由 11β－羟化酶 2(*CYP11B2*)或 11β－羟化酶 1(*CYP11B1*)催化。

34.9.1 适应证

适应证包括存在盐皮质激素过多相关症状且激素来源不明、怀疑先天性肾上腺皮质增生、怀疑醛固酮合成酶缺乏症(*CYP11B1*，与皮质醇缺乏有关；*CYP11B2* 与皮质醇缺乏无关)、糖皮质激素可治疗的醛固酮增多症。

34.9.2 检测方法

经提取后放射免疫法和色谱法。

34.9.3 样本

血清：1 mL。

使用硼酸作为防腐剂(0.1 g/100 mL)进行 24 h 尿液收集；将 24 h 尿量记下并送检 10 mL。

34.9.4 参考区间

血清：20～190 ng/L(61～576 nmol/L)[54]。尿液：0.1～0.4 μg/24 h[55]。

34.9.5 临床意义

11β－羟化酶缺乏导致 11－脱氧皮质酮浓度增加和先天性肾上腺增生症[53]。

34.10 脱氢表雄酮硫酸盐

34.10.1 合成和代谢

脱氢表雄酮(DHEA)及其硫酸盐(DHEAS)是肾上腺分泌的主要产物，是雄激素和雌激素类固醇的前体[56]。孕烯醇酮经细胞色素酶 P450c17 转化为 DHEA。P450c17 能将孕烯醇酮转化为 17－OH 孕烯醇酮，同时能催化 17,20－裂解酶使得孕烯醇酮转化为 DHEA(图 34－2)。DHEA 通过 DHEA 磺基转移酶(羟类固醇磺基转移酶)硫酸化后形成更稳定的硫酸脱氢表雄酮 DHEAS。DHEAS 的血液浓度大约是 DHEA 的 1 000 倍。

P450c17 由基因 *CXYP17* 编码，其突变可以导致 17α－羟化酶或 17,20 裂合酶发生缺乏或两者都发生缺乏。P450c17 在肾上腺、生殖腺和脑中表达，使孕烯醇酮合成为脱氢表雄酮。

DHEA 的血浆浓度与皮质醇的血浆浓度相当，但个体内的水平波动较小。DHEA 和 DHEAS 体内溶度均比较稳定，而我们推荐检测血浆 DHEAS 水平，因其半衰期(7～9 h)更长，故更容易进行测定且日间变化更小。

在性腺和皮肤中，类固醇硫酸酯酶将 DHEAS 转变回

DHEA，DHEA 继而作为更强的雄激素和雌激素的前体（图 34－2）。

在妊娠期间，DHEAS 由胎儿的肾上腺大量产生，并作为胎盘中雌激素合成的前体。

出生后，DHEAS 水平急剧下降（80％），直到 7～8 岁才开始再次增加。在 20～25 岁时，DHEAS 在两性中水平均达到高峰，其浓度与出生时的浓度几乎相同。在 40～60 岁时，DHEAS 浓度再次出现急剧下降，仅达到峰浓度时的 20％左右，进而导致周围靶组织中雄激素和雌激素的合成下降。

在女性中，DHEA 和 DHEAS 浓度升高会引起雄激素过多对应的临床症状，而男性不会出现这种情况。轻度到中度的增加往往是特发性的。当男性体内 DHEA 显著增加时，它会转化成雌激素，导致雌激素水平增加。

34.10.2 适应证

适应证包括年轻女性怀疑雄激素过多（声音低沉、脱发、痤疮、男性化、性别模糊）、青年男性怀疑雄激素过多（性早熟、阴毛增长早、阴茎早期增大、声音低沉）、多毛症和男性化的鉴别诊断、疑似肾上腺皮质肿瘤（特别是恶性肿瘤）、原发性肾上腺皮质功能不全患者的肾上腺网状带功能评估、非经典型先天性肾上腺增生症。

34.10.3 检测方法

脱氢表雄酮：放射免疫测定和免疫测定（不需要进行预处理）。DHEAS：无须预处理的免疫分析。DHEA 和 DHEAS：LC－MS/MS。

34.10.4 样本

血清：1 mL。

34.10.5 参考区间

DHEAS 的参考区间见表 34－12。

表 34－12 DHEAS 的参考区间

	女性（μmol/L）	男性（μmol/L）
儿童[57]		
－1～7 天	1.78～12.80	2.32～11.47
－8～15 天	0.91～9.49	0.82～4.77
－16 天～3 岁	＜0.2～3.33	＜0.2～2.69
－4～6 岁	＜0.2～1.27	＜0.2～6.18
－7～8 岁	0.29～2.13	0.21～3.22
－9～10 岁	0.34～5.27	0.40～2.40
－11 岁	0.23～2.71	0.53～5.19
－12 岁	0.67～6.12	0.32～10.13
－13 岁	0.58～4.59	0.37～7.84
－14 岁	0.60～8.86	0.38～8.13
－15 岁	0.88～9.52	1.41～11.95
－16 岁	1.52～10.45	0.82～9.89
－17 岁	2.32～10.99	2.71～9.34
－18～19 岁	3.87～11.85	2.81～12.89
男性[51]		0.27～16.7 μmol/L
女性[51]		
－育龄期	≤14.3 μmol/L	
－绝经期	≤3.2 μmol/L	

值取第百分之 2.5 和第 97.5 百分位点。换算：μmol/L×0.271 4＝μg/L

34.10.6 临床意义

临床意义见表 34－13。

表 34－13 高雄激素血症中的 DHEAS 的临床意义

疾病	临床表现和实验室检查结果
先天性肾上腺皮质增生（CAH）	幼儿中，以下酶缺陷会导致 DHEAS 过度升高： （1）3β－羟类固醇脱氢酶（3β－HSD）缺乏与未转化成皮质酮的 11－脱氧皮质酮的累积 （2）11β 羟化酶缺乏症，通常伴随 17－羟孕酮升高。一些患者还有醛固酮合成减少的和盐消耗综合征
肾上腺皮质肿瘤	肾上腺皮质肿瘤患者的 DHEAS 水平会显著升高，因为从数量上看，DHEA 是肾上腺皮质中最常生成的雄激素。DHEAS 水平与其他肾上腺皮质类固醇激素相比越高，肾上腺皮质癌的可能性就越大。一些肾上腺皮质恶性肿瘤只能检测到轻度活跃的类固醇，这种情况下一般不太可能发展成库欣综合征。但是，肿瘤通常会产生大量的 DHEAS。因此，DHEAS 可以用作肾上腺皮质癌的诊断标志物并评估疾病进展
肾上腺皮质功能不全	DHEAS 的血清浓度降低。但是，DHEAS 不能用作肾上腺皮质功能不全的诊断标志物
多囊卵巢综合征（PCOS）	PCOS 是一种非均质性疾病，育龄期的女性中患病率为 10％～20％（表 37－5）。在部分 PCOS 患者中发现肾上腺雄激素前体分泌的增加（通过检测血浆中升高的 DHEAS 和 11β－羟雄甾烯二酮）不依赖于下丘脑-垂体活性的增加。研究观察到 PCOS 患者经 ACTH 刺激后雄激素前体水平升高，尤其是在 DHEA 过量的患者中，这表明 PCOS 患者的肾上腺皮质雄激素生物合成增加，无论是肾上腺自身或是继发于外周组织影响所致[56]

34.10.7 注意事项

参考区间：参考区间取决于年龄和性别，参考区间随着年龄的增加而降低。与同龄女性相比，男性体内 DHEAS 的浓度更高[51]。

稳定性：血清样品能够在 22℃或 4℃下保存 4 天。

生物影响因素：在肾上腺皮质中合成的雄激素释放受到 ACTH 而不是促性腺激素的影响。因此可以通过给予糖皮质激素来抑制肾上腺皮质雄激素的合成。

（吴悦　程子韵　译，郭玮　审校）

35

垂体-生长激素轴功能紊乱

Lothar Thomas

35.1 垂体-生长激素轴

腺垂体分泌生长激素的细胞接受正反馈信号刺激后合成生长激素(GH)。该信号由生长激素释放激素(GHRH)介导。GH 的分泌被下丘脑产生的生长抑素所抑制(图 35-1)。生长激素细胞的发育和增殖由基因 PROP1(Pit-1 的前体)决定,该基因可调控 Pit-1 转录因子谱系细胞的胚胎发育及促性腺激素细胞。Pit-1 与细胞核内的 GH 启动子结合,导致 GH 的增殖和转录。一旦转化完成,产生的 GH 由腺垂体以脉冲式分泌到循环中。除 GHRH 和生长抑素对 GH 的释放有双重控制外,GH 还受生长激素释放肽的调节,生长激素释放肽在胃肠道中合成,对营养物质有应答作用。

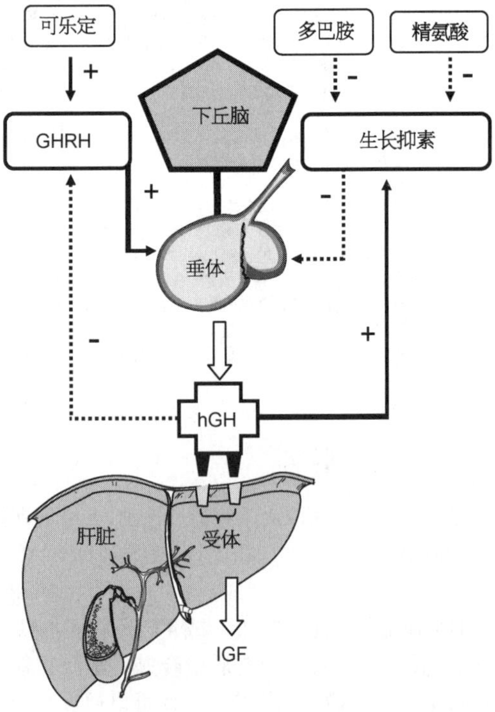

图 35-1 下丘脑-垂体-生长激素轴(修改自参考文献[2])。儿茶酚胺激活 α 受体并通过下丘脑引起生长激素释放激素(GHRH)的分泌。GHRH 激活腺垂体的嗜酸性粒细胞以分泌生长激素(GH)。在肝脏中通过与其受体相互作用,GH 引起胰岛素样生长因子 1(IGF-1)的释放,IGF-1 可诱导细胞增殖并抑制细胞凋亡。由下丘脑产生的生长抑素抑制 GH 的分泌。血浆 GH 可通过反馈机制促进生长抑素的分泌并抑制 GHRH 的分泌。神经递质对调节回路的影响:α 肾上腺素神经递质能对低血糖、GABA 产生影响,如可乐定能够刺激 GHRH 的分泌。β 肾上腺素神经递质能刺激生长抑素的分泌,而多巴胺和精氨酸对生长抑素的分泌具有抑制作用

35.1.1 生长激素

GH 的作用由 GH 受体(GHR)介导,GH 受体主要位于肝脏和骨骺生长板的软骨中。GHR 还在脂肪组织、心脏、肾脏、肠道、肺和骨骼肌中表达。GHR 是一种二聚体,它在结合 GH 后发生构象变化并通过 Janus 激酶蛋白 2 及转录蛋白(STAT)的信号转导和激活因子向细胞核发出信号(图 20.1-1)。GHR 的胞外结构域从细胞膜脱落,然后作为 GH 结合蛋白(GHBP)在血液中循环。它介导了 GH 的转运并延长其半衰期。

35.1.2 胰岛素样生长因子 1(IGF-1)

在肝脏中,GH 诱导 IGF-1、IGF-3 结合蛋白(IGFBP-3)及其不耐酸亚基(ALS)的合成。在循环(内分泌)和局部(自分泌和旁分泌)中 IGF-1 均可诱导细胞增殖并抑制细胞凋亡。IGF 结合蛋白阻止 IGF-1 的分解,将其半衰期从几分钟延长至几小时,并调控其与 IGF-1 受体的结合,从而增强或减弱 IGF-1 的作用[1]。不到 1%的 IGF-1 以游离形式在血液中循环。IGF-1 血清水平可反映体内 GH 的分泌活性。当 IGF-1 由外周组织产生时,其受到各种激素和生长因子的控制。在软骨细胞中,它由 GH 控制,在成骨细胞中由甲状旁腺激素控制。

35.1.3 IGF 结合蛋白(IGFBP)

IGFBP 属于进化上保守的蛋白家族,可结合 IGF-1 和 IGF-2。这些结合蛋白对 IGF-1 和 IGF-2 具有不同的亲和力并可调节它们的细胞效应。通过结合 IGF,IGFBP 螯合生长因子阻止其与细胞表面受体的相互作用。IGFBP-3 是 IGF-IGFBP 复合物在循环中的主要成分,其浓度与 GH 水平有关[3]。

35.2 垂体-生长激素轴的评估

35.2.1 介绍

当存在疑似 GH 缺乏或过量的临床症状或疾病的情况下,需要对垂体-生长激素轴的功能进行评估。

35.2.1.1 检测 GH 的适应证

GH 分泌减少的适应证:童年时期身材矮小、成人疑似 GH 缺乏症、有分解代谢增多的临床症状。

GH 分泌增加的适应证:疑似垂体腺瘤、怀疑肢端肥大

症、GH替代疗法的监测。

GH分泌减少：检测GH的基础水平在评估儿童和成人生长激素缺乏方面几乎没有价值。因此，建议进行刺激试验，胰岛素低血糖试验和GHRH-精氨酸试验是最有用的。在儿童中，可对与IGFBP-3结合的IGF-1进行检测筛查。

GH分泌增加：如果怀疑有垂体腺瘤，建议进行功能试验（表33-1）。如果IGF-1基础浓度检测提示可能患有肢端肥大症，则需进行口服葡萄糖耐量试验并检测试验期间的GH浓度。

35.2.2 生长活性降低

在儿童中，生长激素分泌减少时表现为生长障碍。在成年人中的临床表现可以是全身性综合症状，如骨盐沉积减少、血脂控制不佳、心脏功能受损、早期动脉粥样硬化和生活质量受损[4]。

35.2.3 童年时期身材矮小

在评估儿童身材矮小时，做出GH缺乏的诊断之前，需排除慢性疾病及甲状腺功能减退症和特纳综合征等疾病。然而，最常见的病因是特发性身材矮小、生长和青春期的身体发育延迟，或两者兼而有之。在这种情况下，应评估是否存在青春期发育延迟家族史或妊娠时宫内生长受限的病史（有上述病史15%的儿童会出现持续性身材矮小）。GH和IGF-1在介导身高发育中具有突出的作用。

儿童身材矮小是儿科内分泌科的一个常见疾病（表35-1）。在进行GH分泌测定之前，应考虑以下几点[6]。

（1）垂体相关性GH缺乏症（经典GH缺乏症）的患病率为每6 000名儿童1例。

（2）GH和IGF-1基因的多态性。

（3）IGF-1缺乏：在腺垂体功能正常情况下，若IGF-1合成减少，则生长速度减缓，但此时GH分泌水平正常甚至升高。

（4）GHR基因中的突变引起GH不敏感（GHI），也称为侏儒综合征或生长激素不敏感综合征（GHIS）。现已确定有60多种不同的GHR分子缺陷。在典型GHIS中，GH浓度升高，而IGF-1和IGFBP-3水平低下。除了经典的GHIS，还有与侏儒综合征更轻微的疾病类型，可以被归类为特发性矮小身材[7]。

（5）细胞内JAK-STAT信号转导级联中的缺陷。

GHR基因中的突变，JAK-STAT信号转导级联中的突变及IGF-1基因中的缺陷很少见（发生率低于1∶10 000）。

表35-1 特发性矮小症的诊断标准[8]

身高低于年龄平均值的2倍标准差
没有其他导致身材矮小的确诊疾病
出生时体重正常
正常的人体比例，膳食摄入均衡，没有精神疾病
经试验刺激（激发）后，GH浓度升至10 μg/L以上

35.2.4 检测生长激素缺乏症

GH-IGF-1轴的评估从血清IGF-1浓度的测定开始，但由于青春期时IGF-1水平快速增加，所以检测结果是否正常必须参考骨龄而不是按年龄来划分。依据骨龄判断IGF-1水平为正常，则可排除GH严重缺乏，但不能排除轻度的缺乏。

基础GH水平在评估GH缺乏方面价值不大。例如，已经证实根据基础GH水平区分生长激素缺乏症、生长激素不敏感综合征、特发性身材矮小症儿童是不恰当的，因为GH、IGF-1和IGFBP-3水平经常重叠。此外，童年晚期GH水平相对较低，但在青春期开始后或性激素启动后恢复至正常水平。

刺激试验后进行GH检测是评估GH缺乏的经典方法。一般而言，诊断GH缺乏需要进行两个试验。但由于试验方法、检测手段以及不同切点对应的诊断灵敏度和特异性的差异，对这些试验的结果判断通常变得复杂。例如，虽然激发试验中GH增加至10 μg/L以上被认为是正常的，但在5～10 μg/L范围内的诊断价值仍存在争议[8]。

35.2.5 GH缺乏症的代谢紊乱

单独GH缺乏的儿童往往身材矮小，4岁以下的儿童经常有空腹低血糖。在葡萄糖激发试验后体内血糖和胰岛素水平无明显升高。患者对胰岛素的敏感性升高，需要较长时间才能从低血糖恢复到正常血糖水平[9]。空腹血糖过低是由肝脏糖异生减少引起的（参见表3.2-2）。

35.2.6 成年人生长激素缺乏症

成人生长激素缺乏症可能是在儿童期就已发病或在成年后（结构异常、创伤或特发性）获得的。GH替代疗法的数据显示[10]，38.6%的成人GH缺乏症是由垂体腺瘤引起的，8.4%由颅咽管瘤导致，2.8%由颅内出血导致，19.3%为特发性GH缺乏，7.4%～15.8%为少见诊断，1.3%～8.6%属于未知病因。GH缺乏与身体成分组成（内脏肥胖）、骨密度、血脂变化、运动能力和心脏功能降低相关。据报道，这些患者的心脏死亡率增加2倍。成人生长激素缺乏症可导致低骨转换性骨质疏松症，同时伴随椎体和非椎体的骨折风险增加[3]。

诊断：除非存在一个以上的垂体轴功能缺陷，否则成人GH缺乏症必须进行两项试验才能确诊。

代谢：生长激素缺乏的成年人会出现与胰岛素抵抗相似的症状，常伴有多种代谢异常，血压升高、腹部肥胖、血脂异常及血栓形成风险增加，也有可能发展为真正的胰岛素抵抗。

35.2.7 获得性GH抵抗

获得性GH抵抗（GH不敏感）的特征在于GH水平升高，而IGF-1浓度和外源性GH的合成代谢效应降低。据报道，在危重症、禁食状态、终末期肾病、创伤或AIDS患者中存在分解代谢状态的GH水平升高[11]。GH水平升高可能由GH分泌增加、半衰期延长或GHBP浓度升高引起。

35.2.8 生物活性增加

GH过量的主要病因是腺垂体肿瘤。约20%的具有内分泌活性的垂体腺瘤能产生GH。下丘脑、GHRH旁分泌、生长抑素及生长因子会促进肿瘤细胞在瘤内的扩张。GHRH旁分泌可能发生于前肠类癌瘤、胰岛细胞瘤、小细胞肺癌、肾上腺腺瘤、甲状腺髓样癌和嗜铬细胞瘤。生长激素合成增加可能无临床症状或表现为肢端肥大症[12]。

诊断：可测定 IGF-1 和 GH，并进行口服葡萄糖耐量试验作为功能试验。异常时 IGF-1 和 GH 升高，GH 不能被口服葡萄糖刺激试验抑制。

35.3 生长激素(GH)

35.3.1 概述

生长激素(GH)由腺垂体和胎盘产生。编码 GH 的 5 个基因簇位于 17 染色体长臂上(q22-24)。腺垂体细胞中产生的 GH 由 *GH-N*(或 *GH-1*)基因表达产生，胎盘中的 GH 由 *GH-V*(或 *GH-2*)基因表达产生。血浆中的 GH 以分泌、翻译后或寡聚形式存在。GH 的不同形式见表 35-2。约 90%的血浆 GH 以单体形式存在，10%以低聚形式存在。GH 通过膜与 GH 受体(GHR)结合并在组织中发挥作用。GHR 不断从膜上脱落并在血浆中以 GHBP(受体的截断形式)形式进行循环。一般情况下，40%～60%的 GH 与 GHBP-1 结合。另一种结合蛋白 GHBP-2 具有较低的亲和力，但具有较高的结合能力。

表 35-2　生长激素在血浆中的分子形式[13]

形式	百分比(%)
单体	
- 22 GH	70～75
- 20 GH	5～10
- 脱酰胺 GH(Asp152；22)	3
- 脱酰胺 GH(Glu137；22)	5
- Nα-乙酰化 22 GH	5
- GH1-43	1
- GH44-191	0.2～1
上述单体的低聚形式、22 和 20 同型二聚体及 20/22 异二聚体	10
较高的低聚物	5
通过双硫键结合的寡聚物	7
通过未知共价键结合的寡聚体	2

35.3.1.1 GH 的分泌形式

在腺垂体中有两种形式的 GH[13]：① 22 GH，其占 GH 总分泌量的 70%～75%。它由 191 个氨基酸组成，单体形式在循环中的半衰期小于 10 min。② 20 GH，其占 GH 总分泌量的 5%～10%。由于在 22 GH 的 32～46 位缺失了 15 个氨基酸，因此它仅有 176 个氨基酸。20 GH 的体外生物活性低于 22 GH。没有关于体内活性的数据比较。

22 GH 和 20 GH 以固定比值分泌。

35.3.1.2 GH 翻译后修饰

经过翻译后修饰，可产生另外三种具有全生物活性的 GH 变体[13]：分别是 Nα-乙酰化的 22 kDa GH、脱酰胺(Asp152；22 kDa)GH 和脱酰胺(Glu137；22 kDa)GH。GH 44～91 的血浆浓度超过 22 kDa GH 的 2 倍。分子量为 17 的 GH 44～91 具有比 22 kDa GH 更强的抗胰岛素作用，但是通过免疫测定中利用抗体的方法无法检测到，因为交叉反应性低于 1%。

35.3.1.3 寡聚形式

血浆中，22 kDa GH 和 20 kDa GH 的二聚体至五聚体以异二聚体和更高级寡聚体的形式存在[13]。约 2/3 以非共价键形式存在，1/3 以二硫键键形式存在，1%～2%以共价键形式存在。这些形式的 GH 具有 10%～20%的促生长活性及 30%～120%的催乳活性，与 22 kDa GH 相比，其在免疫测定中的反应性波动在 20%～100%。寡聚体比单体需要更长时间才能从血浆中清除。免疫测定的血浆 GH 半衰期为 18 min[2]。

35.3.1.4 胎盘 GH

胎盘 GH 与 22 kDa GH 类似，但在天冬酰胺 140 处具有 N 连接的糖基化位点，因此以糖基化和非糖基化形式存在于血浆中。在妊娠的最后 3 个月，所有循环中的 GH 都是胎盘来源的。胎盘 GH 具有低催乳活性。

35.3.2 适应证

- 怀疑儿童存在生长激素缺乏症[2]：① 2～3 岁以下的患儿存在低血糖、脑积水、发育迟缓；② 10 岁左右的儿童中，身材矮小通常比骨龄延迟更明显。
- 成人疑似 GH 缺乏症：① 下丘脑-垂体轴疾病[内分泌、结构和(或)遗传异常]的体征和症状；② 经颅照射或肿瘤治疗的患者；③ 童年以来就诊断为 GH 缺乏的个体；④ 创伤性脑损伤或蛛网膜下腔出血患者。
- 怀疑 GH 过量：① 肢端肥大症的特征；② 运动员 GH 滥用情况。

35.3.3 检测方法

免疫测定法：大多数情况下，检测 GH 采用免疫测定法。一些检测仅测量 22 kDa GH，这是最常见的 GH 同工型，但很多也测量 20 kDa GH 同工型。试剂厂商规定的检测限一般为 0.001 6～0.05 μg/L[14]。

校准采用第二个生长激素的国际标准[重组 DNA 导出的人类 GH 国际标准(IS)98/574]。IS 98/574 的分配数量为每安瓿瓶 1.95 mg。根据定义，1 mg 等于 3 U。建议以质量单位(μg/ L 或 ng/mL)报道 GH 结果[15]。

同位素稀释质谱[16]：GH 经胰蛋白酶切割裂解后产生 T6 和 T12。通过 LC-MS/MS 进行量化，LC-MS/MS 使用肽的同位素标记形式作为内标进行定量，检测限为 1.7 μg/L。

35.3.4 样本

(1) 血清：1 mL。

(2) 尿液[17]：随机尿、24 h 尿。

35.3.5 参考区间

由于 GH 分泌呈脉冲式，诊断疾病时应参考刺激试验而不是基础的 GH 水平。

请参见表 35-3。

表 35-3 生长激素的参考区间

血清/血浆(μg/L)		
- 男性基础值[18]	0.06(0.02～3.43)*	0.11(0.03～4.81)**
- 女性基础值[18]	0.99(0.05～15.15)*	1.96(0.08～15.73)**
- 青春期前儿童[17]	3～5	
健康男性($n=35$)、女性($n=43$)。表示形式为中位数和参考区间,* 表示采用 AutoDelfia - IMA,** 表示采用 Immulite 2000 - IMA		
24 h 尿液		
- 儿童[17,18]	1～20 ng/24 h	
	1～15 ng/g 肌酐	

35.3.6 临床意义

参见 35.6。

35.4 胰岛素样生长因子 1 (IGF-1)

胰岛素样生长因子(IGF)是有 5 个不同结构域和 3 个分子内二硫键组成的多肽链。人体内还其有异构体 IGF-1 和 IGF-2。

IGF-1 是 GH 作用于外周的最重要的介质。IGF-1 由 70 个氨基酸组成,分子量为 7.6 kDa。它在体内循环并与结合蛋白相结合,特别是 IGF 结合蛋白 3(IGFBP-3)及其不耐酸亚基(ALS)。IGF-1 在血浆中的半衰期比 GH 长。

血清 IGF-1 可作为 GH 分泌的标志物。尽管 GH 以脉冲式分泌,但 IGF-1 和 IGFBP-3 水平在一天内保持稳定,因此相较于直接测定 GH,IGF-1 和 IGFBP-3 能更好地反映 GH 的分泌情况。

35.4.1 适应证

适应证包括诊断 GH 缺乏症、确诊肢端肥大症并用于监测培拉索韦(一种 GH 受体拮抗剂)的治疗效果。

35.4.2 检测方法

IGF-1 可与 IGFBP 结合。大约 90%的 IGF-1 与 IGFBP-3 和 ALS 结合,以三元复合物的形式在血浆中循环,分子量为 150 kDa。少量 IGF-1 与其他蛋白质结合,少于 1%的 IGF-1 以游离形式存在。

高亲和力 IGFBP 可以结合测定中所用抗体识别的 IGF-1 表位。分析前必须去除 IGFBP。这可以通过以下方式完成[20]:① 在酸性 pH 下分子体积排阻色谱法,这种方法是金标准;② 用酸和乙醇解离 IGF-1、IGFBP-3 和 ALS 的三元复合物,但该方法不能完全解离;③ 将 IGF-2 加入酸性乙醇沉淀混合物中。由于针对 IGF-1 的高度特异性抗体不与 IGF-2 产生交叉反应,所以在酸性乙醇沉淀步骤期间和在测量 IGF-1 之前添加过量的 IGF-2。在这种检测方法中,高浓度的 IGF-2 阻断剩余结合蛋白的 IGF-结合位点,由此测定 IGF-1[20]。

用免疫测定法定量测定 IGF-1。检测的校准品已经根据世界卫生组织/国际标准(IS 87/518)进行了标准化[21]。

35.4.3 样本

血清,肝素化和 EDTA 抗凝血浆:1 mL。

35.4.4 参考区间

参考区间取决于年龄和性别(表 35-4)。

表 35-4 IGF-1 参考区间[19]

年龄	女性	男性
1～7 天	10～32	10～32
0.5～6 个月	48～313	48～313
6～12 个月	57～344	57～344
1～1.9 岁	55～327	55～327
2.0～2.9 岁	51～303	1～303
3.0～3.9 岁	49～289	49～289
4.0～4.9 岁	49～283	49～283
5.0～5.9 岁	50～286	50～286
6.0～6.9 岁	52～297	52～297
7.0～7.9 岁	62～316	52～300
8.0～8.9 岁	70～344	58～329
9.0～9.9 岁	81～389	67～373
10.0～10.9 岁	97～453	80～438
11.0～11.9 岁	122～551	101～538
12.0～12.9 岁	155～680	131～690
13.0～13.9 岁	190～805	172～872
14.0～14.9 岁	222～896	215～1 026
15.0～15.9 岁	238～917	236～1 060
16.0～16.9 岁	228～839	227～964
17.0～17.9 岁	194～680	199～795
18.0～18.9 岁	162～541	170～640
19.0～19.9 岁	138～442	147～527
20～20.9 岁	122～384	132～457
21～40.9 岁	110～300	110～300
41～45 岁	98～261	98～261
46～50 岁	91～246	91～246
51～55 岁	84～233	84～233
56～60 岁	78～220	78～220
61～65 岁	72～207	72～207
66～70 岁	67～195	67～195

数值单位是 μg/L;取第 2.5 和第 97.5 百分位点采用西门子的测定方法

35.4.5 临床意义

参见 35.6。

35.5 胰岛素生长因子结合蛋白 3(IGFBP-3)

35.5.1 引言

在生物体中,IGF-1 和 IGF-2 与 IGFBP 结合,其中最重要的是 IGFBP-3,其分子量为 45 kDa。IGFBP-3 与 IGF-1 及不耐酸亚基(ALS)形成三元复合物在体内循环。IGF-1 对细胞的作用(儿童和成人体细胞生长、能量平衡和成人体脂肪分布)受 IGFBP-3 调控。IGF-1 和胰岛素之间的结构同源性表明 IGF-1 和 IGFBP-3 在葡萄糖稳态失衡的发病机制中起关键作用。复合物的血浆半衰期为 15 h,而游离 IGF-1 只有 10 min。

与其他 IGFBP 相比,IGFBP-3 的合成与 IGF-1 类似,取决于 GH 的浓度。由于 IGFBP-3 水平与 IGF-1 水平相比营养依赖性较低,因此认为 IGFBP-3 是儿童 GH 相关疾病初始评估的合适参考指标[22]。

35.5.2 适应证

像 IGF-1 的合成一样,IGFBP-3 的合成也是由 GH 刺激产生的。GH 缺乏症时 IGFBP-3 水平低,GH 分泌增多时 IGFBP-3 水平高。因此,IGFBP-3 是 GH 检测的替代标志物之一。

35.5.3 检测方法

免疫测定法(如双位点化学发光免疫测定法)[23]。目前尚无国际参考标准对该检测进行标准化。

35.5.4 样本

血清,肝素或 EDTA 抗凝血浆:1 mL。

35.5.5 参考区间

GFBP-3 的参考区间参见表 35-5。

表 35-5 GFBP-3 的参考区间[21]

年龄	女性	男性
1~7 天	0.5~0.9	0.5~0.9
0.5~6 个月	0.6~2.9	0.6~2.9
6~12 个月	0.7~3.5	0.7~3.5
1~1.9 岁	0.7~3.6	0.7~3.6
2.0~2.9 岁	0.8~3.9	0.8~3.9
3.0~3.9 岁	0.9~4.3	0.9~4.3
4.0~4.9 岁	1.0~4.7	1.0~4.7
5.0~5.9 岁	1.1~5.2	1.1~5.2
6.0~6.9 岁	1.3~5.6	1.3~5.6
7.0~7.9 岁	1.7~6.3	1.3~6.3
8.0~8.9 岁	1.9~6.7	1.5~6.3
9.0~9.9 岁	2.1~7.1	1.8~7.0
10.0~10.9 岁	2.3~7.6	2.0~7.7
11.0~11.9 岁	2.6~8.1	2.3~8.2
12.0~12.9 岁	2.9~8.6	2.6~8.9
13.0~13.9 岁	3.2~9.2	2.9~9.7
14.0~14.9 岁	3.4~9.6	3.2~10.3
15.0~15.9 岁	3.6~9.6	3.4~10.2

续 表

年龄	女性	男性
16.0 ~16.9 岁	3.5~9.2	3.3~9.6
17.0~17.9 岁	3.4~8.7	3.6~8.7
18.0~18.9 岁	3.2~8.0	2.9~7.8
19.0~19.9 岁	3.0~7.3	3.2~7.3
20~20.9 岁	2.9~7.0	2.9~7.3
21~40.9 岁	3.4~6.8	3.4~6.8
41~45 岁	3.3~6.6	3.3~6.6
46~50 岁	3.4~6.7	3.4~6.7
51~55 岁	3.4~6.9	3.4~6.9
56~60 岁	3.4~6.8	3.4~6.8
61~65 岁	3.2~6.4	3.2~6.4
66~70 岁	2.9~6.0	2.9~6.0

数值单位是 μg/L;取第 2.5 和第 97.5 百分位点(采用西门子的测定方法)

临床意义:参见 35.6。

35.6 GH 缺乏时综合评估 GH、IGF-1 和 IGFBP-3

35.6.1 生长激素(GH)

GH-IGF-1 轴的评估受很多因素影响而变得复杂。例如,GH 的分泌受运动、压力、营养状况、睡眠、性别、年龄、青春期和体重指数等变量的影响。GH 在血液中的水平呈脉冲式分泌且非常少。分泌的最高峰在睡眠时。此外,GH 的分子形式不统一,在病理状态下可能出现变异型多肽,使用的免疫测定法只能检测到这些多肽的一部分或根本检测不到。另外,结合蛋白的浓度也会对 GH 造成影响。因此测定基础 GH 几乎没有价值,所以诊断应该依赖于 GH 激发试验和(或)IGF-1 或 IGFBP-3 的测定。

35.6.2 IGF-1,IGFBP-3

IGF-1 和 IGFBP-3 都受 GH 的调节,并随着 GH 浓度的变化而缓慢变化。两者均反映 24 h 的 GH 分泌,不受昼夜节律的影响。静脉注射 GH 后 16~18 h IGFBP-3 水平升高。与 IGF-1 相比,IGFBP-3 的优点是不需要提取,且 IGFBP-3 对营养的依赖性更小。

在激发试验中,IGF-1 低水平和 GH 刺激后水平无明显升高是检测儿童 GH 缺失较好的初筛方法[24],但在成人中却不太适用[25]。在身材矮小的儿童的激发试验中,IGF-1 浓度低及刺激后 GH 升高小于 5 μg/L 高度提示 GH 缺乏。疑似肢端肥大症时,IGF-1 的测定也是重要的一环[26]。

然而,最重要的诊断和鉴别诊断试验是在这些激发试验中 GH 的反应。这些试验的临界值如表 35-6 所示。

GHRH-精氨酸试验和胰岛素低血糖试验对于疑似 GH 缺乏症的患者是首选,但对疑似肢端肥大症患者,应选用口服葡萄糖耐量试验(OGTT)。

表 35-6　诊断 GH 缺乏的刺激(激发)试验

功能试验	临床症状和实验室检查
胰岛素低血糖试验	适应证：评估成人和儿童生长激素缺乏症、评估下丘脑-垂体-器官轴的完整性。 原理：胰岛素诱发的低血糖是垂体轴的强烈、非特异性刺激。在健康个体中，当血糖水平足够低时会释放 GH。该试验主要对 GH 水平进行评估，但可以根据于临床需要来测定其他激素。 试验方法：于静脉内弹丸式注射 0.15 U/kg 的常规(短效)胰岛素(儿童 0.05 U/kg)。对于疑似肾上腺皮质功能不全患者，只需注射 0.1 U/kg。在糖耐量异常的患者(库欣综合征、肢端肥大症、肥胖症)中，可能需要更大剂量(0.2 U/kg)。在糖尿病患者中，皮质醇和 GH 分泌的反馈调节因代谢紊乱而长期受到干扰，因而胰岛素低血糖试验在这些患者中价值较小。 样本采集：胰岛素注射前和注射后 15 min、30 min、45 min、90 min 和 120 min 分别采血进行血糖和 GH 监测。多数患者会出现诸如出汗、发抖和饥饿等症状。如果发生血糖异常的神经性症状，如意识障碍和定向障碍，应该通过静脉注射葡萄糖来中断试验。心脑血管疾病或癫痫患者禁用该试验。由于腺垂体缺乏胰岛素拮抗剂的分泌，腺垂体功能不全的患者有发生严重低血糖反应的风险。因此，该试验必须在医师的监督下进行。 结果解释：当血糖水平达到足够低值时，才能对试验结果进行解读。即血糖水平小于 36 mg/dL(2.0 mmol/L)或至少小于初始水平的 50%。在正常情况下，儿童 GH 增加至 10 μg/L 以上，成人 5 μg/L 以上。成人 GH 峰值≤3 μg/L 时则可以认为是严重的 GH 缺乏[41]。在青少年和青年中，高峰低于 6.1 μg/L 表示生长激素缺乏[27]。
GHRH-精氨酸试验	适应证：疑似儿童和成人 GH 缺乏症。就诊断价值而言，该试验被认为与胰岛素低血糖试验相同，但有更好的重复性。 原理：生长激素释放激素(GHRH)刺激垂体释放 GH，精氨酸抑制生长抑素的分泌，从而刺激 GH 的分泌。 试验方法：在不到 30 s 的时间内以 0.1 μg/kg 的剂量静脉注射 GHRH，然后在 500 mL 的 0.9% NaCl 中溶解 0.5 g/kg(不超过 30 g)的精氨酸，静脉滴注 30 min。约 20%的患者出现面部潮红，并且更常见于大龄儿童。患者在试验前必须禁食。 样本采集：在试验前及静注 GHRH 后第 15 min、30 min、45 min、60 min 和 90 min 分别采集样本，进行 GH 测定。 结果解释：文献资料显示，如果儿童 GH 高峰≥9～10 μg/L，成人≥4～5 μg/L[42]，则可排除 GH 缺乏。在青少年和青年中，低于 19 μg/L 的峰值表示存在 GH 缺乏[27]。在成人中，不同体重的患者 GH 缺乏症的诊断切点如下：BMI<25 kg/m² 时，≤11.5 μg/L；BMI 在 25～30 kg/m² 时，≤8.0 μg/L；BMI>30 kg/m² 时，≤4.2 μg/L[43]。
GHRH-GH 释放肽试验[44]	适应证：诊断成年人 GH 缺乏症。 原理：GHRH 刺激垂体释放 GH，加入人工六肽 GHRP-6(His-DTrp-Ala-Trp-DPhe-Lys-NH2)可激活下丘脑和垂体受体，这些受体与生长素释放肽结合。已发现 GHRH 和 GHRP-6 结合是 GH 释放最有效的刺激剂。 试验方法：静脉注射 1 μg/kg 体重的 GHRH，随即静注 1 μg/kg 体重的 GHRP-6。 样本采集：患者保持卧位，在注射前 30 min 及注射后 0 min、15 min、30 min、45 min、60 min、90 min 和 120 min 分别抽取静脉血进行 GH 测量。 结果解释：峰值≥15 μg/L 可排除成人 GH 缺乏症。
胰高血糖素试验[45]	适应证：诊断儿童 GH 缺乏症。 原理：胰高血糖素注射后的低血糖是对垂体-生长激素轴强烈非特异性的刺激。 试验方法：肌内注射 0.1 mg/kg 体重的胰高血糖素，总量不得超过 1 mg。在测试前 2 天，青春前期女孩(年龄>8 岁)每天服用 2 mg β 雌二醇；在测试前 7～10 天，对年龄>9 岁的青春前期男孩肌内注射 100 mg 睾酮。 血液采样：在注射胰高血糖素后 0 min、30 min、60 min、90 min、120 min、150 min 和 180 min 分别收集标本以测定葡萄糖、GH，必要时还可测定皮质醇。 结果解释：在 90 min 或 120 min 时峰值反应>10 μg/L 可排除儿童 GH 缺乏症。
IGF-1 生成试验	适应证：一些特发性身材矮小的儿童(ISS)存在部分 GH 不敏感。该试验有助于区分 GH 部分不敏感的 ISS 和特发性身材矮小。 原理：部分 GH 缺乏的儿童用 GH 短期治疗会出现 IGF-1 和 IGFBP-3 的增加。 试验方法：每天皮下注射 0.1 U/kg GH，持续 4 天。 样本采集：在第 1 次注射早晨和第 5 天早晨采集空腹血样，以测定 IGF-1 和 IGFBP-3。 结果解释：IGF-1 增加少于 15 μg/L，IGFBP-3 低于 0.4 mg/L 表示生长激素不敏感(GH 受体缺陷)。ISS 患者升高的幅度很低[46]。IGF-1 生成试验的缺点是重复性差[47]。
口服葡萄糖耐量试验(OGTT)[11]	适应证：确诊肢端肥大症患者中 GH 分泌过多。 原理：葡萄糖水平升高抑制 GH 的分泌，而在肢端肥大症中并非如此。对 GH 和 IGF-1 的最低值进行检测。 试验方法：将 75 g 葡萄糖溶于 200～300 mL 水中让患者服下(参见 3.5 章节)。 样本采集：在服用前和服用葡萄糖后 30 min、60 min、90 min 和 120 min 后分别采集血样以测定 GH 和 IGF-1。 结果解释：GH 水平最低，低于 0.3 μg/L，且 IGF-1 水平正常可排除肢端肥大症。

35.6.3 儿童 GH 缺乏症

儿童 GH 缺乏症的诊断和治疗是一个复杂的过程，需结合临床症状、影像学检查，并对生长激素-IGF-1 轴进行实验室检查评估。主要通过 IGF-1 测定和刺激试验来评估生长缓慢的儿童是否存在 GH 缺乏症。有些疑似 GH 缺乏的儿童测得的 IGF-1 或 IGFBP-3 水平可能低于参考范围，但激发试验的结果是正常的。这些孩子实际上并没有生长激素缺乏症，只是 24 h 的 GH 分泌水平有所降低[27]。

最常用的刺激试验是胰岛素低血糖试验、GHRH-精氨酸试验和胰高血糖素试验。它们通过刺激下丘脑影响 GH 的分泌。GH 的峰值定义为≥10 μg/L 或≥7 μg/L。但是，考虑到个体内重复性和诊断特异性，为了减少假阳性结果的产生，应该至少进行两个试验。

然而，当联用对生长抑素存在抑制或抵消的物质(如精氨酸、嗅吡斯的明和 GHRP-6)时，刺激试验的结果变得更明确。与这些物质结合后，GHRH 产生强烈的刺激，引起生长激素细胞大量分泌。生长激素释放肽 6(GHRP-6)也称为生长激素释放六肽，是几种合成脑啡肽类似物之一。

在一项针对 15～25 岁年龄段人群的研究中，GHRH-精氨酸试验显示生长激素缺乏症的峰值 GH 浓度低于 19 μg/L 时诊断灵敏度为 100%，特异性为 97%[28]。

35.6.4 青春期至成年过渡期 GH 缺乏症

目前欧洲儿科内分泌学会颁布了针对儿童青春期晚期到成年期的 GH 治疗指南[29]。GH 和 IGF-1 水平通常在青春期后期达到峰值，此后逐渐下降。儿童时期不同程度的 GH 缺乏症都应考虑替代治疗，但对于成人而言，只有严重 GH 缺乏症的患者才会接受治疗。因此，当患者处于青春期至成年期过渡阶段时，应停止生长激素治疗，并重新评估生长激素状况。通过测定 IGF-1 或激发试验评估 GH 的储备水平。重新评估的结果取决于 GH 缺乏的可能性。

这些患者可分为两类。

- GH 缺乏症的可能性较高。儿童期存在严重缺乏激素的患者(额外的 2 种或 3 种激素缺乏、遗传、GH-IGF-1 轴的结构异常、中枢神经系统肿瘤、接受过大剂量头颅照射)。
- 生长激素缺乏症的可能性较低(单纯儿童 GH 缺乏症、特发性 GH 缺乏症或额外一种激素缺乏症)。

建议进行以下试验。

- 针对 GH 持续缺乏可能性很高的患者，IGF-1 浓度低于年龄和性别平均值的 2 个标准差(SD)应被认为是 GH 极度缺乏的充分证据。应在 4 周内进行数次检测。如果 IGF-1 浓度在 -2 SD 内，则应进行激发试验。
- 针对重新检测时 GH 缺乏可能性较低的患者应该进行 IGF-1 测定和一项激发试验。

目前较推荐的激发试验是胰岛素低血糖试验和 GHRH-精氨酸试验，后者重复性更好。对于胰岛素低血糖试验，诊断 GH 缺乏症的峰值 GH 临界值为≤6.1 μg/L，诊断灵敏度为 96%，特异性为 100%[27]。GHRH-精氨酸测试，诊断 GH 缺乏的峰值 GH 临界值为≤19 μg/L，诊断敏感性 100%，特异性 97%[27]。

35.6.5 成人 GH 缺乏症

目前成人 GH 缺乏症的发病率和死亡率正逐步增加，且该病会降低生活质量。在评估成人 GH 缺乏症时，必须考虑到随着年龄的增加，GH 水平会生理性地下降，且在肥胖个体中 GH 水平低于体重正常的人。因此，肥胖个体容易被怀疑存在 GH 缺乏症(参见 35.3.6 章节)[27]。

以下情况诊断 GH 缺乏症的准确性约为 95%：① 存在 3 个或 4 个垂体激素缺陷；② IGF-1 浓度低于同级别年龄和性别的平均值的 2 SD。多发性垂体激素缺乏或儿童期就出现 GH 缺乏症的患者不需要进行刺激试验。然而，怀疑生长激素缺乏症而 IGF-1 水平正常的患者必须接受刺激试验。

建议进行以下刺激试验：胰岛素低血糖试验、GHRH-精氨酸试验、GHRP-6 试验。三种试验中的任意一种通常足以确诊成人 GH 缺乏症。

35.6.6 生长激素不敏感性

生长激素不敏感性(GHI)很少见，其在表型上与 GH 缺乏症相似。GHI 最严重时被称为 GHI 综合征(GHIS)或侏儒综合征[30]。未经治疗的儿童在童年时期有严重的生长障碍，导致身材矮小。尽管宫内生长不受影响，这些儿童出生时的身高与体重可能已处于异常临界值。而出生后患儿的生长速度迅速下降。如果不进行治疗，GHIS 患者的成人身高与同年龄性别健康人的身高中位数相比低 4～10 SD，且肌肉与骨骼系统不发达。

典型的 GHIS 患者颜面中部、蝶骨和下颌骨发育不全。

GHI 分为原发性和继发性。原发性 GHI 一种遗传疾病，GH 受体基因有超过 60 个突变或缺失。继发性 GHI 可能有许多原因，如营养不良、肝脏疾病、糖尿病血糖控制不佳或存在 GH 受体抗体(表 35-7)。

表 35-7 生长激素不敏感综合征的分类[30]

原发性(遗传性、先天性缺陷，侏儒综合征)
- GH 受体缺陷(定量和定性受体缺陷)
- GH 信号转导异常(受体后缺陷)
- 原发性 IGF-1 合成缺陷
继发性(后天获得，有时是一过性的)
- 循环中存在抗 GH 抗体，导致 GH 被抑制
- 循环中存在 GH 的受体抗体
- 由营养不良导致的 GH 不敏感、肝脏疾病、肾脏疾病、甲状腺功能减退症、糖尿病、高催乳素血症、肿瘤

实验室检查结果：大多数典型的 GHI 患者 GH 浓度升高，GHBP、IGF-1 和 IGFBP-3 浓度降低。一些孩子存在部分性 GHI，实验室检查结果可能与正常值偏差不明显且有正常的面部外观。进行刺激试验时，患者 GH 升高水平较正常人偏低，但并不总是能够区分 GHI 和特发性身材矮小[31]。

35.6.7 刺激试验的临界值

以下为各试验评估 GH 缺乏症的临界值[27]：① 胰岛素低血糖试验：试验后峰值低于 3 μg/L，这个值也适用于胰高血糖素测试；② GHRH-精氨酸测试：当 BMI<25 kg/m^2 时，≤11.5 μg/L；BMI 为 25～30 kg/m^2 时，≤8.0 μg/L，BMI>30 kg/m^2 时，≤4.2 μg/L；③ GH 释放肽 6(GHRP-6)测试：正常个体≤10.0 μg/L，肥胖个体≤5.0 μg/L。

尚未有针对肥胖个体的胰岛素耐量试验和 GHRH-精氨酸试验临界值。

获得性 GH 抵抗[32]：获得性 GH 抵抗发生在严重的全身性疾病中，如创伤、败血症、烧伤、肝衰竭、艾滋病和终末期肾病。患者表现出对外源性 GH 的合成代谢反应降低[36]。

实验室检查结果：GH 浓度升高，IGF-1 浓度降低。

35.6.8 GH 分泌过量评估

约 20% 具备内分泌活性的垂体腺瘤会产生 GH。异位 GH 合成也需要鉴别诊断。

以下遗传疾病与 GH 分泌过量有关：① 纤维性骨营养不良综合征伴多发纤维性骨营养不良、咖啡色黄斑和青春期性早熟；② 多发性内分泌肿瘤 1 型(MEN-1)，如胰腺肿瘤、甲状旁腺瘤和垂体瘤；③ 卡尼综合征伴皮肤和心脏黏液瘤、库欣综合征和生长激素瘤；④ 无法归因于任何遗传疾病的家族性肢端肥大症。

在性早熟期，GH、IGF-1 和 IGFBP-3 相对于骨龄来说是正常的，但相对于年龄是升高的[33]。

35.6.8.1 肢端肥大症

超过90%的肢端肥大症患者存在分泌 GH 的良性腺瘤。这些腺瘤中约25%分泌催乳素。超过70%的 GH 腺瘤是大型腺瘤。腺瘤生长缓慢，患者年龄通常超过50岁，GH 和 IGF-1 水平从10～20岁起开始升高。肢端肥大症的发病率为每百万人40～70例，年发病率为每百万人3～4例。肢端肥大症患者的发病率和死亡率显著增加。

临床症状[1]：肢端肥大症与以下临床症状相关。

- 中枢症状，如头痛和视力受损，尤其存在大腺瘤的情况下。
- IGF-1 刺激的骨膜骨生长增加导致骨骼生长过度。
- 由关节中软骨不规则生长引起的关节病。
- 由油性皮肤和过度氢化症引起的皮肤改变。
- 心血管疾病，约占肢端肥大症死亡率的60%。
- 由上呼吸道组织增厚导致的呼吸功能障碍。
- 伴有肌痛的神经肌肉疾病、周围神经病和腕管综合征。
- 内分泌失调：约30%的患者具有高催乳素血症，催乳素水平高于100 μg/L。
- 结肠良性息肉，约在45%的患者中检测到。
- 糖类不耐受或胰岛素依赖性糖尿病引起的代谢紊乱，这是由 GH 的直接抗胰岛素作用所致。此外，GH 刺激肾脏 25-OHD-1α-羟化酶，导致 1,25(OH)$_2$D$_3$ 血清浓度升高，肠内钙吸收增加和高尿钙症。

35.6.8.2 肢端肥大症的实验室检查结果

GH 自主分泌及其外周生物学效应由 IGF-1 水平介导。推荐以下检测协助诊断。

- 首先测定 IGF-1。如果结果在参考范围内(参考范围与年龄和性别有关)，可排除活动性肢端肥大症；如果 IGF-1 升高，则可能存在活动性肢端肥大症。
- 其次是 OGTT 试验，试验同时测定生长激素(表 35-6)。评估 GH 的最低点。GH 低于1 μg/L 可排除肢端肥大症。但是，如果使用检测限为0.05 μg/L 的超敏 GH 方法，1 μg/L 的诊断切点会漏诊25%的肢端肥大症患者。这些患者中的许多人还具有较高的 IGF-1 水平。诊断切点取0.3 μg/L 时可排除所有活动性肢端肥大症患者。
- 在一些患者中，OGTT 试验中 GH 未被充分抑制。这可能是由肝脏疾病、肾衰竭、糖尿病、营养不良、厌食、妊娠或雌激素治疗引起的。除 GH 外，还建议在 OGTT 试验时测定 IGF-1 水平。
- 治疗后 OGTT 试验 GH 最低值低于1 μg/L 且 IGF-1 水平正常可以排除疾病复发。病情缓解时，IGF-1 不一定完全正常。

35.6.9 性早熟

中枢性性早熟儿童的垂体-促性腺激素轴较正常人更早激活，继而导致生长速度加快、骨骼发育加速，第二性征过早发育且成人时身高较矮[33]。与同龄人相比，IGF-1 和 IGFBP-3 水平显著升高。

IGF-1 和 IGFBP-3 与性早熟患者的生长速度加快相关。给予儿童 GnRH 类似物和醋酸环丙孕酮结合治疗2年，可观察到儿童生长速度显著降低，血清 IGF-1 和 IGFBP-3 浓度变为正常[34]。

35.7 注意事项

GH 的测定方法[15]：商业化试剂是参考 IS 98/574 参考制剂进行校准的。该参考制剂含有重组的22 GH(超过96%)。建议使用检测限为0.005 μg/L，不精密度小于20%的检测方法。浓度单位为 μg/L。

用商业化免疫测定法测定，血清 GH 的变异≤20%。IS 98/574 参考制剂中 GH 的回收取决于制造商的重组方案(>10倍差异)和背景矩阵[35]。生长激素结合蛋白浓度也会造成影响。

在刺激试验中，若 GH 20 与 GH 22 的比例没有变化，表明 GH 分泌受垂体-生长激素轴的控制。在肢端肥大症和厌食症患者中，GH 浓度显著增加[1]。有一个问题是，尽管测定之间存在差异，但刺激测试的诊断切点只能是一个明确唯一的数值。当使用分位数转换时，7次测定的批间变异可从24.3%降至11.4%[14]。

影响因素：请参见表 35-8。

表 35-8　生长激素分泌的影响因素

GH 分泌减少的原因： - 餐后高血糖 - 压力、焦虑、情绪失调 - 性激素缺乏，尤其是雄激素 - 游离脂肪酸升高、肥胖、甲状腺功能减退、甲状腺功能亢进、肾上腺功能亢进 - 药物：皮质类固醇、美西麦角、赛庚啶、氨茶碱、茶碱、苯氧苯扎明、麦角胺生物碱、酚妥拉明、妥拉唑林、利血平、氯丙嗪、吗啡、阿扑吗啡、溴隐亭
GH 分泌增加的原因： - 饥饿、禁食 - 恶病质、蛋白质缺乏 - 糖尿病(血糖控制不佳) - 药物：雌激素、雄激素、ACTH、哌啶、左旋多巴、普萘洛尔、可乐定、安非他明、甲氧氯普胺

稳定性：如果在8 h 内未进行检测，则血清可在2～8℃下储存2天。长期储存时，须对血清进行冷冻。在20℃或4～8℃时，GH 在尿液中稳定2天。长期储存时，须将尿液冷冻[17]。

IGF-1 测定方法[20]：在测定 IGF 前，必须对标本进行提取或酸化，以去除所有具有干扰性的 IGFBP 和 ALS，确保抗原结合位点是游离的。商业化试剂参考 IS 02/254 WHO 参考制剂进行校准[15]，但仍会产生不同的结果。为了使 IGF-1 测定结果可与大多数数据采用的前尼科尔斯测定法相媲美，使用两个不同厂商得到的测定结果可通过线性转化方法与尼科尔斯值接近相关[36]。

个体差异：3%～36%[15]。

影响因素：IGF-1 浓度受年龄、性别、青春期、妊娠、肥胖(体重指数22～37 kg/m^2)影响[15]。

稳定性：IGF-1 非常稳定。在4℃、21℃或37℃孵育4天，结果显示 IGF-1 的浓度没有变化[37]。

IGFBP-3：稳定性为，在4℃和22℃，IGFBP-3 在血清、血浆或全血中稳定5天。反复冻融10次也不会影响浓度测定[38]。

35.8 病理生理学

Pit-1转录因子及其祖先蛋白PROP1控制着胚胎发育和生长激素的表达。GH受下丘脑释放和抑制性激素的调控，以脉冲式分泌的方式进入循环。GHRH刺激GH的合成，生长抑素抑制GH的分泌(图35-1)。

35.8.1 正常生长

生长是指从受精卵到成年的发育和功能成熟的过程，并非成年后生长就此结束，而是许多细胞继续增殖并代替那些凋亡的细胞。

生长发生在以下阶段[39]。

- 出生前生长：到妊娠第40周时，受精卵共经历了42次细胞分裂，童年时期再经历5次分裂，然后达到成人大小。妊娠第10周时，胎儿的身长约为3 cm，从第20周开始，其平均生长速率约为每周2.5 cm。
- 从出生后到青春期的生长：在生命的第一年，生长发育很快，体重增加超过2倍，体长增加约50%，相当于1岁内身高增长30 cm。从2岁起，生长速度开始持续下降，最低点出现在青春期之前。尽管出生前的生长速度受母体因素影响，但出生后生长速度是由遗传、营养和激素因素决定的。
- 青春期发育：这个阶段相对较短。它持续约2年，女孩比男孩早2年进入青春期。在青春期生长开始前，女孩比男孩矮约10 cm。在欧洲和美国，女孩的身高增长峰值年龄为12岁，男孩为14岁，男女均为10 cm/年。青春期GH分泌量和性腺类固醇激素存在关联。例如，在男性中，GH释放导致青春期身高迅速增长的程度取决于雄激素刺激。在女性中，雌激素对GH也有类似的影响。

生长过程受激素调控。除GH和IGF-1之外，具有代谢活性的激素如胰岛素、甲状腺激素、糖皮质激素、雄激素和雌激素对于生长具有重要影响。

GH和IGF-1是出生后骨骼和体细胞生长的主要决定因素。这些激素的分泌减少或增加或组织对其反应性下降是儿童生长受限和成人代谢紊乱的主要原因。

35.8.2 刺激和调控生长

生长受到GH和IGF的合成代谢和有丝分裂活性的刺激和调控。像其他多肽类激素一样，GH通过与细胞膜上的高亲和力GHR结合来介导发挥作用。GHR属于催乳素和细胞因子受体家族。生长激素结合蛋白(GHBP)是GHR的胞外结构域，并在蛋白水解切割后从细胞膜脱落[40]。

生长激素的促进生长和有丝分裂作用由IGF以旁分泌/自分泌和内分泌的方式介导产生。IGF与生物体中的IGFBP结合。IGF可由许多组织产生。

GH对糖类和脂质代谢的作用归因于GH的直接效应(表35-9)。

表35-9 GH和IGF-1的直接和间接代谢作用[9]

代谢物	代谢效应
蛋白质	GH通过刺激蛋白质合成引起正氮平衡。由于GH的直接介导效应，使用GH后蛋白质立即开始合成(3～6 h)，而IGF-1水平的升高要在给予GH 6～12 h后出现。目前认为GH引起蛋白质合成增加是由于GH具有合成代谢作用，且这一作用具有主导地位，而IGF-1则抑制了蛋白质的水解。
糖	GH的使用可以导致短暂的胰岛素样作用。血浆葡萄糖浓度出现降低，葡萄糖产生受抑，且清除率增加。GH水平的持续升高导致肝脏和肝外组织对胰岛素的敏感性降低。生长激素增加肝脏葡萄糖释放，并降低葡萄糖摄取，导致葡萄糖耐量异常。餐后肝脏葡萄糖释放增加是由于：GH对糖异生和糖原分解的刺激作用；GH对肌肉糖原合成和葡萄糖氧化的抑制作用，这导致肌肉组织对葡萄糖的摄取减少。 与GH相比，IGF-1具有降糖作用，GH对葡萄糖代谢产生的影响可通过使用IGF-1来逆转。只有当IGF-1以其游离形式或与IGFBP-3结合的二聚体形式存在于细胞外时，IGF-1才会表现出明显的胰岛素样作用。
脂质	GH通过增加激素敏感性脂肪酶的活性来促进脂质分解。这导致脂质氧化增加，游离脂肪酸和甘油的血浆浓度增加。GH可以拮抗胰岛素的抗脂肪分解作用。GH对脂肪的作用能促进葡萄糖生成和糖异生。 IGF-1短期给药会导致抗脂解作用，但高剂量下具有脂解作用。
水和电解质平衡	非生理学高剂量的GH可引起水钠潴留，这与肾素-血管紧张素-醛固酮系统的活化有关。高剂量的IGF-1具有相同的效果。

35.8.3 GH和IGF-1的代谢作用

脂质代谢：在健康个体中，早晨醒来时会出现GH的少量离散脉冲式分泌[11]。就脂质代谢而言，这导致了脂肪分解，游离脂肪酸的产生增加，而这又反过来导致了脂质氧化和酮生成增加。2～3 h后游离脂肪酸水平达到约1 mmol/L的峰值，并且可以稳定8 h。GH通常导致肌肉和肝脏中的脂质沉积，还会对脂肪组织中的脂蛋白酶产生抑制作用。

葡萄糖代谢：GH具有抗胰岛素作用。在健康个体中，即使刺激葡萄糖异生，GH也不会导致血糖浓度升高。

蛋白质代谢：在健康个体中，GH的急剧增加不会影响蛋白质代谢。然而，在禁食条件下，GH的蛋白质储存效果会变得明显。

禁食：禁食期间，GH是唯一增加的合成代谢类激素，而IGF-1水平降低，分解代谢类激素如胰高血糖素、去甲肾上腺素和皮质醇的水平会增加。禁食期间，生长激素缺乏会导致肌肉蛋白质迅速分解并增加尿素合成。

运动：GH在中等强度运动中的主要代谢作用是刺激脂肪分解，而蛋白质和葡萄糖代谢不受影响。

压力：极度紧张和危重病的急性期，GH水平升高，而长期危重疾病会抑制GH释放。

GH和IGF-1对骨骼系统的影响：GH和IGF-1在出生后的骨骼生长中起重要作用。IGF-1介导GH对骨代谢的影响。它通过成骨细胞的分化调节增加骨形成，同时调控骨重塑[3]。

(吴悦 程子韵 译，郭玮 审校)

36

催乳素

Lothar Thomas

催乳素(也称为泌乳素)是一类由垂体产生的激素类物质。催乳素(PRL)在女性和男性的生殖健康中发挥着重要作用。然而,其主要作用是刺激分娩后的妇女分泌乳汁。目前,催乳素在男性中的具体功能尚不清楚,患有生殖障碍的群体通常要进行催乳素常规检测。催乳素的生物活性形式为一分子量为 23 kDa 的单体大小的肽。在体内循环的催乳素大多数/大都以翻译后修饰的活性和失活形式存在,根据使用的催乳素免疫测定方法学的不同会出现检测结果的差异[1]。

- 大催乳素,分子量在 48～56 kDa,是分子量为 23 kDa 的催乳素共价结合后的二聚体产物。
- 巨大催乳素(巨催乳素),分子量为 150～205 kDa,是一类由分子量为 23 kDa 大小的催乳素与 IgG、IgM 和 IgA 或其他蛋白结合构成的抗原抗体复合物,或者是一种高糖基化的催乳素形式。

因为不与催乳素受体结合,大催乳素和巨催乳素无临床意义。然而,它们可以引起明显的高催乳素血症(假高催乳素血症),这会导致对患者的误诊和错误治疗。因此,在血清催乳素水平升高的情况下,建议实验室通过用聚乙二醇(PEG)沉淀去除大催乳素和巨催乳素成分,并报道总催乳素和具备生物活性的分子量为 23 kDa 大小的催乳素结果。临床评估应基于分子量为 23 kDa 的催乳素的浓度。只有催乳素分泌增加(即高催乳素血症)具有临床意义。

36.1 适应证

- 无论性别:疑似垂体腺瘤和垂体功能不全,用抗精神病药物治疗。
- 女性:闭经、月经稀少、无排卵周期、黄体功能不全;溢乳、乳房痛、乳腺疾病、骨质减少;痤疮、男性化体征;不孕原因的筛查。
- 男性:性腺功能减退症,有时伴有头痛和视力受损(巨催乳素瘤);性欲减退;勃起功能障碍;男性乳房发育异常,少数情况下伴有溢乳。

36.2 检测方法

检测方法包括酶免疫测定法和免疫测定法。根据 WHO 第三国际标准 IS 84/500 进行定标(催乳素的浓度换算:21.2 mU/L = 1 μg/L)。

对分子量为 23 kDa 的催乳素的定量[2]:将 250 μL 血清与等体积聚乙二醇(250 g/L,溶于 137 mmol/L NaCl,10 mmol/L 磷酸钠)混合并在室温下孵育 10 min。在 1 800 × g 转速下离心 30 min,从悬浮液中分离出澄清的上清液。在血清和上清液中测量催乳素。血清含有总催乳素,分离出的上清液包含具有活性的催乳素。

从巨催乳素中分离分子量为 23 kDa 的催乳素的标准方法是凝胶过滤色谱法。

36.3 标本要求

血清(采集时间:早晨 8:00～10:00):1 mL。

36.4 参考区间

参考区间根据不同厂商提供的试剂盒存在差异,同时还与年龄和性别有关[3,4]。经过 PEG 沉淀法处理的催乳素参考区间见表 36 - 1。儿童总催乳素的参考区间见表 36 - 2。

表 36 - 1　经过 PEG 沉淀法处理的催乳素参考区间[3,4]

试剂盒	总催乳素(女性)	总催乳素(男性)	经PEG沉淀法处理的催乳素(女性)	经PEG沉淀法处理的催乳素(男性)
Centaur (Siemens)	61～404	51～298	58～314	56～214
Access (Beckman)	66～527	51～303	66～422	60～228
Immulite (Siemens)	68～479	55～305	64～437	54～279
Centaur (Siemens)			66～278	61～196
Elecsys (Roche)	72～577	62～391	64～278	60～246
Architekt (Abbott)	86～527	70～322	74～448	65～262
AIA (Tosoh)	89～604	75～393	79～533	56～208
Olympus			61～330	56～208

数据单位 mU/L,换算:21.2 mU/L 等于 1 ug/L

表 36 - 2　儿童总催乳素的参考区间[5]

年龄	女性	男性
0～30 天	667～5 034	667～5 034
31～60 天	510～3 136	510～3 136
61～90 天	108～2 100	108～2 100
3～5 个月	80～2 095	80～2 095

续 表

年龄	女性	男性
6~8个月	86~1 647	86~1 647
9~12个月	106~820	106~820
1岁	67~865	65~789
2~4岁	56~640	57~717
5~8岁	45~466	47~438
9~11岁	44~548	40~555
12~16岁	58~602	44~479

单位mU/L,数据来自2.5%和97.5%的百分位数,采用西门子健康医学诊断的试剂盒

36.5 临床意义

在正常人血清中,单体(分子量23 kDa)催乳素占85%~95%,大催乳素少于10%,而巨催乳素(巨大催乳素)占血清总催乳素的5%以下。有研究报道,在4%的病例中,巨催乳素是高催乳素血症发生的直接原因,而其他研究报道因巨催乳素引起的高催乳素血症的发病率为15%~46%。因此建议在所有高催乳素血清上进行PEG沉淀,并报道总催乳素和经过PEG沉淀法处理的PRL(具有生物活性的催乳素)的浓度[4]。

如果催乳素水平在女性中高于600 mU/L或在男性中高于400 mU/L,许多实验室都会进行PEG后再对催乳素进行测定。结果解释如下[4]。

- 经PEG沉淀后催乳素水平升高:所有血清总催乳素浓度升高的患者都需要筛查是否存在巨催乳素。这种异常形式的催乳素与免疫测定中的具有生物活性的催乳素会发生交叉反应,但是该物质本身无生物学活性。当校正巨催乳素因素后,血清中具有生物活性的催乳素浓度出现增加。
- 经PEG沉淀后催乳素水平正常:所有血清总催乳素浓度升高的患者都需要筛查是否存在巨催乳素。这种异常形式的催乳素与免疫测定中的具有生物活性的催乳素会发生交叉反应,但是该物质本身无生物学活性。当校正巨催乳素因素后,血清中具有生物活性的催乳素浓度是正常的。

对日本工厂的工人进行调查,高催乳素血症的患病率为0.4%,在不孕不育或多囊卵巢综合征[8]的女性中,患病率高达9%和17%。高催乳素血症在不同性别中的发病率差异很大,女性受到的影响是男性的6倍以上[8]。如果存在高催乳素血症,则必须进行二次采血以确认结果。在此之前,针对育龄妇女需要先排除妊娠的可能性。

如果催乳素水平仅轻度升高或在参考区间上限内,并且观察到高催乳素血症的临床表现,则建议以20 min为间隔,从原位静脉插管处进行三次基础催乳素浓度检测,以排除压力引起的高催乳素血症,或选择在两个不同的早晨采集血液样本。

高催乳素血症可能是由生理、病理或药物原因引起的(表36-3)。病理性高催乳素血症最常见的原因是催乳素瘤,占临床诊断垂体瘤的25%~30%,可通过多巴胺激动剂或手术治疗催乳素瘤。

表36-3 高催乳素血症的原因[7]

生理性
- 妊娠
- 产后哺乳期
- 性接触;体育锻炼
- 压力(如低血糖、手术、心脏病发作)

病理性

分泌催乳素的垂体腺瘤(催乳素瘤)
- 巨催乳素瘤;蝶鞍的广泛增大
- 催乳素微腺瘤;正蝶鞍或蝶鞍轮廓的发生扩增

向腺垂体转运PIH受损或PIH的生成受损
- 无内分泌活性或者不分泌催乳素的肿瘤压迫
- 垂体柄横断
- 基底脑膜的肉芽肿性炎症,如结节病
- 蝶鞍上的肿瘤,如颅咽管瘤、皮样囊肿、霍奇金淋巴瘤、淋巴瘤

药理性
- 多巴胺拮抗剂
- 儿茶酚胺阻滞剂

对甲状腺功能减退症患者进行的下丘脑刺激(内源性TRH)

肾功能不全

其他罕见原因
- 带状疱疹相关性脑炎
- 胸壁创伤
- 异位PRL的产生(非常罕见)

36.5.1 临床症状

高催乳素血症主要表现为性腺功能减退症、溢乳及垂体肿瘤对周围组织结构产生的占位效应(表36-4)[9]。

表36-4 高催乳素血症的临床症状

女性	男性
闭经	性欲减退
月经稀发	勃起功能障碍
黄体功能不全	伴有男性乳房发育或不伴有男性乳房发育的性腺功能减退症
不排卵	溢乳(罕见)
溢乳	
性欲减退	
多毛症	
皮脂溢出	
催乳素瘤的症状	
腺垂体功能不全	
视野缺陷	
眼肌麻痹	
头痛	
脑功能障碍,包括昏迷(室间孔阻塞)	

36.5.2 催乳素水平的评估

以两份血液样本的检测结果作为诊断高催乳素血症的依据。虽然催乳素超过250 μg/L(5 000 mU/L)几乎就可诊断为催乳素瘤,但水平升高程度相对较低也可能是由催乳素瘤导致的[8]。高催乳素血症的原因见表36-5。其他可能的原因包括有妊娠、药物和原发性甲状腺功能减退症。可以通过病史、促甲状腺激素(TSH)水平和妊娠试验对这些因素进行排除,若不存在这些情况,下一步需要对患者进行头颅的影像学检查[9]。

表 36－5　高催乳素血症的情况和疾病(数值代表总催乳素)

疾病/状态	临床表现和实验室检查结果
生理状态	生理性高催乳素血症的升高程度通常是轻微的(低于 2 000 mU/L)。
- 青春期/更年期	女性 PRL 水平在青春期时上升约 50%,而在生育段末期和绝经期 PRL 水平降低相同的百分比。在月经周期内,除轻微的升高以外,PRL 水平没有显著变化。男性在生命的不同阶段 PRL 水平没有显著的变化。
- 妊娠	正常妊娠结束时,PRL 水平在 200～500 μg/L(4 000～10 000 mU/L),此阶段 PRL 水平升高是由雌激素诱导的腺垂体催乳细胞增生引起的。哺乳过程中也存在高催乳素血症,并在哺乳期内保持较高水平。在非哺乳期妇女中,PRL 水平在产后数周内维持升高状态,而对于哺乳期妇女,PRL 水平的升高将保持 6 个月或更长时间。
- 压力暴露	压力源如体育锻炼、对抽血的焦虑、性交、低血糖、心脏病发作或手术可导致高催乳素血症,升高通常持续数小时,因为 PRL 的半衰期为 45～50 min。压力暴露会激活下丘脑-垂体-肾上腺轴,引发促肾上腺皮质激素释放激素(CRH)的释放,促进垂体促肾上腺皮质激素(ACTH)的分泌。然后 ACTH 触发肾上腺释放糖皮质激素。许多压力状态下,人体均会分泌 PRL。 PRL 可通过改变神经回路来帮助人体应对压力。神经输入的激活减少,离子通道的激活或信号通路的调节是 PRL 对脑回路产生潜在作用的机制之一。
癫痫发作	压力导致 PRL、hGH、ACTH 和 TSH 的血浆水平升高。PRL 水平的升高很可能是由一种 PRL 释放因子而非对多巴胺能的抑制引起的,这个因子被认为可能是血管活性肠肽(VIP)。因压力导致的 PRL 升高可在 10～20 min 内达到参考范围上限的 2 倍以上。如果临床上怀疑成人和大龄儿童出现癫痫发作的症状,升高的 PRL 可用来鉴别全身性强直-阵挛性发作(GTC)或复杂部分性发作(CPS)和心因性非癫痫性发作(NES)。美国神经病学会治疗和技术评估小组委员会的报告对于这一临床应用的陈述如下[12]: (1) 在疑似发生癫痫后,在合适时机下(症状发作后 10～20 min)检测到血清 PRL 水平升高,有助于鉴别 NES 与 GTC 和 CPS。 (2) 在症状发生后的 6 h 进行血清 PRL 检测时,应将血清基线水平的 PRL 作为参考。 (3) 血清 PRL 不能用于区分癫痫发作和晕厥。 (4) 血清 PRL 水平并不能被用于评估癫痫持续状态、重复性癫痫发作和新生儿的癫痫发作。
药物	与下丘脑多巴胺系统和(或)垂体多巴胺受体相互作用的药物可引起高催乳素血症。这些基本上是多巴胺受体拮抗剂、多巴胺阻断药物、抗抑郁药物和激素。重要的促 PRL 分泌药物包括氯丙嗪、丁酰苯(氟哌啶醇)、奋乃静、α 甲基多巴、舒必利、利血平、甲氧氯普胺、西咪替丁、多潘立酮、雌激素、匹莫齐特、抗雄激素药、三环类抗抑郁药物。 实验室检查结果:PRL 浓度一般低于 2 000 mU/L。
精神病患者[13]	所有接受抗精神病药物治疗的精神病患者都会存在 PRL 轻度至中度升高,尤其是解离速率慢的抗精神病药物长时间占据中枢 D2 受体,导致 PRL 分泌增加。在接受精神分裂症或躁郁症抗精神病药物治疗的患者中[14],21%的患者 PRL 浓度高于 1 000 mU/L,女性患者发生此事件的概率是男性的 2 倍。因此,在接受抗精神病药物治疗的患者中,PRL 水平应按照以下方式进行检测[15]:① 治疗前,不论使用何种抗精神病药物;② 稳定剂量治疗 3 个月后出现相关的临床症状。 如果 PRL 在治疗开始时已经升高,应遵循以下程序:① 如果 PRL 水平<1 000 mU/L,应对其进行监测和控制,以确保它们不会长时间保持高水平;② 如果 PRL 水平≥1 000 mU/L,应考虑更换药物或更改剂量;③ 如果 PRL 水平≥3 000 mU/L,应将患者转诊至内分泌科进行催乳素瘤检测。 建议长期接受抗精神病药物治疗的轻至中度高催乳素血症患者进行 PRL 检测的原因: - 性激素失调[16](催乳素升高但<1 000 mU/L,性欲减退和不孕;1 000～1 600 mU/L 月经稀发,>2 000 mU/L,闭经和性腺功能减退)。 - 长期或相对短期服用抗精神病药物导致的高催乳素血症会损伤骨密度。此类患者发生髋部骨折的优势比为 2.6[17]。
器质性疾病	约 40%的患者存在原发性甲状腺功能减退症,约 30%的患者存在慢性肾功能不全,80%的血液透析患者患有高催乳素血症。
多巴胺缺乏症	多巴胺缺乏症和多巴胺受体拮抗剂药物治疗时可出现 PRL 水平升高。下丘脑多巴胺是腺垂体释放 PRL 的主要抑制剂。
单胺类神经递质紊乱[18]	单胺类神经递质紊乱包括神经递质 5-羟色胺和多巴胺缺乏,主要是由于(更多信息可参阅参考文献[18]):辅因子缺乏症[维生素 B_6 缺乏症,四氢蝶呤(BH4)缺乏症]、酶缺乏(酪氨酸羟化酶缺陷,芳香族 L 氨基酸脱羧酶缺陷)、单胺类运输缺陷。 神经症状发生在出生后的前 6 个月,包括智力低下、躯干低血压、运动功能减退、面部表情减弱、肌张力障碍和心脑血管危象。在芳香族 L 氨基酸脱羧酶(OMIM 608643)的隐性遗传缺陷中,5-羟色胺、儿茶酚胺多巴胺和去甲肾上腺素的合成受损。 实验室检查结果[19]:脑脊液中明显减少的是香草扁桃酸的分解产物(代表多巴胺途径)、5-羟基吲哚乙酸的分解产物(代表血清素途径)。 6 例患者中有 2 例血清 PRL 水平升高。
催乳素瘤[20]	10.9%的尸体解剖发现垂体微腺瘤,其中 44%的微腺瘤是催乳素瘤。微腺瘤体积较小,直径大于 1 cm 的是大腺瘤。催乳素瘤患者的 PRL 血清水平通常与肿瘤大小相关,但 PRL 水平与临床症状的相关性有限。由于 PRL 的分泌受到 PRL 抑制激素(PIH,多巴胺)调控,致使调控紊乱的因素也可导致高催乳素血症。包括以下情况:炎症性疾病如淋巴细胞性垂体炎、由意外伤造成的垂体柄断裂、使用抗精神病药物(利培酮)和其他多巴胺能阻滞剂(如甲氧氯普胺)或阿片类药物和 H_2 阻滞剂,以及放射学显示蝶鞍显著扩大,在这种情况下,PRL 不需要通过肿瘤产生分泌。由于腺瘤的鞍上扩张和对垂体柄的压迫,多巴胺不能到达垂体腺的剩余部分,使得后者因失去了多巴胺的抑制而以更快的速率分泌 PRL。在鞍上部分,高催乳素血症可能是由分泌多巴胺的下丘脑神经元的破坏或 PIH 向腺垂体的催乳细胞转运受损所致。垂体癌非常罕见。发生垂体癌时,PRL 水平升高且无法使用多巴胺能兴奋剂进行抑制。这些癌症可以发生转移,甚至会扩散到中枢神经系统以外的地方[21]。 对于巨大腺瘤,手术后肿瘤的复发及其进展取决于: - 依据病理将肿瘤分为非侵袭性、侵袭性和极具侵袭性。依据三种增殖标志物可进行进一步分类(Ki-67 指数大于 1%,400 倍放大高倍视野下有丝分裂数量大于 2/10,检测到 p53 核)。正如世界卫生组织所定义的,这种类型的腺瘤称为非典型腺瘤。 - 通过分子遗传检测对 7 种基因进行评估。因此,基因 *ADAMTS6*、*CRMP1*、*PTTG*、*ASK*、*CCNB1*、*AURKB* 和 *CENPE* 与肿瘤的复发或进展相关,如果有其中的 5 种(*ADAMTS6*、*CRMP1*、*ASK*、*CCNB1* 和 *CENPE*)可归类为非典型腺瘤[22]。 实验室检查结果:至少 2 次 PRL 水平超过 3 000～5 000 mU/L 通常提示巨催乳素瘤,有时 PRL 水平可能超过 20 000 mU/L。

表 36－3 列出了催乳素在不同状态和疾病情况下的水平。

女性高催乳素血症[9]:高催乳素血症是导致 10%～40%患者闭经的原因。大约 70%的高催乳素血症女性患有溢乳,在大多数情况下是通过挤压后而非自发出现的。女性高催乳素血症最常见的形式是微催乳素瘤伴正常蝶鞍。

在大约 20%的高催乳素血症女性中,通过影像学检查发现了垂体大腺瘤(巨催乳素瘤)。肿瘤几乎都是良性的。如果未发现腺瘤并排除其他可能导致高催乳素血症的原因(如药物和甲状腺功能减退症)，则高催乳素血症属于功能性来源。

男性高催乳素血症：伴有高催乳素血症的男性患者中常发现垂体大腺瘤(>2 cm)，且催乳素水平通常明显升高。临床表现为性欲减退、阳痿、男子乳房发育、性腺功能减退症、偶尔溢乳。由于肿块经常压迫到腺垂体，腺垂体功能不全导致的其他症状也会发生。此外，可能会出现蝶鞍扩张的视野缺损(交叉综合征)。当垂体腺瘤非常大，特别是年轻男性出现这一情况时，腺瘤通常是催乳素瘤，内分泌轴受抑制而催乳素水平非常高。

36.6 注意事项

标本采集：不应在妇科检查(紧张)或溢乳试验后进行采血。单独的压力(如对抽血的焦虑)可以引起催乳素水平轻度升高，触及乳头(如引发溢乳)可以引起催乳素升高至高催乳素血症水平。

检测方法：很少会对具有内分泌活性的单体催乳素(post-PEG PRL)进行测定。PEG沉淀的一个缺点在于其本身非定量方法，高达25%的单体催乳素可能与巨催乳素共沉淀。然而，PEG沉淀法的优点在于如果PEG处理后的单体催乳素水平高于参考区间，则可以确诊具备生物活性的高催乳素血症[3]。采用共沉淀的主要原因之一是样品的基质效应[2]。

参考区间：催乳素水平遵循昼夜节律。白天的催乳素水平会降至清晨的一半，然后在睡眠中持续上升，在清晨达到高峰。抽血应在清晨醒来后3～4 h后进行，即在上午8点到10点[11]。

半衰期：血浆中的半衰期为40～50 min。

血清中的稳定性：在20℃和4℃下稳定1天；长期储存的样品应该冷冻。

36.7 病理生理学

催乳细胞占垂体细胞的20%～50%。它们位于垂体的内部区域并对多巴胺产生反应。由这些细胞产生的催乳素与生长激素和人胎盘催乳素属于同一家族。催乳素是具有199个氨基酸的单链肽，包含有6个半胱氨酸残基和3个二硫键，分子量为23 kDa。催乳素与1类细胞因子家族的受体结合(参见20.1)，也在肝脏、胰脏、前列腺和子宫等器官中表达。

催乳素是由腺垂体脉冲式分泌，年轻人体内催乳素每天大约有10次脉冲式分泌。催乳素水平遵循昼夜节律，在睡眠期间达到最高水平，在上午8点到10点达到最低水平。

催乳素的分泌受多巴胺调控。多巴胺由下丘脑多巴胺能神经元释放，并通过垂体门脉系统循环运输至腺垂体。催乳细胞的基础催乳素分泌量高，通过多巴胺的适当抑制达到机体所需的适度分泌量。释放的催乳素反过来通过反馈调节来抑制多巴胺的释放。

虽然催乳素分泌主要受多巴胺调节，但它也受到其他激素如TSH或血管活性多肽的影响。与多巴胺的抑制作用相反，这些激素刺激催乳素分泌。

催乳素刺激乳生成和维持这两个过程(即分娩后乳汁分泌的出现和维持)。此外，哺乳诱导的催乳素分泌维持产后无排卵状况。大约50%非生理性溢乳的妇女患有高催乳素血症。

在高催乳素血症中，基底下丘脑区域多巴胺和阿片剂浓度增加，而对垂体催乳素的自主分泌没有显著影响。然而，脉冲式产生GnRH的神经元受到抑制，导致LH的脉冲式分泌受抑。性腺功能依赖于LH的脉冲性分泌，导致功能性的下丘脑促性腺激素性腺功能减退发生。约25%的继发性闭经妇女有高催乳素血症。卵巢周期性变化的缺失会导致雌激素缺乏，阴道黏膜萎缩和骨质疏松。脉冲式摄入促性腺激素释放激素的替代疗法可促使性腺功能恢复正常，但是催乳素仍会处于较高的水平[10]。

多巴胺和左旋多巴是穿过血脑屏障的多巴胺的直接前体，可抑制催乳素的分泌。多巴胺能刺激剂(溴麦角环肽、卡麦角林、麦角乙脲、米格林、喹乙醇)[10]也存在相应的功能。它们可用于治疗高催乳素血症。服药后，催乳素在2.5～5 h内降低，同时一天内会保持较低水平。多巴胺激动剂不仅抑制催乳素的分泌，而且可使高达85%的催乳素瘤的体积缩小[23]。第二代多巴胺激动剂如卡麦角林或非麦角制剂奎高林特的药效会更好[24]。催乳素分泌正常后，性腺功能减退会出现好转，生育能力可恢复。

(邬升超 程子韵 译，郭玮 审校)

37

下丘脑-垂体-性腺轴紊乱

Lothar Thomas

37.1 下丘脑-垂体-性腺轴

下丘脑-垂体-性腺轴(HPG)是一分层分布同时线性排列的内分泌组织，主要用于维持和调节生殖活动[1]。该轴由一小部分表达十肽促性腺激素释放激素(GnRH)的下丘脑神经元组成。这种激素也被称为促黄体激素释放激素(LHRH)，通过垂体门脉循环递送至腺垂体，与促性腺细胞表面的 GnRH 受体结合，触发促性腺激素黄体生成素(LH)和促卵泡激素(FSH)的合成和分泌[1]。

37.1.1 Kisspeptin 在调控 GnRH 中的作用

HPG 由 GnRH 调节并受 Kisspeptins 刺激。基因 *KISS 1* 编码 kisspeptins 这一多肽类家族，其与 G 蛋白偶联受体(GPR54)结合[2]。Kisspeptins 及其受体在前脑的弓状核和前腹侧室周核中表达。Kisspeptins 是 145 个氨基酸组成的蛋白质，其被酶促切割成由 54 个氨基酸组成的多肽，称为 kisspeptin - 54 或转移蛋白，抑或缩短的 14 个、13 个或 10 个氨基酸的肽。在与其受体 GPR54 结合后，Kisspeptins 刺激下丘脑神经元释放 GnRH。GnRH 刺激诱导 FSH 和 LH 的释放。性腺通过分泌性激素对促性腺激素做出反应，然后反馈调节 kisspeptin 神经元的活性。这些神经元充当中央处理器，将来自外围的信号发送到 GnRH 神经元。

37.1.2 GnRH 的下丘脑分泌

下丘脑神经元脉冲式释放 GnRH 是垂体产生足量促性腺激素的必要条件。若 GnRH 持续不断分泌，垂体-性腺调节将受到影响，进而导致促性腺激素合成减少和性腺功能减退。

这一机制使得 GnRH 类似物可临床应用于治疗女性不孕症。

GnRH 脉冲类型的重要性：① 在女性中，GnRH 脉冲的幅度和频率在生殖周期过程中都受到严格的调节。不同的 GnRH 脉冲频率影响促性腺激素的产生。GnRH 快速发放可促进 LH 的合成，而较慢的 GnRH 脉冲发放有利于 FSH 的产生。② 在男性中，GnRH 脉冲发放的波动在生殖功能中不太重要。

调节反馈机制[2]：性激素在反馈调节下丘脑分泌 GnRH 中起重要作用：① 在男性中，睾酮水平的增加对从下丘脑释放 GnRH 产生负反馈作用。② 在女性中，性腺类固醇的反馈效应更为复杂，并且取决于生殖周期的阶段。在排卵前期，卵巢主要通过产生雌二醇来响应 GnRH 的刺激。然后升高雌二醇水平反馈调节 kisspeptin 神经元的活性，抑制弓形核和前腹侧室周核(AVPV)中 KISS1 的表达。性类固醇对 AVPV 中 KISS1 表达的诱导作用促成排卵前 LH 水平的明显升高，这是排卵的决定性触发因素。孕酮对下丘脑 GnRH 释放及排卵后阶段 LH 的合成产生负反馈作用。

37.1.3 促性腺激素在女性中的作用

黄体生成素(LH)：LH 在卵泡期刺激卵泡膜细胞产生雄激素。在卵泡生长的最后阶段，LH 也驱使排卵前卵泡的颗粒细胞产生孕酮。LH 刺激雄激素的生物合成由细胞色素 P450c17 催化，该酶具有 17α-羟化酶和 17,20 裂合酶活性。雄烯二酮的合成需要这两种类型的活性酶，然后通过 17β-羟类固醇脱氢酶将其转化为睾酮，或者通过芳香酶(细胞色素 P450arom)转化为雌酮。在患有多囊卵巢综合征的女性中，卵泡膜细胞将雄激素转化为睾酮的程度增加。

卵泡刺激素(FSH)：FSH 调节卵巢颗粒细胞芳香酶的活性并调节雄激素向雌二醇的转化。LH 与 FSH 的比例将决定产生更多的雌激素或雄激素。如果 LH 过多，雄激素合成将占主导地位。

37.1.4 促性腺激素在男性中的作用

LH 刺激睾酮和性激素结合球蛋白的合成。FSH 与 Sertoli 细胞表面的受体结合并与睾酮联合作用以促进精子发生的增殖及生殖细胞的减数分裂和有丝分裂发育。

37.1.5 性激素的生物合成

性激素的生物合成示于图 37 - 1。性激素合成的主要底物是胆固醇酯。生物合成中的初始限速步骤涉及三阶段侧链裂解。由 LH 驱动，关键酶是细胞色素 P450 ssc 及 20,22 碳链(裂解)酶[3]。

肾上腺前体雄激素类固醇激素[4]：肾上腺皮质依次产生 3 种类固醇，即脱氢表雄酮(DHEA)、雄烯二酮和睾酮(图 37 - 1)。

- 主要生物合成产物是由胆固醇合成的孕烯醇酮。该转化涉及在 C20 和 C22 位置侧链的裂解及羟基化。执行这项任务的酶是细胞色素 P450 scc，位于线粒体中，受垂体促激素 ACTH、FSH 和 LH 的调控。
- 孕烯醇酮随后羟基化产生 17 -羟孕烯醇酮(也被称为 17 - OH -孕烯醇酮或 17α -羟孕烯醇酮)，即通过孕烯醇酮在

C17α 位羟基化得到的 C21 类固醇。该反应通过存在于肾上腺和生殖腺中的 17α-羟化酶(CYP17A1)的作用来催化完成。17-羟孕烯醇酮部分释放到循环中并通过 3β-羟类固醇脱氢酶(3β-HSD)的作用转化为雄烯二酮。

- 17-羟孕烯醇酮通过细胞色素 P450c17 催化的 17,20 裂解酶反应转化为 DHEA。该单一酶通过 17α-羟基化反应催化孕烯醇酮转化为 17-OH 孕烯醇酮,同时通过 17,20-裂解酶反应将 17-OH 孕烯醇酮转化为 DHEA。羟类固醇磺基转移酶(通常称为 DHEA 磺基转移酶)的催化使得 DHEA 硫酸化为更稳定的硫酸脱氢表雄酮(DHEAS)。DHEAS 可以通过类固醇硫酸酯酶转化回 DHEA。

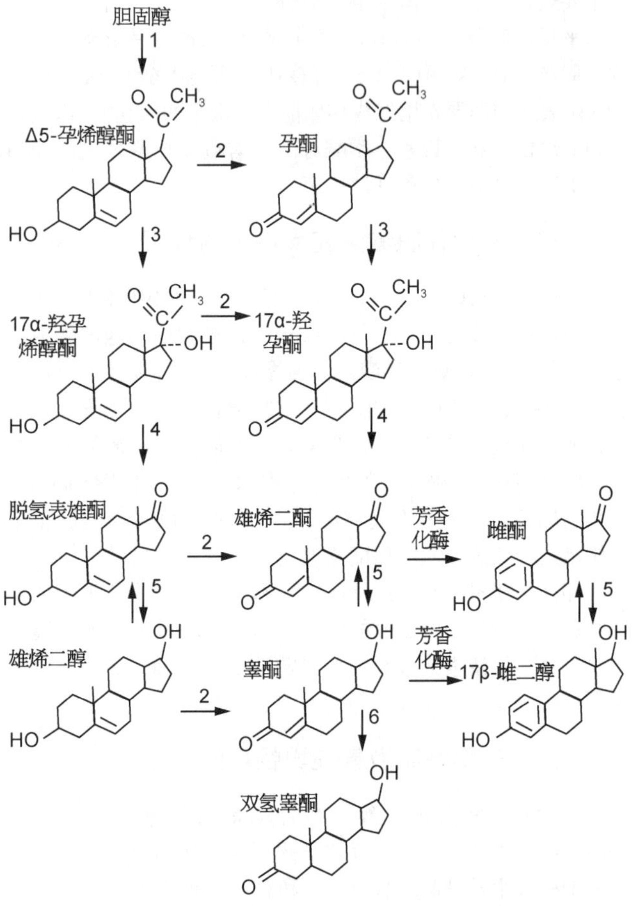

图 37-1 重要的性激素的生物合成。1,20-22 脱链酶;2,3β-羟类固醇脱氢酶;3,17α-羟化酶;4,17-20 脱链酶;5,17β-羟类固醇脱氢酶;6,5α 还原酶

FSH 的影响:FSH 在月经周期的卵泡期调节卵泡的成熟,在排卵前期产生大量雌激素调节优势卵泡的成熟。

雌激素的影响:雌激素,特别是雌二醇有许多作用:促进子宫内膜增殖、诱导孕酮受体表达、在排卵前期反馈抑制 GnRH 分泌和维持 FSH 和 LH 的基础血液水平,以及在排卵之前,优势卵泡产生大量雌二醇,使得雌二醇对 LH 和 FSH 产生的负反馈瞬时转变为正反馈机制,导致 LH 分泌的激增。

LH 的作用:排卵前 LH 分泌的激增引发卵泡的排卵和黄体化,这导致孕酮分泌增加。排卵后,孕酮和雌二醇均与下丘脑和垂体相互作用,作为负反馈抑制的一部分,从而导致 FSH 和 LH 的水平恢复到基础浓度。

孕酮的作用:排卵后,子宫内膜由于孕酮的作用而发生分泌转化,并为胚胎提供最佳植入条件。

儿童时期的性激素:在儿童时期,由于下丘脑-垂体-性腺轴自新生儿时期以来一直处于功能抑制状态,因此存在生理上的"间接性腺功能不全"。由于没有脉冲式 GnRH 分泌,体内仅产生基础量的促性腺激素和性激素。

青春期的性激素:青春期阶段基因网激活 Kisspeptin,进而对 GnRH 神经元产生诱导作用。迄今为止的证据表明,kisspeptin 信号传导是下丘脑-垂体-性腺轴的重要组成部分,并且与前脑中的 kisspeptin 神经元充当守门员以唤醒青春期繁殖的假说一致[2]。

女孩青春期开始时,促性腺激素的分泌增加。起初,脉冲式 GnRH 分泌仅在睡眠期间发生,导致 LH 的增加。但在白天检测不到 LH 的波动;而在青春期后期,白天也观察到 LH 的脉冲式增加。

即使在青春期的早期阶段,也可能出现卵巢滤泡囊肿甚至是多囊卵巢。在雌二醇的影响下,内(卵巢、子宫)外(生殖器增大、乳房发育)性征开始显现。子宫内膜增殖也会发生,继而出现第一次子宫出血(月经初潮)。初潮的平均年龄为 12.8 岁。初潮通常是在排卵尚未发生,没有黄体形成,子宫内膜尚未经历分泌性转化的情况下,激素水平明显波动引发的。月经的产生需要血清雌二醇浓度大于 30 ng/L(110 pmol/L)。初潮后的 5～7 年时间内月经周期相对较长,此后月经将会更加规律,周期将缩短到通常的生育年龄模式。

FSH、LH、雌二醇和孕酮之间的相互作用在调节女性生殖周期中起重要作用。整个周期中这些激素的变化情况如图 37-2[5]。

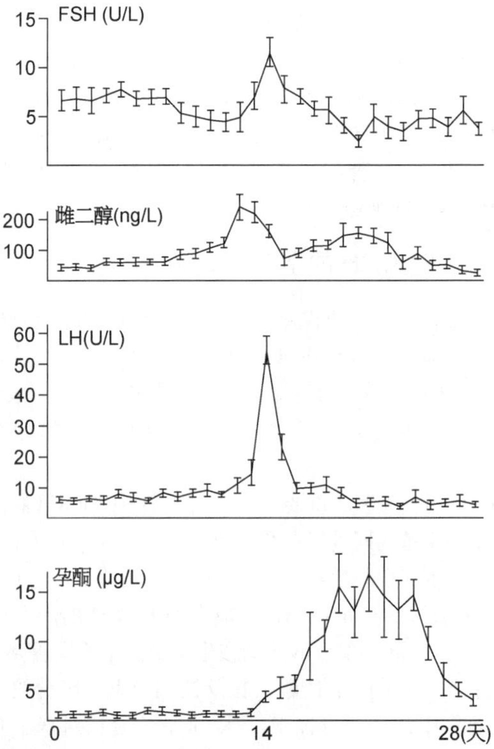

图 37-2 血清卵泡刺激素、雌二醇、促黄体生成素和孕酮水平与促黄体生成素的高峰期同步[5]

37.1.5.1 女性生殖内分泌

卵巢在内分泌系统的器官中是独特的，因为每个月都有一个全新的内分泌结构——Graafian 卵泡，从一个微小的原始卵泡发育而来。在 LH 的影响下，雄激素雄烯二酮和睾酮在位于成熟卵泡基底膜外侧的卵囊细胞中合成。雄激素通过基膜扩散进入卵泡的颗粒细胞层，在 FSH 的影响下芳香化为雌二醇，少部分则转化为雌素酮。随着卵泡成熟，血清雌二醇浓度从约 30 ng/L(110 pmol/L)的基础水平增加至 200～600 ng/L (0.7～2.2 nmol/L)的排卵前浓度。LH 峰由高雌二醇浓度触发，排卵发生在高峰期后大约 1 天[5]（图 37－2）。

FSH 的浓度升高和 LH 峰的出现同步。随着黄体的形成，排卵期浓度低于 1 μg/L(3.2 nmol/L)的孕酮在 LH 峰值后的第 8 天浓度增加到 10～20 μg/L(33～66 nmol/L)在黄体期，雌二醇浓度变化与孕酮类似；然而，该数值通常不超过 100～200 ng/L(370～730 pmol/L)。

如果没有发生妊娠，伴随着黄体的萎缩，雌激素和孕酮的浓度再次降低至基础水平。在妊娠的情况下，妊娠黄体在 HCG 的影响下持续合成大量孕酮，从妊娠后第 8～10 天开始升高。妊娠第 8 周孕酮浓度为 10～30 μg/L(33～100 nmol/L)。随后，胎盘替代黄体的功能维持妊娠。

37.1.5.2 围绝经期和绝经期

围绝经期：卵巢功能开始衰退到绝经后 1 年内的时期被称为绝经过渡期。这个时期通常会持续 5～10 年，并以月经周期不规律为标志[6]。40 岁之后无排卵周期次数变得频繁，由于卵泡期的延长，绝经期前 5～10 年的月经周期变长。绝经过渡期的特点是 FSH 浓度明显升高(高于 20 U/L)，而 LH 浓度正常，雌二醇浓度轻度升高。由于黄体仍可能发育并发挥功能，因此意外妊娠的风险仍然存在。只有当卵泡刺激素浓度超过 20 U/L，而黄体生成素浓度超过 30 U/L 时，妊娠才不可能发生。

绝经：回顾性定义绝经期为 12 个月无子宫出血。北欧和北美的绝经期平均年龄为 52 岁。

绝经后不久，功能性卵巢滤泡即消失。在更年期后的第 1～3 年，FSH 增加 10～20 倍，LH 增加 3 倍[6]。这是卵巢衰竭的明确证据。促性腺激素水平在随后几年显示出轻微下降，然而，仍高于生育年龄的水平。由于激素的半衰期不同(LH 20 min，FSH 3～4 h)，FSH 的升高比 LH 更显著。卵巢雌二醇分泌停止的结果是血清雌二醇的浓度从女性绝经前至少 80 ng/L 下降到绝经后平均 4.2 ng/L，95%绝经后女性的雌二醇水平低于 9.2 ng/L。依据胞内分泌的过程[8]，绝经后妇女中的所有雌激素和雄激素均由组织特异性类固醇生成酶合成于外周靶组织。

绝经期后，雄烯二酮是卵巢分泌的主要激素，但大部分的雄烯二酮由肾上腺产生。血清浓度降低到生育年龄水平的一半左右。尽管绝经期后产生更多睾酮，但血清睾酮浓度比绝经前低约 25%。DHEA 及其由肾上腺来源的硫酸盐比在年轻女性中观察到的浓度低约 70%。绝经期性激素和 DHEA 水平的下降会引发一系列问题，骨质疏松症是最好的例证。对于性激素的合成率及其血清水平，请参考表 37－1 和表 37－2。

表 37－1 女性性激素合成率[6]

激素	生育年龄	绝经后	卵巢摘除
雄烯二酮	2～3	0.5～1.5	0.4～1.2
脱氢表雄酮	6～8	1.5～4	1.5～4
硫酸脱氢表雄酮	8～16	4～9	4～9
睾酮	0.2～0.25	0.05～0.18	0.02～0.12
雌激素	0.350	0.045	0.045

数据以 mg/24 h 为单位

表 37－2 女性血清性激素水平[6]

激素	更年期前	绝经后
雌二醇	40～400	10～20
雌酮	30～200	30～70
睾酮	200～800	150～700
雄烯二酮	600～3 000	300～1 500

数据以 ng/L 为单位

37.1.6 性激素对男性的影响

和女孩一样，男孩的青春期发育始于对 GnRH 脉冲式分泌的重新唤醒和随后促性腺激素的分泌，最初主要是 FSH 输出。然后是夜间 LH 的脉冲发放，到了成年期则延长到整个白天。睾丸激素的分泌存在昼夜节律，分泌高峰出现在早上，最低点出现在傍晚和夜间。睾酮在男性特征形成中扮演至关重要的角色，它促进了肌肉骨骼发育以及耻骨和腋窝毛发的生长。到青春期结束时，出现了生长停止和骨骺融合，这一机制尚未完全了解清楚，同时睾酮经芳香化酶介导转化为 17β-雌二醇(图 37－1)。

睾丸是具有双重功能的腺体：① 精子发生是繁殖的先决条件，发生在生精小管中；② 在睾丸间质细胞中产生雄激素(睾酮、雄烯二酮、脱氢表雄酮二酮、硫酸脱氢表雄酮)。

男性一生中精子发生和雄激素的产生受到促性腺激素分泌的调节，以响应 GnRH 的刺激。睾酮通过局部转化为双氢睾酮维持前列腺功能(图 37－1)。成年男子每天产生睾酮量为(3.7 ± 2.2) mg。参与睾酮合成的关键酶是依赖于 LH 的 20,22-脱乙酰酶(细胞色素 P450 scc)。

37.1.6.1 老年男性的促性腺激素

在年长的男性中，促性腺系统发生适应性改变，导致激素和生殖功能发生变化。这通常导致睾酮合成减少[7]。低雄激素血症被认为与肌无力、肌肉减少症、骨量减少、心理问题、勃起功能障碍、收缩期高血压、颈动脉壁厚度、腹部内脏脂肪聚集、胰岛素抵抗、低 HDL 浓度、餐后嗜睡、生活质量受损、情绪低落、工作记忆及执行认知功能下降相关[7]。

曾有文件记录老年男性睾酮缺乏[7]：① 为期 15 年的新墨西哥衰老过程纵向研究表明，60 岁以上男性的睾酮浓度每 10 年下降 1.1 μg/L；② 巴尔的摩衰老跟踪研究显示，60 岁以上男性睾酮与性激素结合球蛋白之比每年下降 4.9；③ 马萨诸塞州男性衰老研究是一项队列研究，该研究评估显示游离睾酮年降幅为 0.8%～1.3%。

数据表明，老年男性睾酮耗竭的病因学因素[7]：① 衰老减弱睾丸对 LH 的反应；② 年龄增加导致下丘脑 GnRH 分泌减少；③ 随着年龄的变化，睾酮对大脑 GnRH 和(或)垂体 LH 分泌的负反馈调控受到削弱。

37.2 卵巢功能障碍

除临床检查外，卵巢功能紊乱是进行内分泌检查和功能试验的主要原因。卵巢功能障碍常常在偶然情况或在激烈物理活动(如竞技体育)或心理压力(如婚姻问题、考试)期间发生。在围绝经期和育龄初期，月经紊乱是常见的。具体检查和功能测试请参考表 37-3 和表 37-4。

表 37-3 诊断卵巢功能障碍的实验室检查

激素检测	功能性试验
催乳素*	黄体酮撤退试验
促卵泡激素(FSH)*、黄体生成素(LH)	雌激素-孕激素试验
雌二醇(E2)	GnRH 试验
孕酮、17α-羟孕酮	ACTH 试验
睾酮*、雄烯二酮	
脱氢表雄酮硫酸盐(DHEAS)	
促甲状腺激素*	

*用于闭经的初步检查

表 37-4 卵巢功能障碍的功能性试验[5]

功能性试验	临床和实验室检查结果
黄体酮停药试验(孕激素试验、黄体酮刺激)	适应证：排除妊娠和解剖结构原因后，黄体酮停药试验是诊断闭经的第一步。 原理：黄体酮摄入 10～12 天会引起子宫内膜分泌性转化，当黄体酮停止时会出现撤退性出血。黄体酮是人工合成的孕激素，具有与孕酮相似的孕激素作用。 试验方案：黄体酮在 10～12 天内的摄入量足以诱导分泌转化。 结果解释：如果停药后几天出现所谓的停药出血，则试验结果为阳性。这表明，通过基础雌激素产生充分刺激的子宫内膜在孕激素的作用下发生了分泌性转化。因此，黄体酮停药试验阳性表明卵巢有足够的雌激素合成。如果黄体酮停药试验呈阳性，则不提示补充雌激素。
雌激素试验或雌激素-孕激素素试验	适应证：如果孕激素试验阴性，雌激素试验可能有助于进一步鉴别。 原理：卵巢功能衰竭时，雌激素刺激子宫内膜分泌转化。 试验流程：摄入雌激素(例如，以天然雌激素或结合孕激素或双相口服避孕药的形式服用，为期 3 周)。 结果解释：正常情况下，停用雌激素会引起停药出血(阳性结果)。阳性结果证实存在应答性子宫内膜，阴性结果提示子宫功能衰竭闭经，根据 FSH 检测可分为原发性或继发性卵巢功能衰竭。需要注意的是，假阴性的检测结果可能发生在妊娠期间、没有子宫的情况下或由解剖结构异常导致血液流出受阻的情况下。
促性腺激素试验	适应证：本试验用于评估孕激素阴性闭经和怀疑下丘脑-垂体功能障碍的严重程度。 原理：GnRH 刺激垂体释放 FSH 和 LH。如果没有释放，这表明下丘脑功能障碍。 试验流程：基线血液采集并立即静脉给药 25 μg GnRH，30 min 后再次采血。两次血标本都测 FSH 和 LH。 结果解释：在成人中，LH 增加到基础值的 2～8 倍，FSH 增加到基础值的 2～3 倍。在青春期的儿童中，每一种激素水平增加 2 倍被认为是正常的。缺乏或不足的增加表明下丘脑功能障碍。该试验非常适合： - 鉴别下丘脑引起的卵巢功能衰竭和垂体引起的卵巢功能衰竭。如果在一周的脉冲 GnRH 给药后重复阴性试验，这可以明确鉴别下丘脑病因(可检测到 LH/FSH 升高)、垂体病因(未检测到 LH/FSH 升高)和卵巢衰竭。 - 鉴别体质性发育迟缓(与检测到的 LH 和 FSH 升高相关)和性腺功能低下(没有检测到 LH 和 FSH 升高)之间的差异。 - 为了诊断雄激素分泌过多的卵巢衰竭，在基线水平已经升高的情况下，会出现过多的黄体生成素升高。 - 调查青春期前儿童(即女孩在 8 岁之前和男孩在 9 岁之前出现第二性特征)。在中央性早熟的女孩中，基线和刺激后 LH 水平均高于正常水平，而只有基线水平的 FSH 升高；相反，刺激后 FSH 水平与青春期女孩表现出相同的模式[9]。
ACTH 试验	适应证：多毛症的肾上腺酶缺陷除外。 试验流程：在前半个周期的早上 8:00 采集空腹血样以测定 17α-羟孕酮后，静脉注射 250 μg 促肾上腺皮质激素；60 min 后采集第二次血样标本。 结果解释：如果第一次和第二次样本中 17α-羟孕酮的差异小于 2.5 μg/L，则是正常试验结果。否则，如果 17α-羟孕酮增加≥10 μg/L，则可能出现经典或非经典的先天性肾上腺增生。由于 17α-羟孕酮与孕酮的交叉反应，在周期的前半段进行该试验很重要。

女性患者出现下列情况者需要进行内分泌检查[5]。

- 月经异常。如月经过少(闭经)、月经过多或月经间隔时间缩短(月经频发)。
- 无排卵周期和黄体功能不全。这两种疾病在希望妊娠的女性中尤其需要重视。这些疾病只能通过监测基础体温或激素测定来检测。
- 雄激素过多症的体征和症状。存在月经过少表现，这些患者常常患有多囊卵巢综合征。超声检查可以检测到这类卵巢的特异性表现；LH/FSH 值≥2，存在雄激素水平升高。
- 不孕是最常见的咨询理由。据估计，10%～15%的育龄夫妇患有不孕症。尽管不孕的原因在男女性别间占比大致相同，因促肾上腺激素综合征引起不孕病例可能性的存在，通常会检查女性激素并实施治疗。
- 更年期症状。该问题主要在 45～55 岁时出现。
- 在生殖年龄范围之外发生的子宫出血(如在青春期之前或在绝经之后)。
- 儿童期性早熟的标志。

血液采集：在月经周期存在的情况下，激素测定的血液采集应该在周期的第 3 天和第 7 天之间进行，因为这段时间的结果最有可能具有可比性。

37.2.1 女性不孕症

既往未曾妊娠，无避孕性生活至少 1 年而未妊娠称为原发性不孕[5]。既往有妊娠史，而后连续 1 年无避孕未妊娠称为继发性不孕[10]。大部分是由夫妻双方共同造成的，对夫妻双方均应进行检查。

37.2.1.1 卵巢功能障碍

卵巢功能障碍是女性不孕最常见的原因。一项对某高校医院女子不孕患者的回顾性研究显示[5]，80%以上的不孕患者为经期性不孕，12%的不孕患者为经期性不孕，4%的不孕患者为闭经性不孕。大约60%的经期性不孕女性在卵泡早期没有内分泌异常，雄激素浓度升高约30%。除了高雄激素血症，高催乳素血症是不孕的另一个重要原因(表36-4)。月经紊乱的实验室检查结果见表37-5。

表37-5　月经紊乱的临床表现和实验室检查结果

疾病	临床与实验室检查结果
月经过少	每隔33～90天发生的月经称为月经过少(每年少于9次)。通常与异常卵泡成熟和随后的无排卵周期有关。多囊卵巢超声改变和怀疑多囊卵巢综合征(PCOS)并不罕见。高雄激素血症和高催乳素血症是引起月经过少的常见原因，每一种因素都占25%左右。除高催乳素血症外，还必须排除甲状腺功能障碍。在存在明显的男性化的情况下，建议测定17α-羟孕酮以排除21羟化酶缺乏症的诊断。 实验室检查结果：FSH>12 U/L，LH<2 U/L；其他可能的结果包括：催乳素>600 mU/L(30 μg/L)，睾酮>0.6 μg/L，DHEAS>3 500 μg/L，TSH<0.4 mU/L或>4.5 mU/L。如果怀疑是多囊卵巢综合征，建议测定性激素结合球蛋白(SHBG)。通常在多囊卵巢综合征中观察到SHBG低于15 nmol/L的水平。
月经过频	周期长度小于25天，多见于围绝经期的月经过多或少经阶段。慢性无排卵伴卵泡持续存在于许多病例中。主要的优先事项是排除因绝经开始而引起的卵巢功能衰竭。实验发现：在月经周期的第二阶段采集血液标本：若为准更年期时，FSH>12 U/L，雌二醇<40 ng/L。催乳素检测是鉴别诊断的重要依据。
闭经	3%～5%的成年女性出现至少3个月的闭经，约11%的女性报告有较短时间的少月经。在性腺功能亢进的情况下，约5%的妇女发生早期绝经(45岁之前停止月经)。在2%～5%的成年女性中发现了性腺功能减退或下丘脑卵巢功能衰竭。患有多囊卵巢综合征的妇女有选择性的黄体生成素分泌过多的月经过少，占成年女性人口的6%～8%[12]。 原发性闭经：根据定义，原发性闭经指的是16岁以前没有发生的月经初潮。 继发性闭经：根据定义，继发性闭经指的是4个月或更长时间内没有月经。闭经在有生育问题的患者或试图妊娠的患者中很少见。在进行任何大规模的诊断评估之前，必须排除妊娠。继发性闭经可由许多不同的原因引起，如控制不良的糖尿病、腹腔疾病、神经性厌食、情绪紧张或既往化疗或放疗。然而，四个主要病因是：原发性卵巢功能不全、下丘脑闭经、高催乳素血症和多囊卵巢综合征。 实验室检查结果：卵巢(原发性)疾病的特征是显著的FSH升高，而中心(继发性)闭经的特征是低至正常的FSH和LH水平及低雌二醇。鉴别诊断的重要检测包括催乳素、睾酮、DHEAS和TSH的测定。
原发性卵巢功能不全[13]	当40岁以下的妇女闭经4个月或以上，且血清FSH水平升高且在绝经范围内(>20 U/L)，则认为存在原发性卵巢功能不全。与更年期不同的是，50%的病例存在间歇性和不可预测的卵巢功能，5%～10%的妇女在接受诊断后妊娠和分娩。原发性卵巢功能不全主要有两种机制：卵泡衰竭和卵泡功能障碍。在毛囊功能障碍中，病理过程(如FSH受体突变)阻止正常的毛囊发育。在大多数情况下，这种情况是在正常的青春期和形成规律的月经后发生的，并伴随月经的突然停止。有些妇女在妊娠后或停止服用激素避孕药后，月经不能恢复。在90%的病例中，原因仍然未知。自发性46，XX原发性卵巢功能不全可作为综合征的一部分(参见参考文献[13])或单基因突变(*FMR1*预突变)引起某些原因。骨形成蛋白15(*BMP15*)、隔膜同系物2(*DIAPH2*)和抑制素α亚单位(*INHA*)等几个单基因与非综合征性原发性卵巢功能不全有关。在10%～15%的病例中也有一个受影响的一级亲属的阳性家族史，也可能有自身免疫性疾病的病史(甲状腺功能减退、肾上腺功能不全或甲状旁腺功能减退)。 实验室检查结果：妊娠后排除HCG测定，应测量血清FSH和催乳素。如果FSH水平在绝经期范围内，应在1个月内重复试验，同时测量血清雌二醇。由于近50%的原发性卵巢功能不全的妇女在试验后出现了撤退性出血，尽管存在绝经期FSH水平，因此不建议进行黄体酮停药试验。
垂体卵巢衰竭[10,14]	性腺功能低下的卵巢衰竭。这是下丘脑脉冲发生器的紊乱，导致促GnRH释放不规则，是正常的GnRH脉动分泌的损失。一些患者有心理障碍，一些是竞技运动员，另一些经历了重大的体重增加，一些有颅内占位病变。由于雌二醇水平较低，患者有发生骨质疏松和高脂血症的风险。 实验室检查结果：FSH<20 U/L，LH<1 U/L，雌二醇<30 ng/L。
高催乳素血症	血清催乳素水平≥1 000 mU/L(50 μg/L)抑制下丘脑GnRH脉冲发生器。催乳素水平升高会导致卵巢周期紊乱，从黄体功能不全开始，发展为促性腺功能减退性卵巢衰竭。有关更多信息，请参见第36章。
多囊卵巢综合征(PCOS)[15]	多囊卵巢综合征是一种常见的内分泌疾病，在成年女性人群中的患病率为5%～10%。如果有多囊卵巢的超声证据存在多囊卵巢，除此之外，至少包含以下任意一项：月经过少或闭经、雄激素过多症(多毛症、痤疮、脱发)或高雄激素血症(游离睾酮或总睾酮升高)。 其他原因如高催乳素血症、非经典型CAH、库欣综合征、雄激素分泌肿瘤和肢端肥大症必须排除在外。 生化学与生理学：LH调节卵泡膜细胞中的雄激素合成，而FSH负责颗粒细胞中的芳香化酶活性。GnRH脉动增加被认为促进了LH生成，随后雄激素合成增加，雌二醇合成减少(图37-1)。目前尚不清楚GnRH脉冲频率的增加是由于脉冲发生器的内在异常，还是仅仅由于孕激素水平的降低，而孕激素水平对脉冲性LH分泌有抑制作用。 临床表现：患者为月经过少或闭经，可能有功能失调性子宫出血和月经不全。无排卵周期的结果。外部症状包括多毛、痤疮和雄激素性脱发。有一部分患者超重，肥胖又被认为是该综合征发生的诱因，因为不管多囊卵巢综合征的诊断如何，肥胖都会引起代谢和生殖障碍。最初的症状可以在初潮时出现，但也可以在青春期后出现，以应对诸如肥胖等环境因素。除了对促性腺系统的影响，多囊卵巢综合征的其他后果还包括肥胖、糖耐量降低、2型糖尿病、高血压、冠心病、血栓形成和睡眠呼吸暂停，而且它还与某些类型癌症的倾向性增加有关。 实验室检查结果：LH和睾酮水平升高、雌二醇降低。由于LH的浓度在整个月经周期内波动，一些研究者指出，诊断多囊卵巢综合征不需要LH的升高。在一项研究[16]，将下丘脑卵巢功能衰竭(HOF)患者的实验室检查结果与同时患有HOF和PCOS(HOF+PCOS)患者的实验室检查结果进行比较。尽管两组的FSH(4～5 U/L)和E2[(31±14)ng/L]浓度几乎相同，但LH和睾酮浓度差异显著[HOF：LH(3.1±2.6)U/L，睾酮(322±142)ng/L；HOF+PCOS：LH(7.7±7.5)U/L，睾酮(539±307)ng/L]。
雄激素化作用[17]	由于正常衰老，更年期前或更年期后可能出现雄激素过多的临床症状。雄激素过多只能通过实验室的高雄激素血症来证实。鉴别诊断必须考虑以下原因： - 肥胖：并非所有肥胖妇女都有多囊卵巢综合征；大多数曾经有正常月经和规律周期，通常紧接着是正常妊娠，之后她们会变得肥胖。她们没有减掉妊娠期间增加的体重或继续增加体重，导致生殖系统紊乱。脂肪组织中5α-还原酶和芳香化酶活性的增加被认为是导致雄激素和雌激素局部生成增加的原因，从而导致月经不规则、多毛和痤疮。 - 医源性原因：雄激素、合成类固醇、孕激素、达那唑、糖皮质激素、利尿剂和抗风湿药等药物是医源性雄激素过量的主要原因。 - 多囊卵巢综合征：绝经前不一定诊断为多囊卵巢综合征，因此绝经后妇女也必须考虑。然而，在这个年龄组很难鉴别。 - 肥厚：这是一种严重的多囊卵巢综合征，是卵巢间质细胞中雄激素分泌过多的结果。绝经前和绝经后妇女可能出现这种疾病。增生通常是双侧的，以增生性卵巢间质伴细胞黄体化为特征。卵巢类固醇合成增加被认为是由于卵巢过度刺激。 - 卵巢或肾上腺肿瘤(睾丸间质细胞瘤、支持细胞瘤、卵巢卵泡膜瘤)：卵巢肿瘤可能出现高雄激素血症；肾上腺肿瘤产生和分泌雄激素原(DHEA)、糖皮质激素和(或)雌激素。 - 先天性肾上腺皮质增生症(CAH)。图34-7对经典型CAH和迟发型CAH标签进行了区分。

续 表

疾病	临床与实验室检查结果
雄激素化作用[17]	实验室检查结果：初步检测包括睾酮和 DHEAS 的测定；另外，还可测定 17α-羟孕酮。DHEA 是一种脉冲性激素，其测定在有压力的情况下使用有限。睾酮水平只有在男性范围内才是可靠的。如果 17α-羟孕酮水平处于临界状态，建议进行 ACTH 试验。由于高催乳素血症可能与多毛症有关，因此还应检测催乳素，如果怀疑库欣综合征，应测量尿皮质醇排泄量。图 37-4 所示为男性化诊断的建议方法——女性男性化诊断方法。根据一项研究[18]，如果睾酮水平≥1.4 μg/L(4.9 nmol/L)，FSH 水平≤35 U/L，绝经后雄激素过盛的卵巢或肾上腺肿瘤的可能性大约高 10 倍。
甲状腺功能不全	甲状腺功能减退与不孕、自然流产、死产和先天性异常有关。这被认为是由 GnRH 释放减少造成的。这也可能是由于甲状腺素结合蛋白的减少，卵泡内雄激素浓度升高和卵泡发育受到干扰。此外，下丘脑释放 TRH 的增加也被认为会增加催乳素的分泌。在甲状腺功能亢进的情况下，不孕主要发生在那些有严重自身免疫性甲状腺功能亢进的患者身上。

患者首次出现经期不孕症、少经期不孕症或闭经不孕症时，建议同时测定催乳素、FSH、LH、雌二醇、睾酮、DHEAS 和 TSH。

在存在月经周期的情况下，应该在周期的第 3 天和第 7 天之间进行激素测定，因为这段时间的结果最有可能具有可比性。

升高的睾酮和(或)DHEAS 水平表明不孕症是由雄激素过多所致。如果睾酮和(或)DHEAS 及 LH 升高，应怀疑存在潜在的多囊卵巢综合征。

即使患者月经规律且激素检查无明显异常，周期紊乱仍可能存在。因此，建议使用重复的超声波和内分泌检查至少监测一个周期(周期监测)(图 37-3)。

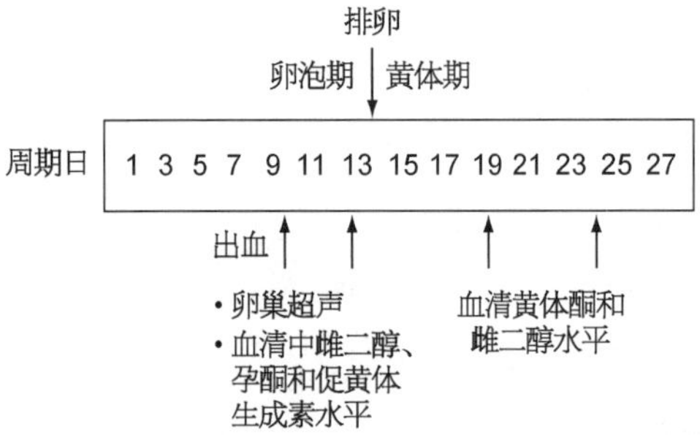

图 37-3 监测 28 天周期的示例。在这个例子中，在月经周期的不同时间内进行了两次超声和内分泌检查，并在两个不同时间点上进行了血液样本采集以检查黄体功能[5]

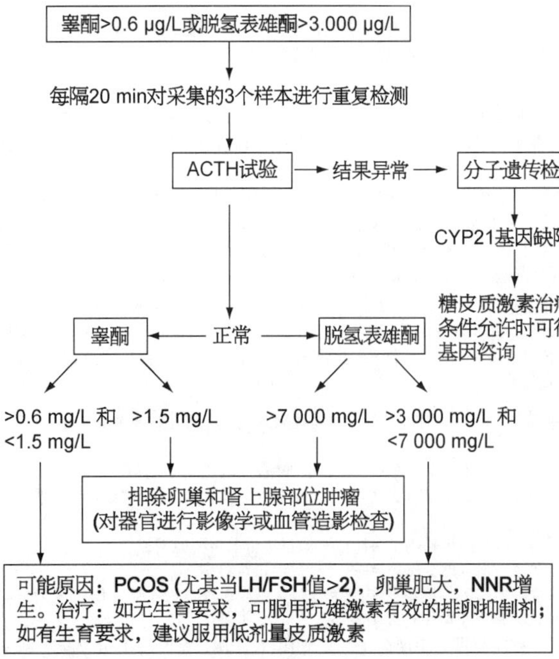

图 37-4 女性雄激素化诊断路径。广泛的诊断程序执行之前，应多次检查激素水平和排除医源性原因[5]

在周期的前半段，血清雌二醇浓度的增加通常与卵泡生长成正比。在自然周期中，排卵前雌二醇水平达到 200～600 ng/L。而在用克罗米芬治疗的刺激周期中，可以看到人绝经期促性腺激素(HMG)或 FSH，雌二醇增加至 2 000～3 000 ng/L。

在怀疑卵泡过早黄体化时，孕酮在卵泡期较晚阶段的测定可能有用。在卵泡期后期测定 LH 可用于确认是否存在内源性黄体生成素增加。血清 LH 开始升高的大约 30 h 后，尿液 LH 开始升高 24 h 后，排卵发生。

除了在卵泡期测定激素，还推荐通过重复测定孕酮水平来评估排卵后的黄体期。应在排卵后约 5 天和 10 天进行两次测定。如果两次孕酮水平均≥10 μg/L，则不太可能存在黄体功能不全。自排卵后 14 天起，可以通过 HCG 测定来检测妊娠。需要记住的是，在注射 HCG 用以诱导排卵和黄体期支持的刺激周期中，在最后一次给药的 1 周后检测，HCG 血清水平仍可能高于 5 U/L。在这种情况下，只有 HCG 的新增量是内源性 HCG 产生的可靠指标。HCG 的一过性短暂升高可能会被误解为很早期的流产(“生化妊娠”)，生化妊娠可能与月经延迟有关。

37.2.1.2 非经典先天性肾上腺皮质增生症

先天性肾上腺皮质增生症(CAH)是最常见的先天性内分泌疾病之一，为常染色体隐性遗传病[11]。V281L 是 *CYP21A2* 基因最常见的突变。编码 21-羟化酶的基因突变导致醛固酮和皮质醇合成受阻，导致雄激素水平过量(图 34-2)。根据缺陷的严重程度，可以区分 3 种表型(表 34-6)：典型失盐型、典型男性化型、迟发性非经典型(NCCAH)。

虽然典型 CAH 通常在出生后不久即诊断，但 NCCAH 的临床症状直到儿童期或青春期才出现。

在 NCCAH 中，存在 21-羟化酶的部分缺陷。根据种族的不同，发病率不一，总体发病率为 1/1 000，在毛发多的女性中发生率高达 6%。这种迟发型的临床特点是各种迟发症状，包括多毛症、月经紊乱和不孕症。17α-羟孕酮的浓度升高，并且在 ACTH 兴奋试验中检测到的结果可以表明 21-羟化酶存在部分缺陷。

分子基因型和临床症状之间存在相关性，NCCAH 表型的基因突变容许酶活性高度存在，这一点与 CAH 的其他表型不同。一项研究表明[11]，在 63.7%的 NCCAH 表型患者中，21-羟化酶缺陷由严重突变引起，突变可以由父母传递给孩子。发现的最常见的突变是 *V281L*。在 ACTH 刺激后 17α-羟孕酮浓度超过 10 μg/L。由于杂合子携带者的频率较高，并且在这些携带者中 ACTH 兴奋试验并不总是呈阳性，所以具有 NCCAH 家族史的伴侣应该接受基因检测。

37.3 性腺功能减退症

男性性腺功能减退症定义为睾丸产生雄激素和(或)精子存在障碍。Klinefelter综合征是性腺功能减退症最常见的先天性原因,发生率为1‰~2.5‰。在对3 369名40~79岁社区居民的横断面调查中,发现继发性、原发性和代偿性性腺功能减退症的发生率分别为11.8%、2.0%和9.5%[20]。在具有髋部骨折史的男性中,高达20%的患者睾酮水平低。

睾丸功能受下丘脑GnRH脉冲释放的调节,后者则通过垂体前叶刺激FSH和LH的释放[19]。GnRH脉冲以每6 h 3.8个脉冲的平均速率发生。在较低的脉冲频率下,FSH优先释放;在更高的脉冲频率下,主要释放LH。血液循环中的FSH与支持细胞结合并刺激它们产生精子和蛋白质,特别是抑制素。睾丸间质细胞受LH刺激产生睾酮。睾酮和抑制素通过负反馈调控调节FSH和LH的分泌。升高的睾酮水平抑制FSH和LH的分泌,而抑制素主要抑制FSH的分泌。抑制素与睾酮一起诱导和维持精子发生。

性腺功能减退症的临床症状取决于睾酮缺乏开始的时间[21]。

- 胚胎发育过程中睾酮缺乏可导致雌雄同体。
- 如果睾酮缺乏在青春期正常开始时就存在,它可能会推迟青春期并导致类无睾性巨人症。
- 青春期后的睾丸激素缺乏症不会导致身体比例的变化,但会导致继发的体毛稀疏、肌肉萎缩、体脂肪增加、骨质疏松症、贫血、性欲减退、阳痿和不育。

37.3.1 原发性性腺功能减退症

原发性性腺功能减退症源自睾丸本身病变并影响:① 睾丸间质细胞产生睾酮;② 曲细精管。睾丸由许多薄而紧密卷曲的小管(曲细精管)组成。精子细胞产生于含有睾丸支持细胞的小管壁内,该细胞具有支持和滋养精子细胞的功能。

性腺功能减退症中的功能试验和原发性性腺功能减退的原因,请参见表37-6和表37-7。

表37-6 性腺功能障碍的功能试验

功能试验	临床和实验室检查结果
HCG刺激试验	适应证:确认功能性睾丸组织是否存在(如双侧隐睾病例),评估睾酮储备分泌能力。 原理:HCG具有黄体生成素活性,刺激睾丸间质细胞产生睾酮。 试验步骤:在第一天上午8点至10点采集血标本以检测基线的睾酮水平,继而进行5 000 U的HGC单次肌内注射(儿童注射剂量按每平方米5 000 U的体表面积计算,最大剂量为5 000 U)。并在48 h和(或)72 h后再次检测睾酮。 结果解释:如果睾丸功能性组织存在,睾酮至少应较基础水平平均增加2倍(1.5~2.5倍)。
GnRH兴奋试验	适应证:本试验通过测定LH和FSH的边缘浓度水平来区分性腺功能减退是下丘脑来源还是垂体来源的。它也可以区分青春期发育延迟和低促性腺激素性类无睾症。如果体内促性腺激素水平高则不应进行该试验。 原理:在下丘脑功能障碍的情况下,GnRH释放激素能够刺激垂体分泌FSH和LH。 试验步骤:采集血标本以检测基线FSH和LH水平,此后给予100 μg GnRH静脉注射,并于静脉注射后的25 min和45 min重复采集血标本以进行FSH和LH的浓度检测。在儿童体内,注射剂量按每平方米60 μg的体表面积计算(最小剂量25 μg,最大剂量100 μg)。 结果解释:相对于基线浓度,LH增加至少3倍及FSH增加至少1.5倍,表明存在下丘脑功能障碍。在没有青春期发育迹象的情况下,LH和FSH对GnRH的反应性增加表明了体质性青春期发育延迟的存在。

表37-7 原发性性腺功能减退症[20]

疾病	临床和实验室检查结果
Klinefelter综合征[22]	Klinefelter综合征是先天性性腺功能减退症最常见的类型,新生男婴的患病率为(1~2)/1 000。Klinefelter综合征患者的细胞核型为XXY,然而,有很多男性患者表现为嵌合体型核型,体内只有一部分细胞核型表现为XXY。临床特征包括小而硬的睾丸(体积2~10 mL,正常30~60 mL),雄激素缺乏症状(稀疏的体毛、身材异常高大、勃起功能障碍),男性乳房发育症、无精子症。并发症包括骨质疏松症、代谢综合征、2型糖尿病、静脉曲张、血栓栓塞和癫痫。在青春期之前,唯一相同的发现是睾丸体积低于1.5 mL。 实验室检查[22]:睾酮水平低(7~15 nmol/L,正常10~18 nmol/L),性激素结合球蛋白(SHBG)增加,FSH升高(25~42 U/L,正常10~30 U/L),LH升高(15~21 U/L,正常5~11 U/L)。睾酮替代表示低于12 nmol/L水平。
XX男性综合征	存在这种染色体异常的患者表现出的特征可能类似于一般女性或类似于性腺发育不全的女性,雌雄同体,或性腺发育不全的男性。XX男性患者比一般男性矮小,且身体比例与类无睾症患者类似,并存在尿道下裂。该病发生率为新生儿的1/10 000。 实验室检查:同Klinefelter综合征。
XX/X0混合性性腺发育不全	携带45X0或46XY核型的患者可能表现出男性或女性特征。通常位于腹腔内的性腺器官存在发育不全。这类患者通常不育,且他们中有高达20%的患者患有无性细胞瘤、性腺或胚胎细胞肿瘤。
XYY综合征	这类男性患者比同龄人高,但体格却并不十分强壮。由于曲细精管存在玻璃样变,精子发生明显减少。 实验室检查:睾酮正常或降低,FSH和LH升高。
Del Castillo综合征	患有这种综合征的男性不育并伴有小睾丸和无精症。睾丸活检是诊断的必要条件。由于精子缺乏,该综合征也称为唯支持细胞综合征。 实验室检查:睾酮水平通常正常,但对HCG的刺激反应有所下降,LH浓度在参考区间上限。
功能性青春期前去势(无睾丸症)	患者的睾丸功能彻底衰竭,但他们的染色体是正常的XY核型,一般认为这类情况的出现与妊娠期间遭遇外伤导致子宫内的睾丸受损相关。 实验室检查:LH和FSH升高,睾酮水平降低,只对hCG的刺激无反应或反应低下。
5α-还原酶缺乏症	类固醇的合成过程中可能发生单个酶的先天缺陷。这些缺陷可能只影响睾酮生物合成,也可能与皮质醇的合成紊乱相关。 5α-还原酶负责还原睾酮环的双键,5α-还原酶缺乏导致睾酮转化为双氢睾酮(DHT)的水平不足。当存在5α-还原酶缺乏症时,睾酮不能转化为双氢睾酮(图37-1)。DHT负责阴囊、阴茎和前列腺的发育。因此,尽管染色体核型为XY,患有该综合征的患者在青春期发育前的表现和女孩类似。在青春期,睾丸开始产生睾酮,男性才开始呈现出正常的男性外貌,如肌肉发达、皮下脂肪减少。DHT负责阴囊、前列腺和睾丸发育。由于DHT缺乏,阴囊和前列腺仍然处于未发育阶段。

续 表

疾病	临床和实验室检查结果
5α-还原酶缺乏症	实验室检查：FSH 和 LH 略有升高。睾酮水平正常或轻度升高。睾酮与 DHT 的比值有提示诊断意义。青春期后正常的比值应≤20，但在 5α 还原酶缺乏症中，该比值可大于 35。这个比率也可以用来诊断青春期前的病情。正常男孩中该比值≤20，而患有 5α 还原酶缺乏症的男孩中该比值大于 50。
LH 抵抗	黄体生成素 LH 受体基因失活引起的睾丸间质细胞上 LH 受体减少或缺失。患者具有 XY 染色体核型，但表型为女性。 实验室检查：睾酮减少，黄体生成素升高。
假两性畸形	假两性畸形可能是由细胞核中的雄激素受体基因失活突变引起的。
睾丸女性化	睾丸女性化的患者组织器官中没有功能性的睾酮和双氢睾酮激素受体，导致雄激素完全丧失活性。然而，睾酮仍被转化为雌激素(图 37-1)。青春期时，患有这种综合征的男孩会出现乳房发育，并由于睾酮转化为雌激素的增加出现女性特征的皮下脂肪分布。 实验室检查：睾酮处于正常范围或略微升高；FSH 和 LH 升高，原因是垂体和下丘脑缺乏雄激素的反馈调节。
Reifenstein 综合征	和睾丸女性化类似，该病也缺乏能与雄激素结合的受体，但在这种疾病中受体的缺乏情况通常是局部的。男性在这种情况下显示不同程度的假两性畸形。在成年人中会出现因雄激素减少引起的毛发生长及肌肉含量的减少。 实验室检查：FSH、LH 和睾酮升高。由于该病中受体的缺陷是局部的，激素增加的水平不如在睾丸女性化中那样显著。
青春期后睾丸炎	多达 25%的病例显示青春期后的腮腺炎与睾丸炎相关。 实验室检查：精子数量下降以及 FSH 的单一性升高。如果睾丸炎持续存在，则会出现睾酮降低及 LH 含量增加。
隐睾症[19,23]	高达 10%的男性出生时存在隐睾，然而青春期到来后隐睾的发生率降至 0.3%～0.4%。隐睾导致性腺功能减退并与 70%不育的案例相关。单侧隐睾也与不育相关，但较双侧隐睾而言对生育的影响程度偏小。若在表型为男性的新生儿中，双侧均未触及睾丸，则必须排除该新生儿的核型是否为女性，并且证实存在有产生睾酮的组织。 实验室检查：LH 和 FSH 升高，同时检测不到抗米勒管激素，若 HCG 刺激后睾酮无升高，则提示无睾症的存在。

实验室检查结果[19]：原发性性腺功能减退症的诊断依据是睾酮浓度降低，FSH 和 LH 升高及精子产生减少。在部分情况下，需要确定是否存在轻度或中度功能障碍，例如，由于精索静脉曲张，在这些情况下 LH 浓度仍然是正常的。在 GnRH 测试中的过度反应表明睾丸间质细胞也受到影响。

37.3.2 继发性性腺功能减退症

继发性性腺功能减退症，也称为低促性腺素性功能减退症，可能是先天性缺陷或获得性疾病的结果。这些患者显示的临床特征取决于疾病的发作是在青春期之前还是青春期之后。继发性性腺功能减退的原因可参见表 37-8。

表 37-8 继发性和混合获得性性腺功能减退症

疾病/病因	临床和实验室检查
Kallmann 综合征	经典的低促性腺素性腺功能减退症(Kallmann 综合征)是一种先天性疾病，特征是 FSH 和 LH 的分泌缺乏，伴有因嗅球发展缺陷导致的嗅觉减退或缺失。在男性中的患病率为 1/10 000。患者存在青春期去势。因为发育被限制，部分患者的睾丸停留青春期前的状态。因为 FSH 和 LH 分泌可通过反复给予 GnRH 来刺激，这表明主要的缺陷来自下丘脑而非垂体[19]。 实验室检查：低浓度 FSH、LH 和睾酮。
无分泌作用的垂体腺瘤	性腺功能减退症是无功能腺瘤的早期特征，通常出现在生长激素缺乏之后不久时间内。 实验室检查：FSH 和 LH 水平降低，LH 变化水平更明显。睾酮浓度下降。进行高催乳素血症的检测很重要。高催乳素血症的男性患者约 80%都有腺瘤。对年轻患者进行 GnRH 试验可用于鉴别诊断是原发性性发育迟缓还是继发性性腺功能减退。GnRH 兴奋试验的阳性结果表明存在继发性性腺功能减退(如腺瘤)。
单纯性 LH 缺乏 单纯性 FSH 缺乏	男性单纯性 LH 缺乏被称为能生育的类阉人综合征[19]。一方面，这类男性虽然存在雄激素缺乏，他们仍然有足够的 FSH 支持精子生成并且因此有生育能力。另一方面，单纯性 FSH 缺乏的男性患者虽然有正常的雄激素水平，但因为 FSH 缺乏影响精子生成而不具备生育能力。
重症患者	重度应激可显著降低 FSH、LH 释放和睾酮分泌。这也发生在因急重症入院的患者或重症监护病房的危重患者。
垂体柄横断	严重的头部外伤导致垂体柄横断，在急性期出现尿崩症，继而出现继发性性腺功能减退症。
SHBG 生成增加	伴有酒精性肝硬化的男性性激素结合球蛋白(SHBG)生成增加及睾酮储备水平的降低会导致游离睾酮减少。虽然总睾酮水平正常，游离睾酮的下降会导致性腺功能减退。同样地，SHBG 和总睾酮水平升高也可见于甲状腺功能亢进症。
血色沉着病	睾丸和垂体促性腺激素细胞内铁储存增加，导致原发性和继发性性腺功能减退症的临床表现均会出现。继发性的铁过载也可导致这一情况出现(如地中海贫血患者大量输血或存在骨髓增生异常综合征)。
慢性肾功能不全	慢性肾脏病患者(尤其是那些长期接受血液透析的患者)的促性腺激素相关系统会存在不同程度的功能障碍，同时精子发生率也会有一定程度的降低。高催乳素血症和继发性甲状旁腺功能亢进症也可加剧阳痿的进展。
代谢综合征，糖尿病	患有代谢综合征或 2 型糖尿病的男性不仅心血管风险增加，还可能引发睾酮减少和勃起功能障碍。BMI 在 30～35 kg/m^2 的男性因 SHBG 减少而导致总睾酮减少，而重度肥胖的男性(BMI>40 kg/m^2)则是由 LH 的分泌降低导致睾酮降低[24]。由于微血管和大血管损伤和神经病变，勃起功能障碍在 1 型糖尿病中经常发生。
药物	烷化剂如环磷酰胺、苯丁酸氮芥、白消安，破坏生精小管，导致无精症和少精症、睾酮分泌减少。氨鲁米特、依托咪酯、酮康唑干扰雄激素的合成。安体舒通、醋酸环丙孕酮、氟他胺抑制雄激素受体。
放射性碘治疗	放射性 ^{131}I 通常用于分化型甲状腺癌和甲状腺功能亢进症的治疗。一项研究表明，部分生殖上皮和间质细胞的损害可能与甲亢患者的 ^{131}I 治疗相关[25]，而在癌症患者中 ^{131}I 治疗导致睾丸损伤是有文献明确记载的。 实验室检查[25]：睾酮水平在甲状腺功能亢进治疗 45 天后显著降低，12 个月后恢复到基础值。FSH 和 LH 无明显影响。

实验室检查：如果 FSH 和 LH 升高伴随着睾酮产生和精子数量减少，则不应怀疑为继发性性腺功能减退。

37.3.3 迟发性性腺功能减退症

迟发性性腺功能减退症的定义[26]：迟发性性腺功能减退症(LOH)是血清睾酮水平降低(总睾酮或游离睾酮)且排除了其他典型原因引起的性腺功能减退。当与年龄增长相关的雄激素水平下降引发生理和心理不良反应时，称为 LOH 综合征。

LOH 常见的临床症状[26]：性欲明显减退，勃起的质量和频率(尤其是夜间勃起)降低；情绪变化，伴随着思维活动、认知功能、空间定向能力的下降、疲劳、情绪低落和烦躁不安；睡眠质量下降；瘦体重(去脂体重)减少，肌肉含量及肌力下降；内脏脂肪增加。

LOH 的生化改变和危险因素：① 血脂异常、代谢综合征、2 型糖尿病、骨密度降低、高血压、心血管风险。② 睾酮水平降低。根据一项研究[20]，30 岁以后睾酮水平逐年下降 0.4%～2%，60 岁以上的男性中有相当比例的男性血清睾酮水平低于年轻男性(年龄在 20～30 岁)的下限。

勃起功能障碍：勃起功能障碍定义为持续不能达到或保持足够满意的性行为的阴茎勃起。勃起功能障碍持续 3 个月应进行评估和治疗。男性勃起功能障碍患者中低睾酮的患病率取决于所使用的临界值。总睾酮水平小于 2.0 μg/L 表示性腺功能减退。在睾酮水平在 2.0 μg/L 和 4.0 μg/L 之间时，应重复测量，并通过适当的实验室检查或计算游离睾酮指数来确定游离睾酮。研究表明，低睾酮水平定义为总睾酮小于 2.88 μg/L(9.9 nmol/L)，或勃起功能障碍的男性患者(发生率从 12.5%到 35%不等)游离睾酮小于 9 ng/L(31.2 pmol/L)[27]。

低睾酮作为危险因素：特别是在 20～39 岁的年轻男性中，低睾酮可能与代谢综合征直接相关。在波美拉尼亚的健康调查研究中[28]，睾酮水平处于最低四分位数的男性发生代谢综合征的相对风险为 2.06(1.29～3.29)。低血清睾酮水平也与死亡风险增加有关。例如，血清睾酮水平低于 2.5 μg/L(8.7 nmol/L)时，心血管疾病死亡风险比为 2.56(1.15～6.52)，癌症死亡风险比 3.46(1.68～6.68)[29]。

肥胖：肥胖是预测睾酮水平低的最强有力的因素，因此合并肥胖会使得睾酮水平低下这一状况加重。肥胖男性是迟发性性腺功能减退症患者中年龄最小的一组，并易患继发性性腺功能减退症。该组患者下丘脑-垂体调节异常且没有生理性代偿发生。脂肪组织中睾酮向雌二醇的转化增加，胰岛素抵抗，脂肪细胞合成促炎性细胞因子(TNF-α、IL-6)和性激素结合球蛋白减少都影响促性腺激素系统。

37.3.4 老年男性的睾酮和表型

睾酮水平下降程度与老年男性临床表型之间的关联性很弱。迟发性性腺功能减退症可根据睾酮浓度与黄体生成素水平在一定程度上进行分类。在一些老年男性中，睾酮水平正常而 LH 升高。这被称为代偿性性腺功能减退症。本章节规定的睾酮水平取自欧洲男性老化研究(EMAS)，并使用 GC-MS 测定[20]。

原发性性腺功能减退症[20]：在 EMAS 中，少数老年男性(2%)处于原发性性腺功能减退的风险中。它们与年龄的关系很强，可能代表了衰老过程中遇到的下丘脑-垂体-性腺轴的生理性激素水平下降的情况。它们的性腺功能减退状态和睾酮水平与许多变量(性方面的症状、躯体症状、活动受限、无法参与剧烈活动)相关。

例如，仅存在性交欲望频率下降这一症状的男性平均睾酮水平为 3.68(1.44～9.42)μg/L，清晨勃起缺乏的男性平均睾酮水平为 1.76(0.93～3.32)μg/L，如果出现勃起功能障碍，睾酮水平仅为 1.38(0.71～2.70)μg/L。

继发性性腺功能减退症[20]：继发性性腺功能减退症与任何年龄段的肥胖和合并症均有关，同时可能与下丘脑-垂体失调导致生理代偿机制缺乏相关。继发性性腺功能减退症的患病率并不随年龄增加。EMAS 中测得的睾酮水平主要在 1～2 μg/L 的范围内。

代偿性性腺功能减退症[20]：单纯的睾丸功能老化产生的负面影响在数年间可以通过 LH 代偿性增加来缓解。EMAS 研究中约有 9.5%的男性存在这种代偿性性腺功能减退症；这与年龄无明显关系，并且在这三类性腺功能减退症中，代偿性性腺功能减退症患者所占比例最大(29.5%)。他们的睾酮水平≥3.6 μg/L(10.5 nmol/L)，LH 水平>9.4 U/L。具有代偿性性腺功能减退症的男性的主要症状是躯体症状(无法进行剧烈活动，行走超过 1 km 存在困难，弯腰困难)。LH 水平升高表明睾酮水平下降，虽然睾酮水平在参考区间内；这与 FT4 水平在参考区间内，TSH 水平升高表明存在潜在甲状腺功能减退症相同。LH 和肌肉强度之间存在负相关，且这一关系独立于睾酮、LH 和性欲。

女性生殖系统的男性：在女性生殖系统的男性中，身体症状的发病率为 5%～21%，性症状的发病率为 25%～35%。

迟发性性腺功能减退症的诊断[30]：满足下列几项标准可以诊断迟发性性腺功能减退症：① 三项性相关症状：早晨勃起减少、性欲减退和勃起功能障碍；② 生化标准：总睾酮小于 3.2 μg/L(11 nmol/L)或游离睾酮小于 64 ng/L(220 pmol/L)(使用 GC-MS/MS 测定睾酮)。

37.4 促性腺激素

37.4.1 引言

卵泡刺激素(FSH)、黄体生成素(LH)和促甲状腺激素(TSH)由腺垂体分泌，并具有与胎盘激素 HCG 相似的结构。所有四种激素的分子量约为 30，糖类含量为 15%～30%。它们由两条多肽链组成，在所有激素中都有相同的 α 亚基，四种激素中的 β 亚基各不相同并在与 α 亚基结合后可以发挥作用决定生物功能。

促性腺激素调节性腺活性和性激素雌二醇、睾酮和孕酮。这些重要的类固醇对性发育及男性和女性表型的分化和维持起到作用。月经周期中的 FSH 和 LH，以及雌二醇和孕酮的变化模式如图 37-2。

37.5 卵泡刺激素

在女性中的功能作用：在卵泡期，FSH 刺激卵巢中 Graafian

卵泡的成熟，并刺激卵泡膜细胞分泌雌二醇。当卵泡成熟时，雌二醇分泌水平也增加。LH 峰由高雌二醇浓度触发，排卵发生在 LH 峰出现的后一天。由于 GnRH 以脉冲模式分泌，FSH 的分泌也呈脉冲式。

在男性中的功能作用：FSH 刺激精子发生并受蛋白质抑制素调节，蛋白质抑制素在支持细胞中产生并抑制垂体的 FSH 分泌。

37.5.1 适应证

- 在女性中：评估月经周期异常、不孕症的诊断评估、评估是否需要进行围绝经期激素替代治疗。
- 在男性中：精子发生障碍的精液分析及病因评估、当基础睾酮水平较低时 LH 和 FSH 提示性腺功能减退的类型（原发性或继发性）。

37.5.2 检测方法

使用各种方法和标记的免疫测定、竞争免疫测定方法[31]。

37.5.3 样本要求

血清、血浆：1 mL。

37.5.4 参考区间

FSH 的参考区间见表 37 - 9。

表 37 - 9 FSH 的参考区间

	女性(U/L)	男性(U/L)
儿童[32]		
- 出生 1～7 天	0.10～3.43	0.11～2.97
- 出生 8～15 天	0.13～1.04	0.17～1.43
- 出生 16 天～3 岁	0.25～3.20	0.12～2.50
- 4～6 岁	0.19～3.28	0.10～6.68
- 7～8 岁	0.17～11.05	0.13～4.10
- 9～10 岁	0.36～6.91	0.20～4.52
- 11 岁	0.44～8.97	0.41～8.87
- 12 岁	0.95～17.15	0.51～10.46
- 13 岁	1.84～9.94	0.69～10.75
- 14 岁	0.91～11.79	0.45～10.46
- 15 岁	1.19～12.43	0.43～18.45
- 16 岁	1.09～12.38	0.16～9.65
- 17 岁	1.17～9.63	2.22～12.93
- 18～19 岁	<0.10～9.50	1.95～15.41
男性[33]		1～12
女性[33]		
- 卵泡期	3～20	
- 排卵期	9～26	
- 黄体期	1～12	
- 绝经后期	18～153	

参考值表示为第 2.5 和 97.5 百分位数。转换公式：μg/L×3.18 = nmol/L

37.5.5 临床意义

因为在大多数情况下临床要求 FSH 和 LH 一起测定，所以 FSH 的临床意义在 37.6.5 章节一起讨论。

37.5.6 注意事项

检测方法：不论使用多克隆抗体还是单克隆抗体，不同生产商的免疫分析测定都可能在患者样品中提供不同结果，尽管事实上这些试验测定已针对同一标准进行了校准：世界卫生组织国际标准规定采用免疫法测定 FSH，NIBSC 编号 92/510，而依然存在的差异可能是由以下原因导致：① 针对不同糖基化形式的 FSH 的抗体的选择性不同，FSH 作为遗传变体，包括大量糖基化可变亚型；② 某些疾病如肾功能不全时抗原决定簇的变化；③ 免疫测定的动力学条件。

免疫测定显示与 LH、TSH 和 HCG 的交叉反应性小于 1%。

儿童的参考区间：参考 CALIPER 队列研究（Clin Chem 2013;59：1215 - 27 和 1393 - 1405）。

稳定性：血清和血浆可在 4℃稳定数天。可通过非冷藏方式运输。

37.6 黄体生成素

在女性体内发挥的功能作用：黄体生成素（luteinizing hormone，LH）在调节卵泡发育中具有多种功能。在卵泡早期，低浓度 LH 诱导卵泡膜细胞从孕酮合成转换为雄激素合成，以便 FSH 后续激活颗粒细胞的雄激素转化为雌二醇。LH 不仅激活雄激素合成，在排卵前期雌二醇升高的同时，也参与孕酮的分泌转换。LH 还在促进卵母细胞成熟方面发挥作用。

在男性体内发挥的功能作用：LH 刺激睾丸间质细胞合成雄激素。

37.6.1 适应证

- 女性：评估月经周期异常、不孕症的诊断评估、评估是否需要进行围绝经期激素替代治疗。
- 男性：基础睾酮水平降低时，LH 结果提示性腺功能减退（原发性或继发性）的病因类型。

37.6.2 检测方法

免疫分析，竞争性和免疫测定[34]。

37.6.3 样本要求

血清、血浆：1 mL。

37.6.4 参考区间

LH 的参考区间见表 37 - 10。

表 37 - 10 LH 的参考区间

	女性(U/L)	男性(U/L)
儿童[32]		
- 出生 16 天～3 岁	0.25～2.48	0.20～2.95
- 4～6 岁	0.23～1.85	0.22～2.99
- 7～8 岁	0.21～2.97	0.22～2.67
- 9～10 岁	<0.20～3.96	0.37～2.64

续 表

	女性(U/L)	男性(U/L)
- 11 岁	<0.20～6.46	0.30～1.82
- 12 岁	0.41～9.92	0.25～4.04
- 13 岁	0.34～5.36	0.33～5.97
- 14 岁	0.49～31.18	0.48～7.93
- 15 岁	0.50～20.68	0.50～10.73
- 16 岁	0.40～29.35	0.48～9.65
- 17 岁	1.56～12.43	0.86～10.83
- 18～19 岁	1.82～11.17	1.51～5.92
男性[33]		2～12
女性[33]		
- 卵泡期	2～15	
- 排卵期	22～105	
- 黄体期	0.6～19	
- 绝经期	16～64	

参考值表示第 2.5 和 97.5 百分位数。第二代参考制剂制备 IRP 80/552

37.6.5 临床意义

37.6.5.1 FSH、LH 和卵巢功能障碍

若 FSH 和 LH 持续升高，则可能存在原发性卵巢衰竭[5]。若 FSH 和 LH 降低或处于参考区间低值，则可能存在闭经、继发性卵巢衰竭(表 37 - 11)。大多数原发性和继发性促性腺激素分泌不足或正常的闭经是下丘脑 GnRH 脉冲式分泌紊乱或缺乏的结果。在上述情况中，雌二醇水平一直降低。

表 37 - 11　与低或正常低限的 FSH 和 LH 浓度相关的闭经[5]

疾病/病因	评估
孕激素试验阴性	继发性闭经，视严重程度而定
高催乳素血症	参见第 36 章
神经性厌食症	与体重减轻相关的神经性闭经
Kallmann综合征(嗅觉生殖器综合征)	原发性闭经(常伴有嗅觉丧失)。在女性中极为罕见，发病率为 1∶50 000。若患者有治疗意愿，使用 GnRH 脉冲式给药或促性腺激素治疗
外伤、腺瘤	外伤或腺瘤相关的下丘脑-神经垂体轴损伤可能导致原发性闭经
β地中海贫血导致的空蝶鞍	引起青春期延迟和闭经，可以使用 HMG/HCG 和生长激素治疗

在月经周期中期出现没有规律的促性腺激素浓度高峰可能提示原发性卵巢衰竭。同步检测雌二醇可进行区分：高雌二醇表明存在正常的促性腺激素峰。而排卵后雌二醇浓度短暂降低。在排卵后，两者区别基于孕酮水平略有升高(1～2 μg/L)。

持续性 FSH 和 LH 升高相关的疾病，参见表 37 - 12。

FSH 和 LH 水平略微升高或处于参考区间上限，伴有闭经、月经过少或月经周期异常，这表明存在如 PCOS 的雄激素过多相关性的卵巢衰竭。

不孕症治疗过程中，连续监测 LH 对预测排卵时间极为重要，预期 LH 升高约 30 h 后发生排卵[19]。

表 37 - 12　与女性 FSH 和 LH 持续升高相关的疾病

疾病/病因	临床和实验室检查
性腺发育不全伴45X0(Turner综合征)	原发性闭经、发育不良、婴儿生殖器、特征性耻骨，如宽盾状胸和颈蹼。可能存在许多嵌合型，主要是 46XX，45X0。上述患者中仅个别女性有生育可能。
性腺发育不全伴45X0，46XY 嵌合	一侧出现原始睾丸性腺，另一侧出现性腺发育不良。由于存在恶性变的风险，建议手术切除性腺，尤其对于检测到 Y 染色体部分的患者。
性腺发育不全伴46XY(Sywer综合征)	原发性闭经、正常生长、婴儿生殖器。由于存在恶性变的风险，建议手术切除性腺。
过早绝经	40 岁前女性出现继发性闭经，且促性腺激素升高。有自身免疫性疾病的倾向。
抗卵巢综合征(间歇性卵巢衰竭)	症状类似于过早绝经；然而，该情况是可逆的，症状改善后有妊娠的可能性。通过对卵巢活检材料进行组织学检查来区分过早绝经。FSH 升高及规律的月经周期提示围绝经期。
化疗后或放疗后	化疗可能导致原发性卵巢衰竭的发展。卵巢放射也是如此，且这种情况通常是不可逆的。
卵巢早衰	卵巢早衰被定义为 40 岁之前月经停止。15～29 岁每 1 000 名女性出现 1 例，30～39 岁的每 100 名女性出现 1 例。大多数病因不明。卵巢早衰可能在 1～2 个月内突然发生，或在几年内逐渐发生。有些女性可能会出现更年期症状，如潮热、月经稀发和阴道干涩。 实验室检查：通常在月经周期第3天FSH或雌激素可能升高。

37.6.5.2 LH、FSH 和睾丸功能障碍

LH：睾酮水平降低的情况下，通过测定血清 LH 浓度可以确定性腺功能减退的病因[21]：LH 升高提示睾丸(原发性)性腺功能减退，而低 LH 水平提示病因来自中枢(继发性)；LH 联同睾酮升高提示存在雄激素受体缺陷(雄激素不敏感)。

FSH：FSH 是诊断精子产生异常的标志物。① FSH 升高伴有小而硬的睾丸(体积小于 6 mL)和无精子症，提示 Klinefelter 综合征。② FSH 升高伴无精子症或精液参数低及睾丸体积大于 6 mL，提示原发性精子生成异常。③ FSH 正常伴无精症提示可能存在输精管阻塞。精液中分泌的附睾标志物同步降低如 α 葡萄糖苷酶，将证实上述诊断。④ FSH 降低提示垂体功能不全的可能性(参见第 33 章)。

大多数有生育问题的男性患有少精症，但 FSH 正常。上述病例的发病机制不明，若考虑患者发病与年龄和肥胖有关，则内分泌相关实验室检查价值有限。

37.6.6 注意事项

检测方法：无论使用多克隆抗体还是单克隆抗体，不同厂商的免疫检测在同一患者标本中均可能产生不同的结果，尽管上述检测已使用垂体 LH 国际二代标准品(安瓿编码为 80/552；二代 IS)和 LH 81/535 进行校准。上述偏倚的原因能在介绍 FSH 的相关章节找到。

儿童的参考区间：参考 CALIPER 队列研究(Clin Chem 2013；59：1215 - 27 和 1393 - 1405)。

稳定性：血清和血浆在 4℃保存数天。可非冷藏运输。

37.7 17β-雌二醇

37.7.1 引言

17β-雌二醇(E2，$C_{18}H_{24}O_2$)是主要的女性性激素，是一种

C18类固醇，负责生殖系统的生长发育、分化和繁殖相关的关键生理过程。芳香酶是催化雌激素生物合成最终步骤的限速酶（图37-1）。其位于产生雌激素的细胞（卵巢颗粒细胞、胎盘合体滋养层细胞、骨、脑、皮肤成纤维细胞、脂肪组织间充质细胞）的内质网中，由位于人类基因组第15条染色体的*CYP19A1*基因编码。

E2是卵巢相关激素中的主要雌激素，由雄激素芳构化形成。上述过程复杂，涉及三个羟化步骤。芳香酶复合物由芳香酶细胞色素P450和黄素蛋白NADPH-细胞色素P450还原酶组成。雌激素的生物合成通过将芳香酶与C19雄激素类固醇底物结合，催化芳香酶反应导致雌激素的特征性酚A环形成而发生[35]。E2易在肝脏中被氧化成雌酮（E1）。雌酮可以进一步水合为雌三醇。雌激素与性激素结合球蛋白（SHBG）结合在血浆中转运。

E2在女性和男性中均可合成。在育龄妇女中，主要在卵巢合成；在男性中，20%在睾丸中合成，其余80%在肾上腺中产生。然而，卵巢和肾上腺皮质也合成一系列雄激素（雄烯二酮、脱氢表雄酮、睾酮），在外周组织如脑、骨骼和脂肪组织中芳构化为E2。

男童和女童的雌激素水平较低（低于100 pmol/L）。

E2在女性青春期升高，且是卵巢活动的标志。在月经周期中，排卵前期（约1 000 pmol/L）和黄体期黄体分泌时E2达到最高水平。绝经后E2水平低（小于100 pmol/L）。雌酮（E1）是绝经后妇女的主要雌激素，由脂肪组织中的雄烯二酮转化生成。

在男性中，雄烯二酮是通过在外周组织中睾酮转化而产生的。

37.7.2 适应证

- 女性：监测激素治疗不孕的过程、评估卵巢功能。
- 男性：乳房发育。

37.7.3 检测方法

在血清和血浆中，17β-雌二醇与蛋白质结合，包括SHBG和白蛋白。在测定之前，雌二醇需从蛋白质中释放。这一过程通过与市场上出售的免疫检测试剂中的特定反应物反应完成。

37.7.4 样本要求

血清、肝素抗凝血浆：1 mL。

37.7.5 参考区间

17β-雌二醇的参考区间见表37-13。

表37-13 17β-雌二醇参考区间

	女性(U/L)	男性(U/L)
儿童[32]		
- 出生1～7天	25～116	<20～229
- 出生8～15天	42～134	31～126
- 出生16天～3岁	21～113	<20～65
- 4～6岁	<20～81	29～121
- 7～8岁	23～88	20～83
- 9～10岁	<20～176	<20～81
- 11岁	33～188	28～110
- 12岁	<20～221	26～131
- 13岁	<20～157	<20～232
- 14岁	42～541	22～273
- 15岁	25～909	<20～302
- 16岁	76～849	40～137
- 17岁	49～507	40～103
- 18～19岁	53～688	29～129
男性[33]		<184
女性[33]		
- 卵泡期	184～532	
- 排卵期	411～1 626	
- 黄体期	184～885	
- 绝经期	<217	

参考值表示为第2.5和97.5百分位数。换算：ng/L×3.671 = pmol/L

37.7.6 临床意义

37.7.6.1 女性17β-雌二醇

17β-雌二醇的检测在调控不孕患者卵巢功能和监测孕激素阴性的闭经患者月经中期促性腺激素的高峰中起重要作用。黄体酮撤退试验阳性提示内源性E2合成充足。与E2浓度变化相关的疾病和病因见表37-14。

表37-14 与17β-雌二醇变化有关的疾病和病因

疾病/病因	临床和实验室检查
卵巢衰竭	E2浓度降低至37 pmol/L(10 ng/L)
无排卵周期	卵泡期E2浓度异常；优势卵泡未达到排卵前阶段而发生闭锁。随后发生雌激素撤退性出血
黄体功能不全	排卵前期E2通常降低，黄体期的第二个峰值无法检测
监测不孕症的治疗，尤其在使用克罗米芬或促性腺激素治疗的患者中	定期检测E2，联合超声检查滤泡生长状况以明确最佳的药物剂量。一旦优势卵泡发育到令人满意的大小，且E2水平足够（大约1 000 pmol/L，每个卵泡大于14 mm），即服用HCG诱导排卵。极高E2浓度（如>7 350 pmol/L；2 000 ng/L）或E2浓度持续数天明显升高表明即将发生过度刺激综合征。然而，即使在约1 000 ng/L(3 670 pmol/L)的浓度下也能发生过度刺激综合征。就多胎妊娠的发生而言，E2只能提供初步线索；需通过超声检查进行更确切的评估
分泌雌二醇的肿瘤	E2升高，促性腺激素水平低。罕见发生（如颗粒细胞瘤）

37.7.6.2 男性17β-雌二醇

循环中超过80%的17β-雌二醇由睾酮的芳构化产生。E2缺乏症是严重睾酮缺乏的后果，通过服用睾酮可以纠正。与睾酮类似，E2在正常性欲、勃起功能和骨骼代谢中起作用。皮下和腹内脂肪含量取决于E2，而性功能取决于睾酮和E2。

17β-雌二醇缺乏症：E2缺乏症是引发性腺功能减退相关一系列症状的基础。例如，当男性睾酮为2～4 μg/L及E2≥10 ng/L(36.7 pmol/L)时，性欲降低13%，而当E2<10 ng/L时，性欲降低31%[36]。

17β-雌二醇升高：E2升高可能与男性乳房发育症相关。男性乳房发育症的原因分为以下各类：特发性占25%，青春期占25%，药物相关占10%～20%，肝硬化和营养不良占8%，原发性性腺功能减退占8%，睾丸肿瘤占3%，继发性性腺功能减退占 2%，甲状腺功能亢进占 2%，肾病占 1%，其他原因占 8%。

产生分泌 E2 的肿瘤可发生于睾丸、肾上腺及其他部位。例如，生殖细胞肿瘤合成 HCG，并激活睾丸类固醇激素合成。HCG 也通过肺和胃肠道的肿瘤以副肿瘤综合征的形式进行合成。它刺激芳香酶活性，使得从睾酮中产生雌激素。

肾上腺皮质肿瘤产生大量雄激素（DHEA、雄烯二酮），然后通过芳构化转化为 E2，进而导致女性化的发生。

37.7.7 注意事项

检测方法：免疫法测定 E2 的可比性是有限的[36]。免疫检测需覆盖很宽的测量范围，50～2 000 pmol/L（14～545 ng/L）用于检测不孕症，200～15 000 pmol/L（54～4 086 ng/L）监测体外受精。

稳定性：样本可以在 24 h 内通过非冷藏方式运输。

37.8 孕酮

37.8.1 引言

孕酮是最重要的黄体激素，其主要功能是准备和维持妊娠。在卵泡期，只能在血清中检测到少量孕酮成分。与 LH 峰一样，孕酮轻度升高发生在排卵前不久；随着黄体期的到来，黄体产生大量孕酮。孕酮由孕烯醇酮通过 3β-HSD 作用在黄体中合成，妊娠期间由胎盘合成；作为雄激素和盐皮质激素合成的一个步骤在肾上腺合成（图 37-1）。孕酮引起子宫内膜的分泌性转化，如发生妊娠，则用于维持子宫内膜的蜕膜转化。妊娠前 8 周由黄体分泌孕酮，8 周后由胎盘接管该功能。

37.8.2 适应证

包括确定排卵、评估黄体功能、评估早孕。

37.8.3 检测方法

血清和血浆中超过 90%的孕酮与蛋白质结合。使用市售的免疫方法检测时，通过试剂盒中含有的试剂释放蛋白质中的孕酮。采用异构免疫法检测出孕酮浓度。

37.8.4 样本要求

血清、肝素抗凝血浆、唾液：1 mL。

37.8.5 参考区间

孕酮的参考区间见表 37-15。

表 37-15 孕酮的参考区间

	女性(U/L)	男性(U/L)
儿童[32]		
- 出生 1～7 天	0.8～9.6	1.0～12.5
- 出生 8～15 天	1.0～4.7	1.0～8.2
- 出生 16 天～3 岁	0.3～3.2	0.3～3.6
- 4～6 岁	0.3～3.5	0.4～8.7
- 7～8 岁	0.8～3.6	0.7～3.6
- 9～10 岁	0.4～3.5	0.4～3.9
- 11 岁	1.1～3.0	0.7～3.6
- 12 岁	1.5～5.9	1.0～5.1
- 13 岁	1.2～4.8	1.2～4.8
- 14 岁	1.5～41.7	1.1～4.1
- 15 岁	1.5～45.7	2.0～9.6
- 16 岁	1.8～46.9	2.2～14.5
- 17 岁	2.3～41.2	2.2～6.9
- 18～19 岁	3.8～43.2	3.7～9.6
男性[33]		<0.6～4.45
女性[33]		
- 卵泡期	<0.6	
- 黄体中期	9.5～63.6	
- 绝经期	<3	

参考数值表示第 2.5 和 97.5 百分位数。单位换算：μg/L×3.18 = nmol/L

37.8.6 临床意义

孕酮在排卵后 6～8 天达到最高水平，经期开始前的 3 天陡然下降。由于其产热效应，孕酮引起基础温度上升。监测基础体温表可用于评估孕酮水平。妊娠期间，妊娠第 5 周和第 40 周孕酮持续升高，浓度增加 10～40 倍。与孕酮水平变化有关的疾病和具体情况见表 37-16。

表 37-16 与孕酮变化有关的疾病与病症

具体情况	孕酮表现
确认排卵周期	月经周期后半阶段的孕酮水平提示先前曾发生排卵
检测黄体功能不全	在排卵后第 5 天和第 11 天左右收集 2～3 份血液样本。两次结果均>32 nmol/L（10 μg/L）提示黄体处于正常功能
妊娠早期检测	妊娠早期孕酮水平<32 nmol/L（10 μg/L）提示异常妊娠。考虑异位妊娠的可能性[37]

37.8.7 注意事项

稳定性：样品在 4～8℃下保持 1 周稳定。在 24 h 内通过非冷藏方式运输。

37.9 性激素结合球蛋白

37.9.1 引言

雄激素和雌激素在血循环中存在游离形式或与蛋白质结合的形式，如与性激素结合球蛋白（SHBG）和白蛋白结合。尽管与白蛋白的结合在组织转运期间迅速解离，但与 SHBG 的结合力及亲和力高，因此与 SHBG 结合的激素不易发挥生物作用。游离的或与白蛋白结合的激素可直接进入靶细胞，因此这部分激素通常被视为生物可利用型[38]。

SHBG 是一种分子量为 95 kDa 的大分子糖蛋白，由两个相同亚基组成的同型二聚体。每个亚基含有两个二硫键。SHBG 在肝脏中合成，血浆半衰期为 7 天。其中的 17α-羟基对 C18 和 C19 类固醇具有结合力。SHBG 的特点是：对双氢睾酮具有高亲和力，对睾酮和雌二醇有中等亲和力，对雌酮、DHEA、雄烯二酮和雌三醇有低亲和力。

SHBG 调节这些激素对靶组织的可用性。性激素的其他结合和转运蛋白包括皮质类固醇结合蛋白（CBG）和白蛋白。在男性中，44%～65%的循环睾酮与 SHBG 结合，33%～50%与白蛋白结合，3.5%与 CBG 结合；只有 2%～3%以游离形式存在[39]。在女性中，66%～78%的循环睾酮与 SHBG 结合，20%～30%与白蛋白结合。与 SHBG 的结合使得雄激素和雌激素的肾清除率降低，阻止了组织中睾酮转化为雄烯二酮。SHBG 还可以降低与细胞内雄激素受体并发挥生物学作用的睾酮的含量。

生物可利用的睾酮：睾酮以游离或与蛋白质结合的形式在血液中循环。与白蛋白结合的睾酮通过组织时容易被解离，释放游离的睾酮；与 SHBG 结合的睾酮则并非如此。因此，游离的及白蛋白结合的睾酮被称为生物活性部分。其可直接与细胞内受体结合并发挥生物作用。

37.9.2 适应证

若睾酮的水平与临床表现不一致，应联合测定 SHBG 和睾酮水平，例如：① 睾酮水平处于参考范围内，但临床存在明显雄激素化；② 无雄激素化的临床症状，但睾酮水平升高；③ 正常睾酮水平，但存在性腺功能减退症。

37.9.3 检测方法

免疫分析常使用双抗体夹心原理。使用市售的英国国家生物标准和控制研究所（NIBSC）代码 95/560 制备的一代 SHBG 国际标准品进行校准。

37.9.4 标本要求

血清、肝素抗凝血浆、唾液：1 mL。

37.9.5 参考区间

SHGB 的参考区间见表 37 - 17。

表 37 - 17　SHGB 的参考区间

	女性(U/L)	男性(U/L)
儿童[32]		
- 出生 1～7 天	7.4～34.8	8.8～50.7
- 出生 8～15 天	10.1～51.2	13.7～68.7
- 出生 16 天～3 岁	12.9～96.6	19.8～114.4
- 4～6 岁	42.5～130.8	34.4～141.1
- 7～8 岁	41.8～149.4	42.9～120.3
- 9～10 岁	30.4～178.1	30.3～169.0
- 11 岁	34.9～158.0	46.9～153.5
- 12 岁	30.6～144.1	30.8～173.6
- 13 岁	25.2～160.0	22.9～159.0
- 14 岁	13.4～134.3	14.6～100.6
- 15 岁	25.1～154.8	17.8～142.7
- 16 岁	28.0～164.4	17.9～113.1
- 17 岁	28.3～129.1	19.6～77.4
- 18～19 岁	25.8～103.4	19.7～60.4
男性[33]		13～71
女性[33]	18～114	
- 绝经期	15～70	

参考数值表示第 2.5 和 97.5 百分位数。单位换算：nmol/L × 0.095 = mg/L；mg/L × 10.53 = nmol/L

37.9.6 临床意义

SHBG 浓度在个体间具有高度变异性[39]：① 年龄、外源性雌激素、体力活动、咖啡摄入量和绝经时间与 SHBG 浓度呈正相关；② 体重指数（BMI）增加与 SHBG 水平呈负相关。

37.9.6.1 SHBG 浓度与睾酮的关系

SHBG 浓度与总睾酮存在明显的正相关性，但 SHBG 和游离睾酮之间关联性较弱，这就表明在睾酮合成量不变的情况下，SHBG 浓度的升高与总睾酮水平较高相关。

SHBG 浓度间接影响睾酮合成。具备生物利用性的睾酮浓度对 LH 的释放起反馈抑制作用。随着 SHBG 浓度的增加，具备生物利用性的睾酮浓度降低。由此产生的 LH 释放增加导致生物可利用的睾酮及 SHBG 结合的睾酮的产生增加。然而，SHBG 对具备了生物利用性的睾酮浓度几乎没有直接影响[40]。

老年男性中的 SHBG 水平轻度升高，这一现象被认为与生物可利用部分睾酮浓度降低有关，且是性腺功能减退的原因之一。然而，某些研究人员认为其原因更可能是生物可利用睾酮对促黄体生成素分泌的反馈抑制的干扰[40]。

37.9.6.2 SHBG 浓度升高的原因

激素避孕药、抗癫痫药、激素替代疗法、肝硬化、甲状腺功能亢进症、性腺功能减退症、男性乳房发育。

37.9.6.3 SHBG 浓度降低

有雄激素化症状但未发现睾酮升高的女性，可以在至少两次血检中发现 SHBG 浓度降低。游离睾酮指数（FTI）在这些情况下可提供更多信息。FTI 计算如下。

$$\text{FTI}(\%) = (\text{总睾酮} / \text{SHBG}) \times 100$$

浓度以 nmol/L 表示。男性中位 FTI(%)值为 45，女性中位 FTI 值约为 1.5。

SHBG 浓度降低的原因：肥胖症、糖皮质激素治疗、生长激素治疗、雄激素化（女性）、多囊卵巢综合征、库欣综合征、甲状腺功能减退症、肢端肥大症、高催乳素血症。

37.9.7 注意事项

样本要求：在 EDTA 血浆中测得的浓度比在血清中测得的浓度最大时可低 50%。

稳定性：20℃保存 4 h，2～8℃保存 3 天。

37.10 睾酮

37.10.1 引言

雄激素睾酮（17β-羟雄烯酮）是一种分子量为 288 kDa 的

类固醇激素。由睾丸间质细胞分泌,少量由卵巢分泌。3 型 17β-羟类固醇脱氢酶(17β-HSD3)催化睾丸中雄烯二酮转化为睾酮(图 37-1),其分泌受 LH 调节。睾酮以不同形式存在于血浆中,具有不同的名称:① 总睾酮包括与 SHBG 结合和白蛋白结合的睾酮及游离睾酮;② 游离睾酮(占总睾酮的 2%~3%);③ 生物活性睾酮(占总睾酮的 35%~52%)包括容易解离的与白蛋白结合的睾酮和游离睾酮。另请参见 37.9 章节。

睾酮在女性中的作用:睾酮在女性中的生理作用是促进耻骨和腋窝的毛发生长。同时对性欲产生影响。在生理浓度下,睾酮对女性没有其他特别的作用。睾酮在卵巢和肾上腺中合成。硫酸脱氢表雄酮提示肾上腺产生雄激素。

在女性中,总血浆睾酮水平较低,检测到浓度升高的可靠性低于男性。出于这个原因,在初筛时对 DHEAS 进行检测,以验证和区分睾酮的来源。

睾酮在男性中的作用:睾酮由睾丸分泌的,作为促进第二性征发育的合成代谢类激素,第二性征包括毛发生长、肌肉含量增加、阴茎增大和性欲,以及性分化和精子发生。维持体重、脂肪量和肌肉力量所需的睾酮量在不同男性间的差异很大。睾酮浓度的日变化对应于 LH 的日变化。早上浓度最高,晚上 9 点和午夜间的浓度最低。在疑似存在性腺功能减退的老年男性中,总睾酮可能正常,生物活性睾酮和游离睾酮值比总睾酮更有意义;然而,这部分标志物不能在常规检查中检测。

37.10.2 适应证

- 在女性中:雄激素化的临床迹象;疑似雄激素诱导的卵巢功能不全;疑似多囊卵巢综合征。
- 在男性中:疑似原发性或继发性性腺功能减退症;迟发性性腺功能减退症。

37.10.3 检测方法

总睾酮:免疫分析;候选参考方法是液相色谱串联质谱(LC-MS/MS)[41]。

生物活性睾酮和游离睾酮:免疫方法检测总睾酮和 SHBG 及使用 Sodergard 公式。其他方法是通过平衡透析或超滤提取游离睾酮[42]。

37.10.4 样本要求

血清、早晨血液标本:1 mL。

37.10.5 参考区间

睾酮的参考区间见表 37-18。

表 37-18 睾酮的参考区间

检测项目	女性	男性
总睾酮	0.54~2.72 nmol/L	9.4~37.1 nmol/L
生物活性睾酮	0.06~0.81 nmol/L	
游离睾酮	3~39 pmol/L	0.42~1.39 nmol/L

换算系数:μg/L×3.467=nmol/L;nmol/L=μg/L×0.288

37.10.6 临床意义

37.10.6.1 睾酮在女性中的意义

在 6%~8%月经减少的女性中发现具有选择性 LH 分泌过多,通常与多囊性卵巢综合征的症状相关。上述患者中的相当一部分有高雄激素血症和睾酮水平升高[12]。女性雄激素增多症参见 37.2.1 章节和表 37-5。

37.10.6.2 睾酮在男性中的意义

男性下丘脑-垂体-性腺轴活跃度特别高的两个阶段是新生儿期和青春期的前后期。在刚出生后的 6 个月内,LH 和睾酮升至正常成人范围的较低水平。在此之后急剧下降,直到青春期才再次升高[39]。成年后这两种激素水平升高,并一直保持着高浓度状态。在老年男性中,睾酮水平略有下降,而 SHBG 水平轻度升高。若出现性腺功能减退,即为迟发性性腺功能减退症。更多这种情况及原发性和继发性性腺功能减退的资料,请参见 37.3.1~37.3.3 章节,以及表 37-7 和表 37-8。

睾酮缺乏导致瘦体重、肌肉量和力量下降,而雌二醇缺乏会导致身体脂肪增加;两种激素缺乏都会导致性腺功能减退。

在一项研究中,198 名年龄在 20~50 岁的男性在 16 周内接受醋酸戈舍瑞林(抑制内源性睾酮和雌二醇)并随机分配每日使用安慰剂或 1.25 g、2.5 g、5 g 或 10 g 睾酮凝胶[36]。另外 202 名健康男性接受醋酸戈舍瑞林、安慰剂或睾酮凝胶,以及阿那曲唑(抑制睾酮转化为雌二醇)。研究发现如下:① 勃起功能、瘦体重和大腿肌肉比例减少发生在低睾酮剂量(1.25 g/d)组,受试者的血清睾酮水平约 2 μg/L(7 nmol/L),证明需要补充睾酮。② 当睾酮水平处于 2~4 μg/L(7~15 nmol/L)且雌二醇水平≥10 ng/L(36.7 pmol/L)时,性欲下降 13%,然而若雌二醇水平<10 ng/L,性欲降低 31%。

通过免疫测定和使用 LC-MS/MS 方法检测总睾酮含量。

37.10.7 注意事项

检测方法:与 ID/GC-MS 相比,免疫检测法可能会高估女性的睾酮水平,而男性的睾酮水平则被低估。用 10 种不同的检测方法检测,女性睾酮水平平均被高估 46%,男性睾酮水平平均被低估 12%[44]。

DHEAS 干扰睾酮的免疫分析测定;在两个检测中睾酮浓度与 DHEAS 浓度呈正相关[45]。女性睾酮为 5~7 nmol/L 时,DHEAS 对于检测值的干扰平均增加 1.4 nmol/L[46]。

用方程式确定游离睾酮水平:当用四个不同的方程计算男性血清中的游离睾酮时,平均偏差范围为 5.8%~56%[47]。

稳定性:20℃保存 4 h,2~8℃保存 3 天。

准确性:与 LC-MS/MS 相比,免疫法检测的睾酮浓度可存在 200%~500%的误差。不精确度、偏差和总误差的理想限值分别为 4.7%、5.4%和 13.1%[48]。

(邬升超 程子韵 译,郭玮 审校)

38

妊娠

38.1 正常妊娠状态下的实验室检查

Lothar Thomas

38.1.1 激素

母体生物体内的生理变化是胚胎和胎儿正常妊娠与胎儿不受干扰发育的重要先决条件。几乎影响整个母体生物体并导致生理学显著变化的适应性过程，大多由胚胎和正在生长的胎儿来控制[1]。

对妊娠的生理调节主要由胎盘滋养层产生的激素调节；然而，作为一个不完全的内分泌器官，胎盘部分地依靠母体和胎儿激素前体合成类固醇(母胎胎盘单位)。妊娠还会导致母体垂体-肾上腺皮质轴，垂体-生长激素轴和垂体-性腺轴的激素发生显著变化(表 38.1－1)。妊娠期间雌激素和孕酮的合成见图 38.1－1 和图 38.1－2。

表 38.1－1　妊娠期生理性激素变化

激素	临床和实验室检查
雌激素[16]	在妊娠最初几周中，雌激素合成发生在黄体中，然后在胎盘中继续。胎盘是雌激素的主要来源，随着孕龄的增加，母体循环中雌激素的浓度增加。主要的雌激素是 17β-雌二醇、雌酮和雌三醇。雌酮和 17β-雌二醇主要来自母体 C19 雄激素(睾酮和雄烯二酮)，而雌三醇几乎完全来自胎儿 C19 雌激素前体(DHEAS)。雌激素具有合成代谢作用并导致疏松结缔组织，血管舒张，水潴留和刺激肝蛋白质合成。在出生之前，雌激素引起催产素和β-肾上腺素能受体增加，使子宫肌肉以协调的方式收缩。由于胎盘缺乏 16-羟化酶(图 38.1－1)，因此大约 90%产生的雌三醇来源于胎儿 DHEAS。妊娠期间雌激素水平显著升高，尿中雌三醇排泄量比妊娠前高 1 000 倍。
孕酮，17α-羟孕酮[16,17]	妊娠期孕酮的主要来源是胎盘，尽管在最初 6～8 周内黄体是主要来源。由黄体充分产生孕酮对维持早孕至关重要，直到胎盘接管这种功能。孕酮受体拮抗剂如 RU－486 的给药如果在妊娠 7 周之前，容易诱导流产。 在妊娠早期，17α-羟孕酮(17α－OHP)在黄体中与孕酮一起合成，黄体功能不全导致流产。17α－OHP 是比孕酮更好的黄体功能标志物，因为在这个阶段胎盘羟基化水平有限。 当激素的合成部位从黄体转移到胎盘时，孕酮产生的量在排卵后的前 6～8 天从不到 2 μg/L 增加到约 5 μg/L，在妊娠早期结束时达到 150 μg/L 的水平。在妊娠期间，孕酮与控制子宫活动的雌激素处于动态平衡。孕酮活性刺激子宫 NO 合成酶，这是子宫静止的主要因素。孕酮在胎盘中是从母体或胎儿循环中的孕烯醇酮合成的。它也可以在胎盘中从乙酸和胆固醇重新合成(图 38.1－2)。大部分孕酮储存在母体脂肪组织中，最多约 30%在肝脏中转化为孕二醇，然后葡萄糖醛酸化并在尿液中排泄。 血浆孕酮水平在整个妊娠期间逐渐增加至 100～300 μg/L，与血浆雌二醇浓度平行增加。作为一种盐皮质激素受体拮抗剂，孕酮可减少钠重吸收，并有助于降低全身血管阻力和平滑肌松弛。相反，妊娠期雌二醇和雌三醇浓度增加与肾素水平升高和肾素-血管紧张素-醛固酮系统上调相关[18]。 实验室检查：孕酮用于区分正常和异位妊娠。水平≥25 μg/L 表明子宫正常妊娠，而水平≤5 μg/L 与无法生存的妊娠相关。然而，孕酮的诊断价值是有限的，因为在一些妊娠级别处于中间范围内的，不允许得出任何诊断结论。
人绒毛膜促性腺激素(HCG)[17]	HCG 由胎盘合体滋养层分泌(参见 38.3 章节)。受精后 5～8 天，母体血液中可检测到妊娠特异性 HCG。HCG 在妊娠最初 6～8 周的一个重要功能是维持黄体功能，从而维持孕酮的生成。在妊娠期间，HCG 通过刺激睾丸间质细胞产生睾酮来负责胚胎内部和外部男性性特征的发育。 实验室检查：胚胎从受精后 5～8 天分泌 HCG。受孕后 8 天，5%的孕妇血清中可检测到 HCG，到 10 天时有 53%的孕妇可检测到 HCG，到 11 天时几乎全部检测到。这对应于 28 天周期的第 24～25 天。HCG 浓度≥25 U/L。妊娠前 35 天内血浆 HCG 水平每 1.4～1.6 天翻倍，然后每 2.0～2.7 天翻倍在 60～90 天达到稳态，然后稳定下降直至足月。妊娠早期，每 48 h HCG 水平翻倍表明胚胎和滋养层的正常发育。
妊娠相关血浆蛋白 A(PAPP－A)	PAPP－A 是一种分子量为 200 kDa 的糖蛋白，属于锌肽酶超级家族。它在滋养层中合成，并与嗜酸性粒细胞主要碱性蛋白前体(proMBP)的两个亚基，以 2∶2 异四聚体复合物的形式在母体血浆中循环。妊娠期间，PAPP－A 浓度稳定增加。PAPP－A 是胎儿非整倍体的标志物，在妊娠 11～14 周时升高的水平是胎儿可能患 21-三体综合征的指标。 实验室检查：妊娠 11、12、13 和 14 周时，PAPP－A 的中位值分别为 1 337 mU/L、1 919 mU/L、2 926 mU/L 和 4 538 mU/L。
FSH，LH	由于胎盘产生性类固醇，GnRH 的释放及 FSH 和 LH 的分泌在妊娠早期被抑制。
皮质醇，ACTH	在妊娠期间，皮质醇总量增加 3～8 倍。胎盘产生的雌激素增加刺激肝皮质类固醇结合球蛋白(CBG)的产生，从而刺激皮质醇产生并增加结合皮质醇的循环水平。然而，妊娠期间循环和尿中游离皮质醇水平也稳定增加，达到库欣综合征中所见的水平。血浆 ACTH 水平与皮质醇平行升高。ACTH 升高的原因可能包括胎盘合成和释放生物活性促肾上腺皮质激素释放激素(CRH)和 ACTH，脑垂体对皮质醇反馈的灵敏度降低，或增强脑垂体对促肾上腺皮质激素释放因素如抗利尿激素和 CRH 的反应[16]。 在接受雌激素治疗特别是激素避孕药的女性中，也可见类似于妊娠的 CBG 增加[19]。
促甲状腺激素(TSH)[20]	母体 TSH 不能透过胎盘，降解大部分甲状腺素(T4)和三碘甲状腺原氨酸(T3)，后者通过逆转 T3 和 T2(参见 30.6 章节)。胎儿与母体甲状腺竞争任何可用的碘化物，并且能够在妊娠 10 周时浓缩碘化物。由于分别产生 TRH 和 TSH 的下丘脑和垂体的持续发育，甲状腺激素的产生有限直至妊娠的 20 周。随着胎儿达到足月，TSH、T4 和 T3 均增加。TSH 在正常新生儿出生 30 min 内出现高峰，以应对寒冷暴露，并在接下来的 24 h 内稳步减少(表 30.1－1)。在生命的第 1 周内浓度可能会保持升高。

续 表

激素	临床和实验室检查
催乳素(PRL)	妊娠期 PRL 浓度在母体血液中逐渐升高。妊娠中期水平>300 μg/L(6 360 mU/L)和妊娠晚期水平>1 000 μg/L(21 200 mU/L)需要进一步检查。
肾素,醛固酮[18]	正常妊娠早期,血浆肾素活性增加,到妊娠晚期达到比正常范围高 3~7 倍的水平。随着束状带的增大,醛固酮浓度在早期升高 5~7 倍,并继续升高直至妊娠第 38 周,升高达到 10~20 倍时。与正常孕妇相比,妊娠高血压患者血浆醛固酮/肾素比值增加 2 倍(表 31-10)。
雄激素[19]	尽管在妊娠期间 C19 类固醇雄烯二酮、睾酮、脱氢表雄酮硫酸盐和双氢睾酮的产生增加了 2 倍,但代谢清除率增加了。结果,在妊娠晚期,浓度却下降了。

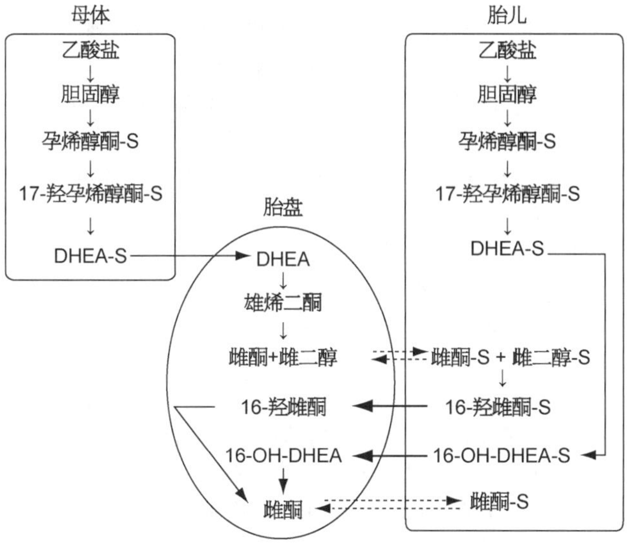

图 38.1-1 由母胎胎盘单位合成雌激素。DHEA,脱氢表雄酮;S,残留的硫酸盐

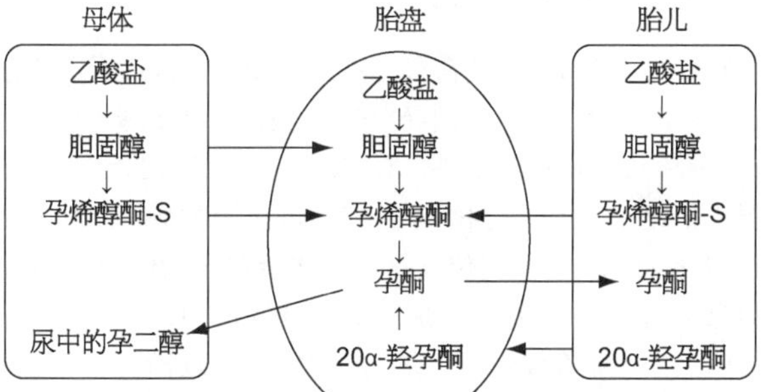

图 38.1-2 胎盘合成孕酮。S,残留的硫酸盐

38.1.2 血容量和造血

妊娠期间约一半的生理性体重增加是由于母体组织的生长和体液潴留。在妊娠结束时,体液潴留量为 4~6 L。液体和钠潴留增加的一个重要刺激物是原发性动脉血管舒张,其具有以下结果[2]:收缩压和舒张压下降、心输出量增加、口渴机制的非渗透性刺激和抗利尿激素分泌增加、刺激肾素-血管紧张素-醛固酮系统(RAAS)。

尽管血容量增加,RAAS 在妊娠早期受到刺激与血管阻力降低相关。因此,肾素和醛固酮的血浆浓度逐渐升高(参见第 31 章)。妊娠期间肾素,醛固酮和孕酮的升高呈正相关。然而,尽管醛固酮升高,但不存在低钾血,血清钠水平保持正常。

上述机制导致以下变化[3]:妊娠 6 周时母体血容量增加,33 周时增加至 1.6 L;妊娠中期肾血流量增加 60%~80%;在整个妊娠期间从第 4 周起增加肾小球滤过率,并持续升高 50%直至分娩后。

血红蛋白(Hb):根据铁的状态,人体的红细胞总量可能会增加 20%~30%。尽管红细胞总数和输送 O_2 的能力增加,但血浆体积不呈比例地增加会导致 Hb 和血细胞比容的减少,以及妊娠期间生理性贫血的发展。世界卫生组织建议妊娠期间 Hb 浓度不应低于 110 g/L。

妊娠期间除了生理性铁需求,母体和胎儿红细胞的合成每天需要额外的 4 mg 铁,妊娠早期需要 2.5 mg,最后 3 个月需要 6.6 mg[4]。尽管在妊娠期间饮食中的铁吸收增加,但即使是最佳饮食,每天的铁需要量也不能满足。为了确保 Hb 和含铁酶的充分合成,身体必须利用铁储存。由于在许多育龄妇女中,这些储存低至 0.2~0.5 g,同时孕妇常常不能正确遵循口服补铁的建议,产后贫血的发生率为 20%~40%,这取决于所检查的人群[5]。

血小板计数:妊娠第 20 周至分娩间,血小板计数下降 11.9%,8%的孕妇血小板计数低于 130×10^9/L(表 15.11-9)。

白细胞计数(WBC):在妊娠期间,分叶核粒细胞的数量增加(表 38.1-2)[6]。

表 38.1-2 妊娠期母体白细胞计数[6]

细胞	妊娠前	妊娠早期	妊娠中期	妊娠晚期
WBC	4.3~12.4	5.7~13.6	6.2~14.8	5.9~16.9
PMN	2.2~8.8	3.6~10.1	3.8~12.3	3.9~13.1
淋巴细胞	1.0~3.8	1.1~3.5	0.9~3.9	1.0~3.6
单核细胞	0~1.0	0.1~1.1	0.1~1.1	0.1~1.4
嗜酸性粒细胞	0~0.6	0~0.6	0~0.6	0~0.6
嗜碱性粒细胞	0~0.1	0~0.1	0~0.1	0~0.1

数据以 10^9/L 表示;数值分别为第 2.5 和第 97.5 百分位数;PMN,多形核粒细胞计数

38.1.3 肾功能

从妊娠早期末开始,通过对氨基马尿酸清除率测量的肾血流量增加 60%~80%,通过菊粉清除率测量的肾小球滤过率(GFR)增加 50%。整个妊娠期间这种情况一直持续到分娩后,恢复到妊娠前的水平。

肌酐:血清肌酐浓度在妊娠早期减少 10%,在妊娠晚期减少 30%。受孕前和随后 3 个月的平均肌酐水平见表 38.1-3。高于 0.85 mg/dL(75 μmol/L)的血清肌酐水平被认为是早期肾功能不全的指标[7],高于 1.2 mg/dL(106 μmol/L)的水平高度提示先兆子痫[8]。

表 38.1-3 妊娠期母体血清肌酐[7]

时间点	mg/dL	μmol/L
妊娠前	0.82	73
妊娠早期	0.74	65
妊娠中期	0.58	51
妊娠晚期	0.53	47

数据以均值表示

妊娠期间不能应用通过血清肌酐或肌酐清除率估算 GFR 的公式。

尿素：妊娠时尿素浓度低。

尿酸：妊娠期间血清中尿酸浓度逐渐增加[8]。这被认为是由孕妇的肾小管分泌减少和氧化应激增加所致。妊娠合并高血压和先兆子痫的孕妇尿酸有不成比例地增加。表 38.1-4 比较了非高血压和高血压孕妇的尿酸水平。血清尿酸的测定是怀疑先兆子痫的筛查试验。对新发高血压孕妇使用≥5.5 mg/dL(327 μmol/L)的切点值，对先兆子痫的诊断敏感性为 69%，特异性为 51%[9]。

表 38.1-4 妊娠期间血清尿酸[8]

GW	正常血压	高血压
24～28	3.02 (179)	4.03 (240)
37～40	4.40 (262)	5.28 (313)

数据以 mg/dL(μmol/L)表示；数值以均值表示；GW，妊娠周

蛋白尿：白蛋白排泄略有增加，但逐渐增加直至足月。总蛋白排泄可高达 300 mg/24 h。

妊娠合并慢性肾脏病(chronic kidney disease，CKD)的结果：CKD 患者相对无 CKD 患者的妊娠并发症风险(比值比)为[10]：先兆子痫 10.36(95% CI 6.28～17.09)，早产 5.72(95% CI 3.26～10.03)，小于胎龄/低出生体重 4.85(95% CI 3.03～7.76)，剖宫产 2.67(95% CI 2.01～3.54)，妊娠失败 1.80(95% CI 1.03～3.13)。

38.1.4 肝功能

肝脏在妊娠期间会经历生理性变化，因为必须增加合成和排泄功能。然而，肝脏有足够的储备能力来处理这个问题，因此没有病理性的实验室发现。

酶：转氨酶和胆碱酯酶在参考区间内。因此，妊娠期间这些酶的任何升高都表明细胞损伤，需要进一步检查[11]。一种例外是碱性磷酸酶(ALP)，其活性从妊娠 20 周开始逐渐增加，到妊娠结束时达到原始水平的 2～4 倍。ALP 由胎盘产生。

38.1.5 凝血

在妊娠期间，出凝血平衡转向高凝状态，以防止分娩期间与失血有关的并发症。欲了解更多信息，请参见 16.4 章节。不论是否存在并发症，D 二聚体水平可能在孕妇足月时显著变化[12]。

38.1.6 葡萄糖代谢

妊娠早期，母体胰岛素敏感性增加。生长中的胚胎释放增加的胰岛素，在妊娠晚期最为显著，因为雌激素、孕酮、HCG 和人胎盘催乳素(HPL)在组织中引起轻度胰岛素抵抗。

孕妇的空腹血糖水平低于非妊娠女性，因为胎儿在妊娠晚期每天需要 30～50 g 葡萄糖。孕妇容易出现酮症，因为她们感到饥饿得更快，并且她们的新陈代谢利用了替代能源，特别是脂肪，因为葡萄糖是为胎儿保留的。在过夜禁食后，血浆酮体和游离脂肪酸升高，而血浆葡萄糖为 3.5～4.2 mmol/L(63～75 mg/dL)，即约低于受孕前 0.8 mmol/L(15 mg/dL)[13]。

食物摄入导致快速转变成合成代谢状态，葡萄糖、三酰甘油和胰岛素水平增加，并抑制胰高血糖素。结果[13]：为胎儿提供更多的葡萄糖；给母亲提供三酰甘油形式的脂质能量；活化糖原异生，糖原分解和酮生成的倾向低。

这些过程导致血糖饭后上升更高和饭前下降更快。因此，餐后血糖水平为 130～140 mg/dL(7.2～7.8 mmol/L)，略高于非妊娠，餐前水平为 63～75 mg/dL(3.5～4.2 mmol/L)，略低于非妊娠。但是，妊娠和非妊娠女性平均每天血糖水平为 90～100 mg/dL(5.0～5.6 mmol/L)是相同的。

妊娠期轻微的糖尿可能是由肾糖阈降低所致。

根据美国糖尿病协会医疗标准的建议[14]，在健康妊娠期间，空腹和餐前血糖水平应在毛细血管全血中≤5.3 mmol/L(95 mg/dL)，在血浆中≤5.1 mmol/L(92 mg/dL)，HbA1c 应低于 6.0%(见 3.1.6.1)。所有孕妇应接受 75 g OGTT(见 3.5.4.5)。在糖尿病妊娠中，应通过测量餐前和餐后血糖水平来监测治疗性代谢控制(表 3.1-9)。

38.1.7 蛋白质代谢

妊娠期间总蛋白浓度降低。在妊娠 28 周时，总蛋白比妊娠前低 1～1.5 g/dL。存在蛋白异常血症，白蛋白和 γ 球蛋白组分减少，α_1、α_2 和 β 球蛋白组分同时增加。妊娠晚期，白蛋白/球蛋白比例从非妊娠的 1.4∶1 降至 1∶1。蛋白异常血症是由于[15]：① 血浆容量增加；② 定位于 α 和 β 球蛋白区段的急性时相蛋白和脂蛋白，受激素控制合成增加，白蛋白和 IgG 合成减少。

白蛋白：随着妊娠的进展，白蛋白浓度逐渐降低，足月低至 32～35 g/L，低于非妊娠 20% 以上。这是由于血浆容量增加，因为绝对血管内白蛋白质量增加了 20%。随着妊娠的进展，尿白蛋白排泄略有增加，但稳定在 200 mg/24 h。

免疫球蛋白：IgG、IgA 和 IgM 显著降低。

急性时相反应蛋白：α_1 抗胰蛋白酶、血浆铜蓝蛋白、C4、甲状腺结合球蛋白(TBG)和皮质类固醇结合球蛋白(CBG)增加。

38.2 妊娠监测

Lothar Thomas

38.2.1 产前检查

产前检查用于监测妊娠并识别高危妊娠。目的是在早期阶段检测胎儿缺陷和可能的妇科并发症，从而将围产期发病率和死亡率降至最低。及早发现高危妊娠和分娩，可以为母亲和孩子采取适当措施，以及更加密集和集中地进行子宫内监测，适当的分娩管理和新生儿护理计划。胎儿和母体并发症可以通过家族史、体格检查、超声波、实验室检查和酌情进

行的基因检测来有效检查和监测。产前检查在许多国家受法律管制，其成功取决于参与。

产前检查测定[1]：① 血清或尿液中的 HCG。该测试用于早期发现妊娠、监测胚胎活力及诊断异位(宫外)妊娠。② 具有反复流产史的妇女血清中的抗磷脂抗体。抗磷脂抗体常与高危妊娠相关(参见 16.22 章节)。③ 血清中的病原体抗体或直接检测母体尿液或生殖道涂片中的病原体。目的是防止母体和胎儿感染及其可能导致的任何并发症。④ EDTA 血样中的血红蛋白，以及全血/血清中的红细胞抗原和抗红细胞抗体，以防止胎儿和母体贫血。⑤ 血清中的甲胎蛋白，筛查胎儿神经管缺陷。⑥ 血清中的 PAPP－A 和 β－HCG 结合颈后透明带扫描以筛查 21－三体综合征，或母体血液中胎儿 DNA 的分子遗传学分析。⑦ 葡萄糖耐量试验形式的血糖以筛查妊娠糖尿病。⑧ 血液和尿液中的临床化学和血液学试验以检测先兆子痫。⑨ 羊水中的表面活性剂来评估胎儿肺成熟度。⑩ 胎儿细胞的染色体核型分析以鉴定染色体异常。⑪ 分子遗传学检测以鉴定单基因病。

围产期死亡的主要原因是早产(75%)和胎儿发育迟缓。早产(早于妊娠 38 周)约占欧洲和北美所有活产婴儿的 5%。35 岁及以上的孕妇有较大的产科并发症风险，以及造成生长发育迟缓和(或)早产儿的风险。从 40 岁开始，围产期死亡率的风险显著增加。

早期胚胎死亡的数量是显著的。由于发育异常，大约 50% 的妊娠在第 1～4 周内丢失。妊娠 6～8 周时，自然流产的发生率约为 18%，妊娠 16 周时降至 3%。只有约 30% 的胚胎存活为正常胎儿；另外，约有 2% 的异常婴儿[2]。

38.2.2 产前诊断标本

一些用于产前诊断的实验室检查使用母体血液进行。基因检测使用胎儿样本或母体血液进行。

用于产前诊断的胎儿标本通过以下程序获得[3]。妊娠 15 周开始羊膜穿刺以获取羊水进行染色体分析和生化检查，末次月经后 70～97 天的绒毛膜取样用于染色体分析和生化检查，从妊娠 15 周开始进行胎儿器官和体腔的细针穿刺活检，从妊娠 20 周开始进行脐带穿刺和心脏穿刺以获得胎儿血液样本，从妊娠 18 周开始进行胎儿镜以获得胎儿血液和器官样本(皮肤、肝脏)，从母体血样中分离胎儿细胞并用分子生物学方法检测这些细胞[4]。

侵入性手术导致胎儿感染的风险约为 1%，流产的风险约为 0.5%[3]。

下列表格列出了实验室检查用于：妊娠监测(表 38.2－1)、高危妊娠(表 38.2－2)、可疑胚胎/胎儿感染(表 38.2－3)。

表 38.2－1　妊娠诊断和监测的实验室检查[10]

检测	妊娠周	临床和实验室检查
HCG	月经期消失	通过尿液中 HCG 的定性测定或血清中的定量测定诊断妊娠。定性免疫分析的检出限为尿 20～30 U/L，血清 2 U/L。月经期消失时，它们通常是阳性的。血清水平≥5 U/L 通常表示妊娠。
血红蛋白(Hb)	4～8 周：每 4～6 周 21 周后：每 6～8 周 产后	妊娠期 Hb 水平应≥112 g/L(德国推荐[10])和≥105 g/L(美国推荐[11])。妊娠期间血红蛋白水平降低的主要原因是日益增加的铁缺乏，珠蛋白生成障碍性贫血和免疫溶血反应(参见 7.1)。
血糖	4～8 周 24～28 周	所有妊娠中糖尿病占 2%～3%，其中 90% 在妊娠期间被诊断出。根据美国糖尿病协会的医疗标准[12]，在妊娠期间，空腹和餐前葡萄糖水平在毛细血管全血中应 ≤95 mg/dL(5.3 mmol/L)，在血浆中应≤92 mg/dL(5.1 mmol/L)，HbA1c 应低于 6.0%(表 3.1－6)。75 g OGTT 1 h 后静脉血浆葡萄糖水平应<180 mg/dL，2 h 后应<153 mg/dL(参见 3.5.4.5)。
泌尿状态	每 4 周	蛋白尿：阳性试纸条结果和 24 h 尿总蛋白排泄高于 0.3 g 是肾脏疾病的指标。 白细胞尿：白细胞的排泄表示尿路感染。轻度红细胞尿可能是间质性肾炎的症状。 菌尿：无症状菌尿的患病率为 5%。在妊娠期间，肾盂和输尿管扩张且蠕动减少，这易于感染。为了排除菌尿，通常使用亚硝酸盐测试条。
ABO/Rh 血型测定[13]	4～8 周	胎儿贫血可能由溶血性疾病、出血、创伤、血红蛋白病或红细胞生成抑制(细小病毒 B19)引起。由于 Rh 同种免疫导致的新生儿溶血性疾病的发病率为每 1 000 名新生儿 1～2 人，因此，所有孕妇，无论其医疗或妇科病史如何，都必须确定其 ABO/Rh(D)血型，并进行抗红细胞抗体检测。如果血型 O 存在，分析血清时应注意溶血素。如果检测到溶血素，则必须以书面形式通知送检医师。Rh(D)阴性的 C 或 E 型孕妇必须进行弱 D 检测，其配偶进行 Rh(D)检测。如果孕妇有 C 和(或)E 或弱 D 抗原，则必须确定完整的 Rh 表型。
抗体筛查试验[13]	4～8 周，24～27 (28～32)周	必须进行抗体筛查以预防新生儿的溶血性疾病。通过间接抗球蛋白试验(Coombs 试验)，使用两种测试细胞模式确定抗体的存在，所述测试细胞模式至少应含有 D、C、c、E、e、Kell、Fy 和 S 抗原。 如果在第 4～8 周未检测到抗体，应重复 Coombs 试验以检测新形成的抗体(德国：24～27 妊娠周；美国：28～32 妊娠周)。Rh(D)阴性孕妇如果没有可检测到的 Rh(D)抗体，则应在妊娠 28～30 周时施用标准剂量(300 μg)的抗 Rh(D)免疫球蛋白，进行分娩前预防性免疫。具有弱 Rh(D)抗原(D^{weak})的女性 Rh(D)为阳性且不接受抗 Rh(D)预防治疗。 如果检测到抗体，如果可能的话，它们的特异性和效价应该从相同的血液样本中确定。大多数中心认为 8～32 的抗体滴度是胎儿监测的指征。应该以 2～4 周的间隔随访滴度下降。当母体抗体被诊断时，应该对父亲红细胞进行相应的抗原检测。如果父亲缺乏抗原并且他的亲子关系得到确认，则不需要进一步测试(参见 27.4.1.2)。 超过 43 种抗体可能导致新生儿溶血病(HDN)。在非洲、东南亚和拉丁美洲，由 ABO 抗体引起的 HDN 更常见。抗 Kell 抗体通过抑制红细胞生成导致严重的溶血。由于超过 90% 的父亲是 Kell 阴性，仅有 5% 的 Kell 阴性母亲的新生儿患有 HDN。
HIV 抗体	妊娠早期	可选的 HIV 检测可以在妊娠期妇女同意的情况下进行。除非在过去的 3～6 个月内与 HIV 阳性的伴侣或 HIV 感染状态不明确的伴侣接触，否则 HIV ELISA 阳性但确认试验阴性的孕妇应被视为 HIV 阴性。
弓形虫病	妊娠前或妊娠早期	大约有一半的育龄妇女没有免疫保护。在许多国家，筛查弓形虫抗体是常规妊娠护理的一部分。在德国这样的国家，只有在怀疑感染(例如，由于出现相应的临床症状，生肉摄入，与受感染的猫或受污染的土壤接触)时才建议进行检测。特异性 IgG 抗体的存在表明针对弓形体病的免疫保护(参见 44.5.2.1)。

续 表

检测	妊娠周	临床和实验室检查
风疹抗体	4～8 周	根据德国的一项建议[14]，如果孕妇至少有两次记录剂量的风疹疫苗，则不需要进行风疹抗体检测。如果没有此类文件，则可以使用任何风疹抗体测试进行检测。测试不再局限于血凝抑制试验。阳性的抗体测试证明有免疫力。制造商的阳性阈值适用。如果结果处于"灰"区，则应使用不同的试验重复测量(参见 43.63)。
衣原体	4～8 周	通过生殖器拭子或尿液试验进行的沙眼衣原体的微生物学，免疫学或生物分子检测是一些国家常规妊娠护理的一部分。沙眼衣原体导致感染母亲所生新生儿高达 40%的包涵体结膜炎和高达 20%的肺炎(参见 42.6)。
梅毒	4～8 周	对于梅毒筛查，使用 TPHA 试验。必须使用 FTA - ABS 试验或特定的酶免疫测定来确认阳性结果(参见 42.14)。
HBsAg	从 32 周开始	大约 0.8%的欧洲人口携带乙型肝炎病毒。属于乙型肝炎高危人群的孕妇应尽可能接近分娩时接受 HBsAg 检测。如果检测结果为阳性，新生儿应在产后 12 h 内进行主动/被动免疫抵抗乙型肝炎(参见 43.26)。
B 群链球菌	分娩前	通常不建议对 B 群链球菌(GBS)进行产前筛查。分娩期间，新生儿 GBS 感染的发生率为每千例新生儿 0.5 次，并且是早发性新生儿感染的一个原因。GBS 可引起败血症、肺炎和脑膜炎，并且 10%的病例是致命的。GBS 可引发孕妇绒毛膜羊膜炎，在预产期前数周引起发热和早产。大约 25%的孕妇没有症状。在美国，GBS 的阴道和直肠拭子检查在妊娠 35～37 周进行(参见 42.18)。GBS 感染必须与细菌性阴道炎区分开来，细菌性阴道炎是由厌氧菌过度生长引起的，其特征是具有强烈的难闻气味。
直接 Coombs 试验	新生儿	此试验对脐带血进行测试并检查新生儿红细胞上是否存在免疫抗体。直接 Coombs 试验阳性表明存在溶血过程。
Rh(D)状态测定	新生儿	考虑到直接 Coombs 试验的结果，Rh(D)阴性母亲所生的婴儿应该在出生后立即确定其 Rh(D)状态。如果孩子是 Rh(D)阳性或具有弱 D，则其 ABO 血型必须由同一血样确定。 即使母亲在间接 Coombs 试验中发现有弱反应抗体，孩子在直接 Coombs 试验中弱阳性，Rh(D)阳性孩子的 Rh(D)阴性母亲必须在产后 72 h 内使用标准剂量的抗 D 免疫球蛋白。
ABO 血型	新生儿	O 型血母亲的新生儿，出生后必须立即确定 ABO 血型。如果确定血型 A 或 B，则婴儿可能患有 ABO 成红细胞增多症。应该暂时监测胆红素水平以检测早发性黄疸。

表 38.2 - 2　可疑高危妊娠或高风险分娩的实验室检查

风险	临床和实验室检查
宫内妊娠可能性不确定的女性[15]	在美国，妊娠早期中 6%～19%的妊娠以自然流产结束；在体外受精妊娠中，自然流产的发生率高达 22%。 当一名女性在妊娠早期出现疼痛或出血症状时，主要的诊断可能是能成活的宫内妊娠、失败(或即将失败)的宫内妊娠及未知位置的妊娠[15]。血清 HCG 测量和盆腔超声检查通常用于辅助鉴别诊断。异位妊娠和失败的宫内妊娠是无法生存的。如果怀疑异位妊娠，必须采取适当的措施。孕囊在妊娠后约 5 周时首次在阴道超声检查中出现，表现为具有圆形边缘和无可见内容的小囊液集合。卵黄囊是一种直径为 3～5 mm 的圆形结构，在妊娠约 5.5 周时出现。胚芽在妊娠 6 周时变得可见，此时心跳可以看作是闪烁运动。 经阴道超声[15]诊断妊娠失败：顶臀长≥7 mm，无心跳；平均孕囊直径≥25 mm，无胚芽；扫描显示出没有卵黄囊的孕囊≥2 周后，没有胎心胚芽；扫描显示出卵黄囊的孕囊≥11 天后，没有胎心胚芽。 此标准的诊断特异性和阳性预测值是 100%。 单次血清 HCG 测定在妊娠期间的价值：在超声检查中始终观察到宫内孕囊的正常妊娠中 HCG 值是 1 000～2 000 U/L。单次血清 HCG 测量的浓度在存活的宫内妊娠，无法生存的宫内妊娠和异位(宫外)妊娠之间存在明显重叠。有辨识力的 HCG 浓度可靠性降低的一个原因是多胎妊娠的数量增加，这与单胎妊娠相比 HCG 水平较高相关。在有记录的病例中，在最初的超声检查显示无孕囊，HCG 水平超过 2 000 U/L 甚至超过 3 000 U/L，随访超声检查可见有心脏活动的胚芽。在妊娠位置未知，HCG 水平>2 000 U/L 的女性中，最可能的诊断是无法生存的宫内妊娠，发生率是异位妊娠的 2 倍。相反，当 HCG 水平为 2 000～3 000 U/L 且子宫为空时，异位妊娠的发生率是可存活宫内妊娠的 19 倍，而当 HCG 水平>3 000 U/L，超声波下子宫为空时，异位妊娠的发生率是可存活宫内妊娠的 70 倍。根据这些数值，在妊娠位置不确定和 HCG 浓度为 2 000～3 000 U/L 的女性中，每次可存活的宫内妊娠将对应 19 次异位妊娠和 38 次无法生存的宫内妊娠。关于 HCG 和妊娠，另见 38.3。
开放性神经管缺陷	脊柱裂和无脑畸形是胎儿神经管发育缺陷。开放性脊柱裂是由于在胎龄 3～4 周时尾神经管的不完全闭合。缺损可能位于颈椎、胸椎、腰椎或骶骨。无脑畸形是由神经管的喙端关闭失败造成的。 实验室检查：怀有无脑胎儿或开放性脊柱裂胎儿的女性血清和羊水 AFP 水平升高。AFP 检测在妊娠 16～20 周进行(参见 38.4)。
先天性代谢异常	使用羊膜细胞培养物作为先天性代谢疾病(如有机酸)、脂肪酸代谢疾病、氨基酸代谢疾病、血红蛋白病和其他先天性疾病(甲状腺功能减退症、先天性肾上腺皮质增生症、半乳糖血症、囊性纤维化)酶测定或分子遗传学测试的样本。
血友病，血红蛋白病，皮肤病	胎儿血液和组织样本测试：从妊娠 18～20 周起，可以进行脐带穿刺或胎儿镜检查以收集胎儿血液样本用于分析凝血因子、血红蛋白水平和血小板计数，或采集肝脏样本用于测定鸟氨酸转氨甲酰酶活性，如果怀疑表皮松解症或鱼鳞病，则检测皮肤样本。
血型不合	约 2/3 的新生儿溶血病病例是由 ABO 系统不相容引起，约 1/3 是由恒河猴系统不相容引起，1%～2%的病例是由其他抗原引起。
- 恒河猴血型系统母亲 Rh(D)阴性，父亲 Rh(D)阳性	Rh(D)同种免疫的发生率估计为每 1 万个活产婴儿中有 10.6 例[16]。北欧和中欧 Rh(D)阴性女性的比例约为 18%。其中，德国[17]：11% Rh(D)阴性父亲，生下 Rh(D)阴性孩子；22% Rh(D)阳性父亲，生下 Rh(D)阴性孩子；67% Rh(D)阳性父亲，生下 Rh(D)阳性孩子。 出生后 Rh 同种免疫的实验室检查：直接 Coombs 试验检测脐血，间接 Coombs 试验检测母血。在 Rh(D)阴性母亲和 Rh(D)阳性孩子的情况下，脐血直接 Coombs 试验阳性证明特异性 IgG 抗体已经通过胎盘从母亲传递给孩子，母亲间接 Coombs 试验将是阳性。脐血 Rh(D)测定偶尔可能出现假阴性结果，原因是不完全抗体会封闭 Rh 抗原。Rh(D)阳性母亲脐血直接 Coombs 试验阳性表明存在抗 c，抗 C 或抗 E 抗体。 测定孩子的弱 D 抗原：如果母亲有 Rh(D)抗体，孩子是 Rh(D)阴性，并且直接 Coombs 试验阳性，则必须对孩子进行弱 D 测试。 如果已经发生了免疫，则需要每 4 周进行抗 D 抗体效价测试，直至妊娠 28 周，然后每隔 2 周直至分娩。抗体滴度≤16 通常意味着没有胎儿水肿或早产的风险。如果与先前相比，抗体滴度增加 2 倍和更多，则必须测量羊水中的胆红素。
- ABO 血型系统	对于母亲 O/孩子 A 和母亲 O/孩子 B 血型，必须考虑 ABO 同种免疫的可能诊断。除了存在抗 A 型 IgM 和抗 B 型 IgM，母亲产生的抗 A 型 IgG 或抗 B 型 IgG 通过胎盘传递给胎儿。由于胎儿红细胞抗原在分娩前最后几周才会发展，所以新生儿溶血性疾病发病迟缓，并且通常是轻微的。 在妊娠 36～37 周进行的实验室检查：测定母体同种抗 A 和同种抗 B。 分娩后的实验室检查：测定脐血和孕妇血清中的 IgG 同种凝集素。在 2/3 的病例中，脐血直接 Coombs 试验为阴性，1/3 的病例为弱阳性。母亲血液中不完全抗 A IgG 和抗 B IgG 抗体的测试在出生时仍可能为阴性。由于分娩期间胎儿母体输血的促进作用，通常在 2～3 周后检测抗体。在用巯基乙醇使天然 IgM 凝集素失活后进行针对 ABO 抗原的母体 IgG 抗体的测试。

续 表

风险	临床和实验室检查
孕产妇贫血[18]	除 Hb 和 HCT 外，每个妊娠阶段还应测定 MCV 和网织红细胞计数。如果贫血是由缺铁造成的，则 MCV 减少且网织红细胞计数正常；如果贫血是由叶酸或维生素 B_{12} 缺乏引起的，则 MCV 升高并且网织红细胞计数降低。骨髓相关和炎症性贫血具有低网织红细胞计数，而具有网织红细胞增多症的贫血是由骨髓外因素引起的（如溶血反应）。更多信息可参见表 15.3-8。
妊娠期肾脏疾病	妊娠期最常见的肾脏疾病是肾盂肾炎，发病率高达 5%。在复发性感染的情况下，肾病专家应该参与[13]。 实验室检查：应测定尿试纸条、尿沉渣、细菌培养、尿蛋白和肌酐。肾脏疾病的最早症状是蛋白尿。使用尿试纸进行筛选试验。如果结果为阳性，则测定 24 h 尿中总蛋白或白蛋白。总蛋白水平高于 300 mg/24 h 或白蛋白高于 200 mg/24 h 指示肾脏疾病。血清肌酐水平超过 0.85 mg/dL (75 μmol/L) 被认为是早期肾功能不全的指标。更多信息可参见表 12.1-10。
糖尿病	1 型糖尿病母亲孩子的畸形率为 4.8%，而正常妊娠为 1.7%。这些异常主要涉及中枢神经系统、心脏、骨骼及胃肠道和泌尿生殖道。妊娠早期，糖尿病的严重程度和代谢控制不良与异常发生率相关。此外，畸形率与妊娠早期的 HbA1c 水平之间存在相关性。如果从受孕之日起实现良好的代谢控制，糖尿病相关先天性畸形的发生率低至 0.8%，但如果直到 8 周后才开始，则高达 7.8%[19]。 在胎儿期，糖尿病母亲不良的代谢控制会导致胎儿高血糖症和高胰岛素血症，并因此导致胎儿发生巨大儿和低氧血症以及新生儿呼吸窘迫综合征（另参见 3.1.6）。 实验室检查：超过以下阈值时诊断为妊娠糖尿病：空腹血浆葡萄糖≥92 mg/dL(5.1 mmol/L)；HbA1c≥6.0%（甚至在受孕前水平应低于 6.0%）；75 g OGTT 后 1 h 糖尿病患者的血浆葡萄糖水平≥180 mg/dL(10.0 mmol/L)，2 h 后≥153 mg/dL(8.5 mmol/L)（美国糖尿病协会推荐的值[12]）。

表 38.2-3　可疑胚胎和胎儿感染的实验室检查

感染	临床和实验室检查
胎儿和围产期感染	产前产妇检测可导致新生儿出生时或围产期损伤的感染指征包括[20]：最近接触可以转移到胚胎或胎儿的病原体、母体感染症状、胎儿异常超声发现。 妊娠期间的母体感染是造成流产、早产或胎儿损害 5%～10% 的原因[21]。产时发生感染或产前感染发生在子宫内（即病原体通过胎盘转移到胎儿或更常见的是从小骨盆器官上升到胎儿）。触发早产的宫内感染可由以下病原体引起：梅毒螺旋体、淋球菌、B 群链球菌、解脲支原体、人型支原体、沙眼衣原体、阴道毛滴虫、阴道加德纳菌、拟杆菌属和消化链球菌属。在一项对韩国孕妇进行的研究中[22]，早产最常由 B 群链球菌、解脲支原体和人型支原体引发。 在一些先天性感染（如弓形虫或衣原体）中，症状和并发症可能在感染几个月或几年后才会显现。当新生儿通过产道或与环境接触时，会产生围产期感染。传染给孩子的母体感染可能是原发感染，即首次发生的感染，如乙型肝炎或李斯特菌病，或再活化感染，如巨细胞病毒或单纯疱疹病毒。许多原发性和继发性感染都是亚临床感染，在出生前或出生时传染给孩子，而不会在母亲身上产生症状。
巨细胞病毒感染[23]	先天性巨细胞病毒（CMV）感染的发生率为每千例活产 3～12 例，是婴儿听力缺陷最常见的宫内感染和非遗传原因。这是由于妊娠期间的原发性感染，病毒再激活或再感染。由于孕妇通常没有症状，所以 CMV 感染通常是偶然发现的。CMV 可以导致发育障碍和对胎儿的永久性损伤，并且可以通过以下方式从母亲传染给孩子：① 从血清反应阳性的母亲到孩子的母乳相关产后传染；② 血清反应阴性母亲妊娠期间初次感染后，母体胎儿在宫内传播。这是最常见的形式，传播率为 40%～50%；③ 母体继发感染。妊娠前血清反应阳性的女性在妊娠期间再次感染外源性病毒，并将 CMV 传染给胎儿；④ 在受孕前获得原发性感染并随后在子宫内母胎传播。 临床表现：妊娠期间接触 CMV 的婴儿中约 90% 在出生时没有临床症状。但是，其中至少有 10% 在幼儿期会出现感觉神经性听力损失，5% 会出现小头畸形，2% 会出现视网膜炎。一半的听力损失双耳都会受到影响。10%～15% 先天性 CMV 感染的婴儿无症状。感染影响各种器官系统，如网状内皮系统和中枢神经系统。症状：瘀点 76%，黄疸 67%，肝脾肿大 60%，小头畸形 53%，宫内生长迟缓 50%，视网膜/视神经萎缩 20%。新生儿死亡率为 5%。 实验室检查：新生儿和有症状 CMV 感染的婴儿 AST 和胆红素水平升高，血小板减少和脑脊液蛋白水平升高。 孕妇 CMV 感染的检测：如果近期存在 CVM-IgM 血清转换，则通过测量 CMV 特异性 IgG 亲和力来确认。低亲和力 IgG 抗体是原发感染的证据。感染后可持续 18～20 周。尿液测试：用 PCR 或病毒分离法（壳瓶培养技术）检测 CMV 基因组。 侵入性产前检查以检测 CMV 传播：如果 CMV 感染后超过 13 周，联合细胞培养和 PCR 方法检测羊水中 CMV 的诊断灵敏度为 90%。最可靠的方法是在妊娠 21 周后进行 PCR。胎儿血液中 CMV 检测的诊断灵敏度为 41%～93%，特异性为 100%。 孩子先天性巨细胞病毒感染的检测：CMV 病毒血症和病毒尿症的测定。生命最初几个月病毒载量高的儿童高比例会出现听力损失。那些尿中病毒感染滴度低于 5×10^3 空斑形成单位或病毒血症水平低于 10^4 拷贝/mL 的患者发生听力损失的风险很低。
单纯疱疹病毒（HSV）感染	1 型 HSV（HSV-1）和 2 型 HSV（HSV-2）在人类中很常见。HSV-1 通常在儿童时期传播。HSV-2 通常通过性传播并引起生殖器疱疹。在德国，80%～90% 的年轻成人是 HSV-1 的携带者，15%～25% 是 HSV-2 的携带者。有 0.5%～2% 的孕妇感染 HSV-2，妊娠时既往感染的再激活率增加 4 倍。妊娠期间，生殖器疱疹感染可能在出生时对新生儿造成严重威胁[23]。在分娩过程中，病毒传播到新生儿的黏膜，并通过小病灶发生淋巴-血行播散，导致败血症和脑炎。新生儿的宫内传播仅占 HSV 感染的 5% 以下。母亲原发性 HSV 感染的新生儿感染风险为 30%～40%，母亲再发感染则风险为 5%～10%。新生儿感染更多地由 HSV-2 引起，而非 HSV-1 引起，并且 HSV-2 感染的预后明显更差。新生儿中的 HSV 感染临床上表现为中枢神经系统的弥漫性感染，这在 65% 未治疗的病例中是致命的。 实验室检查：使用 ELISA 或免疫荧光测定方法从水泡液中检测 HSV。电子显微镜证明 HSV 颗粒，HSV DNA PCR（另见 43.32）。
甲型肝炎病毒感染	新生儿很少诊断出甲型肝炎，因为它通常是亚临床型的。在流行地区，胎儿和新生儿受到通过胎盘的母体 IgG 抗体的保护。通过检测特异性 IgM 抗体可以诊断胎儿期或新生儿期最近几周的感染。
乙型肝炎病毒（HBV）感染	如果母亲是 HBsAg 携带者或妊娠期间患有乙型肝炎，则需要测试新生儿。如果母亲是 HBeAg 阳性，那么胎儿感染的风险很高。经验表明，HBsAg/HBeAg 阳性患者的血清 HBV DNA 浓度约为 10^8 拷贝/mL，而 HBeAg 阴性携带者的血清 HBV DNA 浓度仅为平均 10^3～10^4 拷贝/mL。婴儿感染通常是慢性的。 实验室检查：新生儿中 HBsAg 和乙型肝炎抗体的存在可能是由抗体穿过胎盘传播或过去两周或更长时间发生宫内感染所致。新生儿中抗-HBc IgM 的存在支持宫内感染的诊断。HBsAg 阳性母亲的新生儿应在出生后 12 h 内接受被动-主动免疫[24]。
HIV 感染[25]	约 70% 的 HIV 传播在出生时发生，30% 的传播在子宫内妊娠的最后 2 周发生。原因是子宫肌肉收缩导致的微量输血和出生时的上行感染。感染风险随着孕妇血液中 HIV-1 RNA 拷贝数量的增加而增加。血液病毒载量＞10 万拷贝/mL 与高风险的感染相关。传播率一般为 10%～60%，但很依赖于分娩、哺乳和其他因素。婴儿 HIV 感染的血清学检测很困难。在 80% 的病例中，症状表明 HIV 感染发生在前两年。 实验室检查：测试包括直接病毒检测和 HIV 抗体水平的测量。

续 表

感染	临床和实验室检查
麻疹病毒感染[26]	在德国，超过90%的育龄妇女受到预防麻疹的初次感染保护。在一般人群中，麻疹的发病率是每年每10万人中1～10例。孕妇麻疹发热、肺炎和住院率高于非孕妇。妊娠期麻疹感染与8%～20%流产发生率相关，早产风险增加2～3倍。在妊娠晚期及分娩前后，母体感染麻疹可导致新生儿出现麻疹，症状直至出生的第12天。 实验室检查：IgM抗体可在3～5天检测到，IgG抗体可在皮疹发作后6～12天检测到。IgM抗体水平在感染第2周期间达到峰值，并且在皮疹发作后6～8周不再检测到。IgG抗体水平稳定上升数周，然后再次下降，但会持续一生。
腮腺炎病毒感染[26]	育龄妇女中抗腮腺炎IgG抗体的患病率为77%。妊娠期女性的腮腺炎感染不再严重。据报道，妊娠早期的感染会导致流产风险增加2倍。
细小病毒B19感染[27]	细小病毒B19导致传染性红斑，也称为第5病。在德国，血清阴性孕妇的患病率为35%。根据流行阶段每年1.5%的典型发病率，预计每年约有2 500例胎儿感染。受感染的个体通常是无症状的。有症状和无症状的感染者在疾病发作前通过呼吸道将病毒释放出来。这意味着即使在感染变得明显之前，孕妇也处于危险之中。由于没有预防感染的疫苗，因此在育儿工作的孕妇将不得不离开工作岗位。在3.9%感染细小病毒B19的孕妇中，胎儿会产生胎儿水肿，而1/3的胎儿将死亡。确诊的细小病毒B19病例(妊娠1～20周)的死亡率为5.6%。 实验室检查：用ELISA测定IgG和IgM抗体。没有IgM抗体，IgG抗体的存在表明有免疫力。如果孕妇与细小病毒B19接触过，应另外进行血清DNA PCR检测。在婴儿中，DNA和血清IgM检测直到出生1周后才能提供有用的诊断信息(参见43.53)。
风疹病毒感染[26]	妊娠期女性的风疹感染并不比非孕妇严重。母亲至胎儿的病毒传播率在妊娠后前几周内大于90%，在妊娠16～28周时下降至30%～40%，然后再次稳步上升至大约90%直至妊娠结束。风疹胚胎病的频率和严重程度取决于感染时间。在德国，风疹胚胎病的发病率为每10万个活产婴儿中有0.1个。 风疹病毒具有致畸作用，并在胚胎期引起异常。因此，风疹胚胎病的全面临床表现(眼睛和听力缺陷、心脏异常、营养不良、小头畸形、智力低下)主要发生在妊娠后前11周。如果母体感染发生在13～20周的妊娠期间，则16%～18%的胎儿会出现个体表现，主要是听力缺陷。 实验室检查：只有血清阴性的孕妇在接触风疹时有风疹胚胎病的风险。血清阴性取决于使用的测试，并且阈值由测试制造商指定。妊娠期女性怀疑风疹感染时，应进行基础检查(血凝抑制，IgG/IgM ELISA)，必要时进行其他检查(IgG亲和力、IgG蛋白质印迹)。通过这些方法，通常可以排除或证明在采血前3～4个月内存在疑似风疹感染。风疹特异性IgM抗体在感染后3～6天首先可检测，IgG抗体在感染后7天可检测。更多信息请参见43.63。
带状疱疹病毒感染	在妊娠的前20周，母亲的水痘感染可能导致致畸作用，从而导致胚胎病。异常包括四肢发育不良，中枢神经系统紊乱和皮肤瘢痕。在妊娠的前20周内发生母亲水痘感染时，胚胎病发生的风险约为2%。但是，水痘也可能在围产期传播给婴儿，并可能导致新生儿疱疹，这是新生儿潜在的危及生命的疾病。 实验室检查：用血清学测定方法对母亲进行检测，或从棉拭子直接检测病毒。使用PCR方法检测新生儿以便快速诊断；如果怀疑有胎儿损伤，则从羊水中进行PCR检测(参见43.67)。
淋球菌感染	活动性感染导致异位妊娠或新生儿感染淋病。
梅毒感染	妊娠期母亲未治疗的原发性梅毒感染导致70%～100%传播给婴儿。Ⅱ期梅毒是在感染梅毒母亲中更常见的活动性梅毒形式，仍然具有长达2年的传染性。在梅毒母亲活产婴儿中，约有一半在临床上有明显的先天性梅毒。 实验室检查：通过FTA-ABS试验或IgM ELISA检测，脐血中IgM抗体的存在提示宫内感染(参见42.14)。
李斯特菌感染	在初次感染母亲时，单核细胞增多性李斯特菌通过胎盘通过血流传播给胎儿；没有重复感染的风险。细菌并不总是能够传播给胎儿。先天性李斯特菌病是一种败血症性质的疾病，不会引起组织损伤。70%～80%受影响的婴儿是早产新生儿，大约1/4是死胎[28]。
衣原体感染	这种生殖器感染是由血清型D-K引起的。在欧洲和美国，约有5%的孕妇患有衣原体宫颈炎。该疾病通常是慢性和无症状的。衣原体感染增加了早产的风险，并导致新生儿结膜炎和亚临床肺炎伴生长迟缓。新生儿通过感染的产道时获得感染。 实验室检查：通过拭子或随机尿检测衣原体(参见42.6)。
弓形虫感染	只有当母亲妊娠时第一次感染弓形虫病，产前感染才会发生。感染通常无症状，但可能导致胎儿感染。这可能导致早期流产，或者如约5%在子宫内感染的新生儿所见，异常诸如脑积水、脑钙化和脉络膜视网膜炎。在欧洲，眼弓形虫病是由产前感染的再激活所致，并且迟早导致1/4的患者失明。 实验室检查：计划妊娠的女性应该检查其免疫状态。在妊娠期间，血清阴性女性应每4～6周进行一次血清学检测，但至少每3个月检测一次。IgG和IgM抗体的ELISA阴性结果排除感染和免疫力。弓形虫特异性IgM抗体的存在表明近期感染。然而，在感染后1年以上在IFT或ELISA中检测到IgM并不少见，因为这些抗体可持续数年。在这些情况下，高IgG抗体亲和力表明慢性感染。如果发现的类型仍然不清楚，检测特异性IgA抗体，蛋白质印迹或IgM和(或)IgG浓度的变化可能提供线索。尽管血清学检测是母亲选择的方法，但建议胎儿感染通过羊水PCR方法诊断。然而，母体感染至少已存在4周，并且羊膜穿刺不应在妊娠16周前进行(参见44.5.2.1)。
B群链球菌(GBS)感染	GBS是40%～50%的新生儿败血症和脑膜炎病例的病因。肠杆菌科和葡萄球菌也起主要作用。在欧洲，感染发病率为每1 000个活产1～2个。据报道，临床上健康女性的下生殖道GBS定植率为4%～18%[29]。 新生儿败血症可分为早发型和迟发型。 早发型败血症：发生在生命的前7天，临床症状经常在第一天就出现。通常感染是在子宫内获得的。新生儿败血症表现为肺炎和(或)脑膜炎。指标包括早产儿，羊水恶臭，早于37周早产，出生体重低于2 500 g。 迟发型败血症：出现在生命的第2周，是从环境中获得的感染。大约80%的感染临床上表现为脑膜炎。 实验室检查：48 h内进行3次测量，CRP持续升高，中性粒细胞减少至 3×10^9/L以下，粒细胞左移(未成熟/成熟粒细胞≥0.20)，中性粒细胞中存在血浆空泡，以及血小板减少或血小板计数下降均提示败血症。根据一项研究[30]：① 在首次症状时，CRP高于100 mg/L+IL-6高于18 pg/mL(诊断敏感性89%，特异性73%，阳性预测值70%，阴性预测值90%)。当IL-8替代IL-6并且判定阈值为100 ng/L时获得了可比较的值。② 症状发作后24 h CRP高于100 mg/L(诊断灵敏度78%，特异性94%)。 细菌学检查：浓缩尿液，来自耳道、咽喉、腋窝、肚脐的细菌拭子和羊水培养中的链球菌。

38.2.3 遗传性疾病的产前诊断

遗传性疾病是由个体DNA序列中的异常引起的疾病。它通常是先天性疾病。该疾病的范围可以从染色体异常到单基因病。

38.2.3.1 染色体异常

数十年来，使用G带染色体核型分析的常规染色体分析一直是产前诊断和流产，检测胎儿细胞遗传学异常的金标准。

染色体研究确定：① 染色体异常为非整倍体（获得或丢失整个染色体）通过生成核型图；② 平衡重排和大量不平衡结构重排，伴大于5～10 Mb致病性拷贝数变异。

数目异常：异常染色体构成可以是2n+1，如21三体，或2n−1，如X单体（特纳综合征）。最常见的染色体数目异常为，① 21-三体综合征47,21三体；1∶600；男性+女性；② 克氏综合征47,XXY；1∶800；男性；③ YY综合征47,XYY；1∶900；男性；④ X三体47,XXX；1∶1 000；女性；⑤ Turner综合征45,XO；1∶2 500；女性。

使用羊膜细胞培养或绒毛膜样本进行测试。

结构异常：结构异常包含由断裂导致的染色体物质丢失，或由染色体片段的错误融合导致的功能丧失。可能发生以下异常。

- 缺失：一段DNA从染色体中断裂，伴基因丢失。
- 重复：一段染色体被复制，受影响的个体拥有该染色体片段基因的三个拷贝。
- 易位：染色体或染色体片段连接到另一条染色体或染色体片段。
- 倒位：从染色体断裂的片段从一端到另一端倒位，并重新插入染色体。
- 插入：已断裂的染色体片段被插入另一染色体断裂中。

易位和插入导致重排。可以是平衡的或不平衡的。低于3～10 Mb的致病性拷贝数变异不能通过染色体核型分析检测到。

38.2.3.2 单基因病

单基因病是由单个基因的DNA序列发生改变或突变所致。已知有6 000多种单基因病；它们可以被遗传，并且发生率约为每200名新生儿中有1例。在大多数情况下，存在单核苷酸多态性（SNP，发音为"snip"）（图38.2-1）。大多数单核苷酸多态性包括胸苷替换胞嘧啶。胞嘧啶通常被甲基化为甲基胞嘧啶，然后是5-甲基胞嘧啶自发脱氨基成为胸腺嘧啶。其取决于碱基的替换，密码子的信息被改变并且可能导致具有缺陷的蛋白质功能改变。

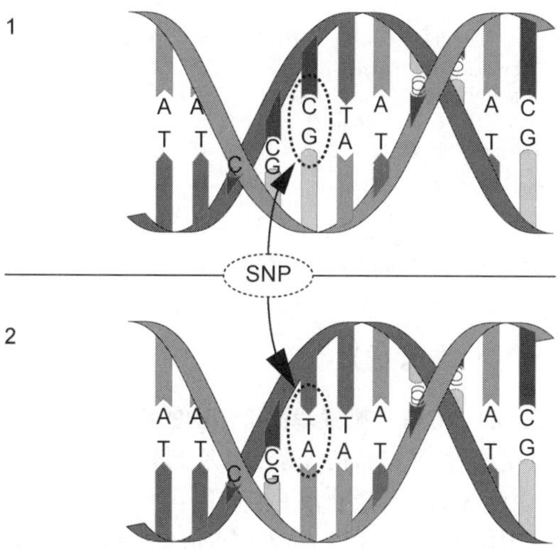

图38.2-1 单核苷酸多态性。三联体中一个碱基对不同（获得David Hall许可转载）

有关遗传模式（常染色体显性、常染色体隐性、X连锁遗传）的信息参见第39章。以下是单基因病的例子：囊性纤维化、镰状细胞性贫血、马方综合征、血色病、亨廷顿病。

虽然单基因病遵循简单的孟德尔遗传模式，但多基因病并非如此，多基因病倾向于在家族中发生。

38.2.3.3 疾病的发病率和类别

美国新生儿出生时主要结构性出生缺陷的风险约为3%。这些缺陷是由于遗传或新的基因重排和突变，以及母体因素（高龄、疾病、暴露于致畸因子）。2 000例用常规核型分析进行分析的产前病例中约有1例有新发现，明显平衡的相互易位，携带6.1%的先天性畸形风险[5]。遗传性疾病包括多种先天性异常、不明原因的发育迟缓、智力障碍或自闭症谱系障碍。许多这些遗传性疾病直到童年或更晚才表现出来。

38.2.3.4 诊断试验

38.2.3.4.1 超声检查：超声检查通常在妊娠18～20周内进行，可以检测出主要的胎儿异常[6]。大约90%的先天性异常婴儿是没有诱发危险因素的女性所生。异常发现需要咨询和讨论，可以用来评估这种异常有遗传基础可能性的诊断程序。

38.2.3.4.2 染色体核型分析：常规的染色体核型分析是用于细胞遗传学诊断的标准方法，用于检测数目异常及不平衡和明显平衡的染色体重排。在妊娠16～18周进行羊膜穿刺后进行染色体核型分型。羊水中的胎儿细胞通过植物凝集素刺激细胞分裂而体外培养。培养2周后，通过添加秋水仙素将细胞分裂阻断在有丝分裂中期，这确保了染色体中期数量的高积累。细胞悬液经低渗溶液处理后置于载玻片上，从而固定和扩散染色体。接下来，用地衣红（标准染色）或吉姆萨染液对用胰蛋白酶（G显带）预处理的染色体进行染色，并在显微镜下进行评估。在常规诊断中，使用更快和更敏感的染色体核型分析程序。

38.2.3.4.3 DNA微阵列：微阵列（DNA生物芯片）也称为染色体微阵列或分子染色体核型分析，比传统的染色体核型分析更敏感。该方法可检测小基因组缺失和重复（称为拷贝数变异）。拷贝数变异导致DNA片段的预期拷贝数（即正常基因组中的数目）变化。拷贝数变异可以是良性的或致病的，取决于它们的位置和遗传信息[7]。可以使用染色体微阵列进行鉴定，将来自患者的DNA测试样本直接或间接与正常基因组进行比较。

DNA微阵列是特定DNA序列微点（皮摩尔DNA）的集合，称为探针或寡核苷酸。它们附着于固相，可以与标本的互补DNA杂交，也称为靶点。可以同时分析大量基因或基因组的多个区域。

染色体微阵列（chromosomal microarray，CMA）可以发现12%～14%的多种先天性畸形、不明原因的发育迟缓、智力障碍和自闭症谱系障碍病例，而染色体核型分析只能发现4%。因此，美国医学遗传学学会建议使用CMA作为上述染色体异常的首选诊断测试[8]：总体而言，CMA在1.7%的具有产前诊断标准适应证（如孕妇高龄和非整倍体筛查结果阳性）的妊娠中提供了额外的相关信息，6%的案例伴超声检查异常[7]。在分析死胎样本时，CMA可以在24%的案例中得到结果，比染色体核型分析多[9]。

CMA的局限性包括其无法检测平衡重排、平衡易位、平衡倒位和胎儿三倍体[7]。虽然这些不会导致流产或死胎，但它们是遗传性的。考虑到未来的新生儿可能存在非平衡异常，了解这个信息很重要。CMA 还可以检测到在测试时无关紧要的缺陷，并且直到成年，或根本没有变得要紧。

38.3 人绒毛膜促性腺激素

Lothar Thomas

38.3.1 引言

在受精卵受精和植入后，滋养层会在妊娠第 2 周末产生人绒毛膜促性腺激素(hCG)。大约需要 10 000 个滋养层细胞才能使 hCG 在血清中的增加量达到可测定的水平。hCG 从植入时开始刺激黄体中的孕酮合成，直到妊娠 8 周左右由滋养层细胞接管为止。从妊娠 12 周开始，因滋养层受到胎儿肾上腺皮质的抑制，hCG 的产生量开始下降。

在妊娠期间，hCG 免疫反应性包含多种 hCG 变体(图 38.3-1)。以下分子在妊娠中具有诊断重要性。完整的 hCG 及 hCGβ、hCG 分子的游离 β 亚基。

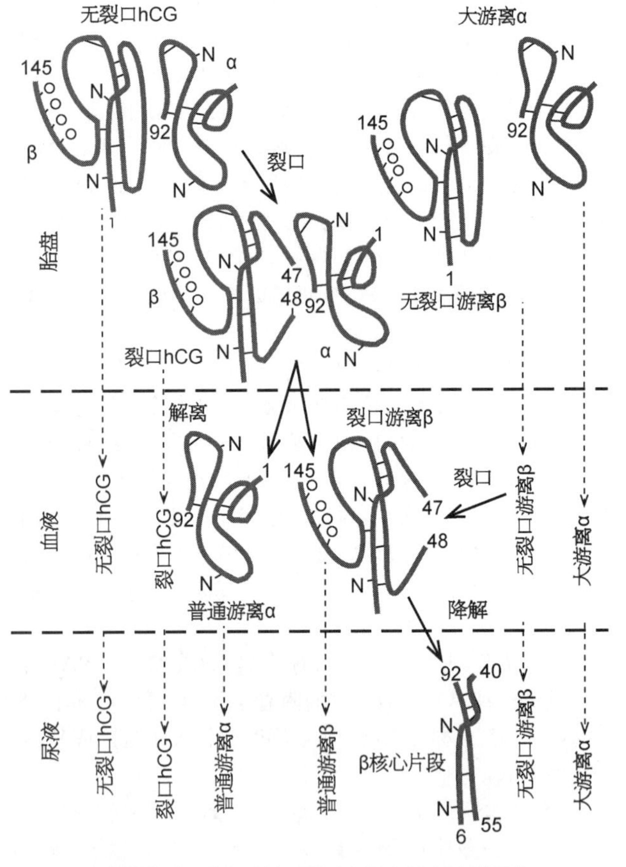

图 38.3-1 胎盘、血液、尿液中 hCG 和相关分子的结构(获得参考文献[2]许可)

这两种分子都可以在血清和尿液中检测到。在妊娠期间，游离的 β 亚基占血清总 hCG 的不到 1%，在尿中占 9%~40%[1]。在合成 hCG 的滋养细胞肿瘤和生殖细胞肿瘤中游离 β 亚基分泌增加。多数商品化 hCG 检测方法能够检测完整 hCG 和游离 β 亚基及其他 hCG 变体，具有不同的检测灵敏度。这些商品化检测方法被命名为 β-hCG 测试。

38.3.2 适应证

妊娠期血清或尿液中 hCG 的测定适用于以下情况：检测早孕、诊断异位妊娠、妊娠滋养细胞疾病(GTD)患者、作为三重或四重测试中 21-三体综合征的筛查标志物。

38.3.3 检测方法

血清和尿液中的 hCG 测定用于妊娠和滋养细胞肿瘤的诊断和监测。在这些适应证中，hCG 和 hCG 变体在血清中以不同的摩尔浓度存在，在尿液中也是如此。测定方法对完整的 hCG 和游离的 β 亚基都能很好测定，这对于血清和尿液都是非常重要的。所有方法使用针对 hCG 分子 β 亚基的抗体来区分 hCG 和 LH，因为两个分子具有相同的 α 亚基。出于这个原因，β-hCG 测试这个术语是指测量完整 hCG 及其游离 β 亚基的所有测试。因此，hCG 测试和 β-hCG 测试在下文中意义相同。商品化检测方法使用多种针对 β 亚基表位的抗体。因此，不同制造商的测定法测量了完整的 hCG 和一系列不同的 hCG 变体[2]。28.13 解释了定量测定血清中 hCG 的原理。

尿液定性检测：使用基于竞争性、免疫测定和 ELISA 原理的测试。在 ELISA 分析中，用针对 hCG 分子的 α 亚基的单克隆捕获抗体包被管、膜滤器或磁珠。如果待分析样本中含有 hCG 和 LH，两种激素都会与管壁或膜过滤器结合。将针对 β 亚基表位的第 2 过氧化物酶或碱性磷酸酶结合的抗体用作示踪剂并形成双夹心抗体，添加发色底物溶液显色。实际灵敏度为 10~20 U/L。

38.3.4 标本要求

尿液：1 mL，或血清：1 mL。

38.3.5 参考区间

血清 hCG 的参考区间见表 38.3-1。

表 38.3-1 血清 hCG 的参考区间

β-hCG[3]
月经期妇女：<3 U/L(9 pmol/L)
绝经后妇女：<5 U/L(16 pmol/L)
年龄<60 岁男性：<0.7 U/L(2 pmol/L)
年龄>60 岁男性：<2 U/L(6 pmol/L)
正常妊娠的血清浓度参见表 38.3-2
游离 β 亚基(hCGβ)[3]
男性和女性：<2 pmol/L

数据表示为第 97.5 百分位数；值基于第三国际标准(IS)。1 μg = 9.28 U = 26.7 pmol[4]

38.3.6 临床意义

38.3.6.1 hCG 在妊娠早期诊断中的应用

自然受精时，受精卵植入在受孕后 5.5~6 天发生，第 7 天时，hCG 由囊胚的滋养层合成并且可以在血清中测得。

血清中使用 5~10 U/L 作为切点值，早在妊娠第 4 周就可以检测妊娠(即如果排卵发生在月经的第 14 天，则在月经周期的第 23~24 天检测到妊娠)。该阈值减少了假阳性妊娠结果，因为围绝经期和绝经后妇女可产生过量垂体 hCG，可能高达 9 U/L。妊娠期 hCG 水平的表现见表 38.3-2。

表 38.3-2　妊娠期血清 hCG 水平

受孕后时间	hCG 浓度(U/L)
3 周	<50
4 周	<400
7 周	45 000～290 000
10 周	40 000～230 000
13 周	40 000～140 000
6 个月	48 000～100 000
9 个月	45 000～85 000

尿液中的 hCG 浓度仅为血清中的一半,并且由于液体摄入量的变化,存在显著的个体内变异。因此,尿液检测可能比血清检测晚数天检测到早期妊娠。

38.3.6.2 hCG 在生殖医学中的应用

为了评估体外受精后植入是否成功和胚胎发育,hCG 水平的测定至关重要。在排卵诱导后的第 14 天、16 天、20 天和 27 天测量,hCG 的血清浓度分别为 4～125 U/L、20～294 U/L、97～2 560 U/L 和 1 860～16 200 U/L。hCG 的倍增时间为 1.4 天。人工授精后,hCG 水平显著高于体外受精 hCG 的水平[5]。必须注意的是,在促性腺激素诱导的卵巢刺激之后,直到排卵后 14 天才能检测到妊娠。高促性腺激素水平与 hCG 的测量交叉反应,会导致假阳性妊娠试验结果。

38.3.6.3 hCG 用于测定胎龄

由于妊娠期间的倍增时间为 2.5 天,因此通过在相隔 2～7 天的至少两个血清样本中测定 hCG 可以在妊娠的前 7 周确定胎龄。hCG 水平(半对数)相对于测量天数(线性)绘制。只有在浓度时间图中 hCG 水平的斜率正常时才能确定胎龄。

当 hCG 水平(第 1 次 IRP)与经阴道超声检查结果和妊娠天数相关时[6]:① 妊娠 30～34 天检测到 1～3 mm 的孕囊,hCG 水平范围为 467～935 U/L;② 在第 34～38 天检测到卵黄囊,hCG 水平范围为 1 120～7 280 U/L;③ 胎儿心脏运动在第 39～43 天可见,hCG 水平范围为 5 280～22 950 U/L。

38.3.6.4 hCG 在多胎妊娠中的应用

血清 hCG 水平相较于单胎妊娠时,多胎妊娠增加更快,倍增时间更短;其 10 周的水平高于单胎妊娠的水平。

38.3.6.5 hCG 在早期流产中的应用

在血清 hCG 监测过程中,当血清 hCG 水平太低或者其升高或降低太慢时,早期妊娠的问题将明显显现。hCG 上升的斜率不平行于浓度-时间的正常曲线。如果监测显示平行于正常曲线的上升,但具有显著延迟的倍增时间,并排除时间上的错误,则怀疑是异位妊娠或异常宫内妊娠。正常的 hCG 水平,尤其是如果只检测一次,并不能消除晚期流产和异位妊娠的可能性。彻底清宫后,hCG 水平下降,半衰期为 1 天[7]。

38.3.6.6 hCG 在异位妊娠中的应用

在闭经约 7 周后出现腹痛或出血的女性中,超过一半的血清 hCG 水平<2 000 U/L。在这种情况下,很难确定空的子宫是否表示早孕或异位妊娠(表 28.2-3)。异位妊娠的发生率约为每 1 000 例新生儿中 10 例。异位妊娠占妊娠早期孕产妇死亡的 80%。大约 98%的异位妊娠发生在输卵管中。重要的诊断测试包括阴道超声和血清 hCG 测定的结合。

表 38.3-3 显示了异位妊娠的诊断和管理指南[8]。在无法检测孕囊的情况下,hCG 水平在 48 h 内的增加是一种有效的异位妊娠指标。稳定的条件下,血清 hCG 浓度应该每 2.3 天翻倍。如果情况并非如此,可能会发生异位妊娠。排除异位妊娠 hCG 正常升高的阳性预测值为 94.7%[9]。如果没有相应的升高,异位妊娠的诊断敏感性仅为 37%,特异性为 65%。早期异位妊娠也可以通过确定血清(S)和道格拉斯窝穿刺液(DP)中的 hCG 来诊断。在完整妊娠中,S/DP>1.3,在异位妊娠中<0.7[10]。

表 38.3-3　妊娠位置不明妇女可能存在宫内妊娠相关的诊断和管理指南[8]

发现	关键点
没有宫腔积液和正常(或接近正常)的附件超声检查	- 单次测量 hCG,无论其值如何,都不能可靠区分异位妊娠和宫内妊娠(可行或不可行)。 - 如果单次 hCG 测量值<3 000 U/L,则不应使用甲氨蝶呤或其他药物或手术方法对异位妊娠进行假定治疗,以避免中断可存活妊娠的风险。 - 如果单次 hCG 测量≥3 000 U/L,可存活的宫内妊娠是可能的,但不太可能。然而,最可能的诊断是无法生存的宫内妊娠,因此在进行异位妊娠治疗前至少进行一次随访 hCG 测量和随访超声波检查通常是适宜的。
超声检查尚未执行	异位妊娠妇女的 hCG 水平变化很大,通常<1 000 U/L,hCG 水平不能预测异位妊娠破裂的可能性。因此,当临床结果怀疑异位妊娠时,即使 hCG 水平低,也需要经阴道超声检查。

标准来自放射科医师学会超声多学科共识会议早期妊娠早期诊断流产和排除可存活的宫内妊娠,2012 年 10 月

38.3.6.7 妊娠期间血清 hCG 水平

由于血清 hCG 水平的个体差异较大,因此妊娠期间的任意时间点无法拥有一个准确的参考区间。因此,在限定的时间间隔(如 48 h)中确定血清 hCG 的个体百分比增加能够作为完整妊娠的阳性指标的绝对值。hCG 水平在妊娠 8～12 周时达到高峰和平台,然后在妊娠中期和妊娠晚期逐渐下降。在双胎妊娠中,hCG 水平相对较高,特别是在妊娠中期和妊娠晚期,尽管基于激素结果的诊断是不可靠的。分娩后,hCG 血清水平下降,半衰期为 24～36 h,11～17 天后无法检测到。

38.3.6.8 妊娠滋养细胞疾病

妊娠滋养细胞疾病(GTD)是用于各种滋养层疾病的术语,根据世界卫生组织分类,它包括葡萄胎、非葡萄胎肿瘤和良性滋养细胞疾病[11]。超声检查发现无胎儿血清 hCG 升高(50 万～100 万 U/L)表明 GTD,特别是葡萄胎。但必须注意的是,在 GTD 中几乎没有完整的 hCG,主要是高糖基化的 hCG、裂口的 hCG、完整或裂口形式的游离 β 亚基或 β 核心片段。因此,实验室必须使用可以检测这些形式的化验或化验组合[12]。

葡萄胎:葡萄胎也称为葡萄胎妊娠,是胎盘伴有异常的绒毛膜绒毛;可分为完整性、部分性和侵蚀性葡萄胎。完整性葡萄胎具有一个统一的绒毛种群,部分性葡萄胎具有两个不同的种群。侵蚀性葡萄胎是持续性 GTD 最常见的形式,难以与

绒毛膜癌进行区分。

实验室检查结果：尽管葡萄胎产生 hCG，但部分性葡萄胎的血清 hCG 水平在参考范围内或仅略微升高。

非葡萄胎肿瘤：其中，绒毛膜癌由胎盘部位滋养细胞肿瘤和上皮性滋养细胞肿瘤分化而来。

- 绒毛膜癌是一种在妊娠期间发生的高度恶性的生殖细胞肿瘤。它来自细胞滋养层细胞和合体滋养层细胞，不需要与妊娠相关的绒毛膜癌区分开来，通常在子宫外发育，常伴发其他生殖细胞肿瘤。大约 50% 的绒毛膜癌患者继发于葡萄胎，25% 继发于自然流产，22.5% 继发于正常妊娠，2.5% 继发于异位妊娠。绒毛膜癌在所有恶性肿瘤中具有最高的转移潜能，并且通常在肺、肝和脑中转移。患者因肺功能不全或脑出血死亡。肿瘤通常仅由具有薄外层肿瘤细胞的血液组成。绒毛膜癌产生 hCG。
- 胎盘部位滋养细胞肿瘤是由中间滋养层产生的恶性肿瘤。它是一种额外的绒毛细胞类型，具有重要的胎盘功能。胎盘部位滋养细胞肿瘤不产生 hCG，但表达大量 HPL。
- 上皮样滋养细胞肿瘤是一种罕见的肿瘤，通常在正常妊娠的子宫肌层或子宫颈壁内形成肿块。肿瘤细胞具有上皮细胞的特征并且不产生 hCG。

良性滋养细胞疾病：这组疾病包括胎盘部位过度膨胀和胎盘微结节。扩大的胎盘部位特征在于浸润子宫肌层的植入部位中间滋养层细胞的数量增加。胎盘结节是侵入子宫和子宫颈滋养细胞的复合和透明部分。

实验室检查结果显示，这些良性疾病中分泌的 hCG 量不足以导致血清水平升高。

伴既往史妇女的持续低 hCG 值：hCG 低持续性升高病例血清水平高达 200 U/L，偶尔高达 500 U/L，以及葡萄胎或妊娠滋养细胞疾病/妊娠滋养细胞肿瘤 4 个月至 12 年既往史[12]。这些病例应被视为恶化前症状，并通过测量 hCG 进行每月监测，此阶段 hCG 水平与侵蚀性生长有关，不久便会突然增加[12]。

如果无此病史的情况下 hCG 水平升高并排除妊娠，应该测量 hCG 以排除滋养细胞疾病。在侵蚀性滋养细胞疾病中，高糖基化的 hCG 占总 hCG≥30%。

如果 hCG 升高不是由侵蚀性疾病引起，且排除由嗜异性抗体导致的假阳性结果，持续升高通常是由垂体 hCG 引起的，其在女性和男性中有时可以达到 20～40 U/L 水平，通常其浓度没有变化[13]。对于副肿瘤 hCG 分泌，参见 28.13 和表 29 - 7。

38.3.7 注意事项

hCG 的标准化：参见 28.13.7。

检测方法：如下。

- 尿液检测：尿液中有完整的 hCG、高糖基化的 hCG、裂口的 hCG、游离的 β 亚基和 β 核心片段（图 38.3 - 1）。在妊娠诊断的所有商品化筛查测试中，约有一半未检测到高糖基化的 hCG。与通常检测高糖基化 hCG 并因此在受孕后 2 周显示阳性结果的血清测试不同，尿液测试仍然是阴性[14]。许多测定法也没有检测到仅在尿中发生的 β 核心片段，并且可能占第 4 周时总 hCG 的约 50%，并且在妊娠后期中占更高的比例。
- 血清检测：大多数商品化检测方法测定完整的 hCG 和 hCG 的游离 β 亚基。对于疑似滋养细胞肿瘤的诊断，其中高糖基化的 hCG 是主要形式，以及对这些肿瘤的监测和治疗随访，也应使用特定的免疫测定法。在 11 个测试的免疫测定中仅有 4 个检测到的高度糖基化 hCG 达到与完整 hCG 相同的程度；所有其他免疫测定显示出因子为 0.5～1.7 的变异[12]。

干扰因素：如下。

- 嗜异性抗体：美国 hCG 参考咨询服务经验[1]发现血清 hCG 假阳性通常是由异嗜性抗体的存在引起的。用 Scantibodies 生产的封闭抗体处理这种血清，能使血清 hCG 水平恢复到参考区间内。但这些病例的尿液 hCG 是阴性的，因为异嗜性抗体不会出现在尿液中。具有假阳性 hCG 结果的妇女在测定 CEA、CA 19 - 9 或肌钙蛋白的免疫测定中经常也具有假阳性结果。为了检测含嗜异性抗体的血清，必须进行系列血清稀释，以降低嗜异性抗体滴度，使其低于产生干扰的阈值。
- 血清阳性，尿液阴性：该结果可能由以下原因导致：① 嗜异性抗体：最常见的原因是血清中的人抗小鼠抗体（HAMA）。双位点免疫测定减少了这个问题。许多制造商还将动物蛋白添加到试剂中以阻断嗜异性抗体。在许多免疫分析中，hCG 的尿液水平只有血清水平的一半；② 利尿导致尿液显著稀释。在进行超声检查后可能就是这种情况，因超声检查需要膀胱充盈；③ 在妊娠晚期，hCG 产量可能太低而无法通过尿液检测，因此要使用更灵敏的血清检测方法；④ 由于孵育时间短（3～5 min），定性 hCG 测试的检测限在很大程度上取决于免疫化学试剂和尿液的温度。除非这些物质在用于测试前处于室温下，否则结果可能出现假阴性。
- hCG 在免疫测定中的干扰：由于免疫测定中 hCG 和 LH 的交叉反应性，LH 可能假性增高。例如，在商品化检测方法[15]中，1 350 U/L hCG 模拟 LH 浓度为 2.1 U/L，hCG 浓度为 55 992 U/L 模拟的 LH 浓度为 19.4 U/L，hCG 浓度为 143 828 U/L 模拟的 LH 浓度为 25.6 U/L。

稳定性：① 如果 10 mL 尿液加入 0.1 mL 叠氮化钠（0.15 mol/L）储存，尿液标本可保存 2～3 天；② 在 21℃或 4℃血清中的完整 hCG，6 天后回收率分别为（94 ± 3.1）% 和（94 ± 8.3）%[16]。

38.3.8 病理生理学

hCG 属于激素的糖蛋白家族，其成员具有共同的 α 亚基，而其 β 亚基有所不同。β 亚基确定每种激素对其靶受体的特异性。两个亚基通过极性键结合在一起（参见 28.13）。分子量为 36 kDa 的蛋白质中只有 65% 由氨基酸组成，其余为糖类。尽管糖类含量对生物活性而言非常重要，但与蛋白质本身相比，它们并没有特别的抗原性[1]。

hCG 及其变体的结构如图 38.3 - 1 所示，生物化学见表 38.3 - 4 和图 38.3 - 2。

表 38.3－4　妊娠和滋养细胞疾病中 hCG 相关分子的结构[12]

分子	α 亚基结构	β 亚基结构
完整的 hCG (分子量 36 kDa)	92 个氨基酸，无裂解，单线(8 糖)和双线(11 糖)N 连接侧链	145 个氨基酸，无裂解，双线 ± 岩藻糖(11～12 糖)N 连接，且主要是三糖(3 糖)O 连接糖侧链
高糖基化的 hCG (分子量 41 kDa)	92 个氨基酸，无裂解，单线(8 糖)和双线 + 岩藻糖(12 糖)N 连接侧链	145 个氨基酸，无裂解，双线(11～12 糖)和三线 ± 岩藻糖(14～15 糖)N 连接和己糖 O 连接糖侧链
裂口的 hCG (分子量 36 kDa)	92 个氨基酸，无裂解，单线(8 糖)和双线(11 糖)N 连接侧链	145 个氨基酸，在 β47－48、β43－44 或 β44－45 处裂解，双线 ± 岩藻糖(11～12 糖)N 连接，且主要是三糖(3 糖)O 连接糖侧链
hCG 缺失 β 亚基	92 个氨基酸，无裂解	残基 1～92 和缺失的 C 末端肽
C 末端肽 (分子量 29 kDa)	单线(8 糖)和双线(11 糖)N 连接侧链	双线 ± 岩藻糖(11～12 糖)N 连接，主要是 O 连接三糖侧链
游离 β 亚基 (分子量 22 kDa)	没有 α 亚基	145 个氨基酸伴裂解双线 ± 岩藻糖(11～12 糖)N 连接，并且主要是三糖 O 连接糖侧链
裂口的游离 β 亚基 (分子量 22 kDa)	没有 α 亚基	145 个氨基酸，在 β47～48、β43～44 或 β44～45 处裂解，双线 ± 岩藻糖(11～12 糖)N 连接，并且主要是三糖(3 糖)O 连接糖侧链
β 核心片段 (分子量 10 kDa)	没有 α 亚基	两个肽段 β 亚基残基 6～40 与 55～92 连接，降解的双线(3～5 糖)N 连接且无 O 连接侧链

β 核心片段(图 38.3－2 中未显示)是 hCG 的末端降解产物。它仅在尿中检测到，并且约占妊娠 4～8 周时总 hCG 摩尔浓度的 50%。在 36～40 周时，其摩尔浓度约比无裂口 hCG 高 3 倍。若妊娠中伴有 21－三体综合征，则 β 核心片段浓度明显升高，并且与肌酐清除率相关，具有显著昼夜变化，中位数倍数(MoM)为 1.39～2.10 倍[17]。

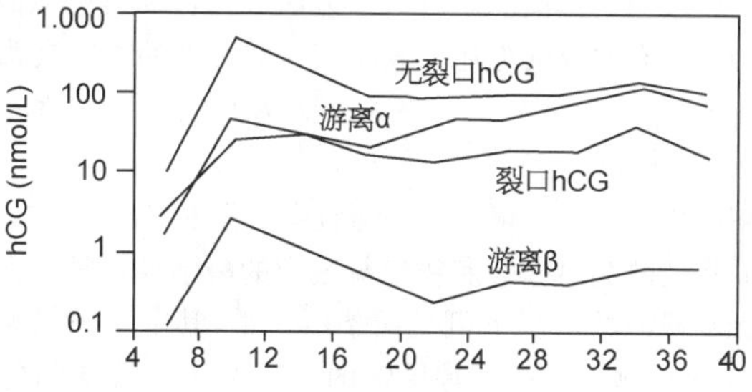

图 38.3－2　妊娠期 hCG 变体的血清浓度，数据以 nmol/L 表示(根据参考文献[2]修改)

38.4 α 甲胎蛋白

Lothar Thomas

α 甲胎蛋白(AFP)属于癌胚蛋白，在胎肝和卵黄囊中合成。少量羊水 AFP 也由胎儿胃肠道的其他部分生成。AFP 由胎儿肾脏排入羊水并通过扩散穿过胎盘和胎膜转移到母体循环中。AFP 不论是在产前诊断还是作为肿瘤标志物都具有临床意义。AFP 作为肿瘤标志物的价值在 28.4 中已进行了描述。

38.4.1 适应证

包括妊娠中期神经管和腹壁缺陷的产前诊断；围产期并发症早期诊断，如胎儿肛门闭锁和其他胃肠道阻塞；21－三体综合征筛查中四联试验的参数。

38.4.2 检测方法

依赖竞争性、免疫定量或 ELISA 方法的免疫方法。

38.4.3 标本

- 血清：妊娠 16～21 周时取血样：1 mL。
- 羊水：取羊膜穿刺术所得的一部分进行染色体分析，或者当两次血清 AFP 水平呈病理状态行羊水检测：1 mL。

38.4.4 参考区间

孕妇血清和羊水中 AFP 的参考范围参见图 38.4－1，同时可见区域性差异[1]。浓度单位为 U/mL；定标依据 WHO 国际标准 72/225 或英国标准 227。

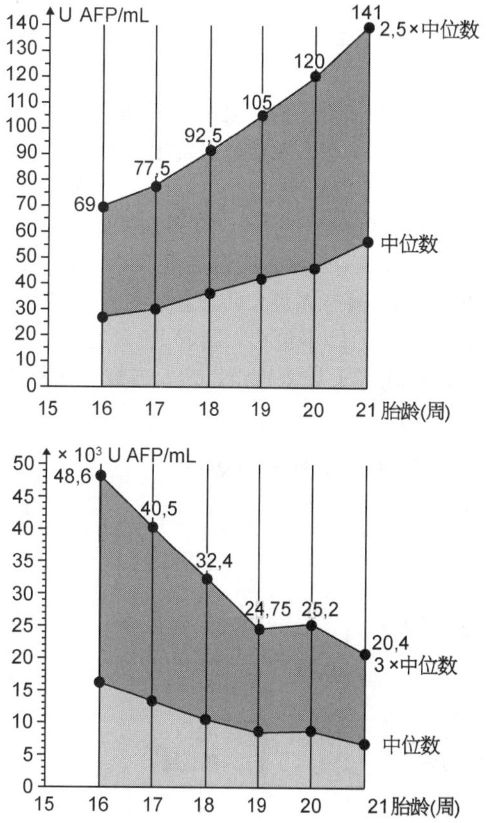

图 38.4－1　血清(上)和羊水(下)中 AFP 与胎龄/周的关系，以正常妊娠中位数 2.5 倍值(2.5 MoM)作为切点值[1]。其他研究[2]以 2.0 MoM 作为血清 AFP 的切点值

38.4.5 临床意义

AFP 检测是无脑畸形、神经管和腹壁缺陷的产前诊断的重要筛查试验。检测羊水乙酰胆碱酯酶活性可作为 AFP 值升高时相关疾病的确诊试验。

38.4.5.1 AFP 在胎儿畸形的产前诊断中的意义

中枢神经系统最常见的胎儿异常是神经管缺陷，也称为神经管闭合不全[1,2]。不同国家的神经管畸形发生率差异很大；中欧地区为每 1 000 名新生儿中有 1～2 人，而英格兰部分地区则高达其5倍。这些畸形胎儿不是患有脊柱裂并有严重的神经功能障碍，就是由于无脑畸形而无法生存。尽管无脑症通常是通过超声筛查检出，但发生率与之相似的脊柱裂（每1 000例新生儿中发生1例）则很难检出。在英国的部分地区，发病率甚至为每1 000名新生儿发生4～10例。

为了筛查开放性神经管缺陷，建议在妊娠16～20周时检测母体血清AFP。选用健康妊娠中位数倍数（MoM）作为相关妊娠的切点值。它们通常是健康妊娠中位数的2～3倍，并由实验室和妇科医师来决定（图38.4-1）。当水平大于2.5 MoM时，检测脊柱裂胎儿的诊断灵敏度为70%，特异性为97%。低发病率导致阳性预测值为3%，这意味100个AFP浓度超过切点值的结果中仅有3个是由脊柱裂所致。

如果母体血清AFP升高，则可以通过重复血清试验和超声检查来排除2/3的AFP假阳性结果[1]。如果血清水平仍居高位，则胎儿罹患神经管缺陷的风险为5%～10%。

如果两次检测血清AFP水平均升高并且超声检查未显示异常，那么需要检测羊水中的AFP水平，可能还需结合乙酰胆碱酯酶检测。

英国一项合作研究[3]的结果显示，如果羊水AFP水平高于均值3倍（图38.4-1），单胎妊娠发生神经管缺陷的可能性是24∶1。

德国的一项关于AFP[4]的研究评估了妊娠16～20周血清AFP筛查的结果：96%的无脑胎儿和71%的开放性神经管缺陷能够检出，但有完整皮肤覆盖的神经管缺陷（脊髓脊膜突出症）无法检出。不包括无脑胎儿，只有37%的神经管缺陷可通过血清AFP筛查检出。诊断神经管缺陷的方法如图38.4-2所示。

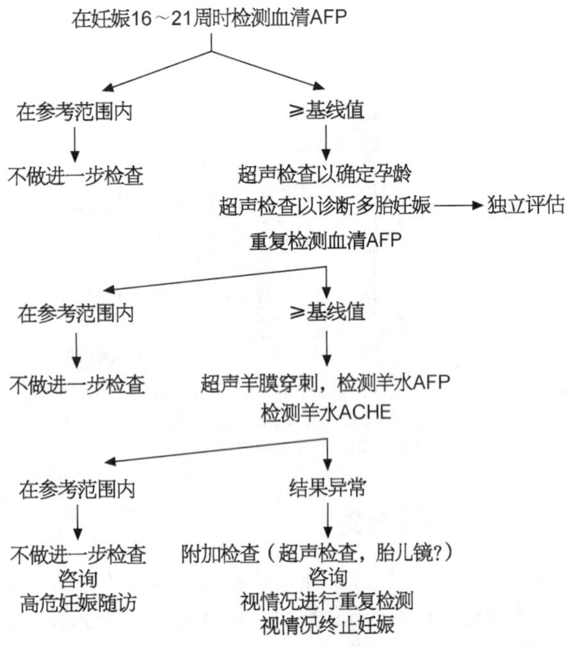

图38.4-2 诊断神经管缺陷的方法[2]

AFP升高而不出现神经管缺陷的可能原因如下：① 孕龄的错误评估（约占30%）；② 多胎妊娠（约占20%）；双胎减胎和植入性双胎造成一个特殊问题，因为它们在超声检查中很难检出，并且可能在羊水ACHE试验中产生阳性结果；③ 因宫内营养不良导致出生体重低于2 500 g的新生儿（约占10%）；④ 其他原因（占30%）（如糖尿病、先兆子痫、羊水过少），孕程中胎儿血液进入母体循环，如羊膜穿刺术、绒毛膜绒毛取样、创伤、流产未遂和死亡胚胎。

血清AFP升高，羊水AFP水平处于3倍MoM范围内，可排除开放性神经管缺陷。

与羊水AFP水平升高有关的胎儿异常已在表38.4-1中列出。假阳性AFP结果主要是由于羊水标本被胎儿血液污染，且可通过羊水中正常的乙酰胆碱酯酶活性进行排除。图38.4-2所示的有关血清AFP筛查和后续检测的大规模研究结果表明，约20%的神经管缺陷仍然无法通过AFP筛查检出，且因该诊断导致的健康胎儿堕胎率约为1∶10 000[5]。

表38.4-1 AFP水平升高和ACHE异常的原因[4]

畸形	AFP异常(*n*)	ACHE异常(*n*)
无脑畸形	40	40
脊柱裂	15	15
脑突出	5	4
脐突出	11	8
腹裂	6	6
多重畸形	1	1
尾骨畸胎瘤	1	1
死胎	3	3
无畸形	19	2

38.4.5.2 乙酰胆碱酯酶在产前诊断胎儿畸形中的应用

羊水中的乙酰胆碱酯酶（acetycholinesterase，AChE）通过聚丙烯酰胺凝胶电泳或使用单克隆抗体4F19的免疫方法进行分离后利用酶促法测定。这些方法的评价都是类似的。一篇总结了所有研究的综述[6]表明其对脊柱裂的诊断灵敏度为95%～99%，特异性99%。在两例无异常的胎儿中观察到错误的异常AChE检测结果[4]。

聚丙烯酰胺凝胶电泳[7]在碱性条件下将羊水蛋白分离到阳极并将乙酰胆碱作为底物使凝胶中的酶活性可见。在脊柱裂或无脑妊娠的情况下可见两条活性带，其中可被二溴化物抑制的阳极侧AChE带是异常的。在无神经管缺陷的妊娠中，阳极附近没有发现AChE带。表38.4-1表明AChE电泳具有较高的诊断价值。

免疫法检测AChE[8]是用单克隆抗体4F19进行的酶免疫测定。

38.4.5.3 血清AFP和异常妊娠

妊娠10周后，即使hCG未明显降低，异常的AFP水平降低也可能是妊娠不可逆损伤的表现。

妊娠14周后，只要排除双胎妊娠的可能，AFP水平升高也应考虑为上述情况[8]。

在妊娠晚期，AFP水平下降与出血，宫内胎儿发育迟缓和胎盘功能不全有关，由此导致疾病的发生。妊娠中出现非特异性血清AFP升高一般更易导致流产，且新生儿出生体重较低。

胎儿肛门闭锁的妊娠时，可观察到孕妇血清 AFP 水平显著低于正常水平[9]。

38.4.6 注意事项

检测时机[10]：行羊膜腔穿刺术检测 AFP 应该在妊娠 15～24 周进行，因为即使存在神经管缺陷，在此时间段之前和之后的 AFP 水平也可能是正常的。

羊水经胎血污染：胎血污染会使 AFP 水平假性升高，且其随着胎龄的增加而升高。胎血污染会发生在羊膜穿刺术中。妊娠 13～15 周时，约 7%的样本被污染。在 22～24 周的穿刺术中，大约 16%的样本被污染[1]。

38.4.7 病理生理学

AFP 最初是在胎儿卵黄囊中合成的，并且随着胚胎发育由胎肝合成，由此入血、脑脊液和胆汁。它随尿液释放到羊水中，少量由胎粪排入羊水。胎儿血浆和脑脊液中的 AFP 浓度比羊水高 100～1 000 倍，而羊水中的 AFP 浓度比母体血清高 100～1 000 倍。

AFP 通过羊膜扩散作用从羊水转运到母体循环中[5]。母体血清 AFP 在妊娠 10～32 周持续上升，随后逐渐下降到妊娠 24 周的水平直至分娩。AFP 的半衰期为 3 天。在羊水中，AFP 在妊娠 16～22 周持续下降[11]。

从妊娠 9 周开始，硬脑膜开始覆盖，而通常在妊娠 12 周时完成。开放性神经管缺陷在临床上表现为脊柱裂和无脑畸形。大量 AFP 随脑脊液进入羊水，这也导致母体血液 AFP 水平升高。然而，封闭性脊柱裂并不会导致 AFP 水平的升高。

其他严重的胎儿异常(大面积浆膜未被覆盖的病理状态，如脐突出、先天性肾病和胃肠道闭锁)也可能导致羊水和孕妇血清中的 AFP 升高。

38.5 羊水胆红素

Lothar Thomas

妊娠晚期检测羊水中胆红素可用于评估疑似新生儿溶血性疾病的胎儿血红蛋白(Hb)水平。在产前诊断中，胎儿血红蛋白水平通常直接检测脐穿刺采集的胎儿血液，无须再检测羊水中的胆红素。

38.5.1 适应证

胎儿和新生儿溶血性疾病严重程度的预测和评估。

38.5.2 检测方法

检测 450 nm 处的相对吸收：原理为，将羊水样本按约 2 000×g 的转速离心 10 min。用记录式分光光度计测定上清液在 350～550 nm 处的吸光度。在半对数纸上作吸光度对数值-波长图。在此曲线图上，从 350～375 nm 处的曲线为线性区，525～550 nm 处的曲线也为线性区，从前者到后者画一条直线(基线)。如果羊水中存在胆红素，则在 450 nm 处出现峰值。接着从 450 nm 处吸光峰值到基线作一垂直于 X 轴的直线。峰值与基线之间的差值用 ΔA_{450} 表示。ΔA_{450} 所表示的溶血严重程度取决于孕周，并且可以通过 ΔA_{450} 值与 Liley 图中区带的相关性来解释[1]。

38.5.3 样本

羊水：5 mL。通过胎儿和胎盘超声定位后的经腹穿刺获得样本。

38.5.4 参考范围

参考范围见图 38.5 - 1。

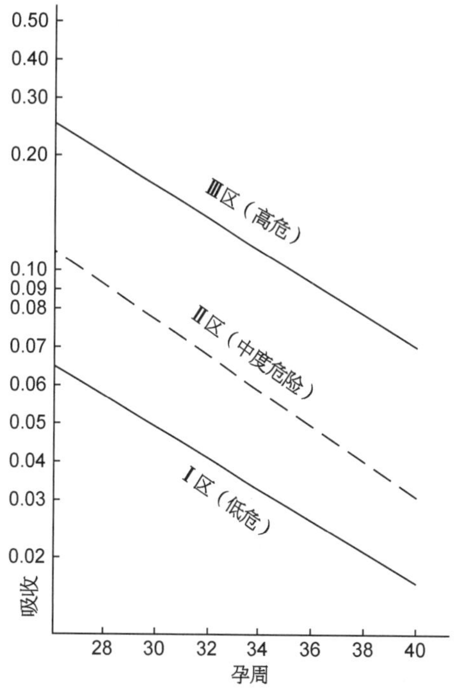

图 38.5 - 1 Liley 三区表。胎儿的危险性取决于孕周相关的 ΔA_{450}，可通过 ΔA_{450} 下降的区带来进行评价

38.5.5 临床意义

胎儿和新生儿溶血性疾病(hemolytic disease of the fetus and newborn, HDFN)是由母亲和胎儿血型不相容引起的。在大多数西方国家，因 Rh 同种免疫导致的 HDFN 发病率为每千名存活新生儿中 1～2 例[2]。1%～2%病例的抗原既不属于 Rh(D)，也不属于 ABO 血型系统。在 Rh(D)-不相容的妊娠中，在产后给予抗 D 预防药物后，未来妊娠的致敏风险仅为 1.6%。

如果发生 HDFN，早期诊断胎儿贫血是十分重要的。胎儿通常能够所耐受轻度中度贫血，但如果 Hb 水平低于 70 g/L，胎儿会发生水肿。在 HDFN 中，骨髓无法代偿溶血，造血功转由肝脏、脾脏、肾脏、肠黏膜和肾上腺来实现。

38.5.5.1 Rh 不相容和溶血性疾病

如果母亲呈 Rh(D)阴性，父亲呈 Rh(D)阳性，必须在妊娠早期进行抗体检测，并在不晚于妊娠 16～20 周的时间内进行第二次检测[3,4]。如果间接 Coombs 试验检测出母亲的 Rh(D)抗体阳性，则应每 4 周进行一次定量抗体检测，妊娠 28 周后每 2 周检测一次，直至妊娠结束。

胎儿贫血可通过以下几点来诊断：① 脐穿刺法采集的血

液中血红蛋白水平；② 通过羊膜穿刺术采集的羊水中胆红素。如果母体抗体滴度≥1∶16或抗Rh(D)滴度短暂性升高2级或以上，则建议从妊娠17周后进行该项检测。抗Rh(D)滴度<1∶16通常无法预测胎儿成红细胞增多症，滴度为1∶32时的预测概率为10%，1∶64时约为25%，1∶128则约为50%。

测定羊水中的胆红素可评估胎儿溶血的严重程度。溶血的程度与母体抗体滴度相关，可通过Liley图来评估；与孕周相关，用ΔA_{450}表示。根据Liley图，假使ΔA_{450}落在Ⅰ区或Ⅲ区，那么精确预测胎儿风险的可能性则高；而在Ⅱ区，预测的可信度则较低。在这种情况下，需要进行连续采样，将精确度提高到95%。ΔA_{450}在Ⅰ区对应的胎儿Hb浓度>140 g/L，而在Ⅱ区和Ⅲ区中所对应的浓度分别为140～100 g/L和<100 g/L。后一种情况可能需要换血。

与溶血有关的主要胎儿危险是贫血和缺氧，而新生儿则处于高胆红素血症和核黄疸的风险中。Liley图的修改版本建议将其分成四区[5]。

38.5.5.2 ABO不相容和溶血性疾病

如果孕妇血型为O型，则应考虑ABO不相容性，并在妊娠36～37周时对抗A和抗B的同族抗体进行定量检测。抗A或抗B滴度大于1∶1 024提示可行羊膜穿刺术并检测羊水胆红素[4]。ABO系统的HDFN通常起病温和。由于胎儿红细胞上的A抗原和B抗原尚未充分发育，因此早产儿出现该疾病的概率小于足月儿。只有到产前的最后几周，红细胞才开始充分合成A和(或)B抗原，并且只有少数新生儿合成的抗原充足，才导致免疫性溶血疾病的发生[4]。ABO不相容很少诱发胎儿水肿。

38.5.6 评价和问题

经腹壁穿刺：若胎盘受损(血性羊水)，胎儿Rh(D)阳性红细胞进入母体循环，从而导致抗Rh(D)抗体的合成增多(增强效应)。因红细胞释放血红蛋白，红细胞的污染会干扰分光光度计对羊水的比色，因此需立即离心分离标本。

比色干扰：胆红素的最大吸光度在450 nm处。其他污染物(如胎粪和氧合血红蛋白)的吸光度也较高，会导致ΔA_{450}假性升高；高铁血红蛋白的吸收峰在410 nm处。

误解：如果在穿刺术前迅速出现羊水过多，或因母体或胎儿尿液或胎儿腹水的抽吸导致的羊水增多，会引发错误判断。

稳定性：胆红素在羊水中的半衰期约为15 min，在强烈照射和常规实验室灯光下约10 h。将羊水用避光容器储藏和运输，若能在24 h内送达目的地，则不必冷藏。

38.5.7 病理生理学

母体产生直接抗胎儿血型抗原的IgG抗体，穿过胎盘与胎儿红细胞结合，并通过补体激活途径发生溶血。由于胎儿肝脏中葡萄糖醛酸转移酶活性低，在血红蛋白降解过程中产生的胆红素仅有部分能被葡萄糖醛酸化。由于胆红素具有很强的脂溶性，非葡糖醛酸化的胆红素也能穿透屏障，进入羊水。即使在重度疾病状态下，羊水中的胆红素水平也很少超过1 mg/dL(17 μmol/L)。根据经验确定的Liley图的风险程度区带与新生儿的产后血红蛋白水平互相关联。

38.6 胎儿肺成熟度评价

Lothar Thomas

38.6.1 表面活性物质

从胎盘到新生儿肺部无并发症地进行气体交换依赖成熟的呼吸中枢调节、无并发症的肺循环改变和成熟的功能性肺[1,2]。

在妊娠26周时，肺已发育到可进行宫外气体交换的成熟度。然而在功能上，只有通过抗肺不张因子或肺表面活性物质才能实现完整的呼吸。这种物质存在于肺泡腔和肺泡壁之间，通过降低液相和肺泡壁间的表面张力，以防止肺泡在呼气过程中萎缩。这也可以防止血清和淋巴液进入肺泡腔，从而预防经典透明膜的形成。

如果没有充足的表面活性物质，肺通气和灌注会由于形成透明膜而难以或无法实现。这会引发新生儿呼吸窘迫综合征。

肺表面活性物质是由90%磷脂(磷脂酰胆碱、磷脂酰甘油)和10%蛋白质(表面活性蛋白A、B和C)组成的混合物。表面活性物质在气液界面处的肺泡表面上皮形成单层，并降低表面张力。表面活性物质以脂质-蛋白质复合物的形式储存在板层小体上，后者存在于Ⅱ型肺细胞中，占表面上皮的5%。一旦分泌到肺泡腔中，板层小体在肺泡壁的表面水中亲水并形成支持表面活性物质单层的微管格状结构。

表面活性物质的生成始于妊娠25～30周，表面活性物质或板层小体在妊娠28～32周可明确检出。在妊娠进程中，表面活性物质的合成以10倍以上的倍数递增。然而，在妊娠34周前，表面活性物质的量和成分通常不足以支持充足氧合的自主呼吸。

胎儿呼吸运动会将表面活性物质和板层小体排出入羊水，采集羊水进行检测。因此，通过在妊娠32～36周时检测磷脂质或板层小体，可以监测胎肺的发育，评估呼吸窘迫综合征的风险。

从妊娠37周起，呼吸窘迫综合征的风险可忽略不计，因此只有在特殊情况下才需要进行胎肺成熟度的实验室检查。

38.6.2 适应证

帮助判断早产是否合适以制定决策。如果胎儿的肺还不够成熟，可以通过给予糖皮质激素以加速肺的成熟。

38.6.3 检测方法

卵磷脂/鞘磷脂值(L/S值)[3,4]：原理为，用甲醇/氯仿从离心的羊水标本中提取磷脂，再用丙酮沉淀分层。通过薄层层析分离沉淀的磷脂，染料染色或炭化后可见各层。密度计分析后，可计算卵磷脂/鞘磷脂值。L/S值是肺成熟度试验的金标准。

FLM-Ⅱ分析[5,6]：原理为，在FLM Ⅱ分析中，将合成的荧光染料N-[αN-棕榈酮-ε-N-(4-硝基苯-2氧-氧代-1,3-重氮基)-L-赖氨酸]-2-氨基乙醇-N-(三甲氨乙醇)-磷酸与白蛋白和表面活性物质结合，加入羊水滤液中。染料白蛋白复合物表现出极强的极性，而表面活性物质复合物则表现为较弱的极性。因此，所测定的总极性取决于表面活性物质和白蛋白之间染料的分布，故用于计算表面活性物质/白蛋白比值。

磷脂酰甘油的免疫化学薄片试验（羊膜 FLM）[7]：原理为，将羊水样本离心后分装，并与卵磷脂和胆固醇的乙醇混悬液相混合。如果样本中有磷脂酰甘油，那么形成的脂质体会与其结合。将 10 μL 脂质体混悬液置于载玻片上并与 25 μL 含有抗磷脂酰甘油特异性抗体的血清混合。随后，脂质体出现凝集；凝集的程度大致与羊水样本的磷脂酰甘油浓度呈比例。

板层小体的计数[8]：原理为，未离心的羊水样本中板层小体的大小与血小板相似，板层小体的计数通过血液分析仪的血小板通道测定。

38.6.4 样本

羊水样本，最好通过羊膜穿刺采集：10 mL。

38.6.5 参考区间

表面活性物质的参考区间见表 38.6－1。

表 38.6－1 表面活性物质的参考区间

提示胎儿肺成熟度的阈值
L/S 值：>2
FLM－Ⅱ分析：>50 mg 表面活性物质/g 白蛋白
羊膜 FLM：阳性
板层小体：>50 000 /μL*

*基于血细胞计数仪

38.6.6 临床意义

38.6.6.1 新生儿呼吸窘迫综合征

新生儿呼吸窘迫综合征是新生儿死亡的主要原因之一。通常在妊娠 36 周时胎儿肺成熟，并且由羊水中的卵磷脂和磷脂酰甘油的特征性升高来提示。某些产前因素可延迟或加速肺成熟，导致肺成熟度试验的解释存在困难。

肺成熟的延缓可能与母体糖尿病、非高血压性肾病、Rh(D)免疫和苯巴比妥药物治疗有关。

加速肺成熟进程的因素包括胎儿应激（如胎盘功能不全）、早产羊膜破裂、羊膜感染或安胎治疗。

肺成熟度试验的结果对于产科医师来说是一个重要的辅助工具，甚至可用来决定在高风险妊娠中的治疗方案。一旦试验结果表明肺已发育成熟，可能需要计划进行早产，以尽量减少呼吸窘迫综合征的风险。如果试验结果表明肺未完全成熟，则可以给予糖皮质激素以加速成熟，并且可以重复（如 1 周后）进行肺成熟度试验。

肺成熟度试验的意义见表 38.6－2。所有试验的诊断灵敏度为 80%～100%，特异性为 50%～70%。

表 38.6－2 肺成熟度试验的意义[15,16]

试验	临床和实验室检查
卵磷脂/鞘磷脂值(L/S 值)	原先的 Gluck 方法是评估胎儿肺成熟的金标准。仅有不到 5%的胎儿 L/S 值>2 并出现呼吸窘迫综合征；然而，30%～50%的胎儿 L/S 值<2 也不会出现呼吸窘迫综合征。
FLM－Ⅱ方法	在所有可替代 L/S 值的方法中，此方法与 L/S 值的相关性最佳，1 h 即可获得结果。
免疫化学薄片法（羊膜 FLM）	此方法相对而言灵敏度较低。阳性与肺成熟的相关性>90%，阴性结果预测的肺不成熟度不能令人满意。该试验仅适用于妊娠 35 周后的样本。
板层小体计数(LBC)	板层小体的体积为 1.7～7.3 fL。板层小体计数是一种快速可靠的技术。由于血液分析仪种毛细管的孔径和计数原理不同，因此结果因使用的分析仪而异。根据 Beckman－Coulter 仪器的相关说明[14]，在未离心羊水中 LBC 大于 50 000 /μL 强烈提示肺成熟，LBC 低于 15 000 /μL 则强烈提示肺不成熟；至于(15 000～50 000)/μL 的计数结果，推荐使用其他方法进一步检测。以下为其他制造商的血液分析仪的应用情况[8]： - Sysmex：Sysmex 和 Beckman－Coulter 血液分析仪计数低于 50 000 /μL 的 LBC 之间有良好的一致性。 - Siemens：ADVIA 相较于 Sysmex，和 Beckman－Coulter 血液分析仪之间 LBC 的一致性较差，但 LBC>50 000 /μL 以上可提示肺成熟。 - Abbott Cell－Dyn：LBC 高于 79 000 /μL 提示肺成熟。

呼吸窘迫综合征的发病：在德国，5%的孕妇在妊娠 34～36 周后分娩，20%在 37～38 周后分娩，28%通过剖宫产分娩。分娩后，呼吸窘迫综合征的发病率取决于胎龄。在妊娠 37 周时分娩发生呼吸窘迫综合征的优势比为 3.9，在妊娠 39 周时分娩为 1.9[9]。另一项研究发现，在剖宫产前每隔 1 周在子宫内能够使发生呼吸窘迫综合征的优势比降低 0.69。

剖宫产分娩增加了呼吸窘迫综合征的风险，因为剖宫产分娩的每 8 名新生儿中，相较经阴道分娩的新生儿，会多出一名婴儿需住院治疗[10]。

来自美国疾病控制和预防中心的数据显示，妊娠 34 周的婴儿出生后的风险显著高于妊娠 37～40 周出生的儿童：呼吸窘迫综合征(3.9% *vs.* 0.2%)、抗生素治疗(10.8% *vs.* 1%)和新生儿惊厥(0.09% *vs.* 0.03%)。

38.6.6.2 极低体重新生儿的呼吸窘迫综合征

为确保出生体重小于 1 kg 的早产儿的存活，需要很多医疗处理，包括产前给药皮质类固醇和产后给药表面活性物质。所有这些早产儿都会患呼吸窘迫综合征，除非他们在出生后立即接受皮质类固醇激素治疗。产前炎症会加速表面活性物质的产生及肺成熟的进程。当存在绒毛膜羊膜炎时，情况就并非如此了。应答皮质类固醇的表面活性物质的合成将出现不足[12]。

38.6.6.3 双胎妊娠

在双胎妊娠中，早产和早产儿并发症十分常见。双胎妊娠达到肺成熟的时间通常早于单胎妊娠（妊娠 32 周 *vs.* 妊娠 36 周）。如果发生早产儿羊膜破裂（即膜破裂），则必须明确两名胎的肺发育是否成熟。胎儿在妊娠 28～29 周和 36～37 周时应显示肺成熟的一致性，但不是在两时间段之间的阶段。在双羊双胎妊娠中，L/S 值应在妊娠 30～35 周时针对每个羊膜囊进行测定[13]。

38.6.6.4 羊水过多与羊水过少

这两种情况导致的卵磷脂浓度变化仅为 5%～10%，因此在综合评估中可以忽略不计[2]。

38.6.7 注意事项

标本：胎膜早破后从阴道液中收集的样本通常含有血液、细菌和阴道分泌物。此时结果的价值有限；只有当羊水流出后收集样本并立即冷藏于4℃，结果才有价值。

血液或胎粪干扰：除免疫学快速检测以外，其他所有方法都或多或少地受到血液或胎粪的干扰影响。

样本离心：如果样本需要离心，则应 400×g 离心 2 min。这样可充分清除红细胞和块状的阴道分泌物，但也去除了约 8%的板层小体。离心转速更高、时间更长会使表面活性物质浓度急剧下降[14]。

FLM-Ⅱ方法：羊水中的胆红素不会干扰测定[17]。样本能够在室温条件稳定保存 16 h，4℃条件稳定保存 24 h。低于 0.03×10^{12}红细胞/L 的血液污染不会干扰测定[18]。

板层小体计数：由于板层小体在试管静置状态会沉降到底部，所以应在检测开始前轻柔混匀样本约 2 min。为防止起泡，不得将其涡旋振荡。含有黏液和胎粪的样本不可进行 FLM-Ⅱ分析。

稳定性：若用以测定L/S值，样本可在4℃下最多保存2天，计数板层小体可最多保存10天，FLM Ⅱ分析可最多保存24 h。

38.7 胎母输血综合征

Lothar Thomas

38.7.1 概述

妊娠 30 周，成人血红蛋白（HbA）开始合成，胎儿红细胞中才含有胎儿血红蛋白（HbF）。胎儿血红蛋白是包含两条 α 链和两条 γ 链的四聚体。成人血红蛋白（HbA）是包含两条 α 链和两条 β 链的四聚体。分娩时，脐带血中 HbF 的比例为 50%～70%。成人体内几乎所有红细胞都含有 HbA，HbF 的占比低于 5%。这些细胞被称为 F 细胞。在一些血红蛋白病中，F 细胞因遗传性持续存在而增多（参见 15.7）[1]。

绒毛膜绒毛损伤后，胎母输血综合征（FMH）导致母体循环中存在胎儿血液，这增加了母体循环中胎儿红细胞（HbF 细胞）的数量。若按体积计算，在妊娠期只有 0.1 mL 胎血或更少可以进入母体的血液循环，而只有 0.2%的胎儿有超过 30 mL 的胎血进入母体循环[2]。母体循环中胎儿红细胞的寿命为 80 天。不同孕龄（以周为单位）的胎儿胎盘血量参见表 38.7-1。

表 38.7-1 胎儿胎盘血量

孕周	血量（mL）
20	25
30	150
40	400

38.7.2 指征

指征如下[3]：① 胎母输血综合征的检测和胎儿出血定量（如侵入性产科手术后）；② 评估 Rh（D）阴性母体循环中胎儿 Rh（D）阳性红细胞含量；③ 诊断胎儿或新生儿的状态，如死胎、贫血、活力下降；④ 妊娠期间母体和胎儿血液在阴道出血中的区分。

38.7.3 检测方法

检测母体血液中的胎儿红细胞来诊断 FMH。

38.7.3.1 酸洗脱试验

原理[4]：Kleihauer-Betke 检测基于显微镜下计数母体血涂片上的胎儿红细胞个数。在酸性条件下，胎儿和成人血红蛋白的溶解特性不同。HbF 抗酸性溶液，用 $FeCl_3$ 和苏木精制成的酸性溶液可将胎儿红细胞染成亮粉色。血红蛋白从成人红细胞中洗脱分离，它们看似血影并可用赤藓红染色。借助网格测微计可计算相对于 1 000 个红细胞（红细胞影和 HbF 细胞）的胎儿细胞。已进入母体循环的胎血（以 mL 计）比例可按以下公式计算：

$$胎儿血(mL) = HbF细胞 / 总红细胞 \times 5\,000$$

注：母体血容量为 5 000 mL。

38.7.3.2 流式细胞术（FC）

流式细胞术方案定量检测：母血中的胎儿红细胞（HbF 细胞；α2γ2）、含 HbA 和 HbF 母体细胞的异型红细胞（F 细胞；α2γ2 和 α2β2）、成人红细胞（HbA，α2β2）、Rh（D）阴性母血中的 Rh（D）阳性胎儿红细胞。

使用抗 HbF 抗体的流式细胞术：含有 HbF 的红细胞用异硫氰酸荧光素（FITC）偶联的抗 HbF 抗体标记，适用于多种方案。

- 用 FITC 标记的单克隆抗 HbF 抗体对 HbF 进行细胞内标记。在与抗体孵育前，将红细胞用戊二醛固定并用透化溶液处理。用碘化丙啶标记有核细胞。HbF 细胞显示高强度荧光，F 细胞中等，而 HbA 细胞则不显示荧光[3]。
- 联合使用 FITC 标记的抗 HbF 抗体和红细胞抗碳酸酐酶抗体。碳酸酐酶（CA）直到胎儿出生后才在红细胞中形成，并且只标记成人红细胞。这里需采用双色试验。以下三种细胞群在母血中分化[5]：胎儿红细胞（HbF 细胞）：HbF^+/CA^-；F 细胞：HbF^+/CA^+；成人红细胞：HbF^-/CA^+。
- 联合使用 Rh（D）和 HbF 抗体同时分析 FMH 和胎儿 Rh（D）表型[6]。

胎儿出血的计算：假设母体红细胞质量为 1 800 mL，并且相对胎儿红细胞质量比成人大 22%，则 FMH 的质量（胎儿血细胞比容）计算如下[16]：阳性事件%×1 800/100×122/100；FMH（mL 血细胞比容）= 胎儿细胞%×22。

38.7.4 标本

包括 2～3 张母血涂片、EDTA 抗凝血 2 mL、2～3 张阴道血涂片、血性羊水（在制备涂片前离心，从沉淀物中取样制片）。

38.7.5 参考区间

血液中的 HbF 细胞和含 HbF 的红细胞参考区间见表 38.7-2。

表 38.7-2 血液中的 HbF 细胞和含 HbF 的红细胞

人群	占比
成人（非妊娠状态）中的 HbF[3]	0.1%～1.0%
怀疑镰状细胞性贫血或珠蛋白生成障碍性贫血情况下的 HbF 产前检查[7]	>5.0%
F 细胞（HbA + HbF），成人（$\bar{x}\pm s$）[8]	4.1%±2.8%

续 表

人群	占比
F 细胞，孕妇(第 95 百分位)[2]	5.4%
HbF 细胞(胎儿红细胞)[9]	0.02%*

*对应于母体循环中的 1.0 mL 胎血

38.7.6 临床意义

胎母血液传输(FMH)通常在妊娠期间小量发生，并在分娩期间加重。如果母亲和儿童之间的红细胞抗原性存在显著差异，这可能使母体的免疫系统发生同种致敏，从而引发疾病和目前或未来流产的可能。胎儿红细胞在母血中的定量对于确定 FMH 的严重程度和治疗母胎体内 Rh(D)不相容性是至关重要的。FMH 更可能发生在分娩时，若是妊娠期间则通常发生在进行侵入性产科诊疗行为之后。

检测母血中的胎儿红细胞可以回答以下问题：① FMH 是在妊娠期间母体受到创伤或侵入性产科诊疗行为后发生的吗？② FMH 是母血中 α_1 胎蛋白意外升高的原因吗？③ FMH 是胎儿或新生儿贫血的原因吗？胎母大量输血通常不会引发症状，但可能由于贫血而对胎儿构成重大风险。④ 产后给予分娩 Rh(D)阳性新生儿的 Rh 阴性母亲的 Rh 抗血清剂量是否充足？

38.7.6.1 胎母输血综合征的诊断

使用流式细胞术测定来诊断 FMH 需用到：① 抗 HbF 或抗 Rh(D)抗体；② 抗 Rh(D)抗体和抗 HbF 抗体的组合抗体，能够同时检测 FMH 和胎儿 Rh(D)表型；③ 检测含有胎儿细胞(HbF)、F 细胞和含有碳水化合物酶的成人红细胞的组合测定法。

与 Kleihauer - Betke 试验相比，流式细胞术显示出明显的优势，因为它能够区别来自胎儿 HbF 细胞和成人的成熟 F 细胞。进行 Kleihauer - Betke 试验时，强着色的 F 细胞会被错误地计数为胎儿红细胞，从而导致假阳性 FMH 结果，尤其是在 F 细胞比例大于 5%的孕妇中[10]。

应在分娩期间使用双色流式细胞术(抗 HbF 和抗糖类抗体)分析 FMH，从而可以发现在女性妊娠和分娩期，是否存在少量胎儿细胞(≥0.02%，对应 1 mL 胎血)进入母体循环主要发生。此过程中 11%检出存在显著的 FMH(≥5 mL)，0.8%检出存在重度 FMH(≥30 mL)[11]。对于 FMH 检测的另一项研究[12]，其中用 FITC 标记的单克隆抗 HbF 抗体标记细胞内 HbF，然后用流式细胞术检测，发现 31%的孕妇 FMH≥1 mL，5.5% FMH≥5 mL，1.7% FMH≥30 mL。

在新生儿贫血中，如果出现 Hb<100 g/L 且 HCT<0.30，则必须考虑 FMH。在一项研究中[13]，219 853 例活产婴儿中有 24 例存在 FMH 迹象，初始 Hb 水平为 14～102 g/L。新生儿 Hb 水平<30 g/L 的所有母亲均报道没有胎动；而当初始血红蛋白<70 g/L 时，2/3 的母亲也出现这样的情况。初始 Hb 最低的患者预后较差。死亡、脑室内出血、脑室周围白质软化，支气管肺发育不良或缺氧缺血性脑病的不良预后发生率为 71%，包括所有初始 Hb<50 g/L 且出生于妊娠 35 周及更早的婴儿。

38.7.6.2 Rh(D)阴性孕妇的管理

许多女性存在对不相容胎血抗原的致敏风险，因为孕妇容易产生同种抗体[10]。在中欧，18%的孕妇 Rh(D)阴性，其中 2/3 的孕妇将生出 Rh(D)阳性的婴儿，因此在 12%的妊娠中存在 Rh(D)阴性母亲和 Rh(D)阳性婴儿的 Rh 组合，因此具有免疫的风险[14]。随着胎儿红细胞进入母体循环的程度加深，免疫风险也进一步增加。当 FMH 出血量小于 0.1 mL 时，出生后第 6 个月的致敏风险为 3%；当血量大于 0.1 mL，致敏可能性同期增加至 14%[15]。由于产后抗 D 预防，会给予 300 μg 抗 Rh(D)免疫球蛋白，因此这种风险目前仅存在于该 Rh(D)组合妊娠的 1.6%和所有妊娠的 0.3%。推荐的抗 Rh(D)预防作为额外的预防措施可为妊娠 28～30 周的 Rh(D)阴性孕妇进一步降低风险。

在分娩、流产或小产后 72 h 内，给予抗 Rh(D)Ig 十分重要[每毫升 Rh(D)阳性胎儿红细胞给予 20～25 μg 抗 Rh(D)]。在这些情况下，德国和美国通常给予 300 μg 抗 Rh(D)Ig，英国给 100 μg。应该对有 D^{weak}抗原新生儿的 Rh(D)阴性母亲进行抗 Rh(D)预防。

抗 Rh(D)Ig 治疗的作用可基于以下标准进行评估：① 母血中 HbF 细胞的减少。分娩后第 3 天及分娩后第 7 天立即检测。即使给予抗 Rh(D)，也可能需要 1 周 HbF 细胞才会消除；而在不给予抗 Rh(D)的情况下最多需 80 天才能消除。② 检测母体血液中过量的抗 Rh(D)抗体(先前的阴性间接 Coombs 试验转为阳性结果)。

在 Rh(D)FMH 病例中，2%～6%的病例即使在首次妊娠也会发生致敏，且此时婴儿处于疾病状态。

38.7.6.3 羊膜穿刺术

如果在羊水穿刺过程中吸入血性羊水，建议检测羊水中 HbF 细胞以确定穿刺针是否穿过胎盘且必要的话，施用抗 Rh(D)预防剂。

38.7.7 注意事项

用 Kleihauer - Betke 试验估测的 FMH 体积大于使用流式细胞术的定量结果[16]。根据该项研究，基于流式细胞术检测方法，每 10 000 个母体红细胞取 4.3 个、10 个或 12.5 个胎儿红细胞作为阳性阈值。变异系数高达 20%，研究中的实验室间差异达 30%。

38.7.8 病理生理学

参见文献[17]。

38.8 产前筛查染色体异常

Lothar Thomas

38.8.1 概述

胎儿染色体非整倍体(来自整倍体或存在染色体片段的染色体数目的差异)的产前筛查是许多国家常规筛查的基本部分。产前非整倍体筛查是以下诊断的标准步骤：21 -三体综合征(21 三体，占所有染色体异常的约一半)、Edwards 综合征(18 三体)、Patau 综合征(13 三体)、X 单体。

非整倍体没有遗传性，而是由减数分裂中染色体的不分离引起的。联合运用母体血清筛查和超声波进行无创性产前检查可排除婴儿出现某些异常的可能性。

母体血液的实验室血清检查：实验室检查使用经过验证的方法进行血清游离 DNA 分离、聚合酶链式反应和针对 19 488 个单核苷酸多态性位点(SNP)的扩增、高通量测序，以及基于 NATUS 算法进行的下一代非整倍体检测(使用 SNP 的下一代非整倍体检测)[1]。片段与标准参考基因组的特定部分对齐；在某些情况下，参考基因组从母亲的白细胞中获得。通过比较这些片段的数量和预期匹配的数量，研究人员可以检查从细胞中获得的片段源是否有太少或太多染色体(或其中的一部分)。如果分析结果显示异常，建议进行后续诊断研究(侵入性手段)[2]。

NIPT 是母血筛查最常见胎儿染色体异常的 DNA 检测方法。基于 NIPT(妊娠≥9 周)的临床经验表明，临床表现与验证研究的结果相一致[1](表 38.8－1)。这些发现有两大临床意义[1]：① 适当的孕检将降低再次检测的必要性，尤其是在妊娠早期；② 包含父亲血样的检测会显著降低复检率，尤其是体重超过 100 kg(200 磅)的孕妇。

表 38.8－1 无创性产前非整倍体检测[1]

参与者(混合低危和高危人群)30 305 例产前病例
21 三体；324 例
18 三体；82 例
13 三体；41 例
X 单体；61 例
21 三体阳性预测值：90.9%；所有四倍体的阳性预测值：82.9%

38.8.2 适应证

包括高龄产妇、历史检测疑似异常、非整倍体的超声提示、父母或孩子存在染色体异常。

38.8.3 非侵入性手段

对于非侵入性筛查，首先进行妊娠早期组合检查，其中包括颈项透明层扫描以及实验室检查[3]。这些不是诊断性检测手段，而只是通过算法进行风险评估。妊娠早期组合检测确定了大约 90% 的 21 三体胎儿，假阳性率约为 5%。这意味着存在大量未累及的妊娠，且必须进行侵入性检测手段或者母体血浆中胎儿游离 DNA 的检测以验证结果。

38.8.3.1 颈项透明层(nuchal translucency，NT)扫描

胎儿颈部透明层厚度的测定为染色体非整倍性的早期筛选提供了有效的信息。在胎儿体内，直到妊娠 14 周前，液体会积聚在颈后部的组织空间中。颈部厚度可以通过 NT 超声检查来确定[3,4]。积聚的液体越多，胎儿出现异常的可能性就越大。在非整倍体情况下，NT 增加被认为是由Ⅳ型胶原合成增加导致细胞外基质改变所致。由于妊娠 14 周前，淋巴系统和肾功能没有完全发育到足以调节颈部液体的储存[5]，所以该扫描检测仅在妊娠 11～13 周 6 天进行才具有诊断价值[3]。

相应胎龄的半透明层厚度≥95 百分位点与非整倍体和其他疾病的风险增加有关。在 FASTER 研究中，妊娠 11 周胎儿非整倍体 NT 筛查率为 70%，假阳性率为 5%[6]。然而，NT 增加也可能是其他异常状态的标志。例如，心脏缺陷的检出率为 52%，假阳性率为 5%[7]。

38.8.3.2 实验室生物标志物

以下生物标志物用于临床[6](表 38.8－2)：游离 β 亚基(hCGβ)或总 HCG(β－hCG)、妊娠相关血浆蛋白 A(PAPP－A)、AFP、抑制素 A、游离雌三醇。

表 38.8－2 生物标志物在 21－三体综合征产前筛查中的应用

检测项目	生化和临床特征
妊娠相关血浆蛋白 A	PAPP－A 是一种由合胞体滋养层产生的糖蛋白。它具有 200 kDa 的高分子量，属于锌肽酶超级家族。PAPP－A 与嗜酸性粒细胞主要碱性蛋白以 2∶2 的复合物形式存在于循环系统。它有 16 个锌原子，其与螯合剂的相互作用导致构象变化，进而引起表位丢失。在 EDTA 抗凝血浆中检测结果偏低。受孕后 21 天，PAPP－A 可首次在母体血浆中检出。其血浆浓度随孕龄增加而增加。 在 21 三体中，PAPP－A 的浓度在妊娠早期降低之后在妊娠中期逐渐达到正常妊娠水平。在 21 三体妊娠中 PAPP－A 水平的降低被认为是由胎盘成熟延迟所致。21 三体妊娠的 PAPP－A MoM 为 0.38[8]。该测定使用链霉抗生物素技术的夹心免疫法和电化学发光进行检测。PAPP－A 在妊娠 11 周、12 周、13 周和 14 周的中位值分别为 1 337 mU/L、1 919 mU/L、2 926 mU/L 和 4 538 mU/L。
hCGβ	hCG 的游离 β 亚基浓度在 21 三体妊娠中升高。hCGβ 的生成增加被认为是由于细胞滋养层的成熟延迟。21 三体妊娠的 hCGβ MoM 为 1.83[8]。在 18 三体和 13 三体中，hCG 的浓度降低。
甲胎蛋白(AFP)	AFP 最初是在胎儿卵黄囊中合成的，且随着胚胎发育，在胎儿肝脏中合成。从那里分泌入血、脑脊液和胆汁，然后随尿液排入羊水；可在胎粪中检测到少量。胎儿血浆和脑脊液中的 AFP 浓度是羊水中的 100～1 000 倍，另一方面也是母体血清的 100～1 000 倍。 AFP 从羊水中扩散到母体循环中。母体血清 AFP 在妊娠 10～32 周持续增加，随后逐渐下降到妊娠 24 周的水平。它的半衰期为 3 天。在羊水中，妊娠 16～22 周可见 AFP 水平显著下降。
抑制素 A[9]	抑制素是属于转化生长因子－β(TGF－β)家族的性腺蛋白质。它们是由一个 α 亚基(20 kDa)和两个 β 亚基(14 kDa)组成的异二聚体分子。两种亚基都是通过二硫键连接形成抑制素 A(αβA)或抑制素 B(αβB)。抑制素 A 通过负反馈调节 FSH 的分泌。在女性体内制素主要在黄体中合成并受 LH 调节。在妊娠期间，抑制素 A 在胎盘合成，母体血清中的激素浓度也随着孕龄的增加而增加。
游离雌三醇	游离雌三醇提示了胎盘单位的功能，其在妊娠中期和妊娠晚期稳步增加。

38.8.3.3 妊娠早期组合检测

该试验在妊娠 11～14 周进行，包括 NT、PAPP－A 和 hCG－β 血液检测结果，同时需结合母亲年龄。通过结合各项结果来计算整倍体的概率。计算结果时必须考虑以下几点：① 胎龄，在 NT 扫描时通过测量顶臀径来验证。② hCG－β 的浓度随孕龄增加而增加，在妊娠 13 周时达到峰值。③ 妊娠 7～10 周时，PAPP－A 浓度最高，之后逐渐降低。当联合应用时，PAPP－A 和 hCG－β 相互补充信息并在妊娠 11～13 周时具备高诊断灵敏度。④ 在 13 和 18 三体中，妊娠早期 PAPP－A 和 hCG－β 水平较低；在 21 三体中，hCG－β 水平较正常胎儿升高。

38.8.3.4 妊娠中期的四项检测

该检测的血液样本是在妊娠 15～20 周采集的。其包括血清 AFP、hCG－β、游离雌三醇和抑制素 A 结合母体年龄的组合评估。表 38.8－3 展示了妊娠 15～22 周的实验室参数的变化规律。参考这些数值，实验室能够确定 21 三体与胎龄相关的风险。

表 38.8-3 21-三体综合征筛查的生物标志物的变化[23]

生物标志物	孕周	变化	单位
AFP	15～22	+13%～18%	μg/L
游离雌三醇	15～22	+25%～30%	μg/L
抑制素 A	10～13	±2%～5%	ng/L
PAPP-A	10～13	+45%～50%	U/L
hCGβ	10～13	-15%～25%	U/L
NT	10～13	+15%～25%	mm

综合试验：妊娠早期的 NT 和 PAPP-A，妊娠中期的 AFP、hCGβ、游离雌三醇和抑制素 A 与母亲年龄相结合进行评估。

附加试验：Ductus 静脉搏动指数(DVPI)、鼻骨检查(NBE)和孕妇血清中胎盘生长因子(PlGF)的测定。

附加试验的优势[6]：21-三体综合征的检出率为 95%，DVPI、NBE 和 PlGF 的添加降低了假阳性率：在妊娠期组合试验中，从 16.1%至 3.0%；在综合试验中从 4.1%降到 0.6%。

38.8.3.5 分析母体血液中的游离 DNA

游离胎儿 DNA(cffDNA)的检测能够从单个血液样品中非侵入性地识别染色体异常[10]。这些分析 cffDNA 的检测可以在妊娠 5 周至妊娠结束期间进行。cffDNA 是主要源自滋养层细胞并进入母体循环的片段化 DNA[11]。cffDNA 约占母体血浆 DNA 片段的 10%[12]。当百分比为 3%～4%时，结果可靠。21-三体综合征的 21 号染色体 cffDNA 与参照群体的 21 号染色体 DNA 的比值已确定。从妊娠 10 周开始，cffDNA 与母体血浆中游离 DNA 的比值增加。检测可以从妊娠 10 周开始进行，覆盖 21 三体、13 三体和 18 三体。其范围可以扩大，包括其他非整倍体如特纳综合征(单体 X)和 Klinefelter 综合征(XXY)，以检测性染色体和 Rh(D)不相容性。

下一代测序(NGS)[12]：NGS 已用于检测染色体非整倍体。在 NGS 技术中，一种情况是通过使用非靶向方法中的大范围并行鸟枪发测序(MPSS)对所有循环 DNA 片段进行随机测序，另一种情况是将特定靶标的 DNA 片段(例如，非整倍体染色体与另一个)先行挑选再进行后续测序。在测序前，NGS 平台通过乳液 PCR 或固相桥式 PCR 克隆式扩增 DNA 片段。

数字 PCR 分析的是极微量不同的 DNA 片段，这是由于它的技术范围局限于仅一些片段的选择性位点上，而 MPS 则涉及样本中的数百万个片段。这些短片段中的序列同时进行测序，与基因组数据库相对照，之后进行定量。21 三体的诊断敏灵敏度>99%，假阳性率<1%。但对于 18 三体和 13 三体，可靠性则大大降低。

表 38.8-4 不展示了 21 三体不同诊断试验检出率和可靠性的概述。

38.8.3.6 产前 NIPT 游离 DNA 检测的意外结果

NIPT 的一个主要优势是假阳性率低于 0.2%，而传统筛查方法的平均值为 5%。非整倍体的确诊实验需要侵入性检查，如绒毛膜取样或羊膜穿刺术。在某些情况下，初步分析显示的异常并不能通过诊断性胎儿检测来证实[2,13]。表 38.8-5 列出了一些可能解释。

表 38.8-4 不同检测 21-三体综合征检出率[4,19,24]

非侵入性手段	检出率(%)
- 人类染色体核型分析	大约 100
妊娠早期检查	检出率(%)
- 母亲年龄	30～50
- NT 扫描+年龄	74～80
- PAPP-A，HCG，年龄	60～63
- 综合检查(NT，HCG，PAPP-A，年龄)	86～90
妊娠中期检查	检出率(%)
- AFP+hCG-β	59
- AFP+hCG-β+游离雌三醇(uE3)	68
- AFP+hCG-β+uE3+抑制素 A	76
- AFP+hCG-β+uE3+抑制素 A+年龄	79
血液检测	可靠度
- 母体血液中的胎儿游离 DNA	>99.1%

表 38.8-5 母亲血液中游离 DNA 检测可能出现的异常[2,13]

一对双胞胎可能已经于子宫死亡或发育障碍有一定概率导致胎盘中异常细胞的集群，这种情况称为限制性胎盘嵌合体。
性染色体异常与生育力下降有关。
母体染色体数目异常，特别是性染色体异常。
母体 DiGeorge 综合征(表 21.2-7)。
器官移植后妊娠(如超声检查示妊娠女孩，但游离 DNA 检测显示为妊娠男孩)。结果发现，母亲血液中的 Y 染色体序列来自他们从男性那里接受的移植器官。

据目前估计，如果每年进行 100 万次血液检查，至少有 2 000 名妇女会出现异常结果，这与诸如绒毛膜绒毛取样或羊膜穿刺等诊断性结果并不一致[12]。

预检咨询应将 NIPT 作为筛查试验，而不是诊断试验，要侧重于有限数量的染色体非整倍体，其流程可能对孕产妇健康造成无法预料的影响[13]。

38.8.4 侵入性手段

按以下步骤进行[15]：

- 妊娠 15～17 周进行羊膜穿刺术。抽取 15 mL 羊水，培养羊膜细胞，从数量和结构来表征细胞分裂中期阶段。
- 妊娠 11～12 周时进行绒毛膜绒毛取样(chorionic villus sampling，CVS)。它可以通过宫颈或腹部进行。由 CVS 导致的流产风险约为 1%。染色体分析可以在直接制备、短期培养(1 天)或长期培养(7～10 天)后进行。
- 妊娠 16～20 周时进行脐带穿刺术(从脐带中取出胎儿血液样本)。此检查通过穿刺脐静脉进行。如果在妊娠晚期怀疑胎儿贫血(恒河猴不相容)或感染了细小病毒 B19，那么为得到快速结果会考虑脐带穿刺术。

38.8.5 21-三体综合征

21-三体综合征是 21 三体表型的疾病表达。它以 John Langdon Down 命名，其在 1866 年首先描述了该综合征的特征[15]。在 5%的情况下，多出的这条染色体发生易位与另一条染色体相连。

21-三体综合征患者与没有患病的同龄人相比，具有明显的学习障碍。临床症状包括身材矮小、先天性心脏病、甲状腺功能减退症、感染易感性和白血病易感性。21-三体综合征患者的症状存在显著的个体差异[16]。

在发达国家，如未进行产前筛查，21-三体综合征的发生率约为每千名活产婴儿中1.3人。母亲年龄与21-三体综合征发病率呈正相关。例如，21-三体综合征的风险在25岁时为1∶1 260，在≥35岁时为1∶340[17]。根据英国的一项研究[18]，89%的儿童和58%的21-三体综合征患儿都是35岁以下的母亲所生。仅有11%的儿童为年龄≥35岁的母亲所生，但却有42% 21-三体综合征患儿的母亲妊娠年龄≥35岁。这显示了在这一人群中进行筛查的重要性。上述数据的前提是未进行产前筛查。

已妊娠过一名21-三体综合征患儿的女性在未来妊娠期间，其孩子的21-三体综合征风险会增加。如果配偶是伴染色体易位的携带者，风险将会更高。携带者的表型是正常的。然而，如果母亲是携带者，以妊娠21-三体综合征的风险为1∶7；如果父亲是携带者，则为1∶30。

妊娠10～14周时，有多达40%的21-三体综合征患儿无法存活至分娩，其结果大多是自发的宫内死胎[11]。

38.8.6 18-三体综合征

18-三体综合征，也称Edwards综合征，是除21三体外最常见的常染色体三体异常。大约70%的18三体妊娠在妊娠中期至足月期间流产。存活的胎儿中，90%会在生命的第一年内死亡。18三体型的在活产婴儿中的比例为1∶8 000，在所有妊娠中的比例为1∶2 400。18三体通过妊娠中期的筛查能够很好地检出。与相同胎龄的未累及妊娠相比，hCG降低70%，游离雌三醇降低60%，AFP降低40%。假阳性率为0.5%[19]。妊娠早期筛查也能很好地提示18三体综合征。

38.8.7 注意事项

标本：由于PAPP-A在EDTA和肝素抗凝血浆中检测值偏低，因此建议使用血清。所有生物标志物的检测都必须来自同一管血液样本，这一点很重要。因此，将标本类型选定为血清[20]。

为了测定母体血浆中的游离DNA，应使用能够在室温下稳定保存有核血细胞长达7天的采血管[21]。这是因为血液收集后，由于细胞凋亡、坏死和母体有核细胞的裂解，样本中游离DNA的浓度会增加[21]。

离心很重要。为确保有核细胞不被破坏，建议进行以下操作[22]：室温下以1 600×g离心15 min；吸出血浆并以2 500×g再次离心10 min；避开沉淀分离血浆，并保存于≤-70℃环境下直至检测分析。

极低浓度的游离雌三醇：四联筛查中极低的雌三醇水平提示Smith-Lemli-Opitz综合征，其发病率为1∶10 000或在活产婴儿中1∶20 000，且其是由编码甾醇7-还原酶的基因突变所导致，这会造成胆固醇合成减少。由于类固醇由胆固醇合成，因此游离雌三醇会减少[24]。

38.9 先兆子痫、HELLP综合征

Lothar Thomas

38.9.1 定义

先兆子痫[1]：是由新发妊娠高血压和蛋白尿确定的妊娠并发症。使妊娠复杂化的五种类型的高血压疾病见表38.9-1。在先前诊断为妊娠期高血压疾病的妇女中，严重先兆子痫者发生子痫的概率最高。

表38.9-1 妊娠并发高血压疾病[2]

妊娠高血压，也称为妊娠所致高血压
先兆子痫
子痫
先兆子痫合并慢性高血压
慢性高血压

子痫[2]：子痫是在先兆子痫妇女中，在分娩之前、妊娠过程或分娩之后初发的癫痫，无其他明显诱因。先前未被诊断为先兆子痫的孕妇发生癫痫必须在24 h内伴有以下症状中的两个才可考虑子痫：高血压、蛋白尿、血小板减少或天冬氨酸转氨酶增加。

HELLP综合征[3]：HELLP综合征是先兆子痫的严重并发症，包括实验室提示溶血(H)、肝酶升高(EL)和血小板(LP)计数偏低。

38.9.2 子痫前期

先兆子痫是妊娠最常见和最严重的并发症之一。它影响全球所有妊娠的3%～8%，占孕产妇的18%、死亡胎儿的40%及早产婴儿的15%。

先兆子痫的发展分三个阶段[4]：第一阶段的特征是胎盘形成改变。在胎盘形成期，过多的绒毛滋养层细胞有缺陷地侵入螺旋动脉的肌层。这会导致宫内胎盘血流减少，从而导致宫内胎儿生长受限。氧化应激进一步刺激了胎盘中的血管功能，这又导致血流进一步减少，激发胎盘细胞炎症和凋亡。第二阶段以高血压和蛋白尿的临床表现为特征，从妊娠20周起出现。随着疾病进展，脑血管痉挛和脑水肿可能导致严重的癫痫发作(子痫)。

根据国际妊娠高血压研究学会(International Society for the Study of Hypertension in Pregnancy，ISSHP)，先兆子痫定义为[5]：在妊娠20周新发高血压合并蛋白尿，其中高血压定义为收缩压≥140 mmHg，舒张压≥90 mmHg，两次测量间隔至少4 h；蛋白尿定义为排泄量≥300 mg/24 h。

根据临床症状的出现时间，先兆子痫分为早发型先兆子痫(早于妊娠34周)和迟发性先兆子痫(≥妊娠34周)。根据临床表现的严重程度，先兆子痫不同于妊娠34周前出现的严重先兆子痫和HELLP综合征(表38.9-2)、严重PE和HELLP综合征的诊断标准[6]。西方国家严重先兆子痫的发病率为妊娠的0.6%～1.2%。早于37周的先兆子痫和早于34周的严重先兆子痫分别会使0.6%～1.5%和0.3%的妊娠出现并发症[6]。

表 38.9－2　先兆子痫(PE)、严重 PE 和 HELLP 综合征的诊断标准[6]

PE

先前血压正常合并蛋白尿(定义为尿标本检测 24 h 尿排泄≥0.30 g 蛋白)的女性妊娠 20 周之后出现血压≥140 mmHg 或舒张压≥90 mmHg

严重 PE(至少满足以下 1 条标准)
- 患者卧床休息的情况下,血压收缩压≥160 mmHg 或舒张压≥110 mmHg,两次测量间隔至少 6 h
- 24 h 尿液样本中的蛋白尿≥5 g 或两次随机尿(至少间隔 4 h)干化学法检测结果≥3＋
- 少尿,24 h 内尿量<500 mL
- 脑部或视觉症状
- 肺水肿或发绀
- 上腹部或右上区疼痛

肝功能受损
- 血小板减少症
- 胎儿生长受限

并发 PE(至少满足以下 1 条标准)
妊娠 20 周以内高血压孕妇新发蛋白尿≥0.3 g 蛋白

如果妊娠 20 周前出现高血压和蛋白尿:
- 如果同时出现高血压和蛋白尿,则蛋白尿病情进展迅速
- 高血压病情先前控制良好的女性血压骤升
- 血小板减少<100×10⁹/L
- ALT 或 AST 升高,超出正常范围

患有持续性头痛、视物暗点或上腹痛的慢性高血压患者也可能并发 PE

HELLP 综合征(不同的诊断标准已有报道,通常采用以下 2 种标准)
Sibai 等(以下每个要求都需满足)[8]:
- 外周血涂片,LD>600 U/L 或胆红素>1.2 mg/dL
- 天冬氨酸转氨酶>70 U/L
- 血小板计数<100×10⁹/L

Martin 等(以下每个要求都需满足)[10]:
- LD>600 U/L
- 天冬氨酸转氨酶>40 U/L
- 血小板计数<150×10⁹/L

38.9.2.1 严重先兆子痫的实验室和临床提示

先兆子痫的严重特征包括至少 160 mmHg 的收缩压或至少 110 mmHg 的舒张压、血小板计数<100×10⁹/L、氨基转移酶水平超过参考范围上限的 2 倍、血清肌酐水平翻倍或大于 1.1 mg/dL(97 μmol/L)、严重持续性右上腹痛、肺水肿或新发大脑或视力障碍。先兆子痫可能会在分娩后恶化或初发[6,7]。

38.9.2.2 先兆子痫和肾功能障碍

先兆子痫的肾损害是由于肾小球损害明显,称为肾小球内皮细胞增生,以肾小球体积增大、内皮细胞肿胀和毛细血管管腔闭塞为主要特点[8]。尽管存在蛋白尿,但足细胞相对正常。1 型可溶性血管内皮生长因子(VEGF)水平升高被认为是肾小球内皮增生的诱因,这可能导致在先兆子痫中出现的蛋白尿加剧并使得肾小球滤过率降低。

38.9.2.3 先兆子痫和高血压

在正常妊娠中,随着循环血容量增加和外周血管阻力降低,心输出量会增加[7,8]。正常妊娠期间,舒张压显著降低,并且血管床的扩张可防止胎盘灌注不足。在先兆子痫中,尽管存在水肿,但血浆容量显著降低,这使得母亲全身系统灌注降低,可能导致母体器官和胎儿器官受损。

肾素浓度好比体积传感器,低肾素水平与体积扩张相关。然而,这并不意味着先兆子痫与容量依赖性高血压相关。关于高血压病理学的一个理论表明,先兆子痫患者具有结合并激活血管紧张素Ⅰ型受体的自身抗体,由此引发血管收缩。

38.9.2.4 先兆子痫的诊断标准

先兆子痫[6]、妊娠 34 周前严重先兆子痫和 HELLP 综合征的诊断标准见表 38.9－2。先兆子痫的重要预测因子包括血管生成因子 PlGF 和 sFlt－1。

38.9.3 HELLP 综合征

HELLP 综合征的专用术语、病因、发生率和诊断标准存在很大差异[3]。一些研究者认为它是严重先兆子痫的早期形式,其他人则认为它是先兆子痫的另一种疾病状态。因此,HELLP 综合征的发病率也有很大差异。在一项研究中,30%的产后子痫患者和 28%的先兆子痫患者在分娩前会观察到这种综合征。

临床症状:HELLP 综合征患者年龄明显大于重度先兆子痫患者。HELLP 综合征在白种人中比黑种人更为常见,多发生在经产妇中。临床症状无特异性,与普通感冒相类似。许多女性在发病前几天都有不适症状,通常距离分娩还有较长时间。该疾病的一种严重并发症是妊娠急性脂肪肝。这类孕妇并没有高血压或蛋白尿。

其他并发症比 HELLP 综合征少见,但临床表现相似,包括血栓性血小板减少性紫癜和溶血性尿毒症综合征。

38.9.3.1 实验室检查

用于 HELLP 综合征的诊断标准是灵活可变的。HELLP 综合征的三大特点是由微血管病性溶血性贫血引起的溶血、肝功能紊乱和低血小板计数[3]。

微血管病溶血的依据:异常的外周血涂片见片状细胞、棘形细胞、毛细胞、间接胆红素升高、血清结合珠蛋白水平降低和 LD 活性升高。

肝功能:关于肝功能受损的病理学尚无共识。肝酶 ALT 和(或)AST 升高。

低血小板计数:关于血小板减少症的诊断尚未达成共识。

38.10 PlGF 和 sFlt－1

Lothar Thomas

38.10.1 概述

血管生成因子胎盘生长因子(PlGF)和可溶性 fms 样酪氨酸激酶 1(sFlt－1)是血管内皮生长因子的可溶性受体(VEGFR),也是区分正常妊娠和先兆子痫重要的诊断性生物标志物。

sFlt－1 是膜结合受体 Flt－1 的截短剪接变体。它由胞外结合域组成,但缺少胞内信号域。在循环系统中,sFlt－1 结合 VEGFR 和 PlGF 并中和它们的作用。

胎盘表达 VEGFR－1RNA 并产生 VEGFR－1,且通过可变剪接过程产生 sFlt－1。虽然 VEGFR－1 留在滋养层细胞膜中,但 sFlt－1 释放到母体循环中并充当 VEGF 和 PlGF 的拮抗剂。在正常妊娠中,PlGF 在妊娠早期和妊娠中期稳步上升,之后在妊娠结束时下降。SFlt－1 水平在妊娠早期至中期保持稳定,然后稳步提升直至分娩。

PlGF 和 sFlt－1 的血清浓度变化先于先兆子痫发生。sFlt－1 的浓度在先兆子痫发作前约 5 周开始增加,而 PlGF 的

浓度从妊娠 13～16 周开始下降。

血管生成因子水平的改变被认为是由胎盘功能障碍引起的。在正常胎盘中，胎儿来源的分支血管网络形成于绒毛膜绒毛中。血管床进行重构，使血流阻力降低，血流量增加，氧供加强。

胎盘缺陷导致胎盘缺血、缺氧、血管生成失衡和抗血管生成状态。后者经过缺氧刺激，产生内皮细胞的促血管生成蛋白，如 VEGF 及其受体 Flt－1，进而得以维持。用于产生 VEGF 和 Flt－1 的基因转录由缺氧诱导因子(HIF)调节。虽然胎盘中 VEGF 和 PlGF 的合成在缺氧时被上调，但它们在循环外周血中的浓度低，有效促成了抗血管生成状态。VEGF 和 PlGF 浓度降低的一个原因被认为是先兆子痫中 sFlt－1 浓度的增加。通过与 VEGF 和 PlGF 结合，sFlt－1 中和了它们的作用。结果是，例如，VEGF 对血管功能的调节作用被消除，并在子宫的子宫肌层中没有血管肌放松以抵消血氧过低的状态。在先兆子痫中，子宫动脉阻力不足，螺旋动脉未进行适当重建而无法满足胎儿生长的需要[1]。

炎症在先兆子痫的发展中起一定作用，但不是病因学决定因素[2]。正常妊娠至先兆子痫的病理生理学途径见图 38.10－1。有关先兆子痫生物学的进一步理论请见参考文献[3]。

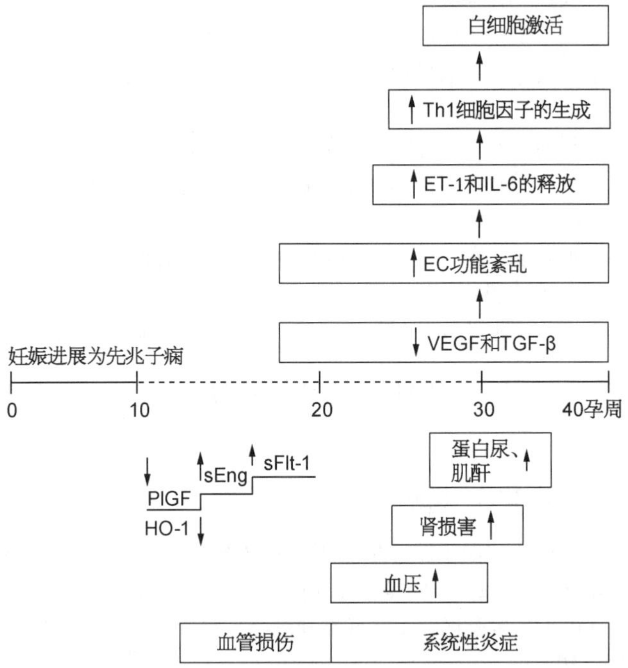

图 38.10－1 从正常妊娠进展为先兆子痫(经允许修改自文献[3])。HO－1，血红素加氧酶；sEng，可溶性内皮糖蛋白；sFlt－1，可溶性 fms 样酪氨酸激酶 1；PlGF，胎盘生长因子；VEGF，血管内皮生长因子；TGF－β，转化生长因子 β，EC，内皮细胞；ET－1，内皮素 1

38.10.2 指征

包括：有先兆子痫体征和症状的妇女；无先兆子痫高危风险的无症状妇女，其危险因素包括种族、年龄、经产次数和既往妊娠先兆子痫史；患有先兆子痫易感的全身性疾病和病症的妇女，包括糖尿病、原发性高血压、肾脏疾病、抗磷脂综合征、自身免疫性疾病、肥胖症。

38.10.3 检测方法

夹心免疫测定[4]使用链霉亲和素生物素技术和电化学发光法检测。

38.10.4 标本

血清：1 mL。

38.10.5 参考区间(表 38.10－1)

表 38.10－1 用于预测和诊断单胎妊娠先兆子痫的 sFlt－1/PlGF 值阈值[6]

指征	早发(<妊娠 34 周)	迟发(≥妊娠 34 周)	参考文献
疑似 PE	比值 38	比值 38	[6]
确诊 PE	比值 85	比值 110	[7]

38.10.6 临床意义

估测 sFlt－1/PlGF 值可以确定即将分娩的高危产妇及孕产妇和新生儿的不良预后[5,6]。不同测量值之间 sFlt－1/PlGF 值的时间依赖性斜率预示着妊娠结局和进展为先兆子痫的风险，并且建议进行复检。高值与尽快分娩的必要性密切相关。

国际妇产科超声学学会工作组已就临床使用 sFlt－1/PlGF 值及疑似先兆子痫或高危孕妇的主要管理方案发表了共识声明[5]。表 38.10－1 罗列了 sFlt－1/PlGF 值的切点值。早发先兆子痫(妊娠 34 周前)和迟发先兆子痫(妊娠 34～37 周)的比值是不同的。为了使用和解释 sFlt－1/PlGF 值，详见表 38.10－2[5]。

表 38.10－2 关于实施 sFlt－1/PlGF 值用以预测和诊断单胎妊娠先兆子痫的共识声明[5]

依据	声明
sFlt－1/PlGF 值<38	sFlt－1/PlGF 值<38：不考虑胎龄，在最后 1 周排除 PE。下一步的管理遵循临床医师的判断。
sFlt－1/PlGF 值>85(早发型 PE)或>110(迟发型 PE)	极可能诊断为 PE 或胎盘相关疾病。根据当地指南进行管理。sFlt－1/PlGF 值显著升高(<34＋0 周时>655；≥34＋0 周时>201)需在 48 h 内完成分娩。密切监测和(如果<34 周)立即给药产前皮质激素加速胎儿成熟是必须执行的。
sFlt－1/PlGF 值>85(早发型 PE)或>110(迟发型 PE)，复检	在 2～4 天后重新检测以确定变化趋势并根据严重程度由临床医师决定进行随访。检测频率可依 sFlt－1/PlGF 值变化结合临床情况和发展进行调整。
sFlt－1/PlGF值 38～85(早发型 PE)或 38～110(迟发型 PE)	sFlt－1/PlGF 值在出现明显迹象和症状前提供了患者相关信息。sFlt－1/PlGF 值为 38～85 或 38～110 额外提示女性处于中等风险或在 4 周内发生 PE 的高风险中。目前的 PE 或胎盘相关疾病可能性可被排除，但女性处于(高)风险中(特别是早发组)。 早发型：根据个体的临床情况，在 1～2 周内考虑随访 sFlt－1/PlGF 检测。根据结果进行相应的干预。 迟发型：sFlt－1/PlGF 值的中位结果提示胎盘功能障碍。考虑降低阈值以准备分娩。
概括	sFlt－1/PlGF 值已被证明能够辅助 PE 诊断。在已确诊 PE 的女性(患有高血压和蛋白尿)中，sFlt－1/PlGF 值可能有助于确定疾病的严重程度。

(沈敏娜　曹旻璐　徐世骥　译，郭玮　审校)

39
遗传性疾病

Klaus Huber

39.1 引言

分子遗传学近年来取得了重大进展，不仅在理解疾病发生的潜在原因方面提供帮助，而且为罕见病种提供了新的见解。聚合酶链式反应(PCR)的引入是临床实验室利用分子遗传学进行诊断学检测的重要进展。

新测序技术的发展在新一代测序中同样重要。由于这些创新性成果，绝大多数遵循孟德尔遗传模式的疾病的致病突变将很快被发现。这些方法被引入实验室意味着技术的进步，这与PCR被引入时带来的发展一样。在2015年"1 000 $基因组"计划宣布启动。

这个标语指出了对个体整个基因组测序所需的成本，这将带来真正的个体化医疗。开辟了以下可能性：① 进行个人基因组测序、大片段重测序、使用RNA测序分析一个细胞或一群细胞(转录组)中所有信使RNA分子的集合。② 在复杂疾病中进行外显子组测序。外显子组仅包括在特定细胞群体中发现的那些RNA分子，并且除了分子特征，通常还包括每种RNA分子的量或浓度。③ 分析表观遗传学变化。这些改变使某些基因被激活，但不改变DNA遗传密码序列。④ 对传染病进行突变分析，指导个体化治疗决策。突变分析研究存在的突变(如生物体基因组核苷酸序列的永久性改变)。

所有这些发展源于人类基因组计划，该计划始于1988年，目标是对整个人类基因组进行测序，并于2003年成功完成。大约95%的碱基已在2001年进行了测序；花费了2年时间才完成了对剩余的更为复杂的片段排序。

人类基因组由30 000～40 000个基因组成，迄今为止并不是所有基因都被赋予了功能。这对遗传方式偏离了孟德尔原则的疾病有了更多新的解释。

McKusick最后一版的"人类孟德尔遗传"包含大约18 000个目录。以下章节描述了实验室可提供诊断检测的各种遗传性疾病。但欧洲实验室可诊断的所有遗传性疾病的完整列表将不在本章范围内。因此，诊断医师应利用各种可用的在线数据库作为搜索工具。

- 遗传疾病数据库：OMIM(在线的人类孟德尔遗传：http://www.ncbi.nlm.nih.gov/Omim/，由Victor McKusick教授汇编)。
- ORPHANET：http://orphanet.infobiogen.fr/(遗传病诊断概述)。
- Various mutation-specific databases (can be found via NCBI：http://www.ncbi.nlm.nih.gov/)。
- 各种特异性突变数据库(可通过NCBI找到：http://www.ncbi.nlm.nih.gov/)。
- 单核苷酸多态性数据库(dbSNP)：http://snp.cshl.org/(单核苷酸多态性的集合)。
- MITOMAP：http://www.mitomap.org/(线粒体数据库)。
- 有用的且信息丰富的GeneCards数据库：http://bioinfo.weizmann.ac.il/cards/(整合大量的疾病基因信息)。
- 各种专家协会的特定国家/地区主页和人类遗传领域的自助组织。

对于列出的每种疾病，提供相应的人类孟德尔遗传(MIM)编号，并且可以用在线人类孟德尔遗传(OMIM)数据库直接搜索更多信息和文献。

39.2 术语

39.2.1 单基因病

单基因病仅由单个基因突变引起，分为显性、隐性或X连锁遗传模式。如果两个相应染色体中的一个(常染色体：染色体1～22；性染色体：X，Y)携带突变基因，则该基因为遗传的主导模式，引起疾病的临床表现；隐性遗传疾病的临床表现仅在两个基因都发生突变时才会出现。X染色体上的疾病基因座通过X连锁遗传模式进行遗传。通常，仅有男性后代会受到影响，因为他们每个细胞仅包含一条X染色体。然而，女性也受到具有显性X连锁遗传模式疾病的影响。许多偏离了孟德尔遗传模式的疾病被发现：

- 在三碱基重复扩增疾病中，潜在的病因是某些基因中三个碱基的多次重复；复制失控会引起临床表现。这些疾病显示出预期的症状，即临床病程的严重程度随着一代代遗传增加。
- 由单亲二倍体引起的疾病；仅遗传父母一方的基因。
- 某些基因的修饰可能取决于它们的来源(父亲/母亲)(印迹)。单基因病的病因包括：① 点突变(错义突变：编码蛋白质的氨基酸发生改变)；② 无义突变：引入了终止密码子；③ 碱基或较大基因片段的缺失和插入，使翻译过程中阅读框发生改变(氨基酸序列从突变位点开始改变)；④ 调控区域的突变；多聚腺苷酸化改变或RNA的正确装配(剪接突变体);以及其他机制。多聚腺苷酸化是向RNA分子添加多聚(A)尾(腺嘌呤核苷酸)。

39.2.2 多基因遗传病

多基因遗传病是由多种基因和环境因素之间相互作用的结果。他们的遗传方式更为复杂,但后代受疾病影响的概率一般低于单基因病。由于染色体或染色体片段缺失,插入或重排引起染色体改变是影响许多基因的原因。

39.2.3 表观遗传学

表观遗传学改变是指获得的细胞性状可能被遗传,不是由DNA序列变化引起的。DNA或染色体中的这些变化影响染色体或染色体片段的活性。这些是功能上的变化,而不是结构上的变化。例如,化学基团与DNA或组蛋白共价结合不影响DNA序列变化。表观遗传学改变是连续的和可定量的。例如,低甲基化与高甲基化DNA序列的比例影响肿瘤生长。这些改变发生在基因和环境之间,可能是可逆的。

39.3 适应证

包括显性疾病的诊断学评估和鉴别诊断、家族疾病的预测诊断、产前诊断、家族检测。

39.4 诊断程序

根据受影响基因的大小和该基因单点突变的频率,采用不同的诊断方法:

- 直接检测突变:当基因中的一个或几个突变是引起疾病发生的主要原因时,可用这些方法。受影响的基因序列通常使用实时PCR进行检测。对于影响整个基因片段的大型基因或变异及由单个基因的多个位点突变引起的疾病,直接(测序)或偶尔使用间接检测突变的方法。
- 间接检测突变:这些方法包括化学或酶错配切割法(CCMD、化学切割突变检测)和单链构象多态性(SSCP)、变性梯度凝胶电泳(DGGE)和温度梯度凝胶电泳(TGGE)等技术。这些方法可以代替使用。

Southern印迹法(参见52.1.10.1)用于检测基因是否存在较大缺失或插入,以及限制性酶切位点的改变。比较基因组杂交(CGH)也可作为替代方法。在CGH中,来自检测样品或来自对照样品的DNA被标记了两种不同的荧光且与基因探针阵列共杂交,代表了大部分人类基因组。杂交模板显示了样本与对照DNA之间的差异(虚拟核型)。然而,由于自动化测序方法的有效性,现在许多临床实验室都在进行基因或基因片段测序。即使尚不清楚所涉及的实际基因,疾病的遗传模式仍可通过连锁分析(即与疾病相关的标志物的分析)来确定。最终,细胞遗传学包含的不同技术是人类遗传学实验室检查的基础。

39.5 标本要求

2~3个EDTA血液计数管(非肝素化血液),或口拭子,或羊水。

39.6 临床意义

纯合和复合杂合突变导致两条染色体上相应基因的功能丧失。复合杂合子是指在特定基因座处有两个异质性的隐性等位基因,能够在杂合状态下造成遗传性疾病。因此,纯合和复合杂合突变是疾病在分子水平上发生的原因。然而,在两个突变等位基因的情况下,通常很难确定每个基因上是否存在单个突变或在同一个基因上是否存在两个突变,因此无法确定是一个基因没有功能还是两个基因都没有功能。

因此,应在受影响个体的父母单方或双方身上证实这些突变。但这往往是不可能的。在这种情况下,答案取决于临床表现。

具有显性遗传模式的杂合突变造成的疾病取决于不同突变的外显率。具有隐性遗传模式的杂合突变也可能导致临床症状;然而,它们通常会衰减或有不同的疾病进程。在三核苷酸重复疾病中,必须牢记预期的症状;这可能会造成疾病早发和连续几代更严重的症状表现。

39.7 注意事项

通常很容易从多种标本中获得DNA。必须通过实施诸如物理分离样品制备区和分析区等措施来避免外来遗传物质或先前检测的扩增片段的污染。必须通过检测阳性和阴性对照并参与实验室室间调查(EMQN欧洲分子遗传学质量网络:http://www.emqn.org/emqn.php)系统地评估分析质量。

进行遗传学调研的实验室也必须充分考虑到法律因素。记住基因诊断对家庭成员也有很重要的影响。在开始基因诊断之前,必须进行深入的遗传咨询及全面的家族史调查。例如,对亨廷顿舞蹈症患者即使已经作出完整的基因诊断,患者也有权不被告知。由此带来的可能的社会缺陷也与遗传性疾病的诊断有关(失去保险/失去就业),必须通过严格的安全管理数据来预防。

39.8 术语解释

- 预期:是指随着每代人的遗传临床表型的恶化。
- 复合杂合子:是指在特定基因座处有两个异质性的隐性等位基因,能在杂合状态下引起遗传性疾病。
- 显性:即使是杂合突变也会表现出临床症状。
- 外显子:编码蛋白质的基因部分。
- 外显子组:只包括在特定细胞群中发现的RNA分子。
- 移码突变:由DNA序列中出现的缺失或插入引起的基因突变,改变了序列的阅读方式。
- 杂合子:仅在一个基因中发生序列改变。
- 纯合子:一对基因中的两个基因序列都发生了改变。
- 印迹:某些基因以亲本来源的特异性方式表达,属于表观遗传学现象。
- 内含子:不编码蛋白质的基因部分。

- 阅读框架的改变：参考上面的“移码突变”。
- 错义突变：指由单个核苷酸中的点突变而引起的蛋白质中氨基酸的改变。
- 单基因病：由单个基因引起的疾病。
- 无义突变：是DNA序列中的遗传突变，产生较短，不完整的蛋白质。
- 多聚腺苷酸化：将腺苷基团添加至RNA上。
- 重排：染色体片段的重排。
- 隐性性状：仅在纯合突变时才出现临床症状。
- 剪接点突变：基因外显子产物(RNA)组装中的错误。
- 转录组：整个基因组转录的区域(DNA→RNA)。
- 三联重复扩增：遗传密码包含三联重复区域(CAG、CTG、CGG或CAA)。这些三联重复区域具有正常的重复次数，可位于基因之前、之后或之内。三联重复疾病是由基因三核苷酸数量增加引起的。
- 单亲二倍体：活化基因仅从父母一方继承。
- X连锁：X染色体上基因的遗传。

39.9 遗传性疾病中受影响的基因区域

遗传性疾病中受影响的基因区域请参见表39-1。

表39-1 遗传性疾病中受影响的基因区域

受影响的器官	疾病	发病率	孟德尔疾病编号	遗传方式	染色质定位	突变类型	基因突变产物	临床特点	检测方法
眼部疾病	夜盲症	1∶100 000	303100	X连锁	Xq21	缺失，易位，点突变	脉络膜血症(CHM)基因产物(REP1蛋白，香叶基)的减少或活性缺失；可能部分被具有类似活性的CHML基因产物替代	脉络膜和视网膜渐进性变性；色素上皮细胞，脉络膜和视网膜萎缩；青春期得夜盲症；中年完全失明	抗REP1的蛋白质印迹，PCR
	色盲症：蓝色全色盲，红绿色盲	蓝色全色盲(1∶100 000)；男性白种人红绿色盲(1∶13)	303900	X连锁	Xq28	缺失，错义突变	缺少相应的视蛋白，光谱改变融合产物的性质	色盲	SSCP、DNA印迹、测序
	视网膜剥离	1∶(10 000～100 000)	312700	X连锁	Xp22.2-22.1	无义突变，错义突变，移码突变	*XLRS1*基因突变产物(retinoschisin)，对视网膜细胞发育中细胞黏附很重要	视网膜细胞层破裂和剥离	黄斑病变的临床证据，测序
	视网膜色素变性	1∶10 000	180380，600105，608133，312600，600059，600105，Usher综合征，276900及其他	X连锁，常染色体显性，常染色体隐性	Xp11，Xp21，1q31-q32.1，3q21-24，6p21.1-cen，及其他位点	点突变	RP1-RP15：细胞定位异常或糖基化缺陷或视紫红质功能改变；外周蛋白突变	光受体退化，视力丧失(常染色体显性和隐性：60岁左右。X连锁：约45岁)	分子诊断学，取决于受影响基因
结缔组织和骨骼形成疾病	软骨生长不良/软骨发育不良	罕见	200600，200610，600972	Ⅱ型：新的显性突变；Ⅰ型：常染色体隐性	Ⅱ型：12q14.3，ⅠB型：6q32-33.1	*COl2A1*或*DTDST*中基因缺失，插入，错义突变	Ⅱ型：Ⅱ型胶原改变，ⅠB型：硫酸盐转运基因嗜碱性发育不良	最严重的成骨形成模式，短肢侏儒症，童年或在子宫内早期致命	直接检测已知的突变，连锁分析，测序
	软骨发育不全	1∶15 000	100800	常染色体显性遗传；新的显性突变	4p16.3	点突变造成>95%的病例	成纤维生长因子受体3功能缺失	身材矮小，四肢短比较普遍	直接检测突变
	无汗外胚层发育不良	罕见	305100	X连锁	Xq12.2-q13.1	缺失，易位，颠换	由于*EDA*基因的突变(ectodysplasin A)使EGR受体表达减少	无汗(无汗腺体)，稀毛症，牙齿发育异常(几颗牙齿)	测序，直接检测突变
	Crouzon综合征(头面部畸形病遗传性)	1∶(10 000～100 000)	123500	常染色体显性遗传	10q26	点突变	成纤维生长因子受体2功能缺失	颅缝早闭，过度劳累，斜视，眼球突出	测序，直接检测突变
	Ehlers-Danlos综合征Ⅳ型(血管型)	1∶(10 000～100 000)	130050	常染色体显性遗传，新的显性突变	2q31-2q32.3	*Col3A1*基因缺失，插入，点突变	分泌不良或结构异常或不稳定的Ⅲ型亲胶原蛋白	突变型的组织Ⅲ胶原蛋白易碎；瘦，羊皮纸皮肤；肠、子宫、动脉破裂	直接检测已知突变，DGGE，测序
	Ehlers-Danlos综合征Ⅶ型	罕见	130060	常染色体显性遗传，新的显性突变	Col1A1中为17q21.3-q22，Col1A2中为7q21.3-q22.1	*Col1A2*或*Col1A1*基因剪切点突变造成外显子6缺失	Ⅰ型胶原蛋白向胶原蛋白转换功能受损	EDS Ⅶ型表现为关节问题(高流动性)和髋关节脱臼	测序，DNA印迹，连锁分析
	Kniest综合征	罕见	156550	常染色体显性遗传	12q13.1-q13.2	缺失	Ⅱ型胶原C前肽(*Col2A1*基因)的加工受损	身材矮小，颅面异常，近视，白内障，晶体错位	直接检测突变，DGGE

续 表

受影响的器官	疾病	发病率	孟德尔疾病编号	遗传方式	染色质定位	突变类型	基因突变产物	临床特点	检测方法
	先天性脊椎发育不良	罕见	常染色体显性：183900，隐形：6000093，X连锁：313400	常染色体显性/隐性遗传，X连锁	12q13.1－q13.2，Xp22.2－p22.1	外显子重复，缺失，点突变，剪切点突变	Ⅱ型胶原减少或改变（*Col2A1* 基因）或SEDL中的基因突变（X染色体）	多变性的生长迟缓，异常骨骺，近视，视网膜变性	直接检测突变，DGGE
	干骺端发育不良型 Schmid	罕见	156500	常染色体显性遗传	6q21－q22.3	点突变，微小缺失	（*Col10A1* 基因）X型胶原蛋白改变	骨干的干骺端异常及造成膝内翻	PCR，SSCP
	成骨不全（脆骨疾病）	1：(20 000～40 000) Ⅰ型、Ⅱ型和Ⅳ型；Ⅲ型罕见	166200，166210，166220，259420和其他编号	常染色体显性，少见常染色体隐性遗传，新的显性突变	*Col1A1* 基因中为17q21.3－q22，*Col1A2* 基因中为7q21.3－q22.1	错义突变，缺失，插入，移码，剪接点突变和无义突变	Ⅰ型胶原蛋白的产生减少，分泌减少或有热不稳定性	成骨不全症，异质性的群体以骨骼脆弱为特征的疾病，普遍是由Ⅰ型胶原突变引起骨质脆弱	临床诊断（受虐儿童症状可疑）；直接检测已知突变
	遗传性骨性关节炎	罕见	604864	常染色体显性	12q13.11－q13.2	点突变	Ⅱ型胶原蛋白（Col2A1）改变，炎症和非炎症关节疾病	进行性软骨和骨骼毁坏	直接检测突变
	Stickler 综合征（ARTHRO-ophthalmodys-trophy）	1：10 000	108300，184840，604841，609508	常染色体显性，常染色体隐性	12q13.11－q13.2，6p21.3	*Col2A1* 或 *Col11A2* 基因无义，错义突变	Ⅱ型胶原蛋白产生减少，玻璃体变性	玻璃体视网膜病变，退行性关节疾病，近视	直接检测已知的突变，测序
疾病致癌基因	2a 型多重内分泌瘤形成	罕见	171400，162300	常染色体显性	10q11.2	错义突变	*RET* 癌基因突变	甲状腺髓样癌，嗜铬细胞瘤，甲状旁腺肿瘤	生化分析降钙素和儿茶酚胺，测序
	神经纤维瘤病1型（*von* Recklinghausen 神经纤维瘤病）	1：3 500	162200，162210	常染色体显性，多种新的突变	17q11.2	点突变，缺失，插入	缺乏神经纤维蛋白肿瘤抑制因子（ras蛋白的调节剂）	CAFé 斑，Lisch 虹膜结节，多发神经纤维瘤；此外，脊柱侧弯（30%），肿瘤神经系统（5%）	临床表现，测序
	神经纤维瘤病2型	1：100 000	101 000	常染色体显性	22q12.2	点突变，缺失	突变的肿瘤抑制剂 schwannomin	由前庭神经鞘瘤引起的耳聋，白内障偶见，CAFé 斑，其他肿瘤	家族史，临床特征（MRI），连锁分析
	结肠息肉病	1：25 000	175100	常染色体显性	5q21－q22	点突变，缺失，插入	肿瘤抑制基因 *APC* 的功能丧失（腺瘤性息肉病）	大量的结肠和直肠腺瘤性息肉形成，癌症风险100%	DGGE，测序
	视网膜母细胞瘤	1：(10 000～100 000)	180200	常染色体显性（60%病例由新的突变引起）	13q14.1－q14.2	点突变，缺失	肿瘤抑制基因 *RB1* 功能丧失	单边和双边视网膜母细胞瘤（遗传型通常是双边病变）	眼科检查，连锁分析，DGGE，测序，DNA 印迹
	结节性硬化	1：(10 000～100 000)	191100，613354	常染色体显性，大部分为新生突变	*TSC1*：9q34，*TSC2*：16p13.3	易位，*TSC2* 移码和剪接点突变	肿瘤抑制基因 hamartin（*TSC1*）或 tuberin（*TSC2*）功能丧失	斑痣性错构瘤病；神经胶质细胞增殖；脱色素；色素脱失；面部血管纤维瘤，腺瘤，皮脂腺；癫痫；错构瘤；脂肪瘤；偶有心肌瘤	临床表现，测序，DNA 印迹，SSCP
	WAGR 综合征（肾母细胞瘤，无虹膜，泌尿生殖器畸形，精神迟缓）	1：100 000	194072，612469	大部分是新生突变，一些病例为常染色体显性	11p13，11p15，以及其他基因位点	缺失，点突变，易位	转录因子 WT1（肿瘤抑制基因）改变或缺失	肾肿瘤（Wilms 肿瘤），精神运动迟缓，泌尿生殖器异常（Denys-Drash 综合征），虹膜畸形或缺失	染色体分析，直接检测突变，连锁分析
发育性疾病	DiGeorge（CATCH 22）综合征	1：10 000	188400，192430，274210	常染色体显性，大多数为新生突变	22q11	缺失造成功能性的单倍体	可能会使转录调节蛋白 TUPLE1 功能丧失	心脏、脸部畸形，胸腺发育不全，低钙血症（CATCH22），心脏和颅骨畸形，腭裂，低钙血症，甲状旁腺和胸腺缺失	阵列 CGH（比较基因组学杂交），测序，DNA 印迹，核型分析

续　表

受影响的器官	疾病	发病率	孟德尔疾病编号	遗传方式	染色质定位	突变类型	基因突变产物	临床特点	检测方法
	langer - Giedion 综合征（tricho - rhino - phalangeal 综合征）	罕见	150230	常染色体显性，多数为新生突变	8q23.3 - q24.13	缺失，易位，倒置，插入	由于一些基因（*TRPS1* 和 *EXT1*）缺失可能造成基因剂量效应	面部特征（梨形鼻，长耳朵），锥形骨骺，智力低下，皮脂堆积，身材矮小	阵列 CGH，测序，DNA 印迹，细胞遗传学分析
	眼脑肾综合征（Lowe 综合征）	罕见	309000	X 连锁	Xq26.1	易位，无义突变	*OCRL - 1*（眼脑肾转录物 1）基因产物缺失（可能参与肌醇代谢）	先天性白内障，张力低下，认知损伤，肾小管缺陷，普遍的隐睾症	眼科检查，直接检测突变，连锁分析
	诺里疾病	罕见	310600	X 连锁，新生突变	Xp11.4	大片段缺失，点突变	norrin（*NDP* 基因产物）缺失，该基因通过 Wnt 信号级联参与血管形成	眼球萎缩，听力损失偶见	SSCP，测序，连锁分析
	Prader - Willi 综合征	1∶10 000	176270，601491	大多为新生突变，常染色体显性印记	15q11 - q13	父性染色体片段或单亲二倍体功能丧失（由于缺失）	小核核糖核蛋白相关肽 N 和可能的其他基因产物（necedin 基因）缺失	低钠血症，肥胖症，脊柱侧弯，先天性矮小，身材矮小	微卫星多态性 PCR 分析，甲基化检测，DNA 印迹
	Waardenburg 综合征Ⅲ型	1∶300 000	148820	常染色体显性	2q35	缺失，错义突变	转录因子 PAX3 蛋白改变	普遍的先天性耳聋，脱毛头发，虹膜异色，广泛鼻腔桥	直接检测突变
	Beckwith - Wiedemann 综合征	1∶15 000	130650	大多为新生突变，常染色体显性	11p15.5	母性染色体片段或单亲二倍体功能丧失（由于缺失）	肿瘤抑制基因和其他基因的功能缺失	生长异常，如巨舌症；脏器肿大；和巨人症；新生儿低血糖；肾上腺皮质癌和肝母细胞瘤风险增加	微卫星多态性 PCR 分析，甲基化检测，DNA 印迹
	Williams 综合征 1	1∶10 000	194050	散发	7q11.2 或其他基因座	大的基因片段缺失	弹性蛋白基因座处的半合子状态和其他基因的丢失	超瓣膜主动脉狭窄，外周肺动脉狭窄，婴儿高钙血症，智力低下，生长延缓，“小精灵”相	基因剂量 PCR，定量 DNA 印迹，荧光原位杂交
血液疾病	APC 抵抗/FⅤ - Leiden	欧洲：2%～7%人口为杂合子及 0.1%为纯合子	227400，188050，188055	常染色体显性	1q23	90%病例由点突变造成	突变激活的Ⅴ因子不能灭活	血栓栓塞风险增加，特别是同时也口服了避孕药	凝血检测，直接检测突变
	血友病 A	1∶（5 000～10 000）	306700	X 连锁	Xq28	缺失，插入，点突变，倒置	抗血友病因子（因子Ⅷ）减少，缺乏或无功能	血友病，出血	凝血检测，测序
	血友病 B	1∶70 000	306900	X 连锁	Xq27.1 - q27.2	缺失，插入，点突变	Christmas 因子（Ⅸ因子，β 促凝血酶原激酶原）减少，缺乏或无功能	血友病，出血	凝血检测，测序，直接检测突变
皮肤疾病	鱼鳞病（X）	1∶（2 000～6 000）	308100	X 连锁	Xp22.32	大片段缺失，点突变	类固醇硫酸酯酶（STS）缺乏	角化过度，角质层增厚；产后最多 4 个月发病	STS 酶检测，胆固醇硫酸盐分析，DNA 印迹，多重 PCR
免疫缺陷疾病	腺苷脱氨酶不足	罕见	102700	常染色体隐性	20q13.11	错义突变	ADA 活性降低或缺失	危及生命的细菌、真菌、病毒和原虫感染，B 细胞和 T 淋巴细胞发育异常，胸腺和淋巴结缺乏，大多数致命	血清学和免疫学检测
	布鲁顿型丙种球蛋白血症	1∶100 000	300755，300310	X 连锁	Xq21.2 - q22	错义突变	*BTK* 基因中布鲁顿酪氨酸激酶（ATK）或 B 细胞祖先激酶（BPK）的产生减少	B 淋巴细胞成熟受损，Ig 重链重排及抗体产生，复发性细菌感染	血清学和免疫检测，连锁分析，测序

续 表

受影响的器官	疾病	发病率	孟德尔疾病编号	遗传方式	染色质定位	突变类型	基因突变产物	临床特点	检测方法
	Wiskott - Aldrich 综合征	1：500 000	301000，(600903)	X 连锁隐性，(常染色体显性)	Xp11.23 - p11.22	错义突变，无义突变，移码和剪接点突变；缺失；插入	突变型 *WASP* 基因产物	免疫缺陷，血小板减少症，反复发作严重感染，患非霍奇金淋巴瘤风险增加	测序，流式细胞仪检测
肌肉疾病	中央核疾病	罕见	117000	常染色体显性	19q13.1	点突变	钙通道改变或“兰尼碱受体”缺失	非进行性肌病，肌肉核退化，尿肌酸排泄增加，“松软婴儿”综合征	肌酸，肌酸激酶分析，DGGE，直接检测突变
	杜氏肌营养不良(DMD)/贝克肌营养不良(BMD)	1：3 500 (DMD)，1：20 000 (BMD)	310200，300376	X 连锁，新生DMD突变	Xp21.2	缺失(DMD)或无(BMD)移码突变，重复，点突变	抗肌萎缩蛋白缺乏(DMD)或改变(BMD)	渐进性肌肉变性，大约 12 岁(DMD)或 16 岁时(BMD)完全依赖于轮椅	血清肌酸激酶检测，肌肉中肌养蛋白分析，DNA印迹，多重PCR，连锁分析
	EMD(emery - dreifuss，肌营养不良症)X 连锁(也有常染色体形式)	罕见	310300	X 连锁	Xq28	点突变	缺少核膜蛋白“emerin”	相对轻度的 X 连锁肌肉萎缩症，但心脏传导缺失需要起搏器，颈部和脊椎延伸受损，肌酸激酶轻度增加	连锁分析，直接检测突变
	高钾血症周期性瘫痪(周期性无力)	罕见	170500	常染色体显性	17q23.1 - q25.3	点突变	骨骼肌钠通道突变(SCN4)，可能产生其他突变体基因产物，先天性副乳症等位基因变异	连续性肌肉无力	连锁分析，直接检测突变
	恶性高热	1：(1 000～10 000)，儿童麻醉发生率 1：15 000，成人为 1：10 万	145600 和 8 其他的基因座	大多是常染色体显性，一些为隐性和新生突变	19q13.1 和其他位点	点突变	“兰尼碱受体”(RYR1)和其他基因产物改变	危机：心跳过快，肌肉痉挛；温度升高所致肌内钙离子浓度增加	咖啡因氟烷挛缩试验，肌肉活检，*RYR* 基因突变分析，测序
	脱氨酶缺乏症	高(1：500)，但临床特征不明显	102770	常染色体显性	1p21 - p13	错义突变	腺苷磷酸脱氨酶(*AMPD1*基因)失活	早期骨骼肌疲劳，痉挛，肌痛	直接检测突变
	强直性肌营养不良	1：(50 000～10 000)	160900	常染色体显性(预期)	19q13.2 - q13.3	三核苷酸重复扩增	DMPK 基因：蛋白激酶类	肌强直性肌萎缩；其他临床表现，如糖尿病和白内障	PCR 和电泳
	先天性肌强直病	罕见	168300	常染色体显性	17q23.3	点突变	骨骼肌钠通道突变(SCN4)(温度敏感?)可能是其他突变体基因产物；高钾血症周期性麻痹等位基因变异体	冷却或锻炼后肌无力	测序
神经退行性疾病	阿尔茨海默病	1：5 000	104300，104760，107741，104311，和其他编号	较为复杂，常染色体显性	20p，17q23，1q31 - q42，10q24 和其他基因位点	点突变，错义突变	载脂蛋白 E，早老素Ⅰ和Ⅱ，淀粉样前体蛋白，α 突触核蛋白，线粒体转录本，STM2	渐进性弥漫性大脑萎缩，痴呆	连锁分析，直接检测突变，测序，心理测试
	CADASIL(遗传多梗死性痴呆)	罕见	125310	常染色体显性	19p13.2 - p13.1	点突变	*NOTCH3*基因突变	多发性梗死，半身不遂；智力退化；神经系统结构异常；语言困难	免疫染色，测序
	快乐木偶综合征(Angelman 综合征)	1：(10 000～20 000)	105830	大部分为新生突变，常染色体显性与印记	15q11 - q13	母性染色体片段或单亲二倍体功能丧失(由于缺失)	小核核糖核蛋白多肽 N 或 UBE3A(泛素蛋白连接酶)基因缺乏	精神发育迟滞，癫痫发作，语言发育受损，舌头突触，间断性笑声	微卫星多态性 PCR 分析，甲基化分析，DNA印迹

续 表

受影响的器官	疾病	发病率	孟德尔疾病编号	遗传方式	染色质定位	突变类型	基因突变产物	临床特点	检测方法
	亨廷顿病	1∶20 000	143100	常染色体显性	4p16.3	三核苷酸重复扩增(预期)	"亨廷顿"蛋白质改变	协调问题,认知和行为损伤,舞蹈病,肌张力障碍	PCR和电泳
	CMT(Charcot-MarieTooth疾病),多种类型	1A型:1∶4 000;1B:1∶(5 000~10 000);1X:1∶25 000	1A:118220,1B:118200,1X:302800和其他编号	常染色体显性或X连锁	1A:17p11.2;1B:1q22-P23;1X:Xq13.1等	1A:重复;1B,X:点突变	1A型PMP22(外周髓鞘蛋白22)的剂量效应(重复),1B型和1X型髓鞘蛋白0(P0)或Cx32(连接蛋白)的基因产物突变	肌肉无力和萎缩,节段脱髓鞘伴周围神经病变,PMP22缺失造成HNPP(遗传性神经病与压力麻痹)	DNA印迹,测序
	齿状苍白球萎缩	除日本外罕见	125370	常染色体显性(预期)	12p13.31	三核苷酸重复扩增	*DRPL*基因功能未知	肌阵挛性癫痫;痴呆,共济失调;齿状苍白球体系变性。DD:亨廷顿舞蹈症	PCR,DNA印迹
	多巴反应性肌张力障碍(DRD)	罕见	128230,605407	常染色体显性,常染色体隐性	14q22.1-q22.2,11p15.5	剪接点突变,错义突变	GTP环化水解酶功能丧失导致四氢生物蝶呤(BH4)缺失	进行性肌张力障碍,对左旋多巴治疗的帕金森病有严重的反应	PCR,测序,连锁分析
	肌张力障碍-帕金森综合征(X连锁),扭转肌张力障碍	菲律宾人患病率相对较高	314250	X连锁	Xq13.1	*DYT3*基因TAF1突变	肌张力障碍扭转3(DYT3)基因产物	进行性肌张力障碍,有时伴有帕金森综合征	连锁分析
	脆性X(FraX A)综合征	1∶2 000(男性),1∶4 000(女性)	309550	X连锁显性(预期)	Xq27.3	三核苷酸重复扩增	FMR1基因	智力发育迟缓,特殊面容,巨睾症	PCR,DNA印迹
	Friedreich共济失调	1∶50 000	229300,601992	常染色体隐性	9q13,9p23-p11	三核苷酸重复扩增	*X25*基因产物的量"frataxin"减少	小脑性共济失调与语言能力受损;pes cavus引起肌无力,脊柱侧凸;心肌病。DD:无β脂蛋白血症	PCR,DNA印迹
	Kallmann综合征	1∶10 000(但5%鱼鳞病X患者)	308700,147950,244200	X连锁,常染色体显性和常染色体隐性	Xp22.3常染色体显性:8p11.2-p11.1	易位,缺失	*KAL1*,*FGR1*,*FGF8*,*PROKR2*,*PROK2*等缺陷	促性腺激素释放激素分泌减少造成性腺功能低下,嗅觉丧失症(嗅球发育不全)	性激素定量检测,嗅觉功能测试,DNA印迹,PCR
	无脑畸形,孤立	罕见	607432	大部分是新生突变	17p13.3	大片段缺失	由*LIS1*基因缺失引起的剂量效应(参与大脑发育信转导中的作用?)	"光滑的脑质",无脑回畸形,硬皮病,严重智障,特殊面容	通过PCR,串联重复序列,荧光原位杂交直接检测基因缺失
	Machado-Joseph疾病(脊髓小脑共济失调3,SCA 3)	罕见但为最常见的常染色体显性退行性疾病	109150	常染色体显性	14q24.3-q32	三核苷酸重复扩增	聚谷氨酰胺诱导的神经毒性	(帕金森样)共济失调,眼睛流动性降低,神经元退化	眼电图,PCR和凝胶电泳
	Miller-Dieker综合征	罕见	247200	大部分是新生突变	17p13.3	大片段缺失	由于*LIS1*基因缺失引起的剂量效应(参与大脑发育信转导中的作用?)	无脑畸形(见上文)特殊面容(额头突出,鼻段,颚小)	PCR,荧光原位杂交
	脊髓性肌萎缩(常染色体隐性)(SMA 1)	1∶10 000	253300	常染色体隐性	5q11.2-q13.3	大片段缺失	SMN(生存运动神经元)和NAIP(神经元凋亡抑制蛋白)基因产物功能丧失	骨盆、大腿和躯干肌肉渐进性萎缩,童年早期呼吸麻痹导致死亡	PCR检测缺失
	脊髓和延髓肌肉萎缩(肯尼迪病,SMAX 1)	1∶50 000(仅男性)	313200	X连锁隐性	Xq11.2-q12	三核苷酸重复扩增	雄激素受体突变	Bulbar萎缩性轻瘫(舌头萎缩),男性乳房发育症,常见糖尿病脂质代谢紊乱,睾丸萎缩	PCR和凝胶电泳

续 表

受影响的器官	疾病	发病率	孟德尔疾病编号	遗传方式	染色质定位	突变类型	基因突变产物	临床特点	检测方法
	脊髓小脑性共济失调(SCA1,SCA2,SCA3 / Machado - Joseph 疾病,SCA4,SCA5 等)(多达 SCA41)	1∶(10 000～100 000)	164400,183090,109150,600223,600224	常染色体显性(预期)	SCA1：6p23；SCA2：12q24；SCA3：14q24.3 - q31；SCA4：16q22.1；SCA5：11p11 - q11	三核苷酸重复扩增	基因产物改变	神经系统表现多变：迟发性小脑共济失调，肌肉僵硬，运动迟缓，构音障碍，肌肉萎缩，痴呆症	PCR和凝胶电泳
肾脏疾病	多囊肾病	1∶1 250	PKD1：173900,601313；PKD2：173910；PKD3：600666	PKD1：常染色体隐性，PKD2,PKD3：常染色体显性	PKD1：16p13.3 - p13.12，PKD2：4q21 - q23；PKD3：？	缺失，插入，重排	PKD1：膜蛋白多囊蛋白(结合 PKD2)改变	双侧肾囊肿，肾肿大显著	测序，连锁分析，DGGE
	肾性糖尿病，尿崩症	罕见	304800	X 连锁(也见常染色体显性和常染色体隐性)	Xq28	框移突变，缺失	血管升压素(V2)受体突变，无活化的腺苷酸环化酶，水通道蛋白突变	管状细胞对血管升压素不敏感，导致多尿，尿道下裂及烦躁口渴	家族史，连锁分析，直接检测突变
氧运输受损	血红蛋白缺陷：结构变异性珠蛋白，地中海贫血	非洲：HbS 携带率(CR)高达 20%；HbC 高达 3%；HbE CR 高达 20%，α 地中海贫血 CR 高达 30%。亚洲：HbD CR 高达 20%。欧洲：β 地中海贫血 CR 高达 10%	Beta 位点：141900，α 位点：141800	常染色体隐性	α 珠蛋白：16pter - p13.3，β 珠蛋白：11p15.5	缺失，点突变，编码区突变，剪接点突变等	α 或 β 珠蛋白改变或减少	α - thal：溶血性贫血；β - thal：红细胞成熟和功能受损，溶血性贫血；HbS：镰状细胞贫血；HbC，HbE：轻度溶血性贫血；HBD：溶血倾向	直接检测突变
代谢疾病	甲状腺激素抵抗	罕见	145650	常染色体显性，常染色体隐性	3p24.3	点突变	甲状腺激素受体 β(TRβ,ERBA)突变	精神运动迟滞，可能出现甲状腺肿	T3 和 T4 血清水平检测，直接检测突变
酶类疾病	Lesch - Nyhan 综合征	罕见	300322	X 连锁隐性	Xq26 - q27.2	缺失，点突变，剪接点突变	次黄嘌呤鸟嘌呤磷酸核糖转移酶缺失或缺陷(HGPRT)	多巴胺能功能异常；高尿酸血症；精神分裂症，智障；自残	HGPRT 测定，DNA 印迹，测序
	鸟氨酸氨基甲酰转移酶(OTC)缺陷	1∶100 000	311250	X 连锁	Xp21.1	基因缺失，错义和无义突变	OTC 活性缺失使瓜氨酸不能合成鸟氨酸	尿素产量下降，高氨血症，氨中毒	质谱，细胞遗传学
	PKU(苯丙酮尿症)	1∶(10 000～100 000)	261600	常染色体隐性	12q24.1	多种突变	缺少酶活性(苯丙氨酸羟化酶)导致酪氨酸产生不足	苯丙氨酸水平升高导致认知受损，脱髓鞘	检测：苯丙氨酸血浆浓度，诊断：突变检测
激素类疾病	先天性肾上腺增生	1∶5 000	201910 等	常染色体隐性	6p21.3 等	点突变，缺失	类固醇羟化酶缺少或改变，造成脱氧皮质醇量减少及孕酮量增加	男性化，严重表型伴随盐流失(皮质醇缺乏症)，肾上腺皮质增生	气相色谱法，DNA 印迹，PCR，测序
	雄激素不敏感(睾丸女性化)	1∶10 000	300068	X 连锁隐性	Xq1.1 - q1.2	点突变，基因缺失	雄激素受体缺乏或突变	男性假两性畸形伴随多种女性表型和 XY 核型	核型分析，血浆类固醇分析，评估泌尿生殖道，可用分子生物学方法(连锁分析，直接检测突变)
脂质类疾病	载脂蛋白 B 缺乏(无 β 脂蛋白血症)	1∶3 000	107730	常染色体显性	2p24	无义突变，缺失，调控序列突变	载脂蛋白 B - 100 生成减少	杂合子轻度影响，纯合子表现为脂肪吸收不良；慢性腹泻；神经功能缺损；视网膜色素变性；VLDL 和乳糜微粒血浆浓度低	生化分析，直接检测突变

续 表

受影响的器官	疾病	发病率	孟德尔疾病编号	遗传方式	染色质定位	突变类型	基因突变产物	临床特点	检测方法
代谢疾病：-溶酶体功能	Hunter 综合征-黏多糖病Ⅱ型	1∶100 000	309900	X 连锁隐性	Xq28	点突变，大片段缺失	艾杜糖醛酸硫酸酯酶功能缺失	硫酸皮肤素和硫酸乙酰肝素硫酸分解缺陷；进展性疾病几乎影响所有的器官：生长障碍(成骨发育不全)，智障；不同程度脑积水；最严重表型形成大约需 15 年	测序
-膜转运	囊性纤维化	白种人：1∶2 500；其他，罕见	219700	常染色体隐性	7q31.2	点突变，小片段缺失	依赖 cAMP 的氯化物通道缺陷(CFTR，囊性纤维化跨膜传导调控因子)	严重呼吸道并发症，肺感染，胰腺功能不全，输精管不全或缺陷	直接检测突变，测序
-线粒体功能	MCAD(中链酰基-CoA 脱氢酶)缺陷	1∶(2 000～20 000)	201450，(简称链：606885)	常染色体隐性	1p31，(12q22-qter)	点突变(＞90%病例是由点突变造成)	中链酰基-CoA 脱氢酶(β 氧化脂肪酸)缺乏	高酮症，禁食后低血糖，出生后常致命(DD：突发婴儿死亡综合征，Reye 综合征)，血浆和尿液中脂肪酸中间体堆积	血浆酰基肉碱或尿酰基甘氨酸生化分析，直接检测突变
-过氧化物酶体功能	肾上腺脑白质营养不良(ALD)，分为两种形式：新生儿 ALD(N-ALD)，X 连锁 ALD(X-ALD)	1∶100 000	N-ALD：202370；X-ALD：300100	常染色体隐性或 X 连锁	Xq28 等其他位点	?，X：小片段缺失和 *ABCD1* 基因点突变	多种基因，X：极长链脂肪酸(VLCFA)-CoA 合成酶	肝细胞中过氧化物酶体缺乏；缩醛磷脂合成严重减少；N-ALD 胆汁酸中间体增加；N-ALD 和 X-ALD 长链脂肪酸累积：脑，肾，肾上腺，肝脏，眼睛，骨骼等器官有病理学改变	VLCFA 生化分析，测序
-蛋白酶抑制剂	α_1 抗胰蛋白酶缺乏	1∶7 000；杂合子在%范围内	613490	常染色体隐性	14q32.1	*SERPINA1* 基因错义突变	血清 α_1 抗胰蛋白酶下降	无抗白细胞弹性蛋白酶活性引起的肺气肿，慢性肝损伤	抗胰蛋白酶生化分析，电泳分离结构变异体，PCR，测序

无虹膜肾母细胞瘤，指 WAGR 综合征；Denys-Drash 综合征，指 WAGR 综合征；软骨形成不全，指软骨发育不全；velocardiofacial(VCF)综合征，指 DiGeorge 综合征；脑积水 X，指 Hunter 综合征。其他简写模式是已知的。

缩写：SSCP，单链构象多态性；DGGE，变性梯度凝胶电泳

(杨文静　郁俐　译，郭玮　审校)

40

治疗性药物监测

Michael Oellerich

40.1 概述

药物使用中剂量不足或过量的现象通常比我们想象的更加频繁。我们也知道对许多药物而言，血药浓度相比用药剂量同疗效有更好的相关性。应当根据某些特定的准则来选择哪些药物需要进行血清药物浓度监测(表 40 - 1)。

表 40 - 1　血清药物浓度监测的选择标准

严重的毒性合并治疗效果不明确的临床终点
陡峭的剂量-反应曲线
治疗范围狭窄
长期治疗
危及生命的疾病
药代动力学存在显著个体差异
非线性药代动力学
频繁给药的药物
可靠的检测方法

推荐对以下药物进行血清治疗药物浓度监测(TDM)。抗心律失常药物(胺碘酮、利多卡因、普鲁卡因胺、奎尼丁、丙吡胺)、抗生素(氨基糖苷类药物、万古霉素)、抗抑郁药物(阿米替林、去甲替林、丙米嗪、地昔帕明、曲米帕明、西酞普兰、氯米帕明、去甲氯米帕明、多虑平、去甲多虑平、依他普仑、氟西汀、去甲氟西汀、米氮平、舍曲林、万拉法新、氧去甲万拉法新)、抗惊厥药物(苯妥英、苯巴比妥、扑米酮、卡马西平、乙琥胺、丙戊酸、拉莫三嗪)、抗真菌药物(伊曲康唑、泊沙康唑、伏立康唑)、抗反转录病毒药物(依法韦伦、奈韦拉平、茚地那韦、奈非那韦、利托那韦、沙奎那韦、拉米夫定、齐多夫定)、强心苷类药物(地高辛、洋地黄毒苷)、免疫抑制剂(霉酚酸；全血测定：环孢霉素、他克莫司、西罗莫司、依维莫司)。锂、甲氨蝶呤、神经阻滞剂(阿立哌唑、氯氮平、氟哌啶醇、奥氮平、喹硫平、利培酮、9-羟利培酮)、茶碱。

为了确定和解释血清药物浓度的影响，必须要具备药代动力学的知识。

40.2 指征

怀疑药物过量，无治疗药物应答，监测患者是否按医嘱用药。

确定药物剂量(如伴有以下情况)：缺乏容易测定且可靠有效的参数；怀疑存在药物间相互作用；显著的个体内与个体间药代动力学差异；高度差异的首过效应；影响药物吸收、蛋白质结合和清除的疾病；存在影响药物吸收和代谢的基因多态性；药理性活性代谢产物累积；怀疑存在生物利用度的改变；持续性不良反应，尤其针对那些极度依赖治疗药物效果的患者。

40.3 检测方法

荧光偏振免疫分析、化学发光免疫分析、酶联免疫分析、免疫透射比浊、免疫散射比浊、免疫荧光分析、放射免疫检测、气相质谱分析(GC)、液相质谱分析(LC)、液相色谱串联质谱检测(LC - MS/MS)[1]。

有关这些方法的信息可参见参考文献[1]和第 52 章节。

40.4 样本要求

血清，血浆，全血：1 mL。

40.5 临床意义

某一特定处方药物的药效受许多因素的影响(图 40 - 1)。因此，在解释血清药物浓度时不能够仅仅依靠药物治疗范围。

其他要考虑的因素包括：采血时间、给药途径、某些特定药物产生具有药理活性的代谢产物、出现足剂量治疗应答、全部的临床表现。

治疗范围：可以在文献规定的治疗范围内出现轻微变化。本章节给出的范围仅作建议(表 40 - 2)。

表 40 - 2　治疗范围

抗生素(*每日多种剂量)		
- 血浆　阿米卡星*(谷浓度)	5～10	mg/L
- 血浆　阿米卡星*(峰浓度)	20～30	mg/L
- 血浆　庆大霉素*(谷浓度)	≤2	mg/L
- 血浆　庆大霉素*(峰浓度)	5～10	mg/L
- 血浆　妥布霉素*(谷浓度)	≤2	mg/L
- 血浆　妥布霉素*(峰浓度)	5～10	mg/L
- 血浆　万古霉素(谷浓度)	5～20	mg/L
抗抑郁药物		
- 血浆　阿米替林+去甲替林	8～200*	μg/L

续 表

- 血浆　西酞普兰	30～130	μg/L
- 血浆　氯米帕明＋去甲氯米帕明	175～450*	μg/L
- 血浆　地昔帕明	100～300	μg/L
- 血浆　多虑平＋去甲多虑平	50～150*	μg/L
- 血浆　度洛西汀	20～80	μg/L
- 血浆　依他普仑	15～80	μg/L
- 血浆　氟西汀＋去甲氟西汀	120～300*	μg/L
- 血浆　氟伏沙明	150～300	μg/L
- 血浆　丙米嗪＋地昔帕明	175～300*	μg/L
- 血浆　马普替林	125～200	μg/L
- 血浆　米氮平	40～80	μg/L
- 血浆　去甲替林	70～170	μg/L
- 血浆　帕罗西汀	70～120	μg/L
- 血浆　舍曲林	10～50	μg/L
- 血浆　曲米帕明	150～350	μg/L
- 血浆　万拉法新＋氧去甲万拉法新	195～400*	μg/L
*母体物质加药理活性代谢物总量		
抗惊厥药物		
- 血浆　卡马西平	4～12	mg/L
- 血浆　10-OH-卡马西平	13～35***	mg/L
- 血浆　乙琥胺	40～100	mg/L
- 血浆　加巴喷丁	4～16	mg/L
- 血浆　拉莫三嗪	3～14**	mg/L
- 血浆　左乙拉西坦	10～40**	mg/L
- 血浆　苯巴比妥	10～40	mg/L
- 血浆　苯妥英，总量	10～20	mg/L
- 血浆　苯妥英，游离	1～2	mg/L
- 血浆　扑米酮	5～15	mg/L
- 血浆　托吡酯	5～20**	mg/L
- 血浆　丙戊酸	50～100	mg/L
- 血浆　唑尼沙胺	10～40	mg/L
参考价值；*如果使用了醋酸艾司利卡西平，那么10-OH-卡马西平的活性对映异构体的比例会增高8%		
抗真菌药物		
- 血浆　伊曲康唑	0.5～2.0	mg/L
- 血浆　伏立康唑	1～6	mg/L
抗肿瘤药物		
- 血浆　伊马替尼(谷浓度)	>1.002*	μg/L
- 血浆　甲氨蝶呤　24 h	≤10**	μmol/L
- 血浆　甲氨蝶呤　48 h	≤1.0**	μmol/L
- 血浆　甲氨蝶呤　72 h	≤0.1**	μmol/L
*CML(慢性期)中对于“主要分子学应答”的参考价值；**大剂量治疗；输注超过4～6 h		
免疫抑制剂		
- 全血　环孢霉素(谷浓度)	100～300	μg/L
初始治疗(移植后大约3个月内)		维持治疗
肾脏	150～225 μg/L	100～150 μg/L
肝脏	225～300 μg/L	100～150 μg/L
心脏	250～350 μg/L	150～250 μg/L
GVHD预防<100天	GVHD治疗(行额外激素治疗)	
干细胞	200～250(300)μg/L	150～200 μg/L
- 全血　他克莫司(谷浓度)		4～15 μg/L
初始治疗(移植后大约3个月内)		维持治疗
肾脏	9.0～13.0 μg/L	4.0～9.0 μg/L
肝脏	9.0～13.0 μg/L	4.0～9.0 μg/L
心脏	9.0～15.0 μg/L	7.0～13.0 μg/L
GVHD预防<100天	GVHD治疗(行额外激素治疗)	
干细胞	4.0～10.5 μg/L	4.0～10.5 μg/L
血浆霉酚酸(MPA，谷浓度)		
- 联用环孢霉素	1.3～3.5*	mg/L
- 联用他克莫司	1.9～4.0*	mg/L
- 血浆　霉酚酸 AUC(0～12 h)	30～60*	mg×h/L
*MPA在肾移植后早期(<3个月)的初步治疗范围		
全血　西罗莫司(谷浓度)		
- 肾移植：环孢霉素、皮质类固醇和西罗莫司的三重治疗	4.0～12.0	μg/L
- 西罗莫司和皮质类固醇的双重治疗	12.0～20.0	μg/L
肝移植		
- 使用西罗莫司联合环孢霉素或他克莫司治疗，+/- 皮质类固醇	3.0～6.0	μg/L
- 使用西罗莫司治疗，+/- 皮质类固醇	5.0～8.0	μg/L
全血依维莫司(谷浓度)		
- 使用环孢霉素、皮质类固醇和依维莫司的三重治疗	3.0～8.0	μg/L
红细胞6-硫鸟嘌呤核苷酸(6-TGN)		
- 器官移植(与咪唑巯嘌呤的三联疗法)	100～450	pmol/0.8×10⁹ Erys
- 慢性炎症性肠病(咪唑巯嘌呤)	250～450	
- 化疗(6-巯基嘌呤)	250～450	
- 红细胞6-甲基巯嘌呤(6-MMP)	500～1 000 <5 700*	pmol/0.8×10⁹ Erys
*参考价值		
心脏药物		
- 血浆　胺碘酮	1.0～2.5	mg/L
- 血浆　洋地黄毒苷	10～30	μg/L
- 血浆　地高辛，用于心力衰竭(窦性心律)：0.5～0.8 μg/L	0.6～1.2	μg/L
- 血浆　利多卡因	1.5～5.0	mg/L
神经阻滞剂		
- 血浆　阿立哌唑	150～250	μg/L
- 血浆　氯氮平	350～600	μg/L
- 血浆　氟哌啶醇	5～17	μg/L
- 血浆　奥氮平	20～80	μg/L
- 血浆　喹硫平	70～170	μg/L
- 血浆　利培酮＋9-OH-利培酮	20～60*	μg/L
*母体物质加药理活性代谢物总量		
其他		
- 血清　锂	0.60～1.20	mmol/L
- 血浆　茶碱	8～20	mg/L
- 血浆　茶碱，早产儿	6～11	mg/L

40.5.1 采血时间

在连续治疗的过程中，应当在平台期到来之前采集血样（如在服用固定剂量药物后至少在4倍药物半衰期内完成采集）。采样应当根据临床情况，在血清药物浓度达到峰值和（或）在下一次服药之前（谷浓度）。采样测定血清药物的谷浓度和峰浓度对于那些治疗范围狭窄和半衰期较短的药物至关重要（如茶碱、庆大霉素和某些抗心律失常的药物）。对于另外一些药物（如苯妥英和苯巴比妥），采血时间则并不是很关键，这是由于这些药物一旦达到平台期其谷浓度和峰浓度之间的差异相对较小。在静脉给药后，在药物完成初始分布前不应当安排采血。绝大多数药物是在给药后1～2 h；而地高辛和洋地黄毒苷则需要6～8 h。

40.5.2 药理活性代谢产物

对于某些特定药物，其血清活性代谢产物浓度变化显著。例如，扑米酮的活性代谢产物苯巴比妥，其达到的血药浓度甚至超过了服用扑米酮本身。

40.5.3 出现足剂量治疗应答

足剂量治疗应答偶尔在正常亚治疗血清浓度水平出现，或者不出现直至达到潜在的毒性水平。由于长期服药产生对药物的耐受性导致治疗范围上限提高（如苯巴比妥）。如果同时服用了具有协同作用和拮抗作用的药物，或者那些血清蛋白结合力高度可变的药物（如苯妥英），或者在药物作用部位存在影响药效的情况（如地高辛）时，药物治疗范围的上下限也会发生改变。在解释血清药物浓度时，必须全面考虑患者的临床表现。

使药物浓度超出治疗范围的原因：患者依从性不佳、用药剂量错误、药物吸收障碍、药物制剂生物利用度不足、药物相互作用、肾病、肝病、血清蛋白浓度改变、发热性感染、基因水平决定的代谢差异。（由某些基因多态性如 *CYP2D6*、*CYP2C9*、*CYP2C19*、*UGT1A1*、*NAT2* 决定的快速或慢速代谢表型）

如果导致亚治疗血药浓度或毒性血药浓度的原因不能排除而患者依从性良好，则需要改变用药剂量。

40.5.4 剂量确认

对于具备线性药代动力学的药物而言（除苯妥英外，大部分常规监测药物可以归入该范畴），新剂量的确定可以借助这个简单的公式：

$$D_N = \frac{D_A \times C_N}{C_A}$$

D_N，新剂量；D_O，老剂量；C_N，稳态的预期谷浓度；C_O，稳态的实际谷浓度。

预期的稳态谷浓度只有在剂量间隔保持不变的情况下才能达到。另外，需要注意的是，在调整用药剂量后，在用药间隔期间血清谷浓度和峰浓度会以不同的比例发生改变。因此，用上述方法做剂量调整会导致所需剂量计算错误，尤其对那些具备极端药代动力学参数的患者更是如此。

对特定的抗抑郁药物（如万拉法新）或神经阻滞剂（如氯氮平），可以从代谢产物占原药的比值中获取有价值的结论[3,4]。比值低意味着依从性差，由酶抑制导致代谢减少（如氟伏沙明），基因多态性，或血样采集时间错误。与之相反，比值高（如万拉法新）可能意味着代谢速率较高。对于这类药物，可以通过检测 *CYP2D6* 基因型来获取患者是不是超快代谢型的进一步信息[5]。

对于那些难以控制剂量反应的患者，可以使用药物动力学方法进行剂量调查[6]。有了这样的方法，无论在开始治疗前还是治疗过程中都可以进行用药剂量预测。

例如，对采取氨基糖苷类药物治疗的重症患者使用预测剂量的方法是特别重要的。此类患者氨基糖苷类药物的必须剂量差异可达10倍以上。有一种方法可以用来估算氨基糖苷类药物的维持剂量，即使用3个准确时间的血药浓度结果来估算个体的药物清除率[7]。

除了这些简单的药代动力学方法，更复杂的方法也被用于药物剂量预测，即使用人群动力学结合血药浓度测定结果做出预测（Bayesian 预测法）。这些方法能使我们在治疗过程中进行药物剂量预测[8]。

不管使用的是何种方法，只要特定患者在疾病发展过程中的药物清除率未发生显著改变，则剂量预测仍然有效。个体内快速变化的药物清除率需要对药物剂量进行核查，而以血药浓度监测结果作为依据是较好的。在这些情况下，血清药物浓度监测与合适的药代动力学方法能够使我们在较短的时间间隔内调整药物剂量，从而满足临床需求。

40.6 血清药物浓度及其意义

血清药物浓度及其意义见表40-3。

表40-3 血清药物浓度及其意义

药物	临床相关评价
抗惊厥药	测定浓度的指征：治疗失败，如患者依从性不良或药代动力学原因；疑似中毒，如患者出现不明原因神经性和精神性症状；药物治疗期间患者存在药代动力学的改变（如妊娠患者或透析患者）。
- 苯妥英	治疗范围：成人和儿童为10～20 mg/L；早产儿、足月新生儿和婴儿（2～12周）为6～14 mg/L。血清游离苯妥英浓度的治疗范围为1～2 mg/L。 清除半衰期：由于苯妥英的药代动力学呈剂量依赖性，因此定出一个苯妥英的半衰期没有意义。该药的清除用最大代谢速率（V_{max}）及达到最大代谢速率一半时的浓度（K_m）来描述更好：V_{max} 100～1 000 mg/d；K_m 1～15 mg/L。 建议血样采集时间：用药间隔期内。 清除：在肝脏代谢；代谢产物无明显抗惊厥作用。

续 表

药物	临床相关评价
- 苯妥英	临床方面：由于苯妥英呈非线性药代动力学特征，所以在应用一次特定剂量药物后无法对血药浓度做出明确的预测。剂量增加只能小幅度地进行，否则可能由血药浓度不规则上升导致药物毒性。毒性剂量可产生痉挛前期的症状。当存在慢性肝病时，苯妥英的代谢速率会出现下降。在妊娠期血清苯妥英浓度通常会下降。在接受化疗（如顺铂治疗）的脑肿瘤或存在脑转移灶的患者中，为了维持苯妥英浓度在治疗范围内应当增加用药剂量。游离苯妥英浓度，即不与蛋白结合的苯妥英浓度通常与其在唾液和脑脊液中的浓度相关。当患者的蛋白结合力发生改变或出现意料之外的结果时，血清游离苯妥英浓度相比总浓度能更好地用于估计毒性和药效[9]。例如，低蛋白血症时能观察到苯妥英的血清蛋白结合力发生改变，而在高胆红素血症和尿毒症时，苯妥英会被其他物质（如丙戊酸）从结合的白蛋白位点上置换移位。苯妥英浓度＞20 mg/L同不良反应（眼球震颤、共济失调）相关。苯妥英浓度＞35 mg/L与癫痫发作倾向增加有关。
- 苯巴比妥	治疗范围：10～40 mg/L。 清除半衰期：50～120 h（成人），40～70 h（儿童）。 建议血样采集时间：用药间隔期内。 清除：在肝脏代谢；代谢产物无明显抗惊厥作用。 临床方面：中枢神经系统能够对苯巴比妥产生耐受性，从而使对苯巴比妥血药浓度的估计变得复杂。不同患者之间治疗范围的上限是不同的。因此，苯巴比妥血药浓度测定的价值有限。由于苯巴比妥具有诱导肝微粒体酶的能力，因此可以影响其他药物的代谢。
- 扑米酮	治疗范围：5～15 mg/L。 清除半衰期：4～22 h。 建议血样采集时间：峰值是在最后一次服药后2～4 h；谷值则是在下次服药前即刻。 清除：扑米酮在肝脏中代谢为两种具有抗惊厥效果的代谢产物（苯巴比妥和苯乙基丙二酰胺）和另一种无抗惊厥效果的代谢产物。扑米酮用药剂量中大约25%代谢为苯巴比妥，后者由于其半衰期长，能够在体内积聚并达到2倍于扑米酮的血药浓度。 临床方面：扑米酮的抗惊厥效果大部分是由其转化而来的苯巴比妥产生的。监测扑米酮治疗时，通常多次检测扑米酮和苯巴比妥的浓度，而尤以检测苯巴比妥浓度的意义更大。扑米酮浓度＞15 mg/L通常被认为具有毒性。
- 卡马西平	治疗范围：4～10 mg/L。 清除半衰期：10～25 h（连续治疗）。 建议血样采集时间：测量峰值应在最后一次服药后6～18 h；检测谷值应在下一次服药前即刻。 清除：卡马西平在肝脏中代谢。只有极少量的原形药物（约1%）会被排泄到尿液中。卡马西平会产生多种代谢物，其中包括卡马西平-10,11-环氧化物并在动物实验中显示抗惊厥的效用。这种代谢产物在卡马西平治疗效果中起多大作用尚不清楚。血清卡马西平-10,11-环氧化物的浓度为卡马西平的5%～81%（平均30%）。卡马西平的代谢可以受其本身或其他抗惊厥药的诱导（如苯妥英、苯巴比妥）。当存在潜在肝脏疾病时，卡马西平的清除率会下降。而在妊娠期卡马西平的浓度也会下降。 临床方面：由于肠吸收缓慢且不完全，肾排泄量低以及半衰期间个体差异大，因此卡马西平的血清浓度估计比较困难。因此对其进行监测很重要。一般来说，检测卡马西平-10,11-环氧化物对于日常临床诊疗似乎不是必需的。卡马西平达到毒性剂量可能引起惊厥前症状。卡马西平浓度＞15 mg/L和不良反应有关（视力障碍、共济失调、眼球震颤）。
- 奥卡西平	治疗范围：奥卡西平是一种前体药物，它能够迅速且几乎完全代谢为活性代谢产物10-羟基卡马西平。10-羟卡马西平的治疗范围目前尚未确立。在无癫痫发作的成年人中，报道的血浆浓度为13～35 mg/L[10]。在儿童中的报道浓度为15～55 mg/L。在血浆浓度达到35～40 mg/L时发生不良反应的概率更高。 清除半衰期：对10-羟卡马西平而言为8～10 h。 建议血样采集时间：检测谷浓度应当在下次服药前即刻。 清除：10-羟卡马西平主要通过与葡萄糖醛酸相结合并经肾脏排泄进行清除。与卡马西平相比，奥卡西平重复给药不会影响其自身的代谢。对细胞色素酶P450系统的诱导和（或）抑制对奥卡西平及其活性代谢产物的药代动力学无影响。 临床方面：由于奥卡西平用药剂量同10-羟卡马西平血药浓度似乎存在线性关系，因此监测其活性代谢产物血浆浓度是有用的。奥卡西平的一大优点在于其代谢产物10-羟卡马西平不发生环氧化反应，因而阻止了卡马西平环氧化物的产生，而后者主要与卡马西平的不良反应密切相关。HPLC方法可以被用来检测10-羟卡马西平。
- 拉莫三嗪	治疗范围：3～14 mg/L；然而这些数值是暂定的，因为其治疗范围尚未被稳固地确立[10]。 清除半衰期：大约25 h（15～35 h）。 建议血样采集时间：检测谷浓度应当在下次服药前即刻。 清除：主要经肾脏，以葡糖苷酸的形式。 HPLC和LC-MS/MS方法可以用来检测其血浆浓度。 临床方面：由于拉莫三嗪的药代动力学存在显著的个体化差异，因此推荐对拉莫三嗪进行治疗药物浓度监测。拉莫三嗪的清除呈年龄依赖性。其需要浓度儿童要高于成人，对于部分老年患者甚至会出现进一步下降。在妊娠晚期其浓度似乎会显著上升。拉莫三嗪与药物相互作用显著相关。苯妥英、卡马西平和巴比妥类药物都会诱导拉莫三嗪的代谢，会将其半衰期降至15 h（8～20 h）。相反，丙戊酸会抑制拉莫三嗪的代谢，将其半衰期延长至60 h（30～90 h）。HPLC方法能够被用来检测拉莫三嗪血浆浓度[10]。
- 托吡酯	治疗范围：5～20 mg/L[10]，这些值是暂定的。 清除半衰期：20～30 h。 建议血样采集时间：检测谷浓度应当在下次服药前即刻。 清除：托吡酯主要经尿液以原药的形式清除；只有一定比例的药物被氧化后代谢。 临床方面：由于迄今为止尚未系统地研究浓度和药效之间的相关性，所以目前可用的治疗范围是暂定的。在临床研究中，血清托吡酯浓度在3.4～5.2 mg/L足以发挥抗惊厥的药效。在难治性患者中，为了获得足够的治疗应答，其药物浓度至少需要＞4 mg/L。也有迹象表明其药物浓度需要＞10 mg/L。需要进一步的研究以更准确地定义治疗窗。苯妥英和卡马西平能够诱导托吡酯的代谢，导致其血清药物浓度显著降低。丙戊酸也同样可以降低托吡酯的浓度，但是相较而言程度较轻。由于这些药代动力学的相互作用，对于特定患者实行托吡酯治疗药物监测也许是有效的[10]。

续 表

药物	临床相关评价
- 乙琥胺	治疗范围：40～100 mg/L。 清除半衰期：30～60 h(成人)，20～55 h(儿童)。 建议血样采集时间：用药间隔期内。 清除：不产生药理活性代谢产物；每日药物剂量中约20%以原药形式经尿排出。 临床方面：乙琥胺用于癫痫小发作的治疗。血清浓度高于150 mg/L通常被认为有毒性。失神的发生率随毒性剂量的增加而升高。
- 丙戊酸	治疗范围：50～100 mg/L。 清除半衰期：10～16 h。 建议血样采集时间：检测峰浓度应在最后一次服药后1～4(～8)h；检测谷浓度应当在下次服药前即刻。 清除：在肝脏中代谢；1%～3%剂量的药物以原药形式经尿排泄。 临床方面：丙戊酸在药效和血清浓度之间似乎没有直接关系[11]。常规检测丙戊酸血清浓度对随后确定其最佳剂量价值有限。然而测定丙戊酸浓度对临床上检查患者依从性是很有意义的。
强心苷类药物	浓度测量的指征：疑有毒性，如心律失常；治疗失败，如由于患者依从性不佳或药代动力学原因。用于药代动力学改变的患者中用于治疗：如肾衰竭、严重的失代偿性心力衰竭，甲状腺功能障碍或药物间相互作用。缺乏先前强心苷药物治疗用途的信息(如昏迷患者)。在先前存在ECG异常导致洋地黄效应不可见的情况下(如使用心脏起搏器或心室束支传导阻滞的患者)。
- 地高辛	治疗范围：0.8～2.0 μg/L；[0.5～0.8 μg/L(窦性心律心力衰竭)]。 清除半衰期：1～2 d。 建议血样采集时间：最后一次服药后8～24 h。 清除：只有一小部分药物在肝脏中转化为对心脏有效的代谢产物以及低活性代谢产物双氢地高辛。地高辛的清除主要是通过肾脏排泄。 临床方面：由于洋地黄效应取决于多种因素，因此在地高辛的治疗范围和毒性范围之间有重叠[13]。因此，在解释血清药物浓度时只有同整体临床表现评估相结合才是有意义的。在以治疗剂量服用时影响强心苷类药物血清浓度和药效的因素包括： - 电解质及酸碱平衡紊乱。治疗性的血清地高辛浓度可因低钾血症的存在被认为具有毒性，例如，同时使用地高辛和利尿剂，合并高钙血症或合并低镁血症。而在酸碱平衡紊乱、组织缺氧、急性心肌梗死、心肌病变和心脏瓣膜病时也会出现对地高辛耐受程度降低。 - 合并症或患者情况能够导致地高辛药代动力学改变。这些原因包括进行性肾衰竭患者肾小球滤过率下降、老年患者及伴有肠道吸收受损的吸收障碍综合征的患者。甲状腺功能减退患者的地高辛血药浓度比依剂量预测的结果更高，反之，甲状腺功能亢进患者的血药浓度结果则更低。 - 药物相互作用。当以常规剂量使用奎尼丁(750～1 500 mg/d)且合并使用地高辛时，血清地高辛浓度会显著升高。当使用影响肠道地高辛吸收的药物(如消胆胺、新霉素、抑酸剂、白陶土-凝胶)时会导致地高辛血药浓度和用药剂量之间对应关系改变。 使用心脏起搏器的患者经常被发现高地高辛血药浓度，因为无法识别出糖苷类药物诱导的ECG的改变。
洋地黄毒苷	治疗范围：10～25 μg/L。 清除半衰期：6～8 d。 建议血样采集时间：最后一次服药后8～24 h；洋地黄毒苷与蛋白质的结合力(90%～97%)较地高辛强。 清除：洋地黄毒苷在肝脏中代谢。在这个过程中，大约用药剂量10%的药物会转化为地高辛，有30%的药物经肾脏清除。 临床方面：参见地高辛一节。
抗心律失常药物 - 利多卡因	治疗范围：1.5～5.0 mg/L。 清除半衰期：70～140 min。 建议血样采集时间：输注过程中。 清除：在肝脏中代谢；在存在肝脏疾病(如肝硬化)或由心力衰竭引起肝脏血流减少时，利多卡因的清除会下降。 临床方面：用于室性心律失常的肠外治疗。参见丙吡胺。利多卡因也可以作为评价肝功能的一项指标[14]。在这种情况下，在细胞色素P450介导产生的利多卡因代谢产物单乙基甘氨酸二甲苯胺(MEGX)可以作为评价肝功能的一项指标。肝细胞内细胞色素P450 3A4活性下降以及肝脏血流灌注失调降低了代谢产物形成的速率。MEGX检测的建立正是基于这一概念。这一检测项目在肝移植领域特别具有应用价值，用于评估供体器官的质量，评价移植受体的预后以及评估移植术后早期移植物的功能。此外，MEGX的形成能够作为创伤后多器官衰竭的早期预测指标。 MEGX检测标准：以1 mg/kg剂量静脉注射(给药过程超过2 min)前，以及注射后15 min或30 min。检测血清MEGX采用HPLC和LC-MS/MS方法[15]。如果给药前MEGX浓度超过检测限(3 mg/L)，则在15 min和30 min时的MEGX浓度中，必须分别减去该浓度。已知对利多卡因过敏或心脏损伤的患者不得行该项检查。 检测结果解释[14]： - MEGX 15 min或30 min的结果>50 mg/L的供肝者说明其功能良好。 - MEGX 30 min的结果<10 mg/L对于患有慢性肝病的移植受体而言，预示着高死亡风险。 - MEGX 15 min的结果<20 mg/L对于肝移植术后3天内的患者而言，预示着肝功能不良和移植器官生存率低。 - MEGX 15 min的结果<30 mg/L对于多发性创伤后第3天的患者而言，预示有多器官衰竭。 根据现有数据，MEGX检测结果<20 mg/L似与成人肝功能不全相关。在解释MEGX检测结果时很重要的一点即要考虑患者整体的临床情况，因为一些肝外因素(如心功能不全或服用某些治疗性药物)能够影响患者肝脏血流灌注或细胞色素P450系统的活性。
- 苯妥英	治疗范围：10～18 mg/L。 血样采集，清除：参见抗惊厥药物章节。 临床方面：口服或静脉给药用于治疗室性心律不齐。
- 普鲁卡因，N-乙酰普鲁卡因	治疗范围：普鲁卡因4～10 mg/L，N-乙酰普鲁卡因6～20 mg/L。普鲁卡因及其活性代谢产物N-乙酰普鲁卡因的血清浓度10～30 mg/L是推荐的治疗范围。然而这一治疗范围的临床意义尚未完全阐明。 清除半衰期：普鲁卡因3～5 h，N-乙酰普鲁卡因6～10 h。 建议血样采集时间：谷值在下次服药前即刻；峰值在最后一次口服药物后1～5 h。

续 表

药物	临床相关评价
- 普鲁卡因，N-乙酰普鲁卡因	清除：在肝脏中代谢为活性代谢产物 N-乙酰普鲁卡因（20%～50%）。由于 N 乙酰转移酶的多态性，这种物质的代谢存在显著的个体差异。大约 50%剂量的药物以原药形式经尿液排出体外[16]。心力衰竭和肾衰竭时，其血清药物浓度会升高。 临床方面：用于预防和治疗房性和室性心律不齐。
- 奎尼丁	治疗范围：2～5 mg/L。 清除半衰期：大约 6 h。 建议血样采集时间：峰值在用药后 1～3 h（缓释制剂，约 8 h）；谷值在下次服药前即刻。 清除：在肝脏中生成代谢产物并且可能具有活性；10%～20%的药物以原药形式经尿液排出。慢性肝脏疾病、心功能不全或碱性尿时药物清除率下降。 临床方面：连续口服用于治疗和预防房性和室性心律不齐。
- 丙吡胺	治疗范围：2～5 mg/L。 清除半衰期：7 h。 建议血样采集时间：峰值在服药后 2～3 h；谷值在下次服药前即刻。 清除：N-乙酰丙吡胺是在肝脏中形成的代谢产物，在动物身上显示较弱的抗心律失常效果。40%～60%的药物以原药形式经尿液排出体外。 临床方面：连续口服用于治疗和预防房性和室性心律不齐。 临床方面：监测抗心律失常药物的血清浓度在临床上与检测治疗终点相关。一些抗心律失常药物与治疗效果之间存在显著的联系。例如，在使用奎尼丁或普鲁卡因治疗并达到稳定血清治疗浓度的患者中，未观察到新发心室颤动[17]。高血清浓度的奎尼丁、普鲁卡因和 N-乙酰普鲁卡因可以诱发室性心律失常。
茶碱	治疗范围：8～20 mg/L（成人、儿童）；6～11 mg/L（早产儿）。 清除半衰期：成人 3～12 h；儿童（1～17 岁）及吸烟者 2～6 h；早产儿与肝硬化成人患者大约 30 h。 建议血样采集时间：在连续输注直到达到稳态前，即开始输注后 4～8 h、12 h、24 h、48 h 这几个时间点及需要进一步调整剂量时。在服用下一次维持剂量前检测谷浓度；在最后一次服药前大约 1 h 检测峰浓度（缓释制剂约为 4 h）。 清除：茶碱大部分在肝脏中被转化为相对无活性的代谢产物。在新生儿体内茶碱也能代谢为咖啡因。只有 10%的药物经尿液排出体外。 临床方面：茶碱作为一种支气管扩张剂被使用，也被用于治疗新生儿呼吸暂停。当存在心力衰竭、肝硬化、急性呼吸道病毒感染及同时服用某些药物（如西咪替丁、红霉素或别嘌醇）时，茶碱的药物清除率下降。由于其药代动力学存在显著的个体差异，单纯依靠患者体重确定给药剂量是不可靠的，并且有时会给患者带来危险。 测定茶碱浓度的指征：怀疑中毒，治疗失败（如患者依从性欠佳或药代动力学的原因），或连续静脉注射给药（如存在严重呼吸道阻塞）；缺乏先前使用茶碱治疗的信息；或用于存在药代动力学改变的患者的治疗（如存在合并症、烟草使用类型改变或存在药物干扰）。药代动力学方法可以用于调整个体用药剂量[8]。根据唾液中的茶碱浓度，可以估计用药剂量是否合适以及患者依从性是否良好。唾液/血清茶碱浓度之比的均值约为 0.68（范围在 0.5～0.85）。然而，当怀疑存在毒性或为了优化用药剂量时，检测血清茶碱浓度是必要的。
甲氨蝶呤	治疗范围：不存在治疗范围。为了避免严重的毒副反应，在高剂量甲氨蝶呤治疗时（输注时间 4～6 h）其血清药物浓度应当保持在下列阈值以下：开始输注药物 24 h 后≤10 μmol/L，开始输注药物 48 h 后≤1.0 μmol/L，开始输注药物 72 h 后≤0.1 μmol/L。 建议血样采集时间：在甲氨蝶呤用药 24 h、48 h 两个时间点，72 h 的时间点也经常被使用。在清除延迟的情况下，需要进一步采集血样监测直至甲氨蝶呤血药浓度＜0.05～0.10 μmol/L。 清除半衰期：分别在 2～4 h 半衰期和 10～20 h，血清甲氨蝶呤浓度出现生物指数下降[18]。 清除：甲氨蝶呤大部分（80%）以原形经尿液排出。一小部分药物经胆汁到达小肠并经历肠肝循环。甲氨蝶呤似乎可被肠道菌群代谢为 4-氨基-4-脱氧-N10-甲基蝶酸。7-羟基甲氨蝶呤是另一项重要的代谢产物，被认为具有潜在的神经毒性。这两种代谢产物对二氢叶酸还原酶的抑制效率显著低于甲氨蝶呤。 临床方面：甲氨蝶呤是一种二氢叶酸还原酶的抑制剂。它被用于某些恶性疾病（如成骨性肉瘤）的化疗。但存在肝脏或肾脏疾病以及酸性尿时，甲氨蝶呤的清除率下降。在有腹水和胸腔积液的情况下，甲氨蝶呤的半衰期延长。当药物浓度超过特定阈值时会出现毒副作用。其毒性的严重程度更多地取决于超过阈值的整个时间长度而非超过阈值的程度。对甲氨蝶呤进行浓度监测有助于早期发现可能对患者造成的危险。如有必要可给予解毒剂甲酰四氢叶酸（亚叶酸因子）并采取措施增加肾脏对甲氨蝶呤的排泄以避免产生威胁生命的不良反应。应当连续应用甲酰四氢叶酸直至甲氨蝶呤血药浓度降至 0.10 μmol/L 以下，或者更好的是低于 0.01 μmol/L。
锂	治疗范围：0.6～1.2 mmol/L[19]。 清除半衰期：14～33 h。 建议血样采集时间：最后一次用药后 12 h。 清除：经肾脏排泄，但高水钠摄入时排泄增加。 临床方面：即使肾功能正常并给予标准维持剂量时，血清锂浓度也会出现显著的差异。血药浓度＞1.5 mmol/L 时可观察到毒副作用，如肌肉震颤、共济失调和嗜睡；血药浓度＞3.0 mmol/L 时可出现癫痫发作、脱水和昏迷。血药浓度＞4.0 mmol/L 时可能是致命的。因此，在连续使用锂治疗抑郁症和狂躁症时监测血清锂浓度是必要的。
氨基糖苷类药物	治疗范围：阿米卡星 20～30 mg/L（峰值），＜5（8）mg/L（谷值）；庆大霉素 5～10 mg/L（峰值），＜2 mg/L（谷值）；奈替米星 5～12 mg/L（峰值），＜3 mg/L（谷值）；妥布霉素 5～10 mg/L（峰值），＜2 mg/L（谷值）。 清除半衰期：肾功能正常时 0.5～3 h。 建议血样采集时间：30 min 静脉输注药物完成后 30 min 或肌注药物 1 h 检测峰浓度；在下次给药前即刻检测谷浓度。 清除：以原形经尿液排出，尚无已知代谢产物。 临床方面：氨基糖苷类药物用于革兰阴性菌引起的严重感染。肾功能损害会引起氨基糖苷类药物清除率下降。当出现脱水时，药物分布体积下降。某些青霉素药物，如羧苄西林的高血药浓度能在体内和体外使氨基糖苷类药物失活。氨基糖苷类药物在组织中的积聚可导致耳毒性和肾毒性。检测谷浓度（在下次给药前即刻）是判断这些物质是否积聚的重要指标。必须给出合适的给药剂量方案，一方面可以使氨基糖苷类药物血清药物浓度达到足够的峰浓度并使之高于所述最小抑菌浓度，而另一方面需要确保谷浓度低于阈值从而避免产生药物毒性。强烈推荐使用药代动力学方法进行个体药物剂量调整[7]。针对每日给药一次的氨基糖苷药物，对于其血药浓度监测未给出特定的建议[20]。例如，以 6.6 mg/kg 每日给药一次的奈替米星，其对应的血清药物浓度峰值的平均值为 21.3 mg/L[21]。

续 表

药物	临床相关评价
万古霉素	治疗范围：5～20 mg/L(谷值)[22]。 清除半衰期：4～10 h(成人)，2～3 h(儿童)，6～10 h(新生儿)。 建议血样采集时间：静脉输注药物 1 h 后检测峰浓度；在下一次服药前即刻检测谷浓度。 清除：超过 90%服用剂量的药物以原形经尿液排出。 临床方面：万古霉素对革兰阳性细菌有效。肾功能下降会使血清万古霉素浓度上升至毒性水平。在肝功能减退的患者中万古霉素的清除出现延迟。当血清药物浓度超过治疗范围时，万古霉素会表现出耳毒性和肾毒性。当合用氨基糖苷类药物或呋塞米时可能会加重该药的耳毒性。
环孢霉素	治疗范围：定义其治疗范围是困难的，因为缺乏易于测定的参数来评估其免疫抑制效果。在下一次给药前，血清环孢霉素谷浓度的结果通常被用于指导器官移植后环孢霉素的治疗[23]。当使用特定的分析方法如 LC-MS/MS 测定全血环孢霉素浓度时，推荐的治疗范围暂定为 100～300 μg/L。环孢霉素谷浓度的治疗范围见表 40-2。在移植术后的早期阶段，环孢霉素血药浓度应当维持在治疗范围的上半部分。通常情况下，在移植后 3～6 个月内应当将环孢霉素的剂量逐步下调。在维持治疗期间，应当将环孢霉素血药浓度调整至治疗范围的下半部分。环孢霉素血药浓度>400 μg/L 与高毒性风险相关[23]。当环孢霉素与其他免疫抑制剂如霉酚酸酯或西莫罗斯联用时，是否应当采用更低的治疗范围目前尚不清楚。另一种可选方法是 C2 监测。应用微乳制剂 Sandimmun® Optoral 后 2 h 测定环孢霉素血药浓度(C2)相比基于谷浓度进行估计能够更好地估计环孢霉素暴露和急性排斥或毒性的风险。在环孢霉素给药后的前 2 个小时内，钙调磷酸酶的活性剂 IL-2 的生成得到最大限度的抑制。在接受肾脏或肝脏移植的患者的前瞻性研究结果显示移植后 3～5 天内进行充分的环孢霉素暴露对于预防急性排斥反应具有特殊的重要性。然而前瞻性研究一直未能提供证据来支持 C2 监测的理论效益[24]。 清除半衰期：健康个体的终末半衰期为 6.3(4.7～9.5)h，肾移植患者为 10.7(4.3～53.4)h，而在肝硬化患者中未 20.4(10.8～48.0)h[25]。 建议血样采集时间：在下一次用药前即刻检测谷浓度，例如，每天 2 次的剂量则在每次服药后 12 h。C2 浓度：最后一次服药后 2 h±15 min。额外的后续血样采集，例如，吸收减少或吸收延迟的患者有必要在用药后 6 h 测定血药浓度。推荐使用 EDTA 作为抗凝剂。 清除：超过 99%的环孢霉素在肝脏中被代谢并表现出首过效应。环孢霉素在代谢过程中能产生多种代谢产物[25]。少于 1%的药物以原形经尿液或胆汁排泄。环孢霉素主要代谢产物经胆汁排泄。其他免疫抑制药物包括霉酚酸酯或西罗莫司等。 临床方面：环孢霉素是一种高效的免疫抑制剂并被用于预防移植排斥反应(肾脏、肝脏、心脏、肺脏、胰腺、骨髓)。它抑制钙调磷酸酶并且抑制细胞因子(如 IL-2)的合成。由于其免疫抑制效应，因此存在潜在的感染风险，尤其当环孢霉素达到毒性浓度时这种风险会显著升高。环孢霉素也可引起严重的肾毒性，肝毒性和神经毒性。这些不良反应通常呈剂量依赖性。在肾功能恶化的情况下，例如，移植后 3～6 个月血清肌酐浓度>2 mg/dL (177 μmol/L)，可以减少或停用环孢霉素并增加如霉酚酸酯和西罗莫司等其他免疫抑制剂的使用。环孢霉素的药代动力学结果表现出显著的个体内和个体间差异。与 Sandimmun® 相比，口服微乳制剂 Sandimmun® Optoral 后，观察到环孢霉素的动力学变异较小，并且对胆汁酸依赖性较低且与摄入食物无相互干扰。口服 Sandimmun® Optoral 后血药浓度达到峰值所需时间为 2～3 h。目前已观察到多种药物间的相互作用。某些药物(如酮康唑、苯妥英、苯巴比妥和类固醇)会影响环孢霉素的代谢，而其他物质(如氨基糖苷类药物和头孢菌素)则会增加其肾毒性。 环孢霉素能显著降低霉酚酸的暴露量，而霉酚酸是一种经常与环孢霉素联用的免疫抑制剂。在肝功能异常的患者中，环孢霉素吸收和清除的下降意味着通常需要采用更低的剂量。儿童的环孢霉素清除率要高于成人。 监测环孢霉素的血药浓度对于优化剂量方案是必要的。最近的研究表明，肾移植后第一年的急性排斥反应会对移植物的长期存活产生负面影响。 由于多种因素(如温度、脂蛋白浓度和血细胞比容)都会影响全血/血浆的浓度比，因而环孢霉素应当经溶血处理后进行测定。在肾脏、肝脏和心脏移植术后的早期阶段，环孢霉素血药浓度每周检测频率应为 4～7 次。经过这段密切监测期后，检测频率可以逐渐降低。例如，对于肾移植术后无并发症的患者而言，环孢霉素血药浓度监测在第一年应为每月 1 次，之后则能减少为每 1～3 个月一次。如果临床需要改变用药剂量则需要进行额外的药物浓度监测。这同样适用于治疗过程中同时应用干扰环孢霉素代谢的药物的情况。环孢霉素用药剂量改变后一周需要重新检测血药浓度。 特定的 HPLC 和 LC-MS/MS 方法以及免疫分析可用于测定血液中环孢霉素的浓度。对于个体药物剂量调整，尤其是肝移植术后或肝功能异常的患者，理想条件下应当使用特异的方法，例如，LC-MS/MS 或特异性免疫分析来检测环孢霉素的谷浓度。对于 C2 监测，免疫分析特异性差异的相关性较小(母体物质与交叉反应代谢产物的比率更高)，这意味着不需要方法特异性的参考值。肝功能受损会导致血液中环孢霉素代谢产物的积聚。然而对其代谢产物浓度进行常规测定似乎并不合理。
他克莫司	治疗范围：与环孢霉素的情况一样，难以确定具体的治疗范围。在下一次给药前即刻测定的血清他克莫司谷浓度被用于指导器官移植后他克莫司的治疗。如果采用商品化的试剂盒检测，谷浓度范围应暂定为 5～18 μg/L，相应地根据我们的经验，通过 LC-MS/MS 得到的治疗范围应定为 4～15 μg/L。 在术后的早期阶段，他克莫司的血药浓度应当被维持在治疗范围的上半部分。他克莫司的剂量通常在移植后 3～6 个月内逐步降低(表 40-2)。他克莫司血药浓度>20 μg/L 与毒副反应发生率增加相关。 清除半衰期：肾移植患者的终末半衰期约为 16 h，而肝移植患者约为 12 h；如果肝功能严重受损，则清除半衰期可能会>50 h。 建议血样采集时间：在下一次给药前即刻采血，例如，每天 2 次的剂量则在每次服药后 12 h。EDTA 是推荐使用的抗凝剂。 清除：他克莫司主要由肝脏中细胞色素 P450 3A 代谢。他克莫司在代谢过程中能产生多种代谢产物。少于 5%剂量的药物以原形经胆汁排泄。他克莫司的代谢产物主要经胆汁排泄。 临床方面：他克莫司是一种用于预防移植排斥(例如肝脏、肾脏和心脏)的高效免疫抑制剂。同环孢霉素一样，它也能抑制钙调磷酸酶。由于其免疫抑制效应，因而存在感染的风险，尤其当他克莫司达到毒性浓度时这种风险会显著升高。同环孢霉素一样，他克莫司可引起呈剂量依赖性的肾毒性和神经毒性的不良反应(如震颤)。另一项不良反应则是高血压。他克莫司也有致糖尿病的作用。然而，它似乎对血浆胆固醇浓度无显著的影响。他克莫司的峰浓度大约出现在服药后 2 h(0.7～6 h)。将他克莫司与食物同服能够延迟其血药浓度升高。目前已观察到多种药物间的相互作用。某些治疗药物(如酮康唑、红霉素、氟康唑、地尔硫䓬、西咪替丁)和高剂量的类固醇会升高他克莫司的血药浓度，而与其他物质(如利福平、巴比妥类药物以及卡马西平)同时服用会降低他克莫司的血药浓度。他克莫司的药代动力学结果显示出明显的个体内和个体间差异。他克莫司的血药浓度监测对于优化其剂量方案是必需的。在器官移植后的前 2 周内，他克莫司血药浓度每周检测频率应为 4～7 次。之后其检测频率可以逐步降低(同环孢霉素一样)。该药的缓释制剂能够实现每天 1 次的给药。同浓度许可为每天 2 次给药的情况相比，在相同给药剂量的条件下，浓度许可为每天给药 1 次的方案达到的谷浓度比前者平均降低 12.7%[27]。这两种制剂被认为是生物等效的。确定两种他克莫司制剂的治疗范围均采用相同的 TDM 方法，但在解释结果时必须考虑到谷浓度水平的差异[28]。 他克莫司血药浓度测定可以采用免疫分析和高度特异的 LC-MS/MS 方法[26]。当使用免疫分析时，能够观察到他克莫司与其代谢产物(M-Ⅱ、M-Ⅲ、M-Ⅴ)呈现交叉反应。因此，如果使用某些免疫方法测定时，他克莫司代谢产物积聚(如由胆汁淤积所致)可能导致他克莫司血药浓度假性增高。

续 表

药物	临床相关评价
咪唑硫嘌呤	治疗范围：咪唑硫嘌呤本身作为一种前体药物并不具备免疫抑制效应。它随后被转化为活性代谢产物6-硫鸟嘌呤核苷酸(6-TGN)。在接受咪唑硫嘌呤、环孢霉素和强的松三联疗法的移植受体患者中其红细胞6-TGN浓度范围暂定为100～450 pmol/0.8×10^9 ery，而在接受咪唑硫嘌呤治疗的慢性炎症性肠炎患者中其6-TGN浓度范围暂定为250～450 pmol/0.8×10^9 ery[29]。对于采用6-巯嘌呤化疗的患者而言，目前已经提出6-TGN的浓度范围应为500～1 000 pmol/0.8×10^9 ery。在巯基嘌呤甲基转移酶(TPMT)[29]缺陷的患者中观察到咪唑硫嘌呤不耐受的风险增加。红细胞TPMT活性<2.8 nmol/(mL ery×h)，提示患者TPMT纯合缺陷，而TPMT活性介于2.8～10.0 nmol/(mL ery×h)，则提示TPMT杂合缺陷。在使用巯基嘌呤类药物(如咪唑硫嘌呤、6-巯嘌呤)治疗期间发生TPMT活性诱导，从而使那些即便拥有中等TPMT活性组成的患者的TPMT活性也能>10 nmol/(mL ery×h)。 建议血样采集时间：在用药间隔期内。在肝素或EDTA抗凝全血的红细胞内进行检测。 清除：咪唑硫嘌呤在体内经6-巯嘌呤代谢为6-TGN，经黄嘌呤氧化酶代谢为6-硫脲酸，并通过TPMT代谢为6-甲基巯嘌呤。在TPMT缺陷的患者中，会生成更多的6-TGN。 临床方面：咪唑硫嘌呤被用于治疗慢性炎症性肠病(如克罗恩病)和器官移植后。TPMT酶缺陷的患者存在咪唑硫嘌呤不耐受的风险。在高加索人种中观察到0.3%的患者出现TPMT纯合缺陷，正常剂量的咪唑硫嘌呤即会导致严重的骨髓移植。因此，TPMT活性测定能够应用于在咪唑硫嘌呤治疗开始前筛选TPMT纯合缺陷的患者。在这些患者中，必须检查使用替代形式的免疫抑制治疗的可能性。如果仍需使用咪唑硫嘌呤治疗则必须监测6-TGN的浓度。在这样的情况下，必须使用大约常规剂量的1/10。与TPMT缺陷相关的风险也同样和6-巯嘌呤或硫鸟嘌呤在化疗中的使用有关，尤其是急性青少年白血病[30]。如果TPMT活性与"野生型"基因型[(10～20)nmol/mL ery×h]一致，则可以立即开始标准剂量的巯嘌呤类药物(如咪唑硫嘌呤、6-巯嘌呤)的治疗并且依照专家推荐的常规监测水平(血细胞计数，包括血小板计数)进行血药浓度监测。如果中等TPMT活性[(2.8～9.9)nmol/(mL ery×h)]得到证实，通常由于TPMT基因杂合突变，治疗初始剂量应当低于标准剂量30%～50%，如果患者能够耐受(白细胞计数，6-TGN浓度)，则应当每周增加用药剂量直至达到目标剂量为止。值得注意的是，体外检测无法准确识别出是何种联用的药物(如氨基水杨酸盐、柳氮磺胺吡啶)抑制了TPMT的活性。在此类情况下，应当监测6-TGN的浓度来指导药物治疗。在TPMT活性增加的患者中(>20 nmol/mL ery×h)，有证据表明采用标准剂量药物治疗会引起活性6-TGN浓度降低，从而导致治疗失败。在此类患者中，增加用药剂量可导致肝毒性代谢产物(6-甲基巯嘌呤、6-甲基巯嘌呤核糖核苷酸)生成增加。因而应当同时监测6-TGN浓度和转氨酶水平来指导治疗。 HPLC方法能够用于测定红细胞中6-TGN的浓度。红细胞中TPMT的活性也适合采用HPLC方法进行测定。然而，在输血后的30～60天内不可以根据TPMT的活性来确定TPMT的表型。在此类情况下，以及在红细胞过度衰老性疾病的患者中，必须实施基因分型。TPMT基因的20个等位基因变异体目前已经确定[31]。由于缺乏标准化，6-TGN浓度和TPMT活性的推荐范围取决于所使用的检测方法。
西罗莫司	治疗范围：① 在接受环孢霉素，皮质类固醇和西罗莫司三联疗法的肾移植患者定为4～12 μg/L(谷值)；② 在接受皮质类固醇和西罗莫司双重疗法的肾移植患者定为10～20 μg/L(谷值)；③ 在出现二次免疫抑制(例如钙调磷酸酶抑制剂的肾毒性)并且钙调磷酸酶谷浓度下降50%的肝移植患者定为3～6 μg/L(谷值)；④ 缺乏钙调磷酸酶的肝移植患者定为5～8 μg/L(谷值)。 清除半衰期：(59±19)h(成人)，10～23 h(5～11岁的儿童)，大约110 h(肝功能异常的患者)[32]。 建议血样采集时间：下次用药前即刻采集。EDTA是推荐使用的抗凝剂。 清除：西罗莫司主要有肝脏中的CYP3A4代谢为多种相对无活性的代谢产物。大约2.2%剂量的药物经肾脏排泄。 临床方面：西罗莫司(雷帕霉素)是一种用于预防移植排斥(如肾脏、心脏、肝脏)的高效免疫抑制剂。它通过抑制mTOR(哺乳动物的雷帕霉素靶点)来抑制T细胞的活化与增值。西罗莫司的药代动力学结果显示出明显的个体内和个体间差异。它的生物利用度大约为14%。西罗莫司的低生物利用度是由于口服药物后会在肝脏和肠道内的CYP3A4广泛代谢以及肠道内P-糖蛋白的逆转运。血药浓度在服药后1～2 h达到峰值并且血浆药物游离部分仅占约8%。目前已观察到多种药物间的相互作用。酮康唑、伊曲康唑、环孢霉素、红霉素、奈非那韦和地尔硫卓会增加西罗莫司的药物暴露，而利福平则会减少之。相反，西罗莫司可以使环孢霉素药物暴露增加约2倍[32]。西罗莫司不会影响霉酚酸的药物暴露。尽管西罗莫司仅在环孢霉素存在时才具有肾毒性，但它还具有其他呈剂量依赖的副作用，如高脂血症和血小板减少症。根据目前暂定的药物监测建议，西罗莫司血药浓度应该在以下情况进行测定：在服用负荷剂量后，在改变用药剂量并达到新的稳态后(改变用药剂量后7～10天)，在启用或停止CYP3A4和P糖蛋白转运蛋白的抑制剂或诱导剂后。移植后第一个月西罗莫司谷浓度的监测频率应为每周1次，之后可以转为每2个月1次。当环孢霉素用药剂量和稳态浓度发生变化时也同样需要监测；当西罗莫司和环孢霉素相对给药间隔发生变化；高脂血症，白细胞减少症，血小板减少症或肝脏疾病；以及检查患者依从性。建议对儿科患者和肝功能异常的患者进行密切监测。 高度特异的LC-MS/MS方法[26]或LC-UV方法，以及特异性较差的免疫分析都能被用于测定血液西罗莫司水平。特定的治疗范围仅适用于特定方法(如LC-MS/MS方法)。
依维莫司	治疗范围：在接受环孢霉素、皮质类固醇和依维莫司三联疗法的肾移植患者中定为3～8 μg/L(谷值)[33]。 清除半衰期：28(24～35)h。 建议血样采集时间：下次用药前即刻采集。EDTA是推荐使用的抗凝剂。 清除：依维莫司主要在肝脏中经CYP3A4代谢。 临床方面：依维莫司是一种用于预防移植排斥(如肾脏、心脏、肝脏)的高效免疫抑制剂。它也被用于治疗肾细胞癌和室管膜下巨细胞星形细胞瘤(SEGA)。在这种情况下，使用5～15 μg/L作为暂定的治疗范围。依维莫司通过抑制mTOR起效。依维莫司的药代动力学结果显示出明显的个体内和个体间差异。它具有5%～26%的生物利用度。依维莫司的低生物利用度是由于口服药物后会在肝脏和肠道内的CYP3A4广泛代谢以及肠道内P-糖蛋白的逆转运。血药浓度在服药后1～2.2 h达到峰值并且血浆药物游离部分约占26%。和西罗莫司一样，目前已观察到多种药物间的相互作用。移植后第一个月依维莫司谷浓度的监测频率应为每周1次，之后可以转为每2个月1次。药物浓度监测的指征也与西罗莫司相似。 LC-MS/MS方法[26]与免疫分析都能用于测定依维莫司的浓度。如果采用LC-MS/MS方法则需要同时使用特定的治疗范围。
霉酚酸	治疗范围：① 在肾移植患者移植后早期(≤3个月)接受环孢霉素、皮质类固醇和霉酚酸酯(MMF)三联疗法的治疗范围定为1.3～3.5 mg/L(下一次用药前的血浆浓度C_0)；② 联用他克莫司治疗时定为1.9～4.0 mg/L；③ 与环孢霉素或他克莫司，皮质类固醇和MMF的三联疗法[33,34]合用时，MPA的AUC012定为(30～60)mg×h/L。 目前已经开发了以3个检测点结果来确定MPA AUC的算法[34]。MPA AUC也能使用贝叶斯预测进行估算。若使用HPLC方法或LC-MS/MS方法进行测定则需适配特定的治疗范围。根据暂定的结果来看，肝脏移植和心脏移植所需的治疗范围是相似的。血浆MPA浓度低于特定的治疗范围与排斥风险增加相关。迄今为止的研究表明，MPA浓度高于治疗范围似乎同提高药效无关。迄今为止，尚未确定药物毒性和MPA AUC的峰高或C_0浓度之间存在显著的相关性。似乎游离的MPA浓度是白细胞减少症这一MPA不良反应更好的提示指标。对于EC-MPS而言，等摩尔剂量下MPA的C_0浓度要高于MMF，这也意味着这一治疗范围不适用于EC-MPS。 清除半衰期：17 h(健康成人)。 建议血样采集时间：使用3个检测点估算下次给药前即刻浓度(C_0)或AUC。使用血浆标本测定MPA并且EDTA是推荐使用的抗凝剂。

续 表

药物	临床相关评价
霉酚酸	清除：霉酚酸大部分都会被代谢，主要代谢为无活性的霉酚酸葡糖苷酸(MPAG)，主要经肾脏排泄，但也能经胆汁排出。MPAG在肠内被细菌产生的葡萄糖醛酸酶切割成MPA后随即被重吸收。MPA也能被代谢为活性代谢产物活性霉酚酸葡糖苷酸(AcMPAG)，一种无活性的7-O-葡萄糖苷，也是细胞色素P450的氧化产物。 临床方面：霉酚酸是一种高效的免疫抑制剂，可作为霉酚酸酯和EC-MPS的形式使用来用于预防移植排斥(如肾脏、心脏、肝脏)。MMF在体内水解为霉酚酸(MPA)，这是一种选择性的，可逆的嘌呤从头合成途径所需的次黄嘌呤核苷磷酸脱氢酶(IMPDH)抑制剂。通过抑制这种酶的活性，它能阻断次黄嘌呤核苷酸向单磷酸黄嘌呤及随后向鸟苷酸—磷酸盐的转化。与其他细胞相反，T淋巴细胞和B淋巴细胞并不具备补救途径。因此，抑制IMPDH会导致细胞内尿苷三磷酸持续消耗从而减少细胞增殖。霉酚酸的药代动力学结果显示出明显的个体间差异。这一结果背后包含很多原因。低蛋白血症引起的结合蛋白减少导致MPA清除增加。停用糖皮质激素会引起UDP葡萄糖醛酸转移酶(UGT)活性降低从而导致MPA暴露增加。环孢霉素通过抑制MRP2转运体来减少MPA的肠肝循环。肌酐清除率降低会导致MPA暴露增加。低UGT1A9活性会增加MPA的暴露，而UGT1A9启动子的多态性会增加MPA的清除，从而降低MPA的暴露。此外，目前已观察到多种药物间的相互作用。 抗酸剂、消胆胺、甲硝唑和诺氟沙星都会降低MPA的暴露。利福平还能通过诱导UGT来减少MPA的暴露。霉酚酸无肾毒性和神经毒性的不良反应。此外，它不会影响脂蛋白的代谢。它无致糖尿病性且不会引起高血压。游离MPA水平升高会导致感染和白细胞减少。 另一个不良反应是贫血。胃肠道不良反应(如腹泻)也可能发生；这些症状主要呈剂量依赖性。MPA活性代谢产物AcMPAG被认为和腹泻发生有关。 目前尚未建立MPA药物监测的方法[35]。三项前瞻性研究揭示了对霉酚酸进行TDM监测的治疗效用。在FDCC研究中[36]，观察到接受肾移植后第一年的患者的移植后早期MPA AUC与第一年内急性排斥反应的发生率存在显著的相关性。然而，尚未证实明确的药物监测的整体益处。与FDCC的研究相反，在APOMYGRE研究中进行了系统性的剂量调整，主要基于贝叶斯方法估算MPA AUC。在接受药物浓度控制剂量调整[37]的患者中观察到显著降低的排斥率。Opticept研究[38]揭示了在减少钙调磷酸酶抑制剂剂量时进行MPA C0监测的潜在效益。 目前已经提出了如下监测血浆MPA浓度的试行建议：在移植后早期阶段(3～5天)瞄准治疗性MPA浓度似乎是合理的。推荐心脏移植患者进行MPA药物浓度监测，因为他们对抑制排斥反应发生的耐受性最低，而推荐肝脏移植患者进行MPA药物浓度监测是由于其个体间药代动力学的显著差异。在肾移植患者中，MPA监测在有些情况下是有价值的，例如CNI暴露减少，移植物功能恢复延迟，HLA配型结果差，年轻患者的依从性问题，以及怀疑药物间相互作用[34]。 关于肾移植患者MPA的监测频率，建议在移植后第一周(3～5天)进行一次初始评估(最好是简短的AUC评估)。此外，无论是对初始剂量浓度的检测，还是进行MPA AUC评估的更好方案，都应当在第10天至第14天之间完成检测并且在之后的3～4周进行重复检测。如果MPA AUC处于(30～60)mg×h/L范围内，则通常无须做剂量调整。如果MPA AUC<30 mg×h/L，则建议调整用药剂量。如果MPA AUC>60 mg×h/L并且存在不良反应时，则同样建议调整用药剂量。在之后的3～5天需要进行确认实验，而此时药物血浆浓度已达到新的稳态。目前尚未建立应用于长期治疗的治疗范围。 HPLC方法或LC-MS/MS方法可用于测定MPA。我们也可以选择EMIT，PETINIA(西门子)或基于IMPDH酶抑制的方法(罗氏)进行测定。罗氏的检测方法与AcMPAG未显示明显的交叉反应性[39]。

40.7 注意事项

检测方法：尽管免疫分析已经被证实是日常诊断中极为有效的检测手段，但是与代谢产物及其他物质的交叉反应及嗜异性抗体的存在(如ACMIA检测他克莫司)依然会干扰检测。

在LC-MS/MS的案例中，环孢霉素碎片源内残留引起的质谱干扰会导致分析问题。出于这个原因，在样本被送入离子源之前应当事先将其代谢产物分离。该方法伴随的进一步问题是样本基质所引起的离子抑制，而这会影响到方法的选择性和特异性。可以通过色谱法将药物从内源性物质分离出来，从而避免这类干扰。

交叉反应：使用免疫分析法时会出现药物代谢产物与其他结构相似物质出现交叉反应的情况，如下。

- 免疫方法测定地高辛时与地高辛代谢产物、其他强心苷药物、内源性地高辛样物质及螺内酯代谢产物存在交叉反应。对洋地黄毒苷而言，免疫反应性洋地黄毒苷样物质会造成检测结果假性增高；这些物质是可提取的类固醇和脂质。
- 在尿毒症患者中使用苯妥英和茶碱治疗会导致代谢产物在体内蓄积从而在某些免疫检测中引起显著的交叉反应。
- 与相关物质的交叉反应(如4-氨基-4-脱氧-N10-甲基蝶酸和7-羟甲氨蝶呤在甲氨蝶呤的免疫法测定中观察到交叉反应)。
- 由于存在奎尼丁代谢产物交叉反应，免疫方法检测奎尼丁的结果较HPLC方法而言略高。
- 由于环孢霉素和他克莫司代谢产物的存在使免疫法检测环孢霉素和他克莫司存在交叉反应；不同的商品化试剂出现交叉反应的程度存在极大的差异。

稳定性：血清和EDTA全血样本能在室温条件下通过邮寄运输。如果运输时间较短那么这一点同时适用于环孢霉素、他克莫司、西罗莫司、依维莫司和霉酚酸。

40.8 药代动力学

一种物质的药代动力学由以下三个步骤组成：吸收、分布和清除(代谢、排泄)。这些步骤在时间上常常会重叠在一起。

药物在生物体内分布的起始阶段(α相)主要是药物在机体内不同部位吸收和分布的过程。在此期间可观察到血清和组织中药物浓度快速变化并且药物在血液中的浓度和作用部位的浓度时不同的。

相反，在平衡阶段(β相)药物清除占主导地位。因此这个阶段的血药浓度能更好地反映药物作用部位的浓度。

药物的生物利用度取决于所服用的药物剂量中具有药理活性的药物到达全身循环的比例以及完成这个过程的速率。

首过效应描述了药物吸收并首次经肝的过程中酶参与药物代谢的过程。

当连续给药或反复间歇性给药时会发生药物积聚。在某一特定阶段血清药物浓度不断增加直至到达平台期(稳态浓度)。服用固定剂量药物后经过超过5个半衰期的时间后血药浓度通常会达到稳态。稳态时的峰浓度和谷浓度水平取决于服药剂量、用药间隔和清除半衰期。到达相应稳态水平所需的时间通常只取决于清除半衰期。如果给药间隔与清除半衰期相比较短，则稳态浓度的峰值和谷值变化较小。

许多药物以线性药代动力学为特征。这意味着单位时间内体内总有特定比例的药物被清除（一级反应）。因此，在β相中，血清药物浓度在浓度-时间曲线上呈线性下降（绘制在半对数坐标系统中）。清除半衰期（$t_{1/2}$ = 所有分布过程完成后血药浓度下降50%所需的时间）和消除常数（K）不受用药剂量和血清药物浓度的影响：$K = 0.693/t_{1/2}$。因此用药剂量加倍也会导致稳态下血药浓度加倍。相反，一些药物（如苯妥英）以非线性药代动力学为特征。这意味着单位时间内药物总量中只有一定量的药物被清除，且与用药剂量或血药浓度无关（零级反应）。在半对数坐标系统中绘制β相中血清药物浓度在浓度-时间曲线发现结果并非呈线性下降。事实上，这意味着在达到药物的血清治疗浓度时体内各系统的药物清除能力已达饱和。因此，当用药剂量增加或血药浓度上升时清除半衰期也会延长。如此当用药剂量加倍时血药稳态浓度通常会上升2倍以上。

对于大部分药物而言，用药剂量和药效强度之间存在一定的联系。患者剂量-反应关系的高度可变性是基于多种可能的生物影响因素（图40-1）。

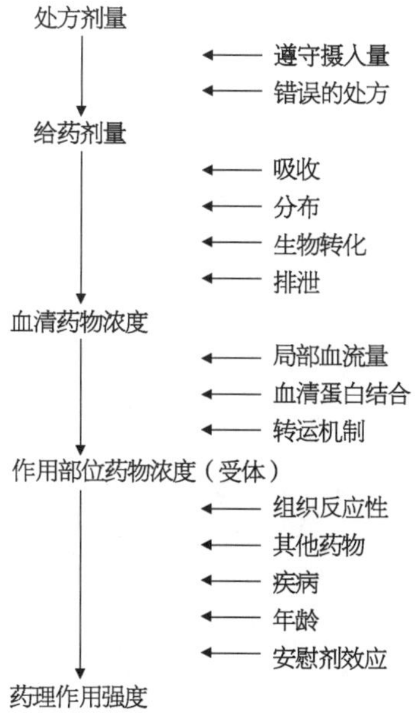

图40-1 影响特定处方药物药效的因素，修改自参考文献[2]

治疗性药物血清浓度监测与调整治疗方案相关。包括：具有可逆效果的药物的血清浓度与作用部位浓度达到平衡、药物不会导致受体产生耐受性、可以基于药效来定义其治疗范围。

对于某些特定药物而言，血清浓度检测较之用药剂量能够更好地预测药物疗效，这是因为血清浓度和疗效关系之间的影响因素比剂量-反应关系之间的影响因素要少得多。但是，如果药物的作用部位是在深部的器官或组织，那么血清药物浓度监测无助于调整治疗。在这种情况下，即使药物浓度在血清中已经检测不到，但药效却能够持续存在。此外，血清药物浓度检测通常不适合那些药效不可逆、药物在作用部位积聚或是需要主动转运至作用部位的药物。

例如，在移植医学领域，药效学正变得越来越重要[40]。目前的研究已经证实尽管存在可比较的血药浓度水平，免疫抑制药物的药效仍然存在显著的差异。出于这个原因，人们正在寻求合适的生物标志物来实现个体化药物治疗。尽管药物监测的主要价值在于预防药物毒性，但免疫抑制剂的药效存在显著的个体差异，这就意味着个体可能需要更多或更少的免疫抑制治疗。迄今为止，无法检测免疫抑制剂对体内免疫细胞的作用显著阻碍了其在移植医学中得到最佳应用。因此，慢性免疫系统过度抑制或抑制不足的风险仍然很高。标准免疫抑制治疗产生的慢性排斥反应和不良反应会对移植物的长期存活产生负面效应。未来通过对这些生物标志物的有效组合将作为治疗药物监测的一项有效辅助手段，而目前主要是基于药代动力学检测来实现的[40,44]。

药物治疗过程中需要考虑众多的生理因素。在众多因素中，用药剂量取决于体重和体表面积。对于那些极少被脂肪组织吸收的药物进行给药应当根据患者的肌肉含量而非实际体重。

胃肠道的功能会影响药物吸收，血清蛋白的合成会影响其分布，肝功能会影响其代谢，而肝肾功能两者会影响其排泄。此外，心功能通过对相关器官局部血流量的影响在药物吸收、分布、生物转化及排泄的过程中起着重要的作用。

绝大多数药物在血液中会不同程度与血清蛋白结合。酸性药物通常与白蛋白相结合，而碱性药物则通常与α_1酸性糖蛋白和脂蛋白相结合。亲和力更强的药物能够取代那些亲和力较弱的药物。在这种情况下，尽管药物的总浓度保持恒定，但药物的游离部分却会因此增加，从而导致毒副反应。需要在药物蛋白结合部分比例和药物游离部分比例之间建立一种平衡。在某些情况下，那些能够穿过细胞膜并扩散到组织中的游离部分药物比例与作用部位药物浓度相关性较之与血清总浓度的相关性更好。

结合力被定义为达到平衡状态时能够与血清蛋白结合的药物最大量。在治疗性血清浓度下，通常只有少量的可结合位点被药物占据。因此，药物的游离部分比例相对恒定且与药物浓度无关。然而，如果在高剂量用药超过结合能力时，游离药物比例将呈非线性增加并且会随之出现意料之外的药理学作用。丙吡胺和利多卡因在治疗范围内已经显示了这样的浓度依赖性结合力。

药物进行生物转化的最重要部位是肝脏。催化许多药物代谢的微粒体酶系统能够被许多物质所诱导（如苯巴比妥）。血清药物浓度和药效强度及药效持续时间都可能随着药物代谢的增强而降低。

对于某些物质（如普鲁卡因、异烟肼和一些磺胺类药物），乙酰化是其生物转化过程中重要的一步。它是由基因决定的，属于非微粒体酶系统的生物转化，并且与诱导无关。低乙酰化速率的患者发生不良反应的风险较高。

目前也已知基因多态性在许多其他药物的吸收、代谢和受体相互作用中起着重要的作用[41]。实例包括他莫昔芬活性代谢产物因多昔芬的产生与*CYP2D6*基因多态性有关，还包括抗凝药华法林药效对 *VKORC1* 和 *CYP2C9* 的基因多态性呈依赖性。具有非线性药代动力学特征的物质(如苯妥英)在治疗性血清浓度下显示肝脏酶的饱和。这种受限性的代谢模式可能会导致意料之外的高血药浓度水平。

此外,肝脏疾病和肝脏灌注的改变会在很大程度上影响到药物的代谢。

当使用一种新的药物制剂时,确保药物制剂与治疗药物监测的目的相同是很重要的。必须在每种情况下阐明当药物的医学特征发生改变时,其原先的治疗范围是否依然有效。例如,他克莫司制剂 A 和相同剂量的他克莫司制剂 B 相比,尽管两者的谷浓度水平相似,但前者的 C_{max} 和 AUC 更高[42]。换言之,尽管两种药物的谷浓度水平是相同的,但两者的药物暴露水平是不同的。很显然正是由于缺乏生物等效性,为 B 药物开发的 TDM 方法并不适用于 A 药物。另一个实例是关于霉酚酸制剂 C 和霉酚酸制剂 M 的。在使用等摩尔剂量的药物时两种霉酚酸制剂时的暴露程度是类似的;然而,使用霉酚酸制剂 C 时其 C_0 水平显著高于使用霉酚酸制剂 M[43]。在这个案例中,相同 TDM 方法不能被用于 C 和 M 两种药物制剂。随着通用制剂可用性的增加,在其他药物上也能观察到类似的效果。

(沈隽霏 陈方俊 译,郭玮 审校)

41 中毒和药物滥用

Wolf Rüdiger Külpmann

41.1 概述

中毒是疾病。中毒可以直接通过施加外源性的毒物引发，也可以因为身体自身形成有毒物质（如甲醇）或者由于体内有毒物质超出身体解毒机制的能力（如摄入对乙酰氨基酚）从而间接引起。一般来说，以下的内容是适用的："所有的物质都是有毒性的，没有任何物质是绝对无毒的；决定其是否有毒性的因素只不过是剂量。"

外源性的中毒可以根据临床观点（内科学或临床毒理学）或法医学观点（法医毒理学）来判断。

外源性中毒的发生可以是有意的，也可以是无意的。故意性中毒可能是由他人（如谋杀或有预谋的投毒导致的健康损害）或受害者本人（如企图自杀或自己造成的伤害）造成。意外性中毒是由他人或受害者本人因一时疏忽或意外事故所引发。意外性中毒一般发生在工作场所（职业性或工业性中毒）和家中（家庭性中毒），或是由治疗药物的不良反应所引发。

中毒是常见事件。在拥有内科和儿科诊疗服务的医院中，所有入院患者中毒比例为5%～8%。此外送至急诊室救治的患者中大约有10%为急性中毒患者。中毒更频繁地影响着年轻人。从以安眠药自杀而中毒的情况看，在20～30岁的青年中最为高发[1]。

住院接受治疗患者所涉中毒物质类型及其流行情况见表41－1。其分布可能存在地域性差异，如在农村地区植物农药中毒发生率较高，而在工业区氯化烃中毒发生率较高。

表41－1　住院接受治疗患者所涉中毒物质[2]**

物质	流行情况(%)*
对乙酰氨基酚	60
水杨酸盐	30
三环类抗抑郁药，吩噻嗪类药物	12
乙醇	35
一氧化碳	25
其他	30

*因为经常遇到涉及多种物质的中毒，因此总和>100%；**来自英格兰和威尔士的数据

表41－2概述了中毒的主要原因。由于在法律修订范围内法律法规的改变，如《德国管控物质法案》的原因导致个别药物的频谱出现快速改变。

表41－2　中毒的原因*

原因	百分比(%)
儿童	
－家用毒物(表面活性剂除外)**	27
－表面活性剂	7
－药物	32
－植物	15
成人	
－药物(抗抑郁药，苯二氮䓬类药物，镇静剂尤为常见)	>90

*根据毒物监控中心的询问结果(乙醇除外)；**包括洗碗用洗涤剂、灯油、精油、汽油、纤维素稀释剂、松节油替代品、指甲油清洗剂

当考虑到包括后遗症在内的因素如吸烟和酗酒时（表41－3）便会得到不同的结果。2008年因药物致死的人数约占同年因车祸致死人数的30%。

表41－3　2008年德国中毒死亡情况*

死亡原因	数量
违禁药物	1 449[1)]
酒精(乙醇)	73 000[2)]
烟草	140 000[3)]
被动吸烟	3 300[3)]

*来源：2009年联邦政府药物专员毒品和成瘾性物质报告。1) 包括由于过量服用，长期滥用药物导致的成瘾者自杀(处于戒断过程或对生活感到绝望)及在此影响下的意外事故；2) 包括酒精引发的疾病(估计)；3) 意外死亡(估计)

由于急诊医疗的改善及现代重症治疗的发展，尤其是复苏术，优化的解毒措施和解毒治疗已经成为外源性中毒的有利预后因素。

临床毒理学分析包括对毒物的定性检测和定量分析，以及毒性作用的测定。

41.1.1 定性分析

定性分析的主要目的是检测或排除一种或多种达到毒性浓度的毒物的存在。一般来说，定性毒理学的作用在于根据标本采集时的临床诊断，对照临床毒理学的检查结果作出判断，其正确率仅有22%，部分正确的结果占36%，而42%的结果是错误的[1,3]。在选择标本时，必须注意以下事实，即在刚摄入有毒化合物后，相关物质只能在血液中检测到，但在尿液

中(尚)无法检测到。

41.1.2 定量分析

定量分析血液中的毒物水平在很多情况下用来判断中毒的严重程度,并且对于指导解毒治疗极为重要,因而能够作为有效的治疗监测手段。

41.1.3 检测毒物作用的方法

中毒的间接证据是依靠毒物作用于机体后出现的典型表现,例如:① 因吸入一氧化碳产生的碳氧血红蛋白(参见 15.5.2);② 由引起血红蛋白氧化的物质(苯胺衍生物、磺胺类药物、亚硝气)导致高铁血红蛋白的形成(参见 15.5.1);③ 植物农药(如对硫磷)和氨基甲酸酯中的含磷化合物抑制血清(假性)胆碱酯酶;④ 本病香豆素或含有香豆素类衍生物(毒鼠药)中毒导致凝血酶原时间延长;⑤ 应用抗糖尿病药物如胰岛素或口服降糖药导致血糖浓度下降。

41.1.4 一般实验室检查

此外,生化分析和血液学分析对于检查中毒是必不可少的:以基线评估的形式(表 41-4)、对于内源性中毒的鉴别诊断(表 41-5)、用于发现特定器官损伤(表 41-6)、用于解毒疗效的监测(表 41-7)。

表 41-4 疑似外源性中毒的实验室程序:生物化学和血液学分析

血细胞计数	钠、钾、氯、钙(血清)
血小板计数	肌酐、尿素(血清)
(EDTA 抗凝血)	葡萄糖(全血、血浆)
APTT(血浆)	谷草转氨酶[AST(GOT)]、谷丙转氨酶[ALT(GPT)]、肌酸激酶(CK)(血清)
凝血酶原时间(血浆)	
凝血酶时间(血浆)	谷氨酰转肽酶(GGT)(血清)
血气分析	(假性)胆碱酯酶(血清)
乳酸(血浆)	尿液分析
乙醇(血液)	阴离子间隙(血清)
	渗透间隙(血清)

表 41-5 疑似内源性中毒的实验室检查

中毒	血液检查	尿液检查
糖尿病昏迷、低血糖休克	葡萄糖*、酮体*、钾*、乳酸*、渗透压*、酸碱状态*	葡萄糖*、酮体*
急性肾衰竭、尿毒症合并慢性肾脏疾病	尿素*、肌酐*、酸碱状态 *	尿理化性质检查*、尿沉渣分析*
肝昏迷	血氨*、AST*、ALT*、胆红素*、酸碱状态*	胆色素*
急性间歇性卟啉病	红细胞中尿卟啉原-1-合成酶(胆色素原脱氨酶)	胆色素原(根据 Watson 和 Schwartz 的快速检测),氨基乙酰丙酸,卟啉
甲状腺危象、甲状腺昏迷	甲状腺素*(T4),促甲状腺激素*(TSH)	—
肾上腺危象、垂体昏迷	葡萄糖*、钠*、钾*、氯*、钙*、皮质醇、TSH、酸碱状态*	钠,钾
急性手足搐搦	钙*、磷酸盐、酸碱状态*	—
嗜铬细胞瘤危象	肾上腺素、去甲肾上腺素	香草扁桃酸

*项目应当在急诊实验室开展检测

表 41-6 有毒物质与急性中毒引起组织损伤的临床表现之间的关系[4,5]

临床发现/症状	引起此类症状的毒物
肝损伤	
- 急性坏死	砷,硼酸盐,氯化烃,氯苯乙烷(DDT),铁,铜,有机磷化合物(胆碱酯酶抑制剂),对乙酰氨基酚,百草枯,毒蕈(如鬼笔鹅膏),铊
- 亚急性坏死	氯萘,二甲基亚硝胺,二硝基苯,多氯联苯(PCB),四氯乙烷,三硝基甲苯
- 慢性肝损伤	黄曲霉素,砷,乙醇,含吡咯里西啶的生物碱,四氯化碳,二氧化钍,氯乙烯,维生素 A 和在"亚急性坏死"一栏中列出的物质
- 中毒性肝损	金属和无机化合物:锑(急性毒性),胂(急性毒性),铍,铋,锰,硒 有机化合物:乙腈,丙烯腈,苯,三溴甲烷,四溴化碳,四氯化碳,氯丁二烯,氯化苯,氯化联苯,氯化萘,氯仿,1,2-二氯丙烯,硫酸二甲酯,二硝基酚,二恶烷,环氧氯丙烷,溴乙烷,硅酸乙酯,氯乙醇(2-氯乙醇),肼,甲酚,甲醇,一氯甲烷,萘,硝基苯,苯酚,苯肼,吡啶,苯乙烯,四氯乙烯,甲苯,三氯乙烷,三氯乙烯
肾损伤	金属和有机金属化合物:锑,砷,胂,铍,铋,镉,铬,铁,铅,锰,银,铀 S 溶剂:四氯化碳,甲醇,甲基纤维素,四氯乙烷,四氯乙烯,三氯乙烷 乙二醇类:二甘醇,乙二醇,丙三醇,丙二醇,木糖醇 杀虫剂/除草剂:3,4 苯并芘,氯化二苯并噁嗪(TCCD),二氯三苯三氯乙烷(DDT),敌草快,六氯苯,马拉硫磷,百草枯,多溴化联苯(PBB),多氯联苯(PCB) 其他:二硫化碳,一氧化碳,秋水仙碱,毒蕈,草酸,酒石酸盐
肌损伤	
- 血清肌酸激酶升高	ε 氨基己酸,苯丙胺,一氧化碳,安妥明,乙醇,乙二醇,格鲁米特,海洛因,异丙醇,麦角酸酰二乙胺(LSD),美沙酮,对苯二胺,苯环己哌啶,苯丙醇胺,水杨酸盐,士的宁,琥珀酰胆碱,甲苯 大黄蜂毒液,蜘蛛毒液,胡蜂毒液
- 肌肉痉挛	麻醉剂(如氟烷),抗抑郁药物,抗组胺药物,抗精神病药物,巴氯芬,β受体阻滞剂(如普萘洛尔),樟脑,一氧化碳,苯丁酸氮芥,氯化烃类,胆碱酯酶抑制剂(如毒扁豆碱、有机磷化合物),可卡因,环孢霉素,双硫仑,叶酸,降糖药,低渗输液含碘造影剂(水溶性),异烟肼,铅,六氯环己烷,锂,局部麻醉剂(如利多卡因),甲灭酸,甲基黄嘌呤,甲硝唑,萘啶酸,麻醉止痛剂(如芬太尼、哌替啶、喷他佐辛),有机磷化合物(胆碱酯酶抑制剂),催产素,苯环己哌啶,苯巴比妥,苯酚,苯妥英,丙泮尼地,士的宁,拟交感神经药(苯丙胺、麻黄碱) 戒断药,低氧症,高压氧治疗
贫血	
- 上消化道出血	酒精,抗凝药物,糖皮质激素,重金属(如铁),肼苯哒嗪,吲哚美辛,非甾体抗炎药,苯基丁氮酮,利血平,水杨酸盐
- 溶血	锑化氢,二氯甲烷
- 葡萄糖-6-磷酸脱氢酶缺乏	苯胺和硝基苯衍生物,抗疟疾药物,呋喃妥因,非那西丁
凝血功能障碍	
- 弥散性血管内凝血	毒蕈,铁,单胺氧化酶抑制剂,苯环己哌啶,蛇毒,休克
- PT 延长	肝毒性:毒蕈(鹅膏蕈碱),四氯化碳,对乙酰氨基酚
- PT 延长	维生素 K 拮抗剂:香豆素,超级华法林(老鼠药),华法林
- 血小板聚集	血小板聚集抑制剂:水杨酸盐
酸碱状态	
- 代谢性酸中毒	乳酸酸中毒:双胍类药物,一氧化碳,氰化物,乙醇,乙二醇,异烟肼,甲醇,高铁血红蛋白形成剂,三聚乙醛,水杨酸盐 潴留性酸中毒:乙酰唑胺,两性霉素 B,镇痛药物,镉,环磺酸盐,铅,锂,6-巯基嘌呤,汞,甲苯

续 表

临床发现/症状	引起此类症状的毒物
- 代谢性碱中毒	利尿剂：布美他尼，依他尼酸，呋塞米，噻嗪类药物
- 呼吸性酸中毒	呼吸中枢障碍：麻醉剂，阿片制剂，镇静剂 神经肌肉传导损伤：氨基糖苷类药物，琥珀胆碱，δ 筒箭毒碱
- 呼吸性碱中毒	呼吸中枢障碍：儿茶酚胺，水杨酸盐，茶碱

PT，凝血酶原时间

表 41－7　用于急性中毒解毒治疗疗效监测的检查

中毒	清除方法	监测指标
锂，苯巴比妥，扑米酮，水杨酸盐	强制利尿	血清：钠，钾，钙，氯，总蛋白，渗透压 尿液：钠，钾，钙，氯，渗透压
无机盐(如铝、砷、溴化物、氯酸盐、氯化钠、锂、汞、铊)	血液透析	血清：钠，钾，钙，氯，葡萄糖，尿素，肌酐，渗透压
酒精(如乙醇、乙二醇、异丙醇、甲醇)	血液透析	血浆：凝血酶原时间，APTT 血浆：酸碱状态
药物，植物杀虫剂	血液灌注	血浆：凝血酶原时间，APTT 全血：血细胞计数 血清：钾

APTT，活化部分凝血活酶时间

在这种情况下，一个全天候 24 h 服务的设备齐全的功能性急诊实验室是必不可少的。一些急性中毒案例的典型实验室检查结果表型列于表 41－8。

表 41－8　急性中毒的典型实验室检查结果（改良自参考文献[6]）

中毒原因	低氧血症＋呼吸性酸中毒	呼吸性碱中毒	代谢性酸中毒	低钾血症	高钾血症	低钙血症	低血糖症	高糖血症	高渗
巴比妥类药物	＋		○						
苯二氮䓬类药物	＋		○						
氰化物	＋		＋						
地高辛					○				
乙醇	○		○				○		＋
乙二醇			＋			○	○		＋
胰岛素							＋		
一氧化碳	＋		＋						
甲醇			＋						＋
阿片制剂，阿片类药物	＋				○				
口服降糖药						＋			
对乙酰氨基酚			○					○*	
沙丁胺醇			○	＋				＋	
水杨酸盐		○	＋				○	○	○
茶碱			＋	＋		○		＋	
三环类抗抑郁药	＋		○						

＋ 常见；○，少见；*致葡萄糖结果假性升高(如采用葡萄糖氧化酶法)

41.2 适应证

怀疑有中毒相关疾病史或相应临床症状。

41.2.1 疾病史

应该牢记以下几点。

- 应当询问关于服毒一些重要情况：毒物种类、剂量、时间和服毒方式等。
- 这些问题的答案通常难以获取，并且患者经常不愿提供这些信息。这些信息可能不完整、不可靠或患者故意提供错误信息。它们可能会受到中毒背后的动机或患者临床情况的影响。因此，由患者本人或第三方回顾提供的患者的疾病史只占到患者实际服毒并且能够检测到的毒物水平的 60%。

41.2.2 临床表现

根据主要临床表现作出初步性的诊断(表 41－9)。

表 41－9　药物性中毒的主要临床表现

检查	主要临床表现	可能的原因
瞳孔	瞳孔放大	β 肾上腺受体兴奋剂，苯丙胺及其类似物质，抗胆碱能药物，奎宁，茶碱
	瞳孔缩小	胆碱酯酶抑制剂(如有机磷化合物、氨基甲酸盐)，阿片制剂，阿片类药物
视力	下降	奎宁，甲醇
流涎	多涎	胆碱能药物，胆碱酯酶抑制剂
	口干	抗胆碱能药物，三环类抗抑郁药
感觉异常	口腔黏膜麻痹或烧灼感	乌头碱，抗心律失常药物
神经系统症状	深度昏迷，无反射	巴比妥类药物，阿片制剂
	运动亢兴奋	抗胆碱能药物，甲喹酮，苯丙胺
	癫痫	止痛剂(如水杨酸盐)，抗心律失常药物，阿片制剂
	肌肉收缩	有机磷化合物(胆碱酯酶抑制剂)
心脏并发症	中毒性心肌衰退(心力衰竭) 节律障碍	抗心律失常药，抗胆碱能药，强心苷，可卡因，有机磷化合物，β 受体阻断剂，茶碱，三环和四环类抗抑郁药
呼吸障碍	中央/外围呼吸暂停	催眠和镇静药物，阻断运动终板的药物
	肺水肿	吸食毒品，阿片制剂，阿片类药物，百草枯

以下情况中毒一般应当纳入考量：所有无意识的患者(尤其那些年龄处于 50 岁以下的)、疾病症状与某种毒物中毒的临床表现相似、患者呼吸时带有明显的气味(通常是乙醇)、所有出现突发呕吐和(或)腹泻的患者、所有早期危害循环系统的疾病、出现突发的心律失常但无任何迹象表明患者患有心脏疾病、长时间昏迷患者特定部位出现明显可见的皮肤黏膜症状(如严重的安眠药中毒)、在部分个体或家畜中同时发生急性疾病、患者疾病史存在摄入或服用毒物的事实、无明显创伤的患者、出现突发疾病的幼童、与毒物进行接触的工种、接触烟雾和气味或暴露于野外火灾等情况(即毒气)、神志不清的患者无法或不愿意提供任何信息、已知对生活表示厌倦或具有自杀倾向的患者、在患者周边发现空药瓶或其他含有可疑

内容物的瓶子或容器、症状不明确的病例(尤其是儿童)。

乙醇：怀疑潜在的急性中毒时应进行血液乙醇水平定量检测。在许多情况下，中毒都涉及乙醇。很多时候乙醇和药物是创伤的唯一或部分原因。因此，若要排除受害人中毒的可能性，则必须对这些物质进行检测。

41.2.3 选择性检查

如果症状足够明显，毒理学检测方法的选择可以基于中毒类型进行。大约65%的病例符合这一条件。然而在很多情况下，如果涉及两种毒物，则会出现难以诊断的临床症状。

乙醇通常作为第二种毒物出现。在大约17%的病例中，通常会涉及三种或更多的毒物。因此，调查的范围应当足够广泛，并且始终应当包含乙醇的测定[8]。部分特定治疗药物典型中毒症状总结参见表41-10。临床上与药物无关的重要中毒案例参见表41-11。

表41-10 常见的药物性中毒[9]

中毒	常见的临床症状	潜在的引起中毒的药物
镇静/催眠药物	不同程度的CNS[3]障碍(意识受损至深度昏迷)，低体温症，呼吸障碍(对纳洛酮无应答)	巴比妥类药物和其他安眠药，乙醇，对乙酰氨基酚，苯环己哌啶，三环类抗抑郁药
麻醉止痛剂(阿片制剂)	CNS障碍，呼吸障碍(可由纳洛酮逆转)，瞳孔缩小，心动过缓	乙醇，阿片制剂，乙酰氨基酚，水杨酸盐
兴奋剂	精神病症状，呼吸急促，心动过速，高血压，高热，瞳孔放大	苯丙胺及其类似物质，大麻(THC[1])，可卡因，乙醇，LSD[2]，苯环己哌啶，吩噻嗪类药物，三环类抗抑郁药
抗胆碱能类药物	CNS障碍，谵妄，锥体外系反应，癫痫，低血压，心律失常，高热	苯丙胺，乙醇，LSD[2]，吩噻嗪类药物，三环类抗抑郁药

[1] 四氢大麻酚；[2] 麦角酸酰二乙胺；[3] 中枢神经系统

表41-11 非药物性中毒的重要临床表现

中毒	常见的临床症状	推荐的检查/毒理学测试
食物	呕吐，腹泻，发热，视觉症状	肉毒中毒的动物实验
蕈类[7]	胃肠道综合征，肝肾综合征，毒蕈碱综合征，鹅膏蕈综合征，Orellana综合征	在胃内容物和(或)粪便样本中检查孢子，在尿液中检测鹅膏蕈碱[死亡帽(鬼笔鹅膏)]
乙醇	参见表41-19和18.6.2	血清乙醇检测
百草枯	病程分阶段进行，包括潜伏期，存在皮肤和黏膜刺激，薄壁组织损伤包括肝脏和肾脏，肺实质损伤(通常致死)	尿液筛查实验：连二亚硫酸盐还原法
有机磷酸酯化合物(如对硫磷、沙林、VX毒剂)	唾液增加，瞳孔缩小，头痛，焦虑，呕吐，心动过缓，激动，癫痫，昏迷，因呼吸暂停死亡	(假性)血清胆碱酯酶，尿液对硝基苯酚，使用气相色谱检测血液中致毒物(GC)
涂料，油漆，清洁剂	麻醉前宿醉综合征，躁动，意识不清，可能伴有呕吐，肝昏迷，急性肾功能衰竭	尿液Fujiwara反应，尿液苯酚，GC检测血液中氯化和非氯化的烃类，血液中的高铁血红蛋白
废气	头痛，失眠，精神错乱，烦躁不安，神志不清，呕吐，中枢性麻痹	定量检测血液中的碳氧血红蛋白
与火灾相关的烟尘和气体(毒气)	头痛，精神错乱，烦躁不安，神志不清，中枢性麻痹	定量检测血液中的碳氧血红蛋白，定量检测血液中的氰化物，尿液中的硫氰酸盐(硫氰化物)
住宅或家庭相关性毒物	心理方面的临床表现(焦虑、冷漠、压力表现、疲劳)，头痛，咳嗽，眼部烧灼感，瘙痒	尿液中的五氯苯酚，苯酚，汞和甲酸

GC，气相色谱

以迟缓性暴发为特征的严重中毒(如鹅膏蕈碱、甲醇、对乙酰氨基酚、百草枯和水杨酸盐等物质中毒)的死亡率高，因此即使没有出现相应临床症状或有临床实验室可用结果之前，也需要立即进行毒理学检查并采取相应治疗措施。

如果在怀疑急性中毒的病例中缺乏关于潜在毒物类型的指导性信息或症状，则需要进行系统性的实验室毒理学检查而非针对某一特定分析物的单一检查。

41.3 检测方法

用于检测和确定体液和组织中毒物的方法起源于法医毒理学。在完成样本制备后，根据不同的毒物选择合适的检测方法。以下的方法特别重要[10-13]：初步的比色检验、免疫分析、薄层色谱法、气相色谱联用拥有氮磷检测器或质量选择检测器(MSD)的质谱、蒸发气相色谱分析(顶空气相色谱法)用于检测挥发性的溶剂、高效液相色谱(HPLC)、液相色谱串联质谱(LC-MS/MS)、原子吸收光谱法(AAS)用于测定重金属、分光光度法(UV/VIS)。

其他可能被证实为重要方法包括用于测定溴化物、氰化物和氟化物的气象色谱分析，离子选择性电极(ISE)电势测定法，也包括荧光光谱光度法，红外光谱法和伏安法(如用于测定铊)。

简单的毒理学分析法也能在一家大医院的急诊实验室中进行，参见表41-12，其中80%发生在急诊室的急性中毒情况可依照此程序进行检测，详见参考文献[14]、[15]。

表41-12 毒理学筛查程序，其中80%发生在急诊室的急性中毒情况可依照此程序进行检测[14]

物质	尿液定性比色实验	
	方法	检出限(mg/L)
碱性物质	与四溴酚酞乙酯(TBPE)发生显色反应	0.5～10
卤代烃	用吡啶和氢氧化钠进行显色反应(Fujiwara反应)	5
酮体	尿液试纸检测(硝普钠)	50
亚硝酸盐	尿液试纸检测(重氮反应)	0.5
对乙酰氨基酚	对氨基苯酚和邻甲苯酚的显色反应	50
百草枯	连二亚硫酸盐还原法	3
非那西丁	对氨基苯酚和邻甲苯酚的显色反应	50
吩噻嗪类药物	根据福雷斯特理论进行FPN分层(Ⅰ/Ⅱ、Ⅲ、Ⅳ、Ⅴ)	5
水杨酸盐	Phenistix试纸	50
物质	**血液定量分析(血清，血浆)**	
	方法	**检出限**
卡马西平	免疫分析	0.5 mg/L
碳氧血红蛋白	分光光度法	10%的血红蛋白(总量)
香豆素，华法林，超级华法林	凝血酶原时间	—
地高辛	免疫分析	0.19 nmol/L
铁	与红菲咯啉发生显色反应	0.1 mg/L
乙醇	酶法检测	0.12 g/L
锂	原子吸收光谱分析	0.2 mmol/L
高铁血红蛋白	分光光度法	1%的血红蛋白(总量)

续 表

物质	血液定量分析(血清,血浆)	
	方法	检出限
有机磷化合物	(假性)胆碱酯酶	—
对乙酰氨基酚	免疫分析	1.0 mg/L
苯妥英	免疫分析	0.5 mg/L
水杨酸盐	与 Fe^{3+} 发生显色反应	70 mg/L
茶碱	免疫分析	0.8 mg/L
血清(血浆)	血清(血浆)和尿液免疫分析	
	参考物质	临界值(mg/L)*
巴比妥类药物	司可巴比妥	3.0
苯二氮䓬类药物	地西泮	0.3
三环类抗抑郁药	去甲替林	0.2
尿液	参考物质	临界值(mg/L)*
苯丙胺类药物	苯丙胺	0.3
巴比妥类药物	司可巴比妥	0.3
苯二氮䓬类药物	地西泮	0.3
大麻素类	主要代谢产物	0.05 9-四氢大麻酚羧酸
可卡因代谢产物	苯甲酰芽子碱	0.05 9-四氢大麻酚羧酸
美沙酮代谢产物(EDDP)	美沙酮代谢产物(EDDP)	0.3
阿片制剂	吗啡	0.3

*采用的临界值与相关的参考物质有关并且可能因不同厂商而异。相关的化合物可能会显示更高(显著)的临界值

41.4 样本要求

鉴于可能存在大量毒物及需要进行毒理学检查的大量情况,很难提供普遍适用的最合适的样本。如果需要对成人患者进行基础毒理学检查,则至少需要提供以下样本:肝素抗凝血10 mL、尿液50~100 mL、胃内容物(如果必要)50~100 mL。

胃内容物包括患者的呕吐物、胃内吸引物或洗胃过程中的最早引液。

样本采集应当在开始治疗前或给药前进行,因为药物能够以多种方式干扰毒理学分析,使用高压氧治疗会导致血液中碳氧血红蛋白快速分解,从而使一氧化碳中毒难以诊断。

含有挥发性物质的样本必须放置于密闭容器中并且单独存放,无论在标本运输或是储存过程中都需要确保与其他生物样本分开,以免出现低浓度污染。

对于血液乙醇测定,采血时需要避免使用酒精消毒剂,在标本运输时也需要确保样本密闭储存。

41.4.1 用于检测成瘾性物质的血液样本

由于吸毒人群中HIV感染和病毒性肝炎的流行率很高,因此采集血样时必须特别小心并确保严格遵守卫生规定。

41.4.2 用于检测成瘾性物质的尿液样本

尿液标本采集应当在监督下完成。在很多情况下,患者会通过以下方式篡改样本:用水稀释(或患者先前过度饮酒)、添加了诸如厕所清洁剂之类的干扰物质、添加美沙酮、混入自带标本。

样本篡改可以通过以下方式检测:① 检测样本的肌酐浓度、渗透压或比重;② 尿液样本pH测定,检测样本的铬酸盐和亚硝酸盐;③ 检测尿液中美沙酮的代谢产物EDDP而非直接检测美沙酮。由于EDDP不容易获取,因而难以在排尿后加入尿液样本中,因此可作为使用美沙酮的可靠指标;④ 以温度判断。携带(假)样本的温度要低于新鲜尿液样本(表41-13)。

表41-13 新鲜尿液特性

温度	32.0~37.7℃
渗透压	400~800 mmol/kg
比重	1.003~1.030
肌酐	≥9 mmol/L
亚硝酸盐	<125 mg/L
铬酸盐	微量
pH	4~8

41.4.3 用于检测成瘾性物质的唾液样本

唾液样本很容易在监督下获取,因此,相比尿液取样,更容易排除篡改样本的行为。唾液样本可以使用配备一体化摄影机的便携式分析仪对样本进行检查、评估和记录。

41.4.4 用于检测成瘾性物质的毛发样本

毛发检测多应用于法医学领域。由于成瘾性物质会源源不断渗入毛发中,因此对一丛毛发进行局部检查能够深入了解过去几周或几个月内个体药物滥用的情况。

41.4.5 用于检测成瘾性物质的血清样本

与上述提及的样本相反,采血是一种侵袭性的方法,不是所有个体都能耐受。然而,它相比尿液样本采集更容易纳入连续监管链。一般来说,一方面,一种物质的血清水平相比尿液浓度能够更准确地反映当前的中毒情况。另一方面,由于尿液中的高浓度及尿液样本大体积的特点,因此物质在尿液样本可检出的时间窗比血液样本更宽。大部分免疫化学分析方法仅被批准用于尿液分析。

41.4.6 检测申请单

相关的实验室检测申请单应当包含以下数据:患者的姓名和年龄、样本的类型和数量、样本采集时间、申请检测的紧急程度、分析的注意事项、与摄入毒物有关的病史资料、主要临床表现、患者所服用的治疗药物,以及前期给药方式、初步诊断、用于告知检测结果的联系电话。

41.5 急性中毒的毒理学检查

对于疑似急性中毒的患者应当迅速进行初步诊断并维持生命体征。患者的进一步结局可能取决于初步诊断与最终诊

断的接近程度,以及完成最终诊断并启动最充分治疗所花费的时间[16]。临床毒理学检查结果对于初步诊断及最终所得的结论十分重要。

一般在医院这样一个机构中,一个毒理学实验室不会24 h全天候工作,因此临床毒理学检查通常需要涉及与负责进行实验室检测的人员沟通并完成检测两个步骤。

41.5.1 医院实验室筛查

急性中毒在医院急诊部门的发生频率更高,因此医院相关部门应当提供快速而简便且可靠(即随时)的筛查程序以指导临床诊疗。主治医师应当与负责实验室检测人员共同磋商以选择必要的筛检项目,并考虑患者的病史、临床表现与中毒类型。参考表41-9和表41-10。

在急性中毒中,每个病例需要平均5~6种分析方法进行毒理学筛查(表41-12,其中80%发生在急诊室的急性中毒情况可依照此程序进行检测)。完成这些检测直接平均占据了每个中毒案例的处理时间中的30 min。

41.5.2 进一步的毒理学检查

实验室应当尽可能按照41.3中的要求尽快进行进一步的定性和定量毒理学检查来弥补毒理学筛查中的不足并进一步确认结果。在怀疑急性中毒并入院的患者中,只有10%~20%的患者需要进一步进行更详细的毒理学检查,如中毒的临床表现十分严重、正在考虑进行排毒和解毒治疗、毒理学筛查结果和临床表现之间存在显著的差异、临床检查得到的结果无法用毒理学筛查结果进行解释、存在其他的法医学问题。

41.5.3 因中毒而危及生命时的特定检查

如果有明确的理由怀疑出现表41-14中任何所列物质中毒的情况,应当立即进行针对性的检查,因为检查结果对于后续应用解毒剂治疗是必不可少的。尤其当毒物摄入与临床症状表现之间存在延迟潜伏期(参见41.2.1)的情况下更是如此。

表41-14 可能危及生命并需要医疗护理的中毒案例

毒物	毒理学分析	针对性治疗*
α鹅膏蕈碱	酶免疫分析	水飞蓟素(苄青霉素、D青霉胺)
苯二氮草类药物	GC,HPLC	氟马西尼
丁酰苯类药物(如氟哌啶醇)	GC, GC-MSD, HPLC	比哌立登
氯化烃	依据Fujiwara显色反应	过度换气
氯喹	GC,HPLC	地西泮
氰化物	氰化物气体测试管 氰化物检测试纸条	4-间二甲氨基苯酚,羟钴胺素硫代硫酸钠[亚硝酸戊酯(吸入),乙二胺四乙酸二钴]
地高辛,洋地黄毒苷	免疫分析	洋地黄解毒剂
含铁化合物	还原为Fe^{2+}后与菲洛嗪或红菲咯啉发生显色反应	甲磺酸去铁胺
乙二醇	气相色谱分析	乙醇,甲吡唑
一氧化碳	分光光度法(一氧化碳血红蛋白)	吸氧
高铁血红蛋白形成剂	分光光度法(高铁血红蛋白)	托洛氯铵(亚甲蓝、抗坏血酸)
甲醇	气体测试管	乙醇,甲吡唑
阿片制剂和阿片类药物	GC,GC-MSD,HPLC	阿片制剂拮抗剂(如纳洛酮)
有机磷化合物	(假性)胆碱酯酶	双复磷,硫酸阿托品(解磷定)
对乙酰氨基酚	免疫分析	N-乙酰半胱氨酸(蛋氨酸)
百草枯	在碱化样品中加入连二亚硫酸钠后发生显色反应	活性炭,血液灌洗(膨润土)
β受体阻断剂	GC,GC-MSD,HPLC	胰高血糖素
铊	显色反应 原子吸收光谱法	铁(Ⅲ)铁氰化物(Ⅱ)
维生素K拮抗剂[1)]	凝血酶原时间	维生素K(维生素K_1)

*括号内的数据:先前使用的物质或第二选择的物质。[1)]如香豆素类、华法林、超级华法林。GC,气相色谱分析;GC-MSD,气相色谱分析和质谱检测器联用;HPLC,高效液相色谱

41.5.4 通过毒理学分析系统地检查毒物

如果怀疑中毒的可能性增大但没有关于所涉毒物类型的迹象,那么有必要采用实验室毒理学检查系统地查明中毒情况。诊断策略见图41-1。

41.6 毒理学结果的临床意义

毒理学结果的评估需要实验室和临床医师之间的密切合作。一般来说,毒理学结果应当只结合临床表现进行解释。因此药代动力学和毒物动力学也必须被考虑在内。

应当遵守德国医学协会提出的关于质量保证的建议[38]。有关外部质量控制的实验室间调查应当由被认可的机构进行。

41.6.1 急性中毒

41.6.1.1 定性分析

血液:血液中毒理学检查阴性结果在很大程度上能够排除特定物质潜在中毒的情况。如果在血液中检测到毒物的存在,那么相比仅在尿液中测得该物质提示其发挥毒理作用的概率更高。

尿液:在疑似急性中毒但尿液分析结果呈阴性的情况下,必须注意到如下事实,即毒物摄入后可能尚未排入尿液。此外,必须考虑到某些方法检测其代谢产物(如免疫分析),并且在酸性尿或碱性尿时药物的排泄率会降低:化合物电离增加会降低肾小管重吸收,从而增加药物排泄。酸性化合物(如苯巴比妥和水杨酸盐)在碱性尿液中比在酸性尿液中排泄更多。而碱性化合物(如吗啡)则刚好相反,在低pH时排泄率更高。然而,尿液pH对排泄率的影响目前仍然存在争议。

在涉及治疗药物的严重中毒情况下,尿液中排泄的非代谢物质(即母体药物)的量几乎总是足够高以用于定性分析检

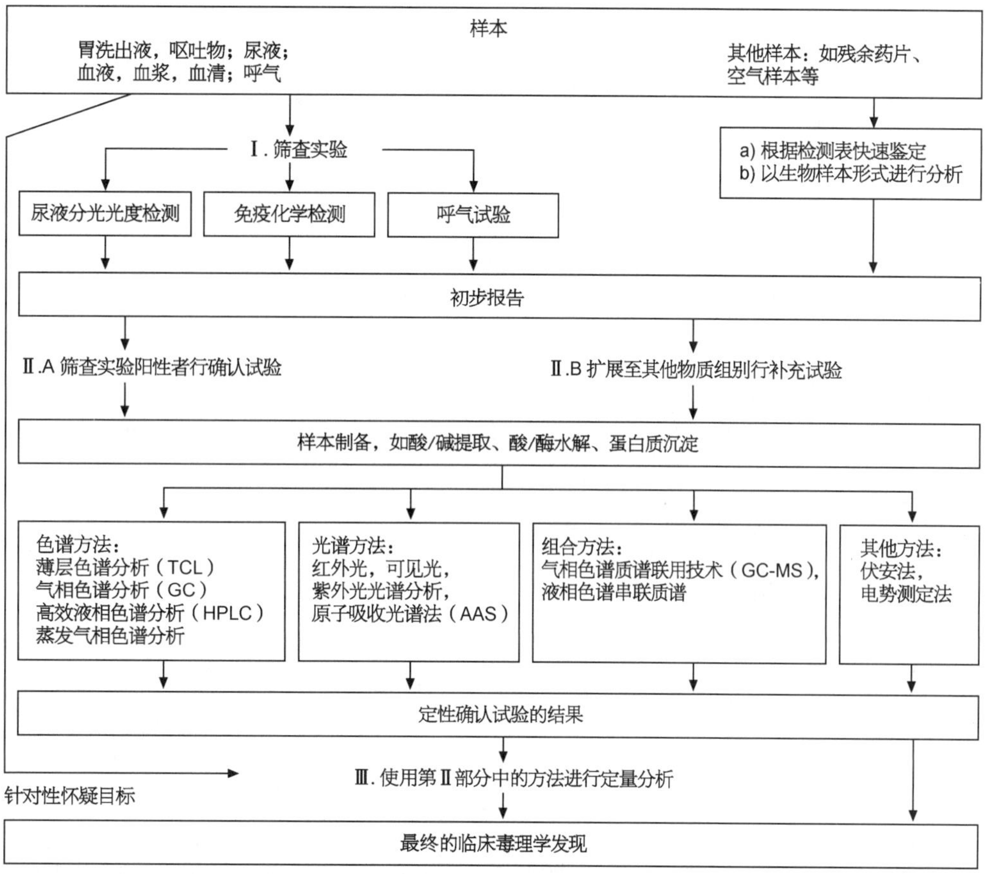

图 41-1 系统的毒理学分析流程[14]

测。在轻微中毒的病例中，对母体药物进行定性分析可能会得到阴性结果，而此时则必须进一步检测其可见的代谢产物和缀合物，如与苯二氮䓬类药物联合使用[17]。

毒理学定性筛查实验的阳性结果对于确认临床急性中毒的初步诊断或确认患者是否服用过多种毒物具有重要的价值。

多种毒物同时存在于机体中，由于药物间的相互作用可能会显著改变患者的临床表现，因各种成分的累计产生放大或减弱的效应。例如，苯丙胺和苯二氮䓬类药物同时服用或者巴比妥类药物和士的宁同时服用时能够观察到直接相反效应的产生。另外，如巴比妥类药物和乙醇同时应用则会产生相似的加成效应[1]。

如果在严重中毒的病例中，当使用定性分析已经测得多种毒物但无法依据患者的病史和临床表现确定哪种毒物占主导作用，则必须尽快进行毒物的定量分析。

41.6.1.2 定量分析

一般来说，在临床化学分析中行之有效的相同分析标准（如精密度、准确度、检出限、特异性）在毒理学定量分析中同样有效。

在定量毒理学分析的横向评估中应当提供血液或血清中的下列参考区间：在生理范围内摄入（无暴露）（定义为健康参考人群的参考区间）、在治疗性范围内摄入、在毒性范围内摄入、在致死范围内摄入。

指南的推荐范围：药物的治疗性范围（参见表 40-2）、药物的毒性范围（参见表 41-15）、工业毒物（参见表 41-16）。

表 41-15 特定物质中毒[19]

检测方法和血清毒性浓度		
物质	方法	最小中毒浓度
乙酰水杨酸	IA，GC，HPLC	400～500 300（儿童）
阿米替林	GC，HPLC	0.5～0.6
溴化物	ISE，分光光度法	500～1 000（1 500）
卡马西平	IA，GC，HPLC	12～15
卡溴脲	GC，HPLC，分光光度法（以 Br^- 的形式）	15～20
氯喹	GC，HPLC	0.6～10
氯普硫蒽	GC，HPLC	0.4～0.7
氯美噻唑	GC，HPLC	13～26
氯米帕明	GC，HPLC	0.4～0.6
氯硝西泮	GC，HPLC	0.1
氯氮平	GC，HPLC	0.8～13
咖啡因	IA，GC，HPLC	30～50
氰化物	GC，荧光光谱法，分光光度法，ISE 定性分析：测试管、试纸条	0.5
地昔帕明	GC，HPLC	0.5～1.0
右旋丙氧芬	HPLC，GC	1
地西泮	GC，HPLC	1.5
双氯芬酸	GC，HPLC	50
洋地黄毒苷	IA	0.03
地高辛	IA	0.002 5～0.007[1)]
苯海拉明	GC，HPLC	1.0
度硫平（二苯噻庚因）	GC	0.8
多虑平	GC，HPLC	0.1

续 表

检测方法和血清毒性浓度		
物质	方法	最小中毒浓度
多西拉敏	GC，HPLC	1～2
麻黄碱	IA(尿液，qual)，GC，HPLC	1 1
乙琥胺	IA，GC，HPLC	(100)150～200
芬太尼	IA，GC，HPLC	0.002～0.02
氟硝西泮	GC，HPLC	0.05
氟西泮	GC，HPLC	0.15～0.20
氟哌啶醇	GC，HPLC	0.05～0.1
布洛芬	GC，HPLC	100
丙米嗪	GC，HPLC	0.4～0.5
拉莫三嗪	GC，HPLC	25～30
利多卡因	IA，GC，HPLC	6～10
锂	FAAS，FAES	1.5～2 mmol/L
劳拉西泮	GC，HPLC	0.3～0.6
马普替林	GC，HPLC	0.3～0.8
安乃近	GC，HPLC	20*
哌醋甲酯	GC	(0.5～)0.8
美托洛尔	(GC)，HPLC	1
咪达唑仑	GC，HPLC	1.0～1.5
莫达非尼	GC	未作规定
硝基安定	GC，HPLC	0.2～0.5
去甲西泮	GC，HPLC	1.5～2.0
去甲替林	GC，HPLC	0.25
奥匹哌醇	GC，HPLC	0.5～2(3)
奥沙西泮	GC，HPLC	2.0
氧可酮	GC，HPLC	0.2
对乙酰氨基酚	IA，GC，HPLC	100～150(峰值)
喷他佐辛	GC，HPLC	1～2
戊巴比妥	GC，HPLC	(5)8～10
培拉嗪	GC，HPLC	0.5
哌替啶	GC，HPLC	(1～)2
安替比林	GC，HPLC	50～100
苯巴比妥	IA，GC，HPLC	30～40
苯妥英	IA，GC，HPLC	20～40
扑米酮	IA，GC，HPLC	10(15～20)
异丙嗪	GC，HPLC	1
普萘洛尔	(GC)，HPLC	1～2
舍曲林	GC	0.29[2)]
士的宁	GC，HPLC	0.075～1
铊	尿液：AAS，Volt，分光光度法	0.25
茶碱	IA，GC，HPLC	25～30
替利定	GC，HPLC	1.7(昏迷，致死)[2)]
曲马多	GC，HPLC	1(血液)
三甲丙米嗪	GC，HPLC	0.5
丙戊酸	IA，GC，HPLC	150～200
唑吡坦	GC，HPLC	0.5
唑吡酮	GC，HPLC	0.05

*包括活性代谢产物；[1)] 取决于血浆钾浓度；[2)] 单次测量。AAS，无火焰原子吸收光谱法(石墨管比色皿)；FAAS，火焰原子吸收光谱法；FAES，火焰原子发射光谱法；GC，气相色谱分析；(GC)，可能采用 GC 分析，但不推荐；HPLC，高效液相色谱；IA，免疫分析；ISE，离子选择电极法，基于显色反应的分光光度法；测试管，如 Dräger；qual，定性检测；Volt，伏安法

表 41－16 接触工业毒物工作人员的检查[18]

工业材料	物质	最大允许上限*	样本
铅	铅	200 μg/L	U^b
四乙铅	二乙铅	25 μg/L	U^b
	总铅	50 μg/L	U^b
氟化物和氟酸	氟化物	7 mg/g 肌酐	U^b
		4 mg/g 肌酐	U^d
氟烷	三氟乙酸	2.5 mg/L	$B^{b,c}$
一氧化碳	一氧化碳血红蛋白	血红蛋白总量的 5%	B^b
六氯环己烷	六氯环己烷	25 μg/L	P^b，S^b
甲醇	甲醇	30 mg/L	$U^{b,c}$
对硫磷	对硝基苯酚	500 μg/L	U^c
	乙酰胆碱酯酶	≤30%活性暴露	E^c
汞和无机汞化合物	汞	25 μg/g 肌酐	U^a
四氯化碳	四氯化碳	3.5 μg/L	$B^{b,c}$
甲苯	甲苯	1.0 mg/L	B^b
	邻甲苯酚	3.0 mg/L	$U^{b,c}$
二甲苯(所有同分异构体)	二甲苯	1.5 mg/L	B^b
	甲基马尿酸	2 000 mg/L	U^b

*工业材料生物学耐受值；[a] 任何时间采样；[b] 在暴露后或接触改变结束后采样；[c] 长期暴露后采样：先前出现多次接触改变后；[d] 在下一次接触改变到来前采样；B，血液；E，红细胞；P，血浆；S，血清；U，尿液

为了纵向评估与合理控制，我们应当记住在急性中毒时必须始终预见极端值的出现；在每种情况下，此类极端值都需要临床医师联合实验室进行彻底的联合评估。

在无并发症的中毒病例中，摄毒的剂量、血液毒物浓度与中毒效应的持续时间和强度呈良好的相关性。

如果出现以下情况，则可能出现血液中毒物浓度意外降低：① 患者摄毒不久，毒物尚未开始或部分开始吸收入血；② 出现某种药物的戒断综合征；③ 存在混合性中毒；④ 漏检存在相应临床表现的代谢产物；⑤ 其他额外的原因导致了患者目前的症状，如硬脑膜血肿下所致的颅内压增高(如轻微喝醉的人摔倒)。

在严重的急性中毒和药物成瘾的患者血样中能够检测到高浓度的毒物，并且由于耐受性的发展显示出较轻的症状。

作为一个先决条件，如果血液中某一高浓度毒物与中毒程度一致(表 41－17)，则说明需要进行毒物清除治疗。

表 41－17 要血液透析的毒物浓度阈值*[20]

物质	浓度阈值(mg/L)*
内吸磷(甲基内吸磷)	3
洋地黄毒苷	0.08
乐果	1
敌草快	可检出
甲喹酮	40
百草枯	可检出
对硫磷	0.2
苯巴比妥	100
－ 其他巴比妥类药物	50

*达到血浆毒性阈值水平且合并严重临床中毒表现时需使用活性炭血液灌洗

可以通过重复测定血液中毒物水平并计算其清除率和清除半衰期来评估毒物清除治疗的疗效。在急性中毒患者中确定的半衰期可以显著偏离治疗药物的标准半衰期，这可能是由于存在其他药物或潜在的病理状态，包括休克和肝脏或肾脏衰竭。

41.6.1.2.1 对乙酰氨基酚：对乙酰氨基酚中毒可以引起严重的肝细胞损伤，从而导致急性肝功能衰竭[21]。如果治疗前在血液中测得其浓度随时间变化达到肝毒性范围时(图 41－2)，使用 N－乙酰半胱氨酸治疗在很多情况下可以挽回生命。也参见图 18.6－2 乙醇的生化效应。

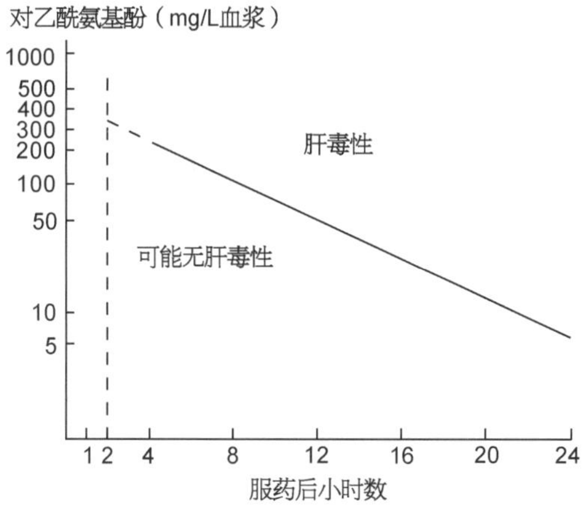

图 41－2 对乙酰氨基酚中毒预后的半对数图[21]

41.6.1.2.2 水杨酸盐：在水杨酸盐中毒时，与对乙酰氨基酚中毒一样，考虑到摄入时间点，血清药物浓度和中毒严重程度呈相关性(图 41－3)。

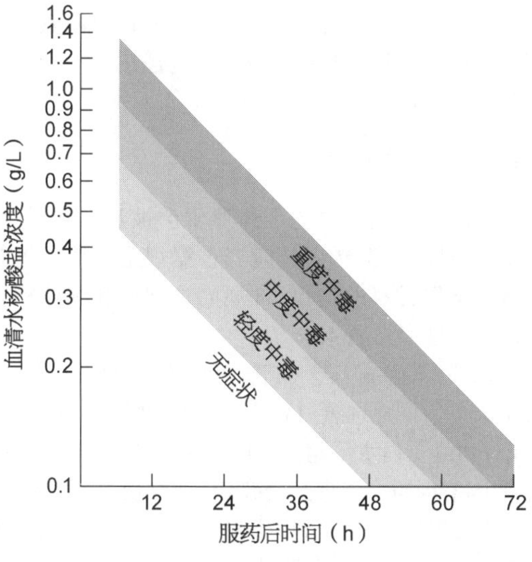

图 41－3 水杨酸盐浓度随时间变化对中毒严重程度的影响[37]

41.6.1.2.3 氰化物：氰化物是一种毒性极强的化合物，即便在低浓度条件下，也会通过与细胞色素氧化酶的 Fe^{3+} 结合导致细胞呼吸抑制(表 41－18)。碱性氰化物被用来生产/清洗贵金属。有机氰化物包括乙腈和植物生氰糖苷(李属植物种子：苦杏仁、杏)及用于治疗高血压的硝普钠。氢氰酸主要用于船舶和仓库中啮齿动物的防治。它也存在于火灾气体和烟草烟雾中。它也被称为“齐克隆 B”。

表 41－18 血液氰化物浓度

队列	浓度(mg/L)
非吸烟者	0.005～0.04
吸烟者	0.04～0.07
中毒症状	0.1～1.0
轻度中毒	<2.0
严重中毒	>3.0

我们使用试管或试纸条检测氰化物并使用吸收光谱法或电势测定法测定氰化物。如果患者暴露于火灾气体中，则必须同时测定氰化物和碳氧血红蛋白。

氰化物的解毒剂包括：硫代硫酸钠、羟钴胺素和高铁血红蛋白形成剂(如 4－二甲氨基苯酚)。

41.6.1.2.4 乙醇：在德国，有 950 万人以有害健康的方式摄入乙醇；130 万人被认为酗酒(表 41－3)。近年来，青少年酗酒人数逐渐增加：2000 年有 9 500 名青少年因酗酒入院，而到了 2007 年，这一数字已经达到了 23 165 名。由于妊娠期间酗酒，每年有 10 000 名残疾儿童出生，其中 4 000 人会出现胎儿酒精综合征的所有症状。饮酒致产前损伤的概率大约是儿童患上 21－三体综合征概率的 2 倍[35]。

中毒：关于血液中乙醇浓度检测及对乙醇中毒程度评估指南见表 41－19。诸多生理和心理因素的不同，如年龄、性别、体格、疲劳程度、乙醇耐受、乙醇过敏、初始升高阶段和清除阶段都会对临床表现的严重程度产生影响。其他原因也可能导致与乙醇中毒相似的症状，如治疗药物和违禁药物效应，代谢失代偿或头部创伤。乙醇能够增加治疗药物的效果。违禁药物和乙醇往往会被同时应用。

表 41－19 乙醇中毒程度评估[22]

乙醇浓度		中毒程度	临床症状
血液(g/L)	血清(g/L)		
0～0.5	0～0.6	—	通常无显著变化(除非在不耐受的情况下)
0.5～1.5	0.6～1.8	轻度	兴奋，判断力受损，注意力与其他智力功能下降，如意识、思维能力、推理能力、头脑适应性和灵活性、能量水平增高、多言、轻度平衡障碍、瞳孔反应减缓、眼球震颤、脊柱反射减弱
1.5～2.5	1.8～3.0	中度	第二阶段上述症状增强，另外还有视觉障碍、步态失衡、自制力下降、洞察力下降
2.5～3.5	3.0～4.2	严重	明显步态不稳和语言障碍(胡编乱造、口齿不清)，精神错乱、迷失方向、记忆缺失
>3.5	>4.2	最严重	立即危及生命；意识水平从明显受损到昏迷状态不等，酒精性麻醉，反射消失，存在吸入呕吐物且在无救助情况下窒息风险，死于低温或呼吸暂停

测定血液或血清中的乙醇浓度对于评估酒精中毒是必不可少的[22]。使用以下公式将血清乙醇浓度(mmol/L)转换为血液酒精浓度(BAC)(g/kg 对应每千克体重)。

$$C_S \times M_r \times 10^{-3} \times D_s^{-1} \times W^{-1} = C_B$$

$$C_M \times D_s^{-1} \times W^{-1} = C_B$$

$$C_S \times 0.0374 = C_B$$

$$C_S \times M_r \times 10^{-3} = C_H$$

说明如下，C_B：血液乙醇浓度(g/kg)，C_H：血清乙醇浓度(g/L)，C_S：血清乙醇浓度(mmol/L)，D_s：血清密度(1.026 g/kg)，M_r：乙醇的相对摩尔质量(46.07)，W：血清和血液之间水的分配系数(1.20)。

41.6.1.2.5 一氧化碳：有关其临床症状对 COHb 的依赖性可参见 15.5.2。

41.6.1.2.6 高铁血红蛋白形成剂：参见 15.5.1。

41.6.1.2.7 甲醇：甲醇中毒是由于(意外)误服清洁剂(如将挡风玻璃清洗液转移到水瓶中)，饮用掺入甲醇的工业变性酒精或掺假的酒精饮料。严重的甲醇中毒可导致失明或死亡。这是由甲酸所导致的，它是甲醇的一种代谢产物，具有引起代谢性酸中毒和高渗性的特点。与其他挥发性的醇或酮一样，甲醇可以通过蒸发气相色谱进行检测。对于甲醇中毒的特定治疗，可以采用乙醇和甲吡唑来延缓甲酸的形成(表 41－14)。

41.6.1.2.8 植物：因植物所致的严重中毒较为罕见，但在儿童中却经常被怀疑。在德国可见的重要有毒植物罗列于表 41－20。

表 41－20 德国的有毒植物和树木(选择性)[36]

普通(英文)名称	学名	主要毒素
杏子	Prunus armeniaca	氰化物(苦杏仁苷)
莨菪	Hyoscyamus niger	阿托品
苦杏仁	Prunus amygdalus amara[1)]	氰化物(苦杏仁苷)
附子	Aconitum napellus	作用于心脏的生物碱(乌头碱)
天使的号角	Datura suaveolens	东莨菪碱，天仙子碱
毛地黄	Digitalis, species	强心苷
白色假火烧兰	Veratrum album	作用于心脏的生物碱
毒膝树	Rhus toxicodendron	漆酚(胃肠毒素)
秋水仙	Colchicum autumnale	秋水仙素
土豆	Solanum tuberosum	茄碱(浆果类)(胃肠毒素)
金钟柏	Thuja, species	侧柏酮(神经毒素)
铃兰	Convallaria majalis	强心苷
夹竹桃	Nerium oleander	强心苷
燕草属植物	Delphinium, species	作用于心脏的生物碱
砂地柏	Juniperus	香桧烯，侧柏酮(神经毒素)
欧亚瑞香	Daphne, species	瑞香苷(胃肠毒素)
毒芹	Conium maculatum	毒芹碱(神经毒素)
曼陀罗	Datura stramonium	天仙子碱
烟草	Nicotiana tabacum	尼古丁
颠茄	Atropa belladonna	阿托品，天仙子碱
毒牛芹	Cicuta virosa	毒芹素(神经毒素)
东部刺柏	Juniperus virginiana	香桧烯(神经毒素)

[1)] 杏仁(Prunus dulcis)仅指携带苦杏仁苷的苦杏仁

诊断通常基于宏观和微观的特征。此外，在特殊情况下会使用薄层色谱法、HPLC、GC－MS 和 LC－MC/MS 技术来辅助诊断。根据其交叉反应性，可以使用地高辛或洋地黄毒苷的免疫分析方法检测强心苷。

使用中医给出的药物也会引起中毒，原因如下：药物名称混淆或指代不清、加入未申报的高效药物、重金属污染、微生物污染(黄曲霉毒素)。

41.6.1.2.9 蕈类：在德国严重蕈类中毒的病例大多由常与香菇(双孢蘑菇)混淆的死亡帽(鬼笔鹅膏)所引起。毒理学研究主要基于宏观和微观的特征并且通过免疫分析检测毒性极高的 α 鹅膏蕈碱。如果怀疑存在蕈类中毒，应当立即开始治疗(基于症状使用水飞蓟素)而不应该等待实验室检查结果或等到潜伏期后出现典型临床表现(严重的肠胃炎表现继而发生肝细胞溶解)。在德国其他蕈类引起的中毒情况较少。食用蕈类速发的胃肠道疾病通常是由食物细菌污染所致。

41.6.1.2.10 有毒的动物：蜜蜂和黄蜂被认为是欧洲最重要的有毒动物，尽管它们的叮咬通常不会引发威胁生命的中毒。然而在致敏个体中，一次刺伤即可引起速发的超敏反应并使其产生过敏性休克并最终导致死亡。从最普遍的意义上来讲，实验室毒理学检查对动物的毒液没有作用，因为毒液的浓度非常低且通常由许多不同的蛋白质组成。一般来说诊断仅仅是基于对动物种类的鉴定。

41.6.2 脑死亡

由中毒引起的昏迷或严重中毒导致的不可逆的脑损伤或其他一些原因都能够使脑电图(EEG)呈平坦曲线，因此需作出鉴别诊断。

对于严重大脑受损的患者在终止其重要生命功能维护前，应当通过定性或定量的方法检测血液中的药物(如巴比妥类药物、苯二氮䓬类药物和三环抗抑郁药)以排除其可能产生的中枢神经系统(CNS)抑制效应。这也适用于治疗此类患者的部分其他药物[23]。

41.6.3 慢性中毒

长期接触工业性毒物的个体通常会被观察到慢性中毒。在这种工作环境下，工作人员应当根据规定定期检查其健康状况。有毒工作材料的清单、常规的毒理学和其他检查及血尿中允许的浓度参见表 41－16。

一氧化碳：慢性暴露于一氧化碳(CO)中会引起许多神经系统的症状[24]。同血红蛋白总浓度相关，通过分光光度法测得血液中 CO 血红蛋白水平超过 10%即被认为是病理性的，在重度吸烟者中，有时也会发现其血液 CO 血红蛋白浓度高于 10%。

铝：在接受口服 $Al(OH)_3$ 作为磷酸盐黏合剂治疗的血液透析患者中，铝在体内过度积累可导致明显的骨结构改变和致死性脑病[25]。检测血清及透析液中铝的含量，从而对此类患者实行持续监测(参见 11.2)。

41.6.4 对成瘾性物质的依赖性

对成瘾性物质的依赖性可以被描述为某种药理学药物与机体的相互作用导致以明确的行为方式和反应为特征的一种病症。这些反应包括患者通过定期或持续性地借助成瘾性物质以获得快感且消除不愉快的情绪。

重要的成瘾性物质参见表41－21[27]。吸食毒品现状的改变可以通过初次吸食硬毒品的人数进行评估(表41－22)。

表41－21 对于检测成瘾性物质的建议
(改编自参考文献[27])

成瘾性物质	血液	尿液	尿液	可检出*
苯丙胺	—	A	B	1～3 d
巴比妥类药物				
- 短期效果	—	A	B	1 d
- 长期效果(如苯巴比妥)	—	A	B	14～21 d
苯二氮草类药物				
- 传统型(如地西泮)	—	AH	B	3 d
- 缓释慢代谢型(如氟西泮)	—	AH	B	28～42 d
- 快代谢型(如三唑仑)	—	AH	B	>1 d
苯甲酰芽子碱(可卡因代谢产物)	—	A	B	1～4 d
乙醇**	GC，E	—	—	2～14 h
溶剂和有毒吸入剂(通过嗅探)	GC	—	—	
LSD(麦角酸酰二乙胺)	—	A	B	1～5 d
美沙酮	—	A	B	3 d
阿片制剂	—	A	B	2～3 d
THC(大麻素类)				
- 一次性摄入	—	A	B	1～1.5 d
- 吸食者(每周4次)	—	A	B	5 d
- 吸食者(每天)	—	A	B	10 d
- 长期滥用	—	A	B	20 d

A，通过免疫分析检测无须标本制备的成瘾性物质；AH，经共轭水解之后通过免疫分析检测成瘾性物质；B，通过DC、GC、HPLC、GC－MS等方法检测经标本制备的成瘾性物质(萃取，柱层析技术)；E，酶法检测；GC，蒸发气相色谱分析；THC，四氢大麻酚。

* 摄入后时间；** 取决于血液浓度。降解：0.1～0.2 g/(kg×h)

表41－22 初次吸食硬毒品1)的人数*

年份	总数	海洛因	可卡因	快克2)	苯丙胺	甲基苯丙胺	迷幻药	其他物质3)	LSD
2004	21 100	5 324	4 802	409	9 238	?	3 907	337	?
2005	19 900	4 637	4 489	433	9 339	?	3 145	416	?
2007	18 620	4 153	3 812	498	9 382	567	2 038	456	145
2008	19 203	3 900	3 970	350	10 188	443	2 174	444	158

?，未知。1) 在总人数中，每个个体仅被当作使用过一次硬毒品的罪犯。然而，同一个体能够被计入不同药物组别中；2) 快克：可卡因碱；3) 包括LSD(麦角酸酰二乙胺)。*来源：德国联邦政府药物专员的毒品和成瘾性物质报告

一般而言，常见的成瘾性物质检测最初是通过尿液免疫分析(药物筛选)进行的(表41－21)。阳性结果需要进一步使用灵敏度和特异性优于筛选方法的确认方法进行验证分析，如气相色谱质谱联用或液相色谱串联质谱(LC－MS/MS)。需要指出的是，某些成瘾性物质很难甚至无法通过免疫分析进行检测。

41.6.4.1 苯丙胺/兴奋剂

这组包括了苯丙胺和甲基苯丙胺，也被称为策划药(迷幻药)，如亚甲基二氧基苯丙胺(MDA)、亚甲基二氧基甲基苯丙胺、亚甲基二氧基乙基苯丙胺(MDEA)、甲基亚甲双氧基苯丁胺(MBDB)、亚甲双氧基苯丁胺(BDB)、副甲氧基苯丙胺、甲氧基甲基苯丙胺(PMMA)。

这些物质通常在派对上被使用，并且能引发致命的高热。与此同时还观察到有肝病、凝血功能障碍、横纹肌溶解症、肾衰竭和心律失常的发生。近来愈发流行的PMA和PMMA存在延迟起效的特点。没有意识到这种延迟的吸食者会误认为其无效而服用更多剂量，从而导致危及生命的中毒。在许多情况下，用于检测尿液中此类物质的免疫分析方法仅对校准物质(如苯丙胺或甲基苯丙胺)敏感，而对于实际的策划药物却显示出极低的分析敏感性。这也应用于：① 兴奋丸如1－苄基哌嗪，在法律允许的用途范围内可作为驱虫剂使用。它与苯丙胺具有化学相关性，据说还有迷幻功效并可引发癫痫样发作。② 咖特(catha edulis)是一种灌木，其新鲜树叶被称为"咖特"。在口腔内咀嚼或保存一段时间后，叶片会释放出苯丙胺相关物质(甲基卡西酮和伪麻黄碱)。"咖特"在东非和也门及这些地区的移民中广泛流行。

目前存在的一个普遍问题是在越来越短的时间周期内涌现出更多的与苯丙胺化学性质仅有微小差异的新型化合物。它们有着和苯丙胺相似的功效，甚至有些比已经列出的非法兴奋剂有更多潜在功效。对这些物质的风险、不良反应和使用的长期影响进行详细而系统的药理学分析通常是不可用或不可能的。这些物质只要没有被明确禁止就可以自由使用。2011年3月，16种来自欧洲的化合物和51种来自日本的化合物被纳入研究(联合国国际毒品管制委员会)。其中一个典型例子就是甲氧麻黄酮(4－甲基－N－甲卡西酮)。该化合物具有重要的意义，因为它在瑞士一直经由互联网作为"肥料"合法使用，直到2010年12月1日才被禁止。在德国，该物质自2010年初以来就一直被禁用。选择先前建立的苯丙胺免疫分析法无法用于评估此类化合物，必须根据具体情况进行单独评估(也见于四氢大麻酚/大麻素)。

41.6.4.2 巴比妥类药物/甲喹酮

由于巴比妥类药物已被纳入德国管制药物法案中，因而它们在毒品领域的重要性显著下降。这一点也同样适用于甲喹酮。根据巴比妥类药物的种类不同，其在尿液中的免疫化学筛查实验的检出限也不同。一些在体内完全代谢的巴比妥类药物会导致尿检出现阴性结果。

41.6.4.3 苯二氮草类药物

在德国大约有140万成年人，其中70%为女性，被认为对治疗性药物成瘾。1%～2%的成年人定期服用苯二氮草类药物一年甚至更久，10%～17%的成年人每年至少服用一次[35]。目前大约有50种不同的苯二氮草类药物可供使用。其中绝大部分药物可以在尿液中以降解产物或缀合物的形式被检测到。因此，推荐在进行免疫筛查实验之前预先水解尿液以提高检出限。然而，尽管对尿液进行水解处理，某些在低浓度下即能起效的化合物如氟硝西泮依然可能逃脱检测。

筛查实验的检出限与个体苯二氮草药物的效力无关，而是取决于抗体对于相关表位的化学亲和力。检测时间段取决于相关苯二氮草药物的清除速率，范围在2～4 h(咪达唑仑)和40～250 h(氟西泮)。

41.6.4.4 丁丙诺啡

这种用于治疗海洛因成瘾者的替代品可通过特定的免疫分析方法在尿液中进行检测。

可卡因：机体可迅速将可卡因转化为苯甲酰芽子碱、芽子碱甲酯和芽子碱。使用免疫方法在尿液中筛查可卡因主要依靠专一识别苯甲酰芽子碱或同时测定可卡因来实现。

专一识别苯甲酰芽子碱的免疫分析方法应当优先考虑，因为苯甲酰芽子碱是成瘾性物质经身体代谢后的一种标志物，而可卡因却能够在后续过程中被添加进尿液中。

41.6.4.5 右美沙芬

这种免费提供的镇咳药物不再被认为是阿片类物质。它具有和麦角酸酰二乙胺相似的药代动力学特性，克他命或赛洛西宾无法通过阿片剂的免疫分析进行检测。右美沙芬滥用的普遍性尚不得而知，但目前已经描述了一种戒断和依赖综合征。

41.6.4.6 γ羟丁酸(GHB)

这种化合物在毒品领域被称为液体摇头丸。当以低剂量摄入时，它具有与兴奋剂类似的效果(如欣快感、增加刺激)。例如，在迪斯科舞厅中，它常被添加到饮料中作为一种失能性药物(“蒙汗药”)。使用GC-MS在血液或尿液中只能在短时间内检测到该药物，并且随后可能在毛发中被检测到。γ丁内酯(溶剂)和1,4-丁二醇(塑化剂)能迅速转化为GHB，因而间接同GHB有类似的效果。

41.6.4.7 克他命

克他命在化学性质上与苯环己哌啶相关。它在医学麻醉中被用作麻醉剂和镇痛药。克他命作为一种致幻剂被滥用并且可能也被用作失能性药物。当存在克他命时，苯环己哌啶的免疫分析会产生假阳性结果。使用HPLC或GC-MSD方法对该药物进行特异性检测。

41.6.4.8 LSD(麦角酸酰二乙胺)

LSD是一种致幻的迷幻剂。它可以通过尿液免疫分析进行特异性检测。

41.6.4.9 麦司卡林

这种从佩奥特仙人掌中获得的迷幻药长期以来一直在墨西哥和美国西南部流行。该物质可以通过GC-MS进行检测。4-溴-2,5-二甲氧基苯乙胺(代号：维纳斯)和麦司卡林有关并且具有相似的药效。

41.6.4.10 美沙酮

美沙酮是一种用于海洛因成瘾者替代治疗的一种阿片类药物。大部分情况下，美沙酮可以通过特异性免疫分析直接检测。此外，还有一种免疫分析方法能够特异性检测尿液中的EDDP(机体对美沙酮的一种代谢产物)。对2-亚乙基-1,5-二甲基-3,3-二苯基吡咯烷(EDDP)的免疫测定能够防止后续向尿液中添加美沙酮造成事先应用该药物的假象(参见41.6.4.12的伴随使用)。

41.6.4.11 尼古丁/烟草

尼古丁通常是通过吸食烟草获得(德国有1 600万名吸烟者)。然而，它也在农业生产中作为杀虫剂被使用，也会出现在皮肤贴片中。尼古丁的摄入量可以通过对尿液尼古丁代谢产物可替宁排泄量的免疫分析进行测定。同时也可以使用HPLC和GC-MSD方法来测定尼古丁和可替宁。

吸烟是有害的，不仅因为尼古丁的缩血管作用及其潜在的成瘾性，还因为它能产生许多其他的化合物，如苯、氰化物、重金属和40种被认为引起40%肿瘤死亡的致癌物质。它们也存在于侧流烟气中，因此对被动吸烟者同样有害(表41-3)。上述有毒物质会促进慢性支气管炎的发展并引起妊娠并发症[35]。

41.6.4.12 阿片制剂

在德国，有12万～15万人被认为对海洛因成瘾。海洛因最近已被批准作为特殊情况下的替代品。海洛因(二乙酰吗啡)被迅速代谢为6-乙酰吗啡，并以相对更慢的速率代谢为吗啡。然而，除了海洛因，吗啡也能从可待因代谢而来，甚至会出现在食用了含有罂粟籽的糕饼后也能在尿液中检测到吗啡的情况。阿片制剂依赖性筛查主要通过免疫分析检测吗啡和吗啡衍生物。阿片制剂检测的阳性结果仅能证实滥用海洛因的初步怀疑，还需要食用免疫分析法检测6-乙酰吗啡以进一步证实。正如所有用于成瘾性物质检测的免疫分析一样，需要提供足够可靠的证据，如采用气相色谱质谱分析。不能使用免疫分析检测阿片类物质的吗啡/阿片制剂，如右旋丙氧芬、芬太尼、美沙酮、羟考酮、喷他佐辛、哌替啶、替利定和曲马朵。

用于海洛因成瘾者替代治疗的伴随用药：必须通过尿样抽检来密切监测治疗。除了美沙酮，其他物质如氟硝西泮的联用也很常见，并可导致严重的中毒和死亡。另外，必须监测作为替代治疗的美沙酮的摄入量，以防止患者储存和销售药物并用于购买其他药物，如海洛因[26]。

41.6.4.13 苯环己哌啶

该化合物具有镇静和镇痛的效用。在美国利用吸烟过程吸食苯环己哌啶的现象相对普遍，而在德国并未发现严重的滥用现象。可以使用特异性的免疫分析方法检测苯环己哌啶。

41.6.4.14 赛洛西宾/赛洛新

这些致幻剂是通过食用了如墨西哥裸盖菇的特定蕈类获得的。可以使用HPLC或GC-MSD方法来检测该物质。

41.6.4.15 四氢大麻酚/大麻素类

大麻素类是除尼古丁和乙醇外最常见的成瘾性物质。在德国约有60万人使用它们并在一定程度上对健康造成损害[35]。在吸食大麻过程中，其最重要的活性成分为四氢大麻酚(THC)。THC经机体代谢形成多种化合物并经尿液排泄。最重要的代谢产物，11-正-9-羧基-THC也是免疫分析中抗体的主要靶标。对于单次滥用的个体其可检出时间窗口仅为1～2天，而慢性滥用者往往可持续数周。被动吸烟者体内通常显示阴性结果。

大约自2008年以来，草本物质混合物(包括浴盐和肥料)，最初被称为“香料”，而自2010年后，这种称为熔岩红的物质便可以通过网络获得。它们含有未申报的大麻素样化合物，如JWH-018和CP-47-497(香料)或JWH-122(熔岩红)。这些化合物比大麻的效力更强并且无法使用THC的免疫分析方法检出。香料中含有的大麻素样化合物及JWH-122和其他约100种相关物质目前已经被禁用；然而，下一步《德国管控物质法案》也应当尽快做出相应修改。

41.6.4.16 三环类抗抑郁药(TCA)

TCA的免疫化学筛查实验的方法能够通过商业化的途径获得。它们不仅检测TCA本身，还检测它们的代谢物及一些四环类抗抑郁药物和吩噻嗪类药物。因此，使用免疫分析仅能初步证实怀疑而需要使用其他方法进一步验证（如气相色谱分析）。免疫方法不适合用于定量检测未识别的TCA。

41.6.5 成瘾性物质检测的意义

检出和测定患者血液或尿液中成瘾性物质对以下情况是很重要的：提供使用成瘾性物质的证据、识别戒断综合征、监测戒断治疗、在使用替代疗法的情况下排除非法使用其他物质（见于加入美沙酮替代治疗的海洛因成瘾者）。

强烈成瘾的患者通常会显示较高的成瘾物质血液浓度，尽管这类患者未必会出现毒性症状。在非成瘾性患者中，高血清浓度会导致昏迷，而此类患者通常会表现为昏昏欲睡。在成瘾性患者中，通常需要极高的血液浓度才会引起昏迷[16]。

41.6.6 戒断综合征

在滥用镇静和催眠药物的患者中，戒断综合征一般发生在停药后2天，一般在1～3天后出现酒精滥用，而在最后一次服药后6～7天出现苯二氮䓬类药物滥用。血液成瘾性物质检测的阴性结果通常是诊断此类情况的典型证据[16]，而这种情况往往与患者严重的精神和生理变化有关。对于潜在成瘾性较强的物质可能会在血液中检出极少量的成瘾性物质。

41.6.7 戒断治疗的监测

成瘾者的戒断治疗监测是指在进行较长一段时间治疗后通过检测尿液中是否依然存在特定的成瘾性物质。如果戒断治疗成功，成瘾性物质浓度会持续下降并最终低于检出限。应当将患者所用的治疗性药物告知实验室以避免产生由免疫测定中的交叉反应而导致假阳性结果。

药物：通常来说，用于药物筛查的免疫分析不适用于发现那些药物检测结果为阳性的患者是否还在继续服用成瘾性物质。当使用筛查实验时，尤其用于检测如兴奋剂、巴比妥类药物、苯二氮䓬类药物和阿片制剂等物质时，只有当在监督下完成采集的样本的检测结果为阴性时，才能给出明确的检查结果。单个化合物及其代谢产物的交叉反应是呈浓度依赖性并且存在一定程度的变异，例如，与先前样本结果相比，其测量信号下降并不能作为否决结果的可靠证据，其原因如下。

- 不再服用地西泮的患者在高灵敏度分析条件下依然能够检出，而作为替代的强效氟硝西泮能够快速排泄且检出的灵敏度较低。
- 校准曲线在低浓度区间内陡峭而在较高浓度区间内平坦。因此，不紧密度引起的结果差异可能发生在较高的浓度区间内。
- 24 h尿液样本通常难以获得。随机尿中的药物排泄存在显著变异，如存在饮酒习惯或尿液pH改变。

在分析专家提供的足够经验的情况下，如果使用免疫分析特异性检测某些特定物质（如EDDP、苯甲酰芽子碱）或用于检测某些化学性质密切相关的化合物（如THC代谢产物），那么可以在半定量的基础上比较当前和先前的发现。然而在大麻素的检测中，必须记住THC代谢产物的排泄模式随着摄入时间的变化而改变。

此外，由于代谢产物与抗体的交叉反应性不同，因此分析那些在狭窄时间段内获得的样本结果时应当有所保留。

基于免疫分析的尿液药物定量检测结果在任何情况下都不应当作为诊断结果传达给申请检测的个体或实体。至于患者是否在继续应用成瘾性物质，采用一种特异性更好的血清浓度定量检测方法，例如，气相色谱质谱联用技术也许能够更可靠地解答这一问题。

乙醇：血清乙醇浓度反映了受检个体当前的酒精中毒程度。由于定性检测结果通常已经能够满足应用需求，因此尿液分析多被用于监测戒断治疗。使用酶法检测晨尿为监测患者前一晚在治疗设施以外的酒精消耗量提供了一种独立的方式。尿液5-羟色醇浓度是过去24 h内酒精摄入的量度，血清或尿液乙基葡萄糖苷酸浓度是过去3天情况的衡量指标而糖缺失转铁蛋白（CDT）是过去3周情况的衡量指标。在慢性酒精滥用的情况下，谷氨酰转肽酶（GGT）活性和平均红细胞体积（MCV）会出现升高（参见18.6）。

41.6.8 其他滥用现象

41.6.8.1 有机溶剂滥用现象

通过吸入（嗅探）滥用有机溶剂可能导致猝死。急性中毒患者可以导致多种神经学症状，从简单的嗜睡到无意识伴癫痫发作不等[28]。在这些情况下，使用气相色谱技术检测血液中潜在挥发性毒物在诊断上是有价值的。

41.6.8.2 泻药和利尿剂

尤其对女性而言，出于减轻体重和追求美的原因，这些物质偶尔会被秘密摄入。对于此类物质尿液定性筛查的方法相对简单，并且可能有助于避免冗长而徒劳的临床和实验室检查[29]。

41.6.8.3 神经增强技术

神经增强是指健康个体使用某些物质以提高情绪或增强认知。这种使用大脑兴奋剂的方法，通常应用于如学生、管理人员、战时部署的医师或士兵等，在没有医学指征的情况下应用此类物质能够提高他们的智力表现，减少对失败的恐惧并且延缓疲劳。更具体地说，该术语适合应用于上述目的而不符合其预期用途的处方药物。这些药物来源于不同的药理活性组别，并且有些药物具有很强的潜在成瘾性（表41-23）。

表41-23 用于神经增强的药物

药理活性组	药物	作用模式
兴奋剂	麻黄碱	间接拟交感神经药物
	哌醋甲酯	间接拟交感神经药物
	莫达非尼	α_1肾上腺素受体激动剂
抗痴呆药物	多奈哌齐	胆碱酯酶抑制剂
	吡拉西坦	增加脑部血液循环
	银杏提取物	未知
β受体阻滞剂	美托洛尔	（竞争性）抑制β肾上腺素受体
	普萘洛尔	（竞争性）抑制β肾上腺素受体
抗抑郁药物	氟西汀	抑制5-羟色胺再吸收
镇静剂	氟硝西泮	$GABA_A$受体复合物中的ω受体激动剂
	地西泮	$GABA_A$受体复合物中的ω受体激动剂

哌醋甲酯、莫达非尼和吡拉西坦是目前最常用的药物。从更广泛的意义上来说，酒精和咖啡因的摄入，以及香烟和违禁药物的应用(如可卡因和迷幻药)都能够归入神经增强的范畴。在一项国际研究中，德国有20%的抽样人群和5%的工作人员承认应用了神经增强药物。

41.7 注意事项

免疫分析：在临床毒理学分析中免疫分析的分析特异性并非100%。一般来说，我们必须预计假阳性结果的出现。它们的发生率应当小于5%[30]。例如，某些吩噻嗪类药物可以被当作三环类抗抑郁药物被误测到[31]。

因此，阳性结果应当总是采用第二种可靠的独立方法加以验证(如气相色谱质谱分析或LC-MS/MS)[32]。

筛查实验：在尿液中进行筛查实验(如筛查苯二氮䓬类药物)，对于不同的个体药物不仅要关注方法学的灵敏度，还应当考虑所使用抗体的交叉反应性，独立的药理学效应及药物在体内代谢的速率与程度。否则，某些特定药物如苯二氮䓬类即便在治疗剂量下也可能无法被检测到[33]。

提高检出限可以借助浓缩技术，如尿液柱状抽提法和结合物的裂解来实现。

对于试纸检测，只有在不方便使用免疫仪器分析，并且有分析专家对可视化检测结果评估有足够的经验时才会推荐采用试纸检测。

对于样本和检测方法：如果用户未按照厂商预期使用尿液样本进行免疫分析而使用血清样本，例如，在丙酮沉淀后，那么，用户应当为此偏离预期用途的行为负责。

个人毒理学筛查结果的评估：在筛查程序的结果评估中必须考虑哪些物质通常不在该程序的检查范围内。例如，表41-12所列出的下列物质通常无法使用常规检测方法检出，其中在紧急情况下，大约80%的急性中毒可以被该程序检出：如水合氯醛一样的非巴比妥酸类的安眠药、唑吡坦、四环类抗抑郁药物或某些特定生物碱(如士的宁)。如果必要，还应当将以下物质纳入检测，也许能够使用41.3中所列出的测定方法；在这些方法中，气相色谱质谱联用技术和HPLC技术(以及未来的LC-MS/MS技术)对临床实验室而言最具实用价值。

41.8 毒物监控中心

毒物监控中心(PCC)提供昼夜24 h的免费咨询，并在不明事故发生时，由临床医师和实验室工作人员提供帮助：① 发生中毒时采取急救措施；② 对提示的中毒迹象进行解释；③ 药物、家用物品、化学品、成瘾性和其他物质的成分和毒性；④ 分析建议；⑤ 治疗方案。

法医学方面：所有提交进行临床毒理学检测的样本都应当在冰箱中保存3～4周或使用明确的标签标记后进行深度冷冻保存以备之后的法医学鉴定。

41.9 病理生理学

可以假定在其他健康人群中，轻度至中度的中毒不会引起显著的药代动力学改变。对于部分严重中毒者，可出现药物和毒物在吸收、生物利用度、蛋白质结合及清除等方面的改变[34]。

由于患者胃肠道蠕动能力下降和难溶性片剂的出现，许多药物出现吸收延迟。如果发生代谢饱和，药物就易通过首过效应进行代谢，导致其生物活性显著提高。

药物与血浆蛋白结合力下降，在这样的情况下发挥药理作用的游离药物相对增多，从而使药物毒性也相应增强。此外，与蛋白质结合的药物减少也使其分布容积增加。而其分布体积的增加随后便会导致药物半衰期延长。

此外，还需要考虑到休克和体温过低不仅会导致肝脏清除率下降，还会因为心输出量和灌注的改变引起药物分布容积和肾脏清除率的改变。

药物向中枢神经系统的扩散可因血液pH的变化而变化。另外，尿液pH的改变对肾脏清除率有显著的影响。

对于大部分药物和其他口服摄入的外源性物质而言，肝内代谢是此类物质清除的重要途径。由于大部分毒性物质都为脂溶性的，因而具有极性的基团会首次被引入分子结构中。通常，这些代谢产物是与其他物质缀合后形成的(如同葡萄糖醛酸缀合)。由于其化学结构的改变导致水溶性增加，因而使肾脏对其排泄显著增加。

代谢产物通常不显示生物学效应，或者与原药相比仅仅是其分解产物。然而也有可能形成具有活性和(或)毒性的代谢产物。对乙酰氨基酚中毒就是一个例子。由于细胞色素P450系统的催化效应，即使在治疗剂量下，仍有一小部分的摄入的对乙酰氨基酚会转化为毒性代谢产物；这种代谢产物通过与谷胱甘肽反应从而完成解毒。然而在达到毒性剂量时，由于大量毒性代谢产物生成导致胞外谷胱甘肽供应不足。其与胞内含巯基(SH)化合物反应，尤其会引起肝脏损伤[34]。可以通过利用含有巯基供体的物质，如N-乙酰半胱氨酸进行替代治疗，从而对毒性代谢产物进行解毒并预防损伤。

(沈隽霏　陈方俊　译，郭玮　审校)

42
细菌感染

42.1 细菌感染诊断

Klaus-Peter Hunfeld，Thomas A. Wichelhaus，Volker Brade

细菌感染性疾病可以通过以下方法检测出病原体：分离培养和鉴定病原体、血清学试验检测患者血液中针对某种微生物或细菌的抗体、检测病原体特异性 DNA/RNA、免疫功能试验(如 INF-γ释放试验)。

42.1.1 病原体直接检测

分离培养和鉴定病原菌是多种感染性疾病病原学诊断的金标准。通常，对非苛养、快生长的细菌，培养是一种简便、安全、快速、经济的诊断方法，有助于治疗。分离和鉴定细菌后再进行抗菌药物敏感性试验同样很重要。病原体种类不同，生长和传代所需要的时间不同，获得最终结果所需的时间可能是几天甚至是几周(如分枝杆菌)。

另外，对于难以培养的微生物，如非典型肺炎病原体，可利用与病原体特异性抗原相对应的多抗或单抗，通过直接免疫荧光、酶联免疫吸附试验、免疫层析试验等方法来进行直接血清学检测(如检测尿液中军团菌抗原)。

若需要立即获得检测结果(如 MRSA)或需检测苛养的或培养耗时长的细菌(如百日咳、分枝杆菌)，可选择分子生物方法[1-4]。

42.1.1.1 分子生物学方法

参见 52.3。

42.1.1.1.1 重要的术语：如下。

靶序列：靶序列是指来源于某种或某属微生物、遗传稳定、定义明确的特定基因组结构。它主要用于从非无菌标本中鉴定某种目标病原体。相比之下，无菌标本更适合使用基于共有序列的病原体检测和鉴定[1]。

分析特异性：分子生物学方法的分析特异性取决于靶向病原体或特定病原体的排他性，即在密切相关的病原体之间避免分子结构交叉反应产生假阳性结果[1]。

分析灵敏度：分析灵敏度表示从特定的临床标本制备的核酸中检测出靶序列的概率(如每毫升或每个 PCR 反应体系中检测基因组量)[1]。

诊断灵敏度和特异性：与分子生物学方法的分析灵敏度和特异性相反，诊断灵敏度是指患者标本中检测出的真阳性标本数，诊断特异性是指对照人群标本中检出的真阴性标本数。该试验可以将具有相关疾病明确临床特征的个体和(或)没有相关疾病感染的人群相鉴别；或与类似细菌感染的人群相鉴别。

42.1.1.1.2 DNA 探针分析：DNA 探针是一种短的、标记的、单链核酸序列，它与待测的 DNA 或 RNA 片段互补配对。探针(DNA 或 RNA 片段)的长度往往各不相同(通常 15～50 个核苷酸)。DNA 探针分析技术原理是核酸能在适宜的实验条件下与互补的核酸序列可逆地结合形成特异性碱基对(杂交)，常见的试验方法有液相、固相和原位杂交。

液相杂交应用最为广泛。用病原特异性靶序列进行探针检测有很高的特异性，但其分析灵敏度较低。因此，从临床样本中直接进行病原体检测，探针技术不如 NAA 技术(核酸扩增技术)，其主要用于对分离培养的细菌进行鉴定和耐药基因检测。

基因探针检测具有四个步骤：变性(DNA 双螺旋两条链物理性分离)、病原体 DNA 或 RNA 和互补基因探针杂交、去除过量的(非杂交)基因探针(清洗)、使用合适的测试系统检测杂交产物。

为了提高样本中目标 DNA 分子检测灵敏度，可在杂交之前使用经典富集方法或者分子生物学方法扩增(如 PCR)。

信号扩增方法是特殊类型的基因探针分析，它并不是扩增病原体特异性靶序列，而是在基因探针与特定目标 DNA 结合后扩增检测信号，从而提高分析灵敏度。这其中包括杂交捕获方法或分支 DNA 等方法，但是它们更适合于检测含病原体载量较高的标本，主要用于病毒学诊断。

42.1.1.1.3 靶序列扩增技术：以下部分只讨论与细菌感染有关的技术[2]。

核酸扩增(NAA)技术：NAA 技术是一种在体外拷贝合成多个靶序列的 DNA 或 RNA 的实验室检测方法。NAA 技术，如 PCR 或连接酶链反应(LCR)在很大程度上已自动化。

PCR 试验原理：病原特异性 DNA 的扩增是以已知的 DNA 靶序列的 5′端和 3′端可与两个寡核苷酸引物互补结合为条件，来启动合成反应。PCR 有三个步骤。① DNA 变性：DNA 双螺旋的两条链在 94～98℃，20～30 s 条件下实现物理分离；② 退火：温度为 50～65℃，20～40 s 条件下，引物与分离的 DNA 单链上的靶序列互补；③ 延伸：热稳定的 DNA 聚合酶(Taq 聚合酶)与引物模板杂交结合，从 5′→3′端合成一条与 DNA 模板配对的新的 DNA 链。

巢式 PCR：该技术由于扩增非靶向引物结合位点而增加了扩增效率并降低了非特异性 PCR 产物的浓度。巢式 PCR

使用两对不同的引物连续进行两次 PCR 反应。在第一次对靶序列进行 PCR 扩增之后，第二对引物结合在第一次 PCR 产物内部，这是“巢式”术语的来由。结果，巢式 PCR 方法通过两次扩增，产生足够多的靶 DNA 序列，提高了检测灵敏度。该技术容易受到污染，应该放在同一个反应管中（单管测定法），以避免打开容器，降低污染风险。

多重 PCR：多重 PCR 使用多对引物，理论上可以同时检测一个样本中的多种病原体。例如，在肺炎诊断中，该方法可同时检测多种呼吸道病原体。多重 PCR 对不同病原体的检测灵敏度通常是不同的，大多数情况下，灵敏度比对应的单重 PCR 要低[3]。

连接酶链式反应：LCR 是一种与 PCR 类似的但较少使用的技术，区别在于核酸序列热变性之后，在循环的第二步中寡核苷酸与靶序列互补。第三步，加入热稳定连接酶，将那些没有被缺口分隔的相邻的寡核苷酸共价连接起来。

实时定量 PCR：实时 PCR 由 PCR 演变而来，能够扩增并同时对靶分子进行定量。其关键特征是经典 PCR 扩增期间实时检测扩增出的 DNA 片段。常用的实时检测 PCR 产物的方法有两种：① 荧光染料法：将非特异性荧光染料（如 SYBR Green）插入双链 DNA。② 荧光探针法：用荧光报告染料标记序列特异性的寡核苷酸探针（如 TaqMan）。这些染料仅在探针与其互补靶序列杂交后才能被检测到。

更多的扩增技术参考 52.3。

42.1.1.1.4 靶序列的鉴定：如下。

PCR 产物的鉴定：检测 PCR 扩增产物的简单方法是，使用可选择性结合双链 DNA 分子的嵌合染料（如 SYBR green）来增加荧光强度。测定和鉴定 PCR 产物的另一种可行性方法是使用特异性标记的 DNA 探针和分子信标，其由染料标记的与特异性靶序列结合的核酸短片段构成，通过构象变化导致连接的供体与受体染料相互作用。依据染料荧光变化，并与初始模板比较，使用特殊的光学仪器可以定性和定量。

DNA 微阵列：由特定的寡核苷酸组成，他们与小型化芯片的反应区域结合，在某些情况下使用特殊的微格。寡核苷酸起到固相偶联杂交探针的作用，与靶片段成功结合后，可通过偶联的颜色和荧光来可视化检测复合物。该技术可用于直接检测标本中的特定靶分子，也可检测和鉴定 PCR 产物，具有较高灵敏度，如用于耐药机制的分子检测。

42.1.1.2 分子生物学检测的诊断性结论

不依赖于培养的核酸扩增方法，具有较高的分析灵敏性和特异性，是很有价值的替代方法，可以在最短时间检测和鉴定的特定病原体，尤其是对样品采集和结果报告困难的病原菌[1-4]，这里特指微生物，特别是针对难以培养的微生物，或者对于不能产生预期的特异性免疫应答的个体，如免疫受损患者。除了上述优点，分子生物学检测也有以下缺点。

- 由于方法学上的原因，分子生物学技术不能区别致病的和非致病的病原体。
- 由于它们的检测灵敏度高，所以环境或实验室污染造成的假阳性风险也高[1-4]。
- 从经济角度考虑，新型分子生物检测方法通常比传统方法昂贵得多。
- 他们在目标序列，检测方法和样品处理方法（DNA 和 RNA 分离）等多个环节的标准化程度低。
- 分子生物学方法评估文献和室间质评结果均显示，室内检测性能和商品化分析仪存在显著差异，与病毒学分子检测方法比较，用于医学细菌、真菌和寄生虫的 NAA 检测方法缺乏标准化。
- 如果可能，临床医师和检验医师应该根据其他微生物学检测结果和可获取的临床信息解释分子生物学结果。

42.1.1.3 分析前室内质量保证

用于核酸扩增试验（NAA）的标本可以在 2～8℃保存 3 天。如果要保持更长时间，进行 DNA 分析的样品应保存在 −20℃，进行 RNA 分析的样本应储存在 −70℃。在储存液体样本时，必须牢记，反复冻融可能会导致细菌和细胞成分的裂解[1]。

以下几点是室内质量控制中至关重要的[5]：防止污染、在隔离的、独立的房间进行扩增前、扩增和扩增后操作（如果需要）、实验室人员遵循样本流程单向移动（如有必要）、定期检查核酸分离程序、确保核酸不被污染。

质量控制：① 阴性对照：在所有处理步骤中使用平行对照；② 阳性对照：在检测下限附近对灵敏度进行验证；③ 在定量方法中使用已确定浓度的病原体样本作为对照；④ 使用国际标准制备的定量质控样本；⑤ 对每个患者样本需设抑制对照。

扩增产物鉴定：① 杂交、测序或限制性内切酶分析；② 仅凭凝胶条带大小或对荧光染料掺入法进行熔解曲线分析是不够的。

此外，应遵守表 42.1－1 中列出的分子生物学诊断中重要的室内质量控制措施[5]。

表 42.1－1　分子生物学诊断中重要的室内质控措施

试验	要求	允许偏差	频次
核酸分离	提取控制：通过对患者的靶序列或测试样品中存在的靶序列进行核酸分析（提取对照等同于抑制对照）	无偏差	逐个样本抽提
核酸扩增反应组分（细菌、真菌和寄生 NAA）	通过使用新老批号试剂（引物、聚合酶、核苷酸和探针）扩增目的序列，验证试剂的一致性（基于阳性对照半定量进行评估）	无偏差	使用新批号试剂批号或溶解试剂时
病原特异性核酸检测	阴性对照 阳性对照	无偏差	根据生产厂家的说明书进行操作
基于序列的方法（核酸扩增、探针和其他杂交技术）	通过公认的种属特异性基因核查这种检测方法所使用的引物和探针序列的数据库	无影响测试结果的偏差	每年至少一次或遵照生产厂家的规定
序列特异性基因组分析（DNA 测序）	阳性对照	无偏差	每个工作日，除非靶序列的质量可以通过荧光类型（峰值）来评估

室间质量保证：在室间质量保证方面，有关细菌基因组学检测的实验室间能力验证方法已建立，每半年进行一次（如在德国）[5]：百日咳博德特菌、伯氏疏螺旋体、沙眼衣原体、肺炎衣原体、肠出血性大肠埃希菌/产志贺毒素大肠埃希菌、幽门螺杆菌、嗜肺军团菌、产单核细胞李斯特菌、耐甲氧西林金黄

色葡萄球菌、结核分枝杆菌、肺炎支原体、淋病奈瑟菌、肠炎沙门菌、贝纳特立克次体、土拉热弗朗西斯菌。

42.1.2 病原体间接检测

通过检测体液免疫应答过程中产生的病原体特异性抗体,可以间接诊断病原体。体液免疫反应必须与被动免疫(即被动输入抗体)区别开来,被动免疫方式有:妊娠期间通过胎盘从母亲传给胎儿、输注血液制品、被动免疫后。

42.1.2.1 常用血清学术语定义

效价:抗体效价是指发生可检测的抗原-抗体反应的血清最高稀释倍数的倒数。

单位每毫升(U/mL):绝大多数市售的免疫检测方法使用人为设定的单位进行定量检测报告,因此,与引起感染的血清学参数无可比性。为了便于校准试验,国际标准制品通常采用国际单位(U/mL)规范结果,但只有一小部分抗原(如破伤风、百日咳、梅毒)适用。然而,在许多情况下,使用不同的商品化检测系统很难获得一致的结果,不具有可比性。血清学检测的室间能力评价结果可以证明这一点[6]。

临界效价/临界值/阈值:临界效价/临界值/阈值即是抗体效价/检测值。高于此值,IFT/ELISA 等血清学检测结果就可能具有诊断价值。临界效价/临界值对于诊断的灵敏度和特异性至关重要,通常必须通过对照试验来确定某一种方法的临界效价/临界值:① 有明确临床症状的患者;② 足够多的健康人群作为对照(>100),如来自相关地区的献血者;③ 来自其他潜在交叉反应病原体感染的个体样本[7]。

对于各种病原体(如幽门螺杆菌、伯氏螺旋体、布氏杆菌)的血清学检测,临界值并非普遍适用。不同地区需对其诊断灵敏度和特异性方面进行评估,以适用于当地的流行病学情况[7]。

灰区:灰区是指结果解释中不能确定的区域。是由医学和方法学的原因及对每项试验结果定义不同所造成的。灰区意味着阴性和阳性人群检测结果重叠的区域。

诊断效价/检测值:抗体效价/检测值具有诊断价值,如果明显增高就基本可以判定存在感染。诊断效价的特异性与具体试验有关,目前只有少数微生物检测试验具有较高特异性(如梅毒血清学检测,VDRL>16)。

血清学检测结果/效价显著性改变:如果可能,至少应该收集 2 份间隔 10~14 天的样本进行抗体检测(对于一些病原体如军团菌和疏螺旋体甚至应间隔 3~6 周)。

在抗体平行检测中,下列现象具有重要意义:① 在原先阴性的样本中检测出特异性抗体(血清学转换);② 采用同一方法分别检测 2 份样本,结果相差至少 2 个稀释倍数,如效价增加或下降 4 倍,或定量 ELISA 值增加或下降 2~3 倍;③ 在原先阳性的样本中,特异性抗体效价下降到检测临界值(逆转换)。

这仅适用于平行试验,平行试验对样本必须采用同一种检测方法。

42.1.2.2 血清学检测

血清学检测方法的原理基于抗原-抗体反应,用已知的病原体抗原检测是否存在特异性抗体,以判断机体对感染病原体的体液免疫反应[8,9]。

现有的血清学检测方法有凝集法,包括直接凝集法(如肥达试验)、间接/被动凝集法如间接血凝试验(IHA)、中和试验(NT)、补体结合试验。

使用标记抗体的检测系统如下(参见 52.1):免疫荧光试验(IFT)、酶联免疫吸附试验(ELISA)、化学发光免疫分析法(CLIA)、多重荧光免疫分析、蛋白质印迹、线性蛋白质印迹。

多重免疫分析法:该方法是一种在单个流程/循环中同时测定多种分析物的方法。多重微珠免疫检测是基于抗原包被的聚苯乙烯微球作为检测反应的固相,类似于蛋白质印迹和酶联免疫吸附试验[10]。不同类型的微球通过已知的荧光染料(空白染料)鉴别,每种微球包被一种抗原(如疏螺旋体抗原)。在随后的孵育步骤中,每种类型的微球与待测患者样品中可能存在的相应抗体结合,将抗体通过共价结合到微球表面,从而可检测抗原-抗体复合物。与微球结合的抗体量与荧光强度直接相关,由此可以定量分析。分析仪分别对特异性结合和空白微球荧光进行检测、分析和定量。该方法结合了蛋白质印迹和定量免疫分析原理。与传统的 ELISA 相比,使用单个或多种抗原的多重免疫检测更具有诊断价值[11]。

γ 干扰素释放试验(IGRA):细胞刺激试验的原理是基于患者的免疫细胞(如 T 细胞)在接触或用特定的病原体抗原刺激后会产生 γ 干扰素(γ-INF)。在孵育患者血液样本的过程中,抗原刺激特异性致敏免疫细胞产生 γ-IFN;再采用 ELISA 方法对 γ-IFN 定量检测。检测质量与选择的病原体特异性抗原以及阴性、阳性和功能性对照的平行检测结果相关。IGRA 主要应用于结核病诊断[12]。

42.1.3 血清学检测结果解释

血清学检测结果分为定性、定量。定性结果解释如下:如果检测到抗体,判为阳性(反应性);如果没有检测到抗体,则为阴性(非反应性)。

血清学试验的定量结果是明确的,例如,以 U/mL、IU/mL 表示滴度或切值/阈值表示。免疫分析的结果也可以是半定量的,或定性加上相对定量的表述,如阳性 42 U/mL 或阳性相当于 320 U/mL。

对于蛋白质印迹的解释,必须包括检测的抗体类别、检测到的蛋白质条带描述及检测系统评估。

42.1.4 血清学试验的诊断意义

感染血清学检验方法的诊断准确性及检测结果解释均受到选择的技术和试验方法的影响。在诊断性的感染血清学试验中,只有一小部分试验本身具备足够的特异性和灵敏度。因此,血清学试验最好结合效价测定以获得最佳的灵敏度和特异性。将检测灵敏度高的试验与特异的确证试验相结合可作为最可靠的方法。

凝集(肥达反应)和补体结合(CF)试验:有些试验用于检测同一样本中的 IgG 和 IgM 类抗体(如肥达反应,主要检测 IgM 抗体);它们不区分由免疫应答产生的 IgG 和 IgM 抗体。因此,这些试验主要用作筛选和补充试验(如补体结合试验),而不适合单独作为诊断试验。

免疫荧光技术,酶联免疫吸附试验,化学发光免疫分析,发光免疫测定法和蛋白质印迹:根据使用的结合物(多价或单价二抗)，这些试验可以多价检测病原体特异性免疫反应，并可检测针对病原体的特异性 IgG、IgM 和 IgA 抗体。此外，蛋白质印迹法对免疫反应进行抗原和抗体种类特异性分析。因此，这些试验尤其适合作为鉴别和确证试验。

血清学试验的定性解释：阴性表示不存在特异性抗体。然而，只有对无免疫缺陷患者，并且感染与血液样本采集至少间隔 7～14 天(对于某些病原体甚至需要间隔 3～6 周，如伯氏疏螺旋体或军团菌)时，阴性结果才能排除可疑的病原体感染。

阳性表示正在感染或近期感染或既往有过感染。前提条件是要排除其他微生物抗原引起的交叉反应。

血清学试验的定量解释：血清学试验的定量结果(滴度、U/mL、IU/mL)解释取决于：滴度或单位的上升时间、峰值水平、维持时间和下降时间，感染的病原体，抗生素治疗的疗效与时程，患者的免疫状态，抗原制剂，检测方法的选择。

可靠的定量结果解释需要对至少间隔 7～14 天(～21 天)采集的两份标本进行监测，并用相同的方法进行试验。可以得出以下结论：① 与相同条件下的对照试验相比，常规滴度试验(IHA、IFT、CF)中，检测结果至少提高两个稀释度(滴度升高 4 倍)，连续定量 ELISA 检测，结果提高 2～3 倍，提示急性感染；② 连续标本监测滴度/检测值持续升高表明现症感染或近期有过感染；③ 在常规滴度试验(IHA、IFT、CF)中 4 倍滴度的下降或者两份连续标本的 ELISA 结果下降 2～3 倍表明近期有过感染。

但是，结果不超过临界值并不能排除急性感染。这种情况可能是由免疫系统激活不足导致的，如新近暴露、早期治疗、局部感染、免疫受损。

抗体反应中特异性免疫球蛋白种类分析：在单个样品中检测出病原体特异性 IgM 抗体(同样适用于螺杆菌和衣原体感染后的 IgA 抗体检测)通常提示急性、现有或近期已有过感染。IgM 抗体是感染后免疫应答最初产生的抗体，在 2～3 周后达到最高水平，在临床症状出现后的 2～3 个月内下降到检测限以下。

然而，某些细菌感染病原体也有例外，如伯氏疏螺旋体和梅毒螺旋体。在这些感染中，特异性 IgM 抗体可能会在感染痊愈或治疗后持续存在数月或数年。

特异性 IgG 抗体在感染 2～3 周后开始升高。在数周后达到高峰。IgG 抗体会存在很长一段时间，通常终生存在。

特异性 IgG 抗体的浓度可作为衡量免疫状态的一个标准(血清抗体持续性、疫苗接种)，它能够免疫性保护机体受到相同病原体再次感染，如破伤风免疫。在后续监测中：如果 IgG 抗体滴度升高提示急性感染、外源性或内源性再感染，持续的高 IgG 抗体滴度提示感染持续存在或既往感染。

42.1.5 血清学结果的特殊情况

在血清学试验解释中必须考虑以下几点。

- 尽管 CF、IHA、IFT 和 ELISA 检测不到特异性 IgM 抗体，但在诸如百日咳或梅毒再次感染后，其滴度/值依然可能升高。
- 在许多情况下，如百日咳或梅毒再感染，特异性 IgM 抗体浓度会延迟升高或不升高。
- 特异性 IgA 抗体在某些病原体(如百日咳博德特菌、幽门螺杆菌)感染/再感染的诊断调查中非常重要。然而，这些抗原可能会持续存在很长一段时间，表现为不规则的状态，可被疫苗接种所诱导。因此，针对病原体的特异性 IgA 检测价值有限，不再推荐用于细菌感染血清学中，因为在评估试验和有外部质量保证的标准化条件下，IgA 检测结果缺乏可重复性。
- 在胎儿或新生儿中检测到特异性 IgM 抗体提示存在产前或围产期感染。在这种情况下使用脐带血检测是不可靠的(谨防胎盘泄漏)。针对病原体的特异性 IgG 抗体的持续下降(半衰期大约 4 周)，提示存在产后被动免疫。
- 免疫接种后 IgM 和 IgG 抗体滴度可能升高，这使得评估是否存在(再)感染更复杂。

单独以血清学定性或定量检测结果为依据，评价抗生素对特定病原体的治疗效果，仅适用于个别情况(如梅毒等)，并需要结合其他临床信息来考虑。

42.1.6 血清学试验的干扰因素

根据反应的类型和抗原/抗体的质量不同，血清学分析技术会受到许多因素的干扰。这种干扰可能是所用抗原与待测物以外的病原体发生交叉反应(共同表位)或与感染刺激后宿主的组织抗原发生非特异性反应，从而导致试验失败或假阳性结果。典型的干扰因素包括：类风湿因子(参见 52.1.9.8)、免疫复合物、自身抗体、药物、抗凝剂、基质效应。

影响血清学检测结果最常见的原因是交叉反应(例如，小肠结肠炎耶尔森菌感染时出现布鲁菌血清学假阳性)。交叉反应的类型和程度及对干扰的灵敏度取决于试验方法学和所用抗原的质量。

42.1.7 细菌感染血清学检测的质量保证

分析前和分析中质量保证[13-15]：与其他医学试验一样，血清学检测需遵循分析前、分析和分析后实验操作及质量保证要求。血清学实验室必须遵守所有医学实验室强制性执行的安全要求。必须建立整套质量管理体系，定期进行内部质量和外部质量保证及文档管理。详情请参阅相关微生物及传染病学质量标准。感染血清学使用的检测系统标准化和自动化程度低，但在最佳条件下，它可以得出非常好的诊断结果。下面将详细讨论感染血清学中特别值得关注的问题。

- 细菌血清学的内部质量保证：所采用的检测方法说明必须是最新版本，并编入实验室手册。通常每个诊断测试都应进行室内质控。监测种类和频率应当遵循制造商的规格，并取决于血清学检测方法对干扰的灵敏度程度。
- 标本：一般来说，标本采用无菌采集的血清样本。应避免标本溶血。
- 储存：血清标本可以在密封性好的容器中于 4℃ 下保存 3～4 天。若需保存更长时间或保留标本，血清应储存于 −20℃。3 天之内不能完成 IgM 检测的血清标本最好在 −60℃ 或更低温度下低温冰冻保存。若无法做到，必须注意 IgM 水平可能与最初的浓度水平不一致。
- 血清库：高质量的血清学检测及对试验结果中血清转化

和定量显著性改变的评估都取决于既往收集的标本平行试验的结果是否可用。因此第二份血清应与第一份血清做平行分析。于是，专业实验室必须建立一个血清库来存放阴性和阳性标本作为参考样品，以备后续开展平行试验。否则，出具有临床决定性作用的有效血清学诊断报告将是不可能的。

- 质控血清：质控血清必须分装后储存于－20℃（IgM：－80℃）。通常，每份检测组合应设有阳性（最佳定量）对照，临界对照和阴性对照的平行试验。在较长的检测周期中，应根据检测程序对数个质控物进行多次平行测试。
- 抗原、溶血素、补体：用于补体结合试验的新批次试剂活性应使用之前相应试验已确定的对照进行确认。如果制造商能保证批次的一致性和稳定性，则可采取一般性验证。
- 移液器和分配器、设备、显微镜：在日常工作中必须定期对这些设备进行校准、维护和清洁，并做好记录。
- 定量检测：在合理的情况下，应进行定性和定量试验。无论何时，必须同时对已知的阳性、临界和阴性对照血清做平行试验。在定量检测（IFT、IHA、CF）中，质控物应被定量和稀释，如有要求，应记录批间差异并纳入诊断性解释中。

ELISA 结果必须在校准曲线的线性范围内，尤其是那些用于进一步计算的数据（如 CSF/血清值）。

在更换批次的情况下，用于 ELISA、蛋白质印迹或荧光免疫技术的内部结合物必须通过棋盘法滴定进行调整。

在蛋白质印迹分析中，斑点中的免疫显性抗原的类型和位置必须经过验证，评估模板和评估关键指标也必须提供给用户。每次试验应同时对已知的阳性和阴性对照及血清孵育对照进行平行检测。检测过程必须用实用的整合性试验质控物充分对由每个环节[如孵育和（或）结合]进行质控。在测试中可对条带颜色深浅进行统一评价的临界值对照（分析或临床临界值）是至关重要的。

- 参考血清和标准血清：在条件允许的情况下，应平行检测国家和国际参考标准，并用于核准和进行统一定量。

外部质量控制：医疗质量控制的目的是对医疗程序进行回顾，并基于此来提高医疗质量。质量必须是客观可验证的，并有证书记录。大量血清学参数须遵循国家关于外部质量保证准则的规定。在标准化尚不规范的感染血清学领域，室间能力评价是外部质量控制不可或缺的重要的独立工具，特别有助于检测系统误差。实验室间能力评价也可对大量实验室的实验操作/服务进行真实评估。

此外，室内质控和商品化检测的所有过程可通过特征性良好的质控样品组合进行验证。血清学试验结果作为一项重要的实验室检测项目，其正确的解释和临床意义也可在一定程度上得到验证。因此，所有具备质量意识的实验室都应把参与实验室室间能力评价作为外部质量控制的必备组成部分（表 42.1－2）。

表 42.1－2　德国细菌血清学实验室间能力验证

参数	散射比浊法	比浊法	肥达	CF	IFT	IHAT	ELISA	蛋白质印迹法	服从 RILIBÄK
ASL，aDNAse	×	×							是，每 6 个月一次
伯氏疏螺旋体					×	×	×	×	是，每 6 个月一次
百日咳鲍特菌				×	×		×	×	否
沙眼衣原体				×	×		×	×	否
沙眼衣原体抗原					×		×		是，每 6 个月一次
肺炎衣原体				×	×		×	×	否
弯曲杆菌属				×			×	×	
CRP	×	×					×		是，每 3 个月一次
贝氏柯克斯体				×	×		×	×	
白喉毒素							×		否
幽门螺杆菌					×		×	×	否
类风湿因子	×	×							是，每 6 个月一次
沙门菌属			×				×		否
破伤风毒素							×		否
梅毒				×	×	×	×	×	是，每 6 个月一次
耶尔森菌属			×				×	×	否

42.2 巴尔通体病

Klaus－Peter Hunfeld，Thomas A. Wichelhaus，Volker Brade

巴尔通体感染人类和动物，并表现为亚急性、急性或慢性持续病程，它包括如五日热、奥罗亚热和猫抓病这些经典疾病。患者的免疫状态对人类疾病进展和临床表现起到了决定性影响。在艾滋病患者和其他免疫缺陷患者中，首次证实了这种新型病原体宿主及疾病的多样性。这种感染是由兼性细胞内寄生的立克次体样细菌所引起的。巴尔通体属（*Bartonella*）的一些代表菌种，如引起机会性猫爪病的汉氏巴尔通体（*Bartonella henselae*），到 20 世纪 90 年代才被确认对人类有致病性[1-3]。

巴尔通体属目前在分子水平上，如基于 16S～23S（ITS）区或 *ribC* 基因[3,4]，包括 20 多个不同的种。在系统发育上，它们与立克次体和布鲁菌密切相关[3-4]。巴尔通体是具有多形性的革兰阴性棒状杆菌，属于苛养菌，在含煮沸血的培养基中微需氧条件下孵育(7～20天)才能生长。五日热巴尔通体，杆菌状巴尔通体和汉氏巴尔通体是对人类致病的主要菌种(表42.2-1)。其他人畜共患的菌种(如克拉里奇巴尔通体、伊丽莎白巴尔通体、文氏巴尔通体、格雷厄姆巴尔通体、凯勒巴尔通体、瓦肖巴尔通体)被推测具有兼性致病性，目前已成为医学上关注的焦点。人是五日热巴尔通体和杆菌状巴尔通体已知的唯一宿主。五日热巴尔通体是由人体虱(*P. humanus*)所传播。猫是汉氏巴尔通体和克拉里奇巴尔通体的主要宿主，这两种巴尔通体是猫抓病的致病菌。在许多情况下，猫表现为无症状菌血症，汉氏巴尔通体和克拉里奇巴尔通体传播媒介尚不明确，但据推测有跳蚤和苍蝇。杆菌状巴尔通体只在南美某些地区流行，与其特定的宿主-白蛉的分布区域相对应。通过蜱和其他节肢动物传播的各种巴尔通体也已被论述[4-9]。

表42.2-1　巴尔通体属重要成员

病原体	宿主	媒介	人类疾病
人类特异性			
杆状巴尔通体	人	白蛉	腐肉病：奥罗亚热，秘鲁疣
五日热巴尔通体	人	体虱	五日热，细菌性血管瘤病，紫斑病，心内膜炎
人畜共患			
克拉里奇巴尔通体	猫	猫跳蚤	猫抓病
伊丽莎白巴尔通体	鼠	未知	神经视网膜炎，心内膜炎
格雷厄姆巴尔通体	老鼠	未知	神经视网膜炎
汉氏巴尔通体	猫	直接接触沙蝇，猫跳蚤	猫抓热，细菌性血管瘤病，血管病，视网膜炎，心内膜炎
凯勒巴尔通体	猫	未知	心内膜炎
文氏巴尔通体阿如波亚种	老鼠	蜱	菌血症，发热，心内膜炎
瓦肖巴尔通体	地鼠	未知	心内膜炎，心肌炎
动物特异性(样本数≥15)			
阿尔萨斯巴尔通体，伯特利巴尔通体，牛巴尔通体，犬巴尔通体	啮齿动物，牛，马鹿等	未知，蜱	目前为止没有描述

在常规微生物学诊断中，通过培养直接检测巴尔通体属无诊断价值。

42.2.1 流行病学和临床意义

流行病学：与仅在秘鲁、厄瓜多尔和哥伦比亚的安第斯地区出现的杆菌状巴尔通体不同，五日热巴尔通体和汉氏巴尔通体可在全世界范围出现。五日热是一种与卫生条件差密切相关的疾病。例如，拿破仑军队在俄罗斯战役中因为这种感染遭受了重大的损失，西方联盟记录仅在第一次世界大战中就有超过100万的士兵被感染[3]。近年来，该病原体作为城市五日热和心内膜炎的致病体，尤其是在特殊群体中有重要意义。在某些高风险群体中(如艾滋病患者、流浪汉和吸毒者)，该病原体的感染率达到10%～30%[10]。

在美国，每年猫抓病的发病人数估计为9万～10万。世界范围内猫体内抗体阳性率为5%～90%。在德国，由汉氏巴尔通体引起的淋巴结增生高达13%[4]。迄今为止，潜在的人类致病物种很少被分离出。因此，在它们的流行病学、传播途径及储存宿主和可能的传播媒介方面仍然有许多未知性[4-9]。

孵化期：大约7天到数周。

临床症状：巴尔通体可引起广泛的临床综合征。除单纯的局部感染外，几乎所有的病原体可引起全身系统性疾病和脓毒症[1,11]。以下典型的疾病模型取决于感染的病原体[1,3,4,11]。

- 猫抓病是由汉氏巴尔通体或克拉里奇巴尔通体感染引起的。接触病猫后约7天，在病原体侵入部位发生丘疹或脓疱疹及随后的局部淋巴结炎。约有50%的感染患者出现发热等症状。
- 五日热是由五日热巴尔通体感染引起的：感染数天到数周后，患者突然以发热和寒战发病，在最典型病例中，持续4～5天。该病的特征为周期性发热，可发作5～8次，每次最多持续5天。慢性患者可持续发热达6周。无发热症状的患者很罕见。
- 克里勇病是由杆菌状巴尔通体引起的：这种疾病在南美洲流行，典型的表现为首先出现与溶血有关的高热感染(奥罗亚热)(血涂片Giemsa染色检测红细胞内细菌)，未经抗生素治疗的患者死亡率相当高。全身性感染发热后，免疫功能正常的患者可能会出现持续性的皮肤疣状血管瘤(秘鲁疣)。此外，特别是五日热巴尔通体和汉氏巴尔通体可引起慢性感染性心肌炎和心内膜炎，表现为反复菌血症引起发热。汉氏巴尔通体可引起Parinaud综合征(肉芽肿性结膜炎和同侧淋巴结增生)，也是葡萄膜炎、神经视网膜炎和脉络膜视网膜炎的重要病原体。以脑膜炎和脑炎为表现的神经系统感染也有报道[3,4,5,7,11]。

免疫功能低下的个体和HIV患者尤其可能出现各种各样的临床表现，包括由五日热巴尔通体引起的紫斑病(肝脏血管瘤性病变，脾脏中较少见)和汉氏巴尔通体引起的细菌性血管瘤病。血管增殖性肿瘤病变是由巴尔通体的特异性致病血管生成因子所引起，抗生素治疗后可完全逆转[3,4]。

强制性报告：根据德国《感染保护法案》(IfSG)，巴尔通体感染不需要强制报告。

42.2.2 血清学

临床疑似感染病例，应在发病后的1～2周用血清学试验间接检测病原体。

免疫荧光试验(IFT)：为了分析机体对巴尔通体感染后免疫应答产生的IgG、IgA和IgM，无论是采用传统的IFT法检测不同种属，还是采用微量免疫荧光试验(MIFT)检测多种巴尔通体属，每一种方法都可用。特异性IgG抗体的检测是目前唯一建立的检测方法[3-5]。从充分表达重要的免疫原性抗原(如BadA)的细胞培养物(Vero细胞)中提取的巴尔通体特异性抗原悬液已被证实特别有用。根据使用的抗原(Houston/Marseilles株)不同，检测限也不尽相同[5]。此外，不同方法的诊断灵敏度和特异性取决于相关试验和试剂制造商[1,5,12]。使用已知血清进行综合评估研究结果表明，诊断灵敏度为50%～98%，特异性为89%～96%，结果取决于选定的抗原和临界滴度[5]。与细胞培养抗原相比，固体培养抗原的滴度明显较低。

ELISA和蛋白质印迹：这些试验使用全细胞提取抗原或

富集的巴尔通体外膜制剂。从细胞培养中获得的抗原比从传统固体培养基上培养得到的巴尔通体制剂具有更高的灵敏度。ELISA对IgG和IgM检测的灵敏度一般比IFT低，并且有差异的性能研究数据很少[3,5]。商品化的可用的蛋白质印迹方法很难找到，并且针对清晰度、灵敏度和特异性解释标准和诊断相关免疫原性蛋白尚未进行充分评估[1,9]。

标本：血清1～2 mL。

阈值：	IFT/MIF	IgG	≥64～128
		IgM	≥20
		IgA	≥40
	ELISA	(IgG、IgM及IgA)	阳性

血清学检测结果的解释：大多数患者在临床症状出现后1～2周出现血清转换。特异性IgM在发病4周左右达到最高值，随后约100天内降至检测限以下。特异性IgG几乎同时能检测到，在感染后7～8周时IgG值明显高于IgM值，然后持续下降，并可能在感染后以低滴度持续数月(或某些病例可持续数年)。

特异性IgA抗体的形成也是目前或近期获得性感染的指征。根据感染的持续时间和病程(急性、亚急性、慢性)，特异性IgG和IgA检测阳性与IgM检测结果相结合提示存在感染。在慢性感染过程中可能检测不到IgM。

由IFT法测定的IgM滴度通常低于IgG和IgA滴度。然而，目前在常规诊断中唯一可以确定的是血清学IgG检测结果(而非IgM和IgA检测)解释[3,5]。

滴度的临床意义[1,11,12]：① IFT法检测IgG滴度高于64～128被认为是阳性，提示现在或既往巴尔通体感染；② IgG滴度>256有显著的诊断意义，提示现行感染的阳性预测值为90%～100%[1,3]；③ 有临床症状的患者血清滴度可能更高(>2 048)；④ 平行试验的监测样品滴度增加4倍可作为诊断性证据；⑤ 临床和微生物学证实巴尔通体病感染者中血清学试验阴性结果也有报道。

关于血清学的注意事项：通常巴尔通体病血清学阳性结果(包括IgG检测)必须谨慎地加以解释，并需要结合临床背景[5]。各种巴尔通体，尤其是汉氏巴尔通体、五日热巴尔通体和杆菌状巴尔通体表现出明显的交叉反应性。只有在MIFT试验中通过平行试验检测滴度或交叉吸收可从某种程度上进行血清学鉴别[1]。

巴尔通体与梅毒螺旋体、衣原体、支原体、考克斯体属、埃利希氏体、无形体、百日咳博德特菌、土拉热弗朗西斯菌和弓形虫发生交叉反应而导致假阳性目前已有报道[1,3,5,12]。

巨细胞病毒和EB病毒感染的多克隆刺激，引起巴尔通体血清学假阳性或非特异性反应结果也有报道[5]。

42.2.3 分子生物学分析

目前还没有评价良好的商品化试剂盒。专业实验室可利用科研条件，使用PCR和DNA杂交等分子生物学检测方法直接检测临床标本(血液、脑脊液、活检标本)中的巴尔通体。

例如，已将16S rRNA基因、16S～23S基因间转录间隔区(ITS)、rpoB基因、htrA基因和柠檬酸合成酶(gltA)基因等种属特异性序列作为诊断靶序列[3,5]。然而，由研究实验室进行的临床评估试验显示，PCR的检测限会因患者人群和检测方法的不同而显著不同。

诊断灵敏度为60%～100%，特异性约为100%[1,3,5]。

虽然目前尚没有推荐的特定靶序列或特殊检测方法，但通过16S～23S(IST)PCR法直接检测巴尔通体的灵敏性较高[5]。

42.3 莱姆疏螺旋体病

Klaus-Peter Hunfeld, Thomas A. Wichelhaus, Volker Brade

疏螺旋体病是由螺旋体科中呈螺旋形运动的细菌所引起的一种疾病。因此，它与密螺旋体和钩端螺旋体相接近，这与微生物学诊断相关。疏螺旋体菌属可引起回归热，在遗传基因上属于伯氏疏螺旋体复合体(包括莱姆疏螺旋体病的病原体)家族成员。

回归热螺旋体在世界范围内被认为是流行性虱传热的病原体。此外，高加索疏螺旋体、西班牙疏螺旋体和赫姆斯疏螺旋体可由不同种类的软蜱传播引起地方性回归热，如在欧洲东部及地中海地区[1,2]。临床诊断疑似回归热患者通常需要通过显微镜检查或分子生物学方法检测血液中病原体来确诊。

作为媒介传播最重要的传染性疾病，在中欧地区，莱姆病在临床及实验室诊断(直接和间接检测)中仍存在严重问题。因此，在本章节中，我们只讨论疑似莱姆病的诊断。

莱姆病的病原体于1982年在美国由Willy Burgdorfer发现，并以发现者的名字命名为伯氏疏螺旋体[2,3]。依据rRNA操纵子的5S～23S基因间隔区的序列差异可将伯氏疏螺旋体复合体分成不同种密切相关的基因型(表42.3-1)[4-5]。伯氏疏螺旋体复合体目前包含18个种。其中瓦莱疏螺旋体和比氏疏螺旋体对人类的致病性已有报道。至今已被证实对人类具有致病性的有伯氏疏螺旋体、阿氏疏螺旋体、斯皮尔曼疏螺旋体、加林疏螺旋体和巴伐利亚疏螺旋体(表42.3-1)[5]。

表42.3-1 对人有致病意义的伯氏疏螺旋体复合体成员

基因种型	典型媒介(硬蜱)	宿主	人类致病性	流行病学分布
伯氏疏螺旋体(狭义)	黑脚硬蜱 太平洋硬蜱 篦子硬蜱 全沟硬蜱	哺乳动物、鸟类	+++	北美，欧洲
加林疏螺旋体	篦子硬蜱 全沟硬蜱	小型哺乳动物、鸟类	+++	欧洲、亚洲
巴伐利亚疏螺旋体	篦子硬蜱 全沟硬蜱	小型哺乳动物、鸟类	+++	欧洲、亚洲
阿氏疏螺旋体	篦子硬蜱 全沟硬蜱	小型哺乳动物	+++	欧洲、亚洲
斯皮尔曼疏螺旋体	篦子硬蜱 全沟硬蜱	榛睡鼠	+++	欧洲
葡萄牙疏螺旋体	篦子硬蜱	蜥蜴	(+)	欧洲
瓦莱疏螺旋体	篦子硬蜱 粒形硬蜱 Columnae硬蜱	鸟类	尚未知	欧洲、日本、韩国、中国台湾

病原体呈现对某些器官的亲和性：伯氏疏螺旋体在关节表现，阿氏疏螺旋体和斯皮尔曼疏螺旋体在皮肤表现，加林疏螺旋体和巴伐利亚疏螺旋体在神经系统表现。

螺旋体长4～30 μm，直径0.2～0.3 μm。细菌原生质体周围绕有7～11根鞭毛[2]。在细胞外表面的外膜上存在多种免疫原性膜蛋白(外表面蛋白OspA至OspF)。

可变的主要蛋白样序列表达位点(VlsE)与细菌致病性和血清学诊断相关[7]。

伯氏疏螺旋体复合体中对人类致病的种属显示出明显的基因和表型异质性，在某种程度上这可能会使微生物诊断更加困难。疏螺旋体分离株可通过分子生物学方法(如DNA-DNA杂交、质粒分析、限制性片段长度多态性分析)和OspA特异性单克隆抗体进行分型[5,7]。目前最受青睐的方法是多位点序列分型(MLST)[5,8]。

疏螺旋体可通过培养来检测。病原体培养请参考相关文献。该菌培养复杂，仅在特殊需要时在专业实验室中才开展[2]。

42.3.1 流行病学和临床意义

流行病学：在欧洲，伯氏疏螺旋体存在5种人致病性基因种型的流行(表42.3-1)。在美国仅可见伯氏疏螺旋体 sensu strictu型别的流行。包柔螺旋体属的天然宿主主要是小型啮齿类动物，也包括一些野生动物和家畜。在欧洲中部和东部，伯氏疏螺旋体主要通过硬蜱属的蜱(蓖麻、全沟硬蜱)传播给人类。在德国，被蜱叮咬后具有感染包柔螺旋体的风险，约有20%的成年蜱、10%的若虫期蜱和1%的幼虫存在伯氏疏螺旋体感染。

人群中伯氏疏螺旋体抗体的高检出率(欧洲1%～36%；德国3%～17%)是感染风险存在地域差异的证据[7]。然而，被蜱叮咬的患者中只有1%表现出与疾病相符的症状[2]。

感染的发生率与蜱类的生物学行为有关，通常在一年中的温暖季节(4～10月)是发病高峰季。在欧洲，莱姆病的发生率可从斯洛文尼亚的155/10万到爱尔兰的0.6/10万不等[9]。据先前研究数据估算，德国每年发生病例数30～60 000例[8,10]。德国已有6个新联邦州建立了新发莱姆病病例强制报告机制。这些州的本地公共卫生权威机构每年报告的新发病例数已达5 221例[2,8,10]。然而，新近的研究数据已显示德国每年新发的莱姆病病例可达22万例[11]。

潜伏期：数天至数月，某些情况下甚至数年。

临床症状：被蜱叮咬后的大多数伯氏疏螺旋体感染(95%)临床症状不明显。与梅毒类似，莱姆病临床表现为阶段性进展的多系统疾病，主要累及皮肤、关节和神经系统(表42.3-2)。

表42.3-2 莱姆疏螺旋体病的临床表现

临床时期	潜伏期
早期表现(局灶感染，Ⅰ期) 游走性红斑 全身症状	数天至数周
早期表现(播散性感染，Ⅱ期) 脑膜神经根炎(Bannwarth综合征) 脑膜炎，脑膜脑炎，脑血管炎 关节痛(关节炎) 肌肉痛(肌炎) 心肌炎 包柔螺旋体淋巴细胞瘤 多型游走性红斑	数周至数月
晚期表现(持续性感染，Ⅲ期) 慢性萎缩性肢端皮炎 关节炎 脑脊髓炎，脑血管炎 周围神经病变	数月至数年

莱姆病最重要的临床表现和医学实验室检查的适应证总结于表42.3-3[9]。

表42.3-3 实验室检查的临床病例定义和适应证[9]

症状	临床病例定义	实验室依据	实验室/临床支持诊断依据
游走性红斑	红色或蓝红色红斑直径>5 cm[a]，伴或不伴红斑中心空白，红斑边缘，红斑边缘逐渐清晰，颜色逐渐加深	无	取皮肤活检组织，通过培养和(或)PCR检测出伯氏疏螺旋体
Borrelial淋巴瘤	通常位于耳叶、耳轮、耳垂或耳囊的无痛性蓝红色结节或斑块。儿童比成人更多见(尤其发生于耳朵)	血清转化或血清学阳性[b]	不确定病例的病史：通过培养和(或)PCR检测出皮肤活检组织的伯氏疏螺旋体；近来出现或一直伴有游走性红斑
慢性萎缩性肢端皮炎	长期存在的红色或蓝红色斑块通常位于四肢伸肌表面。最初为柔软肿块，最后发展为萎缩性结节，可能表现为皮肤硬化或骨突出物上的纤维性结节	高滴度血清特异性IgG抗体	既往通过培养和(或)PCR检测出皮肤活检组织的伯氏疏螺旋体
莱姆病神经并发症	成人主要症状为脑膜神经根炎(Bannwarth综合征)，脑膜炎，脑炎或脊髓炎少见，脑血管炎更少见。儿童主要症状为脑膜炎和面神经炎	脑脊液细胞增多，鞘膜内特异性抗体生成[c]	通过脑脊液培养和(或)PCR检测出伯氏疏螺旋体。鞘膜内合成的IgM，和(或)IgG，和(或)IgA总量。检测到伯氏疏螺旋体血清特异性抗体。近来出现或一直伴有游走性红斑
莱姆关节炎	反复发生的或持续存在的一个或多个大关节肿胀。同时需排除其他可能致病因素	血清特异性IgG抗体，通常为高浓度	关节滑液分析，通过关节滑液或活组织培养和(或)PCR检测出伯氏疏螺旋体
莱姆心肌炎(少见)	急性发作的房室传导阻滞(Ⅰ～Ⅲ度)。心律不齐。有时出现心肌炎或心包炎。同时需排除其他可能致病因素	血清特异性抗体	通过心内膜心肌培养和(或)PCR检测出伯氏疏螺旋体。近来出现或一直伴有游走性红斑和(或)典型神经系统病变
眼部症状	结膜炎、葡萄膜炎、视神经乳头炎、巩膜炎和角膜炎	血清特异性抗体	近来出现或一直伴有其他莱姆疏螺旋体病症状。通过眼内液培养和(或)PCR检测出伯氏疏螺旋体

[a] 若直径<5 cm，有碑虫叮咬史，且叮咬后症状出现延迟(至少2天)，被咬处出现逐渐扩大的红斑；[b] 初始样本和后续样本必须同时检测，避免样本间差异；[c] 在早期，鞘膜内可能没有合成特异性抗体

临床分期可根据症状类型和感染持续时间分为早期和晚期表现(表42.3-2)[2,8]。

- 早期表现(局部：第一阶段)：迁移性红斑是本阶段病程最主要的症状。在经过数天至数周的潜伏期后，第一阶段病程表现出一种局部的、离心性播散的皮肤病变(游走性红斑)。

- 早期表现(扩散：第二阶段)：初始感染后数天至数月内，该病原体可播散至各个器官，尤其是神经系统。
- Bannwarth 综合征：这是最常见的疾病表现，从而也代表临床阶段二的关键综合征。这一综合征的特点是烧灼感、神经根性疼痛(常发于夜间)伴或不伴有瘫痪。阶段二的特殊类型表现包括面神经麻痹、多红斑、莱姆心肌炎和螺旋体淋巴瘤。面神经麻痹可单侧或(很少)双侧出现，特别在儿童病患中可能出现很早，某些病例中仅在蜱叮咬后数天尚未进展为红斑前就出现[2]。
- 晚期表现(扩散，持续 6 个月以上：阶段三)：在病原体持续存在的情况下，疾病可能会持续数月至数年。慢性萎缩性肢端皮炎(ACA)和莱姆关节炎是这一临床阶段最常见的症状。ACA 主要累及下肢。在初始广泛的炎症反应后，ACA 最终会出现明显的皮肤萎缩。莱姆关节炎主要累及膝关节。而晚期神经症状(脑炎)非常罕见[2,8]。伯氏疏螺旋体感染的自然病程存在较大的差异性，除晚期症状(持续长达 6 个月以上)外通常有自限性。在大多数病例中，被蜱叮咬后的亚临床感染不会导致疾病。莱姆病并不总是从一个临床阶段进展到下一阶段。即便无抗生素治疗，传播进展、早期或晚期症状仅在约 20%的游走性红斑患者中发生。另外，上述的游走性红斑也仅在约 30%的 Bannwarth 综合征患者中可见[8,12]。此外，由于疾病症状存在非特异性，以及仅约 50%的患者可回忆起蜱叮咬史，故莱姆病的临床诊断很复杂[2,8,12]。鉴于临床诊断中的这些特殊难题，在特定适应证下的实验室检查对疾病诊断显得尤为重要(表 42.3 - 3)[8]。

强制性报告：根据德国《感染保护法案》(IfSG)，在德国至今尚未建立涉及莱姆病(伯氏疏螺旋体)的全国强制性报告。然而，根据法案第七条(实验室)，强制性报告适用于回归热疏螺旋体感染。

42.3.2 血清学检查

莱姆病的诊断需要确认相关临床表征[9]。血清学检查仅在病患出现疑似临床症状时才具有指示作用。疑似莱姆病中已证实的血清学试验适应证汇总可见表 42.3 - 3。仅在可能感染或暴露的 2～3 周后，确证试验才有帮助。

应用新抗原(尤其是 VlsE)的新型免疫学方法(如 ELISA 和 CLIA)可提高诊断的灵敏度和特异性。近期的血清学研究关注一步法是否具有足够的灵敏度和特异性来取代目前广泛应用的两步法(进一步蛋白质印迹法验证阳性筛查结果)[9]。

然而，相关研究已表明，在莱姆疏螺旋体病诊断的血清学检测中，还没有一项血清学检测单独具有足够的诊断灵敏度和特异性[9,10,13-15]。因此，大多数科学协会推荐以具有高检测限的筛查试验(ELISA)联合高分析特异性的确证试验(蛋白质印迹)来进行检测[8,9,12,16]。参考如下。

42.3.2.1 筛查试验

ELISA 和 CLIA 方法由于可多价、选择性和定量检测 IgG 和 IgM 抗体均被用于筛查试验。其他血清学检测并不适用于筛查试验[9,16]。在筛查试验中，患者血清预先用 *T. phagedenis* 提取物进行吸收以增加筛查试验的特异性。对于选择性的 IgM

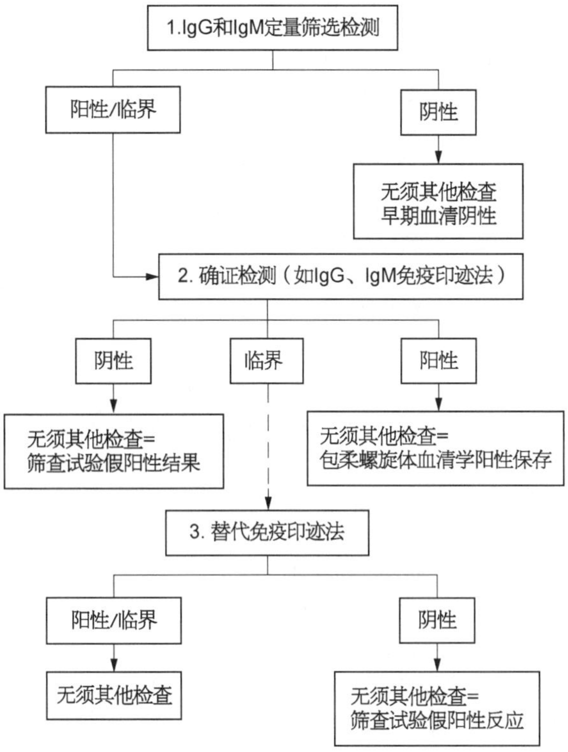

图 42.3 - 1 莱姆病疑似患者分层血清学诊断试验

表 42.3 - 4 莱姆病的直接和间接诊断程序

血清学	器官培养组织	聚合酶链式反应(PCR)*靶序列
阶段 1		
Ig 20%～50%阳性 IgM 50%～90%阳性 IgG 10%～50%阳性	皮肤活检：游走性红斑 70%阳性 皮肤活检：慢性萎缩性肢端皮炎 50%阳性 种类：*B. afzelii* 螺旋体约 70%	*Osp A* 基因，*Osp B* 基因 *Flagellin* 基因 16S rRNA 基因 23S rRNA 基因 其他特异性染色体基因片段
阶段 2		
Ig 70%～90%阳性 IgM 15%～70%阳性 IgG 50%～90%阳性	脑脊液：7%～10%阳性 种类：*B. garinii* 螺旋体约 50% 血液：4%～10%阳性	
阶段 3		
Ig 90%～100%阳性 IgM 3%～7%阳性 IgG 90%～100%阳性	关节滑液和其他组织：阳性极少见	PCR：皮肤活检组织(游走性红斑，慢性萎缩性肢端皮炎)，脑脊液，关节滑液，尿液，血液

*目前 PCR 不是一种常规诊断方法

抗体检测，将待测血清用类风湿因子(rheumatoid factor，RF)吸收剂进行预处理，可避免 RF 干扰引起的假阳性结果。在大多数情况下，重组试验模式则无须进行样本预处理。

ELISA，CLIA：ELISA 和 CLIA 方法中特异性抗原检测的抗原部分可由伯氏疏螺旋体超声裂解或细胞提取物组成(全细胞 ELISA，提取抗原 ELISA)，或者由重组表达并纯化的可在体内刺激产生特异性免疫应答的蛋白组成，如 Osp17/p18(DbpA)，鞭毛蛋白(p41)，p39，p58，OspC，VlsE(选择性 ELISA)。包含两种抗原的混合试验同样可用，如重组蛋白 OspC 或 VlsE 和传统抗原提取物的富集试验。

目前的研究仍未完全阐明使用高特异性的抗原(VlsE)或肽段(C6)的免疫测定方法是否具有足够的诊断灵敏度和特异性来替代标准的双份血清学检测法。其原因之一是欧洲地区存在若干人致病性疏螺旋体种,从而导致免疫显性抗原存在异质性,使得这类检测方法变得更加复杂[9,13,15]。

CLIA 和 ELISA 方法仅在应用的检测类型上有所不同,其抗原制备基本是一致的。改良免疫测定法的诊断特异性可达 80%~90%。由于具有自动读取、精确检测及操作简便等优点,这种方法是实验室疏螺旋体常规血清学检测的标准。免疫测定的结果可因抗原组成和试验厂商的不同而存在较大差别。因此,不同检测方法和(或)不同实验室间的检测结果可比性较低[10,14,18],尤其是对保存血清几乎无法开展平行试验。

42.3.2.2 确证试验

除了传统的全细胞裂解液蛋白质印迹法(也称为免疫印迹),蛋白质印迹技术及使用重组抗原的线性蛋白质印迹(重组蛋白质印迹)技术均可用于确证试验。结合这两种抗原类型的混合检测也越来越多地被用于确证试验。

全细胞裂解液蛋白质印迹:全细胞裂解液或全细胞抗原蛋白质印迹法使用疏螺旋体超声裂解产物作为抗原制备物(图 42.3-2)。因此,所有的疏螺旋体抗原(如特异性的免疫显性蛋白或非特异性蛋白)均可用于抗体检测。优化被采用的疏螺旋体菌株特异性免疫显性抗原的表达对此类印迹法的质量至关重要。

已有研究表明,不同的螺旋体菌株其免疫显性抗原存在显著差别。莱姆疏螺旋体 *B. afzelii* 菌株 PKo 已被证实特别适用于欧洲地区[8,16,18]。

采用 PKo 株的全细胞抗原蛋白质印迹检测结果的解读准则是基于标准的实验条件(表 42.3-5)。该方法的不足之处在于诸如 VlsE 这些重要的、新的免疫显性抗原仅在体内表达,因此在常规条件下无法获得。

表 42.3-5 蛋白质印迹解释标准举例(修改自参考文献[16])

欧洲 B. afzelii(PKo 菌株)全细胞抗原蛋白质印迹分析标准	
IgG 阳性:≥2 个条带	IgM 阳性:≥1 个条带
p100,p58,p43,p39,p30,OspC,p21,p17,p14	P41(强阳性),p39,OspC,p17
B. burgdorferi s.s(G39/40 菌株)全细胞抗原蛋白质印迹分析标准(美国疾病控制和预防中心推荐规范)	
IgG 阳性:≥5 个条带	IgM 阳性:≥2 个条带
p83/100,p66,p58,p45,p41,p39,p30,p28,OspC,或 p18	p39,OspC,p41
蛋白质印迹分析标准推荐	
IgG 阳性:≥2 个条带	IgM 阳性:≥2 个条带
p100,p58,p39,VlsE,OspC,p41 内部片段,p18/p17	p39,OspC,p41 内部片段,p18/p17 或对 OspC 强反应

因此,许多传统裂解液蛋白质印迹法的生产厂家会在试剂中选择性地添加某些重组蛋白(VlsE,OspC)(混合试验)来填补这些诊断空白。在全细胞裂解蛋白质印迹中,生产厂家使用单克隆抗体对批量特异性评价模板和抗原定位验证是诊断质量的关键[8]。

重组蛋白质印迹:高特异性蛋白质印迹法越来越多地采用重组表达蛋白抗原制备物来检测疏螺旋体抗体,例如 Osp17/p18 (DbpA),VlsE,p41 (鞭毛蛋白,内部片段),OspC,OspA,p39/BmpA,p41/i (鞭毛蛋白)和 p83/100(选择性 blot)(图 42.3-2)[16]。此外,不同基因型的特异性抗原可被用于同一试验混合物中来说明不同疏螺旋体的免疫变异性。

在重组蛋白质印迹中,染色条带对应的抗原类型比全细胞裂解印迹更容易对应到已知抗原(图 42.3-2)。因此,重组蛋白质印迹法尤其被推荐用于在血清学诊断领域经验尚少的实验室。

根据对室间质量控制的研究,不同的商品化检测试剂盒的检测结果在不同实验室间存在明显的不一致,且特异性免

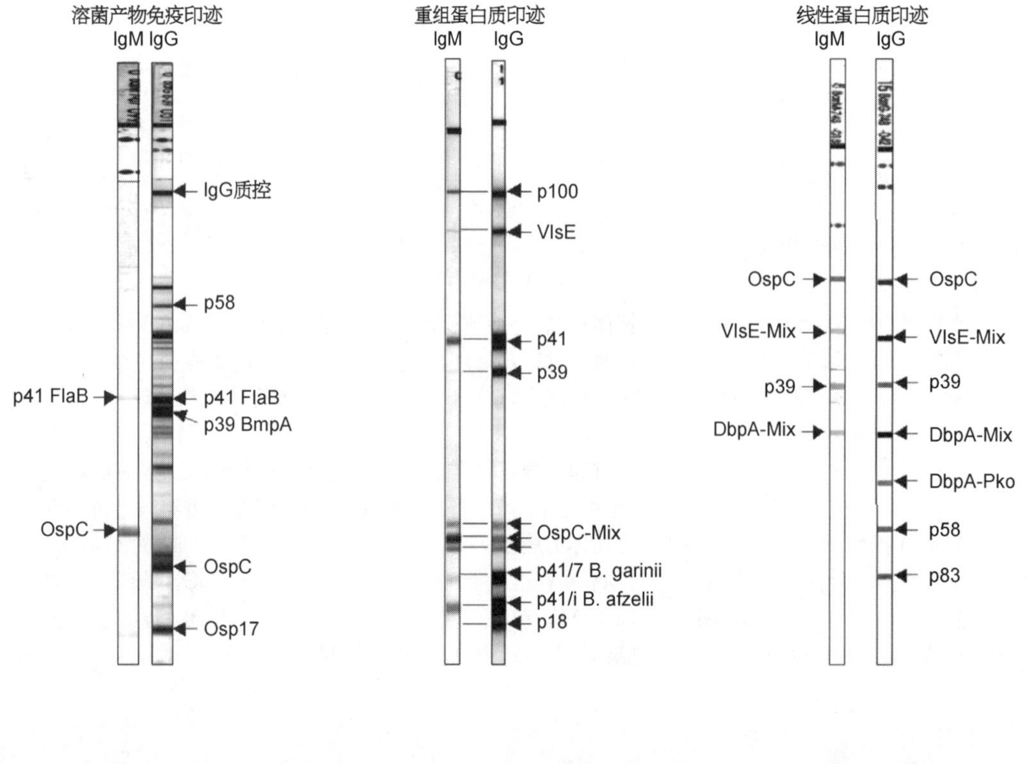

图 42.3-2 使用各种抗原混合物的蛋白质印迹

疫印迹条带的重复性较低[10,18]。因此,表 42.3-5 仅适用于定位,而不能作为目前不同商品化试剂盒的结果评估,因为不同的商品化试剂盒使用不同的抗原制备物和结果评价标准[10]。特别要指出的是目前没有对界限值的标准处理建议。

线性蛋白质印迹:原则上,就使用抗原的生产与修饰而言,线性蛋白质印迹法代表了对传统重组蛋白质印迹法的改良。然而,在进行蛋白质印迹之前,无须进行电泳分离。在这些试验中,单个抗原温和而有选择性地直接固定在载体膜上,而不需要预变性(图 42.3-2)。因此,从不同基因型不同菌株中分离出的分子量相同或相似的几种同源免疫显性抗原可以在单一条带上结合成诊断性群组。这种线性蛋白质印迹法对检测疏螺旋体特异性抗体具有较高的诊断灵敏度和特异性[16]。该方法的优点是能揭示不同菌株的高特异性免疫显性抗原(如 VlsE、OspC)在对血清的诊断反应性上的差异[8,15,16]。

蛋白质印迹和线性蛋白质印迹的优势:实验室间比较研究指出了商品化的传统方法和重组蛋白质印迹有其局限性[10,14,18]。根据调整的诊断指标,蛋白质印迹仍然是诊断莱姆疏螺旋体病抗体的最特异的诊断试验之一。使用重组抗原的蛋白质印迹和(或)线性蛋白质印迹法尤其适合于大多数诊断需要,并具有较高的决定意义[16,17]。考虑到疏螺旋体特定的条带数目和种类,这些检测还提供了关于免疫反应和持续时间的信息,从而使结果可以使临床上更准确地分类[8,16,19]。

在印迹条带的鉴定中,通过每批特异性评价模板和它们适当的权重比对及阳性对照和临界值对照的平行试验可避免假阳性结果和抗原混淆[8,16]。

多重荧光免疫分析(MFI):基于单抗原发光技术的新型多参数测试系统的引入,可以同时对大量分析物诸如同一微量样品孔中的抗原以及相同测量过程中的抗原进行分析。这个测试方法(参见 42.1)是基于微小的抗原包覆聚苯乙烯珠作为固相的各种检测反应,类似于蛋白质印迹和 ELISA 方法[20]。所获得的多分析物表达谱结合了蛋白质印迹分析和定量免疫分析的优点。因此,使用了单个或多个抗原的 MFI 在诊断上比传统的 ELISA 更有说服力。

标本:血清 1 mL。脑脊液(疑似神经莱姆病,同时采集血清样本)1 mL。

阈值:ELISA/CLIA,IgG 和 IgM 特异性抗体检测。蛋白质印迹/NFI,特定的反应。

42.3.2.3 血清学检测结果的解释

不同检测方法的个体灵敏度和特异性可能会存在很大差异,这种差异取决于所采用的检测方法和生产厂家的试验[10,14,16]。在将新的检测方法引入实验室之前,必须进行内部性能验证。为此,应使用临床确诊的莱姆病患者的血清样本和健康献血者(对照组)的血清样本进行验证。

在莱姆病血清学中,检测结果根据制造商的说明书分为阴性、阳性或临界(阈值)。ELISA 法临界值的定义以及蛋白质印迹法中不同生产厂商对特异性条带的评估尚未遵循统一的标准指南[10]。此外,国际或国家参考品或标准化的临界值并不可获得。因此,定性和定量检测结果(如 ELISA 中的 U/mL,蛋白质印迹中的带型)不具有直接的可比性,而是取决于生产厂商。在监测和解释不同实验室的测试结果时,必须考虑到这一点。检测结果变化的意义必须始终通过与先前收集的血清样本进行平行测试来验证[8,21]。

莱姆病阶段性抗体动力学:针对伯氏疏螺旋体抗原的抗体通常在病原体感染后 2~6 周形成。在大多数情况下,IgM 抗体应答先于 IgG 抗体产生[8,16,21]。在某些病例中也已有不产生 IgM 应答的报道。在再感染阶段 IgM 抗体应答也可能不会发生,因为再感染通常与显著的 IgG 反应有关,而不是主要产生 IgM。在感染早期,两类免疫球蛋白的免疫应答最初都是针对范围狭窄的疏螺旋体抗原,尤其是鞭毛素(p41)、VlsE 和 OspC。其中,抗 VlsE 抗体和抗 OspC 抗体因其特异性较高而具有特殊的诊断意义。

VlsE 抗原的引入,为伯氏疏螺旋体的血清学诊断提供了较好的诊断灵敏度[17]。如果在疾病表现的早期阶段使用(如红斑迁移型、神经型莱姆病),该抗原实现了对于螺旋体属特异性 IgG 抗体的高检出率但不包括 IgM。然而,在感染的早期,许多患者的血清反应仍然是阴性的。在血清流行病学研究范围中,对各种疾病表现的阳性率调查如下[8,16,21]。参考表 42.3-3 和表 42.3-4。

随着螺旋体感染的进展,血清学检测阳性患者的数量在增加,在晚期播散型临床表现的患者中血清学检测阳性率几乎达到 100%。在这些情况下,免疫反应是针对广泛的疏螺旋体特异性抗原而产生。

针对 p83/100 蛋白、p39(BmpA)和 Osp17/p18(DBPA)等抗原的抗体在疾病晚期具有特别高的诊断意义。相反,针对特异性抗原 OspA 的抗体较罕见,但在莱姆关节炎患者中可观察到[8,16,21]。

与其他传染病一样,免疫缺陷患者可能表现出延迟或无免疫反应。然而,总体来讲,莱姆疏螺旋体病血清学阴性在具有正常免疫应答能力的患者中是非常罕见的,除在疾病的极早期阶段除外,但是应该知道这些患者的患病时间还较短。在这些情况下,应考虑直接检测病原体。

对筛查试验阴性的解释:如果筛查试验结果为阴性,则无须进一步调查。然而,血清学的阴性结果并不能排除莱姆病。临床第一和第二阶段的患者筛查试验结果常为阴性。如果仍然怀疑感染,可在 2~6 周后重复血清学诊断。个别病例中,可测量的免疫反应可能由于早期抗生素治疗而受到抑制,导致 IgG 和 IgM 的血清转换没有发生,对抗体应答起抑制作用(IgG 血清转换缺失)[8,16,21]。

对阳性筛查试验的解释:临界或阳性的检测结果的解释须谨慎,因为梅毒、其他细菌感染、EBV 感染均会出现假阳性,尽管用交叉反应抗体 T. phagedenis 进行了吸收[22]。若莱姆病筛查结果为临界或阳性时,应进行梅毒螺旋体乳胶凝集试验(TPPA)(参见第 42.14 章节)排除现症或曾经梅毒螺旋体感染引起的假阳性血清学结果[8,16,21]。然而,一个确认的、阳性的伯氏疏螺旋体试验结果可为疏螺旋体感染提供强有力的证据。如果明确血清学阳性结果与怀疑的临床诊断一致,则不需要进一步的实验室调查。而在所有其他情况下,必须进行确认试验。

对阴性确认试验的解释:阴性确证试验(蛋白质印迹或线性蛋白质印迹)意味着筛查试验提供了一个假阳性结果,血清学报告为阴性,通常没有必要再进一步调查。但是,必须记住,早期感染阶段(迁移性红斑、神经型莱姆病)可能会产生假阴性结果(表 42.3-5)。

临界确认试验的解释:由于没有上述检测和诊断伯氏疏螺旋体感染的标准,蛋白质印迹法临界值的解读较困难。在这种情况下,可以进行备份检测(通过重组蛋白质印迹验证整个细胞抗原印迹)(图 42.3-1)。

如果临界蛋白质印迹筛选和备份检测提供不同的结果,这是血清学诊断假阳性的有力证据。

在阳性或临界备份测试中,血清学结果与早期莱姆病病情一致。然而,这样的结果几乎总是有悖于现有的持续感染或晚期莱姆病表现。在就近的疑似感染中,建议根据临床诊断在 3～6 周后进行血清学复检。如果发现没有变化,便不可能存在活动性莱姆病[8,16,21]。

阳性确认试验解释:在蛋白质印迹法阳性的情况下,对条带模式进行分析。测试解读需要依据以下数据[21]:反应性抗体的种类[IgM 和(或)IgG]、条带强度、已辨识的条带(抗原)数和其分子量。

疑似早期或晚期莱姆病:考虑临床表现并基于以下发现:

- 检测针对 p41 或 OspC 的 IgM 抗体是早期莱姆病的重要标志物[8,21]。尽管单独发现 p41 条带不是诊断莱姆病的证据,因为这个抗原和其他细菌的鞭毛抗原相似,如果存在另外的相关临床信息,它和早期莱姆病的临床诊断是不矛盾的。
- 通过检测抗 p41 抗体或者 p41/i 抗体,p41/i 是一个伯氏疏螺旋体鞭毛蛋白的特异片段,以及抗 VisE 或者抗 OspC,对早期诊断莱姆病有更强的诊断价值;至少需要其中一条条带用于诊断确认[21]。
- 如果在很宽的分子量范围内可识别密集染色的几个条带,那么实验室检测才能支持莱姆病晚期的临床诊断。p83/100 和 Osp17/18 条带因其伯氏疏螺旋体的特异性而具有特殊的诊断相关性。与宽带模式结合,他们可显示免疫反应的晚期相[8,21]。

对于上述蛋白质印迹结果的诊断评估,详细的临床信息是必不可少的。

- 是否需要治疗的结论不能仅仅依据阳性条带和 ELISA 结果,因为抗体(包括 IgM 类)可以在感染处理后甚至疾病治愈后存在很长时间(数月到数年)[21]。
- 特异性抗体检测本身并不能自动确认有临床表现的感染。通过结合临床疑似诊断和血清学诊断,尤其是目前没有疾病活动性标志物的情况下才能确诊(与梅毒血清学中的 VDRL 反应类似)。
- 任何再感染只能与先前收集的血清标本进行平行测定后验证有血清学结果的显著变化才能明确诊断。
- 在大多数情况下,IgM 抗体的阳性检测结果不支持莱姆病的晚期表征[8,16,21]。

42.3.2.4 神经莱姆病

伯氏疏螺旋体感染往往表现为一种中枢神经系统紊乱(表 42.3-2)。血清学分析通常遵循已证实的分层方法(图 42.3-1)。

传统抗体测定:根据病程的长短和用于诊断试验的抗原制备物性质,60%～90%的神经型莱姆病例中可产生鞘内抗体[8,21,23,24]。

中枢神经系统产生的抗体只能通过平行和定量测定脑脊液(CSF)和血清的伯氏疏螺旋体特异性抗体来检测。由此可见,血清和脑脊液 IgG 浓度或白蛋白浓度与血清和脑脊液中测得的病原特异性抗体浓度(IgG、IgM)有关[8,21,25]。此数据可用于根据以下公式确定脑脊液血清指数(CSI):

$$\text{脑脊液血清指数}=\frac{\dfrac{\text{IgG 或白蛋白}}{\text{浓度(血清)}}\times\dfrac{\text{特异性抗体浓度}}{[\text{ELISA(U/mL)}]\text{脑脊液}}}{\dfrac{\text{IgG 或白蛋白}}{\text{浓度(脑脊液)}}\times\dfrac{\text{特异性抗体浓度}}{[\text{ELISA(U/mL)}]\text{血清}}}$$

除非另有评价,根据所使用的试验方法,ELISA 结果中 CSI 值≥2 支持神经型莱姆病鞘内抗体的产生[8,21,25]。CSI 值在 1.5～1.9 是临界值。

阳性结果的诊断结论必须始终结合其他蛋白分析和脑脊液血清学检测结果进行评估。

如果脑脊液细胞数不增多及 CSF 蛋白浓度正常,神经系统症状又持续超过 2 个月,神经型莱姆病就可予以排除[8,12,21]。

CXCL13 作为神经型莱姆病标志物:趋化因子 CXCL13 可能是神经型莱姆病早期诊断的有效参数。除其他作用外,这个趋化因子吸引淋巴细胞到中枢神经系统[24,26]。在莱姆病(同神经梅毒)脑脊液中存在 B 淋巴细胞是一个已确证的现象。近期研究已表明,CXCL13 在已确诊的早期神经型莱姆病的脑脊液中升高,并且能先于脑脊液中特异性抗体产生[24,26]。某些研究已报道,在神经型莱姆病早期阶段当伯氏疏螺旋体特异性抗体指数在脑脊液中仍为阴性时,CXCL13 却具有较高的诊断灵敏度[26]。CXCL13 的诊断灵敏度和特异性分别为 94%～100%和 63%～96%。此外,患者脑脊液中 CXCL13 浓度在治疗后降低得相对较快,因此,该指标作为治疗反应的生物标志物具有潜在的价值[24]。

关于对其他感染性和炎症性中枢神经系统紊乱的诊断特异性信息仍然不足。据报道,CXCL13 浓度升高也可见于梅毒螺旋体等相关病原体感染。然而,CXCL13 检测还不能作为常规诊断手段,目前尚未得到充分的标准化。

42.3.3 分子生物学分析

常规和实时 PCR 已有一些商品化产品。不同标本中的不同 DNA 靶序列被用于 PCR 的靶向检测[5,8,21,27](表 42.3-4)。螺旋体 PCR 法检测限与培养法相当[8,12,26],但莱姆关节炎患者除外(表 42.3-4)。因为在这些病例中,滑液或关节活检组织标本 PCR 的检测限高于培养法[5,8]。

研究结果显示,这些诊断技术的外部质量控制差异极大,难以推荐统一的方法[28]。专家建议,应至少使用两种不同的 DNA 靶序列以提高 PCR 诊断的可靠性[8]。因为分析特异性不高,不建议进行尿液分子检测[5,8]。阳性结果应通过扩增测序和鉴定所检基因型进行确认[8]。

42.3.4 质量保证

德国医学协会指南强制要求实验室每年 2 次参加疏螺旋

体血清学试验的室间能力验证试验。伯氏疏螺旋体分子生物学检测是细菌基因组检测实验室间能力验证计划的一部分。这些能力验证计划范围内的外部质量控制结果表明，目前市售检测方法有显著差异[10,16,18]。图 42.3－3 基于 2006—2008 年荟萃分析数据，以及用于血清学诊断能力验证试验样本的临床意义，总结了常用检测系统的通过比率。

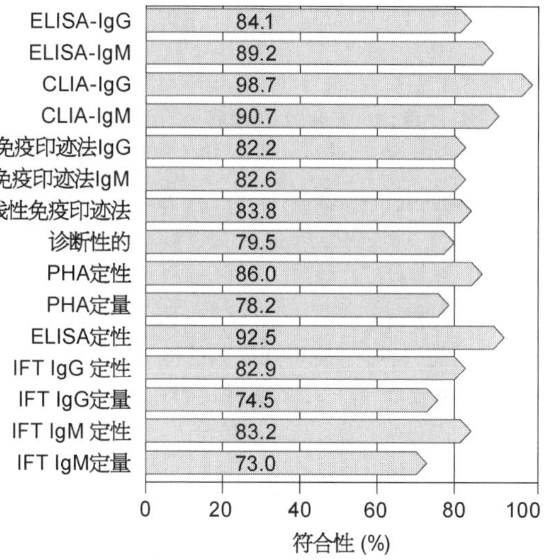

图 42.3－3 德国 2006—2008 年疏螺旋体血清学检测（检测方法和诊断评估）通过率

42.3.5 不推荐的诊断试验

除莱姆疏螺旋体病的标准试验以外，一些评估为差或不可靠的试验方法也在使用，它们是：疏螺旋体囊性形式的检测、$CD57^+/CD3^-$淋巴细胞亚群检测、淋巴细胞转化试验、循环免疫复合物的检测或视觉对比敏感度测试(VCS)。

由于诊断敏感度和特异性差，专家指南明确表明，不推荐上述试验用于诊断[5,8,12]。

42.4 布鲁菌病

Klaus－Peter Hunfeld，Thomas A. Wichelhaus，Volker Brade

人布鲁菌病以发热为特征，表现为急性、亚急性或慢性的全身性细菌感染。布鲁菌病主要是动物传染病，通过直接接触受感染的野生动物或家畜，或者食用被污染的生奶制品而感染这种人畜共患病[1]。

布鲁菌是无动力的革兰阴性小杆菌($0.6\ \mu m \times 0.7\ \mu m$)。这些细菌嗜二氧化碳，细胞壁含有脂多糖成分，是能在吞噬细胞中存活的兼性胞内寄生菌[2]。人类致病性布鲁菌种属列于表 42.4－1。分子遗传学研究表明，迄今为止所描述的菌种都应该被认为是单一基因菌种——羊布鲁菌的生物型[1]。贮菌库是被感染的野生动物和家畜。该细菌可以用特殊培养基培养，初始培养必须孵育 21 天及以上。由于该菌感染性强，标本和培养物的处理常常会导致实验室感染，因此只有生物安全水平Ⅲ级的实验室才可对布鲁菌进行特殊处理[3]。

通常在布鲁菌病急性期检测致病菌。初始培养 1 周以后出现阳性。因此必须保证至少 3 周的充足孵育时间，尤其是血培养。

表 42.4－1 已证实的对人类致病的布鲁菌（修改自参考文献[19]）

病原菌	贮菌所	疾病
牛布鲁菌(生物型 1－6,9)	牛	邦氏病
羊布鲁菌(生物型 1－3)	绵羊,山羊	马耳他热
猪布鲁菌(生物型 1－5)	猪,野兔/兔子	猪布鲁菌感染
犬布鲁菌	狗	犬布鲁菌感染(罕见)
鳍布鲁菌	海豹	鳍布鲁菌感染(罕见)
田鼠布鲁菌	田鼠	田鼠布鲁菌感染(罕见)

42.4.1 流行病学和临床意义

流行病学：布鲁菌具有侵袭性，可以穿透完整的皮肤或黏膜，以及经气溶胶进入肺部导致感染。人类通常通过接触被感染的家畜或其排泄物而感染，因此，某些职业人群，如牧羊人、农民、动物管理员、屠宰场工作人员、动物育种员、兽医、奶牛场工作人员、奶业公司和实验室人员面临更大的感染风险[1,2]。这类人群感染布鲁菌可被认为是职业病。另一类感染源自加热不当的牛奶、奶制品或感染动物制作的食物[1,2]，这种感染途径在地中海和中东地区比较常见，且通常是指羊布鲁菌感染患者。该病仍然是最常见的细菌性人畜共患病。世界上每年有超过 50 万例新发病例，某些国家的流行率超过 10/10 万[2,4,5]。通常认为，德国的动物种群不携带布鲁菌，因此，大多数情况下，德国布鲁菌病通过境外旅行获得感染，或与摄入未经高温消毒的进口奶酪等食品有关。2010 年，德国境内报道 22 例布鲁菌病[6]。

潜伏期：通常 1～3 周，羊布鲁菌感染病例可达 3 个月。

临床表现：该病始于非特异性的前驱综合征，如全身不适和疼痛，进而转变为急性、亚急性或慢性病程。患者可能出现结膜炎、心绞痛、支气管炎和侵袭部位皮肤损伤（如手部）。急性发病期以弛张热为特征，夜间达到 39℃以上的典型高峰，伴与此不相符的相对缓脉。其临床表现多种多样[1,2,5,6,7]，有以下两种形式。

(1) 由牛布鲁菌导致的邦氏病，一种表现为间歇热、脾肿大等非特异性临床表现的隐匿性疾病。

(2) 由羊布鲁菌导致的马耳他热，临床表现与斑疹伤寒相似，急性期有明显的自觉症状、体重减轻和典型的波状热。

由狗布鲁菌、猪布鲁菌、鳍布鲁菌及田鼠布鲁菌导致的人类感染已有报道（表 42.4－1）。急性布鲁菌病能够自发缓解或者转为慢性病，并且能引起所有器官系统的迁徙性病变。在此情况下，胞内兼性寄生菌会引起肉芽肿性炎症。通常表现为肝脾肿大、淋巴结增生、骶髂关节炎、骨关节炎、骨髓炎和可能的中枢神经系统受累（神经衰弱综合征、脑膜脑炎）[7,8,9,10,11]。具有非特征性全身症状和间歇热或波状热的儿童应考虑布鲁菌病可能。常规实验室检查通常 LD 和 ALP 轻度升高，少数患者血清 ALT 和 GGT 水平升高，白细胞计数通常正常。

强制性报告：德国《感染保护法案》(IfSG)第七条规定，布鲁菌病的直接或间接证据应强制报告。前文所述职业人群发生布鲁菌感染必须向事故保险公司报告以认定为职业病[1,2]。

42.4.2 血清学检查

在缺乏特异性临床表现的情况下，布鲁菌病的诊断通常依赖于特异性抗体的检测。凝集试验是基于抗脂多糖抗原的抗体检测。这些抗体在感染缓解后可能持续很长时间。由于高感染率，血清学诊断在流行地区的应用价值非常有限，因此依据当地流行病学情况评估血清学检测试验非常重要[2,5,10]。大约有85%的布鲁菌病例是通过血清学检测来诊断的[3]。

临床怀疑急性或慢性布鲁菌病时，应保证在临床症状发作7～10天后再进行特异性抗体检测。

微量凝集试验（卡片试验）：布鲁菌病卡片试验采用牛布鲁菌菌株1119－3(USDA)作为抗原悬浮液(8%)，以孟加拉玫瑰红染料(pH 3.65)染色。商品化的敏感卡片试验产品采用孟加拉玫瑰红染料对羊布鲁菌和牛布鲁菌抗原进行染色。阳性结果必须通过试管凝集试验(Widal)或其他血清学检测方法确认[2,5]。

Widal凝集试验：将灭活的布鲁菌悬浮液与稀释度连续增加的患者血清一起孵育。该试验可运用染色抗原，按常规Widal凝集试验方法进行微量滴定板操作，被认为是间接检测布鲁菌的标准试验。在临床诊断和培养确诊的布鲁菌患者中，该试验诊断灵敏度高达95%[13]，耗时2天，检测IgG、IgA和IgM抗体。

补体结合试验(CF)：CF的检测限低于Widal反应。

试纸条试验：该试验是通过固定在试纸上的全细胞抗原，特异性地检测IgM抗体[14]。据报道，其诊断灵敏度和特异性为93%。

荧光偏振免疫试验(FPA)：FPA就像一个简化的ELISA，通过与荧光标记检测器相连的布鲁菌多糖抗原进行检测。与经培养确诊的布鲁菌病相比，FPA的诊断灵敏度为96%，诊断特异性约为98%。

布鲁菌侧流试验(LFA)：LFA是一种特异性检测IgM和IgG的免疫层析试验。该试验类似POCT操作，无须精密的实验室基础设施。针刺手指血滴加于反应板。通过金标单克隆抗体、免疫色谱技术可以检出存在的任何抗体。该方法的诊断灵敏度和特异性达95%以上。LFA适用于该疾病各阶段的抗体检测。

酶联免疫吸附试验(ELISA)：利用全细胞抗原的ELISA作为一种敏感而特异的方法，越来越多地用于免疫应答类别的特异性分析。

IgG和IgM抗体测定有助于区别现症感染和既往感染，也适用于低滴度血清[15]。评估性研究指出，联合检测IgG和IgM的诊断灵敏度高达97%，特异性也达97%[5,13,15]。然而商品化检测系统的质量各不相同。

标本：血清2～4 mL。

阈值：卡片试验≥80，Widal凝集试验≥80，补体结合试验≥5，FPA/LFA/ELISA临界滴度因试验而异。

42.4.2.1 血清学检测结果的解释

在免疫应答过程中，IgM抗体最早可被检出（大约感染后1周），其后是IgG抗体（发病第2周），滴度约在发病4周达最高。患者的血清学试验在疾病早期可能仍为阴性，大约在2周后应进行后续确认试验。几个月内抗体滴度显著降低，通常提示治疗成功[2,5]，但前提是使用相同的检测系统进行平行检测。

IgG抗体快速下降被认为是治疗成功的良好预后指标。然而，治疗后IgG抗体持续升高应密切监测复发[2,5]。局部并发症患者特异性抗体浓度下降较慢。在很多情况下，IgG特异性抗体的再次增加提示疾病复发。尽管血培养阴性且缺乏临床表现，许多治疗有效的患者仍然在数月甚至数年内保持抗体高滴度[2,5,10,11]。

目前研究发现，25%患者持续存在IgM抗体，经过12个月有效治疗后，约90%患者可检出IgG特异性抗体，故应谨慎采用血清学试验进行治疗监测。在流行地区，血清学试验并不总能有效区分活动性感染和复发、病原体持续存在和感染恢复期患者[2,5]。

特殊检测的解释：CF、试纸试验、FPA、LFA和Widal凝集试验都有属特异性，不能得到病因的任何结论。

Widal凝集试验：临床诊断时，大约98%的患者滴度≥160[5,13,15]。病程最初几周，滴度达最大值，之后缓慢下降，有时这个过程可能持续几年。单一滴度结果不能够准确推测感染时间。

微量凝集试验：单个样本滴度≥160，必须怀疑布鲁菌病。对之前采集的血清标本进行平行检测，如果临床症状发作后出现血清学转换或者滴度增加4倍，就可以认为是感染的明确证据。其他布鲁菌种在低血清稀释液中的协同凝集常被检出，不可将其考虑在内[2,5]。最近的一个评估性研究表明，在培养法确诊的布鲁菌病患者中凝集试验的诊断敏感度为84.6%。阈值设为1：160的情况下其敏感度为64.7%，而阈值为1：320时仅为47.1%。

补体结合试验：病程超过4周后（滴度>5），该试验通常变为阳性。低阳性滴度（20～80）持续存在于慢性感染，或者表明有交叉反应。然而，在布鲁菌病发生率较低的地区，临床符合和疑似感染的患者，滴度≥20时需要进一步的诊断检测和滴度监测。

研究表明，LFA检测IgG和IgM特异性抗体的灵敏度甚至可能略高于凝集试验[5]。

ELISA：诊断检测应始终包含IgG和IgM抗体。在低发病率地区，每个阳性结果都应解释为异常并进一步检测。有一些学者认为，与凝集试验相比ELISA的特异性偏低[2]。

有关血清学的注意事项：应定期对血清学检测系统进行评估、核查，并根据当地流行病学状况调整阈值[2,5]。

卡片试验和Widal凝集试验：由不完全抗体或抗体滴度过高而引起的前带现象，经常导致假阴性结果。因此要检测至少两个滴度。血清稀释度超过1：360，才能检测到前带现象[2,5]。

干扰因素：许多情况下，布鲁菌病中的不完全（封闭）抗体可以用低至中等稀释度的血清来检测。这些抗体能够封闭布鲁菌抗原但不引起可见的凝集。在Widal凝集试验阴性的情况下，如果仍怀疑布鲁菌病，那么就进行布鲁菌病Coombs试验[2,5]。

布鲁菌病Coombs试验：在Coombs试验中，将血清按1：80或1：100进行稀释后与Widal检测试剂混合，然后离心，得到的沉淀物是由结合有不完全抗体的布鲁菌组成的免疫复合物，经离心洗涤。将洗涤后的沉淀物重悬并加入 Coombs 试剂。存在布鲁菌不完全抗体时出现凝集现象。临界滴度≥80。

Widal 反应：Widal 滴度假阳性存在于小肠结肠炎耶尔森菌 O9 型感染，以及土拉菌病、霍乱和霍乱疫苗接种后。因此，布鲁菌血清学检测所有阳性反应都必须进一步进行耶尔森菌和弗朗西斯菌的血清学检测[2,5,10,11]。

42.4.3 分子生物学分析

由于本病的临床症状多种多样，特异性差，而且处理布鲁菌的实验室工作人员存在感染风险，现已尝试建立分子生物学检测方法[2,5,17,18]。目前正在进行科学研究，以评估血清或者全血哪种标本更适用于布鲁菌特异性 PCR 的分子生物学检测。例如，有些 PCR 检测方法是利用 *BCSP31* 基因或布鲁菌 16S rRNA 基因的保守序列进行检测[17,18]。

与常规的多重 PCR 技术相比，较新的 PCR 方法能够检测所有布鲁菌种和布鲁菌疫苗株牛布鲁菌 RW 51、牛布鲁菌 S 19 及羊布鲁菌 Rev1[2,5,17,18]。在一项全球多中心研究中，Bruce 梯形 PCR 检测法被证实适用于微生物常规实验室快速鉴定临床样品中的布鲁菌分离株[5]。某些实时 PCR 的检测限大约是 5 个细菌/测试混合物。在科研实验室的特殊条件下，这些试验敏感度和特异性高（诊断灵敏度 94.9%～100%；特异性 96.5%～100%）[2,5,17,18]。通过对每个样品进行多个混合物检测或者检测布鲁菌的多拷贝基因（如插入元件 IS711），可进一步提高诊断灵敏度[5]。然而，这些方法尚未被建立和证明，并且只能应用于特殊实验室。

PCR 试验不适用于疗效监测，因为临床治疗有效的患者其布鲁菌 DNA 阳性可能持续数月（甚至几年）。这一现象的临床意义至今尚未阐明。因此，在随访监测期间，PCR 结果阴性提示治疗有效，而持续阳性则需要对复发抑或病原体持续存在进行密切的临床监测[5]。

42.4.4 外部质量控制

目前在德国，外部质量控制并不提供细菌基因组检测和血清诊断能力测试的实验室间能力验证计划。

42.5 弯曲菌感染

Manfred Kist

弯曲菌是一种革兰阴性、弯曲或螺旋形、无孢子形成，有极性鞭毛的杆状细菌。弯曲菌科包含弯曲菌属和弓形杆菌属[1]，有 23 个种。在导致人类肠道感染方面，以空肠弯曲菌和大肠弯曲菌为主，乌普萨拉弯曲菌和红嘴鸥弯曲菌次之。胎儿弯曲菌胎儿亚种主要是在有慢性基础病和免疫功能低下疾病的患者中引起肠道外感染。布氏弓形杆菌和嗜低温弓形杆菌所致肠道感染罕见，但与肠道外感染有关（菌血症、心内膜炎、坏疽性阑尾炎）[2-4]。另外，磺胺螺菌属也属于弯曲菌科，但没有临床意义。实际上，对弯曲菌病的血清学诊断检测仅涉及空肠弯曲菌和大肠弯曲菌感染。

42.5.1 流行病学和临床意义

流行病学：2010 年，德国弯曲菌感染发病率为每 10 万人 80.3 例[5]。虽然存在地域差异，但 5%～10%微生物导致的腹泻病中，空肠弯曲菌和大肠弯曲菌是检出的唯一致病菌[6]。在世界范围内，嗜热弯曲菌是细菌性肠炎最主要的致病菌[7,8]。2010 年，英国报道的发病率为 117/10 万，尽管流行病学研究显示年均发病率高达 1 100/10 万[10]，但是这一数据在欧洲仍处于领先地位[9]。在德国，农村地区更容易出现该病原菌。

弯曲菌感染是典型的人畜共患病。空肠弯曲菌和红嘴鸥弯曲菌常存在于许多鸟类和哺乳动物的肠道；在农畜中，家禽尤其易受感染，而牛则相对较少。家畜，尤其是年幼的猫和狗，也是人类潜在的传染源[8,9]。目前，对人类来说最常见的感染方式是食用被污染的食物，主要是新鲜的家禽和生奶[6,11,12]。胎儿弯曲菌、乌普萨拉弯曲菌、弓形杆菌属细菌及其他罕见弯曲菌科细菌感染人类的途径仍不明了。

危险人群：所有年龄组，特别是农村地区的学龄儿童。在某些地区（如西班牙、中非和尼泊尔），弯曲菌是引起旅行者腹泻的最常见原因之一[12]。

潜伏期：空肠弯曲菌和大肠弯曲菌感染潜伏期为 1～5 天，其他未知。

临床表现：如下。

- 肠道弯曲菌感染：在不适、发冷、头痛和黄疸等前驱期表现后，典型患者突发发热伴腹部痉挛、恶心、头晕和循环障碍。通常突发腹泻，每天可达 20 次。1～3 天后退热。在此阶段，约半数腹泻患者初始为黏液和血液混合的水样便，镜下常见白细胞团，大部分 5～7 天后自行停止[6,13-15]。急性期后，粪便持续排出病原菌 2～4 周[6,14]。也可出现包括无症状排泄在内的轻症病程。

当患者恢复后，针对所感染病原菌产生显著的暂时性免疫，预防疾病但不能预防同一病原菌的再次感染[16]。这可能是 IgA 对鞭毛蛋白反应的结果[17]。

- 肠外弯曲菌感染表现：复发性菌血症、血栓性静脉炎、心内膜炎、脑膜炎和肠外脓肿是胎儿弯曲菌感染的典型症状，特别是有慢性基础病和免疫功能低下疾病的患者[18]。

弯曲菌小肠结肠炎最重要的晚期后遗症是反应性关节炎、Reiter 综合征和吉兰-巴雷综合征。反应性关节炎发生率 1%～2%，在急性痢疾 1～2 周后开始，更常见于 HLA 抗原 B27 阳性患者，更易影响膝关节、髋关节、踝关节及小指关节[19,20]。关节炎通常是自限性的，但可能持续达 1 年。20%关节炎患者会出现 Reiter 综合征[21]。吉兰-巴雷综合征是一种危险的晚期后遗症。据推测，高达 1/3 的吉兰-巴雷综合征患者是由于先前感染了弯曲菌[22,23]。有关吉兰-巴雷综合征的更多信息可参考 46.9.1。

42.5.2 血清学检查

弯曲菌具有特征性的热稳定多糖、寡聚糖和热不稳定蛋白抗原，这些成分位于细菌表面，可用于血清学分型。基因组测序显示出它们存在明显的相位变异，尤其是脂寡聚糖（脂聚糖）抗原，这可能导致血清学检测结果不准确[24]。

根据 Lior 分型系统，空肠弯曲菌和大肠弯曲菌可细分为至少 100 种血清型（蛋白抗原），根据 Penner 分型系统大约可分为 90 种血清型(多糖抗原)。前者用吸附抗血清的玻片凝集法检测,后者用被动血凝法检测。这两个分型系统之间存在交叉,因此病原菌的抗原型别常通过两种血清型(LIO/PEN)来定义[25,26]。尽管血清学分型尚未用于常规诊断,而且还被分子遗传学分型方法取代,但其仍有助于识别感染链[27]。

弯曲菌感染后期常规血清学诊断调查,ELISA 和蛋白质印迹法已经取代了补体结合(CF)试验。大便和其他标本中病原菌的直接和间接检测仍然是诊断弯曲菌感染最优的方法。

酶联免疫吸附试验(ELISA):最初,用酸性甘氨酸缓冲液提取法处理不同的空肠弯曲杆菌菌株后,超声处理后的上清液[28,29]或洗涤细菌[30]的上清液用于检测。运用重组蛋白 p18 和 p39 的 ELISA 方法已成功投入使用,其诊断灵敏度和特异性高[31]。这些蛋白与其他重组表面蛋白(PorA、Cbf1、Cbf2、PEB2)用于开发血清学检测试剂盒(ELISA 和蛋白质印迹),该试剂盒现已获得审批且有商品化产品[32]。

42.5.2.1 血清学检测结果的解释

在疾病发作 2～3 周内,IgG 抗体常出现升高,约 60%的患者可检测到 IgA 抗体滴度升高,约 30%的患者 IgM 抗体滴度升高[28,30]。

然而,一项较早的研究显示,89%的健康对照组 IgG 抗体滴度显著升高,可达 1∶1 280[28];另一项研究表明,所有生奶食用者表现出 IgG 抗体滴度显著升高,而与急性弯曲菌感染无关[30]。在这两项研究中,实验方法的诊断灵敏度:IgG 为 58.8%～98%,IgA 为 63%～76.1%,IgM 为 30%～74%;特异性:IgG 为 11%～73.6%,IgA 为 81.4%～97%,IgM 为 68.4%～97%[28,30]。

疾病发作 30～50 天后 IgA 和 IgM 抗体滴度显著下降,而 IgG 抗体滴度持续时间更长。这两项研究中,最大的诊断意义是检测到 IgA 抗体水平显著升高[28,30]。

通过使用重组蛋白抗原,实验效能显著改善,诊断灵敏度达 92%,特异性达 99%,阳性预测值和阴性预测值均达 97%[31]。这种 ELISA 方法尚未用于常规检测。目前获批的商品化 ELISA 方法[32]检测 310 名培养阳性的弯曲杆菌感染患者,IgG 和 IgA 抗体阳性率分别为 86%、40%,而健康对照组 IgG 和 IgA 抗体阳性率分别为 16%、3%。

蛋白质印迹:采用商品化蛋白质印迹试剂检测确诊的弯曲杆菌感染患者[32],IgG 和 IgA 抗体阳性率分别为 80%、37%;健康对照组中 IgG 和 IgA 抗体阳性率分别为 14%、2.5%。

42.5.3 注意事项

干扰因素:可能存在军团菌病血清学诊断(IFT)的干扰:弯曲菌感染患者军团菌 IFT 检测阳性被反复报道。例如,71%的患者对军团菌呈阳性反应[34]。

注意事项:肠道内和肠道外弯曲菌/弧菌感染的实验室诊断主要基于病原体的分离培养。

截至目前,血清抗体检测对急性弯曲菌感染的诊断没有实际应用价值。作为晚期后遗症病原学研究的一部分,需要一种可靠、灵敏和特异的血清学试验来检测近期弯曲菌感染;然而,目前的阴性检测结果还不能排除弯曲菌感染,部分原因是病原体的抗原多样性。

42.6 衣原体感染

Klaus-Peter Hunfeld, Volker Brade, Eberhard Straube

衣原体是一类可致人类和动物感染的专性胞内寄生菌[1-5](表 42.6-1)。人类衣原体感染的临床症状多样,表现为各种急慢性疾病,包括性传播疾病、眼部感染和呼吸道疾病[1-5]。衣原体含有典型革兰阴性细菌的所有结构要素,并同时含有 DNA 和 RNA。衣原体的细胞壁含有一种特殊的脂多糖成分,可介导不同种属间的免疫交叉反应[2,3,5]。和专性胞内寄生虫一样,衣原体可以利用宿主细胞的多种合成功能表达自身的遗传物质,这也涉及 ATP。因此,衣原体可通过跨膜分泌机制和运输系统与宿主细胞进行有效的物质交换[3]。

表 42.6-1 衣原体种属和血清型在人类医学中的意义[3-5,31]

种属	血清型	感染性疾病
衣原体科		
沙眼衣原体	A～C	沙眼,在德国极其少见
	D～K	泌尿生殖道感染;结膜炎、反应性关节炎和婴幼儿肺炎最常见的病原菌
	L1～L3	性病淋巴肉芽肿(也可作为泌尿生殖道溃疡的鉴别诊断)
羊流产衣原体	—	泌尿生殖道感染,妊娠期全身性感染
肺炎衣原体	目前仅有(TWAR)	支气管炎,鼻窦炎,非典型性肺炎,成人抗体阳性率>50%
鹦鹉热衣原体		鸟疫/鹦鹉热(法定报告)
西门坎菌科		
Simkania negevensis		支气管炎,鼻窦炎,非典型性肺炎

衣原体复制周期复杂[3]:① 衣原体的原体大约 0.3 μm,是其感染型。原体通过吞饮作用进入易感宿主细胞后,进一步形成 0.8～1 μm 大小、代谢活跃、具有复制能力的网状体(或称始体)。② 在内涵体时期,网状体以二分裂的方式复制,使一个宿主细胞内含有数百个细菌细胞。复制持续的时间和范围取决于宿主细胞的细胞因子反应和各种代谢产物的可用性。48～72 h 后,网状体进一步转化形成原体(多子代)。③ 这些具有感染性的原体通过使宿主细胞破裂或有控制的胞外分泌作用从宿主细胞内释放,反过来再感染其他细胞或新的个体。

1999 年,依据核糖体基因分析、DNA-DNA 杂交,以及表型和形态学标准,对衣原体属提了一种颇受争议的种属重新分类方法[6,7]。从那之后,由于寄生的宿主细胞不同,衣原体菌种序列迅速增加。衣原体科家族包括认定为人类致病菌的沙眼衣原体、肺炎衣原体和鹦鹉热衣原体,以及众多动物和环境病原衣原体,包括可引起严重全身性感染的罕见流产衣原体和能引起人类呼吸道感染的 *Simkania negevensis* 与 *Waddlia chondrophila*[4-7,34]。

衣原体可通过细胞培养或鸡胚培养进行检测,但在常规的实验室工作中难以操作。由于感染风险高,鹦鹉热衣原体禽类分离株的培养只能在特殊的实验室,生物安全三级实验室进行[5]。

42.6.1 沙眼衣原体

流行病学：根据主要外膜蛋白(MOMP)的不同可将沙眼衣原体分为血清 A－L 型。根据 MOMP 基因也可以得到几乎相同的分型。沙眼衣原体可引起性传播疾病、新生儿感染和眼部感染[1,3,5]。衣原体是全球性传播感染最常见的病原菌，每年大约有 1 亿例新发病例[8,9]。在德国，每年有 30 万～50 万例沙眼衣原体感染病例[2]。它们主要感染青春期和青年成年妇女、频繁变换性伴侣的危险群体和母亲有感染的新生儿[10-15]。

此类感染对女童和年轻女性有特殊危害，在这些人群中，临床隐性感染(尤其转化为慢性感染时)可导致卵巢炎性病变、异位妊娠和不孕症(高达 20%)[3,10,12]。仅在英国，估计每年诊断和治疗此类感染的费用高达 5 000 万英镑[14]。

沙眼衣原体感染更常见于 35 岁以下的男性和 25 岁以上的女性[12]。

德国的流行病学研究已经证实：15～17 岁的青春期女性感染率为 0.9%～10%，而同龄的青春期男性感染率仅为 0.1%～4%[2,11,13]。20～24 岁女性的感染率为 4%～6%，而大于 30 岁的女性的感染率仅为 1%～2%[11]。估计有 36%～60%的感染孕妇发生围产期传播。儿童感染者主要发展成眼部和呼吸道感染[12,13,35]。

潜伏期：10 天至数周。

临床症状：如下。

- 泌尿生殖道感染：被感染的女性，首先表现为宫颈炎、尿道炎或直肠炎，然后进一步蔓延可导致炎性瘢痕处的子宫附件炎，并可出现输卵管阻塞。还可引起盆腔腹膜炎或肝周炎和不孕症等并发症。约 70%的病例感染过程无症状或仅有轻微症状。非特异性症状包括阴道分泌物增多、排尿困难、腹部和背部疼痛，也可发生子宫内膜炎和盆腔炎[1,3,4,8,10,13]。男性感染者通常无症状，但也可发展为非淋菌性尿道炎或淋病后尿道炎，和(或)引起直肠炎(取决于患者的性取向)[5]。
- 性病淋巴肉芽肿(LGV)：性病淋巴肉芽肿由沙眼衣原体 L1～L3 血清型引起。该疾病为性接触传播，主要发生在热带和亚热带地区。近年来，欧洲出现同性恋(主要为 HIV 阳性的男性)的本土感染发病率升高的情况[5,16]。典型症状包括泌尿生殖道黏膜溃疡伴发热、泌尿生殖道和(或)肛周淋巴结明显肿胀[16]。
- 眼部感染：D～K 血清型可通过污染的方式引起游泳池结膜炎[1,3,5]。在热带和亚热带地区的很多国家中，A、B、C 血清型可引起沙眼和慢性滤泡性结膜炎[1,3,5]。在疾病长期进展和再感染的过程中，肉芽肿性结膜炎可引起血管翳和瘢痕形成，最终由于角膜混浊而失明。在疾病流行地区，该疾病以污染的方式进行传播。据估计，全球有 1.46 亿人感染过该疾病，其中 600 万人失明[5]。
- 新生儿感染：感染孕妇可在围产期将沙眼衣原体传播给新生儿。感染孕妇所生的新生儿，高达 40%发展成包涵体性结膜炎(新生儿眼溢脓)，约 20%发展成婴幼儿肺炎。衣原体也可诱发咽炎和中耳炎。自 1995 年以来，衣原体筛查已成为妊娠期妇女常规产前检查的一部分[1,3,4,10,12,14]。
- 后遗症：继发症状(感染后或伴随感染)包括反应性关节炎(1%的患者有沙眼衣原体尿道炎：80% HLA－B27 阳性)[11]，也可包括 Reiter 综合征(三联征：尿道炎、结膜炎、关节炎)[1,3,5]。

强制性报告：德国不同联邦州有不同法规。

42.6.1.1 抗原检测

抗原检测采用直接免疫荧光法、酶免疫法和快速免疫法。直接免疫荧光法使用的是抗 LPS 或 MOMP 的单克隆抗体，但检测大量标本时太昂贵。拭子标本的正确采集对检测质量有至关重要的作用[8,9]。相较于培养法，直接免疫荧光法的诊断灵敏度只有 80%～90%，且特异性不稳定[8,9,17]。抗 MOMP 的单克隆抗体更优，因为相较于存在潜在交叉反应的抗 LPS 抗体而言其特异性更高[8,9]。

ELISA 抗原检测采用抗 LPS 的单克隆或多克隆抗体。因此，与革兰阴性菌的交叉反应可导致假阳性结果。检测结果阳性时，使用封闭的单克隆抗体可以获得更高的特异性[8,9]。推荐采集尿道和宫颈拭子，而尿液标本则不适合。此类检测方法的诊断灵敏度通常明显低于分子检测方法。诊断特异性为 92%～97%[5,8,9]。低流行率时，由于阳性预测值偏低，此类方法不适合标本筛查[5]。

目前抗原检测也有 POCT 形式的免疫层析法。对照研究表明此类快速检测方法的诊断灵敏度和特异性不足。根据所使用标本的不同(拭子、尿液)，不同商品化检测方法的灵敏度和特异性分别为 12%～83%和 69%～100%。因此，这类检测方法未被相关指南推荐[9,18]。

42.6.1.2 分子生物学检测方法

核酸扩增试验是目前衣原体检测的首选方法。在诊断性检测中，该方法检出限最高且特异性很高。在很多情况下，分子检测方法的检出限比 ELISA 高出一个对数级[9]。例如，pCCT1 基因、Omp1 基因、pCCT1 DNAB 样区、16S－rRNA 基因和 23S－rRNA 基因作为沙眼衣原体的特定靶点。除经典 PCR 以外的其他方法包括链置换扩增、转录介导的扩增和连接酶链式反应[3,5,9,17-21]。

临床研究通过对比这些方法发现不同方法间有良好的相关性。差异主要发生在病原菌浓度较低的样本中。采用多拷贝靶点如 16S rRNA 或 pCCT1(隐蔽性质粒)的方法通常比采用单拷贝靶点的方法的检出限高。在隐蔽性质粒片段 PCR 靶区的一个突变导致了沙眼衣原体 E 血清型(nvCT)在斯堪的纳维亚地区的传播未受到关注。由于这种突变可能会再次发生，应使用包含相关染色体靶序列的 PCR 方法对所采用的 PCR 方案进行定期验证。可用的商品化检测方法的检出限在 6～15 原体(EB/mL)或 0.025～2 包涵体形成单位(IFU)/mL[9]。

不同方法的检出限和诊断灵敏度不同。据报道，杂交试验的诊断灵敏度为 65%～96%，特异性为 96%～100%。扩增方法的诊断灵敏度为 90%～100%，特异性为 99%～100%[9]。因此，分子生物学方法已取代培养法成为检测沙眼衣原体的金标准[5,9]。

分子检测方法宜采集女性的宫颈或阴道拭子以及男性的尿道拭子或第一次晨尿作为标本。女性尿液也可作为一种廉价的病原菌筛查标本。眼部拭子和分泌物也是合适的检测标本。德国自1995年以来，衣原体筛查已成为妊娠期妇女产前检查的一部分。自2007年以来，用核酸扩增法对沙眼衣原体进行年度筛查已成为法定健康保险公司对25岁以上性活跃女性的一项标准福利[22]。

除了检测沙眼衣原体，一些可用的商品化检测方法也可同时检测淋病奈瑟菌(参见42.8)[19,21]。表42.6-2对不同诊断方法的性能做出了概述。

表42.6-2 沙眼衣原体感染的直接检测方法[8]

检测方法	灵敏度	特异性	优势	局限性
DNA扩增	80%～90%	>98%	灵敏度高 无创采集	成本高 样本不适宜保存
DNA样品	65%～75%	98%～99%	半自动	灵敏度很低 需确证实验
RNA样本	>99%	97.9%	半自动 可检测重要细菌	成本高 循环实验的灵敏度有限
细胞培养	60%～80%	>99%	检测可繁殖的病原体(如涉及司法鉴定时)	灵敏度较低 实验室要求高 耗时
直接荧光抗体(DFA)	65%～75%	97%～99%		灵敏度低 实验室要求高 技术问题
酶联免疫吸附实验(ELISA)	60%～75%	97%～99%	自动化	灵敏度很低 需确证实验
快速或者床旁(POC)检测	25%～65%	>97%	成本低 直接出结果	灵敏度很低

注意事项：采用PCR方法时由于污染可能会出现假阳性结果，而在抑制剂存在的情况下有时会出现假阴性结果。假阴性结果也可见于隐蔽性质粒(pCCT1)缺失的沙眼衣原体特殊变异株引起的感染[23]。然而，大多数可用的商品化检测方法已经做了改进，能检出这种被称为瑞典沙眼衣原体的变异株[9]。

分子生物学方法不适用于治疗监测。

42.6.1.3 抗体检测

除了微量免疫荧光试验(MIFT)，沙眼衣原体特定IgG、IgM和IgA抗体检测主要采用ELISA法和蛋白质印迹与线性分析。MIFT用固定在载玻片上的纯化的甲醛处理过的原体作为抗原排列点。该试验费时费力，而且由于其结果解释具有主观性而未能标准化[24-26]。在日常诊断中，ELISA已经取代MIFT。ELISA主要使用LPS、主要外膜蛋白(MOMP)和重组抗原。基于LPS的ELISA被认为能在感染早期检测出抗体。然而，此试验不能区分日益壮大的衣原体家族的不同种[17,19,20]。因此，属特异性检测不应该再用于常规诊断，只有基于合成肽制剂的种特异性ELISA才能用于常规诊断。目前对采用重组蛋白制剂的蛋白质印迹法评价较少，但考虑到由于非特异性交叉反应而难以解释检测结果，该试验可能是目前衣原体血清学诊断的唯一方法[8,9]。

42.6.1.3.1 血清学试验结果的解释：泌尿生殖道感染的特异性抗体可在感染6～8周后被检测到[8,9,11]。因此，它们不适用于原发感染的诊断。沙眼衣原体抗体检测对急性下生殖道局部或浅表感染也无诊断意义，因为抗体反应可能会延迟、微弱或根本不会产生[5,8,9,11]。下生殖道感染的分子生物学检测应该按照相关指南的推荐来执行[5,9,18,22]。

血清学检测应该仅在沙眼衣原体穿过上皮细胞引起持续性、上行性或侵袭性感染(骨盆炎性疾病、性病淋巴肉芽肿和反应性关节炎)时进行，因为这些感染通常会产生明显的抗体反应。在这些特定情况下，IgG抗体会显著升高，由于此时病原菌通常无法再从拭子标本中检出，IgG水平显著升高具有重要的诊断价值[5,8,9]。由于IgA抗体在诊断沙眼衣原体感染中的作用至今仍未经临床研究明确证实，其诊断价值仍然是模棱两可。

除了呼吸道标本的分子诊断方法，特异性IgM抗体检测有助于诊断沙眼衣原体引起的新生儿肺炎。在这种情况下，IFT效价≥32被认为有诊断价值[1]。

注意事项：高发病率的肺炎衣原体感染(成人血清阳性率为70%～80%)时，应采用种特异性检测以避免交叉反应。ELISA和MIFT的标准化仍有较大的改进空间[24-26]。沙眼衣原体IgG抗体可在感染消退之后持续存在数月(甚至数年)。如果没有检测到IgG、IgM或IgA的升高，并且不能进行明确的血清学鉴别，就可能发生再感染或慢性感染[5,8,9,11]。感染治愈和急性感染只能在有限范围内加以区分，或根本不能区分。因此，分子检测是首选方法[8,9,11]。

42.6.2 肺炎衣原体

流行病学：肺炎衣原体在全世界广泛流行，是导致人体呼吸道感染的常见原因。肺炎衣原体在社区获得性肺炎的病原体中占比达2%，在成人支气管炎和鼻窦炎中接近5%[1,3,5,28,30]。在德国，肺炎衣原体感染流行病学还不够全面。20岁人群中大约有50%的人携带抗体，60～70岁人群中有70%～80%的人携带抗体。基于普遍的高感染流行率，认为几乎所有的人在一生中至少被感染一次。再次感染很常见，并且感染可能转变成慢性的。大部分的感染无症状或症状轻微[3,27-30]。

潜伏期：数天至数周。

临床症状：典型的临床表现为亚急性至轻度呼吸道感染。亚急性发病症状常出现咽喉痛、持续咳嗽和中耳炎，以及罕见的临床表现如心内膜炎、心肌炎、结节性红斑和反应性关节炎。偶见严重的全身性感染和不明原因的发热[1,5,6,28]。

据报道，社区获得性肺炎(CAP)6%～20%是由肺炎衣原体引起的，这些数据不同于常用方法，是基于抗体阳性率和病原学检测的综合分析[6]。德国的分子流行病学研究认为由肺炎衣原体导致的社区获得性肺炎不足总病例数的2%[29]。病程可从轻微、自限性疾病发展为重症肺炎，尤其是老年患者和合并其他疾病的患者。约30%的成人社区获得性肺炎，肺炎衣原体合并其他细菌感染[6]。

其他呼吸道感染的临床表现包括支气管炎、鼻窦炎和原有基础疾病的恶化(COPD、哮喘)。目前已有肺炎衣原体在引起其他疾病(动脉粥样硬化、多发性硬化症、阿尔茨海默病)中的作用的相关讨论，然而肺炎衣原体感染与这些疾病之间的因果关系至今尚未被确证[3,5,6,11]。

强制性报告：肺炎衣原体感染不进行强制性报告。

42.6.2.1 抗原检测

使用呼吸道标本检测，诊断灵敏度为20%～60%，特异性达90%，不推荐作为常规检测[5,11]。

42.6.2.2 分子生物学检测

鉴于以上困难，PCR、探针杂交技术和实时PCR的应用特别有吸引力。多项研究表明，分子生物学方法对肺炎衣原体感染的诊断灵敏度比培养法高得多。许多情况下，分子生物学的结果和血清学检测结果并不一致[29]。普通PCR和巢式PCR针对的靶标包含肺炎衣原体的Pst-1片段(437-bp)、16S rRNA基因特异性片段、53 kDa蛋白和60 kDa蛋白基因[5,6,11,29]。实时PCR方法优于传统和非巢式PCR。多重PCR的建立可以在呼吸道标本中同时检测非典型性肺炎病原体——嗜肺军团菌和肺炎支原体。这些试验已经商品化。这些方法在特殊实验室外使用时，方法的标准化和性能评估差别很大[5,6]。

42.6.2.3 抗体检测

肺炎衣原体的血清学检测包括微量免疫荧光检测(MIFT)和各种ELISA。血清学检测通常不能标准化而且不能获得可靠的结果。尽管MIFT有很大的局限性，仍然被CDC认为是血清学诊断的金标准[6,24,26-28]。

很多的ELISA方法都已经商品化[26]。为避免与其他亚种，尤其是鹦鹉热衣原体发生交叉反应，使用种特异性的ELISA抗体检测是非常必要的。例如，无LPS交叉反应的抗原应用于肺炎衣原体ELISA方法[6,9,25,27]。这些方法都没有标准化，并且都使用不同的定量方法。这导致实验室间实验性能的差异很大，结果也不可靠[24-27]。除MIFT和ELISA外，也可用蛋白质印迹技术和免疫层析技术。但是，至今还没有标准化的解释标准，并且这些方法的诊断质量也没有得到充分评估[6]。这些检测的诊断意义及较高的成本，使其应用具有争议。

42.6.2.3.1 血清学检测结果的解释：一般来说，目前可用的血清诊断方法不能提供准确的信息。IgM抗体的检测、血清转换或IgG抗体效价的数倍升高被认为是原发性疾病感染的指标[24,27]。虽然在实际工作中，很少对急性期和恢复期双份血清进行检测，但在分析感染过程中是必要的。初次感染后，IgM抗体可在2～3周内检测到，而IgG抗体6～8周内可检出[26]。再次感染时，可能不再形成IgM抗体，或只产生低效价的IgM抗体。而IgG抗体效价的增加则可较早(在再次感染后1～2周)检测到。单份血清样本是无法评估感染状况的[26]。MIF试验中IgG效价>512或高于640时，可认为流行病学异常[1,6,24,26]。

在80%的感染人群中抗体的检测仅仅用来识别原发感染[26,28]。在大多数情况下，血清学诊断对于识别再感染的作用意义不大。抗体效价水平与培养及分子生物学直接病原体检测方法的结果没有关联[29]。而且，高至中等水平的IgG和IgA抗体效价可持续数月甚至更长时间[5,6,24,26]。

德国关于社区获得性肺炎的S3指南指出，衣原体血清学检测在肺炎的初步诊断中不起任何作用[36]。针对MIFT不足，已经尝试使用ELISA试验来检测种的特异性抗体，以求根据抗体效价得出感染状况的结论[25]。针对现有的、性能不佳的测试系统进行评估，衣原体血清学检测不能提供准确的信息。衣原体血清学的诊断只有在对确定的感染病例进行评估时才有意义。外部质量控制的结果也证实了这一点[26]。

因此，在疑似肺炎衣原体感染中，分子生物学检测是病原体检测的首选方法。

注意事项：对肺炎衣原体感染的血清学诊断试验的局限性包括[5,6,26]：疾病过程中较难采集双份配对血清样本及分析、成年人人群中抗体流行率高、显著的交叉反应率、诊断急性感染和再感染的灵敏度和特异性差，以及MIFT虽然被认为是金标准，但通常不能达到足够的诊断灵敏度和特异性，而且除原发感染外，无法可靠地区分持续性感染、再感染或既往感染[26]。

一项更大规模的研究分析了11种血清诊断试剂盒在健康献血者中的检出率。研究发现，与MIFT相比，诊断灵敏性(78%～98%)有很大的差异。对于种特异性测试试验的诊断灵敏度在58%～100%[26]。因此，仅在儿童血清抗体阳性率相对较低的情况下，种特异性酶联免疫吸附试验能获得可靠的灵敏度和特异性。采用特异性高、免疫原性低(如MOMP)或免疫原性高、特异性低(Omp2、CRPA)的种特异性抗原的试验结果多种多样。将来，肺炎衣原体的蛋白质组分析可能会提供更好的方法来识别合适的抗原，以促进血清诊断、取得更确切的结果[26]。

42.6.3 尼格夫西姆卡尼亚

流行病学：这种病原体是在以色列内盖夫沙漠地区居民身上发现的一种引起呼吸道疾病的病原体。感染虽然是偶然的，但似乎在世界范围内都有发生。根据血清流行病学研究，感染流行率在7%～18%。人类是该病原体的宿主。病原体是通过飞沫传播[5,28]。

潜伏期：数天到数周。

临床症状：该病原体主要在毛细支气管炎、哮喘和社区获得性肺炎患者中检测到。

强制性报告：感染这种病原体不需要进行强制性报告。

诊断试验：血清学和分子生物学(PCR)检测可用于诊断性检测。到目前为止，只有在特殊实验室和研究实验室才能进行该病原体的检测[5,28]。

42.6.4 鹦鹉热衣原体

流行病学：根据MOMP抗原和(或)OmpA基因的差异，将该病原体分为8种血清型或9种基因型[4,31]。在家畜和野生动物中都可发生，为人畜共患病。

禽类来源菌株对人类是有致病性，由于其具有高度的传染性，因此只能在具备三级生物安全水平的实验室进行处理和培养。非禽类家畜或野生动物的分离菌株对人类没有致病性。1929年和1930年的人类鹦鹉热大流行与从南美洲进口受感染的热带鸟类到欧洲和北美有关。20世纪80年代和90年代，美国和欧洲的家禽业都发生过鹦鹉热的暴发[4,31]。据报道，在过去的十年里，许多欧洲国家的火鸡业中，鹦鹉热衣原体几乎本土化。有证据显示，人类的感染与该病在家禽、鹦鹉和鸽子中的暴发有关[3-5,28]。高危群体包括鸟类的主人、动物服务员、兽医和在宠物商店、家禽农场或屠宰场工作的人员。到目前为止,还没有人与人之间传播的报道[31]。

传播给人类的主要途径是吸入来源于病禽尿液、分泌物或粪便污染的气溶胶和灰尘[3-5,28]。即使是在干燥的粪便、分泌物和羽毛上,传染性也能保持大约4周[4,28]。1996—2007年,德国每年报道12～155例鹦鹉热病例[4,31]。近年来出现了下降的趋势。2010年德国共报道了20例鹦鹉热[32]。然而,可能存在大量未被发现的病例。

潜伏期:禽疫的潜伏期为5～14(～30)天。

临床症状:感染可能有亚临床过程,表现为流感样症状、单核细胞增多症或伤寒样疾病及非典型性肺炎[1,4,5]。非典型性肺炎表现具有特征性,发病突然、寒战、高热、干咳、头痛。此外,也可观察到肌肉萎缩、关节病、肝大、肠胃症状及不明原因的发热[3-5,28,31]。高达70%的患者出现脾大。疾病的严重程度从有症状到致命的全身感染不等。如果不治疗,死亡率高达20%[3-5,28,31]。该病原体还与泪道中的MALT淋巴瘤有关[4,31]。

在罕见病例中报道过可引起脑膜炎、脑炎、心内膜炎、心肌炎、结膜炎、反应性关节炎、皮疹、肝炎、肾损害、静脉血栓形成、胰腺炎或甲状腺炎。

在疾病的急性期,白细胞计数通常正常或稍微降低,偶尔也有发展为白细胞减少的情况(大约25%的病例)。C反应蛋白(CRP)和转氨酶的升高似乎与感染的严重程度有关[1,4,31]。

强制性报告:根据德国《感染保护法案》(IfSG)第七条,不管有无直接或间接的证据,只要发现了鹦鹉热感染的病例,都必须强制性报告[28]。

42.6.4.1 直接检测方法

抗原检测方法(直接免疫荧光法、ELISA)由于其特异性低,在常规实验室中不应用[4,31]。

在可以获得BAL、血液和组织样本时,可进行分子检测(如使用基于*ompA*基因和*incA*基因检测的巢式PCR)。此外,除了种属,还可以通过测序基因型特异性实时PCR或微阵列来区分基因型[4,5,31],但没有一种分子检测方法是商业化的[4,31]。

42.6.4.2 间接病原体检测

血清学试验:常用的血清学试验有补体结合试验(CF)、酶联免疫吸附试验(ELISA)和微免疫荧光试验(MIFT)。CF和ELISA通常采用LPS为基础的抗原制剂,因此,易发生交叉反应[4,24,28]。CF测试被认为是最不敏感的方法,由于缺乏标准化而不再被推荐使用。酶联免疫吸附试验(ELISA)被认为是最敏感的血清学方法。MIFT被认为是检测特异性抗体的参考标准。然而,抗体检测由于标准化程度和诊断灵敏度低而受到限制。将敏感的ELISA作为筛检试验和MIFT作为确认试验的组合将是一种明智的选择[4,5]。

注意事项:在鹦鹉热感染早期,用MIFT检测可出假阴性结果。大多数血清学试验使用整个细胞来捕获衣原体抗体。由于某些衣原体脂多糖或热休克蛋白可与其他细菌的抗体发生交叉反应,因此在解释阳性结果时需要谨慎[4,5,24,31]。此外,不同种的衣原体家族之间也可以发生交叉反应。

在间隔2周时间采集的两份血清样本,如果抗体效价增加4倍可作为新发感染的证据[4,31]。MIFT中如果IgM的效价为1∶16,可作为感染一种指示,需要在随访期间通过IgG血清转化来证实。然而,使用抗生素治疗可能会影响细菌的生长并导致无法检测到抗体的应答[4,31]。

当沙眼衣原体和鹦鹉热衣原体抗体在接受调查的人群体中的感染率较低时(小于5%),必须考虑到以下事实:沙眼衣原体和鹦鹉热衣原体抗体可能会出现高比例的假阳性结果,这取决于所使用的抗原检测试验的特异性[1]。在含有其他衣原体的血清中,用不同方法检测时会出现高效价,可能是交叉反应引起的,只有在使用MIFT检测时才能可靠地解释结果[4,5,24,31]。ELISA或CF检测的阳性结果应由其他方法(如PCR或MIFT)确认,以避免因交叉反应而产生的假阳性结果[4,31]。

室间质评:到目前为止,只有沙眼衣原体和肺炎衣原体在室间质量控制中作为德国细菌基因组检测中细菌-血清学实验室间能力验证和实验室间能力验证计划的一部分[26]。

42.7 埃里希体病和无形体病

Klaus-Peter Hunfeld, Thomas A. Wichelhaus, Volker Brade

无形体属是无形体科中四个不同属中的一种,为专性细胞内寄生菌,由蜱介导,仅在宿主细胞胞质内的寄生空泡中发现。2001年对立克次体目重新分类增加了无形体属,以前这一属中只包含有专以反刍动物为寄主的病原体(*A. marginale*, *A. centrale*和*A. bovis*),现加入了嗜吞噬细胞无形体(*A. phagocytophila*)和未命名的人粒细胞性埃里希体[1]。

这些疾病被称为埃里希体病和无形体病,表现为人类和动物不同严重程度发热的全身感染。在过去的几十年里,美国有许多患埃里希体病的患者[2-4]。后来在欧洲[4]也有文献记载了这种动物疫源性疾病与旅行者及一些暴露感染个体的关联。

无形体属的细菌为0.4～1.5 μm,较小,是革兰阴性的专性胞内细菌,寄生于宿主造血细胞中[4,5]。免疫显性蛋白主要表达在外膜上,如p42-44的嗜吞噬细胞无形体(*A. phagocytophila*)、p120及p22-29的查菲埃利希体(*E. chaffeensis*)。目前,已识别了这些变异免疫显性蛋白的抗原。它们的细胞壁缺乏一些重要成分,如脂多糖或肽聚糖。在目标细胞中病原体复制周期里,多达40个子细胞可能在修饰的吞噬体内积累形成称为桑葚的微菌落(来自拉丁文的Morus表示)[4,5]。

主要基于16S rRNA基因和groESL操纵子的序列分析证实了相近的关系,尤其是生长在粒细胞中的埃里希体本身和无形体属之间,使得病原体需要重新分类。这些在粒细胞中发育的种属(如*E. phagocytophila*和*E. equi*)被分组并重新命名为嗜吞噬细胞无形体[4,5]。此外,*E.sennetsu*被分到新立克次体属,改名为腺热新立克次体(*Neorickettsia sennetsu*)[5]。

嗜吞噬细胞无形体是人粒细胞无形体病的病原体,尤因埃里希体是人类埃里希体病的病原体,查菲埃里希体和犬埃里希体是人单核细胞埃里希体病的病原体[4-6]。

可在特殊细胞(HL-60)培养或动物模型中检测病原体,但在常规微生物诊断中不能使用。通过对外周血或骨髓进行Giemsa染色涂片检测急性期细胞内包涵体,可作为一种快速诊断方法[6,7]。

42.7.1 流行病学和临床意义

流行病学：自1986年以来，美国报道了5 000多例由硬蜱属传播的人粒细胞无形体病病例和由美洲钝眼蜱传播的人单核细胞埃利希体病[发病率为(16～58)/100 000][4,7]。此外，人尤因埃里希体病发生在美国南部。据报道，由腺热新立克次体引起的人Sennetsu fever病(西日本传染性单核细胞增多症)病例似乎仅限于东南亚(日本西部和马来西亚)[4,6]。

欧洲北部、中部和南部已有大约100例记录在案的人粒细胞无形体病病例报道，其中大部分来自斯堪的纳维亚和斯洛文尼亚[6,8,9]。在北欧和中欧感染的病原体主要是嗜吞噬细胞无形体。感染的区域分布与蜱(*I. ricinus*，*I. persulcatus*)的地理分布相对应。感染的风险随着蜱吸吮的持续时间而增加。欧洲的分子流行病学研究表明，随着地域差异，蜱的检出率在0.8%～45%变化(德国3%)。小型哺乳动物和马鹿被认为是大多数无形体和埃里西体的动物宿主[4,6,8]。欧洲南部也有单核细胞埃里西体病的病原体(*E.canis*)。这里主要的载体是血红扇头蜱[1]。然而，欧洲南部尚没有人类单核细胞埃里希体病病例报道。

与正常人群(献血者)相比，接触蜱的高危群体(莱姆疏螺旋体病患者，林业工作者)的特异性抗体检出率明显较高[1,6,10]。在欧洲，相关风险类别人群中的血清学阳性率在2%～24%[1,10]。人类埃里希体病和无形体病的临床相关性很难评估，因为临床症状的范围可能包括流感样症状到严重的发热感染。此外，目前还没有针对该种属专门的微生物测试，而且缺乏关于欧洲疾病发病率和流行情况的全面资料[1,6]。

潜伏期：叮咬后4天至4周(中位数为7天)。

临床症状：人类埃里希体病和无形体病有相似的临床表现[4,6]。被蜱叮咬后几天至4周内，急性人粒细胞无形体病和人单核细胞埃里希体病的典型症状主要有：发冷和发热、头痛和肌肉痛。

对于人粒细胞无形体病、人单核细胞埃里希体病和其他蜱媒疾病如莱姆疏螺旋体病、初夏脑膜脑炎，很难进行鉴别诊断，原因包括[4,6]：① 大多数感染都是亚临床过程。② 11%～36%的病例皮肤出现菌株特异性皮疹[4,6]。③ 病程严重时(如在免疫缺陷患者中)可能出现胃肠道症状、关节痛、脑膜炎和肺炎浸润。④ 实验室检查结果不具特异性，如CRP明显升高(不适用于疏螺旋体病和人单核细胞埃里希体病)、白细胞减少、贫血、血小板减少和不同程度的转氨酶升高[4,11,12]。

这种疾病的持续时间很少超过14天，没有转为慢性疾病的报道。据报道，人类单核细胞埃里希体病患者的死亡率约为3%，人粒细胞无形体病患者的死亡率低于1%。

强制性报告：根据德国《感染保护法案》(IfSG)，这些感染不需要强制性报告。

42.7.2 血清学检查

在临床上怀疑急性或最近治愈的人无形体病或埃里希体病时，应在感染第二周后进行特异性抗体的血清学检测。

免疫荧光试验：免疫荧光试验检测IgG和IgM抗体是对可疑患者间接检测无形体或埃里希体的金标准。无形体细胞培养作为抗原的来源。有用于*E. chaffeensis*(HME)和*A. phagocytophilum*(HGA)抗体检测的商业测试。

在美国对确诊的埃里希体病患者的研究中，免疫荧光试验的诊断特异性和灵敏度分别为93%～97%和93%～100%[11]。

酶联免疫吸附试验：用无形体(如嗜吞噬细胞无形体的p44)的膜蛋白重组产生的免疫显性膜蛋白进行ELISA检测，具有较好的灵敏度和特异性，但目前只能用于特殊实验室[11,13]。

蛋白质印迹：蛋白质印迹法血清诊断试验采用全细胞裂解物或重组蛋白[11,13]。该检测系统评价不佳。

标本：血清1 mL。

临界值：如下。

- 免疫荧光试验：IgG≥80，IgM≥20。
- 酶联免疫吸附试验(IgG，IgM)：阳性。
- 蛋白质印迹：阳性(特异性IgG带和IgM带)。

42.7.2.1 血清学检测结果的解释

疾病急性期，只有18%～45%的患者出现抗体阳性反应[4,6,7,11]。在这种情况下，应采用血液涂片或PCR方法直接检测病原体。大多数患者(80%)在出现临床症状后7～30天会发生血清转换，因此可以通过基于病原体特异性抗体的间接检测来进行诊断[4,6]。感染后4～6周效价可达最高，约50%的患者至少在18个月内可检测到抗体效价的升高[13]。

根据免疫荧光试验，在IgG效价为64和(或)80的情况下，怀疑为既往感染。IgG效价在160～256以上，结合IgM阳性(效价>20)，提示近期或近期的既往感染。通过与之前收集的血清样品平行测试，血清转化和滴度增加4倍，提供了明确的感染证据[4,6,11,12]。

在蛋白质印迹中，分别检测嗜吞噬细胞无形体(人粒细胞无形体病)免疫显性外膜蛋白p42-44、蛋白p120和*E. chaffeensis*(人单核细胞埃里希体病)蛋白p28-29各自的特异性抗体(IgG和IgM)，来作为感染证据[4,11,13]。蛋白质印迹没有得到很好的评价，但被认为具有高度特异性，并被一些实验室用作确证试验。在临床上确诊为埃里希体和无形体的患者，IFT也会出现不同的结果，主要与不同分离株变异的抗原和(或)每批商品化蛋白质印迹试剂不同的质量和稳定性相关[12]。

尚未将莱姆疏螺旋体病分层诊断试验确立为人类埃利希体病和无形体病的诊断标准。

关于血清学的注意事项：自身免疫性疾病、CMV和EBV感染，以及Q热和巴尔特通体感染可引起埃里希体血清学假阳性反应[4,6]。

不同的交叉反应可见于不同的无形体和埃里希体与立克次体，以及其他细菌性病原体如布氏杆菌和军团菌之间[7,11]。

埃里希体血清学阳性可能是由包柔螺旋体属引起的假阳性反应[11]。

42.7.3 分子生物学分析

在感染急性期，用分子生物学方法检测EDTA、柠檬酸钠抗凝血或脑脊液中的病原体是非常重要的。有关的诊断测试可商品化，但通常只能由专门的实验室使用，而且标准化程度很低[4,6]。

检测存在假阴性和假阳性的结果。据报道，诊断灵敏度为85%～90%，特异性约为100%[4,6,11,12]。应用PCR技术诊断埃里希体感染的靶序列包括*A. phagocytophilum*（人粒细胞无形体病）16S rRNA基因和*epank1*基因的特异性片段，*E. chaffeensis*（人单核细胞埃里希体病）的*omp1*、*gp 120*、*TRP 32*或16S rRNA基因[4,6,11]。如果选择适当引物，则16S rRNA基因的特异性靶序列理论上可一次性检测所有人类粒细胞无形体病和人单核细胞埃里希体病病原体。

应用于这些相对罕见的疾病，PCR对*E. chaffeensis*的诊断灵敏度为85%～100%，对*A. phagocytophilum*的诊断灵敏度为50%～95%，并具有较高的特异性[4,6]。

42.8 淋病

Klaus-Peter Hunfeld, Thomas A. Wichelhaus, Volker Brade

淋病是由淋病奈瑟菌引起的。奈瑟菌属隶属于变形菌纲β亚型。除了沙眼衣原体引起的感染，淋病是全球范围内最常见的性传播细菌感染[1]。

淋病奈瑟菌是淋病的病原体，镜下为革兰阴性双球菌，肾形，主要是胞内双球菌。在诊断实验中，主要对脓性分泌物进行显微镜检查和培养而被检测到。淋球菌表面的菌毛黏附于泌尿生殖道内的黏膜细胞上，在那里细菌被吞噬、复制并破坏宿主细胞。这些过程导致急性化脓性感染[2,3]。

对于直接显微镜检查，取两张涂片（尿道涂片、宫颈分泌物、肛门直肠涂片），干燥后，一张用于革兰染色，另一张用于亚甲蓝染色。

在临床标本中（主要是男性尿道涂片），直接镜检诊断的灵敏度高于95%以上、特异性高于99%以上。对其他临床标本或无症状的个体来说，显微镜检查的检出限是不够的[4]。

在微生物的诊断检测方法中，淋球菌培养及鉴定被认为是金标准主要是因为它的检出限最好，此外培养出的淋球菌做药敏试验可获得最有效的抗生素治疗[4,5]。对于淋球菌培养，应使用涤纶或人造丝拭子采集黏膜标本，如果不能立即接种在巧克力琼脂上，应保存在运送培养基中[2,6]。一个由德国的罗伯特科赫研究所对疑似淋病奈瑟菌感染监测数据中显示，在使用的检测方法中64%的病例采用的是显微镜检查方法、60%的病例采用培养方法（这两种是最常用的方法），PCR方法占33%、抗原检测占26%、血清学方法占26%[6]。

42.8.1 流行病学和临床意义

流行病学：这种病原体引起全球范围内每年约6 000万例淋球菌感染的新发病例[1]。在美国，淋病奈瑟菌的感染每年新发约70万例[4]。由于淋病奈瑟菌感染不再受到强制性报告的要求，德国无法获得相关耐药性和发病率的全面可靠的资料[7]。2000年，德国的淋病发病率约为10/10万，而其中仅有10%为报告病例。

人类是淋病奈瑟菌的唯一宿主。淋病奈瑟菌通过泌尿生殖道、咽、直肠和肛管的黏膜进入，围产期新生儿感染该病易发结膜炎[2,3]。

青霉素耐药菌株（产青霉素酶淋病奈瑟菌）的增加在世界范围内引起关注。2008年，德国莱茵到美茵地区的前哨研究显示，青霉素耐药率为25%，环丙沙星耐药率为64%，阿奇霉素耐药率为20%，四环素耐药率为16%，但三代头孢菌素仍然有效[7]。约25%的男性感染者和50%～80%的女性感染者都是无症状的病原体携带者，因此是一个重要的潜在感染源。

潜伏期：2～5天。

临床症状：典型症状包括男性的疼痛性化脓性尿道炎和女性的无症状性宫颈炎。女性：宫颈炎、尿道炎、前庭大腺炎、咽炎、直肠炎；男性：尿道炎、咽炎、直肠炎。

并发症：① 女性：子宫内膜炎、子宫附件炎、腹膜炎；② 男性：前列腺炎、附睾炎；③ 女性和男性：不育症、反应性关节炎（在许多情况下为膝关节的单关节炎）、淋菌性脓毒症、心内膜炎；④ 婴儿：结膜炎。

强制性报告：根据德国《感染保护法案》（IfSG），这些感染不受强制性报告的约束。

42.8.2 血清学检查

各种血清学检测方法如补体结合试验、胶乳凝集法、免疫荧光试验、蛋白质印迹法及抗原检测法已得到发展且部分可供运用。自从引入分子生物学方法，这些方法变得越来越不重要[4,5,9]。慢性或播散性感染可能仍必须要用血清学病原体检测[9]。

酶联免疫吸附试验（ELISA）：为直接检测病原体，抗淋球菌抗原的单克隆抗体被固定在固相上。拭子中洗脱的抗原与固相上的抗体结合。这样形成的免疫复合物是用酶结合的第二抗体标记的，酶标记抗体的量由酶反应决定。

补体结合试验：间接检测CF试验中的病原体，采用无血清培养基培养的淋球菌株作为CF抗原。

间接病原体检测仅在疑似淋病后遗症中起着重要作用，如对大型关节炎的鉴别诊断[9]。

样本：血清（间接病原体检测）1 mL。从尿道、子宫颈取得的拭子（直接病原体检测）。

阈值：CF检测滴度≥10，抗原检测呈阳性。

42.8.2.1 检测结果解释

根据患者组和研究结果，抗原检测试验与培养法比较，诊断灵敏度为67%～96%，特异性为94%～98%[10]。女性和男性低危患者的阳性预测值仅为50%[10]。目前不推荐这样的检测，因为它们有某些显著的诊断缺陷[11]。

血清学检测：急性和恢复期两份血清之间的滴度至少增加4倍，表明淋球菌感染。在有相应临床症状的情况下，CF滴度≥20可以提示淋球菌相关后遗症，如关节炎。

关于血清学的注意事项：在许多情况下，CF试验的抗体与不同来源的抗原之间的交叉反应导致假阳性结果，因此必须谨慎地解释结果。

在其他细菌（卡他菌、类杆菌、肠杆菌、变形杆菌等）计数较高的情况下，直接抗原检测方法会产生假阳性检测结果，尤其在女性患者中[10]。

42.8.3 分子生物学分析

在泌尿生殖道可疑感染中，不依赖培养直接检测淋病奈瑟菌的分子生物学检测方法已显得越来越重要[1,11-14]。

非培养的方法还可检测到在选择性培养基上受到抑制的

万古霉素敏感的淋球菌，以及抗生素治疗后死亡或受损的微生物等。目前已有一系列用于鉴定淋病奈瑟菌的商品化分子检测方法，这些方法利用不同的遗传目标序列进行鉴定[11,13,14]。其中一些方法还联合检测包括沙眼衣原体等来判断是否同时感染[1,13]。

为了降低分子生物学检测的成本，一些国际的评价研究已经对混合的标本进行了调研[1]。但必须指出的是，如果将10份标本混合，其分子生物学检测的检出限降低了10个数量级。总的来说，检测的方法学和病原体的流行程度(即当地流行情况)对诊断的灵敏度、特异性，以及阳性、阴性预测值有决定性的影响[1]。此外，这种方法迄今还不能提供抗生素耐药结果[1,4,5]。

大多数商品化检测主要是基于尿道和(或)阴道、宫颈拭子和尿液的检测。在缺乏循证数据的情况下，外生殖器标本仍优先推荐培养法来检测[1]。

在初始诊断时，分子生物学检测不推荐用于奈瑟菌的检测，也不适合作为治疗监测的主要手段。根据美国疾病控制与预防中心研究，分子生物学检测方法只用在抗生素治疗终止3周后[4]。在淋病治疗过程中，何时进行检测还在讨论中[15]。

根据所用方法，淋病奈瑟菌与非致病性奈瑟菌密切的亲缘关系，以及它们之间移动性遗传靶序列的交换会导致假阳性结果，样本中的携带污染也可能出现假阳性结果。样本中抑制剂的存在、淋病奈瑟菌亚型之间明显的序列差异，以及随后引物与种属特异性靶标无法结合的情况，则会导致假阴性结果[1]。根据试验和研究方案，分子生物学检测方法可实现65%～100%的诊断灵敏度，94%～100%的特异性，31%～100%的阳性预测值以及95%～100%的阴性预测值[1,13,14]。

基因探针：与培养相比，基因探针对尿道和宫颈拭子这类样本的诊断灵敏度为97%～100%，特异性为99%[10,11]。

42.9 幽门螺杆菌感染

Klaus-Peter Hunfeld, Thomas A. Wichelhaus, Volker Brade

幽门螺杆菌(H)是革兰阴性菌属α变形菌类和幽门螺杆菌科家族的成员。这些病原体具有弯曲的或螺旋状的、能动的、带有鞭毛的杆状结构。迄今为止，已报道有30多种，其中很多分离于动物体内，很少传播到人，如海尔曼螺杆菌属。不同致病力的菌株在人类可能会引起不同的疾病[1-3]。

幽门螺杆菌是对人类具有致病性的最主要的病原菌，与B型胃炎、消化性溃疡性疾病、MALT型淋巴瘤和胃癌相关[1,2]。人类是主要的，但并不是唯一的宿主。1983年的病原菌的发现及Warren and Marshall对典型胃溃疡的病因学研究颠覆了胃肠病学的概念[1,4]。

42.9.1 流行病学和临床意义

流行病学：幽门螺杆菌的感染是人类最常见的慢性感染之一。胃黏膜是幽门螺杆菌的主要栖息地。该菌是直接或间接通过受污染的食物经胃-口和粪-口途径进行传播的[1,3,4,5]，很容易导致细菌在家族内的传播和暴发[5]。在世界范围内，幽门螺杆菌感染的发生率与卫生标准成反比。不同地区的病原菌的感染率是不同的，在发展中国家感染率超过90%，而在发达国家感染率大约是30%。在德国，流行率会随着年龄增加而增加并与性别有关。据报道，在儿童中流行率达5%～7%，在青少年和低于30岁的成年人中流行率达12%～24%，在超过35岁的成年人中流行率大约达30%(年龄每增加1岁，流行率就增加大约1%)。目前发达国家的流行率正在逐渐减少[4,5]。

临床症状：大多数幽门螺杆菌感染者是无临床症状的。有症状期间的表现为：慢性浅表胃炎、十二指肠溃疡和胃溃疡(后者罕见)、慢性萎缩性胃炎，甚至发展为胃癌。

幽门螺杆菌是恶性胃部肿瘤(癌、MALT淋巴瘤)的一种重要的共同致癌物[1,3,5]。

42.9.2 幽门螺杆菌感染诊断试验

采用有创性和无创性的方法检测幽门螺杆菌的感染[5,6]。如表42.9-1和表42.9-2。

表42.9-1 幽门螺杆菌试验的灵敏性和特异性[5]

方法	灵敏性(%)	特异性(%)
组织学	80～90	90～98
细菌培养	70～90	100
尿素酶试验	90～95	90～95
^{13}C或^{14}C尿素呼气试验*	85～95	85～95
血清学(IgG ELISA)	70～90	79～90
粪便抗原试验	85～95	85～95
PCR	90～95	90～95

*^{13}C没有放射性，^{14}C具有放射性(儿童、孕妇要当心)

表42.9-2 根据临床症状和疑似诊断的试验方案[6]

症状	疑似诊断	试验方案
不带有危险症状的消化不良*	简单的消化性溃疡 功能性消化不良	患者>45岁：有创性方法 患者<45岁：无创性方法
带有危险症状的消化不良*	胃癌 MALT淋巴瘤 复杂性的消化性溃疡	有创性方法

*危险症状：出血、体重减轻等

幽门螺杆菌的微生物诊断试验包括细菌培养、血清学和分子生物学检测。尤其是直接检测方法经过评估后，被证明可以用于感染诊断(组织学检测、快速尿素酶试验、尿素呼气试验、粪便抗原试验)。然而，除了细菌培养，没有任何一种检测方法是绝对准确的。如果细菌感染率比较低，则应该预料到会出现较高的假阳性检测结果。为了得到可靠的诊断，必须用两种方法检测得到阳性结果。当试验结果存在差异时，则应该使用另一种方法进行试验。对于治疗失败的病例，建议采用内镜检查，取标本进行病原菌培养以及药敏试验法[5,7-9]。

ELISA法检测粪便抗原：本试验将单克隆或多克隆幽门螺杆菌抗体固定到微滴定板上。通过添加稀释的粪便样本来进行定性的幽门螺杆菌抗原检测。通过对儿童和成人粪便样本中抗原检测进行Meta分析，可以看出，相较基于多克隆抗体的检测系统，基于单克隆抗体的ELISA具有显著优势[10,11]。在没有接受过治疗的患者中，这种试验方法的诊断特异性达到96%时，诊断灵敏性可达到96%[3]。

粪便抗原试验是一种对45岁以下无危险症状的、带有消化不良患者的筛选试验。如果没有呼气试验，在治疗监测期间粪便抗原试验是可供选择的方法（想要进一步了解诊断试验，请参见14.1.1）。

然而，从抗生素治疗结束到评估根除治疗是否成功必须间隔至少4周的时间，以此来避免假阴性或假阳性检测结果[5]。

间接病原体检测的血清学试验：被幽门螺杆菌感染的个体通常会对病原体的表面抗原产生局部抗体反应。大约95%的患者血清中可检测到免疫反应。胃黏膜上发生的局部抗体反应主要涉及IgA型抗体，而血液循环中更常见的是IgG型抗体。IgM抗体很少被检测到，并且其特异性也具有争议。如果幽门螺杆菌实际感染率很低，那么就应该预料到存在较多的假阳性结果。血清学通常不能够证明是否存在细菌感染或定植，也不能提供活动性感染的诊断或治疗决策的依据。

唾液，尿液和全血中IgG和IgA抗体的试验和POCT试验只具有有限的诊断灵敏性和特异性，所以不推荐用这些试验来检测幽门螺杆菌感染或定植。

间接病原体检测的ELISA方法：采用ELISA方法定量测定幽门螺杆菌抗体。表达细胞毒素相关蛋白（CagA）和空泡细胞毒素（VacA）的幽门螺杆菌的洗涤提取物可用作抗原。重组产生的特异性抗原制剂也可以被应用。

间接病原体检测的蛋白质印迹法：根据试验的不同，蛋白质印迹可以使用纯化的全细胞裂解提取物和幽门螺杆菌的重组抗原。蛋白质印迹可用于特异性IgG和IgA检测，也可作为ELISA检测结果不明确时的确证试验，并且还能检测致病性相关蛋白（如CagA和VacA）的抗体。这些致病性相关蛋白质可能会增加溃疡或胃癌发生率。但是，检测病原的致病性和毒力因素，对患者管理并没有明显的影响。因此，蛋白质印迹法或致病相关蛋白检测不作为常规检测[5]。

样本：血清（间接病原体检测）1 mL。粪便标本管中收集的榛子大小的粪便，实验室可用于直接病原体检测。

阈值：抗原检测阳性，ELISA（IgG，IgA）阳性，蛋白质印迹阳性（显示特异性IgG和IgA的条带）。

42.9.2.1 检测结果的解释

粪便中的抗原检测：粪便中的幽门螺杆菌抗原检测能够确诊幽门螺杆菌感染或定植。如果在治疗后不需要对比内镜检查结果，可以通过呼吸试验或单克隆抗原粪便试验来比较治疗效果。然而，从治疗结束到完全控制至少应达到4周的时间[5]。

血清抗体检测：特异性IgG的证据表明，当人接触到幽门螺杆菌时，其中IgG滴度并不反映当前的感染状态。多年来检测到的高滴度IgG可能提示存在慢性感染。根据一些研究显示，IgG和IgA抗体的同时测定会增加诊断灵敏性，因为在2%～7%与幽门螺杆菌相关的胃溃疡和十二指肠溃疡的病例中，IgA是唯一可检测的抗体。然而，IgA抗体检测的标准化程度很低，因此一般不推荐作为诊断试验[5]。

幽门螺杆菌成功根除后，在前6个月里，IgA滴度可能比IgG滴度下降得更快。在根除后3～12个月无法检测到IgG滴度下降[3,5,14]。特异性抗体的高阳性滴度可以在成功根除的患者体内持续数月（甚至数年）。如果与治疗前相比，用相同试剂盒检测只有滴度降低超过50%时，其结果才有价值。因此，一般不建议将IgG抗体检测作为根除幽门螺杆菌的临床随访指标[3,5]。

有关血清学的注意事项：在粪便抗原试验之前摄入抗生素、铋制剂或质子泵抑制剂会对幽门螺杆菌抗体的产生抑制作用，导致假阴性结果。应该根据检测环境来评估幽门螺杆菌抗体检测试剂盒，以避免由病原菌较大的抗原变异而导致假阴性结果。

42.9.3 分子生物学分析

核酸扩增技术可对幽门螺杆菌进行特异性的检测，根据使用标本的不同，灵敏性有所不同[3,5]。核酸扩增方法是对粪便中特异性基因组DNA进行检测，但会出现抑制现象，并且与抗原检测相比，它的工作量大、成本高，所以该方法在实践中尚未使用。通过对胃液分泌物进行PCR检测联合活组织检查，可得到较高的诊断特异性和灵敏度[16]。对于来自活检的胃组织中的幽门螺杆菌进行的PCR检测，与其他方法（细菌培养、组织学）相比，其应用价值是具有争议的，该检测方法只是一种备用的检测[3]。

如果在尿素酶反应阳性或组织学阳性的情况下细菌培养不成功，则使用分子生物学方法（PCR或使用探针杂交的实时PCR）作为“救援”试验。这种方法可不依赖于培养，对抗生素耐药性进行检测[3]。能够可靠地检测出克拉霉素、四环素、喹诺酮和利福霉素耐药基因。然而，培养后可通过MIC法对其耐药性进行精确测定，这是一种更好的方法。并且也可以测定细菌对阿莫西林和甲硝唑的灵敏度[3]。

42.9.4 室间质量控制

在德国，可参加细菌血清学实验室间质量评价，也参加细菌基因组的试验方案室间质量评价[16]。从血清学实验室间能力评价结果可以看出不同商品化血清学检测系统的质量。这些检测显然是因为可比性较差和标准化程度较低而未得到很好发展。ELISA和蛋白质印迹法的平均通过率是67%～100%。与IgG检测相比，IgA检测结果更差。

42.10 军团菌病

Klaus-Peter Hunfeld，Thomas A. Wichelhaus，Volker Brade

军团病第一次被确定为军团菌引起的呼吸道疾病，是在1976年费城退伍军人中发现的[1,2,4]。军团菌属是军团菌科中唯一的属，包括40多个种、60多个血清型。军团菌属为革兰阴性菌、水生、专性需氧、杆状细菌，具有单一极性鞭毛。世界各地的淡水环境中都能发现。军团菌能在阿米巴原虫和其他原生动物细胞内，25～55℃环境下繁殖，而死水有利于其生长。如果温度低于20℃它们不会繁殖，温度高于60℃则会死亡。不到一半的军团菌属细菌对人类有致病性[1,2]，90%人类军团病是由嗜肺军团菌引起的，与血清型1，4，6有很高的相关性[1,2,4]。其他军团菌种属如长滩军团菌、博兹曼杆菌、米克戴德军团菌也被认为是人类感染性病原体，尤其在免疫功能低下的危险群体中[2,3]。

军团菌感染是由于吸入供水系统产生的污染性气溶胶引起的,如居民楼、酒店和医院的热水分配系统包括淋浴头、空调系统、浴缸、呼吸机、牙科治疗设备或冷却塔。并没有人与人之间传播的风险。

42.10.1 流行病学和临床意义

流行病学:世界各地都有军团病相关的疾病发生,尤其是零星的暴发。全年都有感染病例,夏季和秋季达到高峰。每年德国有15 000～30 000例的军团菌肺炎病例[5],有1%～5%的肺炎患者在医院被诊断为军团菌病[6,7]。美国疾病控制和预防中心(CDC)报道的病例数从2002年到2003年增长了70%,每年CDC报道都会新增2 000多病例[2]。在过去的几年里,美国和欧洲的军团病发病率显著增加。2003—2004年,欧洲报道了近4 000个社区获得性军团菌肺炎病例和1 150例与出国相关的病例[2]。

在德国,社区获得性肺炎(CAP)的研究网络显示,在所有社区获得性肺炎中有3.8%被确诊为军团菌肺炎。在这些病例中大约有90%是由嗜肺军团菌引起,10%是由其他军团菌引起[2,5]。几乎所有的淡水都可以发现军团菌,然而,建筑物中的空调系统和不常用的水龙头内的水被认为是人类最常见的感染来源[2]。德国法律要求对公共和公寓楼的水龙头供水系统进行定期检查。将呼吸道分泌物或胸膜腔液接种在木炭酵母提取物(BCYE)琼脂上,培养出军团菌可确诊,从没有在健康人中分离出军团菌,通过培养阳性确诊军团病有100%的特异性,但灵敏性较低[5,7]。

发病潜伏期:军团菌肺炎(军团病)为2～10天。庞蒂亚可热为1～2天。

军团菌肺炎的临床症状(军团病):传统的军团病始于不典型的流感样前驱症状,如头痛、肌痛和起初无症状、随后出现咳嗽等相应症状。几个小时内可发展为高热、寒战、肌痛(尤其是胸部),偶尔伴有腹泻、呕吐及伴有嗜睡和谵妄的脑病。死亡率为15%,未经治疗和免疫功能低下的患者死亡率可达80%[2]。

有报道庞蒂亚克热的风险因素包括免疫抑制、吸烟、酗酒、并发肺部疾病和高龄[2,3]。这种疾病的特点有轻微的头痛、肢痛、胸痛、咳嗽和发热,但没有肺炎[1,2]。

强制性报告:根据德国《感染保护法案》(IfSG)第七条规定,直接或间接检测到军团菌都必须强制性报告。

42.10.2 血清学检查

直接免疫荧光试验:直接免疫荧光试验检测灵敏性并不令人满意。需要每毫升标本中大约有10^4个军团菌才能达到肉眼可见的诊断,这是一个不常达到的微生物浓度。直接免疫荧光中多克隆或单克隆酶标记抗体检测支气管肺泡灌洗标本中的军团菌,其诊断特异性为95%,灵敏性低于60%[5]。经支气管镜获得的支气管分泌物是首选标本。不建议使用痰标本,至少在使用多克隆抗体检测时不建议使用痰标本,因为免疫交叉反应会导致假阳性[4,8]。

酶联免疫吸附试验(ELISA):采用ELISA法检测尿液中抗原对不同的军团菌种属及血清型检测结果不一致。对军团病患者ELISA法检测灵敏性为50%～70%。最敏感的嗜肺军团菌血清1型中灵敏性为94.6%,而不敏感的是血清2,3,4,6和10等型,灵敏性为86%。对于军团菌其他种的检测灵敏性尚没有详细的资料[9,10]。

胶体金免疫色谱法/快速免疫层析法:吸附于硝酸纤维膜上的1型嗜肺军团菌的抗体可快速检测尿液中的军团菌抗原。该实验只用于检测1型嗜肺军团菌,并不能检测其他的血清型或其他的军团菌种[2]。

病原体的间接血清学检测法:这些方法可用于诊断军团病,尽管它们更适合进行流行病学调查而不是用来诊断个别病例。对于临床诊断中的血清学确诊试验只能进行回顾性分析。由于可发生交叉反应,此方法不太可靠[2]。

间接免疫荧光试验:用稀释的患者血清孵育不同血清型嗜肺军团菌的混合物进行涂片准备工作。在阳性标本中特异性抗体与细菌抗原结合。在第二个培养步骤中,在荧光显微镜下可见对荧光素标记的抗人抗体染色。很多情况下,可通过几种血清型的嗜肺军团菌和其他种属军团菌组成的多价联合抗原来避免这个问题。然而此时必须注意的是,免疫学试验的特异性随着不同抗原数量的增加而减少。因此,必须通过单价涂片制剂的验证试验来核实联合抗原的阳性结果,从而获得有效的诊断依据[4,8]。

标本:血清(发现间接抗原)3 mL。尿液(发现直接抗原)5～10 mL。下呼吸道分泌物(PCR)5～10 mL。

阈值:间接免疫荧光法(IFT)≥128～256,检测抗原阳性。

42.10.2.1 血清学检测结果的解释

病原体直接检测:免疫层析法或ELISA法检测尿液中的抗原,可为军团病的诊断提供简便、快速的诊断方法。在系统性回顾分析中,抗原检测的可信度可通过商用和内部测试系统进行评估,发现这些测试取得了74%的联合诊断灵敏性(95%CI,68%～81%)和99%的特异性(95%CI,98%～99%)[2,11]。尿液中检测到军团菌抗原是感染军团病的证明,这种方法只能检测血清1型的抗原[2,9]。有时候,交叉反应也能发现其他血清型,尽管其灵敏性比较低。因此,大多数检测系统能够可靠地检测到尿液中的1型嗜肺军团菌抗原,几天或几周即可查出,但少数情况下需要几个月。然而在感染24 h后即可检测到尿液中排出的抗原,但阴性试验结果并不能排除军团菌感染的可能性。

直接检测尿液中的病原菌优于直接对支气管分泌物进行病原菌检测。尿抗原试验取得了更高的分析灵敏性,与采用免疫荧光试验检测支气管分泌物相比更容易操作[2]。

间接病原体检测的血清学试验:为确认近期感染,间接病原体检测血清学试验中至少需要4倍抗体滴度的增加并达到≥128或血清转化。IFT法检测嗜肺军团菌时,滴度增加至少4倍被认为是有诊断意义的。在非急性发作期,事实上,当单一抗体效价≥256时,并不能认为存在军团菌感染[1,2,10]。很多情况下,考虑到地区和人群的不同,在普遍感染军团菌时单一抗体效价在256时并不认为有足够的特异性[2]。

因为在感染后抗体才产生,通常,可疑的临床影像可通过回顾性血清学检测来确定,并使用配对的血清滴度来诊断。血清学诊断的临床价值很有限,这种实验主要作为流行病学的检测工具[2]。大多数军团病患者中，血清转化发生在发病3周后，应该在9周内进行监控[1,2]。一些患者，包括那些细菌培养确定的军团病患者，在血清学试验期间不能进行血清转化。血清诊断大约有80%的灵敏度，95%的特异性[2,4,8]。

在德国检测的所有个体中，1/3有军团菌低滴度抗体。考虑到水生场所中有大量军团菌及其血清群存在，以及非肺炎军团菌感染（如庞蒂克热）的流行，出现这种情况并不奇怪。据估计，庞蒂亚克热的患病率是军团病的100倍[2,4,6]。

关于血清学的注意事项：在IFT中使用联合抗原对病原体进行间接检测，将导致军团菌低抗体效价的累积效应，从而影响了阈值的确定。另外在军团菌和其他细菌之间大量的免疫交叉反应能够被检测，如铜绿假单胞菌、荧光假单胞菌、产碱杆菌属、黄单胞病菌（包括黄杆菌）、蜡样芽孢杆菌、脆弱拟杆菌、百日咳菌、弯曲杆菌和大量肠道菌。这对感染免疫诊断试验结果有显著影响[1,2,4]。

42.10.3 分子生物学分析

军团菌培养的困难性和非嗜肺军团菌抗原检测的限制性，推动了用于临床样本军团菌快速诊断的多种分子生物学方法的发展。目标区域包括5S RNA和16S RNA基因及*mip*基因[2,12,13]。推荐的样本是下呼吸道的痰和分泌物。尿和其他非呼吸道样本的军团菌病诊断试验的有效性还没有充分评估。分子检测方法的优点是针对嗜肺军团菌和其他少见致病性军团菌诊断的高灵敏度和特异性，这是抗原检测所达不到的。

据报道，实时PCR联合探针杂交检测方法鉴定军团菌的灵敏度为97.4%，特异性98.6%。该研究样本来源为社区获得性肺炎患者和军团菌病患者[13]。其目的是通过探针杂交，测序和扩增子熔点分析实现准确的菌种分子鉴定。这对于避免由不致病的非嗜肺军团菌的环境污染导致的非临床相关的假阳性结果是重要的，因为军团菌可存在于试剂和实验室仪器中。

42.11 钩端螺旋体病

Klaus-Peter Hunfeld，Thomas A. Wichelhaus，Volker Brade

钩端螺旋体病由致病性钩端螺旋体引起，从急性到慢性，部分是临床隐匿性的人畜共患病[1-3]。钩端螺旋体属属于螺旋体家族，目前包括约20个菌种，其中8个对人有致病性。根据不同的抗原特征，在血清学上该菌种至少分为320种血清型，其中非致病性双曲钩端螺旋体，包括约60个血清型；致病性问号钩端螺旋体，分型更多，至少260个血清型（如问号钩端螺旋体黄疸出血性血清型，问号钩端螺旋体感冒伤寒性血清型）[2-7]。

在感染早期，钩端螺旋体血症可通过血培养检测。关于病原体培养试验，请参照相关文献[1,2]。

临床样本通过镜检和培养直接检测病原体是可行的，但不推荐作为实验室常规方法。大多数感染可过血清学诊断确定[2,3,8-12]。

42.11.1 流行病学和临床意义

流行病学：钩端螺旋体遍布全球，可引起不同程度的动物源性传染病[1-3]。在西方工业化城市中，由于卫生条件的改善，钩端螺旋体病的发病率已经降低。但在热带和亚热带的发展中国家中，该病已经成为重要的公共健康问题[2,3]。据估计，每年新发感染病例30万～60万[2]。气候和环境的变化促进了感染的传播。例如，已经监测到由环境中致病菌的增多而导致的暴发[2,3]，尤其在洪灾中。显著性的地域性感染暴发风险包括工业化国家的娱乐活动（游泳、皮划艇、漂流）和大型国际赛事后及旅游[2,3,7]。

受感染的动物，尤其是大鼠和小鼠，以及家养动物（如狗和猪）常为主要的感染来源。人类因接触动物的分泌物（尿、鼻分泌物）、肉或钩端螺旋体污染的地表水而感染[2,7]。细菌通过皮肤、黏膜、结膜的损伤和吸入污染的气溶胶进入人体。具有风险的特殊职业群体包括猪饲养者、屠宰者、下水道和污水设施工人、农场工人、兽医（有报道为职业病）及钓鱼和水上运动员[1,3,4]。先前推测认为特定的疾病与特定血清型有关，如出血性黄疸与黄疸出血性血清型、犬热与犬型血清型、swineherd病与tarassovi血清型、黏土热与感冒伤寒型血清型，目前已不再这样认为[4,5,7,12]。

潜伏期：3～30天，通常5～14天。

临床症状：因感染的血清型和患者免疫功能不同，钩端螺旋体病的临床表现不同，分为隐性、中度至重度暴发性感染。大约90%的患者表现为中度流感样症状。即使在高流行地区，也有高达70%的病例未获得及时正确的诊断[2,3]。

中度至重度表现包括出血、肾功能不全、黄疸和致死性并发症[2,3]。潜伏期为5～14天。10%～60%的病例出现急性肾功能衰竭。高达50%的病例可见血小板减少。

与钩端螺旋体病相关的严重肺出血症状，如胸痛、咳嗽、呼吸困难和肺出血症状是最近报道的并发症。呼吸道症状出现在发病后的4～6天，最终可能导致72 h内死亡[3]。该病，尤其是严重感染，可能表现双期病程，包括早期的脓毒症期及随后的器官疾病期（表42.11-1）。重度病程的死亡率高于20%[2,3]。

表42.11-1　钩端螺旋体病的双期病程

1　脓毒症期	2　器官疾病期
发热：3～8天	回归热
肌痛	浆液性脑膜炎
神经痛	肝炎
关节痛	间质性肾炎
假性脑膜炎	出血素质
低血压	钩端螺旋体病相关严重肺出血综合征
发疹	

在常规实验室检查中，红细胞沉降率升高，白细胞计数从正常至中度升高，转氨酶、胆红素和碱性磷酸酶轻度升高。尿液分析异常。血清胆红素水平可达20 mg/dL（342 μmol/L）。相关神经症状表现为脑脊液细胞计数少于500个细胞/μL，而蛋白和葡萄糖正常或轻微异常[3]。

法定报告：根据德国《感染保护法案》（IfSG）第七条，直接或间接检测到问号钩端螺旋体，必须实行法定报告。

42.11.2 血清学检查

感染后1～2周特定抗体阳性（在器官疾病期），提示疑似钩端螺旋体病。

抗原检测：使用针对致病性钩端螺旋体的35 kDa组分的单克隆抗体，通过斑点印迹ELISA进行尿中抗原检测。该检测方法可在血清IgM血清学检测阴性的患者尿液中检测出抗原，但尚无评估研究[3]。

直接免疫荧光试验：使用标记抗体，通过直接免疫荧光法检测体液（如血液）中的问号钩端螺旋体，实现病原体早期感染的鉴定，但其灵敏性尚不确定[8,9]。

显微镜凝集试验（MAT）：该方法敏感且特异，但费时且具有潜在感染风险，可作为血清学参考方法。MAT采用广谱血清型活体培养物检测。凝集反应在暗视野显微镜下观察。MAT终点为50%的钩端螺旋体凝集的最终稀释度[1,3,9,10]。

间接血凝（IHA）试验：用出血黄疸型和感冒伤寒型血清型钩端螺旋体细胞成分致敏绵羊红细胞，与稀释的患者血清在微孔板中孵育。在特定的钩端螺旋体抗体存在下，红细胞凝集。阳性血清中，红细胞在孔底部形成细胞层，阴性血清中形成纽扣状沉淀。该试验具有与其他钩端螺旋体血清型（巴达维亚型、澳洲型、波摩那型、赛罗型、哈尔乔型）交叉反应[12-15]。

ELISA，免疫层析试验，Dri斑点试验，蛋白质印迹：这些试验用来检测基因型特异的IgG和（或）IgM抗体。部分已商品化。抗原制备包括脂多糖抗原和重组蛋白抗原[rLIP1 41，rOmpI 1，钩端螺旋体免疫球蛋白样（LIG）蛋白][3]。常规实验室中，这些检测系统的可靠性并没有得到很好的评估。据报道，ELISA的诊断灵敏性为84%～90%，特异性88%～99%。免疫层析试验诊断灵敏性为81%，特异性高达96%[3]。但是，评估的研究结果有差异。世界卫生组织的指南概述了商品化可用的检测系统[3,11]。

样本：血清1 mL。

临界值：显微镜凝集试验（MAT）≥100；间接血凝试验（IHA）≥100～160；ELISA、免疫层析试验、蛋白质印迹IgG和IgM阳性。

42.11.2.1 血清学检测结果的解释

特定抗体可在临床症状出现后5～7天检测到，3～5周内到达峰值[2,3,10]。通常认为，MAT是金标准[11]。在MAT中，患者的血清用钩端螺旋体培养物滴定并在30℃或室温下温育2～4 h。MAT检测血清群特异性IgM和IgG抗体[3,10]。活体钩端螺旋体的组合至少应包括具有重要的和本地出现的代表性血清型[10,11]。

WHO推荐16个血清群中的19种血清型[11]。血清型特异性抗体检测与引起感染的血清型之间只有有限的相关性。在许多病例中，抗体凝集数种血清型[10,11]。感染发生时，MAT可为阴性。因此，需要血清学监测[13,14]。据报道，MAT的诊断灵敏性为90%，特异性高于90%[3]。血清学验证钩端螺旋体病定义为4倍效价升高，间隔8～14天和（或）急性期和恢复期采集的血清样本的平行检测[3,6,9]。阳性滴度可持续数月（数年），尤其在流行区域[2,3]。

MAT结果解释：① 阳性：滴度≥400，同时有钩端螺旋体感染的临床症状存在。② 不确定：滴度100和（或）200；这些滴度表明现症感染。③ 阴性：滴度低于100；这些滴度与急性感染不符，但不排除[3,10,11]。

间接血凝试验（IHA）解释：阳性结果（滴度>160）示存在钩端螺旋体感染。阴性结果不能完全排除感染。该试验不能区分血清型。IHA与MHA相比，诊断灵敏性为79%，特异性为96%[12,13]。

快速玻片凝集试验解释：快速检测阳性结果必须通过其他血清学试验方法如MAT验证。阴性结果不能排除钩端螺旋体感染。

ELISA解释：在两个配对血清样本中，4倍升高的ELISA值是感染诊断的证据[14]。对比试验显示ELISA检测IgM诊断灵敏性为86.5%，特异性为97%[12,13]。

血清学检测干扰：抗体交叉反应可见于梅毒、疏螺旋体病、回归热和军团菌病患者。高达10%的患者临床症状出现后30天内没有血清转化。在一些病例中，升高的抗体滴度（≥100）在感染治愈后可存在数年。早期治疗（如四环素）可以推迟或抑制免疫反应[3,7,10]。

42.11.3 分子生物学分析

复杂多样的临床症状和直接病原体检测的问题促进了多种分子生物学检测方法的发展[2,3]。部分方法在WHO指南中有描述[11]。

核酸扩增（NAA）技术可以检测病原体特异性DNA。采用引物设计理想的区分致病性和非致病性钩端螺旋体[3,8]遗传靶点包括16S基因和23S RNA基因或插入序列（IS1533）*secY*、鞭毛蛋白基因、*rrs*、*flaB*、*rrl*基因，以及问号钩端螺旋体基因组位点LA 3521[3,8,11,15]。其他的关于*secJ*和鞭毛蛋白基因中的分子靶点PCR方法在世界卫生组织手册中有描述。

使用标记探针的实时PCR方法也已经形成[3,11]。最近，用于检测致病性钩端螺旋体的循环等温扩增方法已经形成。

这些方法的诊断灵敏度和特异性不同，因为缺少大规模的评价研究[3]。已经有报道称，实时PCR方法的诊断灵敏度为100%，特异性为93%[2,3,11]。通过NAA检测血、尿、脑脊液和组织中的钩端螺旋体是可能的。有关感染后的DNA在体内清除时间和（或）流行区域无症状患者钩端螺旋体DNA持续时间的信息较少。

42.12 分枝杆菌感染

Udo Reischl，Ruxandra Enzensberger，Borris Boeddinghaus，
Klaus-Peter Hunfeld，Jürgen J. Wenzel

根据诊断和治疗目的，可将分枝杆菌分为三个主要的群。

- 结核分枝杆菌复合群包括专性致病性菌种结核分枝杆菌、牛分枝杆菌、田鼠分枝杆菌和非洲分枝杆菌，是结核病的病原体。
- 非结核分枝杆菌（NTM；也称为非结核病分枝杆菌，MOTT）是引起非典型分枝杆菌感染的条件致病菌。
- 麻风分枝杆菌，另一种专性致病菌，不在本章讨论。

结核病是世界范围内非常危险的感染性疾病之一，死亡率仅次于艾滋病。目前结核病的有效治疗是可行的，但治疗

时间长且常常有不良反应。结核分枝杆菌对抗结核病药物耐药是一个主要问题。这些菌株的流行使快速诊断尤其引人关注。

非结核分枝杆菌病可引起免疫缺陷个体肺、皮肤、颈部淋巴结播散性感染的分枝杆菌病。在过去的20年里，随着艾滋病的流行，这些疾病的发病率显著增加。

培养和耐药性试验需要数周。核酸方法的使用已经使得许多分子生物学技术可用于临床标本快速直接检测并且能区分分枝杆菌菌种。

分枝杆菌是慢生长、无芽孢、专性需氧的杆状杆菌。特征为特殊的细胞壁结构，包含多层的肽聚糖和大量长链、蜡样分枝菌酸。在特殊染色中，大量脂质的双层细胞壁使得分枝杆菌能抵抗盐酸乙醇强烈的脱色作用。因此，分枝杆菌又称为抗酸杆菌。由于这个独特的结构，它们可在吞噬细胞内保持长时间的休眠状态而能够存留于人体内，具有内源性复发的可能性。截至目前，超过140种菌种经鉴定属于分枝杆菌属。但只有一些对人有致病性。

结核分枝杆菌是结核病致病菌最重要的代表。它主要通过活动性结核病患者的飞沫传播感染。相比较，在德国已消灭了牛结核病，牛分枝杆菌已经较少见。但是，在某些国家和地区，食用生牛奶仍是牛分枝杆菌感染的来源。另外，非洲分枝杆菌是主要在非洲出现的分枝杆菌菌种。而在欧洲，家养的猫被认为是田鼠分枝杆菌的宿主[1]。

非结核分枝杆菌无处不在，是土壤、尘土和水环境菌群的一部分。禽类和其他动物也可作为致病菌的宿主。直接的人对人传播只出现于特殊病例中。临床样本中的这些机会致病菌的意义需要结合个体临床症状来评价(表42.12-1)。

表42.12-1 部分非结核分枝杆菌致病性分类

分组	常见致病	少见致病
缓慢生长分枝杆菌	堪萨斯分枝杆菌、海洋分枝杆菌、瘰疬分枝杆菌、猿分枝杆菌、鸟-胞内分枝杆菌(MAI)、玛尔摩分枝杆菌、隐藏分枝杆菌	蟾分枝杆菌、戈登分枝杆菌、胃分枝杆菌、土地分枝杆菌、次要分枝杆菌
快速生长分枝杆菌	偶发分枝杆菌、龟分枝杆菌、脓肿分枝杆菌	草分枝杆菌、耻垢分枝杆菌、母牛分枝杆菌

42.12.1 流行病学和临床意义

流行病学：据估计，世界上大约1/3的人口感染过结核。每年大约有1 000万例新发活动性肺结核病例，大约200万人死于结核病。

2010年，德国结核病的发病率为5.3/10万。由于移民比例高，有的大城市发病率增加2倍多，如法兰克福、柏林或汉堡。但在发展中国家的发病率是最高的，主要在亚洲和非洲，每年高达200/10万。尤其是从哈萨克斯坦及南斯拉夫移民至德国者感染率高，并且有可能抗生素耐药性结核分枝杆菌感染[2,3]。2009年，德国多重耐药结核菌感染发病率较低(2.1%)，但相关的死亡率(7.6% *vs.* 3.6%)和医疗费用较高[4,5]。

非结核分枝杆菌(NTM)流行病学研究表明，在发达国家，发病率为(0.4～3.9)/10万[6]。在HIV阴性患者中大约有20%的肺部分枝杆菌感染病例是由NTM引起的。NTM感染占分枝杆菌病的比例从9%(1989)增加至31%(1997)。一些特定的人群是NTM感染高风险人群：25%～50%的艾滋病患者，10%的接受骨髓移植或严重免疫缺陷的患者感染NTM，通常为播散性感染，累及肺部的NTM感染常见于囊性纤维化患者。

潜伏期和传染性持续期：结核病的潜伏期可为数周到多月。临床症状通常出现在感染后6个月。但是，该病也可以较早发病，甚至在结核菌素试验阳性之前。感染后的2年内活动性疾病的发病风险最高，但潜伏病灶十几年后仍然可以复发。

在大多数活动性肺结核感染期，抗酸杆菌可通过显微镜在痰、支气管分泌物或胃分泌物中检测到。经过有效抗结核联合治疗、感染敏感菌的患者，2～3周后通常不再具有传染性[2]。封闭性感染，如脊髓脓肿，不具有传染性；因此，这类感染患者不必进行强制隔离。

临床症状：结核病的易感因素受一些社会因素影响，如不平衡膳食和多种类型的免疫缺陷：酗酒、HIV感染、血液肿瘤疾病，以及应用细胞生长抑制剂或可的松。只有10%的感染患者在一生中发展为显性结核病。这些病例通常是继发性结核。

在大多数病例中，活动性肺结核病临床症状(大约80%的显性结核病)是不明确的。这些症状提示慢性消耗性疾病的存在：典型病例有慢性咳痰和咳血，累及胸膜的胸痛，轻微发热，盗汗，体重减轻和突然的行为能力降低。

该疾病的肺外形式(大约20%)通常包括淋巴腺炎(8%)，其次为胸膜累及(4%)、泌尿生殖器结核(3%)、结核性关节炎(2%)和致死性结核性脑膜炎(0.5%)[2]。

HIV患者结核病复发风险高5～10倍，在许多病例中表现为肺外结核和播散性结核。

在免疫正常患者中，非结核分枝杆菌(NTM)引起结核病样肺部疾病，如堪萨斯分枝杆菌。另外，它们可引起软组织感染(海分枝杆菌、龟分枝杆菌)或儿童淋巴腺炎(鸟分枝杆菌人猪亚种、胞内分枝杆菌、玛尔摩分枝杆菌)[7,8]。在一些病例中，它们潜伏于伤口(如海分枝杆菌)。由于近些年严重免疫缺陷患者的数量增加，NTM的重要性上升，更多地关注这些机会致病菌的微生物诊断是必要的。播散性感染是免疫缺陷患者最常遇到的表现，尤其是鸟-胞内分枝杆菌和堪萨斯分枝杆菌感染作为最常见的细菌性并发症[9]。在检测到NTM的患者中，只有大约10%的患者表现出感染症状。在许多病例中，他们只是携带者。

法定报告：根据德国《感染保护法案》(IfSG)第六条，需要结核病治疗的所有患病和死亡病例，甚至在缺少细菌学证据下，主治医师应进行法定报告。实验室首先报告痰中检测到抗酸杆菌，随后根据IfSG第七条，报告培养和基于分枝杆菌核酸检测，以及随后的耐药检测结果。非结核分枝杆菌不要求法定报告。

42.12.2 显微镜和培养分析

尽管在诊断领域有很多方法，在结核病控制中，显微镜检查始终是必要的方法，因为使用抗酸染色和罗丹明染色，能实现快速的、低成本的检查所有感染性病例。但是，显微镜检测方法不能区分结核分枝杆菌和 NTM[10]。并且，它的检测限不足以排除分枝杆菌感染(表 42.12－2)。

表 42.12－2 分枝杆菌检测方法比较

方法	检测限*	分析特异性	时长
显微镜检查	50%和(或)10^4 CFU/mL	不能区分分枝杆菌菌种	2 h
培养(液体和固体)	97%和(或)$10^{1\sim2}$ CFU/mL	高，菌种水平	2～8 周
NAA	80%～90%和(或)$10^{2\sim4}$ CFU/mL	高，菌种水平(可进行分子耐药性检测)	2 h～2 周

* %参考临床确诊病例。CFU，菌落形成单位；NAA，核酸扩增

结核病和其他分枝杆菌病的诊断要求细菌学检验，由于分枝杆菌传代时间长，因此细菌学检验耗费时间长。固体和液体培养基联合使用是检测的金标准[11]。特殊液体培养基将平均检测时间减少至 14 天左右。但是，培养基必须孵育 8 周才能确定无结核菌生长[12,13]。任何新分离的结核分枝杆菌复合群菌株必须检测一线抗结核药物的耐药性。

结核分枝杆菌复合群是危险度 3 级致病菌。因此，所有涉及培养致病菌的工作步骤应严格遵循有效的生物安全预防措施(3 级实验室)。

42.12.3 分子生物学分析

广泛的分子生物学方法可以用于直接检测临床样本中的分枝杆菌以及进行菌种鉴定和耐药检测。尽管一些基于核酸的方法相比培养技术检测限较差，但这些核酸方法可以节省诊断时间，将时间从数周缩短到数小时或数天。尽管费用高，它们相比镜检是更敏感和特异的，可以实现在核酸水平上检测结核分枝杆菌复合群中的特定致病菌。这个特点特别重要，因为在医院人群中 NTM 发病率高，镜检的阳性预测值降低。使用核酸扩增技术的诊断性分枝杆菌试验包括[14,15]：从临床样本直接检测结核分枝杆菌和(或)NTM、对培养的分枝杆菌进行菌种鉴定、分子耐药性检测、流行病学目的的分子基因分型。

42.12.3.1 结核分枝杆菌复合群检测

核酸扩增(NAA)检测结核菌是一种中等概率最大获益的方法。实验室确诊越早，治疗越早，越能增加早期采取预防措施来阻断传播的机会。NAA 可用于[2,16]：疑似结核病但痰标本镜检阴性时。痰标本镜检阳性需要快速区分结核菌和 NTM 时、严重患者、特殊高风险患者(艾滋病、免疫抑制个体、婴幼儿)。

检测方法：所有的 NAA 方法是基于核酸提取和随后的分枝杆菌基因组特定的 DNA 或 RNA 指数扩增。最常见的体外扩增方法包括 PCR、转录介导扩增(TMA)和链置换扩增(SDA)。美国 FDA 已经批准许多用于快速和敏感地检测临床样品结核分枝杆菌核酸的 NAA 检测。商品化试剂盒的有效性和可靠性在相关研究和最近定期进行的基于 NAA 的结核分枝杆菌检测的实验室间水平测试评估中已经有报道。通常来说，这些试验合格率为 92%～97%[17]。商品化 NAA 试验平均变异系数很小。

将要发展的两种试验方法值得注意：

- 反向斑点杂交(条带杂交)法：特殊的条带杂交试验是可商品化获得的，用来快速区分代表性的结核分枝杆菌复合群和 NTM。这些试验在经典 PCR 之后进行，通过杂交反应和颜色检测(相比蛋白印迹法)，检测相关扩增产物。根据 PCR 和条带杂交的设计，条带结果可以和对应的特定分枝杆菌菌种、特定的基因型或耐药突变的参考条带比较。NALC－NaOH 处理的痰标本、镜检阳性的标本或培养的菌株可用该方法进行检测。
- PCR 检测试剂盒：一些新的设计理念，封闭的一体化试剂盒已经制成，包括独立的步骤，如 DNA 提取、扩增和实时检测特定的 PCR 产物。因为这个试验是自动化的，省去了偶然出错的手工操作步骤，不再需要专业训练人员，结果解释由内嵌的软件联合实验室的嵌入式显示端口(EDP)界面进行。封闭式设计和标准化的处理流程能够避免 PCR 产物的污染。排除污染的、直接的呼吸道样本和培养菌株可用该方法进行检测。化学灭活之后的呼吸道样本也可以直接使用该系统检测。但是，这对检测限有所影响。

样本：来自呼吸道、脑脊液(CSF)和淋巴结、活检、吸入液、胃分泌物、尿和播散性感染的全血。

42.12.3.2 检测结果解释

快速诊断试验和耐药检测的 NAA 法的选择性使用有助于提高患者存活率及降低费用[18]。NAA 技术可检出几乎所有镜检阳性标本及约一半镜检阴性而培养阳性的结核病[18]。只要来源于非呼吸道标本的核酸制备物不存在抑制物，NAA 法在各种标本中也会得出相似的结果。

总之，NAA 检测结果的诊断准确性高于镜检，仅略低于培养[19]。如果用 NAA 技术来回答未经治疗的患者是否有活动性肺结核的问题，92%～95%的病例 NAA 法的答案是正确的，相比而言，涂片法 80%的病例是正确的。因此就诊断目的而言，NAA 法能够且应该替代痰涂片。但考虑到较高的花费，可能因经济原因导致 NAA 法不能用于检测所有病例[20]。

培养检测始终应该进行，因为尽快检测抗生素灵敏性可为选择用药和有效治疗提供依据。

阳性结果：NAA 检测可达到 80%～90%的诊断灵敏性，约 99%的特异性(表 42.12－3)。作为结果的阳性预测值为 94%～98%。但对于涂片阴性的标本，仅能达到 60%～80%的诊断灵敏性。考虑到其临床意义及重要性，阳性结果应再次采集标本进行分析确认[21]。由于实验室污染、非感染或非繁殖病原体存在或交叉反应等原因，所有检测方法都可能产生假阳性结果。

表 42.12－3 商品化的 NAA 检测方法

总数 n = 7 352								镜检阴性			
灵敏性	特异性	阳性预测值	阴性预测值	灵敏度	特异性	阳性预测值	阴性预测值	灵敏度	特异性	阳性预测值	阴性预测值
85	99	98	95	95	100	100	98	68	99	94	96

研究结果的总体平均数包括呼吸道和非呼吸道标本，参考了培养和临床数据。数据以“%”表示

阴性结果：阴性预测值一般报道为95%[20]。因此，一个阴性检测结果并不能明确排除结核病。

治疗：如临床怀疑结核病，应及时进行治疗。同时应分析另一份样本并等待培养结果以便确认。

注意事项：如下。

- 标本：① 首要推荐呼吸道标本。大量上市商品检测系统的批准严格仅限于应用此类标本；② NAA法检测结核菌应使用不同日期收集的3次晨痰中的第一份痰标本或培养阳性的标本[16]。大量研究已表明，应用其他类型标本，该方法也可得出准确的结果；③ 应该注意的是，在许多病例中，肺外结核病的临床诊断是困难的，可参考微生物学检验结果。脑脊液、活检淋巴结、吸取液、胃分泌物、尿液及播散性感染时的全血是合适的标本类型；④ 活检和脓肿标本包含大量抑制物，可能会对检测有干扰作用。已固定标本也可以使用，但检测限明显下降。所有标本应置于阴凉处，避免干燥。
- 测定方法：① 镜检常用于分析是否存在感染及监测患者疗效；② 直接分子生物学检测尤其适用于未经治疗的活动性结核病的诊断。该方法无法检测完整的具有繁殖能力的致病菌，而是仅检测其核酸。这些方法还不能对已检出的病原体的感染性进行评估；③ 试验结果必须全面评估。仅靠分子生物学检测是不够的，因为培养方法更加敏感，且对于制订抗菌药物治疗方案不可或缺。
- 抑制物对照：① 通常商品化的NAA检测提供抑制物对照系统，以明确已分析的核酸制备物中是否存在抑制物。因此只有抑制物对照为阳性时，阴性的NAA结果才可信。能观察到抑制反应的检测结果不宜使用；② 根据标本类型和使用的NAA方法，受抑制的标本比例为1%～5%。其含量在较难处理的标本如粪便、福尔马林固定组织和脓性中较高。这种情况下，应重复完整的NAA检测或重新留样[22]；③ 如标本含大量非结核分枝杆菌且NAA检测系统采用的是种间引物序列和结核分枝杆菌特异性探针序列，抑制物对照也可能呈阴性。在这种极少见的情况下，推荐使用其他检测系统或等待培养检测结果。

42.12.4 免疫学诊断试验

42.12.4.1 结核菌素皮肤试验

目前广泛使用的结核菌素皮肤试验是历史上第一个用于诊断结核病的免疫检测。其试验原理形成于100多年前。据Coombs和Gell所述，该检测基于结核蛋白刺激局部皮肤发生迟发型Ⅳ型超敏反应的经典体征。

常规检测包括叉刺试验（即用皮内多刺装置将抗原导入皮内）和Mendel－Mantoux试验（将结核菌素溶液注射至皮内）。组织学上，阳性反应表现为可触及的、平坦不规则的皮肤硬结，周边出现血管周围单核细胞浸润引起的红晕。3天后读取检测结果。如测量的硬结直径超过6 mm，则结果定义为阳性。

与现代免疫学方法相比，相对经济的结核菌素皮肤试验包括以下缺陷：① 该检测不能区分阳性反应是由于结核分枝杆菌感染还是之前接种过卡介苗；② 检测操作和结果解释很大程度上依赖于操作者；患者必须复诊以判读检测结果；③ 常与NTM发生交叉反应，但目前评估不足。

42.12.4.2 γ干扰素释放试验（IGRA）

IGRA已经成为上市商品多年，部分弥补了结核菌素皮肤试验提供信息的局限性。目前可用的检测系统包括T－SPOT.TB和QuantiFeron Gold In－Tube（QFT）。这些方法的结果不受此前卡介苗接种的影响。与大多数NTM不发生交叉反应（除外苏加分枝杆菌、海分枝杆菌和堪萨斯分枝杆菌感染）。

样本：对于T－SPOT检测，需采集成人肝素锂抗凝6～8 mL全血以制备外周血单个核细胞（PBMC）。对于QuantiFeron Gold In－Tube检测，需在3个特殊包被的试管中分别采集1 mL血液。所有其他检测步骤均在实验室内完成。患者无须重返医院或医师办公室获取检测结果。但与简单的结核菌素皮肤试验相比，该检测的劣势是花费较高。并且应该注意的是，这两项检测均不能鉴别结核分枝杆菌急性和潜伏感染。

检测原理：这两个试验的原理均基于2种或3种结核分枝杆菌特异抗原（ESAT－6、CFP－10、TB 7.7；后者只用于QFT试验）特异性刺激T细胞，孵育16～24 h后测定γ干扰素（IFN－γ）的产量。尽管这两个试验原理相同，但两者检测IFN－γ的方法学不同。

- T－SPOT.TB：该方法基于酶联免疫斑点技术。第1步为从外周血分离单个核细胞，然后洗涤并计数。每个标本包含4个反应：阴性对照、ESAT－6刺激、CFP10刺激和阳性对照（有丝分裂原为植物血凝素），每个反应预包被的微孔板内滴加约250 000个细胞。孵育期间，特异性刺激或有丝分裂原刺激的细胞释放IFN－γ，IFN－γ与预包被IFN－γ抗体的微孔底膜结合。第二天通过二抗复合物进行颜色反应进而显色。膜上的每个有色点代表一个产生细胞因子的T细胞。点的数量与患者外周血中结核分枝杆菌特异性T效应细胞数目相关。T－SPOT试验相对复杂。但在某些临床情况下（如较强免疫抑制和HIV感染），标准数目的洗涤单个核细胞的应用较其他方法更有优势。
- QuantiFeron Gold In－Tube：对于该检测，在3个包被管（阴性对照：ESAT－6、CFP10及阳性对照：TB7.7刺激）中各抽取1 mL外周血。通常孵育在实验室内进行。在此期间，全血中的细胞被管壁包被的抗原刺激。孵育及离心后，上清液中T细胞产生的IFN－γ用ELISA法测定。以上试验均含阴性对照（即无抗原刺激）以排除非特异性IFN－γ生成。通过与有丝分裂原阳性对照相比，细胞产生IFN－γ的整体能力得以判定。

临床意义：由于目前对这一临床关注的问题没有参考方法，准确评价IGRA方法对潜伏性或培养阴性的活动性结核检测的诊断灵敏度和特异性受阻。因此有研究使用替代方法，对已培养确认的活动性结核病人群的检测准确性进行评估。该方法特异性则评估未感染结核分枝杆菌人群。因此，对于潜伏性结核病的诊断，研究中已测诊断灵敏度和特异性的有关数据参考程度有限。在一个多中心研究中，与结核菌素皮肤试验相比，IGRA的诊断灵敏性与之相当或略优（80%～90%）。在大多数病例中，目前发现IGRA的诊断特异性优于结核菌素皮肤试验（约85%）[23]。

在一篇直接比较 QFT 和 T-SPOT 的系统性综述中，QFT 在未接种卡介苗人群中、接种卡介苗人群中诊断特异性均稍高于 IGRA（99% *vs.* 96%，96% *vs.* 93%），但 T-SPOT 法显示更灵敏[24]。

总体来说，IGRA 显示有潜力取代结核菌素皮肤试验。从国内及国际情况看，大量的推荐正在更新[23]。

注意事项：两种 IGRA 检测都可能发生结果无法解释的情况。分析前过程和技术性干扰可能包括：标本运送时间超过孵育或分离单个核细胞的规定时间，样品储存不当，QFT 样品管内液体混合不充分或过多等。此外，在免疫功能低下或 $CD4^+$ T 细胞计数低于 200 个/μL 的 HIV 感染者中，无法解释的结果也可能出现。

42.12.5 非结核分枝杆菌(NTM)

当治疗要根据检测的菌种指导时，在某些病例中 NTM 的快速检测及鉴定是需要的。适应证包括：① HIV 感染者或免疫功能低下者血液中检出胞内分枝杆菌、堪萨斯分枝杆菌及玛尔摩分枝杆菌；② 标本中细菌计数数量较多的分枝杆菌菌种快速检测（如活检切片显微镜下查到抗酸杆菌）。

反向斑点印迹法：特异的反向斑点印迹检测试剂是上市商品，可用于一些临床相关 NTM 菌种的基于 NAA 的分型检测。这些印迹法因其较好的实用性及鉴定能力、较高的分析特异性，取代了此前常用的基因探针法。结合此前 NAA 为基础的扩增步骤，这些试验允许在无菌操作取样的肺源性和非肺源性临床标本中直接检测鸟分枝杆菌、胞内分枝杆菌、堪萨斯分枝杆菌、玛尔摩分枝杆菌和结核分枝杆菌复合菌群。

测序：一些专业实验室使用标记基因扩增并随后测序，通过与数据库中已分析序列比对，对已知及尚未描述的分枝杆菌菌种进行分子遗传鉴定。与已经明确菌种范围并已制备膜条的印迹法相比，该法的优势是可覆盖及鉴定所有分枝杆菌菌种。

这些种间检测及鉴定技术的缺点是这些方法的检测限相对较低。但这些方法非常适于无菌取样、活检切片镜检阳性标本中病原体的快速鉴定。

样本：标本类型的选择根据菌种：① 儿童淋巴结：鸟分枝杆菌复合菌群，玛尔摩分枝杆菌。② 血：鸟分枝杆菌复合菌群。③ 皮肤脓肿：海分枝杆菌。

临床意义：直接 NTM 检测有助于及早调整治疗方案和（或）终止不必要的隔离。目前仅某些临床问题有足够的数据。这些检测通常能达到较高的特异性。其检测限取决于一些因素，如使用的方法学、使用的标本类型和待测菌种等。鉴于 NTM 是兼性厌氧菌的事实，阳性结果应使用定量检测以确证[6]。

42.12.6 培养法分枝杆菌的菌种鉴定

PCR 为基础的检测和鉴定方法：广谱检测系统已有上市商品，可用于培养的分枝杆菌菌种的分子生物学鉴定。使用纯培养物或单个菌落经细菌基因组相关序列（所谓菌种标记）的扩增，可于 2 h 内快速鉴定大多数感染性相关 NTM 且具有较高的灵敏度和特异性[25]。但上市商品检测系统不能鉴定所有的致病菌种。

迄今为止，仅有一些检测系统生产厂家做过大规模试验。相关检测系统可检测及鉴定结核分枝杆菌复合菌群及其他临床相关分枝杆菌菌种[26]。

DNA 测序：分枝杆菌的纯培养物或单个菌落，也可用于所有分枝杆菌菌种的分子鉴定，该法基于特殊 PCR 方案，随后使用已建立标记基因（如 16S rDNA、*rpoB*、*gyrA*、*ITS*）的扩增片段进行测序。如 42.12.5 已述，该法也可用于鉴定目前尚未描述的菌种。

对所获测序数据进行可靠比对，则需进入专业研究分枝杆菌的综合性付费数据库（如 *RIDOM*、*MicroSeq 500*[27] 或 *SmartGene*[28]）。故大多数情况下，测序数据的合理解释应由分子菌种鉴定的专业实验室出具。

DNA 测序的一个重要方法学缺陷是混合菌标本测序信号可部分重叠。故这些技术严格限于纯培养物或通常无菌标本的细菌或真菌单一感染的菌种鉴定。与传统生化方法相比，分子生物学检测快速、特异且相对经济。

MALDI-TOF 菌种鉴定：一些实验室常规应用生物物理学的 MALDI-TOF 技术及相关综合数据库对培养的细菌和真菌进行快速鉴定。这些数据库包括所有临床相关分枝杆菌菌种特异性片段图谱的综合收集。使用可获得的高效设备，这些片段图谱可用于所有纯培养分枝杆菌的可靠的菌种鉴定。

注意事项：和所有其他细菌菌种一样，分枝杆菌分离株的最终鉴定需通过培养、生化、生物物理和（或）分子基因结果的综合判断才能确认。

42.12.7 耐药突变的检测

分枝杆菌致病的有效控制，依赖快速、准确的菌种鉴定及药敏试验。耐药结核分枝杆菌分离株的快速传播对患者及周边环境是严重的威胁。用于分枝杆菌诊断及和耐药检测的传统培养法非常耗时。除非患者耐药结核分枝杆菌确认存在，否则无效的抗生素使用可能导致耐药菌的进一步扩散及其他耐药性的获得。此外，不依从治疗方案或提前终止治疗也可导致多重耐药结核病的发展[29]。

如果结核分枝杆菌分离株对两种最重要的一线抗结核病药物利福平和异烟肼耐药，即为多重耐药结核病。考虑到目前全世界多重耐药菌株感染迅速增加，故耐药相关信息应尽早获得。多重耐药结核病患者诊断检测延迟及治疗不充分也会促进泛耐药（XDR）结核分枝杆菌菌株的发展。目前 XDR 结核病病原体的感染全球范围均可见。在某些国家，20% 的多重耐药结核病病例都是泛耐药的。

许多基于 NAA 的检测系统为上市商品，可用于分子耐药检测。例如，Xpert MTB/RIF 实时 PCR 检测系统不仅可以检测结核分枝杆菌 DNA，也可以检测编码利福平（RMP）耐药基因突变的存在[30]。利福平耐药检测的实践意义在于，利福平是多重耐药存在的指示剂，且可作为治疗调整的指标。

如果能获得涂片阳性标本或纯培养物的 DNA 制备物，即可用某些 GenoType 条带印迹对一线和二线抗结核病药物进行进一步分子水平耐药检测。例如，下述药物的潜在耐药性可以检测：① 利福平，可检测最常见的 *rpoB* 基因突变；② 异烟肼，可检测最常见的 *katG* 和 *inhA* 基因突变[31]；③ 氟喹诺酮，可分析 *gyrA* 基因；④ 抗生素如紫霉素、卡那霉素、阿米卡星或卷曲霉素，可分析 *rrs* 基因；⑤ 一线抗结核病药乙胺丁醇，可分析最常见的 *embB* 基因突变。

通常，PCR 结果与传统药敏试验表型检测结果的一致性在 90%以上。但使用分子生物学方法可节省诊断时间 20～30 天[32]。

临床意义：在耐药率高的地区[工业化国家和(或)新兴国家的一些大城市]，如初次检测时结核分枝杆菌为阳性，则建议使用分子耐药检测方法。分子生物学方法可快速检出潜在耐药，并有助于早期阻断多重耐药结核分枝杆菌的播散[20]。

然而分子耐药检测方法仅能检出部分已经认知的耐药，因为：可能存在大量的生物化学耐药机制、鉴定部分或全部耐药机制的复杂性、细菌基因组中耐药基因突变的动态变化。

分子耐药检测方法对特定抗生素是否耐药可提供有价值的信息。然而，最终评价必须等待常规抗生素灵敏度试验结果。

流行病学分析：限制性片段长度多态性(RFLP)和间隔区寡核苷酸分型(spoligotyping)是结核分枝杆菌复合群菌株基因分型的分子生物技术。这些方法学上复杂的分型方法，可用于检测流行株传播或复查假阳性实验室结果。但由于此类方法需要相对复杂的设备，且需专家评估和解释结果，故通常仅能在参考实验室进行[14]。

42.13 百日咳

Klaus-Peter Hunfeld，Thomas A. Wichelhaus，Volker Brade

百日咳(pertussis，或 whooping cough)为呼吸系统细菌感染，其特征是持续数周的严重阵发性咳嗽。该感染由一种革兰阴性棒状杆菌，即百日咳鲍特菌引起[1,2]。通过空气液滴吸入的密切接触发生传播。在对该细菌无免疫力的个体中，感染概率约为 90%[2]。经如丝状血细胞凝集素等各种黏附素介导，鲍特菌局限及定殖于呼吸道上皮细胞纤毛[1-3]。百日咳鲍特菌可产生多种毒素和毒性因子，包括百日咳丝状血细胞凝集素、气管细胞毒素、百日咳杆菌黏附素、不耐热毒素和腺嘌呤环酶毒素等[1-4]。这些毒素有助于细菌逃避宿主防御，引起局部组织损伤，如气管细胞毒素。

百日咳鲍特菌的人兽共患库似乎并不存在，人类是百日咳鲍特菌唯一的已知宿主。人类和动物中均可检出副百日咳鲍特菌和支气管脓毒鲍特菌[5]。副百日咳鲍特菌感染也能引起症状轻、病程短的百日咳样疾病。支气管脓毒鲍特菌引起动物呼吸系统疾病，罕见于在免疫抑制患者引起呼吸系统疾病[1,2,5]。其他鲍特菌如鸟鲍特菌、欣氏鲍特菌或霍姆鲍特菌等也仅见于罕见病例，多引起免疫抑制患者呼吸道、局部及全身感染[1,2,5]。

使用特殊培养基进行培养仅能在疾病发作期(潜伏期、卡他期、阵发性咳嗽期)提供充足证据[2-5]。培养的检出率波动在 5%～70%，特异性为 100%。故由于病原体对环境敏感，直接培养的检出率在日常工作中十分有限[1,2,5]。

42.13.1 流行病学和临床意义

流行病学：百日咳可于全年发病，秋、冬季易感。每隔 3～4 年德国就会出现百日咳感染流行[1,3,6]。欧洲发病率从每年 1/10 万(葡萄牙)至每年 200/10 万(瑞士)不等。

德国 2006 年注册百日咳发病率从萨克森的 12/10 万人到西波美拉尼亚州的 68/10 万人不等[6]。一份研究显示，罗斯托克市和克雷费尔德市发病率每年达到 165/10 万人[6]。随着德国对新生儿和婴儿的疫苗接种及使用含有无细胞百日咳组合疫苗的广泛推荐，疫苗覆盖率持续上升，至 2007 年已达到学龄儿童的约 93%[3,6]。然而由于免疫持续时间有限，自然疾病 15～20 年后和(或)完全接种疫苗约 10 年后，青少年和成人可能再次感染[3,4,6]。德国百日咳公布的数量持续增加，特别是在青少年和成人中，百日咳感染患者的平均年龄从 1995 年的 15 岁上升至 2008 年的 41.7 岁。这一趋势的原因是，30 岁以上年龄普遍人群中疫苗接种保护持续下降[3,6]。因此，自 2009 年以来，已经建议将百日咳纳入成年人防治破伤风和白喉的免疫增强剂中[3]。

潜伏期：7～14(～20)天。

临床症状：百日咳通常持续数周至数月。感染期为从潜伏期结束到阵发性咳嗽期发作 3 周内，患者在抗生素治疗的 5 天内均具传染性。

疾病可分为 3 期(特别是在新生儿中)[1-4]：① 卡他期(持续 1～2 周)：流感样症状，伴畏寒、轻度咳嗽、焦虑及中度发热；② 阵发性咳嗽期(持续 4～6 周)：阵发性咳嗽(断续咳嗽)伴吸气性喘息；③ 恢复期(持续 6～10 周)：呼吸系统症状逐渐恢复。

不典型病程(特别是成人)：持续性咳嗽，不伴咳嗽的典型发作。

百日咳感染的临床症状可表现为年龄依赖差异：① 在 90%病例中，新生儿和婴儿表现为不典型阵发性咳嗽伴肺炎及呼吸暂停(75%病例出现肺炎，25%病例出现呼吸暂停，14%病例出现痉挛，5%病例出现脑病)；② 学龄儿童表现为典型症状；③ 在 10%～20%的所有青少年和成年人中，百日咳感染是慢性咳嗽持续超过 7 天的主要原因[6]。

罗伯特·科赫研究所对该病定义[7]：超过 14 天的持续咳嗽并有以下标准之一：阵发性咳嗽、吸气性喘鸣、咳嗽后呕吐(也见于婴儿)。

实验室确证[7]：以下 4 种方法至少一个为阳性结果：分离出病原菌、检出细菌核酸(如 PCR 法)、检出明显升高的 IgG(ELISA)、检出两份标本中 IgG/IgA 抗体明显改变(ELISA 法)。

强制性报告：根据德国《感染保护法案》(IfSG)，这些感染不需要常规进行强制性报告。但在德国勃兰登堡州、西波美拉尼亚、萨克森州、萨克森-安哈尔特州和图林根州，上报州权威机构的强制性报告则必须进行。根据 IfSG 条款一，托儿所和日托中心等公共机构的工作人员如确诊为百日咳必须停职，且不得在抗生素治疗开始后 5 天内返回工作岗位。如未使用抗生素治疗，感染者必须在症状发作后等待至少 3 周才可返回工作岗位。医疗机构应当遵守同样的规定[6,7]。

42.13.2 血清学检查

典型症状的百日咳诊断通常基于临床表现。患有持续性咳嗽而没有典型咳嗽发作症状的儿童、疫苗接种个体、青少年及成年人，应进行血清学试验。百日咳鲍特菌抗体的血清学诊断试验，主要基于将丝状血凝素(FHA)和百日咳毒素(PT)

作为抗原的ELISA方法。优选基于百日咳毒素(PT)的ELISA检测方法[3,6,8,9]。

酶联免疫吸附试验(ELISA)：ELISA可用于IgG、IgM和IgA抗体的定性及半定量检测。目前ELISA使用的是纯化或重组抗原，主要是百日咳毒素和丝状血凝素。

只有PT是针对百日咳鲍特菌的特异性抗原。使用其他抗原制备的ELISA不具有较宽的线性范围(依据WHO标准)。但是，基于PT的ELISA方法不能检出其他鲍特菌感染。

FHA能够检测百日咳鲍特菌和副百日咳鲍特菌抗体[1,2,6,9,10]。

因此，使用纯化PT抗原来检测百日咳鲍特菌抗体的ELISA技术，使百日咳鲍特菌抗体检测在世界卫生组织第一次做到国际参考标准化[2,3,5,6,11]。

蛋白质印迹法：当ELISA结果不确定时，蛋白质印迹法则可作为二级诊断试验。经电泳分离的百日咳鲍特菌蛋白，包括PT和FHA，可用于检测特异性免疫反应。使用一些商品化试剂盒提供的腺苷酸环化酶毒素抗体检测，其结果不能有效地区分感染与疫苗接种反应[9]。诊断的灵敏度与特异性在可用的商品化检测系统中相差悬殊。蛋白质印迹并不优于ELISA。比对研究表明，半定量印迹结果与定量ELISA结果不相关[2,9,12]。因此，IgA和IgG抗体的印迹检测只能在百日咳血清学诊断中起到有限的作用[9,12]。

中和试验：百日咳毒素中和抗体可通过中国仓鼠卵巢细胞培养物的中和试验来检测。然而，这个试验的灵敏度低于ELISA[13]，不适用于常规诊断测试。

补体结合试验(CF)：即使在疾病进展阶段，补体结合抗体也仅在30%～50%的患者中可以检测到，而特异性抗体则通过ELISA方法几乎全部能够检测到[4,15]。与ELISA相比，CF因诊断灵敏度较低而不再被推荐用于常规试验[9,10]。

标本：血清(间接病原体检测)1 mL。

临界值：如下。

补体结合试验CF		≥10
酶联免疫吸附试验(ELISA)	(PT IgG)	≥40 U/mL
蛋白质印迹法	(IgA,IgM)	阳性
	(IgG,IgM,IgA)	阳性

42.13.2.1 血清学检测结果的解释

在未接种百日咳鲍特菌疫苗个体的原发性感染中，抗体的检出相对较晚(即症状出现后1～2周)。仅检测到特异性IgG提示为百日咳疫苗接种后的状态，而未接种疫苗的患者存在相应症状，并同时检测到IgA和IgM则提示原发性感染[14,15]。

再次感染和疫苗接种也与特异性IgG和IgA水平升高有关[2,5]。

IgG抗体：发病后2～3周，可在血清中检出该抗体。阵发性发作后的6～8周抗体量可达到峰值[10]。测试需用WHO参考物进行标准化[9,16]。

IgA抗体：在自然感染中，该抗体在发病后7～14天可以检测到并持续6～24个月[5]。同时该IgA抗体可在免疫接种或再次感染过程中产生，甚至可以在健康人中检测到[5,6]。

IgM抗体：抗体在一些接种疫苗的个体中可短期内检测到，主要在原发感染阵发性发作后的5～10天内检测到，持续6～12周。IgM抗体预示急性疾病。但是，目前测试尚未标准化[3,9,10]。

对商品化的基于百日咳毒素(PT)的ELISA方法的比较研究：① 对于IgG测定，诊断灵敏性为84%～100%，特异性为81%～93%[11]；② 使用混合抗原进行ELISA的诊断特异性为51%～59%；③ 对于IgA测定，诊断灵敏性为53%～73%，特异性为67%～94%[11]。

不建议定期进行百日咳鲍特菌的IgM抗体和IgA抗体的检测。因为该抗体在常规条件下起到的作用有限[2,3,9]。

血清学方法不适用于评估对百日咳的免疫力[2,5]。

德国推荐基于PT的ELISA的诊断测试使用以下阈值[2,3,5](参考WHO参考物[16])：① 新近病原体感染：IgG高于100 U/mL；② 没有迹象表明新近病原体感染：IgG低于40 U/mL；③ 需确认特异性：高于40 U/mL且低于100 U/mL的IgG(对第二份样品检测分析或者对其他抗原的抗体进行测定)。

注意：接种非细胞百日咳菌疫苗后36个月内，血清学单一检测结果异常无意义。

平行检测血清对，抗百日咳鲍特菌抗体浓度显著升高可以作为感染确认的证据，如[3,6,9,10]第一份样本在阵发性咳嗽发作后的2周内采集，第二份样本在3～5周后采集。

42.13.2.1.1 血清学诊断的注意事项：对于干扰因素，脂血、溶血或微生物污染的样品可能导致假阳性或假阴性结果。使用丝状血凝素或全细胞裂解物的测试针对百日咳鲍特菌不特异，其他鲍特菌或支原体感染也可能获得阳性结果[2,5]。

42.13.3 分子生物学分析

核酸扩增(NAA)技术检测的是病原体特异性DNA。已建立的靶标区域包括腺苷酸环化酶基因，百日咳毒素基因的启动子区域(ptxA-Pr)，孔蛋白基因和假定的高度灵敏的插入序列(如IS481)[2,8,17,18]。在理想情况下，所使用的引物系统应能够检测百日咳鲍特菌、副百日咳鲍特菌和支气管炎鲍特菌，并区分不同物种。严格来说，基于IS481的百日咳鲍特菌检测并不特异。在一项针对5岁以下儿童的研究中，PCR阳性结果通常是在首发症状出现的21天内和阵发性咳嗽发作的14天内被发现。在未接种疫苗的儿童中，培养和PCR检测的灵敏度可达到70%；在学龄儿童、青少年和成人中，PCR的灵敏度为10%～30%。PCR的检出率随着病程的延长而降低。因此，发病4周后，PCR检测不再有意义。

标本：鼻咽抽吸物或咽拭子，最好使用没有运送培养基的涤纶拭子。

临床意义：分子生物学检测的检测上限在某些情况下显著高于培养法，因而具有很高的诊断价值[2,3,7,8,17,18]。

42.13.4 室间质量控制

室间质量控制可作为细菌-血清学实验室间能力验证和细菌基因组检测能力验证计划的一部分。室间质量控制结果50%～100%依赖熟练程度，76%～95%与不同试验制造商相关，这反映出在百日咳鲍特菌血清诊断试验的标准化和结果评估中存在的问题可能限制其在实验室常规应用。

42.14 梅毒

Hans-Jochen Hagedorn

梅毒螺旋体感染可引起人类不同类型疾病的发生(表42.14-1)。在地方性螺旋体病(贝杰尔、雅司、平塔)中,地方性梅毒的晚期临床表现很少见,据报道可以自发治愈的概率几乎是100%。

表42.14-1 不同苍白密螺旋体感染的病原体和特征

	性传播梅毒	地方性梅毒	雅司病	品他病
病原体	苍白密螺旋体苍白亚种	苍白密螺旋体地方性亚种	苍白密螺旋体极细亚种	品他病密螺旋体
地理分布	全球分布	中东、非洲	非洲、太平洋地区	中美洲、南美洲
气候倾向	所有	亚热带	热带	温暖
感染年龄倾向(岁)	15~40	<1~10	1~15	10~30
传播途径	性传播、先天获得	皮肤接触	皮肤接触	皮肤接触
晚期并发症				
- 皮肤/黏膜	+	+	+	+
- 骨/软骨	+	+	+	-
- 中枢神经系统	+	-	-	-
- 心血管系统	+	-	-	-

梅毒螺旋体是梅毒的病原体。只有60%的病例可以自行恢复。很大一部分感染病例,如果治疗不及时或治疗不当,经过长时间的潜伏期后会进入第二阶段,最后发展为临床可识别的三期梅毒(或神经梅毒)。

梅毒是世界范围内的一种重要疾病。据世界卫生组织估计,全球每年约有1 200万例新发病例,主要集中在东南亚、非洲和南美洲。在东欧,20世纪90年代后期,调查发现俄罗斯的感染人数大幅增加,每10万人就有263例新增病例。2008年,俄罗斯记载有59例新增病例,在中欧,每10万人中有4.7~10.3例梅毒患者。自2000年以来,西欧和美国梅毒感染的发病率再次上升。目前西方工业化国家梅毒感染发病率以每年(2~4)/10万的速度发生。在德国,2010年每10万人中有3.7例患者感染梅毒。该病主要与男性和男性之间的性接触传播有关。例如,2010年男性(每10万人中有7例)梅毒发病率比女性高14倍(每10万人中有0.5例)。梅毒和HIV合并感染的问题有特殊的临床意义。先天性梅毒目前报告为每年每10万人中有1例,由于德国一贯实行产前检查,通常妇女感染率普遍较低,因此德国先天性梅毒发病率并不高[1-6]。

42.14.1 临床表现

一期梅毒:病原体进入人体的某个部位,最初出现丘疹,然后形成小囊泡,通常最终形成一种无痛、坚硬、圆形的硬下疳,称为主要复合体。随着感染的传播,局部淋巴结开始受累。硬下疳的位置不局限于生殖器区。它也可能位于口腔或肛门区域,这取决于性行为。临床诊断可能会因临床表现的非典型形式而受到干扰。特别是在肛门区域和HIV感染患者中,可以看到边缘模糊、多发的和(或)疼痛性溃疡的非硬化病变。如果硬下疳没有出现或者出现在难以发现的位置或者可能被误认为是其他病变(性病性淋巴肉芽肿、软下疳、生殖器疱疹),则可能无法诊断梅毒的发生。早期梅毒一期可选择的诊断方法是病变样本中的直接病原体检测。然而,在大多数情况下,当患者就医时,梅毒特异性IgM和IgG抗体已经可以检测到。

二期梅毒:感染未经治疗9~10周后,由于病原体通过血源性扩散通常形成斑丘疹。二期梅毒可持续数周至数月。无症状间隔后可能会发生复发。在此阶段,常规方法是检测不到病原体的。相反,血清学试验通常可检测出特异性抗体的模式,也为梅毒的治疗提供了可靠的信息。

潜伏期:根据定义,感染梅毒1年或2年内无临床症状的称为早期潜伏期梅毒,感染2年以上无症状者称为晚期潜伏梅毒[6,7]。在缺乏既往感染信息的情况下,潜伏梅毒只能根据梅毒螺旋体抗体筛查试验进行诊断。

三期梅毒:三期梅毒发生于无症状潜伏期1~20年后。常表现为心血管梅毒,目前梅毒瘤性病变比较罕见。中枢神经系统可存在多种神经症状综合征。脑膜血管梅毒是最常见的表现形式,但其临床表现不典型。

经典形式的神经梅毒多表现为进行性麻痹和脊髓痨,也被称为终期梅毒或梅毒,只是现在很少见。许多不同的神经系统疾病都与神经梅毒的临床表现相似,经常需要使用梅毒螺旋体筛查试验来检测疾病的晚期阶段。

再感染:尽管IgG抗体持续存在,但感染治愈后也可能会发生再感染。从一期梅毒的临床表现开始,应进行适合本阶段的试验。

新生儿梅毒或先天性梅毒:为了排除并避免先天性梅毒,应将梅毒螺旋体筛查试验作为常规产前检查的一部分。一旦检测呈阳性,必须通过获得既往感染史和治疗史,和(或)血清学检测来确定感染是否处于活动期并采取适当的治疗措施。妊娠期感染梅毒的孕妇所生的婴儿一般都应检查是否具有获得性梅毒螺旋体感染。

42.14.2 检测试验

图42.14-1疑似梅毒螺旋体感染的检测是检测疑似梅毒感染的方法。表42.14-2是梅毒诊断试验及其诊断功能的总结[6,8,9]。

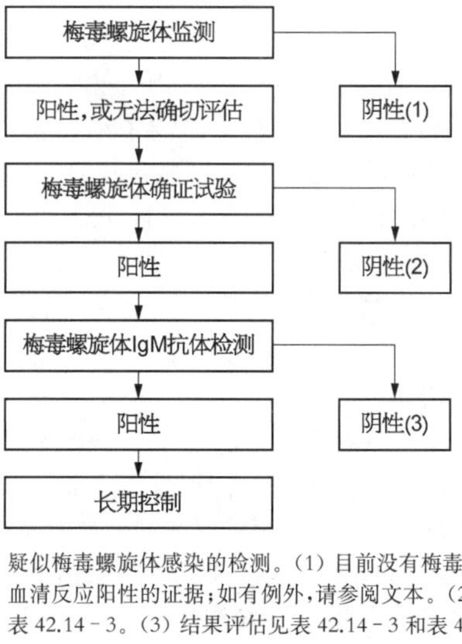

图42.14-1 疑似梅毒螺旋体感染的检测。(1) 目前没有梅毒螺旋体感染的血清反应阳性的证据;如有例外,请参阅文本。(2) 结果评估见表42.14-3。(3) 结果评估见表42.14-3和表42.14-4

表 42.14-2 梅毒诊断和诊断功能测试

检测方法	诊断功能
暗视野显微镜(DFM)	病原体检测来自患者样本
直接免疫荧光*(DFA) 核酸扩增(NAA, PCR)	病原体检测来自患者样本
红细胞凝集试验(TPHA)	用于排除感染或血清学筛查
颗粒凝集试验(TPPA)	用于排除感染或血清学筛查
乳胶凝集试验(TPLA)	用于排除感染或血清学筛查
竞争性 ELISA 试验 间接 ELISA 试验 化学发光试验	用于排除感染或血清学筛查
FTA-ABS 试验 IgG-FTA-ABS Tp 蛋白质印迹	血清学验证试验
Tp-IgM-FTA 试验 Tp-IgM-ELISA VDRL 试验** 快速血浆反应(RPR)试验 心磷脂补体结合(Card-CF)试验	治疗必要性和治疗完成后血清学随访的评估

* FITC-酶标抗 Tp 抗体；** 性病研究实验室测试

42.14.2.1 病原体直接检测

暗视野显微镜检查：原理为，直接检测梅毒螺旋体。使用无菌环，取疑似感染早期标本置于载玻片上，盖上盖玻片，在暗视野显微镜下放大 400 倍观察可运动螺旋体的形态特征。检出限约为 1×10^5 密螺旋体/mL。暗视野显微镜的诊断灵敏性为 80%～95%，特异性为 77%～100%[7]。

直接免疫荧光法[9]：原理为，将直接从患者采集的或活检的标本固定于载玻片上，待干燥后，用单克隆 FITC 标记梅毒螺旋体抗体。

核酸扩增(NAA)技术：原理为，用 PCR 方法检测梅毒螺旋体 47 kDa 膜蛋白基因(tpp47-Tp-PCR)和 DNA 聚合酶 Ⅰ 基因(polA-Tp-PCR)。据报道检测上限为 1～65 个密螺旋体。PCR 方法比显微镜法更敏感。它在梅毒初期诊断敏感度高达 95%，在二期阶段高达 80%[10]。分子分型是根据密螺旋体的特征将其分为 3 种可变基因，分别是 *arp*、*tpr* 和 *tp0548*。

标本：涂片标本可从可疑的皮肤和黏膜病变中获取，暗视野显微镜观察新鲜标本，免疫荧光技术可检测干燥固定于载玻片上的梅毒螺旋体标本。

NAA 技术可以应用于更广泛的标本中(如涂片、血液、脑脊液)，气管灌洗液、组织样本、羊水或眼内液。由于其检出限取决于可提取病原体特异性核酸的标本数量，因此应收集 2～5 mL 的液体标本。

所有的液体样品都应该使用无防腐剂的单独的无菌试管送到实验室。将拭子涂在已滴加 0.9%NaCl 的玻片上。虽然保存在 0.9%NaCl 中的组织标本更新鲜，但组织样本也可以用福尔马林固定或石蜡包埋。实验室应尽快收到样品，也可以在 4～8℃内临时储存直到 24 h。

42.14.2.1.1 检测结果的解释：在感染后不久，梅毒螺旋体在梅毒病变处可通过直接诊断试验检测到，而此时血清学检测仍然可为阴性。暗视野显微镜的诊断灵敏性为 80%～95%，特异性为 77%～100%[7]。在一个系统综述和 Meta 分析中，以暗视野显微镜检查作为参考方法，对 PCR 的诊断准确性进行了研究[11]。

- tpp47-Tp-PCR 和 polA-Tp-PCR 的诊断灵敏性分别为 79.8%(95% CI 72.7%～85.4%)和 71.4%(95% CI 46.0%～88.0%)。
- 诊断特异性分别为 95.3%(93.5%～96.6%)和 93.7%(91.8%～95.2%)。

神经性梅毒的实验室诊断是复杂的，尤其是在无症状的情况下，没有单一的实验室检测结果适用于确诊由梅毒螺旋体引起的中枢神经系统感染。在检测神经梅毒患者脑脊液标本梅毒螺旋体 DNA 时发现，47-PCR 和 polA-PCR 分别有 29.8%和 24.2%被扩增。47-PCR 和 polA-PCR 技术的诊断灵敏度分别为 75.8%和 69.7%，特异性为 86.8%和 92.3%[12]。

在丹麦的一项研究中，基于梅毒基因特征 arp、tpr 和 tp0548 的三个分型，在 197 个完全可分型的标本中鉴定出 22 种类型，其中一种类型为 14 d/g，占 54%[13]。

从已发表的文献中可看出，PCR 可以作为直接荧光分析和暗视野显微镜检查的辅助试验，在生殖器溃疡、组织和其他体液标本中确认梅毒具有实用价值，其可提供更灵敏的检测。由于梅毒不易被培养且血液标本容易收集，使得血清学测试仍是主要的检测手段[14]。

42.14.2.2 血清学筛查试验

特定的梅毒抗体血清学检测试验用于识别和(或)排除梅毒感染。出于经济原因，推荐同时检测梅毒螺旋体特异性 IgG 和 IgM 抗体试验。梅毒抗体试验基于各种抗原的概念，包括超声匀浆或梅毒螺旋体亚种(Nichols 菌株)裂解提取物在单一重组抗原的应用。大多数新的 ELISA 和化学发光结合了具有高度特异性的抗原 Tp15、Tp17 和 Tp47[15]。

梅毒螺旋体血凝试验(TPHA)：原理为，间接红细胞凝集反应。在超声或十二烷基硫酸钠(SDS)的作用下，将梅毒螺旋体(Nichols 菌株)的片段固定在绵羊或其他动物的红细胞表面，在同源抗体的作用下出现肉眼可见凝集。在阴性血清中，红细胞在微孔板中沉淀。未致敏红细胞作为对照抗原。可对抗体滴度进行定量分析，并推荐使用有致敏红细胞进行检测。一期梅毒的诊断灵敏度为 76%(69%～90%)，在随后的感染阶段为 100%。据报道其特异性为 98%～100%，适用于检测 IgM 和 IgG 抗体[6,7,15]。

螺旋体颗粒凝集试验(TPPA)：原理同 TPHA。明胶或皂黏土代替红细胞被用作抗原载体。这种检测系统的优点是异质凝集抗体不会干扰反应。灵敏度和特异性同于 TPHA。

螺旋体乳胶凝集试验(TPLA)：原理同 TPHA。乳胶粒子被用作抗原载体。诊断灵敏度和特异性同于 TPHA。异种凝集抗体不会对其干扰。

梅毒螺旋体酶免疫分析法(Tp-ELISA)：原理为竞争性或间接抗体 ELISA。梅毒螺旋体或相关抗原的片段被附着在一个固相上，用患者血清包被。在清洗后，检测患者血清中附着在固相中的 IgG 和(或)IgM 抗体。

在竞争试验中，使用一种酶标抗血清通过测定酶活性定量检测抗原-抗体复合物，该血清经过 Reiter 螺旋体(T 噬菌体)处理以预吸附苍白螺旋体。

在间接ELISA中，通过使用酶标抗球蛋白来确定附着在固相上的标本中抗体的量。对样品中抗体含量的半定量评估是通过计算指标值(样本的吸收值/质控的吸收值)来完成的。

Tp-ELISA与TPHA相比较，诊断灵敏性为82%～100%，特异性为97%～100%[15]。

可用商品化改良的ELISA(如μ捕获法ELISA)试剂盒，对特定的IgG和IgM抗体进行进一步的检测，但通常用于确证实验，而不是作为筛选试验。

梅毒螺旋体化学发光分析：一般来说，原理是这种梅毒筛查试验是在大型设备中使用一步法或两步法免疫测定。单个或者多个附着在微粒固相(Tp15、Tp17、Tp47)上的重组抗原作为测试抗原。在洗涤后，通过诱导化学发光反应，检测患者标本中附着在固相的抗体量。

这些测试也可用于抗体浓度的半定量测定。有关它们的诊断灵敏性和特异性的信息较少。到目前为止，这些测试所收集到的经验表明，它可以与TPHA/TPPA和ELISA的诊断灵敏度和特异性相媲美。

梅毒快速诊断试验：原理为，这些测试使用重组抗原对梅毒螺旋体抗体的进行免疫层析检测。该试验可使用全血、肝素抗凝血、血浆或血清作为标本进行检测。样本的检测质量和性质对诊断灵敏性具有决定性影响。与TPHA/TPPA相比，血清快速检测的相对灵敏性为67%～100%，但当使用全血样本时，其灵敏性可降至64%～82%[16]。

与传统的检测方法相比，快速检测不支持早期诊断。它不能区分需要治疗的活动性梅毒感染和既往已治愈的感染。仅凭该试验结果不足以判定是否采取治疗。

根据世界卫生组织的说法，梅毒的快速检测没有意义，因此具有广泛的网络诊断实验室的国家不推荐使用[3]。

42.14.2.3 血清学确证试验

阳性或模棱两可的筛查检测结果的特异性必须通过确证试验来证实。一些特殊试验可用于此目的，但不适用于梅毒的筛查。然而，在42.14.2.2中所述的血清学筛查试验，除梅毒的快速检测外，如果与筛查试验方法学不同的话，还可以用作确证试验。

因此，ELISA或化学发光试验可用于TPHA/TPPA筛查的确证试验，反之亦然[6,8]。

螺旋体荧光抗体吸收试验(FTA-ABS)：原理为，使用非致病性螺旋体的交叉反应抗原对患者血清进行间接免疫荧光检测。

将固定在玻片上，或者滴加密螺旋体悬液、自然晾干后固定于玻片上的Nichols菌株的灭活螺旋体，用作FTA-ABS检测的抗原。在用患者血清包被之前，用螺旋体噬菌体(Reiter)的提取物来消除交叉反应的抗体。然后，这些被预吸附的样品就会在微孔中孵育。洗涤后，用荧光素异硫氰酸酯(FITC)标记的、多价的或特异性抗球蛋白IgG进行后续培养。经过彻底的冲洗后晾干，选择480 nm波长、放大约400倍在荧光显微镜下进行检查。

FTA-ABS对早期梅毒感染的患者，5倍稀释的标准血清(1份血清加4份吸收介质)的诊断灵敏性为84%(70%～100%)，而在感染后期为100%，诊断特异性为94%～100%。

梅毒螺旋体蛋白质印迹：原理为，将SDS-聚丙烯酰胺凝胶电泳在电场中分离的苍白螺旋体多肽转移至硝酸纤维素薄膜。此外，使用可替代直接喷洒在硝酸纤维素薄膜上的重组抗原，称为蛋白质印迹或线性印迹的试剂盒，可用于商品化检测密螺旋体特异性IgG和IgM抗体。通过适当的辣根过氧化物酶标记的抗血清以保证IgM和(或)IgG抗体的特异性。IgG蛋白质印迹的诊断灵敏性约为99%；诊断特异性为98%～99%[7,15]。对IgM免疫球蛋白的诊断灵敏性报道说法不一。

血清反应阳性的一期梅毒和二期梅毒，蛋白质印迹技术的诊断灵敏性几乎是100%；而在潜伏感染、三期梅毒和再感染，IgM抗体的不同检测方法之间的结果差异较大，也可出现假阴性结果[6]。

由SDS-PAGE技术分离的参考菌株Nichols苍白密螺旋体苍白亚种的多肽命名已经有很好的定义[15]。它包含16个蛋白质或多肽，分子量为190～15 500 Da。基于梅毒螺旋体的特异性，蛋白质印迹技术中具有47 kDa、17 kDa和15.5 kDa的分子量的片段具有诊断意义。在许多情况下，在试验评估中还考虑44 500抗原(TmpA)。

42.14.2.4 治疗监测的血清学检查

分泌型IgM抗体检测(19 sIgM抗体试验)：原理是用柱状层析法或超速离心法将患者血清中IgG与IgM抗体分离。或者可以用抗人IgG血清使IgG片段沉淀(RF吸收剂)。进而使用带有酶标FITC特异性的抗人IgM血清检测确定抗体含量[6,8]。

梅毒螺旋体IgM抗体的ELISA检测：原理是检测梅毒螺旋体IgM抗体的ELISA方法有很多种。最常见的方法是“夹心酶联免疫分析”，在微孔板包被上梅毒螺旋体片段或重组抗原。然后将患者血清与抗人IgG结合，进而使用辣根过氧化物酶标记的抗人IgM抗体进行检测[17,18]。

另一种方法是用固相结合抗人IgM抗体的μ捕获酶免疫分析法，然后加入梅毒螺旋体抗原和抗梅毒螺旋体轴丝抗原的单克隆抗体，从而达到对梅毒螺旋体特异性IgM抗体进行检测[9,17]。

梅毒螺旋体IgM蛋白质印迹：参见上文。

性病研究实验室检测(VDRL)，卡片微量定位测试(CMT)：原理为，采用沉淀法定量检测抗脂质抗体。这些抗体包含IgM和IgG类型的抗体，可出现在梅毒感染的患者身上，但并不特异。这个试验的国际公认名称是性病研究实验室检测(VDRL)，在德国也被称为卡片微量定位测试(CMT)。VDRL(CMT)和心磷脂补体结合试验，是将由心磷脂、卵磷脂和胆固醇组成的混合物作为抗原加入倍比稀释的患者血清中。这个试验是在特制的微孔载玻片上进行，涡旋震动器孵化后，在显微镜下放大100倍观察。在有抗脂质抗体存在的情况下，结晶的抗原会产生絮状沉淀。检测也可以使用微量滴定板，在抗原中加入少量的染料，用放大镜观察沉淀的视野，能很好地识别稀释倍数。

感染者中抗脂质抗体起源至今未被阐明。据推测，可能是炎症诱导细胞破坏的免疫反应产物。受损细胞释放出来的含线粒体的脂质，可能被机体免疫系统认为是非自身抗原，而形成了针对它们的抗体。

快速血浆反应(RPR)试验：原理为，将患者血清与心磷脂/卵磷脂/胆固醇/木炭颗粒悬浮液混合涂于塑料包被板或纸板卡片上。测试抗原也可以干燥处理到卡片上，然后将患者血清滴到卡片上。在摇床上孵育后，出现肉眼可见的大的黑色凝集即确定阳性结果。这个试验比 VDRL 更容易操作。这两种试验的结果基本上都是可比较的定性和定量的结果[15]。RPR 广泛应用于英美国家，被用于梅毒的筛查试验。

心磷脂补体结合(Card - CF)试验：原理为，在患者血清中，抗原与脂质抗体结合消耗豚鼠的补体，使之不再能作用于溶血指示系统(绵羊红细胞 + 溶血素)。如果不发生溶血，则补体被消耗(阳性结果)。如果指示系统出现了红细胞溶解，则不存在脂类抗体(阴性结果)。这种方法操作复杂，已很少使用。

42.14.2.5 治疗后的血清学随访

使用以下测试：19 sIgM 抗体测试(见上文描述)和定量 VDRL、CMT、RPR、Card - CF(见上文描述)。

标本：抗体检测方法适用于血清、血浆和脑脊液标本。样本量应至少 1 mL。

关节液或者其他体液的密螺旋体特异性抗体的检测结果，通常不能提供任何附加的诊断信息。

42.14.2.6 血清学检测结果的解释

怀疑是一期或二期梅毒：感染后短期内，梅毒螺旋体即可通过暗视野显微镜检查、免疫荧光检测、核酸扩增等直接在梅毒病损部位检出，而此时血清学检测仍然是阴性的。患者通常在出现最初的临床症状后几天内发生血清学转换。因此，在临床症状提示一期或二期梅毒时，如果梅毒螺旋体筛查试验为阴性，则需要每周进行一次进一步检测。梅毒螺旋体特异性抗体可在梅毒感染后的所有阶段检出。如果患者的病史提示梅毒早期潜在感染但缺乏临床症状或存在非典型症状，应在潜在感染的 90 天内以数周为间隔至重复进行筛查试验。

梅毒螺旋体筛查试验阳性必须通过一项或多项诊断试验来验证结果的特异性。一旦通过筛查和确证试验确认感染，应通过进一步的诊断试验(如定量心磷脂测试：VDRL、RPR 或 Card - CF)评估其潜在活动性。初步诊断无法获得梅毒感染史或治疗史时，阳性血清标本应进行密螺旋体特异性 IgM 抗体检测。脂质抗体和密螺旋体特异性 IgM 抗体检测相互补充而不应被相互替代。在梅毒初次感染的早期，IgM 型梅毒螺旋体抗体早于抗脂质抗体被检测到。在晚期潜伏感染，三期梅毒尤其是再感染中，脂质抗体往往滴度较高，而梅毒螺旋体特异性 IgM 抗体的检测结果为阴性或仅为弱阳性。

表 42.14 - 3 总结了用于排除密螺旋体感染或评估一期或二期梅毒疑似病例的各种检测结果及其解释。

表 42.14 - 3　疑似原发性或继发性梅毒检测结果的解释*

抗体检测结果		解释	注解
梅毒螺旋体抗体筛查试验	阴性	无梅毒螺旋体感染的血清学证据	如果在检查前的 14 天内感染梅毒螺旋体，建议在短时间间隔内进行随访检查
梅毒螺旋体抗体筛查试验	阴性	在临床上有可疑病变的情况下，考虑是软下疳，生殖器疱疹或性病淋巴肉芽肿	获得病原体特异性的鉴别诊断
梅毒螺旋体抗体确认试验	阴性		
心磷脂反应	阴性		
梅毒螺旋体抗体筛查试验	阴性	为极少见的模式	生物学非特异性检测结果
梅毒螺旋体抗体确证试验	阴性		
心磷脂反应	阳性		
梅毒螺旋体抗体筛查试验	阳性	早期原发性梅毒既往感染后持续性抗体生物学非特异性的检测结果	在短时间内进行随访是必要的。在随访的结果相同的情况下，血清 IgG 抗体的持续性与非特异性结果之间的区别并不总是可能的
梅毒螺旋体抗体确认试验	阴性		
心磷脂反应	阴性		
梅毒螺旋体抗体筛查试验	阴性	早期原发性梅毒既往感染后持续性抗体生物学非特异性的检测结果	在短时间内进行随访，以排除急性感染的可能性。梅毒螺旋体抗体筛查试验或确证试验中，低滴度为可疑梅毒感染
梅毒螺旋体抗体确认试验	阳性		
心磷脂反应	阳性		
梅毒螺旋体抗体筛查试验	阳性	梅毒螺旋体感染充分治疗后或自发恢复，不能排除初始阶段的梅毒螺旋体感染	如果无法获得感染史或治疗史，可在短时间间隔后进行复查或通过检测梅毒螺旋体特异性 IgM 抗体来进行评估
梅毒螺旋体抗体确认试验	阳性		
心磷脂反应	阴性		
梅毒螺旋体抗体筛查试验	阳性	需要治疗的梅毒螺旋体感染(无论任何阶段)，自发恢复的梅毒螺旋体感染(IgG 血清持久阳性)	如果无法获得感染史或治疗史，并且不存在符合梅毒螺旋体感染的临床表现，则必须进一步对梅毒螺旋体特异性 IgM 抗体进行检测
梅毒螺旋体抗体确认试验	阳性		
心磷脂反应	阳性		

未经治疗患者密螺旋体特异性 IgM 抗体阳性表明需要治疗。在未经治疗的梅毒螺旋体感染早期阶段，以及一些治疗不充分的患者中，IgM 型抗梅毒螺旋体抗体的滴度较高(>1∶320)。这类情况下，脂质抗体滴度可为阴性或阳性。未经治疗患者脂质抗体滴度>1∶8 也提示活动性感染。在筛查和确证试验均阳性的情况下，IgM 和脂质抗体试验阴性通常表明患者过去曾感染密螺旋体，且已经得到充分治疗或自愈(免疫性 IgG 瘢痕)。

在解释结果时，应注意如果 IgG 型抗梅毒螺旋体抗体滴度非常高，则继而可能会抑制或甚至完全抑制体内 IgM 抗体合成。因此，IgM 抗体检测结果阴性并非总能排除梅毒螺旋体活动性感染。

在表 42.14 - 4 中，总结了 IgM 抗体检测结果及其意义。

表 42.14-4　IgM 抗体检测结果的模式及其意义

IgM 滴度*	检测结果的解释	注解
<1∶10	在 TPHA/TPPA 滴度≤1∶10 000 的情况下，没有需要治疗梅毒感染的证据。 在 TPHA 滴度≥1∶10 000 的情况下：体内可能阻断 IgM 合成。	与文本比较。 与文本比较。
(1∶20)～(1∶10)	早期感染的患者、潜伏感染的患者或先前接受过治疗的梅毒螺旋体感染患者可能出现临界结果。	如果感染史未知，需要治疗。如果已知先前有接受过治疗，那后续的复查也是有必要的。
(1∶160)～(1∶40)	早期感染、潜伏期感染或三期需要治疗的患者或再次感染的患者。该水平的滴度也可能在感染治疗后被检测到。	如果感染史未知，需要治疗。如果已知先前有接受过治疗，那后续的复查也是有必要的。
≥1∶320	几乎在任何情况下，梅毒都需要进行治疗。	与文本比较。

*所列滴度是指 IgG 沉淀后的分级 IgM-FTA-ABS 试验和 IgM FTA-ABS 试验。在通过凝胶或离子交换色谱分离样品的情况下，稀释因子在(1∶30)～(1∶5)的范围内，并且可能需要针对各个样品分别确定。当 IgM-FTA-ABS 测试与 IgG 沉淀结合时，综合效价为 1∶10

疑似有隐性梅毒密螺旋体潜伏感染：筛查试验(如 TPHA/TPPA)结果为强阳性而滴度>1∶5 120 并且确证试验阳性，共同提示无症状患者体内的病原体持续存在(潜伏感染)。在这种情况下，特异性 IgM 抗体滴度和脂质抗体滴度变化很大，从强阳性到阴性。脂质抗体滴度通常在>1∶8 时可被检出。这种情况通常以 IgM 抗体阴性，脂质抗体显著阳性为特征。就此点而言，需要注意的是，再次感染的患者即使在抗生素治疗之后，高滴度梅毒特异性抗体也能长时间持续存在。

疑似神经梅毒[6,8,19,20]：由于病原体可通过血源传播感染所有器官，因此神经梅毒不只是中枢神经系统(CNS)的孤立感染。如果临床怀疑梅毒感染，血清检测足以排除疾病。为了确认 CNS 受累，必须对同一天获得的血清和脑脊液(CSF)样本进行平行检查。

单独的脑脊液检查并不提供任何诊断信息，因为脑脊液内免疫球蛋白含量及梅毒螺旋体特异性抗体的水平可能受以下三个因素的影响：

- 血脑屏障的功能状况。在渗透性增加的情况下，更多的血清蛋白将溢出到 CSF 中，导致其在 CSF 内含量的相对增加。
- CNS 内的局部免疫球蛋白合成。CSF 内免疫球蛋白合成可导致抗体浓度的相对增加，而与血脑屏障功能无关。
- 血清中免疫球蛋白浓度。血清中免疫球蛋白水平的增加或特异性抗体滴度的升高导致其在 CSF 中的免疫球蛋白含量增加。

血脑屏障的功能障碍：通过下列公式计算白蛋白 CSF/血清比率可以识别血脑屏障功能障碍：

$$\frac{\text{脑脊液白蛋白(mg/L)} \times 10^3}{\text{血清白蛋白(mg/L)}} = Q_{\text{白蛋白}} \times 10^{-3}$$

出生 6 个月后，该比值(商 Q)的参考区间上限值是(5～8)×10^{-3}。

鞘内免疫球蛋白合成：根据 ITpA 指数(梅毒螺旋体特异性抗体指数)，即通过同时测定血清和脑脊液中的总 IgG 浓度(mg/L)和病原体特异性 IgG 抗体(滴度或 ELISA 测定值)，可以更准确地评估脑脊液中的梅毒螺旋体特异性抗体是来源于血清还是中枢神经系统。假设如果抗体完全来源于血清，则血清和 CSF 的梅毒螺旋体特异性 IgG 与总 IgG 的比值是相同的。

$$\text{ITpA 指数} = \frac{\text{TPHA 滴度(CSF)} \times \text{总 IgG(血清)}}{\text{总 IgG(CSF)} \times \text{TPHA 滴度(血清)}}$$

$$\text{或}\quad \frac{\text{Tp-特异性 IgG(CSF)} \times \text{总 IgG(血清)}}{\text{Tp-特异性 IgG(血清)} \times \text{总 IgG(CSF)}}$$

如果抗体来自血清，根据公式进行计算的比值(商 Q)为 1.0(比率范围 0.5～2.0)。如果病原体特异性 IgG 在 CNS 局部合成，则该值增加至≥3.0。

平行测量血清和 CSF 滴度也是可行的，其通过相对于 CSF IgG 浓度来稀释并调整血清 IgG 浓度。为计算比值，将 CSF TPHA/TPPA 效价除以血清 TPHA/TPPA 效价。可理解为所得的 CSF/血清比值相当于 ITpA 指数。

这些公式只能在 CSF 中检测不到鞘内 IgG 合成的情况下应用(Q_{lim}IgG>QIgG$_{total}$)。详情请参见 46 章神经系统疾病的实验室诊断。否则，计算得出的抗体指数值太低。如果存在鞘内 IgG 合成(Q_{lim}IgG<QIgG$_{total}$)，则将来源于血清的最大计算 CSF IgG 比例代入公式中，替代测量的 CSF IgG 比例。这是使用公式计算的：

$$\text{最大计算脑脊液 IgG 比例} = \frac{\text{脑脊液 IgG(mg/L)} \times Q_{lim}\text{IgG}}{\text{Q IgG}_{\text{总}}}$$

如果选择用于测定 CSF 中总 IgM 和病原体特异性 IgM 的试验方法足够敏感，则使用公式检测鞘内 IgM 抗体的合成也是可行的。

特异性鞘内 IgG 抗体合成的检测并不能用以诊断活动性神经梅毒，因为它在数年内都能被检测到，即使在充分治疗后许多患者甚至终身持续存在。为评估疾病活动性，必须考虑一些非特异性指标，如脑脊液淋巴细胞异常增多、脑脊液总蛋白升高和血脑屏障功能。

CSF 中脂质和(或)梅毒螺旋体特异性 IgM 抗体阳性依然支持活动性神经梅毒的诊断[6,8,11]。在 CSF 中可检出的脂质抗体通常不是来源于血清。可以这样理解，在大多数情况下，来自血清的脂质抗体的比例低于脂质抗体的检测下限。

常见模式及其解释的概述详见表 42.14-5。

表 42.14-5　诊断神经梅毒的免疫参数模式

血清抗体		脑脊液抗体	白蛋白(脑脊液/血清)	筛查试验(脑脊液/血清)	评估和注释
TPHA*	阳性	TPHA*	正常	正常	没有中枢神经系统感染的证据；神经梅毒可以排除或与没有瘢痕相关。
IgM**	阴性	阳性		<3.0	
TPHA	阳性	TPHA	正常	升高	神经梅毒中由中枢神经系统产生的梅毒螺旋体特异性 IgG 抗体。
IgM	阴性	阳性		>3.0	
TPHA	阳性	TPHA	升高	正常	筛查试验中滴度升高可能是由血脑屏障功能障碍所致。
IgM	阴性	阳性		<3.0	
TPHA	阳性	TPHA	正常	正常	梅毒需要治疗，但没有检测到中枢神经系统的感染。
IgM	阳性	阳性		<3.0	

续 表

血清抗体		脑脊液抗体	白蛋白（脑脊液/血清）	筛查试验（脑脊液/血清）	评估和注释
TPHA	阳性	TPHA	正常	升高	当神经梅毒存在中枢神经系统产生的梅毒螺旋体特异性 IgG 抗体时需要治疗。
IgM	阳性	阳性		>3.0	
TPHA	阳性	TPHA	升高	升高	神经梅毒合并屏障功能障碍以及中枢神经系统产生梅毒螺旋体特异性 IgG 抗体时，需要治疗。
IgM	阳性	阳性		>3.0	

*或可比较的筛选测试；**分级 IgM-FTA-ABS 检测或其他具有相当的诊断灵敏度和特异性的 IgM 抗体检测

先天性梅毒：有关疑似梅毒新生儿、婴儿及幼儿的血清学试验检测结果解释标准[6,8,21,22]总结于表 42.14-6。

表 42.14-6　疑似新生儿先天性梅毒的血清检测结果模式

抗体检测结果		结果的解释
梅毒螺旋体抗体筛查试验	阴性	先天性梅毒的可能性极小；如果临床仍然怀疑感染的存在（例如，妊娠最后 3 个月存在母体感染的可能），则应在胎儿出生的第一个月末进行复查。先天性梅毒的可能性极小；如果临床仍然怀疑感染的存在，则应在较短的时间间隔内进行复查。
梅毒螺旋体抗体确证试验	阴性	
心磷脂反应	阴性	
梅毒螺旋体抗体筛查试验	阳性	如果随访结果显示 IgG 抗体滴度下降，则可排除新生儿梅毒。
梅毒螺旋体抗体确认试验	阳性	
心磷脂反应	阴性	
梅毒螺旋体抗体筛查试验	阳性	没有先天性梅毒感染的可靠证据；如果观察到 IgM 抗体滴度和（或）IgM 抗体的变化由阴性转为阳性，则存在需要治疗的新生儿梅毒。
梅毒螺旋体抗体确证试验	阳性	
心磷脂反应	阳性	
IgM 抗体检测	阴性	
梅毒螺旋体抗体筛查试验	阳性	存在需要治疗的新生儿梅毒。
梅毒螺旋体抗体确证试验	阳性	
心磷脂反应	阳性	
IgM 抗体检测	阳性	

治疗成功与否的评估：为了评估治疗是否成功，建议在治疗完成后 2～4 周进行随访测试，作为后续随访测试的基线。随后，应根据治疗后抗体动力学检测抗体效价，一年内以 3 个月为间隔或者根据需要选择更长时间周期[6]。

基线结果对于每个患者的抗体动力学监测方法的选择具有重要的影响。如果平行试验初步提示存在高滴度的病原体特异性 IgM 和脂质抗体或仅脂质抗体，通过心磷脂定量检测来验证治疗成功与否通常足够。如果基线结果提示高滴度梅毒螺旋体特异性 IgM 抗体，而脂质抗体为阴性或低滴度，则应通过 IgM 抗体动力学测定来验证是否治疗成功。

在初期、一期或二期梅毒感染成功治疗后的数月至一年内，可以观察到滴度显著下降至 3 个或 3 个以上的稀释水平[9]。在持续性梅毒和再感染患者中，脂质特异性和梅毒螺旋体特异性 IgM 抗体滴度的降低显著延迟，或其滴度可在一定水平上维持很长一段时间。

脂质抗体及病原体特异性 IgM 抗体治疗后的动力学受感染与开始治疗之间的时间间隔影响[5,6,8]。如果抗脂质抗体滴度未降低或再次升高，则可能是治疗不成功，也可能在此期间患者再次感染。治疗的最终成功与否通过在治疗完成后 12～24 个月进行梅毒螺旋体特异性 IgM 抗体和脂质抗体检测来评估，这取决于治疗开始前的感染状态和抗体动力学变化过程。

总梅毒密螺旋体抗体滴度（如在 TPHA/TPPA 中）被证明对于监测是有用的。同样也适用于其他以指数数值计算的多价梅毒筛查试验，如 ELISA 和化学发光试验。通常在初始感染之后，密螺旋体总抗体持续下降。随访期间滴度显著升高提示再感染。

梅毒和人类免疫缺陷病毒 HIV 感染：梅毒与 HIV 感染之间存在许多相互作用。一方面，生殖器溃疡使得 HIV 更易侵入，另一方面，正常梅毒病程会受到 HIV 感染的影响。但这并不影响各期梅毒的进展，相反在早期阶段引发更具侵袭性的临床病程，如二期溃疡性梅毒（恶性梅毒），甚至更快进展到晚期，尤其是神经梅毒[6,15,23,24]。

合并感染患者的血清学模式是多变的。在许多合并 HIV 感染的二期梅毒患者中，发现了高滴度的脂质非特异性和 IgG 特异性抗体。这些结果很可能是由于在这个风险群组中普遍容易发生再次感染。与此同时，还有一些处于同一期梅毒的患者免疫反应迟缓或缺失[25]。这些不同的模式可能是由免疫系统遭到不同程度破坏而造成的。

合并感染患者接受梅毒治疗后，TPHA 和 FTA-ABS 检测可能是阴性的，这取决于 $CD4^+$ T 细胞数量的减少程度。在大多数情况下，梅毒血清学检测可为合并 HIV 感染患者提供可靠的诊断信息。

42.14.3 注意事项

TPHA，TPPA：滴度测定说明：当报告 TPHA/TPPA 定量结果时，一些实验室在添加试剂稀释液（初始稀释度 1∶80）后报告最终滴度（稀释度），而另一些实验室则报告个体血清稀释度（初始稀释度 1∶20）。这些报告方法应该标准化。对于除细菌凝集试验之外的其他血清学测试，应明确说明滴度和个体血清稀释度的相对关系。

抗原制备：来自实验室间结果调查引发关于“在定量检测中抗原制备对特异性和抗体滴度有多大程度影响”的问题。一项比较研究证实了使用超声裂解抗原的测试体系较使用 SDS 预处理的测试体系更不具有特异性[26]。在使用不同 TPHA 试剂盒检测的抗体水平中进行直接滴度比较不可行。

干扰因素：如果在第一个血清稀释水平（1∶20）观察到模棱两可的（±）结果，例如，与纽扣样沉淀的对照细胞相关的致敏红细胞的小环形成，其潜在原因包括：① 致敏红细胞对非特异性沉淀的批次依赖倾向；② 事实上致敏红细胞相比未致敏红细胞更容易受到异嗜性抗体作用产生更明显的凝集；③ 所使用的微孔板的特性（如化学成分和静电荷，可能会影响沉淀过程）。

应强制评估确证试验中非确切阴性结果：事实上，TPHA 的缺点是，人血清中常见的针对红细胞膜的异嗜性抗体会导致假阳性反应，然而这种反应可能在对照测试中被检测到。通过利用致敏和未致敏红细胞的滴度测定比较，能够区分异嗜凝集抗体和梅毒螺旋体特异性抗体。如果致敏红细胞滴度比未致敏细胞滴度高至少两个水平，则可能存在特异性反应，必须通过确证试验验证此反应[8,9]。

梅毒螺旋体酶联免疫分析测定：在检测结果不明确，仍有TPHA/TPPA抗体（免疫性瘢痕）的患者中，必须优先考虑筛查试验结果的假阴性。如果在急性、初次梅毒感染的早期血清学转化阶段使用多种检测方法，也可能出现多种不同的结果[6,26,27]。

IgM ELISA，IgM蛋白质印迹：在晚期隐性梅毒、神经梅毒和再感染的患者中，不同方法检测梅毒螺旋体特异性IgM抗体会产生不同的结果。相比IgM-EIA或IgM蛋白质印迹检测，这类人群的19S-IgM FTA-ABS检测具有更多的阳性结果[6,8,26,27]。

心磷脂检测：心磷脂检测在早期梅毒的诊断灵敏度较低。在二期梅毒中，所有患者的检查均为阳性，其诊断灵敏度>99%[9]。随着感染和检测时间间隔的增加，灵敏度开始下降至约30%。梅毒螺旋体非特异性结果的比例较高是这类试验的一个缺点[6,8,11,15]，它们诊断评估梅毒感染的价值有限。在梅毒临床诊断和（或）梅毒螺旋体特异性检测的情况下，心磷脂抗体检测和随后的抗体动力学过程因其成本低，成为监测治疗梅毒螺旋体感染的重要指标。

荧光密螺旋体抗体吸收试验（FTA-ABS，IgG FTA-ABS）：文献中关于密螺旋体特异性抗体测试的假阳性结果的报道通常涉及FTA-ABS及其相关修改试验。非典型荧光图像主要在系统性药物诱导的盘状红斑狼疮中遇到。发热和高龄的汉森病时已有报道出现假阳性反应。实验室的技术误差也会出现假阳性。

（假阳性）结果的原因没有阐明。有些发现可能是由于疏螺旋感染存在的交叉反应。大量疏螺旋体和密螺旋体抗原密切相关。FTA-ABS试验的特异性取决于试验中使用的用于去除交叉反应抗体的吸附剂。经验表明，FTA-ABS试验比TPHA/TPPA试验中更易受到疏螺旋体抗体影响引起的假阳性结果。这些交叉反应在使用重组抗原的免疫检测中不会出现。不明确的结果可以通过蛋白质印迹法来验证[8,9,15]。

19S-IgM荧光密螺旋体抗体吸收试验（19S-IgM FTA-ABS）：在最初的试验中，将梅毒螺旋体特异性IgM抗体与IgG抗体分离的方法（超速离心、凝胶层、HPLC）费时费力。分离的另一种方法是使用微柱，其中蛋白G常作为吸附剂用于结合四种IgG亚型。经验表明在此过程中高达50%的IgM抗体丢失。低IgM抗体滴度可能影响最终检测结果。为了排除错误的结果，检测梅毒螺旋体特异性残留IgG的患者标本必须使用平行对照。

在许多实验室中，IgG抗体使用山羊抗人IgG沉淀，离心后的上清液用于FTA-ABS试验，使用μ链特异性FITC结合的抗血清来检测IgM抗体。然而，即使使用这种技术，也应该对每个样品进行对照试验以排除由病原体特异性IgG抗体造成的污染[8,26]。

42.14.4 病理生理学

感染：梅毒致病菌几乎都是在性过程中通过直接接触一期和二期感染性皮疹而传播的。梅毒螺旋体穿过皮肤的微小伤口或完整的黏膜后发生感染。在感染部位，水疱平均在21（10～90）天的潜伏期内形成，然后形成丘疹，最后形成具有坚硬边缘（下疳或硬性溃疡）的溃疡。同时，病原体迁移到局部淋巴结（局部淋巴结炎）。原发综合征（下疳和局部淋巴结炎）的愈合是局部细胞免疫反应的结果。

初次感染时的免疫反应：细胞和体液免疫系统的激活发生在潜伏期。在病原体侵入大约4天后，开始合成梅毒螺旋体特异性IgM抗体。感染后10～21天，患者血清中的抗体浓度达到了各种IgM抗体检测方法的最低检出限。在相同的病原体特异性情况下，IgG抗体可在几天后被检测到。

通过不同血清学测试检测的抗体可能不尽相同，但都是针对不同的梅毒螺旋体多肽。因此，在一些患者中，当FTA-ABS已经是阳性时，诸如TPHA等筛查试验还是阴性的。我们对初次感染梅毒患者的观察表明，抗脂质抗体，最初的IgM型和后来的IgG型，在患者血清中直到感染病程后期才能检测到，而不像英美刊物所宣称的那样。心磷脂试验对于早期诊断并不是非常有用（图42.14-2）。除IgM抗体检测外，他们的主要作用是在完成治疗后进行定量随访。

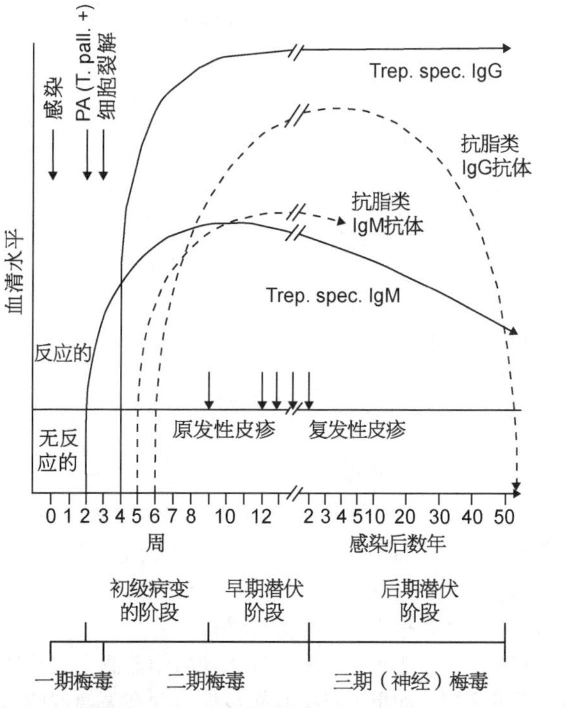

图42.14-2 未经治疗的梅毒螺旋体感染在各个时期的抗体模式。不同抗体检测的时间点是根据对数百个患者的结果进行评估后取平均值来确定的。存在个体差异（如没有考虑到抗体缺陷综合征的患者或者感染自愈的患者）

目前尚未完全阐明，为什么二期梅毒的症状出现在原发症状3～6周后，此时似乎正是患者对局部感染具有免疫控制时。在感染的这一阶段，螺旋体通过血液传播遍及全身，暴发皮疹和发生全身性免疫。免疫应答触发感染免疫，这是寄生虫病中经常出现的一种现象。虽然在这个阶段机体可能被保护免受再感染，但不能清除病原体。二期的主要表现为持续数周至数月的复发性皮疹，这似乎与全身免疫反应直接相关。

病原体在人与人之间的直接传播仅可能来自表面皮肤损伤，在感染后的前两年，患者被认为是具有传染性的。此后，患者没有传染性。

宿主对梅毒螺旋体具有免疫控制，临床表现没有进一步进展，该阶段被称为潜伏期。在这个阶段，对病原体的迟发型超敏反应是可以被检测到的。这种反应与体液免疫反应相结合是抑制感染的关键。但不能从宿主清除病原体。

梅毒螺旋体在感染患者体内持续存在的机制尚未阐明。它可能是：病原体在所谓的免疫龛位如CNS组织内存活、持续存在的病原体处于低代谢活动、持续存在的病原体的数量太少(关键抗原量)而不能激活免疫系统[8,11]。

经过持续20年以上的潜伏期后，可能会出现三期梅毒的临床表现。导致三期梅毒的免疫机制尚不明确。

初次梅毒感染针对性治疗后的免疫应答：初次感染，一期或二期梅毒感染的根治性疗法可使3～12个月内患者血清中的梅毒螺旋体特异性IgM抗体和非特异性脂质抗体的滴度显著下降甚至完全消失。感染和治疗开始之间的时间间隔越长，脂质和病原体特异性IgM抗体滴度的下降越慢[5,6,9]。IgG抗体减少(滴度下降)取决于感染和第一次抗生素治疗之间的时间间隔。如果间隔时间短，感染可以在没有免疫学抗体改变的情况下治愈(即血清学检测可能再次全阴)。如果时间间隔达数月甚至数年，很多记忆细胞已经复制生长，其中包含产生梅毒螺旋体特异性IgG抗体的细胞。

在这些情况下，抗体浓度可能不会降低到检测不出。因此，残留的所谓的免疫性IgG记忆(即IgG的持久性)，仍可能终生被检测到。

第二次或多次再感染后的免疫应答：在二次或多次再感染的情况下，不同的病理生理机制控制抗体的合成。与抗原复合物进行二次或多次接触可促进预先形成的IgG抗体的产生回忆反应。感染后这些抗体滴度立刻急剧升高。同时，IgG的合成导致体内特异性IgM抗体的合成被抑制。因此，这些IgM抗体在二次或多次再感染的患者的血清中可能检测不到，可能在2～4周后才能检测到。

42.15 沙门菌病

Manfred Kist

沙门菌属属于肠杆菌科的一类。它们是一类兼性厌氧，不产生芽孢，革兰阴性，呈杆状形态的细菌，除鸡-雏沙门菌外，大多动力阳性。沙门菌属包含肠道沙门菌、邦戈尔沙门菌以及地下沙门菌三个种，但地下沙门菌对人类的意义不大[1]。从生化分类学来看，肠道沙门菌又可分为6个亚种。在这些亚种中，肠道沙门菌肠道亚种对人类的致病最为关键。由于沙门菌的耐热O(菌体)抗原(外膜多糖)和不耐热H(鞭毛)抗原(鞭毛多肽)的多种组合，根据Kauffmann-White方案，可将沙门菌大约划分为2 500个血清型[2]。作为这种分类的一部分，所有涵盖沙门菌属的46个O血清型具有相同的O群抗原。

在众多的血清型中，能引起人类致病，并在肠道感染的诊断中发挥重要作用的型别如下。

- 肠炎沙门菌。尽管在世界范围内，尤其是在热带国家，发现了大量的血清型，但在中欧地区，肠炎沙门菌是最常见的血清型，其次是鼠伤寒沙门菌。肠炎沙门菌可引起肠黏膜的炎症，但通常不引起全身性、周期性感染。然而，1%～2%病例的临床症状表现为伤寒败血症[3]。
- 引起全身感染的病原体。这些沙门菌引起的一般感染具有宿主的选择性：如鼠伤寒沙门菌、甲型副伤寒沙门菌、乙型副伤寒沙门菌及丙型副伤寒沙门菌主要引起人类的感染，而猪霍乱沙门菌和都柏林沙门菌可分别引起猪和牛的感染；鸡-雏沙门菌则在鸡中引起败血症感染。尽管只有部分血清型被常规认定为人类的病原体，但是，对人类和各种动物而言，所有沙门菌都应视为具有潜在的致病性。

42.15.1 流行病学和临床意义

发病率：2010年，德国共报道了25 307例沙门菌病，然而仅有57例副伤寒和71例伤寒。因此，沙门菌胃肠炎的发病率为30.9/10万，伤寒和副伤寒发病率均低于0.1/10万[4]。未被报道的沙门菌感染例数可能要高达10～25倍。根据德国《感染保护法案》(IfSG)第七条，分离到沙门菌的实验室需视其为可传播性病原体，并严格进行疫情报告。

流行病学：沙门菌的肠道感染是人畜共患病(如家畜)，尤其家禽是最重要的传染源，其中动物来源的食物为肠炎沙门菌最重要的传播媒介[5,6]。许多家畜，包括那些被屠宰的动物，都是无症状沙门菌的携带者。例如，近年来，家禽中肠炎沙门菌的感染率明显增加。

在欧洲，蛋类已经成为人类沙门菌感染的头号媒介[7]。其他的传染源还包括禽肉、蛋黄酱制作的沙拉、碎肉及含未煮熟鸡蛋的烘焙食品。

伤寒沙门菌和甲型副伤寒沙门菌、乙型副伤寒沙门菌及丙型副伤寒沙门菌仅对人类具有致病性，因此，可通过以下感染途径在人与人之间传播：① 直接传播：通过粪-口途径直接接触患者或慢性携带者而传播；② 间接传播：更为常见，主要通过饮用受污染的水或食用未煮透的食物而传播。

沙门菌的感染主要发生在夏季末。

高危人群：所有人群对沙门菌普遍易感。1～4岁的儿童为主要易感人群；该年龄组沙门菌感染的发生率常常高于其他年龄组的数倍之多[8]。

潜伏期：伤寒热和副伤寒热，1～4周；沙门菌胃肠炎，短至数小时，也可长达3天。

临床症状：伤寒沙门菌和甲型伤寒沙门菌、乙型伤寒沙门菌及丙型伤寒沙门菌的临床表现是以伤寒热或副伤寒热为特征的全身性感染。此外，也可发生菌血症、菌尿症和败血症。在发病的第一周，血培养中可检测到病原体，而在第二周，粪便中可发现病原体，特异性血清抗体则从第三周开始出现[9]。

肠炎沙门菌通常引起发热性胃肠炎，但炎症反应仅局限于肠黏膜。腹泻是其主要症状。在疾病进展过程中，通常不会发生菌血症，且血清抗体通常无法检测到。因此，很少只通过血清学的检测来诊断沙门菌胃肠炎。

有1%～3%的沙门菌病可引发菌血症[3]，在这种情况下可能出现胃肠道外的传播，引起如肾、肺、脑膜或骨等器官的感染。特别是一些免疫系统发育不成熟或受损的患者(如婴儿、老年人及 AIDS 或镰状细胞性贫血患者)的易感性更高[9]。

约 2%的胃肠沙门菌病患者出现反应性关节炎。这与 HLA - B27 抗原有很强的相关性[10,11]。

42.15.2 血清学检查

沙门菌是以其抗原结构来命名的,它们的抗原谱以抗原组合的模式呈现。所有沙门菌的血清型根据考夫曼-怀特沙门菌属抗原表分类,该抗原表每年都会有更新。目前,已知的 O 抗原达 60 种以上,H 抗原达 90 种以上。O 抗原用阿拉伯数字命名,而 H 抗原部分是用阿拉伯数字、部分是用小写的拉丁字母命名。因此,沙门菌的抗原谱(如伤寒沙门菌)表达为"O 9,12∶H d∶ -",大写字母 O 和 H 在该公式中可有可无。

沙门菌可只表达 1 相 H 抗原(单相沙门菌)或可表达 2 相 H 抗原(双相沙门菌)。第 1 相 H 抗原用小写拉丁字母命名,而第 2 相 H 抗原用小写拉丁字母或阿拉伯数字命名均可。因此沙门菌单相抗原结构如阿贡纳沙门菌是 1,4,12∶f,g,s∶ -,双相沙门菌(如鼠伤寒沙门菌)抗原结构是 1,4,5,12∶i∶1,2。

一些沙门菌如伤寒沙门菌(抗原结构式为 1,9,12∶Vi∶d∶ -)在其最外层有称为 Vi 抗原的荚膜多糖 Vi 抗原与沙门菌的毒力相关,这与弗氏柠檬酸杆菌的 Vi 抗原一致[13,14]。此外,大多数的沙门菌表面有 1 型菌毛及 3 型菌毛[15],3 型菌毛与其他肠杆菌科细菌,如耶尔森菌的 3 型菌毛有交叉抗原[16]。如果这些表面抗原表达较强,Vi 抗原及 3 型菌毛抗原可能干扰或阻止 O 抗原和相应抗 O 血清之间的特异性凝集反应(格鲁伯反应),但可以通过沸水加热菌悬液消除这些表面抗原的干扰[17]。

考夫曼-怀特沙门菌属抗原表将具有相同 O 抗原的沙门菌划分为一类血清型并根据 O 抗原的不同将血清型用阿拉伯数字命名。但目前大部分仍沿用大写的拉丁字母表示。

诊断血清学分型:根据考夫曼-怀特给沙门菌进行血清分型,常使用玻片凝集试验确定 O、H 及 Vi 抗原(如果有)[18]。玻片凝集试验就是将购买的含多抗或单抗的抗血清滴加在载玻片上(最好带有粗糙边缘),随后用接种环从非选择性或弱选择性培养基上挑取单个菌落点在抗血清附近,用接种环逐步蘸取适量抗血清和菌落混匀,为了充分混匀,左右摇晃该玻片,30 s 以内在适当的光照条件下观察有肉眼可见的凝集(细颗粒聚集)产生。如果持续不凝集,悬液为乳浊样则结果为阴性。

O 抗原的鉴定:鉴定 O 抗原时,可使用全价或多价抗血清进行凝集反应,该抗血清可以和一种或多种 O 抗原反应。再根据考夫曼-怀特表,用针对单一 O 抗原抗血清持续进行血清凝集定群,直至可以确定该菌株的血清群。

Vi 抗原的鉴定:Vi 抗原是包绕在伤寒沙门菌表面的不耐热的荚膜多糖抗原,但也存在于都柏林沙门菌、丙型副伤寒沙门菌及弗氏柠檬酸杆菌(应注意)中。在疑似伤寒肠热症病例中,常常要对沙门菌疑似菌落进行 O9 及 Vi 抗原的凝集反应。但是,必须考虑到 Vi 抗原由于空间位阻可能会干扰 O 抗原的凝集反应。应将疑似菌落的悬液在高压煮沸 15 min,以消除 Vi 抗原的干扰。待悬液冷却之后,继续进行 O 抗原的凝集反应。Vi 抗原凝集最好用初次分离的新鲜菌株进行,反复传代的菌株会造成 Vi 抗原的丢失。

H 抗原的鉴定:鞭毛 H 抗原主要用于鉴定沙门菌和该菌属能运动有关,特别是有迁徙的菌落,该抗原的鉴定是通过玻片凝集反应进行的。沙门菌在半固体培养基、低琼脂培养基上运动能力更强比如 Gard 迁徙培养基[19]。由于第 2 相 H 抗原的变异性比第 1 相少,因此首先检测第 2 相 H 抗原更为适合。结合 O 抗原和第 2 相 H 抗原的凝集反应,根据考夫曼-怀特沙门菌属抗原表便可确定相应的第 1 相 H 抗原。当液化的迁徙运动琼脂冷却至 50℃时,加入抗血清以抑制其中某个 H 相抗原,进而检测另一相。

42.15.2.1 患者的血清学检验

在沙门菌感染的免疫反应中,机体常常会产生两种不同的特异性抗体。O 凝集素针对外膜的耐热性菌体抗原(O 抗原),H 凝集素针对不耐热性鞭毛抗原(H 抗原)。在疑似病例中,采用肥达试验检测针对 O、H 和 Vi 抗原的抗体是否存在。携带 Vi 抗原的伤寒沙门菌或丙型副伤寒沙门菌慢性无症状患者,可通过血凝试验测定 Vi 抗原的抗体[20,21]。

试管凝集试验(肥达试验):O、H 和 Vi 凝集素的检测是分开进行的。检测 H 和 O 抗原时,将一定量的沙门菌菌液加入一系列倍比稀释的患者血清中,起始稀释浓度是 1∶25。检测 H 凝集素时,先 50℃孵育 2 h,随后室温放置 3 h。检测 O 和 Vi 凝集素时,37℃孵育 2 h 后室温过夜放置[22],同时设置阳性和阴性对照组。使用凝集检视镜可分别观察到 O 和 H 凝集素凝集形成的颗粒状或絮状沉淀。

微量滴定板肥达试验:与试管法肥达试验相比,该方法更佳,因为其需要的菌液和血清更少且可实现半自动化检验。血清稀释和菌液准备与试管法一致。但每孔只需要添加 50 μL 的血清和菌液。36℃孵育 18 h,结果用酶标仪读取[23]。

抗原悬液的选择因不同地区而异,应当根据不同地区伤寒沙门菌的流行情况选择不同的抗原。在欧洲,伤寒热的主要病原菌是伤寒沙门菌和乙型副伤寒沙门菌,而在非洲和亚洲主要为甲型伤寒沙门菌[22],此外,在中东和亚洲,丙型副伤寒沙门菌是另一种可能血清型。例如,在欧洲沙门菌感染血清学检测中,应用到的抗原悬液的组分是伤寒沙门菌 O 和 H 抗原以及乙型副伤寒沙门菌的 O 和 H 抗原(第 1 相)。

此外,可同时用乙型副伤寒沙门菌非特异性的第 2 相 H 抗原(1,2)检测乙型副伤寒沙门菌和其他沙门菌(如鼠伤寒沙门菌)的第 2 相 H 凝集素。在其他地区,抗原的选择应以不同地区流行的沙门菌的血清型为依据[22]。

邻界效价:O 凝集试验 1∶100。

H 凝集试验 1∶100,Vi 凝集试验 1∶10 阳性:O 凝集试验≥1∶200。

H 凝集试验≥1∶200,Vi 凝集试验>1∶10 阴性:O 凝集试验≤1∶50。

H 凝集试验≤1∶50,Vi 凝集试验<1∶10。

血凝试验:该实验用于检测无症状慢性携带沙门菌人群中的 Vi 抗原(如伤寒沙门菌)的抗体。使用包被有弗氏柠檬酸杆菌高纯度化 Vi 抗原的山羊红细胞[24]。这种试剂盒目前还未商品化。

邻界效价：≥1∶120。

快速检测：快速检测适用于伤寒肠热症的血清学检测和肠炎沙门菌感染的检测，其基于以下原理。

- 患者血清中相应的抗体会抑制有色乳胶颗粒相连的抗O9 IgM单抗和磁性乳胶颗粒上的伤寒沙门菌脂多糖之间的反应[25-27]。
- 伤寒沙门菌试纸法：当血清中伤寒沙门菌抗体与有颜色标记的抗IgM的单抗结合再与试纸上的伤寒沙门脂多糖相连时，试纸会显色[29]。

42.15.2.2 血清学检测结果的解释

其他的肠杆菌科细菌可能与沙门菌有相似的O抗原，因此在2%～3%的人群中可能检测到O凝集素滴度高达到1∶50[24]。而沙门菌H抗原与其他细菌抗原并无交叉反应。未注射疫苗的情况下，H凝集素的滴度可反映是否有近期或者曾经感染过沙门菌。在不同地区，人群中H凝集素的存在情况取决于该地区沙门菌感染。例如，英国抗体阳性率为1%～2%[22]，而在中美洲相应抗体的阳性率太高，因此肥达试验只适用于儿童。

沙门菌感染一方面诱导机体的免疫反应，产生广泛的多克隆抗体，另一方面，不同的血清型之间有交叉反应。因此，检测结果不仅仅反映存在致病菌的特异性抗体，也可能同时存在有交叉反应的其他类别的O和H抗原。这是在沙门菌血清学检验过程中会出现一些难以解释的结果的原因。

当首次检测血清中H和(或)O抗体的滴度≥1∶100或后续的检测结果增高或降低2倍滴度以上时，则怀疑存在沙门菌的感染。在急性沙门菌感染检测中O凝集素的滴度比H凝集素的滴度更有价值，因为H凝集素滴度上升可能反映的是回忆性免疫应答。

实验室沙门菌感染血清学诊断常使用的是伤寒沙门菌和副伤寒沙门菌的抗原悬液。因此在沙门菌肠热症的检测中常常会出现以下两个问题。

- 沙门菌肠胃炎时机体抗体的应答不规律。
- 对非伤寒沙门菌诊断有限制，因为非伤寒沙门菌与伤寒沙门菌或乙型副伤寒沙门菌或非特异性的第2相H抗原1，2有共同抗原。例如，在检测非伤寒沙门菌时需要先使用肠炎沙门菌(9，12∶gm∶－)和鼠伤寒沙门菌(1，4，5，12∶i∶1，2)悬液检测。

O凝集素：O凝集素的检验适合于急性沙门菌感染的诊断，O凝集素从发病第2周开始升高，疾病的后期不会有明显的上升[30]。其滴度的峰值约为1∶400，在疾病恢复后几周内会下降，并不是所有的伤寒沙门菌感染有O凝集素的显著升高，在副伤寒沙门菌感染病例中，O凝集素升高不如伤寒沙门菌感染[22]。

H凝集素：H凝集素作为反应急性感染、近期感染或既往感染的指标。注射疫苗后，几年之内依然可以检测到H凝集素。由于其他细菌中不会存在与沙门菌一样的H抗原，因此H凝集素比O凝集素更敏感更特异。在急性感染中，H凝集素于发病后第10天升高，在3周后达到1∶1 600或更高的峰值。疾病恢复后，该滴度缓慢下降，但是较高的滴度可以持续数年[30]。已有报道表明，伤寒热和副伤寒热中，H凝集素的滴度并不会升高。在非急性感染的个体中，用混合了第2相H抗原悬液检测时，H抗原的滴度可能会升高到1∶100，在这些案例中，可能是由于患者之前患有沙门菌胃肠炎(例如，由乙型副伤寒和非伤寒沙门菌如鼠伤寒沙门菌引起)。如果在肥达试验时使用伤寒沙门菌和肠炎沙门菌的抗原悬液，两种抗原悬浮液的凝集将随之发生(如在伤寒沙门菌感染的情况下)，因为这些沙门菌有共有的O抗原。在这种情况下，针对伤寒沙门菌抗原的H凝集素滴度如果较高可认为存在伤寒沙门菌感染。

Vi凝集素：Vi凝集素的出现是不规律的，在肥达试验中滴度可达到(1∶160)～(1∶80)。偶尔会出现仅有Vi凝集素而缺乏H和O凝集素的现象[19]。

回忆性免疫：若腹泻的免疫反应与沙门菌无关，在某些特定的抗原刺激下可能会使曾经感染过沙门菌的患者体内沙门菌抗体滴度呈现非特异性的升高。

抗菌治疗：早期抗菌治疗可避免H、O和Vi凝集素的产生，若凝集素已经产生则抗菌治疗可以避免滴度的进一步升高[22]。

接种疫苗：伤寒和副伤寒疫苗可导致H凝集素的滴度高达1∶100以上，并可持续数年。如果体内也产生了O凝集素，则他们会在几周至数月内降至正常水平。因此，在接种过疫苗的人群中，只有O和H凝集素同时升高时才认为是急性感染的证据而不仅仅是H凝集素的升高预示着急性感染。

交叉反应：一方面，许多血清型的沙门菌有相同的O和H抗原(如伤寒沙门菌和肠炎沙门菌有相同的O9抗原，伤寒沙门菌和乙型副伤寒沙门菌有相同的O12抗原)；另一方面，很多人曾是沙门菌隐性携带者或感染过或者接种过疫苗。因此，仅仅依靠血清学诊断鉴定伤寒沙门菌的病原体或辨别伤寒与非伤寒沙门菌感染是十分困难的。肥达试验可作为确定沙门菌感染的辅助诊断指标。但是，在疾病急性期分离出致病菌仍然是不可替代的金标准。

Vi抗体和沙门菌携带者[24,31]：在一些研究中，可通过检测Vi抗体确定伤寒沙门菌和丙型副伤寒沙门菌的携带者(如在血凝试验中，抗体的滴度可以达到1∶160甚至更高)，该方法的特异性和灵敏性较高。

快速检测：在流行病区适合使用快速检测法较快地确定伤寒沙门菌急性感染者。在欧洲中部地区，伤寒的发病率较低，不需要常规使用这种方法[27,28]。

42.16 志贺菌属

Manfred Kist

志贺菌属于肠杆菌科细菌。是革兰阴性，不运动，无荚膜，无鞭毛的短杆菌。根据特异性的多糖和生化特征可将志贺菌属分为A～D共4个亚群[1,2]：A群即痢疾志贺菌(包含13个血清型)、B群即福氏志贺菌(有6个血清型和14个亚型)、C群即鲍氏志贺菌(有18个血清型)、D群即宋内志贺菌(仅有一个血清型)。

志贺菌属可导致肠道急性感染，主要涉及结肠，肠外症状少见。

42.16.1 流行病学和临床意义

感染率：2010年，德国报道了731例志贺菌感染病例，感染率为0.9/100 000[3]。根据德国《感染保护法案》(IfSG)第七条，实验室分离出的志贺菌要作为传染性致病菌强制性上报。

流行病学：在工业化城市中，细菌性痢疾较罕见。大多数感染病例是由旅游者或移民带入。在气候温暖的发展中国家，志贺菌呈地方性或大范围流行，对婴儿和儿童构成了重大威胁。例如，在孟加拉国的农村地区，有60%的腹泻相关死亡病例是由出血性腹泻引起，而有一半的出血性腹泻是由志贺菌感染导致的[4]。在泰国，儿童感染痢疾中志贺菌感染的比例高达46%[5]。在达卡，感染痢疾志贺菌的住院儿童的死亡率达到10%[6]。

世界范围内志贺菌亚群的分布出现了明显的波动，在第一次世界大战之前，痢疾志贺菌的流行占据主导地位，而在两次世界大战之间，福氏志贺菌明显增多[5]。第二次世界大战以来，宋内志贺菌又出现了明显增长。从地域分布看，宋内志贺菌现在是欧洲和北美细菌性痢疾的主要致病菌。福氏志贺菌除了在美国西南部流行，在孟加拉国和非洲的检出率也高于平均水平[7]。中非、中美、缅甸、越南、泰国、孟加拉国、巴基斯坦和斯里兰卡主要流行痢疾志贺菌[6,8]。

人是志贺菌感染的传染源，特别是那些粪便中含有大量志贺菌的感染患者及较高级灵长类动物[9]。志贺菌常常在人与人之间传播，污染的食物和水源也可以传播。志贺菌的经典传播媒介是手、粪便、苍蝇和污染物[6,8]。在美国，托儿所学龄前儿童之间的直接传播在志贺菌流行中占据着重要的比例[10]。

全球发病率的峰值因地区而异(如孟加拉国发病的高峰期在旱季，而在危地马拉发病的高峰期在雨季)[11]。在中欧，志贺菌的流行主要在夏季，而在一些地区，流行主要在冬季以及游客从流行病区回来的旅游季节。

高危人群：在流行地区的易感人群主要是婴幼儿及15岁以下的儿童[6,8]。在工业化国家，志贺菌的流行率较低，高危人群是从流行区回来的游客。

潜伏期：1～5天，平均48 h。

临床症状：初发症状一般为发热、头痛、关节痛及下腹部绞痛伴间歇性里急后重和腹泻。经典的疾病进程表现为初始腹泻水样便后成脓血黏液便。炎症反应常常局限在大肠。在流行病区的成年人中，感染后的临床症状不明显或症状轻微。儿童和痢疾志贺菌感染的患者常易发生全身并发症[8]。这些并发症包括中毒性巨结肠、类白血病反应及溶血性尿毒综合征，尤其溶血性尿毒综合征患者常常伴随着高死亡率和永久的肾损伤[12,13]。福氏志贺菌感染的患者和HLA-B27抗原阳性的患者通常易发生反应性关节炎和Reiter综合征[8,14]。

志贺菌感染常伴病原菌侵袭肠道细胞，病原菌通过从细胞到细胞之间传播而播散在结肠上皮细胞之间，导致肠黏膜广泛性炎症。传播过程主要依赖于细胞两端的肌动蛋白，使病原菌进入初始感染细胞的胞浆[17]。

42.16.2 血清学检查

志贺菌属仅有O(菌体)抗原(外膜的多糖)，与其他肠杆菌科细菌不同，其没有H(鞭毛)和C(荚膜)抗原。但是，它们和大肠埃希菌(特别是侵袭性大肠埃希菌)有大量的交叉O抗原[15]。宋内志贺菌与志贺邻单胞菌有交叉O抗原[16]。福氏志贺菌有菌毛，虽然与其他肠杆菌科细菌没有交叉抗原，但如果在患者的标本中存在针对菌毛的抗体，则会干扰血清学实验。诊断急性志贺菌感染是从患者的粪便标本培养中直接分离出病原菌。

血清学诊断并不适用于急性志贺菌感染的诊断；但在另一方面，血清学诊断可以作为志贺菌暴发感染的回顾性研究和流行病学研究的手段[8]。诊断急性感染常使用间接血凝试验和ELISA方法。

试管法肥达试验：如果使用了灭活的志贺菌悬液，则会导致诊断结果的特异性和灵敏度不高。在检测福氏志贺菌凝集素时，最好使用活菌作为抗原[18]。

血凝试验：该诊断试验采用包被了相应志贺菌抗原的红细胞[19,20]。

酶免疫分析：检测针对各种抗原包括含志贺菌脂多糖抗原[21-24]及质粒编码的毒力相关蛋白的IgG、IgA和IgM抗体[25,26]。此外，志贺邻单胞菌的脂多糖抗原常用于宋内志贺菌血清抗体的检测[27]。

42.16.2.1 血清学实验结果解读

肥达试验：肥达试验不适用于急性志贺菌感染的诊断，因为发病第二周之前血清中并不会出现抗体而2周后症状早已消退[28]。不仅在流行区域健康人中志贺菌的凝集素滴度会升高，而且急性感染经常不会产生凝集素，因此在流行病区诊断急性志贺菌感染的特异度和灵敏度较低[29-31]。此外，大肠埃希菌和志贺菌有交叉O抗原，因此会发生交叉反应[15]。

肥达试验仅仅适用于痢疾暴发流行的回顾性研究，且只有使用活菌作为抗原时才有价值(注意实验室感染)[18]。一项针对福氏志贺菌暴发流行的调查表明，发病后的4～12周所有急性感染的患者血清中抗体的滴度都会大于1∶4，而在60名对照中没有一例病例的抗体滴度大于1∶2。在疾病的第7天和第10天之间，抗体的滴度会升高[18]。

血凝试验：抗体滴度≥1∶40可指示急性感染或近期或远期感染[32]，滴度≥1∶160可确诊感染[20]。研究表明，只有1型痢疾志贺菌感染的患者做该凝集试验可以得出可靠结果，而宋内志贺菌和6型福氏志贺菌感染的诊断需以患者血清平均滴度比健康对照组显著升高为准[20]。血清抗体滴度常常在发病后的第2周升高，4～6周达到峰值，感染一年后仍可检测到滴度的升高。

酶联免疫试验：用脂多糖(LPS)抗原或质粒编码的具有侵袭力的抗原(Ipa)包被的ELISA试剂盒可检测出针对不同志贺菌属的IgA，IgG和IgM抗体[21-26]。

在瑞典的一项研究中，80%福氏志贺菌感染患者和79%宋内志贺菌感染患者中针对脂多糖的抗体滴度明显升高，而在4～6个月之后降低到正常水平。同时，检测患者血清中抗Ipa IgG抗体的滴度，其阳性率仅仅分别为60%和43%。但在4～6个月后该抗体滴度依然处于较高水平。检测抗Ipa ELISA方法的诊断特异度是90%，而检测抗LPS ELISA方法的诊断特异度为84%～90%[25]。检测LPS抗体适合于急性感染的诊断，相反检测 Ipa 抗体适合于既往感染的诊断[26]。在志贺菌流行率较低的国家更适合于开展 Ipa 抗体的检测。在流行区未患病人群中 LPS 抗体也会升高。

42.17 金黄色葡萄球菌感染

Thomas A. Wichelhaus，Klaus-Peter Hunfeld，Volker Brade

金黄色葡萄球菌是人类葡萄球菌属感染中最重要的致病菌，是医院获得性感染和社区获得性感染的常见病原体。

42.17.1 流行病学和临床意义

金黄色葡萄球菌可在 30%～50%的人群中检测到，特别是在前鼻腔和皮肤表面(会阴区、腋窝)较多，少数可在肠道中检测到[1]。

金黄色葡萄球菌可引起化脓性、侵入性和毒素介导性疾病。侵入性疾病的入侵过程受多种金黄色葡萄球菌毒性因子，包括 α 溶血素(葡萄球菌溶血素)的相互作用影响，而毒素介导性疾病中只有一种特定的致病毒素。在临床上，毒素产生的部位可以比较隐匿，如月经、中毒性休克综合征，或在外面饮食而发生肠毒性肠胃炎[1]。感染性心内膜炎的年发病率为每 10 万人中有 3～9 例。链球菌和葡萄球菌占 80%[2]。

细菌培养是微生物诊断的金标准[1,3]。

42.17.2 血清学检查

病原体特异性抗体检测，只有当怀疑金黄色葡萄球菌感染而直接病原菌检测比较困难时，如感染性骨髓炎或已使用预防性抗生素治疗的患者才考虑进行该检测。

金黄色葡萄球菌溶血抑制反应(抗葡萄球菌溶血试验)：金葡菌释放的 α 溶血素导致的红细胞溶血可被抗葡萄球菌素抗体抑制，血清抗葡萄球菌素的浓度越高，可抑制溶血的程度越高，可被稀释程度越高。该试验通常使用微量稀释法，并以 U/mL 为定量单位。

乳胶凝集试验：乳胶颗粒包被葡萄球菌素，加入稀释后的患者血清，如果血清中含有葡萄球菌抗体，就会引起明显的凝集反应。只有当葡萄球菌素抗体的浓度达到 2 U/mL 以上时才会发生凝集反应。

样本：血清 1 mL。

阈值：抗葡萄球菌抗体浓度＞2 U/mL。

42.17.2.1 血清学检测结果的解释

感染金黄色葡萄球菌之后，抗体浓度通常在 2～3 周后增加到 2 U/mL；在金葡菌感染后的 2～3 个月，体内金黄色葡萄球素抗体浓度达到峰值，感染恢复后 5～6 个月，抗体滴度降到阈值以下。一般来说，浅表(皮肤和黏膜)感染，体内抗体浓度轻度到中度增高，而深部组织感染和脓毒症时抗体浓度有明显上升。

抗葡萄球菌溶血素水平低于阈值不排除金黄色葡萄球菌感染的存在。浓度升高(＞8 U/mL)被认为有诊断意义，可指示葡萄球菌感染。

对人群进行抗葡萄球菌素流行病学调查研究证实，培养确认金黄色葡萄球菌感染的患者中[4]，79.9%患者的抗葡萄球菌素浓度＞8 U/mL。与具体疾病相关的研究结果如下：败血症占 93.7%、深部化脓性感染占 70%、皮肤化脓性感染(79.8%＞2 U/mL)占 11%。骨和关节疾病占 79%。

注意事项：溶血抑制试验中溶血结果比较难判定时，试管或微量板应 150 g 离心 2～3 min 后再观察。从出生到第 5 周的新生儿，脐血和其血清中的葡萄球菌素抗体效价高于成人。

42.18 化脓性链球菌感染

Thomas A.Wichelhaus，Klaus-Peter Hunfeld，Volker Brade

化脓性链球菌(A 群链球菌，GAS)是一种只对人类致病的细菌，是黏膜、皮肤和软组织中化脓性感染的常见病原菌，还可导致风湿热和急性肾小球肾炎[1-3]。

细菌培养是化脓性/侵袭性 GAS 感染诊断的金标准[4]。咽拭子标本的 GAS 抗原检测是另一种直接检测方法，其诊断灵敏度为 85%，特异性为 96%[11]，快速抗原检测阴性，需经培养确证[12]。

42.18.1 流行病学和临床意义

化脓性链球菌在口咽部定植，2%～10%的人可检测到[13,14]；因此，口咽部 GAS 的检测必须结合相关的感染症状，以提示异常情况。化脓性链球菌可引起脓性侵袭性感染和非脓性后遗症 (表 42.18-1)[5]。

表 42.18-1　化脓性链球菌引起的疾病

化脓性的疾病
皮肤和软组织感染(丹毒，蜂窝织炎，传染性脓疱病，坏死性筋膜炎)
扁桃体炎/咽炎(并发症，猩红热，鼻窦炎，耳炎，肺炎)
链球菌中毒性休克综合征
非化脓性的后遗症
急性风湿热
急性肾小球肾炎

表 42.18-1 所列的疾病中除猩红热和急性风湿热以外，也可由 C 组和 G 组链球菌引起[5]。

急性风湿热 (ARF)：ARF 的发病高峰在 5～15 岁的年轻人中。工业化国家由于青霉素的使用，口咽链球菌感染比较罕见[＜(1～5)/10 万儿童][2,19]。相比之下，发展中国家维持在较高的发病率[(2～10)/1 000 个儿童]，且各个国家间的变化不大[2,19]。ARF 完全是由口咽部链球菌感染引起的，在秋季和冬季高发[2,3,5]。

口咽 GAS 感染到 ARF 发病之间的潜伏期为 1～5 周(平均 20 天)。舞蹈病在 GAS 感染后几个月发生，是 ARF 的晚期表现[15]。

ARF 是一种 GAS 过敏性炎症性系统性疾病。累及心脏的疾病(心内膜炎、心肌炎、心包炎)占 50%～60%，累及关节疾病(多发性关节炎)占 75%，CNS(舞蹈病)占 10%～15%，皮肤和皮下组织疾病(红斑、风湿性红斑)少于 2%[2,15]。

ARF 的诊断要点：① 以前 GAS 感染通过咽部培养阳性和(或)抗原检测和(或)GAS 抗体检测来确认。② 满足琼斯标准的两种主要表现或一种主要两种次要表现(表 42.18-2)。

表 42.18－2 急性肾衰竭 Jones 诊断标准

主要表现	次要表现
心脏炎	发热
迁徙多发性关节炎	关节痛
Sydenham 舞蹈病	炎症标志物升高：白细胞数、血沉、C反应蛋白
皮下结节，风湿性环形红斑	心电图 PQ 间期或 PR 间期延长

急性肾小球肾炎(AGN)：从病因上看，AGN 与口咽部链球菌 A 组(及 C 和 G 组)的感染有关，尤其是皮肤感染。在南方，气候温热，AGN 主要继发于全身适应综合征脓皮病(高峰期在夏季)，而在温带地区，其发病率与口咽感染的发病率相同。与 ARF 相比，AGN 的发病率在工业化国家中较低[2]。

链球菌感染到 AGN 之间的潜伏期为 1～4 周，平均为 10 天。

急性肾小球肾炎以血尿、高血压和水肿的主要症状，表现为免疫复合体性肾炎。

42.18.2 血清学检查

由于多数时候，直接培养无法获得阳性结果，所以链球菌的代谢产物，链球菌溶血素、脱氧核糖核酸酶、透明质酸酶、糖苷水解酶和链激酶的特异性抗体检测是鉴别 GAS 并发症的重要依据。但血清学检测不能鉴定急性化脓性感染和侵袭性感染的病原菌。

用于诊断和监测链球菌感染及其后遗症的重要临床实验室检查：抗链球菌素 O(ASO、ASL 或 AST)试验、抗脱氧核糖核酸酶(ADB、抗 DNAse B、抗链脱酶 B)试验。

42.18.2.1 抗链球菌素 O(ASO)检测

免疫浊度测定法和免疫比浊法定量检测：在含有抗链球菌素 O 的样品中加入链球菌素 O 包被的聚苯乙烯颗粒时，会发生凝集反应。浊度测定和(或)浊度变化测量的光散射强度取决于样品的 ASO 浓度。因此，样品中抗链球菌溶血素的浓度可以通过不同稀释倍数的标准品确定。根据 WHO 标准，测量结果以国际单位(U/mL)表示。在链球菌 C 和 G 感染中也可以检测到 ASO，因为这些菌群的链球菌也会产生链球菌素 O。

溶血抑制反应定量测定 ASO：该试验的原理是链球菌溶血素 O 能溶解红细胞，如果这些抗体存在于患者血清中，则可以通过与 ASO 的中和作用来抑制溶血。把患者血清系列稀释后加等量的链球菌溶血素 O 和绵羊或兔红细胞进行孵育。直到无溶血发生，最后的稀释倍数的倒数值被认为 ASO 效价。为了去除非特异性链球菌素抑制剂，建议用右旋糖酐处理患者血清。ASO 测试的结果与 WHO 指定的参考品有关，单位指定用 U/mL 表示。

快速乳胶试验：在一个黑色底的测试板上，一滴链球菌包被乳胶粒子与一滴的患者血清混合。当抗 ASO 浓度＞200 U/mL 时，测试板会显示可见的白色凝集物。

42.18.2.2 脱氧核糖核酸酶(ADB)抗体的检测

免疫比浊法：在试验混合物中加入了定量的 ADB，ADB 与患者血清中存在的抗 ADB 抗体结合。随后添加抗 ADB 抗体包被的乳胶颗粒不会发生凝集，因为所有的 ADB 已经被结合。原理为，如果患者血清中不含任何 ADB 抗体，则乳胶颗粒与未结合的抗 ADB 抗体产生凝集反应。

甲苯胺蓝法：原理为，将稀释的患者血清与有一定活性的 ADB 及底物一起进行孵育，并加入 DNA 结合的甲苯胺蓝。在对甲苯胺蓝 O－DNA 底物的酶降解过程中，染料形成絮状沉淀，上清液脱色。如果患者血清含有 ADB 抗体，则可以阻止底物降解，溶液保持蓝色。

脱氧核糖核酸酶也可由 B 群、C 群和 G 群的链球菌产生，但是其同工酶 B 只能由 A 群特异性产生。使用时需是纯的脱氧核糖核酸酶。

42.18.2.3 抗透明质酸酶(AHY)检测

链球菌 A 群，以及 B、C、G、H 和 L 群均可产生透明质酸酶降解透明质酸。感染了产透明质酸酶的链球菌可以促进透明质酸酶抗体的合成。

原理：通过黏蛋白凝集抑制试验来检测抗透明质酸酶抗体，该试验以浊度下降或黏度下降作为指示反应。

样本：血清 1 mL。

阈值：① 抗链球菌素 O(ASO)：成人≥200 U/mL；6～18 岁≥200～240 U/mL；＜6 岁≥150 U/mL。② 抗脱氧核糖核酸酶(ADB)：成人≥200 U/mL；6～18 岁≥200～240 U/mL；＜6 岁≥75 U/mL。③ 抗透明质酸酶≥300 U/mL。

42.18.2.4 血清学试验结果的解释

多数情况下，对 GAS 特异性抗体的检测并不能反映机体对 GAS 的所有免疫状况。因此，血清学试验，至少要检测两种特异性抗体(通常是 ASO 和 ADB)[6,7]。因为不同样品的抗体效价不同和试验结果解析不同，混合抗体试验不具有或只有微弱的优势[7]。因此没有通用阈值来评估正常的 GAS 抗体效价[16-18]。所以，当患者在 2～3 周内的两次血清学检测，其抗体效价超过 4 倍才有诊断意义。

抗链球菌溶血素 O 的浓度：GAS 感染 1 周后 ASO 抗体效价开始升高，3～6 周内达到峰值，6～12 个月恢复正常水平。

ASO 检测出一次高效价是有意义的，这预示现症感染或既往感染。浓度大于阈值或前后两次血清检测结果跨度大(根据结果比对)确定为阳性。

一次轻度到中度的抗体浓度增加(200～400 U/mL)并不能表明当前或最近有过 GAS 感染。

另一种不同特异性的抗体检测(如 ADB)是至关重要的，因为在出现临床并发症时，ASO 抗体效价可能已经低于阈值。据报道，ASO 的诊断灵敏性为 80%～85%。值得注意的是，高水平的 ASO 抗体效价主要存在于口咽部 GAS 感染，而 GAS 导致的脓皮病不会有 ASO 效价的升高。

这种情况在肾小球肾炎的诊断检查中是很重要的，因为肾小球肾炎经常伴随 GAS 所致的皮肤感染。ASO 效价下降与风湿热和 ASO 感染的预后相关[6-8]。

ADB 的浓度：在该病的过程中，链球菌抗 ADB 的升高往往比 ASO 的升高晚。在感染后 6～8 周，抗 ADB 浓度达到峰值。

在 GAS 所致的皮肤感染中，抗链球菌溶血素效价升高比较少见，而抗 ADB 浓度升高较常见。

抗 ADB 检测的诊断灵敏度为 75%～85%。然而，联合测定至少 2 种特异性抗体(通常是 ASO 和抗 ADB)能使灵敏性提高到90%。抗ADB浓度的升高较晚和持续时间较长，这使抗ADB对Sydenham舞蹈病患者的鉴定效果尤其显著因为它具有相对较长的潜伏期[6-9]。

血清学检测结果阴性不排除现症或既往的GAS感染，特别是如果只确定链球菌产物单一抗体的浓度。另外，一段时间的抗体效价轻中度升高并不表明现在或最近的GAS感染。即使之前ASO和ADB的效价并不高，2～3周后也应再次检查ASO和(或)ADB浓度。

即使是在临床症状消退的情况下，一旦基于高浓度或持续高浓度的抗体效价确认是GAS感染，就必须对抗体效价进行监测，以评估该抗原刺激是否会反复。

注意事项：在GAS所致的皮肤感染中，链球菌溶血素O的抗原性可以降低，从而导致在GAS所致的脓皮病中出现ASO滴度阴性的情况[18]。

在慢性肝病患者中，非特异性脂蛋白抑制剂的存在可能导致ASO假阳性或效价升高。可以通过葡聚糖硫酸酯沉淀脂蛋白来避免这种非特异性情况发生[18]。

血清的细菌污染可以中和链球菌溶血素的溶血活性，从而导致假阳性或ASO效价升高[18]。

在高丙球蛋白血症或个别血清中含高浓度类风湿因子的患者中可能出现假阳性或ASO效价升高[18]。

胰腺炎患者(血清ADB升高)可以出现假阴性或低抗ADB效价[18]。

室间质量控制：室间质量控制是细菌血清学实验室间水平测试的一部分。德国文献报道的结果显示，在链球菌血清学检测中商业化、自动化和非自动化测试系统的标准化程度尚不完善[10]。

42.19 兔热病

Klaus-Peter Hunfeld, Thomas A. Wichelhaus, Volker Brade

土拉菌病也称为兔热、发热或鹿茸热，是细菌性人畜共患病，在北半球的大部分地区引起许多野生和家养动物的区域性流行感染。各种体外寄生虫如蜱和蝇等，为传染媒介。直接接触受感染的动物或吸入气雾剂可传播给人类[1,2]。该病以加利福尼亚州杜拉雷县命名，1912年该病原体首先在受感染动物中分离。

土拉热弗朗西斯菌是需氧，着色较差的革兰阴性棒状球形杆菌，培养需要半胱氨酸。这种0.3～0.7 μm的小型，非活动性兼性胞内寄生菌，能够在巨噬细胞中逃避溶酶体裂解[2]。弗朗西斯科是巴斯德菌科家族的成员，由于它们可在空气中传播和高传染性，可作为生化武器而引起特别关注。这个属是为纪念E. Francis而命名的，他从1919年开始为建立微生物诊断检测和阐明病原体的流行病学做出了重大贡献。

土拉热弗朗西斯菌种包括四个亚种：土拉热弗朗西斯菌(生物型A)、土拉热弗朗西斯菌(生物型B)、中亚亚种和新凶手亚种土拉热弗朗西斯菌。

本菌已确定与人类的疾病相关[2,4]：① 主要在北美洲和北欧地区发现高传染性的土拉热弗朗西斯菌。② 毒性较低的*F. holarctica*和*F. mediasiatica*主要在欧洲、苏联、日本和北美很少见到。

土拉热弗朗西斯菌的分化和物种分配是基于分子遗传信息[1,5]。细胞壁包括脂多糖并具有薄的抗吞噬荚膜。由于其致病性和毒力高，病原体只能在三级生物安全实验室(L3实验室)内操作[3-5]。

尽管培养病原体是可能的，但是培养法诊断在常规诊断中仅起很小的作用。

42.19.1 流行病学和临床意义

流行病学：在美国、苏联和日本[美国发病率为(5～36)/100万]，土拉菌病发病率最高。在欧洲，这种疾病的病例主要来自北欧各国、捷克共和国、捷克斯洛伐克、土耳其、奥地利和瑞士[2-7]。在挪威利用血清学方法实地调查发现了大量亚临床低水平的感染。例如，对学龄儿童进行的肥达试验显示，滴度超过20的占4.7%，超过40的高达4.2%，在某些地区超过160的占2.6%。在德国，已经有大量的疫情报道，最新可以追溯到2005年，在黑森州野兔狩猎之后，有39人感染[1]。每年受感染的数量变化很大，最近略有增加[9]。根据德国《感染保护法案》(IfSG)[10]，2010年，德国共报道了31例兔热病。

潜伏期：1～10天(平均3～5天)。

临床症状：突发性发热、头痛、恶心和呕吐。土拉菌病主要通过直接接触受感染的动物(野兔、兔子)，呼吸气溶胶(处理肉制品的时候)，以及在个别情况下也通过昆虫叮咬(蜱或蝇)传播给人类(感染剂量10～508 CFU)[2,9]。弗朗西斯菌是重度侵袭性的，能够穿透很小的皮肤损伤甚至完整的皮肤。作为兼性胞内寄生菌，土拉热弗朗西斯菌能引起肉芽肿性炎症反应。特别危险群体包括猎人、农民、屠夫和兽医。细菌进入体内的途径(皮肤、结膜、口腔、肺)不同，产生的临床表现也不一样[1-5]。

外源性兔热病(局部病变伴或不伴局部淋巴结病)：溃疡的皮肤病变与淋巴结肿胀(溃疡的形式)、腺型(淋巴结病)、结膜炎(眼腺型)、咽喉炎(腺状)。

内源性兔热病：腹痛(伤寒类型，常与胸膜肺炎联合)、非典型肺炎(胸型)。

如果不及时治疗，间歇性发热和心动过速可持续数月。造成该症状的原因是病原体产生的内毒素。人与人之间的传播非常罕见。

未经治疗的土拉菌病死亡率，特别是土拉热弗朗西斯菌引起的感染的死亡率高达10%[2,3,5]。

强制性报告：根据德国《感染保护法案》(IfSG)第七条，直接或间接检测出土拉热弗朗西斯菌需要强制报告。

42.19.2 血清学检查

大多数感染是通过血清学检测来诊断的，世界卫生组织建议采用间接病原体检测的血清学检测方法。在临床怀疑兔热病时，应从感染第2周开始，通过血清学诊断检测进行间接病原体检测。血清诊断试验使用全细胞裂解物、纯化的LPS、外膜蛋白和弗朗西斯菌膜提取物作为抗原来源。

肥达试验：将等体积土拉热弗朗西斯菌悬液加入患者系列血清稀释液中。该试验是常见的诊断法，主要在试管内进行凝集反应，或最好进行微凝集试验[4,5,12]。37℃孵育3 h之后即可第一次读取结果，再在室温放置 1 天，于第 2 天再次读取结果[12]。

间接血凝试验(IHA)：人红细胞用苯酚-水提取的土拉热弗朗西斯菌的可溶性细菌提取物包被。每位患者的血清进行系列稀释，并加入恒定体积的包被的红细胞。37℃下孵育 2 h 后、室温下孵育 18 h 后，检查是否出现凝集[12]。

乳胶凝集试验：凝集技术使用吸附在乳胶颗粒上的超声处理过的抗原进行滴定。

免疫层析试验(ICT)：这是一种简单、定性、快速检测的侧流检测法，与微凝集技术相比，诊断灵敏度达 98%，特异性达 96%[13]。

ELISA 和蛋白质印迹：敏感的夹心 ELISA 和 LPS 特异性蛋白质印迹可用于检测特异性 IgG、IgM 和 IgA 抗体[2,4,5,14]。文献报道，其诊断灵敏度取决于疾病的持续时间。

对欧洲各地来源的血清进行的一项大型评估研究显示，基于 LPS 的 ELISA 和蛋白质印迹的诊断灵敏度达到 99%和 100%，特异性分别为 97%和 99%[4,6,14]。

依据分层分析的研究(首先是 ELISA，然后是蛋白质印迹)，评估显示诊断灵敏度和特异性为 100%。

淋巴细胞刺激试验(LCT)：检测原理是基于土拉弗朗西斯菌裂解物刺激 24 h 后从患者淋巴细胞测得的 γ 干扰素。该试验仅适用于科研，但在疾病发作后的前 7 天内已经显示出高比例的阳性结果。但目前还没有按照常规条件进行评估[14]。

标本要求：血清 1 mL。

阈值：如下。

肥达试验	≥80
间接血凝试验(IHA)	≥160
乳胶试验	≥20
免疫层析试验	阴性
ELISA	阴性
蛋白质印迹	阴性
淋巴细胞活化试验	阴性

42.19.2.1 血清学检测结果的解释

试管凝集法肥达试验：肥达试验用于新近感染检测相对不敏感。凝集素通常在患病后第 2 周才可检测到[2,4,5,12]。在新近感染的样本检测中，当滴度大于 80 时，需要持续监测。滴度大于 160 预示新近感染。检测血清变化或者与前期收集的血清相比滴度平行上升或下降 4 倍，也可以作为感染的证据。病程发展到第 3～4 周，滴度通常能达到平均 640 的峰值。凝集素降低过程很长，即使数年后患者血清中的滴度依然能检测到，从 20 至大于 160。

由于低亲和力、不完全抗体的存在，肥达反应可存在前带现象造成假阴性结果[12]。因此，阴性结果应对初诊患者血清稀释后，用抗球蛋白试验(Coombs 试验)和质控进行确认。在抗球蛋白试验时，先将两者混合物的菌悬液离心，再用生理盐水反复洗涤沉淀，而后加入一滴抗球蛋白血清到重悬后的沉淀中，如出现凝集则意味着细菌结合了不完全抗体。在病程的第 3 周至病后 3 个月，即使存在高抗体滴度，也可在试管法肥达试验中出现明显的前带效应(如低稀释度时不凝集)。前带效应在血清稀释度达 1∶160 时仍可能发生，如果患者血清的连续倍比稀释度太低，或者不做抗球蛋白试验，带效应往往会遗漏。

绝大部分能凝集布鲁菌和小肠结肠炎耶尔森菌(O9 血清型)的血清，也能凝集土拉热弗朗西斯菌，反之亦然。对此还需做进一步试验，如吸收试验[2-6]。

血凝试验：20 例土拉热感染的病例中，有 18 例在发病的前两周滴度超过 40[12]。从发病的第 5 天开始，血凝试验能检测到显著的抗体滴度。在病程中，血凝试验检测到的抗体滴度比试管凝集法肥达试验高 3～7 个数量级。血凝试验的前带效应与肥达试验试管法相似，而在血凝试验中未发现完全不反应的现象[12]。由于可同时与布鲁菌属和耶尔森菌属反应，确实也会发生交叉反应。因此需要通过吸收试验来进一步评价[1,12,13]。

乳胶凝集试验：通过评价建立的临界滴度>20[5]。

酶联免疫吸附试验和蛋白质印迹：患者在感染土拉热弗朗西斯菌，出现初始症状 6～10 天后出现抗体。大多数情况下，IgG、IgM 和 IgA 抗体同时上升[13]。治疗早期或感染早期，并不能检测到免疫反应。随着疫苗起效或感染治愈，患者体内抗体能持续数年(最长 25 年)[2,13]。因此，对免疫球蛋白分类或定量检测对于缩短感染时间很有用[2]。

注意事项：在解释阳性滴度时要牢记，在德国没有减毒活疫苗。在接种疫苗以后数年，试管法肥达试验和血凝试验显示，抗体滴度会持续升高[2,5,6]。现已表明，凝集试验存在有与布鲁菌的交叉反应。基于脂多糖的酶联免疫吸附试验和蛋白质印迹具有很高的特异性[4]。

42.19.3 分子生物学分析

由于 PCR 方法标准化程度低，常规实验室不开展，只在一些特殊的实验室开展[15]。多种特异性基因序列已作为靶基因序列(fopA 片段、tul4、23 kDa 蛋白及 *isfu2* 基因)[2,11]。在人类溃疡腺和眼部腺感染患者的淋巴结和活检标本的检测中，证实 PCR 可直接检测。一些研究报道了使用全血标本也可检测出阳性结果[2,11,15]。对于检测环境标本中的生物战剂，分子检测也是多元化分析的一部分。在不同的样本中，分子检测能达到很低的检测限($1\sim10^4$ CFU/mL)[2]。但还是会出现假阳性和假阴性的结果。

42.20 耶尔森菌感染

Manfred Kist

耶尔森菌属，以发现鼠疫病因的亚历山大耶尔森命名，属于肠杆菌科。目前有 10 个种，其中，鼠疫耶尔森菌、假结核耶尔森菌以及小肠结肠炎耶尔森菌为人类病原体。耶尔森菌属为短小的，兼性厌氧，革兰阴性杆菌。28℃左右为其最适生长温度。鼠疫耶尔森菌无鞭毛而假结核耶尔森菌及小肠结肠炎耶尔森菌在 30℃以下能形成鞭毛，赋予其动力。

由于存在 O(菌体)和 H(鞭毛)抗原，假结核耶尔森菌及小肠结肠炎耶尔森菌可进行血清学分型。耶尔森菌属共享部分抗原且能与其他一些肠杆菌科细菌发生血清学交叉反应[1]。

除了鼠疫，假结核耶尔森菌及小肠结肠炎耶尔森菌是导致耶尔森菌感染的病原体。这些感染发生在全球的温带和亚热带。小型哺乳动物，尤其是啮齿类动物及鸟类是病原体的天然宿主和感染源[2]。

耶尔森菌属引起肠道内和肠道外感染。急性病程的诊断主要基于病原体的培养。血清学试验结果既可作为急性感染诊断的补充，对疾病预后的评估也有很大作用。

小肠结肠炎耶尔森：根据生物化学标志，共可分成6种生物型：1A型、1B型、2型、3型、4型和5型[3]。在60种或更多的O抗原血清组中，分离自人类感染的主要型为O∶3、O∶9、O∶8，少见的是O∶5、O∶27、O∶6、O∶30[1]。

菌体抗原O∶9型，能与以下细菌的O抗原发生特征性交叉反应：布鲁菌某些种、大肠埃希菌O∶157，摩根摩根菌O∶43，沙门菌血清组O∶30，嗜麦芽窄食单胞菌及霍乱弧菌中的小川型和稻叶型[1]。

已发现并鉴定20多种不同的鞭毛抗原，这些抗原分布在整个O血清组谱中[4]。H∶g抗原间存在交叉反应性(如小肠结肠炎耶尔森菌O∶5、O∶27及甲型副伤寒沙门菌的H抗原和a抗原)[1]。

小肠结肠炎耶尔森菌在人体中的致病性密切取决于其70 kb大小pYV毒力质粒的存在，该质粒在钙和温度的调节下，编码11个外膜蛋白，称为耶尔森菌外膜蛋白(Yops)[5-7]。在具有毒力的耶尔森菌感染过程中，质粒编码的蛋白质能诱导免疫反应，并可用于诊断[8,9]。

假结核耶尔森菌：已知有6种血清组的假结核耶尔森菌。它们被冠以罗马数字Ⅰ～Ⅵ。其中Ⅰ、Ⅱ、Ⅳ、Ⅴ组能被再细分为两个亚组(A组和B组)。

可发生以下血清学交叉反应[1]：① 耶尔森菌血清组Ⅱ与沙门菌属O∶4抗原和O∶27抗原。② 耶尔森菌血清组Ⅳ与沙门菌属O∶9抗原、O∶46抗原、大肠埃希菌O∶17抗原、O∶77抗原以及阴沟肠杆菌。③ 耶尔森菌血清组Ⅴ与沙门菌属O∶14抗原。④ 耶尔森菌血清组Ⅵ与大肠埃希菌O∶55抗原。

至少5种不同的H抗原(鞭毛)存在[1]。甚至假结核耶尔森菌也和小肠结肠炎耶尔森菌一样，拥有相似的毒力相关质粒。

42.20.1 流行病学和临床意义

发病率：在德国，1%～4%的肠道感染由小肠结肠炎耶尔森菌引起。2010年共报道了3 368例小肠结肠炎耶尔森菌感染，相当于4.1/10万的发生率[10]。相比之下，在德国假结核耶尔森菌却很少见。

根据德国《感染保护法案》(IfSG)第七条，假结核耶尔森菌和小肠结肠炎耶尔森菌中对人类致病的血清型，都是强制要求实验室报告的传播性病原体。

流行病学：小肠结肠炎耶尔森菌致病型血清型成全球不同地域性分布[11]。在欧洲和日本，O∶3和O∶9是主要的与人类致病相关的血清组，而在美国患者中最常检出的是O∶8和其他一些血清组。最近，在美国O∶3组正在增长为主要血清组[12]。

小肠结肠炎耶尔森菌：该病原体从啮齿动物、其他哺乳动物、鸟类、蛇、动物制品、牛奶和水表面可分离到[11]。猪是血清组O∶3和O∶9的重要来源。

未烹饪熟的猪肉、猪肉制品、未经高温消毒的牛奶、污染的未烹饪食物以及污染的饮用水是传染人类的主要方式。通过病狗到人及人与人间也能直接传播[12,13]。在一年中较凉爽的季节，感染率会有所下降。

假结核耶尔森菌：该病原体的地理学分布特点如下：血清组Ⅰ～Ⅴ主要出现在欧洲和亚洲包括日本。而在北美和新西兰，血清组Ⅰ和Ⅱ流行，血清组Ⅵ在日本是绝对主流[1]。假结核耶尔森菌在多种动物，包括奶牛、绵羊、山羊、野兔、家兔、狗、猫，尤其是啮齿动物中均可分离到[12]。传染人的途径尚未明确。

高危人群：孩童和青少年[12]。

潜伏期：小肠结肠炎耶尔森菌感染后大概4～7天，假结核耶尔森菌尚未明确[14]。精确的研究尚未开展。

小肠结肠炎耶尔森菌感染的临床症状：与感染相关的肠道内和肠道外症状表现呈多样性，这些症状部分取决于患者的免疫状态和年龄。

受累患者包括：① 患小肠结肠炎的婴儿，以水样便为特征，但很少血性腹泻[12]；② 特别是存在假性阑尾炎体征和症状的学龄儿童及青少年[15]；③ 存在不明原因反复腹部不适伴有关节痛、头痛和四肢疼痛的成人。白细胞升高，血沉升高显著、典型。病程1～3周[16]。肠道并发症包括阑尾炎、溃疡性结肠炎、肠穿孔、腹膜炎、中毒性巨结肠、胆管炎及肠系膜静脉血栓形成[12]。许多肠道外并发症也可见，特别是败血症、心内膜炎、脑膜炎、咽炎、肺炎、骨髓炎、肺脓肿和肾脓肿[13]。

耶尔森鼠疫杆菌感染的耶尔森菌病会产生特别严重的后遗症，包括反应性关节炎、结节性红斑和Reiter综合征，罕见的有肾小球肾炎、心肌炎、甲状腺炎，散发的临床性溶血性贫血以及如肺损害般的结节病[2]。

在斯堪的纳维亚，反应性关节炎在成人中的发病率在10%～30%[17]。这与血清型特别是O∶3和O∶9相关。在耶尔森菌肠道感染后1～3周，典型的反应性关节炎影响踝关节、膝关节和髂骶关节[12]。HLA-B27阳性的个体更容易受到影响[18]。在一年过程中，耶尔森菌病患者发展成关节炎的次数是对照组的47倍。因此，相较于其他肠道感染，耶尔森菌病占据主导[19]。发展成关节炎的患者表现为持续存在耶尔森菌脂多糖和热休克蛋白，但受累关节并没有活的细菌以及DNA感染[20]。这也许维持了IgA抗体在这些患者体内的持续存在[21]。

结节性红斑、感染后遗症与HLA-B27并不相关，但在大于20岁的女性中高发[17]。

假结核耶尔森菌感染的临床症状：假结核耶尔森菌与小肠结肠炎耶尔森菌合并感染时，引起发热性腹泻。肠系膜淋巴结疾病较为高发，典型的并发症包括败血症、肝脓肿、结节性红斑及反应性关节炎。也有一部分溶血性尿毒症和肾炎的报道[12]。

在日本，发生了类似于被称为泉热的特殊临床表现。以高热、鳞状皮疹、草莓舌、结膜炎和淋巴结病变为特征[22,23]。

42.20.2 小肠结肠炎耶尔森菌的血清学试验

凝集试验(肥达反应)：肥达反应可以在试管中进行常量

凝集，或在微孔滴度板中进行微量凝集。煮沸后和洗涤后的菌悬液(O 抗原)，活的或福尔马林灭活的细菌(OH 抗原)可以作为抗原。患者血清从 1∶10 开始进行系列倍比稀释，每个稀释管加入等体积的抗原悬液。然后 37℃孵育 18 h。在欧洲，依据流行率，采用 O∶3 和 O∶9 血清组的菌株作为抗原[24-26]。

- 临界滴度：O 凝集为 1∶40；OH 凝集为 1∶80。
- 阳性：O 凝集≥1∶80；OH 凝集≥1∶160。

蛋白质印迹：使用源于 pYV 质粒阳性菌株制备的耶尔森菌外膜蛋白(Yops)或者重组蛋白作为抗原[27]。基于 IgG、IgA 和 IgM 抗体分类进行检测。

酶联免疫吸附试验：酶联免疫吸附试验基于耶尔森菌脂多糖[28,29]，模式化了的 pYV 质粒阳性细胞或者脂多糖联合表达了质粒编码的蛋白[30]。

补体结合试验：需要准备 O 抗原。临界滴度为≥1∶10。

间接血凝试验：耶尔森菌参考菌株的脂多糖作为抗原[31]。临界滴度为≥1∶160。

42.20.3 假结核耶尔森菌血清学试验

凝集试验(肥达反应)：肥达反应可以在试管中进行常量凝集，或在微孔滴度板中进行微量凝集。煮沸后和洗涤后的菌悬液(O 抗原)，活的或福尔马林灭活的细菌(O 和 H 抗原)可以作为抗原。患者血清从 1∶10 开始进行系列倍比稀释，每个稀释管加入等体积的抗原悬液。然后 37℃孵育 18 h。可单独使用血清组Ⅰ的菌株或者使用全部六种血清组的菌株作为抗原。

- 临界滴度为 1∶40。
- 阳性：O≥1∶80。

42.20.4 小肠结肠炎耶尔森菌血清学试验的解释

肥达反应：肥达反应是最常用诊断急性耶尔森菌感染的血清学方法。从发病的第 2 周起，就可以检测到 OH 抗体滴度显著升高。

单独基于 OH 凝集滴度，并不足以作出急性小肠结肠炎耶尔森菌感染的诊断，因为 OH 滴度也许会保持长期记忆性升高[32]。因此，作出诊断需要额外确定 O 抗原凝集。

O 抗原凝集会延迟几天出现，且其凝集滴度持续低于 OH 凝集滴度。O 抗原滴度从第 2 个月开始下降，并且通常在发病后的 6 个月后不再能检测到。认为其具高度特异性，与 O∶3 和 O∶9 的明显交叉反应只会发生在抗原悬液被脂多糖未处理过的菌株污染的情况下(例如，在与参考菌株 37℃孵育后可见到凝集)。

基于 O 和 OH 抗原的模式，能推导出确定的潜在耶尔森菌病；相较于 OH 滴度，相对高的 O 抗体滴度暗示依然存在急性感染[25]。

在第一份样本中，以下的结果认为是有意义的[33]：OH 滴度≥1∶160；O 抗原和 OH 抗原滴度一起升高：1∶40(O 抗原)和 1∶80(OH 抗原)。

在反复凝集滴度测定时，4 倍滴度的升高或降低是有显著意义的。

在急性肠道症状出现之初的前 4 周内，可以检测到 OH 的最高凝集滴度，滴度快速地降低提示快速康复中。无并发症的肠道耶尔森菌病康复后，OH 抗体滴度会在 3 个月内显著下降，到 6 个月通常无法检测到抗体。在一些诸如反应性关节炎或结节性红斑的肠道外后遗症情况中，一些患者残余的 OH 滴度明显的持续数年，范围从 1∶80 到 1∶40。

因为小肠结肠炎耶尔森菌 O∶9 和布鲁菌属间存在共同抗原[1]，肥达凝集反应两者可存在血清学交叉反应性。例如，经验表明，与布鲁菌抗原反应特性相同的是，高滴度 O∶9 型耶尔森菌抗原的存在。

以下标准可以帮助鉴定真正的布鲁菌病：① 病史和典型的布鲁菌病临床表现；② 从血培养和(或)骨髓标本中分离出病原体；③ 比较两个滴度：在真正的布鲁菌病中，布鲁菌凝集效价会显著高于耶尔森菌 OH 效价，因为布鲁菌没有任何的 H 抗原；④ 布鲁菌的补体结合试验；真正布鲁菌病中，通常升高而在耶尔森菌病中，通常是阴性或临界。如有疑问，需要尝试交叉血清吸附试验[25]。

蛋白质印迹：在 Yop M、Yop H、Yop D 和 Yop E 部位出现反应性条带，可以考虑是特异性的[27]。确定 IgA 抗体具有特殊意义，因为相较于无并发症的病程，若发生反应性关节炎，IgA 更有可能持续存在[34,35]。因此，蛋白质印迹法如同酶联免疫吸附试验，特别适合用于诊断耶尔森菌病的免疫病理并发症。

酶联免疫吸附试验：酶联免疫吸附试验是根据 Ig 的种类进行检测的。如同蛋白质印迹试验，该试验无法明确升高的 IgM 和 IgA 滴度，是否是急性感染的有用指标[36,37]。存在潜在免疫病理并发症的特征是：通过蛋白质印迹法和酶联免疫吸附试验检测到持续的 IgA 反应[28,36-39]。

补体结合试验和间接血凝试验：两种方法不常用于耶尔森病的血清学诊断。一些研究者认为它们的诊断灵敏性和特异性均不足[25]。

42.20.5 假结核耶尔森菌血清学试验的解释

通常适合用于检测假结核耶尔森菌的免疫反应是基于质粒编码毒力抗原(Yops)的 ELISA 法和蛋白质印迹法[40]。迄今为止，在世界范围内关于假结核耶尔森菌感染的血清学诊断方法都是有限的，仅限于肥达凝集反应。在已经有临床症状时，凝集素通常能被检测到。

当进行结果解释时，特别需要考虑以下与其他细菌共有的抗原[1]：

- 假结核耶尔森菌Ⅱ型和沙门菌 O4 血清型。
- 假结核耶尔森菌Ⅳ型与沙门菌 O9 血清型、假结核耶尔森菌Ⅵ型和大肠埃希菌 O55 血清型。

42.21 巴贝虫病

Klaus-Peter Hunfeld，Thomas A. Wichelhaus，Volker Brade

人类巴贝虫病是一种非常罕见的、表现为高热的人畜共患病。病原体为硬蜱传播的血源性寄生虫(巴贝虫属)，类似于疟原虫，均属于顶复门。巴贝虫在兽医学中非常重要(牛巴贝虫病、德州牛热病)。1957 年在前南斯拉夫报道了第一例人类巴贝虫病，为一名脾脏切除的牲畜者被分歧巴贝虫感染。

此后人类感染的病例多次被报道，主要来自北美洲，欧洲和亚洲也有散发的病例[1-3]。

V. Babes 在 1888 年首次将巴贝虫鉴定为牛溶血热的病原体。至今已有 100 多种不同型的巴贝虫被鉴定出来。根据它们的形态和表型特征，通常将它们分成小巴贝虫[如田鼠巴贝虫(*B. microti*)、分歧巴贝虫(*B. divergens*)、吉氏巴贝虫(*B. gibsoni*)]和大巴贝虫[如牛巴贝虫(*B.bovis*)][2,3]。最新的分类是基于 18S rDNA 和 β 微管蛋白基因的系统发育分析来进行的[2,3]。

各种硬蜱作为载体，而小型哺乳动物、野生动物和家畜作为宿主。这种血液寄生虫只感染红细胞，血涂片中，偶尔与疟原虫相混淆。在高寄生虫血症和免疫功能低下的患者中发现的红细胞四分体形对于鉴别诊断非常重要。但是，这些看起来像马耳他十字架的十字形结构也可以不出现[2]。在疟疾中，疟色素通常是可见的，而巴贝虫缺乏色素[1-4]。

对人类致病最重要的巴贝虫是分歧巴贝虫(主要在欧洲)和田鼠巴贝虫(主要在北美洲)。然而，由其他巴贝虫种引起的感染个案(猎户巴贝虫、邓氏巴贝虫)在世界范围内也有报道[1-5](表 42.21－1)。

表 42.21－1　巴贝虫属的重要种类(主要参考[2]、[3])

病原体	宿主	载体	地区分布	死亡率(病例数)
动物传染源				
分歧巴贝虫	牛	篦子硬蜱	欧洲	42%($N \geq 30$)
田鼠巴贝虫	小型哺乳动物	肩突硬蜱/篦子硬蜱	美国，欧洲	～5%(美国 $N \geq 200$；欧洲)
猎户巴贝虫	鹿	篦子硬蜱	欧洲	0($N＝3$)
邓氏巴贝虫	未知	未知	美国	11%($N＝9$)

巴贝虫病原体可以在专门的实验室培养；然而，培养的方法对诊断没有任何帮助。急性人类巴贝虫病的诊断是基于薄血涂片吉姆萨染色显微镜镜检或 PCR 方法[2,3]。

42.21.1 流行病学和临床意义

流行病学：在北美洲、新英格兰南部各州由田鼠巴贝虫引起的人类巴贝虫病新发病例每年有超过 200 例被报道[2,3,6]。在欧洲，大约有 40 例左右的巴贝虫病病例已被报道，主要是分歧巴贝虫感染的脾脏切除患者。最近，也有由其他巴贝虫(猎户巴贝虫、田鼠巴贝虫)在免疫功能低下的患者中引起感染的报道[2,3]。用常规的方法和分子生物学方法可以检测出篦子硬蜱中的分歧巴贝虫、田鼠巴贝虫及其他相近的巴贝虫[2,7]。迄今为止，在欧洲只有一例有记录的人类原发性田鼠巴贝虫感染病例[8]。从流行地区(美国和加拿大东海岸)返回的旅行者尤其应考虑到这种感染[2,5]。血清流行病学研究表明，接触过蜱的患者体内抗巴贝虫抗体显著高于对照组(献血者)[9]。在蜱叮咬过后，具有免疫活性的人群可能表现为无症状或流感样症状[10]。然而，还需要进一步的调查，以最终评估这些蜱传播病原体在欧洲的流行病学分布和医学意义。

潜伏期：5 天至 9 周。

临床症状：人类巴贝虫病的临床表现从无症状或流感样症状到危及生命，致死性感染部分取决于个体易感体质和寄生虫在血中含量[1-3,6]。大多数感染发生在 5～9 月，这期间是传播载体蜱的主要活动期。蜱叮咬后，患者出现昏厥、头痛、关节痛、溶血性贫血、血红蛋白尿和高达 40℃的发热。还可见腹痛、肝脾肿大、肾功能不全和干咳。

胆红素、乳酸脱氢酶(溶血现象)和降钙素原升高，以及典型的直接 Coombs 试验阳性提示需要进行进一步的诊断检查[2]。尽管有一些病例病程较长，但田鼠巴贝虫病患者通常可以治愈，不会出现并发症。临床研究表明，分歧巴贝虫主要感染脾切除患者(由病史确定)，几乎均为危及生命的急症[1-3]。猎户巴贝虫主要感染有基础血液学疾病的免疫功能低下的患者，但通常没有分歧巴贝虫感染的病程重[2,3]。巴贝虫与其他蜱传播病原体(疏螺旋体属、埃里希体属)的共感染很少报道，其中一些患者有严重和持续的感染过程[1,6,11]。

使疾病加重的典型危险因素包括脾脏切除术，基础血液肿瘤疾病，细胞免疫抑制(如应用利妥昔单抗、HIV、器官移植和高龄)[2]。

即使感染控制后，巴贝虫在血液中也可能持续存在数周或数月。多次报道的输血相关巴贝虫病感染的可能原因是无症状携带者的血液捐献，这些病例可能在输血 2 个月后出现[2,3,6]。

42.21.2 血清学检查

在疾病开始的第 2～3 周应进行血清学检查，以对疑似巴贝虫病的病例进行确诊。也可应用于低水平或慢性寄生虫血症和隐蔽病程的患者[2,3]。

免疫荧光试验(IFT)：选择的血清学方法是用 IFT 检测 IgG 抗体，也可能包括检测 IgM 抗体。例如，可用感染人或动物的巴贝虫来感染仓鼠，提取仓鼠红细胞来制备抗原。用于检测分歧巴贝虫和田鼠巴贝虫抗体的检测体系已有商品化试剂。不同的检测体系和使用不同的抗原可能会导致检测结果有很大的不同[2,9]。在美国对确诊的巴贝虫病患者的研究中，IFT 的诊断特异性和灵敏度分别为 88%～92%和 90%～100%[1,2,4,7,10,12]。但在欧洲检测效果就不是很明显[2,6]。

ELISA 和蛋白质印迹：这些检测体系需在特殊实验室中使用。商业化的检测体系因标准化程度还较差，需要进一步的诊断性评估[2,6]。

样本：血清 1 mL。

阈值：IFT：IgG≥64～128；IgM≥20。

42.21.2.1 血清学试验的解释

大多数患者在临床症状出现后 7～10 周血清学试验出现阳性。感染后 3 个月内抗体滴度达到高峰，然后逐渐下降到检测限以下。通常在持续低浓度巴贝虫病患者中可观察到高滴度[1,2,4]。

在 IFT 试验中，如果 IgG 滴度是 64 或 128，考虑为疑似病例，如果 IgG 滴度≥256，或者与 IgM 同时出现阳性结果(滴度≥20)，则高度怀疑是新发或近期的感染。部分临床急症患者会出现极高的滴度(10 000 以上)。与发病前血清学试验相比，发病后血清学试验转阳和滴度增加 4 倍被认为是诊断巴贝虫病的证据[2,4,6]。免疫功能低下患者的抗体应答可能延迟数周，而且急性感染患者的血清学诊断检测结果是不可靠的[2,13]。

血清学的注意事项：巴贝虫血清学试验会出现假阳性结

果，尤其是IgM，通常发生在自身免疫性疾病、CMV和EBV感染的患者。因此，血清诊断检测应该集中在IgG的测定上。IgM只能用于对阳性结果进行确定[2,4,6]。

不同的巴贝虫属之间、巴贝虫和疟原虫及其他寄生虫病原体之间存在抗原交叉反应[2,4]。

42.21.3 分子生物学分析

在感染的急性阶段和慢性感染中通过PCR直接检测血液中的寄生虫对诊断具有重要意义[2-4,6,8,13,14]。相关的诊断性PCR方法被认为具有高灵敏性和高特异性，但是只能在特殊的实验室中使用，并且标准化程度较差。

诊断巴贝虫感染的PCR方法是基于EDTA或柠檬酸钠抗凝血液标本中由18S rRNA基因属特异性片段组成的靶序列。

如果选择适当的引物，在混有巴贝虫的单一标本中，18S rRNA基因的特定靶序列理论上可以识别所有巴贝虫属(*Babesia* spp)[2,3,8,13,14]。

在持续感染和治疗后数月，PCR检测仍然可能为阳性[2,13]。由于病例数较少，没有关于该试验方法的临床和分析性能的具体资料。

(余方友　刘文恩　孙自镛　胡云建　顾兵　王辉　许建成　徐修礼　杨滨　李敏　吕火烊　杜鸿　曾吉　译，马筱玲　审校)

43

病毒性疾病

Hans W. Doerr，Gregor Caspari，Wolfram H. Gerlich

43.1 引言

43.1.1 病毒感染和感染性疾病

感染是细胞或亚细胞型微生物在细胞生物体内黏附、入侵和增殖的过程。病毒是亚细胞传染性病原体，它们由核酸（DNA 或 RNA）和包膜组成，核酸构成病毒基因组，包膜通常含有蛋白质、脂质和多糖。在细胞外，病毒是没有自身新陈代谢的大分子复合体，它们必须在细胞内进行复制。有些病毒还含有各种酶类，包括 RNA 聚合酶、DNA 聚合酶及其他核酸代谢酶、蛋白酶和蛋白激酶，或者是存在于病毒外壳或包膜上的神经氨酸酶。如果被感染的宿主处于免疫力低下状态时，病毒就会大量增殖而引发感染性疾病。

病毒必须将其遗传物质植入宿主机体细胞中引发感染，病毒包膜在病毒进入细胞过程或进入细胞后丢失。病毒普遍存在于各种细胞环境中（原核生物、植物、动物）。感染动物和人类的各种病毒大小不一，范围从在光学显微镜下即可见的病毒（痘病毒，平均直径为 300 nm）到直径差不多 20 nm 的小颗粒病毒（如细小病毒）。与之相比较，球形细菌的平均直径为 1 000 nm，衣原体（最小的细菌）的原生小体平均直径为 250 nm，最小的感染性病原体是传染性蛋白质粒子（朊粒），为构象发生改变的多肽。其与 100 年前由 Loeffler 和 Frosch 命名的“病毒”（拉丁文为毒物）的特征符合，但与来自细菌或生物体的非复制的毒素（来自希腊语，毒素 = 毒物）分子的特征不符。

朊粒由于以不具有自身基因组的形式存在，因此又被称为非寻常病毒[1]。

43.1.2 病毒的分类

病毒通常在感染生物学和结构标准[2,3]的基础上，依据普通生物学分类规则进行分类。该规则将病毒按照目（Virales）、科（Viridae）、亚科（Virinae）、属和种不同等级进行分类。常见的病毒根据其基因组复制类型分为 6 组（巴尔的摩分类法）。此外，病毒还分为型、亚型和变异株。血清型（依据病毒抗原的特异性进行分型）正日益被基因分型（依据基因组测序进行分型）完善或取代（表 43.1-1）。

除了上述分类标准，病毒通常还可以其基因组的性质区分为 DNA 和 RNA 病毒。人类致病病毒的 DNA 为双链（ds）（细小病毒和环状病毒属于例外）。DNA 病毒在细胞核中进行半保留复制（在细胞质中复制的痘病毒属于例外）。RNA 病毒的基因组为单链（ss）（呼肠病毒和轮状病毒属于例外），并在所感染细胞的细胞质中复制（在细胞核中复制的流感病毒和博尔纳病毒属于例外）。

单链 RNA 基因组的命名：

- 能直接行使 mRNA 功能的称为正链，如脊髓灰质炎病毒的基因。
- 需要被病毒 RNA 聚合酶转录成 mRNA 再执行功能的称为负链，如流感病毒的基因。具有 RNA 基因组的反转录病毒和具有 DNA 基因组的乙型肝炎病毒的复制是独特的，它们的基因组通过正链 RNA 反转录成 DNA 进行复制。

动物病毒或多或少地适应于特定的宿主。人畜共患传染病是由脊椎动物传染给人类的传染病。当某一宿主特异性病毒进入不同类型的宿主并对其适应时，就会出现新的病毒性疾病。这种进化属于达尔文进化论中毒力和抗阻因子的相互作用（如一种以突变和选择为特征的自然现象）。据推测，体积较大的病毒可能由退化的细菌和其他原核生物感染性因子进化而来。小病毒可能起源于细胞内活动基因成分（如细菌质粒或细胞基因组转座子）。

表 43.1-1　人类病毒的结构分类

独特的标准			病毒科
DNA 病毒			
dsDNA	有包膜		疱疹病毒科 痘病毒科
	具有部分单链		嗜肝病毒科
dsDNA	无包膜	线状基因组 环状基因组	腺病毒科 乳头瘤病毒科 多瘤病毒科
ssDNA	无包膜	线状基因组 环状基因组	细小病毒科 环病毒科
RNA 病毒			
dsRNA	无包膜，节段基因组		呼肠病毒科
ssRNA	有包膜		
- 正单链			冠状病毒科 黄病毒科 披膜病毒科
- 正单链，DNA 参与复制			反转录病毒科
- 单负链，非分节			纤丝病毒科 副黏病毒科 弹状病毒科
- 单负链，分节			正黏病毒科

续 表

独特的标准			病毒科
- 单负链，双义，分节			沙粒病毒科 布尼亚病毒科
- 单负链，环状，类病毒样，依靠嗜肝病毒辅助			丁型肝炎病毒
ssRNA	无包膜	单正链	星状病毒科 杯状病毒科 小 RNA 病毒科

43.1.3 病毒的结构

除了一些特殊的类型，动物病毒在进化中形成了两种基本结构(图 43.1 - 1)[1-3]：

具十面体病毒：相对于所使用的结构材料而言，球形二十面体(有 20 个面的多面体)被认为是最稳定的几何结构。二十面体结构在众多病毒中常见，基因组及其与之相关蛋白质和多胺被完全包绕在核衣壳内。只有最小的病毒才是真正的二十面体结构。较大的病毒结构比较复杂，每一个(想象中的)三角面扩大为三棱锥，形成的三棱锥本身也可以同样的方式进一步扩大。通过电子显微镜观察发现，每个面形成的新亚三角室的数目决定了二十面体病毒的特征性三角的数量。

有些病毒具有由糖蛋白和脂类构成的包膜。包膜和核衣壳之间的空间充满了蛋白质(如疱疹病毒的被膜磷蛋白)。包膜的结构相当不稳定，在电子显微镜下研究时，往往由于人工干燥剂的作用使包膜呈现多形性。无包膜核衣壳病毒(裸病毒)对环境的抵抗力比包膜病毒(除外鼻病毒、痘病毒)要大得多。

包膜很容易被脂类溶剂破坏。为了便于实验室诊断，病毒被区分为耐乙醚病毒和乙醚敏感病毒。当病毒包膜被破坏时，病毒就失去了其依赖于完整外部结构的传染性。

- 具有螺旋形核蛋白的病毒：与二十面体病毒相比，螺旋形病毒的核衣壳没有等距结构，而是将它的亚单位(壳粒)与基因组(单链核糖核酸)黏附在一起，壳粒沿着病毒核酸链呈螺旋形状排列。这类病毒均有包膜，属于乙醚敏感病毒。
- 特殊结构类型包括狂犬病病毒、痘病毒和丝状病毒(马尔堡/埃博拉病毒)，分别为弹状、砖块状和丝状。

43.1.4 病毒的复制

与细胞的复制不同，病毒复制不是以倍增方式进行，而是依据模块化原则进行的[4]。病毒基因组进入宿主细胞内，诱

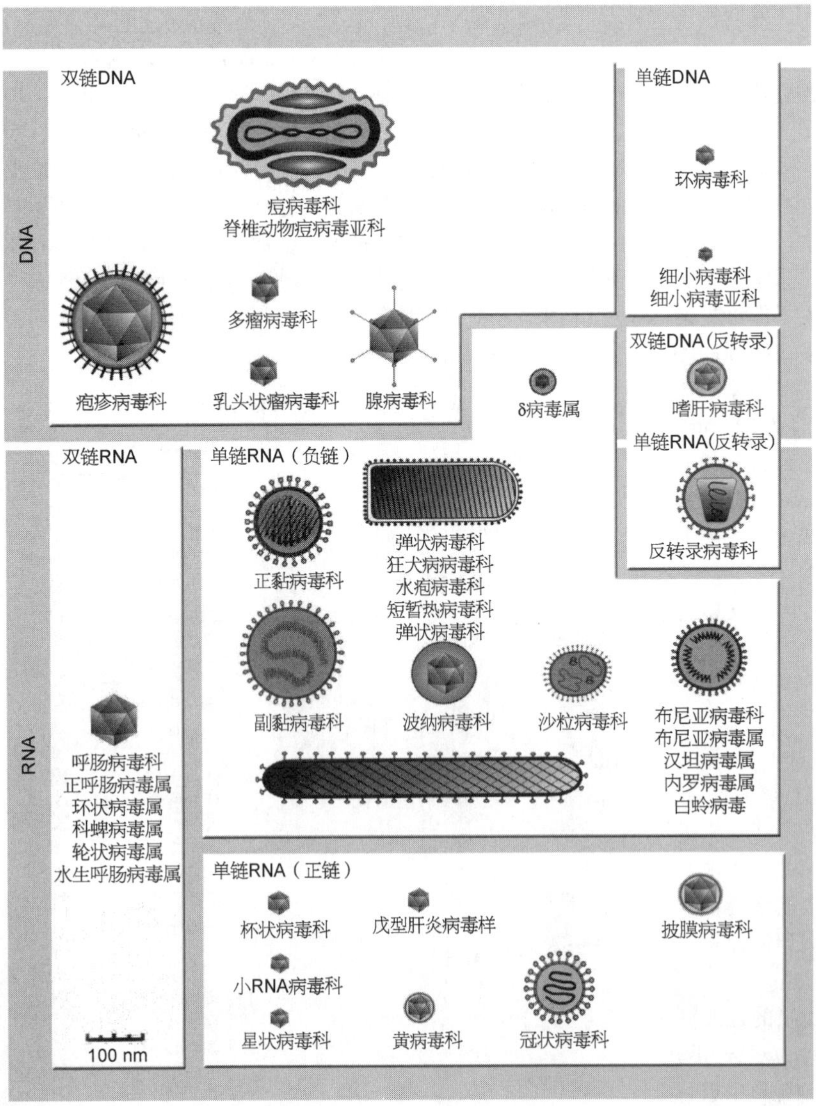

图 43.1 - 1 人类医学相关病毒的结构(经允许修改自：Viral Taxonomy. Academic Press，San Diego)

导各种病毒结构成分的合成，随后对这些结构成分进行组装。这种组装常常导致缺陷，仅有一些新的病毒具有感染性，这些新的病毒被称为病毒体。当一个细胞被多种具有分节基因组的病毒变异体感染时，病毒基因和成分可能会重配如流感病毒和轮状病毒，或者重组如反转录病毒。

常见病毒的复制传统上分成特定的步骤或阶段(图 43.1－2)。对病毒复制的研究能够促进抗病毒化疗药物的优化和发展[1]。新复制病毒可以通过使宿主细胞裂解而快速释放，也可以通过改变宿主细胞细胞膜的内部或外部结构以出芽方式逐渐释放出来，后面这种方式可以使病毒获得被糖基化或酰化的包膜。

如果细胞膜仅是轻微改变，病毒可以通过出芽方式(分子模拟)“逃避”免疫系统。

与此同时，病毒也可能引发自身免疫反应。

43.1.5 病毒感染的发病机制

通过克服抵抗力和免疫力，病毒可以在细胞水平引起不同形式的感染。

43.1.5.1 顿挫感染

顿挫感染不会产生有效的复制。虽然感染的靶细胞具有相应的细胞受体使病毒进行吸附和穿入，但不允许病毒进行复制，病毒进入感染的靶细胞后随即死亡。

43.1.5.2 产病毒感染

这种感染类型会产生新的病毒颗粒。如果子代病毒的释放伴随着细胞死亡，则这种感染方式称细胞裂解。

新复制的病毒也可通过出芽方式释放至细胞外。在亚急性硬化性全脑炎(SSPE)发病时，麻疹病毒从所感染的脑细胞向外的出芽释放被阻止。

43.1.5.3 潜伏感染

和顿挫感染一样，潜伏感染的早期也没有具有感染性且结构完整的病毒(病毒体)产生，但是病毒核酸被保存下来。DNA 病毒的病毒核酸以游离状态存在于所感染细胞的细胞核中。反转录病毒的 RNA 基因组被一种特异的聚合酶(反转录酶)反转录成双链 DNA，甚至整合到所感染细胞的基因中，整合的反转录病毒基因组被称为前病毒。

43.1.5.4 致癌性感染

一些 DNA 病毒和反转录病毒的感染可激活细胞基因组复制，并能使受感染的细胞永生(表 43.1－2)。有研究证实很多病毒基因可以调控新病毒的合成及干扰细胞增殖周期。DNA 病毒和弱致癌性反转录病毒具有对细胞生长调控致癌基因(原癌基因)有反式激活作用的基因，或干扰细胞抑癌基因产物作用的基因，特别是 p53 和 pRb。高致癌性反转录病毒的基因组还含有其他的致癌基因，是其在进化过程中从细胞获得的。在感染过程中，高致癌性反转录病毒的基因组以非生理性活化状态整合到当前靶细胞的基因组中[1]。

表 43.1－2 人类肿瘤病毒

人类肿瘤病毒	基因组	相关的肿瘤
人乳头瘤病毒(HPV)	DNA	子宫颈癌*
		其他生殖器癌变
		皮肤癌**
		上呼吸道癌变(?)
MCV 多瘤病毒		梅克尔细胞癌
乙型肝炎病毒(HBV)	DNA	肝细胞癌
丙型肝炎病毒(HCV)	RNA	肝细胞癌
Epstein－Barr 病毒(EBV)	DNA	Burkitt 淋巴瘤、鼻咽癌、B 细胞淋巴瘤、平滑肌肉瘤(?)、霍奇金病(?)
人类 T 细胞白血病病毒 1 型(HTLV－1)	RNA	成人 T 细胞白血病
人类疱疹病毒 8 (HHV8)	DNA	卡波西肉瘤、B 细胞增生

*特别是 HPV16、HPV18，可参见表 43.48－1；** 在免疫抑制患者和表皮增生症患者中

43.1.5.5 慢发病毒感染

一些病毒感染可持续数年，导致器官的逐渐变性，尤其是在中枢神经系统。艾滋病是一种免疫系统和大脑的慢发病毒性疾病。慢发病毒感染不仅可由传统病毒引起，也可由朊粒

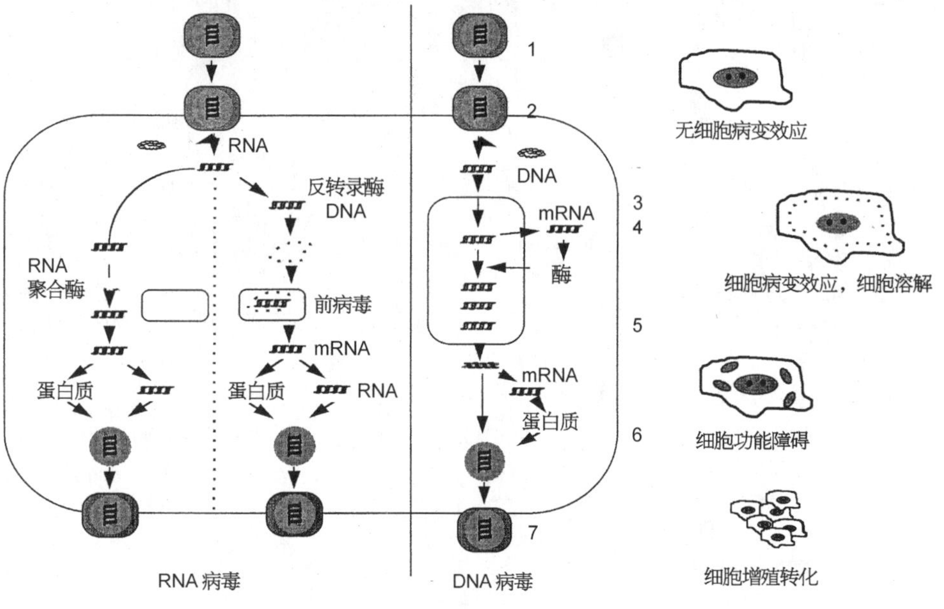

图 43.1－2 病毒在细胞中复制的主要步骤：1. 病毒吸附；2. 穿入；3. 脱壳；4. 核酸复制；5. 病毒蛋白合成；6. 装配；7. 病毒释放

(人类和动物海绵状脑病的病原体)引起。

43.1.5.6 病毒感染的临床病程

和其他微生物一样,病毒通常通过体腔或皮肤损伤进入机体。首先,这些侵入门户的细胞被感染,常伴有固有免疫反应引起的轻微炎症,临床症状包括暂时的喉咙痛、发热和胃肠道症状。在典型的潜伏期内,病毒通过淋巴循环和血液循环(病毒血症)播散并感染各自的靶器官,触发了适应性免疫应答,从而导致病毒感染细胞的破坏和游离病毒的清除。因此,许多病毒性疾病通常表现为两个阶段。然而,由于器官受损程度存在差异,只有一部分受感染机体出现了相应器官病毒感染的明显症状,而依据疾病发病率和严重度可计算病情指数。病情指数是一种特定病原体的统计平均值,与老年期相比,许多病毒性疾病在儿童时期病情指数表现较低。可能是由以下原因所致:① 儿童感染频繁,因此具有较高水平的抵抗力。② 交叉感染和自身免疫反应只有达到一定年龄后才有临床表现。③ 婴儿经胎盘获得母亲抗体而受到一定的保护,使感染减弱。

43.1.5.7 病毒感染的时间进程

依据病程长短和临床表现,病毒感染可以分为急性、亚急性或慢性。急性感染常通过细胞裂解方式进行病毒复制,可引起强烈的免疫反应,从而产生良好的免疫力(麻疹和其他儿童病毒性疾病)。细胞裂解较少的感染常导致持续性感染(如乙型肝炎病毒感染)。

一些病毒的感染为潜伏感染(如疱疹病毒),还有一些病毒可以通过建立症状不明显的慢性病毒感染来克服或逃避免疫防御(巨细胞病)。如果机体细胞免疫反应很弱甚至没有(固有免疫或获得性免疫发生缺陷),则持续性的病毒感染可能被重新激活,甚至导致严重疾病,如典型的艾滋病。前面已经提到可以造成缓慢器官损伤的持续性病毒感染(慢发病毒病)。

根据病毒与细胞相互作用,病毒性疾病可能是由以下因素引起[1-3]:① 病毒直接导致细胞病变,如呼吸道和胃肠道感染。② 直接的、进展缓慢的导致细胞病变,如亚急性硬化性全脑炎。③ 诱发所感染的细胞转化为良性或恶性肿瘤,如乳头状瘤、宫颈癌、肝癌。④ 特异性免疫反应(细胞毒淋巴细胞)或非特异性免疫反应(细胞因子),如皮疹和肝炎。一些自身免疫性疾病可能是由未知的病毒感染引起的。

43.2 病毒性疾病的诊断

实验室检查在诊断和监测传染性疾病方面有以下作用。

- 确定或排除感染及评估免疫状态[1-3]。
- 通过直接或间接的(如免疫病理的)感染结果诊断和预测疾病。临床医师通常依据另外的实验室检查判断器官的功能状态,这是他们的职责所在。

在进行复合感染检查之前,通常应进行以下与一般感染有关的检查。

- 病毒性疾病通常可引起发热、红细胞沉降率(ESR)增高及淋巴细胞相对增多。
- 合并细菌感染可引起体温再次升高及白细胞增高。
- 与单纯的细菌感染相比,血液中C反应蛋白(CRP)的水平仅为中度升高。

诊断病毒性疾病目前已有一系列检查方法。在实际工作中,检查最好是分阶段进行,首先选择基本的、便宜的常规方法,然后再选择较昂贵的、特异性方法。更多相关信息请参考表43.2-1和表43.2-2。

表43.2-1 病毒学实验室检查方法

病毒的检查
显微镜(病变细胞)和电子显微镜
应用细胞培养病毒(鸡胚、动物试验)
应用特异抗体检测病毒结构成分(抗原试验)
应用特异基因探针检测病毒或病毒核酸(分子诊断试验)
应用特异抗原检测病毒诱发的免疫反应
体液免疫反应分析(抗体试验)
细胞免疫反应分析(淋巴细胞刺激试验)

表43.2-2 已经批准的病毒性疾病诊断方法

实验性质						
实验室检测方法	所需时间	劳动力投入	灵敏度	特异性	标本	标本采集(时间点)
病毒检测						
- 显微镜	<1 h	1+	1+	1+	疱疹病毒(HSV、VZV)的角化皮肤,尿沉渣(CMV、BK病毒)	疾病晚期
- 电子显微镜	数小时	3+	2+	3+	粪便、脑脊液、排泄物和分泌物	疾病晚期
- 应用细胞培养(鸡胚、实验动物)进行感染性实验	数天至数周	3+	4+	4+	粪便、脑脊液、排泄物和分泌物、咽喉拭子和漱口液标本	前驱期至发病第1周,持续性/复发性感染期;复发期间
- 应用短期培养和抗原试验进行感染性实验	1~2天	1+	2+	3+	粪便、脑脊液、排泄物和分泌物、咽喉拭子和漱口液标本	前驱期至发病第1周,持续性/复发性感染期;复发期间
- 抗原试验(RIA、EIA、凝集试验)	数小时	1+	1+~3+(HBV)	3+	血清(HBV、HIV);粪便(轮状病毒、诺如病毒、星状病毒,腺病毒);淋巴细胞(CMV);喉/鼻拭子(流感病毒,RSV)	前驱期至发病第1周,HBV和HIV:在疾病的晚期阶段也可作为预后性指标
- DNA/RNA分子杂交	1天~1周	3+	3+	3+	HBV传染性血清学试验,检测潜伏性和致癌性病毒感染(HBV,HIV,乳头多瘤空泡病毒,CMV)	与患者的健康状态无关
- 核酸扩增试验(NAT:PCR)	数小时至1天	3+	4+	4+	见上面	见上面,诊断和疗效监测

续　表

实验性质						
实验室检测方法	所需时间	劳动力投入	灵敏度	特异性	标本	标本采集(时间点)
抗体检测						
- 中和试验（NT）	3～7天	4+	4+	4+	检测持续时间较长的保护性抗体;免疫性？特别是脊髓灰质炎病毒、柯萨奇病毒和埃可病毒	残余滴度：不管患者的健康状态 急性感染的抗体刺激：疾病早期如脊髓灰质炎;直至发病的第2周如流感和其他呼吸道感染
- 血凝抑制试验（HI）	数小时	2+	3+	3+	检测持续时间较长的保护性抗体;免疫性？特别是风疹(流感亚型)	
- 空斑形成试验	数小时	1+	3+	3+	见上面	见上面/发病的第2～3(第4)周(晚期IgG)
- 补体结合试验(CFT)	数小时	2+	2+	2+	检测持续时间较短的抗体	发病1～2周或3周
- 应用不同种类IgG的分化进行EIA（ELISA），IFA检测	数小时	2+	3+	3+	(相对)；近期感染？ IgG（IgG1)：免疫状况	发病时 不考虑患者的健康状况

EIA，酶免分析

43.2.1 病毒感染诊断的检验项目

在证实一种感染性微生物与一种传染性疾病之间存在病原学关系时，必须满足以下三个由Henle和Koch制定的诊断法则：① 微生物(特殊病原体)可以从每一位患同一种疾病的患者体内分离出来；② 该特殊病原体能分离培养得到纯培养物；③ 该纯培养物接种人类志愿者或实验动物，能产生同样病症。

严格来讲，许多传染病不能完全满足这些法则，而只能间接地(如通过观察感染链)被证实。

检测方法和标本的选择：临床医师和临床病理学家之间有效的协作关系有利于确保合适的临床标本和检查方法的选择。临床医师必须通过提供与检测标志有关的足够详细的信息来确定实验室诊断试验的目的。一般来说，必须在患者免疫或感染状态和疾病进程检查的评估间做一区分，需要提供以下信息：发病时间和采样时间，任何可能影响感染过程或免疫状态的治疗措施(抗病毒治疗、血液制品及免疫球蛋白的使用等)。

临床病理学家、微生物学家和病毒学家依据其在评估发病机制方面的专业知识和经验，选择合适的标本及正确的运送方式(表43.2-3)，根据相关的流行病学情况，进行有关病毒感染的相关测试。下面列表中的检验项目是根据流行病学和统计学资料，对疑似病毒感染(尤其是妊娠期间的患者)的诊断应进行的测试(表43.2-4、表43.2-5)。

表43.2-3　适合于病毒检测的标本

尿液	CMV，风疹病毒，麻疹病毒，BK病毒，JC病毒，埃博拉病毒
粪便	轮状病毒，肠道病毒，腺病毒，HAV，HEV，杯状病毒，诺如病毒，星状病毒，冠状病毒
脑脊液	腮腺炎病毒，肠道病毒，HIV，HSV，VZV，麻疹病毒，CMV；病毒分离阳性率较低，PCR或抗体检测阳性率较高
支气管肺泡灌洗液	CMV，HSV，EBV，腺病毒，RSV，副流感病毒1、2、3型
痰液	CMV，腮腺炎病毒，EBV，腺病毒，副流感病毒1、2、3型，HSV
咽喉拭子	甲型、乙型流感病毒，副流感病毒1、2、3型，RSV，腺病毒，冠状病毒，衣原体
咽喉漱口液	腮腺炎病毒，麻疹病毒，HSV，甲型、乙型流感病毒，副流感病毒1、2、3型，RSV，肠道病毒
水疱液	HSV，VZV
皮肤拭子	HSV，VZV，传染性软疣病毒，肠道病毒
眼部液体	CMV
羊水	CMV，风疹病毒，细小病毒*
泌尿生殖器拭子	HSV，乳头瘤病毒
柠檬酸盐抗凝血(白细胞)	CMV，HIV，HHV-6，HHV-7*
血清	HIV，HBV，HCV，HAV，细小病毒B19，CMV
组织/活检	肠道病毒，麻疹病毒，HSV，VZV，CMV，风疹病毒，HHV-8*

* DNA或cDNA检测是可以选择的方法

表43.2-4　依据出现临床症状的组织器官选择试验的参考信息

诊断	感染的发生率
脑炎	HSV，VZV，副流感病毒，流感病毒，脊髓灰质炎病毒，麻疹病毒，ESME病毒，HIV，EBV，CMV
脑膜炎	与脑炎一致，此外还有腮腺炎病毒，LCMV，柯萨奇病毒，埃可病毒
神经炎	与脑炎一致，此外还有CMV，EBV，腺病毒，柯萨奇病毒，埃可病毒
结膜炎	腺病毒，肠道病毒
角膜炎	HSV，VZV，腺病毒
视网膜炎	CMV，HSV
耳炎	副流感病毒，流感病毒，RSV，麻疹病毒
听力丧失	与耳炎一致，此外还有柯萨奇病毒，埃可病毒
鼻炎	鼻病毒，与咽炎一致
咽炎	腺病毒，副流感病毒，流感病毒，柯萨奇病毒，埃可病毒，冠状病毒，EBV，HSV
扁桃体炎	EBV，与咽炎一致
甲状腺炎	腮腺炎病毒，流感病毒，CMV
气管炎/喉炎	腺病毒，副流感病毒，流感病毒，RSV，冠状病毒，柯萨奇病毒，埃可病毒
支气管炎	与气管炎/喉炎一致
肺炎	与气管炎/喉炎一致，还有VZV，麻疹病毒，贝纳柯斯体(Q热)，SARS冠状病毒；有免疫抑制：CMV，EBV，HSV，HHV-6
胸膜痛	柯萨奇病毒

续 表

诊断	感染的发生率
心肌炎(心包炎)	副流感病毒，流感病毒，柯萨奇病毒，埃可病毒，脊髓灰质炎病毒，RSV，CMV，EBV，腮腺炎病毒
血管炎	HBV，HCV，麻疹病毒，CMV，副流感病毒，流感病毒
腮腺炎	腮腺炎病毒，副流感病毒，流感病毒，腺病毒，柯萨奇病毒，CMV
食管炎	CMV，HSV
胃肠炎	轮状病毒，腺病毒，诺如病毒，冠状病毒，星状病毒，杯状病毒，埃可病毒，柯萨奇病毒
结肠炎	CMV
肝炎	HAV，HBV，HCV，HDV，HEV，CMV，EBV，柯萨奇病毒，HSV 罕见，HHV - 6
胰腺炎	腮腺炎病毒
糖尿病	柯萨奇病毒，CMV
肾炎	汉坦病毒，麻疹病毒，HBV，腮腺炎病毒
膀胱炎	腺病毒
生殖器感染	腮腺炎病毒，HSV，VZV
肌痛(局部性)	柯萨奇病毒
关节炎	柯萨奇病毒，风疹病毒，HBV，细小病毒 B19
皮疹	麻疹病毒，风疹病毒，细小病毒 B19，腺病毒，EBV，柯萨奇病毒，埃可病毒，HHV - 6，HIV
囊泡	HSV，VZV，柯萨奇病毒，肠道病毒，HFMD，传染性软疣病毒
乳头状瘤	HPV，传染性软疣病毒，羊口疮病毒
卡波西病	HHV - 8
淋巴结病，脾肿大	HIV，EBV，CMV，风疹病毒，腮腺炎病毒，腺病毒
淋巴瘤	EBV
白血病	HTLV - 1，HTLV - 2
造血功能受损	细小病毒 B19
巨细胞病	CMV，EBV
垂直传播(产前/产中)	风疹病毒，CMV，细小病毒 B19，VZV，CMV，HSV，VZV，柯萨奇病毒，HBV，HCV，HIV
热带病毒病	黄热病病毒，登革热病毒，拉沙病毒，马尔堡/埃博拉病毒，裂谷热病毒

表 43.2 - 5　病毒感染与妊娠

病毒	传播期及其后遗症				
	早期妊娠	中期妊娠	晚期妊娠	围产期	新生儿期
风疹病毒	+ + +	+			
传染性红斑(细小病毒 B19)*	(+)	(+)	(+)		
巨细胞病毒	+	+	+ +	+ + +	+ +
单纯疱疹病毒	(+)	(+)	(+)	+ + +	+ +
水痘病毒(但不是带状疱疹病毒)	(+)	(+)	(+)	+ + +	+
乙型肝炎病毒	-	-	+	+ +	
丙型肝炎病毒	-	-	(+)	(+)	
HIV	-	-	+	+ +	
柯萨奇病毒/埃可病毒	-	-	-	-	+ + +

罕见：麻疹、流行性腮腺炎、流行性感冒、EBV。* 典型的后遗症是胎儿水肿和流产

43.2.2 直接病毒检测

感染的早期诊断：最好的方法就是直接病毒检测，特别是对呼吸道疾病和胃肠道疾病。

标本：常用的标本包括痰、鼻咽拭子或粪便样本。专用保存液用于呼吸道标本的运送。最简单的情况下，生理盐水就足够了。如果标本不能在几个小时内送达，则在整个运输过程中应低温保存，对于更长时间的运输则要求必须在 - 20℃冻存。这同样也适用于其他类型的标本(脑脊液、尿液、粪便)。

脑脊液(CSF)标本的诊断试验，标本应低温运输到病毒学实验室，如运输到微生物学实验室则不需要冷冻。如有必要，收到标本后应立即分离。

除核酸检测外，还可应用抗原检测、电子显微镜、病毒分离以及病毒培养等方法进行病毒检测。

43.2.2.1 病毒分离

通常采取细胞培养技术进行病毒分离(表 43.2 - 6)。只有在某些特殊的情况下需要使用实验动物或鸡胚。以前费时耗力的试验方法一直在持续改进，使测试到现在 24 h 内即可报告结果。首先，含有细胞碎屑及黏附着病毒的标本(放在保存液中的皮肤或黏膜拭子、尿液、粪便、抽吸物、有无白细胞层的血浆、脑脊液)通过离心沉淀在预制的细胞层(离心培养、套管培养法)，使所检测的病毒快速吸附到培养的细胞上，从而启动诊断性感染过程。24 h 后，即可对细胞内形成的早期病毒抗原进行免疫组织学检测。在显微镜下对每个视野的着色斑进行计数，提供培养液中感染剂量的信息(图 43.2 - 1)。这种短期培养的优点是不受污染细菌的干扰。通常只有在抗生素的保护下才有可能培养病毒直至出现典型细胞病变效应，一般需要几天至 2 周的时间。

短期和长期的病毒培养均可进行抗病毒药物(virogram)的测试和对治疗药物耐药表型的评价[1-3]。细胞培养分离的病毒可以通过生物学试验、血清学试验或分子学检测技术进行分型，鉴定是否为病原体及感染链。生物学试验常用于初步的、快速检测，例如，通过加入适量的红细胞，可以检测受感染细胞膜中是否存在病毒抗原(血细胞吸附试验)。如同之前短期细胞培养所述，用多价或单价抗血清进行血清学分型。在科学研究方面，高特异性的单克隆抗体可用于病毒抗原表位分析。

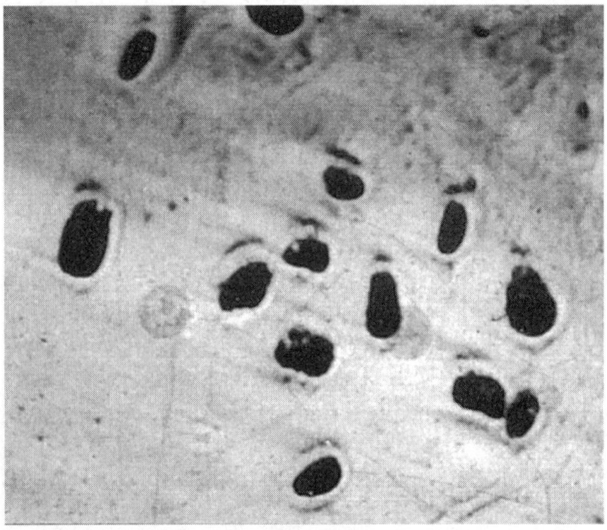

图 43.2 - 1　CMV 感染的成纤维细胞免疫过氧化物酶染色。应用针对 CMV 早期蛋白的单克隆抗体(早期检测)

表 43.2－6 有诊断意义的重要细胞培养

科	病毒	Pme*肺	Pme*肾	M**羊膜	HeLa	WI－38,VH	LLc－MK2	Vero	H9/Molt4	$CaCO_2$
痘病毒科	主要是天花病毒				+					
	痘苗病毒		+		+	+	+			
疱疹病毒科	单纯疱疹病毒 1 型,2 型	+	+	+	+	+	+	±		±
	疱疹 B 病毒	+	+	+	+		+			
	水痘-带状疱疹病毒	+		(+)		+	(+)			
	巨细胞病毒	+				+				
	EB 病毒								+***	
	人类疱疹病毒 6 型,7 型								+	
腺病毒科			+	+	+	+	+	±		
冠状病毒科								+		±
多瘤病毒科	BK 多瘤病毒		+	+						
	JC 多瘤病毒		±	±						
呼肠病毒科	呼肠病毒 1 型,2 型,3 型		+	±	+	±	+	±		±
	轮状病毒						±			
披膜病毒科	风疹病毒		+	+		+	+	+		
黄病毒科	黄热病病毒		+		±		+			
	登革热病毒				+					
副黏病毒科	副流感病毒 1 型,4 型		+				+			
	副流感病毒 2 型,3 型		+	+	±		+			
	麻疹病毒			+	+	+	+	+		
	腮腺炎病毒			±	+	+	+	±		
	呼吸道合胞病毒	±								
弹状病毒科	狂犬病病毒					+				
正黏病毒科	流感病毒甲型,乙型	+	+			+	+			
	流感病毒丙型					+	+			
反转录病毒科	HIV1 型,2 型								+	
小 RNA 病毒科	脊髓灰质炎病毒 1 型,2 型,3 型		+	+	+	+	+	+	+	+
	柯萨奇 A 组病毒		±	±	±	+	±			
	柯萨奇 B 组病毒			+	+	+	+	+	±	+
	埃可病毒		±	+	±	±	+			
	鼻病毒		+	+						
星状病毒科	星状病毒 1～5 型		±							

+,明显的细胞病变效应;±,中等的细胞病变效应;Pme*,人原代胚胎细胞培养;M**,人细胞培养;HeLa,人宫颈癌;WI－38,二倍体人胚(女性)肺成纤维细胞(标准的二倍体细胞);VH,包皮成纤维细胞;LLc－MK2,成年猕猴肾上皮细胞;Vero,非洲绿猴单倍体肾成纤维细胞;H9/Molt4,人 T4 淋巴细胞;*** 脐带淋巴细胞;$CaCO_2$,人结肠癌细胞

43.2.2.2 分子生物学方法

在表 43.2－7 中,总结了目前用于病毒诊断的分子生物学技术。

表 43.2－7 检测病毒的分子生物学方法

电泳
杂交(bDNA)
PCR
其他核酸扩增方法(如 NASBA、LCR、TMA)
测序
RFLP

43.2.2.2.1 病毒基因组节段电泳显影:有些 RNA 病毒的基因组不形成连续的链,如引发全球儿童严重胃肠炎的轮状病毒,它的基因组由 11 个 dsRNA 节段构成。急性轮状病毒感染时,肠道细胞中产生大量的病毒,因此,从粪便中提取的总核酸足以使用琼脂凝胶电泳对病毒 RNA 节段进行显影。研究显示,这种 RNA 病毒连续突变常导致病毒基因组节段的大小发生变化。节段类型是某一轮状病毒分离株的特征,在医院感染链调查中可以此加以确定。

43.2.2.2.2 限制性片段长度多态性(RFLP):DNA 病毒的基因组是不分节的。然而,分离的病毒 DNA 可以通过加入适当的限制性内切酶切割出特定的片段,再通过电泳对各病毒株和变异株的 RFLP 进行分析(图 43.2－2、图 43.2－3)。RFLP 分析技术还可用于具有线状、非分节 RNA 基因组的病毒。在此情况下,基因组必须先在体外通过反转录酶转录成双链互补 DNA(cDNA)。

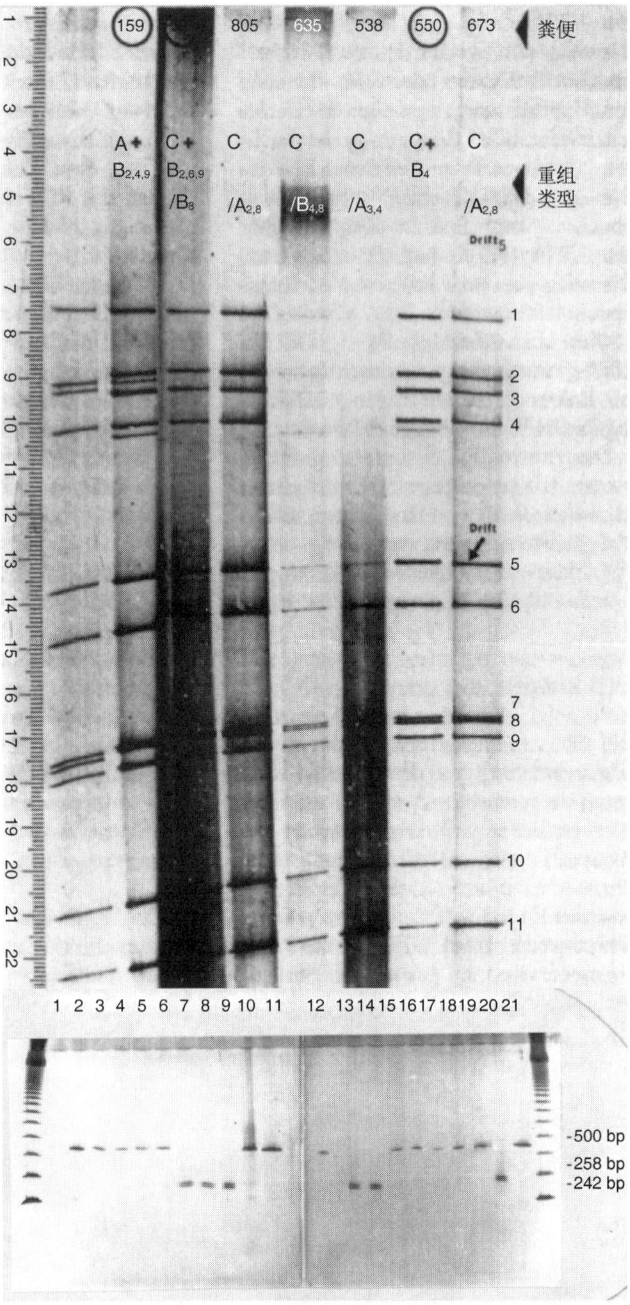

图 43.2-2 节段/限制性片段长度多态性分析。以从不同患者轮状病毒分离株 RNA 节段(上部)及 HSV-1 分离株 DNA PCR 扩增子为例

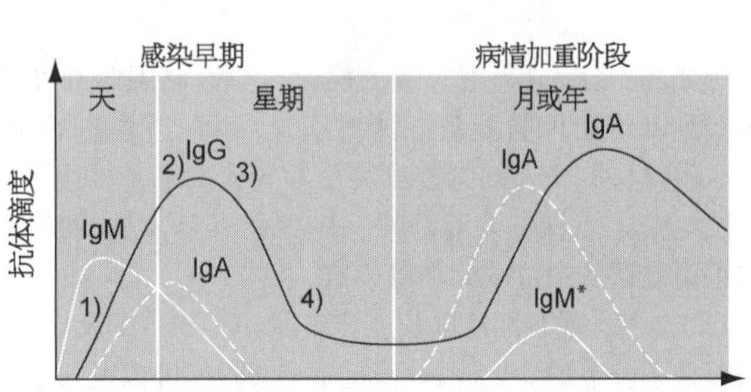

图 43.2-3 原发感染或感染再激活的病毒特异性抗体动力学(经允许引自文献[7])。* IgM 检测(早期诊断试验)；1)～2) IgG 显著升高；3)～4) IgG 显著降低

43.2.2.2.3 DNA 或 cDNA 测序：这种基于核酸杂交的方法更为精确，但也更为费力。同时，自动化平台的使用已经标准化并大大简化了测序和读取过程，使之前列出的方法越来越多地被取代。DNA 测序检测的是病毒基因组或 cDNA 指定片段中核苷酸的序列。由于突变的数量随着时间的推移而增加，因此，可以构建基因树。具有许多不同突变的菌株属于相距甚远的分枝。虽然，片段的电泳可视化和核酸片段提供了强有力的结果，但 DNA 测序数据的解释仍然需要结合计算规则。

测序是在患者长期治疗病毒感染的过程中，对发展为耐药病毒突变体的基因型进行检测的一种方法(如 HIV、HBV 和 HCV)，突变株可对有效抗病毒治疗造成负面作用。测序通常是在直接从体外标本中提取的基因组片段上进行的，并予以扩增，这避免了在细胞培养中最初培养的病毒干扰体外突变的风险。

43.2.2.2.4 核酸杂交：核酸检测的所有技术都依赖于互补的脱氧核糖核酸链与双链核酸的自发杂交，这种杂交发生在 DNA 和 RNA 中[6]。利用合成的或克隆的寡核苷酸作为探针，可以通过杂交检测目标核酸的互补序列。杂交通常用放射性物质或酶标记的探针来检测。然而，对于病毒的诊断，这些杂交技术缺乏灵敏度。因此，在使用杂交试验之前，需通过体外复制来扩增核酸。在所有方法中，实验都包括以下步骤。

- 从样本中提取总 DNA。
- 将反应混合物中的温度提高到接近 100℃ 或 pH>8 以使双链 DNA 分离(变性)成两条单链。
- 添加基因探针(与病毒基因互补的 DNA 链，用放射性或酶标记物标记)。
- 将温度或 pH 降低至初始值，使单链与标记的基因探针复性(杂交)成为双链。
- 使用基于固相的杂交程序进行定性或定量测量，如印迹技术和夹心杂交或与固相免疫试验的组合，其中核酸通过抗体结合或通过生物素-抗生物素蛋白在固相上相互作用。

杂交也可以作为组织学评估的一部分在组织切片中原位进行，类似于抗原的免疫组织学检测。在理想情况下，用于核酸杂交的标本应该是没有固定的或轻微固定的，也可以是脱石蜡的。

43.2.2.2.5 聚合酶链式反应(PCR)：在反应体系中加入核苷酸、热稳定聚合酶和引物基因序列，经过变性、杂交和聚合酶链反应，从样本提取的核酸的病毒基因得以扩增。PCR 试验是使用病毒 DNA 和反转录后的病毒 RNA 进行定性和定量的检测技术。该方法大大提高了潜在和有效感染检测的灵敏度。另见 52.3。

作为扩增病毒靶核酸序列的替代方法，某些检测方法利用了扩增基因探针或将进一步与标记的基因探针杂交(信号放大)的可能性。

PCR 是检测标本中尤其是血浆中病毒载量的标准方法。在病毒载量与疾病进展相关的所有疾病中，定量病毒 PCR 或其他核酸扩增技术为抗病毒治疗适应证和监测提供了理想标志。PCR 尤其适用于没有其他合适的实验室检测方法的 HIV 和 HCV 之类感染。然而，病毒载量试验也常规用于免疫功能低下的乙型肝炎和巨细胞病患者的治疗效果评价。

43.2.2.2.6 电子显微镜：电子显微镜让步于病毒培养和基因分析并不很合理。如果样本中有足够的病毒(水疱、粪便)，最先进的电子显微镜可以同时快速诊断和检测多种病毒。显微镜检测病毒包涵体用于组织病理学，仅在个别情况下（巨细胞症、狂犬病病毒特征性的 Negri 小体）才能进行准确的病毒鉴定。病毒抗原检测被认为是病毒血清学检测的一部分[1]。

43.2.3 病毒血清学

43.2.3.1 获得抗体

在病毒感染中产生的抗体是多克隆的，具有不同的免疫球蛋白类型，直接抵抗带有不同抗原决定簇的病毒或被感染的细胞。除了在新生儿出生后前 2 天，当血清 IgM 浓度超过 200 mg/L 被认为是产前感染的标志，特定病毒感染的抗体通常仅占总抗体非常小的比例。IgM 和 IgA 类抗体不通过胎盘转移。相反，IgG 抗体在胎儿期间（即从妊娠第 91 天起）可从母体活跃地转移到胎儿循环中，并为新生儿提供了大约 1 年的母体被动免疫。出生后，新生儿首先产生针对感染的 IgM 抗体，紧接着是 IgG，然后是 IgA 抗体。

- 一旦病原体被消除或变为潜伏，IgM 抗体就从血液中消失。
- 但是，IgG 抗体可能持续很长时间，甚至终生存在，并且与许多病毒感染的临床免疫相关。
- IgA 抗体主要保护黏膜，因为它们是随黏液分泌的。在血清中，它们的动力学介于 IgM 和 IgG 之间（图 43.2－2）。在一些黏膜感染如流感等中，其诊断效率高于 IgM。在其他疾病中，血清 IgA 可补充 IgM 作为近期感染或再感染的标志物。

在感染过程中，由于具有膜结合的免疫球蛋白受体的 B 细胞获得选择性优势（阳性选择）使其更好地匹配相关抗原（然后分泌为抗体），抗体多克隆性略有下降。因此，确定抗体的亲和力也有助于区分急性感染和复发感染。由于抗体的异质性，用于确定病原体特异性抗体的浓度（量）的临床化学方法是没用或作用有限。血清学方法主要检测抗体活性。

43.2.3.2 抗体定性检测

一旦疾病开始，筛查病原体通常不再有意义，因为随着免疫反应的发生，疾病只会变得活跃，此时病毒血症和病毒排泄停止，血清/血浆和脑脊液样品中的抗体测试就很重要了。

如果预防了细菌污染，血清和血清抗体会保持长期稳定。标本可以很容易地通过邮寄运送，但是必须保存在低于－20℃的温度下，以便长期储存。细胞介导的免疫反应测试（淋巴细胞刺激试验）目前仅用于科学实验室。

传染性血清学试验是以传统的液相试验［细胞培养病毒中和试验、血细胞凝集（抑制）试验］或现有技术（固相）免疫试验进行的[1,5,6]。

43.2.3.3 抗体定量检测

传统定量方法是滴定法，由保罗·欧立希（Paul Ehrlich）创立。通常以 2 倍系列稀释度确定抗体效价。重复试验中滴度稍有偏差作为变异是可以接受的。在连续的患者血清样本中检测出较大的偏差可认为是有显著意义的（表示感染）。

易受干扰的生物方法，如细胞培养中的病毒中和法，根据系统相关的生物试验标准，以更为复杂的方式定义为“效价的显著升高”，需要进行多次平行试验。由于许多病毒血清学参数没有国家间的检测标准化，两个血清样本之间滴度的显著上升只能在同一实验室使用相同的检测系统来确定。不同的血清学方法对不同的抗体类别和亚类的抗体的检出率不同。因此，血清抗体滴度结果与所使用的具体测试方法相关联。临床病理学家必须以个人为基础（即具体与所使用的方法有关）来解释检测结果。由于患者的免疫反应可能差异很大，所以，标准值只能以范围表示（例如，考虑患者的流行病学和年龄）。

注意：临床医师为检测提供的提示越详细，临床病理学家越容易针对具体情况选择适当的检测方法，并解释实验室结果。

滴定法本质上是物力和人力密集型的方法。因此，现代免疫检测法是基于一步法的原理，只需要一个稀释步骤来分析血清样品[1]。这就产生了前带现象的风险：如果在一份没有充分稀释过的血清样品中有太多抗体，它们可能通过竞争抗原结合位点而相互阻断（假阴性测试结果）。只有当血清被进一步稀释直到抗体也被稀释时才能获得正确的测试结果。

固相免疫分析：这些分析方法做了许多改进。最常见的是使用固相结合的抗原，血清抗体和标记抗体（示踪剂）直接针对它们结合。根据与示踪剂连接的信号分子（放射性同位素、酶或荧光染料）的不同，检测方法分为放射免疫试验（RIA），酶免疫试验（EIA、ELISA）或荧光免疫试验（FIA）/免疫荧光试验（IFT）。敏感检验体系是一种放大的酶反应，利用酶-底物瀑布反应和循环以及使用铕螯合物和荧光发光为基础的时间分辨荧光试验进行信号扩大。

缺陷：类似于酶活性的测量，以 U/mL 表示抗体活性是错误的。由于在整个生命过程中大量的相关抗原决定簇引起的感染和免疫激活的持续相互作用，抗体效价的免疫生物学变异几乎不可能降低到 2 倍以下，因为 B 细胞也通过复制而增殖。

常规免疫分析有许多替代方法：为了检测 IgM 抗体，使用反向试验程序。首先，通过固相结合的抗 IgM 抗体分离（部分）血清样品中的 IgM，然后，在第二步中通过加入连接有信号分子的抗原来检测其抗原特异性（抗 μ 捕获试验法）。这种方法避免了竞争性 IgG 和 IgA 抗体的问题。在检测 IgM 抗体之前减少或消除 IgG 很重要，因为通常存在与抗原结合的 IgG（甚至跨动物物种）反应的 IgM 自身抗体，导致夹心试验中的病原体特异性 IgM 的假阳性结果。这通常发生在风湿性疾病（类风湿因子）中。

43.2.3.4 定量抗原检测

抗原测定是直接检测病毒及其结构成分的最简单的方法。除了免疫组织学，它被用于在感染过程中血液（乙型肝炎表面抗原）、粪便（轮状病毒、诺如病毒、腺病毒）或呼吸道（流感病毒）中存在特别大量的病毒抗原的情况。

固相免疫分析：这是最常用于抗原检测的方法。其设计与反向 IgM 试验法相似。抗原从标本中分离或通过特异性针对抗原的固相结合抗体进行免疫吸附分离。被标记的抗体起到示踪剂的作用。由于类风湿因子的存在，这种夹心试验可能会导致假阳性结果，但如今这几乎不是问题了。现代抗原测定方法（如检测 HCV 核心抗原）具有低至 pg/mL 范围的灵敏性，因此，有时可以替代 PCR。

抗原测定比抗体测量更容易定量，因为免疫学抗原亲和力在感染过程中不会改变。然而,必须考虑病毒抗原的变异性和病毒基因型的多样性。

43.2.4 试验结果解释

诊断病毒学的试验结果必须依据下述内容予以解释[1]。

- 花疹感染须通过确定病毒核酸序列,通过抗原检测,电子显微镜检查或直接在患者标本中分离出病毒来诊断。
- 这些检测的定量结果可以评估感染和疾病的进程以及治疗效果。
- 在所涉及的传染性病原体(热带病毒性疾病、狂犬病)没有呈流行性(至少不是区域性)的时候,病毒感染可以通过血液样本中基本的定性抗体检测间接证明。这也可以应用于如脑脊液和羊水这类特殊的标本,通常这类标本中没有抗体产生(缺陷:被血液污染)。
- 如果高度怀疑感染,血清学最初仅用于排除诊断。如果在第二个血清样品中检测到滴度的显著升高(排除或考虑到主动或被动免疫,输血和母体抗体),则可以通过抗体定量进行急性或相对新近感染的可靠诊断。
- 在单一血清样本中,病毒特异性 IgM 或 IgA 的升高可以是近期、活动或再次活动性感染的指标。
- 与定量病毒检测相比,血清学不太适合监测感染性疾病的病程和治疗预后(IgM 清除减慢,IgA 和 IgG 抗体水平降低)。

保护性免疫的证明:在许多病毒性疾病中,防止再感染或新感染与感染性中和抗体(如小儿麻痹症、甲型肝炎、风疹或麻疹)的存在有关。这些抗体防止病毒附着和进入细胞。在这种情况下,通过获得(超)免疫球蛋白来"被动"赋予免疫保护。

有时病毒吸附感染靶细胞的能力与其结合到特定的动物红细胞并与红细胞凝集的能力密切相关。在这些情况下,血细胞凝集抑制试验可取代测定实验动物或细胞培养物(如风疹或流感感染)中的中和抗体的试验。

在一些感染中,不论其生物质量如何,抗体仅仅是既往感染的标志。如果已知先前接触感染因子或接种感染因子导致免疫,则非生物抗体检测足以确定患者的免疫状态。

诊断病毒学作为流行病学控制的一部分,并可用于排除感染的风险:许多传染性疾病都强制性要向公共卫生部门报告。德国《感染保护法案》区分了全科医师和临床医师的强制性报告(疑似诊断)和实验室强制性报告(检测应通报病原体)。许多病毒(如肝炎病毒、肠道病毒、腺病毒)在医院感染中起重要作用。

许多诊断性病毒检测都是在输血医学中进行的,并确保生物技术药物的安全性。尽管通常不可能排除病毒污染,但是风险可以大大降低。

43.3 腺病毒

科:腺病毒科。该家族由动物体内的几个属和亚属组成,但通常不在动物种属间传染[1]。

属:哺乳动物腺病毒属分为 A~G 7 个种。

病毒结构:腺病毒由含有线性双链 DNA 基因组的规则形状的二十面体衣壳组成。衣壳的多肽分子排列成规则的正五邻体和六邻体。病毒衣壳顶点处的五邻体具有伸出的纤维,这对感染细胞的第一步即病毒吸附是必需的。病毒粒子的直径为 80~110 nm。

43.3.1 流行病学和临床意义

已经发现了大约 54 种血清学上可区分的人类腺病毒。许多感染表现为亚临床进程:腺病毒最初是从扁桃体组织和鼻息肉(腺样体)中偶然分离出来的,它们在此可以维持持久性感染。传染病的发生取决于病毒株的毒力和机体的抵抗力水平(如由感冒引起的抗性受损),通常有一定比例的流行性[2,3]。

腺病毒相关的诊断:在呼吸道(主要是 1~7、14、21 型):急性发热性咽炎(各年龄段)、类百日咳综合征(婴儿)、支气管肺炎(小孩、军人)。

在眼部(特别是 3、4、7、8、37、53、54 型):腺病毒咽结膜热(幼儿)、滤泡性结膜炎(游泳池结膜炎,与衣原体鉴别诊断)、流行性(出血性)角膜结膜炎(通常为医院内感染)。

在胃肠道(第 40 以上各型,加上 1、2、5、31 型):急性肠胃炎;是仅次于轮状病毒的导致小儿腹泻的主要原因。

在膀胱中:婴幼儿急性出血性膀胱炎(11、34、35 型)、艾滋病患者的慢性感染。

生殖器溃疡:19、37 型。强免疫抑制类 1、2、5、31 型可导致播散性败血症;在极少数情况下,脑部(儿童脑膜脑炎或免疫力低下的个体)和肝脏(肝炎)可被感染(1、2、5、7、11、31、34、35 型)。

呼吸道腺病毒感染在人群中非常普遍,并且有可能再感染同种类型的病毒。

腺病毒感染在免疫功能低下的宿主中越来越被认为是重要的病原体,特别是在 T 细胞功能受到严重抑制的患者中。对高危患者推荐进行定量聚合酶链式反应(PCR)检测[4]。

腺病毒很稳定,并且是医院内和污染物感染的主要原因。腺病毒 8 是流行性角膜结膜炎的常见原因,特别是在眼科医院。

43.3.2 病毒的检测

为了诊断腺病毒感染,可选择直接病毒检测的方法。以下标本可以使用:咽拭子或痰(肺炎时,除支气管肺泡灌洗外,痰液所提供的信息最多),结膜拭子,腹泻粪便样本,尿液和脑脊液。EDTA 抗凝血液用于诊断怀疑与腺病毒感染相关的肝炎(表 1.6-3)。由于病毒的高度稳定性,除了必须防止样品变干,不需要防腐。腺病毒抗原检测试验如下。

- PCR 对于检测所有类型的病毒均具有很高的灵敏度,因此,在脑膜脑炎的检查中,始终被用于脑脊液(CSF)检测。低病毒载量($<10^3$/mL)偶尔也会在健康人身上发现。因此,应该使用定量方法。
- ELISA 对所有类型的腺病毒衣壳蛋白抗原的检测是最便宜的,也是粪便样品中病毒检测常用的常规方法。
- 当一次筛选几种病毒时,也可以在电子显微镜下检查粪便样品。
- 细胞培养物中的病毒分离需要 24 h 以上,通常需要几天,对于 A~E 种病毒来说效果最好。一旦分离成功,病原体可以通过血清学和分子技术(DNA 限制性内切酶分析,

DNA 测序)进行分型。

- 直接来自样品或细胞培养物的 PCR 扩增产物的 DNA 测序可用于精确分型,以判断感染链(如确认或排除医院内感染)。

43.3.3 病毒血清学

呼吸系统疾病中,通常感染 2 周后,腺病毒感染可以在血液样品中进行血清学确认(即通过抗体测定),但在其他感染部位只是偶见。

型特异性抗体只能用血凝抑制试验和中和试验测定,尽管结果往往不一致。

免疫荧光法、酶免疫分析法和蛋白质印迹法在常规和抗体 Ig 分类检测中没有应用价值。

总的来说,血清学诊断重要性有限,但可用于无免疫缺陷的严重呼吸道感染。补体结合试验仍然是检测所有类型病毒的廉价方法。滴度≥1∶80 提示近期感染。

43.4 甲病毒属

科:披膜病毒科。

属:甲病毒属包括 29 种不同的病毒,如基孔肯雅病毒、奥尼永尼病毒、罗斯河病毒、辛德毕斯病毒和马脑炎病毒,它们是虫媒病毒(通过节肢动物媒介传播的节肢动物)[1]。

病毒结构:参见 43.65。

43.4.1 流行病学和临床意义

甲病毒在全球范围内各地区,在不同物种体内都有分布,但目前尚未在中欧发现。

在东半球,病毒的致病物种较少见;它们在北美洲和南美洲以及澳大利亚出现得更频繁。甲病毒有时通过昆虫叮咬在大型家畜(马)和人类间传播。经过 1 周的潜伏期,导致脑膜脑炎(马脑炎),通常预后良好。罕见致命(表 43.4-1)。

表 43.4-1 引起的脑炎的甲病毒属

科	属	病毒	潜伏期	媒介	发生地
披膜病毒科	甲病毒	东方马脑炎病毒	5~15 天	蚊子	美国东部,加拿大,巴西,古巴,巴拿马,菲律宾,多米尼加共和国,特立尼达
	甲病毒	委内瑞拉马脑炎病毒	2~5 天	蚊子	巴西,哥伦比亚,厄瓜多尔,特立尼达,委内瑞拉,墨西哥,佛罗里达,得克萨斯州
	甲病毒	西方马脑炎病毒	5~10 天	蚊子	美国西部,加拿大,墨西哥,阿根廷,巴西,巴布亚
布尼亚病毒科	布尼亚病毒	加利福尼亚脑炎病毒	5~15 天	蚊子	美国西部,加拿大,阿拉斯加
黄病毒科	黄病毒	日本脑炎病毒	6~16 天	蚊子	日本,关岛,东亚,马来西亚,印度尼西亚
	黄病毒	圣路易斯脑炎病毒	4~21 天	蚊子	美国,特立尼达,巴拿马
	黄病毒	西尼罗河病毒		蚊子	北美洲,地中海,东非

43.4.2 实验室诊断

最简单的检测方法是用血凝抑制试验检测血清样品中的抗体,因此,必须考虑腺病毒之间的交叉反应(旅行史)。与黄色(接种)病毒(如黄热病病毒、登革热病毒、西尼罗河病毒、ESME 病毒)没有交叉反应,这些病毒也通过节肢动物传播并导致类似的疾病[2]。在病毒感染的急性期,病原体可以通过 PCR 对 EDTA 抗凝的血液和脑脊液标本进行检测,而病毒的分离只有在疾病早期才能成功。

43.5 虫媒病毒

虫媒病毒指一组由吸血节肢动物(昆虫、蜱)(虫媒,节肢动物)传播的病毒,分为黄病毒、布尼亚病毒、甲病毒和呼肠孤病毒,只有少数可使人类致病。寨卡病毒主要引起一种轻度或无症状类登革热疾病,可导致吉兰-巴雷综合征和其他神经系统疾病[1]。除初夏脑膜脑炎病毒外,这些病毒必须被视为输入性传染性病原体(热带、亚热带、地中海地区)(表 43.4-1)。

43.6 沙粒病毒

科:沙粒病毒科。

属:沙粒病毒属由 25 种以上的病毒组成,包括非洲和欧洲的拉沙病毒和淋巴细胞脉络丛脑膜炎(LCM)病毒。其他种是南美洲特有的。

病毒结构:该家族由多形性病毒组成,包括一个由两段的单链负性 RNA 基因和沙质外观的核糖体(拉丁语的"arena"=沙)。粒子的直径为 110~130 nm。

43.6.1 流行病学和临床意义

沙粒病毒寄生在啮齿动物体内,是人畜共患病原体。

拉沙热病毒[1]:这种病毒在西非流行,并导致感染(人畜共患病),在罕见的情况下,可能表现为出血热综合征,往往导致致命的后果。感染通过被感染的啮齿动物的咬伤而直接在个体间传播或通过感染啮齿动物的尿液传播,但也可以通过粪-口途径传播。

LCM 病毒[2]:该病毒引起淋巴细胞性脉络丛脑膜炎,这种啮齿动物传染的人畜共患病也发生在中欧。人类可能会通过空气暴露感染。由于 LCM 感染的仓鼠是人类感染的主要来源,因此,应该询问仓鼠暴露史。

这种感染常常不明显或可能表现为普通感冒。中枢神经系统很少累及。这种疾病是由免疫病理机制触发的。

43.6.2 实验室诊断

实验室诊断可以通过从脑脊液或血液样品的细胞培养物中分离病毒(拉沙病毒:要求在 4 级生物安全实验室中进行),采用 PCR 或血清抗体检测的方法进行。抗体检测(IgM、IgG)应采用间接免疫荧光法。任何阳性结果在流行病学上均认为是异常的。

43.7 星状病毒

科：星状病毒科。

属：哺乳动物星状病毒属（哺乳动物），禽星状病毒属（禽类）。在人群中，星状病毒共有8型（血清学和基因学分型）[1]。

病毒结构：星状病毒较小，二十面体正链RNA病毒（直径为28～34 nm）。

43.7.1 流行病学和临床意义

患有病毒性肠胃炎的患者需要鉴别诊断是否有星状病毒感染。最常见的传播方式是通过被污染的食物或污染物接触感染。在社区机构（疗养院）或医院病房偶有暴发[2]。与轮状病毒、腺病毒和诺如病毒相比，星状病毒的临床和流行病学意义较小。

43.7.2 实验室诊断

可以通过PCR法，酶联免疫吸附测定法（ELISA）或电子显微镜来检测腹泻患者粪便标本中的病原体。

43.8 博卡病毒

这类病毒是细小病毒科家族中的一员（参见43.52），在很多患有支气管炎或肺炎的儿童中被检测到。在胃肠炎患者的粪便标本中也可检测到。PCR试验可用于科研，须在特殊实验室进行。

43.9 博尔纳病毒

科：博尔纳病毒科。

属：博尔纳病毒属。

病毒结构：为包膜病毒，直径为70～130 nm，核内包裹一条单链RNA。

43.9.1 流行病学和临床意义

博尔纳病毒广泛分布在脊椎动物中，可引起中枢神经系统慢性疾病，最初在博尔纳地区（萨克森）（1894/96）的马匹中发现，随后（1926年）证实这是由一种病毒引起的疾病。

最近几年，这种病毒与人类疾病（如抑郁症）的相关性一直被争论，但目前还没有确凿的证据证明博尔纳病毒可感染人类[1]。

43.10 布尼亚病毒

科：布尼亚病毒科。

属：布尼病毒属、汉坦病毒属、白蛉病毒属、内罗病毒属。

病毒结构：布尼亚病毒是一种包膜病毒，球形或卵圆形有螺旋状核蛋白。单股负链RNA由三段组成。该病毒的直径为90～120 nm。

43.10.1 流行病学和临床意义

布尼亚病毒科种类繁多，可在（人）畜、节肢动物或啮齿动物间传播。在中欧，只有汉坦病毒具有相关性（参见43.24）。有时，来自南欧的旅行者会发生白蛉热，这是由白蛉病毒感染引起的（参见43.49）。外来传染性疾病，通常由蜱或昆虫传播，包括裂谷热（非洲）和克里米亚-刚果出血热[1]。

43.11 杯状病毒

科：杯状病毒科。

属：人类中的诺如病毒和沙波病毒有几个群或型。在动物界中还有两个属[1]。

主要属种：诺如病毒分为基因型Ⅰ和Ⅱ。

病毒结构：杯状病毒（*Calicivirus*）含一条正链RNA。二十面体衣壳呈典型的杯形凹陷（在拉丁语中，“calix” = 杯、圣杯）。病毒大小为30 nm。

43.11.1 流行病学和临床意义

杯状病毒有许多变异型，且在全世界普遍流行。除人杯状病毒之外，还有可引起动物疾病的病毒型，所有杯状病毒都具有种特异性。在中欧，人杯状病毒与胃肠炎相关：除轮状病毒外，诺如病毒（之前称为诺沃克病毒）是中欧地区引起严重胃肠疾病（胃肠炎）的病因。轮状病毒通常只感染幼儿，但诺如病毒感染可发生在全部年龄人群，基因型2比基因型1更易传播。引起肠胃炎的一种少见病毒是札幌样病毒（沙波病毒属），在日本首次发现。

43.11.2 实验室诊断

引起肠胃炎的病毒可通过电子显微镜检查腹泻患者粪便，或检查诺如病毒抗原（ELISA），特别是可通过RT-PCR检测基因型Ⅰ和Ⅱ[3]。

43.12 基孔肯雅病毒

科：披膜病毒科。

属：甲病毒属。

种：基孔肯雅病毒。

病毒结构：参见43.65。

43.12.1 流行病学和临床意义

基孔肯雅病是一种以多种蚊子为传播媒介的发热性病毒感染。类似登革热，它会导致严重的关节痛。预后较好。基孔肯雅病在历史上只局限于非洲、印度次大陆和东非群岛。2006年，在意大利北部发现了几例由境外感染蚊子引起的基孔肯雅病。一年后，加蓬湾（西非）的一次暴发流行被报道[1,2]。

43.12.2 实验室诊断

诊断是通过抗体检测（ELISA、蛋白质印迹）和PCR来完成的。由于欧洲广谱阳性血清的缺乏，任何阳性抗体检测都是可疑感染。

43.13 冠状病毒

科：冠状病毒科。

属和种：冠状病毒，按基因分为三个群和特异株。人类致病性冠状病毒属于第一群和第二群。呼吸相关 HCoV HKU1 毒株和肠嗜性 HECoV 毒株已经被发现了很长时间。直到 2003 年之后，呼吸系统相关毒株 HCoV-229E、HCoV-OC43 和 SARS-CoV 才被发现。

病毒结构：冠状病毒(*Coronavirus*)的大小为 80～120 nm。大的正向单链 RNA 基因组被包裹在螺旋形核衣壳中，衣壳外包裹由结构蛋白组成的脂质膜。在衣壳球形表面的外缘有特征性的冠状突起(拉丁语中，"corona" = 王冠、光环)。

43.13.1 流行病学和临床意义

冠状病毒广泛分布于人类(人类冠状病毒)、猪、猫、狗、家禽和啮齿类动物，也是威胁生物技术的污染物。冠状病毒通过飞沫和气溶胶传播，引起呼吸道感染(常见于普通感冒)。偶尔会导致肠胃炎，尤其在免疫系统不成熟的早产儿或任何年龄组的免疫功能低下患者(人环曲病毒)[1]。通过粪口途径传播。这些疾病的潜伏期为几天。许多感染都有一个亚临床病程。

2002 年 11 月，一种引起严重急性呼吸窘迫综合征(SARS)的病毒在中国南方暴发，患者表现为非典型病毒性肺炎。随后在新加坡、越南、加拿大和其他国家出现。男女性患者近 9 000 名，且所有年龄组均严重患病。在这些病例中，大约有 7 000 例发生在中国。总死亡率约为 10%(60 岁以上患者占 60%)。在随后短短几周内，SARS 通过航空旅行在全球传播。

患者仅在有症状后(发热 38.5℃以上)具有传染性(通过唾液飞沫和粪便)。因此，世界卫生组织采取了统一行动，持续隔离初期感染 SARS 的患者，并根除该类型肺炎。该病原体被鉴定为冠状病毒的一种新变种，它可以通过血清学和分子方法与先前已知的人类和动物冠状病毒区分开来。这种病毒的天然宿主是蝙蝠。该病毒在中国的交叉感染来源于果子狸(亚洲棕榈猫)，它是一种貂，肉可用于烹饪。

43.13.2 非典型性肺炎冠状病毒感染

病毒学研究所通常用 RNA-PCR 方法来检测病毒，可采集痰液或鼻咽拭子。也可在细胞培养基中培养病毒(在高度隔离环境中)，用于检测抗病毒药物敏感性。可以采用商品化 ELISA 方法，但血清抗体在感染 2 周后才可检测到[2]。

43.13.3 除外 SARS 的冠状病毒感染

像鼻病毒或呼肠病毒一样，这类病毒感染可引起轻微感冒和轻度肠炎，通常在实验室之外。有时这些病毒可通过电子显微镜下在粪便样本中检测到。原则上，以上方法都可采用。

43.14 柯萨奇病毒

科：小 RNA 病毒科。

属：肠病毒属。

种：人肠病毒 A-C 组和柯萨奇病毒 A 和 B 亚群。

血清型：A1-24，B1-6。

病毒结构：参见 43.54。

43.14.1 流行病学和临床意义

柯萨奇病毒以最初被发现的城镇命名，通过观察其对新生小鼠的致病性，分为 A 和 B 两类。已确定 A 组约 21 个无交叉反应的血清型，B 组为 6 个血清型[1,2]。不是所有的 A 型都能从细胞培养中分离。柯萨奇病毒感染在中欧广泛分布，有季节周期性，夏末发病率较高。虽然发病率小于 5%～10%，但暴发流行很典型(如夏季感冒、脑膜炎、心肌炎，尤其是幼儿)。推测该病毒可能与青少年糖尿病有关。柯萨奇病毒的致病性请见表 43.14-1。该病毒的潜伏期仅为几天。小核糖核酸病毒较稳定，易引起院内感染，尤其是在产科病房。新生儿脑膜炎的预后较差。

表 43.14-1 肠道病毒感染的临床症状

症状	脊髓灰质炎病毒	柯萨奇病毒 A	柯萨奇病毒 B	埃可病毒	新肠道病毒69	新肠道病毒70	新肠道病毒71
瘫痪	+	+	+	+			+
脑膜炎/脑炎	+	+	+	+	−	−	+
心肌炎	+	+	+	+	−	−	+
呼吸道感染	+	+	+	+	−	−	+
发热	+	+	+	+			+
皮疹(前期皮疹)	+	+	+	+	−	−	+
新生儿严重疾病	−	−	+	+	−	−	+
疱疹性咽峡炎	−	+	−	−	−	−	−
急性出血性结膜炎	−	+	−	−	−	+	−
糖尿病/胰腺炎	−	−	+	−			
睾丸炎	−	−	+	−			
胸膜痛	−	−	+	−	−	−	−
腹泻/呕吐	−	−	−	+			
小儿麻痹症，多发性神经炎，多发性神经根炎		+	+	+	−	+	+
手足口病		+	−	−	−	−	+

43.14.2 实验室诊断

实验室诊断参见 43.56 举例。到目前为止，ELISA 方法不可用于该病毒的血清学检测。如果患者出现脑膜炎或脑炎，应关注柯萨奇病毒感染。

43.15 巨细胞病毒

科：疱疹病毒科。

亚科：疱疹病毒乙亚科。

属：巨细胞病毒属。

种：人巨细胞病毒分为几型(但只有一种血清型)。

病毒结构：参见43.33。

43.15.1 流行病学和临床意义

巨细胞病毒(CMV)感染可发生在任何年龄人群，从胚胎期开始可被感染[1]。由于特殊的免疫逃逸机制，许多来源于上皮组织和内皮细胞的感染(如亚临床症状)难以发现，有时复发并使疾病恶化。

原发性感染和大多数复发都与病毒血症、内皮细胞脱落和粒细胞吞噬有关。典型的组织学特征(巨细胞核内包涵体；猫头鹰眼状)已在一个世纪前被病理学家发现。通常认为病毒隐藏在单核细胞内存活，因此有一段潜伏期。通过单核细胞或巨噬细胞，病毒不断地传播到所有器官。

首先，妊娠前4周的原发性垂直感染存在潜在危害，评估和诊断方法须参照风疹检测，即使没有准确的数据显示该病毒对胎儿的危害风险[2]。

其次，再次激活的巨细胞病毒也可以垂直传播。然而，临床结果不那么严重，感染可自愈，预后较好。

在欧洲和北美洲，0.1%～0.5%的新生儿感染被认为是由CMV引起的。他们中只有1/10会受到损害，大部分是未成年人(图43.15-1)[3]。0.5%～2.5%的婴儿是先天感染，也可通过产道或母乳感染。免疫系统不成熟的早产儿可能会发展为间质性肺炎，常伴有肺囊虫感染。

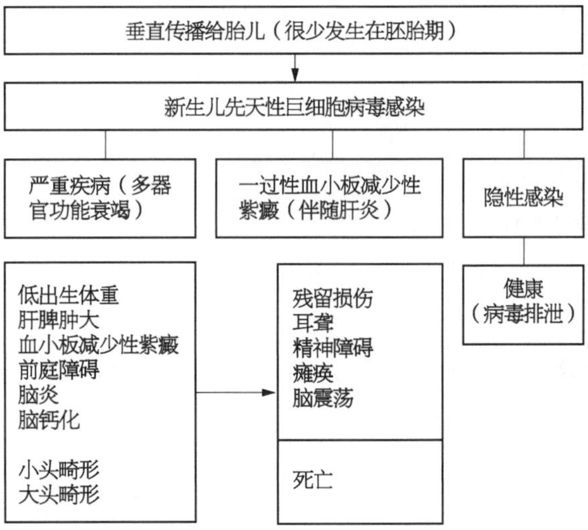

图43.15-1 宫内CMV感染的进展形式

CMV也可以在出生后被感染，特别是通过亲密肢体接触。幼年之后，青少年阶段是另一个CMV的易感期。从更广泛的意义上说，巨细胞病毒病也是一种性传播疾病。在中欧，大约50%的年轻人感染了巨细胞病毒。老年人中70%～80%为抗CMV抗体阳性。在出生后免疫力正常的人群中，CMV感染率低于1%[4]。

有时，CMV单核细胞增多症与传染性单核细胞增多症症状相似，表现为肝炎、恶血质、脾大和淋巴结病，但通常没有扁桃体炎。必须与弓形体病或病毒性肝炎相区分[5]。

在过去，输入含有白细胞的新鲜血液会导致输血后综合征。潜伏期约为7周。在原发性感染CMV后3～4个月出现的症状为吉兰-巴雷综合征。

在免疫受损的个体中，原发和复发的巨细胞病毒病是一种可怕的机会性传染病(败血症、肺炎、视网膜炎、恶血质、肝移植排斥)[6]。随着艾滋病的出现，全部CMV病原谱被认知(表43.15-1)[7]。这些患者不像免疫反应正常的人群，经常被发现携带多种基因型病毒，很有可能是外源性再感染。这些基因型病毒没有相应的免疫血清型，这一发现给疫苗的研发带来了挑战[8]。

表43.15-1 艾滋病患者及器官移植患者感染巨细胞病毒的临床症状

肺炎	溃疡性小肠结肠炎	脉络膜视网膜炎
发热、咳嗽 呼吸困难	慢性腹泻，肠道出血	失明
脑炎	单核细胞增多症	肝炎
意识受损	发热	黄疸
痴呆	肝/脾大 淋巴细胞/单核细胞增多症 血小板减少	肝酶升高

43.15.2 抗体检测

巨细胞病毒感染的诊断可通过检测血清中的抗体进行确诊或排除，因病毒持续存在，血清抗体不断被刺激产生。ELISA和IFT是成本最低的常规检测方法。在细胞培养感染试验中测定的中和抗体含量仅为部分免疫产生的。此外，ELISA试验采用中和抗原。这些抗体很少被刺激产生，因此抗体阴性提示急性初期感染(如在传统ELISA方法中)[9]。这些试验采用来源于感染细胞培养物的抗原混合物或已知病毒内膜或衣壳上的重组抗原。

ELISA或IFT方法检测IgM抗体阳性证明是活动性原发感染或复发感染。

对于再次感染CMV的艾滋病患者，IgA抗体检测优于IgM抗体。

血清学方法的缺点是：由于抗体的生成与增加需要一定的时间，这将导致实验室诊断滞后几天。而抗体的延迟产生也阻碍了快速检测。

对于宫内感染，新生儿出生后第一天采集血样，CMV IgM或IgA抗体的阳性率仅为50%。

43.15.3 病毒检测

定量RT-PCR：定量RT-PCR适用于早期诊断、随访及确定血浆(非肝素抗凝血)病毒载量。骨髓及器官移植患者为CMV感染的高危人群，因此病毒载量的检测是必不可少的。在丙氧鸟苷及膦甲酸治疗过程中，病毒载量是监测疗效的最好指标。在治疗中如出现耐药，可检测丙氧鸟苷磷酸转移酶基因UL97和(或)丙氧鸟苷(或膦甲酸)抑制的病毒聚合酶基因UL54，来确定是否存在点突变。PCR方法检测羊水中的CMV，可用于产前检查；当中枢神经系统被感染时，可采用PCR方法检测脑脊液。

白细胞中CMV抗原pp65的检测：该方法灵敏度欠佳，但与临床表现相关性较好，因为该病毒的膜蛋白只在活动性感染时产生。

细胞培养中的病毒分离：由于 shell vial 技术(快速离心培养法)，该方法成本较低且能在 24 h 内出结果。这种技术仍在尿检诊断试验中应用；产前或围产期感染的新生儿通常要排除高滴度 CMV 感染(当心院内传播)。支气管肺泡灌洗液中检测 CMV 是另一个有价值的领域，快速病毒分离比 PCR 方法检测基因组更有优势。shell vial 技术也可用于早期检测中和抗体。

43.16 登革热病毒

科：黄热病毒科。

属：黄病毒属。

种(群)：登革热四种血清型。

病毒结构：参见 43.21。

43.16.1 流行病学和临床症状

登革热病毒是人类黄病毒属最常见的病毒。感染可由病毒的 4 个不同血清型引起，在美洲、非洲和东南亚的热带和亚热带地区都有发现。美国南部也有报道登革热病例。这种病毒的传播是通过各种类型蚊子的叮咬而发生的。原发感染一般无害。病毒潜伏期为 2～7 天，病毒通过病毒血症传播，主要作用于毛细血管内皮细胞。临床表现为伴有两个高峰的突然发热、关节痛和皮疹[1]。

继发性感染是由另一个不同的血清型引起的，继发感染会增加登革出血热的严重风险，结果是病毒形成免疫复合物激活补体，而没有中和抗体。在这种情况下，病毒的易感性大大增加(抗体依赖性增强)。

43.16.2 抗体检测

实验室诊断常采用血清学试验。

血清学：除血凝抑制试验外，有检测 IgG 和 IgM 抗体的商品化试验(免疫荧光法、ELISA 法、免疫层析 ELISA 法)。IgG 抗体是既往感染的一个指标，它是非特异性的，并且与其他黄病毒感染或疫苗接种存在广泛的交叉反应(参见 43.22)，在评估试验结果时须考虑以上因素[2]。上述情况也适用于 IgM 抗体检测，为近期感染的指标。

43.16.3 抗原检测

快速免疫层析试验因灵敏度较好，用于检测血清样品中的病毒抗原。登革热病毒抗原在疾病发作的早期就可以检测到，而抗体需要几天后才出现。

聚合酶链式反应：该方法可用于登革热病毒早期感染检测，目前还没有商品化试剂。

电子显微镜检查：电子显微镜检查对病毒血症的诊断有重要的意义。由于检测具有感染风险，用于检测的试验样品应选用合适的消毒剂灭活或采用固定剂立即处理。

病毒培养：病毒培养只能在高度封闭的实验室进行。最敏感的检测方法是在实验动物体内培养病毒(小鼠脑内接种)，用 EDTA 抗凝管采集感染阶段的血液，也可以使用细胞培养的方法进行检测。

43.17 埃可病毒

科：(微)小核糖核酸病毒科。

属：肠道病毒属。

种：人类肠道病毒 B，埃可病毒亚种。

血清型：1～7，9，11～21，24～27，29～33。

病毒结构：见小核糖体核酸病毒。

43.17.1 流行病学和临床症状

埃可病毒(*Echovirus*)首字母缩写为 ECHO，意为“肠源性细胞病变性人类孤儿病毒”。这种病毒最初是一种“孤儿病毒”，因为它不与任何特定疾病相关。

肠病毒感染的临床症状见表 43.14－1。肠道病毒感染与柯萨奇病毒－1 型感染具有相似的流行病学和致病性特征，发病率低。埃可病毒感染，比其他病毒感染更易出现胃肠道并发症。

43.17.2 实验室诊断

诊断方法参考疑似脊髓灰质炎(参见 43.56)。目前还没有血清学 ELISA 诊断方法。

43.18 肠道病毒

科：微小核糖核酸病毒科。

属：肠道病毒属。

种：肠道病毒 A～D，脊髓灰质炎病毒(分子分类学)。以脊髓灰质炎病毒、柯萨奇病毒、埃可病毒和新型肠道病毒 68～71 型为人们所熟知。

病毒结构：参见 43.54。

43.18.1 流行病学与临床意义

肠道病毒属隶属于微小核糖核酸病毒科。除脊髓灰质炎病毒、柯萨奇病毒和埃可病毒这三类经典病毒群外，后来发现的人特异性肠道病毒都以其发现顺序来编号命名[1]。

肠道病毒 68 型和 69 型：到目前为止尚未发现与其相关的特定疾病。

肠道病毒 70 型：引起急性出血性结膜炎(阿波罗病)。此类感染主要发生在热带和亚热带人口稠密的城市地区。

肠道病毒 71 型：引起手足口病(与柯萨奇病毒 A16 类似)。

新型肠道病毒也偶尔与经典肠道病毒感染所致疾病(如脑膜炎)相关。

43.18.2 实验室诊断

参见 43.56。来自炎症部位或水疱穿刺的拭子进行细胞培养分离出病毒，作为确诊结果[2]。标本必须在湿润培养基中运输。由于肠道病毒非常稳定，不需要特殊的保存措施。

43.19 EB 病毒

科：疱疹病毒科。

亚科：丙型疱疹病毒亚科。

属：淋巴隐病毒属。

种：EB病毒。

型：A型和B型。

病毒结构：参见43.33。

43.19.1 流行病学和临床意义

EB病毒(EBV)是一种人特异性的嗜B淋巴细胞疱疹病毒[1]。EBV传播途径为密切接触传播，通过感染鼻咽部淋巴上皮细胞进入机体，在鼻咽部造成持续感染。

EBV感染通过喉分泌物传播，其感染呈现双峰，即在幼儿期由于母亲和小孩亲密接触使这种感染达高峰，青春后期青少年由于亲密关系（"接吻疾病"），使这种感染又一次达高峰。胎儿期感染尚无相关报道。EBV不仅能感染易感的B淋巴细胞，还能感染非易感的上皮细胞。病毒趋向性分析揭示EBV感染有两种方式：通过受体介导而感染B淋巴细胞；通过细胞间接触介导而感染非易感的上皮细胞。EBV感染非易感的上皮细胞的新机制是细胞间结构的形成[2]。

43.19.1.1 急性感染

中欧地区70%～80%的儿童及80%～90%的成年人都感染过EBV。在病毒感染4～6周后，发生高水平的病毒血症，EBV感染B细胞，B细胞被攻击，并且大部分被细胞毒性T细胞清除。血细胞计数显示有大量激活的T细胞，这是传染性单核细胞增多症的典型特征。在新生儿（T细胞应答尚未成熟），特别是在新生儿仍然受到胎盘来源的母体抗体的保护，病毒和宿主相互作用表现为亚临床状态。但是，在青少年和成人中，EBV感染会导致全身性淋巴结肿大、肝脾肿大（EBV性肝炎），有30%～50%的病例会出现扁桃体炎[3]。EBV感染偶发皮疹，其可误诊为风疹。这种症状早在100年前已被描述记载（腺热）。

EBV感染可产生自身免疫性致病性成分，它是能与牛红细胞发生交叉反应的特殊的（异嗜性）抗体。这类抗体可用血细胞凝集法检测。这种疾病可表现为严重的，数周甚至数月再现性的过程。但是，其长期预后较好且很少进展为慢性疾病。

43.19.1.2 潜伏感染

虽然大部分B细胞经历复制、裂解性感染或被细胞毒性T细胞清除，但仍有部分B细胞呈潜伏感染并且永生化。在免疫功能正常的个体中，这些细胞终生都受到T细胞的控制。再激活感染通常表现亚临床状态。这种疾病在免疫缺陷个体（如儿童X连锁增殖综合征）的原发感染可能是致命的。如果免疫缺陷随后发生，正如AIDS患者中常见的病例一样，永生化B细胞克隆可以发展为淋巴瘤。1962年，英国热带病医师Denis Burkitt描述了一种特殊的淋巴瘤，这是与嗜淋巴细胞疱疹病毒感染相关的EB病毒淋巴瘤。EBV也与其他淋巴瘤和霍奇金淋巴瘤相关。

众所周知，EBV感染与淋巴上皮鼻咽癌（Schmincke瘤）及AIDS患者的口腔毛状白斑有关。虽然Schmincke瘤在欧洲非常罕见，但其在中国南方却很常见。伯基特淋巴瘤和Schmincke瘤的地区流行率表明或许存在肿瘤相关的地域性协同因子（如疟疾）。

在极少数情况下，EBV感染可出现神经系统症状，如脑膜炎、脑炎或数周后的吉兰-巴雷综合征。更罕见的EBV相关疾病是EBV性心肌炎。

在骨髓或异体干细胞移植后，EBV可导致移植后淋巴组织增生性疾病，若不治疗可致命。

在免疫功能完全正常的宿主中，慢性活动性EBV感染表现出长期慢性复发性传染性单核细胞增多样症状，并伴其特定的抗EBV抗体谱。5年生存率对于老年患者为0.45，年轻患者为0.94，血小板减少患者（诊断时血小板计数$<12\times10^{10}$/L）是0.38[4]。慢性活动性EBV感染的诊断指南已出版[5]。

43.19.2 实验室诊断

从实验室角度来看，常规EBV诊断具有挑战性[6]。

43.19.2.1 病毒检测

EBV检测方法有实验细胞培养的感染/永生化（用脐淋巴细胞），EBV核抗原检测（EBNA），以及分子生物学的方法（PCR检测EBV，DNA）。

病毒分离：鉴于病毒持续存在并且培养方法极其费时，从咽拭子或血淋巴细胞中分离培养EB病毒的诊断价值有限。

抗原检测：抗原检测是最容易最经济的肿瘤检测方法。已有针对EBNA1－6商业化单克隆抗体。对基因EBNA2的分子生物学分析可区分A型和B型EB病毒株。欧洲以A型为主要流行株。

DNA扩增PCR法：PCR方法没有可用的检测试剂盒，因此必须建立一种基于商业化引物的自建方法。PCR是EBV检测最快速最灵敏的方法。它可容易地实现在急性感染期和亚临床性再激活感染咽拭子标本检测，然而，这也限制了其诊断效能。PCR也适用于肺炎患者的支气管肺泡灌洗样本的检测。因此只有高病毒滴度才相关。PCR是脑脊液样本的实验室推荐检测方法，阳性结果可确定诊断。在免疫抑制的个体中，定量PCR方法检测的病毒血症（病毒载量）已经成为再激活感染的有效指标。由于B细胞中存在潜伏EBV感染，血浆或血清样本比全血样本更适合。

43.19.2.2 血清学检测

最简便的方法是用血细胞凝集实验检测疾病特异性而非病毒特异性的异嗜性抗体。这种快速实验有多种可用的商业性试剂盒（Hanganatziu－Deicher、Paul－Bunnell、Wöllner）。这些异嗜性抗体出现于疾病的起始阶段，疾病痊愈后则消失。和传染性单核细胞增多症的血细胞计数相似，异嗜性抗体是致病性的标志物。这与幼儿检测结果常常为阴性相一致，幼儿时期的自身免性抗体水平低，感染通常表现为亚临床型。

感染过程产生病毒特异性抗原，这种抗原可以通过不同方式固定在实验感染细胞中，以证明相关抗体的存在。

以下抗原是不同的：早期抗原（EA）、病毒衣壳抗原（VCA）、核（肿瘤）抗原（EBNA）及膜抗原。已有广泛的商品化检测（EIA、IFT）可用。现代免疫分析方法通常使用基因工程制备的单抗原[7,8]。

关于EBV相关疾病的可用血清学方法的总结见图43.19－1和表43.19－1。

表 43.19－1　EBV 相关疾病患者的特征抗体谱

免疫球蛋白	IgM	IgG	IgA	IgG	IgA	IgG	IgG	IgM
非传染性单核细胞增多症	–	–	–	–	–	–	–	–
传染性单核细胞增多症	+ + +	+ + + +	+	+	–	±	–	+ + + +
儿童的亚临床感染	+ + +	+ + + +	+	–	–	+	–	±
原发感染	–	+ +	–	–	–	±	+	–
复发感染	(+)	+ + + +	+ +	+ +	+	+ +	(+)	–
伯基特淋巴瘤	–	+ + + + +	–	±	–	+ + + +	+	–
鼻咽癌	–	+ + + + +	+ +	+ +	+	±	+ +	–
抗体活性	VCA	VCA	VCA	EA	EA－D	EA－R	EBNA－1	异嗜性组织

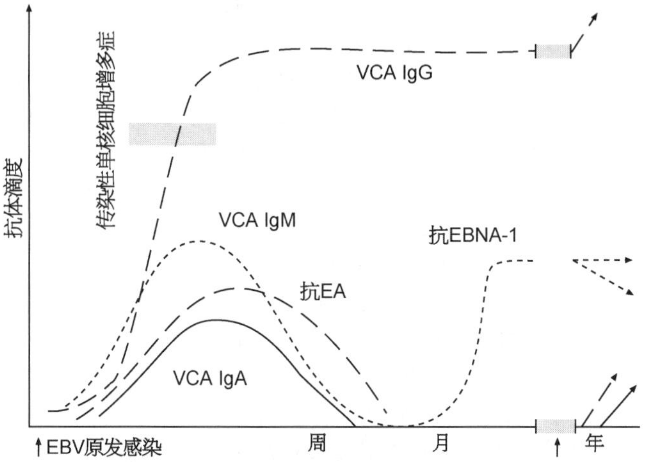

图 43.19－1　针对主要 EBV 抗原的抗体滴度变化图

43.19.2.2.1 EBV 抗体检测的步骤：如下。

步骤 1：EBV 核抗原 1(EBNA)抗体的检测。这种病毒肿瘤抗原存在于所有持续感染细胞的核中。它以免疫原形式在相对晚期表达。直到感染数周至数月后，才产生 EBNA－1 的抗体。明确的阳性结果表明既往感染。针对其他 EB 病毒核抗原的抗体(如抗 EBNA－2 抗体)出现更早。但这一试验与当前实验室诊断并无关联。

步骤 2：若抗 EBNA－1 试验是阴性或仅仅为弱阳性(第一个检测滴度水平)，则应进行针对病毒衣壳(VCA)抗体的筛查。

步骤 3：由于 VCA 抗原具有强免疫原性，若 VCA 检测呈阴性，则可用于鉴别诊断其他 EBV 相关疾病来排除 EBV 感染。大部分患者在疾病发作会产生 IgM 和 IgG 抗体。

步骤 4：若抗 VCA 滴度增加或检测到(≥1∶160)且抗 EBNA－1 阴性或处于临界值，则提示急性或相对近期感染或再激活感染。在大部分原发感染中，可通过检测抗 VCA IgM 抗体来确认(需考虑与 CMV 的交叉反应)。IgM 抗体通常持续存在不超过 10 周。滴度下降可呈波动模式。急性感染很少是迁延或慢性过程。10%～20%的幼儿 IgM 检测阴性。

43.19.2.2.2 原发感染与再激活感染的鉴别诊断：在成年人，尤其是免疫抑制的成年人，原发感染会经历更严重的过程；而再激活感染则经常是无明显的临床表现；这两者的鉴别诊断仍是一个待解决的问题。

再激活感染经常但不总是呈 VCA IgM 抗体阴性。

更敏感的试验是检测早期抗原(EA)相应的抗体。这些抗原由感染细胞早期产生，其比 VCA 的免疫原性弱，导致原发感染中这些抗原诱导抗体的滞后检出。相反，再激活感染一般能早期检测到并且通常是具有足够灵敏度的 IgM 类抗体。EBV 不仅可以潜伏感染而持续存在，还可在亚临床性的复发过程中发展为裂解性感染。在此过程中，EBNA－1 免疫原性表达受到限制，使得相应抗体的滴度降低，但终生存在的 IgG 型抗 VCA 抗体滴度则常常升高。

对于患者个体来讲，只有在疾病发作前检测抗 VCA 的 IgG 抗体才能可靠地鉴别原发和再激活感染。

异嗜性抗体通常仅出现在原发感染和临床显性感染，因而通过检测异嗜性抗体可鉴别诊断大多数病例。由于抗 VCA IgM 抗体仍然长期阳性且有时仅以波动的形式降低，在评估疾病进展方面血细胞凝集试验是比抗 VCA IgM 抗体更好的标志物。

43.19.2.2.3 抗体亲和力：早期多克隆低亲和力抗体指示原发感染，更少的多克隆高亲和力抗体指示复发感染，因此，抗体的亲和力试验常常用于鉴别诊断。根据抗体与包埋抗原结合强度的不同，通过尿素洗脱结合抗体的方法来进行免疫测定。除了原发感染者(比复发感染更严重)，这种方法适合于大部分的个体[9]。

43.19.2.2.4 EBV 相关肿瘤的补充试验：施明克瘤会激活 IgA 类 EBV 抗体的合成(尤其是针对 VCA)。除了 VCA，源于早期 EBV 复制周期的特定的非结构性抗原(DNA 聚合酶，DNA 核酸酶，主要的 DNA 结合蛋白)推荐用于血清学试验。然而，因为这些抗体水平在普通 EBV 感染和复发感染中也会增加，因而只有高滴度才具有诊断价值(抗 VCA IgA＞1∶80)。IgM 型抗 VCA 抗体通常阴性，同时 IgG 呈高滴度水平。

伯基特淋巴瘤会强烈刺激多种针对 EBV 特异的 EA 抗体合成，EA 即使经过甲醇固定也不会变性。因此，针对这些限制性抗原(限制性早期抗原，EA－R)的抗体滴度增加比普通实验具有更有用的诊断价值。其他血清学实验也不是确诊依据，即使抗 VCA IgG 滴度很高。

血浆 PCR 用来检测骨髓和干细胞移植后的移植性淋巴组织增生性综合征。

43.19.2.2.5 脑脊液血清学：中枢神经系统的 EBV 感染较少见，如果已排除血液污染，可以通过检测鞘内 VCA 抗体来检测，这种抗体是通过脉络丛迁移到脑脊液中的淋巴细胞产生的单克隆抗体。此种检测仅用于延迟诊断。对于早期诊断，可通过 PCR 检测病毒 DNA。

43.20 丝状病毒

科：丝状病毒科。

属：埃博拉病毒，马尔堡病毒。

种：埃博拉病毒 5 种，马尔堡病毒。

病毒结构：在电子显微镜下观察，埃博拉病毒和马尔堡病毒具有一种丝状结构（拉丁语的“filum”意为纤维）。这些纤维丝长度各异（600～800 nm），而直径只有 80 nm。埃博拉病毒和马尔堡病毒的包膜蛋白没有任何交叉抗原。单负链 RNA 基因组包含在直径为 50 nm 的螺旋衣壳中。

43.20.1 流行病学和临床意义

果蝠被认为是丝状病毒的天然宿主。感染通过人与人之间血液的直接接触和呼吸道飞沫进行传播，能够在感染后 5～9 天引起严重的出血热[1,2]。如果存在高水平的病毒血症，那么感染随之发生，导致所有器官的毛细血管内皮细胞破坏，其发病机制最初是由于免疫复合物沉积、补体消耗，从而产生抗体以加剧，然后失血性休克导致死亡。三次主要的埃博拉病毒暴发（1978 年、1995 年和 2015 年）均发现于中非，病死率高（60%～80%）。感染控制的最重要措施是医务人员手部和呼吸道的卫生，尤其是在处理出血性肺炎患者时需特别注意。

1967 年，马尔堡病毒感染首次于德国的法兰克福和马尔堡城镇被发现，并被追溯到感染病毒的进口猴子，它们本身只是感染的最初宿主[3]。有一些致命的病例被报道，称已有研究人员和实验室工作人员通过与被污染的猴肾细胞培养物接触而感染。

43.20.2 实验室诊断

我们可以通过电子显微镜分析戊二醛灭活的血清样品来筛选各种热带病毒，用以作实验室诊断。使用 EDTA 抗凝的血样进行 PCR 检测被认为更加敏感。此外，已建立的方法有在特殊实验室进行抗体检测及在高安全性实验室（WHO 生物安全级别 4 级）中进行细胞培养以分离病毒。然而，这些实验不能作出早期诊断。经历埃博拉病毒或马尔堡病毒引起的疾病暴发的幸存者表现出交叉反应和长期抗体反应[4]。

所有的研究都在特殊实验室（Bernhard Nocht 学院，汉堡；马尔堡大学病毒学研究所）进行。

43.21 黄病毒

科：黄病毒科。

属：超过 50 种黄病毒。

病毒结构：黄病毒具有包含在二十面体衣壳内的正链 RNA 基因组，被含有糖蛋白的脂质包膜包围。病毒直径为 40～60 nm。黄病毒属包括黄热病病毒、登革热病毒、ESME 病毒、西尼罗河病毒、三联病毒、日本脑炎病毒和许多其他由节肢动物传播的病毒[1]。

43.22 初夏脑膜脑炎病毒

科：黄病毒科。

属：黄病毒。

种（组）：蜱传脑炎病毒（TBE）。

病毒结构：参见 43.21 黄病毒。

43.22.1 流行病学和临床意义

初夏脑膜脑炎（ESME）病毒的自然宿主是啮齿动物。该病毒由蜱（硬蜱、木虱）横向传播。蜱主要在初夏繁殖，但在夏末的时候也会少量繁殖。病毒可以通过蜱叮咬传播给人类。携带病毒的蜱广泛分布于德国南部和中部。在欧洲中部以外的地区，主要在东欧可以发现许多病毒的变种（远东蜱传脑炎病毒、TBE-FE、俄罗斯 ESME 病毒）[1]。蜱叮咬后，病毒能在 7～14 天的潜伏期期间通过首次病毒血症传播到鼻咽部，并表现为一种前驱症状的普通感冒。第二次病毒血症将病毒播散到中枢神经系统，导致伴或不伴脑炎的脑膜炎[2]。这种情况很少发生在儿童身上，但在成人中相对常见（20%～30%）。如果坚持严格卧床休息，预后良好，几乎没有后遗症。成人和青少年应接种灭活病毒（根据破伤风计划进行三重免疫后的免疫保护期：至少 5 年）。高风险地区成人被蜱叮咬后应立即进行被动免疫的方法已被弃用。

除 ESME 病毒外，木虱还可以传播伯氏疏螺旋体。带有蜱的疏螺旋体是地方性流行的（如整个德国）。还有一种羊蜱（*Ixodes marginatus*），它会传播引起 Q 热的病原体——贝氏柯克斯体。这种蜱在叮咬过程中不会通过唾液接种病原体，但可以通过粪便排泄病原体（人类通过吸入粉尘感染）。

43.22.2 病毒检测

虽然病毒检测并不常用，但在蜱虫叮咬后 1～3 周时有可能从咽拭子、血液或脑脊液的细胞培养液中分离出病毒。这种病毒检测需要几天时间完成，而通过 PCR 检测病原体则可以在几小时内完成。

43.22.3 抗体检测

抗体检测是最经济可选方法。即使在流行地区或林业工作者中，ESME 的发病率都很低，因此，任何阳性结果都可认为是异常的。大约 3 周的潜伏期后，可以在血液中和随后脑脊液中通过血液凝集抑制试验检测到抗体或用 ELISA 试验检测 IgM 抗体，再稍晚一点可以通过 ELISA 方法检测 IgG 抗体。注意：尤其是在评估免疫状态时，可与其他种类的黄病毒属有交叉反应[3]。

43.23 黄热病病毒

科：黄病毒科。

属：黄病毒。

种：有 9 种基因型的黄热病病毒。

病毒结构：参见 43.21。

43.23.1 流行病学和临床意义

黄热病病毒是黄病毒属的原型，其名称来源于拉丁语"flavus"(意为黄色)。这种感染存在于非洲、中南美洲的热带和亚热带地区，但在亚洲却没有。

黄热病病毒有两种传播周期：森林周期和城市周期[1]。在森林周期中，病毒在灵长类动物和伊蚊属的蚊子之间的丛林中循环。如果人类进入这一栖息地，他们可以作为灵长类动物参与到这个传播周期中，并通过这些载体将病毒传染给其他人类。在城市周期中，病毒在家蚊和病毒血症人群之间传播。城市周期是导致黄热病大规模暴发的原因。

黄热病病毒在区域淋巴结内复制后，随后通过病毒血症传播到肝脏、脾脏、心脏、骨骼肌、骨髓和大脑。严重的感染病例与广泛的异常凝固和凝血相关。临床表现多变，从隐性感染(发热和头痛≤48 h)到严重疾病均可见。

黄热病的潜伏期为 3～6 天，初始症状包括发热(高至40℃)、寒战、严重头痛、恶心、呕吐和巩膜充血。开始快的脉搏随着发热会出现脉搏过缓(Faget 征)。在轻型病例中，疾病在这一阶段 1～3 天后结束。在更严重的病例中，发病时间可持续数小时至数天，发热在发病后 2～5 天内缓解，然后再恢复高温。这些严重病例的特点是黄疸、严重蛋白尿和呕血。此阶段内会出现其他症状，包括肾衰竭、频繁出现的瘀点和黏膜出血。

43.23.2 病毒检测

在疾病的第一阶段(急性期)只能通过核酸扩增(特殊实验室的 PCR)或直接杂交来确定或排除诊断[2]。细胞培养病毒分离只能在高安全性实验室进行。目前很少使用电子显微镜，但是电子显微镜可以在急性、高病毒血症阶段成功检出病毒，但无法区分不同组的黄病毒。

43.23.3 抗体检测

抗体只能在疾病的第二阶段产生，最佳的检测方法是 EIA 或 IFT。可以用中和试验进行特殊检验。注意：特别是在评估免疫状态时，可与其他黄病毒具有交叉反应[3]。

43.24 汉坦病毒

科：布尼亚病毒科。

属：汉坦病毒。

种和型：以下型与出血性肾炎相关：Hantaan、Seoul、Dobrava (Belgrade, Crimea) 和 Puumala。以下型与急性非心源性肺水肿(汉坦病毒肺综合征，HPS)相关：Sin Nombre、Black Creek Canal、Bayou、New York - 1 和 Prospect Hill。

病毒结构：参见 43.10。

43.24.1 流行病学和临床意义

汉坦病毒分布在世界各地，有多种型别。在朝鲜战争期间，数千名美国士兵感染了一种传染性出血性肾炎，该病毒便以韩国的汉坦河命名。类似疾病是由其他地区其他型别的病毒引起。在 1993 年的美国西南部，一种不同的疾病表现即严重的肺炎被认为与 Sin Nombre 汉坦病毒感染(汉坦病毒肺综合征)密切相关。

汉坦病毒能在不同啮齿动物体内引起持续感染。这种病毒通过啮齿动物的尿液、粪便或唾液排泄出来。人类因吸入受污染的气溶胶而感染。据报道，该病潜伏期为 2～3 周。疾病第一阶段的症状是发热和肌肉疼痛，随之而来的第二阶段呈现出血、肾病或肺炎的表现[1]。

43.24.2 病毒检测

只有在汉坦病毒感染早期或急性期，才可能从患者血液或尿液标本进行病毒分离或体外扩增病毒核酸。

43.24.3 抗体检测

汉坦病毒感染的实验诊断基于免疫荧光法或 ELISA 法的血清抗体筛查。在中欧地区，应该选用首尔型和普马拉型病毒抗原，德国近来还检测到 Dobrava 型病毒。这些抗原也只能通过交叉反应检测到部分抗体。由于该病毒的人群感染率低，对单次检测结果阳性应视为可疑阳性。确诊阳性需要通过接触史分析和使用另外一种检测方法确认。如果怀疑急性感染，应该检测 IgM 抗体[2]。

43.25 甲型肝炎病毒

科：小 RNA 病毒科。

属：嗜肝病毒属。

种：甲型肝炎病毒有 6 种基因型(仅 1 种血清型)。

病毒结构：无包膜，二十面体，直径约 27 nm，正链 RNA。

43.25.1 流行病学和临床意义

甲型肝炎病毒(HAV)可以引起典型的感染性黄疸。

HAV 广泛分布于世界各地。在卫生条件差的地区可引起流行。在西方发达国家，自然感染且获得免疫力的人极为少见，感染多发生在海外旅行过程中，且主要通过粪口途径传播[1]。

HAV 病毒随感染者粪便排出体外，通过不洁卫生习惯、饮用污染的水源或食用未充分加热的食品而引起粪-口途径传播。贝类能从海水中浓集 HAV 病毒。HAV 也可以导致院内感染，但相较于 HBV 和 HCV 病毒，HAV 病毒血症的维持时间短，故通过血液传播而引起的肠道外感染非常罕见。然而，在血浆制品中，裸核病毒比有包膜病毒更难灭活。肠道外传播还可见于静脉毒品使用者。口交及肛交人群的血清阳性率也发现偏高。HAV 感染潜伏期从 15 天到 50 天不等，平均 30 天。

发展中国家，儿童和 25%的成人通常表现为无症状感染。前驱症状包括发热、呕吐、不适、时常倦怠、肌肉疼痛及腹泻等。这些症状出现后不久就会出现肝炎相关症状，如转氨酶水平升高、小便赤黄、白陶土样便和黄疸，黄疸以巩膜部位最为明显。

感染的病程及严重性随患者年龄而加重，尤其是儿童免疫系统成熟后，因为非特异性和特异性免疫应答会损伤肝细胞(免疫病理机制)。但是年龄增长、肝损伤及病程中合并其他疾病(如慢性丙型肝炎或乙肝病毒感染)是否会加重临床症状还不清楚。

除少数急性暴发性感染和合并慢性乙肝或丙肝的致命性感染外,甲型肝炎病毒感染病程多在2～4周以内。病程持续几个月的病例也有报道,但慢性感染从未发现。甲肝病毒感染后可获抗HAV终生免疫。

43.25.2 病毒检测

HAV抗原:在临床症状出现前,大量HAV病毒抗原会释放到粪便中;一旦疾病发展到临床或亚临床期,抗原检测很快会变为阴性,此时大多选择更加敏感的HAV RNA检测。

基因检测[3]:HAV RNA可以在急性感染期患者的粪便或血清中通过核酸体外扩增技术检测,最常用的是RT-PCR技术。然而,阴性检测结果并不能排除急性感染。尽管日常生活中HAV的传染性仍有争论,由于当前商品试剂盒的高灵敏度,粪便中HAV RNA可以持续数周检测阳性,因此,临床最近又开始使用抗原检测来评估病情。

43.25.3 抗体检测

HAV抗体(总抗):免疫检测抗HAV抗体包括IgM抗体和IgG抗体(图43.25-1)。患者体内一旦产生抗体,临床或亚临床症状出现乃至更早时期,抗体检测即可呈现阳性,且终身存在。血清抗体转换还可见于接种HAV疫苗之后、通过母体获得或输注含IgG抗体的血液制品尤其是免疫球蛋白制品。IgG抗体阳性意味着对HAV感染有免疫力。

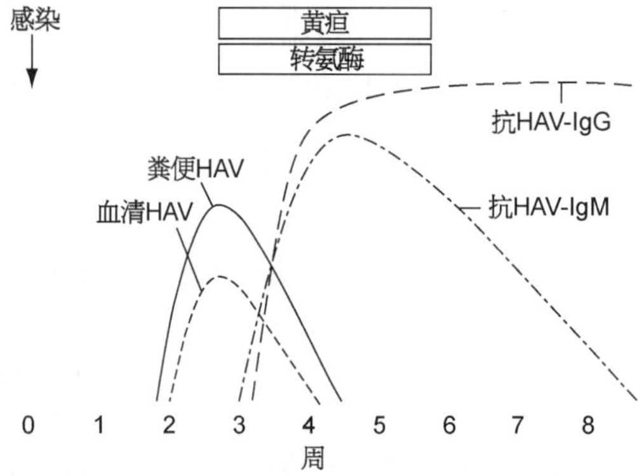

图43.25-1 急性甲肝感染进程。作为肝细胞损伤标志的转氨酶首次升高前几天即可见病毒复制和排出,肝损伤主要是细胞介导免疫反应的结果

抗HAV-IgM抗体:抗HAV-IgM在急性感染后几周到几个月均可以检测到。如果感染病程迁延,尤其是成人患者,抗HAV-IgM抗体阳性持续时间还可以更长。

43.25.3.1 诊断路径

无临床症状或亚临床肝炎患者抗HAV抗体阳性提示曾经有HAV暴露或接种过HAV疫苗,对再次感染具有保护作用。

一旦出现肝炎症状,抗HAV抗体检测阳性应进行抗HAV-IgM抗体,如果阳性提示HAV急性期感染或新近感染。值得注意的是,由于轻度HAV感染也可能同时合并其他导致肝损伤的因素,抗HAV-IgM抗体并不能解释所有的肝损伤机制,有时仍需要做进一步的实验室检测及必要的组织活检。

如果抗HAV-IgM抗体阳性而抗HAV抗体阴性,结果需要进一步复查。

对于与HAV患者有接触史的早期疑似感染人群,可以选择粪便或血清RNA检测或检测粪便中病毒抗原。

血浆制品的安全性检测,可选用非常敏感的HAV RNA检测技术,检测混合供体血浆中的HAV RNA。

43.26 乙型肝炎病毒

科:嗜肝DNA病毒科。

属:正肝病毒属。

种:(人)乙型肝炎病毒有9种基因型(A～I)。

病毒结构:部分双链环状DNA,包膜病毒;直径45 nm。

43.26.1 流行病学和临床意义

乙型肝炎病毒(HBV)是一种可以引起典型肝炎(血清性肝炎)的血液传播病毒,后来发现该病毒主要通过性传播和垂直传播。

43.26.1.1 流行情况

乙型肝炎病毒感染在中北欧和北美地区的流行率低。在德国,有5%～8%的人证明有既往HBV感染(儿童感染不常见,老年人感染更常见),0.4%～0.7%的人是HBsAg慢性携带者。南欧和东欧地区流行率高,而英国和斯堪的纳维亚地区的流行率较低。

同一地区不同族群的流行率不同,父母的种族背景至关重要。HBV感染的高流行区域包括撒哈拉以南的非洲、东南亚、东亚和大洋洲,这些地区大多数成人有暴露史,高达10%的人是慢性HBV感染或HBV病毒携带者。

43.26.1.2 基因型(亚型)

HBV病毒有9种基因型(A～I),且不同基因亚型的地理分布各异。基因亚型A2主要在中欧、北欧和美国流行,基因亚型D2常见于德国、中东及北非地区[2]。

43.26.1.3 传播

在病毒高流行国家,病毒传播多发生在围产期或儿童;随着许多国家开始围产期免疫保护,这种传播方式已越来越少。

根据流行背景和卫生习惯的不同,医疗卫生机构内病毒传播多少不一,但在德国仍时有发生。经由HBV检测过的输血途径传播已极为罕见。尽管输血前常规开展HBsAg,抗HBc甚至HBV DNA检测,经输血传播HBV的风险仍有约1/277 000,高于HCV和HIV血液传播风险的15～35倍。如果疑似HBV感染但没有明确的输血史,则应该考虑其他感染源(如医疗卫生相关设施)。性传播也是HBV最常见的传播方式。HBV感染潜伏期40～200天不等(平均120天)。

43.26.1.4 致病性

HBV病毒本身不能导致细胞损伤,肝炎由细胞毒性免疫应答引起(免疫病理机制)。相较于HAV,HBV感染可转为持续性。随着免疫系统成熟,出生后表现指数增高,但是感染慢性率降低[3]。对HBV免疫耐受或高度免疫抑制的患者感染后没有临床表现,但是此类患者慢性化比率增高。

43.26.1.5 围产期感染

HBV 阳性的母亲所生的婴儿几乎都成为慢性乙肝病毒携带者，免疫缺陷的患者也一样。然而，婴幼儿（细胞免疫系统不成熟）通常都是亚临床感染。

43.26.1.6 儿童和成人感染

随着年龄增长，感染趋于急性和短程化，伴随不同程度的肝细胞损伤，部分轻症病例甚至检测不到。相比 HAV，HBV 感染前驱期发热并不常见，典型临床表现包括关节疼痛，流感样症状和胃肠道问题。单从临床症状上不能区分开 HBV 和 HAV 感染。即使有时血清学检查表明感染已经恢复，这种病毒仍然会在肝脏中持续存在。尽管感染初期临床症状表现不明显，但是慢性 HBV 感染（大约 20%）会导致肝硬化和肝癌。

43.26.2 实验室诊断

血清标志物（ELISA 法检测）或靶基因（PCR 检测）只能说明机体是否感染 HBV 病毒（图 43.26－1）；然而，临床诊断的乙型肝炎（急性或慢性）并非都是 HBV 感染所致，其他合并因素也可能参与致病。

根据 HBV 感染的免疫损伤机制，肝损伤呈渐进性缓慢发展，尤其对于免疫抑制的患者。

乙型肝炎可以依据临床症状、超声、组织弹性成像、组织病理学、肝细胞损伤的实验诊断标志物和血清标志物等进行诊断和评估[4]。

43.26.2.1 乙肝抗原（HBsAg）

乙肝表面抗原是病毒包膜的组成部分，包膜还产生大量超过 20 nm 的微粒和微管，这也是 HBsAg 检测限高的原因[5]。HBsAg 存在通常指示现症急性或慢性 HBV 感染，也提示有潜在的传染性。HBsAg 在病毒感染后 1～6 个月、临床或亚临床症状之前数周开始出现，HBV DNA 还可以更早被检测到。感染恢复期 HBsAg 消失。HBsAg 持续 6 个月以上阳性提示慢性 HBV 感染。然而，由于 HBsAg 检测非常敏感，感染恢复后的 7～8 个月 HBsAg 仍可以检测到。

43.26.2.2 抗 HBs

抗 HBs 通常在感染后数天至数周出现，这期间抗原抗体均检测不到。因为这些都是免疫复合物的形式存在，因此采用其他方法可以检测到很低滴度的抗原抗体。抗 HBs 抗体浓度大于 100 U/L 预示机体可有效抗病毒免疫。如果患者之后并没有出现免疫抑制的情况，那么表面抗体的出现提示感染趋于恢复，并且发生再感染的概率很低。然而不同于以往，当前认为抗 HBs 的存在并不代表病毒已经完全被清除，乙肝表面抗原和乙肝表面抗体长期同时存在会导致免疫复合物沉积在毛细血管丰富的器官，从而激活补体引起炎症反应（如肾炎或结节性红斑）。

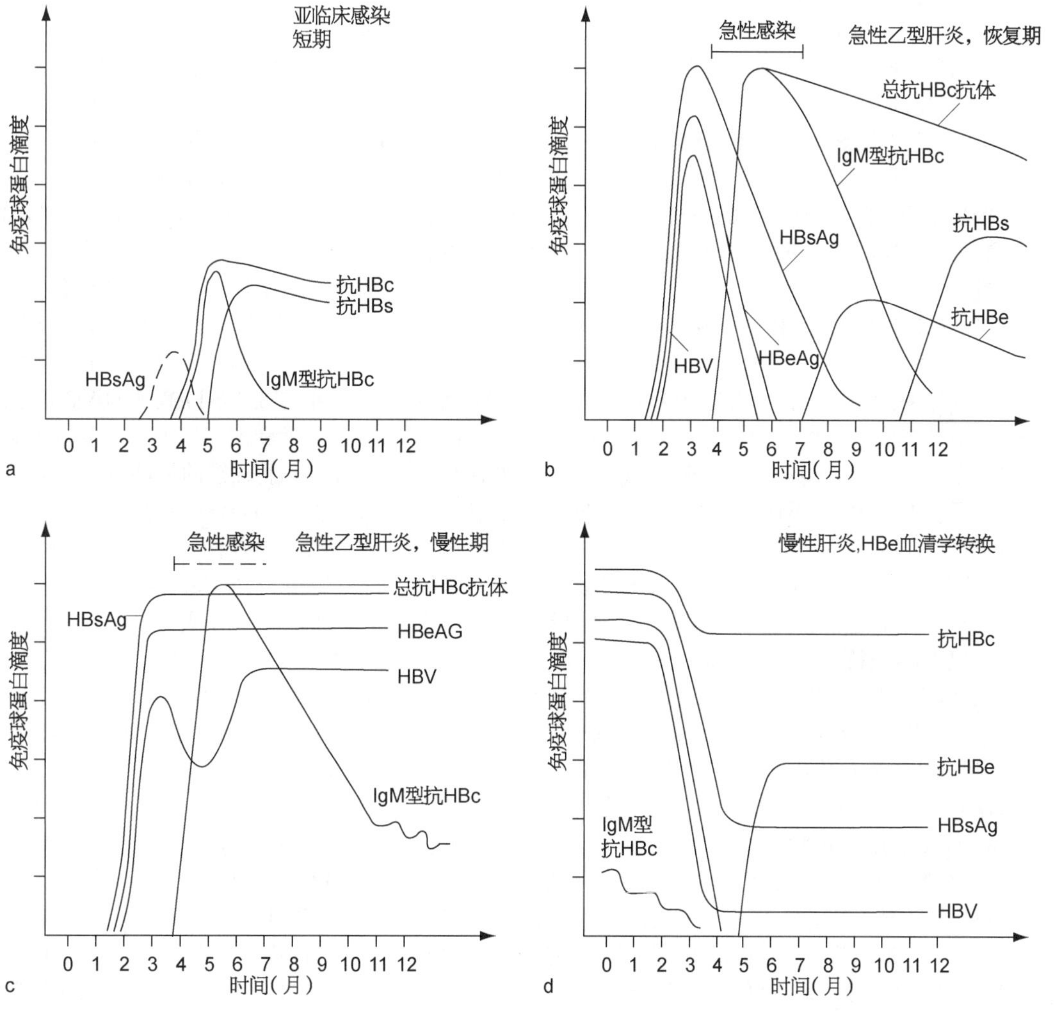

图 43.26－1 HBV 临床感染各亚型的抗体滴度变化

43.26.2.3 免疫抑制

严重免疫抑制的情况下（如肿瘤或移植）病毒可能会再复制。解除免疫抑制或细胞抑制治疗的患者可能会重新激活乙肝病毒导致暴发性肝炎。

43.26.2.4 HBV 免疫接种

免疫接种主要是基因工程 HBsAg 疫苗。接种后，短时间内血清中可以检测到 HBsAg，导致 HBV 感染的假阳性结果。因此，近期接种过 HBV 疫苗的人需要 1 周后才适合献血[7]。

43.26.2.5 HBsAg 检测

HBsAg 检测商品试剂盒具有良好的检测限(低于 0.1 ng/mL；1 ng＝1.3 U)。然而由于 HBsAg 水平可高达 1 000 μg/mL，如果操作不当，强阳性标本可能会污染其他血清标本。单独的特异性 HBsAg 是 HBV 感染的第一个血清学标志物[8]。弱阳性的结果通常是假阳性。试剂厂商需要一个 HBsAg 中和试验来证实阳性结果。由于 HBsAg 强阳性结果不需要中和试验来证实，而中和试验对弱阳性结果是不确定的，所以应该首选抗 HBc 和 HBeAg 这些血清学标志物。如果结果仍然不确定，则应该选用高灵敏度的 HBV DNA 定性试验。单 HBsAg 阳性标本必须随访 4 周，必要时 8 周后需进行复检。由于逃逸株的存在，各种试剂盒检测的 HBsAg 结果有时不尽相同，这时就依靠 HBV DNA 检测。

血清 HBsAg 水平是肝内 HBV cDNA 水平的间接指标，即使抗病毒治疗时病毒复制被抑制，所以 HBsAg 定量测定越来越流行。HBsAg 转阴和疾病治愈有关，尤其对接受干扰素治疗的患者。HBsAg 水平通常显著高于免疫检测范围，多数情况下需要对标本进行合适的稀释(1∶400)。

43.26.2.6 乙肝病毒表面抗体检测

按国际单位(U/L)定量检测抗 HBs 可用于监测乙肝病毒免疫接种效果，可以评估个体感染病毒的风险。抗体效价＞100 U/L 时认为对乙肝病毒感染有保护作用，效价低的应该加强免疫[6]。

43.26.2.7 HBcAg 和抗 HBc

血清样本未处理时，HBcAg 在感染任何阶段都检测不到。抗 HBc 在转氨酶开始升高时首先出现(通常晚于 HBsAg 检测阳性几个星期)，在体内长时间持续存在甚至终生阳性。慢性感染阶段，抗 HBc 和 HBsAg 同时阳性，在血清学水平转归的感染阶段抗 HBc 和抗 HBs 可同时阳性。在 HBsAg 已经清除和抗 HBs 出现之前的窗口期，抗 HBc 是除抗 HBe(不常检测到)以外唯一可检测到的抗体。这一结果可被抗 HBe 同时阳性所证实。单独抗 HBc 弱阳性可能提示 HBV 既往感染，因为感染后抗 HBs 或抗 HBc 可能会消失一段时间[9]。

然而，当 HBsAg 表达水平低到甚至非常灵敏的 HBsAg 试验都难以检测，或者结构改变不能和试剂中的单克隆抗体结合(逃逸株)，或者受到 HDV 干扰导致 HBsAg 的合成暂时被抑制时，单一抗 HBc 强阳性提示 HBV 慢性感染[4]。

抗 HBc 单独弱阳性通常是非特异性反应，多数试剂不会出现，仅少数几种试剂会产生。临床意义还不完全清楚。免疫抑制之前出现的抗 HBc 弱阳性也应视为隐匿性 HBV 感染的标志。由于病毒再活化难以检测可能导致不能启动必要的抗病毒治疗，所以这一结果可能预示进行 HBV 监测。

43.26.2.8 抗 HBc-IgM 类抗体

这类抗体在活动性 HBV 感染伴随 HBcAg 合成增多和病毒复制时可以检测到。急性期比慢性期抗体滴度更高。市场上大多数 IgM 核心抗体检测试剂都是急性感染时呈阳性，慢性或新近的隐形感染中呈阴性。

43.26.2.9 HBeAg 和抗 HBe

HBeAg 在 HBV 的复制中不是必需的，但是在 HBcAg 引起的细胞免疫应答中起着免疫调节作用。抗 HBe 的存在意味着 HBeAg 诱导的 HBcAg 免疫耐受的破坏。

HBeAg 和抗 HBe 以往用于区分 HBeAg 阳性的 HBV 感染和抗 HBe 阳性的 HBV 感染，后者传染性较低。然而，由于 HBeAg 阳性的 HBV 感染不一定病毒浓度高，当出现特异性突变时，抗 HBe 阳性的 HBV 感染病毒浓度也很高，可以进一步检测更可靠的 HBV DNA 水平。高水平的 HBeAg 阴性突变体与致病性增强有关。

HBeAg 和抗 HBe 反映不同的抗感染免疫控制水平，因此抗 HBV 病毒治疗的目标之一就是 HBeAg 向抗 HBe 的血清学转化。

HBeAg 是判断 HBsAg 单一阳性结果特异性的指标，而抗 HBe 是判断抗 HBc 阳性结果特异性的指标[4]。

43.26.3 DNA 检测

血清中 HBV DNA 阳性提示肝脏中存在病毒复制，血清中 HBV DNA 测定的概述参见参考文献[11]中[11]。

43.26.3.1 乙肝病毒 DNA 定性检测

PCR 检测 HBV DNA 靶序列是检测乙肝病毒感染的敏感检测手段。这是判断针刺伤或与感染者密切接触个体是否感染的最早指标，检测的灵敏度受各种不同测试参数尤其是 DNA 提取的样本量的影响，所以报告检测结果时应该同时报告样本量。95%的含有相应 DNA 含量的样本检测呈阳性。阳性结果证明 DNA 的存在，但是阴性结果并不能完全排除 DNA 的存在，只能说明有 95%的可能性 DNA 水平低于检测限。低于 50 病毒基因组/mL 的 DNA 水平。

43.26.3.2 HBV DNA 定量检测

虽然和 HBV DNA 定性检测流程一样，定量检测灵敏度稍低。值得注意的是，HBV 感染可能表现为病毒含量特别低或者特别高，有的高达 10^{11}/mL。病毒含量＞10^{8}/mL 的提示传染性很强，而小于 10^{5}/mL 则提示传染性较低(包括母婴传播)(大量输血的情况除外)。

抗病毒治疗成功表现为 HBV 病毒含量以几个十的指数级下降，耐药时则病毒含量重新上升；病毒浓度小于 10^{5}/mL 时可以停止抗病毒治疗。只有当 HBV DNA 完全被清除(病毒含量＜10/mL)才认为抗病毒治疗完全成功。WHO 有一个标准可以用来换算病毒含量和 U/L，1 U/L 相当于 3～7 个(通常是 5 个)基因组/mL，具体由检测方法决定。尽管有 WHO HBV DNA 定量检测标准，但有时候各种不同的定量检测方法之间差异性仍然很大。

43.26.3.3 DNA 测序

HBV DNA 测序可以直接用 PCR 产物或相关 DNA 分子克隆后进行。第一种方法只能检测主要变异体，不能检测强异构体混合物。逃逸株通常在不成功的免疫或病毒重新激活后出现，可以通过 S 基因测序检测。HBeAg 阴性的患者测序发现了前 C 区和核心区启动子突变。反转录酶 M204V 突变和几种其他突变导致拉米夫定耐药；rt236 突变和阿德福韦酯耐药相关。在 HBeAg 阳性样本中由于免疫选择缺乏(抗病毒耐药除外)，所以感染链变异很少，而在抗- HBe 阳性样本中变异可以达到 HCV 的变异水平。

43.26.3.4 诊断方法

急性 HBV 感染的诊断主要依据是 HBsAg 和抗 HBc 的血清学转化(表 43.26－1)。

表 43.26－1　疑似急性 HBV 感染的血清标志物

抗 HBc	HBsAg	抗 HBs	解释和建议
−	−	−	无急性、慢性或既往 HBV 感染的血清证据。
−	−	+	免疫接种后的结果。弱阳性/临界值也可能是过去感染过 HBV(抗 HBc 消失后)或结果为假阳性。结合病史、免疫接种史和随访。
−	+	−	在临床或亚临床症状出现之前的典型活动性 HBV 感染。在实际工作中，也可能因为污染了高滴度 HBsAg 的血制品。必须结合病史(疑似污染)和随访，如果污染可以被安全地排除：HBeAg 和 HBV DNA 检测具有特异性。原发性或继发抗体生成障碍的患者极罕见。
+	+	−	急、慢性 HBV 感染。慢性感染时，开展 HBeAg 和抗 HBe 筛选来决定是否需要治疗，HBV DNA 检测用于评估其传染性，必要时做定量检测，当结果＞10^6 时临床仍需要治疗。
+	−	+	排除被检抗体的被动传播(通过胎盘，应用免疫球蛋白)情况下，可能与既往 HBV 感染后具有持久的免疫力。当患者处于强免疫抑制状态，HBV 有可能再激活。
+	+	+	慢性 HBV 感染常见，抗 HBs 滴度很弱或不明显。
+	−	−	① HBsAg 消失与抗 HBs 出现之间的窗口期；通常可以检测到抗 HBe；② 抗 HBs 已消失的既往 HBV 感染。接种疫苗的回忆反应；③ 罕见：慢性 HBV 感染但 HBsAg 的量不足以被检测到(低水平携带者)；推荐定性或定量 HBV DNA 检测；④ 更罕见：HBsAg 基因突变导致抗原变异而检测不到；推荐定性或定量 HBV DNA 检测；⑤ 假阳性结果(通常是弱阳性)；很难与第 2 种可能性区分开来，疫苗接种后无免疫应答。

43.26.3.5 急性 HBV 感染的标准解释

标准化解释[4]：如下。

- 肝脏病理损伤但抗 HBc 阴性(如果患者可以产生抗体)提示肝炎不是由 HBV 感染引起的，因为该病的本质是免疫病理损伤。
- 如果有肝损伤且抗 HBc 阳性，HBsAg 检测结果确诊活动性感染。抗 HBc－IgM 强阳性提示急性(新近的)感染。
- HBsAg 和抗 HBc 阳性同时伴急性肝炎症状还不足以支持急性乙型肝炎诊断，因为慢性感染可以急性化或者存在其他原因导致的肝损伤。
- 每个新确诊的急性或慢性 HBV 感染的患者都应该至少检测一次 HBV DNA，慢性感染每次加重时也应该检测 HBV DNA。
- 抗 HBs 和抗 HBc 同时阳性的肝损伤很少是由 HBV 感染所致(核酸检测排除其他病因)。

43.26.3.6 既往 HBV 感染

典型的 HBV 既往感染后将获得持久免疫力，预防再次感染，其特征是抗 HBc 和抗 HBs 同时阳性[4]。使用免疫球蛋白会导致检测呈假阳性。免疫接种后，抗 HBs 阳性而抗 HBc 阴性。

43.26.3.7 慢性 HBV 感染

HBsAg 阳性持续时间超过 6 个月以上提示慢性 HBV 感染[4]。可以通过定量检测间隔 6 周的两次标本中 HBsAg 水平实现快速检测。如果 HBsAg 含量下降到不到一半则提示感染趋向恢复，如果 HBsAg 含量保持不变则意味着感染慢性化。

43.27 丙型肝炎病毒

科：黄病毒科。

属：肝病毒属。

种：丙型肝炎病毒。

病毒结构：单正链 RNA 的包膜病毒。

43.27.1 流行病学和临床意义

在丙型肝炎病毒(HCV)被确认之前，由这种病毒引起的疾病被称为非甲非乙型肝炎，该名称目前已经过时。

据世界卫生组织统计，全球约有 1.7 亿人感染了丙型肝炎病毒。在德国，大约 0.5％的人口受到影响。肠道外治疗及免疫接种中使用不洁器具导致了一些国家的非常高的流行(例如，埃及估计高达 30％)[1]。

HCV 有 6 种基因型和 50 多种亚型(a～n)，对于诊断和成功治疗具有重要意义。不同地区的基因型分布情况各不相同。1～3 型呈全球性分布。在德国，1b 基因型比较流行。目前公认感染可能存在以下三波行情：① 第二次世界大战之前，通过不卫生的静脉注射和医疗行为。② 从第二次世界大战到引入特异性筛查期间，输注污染的血液制品和血浆制品。③ 通过静脉注射毒品和在受感染人群中共用注射用药具。

由于缺乏卫生意识，现行规定执行不严，甚至一些非法行为，导致 HCV 医院感染仍有发生。尽管自 PCR 技术用于输血安全检测以来，血液制品感染在德国已极为少见，但院内传播仍应视为潜在的感染源，并且相关的医疗设备的感染的携带情况必须检测。

丙型肝炎病毒感染还可以在肠道外感染高风险人群中流行。与乙型肝炎病毒相比，性传播途径并不常见。现在认为，在可疑性传播感染人群中很大一部分还是因为肠道外传播。

另一类危险因素就是隐蔽的肠胃外传播途径：文身、身体/耳朵打孔、针灸和其他形式的侵入性替代药物治疗，虽然不太常见，重要性在于可能导致小规模暴发感染。

与 HBV 感染相比，HCV 感染在临床表现不明显。因此很难估计潜伏期有多长；抗体产生时间也依赖于检测技术的选择，通常在感染后 6～8 周，是主要的感染替代标志物[2,3]。与 HAV 和 HBV 一样，随着免疫病理损伤的发展，HCV 感染可以通过各种机制(免疫逃逸)逃脱免疫系统，尽管临床表现相对温和，HCV 反倒常常引起慢性持续性感染(＞80％)。

病程[4]：① 症状不特异，如慢性疲劳或极易倦怠。② 2

型冷球蛋白血症，一种与 HCV 感染肝外合并症有关的免疫复合物，表现为皮疹、紫癜、血管炎和肾小球肾炎(比 HBV 更常见)；③ 肝纤维化，没有肝炎的情况下也可能发生，数十年后可能会导致肝硬化甚至肝癌。

43.27.2 实验室诊断

血清学(ELISA)或基因组(PCR)标志物仅能提示个体是否感染了丙型肝炎病毒；而实际上，丙型肝炎不一定由感染引起。特别是在免疫抑制的个体中，常常无法检出标志物。这种疾病只能根据临床症状、组织病理学或肝细胞损伤的实验室标志物来诊断。

43.27.2.1 丙型肝炎病毒抗体

抗 HCV 抗体筛选试验包含 HCV 核心蛋白和各种在病毒复制过程中起重要作用的非结构蛋白(抗 NS3、抗 NS4、抗 NS5)的重组抗原混合物[5]。

即使是免疫状态正常的患者，临床上出现肝炎症状后，短时间内抗 HCV 抗体检测阴性也不能排除 HCV 感染，因为在某些情况下，出现临床症状或者转氨酶水平升高之后数天有时甚至数周，抗体检测才会出现阳性。与 HBV 感染不同，抗 HCV 抗体检测不存在因使用免疫球蛋白造成的假阳性风险，因为供人类使用的血浆制品中禁止含有任何抗 HCV 抗体。

43.27.2.2 抗 HCV 抗体的确证试验

由于正常人群中 HCV 感染率很低，筛查试验的阳性预测值相对较低(在 1%～30%)，阳性预测值高低与受检人群选择有关。筛查结果阳性的个体只有一小部分真正感染了 HCV。因此作为预警，这种结果应该称为抗 HCV 抗体“反应性”，而不是阳性。

确证试验是将不同的 HCV 抗原固定在膜试纸条的不同部位上(条带免疫测定)。这与真正的蛋白质印迹分析不同，蛋白质印迹分析是先在凝胶中分离抗原混合物，然后转印在膜上[6]。试剂厂商通常需要 2 个或多个抗原抗体反应以达到确定阳性反应的最低反应强度。条带免疫测定有时也会出现假阳性、假阴性及不确定的结果。

43.27.2.3 HCV 抗原检测

HCV 抗原检测灵敏性高。与只进行抗体筛查相比较，对血清转换期患者的血清抗原谱检测，能够更早发现感染的存在，适合用于透析患者的监测。目前最敏感的抗原检测即使与更敏感的核酸检测相比都没有价格优势。

43.27.2.4 RNA 检测

在 HCV RNA 检测中，优选 5′端的非编码区扩增，可以通过反转录后的 PCR 或以转录介导 RNA 扩增的方法实现[7]。

基因分型可以通过反应产物的杂交来进行。基因型 1 需要加强的抗病毒治疗。

测序：通过对 HCV 基因组或适宜片段进行测序，可以鉴定基因亚型和感染链。

43.27.3 诊断方法

诊断急性 HCV 感染最好的实验室证据是先前 HCV 抗体检测为阴性，而后 HCV 抗体检测为阳性，或 HCV RNA 检测结果为阳性(图 43.27-1)。

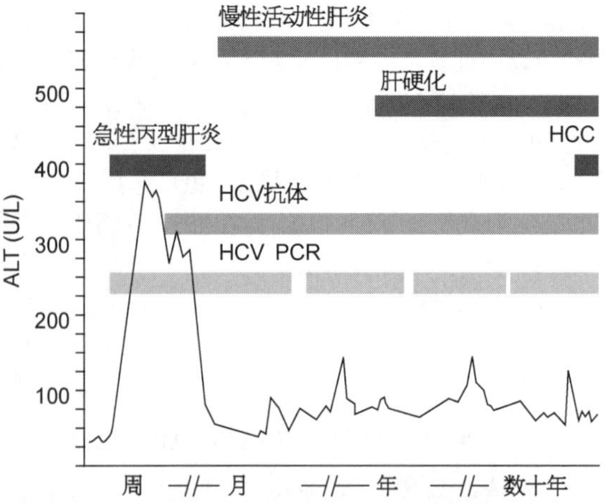

图 43.27-1 慢性丙型肝炎、原发性肝癌、肝细胞性肝癌的病程

诊断检查：① 急性或慢性 HCV 感染的诊断试验(图 43.27-2)首先筛查 HCV 抗体；② 对于可以正常产生抗体的患者，抗 HCV 抗体筛查试验阴性可以排除 3 个月前有 HCV 感染。如果有必要(怀疑感染)，可以通过敏感的核酸检测或 HCV 核心抗原检测，将窗口期缩短到 2～3 周。也有一些 HCV 感染者临床出现肝炎症状数天或数周后，筛查试验才阳性。

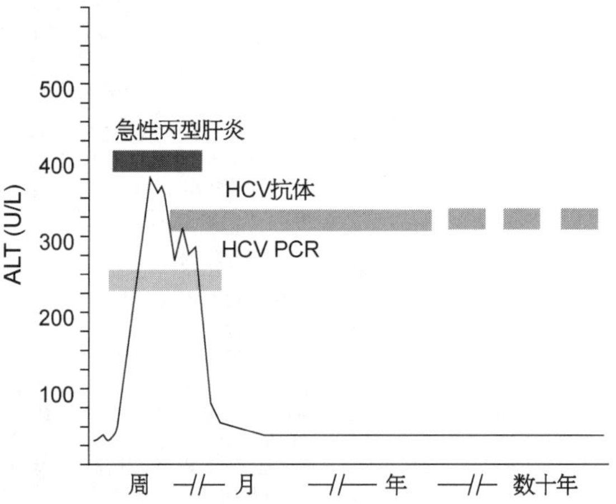

图 43.27-2 急性丙型肝炎恢复期病程。ALT，丙氨酸氨基转移酶

如果仍然怀疑 HCV 感染，在出现肝炎的临床症状时抗 HCV 抗体检测阴性的患者应该重新进行检测。

- 如果抗 HCV 抗体筛查结果是强阳性和(或)高度疑似感染，可以立即进行 RNA 检测。检测到 HCV RNA 可证实 HCV 感染；低于检测限的结果并不能完全排除 HCV 感染。
- HCV 抗体确证试验阳性而 HCV RNA 检测结果为阴性，表明感染恢复(如果没有进行抗病毒治疗)，在这种情况下，HCV RNA 清除后抗体仍然会持续存在数年。
- 抗 HCV 确证试验的不确切结果必须进行进一步的检测。
- 如果 RNA 检测和抗 HCV 确证试验均为阴性，通常提示筛查试验假阳性。但献血者出现此类检测结果时，其血标本也不能应用于临床。因为确证试验的灵敏性稍低，不排除在非常罕见的情况下，筛查试验阳性确实存在 HCV 感染的情况。
- 如果抗 HCV 抗体筛查试验仅为弱反应性和(或)感染的

可能性很低，则在筛查试验后应进行抗 HCV 确证试验而不是 RNA 检测，因为 HCV 抗体检测结果为阴性时没有必要进行进一步检测。

43.27.4 基因型测定

由于丙型肝炎潜在的长期预后不良，如果提示需要治疗，应尽可能多地检查患者的基因型。这需要确定基因型和初始病毒浓度（如通过 PCR 进行 RNA 定量检测）。

43.27.5 监测

为了监测抗病毒治疗，建议进行初始 HCV RNA 定量检测，并在 2 个月后进行复查。如果初始浓度高（$>10^6$ U/mL），建议干扰素和利巴韦林治疗一年，尤其是基因型 1 的患者。如果 HCV RNA 浓度在 2 个月内没有降低至少 100 倍，则可以停止治疗。

43.28 丁型肝炎病毒

科：目前未定义。

属：丁肝病毒属。

种：8 种基因型丁型肝炎病毒（HDV）。

病毒结构：与 HBV 相同的包膜。其核心包括 δ 抗原和类病毒样的负链 RNA 基因组。

43.28.1 流行病学和临床意义

HDV 是一种缺陷病毒，需要 HBV 包膜来进行复制，因此只能与 HBV（共感染）或与慢性 HBV 携带者（超感染）一起传播[1]。HDV 超感染会引起严重的疾病，通常会转变成慢性，并且比单纯的 HBV 感染更易导致晚期并发症，如肝硬化。在共感染中，由于两种病毒非稳定共存，临床病程可以表现为从无症状感染到暴发性肝炎。共感染通常可以治愈。

HDV 分布在世界各地，在南欧、东欧、中非和苏联较为流行。HDV 有 8 个基因型（1～8）。在南美洲地区，基因型 3 是导致更严重疾病的原因。在欧洲，基因型 1 较为流行。

43.28.2 血清学标志物

抗 HDV：抗 HDV 抗体证实有活动性或既往 HDV 感染[2]。

抗 HDV - IgM：在急性 HDV 共感染，可能康复的 HDV 混合感染及慢性超感染中都能检测到抗 HDV - IgM。在疾病病程中，抗 HDV - IgM 比抗 HDV - IgG 稍早出现。

43.28.3 HDV 抗原检测

RNA 检测：用 RT - PCR 方法可以较好地检测到 HDV RNA 的存在，证实抗 HDV - IgM 阳性结果，并提示有活动性感染。在感染康复的过程中，病毒血症早在特异性抗体出现之前就消失了。干扰素治疗对病毒载量高的患者有益。如果要使用干扰素治疗，应当用 RT - PCR 进行病毒载量监测[3]。

43.28.4 诊断方法

对所有感染 HBV 但没有检测 HDV 的患者，以及慢性 HBV 感染每次恶化以后，特别是有胃肠道外感染风险的患者，都应当进行 HDV 的实验室检测。

43.29 戊型肝炎病毒

科：戊型肝炎病毒科。

属与种：戊型病毒性肝炎的 4 种基因型。

病毒结构：无包膜，二十面体衣壳，平均直径为 30 nm，单正链 RNA 基因组。

43.29.1 流行病学和临床意义

人类特异性戊型肝炎病毒（HEV）1 型和 2 型主要暴发于东南亚、中亚、中东、北非和西非和中美洲，而 HEV3 型多散发于欧洲和北美洲[1]。啮齿类动物、鸡和猪体内都曾检出过类似病毒，所以科学家认为这些地区的感染是从由人类通过食物（例如生香肠）传播到其他动物（人源性人畜共患病）的。

与甲肝病毒类似，戊型肝炎病毒通过粪-口途径传播。与甲肝病毒不同，戊型肝炎病毒个体间直接传播的概率很小，可能因为粪便中病毒含量低于甲肝病毒。在流行地区，传播可能主要是通过饮用受污染的水而引起的，从而导致疫情暴发。在工业化国家发现的少数戊型肝炎病例中，大约一半是在来自流行地区的旅行者中发现的，另一半是由于动物源性传播引起的。在过去，临床鉴别诊断时，戊型肝炎病毒感染可能并没有被充分重视和考虑。

HEV 感染 4～5 周后开始发生肝炎。就症状而言，HEV 几乎无法与 HAV 感染区分开来。与 HAV 感染情况相反，有一些暴发与 HEV 感染孕妇的高死亡率（20%）相关，其发生原因不清。慢性 HEV 感染可以发生在免疫功能不全的个体。

43.29.2 实验室诊断

戊型肝炎病毒感染的常用检测方法包括抗 HEV - IgG 和 IgM 抗体检测，以及 HEV RNA 的检测。

43.29.2.1 血清学检测

在疾病发病时或发病后不久（免疫发病机制），商品化试剂盒可以检测出阳性结果。但是许多试剂盒不能够检测 HEV 衣壳构象表位，灵敏度不够。此外，检测结果的特异性往往很有限（对于监测很重要），尤其是 IgM 检测。HEV 的 IgM 和 IgG 抗体动力学特征与 HAV 感染相同。一方面，IgG 阳性被认为与免疫力有关，但部分结果可能为假阳性，尤其是在没有相应暴露情况下。另一方面，急性 HEV 感染并不一定能检出。目前尚无商品化 HEV 抗原检测试剂盒。

43.29.2.2 RNA 检测

至少 90% 的急性 HEV 患者的粪便或血液中能够检测到 HEV 的 RNA。

43.29.3 诊断方法

检测到 HEV 的 RNA 是 HEV 感染的直接证据，但 RNA 检测结果阴性并不能完全排除感染。如果患者表现出明确的

HEV 感染症状，并且最近在流行地区滞留过，体内检测到抗 HEV 抗体则具有诊断意义。在 8～10 天后患者血清样品抗体滴度上升，可以帮助诊断(图 43.29－1)。

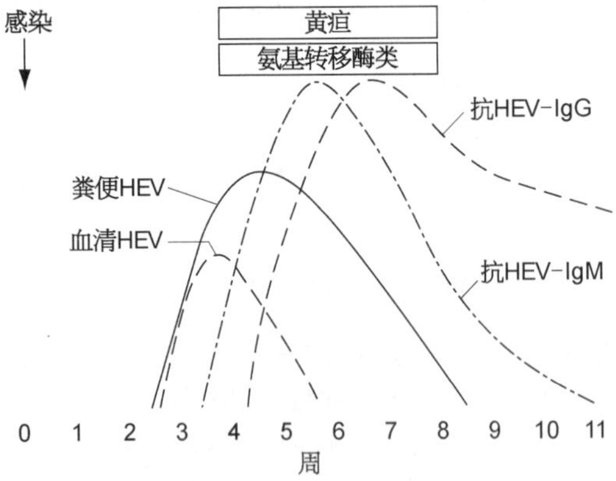

图 43.29－1 急性戊型肝炎感染的病程

43.30 庚型肝炎病毒

科：黄病毒科。
属：未确定。
病毒结构：有包膜的单正链 RNA 病毒。

43.30.1 流行病学和临床意义

庚型肝炎病毒[HGV 或 GB 病毒 C 型(GBV－C)]：多个研究小组的广泛研究均无法解释持续性 HGV 感染与肝炎或其他疾病的相关性。在 HGV 感染的过程中，HGV 病毒血症的水平较 HCV 病毒血症高(约 10^6 个/mL)，并且可持续几年之久。随着 HGV E2 蛋白抗体的出现情况而清除。合并感染 HGV 可能减缓 HIV 感染进程。

43.30.2 实验室检测

虽然对于 HGV 感染的检测并非疑似病毒性肝炎的鉴别诊断的一部分，但应用 RT－PCR 检测病毒对于评估以人体材料制备的药物及病毒清除的过程是有用的。

43.31 单纯疱疹病毒 1 型

科：疱疹病毒。
亚科：甲型疱疹病毒亚科。
属：单纯病毒属。
种/型：人类单纯疱疹病毒(HSV)1 型和 2 型。
病毒结构：见疱疹病毒(参见 43.33)。

43.31.1 流行病学和临床意义

HSV 1 型主要引起口面部感染，尤其是表现在黏膜(口腔和咽喉区)、皮肤黏膜边缘(嘴唇)、角膜(眼睛)，更多表现在其他外生殖器表面的“单纯”疱疹[1]。它在生殖器皮疹中也起一定的作用(表 43.31－1)。

表 43.31－1 单纯疱疹病毒

疾病部位	临床现象
皮肤	单纯疱疹(原发和复发)，疱疹性湿疹(原发)，创伤性疱疹(原发和复发)
黏膜	牙龈口炎(原发)，外阴阴道炎(原发，常复发)，生殖器疱疹(原发性，常复发)
眼睛	角膜结膜炎(原发和复发)
中枢神经系统	脑膜脑炎(原发，很少复发)
广义(如内脏器官)	新生儿疱疹败血症(原发)

HSV－1 感染通常是局部感染。但如果已经存在皮损(如神经性皮肤炎)就有患疱疹性湿疹的风险。在原发性病毒血症期间，病毒有时可能感染中枢神经系统，导致脑膜炎或脑炎，后者通常影响大脑颞叶。与所有疱疹病毒感染一样，HSV 感染也持续存在。病毒沿感觉神经通路迁移到脊神经节，尤其是进入三叉神经的三叉神经节，形成潜伏感染（即不产生病毒颗粒的感染），并可从那里再激活至神经支配部位[2]。复发感染的诱因包括皮肤刺激(紫外线)、发热、心理-内分泌应激因素以及免疫缺陷。

30%以上的人在儿童时期即被感染，70%～80%在成年期间感染。原发性感染很少有临床症状。除此之外，相当一部分人群会出现单纯疱疹复发，通常以单纯性疱疹性唇炎的形式出现。角膜疱疹是一种不良的感染形式，伴随长期预后不良。根据这种缓慢的、移行的皮肤红疹的特性赋予这种疾病和病毒的名字(希腊语蠕动)。

HSV－1 引起的生殖器疱疹也很常见，与 HSV－2 感染一样可以传播给新生儿造成先天感染(参见 43.32)。

注意：新生儿通过口腔疱疹病毒传播感染。与 HSV－2 所致的典型的生殖器疱疹相比，HSV－1 引起的生殖器疱疹通常病程短，复发率低。如果怀疑是疱疹脑炎，必须进行实验室测试，即使尚未获得检测结果也必须立即开始治疗。

43.31.2 病毒检测

诊断疱疹感染最简单、最可靠的方法是检测病毒，如疱疹液抗原检测（酶联免疫吸附测定法、免疫荧光技术）或囊泡基底液的涂片检测[3]。两种 HSV 类型可通过单克隆抗体来区分。病毒培养(有代表性的是成纤维细胞或维洛细胞)既可以检测 HSV 病毒，也可进行表型耐药检测。电镜观察囊泡液中的 HSV 颗粒也是一种快速、简便的方法，但无法区分不同疱疹病毒种类。

分子诊断(PCR)是一种常用的方法，尤其是在临床相关性高的情况下(如产前护理和围产期诊断检测)[3]。PCR 法脑脊液(CSF)病毒检测非常适合于中枢神经系统感染早期检测及定期复查[4]。脑脊液 HSV 培养很少成功。通过限制性片段长度多态性电泳或 DNA 测序，可以准确地鉴定所选基因的 PCR 扩增产物。这就允许构建感染株和对抵抗治疗的患者的基因型分析，后者通常是由胸苷激酶基因突变，或者是由不常见的病毒聚合酶基因突变所引起的。

43.31.3 抗体检测

急性感染时，病毒特异性 IgM 反应的血清学阳转的血清学诊断只有在原发性感染过程中才有意义，多采用 EIA、IFT 和中和试验。急性期后抗体滴度几乎没有显著变化。血清抗体检测主要用于排除诊断。除原发感染外，血清 IgM 仅在脑炎和疱疹性湿疹中呈阳性，但通常在发病后几天甚至几周内才出现。对 IgA 的检测是没有意义的。疑似疱疹性脑炎者血清 IgM 试验阳性可以报道。

43.31.3.1 脑脊液抗体检测

中枢神经系统的感染通常要到 1～2 周后才能诊断出来，那时就开始产生鞘内抗体了。为了区分鞘内产生的抗体与血液中的免疫球蛋白，建议同时测定血清和脑脊液中的抗体活性，并计算抗体指数（参见 46.2.6）。如果血脑屏障受损，所有的抗体都会从血清中渗透到脑脊液中。如果屏障完整，由少数迁移到脑脊液中的 B 细胞在鞘内合成特征性抗体，仅针对中枢神经系统产生的病毒，是寡克隆的，通常仅限于一个 Ig 类或亚类。

43.32 单纯疱疹病毒 2 型

分类及病毒结构：参见 43.31。

43.32.1 流行病学和临床意义

HSV－2 最常见于生殖道，很少出现在生殖器外区域。HSV－2 倾向于浸润骶神经节。典型的临床表现为原发性和复发性生殖器疱疹（表 43.32－1）。一旦开始出现病毒血症，HSV－2 也会传播到中枢神经系统，常导致脑膜炎而不是脑炎。但这种情况很少发生，即使发生，也通常是在原发感染期间[1]。

表 43.32－1　人类疱疹病毒

病毒	缩写	靶(器官)细胞	疾病
单纯疱疹病毒 1 型	HSV－1	各种器官、脊髓感觉神经节细胞内持续存在	单纯生殖器外疱疹、中枢神经系统疾病
单纯疱疹病毒 2 型	HSV－2	各种器官、脊髓感觉神经节细胞内持续存在	生殖器-肛门单纯疱疹、全身性新生儿疱疹
水痘-带状疱疹病毒	VZV	各种器官、脊髓感觉神经节细胞内持续存在	水痘、带状疱疹
巨细胞病毒	CMV	造血细胞、内皮细胞、上皮样细胞、中枢神经系统	内脏巨细胞、先天性疾病、巨细胞病毒单核细胞增多症
EB 病毒	EBV	沃尔代尔咽喉环的上皮细胞、B 淋巴细胞	传染性单核细胞增多症、淋巴瘤、鼻咽癌
人类疱疹病毒 6 型	HHV－6	淋巴细胞	3 天发热（幼儿急疹）、移植排斥反应、慢性疲劳综合征
人类疱疹病毒 7 型	HHV－7	淋巴细胞	不确定、偶尔类似 HHV－6
人类疱疹病毒 8 型	HHV－8 KSHV	单核细胞、血浆母细胞性淋巴瘤	卡波西肉瘤、淋巴瘤

妊娠末期有生殖器红斑疱疹的妇女，感染可传染给新生儿，通常影响所有器官和皮肤，从而导致新生儿严重的疾病甚至导致死亡。这就是所谓的全身性新生儿疱疹。由于病毒产生和释放的时间较长，先天性原发性 HSV－2 感染的风险比复发性感染或者 HSV－1 感染风险高[2]。

新生儿期感染比较少见。HSV－2 感染主要发生在青春期后，约有 20%的成人感染[3]。

43.32.2 病毒检测

如果妊娠末期怀疑生殖道内有红斑疱疹，则必须进行拭子检测（PCR、病毒分离、抗原检测）。在免疫分析中单克隆抗体可区分 HSV－1 抗原和 HSV－2 抗原。尽管 HSV－2 引起的生殖器疱疹的病程比 HSV－1 更为严重，但这对临床治疗意义不大。如果检查结果为阴性，不再推荐做剖宫产手术以预防全身性新生儿疱疹。阿昔洛韦预防治疗的有效性存在争议。

43.32.3 抗体检测

目前已有采用型特异性包膜糖蛋白的商品化 ELISA 方法，可区分抗体，但与采用全病毒抗原或病毒感染细胞提取物的传统交叉反应检测相比，敏感度稍低。

HSV－2 特异性抗体的检测可以提示 HSV－2 复发的风险，因此临床建议用于产前护理和围产期诊断检查。

蛋白质印迹被认为是型特异性 HSV 抗体检测的金标准，但更复杂，更难评估。

43.33 疱疹病毒

科：疱疹病毒科。

亚科：α、β、γ 疱疹病毒亚科。

属：单纯疱疹病毒属、水痘病毒属、巨细胞病毒、玫瑰疹病毒属、淋巴潜隐病毒属、细长病毒属。

病毒结构：疱疹病毒具有复杂的结构，而且属于最大的病毒之一，直径为 150～200 nm。包膜包裹着一个包含着线性双链 DNA 的蛋白衣壳（二十面体衣壳）。在衣壳和包膜之间有一层多形性包膜蛋白，病毒包膜是由细胞核产生的病毒颗粒从细胞膜出芽时产生的，病毒颗粒含有病毒编码的蛋白质。人类特异性疱疹病毒的基因组功能已经非常明确[1]。

病毒复制循环早期表达的基因产物包括有助于病毒核酸合成的酶，如病毒特异性激酶和聚合酶，特异性抗病毒治疗可抑制这些酶类且不良反应很小。

43.33.1 流行病学和临床意义

疱疹病毒具有种属特异性，并广泛分布于动物界。在人类中，有 8 个已知的种分布在 6 个属。单纯疱疹病毒（HSV）1 型和 2 型、水痘带状疱疹病毒（VZV）、人巨细胞病毒（HCMV）、EB 病毒（EBV）、人类疱疹病毒 6 型（HHV－6）A 和 B、人类疱疹病毒 7 型（HHV－7）、人类疱疹病毒 8 型（HHV－8）。

除了病毒特异性免疫反应，疱疹病毒感染也经常引发自身免疫过程，可以决定疾病进程（参见由 EB 病毒感染的传染性单核细胞增多症）。该病毒的传播的前提是亲密的身体接触（水痘例外），如母婴之间或者青少年的亲密伙伴之间（流行的两个高峰）。

43.33.2 潜伏感染

疱疹病毒感染的生物学特征是病毒能在宿主细胞中终身存在。潜伏感染发生在病毒复制终止和病毒结构成分未合成时[2]。潜伏感染是病毒引发肿瘤的一个前提条件，这种情况已明确见于一些动物疱疹病毒，同样可以假定发生在人类疱疹病毒(EBV、HHV－8)。潜伏感染(疱疹病毒)会回复到产毒性感染并可能加重疾病恶化(表 43.32－1)，尤其是细胞介导的免疫反应受损的情况下。因此，疱疹病毒常在 HIV 感染和其他免疫缺陷时造成机会性感染。

43.34 乙型疱疹病毒

科：疱疹病毒科。

亚科：α疱疹病毒亚科。

属：单纯疱疹病毒属。

种：猕猴疱疹病毒 1。

43.34.1 流行病学和临床意义

略。

43.34.2 乙型疱疹病毒引起猴感染

如果病毒意外传播到人类，很可能导致致命的脑炎。人与人之间的传播未见报道[1]。

实验室诊断：最有诊断价值的试验是病毒分离或 PCR 反应来检测脑脊液中病毒基因组序列。血清学抗体检测可从特殊实验室申请。猴血清中的抗体可通过 HSV 补体结合试验的交叉反应性检测。

43.35 人类疱疹病毒 6 型和 7 型

科：疱疹病毒科。

亚科：β疱疹病毒亚科。

属：玫瑰疹病毒属。

种：人类疱疹病毒 6A(HHV－6A)和 6B(HHV－6B)型；人类疱疹病毒 7 型(HHV－7)。

病毒结构：参见疱疹病毒－S。

43.35.1 流行病学和临床意义

与 HSV 一样，HHV－6A、HHV－B 和 HHV－7 也是普遍存在、高度流行的。

一般通过唾液传播。主要靶细胞是 T 淋巴细胞，尤其是 $CD4^+$ T 细胞，会受到裂解性感染，引起短暂的免疫抑制。HHV－6 也可以从 B 细胞中分离到。此外，病毒在单个核细胞中建立潜伏的持续感染。HHV－6A 通常保持沉默，而 HHV－6B 则会造成幼儿急疹(3 天发热)，少数情况下 HHV－7 也会如此[1]。

经过几天的潜伏期后，患者出现发热、感染及皮疹，皮疹主要累及躯干。

这种感染通常不会引起并发症。HHV－6 在免疫功能受损(艾滋病、器官或骨髓移植)患者中的作用与巨细胞病毒相当，但就受影响的人数而言影响不大。已观察到有肺炎、脑炎和移植排斥反应现象出现，HHV－6/7 很少出现神经系统并发症，如脑膜炎、脑炎或其他影响。

43.35.2 病毒检测

目前，常规的实验室检测仅限于 HHV－6，通过室内 PCR 检测淋巴细胞中的病毒 DNA 或用淋巴细胞分离培养病毒。

43.35.3 抗体检测

基于血清抗体检测的 IFT 和 ELISA 可以区分 Ig 亚型，部分已有商品试剂盒。由于病毒间关系密切，也可以通过血清学交叉反应检测 HHV－7。如果机体不再感染相同的病原体，IgG 抗体终身存在。血清 HHV IgM 阳性提示活动性感染或近期/再活化感染。

43.36 人类疱疹病毒 8 型

科：疱疹病毒科。

亚科：丙型疱疹病毒亚科。

属：猴病毒属。

种：疱疹病毒 8 型，也称为卡波西肉瘤相关的人类疱疹病毒(KSHV)。

病毒结构：参见 43.44。

43.36.1 流行病学和临床意义

HHV－8 不同于其他的人类疱疹病毒，在人群中并不广泛流行。在德国，不足 3%的人感染 HHV－8，而中非和地中海国家感染率较高。男性比女性更易被感染[1]。与所有疱疹病毒一样，HHV－8 在 HIV 携带者、HIV 感染者及接受免疫抑制治疗的器官移植受者中流行程度明显较高。

HHV－8 通过亲密身体接触传播。在严重免疫抑制的患者中，病毒引起毛细血管内皮细胞增殖，在皮肤表面形成卡波西肉瘤。免疫重建后肿瘤可能会完全消失。20 世纪 80 年代初，中非以外地区肿瘤发病率增加，引起了人们对新出现的艾滋病的关注[2]。多中心型卡斯尔曼(Castleman)病和原发性渗出性淋巴瘤均起源于血浆中的 B 细胞，也与 HHV－8 相关，在许多淋巴瘤中可检出 EBV 基因组。

43.36.2 抗体检测

如果怀疑卡波西肉瘤或其他 HHV－8 相关肿瘤，应首先进行一次基础血清抗体检测(EIA 或 IFT)，不区分 Ig 抗体类别。阴性结果可排除 HHV－8 感染和卡波西肉瘤。

HHV－8 抗体检测阳性与发生肿瘤的高风险存在一定的相关性，虽然后者通常只在免疫缺陷的个体出现，IgM 和 IgA 抗体与此无相关性。

43.36.3 病毒检测

用 PCR 法检测病毒 DNA 通常选用肿瘤活检标本。全血(单个核细胞)、唾液或生殖道分泌物中通常无法检测到病毒。

43.37 人类免疫缺陷病毒

科：反转录病毒科。

属：慢病毒属。

种：人类免疫缺陷病毒 1 型(HIV－1)(M、N、O、和 P 组)；人类免疫缺陷病毒 2 型(HIV－2)的多个亚型。

病毒结构：HIV 结构和基因如图 43.37－1 所示[1]。

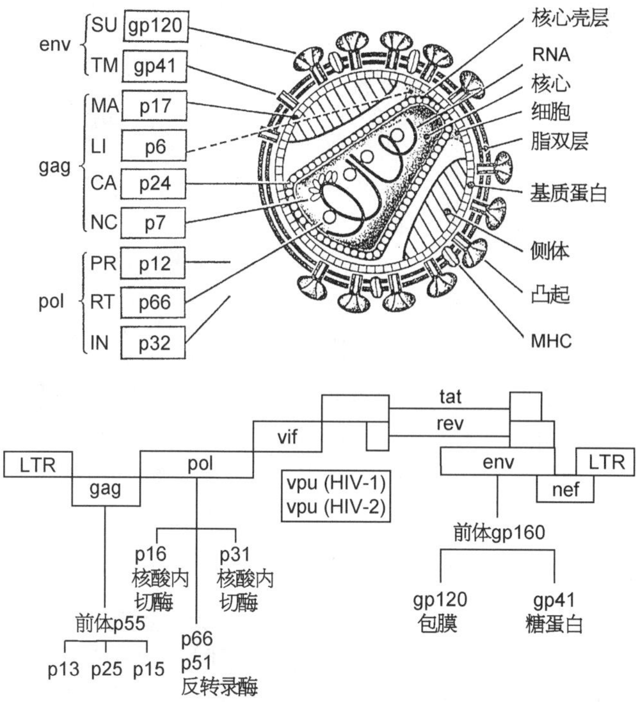

图 43.37－1 HIV 的结构(顶部)和它的基因(底部)[1]
病毒粒子(右)的形态上不同的结构成分与生物化学定义的病毒成分(左)相关联

完整的病毒颗粒(病毒体)的直径近 100 nm。基因二聚体由两个单链 RNA 组成，分别为 9.4 kbp 和 9.7 kbp。除了三种结构基因(Env 用于合成病毒包膜，*Core* 用于合成锥形衣壳，pol 用于合成病毒复制酶)，还发现了许多调控基因[2]。

HIV 感染开始于病毒吸附到淋巴细胞、部分网状内皮系统细胞，特别是单核吞噬细胞系统的受体和辅助受体表面。主要的靶细胞为辅助性 T 淋巴细胞(CD4，CXCR4 辅助受体)和巨噬细胞(CD4，CCR5 辅助受体)，以及小胶质细胞(半乳糖神经酰胺)。辅助受体的生物学功能是与特殊细胞因子(趋化因子如 fusin、Rantes)结合。

病毒包膜与细胞膜融合后，病毒进入细胞[3]。通过酶切去除病毒内衣壳(核心)，暴露出二倍体基因组。然后，病毒基因组经病毒 RNA 聚合酶(反转录酶)反转录成双链 DNA，转运到细胞核，并整合到细胞的基因组中。如果 $CD4^+$ T 辅助细胞没有发育成记忆细胞，病毒 DNA 基因组以产毒型感染的方式不断转录和翻译。最终这些细胞被免疫系统视为外来成分，首先被免疫系统未受感染的部分攻击。记忆细胞和巨噬细胞、小胶质细胞和其他前面提到的细胞均可作为病毒储存库。

43.37.1 流行病学和临床意义

HIV 感染是获得性免疫缺陷综合征(AIDS)发病的必要且充分的先决条件。

43.37.1.1 分布

根据基因比对分析，人们认为 HIV 起源于黑猩猩的猴免疫缺陷病毒(参见 43.61)，大约于 70 年前在中非传播给了人类。第一次流行发生于 20 世纪 70 年代撒哈拉以南的非洲地区。1981 年，在加勒比和北美地区门诊发现艾滋病病例，出现了第二次流行，病毒从那里传至欧洲。1983 年德国报道了第一例艾滋病病例。自 1990 年以来，在东欧、亚洲和南美洲出现第三次流行。

43.37.1.2 亚型

免疫力下降主要由 HIV－1 型病毒传播造成，随着时间的推移，在不同地区分化出多种不同的亚型(A－K 和许多重组毒株)[4]。M 组(主要)包含现流行的大多数亚型。其他组分别是 O 组、N 组和 P 组。研究认为，HIV－1 M 组、O 组和 N 组分别由黑猩猩传给人类。在大猩猩中也发现了类似于 O 组的猴免疫缺陷病毒。

HIV－1 B 亚型主要在北美和欧洲地区流行，而 C 亚型在全球更为常见。在非洲，由于流行时间更长，许多不同的亚型 HIV－1 共存。HIV－2 有 7 种已知的亚型(A～G)，它们分别来自黑色白眉猴流行的猴免疫缺陷病毒变异体。

43.37.1.3 流行

在部分非洲南部国家，约 1/4 的人口，无论性别，都是 HIV 携带者。泰国报道的一种 HIV－1 AE 重组毒株快速传播。至 2010 年，存活 HIV 感染者达到 3 330 万例，其中 2 300 万例来自撒哈拉沙漠以南的非洲，7 万例来自德国。HIV－2 主要局限于西非地区，随后也传播到印度的某些地区。

43.37.1.4 传播

和乙型肝炎传播途径一样，HIV 感染主要通过性接触和血液传播，但 HBV 感染血液病毒载量较高而性分泌物病毒含量较低[5]。下列人群感染 HIV 的风险增加：同性恋男性频繁更换性伴侣，静脉吸毒者共用针头，以及与这两个主要风险群体有接触的人。一旦达到一定程度的感染，病毒就会扩散到没有任何特殊的性行为特征的普通人群中，进而对两性别都有同样的影响。有人认为，肛肠黏膜比通过阴道黏膜更容易传播 HIV 病毒。HIV－1－AE 型病毒与其他 HIV－1 亚型和 HIV－2 型相比有更高的经黏膜传染性。然而，所有的 HIV(子)类型都可以从性分泌物中分离出来，比其他体液(除了血液)要多得多。在实施了系统筛查的国家，通过血液和血液制品传播的风险已经基本消除。

43.37.1.5 抗感染或抗病毒

有些个体具有特殊的抗感染或抗发病的基因。在高危个体中，CCR5 辅助受体的等位基因与这种情况密切相关。然而，这种抗发病的作用在流行病学上意义不大。

43.37.1.6 感染和感染性疾病

在不同严重程度的急性期感染期后，病毒开始潜伏。通过监测发现血液中的 $CD4^+$ T 细胞数量在感染早期缓慢下降，在最后阶段，$CD4^+$ T 细胞消耗与再生之间的平衡被严重破坏，伴有病毒血症暴发。感染的过程分为三个阶段(A、B、C)(图 43.37－2)。

43.37.1.7 急性感染

感染后 2～4 周出现不同程度的类似流感的症状。在这一阶段，患者通常会产生高水平的病毒血症。在此过程中，体内尤其是胃肠道的淋巴组织中多达 50% 的 $CD4^+$ T 细胞被感染直接破坏或通过各种病理机制间接破坏(正常计数约为 1 000 个细胞/μL 血液)。尽管如此，人体仍然对感染产生了强大而

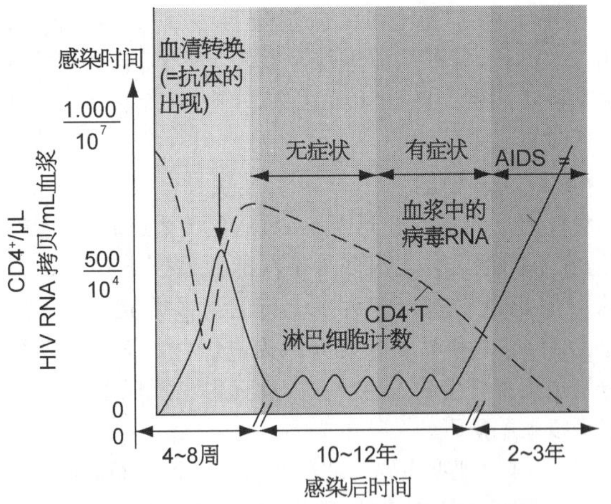

图 43.37-2 HIV 感染进程

有效的免疫反应。这在血液计数上通常表现为传染性单核细胞增多和临床普遍的淋巴结病。被感染的淋巴细胞在淋巴结中被过滤，并感染树突状细胞。在全身感染中，病毒也会穿过血脑屏障感染小神经胶质组织。机体通过产生细胞毒性 $CD8^+$ T 细胞和中和抗体，在感染 4～8 周后就能初步抑制 HIV 感染，但无法消除病毒。病毒在上述细胞中终生存在，这些细胞感染程度和免疫原性都较低。

反转录病毒在 $CD4^+$ T 细胞的复制率高达 10^9 个病毒/天，具有异常高的基因突变率，有助于病毒逃避免疫系统的攻击。事实上，HIV 并不是作为一个特定的分子复合物存在，而是一个不同变异体的集合，这个集合被称作病毒准种。

43.37.1.8 疾病潜伏期

HIV 感染的进一步发展是由病毒-宿主的最初相互作用决定的。根据原发性病毒血症的程度，少数人在感染数年或数十年的时间内仍处于亚临床期。在此期间，未经治疗的病毒携带者不会在正常的社交活动中传播病毒。然而，病毒可以通过侵入性的血液污染或含病毒的性分泌物传播。$CD4^+$ T 辅助细胞的数量与免疫系统的功能逐渐下降。一些被感染的病毒携带者可能会发展成广泛的淋巴结病（淋巴结病综合征；LAS）。

43.37.1.9 艾滋病

平均感染后 6～10 年（HIV-2 为 15～20 年），血液中 $CD4^+$ T 细胞计数下降到 300 /μL 以下。由于不同的病理机制之间的相互作用，免疫系统的破坏速度相对较快。最先出现的临床症状可能是低热、盗汗、皮肤变化、长期腹泻和呼吸系统疾病，这通常是由其他机会性感染引起的（艾滋病相关的综合征）。艾滋病的典型特征是肺炎或肿瘤（淋巴瘤、卡波西肉瘤）[6]。典型的病毒学表现是肛门疱疹（由 HSV-2 引起）、带状疱疹（由 VZV 引起）、严重的巨细胞症，常伴因巨细胞性视网膜炎导致的视力丧失。

微生物检测可以发现大量的机会性感染（同样可能影响中枢神经系统）和直接 HIV 脑病（表 43.37-1）。HIV 脑病如果不及时治疗，几个月就会导致死亡。从流行病学的角度来看，病毒不仅可以通过性和血液接触传播，也可以垂直传播。这种情况最常发生在妊娠末期，此时胎盘屏障比较薄，从母亲到胎儿会有微量输血。

表 43.37-1 艾滋病的重要临床表现谱

神经系统表现	内部表现	皮肤表现	眼部表现
初发	机会性感染	机会性感染	
艾滋病脑病	耶氏肺孢子肺炎 一般的巨细胞感染 隐孢子虫小肠结肠炎 非典型分枝杆菌病 念珠菌性食管炎	坏死性生殖器疱疹 带状疱疹	巨细胞病毒视网膜炎 弓形体病视网膜炎
复发	肿瘤	肿瘤	
弓形虫脑炎	播散性卡波西肉瘤	卡氏症状	
中枢神经系统隐球菌病	非霍奇金淋巴瘤		
中枢神经淋巴瘤	HIV 恶病质症状		

自 20 世纪 90 年代末以来，在工业化国家，长期联合多种 HIV 抗病毒药物治疗能抑制病毒并成功地治疗感染，使感染者维持在潜伏感染状态。妊娠中期和妊娠末期经过治疗有效抑制病毒血症（病毒载量）可降低胎儿感染概率。

43.37.2 实验室诊断

及时的 HIV 病毒检测仍然是一个重大的公共卫生挑战，因为许多感染者在疾病晚期才接受 HIV 检测并在不知情的情况下感染其他人，这是造成大多数新 HIV 感染的主要原因[7,8]

43.37.2.1 HIV 抗体的筛查

ELISA[9]：ELISA 是血液抗体最重要的筛查试验，通常采用基因工程制备的病毒不同结构成分的抗原。HIV 抗体通常在感染后 3～4 周出现，受到持续的病毒感染刺激而终生携带，即使感染数年内仍然局限于少数细胞时也是如此。如果 HIV 抗体与 HIV p24 抗原联合检测，可以提前一周诊断。目前尚无区分不同类别的抗体检测。即使在围产期医学中，对 IgM 和 IgA 抗体的检测也无特殊意义。婴儿期之后抗体阳性提示艾滋病病毒携带者。婴儿期抗体阳性则必须考虑经胎盘获得来自 HIV 阳性母亲的抗体。

由于大多数垂直感染发生在妊娠末期，却并没有发现 HIV 病毒特异性 IgM 和 IgA 抗体。HIV 阳性的孕妇垂直感染的风险为 15%～20%，治疗后的风险降至 1%以下。垂直感染必须通过病毒基因组检测来诊断，因为无法等到 1～2 年后婴儿血液循环中母体的抗体完全消除了再行诊断。

为排除非 HIV 抗体交叉反应（如对内源性反转录病毒的抗体），阳性的筛查结果应用另一种方法加以验证。以下方法均已证明可行。

蛋白质印迹试验[10]：通过电泳分离 HIV 的结构蛋白，进而转移到反应载体上，载体通常是硝化纤维或尼龙条（图 43.37-3）。接下来的步骤对应于单抗原 ELISA 过程。规定产生阳性抗体结合信号（带）的最少抗原数量，可排除非特异性的交叉反应。评估标准见表 43.37-2。

单抗原特异性抗体检测的特殊应用包括对脑脊液（CSF）样本与血清（血浆）的比较分析。在脑脊液中发现一个额外的反应条带，提示由于中枢神经系统也被 HIV 病毒感染。为了区分新生儿的抗体和经胎盘的 IgG，也可以进行类似的分析。

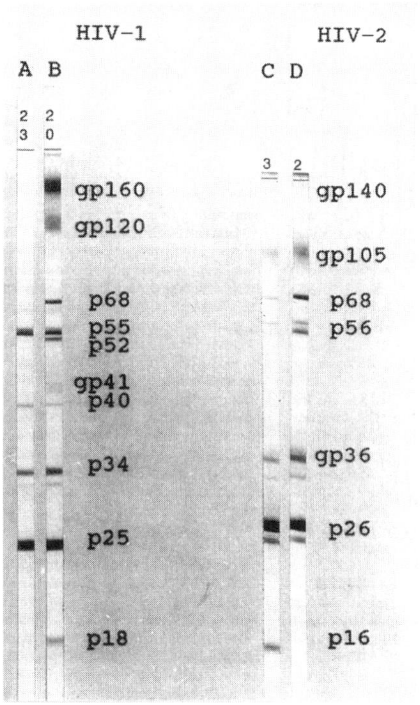

图 43.37－3 HIV－1 和 HIV－2 蛋白质印迹。A 为 HIV－1 强反应，但是无糖蛋白带 gp41、gp120 和 gp160（未检测到特异性抗体）；B 为典型 HIV－1 阳性印迹；C 是与 A 相同血清中获得的 HIV－2 反应（HIV－1 的 A 有强烈的交叉反应）；D 是 HIV－2 阳性蛋白质印迹

表 43.37－2 对 HIV－1 蛋白质印迹结果的评估

组织	阳性蛋白质印迹结果的标准
德国标准化协会(DIN)	一个 env 条带，至少有一个额外的条带：p18，p24，p55（gag）；gp41，gp120，gp160（env）；p31，p51，p65（env）
美国红十字会	至少每组有一个条带：p18，p24，p55（gag）；gp41，gp120，gp160（env）；p31，p51，p65（env）
美国州和地区公共卫生实验室主任协会(ASTPHLD)，国防部门(DOD)，反转录病毒血清学标准化联盟(CRSS)	至少有下列两个条带：p24 或 p31 和 gp41 或 gp120/gp160
美国食品药品管理局(FDA)	p24 和 p31 和 gp41 或 gp120/gp160
美国国家卫生研究院(NIH)	P24 和 gp41
世界卫生组织(WHO)	至少有两个 env 条带(gp160，gp120，gp41)

HIV 血清学最重要的原则是排除从血液采集、检测到报告的工作流程中的失误，通过单独获取血液样本及交叉检查加以避免。因此，只有单独采集患者样本，且抗体检测结果被另一种检测方法证实时才能报告为阳性。目前已经有商品化试剂盒。

抗原筛查[11]：HIV 感染细胞释放病毒和病毒结构成分。内病毒衣壳（核心）的主要成分是一种分子量为 24 kDa(p24)的蛋白质。在急性 HIV 感染和典型艾滋病期间，会释放出大量的病毒(亚)颗粒，所以 p24 抗原能够被 ELISA 检测到，而免疫吸附如蛋白质印迹法检测抗 p24 抗体的滴度通常会下降。经酸或碱解离后，p24 抗原可以从免疫复合物中分离，因此灵敏度提高。

HIV p24 抗原检测可在 HIV 抗体出现前一周检测出 HIV 感染。因此临床通常联合检测抗原/抗体。但 p24 抗原测试作为病毒血症的标志应用很有限。

43.37.2.2 分子生物学方法

与乙型肝炎和丙型肝炎病毒相似，HIV 感染也可以通过血浆 HIV RNA 检测来定量病毒载量。基本思想是“病毒基因组的拷贝一定来自病毒颗粒（病毒粒子）”，因为血液中的游离核酸被核酸酶裂解。因此，拷贝的数量与病毒数量相关（一个 HIV 病毒粒子包含两个基因组拷贝）。这种病毒载量量化的方法已经建立，并且明显优于 HIV 抗原定量检测。HIV－2 和 HIV－1 N 组和 O 组病毒的检测需要特殊的引物或基因探针，并未包含在商品化 HIV－1 RNA 检测试剂中。

带有内部基因组标准的 PCR[12]：通过内部参照标准扩增与待检核酸对比对病毒载量进行定量检测，最好的方法是实时分析（参见 52.3）。不再需要电泳或与基因探针杂交方法确定分子量来评估扩增子特异性，而且 1～2 h 后可出结果。由于检测限较高，PCR 易受污染（假阳性结果）。与此同时，如果标本中存在抑制物（尿标本），聚合酶活性可能会降低（假阴性结果）。

核酸扩增（NASBA）或 TMA：与 PCR 不同，基于核酸序列的扩增（NASBA）和转录介导扩增（TMA）不需要人工分离由 HIV RNA 反转录生成的双链 DNA，而是应用 T7 RNA 转录酶介导的 DNA－RNA 转录技术。NASBA 是一种等温的方法。

PCR 和 NASBA 非常适用于评估成人的 HIV 病毒血症，具有良好的可重复性。PCR 方法已经成熟，感染后 1～2 周即可在血浆中检测到 HIV RNA。

HIV 感染的患者，体内病毒载量＞15 000 U/mL（90 000 基因组拷贝/mL）与 HIV 感染的不良预后相关，治疗效果也相对较差（表 43.37－3）。

表 43.37－3 HIV－1 病毒载量的检测评估标准*

基于 HIV RNA 血浆浓度的分类具有良好的预测价值：
- ＞100 000 拷贝/mL 的进展的风险是＜10 000 拷贝数/mL 的 12 倍。
- 无进展者＜100 000 拷贝数/mL。
- 典型艾滋病＞1 000 000 拷贝数/mL。
- ＜10 000 拷贝数/mL 通常不需要治疗。
- 50 000～100 000 拷贝数/mL 需要治疗（取决于分析系统）。

* Consensus conference，Paul－Ehrlich－Institut，Langen 1996

随访检测必须由同一个实验室进行，因为该检测在整个地区尚未实现标准化[13]。拷贝数（U/mL）减少或增加 4 倍或更多被认为具有临床意义。如拷贝数低于 500 U/mL，则需变化 8 倍才有临床意义。

机会性感染或疫苗接种可短暂刺激病毒血症，会干扰检测结果。

在儿童中，病毒载量自发波动非常常见，因此将其作为致病性和治疗效果的指标是有局限性的。

通过 PCR 检测 HIV RNA 是确定产前或围产期垂直感染（从母亲到她的孩子）最有意义的标志。

43.37.2.3 耐药性基因检测

目前有数十种靶向 HIV 生命周期不同阶段的抗病毒药物可用于抗反转录病毒治疗[13]。联合应用至少有三个分属于两类的药物，也被称为“高效抗反转录病毒疗法”（HAART），已被证实是一种成功的策略。然而，快速产生的耐药变异株带来了重大挑战。这些变异可以通过比较 PCR 扩增核酸序列（基因型）来确定（图 43.37－4），已有商品化分析系统提供分析

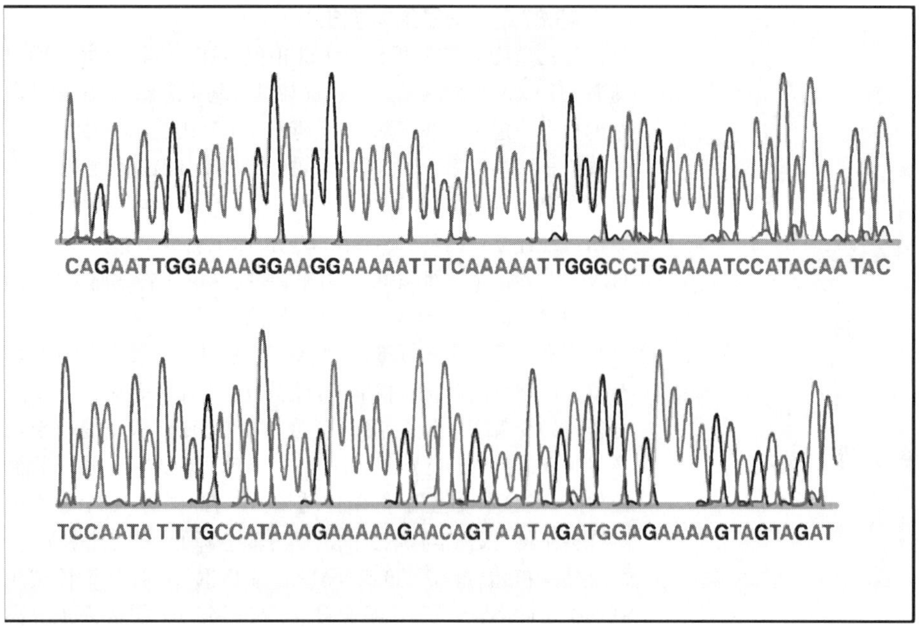

HIV-1野生型序列

41
CAGAA **ATG** GAAAAGGAAGGGAAAATTTCAAAAATTGGGCCTGAAAATCCATACAATAC

62 62 67 69 70 74 75
TCCAGTATTT **GCC** ATAAAG **AAA** AAA **GAC** AGT **ACTAAA** TGGAGAAAA **TTAGTA** GAT

基因位点	核苷类似物	WT 序列	突变	建立的序列	注释
41	AZT	ATG	TTG/CTG		
62	AZT / ddC / ddl	CCC	GTC		
65	ddC	AAA	AGA		
67	AZT	GAC	AAC		
69	ddC	ACT	GAT		
70	AZT	AAA	AGA		
74	ddL	TTA	GTA		
75	d4T	GTA	ACA		

WT = 野生型，未检测到突变　　**M** = 可检测到突变

图 43.37 - 4 HIV - 1 基因测序和突变分析

及解释。这种解释是基于数据库的基础上进行的，在这些数据库中存有使用特定的抗病毒药物的临床随访检测及 HIV 感染细胞培养（表型）的体外试验。数据库必须不断更新。

43.37.2.4 病毒分离培养

从 EDTA 抗凝血、血浆或分离的淋巴细胞及单核细胞中分离出 HIV 病毒，可为 HIV 感染的预后提供有价值的信息。通过检测从培养细胞中释放的 p24 抗原可间接确定感染的滴度。对于细胞培养来说，使用 T 细胞系或新鲜的脐带淋巴细胞更敏感。

细胞必须用分裂素和白介素 2 来刺激。如果病毒分离诱导指示细胞（SI 株）中形成多核细胞，则预后不良。细胞培养 HIV 复制耗时、耗力、成本高，且有严格的生物安全要求（S3 实验室），因此只用于科学研究。这种分离株可以在培养中测试对化疗药物的灵敏度。然而，存在体外改变病毒准种的风险，因此，患者的病毒基因通常被克隆到已知的测试病毒中。

43.38 人 T 细胞白血病病毒

科：反转录病毒科。
属：反转录病毒属。
种：人 T 细胞白血病病毒（HTLV）1 型和 2 型。
病毒结构：参见 43.61。

43.38.1 流行病学和临床意义

43.38.1.1 患病率

HTLV 感染在世界各地都存在，除在加勒比海、中美洲和南美洲国家患病率为 2%～7%，以及日本南部一些地区患病率也接近类似的水平外，通常患病率非常低（低于地球总人口的 0.5%）。中部非洲总人口中 1%～5%可以对该病毒的两种亚型血清反应都为阳性。在欧洲，HTLV 感染在法国和葡萄牙最为普遍，可能是由于两国特殊的非洲殖民关系导致(患病率约为0.5%)。

43.38.1.2 传播

HTLV通过被病毒感染的细胞经血液和性接触而传播。该病毒可持续感染$CD4^+$ T细胞，病毒基因组整合到感染细胞，通过细胞之间的直接接触互相感染。

43.38.1.3 疾病

经过30～45年的潜伏期(5年或60年以上很罕见)，有0.1%的病毒感染携带者通过细胞转化和克隆增殖导致急性淋巴细胞白血病，其中30%可发展为慢性。成人T细胞白血病/淋巴瘤(ATL)很少见，一旦发病则预后较差，$CD8^+$ T细胞和B细胞淋巴瘤也有发生，HTLV感染偶尔可导致Sèzary综合征(SS)及蕈样肉芽肿病[1]。

在欧洲，低于10%的ATL患者可有HTLV血清反应阳性。

43.38.2 实验室诊断

筛选：可采用ELISA方法检测血清抗体来发现或排除诊断，两种亚型病毒存在相当大的交叉反应。对于血清反应阳性的个体，因为外周淋巴细胞较少携带病毒基因组，用PCR方法检测EDTA或柠檬酸抗凝全血中的病毒并不一定成功。欧洲中部的献血者，ELISA弱阳性结果常常是非特异性反应，蛋白质印迹也不能提供准确结果。

43.39 流感病毒

科：正黏病毒科。

属：流感病毒甲型(A)、乙型(B)、丙型(C)。

病毒结构：病毒颗粒直径约为100 nm，基因组包含8个被管状衣壳包裹的单股负链RNA(病毒染色体)螺旋段(丙型流感病毒为7个)，病毒衣壳被一层由基质蛋白组成的膜包裹(包膜)，血凝素和神经氨酸酶突出于包膜外表面。

43.39.1 流行病学和临床意义

43.39.1.1 分布

甲型和乙型流感病毒在世界各地都有发现，寒冷的冬季经常引起多国季节性的大规模或小规模暴发(丙型流感病毒没有流行病学意义，由该病毒引起的流感在欧洲非常罕见)。流感病毒在北半球和南半球之间传播，全球大流行通常是由出现新的甲型流感病毒而导致(以前主要发生在中国南部，可能是因为密切接触猪、家禽和其他家养动物)，物种特异性A亚型广泛分布于动物界，尤其是鸟类(水鸟)是甲型流感病毒的天然宿主。尽管甲型禽流感病毒通常不会引起水鸟(鸭子、鹅、海鸥)发病，但如果蔓延到家禽农场将变为高致病性。在极少数情况下，高致病性禽流感病毒(禽流感的病原)可直接由动物传染给人类，例如，H5N1型禽流感病毒经常导致死亡[1]。

甲型流感病毒的亚型或菌株根据血凝素和神经氨酸酶的变异及初次被分离的地方来进行分类命名(表43.39-1)。已知有16种血凝素(H)及9种神经氨酸酶(N)血清型(例如，共有16×9=144种可能的组合)，到目前为止，其中的105种已有报道。有3种亚型已确定可引起人类发病(H1N1、H2N2、H3N2)并造成非常严重的大流行：H1N1引起了西班牙暴发流感，H2N2引起亚洲暴发流感，H3N2导致中国香港出现流感大流行，由H1N1引起的始发于符拉迪沃斯托克分散于苏联的流感流行(1978/79)则规模较小，危险性较低。2009年4月，由H1N1病毒变异导致墨西哥出现猪流感大暴发并传染到了人类，发展成为有多次暴发的全球流感大流行。目前，乙型流感病毒与甲型流感病毒亚型H1N1v和H3N2仍在传播。

表43.39-1 流感病毒亚型的分布位置和时间[1]

时间	原型/菌株	表面抗原
1889—1900		H2N2 1),2)
1900—1918		H3N8 1)
1918—1929	甲型/猪/威斯康星州/30	Hsw1N1 2)
1929—1946	甲型/波多黎各/8/34	H0N1
1946—1957	甲型/FM/1/47	H1N1
1957—1968	甲型/新加坡/1/57	H2N2 2)
1968至今	甲型/中国香港/1/68	H3N2
1977—2009	甲型/苏联/90/77	H1N1
2009—	甲型/加利福尼亚州7/2009	类H1N1病毒亚型
2009—	甲型/珀斯/16/2009	类H3N2

1) 基于血清学数据；2) 大流行期间的严重临床过程。来源：A. S. Monto. Vaccines and Antiviral Drugs in Pandemic Preparedness. Emerging Infectious Diseases Vol. 12 No. 1 Jan 2008 (link: http://www.cdc.gov/ncidod/EID/vol12no01/pdfs/Vol12No01.pdf)

43.39.1.2 细胞感染途径

血凝素是负责绑定病毒宿主细胞受体(N乙酰神经氨酸，一种唾液酸)的病毒蛋白，由此引发感染。在鸟类和哺乳动物体内有多种血凝素变异体去匹配对应的血凝素，由于溶酶体内pH比较低，血凝素一旦进入核内体(溶酶体)，被宿主细胞蛋白酶裂解，蛋白质发生构象变化，疏水键插入溶酶体膜，病毒包膜与细胞内膜融合，引起感染[2,3]。

此外，基质蛋白M2作为离子通道，降低了病毒体内的pH，导致核糖核蛋白(RNP)分裂，RNP含有病毒基因组转录和复制所需要的RNA聚合酶。然而，由于缺乏修复机制，RNA聚合酶的转录错误率高于DNA聚合酶(1个错误/10 000核苷酸)，造成流感病毒具有相对较高的突变率，引起抗原漂移，使病毒在一定程度上逃避免疫反应。更严重的是，当合并感染两种不同的病毒变种时，每个病毒的8个基因组片段通过重组，抗原变异显著增加(抗原漂移)。假如一个细胞(如猪的细胞作为混合器)同时感染一个人类和一个禽流感病毒，这种基因组片段的重组将造成严重后果。

猪的呼吸道细胞含有两种唾液酸变异体，特别适于病毒重组，尽管在统计上非常罕见，基因重组形成的杂合病毒因人类尚无相应免疫力而感染人类。在细胞核进行复制后，病毒在外层细胞膜通过出芽进行组装，然后释放。病毒包膜上的神经氨酸苷酶破坏唾液酸，防止病毒黏附在呼吸道黏液中的脱落细胞碎片上，使新产生的病毒能够释放出来。

感染免疫主要为形成针对个体H亚型和变体的抗体及部分针对N刺突的抗体。已知抗原漂移仅见于甲型流感病毒，因为除了仅有一个丙型流感病毒分离于猪，乙型和丙型流感病毒在动物界并不流行。

43.39.1.3 临床表现

典型流感是流感病毒感染呼吸道，经过数天的潜伏期而发病，伴随着畏冷、喉咙痛、身体疼痛、高热、疲劳和血液循环不良，经过1～2周逐渐自愈。如果出现复发，恢复期可以持续几个星期甚至几个月。与普通感冒相比，流感是由许多不同病毒和细菌引起的感染，有更严重的客观体征和主观不适症状。流感可通过喉咙分泌物发生飞沫传播，尤其是在寒冷和潮湿的环境中或在过热的房间里，干燥的空气会导致黏膜干燥[2]。真正的流感病毒肺炎是罕见的，相比之下细菌反复感染进入肺部更常见也更危险，可导致白细胞增多。典型的流感并发症是合并感染流感嗜血杆菌，该疾病以此细菌命名，该病原体分泌蛋白酶裂解血凝素，提高病毒的传染性[3]。

43.39.2 病毒检测

感染的早期诊断最好是检测鼻咽拭子或漱口液样本中的病原体。应该使用特殊的病毒转运容器(可采用商品化产品)。最敏感的方法是用稳定的犬肾细胞系进行病毒培养，最适温度约为33℃，在接种后最早24～48 h通过单克隆抗体免疫组织学检查可以发现病毒抗原。RT-PCR检测病毒RNA基因组序列只需要2～3 h，对于未采用最佳运输条件的样品，该方法不易受到干扰，但比病毒培养法更昂贵。然而，利用多重聚合酶链反应(多重PCR)可以联合筛选其他病毒(甲型流感病毒，乙型流感病毒，副流感病毒1型、2型、3型)，分子和细胞生物学检测方法可用于病毒的分型，这对于评估流行病学情况及研究疫苗的成分至关重要。对于培养病毒的分型有商品化的单克隆抗体进行检测。用PCR分型采用商品化的特异H基因探针；ELISA和IFT可用于病毒的直接检测；免疫层析法可用于病毒的快速床旁检测，由于该方法的灵敏性较低(60%～70%)，常用于大面积人群筛查，很少用于个体化诊断，最好的个体化诊断方法是RT-PCR。

43.39.3 抗体检测

发病1～2周后血清中可出现病毒抗体，最好的检测方法是ELISA和IFT[4]，所使用的抗原可以是整个病毒、线粒体基质或核蛋白体，用于检测特定类型的抗体。IgG抗体并不是机体产生免疫力的可靠临床标志物，IgM抗体与IgA抗体(更重要)浓度升高，是近期感染的标志，只有抗体滴度明显升高(至少4倍)才能确定发生了感染。细胞培养病毒中和试验或红细胞凝集抑制试验可用于检测免疫力，尽管有交叉反应，这些化验的结果在很大程度上对于检测由不同的病毒亚型和菌株产生的抗体有意义，神经氨酸酶抑制试验同样适用于抗体活性的检测。

43.40 麻疹病毒[1,3,4]

科：副黏病毒科。
亚科：副黏病毒亚科。
属：麻疹病毒属。
种：麻疹病毒有22种基因型，仅有一种血清型。
病毒结构：参见43.51。

43.40.1 流行病学和临床意义

43.40.1.1 患病率

人类是麻疹病毒的唯一宿主，需要大量聚居的易感人群病毒才能有效地传播，因此世界各地的患病率差异很大。在建立了疫苗接种计划的地区，麻疹病毒感染仅发生于输入性病例，或发生于疫苗接种率较低的地区。在许多发展中国家，麻疹是疟疾和腹泻以外儿童死亡的主要原因之一，世界卫生组织于2010年消灭麻疹的目标仍未实现。

43.40.1.2 传播

麻疹具有高度传染性，通常从出现皮疹前1周至其发病4天，通过飞沫传播，可以感染几米外的宿主。几乎所有没有免疫力的人暴露于麻疹病毒时都会发生麻疹，病毒进入鼻咽和结膜导致感染。

43.40.1.3 临床表现

病毒首先在上呼吸道增殖，随后是两次病毒血症(图43.40-1)，早期症状通常发生于病毒感染后8～12天，包括发热、缺乏食

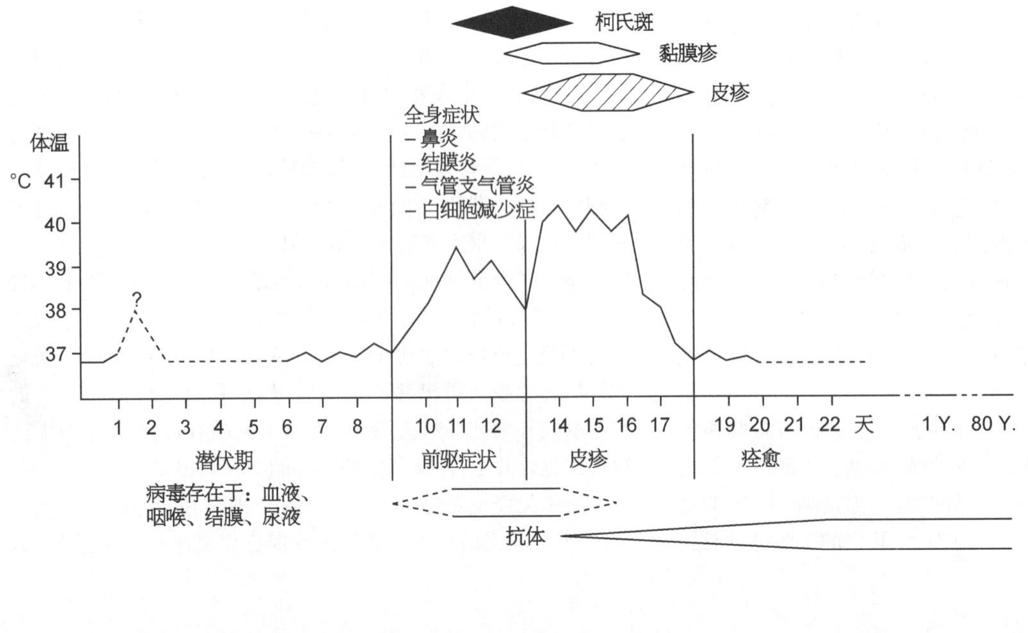

图43.40-1 麻疹感染的病程和临床表现(改编自Enders G, Stuttgart)

欲、咳嗽、流鼻涕、喉咙痛、光敏性结膜炎，在此阶段，颊黏膜上可以看到特征性的柯氏斑，这些症状发生4～5天后，脸上和头部出现红疹或斑丘疹，然后蔓延至躯干和四肢，包括手掌和脚底，大约5天后皮疹消退，消退顺序与出疹顺序相同[1]。红疹是由病毒感染及细胞免疫反应（细胞毒性T细胞）引起毛细血管内皮细胞受损所致，免疫缺陷患者可能不会出现红疹，这种"白疹"常常发展为脑炎，预后很差。麻疹病毒攻击白细胞尤其是淋巴细胞，白细胞减少和淋巴细胞减少标志着免疫抑制，发生重复感染的概率增加[2]，然而，大部分病例的免疫抑制可以恢复。

可能的并发症如下。

- 10%的病例发生中耳炎，可引起耳硬化症的后遗症。
- 会厌炎引发喉炎（引起呼吸困难）。
- 1%～5%的病例发生肺炎，包括麻疹巨细胞肺炎或合并细菌感染导致的肺炎。
- 脑炎，有以下几种形式：① 自身免疫应答引起的急性播散性脑脊髓炎，因此检测不到病毒；可见于0.1%的病例中，死亡率15%～25%；② 免疫缺陷患者中麻疹感染引起急性进行性脑炎；③ 亚急性硬化性全脑炎，是麻疹病毒突变株持续感染的晚期并发症，发生率为1/10万，通常发生在麻疹感染后7～8年，尤其是婴儿，由于其免疫系统不成熟，因此处于危险之中；④ 由于麻疹病毒感染T细胞降低了机体免疫力，对结核病等其他疾病造成负面影响。

43.40.2 实验室诊断

麻疹抗体的出现是麻疹病毒既往感染（自然感染或接种疫苗）的标志物。

43.40.2.1 抗体检测

可以用所有相关方法进行血清学诊断，补体结合试验滴度1∶40以上表明近期感染，血凝抑制试验（HIA）在抗体滴度持续较高的情况下可终生检出抗体活性，以上两种方法已被免疫学检测取代，IgM抗体阳性表明近期感染。经过大约2周的潜伏期后，大多数ELISA的检测灵敏度足以在发病1～3天内检测IgM，然后检测IgG抗体[4]。接种麻疹疫苗后，血清中高滴度抗体表明机体产生了免疫力[如滴度>10（血凝抑制试验），IgG滴度>80（ELISA）][5]。抗体检测也是脑炎病情检查方法中脑脊液检测的首选方法。

43.40.2.2 病毒检测

用细胞培养的方法很容易分离培养来自鼻腔、结膜和咽喉拭子的病原体，病毒引起细胞病变效应的结果是形成多核巨细胞。通过标记抗体探针来检测抗原可在24～48 h内完成，然而，这种方法不能用于检测脑脊液中的病毒。RT-PCR也适用于病毒检测，但只能在特殊的实验室中进行，病毒的基因分型（特定cDNA区域的序列）可用于流行病学研究。对于脑脊液标本可以选择抗体检测，这更适用于由麻疹引起的亚急性硬化性全脑炎（SSPE），在血清和脑脊液中可以检测到高抗体活性。

麻疹感染的实验室确认是控制和消灭麻疹计划监测工作的关键组成部分。虽然测定麻疹特异性IgM抗体（ELISA）是使用最广泛的确认麻疹感染的方法，但在普遍接种疫苗的人群中疑似麻疹病例可能需要额外的检测方法，IgM检测得出的不确定结果可以用RT-PCR检测麻疹RNA或发现高浓度的麻疹中和抗体来确诊（>40 000 mU/mL，世界卫生组织第二个国际标准）[6]。

43.41 挤奶工结节病毒

挤奶工结节病毒属于副痘病毒属（参见43.55），它会引起奶牛乳房的皮肤损伤，以前的挤奶工人接触到病毒，会在手和下臂上发现痘病毒相关的局部病变。疾病是良性的，通常无须进行实验室诊断[1]。

43.42 默克尔细胞癌病毒

参见43.57。

43.43 偏肺病毒

科：副黏病毒科。
亚科：肺病毒亚科。
属：偏肺病毒。
种：人类偏肺病毒（A亚型和B亚型）。
病毒结构：参见43.51。

43.43.1 流行病学和临床意义

这种病毒引起的呼吸道感染普遍存在，在人群中有很高的早期流行率[1,2]，在仅仅几天的潜伏期后，感染的临床表现与呼吸道合胞病毒感染相似（参见43.60）。

43.43.2 实验室诊断

可选择RT-PCR方法检测鼻咽拭子、痰液或支气管肺泡灌液中的病毒，一般不检测抗体。

43.44 传染性软疣病毒

科：痘病毒科。
亚科：脊椎动物痘病毒亚科。
属：软疣病毒属。
种：传染性软疣病毒。
病毒结构：参见43.55。

43.44.1 流行病学和临床意义

接触性软疣感染是通过直接接触传播的，包括性接触。它主要影响儿童，在感染艾滋病毒的个体中尤为常见，在免疫力正常的患者中，通常可以自愈。感染可引起非常典型的瘤状突起，是中央凹陷的软水疱[1]。

43.44.2 实验室诊断

主要根据临床表现来进行疾病诊断，通过电子显微镜可以在囊泡液中观察到痘病毒，也可以通过光学显微镜在活组织切片检查中发现胞质包涵体,病毒检测最敏感的方法是PCR,血清学检测的价值不大。

43.45 腮腺炎病毒

科：副黏病毒科。

亚科：副黏病毒亚科。

属：腮腺炎病毒属。

种：腮腺炎病毒。

病毒结构：参见43.51。

43.45.1 流行病学和临床意义

43.45.1.1 发病率

腮腺炎病毒分布于全世界,唯一的宿主是人,自引进腮腺炎疫苗以来,发病率一直很低。

43.45.1.2 传播

病毒通过飞沫传播,首先在鼻咽上皮中增殖。

43.45.1.3 临床表现

潜伏期2～4周(平均18天)后,50%～70%的患者会出现腮腺炎,其特征是腮腺肿大(90%的病例为双侧)[1]。不管是否有腮腺炎,该病毒在症状出现后的7～9天从唾液中排泄出来。虽然病毒侵犯中枢神经系统很常见,但仅有5%～10%的病例发展为脑膜炎,而脑炎仅为0.1%,一种严重的晚期并发症是耳聋。随着年龄的增长,中枢神经系统感染的风险也会增加。多达1/4的青春期后感染的男性患者出现(单边)睾丸炎,可引起压迫性坏死和不育。因为卵巢缺乏厚纤维囊,女性的卵巢炎通常难以发现。除了腮腺,胰腺也可能受到影响(胰腺炎),尽管已经证明该病毒可以在胰腺β细胞中复制(动物实验),流行性腮腺炎病毒感染和糖尿病之间的因果关系还有待证实。

妊娠前3个月感染流行性腮腺炎病毒会导致流产,然而,由于未发现先天性畸形,因此不表示需要终止妊娠[2]。

43.45.2 抗体检测

在症状出现后的2～3天,血清中可检测到IgM抗体并可持续2～3个月[3]。在症状出现后的7～10天内,血清(血浆)中出现IgG抗体,几乎可以终生存在,保护机体免受二次感染。血清学检测可与急性副流感病毒2型感染有交叉反应(历史案例)。

43.45.3 病毒检测

腮腺炎病毒是不稳定的,只有将样本冷却到4℃时才能分离成功。可以通过用标记的抗体在受感染的细胞培养物中进行抗原检测来缩短培养时间。以下情况可检测到病毒：① 在唾液中,从发病前5天到症状出现后大约7天。② 在尿液中,很长时间。③ 在脑脊液中,发病后不久。

RT-PCR与病毒培养(正在逐渐被取代)所用的标本相同,对合适的cDNA扩增序列进行检测,可以区分疫苗株和野生型腮腺炎病毒感染。

可以通过检测病毒或基因组来排除引起腮腺炎的其他病毒,如副流感病毒3、柯萨奇病毒或甲型流感病毒,无症状或复发性腮腺炎和无菌性脑膜炎也可以进行检测[4]。

43.46 新城疫病毒

这种病毒是引起非典型禽流感的病原体,可能偶尔会从家禽传播到从事农业劳动的人,可能表现为结膜炎。可通过检测细胞培养物中的病原体对感染动物进行实验室诊断[1]。

43.47 诺如病毒

参见43.11。

43.48 乳头瘤病毒

科：乳头瘤病毒科。

属：乳头瘤病毒存在于许多脊椎动物中。

种：人类中有100余种,牛、兔等其他哺乳动物中也有大量不同类型的乳头瘤病毒。与其他病毒不同,乳头瘤病毒根据分子分型(基因型)而不是血清学分型进行分类。

病毒结构：直径为55 nm的稳定的无包膜二十面体病毒,基因组由8 000个碱基对组成双链环状DNA,其中只有一条链可被转录。早期基因E6和E7已被鉴定,其蛋白质产物可使肿瘤抑制蛋白p53和pRb失活。

43.48.1 流行病学和临床意义

43.48.1.1 发病率

人乳头瘤病毒(HPV)是引起人体皮肤感染的常见病原体。除典型的疣外,还可引起许多其他更严重的皮肤炎症,HPV感染甚至可能引起良性肿瘤增殖[1]。

43.48.1.2 临床表现

HPV在宫颈癌发生发展中的作用是研究热点。90种不同的HPV基因型,引起不同的临床表现,致癌类型列于表43.48-1。尽管还不够充分,感染被认为是造成传染性损害的必要条件之一。如果有额外的营养和环境辅助因子存在,HPV感染可能在数年或数十年后进展为癌症。

表43.48-1 人乳头瘤病毒的类型和病变

类型	病变
HPV-1	足底疣,寻常疣
HPV-2	寻常疣,口腔癌
HPV-3,10	扁平疣
HPV-4	寻常疣,足底疣
HPV-5有85%的病例	疣状表皮发育不良合并皮肤癌
HPV-9,12,14,15	疣状表皮发育不良(EV)
HPV-8,17,19～29,36～38,46～50	疣状表皮发育不良合并皮肤癌
HPV-6,11	80%的病例有喉部乳头状瘤,尖锐湿疣和扁平疣,结膜乳头状瘤,宫颈上皮内瘤样病变(CIN)Ⅰ型和Ⅱ型
HPV-7	寻常疣,屠夫疣
HPV-16,18,31,33,35 a. o.	Bowen病(皮肤原位癌),尖锐湿疣,CIN Ⅲ型,宫颈癌、阴茎癌、肛门癌、喉癌、口腔癌

CIN,宫颈上皮内瘤样病变,分为Ⅰ型、Ⅱ型、Ⅲ型

43.48.2 实验室诊断

通常不需要对特征性疣进行实验室诊断，因为没有临床意义。但如果怀疑皮肤恶性病变，HPV 基因型检测对疾病预后判断很有价值。

43.48.2.1 病毒检测

病毒鉴定采用原位杂交或 PCR 等分子诊断方法[4]。

- 通过脱蜡组织切片进行原位杂交或活检组织 DNA 提取物进行斑点杂交，商品化试剂盒中的标记基因探针可以很容易地检测病毒，还可以选择性检测多种致癌基因型。通常以酶作为标记物分子，但商品化试剂盒有一定的检测限。
- PCR 检测的灵敏性和特异性可能更高，虽然尚无商品化检测试剂，但合适类型的特异性引物有售，对选定的 DNA 扩增产物进行测序，可推测病毒的基因分型。

43.48.2.2 抗体检测

由于人群中人乳头瘤病毒的感染率很高，血清抗体筛选没有价值。某些人乳头瘤病毒的基因型如 HPV－16 和 HPV－18 已研究得很深入，E6 和 E7 蛋白作为抗原在致癌性 HPV 感染的血清流行病学相关抗体诊断中有科学价值，但这些对于个体诊断无价值。

43.49 白蛉热病毒

科：布尼亚病毒科。

属：白蛉病毒属。

种：白蛉病毒。

种：托斯卡纳病毒、西西里病毒、那不勒斯病毒。

43.49.1 流行病学和临床意义

托斯卡纳病毒是在地中海地区特别是意大利、西班牙和塞浦路斯发现的；而西西里病毒和那不勒斯病毒则出现在地中海地区东部和中东地区。感染通过白蛉传播，白蛉叮咬常引起严重的瘙痒，大多数感染临床症状不明显，疾病症状与流感相似，严重时伴有高热、头痛和脑膜炎。因病毒不会持续存在，疾病通常会痊愈。

注意：白蛉还可传播利什曼病。

43.49.2 实验室诊断

可通过抗体检测进行诊断，不同类型之间的交叉反应性较低，IFT 或蛋白质印迹实验可检测免疫水平，脑炎时脑脊液中白蛉热病毒 RT－PCR 检测阳性结果可提供早期的诊断依据。

43.50 副流感病毒

科：副黏病毒科。

亚科：副黏病毒亚科。

属：副黏病毒属。

种：副流感病毒 1 型、3 型和 4 型；2 型属于腮腺炎病毒属。

病毒结构：参见 43.51。

43.50.1 流行病学和临床意义

副流感病毒有 3 种血清型，在人群中非常普遍。副流感病毒常年可引起普通感冒，特别是在冬季，4 型副流感病毒在中欧地区无流行病学意义。

43.50.2 实验室诊断

参见流感病毒感染或流感病毒免疫的实验室诊断。

43.50.2.1 抗体检测

补体结合试验仍然是种特异性血清学试验的标准方法，抗体滴度为 1∶40 或更高时表明最近可能有感染，只有效价早期显著上升才能确认感染。注意：副流感病毒 2 型和腮腺炎病毒之间有交叉反应。

43.50.2.2 病毒检测

该病毒可进行细胞培养，加入红细胞的血凝试验可证明细胞病变效应，免疫血清的血凝抑制反应可对病毒进行血清学分型。此外，在细胞培养中用标记的单克隆抗体进行抗原检测是一种更快速的检测方法。

抗原检测也可直接用拭子在载玻片或微量管内进行，但其内部应有对照，检测限低。

RT－PCR 被认为是从样本（鼻咽拭子、痰液、支气管肺泡灌洗液）中直接检测病毒的最佳方法。

43.51 副黏病毒

科：副黏病毒科。

亚科：副黏病毒亚科，肺病毒亚科。

属：副黏病毒，腮腺炎病毒，麻疹病毒；许多种类和类型的肺病毒和偏肺病毒。

病毒结构：病毒颗粒为＞150 nm 的多形结构，带包膜的螺旋状核蛋白外壳包绕其负链 RNA。

43.51.1 流行病学和临床意义

副黏病毒是一组在人和动物中具有物种特异性的病原体，人类感染的副黏病毒包括麻疹病毒、副流感病毒和腮腺炎病毒副流感病毒（副流感病毒 2 型属于腮腺炎病毒属）、呼吸道合胞病毒肺炎病毒等种类和类型。

2001 年，另一种广泛分布的副黏病毒被确定为人类呼吸系统疾病的病因：偏肺病毒。重要的动物副黏病毒包括牛瘟病毒、犬瘟热病毒及家禽中的新城疫病毒等，动物副黏病毒偶尔会传染给职业暴露的人类。

43.52 细小病毒

科：细小病毒科。

亚科：小病毒亚科（脊椎动物的细小病毒）。

属：细小病毒，依赖病毒，红细胞病毒，博卡病毒，阿留申病毒。

病毒结构：细小病毒是动物病毒感染最小的病原体，直径仅为 18～26 nm。该病毒具有被二十面体蛋白衣壳封闭的正链或负链 DNA。

43.52.1 流行病学和临床意义

细小病毒广泛分布于动物界，可引起猫剧烈腹泻和泛白细胞减少症（细小病毒属）。

大约 35 年前，这种病原体传染到犬并开始在犬类流行，直到开始接种疫苗。人类细小病毒较为罕见，偶然在粪便可见，没有任何病理学意义。细胞培养中腺病毒相关的细小病毒复制取决于疱疹病毒或腺病毒的存在，因此它们属于依赖病毒属。

第五种病（传染性红斑）的病原体细小病毒 B19 是人类特异性的细小病毒，细小病毒 B19 感染的靶细胞是成红细胞，必须与低增生性贫血进行鉴别诊断。这种病原体构成它们自己的属（红病毒属）。最近还发现，红病毒属还包括 PARV4 病毒，其临床作用尚不清楚。

除了犬和牛博卡病毒，人博卡病毒也已被描述（参见 43.8）。

43.53 细小病毒 B19

科：细小病毒。

亚科：脊椎动物细小病毒亚科。

属：红病毒。

种：细小病毒 B19。

病毒结构：参见 43.52。

43.53.1 流行病学和临床意义

43.53.1.1 发病率

世界范围内均发现有细小病毒 B19。在欧洲，感染最常见于冬末和春末，并周期性发生，每 4～6 年感染率增加。产生 IgG 抗体是病毒既往感染的标志，细小病毒 B19 的感染率随着年龄增加而显著增加，成人感染率为 50%～80%。

43.53.1.2 传播

细小病毒 B19 主要在潜伏期通过飞沫传播，该病毒侵犯骨髓中生成红细胞的祖细胞，引起红细胞一过性减少，可表现为急性贫血或疑似再生障碍性危象，潜伏期为 5～10 天。与此同时，病毒血浓度高达 10^{12}/mL。感染后第 5 天，鼻咽分泌物和尿液中开始出现病毒。

43.53.1.3 临床表现

潜伏期内的前驱症状与流感相似，至少 20%的感染无临床症状[1]。

临床表现：如下。

- 特征性的传染性红斑在长达一周的无症状阶段之后开始，在学龄儿童表现为脸颊部的鲜红色皮疹（“腮红疹”），几天之内，特征性的斑丘疹——花环形皮疹出现，变化强度不同，可以持续几天到几个星期才消失完全，这种综合征也被称为第五种病。
- 关节痛通常是对称的，并影响几个关节，特别是小关节。患病率随患者年龄的增长而增加，女性受到的影响比男性多。
- 低增生性贫血和网织红细胞计数减少，持续存在于红细胞前体细胞中的感染可导致再生障碍性贫血。
- 妊娠：孕妇在细小病毒 B19 感染期间，病毒可以在妊娠期间的任何阶段通过胎盘传播给胎儿，妊娠中期感染造成的后果可能最为严重。约 10%的病例可能会发生水肿和流产，未观察到畸形。不过在大多数情况下，妊娠期间感染细小病毒 B19 的妇女会产下健康的婴儿[2,3]。
- 持续性感染主要见于免疫缺陷患者，免疫功能正常的患者也可能偶发慢性感染。病毒可能在一些先前感染过的患者的骨髓中存在多年[4]。
- 在过去几年间发现，细小病毒 B19 感染也与许多其他疾病（如心肌炎）有关，但因果关系尚未确立。

43.53.2 实验室诊断

典型传染性红斑患者不需要实验室检查确认细小病毒 B19 感染，尤其是在流行情况下。

43.53.2.1 血清学

急性细小病毒感染可通过血清转化或抗 B19 IgM 抗体存在来证实，ELISA 和 IFA 是最常用的分析方法，IgM 抗体阴性而 IgG 抗体阳性则提示感染后获得了免疫力，IgM 抗体可持续数周。注意：长期的病毒血症导致形成免疫复合物。

产前检查或临床症状出现时，必须注意以下情况：① IgM 抗体仅能在数天内检出；② 检测灵敏度不足以排除急性感染。

43.53.2.2 病毒检测

对于接触过细小病毒 B19 的孕妇，除血清学检测外，建议在血浆或血清中通过 PCR 进行基因组检测。尽管有抗体产生，病毒血症仍可持续数周。

如果母亲感染了细小病毒 B19，尽管大多数胎儿都是健康的，但发育中的胎儿也应该由有经验的检查者通过连续超声检查来监测情况，如果超声发现异常（水肿/贫血），提示需进行宫内输血，输血前可采集胎儿血液进行 PCR 检测。一般来说，症状越明显，PCR 检测出 B19 的比例越高，如有积水的胎儿测试结果为阳性者占 3/4，而无症状的胎儿测试结果为阳性者只有 1/3。

母亲感染 B19 的新生儿一般无症状。如果存在异常（如贫血），则应尽快进行血液或骨髓的 PCR 检测。

因为有母体血液污染的风险，胎儿血液中 DNA 和 IgM 抗体的检测只有在出生后第 1 周进行才有意义。只有在特殊的造血细胞培养中，病毒培养才会成功，而且仅适用于科学研究。

在进行输血时，要鉴定并排除高度病毒血症的献血者。

43.54 小核糖核酸病毒（小 RNA 病毒）

科：小核糖核酸病毒（小 RNA 病毒）。

属：肠道病毒，鼻病毒（人），口蹄疫病毒（偶蹄动物），心脏病毒（小鼠），肝炎病毒（人）。

病毒结构：小核糖核酸病毒（派生自希腊语，“pico”表示小）是最小的感染病原体之一，直径仅 30 nm。其基因组由一条线性的正链 RNA 组成，被一个由少量多肽组成的二十面体蛋白衣壳封闭。

43.54.1 流行病学和临床意义

小 RNA 病毒在人类和动物中广泛分布，有种属特异性[1]，动物与人的病毒无交叉感染。口蹄疫病毒作为牛羊的口蹄疫病原体，在兽医学中非常重要。由于肠道病毒和鼻病毒的变异相对较快（抗原漂移），预计会出现新的病毒类型。也有一些病原体非常稳定，可通过气溶胶、粪口途径以及受污染的食物和饮水传播。从污染水中采集的携带甲型肝炎病毒的贝类也可以作为感染源，肠道病毒和甲型肝炎病毒通过粪口途径传播，虽然大多数情况下它们不会引起任何胃肠道症状。口蹄疫病毒的检测采用 RT-PCR 方法[2]。

43.55 痘病毒

科：痘病毒科。

亚科：脊椎动物痘病毒。

属：正痘病毒（人类和灵长类动物痘病毒），软疣病毒（传染性软疣），副痘病毒（挤奶工结节病毒）和许多各种哺乳动物中存在的其他类型痘病毒。

病毒结构：病毒颗粒为砖或卵圆形，外部尺寸为（220～450）nm×（140～260）nm，外膜含有脂质和球状蛋白质。总的来说，在痘病毒中已经鉴定了 100 多种不同的多肽，该病毒的基因组为双链 DNA，分子量为（86～250）$\times 10^6$ Da，含 130～375 kbp，这种已知最大的动物病毒，在光学显微镜下即能看到。

43.55.1 流行病学和临床意义

43.55.1.1 患病率

系统性全球免疫计划使曾经令人恐惧的人类特有的真痘病原体得以根除。人们对使用现有实验室毒株进行生物恐怖活动的风险产生了新的担忧，这种病毒暴发的可能性风险评估是有争议的。由于感染者在大部分潜伏期（1～3 周，平均 12 天）内没有传染性，可采用检疫措施和暴露后免疫接种。

43.55.1.2 临床表现

天花以高热、头部和身体疼痛、呕吐和严重的疲劳开始，在腹股沟和腋窝区域的疱疹性皮疹是特征性表现。在发病后 3～5 天，真正的天花症状出现，皮肤和黏膜出现均匀的局灶性皮疹，从病原体传播的地方开始，病灶从斑疹变为丘疹，然后是含有病毒的囊泡。感染的主要危险是通过呼吸道黏膜囊泡的唾液液滴进行传播，也有发展为出血性肺炎的风险。皮疹出现后大约 12 天，如果疾病没有进展为死亡（大约 25%），则脓疱变干，形成皮痂。鉴别诊断为水痘，表现为多发皮疹[1]。

化学治疗可以尝试用膦酰核苷西多福韦。由于常发生严重并发症，只能在疾病活动期接种典型的牛痘病毒疫苗，主要是通过接种后产生免疫来阻断感染链。

许多其他的正痘病毒在各种动物物种间广泛传播，偶尔会传给人类，引起类似天花的疾病，尤其是猴痘和骆驼痘。猴痘主要发生在西非，与它的名字相反，这种病毒的自然宿主不是猴子而是啮齿动物，这种病毒通过粪口途径传播，通过吸入空气中的排泄物，偶尔传染给猴子和人类。

非洲以外地区首例猴痘病毒感染发生在 2003 年，当时美国威斯康星州和伊利诺伊州有几个人感染了较轻的天花，必须入院治疗。猴痘病毒感染的暴发源于一只被当作宠物贩卖的草原土拨鼠，这只草原土拨鼠曾与一只感染了猴痘病毒的西非进口的冈比亚巨鼠被安置在一起，不过尚未发现人与人之间的传播。

43.55.2 实验室诊断

如果高度怀疑天花[2]，必须确保感染不会通过患者或标本传播。

利用电子显微镜或 PCR 技术可以快速从囊泡或结痂中检测病毒。使用 PCR 技术可以正确区分正痘病毒与副痘病毒。更多信息可从柏林 Robert Koch 研究所和汉堡的 Bernhard Nocht 热带医学研究所获得。

43.56 脊髓灰质炎病毒

科：小核糖核酸病毒科（小 RNA 病毒科）。

属：肠道病毒属。

种：脊髓灰质炎病毒 1 型、2 型和 3 型，参见 43.18。

病毒结构：参见 43.54。

43.56.1 流行病学和临床意义

脊髓灰质炎病毒是脊髓灰质炎（传染性小儿麻痹症）的病原体。

43.56.1.1 流行情况

由于进行了系统性的全球疫苗接种，脊髓灰质炎已基本根除。2010 年，从尼日利亚到印度的热带和亚热带地区报道了 1 型和 3 型脊髓灰质炎病毒引起的脊髓灰质炎病例，2 型脊髓灰质炎病毒已被根除。世界卫生组织目前正在努力根除其他两种类型的脊髓灰质炎病毒[1]。

43.56.1.2 传播

病毒通过粪口途径和唾液飞沫传播，潜伏期只有几天。

43.56.1.3 临床表现

在大多数情况下，肠道感染是一种亚临床病程或表现为轻微的发烧和喉咙痛[2]。如果病情进一步恶化，在肠道上皮细胞中复制的病毒可通过血流扩散到大脑或脊髓节。脊髓感染影响前角运动神经节细胞，如果对神经细胞不可逆的损伤得不到补偿，由该髓节所支配的肌肉会发生持续瘫痪和萎缩，尤其令人担心的是胸部或膈肌的辅助呼吸肌肉的衰竭，以及通常致命的脊髓灰质炎。在接种疫苗之前，患病率有相当大的增长，尽管神经感染的表现指数仅为 1%～2%。区分脊髓灰质炎病毒与其他肠道病毒感染，请参见表 43.14-1。

在无脊髓灰质炎国家，灭活疫苗取代了三种减毒脊髓灰质炎病毒疫苗血清型（口服脊髓灰质炎病毒疫苗）。虽然后者在人群中更容易增强免疫力，但由于野生型病毒的变异，仍有发生疫苗相关性脊髓灰质炎的风险（1∶100 万到 1∶500 万剂疫苗）。

43.56.2 病毒检测

粪便标本：如果怀疑是脊髓灰质炎（可报告），首选的诊断方法是粪便样本检测。在感染开始后的数周内，肠道病毒继续在粪便中复制并排出体外。由于病毒的稳定性，无须对粪便样本使用保存液。

脑脊液标本：通常只包含少量病毒。应保证在连续的冷藏（4℃）条件下将标本运送到实验室。

咽拭子/漱口水：在感染早期，咽部也可检测到病毒。

血液、血清样品：在疾病的急性期，病毒的基因组可以通过 RT－PCR 检测[3]。

对于粪便样本病毒检测(通常无腹泻，因为胃肠道问题很少见)，电子显微镜是最简单，最快速和最便宜的方法。一种更为敏感的方法是在细胞(猴肾、羊膜)中培养病毒，这种方法很容易完成，但需要几天时间才能获得阳性结果。RNA病毒基因组可在几个小时内用RT－PCR方法完成检测，RT－PCR通常采用针对所有人类致病肠病毒的引物。肠道病毒PCR也有商品试剂盒可供选用，这是脑脊液肠道病毒检测的首选方法。如能保证材料的最佳运输，病毒的分离就更为敏感。中和试验则可对分离到的病毒采用型特异性免疫血清或单克隆抗体进行分型，需要1周时间才能得到结果(从收到标本开始大约2周)。相比之下，PCR产物测序可在2天内完成分型。如果口服了脊髓灰质炎(活)疫苗，应了解疫苗接种史，因为减毒的疫苗病毒也可能够排出体外，时间长达数周。野生型和疫苗型病毒可在特殊实验室用cDNA－PCR扩增产物测序进行精确分型。若在三个单独粪便样本中未能检测到病毒，则表明没有(相对近期的)脊髓灰质炎病毒感染存在。

43.56.3 抗体检测

脊髓灰质炎病毒感染的排除诊断可以通过血清学(抗体检测阴性)进行[4]。最可靠的方法是用细胞培养病毒中和试验显示有中和抗体，也用于确定特定类型的免疫状态。然而，需要孵育5～7天后才能读取结果。

检测IgM是一种快速筛选肠道病毒的方法，由于该方法缺乏灵敏度和特异性，在粪便或血清样品中进行肠道病毒PCR更为可取。

43.57 多瘤病毒

科：多瘤病毒科。

属：哺乳动物多瘤病毒。

种：人多瘤病毒。

型别：BK型、JC型、Ki型、Wu型和默克尔细胞型(MCV)多瘤病毒。

病毒的结构：多瘤病毒是由5 300个碱基对组成的环状双链DNA病毒，两条DNA链均可转录，其基因组包含在一个40～45 nm的二十面体裸衣壳内。

43.57.1 流行病学和临床意义

多瘤病毒包括五个血清型，这些型别均可引起人类感染。与JC型相比，BK型和MCV型一般致病性较弱。在免疫抑制或免疫功能低下的个体中，JC型病毒能导致进行性多灶性脑炎[1]，如果不能及时重建免疫系统功能，往往会导致死亡。据报道，BK型病毒能引起出血性膀胱炎，尽管病毒量与其症状没有相关性。BK型病毒也可导致肾小管肾炎，病毒持续感染，并导致肾移植受者在术后产生一系列的并发症。其他两个多瘤病毒类型(Ki和Wu)能引起儿童上呼吸道感染，因此，必须要与其他引起普通感冒的病毒(如冠状病毒、偏肺病毒、副流感病毒、呼吸道合胞病毒等)进行鉴别诊断。

一种灵长类动物多瘤病毒(猿猴病毒40)由于具有病毒肿瘤抗原性，在实验性肿瘤研究中具有重要意义[2]。只有MCV型病毒能引起人类皮肤默克尔细胞癌。

43.57.2 实验室诊断

在诊断多瘤病毒感染方面，血清抗体检测无应用价值。脑脊液中JC型病毒可使用非商品化的PCR进行检测，结果阳性可确诊。BK型病毒也可以通过实验室自建的PCR方法进行检测[3]，然而这种检测的阳性结果临床意义不大，因为在没有出血性膀胱炎的患者中也发现了病原体。相比之下，对免疫抑制患者尿液中BK型病毒载量进行定量监测，如果多次检测的病毒载量＞10^4 GEq/mL认为有临床意义。利用电子显微镜检测病毒尿的方法灵敏度低，但通常可用于确诊。尿液中诱骗细胞(decoy cells)的存在有助于诊断。利用PCR对咽喉拭子、痰和支气管肺泡灌洗液进行特异性核酸扩增，可用于Ki型和Wu型病毒感染的诊断。引物和基因探针可以在网上订购，这些实验室自建的检测方法必须要进行内部验证。

对健康人和默克尔细胞癌患者的皮肤拭子采用PCR检测，可检出MCV病毒，后者在肿瘤患者中具有很高的病毒载量，并且其基因可整合于癌细胞的DNA中。

43.58 朊病毒

分类：非常规的亚细胞因子。

结构：神经和其他细胞上的淀粉样纤维。

43.58.1 流行病学和临床意义

朊病毒(蛋白质感染性生物体)是特殊的亚细胞感染因子，缺乏核酸基因组，是去唾液酸糖蛋白的一种异构体。动物实验证明，它在人体许多细胞的细胞膜上，尤其是神经系统中，并无重要意义[1]。该蛋白质的编码基因*PrP*位于人的20号染色体上，当其发生了纯合突变或异质性突变，可导致该蛋白质的空间结构发生改变，抑制了代谢过程(图43.58－1)。

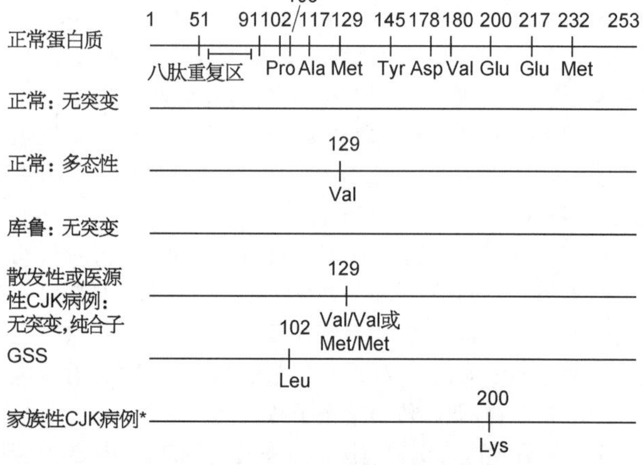

图43.58－1 人类PrP基因突变——家族性海绵状脑病的原因

* 斯洛伐克和利比亚犹太人种；GSS，Gerstmann－Sträussler－Scheinker综合征；Ala，丙氨酸；Asp，天冬氨酸；Glu，谷氨酸；Leu，亮氨酸；Lys，赖氨酸；Met，蛋氨酸；Pro，脯氨酸；Tyr，酪氨酸；Val，缬氨酸

这一结果导致脑组织发生纤维状淀粉样变性和海绵状变性(海绵状脑病),这种改变与其他脑组织淀粉样变性疾病,如阿尔茨海默病明显不同。通过接触朊病毒的感染性构象,正常生理蛋白也会发生空间结构改变,继而成为病理性的蛋白异构体。因此,该疾病由遗传代谢疾病转变为感染性疾病。

克雅病(CJD)[2]长期以来被认为是影响中枢神经系统的典型的人类朊病毒疾病。有报道指出,它的发病率约为每年1/100万,并列举了该病其他更罕见的症状(表 43.58－1)。在动物中,几个世纪以来,绵羊和山羊(瘙痒病)被认为是类似病原体的携带者。所有朊病毒疾病的特点是:潜伏期很长(几年到几十年),一旦症状开始,便开启了不可逆转的死亡过程。

表 43.58－1 人和动物的海绵状脑病

疾病	宿主	来源	分布	首次检测到病原体时间
库鲁病(Kuru*,新几内亚震颤病)	人	食源性(食人)	巴布亚新几内亚	1996
克雅病**(CJD)	人	(1) 散发(不明原因) (2) 10%～15%由 *PrP* 基因突变引起(家族性的) (3) 医源性	世界范围,发病率 1∶10^6 约 100 个感染的家庭 超过 60 例	1968
新型克雅病(nvCJD)	人	感染疯牛病的牛或其他	英国 15 例 法国 1 例	1996
Gerstmann－Sträussler－Scheinker 综合征	人	*PrP* 基因突变	约 50 个感染的家庭	1981
致死性家族性失眠症	人	*PrP* 基因突变	10 个感染的家庭(意大利、法国、英国、美国和德国)	1992
瘙痒病	绵羊,山羊		世界范围	1936***
貂传染性脑病(TME)	貂		罕见,致死率高达 100%	1969
慢性消耗性疾病(CWD)	骡鹿,白尾鹿,麋鹿		科罗拉多州和怀俄明州	1983
牛海绵状脑病	牛		英国流行,其他国家散发	1986
外来偶蹄类动物脑病	捻角羚等			1986 后
猫海绵状脑病	猫		英国散发	1990

*"Kuru" 在当地语言的含义是摇动/震颤(fore);** 以神经学家 Hans G. Creutzfeldt (1885—1964 年)和 Alfons Jakob (1884—1931 年)命名,这种疾病在 20 世纪 20 年代初首次被报道;*** 1936 年首次报道,以 Joseph G. Gerstmann 和他的同事 Ernst Sträussle 及 I. Scheinker 命名

1986 年,牛海绵状脑病(BSE),俗称疯牛病,在英国传播流行[3],迄今为止导致 180 000 多头牛死亡。受感染动物的数量估计为 100 万头,其中一半最终成为人类食用的肉类。除了英国和爱尔兰,其他国家牛的朊病毒感染率极低。在德国,迄今已通过实验室检查发现了大约 300 头受感染的牛。人们认为疯牛病的病原体要么来自羊的朊病毒突变[*PrPsc*(*rapie*)],要么是养殖场或非生物喂养饲料中携带有未被检测到的感染病原体。一种特殊类型的牛饲料(以屠宰的绵羊尸体为原料制成的肉骨粉)曾在英国被开发和使用。由于节能措施的实施,从 1982 年开始,这种肉骨粉没有经过充分的热消毒。1987 年年底,英国禁止了从动物尸体上获取和生产肉骨粉。此后,疯牛病的流行大大降低。

1996 年,英国报道了几例新型的人类克雅病,这些新型病例被称为 v(变异)CJD,不同于经典的克雅病,它会导致大脑组织发生更类似于疯牛病的变化。从死者的活检脑组织中 *PrPcjd* 的分析显示,其与牛脑组织中的异常蛋白 *PrPbse* 具有相同的糖基化模式。到目前为止,大约有 220 个致命的 vCJD 病例,其中大多数发生在英国。因为 vCJD 的发病率正在下降,最新的预测表明,尽管最近有几例输血传播导致发生感染,即使是在英国也不太可能出现疯牛病的流行。

43.58.2 实验室诊断

目前,还没有针对活体动物或人的特异性朊病毒的诊断试剂。通过对死者的组织病理检测证实了淀粉样纤维的存在。动物物种特异性朊病毒可以通过一种特殊的蛋白质印迹方法进行检测。该方法证实了疯牛病病原与 vCJD 病原体之间的关系。通过动物实验(仓鼠实验感染朊病毒),朊病毒还可以进行基因分析和鉴定(氨基酸序列的突变,参见图 43.58－1)。所有实验均应在特殊的兽医机构进行。

在人类医学中,该疾病的替代标志物已被用于 CSF 诊断。这些替代标志物是在疾病过程中释放的神经蛋白,如烯醇化酶、p130 /131,特别是 p14－3－3。用双向凝胶电泳和酶联免疫吸附试验可以对这些蛋白质进行检测。虽然这些方法不适于诊断朊病毒感染,但可用于鉴别朊病毒感染相关疾病与其他中枢神经系统疾病。

在多发性硬化症(MS)患者接受那他珠单抗(natalizumab)治疗前及治疗期间,抗 JCV 抗体水平可用于对进行性多灶性白质脑病(PML)进行风险分层,约 60%的 MS 患者可检测到 JCV 抗体,然而,事实上,只有很小的一部分患者发展为 PML。多发性硬化症患者的 JCV 抗体反应在很大程度上与抗病毒免疫无关[4]。

43.59 呼肠病毒

科:呼肠病毒科。

属:正呼肠孤病毒属。动物和人类还有 14 个属,包括轮状病毒(参见 43.64 轮状病毒)。

病毒结构:呼肠孤病毒是由一种特殊的树状二十面体衣

壳构成，没有外膜。它包含一个由 10 个基因节段组成的双链 RNA，病毒颗粒直径为 70 nm。

43.59.1 流行病学和临床意义

呼肠病毒是一类能引起呼吸道和肠道感染的病原体，通常引起多种疾病[1]。这类病毒在细胞外能保持稳定，通过粪口途径或气溶胶形式进行传播，其临床意义在免疫力正常的个体中有待考证。

43.59.2 实验室诊断

可利用电子显微镜对感染标本（粪便、漱口水）中的病原体进行检测。病毒的细胞培养、RT-PCR 检测、抗体测试仅用于科研。

43.60 呼吸道合胞病毒

科：副黏病毒科。

亚科：肺病毒亚科。

属：肺病毒属。

型：A 型和 B 型。

病毒结构：参见 43.51。

43.60.1 流行病学和临床意义

大部分人在 2 岁前都曾感染 RSV，这种病毒没有动物宿主。RSV 通过飞沫传播，每年冬季引起呼吸道疾病暴发，通常临床症状不明显。

免疫力逐渐降低的个体是严重 RSV 感染疾病的高风险人群[1]。在同种异体造血细胞移植受者中，RSV 引起的下呼吸道感染发病率和死亡率很高。在肺移植受者中，RSV 感染与闭塞性细支气管炎综合征有关[2]。

尽管大多数 RSV 感染仍然局限于上呼吸道，并伴有相对轻微的临床症状，但在年龄小于 6 月龄的婴儿原发感染中有 0.5%～2%会引起严重的毛细支气管炎或肺炎，需要住院治疗[3]。具有早产史和先天性心脏病或肺病史的婴幼儿在原发性 RSV 感染后发生严重疾病的风险增加。

该病毒的潜伏期只有几天。A 型毒株比 B 型毒株更具侵袭性。RSV 感染后的免疫力不能抵抗所有类型的病毒，且只能持续 1～2 年，因此，二次感染很常见。据推测，过敏成分可能在发病机制中起作用。

43.60.2 病毒检测

病毒可以通过细胞培养出现细胞病变效应来进行检测，或者通过更快速和常规的商业抗原试剂（ELISA）对鼻咽拭子或漱口水进行检测。相比之下，RT-PCR 工作量更大，但通过随后的 cDNA 测序可以鉴定感染传播途径，对于医院感染（较为常见）控制有重要意义。

43.60.3 抗体检测

RSV 感染也可以通过检测血清抗体来诊断，在发病后 1～2 周仍可检测到。

43.61 反转录病毒

科：反转录病毒科。

属：慢病毒属，人类（HIV），灵长类（SIV），绵羊/山羊（Visna/Maedi），猫（FIV）。在人类和牛中的丁型反转录病毒 HTLV/BLV。在动物中还有 5 个属，包括高度致癌和弱致癌反转录病毒。

病毒结构：带有圆锥形（慢病毒）或圆形核心（核衣壳）的包膜球形颗粒，其中含有基因组的两条单股正链 RNA 和病毒聚合酶（反转录酶）。病毒直径为 80～100 nm。

43.61.1 流行病学和临床意义

反转录病毒是具有二倍体 RNA 基因组的病毒家族，广泛分布于动物体内。通过病毒 RNA 依赖的 DNA 聚合酶（反转录酶/pol）和 RNA 酶 H 将基因组转录成双链 DNA，在病毒整合酶的催化下，整合到宿主细胞基因组中。基因组被蛋白质衣壳和包膜包围。在病毒蛋白酶介导作用下，病毒物质发育为病毒颗粒，以芽生方式从细胞膜脱出。某些属要么可以致癌（肿瘤冠状病毒，HTLV），要么可导致感染细胞溶解（人 HIV），后者通过特征性的反转录病毒相互作用，可导致慢病毒病。这些病原体属于慢病毒组。

绵羊、山羊和马长期被认为是病毒的动物携带者，感染主要表现在中枢神经系统（脑炎）。人类免疫缺陷病毒有两个亚型，已知的亚型（按照字母顺序编号），特别是亚型 1，具有不同的地理分布[1]。灵长类动物中的猿猴免疫缺陷病毒（SIV）与 HIV 类似。

SIV 感染在天然宿主通常症状不明显，这表明存在长期的共同进化。系统发育研究表明，HIV-1 和 HIV-2 在 20 世纪上半期分别从黑猩猩和乌白眉猴传染给人类。已知的人类致癌病毒是人 T 细胞白血病病毒 1 型和 2 型。

43.62 鼻病毒

科：微小核糖核酸病毒科（小 RNA 病毒）。

属：鼻病毒属。

种：鼻病毒 A 型、B 型和多个过渡种型。

病毒结构：参见 43.54。

43.62.1 流行病学和临床意义

鼻病毒具有 101 种血清型（即没有交叉免疫），并对人类具有严格的宿主特异性（尽管也存在牛鼻病毒[1]）。一半以上的上呼吸道感染由鼻病毒引起，这种疾病被称为普通感冒。感冒症状通常在病毒感染后 1～3 天出现，在 5～7 天内消退。感染局限于黏膜并有少量 IgA 介导参与体液免疫。感冒症状包括鼻塞、打喷嚏、咳嗽和喉咙痛，12%～32%的 4 岁以下儿童的鼻病毒感染无症状。发生于慢性阻塞性肺疾病（COPD）、哮喘或囊性纤维化患者的鼻病毒感染可能会危及生命。

43.62.2 实验室诊断

鼻拭子中的病毒在 32℃很容易被培养出来，但一般不需要进行实验室检测。电子显微镜不能区分鼻病毒和其他微小核糖核酸病毒。

43.63 风疹病毒

科：披膜病毒科。

属：风疹病毒属。

种：风疹病毒。

病毒结构：参见 43.65。

43.63.1 流行病学和临床意义

这种感染性病原体可引起儿童特有的病毒性疾病，通常是良性的。

43.63.1.1 临床表现

通过飞沫感染 2～3 周后，会出现流感样综合征，表现为颈部淋巴结肿大，偶尔会出现类似麻疹的特征性变态反应性皮疹。风疹需与 EB 病毒、腺病毒和肠道病毒感染进行鉴别诊断。在某些情况下，风疹感染可能会被忽视[1]。与麻疹不同，风疹病毒感染的神经系统后遗症很罕见(亚急性硬化性风疹脑病，SSRPE)。大约 80%的人群在青年时期感染过野生型或疫苗株风疹病毒。

43.63.1.2 妊娠

虽然风疹感染通常在成年人中很少见，但血清抗体阴性的育龄妇女可通过与婴儿频繁接触而发生原发性风疹感染[2,3]。

在妊娠期间，病毒可以随时垂直传播给胎儿。在胚胎发育过程中，感染可以通过阻止发育引起畸形，导致风疹胚胎病。1942 年，澳大利亚眼科医师格雷格首次将风疹描述为白内障(失明)、感音神经性听力损失和心脏缺陷(格雷格三联征)。此外，许多其他中枢神经系统和器官缺陷与风疹病毒感染有关。

然而，胎儿病比胚胎病少得多。这种病毒的细胞毒性很低，只有在妊娠初期才会导致流产。根据对两次主要流行疫情的结果进行评估(美国 1962/63，英国 1978/79)，母亲生产出活的畸形孩子的可能性：胚胎发育第 1 个月（妊娠)60%～80%，第 2 个月 30%～40%，第 3 个月 15%～20%，胎儿期 10%～15%。

妊娠第 17 周或之后发生风疹病毒感染不再被认为是流产指征。根据一个持续 16 年时间的风疹病毒血清学试验回顾性研究报道，血清阳性率从 53%到 99.3%不等。该研究强调，婴儿在出生后 9 个月内丧失从母体获得的免疫力，直到接种疫苗后才能产生免疫力[4]。

43.63.1.2.1 孕妇的亚临床感染：根据对英国风疹病毒流行病学的评价，亚临床感染很少传染给胎儿导致疾病。这与观察到的继发性风疹感染通常无症状，对胎儿无害的结论是一致的。然而，有少量病例报道，通过接种减毒活疫苗病毒而建立的免疫保护消失了。妊娠期接种风疹病毒减毒活疫苗导致的意外感染与新生儿的缺陷无关。然而，在妊娠期间禁止接种风疹病毒疫苗。如果在常规的产前检查中发现风疹，无论是否有症状，都必须对其进行同样的治疗。

43.63.2 抗体检测

目前已有一些大家公认的或标准化的方法，用于检测存在于血清或其他体液(如脑脊液)中的抗体，以研究急性感染或评估免疫状态[5,6]。

ELISA 是最常用的方法，可以定量检测人体内不同类别的免疫球蛋白(IgG、IgM 和 IgA)。IgM 类抗体是潜伏期后出现的第一个抗体，它可伴随或在没有明显症状时出现，通常在发病后 3～8 周内消失，或下降到低水平(低于 2 倍阈值)并持续存在数月。接种疫苗后这种情况尤其显著。只有升高的结果(超过 3 倍阈值)表明为急性原发性感染。而低水平的 IgM 可能是近期感染或接种疫苗引起的，也可见于再次感染(对围产期风险而言通常是亚临床的和无害的)。

终止妊娠的适应证应在双重检查的基础上进行，最好使用两种不同的改良测试方法(夹心法和抗 μ 技术)。无明显症状时低 IgM 水平的存在，应该辅以双份 IgG 抗体血清学检测或 IgG 亲和力试验进行进一步研究。妊娠前留取的血清样本是再次感染与原发性感染最好的佐证。

新生儿脐静脉血或血清中检测到特异性 IgM 抗体可证实产前感染，而检测到 IgG 抗体则可能是通过胎盘转移过来的母体抗体。脐带血清 IgM 水平通常超过参考区间上限 0.2 g/L。

根据所使用抗原的数量或质量(全病毒，核心蛋白，E2 糖蛋白)，IgG 可以在 IgM 抗体出现后的 3～6 周内或很快检测到。商品化检测试剂盒必须说明被检测的是所有的抗体还是仅为后期才出现的高亲和力抗体。在急性和恢复期血清中风疹 IgG 抗体滴度显著升高可确认 IgM 阳性，并且可检测到急性原发性感染。如果在第一份血样中已经检测到风疹抗体，则 2～3 周内抗体效价的显著升高(如至少 4 倍)不能区分原发感染和再次感染。

IgG 强阳性检测结果表明曾经感染过或接受过免疫接种(在过去某个时候)或有免疫力。按照试剂盒说明，阈值通常为 10 U/mL 或 15 U/mL。作为预防措施，只有当风疹 IgG 至少为阈值水平的 2 倍(20 U/mL 或 30 U/mL)时，才能假定为有免疫力。连续检测表明，滴度应在 10～>500 U/mL。因此单一抗体的结果不足以确定个体的感染状态。缺乏 IgM，仅有 IgG 强阳性结果时，只能高度提示近期再次感染。

图 43.63-1 显示了抗体产生和抗体持续存在的动态变化。由于妊娠时对风疹的免疫力非常重要，育龄妇女的血液样本应长期保留。

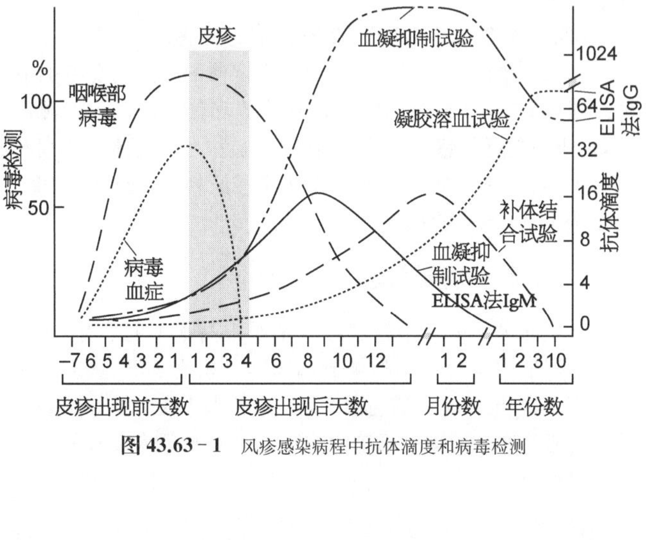

图 43.63-1 风疹感染病程中抗体滴度和病毒检测

43.63.2.1 血凝抑制(HI)试验

HI法检测抗体仍用于血清学诊断,可确定机体免疫状态,评估抗体制剂的保护作用。

检测试剂盒和单个试剂都能买到。抗原是病毒包膜上的血凝素,它可将病毒吸附到感染的靶细胞上。因此,HI法是一种近似中和法。相比之下,ELISA检测的IgG抗体只能揭示既往感染或疫苗接种。

HI法能检测所有急性期和恢复期风疹抗体。因此,在发病后或潜伏期后可立即检测到体液免疫反应。相隔几天采集的两份血清样品,如进行平行检测出现滴度的显著升高(至少4倍),即可验证急性感染。然而如果第一份血清样品抗体已经阳性,则滴度的升高不能区分继发的再次感染。如果体内持续检测到低抗体活性,表明当前或过去(疫苗)有过病毒感染,根据临床经验,这种感染可导致长期免疫力。但是,血清中较低稀释度(小于1∶32)的脂蛋白则可抑制病毒血凝素试验并刺激抗体的产生。

因此抗体活性低时,需要通过另一种方法如ELISA或凝胶溶血试验(HiG)进行验证。总的来说,HI滴度必须解释如下。

- 如果没有明确近期感染的临床症状,1∶32的抗体滴度或由厂家指定的阈值滴度结果提示为体液免疫。如果不能明确排除急性感染,可检测IgM。为此,必须从血清样本中分离出IgM成分。作为一种替代方法,已研发出专用的IgM HI试验方法,这种IgM HI试验通常只有在原发性急性感染时才呈阳性,而继发性感染罕有阳性。
- 在确定免疫状态时,低的HI滴度必须用第二个IgG的测试进行验证。通常用ELISA(或HiG)法,风疹IgG水平结果至少为20 U/mL(看厂商说明书)时可明确。如果滴度小于10 U/mL,则全部结果为阴性。结果介于两者之间是不确定范围,此范围的结果若不能立即作出判断应在6个月后重新测试以明确结果。

43.63.2.2 凝胶溶血试验(HiG)

与大多数IgG特异性ELISA方法一样,该试验使用相对少量的病毒抗原,只检测通常在发病后3～6周或潜伏期后才出现的亲和力较高的抗体。HiG试验不能自动化,更难以标准化。其优点在于感染后出现的抗体仅该法长时间内检测阳性,而且能明确反应机体的免疫力。相反,当HI检测和(或)ELISA检测结果阳性时,持续阴性的HiG测试高度提示急性或近期感染。

43.63.2.3 蛋白质印迹和抗体亲和力试验

在蛋白质印迹中,与E2抗原对应抗体的检测与免疫力有关。当抗E2抗体检测阴性,而HI检测和(或)ELISA检测阳性,表明与最近的感染有关。同样,低亲和力的抗体与近期感染有关,高亲和力抗体与远期或继发感染相关。抗体亲和力测定采用ELISA方法进行。

43.63.3 病毒检测

新生儿可从尿液中持续数月排泄出高水平的病毒,因此新生儿尿液中可轻易地检测到病原体。相比之下,喉部分泌物或EDTA抗凝血样的病毒检测往往价值不大。非细胞病变的病毒必须在被感染的细胞中培养24～48 h,用免疫过氧化物酶技术进行抗原检测才能证实。整个检测从材料接收算起需要24～48 h。RT-PCR也可用于风疹病毒RNA的高灵敏度检测,整个测试只需要2～3 h。根据妊娠状态和症状出现后的时间长短来选择要使用的材料。如妊娠早期,在羊水和绒毛膜绒毛样本中都可以进行病毒分离和基因组检测。而妊娠晚期,则可以用胎儿血液来检测IgM抗体。

43.64 轮状病毒

科:呼肠孤病毒科。

属:轮状病毒属。

种:轮状病毒。

组:A、B和C组见于人类和动物,迄今为止D～G组只在动物中发现。

型别:根据抗原关系可分为许多血清型。与甲型流感病毒相似,血清型是基于两种不同的分类特征组合进行的:有19个G型抗原(由糖蛋白VP7确定)和30个P型抗原(由蛋白质VP4确定)。例如,A组轮状病毒株称为G1P1A(8),在P型别中,基因型与血清型不同,并在血清型数后的括号中用数字表示。

病毒结构:参见43.59。基因组由11个片段组成,二十面体衣壳,直径约75 nm,有三个蛋白质层。结构蛋白VP 7,VP 4(和VP 6)决定了其血清型。

43.64.1 流行病学和临床意义

轮状病毒尤其是A组,在全球范围内普遍存在,是引起婴幼儿急性肠胃炎最常见的病毒。潜伏期为1～3天。在亚热带干旱地区,它们是导致婴儿死亡的主要因素。轮状病毒非常稳定,对外界环境抵抗力强,所以是引起院内感染排首位的病原体[1],通过粪口途径传播。病毒在小肠绒毛中复制,然后通过粪便排泄约1周时间。在温带地区,轮状病毒感染呈冬季季节性高发模式,在儿科病房发生轻型院感暴发很常见。

经过1～3天的潜伏期,轮状病毒感染典型表现为发热、呕吐和腹泻。2岁以上的儿童会因脱水而很快病危。超过这个年龄的儿童,患病率超过90%,表现为温和或无症状过程,此时病原体仍然可以有效传播。

轮状病毒组中,由于基因重组产生的血清型众多,包括动物适应的病毒,故再次感染很常见。再次感染常为亚临床型,病毒不会持续排出[2]。IgA抗体对肠黏膜具有临床免疫力。

43.64.2 病毒检测

轮状病毒筛查应主要在严重胃肠炎婴幼儿患儿中进行。成人胃肠炎由诺如病毒引起的可能性更大。轮状病毒在粪便中排泄浓度高,可通过电子显微镜直接镜检或ELISA检测抗原。ELISA通常检测A组抗原,阳性率较高,B组和C组病毒往往引起的是输入性感染。电子显微镜的最大优点是它可以同时进行几种病毒的筛选。

分子为基础的方法:由于病毒高浓度排泄,可直接从粪便样本中提取的核酸,用凝胶电泳检测病毒基因组的dsRNA片段。在电泳凝胶中,不同的RNA片段模式可以轻易检测到抗原漂移。

研究医院感染时，用 RNA 电泳分型检测感染链是很重要的(图 43.2－2)。通过对 cDNA 扩增子测序，可进行精细分型和系统进化分析。由于抗原检测结果较好，RT－PCR 还没有像检测诺如病毒那样成为大家公认的轮状病毒检测方法[3]。

细胞培养：用胰蛋白酶处理后，细胞培养可分离出轮状病毒。该方法对消毒剂的检测也很有效。

43.64.3 抗体检测

与直接检测病毒相比，血清学对常规诊断毫无价值。中和抗体可用细胞培养病毒中和试验确定(如接种疫苗后)。而为了科研目的，可使用蛋白质印迹法检测抗体。

43.65 披膜病毒

科：披膜病毒科。

属：风疹病毒属，甲病毒属。

病毒结构：披膜病毒呈球形，包膜颗粒含有二十面体核衣壳[1]。基因组由单链正义 RNA 组成。颗粒直径为 60～70 nm。

临床意义：此病毒科包括人类风疹病毒属。昆虫传播的外来人畜共患披膜病毒感染参见 43.4。

43.66 狂犬病毒

科：弹状病毒科。

属/种：狂犬病毒属，狂犬病毒。

型别：基因型 1～7，GT 1(狂犬病病毒)占绝对优势。

病毒结构：狂犬病毒呈子弹状，长约 180 nm，直径为 75 nm。核衣壳螺旋状，含一单链负义 RNA，其外由布满刺突的包膜包裹着。

43.66.1 流行病学和临床意义

基因型 1 病毒广泛分布于食肉哺乳动物中[1-3]。在欧洲，狂犬病主要影响狐狸和獾，偶尔影响狗和猫。在美洲也可见于浣熊和臭鼬。在亚洲和非洲，每次狗咬伤都会带来狂犬病的威胁。从全球范围来看，蝙蝠也可携带不同基因型的病毒。通过器官移植导致传播的病例也有报道。

病毒沿着咬伤部位的神经传播到大脑，导致致命的脑炎。增殖的病毒从大脑向心性转移到唾液腺和内脏器官。狗的潜伏期为 7～10 天不等。在德国，最近报道的自发性狂犬病病例发生在 1986 年。未经治疗者，常有 10～30 天的潜伏期，极少数情况下潜伏期可能超过 3 个月，有时甚至长达数年。

狂犬病典型表现包括前驱期(咬伤部位持续疼痛和严重瘙痒)、兴奋期(狂怒)和麻痹期(瘫痪)，通常会导致死亡。

所有疑似接触狂犬病的病例都应立即接受主动免疫和被动免疫治疗。在感染一周内进行免疫接种通常是有效的。

43.66.2 实验室诊断

相关公共卫生机构要参与流调，追踪咬人动物的咬人史并观察。如果对感染的怀疑是合理的，动物必须处死，并在专门的有资质的实验室进行组织病理学检查。

人类诊断可以通过直接免疫荧光法检测狂犬病毒抗原或用 RT－PCR 对皮肤活检、唾液或咽喉分泌物进行核酸检测。血清抗体一般只有发病后才能检测到，使用指定实验室的病毒和神经母细胞瘤细胞，且必须在特殊实验室通过中和试验进行检测，主要用来确定患者接种后的免疫状态。

43.67 水痘-带状疱疹病毒

科：疱疹病毒科。

亚科：甲型疱疹病毒亚科。

属：水痘病毒属。

种：5 种地理位置不同基因型的水痘-带状疱疹病毒(VZV)。

病毒结构：参见 43.33。

43.67.1 流行病学和临床意义

VZV 可引起水痘(潜伏期约为 2 周)和带状疱疹。

43.67.2 流行性

水痘-带状疱疹病毒感染全球普遍流行，主要通过感染宿主的呼吸道分泌物液滴或气溶胶传播，也可通过接触含有高滴度病毒的特征性水疱液传播。大多数人在 20 多岁前曾感染过且 30%～60%的病例有临床典型症状。

43.67.3 临床表现

免疫功能正常的个体，VZV 感染是无害的[1,2]。感染的并发症(肺炎、脑膜炎、脑炎)更易见于老年患者。与其他疱疹病毒相反，预先感染 VZV，对外源性再感染具有明显的数十年的临床免疫力。VZV 也存在于脊髓的感觉神经节中，不仅可存在于神经细胞中，也可存在于施旺细胞和卫星细胞中[3]。大约 40 岁或更早，VZV 感染可能会以带状疱疹(通常生于腰部)的形式重新激活，可伴有剧烈疼痛，尤其当病毒感染了面部区域(三叉神经痛，眼部带状疱疹或耳带状疱疹)时。感染波及整个脊髓后根节时常可引起脑膜炎。与单纯疱疹相比，再激活会引起强烈的免疫刺激，更易通过血清学诊断。60 岁以上人群，带状疱疹的发病率为 20%。

注意：虽然 HSV 复发很常见，但大多数人一生中只经历一次带状疱疹的典型病程。带状疱疹二次或多次感染提示 T 细胞免疫缺陷：艾滋病机会感染者(表 43.37－1)。随着年龄增长，疱疹后神经痛的风险也随之增加，而根据定义，带状疱疹发作后神经痛持续时间可超过 6 周。虽然罕见，原发性感染 30～40 年后外源性再感染导致继发性水痘的病例仍有报道。

43.67.3.1 妊娠

围产期水痘感染(但未再激活带状疱疹感染)与单纯疱疹病毒感染一样，也可在妊娠末期垂直传播给胎儿，导致危及生命的全身性的新生儿疱疹(参见 43.32)。这种情况下，如果通过胎盘转移的母体抗体量不足[4,5]，则必须立即给予新生儿高价免疫球蛋白。必要时还需进行抗疱疹病毒药物治疗。

先天性水痘综合征源自产前原发性水痘感染的风险是

2%，大多数报道是发生在妊娠21周。血清学阴性的孕妇，当感染已危及生命，而抗疱疹病毒药物治疗又是禁忌时，必须早期如在感染后几天内足量注射高价免疫球蛋白[5]。迄今为止报道的病例中，胎儿均未受到伤害。产前母亲感染偶尔会导致新生儿轻症带状疱疹，但一般预后良好。

43.67.4 抗体检测

与HSV血清学试验不同，VZV血清学试验适合检测原发性水痘感染及和随后再激活的带状疱疹感染。用于检测IgM、IgG和IgA抗体的补体结合试验已被ELISA所取代。水痘感染IgM检测总是阳性，而带状疱疹感染时，则可能偶尔阴性。IgA检测更灵敏。抗体检测试剂盒没有国际单位，所以应使用滴度水平单位。

结果解释：① 滴度>1∶1 280预示带状疱疹感染。② 根据IgG、IgM、IgA滴度的升高可进行急性感染和急性加重的可靠诊断。③ IgG滴度至少为1∶160时才对水痘有免疫力。④ 确定妊娠期免疫状态时，必须与急性感染进行鉴别诊断，因为初次感染时，IgG抗体可在IgM抗体之前检测到。

43.67.5 病毒检测

咽拭子或皮肤的病毒检测较易通过细胞培养分离病毒后用荧光法检测，但比HSV感染病例费时。快速诊断通常用PCR法，很少采用抗原检测。所有的水泡结痂后一周，感染就不再具有传染性。基因分型可以区分野生型病毒和疫苗病毒，并能构建感染链。

在中枢神经系统疾病感染VZV患者血清中，VZV DNA量的增加似乎与脑炎及其持续发作有关[7]。

（戴二黑　伍勇　胡志东　陶传敏　刘根焰　韩晓旭
梁宏洁　刘家云　张红梅　译，马筱玲　审校）

44

寄生虫感染

Ingrid Reiter - Owona

44.1 引言

寄生虫不同于细菌，具有复杂的生活史。它们可利用人体作为终宿主或中间宿主。终宿主是寄生虫进行有性繁殖的地方。繁殖终产物被排入外部世界或载体中。中间宿主中，寄生虫复制后以发育休眠期的形式存在，并在复制期或因其诱导的宿主免疫反应对中间宿主造成危害。从感染到可通过实验室方法检测到寄生期表现间的时间从天到月不等（成熟前期）。

寄生虫感染在欧洲中部及北部相当罕见。寄生虫感染的诊断，特别是累及消化道或皮肤的感染，极端情况下可能在受影响的人中造成恐慌，并与卫生条件不良及社会地位低下有关。尽管寄生虫并不知道社会或地理分界，但人类粪便处理不当、饮用水水质差及发展中国家营养不良等问题促进了其繁殖。与饮食条件、精神和身体发育不健全的相关性决定了北欧纬度地区不会出现严重寄生虫感染。

因此，在临床症状不明的诊断情况下，寄生虫感染在不同人群中发挥了不同作用。风险人群包括经常旅行的人、有移民背景的人经常前往原籍国及来自卫生标准较低的国家的移民。非常年老及年幼的人，以及与动物有密切接触的人同样具有风险。免疫功能低下的患者具有特殊情况，因为在这些人中，机会性病原体可导致危及生命的疾病。

寄生虫分布与生活史的基本知识是有方向性且有效的寄生虫感染实验室诊断的前提。可通过详细病史信息、既往旅行史及血细胞计数（尤其是嗜酸性粒细胞）异常来缩小可能的寄生虫病原体范围。寄生虫感染的实验室检测主要基于两方面：① 寄生虫、寄生虫虫体部分、抗原或 DNA/RNA 的直接证据；② 特异性抗体（血清学）检测提供的病原体接触的证据。

特定检测方法的有效性受到临床症状（如腹泻、发热）、潜伏期、成熟前期、定植部位，以及胞内或胞外定植等因素的决定性影响。寄生虫分为体内寄生虫（肠道寄生虫、组织寄生虫、血液寄生虫）与体外寄生虫（昆虫）。

显微镜检查提供了标本采集时标本中所有寄生虫及非致病性微生物的概况。该方法的诊断灵敏性随寄生虫密度、检测标本数量（尤其是粪便）、标本量（体液）增加及有效浓集方法的应用而增加。

寻找特定病原体时，显微镜检查通常不及抗原检测或DNA 扩增敏感。此外，传统方法不适用于检测形态相同物种（如溶组织内阿米巴与痢疾阿米巴）的毒力因子或抵抗因子。血清学检测仅在病原体组织迁移或组织侵入阶段（如溶组织内阿米巴）才是有效的。

诊断学的主要目的是提供病原体或其发育阶段的直接证据。许多情况下，单纯抗体或寄生虫特异性 DNA 检测无法得出有关感染状态或持续时间的结论。

以下叙述仅涉及在欧洲中部及北部流行的寄生虫感染的详细内容，这些寄生虫感染通常在国外旅行中获得或通过移民输入。

44.2 标本采集、运输、诊断方法

44.2.1 粪便标本

应注意确保粪便标本的正确采集，因为大部分肠道寄生虫的诊断依赖于查找和检测蠕虫的虫卵或幼虫、原虫的滋养体或包囊。大部分情况下，肠道寄生虫不持续排出于粪便中。肠道寄生虫初次方向性检查需要在 2 天内采集 3 份粪便标本。临床高度怀疑时可要求 5 份以上的标本。基于单次粪便标本检测的诸如“未检测到寄生虫”的阴性结果解读只能有所保留接受。

粪便标本通常由患者自己采集。患者需要合适的广口容器进行采集，且应接受指导以防标本被厕所水或污物所污染。完整的蠕虫、蠕虫虫体部分或蠕虫样结构应收集于未进行固定的自来水中，送检至特定诊断实验室。

成形粪便标本应采集核桃大小（20～40 g）；水样粪便标本应采集 5～6 茶匙容积。成形粪便标本可新鲜送检，除非运输时间超过 24 h。水样粪便标本应在排泄后 30 min 内送至实验室，或依后续检查程序要求，在患者采集点立即保存于合适的固定剂中，并于 24 h 内送至实验室。固定时，新鲜粪便标本应与相应固定溶液充分混匀。合适的固定剂包括 5%～10% 福尔马林或醋酸钠-醋酸-福尔马林（SAF）溶液。已往使用效果良好的硫柳汞-碘-福尔马林（MIF）溶液（MIF 浓集技术）因汞化合物对生态的有害性不应再使用。就如一些商品化浓缩系统中易爆的乙醚已被乙酸乙酯所取代。每种固定剂对于不同的寄生虫或其发育阶段具有特定的作用，可影响标本的形态学、染色性能及浓集[1,2]。

冷藏温度适用于成形粪便标本的长期保存，而深冻会破

坏寄生虫结构，导致显微镜诊断不能。应通过随行单据告知接收实验室标本种类和处理时长。这对于在固定剂与进一步实验室特定操作（浓集、染色、抗原检测、分子生物学方法检测）间进行调整是必要的。如可能，实验室最终结果应包括寄生虫的浓集信息（低、中、高）。

44.2.2 血液标本

血清足以进行大多数检测。标本应尽快运送，不得冷藏。

44.2.3 诊断方法

寄生虫检测和鉴别的方法包括显微镜检查、使用酶联免疫吸附反应的抗体和抗原检测、免疫荧光检测（IFT）、免疫层析检测（ICT）、蛋白质印迹（WB）、免疫印迹（IB）及基于聚合酶链式反应的分子生物学检测。每种方法参见第 52 章。

44.3 肠道原虫感染

不同实验室方法可用于粪便中原虫的检测：显微镜检查、基于寄生虫抗原检测的间接证据（粪便抗原检测）及分子生物学检测。选择性采集粪便不同部位含血液、黏液或脓液的质软标本用于检测。如怀疑原虫导致的腹泻且患者排泄的粪便为水样，实验室需要排泄后即刻或不超过 30 min 的原始粪便标本。这对于活动滋养期（滋养体）的检出是必要的（溶组织内阿米巴大滋养体、蓝氏贾第鞭毛虫滋养体）。如不能满足该必要条件，应使用合适的固定剂以保存滋养体形态及寄生虫抗原。从而，滋养体可根据染色（如吉姆萨染色）后其特定的细胞器进行鉴定。

44.3.1 阿米巴病

阿米巴病是由人致病性阿米巴种——溶组织内阿米巴导致的感染性疾病。溶组织内阿米巴通过粪口途径转播，定植于结肠，通过二分裂方式进行繁殖，包囊形成后随粪便排入环境成为成熟、感染性包囊（10～16 μm）。约 90%的感染是无症状的，10%的病例发展成侵袭型，取决于在特定环境下溶组织内阿米巴使用溶解成分杀死细胞的活性。这导致广泛组织损害，特别是肠道和肝脏，由体型大、嗜血、种特异性的滋养体（即所谓大滋养体）所导致。其他内阿米巴属如 *E. histolytica* 及 *E. moshkovskii*（包囊期与溶组织内阿米巴形态相同），以及稍大些的结肠内阿米巴是非侵入性的，被认为是非致病性的肠道内寄居者，无须治疗。

流行病学：由溶组织内阿米巴、*E. dispar* 及 *E. moshkovskii* 导致的寄生虫病的精确流行病学仍有待明确，因为至今仅少量研究使用了能鉴定到种的方法[3]。据推测，溶组织内阿米巴与 *E. dispar* 的携带率约为 1∶10[4]。据 WHO 估计，每年约有 5 亿阿米巴病新发病例，最高的发病率与死亡率的报道来自中美洲、非洲及印度[5]。

在德国，阿米巴病极少被诊断，且主要为输入性感染。仅有少数旅行者回国后出现该疾病的侵袭性形式[6]。无症状携带者可排出包囊长达数月或数年之久，是一项特殊风险。携带期是否及何时会进展为侵袭性形式无法预测。发展成阿米巴肝脓肿的平均滞后期为 3～5 个月[7]。

潜伏期：高度变异（数天、数月至数年）。

44.3.1.1 临床症状

阿米巴结肠炎、阿米巴痢疾：腹痛及血性黏液性腹泻，重症病例可有直肠炎症、寒战及发热、肠道穿孔可能。国外旅行后腹泻持续超过 3 周应考虑肠道阿米巴病。

阿米巴肝脓肿：该严重疾病的特征为腹痛伴发热，肝脏部分区域广泛坏死及脓肿形成。

传报：该感染无须传报；然而，在汉堡的 Bernhard Nocht 研究所设有非官方传报办公室。

44.3.1.2 实验室检查

根据临床症状及收到的标本选择实验室诊断方法（表 44－1）。标本采集前，送检者应咨询热带医学专业实验室，特别是临床怀疑侵袭型。

表 44－1 溶组织阿米巴感染的实验室检测

临床表现	方法				
	标本	显微镜检查	抗原检测	血清学	PCR
无症状肠道感染	成形粪便（包囊）	×	×	（×）	粪便检测结果阳性时
肠道阿米巴病、阿米巴结肠炎	黏液血便、血清	（×）	×	×	×
肠外阿米巴病	组织/脓肿标本、血清	—	（×）	×	×

×，推荐；（×），部分推荐；—，不推荐

粪便显微镜检查：该复杂检测应由有经验的实验室人员进行。该方法的检出限据报道约为 PCR 的 60%（包囊检测）[7]。只有嗜血滋养体（大滋养体）的检出被认为是溶组织内阿米巴感染诊断足够可靠的证据。

抗原检测：抗原检测的可用性简化了诊断，因为粪便标本无须在体温条件下保存。现有的免疫分析（ELISA、IFT、ICT）仅检测属特异性阿米巴抗原或溶组织内阿米巴特异性蛋白，种特异性必须由制造商明确保证。检测通常需要保存于冷藏温度的新鲜粪便。

分子生物学（PCR）：这些方法具有所有技术中最高的诊断灵敏度及特异性[8]。推荐用于高度怀疑肠道感染而显微镜检查结果阴性的情况，或粪便显微镜检查结果阳性的种属鉴定。此外，PCR 被用于评价治疗是否成功，并且是用于检测活检和（或）脓液和脓肿切除标本的唯一有效方法。

抗体检测：多种商品化及实验室自建检测如 IFT、ELISA、间接血凝试验（indirect hemagglutination test，IHAT）及直接凝集（direct agglutination，DA）试验等可用于血清学检测。其诊断灵敏度可有所差异，特别是疾病早期阶段（如肝脓肿症状表现初现时）。尽管 IFT 被认为具有最高的诊断灵敏度及特异性，仍建议联合 2 种不同的免疫分析以增加总体灵敏度。

高浓度的特异性抗体常见于侵袭性溶组织内阿米巴感染及病程延长时（灵敏度 3%～100%）[4]。临床怀疑肝脓肿且病程较短时，阴性和（或）灰区检测结果应在 10 天后进行复查。

持续低浓度抗体可提示无症状肠道感染或见于（曾）生活于流行区的频繁反复感染者。

44.3.2 贾第鞭毛虫病

肠道贾第鞭毛虫(蓝氏贾第鞭毛虫、十二指肠贾第鞭毛虫)是全球最常见的肠道原虫。基因型A与基因型B感染人类,但也从狗、猫、牛等宠物及家畜中分离得到过。这些从动物中分离到的情况的人畜共患意义似乎相当低。感染通过食入包囊(8～12 μm)而发生,随后梨形滋养体(10～12 μm)在肠道内无性繁殖。经粪便排出的包囊为直接传染源。

流行病学:该病原体遍布全球并随污染水源或生食被食入。此外,人一人传播也可能发生,见于养老院的小规模流行及男同性恋者间。在德国,每年约有3 700例贾第鞭毛虫病报道,其中约50%为国内获得。风险因素包括食用生的素食、免疫力受损及男同性恋[9]。

潜伏期:3天至3周,平均7天。

44.3.2.1 临床症状

人类蓝氏贾第鞭毛虫感染可以多种方式表现。寄生虫携带者可随情况变化完全无症状或存在急性自限性感染或慢性感染。初始症状为暴发性、水样、恶臭、不含血液或黏液的腹泻,随后出现腹痛及腹胀,粪便呈淡黄色、可为油脂性及成形。症状性感染更常见于免疫功能低下者,特别是IgA缺乏。慢性感染者可罹患吸收不良及体重减轻。

传报:遵照德国《感染保护法案》(IfSG)第16号第一节第七条,直接或间接证据提示蓝氏贾第鞭毛虫急性感染,应向当地卫生部门报告受感染者的姓名。

标本:粪便;慢性感染时十二指肠液(5～10 mL)。蓝氏贾第鞭毛虫的排出非常不规律。至少应检测3份不同日期采集的粪便标本以排除贾第鞭毛虫。

44.3.2.2 实验室检查

显微镜检查:急性水样泻时,可在排便30 min内的新鲜标本中被检测(相差显微镜或干涉显微镜)到活动的滋养期(滋养体)。如新鲜标本(粪便或十二指肠液)不能在特定时间内镜检,采集后应立即固定。SAF溶液被认为是最佳的滋养体固定剂,因为一定比例的醋酸钠-醋酸能更好地保存蓝氏贾第鞭毛虫,且浓集后形态仍保持完好。包囊主要见于浓集后的成形或固体粪便。

抗原检测:免疫分析(ELISA、IFT)通常基于包囊抗原检测。每种检测原理不同。为达到制造商保证的诊断灵敏度,遵循特定标本类型与保存时间非常重要,因为仅少数产品在上述条件出现偏差时仍可发挥作用(表44-2)。不同于可定量检测病原体的显微镜检查,免疫反应的强度不能得出任何有关标本中病原体密度的结论。治疗结束后显微镜检查不再检测到病原体时阳性反应仍可发生。

分子生物学方法:PCR主要为实验室自建检测,是现有的最灵敏和最特异的方法。此外,分子生物学方法可在慢性携带者及群体感染中调查传染链。此外,特殊实验室的基因测序检测在临床怀疑真正的治疗抵抗时很有帮助。

抗体检测:肠道贾第鞭毛虫的特异性抗体检测尚未建立,因为地方性感染高发,抗体检测在急性腹泻性疾病的诊断中没有帮助。

表44-2 两种商品化蓝氏贾第鞭毛虫抗原检测方法不同粪便标本保存与处理的结果

粪便标本采集后的天数	检测	结果			
		新鲜冷藏	新鲜冷冻(-20℃)	SAF*固定RT	福尔马林(10%)固定、RT
2	ICT	+++	n.d.	+++	+++
	ELISA	+++	n.d.	阴性	阴性
3	ICT	+++	n.d.	++	++
	ELISA	+++	n.d.	阴性	不确定
7	ICT	+++	n.d.	+	++
	ELISA	+++	n.d.	阴性	不确定
14	ICT	+++	++++	+	++
	ELISA	+++	++	阴性	阴性

粪便标本经显微镜检查含有大量包囊。ICT,即定性免疫层析检测,建议粪便标本检测:标本采集后尽快检测,2～8℃保存不超过24 h,-20℃长期保存,不能使用福尔马林或含有福尔马林衍生物的溶液处理。ELISA,即定性酶联免疫分析,建议粪便标本检测:新鲜或冷冻,2～8℃保存不超过72 h,深冻长期保存,不固定。RT,室温;n.d.,未进行;+～++++,阳性强度。* SAF,商品化浓缩溶液

44.3.3 其他肠道鞭毛虫

任意连续的粪便标本的显微镜检查可发现据目前知识被认为非人体致病性的其他鞭毛虫,如脆弱双核阿米巴及人唇鞭毛虫。其作为唯一病原体或腹泻粪便中密度增加的意义仍有待明确,无治疗指征。

44.3.4 隐孢子虫病

隐孢子虫(原虫、孢子虫)被归类为球虫,1976年首次被认识到与人类疾病相关。有2个种已被鉴定为对人体致病:人与人传播的人隐孢子虫及动物传播至人(人畜共患)的微小隐孢子虫[11]。多种宠物与牲畜物种可作为保虫宿主。该病原体侵入上段肠道的微绒毛边界,在该处进行增殖并发育为4 μm×6 μm大小的感染期卵囊,经腹泻粪便排出。

流行病学:隐孢子虫病全球均有发生,主要通过粪口途径传播。人与人传播也同样可能。未充分过滤的饮用水已被鉴定为许多流行暴发的传染源[12]。肠道外阶段(卵囊)对所有消毒剂(包括氯)抵抗,并可在环境中生存数月。

潜伏期:1～14天(平均7天)。

44.3.4.1 临床表现

免疫力正常的人群中,经口感染通常无症状,或导致一过性、自限性水样泄。6～24个月的儿童较正常人群(寄生虫携带率仅约为0.2%)相比更易受感染。在免疫功能抑制的患者中感染呈慢性病程,并被认为是HIV感染者中的一种机会性感染。在高效抗反转录病毒治疗(HAART)时代前,据报道这些患者遭受严重腹泻与呕吐之苦,很多病例因大量体液与电解质丢失而危及生命。慢性隐孢子虫病是AIDS限定的。在德国每年约有1 000例隐孢子虫感染的报道。

传报:遵照德国《感染保护法案》(IfSG)第10号第一节第七条,直接或间接证据提示微小隐孢子虫急性感染,应向当地卫生当部门报告受感染者的姓名。

44.3.4.2 实验室检查

因卵囊可在粪便中间歇性排出,任何检测方法均应在不同日期采集至少3份不同的粪便标本。

可选方法为使用改良 Ziehl - Neelsen 染色技术(如 Kinyoun 染色、Heine 碳酸品红染色)进行粪便中卵囊的显微镜检查。在低寄生虫密度时,粪便涂片中小而红染的卵囊及其中的孢子体很难与真菌孢子鉴别。诊断也可基于内镜获取组织标本进行组织病理学检查。环孢子虫的卵囊(更大且无孢子形成)应通过鉴别诊断进行排除。

抗原检测:抗原检测基于间接检测卵囊(IFT)或卵囊抗原(ELISA、NCT)。诊断灵敏度为 66～99%[13],平均 50～100 个卵囊/100 μL 粪便可检出。

分子生物学方法:这些方法提供最高的诊断灵敏度,也是唯一能鉴别微小隐孢子虫与人隐孢子虫的实验室检测,后者在流行暴发时特别重要。

抗体检测:不适用于急性感染的诊断,可用于流行病学调查。

44.3.5 其他球虫

贝氏等孢子球虫与环孢子虫是可导致人体严重水样泄的球虫,特别是在免疫功能抑制人群中。浓集(漂浮法较沉渣技术效果好)后,病原体直接检测(贝氏等孢子球虫)或经改良 Ziehl - Neelsen 染色技术染色后检测(环孢子虫)。

44.3.6 微孢子虫

微孢子虫是专性胞内寄生原虫。目前已知至少 8 属 14 种可感染人类。因 AIDS 大规模流行的发生,它们作为 AIDS 患者中机会性病原体具有重要意义,并可在免疫系统抑制的患者(特别是药物性免疫抑制或接受器官移植者)中导致各种疾病模式。免疫功能健全的成年人、儿童及旅行者中自限性腹泻偶有报道。

最常分离到的微孢子虫为比氏肠胞虫与肠脑炎微孢子虫。它们侵入肠道上皮并导致慢性腹泻。

比氏肠胞虫据说在免疫功能健全的热带国家原住民肠道中有非常高的感染率。

标本:新鲜粪便;十二指肠液(5～10 mL),如必要;免疫抑制患者的其他体液。

44.3.6.1 实验室检查

显微镜适用于检测非常小的寄生虫孢子[比氏肠胞虫 1.3 μm×0.7 μm、肠脑炎微孢子虫 1.7 μm×(1.0～1.1)μm]。直接染色(三色染色)后,粪便涂片中的微孢子虫常被误认为是其他机会性肠道病菌,特别是真菌。更特异性的筛查可通过单克隆抗体 IFT 或分子生物学方法(除电子显微镜外可鉴定到种水平的方法)实现。鉴定到种水平对于靶向治疗至关重要[15,16]。

44.4 肠道线虫感染

显微镜诊断主要基于虫卵检测。虫卵大小用螺旋测微器测定,形态学可通过与参考资料或工作场所中可获得的图片进行比较而确定。一些虫种的卵在粪便中很少能被检测到,如猪带绦虫及蛲虫的卵。

44.4.1 蛲虫病

蛲虫病(尖尾线虫病、蛲虫感染)由一种小型的线虫——蠕形住肠线虫(国外俗称图钉虫、线虫、屁股虫)所致。该寄生虫主要生活在下段小肠、阑尾及上段结肠。雄虫仅 3～5 mm 长,寿命短;雌虫长 9～12 mm,寿命较长。

黄至黄白色的雌虫偶尔经粪便排出,裸眼可见并可通过其尖尾进行鉴定。雌虫在其一生中可排出多达 10 000 个虫卵。虫卵被排放在肛周。除人以外,黑猩猩是唯一已知的宿主。

流行病学:蛲虫病全球均有发生,主要流行区域位于寒带及温带气候区。最高患病率见于 5～10 岁的儿童,与其社会地位无关[17]。再感染(“乒乓球感染”)特别常见于家庭内或亲密生活的群体成员内(幼儿园、学校、寄宿学校)。该寄生虫主要通过肛门—手—口途径传播。虫卵被雌虫排放在肛周,在此他们进行卵内孵化并维持在感染期。另一种可能的感染途径是吸入或食入含蚴卵,密闭房间及良好住房条件具有促进作用。可基本除外水源性传播或通过污染食物的传播,因为虫卵抵抗性差;通过宠物或牲畜传播也可大致除外。自体感染已被假定。

44.4.1.1 临床症状

一般来说,蛲虫病是无害且自限的感染。许多感染者是无症状寄生虫携带者。肛门瘙痒是最常见的临床症状(更多见于儿童及女性)。外阴阴道炎可发生于儿童期及青春期女性。腹痛、腹泻及里急后重报道于严重感染。在卫生良好及多治疗周期的个体中仍可观察到持续感染或反复再感染。在这些病例中,过度卫生所致的情绪压力可导致较线虫感染本身更严重的疾病症状。如感染单纯局限于肠道内,通常不会出现嗜酸性粒细胞增多症。

传报:无。

标本:蛲虫卵很少被排于粪便中,通常粪便常规检查无法检出。可选的诊断方法是用透明胶带纸自肛周皮肤取样检测虫卵。患者醒来后即刻,将透明胶带纸的黏附面按压于肛周皮肤数分钟,然后将黏附面向下转移至显微镜玻片。该操作应至少连续进行 3 天(临床高度怀疑时可持续 7 天)以增加诊断敏感度[18]。

44.4.1.2 实验室检查

显微镜检查:虫卵 100 倍放大时可见,并可通过其典型的结构进行鉴定。此外,患者应寻找排出的雌虫并送检。如显微镜检查蛲虫卵或蛲虫结果为阳性,全家成员或亲密接触者应接受检查,一起治疗无症状携带者。

抗体检测:不适宜。

44.4.2 其他肠道线虫

鞭虫(毛首鞭形线虫)、钩虫及蛔虫(似蚓蛔线虫)是全球最常见的肠道线虫。鞭虫与钩虫的分布主要局限于温热气候区,接触粪便污染的耕作土壤为专性感染期[在潮湿温暖的环境中卵内幼虫成熟和(或)发育成游离幼虫]提供了先决条件。

高患病率见于儿童。输入性感染不代表具有接触传染或社区流行风险,只要粪便不被排入促进寄生虫进一步发育的环境中。鞭虫及钩虫感染的诊断均基于粪便中检测到虫卵。

44.4.2.1 蛔虫病

似蚓回线虫(蛔虫)是最大的人体肠道寄生线虫。成虫可存活 1～2 年。雌虫(20～25 cm)每天可产出多达 200 000 个卵，较小的雄虫(15～30 cm)具有相对粗糙的表面和微黄至微红的色泽。该寄生虫被认为是以人为特异性宿主的，并通过经口食人含有感染性幼虫的虫卵传播。

幼虫成熟包括至少2周(欧洲中部气候条件下3～6周)的宿主外发育阶段。在随后的迁移阶段中，感染性幼虫在经过胃、肠道、肝脏及肺的过程中经历成熟过程，最终第4阶段幼虫在肠道发育成性成熟的成虫，可开始产卵。这一所谓成熟前期需要2～2.5个月。

流行病学：蛔虫病全球有发生。主要感染途径为经口食入污染的土壤(特别是儿童)或食物。适宜温度时，虫卵有高度的抵抗力并可维持感染性数年。蛔虫携带者排出含有虫卵的粪便不代表具有环境传染风险，只要粪便通过封闭式污水管道系统处理。大的猪蛔虫感染罕见。

潜伏期：10～14天。

44.4.2.1.1 临床症状：临床症状取决于感染数量及其发育阶段。

肠道感染：轻度感染时携带者无症状，更严重的感染可有轻度至绞痛性腹痛。可因机械性阻塞(肠梗阻)或迁移至胆管或胰腺导管发生严重并发症。成虫活动性非常强且有显著迁移倾向。

迁移阶段：迁移阶段发生于感染后约2周(肺蛔虫病、单纯性肺嗜酸细胞浸润症)。出现嗜酸性粒细胞增多症。

超敏反应：超敏反应在许多病例中表现为荨麻疹，多在经肺迁移结束时；血液嗜酸性粒细胞增多。

44.4.2.1.2 实验室检查：受感染的无症状患者可因幼虫或成虫的自发性排出而受惊吓。这些人的粪便中很少含有虫卵。在更严重的感染时，诊断基于粪便标本中典型虫卵的显微镜检查证据。

血清学：血清学检测(IFT、ELISA)在个体诊断中没有作用，尽管感染后可能可检测到特异性抗体(IgG_1、IgG_4)。在肠道期时，很少能检测到低寄生虫负荷患者的抗体。在现有未使用种特异性抗原的大量商品化检测中，可以预见与其他蠕虫的高度交叉反应[19,20]。

44.4.3 吸虫感染

亚洲移民及旅行者(较少见)偶尔会输入肝吸虫(华支睾吸虫、后睾吸虫)感染，这也是一种鱼源性人畜共患性寄生虫病。相对地，血吸虫(肠道或泌尿生殖系统血吸虫病)同样危害着在热带地区(特别是非洲)短期休假的旅行者。

44.4.3.1 血吸虫病

血吸虫病或Bilharz吸虫病(取名于1851年该病原体发现者Theodor Bilharz)是主要的蠕虫感染性疾病之一，也是最流行的热带病之一。全球约有2.5亿人被认为感染了血吸虫病。该疾病由裂体科的吸虫导致，其发生依赖于中间宿主(淡水螺类)的存在。

感染发生于淡水中，由尾蚴期幼虫(0.3～0.6 mm)所致。尾蚴穿透皮肤，通过淋巴系统进入静脉循环，经过肺毛细血管后，最终到达肝脏，在此发育成性成熟的成虫(1～2 cm)。血吸虫成虫随后迁移至结肠或肠系膜静脉(肠道血吸虫病)或盆腔小静脉(泌尿生殖系统血吸虫病)。血吸虫雌虫每日产卵300～3 000个，因虫种而异。如不进行治疗，成虫的平均寿命为5～10年；有记载的成虫最长寿命超过30年[21]。尾蚴感染至开始产卵间的成熟前期存在差异，埃及血吸虫至少2.5个月，曼式血吸虫至少1.5个月，日本血吸虫至少1个月。随粪便或尿液排入环境中的虫卵只感染中间宿主(螺类)。

流行病学：主要的人类致病种及其分布如下。

- 埃及血吸虫：非洲、中东(泌尿生殖系统血吸虫病的病原体)。
- 曼氏血吸虫：非洲、撒哈拉沙漠以南的非洲、沙特阿拉伯、也门、南美及某些情况下加勒比海(肠道血吸虫病的病原体)。
- 刚果血吸虫：中非(肠道血吸虫病的病原体)。
- 日本血吸虫：中国、柬埔寨、日本(肠道血吸虫病的病原体)。
- 湄公河血吸虫：老挝、柬埔寨、泰国(肠道血吸虫病的病原体)。

潜伏期：尾蚴性皮炎为4～48 h；片山热(钉螺热)为4～6周；慢性感染为数月至数年。

传报：在德国无须传报。

44.4.3.2 临床症状

典型血吸虫病的临床表现分为3期。

- 尾蚴性皮炎：症状通常发生于反复暴露后，包括瘙痒、红斑、斑丘疹。
- 片山热：急性发热性全身性疾病，发生于感染后2～12周产卵开始时，可持续数周。通常发生于未被免疫过的免疫力正常者，是免疫复合物形成的结果。临床症状包括寒战、头疼、咳嗽、荨麻疹。
- 对虫卵抗原免疫反应所致的慢性肉芽肿性炎症：肝纤维化，门脉高压，泌尿道、门静脉及肺循环梗阻。

在返回的旅行者和来自流行区的患者中症状可表现得不同。

44.4.3.3 实验室检查

如有理由怀疑既往暴露，在潜在感染2～3周后(血清学检测)或在成熟前期过后(感染6周后，虫卵检测)实验室检查是有用的。诊断按感染阶段进行(表44-3)。血液嗜酸性粒细胞增多可作为指导，但作为筛查方法缺乏足够的诊断灵敏度。

表44-3 分步进行的血吸虫检测方法(1～3步)

临床表现	病原体	标本	血清学	显微镜	组织学
尾蚴性皮炎(游泳者瘙痒)	血吸虫 禽类血吸虫	—	—	—	1
片山综合征(发热>38.4℃且嗜酸性粒细胞>10%)	特别是曼氏血吸虫、日本血吸虫	血清(EDTA抗凝血)**	1	2 血清学阳性时	—
泌尿生殖系统血吸虫病	埃及血吸虫	血清、随机尿标本* 10～50 mL、24 h尿液标本	1	2 血清学阳性时	3 活检在重复虫卵检测结果阴性但临床高度怀疑时进行
肠道血吸虫病	曼氏血吸虫 日本血吸虫 间插裂体吸虫 湄公河血吸虫	血清、3份粪便标本	1	2 血清学阳性时	3 活检在重复虫卵检测结果阴性但临床高度怀疑时进行

*上午较晚的时候，如可能，运动(如爬楼梯)以后；**特殊研究所可能用7.5 mL血液进行PCR检测。1，低级别；2，中级别；3，高级别；—，不推荐

血清学检测阳性时,感染应通过粪便或尿液中虫卵的显微镜检查进行确认。沉淀技术较漂浮法有更好的浓缩效果。诊断性显微镜检查是最可靠的虫种鉴定方法。未固定标本中的虫卵也可用于检测幼虫(毛蚴)活力,以总结感染状态。

抗体检测:检测不应早于可能感染后的2周(4周后检测更好)。所有已证明在感染早期阶段有足够诊断灵敏度的检测均适用于抗体检测。因检测使用的是曼氏血吸虫抗原,因此难以实现血吸虫血清学分型。在感染早期阶段,以IgM型抗体为主,之后以IgG型抗体为主。在无免疫力的初次感染旅行者中,IFT(聚焦荧光,消化道相关曼氏血吸虫抗原)可在暴露后早于IHAT或ELISA(成虫抗原、虫卵抗原)检测到IgG或IgM抗体。与其他蠕虫,特别是其他吸虫的交叉反应可能发生。两种不同检查方法的联合可获得最好的效果[22]。

初次感染(低感染剂量)后抗体浓度通常低下,特别是成熟前期后无虫卵排出,在返程的旅行者中是常见现象[23]。来自流行区的慢性感染者(虫卵已排出)抗体浓度同样也低下。

血清学检测不适用于治疗监测,因为特异性抗体可在治疗结束后持续多年。而检测到虫卵可明确进行再次治疗。尚无用于现症感染或感染治愈的血清学活性标志物。

特殊实验室有虫卵抗原检测和分子生物学方法的检测,但在个体诊断中没有重要作用。有特殊实验室已尝试了用于早期诊断片山热的PCR方法(EDTA抗凝血标本)[24]。

实验室检测结果评价如下:① 筛查试验(初次感染成熟前期过后)阴性结果提示感染可能性不大;② 筛查试验阳性结果,特别是初次感染后未经治疗的,提示感染可能;③ 特异性抗体及至关重要的虫卵检出可确认感染。

44.4.4 绦虫

绦虫可将虫卵直接排于粪便中(如犬绦虫属、微小膜壳绦虫),或更常见的是将充满卵的多节身体片段(孕节)排于粪便中,后者患者肉眼可见。疑似绦虫感染,特别是带绦虫属时,排出的绦虫孕节可以鉴别人致病性绦虫种类(链状带绦虫、牛带绦虫)。基于虫卵形态学鉴别不同绦虫种类不可行。

44.5 组织内寄生虫

蠕虫幼虫与造血组织寄生虫是主要的组织内寄生虫群体。

44.5.1 蠕虫幼虫

蠕虫幼虫寄生性感染全球范围内均有发生。人类可作为终宿主或中间宿主。

44.5.1.1 包虫病

棘球属绦虫是人包虫病的病原体。细粒棘球绦虫导致的感染称为囊性包虫病(犬绦虫病)。

泡状包虫病(狐狸绦虫病)由多房棘球绦虫导致。这两种情况,人体均作为寄生虫幼虫的中间宿主。通过经口途径摄入环境或食肉动物粪便中的含胚卵感染。幼虫最初在肝脏中发育,但也同样可播散至肺或其他器官。

流行病学:多房棘球绦虫分布仅限于北半球(流行区域:德国南部、法国东部、瑞士北部、奥地利西部、土耳其、俄罗斯、中国、北美)。细粒棘球绦虫相对是全球性的。高发病率报道于欧洲南部与东部,以及巴尔干地区、土耳其及俄罗斯。种水平的鉴别特别重要,尤其是对于来自2种虫种共同流行地区(土耳其、中国、俄罗斯)的患者。

在德国,多房棘球绦虫呈小范围散发感染,而囊性包虫病通常由地中海地区人群输入[25]。

潜伏期:数月至数年。

44.5.1.1.1 临床症状:这2种绦虫具有非常不同的生长模式,因此以不同的方式表现不同的症状。多囊棘球蚴如肿瘤样侵入器官(约97%的病例累及肝脏),如不治疗,可导致患者死亡;而细粒棘球蚴在密闭的囊泡内增殖,可认为是良性的(约70%的病例累及肝脏,约20%的病例累及肺)。

疾病早期阶段时,患者通常无症状,在超声检查或健康筛查时偶然被诊断。

随后在泡状包虫病时,感觉腹胀、腹痛、恶心或可出现发热;在囊性包虫病时,囊泡破裂是最常见的并发症。重症尤其见于免疫功能低下患者。

包虫病患者无外周血嗜酸性粒细胞增多症。

传报:遵照德国《感染保护法案》(IfSG)第3号第三节第七条,直接或间接证据提示棘球属绦虫感染,应向Robert Koch研究所报告(无须报告患者姓名)。

标本:抗体检测:2~3 mL血清。直接证据:抽吸囊液、切除标本(新鲜,如可能),固定用于组织学检查。诊断性囊泡穿刺抽吸应先进性抗体检测。

44.5.1.1.2 实验室检查:明确特异性抗体检测、棘球绦虫典型结构(囊液中的原头蚴或钩状蚴)的组织病理学检查、寄生虫DNA检测或手术切除标本的典型大体改变等的诊断依据。

抗体检测:血清学检测分步进行。IHAT、IFT及ELISA等检测可用于抗体初筛。一般来说,它们使用细粒棘球绦虫的粗抗原,不适用于种的鉴别(必须遵循制造商说明书)。可出现与猪囊尾蚴病及线虫感染(丝虫、蛔虫、类圆线虫)的交叉反应。种的鉴别可尝试用基于高度纯化或重组的多房棘球绦虫抗原(Em10、Em2、Em18)的ELISA[26],或使用多房棘球绦虫提取物作为抗原的蛋白质印迹。

采用血清学方法的种鉴别在高滴度属特异性抗体存在的情况下可达到80%~95%的诊断特异性。相反,可见在低浓度或灰区时鉴别是困难的,如在无生命力的棘球蚴囊泡时或治疗后[27]。抗体可在药物或手术治疗后持续低水平存在数年。血清学阳性结果必须通过临床表现进行确认才能诊断为包虫病。血清学阴性结果不能排除包虫病,特别是存在典型病灶时。约5%的多囊棘球绦虫感染与20%~40%的细粒棘球绦虫感染是血清学阴性的。

显微镜检查:诊断可通过囊液中棘球绦虫的典型结构(原头蚴、钩状蚴)或组织病理学检查(PAS阳性、层状膜、原头蚴)进行确认。应注意多囊棘球绦虫的原头蚴很少在被认为是终宿主的人体中产生。

分子生物学检测:实体标本中棘球绦虫特异性DNA及mRNA的检测是可能的,但至今没有经过验证的适宜方法。检测应在特殊(咨询)实验室进行。

44.5.1.2 猪囊尾蚴病

链状带绦虫（猪带绦虫）感染中，人类可作为终宿主和中间宿主。感染后，幼虫（六钩蚴）在肠道内孵化，经由血流迁移至多个器官（肌肉、中枢神经系统、眼睛），在这些地方形成囊状结构。猪囊尾蚴病主要见于欧洲南部、中南美洲、非洲及印度。脑、脊髓或眼部感染可导致严重症状（癫痫、颅内高压、失明）。临床怀疑神经系统猪囊尾蚴病（通过影像学技术）时，寄生虫感染的初步确认通过血清学检测进行。

标本：血清、脑脊液（1～2 mL）。

44.5.1.2.1 实验室检查：如下。

抗体检测：可用血清进行筛查。IFT 或 ELISA 阳性结果必须通过蛋白质印迹分析进行确定（与棘球绦虫存在强交叉反应）。阳性结果提示猪囊尾蚴感染（肌肉中同样可以），只有当存在相应颅内占位时才能解读为神经系统猪囊尾蚴病。仅有单个囊泡（通常无生命力）的神经系统猪囊尾蚴病例中约 30%的血清学结果为阴性。

显微镜检查：可在手术标本制备的组织切片中进行鉴别。

44.5.1.3 旋毛虫病

旋毛虫病全球范围内均有发生。在德国，流行性暴发很少有发现，罕见病例受累者见于输入性感染，如在其他地区摄入了旋毛虫肉之后。旋毛形线虫是大部分旋毛虫病的病原体。传染源是生的或未充分加热的受感染动物肉（如猪肉、野猪、马、熊、海豹），这些肉未经过或未充分进行官方旋毛虫检疫。疾病的严重程度高度依赖于经被感染肉摄入的幼虫数量。据推测摄入超过 70 条幼虫可导致临床疾病[28]。

潜伏期：5～28 天。

44.5.1.3.1 临床症状：低剂量感染可没有特异性症状。高剂量感染时，以下症状提示旋毛虫病。

- 早期急性感染（感染后 3～14 天）：间歇性高热、胃肠道症状。
- 急性感染（9 天～4 周）：运动时肌肉痛、脸部水肿。吞咽和呼吸困难；并发症包括心肌炎和脑炎。
- 慢性感染：风湿性肌肉痛；自身免疫反应。

传报：遵照德国《感染保护法案》（IfSG）第七条，只要直接或间接证据提示旋毛虫急性感染，应由诊断实验室负责人进行报告。

44.5.1.3.2 实验室检查：实验室诊断确认旋毛虫感染主要基于抗体检测。无论是否有临床症状，旋毛虫病例的确认可通过肌肉活检检出寄生虫（显微镜镜检、PCR）或通过适当方法检出特异性抗体。

血细胞计数：感染后约 2 周外周血嗜酸性粒细胞增多（高达 80%）；某些病例中血清肌酸激酶显著增高。

抗体检测：不早于疾病的第 2 周至第 3 周，因为早期病原体迁移阶段没有抗体产生。IFT 或 IHAT 阳性结果应通过 ELISA 或蛋白质印迹进行验证[28,29]。特异性抗体显著增高提示急性感染。抗体可在低水平维持数年，取决于检测方法和个体免疫反应。

显微镜检查：未染色肌肉活检标本于起病第 4 周后取材自三角肌、胸肌（在 2 张玻片间压制，40～80 倍镜检）。在早期感染阶段，旋毛虫成虫或幼虫非常难在粪便中检测到。

分子生物学：旋毛虫特异性 DNA 检测可在参考实验室中进行，主要用于鉴定种和（或）亚种。

44.5.1.4 犬蛔虫病

犬蛔虫病，亦称为内脏幼虫移行症，指犬蛔虫（犬弓首线虫）幼虫或较少见的猫蛔虫（猫弓首线虫）幼虫导致的人类感染。病原体全球范围内均存在。感染在卫生标准低下的国家发生更为频繁，在那些地方宠物不进行定期除虫或完全不除虫。在儿童（食土习惯）或频繁接触土壤的人群中感染风险尤其高。虫卵在食肉动物粪便中排出。在自然环境中，需要 2～3 周孵育成感染性幼虫（无直接感染）。

幼虫在上消化道孵出，经循环血液或淋巴系统迁移至肝脏和肺，然后播散至全身。它们穿入周围组织，主要累及肝脏和 CNS（内脏幼虫移行症），较少见的情况累及眼睛（眼幼虫移行症）。可导致组织出血和炎症反应。在欧洲，1%～8%的健康人群被认为血清抗体阳性。

潜伏期：数天至数月。

44.5.1.4.1 临床症状：大部分病例感染是无症状的。严重感染（也取决于个体特质）可出现如乏力、发热、咳嗽、哮喘症状或荨麻疹等非特异性症状。该疾病的眼部症状包括眼内炎及葡萄膜炎。眼型可缺乏关键症状嗜酸性粒细胞增多症。

传报：无。

标本：血清。

44.5.1.4.2 实验室检查：血清学是最可靠的诊断方法，因其不在人类宿主中发育为成虫，且组织中幼虫检测非常困难。ELISA[31]或蛋白质印迹等检测被使用，但可发生与其他线虫（蛔虫、旋毛虫、丝虫、粪小杆线虫，细粒棘球绦虫同样可能）的交叉反应。急性有症状感染血清抗体浓度通常高于无症状感染。治疗决策应基于血清学发现与相应的临床症状。

44.5.1.5 粪类圆线虫病

粪类圆线虫病由类圆线虫属的线虫导致，其中粪类圆线虫与费氏类圆线虫 2 个种已被鉴定为对人体致病。病原体见于全球范围内，在热带和亚热带地区存在高流行性感染，因此在旅行医学中变得越来越重要[32]。应在老年及免疫功能低下患者中特别关注粪类圆线虫病。

热带气候中的感染经直接接触被感染性幼虫污染的土壤、幼虫穿入人的皮肤所获得。在温带气候中，疾病主要通过人与人之间污物传染，其中感染性幼虫随粪便排出。现症感染时可发生自体感染，并可导致高寄生虫负荷（高度感染），特别是在免疫功能低下的患者中。

潜伏期：数周至一年。

44.5.1.5.1 临床症状：免疫功能正常患者通常无症状或表现为轻度非特异性的肠道症状、短暂性肺部浸润（单纯性肺嗜酸性粒细胞浸润症）及不明原因的嗜酸性粒细胞增多症[33]。高度感染综合征（咳嗽、呼吸急促、发热）死亡率超过 80%，可见于免疫功能低下患者。

传报：德国无。

标本：粪便（未冷藏的）、血清。

44.5.1.5.2 实验室检查：抗体检测和粪便检查同时进行或分步进行。

抗体检测：现有的免疫筛查检测包括使用粗抗原的 ELISA、IFT 及蛋白质印迹，所有这些检测均与其他蠕虫（丝虫、蛔虫、犬蛔虫、血吸虫、棘球绦虫)存在高度交叉反应,因此限制了诊断特异性。高抗体滴度提示感染可能。使用重组粪类圆线虫抗原的 ELISA 方法已展现出前景。该方法使得特异性诊断成为可能,且治疗后可检测到抗体显著降低,但尚未用于常规实验室[34]。

粪便检查:粪便培养(粪培养)或幼虫迁移法(Harada-Mori、Baermann Wetzel)适用于粪便检查。临床疑似粪类圆线虫病及轻度感染但血清学抗体阳性时,至少检测 6 份粪便标本。

分子生物学检测:PCR 据说较显微镜检查有更高的诊断灵敏度[35]。

44.5.2 血液组织寄生虫

血液组织寄生虫致病病原体可在血液中检测到。

44.5.2.1 弓形虫病

弓形虫病是欧洲最常见的人畜共患寄生虫病。病原体刚地弓形虫是弓形虫属下唯一的种,但至少有 3 种不同毒力的克隆株(Ⅰ~Ⅲ型)。

在 70%~80%的欧洲病例中分离到中度毒力的Ⅱ型。这一单细胞寄生虫具有低宿主特异性,可感染人类及许多不同种的动物。弓形虫的生活史包括在中间宿主中的无性繁殖期(最终阶段 = 包囊)和在终宿主中的有性繁殖期(最终阶段 = 卵囊)。人类感染是通过经口摄入包囊污染组织(主要是生的或未充分加热的肉)或环境中猫排出的虫体阶段(孢子化卵囊)。罕见病例中可见经胎盘感染(先天性弓形虫病)。

流行病学:因大部分感染是亚临床的,很少能回溯到明确传染源(肉、卵囊)。感染风险可因地区而异。主要因素包括气候、卫生标准、饮食习惯及食物链中动物的感染率。

在德国,1974 年,孕妇中感染流行率约为 90%,而如今推测约 22%。过去 10 年中,欧洲其他国家有报道孕妇中患病率至少下降了 10%。

潜伏期:1~3 周。

44.5.2.1.1 临床症状:大部分免疫功能正常个体中的感染具有无临床症状的病程;仅约 15%的感染者出现短暂性淋巴结弓形虫病。

严重播散性疾病病程可发生于免疫功能低下的患者(HIV、移植后、肿瘤)潜伏性感染再激活后,且如不治疗通常是致命的。脑弓形虫病(HAART 治疗时代前所担心发生的)发病率已降低 50%~60%。

先天性感染由妊娠期母体原发感染所致,见于约 30%的病例。宫内感染后,大部分新生儿出生时无症状。在欧洲,这些病例中仅约 5%被诊断为临床重症型(脑积水、脉络膜视网膜炎、颅内钙化)[36]。

眼弓形虫病,在德国通常由亚临床先天性感染所致,可导致视力受损或失明。

传报:遵照德国《感染保护法案》(IfSG)第三节第七条,先天性感染应向 Robert Koch 研究所报告(无须报告患者姓名)。

标本:不同实验室诊断所用的标本取决于临床表现和患者的免疫状态(表 44-4)。

表 44-4 临床疑似弓形虫病的分步标本采集(1~3 步)

表现	标本				
	血清	EDTA 抗凝血	CSF	其他体液	组织
淋巴结炎	1	2	—	—	2*(淋巴结)
眼弓形虫病	1	—	—	2(前房水、玻璃体液)	—
妊娠期弓形虫病	1	3	—	2(羊水)	—
先天性弓形虫病	1(采自母亲与患儿)	1(患儿)	(1)(脑部感染时)	2(脐带血、羊水)	2(胎膜、胎盘、脐带)
再激活的弓形虫病	2	1	1(脑炎时)	2(如 BAL)	1**

*除非血清学结果提供急性感染的证据;** 取决于感染中心部位的集中程度。(),仅在特殊情况时。缩写:1,低级别;2,中级别;3,高级别;—,不推荐

44.5.2.1.2 实验室检查:如下。

抗体检测:特异性抗体的检出是感染的证据,因为弓形虫被认为可在体内以囊内阶段终生存在(潜伏感染)。预期无与其他病原体的交叉反应。

现有的血清学检测系统包括多种基于裂解或重组抗原的商品化检测[37],对特异性 IgG 抗体进行定量并以国际单位(U/mL)表示。尽管有报告单位标准化,但得到的定量值因分析系统而异。不同分析系统间检测结果可存在较大程度的差异,随访检测应始终在同一系统上进行。

弓形虫抗体筛查包括检测特异性的 IgM 和 IgG 抗体。特异性 IgM 抗体的检出可提示近期感染或持续性 IgM 抗体的存在,并需要进一步明确(表 44-5)。

表 44-5 血清学结果与弓形虫感染阶段的确定

感染	IgM 抗体	IgG 抗体	IgG 亲和性
无感染	阴性	阴性	—
怀疑急性感染	阳性 阳性	阴性 阳性	— 低
急性感染	阳性	阳性、显著升高	低
潜伏性感染	阴性 阳性	阳性 阳性	— 高
不确定	阳性、浓度恒定	阳性、浓度恒定	低、中度

免疫力正常个体中高亲和力 IgG 抗体可除外急性感染,而低或中亲和力 IgG 抗体的检出不能进行感染阶段的最终评估。

如没有进一步特异性 IgA 抗体检测以明确感染的精确时间,至少间隔 2 周进行监测是必需的。

高滴度抗体可见于淋巴结炎患者,而中至低滴度见于亚临床感染者(特别是妊娠妇女)。

再激活弓形虫病的患者(如脑弓形虫病)较疾病得到控制者具有更高的 IgG 滴度(IgA 滴度也同样可能),但其血清中无 IgM 抗体。

表 44-5 中所示的判断方法不能应用于免疫功能低下者及先天性感染的新生儿。

如患儿出生后及出生后 2~4 周血清中含有特异性 IgM 和(或)IgA 抗体,和(或)蛋白质印迹 IgG 检测显示与母体血清

相比至少有一条额外的条带，可考虑确认为产前感染。

此外，12 个月龄时特异性 IgG 抗体持续存在可明确先天性弓形虫病[38]。

直接寄生虫检测：在实验鼠体内培养弓形虫仅在特殊实验室开展。吉姆萨染色的速殖子（急性感染）显微镜检查仅在高寄生虫密度时（如免疫抑制）可行。组织学和（或）免疫组化检测组织（CNS、胎盘、脐带）中的病原体可提供感染分期相关的信息。

分子生物学检测：PCR 是病原体检测的可选方法。自建或商品化方法的检出限为 5～250 只弓形虫/mL，取决于所用的标本，随寄生虫密度（免疫抑制及病程延长、无特异性治疗）与标本浓度而增加。免疫功能正常者、病程短及治疗后诊断灵敏度低（表 44－6）。体液中弓形虫 DNA 的检出可确认急性感染；阴性结果不能排除潜伏性感染。

表 44－6　临床条件下弓形虫 PCR 检测的标本与诊断价值

标本	量	临床意义
CSF，临床怀疑弓形虫脑炎时（特别是 AIDS 患者）	≥1 mL	平均诊断灵敏度 50%～62%（未治疗患者 81%，治疗患者 20%）[39]
羊水（妊娠期血清转换后）	≥5 mL	母体感染必须持续>4 周；羊膜腔穿刺不应在妊娠第 16 周前进行；未开始治疗（特别是乙胺嘧啶和磺胺嘧啶）。诊断灵敏度：92%～97%[40,41] 和（或）58%～78%[42]
房水	≥200 μL	在大的、非典型的、获得性的病灶及免疫抑制时阳性率更高；诊断灵敏性 25%～75%[43]

44.5.2.2 利什曼病

人体感染由利什曼原虫属下 20 多个种所致。与其临床表现相一致，这些种被分为内脏群（内脏利什曼病）和皮肤群（皮肤与黏膜利什曼病）。大部分利什曼病为人畜共患病，通常保虫宿主是各种哺乳动物。在某些流行地区，感染也可通过人—媒介—人传播。利什曼原虫前鞭毛体由小蠓亦称为沙蝇（白蛉或罗蛉）传播。在人类或动物中间宿主中，专性细胞内寄生，主要在网状内皮细胞中发育为圆形/椭圆形的无鞭毛体（3～5 μm）进行增殖。

流行病学：利什曼病分布与潜在媒介的存在密切相关。利什曼病例报道见于各大洲，至少 88 个国家。在澳大利亚及大洋洲，至今人类感染仅限于输入病例[44]。受累国家病例数存在显著差异。据 WHO：

- 90%的内脏利什曼病记录于孟加拉、巴西、印度、尼泊尔及苏丹。
- 90%的已知黏膜皮肤利什曼病来自玻利维亚、巴西及秘鲁。
- 90%的皮肤利什曼病发生于阿富汗、巴西、秘鲁、伊朗、沙特阿拉伯及叙利亚[45]。
- 在德国，利什曼病是输入性疾病，但本土感染的可能性反复被讨论。38%的皮肤利什曼病与 97%的内脏利什曼病输入自地中海地区[46]。
- 婴儿利什曼原虫是地中海地区所特有的。保虫宿主狗的区域性感染率为 20%～80%。

罕见感染途径包括人与人之间寄生虫直接传播，如药物滥用、血液或器官捐赠、产前及分娩中感染或破溃物直接种植于皮肤（免疫接种）。

易感人群包括流行区驻留（如旅行者、军人、移民背景者、难民、寻求庇护者）以及免疫功能低下者。

潜伏期：数周至数月；也可潜伏数年；免疫抑制者可出现潜伏感染的再激活。

44.5.2.2.1 临床症状：初次感染后的发病率为 5%～10%。临床症状与病程取决于病原体类型和受感染者的免疫状态，因此疾病表现多样。

皮肤利什曼病是该病最常被诊断的形式。

- 皮肤利什曼病（东方疖）：慢性、无痛性、干性或湿性皮肤溃疡（欧洲），单发或多发；结节性或弥漫性，溃疡性皮肤病变可能（美洲）。
- 黏膜皮肤利什曼病：进行性组织破坏（黏膜、软骨），主要在面部，坏死性肉芽肿性炎症所致。
- 内脏皮肤利什曼病（黑热病）：主要症状为发热、贫血、全血细胞减少、肝脾肿大、高免疫球蛋白血症；免疫抑制是内脏感染的风险因素。如不进行治疗，死亡率高。

鉴别诊断：血液系统肿瘤性疾病。

传报：不适用。欢迎非官方报告至柏林热带医学研究所的输入性利什曼病诊疗参考中心。

标本：疑似利什曼病应根据分步检测表（表 44－7）确保使用所有现有诊断方法。如可能，诊断应咨询有培养和种鉴定方法的热带医学研究所。

表 44－7　免疫功能正常者利什曼原虫感染分步检测方法（1～3 步）

临床表现	病原体	标本	血清学	PCR	显微镜
皮肤利什曼病	硕大利什曼原虫、热带利什曼原虫、婴儿利什曼原虫、埃塞俄比亚利什曼原虫、巴西利什曼原虫、墨西哥利什曼原虫、亚马逊利什曼原虫、巴拿马利什曼原虫、圭亚那利什曼原虫	皮肤（打孔活检*）、血清	2	1	3
黏膜皮肤利什曼病	巴西利什曼原虫、圭亚那利什曼原虫（罕见）、巴拿马利什曼原虫（罕见）、婴儿利什曼原虫（非常罕见）	组织** 血清	1	2	3
内脏利什曼病	婴儿利什曼原虫、杜氏利什曼原虫、亚马逊利什曼原虫（罕见）	血清、骨髓** EDTA 抗凝血***	1	2	3

* 4 mm，取最近活动性病灶的边缘；** 组织（皮肤、结缔组织、骨髓、脾脏、肝脏、淋巴结）；*** EDTA 抗凝血至少 5 mL。1，低级别；2，中级别；3，高级别

44.5.2.2.2 实验室检查：显微镜检查及培养等传统方法的诊断灵敏度低于分子生物学方法（PCR）。但推荐通过培养进行病原体增殖以提供足够的寄生虫 DNA 用于种的鉴别。在怀疑美洲皮肤利什曼病（巴西利什曼原虫）时，利什曼原虫虫种的鉴定是必要的，可帮助治疗方案选择。

显微镜检查：在显微镜玻片上涂抹细胞材料并进行吉姆萨染色，实现寄生虫直接检测。典型的无鞭毛体期（3～5 μm）位于细胞质中，有时出现在细胞外（人为现象）。病原体可通过吉姆萨染色后的形态学特征（红色的核及小而紧实的基体）

进行鉴定。无法鉴别不同的利什曼原虫虫种。适用于体外培养前鞭毛体的培养基包括施耐德果蝇培养基、Leibovic培养基及NNN培养基。27℃孵育，且至少培养3周才能判断为阴性。

分子生物学检测：致病利什曼原虫虫种的鉴定只能通过分子生物学检测(PCR)。该方法同样可用于扩增显微镜检查染色涂片上的部分DNA及回顾种水平的扩增子鉴定[47]。自建分型PCR由热带医学研究所以及寄生虫学专业实验室提供。

抗体检测：高滴度特异性抗体通常在内脏利什曼病中被检测到，低滴度见于黏膜皮肤利什曼病，极低滴度(约70%)见于有临床表现的皮肤利什曼病。抗体很少能在单个皮肤病灶(热带利什曼原虫)表现的患者中检测到。血清学监测用于皮肤婴儿利什曼原虫感染的儿童以及时发现可能的内脏感染。IFAT、ELISA及IHAT适用于筛查，而蛋白质印迹适用于确认。可能有交叉反应，特别是与锥虫(恰加斯病、非洲锥虫病)。抗体反应阳性提示现症、急性、治疗后或无症状感染。假阴性结果可见于免疫抑制状态下的原发利什曼原虫感染。

44.5.2.3 疟疾

疟疾见于热带和亚热带地区。该疾病流行于亚洲、非洲、大洋洲、中南美洲，波及超过100个国家。

疟疾的负担集中在撒哈拉以南的非洲，是恶性疟原虫高度流行的所在地。

间日疟原虫是某些国家(土耳其、叙利亚、摩洛哥、阿富汗、高加索)仅有的一种疟原虫，也见于一些南美国家，在西非及中非罕见，当地Duffy血型阴性人群对该虫种不易感。卵形疟原虫是西非主要的寄生虫，但美洲没有。

三日疟原虫可波及全球范围，但其地方性发生率较其他虫种低。

第5种人疟原虫诺氏疟原虫，至今仅限于马来西亚及一些南亚国家。

流行病学：疟原虫通过被已感染的按蚊的叮咬传播。疟疾的分布由适宜媒介的存在、特定的气候与地理环境以及人群中寄生虫(配子体)携带者的最少数量所决定。在德国每年有超过500例疟疾的报道。除极少数病例外，绝大多数病例为输入性。恶性疟原虫的感染可能致命，且在疟疾患者中占比高达约80%[48]。大多数疟原虫感染是获得性的，因防护不到位所致。特殊情况下，当受感染蚊子被输入时，在夏季的几个月里可观察到该疾病的区域性限制性传播("机场疟疾")。人与人之间的母婴传播(经胎盘传播)及输血转播(输血性疟疾)是可能的。

潜伏期：热带疟疾(恶性疟原虫)7～30天；间日疟(间日疟原虫/卵形疟原虫)12天至1年以上；三日疟(三日疟原虫)18～50天，诺氏疟原虫5～6天。

44.5.2.3.1 临床表现：初始症状包括发热(多数病例高达39℃以上)、四肢及背痛、腹泻、恶心及呕吐(可能)、寒战及大汗淋漓。疾病早期相对非特异性的症状无法帮助明确临床诊断。疾病的进一步发展取决于致病虫种与受累患者免疫功能或感染水平(半免疫力)。

疟疾的特征表现是间歇性发热，发热发作间隔1天(间日疟)或2天(三日疟)。热带疟疾中，热型可以是间歇性的或持续性的。

恶性疟原虫更强的致病性源于受感染红细胞黏附于血管内皮细胞所导致的弥散性微循环功能障碍。最常见的并发症包括肾功能不全、脑型疟、呼吸功能不全及重度贫血。

热带疟疾可快速进展至危及生命的状态，死亡率约20%。因此，无论何种热型，在流行地区回来有发热表现的每一位患者中排除疟疾十分重要。

传报：遵照德国《感染保护法案》(IfSG)第三节第七条，实验室应对病原体直接证据进行传报(无须报告患者姓名)。诊断证据使用RKI传报表直接向Robert Koch研究所报告。

标本：毛细血管或EDTA抗凝血的薄涂片与厚涂片；EDTA抗凝血3～5 mL。

44.5.2.3.2 实验室检查：临床化学：血小板减少，大部分病例LD升高。

显微镜检查：寄生虫检查是虫种鉴定、定量及重症热带疟疾管理的最为重要的方法。吉姆萨染色(固定的厚薄血涂片)被认为是诊断金标准。疟原虫核染成红紫色，胞质染成灰蓝色。吉姆萨染色具有可重复染色和长期储存高度稳定性的特点[49]。

在制备血涂片时应注意以下几点[50]：

- 血液标本采集至血涂片制备的时间间隔不应超过1 h。EDTA抗凝血过长的运输时间或冷藏会对寄生虫和白细胞形态造成不良影响。
- 薛夫点仅见于新鲜采集的血液标本及≤40 min内染色。储存的EDTA抗凝血中，很难看见或根本不可见。
- 成熟配子体15 min后即可长出鞭毛，因此会与螺旋体等混淆。

疟疾确诊基于血涂片中疟原虫的检出。低寄生虫密度(低于1%)时，10倍及以上浓缩厚血涂片更适用于寄生虫检测。非溶血的血涂片用于虫种鉴定与定量。疟原虫虫种鉴定基于不同发育阶段的病原体及受感染红细胞的典型形态表现(表44-8)。显微镜检查使用油镜(400～1 000倍放大)。沉积在红细胞上的血小板及染料颗粒是常见的错误来源。对于通过光学显微镜检查诊断为间日疟/三日疟的东南亚患者，潜在的致命性诺氏疟原虫感染也必须考虑到[51]。

表44-8 疟原虫虫种与血涂片中的发育阶段

	恶性疟原虫	间日疟原虫	卵形疟原虫	三日疟原虫	诺氏疟原虫
潜伏期(天)	10～15，罕见数周	12～20，一些病例数月至一年	12～20	18～50	5～6?
复发	否	是	是	再燃	否
外周血涂片关键特征	红细胞不肿胀；外周血大部分仅见环状体(常多重感染)及配子体；环状体细小；新月形配子体；红细胞膜延长不总能见到	红细胞可见肿胀(1.5～2倍)；可有细小的薛夫点；同常各发育阶段均可见；显著的见阿米巴样大滋养体；配子体大、出现早、含有散在的色素颗粒	红细胞可见肿胀(1.25～1.5)；常呈卵圆形、边缘毛；薛夫点较粗；配子体类似间日疟，但多数较小且数量较少	红细胞不肿胀；小而紧致的环状体、部分成带状、色素颗粒明显；配子体类似间日疟，但较小且数量较少，有较粗的色素	类似于三日疟，红细胞可含有一些颗粒；配子体有散在的色素
寄生虫血症	无限制，达到50%罕见	有限，2%～4%，高于5%罕见	有限，2%～4%，高于5%罕见	有限，高于1%罕见	(数百～1万)/μL血液或更多

高度怀疑疟疾而显微镜检查(厚血片 1 000 倍放大检查 200 个视野)结果阴性时，疟原虫复查需要间隔 12～24 h，无论何种热型。阳性结果时，特别是恶性疟原虫感染，需要确定血液寄生虫密度。寄生虫密度高于 5%(即 100 个红细胞中有 5 个含寄生虫，不包括非分裂期的配子体)时，感染被认为是危及生命的，需要密切临床监测。

低寄生虫感染密度(低于 1%)时，密度可用厚血片检测，根据每视野寄生虫计数除以白细胞计数计算得到，白细胞计数可进行检测或估计为每微升血液中 8 000 个细胞。

抗原检测：疟疾快速诊断检测(RDT)，通常基于免疫层析法，可用于疟疾的快速检测。RDT 使用全血或血清/血浆检测恶性疟原虫特异性抗原富组氨酸蛋白 2(HRP－2)和乳酸脱氢酶(LD)，以及全疟原虫抗原如醛缩酶或寄生虫特异性 LD (pLD)。根据 WHO 推荐，至少 200 个寄生虫/μL 的检出限或 95%与显微镜检查的一致性是可接受的。

然而，每家制造商的 RDT 质量存在显著差异[52]。对于恶性疟在寄生密度高于 1 000 个寄生虫/μL、间日疟/卵形疟在寄生密度高于 500 /μL 可有较高的检出率，但对于三日疟检测性能较差[53]。大部分情况虫种鉴定是不可行的，如全疟原虫抗原 pLD 和醛缩酶同样表达于恶性疟配子体。应注意在治疗后很长时间抗原特异性条带仍可呈阳性(如 HRP－2 可长达 28 天)。在很高或很低寄生虫血症时均有假阴性报道。该检测适用于急诊初诊，如没有有经验的检查人员在场。然而这些情况时，阳性和阴性 RDT 结果均应由另一种方法(显微镜检查或分子生物学)进行验证。

分子生物学检测：临床上，分子生物学检测不用于疟原虫的急性诊断(检出限)。然而特殊情况时，PCR 有助于确认显微镜诊断：① 在感染非常早期的时候或半免疫力者中低寄生密度时。② 鉴别形态相似的虫种(间日疟、卵形疟、三日疟、诺氏疟)。

定量实时 PCR 方法适用于控制寄生虫血症。PCR 的检出限足够用于献血者筛查。

抗体检测：在急性诊断时，特异性抗体检测没有作用，因为抗体直到感染后 2～3 周才能被检测到。抗体有助于回顾性确认近期治疗过的感染(感染后长达 3～6 个月均可检测到抗体)。抗体检测也有助于排除亚临床感染，特别是对于来自或驻留过流行地区的潜在献血者。适用的血清学检测包括使用培养恶性疟原虫来源抗原的 IFT 或培养来源/重组抗原的 ELISA。无预期的与其他病原体的交叉反应，除了非常罕见的巴贝斯虫感染。恶性疟与三日疟间的交叉反应较恶性疟与间日疟/卵形疟间的交叉反应明显。仅使用恶性疟抗原所制检测的检出限不足以用于献血者筛查[55]。因灰区结果将意味着献血者被排除，筛查检测的质量需要使用弱阳性参考血清(恶性疟、间日疟)进行验证。

(王蓓丽　译，马筱玲　审校)

45

真菌感染

Evelyn Heintschel von Heinegg，Jörg Steinmann，Jan Buer，Peter－Michael Rath

45.1 引言

真菌是碳基异养真核生物，可分解死亡的有机生物。因此，在生态系统中发挥着至关重要的作用。自然界中存在约150万种真菌物种，估计仅有一小部分被分类学记载，其中约有200种对人类有致病作用[1-9]。

非真菌学家很难理解真菌的分类学命名。经典的真菌种的鉴定是根据其宏观和微观的生殖结构形态进行的，对酵母菌的鉴定，则根据其生物化学特性进行。真菌可以通过菌丝或孢子进行无性繁殖，也能以有性方式进行繁殖。

虽然有性阶段是真菌主要的分类学标准，但先前依据无性增殖结构的形态而建立的种名称仍在继续沿用。因此，一种真菌可能有两个名称。分子生物学方法已越来越多地用于鉴定和分类，应该重新考虑真菌的命名。

从生物学的角度来看，这种简单的DYMD（皮肤真菌、酵母菌、霉菌和双相型真菌）命名方案被认为是不正确的，此类方案是根据真菌与人类医学的相关性而建立起来的。本章中对真菌的描述也遵循这一方案，除了最近被归类于真菌病原体的耶氏肺孢子菌（卡氏），我们只探讨了能够造成生命威胁的侵袭性感染（同义词：深层真菌病、全身性真菌病、内生性假丝酵母感染）的菌种。通常，在肺泡中耶氏肺孢子菌在是非侵入性的、全身性感染很罕见。仅侵入死亡的角质细胞，可致皮肤损伤的真菌（外源性感染）的资料，参考相关文献。

由于与生物或非生物环境的相互作用，与人类医学相关的大多数真菌具有感染性。除了皮肤真菌和肺孢子菌，人与人之间的传播很少。内源性感染仅由念珠菌属引起，它是人体内暂时性或永久性黏膜菌群的组成部分。

在中欧，有关人类致病性真菌只在局部或全身免疫系统功能失常的情况下导致系统性（侵入性）感染。常见的风险因素包括先天性或获得性细胞免疫功能失常。因此，此类真菌感染须划归为条件性感染。在德国，由双相型真菌引起的真菌病是输入性的，这些真菌是专性致病性的真菌。但对免疫能力较高的患者，这些真菌感染患者的临床症状大部分是轻微或亚临床的表现。本章中所有讨论的病原体或疾病都没有纳入德国《感染保护法案》（IfSG）的强制性报告。

侵袭性真菌病的诊断基于无菌标本中的组织学和（或）培养检测。一方面，培养检测自始至终要追求鉴定到种的水平；另一方面，要确定对抗真菌药物的灵敏度。非无菌标本（如呼吸道标本）的显微镜检或培养检测并不能区分污染、定植和感染。除了隐球菌病中抗原检测方法具有高度敏感性和特异性，一般抗原或抗体检测等非培养的方法都存在诊断灵敏度和特异性较低的缺点，仅能用作是否存在感染的指标。分子生物学检测方法在真菌学方面仍处于发展和验证阶段。在大多数情况下，这种方法只能在专门的实验室中才能建立。

每个微生物实验室都应该能够检测与人类医学有关的真菌。诊断调查中常用的基本方法应包括显微镜检、选择性和通用性培养基培养。根据形态学和（或）生化特性，应该能将最常引起感染的念珠菌（假丝酵母菌）和曲霉属的真菌鉴定到种的水平。对于脑脊液标本，应能提供抗原检测和可用于培养的培养基以帮助诊断隐球菌病。应至少建立一种染色技术来诊断肺孢子菌。建议与咨询或参考实验室进行合作，因为从主要无菌标本中分离出的每一种真菌都应鉴定到种的水平，并进行敏感性试验。

根据感染率和患者标本的不同，可以在实验室中建立其他技术：念珠菌和曲霉菌的抗原检测、抗体检测、抗真菌药物敏感性检测以及用于病原体检测和种属鉴定的分子生物学方法。由双相性真菌引起的、超出欧洲系统性真菌病范围的诊断性研究应该由专业实验室完成，因为根据“生物制剂条例”，这些感染病原体被归入生物安全级别为L3的实验室。所有参与真菌诊断的实验室都强制性要求参与相关的实验室间调查。

45.2 念珠菌

45.2.1 流行病学和临床表现[10-15]

念珠菌可引起人类局部（如鹅口疮、尿布皮炎）和全身性（侵入性）感染。与医学相关的白念珠菌是造成黏膜和器官真菌病的最常见原因。然而，光滑假丝酵母菌、热带假丝酵母菌、克柔假丝酵母菌、季也蒙假丝酵母和其他假丝酵母菌属导致的感染正不断增加。白假丝酵母菌是唯一利用人类胃肠道作为自然栖息地的念珠菌种。

感染途径：大多数念珠菌感染都是内源性的（即在通常情况下，在防御机制被破坏的情况下，像酵母菌这样的真菌会获得相关的致病性）。念珠菌的入侵通道主要包括支气管、血管内导管或因由细胞毒性的化疗引起上皮病变的胃肠道等。外源性感染，如由于受污染的输液或医务人员的传播，已有报道。

患病率和发病率：口腔和食管念珠菌病在艾滋病病毒感

染者中非常常见，估计高达90%的患者在前HAART(高度活跃的抗反转录病毒疗法)时期受到影响。肿瘤患者或骨髓移植患者的感染率为25%～35%。大多数情况下，感染是由白假丝酵母菌引起的。

各国和各家医院之间念珠菌血症的流行程度有所不同。已有报道在血培养中5%～15%的阳性率。德国的一项研究显示，在脓毒症患者等高危人群中患病率为17%，在白血病患者中患病率为7%～30%。

大部分系统性感染是由白假丝酵母菌引起的(45%～60%)；其他种并不常见(光滑假丝酵母菌为15%～30%，热带假丝酵母为10%～30%)。然而，病原体的百分比分布取决于患者的易感性：例如，在早产儿中更常检测到近平滑假丝酵母菌，在老年多发性病例中，光滑假丝酵母菌更常见。在所有关于病原体分布的研究中都报道了非白假丝酵母菌菌种有所增加。系统性念珠菌感染的死亡率在15%～30%。

45.2.1.1 临床症状

在大多数情况下，念珠菌感染表现为局部皮肤黏膜感染。临床症状包括鹅口疮、萎缩性口腔念珠菌病、鹅口疮性食管炎、阴道感染和龟头炎，以及皮肤表面(尿布鹅口疮)和指甲感染等。所有这些表现都有局部或系统性的共同防御机制的紊乱。

系统性因素包括老年人、糖尿病等代谢性疾病，以及先天性或获得性T细胞缺陷(AIDS、恶性肿瘤和抗肿瘤治疗、全身类固醇治疗、移植物抗宿主病)。其他原因包括营养不良、长期使用抗生素(>2周)、血管内导管、强制性通气、血液透析、肠外营养、胃肠穿孔和胰腺炎。局部因素包括放射疗法、类固醇喷雾或人造义齿。在许多情况下，长期使用抗菌药物，特别是重症监护患者，可导致下呼吸道定植，但仅涉及肺部的侵袭性感染是罕见的。

侵袭性念珠菌病：侵袭性念珠菌病是发达国家住院患者中最常见的疾病，通常先于皮肤黏膜定植。深部念珠菌病源于血行播散或无菌部位直接感染，如腹膜腔。即使患者接受了抗真菌治疗，侵袭性念珠菌病患者的死亡率仍高达40%。由于血液或淋巴传播，任何内脏都可能被感染。肝脾念珠菌病和低灌注组织如眼(眼内炎)或骨骼(如脊椎炎)的感染对诊断和治疗提出了挑战。

侵袭性念珠菌病以非特异性临床症状为特征：常见发热和炎性标志物升高，多器官功能衰竭和感染性休克也经常发生。眼科检查中视网膜出现"棉花"病灶是典型的眼科表现，但这种症状并不总是出现。放射诊断检查通常显示非特异性感染；在个别情况下，在肝脾念珠菌病中已经检测到内脏器官的脓肿或肝脏和脾脏的典型病变。

45.2.2 实验室检查

45.2.2.1 显微镜镜检和培养检测

适于诊断念珠菌病的标本主要来自正常无菌部位，如血液、脑脊液、吸入液和活检材料。不能用呼吸道分泌物、尿液、粪便和黏膜表面涂片鉴别定植和临床显性感染，即使使用计数方法也是如此。芽生孢子和假菌丝可在未染色的湿片、革兰染色和组织切片鉴别出来[8,13]。

在常用的细菌和真菌培养基上，念珠菌属在25～37℃下，2～7天内生长。血培养的诊断敏感性为21%～71%。念珠菌感染侵入血液时可通过血培养确诊，而血源性感染患者血培养常常呈假阴性结果，原因在于采集血样时念珠菌已从血流中清除，血液培养也受到较长的标本流转时间(TAT)限制，并且只有在疾病晚期才能显示阳性结果。根据形态学标准和使用糖发酵及糖同化等生物化学方法可进行真菌鉴定。MALDI-TOF质谱也是菌种鉴定的可靠方法，分子生物学方法尚未在每个实验室建立起来。

45.2.2.2 分子生物学检测

在血液或血清中念珠菌DNA的分子生物学检测(PCR)诊断敏感性为88%～98%，特异性为88%～95%。PCR系统也已有了商品化的试剂盒(多重PCR检测败血症病原体包括最常见的念珠菌物种)[8,16]。

45.2.2.3 抗原检测

参见参考文献[11]、[17]～[24]。

乳胶凝集法检测热不稳定抗原：通过用热灭活的白念珠菌芽孢孢子免疫兔来获得相应的抗体，将该抗体吸附到胶乳颗粒上，样品中的热不稳定抗原与该固定的抗体结合，在10 min内可使测试混合物凝集。

建议在56℃加热样品15 min后重复测试，以验证其确实是热不稳定抗原，而不是在测试反应中未发现的耐热血清因子。该测试可以使用1∶2样品稀释进行定性检测，或者使用连续样品稀释进行定量检测。阈值效价是1∶4，诊断敏感性为30%～77%，特异性为70%～88%。

乳胶凝集法检测甘露聚糖抗原：测试试剂由吸附有单克隆甘露聚糖抗体(EB-CA1)的乳胶颗粒组成。将患者血清加热至100℃并离心，目的是分离免疫复合物并破坏类风湿因子。如果甘露聚糖抗原存在于样本中，则试剂与血清混合物会在10 min内发生凝集。市售的夹心ELISA使用的是相同的抗体。两种检测系统具有相似的诊断特异性(70%～80%)，但ELISA的敏感性较高(42%～98%)。

(1,3)-β-D-葡聚糖检测：各种市售的试剂可用于检测真菌细胞壁的成分(1,3)-β-D-葡聚糖。试验的设置和阈值不同。该测定的原理是激活鲎血淋巴细胞中协同凝集反应，其类似于内毒素检测的鲎试验，但是遵循不同的代谢途径(如使用因子G而不是因子B和C)。在制备试剂前，必须使血清中产生的丝氨酸蛋白酶抑制剂失活，根据抗体制造商的不同，可通过碱预处理或加入Triton X并加热到70℃来使丝氨酸蛋白酶抑制剂失活。存在的内毒素必须通过添加因子C或多黏菌素来去除。

45.2.2.4 抗体检测

多种不同的抗原制剂以及可能的各种血清学方法已被用于检测血清念珠菌抗体[13,21,25]。三种常用的检验方法介绍如下，由于抗原的制备和检测技术都不是标准化的，所以特定的阈值效价因实验室而异。据报道，用于诊断侵袭性念珠菌感染的抗体检测试验的灵敏性和特异性均较低。

间接血凝试验：将苯酚水提取的多糖吸附到绵羊红细胞上，这些致敏红细胞和抗体之间的相互作用可导致肉眼可见的凝集，主要是M型免疫球蛋白(IgM)。该试验也可作为一种微量方法。

间接免疫荧光试验：固定在载玻片上芽生孢子作为抗原。在荧光显微镜下，整个细胞或细胞轮廓的荧光显示出抗体的存在。抗体的免疫球蛋白分型(IgG、IgM、IgA)可以用重链特异性抗血清作为人免疫球蛋白的指示试剂进行鉴别。

酶免疫分析：使用念珠菌抗原，可直接固定在聚苯乙烯微量滴定板上(蛋白质抗原)或借助于特定的兔抗体(多糖抗原)，利用酶标记的抗人血清来检测与抗原结合的抗体，抗体的免疫球蛋白分型可以通过使用针对人免疫球蛋白重链的抗血清来区分。

45.2.3 临床意义[18,19,26,27]

在疑似侵袭性念珠菌感染时，应选择以无菌标本培养检测。如果符合下列标准中的至少一项，则认为诊断是确认的：不同日血培养的重复检测、组织活检样品中的培养和(或)组织学检测、正常无菌液体(如脑脊液、关节液)的显微镜检和(或)培养检测。

然而，在许多情况下，临床上无法通过实验室检查结果进行确诊，通常只能根据诱发因素、疾病过程、对治疗的反应及实验室诊断结果进行推测性诊断。分子生物学试验的确凿验证迄今尚未得到证实。所以，这样的试验应该在专业实验室进行。

如今对热不稳定抗原诊断价值的评估有很大差异。为了检测出有诊断意义的高抗原滴度，建议做重复血清学检查。高抗原滴度可能提示侵袭性感染，尽管它们也可能与浅表念珠菌定植有关。假阳性反应可由类风湿因子引起，也可在肌酐浓度较高的情况下发生。一些研究者不建议做热不稳定抗原检测，因为它们的诊断灵敏性和特异性较低。

一些研究发现，念珠菌甘露聚糖检测对于排除侵袭性念珠菌病具有较高的临床特异性，但其诊断灵敏性仅为中等。但对有患病风险的患者进行定期监测可能会提供重要线索。

只有很少且不一致的验证结果是关于(1,3)-β-D-葡聚糖检测方法的。阳性检测结果可见于侵袭性念珠菌和霉菌感染(未见于结合菌病和隐球菌病)，而在肺囊虫病的血清中也可检测到抗原。已经报道该试验诊断侵袭性真菌病敏感性为58%～100%，特异性为88%～98%。该试验也被报道有许多假阳性结果(如由于静脉给予抗生素、使用纱布、血液透析、静脉内给予白蛋白或β球蛋白及菌血症)。迄今为止，该试验是否有助于诊断尚未有足够的文献支持。

血清念珠菌抗体的检测在诊断念珠菌真菌病方面没有实质性的、临床上有用的进展，尚无一种方法适合在侵袭性感染、浅表性皮肤真菌病或念珠菌定植之间进行充分的鉴别。尽管有这些限制，念珠菌抗体监测已用于监测有感染风险的患者，监测必须定期进行(至少每周1次)。在抗体合成功能正常的患者中，念珠菌抗体滴度显著增加(至少4倍，即两个滴度梯度)更可能提示存在念珠菌感染，其临床相关性必须通过其他试验来评估。

在抗体合成功能受损的患者中，尽管临床上表现出明显的念珠菌感染，抗体滴度却可能不会显著增加。根据免疫状态的变化，抗体滴度可能会有很大差异。

因此，监测抗体水平作为附加的诊断标准在免疫功能正常的患者中(如在重症监护期间)具有一定的价值。在免疫功能低下的患者中，尤其当其很有可能存在侵袭性念珠菌感染的风险时，抗体监测是不可靠的。有几项研究已发现，联合运用多种检测方法将提高诊断的可靠性，这方面可能还需要进行更大规模的研究来阐明。

45.3 新型隐球菌(隐球菌病)

隐球菌属包含19个种，其中大多数通常为荚膜包裹的酵母型菌。除了由新型隐球菌(有性阶段：新型线黑粉菌)与格特隐球菌引起的感染，由白色隐球菌、罗伦隐球菌及*C. adeliensis*引起的感染亦有报道，但较为罕见[12,28,29]。

新型隐球菌的胶质状荚膜及其在37℃下生长并产生的黑色素是其典型的致病因子。

45.3.1 流行病学和临床症状[10,30,32]

新型隐球菌在世界各地广泛存在，常见于鸟类的粪便，特别是鸽子和鹦鹉的粪便，还可存在于鸟巢、热带和亚热带植物和水果中。相比之下，格特隐球菌从未在鸟类中发现，该菌主要存在于桉树和污水中，不仅可引起人类的感染，也可发生在宠物中，尤其是猫。

感染途径：感染是通过吸入病原体污染的粉尘来传播，潜伏期可能长达数周，动物(包括受感染的宠物)传染给人类，或人与人之间的传播尚未得到证实。

患病率和发病率：在欧洲发生的隐球菌病通常由新型隐球菌引起。新型隐球菌通常引起潜伏(无症状)感染。临床上明显的感染主要见于免疫功能低下的T细胞缺陷患者。艾滋病是2.9%～13.3%隐球菌病的基础疾病，但自从在HIV感染患者中引入HAART(高效抗反转录病毒疗法)，这一比率显著降低。其他危险因素包括器官移植后的患者和接受恶性肿瘤化疗或长期类固醇药物治疗的患者。据报道，非易感性患者的感染人数正在增加。

格特隐球菌感染仅限于热带/亚热带地区，但在地中海国家的桉树种植园中也发现了该菌。由于其毒力较高，它比新生隐球菌更易影响免疫功能正常的个体。

45.3.1.1 临床症状

吸入病原体后，肺部新型隐球菌感染显示为无症状病程或不典型症状。几乎任何器官都可受到血行或淋巴播散的影响。由于病原体的嗜神经性，脑膜炎或脑膜脑炎是隐球菌病的主要表现。非特异性的神经系统症状，如头痛、感觉异常、精神异常或局灶性神经功能缺损提示应进行实验室检查。病程为急性或慢性，原发性皮肤感染也是可能的。

45.3.2 实验室检查

隐球菌病的实验室诊断应包括培养检测同时与显微镜检和血清学抗原检测相结合的方法。这种方法都应作为紧急诊断方法[8]。

45.3.2.1 显微镜镜检和培养检测

脑脊液(CSF)主要用于病原体的显微镜检测。脑脊液应在3 500×g离心10 min，取沉淀物进行隐球菌抗原检测。取沉淀加 0.5 mL 的脑脊液再混匀，以用于微观和培养检查。呼吸道标本可用于肺部疾病患者的病原体检测[6,25,30]。

脑脊液革兰染色，特别是呼吸道分泌物涂片革兰染色，易将隐球菌误认为细胞。因此，墨汁染色应该用于疑似隐球菌病诊断。在 25%～50%的隐球菌性脑膜炎患者中，使用墨汁染色可检测到典型的具有双折射细胞壁、颗粒状细胞质和肥厚荚膜的芽生细胞。但是，镜检的结果必须通过培养方法予以证实。

镜检阴性的病例，培养可呈阳性。脑脊液、呼吸道分泌物如支气管肺泡灌洗液、血液、尿液和组织样本可作为标本送检。

45.3.2.2 分子生物学检测

已经建立了来自组织的新型隐球菌 DNA 的 PCR 检测，但市场上还无商品化试剂盒[33]。

45.3.2.3 抗原检测[25,29,30,34]

新型隐球菌荚膜多糖(葡萄糖醛-木糖甘露聚糖)主要出现在血清和脑脊液，而少见于尿液和其他体液。用多克隆和单克隆抗体可检测这些抗原。通过使用链霉蛋白酶对样品进行预处理而使类风湿因子消除，免疫复合物分裂。减少假阳性和假阴性反应以及前带现象。用抗原试验也可以可靠地检测到格特隐球菌的感染。酶免疫分析和乳胶凝集试验在抗原检测中显示出相同的诊断灵敏度和特异性。

乳胶凝集试验：试剂由与隐球菌抗体结合的乳胶颗粒组成。样品中存在抗原的情况下凝集反应即可发生。血清检测下限为 50 ng/mL，脑脊液标本不需要预处理。

酶免疫分析法：吸附在微量滴定板孔上的多克隆隐球菌抗体与样品中的隐球菌抗原结合。使用标记的单克隆隐球菌属抗体来检测抗原-抗体的结合，可进行定量检测。酶免疫分析法也适用于检测格特隐球菌抗原，且结果可靠。

然而，使用单克隆新型隐球菌抗体检测格特隐球菌感染可能会产生假阴性结果。

两种测试方法的诊断灵敏性为 98%～100%，特异性为 98%～99%。

免疫层析：使用快速免疫色谱测试(侧流测定)[34]，以提高血清、血浆、脑脊液或尿中隐球菌属抗原诊断灵敏性和特异性。测试条涂有 4 种不同的隐球菌属抗原。这些测试具有易于处理的优点。

采用快速免疫层析试验(侧流试验)可以检测血清、血浆、脑脊液(CSF)或尿中的隐球菌抗原；该方法具有较高的诊断敏感性和特异性。试纸上涂有 4 种不同的隐球菌属抗体。这些测试的优点是易于操作。

45.3.3 临床意义

应始终寻找病原体检测的方法。脑脊液墨汁染色适用于疑似隐球菌脑膜炎中病原体的快速检测。然而，使用这种方法，2/3 的患者可能会出现假阴性结果。分子生物学方法在专业实验室中仅被作为内部检测方法[8,30]。

脑脊液中新型隐球菌抗原的检测被认为是隐球菌脑膜炎的敏感性和特异性标志；有一半的病例血清和尿液中也发现有该抗原的存在。血清中的抗原即使在一些病例中检测量较低，脑膜感染的可能性也很高。重复检查提高了临床诊断可靠性，对于病情的监测有较好的价值。抗原滴度上升可解释为感染在进展，因此该指标与预后不良有关。如果抗真菌治疗成功，则抗原滴度会降低。

在播散性阿氏丝孢酵母(毛孢子菌)感染中，以及在菌血症或恶性肿瘤患者中已报道可出现假阳性脑脊液反应。在进行乳胶凝集试验时发现，被琼脂或乳胶手套粉末污染的脑脊液标本也会出现非特异性凝集。接种标本的接种环再次浸入样本中，也可能发生非特异性凝集。此外，在标本预处理期间，将样品和酶混合物保存在硅化管中也可引起非特异性凝集。隐球菌抗原检测在诊断实验室中并不普及，市场上也没有商品化的检测试剂盒供应。

45.4 曲霉菌

真菌中曲霉菌遍及世界各地[1,10,12,28,35,36]。分布在土壤、空气和水中，无处不在，尤其在死亡和腐烂的有机物质中分布更为广泛。大多数物种为无性繁殖(孢子梗和分生孢子)；然而，根据生物分类学，一些菌种的有性生殖阶段(有性繁殖)被合理地划分在子囊菌门。所描述的 180 种中有 33 种是人类病原体。曲霉菌、黄曲霉、土曲霉或小巢状曲菌(构巢曲霉)会导致免疫功能低下患者发生危重感染死亡率高(30%～87%)。其他与临床相关的病症包括曲霉病和过敏症状。

45.4.1 流行病学和临床表现

感染途径：传播途径主要是空气传播，肺部是侵袭性感染的主要器官。曲霉孢子(分生孢子)在空气中无所不在，尤其在积肥堆附近浓度特别高。医院基建工作地和污染的空调系统也可能会使曲霉菌孢子的空气污染机会增加。因此，在免疫功能低下患者的附近不应放置盆栽土培植物。HEPA(高效颗粒空气过滤器)过滤有助于提供无孢子的室内空气。在呼吸道标本偶尔检到曲霉菌意义不大，因为曲霉无处不在，除非有感染的危险因素或临床症状出现。尽管胃肠道感染非常罕见，受污染的食物，特别是坚果和谷物也可能是感染源。人与人之间的传播很少见。

患病率和发病率：1%～2%的哮喘患者患过敏性支气管肺曲菌病，平均 7%的患者有黏稠物阻塞症。例如，在慢性肺病(如大疱性肺气肿、结节病、肺结核和细菌性肺脓肿)等患者中，其预先形成的腔道易发生曲菌病。

有关曲霉菌感染的流行率和发生率目前还无确切数据。根据调查中心和系列风险因素报道，曲霉病发生率为 1%～23%。患者中性粒细胞(低于 1.0×10^9/L)减少超过 14 天，是曲霉病主要危险因素之一，而血液肿瘤患者的侵袭性感染发病率可能是 5%～20%。其他危险因素包括器官移植(1%～20%)、艾滋病、接受免疫抑制剂的肿瘤患者、慢性阻塞性肺疾病患者及接受高剂量皮质类固醇的自身免疫性疾病患者。

根据德国 2001—2005 年的尸检结果，大约 20%的血液肿瘤患者生前患有侵袭性真菌病。2/3 的侵袭性真菌病只能通过尸检诊断。在组织学上，2/3 的病例是曲霉菌病。侵袭性真菌病患者死亡率是 30%～80%，病死率取决于基础疾病。

45.4.1.1 临床症状

变应性支气管肺曲霉病以肺部基础疾病(哮喘、囊性纤维化)、一过性肺浸润及IgE抗体阳性等肺退行性变化为特征。曲霉球通常无临床症状,但病变侵袭血管可引起致死性咯血,可通过外科手术进行治疗。病变累及鼻窦时,临床表现为慢性鼻窦炎。

鉴于曲霉菌主要通过空气进行传播,通常表现为侵袭性肺曲霉病,并伴有非特异性症状:咳嗽、呼吸困难、抗生素治疗无效的发热、咯血。有难治性发热的高危患者应在早期进行肺部CT影像检查。病原体可以通过血流播散。中枢性曲霉病的病死率极高。

45.4.2 实验室检查

45.4.2.1 微生物镜检及培养[35,37,38]

组织标本镜检看到病原体(特征性有隔菌丝呈45°分枝)可诊断侵袭性感染。基于硝酸银染色或PAS染色的检测鉴定至种。从非无菌标本如呼吸道分泌物中镜检看到曲霉并不能作出诊断结论。但是,高危患者检测到曲霉菌可能预示感染的存在。推荐采用检测灵敏性更高的光学增白剂(如荧光增白剂)染色方法。荧光染料与真菌细胞壁的多聚糖成分结合可检出常规革兰染色方法难以检测到的菌丝存在。

对培养物进行菌种鉴定及药敏测定是常规检测项目之一。曲霉菌培养温度与细菌培养温度接近,经过数天培养后可在普通及选择培养基上生长出菌落。菌种鉴定基于菌落形态及镜下结构。专业实验室还可通过分子生物学方法(如DNA芯片技术、ITS测序)实现菌种鉴定。唑类耐药曲霉已被报道。药敏试验仅对分离自侵袭性感染的菌株有意义。

45.4.2.2 分子生物学检测

一些灵敏度(40%～100%)和特异性(65%～100%)较高的自建方法可用来进行曲霉菌分子生物学检测,从全血、血清、呼吸道分泌物或组织标本中进行病原体DNA检测。商品化检测系统也可用来进行此项检测[如多重PCR和(或)曲霉特异性PCR检测包括烟曲霉在内的败血症病原体]。但是,上述检测系统尚未得到结论性验证[39-42]。

通过分子生物学方法对病原体DNA进行检测应该由专业实验室来承担。结果解释应综合考虑患者风险隐私和其他实验室及影像学检查结果。

45.4.2.3 抗原检测[40,43-46]

ELISA常用来检测血清循环半乳甘露聚糖,该成分是许多丝状真菌的细胞壁成分。该实验并非为曲霉特异性且不能检测接合菌。其检测原理基于β-D-(1,5)-半乳糖苷侧链的单克隆抗体。该抗原成分可通过特异性单克隆一抗和过氧化物酶标记的二抗进行检测。样本在检测前必须经100℃处理使免疫复合物解离。根据吸光度计算标本非因次指数。半乳甘露聚糖实验的检测限是1 ng/mL。

其他可行方法还包括检测(1,3)-β-D-葡聚糖的一些实验。(1,3)-β-D-葡聚糖也是许多真菌共有的细胞壁成分。该方法的基本原理在45.2中描述。

45.4.2.4 抗体检测

间接凝血试验或ELISA常用于曲霉抗体检测。其他血清学方法包括基于蛋白质印迹、免疫扩散、免疫电泳或免疫荧光等的检测方法[35,47]。

对于疑似曲霉病或变应性支气管肺曲霉病的免疫功能正常患者,抗体检测阳性有助于进行诊断。但是,鉴于交叉抗原数量较多的缘故,上述检测方法的特异性有限。在免疫功能受损患者中,其检测结果的指导意义不大。在怀疑侵袭性曲霉菌病的血液肿瘤患者中,该试验的敏感性为14%～36%,特异性为72%～99%。由于敏感性较差,抗体诊断试验不适用于这类患者。

45.4.3 临床意义[40,43,44,46,47]

无菌部位标本的曲霉菌分离培养可用于侵袭性感染的诊断、菌种鉴定和药敏试验。

呼吸道标本(痰、分泌物、灌洗液)镜检或培养无法区分污染、定植或感染。有风险因素的患者检测出曲霉菌后需结合临床和影像学的检查进行判断。血液、脑脊液标本培养不出曲霉菌。

目前,只有小部分的分子检测得以验证。只有对有风险因素且结合实验室和影像学检查结果的解释才是有意义的。

最常用的抗原检测方法是半乳甘露聚糖ELISA试验。该试验仅在血液肿瘤的患者中得以充分验证。这类患者中,检测侵袭性感染诊断的敏感性为70%～92%,特异性约90%。通过将切值从1.5降低到0.5,可以提高抗菌药物治疗后患者诊断的敏感性。其他组的患者研究数据较少(器官移植或ICU患者)。但是,敏感性降低可能是由于原始细胞内半乳甘露聚糖的降解。

β-内酰胺类抗生素、营养液或胃肠道内真菌抗原的异位可能导致假阳性的结果。因此,阳性结果可预测感染,但应检测近期内的第二份标本加以确证。对于长期中性粒细胞减少的患者,应每周进行一次或两次筛查。

研究表明,支气管肺泡灌洗液标本诊断的敏感性明显高于痰标本。对于血液肿瘤的患者,在使用1.0为阈值时,诊断的敏感性为96%,特异性为88%。脑脊液标本也可以用于检测,但该试验目前仅被批准用于血清标本。在充分的治疗下抗原浓度迅速降低,因此,该试验可用于治疗监测。

对于(1,3)-β-D-葡聚糖试验,只有少量且不一致的验证结果。侵袭性酵母菌和霉菌(不包括毛霉感染和隐球菌病)可以有阳性结果。肺孢子菌病患者的血清也可检测到该抗原。侵袭性真菌病诊断的敏感性为58%～100%,特异性为88%～98%。静脉注射抗生素、使用OR纱布及菌血症可能会导致假阳性的结果。

45.5 其他霉菌

其他霉菌(毛霉属、镰刀菌属、丝孢菌属、假霉样真菌属)很少引起侵袭性感染,但最近检出率在增加。感染的风险因素除免疫抑制(中性粒细胞减少、激素治疗)外,还包括糖尿病(毛霉属)、血色沉着病(毛霉属)或者溺水(丝孢菌属、假霉样真菌属)等。根据潜在的疾病,死亡率为40%～90%。诊断依靠组织病理学和培养检查。目前还没有抗原/抗体检测的商品化试验。分子生物学的检测已有报道。

45.6 耶氏肺孢子菌

耶氏肺孢子菌(之前称卡氏肺孢子菌)是一种引起免疫缺陷患者肺部感染(肺孢子虫病)的重要病原菌。该病原体无法在体外培养,很长时间被认为是一种寄生虫。根据分子生物学的研究,现被归类为一种真菌(子囊菌)。几乎可以在所有的哺乳动物中检测到肺孢子菌,但是宿主特异性很高。该菌具有两种基本结构:阿米巴样滋养体和具有八个核的包囊。滋养体可结合于1型肺泡上皮细胞的细胞间质而影响气体交换。包囊可引起炎症反应。

45.6.1 流行病学和临床表现

感染来源:感染可能通过吸入获得,人类是至今为止检测出的致病性卡氏肺孢子虫的唯一宿主,但其结构至今不明[2,49]。已有高危患者暴发感染的报道。

患病率和发病率:根据血清学分析,免疫功能正常的人群在幼儿期可发生隐性原发感染。分子遗传学调查显示,在无明显临床症状的免疫缺陷患者中经常可见出少量肺孢子菌。导致临床显性感染的主要危险因素是低 $CD4^+$ T 细胞(低于 0.2×10^9/L)及免疫抑制治疗。艾滋病患者、血液肿瘤患者、器官移植患者及自身免疫性疾病患者是高危感染者。最近的一项研究显示,COPD 临床进展和肺孢子虫感染有关。

45.6.1.1 临床表现

局部呼吸功能不全、低热和干咳是主要的临床症状。LD 水平升高是典型症状,但并不特异。影像学检查提示非典型肺炎。鉴别诊断需考虑支原体、衣原体、军团菌或分枝杆菌感染。系统感染少见。

45.6.2 实验室检查[50-52]

45.6.2.1 微生物镜检

现有许多染色方法可用于呼吸道标本如支气管肺泡灌洗液及诱导痰的检测。吉姆萨染色可同时检测滋养体及孢子;而 Grocott-Gomori 银染色、阿甲苯胺蓝染色及使用光学增光剂(如增白剂)染色则仅能检测孢子。这些检测方法的特异性均大于99%,支气管肺泡灌洗液的敏感性为70%~80%、免疫荧光染色的敏感性更高,可达90%。由于病原菌在大多数情况下会聚集成团,所有的标本在检测前均需液化并进行相应的前处理。

45.6.2.2 分子生物学检测

分子生物学检测有商品化的试剂盒。荧光定量 PCR 可以检测镜检阴性的呼吸道标本。支气管肺泡灌洗液敏感性最高。同时,PCR 的方法也可用于检测气管分泌物及诱导痰。

45.6.2.3 抗原检测

(1,3)-β-D-葡聚糖检测有助于临床肺孢子菌感染的实验室诊断。一项近期研究显示,诊断敏感性和特异性分别为92%及65%。

45.6.3 临床意义

镜检是实验室检测耶氏肺孢子菌肺炎的金标准。阳性结果与临床症状相吻合。染色方法的选择取决于实验室经验。商品化的分子生物学检测试剂盒检测性能还未完全验证。由于健康人感染水平很高,因此分子生物学检测结果阳性镜检阴性时是否需要治疗需慎重考虑,因为镜检并不能区分感染还是定植。

血清学检测(1,3)-β-D-葡聚糖的敏感性大于90%,但特异性不佳。因为该试验还涵盖许多其他真菌(如念珠菌、曲霉菌)并在许多情况下产生假阳性结果。该方法推荐用于治疗监测。

一方面,抗体检测尚无商品化的试剂盒,并且由于高血清学阳性率诊断价值也不高。另一方面,免疫缺陷的患者常常会影响抗体检测结果。

45.7 荚膜组织胞浆菌(组织胞浆菌病)[12,53,54]

荚膜组织胞浆菌荚膜变种(有性型阶段:荚膜阿耶罗菌)是一种专性致病的双相型真菌。由于最近系统发育的研究结果,荚膜组织胞浆菌变种(杜波变种和马皮疽变种)的命名不再有效。荚膜组织胞浆菌特定基因型感染频率不同。在自然环境和体外25~30℃,真菌生长到腐生菌丝体阶段,形成具有感染性的小分生孢子(2~5 μm)和特征性瘤状的大分生孢子(8~15 μm)。在体外37℃,发展为寄生酵母阶段,由2~4 μm 球形和椭圆形的芽殖细胞组成。

45.7.1 流行病学和临床表现[53,55-59]

地理分布:美国组织胞浆菌是美国中西部地区特有的,特别是在密西西比河的山谷,俄亥俄州和密苏里州,中美洲和南美洲部分地区。世界范围有个别报道。荚膜组织胞浆菌大细胞变种(以前的杜波变种)是非洲中部和西部特有的。在一项欧洲组织胞浆菌病的研究中,德国在1995—1999年有46个病例报道。大多数患者来自疫区。

感染途径:荚膜组织胞浆菌的自然宿主包括温暖潮湿地区硝酸盐含量高的土壤(包括鸟类和蝙蝠的粪便,这些都是一种特别有效的生长促进剂)。感染是通过吸入包含菌丝片段和分生孢子的尘埃。不会发生直接的人—人传播和鸟—人传播。组织胞浆菌可以在鸟类和蝙蝠肠道中定植,但是只有蝙蝠患病,这是由于蝙蝠低体温的特性。

患病率和发病率:根据用组织胞浆菌皮肤试验在流行地区的研究(田纳西州、肯塔基州),感染的患病率可高达90%。男性和女性暴露频率相同。然而,显性感染在男性中更常见。在美国,据估计,每年有500 000人感染。

45.7.1.1 临床表现

取决于感染部位,有急性/慢性肺部感染和播散性组织胞浆菌病以及初级和再激活诱导型疾病。平均潜伏期为10天。在90%的病例中,主要表现为无症状或流感样症状。

疾病进程和严重程度取决于感染菌量和感染个体的免疫状态。复杂的病程可能会导致大叶性肺炎或心包炎。感染后,肝门和(或)纵隔淋巴结钙化或肺内病变(也叫硬币病变)。

慢性肺组织胞浆菌病通常发生在有肺气肿的老年患者中(大于50岁),表现为纤维化或空洞肺疾病,并且有类似肺结核的临床进程。

播散性(1/2 000～5 000 为临床显性感染)主要发生在免疫功能低下的患者中,尤其是艾滋病。除了肺,还包括淋巴结、肝、脾、骨髓、脑膜、胃肠道、皮肤和黏膜表面。慢性疾病的特点是多年存在非特异性症状。播散性组织胞浆菌病,从鉴别诊断的角度来看,肺组织胞浆菌病必须区别于结节病、肺结核、非典型分枝杆菌病、酵母菌病、副球孢子菌病和球孢子菌病。

在非洲组织胞浆菌病的病例中,肺损害比较少见,而皮下感染灶、口腔肉芽肿和骨性病变占主导地位。

45.7.2 实验室检查

45.7.2.1 显微镜检查和培养病原体

显微镜检查是通过 Giemsa 染色或 Grocott - Gomori 银染色观察组织学切片、活检样本和骨髓涂片。出芽细胞(巨噬细胞)细胞内位置具有明显特征[53,54]。

血液、骨髓、呼吸道分泌物和组织样本适合于培养检测病原体。沙保弱葡萄糖琼脂等标准培养基可以使用。缓慢生长的微生物 30℃条件下培养时间应延长至 4～6 周。37℃条件下,酵母阶段能够在含血液和胱氨酸的琼脂上生长。

培养方法主要能够检测弥散性和慢性肺组织胞浆菌病。艾滋病患者播散性组织胞浆菌病中,约 90%的病例可培养阳性。根据上述大、小分生孢子的微观形态学特征,可以对该菌进行鉴定。

对于双相生长的真菌,费时的培养方法已经被高度特异性的、商品化的基因探针所取代。由于实验室感染风险的存在,只允许在实验室生物安全水平 L3(生物制剂条例)下,对病原体进行特殊处理。

45.7.2.2 抗原检测

酶免疫分析法:在尿、血清、脑脊液和支气管肺泡灌洗液中均可检出荚膜组织胞浆菌抗原(热稳定多糖)。商品化的检测方法适合诊断弥散性组织胞浆菌病。诊断敏感性[30,60]:约 90%的播散性组织胞浆菌病,约 40%的慢性肺组织胞浆菌病,约 20%的急性肺组织胞浆菌病。

尿液样本的诊断特异性为 98%。

球孢子菌病、副球孢子菌病或芽生菌病中可发生假阳性反应。类风湿因子和兔胸腺球蛋白的治疗可引起血清中假阳性反应。抗原检测可作为艾滋病患者疾病和治疗监测的标志。

45.7.2.3 抗体检测[54,59,61]

抗体检测在各种组织胞浆菌病的诊断中发挥着重要的作用。用荚膜组织胞浆菌的菌丝培养过滤物和酵母相萃取物作为抗原制剂。

补体结合试验:该试验采用血清和常规补体结合技术进行。滴度的 4 倍增加证明为疑似活动性感染。可能会发生与球孢子菌病、芽孢菌病和副球孢子菌病的交叉反应。

免疫扩散试验:该测试是根据双向免疫扩散技术在琼脂糖中完成。在两个诊断相关的沉淀带之间存在差异。疾病的早期阶段会出现 M 带,并非活动性阶段持久存在。另一个 H 带被认为是活性感染的标志。免疫扩散试验的敏感性(80%)比补体结合试验低,但临床特异性较好。

乳胶凝集试验:包裹着荚膜组织胞浆菌素的胶乳颗粒在血清中被抗体凝集,首先检测到 IgM 抗体。因此,在急性感染中,检测呈阳性。

酶免疫分析法:本试验采用酵母相抗原。诊断敏感性为 97%,特异性为 84%。在侵袭性曲霉菌感染、芽孢菌病和非特异性肺部疾病中会出现假阳性反应。

45.7.3 临床意义

抗体在抗原进入 2～4 周内产生,并可以在体内长期存在。抗体的产生与否取决于疾病类型,60%～80%的病例可以具有血清反应性。免疫功能低下患者(特别是艾滋病患者)不会产生血清转化。与其他真菌的交叉反应已有报道。与标准方法(补体结合和免疫扩散试验)相比,乳胶凝集试验和酶免疫分析法并未提高血清学诊断水平。

荚膜组织胞浆菌素皮肤测试在地方性的流行病学调查中发挥重要作用。但是,并不推荐其用于诊断。

组织胞浆菌 DNA 的 PCR 检测已报道,但目前市场上无可购的试剂。

45.8 粗球孢子菌、波萨达斯孢子菌(球孢子菌病、谷热、圣华金热、沙漠风湿病)

粗球孢子菌和波萨达斯孢子菌是双相型真菌,是引起球孢子菌病的专性病原体[12]。在菌丝体阶段,它们形成感染性关节分节(2～5 μm),在空气中可轻微摆动。关节孢子是由基因介导的有隔菌丝程序性脱落形成。在一些诱因下,关节孢子可由培养或病损部位的皮肤癣菌产生。在宿主体内,关节孢子可变为厚壁圆状结构,也就是内孢囊(10～80 μm),内含多达 600 个内孢子(2～5 μm)。随着内孢囊的破裂,每一个内孢子都可生长为新的内孢囊。

45.8.1 流行病学和临床表现[62-64]

地理分布:球孢子菌病是美洲沙漠、半沙漠、平原(干旱地区)特别是美国西南部地区(加利福尼亚、亚利桑那、内华达、新墨西哥、犹他、得克萨斯)和墨西哥北部周边地区的地方病。

感染途径:粗球孢子菌和波萨达斯孢子菌的自然宿主是含有啮齿类动物栖息地的干燥、多沙和多尘的土壤,它们为该菌的发育提供了特别合适的条件。其感染需要吸入播散的关节孢子,特别是通过沙尘暴和建筑工程尘土吸入。

由于生物体的组织形式没有传染性,因此没有必要隔离患者。但是排出的内生孢子可能生长为菌丝和感染性关节孢子,因此消毒被污染的体液或样本是很有必要的。

患病率和发病率:在美国,每年预计约 10 万人口感染球孢子菌病,500～5 000 人遭受此病的折磨。大多数的感染发生在夏末或初秋。

45.8.1.1 临床表现

大约 60%的受感染者有短暂的、流感样无明显症状的过程。大约 25%的受感染者在接触病原后 1～3 周内可形成急性下呼吸道感染,及与之相关的关节痛(沙漠风湿病)、多形性红斑、结节性红斑。这种急性的、肺部(主要)的疾病形式在免疫功能正常个体中常于数周后自行恢复。极少见的情况下，急性肺疾病会转变为慢性并伴随着空洞形成、脓胸和支气管胸膜瘘。在急性和慢性肺疾病中可能发生肺外播散，在免疫低下的患者中经常出现(约 0.5%的受感染者)。肉芽肿或脓肿样病灶主要影响皮肤、软组织、骨和脑膜。球孢子菌病类似于肺结核，但其他非特异性肺部感染、孢子丝菌病、芽生菌病、利什曼病、副球孢子菌病和恶性肿瘤也需要被考虑。

45.8.2 实验室检查[53,56,63,65,66]

45.8.2.1 病原体镜检和培养

痰、脓性分泌物、无菌体液、吸出液、脑脊液和组织样本是主要的标本类型。使用 Grocott - Gomori 进行银染或用荧光增白剂进行标记可以检测特征性小球(20～70 μm)和内生孢子(2～5 μm)。培养检测常使用常规培养基，20～30℃孵育 1 周(菌丝相)。菌种鉴定需要使用特殊的培养基或动物实验使之转化为酵母相后进行。

市售的粗球孢子菌(培养物)DNA 特殊检测可在 1 天内获得结果。由于粗球孢子菌和波萨达斯孢子菌存在感染风险，其特殊处理只允许在 3 级生物安全实验室(生物试剂条例)开展。

45.8.2.2 抗体检测

将菌丝体相的自溶物和培养滤液(即所谓的球孢子菌素)作为抗原制剂。血清和脑脊液(CSF)为最合适标本。

补体结合试验：将稀释的、灭活的(56℃，30 min)血清或脑脊液与球孢子菌素溶液和适量的补体在 37℃下孵育 2 h(或者在 4℃下孵育 18 h)，然后加入溶血素致敏的红细胞再孵育 1 h。不发生溶血则表明有抗体存在。该实验检测的是 IgG 抗体。血清标本的阈值滴度是 1∶8，脑脊液标本中是 1∶2。低于此滴度需要通过免疫扩散实验来确认。目前缺乏该诊断实验的敏感性和特异性数据。

免疫扩散试验：使用双相免疫扩散技术，在琼脂糖凝胶中穿孔的使用部位一侧加血清或 CSF，另一侧加球孢子菌溶液。在加抗原之前预先对测试的液体进行扩散是有益的。孵育后，通过沉淀带的出现表明抗原-抗体反应。如果使用加热(60℃，30 min)的球孢子菌素，则 IgM 抗体反应与其在管中发生免疫沉淀反应一样。因此免疫扩散(ID)的这种修饰被称为 IDTP。如果使用未加热的抗原，尤其是 IgG 抗体，则会反应。这种 ID 修改称为 IDCF。诊断灵敏性高于补体结合反应。

乳胶凝集试验：包被有加热的球孢子菌素的胶乳颗粒作为检测混合物。主要检测 IgM 抗体。该检测被认为是一种敏感的筛选方法，但其大约有 15%假阳性反应的缺点。因此，阳性反应必须通过更特异的免疫扩散试验来确认。

酶联免疫分析法：微滴定板的孔用球孢子菌素包被。稀释的血清样品中的结合抗体通过单价 IgM 或 IgG 特异性偶联来检测。对于 IgM 和 IgG 反应的联合评估，诊断敏感性为 100%，诊断特异性是 96%。在芽生菌病和其他原因造成的肺部感染疾病中存在假阳性反应。

45.8.2.3 抗原检测

可在严重感染患者的血清和尿液中检测到球孢子菌半乳甘露聚糖。当抗体产生还未能检测到时，该试验还有助于诊断最近获得的感染。抗原检测也是播散性感染真菌感染诊断的替代指标。一项研究表明，EDTA 样品加热预处理可将血液和尿液样本中的检测敏感性分别提高到 73%和 50%[65]。该试验在健康个体中具有高度特异性，但 22%的组织胞浆菌病或芽生菌病患者会发生交叉反应[56,65]。

皮肤试验：使用球孢子菌素和粗球孢子菌作为检测抗原。表现和解释类似于结核菌素皮肤试验。皮肤试验不能区分潜伏感染和显性感染。无反应性可能发生在球孢子菌大量播散和进展过程中。该检测可用于确定流行地区的感染水平，但目前还未有市售试剂[62,63,69]。

45.8.2.4 分子生物学检测

对球孢子菌素 DNA 的 PCR 检测之前已经进行了介绍，但目前还未商品化[53,63,66]。

45.8.3 临床意义

患者在出现症状后 2～3 周内可检测到血清中的 IgM 抗体(管内免疫沉淀、IDTP、乳胶凝集)。它们通常在 6 个月后不再存在，但在复发和再感染的情况下可能再次出现和(或)持续存在。IgG 抗体(补体结合，IDCF)通常在疾病发生 2～3 个月后才出现。1∶16 以上的补体结合滴度被认为是感染的标志，并且提示有可能向肺部播散。建议每 3～4 周进行补体结合检查来监测病情进展。在治疗下滴度显著下降被认为是有效的预后指标。脑膜炎患者的脑脊液中 IgM 抗体的检测比较例外，其 IgG 抗体通常是可检测的，虽然有时直到疾病发作数周后才能检测到[59,62,67-69]。

45.9 芽生菌(芽孢菌病)[12,70,71]

皮炎芽孢杆菌(拟酵母菌阶段：皮炎拟杆菌)是一种温度依赖性双相型真菌。其在自然环境中生长，并在 25～30℃的菌丝相和 37℃的酵母相体外生长。酵母菌的体积一般为(8～15 μm)，厚壁，特点是带有一个宽芽基地的子细胞。

45.9.1 流行病学和临床表现[9,53,70,71]

地理分布：由于病原体难以在环境中检测，并且没有敏感的皮肤试验可用，所以目前没有关于芽生菌病的发病率和流行病学的准确信息。病例报告提示，芽生菌病的分布与组织胞浆菌病相似。芽生菌病多发生于美国，特别是密西西比河、俄亥俄河和中西部地区，以及五大湖和圣劳伦斯河沿岸的加拿大地区。来自夏威夷、中南美洲、非洲和中东的散发病例已经有报道。迄今为止，在德国还未有该病报道。

感染途径：含有分解植物和腐烂木材(河岸、海狸坝)的潮湿土壤是真菌的天然储库。感染最常见的是通过吸入分生孢子来获得。直接感染一般发生在室外活动期间或在狗咬之后由皮肤损伤引起的。人与人之间的传播比较罕见。

患病率和发病率：芽生菌病是一种罕见疾病。在 2000 年和 2004 年威斯康星州的一项研究中，密尔沃基等美国城市临床上明显的感染率估计为(1～3)/10 万人。河流附近的居民发病率为 74/10 万人。

45.9.1.1 临床表现

芽生菌病可以无症状，也可表现为急性或慢性肺炎或播散性疾病。在30～45天的潜伏期后出现急性肺部感染，伴有不典型的流感样症状。如果不治疗的话，许多情况下，芽生菌病呈现为慢性病形式，在肺中表现为肉芽肿、脓肿样病变，类似于肺结核的临床表现。除肺部之外，40%～80%的患者会出现皮肤症状（疣状或溃疡性病变），10%～15%的患者有骨骼（骨髓炎）、泌尿生殖道（主要是前列腺炎，男性中的附睾炎）病变以及较少见的中枢神经系统病变。

45.9.2 实验室检查

45.9.2.1 微生物直接镜检和培养

呼吸道分泌物、渗出液、组织样本和尿液是合适的检测样标本[70]。在进行直接显微镜镜检（天然或光学增白剂）时，镜下见到具有形态特异的子细胞的芽殖细胞是典型特征。25～30℃和37℃下在沙保弱葡萄糖琼脂培养基和富含血液的脑心浸液琼脂上进行培养，时间至少14天。无菌标本应在含有抑制剂如氯霉素或环已酰亚胺的琼脂培养基上培养。

45.9.2.2 抗体检测[59,70,72,73]

皮炎芽生菌抗原的抗体可以通过免疫扩散、酶联免疫和补体结合试验来检测。目前免疫扩散试验是唯一市售的检测方法。在免疫扩散试验中将酵母相提取物作为抗原。使用免疫扩散的琼脂糖凝胶技术，血清中的抗体可形成沉淀线（A和B带）。肺芽生菌病的诊断敏感性为65%～80%，特异性约为30%。

45.9.2.3 抗原检测和分子生物学检测

目前用于尿液中芽生菌抗原检测的试剂盒有市售。临床敏感性为93%，特异性较低。芽生菌病、组织胞浆菌病、副球孢子菌病和青霉菌病检测均为阳性。通过PCR进行病原体检测的试剂盒目前市场上还未有销售。可以将支气管肺泡灌洗液、尿液、血液和其他体液样品送到欧洲真菌病原体实验室罗伯特-科赫研究所进行免疫学和分子生物学分析。

45.10 巴西副球孢子菌（芽生菌病、南美芽生菌病）[12,53,75-77]

巴西副球孢子菌是一种温度依赖性双相型真菌。37℃酵母相具有特征性的圆形或椭圆形细胞（大至60 μm），被多个周边芽（2～10 μm）包围，也被称为导轮。在低温下，菌丝体由不同形状的分生孢子（3.5～5 μm）的薄的分隔菌丝形成。

45.10.1 流行病学和临床表现

参见参考文献[53]、[76]、[78]。

感染途径：巴西副球孢子菌的天然储库并不完全清楚。迄今为止，真菌在土壤中只被鉴定出了2次。流行病学和实验数据表明，生态龛位在潮湿、温暖和森林覆盖的地区。鱼、两栖动物和犰狳可能在真菌的生命周期中起作用。感染可能是通过吸入环境中的分生孢子而获得的。人与人之间的传播不会发生。

患病率和发病率：副球孢子菌病是从墨西哥到阿根廷地区所特有。大约80%的感染记录发生在巴西，其次是哥伦比亚和委内瑞拉。在这些地区以外诊断的所有临床上明显的感染，在很多情况下这些患者是经过多年的潜伏期后发病，可以追溯到流行地区。感染通常不具有免疫能力的个体。很多情况下，30～50岁的患者都会受到影响。男性发病率比女性高15倍。在流行地区，每100万人中每年大约发生5例临床症状明显的病例。人口感染率估计为10%～20%。

45.10.1.1 临床表现

慢性进行性疾病的临床表现类似于肺结核。急性或亚急性病程（3%～5%病例）和慢性病程（>90%病例）之间的临床表现存在差异。在青少年患者中，病情发展迅速，典型症状是从肺内传播到脾、肝、淋巴结和骨髓。成年人的疾病在数月和数年的发展过程中仅有25%的患者（单病灶的）影响肺部。该病会导致肺气肿和肺纤维化。传播（多病灶的）主要发生在口腔和鼻腔黏膜、皮肤、淋巴结和肾上腺。

45.10.2 实验室检查[75,77,79]

45.10.2.1 显微镜镜检和培养检测

可以使用痰、支气管肺泡灌洗液、渗出物、脑脊液和组织作为标本。使用天然制剂（氢氧化钾溶液）和各种染色技术（如Grocott-Gomori染色）制备的组织学涂片进行显微镜检查。这些方法可以检测出典型的具有多芽的酵母细胞。沙保弱琼脂适合培养该菌。在37℃（酵母相）下培养10～15天，25℃下培养20～30天（菌丝相）是菌落形成的必要条件。显微镜和培养检测的灵敏性分别为85%～100%和86%～100%。

45.10.2.2 抗体检测[77,79,80]

酵母相的完整真菌，细胞壁和细胞质的提取物以及培养滤液可被用作许多血清学检测方法中的抗原。

但是，这些方法经常出现交叉反应。最近，鉴定出了一种糖蛋白（GP43），其肽组分是巴西副球孢子菌特异性表位载体。

免疫扩散试验：使用免疫扩散技术，将抗原溶液[例如，1 μL的GP43和（或）血清]加在琼脂糖凝胶孔中。诊断灵敏度约为90%，特异性为100%。

间接血凝试验：吸附有GP43抗原的绵羊红细胞与稀释的血清在室温下孵育1 h。若存在抗体可以引起红细胞凝集。诊断的敏感性和特异性均为100%。

现有的结果可以得出如下结论：针对GP43抗原的抗体检测可以明确地表明巴西副球孢子菌的存在。抗体滴度或滴度变化有助于评估疾病活动和治疗的效果。

45.10.2.3 皮肤试验

目前有许多不同的抗原制剂已被用于皮肤试验[53]。通过使用多糖抗原，在67%的确诊病例中获得了阳性反应，而在87%的对照中也获得了阳性反应，表明存在亚临床感染或交叉反应。由于皮肤试验的不确定性，其对诊断没有帮助。已经有与组织浆菌素存在交叉反应的报道。

45.11 申克孢子丝菌（孢子丝菌病、申克病）

申克孢子丝菌是一种温度依赖性，双相型真菌[12]。在37℃体内和营养丰富的液体培养基呈酵母相生长，形成特征性的卵圆形或结节状的子细胞。在低温下，从各种形状的分生孢子的有隔菌丝形成菌丝体，长时间孵育时，会形成棕色/黑色色素（黑色素）。

45.11.1 流行病学和临床表现[81,82]

感染途径：孢子丝菌病发生在世界各地。但是，大部分病例来自美国的热带和亚热带地区。申克孢子丝菌可存在于自然环境中的植物和土壤中。因此，可感染农民、花店、苗圃工人、园艺师、花房工作者和园艺爱好者（接触植物，泥炭或土壤工作的人）。申克孢子丝菌通过碎片或尖刺物品引起穿刺伤侵入皮下组织。从动物到人类传播案例目前已经报道。

患病率和发病率：因为孢子丝菌素皮肤试验或抗体检测试验的低特异性，目前尚无系统的数据。该疾病可以发生在任何年龄阶段，多发于10～40岁的年轻人。感染通常为散发的病例。患者通常从事与森林或泥炭有关的工作。并且已有报道发现在与猫科动物接触之后，犰狳狩猎和人与人之间传播后会引起暴发流行。研究发现，在宠物中也会引起暴发流行，如狗和猫。

45.11.1.1 临床表现

在侵袭部位可发生溃疡、疣状或微红色病变，有时伴有淋巴管炎。吸入孢子后，真菌会引起肉芽肿，通常是大疱性肺炎，症状类似肺结核。已经报道通过中枢神经、关节和眼渗透物进行血行播散。已有研究发现免疫缺陷个体中发生播散性孢子丝菌病。

45.11.2 实验室检查

45.11.2.1 显微镜镜检和培养检测[83-85]

真菌培养是检测孢子丝菌病的金标准。从损伤的皮肤，呼吸道分泌物和脑脊液标本中获取的活检组织或组织碎屑作为培养和分析的标本。培养首先应在室温下进行，随后在37℃下培养以确认其是否为双相型真菌。

45.11.2.2 抗体检测

免疫扩散和（或）免疫电泳抗体检测已经成功应用于孢子丝菌病的检测。然而，由于其对最常见的皮肤疾病的敏感性低，在常规诊断中还没有建立抗体检测方法。但目前已经通过使用源自细胞壁的肽-鼠李糖甘露聚糖组分的抗原（SsCBF）实现了对孢子丝菌病的皮肤检测的可靠诊断。基于这种抗原，开发了一种ELISA方法，在各种形式的孢子丝菌病中具有90％的诊断灵敏性和86％的特异性。但是由于抗原制备困难和检测稳定性低等缺陷，这种ELISA方法适用性有限。同时，基于容易获得的菌丝相的外源抗原开发了抗体测定法。这些抗原在球孢子菌病，组织胞浆菌病或副球菌真菌病和（或）染色芽孢杆菌病和利什曼病中不存在交叉反应。但是在抗原制剂中已经观察到会与许多霉菌发生交叉反应。

45.11.2.3 皮肤试验

孢子丝菌素是孢子丝菌酵母相的细胞壁糖肽成分，很早已经被用于孢子丝菌病的诊断。然而，在许多情况下存在假阳性以及假阴性反应。因此，皮肤试验不适用于常规诊断[81]。

（魏莲花　徐英春　苏建荣　译，马筱玲　审校）

46

神经系统疾病的实验室诊断

Lothar Thomas

46.1 四室模型作为脑脊液诊断的基础

大脑复杂的解剖学结构需要一个示意模型来解读血清和脑脊液(CSF)的发现(图 46-1)。对中枢神经系统疾病的实验室诊断,四室的假设已经足够。

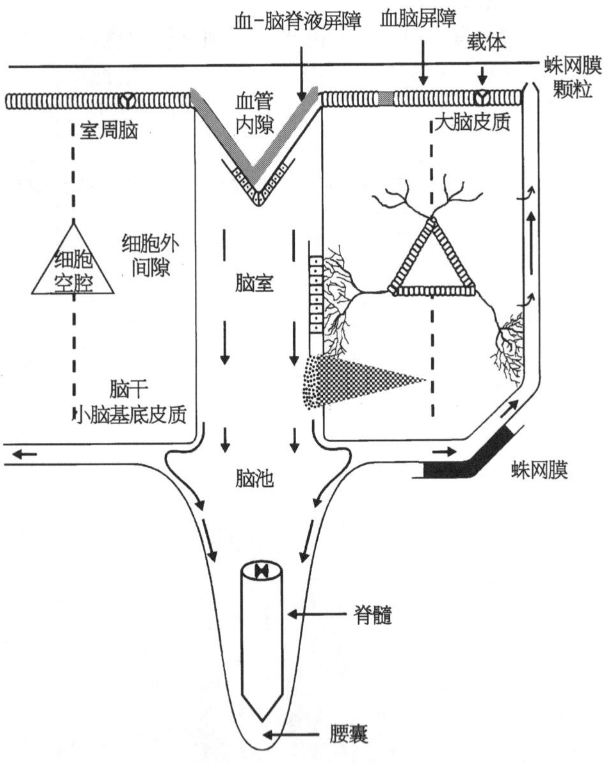

图 46-1　功能独立的血-脑脊液屏障的概念,基本上它是亲水分子的过滤屏障。事实上,血脑脊液屏障对于亲水分子是不可渗透的,但小于 500 Da 的亲脂分子可以很容易穿过。CSF 成分不允许血脑屏障通透性的存在;CSF 和细胞外液的组成完全不同。蛋白质扩散到游离脑脊液空间并通过敏感技术可在腰区检测到的实质区域最宽为 30 mm(阴影区域)。每个屏障都有特定的转移载体(如氨基酸、代谢物、葡萄糖)

- 血管腔室,由实质的毛细血管和小静脉的管腔、脉络丛和软脑膜组成。
- 神经和神经胶质细胞的细胞空腔。
- 神经和神经胶质细胞交织过程间的细胞迷路:迷路对 CSF 空间开放。
- CSF 室,由脑室、基底池、蛛网膜下腔和邻近细胞外空间的狭窄区域组成。

在四室之间存在一个基于交换的平衡,受以下屏障的限制。

(1) 血脑屏障:主要结构是脑毛细血管的紧密连接带。存在载体介导的内皮交换,优选亲脂性物质。

(2) 血-脑脊液屏障:它的功能是通过渗漏的上皮连接过滤神经丛中主要的脑脊液,并确保恒定的脑脊液流经脑室和蛛网膜下腔至蛛网膜颗粒。

(3) 神经细胞的胞内/胞外屏障:存在跨膜交换,优先亲脂性物质,由特定的载体介导。

在 CSF 空间和细胞外空间之间也存在大分子的扩散平衡。胞内/胞外屏障和血脑屏障本质上是脂蛋白屏障,其大部分保留亲水性分子甚至是很小的亲水性分子,但也允许大约 500 大小的亲脂性分子通过(如苯妥英、乙醚、戊巴比妥、咖啡因、尼古丁、乙醇、麻醉剂和麻醉剂)[1]。

46.2 血脑屏障的过滤概念

血脑屏障对亲水性大分子(如 α_2 巨球蛋白和 IgM)是相对可渗透的。较小的分子,即使是那些分子量大于 500 Da 的分子,它们的亲脂性帮助自身通过屏障(如抗生素和细胞抑制药物),即辛醇/水分配系数[1]。脑实质细胞外液的组成是未知的。它与脑脊液类似,仅在游离脑脊液空间相邻的几毫米的狭窄边缘,该区域可能限制水溶性分子扩散[2]。CSF 的成分是众所周知的,因为可以在蛛网膜下腔的最低点获取。尽管与生产部位,脉络丛距离很远,脑脊液仍表现出滤液的所有特征,即使在腰囊中也是如此(图 46-2)。

因此,对于亲水分子,CSF /血清值与分子流体动力学半径之间存在明确的相关性(表 46-1)。这仅适用于存在稳态平衡(即当血清浓度稳定并且血脑屏障的交换条件未受干扰时)。根据定义,水的 CSF/血清值是 1.0。脑脊液中氯化物(比水小的分子)的浓度比在血清中高;因此,在血脑屏障功能障碍时,相较于其他较大尺寸的分子,其浓度降低。对于氨基酸,跨越血液 CSF 屏障的主动转运可以忽略不计(图 46-2)。CSF 中小的脑源性分子的变化不代表脑功能障碍,因为它们中的大多数是从脑室和腰囊间的 CSF 中被选择性地去除(如甘氨酸)或代谢(如山梨糖醇)。具有意外高 CSF 浓度的分子(如抗坏血酸、β_2 微球蛋白、神经元特异性烯醇化酶)则主要来自中枢神经系统或已通过载体介导的运输到达脑脊液空间。

表 46-1　鞘内产生>90%的 CSF 蛋白

蛋白	分子量(kDa)	CSF 蛋白浓度水平	CSF 蛋白百分比	血清蛋白浓度水平	CSF 蛋白/血清蛋白比值	本地合成蛋白(%)
甲状腺素运载蛋白	55	1.7 mg/dL	4.6	25 mg/dL	0.068	93
前列腺素 D 合酶	27	1.0 mg/dL	2.7	0.03 mg/dL	33	>99
半胱氨酸蛋白酶抑制剂 C	13	0.6 mg/dL	1.6	0.10 mg/dL	>5	>99
载脂蛋白 E	34	0.6 mg/dL	1.6	9.35 mg/dL	0.063	90
β_2 微球蛋白	12	0.1 mg/dL	0.3	0.17 mg/dL	0.588	99
神经元特异性烯醇化酶	78	0.5 μg/dL	0.001 4	0.58 μg/dL	0.87	>99
胶质纤维酸性蛋白	49	>1.0 μg/dL			<0.05	
铁蛋白	473	0.6 μg/dL	0.001 6	>20 μg/dL		97
S100 蛋白	21	0.2 μg/dL	0.000 3	>0.03 μg/dL		
髓鞘碱性蛋白质	19	0.05 μg/dL	0.000 1	>0.05 μg/dL		
白细胞介素 6	26	1.05 ng/dL		1.2 ng/dL	0.88	99
肿瘤坏死因子-α	17	0.55 ng/dL		2.0 ng/dL	0.28	94
神经元乙酰胆碱酯酶	290	13 U/L		3 U/L	4.3	>99

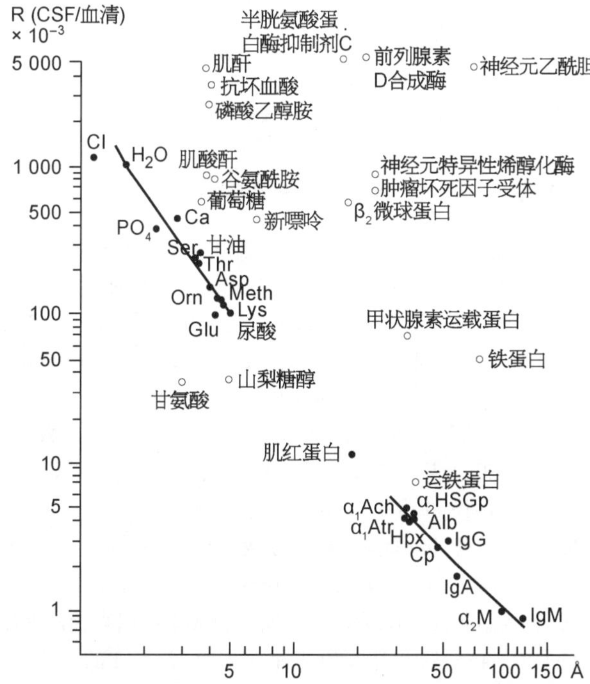

图 46-2　血浆过滤作为 CSF 生产的基础。该图描绘了腰椎 CSF 的稳态 CSF/血清浓度比。曲线显示了循环血液和 CSF 中亲水组分浓度下降与流体动力学分子半径的函数关系。Asp，天冬酰胺；Glu，谷氨酰胺；Lys，赖氨酸；Meth，蛋氨酸；Ser，丝氨酸；α_1 Ach，α_1 抗胰凝乳蛋白酶；α_1 Atr，α_1 抗胰蛋白酶；Alb，白蛋白；Cp，铜蓝蛋白；Hpx，血红素氧合酶；α_2 HSGp，α_2 Hs 糖蛋白；R，比例

46.2.1 局部软脑膜系统的蛋白质

软脑膜系统合成的蛋白质有：① 前列腺素 D 合成酶（β trace蛋白），分子量为 27 kDa，浓度约为 1.0 mg/dL。② 甲状腺素运载蛋白（前白蛋白），分子量为 55 kDa，浓度大约 1.7 mg/dL（加上来自血清的0.1 mg/dL）。③ τ转铁蛋白，分子量为 81 kDa，浓度约为 0.6 mg/dL。④ 半胱氨酸蛋白酶抑制剂 C（γ 微量蛋白），分子量为 13 kDa，浓度约为 0.6 mg/dL。

甲状腺素运载蛋白、τ 转铁蛋白和半胱氨酸蛋白抑制剂 C 主要在脉络丛上皮中合成并释放到 CSF 中[3]。

前列腺素 D 合成酶：这种蛋白质主要在脉络丛上皮和软脑膜中合成。它是用于检测 CSF 的可靠标志物（如用于脑脊液漏的诊断）[4]。

τ 转铁蛋白：通过蛋白质印迹法检测在电泳中缓慢移动的转铁蛋白用于发现脑脊液漏[5]。然而，其灵敏度低于前列腺素 D 合成酶检测。

46.2.2 脑实质蛋白质

正常脑脊液中大约 20% 的蛋白质来源于脑实质，如神经元特异性烯醇化酶（NSE）、tau 蛋白、β 淀粉样蛋白 1-42 及蛋白 14-3-3 和 S100 蛋白都具有诊断意义。在神经组织被破坏的情况下，脑实质蛋白质被释放，但是它们的 CSF 浓度仍保持低于 1 mg/L。来源于脑肿瘤的蛋白质，如癌胚抗原（CEA）CSF 浓度很少达到 100 μg/L 以上。脑源性蛋白质不受 CSF 流速的影响，是通过其绝对浓度进行评估。具有单纯血脑屏障功能障碍的疾病的例子见表 46-2。

表 46-2　单纯血脑屏障功能障碍的疾病*

- 有无皮质脑萎缩的退行性疾病
- 除由于动脉炎或化脓性栓子造成的脑梗死
- 除副瘤形式、莱姆多发性神经病和全身性自身免疫性疾病之外的多神经病
- 除超过脑膜炎之外的急性脑膜炎第 1 周
- 除淋巴瘤、无性细胞瘤、胶质母细胞瘤和癌症转移之外的肿瘤
- 除蛛网膜下腔出血之外的脑外伤

* 用于构建经验性免疫球蛋白分化曲线的疾病模型

46.2.3 CSF 中血源性蛋白质

CSF 中血源性蛋白质的浓度是依赖分子大小被动扩散的结果。由于血液 CSF 屏障功能障碍导致脑脊液流量的病理性降低，CSF 中血浆蛋白的水平增加。由于 CSF 流量减少，CSF 中血浆蛋白的浓度增加，因为蛋白质从血浆到 CSF 的加强净扩散。血浆蛋白的 CSF/血浆值符合双曲函数。如果 CSF 中亲水分子的浓度根据其分子大小高于预期，则可以认为是鞘内合成。一些 CSF 蛋白质主要来源于邻近组织（表 46-1）。在诊断评估过程中，即使在显著屏障功能障碍的情况下，血清

分数<1%仍可以忽略不计。

在健康个体中，大约83%的CSF蛋白来源于血清，其中包含中等大小的蛋白质，如白蛋白、α酸性糖蛋白、α_1抗胰蛋白酶、血色素结合蛋白、α_2-HS-糖蛋白和转铁蛋白。

46.2.4 脑脊液/血清白蛋白浓度值(Q_{Alb})

血脑屏障是物理屏障，它决定了CSF蛋白质的含量。由于白蛋白仅来自血清，所以它是血脑屏障的良好指标。白蛋白仅在肝脏中产生，半径为35.8埃。白蛋白商值(Q_{Alb})是用于描述血脑屏障功能特征的公认参考值，并且是评估CSF中其他血源性血清蛋白的参考物[6]。中年人的Q_{Alb}小于7×10^{-3}。如果屏障通透性增加，如在化脓性脑膜炎时，Q_{Alb}可升至大于100×10^{-3}(屏障破坏)。

Q_{Alb}不受鞘内蛋白质合成的影响，并被血浆白蛋白水平校正，并且是鞘内免疫球蛋白合成公式的一个不可缺少部分[7]。然而，Q_{Alb}不仅依赖于血脑屏障通透性，而且依赖于液体循环，通常是每小时14%的CSF空间体积。如果循环量下降，就像脊髓肿瘤，Q_{Alb}可增加至$\geq100\times10^{-3}$(CSF阻滞)。

对Q_{Alb}来说，在血脑屏障通透性(P)与液体循环(T)之间存在关系式(R)：$R=P/(T+P)$。该方程的含义是当渗透性的增加及液体循环的降低时，由于白蛋白被动转运通过血脑屏障会导致CSF的白蛋白浓度接近其血清浓度水平[8]。虽然未完全达到相同浓度($R=1$)，但Q_{Alb}可增加至$\geq500\times10^{-3}$。

在有占位性病变(如肿瘤、出血、椎间盘突出)情况下，屏障功能障碍的程度取决于基本过程的位置和程度(图46-2)。脑室与腰囊之间的CSF流量受损越多，CSF中白蛋白浓度增加得越多。

新生儿的血脑屏障比成人的血脑屏障渗透性更强[9]。Q_{Alb}在生命最初的1个月中持续下降，并在1～3岁达到最低值，然后再缓慢上升(表46-3)。因此，建议在评估血脑屏障时考虑年龄，特别对于婴儿期和老年期。血液CSF屏障功能障碍的分类见表46-4及主要原因见图46-3。

表46-3 基于年龄的Q_{Alb}阈值

年龄	$Q_{Alb}\times10^{-3}$
妊娠30周	50
出生	25
1个月	15
6个月	5
20岁	5
40岁	7
60岁	8

表46-4 血脑屏障功能障碍的分类

屏障功能障碍	可能疾病
轻度(Q_{Alb}高达10×10^{-3})	多发性硬化症 慢性艾滋病病毒脑炎 带状疱疹神经节炎 酒精性多神经病肌 萎缩性脊髓侧索硬化症
中度(Q_{Alb}高达20×10^{-3})	病毒性脑膜炎 机会性脑膜脑炎 糖尿病多发神经病变 脑梗死 皮质萎缩
重度[$Q_{Alb}(10\sim50)\times10^{-3}$] ($Q_{Alb}>20\times10^{-3}$)	吉兰-巴雷多神经炎 莱姆脑膜多神经炎 单纯疱疹脑炎 结核性脑膜炎 化脓性脑膜炎

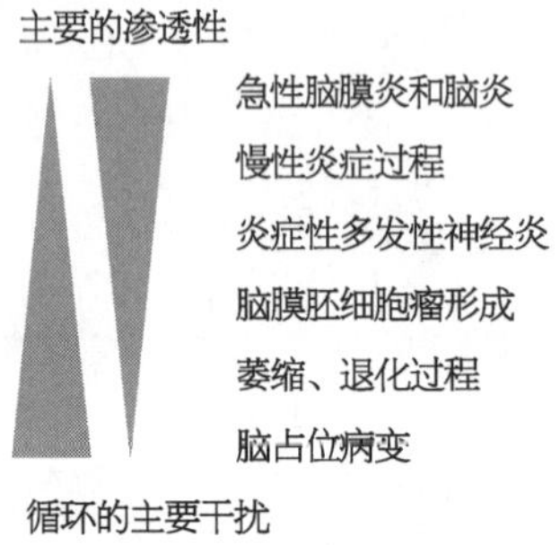
主要的渗透性
急性脑膜炎和脑炎
慢性炎症过程
炎症性多发性神经炎
脑膜胚细胞瘤形成
萎缩、退化过程
脑占位病变
循环的主要干扰

图46-3 血脑屏障功能障碍的原因

46.2.5 鞘内免疫球蛋白合成

同种型IgA、IgG和IgM免疫球蛋白是由位于中枢神经系统的B细胞产生的，并可以在CSF中被检测。参考区间(Q_{lim})的上限采用了所有没有鞘内免疫球蛋白(Ig)合成的患者的99%参考区间的上限。这在根据Reiber(IgG的Reibergram直方图)的商图中加粗部分显示，见图46-4。

对鞘内合成IgG、IgA或IgM的数值评估使用两个参数[10]。

- Ig_{Loc}：CSF中局部合成的Ig浓度；例如，$IgG_{Loc}=[Q_{IgG}-Q_{Lim}(IgG)]\times$血清中IgG(mg/L)。
- Ig_{IF}：总CSF Ig浓度的鞘内合成率(%)；例如，IgG_{Loc}/总CSF $IgG\times100(\%)$或$Ig_{IF}=(1-Q_{Lim}/Q_{IgG})\times100(\%)$。

关于Q_{Lim}的IgG、IgA或IgM鞘内合成率可以直接从图中读取(图46-4)。这些计算值表示鞘内合成的Ig的最小量。存在以下关系[10]。

- 鞘内IgG合成：$Q_{IgG}>Q_{Alb}$(尽管$IgG_{IF}>0$)。
- 鞘内IgA合成：$Q_{IgA}>Q_{IgG}$(尽管$IgA_{IF}>0$)。
- 鞘内IgM合成：$Q_{IgM}>Q_{IgA}$(尽管$IgM_{IF}>0$)。

鞘内合成率的相对值考虑到IgG、IgA和IgM合成量不同并且IgG总是比IgA和IgM合成得更多。在$IgM_{IF}>IgG_{IF}>IgA_{IF}$(三类反应)模式中，IgM是主要的鞘内合成部分。商图(Reibergrams)中的图解评价一目了然地提供了关于免疫应答模式和屏障功能可识别的信息(图46-4)[11]。表46-5提供的免疫反应信息中描述了在神经疾病中Reibergram的解释。有显性IgG、IgM和IgA应答的神经系统患者的比例见表46-6。

46.2.6 抗体指数(AI)

平行检测血清和CSF中鞘内合成的特异性抗体并用AI(Q_{Ab}/Q_{IgG})解读结果[11](图46-5)。

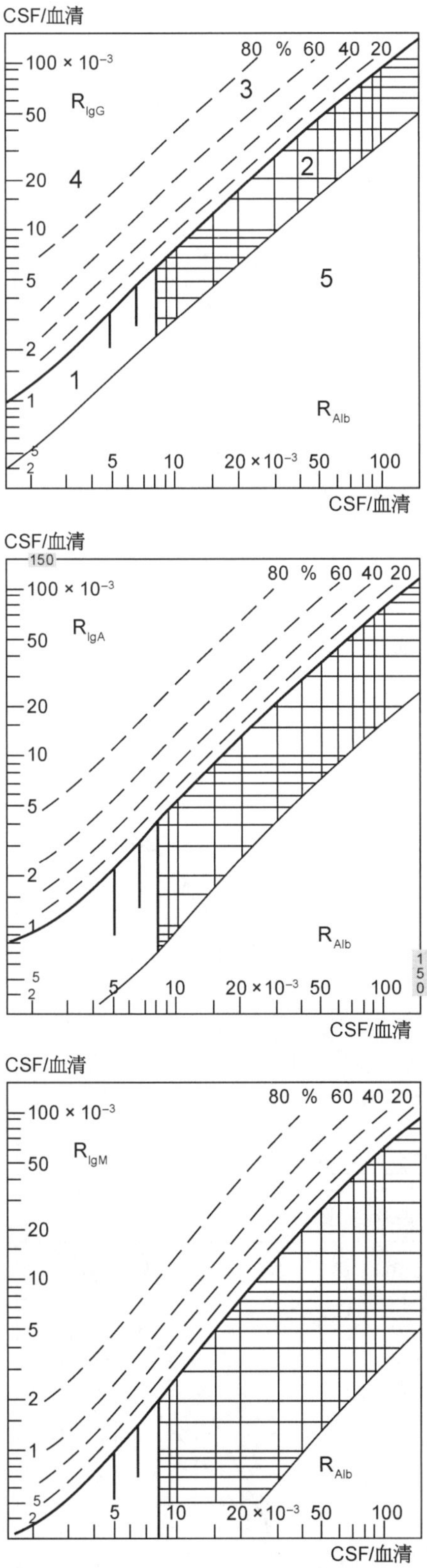

图 46-4 根据 Reiber 所得的 IgG、IgA、IgM 的 CSF/血清商图[12]。鞘内合成 Ig 和从血清中转运来的 Ig 之间的截断值上限用粗线所示。高于此线的值表示鞘内 Ig 合成。以%表示的鞘内合成程度由虚线表示。由于血- CSF 屏障与年龄存在相关性，粗垂直线显示上限 $Q_{Alb} \times 10^{-3}$ 与年龄的关系；$Q_{Alb}=5$（至 15 岁），$Q_{Alb}=6.5$（至 40 岁），$Q_{Alb}=8.0$（至 60 岁）。临界线的确定见 46.4

以下范围可以在图中找到：1，参考范围；2，血脑屏障功能障碍；3，免疫球蛋白合成与血- CSF 屏障功能障碍；4，无血脑屏障功能障碍的 Ig 合成；5，分析误差

表 46-5 商图中免疫应答信息[11]

优势合成	解读
IgG 鞘内合成	IgG 免疫应答在炎症中最常检测到（约 50%）。IgG 在以下方面更具优势： - 多发性硬化症（MS）：在 MS 患者和伴有脑部自身免疫性疾病（神经性狼疮、Sjögren 综合征）的患者中检测了大量鞘内合成的特异性抗体。在麻疹抗体（高达 80%），风疹抗体（高达 67%）和水痘-带状疱疹抗体（高达 63%）中有高频率 IgG，其中 1～3 种疾病的组合频率是高的。这种 MRZ 抗体反应可以早期检测 MS 和与急性脱髓鞘脑脊髓炎进行区别。
IgM 鞘内合成	IgM 不是疾病急性期的标志，因为与全身性免疫反应（如在感染中）相比，大脑中不存在同种型转换。IgM 在以下方面更具优势： - 神经莱姆病中显示有三类免疫应答，IgM 占优势，IgA 较弱（图 46-6）及偶尔可被寡克隆区带检测到的 IgG。 - 95%的非洲锥虫病病例中以鞘内 IgM 合成为主。 - 脑部非霍奇金淋巴瘤：发现是单一鞘内 IgM 合成，脑中没有任何其他 NHL 神经免疫应答。 - 神经梅毒的特征是鞘内 IgG 合成，在疾病实质病理机制具有强的鞘内 IgM 形成。
IgA 鞘内合成	IgA 在以下方面具有优势：严重屏障功能障碍的神经结核病、儿童症状性脑肾上腺脑白质营养不良、在某些情况下出现脑脓肿（鞘内 IgA 合成并结合血脑屏障功能障碍）。
两/三类合成优势	脑的机会性疾病（如早期 HIV 脑病、弓形体病、隐球菌病）可能导致。

表 46-6 不同类别的神经疾病患者 IgG 商值、IgA 商值和 IgM 商值增加的比例[7]

疾病分类	IgG(%)	IgA(%)	IgM(%)
无 CNS 疾病，无炎症	<5	<5	<5
中枢神经系统疾病不伴炎症（包括神经退行性疾病和血管疾病）	<25[1)]	<5	<5
神经系统感染	25～50	25	25
- 细菌感染	25～50	25～50	<25
- 病毒感染	25～50	<25	<25
- 神经莱姆病	25～50	<25	75
多发性硬化症	70～80	<25	<25
- 临床孤立病灶综合征	40～60	<10	<25
炎症性神经病	25～50[1)]	25～50[1)]	25～50[1)]
肿瘤疾病（一般）	<25[1)]	ND	ND
- 副肿瘤综合征	<25	ND	ND
- 脑膜癌病	25～50	ND	ND
其他神经炎症疾病	25～50[2)]	ND[3)]	ND

CNS，中枢神经系统；ND，未确定；[1)] 一般与寡克隆区带相关联；[2)] 神经系统结节病；[3)] 肾上腺脑白质营养不良中 IgA 优势合成

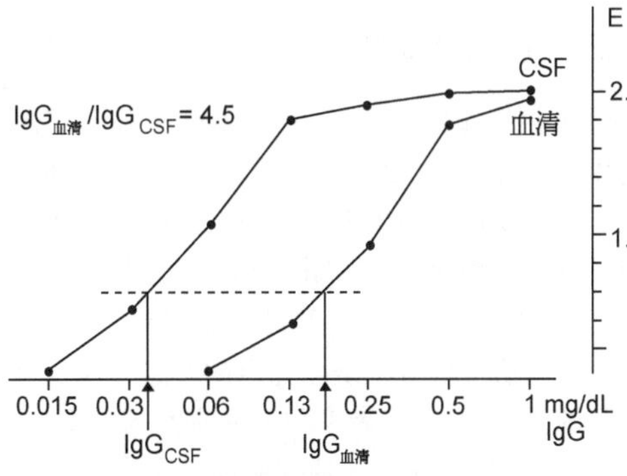

图 46-5 通过滴定法测定抗体指数与总 IgG 的相关性。将血清和 CSF 稀释至 1 mg/dL 的水平，并且在 ELISA 吸光度（A 值）为 0.6 对应 AI 为 4.5 时下读出对应的 IgG 浓度

鞘内合成的特异性抗体的检测对校正的抗体指数敏感，应区别成两种情况[10]：

- 当 $Q_{IgG} < Q_{lim}$，$AI = Q_{spec}/Q_{IgG}$。
- 当 $Q_{IgG} > Q_{lim}$，$AI = Q_{spec}/Q_{lim}$。

AI的评估：① 参考区间：0.6～1.3；② 鞘内合成的特异性抗体：≥1.5；③ 低于0.5的值表示样品CSF/血清不匹配或分析性错误；④ 使用常规测定（补体结合测定、血凝测试），AI≥4被认为是病理性的。使用ELISA检测病原体特异性抗体提高了抗体测定的准确性，并且AI的计算如下：

$$AI = \frac{\text{CSF效价} \times \text{血清 IgG}}{\text{CSF - IgG} \times \text{血清效价}}$$

传染病病程中鞘内抗体合成的动态模式见图46-6。血浆置换或广泛性出血后可模拟鞘内抗体合成。在隔室之间达到新的稳态平衡需要几天的时间。

血液污染，无论是人为诱发还是疾病相关，都会导致无法使用对比率图进行评估。

在一些传染病中，即使患者被成功治疗并完全康复，CNS中的体液免疫反应仍非常缓慢地趋于正常。然而，在某些情况下，甚至在疱疹性脑炎和成功治疗进行性瘫痪几年后仍发现鞘内抗体合成并具有病理AI值的。如果细胞计数正常，则不需要重复治疗。

在由病原体引起的一些疾病中，发现AI值>20（例如，在亚急性硬化性全脑炎或神经梅毒中）。

由病原体引起的疾病中病理AI大约是检测寡克隆模式灵敏度的2倍。

在由疱疹病毒组引起的感染中，局部合成的免疫球蛋白主要由针对病原体的特异性抗体组成，如单纯疱疹病毒性脑炎、带状疱疹病毒神经节炎、水痘病毒小脑炎和巨细胞病毒脑炎。AI计算几乎反映了鞘内抗体合成。

然而，也存在多特异性免疫应答，其中待确定的特异性抗体仅仅是几种之一。例如，在多发性硬化症中，80%～90%的CSF IgG可以由这样的不可确定的抗体组成，且可能发现单个特异性抗体的AI值被错误地报告为<1.0。

46.2.7 中枢神经系统疾病中的自身抗体

一些神经系统疾病中，特别是副肿瘤性功能疾病与自身抗体有关（参见25.7）。

46.2.8 寡克隆IgG

在IgG指数确定的情况下，用等电聚焦确定鞘内IgG可能特别有用，因为该方法比定量测定IgG方法灵敏性高50倍。寡克隆区带可以仅用占总CSF IgG 0.5%的量检测鞘内IgG。鞘内合成的IgG在电泳上表现出定性特征模式，也被称为寡克隆区带[13]。CSF中鞘内IgG的检测是基于与血清IgG平行聚焦的比较。血清IgG分子是多克隆的并且反映了个体抗体的几乎无限的异质性（即患者多种免疫应答的最终产物）。相反，鞘内抗体反映对一种或几种病原体或自身抗原的有限免疫应答。在这些情况下，免疫应答仅由有限范围的软脑膜浆细胞介导。这种免疫反应不是多克隆的，而在本质上是寡克隆的。因此，鞘内产生的IgG在κ/λ值、电泳电荷模式、IgG亚类组合物和抗原特异性上不同于血清IgG。CSF IgG较血清中的IgG占优势，并且由于有限的异质性，产生有限的抗体应答和有限的寡克隆区带[12]。

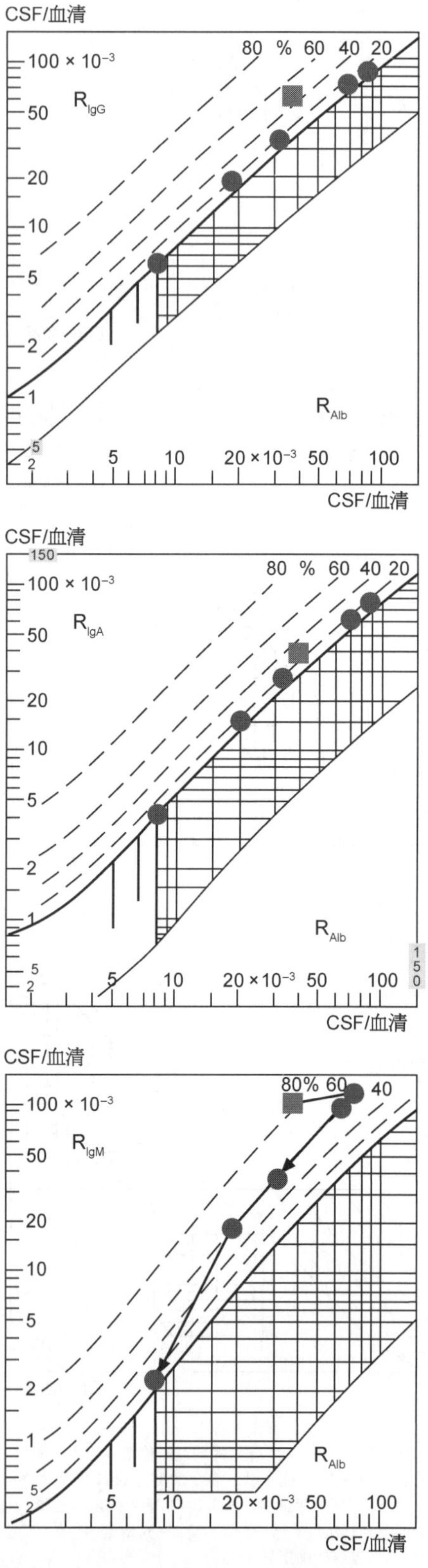

图46-6 神经莱姆病患者一段时间内的IgG、IgA、IgM的CSF/血清商图[12]。患者在83周的过程中进行了6次（腰椎）穿刺。原来占80%的疏螺旋体特异性IgM抗体明显动态减少。■=诊断穿刺，●=后续穿刺

由于它们与源自血清的抗体相比具有单一性，CSF 中的寡克隆抗体在等电聚焦(IFE)时可能被识别为血清中不存在的额外条带，尤其是在强碱范围内(图 46－7)。然而，这些附加条带的数量和位置没有鉴别诊断意义。等电聚焦评估的五种标准解读见表 46－7。

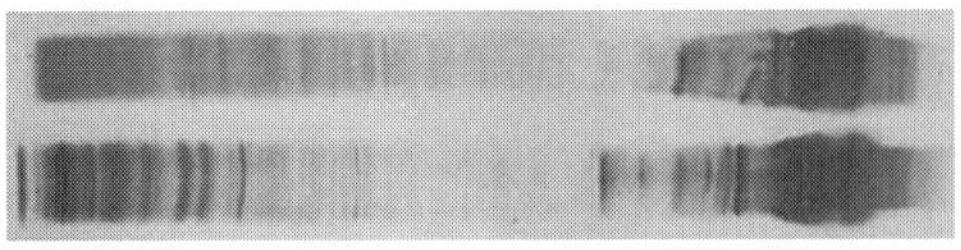

图 46－7 蛋白质印迹法测定经等电聚焦的 CSF 和血清局部合成 IgG。多发性硬化症的典型模式：CSF 和血清都有 IgG 带。CSF 中存在几个额外的条带(寡克隆区带模式)

表 46－7 CSF 的等电聚焦：解读

类型	解读
(1) 正常	无鞘内 IgG 合成
(2) CSF 和血清中出现 2 条寡克隆区带(OCB)，但 CSF 中更多	鞘内 IgG 合成
(3) CSF 和血清中出现 3 条 OCB，但 CSF 中有更多	鞘内 IgG 合成
(4) CSF 和血清中相同的 OCB	全身炎症
(5) CSF 和血清中出现单克隆条带	浆细胞失调(如 MGUS、多发性骨髓瘤)

寡克隆带的原因：寡克隆 IgG 可见表 46－8。

表 46－8 寡克隆 IgG 区带在中枢神经系统疾病中的频率[14]

疾病组	疾病	频率(%)
脱髓鞘性病变	多发性硬化症(MS)	
	－ 首发发病	35～68
	－ 病程中	90
	急性播散性脑脊髓炎	0～10
	视神经炎	11
	横贯性脊髓炎	<5
	视神经脊髓炎	0～20
免疫介导性运动障碍	视性眼肌阵挛	35
	风湿性舞蹈病	15
	急性小脑性共济失调	10～17
其他炎症性自身免疫性疾病	神经精神狼疮	25
	大脑血管炎	0
自身免疫性脑炎或脑病	拉斯马森脑炎	0～67
	抗 NMDA 受体脑炎	66～83
	嗜睡性脑炎综合征	39～69
	免疫介导性舞蹈病脑病综合征	100
传染性脑病或脊髓炎	单纯性疱疹病毒	55～100
	亚急性硬化性全脑炎(麻疹)	90
	神经型莱姆病	78
	HTLV－1 脊髓病	66～95
	HIV 脑病	高达 100
	其他病毒性脑炎	82

－ 对单一病原体(病毒、细菌、寄生虫)具有特异性免疫应答的急性中枢神经系统感染。

－ CSF 中存在对过去病原体感染持续“记忆性”免疫反应(如神经梅毒中的 TPHA 抗体)。

－ 慢性炎性疾病或 CNS 自身免疫性疾病。存在多特异性免疫应答和产生具有特异性的 IgG。例如，在多发性硬化症和脑红斑狼疮中针对麻疹病毒、风疹病毒和带状疱疹病毒(MRZ 应答)不存在相应抗原的情况。

46.3 CSF 逐步分析流程

根据紧急程度，对 CSF 的检测应按照表 46－9 中列出的步骤逐步执行。紧急检查的结果必须在 2 h 内提供。参考区间见表 46－10。某些疑似诊断的推荐检查见表 46－11。

表 46－9 CSF 诊断步骤

(1) 紧急项目 － 总蛋白(CNS 病理) － CSF 细胞计数和分类(CNS 病理) － 葡萄糖、乳酸(CNS 感染) － 革兰染色(细菌性脑膜炎) － 乳胶微生物测试(可能的可溶性细菌抗原)
(2) 基本项目，除(1)之外 － 细胞制备染色：细胞分类，寻找细菌和其粗略分类 － Q_{Alb}(检测血脑屏障失调) － IgG、IgM、IgA 的数图(评估定量鞘内免疫球蛋白合成) － 定性寡克隆 Ig 合成 － 病原体特异性 Ig 指数(如伯氏疏螺旋体) － 抗酸染色(如果临床怀疑结核病)
(3) CSF 进一步检测项目，除(1)和(2)之外 － 聚合酶链式反应诊断脑膜炎和脑炎 － MRZ 反应(测试慢性炎症过程如多发性硬化症) － CEA，怀疑软脑膜转移灶(如肺腺癌) － tau 蛋白、β 淀粉样蛋白 1－42、蛋白 14－3－3、NSE、S100 蛋白(检测痴呆、溃变、脑出血) － β 微量蛋白(脑脊液瘘、创伤后渗漏) － 铁蛋白(伴出血) － 抗神经元抗体(神经症状伴恶性肿瘤) － 肿瘤细胞学(肿瘤分化)

表 46－10 CSF 参考区间

检测	方法	参考区间
白细胞	血细胞计数池计数	高达 4/μL
红细胞	显微术	无
浆细胞、嗜酸性粒细胞	染色和显微术	无
活化 B 淋巴细胞	细胞化学染色	<0.1%
血脑屏障商值(Q_{Alb})	免疫比浊法/比浊法	成人高达 7×10^{-3}
IgG 指数、IgA 指数、IgM 指数	免疫比浊法	见图 46－4
葡萄糖	参见 3.4	>血清值的 50%
乳酸	参见 5.6.5.4	取决于年龄
总蛋白	双缩脲反应	高达 450 mg/L*
白蛋白	免疫比浊法	高达 350 mg/L*
IgG	免疫比浊法	高达 40 mg/L*
IgA	免疫比浊法	高达 6 mg/L*
IgM	免疫比浊法	高达 1 mg/L*

*这些值仅为建议。真正意义上的参考区间仅存在 CSF/血清值

表 46 - 11　某些神经系统疾病的典型脑脊液参数

疾病	CSF 检测	典型脑脊液参数
急性病毒性脑膜炎	外观	透明
	细胞计数和分类	<1 000 /μL，以单核细胞为主
	Q_{Alb}	高达 20×10^{-3}
	乳酸	<19 mg/dL(2.1 mmol/L)
	葡萄糖(CSF/血清)	>0.5
	CSF 蛋白质	<1 000 mg/L
化脓性脑膜炎	外观	混浊
	细胞计数和分类	1 000～5 000 /μL，以中性粒细胞为主
	CSF 蛋白质	>1 000 mg/L
	葡萄糖(CSF/血清)	<0.5
	Q_{Alb}	$>20\times10^{-3}$
	乳酸	>31 mg/dL(3.5 mmol/L)
	亚甲基蓝/革兰染色	检测到细菌
结核性脑膜炎	外观	通常混浊
	细胞计数和分类	平均 500 /μL，以单核细胞为主
	Q_{Alb}	$>20\times10^{-3}$
	葡萄糖(CSF/血清)	<0.3
	乳酸	>31 mg/dL(3.5 mmol/L)
	免疫球蛋白	IgG 指数升高，IgA 指数升高
	核酸扩增	复合结核菌组 DNA 或 RNA
真菌性脑膜炎	细胞计数和分类	平均 500 /μL，以单核细胞为主
	脑组织活检培养	检测到病原体
	PCR、血清学	参见第 45 章
脑囊虫病	细胞计数和分类	细胞增多，嗜酸粒细胞增多
	抗体	参见第 44 章
	抗原	参见第 44 章
吉兰-巴雷多神经炎	细胞计数和分类	细胞增多<30 /μL，单核细胞
	总蛋白	<1 000 mg/L
	Q_{Alb}	$<25\times10^{-3}$
	免疫球蛋白	Ig 指数没有升高
神经型疏螺旋体症(莱姆病)	外观	透明
	细胞计数和分类	<1 000 /μL，以淋巴细胞为主
	总蛋白	>1 000 mg/L
	Q_{Alb}	$>20\times10^{-3}$
	葡萄糖(CSF/血清)	>0.5
	乳糖	<31 mg/dL(3.5 mmol/L)
	免疫球蛋白	指数 IgM>IgG>IgA，寡克隆条带
	血清学	莱姆病螺旋体抗体(见 42.3)
神经结核病	外观	混浊
	细胞计数和分类	混合细胞增多，随后淋巴细胞增多
	总蛋白	升高
	Q_{Alb}	$>20\times10^{-3}$
	免疫球蛋白	增量 IgA>IgG>IgM，寡克隆条带
	核酸扩增	结核菌 DNA 或 RNA
神经梅毒	总蛋白	平均 700 mg/L
	细胞计数和分类	>5 /μL，以淋巴细胞为主
	Q_{Alb}	$<20\times10^{-3}$

续　表

疾病	CSF 检测	典型脑脊液参数
	免疫球蛋白	IgG 指数升高，寡克隆条带
	IgG 相关抗体活性(TPHA)	CSF/血清>2
	血清学	梅毒抗体(参见 42.14)
水痘-带状疱疹病毒(VZV)神经节炎	细胞计数和分类	高达 300 /μL，以单核细胞为主
	Q_{Alb}	高达 10×10^{-3}
	血清学	VZV IgG 指数升高
脑囊肿	总蛋白	平均 700 mg/L
	细胞计数和分类	细胞增多，以淋巴细胞为主
	免疫球蛋白	IgG 和 IgA 升高(从第 2 周开始)
	计算机断层扫描技术	最初的炎症浸润(蜂窝织炎)，随后坏死伴包膜形成
多发性硬化症	细胞计数和分类	细胞增多<30 /μL，单核细胞
	总蛋白	平均 400 mg/L
	Q_{Alb}	高达 10×10^{-3}
	免疫球蛋白	IgG 指数升高，寡克隆条带
	血清学	IgG 指数、麻疹、风疹、VZV 增加(MRZ 反应)
神经系统结节病(Boeck 病)	细胞计数和分类	细胞可能增多 10～200 /μL
	总蛋白	平均 100 mg/L
	Q_{Alb}	高达 10×10^{-3}
	血管紧张素转化酶(ACE)	局部合成(50%)，在血清和 CSF 上升(但并不总是)
	可溶性白细胞介素(sIL-2R)	升高(表 20.5-2)
慢性 HIV 脑炎(早期)	细胞计数和分类	细胞增多至 35 /μL，单核细胞
	总蛋白	平均<100 mg/L
	Q_{Alb}	高达 25×10^{-3}
	血清学	HIV 抗体
机会性脑膜脑炎(弓形体病，CMV，隐球菌病)	细胞计数和分类	细胞增多>10 /μL～1 000 /μL，单核细胞
	总蛋白	高达 1 000 mg/L
	Q_{Alb}	高达 25×10^{-3}
	免疫球蛋白	IgG 指数、IgA 指数、IgM 指数增加
	血清学	特异性抗体
	病原体	PCR
脑肿瘤	细胞计数和分类	正常或细胞增多，可能存在肿瘤细胞
	总蛋白	平均 1 200 mg/L
	Q_{Alb}	$(7\sim25)\times10^{-3}$
	肿瘤标志物	腺癌中的 CEA，淋巴瘤中的 β_2 微球蛋白和局部 IgM，无性细胞瘤中的 hCG

在 CNS 急性疾病患者中，主治医师通常会进行腰穿，因为 CSF 是中枢神经系统的诊断窗口。通常进行的检测包括脑脊液颜色、葡萄糖和蛋白质水平、细胞计数和分类、显微镜检查和培养。

46.3.1 诊断(腰椎)穿刺

诊断性穿刺是指经验丰富的临床医师在掌握某些诊断性发现情况下进行穿刺。根据经验，穿刺在以下的天数内进行：

化脓性脑膜炎，第 1 天和第 2 天；病毒性脑膜炎，3～5 天；结核性脑膜炎，1～3 周；疱疹性脑炎，在感冒前驱期开始后 5～7 天；神经型莱姆病，在肌痛期开始后的 2～4 周。

46.3.2 CSF 细胞

中枢神经系统急性和亚急性炎症通常与血脑屏障受损和细胞数量增加≥5 /μL(脑脊液细胞增多)有关。这两种改变都不能证明炎症的存在，因为许多非炎性疾病中也存在脑脊液细胞增多和 Q_{Alb} 升高。

脑脊液(淋巴)细胞异常增多：除与炎症有关外，脑脊液细胞异常增多还可能发生于肿瘤、创伤、实质性出血或腰椎穿刺后(刺激性细胞增多)(图 46－8)。因此，需要细胞分类来区分炎症性和非炎症性病理[14]。以下是不同的细胞反应。

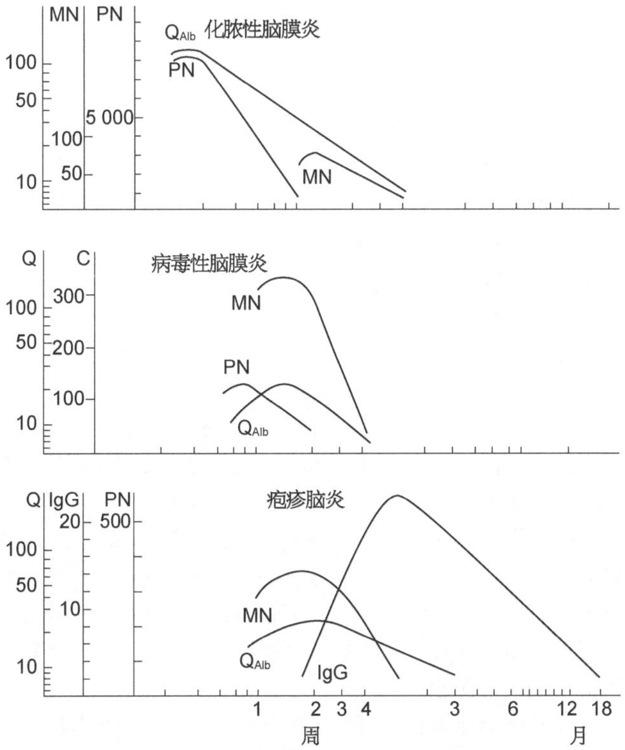

图 46－8 中枢神经系统急性炎症疾病的典型病程。PN，多核白细胞/μL；MN，单核白细胞/μL；QAlb，白蛋白商；IgG 单位为 mg/dL

- 粒细胞(>50%的白细胞是多形核粒细胞)；存在于细菌和早期急性病毒性脑膜炎中。在急性期后发生单核转化。
- 淋巴细胞(>85%的白细胞是淋巴细胞)；与病毒性脑膜炎(脑膜脑炎)相关，其脑脊液细胞增多从低于 100 个至高于 1 000 个白细胞/μL。淋巴细胞增多症也发生在 CNS 的真菌和结核感染中。
- 混合细胞型(几乎等比例的粒细胞、淋巴细胞、单核细胞)；相关如结核或梅毒性脑膜炎，并发细胞增多低于 100 至几百个白细胞/μL。
- 单核细胞(单核细胞和淋巴细胞)；与各种原因继发的脑膜刺激有关，如出血。大多数吉兰-巴雷综合征患者的单核细胞数量少于 10 个/μL。
- 嗜酸细胞性脑膜炎；定义为每 μL 超过 10 个嗜酸性粒细胞或嗜酸性粒细胞超过总 CSF 细胞计数的 10%。
- 进一步诊断相关的细胞类型见表 46－12。

表 46－12 用于评估中枢神经系统疾病的 CSF 非典型细胞

细胞类型	疾病
肿瘤细胞	肿瘤性脑膜炎是肿瘤细胞向 CSF 和软脑膜弥散播散。它在 5%～10%的癌症疾病中发生并会在数周内导致死亡。实体瘤可转移到 CSF 空间和软脑膜中。11%的肺癌患者，5%的乳腺癌患者和 20%的恶性黑色素瘤患者会出现肿瘤性脑膜炎。其在肺癌中，肿瘤性脑膜炎发生得相对较早(初诊时)，而在乳腺癌和恶性黑色素瘤中，在初诊后数月至数年内都不会发展。 肿瘤性脑膜炎也可见于大脑表面增生的肿瘤(如癌变、淋巴瘤和脑膜白血病伴室管膜瘤，松果体瘤和成神经管细胞瘤)。
浆细胞	CNS 多发性骨髓瘤。
非典型性淋巴细胞、原始细胞	原发性中枢神经系统淋巴瘤中的淋巴瘤性脑膜炎。在一项研究中[16]，在 18.1%的患者中发现淋巴瘤细胞，在 65%的患者中发现蛋白升高(>45 mg/dL)以及在 36%的患者发生 CSF 细胞增多(>5 /μL)。
嗜酸性粒细胞(>5%)	CNS 寄生虫(囊尾蚴、犬弓蛔虫)。嗜酸性粒细胞计数也增加也偶尔会在异物脑膜炎中发生(来自引流管的物质)。
嗜红细胞和含铁血黄素吞噬细胞	蛛网膜下腔出血几周后。

美国国家综合癌症网络建议使用流式细胞术分析(FCA)来评估可能的 CNS 淋巴瘤。一项研究[14]的数据支持 CSF FCA 仅在瑞氏染色片上出现非典型淋巴细胞或原始细胞或者曾有恶性血液病史时才进行的治疗方针。

46.3.3 对脑膜炎 CSF 结果的阶段依赖性解读

CSF 结果在 CNS 急性和亚急性疾病中的有效性取决于是否将疾病所处阶段纳入考量。在 CNS 的许多急性感染中，可以区分为三个阶段(图 46－8)：中性粒细胞反应、淋巴细胞反应、体液应答。

46.3.3.1 中性粒细胞反应

在细菌性脑膜炎中，具有多形核粒细胞增殖的细胞应答发展迅速。在几个小时内，可以在 CSF 中检测到 10 000～20 000 个白细胞/μL。血脑屏障被破坏，血清蛋白进入 CSF。如果早期使用抗生素治疗，白细胞增多通常会迅速消退。细胞计数在 24 h 内下降一半。在细菌性脑膜炎的渗出阶段之后，在增殖和再生阶段存在淋巴单核细胞概况。在细菌性脑膜炎的渗出阶段之后，将继发淋巴单核细胞增殖和再生阶段。

在病毒性脑膜炎中，粒细胞在前 3 天占优势，尽管很少有超过 700 个细胞/μL。疾病发生 10 天后，病毒感染中不再有粒细胞。

46.3.3.2 淋巴细胞反应

淋巴细胞反应是病毒性脑膜炎感染的典型特征。它们与细菌性脑膜炎中所见的显著较少的广泛血脑脊液屏障功能障碍相关。

在淋巴细胞中，经常发现淋巴单核细胞类型和浆细胞。

46.3.3.3 体液应答

在细菌性脑膜炎中，如果发生治疗延迟或出现并发症，那么将会发生鞘内免疫球蛋白合成。体液免疫应答可能表明潜在的皮质或脓肿间隙形成。

在病毒性脑膜炎中,CNS中的局部抗体合成从疾病的第2周开始。它可以持续数月至数年,并且通常发生在对以下微生物和疾病的响应中:副黏病毒感染(腮腺炎和麻疹脑膜脑炎)、疱疹病毒感染(单纯疱疹和带状疱疹脑炎)、柯萨奇病毒感染(初夏脑炎病毒、脑膜脑炎和中欧脑炎)。

在某些病毒性脑膜炎的病例中,特别是在儿童时期,鞘内Ig合成可能早在疾病的第1周就开始。在腮腺炎脑膜炎或带状疱疹病毒脑炎中可见的脑炎病程,会导致强烈的体液免疫反应,这些反应明显比带状疱疹性神经节炎相关的反应更加显著。

46.3.4 CSF中的病原体特异性核酸序列

通过聚合酶链式反应(PCR)检测病原体特异性核酸序列对CSF诊断CNS传染病是重要的。在抗体产生之前,在疾病早期发现核酸序列提示感染进展(表46-13)。

表46-13 针对脑膜炎和脑炎的PCR检测[17-19]

疾病	病原体(基因组)	诊断特异性(%)	诊断灵敏性(%)
HSV-1脑炎[19]	HSV-1(DNA)	100	>95
莫拉雷脑膜炎(成人)	HSV-2(DNA)	90~100	约85
脑膜炎、脊髓神经根炎、骨髓炎	VZV(DNA)	约100	75~>95
无菌性脑膜炎	肠道病毒(RNA)	约100	90
结核性脑膜炎[20]	结核分枝杆菌	97	50~90
细菌性脑膜炎[21]	脑膜炎奈瑟球菌、肺炎链球菌、葡萄球菌属、流感嗜血杆菌、李斯特菌属、大肠埃希菌	100	84~97
神经莱姆症	伯氏疏螺旋体	>95	<50~85
病毒性脑炎	CMV(DNA)	82~100	86~100
	HSV-1	100	>95
	EBV	98	100
	HHV-6	>95	
	VZV	80~95	>95
	HIV	>95	
	肠道病毒	>95	>95
	狂犬病病毒	100	
进行性多灶性白质脑病	JC virus(DNA)	90~100	75~100
AIDS相关原发性非霍奇金淋巴瘤*	EBV(DNA)	80~95	80~>90
脑弓形虫病*	鼠弓形虫	50~75	变量
结核分枝杆菌脑炎	结核分枝杆菌(RNA)	33~90	88~100

*免疫力低下的患者(AIDS,器官移植)

病毒感染:CSF中病毒DNA或RNA的定性结果几乎总是表明现症感染。阳性病毒基因组患者CNS感染可能性是PCR阴性结果患者的88倍[18]。

细菌感染:PCR是一项重要的辅助检测,但与病毒检测相比,其可靠性较差。如果怀疑细菌性脑膜炎并且微生物学结果为阴性,PCR可以检测CSF中脑膜炎病原体的微生物DNA。PCR的价值体现在以下疾病的诊断:神经型莱姆病(参见42.3)、神经梅毒(参见42.14)、中枢神经系统结核病(参见42.12)。尽管PCR检测的诊断灵敏度(CSF中的结核分枝杆菌DNA)在每种检测方法和不同实验室之间存在显著偏差

(65%~83%)。

寄生虫感染:PCR在如用于检测弓形体病是有价值的(参见44.5.2.1)。

46.3.5 鞘内CEA

局部合成的CEA是恶性CNS肿瘤的标志物。CEA和IgA具有相似的分子大小,这使它可以使用IgA商图(图46-4)来检测鞘内CEA合成。鞘内分数出现于[22]:90%的累及脑膜的癌变,45%的脑转移瘤。

通过CSF CEA鉴别脑转移瘤的概率随着病灶距脑室距离的增加而下降。尽管皮质内转移与大脑皮质的蛛网膜下腔相通,后者仅在基底(颞骨)分区中与腰囊相连。皮质上层CSF空间(额顶骨)的最大部分通过蛛网膜颗粒直接排入血液。蛋白质无法透过完整的硬脑膜。

46.3.6 神经退行性病变和痴呆的标志物

神经退行性病变和痴呆的标志物是脑特异性蛋白质,它们在以下情况释放:① 对急性脑损伤,如神经元特异神经烯醇化酶或S100蛋白。② 对CNS的慢性损伤,它们沉积在组织中并持续释放。脑脊液中慢性损伤的生物标志物是疏水性β淀粉样肽(1-42),它作为脑老年斑的组分,且tau蛋白质是神经元轴突损伤的指示物。

46.3.6.1 特异神经烯醇化酶(NSE)

烯醇化酶(EC 4.2.1.11)是十一种胞质糖酵解酶之一并催化2-磷酸甘油酸转化为磷酸烯醇丙酮酸[23](参见28.15)。该酶是由三种可能的非物种特异性亚基中两种(分子量为39 kDa的α,β,γ亚基,总分子量为100 kDa)组成的二聚体。亚基具有不同的免疫学、生物化学和器官特异的属性。

有五种亚型(αα,ββ,γγ,αγ,αβ)存在于以下组织中:① 细胞中的α亚基在体内无处不在,非神经元烯醇化酶;② 肌细胞中的β亚基(心肌αβ、横纹肌ββ);③ 神经细胞和神经内分泌细胞(APUD细胞)中的γ亚基,如在肠、肺和内分泌器官(如甲状腺、胰腺)和脑垂体中。

γγ烯醇酶也被称为神经元特异性烯醇化酶(NSE),主要存在于神经元组织、神经胶质组织和神经内分泌组织中并且占CSF中可溶性蛋白质的1.5%。18%非选择性患者中可见CSF的NSE水平升高,特别是多神经病、代谢性肌病、肝性脑病、多发性硬化症和痉病[24]。血清和CSF中NSE的参考值上限为15 μg/L。

46.3.6.2 S100蛋白

S100是一种酸性、不耐热的21 kDa蛋白质(参见28.18)。它的名字来源于其在中性pH下可溶于100%饱和硫酸铵溶液的生化性质。S100属于钙结合蛋白的多基因家族,并作为由两个异构亚基(α,10.4 kDa;β,10.5 kDa)组成的二聚体存在。它以三种同种异形体存在:S100B(ββ)、S100A(αβ)和S100A1(αα)。

S100A由恶性黑色素瘤细胞特殊表达。它也存在于CNS中,但仅占总S100的5%。

S100A1集中于角质形成细胞、黑素细胞、平滑肌、心肌细胞和肾脏。

S100B主要由CNS的星形胶质细胞表达,并在较小程度

上由外周神经系统的施旺细胞以及由软骨细胞，脂肪细胞和朗格汉斯细胞表达[25]。

血清和脑脊液中 S100 的参考范围上限是 0.1 μg/L。大多数免疫学方法检测所有形式的 S100，但是根据 S100B(ββ)进行校准。

神经损伤和神经退行性病变中的 S100：神经损伤和神经退行性变导致 S100 从星形细胞胶质细胞中释放，并且在最初导致 CSF S100 水平的增加。如果累及血脑屏障，S100 可能会扩散到体循环中，从而导致血清 S100 水平升高。特别是在颅脑损伤、脑缺血或感染、心脏停搏后的低氧性脑损伤或心肺转流手术后，会检测到高水平的 S100[26]。

在急性脑损伤的情况下，在数小时后开始升高并在 1～3 天后达到高峰，假设没有并发症的情况下在随后约 1 周内 S100 水平恢复至健康对照水平，半衰期为 2～3 h。缺血性梗死后急性发作期和峰值水平之间的间隔比创伤性或低氧性病变之后的间隔长；与缺血性梗死相比，出血导致 S100 更早和更陡地增加。

创伤患者及缺血和出血患者均显示 S100 水平与 CT 扫描所显示的器质性脑损伤严重程度、临床状态，以及短期和中期康复预后相关[27]。

在克雅病(CJD)和变异型克雅病(vCJD)中可见 CSF S100 水平升高。CJD 患者的血清 S100 水平也显著高于其他痴呆症患者或无痴呆对照组患者。在各种神经退行性疾病，自身免疫疾病和精神疾病患者的血清中未发现 S100 水平升高。然而，一些研究报道，在阿尔茨海默病、恶化的多发性硬化症、吉兰-巴雷综合征、细菌性炎症性脑疾病和各种精神疾病中脑脊液中 S100 水平轻度升高。

总之，如果 CT 检查结果为阴性，推荐在急性脑损伤后尽早测定 S100，以确定预后并评估脑部受累情况。频繁的连续检测作为监测的附加标准可能是有用的。

在重性抑郁患者中，S100 血浆水平[(0.095 ±0.065)μg/L]显著高于健康对照组[(0.048±0.024)μg/L]，与治疗 4 周后的治疗反应呈正相关[28]。

46.3.6.3 tau 蛋白

微管是直径达 25 nm 的空心圆柱体。它们是细胞的细胞质(细胞骨架)结构网络的一部分。微管蛋白二聚体首尾聚合形成微管的基本结构。tau 蛋白是微管相关蛋白，其以高亲和力结合微管蛋白，微管的主要蛋白质，以促进微管蛋白合成及稳定微管。tau 与微管通过异构体特异性结合位点的磷酸化发生结合。tau 蛋白的磷酸化会导致小管的解离。在成人人脑中有六种 tau 蛋白亚型，其来源于位于染色体 17q21－22 上基因的可变剪接产物。tau 不是必需的蛋白质，但是对于微管的聚合和稳定是必需的。tau 是 CNS 中神经元轴突的特征组分。

阿尔茨海默病中硫酸糖胺聚糖被认为可以诱导 tau 组装成丝状体。tau 过度磷酸化并组装配对的螺旋状或线状丝状体，从而失去了稳定微管的能力。tau 蛋白或磷酸化 tau 蛋白水平的升高与阿尔茨海默病有关，但也可在其他神经退行性疾病如额颞痴呆、进行性核上性麻痹、皮质基底节变性和痴呆以及朊病毒病中发现[29]。

在阿尔茨海默病中，存在 tau 蛋白的过度磷酸化。尤其具有诊断意义的是磷酸化苏氨酸 181。

46.3.6.4 β淀粉样肽(Aβ)

Aβ的 40 和 42 氨基酸异构体由 β淀粉样前体蛋白(AβPP)的细胞内蛋白水解产生。Aβ在阿尔茨海默病中发挥重要的形态学和生物化学作用。$A\beta_{1-42}$是不溶的，并且在血浆中与脂蛋白相结合，尤其是那些含有 apo E 的脂蛋白。$A\beta_{1-40}$更容易溶解，但也与富含甘油三酯的脂蛋白结合。疏水性 $A\beta_{1-42}$是老年斑的主要成分。基因 AβPP 和早老蛋白 1 和早老蛋白 2 基因的突变存在于 7%的阿尔茨海默病患者中，它们通过增加淀粉样蛋白合成形成 $A\beta_{1-42}$，从而影响蛋白质 AβPP 的代谢[30]。

46.3.6.5 14－3－3 蛋白

14－3－3 蛋白质是一个至少有 7 种蛋白质的家族，每种蛋白质分子量为 30 kDa，他们被认为在细胞信号转导中发挥作用，特别是在激酶中。

14－3－3 蛋白是通过十二烷基硫酸钠聚丙烯酰胺凝胶电泳和使用能够识别所有 7 种人异构体抗体的蛋白质印迹法检测，因为它们具有共同的 N 末端氨基酸序列。

符合疑似克雅病(CJD)的临床标准并且具有 CSF 14－3－3 阳性结果的患者被归类为潜在 CJD 患者[31]。

46.4 CSF 诊断急性感染性神经疾病

排除器质性疾病作为神经或神经精神综合征的病因是困难的。在这种情况下，在血清生物学检测中，CSF 的生物学检测被指出，因为许多脑部疾病与血脑屏障紊乱或细胞计数增加有关。两项研究结果均为敏感性而非特异性，提示中枢神经系统疾病。除了这两种非特异性改变，根据临床情况，具有针对性的 CSF 分析是一个附加的重要工具。

46.4.1 细菌感染和病毒感染

除非有出现脑疝的可能病征，否则每位患有急性脑膜炎综合征(头痛、呕吐、发热、颈强直)的患者都必须接受腰椎穿刺。尽管化脓性脑膜炎的病程通常更加剧烈，并且与病毒性脑膜炎相比皮质更迅速地参与炎症过程(发作期，意识水平下降)，但在早期阶段，如果没有脑脊液检查是不可能鉴别诊断细菌和病毒病因学之间的。

46.4.1.1 细菌性脑膜炎

以下结果提示细菌性脑膜炎[31,32]：混浊或脓性 CSF、中性粒细胞增多至≥1 000 个细胞/μL 和>60%多形核粒细胞、严重的血脑脊液屏障功能障碍($Q_{Alb}>25\times10^{-3}$)、CSF 中总蛋白>2 g/L、CSF 中检测到细菌或细菌抗原、脑脊液/血清葡萄糖比值<0.40、CSF 中乳酸>32 mg/dL(3.5 mmol/L)。

应该尝试用亚甲蓝染色然后对细菌进行镜检并根据革兰染色分类。乳胶凝集试验可用于以下病原体细菌抗原检测：流感嗜血杆菌、肺炎链球菌、大肠埃希菌、脑膜炎奈瑟菌、B 族链球菌。乳胶凝集试验还可以在开始抗生素治疗后不久即当病原体培养不出时，检测抗原。然而，乳胶凝集试验的灵敏度比经培养后的细菌检测要低。

细菌性脑膜炎最常见的病原学病原体见表 46－14。新生儿脑膜炎和新生儿脓毒症与长期的神经和认知损伤有关；主要为听力、视力或运动功能障碍、大脑性瘫痪和癫痫[33]。

表 46-14　新生儿、儿童和成人的细菌性脑膜炎

疾病	细菌
新生儿脓毒症（脑膜炎）在中低收入国家	金黄色葡萄球菌、革兰阴性菌感染（如大肠埃希菌、肺炎克雷伯菌、不动杆菌、非类肠杆菌沙门菌）、B组链球菌
儿童和成人脑膜炎在高收入国家	肺炎链球菌、流感嗜血杆菌、b型流感、奈瑟球菌脑膜炎奈瑟菌、结核分枝杆菌

在非化脓性细菌性脑膜炎中错误的诊断可能导致灾难性后果。尽管 CSF 具有混浊的外观，并且血脑屏障完全损坏，但细胞仅是略有增加。染色的显微镜制片显示纯细菌培养物，最常见的是肺炎链球菌。

白细胞增多症缺乏的原因可能是 CSF 空间内的白细胞消耗，这可能出现在未确诊的细菌性脑膜炎的第 3 天或第 4 天。

常见的鞘膜内 IgA 合成并不总是导致超过 IgA 的 CSF/血清商图上限（图 46-4）。然而，相对的鞘内 IgA 合成通常超过 IgG 的形成。

即使在脑膜炎奈瑟菌脓毒症期间细菌立即侵入蛛网膜下腔，蛋白质和细胞计数仍可能是正常的。然而，此后不久，典型的蔓延性脓性脑膜炎就出现了。

因怀疑脑膜炎而进行腰椎穿刺时，应采取血液样本，采取咽喉、耳朵和伤口样本的拭子应立即进行培养。如果基于显微镜和培养的 CSF 中为检测到细菌（如在先前使用抗生素治疗的患者中），通常仍然可以用分子生物学方法检测细菌抗原或检测病原体。

46.4.1.2 病毒性脑膜炎

以下结果提示这种类型的脑膜炎，它通常具有良性病程：透明 CSF、单核细胞增多，每微升可高达数百个细胞、最多中等的血脑屏障障碍、正常的乳酸水平。

偶尔情况下，在第一次腰穿期间，会遇到多核白细胞增多症，这可能在淋巴细胞期之前。基于培养的检测最常用于肠道病毒（柯萨奇病毒、埃可病毒）和腮腺炎病毒，然而，这与治疗无关。单纯疱疹病毒和水痘-带状疱疹病毒很少能从 CSF 培养出。病毒 DNA 的检测是疾病急性期可以选择的方法。

在抗体指数上升至 1.5 的第 2 周，即使体液反应弱，就像在成人带状疱疹病毒脑膜炎或儿童感染性脑膜脑炎后感染了水痘-带状疱疹病毒、麻疹病毒和风疹病毒的情况，有一个惊人的频繁发现，那就是鞘内合成针对单纯疱疹病毒的抗体。

在世界范围内，狂犬病和日本脑炎病毒造成的年死亡率估计分别为 60 000 人和 17 000 人。狂犬病和单纯疱疹病毒性脑炎在世界范围内存在[33]。

46.4.1.3 单纯疱疹病毒（HSV）感染

根据疾病不同，HSV-1 和 HSV-2 涉及不同的流行率。

- 脑炎：每 100 万人中 2～4 人的发病率，HSV 脑炎是最常见的病毒性脑炎形式。超过 90％的疱疹脑炎病例是由于 HSV-1 引起的，只有 5％～10％的病例归因于 HSV-2。
- 脑膜炎：5％～10％的脑膜炎病例是由 HSV-2 引起的。
- 脊髓炎和脊神经根炎很少由 HSV 引起。如果是，那么 HSV-2 是病因。

疱疹性脑炎的临床发病特征为持续几天的流感样脑膜炎前驱期。随后出现颞叶症状，如韦尼克失语症、意识错乱和复杂局灶性癫痫发作，这些症状与病毒性脑膜炎的 CSF 性状相结合。磁共振成像早在疾病的第 1 周就显示出异常，而早期的 CT 扫描可能仍然正常。

以下规则适用于如果在类似前驱阶段的流感之后出现伴有脑脊液淋巴细胞细胞增多的颞叶综合征，则必须假定 HSV 脑炎的存在，直至证明为其他情况。

实验室检查：在疾病第 1 周使用 PCR 检测 CSF 中的 HSV DNA 几乎总是成功的[19]。最初的细胞增多＜300/μL 及 Q_{Alb} 适度增长，通常＜20×10^{-3}。在疾病第 2 周，CSF 中 IgG、IgA、IgM 的明显增加，其中 IgG 增长具有显著优势。鞘内 HSV 抗体的合成（AI＞1.5），寡克隆 IgG 可通过等电聚焦检测。在数月和数年内，IgG、IgA 和 IgM 逐渐降低。

鉴别诊断：在疾病的早期阶段，鉴别诊断必须包括：血管神经梅毒（特定的梅毒反应为阳性）、颞叶的胶质母细胞瘤（CT 结果发现）、其他类型的病毒性脑炎（如柯萨奇病毒、水痘-带状疱疹病毒、腮腺炎病毒；特异性抗体是阳性的）、结核性脑膜炎（分枝杆菌 DNA 检测）、颞叶蜂窝织炎性脓肿（病史、耳鼻喉结果发现、CT）。

46.4.1.4 水痘-带状疱疹病毒（VZV）感染

VZV 感染在儿童时期是无害的，并且大多数个体都会感染或者在 30％～60％的病例中，甚至在成人时表现出明显的感染。在以后的生活中，VZV 感染会导致脑膜炎、脑膜脑炎、脊髓炎、颅神经炎、神经节炎和神经根炎。

在疾病急性期，CSF 中 VZV 的 DNA 检测是检测感染的首选方法。以下发现可以提示诊断：透明 CSF、在 30～300 个细胞/μL 范围内的脑脊液淋巴细胞增多、脑膜炎中的血脑屏障功能障碍（常见于脑膜脑炎，而非神经节炎）、神经节炎中总蛋白＞0.5～1 g/L。

免疫反应虽然很弱，但总是存在。仅约 15％的急性 VZV 感染患者有鞘内 IgG 合成。由于 HSV 和 VZV 在 CNS 中的慢性炎症中的交叉反应，可能会出现麻疹-风疹-带状疱疹（MRZ）反应。单独的 VZV 抗体指数升高需要谨慎的临床解释。

VZV 会建立潜伏性感染。反应通常由细胞介导免疫抑制造成，由大多数年龄相关的免疫衰老引起。CNS 的重新激活相对少见，但背根神经节的重新激活可导致带状疱疹[33]。

46.4.1.5 初夏脑膜脑炎（ESME）

ESME 病毒主要通过蜱传播，但临床表现鲜被误认为是中枢神经系统的布氏疏螺旋体感染。如果在蜱咬后发生脑炎，诊断可以通过特异性血清和 CSF 抗体的增加来确认。ESME 感染后的出现临床症状概率为 50％，其余病例在临床上无症状。在有症状的病例中，50％为脑膜炎、40％为脑炎、10％为脊髓炎。以下发现指示急性 ESME 感染：透明 CSF、在 30～1 500 个细胞/μL 范围内的脑脊液淋巴细胞增加（在初始阶段表现为粒细胞）、总蛋白质 0.25～2.2 g/L、70％的病例有血脑屏障功能障碍。

感染后 7～10 天，血清中有特异性 IgM 表现；第 2 周期发生特异性 IgG 抗体增加。在感染开始 2 周以后可以检测 IgG

的病理的抗体指数。接种疫苗后CSF中不太可能对ESME有特异性免疫反应。

46.4.1.6 巨细胞病毒(CMV)感染

感染可发生于任何年龄，即使是在胚胎时期。先天性巨细胞病毒感染是美国儿童听力损失最常见的原因。在成年人中，抗体发生率超过70%。病原体持续存在于内皮细胞中，任何时候都可以发生再激活。在免疫功能低下的患者中，CMV感染可导致脑炎、视网膜炎或结肠炎。以下发现提示急性CMV感染：在免疫活性患者中存在特异性IgM抗体或血清IgG滴度增加指示病毒复制、透明CSF、脑脊液淋巴细胞增多症(中位数为150个细胞/μL)、总蛋白质不断升高、血脑屏障功能障碍。

为了区分潜伏性和活性、进展性CMV，可对血清使用PCR测定病毒载量(参见43.15)。在怀疑脑炎时CSF中CMV的基因检测也有提示价值。在免疫抑制个体中，确定抗体指数很少有用。

46.4.1.7 HIV感染

HIV相关的神经系统综合征被分类为[33]：① 原发性HIV感染：引起急性无菌性(病毒性)脑膜炎或脑膜脑炎。② 继发性机会性感染导致与HIV相关的神经认知障碍(HAND)，运动和行为异常为特征的神经退行性疾病症状。③ 治疗相关的神经系统疾病。

HIV感染的主要神经表现包括脑病、脊髓病、周围神经病和肌病。CNS在AIDS中的局灶病变包括原发性淋巴瘤和脑血管疾病。感染后大约2周，不仅$CD4^+$ T细胞会受到影响，CNS细胞也都会受到影响。这通过感染的单核细胞/巨噬细胞发生，将感染神经元结构，特别是具有神经毒性物质小神经胶质细胞。HIV感染可能影响整个CNS，并导致脑膜炎、肌病、多发性神经病、脑病和脊髓病[34]。根据CDC的HIV分类见表46-15和表46-16。

表46-15 HIV感染的CDC分类的临床分类

分类A	分类B	分类C
无症状性HIV感染 持续性全身淋巴结病 急性症状性HIV感染	带状疱疹 周围神经病 李斯特菌病	HIV脑病 隐球菌脑膜脑炎 原发性CNS淋巴瘤 进行性多灶性白质脑病 脑弓形体病

表46-16 HIV感染的CDC分类的实验室分类

实验室分类	临床分类		
	A	B	C
$CD4^+$ T细胞计数(μL)			
(1) >500	A1	B1	C1
(2) 499～200	A2	B2	C2
(3) <200	A3	B3	C3

该疾病被临床分类A、B、C和临床分期1、2、3。A，无症状；B，有症状；C，AIDS。阶段1，无症状或全身性淋巴结肿大；阶段2，反复感染(带状疱疹)，复发性溃疡；阶段3，体重减轻>10%，急性坏死性溃疡。类别A3、B3和C1～C3的患者被认为患有艾滋病。以上仅是类别和阶段的例子

HIV脑膜炎：这种无菌性脑膜炎在5%～10%的HIV患者中发生。血清转化的表现对诊断尤其重要，其在30%～40%的病例中伴随着与传染性单核细胞增多症相似的临床情况。CSF分析显示20～80个细胞/μL范围内的轻度脑脊液细胞增多和总蛋白轻度升高。

HIV肌病：HIV肌病包括HIV诱发的多肌炎、叠氮胸苷(AZT)诱发的中毒性肌病、多发性肌炎和HIV晚期的消耗综合征。多肌炎是免疫介导的，发生在无症状期并在血清蛋白电泳上出现的高丙球蛋白血症相结合。患者可能有急性轻瘫，血清肌酸激酶(CK)活性增加高达10倍。长期接受AZT治疗的患者中，高达30%的患者出现血清CK和乳酸升高的疼痛性肌病。

HIV多神经病：根据疾病的阶段，会出现各种类型的神经病变。在血清转化阶段，观察到的主要是炎性脱髓鞘性神经病变，例如，吉兰-巴雷综合征、慢性脱髓鞘性多发性神经病或感觉共济失调型神经病变。一旦AIDS发展，将会出现典型的远端感觉运动神经病、多发性单神经炎、自主神经病、腰骶巨细胞病毒多发性神经根病或淋巴瘤性神经病变。

原发性HIV脑病：这种疾病也被称为亚急性AIDS脑炎或AIDS痴呆综合征，是成人和儿童中最常见的主要HIV相关神经疾病。它发生在HIV感染的晚期阶段，通常伴有免疫缺陷症状。HIV脑病经历了很多的过程，一些患者表现出持续进展，而另一些则表现出稳定甚至缓解的时期。一些儿童患有停滞性脑病表现为学习和语言困难以及锥体束症状。

HIV相关的脊髓病：以下情况可以直接导致骨髓病，以空泡性脊髓病形式的原发HIV感染、由于机会性感染引起的脊髓炎、神经梅毒或淋巴瘤。

大约4%的艾滋病患者出现空泡性脊髓病，通常在疾病的晚期。患者通常表现为进行性步态障碍、下肢不适、失衡和括约肌功能障碍。

HIV感染分期：HIV感染根据CDC分期根据$CD4^+$ T细胞计数进行实验室分类(表46-16 HIV感染的CDC分类的实验室分类)。表46-17列出了AIDS和机会性感染的重要诊断性发现。

表46-17 机会性感染的发现

弓形虫脑炎(通常是播散性的)	
- CT	多发圆形病变，边缘高密度影
- 血清学	弓形虫抗体指数>1.5
- Ig合成	IgG、IgA、IgM升高；鉴别诊断淋巴瘤，检测EB病毒
隐球菌性脑膜炎(脑膜隐球菌病)	
- 沉淀物涂片	隐球菌可被误认为是小淋巴细胞
- 墨汁染法	不着色
- 乳胶测试	高分子量隐球菌抗原的特异性检测
巨细胞病毒脑炎	
- NMR和CT	多态低密度影
- 血清学	鞘内巨细胞病毒抗体
- PCR	检测到病毒DNA
进行性多灶性白质脑病	
- NMR	多态脱髓鞘
- 细胞、Q_{Alb}、Ig	结果在正常范围内
- PCR	检测到克雅乳头多瘤空泡病毒DNA

实验室检查：40%～80%的渐进性 HIV 感染患者中发现 CSF 异常表现为轻度淋巴细胞增多症。在大多数情况下，血脑屏障功能正常，在 70%的病例中发现寡克隆带。约 80%的无症状患者和神经系统症状患者都鞘内合成 IgG、IgA 和 IgM。在 AIDS 晚期，出现体液和细胞免疫反应因此 CSF 中的病理结果减少。在晚期鞘内抗体合成的出现常常指示病毒(CMV、HSV、VZV)、分枝杆菌、真菌或弓形体的机会性感染。

46.4.1.8 结核性脑膜炎

1%的肺结核病例及美国不到 3%的细菌性脑膜炎病例中会发生结核性脑膜炎[35]。约 50%的结核性脑膜炎导致严重的残疾或死亡。获得结核性脑膜炎风险较高的个体包括原发性肺结核患儿和由衰老、营养不良或 HIV 和癌症等疾病引起的免疫缺陷患者[36]。如果不及时治疗，结核性脑膜炎将会与高频率的神经系统后遗症和死亡率有关。

实验室检查发现结核性脑膜炎的 CSF 特征包括[36]：

- 淋巴细胞增多症：总白细胞计数为 100～500 个细胞/μL，偶尔会存在不同的淋巴细胞群。在疾病的早期，可能存在较低的计数并以中性粒细胞占优势。
- 蛋白质浓度升高：通常为 1～5 g/L，CSF /血清葡萄糖比率通常<0.5 或低于 45 mg/dL(2.5 mmol/L)。CSF 中乳酸值显著高于血清值。Q_{Alb} 高于 25×10^{-3}。
- 在初诊时，约 85%的病例存在鞘内 IgA 合成(IgA 指数>IgG 指数)[37]。在病程中，约 50%的患者可检测到鞘内 IgG 合成。
- 抗酸涂片：重要的警告是单个样品仅具有 20%～40%的诊断灵敏度。开始治疗后，CSF 涂片的敏感性急剧下降。
- 结核分枝杆菌培养：诊断灵敏度 40%～80%(参见 42.12)。开始治疗后，CSF 培养的灵敏度急剧下降。
- 核酸扩增[38]：同时扩增几种靶基因的 PCR 检测的灵敏度范围是 85%～95%[36]。目前，大多数专家认为商业 PCR 检测可以确定结核性脑膜炎，但不能排除结核性脑膜炎。因此，阴性 CSF 检查结果既不排除诊断结核性脑膜炎，也不排除临床高度怀疑时的经验性治疗的必要性[36,39]。开始治疗后，分枝杆菌 DNA 可在长达一个月的时间内被检测到。
- 腺苷脱氨酶：根据一项研究[40]CSF 腺苷脱氨酶大于 6 U/L 时可获得 95%的诊断特异性，但灵敏性仅为 55%。阳性似然比为 10.7 和预测概率为 38%的，结核性脑膜炎检测后概率为 87%，因此提供治疗。

46.4.1.9 由机会致病菌引起的感染

机会性病原体，如弓形虫属、隐球菌属、念珠菌属和曲霉属，几乎单独对免疫抑制患者造成严重 CNS 感染。在获得抗反转录病毒治疗受限的低收入和中等收入国家，隐球菌性脑膜炎是导致死亡的主要原因。诊断相关的研究列于表 46－18。慢性真菌性脑膜炎患者通常伴有精神错乱、发热、头痛、恶心、颈强直和呕吐。这些真菌包括枝顶孢属、阿姆斯特丹曲霉、黄曲菌、熏烟色曲菌、米曲霉、土曲霉、皮炎芽生菌、白念珠菌、热带假丝酵母菌、维丝念珠菌、粗球孢子菌、浅白隐球酵母、新型隐球菌、夹膜组织胞浆菌、宛氏拟青霉、巴西副球孢子菌、波氏假阿利什菌、枝氯霉属和申克孢子丝菌[36]。

表 46－18 慢性感染和慢性炎症性疾病的分类的研究

疾病	研究
传染性疾病	- 通过显微镜和培养寻找脑脊液沉淀物中的病原体 - 血清和 CSF 抗体 - 寄生虫(如囊尾蚴)：嗜酸性粒细胞增多、特异性抗体 - 真菌和酵母(如隐球菌、念珠菌)：培养、显微镜检查、抗原和抗体检测 - 细菌(如疏螺旋体、分枝杆菌和引起心内膜炎的病原体)：特异性抗体、鞘内 IgA 合成
慢性病毒性疾病	检测特异性抗体(如 HIV、巨细胞病毒脑炎、麻疹病毒脑炎，SSPE)
MS 的脑炎表型	在多发性硬化症(MS)中可以检测到 MRZ 反应
自身免疫性血管炎	在白细胞碎裂性血管炎中，结节性多动脉炎和巨细胞性动脉炎的诊断是基于活检、c－ANCA、p－ANCA、补体、循环免疫复合物
系统性自身免疫性疾病	在 SLE 中，可检测到干燥综合征和其他针对核抗原的自身免疫抗体
结节病	血管紧张素转换酶(ACE)、活检

弓形体病：脑弓形体病是一种被激活的潜伏感染。在最初的感染期间(如通过食用生肉)，病原体穿过肠壁，并且通过血源性播散侵入骨骼肌和 CNS 中形成囊肿。感染者通常没有症状(参见 44.5.2.1)。

由于免疫反应降低，在无免疫活性的个体中，速殖子被释放并且感染神经元，导致 CNS 中央坏死性肉芽肿病变的发展。HIV 感染者弓形虫血清阳性率为 10%～80%，非洲国家比例最高[33]。

实验室检查：PCR 检测血清或 CSF 中弓形虫基因组。由于人群中的高水平感染，血清中血清学价值不大。由于鞘内抗体合成，大约 50%的患者具有病理学抗体指数。一些患者具有血脑障碍，少数具有血细胞增多症。

隐球菌：这是最常见的伴有 CNS 选择性参与的真菌病。感染是通过吸入隐球菌属获得(如来自鸟粪)(参见 45.3)。该疾病主要影响 AIDS 患者或长期皮质类固醇治疗和化疗患者。隐球菌病可导致急性、亚急性和慢性脑膜炎，或不常见的脑膜脑炎。

念珠菌：神经念珠菌病通常由白念珠菌引起。真菌病原体存在于皮肤和黏膜上(参见 45.2)。CNS 感染通过血行播散发生。假丝酵母菌经常产生小的皮质下微脓肿；脑膜炎或血管炎较罕见。

曲霉菌病：曲霉菌的真菌通常存在于堆肥土壤中(参见 45.4)。在医院里，真菌主要在施工期间的空气中。曲霉菌被吸入并且主要种植于肺中，经由血行播散传播至 CNS，通常导致单个或多个脑脓肿，少见于肉芽肿，罕见于脑膜炎和血管炎。曲霉菌病是一种亚急性慢性病。

真菌性脑膜炎的实验室检查：常有淋巴细胞增多、总蛋白升高至 250 mg/dL、葡萄糖浓度正常或增高、乳酸浓度可能增加。因为通常存在少量的真菌细胞，如果有的话，使用显微镜检查(墨汁染色法 26%)、乳胶凝集测定(60%)和培养(第一次腰穿培养 63%、第二次腰穿培养 89%)很少检测到隐球菌属[41]。推荐使用核酸扩增。

46.5 CSF 诊断慢性感染性神经疾病

CNS 的慢性传染病通常不被识别直到进行脑脊液检查观察到体液和细胞反应之后。例如,可能不存在细胞增多,亚急性硬化性全脑炎就是这种情况。

慢性炎症过程中体液免疫应答通常占优势。诊断相关鞘内抗体的特异性取决于疾病根本病因。在慢性感染过程中,抗体专门针对病原体,如在 HIV 脑炎,慢性神经疏螺旋体炎和神经梅毒[42]。

在中枢神经系统的慢性自身免疫性疾病中,免疫应答是多特异性的。例如,在多发性硬化症和脑红斑狼疮中,同时产生针对麻疹病毒、风疹病毒和带状疱疹病毒(MRZ 应答)抗原的抗体。如针对病原体合成的抗体可能在疾病晚期失去其特异性,这在 AIDS 脑病(如Ⅰ型 HSV)中经常见到的,在 HTLV-1 脊髓炎(热带痉挛性下肢轻瘫)或慢性神经疏螺旋体病中很少见到的。

慢性中枢神经系统炎症的临床表现取决于病灶的位置,因此可能相当多变。偶尔会出现精神病理学症状的优势,这种症状可能发生在任何年龄段。一般来说,必须通过一系列的诊断检测以确定炎症过程的原因。

- 这个过程是否仅限于神经系统或是系统性疾病的一部分?
- 它是由病原体引起还是存在自身免疫性疾病?
- 它是否主要影响脑白质、灰质、脑膜或神经系统的外周组分?慢性感染和慢性炎症性疾病的分类的研究见表 46-18。
- 调查慢性感染和慢性炎症疾病的分化。

46.5.1 神经梅毒

梅毒螺旋体在疾病的第二阶段或潜伏期通过血源性传播感染 CNS。神经梅毒的临床表现取决于疾病的阶段[43]。

- 在Ⅱ期(继发期),大约 5%的感染者经历临床上大多数沉默性孤立性脑膜炎,偶尔出现脑神经麻痹、血管综合征和多发性神经根炎。
- 在潜伏阶段,可能出现慢梅毒螺旋体相关脑脊髓炎(无症状神经梅毒),导致 CSF 炎症异常,混合细胞和体液反应。神经梅毒的第一个症状通常直到几年后才出现在疾病的Ⅲ期。
- 在Ⅲ期,神经梅毒的脑膜血管形式不同于实质形式(脊髓痨和进行性麻痹)。脑膜血管形成发生在 4~6 年的潜伏期后并引起脑膜刺激、循环干扰或梗死。实质性形式的脊髓痨是具有典型临床症状的慢性进行性神经节炎(共济失调步态、下肢反射消失、撕裂疼痛)。

进行性麻痹对应于皮质脑炎且具有典型个性改变症状、痴呆、共济失调和癫痫发作为特征。

46.5.1.1 神经梅毒的实验室诊断

由于病原体通过血流到达所有器官,神经梅毒不是 CNS 的单独感染(参见 42.14)。因此,如果临床上怀疑有神经梅毒,血清筛查试验阴性足以排除这种情况。然而,为了确认 CNS 是否参与到感染中,必须对同一天获得的血清和 CSF 样本进行同时检查。

单独 CSF 检查不提供任何诊断信息,因为受梅毒螺旋体特异性抗体及免疫球蛋白含量和 CSF 浓度受三个因素影响。

- 血脑屏障的功能状况。屏障渗透性的增加导致血清蛋白进入 CSF 的通道增加,因此这些 CSF 蛋白相对增加。
- 鞘内合成免疫球蛋白可引起 CSF 中这些蛋白质浓度的相对增加,而不管这些蛋白质在血脑屏障的功能。
- 血清免疫球蛋白浓度。免疫球蛋白水平的任何增加或特异性抗体滴度的增加都会导致 CSF 中这些蛋白质浓度的升高。

鞘内使用苍白螺旋体特异性抗体:确定是否存在鞘内合成的梅毒螺旋体特异性抗体,计算 CSF/血清指数(ITpa,鞘内抗体指数)(表 46-19)。在样品(血清和 CSF)中,IgG 浓度(mg/L)和梅毒螺旋体特异性 IgG 抗体(效价或 ELISA 吸收)是基于假定决定的,即如果抗体仅来源于血清,梅毒螺旋体特异性 IgG 与总 IgG 的比率在血清和 CSF 中相同。

表 46-19 鞘内抗体指数的计算(ITpa 指数)

$$\text{ITpa 指数} = \frac{\text{TPHA 滴定(CSF)} \times \text{总 IgG(血清)}}{\text{总 IgG(CSF)} \times \text{TPHA-滴定(血清)}}$$

$$\text{或} \quad \frac{\text{Tp 特异性 IgG(CSF)} \times \text{总 IgG(血清)}}{\text{Tp 特异性 IgG(血清)} \times \text{总 IgG(CSF)}}$$

正常情况下,比率为 1.0,方差 0.5~2.0 的结果。如果在 CNS 中鞘内合成病原体特异性 IgG,则该值增加至≥3.0。如果使用足够敏感的测试来确定 CSF 中的总 IgM 和病原体特异性 IgM,则所述公式也可用于确定是否存在鞘内 IgM 抗体合成。

检测到特定的鞘内 IgG 抗体合成并不意味着能诊断活动性神经梅毒,因为这种现象患病之后多年仍然可以检测到,并且在许多患者的生命中即使在适当的治疗之后也是如此。常见免疫学参数及对其解读的概述见表 46-20。

表 46-20 一系列用于诊断神经梅毒的免疫学参数

血清中抗体	CSF中抗体	Q_{Alb}	鞘内抗体指数	评估和评价
TPHA* 阳性 IgM** 阴性	TPHA 阳性	正常	正常 <3.0	没有迹象表明 CNS 参与感染。神经梅毒被排除或愈合而不留瘢痕
TPHA 阳性 IgM 阴性	TPHA 阳性	正常	正常 >3.0	"枯竭"神经梅毒鞘内产生梅毒螺旋体特异性 IgG 抗体
TPHA 阳性 IgM 阴性	TPHA 阳性	正常	正常 <3.0	升高的抗体滴度可能是由于血脑屏障功能障碍
TPHA 阳性 IgM 阳性	TPHA 阳性	正常	正常 <3.0	需要治疗的梅毒,没有可检测到的 CNS 参与感染
TPHA 阳性 IgM 阳性	TPHA 阳性	正常	正常 >3.0	需要治疗的神经梅毒,鞘内生产梅毒螺旋体特异性 IgG 抗体
TPHA 阳性 IgM 阳性	TPHA 阳性	正常	正常 >3.0	需要治疗的神经梅毒,鞘内生产梅毒螺旋体特异性 IgG 抗体

*或具有可比性的筛选测试;**分级 IgM FTA-ABS 检测或其他 IgM 抗体检测,具有可比较的灵敏度和特异性。TPHA,梅毒螺旋体血凝试验

为了评估疾病活动，还必须考虑非免疫 CSF 参数。

CSF 结果取决于疾病的阶段：① 阶段Ⅱ：淋巴细胞增多至约 300 个细胞/μL，血脑屏障功能正常或轻度屏障功能障碍，鞘内免疫球蛋白合成率低；② 阶段Ⅲ：细胞计数可能正常，由于血脑屏障功能障碍、鞘内 IgG 合成率高和有时伴有三类反应(IgG、IgA、IgM)，总蛋白可能显著升高。

神经梅毒的诊断通过检测鞘内螺旋体抗体合成来证实。

两种形式的神经梅毒之间的差异可见于鞘内 Ig 合成的程度：① 脑膜血管形式：鞘内 IgG 合成，常通具有正常的血脑屏障功能；② 实质形式(进行性瘫痪)：鞘内 IgG 合成比脑膜血管形成更强烈，通常还有明显的鞘内 IgM 合成。

46.5.2 神经型疏螺旋体症

莱姆病是欧洲和北美地区最常见的蜱传人畜共患疾病(参见 42.3)。在北美仅发现了狭义疏螺旋体，而在欧洲有三种人类致病基因：狭义伯氏疏螺旋体、*B. garinii* 基因型和 *B. afzelii* 基因型。在 75%的病例中，感染蜱叮咬会导致感染。在 95%的感染者中，感染在临床上不明显并且自发消退，尽管一些患者发展出特异性抗体。大约有 5%的感染者患病，第一种临床症状通常是游走性红斑。莱姆病是一种多阶段的多系统疾病。它可能会经历所有阶段(很少见)，跳过阶段或在任何阶段显示初始症状。

- 阶段Ⅰ：早期局部感染，器官表现为高达 75%病例的游走性红斑或者高达 3%的病例的疏螺旋体淋巴细胞瘤。一些感染者具有非特异性症状，例如，由病原体的血源性扩散引起的发热、肌痛和关节痛，而另一些则无症状。在 90%的病例中，Ⅰ期完全无须抗生素治疗。
- 阶段Ⅱ：该阶段涉及急性器官表现，并且在最初感染后 2～10 周开始。游走性红斑皮疹自发消退后，感染扩散至 CNS(脑膜炎、脑膜神经炎、脑膜脑脊髓膜炎、脑血管形式)、骨骼肌(肌炎)、眼睛(眼部疏螺旋体病)和内部器官(关节炎、心肌炎、肝炎)。阶段Ⅱ通常在 6 个月内自发消退。
- 阶段Ⅲ：如果在阶段Ⅱ没有自发恢复并且病程慢性进展，则存在阶段Ⅲ。这个阶段的特点是长期破坏性疾病过程没有自发解决的倾向。

以下器官受到影响：① CNS(神经型疏螺旋体症)，器官表现频率为 10%～12%。疾病谱包括罕见的进行性脑脊髓炎及脑血管形式；② 关节(莱姆关节炎)在美国的器官表现频率为 30%，在欧洲为 8%；③ 皮肤(慢性皮肤病慢性萎缩症)具有 1%～2%的器官表现频率。

46.5.2.1 实验室检查

血清检测：疏螺旋体感染可通过在初次感染后 4～6 周使用 ELISA 测试确定血清中的特异性抗体来间接证明。阳性 ELISA 筛选后再进行蛋白质印迹试验，这个流程是必要的，因为来自不同制造商的 ELISA 试剂具有不同的分析灵敏度和特异性。使用伯氏疏螺旋体全抗原阳性判断蛋白质印迹的标准见表 42.3-5。抗体可以持续数十年，因此不是急性感染的指标。大约 5%的人口有特异性抗体。血清学检查不能区分近期感染和残留滴度，因为 IgM 抗体的存在和抗体滴度水平都不是关键。在大约 50%的病例中，由于免疫反应的延迟，抗体测试在Ⅰ期和Ⅱ期可能为阴性。

46.5.2.2 CSF 分析

细胞计数为 30～1 200 个/μL，主要为淋巴细胞，部分为浆细胞。血脑屏障功能障碍和 IgM 占优势的免疫反应。必须始终评估鞘内 Ig 反应以及其他蛋白质分析和 CSF 血清学检查结果(存在血脑屏障功能障碍、淋巴细胞增多症)。特定的鞘内抗体合成可以持续数月甚至数年(CSF 残留效价)，即使在神经疏螺旋体已被充分治疗和解决之后。同样的道理，尽管患有血脑屏障功能障碍和炎症性细胞增多症，但病程较短(<4～6 周)的患者在 CSF 中仍可能为抗体阴性。还必须考虑到，特别是作为神经疏螺旋体病主要病原体的 *B. garinii* 基因型可能无法通过所有血清学检测同样好地检测出来，特别是那些仅使用 *B. afzelii* 基因型或伯氏疏螺旋体作为抗原来源。图 46-6 显示了神经疏螺旋体病中 IgM、IgG 和 IgA 的抗体指数的过程。

抗生素治疗期间，CSF 细胞增多明显减少是恢复的迹象。特别是，未受损伤的血脑屏障是没有需要治疗的疾病存在的重要迹象。鞘内疏螺旋体抗体合成和 IgM 占优势的体液三级反应在神经疏螺旋体病完全解决后仍可检测到。

46.6 圆形病变的鉴别诊断

在研究圆形病变时出现的基本问题是炎症或肿瘤是否存在。CSF 检查通常可以提供答案。在急性炎症过程中，结果取决于所处的疾病阶段。

46.6.1 脑部炎症和脓肿

脑脓肿是任何圆形病变的鉴别诊断之一。然而，在早期阶段，只有有限的炎性浸润(蜂窝织炎)是可见的。直到有液化的组织破坏发生时，才能看到具有致密边缘的环状结构。细菌可能包含在感染的栓子中或从周围组织中迁移进来。感染的传播方式以及发展阶段都对脑脊液结果有影响。

通过发现血清 C 反应蛋白(CRP)水平升高从而加强了临床上对脑部炎症的怀疑，使得需要立即开始抗生素治疗。

成形脓肿最初引起 CSF 中的纯细胞反应，其可以是粒细胞性的，但也可以是淋巴细胞性的或单核细胞性的。细胞增多可能是轻微的，或者最初甚至不存在，尤其是如果浸润位于远处时，即远离可通过(腰椎)穿刺进入的 CSF 空间，如在前额叶内。只有在突破蛛网膜下腔后才会出现化脓性脑膜炎。那时对于最佳的抗生素治疗已经太晚了。直到第 2 周才能检测到局部产生的免疫球蛋白。

如果鞘内抗体合成的证据已经出现，尽管症状急性发作，仍能推测细菌已慢慢侵入实质并引起浆细胞反应。尤其是 IgA 有时以非常高的速率合成，特别是与结核瘤相关。

硬膜外脓肿：这些脓肿可能导致 CSF 空间中的淋巴细胞反应，但偶尔也只能检测到血脑屏障障碍，特别是如果脓肿位于脊髓中。

46.6.2 原发性脑肿瘤和转移灶

原发性脑肿瘤：原发性脑肿瘤很少引起柔脑膜受累并因

此导致功能障碍。最常见的情况是髓母细胞瘤、室管膜瘤、松果体或鞍上生殖细胞瘤和松果体母细胞瘤。

脑转移：继发性脑肿瘤或CNS转移瘤是已从另一原发性肿瘤转移的脑肿瘤。当肿瘤已经转移至柔脑膜时，存在癌性脑膜炎。乳腺癌中脑转移发生率为40%～50%，肺癌为25%，黑素瘤为10%。临床症状为头痛、局灶性或全身性癫痫发作、警惕性受损。

46.6.2.1 脑肿瘤和转移灶的实验室检查

原发性脑肿瘤的实验室检查：CSF细胞计数不定，肿瘤细胞学是最重要的研究。总蛋白升高，特别是在颅内和脊髓神经瘤中。乳酸也经常升高，鞘内免疫球蛋白合成，尤其是IgG和IgA，可见于20%的患者。选择性IgM合成会引起对非霍奇金淋巴瘤的怀疑。

CSF中的肿瘤标志物水平通常高于血清中的水平。其他相关的肿瘤标志物结果如下：生殖细胞瘤中的LD、胚胎癌和卵黄囊肿瘤中的β-HCG和α_1甲胎蛋白、对脑肿瘤鉴别诊断重要性的血清检测(包括催乳素、TSH、hGH、FSH和LH)。

脑转移瘤的实验室检查结果：大多数患者有血脑脊液屏障功能障碍和总蛋白显著升高。通常伴有CSF/血清IgG比率升高和寡克隆条带的炎症反应。重要的是CSF中肿瘤细胞的检测。鞘内合成CEA的检测对于癌是高度特异性的，但不是用于原发肿瘤的器官定位。鞘内生产也可用于检测：乳腺癌和结直肠癌中的CEA、乳腺癌中的CA 15-3、小细胞肺癌中的NSE、非小细胞肺癌中的CYFRA 21-1。

46.7 脑梗死

脑梗死后立即检查CSF其结果是正常的。仅在第2～4天有迹象表明存在轻度至中度血脑屏障干扰。如果存在炎症性CSF改变，纯粹的细胞反应提示脓毒性栓塞，其中第一栓塞导致大血管阻塞。但是，如果在急性期已经存在体液反应，那么临床上沉默的炎症过程很可能发生在梗死之前。在这种情况下，需要重点考虑：

- 临床上无症状的脑微栓子是细菌性心内膜炎后遗症(栓塞性局灶性脑炎)。
- 继发性血栓形成性动脉炎，如血管梅毒或自身免疫性血管炎(参见25.9)。

46.8 多发性神经病

多发性神经病是由于获得性或遗传性疾病。获得性障碍可能是新陈代谢(糖尿病)、免疫介导的(吉兰-巴雷综合征、慢性炎性脱髓鞘多发性神经病)、感染性(带状疱疹病毒)、毒性(酒精)或副肿瘤(感觉神经病)。

46.8.1 吉兰-巴雷综合征(GBS)

参见25.7.4.1。GBS主要是一种运动型多发性神经炎，其进展超过10～14天且进行性弛缓性四肢轻瘫伴无反射性[45]。GBS很可能是由感染引发的，因为大多数患者在发病前几周有呼吸或胃肠道感染病史。与感染性病原体有关联，如空肠弯曲杆菌、巨细胞病毒、EB病毒、肺炎支原体和HI病毒。

GBS分为[45]：① 急性炎性脱髓鞘性多神经根神经病(AIDP)，经典感觉运动性GBS，这是欧洲和北美洲最常见的疾病形式；② 急性运动轴索性神经病(AMAN)，这是在中国和日本常见的主要轴突GBS；③ 急性运动性和感官性轴突神经病(AMSAN)，这是一种感觉受累的主要轴突GBS，这在中国和日本常见；④ Miller-Fisher综合征(MFS)，其特征为眼肌麻痹、共济失调和无反射症。

46.8.1.1 GBS实验室检查

血脑屏障功能障碍伴随着总蛋白的极度升高，细胞计数正常或初始时仅有轻微升高至50个白细胞/μL，主要是淋巴细胞和单核细胞。$Q_{Alb}>50\times10^{-3}$，在疾病的第一周内可以正常，往往只在第3周达到高峰。CSF葡萄糖和乳酸水平正常。血清通常在GBS中显示抗神经节苷脂抗体[47](表46-21)。

表46-21 吉兰-巴雷综合征中的抗神经节苷脂自身抗体[46]

临床综合征	抗体(Ab)反应	Ab阳性率(%)
GBS	GM_1 (IgG)	30
GBS(AMAN、ANSAM)	CD1α(IgG)	30
GBS(通常伴空肠弯曲菌感染)	GalNAc-GD1α(IgG)	30
GBS(通常伴CMV感染)	GM_2 (IgM)	30
Miller-Fisher综合征	CQ1β(IgG)	>90
GBS	CQ1β(IgG)	>90

46.8.2 慢性炎症性脱髓鞘性多神经病(CIDP)

CIDP的特征是远端肌肉的上行、渐进、对称感觉运动无力[48]。它的进展超过8周。存在灵敏度降低或反射不足。神经传导研究提供了诊断脱髓鞘的主要标准(参见25.7.4.4)。

实验室检查：CSF中总蛋白>45 mg/dL并伴有白细胞计数<10个/μL。

46.9 多发性硬化症

多发性硬化症(MS)是CNS中最常见的脱髓鞘疾病，并且可以在任何年龄出现。一个重要的致病原理是自体反应性白细胞迁移到疾病最活跃的血管周脑脊液空间。炎症和针对髓磷脂和神经细胞的其他抗原的自身抗体的存在引起髓鞘的损伤，导致电脉冲沿着神经的传导减少。

收敛性流行病学和实验室结果与多基因遗传模型一致，而数据也支持MS易感性依赖于群体中常见多态性作用的观点。强烈的HLA与MS的相关性支持了MS，其本质是抗原特异性自身免疫性疾病。HLA-DRB1*15：01的效果最强，平均比值比为3.08[49]。

46.9.1 MS的实验室检查

CSF检查：如下。

- 细胞计数：一半的患者细胞计数没有升高，其他患者的轻度细胞增多在5～30个细胞/μL的范围内，主要是淋巴细胞和单核细胞。

- 葡萄糖、乳酸：正常。
- 蛋白质：总蛋白正常或升高至约0.8 g/L，Q_{Alb}升至10×10^{-3}表明轻度血液CSF脑脊液屏障功能障碍。
- 鞘内IgG合成[50]：MS早期诊断的标志是持续鞘内合成IgG的发现。后者是CNS慢性炎症的征兆，并且在CSF/血清商图中被定量分析(图46－4)。鞘内IgG合成的更好反映是寡克隆带的发现(图46－7)。然而，在CNS的传染性和自身免疫性疾病中也检测到寡克隆带(表46－8)，因此具有低特异性。在MS中，寡克隆带的存在表明非特异性鞘内免疫应答。
- MRZ反应：鞘内IgG含有针对麻疹病毒、风疹病毒和水痘病毒的病原体相关抗原而没有特异性刺激的IgG抗体。通过计算病原体特异性抗体指数(AI)来确定这些抗体的鞘内合成速率。在10％～30％的病例中，可以检测到针对衣原体、疏螺旋体属、单纯疱疹病毒和弓形虫的病理抗体指数。MRZ反应和其他MS测试的诊断灵敏度见表46－22。

表46－22 实验室CSF检查在多发性硬化症中的诊断灵敏性

检测	诊断灵敏度(％)
IEF中寡克隆条带	98
MRZ反应	94
活化B淋巴细胞	79
鞘内合成IgG(商图)	73

IEF，等电聚焦

脑脊液的变化非常稳定，即使在缓解期也存在。就像CNS的所有慢性炎症过程(包括MS)一样，CSF的变化程度与疾病的严重程度或疾病进展之间没有关系。因此，明显的鞘内IgG合成可能仅与疾病的轻微症状相关，而即使严重的进行性疾病中CSF结果也可能是正常的。

在极少数情况下，炎性脱髓鞘过程仅限于脑半球且精神病症状占主导地位，如内源性或有机性精神病、人格改变和痴呆症。癫痫发作得更频繁。在脑炎形式的MS中，更多的病例细胞增多达200个白细胞/μL和血脑屏障功能障碍Q_{Alb}常高达20×10^{-3}。

如果在单相播散性脑脊髓炎的情况下，对CSF是否代表病毒感染或MS的首次发作仍存疑虑，CSF应在一年后重新检查。如果鞘内IgG合成数量不变，则能够可靠地确认MS。

在CNS参与全身性自身免疫性疾病，如SLE或Sjögren综合征，通常存在CSF中的炎性变化。然而，在个别情况下，通过CSF分析无法区分MS和其他疾病。在MS中发现鞘内DNA抗体，而在系统性自身免疫性疾病中尽管更少见，但仍能发现MRZ反应。

对于以下CSF检查结果，MS的诊断通常令人怀疑：细胞计数＞40 /μL；没有寡克隆带的纯血脑屏障功能障碍；相对于IgG合成，IgA或IgM的比例更高。

有了上述发现，在鉴别诊断时应考虑表46－23列出的多发性硬化症的鉴别诊断中感染性炎症或疾病。

表46－23 多发性硬化症的鉴别诊断

鉴别诊断	CSF发现
肿瘤	孤立的屏障功能障碍
结节病(Boeck病)、Behçet病	隔离的细胞反应
栓塞性局灶性脑炎、结核瘤	细胞增多、IgA合成

46.10 阿尔茨海默病

46.10.1 介绍

阿尔茨海默病(AD)是一种渐进性神经退行性疾病，并且是与年龄有关的痴呆的最普遍形式[51,52]。在早期阶段，AD的病理改变主要影响颞叶，并顺序处理至新大脑皮质相关区域。通过MRI和2－氟－2－脱氧－D－葡萄糖正电子发射断层扫描(FDG－PET)可以检测AD的局部脑萎缩和葡萄糖低代谢特征的模式，但只有AβPET显像对于AD的淀粉样蛋白病理学具有特异性[53]。

AD是一种临床实体，其通过从正常认知和正常CSF标志物发现向具有典型生化AD标签的痴呆阶段的这一连续过程中显现。

淀粉样蛋白的级联假说假定CNS中的淀粉样蛋白沉积是AD的中心事件。淀粉状蛋白，特别是$Abeta_{1-42}$($Aβ_{1-42}$)亚型的细胞外沉积以及细胞内超磷酸化tau蛋白的沉积是主要的病理生理事件。

区分如下：① 家族形式，占AD病例的5％～10％。它通常发生在30～50岁，是由于编码淀粉样蛋白前体蛋白APP的APP基因中的常染色体显性突变和编码蛋白质早老蛋白的*PSEN1*基因和*PSEN2*基因中的突变造成的；② 零星形式，占AD病例的90％。基因变异编码载脂蛋白(APOE)e4是与AD的晚发型相关的突变[54]。

家族性AD的主要原因被认为是$Aβ_{1-42}$产生过剩导致的，而$Aβ_{1-42}$的清除减少被认为是零星形式的原因。检查结果显示弥散性斑块中的β淀粉样蛋白的细胞外沉积及神经炎斑块(即含有退行性神经元元件的斑块)。该疾病的标志是由$Aβ_{1-42}$、tau蛋白和超磷酸化tau蛋白(P－tau_{181P})构成的神经元纤维缠结组成的老年神经炎斑块，为总tau蛋白(T－tau)。在苏氨酸181处的CSF磷酸化的tau蛋白(P－tau_{181P})反映了tau的磷酸化状态和大脑中缠结的形成(参见46.3.6.3)。CSF T－tau是一个更加动态的参数，它反映了急性神经元损伤和大脑中慢性神经元变性的程度。

根据假设模型，$Aβ_{1-42}$的累积引发的发病机制导致突触和神经变性，伴随着神经原纤维缠结形成并最终导致神经损伤和死亡。

CSF是AD生化标志物测定的理想来源：CSF的$Aβ_{1-42}$的减少反映了肽在皮质斑块中的沉积，T－tau的增加反映了神经元变性。

46.10.2 阿尔茨海默病生物标志物

用CSF核心标志物获得了使用生物标志物诊断AD最一致的结果[51,52]：① $A\beta_{1-42}$肽：是脑Aβ代谢和斑块形成的中央生物标志物；② P-tau_{181P}：高浓度的P-tau_{181P}是AD特异的；③ 总τ蛋白(T-tau)：高T-tau浓度是AD中的一项发现，但此外还有卒中，脑外伤，非AD痴呆和克雅病(CJD)等也有高T-tau浓度。在CJD中，正常的P-tau_{181P}与非常高的T-tau一起被发现。

专家们认为，核心标志物的联合决定提供了准确的诊断：为了排除AD、识别前驱AD、指示进展为AD痴呆症。

在要求生物标志物具有明确的临床鉴别诊断观点的情况下，分析可以限于[52]：① 非典型AD与CJD：T-tau、P-tau_{181P}和$A\beta_{1-42}$。② AD与路易体痴呆：P-tau_{181P}和$A\beta_{1-42}$。

在怀疑AD的患者中的基础检验：推荐以下血清基线测试用于区分在非神经退行性疾病和提示为AD的患者中观察到的认知功能障碍：全血计数、Na^+、K^+、Ca^{2+}、葡萄糖、AST、GGT、肌酐、TSH、叶酸、维生素B_{12}。

46.10.2.1 适应证

CSF生物标志物分析确定应考虑患者患有以下疾病[55,56]。

- 早发性痴呆(增加特异性并最小化诊断错误)。
- 轻度认知功能障碍(患有轻度但客观的症状提示AD患者)。
- 轻度认知功能障碍和记忆不清但病因不明的患者。
- 为了优化诊断非记忆性表现、早发性认知障碍，用于区分AD与其他神经变性疾病(即额颞痴呆、血管疾病、精神病症或神经感染疾病)，以及在非确定性临床诊断检查后AD和非AD痴呆之间存在疑虑的情况。
- 非典型AD表现，包括logopenic型进行性失语症、后部皮质萎缩和额状变体(占AD病例的6%～14%)。

46.10.2.2 检测方法

免疫检测，如酶联免疫吸附测定(ELISA)[57,58]。

46.10.2.3 样本

CSF样品收集在聚丙烯管中并立即储存于-80℃或-70℃。

46.10.2.4 参考区间

- $A\beta_{1-42}$：675(182～1 879)ng/L。
- T-tau：280(42～915)ng/L。
- P-tau_{181P}：51(16～156)ng/L。

参考区间[59]表示为中位数和范围是使用参考文献中描述的商业检测[57,58]。

46.10.2.5 临床意义

AD是一种进行性疾病，影响约1 400万的欧洲和美国人，其中43%的人年龄>85岁[51]。从65岁起，AD的发病率和患病率明显与年龄相关。AD有10～20年的临床前期，在此期间神经退行性病变进展。

46.10.2.5.1 阿尔茨海默病的临床表现：在临床上，AD应被认为有三个主要阶段[60]。

- 症状前期：一个潜伏和沉默的临床前阶段。临床疾病发作前，AD病理可能已经存在长达20年。因此，健康个体和非AD痴呆患者可能具有AD病理学特征。
- 前驱期：临床特征为轻度认知障碍(MCI)。每年有10%～20%的MCI病例进展为AD。MCI可以被看作是正常衰老认知功能下降与AD痴呆认知功能障碍之间的过渡区。但是，要对其他原因引起的MCI加以区分，如脑血管疾病、多重用药、抑郁症、过量饮酒/药物使用和神经变性[51]。
- 与痴呆相关的症状：意味着存在严重干扰日常功能的多种认知症状，如记忆、语言、空间定向、行为和个性。非典型AD呈现进行性失语、后部皮质萎缩。6%～14%比例的AD病例是前额变体。

临床AD诊断方法的准确性较低(诊断灵敏性71%～88%，特异性44%～71%)，在疾病的早期临床阶段(即处于前驱期的AD患者)中甚至更低。事实上，初级保健医师往往是患有认知障碍和可能有神经退行性疾病的患者的第一接触点，这可能会成为识别前驱期AD患者的障碍[61]。

在具有缓解疾病可能性的候选药物中，10%～35%的临床诊断为轻度甲状腺疾病的AD患者具有阴性的淀粉样正电子发射计算机体层扫描术(PET)扫描结果[62]。

46.10.2.5.2 生物标志物结果评估：CSF生物标志物应根据临床病史结合神经心理学结果和神经影像学的细胞病理学进行解释[55]。AD的主要阶段伴有大脑中的生物化学变化，这反映在CSF生物标志物中，会有以下发现[55]：减少β淀粉样蛋白$_{1-42}$($A\beta_{1-42}$)、tau蛋白的升高(T-tau，P-tau_{181P})。

生物标志物预测从轻度认知障碍(MCI)转变为AD痴呆的准确度≥80%，为了区分具有稳定MCI的个体和将转化为AD的个体，生物标志物和FDG-PET应具有最大的诊断灵敏度和特异性。

根据阿尔茨海默病生物标志物标准化联盟(ABSI)成员的建议，为了准确地诊断AD，应分析所有三种经典生物标志物($A\beta_{1-42}$、T-tau和P-tau_{181P})及其他神经退行性疾病结果。参见表46-24和表46-25。

表46-24 评估脑脊液生物标志物发现[51,52]

在认知功能障碍患者个体中，所有三种CSF生物标志物都在正常范围内，这就排除了阿尔茨海默病(AD)。
AD患者显示低浓度的$A\beta_{1-42}$和高浓度的T-tau和P-tau_{181P}，这种模式被称为AD鲜明特征。
生物标志物对轻度认知障碍(MCI)患者进展为AD痴呆的预测性很高。一项研究[72]显示鉴定前驱型AD的诊断灵敏性为95%，对稳定型MCI病例和其他痴呆患者的特异性为87%。
从正常到病理性生物标志物水平的变化最可能发生在AD的临床前无症状阶段(在从MCI到AD痴呆进展期间)。
AD的发展是从正常认知到痴呆阶段的连续过程。个体达到AD痴呆典型的生物标志临界值是连续过程的一部分，通常持续数年。
80岁以上的年龄可以增加临床前AD的证据，因为36%具有认知问题的老年人具有AD生物标志物表达。因此，排除AD的可能性在低年龄组中较高。
CSF生物标志物浓度在AD的临床病程中表现出没有或仅极小的变化，并且不能用于疾病严重程度的分期。
在出现临床症状之前很久$A\beta_{1-42}$的浓度达到平台，并且随后几乎没有变化。
高T-tau浓度与从MCI进展到AD更快相关并伴有AD痴呆患者更快认知能力下降和更高的死亡率。
AD治疗2年以上的生物标志物的稳定性表明已达到平台期，这无法提供任何关于患者的临床情况是否已经改善或恶化的线索。
Tau是AD的敏感生物标志物，但随着年龄而增加。因此，tau区分AD与其他形式的痴呆(包括血管性痴呆和额颞痴呆)的能力有限。
将MRI或PET成像与CSF生物标志物分析结合使用，以及特定记忆测试的结果增加了AD和前驱期AD诊断的准确性。低CSF $A\beta_{1-42}$与整体高淀粉样

续 表

蛋白 PET 信号紧密相关。85%～100%的 AD 患者通过淀粉状蛋白 PET 扫描和 $A\beta_{1-42}$ 检测显示正常或阳性结果。

少部分患者表现出与淀粉样蛋白生物标志物结果不一致的情况，即阳性 $A\beta_{1-42}$，但正常淀粉样蛋白 PET 信号或正常 $A\beta_{1-42}$，但阳性皮层淀粉样蛋白 PET 信号。这些介于中间的状况需要进一步的患者随访。

$A\beta_{1-42}$：$A\beta_{1-40}$ 比例相对于单独的 $A\beta_{1-42}$ 具有附加价值，与其他神经退行性痴呆相比，对 AD 的前驱期和痴呆阶段的准确度超过 80%。

一部分患有克雅病和细菌性脑膜炎患者也检测到低水平的 $A\beta_{1-42}$。

表 46-25 阿尔茨海默病生物标志物在不同形式痴呆中的浓度[68]

生物标志物	临界值	主观精神障碍	阿尔茨海默病	额颞叶变性	路易体痴呆	血管性痴呆
$A\beta_{1-42}$ (ng/L)	>550	863(691～1 045)	**447(365～535)**	**741(500～959)**	**638(467～790)**	**627(432～862)**
T-tau (ng/L)	<375	245(179～318)	*604(419～860)*	*350(250～496)*	*305(222～510)*	238(166～430)
T-tau_{181P} (ng/L)	<52	45(36～57)	*83(63～112)*	47(36～63)	*52(40～69)*	35(27～56)

数值表示为中位数和四分位差。与主观精神障碍相比，生物标志物值减少(粗体)，增加(斜体)。数值来自 Lit[69]

46.10.2.6 注意事项

样本[63]：① 腰椎穿刺应在隔夜禁食后的早晨进行；② 将 CSF 收集在聚丙烯(而不是玻璃或聚苯乙烯)管中以最小化收集容器壁对蛋白质的吸附；③ CSF 样本应只能在室温下储存一段时间。如果分析不是在同一天进行的，样品应在 -70℃ 或 -80℃ 深度冷冻。

检测方法：实验室之间CSF生物标志物浓度变化为20%～35%。大的批间变异和实验室间变异会产生严重的后果，因为不同实验室得到的结果将不能直接比较。

参考区间：CSF 生物标志物的临界值由每个实验室定义。医师需要高诊断灵敏度以方便早期治疗。患者和保险公司需要高的诊断特异性以减少假阳性结果[51]。

46.11 路易体痴呆

痴呆具有复杂的病理和临床异质性。与阿尔茨海默病有关的神经退行性病变占老年患者痴呆病例的 50%～60%，神经病理尸检研究报道，15%～25%的痴呆病例存在路易体、血管性痴呆被认为是造成大多数其他病例的原因[64]。

路易小体是神经元胞质内球形、嗜酸性粒细胞的包涵体。路易小体的好发部位是脑干、皮质下核和边缘皮质。一些阿尔茨海默病，主要是 β 淀粉样蛋白沉积和弥漫性斑块形成，是皮质路易小体大多数痴呆病例的共同特征。参考文献中描述了路易体痴呆所需的主要特征[64]。表 46-25 显示了 AD 生物标志物在特定形式的痴呆中的浓度。

46.12 克雅病(CJD)

CJD 是一种可传播的绵状脑病或朊病毒病。朊病毒(仅有蛋白质感染)缺乏核酸。朊病毒是能够将称为细胞朊病毒蛋白(PRP)的正常宿主蛋白转化为与其自身相似的感染性蛋白。基因 *Pmp* 编码 PRP，并且在朊病毒感染和非感染的动物中都在脑和其他体细胞中有活性[65]。

朊病毒疾病是罕见的神经退行性疾病，偶尔出现，遗传或传染性传播。病理发现显著的海绵状改变、神经元丢失和错误折叠的宿主编码的糖蛋白(PRP)的沉积。CJD 可以自发发生(散发性 CJD)，以家族或遗传形式或通过医源性传播发生。散发性 CJD 占年度人类朊病毒病死亡率的 80%～90%(每 100 万中 1～2 例)[66]。患者的平均年龄是 65 岁。CJD 的主要症状是快速进行性痴呆。在疾病的早期阶段，个体经历人格变化以及视觉障碍和小脑症状。

变异型 CJD(vCJD)：所有朊病毒疾病的原型，羊痒病引起牛海绵状脑病(疯牛病)。年轻人中出现了一种新的变种形式——vCJD，表明疯牛病已经通过饮食暴露传播给人类[65]。

vCJD 与 CJD 在临床过程和大脑变化模式上有所不同。vCJD 通常影响年轻患者(平均年龄为 29 岁)，并且患病时间几乎是经典 CJD 的两倍(14 个月)。早期阶段的特点是精神症状，如行为障碍、抑郁和焦虑。所有患者都出现共济失调并发展为进行性痴呆。

46.12.1 散发性 CJD 的 CSF 蛋白标志物

以下 CSF 蛋白质的增加显示了它们作为 CJD 生物标志物的用途[67]：14-3-3 蛋白(诊断灵敏性 85%，特异性 84%)、T-tau蛋白(诊断灵敏性 86%，特异性 88%)、S100B 蛋白(诊断灵敏性 73%，特异性 95%)、神经元特异性烯醇化酶(诊断灵敏性 82%，特异性 76%)。

在一项加拿大的研究中[71]中，CSF 蛋白标志物对散发性 CJD 的诊断准确性见表 46-26。

表 46-26 CSF 蛋白生物标志物对散发性克雅病的诊断准确性[69,70]

生物标志物	阈值	灵敏性(%)	特异性(%)	阳性 LR	阴性 LR
14-3-3蛋白	蛋白质印迹	88(81～93)	72(69～75)	3.1(2.8～3.6)	0.16(0.10～0.26)
T-tau 蛋白	≥976 pg/mL	91(84～95)	88(85～90)	7.4(6.9～7.8)	0.10(0.06～0.20)
S100B 蛋白	≥2.5 ng/mL	87(80～92)	87(84～89)	6.6(6.1～7.1)	0.15(0.09～0.20)

数据以中位数和 95%CV 表示；LR，似然比

(陈馨宁 译， 张春燕 审校)

47

血管外体液

Arnold von Eckardstein，Lothar Thomas

47.1 腹水

47.1.1 生理生化

沿腹腔排列并覆盖腹内脏器的腹膜表面覆盖有一层薄薄的经血浆超滤所产生的腹水。腹水是腹腔内液体的病理累积。腹水一词来源于希腊文，意思是包、膀胱或腹部。腹水定义为腹腔内超过 25 mL 的液体。较小体积的液体（低至 50 mL）可以使用放射学方法或超声波检测，而较大体积（500～1 500 mL）可通过叩诊法检测。腹水可以发生在任何年龄，包括胎儿时期。最常见的是成人肝硬化和儿童肝肾疾病[1]。

在肝脏中，血液通过肝血窦从肝动脉和门静脉流出，通过肝静脉离开肝脏到达下腔静脉。因为传入流动阻力显著大于传出阻力，所以正弦压力约为 2 mmHg。肝脏淋巴液是由进入窦周隙血浆滤过形成的。每天有 800～1 000 mL 淋巴液从肝脏通过横膈淋巴管引流到胸导管，从那里进入左锁骨下静脉。由于肝窦上皮对白蛋白的高度渗透性，肝淋巴中的总蛋白和白蛋白浓度与血浆中的相当。小肠的窦状隙膜没有显著的渗透梯度，来自肠系膜毛细血管的血液通过肠系膜静脉流入门静脉。肠系膜毛细血管压力约为 20 mmHg。引流自局部淋巴管的肠淋巴与肝淋巴液共同汇入胸导管。与肝窦内皮细胞相比，由于肠系膜毛细血管膜对白蛋白相对非渗透性，因此肠系膜淋巴液中总蛋白浓度仅为血浆中的 20%。这产生了显著的渗透梯度，有利于组织间液返回毛细血管[1]。

在门静脉高压症中，当肝脏和肠系膜毛细血管内的静水压和渗透压以超过淋巴管引流能力的速率产生从血管到淋巴管的流体净转移时，产生腹水。

在大多数肝硬化腹水病例中，与肝淋巴液相比，腹水的蛋白浓度更接近肠淋巴液。这表明肝纤维化进展为肝硬化时，肝脏生成淋巴液的能力下降，并且大多数肝硬化腹水是内源性的[1]。正常肝脏生成淋巴液的速率约每分钟 1 mL。在肝硬化患者中，每分钟能高达 10 mL。

腹水提示肾脏和循环功能恶化。腹水患者有一个 Na^+ 的正平衡，即 Na^+ 排出量低于 Na^+ 摄入量。患者也有发生严重低钠血症和肝肾综合征的风险，合并伴有自发性腹膜炎是临床和治疗上的挑战[2]。

47.1.2 肝硬化腹水

形成腹水的三个主要病理过程如下。

- 门静脉高压使内脏血管内的静水压梯度升高，导致肠淋巴液生成增多。当淋巴液生成超过淋巴引流能力并在腹膜腔积聚时发生腹水[1]。在肝硬化患者中，淋巴液生成速率可增加到 10 mL/min[3]。肝损伤的解剖部位是影响疗效的重要因素。由于肝静脉血栓形成导致的肝后门静脉高压患者（如 Budd - Chiari 综合征）难以治疗，而因门静脉血栓形成引起腹水的患者疗效更好。
- 全身和内脏一氧化氮介导的外周血管舒张导致动脉有效血容量下降和造成血容量不足的高动力循环状态[2]。
- 醛固酮增多症：肾球旁器能感知腹水患者的有效血容量不足。肾脏响应于：① 受刺激的肾素-血管紧张素-醛固酮系统导致交感神经活动增强；② 抗利尿激素（ADH）分泌增加。ADH 的增加促进自由水潴留和血浆容量的扩大。在肝硬化时，血管紧张素的血管收缩作用减弱，导致长期外周小血管变形、内脏血管床扩张、外周血管盗血和持续低灌注[1]。

47.1.3 腹水的病因

在欧洲和北美洲，80%的腹水是由肝硬化引起的。约 50%的代偿性肝硬化患者在 10 年内发生腹水，这其中一半的人在发生腹水的 2 年内死亡。英国一项研究显示肝硬化死亡率为 12.7/10 万，其中 10%～20%患有 3 种最常见肝脏疾病之一（非酒精性脂肪肝、酒精性肝病和慢性丙型肝炎）的患者发生肝硬化的时间为 10～20 年[4]。

恶性疾病是第二常见原因，占 10%，其次是心力衰竭和其他一系列疾病（表 47.1 - 1）。少数患有晚期肝硬化腹水的患者也会出现肝病性肾病，其预后不良[2]。

47.1.4 定义

国际腹水协会定义的术语。

无并发症的腹水：无感染，且与肝肾综合征的发生无关的腹水，可如下分级[3]：Ⅰ级（轻度）：仅能通过 B 超发现的腹水；Ⅱ级（中度）：腹水导致腹部中度对称性膨隆；Ⅲ级（大量）：腹水引起腹部显著膨隆。

顽固性腹水：无法通过药物治疗得到满意的预防，对治疗无反应或早期复发（即治疗性穿刺术后）的腹水，包括以下 2 型[3]：

表 47.1 - 1　腹水类型

腹水	临床和实验室检查
肝硬化腹水	肝硬化是欧洲和北美洲十大主要死亡原因之一。患者受到肝硬化三种主要并发症(腹水、食管静脉曲张出血和肝性脑病)的威胁。肝硬化最常见的病因是由酒精性肝炎、丙型肝炎感染或非酒精性脂肪性肝炎而引起的慢性肝病。腹水形成是慢性肝衰竭的标志,且预示预后较差,3 年内死亡率为 50%。腹水常发生在慢加急性肝衰竭进展的肝硬化患者中,由于促发事件(如感染、上消化道出血、电解质紊乱)引起肝功能的急性恶化。大约 70%的患者会出现明显的肾前性肾衰竭,而约 30%的患者病因是肝肾综合征,其与预后更差[2]。肝肾综合征参见 12.1.5。 实验室检查[5]:清澈、稻草色腹水,多形核白细胞计数<0.25×10^9/L。最重要的实验室检查是血清-腹水白蛋白梯度(SAAG)。如果 SAAG≥11 g/L,则患者有门静脉高压的准确率大约为 97%。门静脉高压伴有腹水形成第二大原因的患者也有 SAAG≥11 g/L。Na^+ 血清浓度约为 130 mmol/L。
腹膜转移癌[6]	这些患者通常患有乳腺癌、胃癌、结肠癌或胰腺癌。腹膜转移癌可能由血道转移所致,也可能是由胃肠道肿瘤细胞向腹膜腔内扩散而局部发展,或者(更常见)是由原发肿瘤的包膜被破坏所致。在 15%～20%首次确诊为转移性疾病的所有患者中,腹膜转移癌是唯一的表现(区域淋巴结除外)。这是因为肿瘤蛋白分泌到腹膜腔中促进了液体向腹腔内的传送。 实验室检查:由于腹水与毛细血管通透性异常有关,所以腹水的 SAAG 低于 11 g/L。因为肝内淤血导致门静脉高压,所以肝转移会引起高梯度腹水[7]。细胞学检查可以判断该过程是良性还是恶性。如果检测三个新鲜的 50 mL 样本,细胞学对腹膜转移癌的诊断灵敏度为 96.7%。如果只有一个样本,相应的诊断灵敏度仅为 82.2%[5]。
胰源性腹水	胰源性腹水是由于慢性胰腺炎时富含蛋白质的胰液进入腹腔,或与急性胰腺炎时胰腺假性囊肿破裂有关。 实验室检查:SAAG<11 g/L。在假性囊肿破裂的急性胰腺炎中,腹水中的 α 淀粉酶活性高于血清中的 α 淀粉酶活性。然而,α 淀粉酶也可以在非胰腺来源的腹水(如与肠穿孔、局部缺血或肠系膜静脉血栓形成有关的腹水)中升高。在这些情况下,非胰腺来源腹水中的 α 淀粉酶活性约为血清值的一半(腹水/血清值为 0.44±0.33)[8]。
右心衰竭、Budd - Chiari 综合征、门静脉畸形[1]	任何影响门静脉血流的情况都可能导致门静脉高压和腹水。非肝硬化肝脏中的正弦压力增加会导致肝脏淋巴液生成增加。因为静水压力的增加也会影响内脏循环,所以这也会导致腹水形成。 实验室检查:见肝硬化腹水。
肾病综合征、左心衰竭	心输出量降低(心力衰竭)或严重蛋白丢失(肾病综合征)会减少有效的动脉血容量,从而导致交感神经系统和肾素-血管紧张素-醛固酮系统的激活(更多信息,参见 47.1.1)。晚期肾病综合征中的低蛋白血症降低了血管内胶体渗透压,使间质液体增多。 实验室检查:见肝硬化腹水。
结核性腹膜炎	结核性腹水是由于炎症蛋白的分泌和液体进入腹膜腔所致。 实验室检查:SAAG<11 g/L。腹水葡萄糖/血糖比值<0.7。
自发性细菌性腹膜炎(SBP)[7,8]	SBP 是指发生时无明确炎症灶的腹水感染。在 10%肝硬化住院患者中会发生,并且经常引发急性失代偿性肝硬化和肝肾综合征。肠道细菌过度生长、通过淋巴管肠内细菌易位至腹腔在 SBP 中起重要作用。该病 1 年死亡率为 50%。 实验室检查:多形核白细胞计数大于 0.25×10^9/L 提示感染,并表明需要抗生素治疗。传统的细菌培养只有 40%～60%的病例呈阳性。但是,如果在床边直接用血培养瓶接种腹水,阳性率会增加到 70%～90%。最常见的病原体来自肠杆菌科,如大肠埃希菌或革兰阳性球菌(如肺炎链球菌)。很少有多于一种病原体或白细胞计数大于 1×10^9/L 的 SBP。在这些情况下,必须考虑继发性腹膜炎的可能性(在腹腔有炎症灶)。
继发性细菌性腹膜炎	实验室检查:总蛋白、LD 和葡萄糖的检测可用于鉴别继发性细菌性腹膜炎和 SBP。如果符合下列三项标准中的两项,则可能发生继发性细菌性腹膜炎[9]:总蛋白>10 g/L,葡萄糖<50 mg/dL(2.8 mmol/L),血清 LD 高于参考区间上限。
非创伤性乳糜性腹水[10]	现已发现 41 种引发非创伤性乳糜性腹水的病因。最常见的病因是淋巴异常:成人占 36%,儿童高达 84%。3%的成人病例和 26%的儿童病例是由淋巴管扩张导致的。恶性疾病是造成非创伤性乳糜性腹水的第二大病因,占 17%。患者出现明显腹胀,继而腹痛,称为腹膜炎。 实验室检查:乳白色,甘油三酯浓度≥2.25 mmol/L(200 mg/dL)[6],有乳糜微粒(冷藏标本)。
嗜酸性粒细胞腹水[11]	嗜酸性粒细胞性腹水是一种罕见的疾病,其特征是在没有已知病因如寄生虫感染、变态反应或恶性肿瘤的情况下,组织和血液嗜酸性粒细胞增多。它是嗜酸细胞性胃肠炎综合征的一部分。
胎儿腹水[1]	通常是因先天性巨细胞病毒感染引起。腹水通常在 21～30 孕周检测到,并非预示预后不良。宫内肠穿孔伴胎粪漏也可发生无菌性腹膜炎。
儿童腹水[1]	儿童腹水最常见的原因是伴有浆膜受累的炎症性肠病,如克罗恩病、嗜酸性肠病和维生素 A 中毒(通过检测视黄醇结合蛋白来诊断)。

利尿剂抵抗性腹水(对饮食中限钠和强化利尿剂治疗无效)和利尿难治性腹水(由于使用有效利尿剂剂量时出现并发症,因此妨碍利尿剂疗效的腹水)。

约 5%的腹水患者病因不止一个,这被称为"混合"腹水。通常,这些患者肝硬化同时合并其他病因,如腹膜转移癌或结核性腹膜炎。

47.1.5 腹水的鉴别

腹水的鉴别的第一步是肉眼观察(表 47.1 - 2)。检测项目的选择取决于临床表现。因为由门静脉高压引起的无并发症腹水呈草黄色且清澈,所以一般常规检查足以区别。

如果存在感染或腹水呈混浊或假性乳糜状,则需要进一步检查。有些检查没有必要,许多仍在使用的检测常常是没有意义[3,4](表 47.1 - 3)。

表 47.1 - 2　腹水的外观及诊断评价[6]

外观	评价
清澈、稻草色	门静脉高压症(肝硬化)
穿刺时均匀出血	恶性疾病、胰腺炎、肠梗死、近期腹部创伤、肺结核
血块或凝固	穿刺创伤
混浊	由粒细胞引起的细菌性腹膜炎、胰腺炎或恶性肿瘤
乳性	含甘油三酯,见于 20%～30%的肝硬化患者
乳糜性腹水	含乳糜微粒,通常由恶性肿瘤引起

表 47.1 - 3　根据 AASLD 实践指南的腹水实验室检查[5]

常规	可选用	不常用	不需要
白细胞计数	血培养瓶培养	抗酸杆菌	pH
细胞分类	葡萄糖	细胞学	乳酸

续 表

常规	可选用	不常用	不需要
白蛋白	乳酸脱氢酶	甘油三酯	胆固醇
总蛋白	α淀粉酶 革兰染色	胆红素	纤维连接蛋白 黏多糖

血清-腹水白蛋白梯度(SAAG)是鉴别肝硬化腹水和其他形式腹水的重要参数。它在腹水鉴别诊断中的重要性参见表 47.1-4。腹水实验室检查结果的评估总结见表 47.1-5。

表 47.1-4 评价血清-腹水白蛋白梯度(SAAG)[4,7]

SAAG<11 g/L	SAAG≥11 g/L
腹膜转移癌	肝硬化、门静脉高压
胰腺炎	恶性肿瘤或转移导致肝内静脉受压(高血压)
结核	充血性心力衰竭

在肾病综合征中 SAAG 值可高于或低于 11 g/L

表 47.1-5 评价不同类型腹水的检查结果

检查	临床和实验室检查
白细胞计数	在10%~30%的自发性细菌性腹膜炎或继发性腹膜炎患者中[6],白细胞计数>0.5×10^9/L且多形核白细胞计数(PMN)>0.25×10^9/L或单PMN升高超过0.25×10^9/L。
细胞学[12]	如果怀疑有恶性腹水,则进行细胞学检查;如果检测三个标本并使用细胞离心沉淀,癌症诊断的诊断灵敏度为96.7%。在无并发症的腹水中,腹水含有间皮细胞和受刺激的淋巴细胞。间皮细胞是具有明显核仁的大细胞。它们常成群存在。在长期腹水中,也观察到红细胞吞噬现象。腺癌是最常见的与恶性腹水相关的癌。这种癌细胞可以根据其核较大、核仁深染与间皮细胞相区别。其核常含有中央大核仁。细胞质中可能存在黏蛋白空泡。根据细胞形态学外观很难确定原发肿瘤。
革兰染色	该检测用处不大,不推荐。分枝杆菌的染色也是无效的。
总蛋白(TP)[4]	传统上,根据TP浓度将腹水分类为渗出液(≥25 g/L)或漏出液(<25 g/L)。这是因为过去认为渗出液是由恶性肿瘤引起的,而漏出液是由门静脉高压引起的。因为常出现误分类,所以这种方法已被血清-腹水白蛋白梯度(SAAG)取代。
乳酸脱氢酶(LD)[7]	大于血清值70%的腹水LD值表明病因为胰腺、恶性或结核(而非肝)。但是,这并不能可靠地排除肝脏疾病或肝脏受累。如果排除肝脏疾病或累及,那么升高的LD仅表明腹水是非肝源性的。
α淀粉酶[7]	大约90%的α淀粉酶升高超过血清参考区间上限的腹水病例是由于急性胰腺炎和假性囊肿破裂引起的。
甘油三酯	在乳糜性腹水中,甘油三酯浓度>200 mg/dL(2.25 mmol/L)。
胆固醇[13]	浓度≥70 mg/dL(1.8 mmol/L)为恶性腹水,低于为肝源性腹水,诊断特异性为100%,诊断效率为94%。
胆红素	腹水胆红素浓度高于6 mg/dL(103 μmol/L)且高于血清浓度提示存在肝内瘘、胆囊瘘或上消化道穿孔[14]。
葡萄糖	结核性腹水中腹水/血清葡萄糖比值小于0.7[15]。
肌酐	腹水中肌酐提示腹腔中存在尿液。
pH	腹水pH没有诊断价值,不建议检测。
肿瘤标志物	因为与常规和其他可选检查相比,肿瘤标志物没有额外的诊断益处,所以不推荐检测。例如,CA 125(参见28.6.6)和CA 19-9(参见28.5.6)受静水压力影响从间皮细胞释放。因此,腹水中这些标志物都可以检测到[5]。

基于总蛋白浓度的渗出液-漏出液概念可导致分类错误。所以美国肝病研究协会(AASLD)和英国肝硬化腹水管理指南不再推荐此概念[3,4]。

47.2 胸腔积液

47.2.1 胸腔积液的形成

肺部的脏层和壁层胸膜之间有一个10~20 μm的潜在腔隙,其中成人内含约0.2 mL/kg体重的液体[1]。胸腔积液含有丰富的糖蛋白,总蛋白浓度约为15 g/L,并含有间皮细胞、巨噬细胞和淋巴细胞。壁层胸膜由肋间动脉供应,脏层胸膜从支气管动脉获得大部分血液供应。脏层和壁层胸膜淋巴管负责维持胸腔液体平衡。在外周壁层胸膜和下纵隔胸膜周围存在淋巴孔。颗粒物质和细胞直接通过这些孔进入淋巴通道。肺部产生的积聚在胸膜腔中的大部分液体经过脏层胸膜,主要被壁层胸膜吸收[1]。

胸腔积液的发病机制有[1,2]:胸膜静水压增高(如充血性心力衰竭、门静脉高压)、毛细血管通透性增加(如由炎症、感染、恶性肿瘤引起的肺炎旁积液)、淋巴引流障碍(如恶性肿瘤)、胶体渗透压降低(低蛋白血症)、胸膜腔内压降低(支气管阻塞、肺不张)、液体从腹膜腔到胸膜腔的跨隔膜运动(如肝胸水)、血管外来源的胸腔积液(如乳糜胸或腹膜透析)。

47.2.2 漏出液和渗出液

传统上,浆液可分为漏出液或渗出液[2]。

47.2.2.1 漏出液

漏出液来源于通过胸膜的超滤液并且蛋白质含量低。这是由肺静水压增加或血浆渗透压降低而无炎性过程所致,且没有胸膜疾病累及[2]。充血性心力衰竭是漏出性胸腔积液的最常见原因;非常见原因包括肝硬化和低蛋白血症。

47.2.2.2 渗出液

渗出液是由胸膜主动分泌或渗漏形成的。炎症或肿瘤恶性进展侵犯胸膜,导致其通透性增加。渗出液比漏出液蛋白含量更高。肺部、胸膜或肺外病因可引起胸腔积液。以下情况下会出现渗出性胸腔积液:炎症或浸润过程侵犯胸膜表面,使毛细血管通透性增加;通过壁层胸膜的胸膜液引流减少。

最重要的病因是炎症、感染、肿瘤或药物(胺碘酮、苯妥英、呋喃妥因和甲氨蝶呤)引起的[1]。

如果要求实验室区分漏出液或渗出液,则是要求实验室确定胸腔积液的病因。

47.2.3 胸腔积液的病因

即使在没有临床症状的情况下(如伴有肺不张的重症监护患者或低白蛋白血症患者)时,也可以使用影像学来诊断漏出液和渗出液[1]。

大量的单侧胸腔积液表明恶性疾病,大约70%的病例是渗出液。另外,双侧积液主要是已知疾病过程中产生的漏出液。

通过病史可以获得重要诊断信息,如患者是否有肺炎或胸膜炎史、是否进行了冠状动脉搭桥手术(尤其是涉及胸廓内动脉的切除术)放疗或者石棉工作相关。

在治疗性胸腔穿刺术后的24~72 h内,当胸腔积液重新积聚时，应考虑陷闭肺、腹膜透析、肝源性胸水和中心静脉导管（含生理盐水或葡萄糖溶液）血管外移位[1]。

在胸腔穿刺术后迅速复发的渗出液可能发生在侵袭性血管肿瘤如血管肉瘤或乳糜胸中。

胸腔积液的病因见表47.2-1。

表47.2-1 胸腔积液的病因[2]

漏出液（常见）	漏出液（较不常见）
充血性心力衰竭	肝硬化
	肾病综合征
	急性肺不张
	腹膜透析
	胸/腹手术后
	黏液性水肿
	产后积液
	卵巢过度刺激
渗出液、炎症、感染性（常见）	**渗出液、炎症、感染性（较不常见）**
细菌性肺炎	病毒感染
结核	真菌感染
	寄生虫感染
	膈下脓肿
渗出液、炎症、非感染性（常见）	**渗出液、炎症、非感染性（较不常见）**
肺栓塞	胶原血管病
	药物性
	胰腺炎
	尿毒症
	Dressler综合征
	陷闭肺
	放射治疗
	石棉损害
肿瘤性渗出液（常见）	**肿瘤性渗出液（较不常见）**
原发性肺癌	间皮瘤
转移癌	Meigs综合征
白血病、淋巴瘤	
其他渗出液（常见）	**其他渗出液（常见）**
血胸（创伤性、自发性）	乳糜胸（外伤、肿瘤）
漏出液或渗出液	
肺栓塞，利尿剂疗法，卵巢过度刺激	

47.2.4 胸腔积液的鉴别

患者的临床评估通常可提供足够的信息来决定是否需要胸腔穿刺。例如，在已知疾病过程中双侧漏出液不需要进行检查。但是，单侧胸腔积液总是需要进一步检查。

47.2.5 胸腔积液的取样

英国胸科学会指南建议[3,4]：诊断性胸腔积液样本应使用穿刺针（21G）和50 mL注射器收集、样本应放在无菌瓶和血培养瓶中、生化分析首选肝素管、葡萄糖测量的样本应保存在氟化草酸盐管中、细胞学检查首选柠檬酸盐管、用于pH测量的样本应该在肝素化的血气注射器中厌氧收集以获得厌氧样本、无菌容器用于微生物学检查（革兰染色、抗酸杆菌、真菌）。

47.2.6 标本外观

应注意胸腔积液的外观和气味，所有血性和乳白色样本应进行离心分离。样本的外观将有助于病因诊断[3,4]：① 标本离心前血性、混浊或者有腐烂气味提示为渗出液；② 离心后，胸腔积液的血细胞比容超过50%患者的血清血细胞比容时可诊断血胸；③ 在离心后明显溶血的标本不适用于临床化学分析；④ 如果离心后混浊或乳白色标本的上清液变清，则怀疑脓胸；如果仍混浊则可能是乳糜胸。应通过检测甘油三酯来确诊或排除乳糜胸。

47.2.7 胸腔积液检查

用于漏出液和渗出液的鉴别以及在特定情况下有助诊断的实验室检查参见表47.2-2。

表47.2-2 用于评价胸腔积液病因的实验室检查[1,2,5]

检查项目	临床和实验室检查
漏出液和渗出液的区别	虽然列出了一系列的检查，但英国胸科协会（BTS）指南[5]指出，结合多项检测的效果并不比单测总蛋白更好。附加检测胆固醇和LD也有助于判断。
- 总蛋白（TP）[2]	切点值为30 g/L时，8%渗出液和15%漏出液被误分类。当年龄较大的人群应用这个切值时，29%的渗出液和漏出液都被误分类。TP浓度高达49 g/L是诊断渗出物的准确度更高。TP浓度≥40 g/L含有胆固醇的渗出液，可能是结核性胸膜炎[6]。
- 乳酸脱氢酶（LD）	LD升高是胸膜炎的典型表现[6]。有学者认为只有在TP结果模棱两可（25～35 g/L）时才需要测定LD[3]。LD活性>1 000 U/L表明是由脓胸、复杂肺炎旁胸腔积液、含有胆固醇的积液、风湿性胸膜炎或胸膜下腔淋巴瘤引起的渗出物[6]。
- 胆固醇	渗出液的胆固醇水平高于漏出液。切值为60 mg/dL（1.55 mmol/L）可以区别炎性漏出液和恶性渗出液。误分类率为5%。胆固醇检测是对TP检测的重要补充选项[2]。
- 血清-积液（PF）白蛋白梯度	血清和PF中的白蛋白浓度差异可以将PF分为两类（高梯度≥12 g/L，低梯度<12 g/L）。高梯度提示漏出液，而低梯度提示渗出液。因为诊断灵敏性和特异性只有约90%，所以不推荐测定血清-积液白蛋白梯度[4]。
特定情况下的检查项目	以下检测可用于评价胸腔积液的病因。
- 白细胞（WBC）计数[1]	漏出液一般白细胞计数<0.3×10^9/L，大部分渗出液的白细胞计数>0.5×10^9/L。WBC计数>10×10^9/L可将鉴别诊断的范围缩小至非并发性肺炎旁积液、急性胰腺炎、肺栓塞、狼疮性胸膜炎、类风湿胸膜炎和心脏后损伤综合征。白细胞计数>50×10^9/L提示诊断复杂性肺炎旁胸腔积液或胰腺胸膜瘘。细胞计数>100×10^9/L提示由细菌和结核分枝杆菌引起的脓胸。
- 嗜酸性粒细胞计数[1]	嗜酸性粒细胞百分比超过10%为胸水嗜酸性粒细胞增多症。气胸和血胸是两种最常见的病因。气胸的嗜酸粒细胞增多发生在数小时内。对于血胸，血液进入胸腔后的10～14天内不会发生嗜酸性粒细胞增多。约1/3的良性石棉性胸腔积液的患者伴有胸腔积液嗜酸粒细胞增多。胸腔积液嗜酸性粒细胞增多症的其他原因包括肺栓塞、寄生虫感染（尤其是肺吸虫病）、真菌感染（组织胞浆菌病或球孢子菌病）和药物如呋喃妥因、丙基硫氧嘧啶和丙戊酸。
- 葡萄糖[3]	在风湿性积液、恶性积液、脓胸和结核性积液中，葡萄糖浓度<30 mg/dL（1.7 mmol/L）。

续 表

检查项目	临床和实验室检查
- pH[1]	大多数渗出液的 pH 为 7.30～7.44。但是，与下列疾病相关的渗出液 pH 低于 7.30：复杂性肺炎旁胸腔积液、脓胸、食管破裂、慢性类风湿胸膜炎、胆固醇积液、恶性胸腔积液、结核性胸膜炎、急性狼疮性胸膜炎和肺吸虫病。根据英国胸科协会指南，怀疑有胸膜感染和胸腔积液 pH 低于 7.20 的患者应进行胸腔引流。
- α 淀粉酶[3]	α 淀粉酶活性高于血清参考区间上限见于急性胰腺炎、食管破裂和 10%的恶性积液。
- 甘油三酯[7]	如果乳白色胸腔积液的甘油三酯浓度＞110 mg/dL(1.24 mmol/L)，则提示乳糜性积液。但是，如果甘油三酯水平＜50 mg/dL(0.57 mmol/L)，则可能性仅为 5%。
- 肌酐	胸腔积液中肌酐浓度升高可提示尿胸。
- 肿瘤标志物	CEA、NSE、CA 19-9、CYFRA 21-1 和 AFP 仅在高浓度时有诊断意义。
- 间皮素	间皮素是由间皮细胞产生的 40 kDa 糖蛋白，可以在血清和胸腔积液中测定以筛选间皮瘤。间皮素在间皮瘤中过度表达，可通过免疫法检测。浓度升高也可见于肾功能不全患者。也可见表 47.2-4。
- Fibulin-3	Fibulin 家族是分泌糖蛋白，组成纤维细胞外基质和介导细胞之间以及细胞与基质之间的信号传导。血清和胸腔积液中 Fibulin-3 水平升高提示胸膜间皮瘤。

47.2.8 检测结果的临床意义

鉴别漏出液与渗出液最有用的检测是胸腔积液的总蛋白浓度。漏出液浓度小于 25 g/L，而渗出液浓度大于 35 g/L。然而，很多标本的总蛋白浓度在 25 g/L 和 35 g/L 之间，所以难以判断。因此，可以采用 Light 标准来鉴别(表 47.2-3)。此标准对于诊断渗出液的灵敏性为 100%，但是根据此标准有 15%～30%的漏出液被误分类，所以推荐增加其他检测项目、决策树或不同的切值[5]。

表 47.2-3 渗出性胸腔积液 Light 标准[8]

标准	灵敏性	特异性	阳性预测值	阴性预测值
TP＞30 g/L	89	91	96	80
LD＞200 U/L	71	100	100	61
TP PF/血清＞0.5	90	98	99	82
LD PF/血清＞0.6	86	98	99	77

诊断灵敏性和特异性用%表示；LD，乳酸脱氢酶；PF，胸腔积液；TP，总蛋白；PF/血清，胸腔积液与血清的比值

由于无法获得正常胸水样本，所以无法确定生化检测的参考区间；因此需同时比较胸腔积液标本与此刻的血清标本。

胸腔积液相关的疾病以及相关的临床和实验室检测见表 47.2-4[14]。

表 47.2-4 胸腔积液相关疾病[1,2,5]

疾病	临床和实验室检查
心力衰竭	左心衰竭常导致胸腔积液。然而，最新的研究表明，单独的右心衰竭也会引起胸腔积液[9]。 实验室检查：胸腔积液是漏出液(总蛋白浓度＜25 g/L)。
肝性胸腔积液	约 15%的患者发生双侧漏出性积液。
肾病综合征	如果这些患者出现胸腔积液，那么通常为少量双侧漏出液。

续 表

疾病	临床和实验室检查
腹膜透析	腹膜透析的主要并发症包括感染如腹膜炎、出口处感染、腹压相关如腹壁疝和胃食管反流。含有透析液的胸腔积液较少见，但也可由先天性腹内压增高或获得性膈肌缺陷引起。腹膜透析患者的胸腔积液发生概率约为 2%[10]。 实验室检查：腹膜透析相关的胸腔积液是漏出液。总蛋白浓度＜5 g/L，葡萄糖浓度＞200 mg/dL(11.1 mmol/L)。
静脉导管移位	生理盐水或葡萄糖溶液从血管外空间进入胸膜腔，产生漏出性胸腔积液。总蛋白浓度＜10 g/L，如果静脉注射溶液含有葡萄糖，则胸腔积液中的浓度显著高于血清中的浓度。
恶性肿瘤	50%以上的胸腔积液是恶性的。这些积液主要是渗出液。 实验室检查：胸腔积液中总蛋白浓度通常＞35 g/L，LD 活性大于血清 LD 的 2/3，胆固醇水平＞60 mg/dL(1.55 mmol/L)。细胞学检查的诊断灵敏性为 50%～60%。
急性胰腺炎	急性胰腺炎引起胸腔积液是渗出液，其中 α 淀粉酶活性至少是血清参考区间上限的 2 倍(通常为几千单位)。
食管破裂	食管破裂产生 pH 为 5.0～7.0 的渗出性积液，唾液淀粉酶浓度显著高于血清唾液淀粉酶浓度。
乳糜胸	乳糜积液的甘油三酯浓度＞110 mg/L(1.24 mmol/L)且含有乳糜微粒。
Biliopleural 瘘	Biliopleural 瘘与渗出性胸腔积液有关。胸腔积液与血清胆红素比值大于 1。
活动性类风湿关节炎	约 3%的活动性类风湿关节炎患者会产生渗出性胸腔积液。葡萄糖浓度＜20～30 mg/dL(1.2～1.7 mmol/L)，在 70%～80%的情况下甚至＜10 mg/dL(0.6 mmol/L)。其对鉴别胶原疾病如系统性红斑狼疮引起的积液有意义。胶原疾病渗出液的葡萄糖浓度是正常的。
肺炎旁胸腔积液	20%～57%住院的细菌性肺炎患者会发生肺炎旁胸腔积液。这些渗出性积液的 WBC 计数升高、LD 活性升高、葡萄糖浓度降低。
药物	胺碘酮、受体阻滞剂、甲氨蝶呤、呋喃妥因、苯妥英和丙戊酸均可导致胸腔积液。渗出液主要是嗜酸性粒细胞。患者也可能会发热。
胸膜间皮瘤	侵袭性肿瘤中的胸膜间皮瘤与石棉接触有关。间皮瘤由胸膜浆膜表面的间皮细胞发展而来，石棉接触后典型的潜伏期为 30～40 年。大多数患者初期出现大量胸腔积液。 实验室检查：为渗出性积液。通过检测血清和胸腔积液中的生物标志物间皮素和 Fibulin-3 可以鉴别有石棉接触的健康个体和间皮瘤患者。间皮素对间皮瘤诊断灵敏性为 64%，诊断特异度为 89%。胸腔积液间皮素是比血清间皮素更为灵敏的生物标志物[11]。Fibulin-3 是更佳的生物标志物。在一项研究中[12]，两组队列的间皮瘤患者平均积液 Fibulin-3 水平分别为 694 μg/L 和 636 μg/L，而非间皮瘤的胸腔积液患者其水平为 212 μg/L 和 151 μg/L。切点值为 46 μg/L 时，血清 Fibulin-3 检测可以区分间皮瘤患者和石棉接触者，诊断灵敏度为 100%，特异性为 94.1%[12]。
多发性骨髓瘤	1%的多发性骨髓瘤患者会出现胸腔积液，尤其是那些具有侵袭性临床和实验室特征的 IgA 或 IgD 骨髓瘤患者。积液为渗出液，其总蛋白升高、有可识别的浆细胞[13]。

47.3 心包积液

47.3.1 引言

心包腔是围绕心脏的双壁膜。腔的最外层是纤维心包。纤维心包与大血管的外膜黏附在一起，在膈肌中心腱下方和胸骨前方有韧带附着。纤维心包内面紧贴有浆膜心包壁层，浆膜心包的脏层附着于心脏表面。因此，心包腔是壁层和脏

层之间的空间[1]。

两层都被 10～15 mL 的血浆超滤液(漏出液)互相分离。心包为心脏提供机械保护,并且心包液在心脏和心包腔之间提供润滑。约 70%的先天性心包缺陷发生在左心,17%发生在右心;绝大多数心包完全缺失的患者是无症状的。

心包疾病的范围包括先天性缺陷、心包炎、肿瘤和囊肿。心包炎的病因分类包括感染、自身免疫性疾病、心肌梗死后综合征和自身反应性(慢性)心包炎。

心包积液和心脏压塞的患者可能会出现各种不同的临床症状。对于缓慢发展的心包积液,可能需要超过 1 000 mL 才能产生液体压迫的心脏症状(心脏压塞)。但是,当心包积液迅速积聚时,仅仅 100 mL 可能会极大降低心输出量。一些患者可能无症状,而另一些患者可能发生心颤。心脏压缩通常会导致心室充盈减少,进而导致每搏输出量和心输出量下降。如果这种情况迅速发生,那么患者会出现急性症状,如心动过速、心律失常、低血压和心电图异常[1]。大多数有症状的非血性积液量为 300～600 mL。许多因心包积液而心脏压塞的患者表现出右心衰竭,影响心室和心房[2]。

47.3.2 心包积液的病因

即使在没有临床症状的情况下,使用影像学也可以诊断出漏出液和渗出液,如自身免疫性心包炎或肾功能不全和心包积液的患者。

大量心包积液会导致心脏压塞症状,如果其发展迅速,可能会危及生命。

临床病史是首要的,如明确患者是否有心脏戳伤、创伤术后压塞或评估患者是否有自身免疫性疾病或来自一个结核病高发的国家(非洲、俄罗斯)。

其次最重要的检查是心包穿刺,以确定积液是漏出液、血性积液、乳糜性积液、恶性渗出液还是心包积气。

在治疗性心包穿刺术的 24～72 h 内,当心包积液迅速重新积聚时,应考虑左心室前壁大面积梗死或乳糜性心包积液。

与心包积液相关的心包炎的病因见表 47.3－1。

表 47.3－1 心包炎的病因和发病率[3]

病因学	发病率(%)
感染性心包炎	
- 病毒(柯萨奇病毒 A9 或 B1～4、埃可病毒 8、腮腺炎病毒、EBV、CMV、HIV、风疹病毒、水痘-带状疱疹病毒、细小病毒 B19)	30～50
- 细菌(肺炎球菌、脑膜炎球菌、淋球菌、嗜血杆菌、疏螺旋体、梅毒螺旋体、结核分枝杆菌、衣原体)	5～10
自身免疫性心包炎	
- 系统性红斑狼疮	30
- 类风湿关节炎	30
- 全身性硬化症	>50
2 型自身免疫过程	
- 风湿热	20～50
- 心脏切开术后综合征	20
- 心肌梗死后综合征	1～5
- 自发性慢性心包炎	23
心包炎和周围器官疾病的积液	
- 急性心肌梗死	5～20
- 心肌炎	30
代谢性疾病的心包炎	
- 肾功能不全	常见
- 黏液性水肿	30
创伤性心包炎	罕见
肿瘤性心包疾病	35
原发性肿瘤	罕见
继发性转移性肿瘤	
- 肺癌	40
- 乳腺癌	22
- 胃和结肠癌	3
- 白血病和淋巴瘤	15

特发性,从 3.5%到 90%以上不等[4]

47.3.3 心包积液的鉴别

很多疾病与心包积液的产生相关。通常,病因不清、临床上无法确定的情况只有在尸检时才有可能。虽然超声心动图是诊断心包积液的有效的非侵入性方法,但它不能确定病因。然而,目前仍可以用有限的诊断方法来证实渗出液的存在,在某些病例中,可以通过病史、临床表现和特定的实验室检查来实现鉴别诊断。

47.3.4 样本采集

应按照参考文献中的要求进行取样[1],并采集至下列试管进行检查:肝素管生化分析、含有氟化钠和草酸盐管用于葡萄糖测定、含有柠檬酸盐管用于细胞学检查(标本应无凝块)、无菌容器用于微生物检查(革兰染色、抗酸杆菌、真菌)、血培养瓶用于培养细菌和真菌。

47.3.5 标本检测

应评估标本的外观和气味,并对所有混浊的标本进行离心:① 离心前血性、混浊或腐烂气味提示化脓性积液;② 离心后心包积液的血细胞比容>50%全血血细胞比容时可诊断心包积血;③ 离心后明显溶血的标本不适用于临床化学分析;④ 混浊或乳白色标本离心后上清液清澈提示脓胸,乳白色上清液提示乳糜积液。应通过检测甘油三酯来确认或排除乳糜积液。

用于鉴别漏出液和渗出液的实验室检查,以及在特定情况下对诊断有用的检测见表 47.3－2。

表 47.3－2 心包积液的生化检测[3]

检查项目	临床和实验室检查
漏出液与渗出液的区别	漏出性心包积液是由超滤血浆产生的浆液组成。渗出性积液由心包炎症或感染性疾病产生。PF 中的 LD 和葡萄糖可用来鉴别漏出液与渗出液。
- 总蛋白(TP)	漏出液 TP≤30 g/L,高值则为渗出液。TP>30 g/L 且积液/血清比值>0.5 为渗出液[6]。总蛋白质绝对值和积液/血清比值是区分漏出液和渗出液最有用的检测。

续 表

检查项目	临床和实验室检查
- 心包积液/白蛋白值	根据积液/血清的白蛋白比值可将心包积液分为两类。计算比值需测定同一天内血清和心包积液标本的白蛋白浓度，并将血清值减去心包积液的值。高梯度(≥12 g/L)为漏出液，低梯度(<12 g/L)表明为渗出液[6]。
- LD	LD 升高是心包炎症的典型表现。LD 水平>200 U/L 或 LD 积液/血清值>0.6 的表明为渗出液。
- 葡萄糖[3]	漏出液的葡萄糖平均浓度为 96 mg/dL ± 51 mg/dL(5.3 mmol/L ± 2.8 mmol/L)，而渗出液为 78 mg/dL ± 42 mg/dL(4.3 mmol/L ± 2.3 mmol/L)。但是，培养阳性的脓性渗出液的血糖水平[47 mg/dL ± 25 mg/dL(2.6 mmol/L ± 1.4 mmol/L)]显著低于非感染性积液[103 mg/dL ± 36 mg/dL(5.7 mmol/L ± 2.0 mmol/L)]，积液/血清的比值分别为 0.28 mg/dL ± 0.14 mg/dL 和 0.84 mg/dL ± 0.23 mg/dL。
特殊情况的检查项目	下列检测不能区分漏出液和渗出液，但可作为心包积液病因学检查的一部分。
- 白细胞计数	漏出液平均白细胞计数为 1×10^9/L；渗出液计数更高。在一项研究中[7]，细菌感染的白细胞计数为$(41.4 \pm 77.1) \times 10^9$/L，粒细胞占 78% ± 20%，风湿性心包积液为$(12.1 \pm 21.6) \times 10^9$/L，粒细胞占 69% ± 23%。单核细胞比例升高与恶性积液(79% ± 27%)和黏液性水肿相关的心包积液(74% ± 26%)有关。
- 胆固醇	研究显示[7]胆固醇浓度在对照组为(49 ± 18)mg/dL[(1.3 ± 0.4)mmol/L]，细菌性心包炎患者为(121 ± 20)mg/dL[(3.1 ± 0.5)mmol/L]，恶性积液患者中为 117 ± 33 mg/dL[(3.0 ± 0.9)mmol/L]。
- 革兰染色	用于评估病原体的诊断灵敏性为 38%，特异性为 99%。
- 结核分枝杆菌	分子生物学方法(PCR)的诊断灵敏性为 83%，特异性为 100%。
- 肿瘤标志物	怀疑恶性疾病时应检测 CA125、CA72-4、CA15-3、CA19-9、CEA 和 AFP[3]。在对恶性和非恶性病因患者心包积液中的 CEA、CA19-9、CA72-4、SCCA 和 NSE 的研究中，发现 CA72-4 是最强的判别因子，其次是 CEA。29 例积液中，其中 21 例(72%)为非恶性，8 例为恶性；只有 1 例非恶性积液中 CA72-4 为阳性(4%)；因此推荐用于心包积液的非决定性细胞学评价[8]。

47.3.6 临床评估

心包积液的形式可以是漏出液、渗出液、心包积脓或心包积血。大量积液常见于肿瘤性、结核性或尿毒症性心包炎以及黏液性水肿、寄生虫病和胆固醇积液[3]。鉴别漏出液与渗出液最有效的检测是总蛋白质浓度。如果总蛋白质少于 30 g/L，则积液为漏出液；否则，就为渗出液。然而，很多漏出液被误诊为渗出液。对诊断渗出性胸腔积液的 Light 标准(表 47.3-3)是否能诊断渗出性心包积液进行评估，并与两项大型研究中的其他标准(表 47.3-4)进行比较。表 47.3-5 罗列了与心包积液有关的疾病。一篇回顾性研究[4]表明，漏出液与渗出液在心包积液中的差异在当代医学中几乎没有诊断价值。

表 47.3-3 渗出性心包积液的 Light 标准[9]

标准
LD>200 U/L 或 $LD_{心包积液}/LD_{血清}$>0.6
总蛋白心包积液/血清值>0.5
诊断灵敏性 98%

表 47.3-4 渗出性心包积液的诊断标准[7]

标准	灵敏性(%)
比重>1.015	90
总蛋白>30 g/L	97
总蛋白心包积液/血清值>0.5	96
LD 心包积液/血清值>0.6	94
葡萄糖心包积液/血清值>1.0	85

表 47.3-5 心包积液相关疾病[3]

疾病	临床和实验室检查
急性心包炎	急性心包炎是一种常见疾病，约有 0.1%的住院患者和 5%的急诊患者被诊断出患有该疾病[2]。心包炎有多种病因；它可以单独发生或作为全身性疾病的一部分。 临床表现：必须至少符合以下四项诊断标准中的两项[4]：特征性胸痛；心包摩擦；心电图改变；新出现或加重的心包积液。患者通常有发热、乏力和肌痛的前驱症状。老年患者可能无发热。疼痛通常为胸骨后或左心前区。它的复发率为 30%~50%。 实验室检查：血液中的炎症标志物，包括白细胞计数、红细胞沉降率和 C 反应蛋白均升高。但是这些指标并不表明病因。还应确定是否存在心包心肌炎。心肌炎的心肌肌钙蛋白和肌红蛋白水平升高。
- 病毒性心包炎	病毒性心包炎是最常见的心包感染。这些病毒包括柯萨奇病毒 A9 和 B1~4、埃可病毒 8、腮腺炎病毒、EBV、CMV、HIV、风疹病毒、水痘带状疱疹病毒和细小病毒 B19。 实验室检查：使用 ELISA 检测血液中的特异性抗体或使用 PCR 直接检测病毒。心包积液是白细胞计数升高的渗出液。
- 细菌性心包炎	细菌性心包炎很少见。它最常见于免疫受损患者和患有慢性疾病(类风湿关节炎)的患者、心脏手术或意外事故后。未经治疗的患者死亡率高，其主要原因是心脏压塞。 实验室检查：脓性积液的白细胞计数升高。立即进行革兰染色并将部分心包液接种到血培养瓶中。常见的病原体包括流感嗜血杆菌、肺炎链球菌、脑膜炎奈瑟菌、金黄色葡萄球菌、化脓性链球菌和肠杆菌科。心包积液中的白细胞计数超过 50×10^9/L，LD 大于 5 000 U/L，且葡萄糖无明显降低[9]。
- 结核性心包炎	在欧洲和北美，结核性心包炎主要见于免疫受损患者(如 AIDS)，可伴或不伴有心包积液。 实验室检查：为高总蛋白和高比重的渗出液；白细胞计数可高达 50×10^9/L。使用 PCR 检测结核分枝杆菌。
- 肾功能衰竭的心包炎	肾衰竭是心包炎的常见原因，多达 20%的患者会产生大量心包积液。有两种形式的心包炎：一种发生在透析开始前的晚期肾功能不全患者和一种发生在血液透析后的患者中。症状包括胸膜炎性胸痛和发热，但多数患者无症状，无心肌炎症。 实验室检查：积液一般为漏出液。
- 心肌梗死后心包炎	有两种形式的心包炎：早期(心狭窄性心包炎)和晚期(Dressler 综合征)。前者是透壁性心肌梗死期间的直接渗出液。Dressler 综合征在任何类型的心肌梗死(不一定是透壁性)后数周或数月发病。 实验室检查：通常为渗出性积液。厚度大于 1 cm 的积液通常伴有心包积血，约 2/3 的患者会发生心脏压塞或心壁破裂。
- 自身反应性心包炎	心包炎可发生于一系列自身免疫性疾病，如系统性红斑狼疮、类风湿关节炎、进行性系统性硬化症、多肌炎/皮肌炎、混合性结缔组织病、血清阴性脊柱关节炎、血管炎、韦格纳肉芽肿病、Behcet 综合征和结节病。有推测一部分“特发性”心包积液实际上是自身免疫导致的。10%的心脏结节病患者中存在心包积液，但积液通常无症状[10]。 实验室检查：积液是白细胞计数>5×10^9/L 的渗出液(主要是单核细胞和淋巴细胞)。在血清和心包积液中可检测到抗核抗体和心肌抗体(抗肌膜抗体)。必须排除病毒感染。

续 表

疾病	临床和实验室检查
外伤性心包积液、心包切开术后综合征	交通事故后的胸部钝伤、经皮冠状动脉介入治疗中的冠状动脉损伤和上主动脉夹层可产生心包积血导致心脏压塞。 心包切开术后综合征[11]是心脏介入手术的常见并发症。20%～40%的患者手术后6个月内有发生。这是由心肌抗体(抗肌膜抗体、抗纤维抗体)介导的急性免疫病理过程引起的。 实验室检查：患者出现发热、嗜酸性粒细胞增多和炎症标志物升高(白细胞计数、C反应蛋白)。
肿瘤性心包积液[12]	在欧洲和北美,恶性肿瘤是心包积液最常见的病因。尸检结果表明,恶性肿瘤心包累及的发生率为4%～30%。在一项对恶性肿瘤和心包疾病患者的研究中,发现有58%的患者有恶性心包累及,32%有良性特发性心包炎,10%有放射性心包炎[13]。 多种机制导致肿瘤患者发生心包疾病： - 恶性肿瘤直接扩散或淋巴转移播散。转移方式更常见,是直接肿瘤侵袭的40倍以上。肺癌(44%)、乳腺癌(22%)、血液恶性肿瘤(10%)和胃肠道肿瘤(7%)特别易累及心肌[14]。只有12%～25%的转移性心包累及患者有心包积液,其中只有一小部分发展为心脏压塞。相反,20%病因不明的大量心包积液患者发现有恶性肿瘤[3]。 - 化学治疗毒性：如环磷酰胺和蒽环类药物与急性心包炎和肌炎伴心包渗出液有关。 - 放射性毒性：可发生于放射治疗期间、数月后甚至15～20年后。20%的患者会发生心包缩窄。 实验室检查：肿瘤性心包积液是渗出液。在40%～70%的病例中,心包积液中可见肿瘤细胞,但无法精确确定其肿瘤类型。大多数肿瘤细胞是腺癌细胞。
乳糜性心包积液[3]	乳糜性心包积液是由胸导管和心包腔之间的异常连通引起的。它可以是心脏介入手术、纵隔淋巴管瘤、淋巴管瘤性错构瘤或淋巴管扩张症的并发症。也可能因胸导管移位异常引起。 实验室检查：乳白色无菌液,总蛋白浓度为22～60 g/L,甘油三酯浓度>500 mg/dL(5.7 mmol/L)。
黏液性水肿[3]	在5%～30%的黏液性水肿患者中,心包积液进展多年,但不会导致心脏压塞。
药物	有些药物可通过毒性或免疫机制引起心包积液。参考文献[3]中列出了这些药物。

47.4 胆汁和胆汁酸

47.4.1 引言

胆管：肝脏中约5%的细胞是胆管细胞。这些纤毛上皮细胞排列成胆管树,是相互连接胆管的网状结构,其直径从Hering管增大到肝外胆管[1]。排列小叶间胆管和主要胆管的大胆管细胞主要参与分泌,而排列毛细胆管的胆管细胞在炎症和增殖反应中起作用。从顶端细胞膜延伸到导管腔的纤毛具有调节机械感觉、渗透和化学感受功能。纤毛监测胆汁流量和渗透压的变化[2]。

通过促分泌刺激(由促胰液素、血管活性肠多肽、胰高血糖素、乙酰胆碱和铃蟾肽引发)刺激毛细胆管细胞导致水、碳酸氢盐和氯化物分泌到胆管中并且使胆汁碱化。抗分泌机制由内皮素1和生长抑素激活。毛细胆管细胞的核受体(类法尼醇X受体、孕烷X受体、维生素D受体和组成型雄烷受体)调节编码顶端(小管)和毛细胆管细胞膜基底外侧(正弦)转运蛋白基因的转录。此转运蛋白将胆汁酸从窦状间隙血液输送到胆小管中。胆汁酸分泌入胆汁的主动运输受ABCB11(胆汁盐小管输出泵)和MRP2(小管结合输出泵)介导,其中,除了胆汁酸,也转运其他有机阴离子如胆红素进入胆汁。胆汁酸、胆固醇和磷脂酰胆碱在胆汁中常形成混合胶束,其过程受磷脂输出泵多药耐药蛋白3(MDR3)调控。

47.4.2 胆汁的组成

胆汁成分和参考区间见表47.4-1。其中最重要的组分是胆汁酸和胆固醇。

表47.4-1 胆汁分析物的参考区间[8,9]

分析物	参考区间
碳酸氢盐	黄色胆汁：7～24 mmol/L;白色胆汁：未知
胆红素	黄色胆汁：9～77 mg/dL(154～1 320 μmol/L);白色胆汁：低于1.3 mg/dL(22 μmol/L)
钙	黄色胆汁：2.3～4.9 mmol/L;白色胆汁：0.6～4.6 mmol /L
氯化物	黄色胆汁：80～144 mmol/L;白色胆汁：94～152 mmol/L
胆固醇	黄色胆汁：123～209 mg/dL(3.2～5.4 mmol/L);白色胆汁：6～20 mg/dL(0.16～0.52 mmol/L)
葡萄糖	黄色胆汁：低于8 mg/dL(0.44 mmol/L);白色胆汁：低于5 mg/dL(0.28 mmol/L)
镁	黄色胆汁：0.7～1.3 mmol/L;白色胆汁：低于0.2 mmol/ L
钠	黄色胆汁：144～170 mmol/L;白色胆汁：138～162 mmol/L
渗透压	黄色胆汁：1 016～1 018 mmol/L;白色胆汁：1 006～1 019 mmol/L
pH	黄色胆汁：5.78～8.22;白色胆汁：6.64～8.46
磷酸盐	黄色胆汁：低于0.6 mmol/L;白色胆汁：低于1.0 mmol/L
磷脂	黄色胆汁：113～381 mg/dL;白色胆汁：低于50 mg/dL
总蛋白	黄色胆汁：2～6 g/L;白色胆汁：低于9 g/L
胆汁酸	胆酸(三羟基胆烷酸)(11.6±11)mmol/L,鹅脱氧胆酸(二羟基胆烷酸)7.8 mmol/L,总胆汁酸(25±5)mmol / L

47.4.2.1 胆汁酸

胆汁酸具有除垢特性,并且对于膳食脂肪和脂溶性维生素A、D、E和K的增溶是必不可少的[4]。胆汁酸在肝细胞中合成,并通过小管膜分泌到胆管中,从胆管排入胆囊。食物摄取后,胆汁酸被释放到小肠中,发挥其乳化作用。然后它们被肠细胞重新吸收,并分泌入门静脉返回肝脏(肠肝循环)[4]。胆汁酸的生化和代谢见参考文献[5,6]。

由于胆汁酸有毒性,其血浆和肝脏中的浓度维持在较低水平。胆管中高浓度的胆汁酸对人体有害,所以会同时分泌磷脂酰胆碱,与胆汁酸形成混合胶束,从而降低其除垢活性。

以下三种小管转运蛋白在肝分泌胆汁和胆汁淤积病因学中起着重要作用[4]：① 胆汁盐输出泵ABCB11和磷脂酰胆碱转运蛋白裂解酶(ABCB4),两者均是ATP-结合盒(ABC)转运蛋白超家族的成员;② P型ATP酶ATP8B1,其转运磷脂酰丝氨酸的方向与ABCB4转运磷脂酰胆碱的方向相反。

47.4.2.2 胆汁胆固醇

肝脏在胆固醇代谢中起着至关重要的作用。除了表达脂蛋白受体以摄取含有脂蛋白的胆固醇,它还可以合成胆固醇。

胆固醇以两种方式从肝脏中释放出来[7]：富含甘油三酯的VLDL为周围细胞提供脂肪酸、脂溶性维生素和胆固醇,① 通过ATP结合盒(ABC)胆固醇转运蛋白ABCG5/G8将游离胆固醇直接分泌到胆汁中;② 由胆固醇形成的胆汁酸分泌到胆管中。这些胆汁酸的一部分(胆固醇库)随粪便排出体外。

胆汁胆固醇排泄在两种主要疾病复合物的发展中起作用：动脉粥样硬化心血管疾病和胆结石。

47.4.2.3 胆汁胶束

胆汁酸约占胆汁干重有机成分的50%。胆汁的另一主要成分(25%)是磷脂酰胆碱。其为胆固醇、胆红素、谷胱甘肽、色素、植物甾醇和电解质的复杂混合物。

在位于肝细胞毛细胆管膜上的磷脂输出泵MDR3(多药耐药蛋白3)的介导下，胆汁酸、胆固醇和磷脂酰胆碱形成混合胶束。MDR3缺陷会导致进行性家族性肝内胆汁淤积症3型。

47.4.3 胆汁分泌

胆汁通常由肝脏不断分泌，在禁食期间，大约75%被转移到胆囊浓缩。进食后，胆囊收缩并将浓缩的胆汁释放到小肠中。超过95%在肠道的胆汁酸被重新吸收并运回肝脏。

肝胆汁形成可分为毛细胆管水平和胆管水平两个部分。毛细胆管胆汁主要依赖于胆汁酸分泌，占总胆汁量的70%～85%。非胆汁酸依赖性的胆汁是通过无机离子完成的，毛细胆管和胆管均可产生[8]。

尽管胆汁在正常条件下是无菌的，但是可检测到细菌组分如脂多糖(LPS)、脂磷壁酸和细菌DNA片段[统称为病原相关分子模式(PAMP)]。PAMP的存在表明胆管上皮细胞在生理和病理上有细菌感染[9]。

47.4.4 胆汁采集

胆汁有不同类型。

原胆汁：肝脏持续性生成大0.5～1 L的原生胆汁(也被称为胆管胆汁或“A”胆汁)。原胆汁是黄色的，贮存于胆囊并因水被重吸收而浓缩。

胆囊胆汁：也称为“B”胆汁，是浓缩的胆汁，进食后排入十二指肠。其体积约为100 mL，由以下成分组成：水(82%)；胆汁酸(12%)；磷脂(4%)；胆固醇(0.7%)；胆色素、蛋白质和电解质(少于1%)。它的pH为5.6～8.0。

白色胆汁：是一种低黏度的无色半透明液体，可在胆道梗阻后出现。

胆汁采集：① 原胆汁：这种类型的胆汁可以在内镜逆行胆管造影术中获得。它也可以在胆囊切除术后使用T引流管获取。② 胆囊胆汁：胆囊穿刺。③ 含胆汁的十二指肠液：使用Dreiling胃十二指肠管来避免胃液污染。

47.4.5 胆汁的临床意义

胆汁酸是胆汁中最重要的组分，也是唯一具有消化活性的成分(除了具有脂质乳化作用的磷脂)。胆汁酸能促进胰酶在肠道作用，并增强进食时胰液的促胰液素-促胰酶素-胆囊收缩素作用。肠内胆汁酸的减少会导致胆源性消化紊乱。

肝内和肝外胆汁淤积会造成胆汁流动障碍，从而导致消化功能紊乱和血浆胆汁酸浓度升高。主要临床症状是由于皮肤中胆汁酸浓度升高引起的瘙痒。例如，对于原发性胆汁性肝硬化，瘙痒在其他症状出现几年之前就可能发生。

在肝硬化时，胆汁酸合成减少高达50%，这是一些患者发生脂肪泻的原因。

胆汁酸吸收不良或回肠切除术后，由于胆汁酸的正常肠肝循环中断，也会发生胆源性消化紊乱；肝脏无法补偿在这个肠肝循环中损失的超过20%的量。

胆汁酸吸收不良患者的主要症状是腹泻，是由于渗透活性的胆汁酸在结肠浓度增高引起的。脂肪泻是在严重情况下的一个突出症状。

除了胆汁酸量的减少，性质改变也会造成影响[10]。例如，由于肠侧-侧吻合术形成盲囊，或因为憩室、狭窄(肠袢淤滞综合征)导致食糜在肠中淤滞。然后肠道细菌和来自口咽部的细菌可以使胆汁酸去结合。由此产生的游离型胆汁酸水溶性差，通过在空肠中的被动重吸收从肠腔进入血液。以上这些最终导致消化紊乱。

表47.4-2列出了与胆汁成分改变有关的疾病。

表47.4-2 胆汁成分与疾病的关系

疾病	临床与实验室检查
肝外科手术	胆汁正常生理生成的破坏会导致不同程度的病理情况。肝脏手术后肝功能衰竭的主要特征是胆红素显著升高、肝性脑病和胆流异常。肝脏反馈指标侧重于胆汁体积和成分，包括胆汁细胞学。 实验室检查：根据一项研究显示[17]：术后48 h胆汁中低IL-6和肝细胞生长因子预示肝功能衰竭，可能是肝再生能力减弱的替代指标。
胆汁酸吸收不良[18]	胆汁酸吸收不良的患者结肠中胆汁酸浓度升高。脱氧胆酸刺激结肠平滑肌运动并且鹅脱氧胆酸刺激肠分泌。由此导致腹泻。30%的未确诊的腹泻是因为胆汁酸吸收不良。肠易激综合征是另一种常见的疾病。 实验室检查：测定^{75}S同质牛黄胆酸的残留量。7天后含量<5%可诊断为病理性。
胆结石[19]	在禁食期间，由肝脏分泌的胆汁被浓缩并储存在胆囊中，可能导致胆结石的形成。有两种类型： (1) 胆固醇结石。常见于欧洲和北美(20%的成人可以在超声检查中查出)，但在亚洲和非洲罕见。如果胆囊中胆固醇过饱和，超过在给定浓度磷脂酰胆碱和胆汁酸中可溶解的最大浓度，则会形成胆固醇胆结石。另外，胆结石形成需要黏蛋白凝胶作为胆固醇一水合物晶体的成核因子，并且也经常存在胆囊动力不足。雌激素能促进胆汁中胆固醇的过饱和，而孕酮可以阻止胆囊收缩。这些影响对于妊娠晚期和接受激素替代治疗后的绝经后妇女尤为明显。 (2) 胆红素或胆色素结石。该病在非洲和亚洲比胆固醇结石更常见。胆红素结石由胆红素盐的聚合物组成，成分是未结合胆红素和钙盐。病因包括胆红素肠肝循环浓度升高和胆汁盐吸收不良。结肠中过量的胆汁酸会与钙结合，从而阻止钙-胆红素盐复合物的形成。胆红素通过肠肝循环被重新吸收并返回胆道。这种机制也解释了克罗恩病患者胆红素胆结石患病率增加的原因。 胆结石在儿童和青少年中罕见，除了由慢性溶血性贫血而造成的胆红素胆结石。在成年人中，胆结石的患病率随着年龄增长而增加，女性高于男性。高BMI、胰岛素抵抗和糖尿病是高危因素。富含糖类的饮食也与胆结石的发展有关。遗传因素占个体胆结石风险的25%。高甘油三酯血症不是危险因素[20]。 实验室检查：有关胆结石成分的详细信息见表47.4-3。

表47.4-3 胆石成分(干重%)[21]

结石类型	胆固醇(%)	胆红素(%)	胆汁酸(%)
单纯胆固醇结石	94.7±8.1	0.3±0.4	<0.1
胆固醇-色素-钙结石	81.0±6.8	1.2±1.1	0.2±0.2
棕色色素结石	6.3±5.3	31.7±7.8	4.7±2.4
黑色色素结石	2.1±0.6	10.1±6.7	4.2±2.8

数值为$\bar{x} \pm s$

47.4.6 血清胆汁酸

适应证：血清胆汁酸测定是诊断胆汁酸吸收不良的重要指标。

测定方法：总胆汁酸根据酶荧光法、光度法或使用气液色谱来检测[11]。

标本：血清 1 mL。

参考区间[11]：总胆汁酸($\bar{x} \pm s$)：空腹<9 μmol/L[(4.3±2.3)μmol/L]。非空腹 1～12 μmol/L[(6.2±2.8)μmol/L]。

临床意义：肝胆疾病中血清的总胆汁酸浓度增加(表 47.4-4)。血清胆汁酸的变化见于轻度的肝脏异常。进食后，血清胆汁酸通常增加 2～4 倍，高峰在餐后 60～90 min。正常空腹血清总胆汁酸小于 6.4 μmol/L。餐后 2 h 胆汁酸浓度>20 μmol/L 提示肝胆疾病。

表 47.4-4 肝病中血清总胆汁酸的浓度[16]

疾病	总胆汁酸
急性病毒性肝炎	147±126
慢性活动性肝炎	59±58
慢性迁延性肝炎	24±17
隐源性肝硬化	35±18
酒精性肝硬化	57±38
原发性胆汁性肝硬化	96±80
参考区间	2.5～6.8

单位：μmol/L；浓度为 $\bar{x} \pm s$

胆汁酸吸收不良(BAM)中胆汁酸水平会降低。有以下 3 种类型：1 型：回肠疾病、回肠切除或回肠旁路术所致的 BAM。2 型：原发性或特发性 BAM。3 型：胆囊切除术，迷走神经切断术或其他疾病所致的 BAM。

胆汁酸吸收不良的常见原因是回肠切除术和末端回肠疾病(克罗恩病和放射性肠炎)，导致胆汁酸转运蛋白丢失，从而减少重吸收。胆汁酸吸收不良也发生在一小部分没有回肠疾病(特发性胆汁酸吸收不良)的水样腹泻患者中。胆汁在结肠的损失量决定了临床表现[12,13]。

先天性胆汁酸合成障碍 1 型是一种以胆汁淤积为特征的疾病。有此缺陷的个体不能产生胆汁酸[14]。体征和症状在出生后的第一个星期就会进展，但从婴儿期到童年均可起病。患儿发育不良、伴有黄疸和脂肪泄。该病的发病率为(1～9)/100 万人。*HSD3B7* 基因突变导致合成障碍。该基因编码 3β-羟类固醇脱氢酶 7 型，此酶负责将 7α-羟胆固醇转化成 7α-羟基-4-胆甾烯-3-酮[15]。

47.5 羊水

47.5.1 引言

从物理化学的角度来看，羊水是一种非均相体系，由不溶物质(细胞和组织物)悬浮于溶液中组成。离心后，几乎与水一样清澈；但是其比重和渗透压显著更高。羊水由约 98%的水和 2%的固体组成。无机成分类似于间质液，即 Na^+、Cl^- 和 CO_2 的浓度很高，只有少量的 K^+、Ca^{2+}、Mg^{2+} 和磷酸盐[1]。大约一半的固体是有机物，有机物中的 50%是蛋白质。

47.5.2 羊水量

精确的羊水量取决于妊娠周，但平均体积为 800～1 000 mL[2]。在妊娠第 34 周羊水体积大于 2 200 mL 称为羊水过多，而体积小于 318 mL 称为羊水过少。胎儿尿液每天排入羊水：妊娠 20 周平均 70 mL/d，妊娠 30 周平均为 229 mL/d，第 40 孕周平均为 796 mL/d。另外，从妊娠第 10～20 周开始，每天有平均 100 mL/kg 体重的胎儿肺分泌物进入羊水。从妊娠 18 周起，胎儿每天吞咽 4～11 mL 羊水，分娩前不久增加至 210～760 mL。

47.5.3 羊水分析

标本外观：羊水通常清澈而略带黄色或白色。变绿色或混有胎粪可能表明胎儿缺氧。绿棕色表明可能存在血红蛋白降解产物。血液污染的羊水可能从阴道排出，应检查是否存在胎儿红细胞。羊水中分析物的参考区间见表 47.5 1。

表 47.5-1 羊水参考区间[4]

分析物	参考区间
白蛋白	<3 g/L
碳酸氢盐	11～45 mmol/L
胆红素	<0.1 mg/dL(2 μmol/L)
钙	0.86～2.57 mmol/L
CEA	<107 μg/L
氯化物	83～111 mmol/L
肌酐	0.2～0.7 mg/dL(17.7～61.9 μmol/L)
葡萄糖	45～76 mg/dL(3.1～4.2 mmol/L)
尿素	12～32 mg/dL(2.0～5.3 mmol/L)
人绒毛膜促性腺激素	妊娠 9～10 周：68 000±8 000 IU/L
溶菌酶	6～12 mg/L
钠	139～144 mmol/L
钾	3.7～4.4 mmol/L
渗透压	268～280 mmol/L
磷酸盐	1.5～8.6 mg/dL(0.5～2.8 mmol/L)
催乳素	妊娠 20 周：99 850 mU/L
总蛋白	<4 g/L

妊娠早期数据

47.5.3.1 羊水和尿液的鉴别

在疑似羊水渗漏的情况下，区分尿液和羊水非常重要。肌酐、尿素和 K^+ 的检测可用于鉴别(表 47.5-2)。

表 47.5-2 羊水和尿液的鉴别

分析物	羊水	尿液
肌酐	0.2～0.7 mg/dL(17.7～61.9 μmol/L)	>20 mg/dL(1 770 μmol/L)
尿素	12～32 mg/dL(2.0～5.3 mmol/L)	926～2 103 mg/dL (154～350 mmol/L)
钾	3.7～4.4 mmol/L	>5 mmol/L

47.5.3.2 胎粪污染的羊水

胎粪污染的羊水不代表新生儿低血糖。在一项研究中[3]，观察 803 例羊水胎粪污染后出生的婴儿，发现血糖水平低于 47 mg/dL(2.6 mmol/L)占 8.5%，但只有 0.4%有严重低血糖。

47.5.3.3 羊水的聚合酶链式反应(PCR)检测

超声检查对胎儿结构异常及解剖异常的产前鉴别诊断具有重要作用。如果超声异常，那么采用绒毛取样或羊膜穿刺术进行染色体分析对明确诊断十分重要。PCR 也可作为这些检查的一部分用于检测病毒感染。在一项 1 191 例羊水样本研究中[5]，检出异常核型 5.4%，PCR 病毒检测阳性有 6.5%。胎儿宫内生长受限、非免疫性胎儿水肿、手/足畸形、神经管缺陷与病毒 PCR 阳性相关。最常见的病毒基因组是腺病毒和巨细胞病毒。对于宫内生长受限、非免疫性胎儿水肿、手/足畸形或神经管缺陷的胎儿，应考虑进行羊水病毒 PCR 检测。

妊娠期间对于弓形虫和细小病毒 B19 在羊水中垂直传播的诊断仍然至关重要。

弓形虫：在妊娠期感染弓形虫的妇女，胎儿感染的风险为 7.4%。羊水 PCR 检测效果优于常规寄生虫学方法：诊断灵敏度 97.4%(羊水 PCR)、89.5%(常规寄生虫学)；阴性预测值 99.7%(羊水 PCR)、98.7%(常规寄生虫学)[6]。

人细小病毒 B19(B19V)：在一项研究中[7]，母亲血清和羊水中的 B19V DNA 浓度分别为 10^4～10^5拷贝/mL 和 10^7～10^8拷贝/mL。孕妇均在妊娠 13～14 周期间感染 B19V，随后在妊娠 16～27 周检测病毒浓度。羊水可以检测妊娠早期胎儿 B19V 感染，并能代替胎儿血清。

47.6 淋巴液

淋巴液是一种透明、淡黄色液体，可吸收组织中的毛细血管滤液，并通过淋巴系统将其引流到胸导管，从那里进入左锁骨下静脉(参见 47.2)。进食后从胃和肠道排出的淋巴液是混浊或乳糜的，因为它含有乳糜微粒，所以称为乳糜。

非乳糜性淋巴液来自其他组织，如肺。每天总共有 1.5～2.5 L 的淋巴液流入静脉系统；其中约 1 L 来源于胸部。

淋巴液中主要生化项目的参考区间见表 47.6－1。乳糜胸腔积液参见 47.2。乳糜性心包积液见表 47.3－5[2]。

表 47.6－1　淋巴液的参考区间[1]

分析物	参考区间
白蛋白	12～42 g/L
α淀粉酶	15～83 U/L
ALT 和 AST	同血清
钙	1.7～3.0 mmol/L
氯化物	85～130 mmol/L
胆固醇	65～220 mg/dL(2.2～5.7 mmol/L)
葡萄糖	48～200 mg/dL(2.6～11.1 mmol/L)
尿素	17～36 mg/dL(2.8～4.3 mmol/L)
钠	104～108 mmol/L
钾	3.8～5.0 mmol/L
pH	7.4～7.8
总蛋白	22～60 g/L
甘油三酯	高于血清
红细胞	(0.05～0.6)×10^9/L
淋巴细胞	(0.4～6.8)×10^9/L

47.7 胃液

胃液由胃壁细胞产生的酸性分泌物和其他胃黏膜细胞产生的碱性分泌物混合而成。其分泌受神经和体液刺激影响。

胃酸分泌受以下反馈机制的调节：① 迷走神经兴奋、胃泌素和组胺刺激 H^+ 分泌；② 如果酸性胃内容物溢出进入十二指肠，则促胰液素、血管活性肠多肽和抑胃肽会抑制 H^+ 分泌。

壁细胞与胃分泌 H^+ 的能力有直接的相关性。胃蛋白酶原由主细胞分泌，胃泌素由幽门窦的 G 细胞分泌。每 24 h 分泌 1～3 L 的胃液。

可以通过五肽胃泌素最大刺激后的胃酸分泌检测(最大胃酸分泌量，MAO)来了解胃黏膜功能状态。该试验首先通过胃管连续抽 1 h 测定基础分泌量，然后给予五肽胃泌素刺激后连续采集胃液 1 h。在健康个体中，基础 H^+ 分泌(基础胃酸分泌量，BAO)小于 5 mmol/h，刺激分泌量为 20～25 mmol/h。Zollinger－Ellison 综合征 BAO 明显升高，BAO/MAO 值＞0.6。

胃液中分析物的参考区间见表 47.7－1。

表 47.7－1　胃液的参考区间[1,2]

分析物	参考区间
氨	0.6～1.9 mmol/L
抗坏血酸	17～31 mg/L
钙	0.6～7.0 mmol/L
CEA	＜0.5 μg/L
氯化物	57～137 mmol/L
柠檬酸盐	33～65 mg/L(172～338 μmol/ L)
游离酸	＜78 mmol/L
尿素	0.7～1.6 mg/dL(0.11～0.27 mmol/L)
尿酸	0.7～1.4 mg/dL(42～84 μmol/ L)
乳酸	19～37 mg/L(0.21～0.42 mmol/L)
溶菌酶	43～106 mg/L
镁	0.5～3.2 mmol/L
黏蛋白	＜0.4 g/L
pH(成人)	1.6～2.4
pH(6～48 月龄儿童)	2.0～4.0
钠(成人)	32～84 mmol/L
钠(6～48 月龄儿童)	60～69 mmol/L
钾(成人)	5.0～11.8 mmol/L
钾(6～48 月龄儿童)	10.7～14.2 mmol/L
蛋白	0.7～3.9 g/L
丙酮酸	5～8 mg/L

在幽门螺杆菌胃炎中，胃液中的氨含量可以升高5～10倍。

对于疑似肺结核患者，采集胃液标本可用于培养结核分枝杆菌，诊断灵敏度为89%[3]。

47.8 鼻腔分泌物

47.8.1 鼻腔分泌物增多

鼻黏膜易受病毒和细菌感染。各种病原体通过鼻黏膜进入人体，包括普通感冒病毒、流感病毒、麻疹病毒、腮腺炎病毒，以及百日咳博德特菌。炎症介质的激活使血管舒张、毛细血管通透性增加，由此导致血浆渗出和鼻腔分泌物增多。鼻腔分泌物的主要成分是通过鼻黏膜高渗透性有孔毛细血管过滤产生的[1]。

鼻息肉是鼻腔分泌增多的另一个原因。息肉是由中性粒细胞、嗜酸性粒细胞和浆细胞浸润的水肿组织发展而来。鼻息肉患者的鼻腔分泌物中的总蛋白、白蛋白、分泌型IgA、IgG和(在IgE介导的变态反应中)IgE的浓度比对照组鼻分泌物更高[2]。

47.8.2 脑脊液漏

脑脊液漏可能发生在创伤后、医源性、自发性或特发性鼻漏。脑脊液鼻漏是由硬膜和颅底之间的瘘管形成的。最常见的部位是筛窦和额窦。从鼻腔流出的是脑脊液鼻漏，经过颞骨和中耳漏入耳道的是脑脊液耳漏。

标本采集：对于CSF鼻漏，通过在鼻腔插入一个棉垫来收集；CSF耳漏通过中耳穿刺来收集液体。

鼻腔分泌物和脑脊液的鉴别：用于区分鼻腔分泌物和CSF的最重要的检测是β微量蛋白(CSF中主要的蛋白)和β_2转铁蛋白。鼻分泌物和CSF中各种分析物的浓度差异见表47.8-1。生物标志物如β_2转铁蛋白和β微量蛋白对于诊断脑脊液漏出是必要的[7]。

表47.8-1 鼻腔分泌物和CSF中分析物的参考区间

分析物	鼻腔分泌物	CSF	评价
β微量蛋白[3,4]	高达1.27 mg/L	11.2～32.6 mg/L	诊断鼻溢液有97.3%的诊断灵敏度和100%的特异性
β_2转铁蛋白(β_2-TF)[5]	只有β_1-TF	β_1-TF和β_2-TF	使用电泳检测。在鼻腔分泌物中，只检测到β_1-TF条带；但在CSF中，可以检测到β_1-TF和β_2-TF条带
葡萄糖[6]	高达10 mg/dL(0.6 mmol/L)	>30 mg/dL(1.7 mmol/L)	非可靠标准。为了排除与血液的混合，也用试剂条检测血红蛋白
Na^+[6]	90～148 mmol/L	同血清	不能用于鉴别
K^+[6]	6～28 mmol/L	同血清	不能用于鉴别
总蛋白[6]	1～35 g/L	0.2～0.5 g/L	不能用于鉴别
细胞	中性粒细胞、嗜酸性粒细胞、浆细胞	淋巴细胞，单核细胞	因为鼻腔分泌物中的白细胞分类可以根据病因而变化，所以不能用于鉴别

47.9 泪液

泪腺分泌液膜，防止角膜变干。泪液的特征性检测见表47.9-1。

表47.9-1 泪液分析物[1,2]

分析物	参考区间
白蛋白	14～26 mg/L
氯化物	128 mmol/L
胆固醇	10～25 mg/dL(0.3～0.7 mmol/L)
葡萄糖	2～18 mg/dL(0.1～1.0 mmol/L)
IgA	206～450 mg/L
IgG	3～7 mg/L
IgM	5～13 mg/L
乳铁蛋白	3～7 mg/L
溶菌酶	2.1～3.7 mg/L
β_2微球蛋白	1.3～2.1 mg/L
钠	146 mmol/L
钾	16 mmol/L
pH	7.1～8.7
蛋白	4.6～6.9 g/L
转铁蛋白	0.2～14 mg/L

47.10 汗液

汗液(出汗)是含有低浓度其他组分的稀释电解质溶液。其主要功能之一是调节体温。汗液主要有两种类型。

- 外泌汗液，由皮肤表面上的外分泌细胞产生，并受胆碱能交感神经刺激而分泌。外泌汗腺由分泌部和排泄导管组成。
- 顶泌汗液。这种类型的汗液由腋窝和耻骨区的毛囊中的顶泌细胞分泌。其分泌主要受肾上腺素刺激。

成人在没有空调的高温条件下生活1～6周，每小时产生大约700 mL的汗液。在高温中长时间体力活动，汗液可以增加到每小时1 500 mL。热刺激下汗液中电解质、葡萄糖、尿素和蛋白质的浓度随着年龄增加而增加，除了蛋白质，男性均高于女性[1]。汗液分析物的参考区间[1,2]见表47.10-1。

表47.10-1 汗液中分析物的参考区间[1,4]

分析物	男性	女性
氨(mmol/L)	1.4～4.7	1.4～4.7
氯化物(mmol/L)[1]		
- 6～15岁	41～100	41～102
- 16～25岁	60～101	71～96
- 26～35岁	71～102	75～100
- 36～45岁	90～103	71～102
- 46～55岁	96～107	75～108

续 表

分析物	男性	女性
葡萄糖(mg/dL)	<7	<7
乳酸(mmol/L)	21～57	21～57
pH	4.0～6.8	4.0～6.8
尿素(mg/dL)(mmol/L)	56～234	56～234
	9.3～39	9.3～39
尿酸(mg/dL)(μmol/L)	0.2～0.7	0.2～0.7
	12～41	12～41
钾(mmol/L)[1]		
- 6～15 岁	11.4～23.2	10.7～13.6
- 16～25 岁	13.5～40.0	18.8～28.2
- 26～35 岁	22.0～43.6	20.0～28.8
- 36～45 岁	28.2～44.8	16.3～33.0
- 46～55 岁	32.8～40.0	23.0～25.2
钠(mmol/L)[1]		
- 6～15 岁	44～105	39～102
- 16～25 岁	62～113	77～94
- 26～35 岁	75～119	83～98
- 36～45 岁	75～136	79～97
- 46～55 岁	65～146	92～109

47.10.1 囊性纤维化

囊性纤维化是最常见的遗传性疾病之一，高加索人发病率为 1∶3 200，非洲人和亚洲人发病率为 1∶15 000。肺表面和气道腺上皮的黏膜吸收障碍是发病的主要原因。顽固分泌物阻塞肺和黏膜下腺的远端气道。腺管扩张和气道表面附有稠厚的中性粒细胞为主的脓性黏液分泌物是囊性纤维化的病理特征。脓性黏液分泌物使病原体(如流感嗜血杆菌、金黄色葡萄球菌、假单胞菌属、伯克霍尔德菌属)易于生长繁殖。离子运输和水盐平衡中的缺陷与囊性纤维化中的器官损伤有关[3]。

肺表面和气道腺上皮细胞的顶部质膜含有囊性纤维化穿膜传导调节蛋白(CFTR)。CFTR 是介导 Cl^- 跨细胞膜转运蛋白中的一种[3]。迄今为止，已经确定了超过 1 500 个可以导致 CFTR 功能障碍的突变。例如，在支气管黏膜细胞中，Cl^- 的分泌减少导致 Na^+ 和水向细胞内流入增加。支气管分泌物中水分减少，增加了其黏度。

与肺表面上皮细胞和气道的腺上皮相比，汗腺具有明显的异常[3]。在正常条件下，Na^+ 随着反荷离子 Cl^- 主要通过顶端 Na^+ 通道和 CFTR 从管腔内被吸收。在囊性纤维化中，功能性 CFTR 的障碍限制了 Cl^- 的重吸收，从而限制了可回收的盐的量。因为在管腔中没有其他的 Cl^- 重吸收途径，所以 Na^+ 也很难被吸收，致使皮肤表面汗液的盐浓度增高[3]。

毛果芸香碱离子电渗法检测汗液用于诊断囊性纤维化。

47.10.1.1 汗液的标准化试验

原理[4]：通过离子电渗法给予皮肤毛果芸香碱刺激汗腺分泌，然后将汗液收集到纱布或滤纸上，或者转移到 macroduct 管上，并检测 Cl^- 浓度。

结果解释：美国囊肿性纤维化基金会共识报告[4]使用原始标准化汗液试验的通用定义是：Cl^- 浓度≤39 mmol/L，正常；Cl^- 浓度 40～59 mmol/L，中间；Cl^- 浓度≥60 mmol/L，异常。

在 2005 年的美国囊肿性纤维化基金会患者登记处，只有 3.5%诊断为囊性纤维化的患者汗液 Cl^- 浓度<60 mmol/L，其中只有 1.2%的值<40 mmol/L[4]。

(鞠颖慧　孟志民　译，　王蓓丽　审校)

48

支气管肺泡灌洗液

Joachim Müller - Quernheim

48.1 引言

定义：支气管肺泡灌洗(BAL)是一种从下呼吸道上皮表面获取细胞和非细胞组分的技术，并且与支气管洗液不同，后者是指从较大支气管中抽吸出分泌物或少量灌洗盐水[1]。

技术层面：BAL是作为支气管树的常规纤维光学检查的一部分，并且在活检和刷检之前进行，以避免回收的液体中有过量血液导致细胞和非细胞组分浓度的改变。在局限性疾病中，应该灌洗相应病变部位。在弥漫性疾病中，通常灌洗右中叶或舌叶，因为当患者仰卧时，解剖结构有利于液体和细胞从这些部位最大限度地被回收[2]。

48.2 适应证

非肿瘤性肺部疾病的诊断性灌洗：排除感染(特别是免疫受损的宿主被未知的病原生物侵犯下呼吸道的机会性感染)、检测病原体(如细菌、病毒、真菌和分枝杆菌)、细胞学检查诊断间质性肺病[2]。

治疗性灌洗：肺泡蛋白沉着症、抽吸出造影剂或胃液、伴有黏液栓塞的支气管哮喘。

48.3 标本

BAL是纤维支气管镜检查的一部分。有关纤维支气管镜检查的详细信息，请参阅参考文献[3]。

支气管镜必须放置于最大的肺泡灌洗回收量的位置。通过将直径为5.0～6.5 mm的支气管镜器械嵌顿于支气管的第4级或第5级亚段可以实现这一点。

虽然灌洗液到达肺泡必须经过10～12级支气管，但支气管表面仅占总灌洗面积2%～4%，使得肺泡表面占总灌洗面积的95%以上。由支气管上皮细胞改变引起的伪像在第一份回收的灌洗液中是可以识别的。如果该灌洗液被丢弃，则会认为只检查了肺泡。

如果细胞学检查发现鳞状和柱状上皮细胞，则可认为是支气管伪像(如咳嗽引起)。为了避免污染，BAL必须在经支气管活检或刷检之前进行。在局限性疾病中，影像学显示的病变部分必须灌洗。

在弥漫性疾病中，BAL通常选择舌叶或中叶。假设支气管镜楔入第4～5级支气管，检测范围为肺表面的1.5%～3%，相当于大约10^6个肺泡。标本应具有代表性，以反映由弥漫性肺疾病(如结节病)引起的病变。在其他弥漫性肺疾病中，应该灌洗影像学明确显示的病变节段，因为病变不会累及整个肺部。

灌洗液通常是缓冲或无缓冲的无菌等渗37℃生理盐水。每次注入20～60 mL的量，直至总灌洗液量为150～300 mL，每次注液后立即以负压吸出。不必等到预先设定的停留时间。如果灌洗液总量小于100 mL，那么支气管细胞会影响细胞学检查的结果。第一部分的灌洗液通常回收量少。此后，回收率提高，健康志愿者可回收总量的60%～70%。吸烟者和大多数肺部疾病患者，特别是阻塞性气道疾病，其灌洗液回收率降低[1]。灌洗液应收集在硅化玻璃或聚乙烯容器中并冷却。这可以避免肺泡巨噬细胞黏附在容器壁上，否则由于肺泡巨噬细胞的丢失会导致淋巴细胞比例的假性增高。为确保重复性和诊断准确性，回收率至少需达到30%[4]。

微生物检查需要立即送检。对于常规细胞学检查，BAL可以送到院外的实验室。注意，最好是将细胞离心干燥。

48.4 灌洗标本的处理

为了确定细胞总数，将支气管肺泡灌洗液(BALF)合并并充分混合。使用无菌纱布过滤灌洗液去除黏液。使用血液分析仪对细胞进行计数。将BALF低速离心10～20 min。除去上清液以测定非细胞组分。然后将细胞沉淀重新悬浮在Hank平衡盐溶液或磷酸盐缓冲盐溶液中[1,2]。

48.4.1 细胞分类计数

将含有约4×10^4细胞/mL的细胞悬浮液离心，然后用May - Grünwald - Giemsa或Wright - Giemsa染色。总共计数200～500个细胞，并将肺泡巨噬细胞、淋巴细胞、中性粒细胞、嗜酸性粒细胞和其他细胞分类计数。每种细胞类型用总细胞(不包括红细胞和上皮细胞)的百分比或每单位体积回收液的细胞总数来表示[1]。

48.4.2 淋巴细胞亚群

可通过用流式细胞术或免疫细胞组化染色进行淋巴细胞亚群分析[7,9]。

48.4.3 非细胞成分

可检测白蛋白、转铁蛋白、免疫球蛋白、补体、酶、酶抑制剂、肿瘤标志物和炎症介质。病理情况下的微小变化和没有完全统一的参考值妨碍了这些项目的检测[7]。

48.4.4 参考区间(表 48-1)

表 48-1 支气管肺泡灌洗的参考区间

细胞总数	(2～10)×10^7/L(非吸烟者) (2～50)×10^7/L(吸烟者)	
细胞学检查(结果以%表示)[5,6,7,8]		
	非吸烟者	吸烟者
- 肺泡巨噬细胞	92.5(75.2～98.4)	96.9(92.1～99.9)
- 淋巴细胞	6.5(1.3～21.6)	2.3(0.5～6.8)
- 中性粒细胞	0.9(0.0～2.6)	0.5(0.0～2.2)
- 嗜酸性粒细胞	0.1(0.0～0.5)	0.2(0.0～1.0)
数值是第 5 和第 95 百分位数		
淋巴细胞亚群(结果以%表示)[8,9]		
	非吸烟者	吸烟者
- T 细胞($CD3^+$)	70.3(15.0～94.9)	69.2(7.6～95.5)
- $CD4^+$	44.4(9.0～83.5)	32.2(6.6～65.0)
- $CD8^+$	20.7(5.0～49.4)	29.2(0.5～58.0)
- $CD4^+$/$CD8^+$	1.4(0.4～3.5)	1.7(0.3～3.3)
- B 细胞	3.2(0.0～17.1)	6.4(15.0～28.1)
数值是第 5 和第 95 百分位数		

48.5 临床意义

支气管肺泡灌洗在诊断中的作用：BAL 检查广泛应用于肺部感染、间质性肺病、过敏性肺炎和特发性肺纤维化患者(表 48-2)。

表 48-2 BAL 作为诊断和治疗辅助手段的肺部疾病

非感染性疾病	感染性疾病
结节病	病毒感染
特发性肺纤维化	细菌感染
肺部受累的系统性疾病,包括韦格纳肉芽肿病	非典型分枝杆菌病
过敏性肺炎	曲霉病
嗜酸性粒细胞增多症	念珠菌病
特发性肺含铁血黄素沉着症	隐球菌病
纳米颗粒导致的肺泡炎	
肺泡蛋白沉着症	
组织细胞增多症 X	

外观评价：外观评价提供了有价值的线索。如果液体乳浊,则可能为肺泡蛋白沉着症,回收的灌洗液橙红色逐渐变深,可能为肺含铁血黄素沉着症。

细胞学检查和淋巴细胞免疫表型：细胞学分析时某种 BAL 细胞类型百分比升高和 $CD4^+$/$CD8^+$ 值改变提示疾病(表 48-3)[2]。提示特定类型的间质性肺病的异常 BAL 细胞分类模式有[2]：

- 淋巴细胞≥25%,提示肉芽肿性肺病(结节病、过敏性肺炎、慢性铍尘肺),细胞非特异性间质性肺炎、药物反应、淋巴样间质性肺炎、隐源性机化性肺炎或淋巴瘤。
- 在其他类型炎症细胞比例不增加的情况下,$CD4^+$/$CD8^+$>4 对于结节病具有高度特异性。
- 淋巴细胞>50%,提示过敏性肺炎或细胞非特异性间质性肺炎。
- 中性粒细胞>50%,提示急性肺损伤、吸入性肺炎或化脓性感染。
- 嗜酸性粒细胞>25%,临床表现符合则可诊断急性或慢性嗜酸细胞性肺炎。
- 肥大细胞>1%、淋巴细胞>50%、中性粒细胞>3%,提示急性过敏性肺炎。

表 48-3 与特定 BAL 细胞类型百分比升高相关的疾病[2]

淋巴细胞型(淋巴细胞>15%)	嗜酸性粒细胞型(嗜酸性粒细胞>1%)	中性粒细胞型(中性粒细胞>3%)
结节病	嗜酸性肺炎	胶原血管疾病
非特异性间质性肺炎	药物引起的肺炎	特发性肺纤维化
过敏性肺炎	骨髓移植	吸入性肺炎
药物引起的肺炎	哮喘、支气管炎	感染：细菌、真菌
胶原血管疾病	Churg-Strauss 综合征	支气管炎
放射性肺炎	变应性支气管肺曲菌病	石棉肺
隐源性机化性肺炎	细菌、真菌、蠕虫、肺孢子菌属的感染	急性呼吸窘迫综合征
淋巴增生性疾病	霍奇金淋巴瘤	弥漫性肺泡损伤

肺泡巨噬细胞：在急性病程中,巨噬细胞的形态会发生改变。相对不成熟、单核细胞样形态的细胞更常见。也可以通过细胞免疫组化方法来检测。由于超过 95%的肺泡巨噬细胞生理性表达 HLA-DR 基因[10],所以在炎症过程中无法检测到有临床意义的差异。淋巴细胞上的 HLA-DR 表达仅提供有关其活化水平的有限信息。因此,使用这个参数,只有连续观察才能提供有临床价值的信息。

BAL 对于肺出血患者是一种安全的检查方法,并能检出含铁血黄素巨噬细胞[1]。

48.5.1 感染性疾病

表 48-4 列出的感染性疾病可以通过找到病原体而确诊。一般来说,如果腐生菌定植未知,那么检测灌洗液中的病原体是唯一对临床有用的方法[1]。流感病毒和呼吸道合胞病毒通常不在呼吸道中定植,若灌洗液中检测出该病原体,则意味着病毒性肺炎。对于巨细胞病毒,由于健康人群呼吸道也可存在该病毒,所以应该在观察到相应的细胞病原学效应后会才能诊断巨细胞病毒感染。PCR 的应用提高了检出限,且推荐用于免疫受损患者。但是,其临床价值尚未明确确定[11]。

表 48-4 肺部感染性疾病的 BAL 病原体检测*

卡氏肺孢菌	肺炎支原体
弓形虫	肺炎衣原体
军团菌	流感病毒
组织胞浆菌	呼吸道合胞病毒
专性非典型分枝杆菌	

*通过检测 BAL 液中的病原体或其 DNA 进行诊断

48.5.1.1 病原体的定量检测

在没有相应疾病的情况下,潜在致病菌在呼吸道中也具有繁殖能力,所以难以评估灌洗液中发现的细菌。定量测量在这种情况下是有帮助的,因为如果每毫升灌洗液存在超过 10^5 个集落形成单位的微生物,且其他临床表现相符合,那么检测出的微生物可能就是病原菌[12,13]。这在非典型分枝杆菌属、念珠菌属和曲霉菌属及表 48-4 所列出的其他病原体感染中特别有意义。

48.5.1.2 社区获得性肺炎

对于免疫抑制患者(如 HIV 感染、器官移植后),BAL 是一种有价值的诊断方法[14]。在肺或骨髓移植的患者中进行的常规术后检查发现高达 10%的病例有感染[15,16]。

医院感染和呼吸系统肺炎:BAL 病原体的定量检测比其他检查方法,如保护性刷检、活检,随机抽取分泌物,具有相等甚至更高的诊断灵敏度[17]。在检查前 16 h 停止使用抗生素治疗,其灵敏度更高。每毫升灌洗液中存在 10^3～10^4 个集落形成单位的病原体则可认为具有临床意义。必须注意的是,也可能产生假阴性结果,所以呼吸性肺炎也可以在不检测微生物的情况下使用其他综合方法来诊断[18]。

48.5.2 非感染性肺疾病

在非感染性肺疾病中,BAL 检查侧重于寻找这些疾病的特征性诊断依据(表 48-5)。在间质性肺病和评估某些职业暴露时,BAL 可提供有用的附加信息(表 48-6)。BAL 的检测结果可影响疾病的鉴别诊断和治疗决策,对于复杂病例的监测特别有价值。

表 48-5 不同疾病的 BAL 特征性检查结果

疾病	特征
肺泡蛋白沉着症	灌洗液的总体外观是不透明和(或)乳白色的,镜下发现肺泡巨噬细胞胞浆中的 PAS 阳性包涵体和板层小体,以及以小嗜酸性颗粒和无定形碎片为背景的大的无细胞结构的嗜酸性小体[24]。此病可使用大容量治疗性 BAL[25]。
朗格汉斯细胞组织细胞增多症	朗格汉斯细胞组织细胞增多症是以表皮树突细胞为特征的一组特发性病症。总细胞中超过 4%是 $CD1^+$ 细胞(MHCII、Birbeck 颗粒)和活化的朗格汉斯细胞($CD54^+$ 和 $CD58^+$)[26]。

表 48-6 支气管肺泡灌洗液可提供有用信息的非感染性疾病

疾病	临床和实验室检查
间质性肺疾病	在没有感染或肿瘤的免疫功能正常宿主中发生,具有不同程度组织炎症和纤维化的急性和慢性双侧实质性浸润性肺疾病统称为间质性肺疾病(ILD)。ILD 的临床特征通常是异常呼吸困难、胸部影像显示双侧肺部浸润、肺部生理改变以及通气障碍。ILD 的病理特征是炎症和免疫效应细胞的聚集,通常伴有远端气道、肺泡壁和间质中的异常细胞外基质。ILD 通常会在数月至数年内进展,无论是已知还是未知原因造成的。 已知病因的 ILD:与结缔组织病相关的 ILD(CTD-ILD)、过敏性肺炎(HP)。 未知病因的 ILD:结节病、特发性间质性肺炎(IIP)。IIP 包括异质性 ILD[特发性肺纤维化(IPF)、非特异性间质性肺炎(NSIP)、脱屑性间质性肺炎(DIP),呼吸性细支气管炎伴间质性肺病(RBILD)、急性间质性肺炎(AIP)、隐源性机化性肺炎(COP)和淋巴样间质性肺炎(LIP)]。 美国胸科协会临床实践指南关于 BAL 间质细胞分析在间质性肺病中的临床应用结论[2]: - 对怀疑 ILD 的患者进行初步临床和影像学评估后,对于胸部高分辨 CT 呈现非常见间质性肺炎模式的患者,BAL 细胞学分析可能成为诊断评估的有用辅助手段。 - BAL 细胞检查中主要为炎症细胞模式时有助于临床医师缩小 ILD 的鉴别诊断(表 48-3)。 - BAL 细胞学分类正常不排除肺组织中存在微小异常。 - BAL 细胞学分析不足以诊断特定类型的 ILD,除了恶性肿瘤和一些罕见的 ILD。然而,当结合临床和影像学表现时,异常结果可作为特定诊断的依据。 - BAL 细胞学分析无法评估预后和治疗反应。
- 结节病[26]	结节病的特征是细胞丰富的肺泡炎,绝对和相对淋巴细胞增多>15%,$CD4^+/CD8^+$ 值>4,肺泡巨噬细胞而是显著绝对值增加,以及非连续的中性粒细胞增多。特别是 T 细胞 $CD4^+/CD8^+$ 值显著升高。通常预后良好的急性形式表现出明显的病变,而预后难以确定的慢性形式仅表现轻微异常或正常。因为参考值的非参数分布,即使是健康的个体也可能超出范围,所以阈值仅用于参考。大约 4%的结节病患者的 BAL $CD4^+/CD8^+$ 值<1.0。在非吸烟者和吸烟者中,慢性进行性形式和需要治疗者会伴有中性粒细胞增多(>3%)[2,9]。在一项临床多中心试验中[27],超声内镜比支气管镜检查发现肉芽肿比例更多(74% *vs.* 48%)。BAL 中用流式细胞术检测 T 细胞 $CD4^+/CD8^+$ 值对结节病的诊断灵敏度为 54%(95%置信区间 46%～62%),细胞学分类(细胞离心涂片分析)为 24%(95%置信区间 16%～34%)。
- 特发性肺纤维化(IPF)[28]	IPF 是一种不明原因的慢性进行性纤维化间质性肺炎的特殊形式。IPF 主要发生在老年人身上,局限于肺部。临床症状无特异性,可合并多种肺部和心脏疾病。常规实验室检查的结果无特异性。该疾病的纤维化反应是由异常活化的肺泡上皮细胞导致的。成纤维细胞和肌成纤维细胞灶分泌大量的细胞外基质,主要是胶原,导致肺结构的形成瘢痕和破坏。
外源性变应性肺泡炎(EAA)[29]	EAA 由多种抗原引起。众所周知的引起过敏性肺炎的物质存在于微生物(如嗜热放线菌属、曲霉属)中。该疾病的特征是双相病程。在急性期接触抗原立刻发病,可见中性粒细胞性肺泡炎。在亚急性和慢性期表现为弥漫性淋巴细胞性肺泡炎(淋巴细胞多达 80%),T 细胞 $CD4^+/CD8^+$ 值降低,HLA-DR 表达增加,细胞毒性细胞增加。T 细胞 $CD4^+/CD8^+$ 值的典型改变并不常见。
特发性慢性嗜酸细胞性肺炎(ICEP)[30]	ICEP 以亚急性或慢性呼吸系统和一般症状为特征。患者胸部影像学表现为周围肺浸润,肺泡或血液嗜酸性粒细胞增多。ICEP 成人是儿童发病频率的 2 倍,女性是男性的 2 倍。其中一半患者有哮喘病史。BAL 的嗜酸性粒细胞检测(细胞分类计数嗜酸性粒细胞为 60%)以及中性粒细胞的非连续增加是诊断线索。血液嗜酸性粒细胞增多≥10^9/L。韦氏肉芽肿病可以通过中性粒细胞性肺泡炎(中性粒细胞多达 50%)来区分。必须考虑到热带疾病的可能性。
特发性肺含铁血黄素沉着症	特发性肺含铁血黄素沉着症(Ceelen 病)可通过检测肺泡巨噬细胞中典型的含铁血黄素颗粒来诊断。如果在检查时仍有急性出血,灌洗液将呈现特征性红色。
石棉肺[31]	在石棉肺中,灌洗液中石棉纤维的数量与肺实质中石棉纤维的数量相关。如果每毫升发现超过一根石棉纤维,则这对应于干肺组织中含有超过 1 000 纤维/g 的石棉。然而,灌洗检查不能区分是石棉接触还是本身是石棉肺。此外,石棉肺与中性粒细胞和淋巴细胞性肺泡炎相关。
铍尘肺[32]	BAL 淋巴细胞转化试验细胞铍呈阳性。吸烟者会出现假阴性结果。细胞学分类与在结节病中所见相同。
累及肺部的系统性疾病[33]	呈现出肺泡炎异质性模式。淋巴细胞性肺泡炎患者预后比中性粒细胞或嗜酸性粒细胞肺泡炎患者好。嗜酸性粒细胞肺泡炎治疗后预后好。经常发现转变为特发性肺纤维化。

48.5.3 恶性疾病

如果肿瘤弥漫性生长，如淋巴管癌病、恶性淋巴瘤、白血病或肺泡细胞癌，则可通过 BALF 细胞学分析诊断恶性肺病。即使在难以获得的肺外周肿块，也能通过 BALF 进行细胞学诊断。对于可疑病例也需要进行支气管活检或刷检[19]。BALF 中肿瘤标志物（如 NSE）检测在肺癌分期中没有任何价值[20]。

48.6 注意事项

适应证：BAL 过程没有绝对的禁忌证。相对禁忌证为：患者配合差、用力呼气量<1 000 mL、中度气道阻塞的支气管哮喘、高碳酸血症、难以纠正的低氧血症、严重心律失常、最近 6 周内有心肌梗死、难以纠正的出血因素和凝血障碍[1]。纤维支气管肺泡灌洗是一项安全的操作。尚未报道有致死性并发症。偶尔会发生发热（2.5%）、支气管痉挛（0.7%）、出血（0.7%）和肺炎（0.4%）[21]。

灌洗标本的处理：固定和染色的程序不同会对细胞分类计数有影响，有时会导致淋巴细胞计数假性降低。因此，整个操作过程必须进行标准化，并建立相应的参考区间。

稳定性：如果 BAL 液放置于无营养基质（如盐水）中，那么必须在 1 h 内进行细胞分析；如果 BALF 放置于营养基质中，那么最好在 2～3 h 内处理标本[2]。

细胞分类：单个细胞群的分布不是参数化的。因为细胞学分类与年龄、性别、种族、身高或肺活量之间没有关系[5]。

参考区间：如果每种细胞类型用占总细胞的百分比表示，则细胞学检查和流式细胞术对于 T 淋巴细胞、$CD4^+$、$CD8^+$ 和 B 细胞的检测结果是一样的[22]。两种方法在分析活化的 HLA－DR^+ 淋巴细胞比例上存在显著差异。这是因为流式细胞术测量 HLA－DR 荧光的强度，其在活化情况下显著增加，而在染色方法中仅计数阳性细胞的数量，其变化较小。流式细胞术测定值比免疫细胞组化测定值大约低 25%。

病原体的定量检测：必须注意的是只有当细胞学分类中上皮细胞的比例小于 1%时才能认为 BALF 可代表肺泡并适合于定量诊断[12,14,18,20]。

儿童：儿童和成人的 BAL 操作相同。灌洗量一般是 3 mL/kg 体重或功能残留量的 10%。参考区间的中位数与上述非吸烟成年人的中位数大致相同。但是，5 岁以下儿童的淋巴细胞百分比是成年人的 2 倍[23]。

（鞠颖慧　孟志民　译，　王蓓丽　审校）

49
滑液

Gerald Partsch，Mirjam Franz，Rudolf Gruber，Lothar Thomas

49.1 引言

通常，正常的滑液是髋关节或膝关节的最佳润滑剂。它减少运动中的摩擦，起着减震器的作用，并在手术后的愈合过程中发挥重要作用。关节软骨作为润滑腔，与滑液一起发挥边界润滑作用，同时挤出滑液的水分[1]。

滑液(SF)分析对风湿病学家、矫形外科医生和内科医生很有意义，因为许多风湿性疾病SF会发生大量生化、细胞学和免疫学改变。

对于SF分析的价值是有争议的，但它作为辅助诊断的作用毋庸置疑。只有在痛风、假性痛风、其他晶体沉积病和脓毒性关节炎病例中，SF的检查才可作为唯一的诊断标准[2]。有作者[3]认为应对所有关节疾病患者的关节积液作为常规检查，即使是小关节。这样能够在无关节症状的情况下诊断痛风或假痛风。

SF检查的主要目的是将相应的关节情况与适当的潜在疾病联系起来(表49－1)并排除其他诊断。通常与关节运动功能下降相关的假性退行性变化也伴随着炎症过程。

49.2 适应证

滑液检查的主要目的是区分急性滑膜炎(脓毒症、结晶)和慢性关节病[4]。

49.3 滑液采集

采取SF标本关节穿刺过程中必须避免细菌污染。关于不同关节的关节穿刺细节可参见参考文献[4]。

49.3.1 膝关节穿刺

患者处于仰卧位，膝盖完全伸展。在关节触诊后，标记髌骨内侧边缘后面的区域。清洁和消毒关节表面的皮肤后，使用局部麻醉穿刺，将针头以稍微向下的角度刺入关节腔并抽出SF。

所需材料：消毒液(碘液)，纱布，3 mL、10 mL和20 mL无菌注射器，18 G×1½″针头用于黏性渗液(脓性或含细胞的)，20 G×1½″针头用于膝关节，25 G×5/8″针头用于小关节；含有肝素钠的无菌一次性试管(10 mL)；用于显微镜检查的清洁玻片和盖玻片；用于细菌学检查的合适培养基；局部麻醉剂。

表49－1　关节积液的疾病及其四大分类

(1) 非炎症性积液
骨关节炎
创伤性关节病
血管性坏死
骨软骨病
骨软骨瘤
风湿热*
甲状腺功能减退症相关的肌病(黏液性水肿)
肢端肥大症
血色素沉着症相关的关节病
戈谢病
褐黄病相关的关节病
Paget病
镰状细胞性贫血相关的关节病
(2) 炎症性积液
类风湿关节炎
结晶引起的滑膜炎
- 尿酸相关性关节病(痛风)
- 软骨钙质沉着症(假性痛风)
- 羟基磷灰石
- 皮质类固醇
银屑病关节炎
反应性关节炎
- Reiter综合征
- 肠源性关节炎
- 溃疡性结肠炎
- 细菌感染后的关节炎(如耶尔森菌)
Whipple病
系统性红斑狼疮*(SLE)
多动脉炎*
硬皮病*
多发性肌炎*
血管炎
Charcot关节病
结节性关节炎(良性滑膜瘤)
药物引起系统性红斑狼疮
淀粉样变性相关的关节病
风湿性多肌痛
多发性软骨炎
结节病
Behcet综合征
强直性脊柱炎
幼年型类风湿关节炎
风湿热*
无丙种球蛋白血症
感染性关节炎
- 病毒
- 细菌
- 分枝杆菌
超敏反应
- 与血清病相关的关节炎
(3) 脓毒性积液
细菌感染
(4) 出血性积液
创伤引起
Charcot关节病
出血性体质
- 抗凝治疗
- 血友病
血管瘤
肿瘤
- 绒毛结节性关节炎
- 滑膜血管病

*属于1组或2组

注意事项：在疑似感染性关节炎的情况下，如果关节穿刺没有获得SF，则可注入无菌生理盐水，然后抽吸液体进行细菌学检查。

关节穿刺禁忌证[4]：穿刺部位有蜂窝织炎或皮肤有破损、凝血障碍的患者，或未经事先咨询矫形外科医师或风湿病专家的意见，不应进行人工关节穿刺。

49.3.2 分析前要点

重要的分析前要点有：① 应使用肝素钠作为SF的抗凝剂，因为使用肝素锂或草酸盐可导致SF形成结晶，从而使显微镜检出现假阳性结果；② 当SF少于1 mL时，加入液体抗凝剂可能会导致细胞成分的破坏；③ 穿刺不当会损伤血管，从而导致血液污染SF。

49.4 检测意义

根据文献对 SF 检测的重要性进行评估[7]，结论如下。

- 生化和免疫学检测在关节炎的诊断和治疗中通常不具有临床价值。
- SF 分析结晶采用偏正光显微镜，推荐同时进行革兰染色和培养。
- SF 细胞离心制备（非传统涂片）结合特殊染色技术提高了识别具有诊断意义的一系列细胞的能力。例如，SF 中凋亡多形核白细胞（PMN）、细胞吞噬性单核（CPM）细胞和肥大细胞的存在能鉴别血清阴性关节炎和类风湿关节炎，后者具有凋亡细胞但没有 CPM 细胞。SF 中嗜酸性粒细胞增多提示寄生虫感染、过敏、莱姆病或肿瘤。
- SF 采用血培养瓶，增加接种物和培养基的量，可能会提高 SF 培养的阳性率。

49.5 滑液检测

滑液分析包括以下诊断测试（表 49－2）。

- 常规检查，不需要特殊的辅助手段，可以对 SF 的类型（黏度、黏蛋白含量和 pH）进行初步评估，以确定其类型（表 49－1）。
- 血液学检查，以确定炎症的程度和病因。
- 结晶鉴定，诊断晶体性关节炎。
- 微生物学检查，诊断脓毒性关节炎。
- 生化和免疫学检查可能具有一定的临床意义。

表 49－2　滑液分析的检查

常规检查	生化检查
- 体积	- 蛋白
- 颜色	- 葡萄糖
- 透明度	- 乳酸
- 黏稠度	- 尿酸
- 黏蛋白	
- pH	
血液学检查	**免疫学检查**
- 细胞计数	- 类风湿因子
- 细胞分类	- 免疫球蛋白
	- 补体
结晶检查	
显微镜检查	

滑液检查的流程见图 49－1。

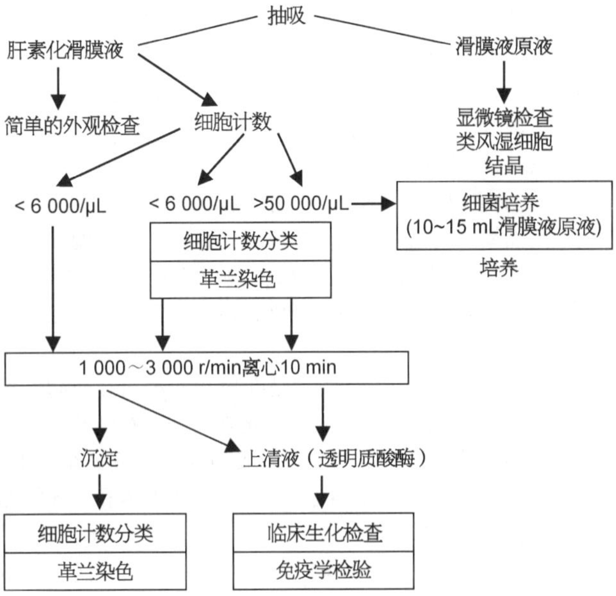

图 49－1　滑液检查[6,12]

49.5.1 常规检查

49.5.1.1 体积

关节液体积取决于关节穿刺术。从死亡病例的膝关节的研究可知，健康关节中 SF 的体积高达约 3.5 mL[3]。在常规关节穿刺术中无法得知 SF 的总体积，但这对于诊断评估不是必要的。SF 超过 3.5 mL 是异常，在个别情况下甚至可能超过 80 mL。然而，SF 量少不是排除关节内疾病的标准。

在有各种颗粒（纤维蛋白、包涵体）的情况下 SF 标本的采集可能会更困难，导致 SF 假性体积减小。

一般来说，关节炎越严重，滑液量越多。

49.5.1.2 颜色

正常的 SF 和非炎性渗出液的颜色是透明的淡黄色到稻草色。在炎性关节疾病中，颜色通常转变为混浊：细胞数越高，浊度越高。在化脓性关节炎中可以看到绿色、浅灰色、黄色至奶油样外观。

SF 略带红色是由红细胞从毛细血管进入关节腔聚集引起的。大量红细胞出现提示关节积血[4]。

关节积血和出血性 SF：血性 SF 的原因有（表 49－3）。关节积血（关节腔出血）、继发性（人为造成）SF 出血（如由关节穿刺造成的血管损伤）。继发性 SF 出血因有血丝而相对容易识别。

表 49－3　关节积血与出血性 SF 的鉴别诊断[1]

要点	
关节积血	**出血性 SF**
外伤	骨关节炎
- 有骨折	软骨钙质沉着症
- 无骨折	神经性关节病
遗传性出血性疾病	- Charcot 关节
- 典型血友病	化脓性关节炎
- 凝血障碍	慢性关节炎
抗凝治疗	镰状细胞性贫血
肿瘤	肿瘤
- 恶性滑膜瘤	- 良性滑膜瘤（绒毛结节、色素沉着性滑膜炎）
- 血管瘤	

通过检测蛋白含量也可以鉴别原发性 SF 出血和关节积血。

49.5.1.3 透明度

通常 SF 标本的透明度与颜色一起评估。它通常与 SF 白细胞计数成反，因此可作为炎性渗出液可能的参考指标。结晶如尿酸钠、焦磷酸钙和胆固醇可增加浊度。滑膜、软骨或纤维组织的碎片在透明 SF 内形成悬浮物，也会导致混浊，因此需要考虑浊度[4]。

测定：透明度由肉眼判断。将 SF 置于玻璃管中，放在新闻纸前面，然后根据是否可以看清后面的印刷字迹，可将透明度分为清晰、微浊、混浊等。

49.5.1.4 黏稠度

SF 的细胞数和浊度越高，黏稠度越低。SF 的黏稠度主要取决于高度聚合的透明质酸盐(HY)的含量[8]。黏稠度不仅取决于 HY 浓度，还取决于温度、蛋白质含量、蛋白质类型、HY-蛋白复合物、细胞和酶的变化。黏稠度下降是炎症反应有用的诊断标准。

黏稠度的测定："拉丝试验"是在拇指和示指之间滴一滴 SF，通过逐渐分开手指形成一条线，正常的 HY 在断开之前长度约为 3 cm。炎症或脓毒性 SF 形成的线更短或完全没有。由于存在感染风险，该试验现已不用，尤其是因为有其他检测方法能提供相同结果。

使用注射器获得 SF 标本后，移除针头并将 SF 滴入小试管中。液滴的长度可反应黏稠度。黏稠度低形成的液滴短。

将几滴 SF 放入一个小玻璃皿中并浸入一个环。拉出环形成的线的长度可提供 SF 黏稠度的信息。

精确的测量可以使用黏度计进行。

49.5.1.5 黏蛋白凝块形成试验

根据参考文献[3]，这个试验不是必要的，但是由于简单，所以通常会做。

黏蛋白是由透明质酸盐和蛋白组成的高分子聚合物，它导致了 SF 的高黏度[3]。在关节炎症期间会发生黏蛋白破碎。该试验结果与黏稠度测定和白细胞计数相关。

测定：根据原先版本，将 4 份 2%乙酸加入 1 份 SF 中并轻轻振荡。

改良：将 2～3 mL 的 1%乙酸置于管中，加入 2 滴 SF 并轻轻振荡。由于 HY 聚合度不同，将形成的凝块根据外观分为三类。

- 黏蛋白凝块形成良好(固体凝块)：正常、关节炎或外伤性 SF。
- 黏蛋白凝块形成一般(几个颗粒、片状外观)：提示炎症活动。
- 黏蛋白凝块形成差(白色片状、雪花样)：高度活动的滑膜炎症。

49.5.1.6 pH

在关节炎症过程中，SF 中的 H^+ 浓度会发生改变。因此，pH 测定是局部炎症活动的有用指标[9]。H^+ 离子浓度与局部炎症的指标相关，如 PMN 计数或酸性磷酸酶活性[9]。

正常 SF 的 pH 为 7.31～7.64(平均 7.43)[10]。在骨关节炎中，pH 范围是 7.25～7.54(平均 7.38)[9]；也有作者[11]认为范围是 7.5～8.0。

存在炎症时的 pH 平均下降至 7.22[10]。有些作者[9]认为风湿性关节疾病的 pH 范围为 6.85～7.41(平均 7.19)。低于 7.5 提示有炎症过程[11]。

在细菌感染时，由于乳酸浓度增加，pH 降低。然而，研究[9]显示，即使在类风湿关节炎中，pH<7.0 也可以不存在败血症。因此，SF 的低 pH 是炎症的良好指标，而不是脓毒症。

测定：使用特殊试纸条进行半定量检测就足够了；或者可以使用酸碱分析仪测定 H^+ 浓度[9]。

49.5.2 血液学检查

影响关节有两种情况：一是非炎症性，细胞计数低(最常见的是骨关节炎)；二是炎症性，细胞计数增加，细胞分类计数能提供鉴别诊断信息(炎性滑膜炎)。

49.5.2.1 细胞计数

细胞计数是 SF 分析重要的一部分，因为 SF 中缺少或存在白细胞(个/μL SF)均有助于诊断[4]。如果 SF 以不同的时间间隔重复取样并且每次进行细胞计数，则白细胞计数具有较高的诊断相关性。

测定：最好使用细胞计数池进行计数。使用自动细胞计数器的是有问题的，因为细胞外成分可能会堵塞仪器，有时会造成错误结果。通常使用 150 mmol/L 的 NaCl 进行稀释。如果 SF 含有红细胞，则使用低渗(50 mmol/L)NaCl 来溶解。

将白细胞移液管吸取 SF 至刻度"1"处，其余用 NaCl 添加至刻度"11"处。每次计数 4 个 1 mm×1 mm 大小的格子。

临床意义：图 49-2 显示在不同疾病中白细胞计数之间没有严格的界限。

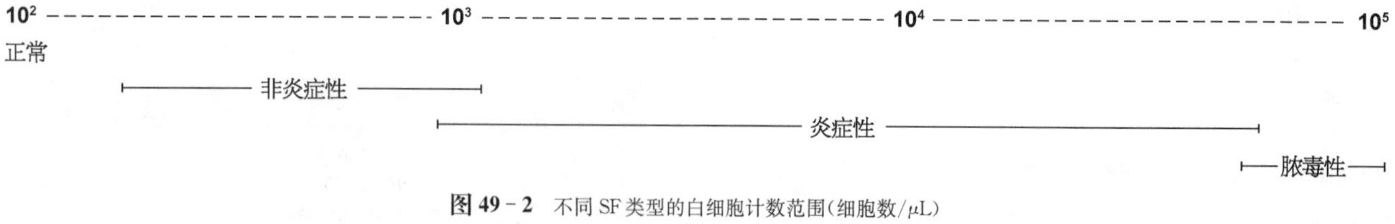

图 49-2 不同 SF 类型的白细胞计数范围(细胞数/μL)

甚至正常 SF 白细胞计数的参考范围是变动的。白细胞 50～100 /μL SF 是正常的[12]。在非炎症性 SF 中白细胞计数为 200～1 000 /μL，尽管这个值也可以出现在轻度炎症关节中。以退行性疾病为主的患者除外。血色素沉着症的炎症性渗出液有着高白细胞计数，与软骨钙质沉着病引起晶体性关节炎情况相似。白细胞计数>60 000 /μL 怀疑有潜在感染。但是，治疗中的感染可能白细胞计数较低。在风湿性疾病、银屑病关节炎、Reiter 综合征或晶体性关节炎中，细胞计数可以达到 350 000 /μL[12]。

手指关节的 SF 中白细胞计数通常由于量小而出现非常高的值。

可能错误来源：由于黏蛋白沉淀，用机器计数细胞不能使用含有乙酸的稀释剂，因为沉淀物还含有白细胞，会导致细胞计数假性偏低。

49.5.2.2 细胞分类

测定：白细胞计数>6 000 /μL 的 SF 标本直接涂片分类，细胞计数低的 SF 标本需要离心(1 000～3 000 r/min 离心 10 min)浓缩。弃去上清液后，加入几滴上清液使沉淀物重悬。为避免细胞形态学伪影，应在获得 SF 标本后尽快进行涂片。黏滞的 SF 有时会难以制成薄涂片。细胞外成分的着色会干扰厚涂片的评估。根据 May - Grünwald[13] 或 Giemsa - Wright[3]，空气干燥后的涂片用伊红-亚甲蓝染色。瑞氏染色也用于检测 SF 中的狼疮细胞[6]。

临床意义：正常 SF 中平均淋巴细胞为 24%和单核细胞 48%;PMN 白细胞约为 7%[14]。SF 细胞成分在炎症发作时会发生改变。可观察到以下细胞：PMN、小淋巴细胞、单核细胞、嗜酸性粒细胞和红细胞。此外还可有滑膜衬里细胞、巨噬细胞、LE 细胞、刺激单核细胞、浆细胞[12]。

SF 中 PMN 白细胞的比例与炎症程度相关。非特异性炎症类型的 SF 平均百分比增加到 70%以上，与脓毒性关节炎相关的 SF 增加到 95%以上[12]。PMN 白细胞百分比还取决于疾病的阶段：在类风湿关节炎(RA)、系统性红斑狼疮(SLE)、风湿热、硬皮病和各种感染的早期阶段百分比较低。

仅含有单核细胞的积液可见于早期 RA 和一些病毒性关节炎。

嗜酸性粒细胞比例升高可见于寄生虫感染、嗜酸性粒细胞增多综合征和其他嗜酸性粒细胞增多的情况[4]。

一般镜检放大 400 倍足够。LE 细胞在血清 RA - SF 阳性的类风湿关节炎中很少见(3%)，Reiter 综合征有 14%，在 SLE 中常见(45%)[12]。在药物诱导的红斑狼疮病例中已经描述了 SF 中 LE 细胞的产生[6]。

类风湿细胞：SF 中的 PMN 白细胞或单核细胞在其细胞质内含有淡绿色至橄榄绿色的包涵体。这些包涵体由免疫球蛋白、类风湿因子、纤维蛋白和抗核因子组成，它们的大小为 0.20～0.33 μm[12]。在血清阳性 RA(20%～90%)、脓毒性关节炎和急性晶体性关节炎中发现类风湿细胞或 RA 细胞(类风湿关节炎细胞)[12,15]。如果排除后两种疾病，那么 SF 中类风湿细胞>60%表明患者已有或者可能发展为血清阳性 RA[12]。

可能错误来源：为了避免细胞形态改变，应尽快涂片，染色可以稍后做。

49.5.3 结晶分析

除了细胞计数，SF 结晶检测也是整个 SF 分析中最重要的部分之一。尿酸钠和焦磷酸钙结晶的检查是风湿病学中少数几个确诊试验之一。结晶的检查也适用于从关节中(如指关节)只抽出一滴 SF 的患者[3]。尿酸钠和焦磷酸钙结晶可以在痛风或假痛风的急性发作期间从关节鉴定。它们也可以从慢性发炎的关节及从临界、无症状和临床非炎症关节抽吸的 SF 来鉴别[4]。

结晶显微镜检查：用肝素或者 EDTA 作为 SF 标本的抗凝剂。将一滴充分混合的 SF 放在带有盖玻片的载玻片上。然后用虫胶或透明指甲油密封载玻片。为了避免伪影，SF 应在关节抽吸后尽快处理。

首先在光学显微镜下进行最初的晶体检测步骤，以通过它们的几何形态来识别晶体(易于检出焦磷酸钙结晶)，然后在偏振光下(无补偿器)通过双折射识别晶体(易于检出尿酸钠结晶)[4]。所有的尿酸盐结晶都呈强双折射，并且通过补偿偏振光显微镜能清楚地区分。焦磷酸钙结晶是非双折射或只有微弱的双折射。在一项研究[16]中，只有 20%的焦磷酸钙结晶显示出明显的双折射，以此来确定为双折射。因此，仅使用补偿偏振光显微镜，只有 1/5 的焦磷酸钙结晶呈双折射[4]。

49.5.3.1 结晶类型

尿酸钠结晶：结晶通常为针状，长度为 10～20 μm，有时短而边圆。在偏振光中，结晶呈强双折射且为亮黄色。通常见于细胞外，但是在急性疾病期间常被 PMN 吞噬。在这种情况下，与焦磷酸钙结晶不同，此结晶可超出细胞边界。SF 中发现尿酸钠结晶可诊断痛风。

焦磷酸钙结晶：($Ca_2P_2O_7 \times 2H_2O$)为棒状、菱形和棱柱状[4]。当平行于补偿器的轴线时，呈弱双折射，而垂直时呈明亮的蓝色[4]。焦磷酸钙结晶不如尿酸结晶数量多，并且吞噬的结晶不会超出细胞边界。鉴别它们与尿酸结晶的另一个标准是它们在 10% EDTA 溶液中的溶解度。SF 中发现焦磷酸钙结晶可确诊软骨钙质沉着病(假性痛风)。

羟磷灰石结晶[4]：结晶太小因而光学显微镜无法检出，但使用钙染色可以观察。在相差显微镜中，结晶[$Ca_5(PO_4)_3OH$]直径为 3～65 μm 的光亮盘状，见于 PMN 内或细胞外。

草酸钙和肝素锂结晶：当用作抗凝剂时，这两种物质都可以在 SF 中形成结晶;因此做此项目检查不能用这两种抗凝剂。草酸钙结晶通常是长方体形状(马耳他十字)，肝素锂结晶是多形性的，大小为 2～5 μm。两种晶体都能被 PMN 吞噬。草酸钙见于周期性血液透析患者的关节 SF 以及高草酸盐尿症和草酸盐沉着症患者的 SF[4]。

胆固醇结晶：结晶为大菱形，通常具有折断或折叠的缺角并呈明亮的混合双折射。见于慢性炎症积液[4]。

淀粉样蛋白：有时在 SF 中发现含有淀粉样蛋白的滑膜衬里细胞碎片。可用刚果红染色[3]和偏振光下绿色双折射检测。SF 中的淀粉样蛋白检测是淀粉样变性关节病变的敏感指标[17]。

49.5.4 脓毒性关节炎的微生物学检查

SF 的微生物学检查是确认感染的关键。脓毒性关节炎是免疫活性和免疫功能低下的宿主的主要并发症[18]。血源性感染途径是最常见的途径，通常与一种病原体相关。脓毒性关节炎取决于病因，并可表现为急性单关节炎、慢性单关节炎、多关节炎或假体关节感染[18]。诱发因素包括高龄(大于 80 岁)、糖尿病、类风湿关节炎、假体关节、最近行关节手术、皮肤感染和皮肤溃疡、静脉药物滥用、酒精中毒及先前的关节内皮质类固醇给药。

49.5.4.1 脓毒性关节炎的微生物

在非淋球菌性脓毒性关节炎中最常见的致病菌是金黄色葡萄球菌，尤其是耐甲氧西林金黄色葡萄球菌(MRSA)、链球菌属、肺炎克雷伯菌(亚洲)和其他肠杆菌科、铜绿假单胞菌和类鼻疽伯克霍尔德菌(流行地区)[18]。

49.5.4.2 非脓毒性关节炎的微生物

病毒性关节炎不属于化脓性关节炎。细小病毒、风疹病毒、甲病毒、罗斯河病毒和基孔肯雅病毒会感染大中型关节，并有明确的地理分布[18]。

49.5.4.3 反应性关节炎

反应性关节炎是在最常见的泌尿生殖道或胃肠道急性感染后出现的少关节炎。关节炎与皮肤变化和发热有关。在胃肠道感染后发生的关节炎的病原体是空肠弯曲杆菌、小肠结肠炎耶尔森菌、沙门菌属或志贺菌属。更多有关信息可参见表 25.1-8。

49.5.4.4 临床表现

急性化脓性关节炎的临床特征是急性关节疼痛、肿胀、温热、红斑、活动范围减小、发热和不适。早期假体关节感染通常伴有急性发热[18]。脓毒性关节炎的诊断主要是临床症状并有实验室证据支持(ESR 增加、白细胞计数升高、C 反应蛋白增加)。

49.5.4.5 微生物学检查

有作者认为，如果白细胞计数高于 60 000 /μL，则细菌学 SF 检查是有价值的[2]。然而，淋球菌、分枝杆菌或真菌引起的感染通常白细胞计数较低。细菌学检查阳性结果通常只与关节炎有关。

标本：SF 的血培养是诊断脓毒性关节炎的金标准。通常用标准血培养基，淋病、支原体和结核要用选择性培养基[19]。分子生物学试验用于诊断结核分枝杆菌和淋球菌。SF 沉淀物用于革兰染色；培养用 10～15 mL 不含抗凝剂的 SF。

推荐的细菌学检查：如下。

- 革兰染色：区分革兰阳性菌和革兰阴性菌。革兰染色的诊断灵敏度和特异性分别为 37%和 99%[20]。革兰染色阴性不能排除脓毒性关节炎。黏蛋白的干扰使结果判断更加困难。涂片革兰染色镜检应该是任何 SF 分析的第一步，因为据此可选择合适的抗生素治疗[21]。
- Ziehl-Neelsen 染色：检测疑为结核性关节炎(罕见)中的抗酸杆菌。使用金胺-品红染色和荧光显微镜更易检出[22]。
- 培养：细菌培养阳性的培养瓶分为有氧、厌氧和 CO_2[22]。加热的血琼脂(巧克力琼脂)作为通用培养基(如用于淋病奈瑟菌和流感嗜血杆菌)。

49.5.5 生化检查的意义

以下生化检查是必要的：总蛋白、葡萄糖、乳酸、尿酸、酶。

SF 被认为是血浆的透析液。因此，SF 中几乎所有的成分在血浆中均有。血清和 SF 中的成分含量不同，SF 浓度通常较低。SF 中的物质浓度高于血清提示是在关节内局部合成的。

制备：生化检查通常需要用透明质酸酶预处理以降低 SF 的黏度。为此，可以使用绵羊睾丸透明质酸酶(25 mg 透明质酸酶与 1 mL SF 在 37℃温育 5 min)。

总蛋白：在健康的关节中，高分子量蛋白质无法通过滑膜。正常个体中的 SF 蛋白水平见表 49-4。其渗透性随着炎症的进展而增加，导致高分子量蛋白质(如纤维蛋白原)通过滑膜[23]。正常 SF 中纤维蛋白原的缺乏也是其不凝的原因。凝块的形成只与炎症的进展和滑膜渗透性的增加有关。

表 49-4 SF、血浆(P)或血清(S)中特定蛋白的浓度

项目	正常		非炎症性		炎症性		参考文献
	P,S	SF	P,S	SF	P,S	SF	
总蛋白(g/L)		9.5～17					[25]
				43		58	[24]
白蛋白(g/L)	69		71	32	66	44	[26]
	35		31	16	25	17	[26]
$α_2$ 巨球蛋白 (g/L)	2.5		1.8	0.50	2.60	0.79	[26]
				0.68		0.72	[29]
蛋白电泳成分(%)							
白蛋白		56		57		42	[27]
$α_1$ 球蛋白		8		6		8	
$α_2$ 球蛋白		7		8		11	
β 球蛋白		11		12		14	
γ 球蛋白		18		16		25	

P、S 和 SF 的数值为均值

SF 中总蛋白的测定采用双缩脲反应。正常关节的 SF 中总蛋白浓度的平均值约为 13 g/L[24]，已发表的范围为 11～22 g/L[2]。非炎性 SF 的平均值约为 32 g/L，类风湿关节炎的 SF 增加至 44 g/L[25]。同时测定 SF 和血清的蛋白，SF 的浓度较低[25]。

蛋白质组分：电泳显示炎症类型 SF 的 γ 球蛋白比例增加，同时白蛋白降低[26,27]。

高分子量蛋白质，例如，在正常 SF 中少量存在的 $α_2$ 巨球蛋白，在炎症关节的 SF 中略升高。

诊断价值：生化检查中总蛋白和蛋白质组分的测定诊断价值不大。有作者认为，由于其与白细胞计数的结果一致，所以后者足以作为诊断标准。不需要与血清比较。在出血性 SF 中，蛋白测定可以有助于鉴别诊断关节积血。SF 蛋白浓度约为 60 g/L 高度怀疑关节积血。

葡萄糖：正常的 SF 葡萄糖浓度与血液中的浓度大致相同或稍低。血液和 SF 差值约为 10 mg/dL(0.5 mmol/L)。在关节炎症时，SF 葡萄糖可能会下降到 40 mg/dL(2.2 mmol/L)，低于血液含量[3]。SF 葡萄糖浓度降低至 20 mg/dL(1.1 mmol/L)提示感染性关节炎。葡萄糖浓度有助于区分炎症性和感染性关节炎[3]，但是仍有明显的重叠部分。

可能的错误来源，以下必须注意：① 为了有效评估 SF 葡萄糖，同时进行血清葡萄糖测定是必要的，且患者在采样前禁食至少 8 h；② SF 必须收集在含有氟化钠的试管中，否则葡萄糖浓度会因 SF 白细胞的持续糖代谢下降而导致假性降低。

乳酸：乳酸如葡萄糖一样，是局部炎症的指标。与葡萄糖相反，乳酸浓度随着炎症活动而增加。这主要是炎症性关节积液中出现大量的白细胞使糖酵解增加。SF 的 pH 同时也下降。

偶尔，如果 SF 不是脓性或革兰染色阴性，那么此时通过显微镜诊断关节感染比较困难。在这种情况下，乳酸测定可以快速给出有关感染的可能性。细菌培养的诊断需要的时间太长，如果不治疗，软骨破坏会很快。

SF乳酸浓度在各种主要疾病中变化较大[28]。乳酸浓度与其他检测如白细胞计数、C3、C4、总蛋白或葡萄糖之间无相关性。

根据乳酸浓度鉴别急性单关节炎、脓毒性关节炎和其他炎症性关节炎尚不可能[28,29]。

尿酸：靠近关节软骨衬里细胞的毛细血管促进尿酸的快速渗透；浓度与血液中的浓度相同。在尿酸诱发(痛风)关节炎中，SF中的浓度与血液中相同，为6.4 mg/dL(381 μmol/L)。因为SF尿酸浓度与血液中的浓度相同，所以没有必要测定[3]。

酶：SF中的酶活性在性质上与血浆中的相似。SF中能检测到属于已知六大类的酶(氧化还原酶、转移酶、水解酶、裂解酶、异构酶和连接酶)。这些酶来源于血浆、滑膜细胞、风湿性肉芽组织、白细胞和红细胞。最大比例主要来自PMN白细胞的溶酶体酶。因此，富含细胞的SF总是比细胞少的SF的酶活性更高，如在退行性关节病中；所以酶的测定结果可以用于非炎性与炎性SF的鉴别诊断。但是鉴别诊断炎症性关节病是不可能的[30]。

通常SF的酶活性总是低于血浆(表49-5)。

表49-5　SF酶活性

项目	退行性疾病	类风湿关节炎	银屑病关节炎	痛风	强直性脊柱炎	文献
酸性磷酸酶	2.3	6.7	—	—	—	[33]
碱性磷酸酶	69	258	124	—	—	[34]
乳酸脱氢酶	<200	可达400	—	—	—	[2]
醛缩酶	9	38	—	23.3	16.1	[31]
N-乙酰-β-D氨基葡萄糖苷酶	7	17	—	6	7	[35]
β葡萄糖醛酸苷酶	0.4	1.3	—	0.8	0.3	[35]
芳基硫酸酯酶	0.3	0.8	—	0.3	0.4	[35]

均值单位U/L

只有极少数酶具有诊断意义：乳酸脱氢酶(LD)、酸性磷酸酶(ACP)、碱性磷酸酶(ALP)和醛缩酶。后者，如所有糖酵解酶的情况一样，可以在SF中随着炎症的活性而升高，但对它的分析没有其他价值。这同样适用于溶酶体酶[30]。

LD：在炎性关节积液中活性显著升高，尤其是M同工酶[31]。

ACP和ALP：两种酶均来自血液和软骨细胞。

关节炎患者SF中的ACP平均显著低于如类风湿关节炎(RA)患者[31,32]。

假设ALP是在滑膜组织中局部合成的。其活性与炎症活动指标的白细胞计数没有相关性[33]。急性半月板创伤和膝关节韧带损伤时ALP大幅升高[34]。RA患者及银屑病关节炎患者的SF中ALP活性显著高于退行性关节疾病患者。在RA中血清和SF-ALP浓度没有差异[33]。

ACP测定时，不能将肝素或草酸盐作为抗凝剂，因为它们会抑制酶活性。

49.5.6 免疫学检查

SF蛋白的检测的诊断价值较小，但能帮助鉴别诊断。

类风湿因子：类风湿因子是针对IgG分子Fc片段的自身抗体。SF类风湿因子由滑膜组织内的浆细胞产生。偶尔类风湿因子不存在于血液中，但可在SF中检测到[35]。由于这个原因，SF类风湿因子的检测只有在血浆(血清阴性RA)阴性时才有诊断价值。

抗核抗体：在SF中检出的风湿性疾病相关的抗核抗体却无法在血清中检出，其临床意义还不确定，所以无诊断意义。

免疫球蛋白：SF免疫球蛋白在滑膜中合成。血清和SF的对照值见表49-6。

表49-6　滑膜液和血清免疫球蛋白浓度[25]

	正常血清	类风湿关节炎		退行性关节疾病	
		SF	血清	SF	血清
IgG	11.3	7.6	10.4	4.9	10.4
IgA	2.3	1.5	2.6	1.1	2.3
IgM	1.45	1.15	2.0	0.43	1.43
IgE	179	281	570	20	91

数值为均值，IgG、IgA、IgM单位g/L，IgE单位μg/L

SF免疫球蛋白浓度通常低于血清中的浓度。退行性关节疾病免疫球蛋白水平平均低于关节炎症，其中IgG和IgM显著增加。在RA中，SF和血清中的IgE浓度显著升高[25]。

补体：SF的补体浓度仅与血清补体水平相比较才有意义[36]。有时白蛋白浓度也作为校正的参考因素[37]。

总补体溶血活性(CH50)，该项目对于检测和诊断关节疾病的价值有限[38]。与血清相比，大约60%的RA患者和晶体性关节炎患者的SF CH50下降[39]。

CH50含量与关节炎症活动性、白细胞计数、蛋白浓度[38]和IgM类风湿因子[39]无相关性。

与其他类型渗出性SF相比，RA患者的SF中CH50通常较低。严重血清阳性患者的CH50值也较低[40]。

补体C3和C4，RA和SLE患者SF补体水平通常降低；在可能的RA、痛风、软骨钙质沉着症和脓毒性关节炎中，补体可能降低，但很少发生于银屑病关节炎[41]。痛风和软骨钙质沉着症患者补体降低的原因可能是晶体通过结合IgG激活补体级联反应。RA患者血浆的C3和C4的浓度通常是正常的[42]。

可能的错误来源：关节穿刺后SF没有立即离心、标本没有立即进行分析而储存、SF没有保存于-70℃。

细胞因子[43]：IL-1和TNF-α是SF中最重要的促炎细胞因子，关节细胞破坏后由单核巨噬细胞产生。它们刺激各种细胞合成金属蛋白酶，增加炎症介质(PGE2)的合成，从而促进关节软骨中的胶原和蛋白聚糖代谢。炎性关节疾病中细胞因子浓度是变化的，可能是由于SF抑制物的存在干扰了免疫测定。RA中的IL-1、TNF-α、IL-6、IL-8和可溶性细胞因子受体sIL-2R和sTNF-R的浓度平均高于骨关节炎。这可能是由于RA中存在的较大的增生性滑膜组织。IL-1和TNF-α也是RA急性期反应主要介质IL-6的有效刺激物。由于IL-6在滑膜组织局部合成，RA患者的SF浓度显著高于血浆。IL-8在SF中的作用是激活和趋化PMN。IL-8与

SF PMN 计数相关。

疾病程度(如 RA)与 SF 中各种细胞因子和细胞因子受体的浓度之间可能存在相关性，但仍无统一意见。

临床意义：对于临床诊断，SF 细胞因子的检测不是必需的，因为其他检测更容易将 SF 进行疾病分类(炎症性与非炎症性)。

49.6 临床意义

SF 结果的临床价值在于将其区分为表 49-1。关节积液可分为非炎症性、炎症性、脓毒性和创伤性。对于实验室检查结果和鉴别诊断标准，请参考表 49-7～表 49-9。

表 49-7 正常滑液和病理性关节积液鉴别

	正常 SF	非炎症性积液	炎症性积液	脓毒性积液	损伤性积液
体积(mL)	可达 3.5	>3.5	可达 80	>3.5	>3.5
外观	稻草黄色、清澈	淡黄色、清澈	绿灰色、黄色1)	灰黄色、脓性浑浊	奶黄色、清澈、浑浊、血性
黏稠度	>3 cm 线	>3 cm 线	<3 cm 线	<3 cm 线	>3 cm 线
黏蛋白凝块形成	良好	良好	一般/差	差[44]	良好
pH	7.31～7.64[10]	7.25～7.54[9]	6.85～7.41[9]	—	—
- 均值	7.43	7.38	7.19	—	—
WBC(μL)	<200	<2 000	6 000～40 000	可达 200 000	<2 000
淋巴/单核细胞	约 90%	—	—	—	—
PMN (%)	<25	<25	77	80～95[28,44]	25
细菌	阴性	阴性	阴性	阳性	阴性
总蛋白(g/L)	11～22	正常	>40	30～60[44]	20～30
尿酸(μmol/L)	178～416	正常	正常	正常	正常
葡萄糖(mmol/L)	3.3～5.3	正常	降低4)	1.1～1.7[29]	正常
乳酸(mmol/L)	1.0～1.8	可达 4.2[29]	可达 6.9[30]	见2)	正常3)
结晶	阴性	阴性	不定	阴性	阴性
LD (U/L)	<200	正常	>200	>300	<200
ACP	—	2.3 U/L[32]	6.7 U/L[32]	升高	正常
类风湿因子	阴性	阴性	阳性/阴性	阴性	阴性
免疫球蛋白	约为血浆的 1/2	约为血浆的 1/2	升高	升高	同血浆

1) 浊度随疾病活动程度增加；2) 淋球菌感染可达 5.6 mmol/L；3) 损伤性积液乳酸正常提示人为血液污染；4) 白细胞计数>20 000 /μL

表 49-8 SF 实验室检查结果(根据关节疾病分类)

疾病	类型	体积	颜色	透明度	pH	黏稠度	黏蛋白	细胞/μL
骨关节炎	刺激性渗液	>3.5 mL	琥珀色	清	7.54～7.25	高	良好	白细胞<2 000，淋巴细胞 75%
类风湿关节炎	炎性渗液	高达 80 mL	黄色、绿色	清，混浊	7.41～6.85	明显降低	一般，差	白细胞高达 60 000
银屑病关节炎	炎性渗液	>3.5 mL	柠檬黄，绿色	混浊	—	低	一般	白细胞 5 000～40 000，PMN>60%
强直性脊柱炎	炎性渗液	>3.5 mL	黄色	清	—	低	一般	白细胞高达 10 000，PMN 高达 70%
Reiter 综合征	炎性渗液	>3.5 mL	黄色，脓性	混浊	低	中等		白细胞 2 000～50 000，先 PMN 后淋巴细胞
结缔组织病，SLE	炎性渗液	>3.5 mL	黄色	清，混浊	—	正常	良好，一般	白细胞 2 000～10 000，淋巴细胞高达 50%
尿酸诱发性关节炎(痛风)	炎性渗液	>3.5 mL	黄色	乳白色，混浊，不透明	—	低	一般	白细胞>5 000，PMN>75%
软骨钙质沉着症(假痛风)	炎性渗液	>3.5 mL	黄色	乳白色，混浊	—	低	一般	白细胞>6 000，PMN>50%
感染性关节炎	炎性渗液	>3.5 mL	浅灰色，灰黄色	混浊	—	低，明显下降	差	白细胞>60 000～400 000，PMN>90%
创伤性关节	刺激性渗液	—	黄色，血红色	清，混浊	—	高	良好	—
出血性渗出	刺激性渗液	—	黄色，血性	清，混浊	—	高	良好	—
关节积血(破裂)	—	—	血性	混浊，不透明	—	高	良好	红细胞
关节积脂血病	—	—	血性	混浊，不透明	—	高	良好	—

表 49-9 SF 实验室检查结果(根据关节疾病分类)

疾病	总蛋白(g/L)	免疫球蛋白*	补体 CH50	结晶	葡萄糖(mmol/L)	乳酸(mmol/L)	尿酸(μmol/L)	LD(U/L)
骨关节炎	<30	血浆的 1/2	正常	无	3.3~5.0	1.8	178~416	<200
类风湿关节炎	30~60	升高，IgE	↓	无	1.7~3.3	↑	正常	可达 400
银屑病关节炎	升高	—	很少 ↓	无	↓	↑	正常	>300
强直性脊柱炎	升高	—	很少↓	无	↓	↑	正常	↑
Reiter 综合征	升高	—	正常，↓	无	正常，↓	—	—	—
结缔组织病，SLE	可达 40	—	↓	无	↓	—	正常	—
尿酸诱发性关节炎(痛风)	<30	—	很少↓	尿酸钠	—	—	>416**	—
软骨钙质沉着症(假痛风)	30~40	—	↓	焦磷酸钙***	—	—	正常	正常
感染性关节炎	>40	—	很少↓	无	低至 1.1	可达 280	正常	↑
创伤性关节	—	正常或 IgM↓	正常	无	—	—	正常	—
出血性渗出	—	—	正常	无	—	—	正常	—
关节积血(破裂)	>60	—	正常	无	—	—	正常	—
关节积脂血病	—	—	正常	无	—	—	正常	—

* 与骨关节炎相比；** 血液中不能诊断痛风；*** 立即检测

49.7 生理与生化

关节腔由透明软骨的两个关节面和外围滑膜构成。滑膜没有基底层或上皮细胞，但含有丰富的血管网。靠近衬里细胞的最表层毛细血管孔能促进水和溶质快速交换[4]。

SF 是由关节组织分泌的血浆透析液。SF 和其他血管外液体的主要区别在于蛋白质含量高。这些蛋白与透明质酸(黏蛋白)一起在边界润滑中起主要作用。这些成分的水平随着年龄和疾病而变化。透明质酸盐由滑膜衬里层 B 细胞合成和释放到 SF 中。透明质酸盐浓度为 3.5 g/L，随着年龄的增长而降低。50 岁以后逐步下降，80 岁左右降到约 2 g/L。

在炎症性关节疾病(如 RA)，由关节内发生的改变而导致 SF 成分的改变：① 滑膜对高分子量物质的渗透性增加，因此 SF 总蛋白浓度增加；② 滑膜细胞的改变(如合成低分子量的透明质酸盐)；③ 细胞成分和数量的变化，在 RA 中细胞数从<200 /μL 变为约 50 000 /μL，在感染性关节炎中为 200 000 /μL，以及细胞类型的改变。

单核细胞是正常 SF 中的主要细胞，在炎症性关节病中 PMN 通常超过 75%，在感染性关节炎中高达 90%。PMN 的侵袭导致 SF 外观变得混浊，同时有酶谱的改变。PMN 消耗 SF 中的葡萄糖，导致乳酸增加，以及 LD 和其他糖酵解酶升高。

为关节软骨中软骨细胞供能的葡萄糖通过 SF 从周围血管转运到软骨。在空腹条件下，SF 葡萄糖浓度与血清浓度平行。在急性关节感染时 SF 葡萄糖低于血清葡萄糖。

在感染性关节炎中，细菌消耗额外的葡萄糖导致 H^+ 浓度降低。白细胞增多时，SF 中的其他酶如 ACP、ALP、NAG、β 葡糖醛酸糖苷酶的浓度升高。在细胞吞噬过程中自由基的形成增加，导致透明质酸盐-蛋白质复合物的解聚，这一点容易通过黏蛋白凝块形成试验来证明。

透明质酸(HY)是一种高分子量多糖，由含一个可电离基团的 β-D-(1-4)-N-乙酰葡糖胺和 β-D-(1-3)-葡萄糖醛酸的双糖单位构成。HY 分子在溶液中结合，形成高浓度的黏弹性凝胶，该凝胶通过高剪切力分解，然后随剪切力降低而可逆地恢复，HY 被认为是滑膜关节的关键润滑成分[1]。正常 SF 中 HY 的分子量约为 7 000 kDa，炎症(如 RA)降低至 4 800 kDa[8]，正常 SF 中 HY 的浓度为 3~3.5 g/L，并且与年龄有关[1]。

(鞠颖慧　孟志民　译，　王蓓丽　审校)

50
定量检测的标准化和质量保证

Lothar Siekmann，Gerhard Röhle

50.1 标本基质中的分析物

医学实验室的检测标本因其来源和组成不同而具有多种多样的特点。检测的生物材料包括：体液（如血液、脑脊液、腹水或胸腔积液）、排泄物（如尿液、唾液、痰液或粪便）及组织标本。

标本通常是指许多不同化学物质的混合物，并且在有机结构上存在或多或少的差异。

除了分析物，标本中所有的成分和特性称为标本基质。标本中的每一个成分均可以作为实验室诊断评价的对象（分析物）。

分析物可在以下方面具有不同的量（被测量）：物理属性、化学元素、离子、无机分子、低分子量的有机结构、已知或仅已知结构的大分子、细胞或细胞的系统。

50.2 检测方法的质量特征

生物标本的组分种类繁多，因而对检测或定量测定单个分析物的方法要求甚高。描述一个定量分析方法的特性，需要考虑若干不同的质量特征。其中，特异性具有特别重要的意义。

特异性：特异性是指一个检测方法能不受标本基质中其他成分错误干扰而检测分析物的能力。

其他的质量特征包括：正确度、精密度、定量范围、线性、溯源性。这些特征将在下文中详述。

50.3 标准化——溯源性

标准化应以溯源性的应用为基础。溯源性是 ISO 17511 标准[1]的主题，并通过图 50－1 所列的模式对其进行了解释。溯源性是指测量程序和校准品的层次结构，从层次结构最低级（患者标本）到最高级（即被测量的 SI 单位定义）。

（a）量的定义：如果可以用明确的分子结构来描述一个量，就可以将其指定为物质浓度的量（如 mol/L）。

（b）一级参考测量程序：是测定一级参考物质的纯度（认证）。这种已认证的参考物质适用于多种被测量，其纯度由计量部门测定。

（c）一级参考物质：可用于校准二级参考方法，如参考实验室建立和使用的方法。

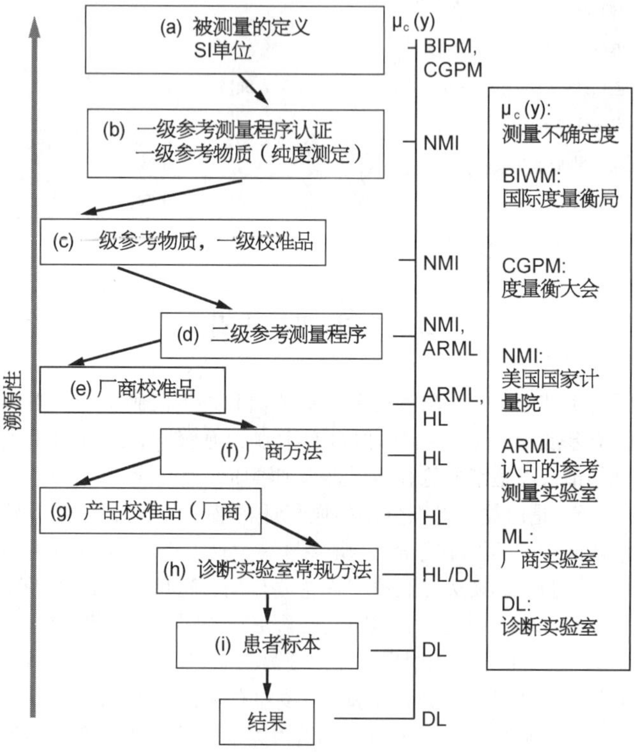

图 50－1 基于 ISO 17511[1] 的临床生化定量分析方法的溯源性

（d）二级参考方法：是具有高度特异性的程序，因而适用于在复杂的生物基质中传递最高正确度和精密度的结果。这些方法可以在较小的测量不确定度范围内确定真值。同位素稀释质谱法是建立参考测量程序的经典方法。二级参考测量程序用于制造商校准品、室内与室间质控品的认证，在某种程度上也认证用于诊断试剂盒开发和试验的患者样本盘。可从计量部门获得的基质参考物质（如人血清胆固醇）也使用这种二级参考测量程序进行认证。

（e）厂商校准品：用于校准其内部的测量程序。

（f）厂商方法：是厂商（内部）使用的程序用于产品校准品的认证。

（g）产品校准品：是常规实验室使用的商品化诊断试剂盒中的一部分。

（h）诊断实验室常规方法：使用厂商（校准品、试剂、设备）提供的常规检测试剂盒来检测患者标本中的分析物。

如果在这个层次结构中所有的单个步骤都是可以追溯的，那么就可以确保患者标本（i）的检测结果可溯源至最高级——被测量的定义(a)。

每个测量程序(参考测量程序、厂商测量程序、或常规测量程序)和每个参考物质或校准品的赋值都有一定的测量不确定度[$\mu_c(y)$]。根据总体测量不确定度的计算规则,患者结果的测量不确定度由结构层次链中所有的单个测量不确定度[$\mu_c(y)$]计算得出。

上述的溯源性结构层次模型中,除了最高级别的(a)到(d),个别步骤可以跳过。例如,可以跳过厂商内部测量程序和厂商校准品,直接使用二级参考测量程序(d)认证厂商的产品校准品(g)。

有些步骤在理论上也可以跳过,例如,直接使用二级参考测量程序(d)检测患者标本(i)。但是在实践中毫无意义,因为要浪费大量的成本和时间。

溯源至最高级的先决条件是可以获得一级和二级参考测量程序和一级校准品。如果没有,那么溯源性就终止于厂商校准品或厂商测量程序,也就不能实现在厂商之间检测结果一致性方面的标准化。

50.4 溯源性概念在标准化中的应用

从2002年起,检验医学溯源性联合委员会(JCTLM)在全球范围内调查了溯源性概念的应用情况。该委员会的主要成员包括以位于巴黎的国际计量局(BIPM)为代表的国际计量委员会(CIPM)、国际临床化学和实验室医学联盟(IFCC)和国际实验室认可合作组织(ILAC)。

JCTLM在其网站上罗列了参考物质、参考测量程序及服务的清单。参考实验室向JCTLM提出申请,随后由专家小组根据ISO 15193[2]、15194[3]和15195[4]标准要求进行符合性审查,每年在其网站上更新清单。申请列入服务清单的实验室必须通过ISO 15195的认可,也要求定期参加参考实验室的外部质量保证计划(http://www.dgkl-rfb.de:81)。

欧盟关于体外诊断医疗器械的指令(98/79/EC)规定:必须通过有效的参考测量程序和(或)更高级别的参考物质来保证校准品和(或)质控品赋值的溯源性。这一要求同样适用于以下两个涉及体外诊断医疗器械的团体:体外诊断器械的厂商、外部质量控制计划的组织者。

自1987年起,德国医学协会[5]一直要求使用参考方法的检测值作为外部质量控制的靶值。从那时起,不同厂商检测结果的一致性已经获得了持续的改善。

这应该是应用溯源性概念进行临床化学分析方法标准化的成功案例。

50.5 质控品与质量保证

对于定量检测的内部质量保证来说,质控品应该作为"随机标本"添加到患者的标本队列中。

如果质控品已有真实靶值,该质控品的分析结果就可以与靶值进行比较(控制正确度)。重复测定同一质控品中的分析物时(如每一个分析批次测定一次),如果项目有足够多的结果时,就可以计算结果的变异程度(控制精密度)。如果质控品测得的正确度和精密度都不够理想,但尚在预先设定的范围之内,那么可以假定患者标本的检测结果仍然符合质量保证标准的要求。

为保证质量,用作质控品的生物样本必须符合下述标准。

- 为了排除样本间的差异,同批次质控品必须保持均一。
- 每批的数量足够多,可以使靶值确定、稳定性检测等一次性成本降至最低。
- 材料应该足够稳定,允许长期储存且不出现任何变化。
- 质控品与患者标本的一般特性应无差异(可替代)。

后两项要求的整合是质控品体系的关键问题。质控物质的稳定性几乎是必不可少的要求,通常这也意味着它与一般不稳定的天然样本相比,存在或多或少的变化。在某些质控物质(如血清),由此产生的问题往往需要保持在可接受的范围内。

而鉴于目前质控品的制备技术,有一些质控物质出现的困难和问题更大。例如,旨在区分变性血细胞和正常血细胞的高度专业化的分析系统,几乎无法准确地计算质控血标本中已固定的血细胞。

50.6 定位参数——靶值

表50-1中所列的术语与靶值及定位参数一起用于外部和内部的质量保证。遵循体外诊断医疗器械指令和德国医学协会指令的要求,只要有可能,应使用参考方法的检测值作为内部和外部质量控制的靶值。

表50-1 与定位参数和靶值相关的术语

术语	解释
真值	量的真值是一个理论定位参数,从严格意义上来说,它是正确的值。使用任何测量程序都不能完全准确的测定,最多可以测得接近的近似值(如使用参考方法)。
预期值	预期值是指与测量值相关的分布函数的平均值,这是每种测量方法(即每个实验室各自使用的分析方法)的特征。对于一些既定的标本来说,个体测量值越多,其平均值就越能表示理论预期值。普遍存在的系统误差会导致预期值和靶值之间出现差异。
靶值	对于医学实验室中实际应用的质量保证来讲,"靶值"是传统真值的统称(如在质控标本中)。传统的正确值可能偏离真值且程度未知。因此,从严格意义上说,它们或多或少是不正确的。因为在现有条件下,一个量的真值是未知的,但是往往用参考方法值、标准化参考方法值或只是简单的方法相关的定值为靶值,应用于正确性检查。
参考方法值	参考方法值是使用参考方法测定靶值的结果,这是对真值的最佳评估。
定值	定值是指用确定的常规方法测得的一种方法相关的靶值。它是根据某一方法的特定检测规程测定的靶值。由于每个标本基质在使用时导致的方法的非特异性,真值和定值之间存在着或多或少的差异。在质量保证时,将方法相关的定值与其相同方法的期望值进行比较,可以评估该方法的适用范围。
公认值	这是一个非官方术语,用于不同实验室使用相同质控品测定某个量的结果(如用于实验室间调查),表示结果的均值(或中位数),称为"公认值":所有测定值(总均值)及同一方法测定的分组标本的值(方法学均值)。 所有测定值的"公认值"定位在很大程度上取决于所包含的分组标本的定位与数量。因此,其信息价值是很有限的。分组标本的"公认值"定位受单个值的数量及测定时难以控制的环境因素的影响。

50.7 可靠性——测量不确定度

每一个测量都有其相关的不确定度(图 50 - 2)。测量不确定度应根据测量不确定度的评定指南(GUM, JCGM 100, 2008)进行计算。

在误差的来源中,系统误差(表 50 - 2)不同于随机误差(表 50 - 3)。

表 50 - 2　误差的类型

误差类型	解释
系统误差	用常规方法进行定量测定时,系统误差主要涉及两个因素: - 恒定的系统误差(系统相关性偏差),例如,可能是分析系统校准不准确引起,导致的恒定偏差或测量误差成为所有测定的一部分。 - 可变的系统误差(标本相关性偏差),例如,可能由方法的非特异性引起,标本之间的受影响程度不同,取决于每种标本基质对所用方法的影响大小。
随机误差	随机误差是由既定的检测系统及其使用过程中无法控制的变量所引起。重复测定同一标本中的一个分析物时,这些变量可以引起单个测定结果在均值两侧或多或少的波动。随机误差基本上不可避免;然而通过分析方法的完善,可以将每种方法的随机误差降至最低限度。

表 50 - 3　定位参数、靶值及测量值之间的关系*

差异	意义
A - E 测量值-真值	测量值的不准确度(MVx):在一个既定的实验室(如实验室 1)里,不准确度与测定方法(如方法 1)相关,由不同类型的误差引起。 - 随机误差会导致测量值与预期值之间存在或多或少的偏差,偏差程度视方法的精密度而定,但对于每个检测来说,都不能预知。 - 恒定系统误差(偏差),例如由于校准错误,对于既定的方法和既定的标本(定值)来说,其恒定地偏离最佳值(对其他标本也同样有效)。 - 由于标本的基质问题,方法的非特异性也导致了测量值的变化;在重复测定时,测量值系统性地出现了相同程度的变化。其他标本的基质可引起不同的、可变的系统误差。 其他检测方法测定同一标本同一参数,则有不同的精密度、不同的偏差和不同的非特异性来源(方法 2)。因此,不同的误差类型对于测量值的准确度也有不同的影响。
A - D 真值-预期值	偏差:随着重复测量次数的增加,其均值受随机误差的影响越来越小。在单个测量值的数量无限大的情况下,均值与预期值之差及其随机误差等于零。
C - D 定值-预期值	相对于定值的传统偏差:定值的确定涉及几个定值实验室和多种测定方法。在理想状态下,这样的方式会导致单个检测系统之间的恒定系统误差(偏差)彼此抵消。因此,C - D 的差异由单个检测系统之内的偏差引起。如果检测参数不存在参考方法值,那么一个可靠的定值可以为传统系统误差的计算提供次优的选择。
C - E 定值-测量值	相对于定值的传统不准确度:除了 C - D之外,C - E 的差异包含了单个检测的随机误差。
A - C 真值-定值	定值的偏差:因为真值是不确定的,所以偏差的程度也是未知数。方法的非特异性是引起定值偏差的原因。在同一个标本中,方法的非特异性会影响所有相同方法的检测,包括定值的测定或者相似的各个检测。
A - B 真值-参考方法值	参考方法值的偏差:虽然因为真值是不确定的,参考方法值的偏差的确切程度仍未可知,但是根据目前的科学知识,认为其价值很低。
B - D 参考方法值-预期值	相对于参考方法值的传统偏差:由于参考方法值的偏差较小,相对于参考方法预期值的可测量的传统偏差是绝对不正确度的最有效评估(A - D)。
B - E 参考方法值-测量值	相对于参考方法值的传统不准确度:B - E 的差异还包含了单个检测的随机误差。

*解释参见图 50 - 2

分析结果的测量误差由系统误差和随机误差组成(图50 - 2)。测量误差以及系统误差和随机误差都可以用数值来表示。

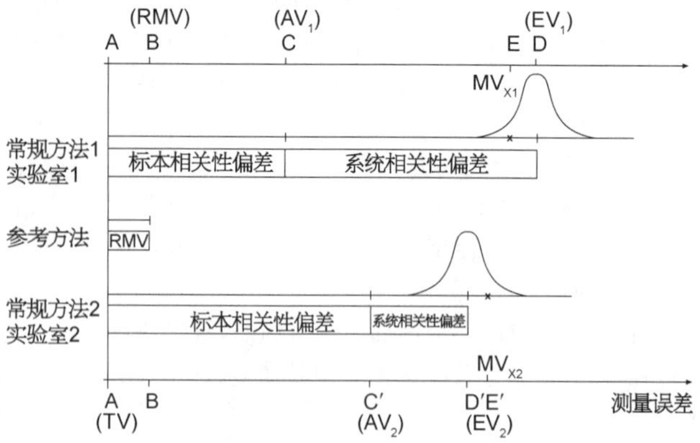

图 50 - 2　两个实验室使用两种不同的常规方法检测某一标本中同一指标的测量值(MV)。定位参数、靶值和测量值之间的关系参见表 50 - 3。TV,真值(不能确定);RMV,参考方法值;AV,定值(方法相关);EV,预期值;MV_X,包含随机误差的单个测量值。差异:A - D = 绝对偏差(不能确定);A - E = 绝对不准确度(不能确定);B - D或C - D = 相对于靶值的传统偏差(RMV 或 AV);B - E或C - E = 相对于靶值的传统不准确度(RMV 或 AV);测量误差的每一个组分都可能存在正负值

测量值的准确度依赖于测量方法的正确度和精密度(图 50 - 3)。这些术语不能用数值来表示。

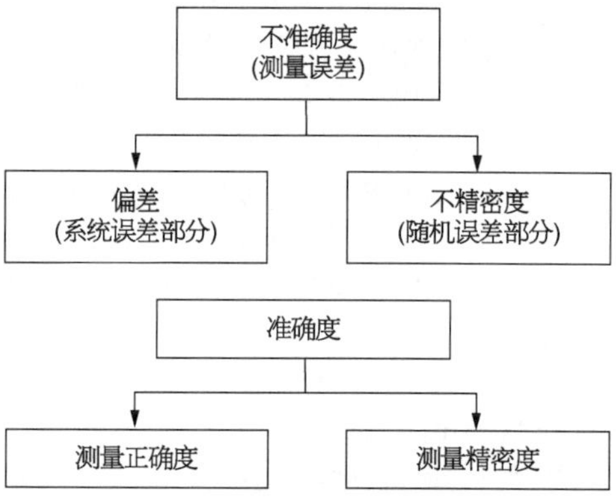

图 50 - 3　不准确度、不正确度和不精密度与准确度、正确度和精密度之间的关系

准确度、正确度(均值的准确度)和精密度(表 50 - 4)与不准确度(测量误差)、均值的不准确度(系统误差)和不精密度(随机误差)之间有着相似的关系;这些术语有着相反的含义。

表 50 - 4　分析可靠性的特征

准确度 测量值(包括其随机误差)与真值的吻合度,准确度没有数值	不准确度(测量误差) 由于系统和随机误差引起的测量值与真值之间的差异
正确度 预期值(重复测量的均值)与真值的吻合度,正确度没有数值	偏差(系统误差) 由于系统误差引起的预期值(重复测量的均值)与真值之间的差异
精密度 重复测量之间的一致性,精密度没有数值	不精密度(随机误差) 由于随机误差引起的重复测量值范围的量化程度

为了质量保证的临床实践,使用一个定义的真值(靶值)来代替不可确定的真值,如参考方法检测值,或没有参考方法检测值时,用方法相关的定值。在这种情况下,使用"传统真值"一词,"传统偏差"和"传统不准确度"也由此衍生。

测量值、预期值和靶值(参考方法或方法相关的定值)之间的关系见图 50－2。为进一步说明问题,图 50－2 所示的差异的意义总结在表 50－3 中。

50.8 统计工具

在定量检测的质量保证中使用的统计工具参见表 50－5 和表 50－6。

表 50－5 用于定量检测质量保证的统计工具

工具	意义
样本值	样本值包含了在相同的既定条件(如用相同的方法测定相同标本中的同一分析物)下得到的所有结果,因此可以集合成组。
均值 $\bar{x}=\frac{\sum x_i}{n}$	均值是样本值中单个结果 $x_i(x_1+x_2...+x_n)$ 的总和除以结果的数量 n(算数均值)。 如果样本值是对称分布,即正态分布曲线(钟形高斯曲线)的一部分时,均值 $\bar{x}$ 表示样本值的定位。参见图 50－4、图 50－5。
标准差 $s=\sqrt{\frac{\sum(\bar{x}-x)^2}{\bar{x}}}$	标准差是钟形曲线(图 50－4)的两侧转折点上的一个 x 值与样本均值 $\bar{x}$ 的差异。标准差是对钟形(高斯)曲线宽度的测量,因此也是对样本中包含的检测值范围的测量。它能用很少的数据计算而得。 如果所有值呈正态分布,那么 68%的值是在 $\bar{x}\pm s$ 的范围内,并且只有使用标准差来描述测量值的范围才是可靠的(图 50－4)。
变异系数 $VK=\frac{S\times 100}{\bar{x}}$	变异系数 VK 是标准差 s 和均值 $\bar{x}$ 的比值,以百分比表示。 更为准确的术语是"相对标准差",因为它实际上并不是一个系数。然而,变异系数一词在国际上已确立了自己的地位。 变异系数有助于不同方法间样本值范围的比较,并且与所用的测量单位无关。
百分位数	百分位数是指将既定样本值按上升次序排列成一列后的值的位置,如表 50－6。忽略细节,更易理解。
中位数	中位数是第 50 百分位数的另一个术语。它位于上升排列的样本值的中间:一半的值低于中位数,另一半高于中位数。 如图 50－6 中所列数据也可以计算其均值和标准差。但是,如果基于这些数据重建相应的钟形曲线,得到的曲线就不再接近数据的实际分布点:均值 $\bar{x}$ 的位置明显高于数据集中区域且几乎所有值都在 $\bar{x}\pm s$ 范围内,即使这些值中应该只有 68%位于此范围内。相比之下,中位数明确地表明了数据集中的位置。第 16(%)和第 84(%)百分位数都表示了相关范围的实际信息:无论是其范围还是由其较强的高值趋势导致的不对称性。

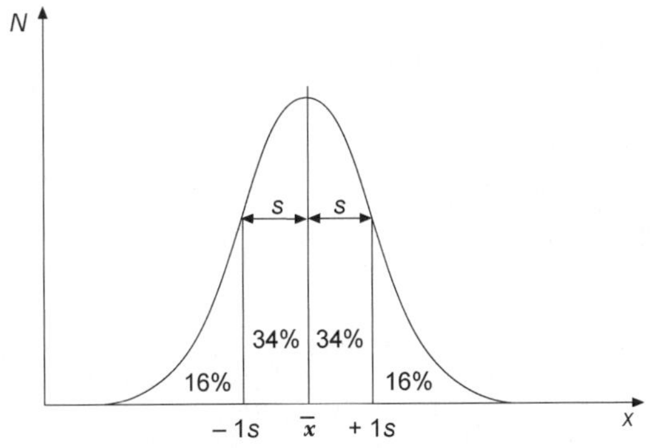

图 50－4 钟形高斯曲线。理想的正态分布数据的频率分布(密度函数)图,列出了－1s 到＋1s 及低于－1s 和高于＋1s 部分的数据在所有数据中的相对比例(%)。X＝值的排列,如浓度;$\bar{x}$＝均值;s＝标准差;N＝值的数量

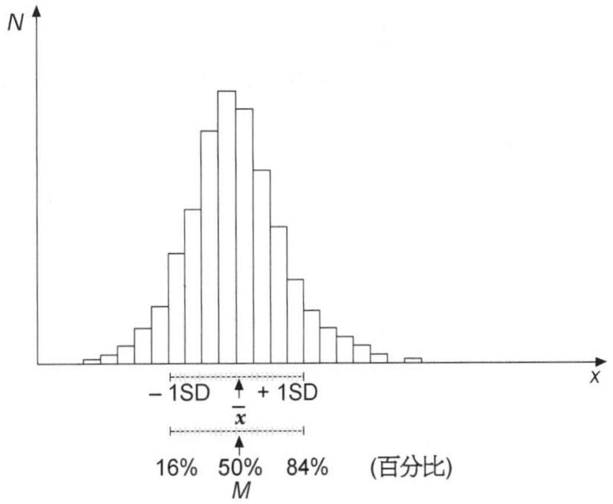

图 50－5 经验频数分布曲线的例子;正态分布的样本值

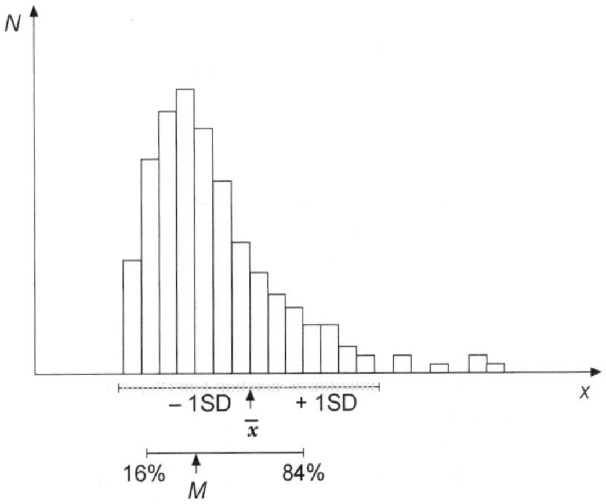

图 50－6 经验频数分布曲线的例子;非正态分布,图中列出了均值 $\bar{x}$ 和标准差(SD)及中位数(M)和第 16 和第 84 百分位数(%)的位置。X＝值的排列,如浓度;N＝值的数量

表 50－6 百分位数示例

数据量(N) 百分位数(缩写)	$N=50$	$N=100$	$N=150$	$N=287$
	数据列中相应的百分位数的排位			
1.(1%)	1.	1.	1.	3.
16.(16%)	8.	16.	24.	46.
50.(50%)	25.	50.	75.	144.
84.(84%)	42.	84.	126.	241.
100.(100%)	50.	100.	150.	287.

采用第 16(16%)和第 84(84%)百分位数是基于(16%～84%)的范围与正态分布数据 $\bar{x}\pm s$ 的范围相接近,也包含 68%的值

50.9 质量保证的应用

定量检测的质量保证作为实验室诊断评估的一部分,它的目的一方面是确定由于随机误差造成的测量值的分布宽度(控制精密度);另一方面是在条件允许时确认系统误差的大小(控制正确度)。

术语正确度和准确性用于质量保证时,通常是指传统的正确度或准确性。

质量保证的基本内容包括控制实验室的内部精密度和准确度以及通过室间调查进行的外部质量保证。

质量保证涉及的方法见表 50－7。

表 50－7 质量保证的方法

方法	解释
控制精密度	在实验室的单个检测系统中，使用合适的质控品定期（如每个检测批）检测既定的分析物。如果可以获得较大数量（如 20 个重复测定的值）的检测值，就可以计算其定位参数，如均值和离散度、标准差和变异系数。离散的范围不应超过预设水平（可接受标准）。 为了适合于控制精密度，质控品必须包含适当浓度的分析物，并且必须是均匀和稳定的。此外，应有大批量的质控品，以便可以尽可能多的重复测定。对于实验室诊断评估的大多数参数来说，可以满足这些前提条件。在控制精密度时不一定需要靶值。
控制正确度和准确性	在实验室的单个检测系统中，使用合适的质控品定期检测既定的分析物。测量值和靶值之间的差异为测量误差。重复测定的均值（预期值）和靶值之间的差异为系统误差。这些与靶值的差异可以用绝对值来表示，然而与靶值的相对偏差更为实用。不准确度或偏差不应超过预定水平（可接受标准）。 用于正确度控制的标本首先必须有靶值。参考方法或标准化的参考方法值对正确度的评估具有最高价值（图 50－2）。根据具体的检测操作规程确定的方法相关性定值没有太大价值，而没有根据标准化检测操作规程确定的方法相关性靶值更没有价值。
实验室间调查	实验室室间调查的基本特征是不同实验室检测同一标本中的分析物，相互比较其中一个或多个分析物的结果，若采用靶值时，可以与靶值进行比较。如果参与的实验室众多，那么由某人（或部门）负责组织调查活动和解释数据是很有益的。 如果测定值与实验室室间调查的靶值相比较，两者之间的差异就产生测定值的传统不准确度（图 50－2）。如同室内质控中控制正确度那样，实验室室间调查标本的靶值可能是参考方法值、标准化参考方法值或各种不同的定值。 如果没有这些靶值，公认值（所有结果的均值或中位数，或用同样方法测定的所有结果的均值或中位数更好）可以在实验室室间调查中发挥靶值的功能。在这种情况下，公认值的应用价值很大程度上取决于计算时所依据的测定值的数量。

50.10 实验室室间调查的结果解释

实验室室间调查通常使用不同浓度的两个样本分发给室间调查的参与者。所有参与室间调查的实验室结果可以总结绘制成 Youden 图（图 50－7）。

Youden 图上的每一个点代表了某个实验室的两个结果：从横坐标读取标本 A 的结果，从纵坐标读取标本 B 的结果。两个检测结果都与靶值一致的实验室，其代表的点位于图的正中间。通常，这些结果围绕左下角和右上角的对角线形成云状的椭圆形，这主要与两个高值或低值结果的系统误差有关。

Youden 图（图 50－7）为血清肌酐的室间调查结果，发现使用现有常规方法进行检测时仍存在一些问题。为了进行比较，所有使用 Jaffé 方法的检测结果显示在左图（黑色圆点显示），所有使用酶法的检测结果显示在右图（黑色圆点显示）。德国医学协会的指令要求使用参考方法检测值作为靶值。

结果表明：① 使用 Jaffé 方法时，结果分散程度更大并且部分结果超出控制范围；② 使用酶法时，与参考方法靶值的相关性更好，并且只有极少数结果超出控制范围。

同样，生物分析参考学会的网站上（http://www.dgkl-rfb.de）可以显示参与实验室使用的方法学原理以及不同厂商检测试剂盒的组别。

这样就可以显示商售检测方法的可靠性（与靶值的一致性、不同实验室室间结果的差异性）。

50.11 可接受标准

除了随机巧合，检测值总是或多或少的出现偏离靶值的随机和系统偏差。

分析系统中随机误差的大小可以作为控制精密度的一部分；对靶值而言，系统误差的程度只能用正确度控制程序来确定。不必考虑靶值与真值之间的未知偏差。分析这些测量误差的主要目的是使其保持在可接受范围之内。

对检测结果而言，测量的可接受系统误差和可接受离散范围的规定只能以协议为依据。达成这样的协议需要 2 个步骤：① 必须根据相关的理想分析精密度和正确度选择合理的基础标准。② 基础标准必须通过商定的因子或公式转化成适用的可接受标准。

关于这个问题有大量的文献[6]。基础标准的最早建议之一是分析物的参考区间[7]。

以下两个例子有助于理解此概念的原理。

– 血清氯的参考区间为 98～108 mmol/L（103 mmol/L ± 5%）。

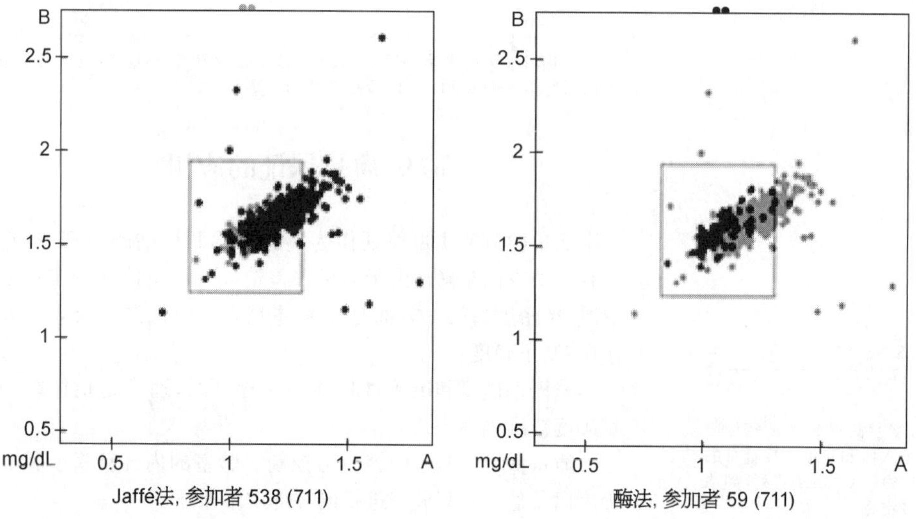

图 50－7 Youden 图显示生物分析参考学会血清肌酐室间调查的结果。Youden 图上的每一个点代表了某个实验室的两个结果：从横坐标读取标本 A 的结果，从纵坐标读取标本 B 的结果。图中左侧，使用 Jaffé 方法的所有检测结果（538/711）用黑色圆点强调，图中右侧，使用酶法的所有检测结果（59/711）用黑色圆点显示

其有效的相对测量误差为6%，即意味着如果实际浓度为103 mmo/L，那么就可认为在病理低值范围(如97 mmol/L)和在病理高值范围(如109 mmol/L)的检测值是一样的，都是完全正常的。因此必须降低血清氯的允许测量误差。

- 血清尿素的参考区间为10～50 mg/ dL(30 mg/dL ±67%)。例如，即使按检测结果的误差或偏差为20%的前提条件，仅在实际尿素浓度接近参考区间限值时才导致错误的解释。因此，尿素检测的允许误差可以比氯更大。

实例表明，以参考区间作为可接受标准的基础标准，对质量保证有一定的指导意义。

为了将基础标准转化为适用的可接受标准，可以假定：

- 分析离散度与用变异系数表示的控制精密度相结合，其最高值可定在用平均值百分率表示的参考区间宽度的1/12。
- 与“控制正确度”(更确切的是控制准确度)相结合，检测值与靶值相比的相对误差或偏差，最大值定为其平均值百分率表示的参考区间的1/4。

血清氯的参考区间宽度大约是其均值的10%，因此：用于精密度控制的测量值的变异系数必须小于0.85%，“准确度控制”的测量值偏离靶值最大为2.5%。

尽管由于分析方法的技术水平不是最理想，有了一些妥协，但这一概念构成了德国医学协会指令第B1部分中所规定的接受标准的基础[5]。

除了参考区间，还讨论了其他用于定义可接受标准的基础标准的途径：临床医师对分析结果可靠性的要求、当前分析方法的(有限的)性能、分析物在体内外的生物变异。

作为就接受标准这一重要问题达成国际可接受协议的一部分，生物变异几乎是目前唯一达成协议的领域。

尽管达成了有关基础标准的协议，但近期内不要指望有最终的约束力。

迄今为止的讨论中，尚未考虑与正确度控制有关的可接受标准的基本内容。例如：

- 靶值的质量差异。如果靶值是参考方法检测值，遵循规定的允许测量误差可能比使用常规方法的特定靶值存在更多的问题(图50-7)。
- 测量误差的浓度依赖性。正如在许多情况下看到的那样，测量的相对误差随着浓度的降低而变得更大。因此，当使用常规方法检测低血糖的标本时，就不能再遵循适用于整个检测范围的允许测量误差(如规定的某一百分比)。

50.12 质量保证的管理

实验室主任通常可以利用所有可用的质量保证手段，以确保实验室结果的可靠性，并满足相关的医疗要求。但对于大多数分析来说，还没有这些检验的相关规定。

德国医学协会发布了涉及某些检验医学领域的指令，规定了一些检测的最低质量保证程序。

德国医学协会关于医学实验室定量分析质量保证的指令(2008)[5]包含：

- A部分，描述“医学检验质量保证的一般要求”。所述的许多要求与ISO 15189标准[8]的要求一致。
- B1部分，其中涉及“医学实验室的定量分析”。这部分包含内部和外部质量保证的具体规定，包括一张列举了许多检测项目控制范围的表格。在表50-8中总结了这些要求。
- 另一部分亚类，B2至Bx，包含了正在建立中的定性分析、病原体、和精液检查的要求。

表50-8 德国医学协会的要求

要求	解释
室内质量保证	
- 分析物	根据德国医学协会的指令[7]，医学实验室进行的所有定量分析均需进行内部质量保证。表格B1a-c包含了全血、血清、血浆、尿液和脑脊液标本中大约100种不同分析物检测最大允许偏差的控制限，用于评价质控品的检测结果。 对于其他的分析物，描述了建立实验室内部误差控制限的方法。
- 质控品检测	在每批次检测开始时，都要对质控品进行一次检测。每天至少使用两个不同浓度水平的质控品。 单个质控品检测结果的评估应在发布患者标本检测结果之前完成。
- 质控品检测的评估	每个质控周期结束时，根据单个质控品检测结果计算出相对平方根。结果不能超过指令中(表B1a-c)规定的控制限。
外部质量保证	
- 强制参加	要求定量检测指令中(表B1a-c)分析物的所有实验室都参加参考机构组织的实验室间调查。
- 频率	每个实验室每季度应至少参加一次实验室室间调查。由参考机构出具证明其符合调查要求的证书，证书有效期6个月。
- 标本数	每次调查，将两个不同浓度的标本送至各参加实验室。
- 评价	参考机构根据指令中(表B1a-c)列出的控制限作为实验室室间调查的最大允许偏差，对两个质控品的检测结果进行评价。

(徐世骥 译，张春燕 审校)

51

运动对实验室检查结果的影响

Lothar Röcker，Holger Kiesewetter

51.1 引言

运动是主要的可以显著影响实验室检查结果的生物学因素之一(表 51-1)。在许多案例中,这种影响因素并没有引起太多关注,尽管这可能会导致实验室结果变为一个异常值。如果医师不将患者的运动和训练史考虑在内的话可能会造成误诊及不必要的附加检查。例如,过量肌肉训练可能引起显著的肌酐增加。

表 51-1 在剧烈和舒缓(耐力训练)运动后标志物及其变化

标志物	剧烈运动			休息时(耐力)受训个体 *vs*. 未受训个体
	运动结束时	结束后数小时	结束后数天	
血容量	↓	↑	↑	↑
血浆容量	↓	↑	↑	↑
红细胞计数	↑	↓	↓	↓
血红蛋白浓度	↑	↓	↓	↓
血细胞比容	↑	↓	↓	↓
铁蛋白	↑	↑	↑	↓
触珠蛋白	↓	↓	—	↓
白细胞计数	剧烈↑	剧烈↑	↑	(↓)
中性粒细胞计数	剧烈↑	剧烈↑	↑	(↓)
嗜酸性粒细胞计数	↓	↓	—	—
淋巴细胞计数	剧烈↑	↓	↓	(↓)
T 淋巴细胞计数	剧烈↑	↓	↓	(↓)
B 淋巴细胞计数	↑	↓	↓	(↓)
NK 细胞	剧烈↑	↓	↓	↓
$CD8^+$ T 细胞	剧烈↑	↓	↓	↓
$CD4^+$ T 细胞	↑	↓	↓	↓
$CD4^+$/$CD8^+$ T 细胞比	↓	↓	↓	↓
血小板计数	↑	—	—	—
部分凝血酶原时间(秒)	↓	↓	—	—
凝血因子Ⅷ	剧烈↑	↑	—	—
血管性血友病因子	剧烈↑	↑	—	—
纤维蛋白原	—/↑	—	—	↓
t-PA 浓度	剧烈↑	—	—	—
PAI-1 浓度	↓	—	—	(↓)
D 二聚体	↑	—	—	—
CK	剧烈↑	↑	↑	↑
AST	↑	↑	—	—
LD	↑	↑	↑	—
胆固醇	↑	—	—	—
HDL 胆固醇	↑	—	—	
LDL 胆固醇	(↓)	—	—	↓
甘油三酯	↓	↓	↓	↓
肌酐	↑	↑	↑	—
尿素氮	↑	↑	↑	↑
尿酸	↑	↑	↑	—
钠	经常↓	经常↓	—	—
钾	有时↓	有时↓	—	—
钙	↑	—	—	
镁	↓	—	—	—
葡萄糖	↓	↓	—	—
CRP	—	↑	↑	↓

↑,上升;剧烈↑,剧烈上升>50%;↓,下降;—,无变化

需注意的是,实验室检查结果的正常参考区间并不能简单地应用于运动员。本表格提供了一个简单的关于一些重要检测参数的变化时间和变化方向的描述。大部分实验室参数可在剧烈运动后 1 天恢复正常。因此,运动员在进行实验室检查前需要 1 天时间休息。然而在许多实验室中,受训个体和未受训个体间实验室检查结果仍然存在差异。

体能(耐力)训练和剧烈运动造成的血液参数变化并不能归类于检验前误差,因为它们可能包括了两种所需的变化,例如,风险因素减低(血液脂肪、纤维蛋白原)和病理性因素的改变,如细胞损伤。理想情况下,需要给体能训练人群一个单独的参考区间。然而因为这类参考区间,所有本章节所述的实验室参数的变化都来自已发表的研究。

51.2 血液和血浆容量

毛细血管的体液交换可发生在血管内和细胞间隙之间。

毛细血管孔能透过水和小分子质量的物质。高分子质量蛋白质如纤维蛋白原和细胞组分如红细胞并不能通过这些小孔开血管内空间。在休息状态时，体液的摄取和排泌具有平衡因此血液容量时稳定的。

即使是一个身体姿态的改变（比如从仰卧位至站立，反之亦然）都会对体液的平衡发生显著改变引起血浆容量的变化[1]。

在身体运动期间，毛细血管压力和表面积增加，使体液进入细胞间隙直至新的平衡形成。这会造成血液浓缩，血液组分无法离开血管内空间。因此，毛细血管中的直径大于小孔的血液组分的浓度增加到体液可离开血管床的程度。血浆浓度会由于运动的持续时间、强度、运动的种类和液体摄取量，减少 5%～20%[2]。

在剧烈运动后血浆量可在 30 min 内恢复正常。过度补偿可出现在耐力运动后的进展恢复期，可引起血浆容量增加，可能会引起血液稀释，并可持续数天[3]。

除了这些客观的引起血液组分变化的体液流动，运动也可对生理学造成影响以及对血液组分产生瞬间改变。这些功能性的改变可能引起显著的主观的血液构成的改变。

耐力训练后休息状况下会导致血容量扩张[4]。耐力训练个体，血浆容量与红细胞数量相比呈比例的扩张可导致血液稀释，可通过低血细胞比容和血红蛋白量发现。

分析血细胞组成的变化应把血液浓缩和（或）血液稀释考虑在内。不同的血液容量组分有不同的时间点的变化。血浆量变化最快[3]。血浆量 10%的增加可在耐力训练 24 h 后出现，可持续 4 天。

血浆量最开始适应和扩张，常立即发生在常规训练的 1～2 周[4]。红细胞量扩张发生在 2～3 周后直到新的平衡形成，与血浆量扩张相比并不明显[4]。这些变化和适应具有对心血管功能具有一定作用（如运动个体具有较低心率）。

除了积极效用，长期训练也会造成一些异常情况，如铁缺乏和细胞损伤。

51.3 全血细胞计数

红细胞：剧烈运动后，尤其是体能锻炼后，可引起红细胞计数显著的变化[5]。外周血循环的红细胞的绝对质量是由红细胞的形成和退化决定的。两个进程都十分缓慢以至于突发的影响不能产生主要的作用。因此，在短期情况下，绝对红细胞容量是相对稳定的。与某些动物不同，人类没有运动消耗后没有血细胞储备池[6]。因此，剧烈运动后红细胞计数变化主要取决于血液浓缩和（或）血液稀释。

剧烈运动后的血液浓缩可导致血细胞比容（HCT）、血红蛋白（Hb）和红细胞浓度增加，所有的高分子质量物质可增加 10%～30%。这些改变取决于运动的强度和持续时间。在短时间运动压力（如 200 m 冲刺）后可检测到最大的变化，可引起显著的 HCT、Hb 和红细胞计数升高，然而红细胞指数是保持稳定的。冲刺后 30 min 后数值可恢复至正常水平。

相比而言，长时间的运动如马拉松对红细胞计数的影响要小得多。然而，红细胞指数可能会发生改变；MCV 指数会由于红细胞水分丢失而下降。血液稀释也常发生在长时间运动时[7]；它会产生相反的影响，几天内都可被检测到。

红细胞计数是受制于红细胞生成和血液容量的。因此，红细胞计数的慢性改变在很大程度上取决于运动对这两个机制的刺激作用。运动可增加血液容量，主要是血浆容量扩张造成的。

可以得出结论，血液稀释至少在耐力运动个体内的休息时发生。例如，运动后个体的红细胞计数常较低[6]。

51.3.1 溶血

长时间的运动可导致红细胞发生力学破坏和溶血。血管内溶血是由于红细胞在跑步时在足底微循环受到力学压缩。甚至可以出现血红蛋白尿[6]。Hb 从受损红细胞中释放，尤其是在跑步时，在血浆中与触珠蛋白 1∶1 结合的血红蛋白在网状细胞内皮组织系统中降解。因此，触珠蛋白浓度可或多或少减低，或者在耐力运动后可不被检测到。基于这样的机制，(21～59)×10^9 的红细胞，5～13 mL 的血液可在一场马拉松中被破坏[7]。

51.3.2 网织红细胞

网织红细胞计数和网织红细胞指数计算在运动药物中越来越重要，尤其在反兴奋剂监测领域。然而，结果需要借助自动化分析仪。成熟阶段的网织红细胞可被分群。部分不成熟的网织红细胞可作为一个可靠的参数，因为它会先于网织红细胞计数升高[8,9]。

因为铁代谢的原因，运动员的骨髓持续受到刺激。网织红细胞 Hb(CHr，Ret－He)的测定十分重要因为它可以诊断和监测铁缺乏及及时评价治疗效果（参见 15.6.5）。

仅有少数研究，部分还存在争议，是关于运动后网织红细胞改变的。在一项关于马拉松运动员的研究中，在运动 31 h 后网织红细胞仍不出现升高[10]。在持续 6 天的超长马拉松后，网织红细胞的数量和百分比仍未见升高[11]。在一项 1 600 km 超长马拉松的研究中，网织红细胞在马拉松的第 4 天及结束后的 11 天时出现升高[12]。在超长马拉松后，CHr 仍然维持稳定[12]。尽管它也不受急性时相反应影响，但它可以作为监测当前红细胞生成质量的可靠参数。因此，CHr 可作为临床上检测运动药物引起铁代谢变化的可靠参数。CHr 评估铁缺乏红细胞生成的诊断敏感性要高于其他生化指标（铁蛋白、转铁蛋白饱和度和可溶性转铁蛋白受体）[13]。

富含 RNA 的不成熟网织红细胞数量提示红细胞增生过多，但同时也可出现在无效红细胞生成时。不成熟网织红细胞在运动员中会升高，高于参考区间[14]。

$CD34^+$ 细胞是一种多能干细胞［造血干细胞（HPC）］，可作为评估造血能力的非直接指标。与久坐的对照组相比，运动员的 HPC 会升高 4 倍，在运动后数小时恢复正常[15]。但总的来说，网织红细胞系统在耐力运动后几乎没有变化。

51.3.3 假性贫血

需要注意的是，不要将耐力运动员的低于正常水平的红细胞计数结果误认为贫血（或者运动性贫血），但在某些案例中会发生这种事。这种现象被称作假性贫血[7]。重要的是这种现象并不意味着存在异常，仅是身体适应运动的生理需求（血黏度、体温调节）。

51.3.4 耐力运动员诊断贫血

运动员中的耐力运动员，尤其是女性，可发生不出现红细胞计数异常的贫血。然而，评价耐力运动员的红细胞计数结果是复杂的，因为全血细胞计数和血浆容量的变化需要一并考虑在内。因此，通常所用的红细胞参考区间不能用来评估耐力运动员。一个更可靠的评估方法是检测身体红细胞质量。这种检测方法仅在特定检测机构可以开展。因此，以下的 Hb 水平可作为评估运动员贫血的基准[16]。

- 女性<110 g/L。
- 男性<130 g/L。

51.3.5 铁代谢

铁缺乏是最常见的引起贫血的原因，尤其是在女性耐力运动员中。这是因为与竞技型运动员相比铁需求和消耗会增加，特别是女性更为明显。铁缺乏会对免疫应答、体温调节、能量代谢和运动表现产生消极作用。在炎症性疾病中，铁蛋白浓度在诊断储铁是否缺乏时并不实用。在急性时相反应时，铁蛋白浓度在马拉松 3 天后相比与身体实际铁储量仍会出现假性升高，耐力运动员静息下铁蛋白浓度与未训练过的个体相比较低[17]。

抗菌多肽：抗菌多肽是身体系统性铁代谢调节因子[18,19]。2/3 女性马拉松运动员在马拉松后 1 天会出现尿液排泄抗菌多肽增多 4～27 倍[20,21]。抗菌多肽的浓度不会受到次级耐力训练的影响[22]。

51.3.6 白细胞

在剧烈运动后，白细胞会比红细胞产生更显著的变化，已不能用血浆容量变化来单一解释。不同强度的运动可导致大量白细胞生成[23]。高强度的运动后，白细胞计数可比静息状态下升高两倍（有个案可升至 31×10^9/L，基线水平为 6.4×10^9/L）。运动 30 min 后，白细胞计数可在半小时内恢复至正常。

白细胞可在耐力训练后立刻增加 50%～100%（中性粒细胞、淋巴细胞）。30 min 后，淋巴细胞可在 3～6 h 内降低至 30%～50%的运动前水平。同时，会出现显著的长时间的中性粒细胞增多。在运动后的白细胞变化中，这导致一个双向的另一个在运动后 2～4 h 到达的峰值。儿茶酚胺及持续增加的心输出量与早期白细胞增多有关，引起边缘池中的白细胞释放，皮质醇能引起下一阶段的骨髓中的白细胞释放。这些白细胞在至少 8 h 后可被检测到，某些案例可持续超过 24 h。

有大量未经明确的关于不同类型白细胞的研究发现。中性粒细胞增多、淋巴细胞增多和嗜酸性粒细胞增多都会发生。单核细胞会轻微升高，嗜碱性粒细胞会轻度减低。

只有少量的研究是关于运动员白细胞计数的慢性改变的。剧烈运动后，未经训练的个体和受训个体间白细胞应答的量级上没有区别。受训运动员似乎有着较低的白细胞水平[24]。

淋巴细胞亚群：运动和训练会对白细胞数量和淋巴细胞亚群功能产生显著影响。在三种主要的淋巴细胞亚群中（T、B 和 NK 细胞），NK 细胞会有最强的应答。可在运动时及运动后立刻增加 150%～400%[27]。训练后 1 h，会长期处于远低于运动前的水平。120 min 耐力运动后的 7 天，NK 细胞仍会减少 40%[26]。$CD8^+$ T 细胞会增加 50%～100%，然而 $CD4^+$ T 细胞则相对不受影响。$CD8^+$ T 细胞浓度增加远多于 $CD4^+$ T 细胞，因此会造成 $CD4^+/CD8^+$ T 细胞比值减少至 50%[25]。减少的比值在特定条件下有显著临床意义。在严重体力透支情况下，会导致上呼吸道感染风险增加的“空窗期”。这个阶段可在剧烈运动后持续 3～72 h[27]。

有大量的参考文献是关于淋巴细胞亚群的慢性改变。在某些案例中，受训个体剩余数量的细胞对比未经训练的个体似乎会显著减少。在许多类型的运动中可以发现这个现象。

51.3.7 血小板

休息时，血小板形状呈圆盘形。许多研究发现，运动后血小板数量会增加[28]。数量的增加是由于脾脏、骨髓和肺的血管释放血小板，能迅速恢复至正常水平。运动对血小板计数的影响仅在少数研究中被探讨。与久坐的人相比，运动员血小板的增加并不显著，能较快地恢复。据报道，12 个月运动后活化血小板数量会减少。每日训练会导致静息时血小板活性减低[28]。

51.4 凝血系统

凝血酶原时间：长时间剧烈运动后不会发生改变[29]。

活化部分凝血活酶时间（APTT）：APTT 在短期、中期和长期运动后在短时间内显著减低，马拉松后 3 h 仍会显著减低。特别的是，在内源凝血途径的各个凝血因子中，FⅧ活性会随运动增加[29]，同时血管性血友病因子（vWF）也会等量增加。另外，据报道，正常的 vWF 多聚体在耐力训练后也会改变[30]。

纤维蛋白原：运动后纤维蛋白原水平会出现不同的结果。大量研究表明纤维蛋白原浓度不会发生变化；某些文献报道会出现升高或者减低。马拉松后 1 天，免疫法检测纤维蛋白原可由 233 mg/dL 升高至 279 mg/dL，可能是由于压力相关急性时相反应[31]。纤维蛋白原是一个有效的心血管疾病的独立风险因素。长期研究表明，常规耐力训练对纤维蛋白原浓度有积极效应。平均大约可减少 40 mg/dL[32]。

血浆凝血酶原片段（F1＋F2）：F1 和 F2 在最大和亚极量测力运动中都会升高[33]。

凝血酶-抗凝血酶复合物（TAT）：最大强度运动后短时间内TAT会增加。这种变化可归因为凝血酶增加。耐力训练后纤维蛋白肽 A 增加，纤维蛋白单体可在个案中被检测到[29]。

训练和血凝系统：训练对于血凝系统的影响的资料很少。代表性的研究显示表明，健康人群在慢跑、马拉松与未经训练人群间相比没有差异，静息状态与剧烈运动后也没有差异。然而，有心血管疾病的患者的研究结果完全不同。运动可以抑制血液凝固。APTT 在多次运动后会延长。4 周训练后，心血管康复运动组的 FⅧ因子活性减低，而健康对照组则没有任何变化。

51.5 纤溶系统

检测优球蛋白溶解时间是筛查运动后体外纤溶亢进的标准方法。马拉松后优球蛋白溶解时间显著减少，降解产物 B (肽 15－42)增加。D 二聚体浓度也会显著增加。D 二聚体被认为是纤维蛋白的特异性降解产物。

组织型纤维蛋白溶解酶原激活剂(t－PA)位于血管内皮，是一个重要的纤溶调节因子。运动后，纤维蛋白溶解酶原激活剂从血管内皮释放，引起纤溶活性增加。有氧代谢情况下的踏车测力计运动对纤溶活性(t－PA、D 二聚体)的影响要小于中等强度的运动后紧接着短时在无氧范围下的最大强度训练[33]。运动后，释放的 t－PA 似乎并不会完全被抑制因子完全抑制，因为 t－PA 活性在无氧运动后显著提高。

纤溶酶原激活物抑制物(PAI)的活性会在测力训练时下降，可能是因为抑制因子被耗尽。马拉松后，t－PA 活性增加大约 30 倍，在 3 h 后恢复至基线水平。t－PA 浓度可增加 5 倍；PAI 的活性在马拉松后检测不到。短时最大强度踏车测力计训练的 t－PA 浓度与马拉松后是相同的[29,33]。

通常来说，健康个体运动后的血液凝固性会增加，另一方面能活化抑制因子潜能以及过比例活化纤溶系统。因此不可能发生血栓栓塞。健康个体的止血平衡只是处于一个较高水平。然而，恢复期时进行耐力训练会出现一次凝固性增加的时间窗，因为凝固性的活化时间长于纤溶系统。这个阶段被认为是血栓形成的一个风险并可能导致血栓栓塞事件在风险患者中发生。

尽管运动可以减少心血管风险，但其中的因果关系还未阐明，仍需要进一步研究。运动训练似乎对纤溶作用有积极效应。在对 132 人的研究中并没有发现 PAI－1 活性在 3 年的中度强度训练计划后有所改变。然而，在一组 *PAI－1* 基因启动子 4G/5G 多态性中，等位基因为纯合子 4G 的人群有 36％出现了 PAI－1 活性减低。因此，常规按计划训练可能会对这类人群有效[34]。

总的来说，这个领域的研究表明，运动对纤溶系统并没有一致性的关系。相反的是，许多因素如训练项目的强度、分析的人群和检测方法等都会有影响，似乎可能会增加纤溶活性。

51.6 血清酶

在受过训练的人群，尤其是未经训练的人群中，剧烈运动会导致血清酶的升高，可持续数小时至数天[5]。上升的酶主要包括来源于骨骼肌的酶(CK、AST、LD)，它们由于肌肉纤维膜通透性改变或肌肉损伤导致这些酶类释放入血增加浓度。

在某些案例中，酶的升高是由于横纹肌溶解造成的。耐力训练和高强度肌肉活性会导致损伤，尤其是在未经训练的或者非典型压力下的细胞中。因此，细胞质的酶类如 CK、CK－MB、LD、AST 和诸如肌红蛋白的蛋白会从细胞释放，血清活性会增加[35]。由于肌肉细胞和血液之间的 CK 浓度梯度高达 500 000∶1，因此 CK 对高强度肌肉工作特别敏感。

肝脏特异性酶也可在剧烈运动后升高。升高的原因是肝脏细胞膜通透性增加，这是由与肝脏血流减少及肝脏氧饱和度减低造成的。

中性粒细胞的产物 H_2O_2 被认为与运动后细胞膜的改变有关[36]。血浆中 CK－MM、CK－MB、AST、LD、AKP 和醛缩酶在马拉松后升高[37]。CK－MM、CK－MB、醛缩酶和 AST 在比赛后的 12 h 会进一步升高[37]。CK－MM、CK－MB、AST 和 ALT 在马拉松后的 3 h 维持升高的状态；醛缩酶、LD 和碱性磷酸酶在 7 天后会回到赛前水平[37]。酶活性的增加取决于运动的强度和持续时间，在未受训练的个体中活性增加最显著。

运动可造成肌肉细胞的改变。大小、数量和线粒体表面积增加的程度取决于运动的种类和体质水平。此外细胞内酶的产物以及它们的血液浓度会因此升高[38]。CK 变化的模式在受训个体和未经训练的个体间存在差异。静息时 CK 值在受训个体中较高，但在未经训练的个体中，CK 在训练 5 天后会上升得非常剧烈。峰值可以是基线水平的 33 倍。

相较而言，CK 水平在受训个体中仅在训练后 24 h 后升高，仅为训练前水平地 2.3 倍[39]。静息状态下，运动员比非运动员有着较高的 CK－MB 值。CK 的运动相关的参考区间(第 2.5 百分位和第 97.5 百分位)是女性运动员 47～513 U/L，男性运动员 82～1 083 U/L[40]。

他汀类相关肌病在运动活动后显著增加[41]。

运动员心肌梗死症状的诊断具有挑战性，因为肌钙蛋白Ⅰ在运动员中会升高但仍远低于常规肌钙蛋白检测的病理性范围[42]。

在一项研究中，使用高敏肌钙蛋白 T(cTnT)法，有 28％的马拉松运动员在赛前就检测出阳性。在赛后，所有运动员都可检出 TnT 值。94％的阳性运动员水平可超过心脏正常个体的 99 百分位[43]。

51.7 血清脂质

血清脂质在剧烈运动中的改变取决于血液浓缩或血液稀释。

在耐力训练时，脂类分解增加脂质对能量的供给，三酰甘油可在运动后 3 天减少一半。特别的是脂类分解能显著引起血液中甘油和游离脂肪酸的增加[5]。Lp(a)并不会由于剧烈运动而发生变化[44]。

剧烈的耐力训练后，HDL 胆固醇会出现轻度升高，LDL 胆固醇会出现轻度降低[45]。耐力训练对脂代谢有积极作用[46]。有氧运动会升高 HDL 胆固醇，降低 VLDL 和 LDL 胆固醇和甘油三酯。

耐力训练的运动员的载脂蛋白的改变包括 ApoA－1 升高和 ApoB 降低。其他载脂蛋白[ApoA-Ⅱ、C-Ⅱ、C-Ⅲ、E、Apo(a)]的变化通常检测不到[46]。脂蛋白的变化更多受到训练时间而不是训练强度的影响。增加的 HDL 胆固醇主要包括 HDL_2 片段[47]。然而遗传因素可造成极大的变化。

51.8 肾功能

高强度的运动会根据运动的强度相应减少肾血流量。

在耗尽体能的运动后，与静息状态下相比[48]肾血流量可瞬间减少53.4%，运动后30 min可持续减少82.5%，60 min可减少78.9%。这种短暂的肾损伤可引起血清尿素氮、肌酐和尿酸的升高，甚至引起严重的肾并发症[49]。在马拉松期间，尿素氮和尿酸可分别升高53%和42%并持续24 h。在所有运动员中，尿素氮/肌酐比大于40，提示肾前性氮血症，在运动后24 h可被检测到。根据Cockroft和Gault公式，肌酐升高20.5%提示肌酐清除率下降18%。肌酐升高可能是由于肌酸从运动中的肌肉中释放、脱水和(或)肾灌注及肾小球滤过率降低所致。

胱抑素C水平相比与肌酐浓度较少受到马拉松的影响[50]。胱抑素C有26%的研究对象出现升高，肌酐有46%的研究对象出现升高。肌酐升高的平均值是胱抑素C的2倍(分别升高41%和21%)。

运动后尿蛋白排泄会增加。这个现象是可逆的，但可以是肾蛋白尿出现的原因之一。如文娱性体育活动可中度地增加排泄，能导致肾小管，以及一小部分患者出现肾小球性蛋白尿[51]。

极少部分研究会关注运动员的慢性病变。所有的改变都被认为是完全可逆的，在极少的案例中可能出现病理性的转归。运动员都会有较高的静息状态下尿素氮浓度，这可能与持续的训练有关。

51.9 其他血液成分

血浆渗透压是与生理变化最紧密相关的变量之一。

51.9.1 钠

血清Na^+浓度取决于水代谢。因此最常见引起异常Na^+浓度的原因就是水缺乏或者过多。

中度或短暂的锻炼可不引起或仅有轻微的Na^+浓度改变。

耐力训练后，低钠血症并不常见，尤其是在女性中，低钠血症的出现取决于周围温度、液体的丢失和摄取。

低钠血症是最常见的超强耐力运动的并发症，但通常无症状(130～134 mmol/L)。严重低钠血症的运动员浓度低于130 mmol/L可在绝大多数案例中出现症状。马拉松后运动员的需治疗的低钠血症发病率据报道为23%[52]。

健康的马拉松运动员会发生非心源性肺水肿伴有颅内压升高和钠血性脑病。若不经诊断，症状可能会致命，然而经适当治疗患者可再次康复。

51.9.2 钾

骨骼肌中K^+含量会在运动后减低。K^+从肌肉细胞中释放可加速血液中浓度上升但很快会恢复到正常水平。肌肉细胞摄取血液中K^+增加会引起轻度的低钾血症[53]。

51.9.3 钙

血液中Ca^{2+}的浓度不会发生改变，尽管钙代谢会受到运动训练的影响。在剧烈运动时，血液浓缩会引起短暂的Ca^{2+}升高，这是因为部分Ca^{2+}结合在高分子蛋白质上。目前关于Ca^{2+}与运动之间的关系的文献研究仍旧不足，并不能得出最终结论。

51.9.4 镁

Mg^{2+}是在K^+之后体内最常见的离子。我们发现血浆中Mg^{2+}会在运动后转移到红细胞内而引起短暂地Mg^{2+}缺乏。Mg^{2+}缺乏在耐力训练的运动员中较非耐力训练的个体更为常见。缺乏是由肾脏排泄Mg^{2+}引起的[54]。

51.9.5 锌

Zn参与肌肉能量代谢、蛋白质分泌和抵御感染。竞技型运动员和重体力劳动者可能缺乏锌，在一项研究中有23%的女性和43%的男性研究对象的血清Zn浓度低于参考范围75 ng/dL(11.4 μmol/L)。Zn流失的增加会由运动后的过量流汗、过量尿液排泄和异常的代谢状态引起。

51.9.6 葡萄糖

在运动后，血液中葡萄糖向肌肉流入可能会增加，这取决于运动的强度和持续时间。同时，主要来自肝糖分解的葡萄糖向血液供给，直到血液达到稳定的葡萄糖浓度。然而，肝糖分解仅能维持一段时间，这取决于糖原的储存量[55]。因此，长时间运动后(大约1 h)，血液中葡萄糖含量可降至运动前的70%。但在许多案例中，葡萄糖浓度在运动后相对长时间处在减低的水平是由于肌肉细胞一直在摄入葡萄糖[55]。长时间的葡萄糖减低是因为肾上腺素(胰岛素抵抗)的影响，这些激素在筋疲力尽的运动后不再释放，使得胰岛素效应变成主要作用并在运动后加重低血糖症状大约2 h。

运动后葡萄糖浓度减低在高血糖患者(糖尿病)中尤其明显[55]。尽管葡萄糖代谢在经过训练和未经训练的个体中有显著差异，但葡萄糖浓度并无差异。葡萄糖的体内平衡在经过训练的个体中更稳定。2型糖尿病患者经16周高强度训练后，HbA1c水平由8.7%降至7.6%并减少了大量药物剂量。非糖尿病对照组的HbA1c则没有变化[56]。

51.9.7 C反应蛋白(CRP)

剧烈运动后的2～6 h内，促炎性因子和抗炎因子由于肌肉损伤会出现升高。白介素6在一场马拉松后可升高100倍。CRP在耐力运动(尤其是长跑)后可超过10 mg/L。这些指标的高值仅在恢复期(运动后大约24 h)出现，几天后恢复至正常值[57]。

然而剧烈运动造成的CRP延迟升高取决于人的体质水平，而定期进行训练则会降低静息期CRP的水平。在为期9个月的耐力训练(马拉松准备期)的前后，处于静息状态时检测CRP可从1.19 mg/L降至0.82 mg/L。对照组在此期间则没有显示出差异[58]。

51.9.8 血黏度

血黏度是由血浆黏度、血细胞比容(HCT)和红细胞的力学属性决定的。血浆黏度限制了血液在供应毛细管中的流动，尽管此时HCT仅有大约15%。血浆黏度是血液灌注及终端血管在给定压力梯度下氢化作用的一种量度。尽管有着十分重要的临床意义，但血浆黏度测定并没有在绝大多数的中的实验室中展开。剧烈运动后，与运动强度无关，会增加血黏度，影响血液流变学的属性，主要原因是 HCT 和血浆黏度增加。

锻炼对于血液流变学的因素会产生积极的改变，尤其是降低血黏度及减少红细胞聚集。这些影响很重要是因为较高的血黏度可能会造成严重的病理后果。HCT 超过 0.60 及血浆黏度超过 4 mPas 已能引起急性病征[59]。对于动脉粥样硬化血管患者，HCT 高于 0.48 且血浆黏度高于 1.6 mPas 已能引起急性症状。必须注意的是，当考虑到锻炼带来的益处时，过分锻炼会导致早期血黏度升高[60]。

（孟志民　鞠颖慧　译，　张春燕　审校）

52
精选分析实验室技术

52.1 免疫化学技术

Lothar Thomas

52.1.1 抗原-抗体结合

抗原抗体之间的免疫反应形成了实验室诊断检测模式的基础。抗原(Ag)和抗体(Ab)在水溶液中的结合是一个特殊的可逆的过程,形成的抗原抗体复合物(免疫复合物)维持其结构不变。

$$Ag + Ab \rightleftharpoons AgAb\ 复合体$$

抗原抗体结合的双极中心是免疫球蛋白分子的可变区和抗原上的抗原决定簇(抗原表位)。

52.1.1.1 表位

抗原表位是抗原决定簇或抗原表面的一部分,由抗体的结构位点识别。它由大约 30 个氨基酸组成,但其实 X 线结构分析表明,至多只有 17 个氨基酸是参与抗体结合的[1]。

52.1.1.2 抗体

抗体的实质是免疫球蛋白。它们是由四个多肽链[两个相同的重(H)链和两个相同的轻(L)链]由二硫键连接后组成的 Y 形糖蛋白。胃蛋白酶从抗体的 Fc 区水解产生 $F(ab)_2$ 片段,木瓜蛋白酶又产生 Fab 片段(图 52.1-1)。

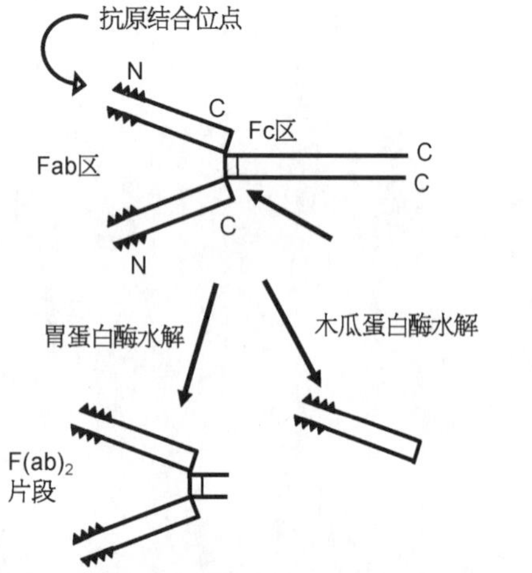

图 52.1-1 免疫球蛋白的结构及胃蛋白酶和木瓜蛋白酶作用下水解产生 $F(ab)_2$ 片段、Fab 片段、Fc 区

免疫球蛋白分子的 H 和 L 链由不同亚基(也称为域)组成,其中一些是相同的(恒定域),有些则不同(可变域)。Y 形分子每条臂上的抗原结合位点包括三个 L 链的可变域和三个 H 链的可变域,即互补决定区(complementarity determining regions, CDR)。抗原表位结合的特定化学性质、类型、结构都由 CDR 决定[1,2]。抗体上表位结合的位点被称为配体。抗原上结合位点表面结构的配体形式部分被称为个体基因型(图 52.1-2)。配体由 6 个极易受影响的环组成,环内顺序多变,共 50~60 个氨基酸残基。

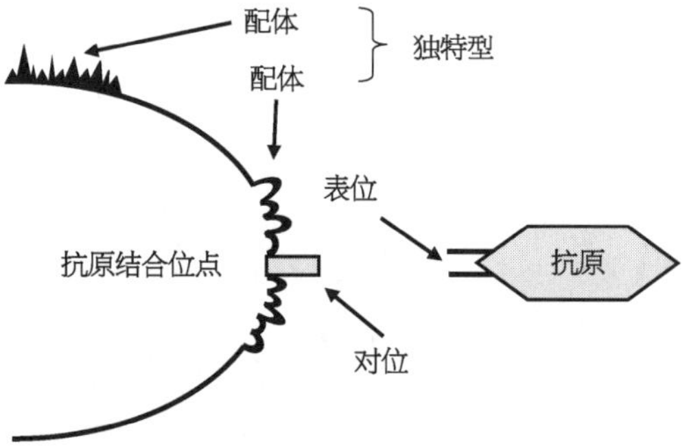

图 52.1-2 免疫球蛋白分子具有许多配体,配体聚集成同种型。对位是独特型抗体的一个组成部分(修改自参考文献[2])

抗体结合抗原的特异性是由于[1,2]: ① 配体和表位接触表面的互补作用,某一个的凹陷可以由另一个的突起来填充。② 相互作用的表面的物理和化学性质互补作用。这种相互作用包括氢键、范德华力(极性基团间形成氢键,反向电荷侧链形成离子对)。

独特型: 指的是抗体上独特位的总和。

抗独特型特异性: 抗独特型抗体是直接针对免疫球蛋白分子的抗原结合位点的高变区。

抗同种型特异性: 抗同种型抗体是直接针对免疫球蛋白分子的恒定区。

52.1.2 免疫分析的组成

免疫分析的主要组成是抗原和抗体。在典型的免疫分析中: 抗体作为试剂用于检测抗原(待测的物质,如甲状旁腺激素),或抗原用于检测待测抗体(如抗风疹抗体)。

抗原必须是免疫原或者能在某种方式下发生转变表现为免疫原,才能产生特异性抗体。

52.1.2.1 免疫原

免疫原是一种外来物体进入时诱导免疫反应发生的物质(蛋白质或与载体相连的物质)。用于免疫分析的免疫原与待测物相同，或具有相同的特征。

免疫原和抗原存在差异。抗体会和特定的抗体结合。所有的免疫原都是抗原，但不是所有的抗原都是免疫原。抗原作为免疫分析的试剂由免疫原纯化而来，通过一定的制备方式，部分抗原被破坏，抗原的物理结构不会影响免疫分析的特异性。

52.1.2.2 抗体

抗体的功能是确保免疫分析的待测物（抗原）是特异性的，且能够量化待测物。用于免疫分析的抗体可以是多克隆、单克隆、混合单克隆或多克隆-单克隆。一般来说，如果抗体的敏感性和特异性都很高，那么免疫分析的检测线和分析灵敏度就都能满足要求。然而，偶尔可能出现高亲和力和特异性降低有关；为此就需要有标准来确保分析的可靠性，这类标准必须给出指定精密度。多克隆抗体和单克隆抗体均可用于免疫分析[3]。

52.1.2.2.1 多克隆抗体：多克隆抗体是用指定的免疫原来免疫动物而产生的。通常只产生一种抗血清，这基于多克隆抗体的合成，它包含不同待测物抗体的敏感度、特异性、亲和力、效价、直接针对抗原不同表位的结合动力。我们需要选择的应该是具有最佳免疫分析特性的抗体。

52.1.2.2.2 单克隆抗体：抗原敏感小鼠的脾细胞分泌的B细胞和骨髓瘤细胞（体外杂交）融合，然后在细胞培养基中克隆和培育出杂交细胞，从而产生单克隆抗体。在理想情况下，产生的单克隆抗体只针对抗原的一个表位。其特点是具有相同的特异性、亲和力、效价和结合动力学。单克隆抗体属于单一免疫球蛋白（Ig）类，具有相同的特异性。所有分子都有相同的物理化学性质。单克隆抗体具有非常有限的结构多样性，与多克隆抗体相比具有均一性。

从理论上来说，使用小鼠腹水或在细胞培养物中可以产生任何抗原的单克隆抗体。单克隆抗体制备的原理见图52.1-3。

根据预期的用途，单克隆抗体并不都具有亲和层析纯化的多克隆抗体的优点。例如，单克隆抗体的亲和性和亲和力通常比多克隆抗体更低。

单克隆抗体只能识别一个抗原表位的能力可能是个缺点：① 对感染性病原体抗原的全物种或全属性识别；② 抗原表位密度低的免疫沉淀法中；③ 抗原表达于其他病原体上，这可能也减少特异性和交叉反应的作用。

免疫分析的相关厂商处理这一问题，是通过使用不同表位特异性的单克隆抗体混合。

单克隆抗体的产生：抗原致敏的B淋巴细胞带有抗体信息，会与骨髓瘤浆细胞融合。往小鼠注入矿物油可以诱导骨髓瘤形成，从而产生骨髓瘤细胞。这就会有不断传代下去的浆细胞系。作为免疫球蛋白的加工厂，融合细胞液被称为杂交细胞，能够产生具有相同特征的一类抗体[3,4]。

已被相关抗原免疫的小鼠，其脾内致敏的B细胞可将产生的抗体信息带给杂交细胞。抗原致敏的B细胞只能在体外存活数天。

骨髓瘤细胞杂交的小鼠浆细胞有利于不断合成免疫球蛋白。

抗原致敏B细胞和浆细胞一般无法存活数天以上。融合后的细胞放入HAT培养基（含次黄嘌呤、氨基嘌呤、胸腺嘧

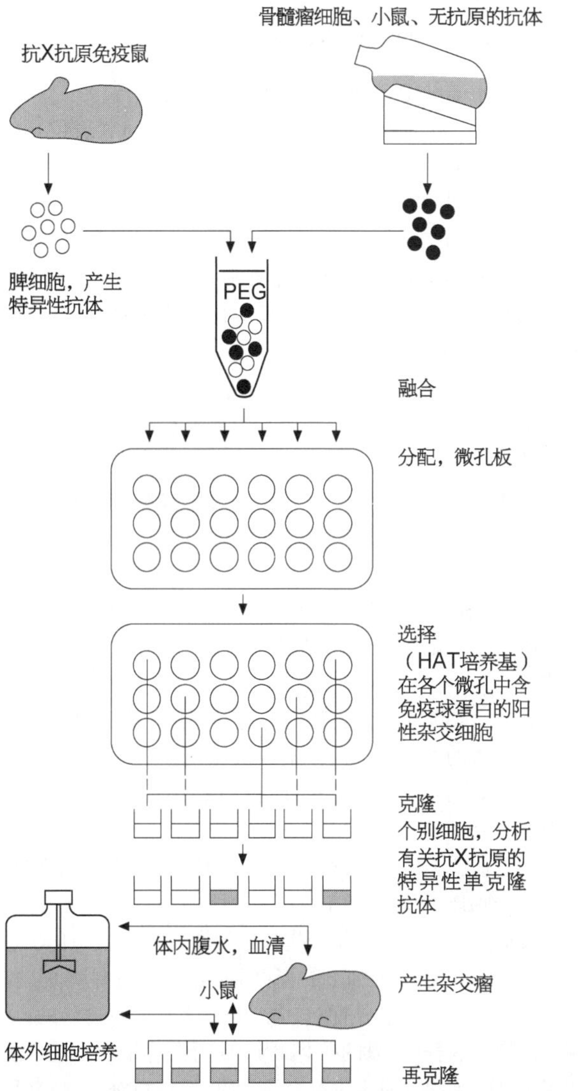

图52.1-3 单克隆抗体产生的原理。下列步骤是必需的：动物免疫、脾切除、将脾淋巴细胞和骨髓瘤细胞融合（杂交）。在微孔板上分离和培养杂交细胞。选择产免疫球蛋白的杂交细胞。培养杂交细胞克隆，产生需要的抗体（克隆）。大量生产特异性抗体，可从小鼠腹水或体外细胞培养。PEG，含有培养基的聚乙二醇

啶）中培养。这一培养基中，未融合的细胞和非融合抗原的致敏B细胞不能生长，而杂交细胞能够生长。

非融合的骨髓瘤细胞死亡是因为叶酸及抗体氨基蝶呤抑制了嘌呤合成。突变型骨髓瘤细胞代替了正常的浆细胞，与抗原致敏B细胞发生融合。由于突变的骨髓瘤细胞缺乏次黄嘌呤鸟嘌呤磷酸核糖转移酶（HGPRT）和胸苷激酶，它们无法在氨基嘌呤存在下合成胸苷和次黄嘌呤。

但是，抗原致敏的B细胞提供了一条完整的HGPRT替代途径，杂交细胞才能够合成嘌呤。

杂交细胞种植几周后，可筛选出免疫球蛋白进行生产和传代培养，从理论上说，细胞克隆可以从一个单一的杂交细胞产生（克隆步骤）。

最后，检查不同的克隆细胞产生抗体的最佳特性，选出能提供抗体的克隆细胞生产大量抗体。这可以在体外培养或实验动物腹水中完成。一个杂交细胞每天产生约50 ng的免疫球蛋白。

52.1.3 免疫化学定义

所有术语的定义均参照参考文献[5]。

亲和性：最简单的免疫反应是在单一抗原(表位)和单体抗体分子 Fab 片段上相应的结合位点(对位)之间产生的。两种反应物之间的键强度(主要相互作用)是互相吸引和互相排斥相互作用的结果，称为抗体亲和性或内在亲和性。因为这是一个热力学反应，所以可用平衡常数(k)来描述。

试图从抗原抗体复合物上解离出高亲和性抗体是非常困难的，需要大量的能量才能办到。

在理想情况下，抗体亲和性需在单克隆抗体和抗原表位之间检测。使用复合抗原和多克隆血清仅能检测出平均抗体亲和性。

抗体：抗体是响应于 B 细胞和抗原接触后，由浆细胞(分化 B 细胞)产生的一种特殊免疫球蛋白。免疫球蛋白是由浆细胞克隆而成。

抗原：抗原刺激抗体的产生，并和这些抗体结合。

测定：测定是指成分或特征的数量、活性或强度的定量检测。

亲和力：亲和力代表特定的物理化学反应条件下，抗血清中所有抗体的所有结合位点的净亲和性。

结合能力：受体(如 IgM 抗体)和配体(如抗原)结合的能力。

切点值：这是测定物的定量检测值，用于确定结果是否高于或低于临床或检测阈值。

抗原表位：抗原表位是指抗原上和抗体结合的化学基团。

荧光：荧光是一种物质，当提供其电磁辐射时就可以发光。

嗜异性抗体：嗜异性抗体能和来自另一种动物的抗原反应。例如，抗病毒抗原的抗体，因 EB 病毒感染而产生，但也能和绵羊红细胞的抗原表位有交叉反应，形成血细胞凝集(Paul - Bunnell 反应)。

异质性：这是一种与不同抗原反应的抗血清的性质。

非均相免疫测定：非均相免疫测定需要在抗原定量之前，先从结合的免疫复合物抗原中物理分离出未结合的抗原。

均相免疫测定：在这种类型的免疫测定中，分析物(样本)和免疫化学试剂(抗体或抗体结合物)在孵育混合物中结合，在结合部分检测前无须进行清洗步骤。但有一个先决条件，就是待测物要在抗体结合后产生可测量的剂量反应信号，从而区分结合和未结合的分析物。

免疫复合物(抗原-抗体复合物)：抗原抗体在水溶液中反应，形成免疫复合物。

免疫复合物的生成因以下原因减少：随 pH 下降(pH<7)、随离子强度增加(在低离子溶液中反应迅速)、随温度上升。

免疫复合物的大小和溶解性取决于在试剂混合物中抗原分子数量和有效抗体结合位点数量的比(图 52.1 - 4)。在抗体或抗原过剩时，免疫复合物为可溶性，且小于抗原抗体等价的时候。当达到等价时，就会出现大的不溶性、沉淀的免疫复合物。

测定溶液中未知抗原浓度的浓度，免疫散射法和免疫透射法应该用过量的抗体。在这样的条件下，免疫复合物仍是可溶性的，直至达 0.5 μm 大小，相当于分子量达到 100 000 kDa。这样的复合物含有约 200 个抗原和 200 个抗体分子。

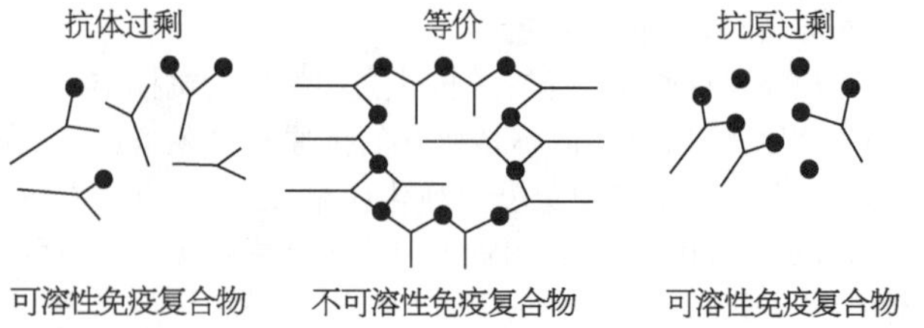

图 52.1 - 4 抗原(Ag)与抗体(Ab)分子呈现不同比例形成的免疫复合物

免疫效能：免疫效能是免疫反应中抗体的特性。一种抗体的效能取决于其亲和力和浓度。抗原在免疫反应中的效能取决于其浓度。

校准品：校准品是一种被调整为标准化参考物质的溶液，用于校准分析。

竞争测定：在竞争测定中，标记和未标记的分析物竞争结合蛋白或受体。

交叉反应：交叉反应是一种抗体和一种抗原反应时，另有一种抗原也会和其反应。它是由存在共有的、相同的或相似的抗原决定簇而导致的。

标记物：标记物是一种信号产生物质，用于标记抗原或抗体，使得免疫反应可见。放射、发光、荧光、酶都可作为标记。

配体：配体可以是一完整的物质或是其中的一部分，可与受体、抗体或其他结合蛋白相结合。

发光物：发光物是一种在光子刺激后会发光的分子。

后带效应：后带效应是指抗原浓度明显过剩、超过抗体浓度时，免疫复合物的溶解度随之增加。

前带效应：前带效应是一种未达最理想状态的抗原抗体反应结果。它是由于过量的抗原或抗体，或因为有一反应组分不够足量或最佳反应被限制。

特异性：特异性表示抗血清对确定抗原反应的质量。在免疫测定中，特异性是达到仅对某一特定分析物有反应，而不和样本中其他物质反应的范围标准。

比活：比活是衡量单位质量或时间内发生的事件。

示踪剂：示踪剂是一种标记的分析物，用于检测免疫分析的剂量-反应特性。

52.1.4 免疫化学技术的原理

只有在抗原-抗体反应可以看到或可检测时，才可能测定抗原或抗体。测定方法的选择取决于抗原的特性(大小、数量和抗原决定簇的结构)，相应抗体的特性(亲和力、特异性)，以及测定的抗原浓度。

检测抗原或抗体依据以下原理：直接检出、间接检出、以标记抗原或抗体检出。

52.1.4.1 抗原或抗体的直接检测

免疫化学方法用恒定量抗体去检测未知抗原浓度，或用恒定量抗原检测未知抗体浓度。确定形成的免疫复合物能否以可溶性形式或沉淀被检测的关键因素，除了被测的抗原浓度，还有抗原对抗体的最佳比例。沉淀反应的 Heidelberger 和 Kendall 模型描述了浓度不断增加的抗体和浓度恒定的抗体混合后，观察结果的浓度变化(图 52.1 - 5)。

在抗体过剩时，生成可溶性免疫复合物。其浓度是通过检测散射光信号（免疫散射法）或吸光度（免疫透射法），与抗原浓度成正比。

随着抗原浓度的增加，进入等价区，产生大的不溶性的免疫复合物沉淀。在所有免疫沉淀方法中，如放射免疫扩散或免疫电泳，将抗原-抗体系统调整到检测在等价区内进行。

在抗原过剩时，出现小的可溶性的免疫复合物。它们的浓度随抗原增加而增加，检测信号（散射光、吸光度）或沉淀量下降，表示抗原浓度太低。这就是后带效应。

为了使得到的信号和抗原浓度呈比例，样本须做稀释，使抗原浓度处于抗体过剩区。这相当于抗原浓度处于 Heidelberger 和 Kendall 曲线的上升斜率处（图 52.1－5）。

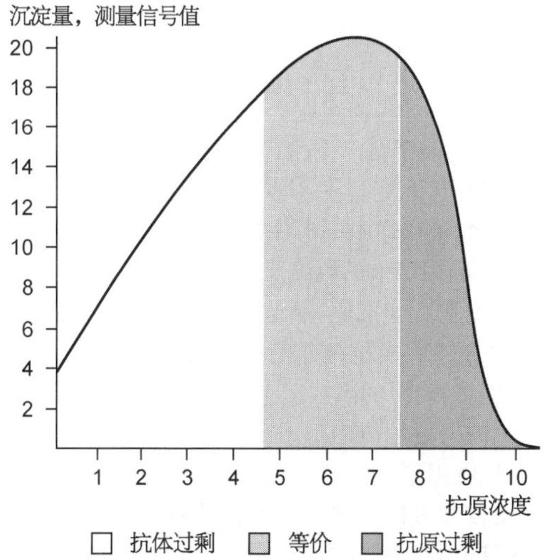

图 52.1－5 沉淀曲线：浓度增加的抗原和浓度恒定的抗体反应时产生沉淀量的变化（图形根据 Heidelberger 和 Kendall 模型）

沉淀技术（如放射免疫扩散、免疫固定电泳），以及液相中检测的技术，如免疫散射和免疫透射，都可直接检测出抗原或抗体。

52.1.4.2 间接抗原或抗体分析

沉淀反应可直接观察到免疫沉淀物，但检出较低，只能检出高浓度抗原。然而，若将抗原或抗体结合在某固相上，形成多价反应表面，抗原和抗体反应以凝集形式容易看到（图 52.1－6）。

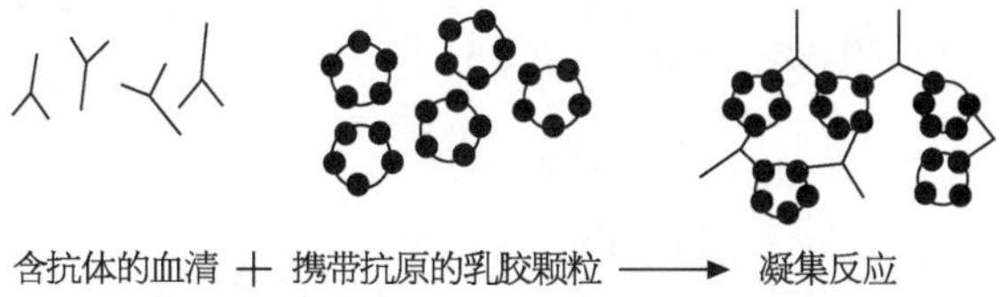
含抗体的血清 ＋ 携带抗原的乳胶颗粒 ——→ 凝集反应

图 52.1－6 携带抗原（Ag）的乳胶颗粒与血清内抗体（Ab）产生凝集反应

固相方法检测抗原或抗体，包括以下方法：乳胶凝集、间接（反相）血凝、血凝抑制试验和补体结合试验。

标记免疫化学测定：这类测定用于低浓度抗原或抗体的检出或定量。抗原或抗体用以下物质标记：荧光物质（免疫荧光测定）、同位素（放射免疫测定）、酶（酶免疫测定）、化学放光标记（发光免疫测定）。

52.1.5 直接抗原或抗体分析

直接技术包括由抗体参与的细胞抗原凝集试验[6]和免疫沉淀试验。

52.1.5.1 直接凝集

测定血型的血凝试验和细菌凝集试验（肥达反应）属于直接凝集试验。

血型测定：原理参见 27.6.3。

细菌的凝集：如下。

- 抗体检测（肥达反应）：原理为，将灭活细菌悬浮液作为抗原和患者血液稀释液一起孵育。出现凝集说明患者血清中存在相应抗体。
- 抗原检测（Gruber 反应）：原理为，为了对细菌进行鉴别，将培养物和相应分类型抗血清孵育。

52.1.5.2 沉淀素反应

这种方法的原理是基于一定量的抗体存在下，在半固体培养基（如琼脂糖凝胶）中稀释抗原，直到达到抗原抗体等价时，形成最大沉淀。

52.1.5.2.1 放射免疫扩散：原理为，在含有抗体的琼脂板上检测抗原。将样本加于琼脂板的孔里。样本中的抗原会向四周扩散入琼脂[7,8]。

依据 Mancini 检测方法，抗原扩散至完全沉淀，依据 Heidelberger 和 Kendall 曲线，小的可溶性的免疫复合物开始形成于反应孔处，随着扩散向外，就会产生大的不溶性的复合物。如果关心的是抗原过量，要形成完全的沉淀，待测抗原要扩散至达到等量点。抗原浓度和沉淀环直径的平方呈正比。

依据 Fabey 方法，使用抗原的扩散速度检测抗原浓度。因此，较之 Mancini 方法，可缩短反应时间。抗原浓度和沉淀环直径成正比。这两种方法中，校准品随患者样本一起检测，绘制出标准曲线，或直接使用标准化板，求因子来确定抗原浓度。

52.1.5.2.2 免疫电泳：原理为，将两种方法结合起来，即血清蛋白电泳和免疫沉淀[9,10]。琼脂糖凝胶或乙酸纤维素膜用作支持载体，以常用电泳缓冲液 pH 约为 8.5 作为分离条件。患者样本和参照样本进行电泳分离后，在凝胶中挖出一个槽孔，在分离的方向上加入待测蛋白的抗血清。将电泳板置于恒温箱内 16～24 h。此时，槽孔内抗血清和电泳后样本内抗原同时扩散产生沉淀弧线。依据沉淀弧线的位置、形状和强度，可以识别个别蛋白，也可粗略估计出其浓度。

若疑似有血清单克隆免疫球蛋白或免疫球蛋白片段，可用免疫电泳予以检出。它们属于一种免疫球蛋白（Ig）类和（或）一种 Ig 型，并大量存在。在电泳分离后，多克隆免疫球蛋白均匀分布于 γ 球蛋白区带中，形成的沉淀弧线呈平坦曲线状。单克隆抗体在 γ 球蛋白区带内形成局部的增强（M 梯度）。在扩散相内，等价区偏向于抗血清槽，沉淀弧线具有弓状和（或）增厚的特征。这是存在单克隆免疫球蛋白的一个证据。

52.1.5.2.3 免疫固定电泳：原理是在半固体琼脂糖凝胶上，pH 约为 8.5 时，样本在多个平行轨迹向阳极涌动后被分离[11]。

用抗血清饱和的乙酸纤维素条以免疫沉淀法识别免疫球蛋白，在分离道上每个患者样本通常可用 5 个抗血清（如抗 Ig/γ

链、抗 Ig/α 链、抗 Ig/μ 链、抗 Ig/L－κ 轻链、抗 Ig/L－λ 轻链）。

形成沉淀后（1 h 内），还未形成免疫复合物沉淀的蛋白被洗脱，免疫沉淀物用蛋白染料染色，下列模式可以解释为：① 在扩散免疫沉淀处呈一均匀条带：存在单克隆或寡克隆免疫球蛋白病；② 扩散的免疫沉淀：表示多克隆免疫球蛋白病。

52.1.5.2.4 电泳免疫扩散：原理为，该方法是在含有抗血清的琼脂糖凝胶内进行单项电泳分离。样本中的待测蛋白和凝胶内的相应抗体在等量区内形成火箭状沉淀（火箭电泳）。火箭的长度和抗原浓度呈正比[12]。

52.1.5.2.5 双向免疫电泳：原理为，第一次电泳，样本中的蛋白在琼脂糖凝胶中分离。进行第二次电泳时，电泳方向为第一次电泳的直角方向，各个蛋白在含有抗多种蛋白抗体的抗血清中再分离。在等价区，形成免疫沉淀峰，第一次电泳蛋白迁移率决定了它的位置，蛋白浓度决定了它的高度[13]。

52.1.5.3 以可溶性免疫复合物方式进行的抗原或抗体分析

可溶性抗原-抗体复合物可吸收和散射光。检测试剂中含有一定量的特定抗体。在抗体过剩的条件下（即在 Heidelberger 和 Kendall 曲线上升部分），液相中的抗原浓度可定量检测[14]。如果特异性抗体和乳胶颗粒结合（乳胶增强法），那么该方法的检出限就可以降低 100 倍，达到 10 mg/L。

52.1.5.3.1 免疫散射：原理为，将含有抗原的样本、缓冲液和特定抗血清加入比色杯，形成抗原抗体复合物。该免疫复合物将射入比色杯的氦氖激光发出的光源散射开去，散射光会聚集到光探测器的透镜系统。光检测器的电信号和散射光强度呈正比。通过标准曲线可将散射光信号转换为抗原浓度。在动态-散射抗原检测（速率法）时，检测很短的时间间隔内散射光的变化，而终点法则是观察在规定时间内（如 15 min 或 30 min）发生的反应。补充加入抗原或抗体，可检查检测信号是否处于 Heidelberger 和 Kendall 曲线上升斜率。若加入抗原，检测信号上升，或加入抗体检测信号不变，说明是在该区域内。

52.1.5.3.2 免疫比浊：原理为，将含有抗原的样本、缓冲液和特定抗血清加入比色杯，形成可溶性免疫复合物。在动态检测抗原（速率法）时，检测很短的时间间隔内的吸收光变化。一般用分光光度法测定 334 nm 或 340 nm 处混合物浊度的变化。终点法则是在规定时间内通过吸收度增加而检测样本中抗原的浓度。可在混合物中加入催化剂加速抗原抗体的反应，以便根据定时原理进行动态测量。

52.1.6 间接抗原或抗体分析

间接抗原或抗体分析一般用于：抗原-抗体反应不会形成大的免疫复合物、需要比上述检测更灵敏的检出限。

52.1.6.1 乳胶凝集试验

原理：和待测物发生反应的部分交联在乳胶颗粒上[15]。乳胶凝集试验可以用玻片法进行定性测定，也可以用浊度法定量测定抗原和抗体。

52.1.6.2 间接（反相）血凝

原理：和样本中待测的抗体发生反应的部分交联在红细胞上（RBC）[6]。若没有抗体，则不发生血凝，RBC 沉降物呈点状或环状图形。扩散的血凝状说明为阳性反应（有抗体存在）。可按血清样本滴度定量报告结果（按固定比率用孵育缓冲液稀释）。

52.1.6.3 凝集抑制试验

直接血凝抑制试验：原理为，某些病毒，特别是风疹病毒，会产生沉淀素在体外凝集鸡红细胞。若患者血清中含有病毒凝集素抗体，凝集就会被抑制。

间接血凝抑制试验：原理为，已被抗原固定化的红细胞和相应抗体用于本检测系统。若在加入样本中不含有对应抗体的抗原，就会发生红细胞凝集（阴性结果）。若样本中有抗原，它和抗体结合，抑制血凝（呈环状或点状，即阳性结果）。

52.1.6.4 补体结合试验（CF 试验）

原理：抗原-抗体复合物结合后激活补体系统[16]。CF 试验用于检测血清或脑脊液中的补体结合的抗体。将抗体对应的抗原和一定量补体加入患者的灭活（无补体）血清中。若样本中存在相应的抗体，补体就会和它们结合，从而完全或部分被消耗。加入作为指示系统的免疫复合物（包被抗体的红细胞），不产生溶血，沉淀呈一小点（阳性反应）。若补体参与的指示系统溶血，说明样本中不含有相应抗体（阴性反应）。

在 CF 试验中产生的假阳性结果可能是由于抗原物质（如病毒培养时细胞培养抗原）引起的，它可能污染真正的抗原，与样本中的抗体形成抗体结合免疫复合物。依照对照抗原（非感染细胞培养物）的阳性反应，可鉴别出假阳性结果。

较常见的问题是体内形成免疫复合物（如预形成的免疫复合物、类风湿因子和聚集的免疫球蛋白）导致结果假阳性。这个反应也被称为抗补体活性或血清自身抑制，根据对照血清（未加入抗原的患者血清）的阳性反应鉴别结果。

52.1.7 抗体亲和力测定

感染会引发体液免疫反应，随着免疫反应的不断加剧，高亲和力的抗体比例也会随之增加。该效应被称为免疫反应的成熟。

这意味着，如果感染早期出现大量的抗原，刺激了大部分携带低亲和力抗体受体的 B 细胞，产生一群低亲和力的多反应性抗体。

随着病程进展，抗原浓度下降，从而选择和额外生成了产生 B 细胞克隆的高亲和力抗体。该选择过程和记忆性 B 细胞的产生有着密切关系，以致在复发感染或再次感染的情况下，高亲和力的抗体会立即产生（图 52.1－7）[17]。

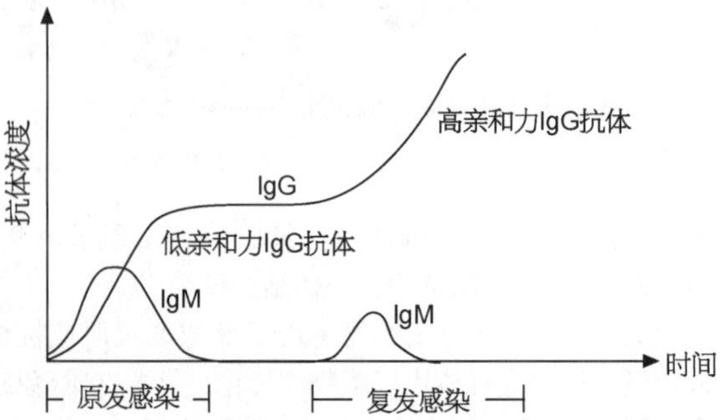

图 52.1－7 原发感染、复发感染或再次感染时高亲和力和低亲和力 IgG 抗体的浓度变化

原发感染时，高亲和力抗体的比例较低，低亲和力抗体则较高。例如，在感染风疹病毒的第一个 200 天，测得的高亲和力、低亲和力抗体的比例相等。因此，可通过高亲和力抗体的比例(通常>50%)来区分是原发感染还是感染复发或再感染。

原理：抗原抗体结合的稳定性可通过酶免疫分析或间接免疫荧光试验来检测。大多数情况是通过洗脱原理。样本中的低、高亲和力抗体和固相载体上包被的抗原结合。随后用 6 mol/L 的尿素进行洗脱，仅高亲和力的抗体仍可牢固结合。还可用同一样本检测两种混合物。第一步是用正常的缓冲溶液来洗涤，就可同时检测到结合在固相载体上的高亲和力和低亲和力的抗体。第二步是用尿素洗涤，仅仍牢固结合在固相载体上的高亲和力抗体可检测到。高亲和力抗体和总结合抗体的比例就是亲和力指数。根据不同的感染，亲和力指数>30%(50%～70%)提示是复发感染或再感染。

52.1.8 免疫荧光试验

免疫荧光试验是组织学和免疫学技术的结合。这些试验用于检出组织、分离细胞、微生物中的抗原，或检测血清中直接抗这些组织或细胞抗原的抗体。两者的区别如下[18,19]。

(1) 直接免疫荧光试验：用荧光素标记的特异性抗体检测固定于载玻片上的组织切片或细胞中的抗原。

(2) 间接免疫荧光试验：用组织细胞或病原体的抗原来直接检测血清中的抗体。血清中的抗体和细胞结合，用荧光素标记的抗人球蛋白检测抗原。

使用具不同可选光源和滤片的荧光显微镜，荧光模式和强度代表了特定抗体及浓度的标准。

直接免疫荧光试验：原理为，为检出组织和细胞结合的抗原，组织切片或细胞涂片和荧光素标记的抗体结合。通常使用的荧光染料包括异硫氰酸荧光素和罗丹明。洗去过量结合的抗体后，在荧光显微镜下观察细胞、组织结构或病原体。

间接免疫荧光试验：原理为，将组织切片或组织培养细胞固定于载玻片，这是抗原的来源。加上稀释的患者血清，然后孵育。洗去过量的血清蛋白。加入荧光素结合的抗人多加免疫球蛋白(检测试剂)，孵育。洗去多余结合物，在显微镜下观察载玻片上是否存在特异性细胞免疫荧光。

52.1.9 免疫分析

免疫分析是一种取决于抗原-抗体反应的结合或配体分析的方法[20]。配体结合分析用于检测特异性的结合蛋白和相应分析物(配体)。结合蛋白可以是一种受体，比如维生素 B_{12} 结合蛋白这类的蛋白质，也可以是一种抗体。若结合蛋白是一种抗体，那该检测就被称为免疫分析。免疫分析可根据待测物是抗原还是抗体而分成两类。

免疫分析是一种在试管或微量滴定板孔上进行的定量方法。一般来说，标记其中一个反应部分就可以检测到抗原-抗体反应的结合量。根据标记类型，可分为放射免疫分析或非同位素免疫分析(如酶免疫分析、荧光免疫分析、发光免疫分析)[20,21]。

根据不同的方法原理可分为：非竞争性和竞争性免疫分析、标记抗原或抗体的分析、液相或固-液相中发生反应的类型、均相或非均相免疫分析。

52.1.9.1 竞争和非竞争测定原理

竞争法：在经典异质免疫分析中可使用的抗体量有限，不足以结合样本中所有的抗原(待测物)[20,21]。标记过的抗原和样本中待测物竞争有限的抗体。因为抗体和标记的抗原和待测物有着相同的亲和力，所以和标记抗原结合的抗体与待测物的浓度呈反比。将游离的和与抗体结合的标记抗原分离，测定结合抗原的比例。标记抗原在结合态中的比例和未标记抗原的初始量呈反比。如果抗原用放射物质标记(放射免疫法)，通过分析物的减少量(B0)和已知分析物浓度(B)的放射量的比计算出放射率[22]，产生剂量反应曲线(图 52.1-8)。

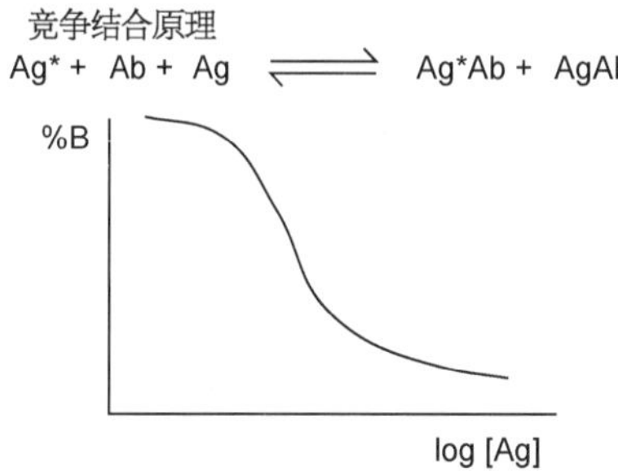

图 52.1-8 竞争法同时测定。恒定量的放射标记抗原(Ag*)和可变量的待测抗原(Ag)竞争结合有限的抗体(Ab)。%B 指和 Ag* 结合的抗体百分比；log[Ag]指样本中待测物浓度的对数值

非竞争法：以双抗体免疫夹心法为例说明非竞争法[20,21]。样本中的抗原结合于固相抗体。然后加入另一个过量的标记抗体和抗原结合，分离结合的和游离的抗体，和标记抗体结合的一部分和待测样本中抗原的初始量有关(图 52.1-9)。

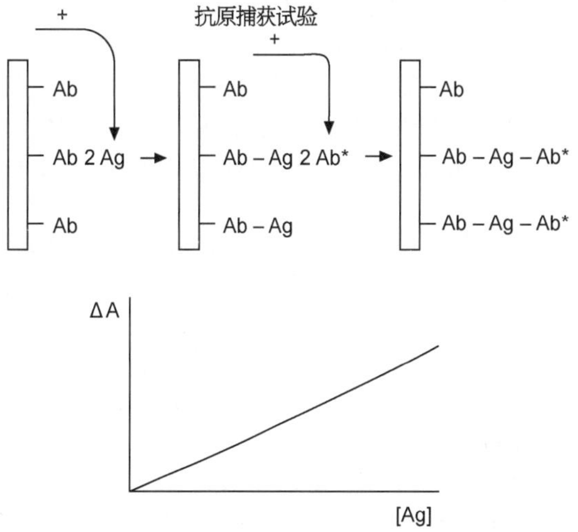

图 52.1-9 ELISA：捕获抗体(Ab)和待测抗原(Ag)反应结合于固相表面，如反应孔。当加入样本时，待测抗原被完全结合。再加入酶标二抗(Ab*)和待测抗原结合。标记抗体和免疫复合物(捕获抗体和待测抗原)结合形成"夹心"。在特定的浓度范围内，抗原能读和酶活性有着线性关系(ΔE)。这种方法也被称为双位点(夹心)免疫法

52.1.9.2 均相免疫测定

均相免疫测定不需要用物理方法分离结合和游离的抗原

或抗体[20]，因为免疫分析使用的标记物通常是酶，或者是荧光免疫分析。该方法是逐步加入试剂，用于检测游离的抗原和与抗原结合的抗体。

可分为以下几种类型[20]。

- 基于标记（如酶标记）抗原的免疫测定：检测与抗体结合的标记抗原的活性变化。未标记抗原和标记抗原竞争结合抗体。通常游离的标记抗原活性更高。标记抗原的活性变化和样本中未标记抗原的浓度相关。在添加底物后，如果标记物是酶，那么底物变化量就和待测物浓度呈正比。
- 基于调节剂或辅基标记抗原的免疫测定：抗原和调节剂或辅基结合，标记物活性增强或减弱。通过和抗体结合，调节剂或辅基的活性受到抑制，而在加入未标记抗原后又增强。因此，患者样本中的抗原量就可通过检测标记物的活性变化来确定。
- 基于反应物标记抗原的免疫测定：所用的是酶及其相应的底物-抗原结合物。酶和游离的底物-抗原结合物结合，底物转化为产物。但是当抗体和底物-抗原结合物（结合形式）结合时，就不会发生酶的反应。当未标记抗原的数量增加时，游离的底物-抗原结合物也会增加，酶反应的产物随之增多。

52.1.9.3 非均相免疫测定

在非均相免疫测定中，免疫反应的要素包被在固相载体上（试管壁）。可分为竞争法和非竞争法。

竞争法为例：固相载体上包被数量有限的抗体。待测物和恒定量的酶标记抗原竞争结合固相载体上的抗体。待测物的浓度越高，酶标记抗原就结合得越少，加入底物后显色反应的强度和样本中待测物浓度成反比。这一检测被称为试剂受限检测。

非竞争法为例：固相载体上包被过量的捕获抗体。样品中每种待测物和这些固相载体上的抗体结合，形成免疫复合物。加入标记的二抗，形成标记的免疫夹心复合物。根据以上检测流程，这一检测被称为试剂过量检测、双抗体免疫分析、双抗体夹心免疫分析。根据孵育的步骤数量，可以分为以下类型。

- 两步法：待测物和捕获抗体结合后，通过洗脱将未结合的样本成分分离。然后，在第二步孵育中加入标记二抗（信号抗体）。二抗与固相结合的待测物的另一个抗原表位结合，形成一个抗原两边被两种抗体包围的夹心。结合的信号抗体活性和样本中的待测物浓度成正比。酶联免疫吸附测定（ELISA）采用的就是两步法。
- 一步法：试剂在检测中是逐步加入，且仅有一次孵育。捕获抗体和信号抗体和待测物的不同表位相结合。

52.1.9.4 常见的非均相免疫测定

酶联免疫吸附测定（ELISA）：酶联免疫吸附测定用酶作为标记物，大多数为两步法检测（图 52.1－9）。在某些情况下，由于和固相结合的空间出现位阻，捕获抗体失去了结合能力。为了防止这种现象，用抗种类抗体包被于固相，用于固定相捕获抗体。

抗体捕获测定：本方法用于抗体（如病毒抗体）检测（图 52.1－10）。

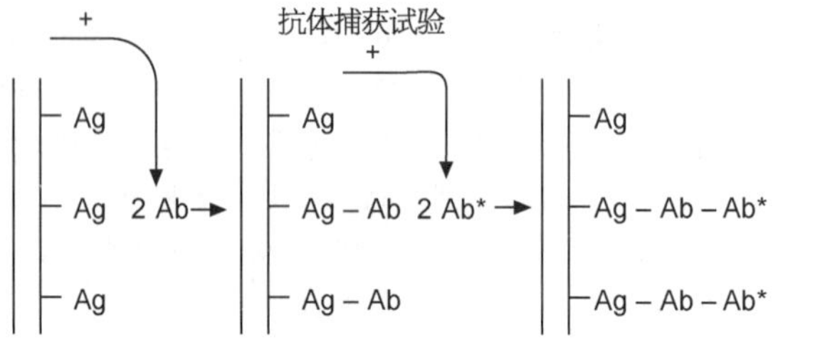

图 52.1－10 抗体捕获测定。用于抗体的检测。将捕获抗原包被于固相。加入标记的抗人球蛋白检测待测物，形成的免疫复合物结合在固相上。抗人球蛋白和待测物形成夹心样复合物

μ 捕获测定：在 μ 捕获测定中，抗 IgM 分子 Fc 片段的一种特异性 IgG 抗体作为捕获抗体包被于固相（图 52.1－11）。可通过该方法检测抗原特异性 IgM 抗体的浓度。

酶标记抗原测定（ELA）：酶标记抗原测定用于检测 IgM 特异性抗原（图 52.1－12）。

52.1.9.5 分离技术

非均相免疫分析需要分离游离的和抗体结合的配体（表 52.1－1）。

表 52.1－1 分离方法

方法	分离手段	原理
吸附	葡聚糖、离子交换剂、葡聚糖凝胶	吸附游离的标记配体
沉淀	聚乙二醇、硫酸铵	沉淀结合配体的抗体
免疫沉淀	二抗	二抗结核抗原-抗体复合物，形成沉淀
固相原理	试管壁、微球表面、硝酸纤维素膜、滴定微孔板	抗原或抗体包被于固相

链霉亲和素-生物素方法：抗原或抗体直接包被于固相会导致免疫分析的敏感度和特异性丢失。链霉亲和素-生物素方法是间接将抗原或抗体固定相的系统。

包被链霉亲和素的试管为固相。链霉亲和素具有捕获和结合生物素标记的抗体或抗原的能力（图 52.1－13）。链霉亲和素是一种分子量为 60 kDa 的四聚体蛋白，能结合 4 个生物素标记的抗原或抗体。

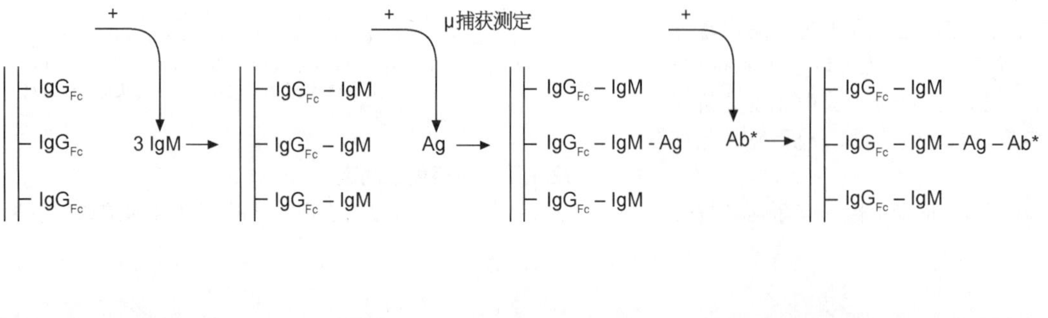

图 52.1－11 μ 捕获测定。用于抗原特异性 IgM 抗体的检测。抗人 IgM 的 Fc 片段的动物 IgG（IgG_{Fc}）抗体包被于固相。IgM 和 IgG_{Fc} 结合。加入相应的抗原（Ag）标记产生的免疫复合物。加入相应的标记 IgG 抗体（Ab*）和结合抗原形成夹心样复合物

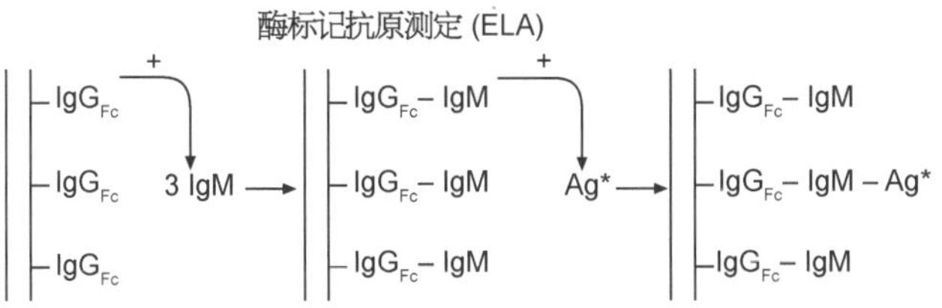

图 52.1-12 酶标记抗原测定(ELA)。用于检测 IgM 特异性抗原。抗人 IgM 的 Fc 片段的动物 IgG(IgG_{Fc})抗体包被于固相。IgM 和 IgG_{Fc} 结合。然后,患者样本中的抗原和 IgM 结合。加入相应的标记 IgG 抗体(Ab*)和结合抗原形成夹心样复合物

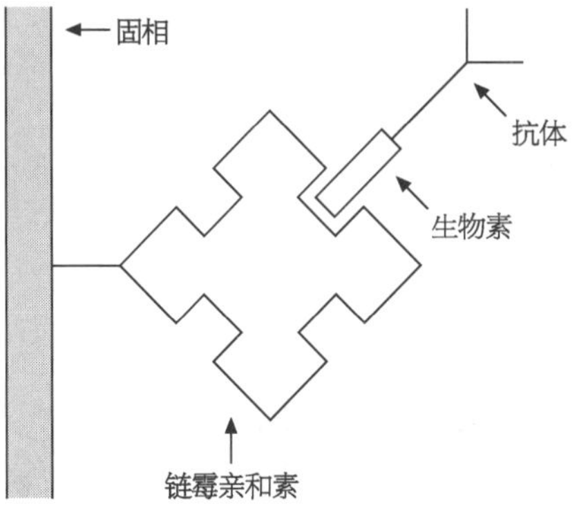

图 52.1-13 生物素标记的抗体通过链霉亲和素结合于固相成为捕获抗体

52.1.9.6 标记物

标记物(或示踪物)和免疫分析的配体结合,包括放射性物质、酶、荧光剂、发光物质[23,24]。

放射性标记:^{125}I 是最常见的放射性同位素,是一种半衰期为 60 天的 γ 射线放射性同位素。^{125}I 标记的配体的特定放射性应为定量值,能保证每分钟、每项检测数千计数(cpm)。1 居里(C)等于 3.7×10^{10} 次蜕变,相当于每秒有 3.7×10^{10} 次蜕变。

酶标记:用酶标记的免疫测定即酶免疫测定(EIA)。抗原和抗体均可标记。分离技术用固相 EIA 为酶联免疫吸附测定(ELISA)。常用作标记物的酶有碱性磷酸酶、辣根过氧化物酶和葡萄糖-6-磷酸脱氢酶。加入特定底物后,由酶催化转化为产物,可用动态或终点法检测。

荧光标记:荧光标记的免疫分析称为荧光免疫测定(FIA)。荧光分子吸收能量,然后在 10^{-8} s 内以光子形式释放。如果以辐射的形式给予能量,释放时的光波差 30~50 nm。常用的荧光染料包括 4-甲基伞形酮磷酸盐,经碱性磷酸酶去磷酸化后成为 4-甲基伞形酮荧光基团。

发光标记:用发光底物标记抗原或抗体。发光物由分子组成,在吸收能量后发光。

须区分下列发光类型。

- 化学发光:发光是在化学氧化时产生的,如鲁米诺、吖啶酯、草酸。催化剂如辣根过氧化物酶和过氧化氢可触发化学发光反应的开始(图 52.1-14)。
- 生物发光:由发光系统酶反应提供能量产生光。在荧光素-荧光素酶系统中(图 52.1-14),荧光素酶催化荧光素氧化成为激发产物,分解时发光。例如,使用萤火虫的荧光素-荧光素酶系统,为产生 ATP 提供丙酮酸激酶反应;或使用真菌、藻类或细胞的依赖 NAD(P)H 荧光素-荧光酶系统为氧化反应。

$$鲁米诺 + 2H_2O_2 + OH^- \xrightarrow{催化剂} 氨基邻苯二甲酸盐 + N_2 + 3H_2O + 光$$

$$荧光素 + ATP \xrightarrow[Mg^{2+}]{荧光素酶} 荧光素腺苷酸$$

$$荧光素腺苷酸 \xrightarrow{荧光素酶} 激发的酶复合物$$

$$激发的酶复合物 \longrightarrow 氧化荧光素 + AMP + CO_2 + 光$$

图 52.1-14 由光源性物质鲁米诺(上)和荧光素-荧光素酶系统(下)产生光

荧光免疫测定可用于检测低分子量和高分子量的物质,其检出限与放射免疫测定相当。

52.1.9.7 免疫测定的检出限

标记物检出取决于(表 52.1-2):由标记分子确定的量在规定时间内产生的信号数(比活力)、检测信号和产生信号之比(计数或检测结果)、背景信号相对于检测的特定信号的强度(信噪比)。

表 52.1-2 标记免疫测定的检出限

标记物	检出限(mol)
酶(光电检测)	10^{-16}
荧光剂	10^{-18}
^{3}H	10^{-18}
^{125}I	10^{-18}
酶(特殊检测方法,如荧光法、发光法、放射法,用第二种酶进行信号放大)	10^{-20}
荧光剂(特殊检测方法,如时间分辨荧光)	10^{-18}~10^{-20}
发光图	10^{-17}~10^{-20}

因为比活较高,发光团和荧光团较放射性 ^{125}I 标记可灵敏地被检出。只有在重要的检验要素(如抗体特性或分离方法)相同的条件下,才能对不同免疫化学方法的分析灵敏度作比较。

52.1.9.8 免疫检测的干扰因素

干扰免疫测定的因素或物质导致检测结果和真实结果之间出现差异。国际临床化学学会将干扰定义为:分析干扰时由样本成分引起的系统误差,它本身不产生检测系统中的信号[25]。

这种干扰可能独立于或依赖于待测物的浓度,可能导致检测结果增加(正干扰),也可能导致降低(负干扰)[26]。免疫分析中的正干扰基于特异性的缺乏。免疫分析中干扰出现的频率约为 4%,通过消除捕获抗体的 Fc 片段可降低至 0.1%[27]。

人体循环中的抗动物蛋白体抗,特别是人抗鼠抗体(human anti-mouse antibodies, HAMA),以及嗜异性抗体是免疫分析中最常见的干扰原因。双抗体夹心免疫测定最易受到影响。

在一项嗜异性抗体的干扰机制研究[26]中,10 位已知患有类风湿因子相关疾病的志愿者抽取 74 份待测血清样本,进行

免疫分析。3 445 个结果如下：8.5%出现假阳性，其中 21%可能导致误诊，其中 39%会产生不良的临床后果。

约一半的病例中，可通过使用阻滞剂来纠正错误偏高的结果。

在另一项研究 HAMA 干扰的项目[27]中，11 261 份样本用双抗体夹心测定 CEA。干扰频率约为 4%。添加变性的鼠免疫球蛋白或消除捕获抗体的 Fc 片段可将干扰频率降低至 0.1%。

尽管嗜异性抗体和 HAMA 的出现率较高，但不推荐样本在免疫分析前先做筛选。迄今为止，还没有可靠的方法来识别免疫分析中存在干扰的样本[28]。临床医师如果对免疫检测结果有疑问，必须和实验室人员进行沟通。

52.1.9.9 干扰的检测

感染的检测和发现可以通过不同的方式[27,28]。历史结果比对、和临床医师沟通并将检测结果和临床表现进行比较、和器官疾病或临床症状有关的其他临床或实验室检查结果相比较（如 FT4 和 TSH 之间存在相反关系）、和其他方法的检测结果比较、通过梯度稀释来检测化学计算是否正确（稀释后缺乏线性关系则表明存在干扰）、筛查样本有无抗小鼠抗体、封闭抗体预处理样本，以此阻断抗动物抗体的干扰。

导致干扰的原因可能是以下几点。

- 分析前因素：这主要和错误的样本或错误的采集方式有关。通常选择的标本类型为血清。虽然也可用肝素锂血浆，但它在许多免疫分析中的应用都没有得到过充分的评估。
- 矩阵效应：这一效应的定义为系统中所有定性和定量成分与待测物的总效应。这些成分包括血浆蛋白、嗜异性抗体、类风湿因子、抗小鼠抗体。
- 缺乏检测特异性：这导致和待测物有类似结构的物质出现交叉反应。
- 由于血浆中其他成分的干扰，如类风湿因子（图 52.1－15）、甲状腺激素自身抗体（图 52.1－16）。血浆成分也可能干扰非特异性免疫测定（如甲状腺激素的检测中存在类地高辛物质或高浓度的游离脂肪酸）。
- 交叉反应物质（图 52.1－17）。
- 钩状效应：由抗原浓度过高导致假阴性结果。
- 机械干扰：冷球蛋白和单克隆免疫球蛋白会干扰免疫分析中的各个步骤，从样本加样、通过孵育，到标记抗原结合的抗体中分离出游离部分。

免疫分析原理的总结见表 52.1－3，干扰免疫分析的因素概述见表 52.1－4。

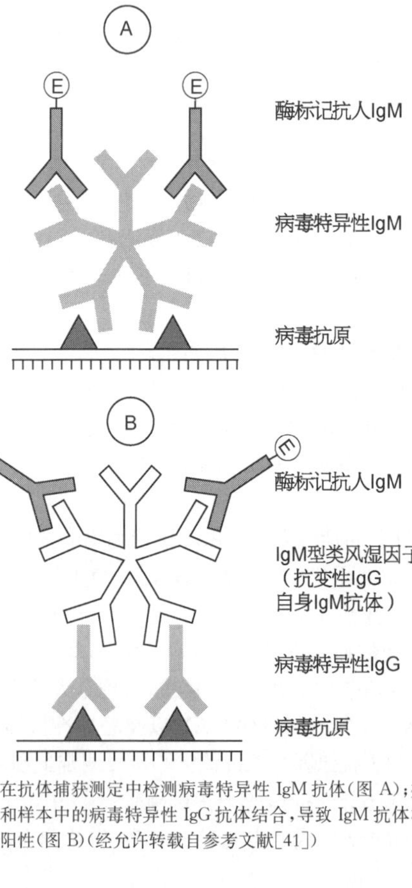

图 52.1－15 在抗体捕获测定中检测病毒特异性 IgM 抗体（图 A）；类风湿因子和样本中的病毒特异性 IgG 抗体结合，导致 IgM 抗体检测结果假阳性（图 B）（经允许转载自参考文献[41]）

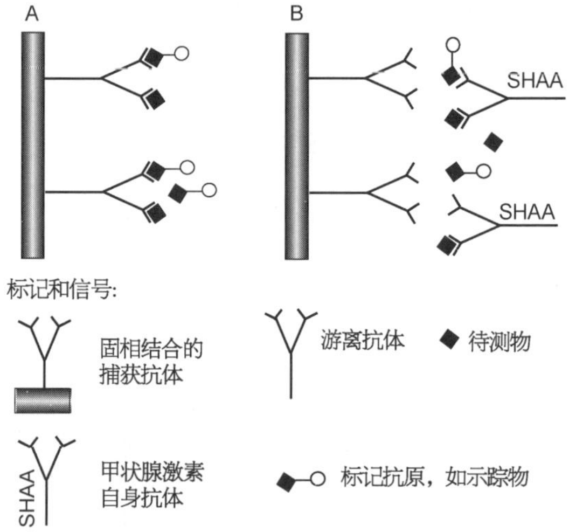

图 52.1－16 竞争免疫分析。A. 待测物和标记抗原竞争结合有限的抗体。B. 待测物和标记抗原均和甲状腺激素自身抗体（THAA）结合，从而产生假性偏低的激素浓度结果

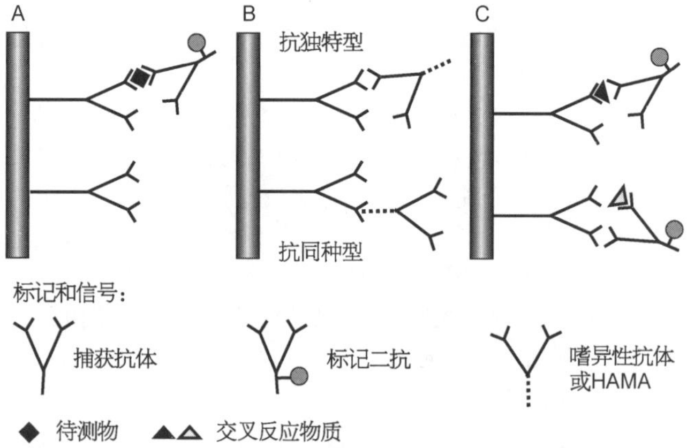

图 52.1－17 双抗体夹心免疫测定的原理。A. 与固相偶联的捕获抗体和抗原结合，形成的免疫复合物用酶标二抗标记。B. 嗜异性抗体或人抗小鼠抗体（HAMA）的干扰包括：抗独特型特异性（图 B 上部），由于捕获抗体被阻断，出现假阴性结果；抗同种型特异性（图 B 下部），由于更多的结合位点可以和标记二抗结合，出现假阳性结果。C. 交叉反应物质结合并阻断捕获抗体（图 C 上部），或和标记二抗结合（图 C 下部）产生假阴性结果

表 52.1－3　为免疫分析原理的总结

免疫分析	原理
均相 EIA(酶免疫测定)[29]	在均相 EIA 中,检测酶标抗原和抗体结合后酶活性的变化[25]。免疫和指示反应的所有成分均在溶液中,试剂准备中以组合或相继的方式加入。该方法检测的是低分子量待测物,浓度大于 10^{-16} mol/反应。
- 酶免疫放大测定(EMIT)	半抗原酶免疫分析是一种均相方法。半抗原结合于酶上,半抗原和载体蛋白结合形成免疫原。检测的抗体和酶标记的半抗原结合要强于它和未结合半抗原的结合,因此很少有酶标记的半抗原被未标记的半抗原替换[25]。所测得的酶活性与样本中半抗原浓度成反比。
- 酶原激活免疫测定(ARIS)	抗原与黄素腺嘌呤二核苷酸(FAD)结合,这是一种葡萄糖氧化酶的辅基。抗体和结合抗原反应阻止了葡萄糖氧化酶和它的辅基结合形成有活性的酶复合物。加入待测物中和抗体,使辅基 FAD 能和葡萄糖氧化酶结合。激活的酶活性和样本中待测物浓度成正比。
- 抑制剂标记 EIA	抗原交联于酶抑制剂。抗原抗体的结合封闭了抑制剂,使其不能去抑制底物被酶转化。加入待测物去除抗体,使抑制剂酶与底物转化。底物的转化量和样本中的待测物浓度成反比。
- 酶引导 EIA	这种均相酶免疫测定是基于相互接近的两种酶固定化后产生的增强率[25]。这两种酶在底物转化中催化了两个连续反应。协同酶分别是抗原和抗体的载体。形成抗原抗体复合物,两种酶遇到一起,激活了底物的转化。加入样本抗原,分离了协作酶,由此减少了底物的转化。底物的转化量和样本的待测物浓度成反比。
- 酶膜免疫测定(EMIA)	这个测定基于脂质体的免疫活性[25]。 原理Ⅰ:抗原附着于脂质体膜内。加入相应抗体和补体,引起补体介导的脂质体裂解。内存酶活性被释放,使加入的底物转化。加入待测抗原中和抗体,防止了由补体介导的脂质体裂解。底物转化和样本中的待测抗原浓度成反比。 原理Ⅱ:一种酶(如碱性磷酸酶)包埋于脂质体内。结合抗原的细胞溶素在脂质体膜打孔,释放出酶。在相应抗体存在时,细胞溶素在空间上被抑制,脂质体膜保持完整,酶仍被包埋。加入待测抗原和抗体结合,激活结合的细胞溶素。所以酶被释放,酶活性和样本中待测抗原浓度成正比。
- 克隆酶供体免疫测定(CEDIA)[30]	CEDIA 技术用大肠埃希菌β半乳糖苷酶的遗传工程片段。一个片段为酶受体(EA),含有 90%的β半乳糖苷酶的序列,氨基末端缺失。第二个片段为酶供体(ED),含有 EA 缺少的氨基酸序列。这两个片段都无活性,但能自发装配成激活酶。在 CEDIA 免疫测定中,待测抗原和 ED 多肽的侧链连接,形成有活性的β半乳糖苷酶。但是抗待测抗原的抗体能结合 ED 抗原结合物,抑制活性β半乳糖苷酶的形成。样本中的待测抗原能竞争有限的抗体结合位点,使 ED 抗原结合物形成活性β半乳糖苷酶。因此,形成的酶活性量,可通过显色底物的转化检测,并与待测物的浓度成正比。
非均相 ELISA	非均相 ELISA 是一种免疫测定法,可通过物理方法(如固相)来分离游离的、和抗原结合的抗体,然后检测抗原抗体反应的程度[25]。免疫反应(抗体或抗原)的其中一个成分结合在固相(试管壁、小球、磁性微粒)上。非均相 EIA 至少有两个步骤,即抗原抗体反应及紧接着的酶-底物反应。非均相 EIA 用于检测低分子量的半抗原和高分子量的完整抗原(如蛋白激素和特异性抗体)。该方法可检测的待测物浓度为 10^{-18} mol/L(10^{-20} mol/L)/反应。
- 竞争性 ELISA	在竞争性 ELISA 中,有限的抗体不足以结合所有的抗原[25]。待测抗原的抗体结合于固相(如试管壁)。待测物和酶标记的抗原竞争结合固相上有限的捕获抗体。待测物浓度越高,泽酶标抗原含量越少。在抗原和固相抗体结合后,洗去其他蛋白。加入底物后检测结合酶活性。酶活性和样本中待测物浓度成反比。
- 非竞争性 ELISA	在两步法夹心免疫测定中,样本中的所有抗原能与固相偶联的抗体反应[25]。抗原有两个或多个抗体结合位点。 两步法 ELISA:过量的抗待测抗原的第一个抗体结合于固相。第一步孵育,所有待测抗原和抗体结合。洗去其他血清成分,第二步时加入酶标二抗。第二抗体和固相结合抗原的其他结合位点结合,形成夹心复合物,抗原夹在当中。结合的酶活性和样本中待测物的浓度成正比。 一步法 ELISA:只有一个反应步骤。待测物和酶标二抗同时存在于这个反应混合物中。
- 双抗体液相技术(DALP)	在液相中,待测物和酶标抗原竞争结合优先的抗体。形成抗原-抗体复合物。这些复合物在加入二抗后变成不溶性,因此可分离出来。不溶相中的酶活性和样本中待测物的浓度成反比。
免疫放射测定(IRMA)	该方法使用的是放射标记的抗体和固相抗原结合,检测特异性抗体的浓度。在第一步反应中,样本中的待测抗体与相应的固相抗原结合形成抗原抗体复合物。第二步中,放射标记的二抗和固相上的抗原抗体复合物结合。固相上的放射量和样品中的抗体浓度成正比。
均相 FIA[31]	均相免疫测定的定义是无须通过物理方法来分离游离的、和抗原结合的抗体,就可检测抗原抗体反应的程度[25]。底物标记荧光免疫测定用于检测低分子量物质(如皮质醇、雌三醇)。
- 荧光偏振免疫测定	荧光标记的半抗原和抗体结合,影响了荧光量子产率[25]。样本中的半抗原和已知量的荧光标记半抗原竞争过量的抗体。检测抗体和荧光标记抗原结合后的影响,利用的就是荧光偏振技术,该技术就是检测偏振荧光的激发荧光发射角的变化。当荧光团标记的半抗原和抗体结合是,荧光团在光被吸收和释放时间间隔中旋转受限(当它是自由状态,它的旋转要更大)。这意味着半抗原低浓度时荧光高度极化(发射光的角度变小),半抗原高浓度时偏振较低(角度变大)。
- 荧光增强免疫测定	当抗原和抗体结合,荧光标记复合物的荧光强度增强。加入未标记的抗原后,抑制了荧光增加。
- 荧光淬灭免疫测定	如果和抗体结合,标记抗原的荧光会减弱。加入抗原和抗体结合(使抗体无法再和荧光标记的抗原反应),从而增强荧光。
- 荧光激发转换荧光测定(FETIA)	本检测原理是荧光偶联抗原、能量受体(淬灭剂)和相应抗体的结合[25]。当荧光标记的抗原和淬灭剂标记抗体结合,荧光强度会减弱。当加入样本中未标记的抗原,部分淬灭剂标记抗体就会与其结合,不再和荧光标记抗原结合。因此,荧光标记抗原的荧光强度随未标记抗原的浓度升高而增强。
- 底物标记的荧光测定(SLFIA)	抗原和β半乳糖苷酶底物-伞形酮(GUT)交联。GUT 无荧光;但是伞形酮-抗原(UT)经β半乳糖苷酶作用分开,又可有荧光。β半乳糖苷酶只水解 GUT 标记抗原的 UT,该抗原为和抗体结合。检测试剂中含有一定量的特异性抗体和 GUT 标记抗原。加入待测物,抗体与其结合,不再和 GUT 标记抗原作用。此时 GUT 作为β半乳糖苷酶底物(如 UT 被分解,发出荧光)。荧光强度和样本中的待测物浓度成正比。
非均相 FIA	和非均相 EIA 一样,游离的荧光团标记抗原和抗体结合物中分离后再做荧光检测。
分离荧光免疫测定(Sep－FIA)	与竞争性非均相 EIA(ELISA)相同。
- 免疫荧光测定(IFMA)	免疫荧光测定与 IRMA 和夹心 ELISA 相同。

续 表

免疫分析	原理
时间分辨荧光测定(TR-FIA)	TR-FIA 不同于上述的非均相荧光免疫测定,这些测定基于所用的标记物类型的夹心技术。镧系元素螯合物,特别是铕或铽,用作荧光标记。二酮为螯合剂。当金属螯合物被激发,二酮吸收激发能量转移到铕,由铕发光。优点是激发光与 270 nm 的发射光不同,铕具有很狭窄的发射最大波峰。这样可以大大降低背景光和散射光的干扰。TR-FIA 的分析灵敏度相当于放射免疫测定。
微球酶免疫测定(MEIA)	待测抗原的抗体结合于微球。反应第一步,样本和微球一起孵育。然后加入碱性磷酸酶(ALP)标记的二抗。在微球上形成抗原抗体夹心物。在后续的步骤中,反应混合物被夹到玻璃纤维基质上,保留了微球。最后,用底物缓冲液清洗玻璃纤维基质。通过这步:去除未结合的 ALP 标记抗体,结合的 ALP(在微球上呈夹心结合)水解底物甲基伞形酮磷酸盐中的磷酸基。在 448 nm 波长检测生成的甲基伞形酮产生的荧光。
多层荧光免疫测定技术[32]	依据多层膜技术原理,形成检测单元检测样本抗原。当加入样本,扩散至特殊层。 (1) 待测抗原扩散至含有缓冲液和表面活性剂的下层。 (2) 在含有缓冲液层以下为含有氧化铁分子的膜;抗原通过该层。 (3) 抗原最终到达氧化铁层下方的信号层。信号层含有荧光标记抗原和均相抗体组成的免疫复合物。样本中的抗原将荧光标记的抗原从免疫复合物中替换出来。标记抗原迁移到下一层(氧化铁层),激发后不再发出荧光。抗原浓度越高,荧光越弱。多层荧光免疫测定技术仅可检测小分子(如甲状腺激素)。
化学发光免疫测定(CELIA)	该检测是一种竞争分析。样本中的抗原和鲁米诺标记的抗原竞争有限的固相抗体。可检测光和待测物呈反比。该免疫测定的原理等同于竞争性 RIA。CELIA 易受干扰,因为样本和鲁米诺标记抗原同时存在于反应混合物中。在进行 LIA 前,有必要将待测物从样本中提取出来。
固相抗原发光技术(SPALT)[32]	SPALT 是一种两步反应的固相测定。第一步,抗原和过量的定量抗体孵育。第二步,未合抗原结合的抗体结合于固相抗原。下一步,未被抗体结合的固相抗原用发光标记二抗标记。检测光信号和样本中抗原浓度呈正比。
免疫发光测定(ILMA)	本检测类似于非竞争性酶联免疫测定(ELISA)。过量的第一个抗体结合于固相,并在第一步孵育阶段和样本中所有的待测物结合。洗去所有其他未结合的物质,第二步孵育阶段,固相上的抗原抗体复合物用发光标记的二抗标记。检测光信号和样本中的抗原浓度成正比。
免疫发光标记二抗测定(ILSA)[32]	该方法类似于非竞争性 ELISA;但增加了种类特异性的抗体。检测步骤包括:捕获抗体固定于固相,结合所有待测物。洗去未结合物质,加入第二种抗原特异的抗体,和结合于固相上的抗原抗体复合物反应,形成夹心复合物,由抗原特异的第一抗体、抗原和对抗原特异的第二抗体组成。下一步,夹心复合物用通用的种类特异的发光标记的抗体标记。这样的优点是发光标记的抗体可用于不同的测定,只要第二抗体和它来自同一动物种类。但是,本实验原理的前提是第一和第二抗体必须来自不同的动物种类。

表 52.1-4 免疫分析中的干扰因素

干扰	内容
检验前	所有在分析前影响到样本成分的原因被称为检验前变化。用于免疫检测的标本类型一般是血清。
- 肝素抗凝血浆	肝素可以不同程度地干扰免疫测定,特别是受到高浓度纤维蛋白原浓度的间接影响。由于血清中的纤维蛋白丝会干扰免疫反应,因此肝素抗凝血浆是多层膜技术的首选。
- EDTA 抗凝血浆	EDTA 是一种螯合剂,会结合酶免疫反应中作为辅因子的金属离子(锌是碱性磷酸酶的辅因子)而导致干扰。EDTA 还会和 DELFIA 中的示踪剂(如铕标记)结合。然而,EDTA 的优点在于能防止新鲜血清中钙依赖性补体系统被活化。
- 分离凝胶	血液采集管中的凝胶在离心过程中将血凝块和血清分开,可能干扰免疫检测。所有情况下,都应按照制造商的说明。
- 新鲜血清	炎症性疾病是补体因子增多。如果当天采集血清,这些补体因子就可能会在免疫测定时和抗体的 Fc 片段反应,阻断待测物的特异性结合位点。在 4℃环境中保存血清 2 天或添加 EDTA,可以大大降低补体的激活。添加 EDTA 可以抑制钙依赖性补体反应。用 $F(ab)_2$ 片段代替完整的免疫球蛋白的免疫测定,对补体引起的干扰不敏感。
- 放射性同位素	样本中含有之前显像用的放射性同位素。如果这些放射性同位素具有和放射免疫测定的示踪剂一样的能量谱,那么就会产生干扰。眼部检查中经静脉注射的荧光剂,也可能干扰荧光免疫测定。
- 溶血、高胆红素血症	这两因素的影响有限。在多层膜技术的情况下,样本溶血会引起干扰。这是由于溶血过程中会释放出除血红蛋白外的其他物质[30]。如果怀疑存在溶血引起的干扰,就必须查看制造商是否有用纯化血红蛋白或红细胞溶血来评估过溶血对免疫检测的干扰。高胆红素血症对免疫检测中的干扰已有很充分的研究。
- 高脂血症	当使用浊度终点法时,高脂血症可能引起干扰。脂溶性物质如类固醇,能溶解在脂质颗粒中;如果发生这种情况,它们就无法参与检测混合物中的抗原抗体反应。在均相免疫测定中,水相可因有机相分离,从而导致部分待测物丢失。
- 游离脂肪酸	肝素激活血管内皮细胞上的脂蛋白脂肪酶,导致甘油三酯中非酯化脂肪酸的释放。游离脂肪酸浓度升高时,和白蛋白结合的 T4 就会转为游离态,导致 FT4 的浓度升高。因此,使用过肝素的患者必须在下一次注射肝素前先空腹采血。
- 地高辛样物质	地高辛样物质见于服用醛固酮拮抗剂(螺内酯、坎利酸盐)的患者,以及孕妇、新生儿、肾功能不全、肝衰竭、肢端肥大症、蛛网膜下腔出血、高血压的患者血清中。该物质会导致地高辛浓度检测结果过高。
- 保存条件	用于免疫检测的血清可 4℃中保存 2 周[36],全血可保存 1 周[37]。
矩阵效应	矩阵效应是指样本中除待测物的影响外,所有其他效应的总和。
- 稀释缓冲液	用生理盐水或双蒸水稀释样本,而不是使用制造商推荐的特定的稀释剂,会改变 pH 或离子强度,引起待测物在管壁(稀释管或反应管)发生非特异性吸附。pH 和离子强度是最关键的。pH 对 pI 为 5~9 的单克隆抗体的检测至关重要。
- 白蛋白	高浓度的白蛋白会干扰免疫检测,因为它会结合或释放配体。由基因决定的白蛋白结构变异导致激素结合的改变。例如,在家族性异常白蛋白高甲状腺素血症(FDH)中,总 T4 浓度会升高约 3 倍,但 TSH 浓度维持在参考区间内。高达 50%的白蛋白分子对 T4 的亲和力是正常情况的 50 倍。通常患者被误诊为 TSH 抵抗综合征,而不是 FDH。如果用平衡透析法检测,就会发现 FDH 的 FT4 是正常的。 白蛋白浓度的改变影响了血清中和白蛋白结合的待测物的检测,如甲状腺激素和皮质类固醇。

续 表

干扰	内容
- 前白蛋白、甲状腺结合球蛋白、SHBG	浓度改变、遗传变异、前白蛋白(转甲状腺素蛋白)和甲状腺结合球蛋白清除率增加均可引起甲状腺激素浓度的变化。性激素结合球蛋白(SHBG)浓度的变化会影响睾酮和雌二醇的检测。若睾酮浓度正常,SHBG<30 nmol/L会出现睾酮过量的结果,而SHBG>90 nmol/L会出现睾酮缺乏的结果。
溶菌酶	溶菌酶易与具有低等电点的蛋白质结合。因为抗体的等电点约为5,所以溶菌酶可以在捕获抗体和免疫检测抗体之间形成桥联。在免疫试剂中添加铜或卵清蛋白可降低溶酶菌的影响,如单核细胞白血病患者的标本中,溶酶菌水平急剧增加。
- 补体	在新鲜血清的章节中已介绍。
自身抗体	甲状腺激素自身抗体(THAA):在2 500份样本中可以发现1例抗T4和T3的自身抗体[39]。检测的方法是双向免疫扩散结合放射自显影技术。干扰是由待测物或标记抗原和THAA结合而引起的(图52.1-16),如果竞争免疫测定中只引入了一种抗体来检测T4或T3,激素浓度就可能被低估,这是因为待测物和标记抗原会同时和特异性抗体及THAA结合。标记抗原和两种抗体结合后再检测,样本中激素浓度结果会太低(图52.1-16)。如果T4和T3水平与TSH不一致,那么应考虑甲状腺素自身抗体的存在。甲状腺激素自身抗体很少干扰有力激素的检测。 甲状腺球蛋白抗体:27%的健康人群中可检测到,>50%的患者是Graves病,>95%的患者伴桥本甲状腺炎。甲状腺球蛋白抗体会导致真正的甲状腺球蛋白浓度被低估(参见30.5.2)。
嗜异性抗体	嗜异性抗体包括自然产生的抗体和自身抗体。它们具有低亲和力和多特异性的特点。其中的一些可以与人和动物的免疫球蛋白反应,结合到F(ab)区或免疫球蛋白的Fc区。应区分嗜异性抗体和人抗鼠抗体(HAMA),后者具有更高的亲和力和特异性。 嗜异性抗体在40%的患者标本中低滴度存在。这些主要是因为牛奶和肉类而引起的抗牛抗体[34]。嗜异性抗体在自身免疫性疾病和其他炎症性疾病中出现高滴度。有抗独特型和抗同种特异性两类。抗同种特异性(针对抗体的恒定区)的嗜异性抗体是抗独特型特异性(针对常见的抗原结合位点的高变区)的4倍。 嗜异性抗体通过双抗体夹心法,在捕获抗体和检测抗体之间形成桥梁,产生假阳性结果。如果嗜异性抗体和捕获抗体或检测抗体结合,那么抗体就会被封闭、产生假阴性结果(图52.1-17)。 为了消除干扰,在免疫试剂中添加封闭剂,含γ球蛋白的非免疫血清(如牛血清)会与嗜异性抗体结合。但如果样本中嗜异性抗体Fab片段和抗体Fab片段之间存在相互作用,嗜异性抗体不能被封闭剂中和。嗜异性抗体对竞争性免疫测定的干扰不明显。通常和固相结合的抗体是过量的,并吸收了样本中的嗜异性抗体。捕获抗体的减少易导致免疫测定的灵敏度下降。它们还具有多特异性的特点,嗜异性抗体也能与捕获抗原或样本中的其他抗原结合。
人抗鼠抗体(HAMA)[41]	HAMA是人抗动物抗体中最常见的类型。HAMA发病率不断增加的主要原因是使用小鼠单克隆抗体进行成像和治疗。例如,单克隆抗体OKT3可作为移植患者中免疫抑制剂使用。如嗜异性抗体,HAMA分成抗独立型和同种特异型。抗同种特异型(针对抗体恒定区)的HAMA是独立型(针对抗原结合位点的高变区)的3倍。接触过小鼠免疫球蛋白后,一般HAMA可维持数月。 HAMA干扰双抗体夹心免疫测定是通过在小鼠免疫球蛋白捕获抗体和小鼠检测抗体之间形成一个桥位,这会产生假阳性结果。如果HAMA与捕获抗体或检测抗体结合,抗体就会阻断,导致假阴性结果(图52.1-17)。 HAMA引起的干扰可通过以下方法加以解决: - 使用阻断试剂。这是一种非免疫血清、多克隆免疫球蛋白、同一或另一种动物的免疫球蛋白片段。其效果很大程度上取决于它们的浓度;通常是浓度不足。 - 通过单克隆抗小鼠免疫球蛋白的琼脂糖珠进行提取。 - 用$F(ab)_2$或Fab片段取代完整的免疫球蛋白。这可以防止抗同种型抗体的结合。 - 应用嵌合单克隆抗体。这是一种人的抗体,其抗原结合位点的高变区已被其他动物抗体的相应成分所取代(如鼠)。这可以防止抗同种抗体的结合。 - 用鸡抗体代替双抗体夹心免疫测定中的一种或两种抗体。哺乳动物和鸡的抗体不存在交叉反应。
类风湿因子(RF)[39,41]	类风湿因子是一种自身抗体,可结合IgG的Fc段上多个抗原决定簇。大多数是五聚体19s IgM的抗体(图52.1-15)。许多IgM型RF患者也有IgG或IgA型RF。类风湿因子主要存在于慢性关节炎,也可在细菌和病毒感染的免疫反应中发现。和嗜异性抗体一样,类风湿因子会干扰双抗体夹心法。在这种情况下,IgG型RF比IgM型梗常见。如果怀疑有RF干扰,必须记住RF凝集试验无法检测出IgG类风湿因子。在夹心免疫分析中,用Fab代替完整抗体作为捕获抗体,可减少RF干扰。 高滴度类风湿因子干扰到免疫捕获抗体的结合[指的是甲状腺激素自身抗体(THAA),图52.1-16]。待测物浓度被低估了。 在双抗体夹心免疫测定中,由于标记的第二抗体结合了捕获抗体和类风湿因子形成的免疫复合物,导致待测物浓度被高估。为了消除IgM RF的干扰,样本可先经RF吸收剂(抗人IgG)预处理,可以将血清参考范围内(高达1 500 mg/dL)的类风湿因子与IgG结合为免疫复合物。通过这种方法,可排除特异性IgM和IgG抗体间的竞争。
交叉反应[34]	免疫测定的特异性决定因素是使用的抗体。交叉反应是指抗体无法正确区别待测物和具有相似抗原表位的分子。交叉反应发生以下情况:① 样本中含有与待测物相似的分子(如地高辛样物质);② 待测物在体内产生的代谢物会有交叉反应表位。例如,如果T3的代谢衍生物三醋酸碘过量存在,它就会干扰FT3检测,误诊为甲状腺功能亢进症。 在结构上和待测物相似的分子以药物的形式被摄取,或是在体内通过代谢产生。在检测类固醇或类似物质时,存在一个特异性的问题,这些物质主要由竞争法检测。例如:① 所有睾酮检测和5α-双氢睾酮均有交叉反应;②17α-羟孕酮检测和孕酮、17-羟孕烯醇酮有交叉反应;③皮质醇检测和泼尼松龙(不是泼尼松)会有30%的交叉反应。但是泼尼松的代谢产物是泼尼松龙。所以皮质醇的检测结果偏高。 交叉反应是所有免疫分子的干扰因子,且和干扰物浓度相关。这种干扰在双抗体夹心免疫测定里有显著减少。在双抗体夹心免疫测定中两种抗体的表位必须位于相同的配体上。这显著降低了交叉反应的可能性,因为如果一种抗体不结合交叉反应抗原,就不会形成夹心,也就不会出现假阳性信号。但是,在双抗体夹心法免疫测定中,交叉反应物质可以阻断捕获抗体或标记的第二抗体产生假阴性结果(图52.1-17)。 为了最小化免疫测定中的交叉反应性,使用单克隆抗体和(或)双抗体夹心免疫测定。但是后一种方法只适用于大分子,如具有不同抗原表位的多肽。由于空间位阻,较小的分子,如类固醇激素或药物不能接触两位抗体。尽管存在交叉反应的风险,但必须使用多克隆抗体或单克隆抗体进行竞争反应。在某些情况下,必须用萃取的方式来除去干扰物质,如超滤、蛋白质沉淀、色谱。双抗体夹心测定使用单克隆抗体作为捕获和检测抗体,可增加超特异性,但有以下缺点: - HCG,并不是所有的变异都发生在妊娠期和睾丸肿瘤中(参见38.3)。 - LH,多囊卵巢综合征的妇女根据临床情况产生不同形式的分子。绝经后妇女也有LH分子,可以用多克隆抗体和单克隆抗体联合检测,但不能用两种单克隆抗体进行检测。 - PTH,见于肾功能不全者。在这些患者中,激素的C末端片段的肾清除被严重延迟,因此测得PTH水平很高。另外,完整的甲状旁腺激素N末端检测,更能反映真正的浓度(参见6.4)。

续 表

干扰	内容
大剂量钩状效应[42]	由于样本中的待测物浓度高于校准的最高点，结果是一个错误的低值。最常见于一步法双抗体夹心免疫测定，二步法不常见。在一步法中，捕获抗体、抗原和标记抗体同时在一个反应混合物中。两步法的第一步，只有抗原孵育并与捕获抗体结合。过量抗原被洗去后，第二步加入标记抗体。在一步法检测中，钩状效应是由高浓度抗原捕获抗体饱和引起的。过量的抗原与标记抗体结合，使其不能再形成夹心复合物。这会导致信号丢失，结果是测量的抗原浓度小于样本中的实际浓度。钩状效应也会造成待测物浓度异常增加，随着浓度的不断增加，直到浓度在测量范围内。钩状效应在两步法中罕见，这是由捕获抗体结合抗原和标记抗体之间的多重互相作用引起的。这被认为会导致抗原的构象变化，并从捕获抗体中释放出来。常见的钩状效应检测包括：降钙素、绒毛膜促性腺激素、AFP、CA125、铁蛋白、PSA、催乳素和 TSH。

52.1.10 印迹技术

印迹是电泳分离蛋白质转移成固定化状态(如醋酸纤维素)[43]。印迹技术的主要优点有：① 分离蛋白质的电泳图谱被完全转移后固定化在固体基质上。② 转移后，各种分析方法可应用于固定化蛋白质；在电泳凝胶上这样的反应难以或不可能进行。

从该技术问世至今到将来的展望来看，可以分为三种方法：

- 蛋白质印迹(Western blotting)：这是一种电泳分离和蛋白质转移到固相的过程。
- DNA 印迹(Southern blotting)：该方法中，电泳分离的 DNA 片段因毛细管作用转移到固相(通常是硝酸纤维素)上。
- RNA 印迹(Northern blotting)，一种改良的 Southern 印迹法：该方法中，未有效结合于硝酸纤维素的小片段 DNA 被交联到偶氮次苄基羟基甲基纸上。

印迹法是指纹图谱的基础，表达了研究的顺序。研究中，细胞 DNA 断裂成片段，分离后用二维电泳和色谱分离进行鉴别。DNA 指纹图谱对检测遗传缺陷(遗传病)、法医学、产前诊断、亲子鉴定均具有重要意义。

52.1.10.1 免疫印迹

这是一种 Southern 印迹技术在分子遗传学上的强有力工具，通过电泳分离的 DNA 固定在硝酸纤维素滤膜上，用原位杂交法检测互补序列。改良的 Southern 印迹是分离 DNA 的共价键，交联到偶氮次苄基羟基甲基纸上，作为互补 DNA 序列的探针(Northern blotting)[43]。

52.1.10.2 蛋白质印迹

蛋白质印迹是将电泳分离后的蛋白质转移到固相矩阵[44,45]。转移的目的就是促进高分子配体(如抗体)和膜上的蛋白质结合。在多数应用中，配体就是抗体，我们说的免疫印迹也被称为蛋白质印迹[45]。蛋白质印迹是一种免疫反应，它的发生是个连续的阶段(聚丙烯酰胺凝胶电泳、抗原转移、含有抗原的膜条上的抗体检测)，通常用于检测体液中的抗体[44,45]。

经典的蛋白质印迹试验可以分成以下步骤[45](图 52.1-18)。

- 电泳分离样本。主要的分离技术是高分辨率二维平板电泳或等电聚焦。所用的材料为琼脂糖或聚丙酰胺片。缓冲液中含有十二烷基磺酸钠(sodium dodecyl sulfate, SDS)或尿素。
- 将分离后的蛋白质转移到膜上。这种膜必须能固定蛋白质，避免扩散的发生。用的一般是硝酸纤维素条或偶氮次苄基羟基甲基纸，后者是和蛋白质共价结合。将蛋白质从电泳凝胶转移到膜上(印迹)，可用的方法有辅助扩散(真空、加压)、毛细管压力或电泳方法(电印迹)。电印迹是最有效和最常用的方法。蛋白转移后，固相上非特异结合位点被封闭。
- 和探针孵育(抗体或配体)。
- 结合抗体的检测。形成的免疫复合物可通过蛋白质染色或酶联二抗(结合物)检测，并通过染料形态检测催化反应。

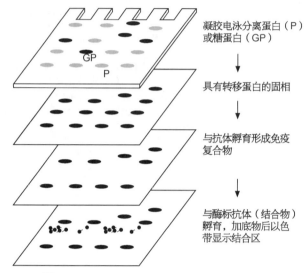

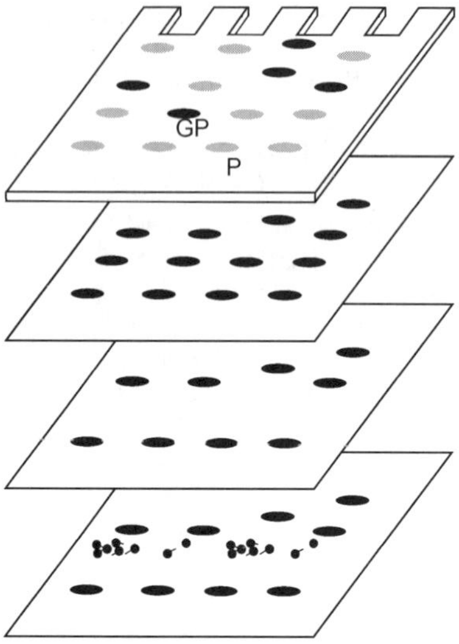

图 52.1-18 蛋白质印迹的原理(根据参考文献[43]修改)

52.2 流式细胞术的应用

Gregor Rothe, Stefan Barlage, Evelyn Orsy, Gerd Schmitz

流式细胞术一种依据悬液中单个细胞的荧光和散射光特征进行分析的方法。

52.2.1 流式细胞仪检测原理

流式细胞仪基本结构包括光学单元、液流系统和信号检测单元见图 52.2-1。光学单元由光源(通常为激光)、透镜系统(聚焦激光束)及含有经激光束照射待分析粒子的液流单元组成。液流内的细胞或颗粒经流体动力学作用集中并到达激光和液流相交点。激光束照射细胞或颗粒并发射散射光。前向散射光反映细胞或颗粒的大小，侧向散射光反映其颗粒程度。细胞或颗粒的荧光也可于入射激光束直角处进行检测。

分析仪中使用棱镜和滤片系统，使各检测器可捕获特定范围的波长，以此来选择性分析特定的荧光信号。

用来检测荧光的光电倍增管(PMT)放大信号并将光信号转换为电流。选择线性或对数放大主要取决于测量范围的动态情况，而在免疫荧光检测的情况下，信号可延续数十倍数，使对数放大成为必要。

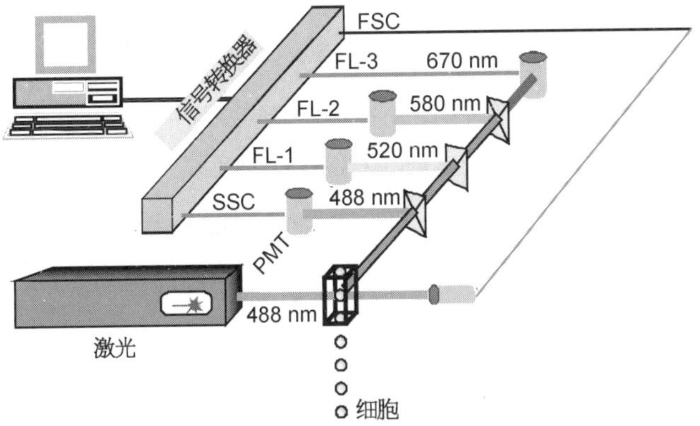

图 52.2-1 流式细胞仪示意图。FSC，前向散射光；SSC，侧向散射光；FL-1 至 FL-3 荧光检测器；PMT，光电倍增管

DNA 测量以线性方式放大。电流根据信号强度通过模数转换器数字化，且根据分辨率分配给特定的通道号（如 0～1023 或者 1～4096）。该数据以列表文件形式存储（列表模式），可以在数据分析中针对每个测量单元进行评估。

单参数评估时，细胞群中信号强度的频率分布以直方图形式表示（图 52.2-2）。如果有两个参数，这些参数以 x/y 图的形式表示，称为散点图。同质细胞群在二维图中常用散点群表示。

异质样本导致许多部分重叠的散点群组成复杂的散点图，因此需要特殊软件工具评估各个细胞群。自动化评估策略的软件适用于多种应用系统。

现代流式细胞仪设计成可同时使用多种荧光标记从而实现多参数分析。所标记荧光染料发射光谱间的重叠可通过补偿调整去除。

因为将单色激光器作为激发光源，所以相应激发波长的可激发荧光染料数量有限。因此，常规设备常为双激光激发。必须始终根据可用的激发波长来选择荧光染料[1,2]。

52.2.2 流式细胞术的应用

52.2.2.1 免疫分型

流式细胞术最常见的临床应用是血液和骨髓细胞的表型

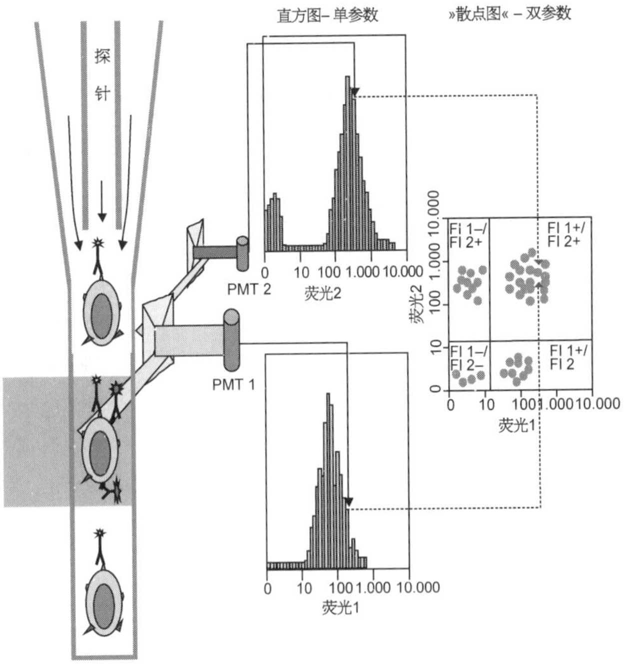

图 52.2-2 流式细胞术细胞分析图解。通过激光束的细胞产生荧光信号经光电倍增管放大并转换成电脉冲。这些脉冲根据信号强度分配至一个通道数。直方图提供一维的细胞信号频率分布信息。散点图以 x/y 图形式描述两个相关的信号

分型。通过使用荧光染料标记抗体的免疫荧光技术分析细胞抗原的表达。如何选择重要的诊断性抗体见表 52.2-1。国际协作组织根据这些单克隆抗体的特定特征分配为抗体簇（CD，分化簇）[3]。由于多克隆抗体制剂的交叉反应性，所以仅在分离病例时使用，例如检测 B 细胞上的细胞相关免疫球蛋白或结合的受体配体。由于不同白细胞具有特征性抗原表达，流式细胞术也可用于区分白细胞。因此，流式细胞术可用于白细胞免疫学分类，在区分 T 和 B 淋巴细胞及自然杀伤（NK）细胞和其他 T 细胞群的能力方面流式细胞术已超过了经典的血常规分析仪。通过分析光散射特性以及抗原表达或单个抗原表达强度可对各细胞群进行定义。外周血细胞群抗原表达数据的汇总见表 52.2-2。

表 52.2-1 诊断性相关抗原的选择

抗体	表达模式	功能	应用
CD1a	皮质胸腺细胞、树突状细胞、朗格汉斯细胞	Ⅰ类 MHC 样分子、非肽类和脂类抗原的提呈	T 细胞白血病的诊断 组织细胞病的诊断
CD2	T 细胞、NK 细胞	细胞活化	T 细胞白血病/淋巴瘤的诊断
CD3	T 细胞	T 细胞受体相关信号转导	谱系特异性 T 细胞抗原、T 细胞白血病/淋巴瘤的诊断
CD4	T 细胞、单核细胞、髓系祖细胞	Ⅱ类 MHC 分子辅助受体、人类免疫缺陷病毒受体	CD4 阳性 T 细胞定量 T 细胞白血病/淋巴瘤的诊断
CD5	T 细胞、B 细胞亚群	细胞活化	慢性淋巴细胞白血病和套细胞淋巴瘤中 B 细胞共表达、T 细胞白血病/淋巴瘤的诊断
CD7	造血干细胞、早期髓系细胞、T/NK 细胞亚群	细胞活化	T 细胞白血病/淋巴瘤的诊断
CD8	T 细胞亚群、NK 细胞	Ⅰ类 MHC 分子的受体	淋巴细胞亚群检测、T 细胞白血病/淋巴瘤的诊断
CD10	B/T 前驱细胞	CALLA、内肽酶	B 细胞 ALL 的分类和 B 细胞淋巴瘤的诊断（普通 B 细胞 ALL、滤泡淋巴瘤）
CD11a	泛白细胞抗原	LFA-1a、与 CD18 组成 ICAM-1/2/3 受体	在 1 型白细胞黏附缺陷症中缺乏

续 表

抗体	表达模式	功能	应用
CD11b	髓系细胞、NK 细胞、T/B 细胞亚群	Mac-1、补体受体 3(CR3)亚基	在白血病和淋巴瘤分化起决定性表达
CD11c	单核细胞、巨噬细胞、粒细胞、NK 细胞、T/B 细胞亚群	补体受体 4 亚基(CR4)	在白血病和淋巴瘤分化起决定性表达
CD13	骨髓单核细胞	氨基肽酶 N	白血病诊断鉴别髓系细胞、鉴别髓系和淋巴系急性白血病
CD14	单核细胞、粒细胞(弱)	脂多糖受体、糖基磷脂酰肌醇锚蛋白	鉴别单核细胞、阵发性睡眠性血红蛋白尿中缺乏或减少
CD15	粒细胞、单核细胞	Lewis x 抗原	白血病分型
CD16a	NK 细胞、巨噬细胞	Fcγ 受体Ⅲa	检测 NK 细胞，白血病/淋巴瘤分型
CD18	泛白细胞抗原	β_2 整联蛋白	在 1 型白细胞黏附缺陷症中缺乏
CD19	泛 B 细胞抗原	B 细胞活化和分化	白血病/淋巴瘤诊断识别 B 细胞，可在髓系白血病共表达
CD20	B 细胞	B 细胞活化/成熟	白血病/淋巴瘤诊断识别 B 细胞
CD22	B 细胞、嗜碱性粒细胞	B 细胞活化	白血病/淋巴瘤诊断识别 B 细胞
CD23	活化的 B 细胞、巨噬细胞、嗜酸性粒细胞	低亲和力 IgE FcεRⅡ受体	淋巴瘤和 B CLL 的诊断
CD25	活化的 T/B 细胞，活化的单核细胞	IL-2 受体 α 链	分析 T 细胞活化
CD33	髓系细胞	凝集素活性	白血病诊断鉴别髓系细胞，鉴别髓系和淋巴系急性白血病
CD34	造血干细胞	细胞黏附、调节和分化	白血病/淋巴瘤分型，造血干细胞定量
CD36	血小板、单核细胞、巨噬细胞	糖蛋白Ⅳ，胶原/血小板反应蛋白受体，氧化脂蛋白清道夫受体	白血病/淋巴瘤分型，血小板黏附障碍
CD38	造血祖细胞、活化的 T 细胞、浆细胞	白细胞活化和增殖	浆细胞标志物、慢性 B 细胞淋巴细胞白血病预后标志物、HIV 感染时 $CD8^+$ T 细胞激活抗原
CD41	血小板细胞、巨核细胞	纤维蛋白原受体(同 CD61)	血小板分析、诊断血小板无力症、自身抗体靶向
CD42a-d	血小板、巨核细胞	Von Willebrand 受体复合物 - CD42a GpⅨ - CD42b GpⅠba - CD42c GpⅠbb - CD42d GpⅤ	血小板分析、诊断巨血小板综合征，自身抗体靶向
CD45	泛白细胞抗原	酪氨酸磷酸酶，T 细胞亚群 CD45RA 和 CD45R0 剪接变异体差异表达	白细胞标志物、鉴别 naive(CD45RA)和记忆(CD45R0)T 细胞
CD52	淋巴细胞、单核细胞	CAMPATH-1	使用单克隆抗体应用于淋巴瘤中免疫耗竭
CD55	白细胞、血小板、红细胞	衰减加速因子、糖基锚蛋白	在阵发性睡眠性血红蛋白尿缺乏或减少
CD56	NK 细胞、T 细胞亚群	NCAM	NK 细胞标志物、NK 细胞白血病/淋巴瘤，神经内分泌肿瘤中骨髓累及
CD57	NK 细胞、T 细胞亚群、单核细胞	HNK-1	NK 细胞标志物、NK 细胞白血病/淋巴瘤
CD61	血小板细胞、巨核细胞	纤维蛋白原受体(同 CD41)，玻连蛋白受体(同 CD51)	血小板分析、诊断血小板无力症、自身抗体靶向
CD64	单核细胞/巨噬细胞、活性粒细胞	Fcγ 受体Ⅰ	感染或 INF-γ 或 G-CSF 治疗期间粒细胞上表达增加
CD66b	粒细胞	糖基磷脂酰肌醇锚蛋白	在阵发性睡眠性血红蛋白尿缺乏或减少
CD69	活化的 T 和 B 细胞、NK 细胞、粒细胞、嗜酸性粒细胞、血小板	细胞活化抗原	分析 T 细胞活化
CD71	增殖细胞	转铁蛋白受体	分析 T 细胞活化
CD79a	B 细胞	B 细胞抗原受体的胞浆组分	谱系特异性 B 细胞抗原、白细胞分型、白血病/淋巴瘤分型
CD103	肠道上皮淋巴细胞	HML-1，组织特异性淋巴细胞归巢	毛细胞白血病的诊断
CD117	髓系细胞、肥大细胞	c-kit、干细胞因子受体	急性髓系白血病的诊断
CD138	浆细胞、前 B 细胞	Syndecan-1	多发性骨髓瘤的诊断
CD235a	红细胞和红系祖细胞	血型糖蛋白 A 与红细胞分化	急性髓系白血病的诊断
髓过氧化物酶	髓系细胞	溶酶体酶	诊断白血病，髓系细胞谱系特异性
TdT	淋巴母细胞，髓系原始细胞亚群	核末端脱氧核苷酸转移	诊断白血病
HLA-DR	祖细胞、B 细胞、单核细胞、活化的 T 细胞	HLA Ⅱ类受体	诊断白血病、分析 T 细胞活化、根据单核细胞 HLA-DR 表达分析免疫抑制

表 52.2-2 白细胞分化和正常原幼细胞的抗原表达模式

标记	T 细胞	B 细胞	NK 细胞	单核细胞	幼粒细胞	中性粒细胞	嗜酸性粒细胞	嗜碱性粒细胞	正常原幼细胞
FS	+	+	+	+ +	+ + +	+ + +	+	+	+
SS	+	+	+	+ +	+ + +	+ + +	+ + + +	+	+
CD1a	−	−	−	−	−	−	−	−	
CD2	+ +	−	(+)	−	−	−	−	−	
CD3	+ +	−	−	−	−	−	−	−	−
CD4	(+ +)	−	−	+	+	−	+	−	−
CD5	+ +	(+)	−	−	−	−	−	−	−
CD7	(+ +)	−	(+ +)	−	−	−	−	−	−
CD8	+ +	−	(+)	−	−	−	−	−	−
CD10	−	−	−	−	+	+	−	−	−
CD13	−	−	−	+ +	+	+ +	+	+	−
CD14	−	(+)	−	+ +	−	(+)	−	−	−
CD15	−	−	−	+	+	+ +	−	−	−
CD16	(+)	−	(+)	(+)	−	+ +	−	−	−
CD19	−	+ +	−	(+)	−	−	−	−	−
CD20	−	+ +	−	−	−	−	−	−	−
CD22	−	+ +	−	−	−	−	−	+	−
CD25	(+)	(+)	−	(+)	−	−	−	−	−
CD33	−	−	−	+ +	+	+	+	+	−
CD45	+ + +	+ + +	+ + +	+ +	+	+	+ +	+	−
CD56	−	−	(+)	−	−	−	−	−	−
CD57	(+)	−	+ +	−	−	−	−	−	−
CDw65	−	−	−	+	+	+ +	+ + +	−	−
CD79a	−	+	−	−	−	−	−	−	−
CD103	−	−	−	−	−	−	−	−	−
CD117	−	−	−	−	−	−	−	−	−
HLA-DR	(+)	+	(+)	+ +	−	−	−	−	−
TdT	−	−	−	−	−	−	−	−	−
MPO	−	−	−	+	+	+	−	−	−
GpA	−	−	−	−	−	−	−	−	+

(+),仅在亚群上表达,在病理条件下或取决于克隆。FS,前向散射光,SS,侧向散射光

流式细胞术是现有血液学诊断试验的有效辅助手段:使淋巴细胞群可以在免疫学定义上加以区分;可以对大批量细胞提供高精密度和高重复性的分析;可有效分离和鉴别未成熟和异常细胞;对形态学或自动化 WBC 分类不确定的发现进行阐明,作为阶段性诊断法的组成部分。

流式细胞术的另一个重要诊断应用是白血病、淋巴瘤和骨髓增生异常疾病的评估[4,5]。绝大部分情况下,流式可将原始细胞清楚归类为髓系或淋系。一旦了解生理性祖细胞中的正常抗原表达模式,就可检测病理性抗原模式,尤其当这些模式特征是异常表达(不同细胞谱系抗原的共表达)或表达不同步(另一分化阶段抗原的表达)。如果恶性细胞表达特征性抗原模式,则可用于疾病分类和监测残留细胞。

除了分析血液和骨髓样本,免疫分型还可用于分析通过抽吸法(脑脊液、腹水和胸腔积液)或灌洗法(支气管肺泡灌洗)获得的液体以及组织样本。检测组织样本时,必须首先进行细胞分离。

52.2.2.2 细胞绝对计数的检测

迄今为止,各个细胞群的绝对数量大多通过计算其在总细胞群所占百分比确定,这主要使用血液分析仪或其他细胞分析仪测定。但是使用流式细胞仪及以下任一方法可直接获得更精确的测量结果:体积校准(市场上大多数流式细胞仪未提供);添加确定数目的微球,根据微球数可计算同一样品中单个细胞群的数目。

因此,如果分析目的是确定单个细胞群的确切数量,应使用"单平台"法[6],(如分析 $CD4^+$ T 细胞或 $CD34^+$ 干细胞)。

52.2.2.3 基于微球的检测系统

在基于微球的检测系统中,诸如抗原-抗体反应、酶-底物反应或核酸杂交等反应可发生在荧光微球表面并进行定量。如使

用不同荧光强度的微球或者使用由两种染料以不同比例混合而具有不同光谱特性的微球，则流式细胞术可区分多种不同的微球群。如使用具有不同包被的微球群，则可在同个样品中同时检测多个分析物。分析特定细胞因子和激素以及用于感染血清学的检测系统已上市，但用途常受限于厂商特定的流式细胞仪[7]。

52.2.3 样本和分析前处理

单细胞悬液是分析单个细胞的先决条件。因此需要抗凝全血或骨髓标本。根据分析的类型选择使用的抗凝剂。EDTA 抗凝的外周血血液样品常用作免疫表型、而大部分功能测试的需含钙中介体因此选用肝素抗凝的血液样本。

血小板功能检测采用枸橼酸钠抗凝全血。由于使用多参数分析，大多不再需要进行细胞群浓集(如密度梯度离心)，因为可使用特异标记检测相关细胞群[8]。也可以分析含有细胞的分泌物(脑脊液)和灌洗液(BALF)。分离相关细胞后可对组织样本进行分析。

血液样本通常室温运输和储存。然而，细胞稳定性降低的样品，如脑脊液或其他分泌物，应该低温运输和储存。如进行功能实验，样品必须尽快送到实验室准备并尽快分析。

样品免疫分型尽量当日完成；长期储存或运输样品会对各分析物的检测结果意义造成一定限制。

白血病或淋巴瘤免疫表型诊断及 T 细胞亚群分析如在 24 h 完成可以避免检测质量显著下降[8]。

受益于不含固定剂的细胞稳定方法，允许样本在长达一周的时间内进行更复杂的免疫表型检测。

52.2.4 流式细胞术在临床诊断中的应用

流式细胞术的临床应用实例见表 52.2 - 3。

表 52.2 - 3 流式细胞术在临床诊断中的应用

应用	临床和实验室检查
淋巴细胞表型	淋巴细胞亚群免疫学分析在 HIV 分期和监测具有重要作用。包括检测 T(CD3⁺)、辅助 T(CD3⁺/CD4⁺)、细胞毒性 T 细胞(CD3⁺/CD8⁺)、B(CD19⁺)细胞和 NK 细胞(CD3⁻/CD16⁺/56⁺)[9-11]。T 辅助细胞数量为临床上最相关的检测；对其他细胞群的计数则是出于质量控制目的。以往最常见的使用方法是双平台分析。该方法通过使用血液分析仪测定总淋巴细胞数量，以及使用合适的抗体组合来确定各个淋巴细胞所占百分比以计算绝对数量。基于分化标记的表达，一种使用 CD45 和 CD14 抗体结合光散射信号的方法被开发用于评估淋巴细胞设门的纯度。 单个淋巴细胞群的绝对计数也可使用单平台法确定。在这种方法中，各淋巴细胞亚群的绝对计数不通过血液分析仪，而直接由流式细胞仪确定，绝大多数通过添加确定数量的校准微球获得[12]。该技术也可用来确定分离的辅助性 T 细胞数量。通过分析活化抗原(HLA - DR，CD25，CD71，CD38)和区分 naive 和记忆 T 细胞可获得其他临床相关信息。CD8⁺ T 细胞上的 CD38 表达已作为 HIV 感染病例中疾病进展的预后因子[13-18]。淋巴细胞亚群的特征(淋巴细胞群定量；T 细胞库分析、B 细胞成熟和活化及 B 细胞表达的免疫球蛋白类型)在鉴别免疫缺陷如重症联合免疫缺陷综合征和 Omenn 综合征中起重要作用[19-22]。
抗原特异性 T 细胞	抗原特异性或抗原反应性 T 细胞的定量为监测疾病特异性 T 细胞反应性提供了新的参数。抗原特异性 T 细胞可以通过荧光结合的重组 MHC 复合物(四聚体，特定肽包被)标记来进行检测。该方法的局限性在于 1 种 MHC 等位基因和 1 种抗原肽的试剂特异性及这些细胞未明确的功能反应性。流式细胞术也可检测抗原特异性 T 细胞，依据细胞因子应答或通过体外与抗原孵育诱导的活化抗原表达。该方法诊断应用包括 HIV、EBV 和 CMV 特异性 T 细胞的定量[23,24]；也可用于评估疫苗接种成功率、肿瘤特异性 T 细胞、风湿性疾病自身抗原特异性 T 细胞或移植后监测同种异体抗原特异性 T 细胞[25-27]。类似的技术可用于分析 CD1 限制性 T 细胞。
血液肿瘤分析	血液肿瘤的免疫学特征完善了现有形态学和细胞化学分析方法，并且已很大程度取代了经典的涂片免疫荧光技术。流式检测中使用的全血样本不需事先富集，理论上可检测样品中的每一个细胞，并使用多参数分析来鉴别这些细胞。通过分析谱系特异性抗原，流式细胞仪几乎能对所有病例中的肿瘤细胞进行分类，明确其为髓系或淋系，使用评分系统还可鉴别 T 和 B 细胞瘤。通过对特定分化阶段表达标记进行分析还可以将急性白血病进一步分类[4,5]。此外，流式细胞术也有助于淋巴瘤分类。除血液和骨髓样品，还可以分析淋巴结组织的分离细胞。某些细胞群的特征免疫表型已纳入国际分类。除诊断作用外，流式细胞术在疾病监测中也发挥重要作用。鉴于流式在检测残留细胞和疾病复发的高敏感性，它已成功取代传统的形态学方法。通过检测相应抗原表达来预测单克隆抗体(例如针对 CD20 的利妥昔单抗)治疗成功与否[28]。
造血干细胞	对血液、骨髓或单采血制品中获得的造血干祖细胞和进行免疫细胞计数现已成为干祖细胞移植管理的常规项。根据标记抗原 CD34 的表达量来估计样品中这些细胞的比例[29]。表达 CD34 的干祖细胞比例与移植物的移植效率相关，但与骨髓早期或晚期重建并没有特别的相关性。由于计数极小细胞群涉及的技术难度，需要一种在样品制备、检测和数据分析的高度标准化方法，如 ISHAGE 方案。这同时要求使用单平台技术进行干祖细胞计数。根据德国医药产品法使用该方法生产干细胞制剂促使大部分使用封闭测试系统。但该方法操作较复杂，这一点在常规工作时间以外由经验不足的工作人员执行实验时尤为明显。干细胞亚群分析在诊断中起到多大的作用尚不明确。由于并非所有造血干细胞都表达 CD34，其他细胞群的免疫特征也有必要进行检测[30]。
网织红细胞	通过流式细胞术分析网织红细胞较传统显微镜法而言灵敏度和精确度更高。此外，可使用 RNA 荧光染料分析网织红细胞成熟度；检测荧光强度可了解网织红细胞的 RNA 含量[31-34]。除贫血诊断外，该技术还可应用在化疗和(或)干细胞移植后监测促红细胞生成素治疗和骨髓再生等领域。在血液分析仪上通常也可以对网织红细胞进行红细胞指数的检测。
血小板	流式细胞术可用于诊断遗传性糖蛋白缺陷，如 Glanzmann 血小板无力症(纤维蛋白原受体缺陷)或 Bernard - Soulier 综合征(vWF 因子受体缺陷)。除用单克隆抗体分析受体表达之外，还检测配体结合能力。血小板苦参碱(mepacrine)染色降低或颗粒相关蛋白的表达降低提示存储池缺陷[35-37]。根据血小板 RNA 含量分析外周血中未成熟血小板(网状血小板)，有助于血小板减少性疾病的鉴别诊断。网织血小板比例的增加表明外周消耗，随后血小板生成的反应性增加，而血小板减少症时网织血小板比例异常地低增长或绝对计数降低指示巨核细胞生成减少。由于缺乏标准化，各方法需要使用各自特定的参考区间[38,39]。体内或体外分析血小板活化试验的依据是对血小板脱颗粒(P 选择素表达)或受体构象变化(如纤维蛋白原受体复合物)引起活化依赖性抗原的分析。微粒的产生和血小板-白细胞聚集作为体内激活结果也显示出血小板活化的增加[35-37]。使用荧光标记的抗人 IgG 和 IgM 抗体和流式细胞术对血小板结合的免疫球蛋白进行定量可高敏检测由抗体结合介导的大部分血小板减少症。使用确定的检测细胞来检测同种抗体或自身抗体的表位。针对特定表面抗原的单克隆抗体与待鉴定抗体间的荧光共振能量转移分析是一种指示性方法[40-42]。
支气管肺泡灌洗液(BALF)	支气管肺泡灌洗液的分析在各种病因导致原发性和继发性肺部疾病的分类中起重要作用。包括伴有纤维化的间质性肺病、结节病、韦格纳肉芽肿和各种形式的变应性肺炎，也显示肺移植后排斥反应特征性细胞的变化。淋巴细胞群分化以及嗜酸性粒细胞和中性粒细胞相对比例是重要的诊断参数。各参考区间受系列因素影响，如吸烟、年龄和所用的灌洗方法(参见第 48 章)。

续 表

应用	临床和实验室检查
阵发性睡眠性血红蛋白尿(PNH)	PNH是由于*PIG-A*基因在多能造血干细胞水平上突变引起。该突变导致干细胞来源的网织红细胞、红细、血小板和白细胞上的糖基磷脂酰肌醇(GPI)锚抗原部分或全部缺失[43]。使用流式细胞术半定量分析针对GPI锚抗原结合的特异性抗体来检测缺陷。然而,明确诊断应在两种细胞系中发生缺陷,每种细胞系均需使用两种抗原证明[44-47]。潜在GPI锚靶抗原包括网织红细胞和红细胞上的CD 59或CD 55,中性粒细胞上的CD66b、CD24或CD16b和血小板上的CD 55。 从疾病诊断的角度来看,溶血或输血可导致红细胞群组分的短期变化,因此当确定整体造血中突变克隆比例时,优先考虑网织红细胞或粒细胞上分析GPI锚蛋白。也可使用aerolysin蛋白(FLAER)的非活性变异体。因为这些特异性结合GPI锚,可独立于个体蛋白/表达来检测GPI锚缺陷[47]。解释表达结果时,必须考虑中性粒细胞祖细胞比例,因为中性粒细胞上CD16b的表达取决于其成熟度,即未成熟粒细胞可能被错认为PNH细胞。
DNA分析	DNA分析(如肿瘤细胞)是流式细胞术的最早应用之一,可以确定特定细胞群中的倍数性和增殖分数[48-52]。DNA分析可用于研究比例变化的增殖细胞(如多发性骨髓瘤)和(细胞分离后)实体瘤。多参数法结合DNA分析和表面标志物检测以特异性检测肿瘤细胞。方法学改进显著提高了DNA分析的预后价值(如乳腺癌)[53]。
吞噬细胞分析(氧化爆发,吞噬作用)	通过染料二氢罗丹明(DHR)123细胞内氧化为荧光罗丹明123,可检测大肠埃希菌、PMA或FMLP响应刺激产生细胞内氧自由基[54,55]。不同于传统的化学发光或NBT检测,此法还可根据马赛克样异质表达模式检测载体状态(参见19.7)[56]。此外,有时可观察到氧自由基形成的短暂紊乱(如多发伤、感染和败血症)[57]。通过吸收FITC结合的大肠埃希菌来研究单核细胞和粒细胞的吞噬作用。尽管吞噬作用的遗传性疾病非常罕见,但吞噬作用(暂时性)紊乱可广泛发生于临床情况,包括败血症、多发伤、烧伤及用免疫调节剂或免疫抑制剂治疗。
单核细胞HLA-DR	单核细胞上HLA-DR的表达降低表明免疫应答或免疫麻痹受损。已有部分作者将HLA表达降低作为器官移植、多发伤、败血症、复杂手术、严重烧伤或急性呼吸窘迫综合征患者的预后标记。临床意义为早期识别高危患者及监测作用[58,59]。使用荧光校准微球改进了标准化的分析法。
嗜碱性粒细胞脱颗粒	体外对血样行过敏刺激后,流式细胞术分析嗜碱性粒细胞脱颗粒可用作变态反应学的诊断检测。刺激后,使用流式细胞术分析嗜碱性粒细胞上的颗粒蛋白如CD63抗原的表达。还需要适当的阴性和阳性质控解释检测结果。也可以使用CD203c抗原作为变应原刺激后嗜碱性粒细胞上特异性活化标记进行分析[52,62]。
HLA-B27,HLA-DR4	使用流式细胞术评估HLA-B27表达快速、可信且经济[61,63]。当使用单克隆抗体时,要注意许多抗体与HLA-B27有交叉反应。须使用合适的质控进行查证。还要注意与HLA-B37和HLA-B39交叉反应的抗体。因而诊断的敏感性和特异性高度依赖于使用的检测系统。以上原因,有关是否应使用微量细胞毒试验或分子生物学方法证实阳性结果仍然存在争议。类似见于发布HLA-DR4的分析方法[64,65]。
LDL受体	在乏脂蛋白培养基中孵育48～72 h后与含脂蛋白培养基孵育比较进行单核细胞上LDL受体诱导分析可作为家族性高胆固醇血症的鉴别诊断试验。除了通过单克隆抗体分析受体表达以外,另可通过与荧光标记的LDL孵育来检测配体与受体的结合及其内化[66,67]。
血制品中检测残留白细胞	流式细胞术因其检出限高、特异性强是检测血制品中微量白细胞的首选方法,是血制品生产中公认的质量保证措施[68]。白细胞标记使用CD45抗体或DNA染色,且采用单平台法进行计数。
孕妇血检测胎儿红细胞	母血中胎儿红细胞的检测可用于诊断胎儿性出血[69]。
交叉分析	器官移植之前流式细胞交叉配型分析,可检测非补体激活抗体,在移植器官长期功能中非常重要[70](参见26.6)。

52.2.5 注意事项

解释流式细胞术数据时,重要的是要考虑各检测相关的影响因素和干扰因素[8]。

采血体位:对于细胞群的计数检测要注意,如在患者仰卧位时采集血液样本,红细胞组分可降低5%～10%。

采血时间:许多检测值表现出昼夜节律性。

年龄:外周血中的淋巴细胞比例与年龄相关。

其他因素:根据检测中存在的问题,许多其他因素如生活习惯(如支气管肺泡灌洗液中的尼古丁滥用)或药物(如治疗性抗体掩盖表位)可能都需要纳入考虑范围。

细胞免疫分型的问题:这些问题可能由多种因素造成。

- 抗体浓度过高会导致非特异荧光反应增加。当浓度过低时,会导致表位的定量标记降低或假阴性。因此推荐使用具最大抗原表达量的细胞进行抗体滴定。
- 洗涤步骤,特别是细胞固定或使用低蛋白缓冲液后,可导致选择性细胞丢失。使用低黏附试管、无固定成分的红细胞裂解方法、洗液中加入蛋白质或钙螯合剂能够一定程度上减少细胞损失。
- 使用较长波长发射光谱的染料或利用结晶紫猝灭自发荧光,可以减少细胞自发荧光高引起的干扰。
- 非特异性结合Fc受体的抗体可通过将细胞与过量非特异性免疫球蛋白预孵育或将细胞与血清或全血孵育而进行限制。
- 染色的样本污染后续样品可能会产生假性异常细胞群。可以通过与前一个样本比较"散点图"来识别。
- 用作绝对细胞计数直接法检测的微粒可在低蛋白质浓度产生聚集,导致计数结果不正确。因此,检测稀释的样品(如采集物)时,需缓冲液有足够高的蛋白质含量。

质量保证:至于其他实验室方法,应在可能的情况下进行内部和外部质量评估。理想情况下,应进行设备和流程检查,以核实样品处理中存在的问题。除使用设备设置核查的荧光微粒外,一些应用还提供了细胞质控品,可通过分析$CD4^+$ T淋巴细胞核查样品处理的过程。室间调查品被广泛应用,包括淋巴细胞亚群的测定、白血病和淋巴瘤的诊断、网织红细胞分析以及CD34干细胞分析。

如已知样本中细胞群的抗原表达模式,则可以对多参数检测的内部合理性进行检查。血液样本分析为例,表达CD19和CD20的细胞数(B淋巴细胞)数量应大致相等。$CD4^+$ $CD3^+$ T细胞和$CD8^+$ $CD3^+$ T细胞的细胞总数应与$CD3^+$ T细胞数量一致。T、B、NK细胞比例之和应达100%(淋巴细胞亚群)。

52.3 扩增技术

Jürgen Geisel

检测核酸的扩增技术是各种诊断方法的基础。聚合酶链式反应(PCR)是目前应用最广泛的扩增技术。然而,本章节描述的其他技术也被应用于商业化检测试剂盒。基于所使用的方法,对目标核酸序列的扩增(如 PCR)和没有模版 DNA 扩增的信号扩增(如分支 DNA 技术)之间存在着差异。随着扩增技术方法学的迅速发展,对靶 DNA 或 RNA 序列的定量检测,以及使用闭管形式来预防污染越来越受重视。

52.3.1 聚合酶链式反应(PCR)

基于核酸的诊断,数年内 PCR 技术发生了改革。PCR 技术解决了遗传学中最紧迫的问题之一(即如何扩增微量的 DNA)。PCR 由 Kary B. Mullis 于 1983 年研发,并于 1985 年首次发布[1]。Mullis 的基本想法是使用 DNA 聚合酶从多个复制循环的寡核苷酸(引物)中复制 DNA。

最初的技术效率很低,且容易受到干扰。DNA 聚合酶的最适温度为 37℃,每个循环开始时 DNA 变性使用的高温(大约 95℃)会破坏 DNA 聚合酶的活性。科学家开始使用从生活在温泉中的嗜热细菌内分离 DNA 聚合酶,使扩增过程变得容易。水生栖热菌是热稳定性 DNA 聚合酶最重要的微生物来源,因此被命名为 Taq 聚合酶[2]。在随后的几年中,PCR 的使用遍及全球,迎来了基因组学时代。此外,在 1991 年,即该方法发布 6 年后,罗氏公司以 3 亿美元的价格从 Cetus(Mullis 当时的雇主)获得了该方法的独家授权,这在当时是一笔巨额款项。因此,该技术的商业应用首先受到全球专利的保护。该专利在美国和欧洲分别于 2005 年、2006 年到期,所以标准化的 PCR 技术现在可普遍应用。但是,该专利扩展到许多后续应用时,限制了它们的使用。PCR 的发明者为此获得了多项重要的科学奖项记录,并于 1993 年获得诺贝尔化学奖。

52.3.1.1 PCR 原理

PCR 用于扩增短的、明确限定的特异性 DNA 片段。这些片段的长度通常只有几百个碱基对(bp);然而,使用某些技术也可以复制高达 40 kbp(40 000 bp)的片段。标准 PCR 由以下部分组成[3,4]:

- 包含要扩增部分的 DNA 模板。
- 标志扩增开始和结束部分的两条引物。
- DNA 聚合酶,通过添加与 DNA 模板互补的核苷酸,合成新的 DNA 链。所用的 DNA 聚合酶是热稳定的 Taq 聚合酶。Taq 聚合酶在扩增过程中每 500 bp 左右添加一个非互补的核苷酸。在标准程序中,这通常是无关的。但是,如果存在错配问题,应使用具有修正机制的热稳定聚合酶(如 Pwo 或 Pfu)。
- 核苷酸,作为合成互补 DNA 链的构建模块。
- 缓冲溶液以确保合适的反应条件。标准 PCR 由约 30 次重复循环组成,每个循环由三个步骤组成:变性、退火和延伸(图 52.3-1)。

PCR 在热循环仪中进行,可快速准确地调节每一步所需的温度。理论上,DNA 在每个循环中呈双倍扩增;因此,DNA

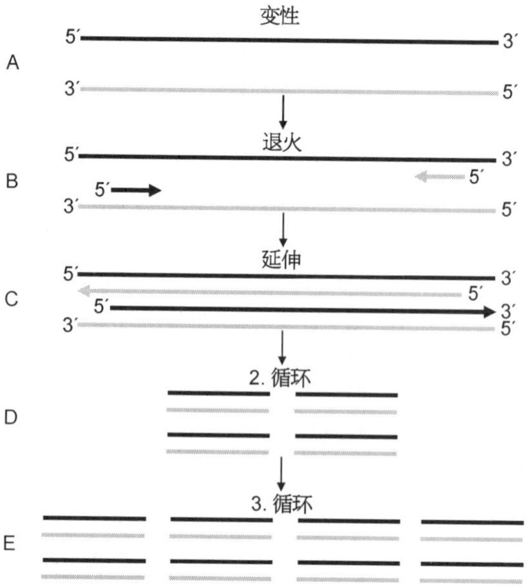

图 52.3-1 PCR 的原理。A. 通过加热至大约 95℃使双链 DNA 变性。B. 互补引物在 50～60℃杂交(退火)。必须确定每对引物的退火温度。C. 在约 72℃下通过 DNA 聚合酶对引物延伸。延伸通过反复变性,退火和延伸终止。在第一个循环中,产生不同长度的片段。到第二个循环时,对应的引物仅和所需长度的扩增子进行杂交。理论上,每个循环(D 和 E)DNA 链数量呈双倍增加

的数量呈指数增长。例如,在 30 个循环内,应该生成 10 亿拷贝数(2^{30})。然而,实际数量要低得多,因为 PCR 在每个循环中效率会变低。

变性:当双链 DNA 被加热到约 95℃时,保持互补 DNA 链中的氢键会呈可逆性地断开。在第一个循环中,DNA 通常在 95℃被加热 3 min;在随后的循环中,仅需要 30 s。

退火:随着后续温度的降低,引物与 DNA 模板上的互补序列或扩增片段结合。引物的退火温度取决于它们的碱基序列和它们的长度。通常选择低于引物熔解点 5℃的温度作为退火温度。由于引物长度通常为 20 bp,因此退火温度通常约为 55℃。但是,每个 PCR 的最佳退火温度必须通过实验确定。

延伸:温度升高到 72℃,这是热稳定 DNA 聚合酶的最佳温度。DNA 聚合酶从引物开始合成互补 DNA 链。

52.3.1.2 PCR 优化

如果使用标准 PCR 无法获得所需结果,则 PCR 优化步骤可能是必需的。特别是以下反应组分或条件可提供优化潜力[5]。

DNA 模板:理论上,扩增只需要 1 分子 DNA 模板。然而,在常规条件下成功的 PCR,至少需要 10 000 个分子。这相当于大约 30 ng 的人类基因组 DNA。需要检测 DNA 的纯度(光密度值为 1.8～2.2)。

PCR 缓冲液:缓冲液通常由聚合酶厂商提供。因此缓冲液的优化在所有应用中不是必要的。

$MgCl_2$:Mg^{2+} 可影响引物退火、变性过程中 DNA 链的打开、产物特异性、引物二聚体形成及错配率。聚合酶也需要 Mg^{2+} 来发挥其活性。

PCR 的许多组分含有 EDTA,以结合添加的 Mg^{2+}。用于 PCR 反应的标准浓度为 2 mmol/L。为了提高产量或特异性,在个别情况下可能需要优化 Mg^{2+} 浓度。一般来说,Mg^{2+} 浓度越高,PCR 产物越集中,特异性同时降低。

添加剂：它们可能需要增加特异性，特别是对于富含 GC 序列的扩增。通常使用的添加剂包括二甲基亚砜（DMSO）（5%～10%）、三甲胺乙内酯(N,N,N-三甲基甘氨酸)(1 mol/L) 和甲酰胺（最高 5%v/v）。甘油（10%～15%v/v）、PEG 6000（5%～15%w/v）和吐温 20(0.1%～2.5%v/v)用于加速反应。

核苷酸：通常每种使用的核苷酸标准浓度为 200 μmol/L。但重要的是注意不同制造商之间的质量可能会有所不同；因此检测可能仍是需要的。

退火温度：引物的退火温度对产量和特异性至关重要。现在，不同的公式被用来计算解链温度。温度为熔点温度时，50%的引物不再与模板结合。因此退火温度必须比此值低 5～10℃。尽管进行了相关计算，但实际检测通常是不可避免的。该检测使用商业化的梯度 PCR 设备很容易操作。由于使用商业系统，PCR 优化变得相当容易。一些公司为 PCR 应用提供整套不同的试剂盒。除标准 PCR 试剂盒外，还有针对高达 40 kbp 的 PCR 片段和多重 PCR 的优化试剂盒。在经常发生非特异性条带的情况下，可以使用 HotStar 聚合酶。Taq 聚合酶在 95℃的初始活化步骤中被激活。这可以防止非特异性引物退火和引物二聚体的形成。

52.3.1.3 特殊的 PCR 技术

52.3.1.3.1 反转录 PCR(RTPCR)：RNA 不能直接用 PCR 扩增；它必须首先被转录成 DNA。在体内，DNA 通常被转录成 mRNA。这个相反的过程（将 mRNA 转录成 DNA）被称为反转录。反转录主要用于 RNA 病毒的诊断，如人类免疫缺陷病毒（HIV）、丙型肝炎病毒（HCV）及基因表达分析。

反转录通过反转录酶(RTases)在 PCR 上游发生。有 3 种反转录酶可用，它们的最佳温度和转录的 RNA 片段的长度不同[6]：

- AMV(禽成髓细胞瘤病毒)RTase，最适温度 42～60℃，片段长度<6 000 个碱基。
- MMLV(莫洛尼鼠白血病病毒)RTase，最适温度 37℃，片段长度<20 000 个碱基。
- Tth DNA 聚合酶，最适温度 68～80℃，片段长度<1 000 个碱基。

最合适的 RTase 是根据相关应用程序选择的。反转录步骤延伸的引物与靶 RNA 序列互补，或时常针对 mRNA 扩增长度为 15～20 个碱基的通用寡聚(dT)引物。一步和两步反转录法之间具有重要的实质性区别。在两步法中，反转录和扩增分开进行。这可能包括使用不同的缓冲系统以优化所用的特异性酶。在一步法反应中，尽管反转录发生在扩增步骤之前，但两个反应都发生在同一管中。对于分子诊断，一步法反应是首选方法：缺少第二步反应能简化操作，同时反应管不需要打开，这减少了污染的风险。然而，在科研方面的应用中，仍使用两步法。这种方法的特别优势是可以通过反转录对第一步中产生的 DNA 进行多种不同的扩增。

52.3.1.3.2 巢式 PCR：巢式 PCR 方法提高了 PCR 的检测灵敏性和特异性。它包含两个连续的 PCR 反应。第一个扩增子的等分试样用作第二次 PCR 反应的模板。第二次 PCR 的引物与第一次扩增子杂交，产生较短的片段。由于其较高的检测灵敏度，巢式 PCR 与污染风险增加相关。因此，必须执行特别的预防措施和控制措施。

52.3.1.3.3 亚硫酸氢盐 PCR：甲基胞嘧啶被称为人类基因组中的“第五个碱基”。它不能使用标准 PCR 和测序进行鉴定。由于甲基化和个体基因启动子活性之间的关联，甲基胞嘧啶的鉴定和定量已成为近来关注的焦点。基于甲基化的生物标记现在可用于癌症筛查。基于血液试验，可检测肿瘤 DNA 中 septin 9 基因的超甲基化商业试剂盒可用于筛选检测结直肠癌[7]。

用亚硫酸氢盐预处理 DNA 通常是遗传学检测的基础。用亚硫酸氢盐处理单链 DNA 导致未甲基化的胞嘧啶残基脱氨基成为含尿嘧啶碱基 RNA。在随后的 PCR 中，尿嘧啶以胸苷的形式扩增。不像未甲基化的胞嘧啶，甲基胞嘧啶不转化为尿嘧啶。已知位点的甲基化程度可由胞嘧啶与胸腺嘧啶的比率得出。图 52.3-2 展现了用于分析 DNA 甲基化的焦磷酸测序方法。根据模板的序列吸取核苷酸到反应混合物中。通过在感兴趣的位置添加胞嘧啶和胸苷，可以得到甲基化程度。

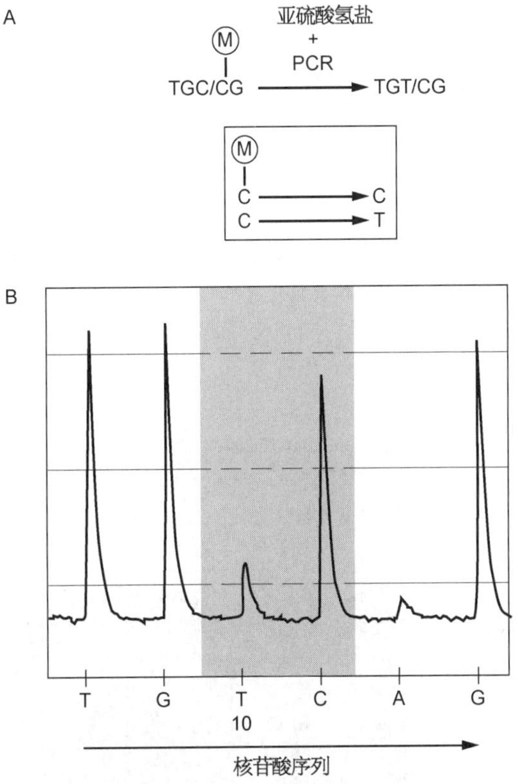

图 52.3-2 亚硫酸氢盐 PCR 的原理：A. 用亚硫酸氢盐处理单链 DNA 导致胞嘧啶脱氨基为尿嘧啶。在随后的 PCR 中，尿嘧啶以胸腺嘧啶的形式扩增。甲基化胞嘧啶不受亚硫酸氢盐转化的影响。B. 在焦磷酸测序中，胸腺嘧啶和胞嘧啶序列通过 CpG 二核苷酸的位置确定。软件以百分比的形式评估每个核苷酸峰的高度。胸腺嘧啶对应于分析的 CpG 二核苷酸内的甲基化程度

52.3.1.3.4 多重 PCR：多重 PCR 是 PCR 方法的改进，在一个反应中同时扩增几个基因位点。它为研究和诊断提供了一种快速而灵敏的方法。与单个基因位点的扩增相比，多重 PCR 检测的设计需要很多考虑。需确保所有基因位点的扩增效率是一致的。几种商业化检测系统可用于脓毒症的分子诊断[8]。这些分析可以检测出引起 90%以上脓毒症病例的 20 多种不同病原体。

52.3.2 PCR 的类型

有两种主要的 PCR 类型。定性 PCR 仅用于复制特定的 DNA 序列。如果还需要关于初始 DNA 数量的信息，则使用定量 PCR[9]。

52.3.2.1 定性 PCR

定性 PCR 通常遵循标准方案。在许多情况下，复制特定基因以检测疾病相关变化。PCR 在 20 世纪 80 年代中期首次用于诊断疾病(镰状细胞性贫血)。同时，该方法被引入到法医学作为鉴定个体的一种方式。定性 PCR 也用于检测病原体。由于高的检测灵敏度，它比其他方法(如培养物或抗体)能在更早的阶段检测到感染。PCR 产物通常以片段大小来描述其特征。PCR 最广泛的应用是琼脂糖凝胶电泳，它既易于使用又具有成本效益。可以在琼脂糖凝胶中使用溴化乙啶对 DNA 染色，该染料插入 DNA 碱基对之间并在紫外线下发出荧光[10]。如果对 PCR 产物需要更高程度的分辨率，则使用聚丙烯酰胺凝胶电泳或毛细管电泳。

PCR 通常使用限制性酶来检测突变。限制酶是具有限制性位点的 4～6 个核苷酸碱基特定序列，可在其位点附近切割 DNA。点突变可导致限制性位点数量的增加或减少。基于凝胶中片段的大小可以推断突变的存在(图 52.3 - 3)。随着使用分子诊断技术越来越多，所应用的方法已得到简化。它以不同的方式实现，依赖于制造商的设备和特定检测的试剂。然而，遗传检测的共同特点是同质设计。PCR 和随后的检测在同一管中进行。不再需要耗时的 PCR 片段的检测(如使用琼脂糖凝胶电泳)。由于扩增和检测是在封闭管中进行，因此避免了污染风险。

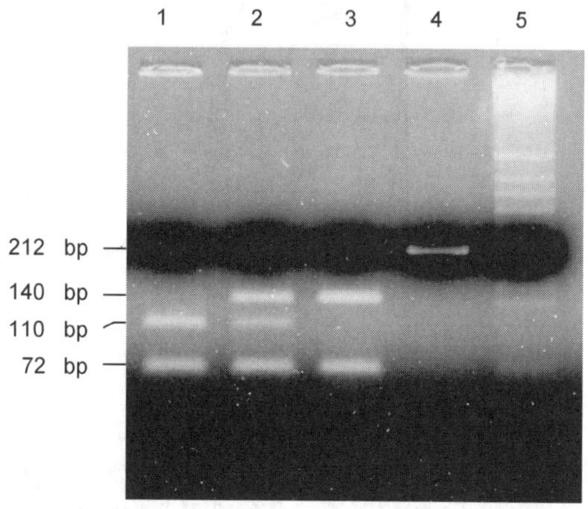

图 52.3 - 3 琼脂糖凝胶中 PCR 片段的特点。长度为 212 bp 的 PCR 产物用溴化乙啶染色后，在 2.0%琼脂糖凝胶上显示血色沉着病基因。通过限制酶 Rsa1 消化后可以检测临床相关的 C282Y 突变。野生型等位基因含有一个限制性酶切位点，经酶消化后产生 140 bp 和 72 bp 的片段。突变基因有 2 个限制性酶切位点。在这种情况下，140 bp 片段缩短为 110 bp。泳道 1，纯合子突变；泳道 2，杂合突变；泳道 3，纯合野生型；泳道 4，未切割的 PCR 片段；泳道 5，对照

除了检测片段，使用突变特异性探针也能区分等位基因。两种不同方法对应的分析仪已被普遍采用。第一种方法中，PCR 使用两种引物和两种探针。两个外部引物负责扩增，而荧光标记内部探针用于显示 PCR 片段并区分等位基因。该方法基于 FRET(荧光共振能量转移)技术。如果用于标记一个探针的 5′末端和另一个探针的 3′末端的两种荧光染料在一定距离内，则第一荧光团的激发能量能传递给第二荧光团。检测基于第二荧光基团发射特定波长的光。内部探针与野生型等位基因互补，所以熔点相对较高。如果存在突变，荧光标记探针不再完全互补，且熔点相应地降低。使用熔解点分析来区分等位基因(图 52.3 - 4)[11]。

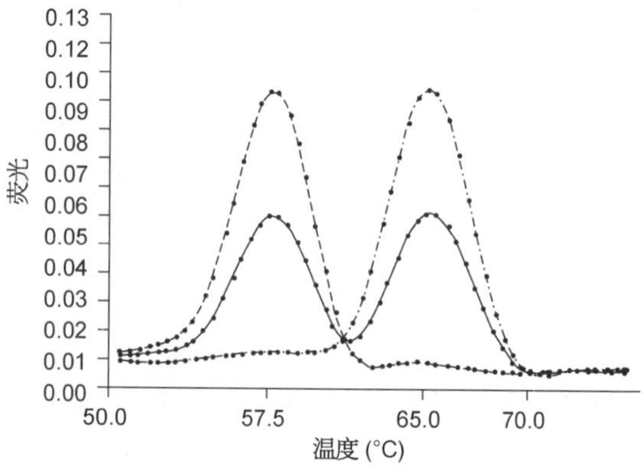

图 52.3 - 4 区分 FV - Leiden 等位基因的熔点分析。三条曲线显示了不同的熔点特性。因为基因探针与野生型等位基因互补，如果未发生突变，则记录较高的熔点(约 65℃)。如果存在突变，则基因探针和患者 DNA 不完全互补，熔点相对较低(约 57.5℃)。在杂合突变中，野生型和突变型等位基因的熔点特征导致具有双峰和较小峰值高度的曲线

第二种方法使用 TaqManTM 系统。用两个引物进行 PCR，位于片段中的探针用于检测。通常，荧光基团连接到探针的 5′末端，淬灭剂分子连接到 3′末端。淬灭剂分子吸收位于其附近染料的荧光。通过 Taq 聚合酶的 5′→3′核酸外切酶活性，将荧光基团与探针的淬灭剂分开，并且在激发时能发射预期波长的光。为了检测核苷酸置换，将不同的荧光团连接到两个探针：一个是典型的野生型等位基因，另一个是与突变互补的等位基因。Taq 聚合酶的核酸外切酶活性只有在片段和探针之间 100%互补时才有效。只有野生型等位基因存在时，与野生型等位基因互补的探针才会发射特定波长的光。在杂合子情况下，荧光信号相应地减少一半。如果仅存在突变，则不发射荧光信号。探针对突变位点作用的方式相同：只有突变存时才会发出荧光信号[12]。

52.3.2.2 定量 PCR

定量 PCR 检测样品中是否存在特定的 DNA 序列及其表达量[9]。定量 PCR 主要用于医学诊断和研究。它基于这样的事实：每个循环中反应产物的量增加 1 倍，能够推断模板初始量。

然而，PCR 的实际效率低于这个理论值。这是因为复制率并不总是最佳的，特别是在第一次和最后一次 PCR 循环中。这意味着 DNA 分子的初始量不能根据 PCR 结束时的 DNA 量来推断。

已经描述了许多不同的定量 PCR 方法。实时 PCR 被认为是定量 PCR 中的金标准[13]。用于实时 PCR 的设备使用光学荧光，因此可以检测每个循环中产生的 DNA 量。两种方法可用于检测扩增的 DNA：使用特异性的荧光标记探针或使用与任何双链 DNA 反应的 SYBR Green 等荧光染料。荧光标记的探针仅检测目的序列，而嵌入 DNA 的染料可检测任何双链 DNA，包括一些非特异性扩增产物。因此，在定量 PCR 中，优选仅检

测目的DNA序列的荧光标记探针。PCR产物能被绝对或相对定量。如果使用绝对定量，则必须使用已知靶分子数量的样品作为参考。在靶序列相对定量的情况下，使用稳定的参考基因（管家基因）。定量PCR在传染性疾病的诊断中变得越来越重要（图52.3-5）。相对定量主要用于分析细胞基因表达模式。

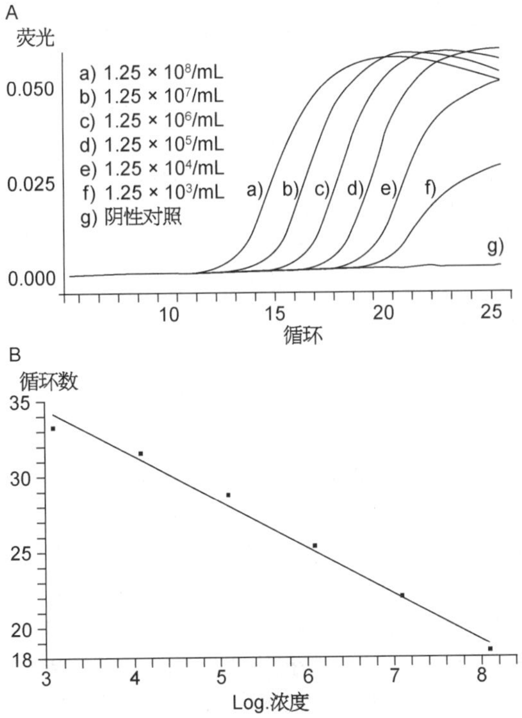

图52.3-5 使用实时PCR进行定量分析。A. 标准品包含分析不同浓度的EB病毒。超过荧光阈值且扩增进入指数阶段的循环数是确定浓度的关键因素。B. 该循环数与浓度作图为每个独立的标准品创建一条标准曲线。然后可以使用标准曲线根据荧光信号超过阈值的循环数检测患者样本中的病毒载量（经允许引自Prof. Dr. B. Gärtner, Institute for Microbiology and Hygiene, Saarland University）

52.3.2.3 防止污染

PCR的高检测灵敏性（理论上，只需要一个DNA分子）也会导致扩增DNA片段污染的风险，造成假阳性结果。预防污染是遗传实验室面临的主要挑战之一。PCR前处理和PCR后的工作区域应该被分隔开。样品和试剂制备在PCR前处理室进行，PCR扩增和PCR产物检测在PCR后的工作室进行。如上所述，使用实时PCR设备降低了污染风险，因为PCR过程和检测发生在相同的封闭管中。此外，尿嘧啶-N-糖基化酶（UNG）普遍被用于破坏前期扩增的基因片段[14]。因此，必须首先用dUTP代替反应混合物中的dTTP。在PCR步骤之前将反应混合物与尿嘧啶-N-糖基化酶温育。所有包含dUTP的DNA链都会降解。由于DNA模板不含dUTP，因此保持不变；只有前期扩增的污染物才会被破坏。在95℃的第一次变性步骤中，对热不稳定的尿嘧啶N糖基化酶完全失活。

52.3.2.4 PCR的应用

52.3.2.4.1 遗传性疾病的检测：已知有10 000多种疾病具有遗传性[15]。遗传检测可用于600多种不同的遗传性疾病。尽管可能涉及整个染色体或片段，但遗传性疾病最常由单核苷酸突变引起。如果在该基因中已发现是由核苷酸置换造成疾病，则可使用PCR特异性扩增相应的基因片段，并使用合适的方法检测突变。由于基因检测非常容易操作，所以可应用的范围已明显增多。在高外显率的单基因疾病中，很容易揭示遗传学发现与疾病之间的联系；对于更复杂的疾病就不那么容易。

52.3.2.4.2 药物遗传学：药物遗传学与遗传基因差异相关，它可影响药物的药代动力学和药物药效学，并能影响个体对药物的反应。许多这些遗传学差异是由于表型相关的核苷酸替换[16]。

如果这种变异的频率大于1%，则认为是SNP（单核苷酸多态性）。PCR是SNP诊断的基础。目前在分子诊断领域特别关注于细胞色素P450酶CYP2C9、CYP2C19和CYP2D6的变异。临床相关的遗传变异在每一种酶中都有发生。因此一系列不同突变的组合是药物遗传学检测的重要组成部分。商业化的CYP450 DNA芯片能同时检测酶CYP2C19和CYP2D6中的31种遗传变异。

52.3.2.4.3 肿瘤学：肿瘤遗传学检测有几个目的。遗传因素对个体肿瘤形成的影响一直受到普遍关注，其在预后和治疗应用中也变得越来越重要。

KRAS基因突变与结直肠癌和非小细胞肺癌预后不良有关。患者对抗EGFR治疗的反应率也很低。重要的是，要尽可能有效分析影响预后和疗效反应的众多基因位点。因此，DNA芯片越来越多被应用于同时检测大量的遗传学变异。

肿瘤学中一个相对较新的诊断领域是启动子甲基化分析[17]。体内甲基化包含甲基与胞嘧啶的连接。启动子甲基化可以抑制基因的表达。

肿瘤抑制基因的失活在肿瘤学中非常重要。DNA经亚硫酸氢盐处理后能将非甲基化胞嘧啶转化为尿嘧啶。然后利用PCR扩增抑制基因相应启动子区域并定量甲基化程度。

52.3.2.4.4 法医DNA分析：法医DNA分析的主要应用是遗传指纹分析，主要用于识别个体并建立生物学关系。

直到20世纪90年代中期，关注焦点仍集中在分析红细胞膜系统、蛋白质系统、酶系统和HLA系统。然而，DNA技术与PCR联合应用使这一领域发生了革命性的变化[18]。

法医DNA分析基于DNA序列重复的可变长度和数量。这些重复片段的长度和数量，也称为短串联重复序列（STR）或微卫星，在人与人之间有很大差别。

在法医遗传学中最常用的短串联重复序列是具有平均10～20个重复的四核苷酸序列。然后通过高分辨聚丙烯酰胺凝胶电泳或毛细管电泳在自动化的DNA测序仪中检测PCR产物的长度。

法医遗传分析受到严格的要求和规定。对于亲子鉴定，德国医学协会规定必须扩增至少10条不同染色体上最少12个STR标记。分子遗传痕量分析基于在Bundeskriminalamt（联邦刑事警察局）DNA分析数据库中指定的8种STR标记系统。

自1998年以来，犯罪现场痕迹、犯罪嫌疑人和被定罪的犯罪分子的DNA谱在德国已经用这8种标记系统进行了分析，并存储在数据库中。截至2008年6月，已经创建了涉及个人（570 000）和犯罪现场痕迹（142 000）的数据记录，表明法医学中大量使用遗传方法。

52.3.2.4.5 传染性疾病：分子学诊断方法在病毒和细菌疾

病领域变得越来越重要(参见第42章和第43章)。如果仅需检测病原体的存在,定性PCR足以满足需求。例如,1999年开始强制性检测已患丙型肝炎病毒的献血者,2004年开始检测人类免疫缺陷病毒1型(HIV-1)的献血者。

如果病原体数量也与疾病相关,则使用定量PCR方法。病原体数量在慢性病毒感染中特别受关注[19]。它提供了比临床特征或生化参数更多的关于疾病进展的信息。

定量PCR在评估治疗有效方面具有重要作用,如在丙型肝炎病例中。病毒载量可用于确定疾病是正在进展或对治疗是否有反应(参见43.27)。

定量PCR也在获得性免疫缺陷综合征(艾滋病)中发挥重要作用,特别是在疗效监测方面。病毒载量的增加可能是表明治疗不再有效的第一个迹象(参见43.37)。

PCR也是早期治疗阶段的基础。在免疫抑制患者中,巨细胞病毒感染可能是危及生命的并发症。因此,无症状患者开始进行病毒载量监测,一旦病毒载量增加,立即开始治疗。

52.3.3 选择性扩增技术

52.3.3.1 信号扩增

52.3.3.1.1 DNA分支技术:在这种方法中,直接定量靶DNA或RNA不需要前期PCR扩增步骤[20]。它采用信号放大而不是靶标放大。DNA或RNA通过结合一组固相载体上的靶寡核苷酸探针而被固定。第二组寡核苷酸结合固相上捕获的目的序列。这些寡核苷酸作为信号扩增分子的结合位点。信号扩增分子是由15个分支的DNA分子组成,其中每个分子包含三个结合位点,用于碱性磷酸酶偶联检测寡核苷酸(图52.3-6)。因此一个分支可以结合多达45个检测寡核苷酸。信号检测通过化学发光在发光计中进行。

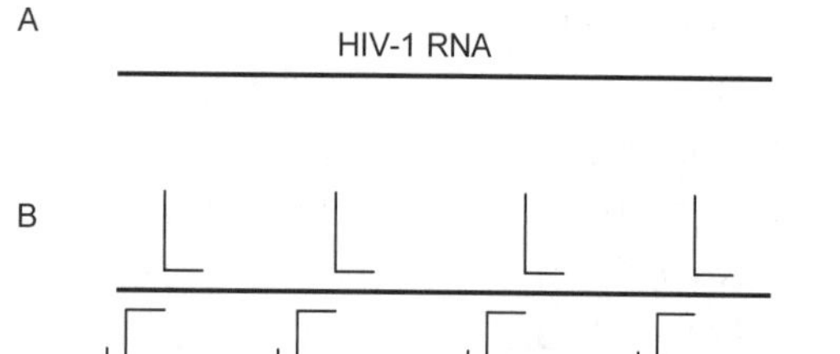

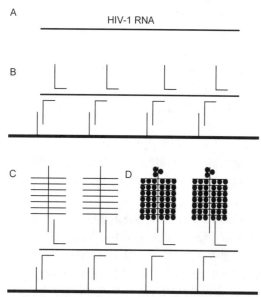

图52.3-6 用于量化HIV 1型RNA的分支DNA(bDNA)方法。A. 将病毒裂解物和捕获探针加入反应混合液中。B. 通过捕获探针将病毒固定在微量滴定板上。第二组探针含有突出端序列与分支DNA构建体杂交,可与固定的病毒RNA结合。C. 分支DNA构建体结合探针的互补结合区。D. 分支DNA构建体的15个分支中的每一个分支又包含与碱性磷酸酶偶联的三个寡核苷酸结合位点。用化学发光底物检测复合物并检测发射光。使用校准曲线定量检测病毒载量

分支DNA技术主要用于HCV和HIV-1病毒感染的诊断。与PCR扩增技术不同,分支DNA分析不需要反转录。反应混合物中的寡核苷酸可以直接结合两种病毒相应的RNA靶序列。

信号检测仅通过化学反应产生,而不需要酶介导步骤。使用校准曲线定量病毒载量。因为它们不涉及酶促反应,所以分支DNA检测不易受到反应混合物中抑制剂的影响。通过相应地选择与目的序列结合的寡核苷酸,也可能捕获病毒亚型。

由于只有信号被扩增,所以污染风险显著低于使用靶序列扩增的方法。

与涉及基因扩增的方法相比,必须将分支DNA技术的优点与略低的检测限进行权衡。

特别是在美国,分支DNA技术广泛用于HCV和HIV-1的诊断;但在欧洲,基于PCR的检测是首选方法。在多种试剂盒中提供分支DNA技术与多分析谱磁珠技术相结合,用于同时量化研究背景下的不同RNA靶标[21]。

52.3.3.1.2 杂交捕获技术:杂交捕获技术是一种直接检测目标DNA的方法,无须事先进行酶促反应[22]。它具有与分支DNA方法相同的优点:操作简单和快速。制备DNA不耗时非常关键;仅需简单的化学反应使DNA释放。由于不会发生靶序列的扩增,杂交捕获技术也与污染风险显著降低相关。释放的靶DNA与RNA探针结合形成DNA-RNA杂合体。孵育容器内部包被针对DNA-RNA杂合体的抗体。DNA-RNA杂合体与这些抗体结合并固定在管壁上。在下一步中,碱性磷酸酶偶联的抗体结合已固定的DNA-RNA杂合体。由大量酶标抗体与杂合体结合产生的信号被放大3 000倍(图52.3-7)。实际检测信号由化学发光反应产生。

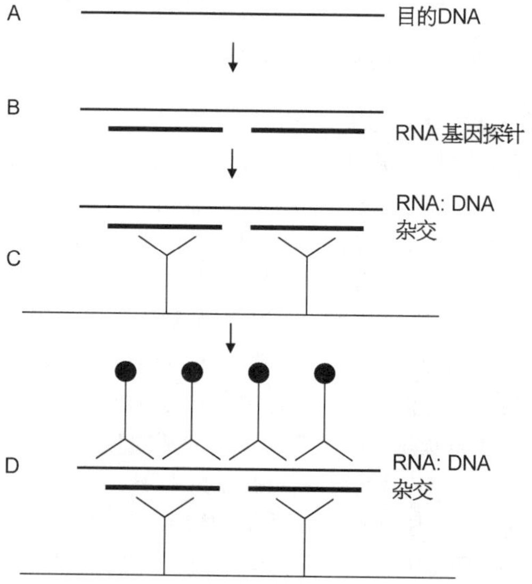

图52.3-7 用于检测靶DNA序列的杂交捕获技术。A. 释放细菌或病毒DNA。B. 互补RNA探针与释放的DNA结合。C. 固定在固相上的抗体结合特异性的RNA:DNA杂合体。D. 碱性磷酸酶(ALP)偶联抗体与固定的RNA:DNA杂交体结合。通常,许多偶联的抗体结合杂交体以产生更强的信号。ALP转化化学发光底物,随后检测所产生的光信号

杂交捕获技术主要在宫颈癌筛查中诊断人乳头瘤病毒。虽然PCR是一种更加灵敏的检测方法,但在这种情况下,对灵

敏度并没有需求。相反，杂交捕获技术与临床上相关的临界值联合使用。

52.3.3.2 靶序列扩增

52.3.3.2.1 基于核酸序列：扩增(NASBA)NASBA 通常涉及三种酶的作用[23]。与 PCR 不同，扩增反应在 41℃的恒定温度下进行且使用单链 RNA 作为起始模板。因此，该方法非常适合检测 RNA 病毒或病原体特异性 mRNA，因为可以省略在 PCR 起始时需要的反转录步骤。省略起始反转录步骤的另一个优点是 RNA 扩增不是在双链 DNA 背景下进行。

在 NASBA 反应的第一步中，使用互补结合区将引物连接至靶 RNA(图 52.3-8)。这个引物还包含 5′端的 T7 聚合酶启动子序列。从结合的引物开始，反转录酶合成互补 cDNA。

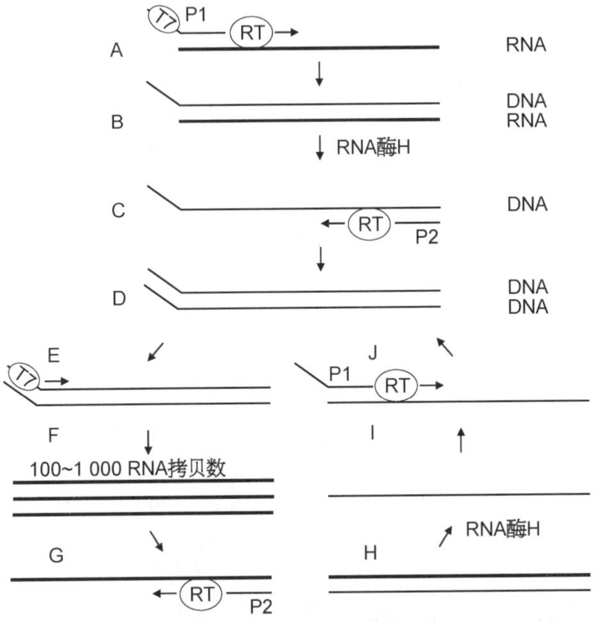

图 52.3-8 基于核酸序列的扩增(NASBA)反应检测靶 RNA 序列。A. 引物 5′末端的 T7 RNA 聚合酶启动子序列结合靶 RNA 序列。作为 RNA 依赖性 DNA 聚合酶，反转录酶从 3′末端延长第一个引物。B. 创建与 RNA 互补的 DNA 链。C. RNaseH 破坏 RNA。第二个引物结合剩下的单链 DNA。作为 DNA 依赖性 DNA 聚合酶，反转录酶延伸结合的引物。D. 双链 DNA 结合 T7 RNA 聚合酶启动子序列。E. T7 RNA 聚合酶启动 DNA 向 RNA 转录。F. 可从单链 DNA 合成多达 1 000 个 RNA 拷贝。G. 引物 2 与 RNA 链结合，反转录酶参与合成互补 DNA 链(H)。I. RNA 酶分解 RNA。J. 从具有启动子序列的引物开始，反转录酶合成互补双链，作为循环扩增阶段的起始点

在第二步中，RNase H 选择性降解 RNA 模板，留下单链 cDNA。在第三步中，第二条互补引物与单链 DNA 结合，反转录酶合成第二条 DNA 链。得到的双链 DNA 含有 T7 聚合酶启动子序列。

三个反应步骤使得双链 DNA 合成，这组成初始非循环阶段。在循环阶段，互补 RNA 由 T7 聚合酶合成，从 T7 聚合酶启动子开始。几千个 RNA 分子可以由单个 DNA 分子合成。引物与 RNA 结合，通过反转录酶合成 DNA，RNA 链被 RNaseH 降解，引物与 T7 启动子序列结合，形成具有相应启动子活性的双链 DNA。然后双链 DNA 作为循环阶段的起始物质(第二链合成)。该方法的高扩增效率是将非循环阶段、循环阶段和第二链合成结合。

转录介导的核酸扩增(TMA)：TMA 是与 NASBA 类似的另一种基于扩增方法的转录形式。但是，TMA 仅使用两种酶。因为反转录酶具有足够的核糖核酸酶活性，所以可以省略 RNA 酶。

分子信标的使用显著简化并改进了 RNA 链的定量。当使用分子信标时，可连续记录荧光信号以进行定量检测[24]。分子信标是发夹形 DNA 结构，由与自身互补的茎部分和与靶序列互补的环区域组成。发色团被连接到每个末端：荧光团(通常是荧光素)作为供体和受体(通常是 dabcyl)吸收荧光。如果荧光团和受体非常接近，则受体淬灭荧光团发射的荧光。然而，当分子信标结合其靶序列时，发夹结构开放。发色团彼此分开，受体不再淬灭由荧光团发出的荧光。荧光信号检测的强度与靶 RNA 序列的数量呈正比。

基于 NASBA 或 TMA 技术的商业化可用试剂主要用于人乳头瘤病毒诊断。与基于 DNA 的检测相比，这些基于 RNA 的检测也许能更有效地区分瞬时感染和临床相关疾病。

52.3.3.2.2 连接酶链式反应(LCR)：在连接酶链式反应中，两个相邻的寡核苷酸探针与靶序列结合。热稳定连接酶催化两个探针的 5′磷酸和 3′羟基末端之间结合。

由两个寡核苷酸形成一个新的寡核苷酸，其长度等同于两个原始寡核苷酸长度的总和。在变性步骤之后，所得的短寡核苷酸再次结合到它们的互补序列，同时连接酶链反应再次重复循环[25]。在连接寡核苷酸的游离外端使用不同的标签能够将产物固定在固相上并通过信号识别启动检测反应。上述连接酶链反应的缺点是相对于其他方法缺乏特异性。

通过将寡核苷酸定位在一些碱基对之间并使用填充反应来闭合由此导致的间隙，通常可以提高特异性。尽管 LCR 技术在内部开发的检测方法中仍有一些作用，但它在很大程度上已被商业化检测所取代。

上述 4 种非 PCR 扩增方法通常具有一定的专业技术，对于普通操作者并不适用。因此，它们主要在商业化方面应用。一旦优化，这些商业化检测将易于操作。然而，由于更倾向于基于 PCR 技术的扩增方法，上述商品化试剂盒数量在不断减少。

52.4 色谱和质谱

Michael Vogeser

质谱已经彻底改变了人类蛋白酶体的分析，提高了临床检测的通量和精确度。然而，在体外诊断设备中，检测蛋白质和肽类的 HPLC - MS 设备尚未被美国食品药品管理局(FDA)许可或批准。如何进一步沟通并与临床质谱相关方合作的建议已经提出以提供进一步发展的机会。FDA 管理 MS 设备的经验概述已经发布[1]。

52.4.1 基本原理

色谱被用于分离混合物中的各个组分，其原理基于各组分在特定表面上吸附能力的差异。在高度特异的分离柱中，根据分析物、流动相、固定相之间相互作用的强度，各组分根据其特点、按时间顺序先后被洗脱下来。色谱图表示色谱分离的结果，x 轴代表时间，y 轴代表信号强度(图 52.4-1)。纯净的分离物质会形成一个色谱峰。理想情况下，这个峰应该

是对称的，并且应该在含有特定待测物质的标本中呈现固定的保留时间。为了定量某种物质，需检测峰面积或峰高，并且与校准品的峰面积或峰高对应。原则上，多种不同的分析物可以在单一色谱分析中定量分析（如用于诊断嗜铬细胞瘤的肾上腺素、去甲肾上腺素和多巴胺）。在色谱分析之前，通常会进行分析物特异性样本制备，去除干扰基质成分，富集目标分析物，有时还需对目标分析物进行化学转化（衍生化）。

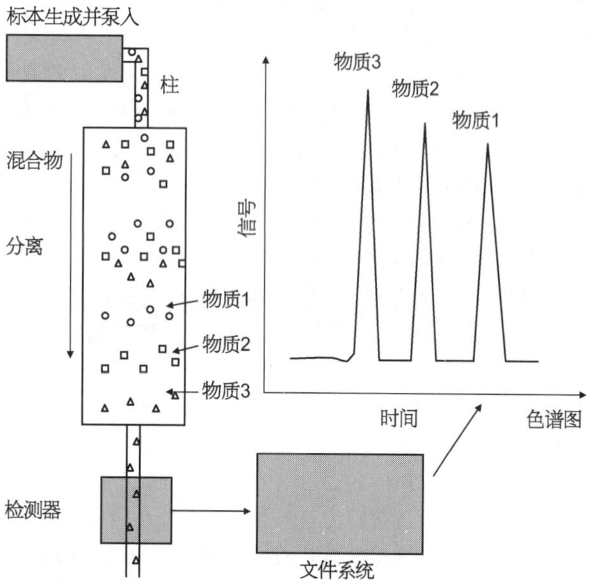

图 52.4-1 色谱法原理

在色谱和质谱的多种不同可用技术中，气相色谱-质谱（GC-MS）检测，搭配各种检测方法的高效液相色谱（HPLC），以及液相色谱-串联质谱（LC-MS/MS）在检验医学中是最常用的分析技术。

52.4.2 气相色谱-质谱

气相色谱可用于分析易挥发或易发生化学衍生化并通过挥发实现分析的物质。纯化的，主要为衍生化的标本在70℃以上的气相色谱注射器中汽化，并通过氦气流（约1 mL/min；流动相）中输送到分离柱。分离柱由长约30 m的螺旋状柔性石英毛细管组成，其内表面涂有特定物质（固定相），其内径约为0.3 mm。通常在持续20 min左右的分离过程中，柱温箱的温度升高（如从70℃升至280℃）；温度梯度可以用来改变分离特性。

52.4.2.1 离子化

气相色谱的洗脱液直接转移到超高真空中的离子源。在这里，电子从热的离子源灯丝中加速释放到阴极，使它们与气体标本分子发生碰撞。物质最终分解成具有不同电荷数的碎片离子（电子碰撞离子源，EI）。质谱仪配置了一个由四个平行排列的金属棒组成的四极杆或由环形电极环绕的阱空间组成的离子阱。

质谱仪作为质量过滤器，通过应用特定的射频，只允许具有一定质荷比（m/z）的片段在给定时间到达离子检测器，而所有其他离子都被偏转。特定时间内过滤的离子撞击检测器中的铝箔以产生电子。这些电子在光电倍增管中被放大，由此产生的电流被检测。

52.4.2.2 质谱（MS）

由于MS射频可以在几分之一秒内进行微调，因此可以在此期间扫描很宽的质量范围（10～800）。作为电子碰撞离子化的结果，大多数分子倾向于分解成3～5个在热力学上有利的典型碎片离子中的一个。物质的质谱图 y 轴表示这些碎片的相对强度，x 轴表示质荷比（图52.4-2）。质谱具有相对较高的物质特异性，可与广谱质谱图库进行比较，因此可用于鉴定独立气相色谱峰中洗脱的物质。从某分析物的独立质谱数据中，可以随时间抽取作为某一物质特征性的单个碎片离子质量的信号作为离子色谱图并用于物质定量分析（选择性离子监测，SIM）。

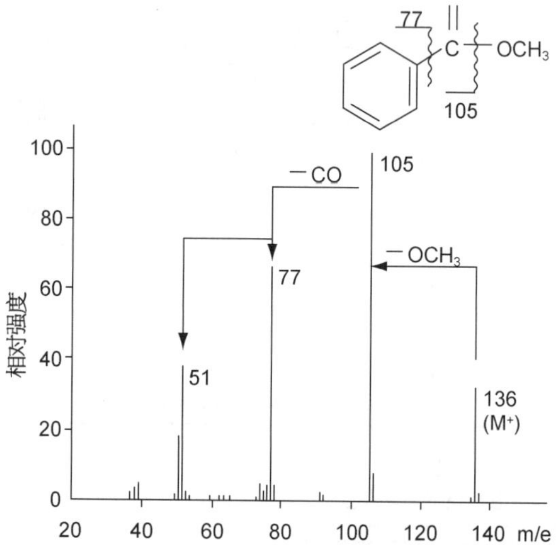

图 52.4-2 电子碰撞离子源质谱的示例。M^+，完整的分子离子；m/e，质量电荷比。箭头表示解离模式

52.4.2.3 检测方法

通过将高分离效率与质量碎片谱法相结合，使GC-MS提供了特别高的分析特异性。因此，它在毒理学和环境医学方面发挥了关键作用。稳定同位素稀释技术是GC-MS定量分析中最常用的方法。在该技术中，将等量的目标分析物（其中几个原子已经被稳定的非放射性同位素取代，每个分子质量高一个单位）加入一系列校准品和患者标本中。例如，为了检测甲基丙二酸，三个氢原子被氘代的甲基丙二酸合成分子被用作内标；天然的C12原子通常被C13原子取代。可根据分子量的不同，使用质谱清楚地区分标本中的天然分析物和添加的合成内标。GC-MS分析中的主要读数是在SIM下天然分析物峰面积与内标峰面积之比。标记稳定同位素的内标具有与天然目标分析物几乎相同的物理化学性质，完全补偿了标本提取，衍生化或离子化过程中带来的任何偏倚。

在几乎所有检验医学领域[2]，同位素稀释GC-MS都是一种合适的方法，例如新生儿代谢问题筛查的诊断试验[3]，从人体培养物中鉴定微生物，以及监测血液中治疗药物的浓度[1,2]。

稳定的同位素稀释GC-MS提供了最高的分析准确度，并且可作为合适的参考方法，特别适用于校准、质量控制和实间质评物质。

应用：MS 在临床化学参考方法，职业、环境和法医药物的一般未知筛选，需要最大分析准确度的检测等方面拥有独特的能力（如用于诊断原发性草酸病的血浆草酸含量或用于诊断 Refsum 病的血浆植烷酸含量）[2,4]。

优势和局限性：极高的特异性，高灵敏性；识别未知物质的能力。标本制备和设备操作非常复杂；分析范围狭窄[5]。

52.4.3 高效液相色谱（HPLC）

在 HPLC 中，流动相是含缓冲水溶液和有机溶剂的混合物，而固定相由紧密排列的颗粒组成，并且在钢柱中具有合适的表面积。经常使用固定在二氧化硅颗粒上的烃链（例如，C18 代表了 18 个碳原子组成的碳链）。流动相以约 1 mL/min 的流速在高压泵（50～800 bar）的作用下通过填充的分离柱（长度约 15 cm，内径 4 mm）。与气相色谱一样，标本注射采用由软件控制的自动进样器完成，这意味着分析可以运行数小时而无须投入额外的人员。使用自动进样器中的专用开关阀将 2～100 μL 体积不等的预处理标本转移到高压液体流中，并将其输送到柱中进行分离。在 HPLC 分离过程中，液流的压力下降，并且在洗脱液离开柱子并被检测器检测到时，液流已经恢复到正常的大气压力。在主要用于医学检测的反相色谱中，由于高亲脂性物质与典型的非极性固定相结合能力更强，所以低亲脂性物质先于高亲脂性物质洗脱。有机溶剂（主要是甲醇或乙腈）的比例越高，亲脂性物质越早被洗脱下来。

52.4.3.1 检测

临床实验室主要用来检测洗脱物质的三种方法：紫外-可见光（UV-VIS）检测，荧光检测和电化学检测。第一种方法使用在紫外和可见光波长下工作的透射光度计。使用该检测方法的先决条件是目标分析物中存在具有紫外活性的双键。尽管不同的物质在特定的波长下表现出特定的最大吸光度，但 UV 检测的特异性较低，尤其是在低波长下。

在荧光检测方法中，特定波长的单色光发射到检测单元中，并且可以检测不同的、更长波长的任何发射光。荧光可以用于检测含有共轭双键的分子中。荧光基团可以通过化学衍生的方式添加到某些分析物的分子上。

在电化学检测中，检测是根据目标分析物的特定氧化还原电位进行的。为此，在检测单元中需施加电压。如果某一物质被氧化或还原，则能够检测得到电流的变化。

由于所有常用的检测原理都要求目标分析物具有特定的分子特征，所以它们绝不是通用的[5]。紫外检测的检出能力相对较低（一般检出限在 mg/L 范围内），荧光和电化学检测方法对某些分析物的检出能力可以达到很高（pg/L 范围）。

由于上述检测方法对特定物质的特异性明显受限，在医学标本中对目标分析物的所有内源性和外源性物质的色谱分离必须彻底完成。可以通过梯度洗脱来优化分离过程（与等度洗脱相反）。在梯度洗脱中，流动相中有机相与水的比例可以在分析过程中发生改变。利用色谱峰形评估分离完整性并不可靠。与注射纯品产生的色谱峰相比，标本中峰的变宽（可通过不同的峰面积与峰高比值或峰肩来识别）表明了存在与分析物共洗脱并影响检测的未知干扰物质。

52.4.3.2 标本制备

对于使用 HPLC 分析生物样品，在所有情况下都需要进行特定的标本制备。因为直接注射血清会快速阻塞 HPLC 柱，这种制备旨在去除样品中的大分子基质成分（蛋白质）。最基本的标本制备包括简单地使用强酸或有机溶剂（如三氯乙酸或乙腈）沉淀蛋白质。高速离心后，获得澄清的上清液。在更复杂的液相萃取过程中，会加入悬浮在水相上的有机溶剂（如乙酸乙酯）到标本中。通过摇动标本来形成乳浊液，亲脂性物质富集在有机溶剂中。离心后抽提溶剂，经蒸发干燥后，复溶于流动相中进行样本注射。通过这种方式，可以富集亲脂性目标分析物并提高方法的检出限。

固相萃取更为常用。这涉及使用一次性板孔预先进行单独的色谱分离。将血清或尿液加入样本孔中（通常为 0.5～1 mL），分析物结合到制备柱的固相上，亲水性基质用水溶液洗脱。然后用少量溶剂将无基质的萃取物洗脱到 HPLC 样品管中。目标分析物也可以用这种方法进行富集。固相萃取方法可以自动化；在这种情况下，也应用可重复使用的萃取柱（在线固相萃取）。

蛋白质，如血红蛋白或转铁蛋白亚型，也可以使用 HPLC 分离。在这种情况下，需要明确的稀释或标本溶血。专业制造商为完整 HPLC 试剂盒提供一系列参数用于标本制备，包括分离柱、流动相、标准品、质控品及耗材。部分实验室也使用内部开发的方法。

52.4.3.3 应用

HPLC 分析主要用于检验医学，以检测那些缺少特异性免疫分析方法的分析物（如在床边检测中）。原位离子化质谱可以直接对未经处理和复杂的生物标本进行化学分析[6]。

针对相对不常检测的物质，开发有效的免疫分析方法在技术上是可行的，但对于诊断行业的成本效益来说是不合适的。因此可以使用 HPLC 方法（如用于某些抗惊厥药）。但对于某些项目，有效的免疫分析方法和 HPLC 方法都是可用的（如 HbA1c 和同型半胱氨酸）。HPLC 方法可能具有更高的分析特异性，所用试剂和耗材的成本通常较低，但必须配置操作水平相匹配的工作人员[7]。方法的选择最终取决于实验室的具体情况。

52.4.3.4 优势和局限性

免疫分析方法的发展涉及复杂的检测抗体生产，这几乎完全依赖诊断行业，然而在有经验的实验室中，通常可以快速灵活地建立 HPLC 方法完成检测。这些方法的特异性一般令人满意，但也不能过高估计。

与免疫分析方法相比，HPLC 方法通常需要花费更多的努力并且需要培训专业技术人员。另外，一般单样本分析时间约为 15 min，样品通量明显受限。对于许多分析物而言，特别是激素，检测限是不够的。

HPLC 方法不能用于所有分析物，因为它需要特定的分子结构才能进行检测。

与 GC-MS 不同，常规 HPLC 技术不使用稳定同位素标记的内标。在这种情况下，必须使用结构上相关的物质，才能使色谱将其与目标分析物明确分离。这意味着他们的提取性质可以非常不一致，这可能会影响分析的准确性。

52.4.4 液相色谱-串联质谱(LC-串联 MS 或 LC-MS/MS)

长期以来,如何将 HPLC 分离技术与质谱检测方法(类似于 GC-MS)相结合一直是一个技术难题。高效液相色谱洗脱液不能像 GC-MS 一样直接转移到高真空环境中,因为流动相的蒸发会产生大量的气体,这与质谱分析所需的超高真空环境不兼容。

52.4.4.1 电喷雾电离

只有当电喷雾电离(electrospray ionization, ESI)发展起来,HPLC 和质谱技术的联用才成为可能。在 ESI 中,目标分析物在质谱仪外的大气压下被电离。为此,HPLC 的流动相在氮气流(雾化气)的帮助下通过毛细管泵被雾化。喷雾毛细管具有约 3 kV 的电压;从而使气溶胶喷雾带电。高流量的热氮气被引导至气溶胶(在超过 200℃条件下,流速约 600 L/m;去溶剂化气体)以促进溶剂的快速蒸发。由蒸发导致的热损失保护分析物免受热应力的影响。液滴的直径迅速减小,而液滴中同种电荷的静电排斥力变得比表面张力更强。此时液滴发生爆炸,产生许多更小的液滴(库仑爆炸)。最终,液滴中的单个分子带电,并且由于相同电荷的排斥,单个离子从液滴中释放出来(图 52.4-3)。电离发生在喷雾毛细管末端约 2 cm 的区域内。最常用的模式是正离子模式,其中质子被转移到分析物上,然而也可以与流动相的组分形成离子簇(如同分析物分子组合铵盐,甲酸盐或钠加合物)。通过施加到毛细管的反向电压将 ESI 产生的整个离子流导向狭窄处,通常是正交定向的质谱仪开口。使用离子光学系统将离子流引导通过相对低真空(约 10^{-3} 托)的区域到质谱仪的高真空区域(约 10^{-6} 托),真空通过涡轮分子泵抽空。

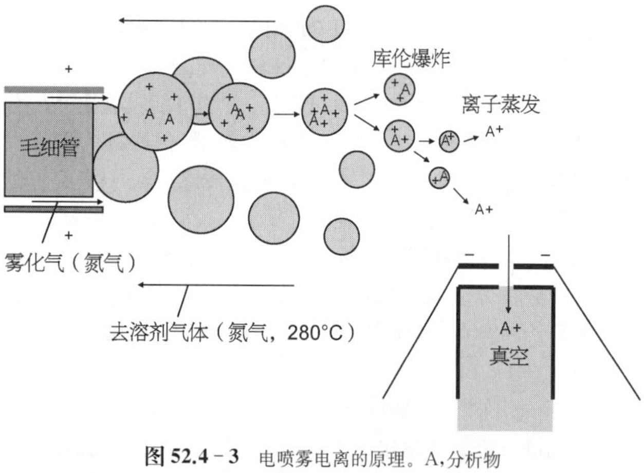

图 52.4-3 电喷雾电离的原理。A,分析物

与 GC-MS 中使用的电子碰撞电离不同,ESI 中通常不会发生分子碎裂。这是一种软电离技术,也可用于蛋白质和 DNA 等大分子。这样的分子可以使用 ESI 多次电离。由于质谱仪主要基于质荷比(m/z)在 2 000 的范围内进行工作,所以任何大小的分子都可以借助去卷积软件使用质谱进行分析(15 000 分子量的分子带 10 个电荷,m/z 为 1 500)。

除了电喷雾电离,还使用大气压化学电离(APCI)或大气压光电离(APPI)的大气压电离(API)形式,尤其用作非极性分析物的检测。

52.4.4.2 离子分析

串联质谱涉及两个四极质量过滤器与内置碰撞室的耦合。这种安排和使用两个独立四极扫描的能力意味着不同的操作模式在串联 MS 中是可能的。定量分析的标准技术是多重反应监测(MRM)。

在多重反应监测中,使用 ESI 产生的离子流流向第一个四极杆,其射频模式设置为只有具有特定质荷比的离子才能通过四极杆。所有其他离子都发生偏转。以这种方式从总离子流中过滤出的目标分析物(母离子)的分子离子进入碰撞室,在该碰撞室中以极低的流速引入诸如氩气的惰性气体。加速的分析物离子与氩原子碰撞并分解成热力学有利的碎片离子(子离子)。然后将碎片离子流导向第二个四极杆,其中目标分析物单个确定的离子碎片被滤出并最终到达离子检测器。因此,在 MRM 模式下,高度特异性物质检测的基础是诱导受控的物理化学分解过程(图 52.4-4)。串联质谱系统可以在不到 1 s 的时间内交替进行 100 多个质量转换周期,这让我们可以在仅仅几分钟的分析过程中同时定量大量物质。

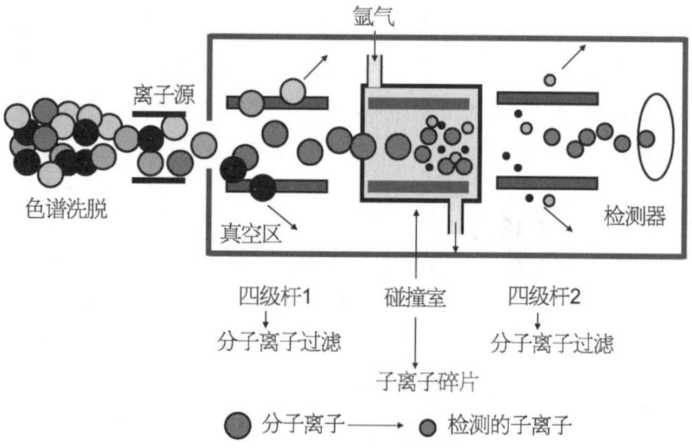

图 52.4-4 串联质谱法的原理

相比以前使用的色谱分析程序的优点:由于串联质谱法的高分析特异性,背景信号在很大程度上被抑制,确保了良好的检测限。此外,与常规 HPLC 检测程序相比,由于多种物质同时洗脱不再是问题,因而标本制备和色谱分离的重要性被最小化;事实上,对于目标分析物采取强制性内标的要求而言,这是可取的(图 52.4-5)。尽管在将标本基质作为标本处理的一部分被去除之后,为了在目标分析物之前洗脱任何残留的基质,部分色谱分离常常仍是有用的,否则可能导致离子化过程中出现离子抑制。一种经过验证的解决方案是使用柱切换进行自动化固相萃取,并通过短的分析柱直接与 MS 系统连接[7]。

尽管能用于 GC-MS 检测的医学相关分析物数量非常有限(分子量小于 500 Da、热稳定性、挥发性或可挥发的物质),但可以使用与串联质谱联用的软电喷雾电离来分析使用高度特异的碎片质谱法在体内发现的任何物质,无论分子量大小。ESI 在难以接近的 MS 真空区域之外进行;只有干净的离子流才可以到达真空。另外,在 GC-MS 中,若所有 GC 洗脱液到达源区域,则会被非离子残留基质污染。出于这个原因,GC-MS

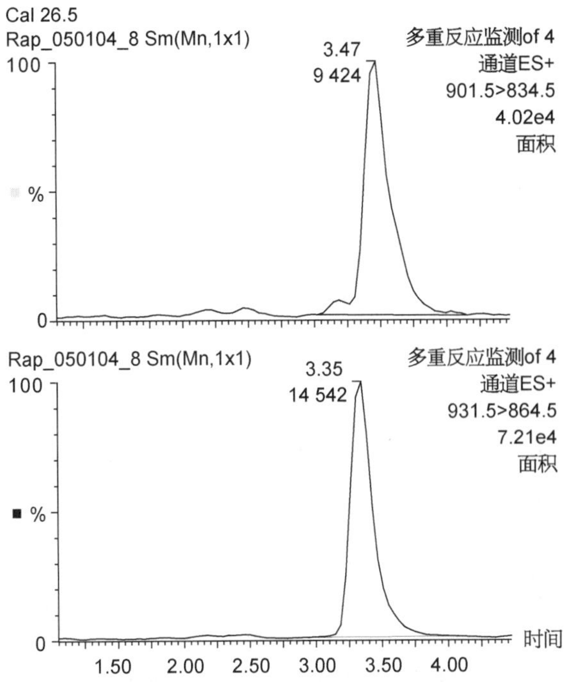

图 52.4-5 色谱串联质谱的色谱图。检测全血中的免疫抑制剂——雷帕霉素。雷帕霉素离子对 931＞864；内标（去甲氧基雷帕霉素）的离子对 901＞864

的设备维护和标本纯化所付出的努力通常远高于色谱-串联质谱仪。由于LC标本制备要求低，具有广泛的自动化选择，一般单样本分析时间仅为几分钟，并且维护要求低，因此LC-MS/MS运行成本低并适用于高通量分析。自20世纪90年代末以来，适用于日常使用的台式LC-ESI-MS/MS系统已经问世。

应用：LC-MS/MS特别适用于准确定量生物标本中低分子量分析物，例如，针对新生儿先天性代谢缺陷筛查，进行全面的多分析物定量分析[3]。因为可以使用稳定同位素的内标，所以可以在LC-MS/MS的基础上开发参考方法。

优势和局限性：非常广泛的潜在分析物；适用于大多数低分子量生物物质；独立于诊断行业开发的方法。运行成本低，仪器利用率高，技术成本效益高，一般拥有极高的分析特异性和准确度。

然而，LC-MS/MS的分析特异性不能认为是绝对的。例如，在实际进入质谱仪之前，分析物的共轭代谢物可能会在电离过程中碎裂[7]。大量存在于体内的物质以及ESI中多次电离的可能性导致了多种物质具有相同的MRM离子对的风险。基于这些原因，建议在LC-MS/MS的大多数应用中需在一定程度上使用色谱分离。

使用现有的系统无法达到现代免疫分析方法的潜在检测限。对于大多数分析物而言，LC-MS/MS可以达到1～10 μg/L的检出限。这意味着在常规环境中定量检测肽类激素和蛋白激素是不可能的。以精确分子量为基础的LC-MS/MS具有高度特异性，但面对只有微小修饰的分析物也会出现问题，如截短修饰。定量这些物质可能仍是免疫检测的领域。

LC-MS/MS中使用的碰撞诱导解离质谱的检测变量比GC-MS电子碰撞质谱更多。因此，很难在LC-MS/MS上开发鉴定生物标本中未知物质的谱库；毒理学和环境医学的未知筛选一般可能仍然是GC-MS的领域。

52.4.5 飞行时间质谱

飞行时间质谱法被用来精确检测分子或碎片离子的质量，其技术基础是他们在电场中的飞行时间。当与ESI或基质辅助激光解析电离（matrix-assisted laser desorption ionization，MALDI）联用并与专业软件配合使用时，TOF质谱特别适用于蛋白质表征的分析。因此，它被认为是蛋白质组学（某生物体内所有蛋白质的综合表征）中的一项关键技术。蛋白质组学为识别与诊断相关的新标志物分子开辟了可能性。出于疾病诊断的目的，用于特定疾病蛋白表征的表达形式的可能性也是深入研究的焦点。

色谱和质谱的主要应用见表52.4-1。

表 52.4-1 色谱和质谱法在检验医学中的主要应用

GC-MS	- 毒理学、环境医学和运动医学的一般未知物筛选 - 方法可用时的其他应用
HPLC	- 尿生物胺（儿茶酚胺及其代谢物，变肾上腺素，血清素和5-羟基吲哚乙酸） - 血红蛋白病分析（诊断珠蛋白生成障碍性贫血） - 维生素（A、E、B_1、B_2、B_6） - 药物（如抗惊厥药物、胺碘酮、白消安、抗病毒药物） - 同型半胱氨酸 - 卟啉类化合物
LC-MS/MS	极其广泛的分析谱。目前最重要的应用： - 新生儿代谢筛查：同时测定足跟血样中＞20种分析物，用于诊断氨基酸、有机酸、尿酸和脂肪酸代谢的先天性疾病 - 药物浓度监测：尤其是免疫抑制剂和影响中枢神经系统的药物 - 内分泌分析物，如25(OH)D、17α-羟孕酮、睾酮、变肾上腺素

（周佳烨　吴蕙　杨文静　赵倩凤　陈方俊　译，
郭奕明　王蓓丽　张春燕　郭玮　审校）

53
实验室管理

53.1 实验室检测
Lothar Thomas

53.1.1 检验结果的一致性

实验室检验结果一致性的目标是不管检测的实验室及检测方法是否相同,检测结果是都可以比得上的。检验结果的一致性需要考虑分析前、分析中和分析后的各方面因素[1]。

分析前因素:包括检验申请单的术语、患者准备的告知、标本采集,以及标本的处理和转运。分析前阶段的职责,部分属于医院和(或)私营医疗机构的医师/护士,部分属于实验室领域。

分析中因素:包括校准、参考系统的溯源性、溯源性方案(参见50.3)中参考物质的可替代性(参见50.5),以及靶分子检测的特异性。

分析后因素:包括单位、参考区间、切点、术语。

医学因素:医学因素的一致性包括结果评估。这一步骤主要由负责治疗的医师进行,在某些情况下也与实验室进行沟通。临床实验室结果的评估是作为横向评估或纵向评估的一部分。需要考虑的生物学影响因素包括年龄、性别、种族、体力活动和妊娠。在实验室报告产生的即刻,就要筛选出应立即报告临床医师的危急值、异常值。

53.2 分析前阶段
Lothar Thomas

分析前阶段包括[2]:医师的医嘱、患者准备(根据所采集标本的类型和所检测的物质而定)、不同标本的采集、标本的运送、基于检测要求的标本预处理、标本储存(必要时标本的长期储存)、必要时进行标本的分析前准备、认识并考虑生物学影响因素和干扰因素。

分析前阶段最重要的是了解那些会影响临床检测结果的生物学影响因素和干扰因素。

53.2.1 分析前变量

生物学影响因素:生物学影响因素在体内和体外影响实验室检测结果。可变的生物学影响因素与恒定的生物学影响因素之间有区别[3]。

- 可变的生物学影响因素包括营养、禁食、饮酒、体重、肌肉量、体力活动、姿势、气候、海拔、昼夜节律和治疗药物。
- 恒定的生物学影响因素是性别、年龄、种族和遗传因素。

干扰因素:干扰因素导致在标本采集和分析后的检测结果与体内分析物水平不相符。干扰因素引起的测量系统误差是由本身在检测系统内不产生信号的标本成分引起的。这些内在因素之间的区别如下[3]。

- 改变分析物本身浓度或活性的干扰因素,如因溶血从红细胞中释放到血清中的乳酸脱氢酶(LD)。
- 与分析物不同但会干扰分析反应的干扰因素,如溶血、黄疸、脂血。
- 内部物质,如抗凝药物、单克隆抗体、治疗药物及其代谢产物及输注溶液。

混合在标本中的外在物质包括抗凝剂(肝素、柠檬酸盐、EDTA)、血清分离剂、细菌、酵母菌和洗涤剂残留。

53.2.2 检验申请单

实验室为医师提供了大量的检测项目。实验室通过使用医疗决策导向的检验申请单代替单个检验项目清单来协助开单医师落实诊疗路径。根据体征及待查疾病,医师可及时快捷申请正确的检验项目而不是单个检验项目清单。这可能需要将肝病、甲状腺功能亢进或糖尿病的相关检验项目进行适当的分组。许多实验室已经建立了以疾病待查和疾病随访的医疗决策为导向的检验申请单。重要的是,检验申请单(纸质或电子文档)需包括以下实验室信息:申请医师的身份识别、患者的身份识别、标本采集的日期和时间。

对于特殊的实验室检查和功能试验来说,必须补充以下信息。

- 体重、禁食状态、妊娠、治疗药物。
- 内分泌检验:口服避孕药、月经周期最后一天的日期、妊娠周数、利尿剂和抗高血压药物。
- 药物监测:最后一次服药的时间。
- 血型的血清学检测:最后一次输血的日期、已知抗体、免疫接种、产前的医疗护理。
- 微生物诊断:标本类型、标本采集的部位和时间、正在进行的抗生素治疗、疑似的脓毒症、已知或未知的病原体。

附加检验:附加检验是在审核检验结果时,实验室进一步增加一个或几个检查项目来帮助确定诊断或协助患者管理的一种实践。其前提是临床医师和检验医师/临床生化化学专家之间达成通用协议,并且检验医师具有多年的经验。根据研究[4],医院内常见的附加检验项目包括:游离三碘甲腺原氨酸

(86%)、γ谷氨酰转移酶(78%)、血脂(59%)、甲状腺过氧化物酶自身抗体(63%)、垂体激素(58%)、肌钙蛋白(55%)、血清蛋白电泳(68%)、妊娠试验(30%)和前列腺特异性抗原(45%)。

53.2.3 血液标本采集

设备：在血液采集之前，应在托盘上准备好下列物品供标本采集人员使用[5]。

- 采血组套：例如，聚氯乙烯(PVC)管(1.40 mm×300 mm)的蝶翼装置(带有鲁尔接头)和不同规格的针头，如21 G(0.80 mm×19 mm)、23 G(0.60 mm×19 mm)和25 G(0.50 mm×19 mm)。
- 消毒剂、纱布垫和压脉带。
- 带或不带抗凝剂的玻璃或塑料的收集管，带或不带血清分离剂。收集管上贴有不干胶标签，标注患者的姓名、性别、住院号和(或)序列号。

静脉穿刺：在处理所有的标本时都应戴上手套并关注常规的注意事项。采血前，询问患者的姓名和年龄。用于监测的血液采集应始终在同一时间点进行，最好是早上7:00～8:00。患者最后一次食物或液体摄入的时间应在前一天晚上的6:00～7:00。如果可能的话，应在无药物期间(如早晨服药前)采集血液。采集时患者应仰卧，并始终在同一血管区采集，通常为外周手臂静脉[4]。左右手臂采血的结果没有显著差异[6]。静脉穿刺技术见表53.2-1。

表53.2-1 静脉穿刺技术

寻找合适的静脉(肘窝以上10 cm处进行静脉加压)。
解除压力，消毒(70%异丙醇、70%～80%乙醇)。
静脉加压(30～50 mmHg)。
一手拿采血针，另一只手的拇指将穿刺区域皮肤拉紧。
使用21 G针头以30°针尖朝下刺入静脉。
静脉刺穿的深度不要超过静脉直径。
拉动活塞，使针管内形成负压，血液顺畅地流入注射器(当血液停止流动时，转动针管)。
解除压力。
拔出针头，压迫止血；不要让患者弯曲手臂(因为这会影响伤口愈合)。

采血管添加剂：如下。

- EDTA(二钠或二钾盐)，2 mg/mL血。EDTA抗凝血用于全血细胞计数、Coombs试验和血红蛋白电泳等。EDTA与二价离子结合形成的复合物，在许多情况下会作为反应物参与酶或底物的测定，因此只有当作用于被测物的蛋白水解酶将被抑制时才能使用EDTA血浆进行临床化学分析(如测定肾素和ACTH的标本)。
- 肝素(铵、锂、钠、钾盐)，25 U/mL血。使用肝素抗凝血浆的检测项目，即使轻度溶血也可能引起干扰。
- 氟化物(钠盐)，2 mg/mL血。氟化物可抑制血凝和糖酵解，用于血糖测定。
- 柠檬酸(钠盐)，3.8%或0.11 mol/L溶液。柠檬酸钠与全血以1∶9混合，用于凝血试验。柠檬酸钠与全血以1∶4混合，可用于红细胞沉降率(ESR)的测定。

53.2.3.1 生物学影响因素

姿势：从仰卧位到直立位的转变过程中，大约有8%的体内水由血管进入到间质组织中[7]。

患者由直立位转为坐位或仰卧位采血后测得的蛋白质、蛋白质结合物和细胞比患者在仰卧位至少10 min后采血测得的结果要高3%～8%。以下参数检测结果增高的程度要大于分析不精密度，包括血红蛋白、红细胞计数、白细胞计数、红细胞压积、总蛋白、胆固醇、白蛋白、免疫球蛋白和钙离子等。这种改变在水肿患者中比健康人更为明显。人体直立位，手臂下垂时的血液浓缩程度比手臂抬高保持在心脏水平时要高[8]。

由于体内循环的改变，由仰卧位到直立位可以导致去甲肾上腺素、醛固酮和肾素水平的升高2倍或更多，肾上腺素水平的升高相对较低。

采血针大小：21 G和23 G号采血针在15种酶、底物和电解质的检测中没有显著差异。25 G号针与23 G号针相比，K^+的差异增加[9]。

静脉加压的持续时间：静脉加压和体位从水平位变为垂直位有相同的效应。所有的大分子物质和血细胞增高(如持续3 min的静脉加压可使总蛋白升高多达20%)。如果对水肿的手臂加压，血液浓缩的问题会更加明显。1 min的短期静脉加压引起的变化微不足道。

最后一次进食：进食会导致血中葡萄糖、磷酸盐和胆红素的增加，ALT和K^+明显增高，尿酸、蛋白质、钙离子、胆固醇中度到轻度增高。脂肪摄入的程度决定了甘油三酯的水平。O'Lewis阳性血型的人在进食脂肪餐后可呈现碱性磷酸酶(ALP)明显升高。

在实际诊断时，低脂肪的简单早餐对许多血液成分的浓度无明显影响。此外，如果要评估脂肪代谢，就必须坚持12 h禁食；葡萄糖耐量试验前，要求连续几天摄入高碳水化合物食物[3]。

体力活动：体液暂时性的从血管内流入间质中，导致血液中蛋白质、蛋白质结合物和血细胞的浓度升高。由于体力活动所致的细胞损伤，尤其是对未受过训练的人来说，在几个小时后会出现肌肉组织中的酶如CK、AST、LD的浓度上升。

诊疗方式：多种诊疗方式对临床实验室结果产生影响。在采血前，按摩前列腺可引起酸性磷酸酶的升高。在糖耐量试验中，K^+、磷和镁的浓度升高。肌内注射一些药物(如苯二氮类、杜冷丁、喷他佐辛、氯丙嗪、利多卡因、苯巴比妥、异丙嗪)可引起CK和肌红蛋白的升高。外科手术可引起急性时相反应蛋白浓度的升高，同样也会引起红细胞沉降率增高。

采血时间：许多分析物的昼夜差异显著，铁含量在下午时的检测值最高；而皮质醇、肾上腺素和去甲肾上腺素在早晨时的检测值最高；肾素、醛固酮、生长激素和甲状旁腺素在深夜时的检测值最高[6]。

中央静脉导管采血：建议使用以下方法来清除导管内干扰检测的物质[10]：用5 mL生理盐水冲洗导管，再采血并弃去3 mL血。然后采集CBC计数用的EDTA抗凝血、凝血试验用的柠檬酸钠抗凝血浆和临床生化分析用的血清或肝素抗凝血浆。

溶血：长时间的过度静脉加压可发生血管内溶血，用注射器采血时用力过大(使用大容量的注射器采血)或不正确的穿刺吸入静脉周围血时可导致血管外溶血。溶血可致K^+浓度升高和LD、ALT、AST及酸性磷酸酶活性升高。若血红蛋白浓度超过300 mg/L，肉眼即可见到溶血。

通过测定结合珠蛋白的浓度可鉴别血管外溶血。血管内溶血，在肉眼不可见的情况下，结合珠蛋白水平低或测不到。

外源性污染：主要由于容器未彻底清洗干净，洗涤剂、磷酸盐和铁可能会污染标本。

输液：如果没有充分地冲洗留置静脉导管，可能引起凝胶(干扰蛋白质测定)、葡聚糖、葡萄糖、电解质尤其是 K^+、强心苷和脂类的污染。

血浆与血清：血清中的 K^+、磷酸盐、LD 和酸性磷酸酶明显高于肝素抗凝血浆，原因主要是凝血过程中红细胞和血小板释放 K^+ 和酶[11]。由于缺乏纤维蛋白原，血清中总蛋白较低。EDTA 抗凝血浆会抑制 ALP、酸性磷酸酶和亮氨酸氨基肽酶。EDTA 可以诱导假性血小板减少。血清与血浆的血糖值是比得上的[12]。

毛细血管血与静脉血：毛细血管血测定物质的浓度和活性，其结果的重复性比静脉血差，主要是由于毛细血管血液成分的变化比静脉血大，此外，皮肤穿刺采血的误差也高于静脉穿刺。当检测的成分受到肌肉代谢的影响较大时，如血气、乳酸和葡萄糖(葡萄糖耐量试验及昼夜节律)，毛细血管血比静脉血测得的结果与临床的相关性更佳。

毛细血管血与静脉血相比，葡萄糖浓度较高而总蛋白、钙和 K^+ 较低。

分析前阶段的干扰及溶血的影响参见表 53.2－2 和表 53.2－3。

表 53.2－2　分析前阶段的干扰

干扰	注释
玻璃或塑料管的血液采集	在检测酶、底物、全血细胞计数和凝血筛查试验时，使用玻璃或塑料管采血不会引起任何可能导致结果超出健康人群参考区间的改变。但是玻璃管的血浆游离血红蛋白浓度[(0.16±0.16)g/L]显著低于塑料管[(0.25±0.21)g/L][29]。FT4、孕酮、催乳素、PSA 和 PAPP－A 的测定结果有轻微的差别，但是对 AFP、雄烯二酮、hCG、睾酮、胰岛素、IGF－1、PTH、CA－125 和 ACTH 检测没有影响[30]。在质控品方面，采血管相关的差异主要由非惰性的添加剂引起[31]。
血清 *vs*.血浆[32]	白蛋白、ALP、Ca^{2+}、CO_2、氯化物、CK、葡萄糖、LD、磷酸盐、K^+ 和总蛋白的血清与血浆水平存在差异。然而，只有磷酸盐、K^+、Ca^{2+} 和总蛋白水平的差异可能会影响临床决策。
中央静脉导管(CVC)血 *vs*.静脉血[33]	肾功能和骨代谢的指标、尿素、肌酐、磷酸盐、钙、镁和 ALP 的水平在静脉血和 CVC 血之间无显著性差异。然而，这并不适用于全段 PTH，静脉血中的浓度为 144(59～273) μg/L，CVC 血中的浓度为 229(87～360) μg/L，其差异来自位置接近甲状腺静脉下方的 CVC。
EDTA 血浆	以 EDTA 钾抗凝的标本会导致 K^+ 假性升高，Ca^{2+}、镁和碱性磷酸酶假性降低。
溶血	溶血是指红细胞的降解和细胞内成分向周围(细胞外)体液的释放。溶血可能发生在体内或体外。游离血红蛋白(fHb)的上限切点是血清 20 mg/L、血浆 50 mg/L，超过 300 mg/L(18.8 μmol/L)可以在血清或血浆中出现肉眼可见的粉红色。除了正常血红蛋白浓度的生理性溶血，fHb 浓度高于 500 mg/L 是容易察觉的，对应的红细胞/血浆容量比为 0.2%～0.3%[34]。肉眼可见的溶血是许多分析可以承受的干扰上限。若 fHb ≥2.5 g/L，临床化学检验的结果变化如下[35]：ALP －18%；AST ＋35%；胆红素 －12%；CK ＋15%；GGT －22%；K^+ ＋14%；LD ＋149%；SP ＋13%。若 fHb 浓度超过 2 g/L，采用免疫比浊法的检测结果会出现假性降低，如脂肪酶或血浆蛋白。许多实验室使用检测平台提供的溶血指数，检测 570 nm 处的吸光度来指示溶血。溶血指数 100 相当于已知 fHb 浓度为 1 g/L。在实验室中溶血标本的发生率约 3%。在一项前瞻性研究中[36]，对静脉穿刺时溶血的原因进行了分析，如果止血带的作用时间超过 1 min，溶血的风险比为 19.5(95% CI 5.6～67.4)，在 333 次采血中发生 99 次。溶血指数不适用于高脂血症、高胆红素血症和冻干质控品[37]。这是由于吸收光谱的重叠(图 16.9－1)。
高胆红素血症[38]	胆红素会引起光谱干扰和化学干扰。 - 光谱干扰：胆红素吸收波长在 340～500 nm，从而引起背景吸光度升高。在使用酸性试剂的检测中，直接胆红素的吸光度转移到紫外线范围内。在碱性 pH 条件下，胆红素被氧化而失去部分吸光度。 - 化学干扰：胆红素是一种还原剂，被氧化成胆绿素后导致吸光度的减少。在氧化酶-过氧化物酶催化反应中，生成的 H_2O_2 在胆红素存在时被消耗。H_2O_2 的减少与胆红素的浓度相关。氧化酶-过氧化物酶催化反应可用于测定葡萄糖、尿酸、胆固醇和甘油三酯。在胆红素存在时这些检测结果会假性降低。
高脂血症	高脂血症会引起光谱干扰和容积置换效应。 - 光谱干扰：脂蛋白颗粒使光发生散射，散射取决于颗粒的大小和数量。最高的散射是乳糜微粒和 VLDL。可能会对检测结果产生增加或减少的影响，这取决于分光光度计测量时应用的空白值校正。 - 容积置换效应：脂蛋白颗粒比例的增加导致血清水溶性物质的体积减小(和浓度的假性增加)。亲脂性物质(包括药物)与脂蛋白颗粒结合，不参与分析反应，导致浓度的假性降低。
抗坏血酸	抗坏血酸干扰涉及氧化还原反应的方法。例如，在一项研究[39]中，血清抗坏血酸浓度为 12 mmol/L，引起以下检测结果的增高：Na^+ 43%，K^+ 58%，钙 103%和肌酐 26%。氯化物、总胆红素和尿酸分别减少 33%、63%和 83%。
采血时的细菌污染	在外周静脉的采血过程中，定植于皮肤的细菌对静脉血培养的污染是比较常见的。1 460 份标本中污染率为 8.8%。当前几天都在同一位置进行静脉穿刺时，污染率明显更高[40]。

表 53.2－3　溶血对实验室结果增加(＋)和减少(－)的影响[35]

参数	偏倚	原因	参数	偏倚	原因
ACTH	(－)	蛋白质水解	葡萄糖	(－)	稀释
APTT	(－)	凝血酶原释放	结合珠蛋白	(－)	分析干扰
AT	(－)	分析干扰	同型半胱氨酸	(－)	分析干扰
AST	(＋)	从细胞中释放	胰岛素	(－)	蛋白质水解
ALT	(＋)	从细胞中释放	铁	(＋)	从细胞中释放
白蛋白	(－)	稀释	钾	(＋)	从细胞中释放
ALP	(－)	分析干扰	LD	(＋)	从细胞中释放

续 表

参数	偏倚	原因	参数	偏倚	原因
胆红素	(-)	分析干扰	脂肪酶	(+)	分析干扰
降钙素	(+)	蛋白水解	镁	(+)	从细胞中释放
氯化物	(-)	稀释	钠	(-)	稀释
皮质醇	(-)	分析干扰	甲状旁腺激素	(-)	蛋白质水解
CK	(+)	分析干扰	磷酸盐	(+)	从细胞中释放
肌酐	(+)	分析干扰	PSA	(+)	分析干扰
D二聚体	(+)	凝血酶原释放	凝血酶时间	(-)	凝血酶原释放
纤维蛋白原	(-)	凝血酶原释放	尿素	(+)	从细胞中释放
叶酸	(+)	从细胞中释放	睾酮	(-)	分析干扰
GGT	(-)	分析干扰	肌钙蛋白 I	(+)	分析干扰
胃泌素	(-)	蛋白质水解	肌钙蛋白 T	(-)	分析干扰
胰高血糖素	(-)	蛋白质水解	维生素 B_{12}	(-)	分析干扰

偏倚放在圆括号( )中,因为在许多情况下,低游离血红蛋白浓度对临床评估没有影响

53.2.4 尿液采集

随机尿标本主要用于定性分析,而 24 h 尿标本用于定量分析[13]。采集 24 h 尿是一种稳定的定量分析物的参考方法(蛋白/肌酐比值是一种替代的选择)[14]。患者应按照严格的步骤留取以上两种标本。表 53.2－4 列出了女性留取中段尿的步骤。24 h 尿标本的留取步骤可参见 12.3.2.3。

表 53.2－4 女性细菌培养中段尿标本的采集

4 块浸透皂液的纱布、4 块干纱布、手套、无菌容器
戴上手套,两腿分开站在马桶前,用一只手分开阴唇
用浸透皂液的纱布从前到后的擦洗生殖器区域 4 次(另一只手)
用干纱布从前到后擦 4 次
一只手拿起盛尿容器
排尿入马桶
将盛尿容器放入尿流中
将残余尿液排入马桶

53.2.5 标本运送

标本的运送必须保证运送后的分析检测结果与标本采集后立即分析检测的结果一致[15,16,17]。

运送容器:如下。

- 保温瓶:适用于冰水或 37℃运送的标本。在运送 37℃的标本时,保温瓶必须装满 40℃的水。
- 冷却盒:特别适合于尿液标本的运送(如尿液标本送至微生物实验室)。
- 聚苯乙烯泡沫塑料盒:至少能装 5 kg 的干冰。标本在放入干冰盒之前需深度冷冻。试管需垂直放置。

冷却设备:如下。

- 冰水:冰块与少量水混合后置于冷却袋中,袋中温度为 1～4℃,可保持几个小时。
- 冷冻混合物:① 冰与无水氯化钙:温度可低至－50℃。② 冰/精盐混合物:温度可低至－21℃。③ 干冰:温度为－78℃。④ 液氮:标本可冷冻在－196℃,需在安全的保温真空容器中转运。

包装:如下。

- 盒/筒:应该可以经受－80℃低温、重复高压消毒、不透光,为了便于邮寄,内层包含避震材料。
- 各种包装袋:由可高压的材料做成,内外都可防水、防撕,不少于 25 mL 的容量。

标本容器:如下。

- 试管:试管的螺旋盖带有密封环,还有紧密塞住的橡皮塞。试管与血清分离剂(如分离凝胶)必须既不释放物质进入标本,也不吸收标本中的物质(微量元素)。试管必须在低至－80℃尤其是 CO_2(干冰)冷藏时不漏气、在机械作用下性质稳定,而且必须无色、透明,从而有利于发现溶血、混浊、变色、沉淀、纤维凝块、凝胶形成和细菌污染。标签要求:不可逆的温度指示贴,标签应足够大以注明患者信息、标本采集时间、实验室地址、有关功能试验的信息、添加剂和注意事项。
- 带有螺纹盖的瓶或容器:用于盛放随机尿样需大约 100 mL 容量的容器。如果用于尿液收集,需要 2L 容量的容器,且由不透光的材料制成。
- 载玻片:应使用一侧带有毛玻璃标签区域的载玻片。用铅笔在毛玻璃区域写字。邮寄(在载玻片盒中)前应先干燥,否则会发生细胞溶解。
- 运送介质:细菌学检查的传染性物质和拭子需要运送介质。这些介质不包含营养素,通过扩散可以防止干燥,减少氧气和免疫球蛋白及抗生素的浓度。如果是拭子,运输介质必须覆盖两层纱布。必须注意运输介质的保质期。百日咳博特菌必须使用特殊的运送介质。
- 血培养瓶:必须在 37℃运送(带有塑料塞的保温瓶,装满温水)。
- 富集淋巴细胞的特殊试管:柠檬酸盐和(或)肝素化的试管,含有组织培养基和隔离凝胶。

标本运送中的常见错误:全血标本放入干冰中运送引起溶血、送拭子时没有运送介质减少了可用于分析的标本量、内含琼脂涂层棒的容器中含有残留的尿液(由于自接种导致菌落计数假性增加)、缺少身份标识、过长的运送时间影响凝血时间和细胞分类计数的准确性、吸取标本没有考虑瓶底的不

溶成分、吸取血清没有考虑沉淀的单克隆免疫球蛋白或浮在血清上面的脂质。

53.2.6 标本处理

与血清相比，使用血浆检测血液中物质的优点在于可以尽早检测，不需要等待血液凝固的时间。制备血清需要等候的时间包括凝血和血块收缩的时间。通常这个过程大约需要30 min完成。如果血液采集后存放在冰箱中或没有促凝物质(粗糙表面小球)的塑料管中，则上述时间还要延长，将导致血清中凝胶的形成。因此，标本容器中已常规使用带有加速凝血和血清分离的添加剂(如人工合成的颗粒)。经常可见到溶血，尤其在透明的聚苯乙烯试管中。

离心：根据下列公式，按转速(r/min)、离心管底和离心轴之间的距离(r)可以计算出离心力(F_{rot})[18]。

$$F_{rot} = r \times \left(\frac{\text{转速}}{1\,000}\right)^2 \times 11.18\ \text{m/s}^2$$

系数11.18 m/s^{2}是由重力(g)推算而来。相同的离心机，离心力的特征是重力(g)的数量与离心时间成反比，即将离心时间加倍，g的数量可以减少一半，反之亦然。全血标本需要离心2 000×g，10 min，更高的g数量而离心时间相同或更长可引起溶血。非制冷离心机运行时，工作温度不应超过环境温度15℃，但在无论如何都不应高于37℃。不加入促离心物质，产生的血清约占30%，如加入促离心物质，则约占40%。如用全血进行离心，产生的血浆比血清多。游离纤维蛋白凝块可在生理性的血液凝固过程中以及由于抗凝剂未与标本充分混合而形成，由于其比重轻，所以不能沉淀。

血标本采集后2 h内一定要完成血清和血块的分离。

血标本的肉眼评估：全血标本必须注意是否有干扰的血凝块。此凝块表明血液有部分凝固，会导致全血细胞计数和凝血试验的结果错误。血清和血浆必须查看是否有溶血、脂血和高胆红素血症。若血红蛋白浓度≥300 mg/L，肉眼可见溶血。

脂质血清标本的澄清：使用含氟碳氢化合物(氟利昂)，此碳氢化合物中的氢原子被卤素氯和氟替代。

步骤为，血清和(或)血浆与氟利昂在玻璃试管中1∶1混合，氟利昂在血清和(或)血浆下面。180°颠倒试管3 min，使其充分混合，然后在3 000 g离心6 min。上清液为澄清的血清，中层含沉淀的脂蛋白，下层为多余的澄清剂。澄清步骤可以重复多次而不影响酶的活性和底物。

聚乙烯沉淀用于血清巨物质的检测：聚乙二醇(PEG)是一种基本单位为—CH_2—CH_2—O—的多聚体，根据链的长度可能是液体或固体，并可溶于水[19]。PEG沉淀是一种简陋的非特异性的技术，利用蛋白质的溶解度来分离蛋白质。PEG用作惰性溶剂海绵，降低溶剂的有效性。随着PEG浓度的增加，有效蛋白质浓度增加，直至超过溶解度并发生沉淀。应用于血清时，PEG沉淀对免疫球蛋白及其复合物是相对特异的。

步骤为，血清与PEG 6000按1∶1比例混合，在室温下反应10 min，然后2 000×g离心10 min。离心后，巨物质在沉淀中。测定未处理的血清中以及上清液中的分析物浓度，血清和上清液的差值就是相应的巨物质浓度。

注释[20]：检测巨AST、巨CK、巨ALP和巨催乳素。

53.2.7 标本保存

不能立即进行分析或分析后需要重复检测的标本需要保存。为了复检，标本保存应不产生明显的变化，可遵循以下建议。

- 检测酶或底物的血清或肝素抗凝血浆可在4℃保存1周。
- 用于血浆凝血试验的乏血小板枸橼酸盐血浆可在20℃(室温)下最多保存8 h；例外的情况参见16.9.4。
- 全血细胞计数(包括血小板计数，但不包括分类计数)所用的EDTA抗凝血可在20℃(室温)下最多保存24 h。

血清和血浆的短期保存[21]：如下。

- 酶：通常在冷藏温度下保存5天导致的酶活力降低不会超过10%，但不包括LD和酸性磷酸酶。LD活力的下降是由于LD-4和LD-5在冷藏时的不稳定性；酸性磷酸酶只有在酸性条件下才稳定。
- 底物：通常在冷藏温度下保存6天，不会引起浓度的任何改变，但甘油三酯除外。因为内源性脂肪酶可分解甘油三酯为甘油，然而，如果分析方法是测定总甘油，其浓度就保持不变。室温保存可导致磷酸盐、尿酸和基于Jaffé反应的肌酐结果降低。如果保存时暴露在日光下，胆红素就会被破坏。葡萄糖只有在血标本去蛋白后或加入稳定剂后才能保存。
- 血浆蛋白、免疫球蛋白和特异性抗体(感染血清学)：在冷藏温度下可保存1周；如果温度不超过25℃，常规邮寄(2天)是可以的。
- 激素和肿瘤标志物：类固醇激素是比较稳定的，可在室温下保存3天；一般情况下，肿瘤标志物也如此。肽类激素如果不在当天检测就需要深度冷冻，尤其是不稳定的ACTH、肾素、血管活性肠肽、胰岛素、生长激素和降钙素(详见相应章节)。
- 凝血：用于凝血酶原时间和APTT检测的乏血小板血浆，保存时间自采血开始不应超过8 h。应在3 h内测定凝血因子的活性，且血浆必须始终在4℃保存(参见16.9)。
- 全血细胞计数(不包括分类计数)：EDTA抗凝血保存不应超过24 h。
- 血细胞分类计数：涂片应在标本采集后5 h内完成，如果用血液分析仪对血细胞进行分类，标本保存不应超过8 h。

血清和血浆的长期保存：要求保存温度低于-20℃。快速冷冻对维持蛋白质的结构是很重要的。如果不能用液氮，可在冷冻块中实现快速冷冻。冷冻块是一个含有样本管凹槽的金属块。应该将冷冻块和试管冷却至-20℃以下，吸取标本至冷冻块内已冷却的试管中，然后将冷冻块立即放入冷冻室。这种方法可以保证标本在移入已深度冷冻的试管后被快速冷冻。

解冻的过程必须非常缓慢，可以在冷藏冰箱中过夜或置于不断搅动的水浴中。在解冻的过程中经常出现浓度梯度，因此标本在分析前必须充分混匀。必须注意试管底部的沉积物(如可能是由冷球蛋白、单克隆免疫球蛋白或冷纤维蛋白原引起)。如有必要，这些沉淀必须加热溶解。

邮寄：关于邮寄过程中酶和底物稳定性的报道并不一致[22]。一般来说，2天内的变化不超过±10%。

53.2.8 细胞游离DNA检测的标本采集与运送

母体血浆中的细胞游离DNA用于无创产前筛查。为了保持高水平的胎儿DNA片段，采血后必须小心，防止母体白细胞DNA对标本的稀释。采集标本使用K_2-EDTA抗凝管，保存在4℃并在6 h内完成血浆的制备。首先是以2 500 g离心10 min，血浆与血细胞分离，然后以15 500 g离心10 min清除碎屑。上清液血浆在检测前一直保存-70℃的温度下。如果使用Streck血液采集管，细胞游离DNA可在室温下稳定7天[23]。

53.2.9 微生物标本的保存与运送

保存时间不超过2～4 h是诊断准确的前提条件[24]。如果标本在保存较长时间之后送到实验室，部分微生物可能已经死亡。另外，病原体发现太晚也会延迟特异性抗生素的治疗。即使涂抹在凝胶转运管内使用特殊的转运容器运送，敏感的微生物如厌氧菌也可能会丢失。与时间相关的保存和转运引起损耗的案例见表53.2-5。

表53.2-5　与定植细菌相比因标本保存和转运引起的病原菌损耗(%)[24]

时间	温度	肺炎链球菌	流感嗜血杆菌	金黄色葡萄球菌	定植菌
2～5 h	室温	-46%	未检测到	-30%	奈瑟球菌属+33%
24～48 h	室温	-25%	-40%	未检测到	未检测到
24 h	室温	-51%	-65%	-9%	大肠埃希菌+>400%
24 h	4℃	-39%	-42%	-47%	大肠埃希菌-31%
48 h	室温	-95%	-74%	-29%	大量生长，无法评估
48 h	4℃	-56%	-53%	-49%	大肠埃希菌-31%

标本的转运必须按照《危险品法案》的规定[关于国际危险品公路运输的欧洲协议(ADR)，附录A，第2650页]。危险品法案的必要条件，请参见参考文献[25]。

53.2.10 分析前不确定度

分析前的不确定性来源于分析前血液标本采集和标本处理的变化。多达0.5%的实验室检测出现差错[26]，其中大部分是分析前的错误。

定性的分析前不确定度：此类差错包括患者身份识别信息缺失、血液标本采集管错误，以及检测项目医嘱错误[6]。研究[27]发现，15%的分析前差错是由缺少申请单引起的，以及100～200例标本中就有1例是由标记不齐全引起，导致1 300～2 000例标本中就有1例是标本采集的患者错误。进一步的研究[28]显示在52 669份评价标本中发现7.4%的分析前差错，包括标本丢失(45.4%)、标本溶血(36.2%)、标本凝固(10%)以及标本量不正确(2.8%)。

量化的分析前不确定度：量化的分析前不确定度是由于当前实验室的操作所引起的变化，如使用不同的血液采集管、凝固时间的不同、离心力和保存时间的不同[6]。研究[6]发现连续的静脉穿刺之间无显著的系统差异。但是，15个分析物中有7个在含二氧化硅促凝剂的血清分离管与含凝血酶医用促凝剂的快速血清管之间存在显著的统计学差异。LD、葡萄糖和K^+的分析前的标准差(SD)明显高于其检测重复性的SDs。

根据不同的研究[41]显示，血液标本采集间隔3 h及随后标本运送4 h的分析前不确定度为：

- K^+、胆固醇和白蛋白大约为13%～16%。影响胆固醇的主要不确定因素是生物学变异，而白蛋白和K^+是标本的采集和预处理。
- 游离甲状腺素(FT4)、促甲状腺激素(TSH)和C反应蛋白(CRP)：分别是20%、42%和125%，主要是由于其生物学变异。
- 血红蛋白、RBC计数和MCV是低于10%。
- 血小板和白细胞计数分别为24%和31%，网织红细胞计数为41%。

53.3 分析中阶段与结果评价

Lothar Thomas

53.3.1 分析

实验结果产生的步骤包括分析物的测定、合理的质控和医学评估。要获得实验结果，首先是标本采集，最后是结果传递，这整个过程受控于质量保证体系。

分析过程由四个部分组成[1]：分析方法所有步骤的操作指南、适用于方法的仪器设备、分析试剂、检测员工的培训。

方法学验证，其术语的解释见表53.3-1。

表53.3-1　获取高质量实验室数据的标准[1]

标准	解释
准确度	检测结果和被测物真值之间的一致性[2]。准确度包括了精密度和正确度。
分析灵敏度	分析校准函数的斜率[2]。
分析特异性	检测方法仅测定目标被测物的能力[2]。
分析可靠性	方法的分析可靠性取决于准确度、精密度、特异性和可检测性的标准[1]。
偏差	测量偏差是指检测结果的预期值与被测物真值之间的差值[1]。
携带性	物质从一个分析转移至下一个分析，携带效应可能和一个标本有关，也可能独立发生。
检测限	在规定的可信区间水平上可以接受的、既定测量程序的检测最低结果，不同于空白物质得到量的值[2]。
漂移	检测漂移是指同一个标本的检测值在相同的检测批次或不同的检测批次中发生的时间依赖性系统偏差的程度。
线性	对一种方法来说，线性是指预期值与真实值不同的区间范围，但是不随机。
精密度	在规定条件下获得的单个测量结果之间的一致性。以下术语需要鉴别： - 批内精密度：重复使用同一种方法测得的结果之间接近程度的指标。同义词为系列内(或分析批内)精密度。 - 重复性：在可比的条件下，检测结果之间的接近程度的指标(如实验室间精密度)。 - 批间精密度：同一实验室使用相同的材料连续的检测批中测得结果的接近程度指标。如果检测批是在连续几天进行的，可称为日间(或分析间)精密度。
耐受性	虽然没有严格遵守操作规程，但是仍然能够可靠的测定目标分析物的能力。
稳定性	系统在特定的条件下、在特定的期限内保持规定的特性的能力[2]。

53.3.1.1 检测方法

在检验医学中，分析结果的有效性取决于分析过程的可靠性和实用性。在检测操作规程中描述标本中分析物的测定过程。操作规程是基于生物学、化学和物理准则以及数学原理。根据其质量，方法可分为常规方法、参考方法和标准参考方法（参见第 50 章表 50-1）。

定量检测方法：目的是测定分子、离子、原子、游离 DNA 颗粒的数量。结果以物质的摩尔浓度（mmol/L）或质量浓度（mg/L 或 mg/dL）来表示。检验医学中大部分定量检测的物质是间接测定的（如通过活性测定、电导率测定或配体结合的方式），因为这些物质与许多其他成分共存于标本中。方法受到其他成分的影响（基质效应），因此只有与校准品比较时才能定量。

无须校准品、真实（准确）的直接定量分析（如在计数池中计数细胞）在检验医学中是很少见的。

定性分析：根据分析方法的检出限，结果以阳性（检出）或阴性（未检出）表示。

53.3.1.2 质量保证

参见第 50 章。

53.3.1.3 校准和质控品

获取高质量的实验室结果，其前提条件是使用合适的校准品和质控品。

校准品：通常所测定的分析物浓度都是相对的（即标本的测量信号与已知浓度参考品的信号进行比较）。参考品用于方法的校准。校准品的成分与标准参考物质有关。

以下参考物质的区别在于：一级（最终）标准品使用参考方法称量或测定已知物质的确切数量，二级标准品通过分析而不是称量的方法来测定分析物的浓度。二级标准品通常含有与患者标本相同的成分。

质控品：质控品就分析物的组成和浓度来说应尽可能地接近于患者标本，并且还应包含患者标本中存在的其他成分[3]。

使用实验室内部质量控制的质控品来评价方法的精密度和正确性。

- 精密度质控：分析物浓度应接近正常/异常的临床决策限。精密度质控品应与患者标本同时运行。美国国家质量控制协会的指南中明确规定了精密度的限值。
- 真实性（准确度）质控：由已认可的、与质控品生产商无关的参考实验室进行赋值。准确度质控品必须每日与患者标本同时运行。美国国家质量控制协会的指南中明确规定了准确度的限值。

53.3.2 分析评估

实验室结果的分析评估包括质量控制和合理性控制。

合理性控制：质量控制监测检验结果测定中的分析阶段。然而，质量控制仅仅监测分析误差，但不包括分析前的部分。合理性控制包括了在检验报告发放至临床之前评估患者分析结果的模式[1]。合理性控制包括极值控制、关联控制（结果模式）和前次结果控制。

极值控制：目标是评估结果是否与标本（血清、尿液、血管外液）、年龄、性别和生活习惯（如吸烟、酗酒）相符。极值，也称为危急值，通常是指基于医学经验获得的与生存状态相适应的最大值和最小值[4]。

结果高于或低于危急值要求医师快速采取措施。如果同一标本复检确认这些结果后必须立即电话沟通。此外，应该由技术熟悉、经验丰富的检验人员进行沟通。定量的危急值请参见表 53.3-2～表 53.3-4。

表 53.3-2　标本经复检确认后需要紧急通知医师的成人和儿童检验结果定量限值[4]

参数	值	注释
活化部分凝血活酶时间（APTT）	≥75 s	因子Ⅷ、Ⅸ、Ⅺ缺乏或失活，有出血风险。在接受肝素治疗的患者中，APTT 延长至超过参考区间上限的 2.5 倍时有出血风险
白蛋白	<1.5 g/dL	与腹水和水肿有关
氨基转移酶	>1 000 U/L	根据临床或存在问题的患者群体来告知
氨	≥100 μg/dL(59 μmol/L)	存在肝性脑病的风险，若不超过 300 μg/dL(176 μmol/L)，通常不会发生昏迷
阴离子隙	≥20 mmol/L	提示酮症酸中毒或乳酸酸中毒、尿毒症、水杨酸中毒、甲醇中毒或乙二醇中毒
无机磷酸盐	≤1.0 mg/dL(0.32 mmol/L)	肌肉无力，肌肉疼痛，中枢神经系统症状如迷失方向、混乱、抽搐、昏迷，与代谢性酸中毒有关的呼吸功能不全
	≥9.0 mg/dL(2.9 mmol/L)	发生在急性肿瘤溶解综合征和终末期肾功能不全
抗凝血酶（AT）	≤50%	存在明显的抑制剂缺乏，在促凝活性升高的患者中，血栓栓塞并发症的风险很高
乙醇	≥3.5 g/L(76 mmol/L) ≈4.0‰	即使没有同时使用医疗产品的人，血液中乙醇浓度为 3～4 g/L 时也可能是致命的
胆红素	≥15 mg/dL(257 μmol/L)	主要是由嗜肝病毒引起的肝胆疾病，因此有传染风险
钙，总钙，离子钙	≤6.6 mg/dL(1.65 mmol/L) ≤3.1 mg/dL(0.78 mmol/L) ≥14 mg/dL(3.5 mmol/L) ≥6.3 mg/dL(1.6 mmol/L)	可能导致低钙性抽搐的离子钙浓度范围 高钙血症危象的风险，如容量不足、代谢性脑病和胃肠道症状等相关症状
氯	≤75 mmol/L ≥125 mmol/L	提示实质性的代谢性碱中毒 在溴化物中毒的情况下，提示严重的原发性代谢性酸中毒或假性高氯血症
肌酐	≥7.4 mg/dL(653 μmol/L)	急性肾衰竭，如在多器官功能衰竭或脓毒症时
肌酸激酶	>1 000 U/L	根据临床或存在问题的患者群体来告知

续 表

参数	值	注释
D 二聚体	阳性	在弥散性血管内凝血(DIC)中,D 二聚体的发现提示Ⅱ期(止血系统失代偿性激活)或Ⅲ期(完全 DIC)
地高辛 洋地黄毒苷	>2.0 μg/L(2.56 nmol/L) >40 μg/L(52 nmol/L)	非心脏症状如疲倦、肌肉无力、恶心、呕吐、嗜睡和头痛,心脏症状如窦性心律失常、心动过缓,以及不同程度的房室传导阻滞
纤维蛋白原	<0.8 g/L	出血风险
纤维蛋白单体	阳性	提示弥散性血管内凝血、脓毒症、休克、多发性损伤、急性胰腺炎和产科并发症时的消耗性凝血病
葡萄糖	≤45 mg/dL(2.5 mmol/L) ≥500 mg/dL(27.8 mmol/L)	可出现从认知功能受损到意识丧失的神经衰弱症状 胰岛素缺乏导致的糖尿病昏迷。与严重脱水和糖尿病酮症酸中毒相关的渗透性利尿(β 羟基丁酸酯>5 mmol/L,标准碳酸氢盐<10 mmol/L)
血细胞比容	≤0.18 (L/L) ≥0.61 (L/L)	对应的血红蛋白浓度<60 g/L。心肌供氧不足 导致血液的高黏滞性,为循环阻力增加和最终心力衰竭的原因
血红蛋白	≤66 g/L ≥199 g/L	心肌供氧不足 对应的血细胞比容≥0.61,导致高黏滞综合征
乳酸	≥45 mg/dL(5.0 mmol/L)	提示 A 型高乳酸血症,这是由组织供氧不足引起。丙酮酸不再被氧化代谢,而是还原性代谢
乳酸脱氢酶	≥1 000 U/L	根据临床或存在问题的患者群体来告知
脂肪酶	>4 倍的参考区间上限值	提示急性胰腺炎
镁	≤1.0 mg/dL(0.41 mmol/L) ≥4.9 mg/dL(2.0 mmol/L)	特征性症状包括感觉异常、痉挛、烦躁和手足抽搐。患者常表现为心律失常伴低钾血症,洋地黄加剧的心律失常 神经肌肉冲动传递减少,导致镇静、通气不足、呼吸酸中毒、肌肉无力和肌腱反射减少
肌红蛋白	≥110 mg/L	心绞痛患者应警惕心肌梗死
渗透压	≤240 mmol/kg of H_2O ≥330 mmol/kg of H_2O	细胞水肿伴有细胞体积增加和神经精神症状的发生 细胞水分丢失和胞内渗透活性物质的增加,不渗透细胞膜。结果:中枢症状和昏迷
渗透间隙	≥10 mmol/kg of H_2O	提示非电解质的中毒,如乙醇、甲醇、乙二醇、异丙醇和二氯甲烷,其增加了血浆渗透压
PCO_2	≤19 mmHg(2.5 kPa) ≥67 mmHg(8.9 kPa)	过度换气 换气不足
pH[24]	≤6.8 ≥7.8	此范围之外的值与生存状态不兼容
PO_2	≤43 mmHg (5.7 kPa)	对应于小于 80%的血红蛋白氧饱和度,并被认为是危及生命的
钠	≤120 mmol/L ≥160 mmol/L	由于 ADH 解渴机制、水吸收或肾浓缩和稀释能力的功能障碍,张力(跨细胞内外边界的水分布)严重受损。严重低钠血症的临床症状是由容量和钠消耗引起的 严重的高钠血症主要表现为中枢神经系统紊乱,如精神错乱及神经肌肉的兴奋性增加包括抽搐和癫痫发作
FT4(游离 T4) 总 T3	≥35 ng/L(45 pmol/L) ≥30 μg/L(46 nmol/L)	提示甲状腺功能亢进,一种可在临床和实验室检查中检测到的疾病;组织暴露于浓度过高的甲状腺激素,并对此做出反应。可能的原因包括:Graves 病、滋养细胞肿瘤、功能亢进性腺瘤、中毒性结节性甲状腺肿,并且在极少数的情况下有 TSH 的过度生成
血小板计数	≤20×10^9/L ≥1×10^{12}/L	存在出血风险。需排除 EDTA 引起的血小板减少症 存在血栓形成的风险
凝血酶原时间(PT)	≥27 s(INR>2)	维生素 K 依赖性因子Ⅱ、Ⅶ和Ⅹ或因子Ⅴ的减少。由于这些因子都是在肝脏合成的,PT 值低于指定水平提示存在相当大的合成障碍。在接受香豆素治疗的患者中,如果 PT<15%(其大致对应于 INR>4),则有出血的风险
肌钙蛋白	升高	提示心肌梗死
尿酸	≥13 mg/dL(773 mmol/L)	急性尿酸盐肾病伴肾小管阻塞和肾功能衰竭。此病例中自发性尿的尿酸/肌酐比值>1.0
尿素 尿素氮	≥214 mg/dL(35.6 mmol/L) ≥100 mg/dL(35.6 mmol/L)	提示急性肾衰竭;不同于肾前和肾后性肾衰竭,与血清肌酐相比,尿素没有不成比例的增加

表 53.3-3 标本经复检确认后需要紧急通知医师的新生儿检验结果定量限值[4]

参数	值	注释
胆红素	≥14 mg/dL(239 μmol/L)	在新生命的第一天,存在核黄疸的危险,如新生儿溶血病
C 反应蛋白	≥50 mg/L	提示新生儿脓毒症
葡萄糖	≤30 mg/dL(1.7 mmol/L) ≥325 mg/dL(18 mmol/L)	低血糖,如由先天性代谢紊乱或因产妇糖尿病导致的高胰岛素血症引起。葡萄糖浓度<25 mg/dL(1.3 mmol/L),应用葡萄糖的肠外给药来治疗 急需明确致病原因
血细胞比容	≤0.33 (L/L) ≥0.71 (L/L)	提示明显的贫血伴组织供氧不足 血液黏度高,循环阻力增加
血红蛋白	≤85 g/L ≥230 g/L	多器官功能衰竭的风险,特别是如果患者同时存在缺血和缺氧 异常血流动力学(高黏度),循环阻力增加,心脏负荷增加
IgM	≥20 mg/dL	脐血 IgM 浓度高于限值可能与宫内感染有关

续 表

参数	值	注释
钾	≤2.6 mmol/L ≥7.7 mmol/L	神经肌肉症状表现为呼吸肌的低反射和麻痹 临床后果是心律紊乱、骨骼肌无力、呼吸麻痹
白细胞计数	≤5×10^9/L ≥25×10^9/L	低于和高于这些限值可能提示新生儿败血症
PO_2	≤37 mmHg (4.9 kPa)	血红蛋白氧饱和度下降至85%以下
血小板计数	≤80×10^9/L	在正常体重的新生儿，此血小板计数应引起进一步的临床和实验室调查。在出生体重低于2 500 g时，临界值为50×10^9/L
TSH	≥40 mU/L	提示先天性甲状腺功能减退症

表 53.3-4 标本经复检确认后需要紧急通知医师的成人和儿童检验结果定量和定性限值[4]

脑脊液
- 细胞计数增加
- 白细胞增多、肿瘤细胞
- 葡萄糖低于血清
- 乳酸≥20 mg/dL(2.2 mmol/L)
- 革兰染色或凝集试验检测到病原菌

尿液
- 葡萄糖和酮体检测试纸强阳性反应
- 红细胞管型或>50%异形红细胞
- 严重的血红蛋白尿(显微镜检查未见红细胞)
- 检测到毒品

白细胞分类计数
- 类白血病反应
- 疑似白血病，尤其是早幼粒白血病
- 疑似再生障碍性危象
- 镰状细胞
- 疟原虫

微生物
- 血培养或体腔渗出液/分泌物的革兰染色检测病原体
- 快速试验如乳胶凝集、免疫荧光、免疫测定检测病原体的抗原，如B族链球菌属、军团菌属、隐球菌属、卡氏肺孢子虫、病毒性肝炎
- 检测到抗酸杆菌或扩增(PCR)后检测到结核分枝杆菌
- 培养检测到沙门菌属、志贺菌属、空肠弯曲菌属、艰难梭菌、产气荚膜梭菌、淋病奈瑟菌、百日咳杆菌、脑膜炎双球菌、白喉棒杆菌及致病真菌如曲霉菌属、芽生菌属、粗球孢子菌属、组织胞浆菌属、隐球菌属
- 检测到HIV抗体
- 检测到耐甲氧西林金黄色葡萄球菌
- 检测到诺如病毒
- 检测到肠出血性大肠埃希菌
- 检测到多重耐药革兰阴性细菌

关于危急值还没有达成任何国家或国际共识。此外，极值也会随着医学的发展而扩展到异常的范围。

关联控制：关联(或结果模式)控制评估标本的结果，互相比对[5]。如果生理学上相互依存的分析物出现医学或方法学上的矛盾时，这些关联的分析结果就是不可信的。例如，在正常RBC体积的血液学健康的个体中，应用于全血细胞计数的规则三得到了不可信的结果。

规则三：红细胞计数(nL)×3＝血红蛋白(g/dL)×3 ＝血细胞比容(%)。

趋势控制：趋势控制就是检查当前结果是否与患者的前次结果一致，同时考虑诊断和治疗的变化[3]。例如，在基于肿瘤标志物测定的恶性肿瘤的治疗监测中，趋势控制起着重要的作用。

日均数的平均值、正常值的平均值：系列结果或日均数平均值的可信度是基于下述两方面进行比较，一是分析结果的日间分布比较；二是分析结果当期的频率分布与同一实验室较长一段时期内可比的患者或健康人群的频率分布进行比较。

日均数的平均值可以检测分析方法正确度的系统偏差。

53.3.3 医学评估

实验室报告的检测结果通过医师的医学评估成为临床发现。临床发现的解释是基于与患者临床表现相关的实验室结果的权重。医学评估的基本要求包括：医疗经验及对患者的了解、疑似疾病、疾病进展和其他医疗检查的结果[6]。医疗决策中的实验室检测的框架如图53.3-1所示。

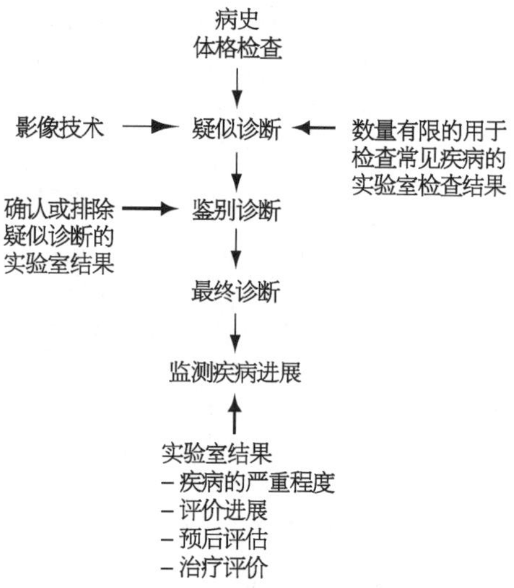

图 53.3-1 医疗决策中实验室检测的框架[6]

实验室检测结果的医学可靠性：为了做出与检验相关的医疗决策，医师必须了解实验室检测的医学可靠性。为此，了解的重点如下[4,6]。

- 实验室结果如何将患病率转化为某种疾病的预测值，例如，证实血清淀粉酶活性大于400 U/L与95%以上的急性胰腺炎相关。医师通常根据自己的经验、与同事交流专业知识或进行高层次的医学培训来获取这些知识。
- 实验室检测的阈值概率。在许多情况下，由于实验室检测项目的参考区间上限值与疾病时测得的实际值之间存在灰色区域而很难做出临床决策。医师没有明确的阈值来协助决策是否继续推定的诊断，或者甚至启动治疗。例如，脂肪酶的参考区间上限值是100 U/L，但是除非急性上腹痛患者脂肪酶浓度超过400 U/L的阈值，否则不能预示急性胰腺炎。通常，如果患者从治疗中获益且不良反应较小，则在灰区内假设的阈值较低。阈值概率的评估需

要医师和实验室人员之间的密切合作，医师了解患者临床症状，实验室人员了解实验室检查项目的生物学影响和干扰因素。

53.3.3.1 医学评估的方法

医学评估的方法由横向和纵向组成[4]。

横向评估：横向评估可以理解为患者的检测结果与参考区间、治疗区间或阈值之间的比较。基于参考区间的患者检测结果评估，检测结果与真值的偏差必须很小，才能保证其可靠性高。这就需要高精度的测定方法。在横向评估中也必须考虑影响检测结果的重要生物学影响因素。

纵向评估：在纵向评估中，患者的检测结果与以前的结果进行比较。患者纵向监测中的实验室结果的变化明显小于与性别和年龄匹配的参考人群相比得到的变化。纵向评估的前提条件包括：

- 检测的实验室没有变化，检测的方法也没有变化。
- 标本的采集、储存和运输的条件相同。
- 考虑生物学影响因素。
- 检测方法必须在控[如精密且正确(准确)]。

解释实验室结果时需要考虑的重要生物学影响因素列于表 53.3－5 和表 53.3－6。

表 53.3－5　实验室结果医学评估时应考虑的影响因素

影响因素	解释
性别[7]	许多实验室检测使用性别特定的参考范围。在某些分析物中，男女之间的差异可能是由于体重、体表和肌肉质量的差异所致。以下生化检测中，男性的测定值高于女性：GGT、甘油三酯、尿酸、肌酐、氨、CK、AST、ALP、铁、尿素、胆固醇。
种族	除 CK 外，种族对酶的参考区间无显著影响。胆固醇、甘油三酯和尿酸等分析物更受社会阶层内饮食习惯的影响，而不是种族差异的影响。种族差异在血型的频率分布和某些血浆蛋白的表型和浓度之间的相关性中起了重要作用，如结合珠蛋白和 α_1 抗胰蛋白酶。
年龄[8]	发生以下变化：① 增加：葡萄糖、肌酐、尿素、胆固醇、ALP、α 淀粉酶、LD、纤维蛋白原、ESR、CRP。也证实了单克隆丙种球蛋白的增加。② 减少：钙、磷、总蛋白、白蛋白、免疫球蛋白、葡萄糖耐量、估算的 GFR、维生素 B_{12}、叶酸、白细胞计数和血小板计数。年龄每增加 10 年，白蛋白减少 0.53 g/L。 酶活性在儿童期高于成人期，但铁、铜和免疫球蛋白浓度则较低。新生儿血细胞参数均高于婴儿和成人。
体重指数[9]	体重指数是测定儿童和成人营养状况的标准，其计算公式为体重(kg)/[身高(m)]^2。随着体重的增加，一级危险因素如血压和脂蛋白浓度也会增加；葡萄糖耐量降低。这也适用于二级危险因素，如尿酸、甘油三酯和 CRP。 肥胖男性和女性的尿酸、胆固醇、LD、胰岛素和餐后葡萄糖的浓度高于体重正常的个体。肥胖男性的 AST、肌酐、总蛋白和尿酸水平均高于正常男性。肥胖者的磷酸盐较非肥胖者低，肥胖者钙含量低于正常女性。肥胖者的磷酸盐较非肥胖者低，肥胖女性的钙比正常女性低。
禁食时间[10]	即使在禁食后采集血液样本，代谢标志物的浓度仍可能因禁食持续时间而存在差异。非禁食男性与禁食男性相比，平均 LDL 胆固醇较低，血糖、胰岛素和甘油三酯水平较高。这些差异在糖尿病患者中更为显著，在禁食时间超过 6 h 时差异更大。
血液采集时间	在禁食后早上 8:00、早餐后 9:30 和 11:00 分别采集血液标本，发现存在显著差异。有研究[11]将患者结果的变异系数(CV,%)与分析 CV 进行比较，发现患者检测结果的 CV 远远超过分析 CV，酶、代谢参数和电解质的检测结果 CV 平均值为分析 CV 的 3.5 倍，全血细胞计数的细胞成分为 5 倍，TSH 为 5 倍，FT4 为 1.5 倍。
时间段[12]	要区分患者一天中血液成分个体的、非规律性差异以及昼夜节律(24 h 周期的内源性节律)的差异。 全血细胞计数：从时间上的差异来看，不要求在固定的时间段采集血液标本。 临床化学：Na、K、Ca、Mg 在 21:00 和 6:00 之间有高峰，而磷酸盐节律相正好偏移 180°。 激素：皮质醇和 ACTH 在早晨达到高峰，夜间降至谷底。睾酮在 16:00—20:00 达到最低值，夜间上升，至 6:00 时达到峰值。催乳素的浓度随着睡眠时间的延长而升高；生长激素在睡眠的早期(最初 2 h)增加。 酸碱参数：只有轻微的变化；夜间 pH 降低。 如果改变一天的时间段，如沿着纬度的旅行，昼夜节律也会出现变化。身体需要 6～8 h 才能适应新的一天。然而，日差异和昼夜节律在所有个体中都不会改变。这些变化可能被血液成分的短期波动所掩盖，例如皮质醇水平在早晨几分钟内就发生变化，或者随长期的波动而发生改变。个体差异、昼夜节律和长期波动仅在生化标志物浓度的纵向评估中起作用，而横向评价则不那么重要，因为都在参考区间内。
压力	儿茶酚胺和 17－羟皮质类固醇的排泄升高，血清皮质醇、肾素、醛固酮、生长激素、TSH 和催乳素的浓度增加。
卧床休息	钠、钙、氯、磷和氨的排泄量增加，血清 ALP 浓度也一样。
妊娠[13]	ALP、胆固醇、甘油三酯、铜、铜蓝蛋白、转铁蛋白、白细胞计数、孕酮、雌二醇、雌三醇、催乳素的浓度增加；新增了 HCG 和甲胎蛋白。 铁、镁、钙、总蛋白、白蛋白、胆碱酯酶、血红蛋白、血细胞比容、红细胞计数、葡萄糖、HbA1c 的水平降低(参见 38.1)。
酒精摄入	饮酒后几分钟，AST 轻度上升，3 h 后达到峰值，不饮酒者通常在参考区间内。GGT 轻度增加稍有延迟。没有检测到酒精摄入对其他酶活性的影响。有些人少量饮酒后，甘油三酯水平明显升高了数小时或数天。慢性酗酒者可以长期存在 GGT 升高。
避孕药[14,15]	第二代激素类避孕药引起胆固醇增加，第三代避孕药没有发生此类反应。然而，服用第三代避孕药的女性中 1/3 出现 CRP 升高至 3 mg/L 以上。服用避孕药的女性中甲状腺素结合球蛋白和铜蓝蛋白分别升高了 44%和 70%。
外科手术[16]	对全血细胞计数、酶活性和血清分析物浓度的影响取决于潜在的疾病和手术干预的类型。在手术后的第一个 24 h 内，通常会发生以下变化：血红蛋白减少、白细胞增多、ESR 升高、急性时相蛋白增多(例如 CRP)、轻度短暂性高胆红素血症和尿素增加。观察到 CK 的增加，特别是在腹部和胸部手术中，可以达到参考区间上限值的 3～10 倍。在胆囊切除术中经常遇到氨基转移酶轻度增加，而在其他外科干预中较少发生。
电离辐射	电离辐射治疗导致血小板和白细胞减少，破坏肿瘤组织引起尿酸升高至 30 mg/dL(1 785 μmol/L)。
γ 干扰素干扰	单克隆免疫球蛋白(mIg)由于产生浊度而在临床化学分析中引起干扰。预防干扰可以通过优化试剂的缓冲条件以避免产生浊度或在样品分析之前去除 mIg 来实现。mIg 干扰葡萄糖、胆红素、γ 谷氨酰转移酶、尿素和铁蛋白检测的例子见参考文献[17]。
患者水合作用[18]	患者水合作用的变化会压倒分析精度和准确性的提高。大量的检测都没有意识到这个常见的重要的每日变化。在一定时间内高达 15%～23%的差异可能仅仅是由于血浆容量的波动[19]。
健康和疾病时个体内的生物学变异	研究[20]了 34 种疾病状态下 66 个实验室检测项目的受试者个体内变异(CV)，并将结果与健康个体中确定的 CV 进行比较。对于大多数定量检测来说，疾病和健康时 CV 值处于相同的水平。然而，在器官特异性疾病中其 CV 高于健康个体，即肝病时的甲胎蛋白、慢性肾衰竭和慢性肝病及佩吉特病时的 ALP、卵巢癌时的 CA 125、乳腺癌时的 CA15－3、结直肠癌时的 CEA、肾脏疾病和移植后患者的肌酐、糖尿病患者的 HbA1c、LP(a)和首次晨尿白蛋白。

表 53.3-6 药物对血清指标的影响[21,22,23]

项目	药物影响	
葡萄糖	增加 减少	烟酸酯、苯妥英、泼尼松龙、普萘洛尔、噻嗪、氯丙嗪、吲哚美辛、左旋多巴口服降糖药 西咪替丁、氯贝丁酯、丙吡胺、对乙酰氨基酚、戊烷脒
胆固醇	增加 减少	氯噻酮、氢氯噻嗪、口服避孕药(非微丸) 维生素 C(延长摄入)
尿酸	增加 减少	乙酰唑胺、布美他尼、氢氯噻嗪、环孢素、乙胺丁醇、呋塞米、甲氧氟烷、烟酸酯、吡嗪酰胺(参见 5.4) 别嘌呤醇、丙炔洛尔、水杨酸、氯贝丁酯、苯巴比妥、天冬氨酸、阿洛西林
肌酐	增加	阿莫沙平、水杨酸、西咪替丁、复方新诺明、环孢素、甲芬那酸、甲氧氟烷、天花粉酸、甲氧苄啶-磺胺甲噁唑
钙	增加 减少	他莫昔芬、噻嗪类 抗癫痫药、锂、普萘洛尔
磷	增加 减少	普萘洛尔、脂肪乳剂 西咪替丁
胆红素	增加	对乙酰氨基酚、安吖啶、雄激素、阿司匹林、硫唑嘌呤、卡托普利、卡马西平、氯丙嗪、复方新诺明、红霉素、金盐、氟烷、海洛因、肼苯哒嗪、脂肪酸、异烟肼、酮康唑、巯基嘌呤、甲氨蝶呤、α 甲基多巴、甲基睾酮、萘普生、硝基呋喃妥因、氧氟沙星、对乙酰氨基酚、潘生丁、青霉胺、苯巴坦、苯妥英钠、丙基硫氧嘧啶、雷尼替丁、利福平、甲氧苄啶-磺胺甲噁唑、柳氮磺胺吡啶
ALP	增加 减少	别嘌呤醇、氨苯吖啶、卡马西平、环磷酰胺、环磷酰胺、异丙酰胺、红霉素、金盐、异烟肼、酮康唑、巯嘌呤、甲氨蝶呤、甲氧氟烷、α 甲基多巴、甲基睾丸酮、苯唑西林、氧苯巴比妥、罂粟碱、潘生丁、苯巴比妥、苯巴比妥、苯妥英钠、普鲁米酮、丙基硫氧嘧啶、雷尼替丁、甲氧苄啶-磺胺甲噁唑、柳氮磺胺吡啶、丙戊酸。也参见 1.3 氯贝丁酯,口服避孕药
AST 和 ALT	增加	对乙酰氨基酚、胺碘酮、水杨酸、卡马西平、双嘧吡胺、肝素、巨他仑、美维康、苯唑西林、氧苯巴比妥、罂粟碱、青霉胺、潘生丁、苯丁胺、苯妥英、雷尼替丁、利福平、链激酶、甲氧苄啶-磺胺甲噁唑、丙戊酸,也参见 1.6
CK	增加 中毒 减少	他汀类药物、奥氮平 安非他明、巴比妥类、乙醇、海洛因、茶碱(参见表 1.8-4) 泼尼松
GGT	增加 减少	卡马西平、红霉素、口服避孕药(微丸除外)、苯唑青霉素、苯妥英钠(参见 1.9) 氯贝丁酯
LD	增加 减少	别嘌呤醇、胺碘酮、雄激素/合成代谢类固醇、阿司匹林/水杨酸盐、卡托普利、卡马西平、氯丙嗪、顺铂、氯氮平、香豆素、达卡巴嗪、地尔硫卓、红霉素、氟奋乃静、金盐、α 甲基多巴、萘普生、扑热息痛、罂粟碱、青霉胺、哌醋胺、苯妥英其中,苯巴比妥、丙基硫氧嘧啶、雷尼替丁、柳氮磺胺吡啶、天冬氨酸、丙戊酸、维拉帕米 氯贝丁酯、口服避孕药

53.3.4 实验室结果在医学决策中的有效性

实验室结果帮助医师进行临床决策,并鉴别患病和健康的个体(理想状态下)。然而,检测可靠的实验室结果既不能保证它有助于诊断或鉴别诊断,也不保证它有助于监测或评估治疗结果。实验室结果用于这些医学信息时的实用性、相关性或可靠性也被称为临床实验室结果的有效性。在这种背景下,重要的是了解实验室结果对疾病的预测价值。这就需要了解表 53.3-7。

表 53.3-7 实验室检测的结论性术语[2,6]

标准	注释
诊断(临床)灵敏度	根据限定条件的测定结果正确分类的人数除以该条件下的全部人数(表 53.3-9)
诊断(临床)特异性	根据限定条件的测定结果正确分类的人数除以不在该条件下的全部人数(表 53.3-9)
风险比	描述了两个分析组随时间的累积风险比。例如,如果在药理学研究中,未经治疗组中受试者的死亡率是治疗组的两倍,则未经治疗的危险比为 2。如果两个群体之间没有差异,则危险比为 1
患病率	患病率(检验前概率):用测定方法检测某一疾病患者的频率(表 53.3-8)
阳性预测值	检验阳性的预测值(检验后概率):若检验结果为阳性时,疾病存在的概率(表 53.3-10)
阴性预测值	检验阴性的预测值(检验后概率):若检验结果为阴性时,疾病不存在的概率(表 53.3-10)
诊断效率	指正确结果占队列中所有结果的比率,取决于该检测项目的诊断灵敏性和特异性,以及疾病的患病率(表 53.3-12)
似然比(LR)	在患病个体的队列中确定真阳性和假阳性结果的分数。LR = 敏感性/非特异性。1 - 特异性 = 非特异性
被测量	可测量的量
测量	可以获得被测量量值的一组操作
优势比	事件 E 发生的概率 P 与不发生此事件的概率(1-P)之间的比率。$OR_E = P_E/1 - P_E$。如果 OR = 1,则概率为 50∶50。OR 为 10 与 OR 为 2 两者之间相互关系的差别是 OR 为 10 的概率是 OR 为 2 的 5 倍
参考测量方法	经过全面研究分析的测量程序,具有与其预期用途相称的测量不确定度,特别是在评估相同物质的其他测量程序的正确性以及在赋值参考物质(PREN 12286,3.7∶1997)时
参考标准品	标准品,通常从指定场所或指定机构中获取、具有最高的计量质量,可以从中得到测量值(VIM,6.6∶1993)

续 表

标准	注释
重复性	在测量条件有变化的情况下得到的同一被测量的检测结果的一致性
结果	通过测量获得被测量的值(VIM,3.1：1993)
样本	实验室中正确采集、运输和处理的标本的一个分装试样,用于特定的实验室检测
采样	抽取或构建样本的过程
标本	正确采集的一份血液,用于一个或多个实验室检测
检测	根据特定的程序进行的一个技术操作,确定指定产品、材料、设备、有机体、物理现象、过程或服务的一个或多个特性或性能(ISO 指南 25,3.5：1990)
溯源性	测量结果或可以参考的标准品值的特性,通常是国家或国际标准,通过一个完整的比较链来确定不确定度。注 1：这个概念通常用相关的可追溯的方式来表达。注 2：不间断的比较链称为溯源链
正确度	从大量的一系列检测结果中获得的平均值与公认的参考值之间的一致性(ISO 3435－1,3.2：1993)
不确定度	与测量结果相关的被测量,其具有的可能由于测量引起的值的离散性(VIM,3.9：1993)
验证	通过检查和提供客观证据来证实满足特定用途的具体要求(ISO 8402,2.18：1994)
确认	通过检查和提供客观证据来证实满足特定要求的具体要求(ISO/IEC 25;3.2：1997)
Z 分数	Z 分数,也称为标准分数,指测量值高于平均值的标准偏差的数量,前提条件是相关均值来自正态分布。$Z=x-m/S$;Z,分数;x,测量值;m,均值;S,正态分布的标准差

诊断(临床)灵敏度和特异性：定量实验室检测的诊断灵敏度和特异性及其临床实用性取决于在健康和疾病人群中分布的诊断阈值的确定。这可通过绘制健康人群和特定疾病的人群的频率分布曲线来完成(图 53.3－2)。

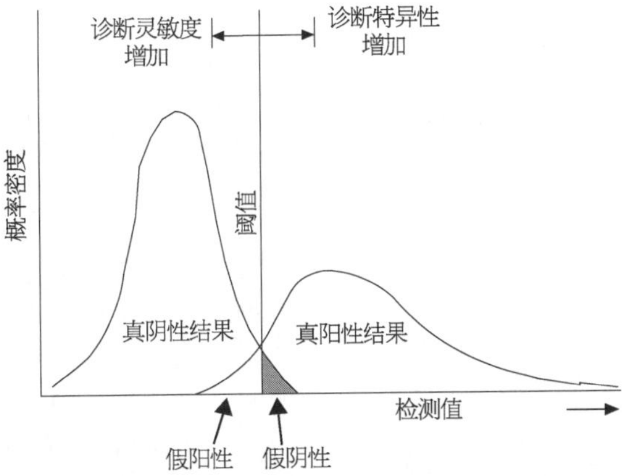

图 53.3－2 健康和疾病人群的频率分布曲线。诊断阈值向更低检测值的移动增加了检测项目的诊断(临床)灵敏度,但是会增加健康人群中假阳性结果的数量(临床特异性下降)。诊断阈值向更高检测值的移动减少了假阳性结果的数目(临床特异性增加),但临床灵敏度降低

诊断阈值可以根据以下两种途径来确定：① 选择最佳的诊断灵敏度。诊断特异性也因此确定,是由健康个体的频率分布曲线确定的。② 选择最佳的诊断特异性。对于许多实验室检测来说,这就是健康参考人群的第 97.5 百分位数。诊断灵敏性因此也被定义,是由患病个体的频率分布曲线确定的。

从图 53.3－2 可以看出,重叠的程度决定了检测项目的临床相关性(有效性)。诊断不确定度存在于检测结果落在重叠区域内的个体中;这可能导致错误的诊断,但它不能通过将诊断阈值升高或降低来预防,只能尽力缩小重叠区域。

实验室检测的分析不精密度对重叠区域的大小有重要影响,从而影响检测的诊断灵敏度和特异性。如果不精密度增加,那么重叠区域将变宽,假阳性和(或)假阴性结果的数量将增加。

采用诸如 ROC 分析和计算似然比等方法来优化诊断灵敏度和特异性以及重叠频率分布曲线之间的最佳距离。诊断灵敏度和特异性的计算参见表 53.3－8。

表 53.3－8　基于阳性和阴性结果数量的临床灵敏度和特异性

$$临床灵敏度(\%)=\frac{真阳性结果的数量}{真阳性结果+假阴性结果的数量}\times 100$$

$$临床特异性(\%)=\frac{真阴性结果的数量}{真阴性结果+假阳性结果的数量}\times 100$$

预测值：医师解决患者临床疑问的工作是由一系列医疗决策组成的。实验室检测结果将疾病的检验前概率改变为疾病的检验后概率(预测值)[6]。疾病预测值的计算取决于医疗单位中该疾病的患病率,并以临床医师的经验为基础。疾病的患病率,包括在医疗单位内的患病和健康人群之间的比率。患病率对于预测值的意义见表 53.3－9。

表 53.3－9　疾病患病率阳性预测值和检测项目临床灵敏度和特异性的相关性

患病率(%)	预测值(%)	灵敏度(%)	特异性(%)
0.1	1.9 9.0	95 99	95 99
1.0	16.1 50	95 99	95 99
2.0	27.9 66.9	95 99	95 99
5.0	50 83.9	95 99	95 99
50	95 99	95 99	95 99

预测值是将检测项目的诊断灵敏度和诊断特异性与疾病患病率相结合。阳性预测值(PV_{pos})和阴性预测值(PV_{neg})不同。PV_{pos}和 PV_{neg}的计算见表 53.3－10。真阳性率和假阳性率取决于疾病的患病率和检测项目的诊断灵敏度和特异性。

表 53.3-10 已知临床灵敏度、特异性和患病率时的阳性和阴性预测值(PV)

$$PV_{pos}(\%)=\frac{患病率\times 灵敏度\times 100}{患病率\times 灵敏度+(100-患病率)\times(100-特异性)}$$

$$PV_{neg}(\%)=\frac{(100-患病率)\times 特异性\times 100}{(100-患病率)\times 特异性+患病率\times(100-灵敏度)}$$

患病率、临床灵敏度和临床特异性必须以%的形式录入公式

根据公式,可以得出结论:阳性预测值随疾病患病率和检测项目的诊断灵敏度和特异性而升高的。在低患病率的情况下,即使检测项目具有较高的诊断敏感性和特异性,阳性预测值也总是低的(表 53.3-9)。

阴性预测值随着不受疾病影响的个体数量而增加(100 减去患病率)。在低患病率的情况下即使检测项目的诊断敏感性和特异性差或其不精密度高,阴性预测值也总是很高的。

其他评估临床实验室结果实用性的方法是诊断效率、似然比和优势比[6]。

对于诊断灵敏性、特异性和预测值的计算参见表 53.3-8、表 53.3-10、表 53.3-11。

表 53.3-11 基于阳性和阴性结果数量的阳性(PV_{pos})和阴性(PV_{neg})预测值

$$PV_{pos}(\%)=\frac{真阳性结果的数量}{阳性结果的总数量(真阳性+假阳性)}\times 100$$

$$PV_{neg}(\%)=\frac{真阴性结果的数量}{阴性结果的总数量(真阴性+假阴性)}\times 100$$

诊断效率:检测项目的诊断效率是正确的结果占所有结果的比率。这取决于检测项目的诊断灵敏性和特异性及疾病流行率(表 53.3-12)。

表 53.3-12 实验室检测项目诊断效率的计算

$$效率=\frac{真阳性+真阴性结果的数量}{所有结果的数量}$$

$$效率=患病率\times 灵敏性+(1-患病率)\times 特异性$$

53.4 成本核算

Gudrun Hintereder

成本核算的任务是收集、分摊和划拨制造过程中产生的成本,其目标是实现可控的历史成本和(或)未来成本核算的决策[1]。

表 53.4-1 中列出了关于成本核算的基础标准术语定义的例子。应用这些定义来帮助成本核算的决策。

表 53.4-1 重要的企业管理术语

定义	描述	举例
成本对象	产生收益的产品或服务	汽车、工程、实验室参数
直接成本(个体成本)	直接分配给成本对象的成本	在成本对象处理过程中发生的使用成本。直接材料成本;成本对象本身所要求的材料,以及直接分配给它的材料
间接成本(间接费用)	使用分摊系数分配的成本	管理成本 结构成本 营销成本
固定成本	与固定因素相关;与产量无关[2]	建筑成本、与活动提供无关的 IT、保险、间接使用成本
可变成本	产量和数量相关的成本	直接材料成本(如用于分析的试剂)。材料成本是可变的(即它们不断增加)或与产出量是一种协同效应的函数关系
总成本	固定成本和可变成本的总和	区分总吸收成本和部分吸收成本
总成本核算	每个成本对象的总投入成本	分配给成本对象的所有发生的费用
部分成本核算	每个成本对象及(基础设施成本 + 每 X 的间接费用)的总成本	只有部分成本直接分配给成本对象,其余部分以不同的方式进入经营结果(如按贡献成本计算)
利润贡献	利润贡献 = 收益 - 可变成本(总利润贡献)[3]	提供有关货物和服务的成本和成本结构可控性的信息。利润贡献是可用于支付固定成本的金额。它可以与产品的总数量和数量单位(单位尺寸)有关
盈亏平衡分析,贡献成本法	利润贡献是贡献成本的操作数	在多层次贡献成本法(固定费用计算)中,根据分析的业务水平(即考虑到固定的业务成本),在各级之间进行区分。一些公司已经建立了 5 级贡献成本计算,甚至 13 级贡献成本计算,甚至更多[3]
内部转移定价(ITP),内部成本分配	跨部门活动提供的内部成本分摊	可以根据活动/服务类型进行内部转让定价或固定分摊记账[2]
关键绩效指标	有或没有测量单位的数据,允许相关的陈述(如错误率)	单位生产成本 单位全时工作当量 每个工作人员的单位
生产力	定量输出除以定量输入	将定量生产结果与所使用的生产要素(如每小时报告的结果)相关联
劳动生产率	每个工作小时的相同活动数	部分生产力指标,提示每个人员的绩效(如每个全时工作当量的报告结果)
平均成本/单位成本	单位产出成本	指固定成本、可变成本或总成本。平均成本随着数量的变化而变化;随着数量的增加,固定成本被分配到更多的数量中;因此,平均固定成本随着数量的增加而减少。平均可变成本是恒定的,但在特殊情况下,它们也可以根据数量的函数关系而增加。这两种效应相结合产生了总成本的 U 形平均曲线
边际成本	成本变动/产出变化	由最后一个输出单元的生产引起的总成本的增加[1]
收益	商品的价格乘以卖出的数量	收益的变化与需求弹性相关。例如,产品的价格增加,销售产品的数量减少;收益可能增加或减少。因此,收益变化的方向取决于需求对价格变化的影响(= 弹性)[2]
收入	在一段时间内提供的所有活动/服务的价值	收入导致净资产(= 资本)的增加;在规定的时间内,企业的资本收益
支出	在一段时间内消耗的所有活动/服务的价值	支出导致净资产(= 资本)减少;在规定的时间内,消费的货品(商品和服务)
利润	收益 - 支出	利润和资本投资之间的关系可以评估成功[1]

收入和成本是成本核算中使用的术语;收益和支出是与财务/商法会计有关的术语。人员安置的成本和货物的成本被称为输入;产品、工作结果、货物和服务被称为输出。

53.4.1 实验室的总成本核算

总成本核算的目的是确定成本对象(货物、服务、产品)的实

际成本或计划成本。此外,可以控制生产过程的经济效率,并可以进行损益核算。总成本核算的受苛责点是成本独立于成本动因(特别是产出量的成本)的成本分摊。这也被称为间接分配。

尽管经过几十年的激烈批评,总成本核算在很多方面仍然是德国最常用的会计核算方法。总成本核算方法包含了生产所需的所有间接成本。投入需要考虑了这个产品是否对企业经营业绩做出积极或消极贡献,考虑到所有可归因的间接成本。每一个产品都应该做出应有的贡献来覆盖间接成本,除非战略控制约定某些对经营成果有积极贡献的产品是对其他负贡献产品的补偿,因此,商业成功是基于总产出的金额来计算的。

管理和成本核算总规则的改变是要求重新调整经典的成本核算。自动化程度的提高导致设备成本的增加;间接生产部门的重要性日益增加,例如,电子数据处理已引起了间接成本的增加。因此,除了经典成本核算,还应进行以战略和(或)战略为基础的成本核算[5]。例如,作业成本核算是响应于间接成本的持续增加和业务流程方向的增加而开发的,并被认为是总成本核算[1]。

通常建议工业企业和医院使用通用、组合的成本核算系统[6]。成本中心核算将成本类型分配给成本对象。

从历史和方法上来说,需要区分各种不同的成本核算系统,通常他们有重叠的内容和表现形式。贡献成本有助于短期决策,总成本核算有助于短期至中期决策[7]。

医院需要承担总成本核算的法定义务。此外,运营结果的发展和来源必须是可追溯的[3]。

总成本核算的结果为常规内部服务在直接成本中的内部转移定价提供了依据。

实验室相关的成本类型包括直接成本和间接成本。成本数据通常来源自财务会计和运营统计或成本核算。

直接成本包括,如直接提供活动的人力成本、材料成本和其他成本,这些成本可以无须关键会计而分配到成本对象。人力成本包括所有与生产要素人力有关的成本。主要的人力成本类别有工资、薪金、法定社会保障金、附加福利和其他人事费用,并汇总在工资核算中[1]。例如,继续教育和培训的成本也是生产单位人力成本的一部分。在这种情况下,必须考虑实际成本和机会成本(用于在替代地点的人力调动)。

材料成本包括与实验室检查的技术供给有关的所有费用。在这种情况下,必须在(直接的)制造与材料成本和价值创造过程直接相关的(间接的)制造与材料间接成本之间作出区分。

间接成本不能直接分配给成本对象(如可销售的产品或服务)。间接成本,如电、水、供暖,以及租赁、EDP、部门、房屋设备和管理等消耗的成本。它们也被称为基础设施成本。基础设施成本由于不能直接分配,因而是分摊的。各种分配或分摊系数可用于此目的。

直接成本和间接成本构成了成本对象核算中的产品总成本。直接成本和间接成本都是来自总成本核算的术语[8]。直接成本和基础设施成本的总和作为总成本核算的基础。

53.4.2 基于数据的成本和活动,内部计点值

为了内部转移定价,要对实验室活动或服务确定内部计点值(IPV)(如以报告的结果表示)。基于IPV,可将所呈现的活动或产品的成本分配并直接计入客户。IPV允许比较不同服务提供商之间的有效性。报告结果的计点数揭示了其所需的生产过程的复杂性,并在医疗费用表(MFS)中进行具体定义。

内部计点值(IPV)是服务提供者的个体维度,并且基于成本和呈现的活动之间的比值来表示为计点之和(IPV=成本/活动)。由于总成本作为计算的基础,单个内部的计点值直接取决于固定成本和可变成本的数量。

可变成本取决于协同效应和规模经济。若实验室进行的检测在MFS中评级过低,即使检测的数量更多,其实验室的效能和效率可能低于那些检测数量少一些、但在MPS中评级较高或很高的实验室。

内部计点值的计算和比较必须考虑到关于数据访问的所有差异。基于医院信息系统(HIS)的数据和从实验室信息系统(LIS)检索的数据,计点总数可能出现差异。这可能是由在MFS(计点)和通过欧元值(EBM)统一评估标准之间的评分不同引起。

表53.4-2显示了在不考虑基础设施成本时,内部计点值(IPV)随着时间序列的发展。2010年的IPV增加了4.1%。成本/活动值(IPV)的升高可能是由新进人员适应周期更长或在MFS中成本/回报率比较低的昂贵活动较多所引起。

表53.4-2 内部计点值的计算(IPV)

	2006年	2007年	2008年	2009年	2010年	偏差*
Σ总成本	110 000 €	120 000 €	125 000 €	130 000 €	140 000 €	7.7%
Σ MFS计点	12 000 000	13 500 000	14 000 000	14 500 000	15 000 000	3.5%
IPV	0.009 17 €	0.008 89 €	0.008 93 €	0.008 97 €	0.009 33 €	4.1%

*前一年的偏差

53.4.3 成本核算-原因相关

上述内部计点值的计算是指实验室的总成本和总活动量。如果实验室在不同的地点提供活动或负责额外的工作范围如床边检测(POCT),那么建议进一步细分成本和活动。人员和材料的直接成本可以分解并与相应的活动相关联(表53.4-3)。

表53.4-3 不同地点的成本分配

总成本	2008年	2009年	2010年	偏差*
总计	125 000 €	130 000 €	140 000 €	7.7%
中心实验室A	101 875 €	111 800 €	121 100 €	8.32%
实验室B	18 750 €	12 350 €	12 600 €	2.02%
(POCT)	4 375 €	5 850 €	6 300 €	7.69%

*前一年的偏差

53.4.4 直接成本核算和基于地点的内部计点值

如果已知基于工作范围的成本和活动的基本数据,则可以进行内部计点值的个体计算。该结果可用于比较单个工作范围或地点的活动,如果发现偏差,则可以启动改进方案[8]。表53.4-4显示了直接与地点相关的成本(而不考虑间接成本)以及与MFS中定义的计点值的关系。总IPV持续增加的

原因除其他因素外，还有实验室 B 计点值的不呈比例增加以及 POCT 任务中的支出更高所致(表 53.4－4)。

表 53.4－4 地点相关的内部计点值(IPV)的计算

IPV	2008 年	2009 年	2010 年	偏差*
实验室 A＋B				
－ 总计	0.008 93 €	0.008 97 €	0.009 33 €	4.1%
－ MFS 分数	15.32%	15.38%	16.01%	
中心实验室 A				
－ 总计	0.007 58 €	0.007 98 €	0.008 29 €	4.0%
－ MFS 分数	13.00%	13.69%	14.22%	
实验室 B				
－ 总计	0.033 48 €	0.025 05 €	0.028 00 €	11.8%
－ MFS 分数	57.44%	42.98%	48.04%	

*前一年的偏差

53.4.5 贡献成本核算

盈亏平衡分析法或贡献成本核算是一种利用制造业产品的利润贡献来确定企业经营成果的方法。贡献成本核算的基础是固定成本和可变成本的分离或直接成本和间接成本的分离。因此，证明了活动产生的成本结构及成本的可控性。收入减去成本获得利润贡献。

要区分(单层次/直接)贡献成本核算和多步骤/间接贡献成本核算(固定费用范围计算)。单步骤贡献成本核算增加了个人利润贡献(如果生产了若干产品)，并从结果中减去总固定成本。

多步骤贡献成本核算尝试对固定成本部分进行进一步细分，将成本分配给产生的部门[10]。由于固定成本的结构和量多，建议在医院使用多步骤贡献成本核算。如果体系构建合理，就可以展示部门对业务完成的贡献。可以量化利用率、收益和成本方面的进展，以及量化各个分部的优势和劣势[3]。

基于总成本核算的全部计算和部分吸收成本计算的短期绩效评价相互补充，并及时提供产生低效过程的必要信息。此外，所获得的信息可以支持相关产品的制作或购买决策。

贡献成本核算以会计系统的运营数据为基础。为了更好地反应实际情况，在应计项目的基础上实时考虑活动(即提供活动的时间与内部贡献成本核算有关，而不是发票的时间)。这种方法是基于商业谨慎原则[11]。此外，风险结构补偿可以包括在贡献成本核算中。风险结构补偿是一种可用于直接收益的费用，在业务战略范围内用于风险管理或弥补超额投资或损失的准备金。下面的示例对此做出了解释[10](表 53.4－5、表 53.4－6)。

表 53.4－5 单层次贡献成本核算的示例

	产品 A		产品 B		合计	
	€	%	€	%	€	%
营业额	300 000	100	500 000	100	800 000	100
可变成本	140 000	47	250 000	50	390 000	49
利润贡献	160 000	53	250 000	50	410 000	51
固定成本					260 000	33
结果					150 000	19

表 53.4－6 多步骤贡献成本核算的示例

	产品 A-1 (€)	产品 A-2 (€)	产品 B-1 (€)	产品 B-2 (€)	合计 (€)
营业额	300 000	500 000	160 00	200 000	1 160 000
可变成本	－ 140 000	－ 250 000	－ 60 000	－ 120 000	－ 570 000
利润贡献Ⅰ	160 000	250 000	100 000	80 000	590 000
产品固定成本	－ 60 000	－ 130 000	120 000	－ 30 000	－ 340 000
利润贡献Ⅱ	100 000	120 000	－ 20 000	50 000	250 000
工作/地点固定成本		－ 110 000		－ 20 000	－ 130 000
利润贡献Ⅲ	100 000	10 000	－ 20 000	30 000	120 000
企业固定成本					－ 15 000
运营结果					105 000

生产增加到满负荷时可以减少每项的平均固定成本。如果市场需求的价格只能达到一定的数额，生产的增加会导致价格下跌。必须建立第二市场，出口或第二品牌，以达到更好的效用。在这种情况下，只要增加一个积极的贡献，价格就可以低于平均成本。价格较低的原因可以是由于生产增加而降低固定成本。如上所述，机构可以使用不同水平的(间接)贡献成本来最佳地反映经营结果。下面的示例是一个医院的三级贡献成本核算，与前一段时间以及获得的 MFS 计点的活动有关。

> 利润贡献 Ⅰ ＝ 直接收益(使用报酬和门诊部收益)－直接可分配成本(即不包括基础设施成本 / 间接成本)
>
> 利润贡献 Ⅱ ＝ 利润贡献 Ⅰ ＋内部转移定价(ITP)的信用借贷＋来自 ITP 收费＋3.5% 风险结构费
>
> 利润贡献 Ⅲ ＝ 利润贡献 Ⅱ －分摊基础设施成本

利润贡献Ⅲ的结果为内部计点值的计算提供了依据。这个内部计点值用于跨学科的内部转移定价，并允许内部和外部活动/服务进行比较。在研究和教学中公共服务提供者难以进行明确的服务区分，这不包括在基础设施成本中。

53.4.6 贡献成本核算Ⅰ

与前一年的第一次比较显示，由于材料成本的增加，利润贡献成本核算步骤Ⅰ中的 IPV 增加。因为，在内部计点值的计算中，分母是 MFS 计点中的活动数，由于在 MFS 计点的增加及收益的增加导致效率提高，IPV 在 2009 年和 2008 年之间的进一步比较中减小。只有当材料成本的增加不超过与前一年相比的收益的差值时，效果才明显；前提条件是效率同时提高。2010 年和前一年 2009 年的进一步比较显示 IPV 的增加，例如，由于内部消耗了不能通过增加收益来补偿的昂贵或复杂的活动(表 53.4－7)。

表 53.4－7 利润贡献Ⅰ的计算

利润贡献Ⅰ	2008 年	2009 年	2010 年	偏差*
Σ 直接利润	＋3 750 €	＋9 880 €	＋13 440 €	36%
总成本(年度报表)	－ 125 000 €	－ 130 000 €	－ 140 000 €	7.7%
Σ 利润贡献Ⅰ(年度报表)	－ 121 250 €	－ 120 120 €	－ 126 560 €	5.4%
MFS 计点	14 000 000	14 500 000	15 000 000	3.4%

续 表

利润贡献Ⅰ	2008 年	2009 年	2010 年	偏差*
ØIPV,利润贡献Ⅰ	0.086 61 €	0.008 28 €	0.008 44 €	1.9%
MFS计点的分数**	14.86%	14.21%	14.48%	1.9%

*前一年的偏差;** 1 MFS计点 = 0.058 287 3 €

利润贡献 Ⅰ = 直接收益总额(使用报酬和门诊部收益) − 直接可分配成本(人力成本和材料成本)

在纯收益分析中,直接收益与所提供的活动/服务相关,可以显示收益的增加。有趣的是,该示例表明,尽管在利润贡献Ⅰ中增加了 IPV,但每个 MFS 计点的关键性能指标的收益也增加。因此,可以获得收入的改善(表 53.4 − 8)。

表 53.4 − 8　每点利润贡献Ⅰ的关键指标

关键指标**	2008 年	2009 年	2010 年	偏差*
Σ 直接利润	3 750 €	+ 9 880 €	+ 13 440 €	36%
MFS 计点	14 000 000	14 500 000	15 000 000	3.4%
利润贡献**	0.000 27 €	0.000 68 €	0.000 90 €	31.5%

*前一年的偏差;** 每个 MFS 计点的利润

53.4.7 贡献成本核算Ⅱ

在第二层次的贡献成本核算中,贡献成本核算Ⅰ的结果被应用于内部信用借贷和收费。贡献成本核算Ⅰ描述了外部产生收益后的所有成本;这个数字是负数。

利润贡献Ⅱ中产生的相关信用借贷是由为 SHI(法定健康保险)住院患者提供的所有活动/服务的总和来计算的。活动/服务由获得的 MFS 计点总和来呈现,当它们与基本年度所定义的内部计点值相乘时,就意味着当前的信用借贷。在内部转移定价中,像这样计算的金额是开发票给发送者并计入实验室的信用借贷。

医疗服务提供者的收费来源于内部私人门诊部的 SHI 住院患者的所有活动/服务和为所有外部发送者的患者提供的活动/服务,外部发送者为私人健康保险的患者支付这些活动/服务的费用。医疗服务提供者的信贷和收费直接取决于为实验室活动定义的内部计点值。

对于内部供应的量,可以在利润贡献Ⅱ中要求扣除(如风险结构费)(表 53.4 − 9)。

表 53.4 − 9　利润贡献Ⅱ的计算

利润贡献Ⅱ	2009 年	2010 年	偏差*
Σ 利润贡献Ⅰ(年度报表)	− 120 120 €	− 126 560 €	5.4%
Σ 信贷,医学 SP	+ 140 000 €	+ 150 000 €	7.1%
利润贡献 + ITP 信贷	= 19 880 €	= 23 440 €	17.9%
Σ 收费,医学 SP	− 15 000 €	− 16 000 €	6.7%
利润贡献Ⅱ	= 4 880 €	= 7 440 €	52.5%

*前一年的偏差

这导致:

利润贡献 Ⅱ = 利润贡献 Ⅰ + 内部转移定价(ITP)的信贷 + 来自 ITP 的借贷 + 内部风险结构费用的借贷

医疗服务提供者的信贷规模(如作为发送者的内部住院部门)是基于所要求的活动范围和所定义的实验室 IPV 来确定的,IPV 可以根据业务策略来改变。医疗服务提供者的借方(如门诊部作为发送方)根据 SHI(法定健康保险)和 PHI(私人健康保险)门诊活动所要求的活动范围和定义的 IPV 来确定。

53.4.8 贡献成本核算Ⅲ

此示例中,贡献成本核算Ⅲ是扣除如基础设施成本和管理成本等间接成本之后的利润贡献Ⅱ。

基础设施成本是分摊给用户的间接费用。为了将间接成本分配给不同的成本单位,使用分摊系数来尽可能地反映消费情况。例如,该分摊系数与机构中以全日制当量(FTE)计算的雇员的数量或以欧元(€)计算的人力成本(MC)相关。此外,它可以与所执行的 MFS 计点相关。下面的示例计算了不同实验室服务提供商的基础设施成本,分摊系数与 FTE 有关(表 53.4 − 10)。

利润贡献 Ⅲ = 利润贡献 Ⅱ − 分摊基础设施成本

表 53.4 − 10　利润贡献Ⅲ的计算

利润贡献Ⅲ	2009 年	2010 年	偏差*
Σ 利润贡献Ⅱ(年度报表)	− 4 880 €	+ 7 440 €	52.5%
Σ 分摊	− 1 200 €	− 1 400 €	16.7%
利润贡献Ⅲ	= 3 680 €	= 6 040 €	64.1%

*前一年的偏差

利润贡献Ⅲ与不同地点之间的关系令人关注,因为在各个工作地点(中心实验室 A、实验室 B 和 POCT)的人员数量是不同的。表 53.4 − 11 描述了人力成本和人员数量及与各自获得的 MFS 计点的关系(1 MFS 计点 = 0.058 287 3 欧元)。在 MFS 计点中工作地点特定的活动/服务也显示了基础设施成本分配的相关分数(= 利润贡献Ⅲ)(表 53.4 − 11)。

表 53.4 − 11　利润贡献Ⅲ——中心实验室 A、实验室 B 和 POCT 的部分

项目				基础设施成本部分		
	2008 年	2009 年	2010 年	2008 年	2009 年	2010 年
总人力成本(MC)	47 500 €	49 400 €	53 200 €	1 200 €	1 250 €	1 400 €
利润贡献Ⅲ / € MC				0.025 26 €	0.025 30 €	0.026 32 €
中心实验室 A	40 138 €	41 743 €	44 954 €	1 014 €	1 056 €	1 183 €

续 表

项目	基础设施成本部分					
	2008 年	2009 年	2010 年	2008 年	2009 年	2010 年
实验室 B	5 938 €	6 175 €	6 650 €	150 €	156 €	175 €
床旁检测(POCT)	1 425 €	1 482 €	1 596 €	36 €	38 €	42 €
总 FTE	2.7	3.1	3.20	1 200 €	1 250 €	1 400 €
利润贡献Ⅲ/FTE				444 €	403 €	437 €
中心实验室 A	2.28 €	2.62 €	2.70 €	1 014 €	1 056 €	1 183 €
实验室 B	0.34 €	0.39 €	0.40 €	150 €	156 €	175 €
床旁检测(POCT)	0.08 €	0.09 €	0.10 €	36 €	38 €	42 €
总 MFS 计点	14 000 000	14 500 000	15 000 000	1 200 €	1 250 €	1 400 €
利润贡献Ⅲ/MFS 计点				0.000 09 €	0.000 09 €	0.000 09 €
MFS 计点/实验室 A	13 720 000	13 920 000	14 550 000	0.000 07 €	0.000 08 €	0.000 08 €
MFS 计点/实验室 B	280 000	580 000	450 000	0.000 54 €	0.000 27 €	0.000 39 €

这一结果被用来计算与不同地点(中心实验室 A 和实验室 B)相关的内部计点值,实验室产生的实际 IPV,整合了总成本和收益。

由此定义的地点特定的 IPV 可以应用于内部转移定价,并且完美地支持对成本和服务的监管和控制。

对于进一步的活动控制,该计算还可以应用于特定的日间工作时间或班次。详细定义的计点值准确地反映了特定实验室的支出和收益。它也可以用于控制在确定时间段内成本更高的活动/服务。

53.4.9 总成本核算——基于地点的内部计点值

贡献成本Ⅲ是所有收益和成本发生后的结果。正数结果代表特定地点的利润;负数结果反映了程序低效及企业经营结果的损失[11]。

表 53.4-11 列出了不同地点(中心实验室 A 和实验室 B)相关的每个 FTE 和每个 MFS 计点的利润贡献Ⅲ的量。表 53.4-12 将每 MFS 计点的利润贡献Ⅲ整合到基于地点的 IPV 中。

表 53.4-12 考虑利润贡献Ⅲ的地点相关的 IPV 计算

内部计点值-利润贡献Ⅲ	2008 年	2009 年	2010 年
IPV,仅中心实验室 A	0.007 58	0.007 98	0.008 29
- MFS 部分,中心实验室 A	13.00%	13.69%	14.22%
利润贡献Ⅲ/MFS 计点,中心实验室 A	0.000 07 €	0.000 08 €	0.000 08 €
- 利润贡献Ⅲ部分,中心实验室 A,每 MFS 计点	0.13%	0.13%	0.14%
IPV,中心实验室 A,包括利润贡献Ⅲ	0.007 65 €	0.008 06 €	0.008 37 €
MFS,中心实验室 A,包括利润贡献Ⅲ	13.13%	13.82%	14.36%
IPV,仅实验室 B	0.033 48 €	0.025 05 €	0.028 00 €
- MFS 部分,实验室 B	57.44%	42.98%	48.04%
利润贡献Ⅲ/MFS 计点,实验室 B	0.000 54 €	0.000 27 €	0.000 39 €
- 利润贡献Ⅲ部分,实验室 B,每 MFS 计点	0.92%	0.46%	0.67%
IPV,实验室 B,包括利润贡献Ⅲ	0.034 02 €	0.025 32 €	0.028 39 €
MFS,实验室 B,包括利润贡献Ⅲ	58.36%	43.44%	48.71%

非营利中心组织的分步贡献成本核算为内部转移定价中考虑内部计点值的确定提供了依据。由于贡献成本核算的结果包括所有的利润和支出,因此可以根据非营利中心组织所定义的内部计点值来调整实验室活动为零。在这种情况下,来自内部转移定价的信贷和内部转移定价的收益和费用与成本相互抵消(即为 ITP 选择的 IPV 必须确保所有正数贡献的总和等于所产生的所有成本的总和)。这可以通过调整贡献成本核算Ⅱ的计算来实现,因为贡献成本核算Ⅰ和Ⅲ中包含的变量已确定。

根据经营理念和政策,实验室可以计算为零或一个正数的结果。正数的结果扩大了财务范围,可以选择进一步的发展。

绝对利润贡献使得部门和检测之间进行内部比较,从而指明行动的起点;相对变化允许内部比较并反映业绩的改善或恶化。

因此,在非营利中心组织内部转移定价系统(ITPS)中,通过贡献成本定义的内部计点值用于实验室活动的跨学科的内部分配。IPV 也接受内部和外部的基准。因此,内部计点值的确定取决于组织的结构。非营利中心组织内部计点值的高低取决于经营理念和政策。

内部计点值基于上一年度的总收益和总支出,并为下一个时间段确定实验室活动的成本。

在非营利中心组织中,利润仅由利润贡献成本Ⅰ来表示。由于内部转移定价被认为是一种信贷,内部收益不能与典型企业的收益相比较。由于实验室的所有费用都由内部转移定价来分配,所以实验室总是有收效的(也就是说,即使是低效的工作也会在转移闲置成本时得到收入)。在这种情况下,实验室可能不关心自己的成本。因此,为了内部控制,创建预算来限制费用。预算往往有一个问题,即它们是固定的,因此可能不会给新任务新技术、实验室活动的内部集中与整合或外部内包留下预算空间。因此,预算必须调整以适应变化。

竞争和成本意识的提高要求实验室流程的成本效益导向,以促进内部融合和整合或防止外包[8,9]。

(张春燕 译,王蓓丽 审校)